2nd edition

Practical Dermatopathology

——Classification on Structure Pattern
——Pathology Matching Clinic Atlas

实用皮肤组织病理学

第2版

——结构模式分类　病理与临床图片对应

主　编　高天文　王　雷　廖文俊
副主编　李春英　王　刚　马翠玲
编　委　刘　玲（兼秘书）　刘　宇（兼秘书）　付　萌
高继鑫　李　凯　李　冰　宋　璞　朱冠男

Editors-in-Chief　GAO Tianwen　WANG Lei　LIAO Wenjun
Associate Editors　LI Chunying　WANG Gang　MA Cuiling
Editors　LIU Ling　LIU Yu　FU Meng　GAO Jixin
LI Kai　LI Bing　SONG Pu　ZHU Guannan

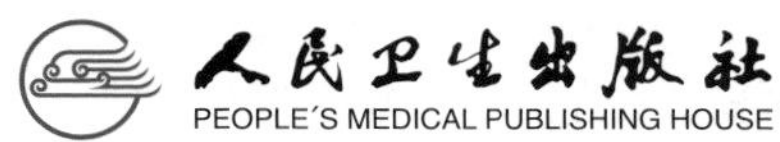

PEOPLE'S MEDICAL PUBLISHING HOUSE

图书在版编目（CIP）数据

实用皮肤组织病理学 / 高天文，王雷，廖文俊主编 .—2 版 .—北京：人民卫生出版社，2017

ISBN 978-7-117-25342-0

Ⅰ. ①实… Ⅱ. ①高…②王…③廖… Ⅲ. ①皮肤病 - 病理学 Ⅳ. ① R751.02

中国版本图书馆 CIP 数据核字（2017）第 257516 号

实用皮肤组织病理学

第 2 版

主　　编：高天文　王　雷　廖文俊

出版发行：人民卫生出版社（中继线 010-59780011）

地　　址：北京市朝阳区潘家园南里 19 号

邮　　编：100021

E - mail：pmph @ pmph.com

购书热线：010-59787592　010-59787584　010-65264830

印　　刷：人卫印务（北京）有限公司

经　　销：新华书店

开　　本：889 × 1194　1/16　　**印张：**70

字　　数：1960 千字

版　　次：2001 年 3 月第 1 版　2018 年 4 月第 2 版
2019 年 6 月第 2 版第 3 次印刷（总第 5 次印刷）

标准书号：ISBN 978-7-117-25342-0/R · 25343

定　　价：888.00 元

打击盗版举报电话：010-59787491　E-mail：WQ @ pmph.com

（凡属印装质量问题请与本社市场营销中心联系退换）

主要作者简介

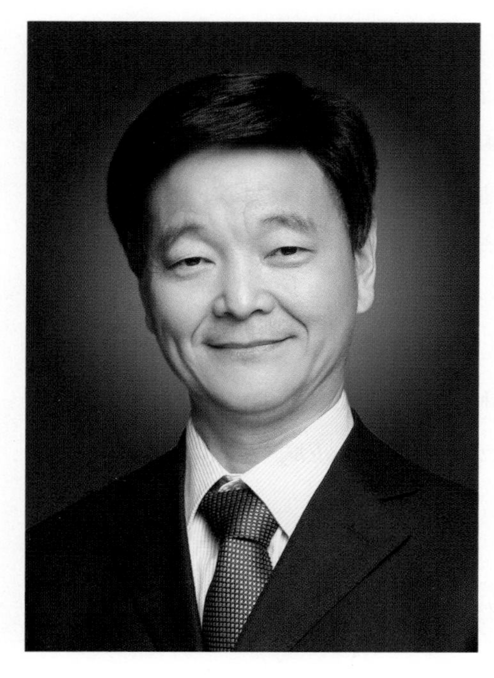

高天文 教授、主任医师

1955 年生于云南禄劝，1983 年在第四军医大学获学士学位，1992 年在第三军医大学获博士学位，1994 年在美国 JWCI 接受 2 年博士后训练。1997—2011 年担任西京医院皮肤科主任。兼任过中华医学会皮肤性病学分会副主任委员、中华医学会美容分会副主任委员、中国医师协会皮肤科医师分会副会长、中华医学会皮肤性病学分会皮肤病理学组组长、中国医师协会皮肤科医师分会病理亚专业主任委员、中华医学会皮肤性病学分会白癜风研究中心首席专家等职。先后主持包括国家自然科学基金重点项目在内的国家级课题 14 项，发表学术论文 500 余篇，其中 SCI 论文 130 余篇，主编及副主编专著 15 部。发现并命名一种新疾病“外伤后细菌性致死性肉芽肿”，入选 2001 年中国医药科技十大新闻，2008 年获军队医疗成果一等奖 1 项。恶性黑素瘤研究获军队科技进步二等奖 2 项，白癜风研究获陕西省科学技术一等奖 1 项。专业特长：白癜风、黑素瘤、皮肤组织病理。

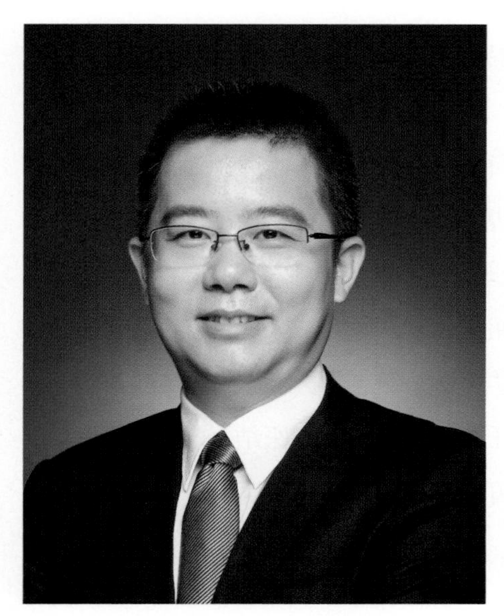

王　雷 医学博士、主治医师

1979 年出生于湖北省团风县，1997 年考入第四军医大学，2007 年在刘玉峰教授指导下获得皮肤病与性病学博士学位。2002 年开始在高天文教授指导下学习皮肤病理学，2010 年在日本札幌皮肤病理研究所木村铁宣医师指导下进修皮肤病理 6 个月。目前负责第四军医大学西京皮肤医院皮肤病理诊断与西京皮肤医院住院医师规范化培训工作，任中华医学会皮肤性病学分会皮肤病理学组工作秘书。在皮肤病理专业领域发表英文论文 28 篇，擅长皮肤肿瘤的病理诊断。

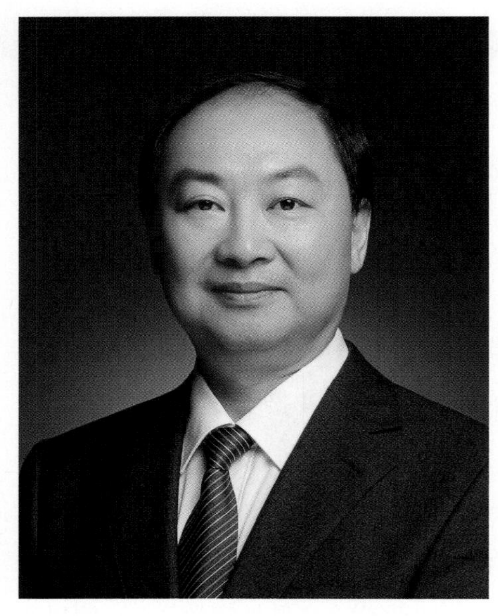

廖文俊 教授、主任医师

1963年生于四川自贡。1984年于第三军医大学获学士学位，1998年于第四军医大学获病理学与病理生理学博士学位。1998—2000年在广州中山大学医学院做博士后。曾负责完成："硬皮病患者皮肤基质生物学研究""以角朊细胞做靶细胞进行基因转染与表达""幽门螺杆菌基因工程疫苗研制""Wnt信号通路在恶性黑素瘤发病机制中的作用"等多项研究。获得过国家自然科学基金2项。作为主要贡献者获得过陕西省科技进步一等奖、教育部提名的国家科学技术奖（自然科学一等奖）、中华医学科技奖三等奖及广东省科学技术二等奖各1项。以第一作者或通讯作者在SCI及统计源期刊上发表学术论文及文献综述100余篇。主编专著2部。现兼任陕西省医学会皮肤科分会常委、西安市医学会皮肤科分会副主任委员、中国医师协会皮肤病理亚专业组副主任委员等职。临床专长：免疫性皮肤病、结缔组织病、皮肤血管炎、皮肤组织病理。

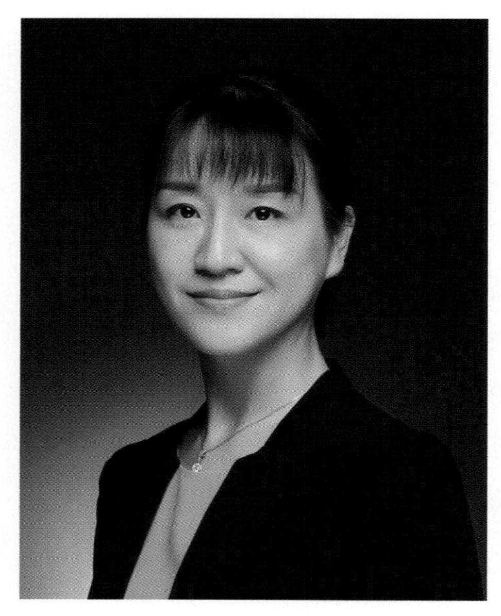

李春英 教授、主任医师

黑龙江籍。教育部"长江学者"特聘教授、国家杰出青年基金获得者、科技部"中青年科技创新领军人才"。国家"万人计划领军人才"。2003年获博士学位，导师高天文，2005年在美国MD Anderson癌症中心学习2年。以项目负责人承担国家自然科学基金杰出青年基金等13项课题。在国际SCI期刊发表论文91篇，其中担任第一作者及通讯作者59篇。先后以第二负责人获得过中国医药科技十大新闻奖、军队医疗成果一等奖、陕西省科学技术一等奖等。兼任中华医学会医学美学与美容学分会常务委员，中华医学会皮肤性病学分会青年委员会副主任委员，中国中西医结合学会青年委员会副主任委员等职。专长：色素性疾病、皮肤肿瘤、皮肤病理、皮肤美容。

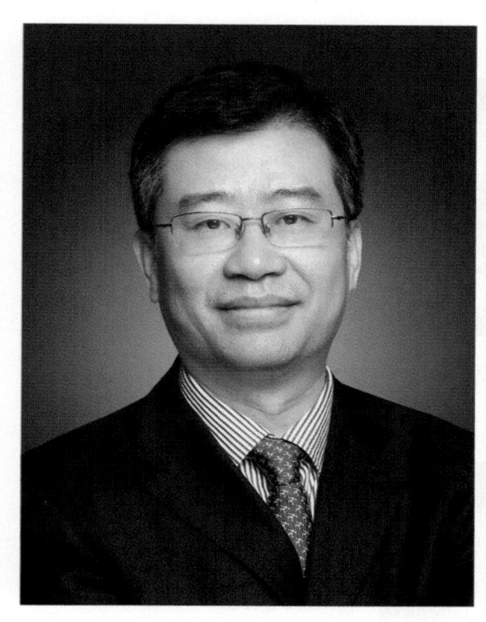

王　刚　教授、主任医师

山东籍。第四军医大学西京皮肤医院院长、西京医院皮肤科主任。兼任中国医师协会皮肤科医师分会候任会长，中国研究型医院学会皮肤科学专业委员会主任委员，中华医学会皮肤性病学分会副主任委员、免疫学组组长，中华中医药学会免疫学分会副主任委员，《欧洲皮肤病学杂志》(*Eur J Dermatol*) 等国内外学术期刊编委。2005—2007 年在日本北海道大学学习两年，2009 年作为访问学者在美国托马斯杰斐逊医学院开展合作研究。承担国家自然科学基金重点项目等国家级课题 11 项，以第一作者 / 通讯作者发表 SCI 论文 55 篇。曾获中国医师协会皮肤科医师分会优秀中青年医师奖、军队院校育才奖银奖。2016 年获陕西省科学技术一等奖。专长：银屑病、大疱性皮肤病。

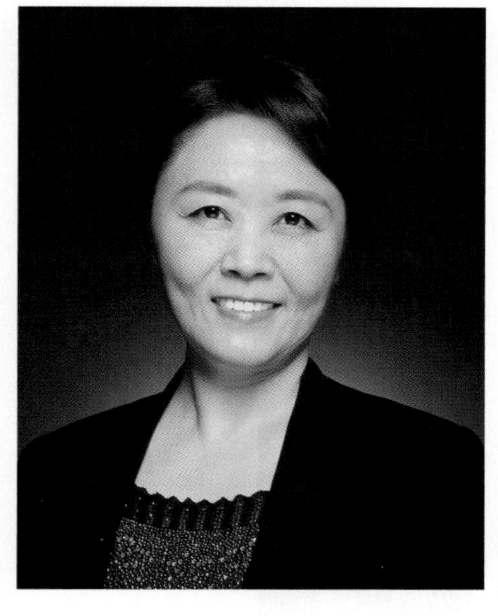

马翠玲　教授、主任医师

河南籍。2000 年获博士学位，导师刘玉峰，2001—2007 年在美国西弗吉尼亚大学学习工作 6 年。在 *J Biol Chem*、*Cancer Res*、*Oncogene* 等杂志发表论文多篇。主要研究环境因子与感染性皮肤病的发病机制。任中华医学会皮肤性病学分会性病学组委员、中国医师协会皮肤科医师分会性病与感染亚专业委员会委员、中国中西医结合学会皮肤性病分会痤疮学组委员、陕西省性学会健康教育专业委员会主任委员、中华医学会陕西省皮肤性病分会常务委员、西安市医学会皮肤病学分会副主任委员等职。专长：病毒疣、瘢痕、色素性皮肤病、性传播疾病等。

编委：按贡献排序

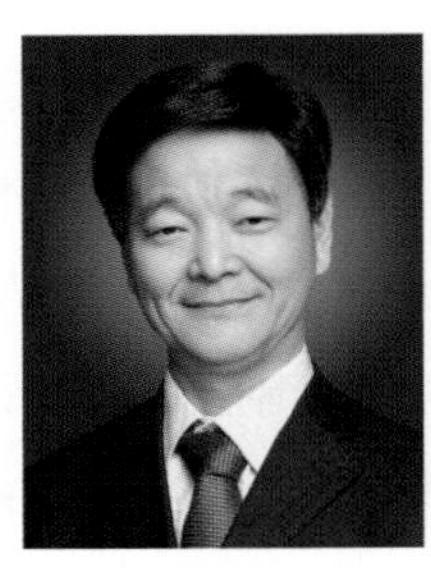
高天文

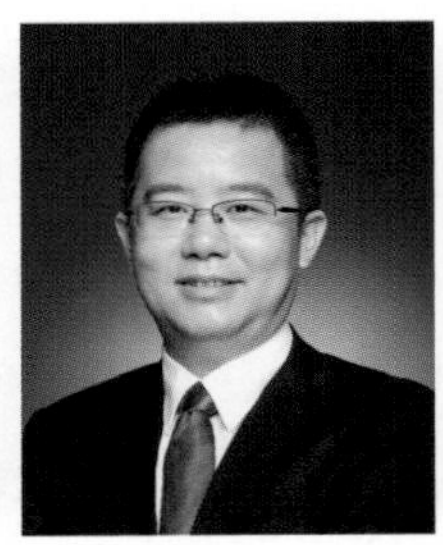
王　雷

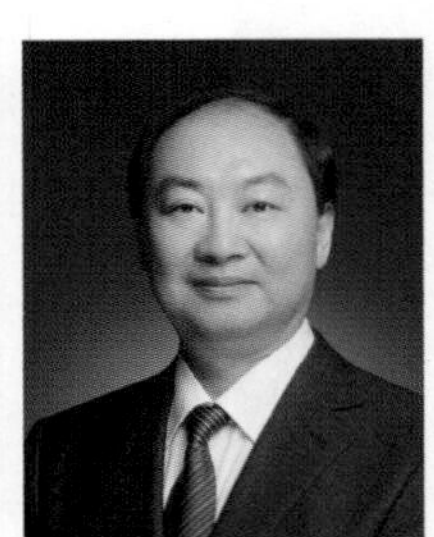
廖文俊

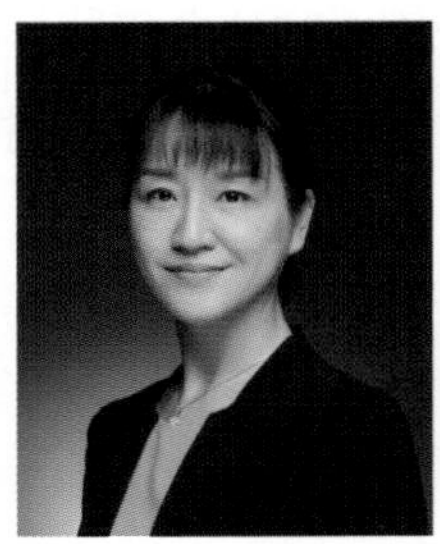
李春英

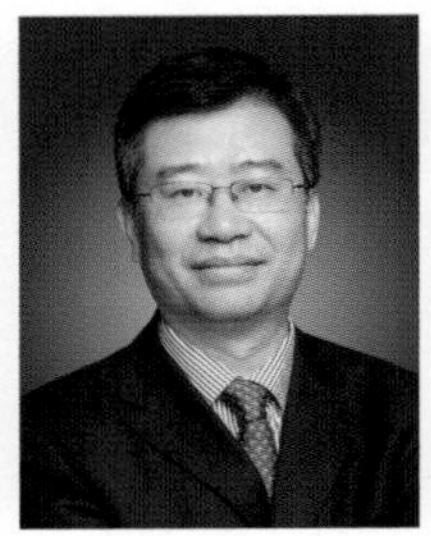
王　刚

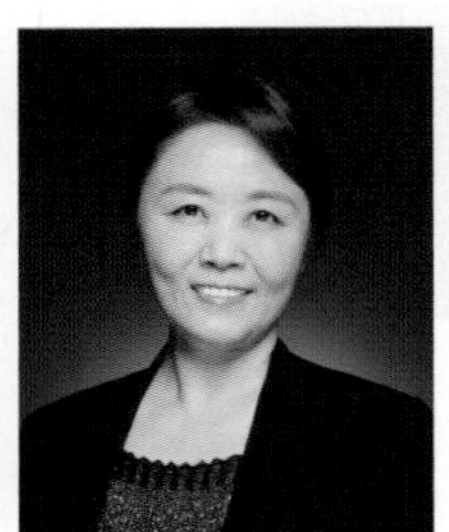
马翠玲

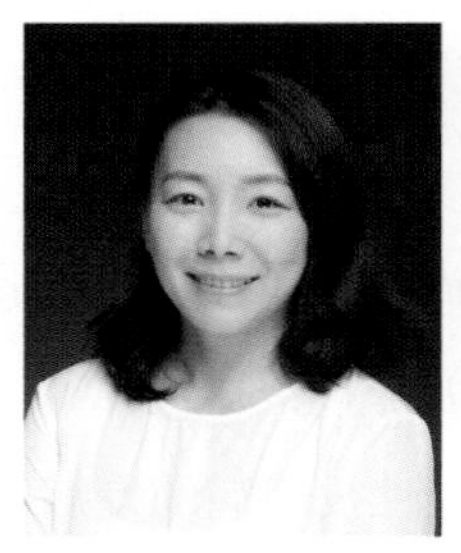
刘　玲

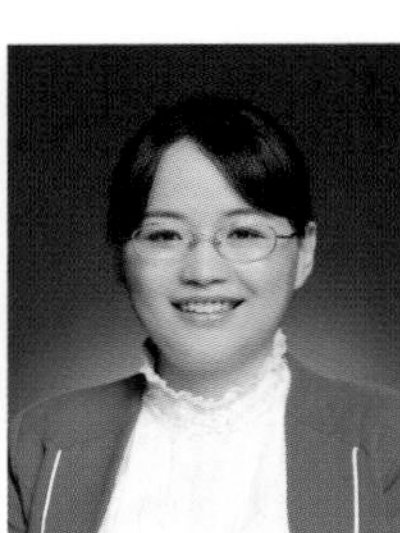
刘　宇

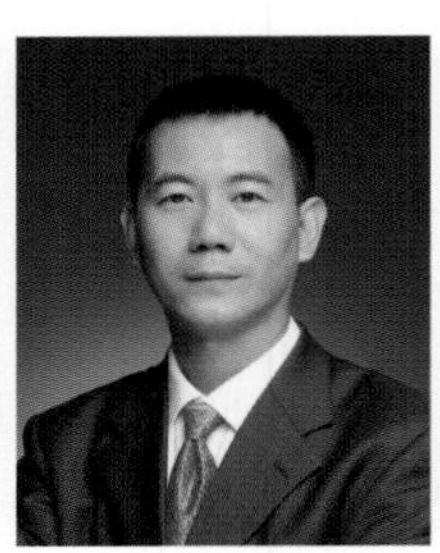
付　萌

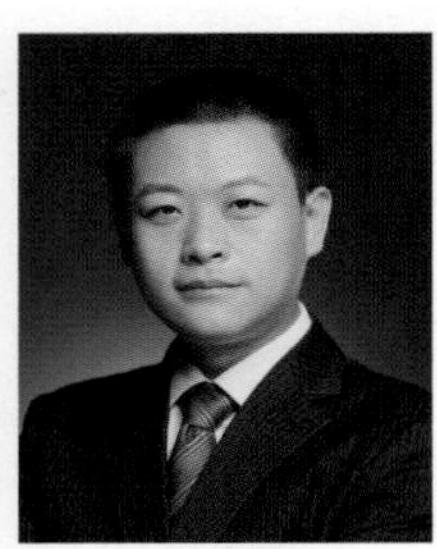
高继鑫

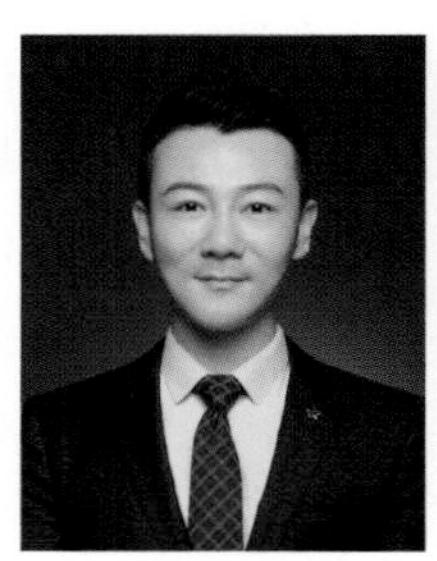
李　凯

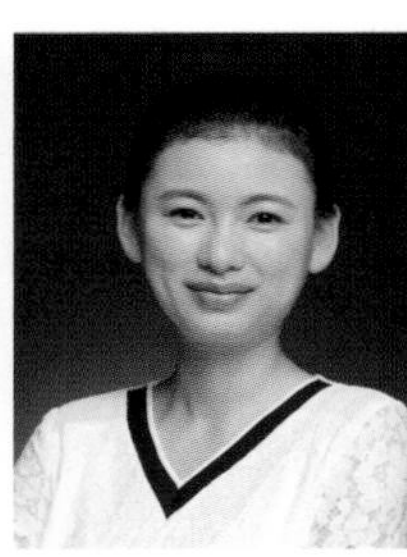
李　冰

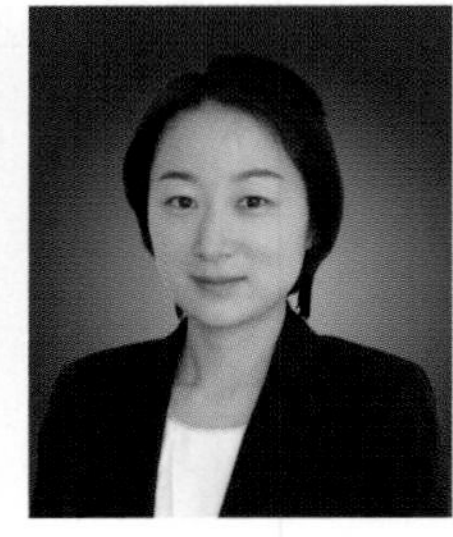
宋　璞

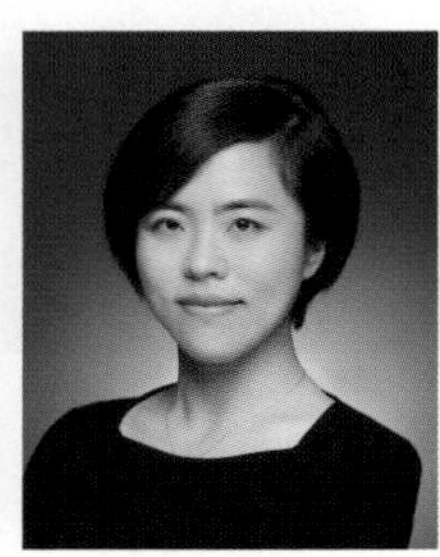
朱冠男

使用说明

- 如果你是大病理医师或熟知病理的临床医师，请先阅读目录以熟悉本书分类。阅片时根据病理改变查相应分类或病名，再结合临床图片及简明资料即可做出诊断。

- 如果你是初学者，请先学习已另外出版的《皮肤组织病理学入门》（第2版），然后提纲挈领掌握本书分类，再学习具体疾病。本书简明扼要的文字、图文并茂的病理临床图片，能帮助你在皮肤病理、临床诊断两方面都获得事半功倍的效果。

- 如果你只对临床诊断感兴趣，书中丰富的典型临床图片及患者的基本信息，对提高诊断水平将有很大帮助；但强烈建议你学一点病理知识，皮肤病理是帮你成为临床大师的工具。

- 若用作教材，请根据对象先学《皮肤组织病理学入门》（第2版），或直接从第一部分概述学起。

DIRECTIONS

- For the general pathologists or doctors knowing histopathology well, please read the contents firstly to familiar with the general classification. When you are examining slides, you can find the relevant classification or disease according to the pathologic features, and then make a diagnosis based on the clinic presentation and physical information.

- For the beginners, please learn *The Entrance to Dermatopatholohy* (2nd edition) firstly, then learn about this book's classification and disorders. This book is concise, and to the point, with plentiful and typical figures, which will help you a lot in both dermatopathology and dermatologic diagnosis.

- If you are just interested in dermatologic diagnosis, the typical clinical figures and patients' basic information are also of great help to you. However, I recommend you to learn about dermatopathology that is an essential tool for a dermatologist.

- For the medical students, please learn *The Entrance to Dermatopatholohy* (2nd edition) , or learn this book as a textbook from the first part.

第 2 版序

临床医学的发展，为诊断病理学注入了新的内涵和带来了发展契机，也给精准病理诊断以及病理专科化发展提出了更高的要求。一个合格的病理医师不仅需要在专科疾病诊断上有深厚的专业功底和探索，更需要拥有丰富、与时俱进的临床专业知识作依托。作为病理学一个重要分支的皮肤病理尤其如此。皮肤疾病多达2000 余种，病因、临床表现及病理特点纷繁复杂；特别是众多的炎症性疾病更是缺乏特异的病理改变，很多大病理医师在遇到皮肤疾病的诊断时都会产生一种畏惧和不知所措的尴尬，这正是因为他们缺乏相关皮肤疾病的临床知识，正确的病理诊断有赖于病理与临床的紧密结合。

值得称道的是，高天文教授早在第四军医大学西京医院皮肤科做住院医生时，就常到病理科与我们共同学习和探讨病理学相关问题，由此而打下了良好的病理学基础，经过多年的努力，高天文教授在皮肤疾病的病理诊断方面积累了丰富的经验，并形成了自己的独特见解及诊断思路。长期以来，高天文教授活跃在临床皮肤病理领域，并热衷于皮肤组织病理的临床应用推广，连续多年主办皮肤病理学习班，培训了一大批皮肤专科病理医生。

记得十多年前，高天文教授曾送给我一本他 2001 年主编的《现代皮肤组织病理学》，我拜读后受益匪浅，这本皮肤病理专著吸取各家之精华，以独特的“剥洋葱皮”的分类方式，简洁阐明了皮肤各类疾病的病变特征、病理鉴别诊断、临床表现要点、临床鉴别诊断及疾病的别名五个方面的相互联系，特别是能使大病理医师对疾病的各种信息一目了然，方便了病理诊断的应用，得到广泛赞誉。

经过 16 年的精心琢磨，该书即将以《实用皮肤组织病理学》为名再版。在保持原有风格的基础上，新版加入了 4000 余幅病理图片，并配以相应的临床图片，且对每个病例的主诉、病理特点均予简要描述。特别难能可贵的是，每幅图片精心裁剪并适当压缩组合，仅展示精华部分，方便阅读和掌握要点。

此书的出版不仅仅能够帮助皮肤专科病理医生，还可以为临床皮肤科医师、大病理医师、医学生及相关学者带来诸多裨益，希望医学同仁都能够认真阅读此书，一定会有收获和启迪！

衷心感谢由高天文教授领衔的编著团队为我国皮肤病理的发展和人才培养做出的不懈努力和杰出贡献！

丁华野

中国医疗保健国际交流促进会病理分会主任委员

2018 年 1 月

第 1 版序

皮肤组织病理学是临床皮肤科学的重要组成部分，不仅在皮肤病的诊断方面具有不可或缺的重要意义，而且也是深入探讨皮肤病的发生发展规律、指导皮肤病治疗的重要基础。做一名好的皮肤科医师需要有组织病理学知识，而皮肤组织病理学的内容非常广泛，分类复杂，常常使学习者感到难以掌握。由高天文和孙建方教授主编的《现代皮肤组织病理学》尝试从全新的角度为读者提供新颖而且实用的参考书，我认为是一件很有意义的事情。

该书有以下几个突出的特点：①分类科学：对疾病的分类在充分吸取 Barnhill RL、Ackerman AB 和 Lever RF 思想的基础上进行了大胆的探索，有独到的见解和创新，较以往各种分类更为科学合理，此乃本书之精华；②目录标新：目录的编排采用独特的树状结构，思路清晰，查阅方便，使读者一目了然，此乃本书之创举；③简洁明了：采用条文形式，重点突出，同时又不失资料丰富，内容全面，基本涵盖了各种皮肤病的组织病理学知识，而且病理与临床结合紧密，此乃本书之风格；④实用性强：该书的内容编排特别适于临床一线的皮肤病理医师、大病理科医师出报告时查阅和参考，同时非常适于作为教材供初学者学习，此乃本书之主旨。相信本书的问世将成为皮肤组织病理学方面的重要参考书，一定会得到各个层次读者的积极反应和肯定。

我很高兴地看到本书主编、副主编和所有作者都是朝气蓬勃的中青年皮肤病学博士和硕士。他们有能力、有干劲、积极进取，代表着推动我国皮肤科学事业迅猛发展的中坚力量，故而欣然为之写序，并表示由衷的祝贺！

朱学骏

2000 年 10 月

第 2 版前言

《实用皮肤组织病理学》为《现代皮肤组织病理学》的第 2 版。该版编写工作于 2001 年 7 月启动，其后 2003 年、2008 年两易文字稿，2012 年当时作为秘书的王雷博士全身心投入，花了近三年时间完成了病例选择、图片采集和文字整理。因设计上的偏差及限于时间、条件，所完成的稿件未能达到所期望的目标，第四稿仍未交付出版！2014 年定了最后的决心：①大修内容：将原设计每病一例改为多例，尽可能全方位反映该病的病理特点；加入相对应的临床图片，不仅让读者能学习病理，同时掌握临床；为避免书本过厚，将每四个临床图片压缩合成一幅；逐一写出每个病例的临床要点、病理特点，让初学者“无师自通”，使皮肤病理得以更好地普及。②保障进度：减少临床工作、谢绝出差；将原来全国 60 余位作者减至一直在科内工作的 14 位；严格规定进度并每月汇报、每季开会。由于该书对所用病例及图片的要求过于复杂，科室外的作者无法使用资料，对前期曾做过贡献的全国近 50 位作者只能在此表示感谢和致歉，并以赠书作为回报。

编写过程中，考虑到书本过厚不便阅读，加之迟迟达不到主编所期待的质量，又有教学需求之急，乃于 2008 年将基础部分单独以《皮肤组织病理学入门》出版。初学者需先学《皮肤组织病理学入门》再学习此书。

衷心感谢国内外多位皮肤病理同仁为本书提供了珍贵的病理切片。深切缅怀曾对本书的再版给予过指导的刘荣卿教授、邱丙森教授、陈明教授。感谢刘玲、刘宇两位医生不仅参与写作，还作为秘书承担了大量相关工作。感谢网络室的翟岁波，病理室于梅红、刘兆红，实验室叶瑜等帮助进行查找、补切及扫描病理片等大量烦琐的工作。

只有更好，没有最好，尽管花了 16 年时间，仍无法说为大家献上的是精品，真诚地期待读者指出问题和不足，并提供手中的珍贵资料，待第 3 版修订时加以完善。

高天文

2018 年 1 月

Foreword to the Second Edition

Practical Dermatopathology is the second edition of *Current Dermatopathology*. We prepared this version in July 2001, then revised in 2003 and 2008. Dr. WANG Lei, the secretary, spent nearly three years in cases collection, figure scanning and text editing in 2012. However, due to limited conditions and time, we did not complete the revision at that time. In 2014, we decided to make important adjustment: 1) make major revision: we added clinical figures and combined several figures to one picture; moreover, we added concise annotation to facilitate learning dermatopathology for the beginners. 2)keep strict schedule: only 14 doctors of our department are involved in the projectto make the strict schedule and enforce it on time. Since the requirements for the cases selected are too complicated, we didn't use the cases from other hospitals. Nevertheless, we extremely appreciate the doctors who ever contributed to this book.

In consideration of convenience for reading and teaching, we excerpted basic content and published *The Entrance to Dermatopatholohy* in 2008, which is a good textbook for the beginners.

We deeply cherish the memory of Prof. LIU Rongqing, QIU Bingsen and CHEN Ming, who gave us valuable suggestion for the second edition. Thanks to Dr. LIU Ling and LIU Yu, who not only compile content but undertake related work as secretaries. Special thanks to ZHAI Suibo, YU Meihong, LIU Zhaohong and YE Yu, who complete tedious work including searching, section cutting, slide scanning and so on.

"No best, only better". We sincerely look forward to your candid criticism and share your rare cases to improve the book.

GAO Tianwen

January 2018

第 1 版前言

皮肤组织病理不仅对皮肤病的诊断有价值，而且对了解疾病的发生、发展、转归、机体的全身状态以及对治疗方法的选择均有重要意义。病理科医生、皮肤病理医生需要深入地学习和掌握皮肤病理，以便对疾病作出正确的诊断；所有的皮肤科医生同样需要学习、了解皮肤病理，只有如此，方能对疾病有深入的认知。

由于皮肤病理难学难懂，众多的皮肤科医生及大病理科医生对其敬而远之。本书根据皮肤病理教学及临床工作中遇到的一些实际问题，试图从目录到内容，均给人一种一目了然、易学好用的感受，使具有扎实病理基础但不懂皮肤病的大病理科医生能完全依据病理改变定位疾病，并参考临床要点等作出正确诊断；使皮肤病理医生在诊断遇到困难时能迅速查阅，抓住病理改变的要点，并获得所期望得到的各种信息，达到事半功倍的效果；使初学者感到清晰明了、内容简明而全面，从而达到老师易教、学生易学的目的。

本书的分类、内容构成、写作形式等均不同于已出版的其他著作，但这些知识则源于皮肤病理学的前辈，仅少数内容根据作者的实践经验编写而成。简洁、明了的写作形式得益于第一主编的导师刘荣卿教授《皮肤组织病理学图谱》及他的耳濡目染。“结构模式分析”源于 Arckerman AB 的思想，获得这一思想则是通过一座桥梁——朱学骏教授的《皮肤病的组织病理诊断》一书及讲授。主要的皮肤病理知识获得于 Lever WF 的 *Histopathology of the Skin*。分类主要参考 Barnhill RL 的 *Textbook of DERMATOPATHOLOGY* 和 Ackerman AB 的 *HISTOLOGIC DIAGNOSIS OF INFLAMMATORY SKIN DISEASES*、*An Algorithmic Method Based On Pattern Analysis*（第 2 版）。

进行新的分类是在肯定 Acherman AB 和 Barnhill RL 两位权威的分类，但又不完全满意的前提下进行的。Acherman AB 主要对炎症性皮肤病作分类，皮肤肿瘤及许多非炎症为主的皮肤病未被纳入，实际使用中感到有诸多不便；其次在大量的炎症性皮肤病中以“浅层血管周围皮炎”“浅层和深层血管周围皮炎”划分似欠合理，因为血管周围炎性浸润几乎涉及所有炎症性皮肤病，代表共性而非个性，此种分类给人的感受不是简便而是复杂化。Barnhill RL 的分类乃对结构模式分析的完善与补充，但一些内容掺入了病因分类，如药物反应、感染性皮肤病，影响了体系的整体性。本书努力使体系完整统一，对前人的合理内容只作小的修改和补充，以避免体系完善中将混乱强加于读者，造成更多的麻烦。

该书的编写初衷是写一部研究生及进修生教材，作者为第四军医大学西京医院皮肤科对病理有兴趣的已毕业及在读博士和硕士（廖文俊、范雪莉等几位博士因暂不在科内而未参与）。邀请了中国医学科学院皮肤病研究所所长孙建方、第二军医大学长海医院皮肤科主任顾军、上海第一医科大学华山医院皮肤科病理负责人罗燕、北京军区总医院皮肤科主任杨荣娅等作为主编、副主编。各章节中的第二作者均为主编或副主编，对相应的章节负质量责任。限于作者的水平及工作繁忙，对全书的构思及各部分的写作均可能存在不少问题，诚恳读者提出宝贵意见，以便今后修改。

第四军医大学西京医院皮肤科
高天文
2000 年 7 月

Foreword to the First Edition

The book is special in the classification, the contents and the form of writing. The basic knowledge is certainly taken over from the mentality of the elders. Only a few sections were derived from our practising experience. The simple and clear form of writing is enlightened by Professor LIU Rongqing *Atlas of Histpathology of the Skin*, who is the tutor of the first editor–in-chief and the latter is imperceptibly influenced by what Professor LIU Rongqing says and dose. Pattern analysis is aroused by Arkerman AB. We acquired the idea through a bridge, *Pathologic Diagosis of the Skin Diseases* which was compiled by Professor ZHU Xuejun. Most of the viewpoint of dermatopathology is derived from Lever WF *HISTOPATHOLOGY OF THE SKIN*. We mainly consult Barnhill RL *Textbook of DERMATOPATHOLOGY* and Arckerman AB *HISTOLOGIC DIAGNOSIS OF INFLAMMATORY SKIN DISEASES*、*An Algorithmic Method Based On Pattern Analysis* (second edition) on the classification.

To write this book is under the circumstance that we agree but not satisfied completely with the classifications of both authorities, Arckerman AB and Barnhill RL. Arckerman AB classified the inflammatory skin diseases. Tumors and many non-inflammatory skin diseases were not included. There are at least two defects. First, it is not convenient to use in some situation. Second, he classified inflammatory diseases as superficial perivascular dermatitis and superficial and deep perivascular dermatitis. It seemed illogical because superficial perivascular dermatitis and superficial and deep perivascular dermatitis involve almost all inflammatory skin diseases. Such classification made it even more complex but not easier. Barnhill RL offered some supplement and made the system reaching reasonable. But he classified some diseases by their causes such as reaction by medicine, infection diseases. It spoiled the integrality of his systems. In order to keep the system a whole one and avoid causing more confusing, we modified only few parts which were unreasonable of theirs in this work.

Our original intention is to compile a book as teaching material for the postgraduate students and graduate students. All the writers are dermatologists who have gained Doctor or Master degree and the postgraduates who are studying at the dermatology Department of Xijing hospital and interested in dermatopathology(Dr. LIAO Wenjun and Dr. FAN Xueli were out when we compiled the book, so they did not take part in the work). SUN Jianfang who is the president of the Institute of Dermatology, Chinese Academy of Medical Sciences, GU Jun, the director of dermatology Department of Changhai Hospital, the second military medical university, LUO Yan who is the principal on dermatopathology of Huashan Hospital, the first Medical University of Shanghai, and YANG Rongya who is the director of the General Hospital of Beijing military area were invited as the editors-in-chief and associate editors-in-chief. All the second authors of every chapter in the book are editors-in-chief or associate editors-in-chief. They are responsible for the corresponding chapters. Because of the author's busyness and their limited knowledge, there must be some inaccuracy. We greet readers valuable notion with sincerely. It will surely be helpful for us to perfect it.

GAO Tianwen

July 2000

目录

分类	亚类	章节	作者	页码
		0. 概述	李春英	1
炎症为主的疾病	表皮改变为主	1. 界面皮炎	高天文	19
		2. 海绵水肿性皮炎	马翠玲	61
		3. 银屑病样皮炎	高继鑫	81
		4. 表皮不规则增生性皮炎	高天文	99
		5. 表皮内水疱和脓疱性皮炎	王　刚	119
	真皮改变为主	6. 表皮下水疱性皮炎	王　刚	145
		7. 真皮血管周围皮炎	廖文俊	163
		8. 肉芽肿性皮炎	李春英	177
		9. 弥漫性浸润性皮炎	付　萌	221
		10. 血管炎及假性血管炎	廖文俊	273
		11. 脂膜炎及筋膜炎	廖文俊	321
		12. 皮肤附属器相关性疾病	宋　璞	347
非肿瘤、非炎症为主的疾病及其他疾病		13. 单纯角层及表皮改变	李　凯	373
		14. 色素性皮肤病	高天文	401
		15. 胶原及弹力纤维病变	马翠玲	429
		16. 寄生虫及异物性疾病	付　萌	461
		17. 沉积物疾病	高天文	493
		18. 异位组织	刘　玲	523
		19. 甲病	马翠玲	537
		20. 黏膜及皮肤黏膜移行部疾病	高继鑫	555
肿瘤性疾病	表皮相关肿瘤	21. 黑素细胞肿瘤	高天文	573
		22. 表皮肿瘤	朱冠男	667
		23. 向毛囊和皮脂腺分化的肿瘤	王　雷	707
		24. 汗腺肿瘤	王　雷	749
		25. 皮肤囊肿及相关疾病	李　冰	785
	真皮及皮下组织肿瘤	26. 成纤维细胞增生性疾病	高天文	817
		27. 组织细胞及肥大细胞增生性疾病	高天文	867
		28. 血管增生性疾病	王　雷	893
		29. 神经及神经内分泌肿瘤	刘　宇	941
		30. 脂肪、肌肉、软骨和骨肿瘤	刘　宇	961
		31. 皮肤淋巴瘤和白血病	王　雷	983
	转移性肿瘤	32. 皮肤转移性肿瘤	王　雷	1031
附录		主要参考文献		1045
		英文索引		1053
		中文索引		1077

CONTENTS

Section	Subsection	Chapters	Author	Page
		0. outline	LI Chunying	1
inflammatory diseases predominantly	epiderma mainly	1. interface dermatitis	GAO Tianwen	19
		2. spongiotic dermatitis	MA Cuiling	61
		3. psoriasiform dermatitis	GAO Jixin	81
		4. irregular proliferative dermatitis	GAO Tianwen	99
		5. intraepidermal vesicular and pustular dermatoses	WANG Gang	119
	derma mainly	6. subepidermal bullous dermatitis	WANG Gang	145
		7. perivascular dermatitis	LIAO Wenjun	163
		8. granulomatous dermatosis	LI Chunying	177
		9. diffuse dermatitis	FU Meng	221
		10. cutaneous vasculitis and pseudovasculitis	LIAO Wenjun	273
		11. panniculitis and fasciitis	LIAO Wenjun	321
		12. diseases of cutaneous appendages	SONG Pu	347
non-tumor or non-inflammatory and other diseases		13. alterations of the stratum corneum	LI Kai	373
		14. pigmented skin diseases	GAO Tianwen	401
		15. alterations of collagen and elastin	MA Cuiling	429
		16. parasite and foreign body disease	FU Meng	461
		17. deposition disorders	GAO Tianwen	493
		18. heterotopic tissues	LIU Ling	523
		19. diseases of the nail	MA Cuiling	537
		20. disorders of mucosa and skin-mucosa transition	GAO Jixin	555
tumorous diseases	epiderma	21. tumors of melanocytes	GAO Tianwen	573
		22. epidermal neoplasms	ZHU Guannan	667
		23. neoplasms with follicular and sebaceous differentiation	WANG Lei	707
		24. neoplasms with sweat gland differentiation	WANG Lei	749
		25. cutaneous cysts and related diseases	LI Bing	785
	derma and subcutaneous	26. proliferations of fiberblast cells	GAO Tianwen	817
		27. histiocytosis and mastocytosis	GAO Tianwen	867
		28. vascular proliferations	WANG Lei	893
		29. tumors of neural tissue and neuroendocrine phenotypes	LIU Yu	941
		30. tumors with fatty,muscular,cartilagenous,and osseous differentiation	LIU Yu	961
		31. cutaneous lymphoma and leukemia	WANG Lei	983
	metastases	32. cutaneous metastases	WANG Lei	1031
appendices		main references		1045
		index by English		1053
		index by Chinese		1077

0　概述（outline）

李春英　高天文

0.1　阅片的基本步骤
0.1.1　肉眼观察
0.1.2　低倍镜观察
0.1.3　中倍镜观察
0.1.4　高倍镜观察
0.1.5　综合分析

0.2　炎症为主的皮肤病
0.2.1　界面皮炎
0.2.2　海绵水肿性皮炎
0.2.3　银屑病样皮炎
0.2.4　表皮不规则增生性皮炎
0.2.5　表皮内水疱及脓疱性皮炎
0.2.6　表皮下水疱性皮炎
0.2.7　真皮血管周围皮炎
0.2.8　结节性浸润性皮炎
0.2.9　弥漫性浸润性皮炎
0.2.10　血管炎及相关疾病
0.2.11　脂膜炎及筋膜炎
0.2.12　皮肤附属器炎症性疾病

0.3　非肿瘤、非炎症为主的皮肤病及其他疾病

0.4　肿瘤性皮肤病
0.4.1　肿瘤的定义
0.4.2　肿瘤的命名
0.4.3　肿瘤的分类
0.4.4　肿瘤的结构
0.4.5　肿瘤的异型性
0.4.6　肿瘤的生长与扩散
0.4.7　肿瘤的分期和分级
0.4.8　肿瘤的临床表现
0.4.9　肿瘤的诊断

概述简要介绍从阅片步骤到诊断思路以至得出正确结论的过程，并系统地介绍本书的分类方法，作为一条贯穿始末的红线。该方法借鉴并融汇了其他的分类方法，力图科学简洁，一目了然，深入浅出，期望读者在应用中能仔细观察，立体地、动态地、全面地分析问题，密切结合临床，尽量得出比较客观的结论，学习后能举一反三， 并养成良好的皮肤组织病理学思维方式，在学习中不断总结提高。

0.1 阅片的基本步骤（approach to diagnosis at the microscope）

0.1.1 肉眼观察（examination of microslide with the naked eye）

通过肉眼观察，可初步获得下列信息：

a 组织的大小、数量及性质。

b 病变部位。

c 从组织染色可得到一些线索，如嗜碱性染色提示基底细胞癌、小圆细胞肿瘤或淋巴细胞浸润。

0.1.2 低倍镜观察（examination at scanning magnification）

在低倍镜（2× 或 4×）扫视下，可判断组织标本的取材方法 。

此外，可大致判断组织标本取自身体的哪个部位，因为某些皮肤病的发生有特定的部位。

0.1.3 中倍镜观察（examination at intermediate magnification）

a 中倍镜（10× 或 20×）可发现一些特征性的改变，如角化不全、海绵水肿、黏蛋白沉积等。

b 分辨细胞类型：淋巴细胞、嗜酸性粒细胞或上皮样组织细胞等。

c 依次扫视角层、表皮、真皮及皮下，要抓住任何细微的变化。

d 确定病程阶段：早期、发展期或晚期。

0.1.4 高倍镜观察（examination at high magnification）

a 高倍镜（40×、60× 或 100×）细心观察细胞及核的形态，判断是否存在异型性。

b 发现并确定感染的微生物体。

0.1.5 综合分析（integration of all information）

综合病理特点，结合临床信息，认真鉴别诊断，得出正确结论。

0.2　炎症为主的皮肤病（predominantly inflammatory reactions in the skin）

本书将纷乱复杂的皮肤病概括为表 0.2.0.1 所示的三大类。

表 0.2.0.1　皮肤病病理分类系统

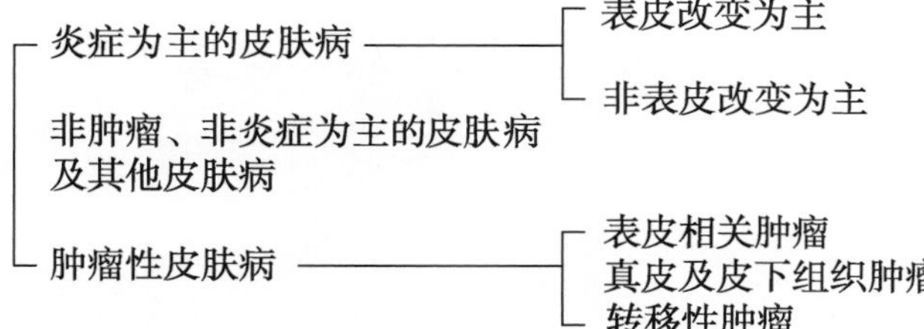

- 炎症为主的皮肤病
  - 表皮改变为主
  - 非表皮改变为主
- 非肿瘤、非炎症为主的皮肤病及其他皮肤病
- 肿瘤性皮肤病
  - 表皮相关肿瘤
  - 真皮及皮下组织肿瘤
  - 转移性肿瘤

炎症为主的皮肤病是皮肤组织病理学中分类最复杂和困难的部分，我们将其分为以表皮改变为主及非表皮改变为主两大部分。正是由于分类复杂及困难，学习掌握也颇困难，为此，该部分中以图及表形式将表 0.2.0.2 中所列的 12 类炎症为主的皮肤病作重点介绍。

表 0.2.0.2　炎症为主的皮肤病的分类

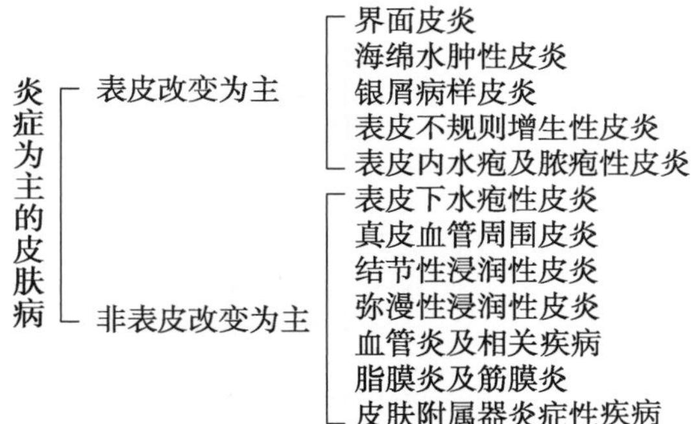

- 炎症为主的皮肤病
  - 表皮改变为主
    - 界面皮炎
    - 海绵水肿性皮炎
    - 银屑病样皮炎
    - 表皮不规则增生性皮炎
    - 表皮内水疱及脓疱性皮炎
  - 非表皮改变为主
    - 表皮下水疱性皮炎
    - 真皮血管周围皮炎
    - 结节性浸润性皮炎
    - 弥漫性浸润性皮炎
    - 血管炎及相关疾病
    - 脂膜炎及筋膜炎
    - 皮肤附属器炎症性疾病

0.2.1　界面皮炎（interface dermatitis）

界面指表皮与真皮的交界面，正常情况下表皮突与真皮乳头相互犬牙交错呈波纹状，两者间有清楚的界线。界面部位炎症细胞浸润致使界面模糊不清称为界面皮炎（表 0.2.1.1）。界面皮炎可分为两个亚型：空泡型及苔藓样型。空泡型主要表现为基底细胞变性、空泡改变。最初仅为细小空泡，逐渐彼此融合发展为表皮下疱，本型界面皮炎仅伴少数炎症细胞浸润（图 0.2.1.1）；苔藓样型则以真皮乳头有致密的炎症细胞浸润为特征，基底细胞液化变性乃至消失，使棘细胞直接与真皮接触（图 0.2.1.2）。

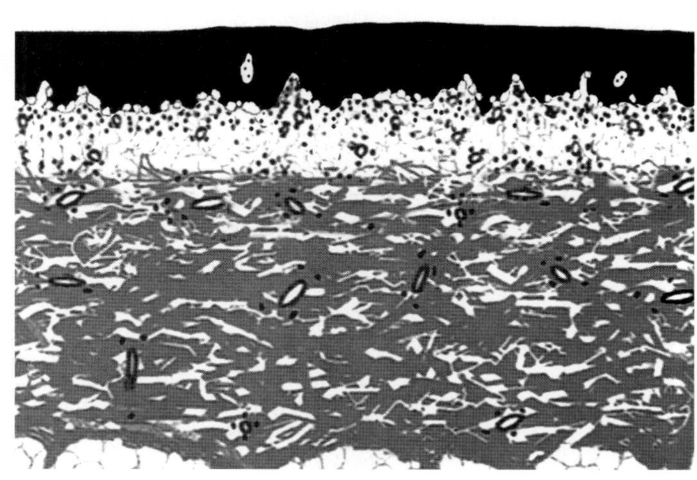

图 0.2.1.1　界面皮炎（interface dermatitis）（空泡型）

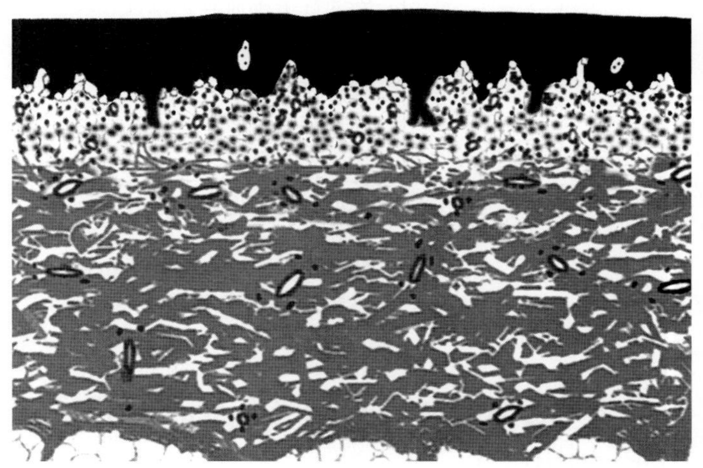

图 0.2.1.2　界面皮炎（interface dermatitis）（苔藓样型）

表 0.2.1.1 界面皮炎

界面皮炎	分型	疾病
界面皮炎	苔藓样型	扁平苔藓
		苔藓样药疹
		光泽苔藓
		苔藓样光感性皮炎
		线状苔藓
		固定型药疹
		盘状红斑狼疮
		急性痘疮样苔藓样糠疹
		慢性苔藓样糠疹
		慢性苔藓样角化病
		移植物抗宿主反应(慢性期)
		苔藓样角化症
		色素性紫癜性苔藓样皮炎
		播散性浅表性光化性汗管角化症
		副肿瘤性天疱疮
		MF（斑片期）
		斑状和苔藓样淀粉样变
		Letterer-Siwe 病
		二期梅毒
	空泡型	多形红斑
		中毒性表皮坏死松解症
		固定型药疹(晚期)
		移植物抗宿主反应(急性期)
		红斑狼疮 (SLE、SCLE)
		皮肌炎
		先天性皮肤异色症
		伴大疱的先天性皮肤异色症
		MF 氮芥治疗后
		药物性天疱疮
		硬化性苔藓
		硬斑病
		炎症后色素改变
	其他	Civatte 皮肤异色症
		先天性毛细血管扩张性红斑
		先天性角化不良
		白癜风
		麻疹样药疹
		麻疹样病毒疹
		瑞尔黑变病
		灰皮病
		特发性多发性斑状色素沉着
		皮肤淀粉样变
		伴大疱的先天性皮肤异色症
		色素失禁症(色素沉着期)

0.2.2 海绵水肿性皮炎（spongiotic dermatitis）

海绵水肿是指细胞间水肿，由于细胞间液体增加，故在苏木素－伊红（hematoxylin–eosin，HE）染色切片上表现为细胞间距加宽，细胞间桥拉长，因其形态甚似海绵，又名海绵形成，严重者可形成表皮内细胞间水疱。海绵水肿性皮炎是以表皮海绵形成和真皮少许炎症细胞浸润为主要病变的一大类皮炎，海绵水肿性皮炎中的海绵形成一般为多中心、多形性。海绵水肿是一种非特异性的形态学改变，可见于多种疾病，特别常见于湿疹、皮炎类皮肤病（表 0.2.2.1）。

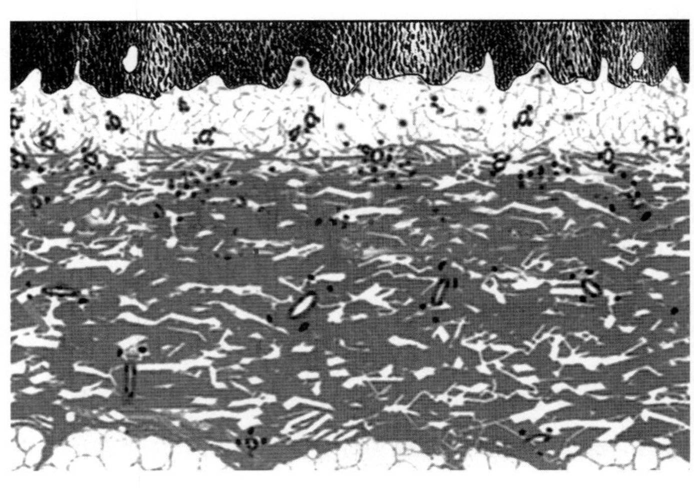

图 0.2.2.1 海绵水肿性皮炎（spongiotic dermatitis）

表 0.2.2.1 海绵水肿性皮炎

海绵水肿性皮炎	分型	疾病
海绵水肿性皮炎	单纯型	变态反应性接触性皮炎
		钱币样皮炎
		儿童丘疹性肢端皮炎
		玫瑰糠疹
		远心性环状红斑
		脂溢性皮炎
		白色糠疹
		多形性日光疹
		早期光变态反应性皮炎
		皮肤癣菌病
		粟粒疹（红痱）
		妊娠期瘙痒性荨麻疹性丘疹及斑块
		发汗不良性皮炎
		妊娠疱疹
		中毒性休克综合征
		外伤性皮炎
		海绵水肿性药疹
		光敏型药疹
		色素失禁症早期
		新生儿中毒性红斑
		虫咬皮炎
	银屑病样型	钱币样皮炎
		淤滞性皮炎
		乏脂性皮炎
		发汗不良性皮炎
		脂溢性皮炎
		非大疱性先天性鱼鳞病样红皮病
	苔藓样型	线状苔藓
		大疱性类天疱疮
		妊娠疱疹
		MF(斑片期)
		固定型药疹
		皮肤癣菌病
		慢性萎缩性肢端皮炎

0.2.3 银屑病样皮炎（psoriasiform dermatitis）

本组疾病的共同特征是表皮增生、棘层肥厚，表皮突较规则地向下延伸，上部细，下部宽，呈细长的棒槌状，且向下延伸的长度大致相同，表皮突与真皮乳头间犬牙交错的波纹更加明显，真皮有程度不等的炎症细胞浸润（表0.2.3.1）。

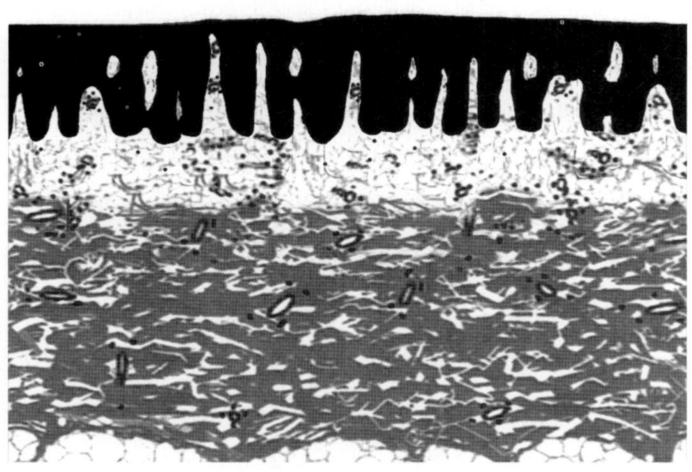

图 0.2.3.1 银屑病样皮炎（psoriasiform dermatitis）（单纯型）

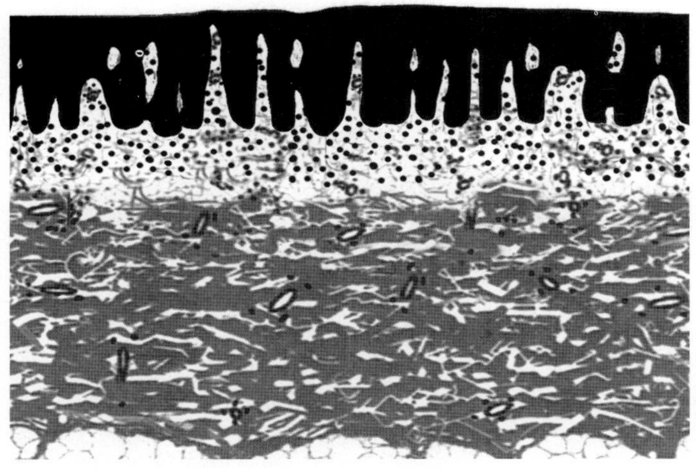

图 0.2.3.2 银屑病样皮炎（psoriasiform dermatitis）（苔藓样型）

表 0.2.3.1 银屑病样皮炎

- 银屑病样皮炎
  - 单纯银屑病样改变
    - 银屑病
    - 变态反应性接触性皮炎
    - 钱币样皮炎
    - 发汗不良性皮炎
    - 毛发红糠疹
    - 脂溢性皮炎
    - 慢性单纯性苔藓
    - 挪威疥
    - 光线性类网织细胞增生症
    - 玫瑰糠疹母斑
    - 皮肤癣菌病
    - 念珠菌病
    - 慢性苔藓样角化病
    - 结节性痒疹
    - 烟酸缺乏病
    - 肠病性肢端皮炎
    - 胰高血糖素瘤综合征
    - 连续性肢端皮炎
    - 掌跖脓疱病
    - Reiter 综合征
    - 裂纹性棘皮瘤
    - 假肢压迫疹
    - 冲浪运动员结节
    - 耳轮结节性软骨皮炎
  - 伴苔藓样改变
    - 线状苔藓
    - MF（斑块期）
    - 炎性线状疣样表皮痣
    - 二期梅毒

0.2.4 表皮不规则增生性皮炎（papillomatoid dermatitis）

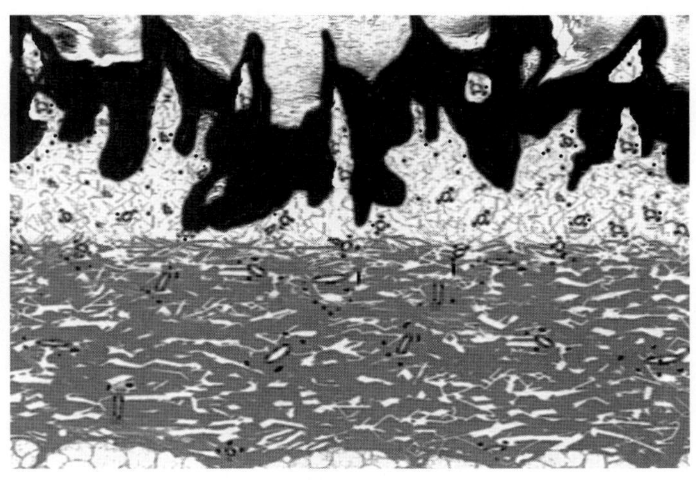

图 0.2.4.1 表皮不规则增生性皮炎（papillomatoid dermatitis）

表皮不规则增生性皮炎用于指一组病理表现为疣状增生或乳头瘤样增生的疾病，根据其表皮细胞有无空泡改变分为有空泡改变及无空泡改变两大类（表 0.2.4.1）。空泡细胞性疣状皮炎系人乳头瘤病毒感染所致的疣，其中扁平疣表皮无疣状增生，由于分类上的困难被归于此。传染性软疣亦因分类上的原因，将其称为“角化不良为特征的表皮不规则增生性皮炎”。

表 0.2.4.1 表皮不规则增生性皮炎

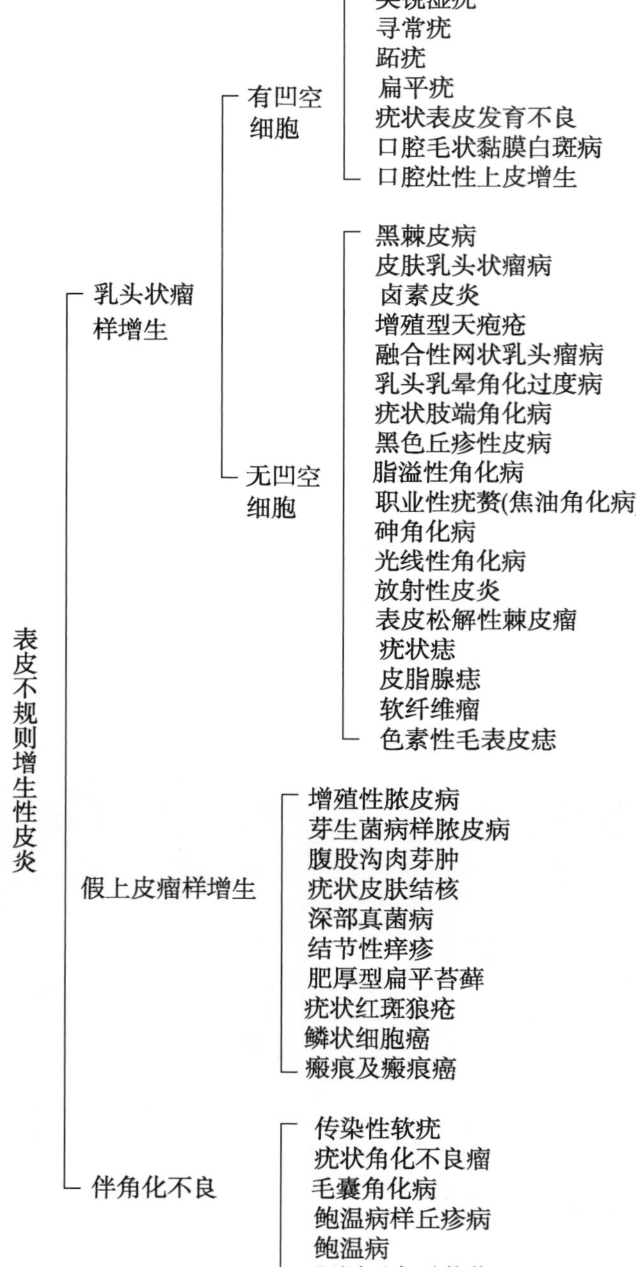

0.2.5 表皮内水疱及脓疱性皮炎（intraepidermal vesiculopustular dermatitis）

表皮内水疱性皮炎（表 0.2.5.1）的发生机制主要为：

a 细胞间水肿性水疱：即海绵水肿性水疱，是炎症导致渗出液在细胞间积聚，进而引起细胞间桥断裂，表皮内水疱形成，可伴有炎症细胞浸润，一般以淋巴细胞为主。

b 细胞内水肿性水疱：即气球样变性水疱，是由于炎症引起细胞缺氧、缺血，细胞膜功能发生紊乱，细胞内液体增多，表现为细胞胀大变圆，胞质丰富淡染，胞核肿胀，状若气球，因而称气球样变。进一步发展胞膜破裂，形成表皮内水疱，刚破裂时，相邻细胞膜交织成网状，又称网状变性。

c 棘细胞松解性水疱：表皮棘细胞间的连接主要靠桥粒和棘细胞的黏合物质，由于细胞间黏合物质包括桥粒的溶解，表皮细胞的内聚力消失，从而彼此分离，形成表皮内水疱。

d 裂隙：指组织内无液体的空隙。表皮内裂隙主要见于基底层与棘层之间，如毛囊角化病中棘层松解性角化不良，显微镜下所见的裂隙与水疱无根本差别，但一般较小、窄，不像水疱具有张力。

e 脓疱：表皮的水疱内有多数中性粒细胞即为表皮内脓疱，中性粒细胞从真皮乳头血管中游出，在趋化因子的作用下进入表皮。可散布于棘细胞层，也可聚集在角层下或颗粒层内。表皮内脓疱可以是原发性，也可为继发性（表 0.2.5.2）。

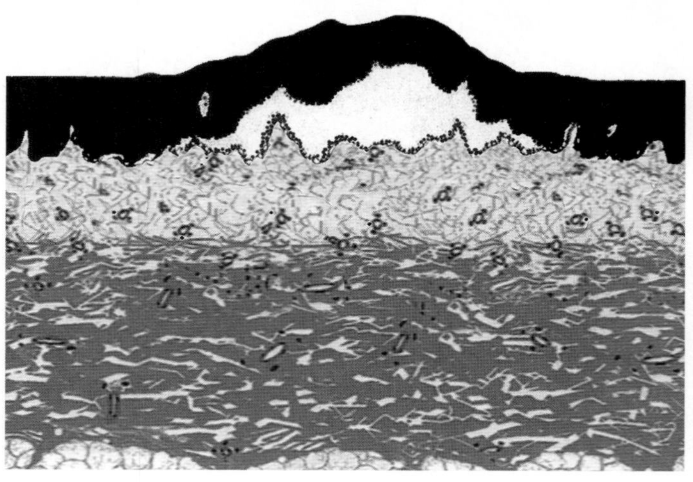

图 0.2.5.1 表皮内水疱性皮炎（intraepidermal vesicular dermatitis）

表 0.2.5.1　表皮内水疱性皮炎

- 表皮内水疱性皮炎
  - 海绵水肿型
    - 汗疱疹
    - 皮肤真菌病
    - 多形红斑
    - 光敏性皮炎
    - 大疱性类天疱疮/妊娠疱疹
    - 变态反应性接触性皮炎
    - 色素失禁症
    - 节肢动物叮咬反应
    - 皮肤癣菌病
    - 粟粒疹
    - 固定型药疹
  - 棘层松解型
    - 大疱性脓皮病
    - 落叶型天疱疮
    - 药物诱导的落叶型天疱疮
    - 金黄色葡萄球菌性烫伤样皮肤综合征
    - 疱疹病毒感染
    - 斑蝥素皮炎
    - Darier 病
    - Grover 病
    - 寻常型天疱疮
    - Hailey-Hailey 病
  - 气球样变型
    - 单纯疱疹/生殖器疱疹
    - 水痘/带状疱疹
    - Kaposi 水痘样疹
    - 羊痘/挤奶人结节
    - 牛痘
    - 糙皮病
    - 坏死松解性游走性红斑
    - 肠病性肢端皮炎
    - Hartnup 病
    - 缺乏性疾病(锌、生物素)
    - 先天性甲肥厚
    - 浸润性水疱
    - 手-足-口病
    - 刺激性接触性皮炎
    - 光毒性皮炎
    - 多形红斑
    - Mucha-Habermann 病
    - 固定性药疹(早期)
  - 细胞溶解型
    - 摩擦性水疱
    - 一度烧伤
    - 单纯型大疱性表皮松解症
    - 先天性大疱性鱼鳞病样红皮病
    - 西门大疱性鱼鳞病
  - 裂隙
    - 摩擦性水疱
    - 表皮松解水疱 Weber-Cockayne 型
    - Darier 病
    - 大疱性扁平苔藓
    - 单纯表皮松解水疱

表 0.2.5.2　表皮内脓疱性皮炎

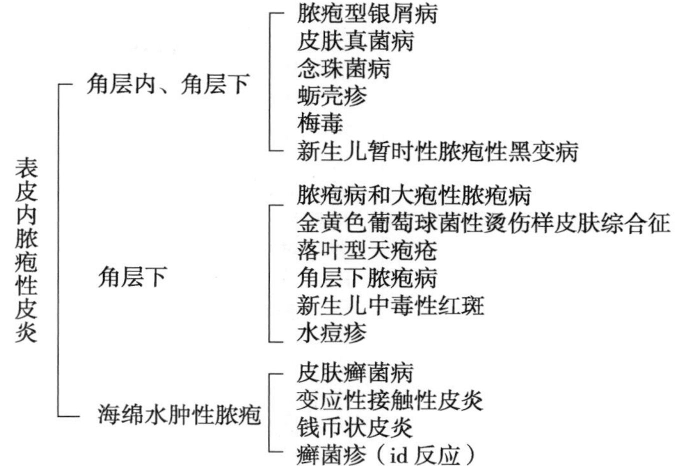

- 表皮内脓疱性皮炎
  - 角层内、角层下
    - 脓疱型银屑病
    - 皮肤真菌病
    - 念珠菌病
    - 蛎壳疹
    - 梅毒
    - 新生儿暂时性脓疱性黑变病
  - 角层下
    - 脓疱病和大疱性脓疱病
    - 金黄色葡萄球菌性烫伤样皮肤综合征
    - 落叶型天疱疮
    - 角层下脓疱病
    - 新生儿中毒性红斑
    - 水痘疹
  - 海绵水肿性脓疱
    - 皮肤癣菌病
    - 变应性接触性皮炎
    - 钱币状皮炎
    - 癣菌疹（id 反应）

0.2.6　表皮下水疱性皮炎（subepidermal vesicular dermatitis）

基底膜带位于表皮与真皮之间，在 HE 染色的切片上一般见不到，过碘酸雪夫（periodic Acid-Schiff，PAS）染色可显示。电镜下基底膜带由基底细胞质膜、透明板、基底板及锚状胶原纤维组成，半桥粒将基底细胞质膜及基底板连接起来。表皮下水疱发生在基底膜带的不同层次，具体部位只有在电镜下才能识别。因此，对表皮下水疱性皮炎的分类不能依据水疱发生的部位，而应根据炎症浸润细胞的类型及浸润部位的深浅度（表 0.2.6.1）。

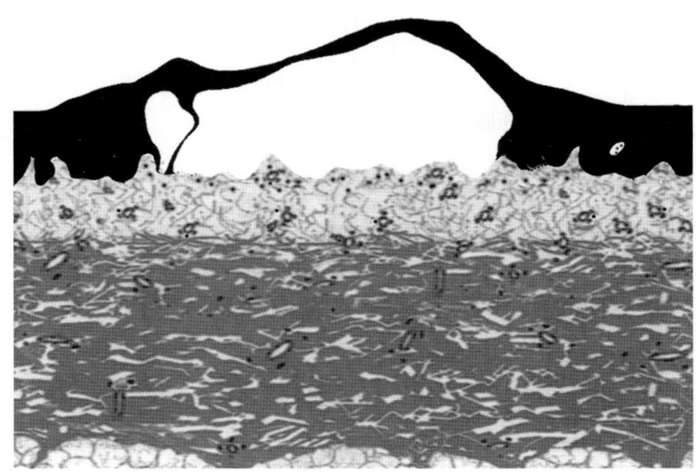

图 0.2.6.1　表皮下水疱性皮炎（subepidermal vesicular dermatitis）

表 0.2.6.1 表皮下水疱性皮炎

- 表皮下水疱性皮炎
  - 少或无浸润
    - 大疱性表皮松解症
    - 获得性大疱性表皮松解症
    - 低压氧性表皮下水疱
    - 急性烧伤性表皮下水疱
    - 重症多形红斑
    - 大疱性类天疱疮
    - 妊娠疱疹
    - 卟啉症
    - 假卟啉病
    - Kindler 综合征
    - 压力/昏迷性大疱
    - 糖尿病性大疱病
    - 瘢痕上水疱
    - 少细胞浸润的大疱性类天疱疮
    - 大疱性皮肤淀粉样变
    - 中毒性表皮坏死松解症
    - 吮吸水疱
    - 电干燥后疱
  - 淋巴细胞为主
    - 多形红斑
    - 硬化萎缩性苔藓 (硬斑病)
    - 急性痘疮样苔藓样糠疹
    - 大疱性真菌感染
    - 扁平苔藓类天疱疮
    - 多形性日光疹
    - 扁平苔藓(大疱性)
  - 嗜酸性粒细胞为主
    - 大疱性类天疱疮
    - 妊娠疱疹
    - 隐翅虫皮炎
    - 大疱性药疹
    - 获得性大疱性表皮松解症
    - 节肢动物及其类似物侵袭
  - 中性粒细胞为主
    - 疱疹样皮炎
    - 疱疹样皮炎型药疹
    - 线状 IgA 皮炎
    - 获得性大疱性表皮松解症
    - P200 类天疱疮
    - 丹毒
    - 类丹毒
    - 急性发热性嗜中性皮病
    - 大疱性红斑狼疮
    - 大疱性荨麻疹
    - 急性大疱性血管炎
    - 大疱型坏疽性脓皮病
    - 白细胞碎裂性血管炎
    - 败血症性血管炎
    - 坏疽性脓皮病
    - 蜂窝织炎
    - 瘢痕性类天疱疮
  - 肥大细胞
    - 色素性荨麻疹

0.2.7 真皮血管周围皮炎（perivascular dermatitis）

真皮血管周围皮炎指炎症细胞浸润存在于浅层血管或浅层及深层血管丛周围的一组病变，根据表皮是否受累可分为两大类，伴有表皮病变的真皮血管周围皮炎前已述及，本部分仅介绍表皮正常或大致正常的真皮血管周围皮炎。浸润的炎症细胞可以淋巴细胞为主，可以中性粒细胞为主，也可以是较多嗜酸性粒细胞的混合性炎症细胞浸润。炎症细胞可限于血管丛周围，也可同时存在于胶原束间（表 0.2.7.1）。

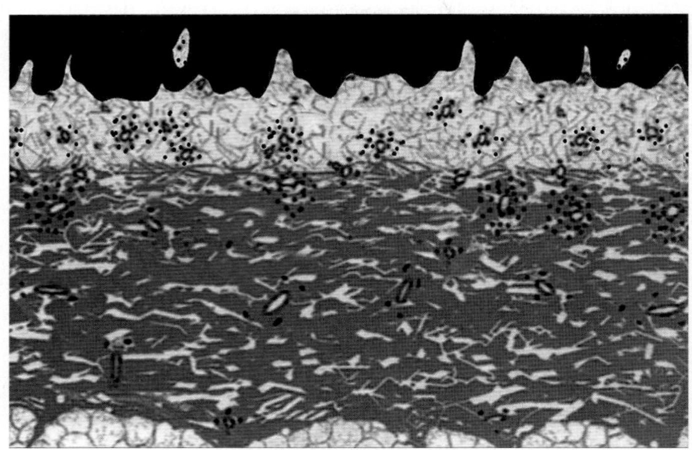

图 0.2.7.1 真皮浅层血管周围皮炎（perivascular dermatitis）

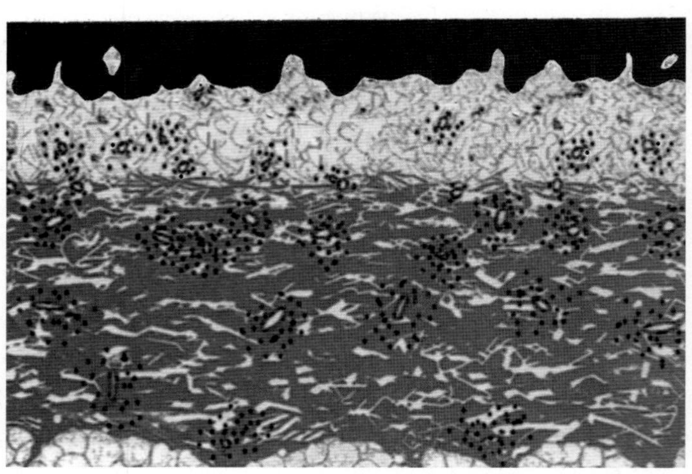

图 0.2.7.2 真皮浅层及深层血管周围皮炎（perivascular dermatitis）

表 0.2.7.1 真皮血管周围皮炎

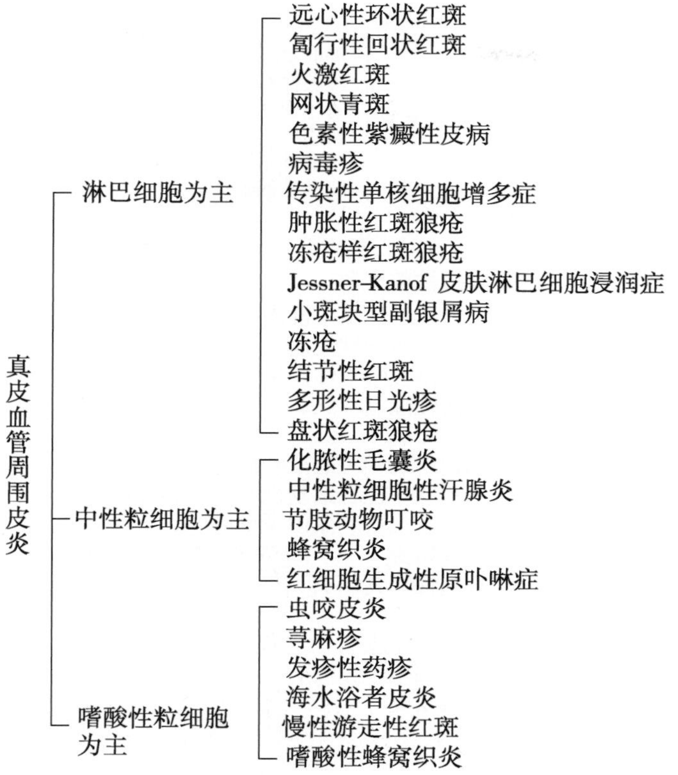

- 真皮血管周围皮炎
  - 淋巴细胞为主
    - 远心性环状红斑
    - 匐行性回状红斑
    - 火激红斑
    - 网状青斑
    - 色素性紫癜性皮病
    - 病毒疹
    - 传染性单核细胞增多症
    - 肿胀性红斑狼疮
    - 冻疮样红斑狼疮
    - Jessner-Kanof 皮肤淋巴细胞浸润症
    - 小斑块型副银屑病
    - 冻疮
    - 结节性红斑
    - 多形性日光疹
    - 盘状红斑狼疮
  - 中性粒细胞为主
    - 化脓性毛囊炎
    - 中性粒细胞性汗腺炎
    - 节肢动物叮咬
    - 蜂窝织炎
    - 红细胞生成性原卟啉症
  - 嗜酸性粒细胞为主
    - 虫咬皮炎
    - 荨麻疹
    - 发疹性药疹
    - 海水浴者皮炎
    - 慢性游走性红斑
    - 嗜酸性蜂窝织炎

0.2.8 结节性浸润性皮炎（nodular cutaneous infiltrates）

炎症细胞在真皮浅层和血管丛周围呈致密的结节状浸润，结节可以有多个，也可是单一的大结节，本组病变主要是肉芽肿性疾病。按照浸润细胞的种类将结节性皮炎按表 0.2.8.1 分类。

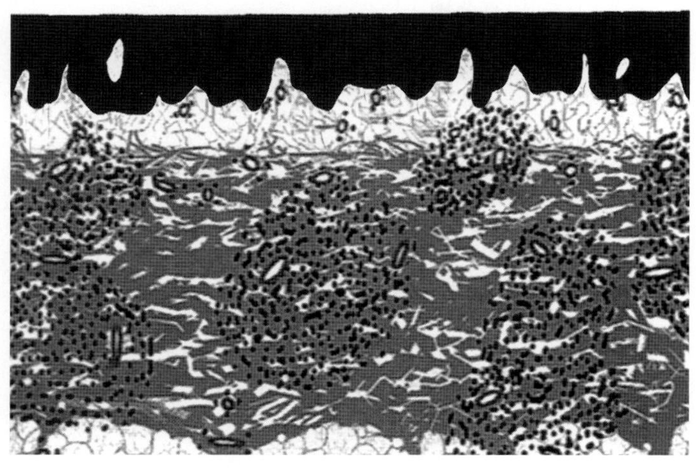

图 0.2.8.1 结节性浸润性皮炎（nodular cutaneous infiltrates）

表 0.2.8.1 结节性浸润性皮炎

- 结节性浸润性皮炎
  - 类肉瘤样
    - 光泽苔藓
    - 结节病
    - 结节病/Crohn 病
    - Melkersson-Rosenthal 综合征
    - 硅肉芽肿
    - 文身物质：汞、钴
    - 酒渣鼻口周皮炎
    - 兔热病
    - 界线类麻风
  - 结核样
    - 原发性皮肤结核
    - 急性粟粒性皮肤结核
    - 瘰疬性皮肤结核
    - 丘疹性坏死性结核疹
    - 瘰疬性苔藓
    - 皮肤慢性黑热病
    - 二期梅毒
    - 布鲁杆菌病
    - 肉芽肿性唇炎
    - 口周皮炎
    - 睑板腺囊肿
    - 颜面播散性粟粒性狼疮
    - 异物肉芽肿
    - 文身
    - 海胆刺伤
    - 孢子丝菌病
    - 着色芽生菌病
    - 瘢痕芽生菌病
    - 兔热病
    - 麻风
  - 栅栏样
    - 环状肉芽肿
    - 光化性肉芽肿
    - 弹性组织溶解性巨细胞肉芽肿
    - 进行性慢性盘状肉芽肿
    - 类脂质渐进性坏死
    - 渐进性坏死性黄色肉芽肿
    - 类风湿结节
    - 风湿热结节
    - 痛风
    - 丘疹坏死性结核疹
    - Zyderm 反应
    - 中性粒细胞栅栏状浸润的肉芽肿性皮炎
    - 猫抓病

0.2.9 弥漫性浸润性皮炎（diffuse cutaneous infiltrates）

真皮内致密且弥漫的炎症细胞浸润，分布于真皮全层乃至皮下组织称弥漫性浸润性皮炎，浸润的细胞可以一种或几种炎症细胞为主，一般按浸润细胞的主要类型分类（表 0.2.9.1）。

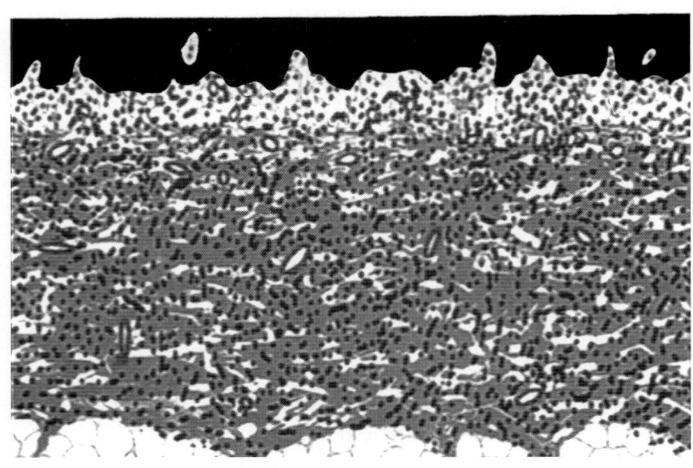

图 0.2.9.1 弥漫性浸润性皮炎（diffuse cutaneous infiltrates）

表 0.2.9.1 弥漫性浸润性皮炎

组织细胞为主
- 黄瘤病
- 黄色肉芽肿
- 网状组织细胞增生症
- 朗格汉斯细胞组织细胞增生症
- 先天性自愈性网状组织细胞增生症
- 未定类细胞组织细胞增生症
- Rosai-Dorfman 病
- 头部良性组织细胞增生症
- 组织细胞瘤
- 多中心网状组织细胞增生症
- 网状组织细胞瘤
- 进行性结节性组织细胞瘤
- 遗传性进行性黏蛋白组织细胞增生症
- 多核细胞血管组织细胞增生症
- 粒细胞巨噬细胞集落刺激因子的反应
- 氯法齐明引起的色素沉着
- 亚硫酸铁溶液反应
- 氯化铝溶液反应
- 卤素皮炎
- 软化斑

泡沫细胞为主
- 黄色瘤
- 疣状黄瘤
- 睑黄瘤
- 黄色肉芽肿
- 泛发性组织细胞增生症
- 软化斑
- 硅酮肉芽肿
- 麻风结节
- 非典型分枝杆菌感染

浆细胞为主
- 鼻硬结症
- 利什曼原虫病
- 一期梅毒
- 软下疳
- 腹股沟肉芽肿
- 性病淋巴肉芽肿
- 浆细胞瘤
- 面部肉芽肿

淋巴细胞为主
- 假性淋巴瘤
- 淋巴瘤

嗜酸性粒细胞为主
- Well 综合征
- 嗜酸性粒细胞增多综合征
- 寄生虫感染
- 药疹
- 嗜酸性脂膜炎
- 嗜酸性筋膜炎

中性粒细胞为主
- 坏疽性脓皮病
- 急性发热性嗜中性皮病
- 手背部嗜中性皮病
- 类风湿性嗜中性皮炎
- 持久性隆起性红斑
- Behcet 病
- 肠道疾病相关的皮肤病–关节炎综合征
- 栅栏状中性粒细胞性和肉芽肿性皮炎
- 粒细胞集落刺激因子反应
- 蜂窝织炎
- 坏疽性蜂窝织炎
- 丹毒
- 增殖性脓皮病
- 芽生菌病样脓皮病
- 卤素皮炎
- 白喉
- 脑膜炎双球菌血症
- 皮肤炭疽
- 滤泡样囊肿破裂
- 面部肉芽肿/持久性隆起性红斑
- 葡萄状菌病
- 酵母菌病样脓皮病
- 鼻硬结症
- 放线菌病
- 链霉菌病
- 隐球菌病
- 组织胞浆菌病
- 酵母菌病
- 粪球孢子菌病
- 着色类真菌病
- 脓癣
- 念珠菌肉芽肿
- 真菌瘤
- 藻菌病
- 链格孢病
- 皮肤真菌病
- 皮肤原藻病
- 阿米巴病
- 痤疮瘤
- 头皮分割性蜂窝织炎
- 卤化物皮炎
- 疣状皮肤结核
- 非典型分枝杆菌感染

- 混合细胞
  - 各种深部真菌病
  - 类丹毒
  - 足菌肿
  - 诺卡菌病
  - 放线菌病
  - 葡萄状菌病

0.2.10 血管炎及相关疾病（vasculitis and related conditions）

血管炎是指血管壁及血管周围有炎症细胞浸润，同时伴有血管损伤，包括纤维素沉积、胶原变性、内皮细胞及肌细胞坏死的炎症过程。所有的皮肤血管，小至真皮乳头层毛细血管，大至皮下的肌性动脉都可能发生血管炎（表0.2.10.1）。血管炎基本的组织学改变是血管壁有炎症细胞浸润并伴有均一或颗粒状嗜酸性的纤维素沉积和（或）血管壁的变性和坏死，也可有血栓形成。

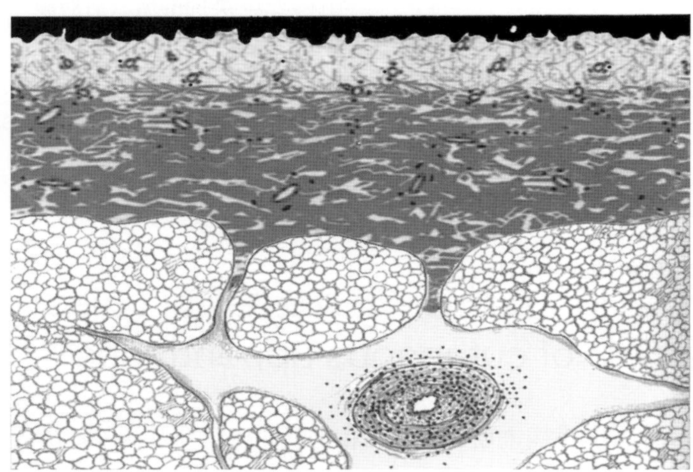

图 0.2.10.1 肌性血管炎（vasculitis）

表 0.2.10.1 血管炎

- 血管炎
  - 小静脉
    - 中性粒细胞
      - 过敏性紫癜
      - 变应性血管炎
      - 荨麻疹性血管炎
      - 脓疱性血管炎
      - 急性泛发性脓疱性细菌疹
      - 肠病相关性皮炎关节炎综合征
      - 坏疽性脓皮病
      - 麻风反应
      - 脓毒性血管炎
      - 幼儿急性出血性水肿
      - Finkelstein 病
      - Churg－Strauss变应性肉芽肿
      - Wegener 肉芽肿
      - 混合冷球蛋白血症(Ⅰ、Ⅱ型)
      - 药物诱导性血管炎
      - 恶性肿瘤源性血管炎
      - 补体血症血管炎
      - 系统性红斑狼疮（SLE）
      - 类风湿关节炎
      - 血清病
      - 麻风性结节性红斑
      - Lucio 现象
      - 疱疹病毒感染
      - 面部肉芽肿
      - 持久性隆起性红斑
      - 慢性淋菌血症
      - 慢性脑膜炎球菌血症
      - 亚急性细菌性心内膜炎
      - 葡萄球菌败血症
      - 假单孢菌败血症
      - 洛杉矶斑点热
      - 立克次体病
      - Behcet 综合征
    - 淋巴细胞
      - SLE
      - 节段性透明性血管炎
      - 急性痘疮样苔藓样糠疹
      - 药疹
      - 恶性萎缩性丘疹病
      - 结节性红斑（晚期）
      - 中毒性红斑
      - 多形红斑
      - 冻疮
      - Waldenstrom 巨球蛋白血症
      - 高 IgD 综合征
      - 节肢动物及类似物侵袭
      - 淋巴瘤样丘疹病（发作）
    - 组织细胞
      - 类脂质渐进性坏死(早期)
      - 类脂质渐进性坏死(晚期)
      - 渐进性坏死性黄色肉芽肿
      - 风湿结节
    - 管内闭塞无浸润
      - 弥散性血管内凝血(DIC)
      - 血栓性血小板减少性紫癜
      - 香豆素诱导性坏死
      - 夜间阵发性血红蛋白尿
      - 抗磷脂抗体综合征
      - 巨球蛋白血症
      - 青斑样血管病
  - 小动脉
    - 单克隆(Ⅰ型)冷球蛋白血症
    - 胆固醇血栓
    - 恶性萎缩性丘疹病
  - 大静脉
    - Wegener 肉芽肿病
    - 结节性血管炎
    - 血栓性静脉炎
  - 大动脉
    - 结节性多动脉炎
    - 巨细胞动脉炎

0.2.11 脂膜炎及筋膜炎（panniculitis and fasciitis）

皮下脂肪层又称脂膜，发生在皮下脂肪层的炎症性疾病统称脂膜炎。按照炎症浸润主要位于脂肪小叶还是间隔，可将脂膜炎大体上分为小叶性脂膜炎、间隔性脂膜炎两大类（表 0.2.11.1）。

筋膜位于脂膜与肌肉之间，炎症浸润波及筋膜的病变称筋膜炎。

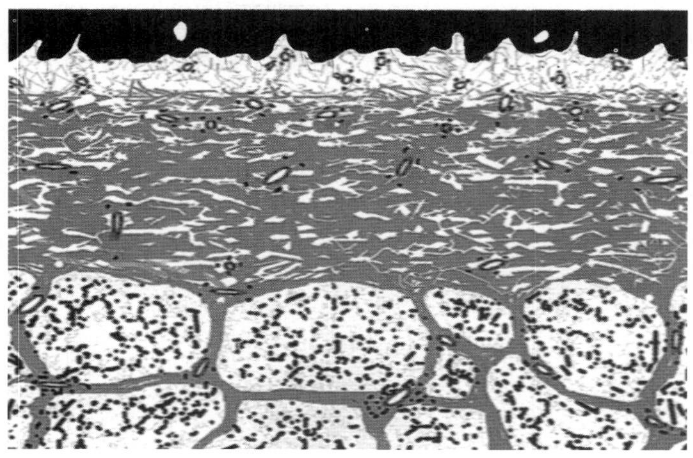

图 0.2.11.1 脂膜炎（panniculitis）（小叶性）

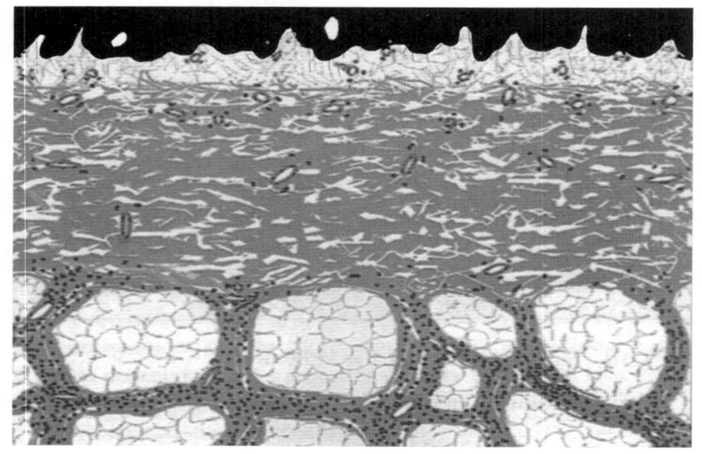

图 0.2.11.2 脂膜炎（panniculitis）（间隔性）

表 0.2.11.1 脂膜炎

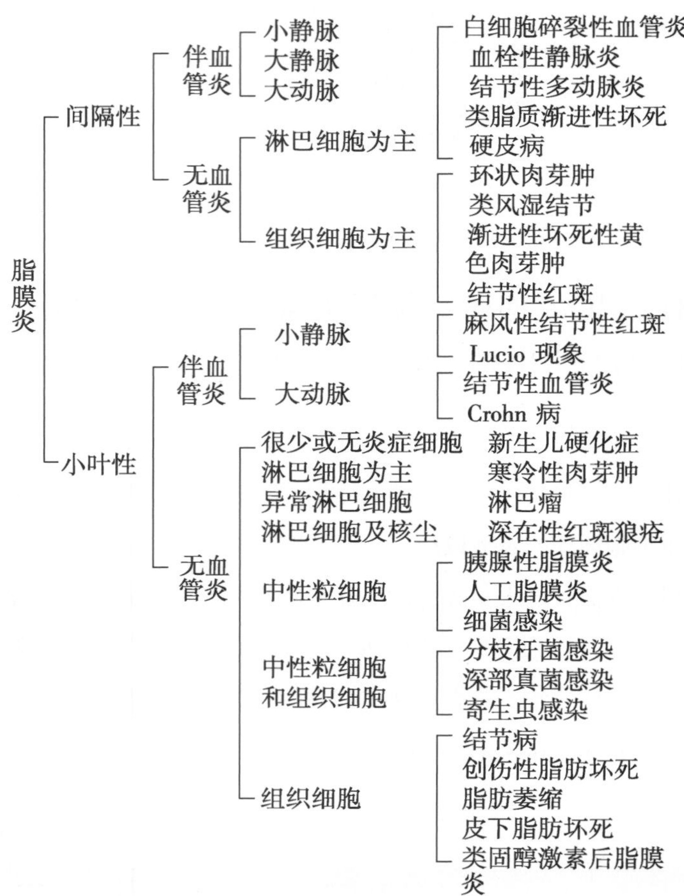

脂膜炎			
间隔性	伴血管炎	小静脉 大静脉 大动脉	白细胞碎裂性血管炎 血栓性静脉炎 结节性多动脉炎
	无血管炎	淋巴细胞为主	类脂质渐进性坏死 硬皮病
		组织细胞为主	环状肉芽肿 类风湿结节 渐进性坏死性黄色肉芽肿 结节性红斑
小叶性	伴血管炎	小静脉	麻风性结节性红斑 Lucio 现象
		大动脉	结节性血管炎 Crohn 病
	无血管炎	很少或无炎症细胞	新生儿硬化症
		淋巴细胞为主	寒冷性肉芽肿
		异常淋巴细胞	淋巴瘤
		淋巴细胞及核尘	深在性红斑狼疮
		中性粒细胞	胰腺性脂膜炎 人工脂膜炎 细菌感染
		中性粒细胞和组织细胞	分枝杆菌感染 深部真菌感染 寄生虫感染
		组织细胞	结节病 创伤性脂肪坏死 脂肪萎缩 皮下脂肪坏死 类固醇激素后脂膜炎

0.2.12 皮肤附属器炎症性疾病（disorders of cutaneous appendages）

本类疾病主要包括发生在毛囊、皮脂腺及汗腺周围的炎症性病变。以毛囊炎及毛囊周围炎常见（表 0.2.12.1）。凡毛囊上皮内有炎症细胞浸润的称毛囊炎，毛囊上皮周围有炎症细胞浸润的称毛囊周围炎。

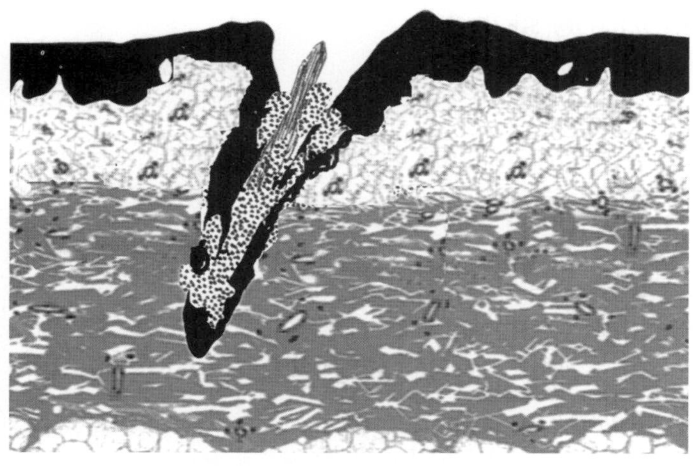

图 0.2.12.1 毛囊炎（folliculitis）

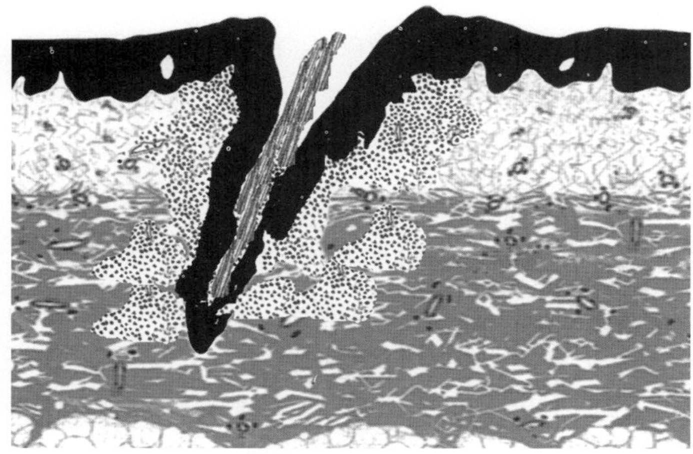

图 0.2.12.2 毛囊周围炎（peifolliculitis）

表 0.2.12.1 毛囊炎及毛囊周围炎

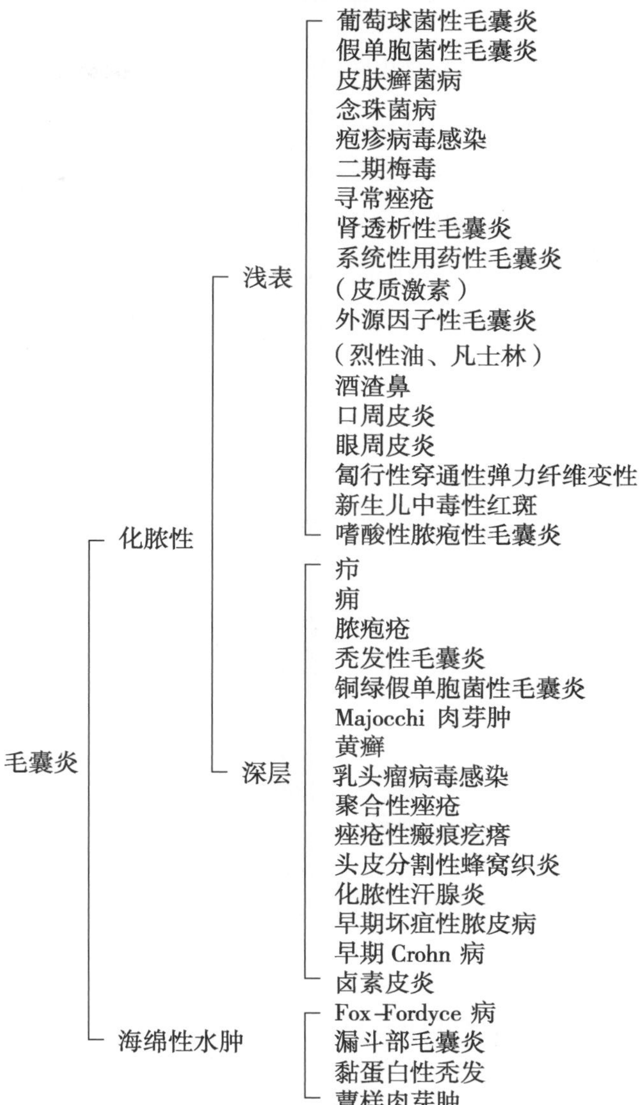

- 毛囊炎
  - 化脓性
    - 浅表
      - 葡萄球菌性毛囊炎
      - 假单胞菌性毛囊炎
      - 皮肤癣菌病
      - 念珠菌病
      - 疱疹病毒感染
      - 二期梅毒
      - 寻常痤疮
      - 肾透析性毛囊炎
      - 系统性用药性毛囊炎（皮质激素）
      - 外源因子性毛囊炎（烈性油、凡士林）
      - 酒渣鼻
      - 口周皮炎
      - 眼周皮炎
      - 匐行性穿通性弹力纤维变性
      - 新生儿中毒性红斑
      - 嗜酸性脓疱性毛囊炎
    - 深层
      - 疖
      - 痈
      - 脓疱疮
      - 秃发性毛囊炎
      - 铜绿假单胞菌性毛囊炎
      - Majocchi 肉芽肿
      - 黄癣
      - 乳头瘤病毒感染
      - 聚合性痤疮
      - 痤疮性瘢痕疙瘩
      - 头皮分割性蜂窝织炎
      - 化脓性汗腺炎
      - 早期坏疽性脓皮病
      - 早期 Crohn 病
      - 卤素皮炎
  - 海绵性水肿
    - Fox-Fordyce 病
    - 漏斗部毛囊炎
    - 黏蛋白性秃发
    - 蕈样肉芽肿

0.3 非肿瘤、非炎症为主的皮肤病及其他疾病（predominantly nontumor - ous or non-inflammatory and other conditions in the skin）

以往皮肤组织病理分类中常分为炎症性皮肤病及肿瘤性皮肤病，实际工作中常遇到一些既非炎症亦非肿瘤，甚至临床上有明显病变而病理表现为大致正常的皮肤病；有些表现为正常组织，但出现异位；有的虽然有明显炎症，但有比炎症更具特征的沉积物或虫体。此外，黏膜疾病主要表现为炎症，出于分类上的考虑，将其与另外一些疾病等归为其他疾病，与上述几类疾病一起称为非肿瘤、非炎症为主的皮肤病及其他疾病（表 0.3.0.1）。

表 0.3.0.1 非肿瘤、非炎症为主的皮肤病及其他疾病

- 非肿瘤、非炎症为主的皮肤病及其他疾病
  - 单纯角层及表皮改变
  - 色素性疾病
  - 胶原及弹力纤维病变
  - 沉积物疾病
  - 寄生虫及异物疾病
  - 异位组织
  - 甲及毛发疾病
  - 黏膜疾病

0.4 肿瘤性皮肤病（tumorous diseases in the skin）

肿瘤性皮肤病是皮肤科的常见病，其中大多数为良性肿瘤，少数为恶性肿瘤。国外曾对大样本的恶性皮肤肿瘤进行分析，其中基底细胞癌最多，其次为鳞状细胞癌。我国恶性皮肤肿瘤依次为鳞状细胞癌、基底细胞癌、恶性黑素瘤及网状淋巴系统肿瘤。

肿瘤性皮肤病的组织病理分类根据组织起源进行，详见表 0.4.0.1。

表 0.4.0.1　肿瘤性皮肤病

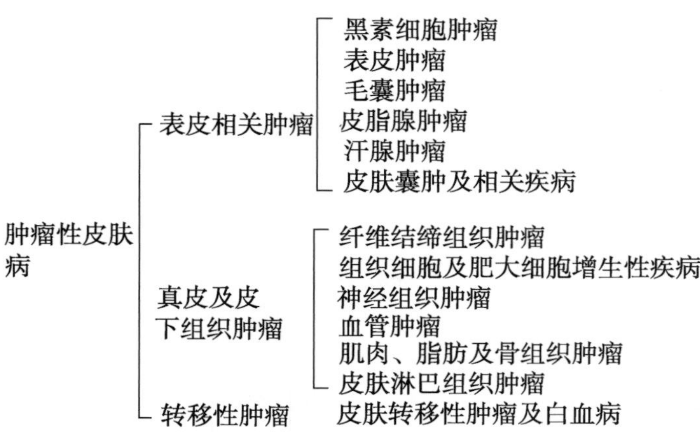

0.4.1 肿瘤的定义（definition of tumors）

肿瘤是指机体在致瘤因素的作用下，局部组织异常增生形成的新生物，常表现为局部肿块。肿瘤细胞虽然由正常组织转变而来，但已发生了质的变化，具有异常的代谢功能及形态特点，相对无限制的生长，与机体不协调，并不同程度地失去了发育成熟的能力，即使致瘤因素停止作用后，肿瘤细胞的生长代谢特点仍能持续保持。

0.4.2 肿瘤的命名（name of tumors）

主要根据肿瘤的组织来源、形态特点及生物学行为来命名。

良性肿瘤

a 肿瘤起源组织后加“瘤”字，如血管瘤、脂肪瘤、平滑肌瘤。

b 在“瘤”字前或某种组织肿瘤前加描述形态的修饰语，如乳头状瘤、海绵状血管瘤。

c 两种组织来源的肿瘤，则用两种组织同时命名，如血管脂肪瘤。

d 由两个以上胚叶构成的肿瘤，称混合瘤，如汗腺混合瘤。

恶性肿瘤

a 上皮组织的恶性肿瘤称癌，在其前加起源细胞、组织及器官的名称，如鳞状细胞癌、皮脂腺癌及汗腺癌。

b 间叶组织的恶性肿瘤称肉瘤，在其前加起源细胞，组织及器官的名称，如平滑肌肉瘤、血管肉瘤。

c 起源于未成熟的胚胎细胞或神经组织的恶性肿瘤，在发生肿瘤的器官或组织的后面加“母细胞瘤”，如脂肪母细胞瘤、神经母细胞瘤。

d 由多种成分组成的恶性肿瘤，在肿瘤前面加“恶性”两字，如恶性畸胎瘤。

其他

有些肿瘤仍沿用习惯名称，如恶性黑素瘤、白血病、淋巴瘤、Hodgkin 病、Paget 病。

0.4.3 肿瘤的分类（category of tumors）

a 按肿瘤的生长特性及对人的危害程度，可分为良性及恶性两大类，但良性及恶性是相对的，有些则介于良、恶性之间，称境界瘤或界限瘤。

b 按组织来源分，可分为上皮组织、间叶组织、淋巴造血组织、神经组织、脉管组织及来源未定的肿瘤，但这种分类对未分化组织或有局部化生的肿瘤，则不易确定其起源组织。

0.4.4 肿瘤的结构（construction of tumors）

任何肿瘤的组织成分都包括实质和间质两部分。

肿瘤的实质

肿瘤实质是肿瘤细胞的总称，肿瘤的一般临床特点及每种肿瘤的特殊性都是由肿瘤实质决定的。从同一种组织发生的肿瘤，其分化程度差异很大，有的肿瘤细胞的形态和排列与其发源的正常组织极其相似，即分化程度高，这类肿瘤通常表现为良性。相反，有些肿瘤细胞的形态和排列与其发源的组织不相似，即分化程度低，通常表现为恶性。

肿瘤的实质多为一种成分，如脂肪瘤、鳞状细胞癌，少数则为两种或两种以上成分，如血管脂肪瘤、畸胎瘤。

肿瘤的间质

肿瘤的间质不具有特异性，为肿瘤的支架，起着支持和营养肿瘤实质的作用。通常由结缔组织和血管组成。间质和实质在肿瘤的发展过程中相互影响，实质的特性可决定间质的分布，间质的多少可影响实质的发展。

0.4.5 肿瘤的异型性（atypia of tumors）

肿瘤组织在细胞形态和组织结构上，都与其发源的正常组织有不同程度的差异，这种差异称异型性，反映了肿瘤组织的成熟程度（即分化程度），异型性小，肿瘤的成熟程度高（分化程度高），异型性明显，肿瘤的成熟程度低（分化程度低）。

肿瘤组织结构的异型性

良性肿瘤的组织结构与其发源组织很相似，易判断其组织来源，恶性肿瘤的组织结构异型性明显，细胞排列紊乱，失去了正常的层次和结构。

肿瘤细胞的异型性

瘤细胞的多形性（pleomorphism），即瘤细胞的大小和形态不一致。间变（anaplasia）是指瘤细胞缺乏分化状态，间变细胞一般是指失去正常结构和功能的恶性肿瘤细胞。恶性肿瘤细胞的异型性表现为：

a 细胞大，且大小不一，有时见奇形怪状细胞及瘤巨细胞，胞质染色深。

b 细胞核增大，细胞核与细胞质之比例较正常增大。

c 核大小及形态不一，并可出现巨核、多核及奇异核。

d 核染色深，染色质粗颗粒状，常堆积于核膜下，使核膜增厚。

e 核分裂相多见，可出现不对称、多极性及顿挫性核分裂等病理分裂相。

0.4.6 肿瘤的生长与扩散（growth and pervasion of tumors）

肿瘤的生长速度

不同肿瘤的生长速度有很大的差别，主要区别在于肿瘤的分化程度，一般来讲成熟程度高，分化好的肿瘤生长速度慢，而成熟程度低，分化差的肿瘤则生长速度快。有些皮肤恶性肿瘤的自然病程很慢，可达数年，甚至数10年，如基底细胞癌、蕈样肉芽肿（MF）。

肿瘤的生长方式

通常有以下三种：

a 膨胀性生长：多数良性肿瘤呈膨胀性生长方式，这种生长方式的肿瘤往往呈结节状，周围常有包膜，与周围组织分界清楚，如脂肪瘤。

b 浸润性生长：多数恶性肿瘤呈浸润性生长，浸润并破坏周围组织，无包膜，界限不清楚。

c 外生性生长：肿瘤向表面生长，形成突起的乳头状、息肉状、蕈样及菜花状，良恶性皮肤肿瘤均可呈外生性生长。

肿瘤的扩散

恶性肿瘤不仅可在原发部位生长、蔓延（直接蔓延），而且可以通过多种途径扩散到身体其他部位（转移）。

a 直接蔓延：随着肿瘤的不断长大，瘤细胞可沿着组织间隙、淋巴管、血管及神经束衣侵入并破坏邻近正常组织，并继续生长称直接蔓延。

b 转移：瘤细胞从原发部位侵入淋巴管、血管或体腔，被带到它处继续生长，形成与原发肿瘤同样类型的肿瘤，这个过程称转移。

①淋巴道转移：瘤细胞随组织液进入淋巴管后，通常按淋巴回流方向带到所属淋巴结，以后再通过淋巴结的输出管转移到下一组淋巴结，或者侵犯淋巴结周围组织，最后通过淋巴进入静脉系统而发生血道转移。有时瘤细胞进入淋巴管后不按回流方向流动，而出现“逆行性转移”，累及非所属淋巴结。淋巴道转移是大多数癌的转移途径，而且出现也最早。

②血道转移：肿瘤细胞侵入静脉或通过淋巴再进入静脉可出现血道转移。血道转移的发生部位在远离原发灶的部位，也称远区转移。血道转移的发生部位多为瘤细胞侵入血管的血流方向的部位。最常见于肺，其次是肝。

③接触或种植性转移：如上唇癌可引起下唇发生，舌癌可引起颊黏膜癌，这种通过接触而发生的癌称接触性转移，其次还可因手术将癌细胞种植于手术切口而发生种植转移。

0.4.7 肿瘤的分期和分级（stage and grade of tumors）

TNM 病期分类法

T 代表原发病灶的扩散程度，N 为淋巴结有无肿大，M 指有无远处转移，再根据肿瘤的大小及浸润程度将 T 分数级，根据有无淋巴结转移及转移的状况将 N 分 3 级，根据有无远处转移将 M 分为 2 级。再将 TNM 不同的排列组合分为Ⅰ～Ⅳ期。TNM 对恶性程度高的肿瘤预后及治疗非常重要，如黑素瘤、淋巴瘤。黑素瘤、T 细胞淋巴瘤的 TNM 分期将在各章中详细介绍，其余肿瘤则一并在此介绍（表 0.4.7.1、表 0.4.7.2）。

表 0.4.7.1　皮肤癌、附属器癌 TNM 分类

T	原发肿瘤
TX	原发肿瘤不能被评估
T0	无原发肿瘤证据
Tis	原位癌
T1	肿瘤最大直径≤ 2.0cm
T2	肿瘤最大直径 >2cm ≤ 5.0cm
T3	肿瘤最大直径 >5.0cm
T4	肿瘤侵及肌肉、骨等皮肤外组织

N	局部淋巴结
NX	无法估计局部淋巴结
N0	无淋巴结转移
N1	区域淋巴结转移

M	远处转移
MX	远处转移无法估计
M0	无远处转移
M1	远处转移

临床分期

0 期	Tis	N0	M0
Ⅰ期	T1	N0	M0
Ⅱ期	T2,	T3 N0	M0
Ⅲ期	T4	N0	M0
	任何 T	N1	M0
Ⅳ期	任何 T	任何 N	M1

表 0.4.7.2　皮肤软组织肿瘤 TNM 分类

T	原发肿瘤
TX	原发肿瘤不能被评估
T0	无原发肿瘤证据
T1	肿瘤最大直径≤ 5.0cm
	T1a：浅表肿瘤
	T1b：深部肿瘤
T2	肿瘤最大直径 >5.0cm
	T2a：浅表肿瘤
	T2b：深部肿瘤

N 局部淋巴结

NX 无法估计局部淋巴结
N0 无淋巴结转移
N1 区域淋巴结转移

M 远处转移

M0 无远处转移
M1 远处转移
组织病理分级

TNM 两级系统	三级系统	四级系统
低级别	1 级	1 级
		2 级
高级别	2 级	3 级
	3 级	4 级

临床分期

Ⅰ A 期	T1a	N0,NX	M0	低级别
	T1b	N0,NX	M0	低级别
Ⅰ B 期	T2a	N0,NX	M0	低级别
	T2b	N0,NX	M0	低级别
Ⅱ A 期	T1a	N0,NX	M0	高级别
	T1b	N0,NX	M0	高级别
Ⅱ B 期	T2a	N0,NX	M0	高级别
Ⅲ期	T2b	N0,NX	M0	高级别
Ⅳ期	任何 T	N1	M0	任何级别
	任何 T	任何 T	M1	任何级别

癌的分级

可根据肿瘤的恶性程度及浸润深度进行分级，如鳞状细胞癌的 Border 分级法，黑素瘤的 Clark 分级法等（详见各章节）。一般而言级别越高，预后越差。

也可根据肿瘤的分化程度大致分成高分化、中分化及低分化三组。肿瘤的分期和分级对指导临床治疗及判断预后有较大的意义。

0.4.8 肿瘤的临床表现（clinical situation of tumors）

大小

早期肿瘤体积小，以后长大，恶性肿瘤虽生长快，但因易发生转移而危及生命，故很少长到很大，良性肿瘤生长慢，但发生于非重要部位，可长得很大，例如脂肪瘤、神经纤维瘤等。

形状

a 发生于体表的肿瘤，多外生性生长，呈乳头瘤状、息肉状、蕈样及菜花状，可发生表面坏死和溃疡。

b 良性肿瘤膨胀性生长，故肿瘤边界清，形态规则，恶性肿瘤呈浸润性生长，因此境界不清，形态不规则。

c 癌组织仅位于表皮或上皮内，称原位癌，向下发生侵袭性生长，出现不规则肿块，表面也可发生溃疡。

硬度

肿瘤的实质多而间质少则软，而间质多实质少则硬。肿瘤发生变性坏死时质地较脆。皮肤肿瘤中脂肪瘤软，而骨瘤最硬。

颜色

通常呈灰白色，富有血管为红色，如有出血则为紫色，发生坏死可为灰黄或褐黑色，黏液瘤因含有黏液而呈半透明状，色素性肿瘤及黑素瘤为黑色，脂肪瘤呈浅黄色。

0.4.9 肿瘤的诊断（diagnoses of tumors）

皮肤肿瘤易于观察，除需认真检查肿瘤临床特点外，还应详细地询问病史及检查，尤其是恶性肿瘤。病理检查是诊断皮肤肿瘤重要和可靠的方法，实现病理的正确诊断，需要有合适的取材、良好的制片，尤其是皮肤病理医师应具有熟悉和掌握各类肿瘤病理特点和鉴别诊断的能力。某些情况下还需借助于免疫组化、电镜及分子病理学等实验手段。

1　界面皮炎（interface dermatitis）

高天文　朱冠男　王　雷

1.1　苔藓样界面皮炎

1.1.1　扁平苔藓

1.1.2　苔藓样角化病

1.1.3　慢性苔藓样角化病

1.1.4　线状苔藓

1.1.5　光泽苔藓

1.1.6　急性痘疮样苔藓样糠疹

1.1.7　慢性苔藓样糠疹

1.1.8　扁平苔藓类天疱疮（见 6.2.2）

1.1.9　副肿瘤性天疱疮（见 5.1.2）

1.1.10　皮肤苔藓样和斑状淀粉样变（见 17.2.1）

1.1.11　苔藓样药疹（见 1.2.3）

1.2　空泡性界面皮炎

1.2.1　多形红斑

1.2.2　移植物抗宿主病

急性移植物抗宿主病

慢性移植物抗宿主病

1.2.3　药疹

固定性药疹

中毒性表皮坏死松解症及 Stevens–Johnson 综合征

药物超敏综合征

苔藓样药疹

发疹性药疹

光毒性药疹

1.2.4　红斑狼疮

1.2.5　皮肌炎

1.2.6　混合结缔组织病

1.2.7　成人 Still 病

1.2.8　HIV 感染界面皮炎

1.2.9　Civatte 皮肤异色症

1.2.10　感觉异常性背痛

1.2.11　先天性皮肤异色症

1.2.12　先天性毛细血管扩张性红斑

1.2.13　色素性痒疹（见 14.4.6）

1.2.14　摩擦黑变病（见 14.4.3）

1.2.15　色素性紫癜性皮病（见 7.1.6）

1.2.16　皮肤淀粉样变（见 17.2）

1.2.17　瑞尔黑变病（见 14.4.1）

1.2.18　灰皮病（见 14.4.2）

1.2.19　色素失禁症（见 5.4.1）

界面指表皮真皮的交界面。正常情况下表皮突与真皮乳头相互犬牙交错呈波纹状，两者间有清楚的界线。界面部位炎症细胞浸润致使界面模糊不清称为界面皮炎（interface dermatitis）。界面皮炎可分为两个亚型——苔藓样型及空泡型。苔藓样型以真皮乳头有大量炎症细胞浸润，常伴基底层的空泡改变及液化变性，使界面模糊不清，真皮浅层常有较多噬黑素细胞。空泡型则仅有少数炎症细胞浸润，而基底细胞空泡改变非常明显，甚至全层表皮变性凋亡。

一些疾病有界面皮炎特点甚至很明显，但仍以其他改变为主，将在相应章节内叙述。

1.1 苔藓样界面皮炎（lichenoid interface dermatitis）

苔藓样界面皮炎的基本特征为界面皮炎加上真皮浅层致密的炎细胞呈带状浸润。基本改变为：

a 角质形成细胞凋亡。

b 基底细胞空泡变性。

c 真皮浅层致密的炎细胞浸润。

d 真皮上部噬黑素细胞聚集。

1.1.1 扁平苔藓（lichen planus）

病理改变

a 角层正常或角化过度，罕见轻度角化不全。

b 颗粒层常呈楔形增厚。

c 棘层不规则增厚，表皮突延长呈锯齿状。

d 基底细胞空泡变性、液化坏死，有时完全消失。

e 表皮内单个细胞凋亡，胞质呈嗜酸性，即胶样小体，又称嗜酸性小体，Civatte 小体。

f 真皮浅层淋巴细胞、组织细胞呈带状浸润，常见较多噬黑素细胞。

g 肥厚性扁平苔藓显著角化过度，棘皮瘤样改变，真皮乳头层胶原粗大。

h 萎缩性扁平苔藓表皮萎缩，炎症细胞少。

i 色素性扁平苔藓表皮萎缩，真皮浅层大量噬黑素细胞，较少淋巴细胞。

j 大疱性扁平苔藓基底细胞液化变性明显，表皮下裂隙形成，颗粒层可不明显。

k 毛囊性扁平苔藓主要表现为毛囊漏斗部为主的扁平苔藓，包括漏斗部颗粒层增厚，基底层破坏和带状炎症浸润。

病理鉴别诊断

苔藓样角化病：常有角化不全、薄层状的角化过度、颗粒层正常。临床上常为单个，发生于暴露部位，类似于光线性角化病或基底细胞癌。

苔藓样药疹：有时无法区别，但常有角化不全，颗粒层正常，浸润细胞中常有嗜酸性粒细胞、浆细胞，除带状浸润外常有血管周浸润。

苔藓样光线性角化病：具有光线性角化病的特点，特别是角质形成细胞排列紊乱、细胞不典型。

红斑狼疮：常有角化不全，可见基底膜增厚及真皮黏蛋白，炎症细胞常累及真皮深层及皮肤附属器，需结合临床。

临床特点

a 好发于中年，女性偏多，春、夏季较多。病因不明，可能与感染、自身免疫等有关，发病机制可能是对某种未知抗原的迟发性过敏反应。

b 好发于腕、踝的屈侧及腰部，可泛发。约半数累及口腔黏膜、外生殖器。约 1/4 男性伴阴茎损害。黏膜及生殖器损害可单独发生。眼、鼻、咽、喉、食管亦可受累。

c 典型皮疹为紫色、红色或正常皮色的多角形扁平丘疹，数毫米大小或更大，表面有光滑发亮的蜡样薄膜，瘙痒程度不等。肥厚性扁平苔藓瘙痒常明显。

d 皮疹表面可见称为 Wickham 纹的细白色条纹，搽油后更清晰，为皮损特征。

e 发生于头皮可致永久性秃发，6% ~ 10% 伴甲损害。甲扁平苔藓主要发于儿童期。

f 病程数月至数年，多在 1 ~ 2 年内自行消退，口腔和足底扁平苔藓容易癌变。

g 临床按照部位或皮疹特点分为很多类型，除前述各型外，尚有环状扁平苔藓、光化性扁平苔藓、类天疱疮样扁平苔藓、扁平苔藓 – 红斑狼疮综合征等。

临床鉴别诊断

苔藓样药疹

固定性药疹

银屑病

黏膜白斑

别名

扁平红色苔藓（lichen rubra planus）

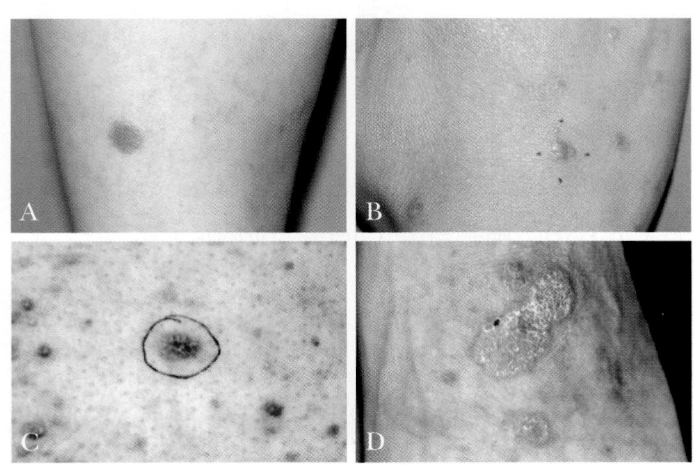

图 1.1.1A~D 扁平苔藓（lichen planus）

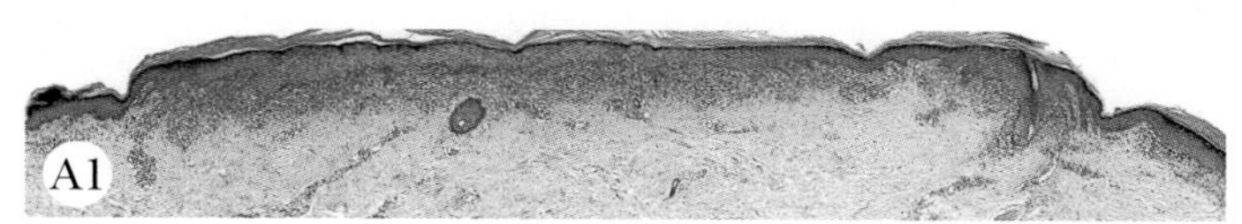

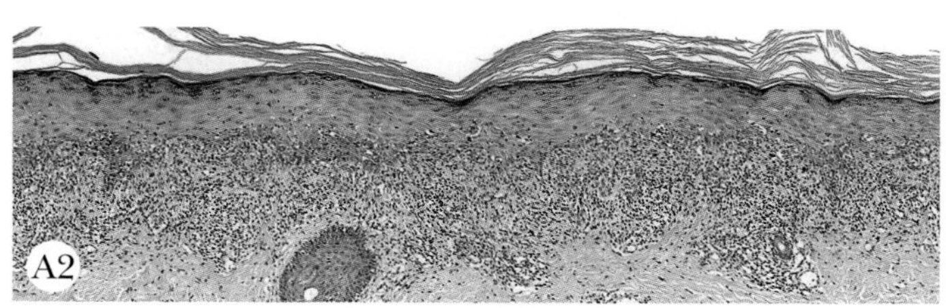

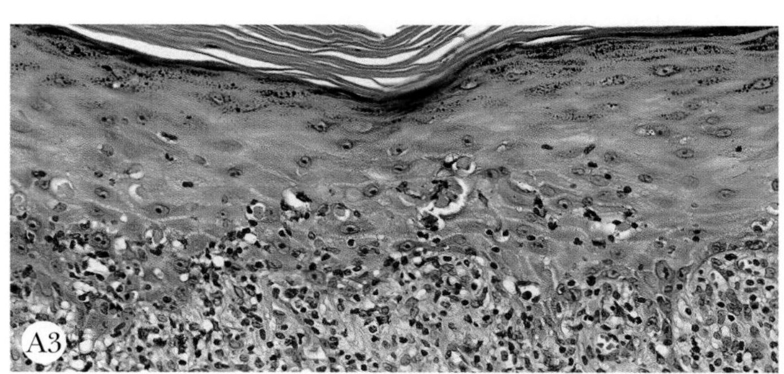

图 1.1.1A 扁平苔藓 女，50 岁，右小腿孤立性红色扁平丘疹半年，临床考虑银屑病。病理为典型的扁平苔藓，即颗粒层增厚，基底层液化变性，较多胶样小体，真皮浅层淋巴细胞

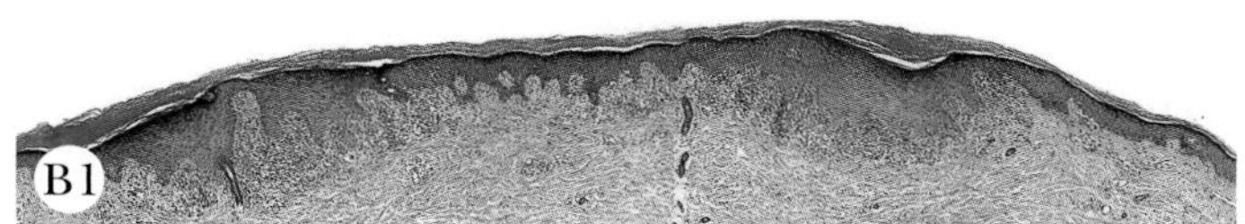

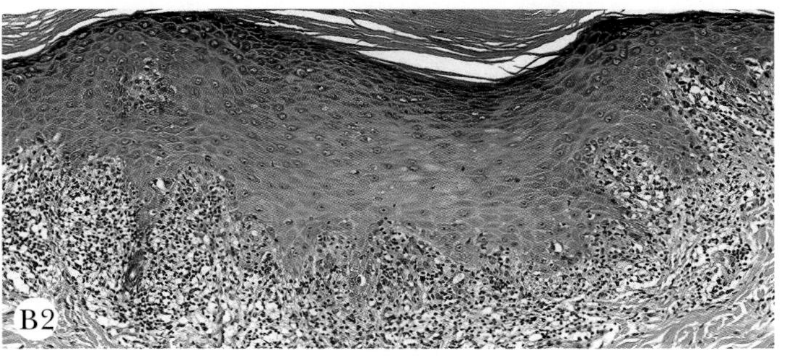

图 1.1.1B 扁平苔藓 女，43 岁，双手背、腰部多发丘疹 1 个月，无明显不适，口腔受累。病理可见扁平苔藓的各种基本改变。

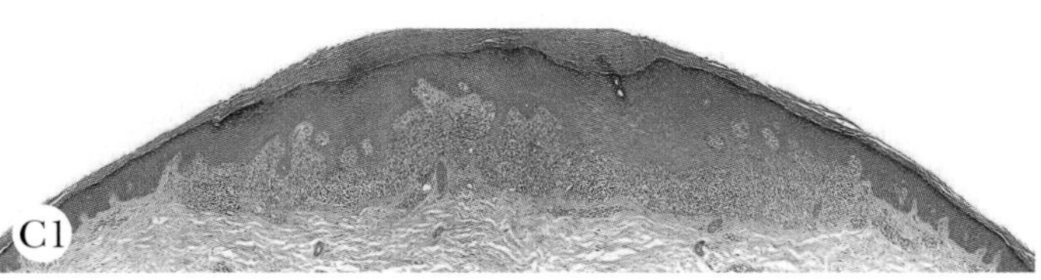

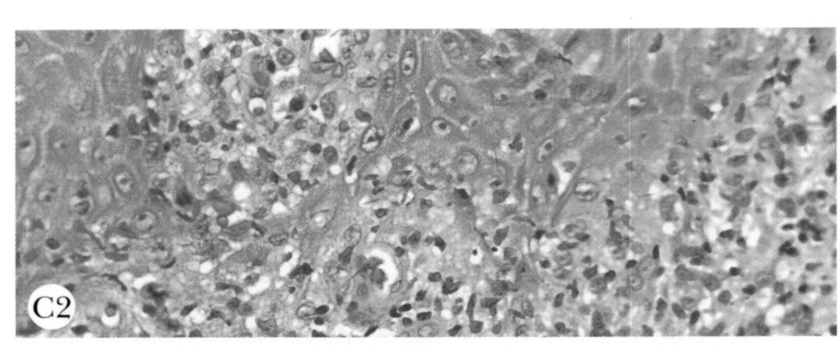

图 1.1.1C 扁平苔藓 男，49 岁，双手足背红色丘疹 3 个月，偶痒，有明显的 Wickham 纹。病理可见扁平苔藓的基本改变。

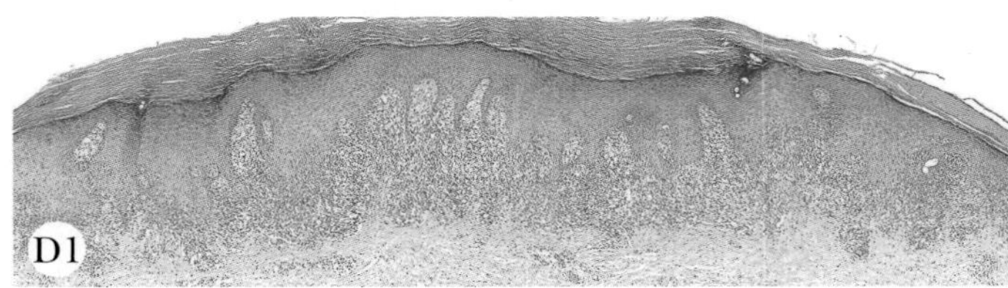

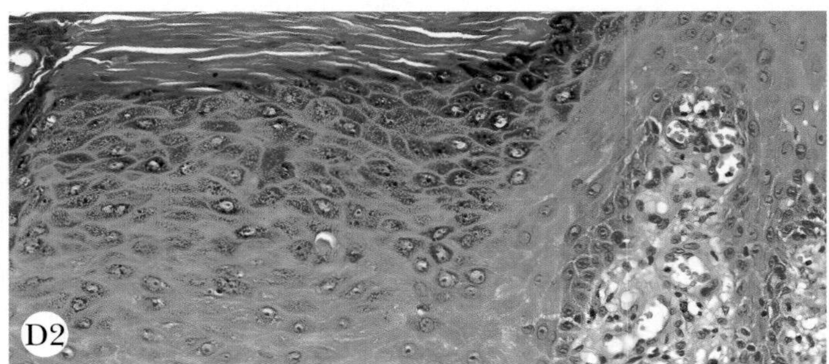

图 1.1.1D 扁平苔藓 男，59 岁，双手、足背暗红色斑块 3 个月余，痒，有典型 Wickham 纹。病理具有扁平苔藓典型改变。

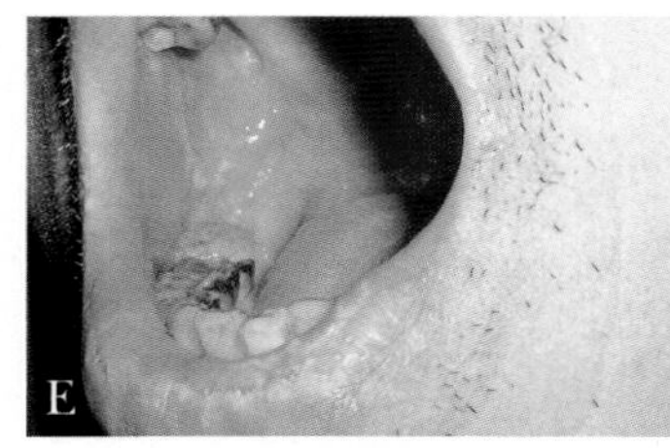

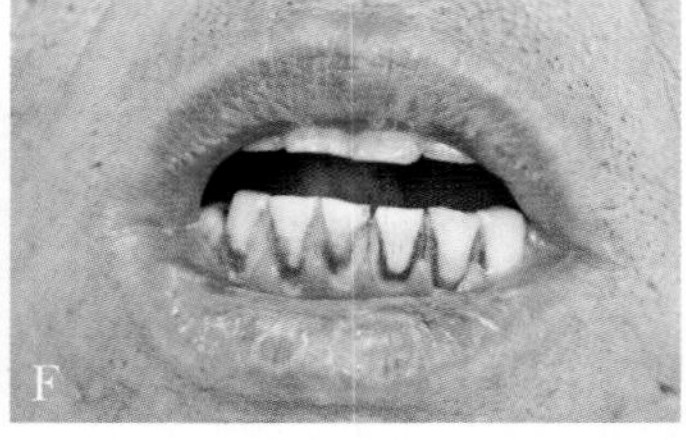

图 1.1.1EF 扁平苔藓（lichen planus）

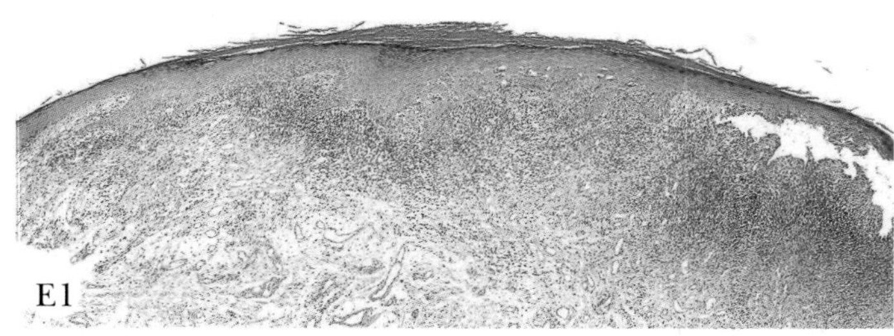

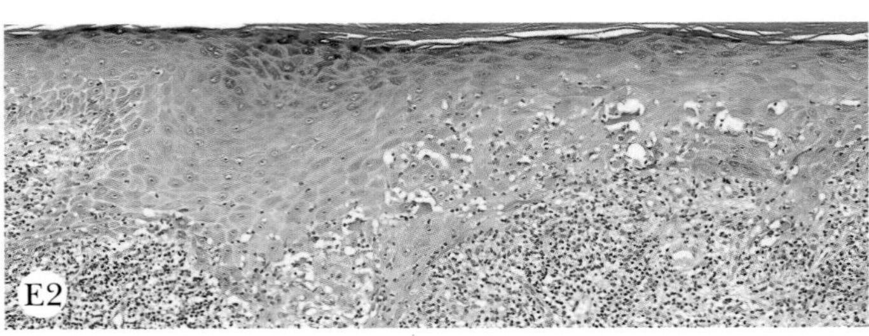

图 1.1.1E 扁平苔藓 男，61 岁，下唇、颊黏膜白斑，肿胀 6 年。病理取自唇部，基本改变与皮肤扁平苔藓无异，即颗粒层增厚，基底层液化变性，胶样小体，真皮浅层淋巴细胞带状浸润。

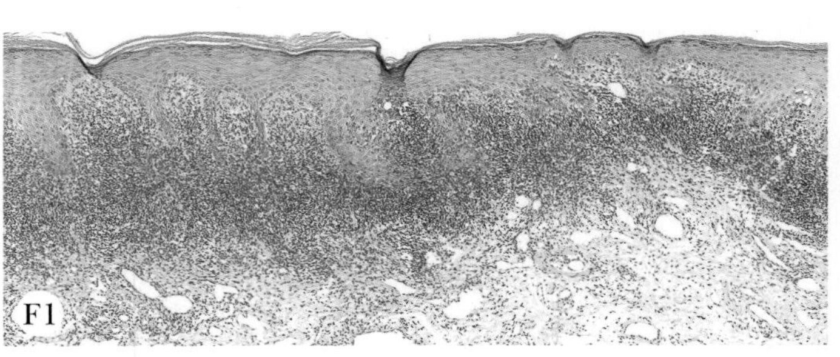

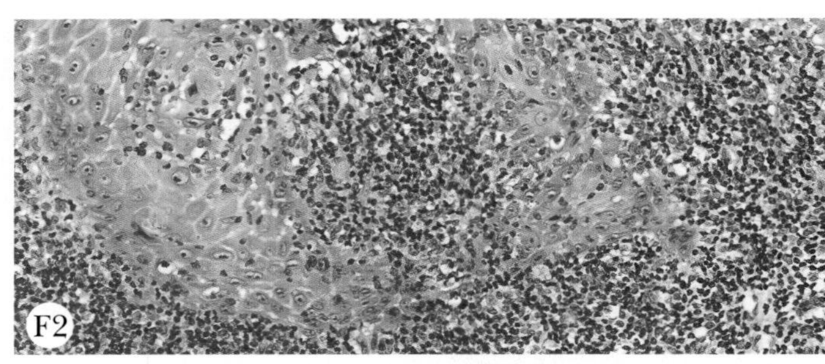

图 1.1.1F 扁平苔藓 男，50 岁，下唇糜烂 3 个月，有痛痒感。病理具有扁平苔藓的一般改变，炎细胞带状浸润突出。

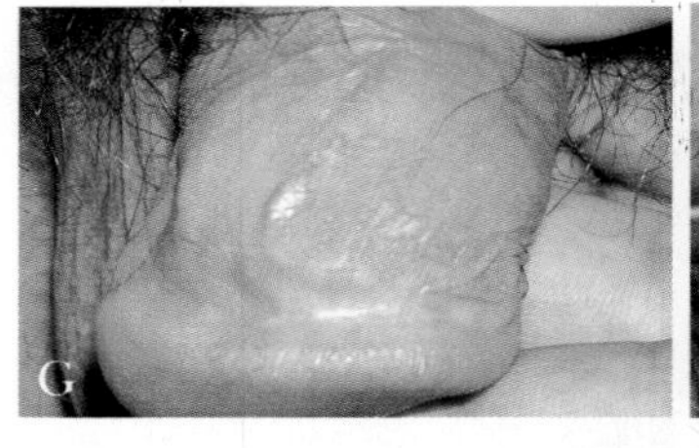

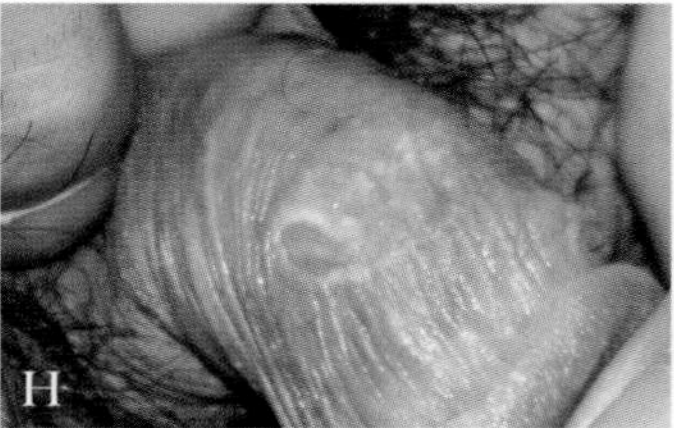

图 1.1.1GH 扁平苔藓（lichen planus）

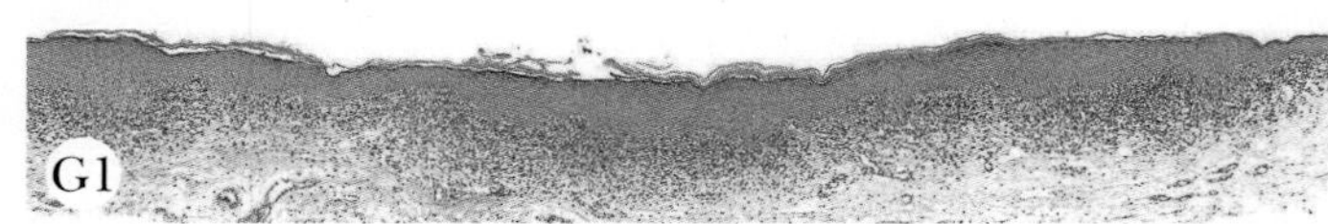

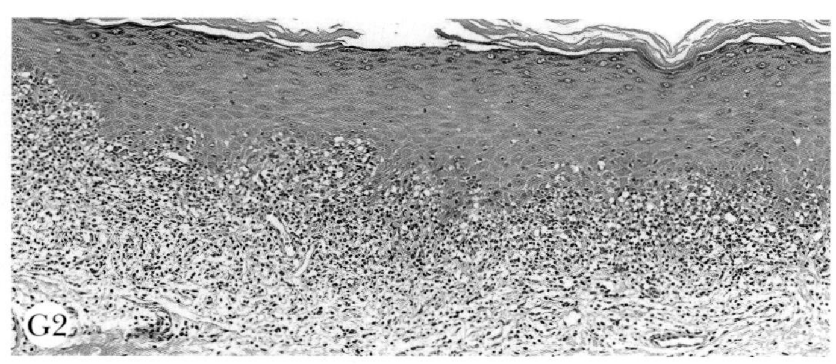

图 1.1.1G 扁平苔藓 男，24 岁，包皮内板紫色斑疹 2 周，无不适。病理改变以炎细胞带状浸润为特点，未见胶样小体。

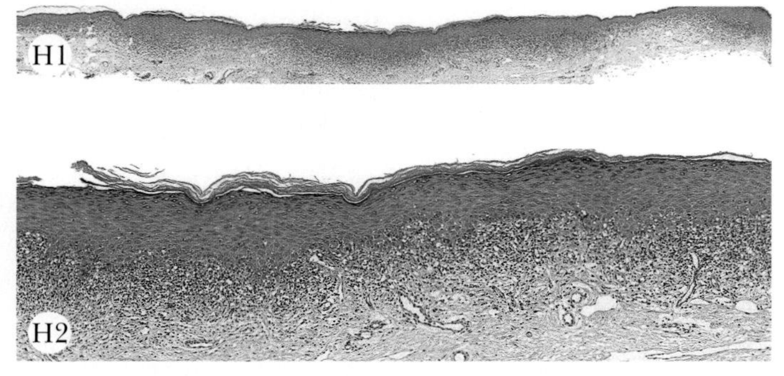

图 1.1.1H 扁平苔藓 男，45 岁，冠状沟红斑 6 个月（边缘小溃疡面系取材行 HSV 检测所致），相关检查除外性传播疾病。病理改变与上例类似。

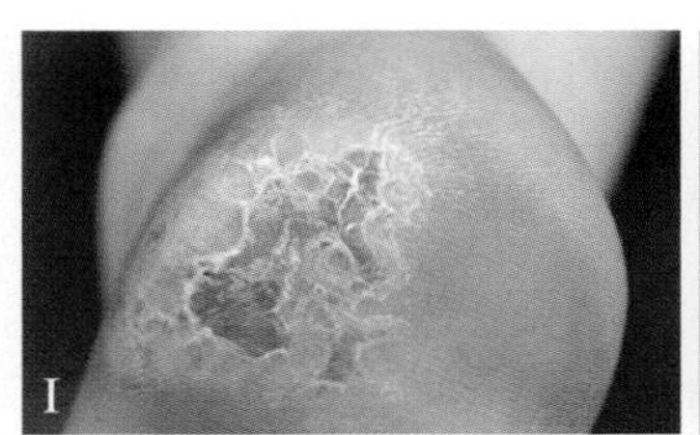

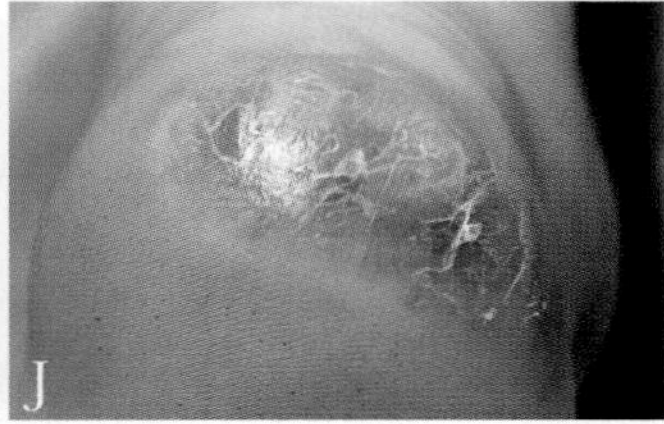

图 1.1.1IJ 扁平苔藓（lichen planus）

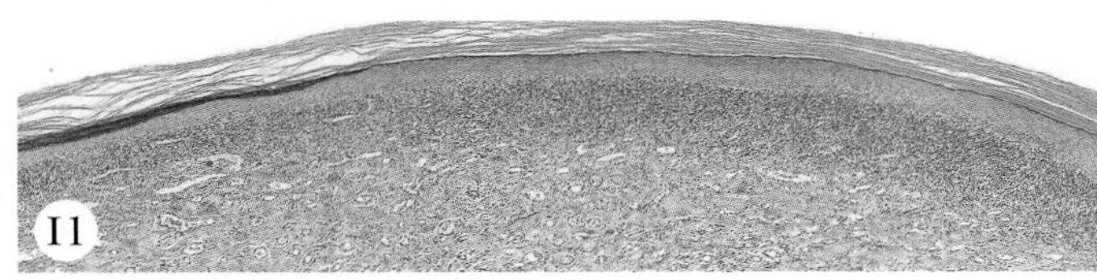

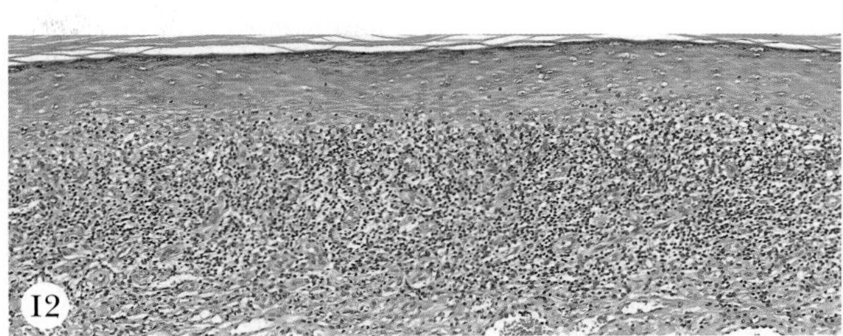

图 1.1.1I 扁平苔藓 女，18 岁，左足跟紫色斑 7 年余，无不适。病理改变以淋巴细胞带状浸润为特点，未见胶样小体。有不明显的轻度角化不全。

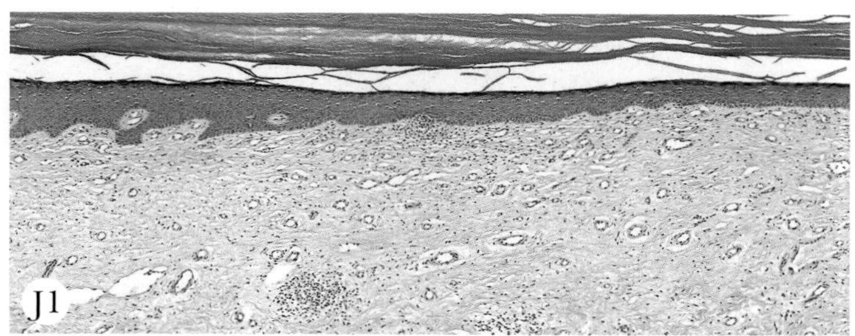

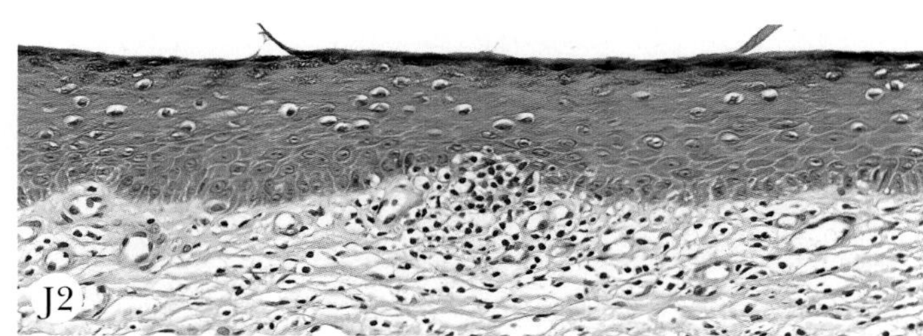

图 1.1.1J 扁平苔藓 19 岁，双足后跟暗红斑 7 年。病理改变轻微，诊断需结合临床。

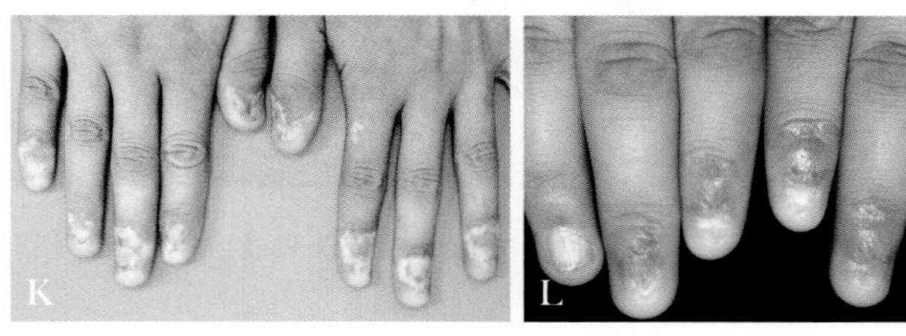

图 1.1.1KL 扁平苔藓（lichen planus）

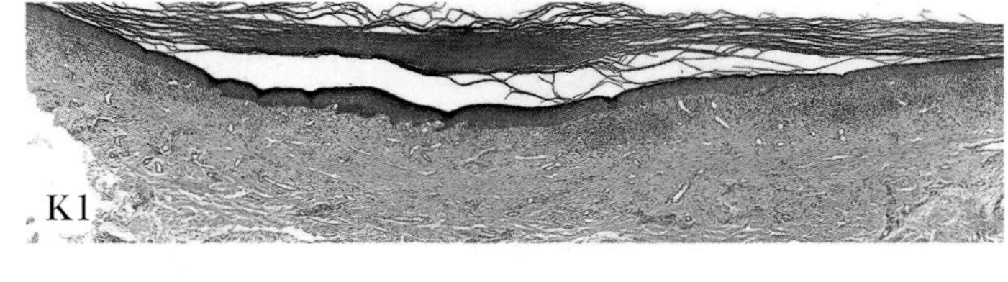

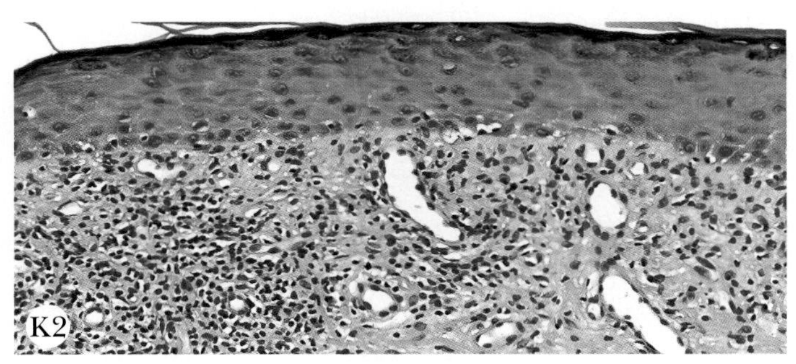

图 1.1.1K 扁平苔藓 男，18 岁，双手 10 甲及双足第 1 甲萎缩、邻近皮肤红肿、脱屑，痒 3 年。病理改变以淋巴细胞带状浸润为特点，未见胶样小体。

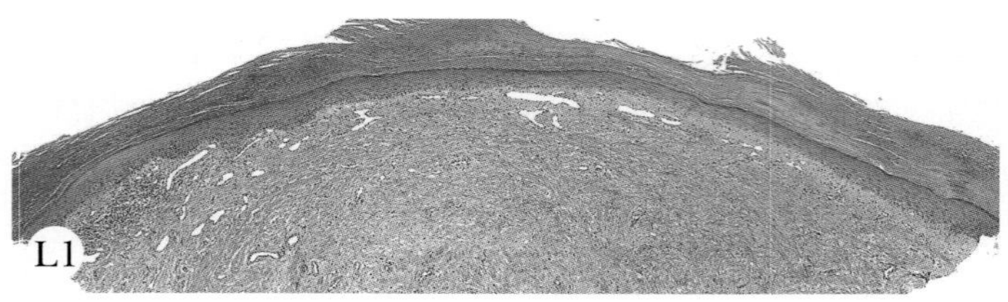

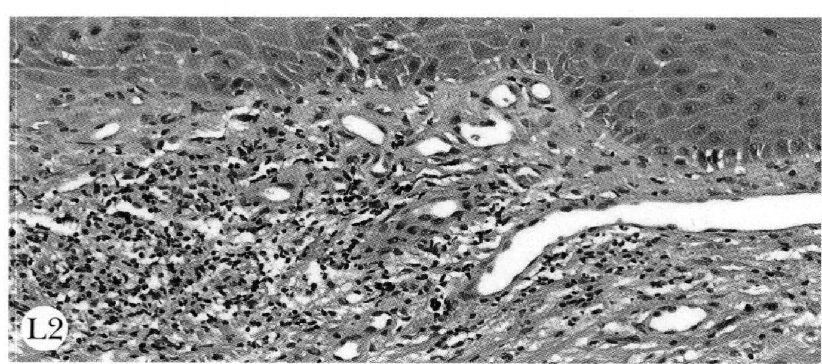

图 1.1.1L 扁平苔藓 女，18 岁，双手甲缺失、萎缩、红斑伴瘙痒 4 年。病理改变轻微，若仅依据病理改变不足以做出诊断。

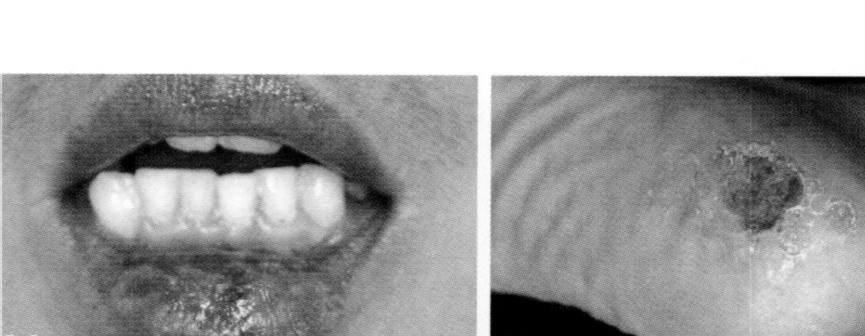

图 1.1.1MN 扁平苔藓（lichen planus）

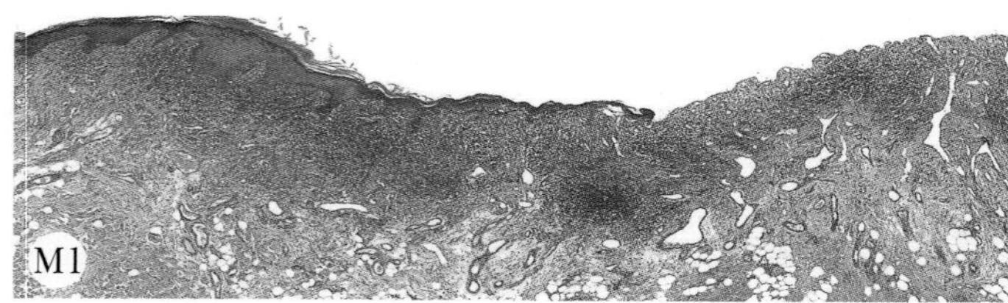

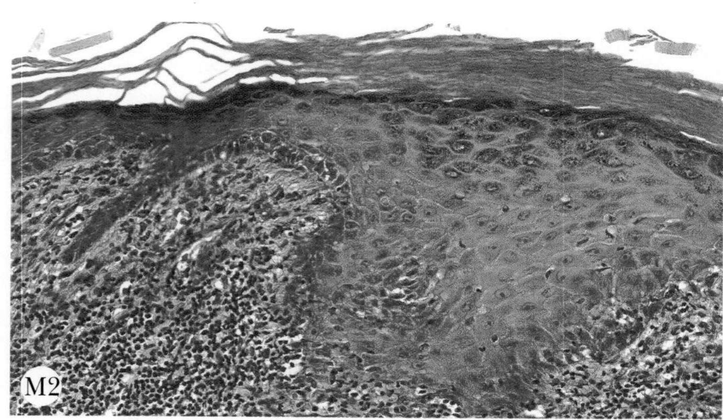

图 1.1.1M 溃疡性扁平苔藓 女，53 岁，下唇紫红色斑、糜烂 6 年，微痒。有颗粒层增厚、基底细胞液化变性、淋巴细胞带状浸润等特点，另有明显的溃疡形成。

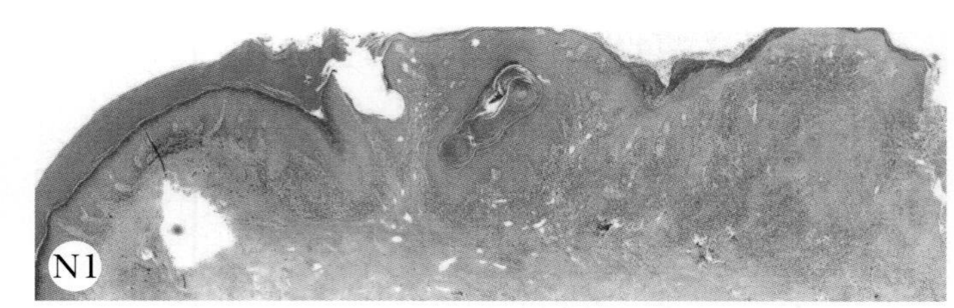

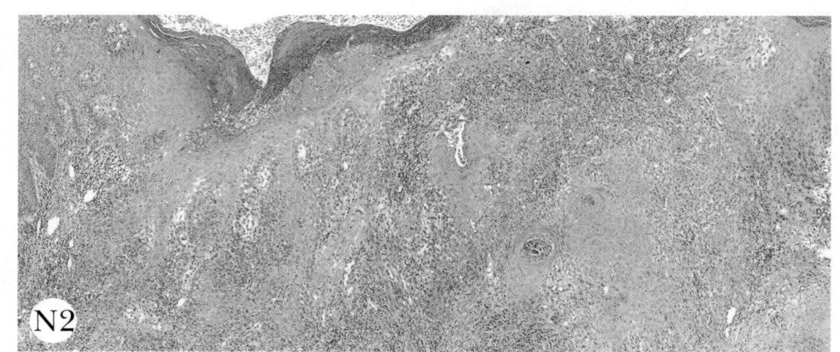

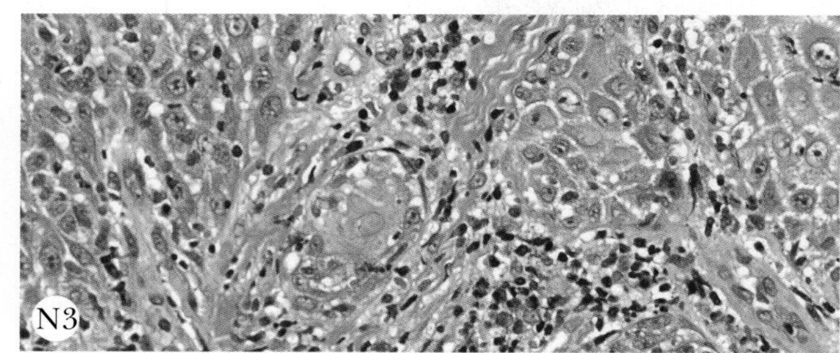

图 1.1.1N 扁平苔藓继发鳞状细胞癌 女，41 岁，左足跟干燥、皲裂，反复加重 30 年，糜烂 1 个月。局部可见苔藓样界面皮炎，伴表皮局部不规则增生，角珠形成，细胞异型性改变。

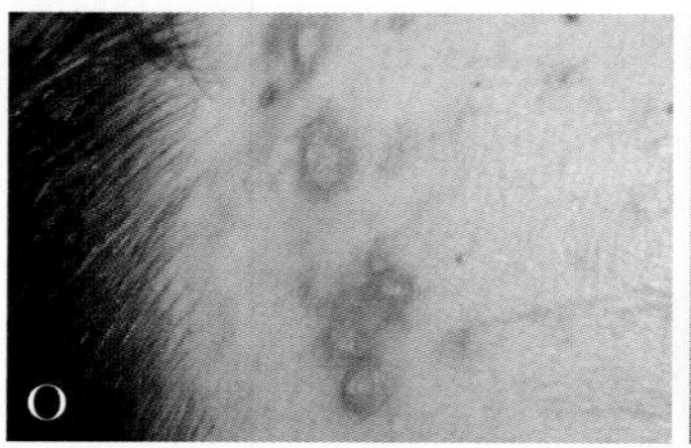

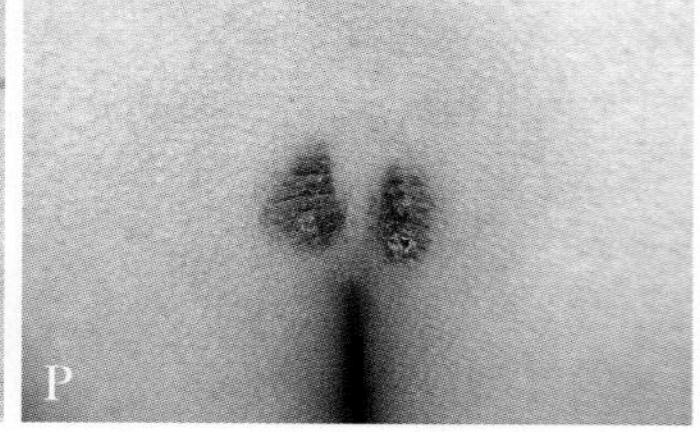

图 1.1.1OP 肥厚性扁平苔藓（lichen planus hypertrophicus）

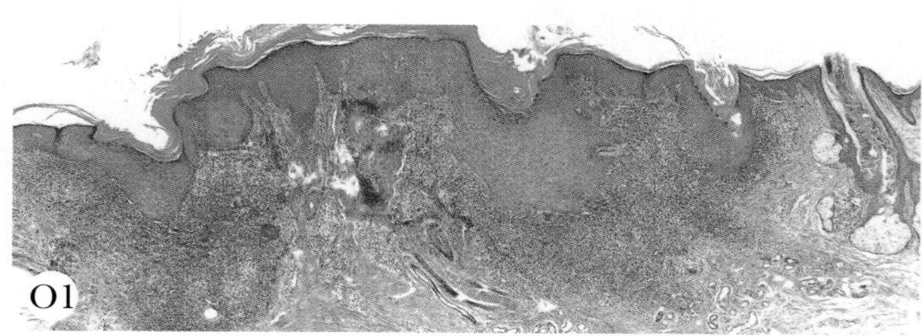

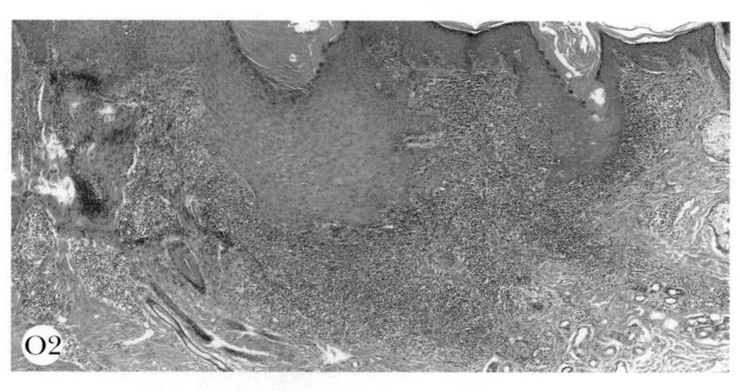

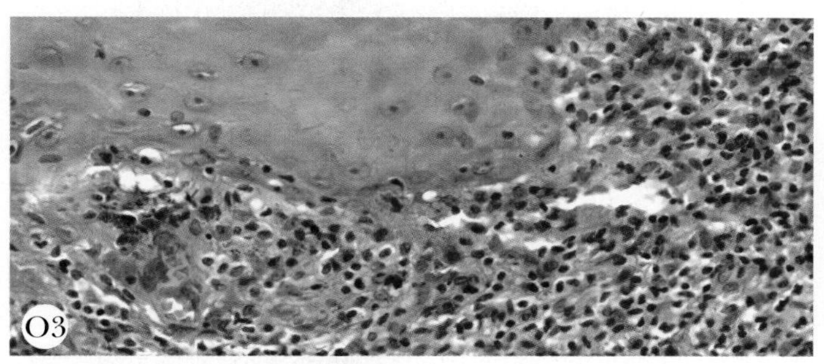

图 1.1.1O 肥厚性扁平苔藓 男，33 岁，右前额及头皮散在暗红斑、丘疹、痒 1 年。病理改变有扁平苔藓的主要特征，突出改变为显著的棘层增厚，真皮乳头层胶原粗大。

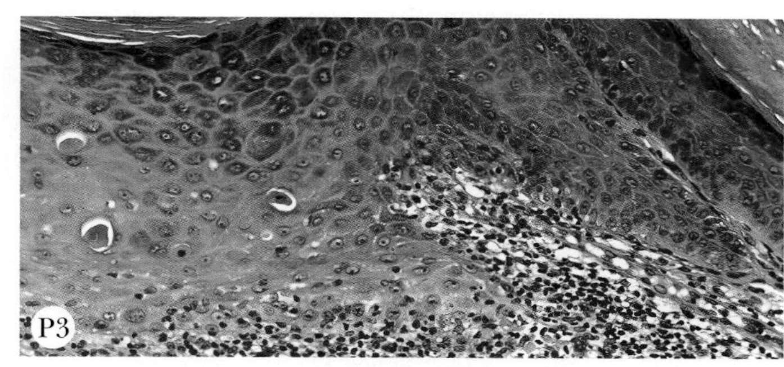

图 1.1.1P 肥厚性扁平苔藓 女，48 岁，臀部黑色斑块 8 年，无明显瘙痒。有扁平苔藓的基本病理特征，突出改变为显著角层增厚，颗粒层及棘层增厚较明显。

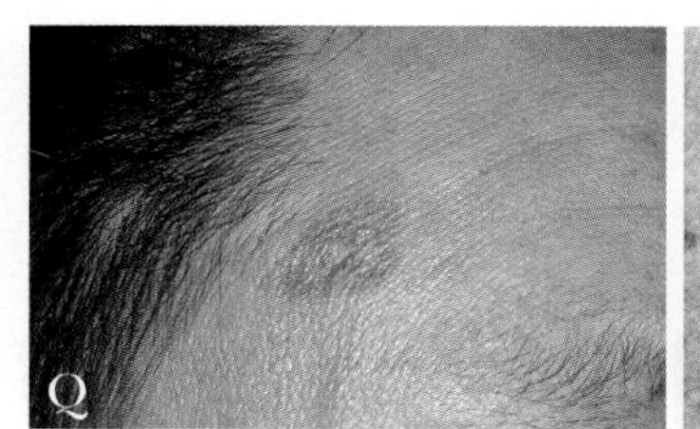

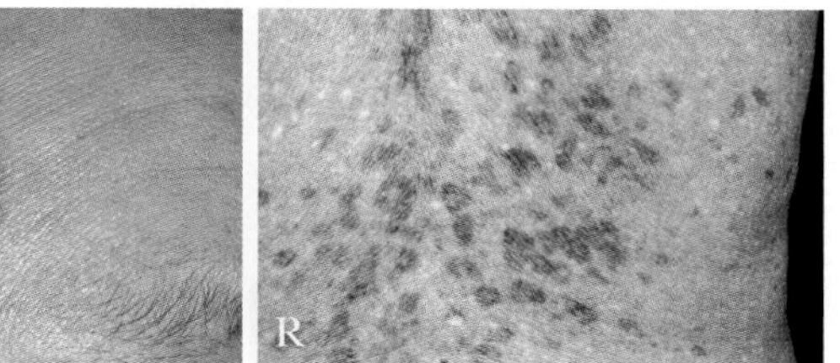

图 1.1.1QR 萎缩性扁平苔藓（lichen planus atrophicus）

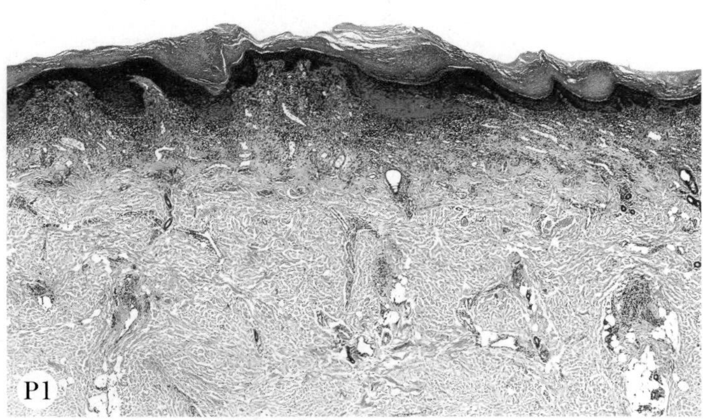

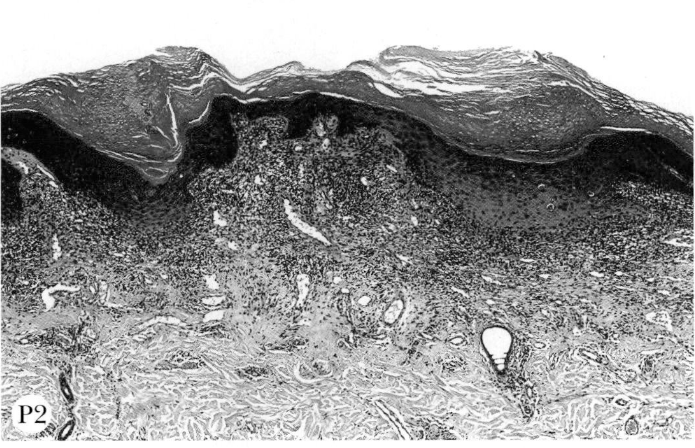

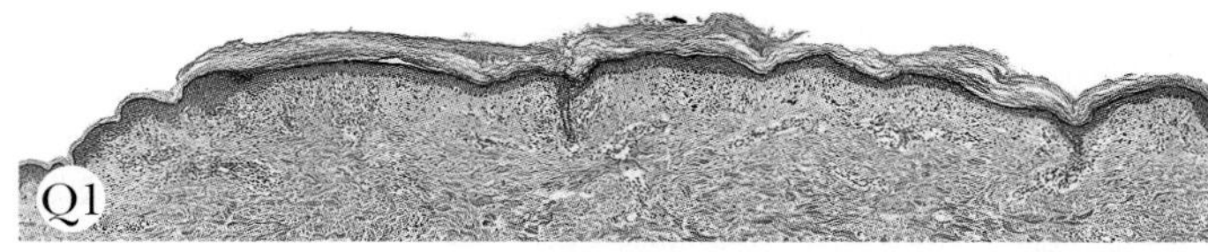

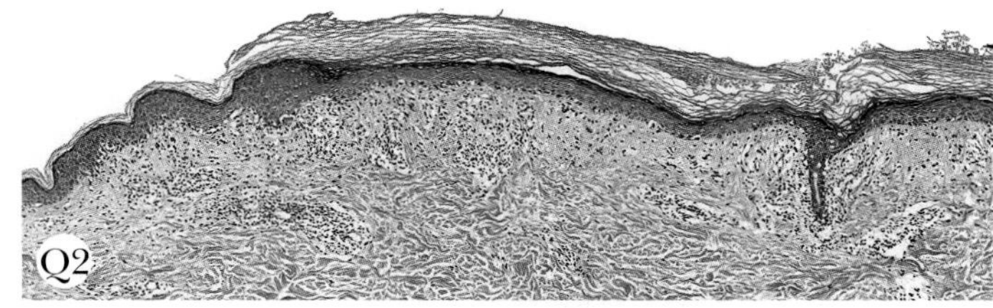

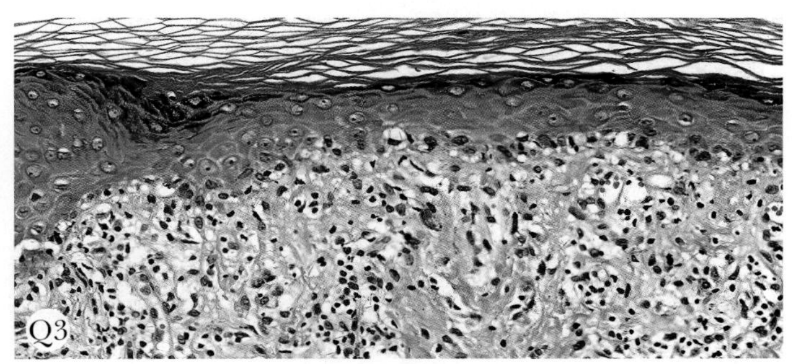

图 1.1.1Q 萎缩性扁平苔藓 男，41 岁，额面、躯干、四肢紫色斑 3 个月，无明显不适，轻度萎缩。病理改变有扁平苔藓的主要特征，突出改变为显著角化过度，棘层变薄。

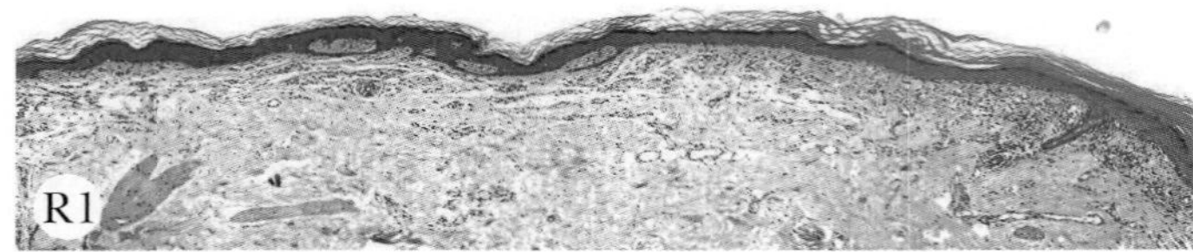

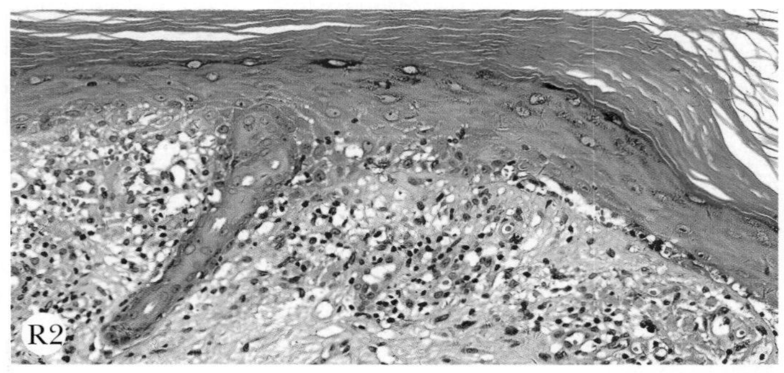

图 1.1.1R 萎缩性扁平苔藓 男，76 岁，躯干四肢暗红斑 2 年，痒。病理突出改变为显著角化过度，棘层变薄。

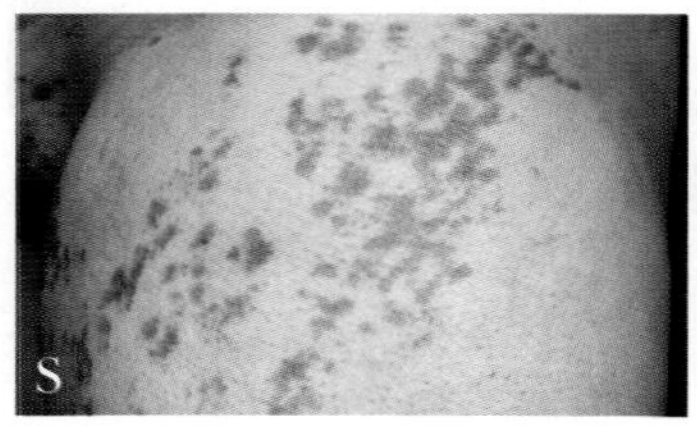

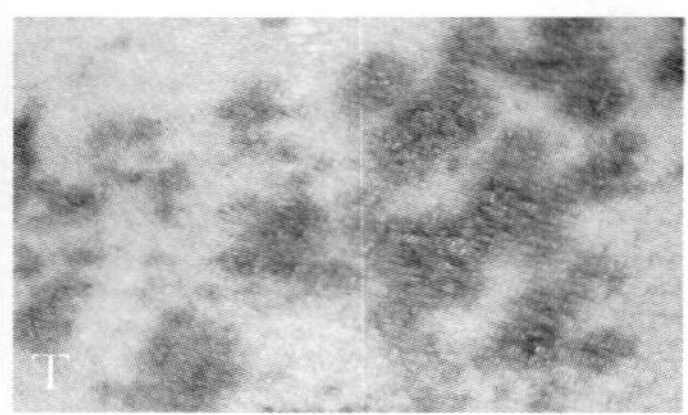

图 1.1.1ST 色素性扁平苔藓（lichen planus pigmentosus）

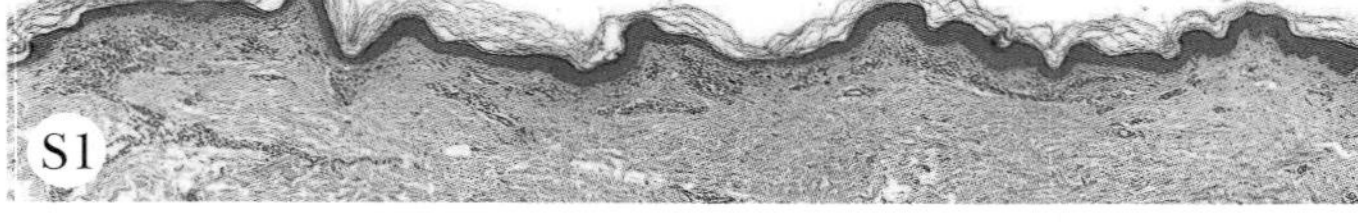

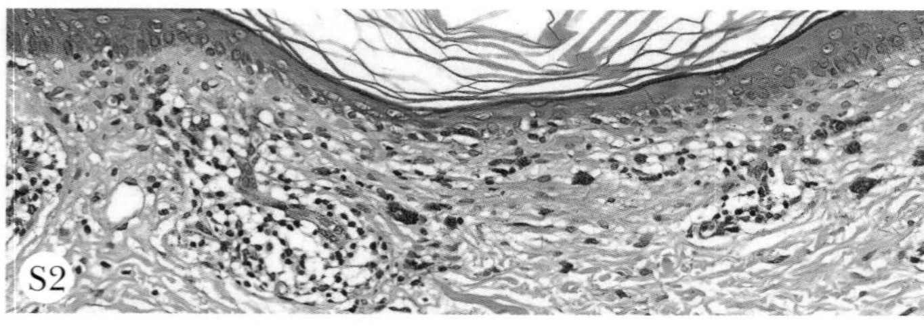

图 1.1.1S 色素性扁平苔藓 女，45 岁，左股、会阴部褐色斑疹 1 年，偶痒。病理改变与萎缩性扁平苔藓类同，色素略多。但无论临床还是病理，无异于萎缩性扁平苔藓。

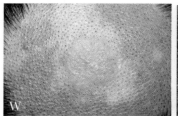

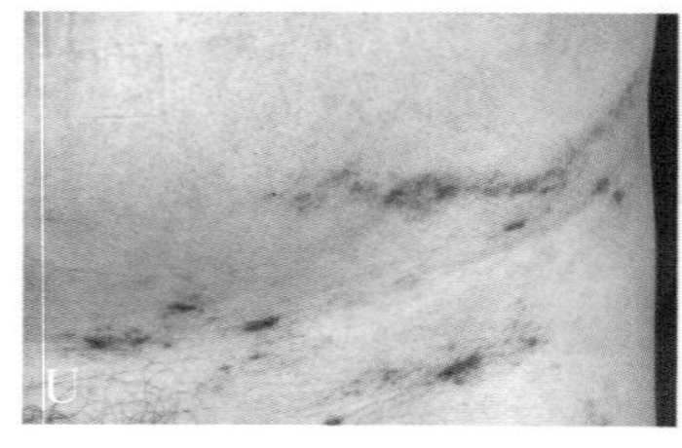

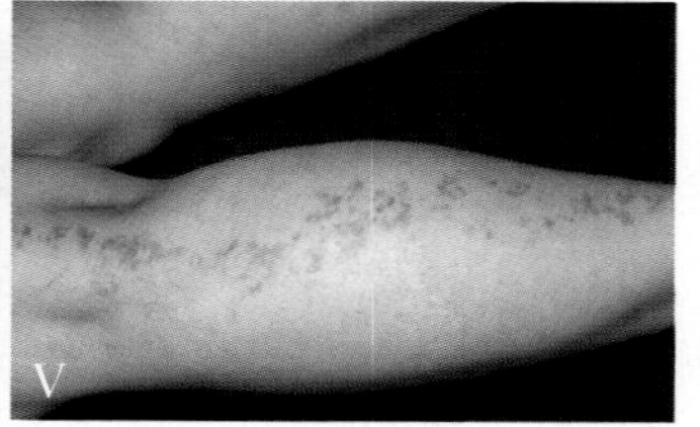

图 1.1.1UV 线状扁平苔藓（lichen planus linearis）

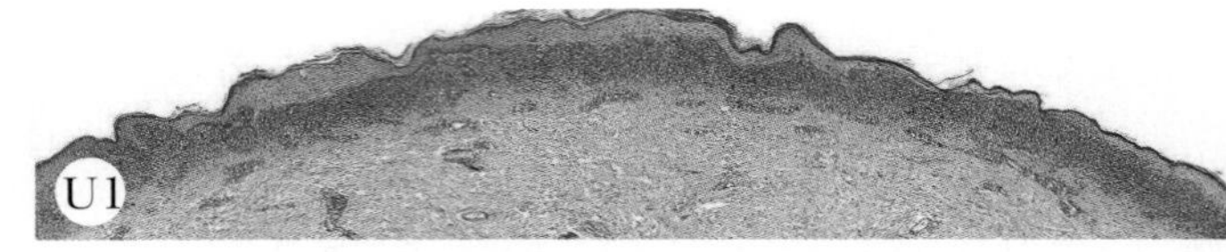

图 1.1.1U 线状扁平苔藓 男，46 岁，左下腹部线状紫红色斑疹，痒 3 周。病理示典型的扁平苔藓。

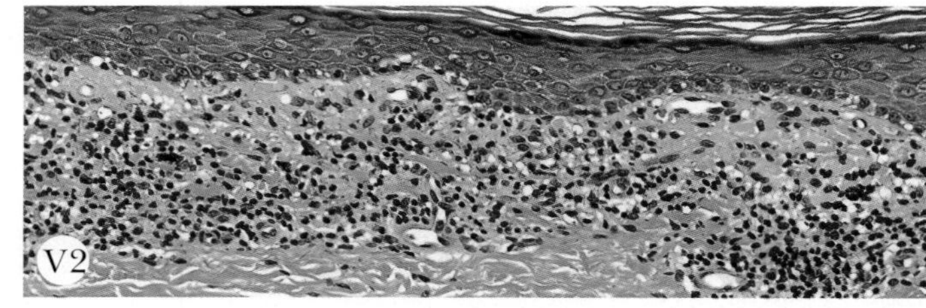

图 1.1.1V 线状扁平苔藓 女，34 岁，左下肢褐色皮疹 1 年，线状分布，渐发展。病理改变有扁平苔藓的主要特征，但较轻微。

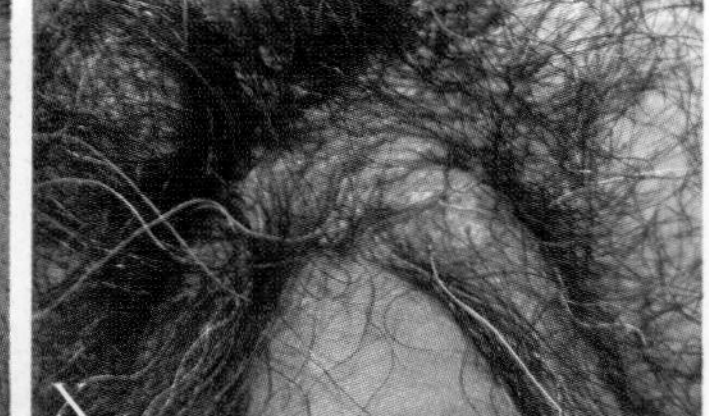

图 1.1.1WX 毛发扁平苔藓（lichen planus follicularis）

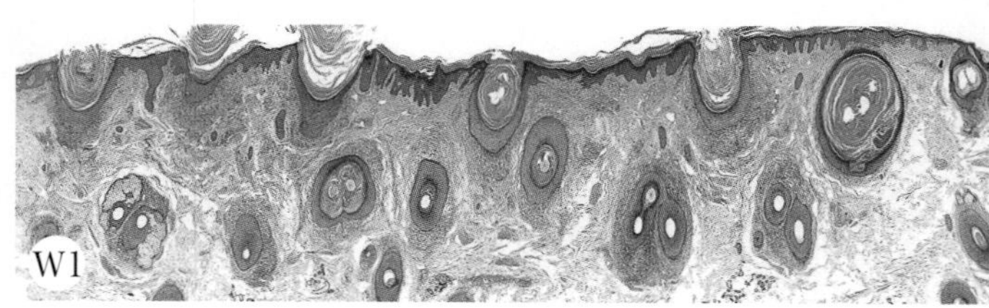

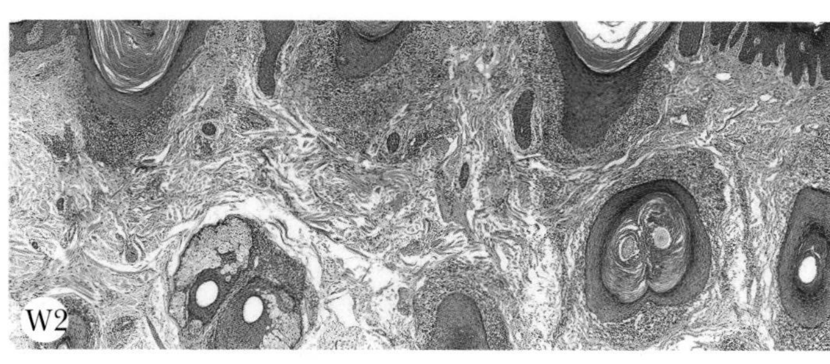

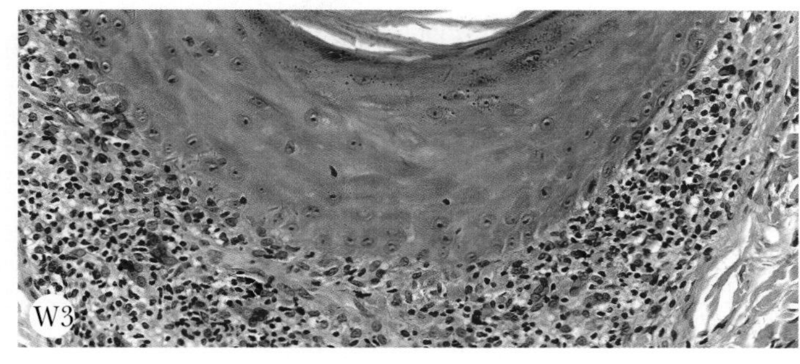

图 1.1.1W 毛发扁平苔藓，伴局部色素脱失 男，47 岁，头皮丘疹 2 年，偶痒，逐渐增大融合成斑块。丘疹及周边出现白斑。真皮中部以上毛囊周大量淋巴细胞浸润，毛囊基底细胞液化变性。

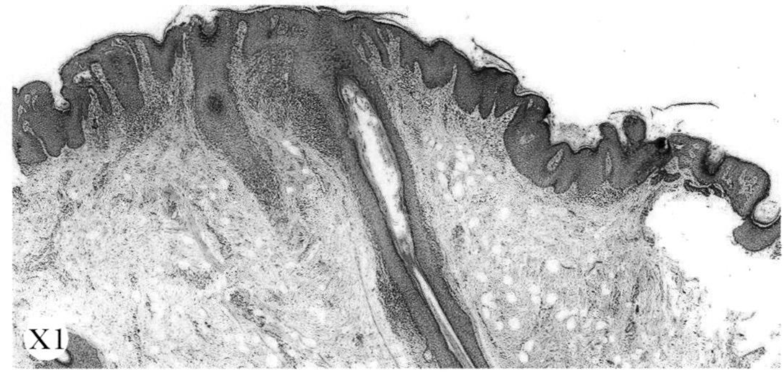

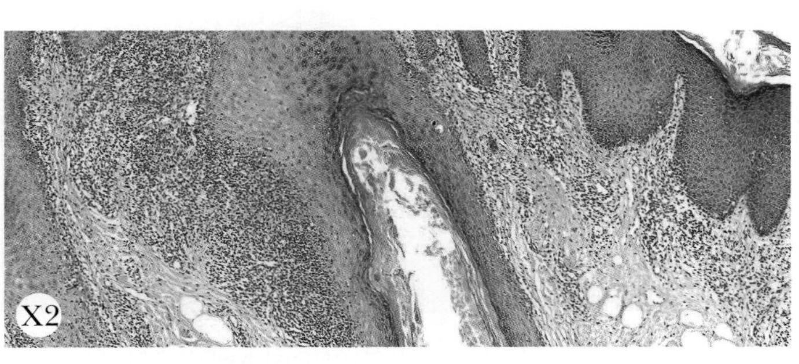

图1.1.1X 毛发扁平苔藓 男，40岁，阴茎根部褐色斑片 10个月，痒。病理示毛囊峡部以上毛囊周淋巴细胞浸润，毛囊基底细胞层液化变性。

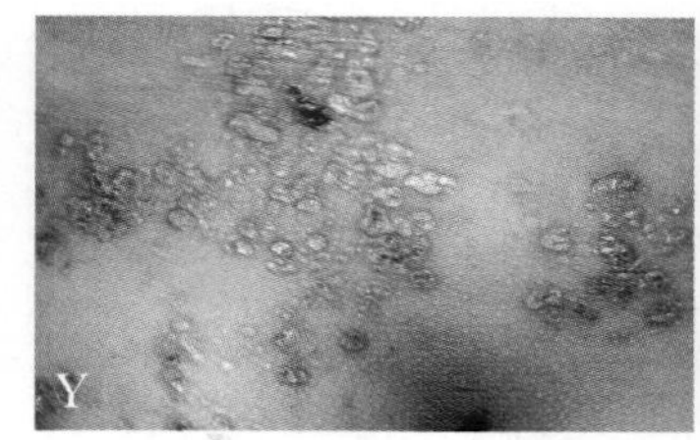

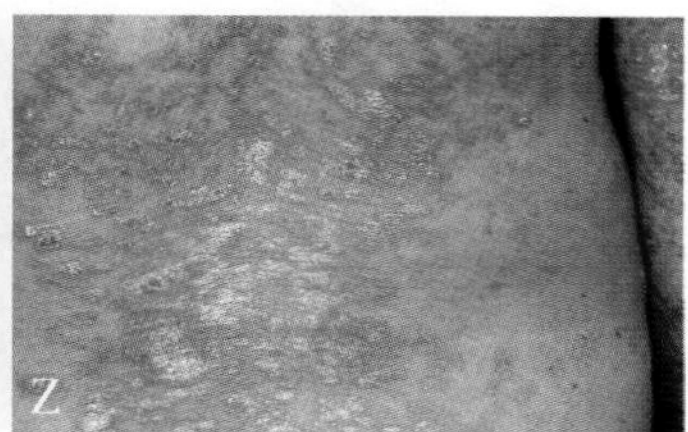

图 1.1.1YZ 大疱性扁平苔藓（lichen planus bullous）

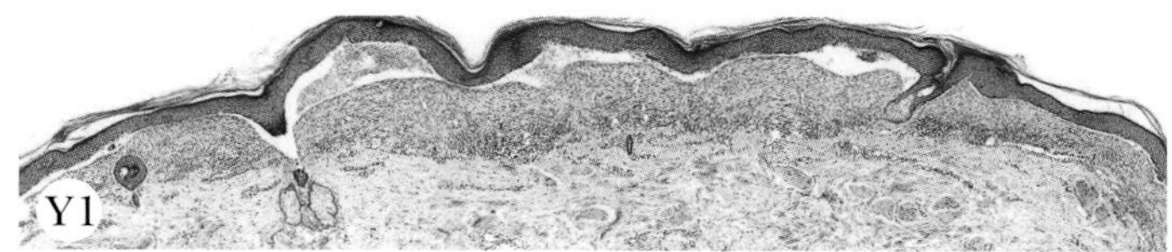

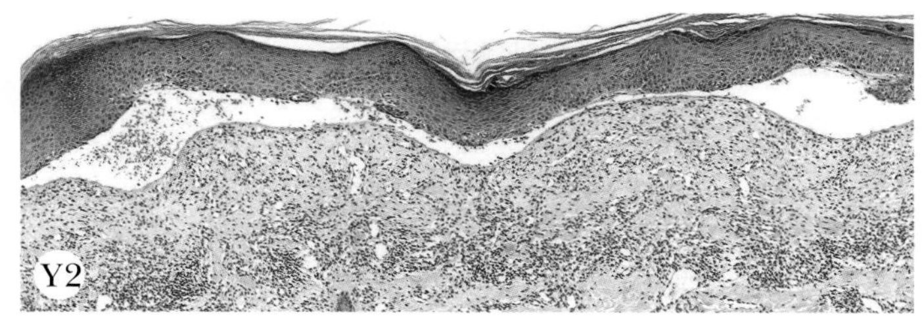

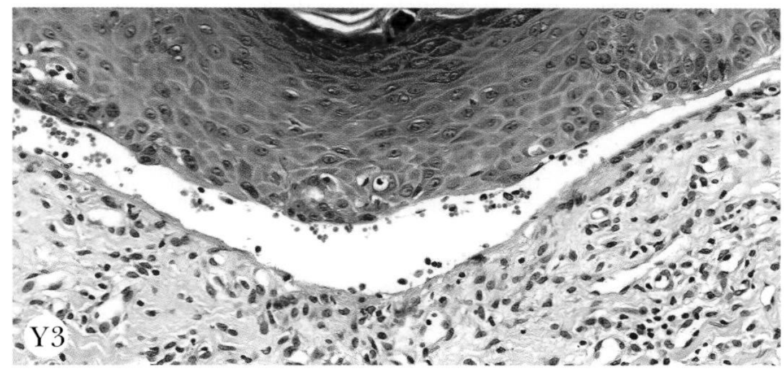

图 1.1.1Y 大疱性扁平苔藓 女，20 岁，双上、下肢及腰背部红斑、扁平丘疹 2 年，无明显不适。小腿皮损有细小光泽的条纹。病理有扁平苔藓的主要改变，特点为真表皮之间形成裂隙。

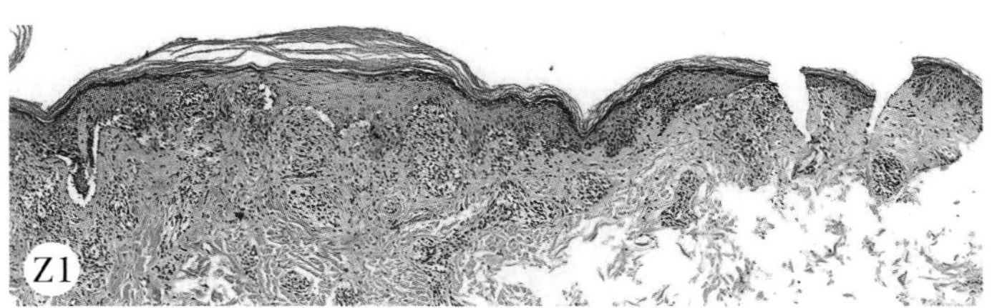

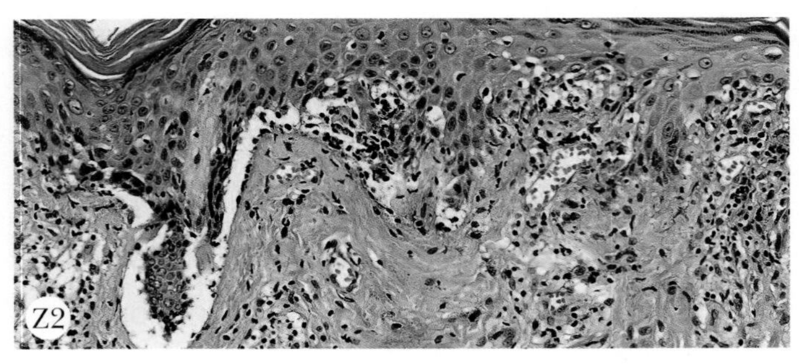

图 1. 1. 1Z　大疱性扁平苔藓　男，37 岁，躯干、四肢红斑、丘疹，痒 3 个月，加重 1 个月，临床误诊为银屑病。病理示苔藓样皮炎，真表皮之间形成裂隙。

1.1.2　苔藓样角化病（lichenoid keratosis）

苔藓样角化病的实质为表皮肿瘤，可能是浅表脂溢性角化病、日光性黑子或光线性角化病伴随有显著的炎症改变和界面破坏，因具有显著界面皮炎特点，故放在界面皮炎章节描述。

病理改变

a 致密角化过度伴灶性角化不全，颗粒层灶性增厚或变薄，一般不呈楔形。

b 棘层下部细胞常有核固缩、深染，有时见胞核不典型。

c 基底细胞液化变性。

d 真皮浅层淋巴细胞、噬黑素细胞呈带状浸润。

e 浸润细胞中可见少数嗜酸性粒细胞、浆细胞。

f 切片边缘或局部常呈现原发病如浅表脂溢性角化病、日光性黑子等特点。

病理鉴别诊断

扁平苔藓：一般无角化不全，楔状颗粒层增厚，表皮常呈锯齿状增生。

苔藓样药疹：病理常难于鉴别。

原位黑素瘤：基底层空泡状的细胞为黑素细胞，常呈巢，黑素细胞常有异型性。

临床特点

a 多见于中、老年女性，好发于胸、臂，亦可发于其他部位。

b 皮损为单发的红褐色丘疹或斑块，5 ~ 20mm，表面光滑或疣状。

1.1.2

c 临床医师诊断通常为脂溢性角化病、日光性黑子或光线性角化病等。

临床鉴别诊断

基底细胞癌

原位黑素瘤

别名

扁平苔藓样角化病（lichen planus-like keratosis，LPLK）

良性苔藓样角化病（benign lichenoid keratosis）

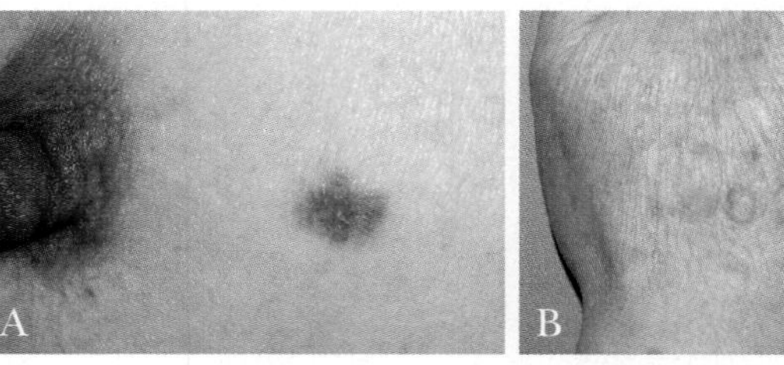

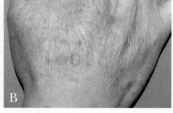

图 1.1.2　苔藓样角化病 (lichenoid keratosis)

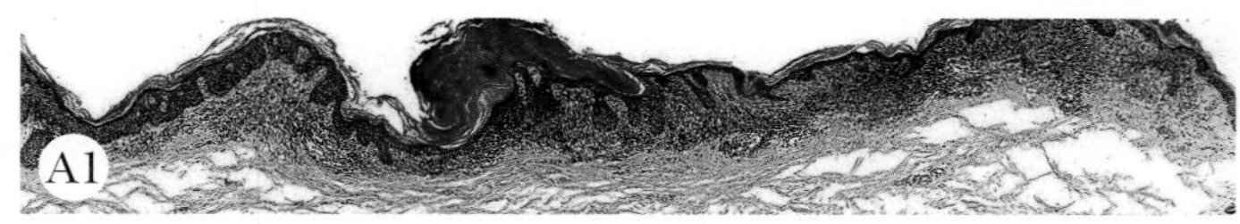

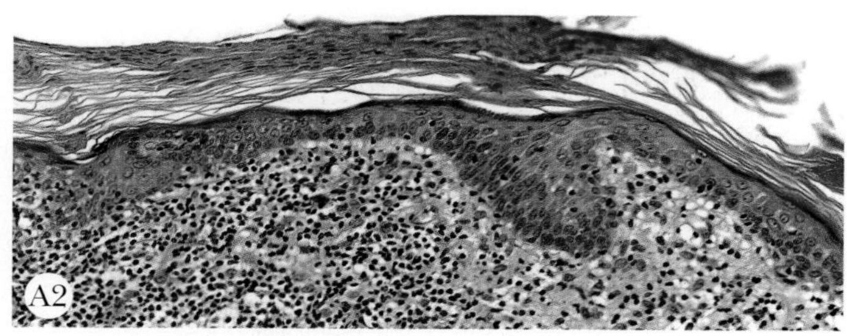

图1.1.2A 苔藓样角化病 女，51岁，左乳房褐色丘疹10年，痒。病理示苔藓样淋巴细胞浸润，显著角化不全。

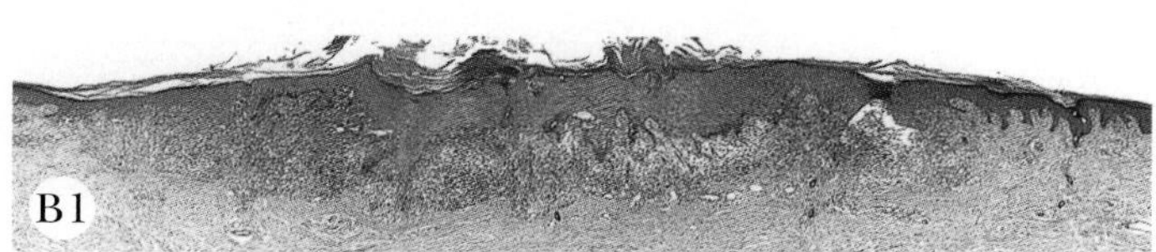

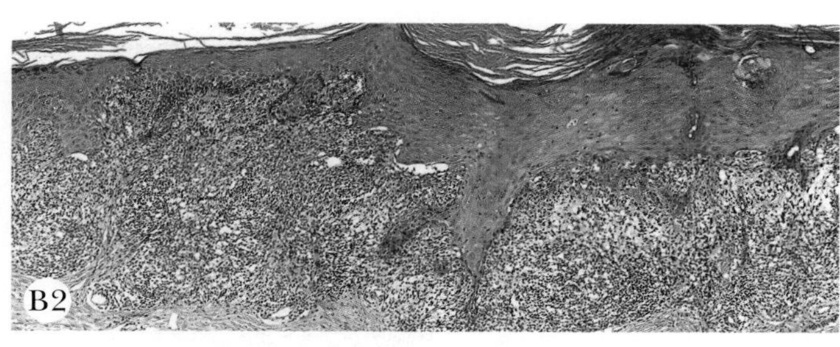

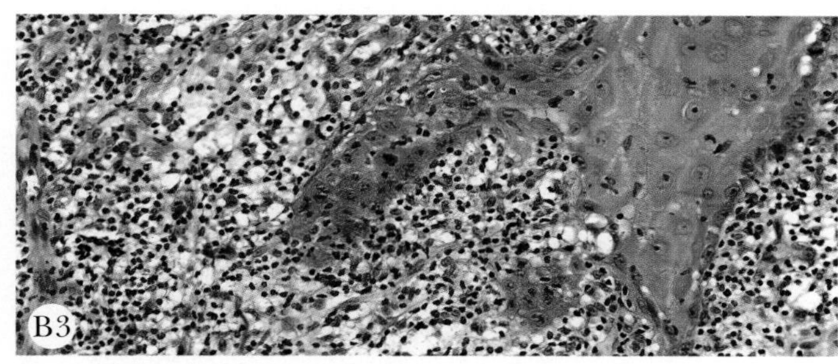

图1.1.2B 苔藓样角化病 男，65岁，双手背斑丘疹20余年，瘙痒1周，临床诊断脂溢性角化病。病理示棘层增生，与扁平苔藓相似，但有显著角化不全，无颗粒层增厚。

1.1.3 慢性苔藓样角化病（chronic lichenoid keratosis）

病理改变

a 致密性角化过度伴灶性角化不全。

b 棘层增厚或变薄。

c 基底层可见液化变性及胶样小体形成。

d 真皮浅层淋巴细胞呈带状浸润，伴有较多噬黑素细胞，偶见淀粉样物质沉积。

e 毛囊周围或血管周围慢性炎症细胞浸润。

f 浸润细胞中可见淋巴细胞、组织细胞、少数嗜酸性粒细胞及浆细胞。

病理鉴别诊断

扁平苔藓：一般无角化不全，楔状颗粒层增厚，表皮常呈锯齿状增生。

临床特点

a 多见于20～50岁。

b 好发于躯干、臀部及四肢，多对称分布。

c 皮损为线状、网状分布的红色或紫色丘疹、结节或斑块，可有脱屑，面部及头皮皮疹表现为油腻性脱屑性红斑。

d 常无自觉症状，偶可瘙痒明显。

e 本病可和慢性感染（结核、肝炎等）、肾病等伴发。

临床鉴别诊断

疣状痣

1.1.4 线状苔藓（lichen striatus）

病理改变

a 灶性角化不全，鳞屑痂。

b 表皮肥厚，有时呈银屑病样增生。

c 灶性海绵水肿，角质形成细胞凋亡（胶样小体）常发生于表皮基底层附近。

d 真皮浅层血管周中等密度的淋巴细胞浸润，常呈苔藓样改变。

e 淋巴细胞浸润常累及汗腺导管、毛囊。

病理鉴别诊断

扁平苔藓：网篮状正性角化，楔形颗粒层增厚，锯齿状表皮增生肥厚。

二期梅毒：浸润细胞中浆细胞较多，表皮内有中性粒细胞。

光泽苔藓：病变呈灶性，无海绵水肿。

临床特点

a 病因不明，多见于青少年女性。

b 常位于一侧上肢或下肢。

c 皮损为红色或褐色扁平丘疹融合排列成线状，附少许鳞屑，轻度瘙痒。

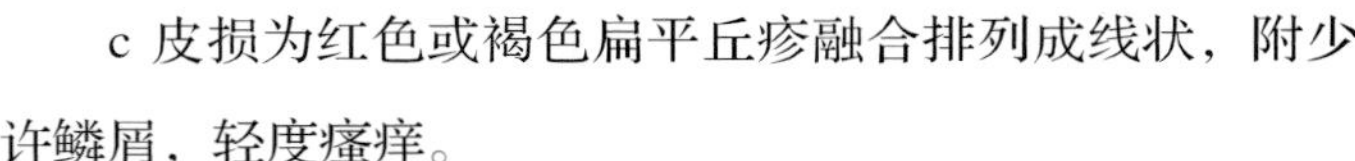

d 皮损 1 ～ 2 年可自然消退。

临床鉴别诊断

线状扁平苔藓

银屑病

别名

线状苔藓样皮炎（linear lichenoid dermatitis）

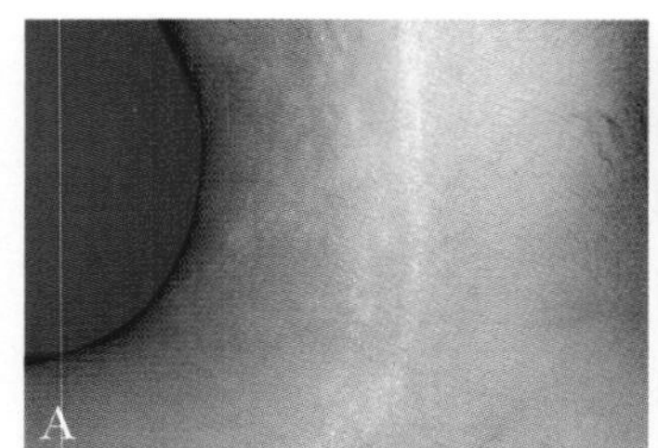

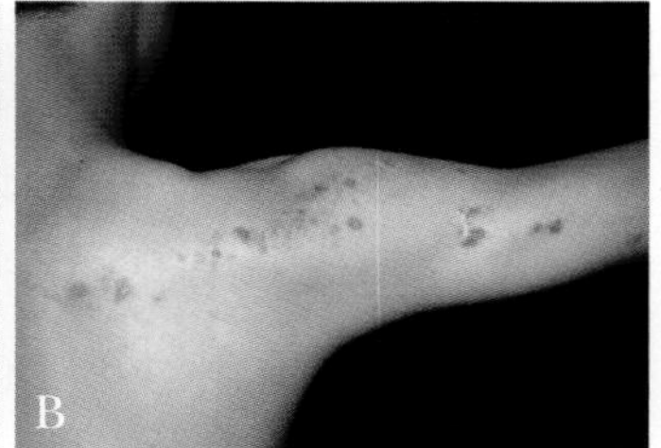

图 1.1.4　线状苔藓 (lichen striatus)

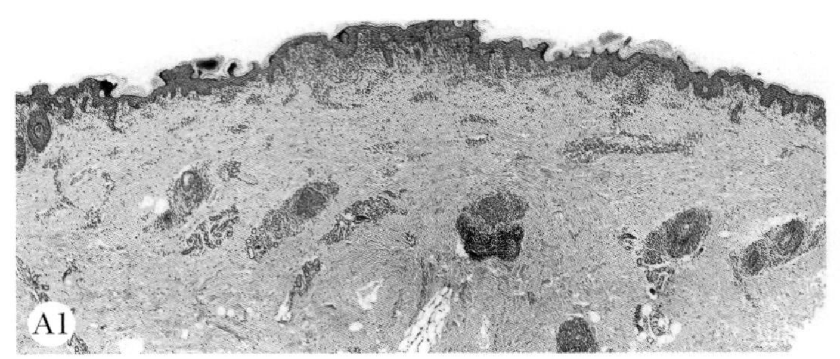

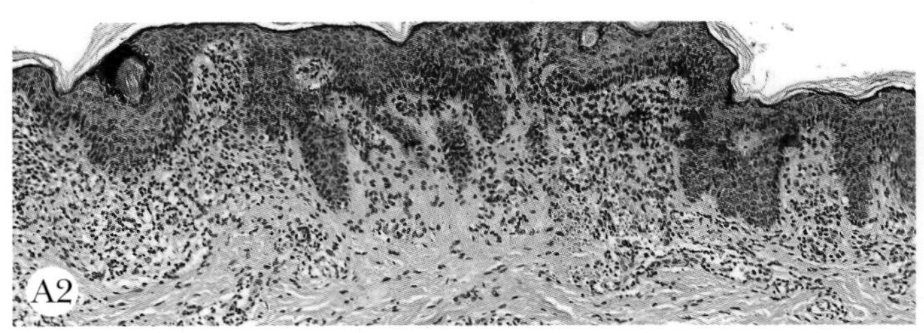

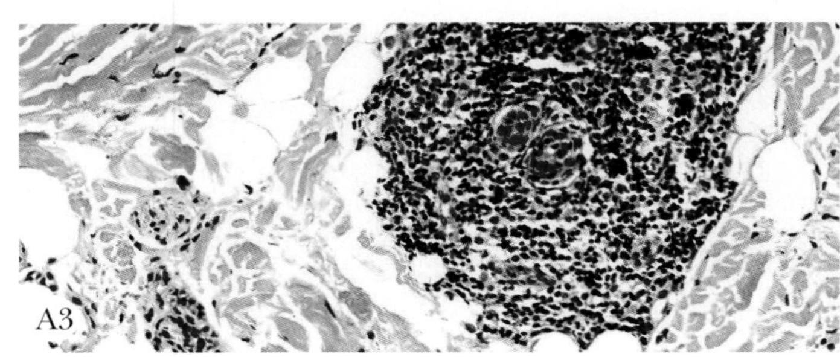

图 1.1.4A　线状苔藓　男，9 岁，左项部丘疹 3 年，针尖大小，排列成线状、带状，色素减退，无不适。病理示苔藓样浸润，真皮附属器周围密集的淋巴细胞浸润。

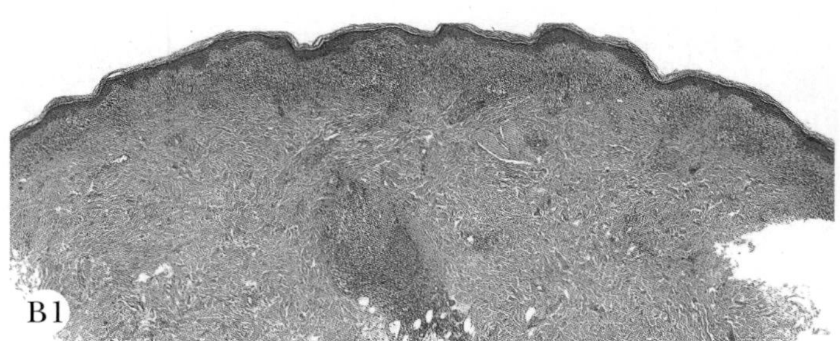

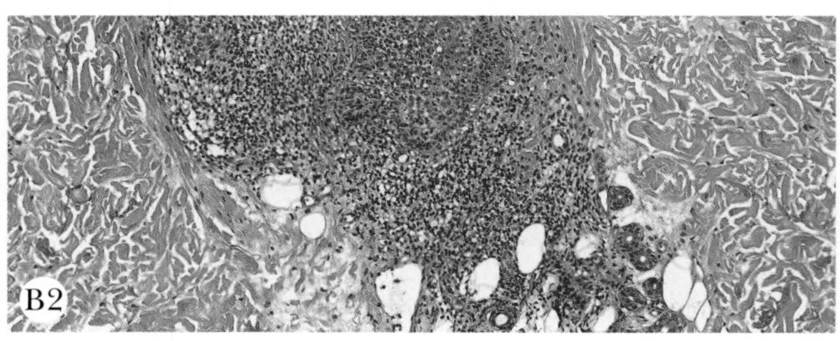

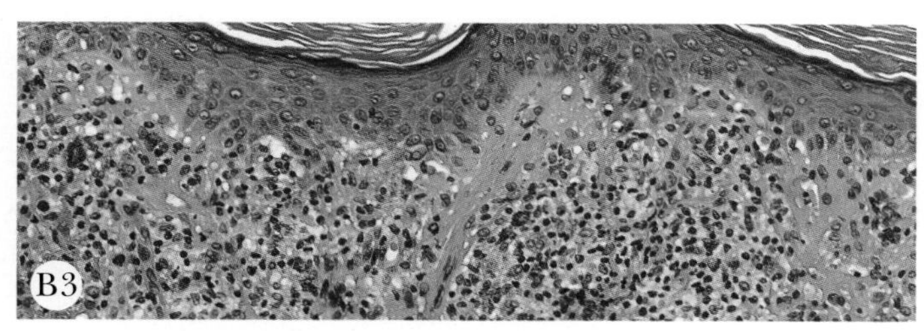

图 1.1.4B　线状苔藓　男，14 岁，右肩背、上臂紫红色扁平丘疹 1 个月，部分融合，带状分布，无不适。临床诊断扁平苔藓，病理示苔藓样浸润，真皮毛囊周及其下的汗腺周密集的淋巴细胞浸润。

1.1.5　光泽苔藓（lichen nitidus）

病理改变

a 真表皮交界多个部位局灶性炎症浸润。

b 单个真皮乳头显著增宽，两侧表皮环抱真皮乳头内的浸润细胞，即抱球状炎性浸润。

c 增宽的真皮乳头内致密的组织细胞、淋巴细胞浸润，可见多核巨细胞及噬黑素细胞。真表皮交界可有空泡改变。角化不全，表皮变薄，无海绵水肿。

d 早期以淋巴细胞为主，后期则以组织细胞为主。

临床特点

a 病因不明，多见于儿童及青壮年，无明显性别差异。

b 皮疹广泛，以阴茎、肩胛、臂、腹部较常见。

c 皮损为群集但相互不融合的粟粒大半球形丘疹，皮色，光滑或有少许鳞屑，略带光泽。

d 持续数月或数年后自愈，无不适。

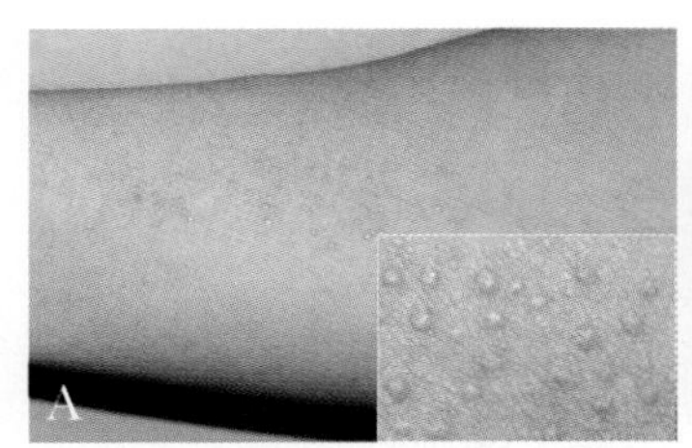

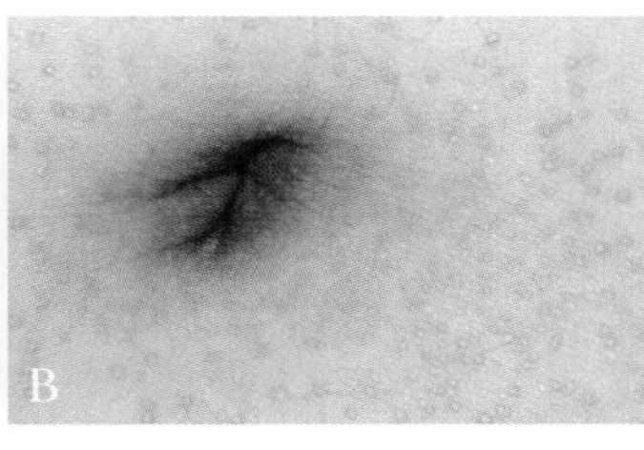

图 1.1.5　光泽苔藓 (lichen nitidus)

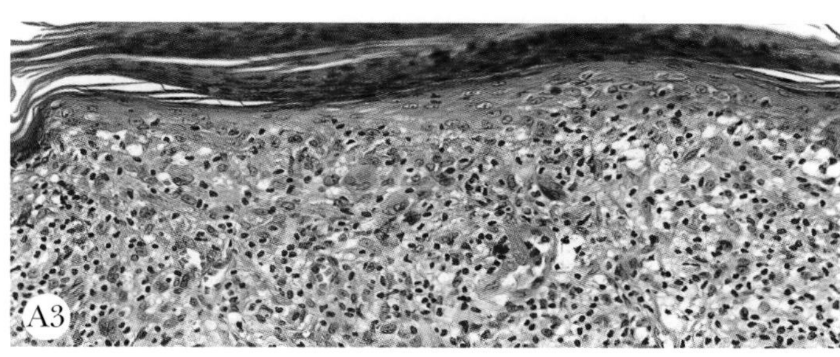

图 1.1.5A　光泽苔藓　男，25 岁，右前臂密集折光的粟粒性丘疹 7 年，无不适。病理示灶性苔藓样浸润，角化过度并角化不全，单个真皮乳头密集的组织细胞、淋巴细胞浸润。

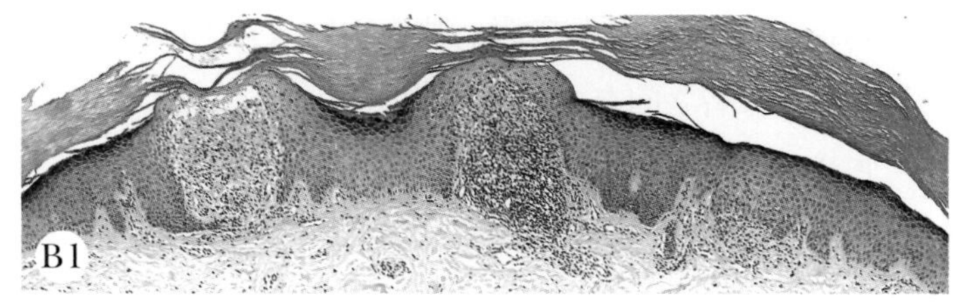

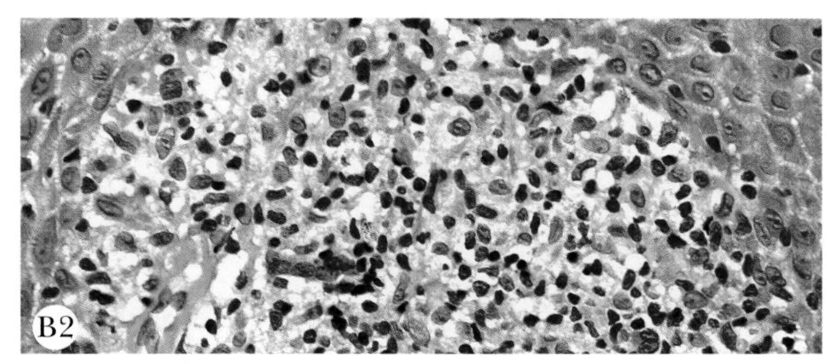

图 1.1.5B　光泽苔藓　女，19 岁，颈、脐周、双手等部散在丘疹半年，无不适。病理改变与上例相似，海绵水肿较明显。

1.1.6 急性痘疮样苔藓样糠疹（pityriasis lichenoides et varioliformis acuta）

急性痘疮样苔藓样糠疹和慢性苔藓样糠疹为谱系性疾病。

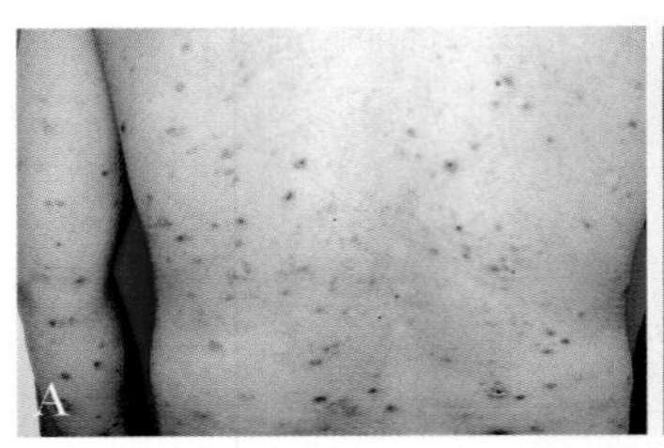

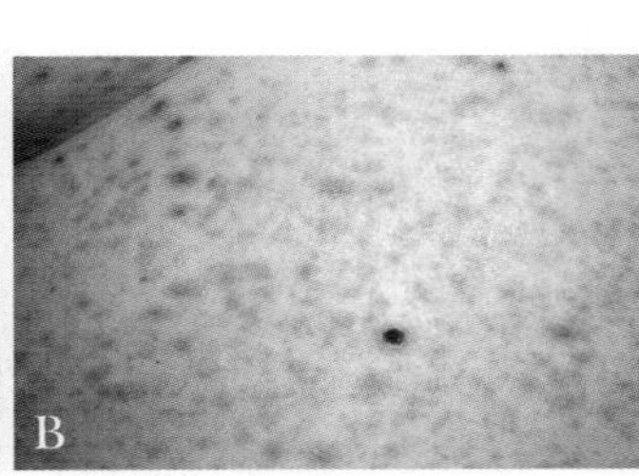

图 1.1.6 急性痘疮样苔藓样糠疹 (pityriasis lichenoides et varioliformis acuta)

病理改变

a 灶性角化不全，表皮细胞内水肿及海绵水肿，可见表皮细胞凋亡。

b 界面破坏，严重时形成表皮下疱。

c 真皮乳头水肿，浅层血管扩张，可见红细胞外溢。表皮内红细胞是该病的线索。

d 血管周围淋巴细胞及组织细胞浸润，有时见真性血管炎改变。

e 楔形的真皮炎症之上的角化不全中有中性粒细胞是该病的线索。

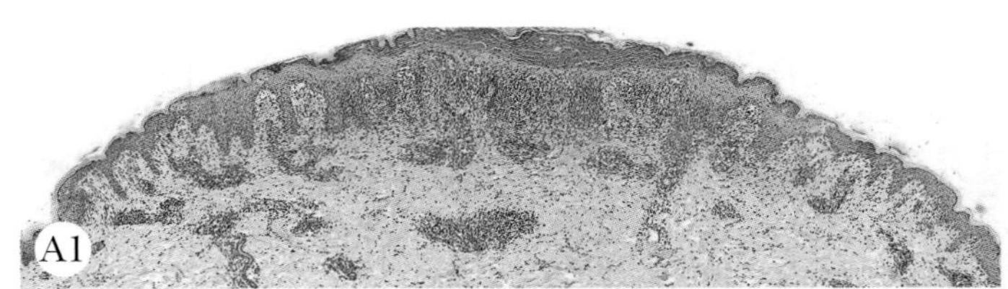

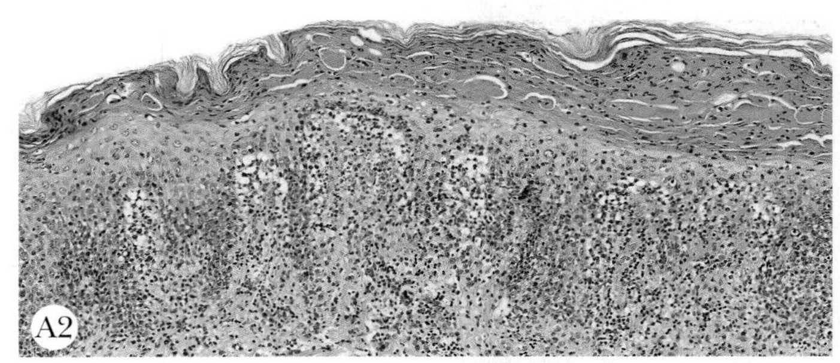

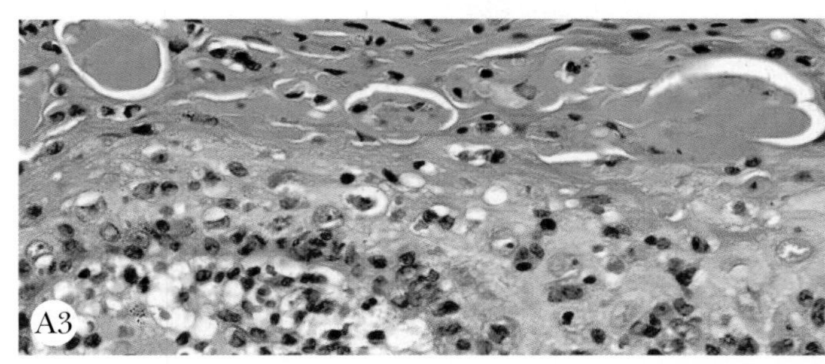

图 1.1.6A 急性痘疮样苔藓样糠疹 男，34 岁，躯干、四肢丘疹，反复发作 5 年余，部分皮损坏死结痂。病理示灶性苔藓样浸润，有角化不全，渗出性结痂，痂内可见中性粒细胞。真皮浅层出血明显，表皮内有红细胞。

病理鉴别诊断

Type D 淋巴瘤样丘疹病：肿瘤细胞表达 CD30 标记。有研究认为二者之间存在重叠现象。

丘疹坏死性结核疹：肉芽肿性炎症。

临床特点

a 多见于青壮年，病因不明。

b 皮疹广泛分布，四肢屈侧及躯干常见。

c 皮损为针头至豌豆大小丘疹，中央出现水疱及坏死。

d 偶有全身症状如发热、关节痛及淋巴结肿大。

e 病程持续数月。

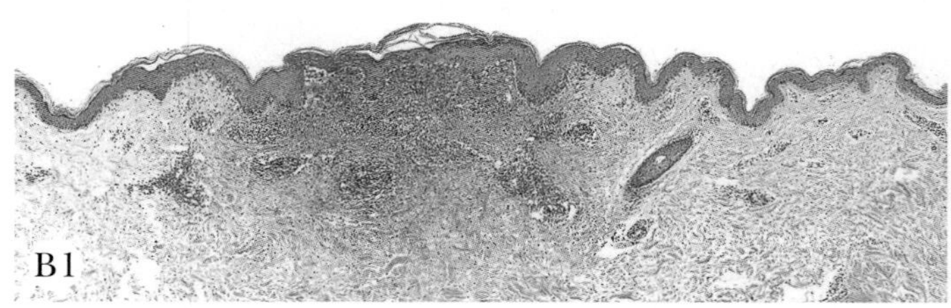

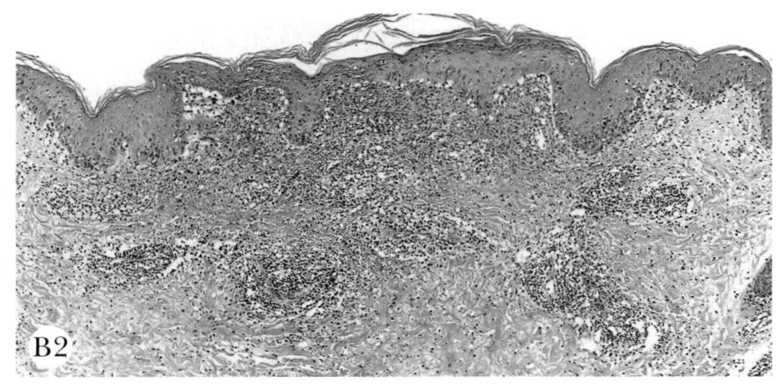

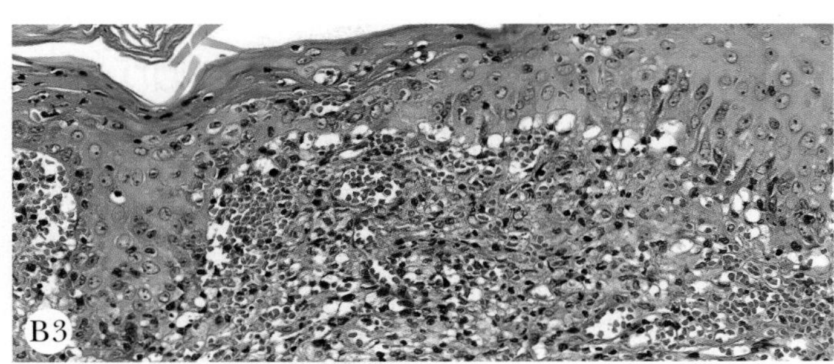

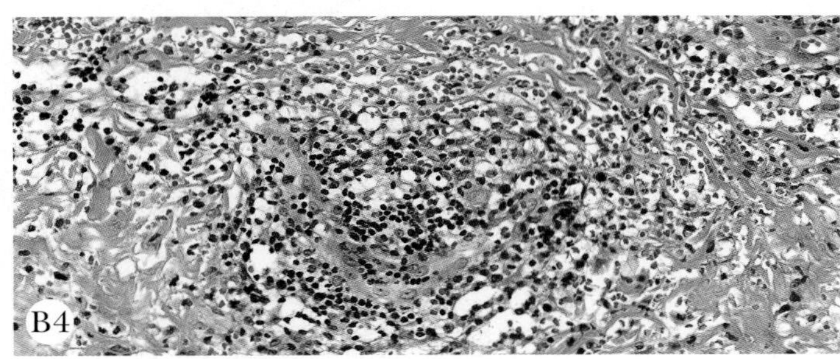

图 1.1.6B　急性痘疮样苔藓样糠疹　女，39 岁，全身红色丘疹 2 周，部分皮损中央坏死结痂。病理改变与上例类似。真皮浅、中层小血管周较多淋巴细胞，出血明显，表皮内有红细胞。

1.1.7　慢性苔藓样糠疹（pityriasis lichenoides chronica）

病理改变

a 角化不全灶中可见均一淡红染的浆液，形成角层鳞屑痂。

b 表皮轻度增生，棘层稍肥厚，有时可见灶性海绵水肿及轻度细胞内肿胀。

c 界面轻度空泡改变。

d 真皮乳头水肿，浅层血管扩张。

e 血管周围淋巴细胞及组织细胞浸润。

临床特点

a 病因不明，多见于青壮年。

b 皮疹好发于四肢屈侧及躯干。

c 淡红色斑丘疹，上附少许鳞屑。

d 病程持续数月。

别名

点滴型副银屑病（guttate parapsoriasia）

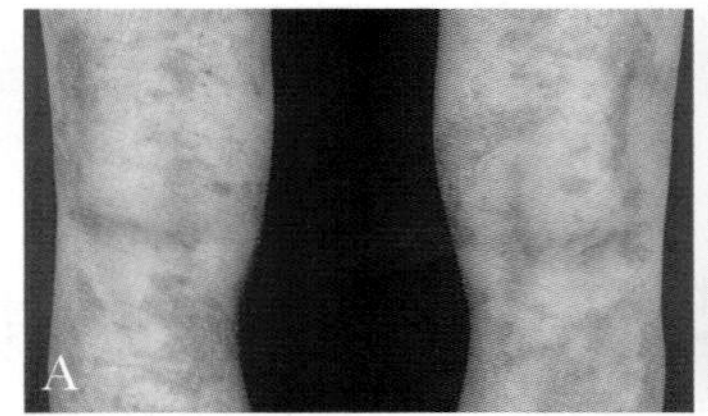

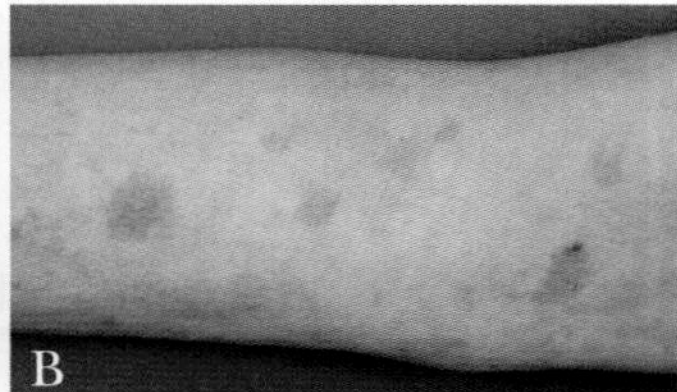

图 1.1.7　慢性苔藓样糠疹 (pityriasis lichenoides chronica)

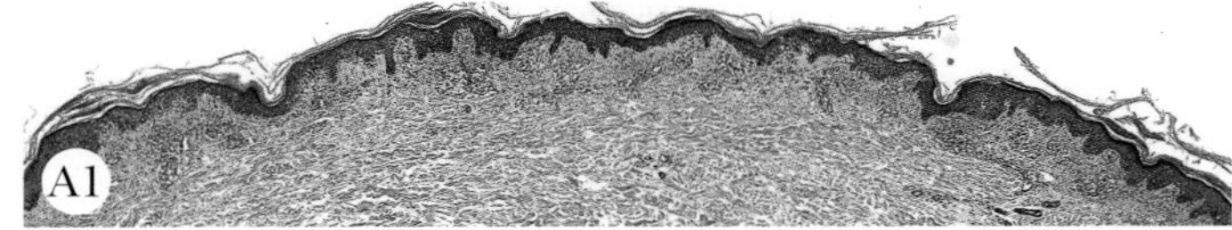

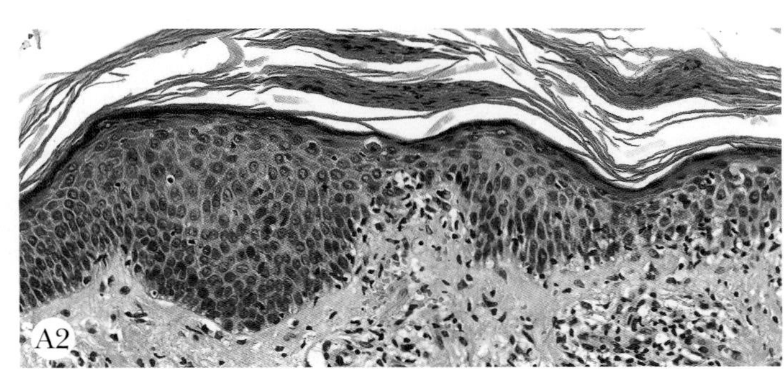

图 1.1.7A　慢性苔藓样糠疹　女，56 岁，全身片状红斑、痒 8 年。皮损有细薄鳞屑。病理示灶性角化过度及角化不全，苔藓样浸润。

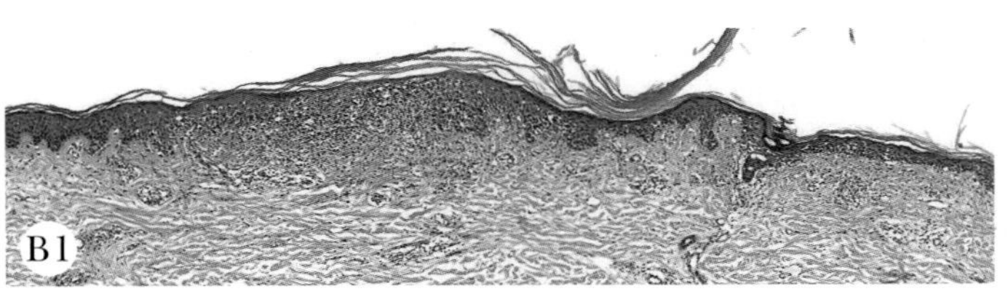

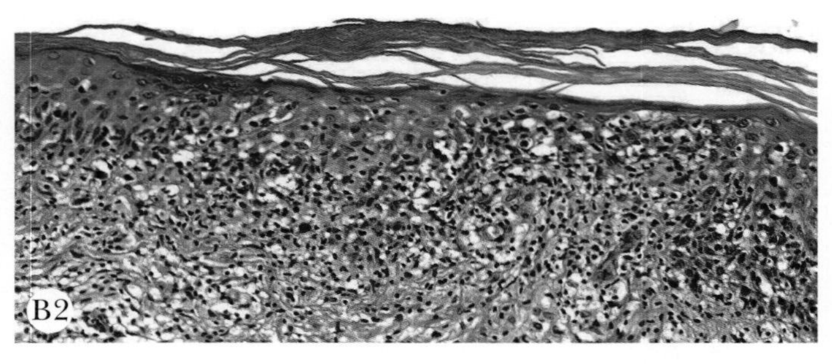

图 1.1.7B 慢性苔藓样糠疹 女，65 岁，全身红斑，脱屑，痒 8 年。病理示角化过度，基底细胞空泡变性、部分区域累及表皮上部，可见凋亡细胞，表皮内及真皮上部较多淋巴细胞浸润。

1.1.8 扁平苔藓类天疱疮（lichen planus pemphigoides）（见 6.2.2）

1.1.9 副肿瘤性天疱疮（paraneoplastic pemphigus）（见 5.1.2）

1.1.10 皮肤苔藓样和斑状淀粉样变 cutaneous lichen amyloidosis and acule amyloidosis）（见 17.2.1）

1.1.11 苔藓样药疹（lichenoid drug-eruption）（见 1.2.3）

1.2 空泡性界面皮炎（vacuolar interface dermatitis）

本部分中“空泡”特指界面轻度破坏，在真表皮交界的两侧有细小空泡形成。空泡性界面皮炎的主要特征为：

a 界面空泡改变较明显。

b 融合性角质形成细胞凋亡。

c 炎症细胞浸润较轻。

d 显著的界面空泡改变。

e 真皮乳头水肿，HE 染色下苍白淡染，胶原纤细，排列杂乱，有时形成表皮下水疱。

f 真皮浅层血管扩张充血，可有红细胞外溢。

g 真皮浅层少量至中等量的淋巴细胞为主的炎性浸润。

1.2.1 多形红斑（erythema multiforme）

病理改变

a 角层呈正常的网篮状角化，晚期可有轻度角化不全及鳞屑痂。

b 表皮内单个或融合的角质形成细胞凋亡，角质形成细胞凋亡可发生于真皮内的附属器。

c 棘层厚度大致正常，有轻重不等的海绵水肿及气球样变性，重者形成水疱。

病理鉴别诊断

固定性药疹：中性粒细胞、嗜酸性粒细胞等多形性浸润；浸润累及深层。

急性痘疮样苔藓样糠疹：角化不全中含中性粒细胞，真皮内淋巴细胞呈楔形浸润。两种疾病的早期则不易鉴别。

急性移植物抗宿主病：病理无明显差异，主要靠临床资料鉴别。

临床特点

a 多发于青年男女，春秋季易发。

b 病因不明，可能系变态反应，与各种生物性、化学性变应原有关，1 年内复发多次者与单纯疱疹病毒感染有关。

c 好发于手足掌及背侧，常累及黏膜。

d 对称分布的圆形红斑、丘疹、水疱，可出现紫癜、风团、斑块、糜烂、溃疡。

e 靶形红斑为特征性皮损。

f 重症型泛发全身并伴高热，黏膜损害严重。

g 病程 4 ~ 6 周，单个皮损 1 周消退。可复发，愈后可出现暂时性色素沉着。

h 分红斑丘疹型、水疱大疱型。重症型即 Steven-Johnson 综合征已不再归入本病。

别名

渗出性多形红斑（erythema multiforme exudativum）

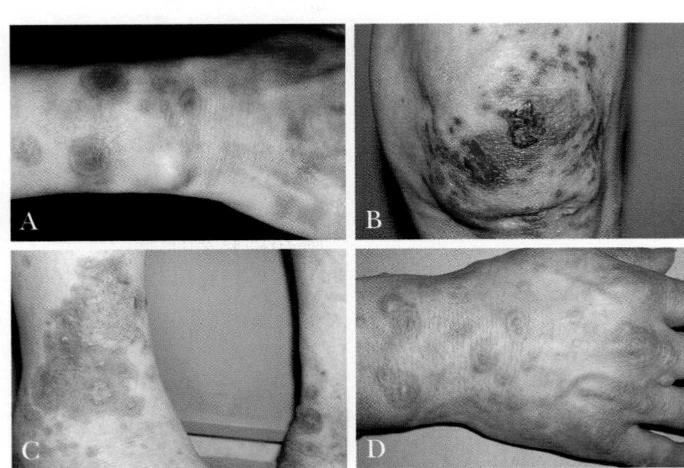

图 1.2.1　多形红斑（erythema multiforme)

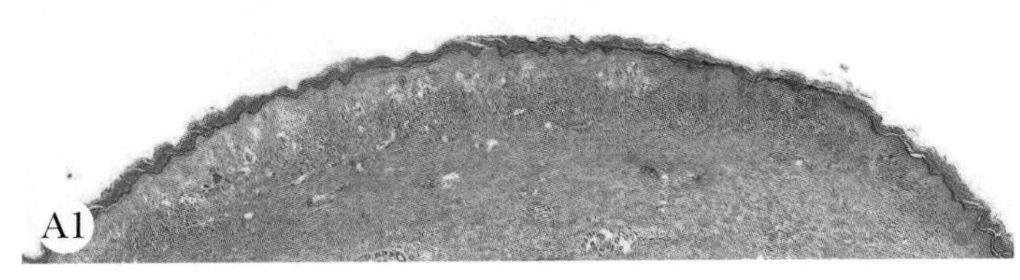

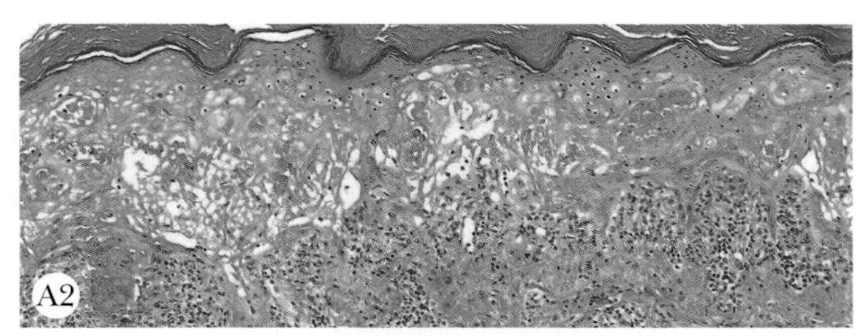

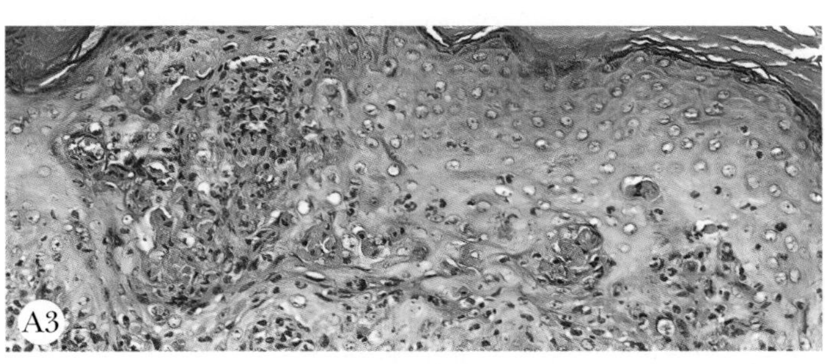

图 1.2.1A　多形红斑　女，38 岁，双手足、四肢反复发红斑、水疱，伴口腔、外阴糜烂 1 年。病理示皮损中央表皮完全坏死（A2），周边大量成片或单个的坏死细胞（A3）。真皮浅层中等量淋巴细胞浸润。

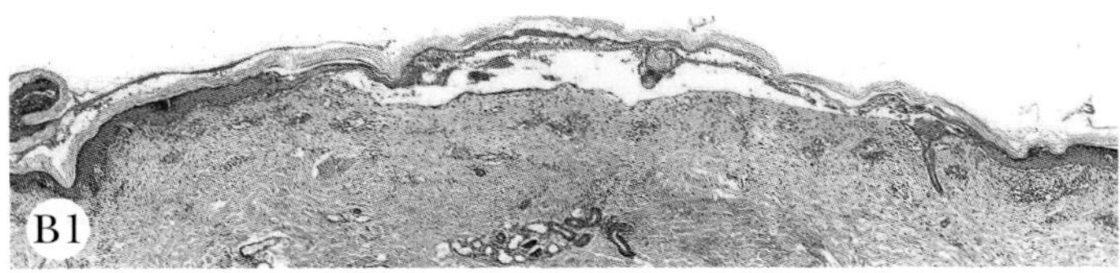

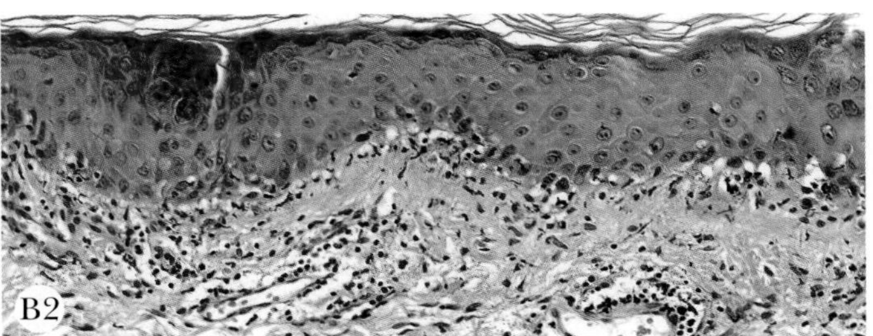

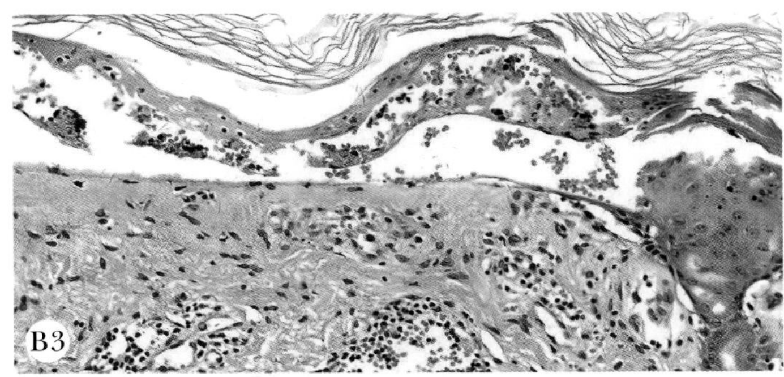

图 1.2.1B　多形红斑　男，65 岁，口腔反复溃疡 1 年加重半月，四肢红斑、水疱 10 天。病理示表皮坏死，非坏死区基底细胞空泡变性明显。

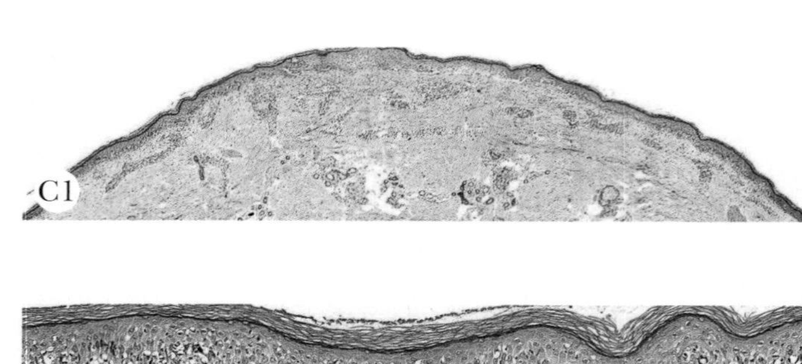

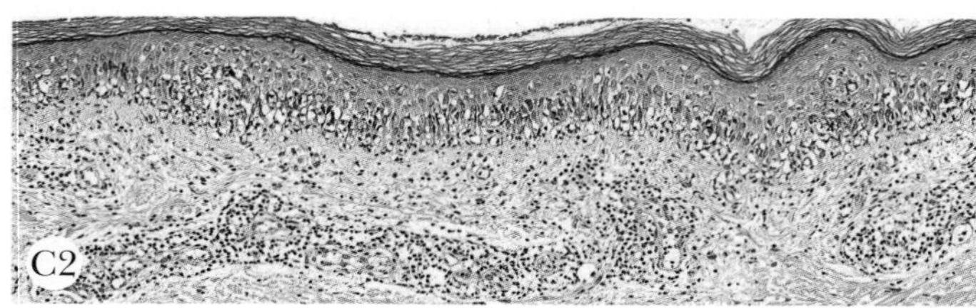

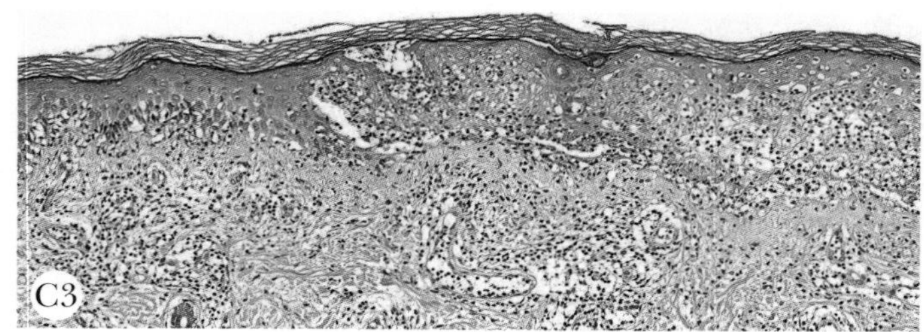

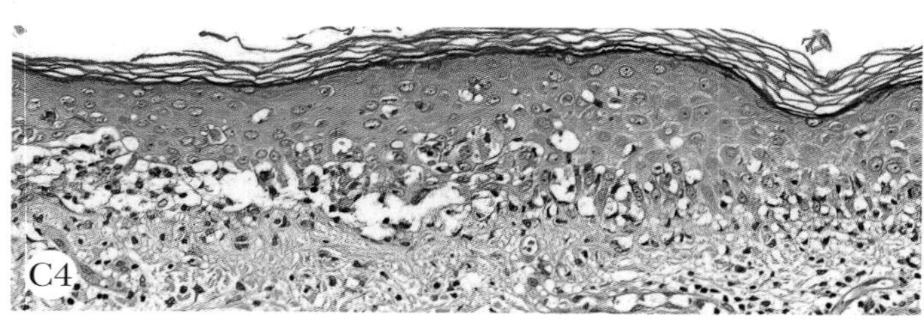

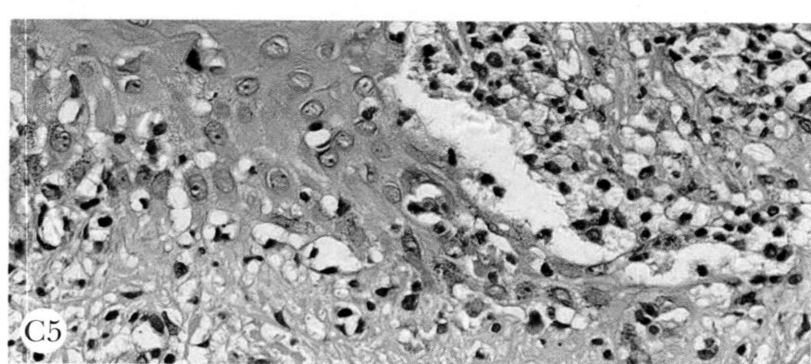

图 1.2.1C 多形红斑 男，57 岁，四肢、手足发红斑、水疱 3 周，痒。单个皮损多呈虹膜样，部分皮损融合成大片状。病理示周边基底层空泡变及坏死（C1、C2），中部表皮坏死显著（C3~C5）。

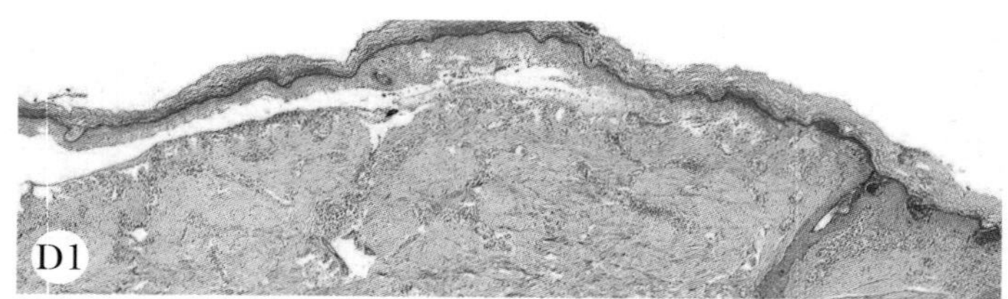

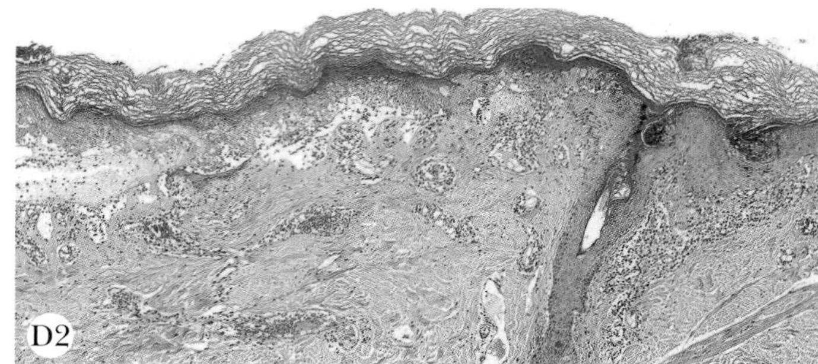

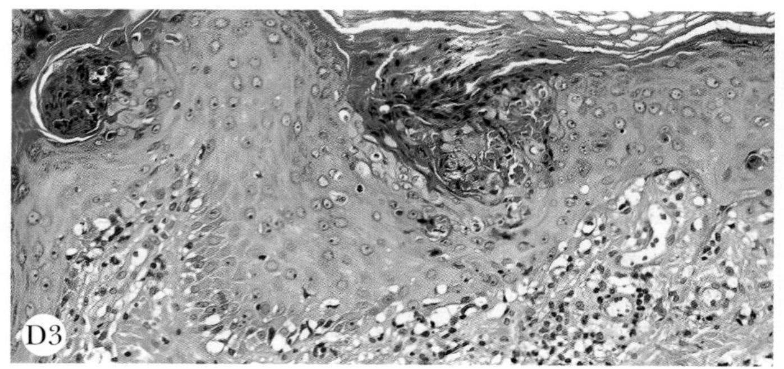

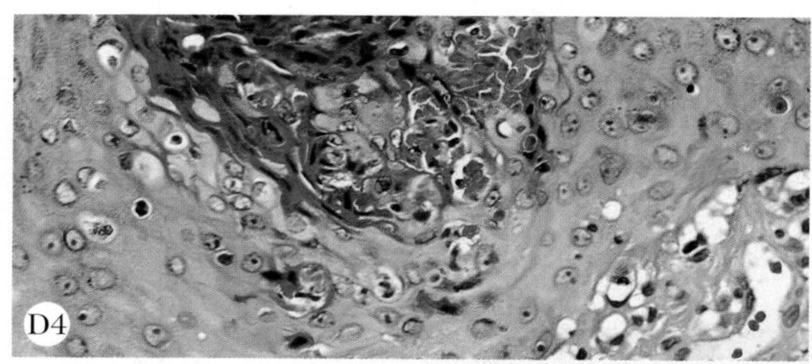

图 1.2.1D 多形红斑 男，35 岁，全身红斑、水疱反复发作 10 余年，伴颊和唇糜烂。病理示表皮坏死（D1、D2），周边片状或单个表皮细胞坏死，坏死区周边棘细胞气球样变，基底层空泡变（D3、D4）。

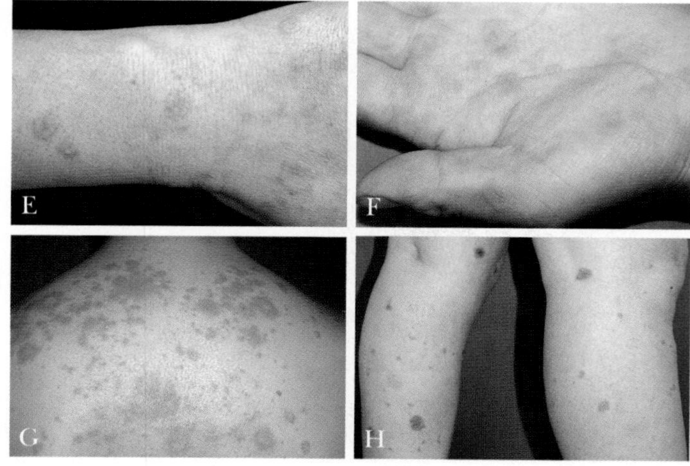

图 1.2.1 多形红斑 (erythema multiforme)

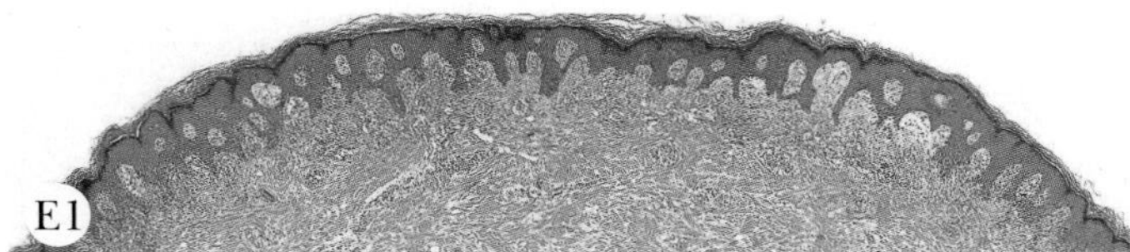

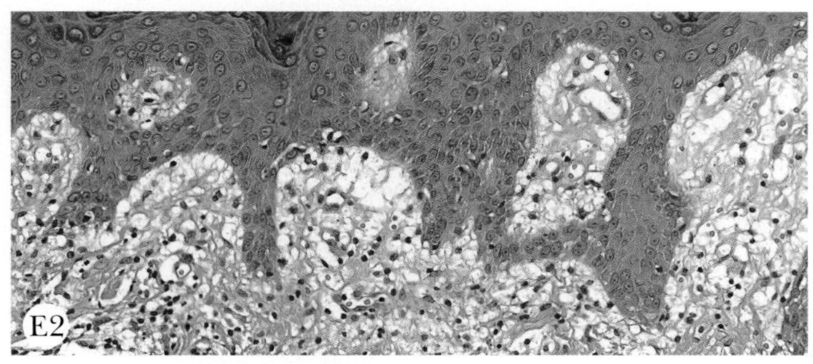

图 1.2.1E　多形红斑　女，40 岁，双手背、前臂多发环状皮疹 9 年余，无明显症状，冬季加重，临床诊断环状红斑。病理所见为界面显著空泡变，真皮浅层少许淋巴细胞浸润，结合临床为红斑丘疹型多形红斑。

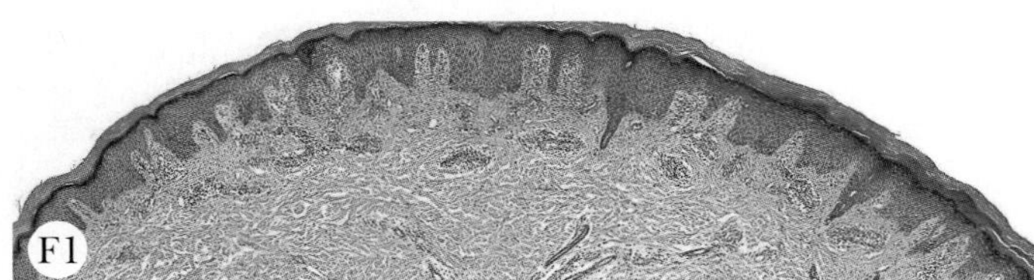

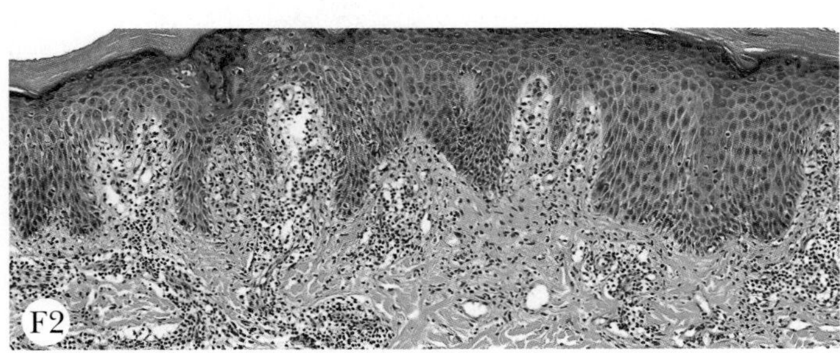

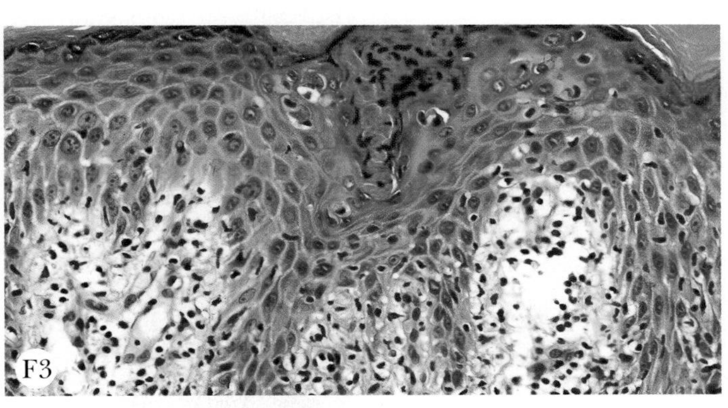

图 1.2.1F　多形红斑　女，21 岁，双手掌、手背水肿性环状红斑 1 个月。临床为早期水疱型多形红斑，但病理界面等改变不明显，颗粒层片状及单个坏死细胞是诊断的重要依据。

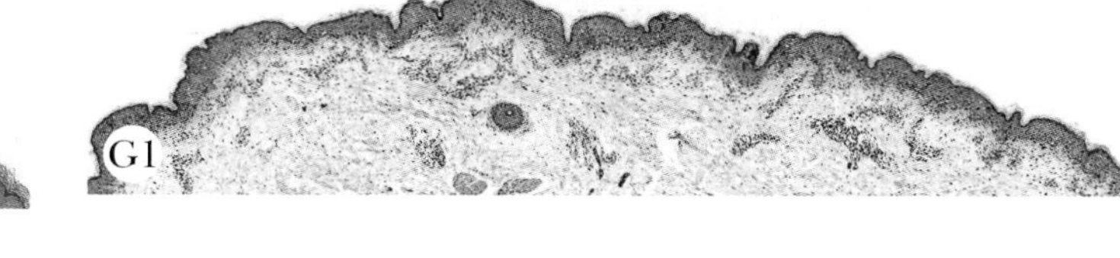

G2

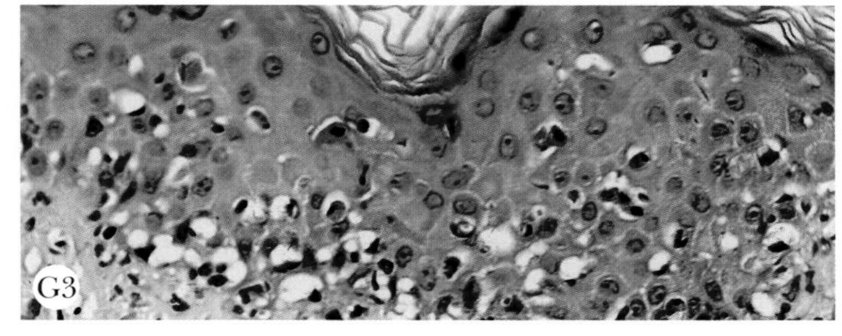

图 1.2.1G　多形红斑　女，39 岁，全身红斑、丘疹伴瘙痒 10 天，加重 4 天，黏膜未累及。病理示显著的界面空泡及表皮各层单个坏死的细胞。

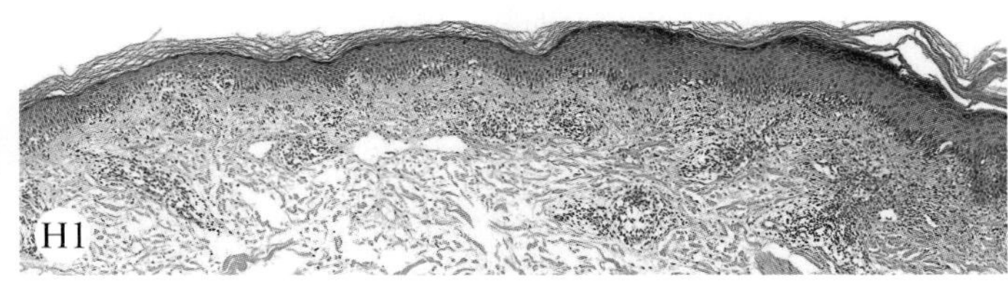

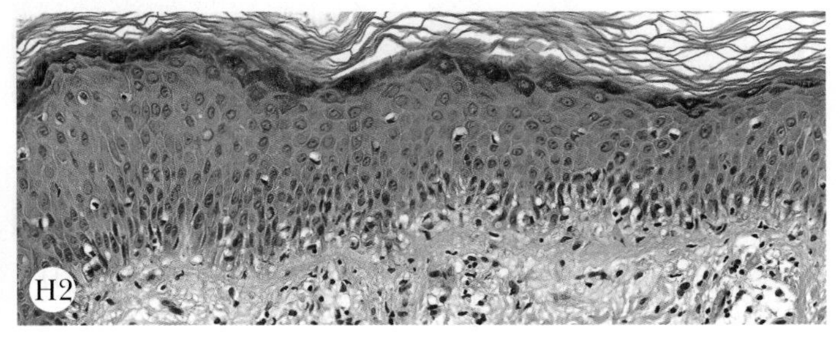

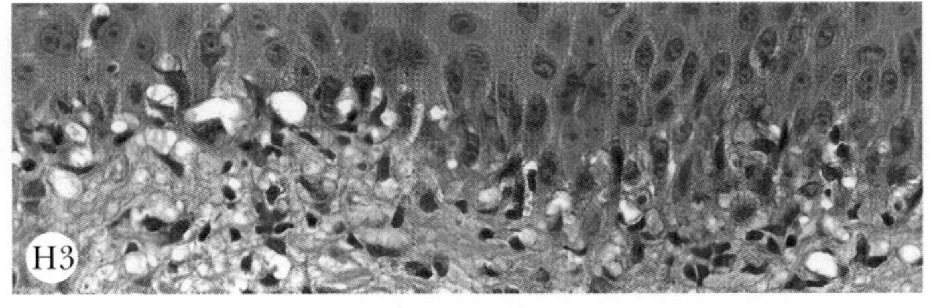

图 1.2.1H　多形红斑　女，48 岁，全身散在红斑丘疹 20 天。病理示显著的界面改变及单个坏死的角质形成细胞。

1.2.2 移植物抗宿主病（graft-versus-host disease，GVHD）

病理改变

急性移植物抗宿主病（acute graft-versus-host disease）

a 灶性或连续的角化不全。

b 颗粒层增厚，至少呈灶性增厚。

c 棘层显著变薄，表皮突消失，轻度海绵水肿及气球样变。

d 基底细胞空泡变性、液化坏死。

e 表皮内常见较多凋亡细胞，其周围可见围绕的淋巴细胞。

f 真皮浅层血管周及胶原束间中等量或少量淋巴细胞浸润。

g 病理改变可分 5 级：

0 级：无病理改变；

1 级：基底层空泡改变；

2 级：基底层空泡改变，角质形成细胞凋亡，真皮炎性浸润；

3 级：基底层空泡融合；

4 级：真表皮分离。

1.2.2.1

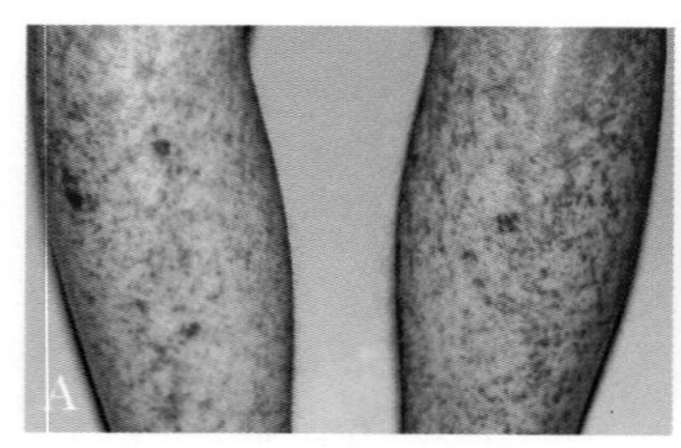
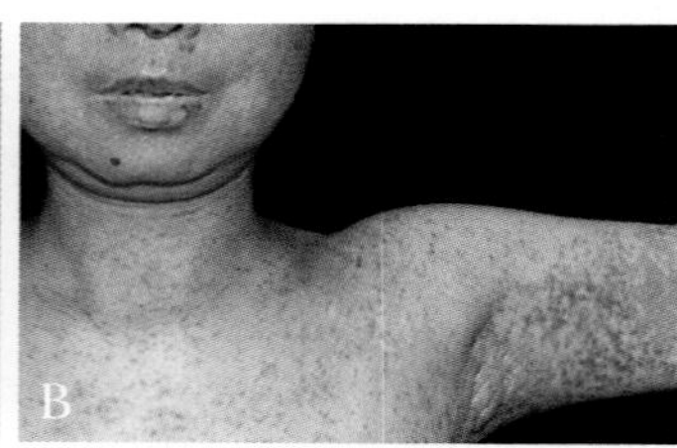

图 1.2.2.1 急性移植物抗宿主病(acute graft-versus-host disease)

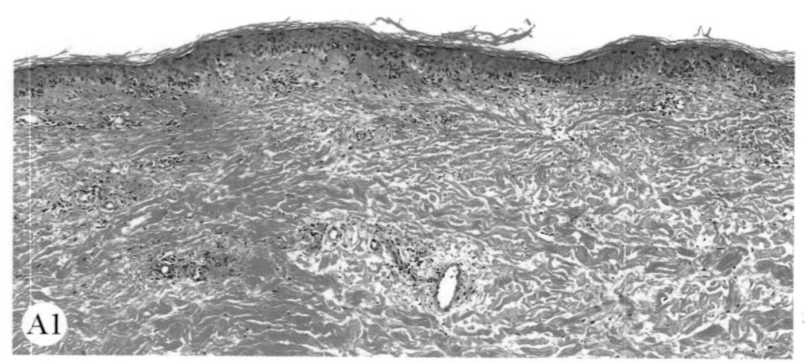

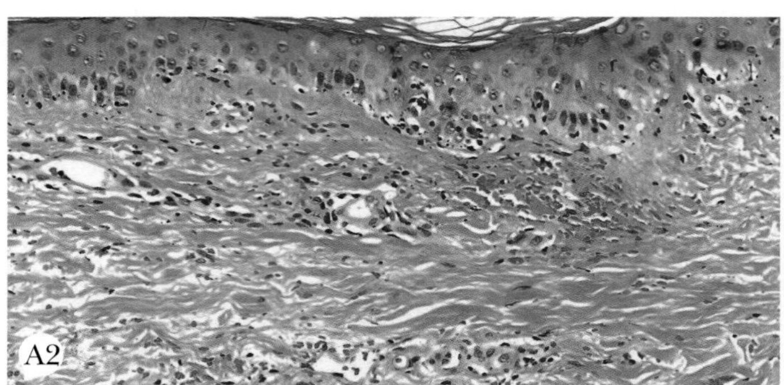

图 1.2.2.1A 急性移植物抗宿主病 男，65 岁，肝移植后 14 天，高热，躯干弥漫潮红，四肢片状紫红色斑 4 天。病理示表皮内较多单个坏死细胞，其周围见淋巴细胞围绕，真皮中上部血管周少许淋巴细胞浸润，较多红细胞外溢。真表皮交界处空泡变。

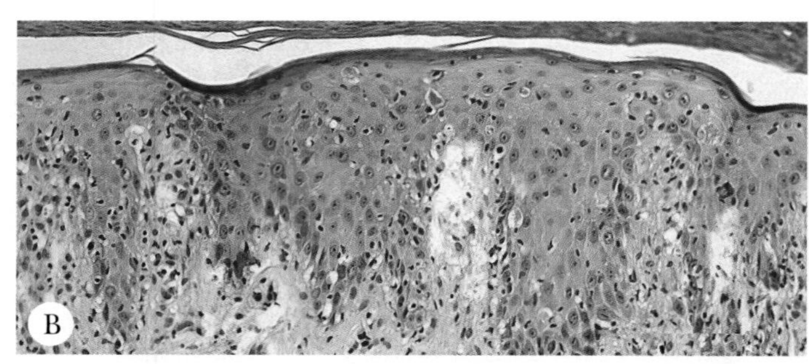

图 1.2.2.1B 急性移植物抗宿主病 女，42 岁，造血干细胞移植后 68 天，全身皮疹半月余。病理示角化不全，表皮细胞坏死，界面空泡改变，真皮中上部少许淋巴细胞浸润，淋巴细胞进入表皮。（北京大学人民医院张建中提供）

慢性移植物抗宿主病（chronic graft-versus-host disease）

a 角化过度，灶性或连续角化不全。

b 颗粒层增厚。

c 棘层肥厚，棘皮瘤样增生，表皮突延长呈锯齿状。

d 基底细胞空泡变性、液化坏死。

e 表皮内常见大量凋亡细胞。

f 少量淋巴细胞沿真表皮交界呈带状浸润，常见噬黑素细胞。

g 真皮上部硬化、胶原束增粗、玻璃样变。

病理鉴别诊断

多形红斑、重症药疹、固定性药疹：急性移植物抗宿主病仅根据病理有时无法与之鉴别。

扁平苔藓、苔藓样药疹、苔藓样角化病：慢性移植物抗宿主病不易与之鉴别。

硬斑病、系统性硬皮病：慢性移植物抗宿主病晚期需与之鉴别。

临床特点

a 任何性别、年龄、季节。

b 病因为异体骨髓移植、脏器移植、输血等，急性 GVHD 常为 HLA 配型不合。

c 限局或广泛分布于躯干、四肢，以掌跖常见。

d 移植后 3 个月内发生为急性 GVHD，3 个月后为慢性。

e 急性皮损常在移植后 1 ~ 3 周发生，先于肝、胃肠反应的倦怠、恶心等症状出现。

f 急性皮损为界限不清的红斑、斑块、水疱及红丘疹，可发展为红皮病、中毒性表皮坏死。

g 慢性表现为肢体限局性紫色斑块，躯干及臀部常为硬皮病样斑，另有特应性皮炎样等多种型别的报道。

h 病程可为数周或数年。

临床鉴别诊断

急性 GVHD 需与多形红斑、中毒性表皮坏死松解症、病毒性皮疹鉴别。

慢性 GVHD 需与扁平苔藓、苔藓样药疹、硬斑病、系统性硬皮病鉴别。

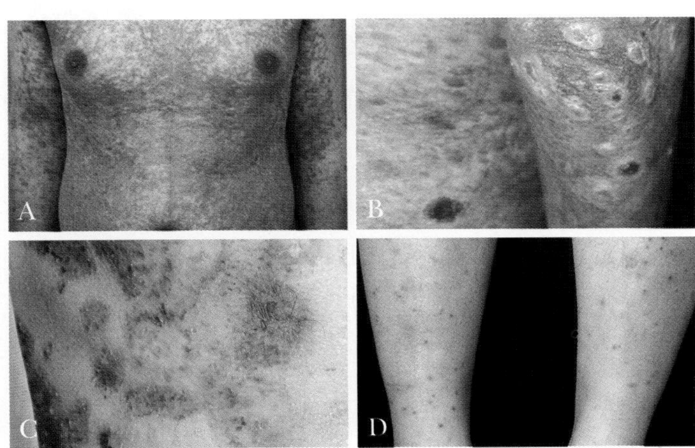

图 1.2.2.2　慢性移植物抗宿主病（chronic graft-versus-host disease）

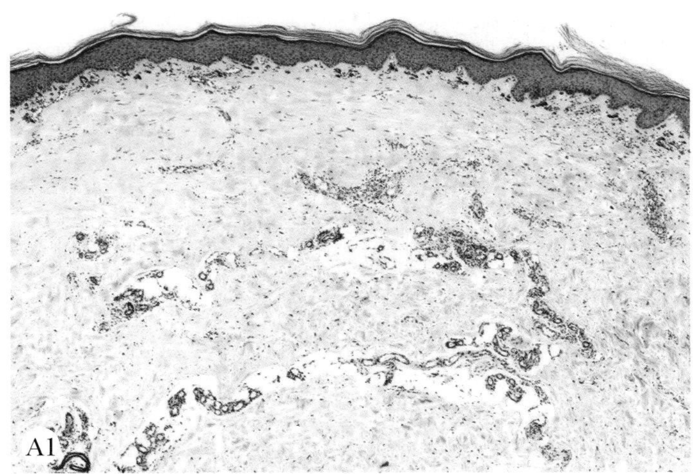

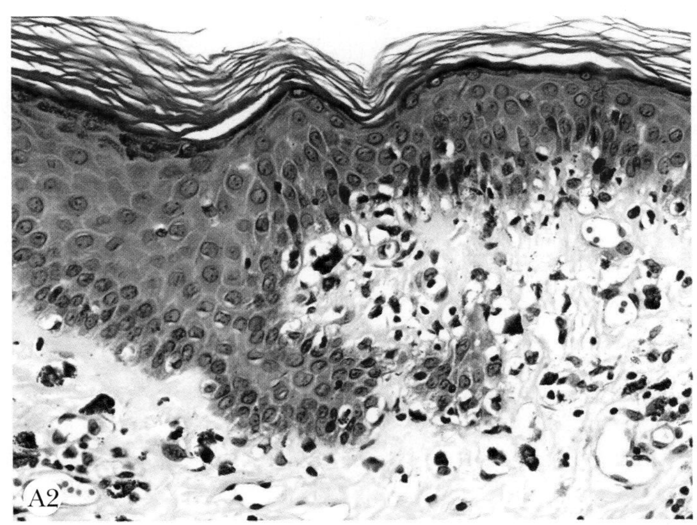

图 1.2.2.2A　慢性移植物抗宿主病　男，35 岁，白血病骨髓移植后 1 年，全身皮肤弥漫暗紫红色斑疹，类似扁平苔藓。病理示基底细胞液化变性，真皮浅层较多噬黑素细胞，中上部小血管扩张充血，胶原致密，轻度均质化。

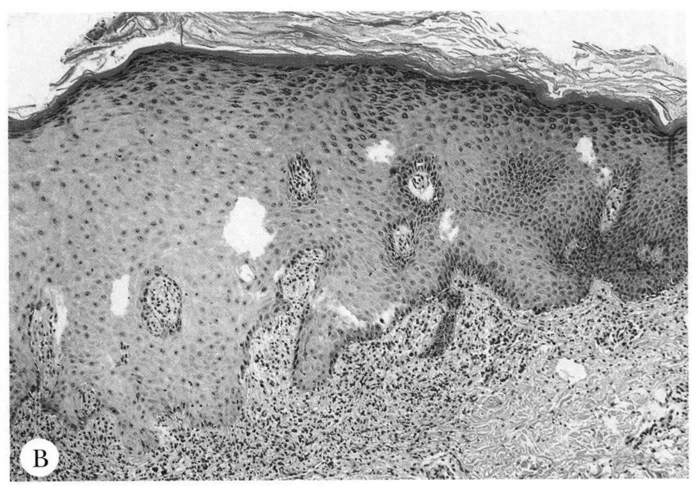

图 1.2.2.2B　慢性移植物抗宿主病　男，22 岁，造血干细胞移植后 642 天，全身皮疹伴瘙痒 4 个月余。病理示角化过度，颗粒层明显增厚，真皮浅层淋巴细胞带状浸润，较多噬黑素细胞。（北京大学人民医院张建中提供）

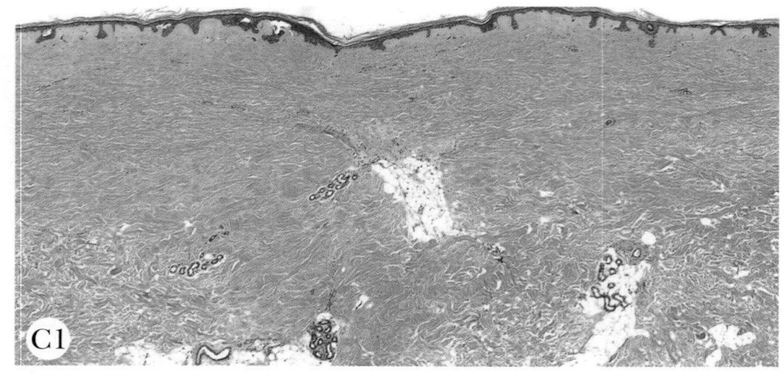

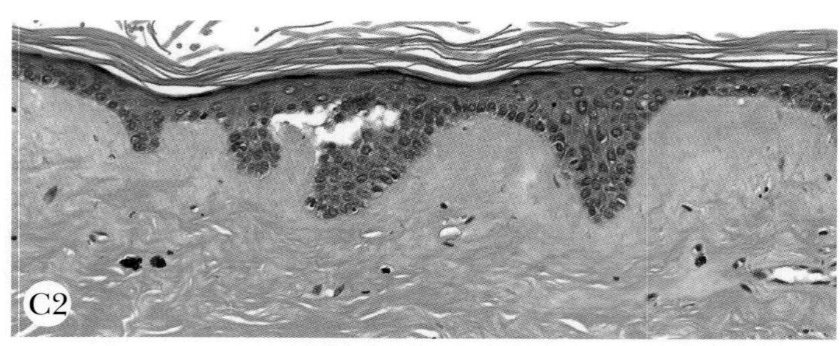

图 1.2.2.2C 硬皮病样慢性移植物抗宿主病 男，32 岁，急性淋巴细胞白血病造血干细胞移植后 4 年，全身出现褐色硬斑片 3 年。病理示典型的硬皮病改变。

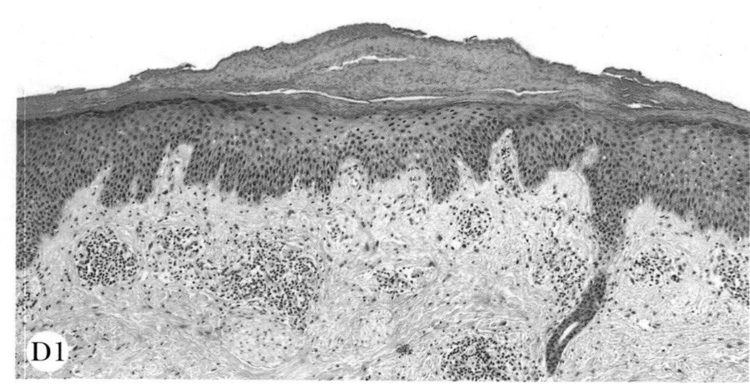

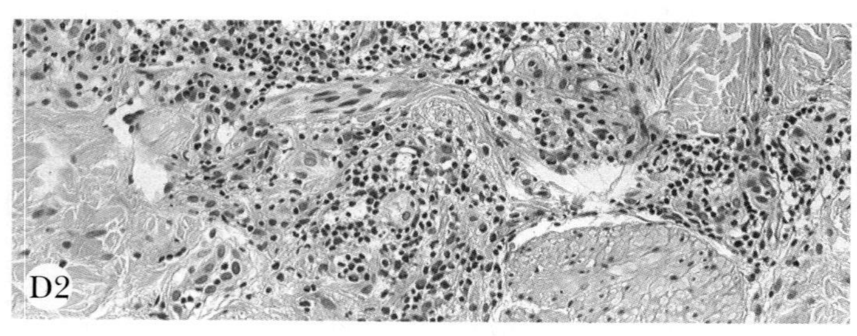

图 1.2.2.2D 慢性移植物抗宿主病 男，36 岁，造血干细胞移植后 4 年，四肢散在米粒大小的红丘疹、鳞屑、结痂，全身皮肤干燥、瘙痒 2 个月余。病理示角化过度，轻度海绵水肿，真皮中上部血管周中等量淋巴细胞及嗜酸性粒细胞浸润，诊断特应性皮炎样慢性移植物抗宿主病。（北京大学人民医院张建中提供）

1.2.3 药疹（drug eruption）

药疹是药物通过注射、内服、吸入等途径进入人体后引起的皮肤黏膜反应。其发病机制复杂，可以是免疫性或非免疫性，临床表现多种多样，且多数药疹具有界面破坏的特点。本节将介绍临床常见以界面皮炎为特点的药疹临床病理特点。

固定性药疹（fixed drug eruption）

病理改变

a 大量表皮细胞凋亡伴气球样变性，表皮下可形成裂隙甚至表皮下大疱。

b 真皮乳头有噬黑素细胞及混合性炎症细胞浸润。

c 真皮浅层及深层血管周围中等量淋巴细胞、中性粒细胞、嗜酸性粒细胞及组织细胞浸润。

d 晚期浸润的炎症细胞稀疏，除真皮浅层外，真皮深部血管周亦可见噬黑素细胞。

e 通常无血管炎改变。

临床特点

a 多见于口唇、外阴、手足等部位，多单发，可发于全身任何部位。

b 急性期表现为局部的红斑、水疱，若反复用过敏的药物则反复发作并加重，可在 30 分钟至 8 小时内发生。

c 自觉瘙痒、灼痛。

d 慢性期以色素沉着性斑片为特点。

e 常见于用磺胺类、感冒药、抗生素等后发生。

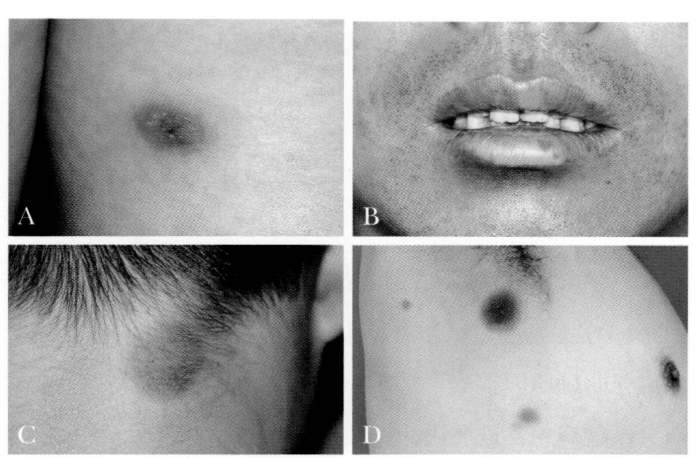

图 1.2.3.1　固定性药疹（ fixed drug eruption ）

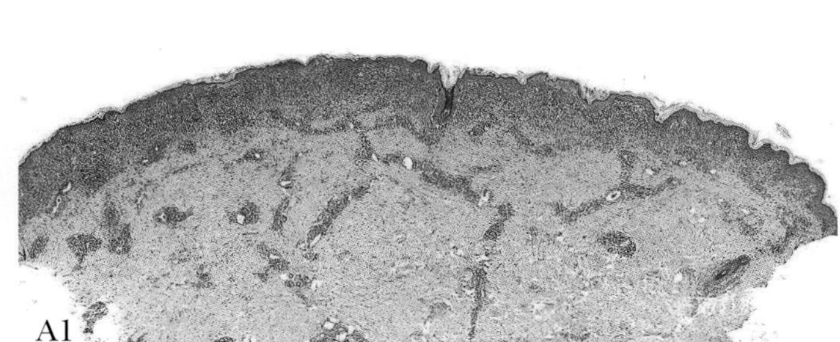

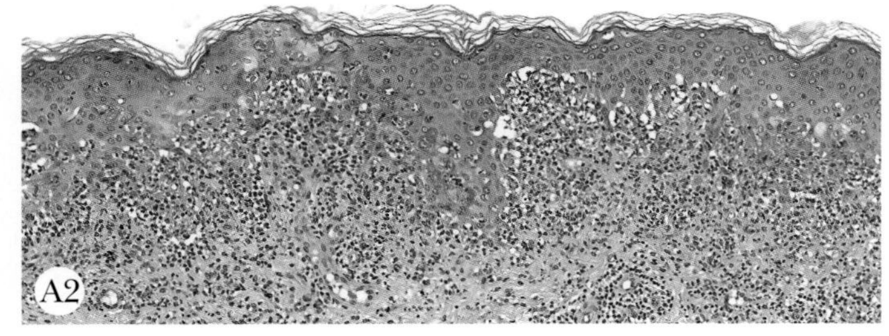

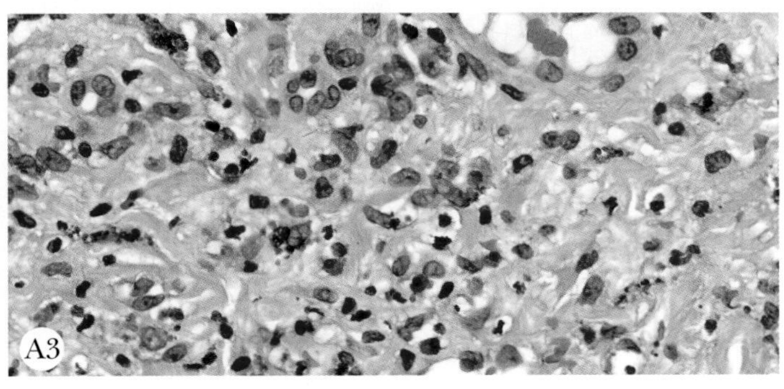

图 1.2.3.1A　固定性药疹　女，46 岁，唇、颈、躯干、四肢红斑、水疱 2 个月。病理示表皮内大量坏死细胞，界面空泡改变，真皮浅层及深部血管周较多淋巴细胞为主的炎性浸润，可见嗜酸性粒细胞、中性粒细胞，真皮中上部散布较多色素颗粒及噬黑素细胞。

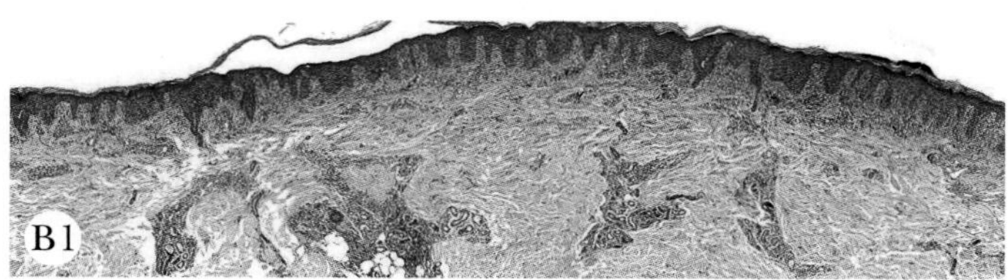

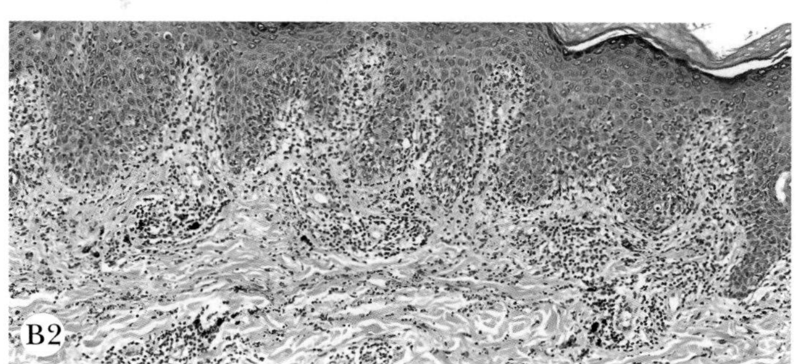

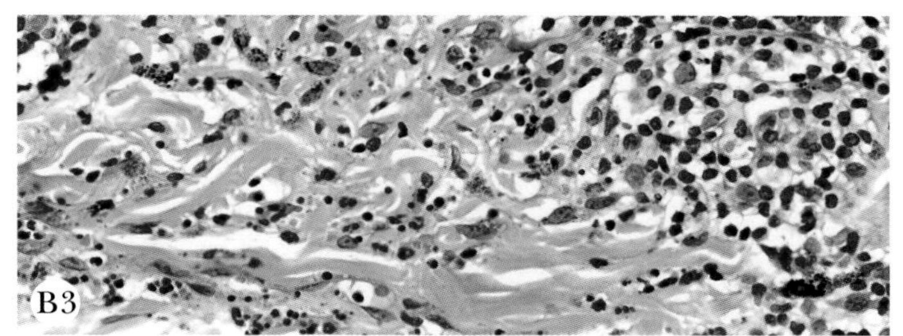

图 1.2.3.1B　固定性药疹　男，42 岁，口唇、上肢深褐色斑反复发作 1 年余。因腹泻后使用抗生素发生。病理示真皮浅层较多中性粒细胞核尘及噬黑素细胞。

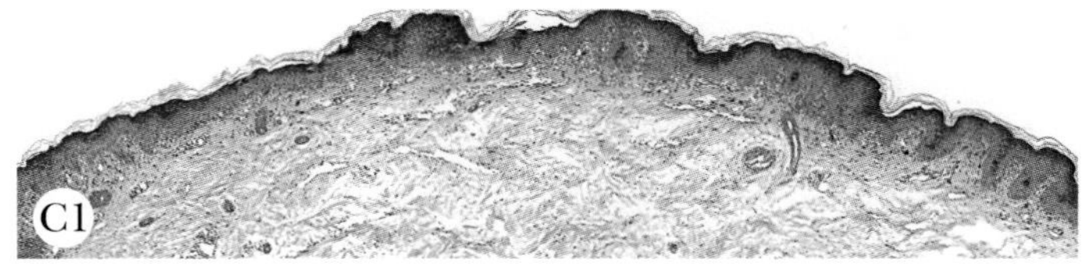

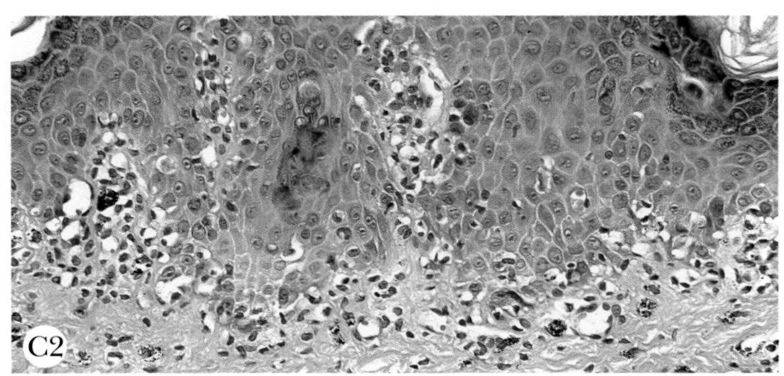

图 1.2.3.1C　固定性药疹　男，4 岁，颈部、阴囊、腹部散在紫红斑 6 个月，曾因发热用磺胺等药。病理与多形红斑改变相同。

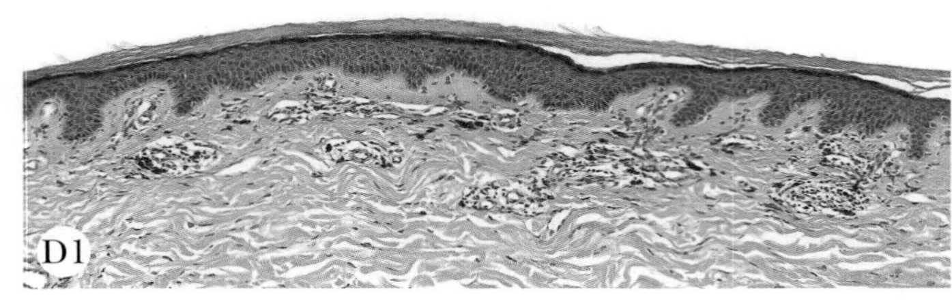

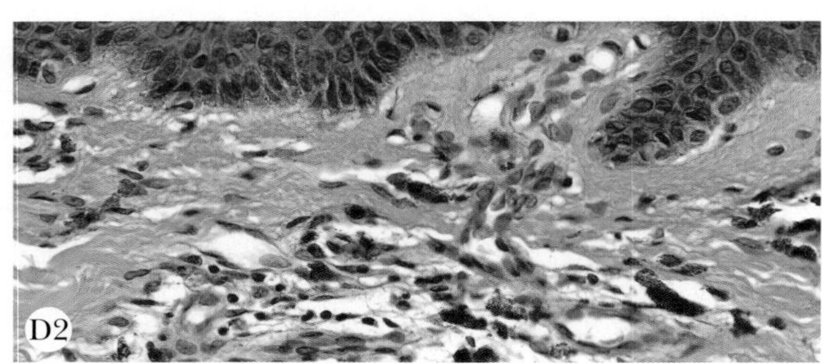

图 1.2.3.1D 固定性药疹 男，48 岁，躯干、四肢青褐色斑 3 个月。曾因牙痛服甲硝唑。病理示真皮上部较多噬黑素细胞。

多形红斑及固定性药疹：病变较轻，有时仅病理改变很难区别。

中毒性表皮坏死松解症（toxic epidermal necrolysis）及 Stevens-Johnson 综合征（Stevens-Johnson syndrome）

病理改变

a 角层呈正常的网篮状角化。

b 颗粒层至基底层细胞大片融合性凋亡，胞核溶解消失或碎裂。

c 皮损周边见小片状或单个细胞凋亡，棘层及颗粒层凋亡明显。

d 可形成表皮下大疱。

e 真皮浅层水肿，无或少许淋巴细胞、嗜酸性粒细胞、中性粒细胞浸润。

病理鉴别诊断

葡萄球菌性烫伤样皮肤综合征：表皮凋亡发生于颗粒细胞层，表皮内水疱。

临床特点

a 主要发生在成人，儿童亦可发病。

b 常为药物过敏所致，也可为感染、肿瘤或无明确原因。

c 起病急，进展快，病情危重。

d 在红斑基础上迅速发生大小不一的松弛性水疱，尼氏征阳性，表皮大片剥脱。

e 黏膜同时受累。

f 全身中毒症状明显。

g 死亡率可达 4% ~ 35%。

临床鉴别诊断

重症多形红斑

别名

Lyell 病（Lyell disease）

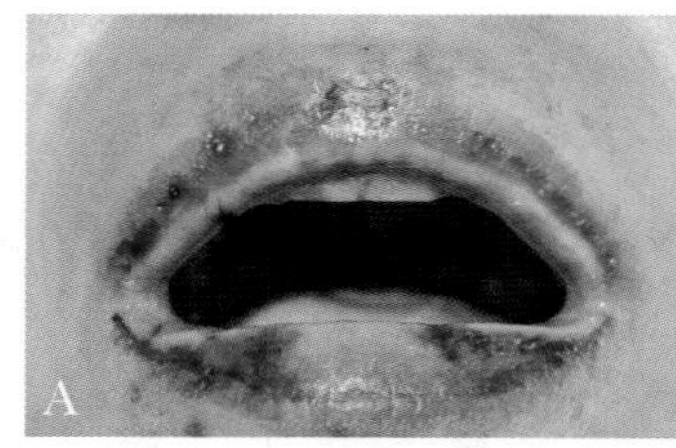

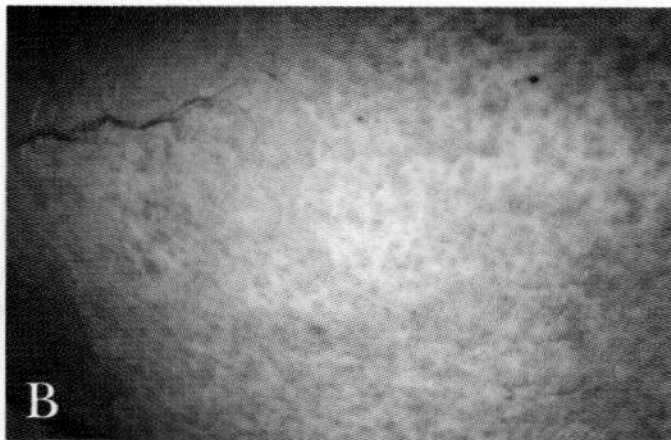

图 1.2.3.2 中毒性表皮坏死松解症（Toxic epidermal necrolysis）及 Stevens-Johnson 综合征（Stevens-Johnson syndrome）

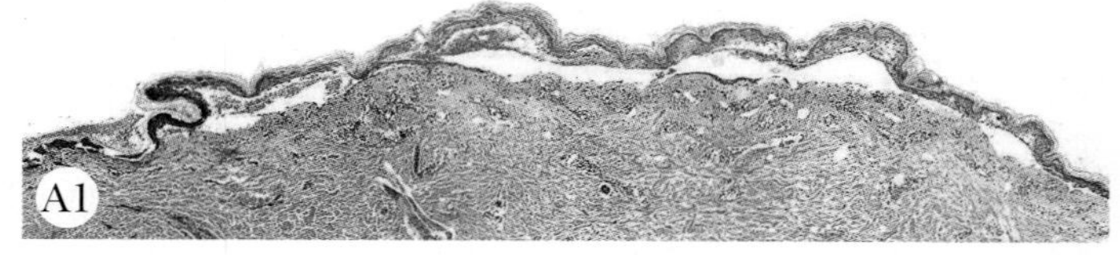

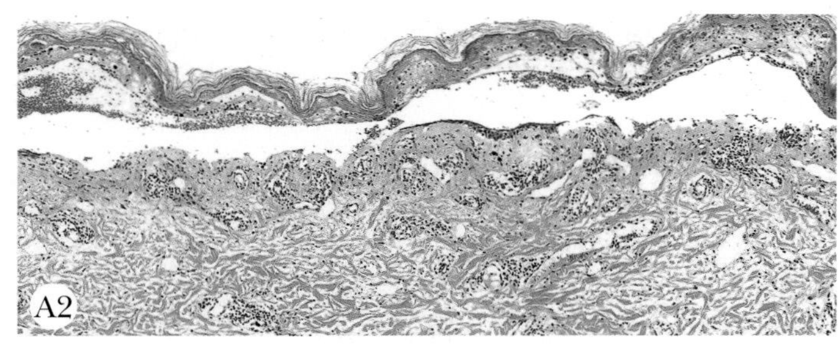

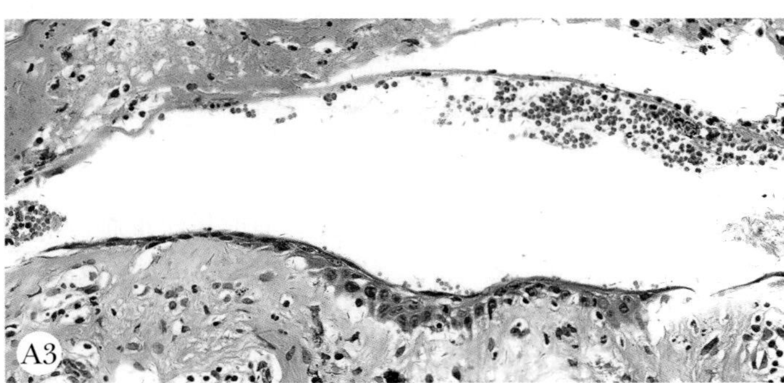

图 1.2.3.2A Stevens-Johnson 综合征 女，36 岁，口腔、外阴糜烂 5 天，全身紫红斑伴发热 4 天。病理示表皮全层坏死，真皮浅层血管扩张充血，少许淋巴细胞浸润。

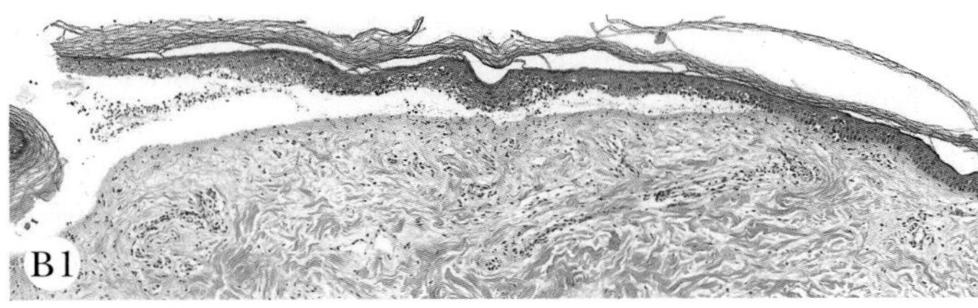

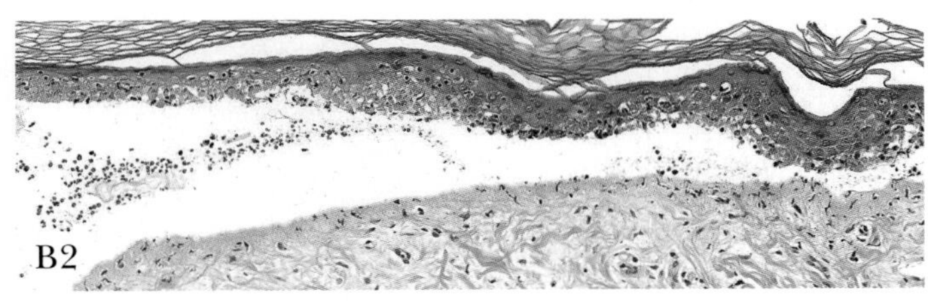

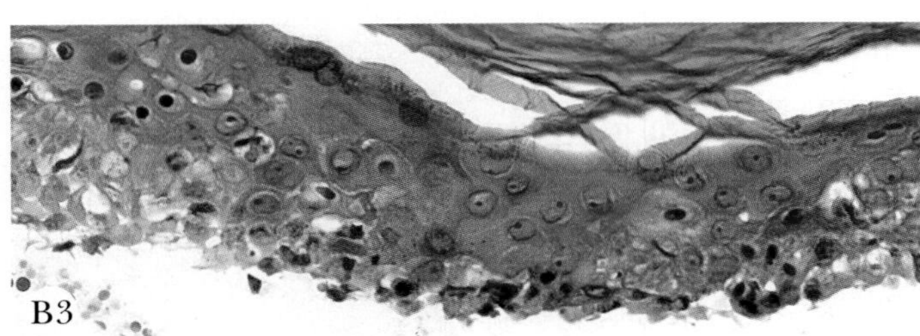

图 1.2.3.2B 中毒性表皮坏死松解症 男，63 岁，全身红斑、水疱、大疱伴表皮剥脱、疼痛 3 天。病理示表皮坏死，真皮内几乎无炎细胞浸润。

药物超敏综合征（drug induced hypersensitivity syndrome）

病理改变

a 类似多形红斑或苔藓样药疹。

b 表现为空泡性界面皮炎或苔藓样界面皮炎。

c 有时表皮正常，仅为真皮浅层血管周围淋巴细胞浸润。

病理鉴别诊断

多形红斑等各型药疹：以临床鉴别为主。

临床特点

a 使用某些特定的药物后 3 周以上出现的斑丘疹。

b 停用致病药物之后，症状迁延 2 周以上。

c 体温高于 38℃。

d 伴有肝功能损害（谷氨酸氨基转移酶 > 100 U /L）。

e 淋巴结肿大。

f 具有白细胞升高，异型淋巴细胞和嗜酸性粒细胞升高等改变。

g 病毒学检查发现单纯疱疹病毒（HSV）6 型感染依据。

临床鉴别诊断

多形红斑

红皮病

TEN

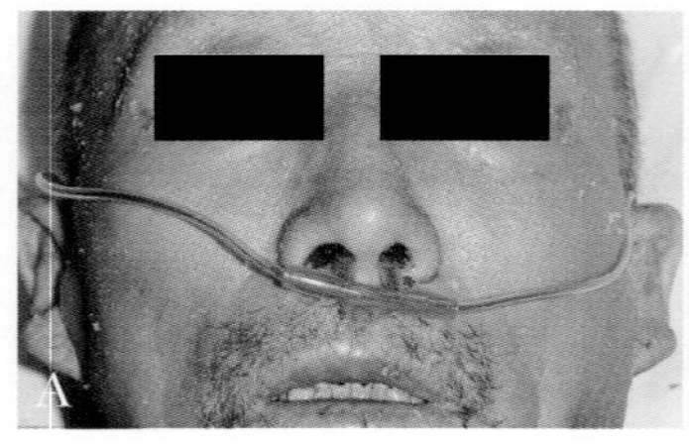

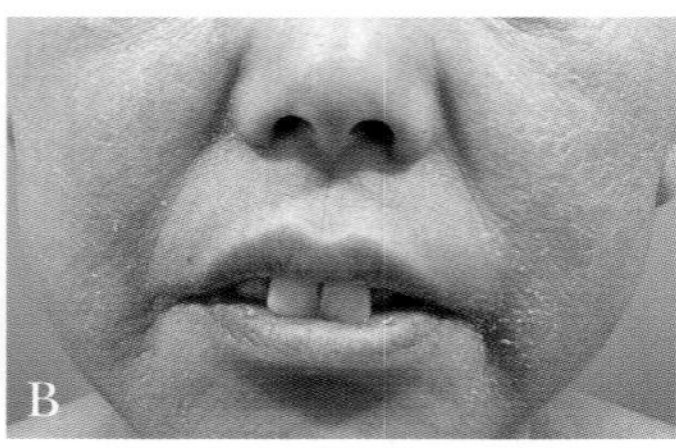

图 1.2.3.3 药物超敏综合征（drug hypersensitivity syndrome）

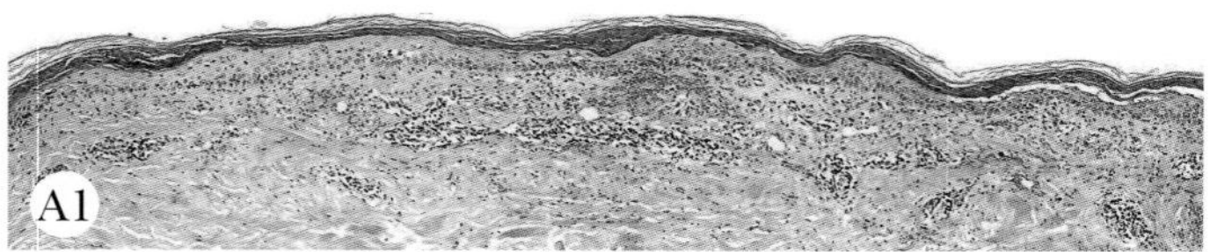

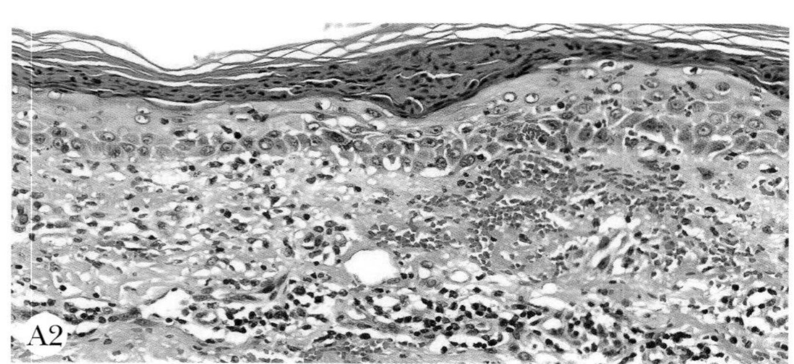

图 1.2.3.3A 药物超敏综合征 男，65 岁，全身红斑、脱屑、发热 1 个月余。服“速效伤风胶囊”等药后发生。病理示角化不全，表皮内有较多红细胞及少数炎细胞，界面空泡改变，真皮内大量红细胞外溢，较多嗜酸性粒细胞，淋巴细胞较少。

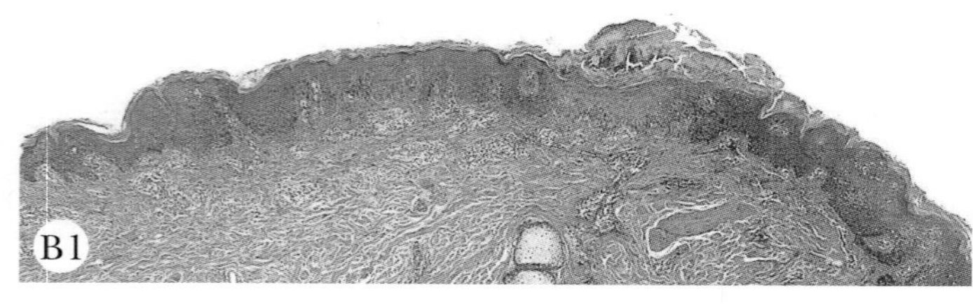

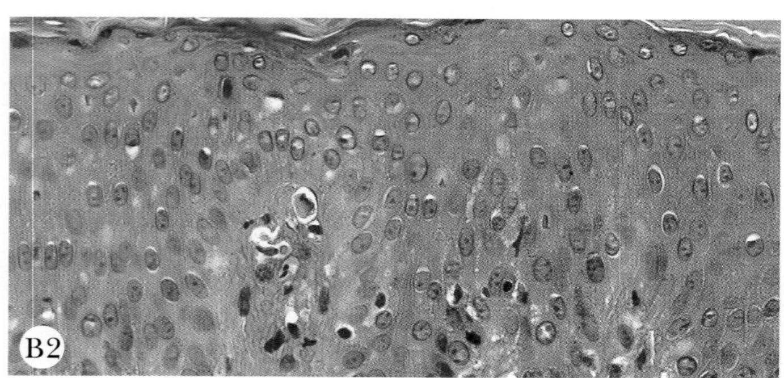

图 1.2.3.3B 药物超敏综合征 女，43 岁，全身红斑伴瘙痒 5 个月余，加重伴发热 50 天。病理示表皮略肥厚，可见散在坏死细胞。界面及真皮内改变轻。

苔藓样药疹（lichenoid drug eruption）

病理改变

a 角层正常或灶性角化不全。

b 颗粒层变薄或消失，棘层变薄。

c 基底细胞空泡变性、液化坏死。

d 表皮内可见单个淋巴细胞，偶见胶样小体。

e 真皮淋巴细胞、组织细胞、噬黑素细胞呈带状浸润，以浅层为主，可累及深部血管周或汗腺周。

f 浸润细胞中常见嗜酸性粒细胞，有时见浆细胞。

病理鉴别诊断

扁平苔藓：楔形颗粒层增厚，通常无浆细胞及嗜酸性粒细胞，真皮深部很少受累。

临床特点

a 与用药密切相关，常见药物为：β 受体阻滞剂、卡托普利、甲基多巴、呋塞米等。

1.2.3.4

b 对称、广泛分布于躯干、四肢，曝光部位多见。

c 皮损形态与扁平苔藓相同，有时呈银屑病样损害。

d 自觉瘙痒。

e 停药后外用糖皮质激素可愈。

临床鉴别诊断

扁平苔藓：皮损形态常无法区别，需详询病史。

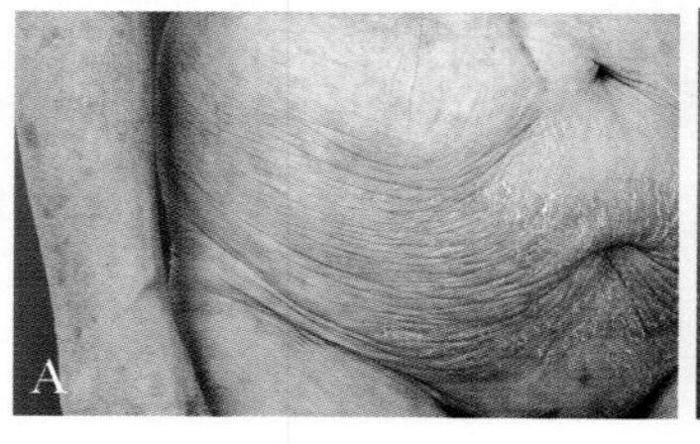

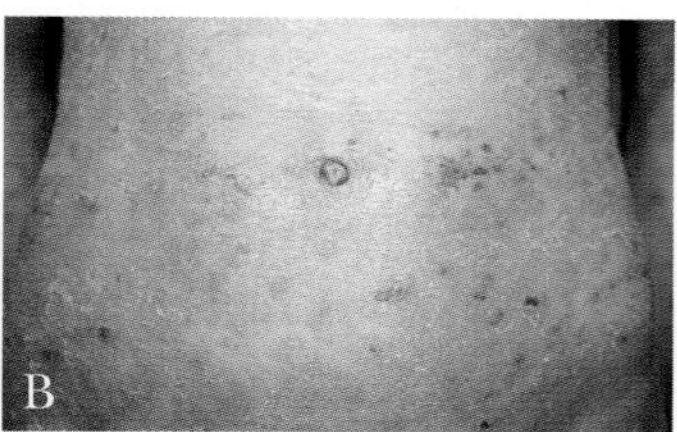

图 1.2.3.4 苔藓样药疹（lichenoid drug eruption）

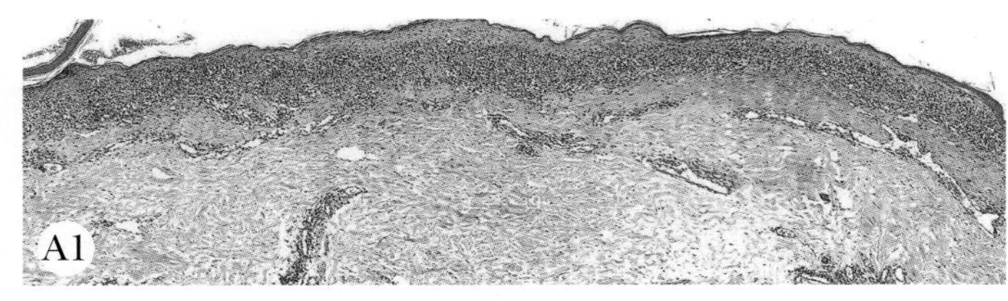

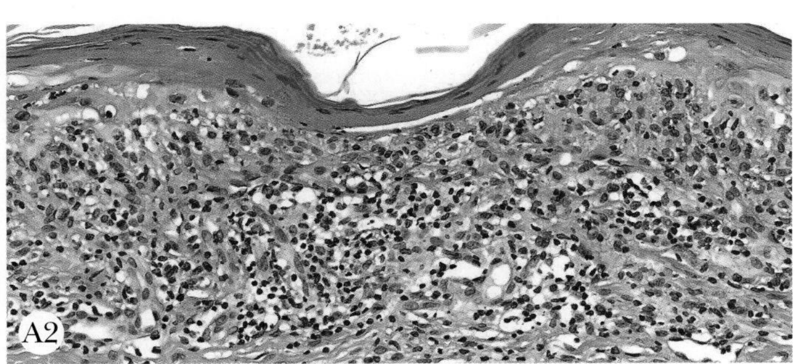

图 1.2.3.4A 苔藓样药疹 女，80 岁，全身皮肤干燥、脱屑 20 余天。低倍镜下与扁平苔藓相同，高倍镜下见角化不全、嗜酸性粒细胞、中性粒细胞浸润。深部小血管周淋巴细胞浸润。

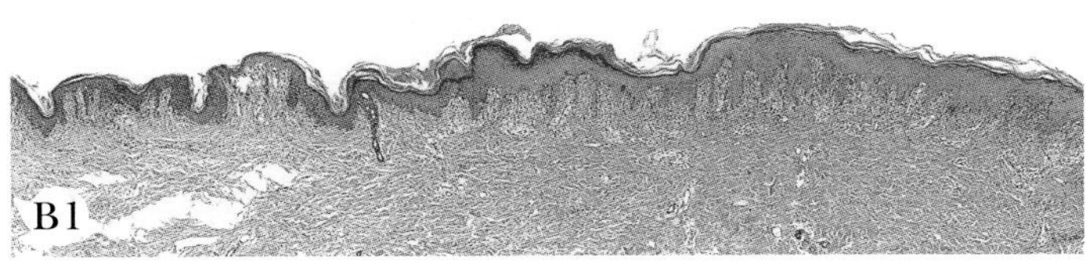

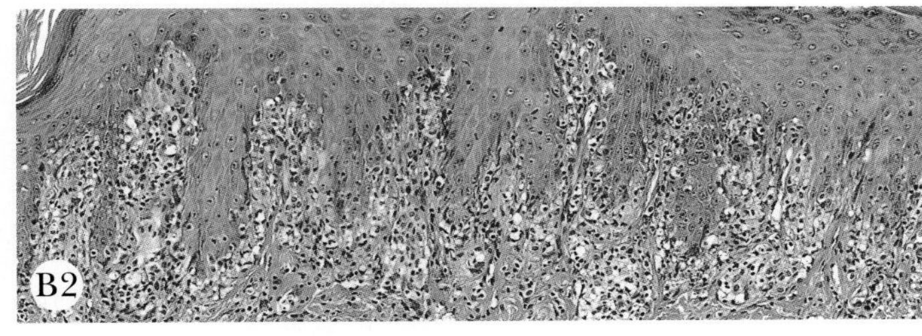

图 1.2.3.4B 苔藓样药疹 男，13 岁，头面、躯干红斑、脱屑、瘙痒 4 周。服感冒药后 1 周出现皮损。病理示颗粒层明显增厚，界面空泡改变，可见少数坏死细胞。

发疹性药疹（exanthematous drug eruption）

病理改变

无界面皮炎特点或有轻微界面改变。轻度海绵水肿，真皮浅层血管周及间质内有少量淋巴细胞浸润，可有嗜酸性粒细胞、中性粒细胞及核尘。

临床特点

a 病毒疹样发疹。

b 皮疹于用药后发生。

c 需除外病毒疹。

光毒性药疹（phototoxic drug eruption）

病理改变

a 轻度空泡性界面改变或无界面改变。

b 程度不等的海绵水肿、细胞内水肿。

c 真皮浅层水肿，红细胞外溢。

d 真皮浅层血管周及间质内有少至中等量淋巴细胞浸润。

e 真皮浅层血管周及间质内可有嗜酸性粒细胞、中性粒细胞及核尘。

临床特点

a 使用光敏性药物后于曝光部位出现皮疹。

b 皮疹常为弥漫性水肿性红斑，可出现糜烂、渗出、水疱、结痂。

c 后期可出现色素沉着。

临床鉴别诊断

植物日光性皮炎

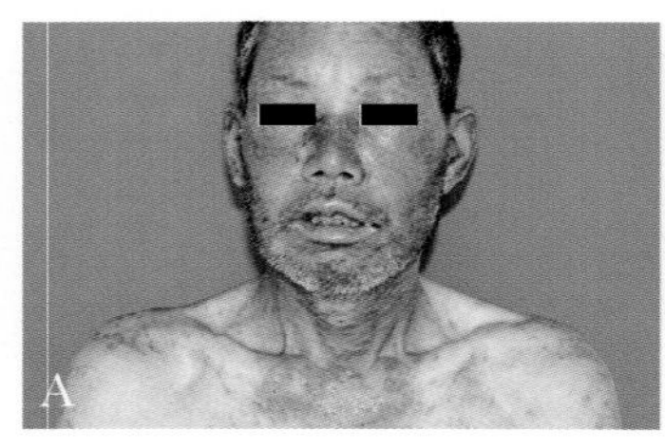

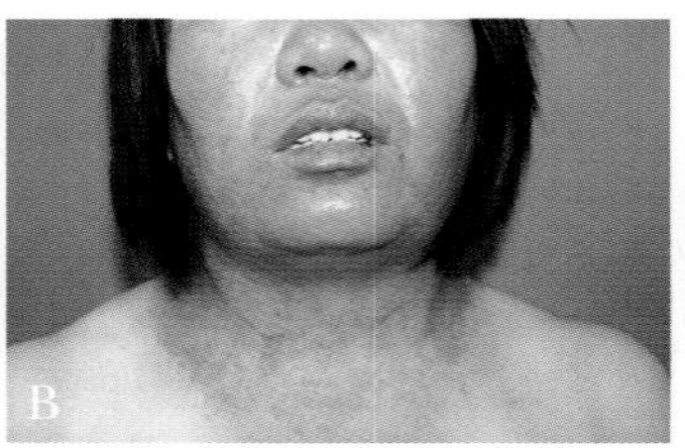

图 1.2.3.6 光毒性药疹（phototoxic drug eruption）

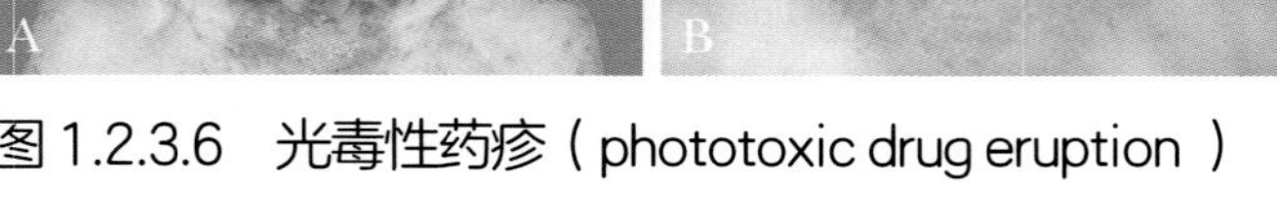

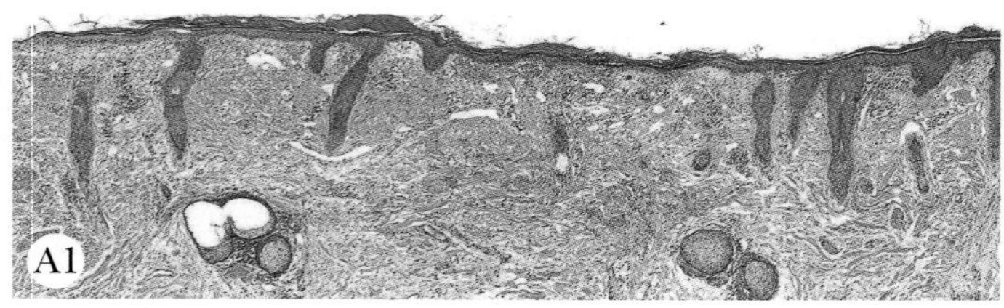

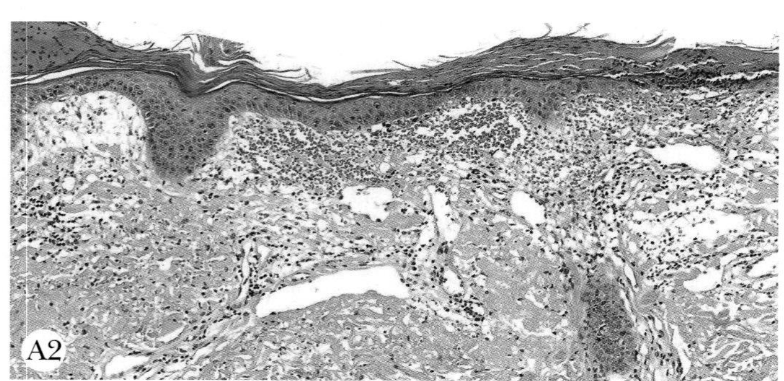

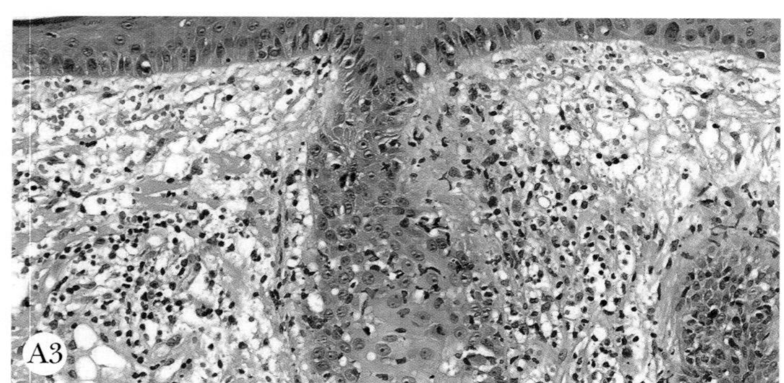

图 1.2.3.6A 光毒性药疹 男，58 岁，面部、胸部红斑、脱屑 1 个月。因“脑梗”用中药制剂后面部、颈项等光照部位出现弥漫性红斑，微痒，疼痛。病理示角化不全及渗出性痂，表皮及毛囊上皮有少数坏死细胞。真皮上部水肿，胶原嗜碱性变，毛细血管扩张，充血、出血。

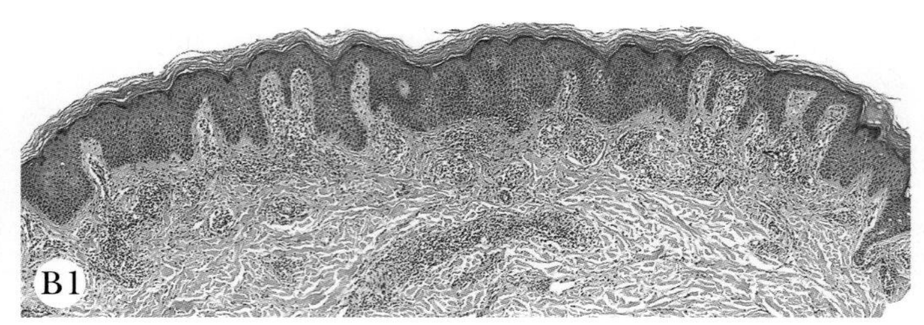

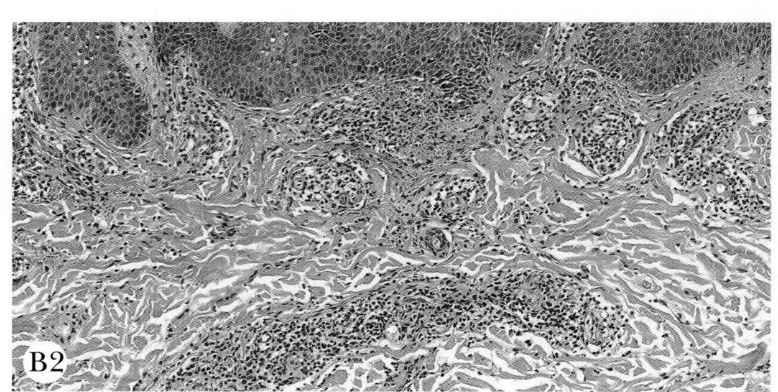

图 1.2.3.6B 光毒性药疹 女，31 岁，面、颈、双手红斑伴瘙痒 2 周，加重伴发热 2 天。病理取自手背，表皮无明显异常，真皮血管周中等量淋巴细胞为主的炎性浸润，有少数嗜酸性粒细胞。有红细胞外溢。

1.2.4 红斑狼疮（lupus erythematosus，LE）

红斑狼疮有多种临床类型，典型的代表是系统性红斑狼疮、亚急性皮肤型红斑狼疮和慢性盘状红斑狼疮，在这三者之间还有过渡型。特殊类型的红斑狼疮包括肿胀型红斑狼疮、冻疮样红斑狼疮及狼疮性脂膜炎。

病理改变

a 表皮萎缩，毛囊漏斗部扩大，毛囊角栓。

b 表皮基底细胞空泡变性，有时真表皮交界不清，毛囊基底层细胞亦可见液化变性。

c 表皮基底膜及附属器周围基底膜增厚。

d 真皮以毛囊附属器为中心的淋巴细胞浸润，真皮浅部散在淋巴细胞浸润。

e 真皮中上部胶原束间隙增大，可见程度不等的黏液沉积。

f 真皮上部常见噬黑素细胞。

g 早期和急性期血管扩张、充血、红细胞外溢较明显，可见核尘，有时甚至类似 Sweet 综合征改变。

h 晚期炎性较轻，胶原增生、硬化明显，皮肤附属器减少甚至消失。

i 皮损处直接免疫荧光检查阳性 80% ~ 90%。

j 盘状红斑狼疮皮损最重、最典型，系统性红斑狼疮皮损最轻、最不典型。

k 肢端红斑狼疮往往界面破坏轻微，甚至表现为类似血管周围炎样改变。

l 有时表皮可呈增厚改变，与扁平苔藓鉴别困难，可结合临床及实验室检查。

m 肿胀型红斑狼疮黏液沉积明显，界面破坏明显。

n 冻疮样红斑狼疮血管周围炎明显，同时有轻度界面破坏。

o 狼疮性脂膜炎可单独累及脂肪或皮肤脂肪均累及，详见 11.2.6。

病理鉴别诊断

皮肌炎：SLE 及皮肌炎的皮损通常不能区别，亚急性皮肤型红斑狼疮（SCLE）的炎性浸润等改变常较皮肌炎显著。

扁平苔藓：不出现基底膜增厚，真皮内无大量黏液。

临床特点

a 好发于青年女性，但亦可发生于新生儿、老年人、男性。

b 自身免疫性疾病，与遗传、内分泌等有关。

c 好发于面颊、鼻、耳廓、手等曝光部位；SCLE 皮损常累及躯干、上臂。

d 典型盘状红斑狼疮皮损呈暗红色、具有黏着性鳞屑的浸润性斑块，早期色红，晚期呈萎缩性色素沉着斑或色素减退斑。

e 亚急性皮肤型红斑狼疮皮损为有黏着性鳞屑的红斑，范围广。

f 系统性红斑狼疮除有盘状红斑狼疮（DLE）皮损外，多为面部蝶形红斑，具有全身多器官损害，抗核抗体等自身抗体阳性，SLE 常死于严重的内脏损害，10 年生存率约 60% ~ 80%。

g 线状红斑狼疮为盘状红斑狼疮的特殊形态，皮损沿 Blaschko 线分布，好发于面部及四肢。

h 盘状红斑狼疮皮损治疗后可控制，但不易彻底治愈。

i 肿胀性红斑狼疮面部多见，也可发生在其他部位，表现为浸润性红斑、结节，表面可正常或轻度鳞屑。

j 大疱性红斑狼疮皮损好发于曝光部位。

临床鉴别诊断

脂溢性皮炎

扁平苔藓

皮肌炎

日光性皮炎

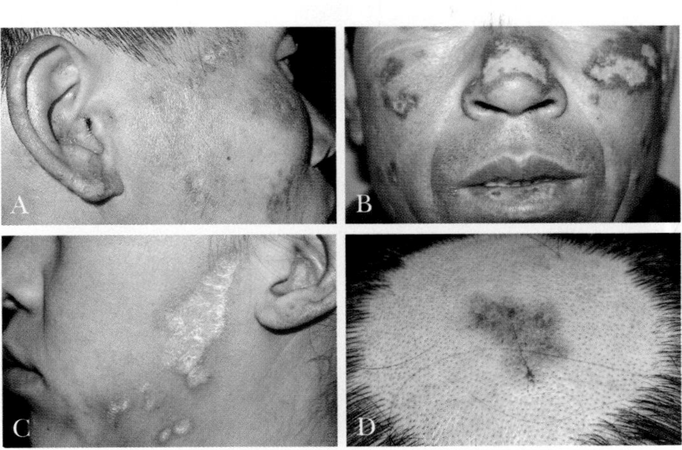

图 1.2.4A~D 盘状红斑狼疮（discoid lupus erythematosus, DLE）

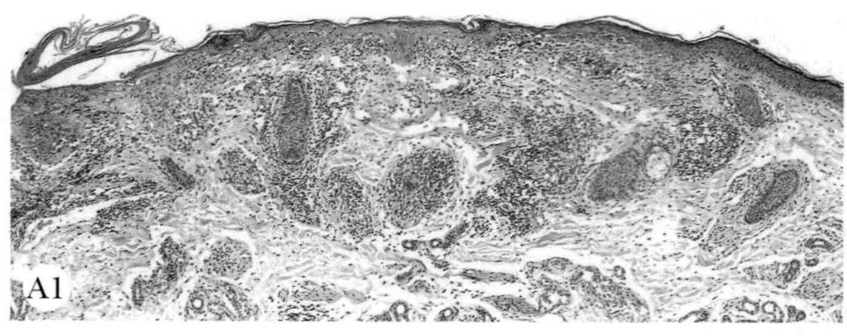

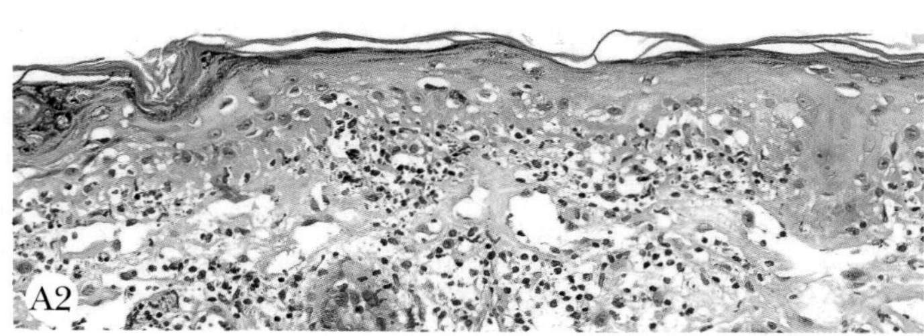

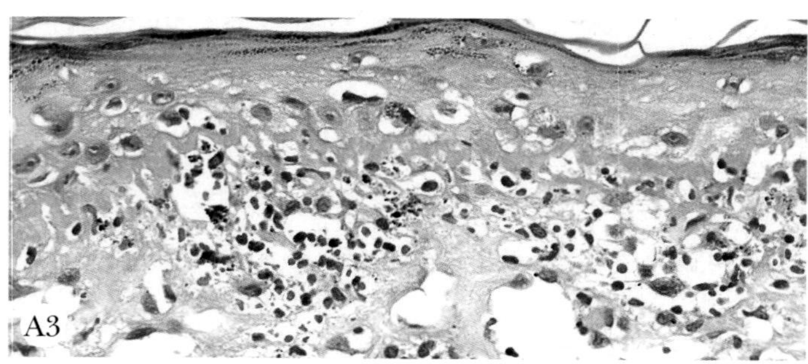

图 1.2.4A　盘状红斑狼疮　男，31 岁，面部、双手鳞屑性暗红斑 2 年，日晒加重。表皮萎缩，基底膜增厚，真皮血管扩张充血、出血，附属器周淋巴细胞浸润，浅层见较多色素颗粒。

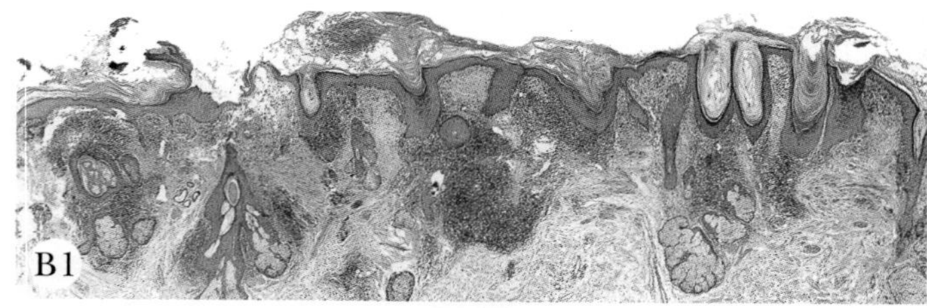

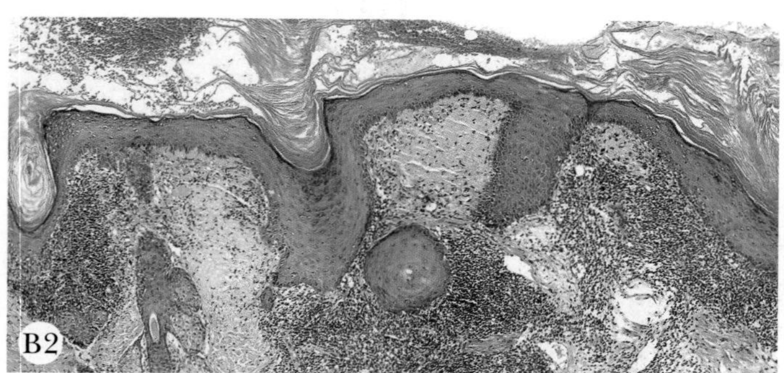

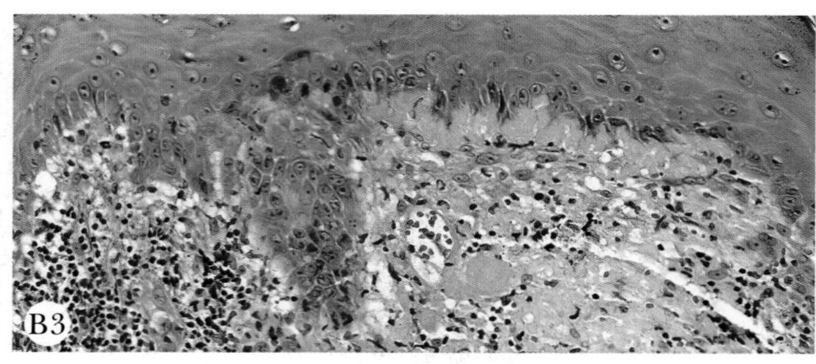

图 1.2.4B　盘状红斑狼疮　男，42 岁，面颊、鼻、唇、耳等部皮损 4 年。病理示毛囊角栓明显。

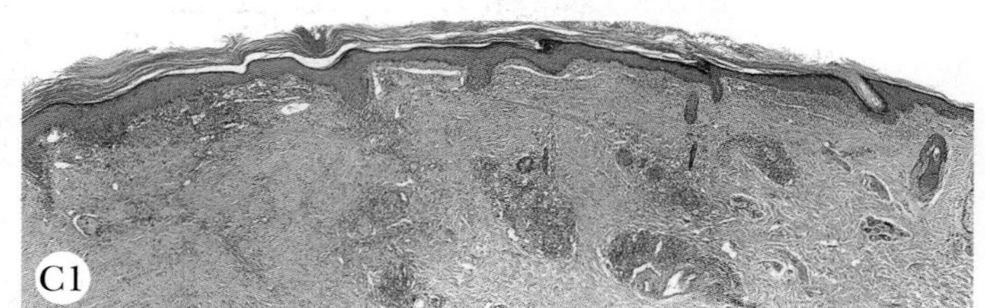

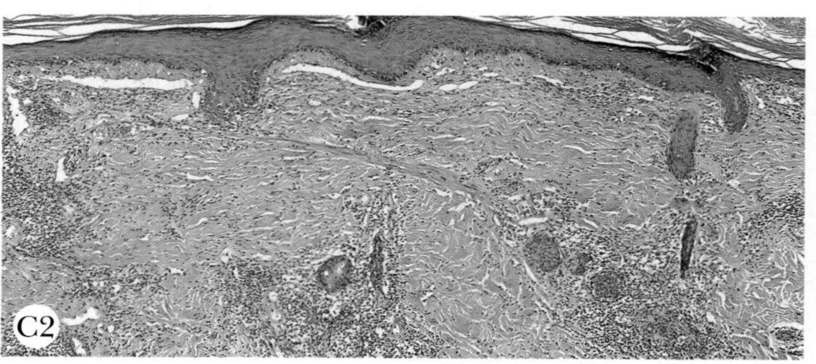

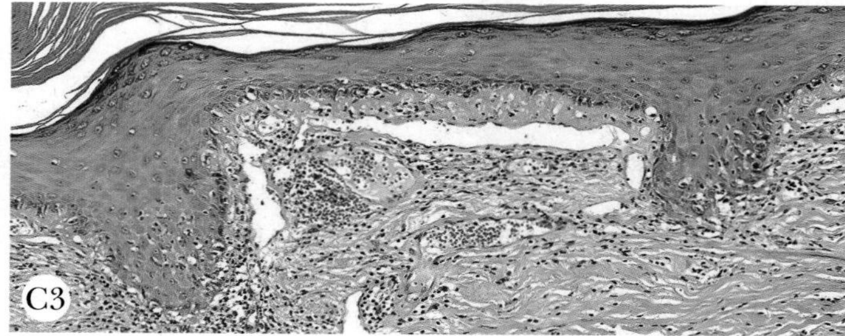

图 1.2.4C　盘状红斑狼疮　女，30 岁，左颊、耳斑块 1 年余。病理以附属器周淋巴细胞浸润及基底膜增厚较突出。

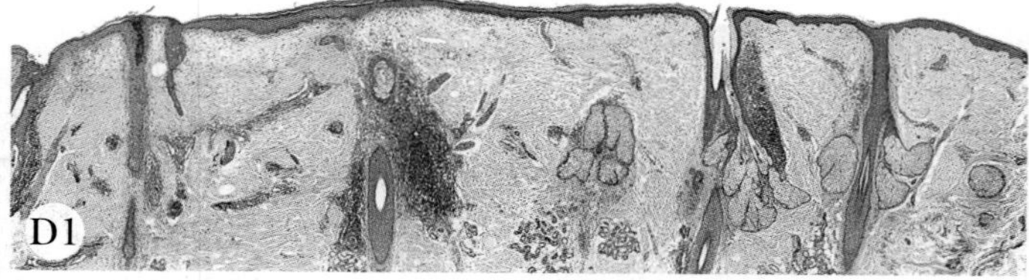

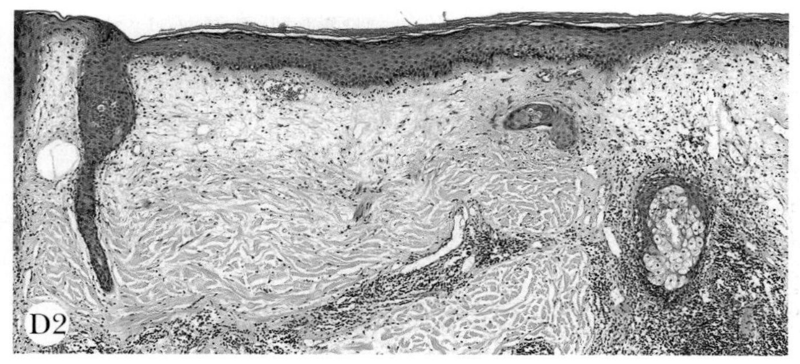

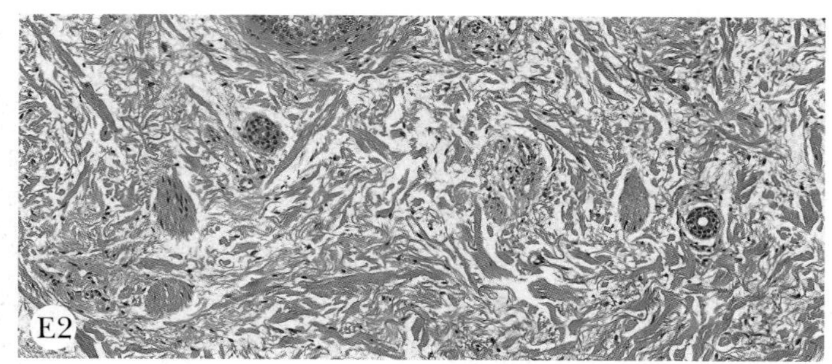

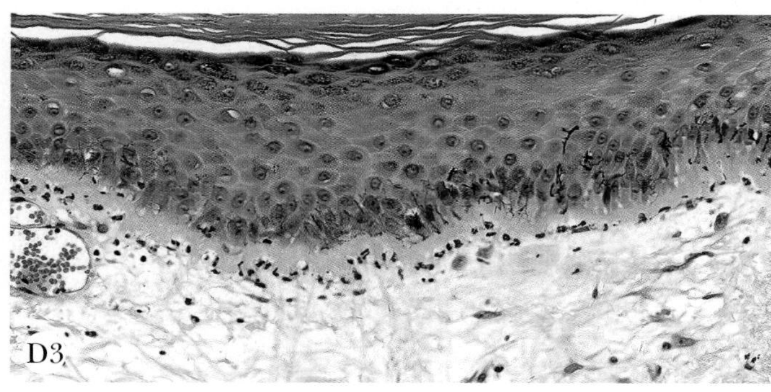

图1.2.4D　盘状红斑狼疮　女，40岁，头皮红斑、脱发2年，偶痛。真皮水肿显著，血管周及毛囊周淋巴细胞浸润。

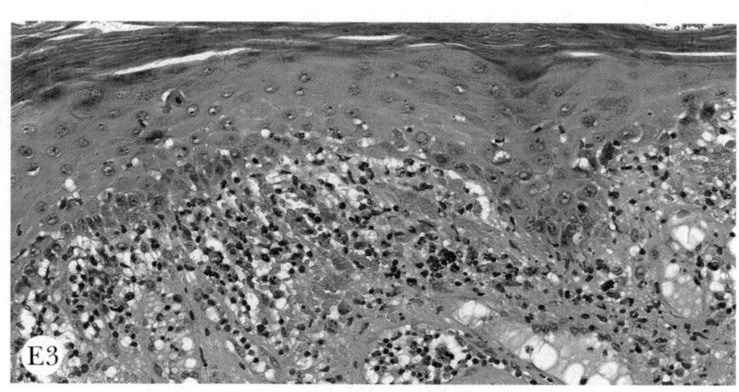

图1.2.4E　系统性红斑狼疮　女，68岁，面、颈、上肢红斑4个月，痒，日晒加重。伴指间关节痛。病理示界面皮炎特点，真皮上部胶原日光变性，出血明显，真皮中部黏蛋白沉积。

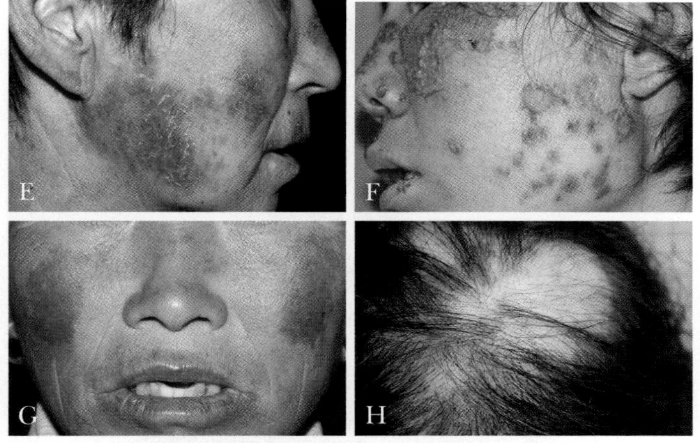

图1.2.4E~H　系统性红斑狼疮（systemic lupus erythematosus,SLE）

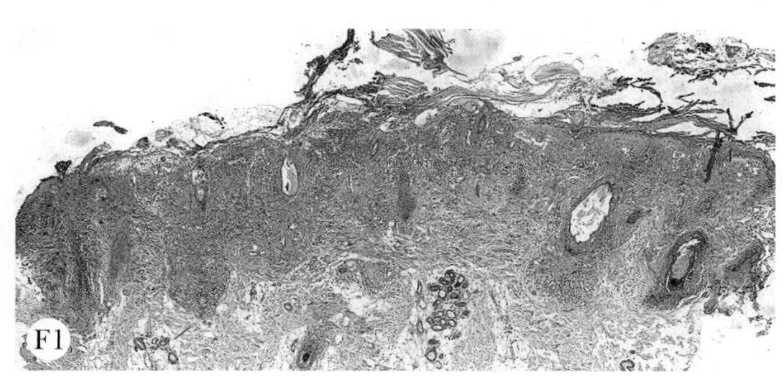

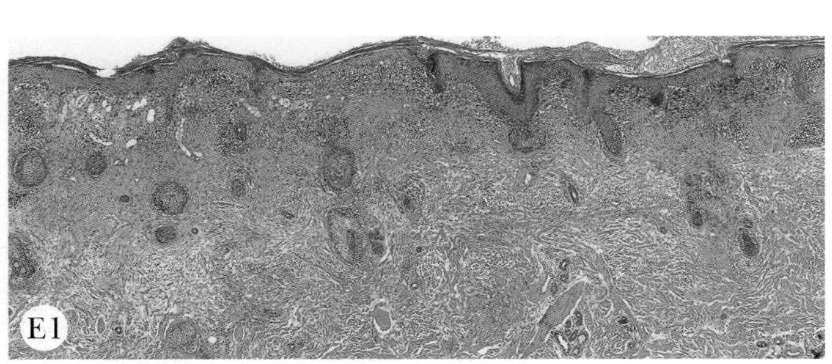

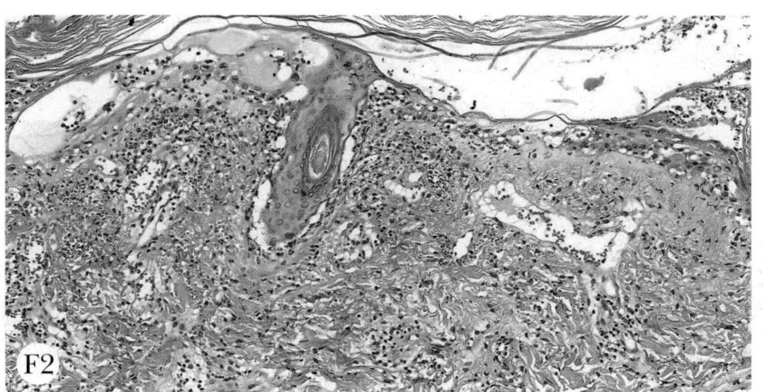

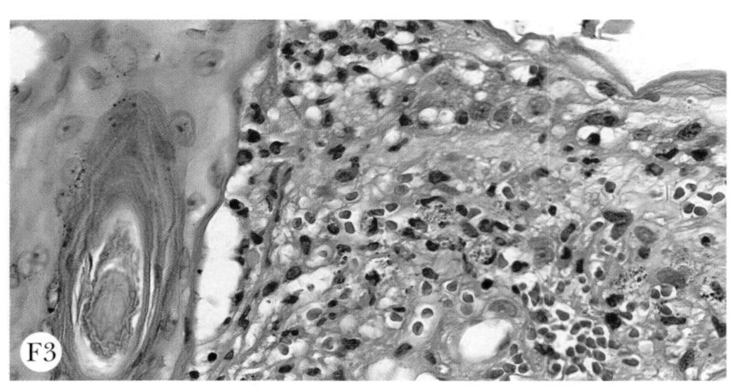

图 1.2.4F 系统性红斑狼疮 女，38 岁，面、手红斑半年。伴发热、关节痛及乏力。病理示全片污浊感，表皮萎缩、坏死明显，真皮血管扩张、充血、出血，中等量淋巴细胞浸润，中上部较多黑素颗粒。

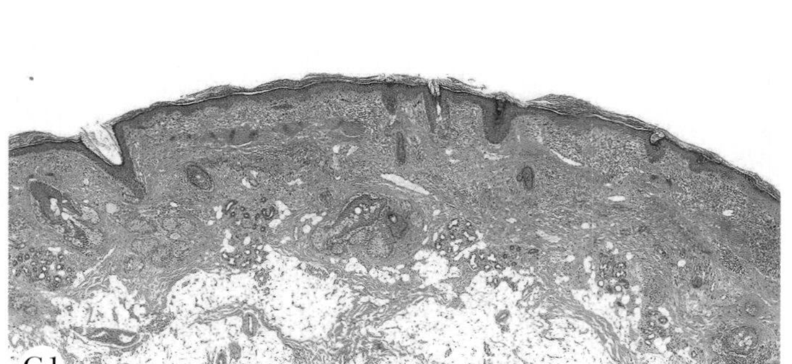

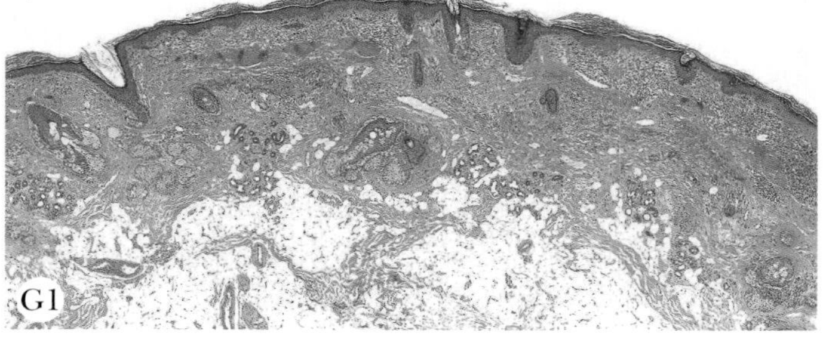

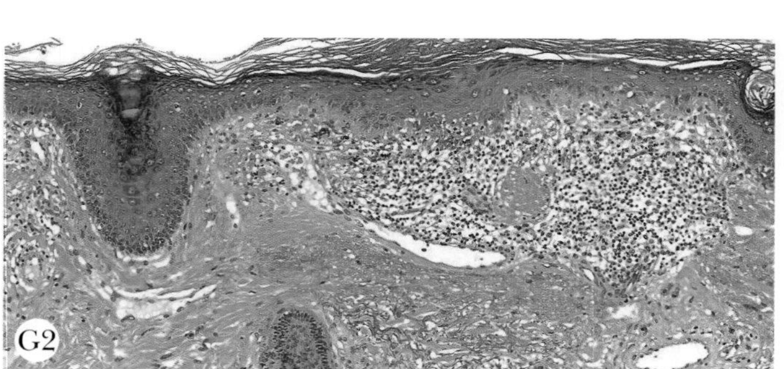

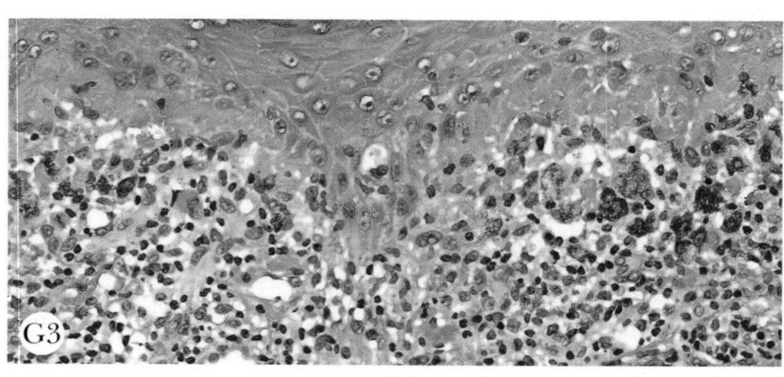

图 1.2.4G 系统性红斑狼疮 女，52 岁，双手红斑 5 年，面部红斑 1 年。病理示界面皮炎特点，基底膜增厚明显。

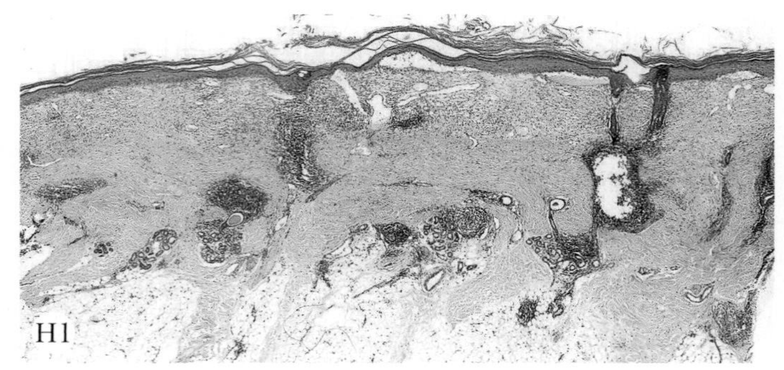

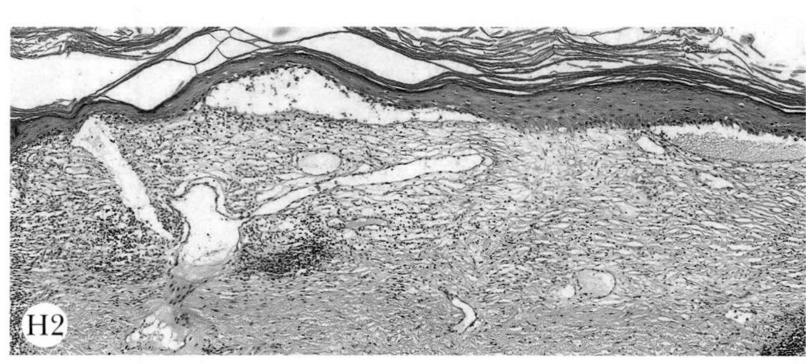

图 1.2.4H 系统性红斑狼疮 女，41 岁，头皮白斑 10 年余，近半年变红，两颞侧发际出现白斑。病理示界面皮炎改变，真皮上部水肿，真表皮间形成裂隙，真皮中下部胶原致密，附属器及血管周较多淋巴细胞浸润。

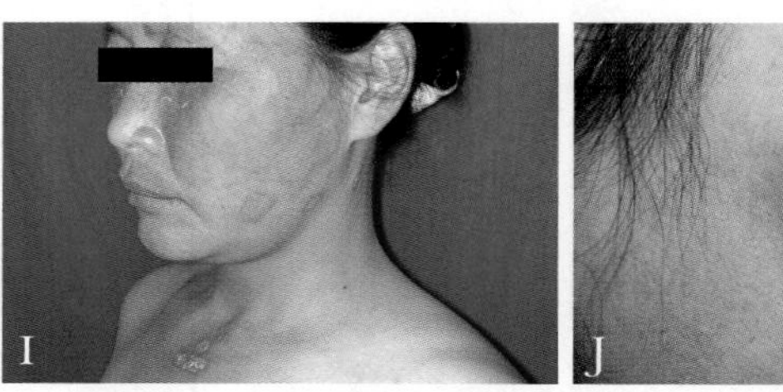

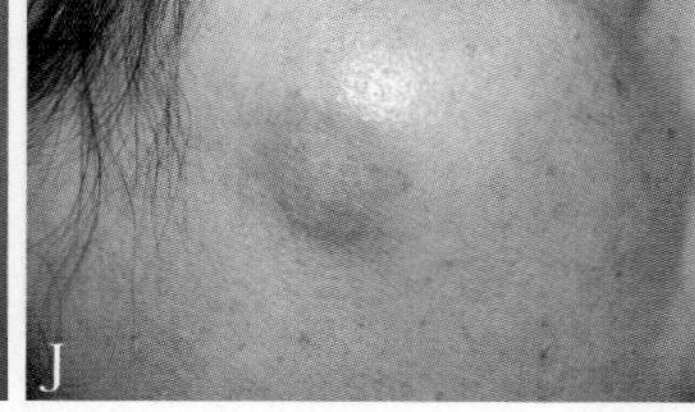

图 1.2.4IJ 亚急性皮肤型红斑狼疮（subacute cutaneous lupus erythematosus,SCLE）

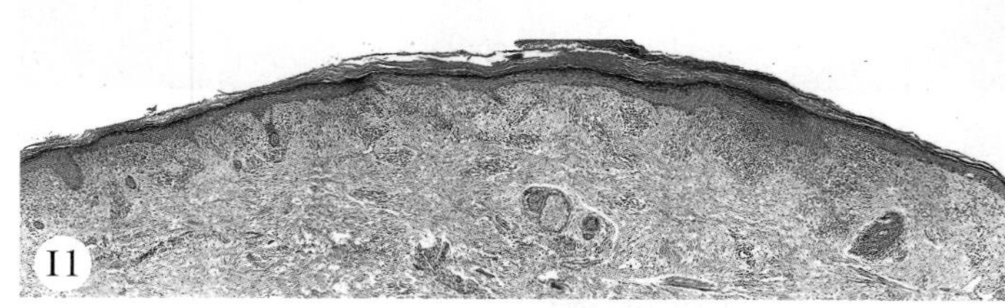

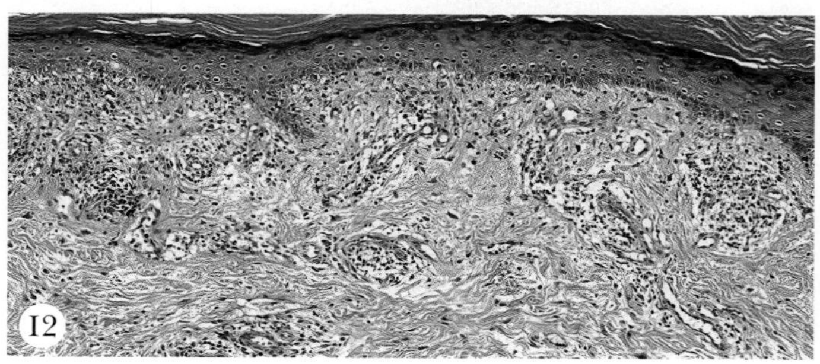

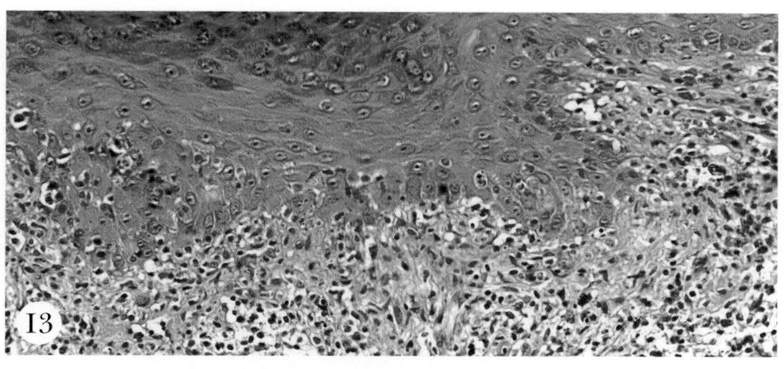

图 1.2.4I 亚急性皮肤型红斑狼疮 女，42 岁，面部环状红斑，痒 5 年。表皮内有坏死细胞，真皮小血管周、间质内中等量淋巴细胞浸润。

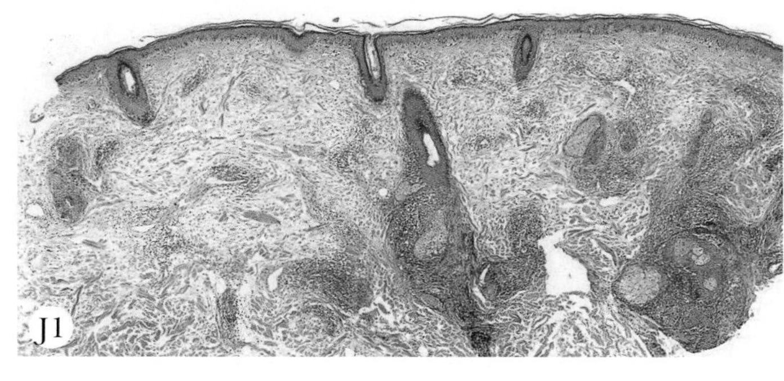

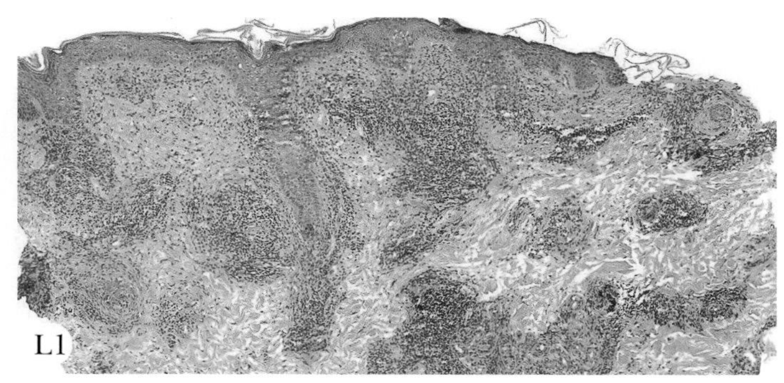

图 1.2.4J 亚急性皮肤型红斑狼疮 女，41 岁，右颊外侧浸润性红斑 1 个月余。病理示界面改变，真皮水肿明显，附属器周淋巴细胞浸润。

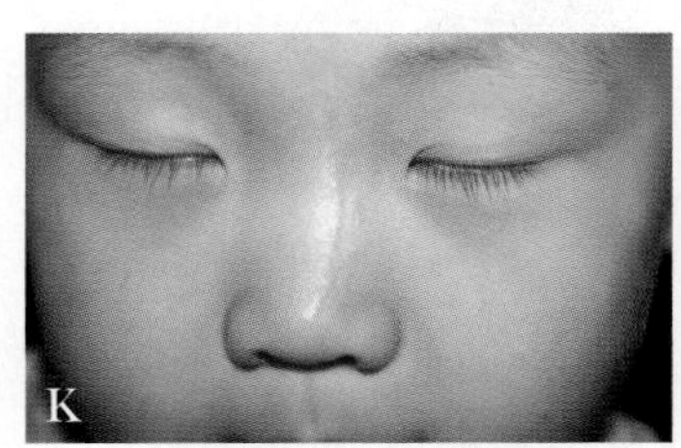

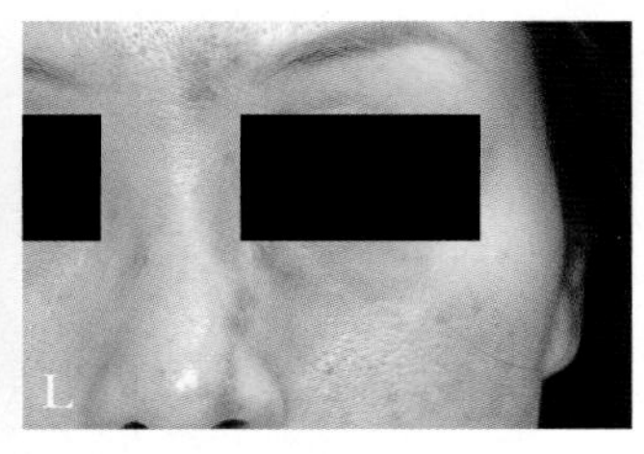

图 1.2.4KL 线状皮肤型红斑狼疮（linaer cutaneous lupus erythematosus，LCLE）

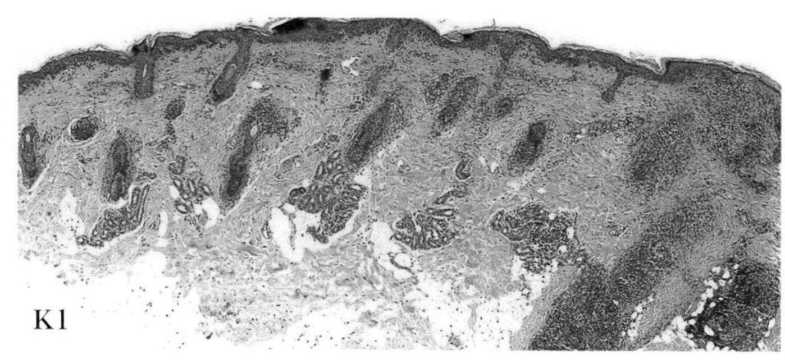

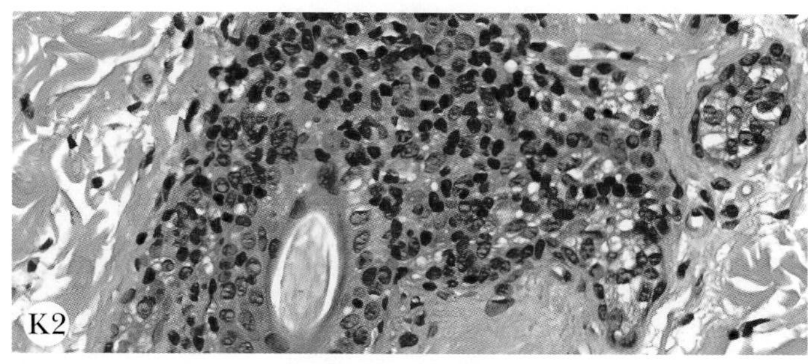

图 1.2.4K 线状红斑狼疮 男，4 岁，左鼻背部线性红斑 4 个月。病理示轻度界面改变，毛囊周中等量淋巴细胞浸润。

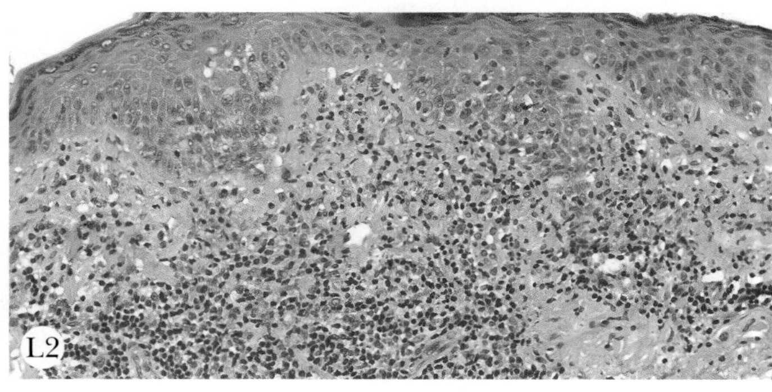

L2

图 1.2.4L 线状红斑狼疮 女，44 岁，左额至鼻背部线性红斑 3 个月。病理示界面轻度改变，毛囊、汗腺周大量淋巴细胞浸润。

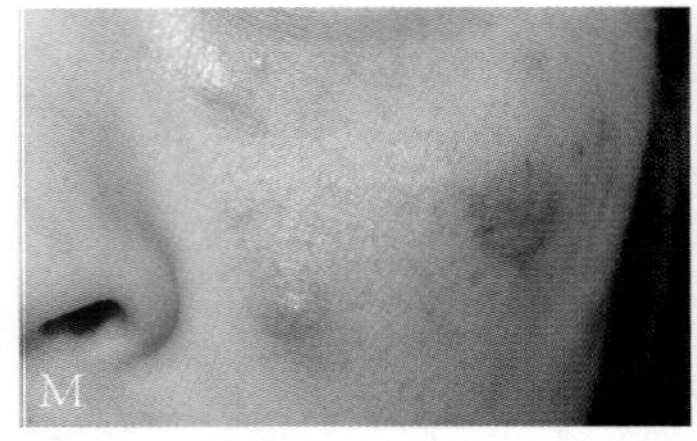

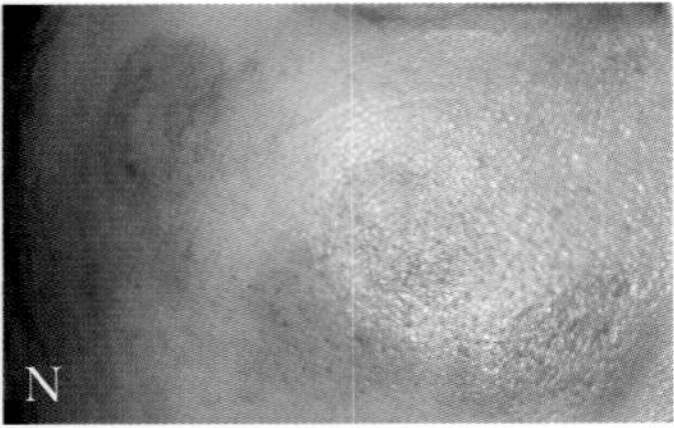

图 1.2.4MN 肿胀性红斑狼疮（lupus erythematasts tumidus）

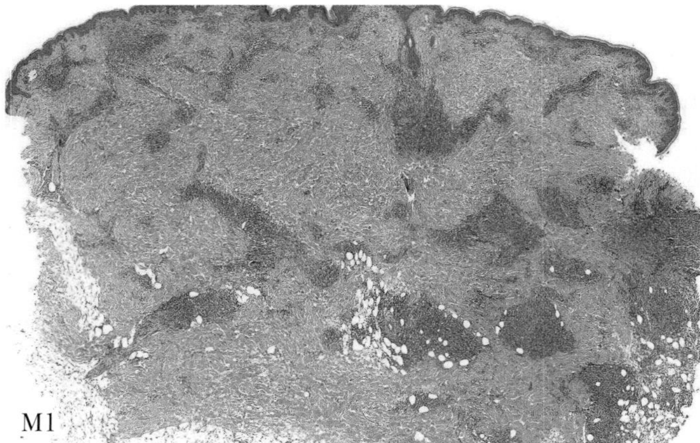

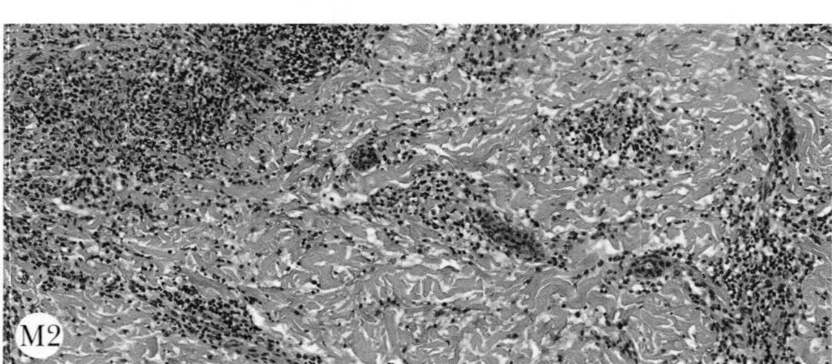

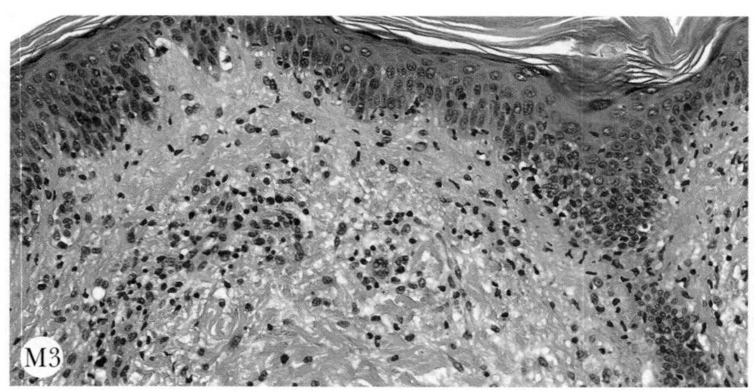

图 1.2.4M 肿胀性红斑狼疮 女，24 岁，面部、四肢红斑、斑块 9 年。病理示真皮血管周、皮下组织浅层中等量淋巴细胞为主的炎性浸润，真皮间质内有较多黏液。

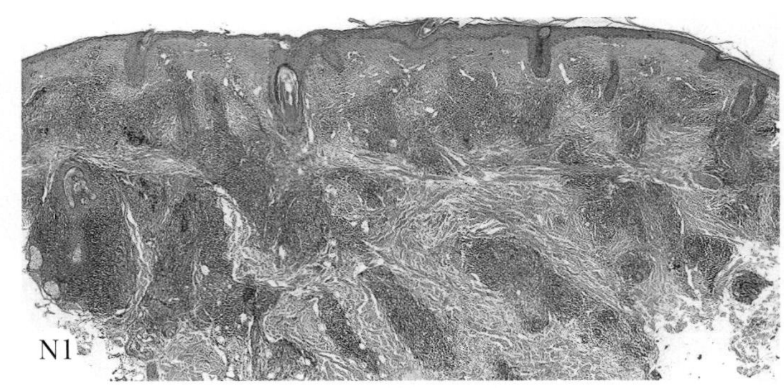

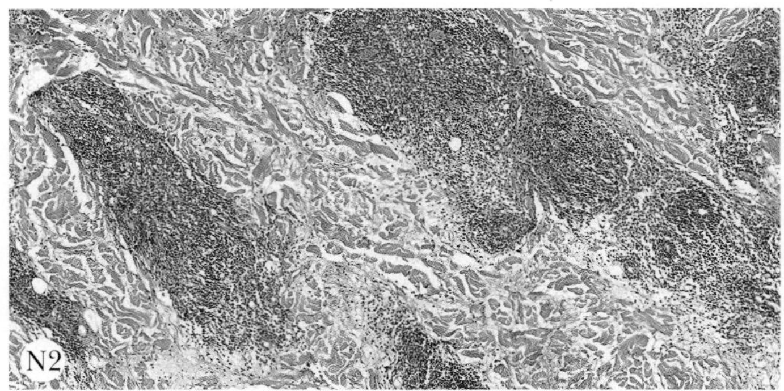

图 1.2.4N 肿胀性红斑狼疮 女，25 岁，左颧红肿 6 个月，无不适。病理示真皮中下部附属器及血管周密集的淋巴细胞浸润，间质内有较多黏液。

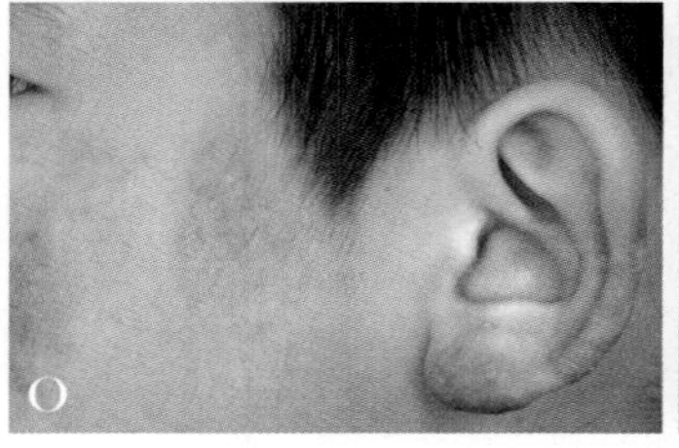

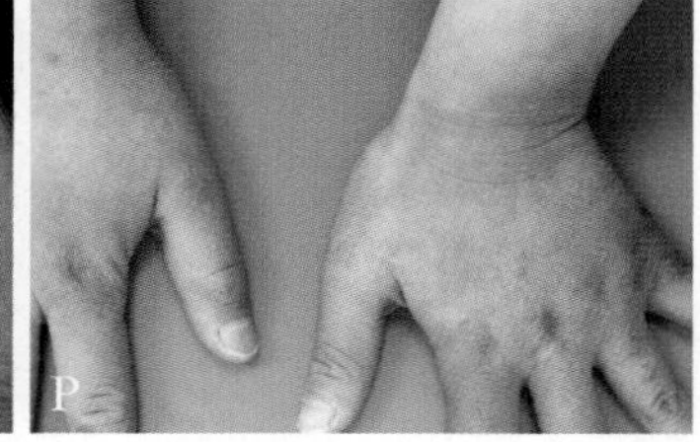

图 1.2.4OP 冻疮样红斑狼疮（chilblain lupus erythematosus）

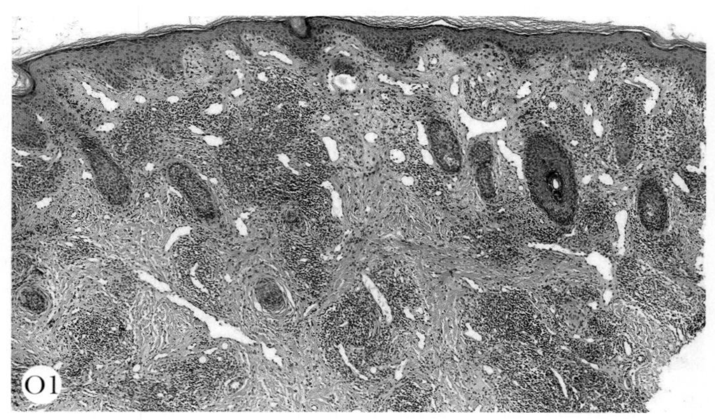

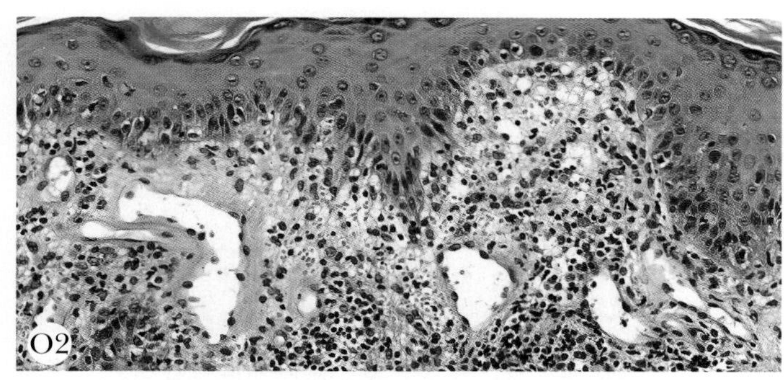

图 1. 2. 40　冻疮样红斑狼疮　男，9 岁，面、耳红斑、结节 1 年余，微痒。寒冷发作，夏天可消退。病理示真皮浅层水肿，血管扩张、出血。真皮全层附属器及血管周大量淋巴细胞为主的炎性浸润。

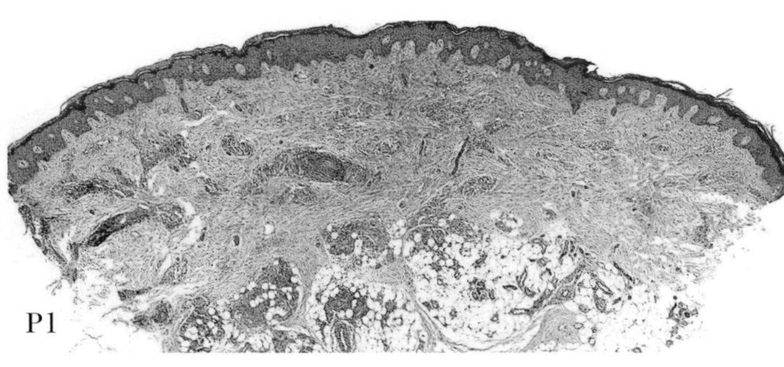

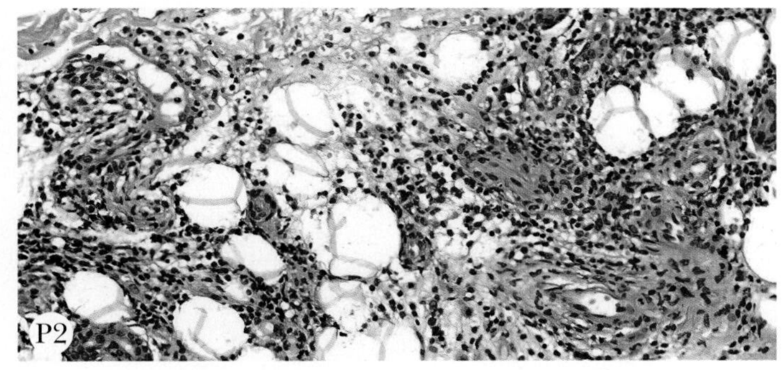

图 1. 2. 4P　冻疮样红斑狼疮　女，22 岁，双手背丘疹 5 个月余，伴关节痛 1 周，于天气转冷后发生。表皮大致正常，真皮至皮下组织血管周较多量淋巴细胞为主的炎性浸润，部分区域红细胞外溢。

1.2.5　皮肌炎（dermatomyositis）

病理改变

a 类似系统性红斑狼疮但更轻，常有灶性角化不全，表皮萎缩，基底细胞空泡变性，表皮基底膜增厚。

b 真皮中上部血管周及间质内少量至中等量淋巴细胞浸润，常见噬黑素细胞。

c 真皮网状层内黏蛋白沉积。

d 真皮中上部不同程度的水肿，毛细血管扩张、充血、红细胞外溢。

e 肌肉活检可见肌纤维变性淡染、横纹消失、萎缩、坏死，肌纤维间淋巴细胞浸润。

病理鉴别诊断

系统性红斑狼疮：常无法区别。

临床特点

a 好发于儿童和中老年人，呈双峰分布。儿童及成人发病高峰分别为 10 ～ 15 岁及 45 ～ 55 岁，女性多于男性。

b 自身免疫性疾病，与遗传有关。

c 皮损好发于面、颈前、手等曝光部位。早期易误诊为光感性皮炎。

d 面、颈弥漫性红斑、毛细血管扩张充血、晚期色素沉着或减退。

e 特征性皮损：早期双上睑的水肿性紫红色斑；皮肤异色症与甲周红斑；手背等各关节伸侧苔藓样丘疹（Gottron 丘疹）。

f 肌肉疼痛、肌无力，肌电图示肌源性损害。有少数为无肌病性皮肌炎。

g 肺、心、肝、肾等多脏器均可受累。

h 钙质沉积更多见于儿童，老年患者常伴发肿瘤。

i 血清酶如肌酸磷酸激酶等显著增高。Jo-1 抗体更多见于多发性肌炎。

j 病期数周至数年，重者可致死。重要致死原因有肺纤维化、咽部及胸部受累严重、肿瘤。

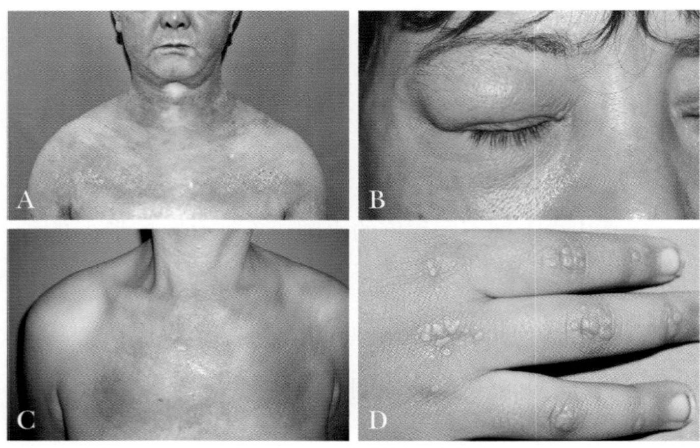

图 1.2.5 皮肌炎 (dermatomyositis)

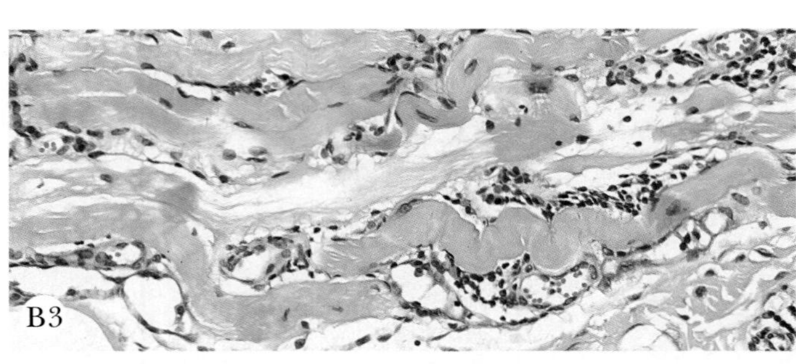

图 1.2.5B 皮肌炎 女，49 岁，双上眼睑水肿性红斑、上背部大片红斑 1 个月，伴肌痛、乏力。病理示轻度界面皮炎，横纹肌间隔淋巴细胞为主的炎细胞浸润，血管扩张充血，部分肌纤维变性、横纹模糊 (B3)。

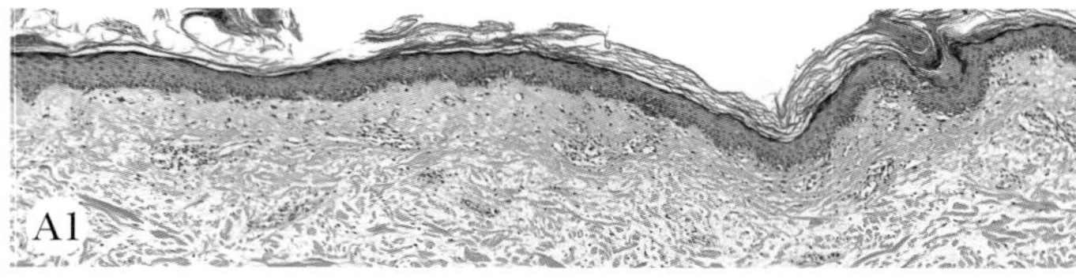

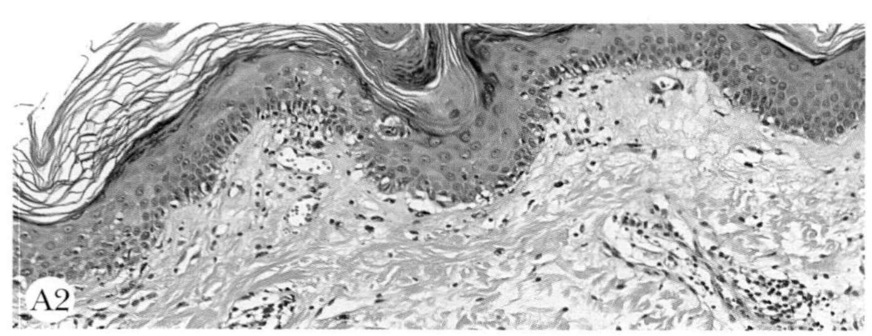

图1.2.5A 皮肌炎 男，68岁，头面、胸水肿性红斑，乏力6个月，皮损渐扩展至全身。患肺癌 8 个月行化疗 6 次。病理示界面空泡改变，少数坏死细胞，真皮浅层血管扩张、充血，少许黑素颗粒，淋巴细胞浸润较稀疏。

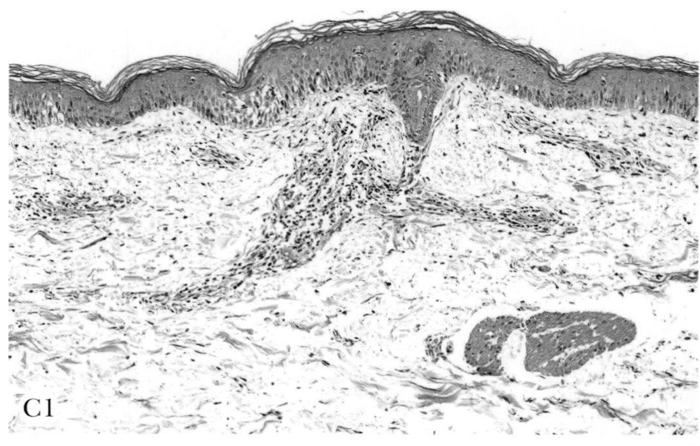

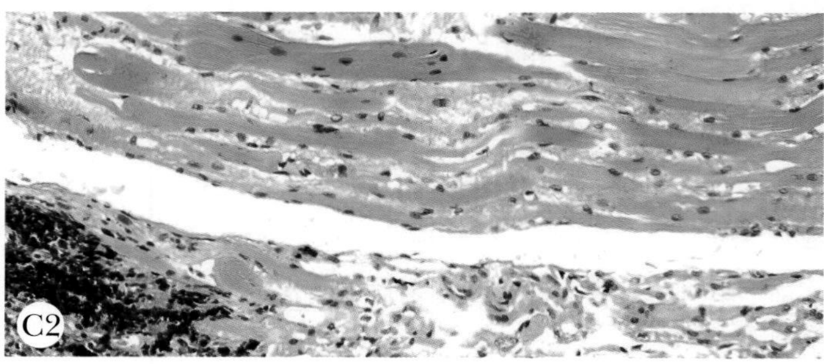

图 1.2.5C 皮肌炎 女，5 岁，颜面、躯干、四肢红斑，痒，伴乏力 6 个月。病理示皮肤轻度界面改变，横纹肌间隔内较多淋巴细胞浸润，部分横纹肌变性、空泡化并溶解。

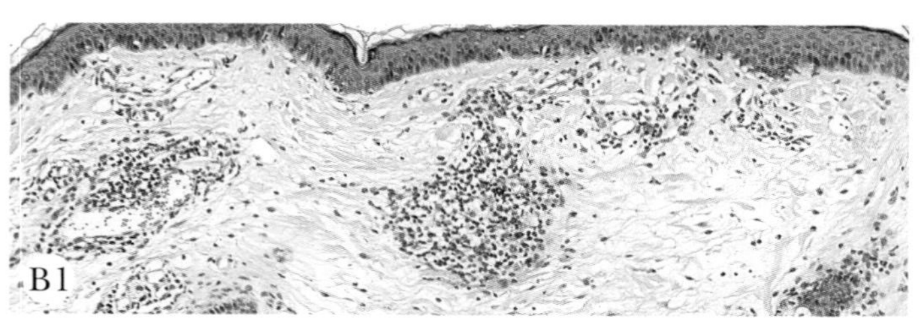

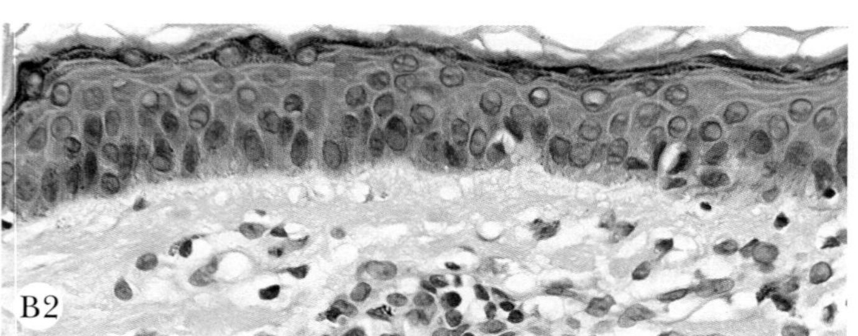

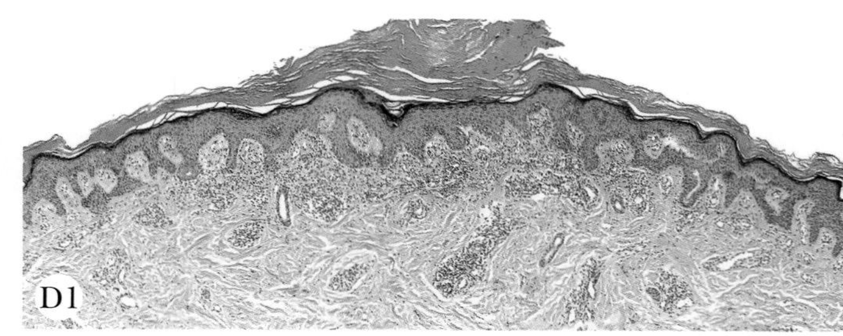

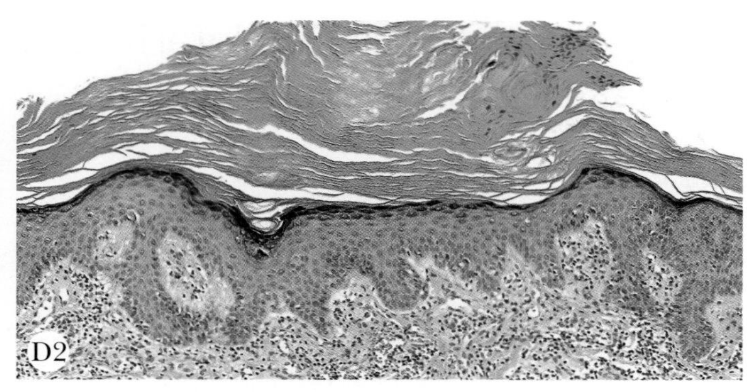

图 1. 2. 5D 皮肌炎 女，2 岁，双手背皮色丘疹半年，近期日晒后面部发红，四肢肌痛，行走困难。病理示角化过度，界面无明显改变，真皮上部血管扩张充血，血管周及间质内中等量淋巴细胞浸润，结合临床符合皮肌炎。

1.2.6 混合结缔组织病（mixed connective tissue disease）

病理改变

皮损的病理改变同 SLE 及皮肌炎。

临床特点

a 中青年女性多见，发病无明显季节性。

b 病因不明，与自身免疫关系密切。

c 症状不一，或如红斑狼疮表现，或为硬皮病样，或以皮肌炎表现为主。

d 大多数有雷诺现象、多发性关节炎或关节痛。约 1/3 病例全身浅表淋巴结肿大。此外，还可有心脏、肝脾、肾脏、消化道及神经系统受累。实验室检查 RNP 强阳性。

e 慢性病程，激素可缓解病情。

1.2.7 成人 Still 病（adult-onset Still disease，AOSD）

病理改变

a 表皮上部及角质层见角质形成细胞凋亡。

b 血管周及间质少至中等量中性粒细胞为主的混合细胞浸润。

c 无血管炎改变。

临床特点

a 多发于 10 ~ 20 岁及 30 ~ 40 岁，无明显性别差异。

b 病因不明，与 HLA-B8、HLA-Bw35 等基因型相关。

c 弛张型高热为主要特征，多于傍晚高热，数小时消退。

d 高热时伴特征性鲑鱼肉样色皮疹。皮疹为一过性、无症状、斑疹为主，好发于躯干受压部位，可出现同形反应。

e 部分患者可出现紫红至棕红色、鳞屑性、持久性丘疹及斑块。

f 高热时还常伴咽痛、肌痛、关节痛。关节炎的一个重要特征是腕关节强直。

g 常伴肝、脾、淋巴结肿大，贫血，白细胞增多。

h 血清铁蛋白显著增高。IL-1、IL-2、IL-6 及 TNF-α 增高。

临床鉴别诊断

败血症

成人类风湿关节炎

风湿热及各种原因不明的高热

别名

变应性亚败血症（已不再使用）

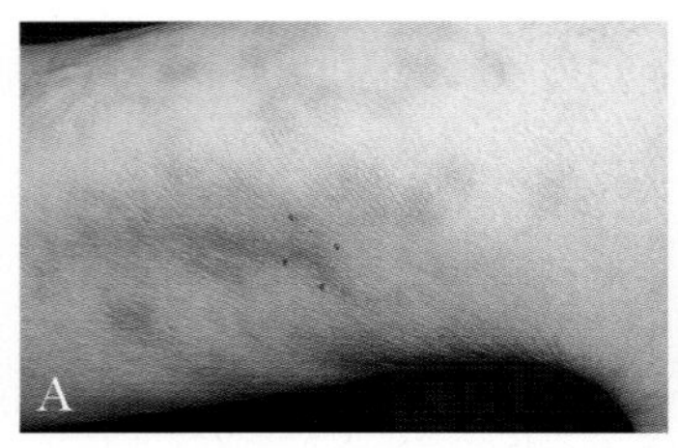
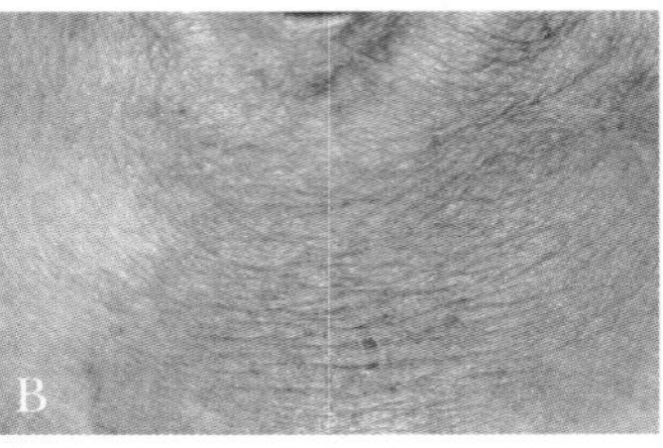

图 1.2.7 成人 Still 病 （adult-onset Still disease，AOSD）

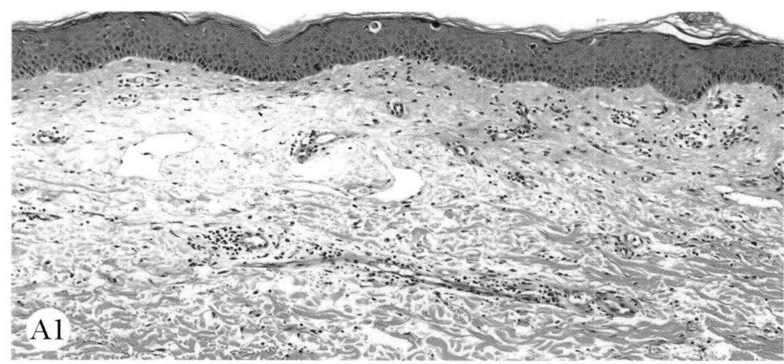
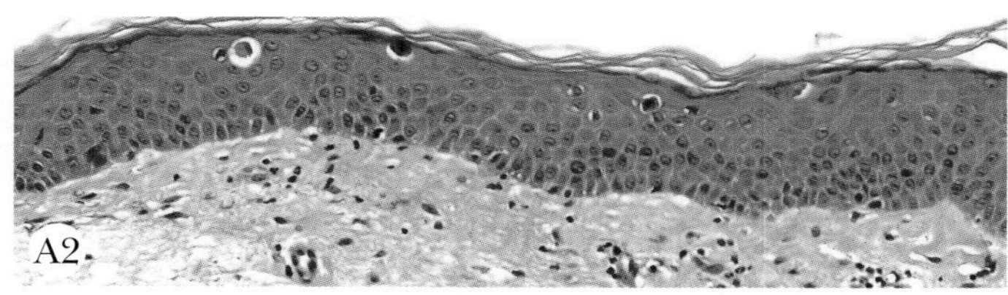
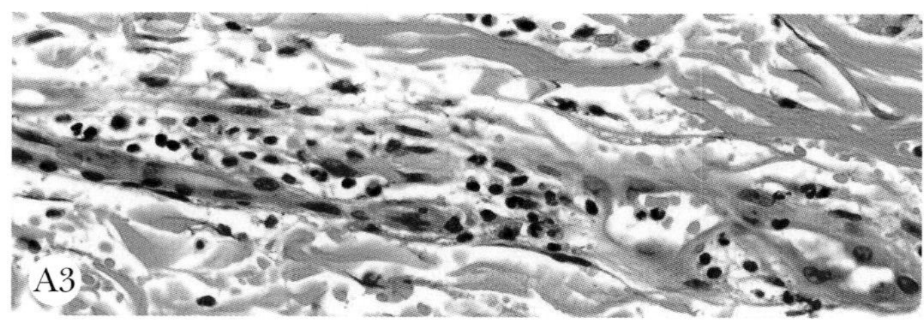
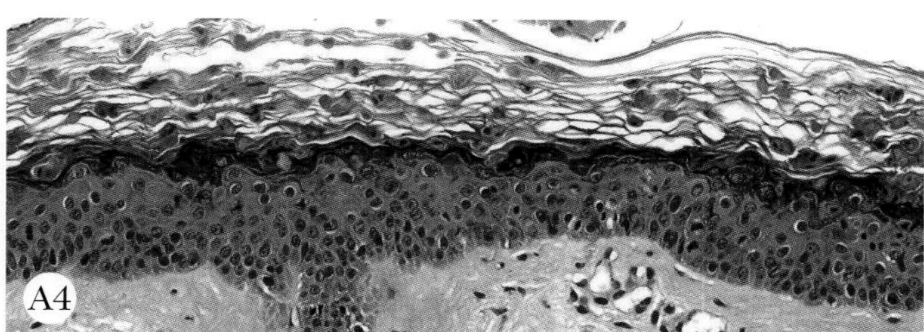

图 1.2.7A 成人 Still 病 男，79 岁，反复高热 35 天，双上臂、前胸等部暗红斑 28 天。病理示表皮及角质层角质形成细胞凋亡，真皮血管周及间质内少量中性粒细胞为主的混合细胞浸润（B1 胸前）。

1.2.8 HIV 感染界面皮炎（interface dermatitis of HIV infection）

病理改变

a 角质层正常，偶有单个角质形成细胞凋亡，基底细胞空泡变性。

b 真皮浅层血管周淋巴细胞为主的炎性浸润。

c 炎性浸润可累及真皮浅层，可有组织细胞、中性粒细胞、嗜酸性粒细胞及浆细胞。

d 真皮浅层可有噬黑素细胞，无血管炎。

临床特点

a 艾滋病的其他皮肤表现及系统改变。

b 该型皮损常为泛发性红斑及斑块，其后变为紫色及色素沉着，常累及面部，并与美容有关。

c 自觉瘙痒，光敏感。

d HIV 抗体阳性。

e 患者通常死于免疫缺陷导致的感染、肿瘤。

临床鉴别诊断

结缔组织病

1.2.9 Civatte 皮肤异色症（poikiloderma of Civatte）

病理改变

a 表皮变薄，表皮突消失。

b 真皮浅层血管扩张，一些视野可见较多噬黑素细胞。

c 某些损害中可见日光性弹力纤维溶解。

临床特点

a 好发于中年至老年女性。

b 病因不清，可能与紫外线照射及护肤品或香水中的光敏物质有关，而更年期及雌激素水平也是重要致病因素。

c 色素减退及色素沉着，毛细血管扩张及局部萎缩可见于面颊及颈部，多对称发生。

d 一般无不适，部分患者有轻度瘙痒、烧灼感。

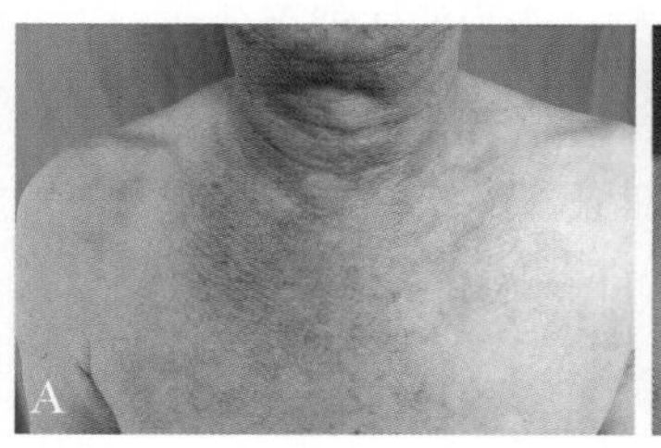

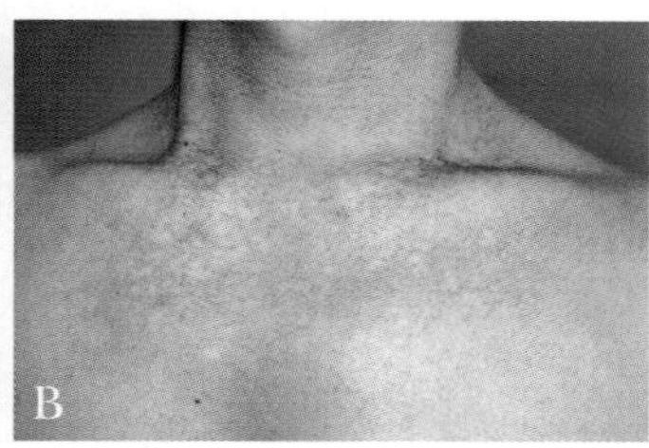

图 1.2.9 Civatte 皮肤异色症（poikiloderma of Civatte）

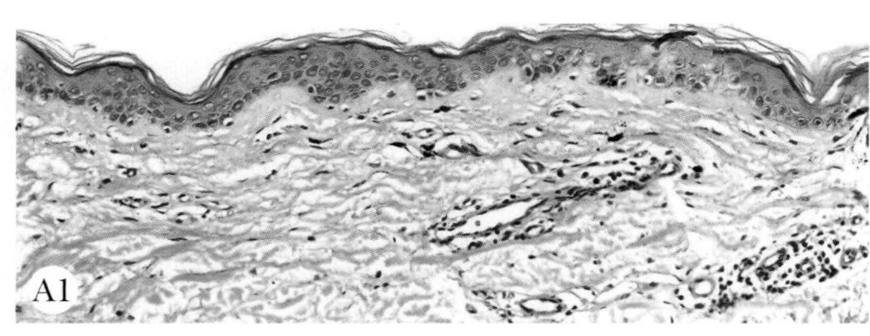

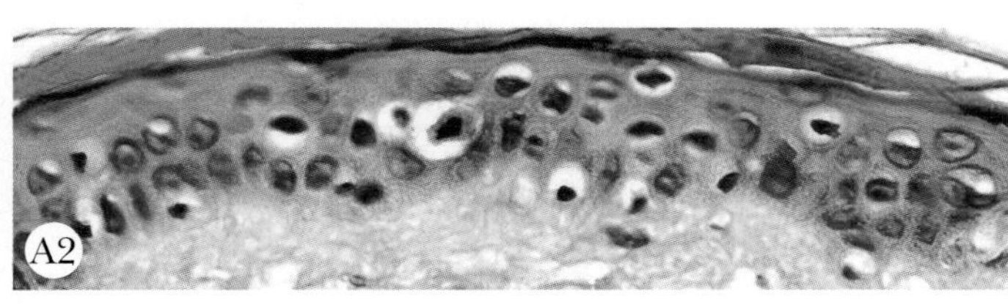

图 1.2.9A Civatte 皮肤异色症 男，64 岁，上背部红斑、皮肤异色改变 3 年，渐扩至上胸、颈前，微痒。病理示基底细胞空泡变性，表皮内偶见坏死细胞，真皮上部小血管扩张，血管周少许淋巴细胞、噬黑素细胞。

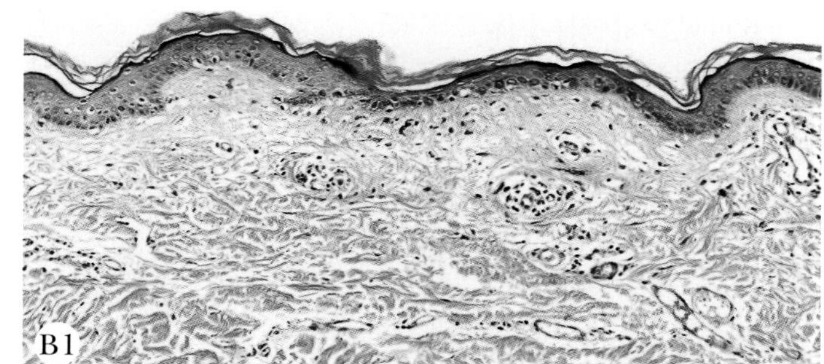

图 1.2.9B Civatte 皮肤异色症 男，35 岁，颈部、前胸网状色素斑 5 年并色素减退斑 3 年。病理示基底细胞空泡变性，真皮上部小血管扩张，血管周少许淋巴细胞、噬黑素细胞。

1.2.10 感觉异常性背痛（notalgia paresthetica）

病理改变

a 真皮浅部噬黑素细胞沉积。

b 可出现表皮增生或轻度界面破坏。

病理鉴别诊断

皮肤淀粉样变：有淀粉样物质沉积。

临床特点

a 一种慢性神经感觉异常性疾病，多累及胸神经 T_2 ~ T_6 分布的背部区域，即肩胛间区。

b 以瘙痒为主要表现，可伴随有疼痛、感觉错乱或感觉过敏。

c 皮疹表现为在肩胛间区分布为主的多发小丘疹。

1.2.11 先天性皮肤异色症（poikiloderma congenitale）

病理改变

a 表皮萎缩，异色的皮肤黑素明显增多。

b 可见少量胶样小体。

c 基底细胞空泡变性，重者真表皮分离，表皮内或表皮下水疱形成。

d 真皮乳头血管扩张，可见噬黑素细胞，无明显淋巴细胞浸润。

临床特点

a 新生儿期或儿童早期发病，无明显性别差异。

b 为常染色体隐性遗传，部分患者 RECQ4 基因突变，部分有 8 号染色体三体现象。

c 出生后 3 ~ 6 个月出现网状红斑，可呈大理石样，累及面部、四肢及臀部，随后皮疹变为网状、线状或灶状萎缩。

d 色素减退及色素沉着。

e 光敏感。

f 出现不同程度的秃发。

g 常伴白内障、齿发育异常、甲营养不良、骨骼发育异常及生殖腺发育不全。

临床鉴别诊断

网状青斑

别名

Rothmund–Thomson 综合征（Rothmund–Thomson syndrome）

1.2.12 先天性毛细血管扩张性红斑（congenital telangiectatic erythema）

病理改变

a 表皮萎缩，皮肤黑素明显增多。

b 可见少量胶样小体。

c 基底细胞空泡变性。

d 真皮乳头血管扩张明显，可见噬黑素细胞，有淋巴细胞浸润。

病理鉴别诊断

系统性红斑狼疮

临床特点

a 新生儿期或儿童早期发病，无明显性别差异。

b 为常染色体隐性遗传， 致病基因定位于 15q21.3。

c 面部红斑样皮疹及毛细血管扩张，类似蝶形红斑，还可累及手背及前臂，部分可见咖啡斑及色素减退。

d 小头畸形，伴有“窄小”面容，尖细嗓音，侏儒。

e 光敏感。

f 部分患者记忆及整合思维能力较差。

g 恶性肿瘤、糖尿病、肺部感染等发病率高于正常人。

h 随年龄增长水疱逐渐减少。

临床鉴别诊断

系统性红斑狼疮

别名

Bloom 综合征（Bloom syndrome）

1.2.13 色素性痒疹（prurigo pigmentosa）（见 14.4.6）

1.2.14 摩擦黑变病（friction melanosis）（见 14.4.3）

1.2.15 色素性紫癜性皮病（pigmentary purpura dermatosis）（见 7.1.6）

1.2.16 皮肤淀粉样变（cutaneous amyloidosis）（见 17.2）

1.2.17 瑞尔黑变病（Riehl melanosis）（见 14.4.1）

1.2.18 灰皮病（ashy dermatosis）（见 14.4.2）

1.2.19 色素失禁症（incontinentia pigmenti）（见 5.4.1）

2 海绵水肿性皮炎（spongiotic dermatitis）

马翠玲　高天文

2.1 淋巴细胞浸润为主的海绵水肿性皮炎
2.1.1 湿疹
2.1.2 特应性皮炎
2.1.3 自身敏感性皮炎
2.1.4 变应性接触性皮炎
2.1.5 刺激性接触性皮炎
2.1.6 慢性光化性皮炎
2.1.7 光毒性皮炎
2.1.8 多形性日光疹
2.1.9 汗疱疹
2.1.10 乏脂性皮炎
2.1.11 癣菌疹
2.1.12 粟粒疹
2.1.13 淤滞性皮炎
2.1.14 白色糠疹
2.1.15 玫瑰糠疹
2.1.16 中毒性休克综合征
2.1.17 儿童丘疹性肢端皮炎
2.1.18 神经性皮炎（见 3.1.6）
2.1.19 脂溢性皮炎（见 3.2.1）
2.1.20 种痘样水疱病（见 31.1.10）

2.2 伴嗜酸性粒细胞浸润的海绵水肿性皮炎
2.2.1 妊娠瘙痒性荨麻疹样丘疹及斑块
2.2.2 妊娠痒疹
2.2.3 新生儿中毒性红斑
2.2.4 大疱性类天疱疮（见 6.3.1）
2.2.5 虫咬皮炎（见 16.3）
2.2.6 色素失禁症（见 5.4.1）

2.3 混合性炎症细胞浸润的海绵水肿性皮炎
2.3.1 外伤性皮炎

海绵水肿指表皮细胞间水肿，表现为细胞间距加宽、细胞间桥拉长，严重者可形成表皮内水疱。海绵水肿性皮炎是以表皮海绵水肿和真皮少许炎症细胞浸润为主要病变的一大类炎症性皮肤病，典型代表为湿疹，还包括其他多种临床常见的炎症性皮肤病。按浸润细胞的种类可进一步区分为以淋巴细胞浸润为主的海绵水肿性皮炎、伴嗜酸性粒细胞浸润的海绵水肿性皮炎以及混合性炎症细胞浸润的海绵水肿性皮炎。

2.1 淋巴细胞浸润为主的海绵水肿性皮炎（spongiotic dermatitis with lymphocyte infiltration）

2.1.1 湿疹（eczema）

病理改变

a 不同程度的表皮海绵水肿。

b 急性湿疹：角质层有角化不全及浆液渗出，偶见中性粒细胞，海绵水肿，可继发水疱及大疱，真皮浅层血管周围有淋巴细胞为主的浸润，可见嗜酸性粒细胞。

c 亚急性湿疹：角质层有灶性角化不全及结痂，表皮海绵水肿，常有海绵水肿继发的小水疱，轻中等程度的棘层肥厚，炎症浸润与急性湿疹相似。

d 慢性湿疹：角化过度和局限性角化不全，表皮增生，棘层肥厚明显，轻度海绵水肿，表皮突延长，一般无水疱，真皮乳头层增厚，胶原增粗，真皮浅层血管周围淋巴细胞浸润。

病理鉴别诊断

浅表真菌感染：PAS 染色证实角质层有真菌菌丝或孢子。

临床特点

a 病因复杂，是一种迟发型变态反应，病程缠绵，反复发作。

2.1.1

b 皮疹多形性，边界多不清，自觉瘙痒。

c 急性湿疹：皮肤发红、肿胀，有水疱、糜烂、渗液、结痂。

d 亚急性湿疹：炎症较轻，渗液较少，脱屑增多。

e 慢性湿疹：皮损有脱屑、肥厚。

f 特殊类型包括：特应性皮炎（atopic dermatitis）、钱币状湿疹（eczema nummulare）、汗疱疹（pompholyx），乏脂性皮炎（asteatotic dermatitis）、自身敏感性皮炎（auto-sensitization dermatitis）、婴儿湿疹（infantile eczema）、传染性湿疹样皮炎（dermatitis infectiosa eczematoides、Sulzberger-Garbe 综合征（Sulzberger-Garbe syndrome）

g 目前多认为湿疹只是对皮损形态的一种表述，而非一个独立疾病，以往诊断的大量湿疹其实是特应性皮炎。

临床鉴别诊断

接触性皮炎

神经性皮炎

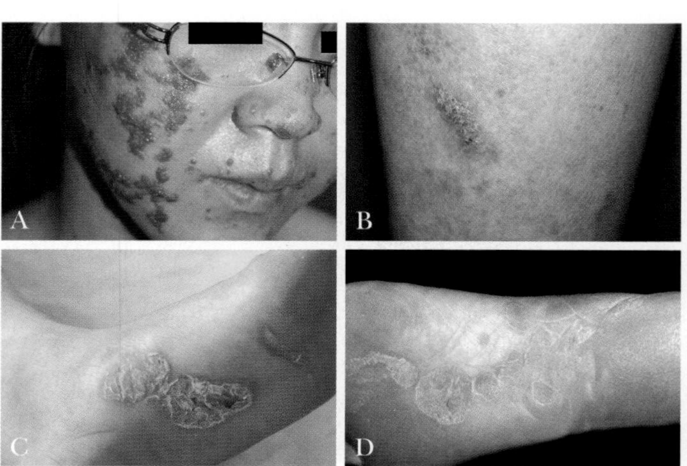

图 2.1.1 湿疹（eczema）

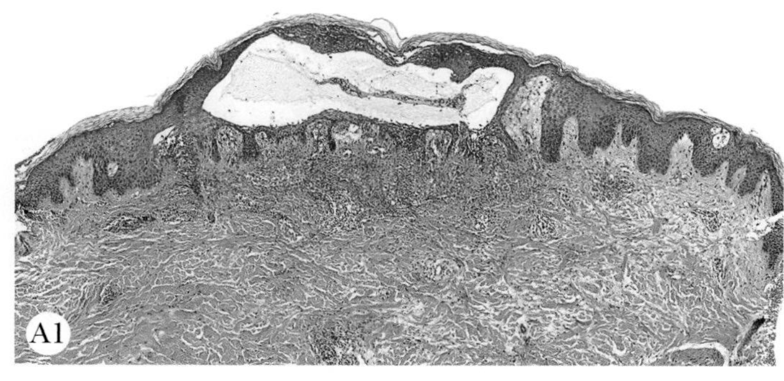

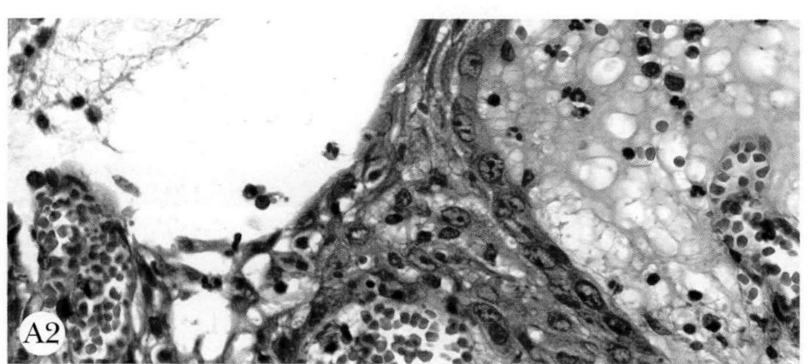

图 2.1.1A 急性湿疹 女，20 岁，面部、躯干、四肢红斑、渗液伴痒 1 周。病理见显著海绵水肿，形成海绵水疱，伴有真皮乳头水肿和血管周围炎症。表皮及真皮见中性粒细胞，提示急性炎症。

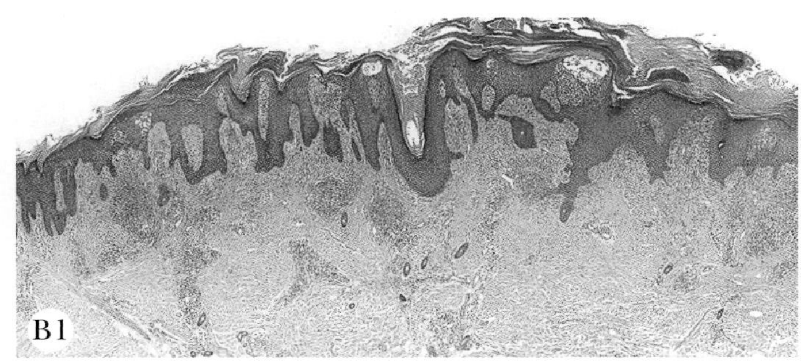

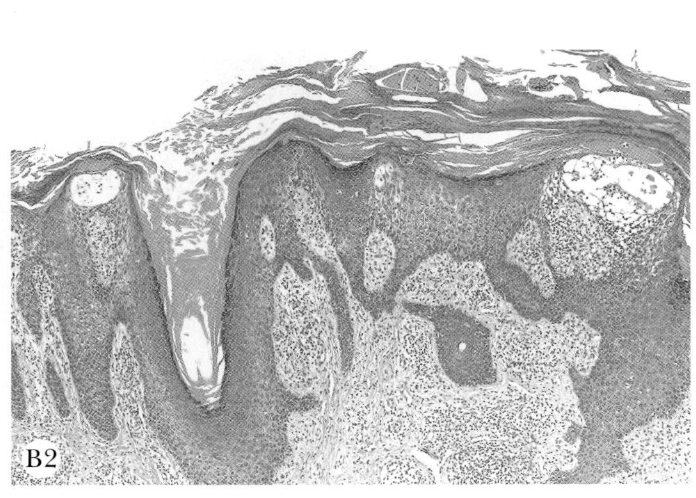

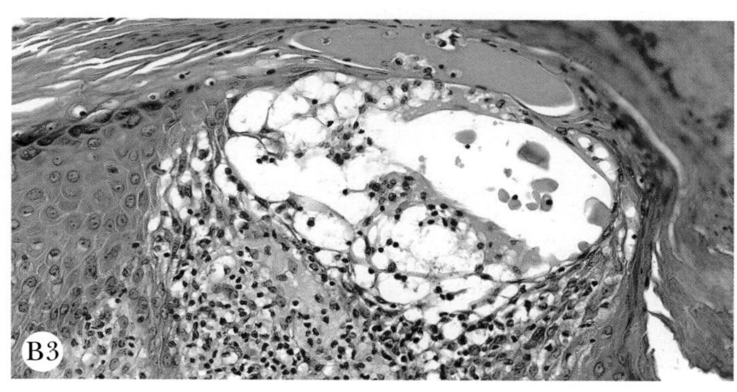

图 2.1.1B 慢性湿疹 男，43 岁，双下肢红斑，脱屑伴痒反复 1 年。病理见角化不全，浆液渗出，表皮不规则增生，海绵水肿及海绵水疱，真皮浅层较多淋巴细胞浸润。

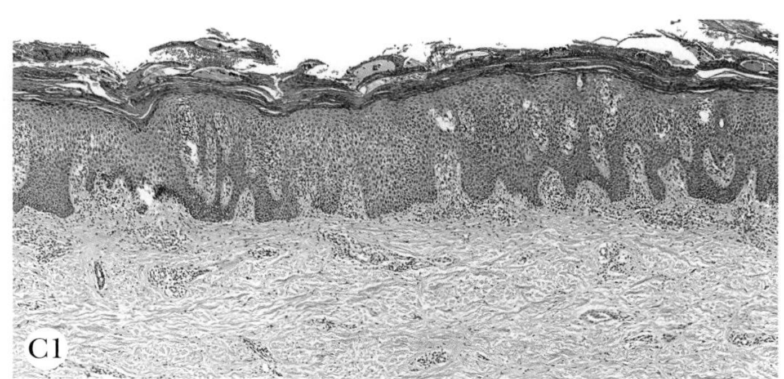

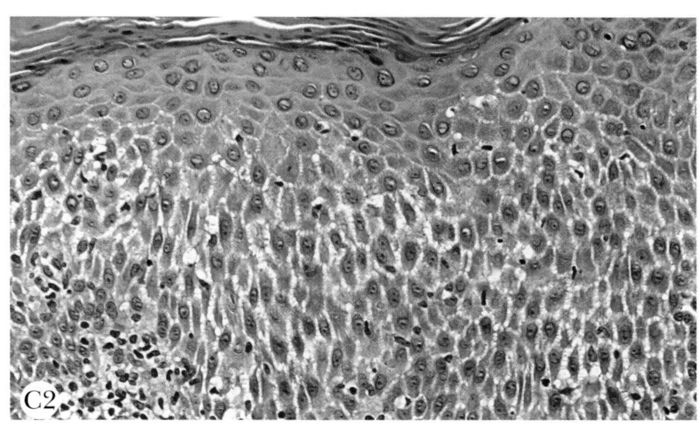

图 2.1.1C 亚急性湿疹 男，26 岁，双足红斑、脱屑 1 个月。病理见细胞间隙显著增大，极明显的细胞间桥。

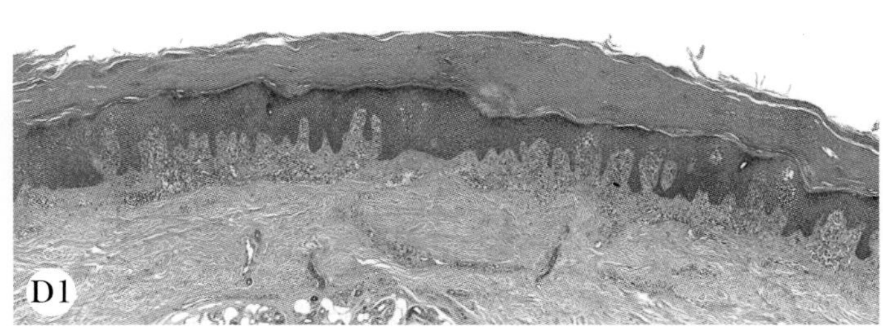

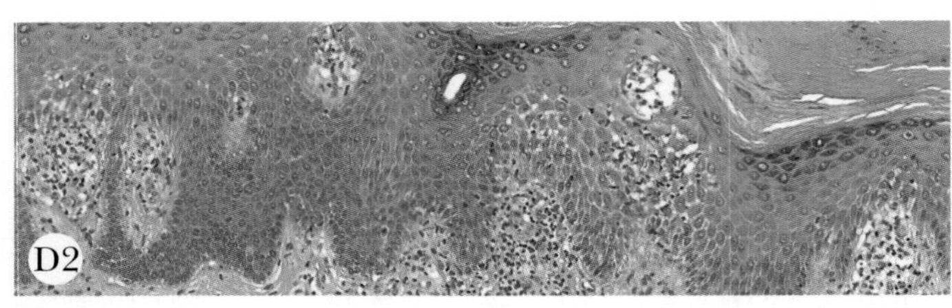

图 2.1.1 D 角化性湿疹 女，53 岁，双足角化性斑片，剧痒半年。病理见角化过度，表皮不规则增生，棘层肥厚，海绵水肿区可见散在淋巴细胞，真皮浅层少许淋巴细胞浸润。

2.1.2 特应性皮炎（atopic dermatitis）

病理改变

a 与湿疹组织病理学改变大致相同，以亚急性和慢性湿疹的病理改变为主。

b 部分患者可见毛囊漏斗部海绵水肿。

c 真皮淋巴细胞为主的浸润，也可有嗜酸性粒细胞。

临床特点

a 皮肤瘙痒，反复发作，病程慢性。

b 屈侧皮炎、湿疹史，包括肘窝、腘窝、踝前、颈部（10 岁以下儿童包括颊部皮疹）。

c 全身皮肤干燥。

d 哮喘或过敏性鼻炎史（或 4 岁以下儿童的一级亲属中有特应性疾病史）。

e 实验室检查可有嗜酸性粒细胞增高，血清 IgE 升高。

临床鉴别诊断

脂溢性皮炎

非特应性湿疹

嗜酸性粒细胞增多性皮病

神经性皮炎

别名

异位性皮炎（atopic dermatitis）

遗传过敏性皮炎（atopic dermatitis）

特应性湿疹（atopic eczema）

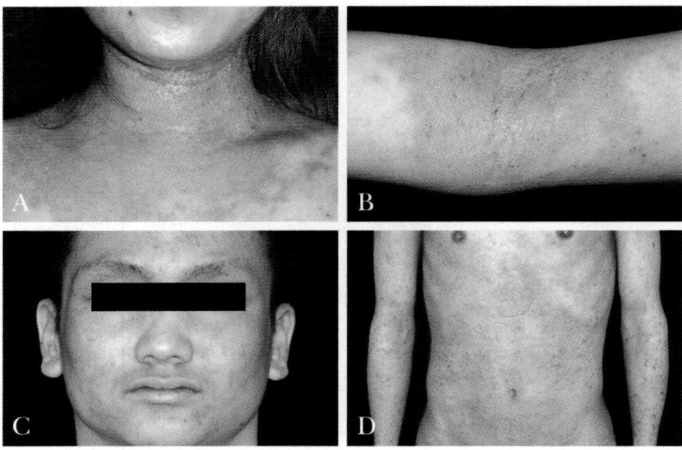

图 2.1.2 特应性皮炎（atopic dermatitis）

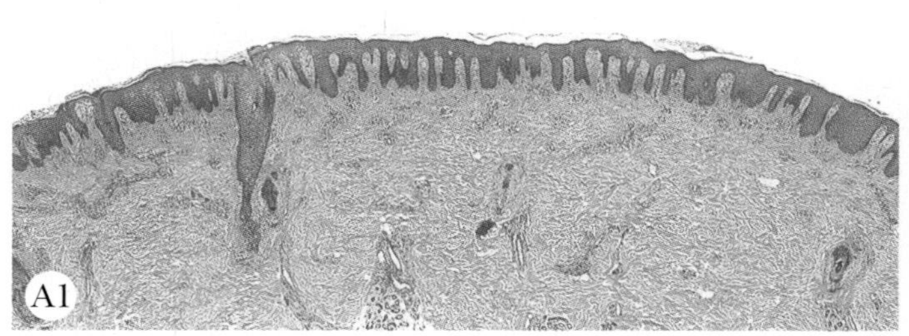

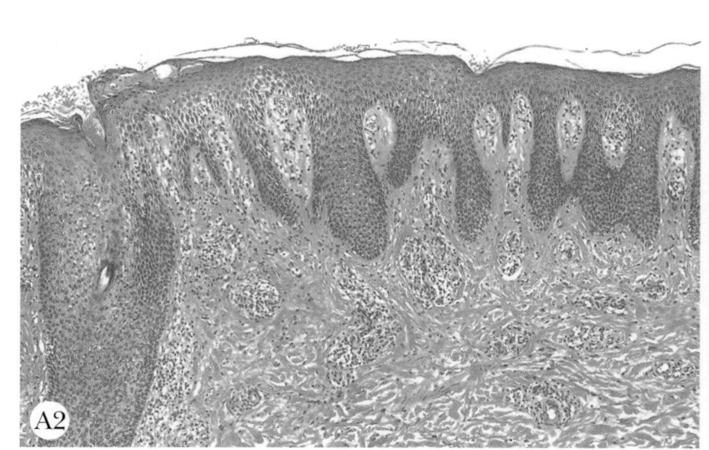

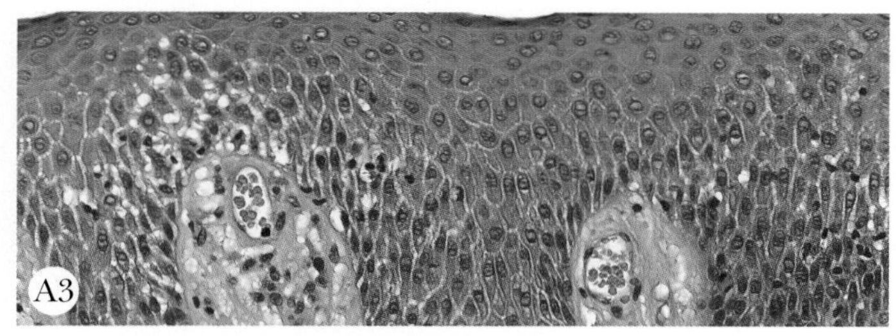

图 2.1.2A 特应性皮炎 女，16 岁，全身弥漫性干燥脱屑伴痒 6 年，加重 1 周。病理见少许浆液渗出，表皮不规则增生，海绵水肿，真皮乳头血管扩张充血、血管周围淋巴细胞浸润。

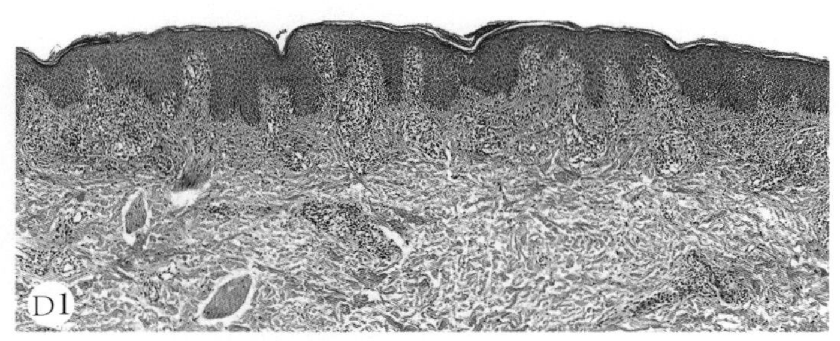

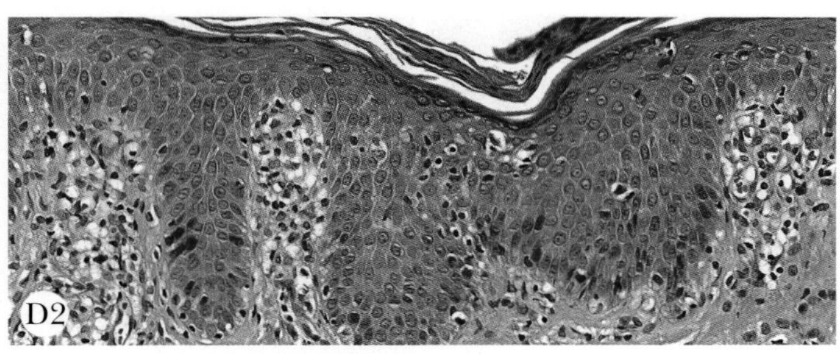

图 2.1.2D 特应性皮炎 男，21 岁，全身红斑、干燥伴痒反复发作 20 余年。病理见角化不全，表皮轻度增生伴海绵水肿及血管周围中等量淋巴细胞浸润。

2.1.3 自身敏感性皮炎（auto-sensitization dermatitis）

病理改变

a 棘层海绵水肿，以急性和亚急性损害为主。

b 角层有鳞屑痂，真皮乳头水肿。

c 亚急性和慢性期可见表皮不规则银屑病样增生。

d 真皮浅层血管周围淋巴细胞浸润，可见嗜酸性粒细胞。

病理鉴别诊断

接触性皮炎：病理上与变应性接触性皮炎不易区分，刺激性接触性皮炎则可见不同程度表皮细胞坏死。

临床特点

a 湿疹的一种特殊类型。

b 先有原发灶，后发生其他部位湿疹样改变，皮疹严重程度与原发病灶有关。

c 可表现为红斑、丘疹、丘疱疹，甚至糜烂，分布广泛、对称。

临床鉴别诊断

接触性皮炎

特应性皮炎

传染性湿疹样皮炎

别名

ID 反应（infectious disorders reaction）

自体敏感性湿疹（autoeczematization）

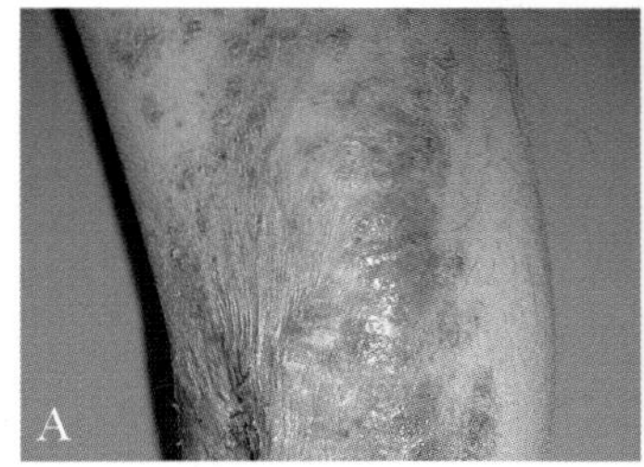

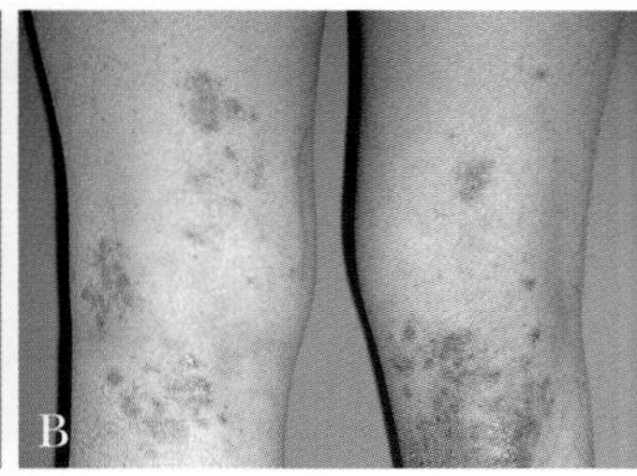

图 2.1.3 自身敏感性皮炎（auto-sensitization dermatitis）

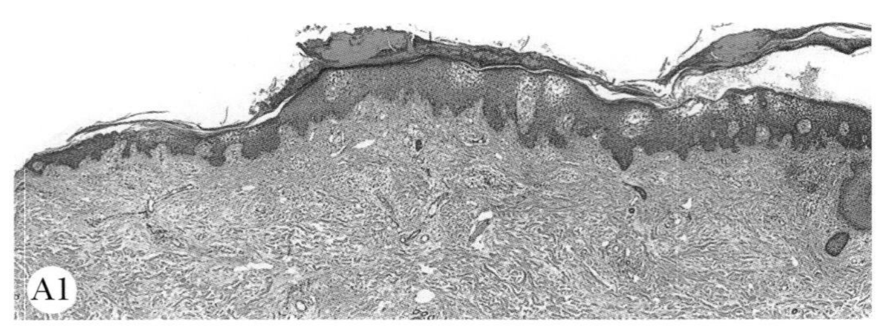

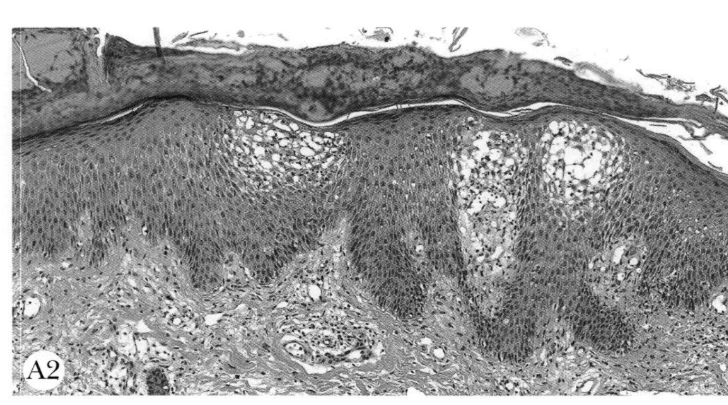

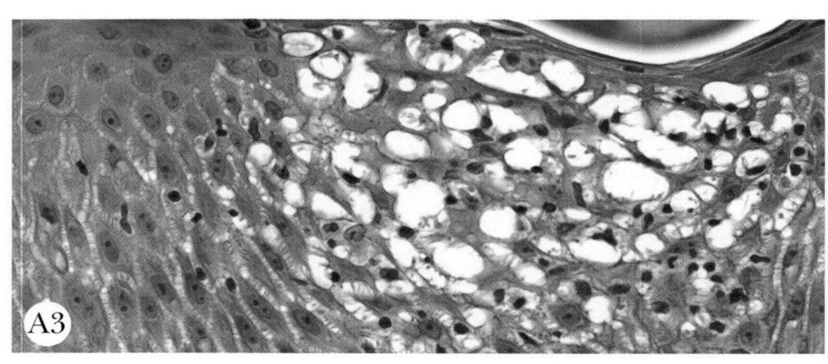

图 2.1.3A　自身敏感性皮炎　男，35 岁，右下肢外伤后 1 年，局部溃破渗出 1 周，全身红斑丘疹伴痒 3 天。病理见角化不全及浆液渗出，表皮轻度增生伴明显浆液渗出和海绵水肿，真皮浅部血管周围淋巴细胞浸润。

2.1.4　变应性接触性皮炎（allergic contact dermatitis）

病理改变

与前述湿疹组织病理学改变基本相同。

临床特点

a 很少发生于婴儿，多见于成人。

b 接触物基本上无刺激性，可为动物性、植物性或化学性。

c 皮损境界清楚，与接触物接触部位一致。

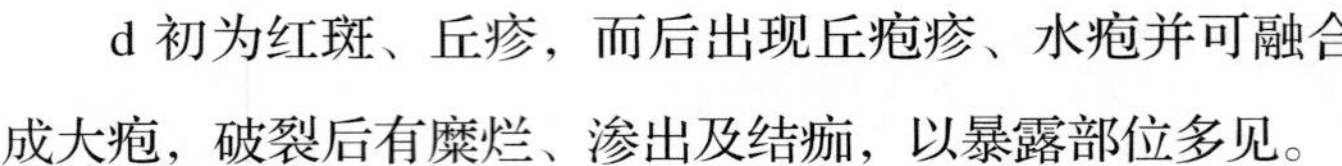

d 初为红斑、丘疹，而后出现丘疱疹、水疱并可融合成大疱，破裂后有糜烂、渗出及结痂，以暴露部位多见。

e 自觉程度不等的瘙痒。

f 病程有自限性，一般致敏原因解除后症状可逐渐消失，但若致敏原因不能解除将发展为亚急性、慢性皮炎。

临床鉴别诊断

湿疹

淤积性皮炎

别名

过敏性接触性皮炎（allergic contact dermatitis）

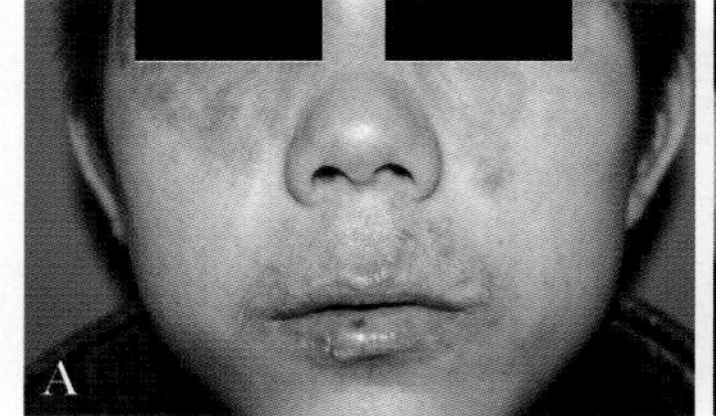

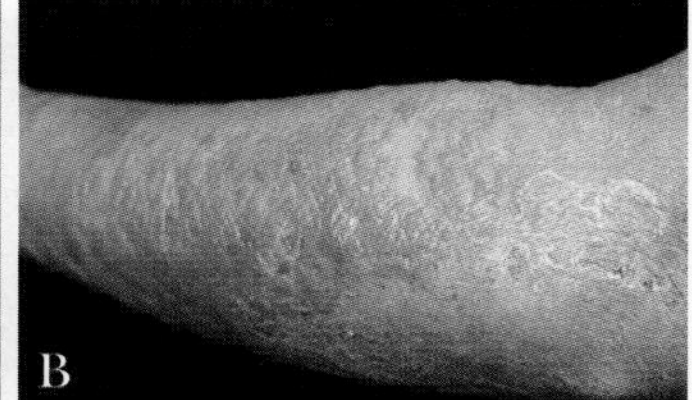

图 2.1.4　变应性接触性皮炎（allergic contact dermatitis）

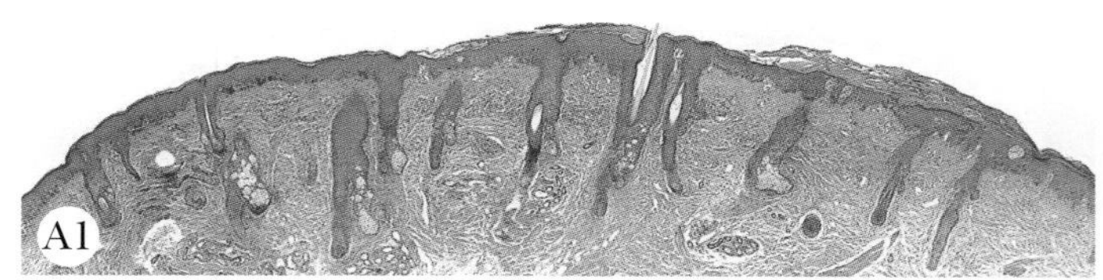

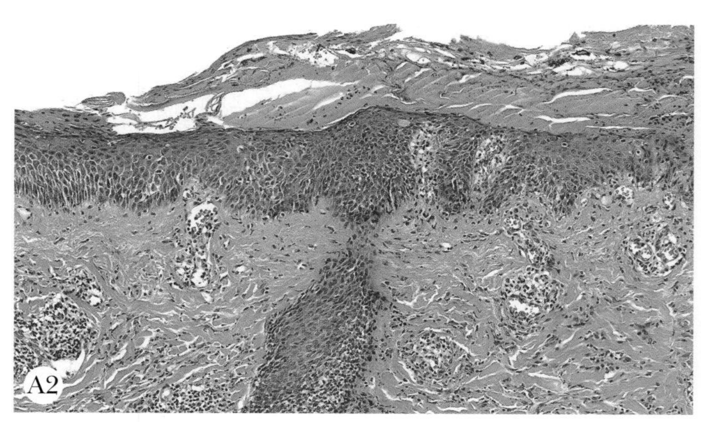

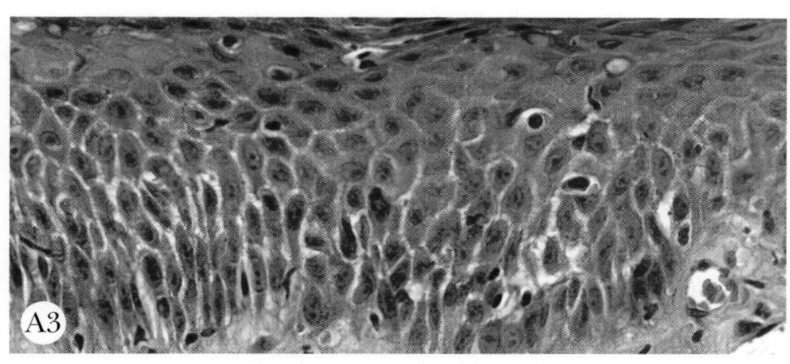

图 2.1.4A　变应性接触性皮炎　男，20 岁，面部、上肢外用药膏后出现界限清楚红斑 1 周。病理见明显浆液渗出和表皮海绵水肿，伴有血管充血和真皮浅部血管周围炎。

2.1.5　刺激性接触性皮炎（irritant contact dermatitis）

病理改变

a 可有角化过度，角化不全。

b 程度不等的表皮坏死。

c 轻度海绵水肿，棘层细胞气球样变。

d 浅层血管周围淋巴细胞、组织细胞、中性粒细胞浸润。

病理鉴别诊断

过敏性接触性皮炎：表皮无显著细胞坏死。

临床特点

a 系接触强酸、强碱、肥皂、有机溶剂等刺激物后发生的皮肤急性炎症反应。

b 无特异性，由于接触物的性质、浓度、接触方式不同，皮炎形态、范围及严重程度也不同。

c 皮损为红斑、肿胀、水疱、大疱及坏死等，境界一般非常清楚，自觉灼痛。

d 病程自限性，一般去除病因后皮损很快消退。

临床鉴别诊断

湿疹

特应性皮炎

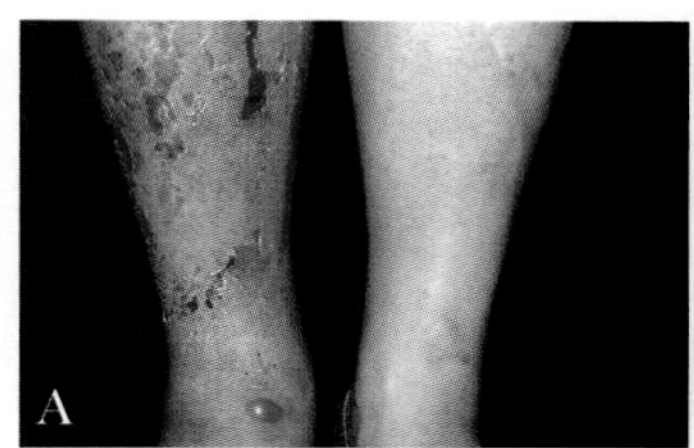

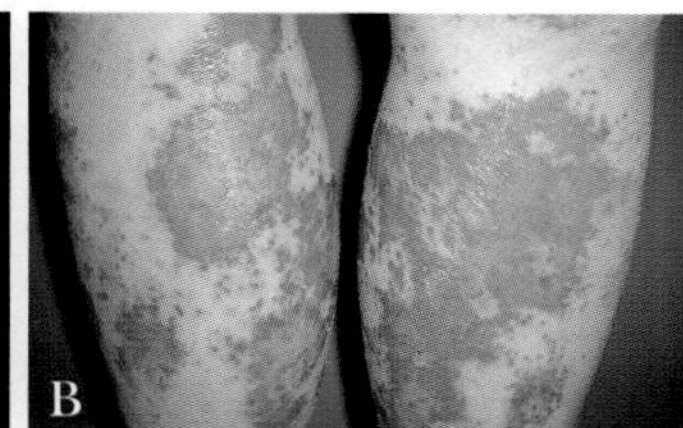

图 2.1.5　刺激性接触性皮炎（Irritant contact dermatitis）

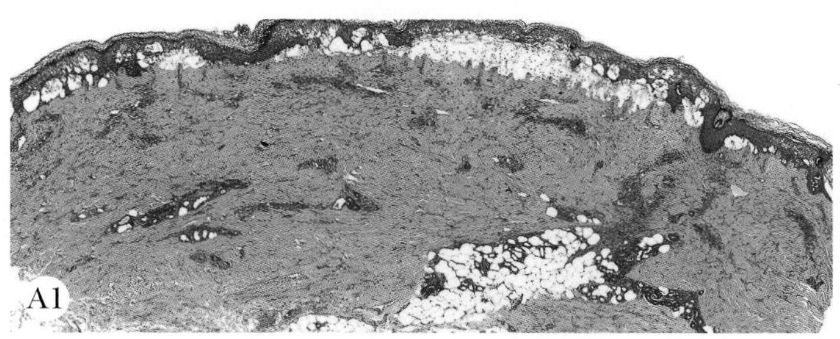

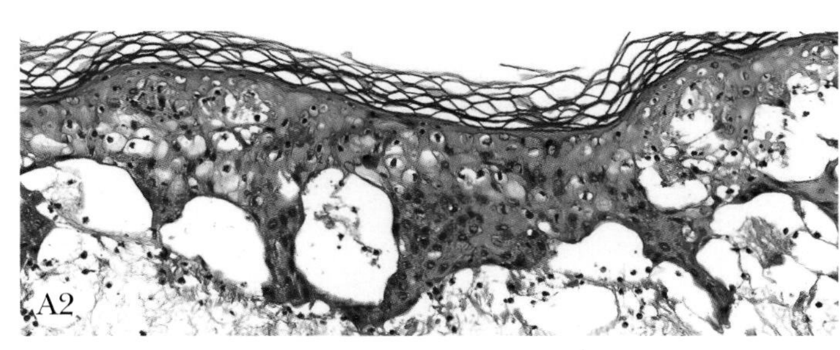

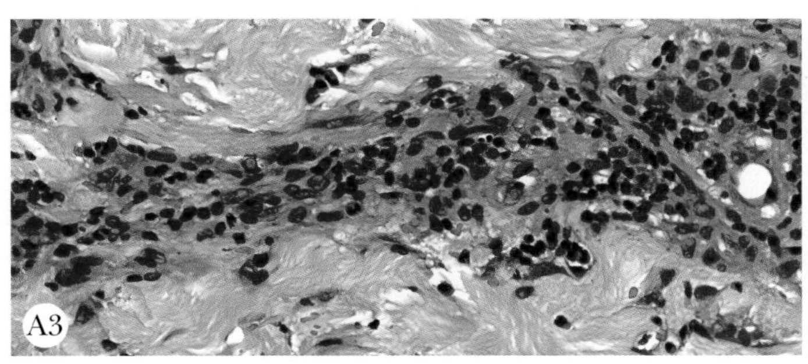

图 2.1.5A　刺激性接触性皮炎　男，66 岁，右下肢瘙痒外敷药水后出现红斑、水疱 3 天。病理见表皮全层坏死，真皮乳头高度水肿，水疱形成，真皮浅层较多炎细胞浸润。

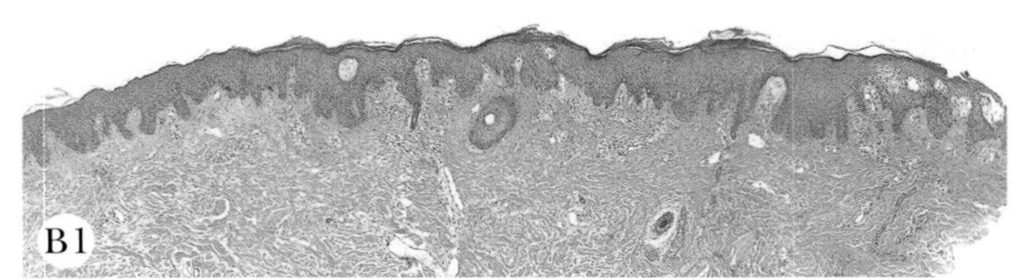

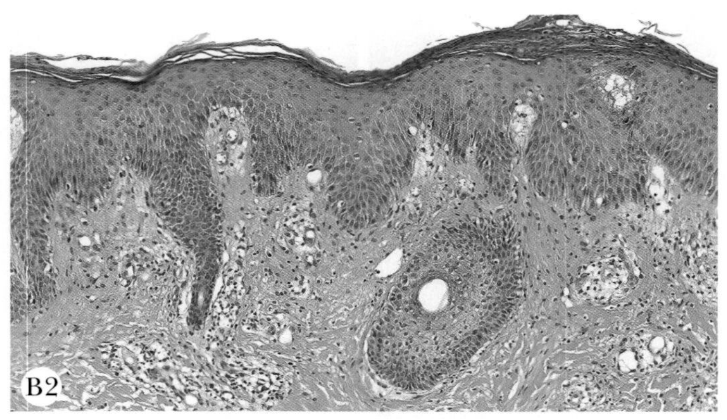

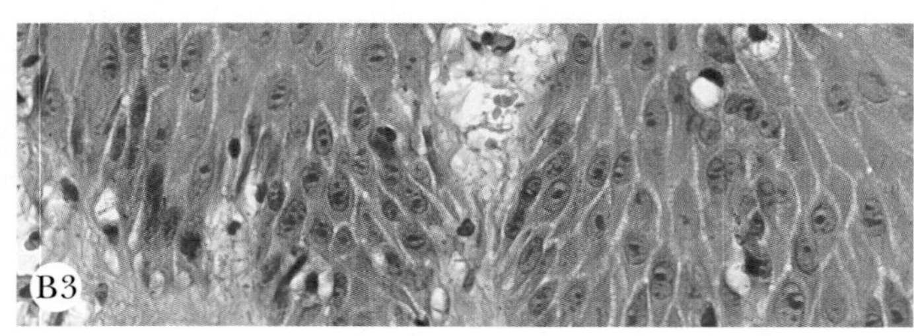

图 2.1.5B　刺激性接触性皮炎　女，35 岁，外用自制药膏后在用药部位出现红斑 3 天。病理见角化不全，表皮轻度海绵水肿及真皮乳头水肿。

e 真皮乳头水肿，可见少许血管外红细胞。

f 浅深层血管丛周围及胶原间以淋巴细胞为主的浸润，可见浆细胞。有时可见淋巴滤泡样结构。

病理鉴别诊断

光毒性皮炎：为气球变性至表皮内水疱，皮损内无嗜酸性粒细胞。

蕈样肉芽肿：表皮内淋巴样细胞较大，细胞有异型性，通常无胶原嗜碱性变。

临床特点

a 多见于中老年男性。

b 皮损主要位于长期受日光照射的项部、手背、面、颈、上胸等部位。

c 皮损形态与慢性接触性皮炎相似，为界限较清的浸润肥厚性斑块。常因搔抓致糜烂、渗液、继发细菌感染。

d 可发生于内用光敏感药物或食物后，也可以表现为外用光敏感物质后在接触部位出现皮炎，后者又称为光过敏性接触性皮炎。

e 春、夏加重，反复复发。

临床鉴别诊断

神经性皮炎

蕈样肉芽肿

接触性皮炎

慢性湿疹

别名

轻型：光敏性皮炎（photosensitive dermatitis）

重症：光线性类网织细胞增生症（actinic reticuloid ）

持久性光反应（persistent light reaction）

2.1.6　慢性光化性皮炎（chronic actinic dermatitis）

病理改变

轻型慢性光化性皮炎，以海绵水肿为主，重症以表皮不规则增生改变为主。共同特点如下：

a 表皮慢性增生肥厚，海绵水肿。

b 表皮内散在少量坏死角质形成细胞，也可不明显。

c 表皮内常出现淋巴细胞，有时出现 Pautrier 微脓肿样聚集的淋巴细胞。

d 胶原嗜碱性变。

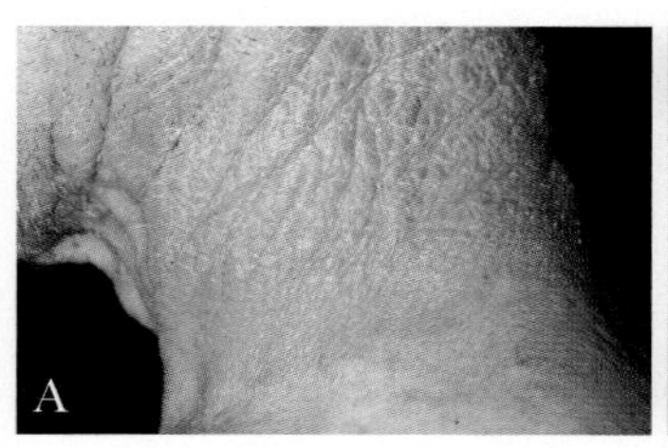

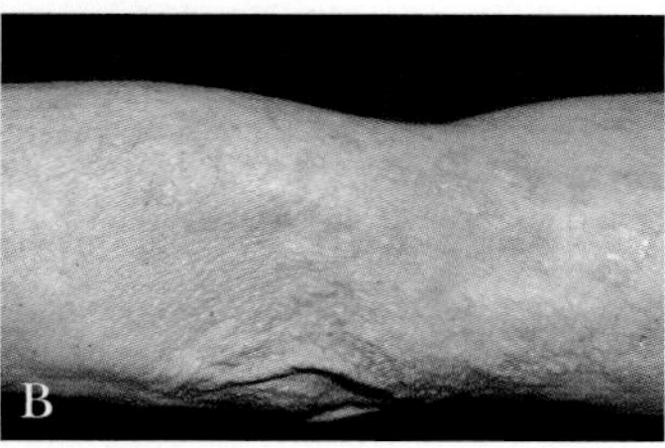

图 2.1.6　慢性光化性皮炎（chronic actinic dermatitis）

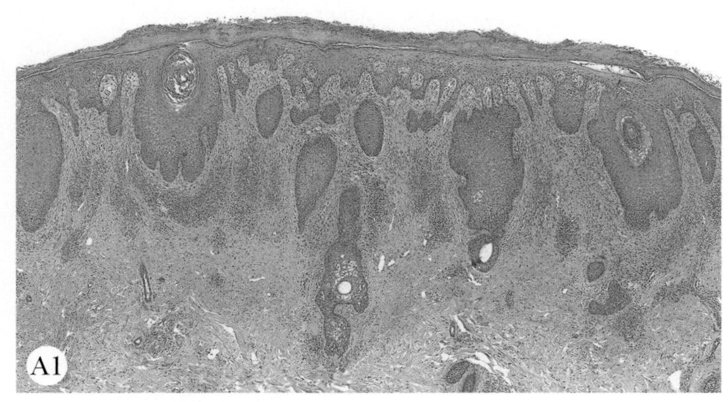

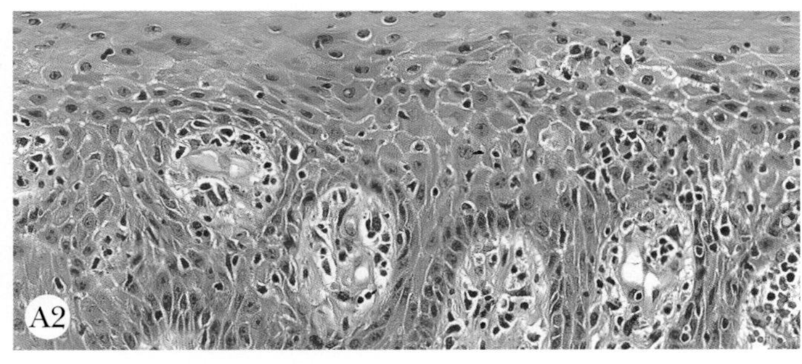

图 2.1.6A　慢性光化性皮炎　男，60 岁，头颈部、双前臂红斑鳞屑伴痒 30 余年，加重 2 个月。病理示角化不全，浆液渗出，表皮假上皮瘤样增生，海绵水肿，可见单个坏死的角质形成细胞。真皮浅中层血管周围淋巴细胞浸润，胶原嗜碱性变。

2.1.7　光毒性皮炎（phototoxic dermatitis）

病理改变

a 单个或多个角质形成细胞坏死。

b 不同程度的细胞内及细胞间水肿。

c 与刺激性接触性皮炎有相似性。

病理鉴别诊断

光敏性皮炎：无细胞坏死。

临床特点

a 皮损局限于日光暴露部位。

b 由于过量暴露于日光引起的细胞坏死为主的反应，急性期红肿、疼痛明显。

临床鉴别诊断

慢性光化性皮炎

2.1.8　多形性日光疹（polymorphous light eruption）

病理改变

a 角层大致正常或可见灶性角化不全。

b 表皮正常或出现棘层肥厚、海绵水肿以及基底细胞空泡变性，偶见单个细胞坏死。

c 真皮乳头水肿，苍白淡染，胶原纤维呈蜘蛛网状，重者可形成表皮下水疱。

d 浅层及深层血管周围中等密度炎症细胞浸润，以淋巴细胞为主，也可见中性粒细胞、嗜酸性粒细胞及组织细胞。

e 真皮浅层血管扩张充血，内皮细胞肿胀，可有红细胞外溢。

f 直接免疫荧光染色可出现弱的基底膜带 IgM、IgG 及 C3 沉积。

病理鉴别诊断

盘状红斑狼疮：角化过度，毛囊角栓，表皮萎缩，基底细胞液化变性，直接免疫荧光示 IgM、IgG、C3 在基底膜带沉积。

皮肤淋巴细胞浸润症：真皮内大片淋巴细胞为主的浸润，可见少量组织细胞及浆细胞，有时可波及皮下脂肪组织。

虫咬皮炎：浸润细胞中有较多嗜酸性粒细胞，炎症细胞不仅存在于血管周围，且见于胶原束间。

慢性光化性皮炎：表皮有类似神经性皮炎的慢性增生或苔藓化改变，可见表皮内淋巴细胞浸润。

临床特点

a 多发于中青年女性，春夏季易发或加重。

b 急性损害为 290 ~ 320nm 的日光所致；慢性损害可由 320 ~ 400nm 长波紫外线及波长大于 400nm 的可见光引起。

c 好发于暴露部位，皮损形态多样，常为丘疹，可融合成为斑丘疹或斑块，也可见丘疱疹，同一患者常以单一形态皮损为主。

d 病程长短不一，反复发作，愈后无明显色素沉着和瘢痕。

e 分丘疹型、丘疱疹型、湿疹型、斑块型、红斑水肿型。

临床鉴别诊断

盘状红斑狼疮

亚急性皮肤型红斑狼疮

接触性皮炎

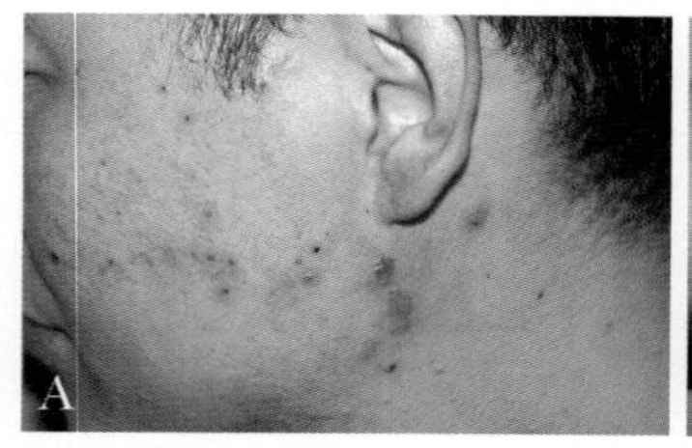

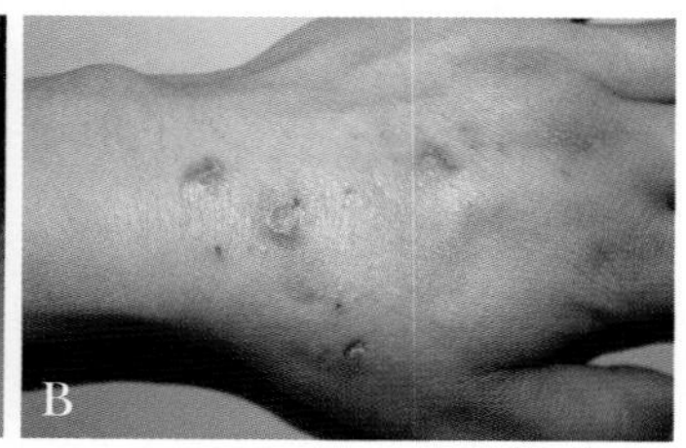

图 2.1.8 多形性日光疹（polymorphous light eruption）

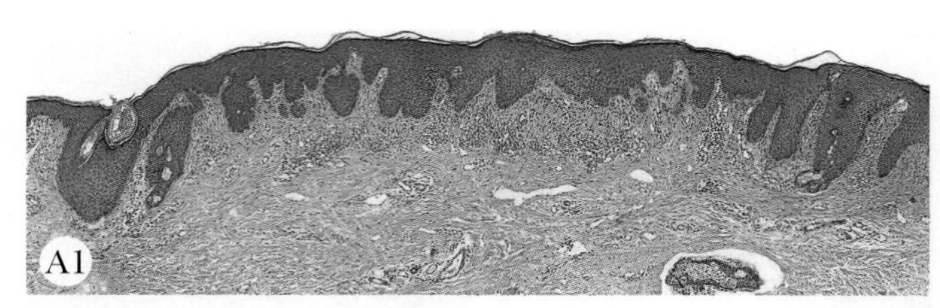

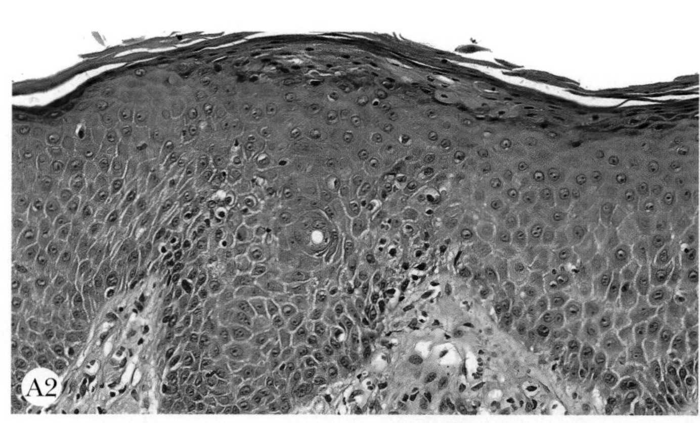

图 2.1.8A 多形性日光疹 男，35 岁，面部、双手背反复红色丘疹 4 年，春季加重。病理见部分颗粒层细胞坏死，表皮轻度海绵水肿。真皮中上部血管扩张，周围少许淋巴细胞浸润。显著的胶原嗜碱性变。

2.1.9 汗疱疹（pompholyx）

病理改变

a 肢端部位局灶的急性或亚急性海绵水肿性炎症。

b 完整海绵水疱。

c 淋巴细胞浸润较其他海绵水肿性皮炎少。

d 若继发感染可形成脓疱。

病理鉴别诊断

掌跖脓疱病：以中性粒细胞脓疱（疡）和银屑病样增生为主。

临床特点

a 好发于夏、秋季节，现多认为是一种

湿疹样反应，精神因素、接触橡胶、乳胶、铬、钴或镍可诱发。

b 对称发生于手掌、足跖，小水疱，疱壁紧张，粟粒至米粒大小，呈半球形略高出皮面，干涸后脱屑。

c 常反复发作。

临床鉴别诊断

手癣

掌跖脓疱病

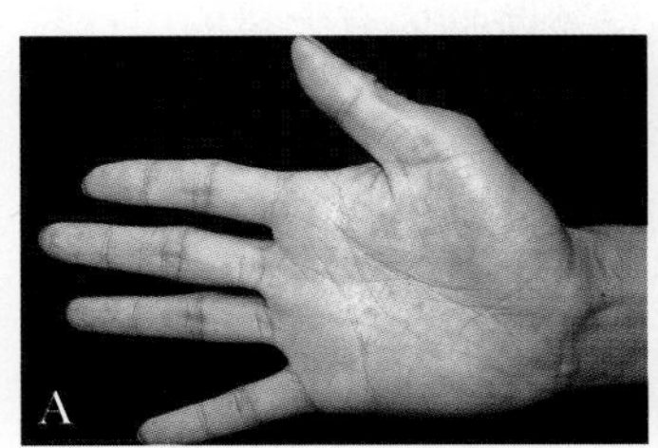
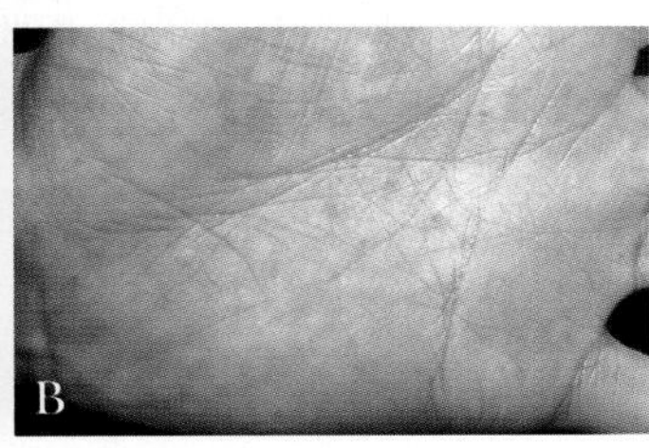

图 2.1.9　汗疱疹（pompholyx）

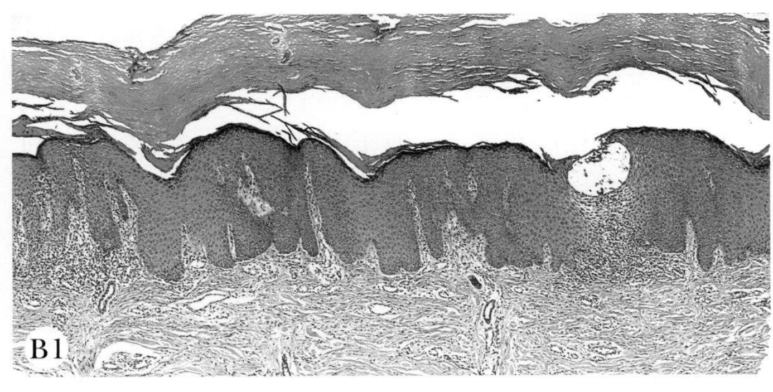

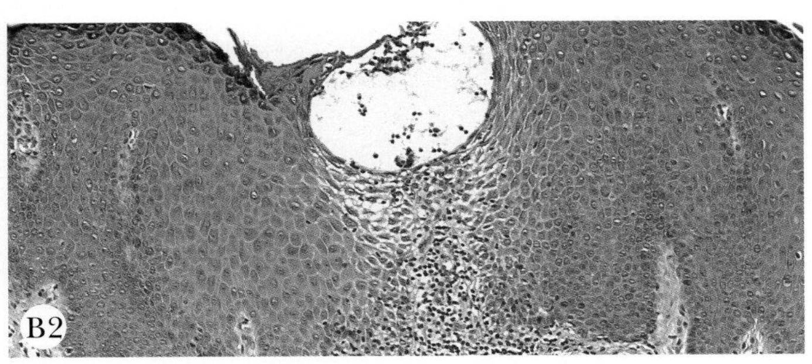

图 2.1.9B　汗疱疹　男，46 岁，双手掌小水疱、脱屑反复 10 年。病理见表皮银屑病样增生，海绵水肿，水疱形成。

2.1.10　乏脂性皮炎（asteatotic dermatitis）

病理改变

a 与前述湿疹组织病理学改变大致相同，以慢性湿疹的病理改变为主。

b 有非常轻微的致密性角化过度及真皮少量嗜酸性粒细胞浸润。

c 可有胶原嗜碱性变。

临床特点

a 老年人常见，好发于冬季。

b 与皮脂减少、过度清洗、接触清洁剂以及干燥环境有关。

c 受累部位干燥、皮纹加深，浅表裂隙伴有鳞屑。可见搔抓后形成的小丘疹、抓痕，继之糜烂、结痂、感染。

d 自觉瘙痒，随年龄增大加重。

临床鉴别诊断

特应性皮炎

神经性皮炎

过敏性皮炎

别名

老年性皮肤瘙痒症（pruritus in aged skin）

2.1.11　癣菌疹（dermatophytid）

病理改变

a 表皮内海绵水肿形成海绵水疱。

b 真皮内少许淋巴细胞浸润，可见嗜酸性粒细胞及中性粒细胞。

病理鉴别诊断

汗疱疹：几乎不能鉴别，需结合临床。

掌跖脓疱病：以中性粒细胞脓疱（疡）和银屑病样增生为主。

临床特点

a 是机体对原发真菌感染灶释放出的抗原性物质过敏而在远离部位出现的皮疹。

b 多继发于亲动物性真菌、许兰毛癣菌等导致的脓癣、浸渍糜烂型足癣或继发细菌感染等。

c 皮疹常位于手掌、指侧、足部或小腿，粟粒、绿豆至黄豆大小张力性水疱，壁厚不易破，类似汗疱疹或接触性皮炎。

d 皮损剧烈瘙痒。

e 继发性皮疹真菌检查阴性，毛癣菌素试验阳性。

f 随原发皮损治愈而好转、消退。

临床鉴别诊断

汗疱疹

掌跖脓疱病

2.1.12 粟粒疹（miliaria）

病理改变

a 粟粒疹是由于汗管闭塞而引起的皮疹，根据汗管阻塞的部位分为三型：晶状粟粒疹、红色粟粒疹和深部粟粒疹。

b 晶状粟粒疹表现为角质层内或角质层下海绵水肿性水疱，水疱内少量中性粒细胞，连续切片可发现水疱与其下的汗管相通。

c 红色粟粒疹表现为棘层海绵水肿性水疱，水疱内有大量的单一核细胞和中性粒细胞，水疱周围及其下的真皮内淋巴细胞浸润。

d 深部粟粒疹表现为表皮及汗腺导管周围限局性海绵水肿，汗管真皮段周围可见淋巴细胞浸润及水肿，有时汗管真皮上部特别是真表皮交界处破裂并可形成水疱。

病理鉴别诊断

角层下脓疱性疾病：角质层下脓疱内有大量的中性粒细胞，其数量明显多于粟粒疹。

新生儿中毒性红斑：脓疱内有嗜酸性粒细胞，且往往位于毛囊角质层下。

临床特点

a 常见于婴幼儿、高热并有大量出汗或长期卧床的患者，夏季多见。

b 晶状粟粒疹常在颈、躯干等部位发生多数针尖至针头大浅表性水疱，壁薄，内容清，无红晕。

c 红色粟粒疹急性发病，好发于手背、胸背、腹围、颈、乳房及小儿头面部，形成针头大小的丘疹或丘疱疹，密集分布，有轻度红晕，有轻微烧灼痛及刺痛感。

d 深部粟粒疹与深部汗管阻塞有关，常见于严重且反复发生红色粟粒疹的患者，皮疹广泛时可出现疲劳、头痛、嗜睡等其他全身症状。

别名

痱（miliaria）

2.1.13　淤滞性皮炎（stasis dermatitis）

病理改变

a 可分为急性期、亚急性期、慢性期，急性期可见表皮海绵水肿及限局性鳞屑及结痂，慢性期表皮呈不规则增生。

b 真皮浅层血管壁增厚，尤其是小静脉及毛细血管，且血管断面增多。

c 浅层血管周围可见淋巴细胞为主的浸润，可见含铁血黄素及血管外红细胞。

d 血管增生极度明显，呈肿瘤样改变者称为假性 Kaposi 肉瘤。

病理鉴别诊断

Kaposi 肉瘤：异常的非成形的血管，在梭形细胞的间隙中有红细胞，细胞有异型性。

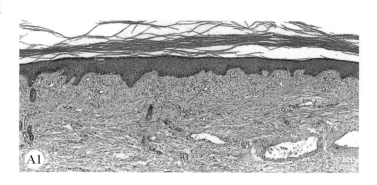

临床特点

a 多见于下肢静脉高压或功能不全患者，与血流淤滞相关。

b 多见于小腿下 1/3，常有下肢静脉曲张。

c 呈红棕色、棕褐色至深褐色的斑片，其上可有丘疹、水疱及渗出，常发生经久不愈的溃疡。

d 慢性病例皮肤增厚，色素改变明显，萎缩性瘢痕。

临床鉴别诊断

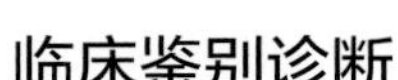

乏脂性皮炎

胫前黏液性水肿

扁平苔藓

别名

淤积性皮炎（stasis dermatitis）

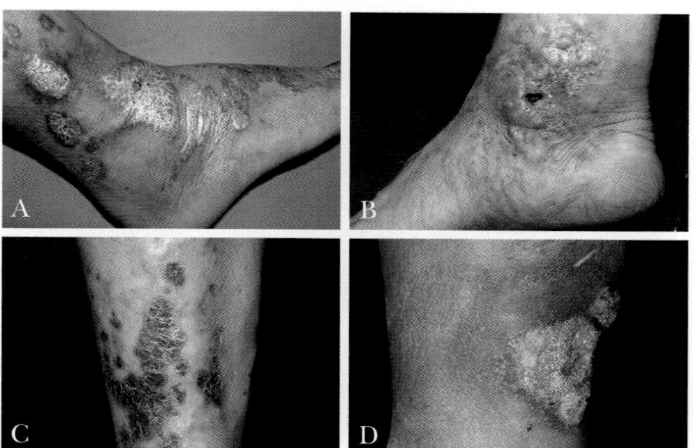

图 2.1.13　淤滞性皮炎（stasis dermatitis）

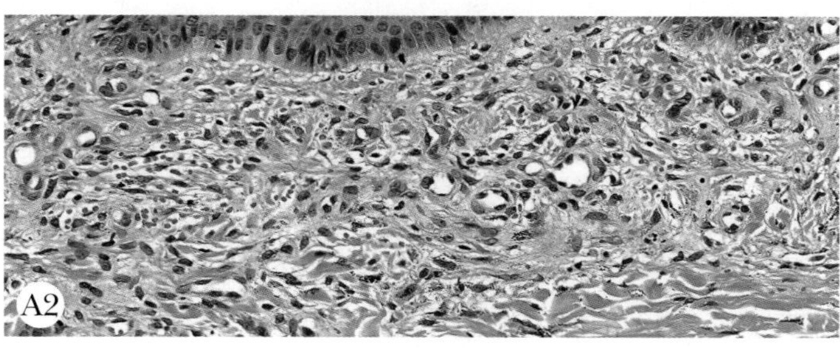
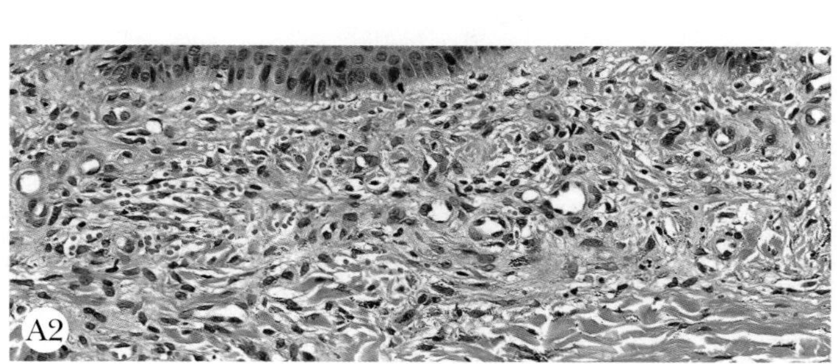

图 2.1.13A　淤滞性皮炎　男，54 岁，右小腿、足背暗红斑块 5 年。病理见表皮非常轻微的海绵水肿，真皮内小血管增生扩张，可见红细胞外溢及含铁血黄素沉积和少量淋巴细胞浸润。

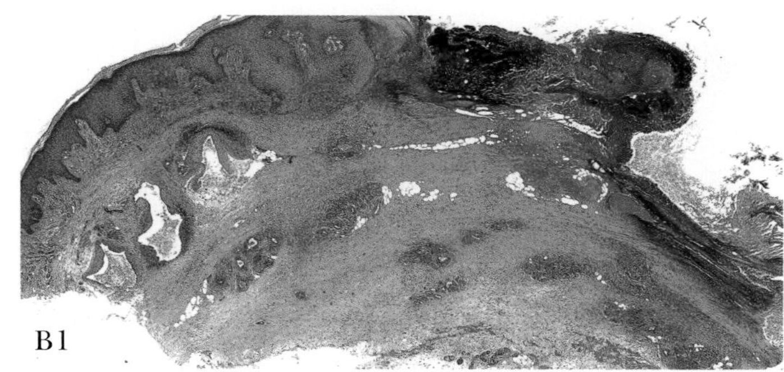

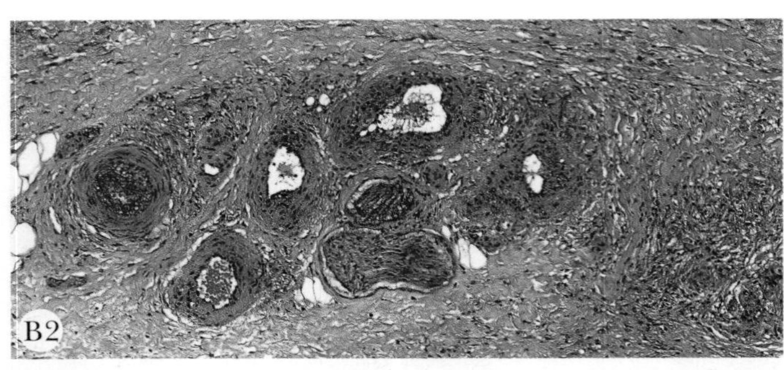

图 2.1.13B 淤滞性皮炎 男，70 岁，双小腿暗褐色斑疹、斑片 25 年，反复溃破 2 个月，有静脉曲张病史。病理见表皮增生，真皮内见厚壁增生扩张血管，部分表皮及真皮浅层坏死缺失。可见一闭塞的血管。

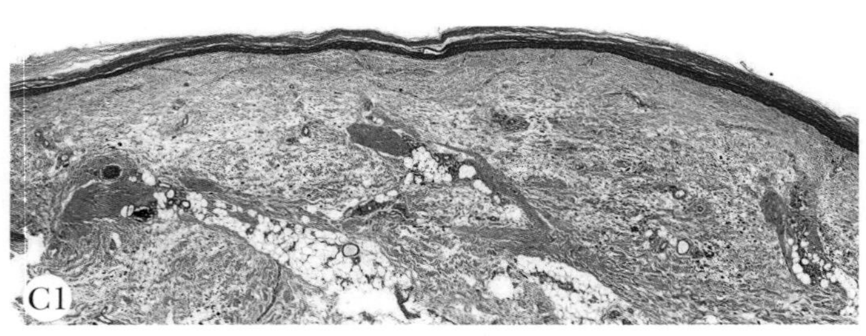

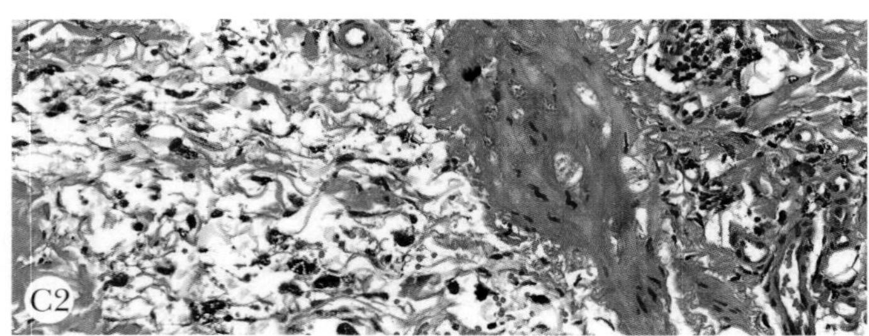

图 2.1.13C 淤滞性皮炎 男，80 岁，双小腿暗褐色斑疹、斑片 15 年，有静脉曲张病史。病理见表皮轻度萎缩，真皮全层胶原间及皮下脂肪可见含铁血黄素沉积。

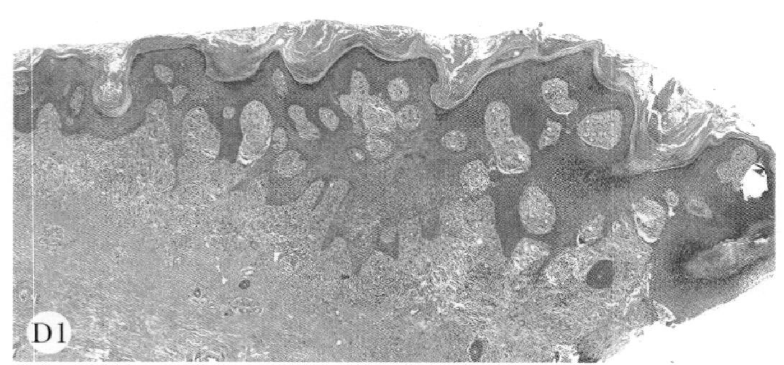

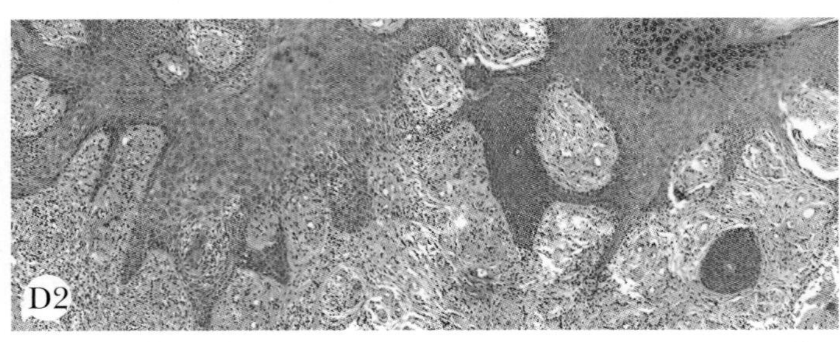

图 2.1.13D 淤滞性皮炎 男，70 岁，双小腿暗色斑疹、斑块反复 20 年。病理见表皮假上皮瘤样增生，真皮全层厚壁血管增生，胶原间及血管周可见炎细胞及含铁血黄素沉积。

2.1.14 白色糠疹（pityriasis alba）

病理改变

a 表皮局限性角化过度及角化不全。

b 棘层轻度增厚及海绵水肿。

c 真皮浅层血管周围有数量不等的淋巴细胞浸润，有时淋巴细胞可移入表皮。

d 早期毛囊口扩大，毛囊角栓伴漏斗部海绵水肿，毛囊周角化不全及皮脂腺萎缩。

病理鉴别诊断

白癜风：黑素细胞减少或消失。

花斑糠疹：角质层内有多数菌丝及孢子，PAS 染色能清楚地显示。

色素减退型蕈样肉芽肿：无显著海绵水肿，亲表皮性明显，需结合临床。

临床特点

a 儿童常见病，青少年也可发病，无性别差异，多春季起病，秋季消退。

b 病因不明，皮肤干燥者经强烈的阳光照射可患此病。特应性皮炎儿童多见。

c 好发于面部，亦见于颈、肩、臂。

d 色素减退性圆形或椭圆性斑片，大小不等，直径 1cm 至数厘米，淡白色或淡红色，边界清楚，上覆少量的鳞屑。

e 一般无自觉症状，偶轻度瘙痒。

f 经数月或更长的时间可自行消退。

临床鉴别诊断

白癜风

花斑糠疹

别名

单纯糠疹（pityriasis simplex）

链球菌性糠疹（pityriasis streptogenes）

面部干性糠疹（pityriasis sicca faciei）

链球菌性红斑（erythema streptogenes）

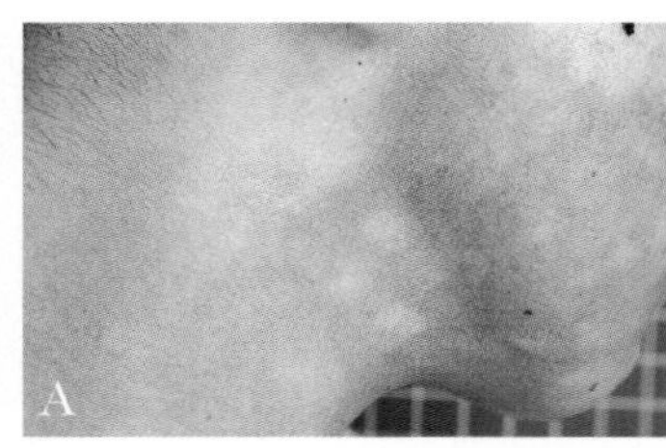

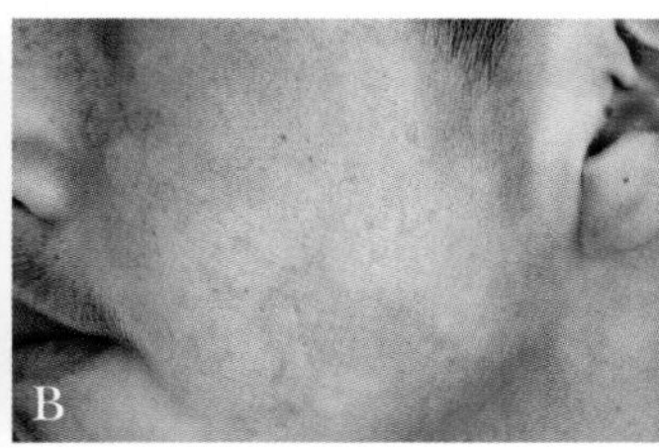

图 2.1.14　白色糠疹（pityriasis alba）

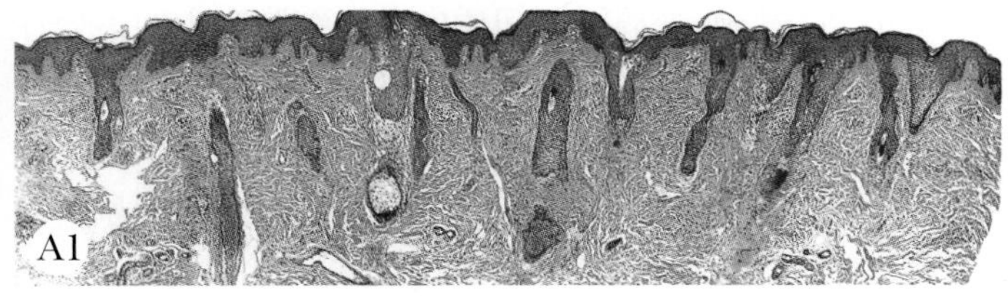

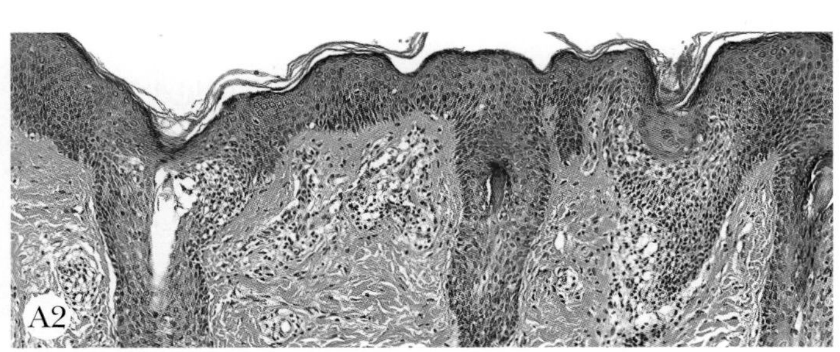

图 2.1.14AB　白色糠疹　男，15 岁，面部色素减退斑片伴细小鳞屑 1 年。病理见以漏斗部位为主的海绵水肿并伴有血管周淋巴细胞浸润，漏斗部位海绵水肿及淋巴细胞移入，需和蕈样肉芽肿鉴别。

2.1.15　玫瑰糠疹（pityriasis rosea）

病理改变

a 轻度角化过度，灶性角化不全。

b 棘层轻度肥厚，灶性海绵水肿，在炎症浸润处尤为明显，一般不形成水疱，常有淋巴细胞外渗入表皮。

c 真皮浅层血管周围稀疏淋巴细胞及组织细胞浸润，可有红细胞外溢。

d 可有轻度界面破坏。

病理鉴别诊断

药疹：嗜酸性粒细胞浸润明显，见角质形成细胞坏死。

点滴型银屑病：在角化不全的病灶中中性粒细胞浸润明显增多，血管外红细胞很少或无。

皮肤癣菌病：角质层内可见菌丝及孢子，PAS 染色可清楚显示。

二期梅毒疹：真皮血管周常可见较多浆细胞。

临床特点

a 发病年龄大多在 10 ~ 40 岁，无性别差异，多见于春、秋季。

b 病因不明，好发于躯干、颈和四肢近端。

c 初发皮损称为先驱斑，3 ~ 5cm 淡黄色斑疹，椭圆形或圆形，边缘有糠状鳞屑，皮疹长轴与皮纹相平行，1 ~ 2 周后出现继发斑，形态基本与先驱斑相同，但较小。

d 病程 1 ~ 2 个月，少数超过 6 个月，一般不复发。

临床鉴别诊断

二期梅毒疹

体癣

花斑糠疹

银屑病

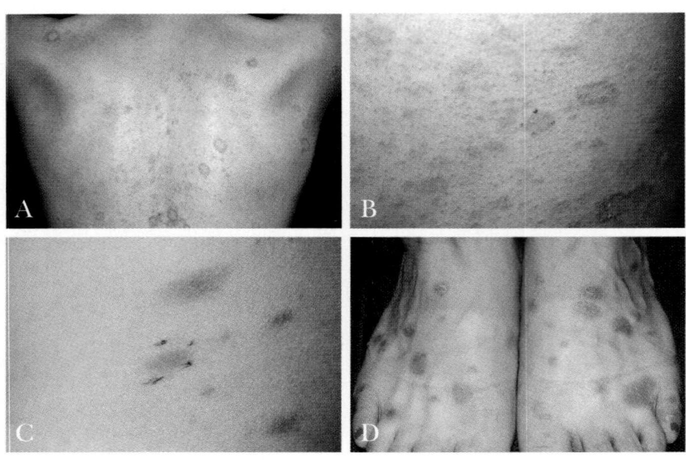

图 2.1.15　玫瑰糠疹（pityriasisrosea）

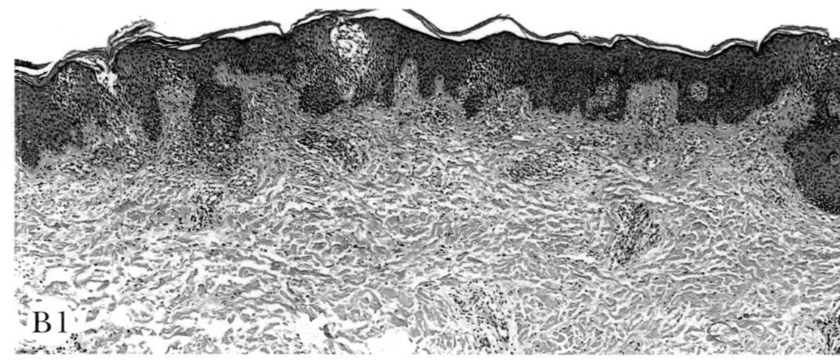

图 2. 1. 15B　玫瑰糠疹　男，21 岁，躯干及四肢近端红斑 1 周，皮疹沿皮纹分布。病理见角化不全，海绵水肿及局灶界面空泡改变。

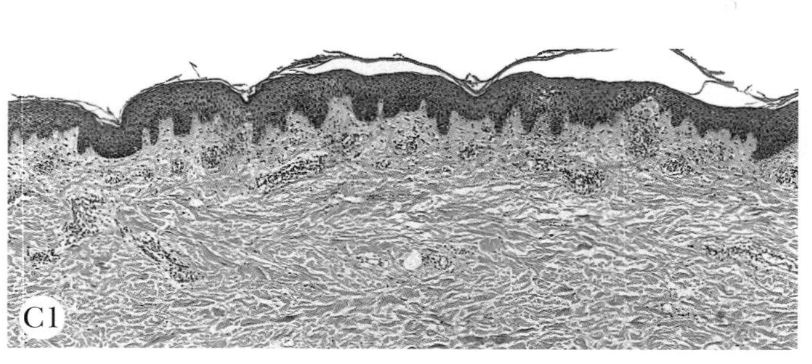

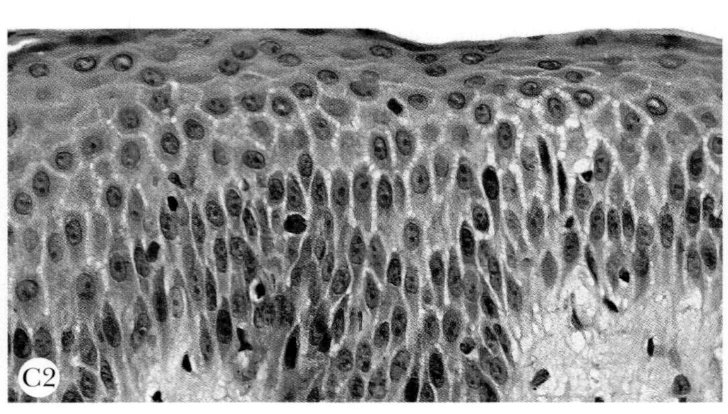

图 2. 1. 15C　玫瑰糠疹　女，23 岁，右前臂、躯干、四肢及足背椭圆形红斑、丘疹 1 个月。表皮轻度增生及灶性海绵水肿。界面破坏不明显，真皮浅部少许淋巴细胞浸润。

2.1.16　中毒性休克综合征（toxic shock syndrome）

病理改变

a 角质层呈网篮状角化。

b 表皮内可见散在的坏死角质形成细胞，有时排列成簇。

c 有些病例可见表皮下大疱，如有紫癜，则可见红细胞外溢。

d 真皮浅层血管周围与间质内淋巴细胞为主的混合性细胞浸润，包括中性粒细胞及嗜酸性粒细胞，可出现中性粒细胞浸润的灶性海绵水肿。

病理鉴别诊断

脓疱疮：脓疱发生在表皮上部，疱内可见少许棘层松解细胞，革兰染色可在疱内示阳性球菌。

临床特点

a 多见于既往体健的青年妇女，且绝大多数在月经期第 2 ~ 4 天急剧发病。

b 由金黄色葡萄球菌引起的急性发热性疾病，目前认为是女性月经期使用高吸收性月经垫所致。

c 少数病例先有全身不适、发热、肌痛等先驱症状，而后出现低血压、高热以及广泛性发疹，似猩红热。

d 黏膜病变表现为外阴红肿、结膜炎、咽炎，内脏器官也可受损。

e 外周血、鼻、咽及阴道分泌物培养可分离到凝固酶阳性的甲组噬菌体金黄色葡萄球菌。

临床鉴别诊断

猩红热

葡萄球菌性烫伤样皮肤综合征

2.1.17 儿童丘疹性肢端皮炎（papular acrodermatitis of childhood）

病理改变

a 局限性角化不全。

b 表皮局限性轻度海绵水肿，轻度棘层肥厚，可见由淋巴细胞组成的微脓肿。

c 真皮乳头水肿，可见数量不等的血管外红细胞。

d 真皮浅层血管周稀疏淋巴细胞和组织细胞浸润。

e 反应性淋巴结炎。

病理鉴别诊断

皮肤癣菌病：角质层内可见菌丝及孢子，PAS 染色可清楚显示。

变态反应性接触性皮炎：血管周嗜酸性粒细胞浸润，表皮海绵水肿，可形成表皮内水疱。

临床特点

a 发病年龄 6 个月至 12 岁，以 2 ~ 6 岁居多。

b 多与乙型肝炎病毒感染相关，但只有通过消化道、皮肤、黏膜的原发感染时才发生本病，输血或注射感染则不患病，近来认为与甲型肝炎病毒、柯萨奇病毒、人类免疫缺陷病毒（HIV）等均有关。

c 好发生于四肢，少见于面、躯干等处。

d 突然发疹，为针头至绿豆大小的扁平充实性丘疹，暗红或淡褐色，轻度脱屑，对称分布，呈播散性。

e Kobner 现象阳性。

f 全身淋巴结肿大，伴有急性无黄疸型肝炎，血清 HBsAg 阳性。

g 2 ~ 8 周自然消退。

临床鉴别诊断

摩擦性苔藓样疹

别名

Gianotti–Crosti 综合征（Gianotti–Crosti syndrome）

2.1.18 神经性皮炎（neurodermatitis）（见 3.1.6）

2.1.19 脂溢性皮炎（seborrheic dermatitis）（见 3.2.1）

2.1.20 种痘样水疱病（hydroa vacciniforme）（见 31.1.10）

2.2 伴嗜酸性粒细胞浸润的海绵水肿性皮炎（spongiotic dermatitis with eosinophils infiltration）

2.2.1 妊娠瘙痒性荨麻疹样丘疹及斑块（pruritic urticarial papules and plaques of pregnancy，PUPPP）

病理改变

a 局灶性海绵水肿，晚期可形成水疱。

b 轻度真皮乳头水肿。

c 真皮上部血管周围淋巴细胞浸润伴数量不等的嗜酸性粒细胞。

病理鉴别诊断

荨麻疹：可出现中性粒细胞浸润。

妊娠期类天疱疮：有表皮下水疱，真皮乳头水肿更为明显，免疫荧光基底膜带有 C3 或 IgG 沉积。

临床特点

a 妊娠妇女，好发于初产妇，病因不清。

b 常从腹部起病，逐渐扩展至四肢和躯干，不侵犯头面部。

c 皮损为荨麻疹性丘疹、斑块，剧烈瘙痒。

d 分娩后皮损消退，再次妊娠不复发。

2.2.1

临床鉴别诊断

妊娠期类天疱疮

别名

妊娠多形疹（polymorphic eruption of pregnancy）

妊娠中毒性红斑（toxic erythema of pregnancy）

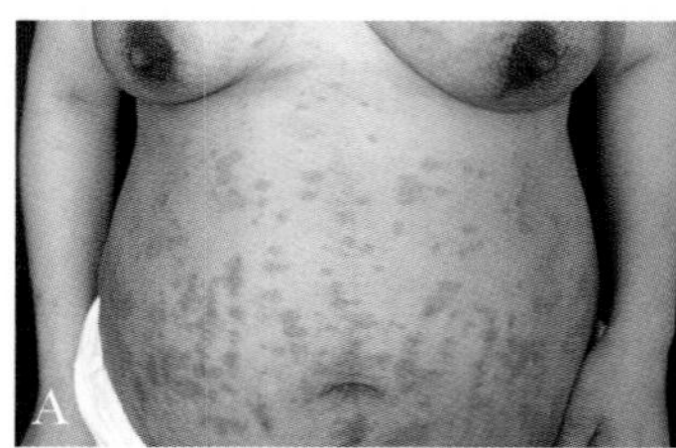

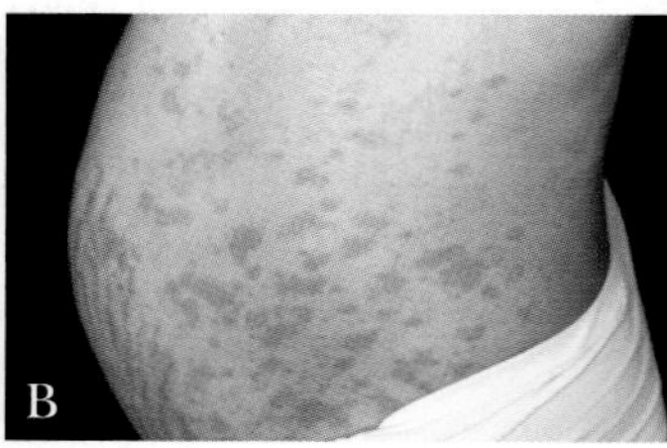

图 2.2.1　妊娠瘙痒性荨麻疹样丘疹及斑块（pruritic urticarial papules and plaques of pregnancy，PUPPP）

图 2.2.1AB　妊娠瘙痒性荨麻疹样丘疹及斑块　女，29 岁，孕 5 个月时全身出现红斑、丘疹、风团（无相应病理图片）。

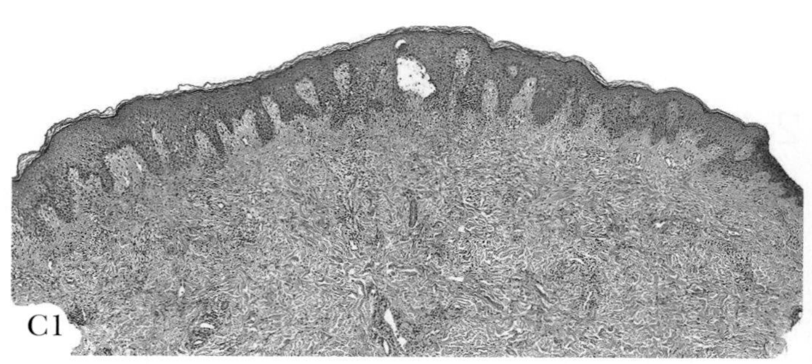

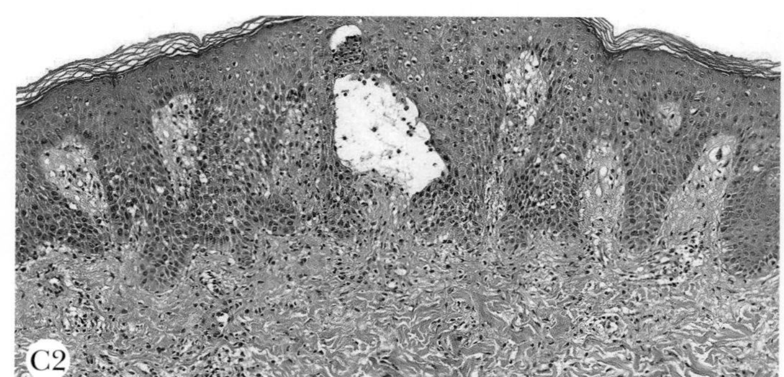

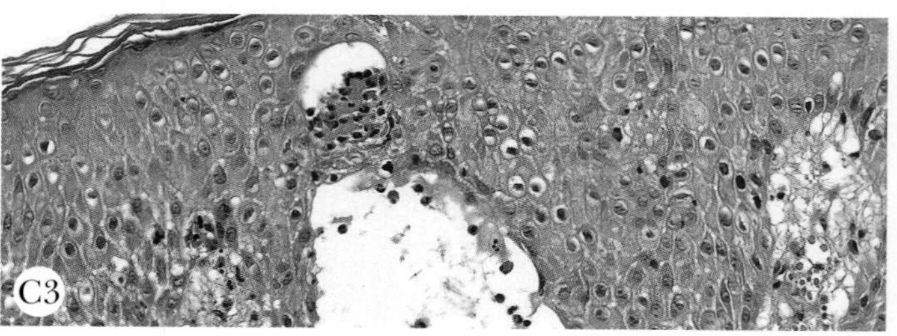

图 2.2.1C　妊娠瘙痒性荨麻疹样丘疹及斑块　无临床资料。病理见表皮海绵水肿及水疱形成，真皮乳头层轻度水肿，真皮全层间质及血管周嗜酸性粒细胞为主的炎细胞浸润。（武汉同济医院李慎秋教授提供）

2.2.2 妊娠痒疹（pregnancy prurigo）

病理改变

a 轻度海绵水肿和表皮增生。

b 少数淋巴细胞可移入表皮。

c 真皮浅层血管周围淋巴细胞、组织细胞浸润，可见嗜酸性粒细胞。

临床特点

a 可发生于妊娠各个阶段，但多数于妊娠 7 ～ 9 个月间发病。

b 好发于四肢伸侧及腹部。

c 瘙痒性红丘疹及结节，约 0.5 ～ 1cm，可有鳞屑、结痂和水疱。

d 皮损常在分娩后消退。

临床鉴别诊断

接触性皮炎

药疹

虫咬皮炎

2.2.3 新生儿中毒性红斑（erythema toxicum neonatorum）

病理改变

a 角质层呈网篮状角化，海绵水肿。

b 毛囊周角层下脓疱，疱内主要为嗜酸性粒细胞及少许中性粒细胞。

c 毛囊漏斗部、峡部嗜酸性粒细胞及中性粒细胞浸润，毛囊区以外基本正常。

d 真皮乳头水肿，真皮浅层血管周嗜酸性粒细胞为主的炎症浸润。

病理鉴别诊断

色素失禁症：表皮呈银屑病样增生，有海绵水肿，真皮浅层较多噬黑素细胞。

新生儿葡萄球菌脓疱疮：脓疱内主要是中性粒细胞，不呈毛囊性分布。

临床特点

a 新生儿常见病，多发生在出生后 12 小时内。

b 病因不明，可能为母体某些抗原引起的变态反应。

c 好发于躯干、面部、臀部。

d 皮疹呈多形性，红斑、丘疹、脓疱及风团，形态和大小不一。

e 外周血中嗜酸性粒细胞增多。

f 约 1 ～ 3 天可自行消退，最长不超过 10 天。

临床鉴别诊断

婴儿湿疹

别名

中毒性红斑（erythema toxicum）

2.2.4 大疱性类天疱疮（bullous pemphigoid）（见 6.3.1）

2.2.5 虫咬皮炎（insect bite dermatitis）（见 16.3）

2.2.6 色素失禁症（incontinentia pigmenti）（见 5.4.1）

2.3 混合性炎症细胞浸润的海绵水肿性皮炎（spongiotic dermatitis with mixed cell infiltration）

2.3.1 外伤性皮炎（trauma induced dermatitis ）

病理改变

a 轻度外伤表现为表皮轻度海绵水肿和真皮乳头轻微炎症细胞浸润，浅层血管扩张。

b 中度外伤可形成浅表溃疡，局部可形成海绵性水疱，真皮可见多核巨细胞浸润及大量红细胞外溢。

c 重度外伤表现为表皮坏死，溃疡形成，真皮致密的多核巨细胞浸润，肉芽组织增生，可形成异物反应。

病理鉴别诊断

接触性皮炎：无巨细胞浸润。

临床特点

a 临床表现与外伤程度相关。

b 轻度皮肤外伤一般表现为皮肤发红、轻度脱屑伴瘙痒。

c 重度皮肤外伤可表现为水疱、湿疹样改变及溃疡，伴刺激性症状。

临床鉴别诊断

湿疹

变应性接触性皮炎

3 银屑病样皮炎（psoriasiform dermatitis）

高继鑫 王 刚 高天文

3.1 主要的银屑病样皮炎
3.1.1 银屑病
3.1.2 连续性肢端皮炎
3.1.3 掌跖脓疱病
3.1.4 Reiter 综合征
3.1.5 毛发红糠疹
3.1.6 神经性皮炎
3.1.7 烟酸缺乏病
3.1.8 肠病性肢端皮炎
3.1.9 胰高血糖素瘤综合征
3.1.10 二期梅毒
3.1.11 炎性线性疣状表皮痣（见 22.1.2）
3.1.12 蕈样肉芽肿（见 31.1.1）

3.2 伴海绵水肿的银屑病样皮炎
3.2.1 脂溢性皮炎
3.2.2 慢性湿疹
3.2.3 接触性皮炎

银屑病样皮炎是一组病理上以表皮增生、表皮突显著延长且基底基本平齐为特征的疾病，其典型代表为银屑病及其亚型，一些其他炎症性疾病如毛发红糠疹等也具有类似特点，但缺乏典型银屑病特征如融合性角化不全、中性粒细胞微脓肿等，部分疾病同时具有海绵水肿等特点，也归于此描述。

3.1 主要的银屑病样皮炎（major psoriasiform dermatitis）

3.1.1 银屑病（psoriasis）

病理改变

a 广泛的角化过度伴融合或灶性角化不全。

b 角化不全的角层中可见中性粒细胞聚集，即 Munro 微脓肿。

c 在角化不全区，表皮颗粒层变薄或消失。

d 表皮增生，表皮突向下增长且延伸长度大致相同，其下端增宽，与邻近表皮突融合或交织。

e 表皮棘层中可有中性粒细胞浸润形成海绵状脓疱，称 Kogoj 海绵状脓疱，尤其是脓疱型银屑病（psoriasis pustulosa）。

f 表皮可有轻度海绵水肿。

g 真皮乳头水肿，呈杵状，毛细血管迂曲扩张，向上延伸至乳头顶部，其上方的表皮变薄。

h 真皮浅层血管周围轻、中度炎症细胞浸润，主要包括淋巴细胞与中性粒细胞。

i 急性点滴状银屑病，可见丘状角化不全，呈灶状分离而非连续，其顶部有中性粒细胞浸润，有时还可见中性粒细胞从真皮乳头向表皮的移行。

j 典型银屑病样改变，伴角质层缺失和轻度海绵水肿是红皮病型银屑病（psoriasis erythroderma）的诊断线索。

病理鉴别诊断

神经性皮炎：颗粒层增厚，真皮乳头胶原纤维化，增粗红染，且走行与表皮垂直，无 Munro 微脓肿。

皮肤念珠菌病与真菌病：特殊染色可见菌丝、假菌丝等特有改变。

临床特点

a 银屑病可见于各个年龄，寒冷季节易复发或加重。

b 病因不明，遗传、感染、免疫等因素均与本病发生有关。

c 好发于头皮及四肢伸侧，常呈对称分布，可局限，也可泛发。

d 皮损呈多种形态，典型皮损为具有成层银白色鳞屑的暗红斑或斑块，色红，境界清楚，可见特征性的薄膜现象、点状出血即 Auspitz 征，头皮与指甲常受累。

e 患者自觉有不同程度瘙痒。

f 病程慢，常反复发作。

g 临床上可分为四型，即寻常型、脓疱型、关节病型与红皮病型。

临床鉴别诊断

脂溢性皮炎

神经性皮炎

别名

牛皮癣

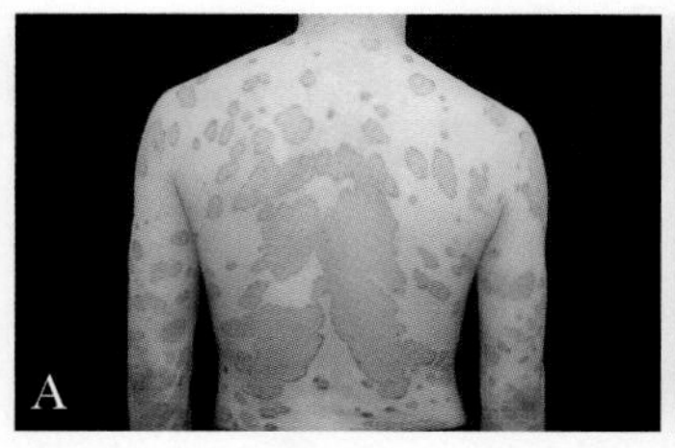
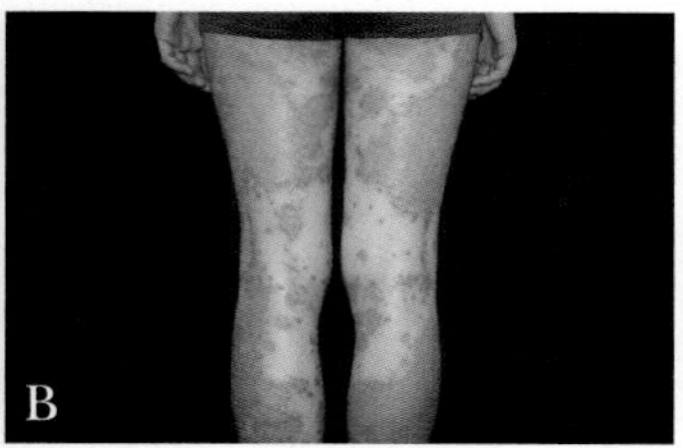

图 3.1.1AB　银屑病（psoriasis）

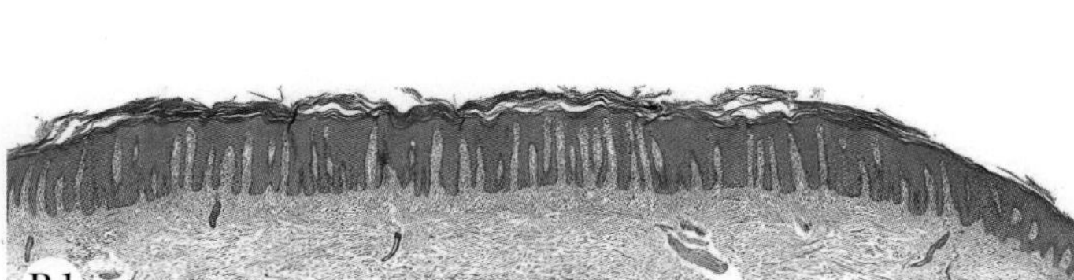

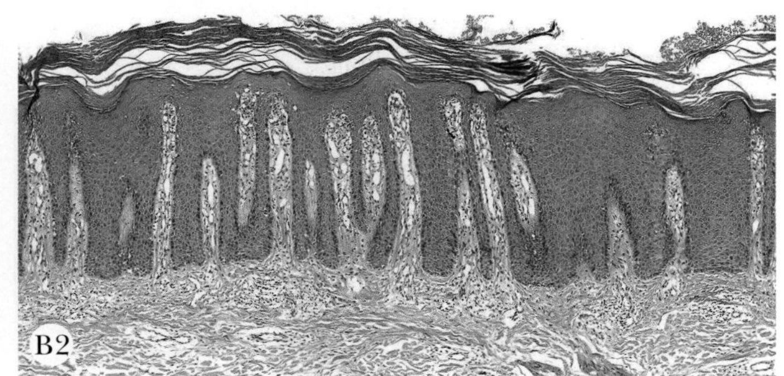

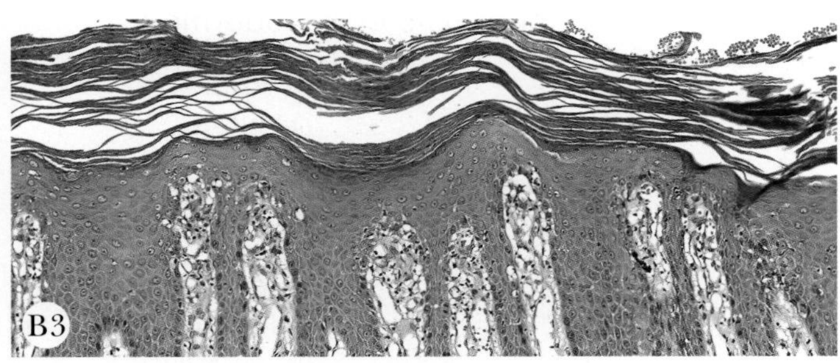

图 3.1.1B　银屑病　男，33 岁，躯干、四肢红斑、鳞屑、反复发作 9 年，加重 2 个月。病理见角化过度伴融合状角化不全，角质层可见中性粒细胞微脓肿，颗粒层变薄或消失，表皮银屑病样增生，棘层肥厚，表皮突向下延伸，基底层完整，真皮乳头水肿伴血管扩张，血管周围可见少量淋巴细胞浸润。

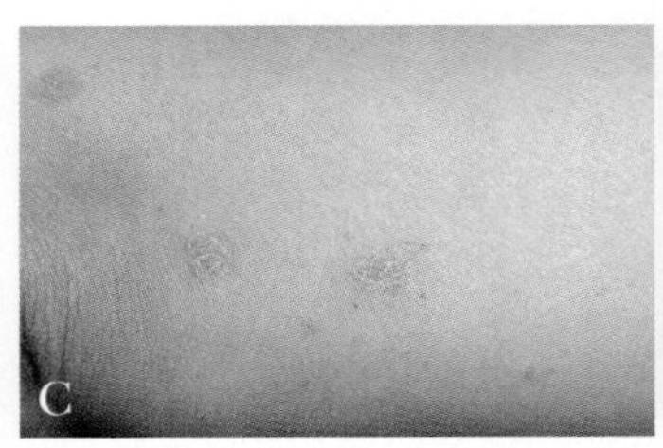
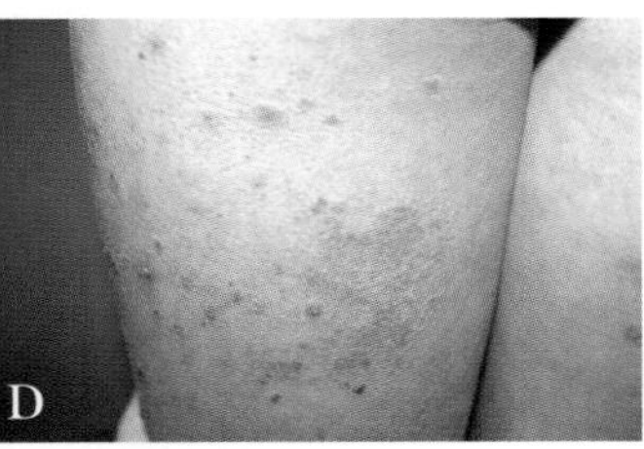

图 3.1.1CD　银屑病（psoriasis）

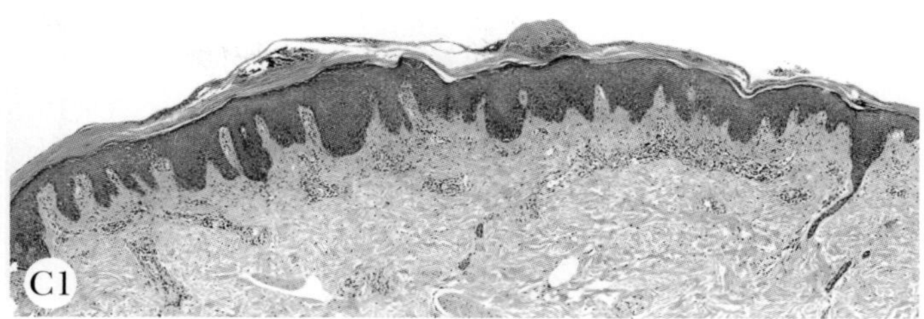

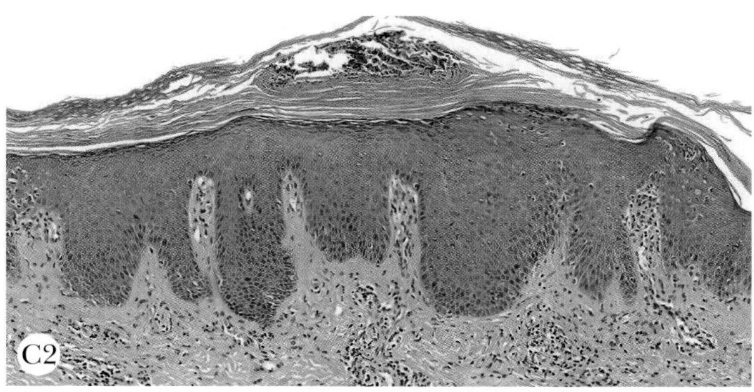

图 3.1.1C　早期银屑病　女，39 岁，全身散在红斑鳞屑 20 天。病理见局部角化过度伴角化不全，角层及表皮上部可见中性粒细胞微脓肿，颗粒层变薄或消失，表皮银屑病样增生，棘层肥厚，表皮突向下延伸，基底层完整，真皮乳头水肿伴血管扩张，血管周围可见少量淋巴细胞浸润。

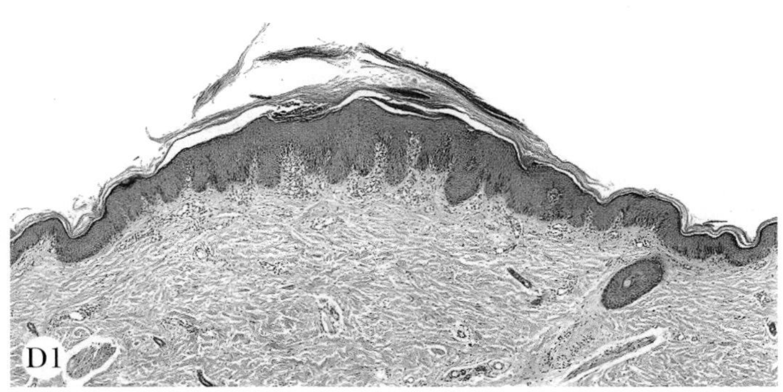

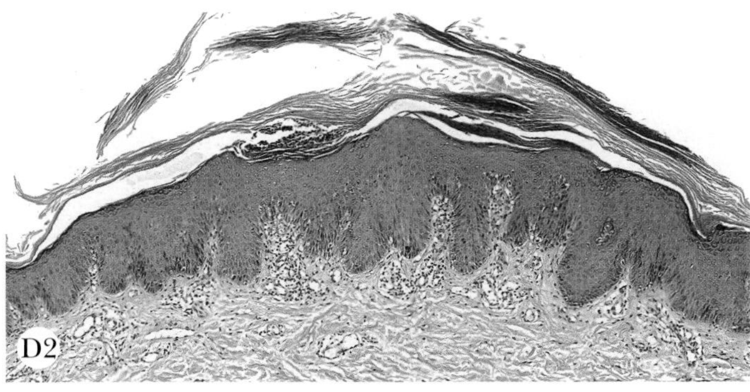

图 3.1.1D　早期银屑病　女，9 岁，全身反复红斑、丘疹、鳞屑伴痒 3 年，复发 1 周。病理与上例类同。

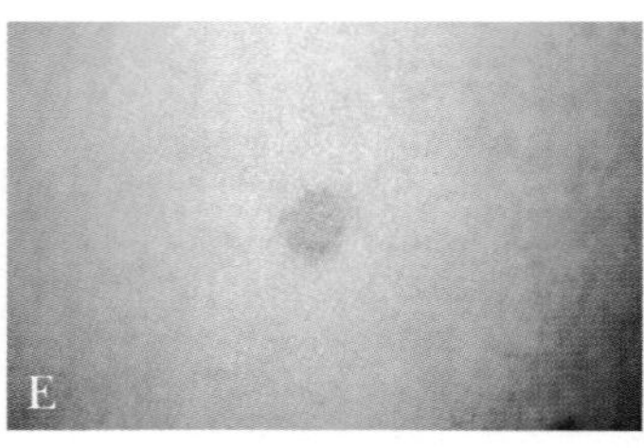
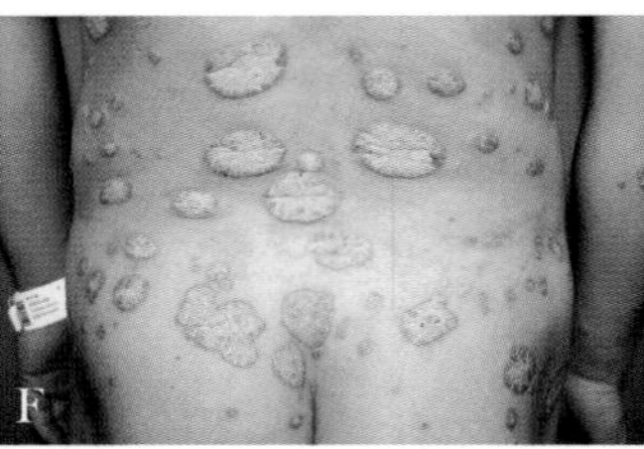

图 3.1.1EF 银屑病（psoriasis）

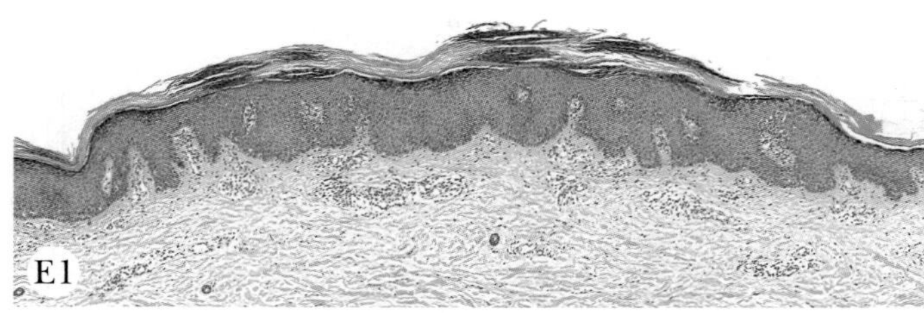

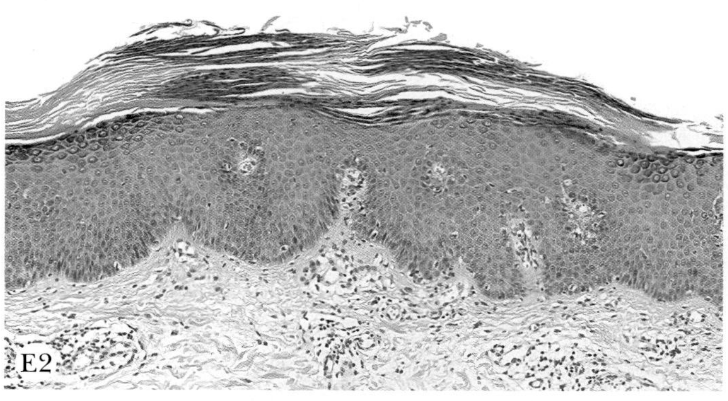

图 3.1.1E 进行期银屑病 女，32 岁，全身反复红斑、鳞屑伴痒 7 年，复发 1 周余。病理见银屑病的各种基本特点。

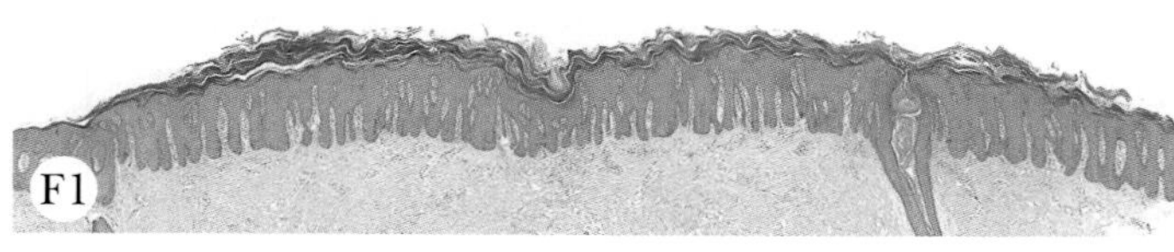

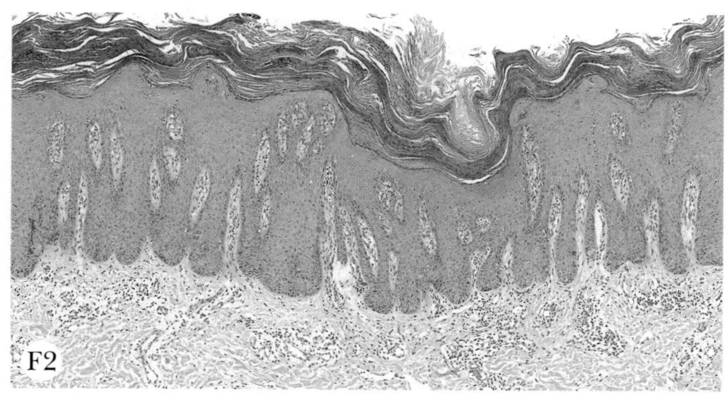

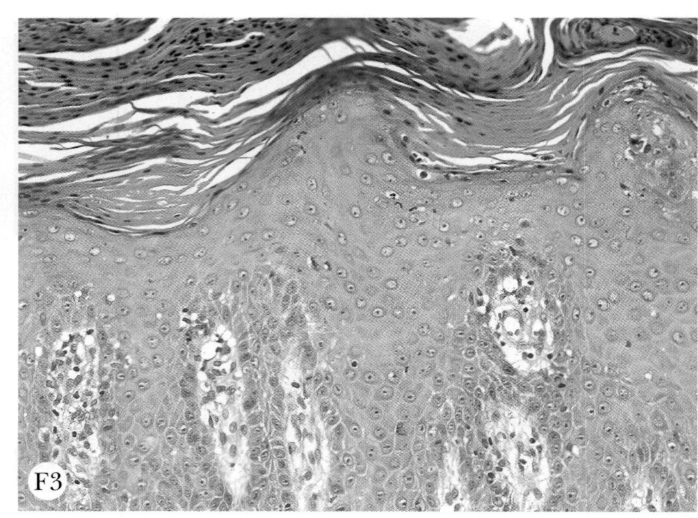

图 3.1.1F 静止期银屑病 男，33 岁，全身反复红斑、丘疹、斑块、鳞屑伴痒 12 年，近半年持续不缓解。病理示棘层肥厚特别显著。

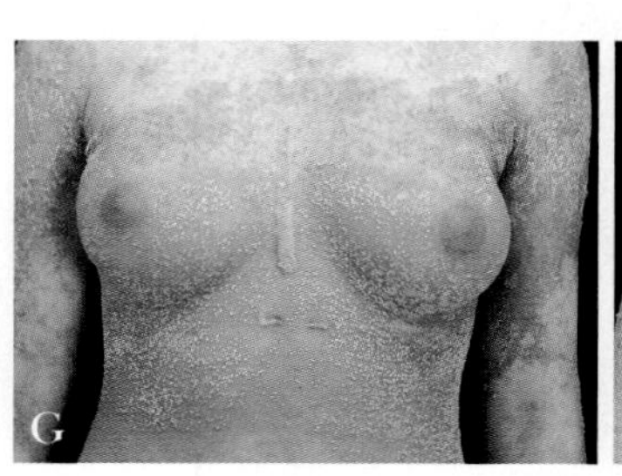
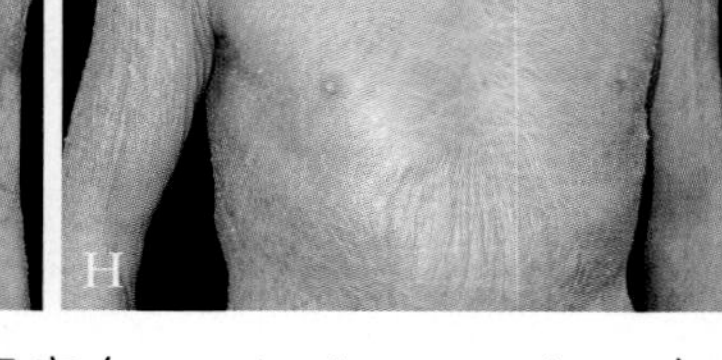

图 3.1.1GH 脓疱型银屑病（psoriasis pustulosa）、红皮病型银屑病（paoriasis erythroderma）

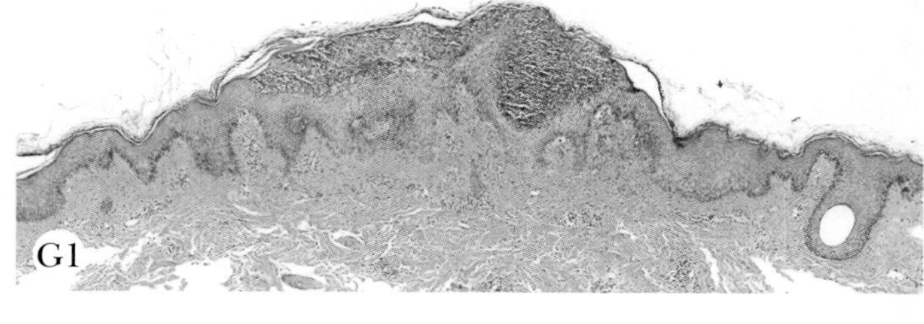

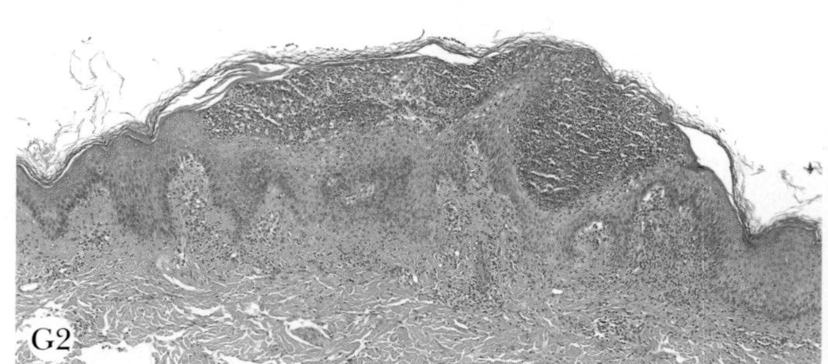

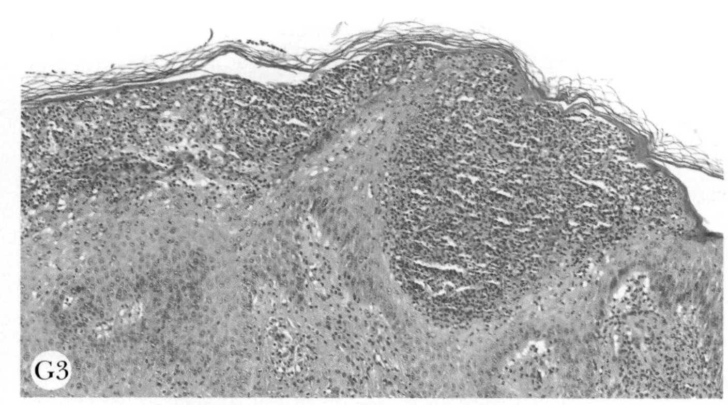

图 3.1.1G 脓疱型银屑病 女，14 岁，颈部丘疹、脓疱反复 2 年，全身泛发 2 周。病理见表皮上部可见中性粒细胞脓疱。

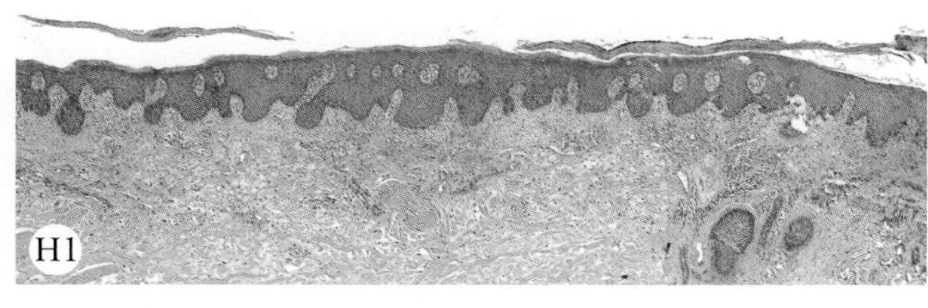

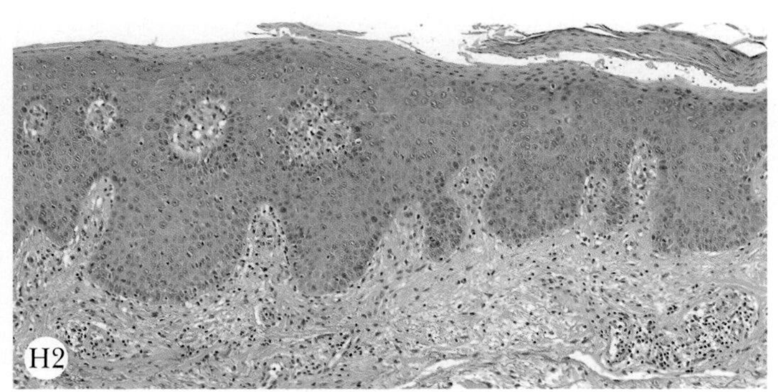

图 3.1.1H 红皮病型银屑病 男，70 岁，全身潮红、脱屑 4 个月，加重 3 个月。病理示银屑病样增生，但特点不鲜明。

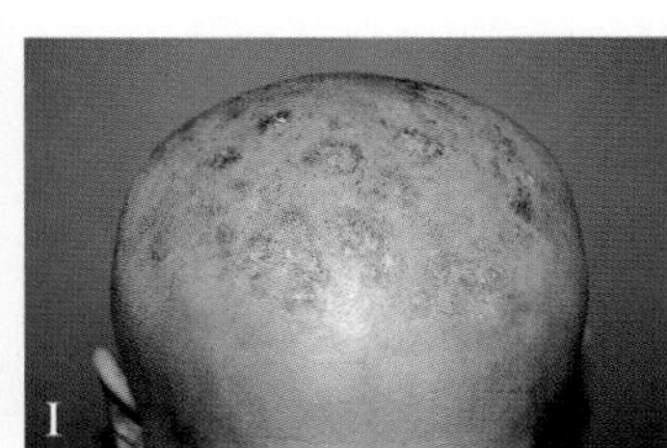

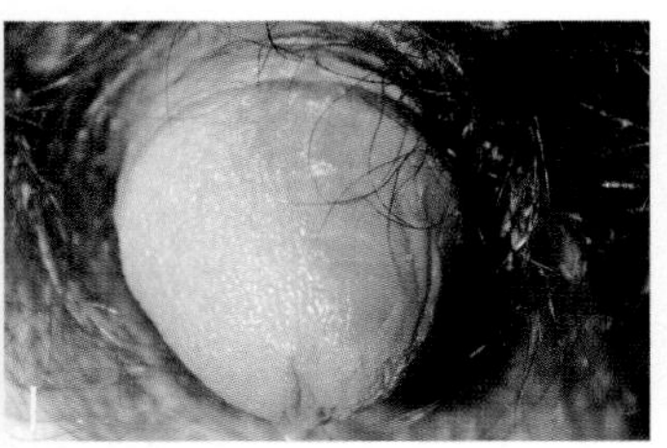

图 3.1.1IJ 银屑病（psoriasis）

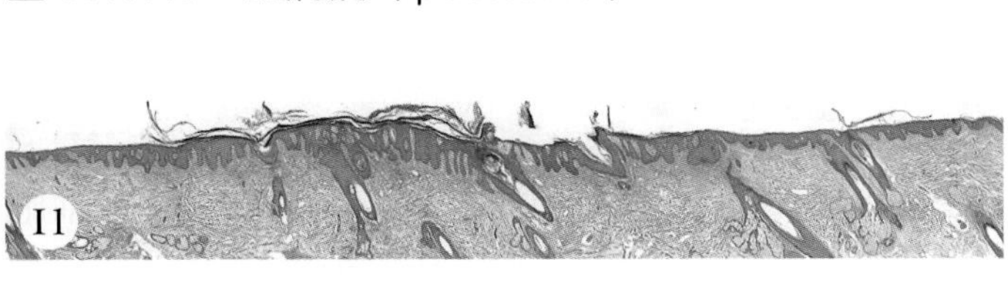

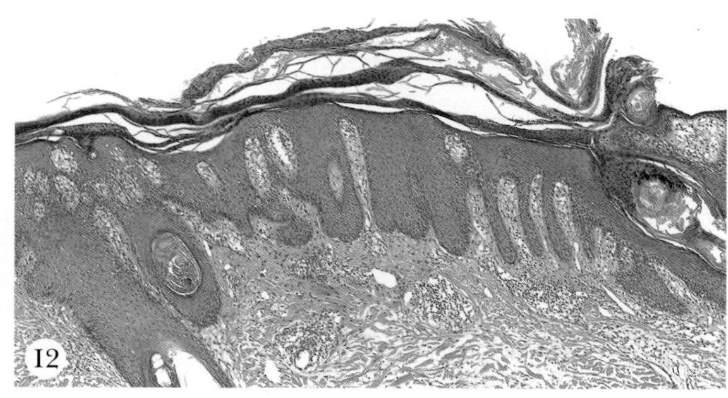

图 3.1.1I 头皮银屑病 男，29 岁，头皮红斑、鳞屑，伴痒半年。病理主要表现为局部致密角化过度伴融合性角化不全，棘层肥厚，表皮突向下延伸。

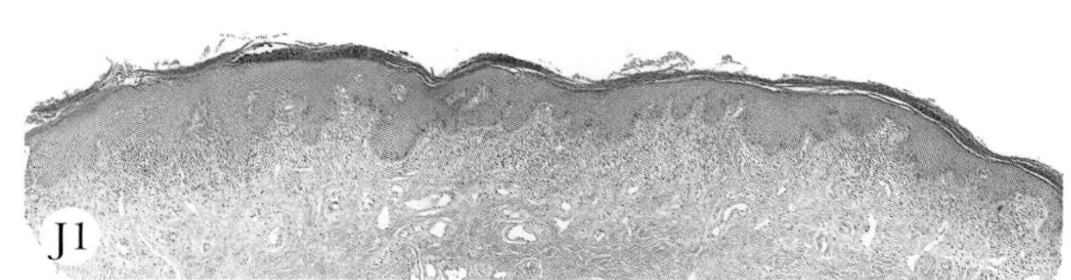

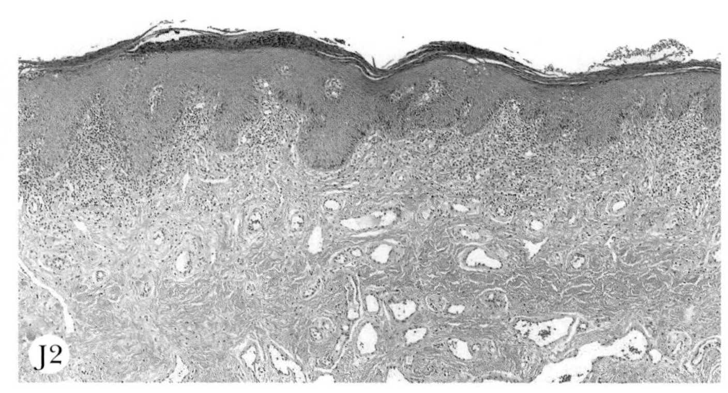

J3

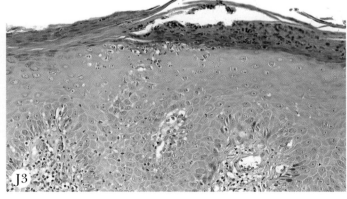

图 3.1.1J 龟头银屑病 男，30 岁，龟头部红斑 1 年余，加重 2 个月，鳞屑不著。病理可见银屑病的各种改变，真皮中下部见龟头部扩张的微血管。

3.1.2 连续性肢端皮炎（acrodermatitis continua）

病理改变

a 具有类似脓疱型银屑病的特点。

b 表皮内脓疱，疱内主要为中性粒细胞，脓疱多位于棘细胞上层（Kogoj 海绵状脓疱），其内上皮细胞变性，形成大的单房脓疱。

c 表皮角化不全，银屑病样增生。

d 真皮浅层血管扩张，血管周炎症浸润较重，主要有淋巴细胞、组织细胞、中性粒细胞。

临床特点

3.1.2

a 初发于指（趾），多有外伤诱因。

b 早期类似化脓性甲沟炎，逐渐扩大形成红斑、糜烂、脓疱、脓痂。

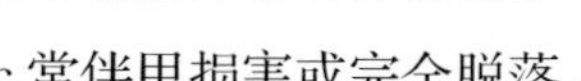

c 常伴甲损害或完全脱落。

d 可累及多个指（趾），甚至泛发全身。

别名

固定性肢端皮炎（acrodermatitis perstans）

匐行性皮炎（dermatitis repens）

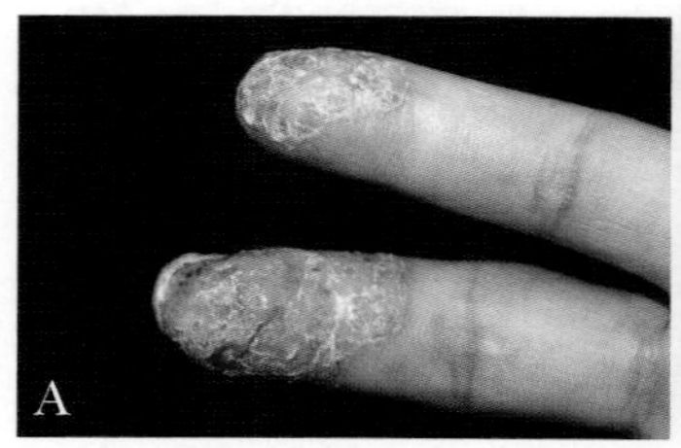

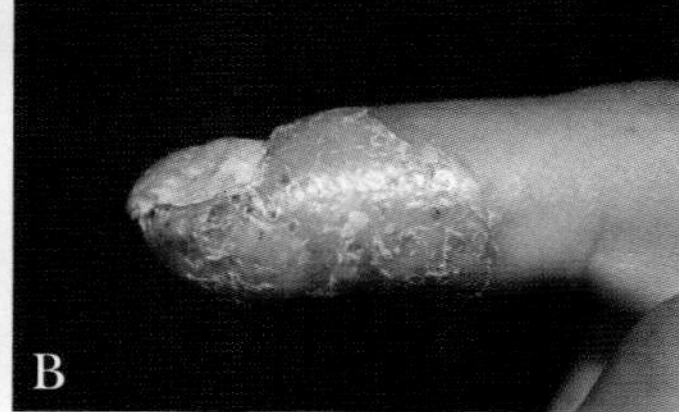

图 3.1.2 连续性肢端皮炎（acrodermatitis continua）

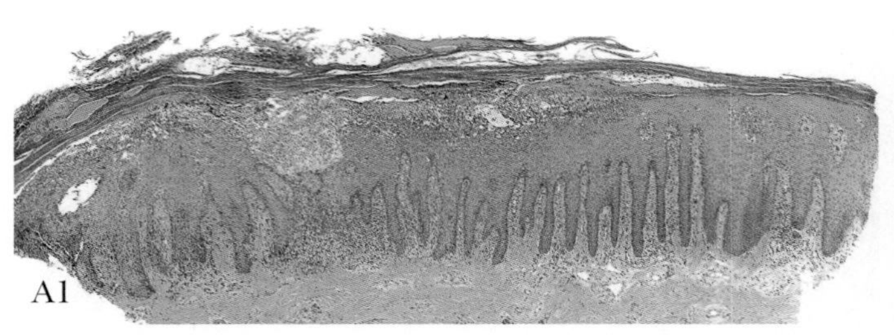

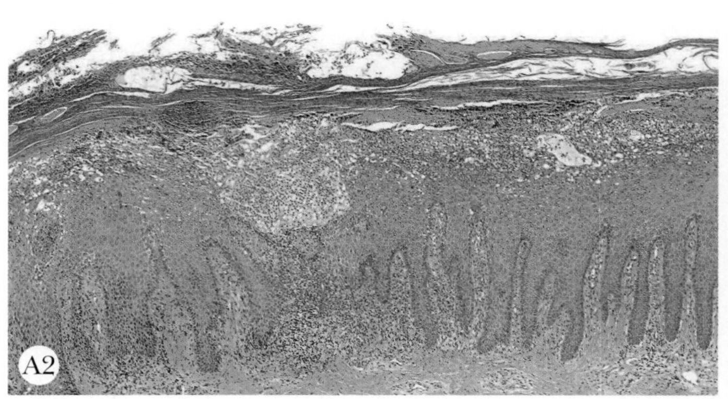

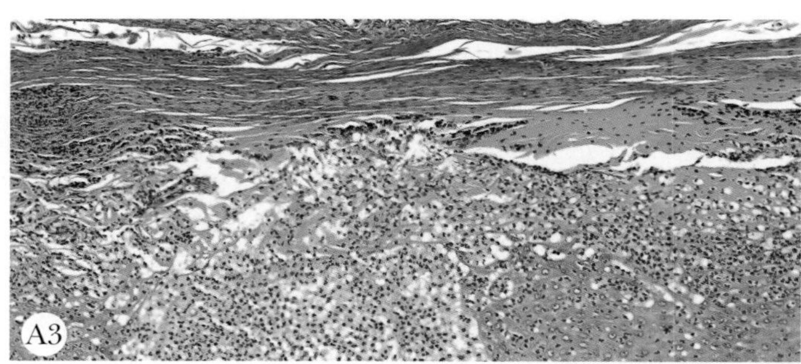

图 3.1.2A 连续性肢端皮炎 男，49 岁，左手指端红斑、脓疱伴脱屑近 1 年。病理见表皮上部可中性粒细胞脓疱及银屑病的各种特点。

3.1.3 掌跖脓疱病（palmoplantar pustulosis）

病理改变

a 具有脓疱型银屑病的特点，但发生于掌跖部位。

b 病变相对局限，形成表皮内多发脓肿。

c 消退期仅可见角层内脓肿或角化不全，需结合临床。

病理鉴别诊断

汗疱疹：表皮内可见海绵水疱，且有嗜酸性粒细胞浸润。

临床特点

a 平均发病年龄为 50 岁，男女发病率无明显差异。

b 发生于掌跖，部分患者脓疱或寻常型银屑病皮损可波及全身。

c 典型皮损为针帽至绿豆大的无菌性脓疱，基底常为境界清楚的浸润性红斑。

d 病程慢性，反复发作。

临床鉴别诊断

手足癣

癣菌疹

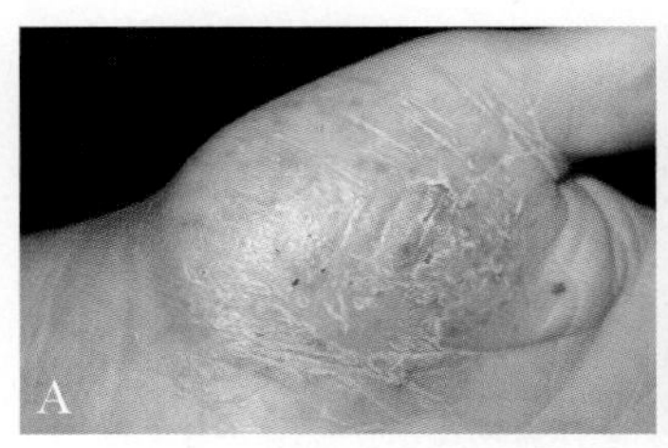

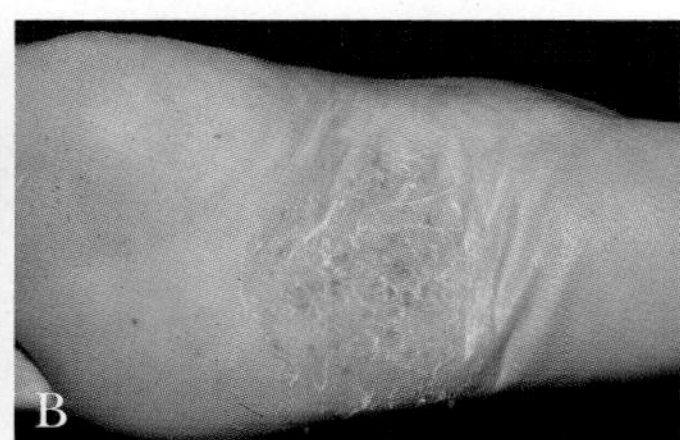

图 3.1.3 掌跖脓疱病（palmoplantar pustulosis）

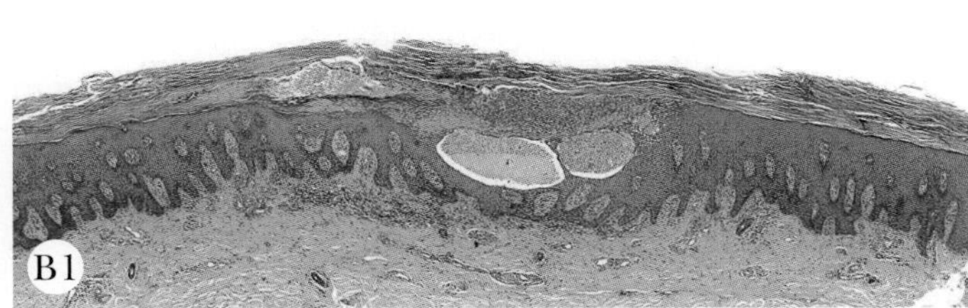

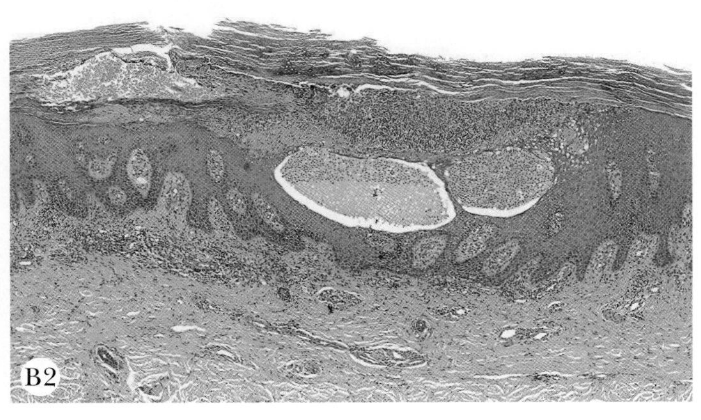

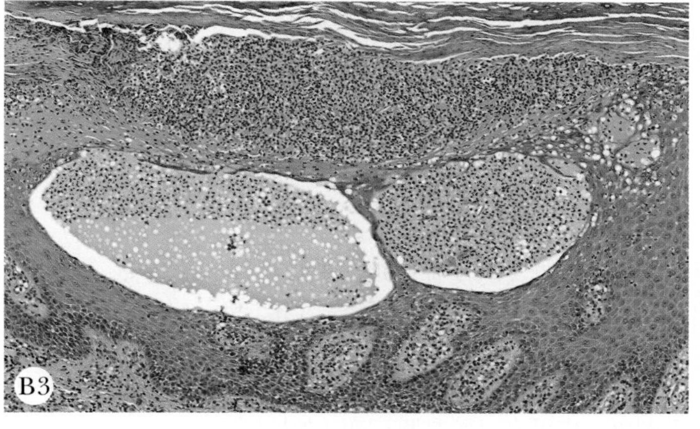

图 3. 1. 3B 掌跖脓疱病 女，40 岁，双手足红斑、脓疱、脱屑、反复发作 1 年。病理示角层下及表皮上部可见中性粒细胞脓疱特别显著。

3.1.4 Reiter 综合征（Reiter syndrome）

病理改变

a 类似典型脓疱型银屑病特点。

b 角化过度、角化不全。

c 表皮突延长，棘层肥厚。

d 表皮上部较大的海绵水肿脓疱、微脓肿甚至大脓疱。

e 真皮乳头毛细血管扩张迂曲，其上方有明显增厚的角化不全。

f 黏膜皮损海绵状脓疱明显，角化过度较轻。

病理鉴别诊断

脓疱型银屑病：Reiter 综合征的表皮角化过度与浅层真皮炎性浸润更加明显，黏膜损害更常见，但两者尚须联系临床情况加以区分。

临床特点

a 本病好发于青年男性，男女比例约 10 ∶ 1。

b 病因尚未肯定，可能与 HLA-B27 抗原有关。

c 皮肤黏膜病变好发于掌跖、甲下、会阴等处。

d 掌跖病变早期损害为小脓疱，其后皮损上逐渐覆以厚痂并且互相融合成为大片角质性厚痂，局部皮肤增厚、脱屑。

e 位于龟头的皮损表现为无痛性浅表糜烂面，表面结痂，互相融合成多环状（环状龟头炎）。

f 病人可有指（趾）甲损害，表现为甲下小脓疱，发生甲剥离，也可有口腔黏膜病变（如地图舌）。

g 典型的 Reiter 综合征主要表现为非化脓性关节炎、尿道炎、结膜炎及皮肤黏膜病变。

h 本病预后大多良好，少数严重者可死于某些严重并发症。

临床鉴别诊断

Behcet 病

类风湿关节炎

别名

黏膜－皮肤－眼综合征（muco-cutaneous-ocular syndrome）

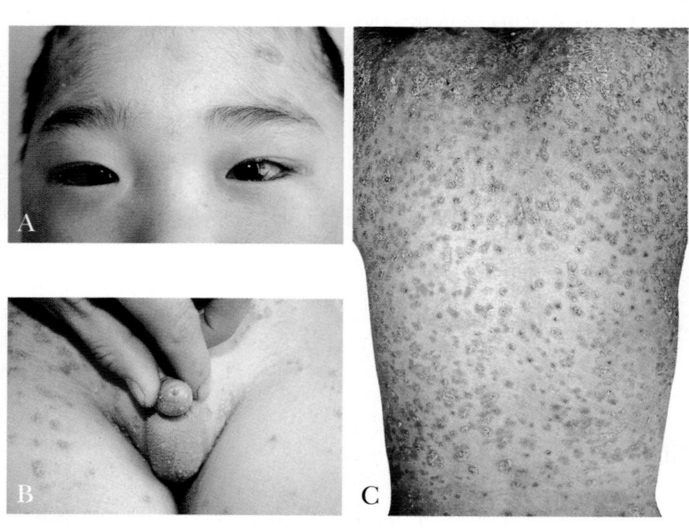

图 3.1.4　Reiter 综合征（Reiter syndrome）

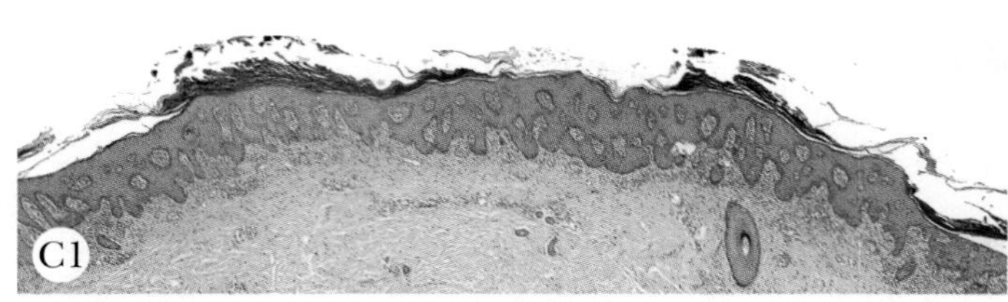

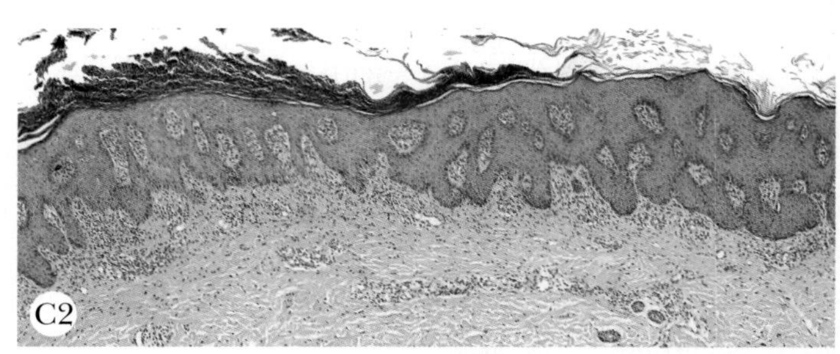

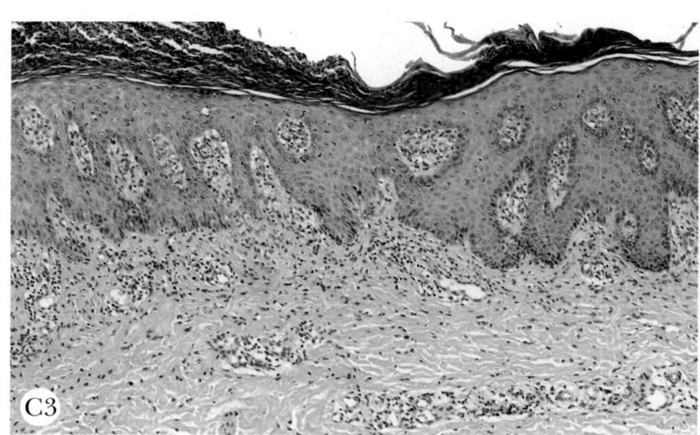

图 3.1.4C　Reiter 综合征　男，19 岁，全身红斑半年余，发热、腿痛、结膜充血、尿混浊 1 周。病理示银屑病的基本特点。

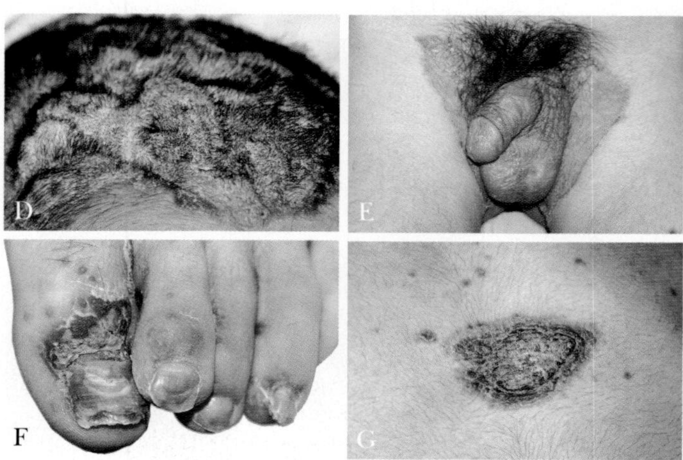

图 3.1.4　Reiter 综合征（Reiter syndrome）

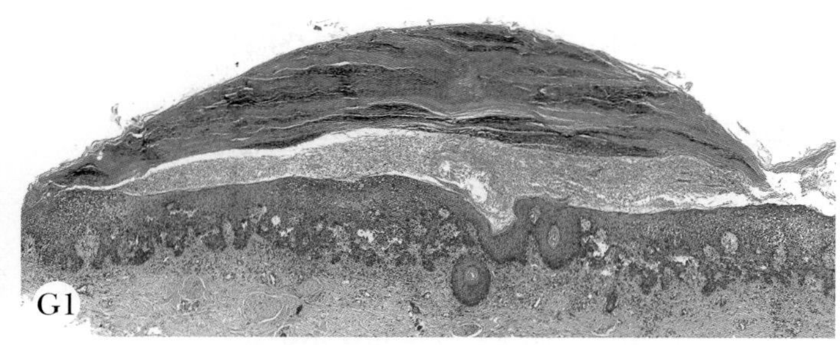

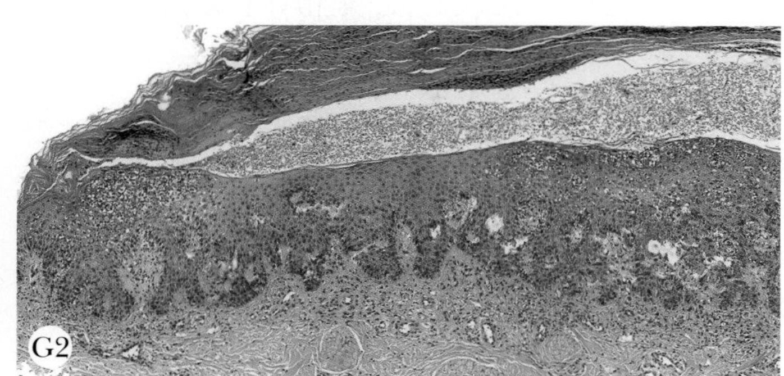

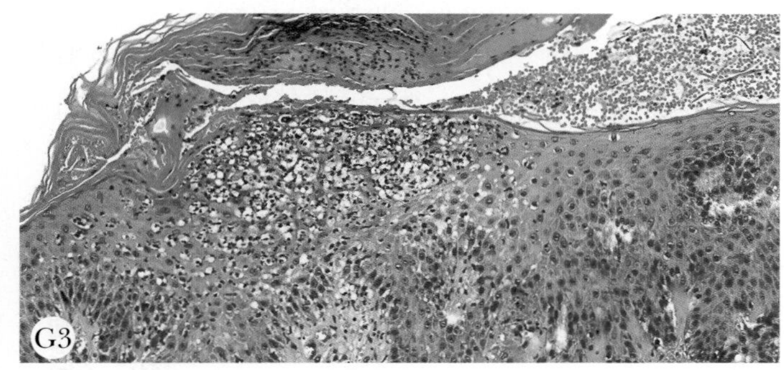

图 3.1.4G　Reiter 综合征　男，19 岁，全身红斑、鳞屑伴关节痛 1 年，发热 1 周余。病理示角层内较多中性粒细胞浸润，表皮中上层可见中性粒细胞微脓肿等急性期银屑病的主要特点。

病理鉴别诊断

银屑病：一般无垂直和水平交替出现的角化过度及角化不全，可见 Kogoj 海绵状脓疱与 Munro 微脓肿，颗粒层变薄、消失。

临床特点

a 常见于成人，也可见于儿童（多在 2 岁内发病），男女无明显差别。

b 病因尚不明，可能与遗传缺陷等因素有关。

c 好发于躯干，常从上半身开始向下蔓延。

d 典型皮损为毛囊角化性丘疹与散在的鳞屑性淡红色斑块。

e 可见面部及头皮潮红，有多数糠状鳞屑，掌跖常增厚，有指（趾）甲变形，严重时皮疹泛发全身，但仍可见正常的皮肤岛。

3.1.5

f 自觉不同程度的瘙痒。

g 病程慢性。

临床鉴别诊断

银屑病

脂溢性皮炎

别名

毛发糠疹（pityriasis pilaris）

3.1.5　毛发红糠疹（pityriasis rubra pilaris）

病理改变

a 角质层垂直及水平方向交替出现角化过度与角化不全，角化不全非常轻微。

b 毛囊漏斗部扩张，明显圆锥形角质栓。

c 表皮程度不等的银屑病样增生，但表皮突短粗。

d 真皮浅层血管周围中等程度的炎症细胞浸润，主要为淋巴细胞。

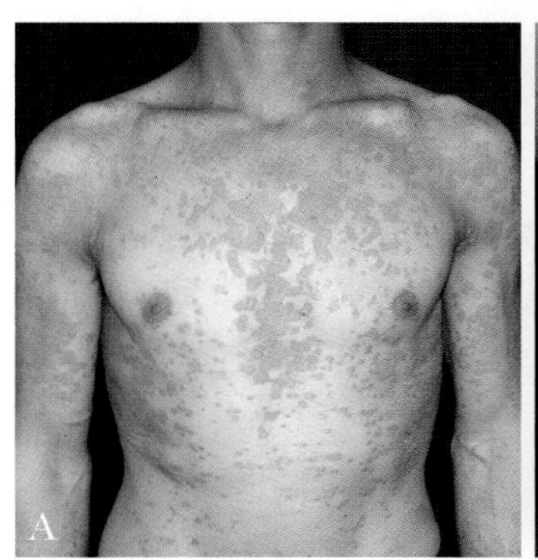

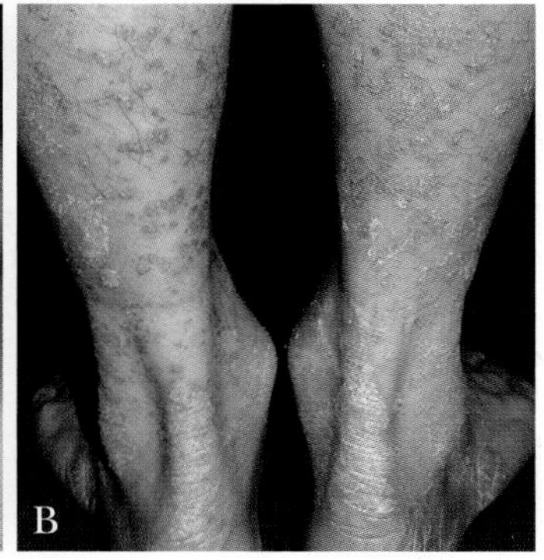

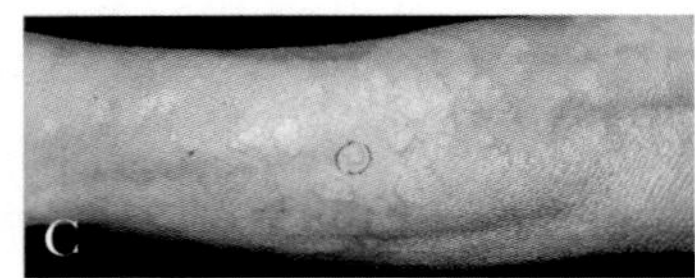
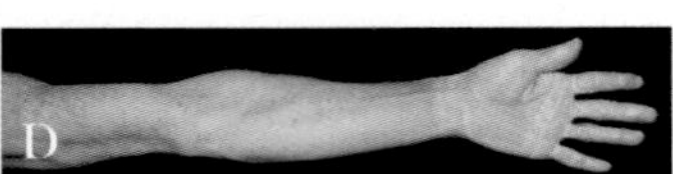

图 3.1.5 毛发红糠疹（pityriasis rubra pilaris）

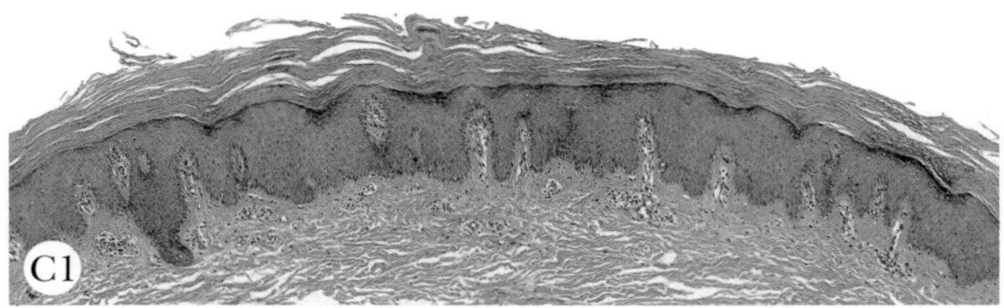

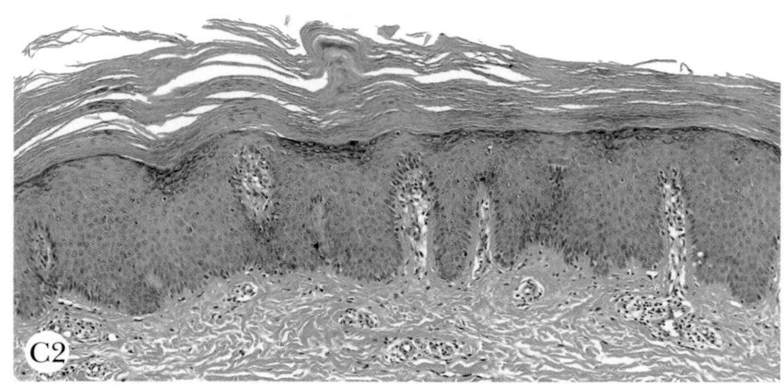

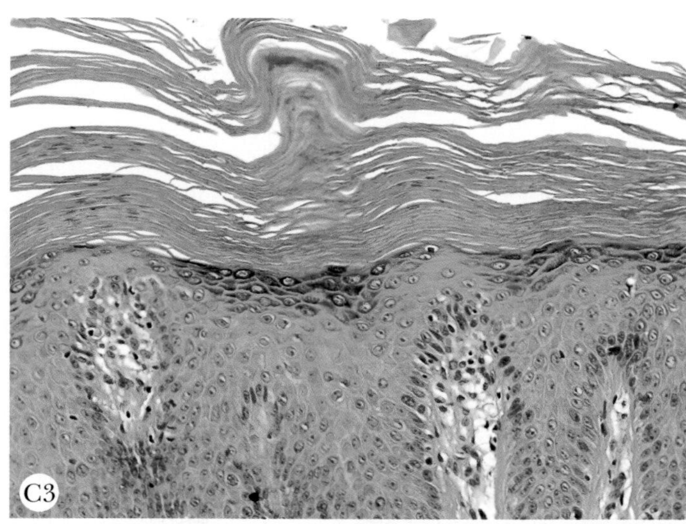

图 3.1.5C 毛发红糠疹 男，28 岁，自幼即有轻度掌跖角化过度，头皮、躯干、四肢多发红斑、斑块、鳞屑伴痒 6 个月余。病理见显著致密角化过度，伴水平及垂直交替的角化不全，颗粒层局灶性变薄或消失，表皮银屑病样增生，表皮突下延，基底层完整，真皮乳头及真皮浅层可见毛细血管扩张伴少量淋巴细胞浸润。

3.1.6 神经性皮炎（neurodermatitis）

病理改变

a 皮损处表皮全层增厚，明显致密角化过度，似掌跖部的皮肤。

b 颗粒层增厚，偶见有灶性角化不全。

c 棘层肥厚，表皮突延长，但相对不规则，可伴轻度海绵水肿。

d 真皮乳头层增厚，成纤维细胞肥大、数目增多，胶原纤维粗厚、红染并与表皮垂直走行。

e 真皮浅层血管周围少量淋巴细胞浸润，间有噬黑素细胞，血管壁增厚。

病理鉴别诊断

银屑病：明显角化不全，可见 Kogoj 海绵状脓疱与 Munro 微脓肿，真皮乳头血管迂曲、扩张。

临床特点

a 病因不明，与精神紧张、长期搔抓密切相关。

b 好发于颈项、肘伸侧、胫前及骶尾部，严重时可泛发全身。

c 典型皮损为多数扁平丘疹融合而成的红色斑块，境界清楚，呈苔藓样变，可有少许鳞屑，一般不伴渗出或水疱。

d 自觉瘙痒剧烈，常呈阵发性。

e 本病慢性病程，常多年不愈，治愈后易复发。

临床鉴别诊断

慢性湿疹

扁平苔藓

别名

慢性单纯性苔藓（lichen simplex chronicus）

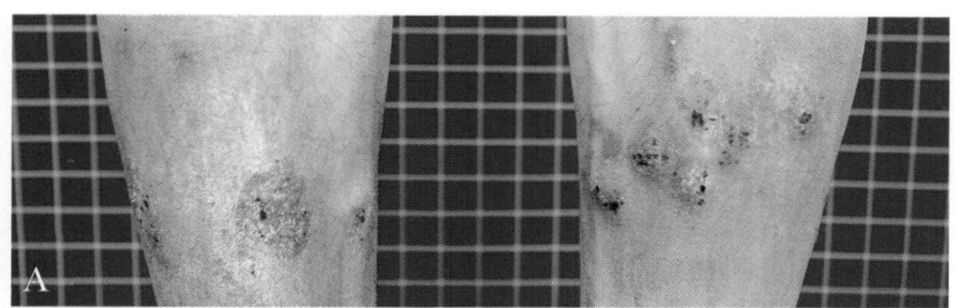

图 3.1.6 神经性皮炎（neurodermatitis）

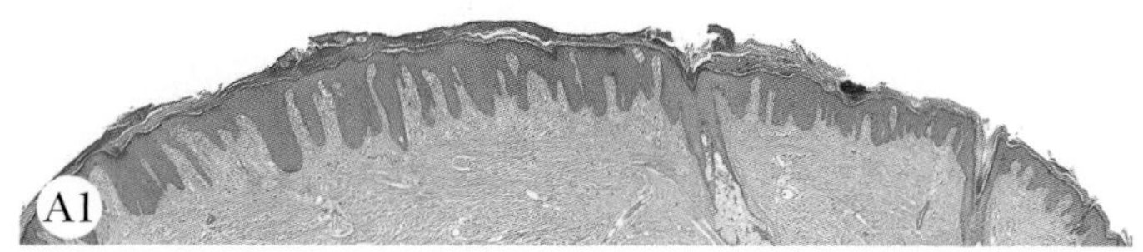

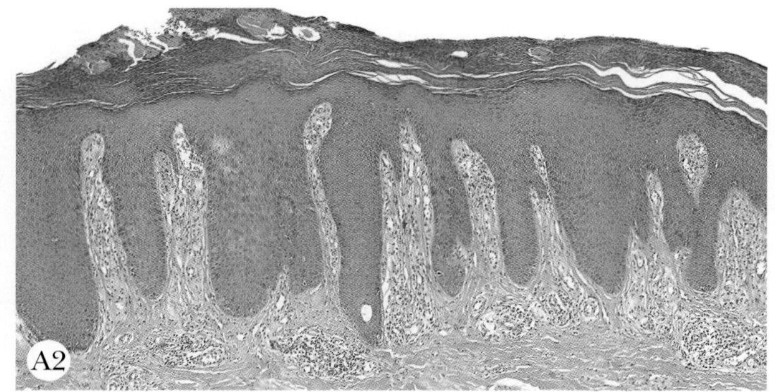

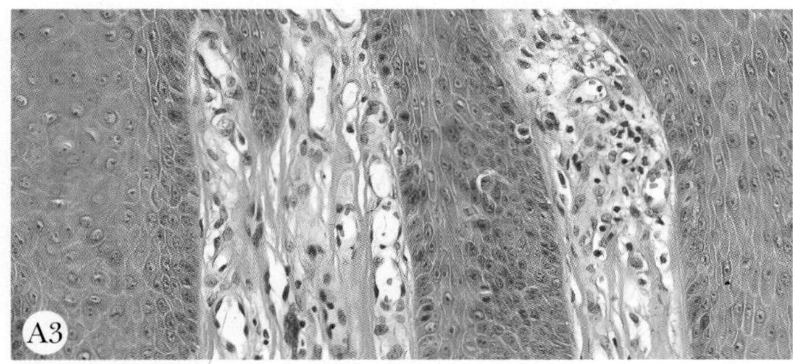

图 3.1.6A 神经性皮炎 男，31 岁，双下肢反复斑块伴痒 4 年。病理见致密角化过度伴角化不全，表皮银屑病样增生，颗粒层局部增厚伴局部变薄或消失，表皮突下延，真皮乳头层增厚，成纤维细胞肥大、数目增多，胶原纤维粗厚、红染并与表皮垂直走行，可见毛细血管扩张伴少量淋巴细胞浸润。

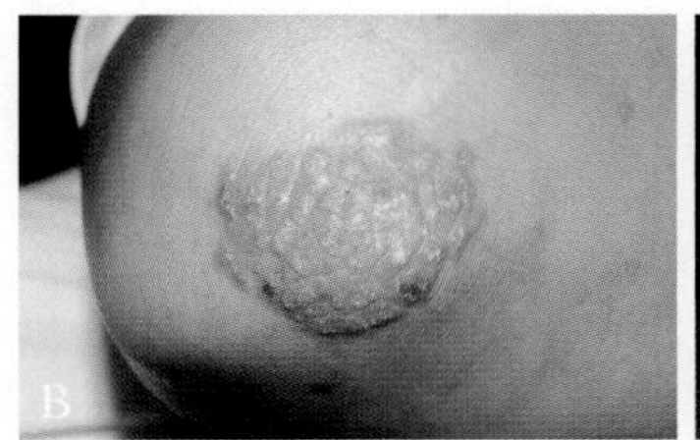

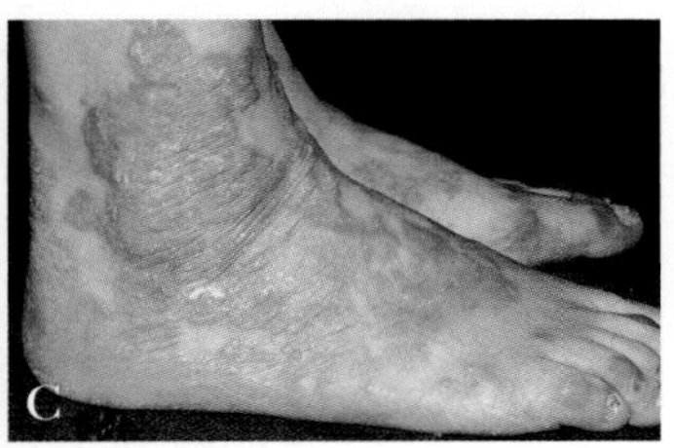

图 3.1.6 神经性皮炎（neurodermatitis）

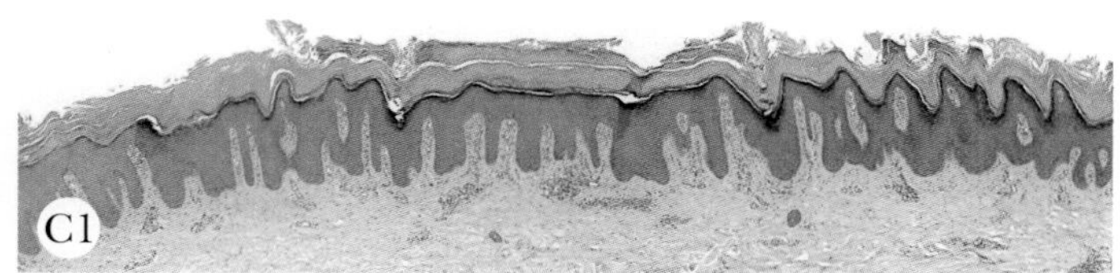

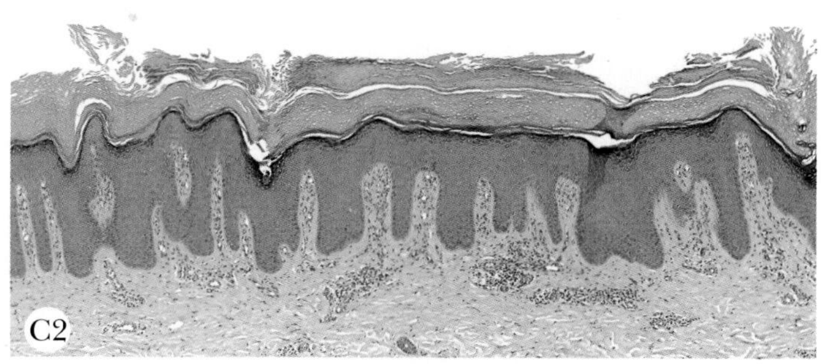

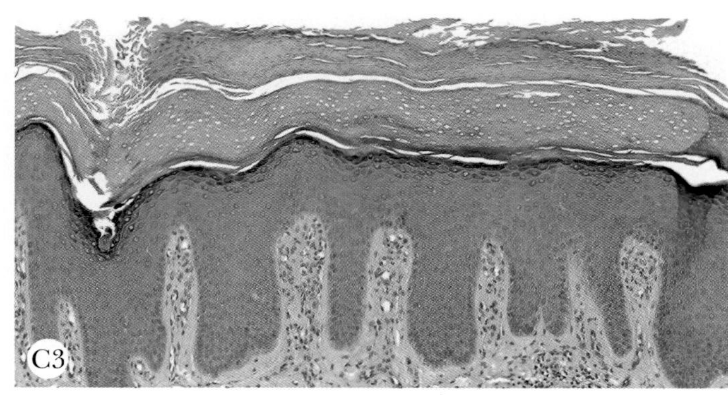

图 3.1.6C 神经性皮炎 男，52 岁，手足丘疹斑块、苔藓样变伴痒 8 年。病理见致密性角化过度伴局部角化不全，表皮银屑病样增生，颗粒层增厚，基底层完整，真皮乳头层增厚，胶原纤维粗厚，可见毛细血管扩张伴少量淋巴细胞浸润及真皮浅层散在稀疏淋巴细胞浸润。

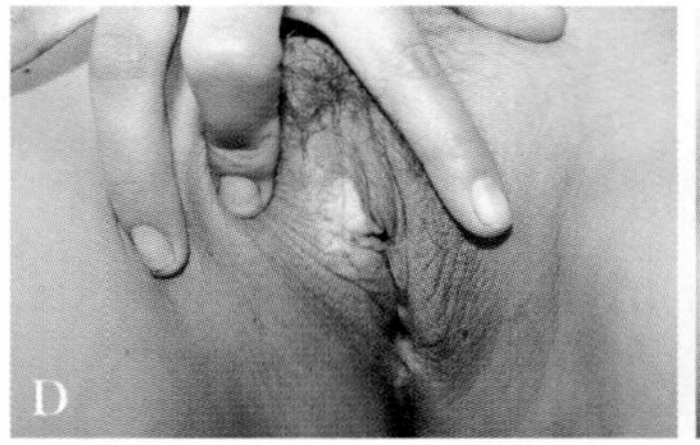

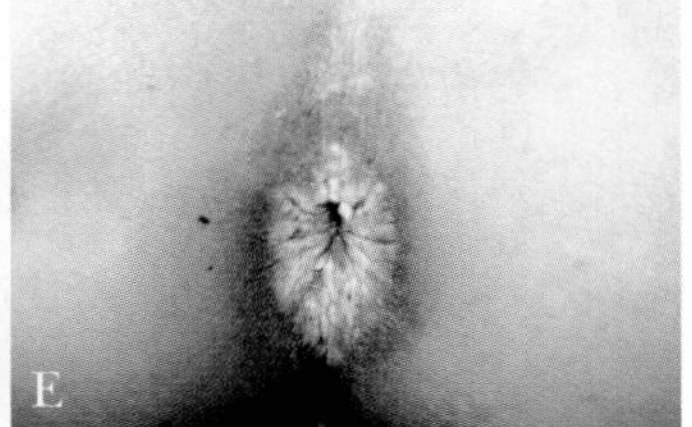

图 3.1.6 神经性皮炎（neurodermatitis）

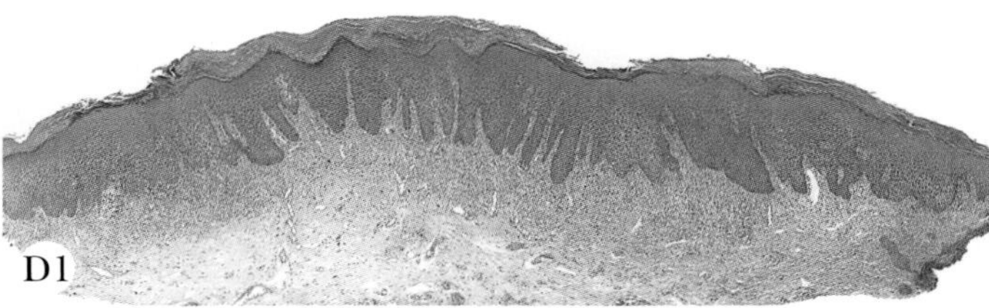

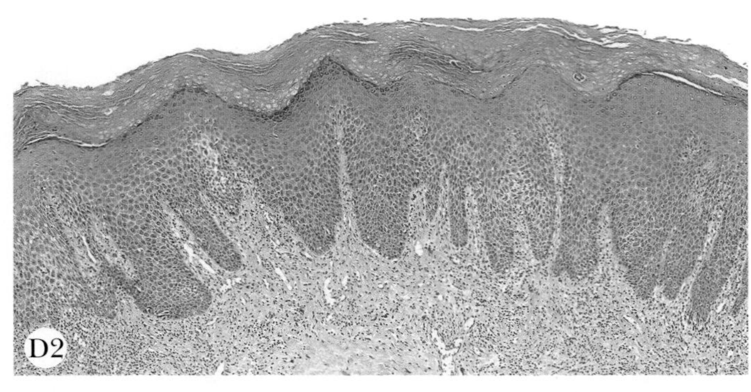

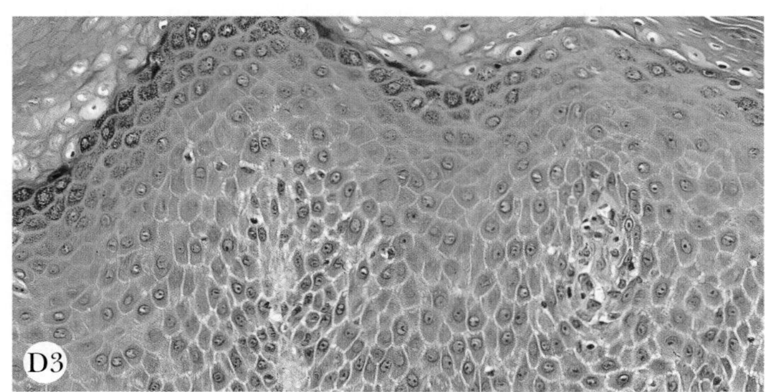

图 3.1.6D　外阴神经性皮炎　女，32 岁，外阴白斑伴痒 4 年，肛周糜烂 20 余年，加重半年。病理见致密角化过度伴颗粒层增厚，伴局灶性角化不全及其下方颗粒层局部变薄或消失，表皮银屑病样增生伴轻度海绵水肿，表皮突下延，真皮乳头层可见毛细血管扩张伴中等量散在淋巴细胞浸润。

3.1.7　烟酸缺乏病（pellagra）

病理改变

a 表皮轻度银屑病样增生。

b 表皮淡染，尤其是上部，有时可见表皮角质形成细胞内水肿，严重时可形成表皮内水疱。

c 表皮基底层黑素增加。

d 真皮浅层血管周围中等程度淋巴细胞浸润。

e 真皮乳头毛细血管扩张，数目增多，有数量不等血管外红细胞。

病理鉴别诊断

多形红斑：部分早期烟酸缺乏症患者表皮内可见角质形成细胞变性、凋亡，所致水疱结构在病理表现上也需与多形红斑鉴别。

临床特点

a 本病发生于各年龄组，男多于女，夏秋季好发。

b 好发于外露部位，以手背、前臂伸侧、面和颈部为主。

c 皮损早期呈鲜红色或紫红色的大片状斑片，严重时出现大疱，以后皮疹呈暗红色或棕红色，皮肤增厚，干燥脱屑，境界较为清楚。

d 临床出现皮肤损害、胃肠症状及精神改变，称为“3D”征。

e 有严重精神症状者预后差。

别名

糙皮病

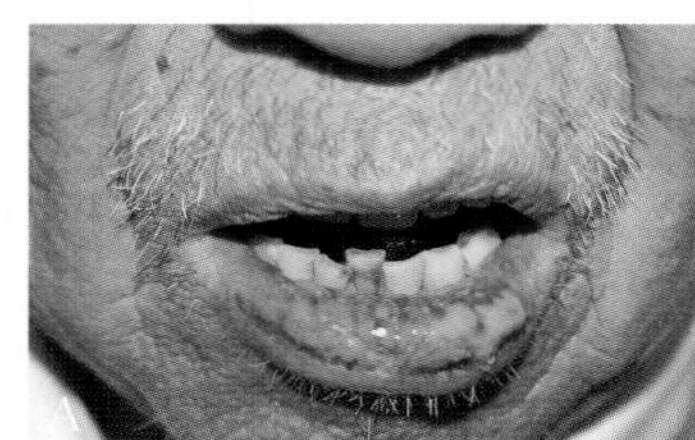

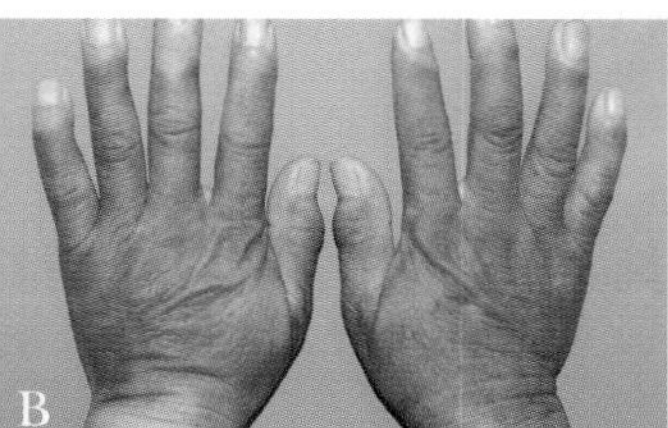

图 3.1.7　烟酸缺乏病（pellagra）

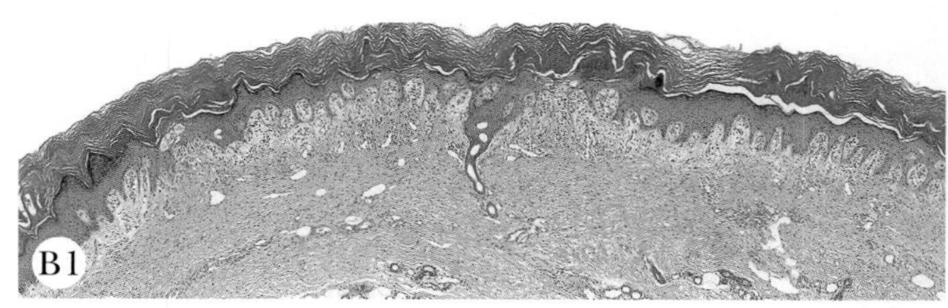

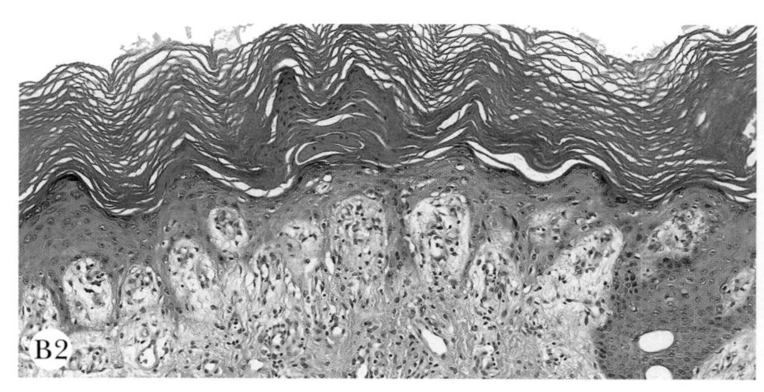

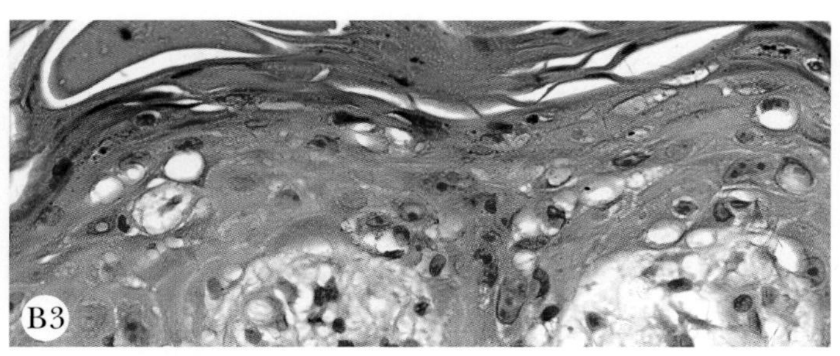

图 3.1.7B 烟酸缺乏症 男，74 岁，双手背暗红斑疹 12 日。病理见网篮状角化伴局部致密性角化过度、角化不全，表皮轻度不规则增生伴轻度海绵水肿，局部表皮上部淡染伴角质形成细胞细胞内水肿，基底层完整；真皮乳头水肿伴毛细血管扩张，少量淋巴细胞浸润。

3.1.8 肠病性肢端皮炎（acrodermatitis enteropathica）

病理改变

a 显著角化不全，有时可见角层下水疱。

b 表皮上部苍白，染色淡，部分细胞气球样变，可见有广泛的单个角质形成细胞坏死。

c 表皮呈银屑病样增生，其中散在分布有少许角化不良细胞。

d 真皮乳头毛细血管迂曲，乳头水肿，真皮浅层血管周围稀疏淋巴细胞浸润。

临床特点

a 多于婴幼儿时发病。

b 本病系常染色体隐性遗传性疾病，由于肠道有缺陷引起锌吸收不良所致。

c 好发于口周、外生殖器、肛周及肢端。

d 皮损表现为境界清楚的红斑，常有渗出倾向，偶可见小水疱。

e 有慢性腹泻、弥漫性头发稀疏的特点。

f 可有甲沟炎及口炎。

3.1.8

临床鉴别诊断

胰高血糖素瘤综合征（坏死松解性游走性红斑）

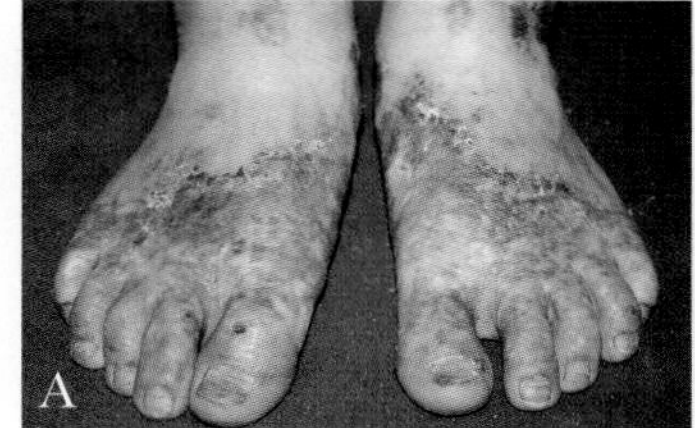

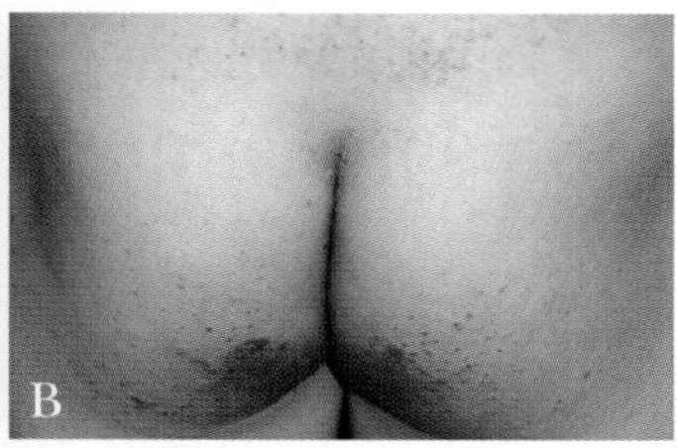

图 3.1.8 肠病性肢端皮炎（acrodermatitis enteropathica）

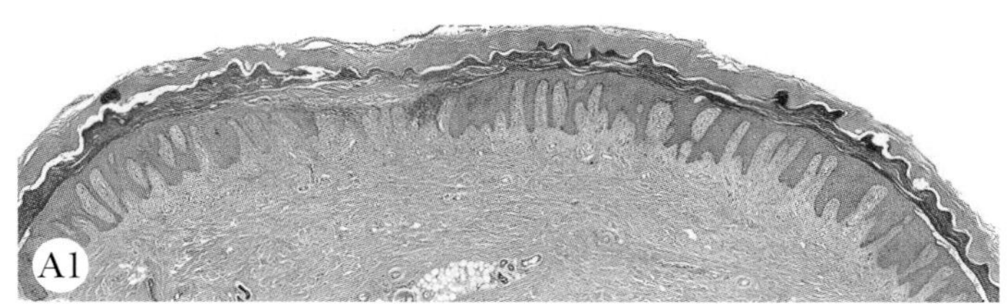

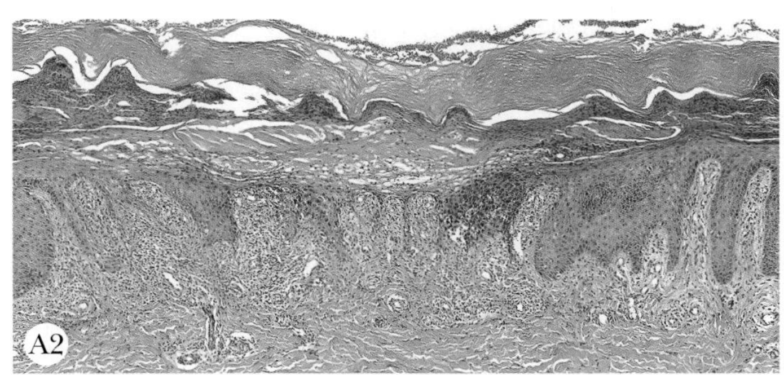

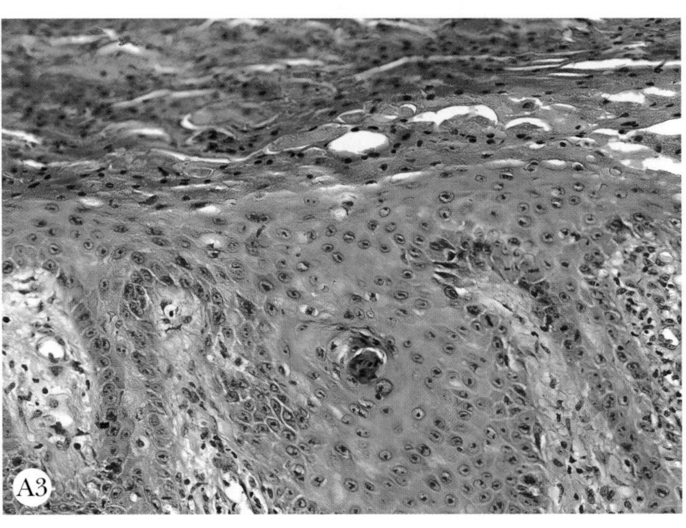

图 3.1.8A 肠病性肢端皮炎 男，13 岁，双足、臀部红斑反复 2 年，加重 2 个月。病理见显著角化不全，表皮上部苍白淡染色，部分细胞气球样变，散在单个坏死角质形成细胞，表皮呈银屑病样增生，真皮乳头水伴肿毛细血管扩张，真皮浅层血管周围稀疏淋巴细胞浸润。

3.1.9 胰高血糖素瘤综合征（glucagonoma syndrome）

病理改变

a 表皮银屑病样增生，伴有融合性角化不全。

b 表皮上半部棘细胞高度细胞内水肿、气球样变性，并可有松解坏死，甚至形成水疱，坏死区可见中性粒细胞聚集，形成海绵状脓疱。

c 真皮浅层血管周围以淋巴细胞为主炎症细胞浸润。

病理鉴别诊断

多形红斑：胰高血糖素瘤综合征表皮上半部的“突然”松解坏死及水疱形成需与多形红斑鉴别。

临床特点

a 本病见于有胰高血糖素瘤的患者。

b 好发于面中部、会阴部、下肢、胫前及踝部。

c 皮疹最初为红斑，渐向四周扩展而形成环状，中央出现浅表的水疱和脓疱。

d 患者常伴有口炎、舌炎、体重减轻、贫血，血清中胰高血糖素增高及葡萄糖耐量减低。

e 肿瘤经手术切除后皮损可完全消退。

临床鉴别诊断

肠病性肢端皮炎

别名

坏死松解性游走性红斑（necrolytic migratory erythema）

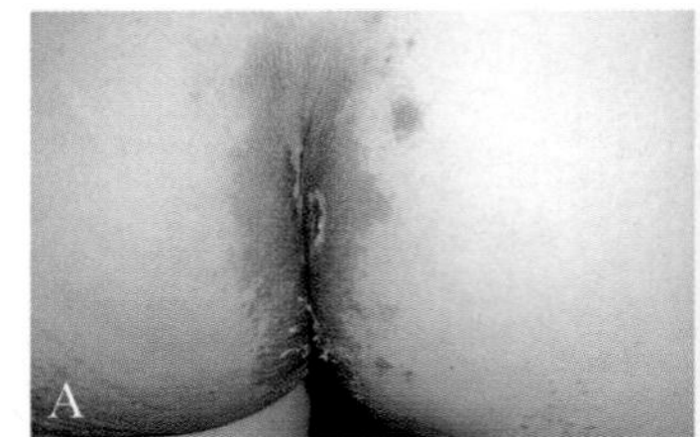

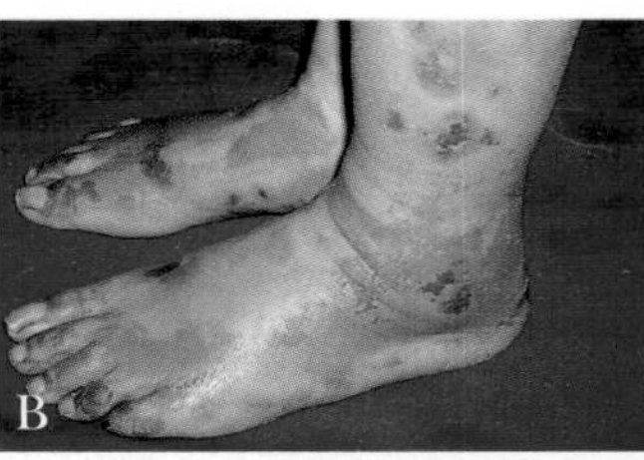

图 3.1.9 胰高血糖素瘤综合征（glucagonoma syndrome）

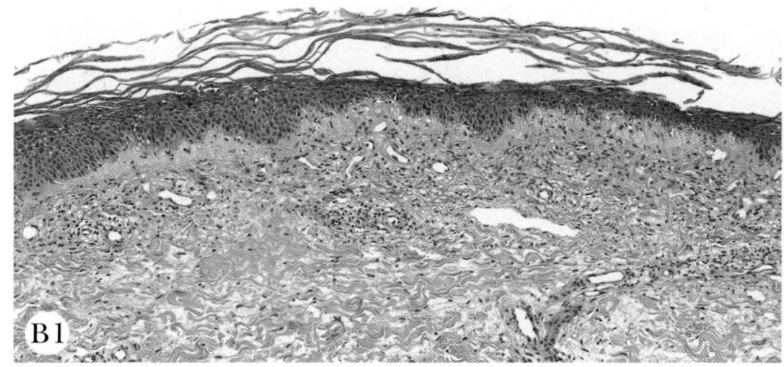

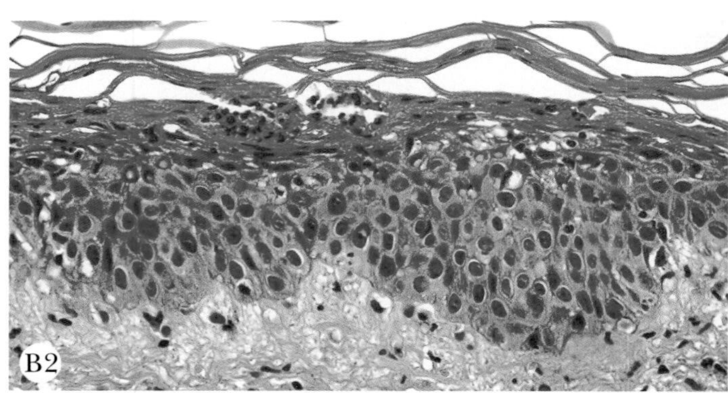

图 3.1.9B 胰高血糖素瘤综合征 女，22 岁，发热、呕吐 10 余天，双肘、踝部瘀斑 1 天，伴疼痛。病理见角化过度伴融合性角化不全，表皮轻度不规则增生，表皮上半部棘细胞轻度细胞内水肿伴少量单个凋亡角质形成细胞，真皮浅层血管周围以淋巴细胞为主少量炎症细胞浸润。

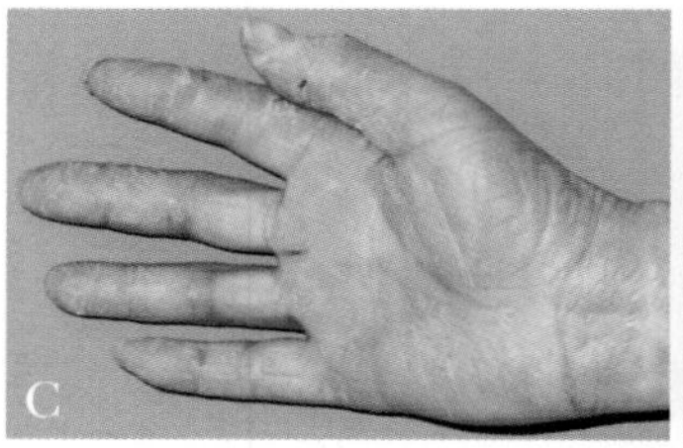

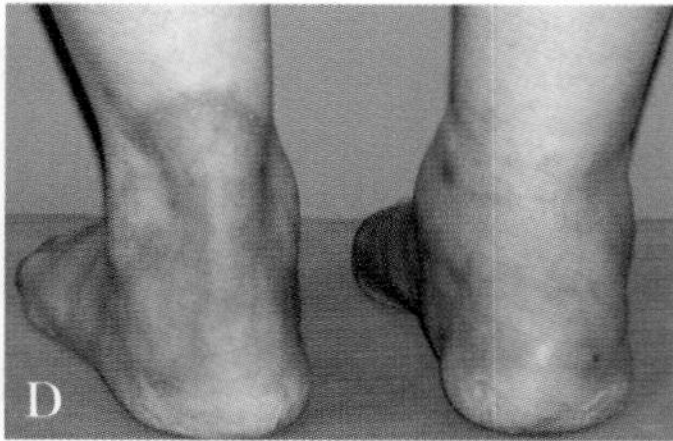

图 3.1.9 胰高血糖素瘤综合征（glucagonoma syndrome）

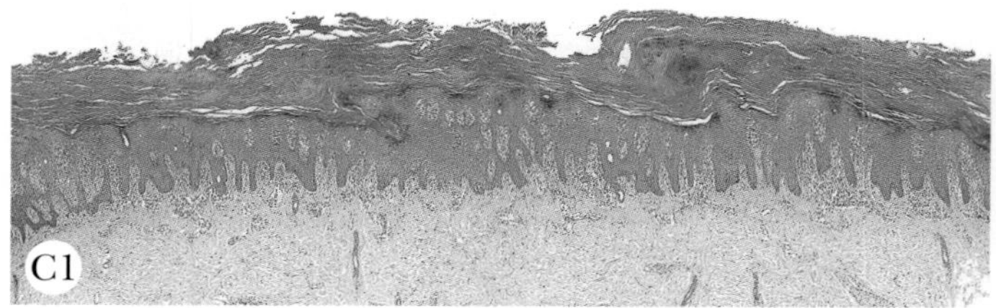

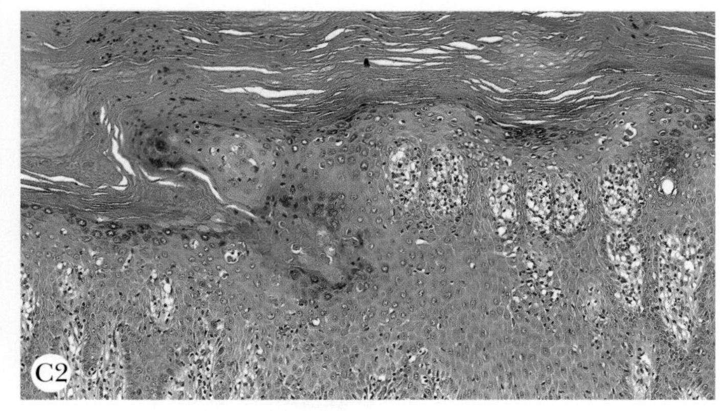

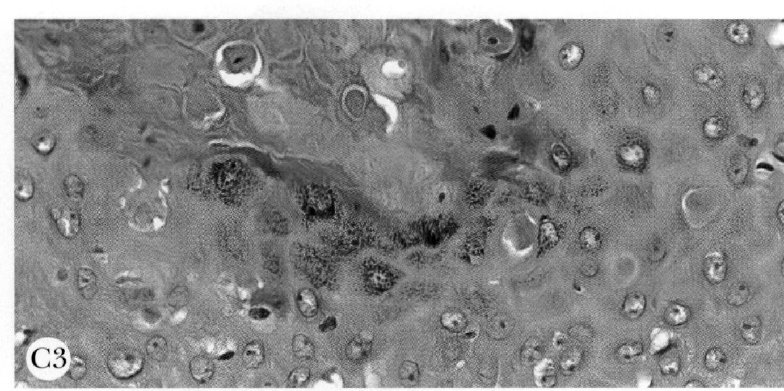

图 3.1.9C　胰高血糖素瘤综合征　女，50 岁，全身散在瘀点、瘀斑伴瘙痒 3 个月余，加重 15 天。病理见轻度角化过度伴角化不全，表皮银屑病样增生伴轻度海绵性水肿，表皮上半部棘细胞轻度细胞内水肿伴较多单个凋亡角质形成细胞，真皮浅层水肿伴中等量淋巴细胞浸润。

3.1.10　二期梅毒（secondary syphilis）

二期梅毒表皮呈银屑病样增生，真皮乳头炎症浸润较为致密呈苔藓样，可造成界面模糊不清，浅层和深层血管周围以淋巴细胞为主炎症细胞浸润，间有浆细胞。银染色或梅毒螺旋体免疫组化 Treponema 染色可见病变内的梅毒螺旋体。见 20.1.11。

3.1.11　炎性线性疣状表皮痣（inflammatory linear verrucous epidermal nevus）（见 22.1.2）

3.1.12　蕈样肉芽肿（mycosis fungoides，MF）（见 31.1.1）

3.2　伴海绵水肿的银屑病样皮炎（psoriasiform dermatitis with spongiosis）

3.2.1　脂溢性皮炎（seborrheic dermatitis）

病理改变

a 角化过度及角化不全。

b 毛囊口“唇缘”可见鳞屑及结痂，毛囊口及两侧表皮角化不全，可见浆液渗出及中性粒细胞。

c 表皮银屑病样增生，轻度灶性海绵水肿。

d 毛囊漏斗部灶性海绵水肿。

e 毛囊角栓，内有角化不全。

f 真皮浅层血管周围稀疏淋巴细胞、组织细胞浸润，毛细血管明显扩张。

病理鉴别诊断

银屑病：颗粒层变薄、消失，一般无海绵水肿，毛囊口的“唇缘”鳞屑、痂不常见，有时鉴别困难。

皮肤癣菌病：角质层内有菌丝及孢子，PAS 染色可清楚显示。

临床特点

a 多在皮脂溢出的基础上发生。

b 常见于溢脂部位，如头、面、上胸背部。

c 皮损为境界清楚的红斑，有薄层油腻性鳞屑和结痂。

d 自觉瘙痒。

e 婴儿泛发性脂溢性皮炎系一种自限性疾病。

临床鉴别诊断

银屑病

玫瑰糠疹

湿疹

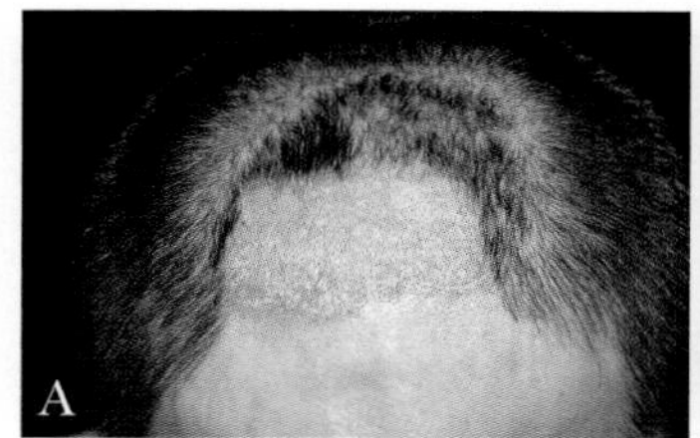

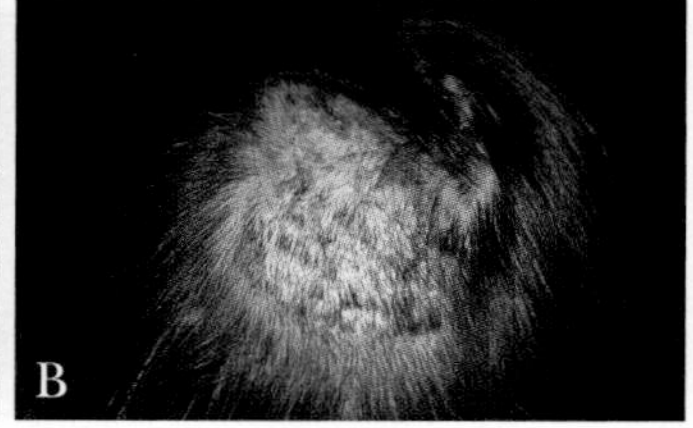

图 3.2.1 脂溢性皮炎（seborrheic dermatitis）

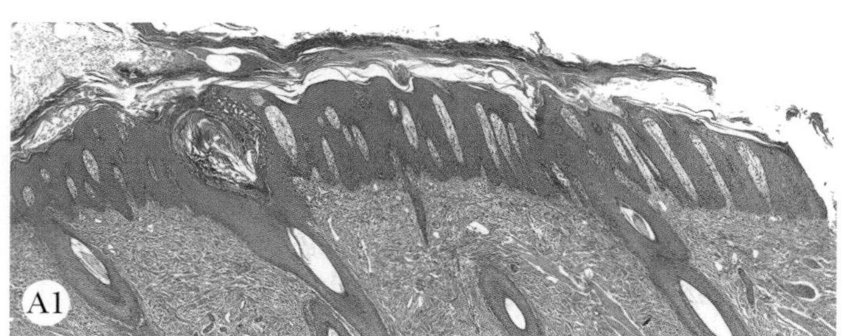

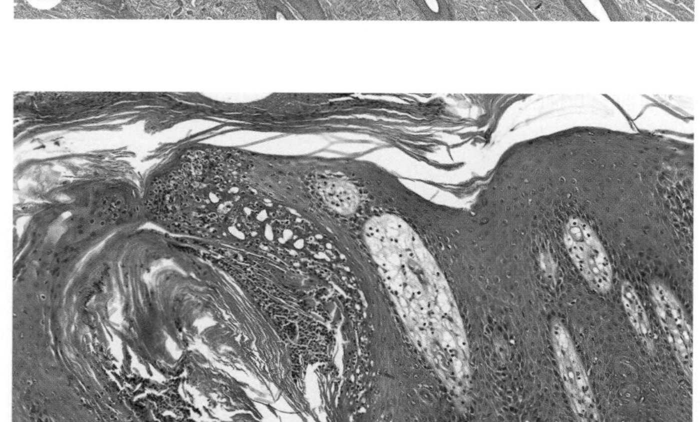

图 3.2.1A 脂溢性皮炎 男，28 岁，头皮脱屑伴痒 1 年余。病理见角化过度，角化不全，浆液渗出，毛囊口可见鳞屑痂，表皮不规则增生，表皮及毛囊上皮海绵水肿，真皮血管扩张，血管周围淋巴细胞浸润。

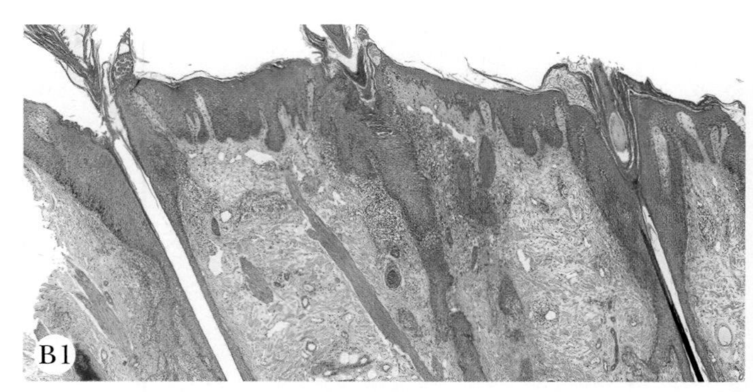

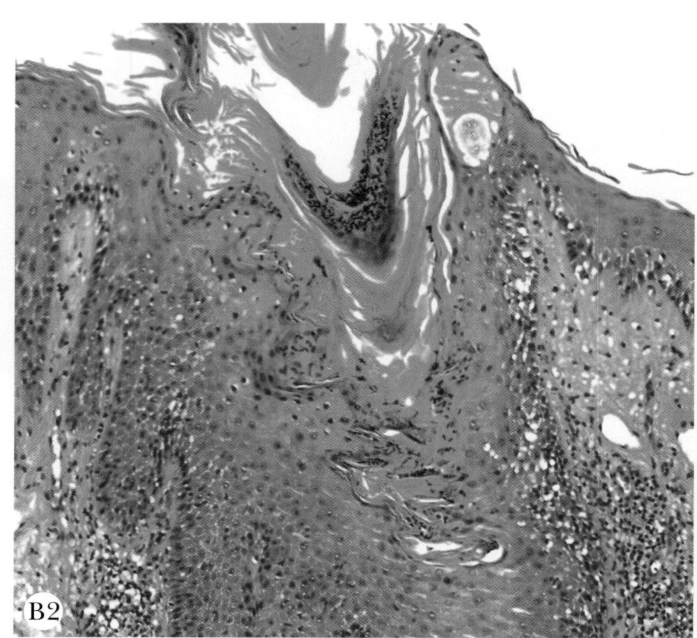

图 3.2.1B 脂溢性皮炎 女，13 岁，头皮红斑、鳞屑伴痒反复 1 年。病理见表皮不规则增生，海绵水肿，基底层完整，毛囊口可见鳞屑痂，真皮血管扩张，血管周围淋巴细胞。

3.2.2 慢性湿疹（eczema）

慢性湿疹可表现为银屑病样皮炎，可见角化过度和局限性角化不全，棘层不同程度肥厚，表皮突延长，轻度海绵水肿，但无水疱。常可见核固缩偏于一侧，胞质空泡化的棘细胞可能系糖原聚集所致。炎症浸润一般分布于真皮上部血管周围。见 2.1.1。

3.2.3 接触性皮炎（contact dermatitis）

接触性皮炎是一种由于接触各种外部刺激而产生的皮肤炎症，其特点是真皮浅层血管周围炎症细胞浸润并伴有表皮的海绵水肿。急性期表皮厚度大致正常，以海绵水肿、表皮水疱形成为主要特点，慢性期可见角化不全及角化过度，棘层明显肥厚，表皮呈银屑病样增生，此时需要与银屑病相鉴别。慢性接触性皮炎真皮乳头可见与表皮垂直走行的粗厚红染胶原，浅层血管周中等密度淋巴细胞、组织细胞浸润，间有噬黑素细胞及嗜酸性粒细胞。见 2.1.4。

4　表皮不规则增生性皮炎
（irregular proliferative dermatitis）

高天文　朱冠男　王 雷

4.1　乳头状瘤样皮炎
4.1.1　尖锐湿疣
4.1.2　寻常疣
4.1.3　跖疣
4.1.4　扁平疣
4.1.5　疣状表皮发育不良
4.1.6　黑棘皮病
4.1.7　融合性网状乳头瘤病
4.1.8　乳头乳晕角化过度症
4.1.9　职业性疣赘
4.1.10　卤素皮炎（见 9.1.12）
4.1.11　疣状肢端角化病（见 13.2.6）

4.2　假上皮瘤样皮炎
4.2.1　耳轮结节性软骨皮炎
4.2.2　结节性痒疹
4.2.3　腹股沟肉芽肿（见 20.1.13）
4.2.4　深部真菌病（见 9.5）
4.2.5　芽生菌病样脓皮病（见 9.1.11）
4.2.6　疣状皮肤结核（见 8.1.1）

4.3　伴角化不良的表皮不规则增生
4.3.1　传染性软疣
4.3.2　疣状角化不良瘤（见 22.1.12）

与银屑病样增生的表皮突较规则向下延伸相对应，表皮不规则增生定义为表皮增生呈不规则波浪状起伏，可以是表皮突不规则向下延伸或增宽所致，也可以是真皮乳头不规则向上增生引起。表皮的不规则增生发生在真皮乳头体不规则向上伸展基础上者，称乳头状瘤样皮炎。表皮向真皮内显著不规则性增生，呈现与鳞状细胞癌相似的改变，但细胞分化好，无核的异型性，定义为假上皮瘤样皮炎，与假上皮瘤样增生同义。假上皮瘤样皮炎主要为一些慢性皮肤病的附带改变，虽缺乏特征性，但往往需要病理医生加以关注。而乳头状瘤样皮炎在病理诊断中有一定的特征性，加之人乳头瘤病毒（human papilloma virus，HPV）感染性皮肤病的分类需要，特设此章节。

4.1 乳头状瘤样皮炎

4.1.1 尖锐湿疣（condyloma acuminatum）

病理改变

a 实体性或柱状及宽而圆的外生性生长物，可见相对清晰的衣领样界。

b 轻度角化亢进及角化不全。

c 棘层肥厚，表皮假上皮瘤样或乳头状瘤样增生。

d 棘细胞上层及颗粒层内可见较多空泡细胞，即挖空细胞。胞体较大，有一圆形深染之核，呈猫眼状，部分可见粗大角质透明颗粒。

e 基底层细胞可有轻度的核分裂相，但细胞排列规则。

f 真皮浅层可见血管、淋巴管扩张及慢性炎症细胞浸润。

g 部分肛周尖锐湿疣可表现为鲍温病样特征，表现出原位鳞状细胞癌的组织学改变。

病理鉴别诊断

鲍温病：基底样细胞宽幅增生，细胞排列紊乱，异型性明显，可见到明显的核分裂相。

鲍温样丘疹病：不典型增生伴多个核丝分裂相，有不同程度的角化不良，有时可见挖空细胞。

肛门生殖器 / 生殖器股部丘疹性棘层松解性角化不良：可表现角化过度、角化不全、棘层肥厚和棘层松解，但无挖空细胞。

疣状癌：部分可见挖空细胞，提示可能与 HPV 感染有关，但大多有显著角化，上皮内常有中性粒细胞微脓肿形成，细胞有异型性。

前庭正常黏膜：该部位表皮为复层非角化上皮，上部细胞中含有丰富的糖原，在 HE 切片中可形成类似挖空细胞的改变。

临床特点

a 好发于性活跃期的青年男女。

b 系人乳头瘤病毒感染所致，涉及低危及高危 40 余型 HPV。

c 多见于男性的龟头、冠状沟、包皮内侧、女性外阴及两性之肛周。

d 初为针帽大，淡红色的柔软丘疹，渐增大并呈乳头状、菜花状，表面凹凸不平，呈淡褐或污灰色，湿润柔软，可有分泌物。

e 醋酸白试验有助于诊断。

f 潜伏期 3 个月左右，病程与机体特异性免疫力、内分泌水平及病毒的接种量有关，常复发。

g 本病常通过性接触传染，是一种常见的性传播疾病。

临床鉴别诊断

假性湿疣

阴茎珍珠状丘疹

鲍温样丘疹病

别名

性病疣（venereal warts）

生殖器疣（genital warts）

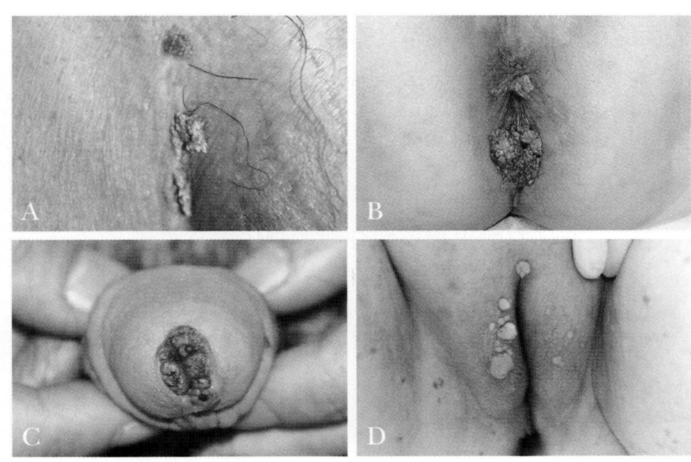

图 4.1.1 尖锐湿疣（condyloma acuminatum）

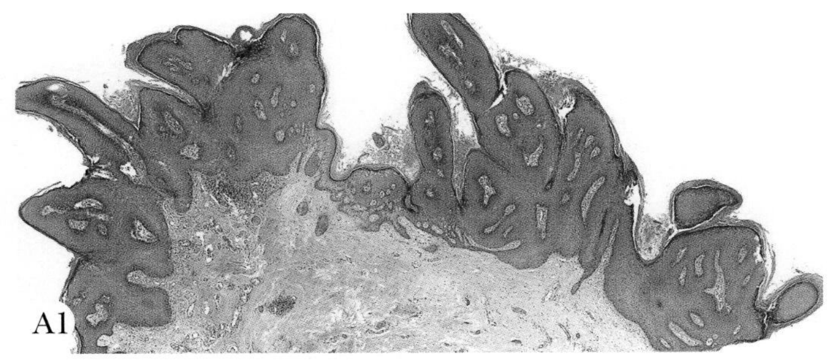

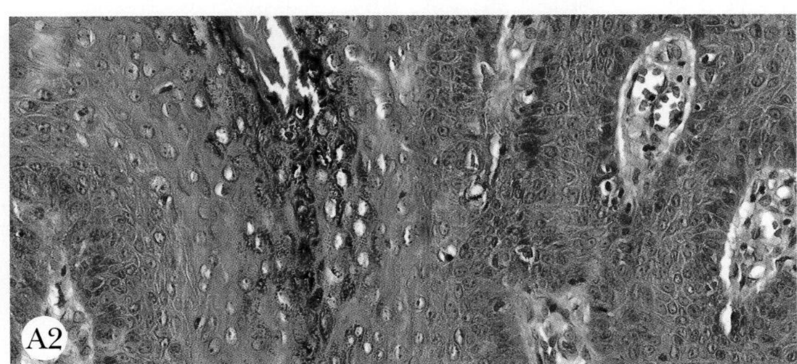

图 4.1.1A 尖锐湿疣 男，51 岁，右腹股沟菜花状赘生物 1 年。病理示典型的乳头瘤样增生，颗粒层及棘层上部可见挖空细胞。真皮浅层血管扩张、充血，少许淋巴细胞浸润。

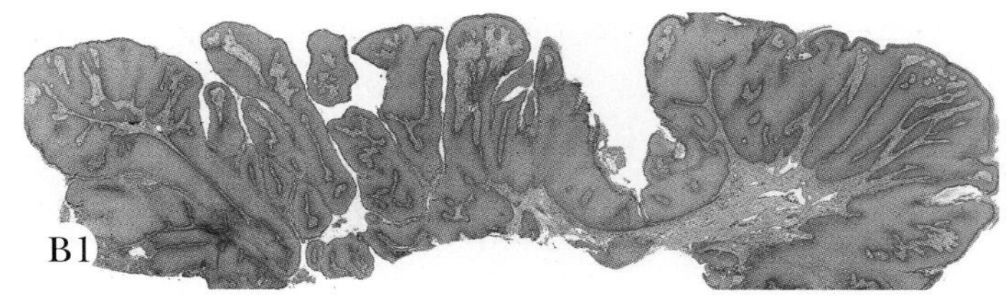

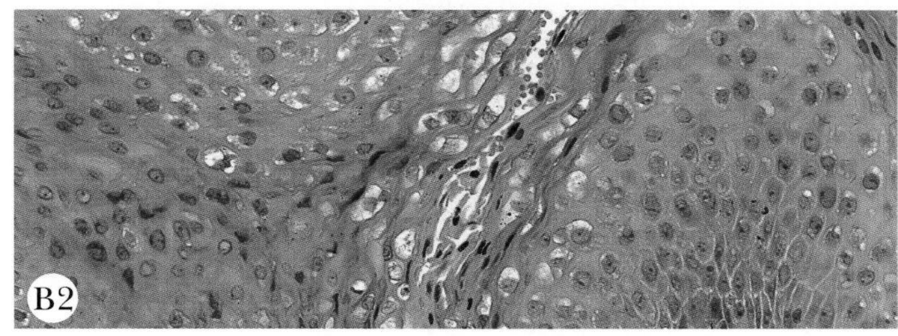

图 4.1.1B 尖锐湿疣 男，26 岁，肛周赘生物 2 个月，偶瘙痒。病理与上例类同，大量挖空细胞。

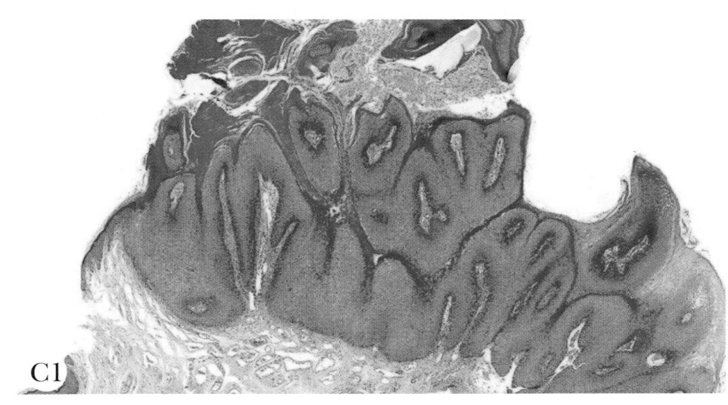

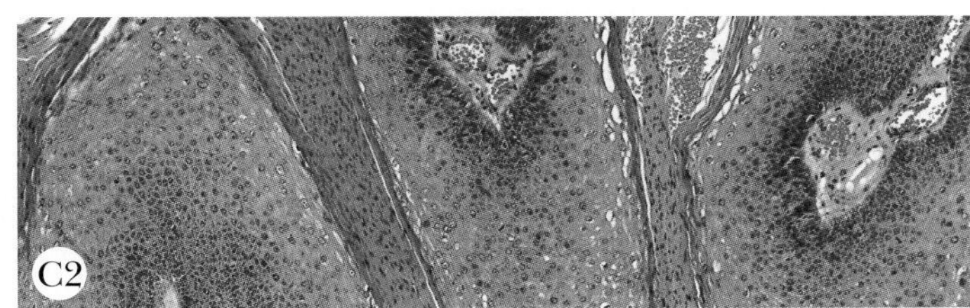

图 4.1.1C 尖锐湿疣 男，27 岁，尿道口丘疹 1 个月余，初为 2 个黄豆大丘疹，用激光治疗后形成疣状。显著角化过度及角化不全，较多挖空细胞。真皮上部及乳头内毛细血管扩张充血非常显著。

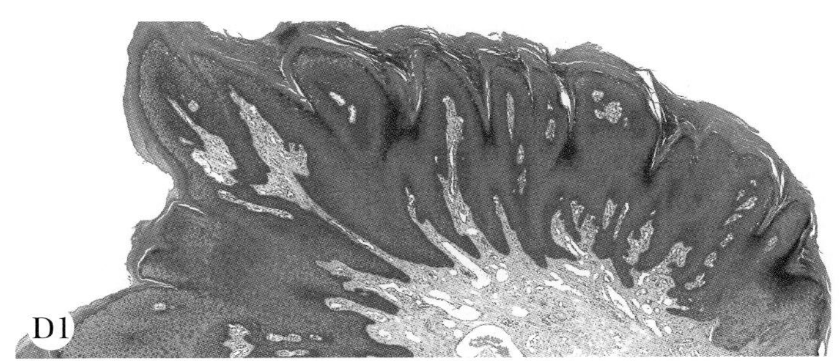

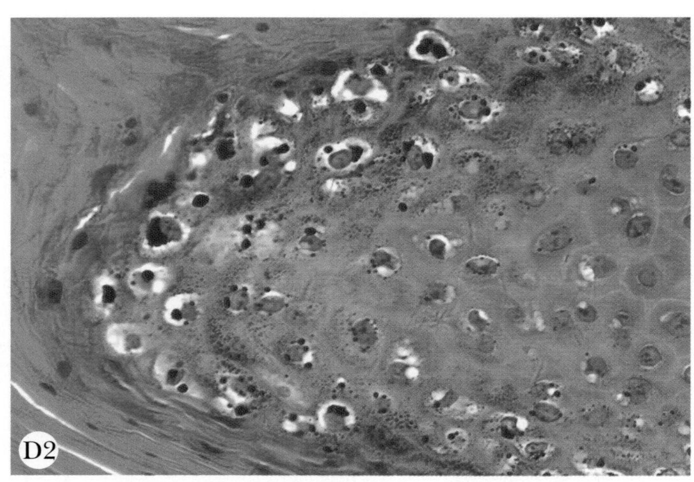

图 4.1.1D 尖锐湿疣 女，58 岁，外阴新生物 9 个月余。病理示挖空细胞中较多深染的大颗粒状核内包涵体。

4.1.2 寻常疣（verruca vulgaris）

病理改变

a 角化过度，乳头状隆起嵴上方角层内可见叠瓦状垂直排列的角化不全。

b 颗粒层显著增厚，乳头状嵴间凹陷处颗粒层细胞大小及数量均增加，可见簇集、不规则、大的深嗜碱性颗粒。

c 棘层肥厚，上部可见灶性大的挖空细胞及不规则的角质透明颗粒。

d 表皮突向下延伸，边缘的表皮突向内弯曲，形成中心辐射状排列，或向中心弯曲形成抱球状。

e 基底层细胞增生较活跃，可有轻度的核分裂相，但排列规则。

f 真皮浅层血管丛周围少量淋巴细胞浸润，乳头上延，其中血管匐行扩张，可直达乳头顶部。

g 消退期可见淋巴细胞浸润至疣体上皮，可伴有基底细胞液化变性、表皮变性和血栓形成。

病理鉴别诊断

疣状痣：有颗粒变性时，应与寻常疣中的挖空细胞鉴别，此时细胞胞质变空，胞质内充满异常的嗜碱性颗粒，可位于表皮全层，且无角化不全。

临床特点

a 可发于任何年龄，青少年多见。

b 系人乳头瘤病毒感染所致，主要为 HPV-1、HPV-2、HPV-4 型。

c 外伤和摩擦可为病毒接种提供机会，甲周疣与咬甲关系密切。

d 好发于手背、指背、甲周及面部，少数病例可见于口腔黏膜，可泛发，同形反应常见。

e 典型损害为限局性绿豆至黄豆大小，半球形隆起于表面的角化性丘疹或结节，直径 1 ~ 10mm。

f 丝状疣多见于眼睑、颈、颏部及腋下等部位，指状疣可见于头皮、趾间和面部。

g 皮损表面粗糙，触之较硬，呈灰褐色或正常皮色，基底无炎症，有的皮损顶端分裂或刺状或菜花状。

h 常无自觉症状。

i 数年后可自愈，但细胞免疫缺陷患者疣体发展迅速，无自发消退趋势。

临床鉴别诊断

脂溢性角化病

光线性角化病

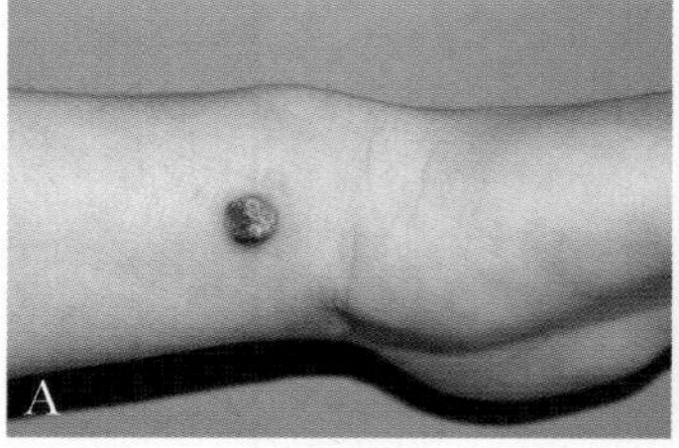

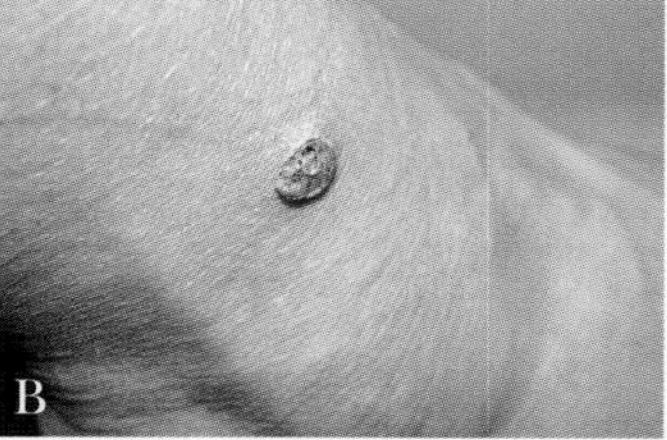

图 4.1.2 寻常疣（verruca vulgaris）

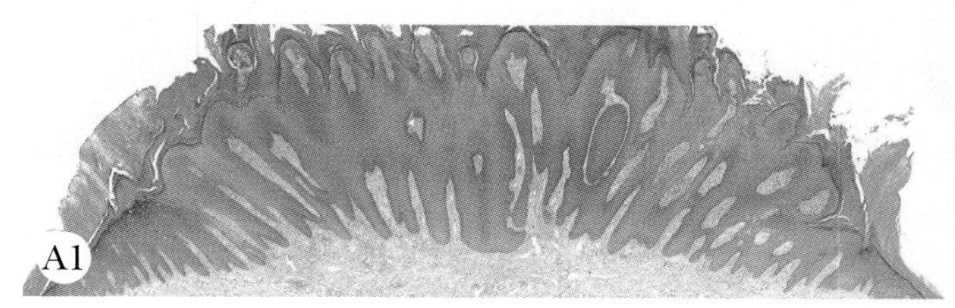

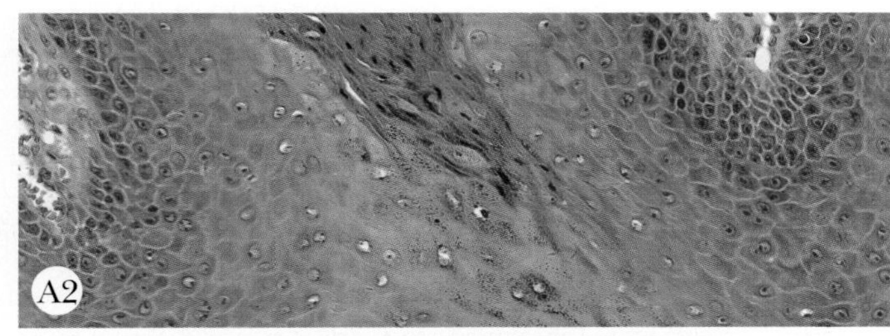

图 4.1.2A 寻常疣 男，22 岁，右手腕疣状结节 3 周。病理示典型的疣状增生，显著角化过度及角化不全，挖空细胞不甚明显。真皮浅层少许淋巴细胞浸润。

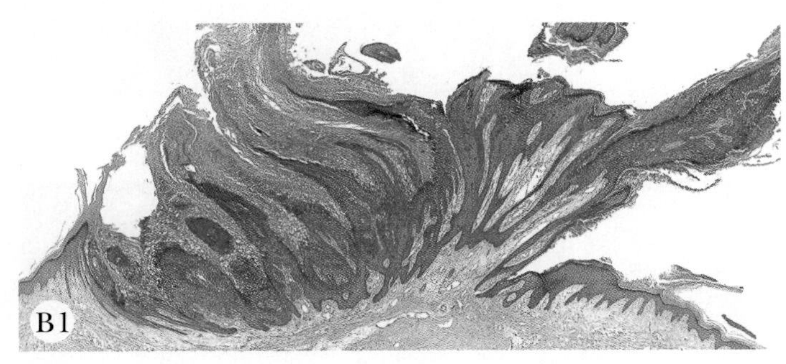

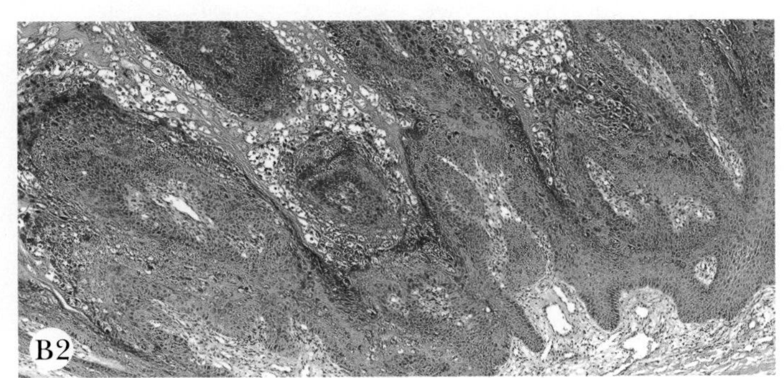

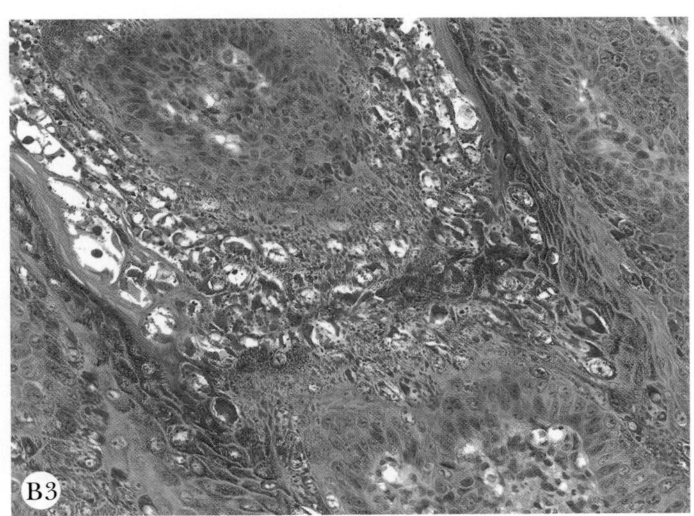

图 4.1.2B 寻常疣 女，41 岁，右踝部疣状丘疹 1 个月。病理示疣状增生，周围呈抱球状，显著角化过度及角化不全，角层内大量空泡状细胞，颗粒层细胞内充满粗大的深染颗粒及核内包涵体。

4.1.3 跖疣（verruca plantaris）

病理改变

a 皮损呈完全内生性生长，陷入真皮内，可见火山口状典型损害。

b 显著角化过度、可见多个中央角化不全性角栓位于凹陷内。

c 棘层肥厚，上部可见明显的挖空细胞，构成明显的网状。

d 在活动增长期，可见大嗜酸性（少数嗜碱性）胞质包涵体（HPV-1）或明显的核内包涵体（HPV-4）。

e 基底层细胞增生较活跃，但无异型性。

f 真皮内常因继发感染出现较多炎症细胞浸润。

g 跖状表皮样囊肿：可能为植入性病变，具有表皮样囊肿的特点，囊壁可见挖空细胞和嗜酸性包涵体。

h 色素性跖疣：胞质可见较多黑素颗粒。

病理鉴别诊断

寻常疣：皮损为外生性。

足跖疣状癌：可与跖疣并存，可见侵袭性生长的宽大芽突及异型细胞。

临床特点

a 多见于儿童及青壮年。

b 人乳头瘤病毒感染所致，相关 HPV-2、HPV-4、HPV-27、HPV-57、HPV-63、HPV-65 型。

c 外伤和摩擦可为其发病诱因，足部多汗也有一定关系。

d 好发足部着力点，如足跟、跖骨头、趾间等处。

e 皮损初起为细小发亮的圆形丘疹，渐增大，表面角化，粗糙不平，呈灰褐、灰黄或污灰色，界清，周围绕以稍高增厚角质环，皮损内常见出血氧化后的小黑点，可为单个、多个，数目多时常融合成片，较大皮损周围可有散在性针头状的卫星疣。

f 自觉疼痛，皮损增大受压时更明显。

g 病程慢性，可自然消退，儿童比成人更易于消退。

h 特殊类型皮损可能呈结节状、嵴状突起或有色素沉着，也可呈囊性。

临床鉴别诊断

鸡眼

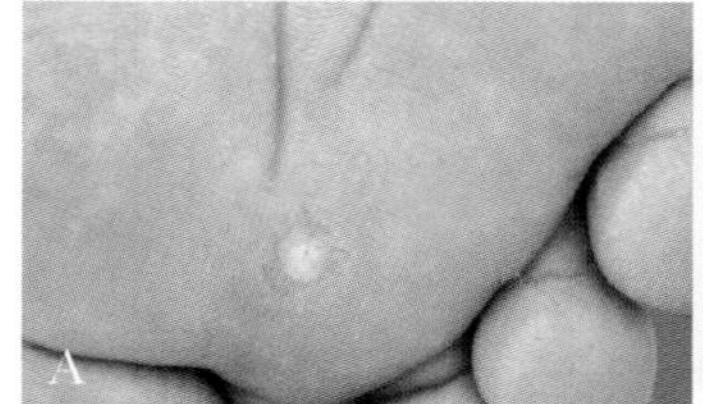
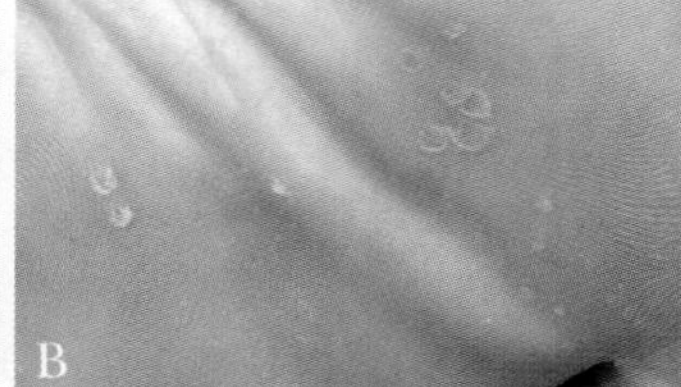

图 4.1.3 跖疣（verruca plantaris）

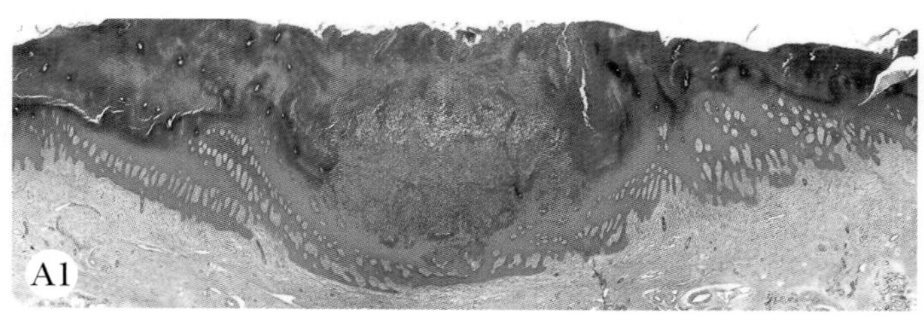

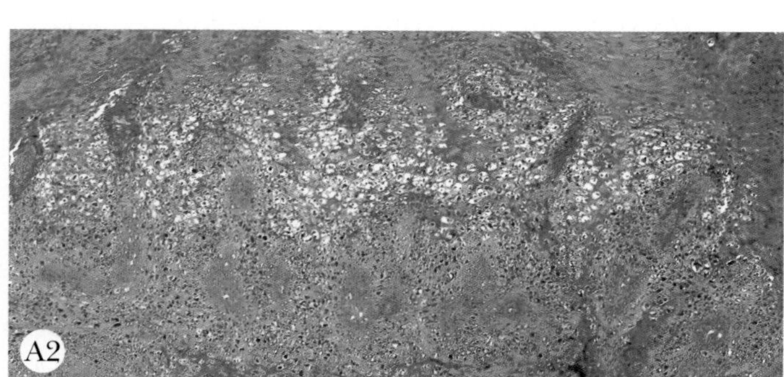

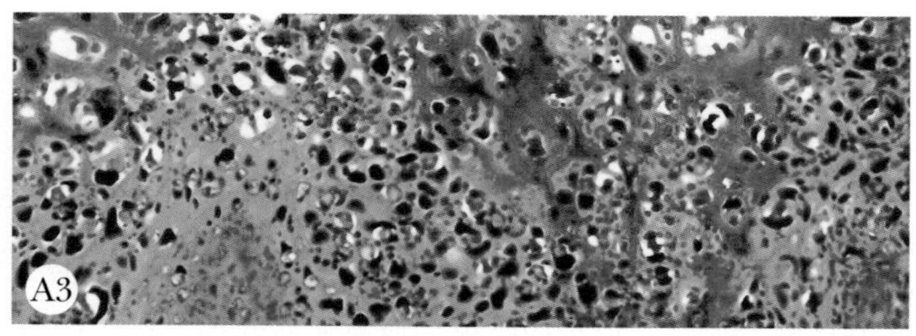

图 4.1.3A 跖疣 男，43 岁，右足底丘疹 2 个月余，疼痛。病理示疣体处表皮显著增厚并向真皮内增生，棘层中部及粒层细胞结构被破坏，形成大小不一、奇形怪状的深染颗粒，角层内见大量挖空细胞。

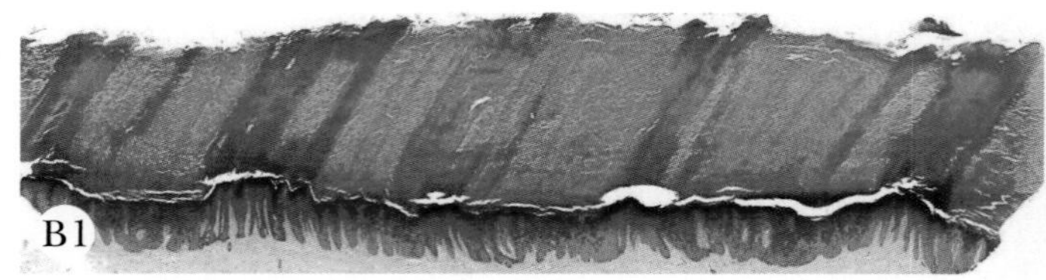

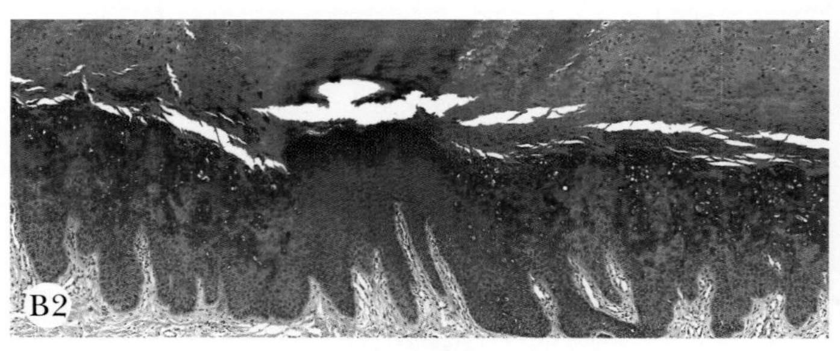

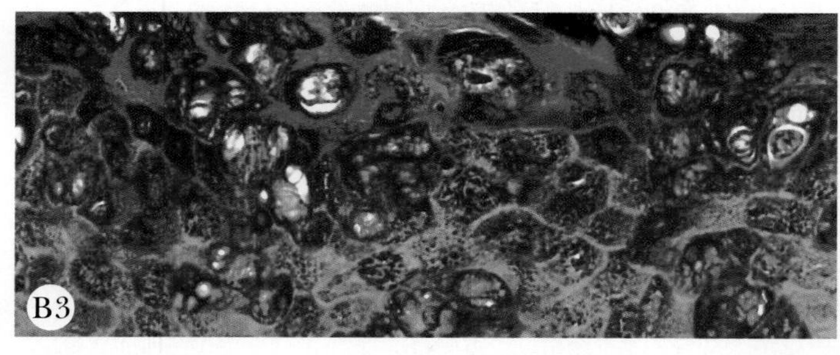

图 4.1.3B 跖疣 女，31 岁，双跖斑点状脱屑 1 年余，无不适，临床考虑点状掌跖角化症。病理未见明显的疣状增生及内生性改变，但表皮中部以上大量受病毒感染的大而深嗜碱染色的细胞，角层大量挖空细胞。

4.1.4 扁平疣（verruca planae）

病理改变

a 轻度角化过度，疏松呈网篮状，表皮为宽幅增生肥厚。

b 颗粒层均匀增厚，棘层不规则轻度肥厚，无或仅有轻度乳头状瘤样改变。

c 棘层上部及颗粒层内可见多数挖空细胞，胞体大，核位于中央，胞质边缘有角质透明颗粒。

d 基底层细胞排列规则，轻度增生，有时可见大量黑素。

e 真皮大致正常。

f 在扁平疣消退期，可见单个角质形成细胞角化、角化不全，真皮浅层血管周有以淋巴细胞为主的浸润，红细胞外渗也可以是特征之一。

病理鉴别诊断

脂溢性角化病：一般无挖空细胞，可见假角质囊肿。

职业性疣赘：面部早期皮损可出现类似扁平疣病理改变，但无挖空细胞。

临床特点

a 患者以青少年及青壮年居多。

b 人乳头瘤病毒感染所致，主要为 HPV-3、HPV-10 型。

c 好发于面部及手背。

d 皮损大多骤然出现，为 2mm 左右的圆形或多角形扁平丘疹，正常皮色或淡褐色，表面多无鳞屑，质硬，数目较多，多数密集。

e 可沿抓痕呈线性排列接种。

f 一般无自觉症状，偶有微痒。

g 多于数年后可自愈。

临床鉴别诊断

汗管瘤

毛发上皮瘤

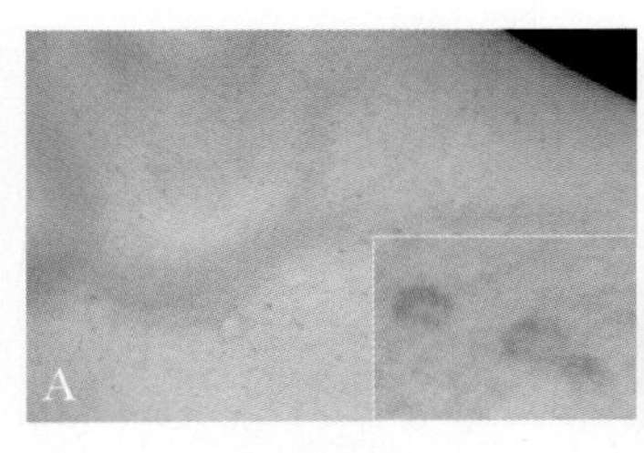

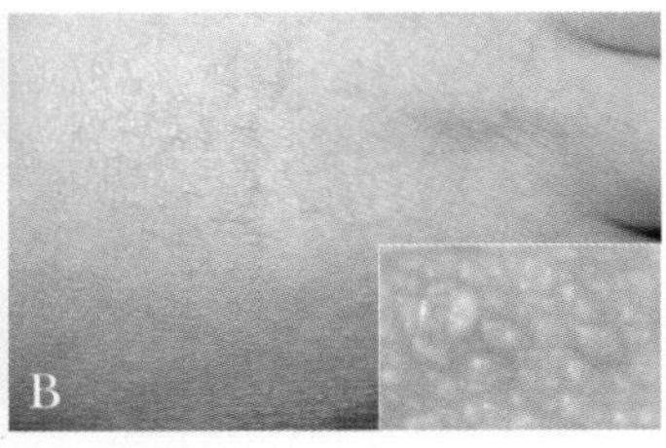

图 4.1.4 扁平疣（verruca planae）

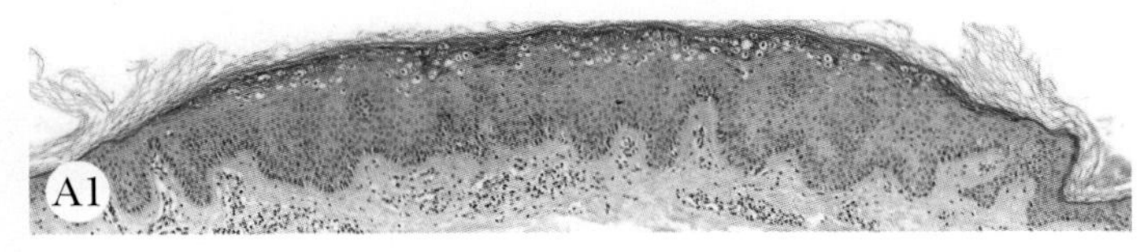

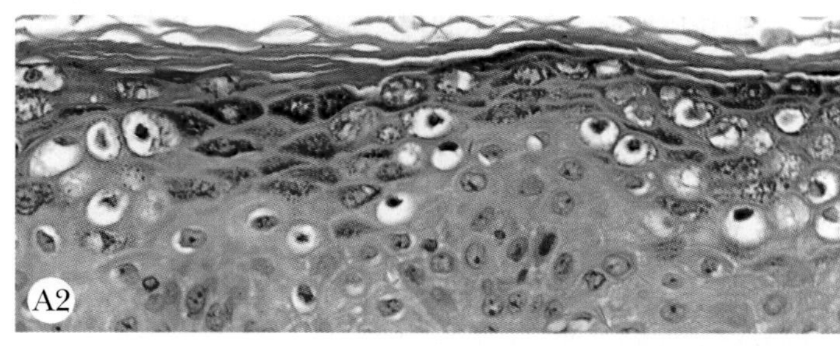

图 4.1.4A 扁平疣 女，22 岁，颈、胸部褐色 1~3mm 丘疹 2 年，渐增多。病理示表皮增厚，角层减少，棘层上部及颗粒层细胞空泡化，部分细胞内充满粗大的嗜碱性颗粒。

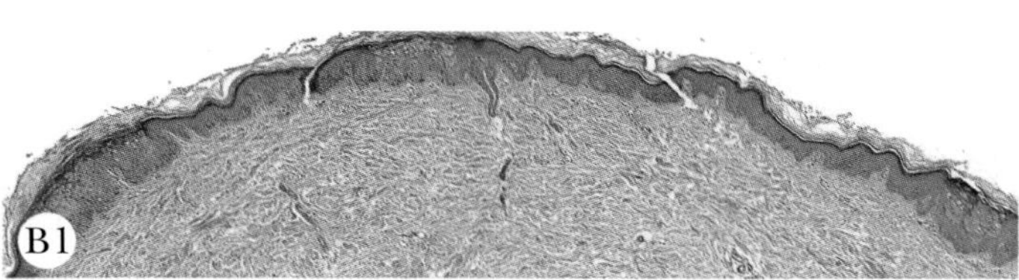

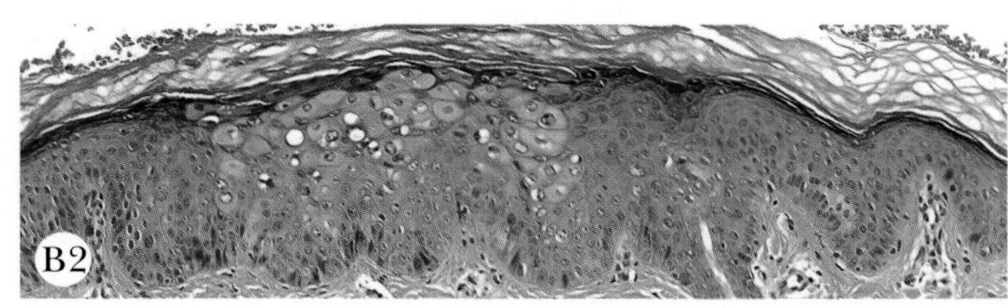

图 4.1.4B “扁平疣” 男，11 岁，双手多发扁平丘疹 1 年，无家族史，临床诊断扁平疣。病理低倍镜下见 3 个小的损害，表皮增厚，高倍镜下棘层中部以上细胞胞质丰富，呈灰蓝色泡沫状，部分细胞核空泡化呈印戒样，病理修正为疣状表皮发育不良。

4.1.5 疣状表皮发育不良（epidermodysplasia verruciformis）

病理改变

a 表皮轻度或显著角化过度。

b 颗粒层增厚、棘层不同程度肥厚。

c 颗粒层及棘层上部多数挖空细胞，成群或成束排列，可见胞质呈明显的蓝灰色，苍白，浅表颗粒层中苍白最为明显。

d 损害进展出现异型性时，受累细胞肿胀，形态不规则，胞质丰富，核变大、染色加深，细胞排列紊乱，呈原位癌或侵袭性癌改变。

e 可累及附属器上皮，尤其是汗腺导管。

f 基底层可见角化不良细胞。

g 真皮浅层可见慢性炎症细胞浸润。

病理鉴别诊断

扁平疣、寻常疣：无“苍白细胞”及“发育不良”的改变。

临床特点

a 多幼年发病，但亦可初发于任何年龄。

b 部分有家族史，患者对 HPV 有选择性免疫缺陷，日光损伤与恶变有一定关系。

c 涉及的病毒超过 40 型，但主要为 HPV-5、HPV-8 型。

d 好发于面、颈、躯干及四肢，亦可泛发全身，口唇、尿道口黏膜亦可受累，对称分布，数目逐渐增多。

e 单个皮损为从米粒到黄豆大小，呈扁平的疣状丘疹，圆形或多角形，暗红色、紫红色或褐色，可融合成片。

f 少数患者尚可见花斑癣样或棕红色斑块状或点状瘢痕性损害。

g 常伴有掌跖角化、指甲改变、雀斑样痣或智力发育迟钝。

h 无自觉症状或微痒。

i 病程极慢，经久不愈。

j 约 20% 的患者可在此基础上发展成鲍温病甚至鳞癌。

临床鉴别诊断

扁平疣

疣状肢端角化症

职业性疣赘

扁平苔藓

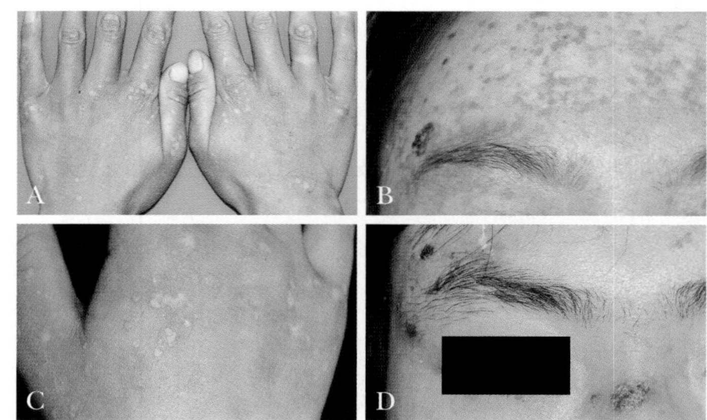

图 4.1.5 疣状表皮发育不良（epidermodysplasia verruciformis）

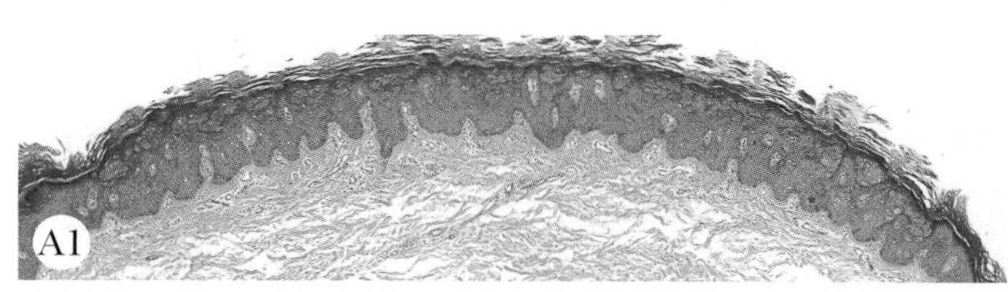

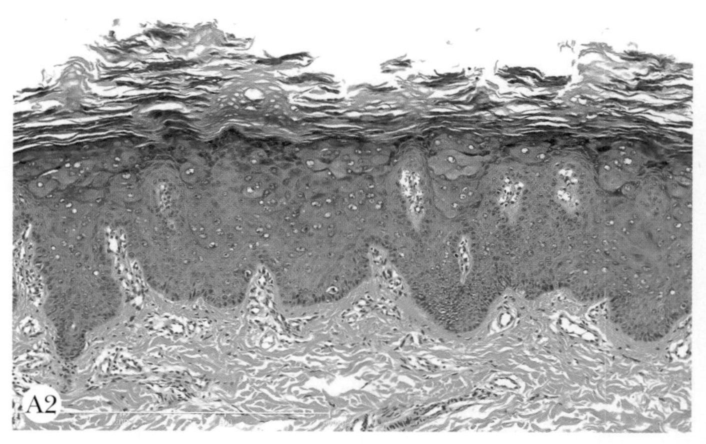

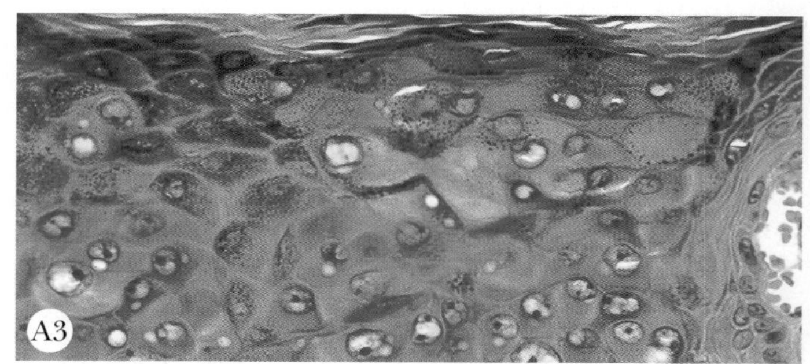

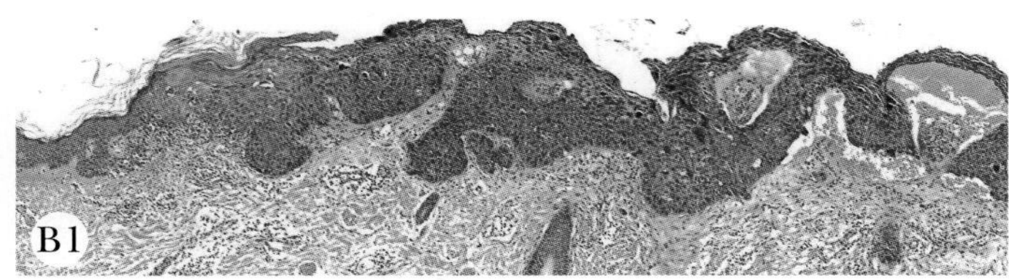

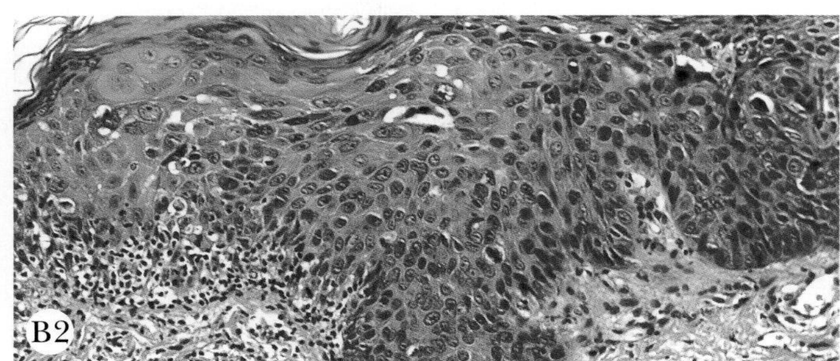

图 4.1.5AB 疣状表皮发育不良 女，24 岁，头面、双手扁平丘疹 17 年余，右额增生结节及面部多发结痂性皮损 4 年余。手背皮损病理示显著角化过度，颗粒层及棘层上部大量蓝灰色苍白细胞，胞核空泡化（A1~A3）。额部皮损示原位癌（B1），左侧边缘尚可见蓝灰色苍白细胞（B2）。

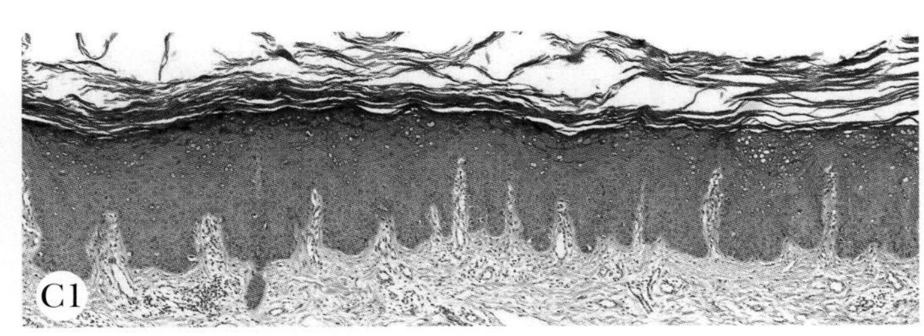

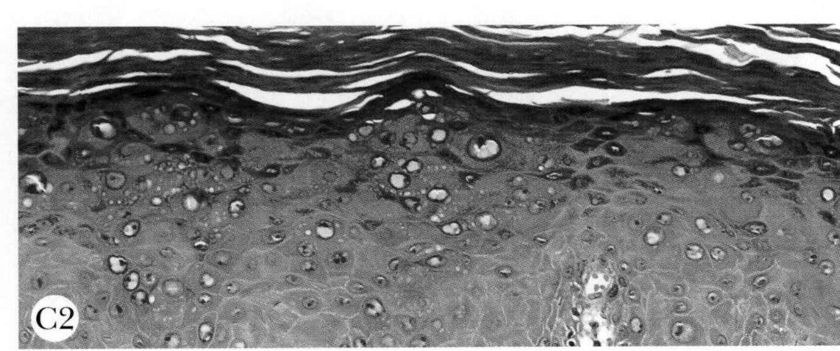

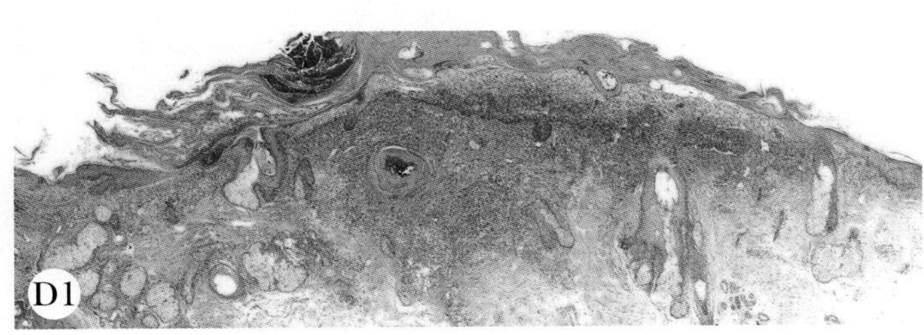

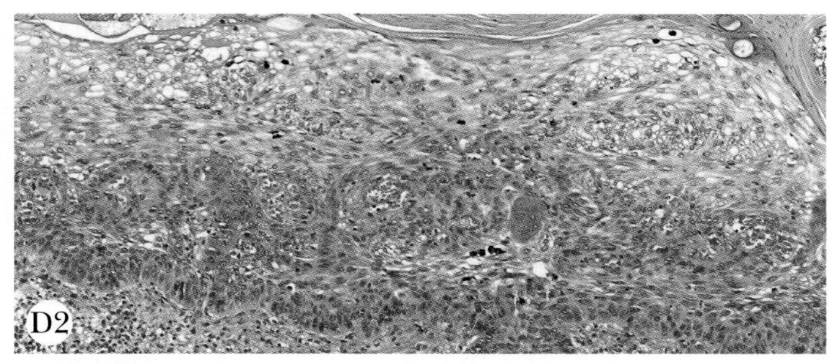

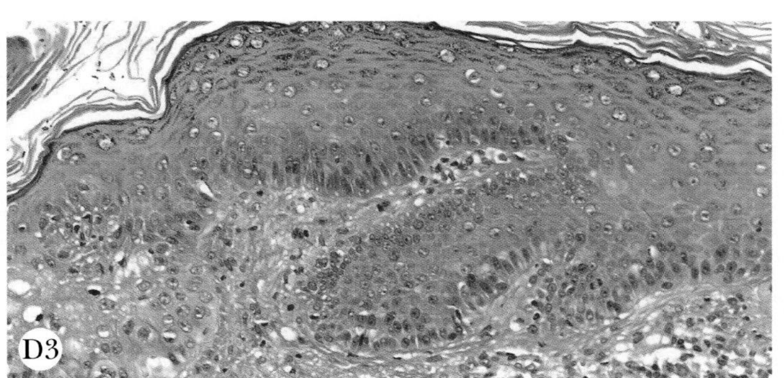

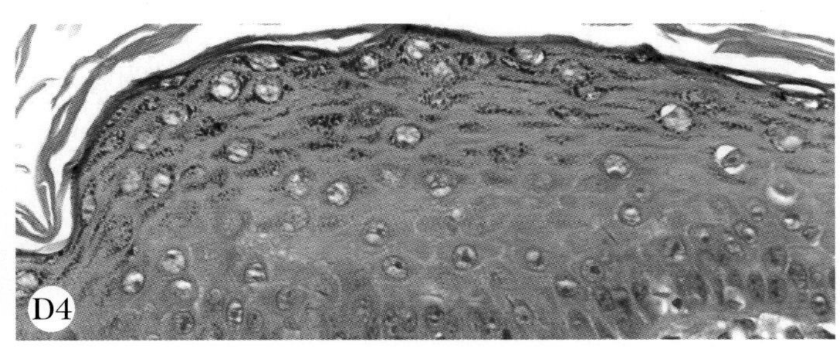

图 4.1.5CD 疣状表皮发育不良 男，25 岁，面、颈、双上肢疣状丘疹 10 余年，面部黑色疣状肿物 1 年，其姐患相同疾病。手背皮损病理示颗粒层及棘层上部大量蓝灰色苍白细胞（C1、C2）。额部皮损示原位癌（D1、D2），边缘可见挖空细胞（D3、D4）。

4.1.6 黑棘皮病（acanthosis nigricans）

病理改变

a 真皮乳头状向上突起呈手指状，在两乳头间表皮凹陷，并充满角化物质。

b 在乳头间凹陷的表皮呈轻度至中度的棘层肥厚，底部略平齐，在乳头顶部及乳头突起侧面的棘层常变薄。

c 基底层色素轻度增多或正常。

d 真皮血管周围轻度炎症细胞浸润。

病理鉴别诊断

表皮痣：棘层肥厚更显著，呈“教堂塔尖样增生”。

临床特点

a 可发生于任何年龄，中年发病者约 50% 合并肿瘤。

b 病因不明，可能与遗传、内分泌、肥胖、药物及肿瘤等因素有关。

c 多发生于皮肤皱褶部位，如颈、腋窝、腹股沟、乳房下及脐窝等处，可累及黏膜，常有甲板损害。

d 特征性皮损为天鹅绒样斑片或疣状斑块，有时可出现手掌皮肤增厚（牛肚掌），常伴有内脏恶性肿瘤。

e 可分为恶性、遗传性、内分泌性、特发性及药物性 5 种类型。

f 恶性型黑棘皮病：并发恶性肿瘤，最常见为腹部恶性肿瘤，特别是胃癌。皮损广泛的患者，尚可累及黏膜，口腔黏膜呈较细的皱褶，似天鹅绒状。

g 遗传性黑棘皮病：有遗传史，呈常染色体显性遗传，可以在幼儿期、儿童期或成年发病。

h 内分泌性黑棘皮病：有时合并垂体肿瘤，通常表现为肢端肥大症。有些患者合并多囊卵巢综合征，肥胖可有可无。

i 特发性黑棘皮病：是最常见的类型，不合并恶性肿瘤及内分泌疾病，无遗传素质，常出现肥胖。肥胖相关的黑棘皮病主要见于青少年。

j 药物性黑棘皮病：可发生于任何年龄，停药后皮损可逐渐消退。

临床鉴别诊断

融合性网状乳头瘤病

毛囊角化病

艾迪生病

别名

黑色角化病（keratosis nigricans）

色素性乳头状营养不良（dystrophiapapillaire et pigmentaire）

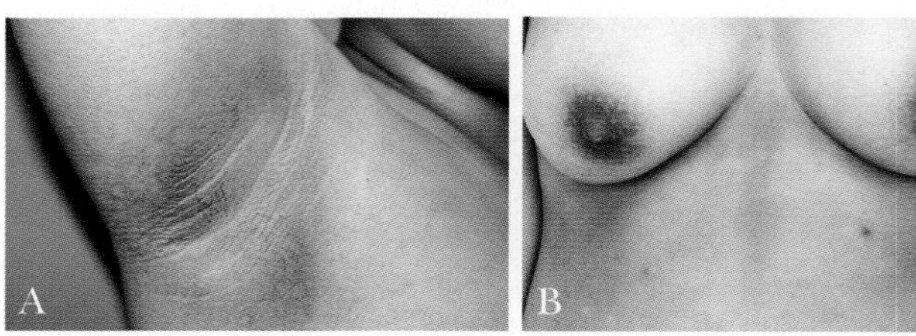

图 4.1.6　黑棘皮病（acanthosis nigricans）

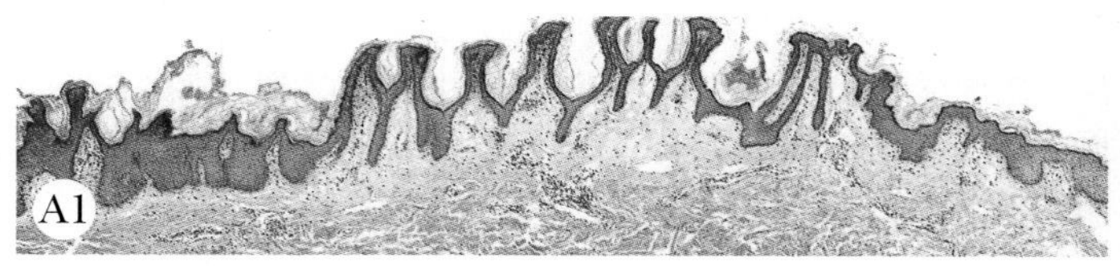

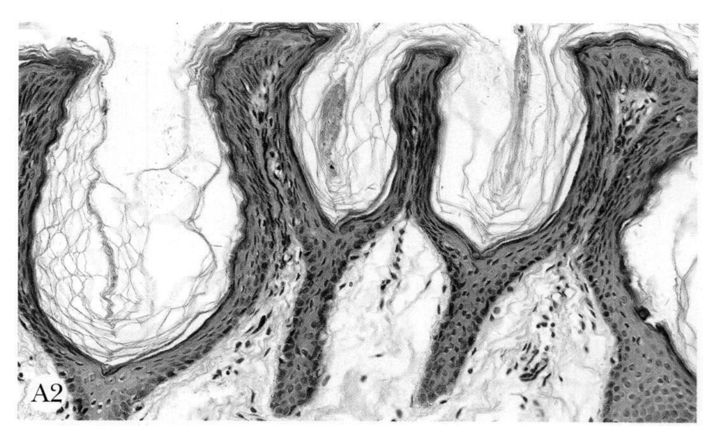

图4.1.6A　黑棘皮病　男，15岁，颈、腋下色素沉着5年，伴肥胖。病理示乳头瘤样增生，向上增生的两乳头间凹陷内角化物质呈网篮状，部分棘层肥厚，基底层色素增加，真皮浅层轻度水肿。

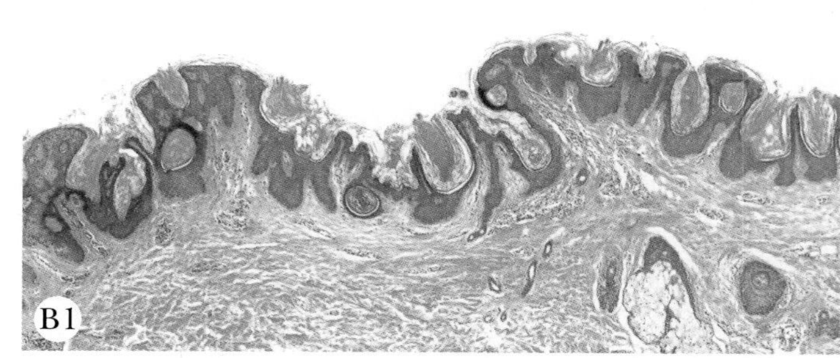

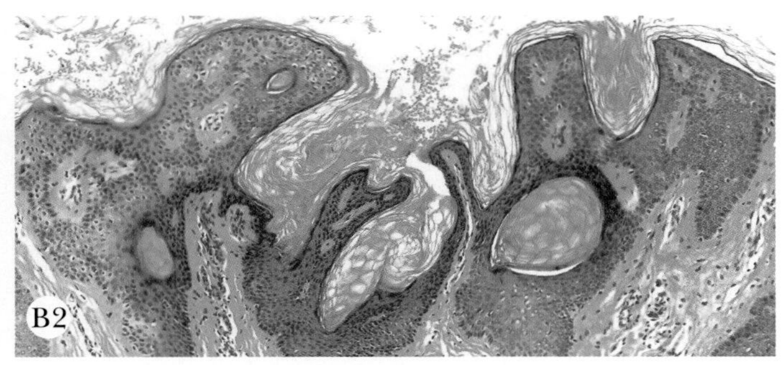

图 4.1.6B 黑棘皮病 女，21 岁，颈、胸腹、腰背、乳头乳晕绒毛状黑色斑片 21 年，随年龄增大略变明显。病理示表皮乳头瘤样增生，棘层肥厚，基底层色素增加，较多假角质囊肿样结构。

b 为罕见的综合征，病因不明，可能与遗传或卵圆形马拉色菌有关。

c 好发于两乳之间，以后可延及肩部及侧颈部，但以乳头间和脐周最为严重。

d 皮损为直径约 5mm 有色素的扁平疣状或乳头状瘤样丘疹，相邻丘疹可融合，周围可形成不规则的网状改变。

e 临床分三型：点状色素性疣状乳头瘤病、融合性网状乳头瘤病、钱币状融合性乳头瘤病。

f 可有瘙痒。

g 皮疹经过几年后可稳定不变，无自愈倾向。

4.1.7 融合性网状乳头瘤病（confluent and reticulated papillomatosis）

病理改变

a 表皮角化过度，可有角化不全，表皮突向下延长，轻度乳头状瘤样增生。

b 颗粒层变薄，棘层肥厚，但只限于两个延伸的真皮乳头间。

c 基底层色素轻度增加。

d 真皮水肿，血管周可见非特异性的慢性炎症细胞浸润，中上部有时可见到弹力纤维碎片。

病理鉴别诊断

黑棘皮病：真皮乳头向上突起呈手指状，在乳头顶部及乳头突起侧面表皮局灶性萎缩。

脂溢性角化病：常有假角质囊肿、颗粒层增生及棘层肥厚。

临床特点

a 青少年为主，女性多见。

临床鉴别诊断

花斑癣

疣状表皮发育不良

别名

皮肤乳头状瘤病（cutaneous papillomatosis）

钱币状融合性乳头状瘤病（nummular confluent cutaneous papillomatosis）

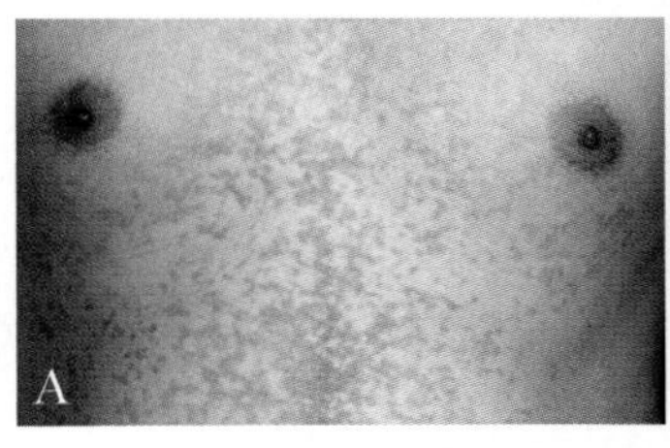

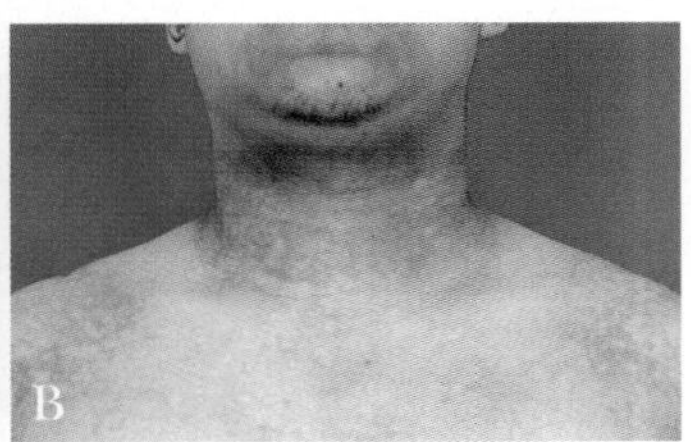

图 4.1.7 融合性网状乳头瘤病（confluent and reticulated papillomatosis）

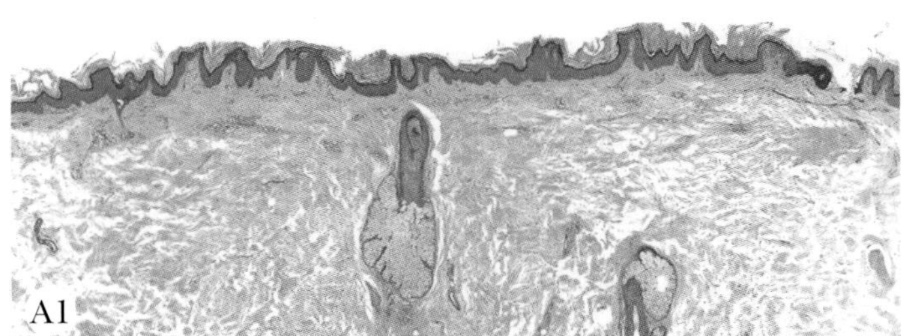

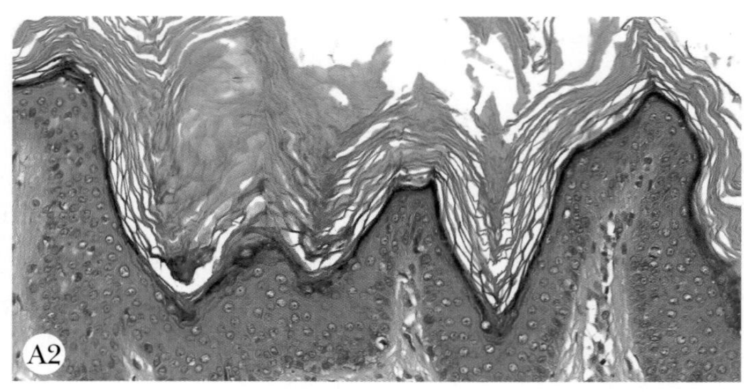

图 4.1.7A 融合性网状乳头瘤病 男，16 岁，胸腹部融合性小丘疹 1 年余。病理示乳头瘤样增生，向上增生的两乳头间凹陷，其内角化物质呈网篮状，部分棘层肥厚，基底层色素增多，真皮浅层轻度水肿。

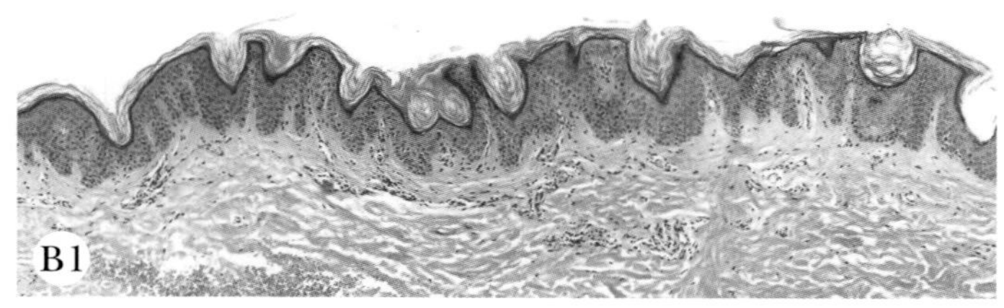

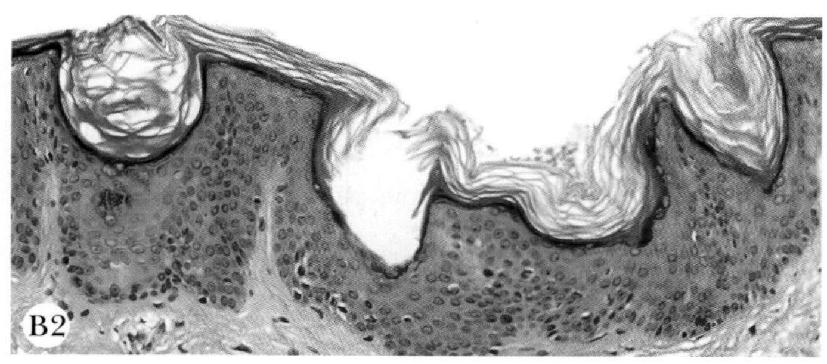

图 4.1.7B 融合性网状乳头瘤病 男，21 岁，颈、上胸色素性斑丘疹 1 个月余，无不适。病理示角化过度并形成角质栓，颗粒层明显变薄，轻度乳头瘤样增生。

4.1.8 乳头乳晕角化过度症（hyperkeratosis of the nipple and areola）

病理改变

a 表皮角化过度，可有毛囊角栓。

b 棘层不规则性肥厚，明显的乳头状瘤样增生。

c 基底层色素增加。

d 真皮乳头水肿、浅层毛细血管扩张，可见非特异性炎症细胞灶性浸润。

病理鉴别诊断

脂溢性角化病：常有角化不全，无毛囊角栓。

寻常型鱼鳞病：角层显著增厚，颗粒层变薄或消失。

临床特点

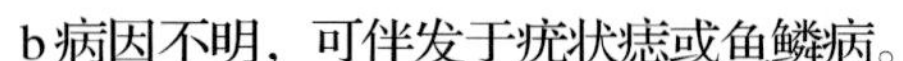

a 常见于 20 ~ 30 岁发育期或妊娠期妇女。

b 病因不明，可伴发于疣状痣或鱼鳞病。

c 临床表现为双侧乳晕、乳头对称性皮肤色素加深呈暗褐色，乳晕范围扩大，边界清晰，局部浸润肥厚，粗糙呈疣状，沟纹加深加宽，部分形成线状深沟，将乳晕皮疹分割成数小片。

d 可分为 3 型：第一型由表皮痣向乳晕、乳头部的延伸所致者，通常为单侧性。

e 第二型伴其他皮肤病，如黑棘皮病、鱼鳞病、湿疹、脂溢性角化病、Darier 病、蕈样肉芽肿等，常双侧对称发生，可瘙痒不适，女性多发。

f 第三型为痣样型，不伴其他疾病，无自觉症状。

g 病程较长，经久不退，但一般健康不受影响。

临床鉴别诊断

Paget 病

皮肤垢浊病

黑棘皮病

疣状痣

鲍温病

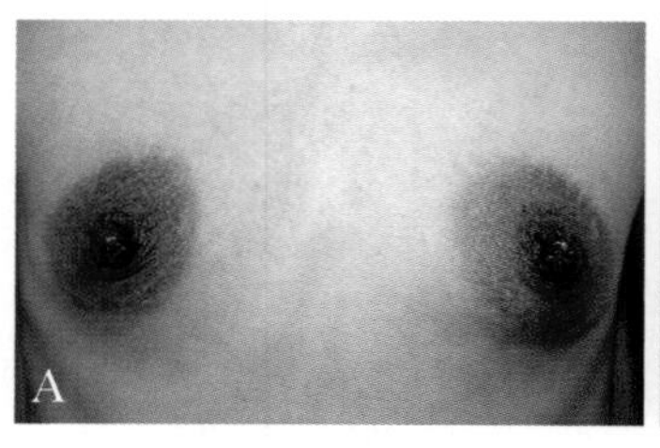

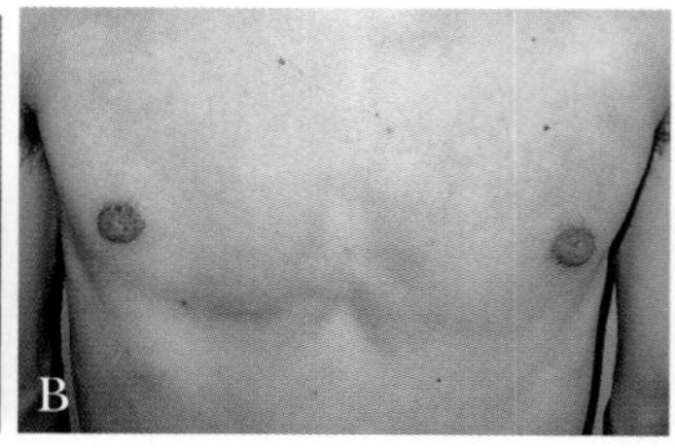

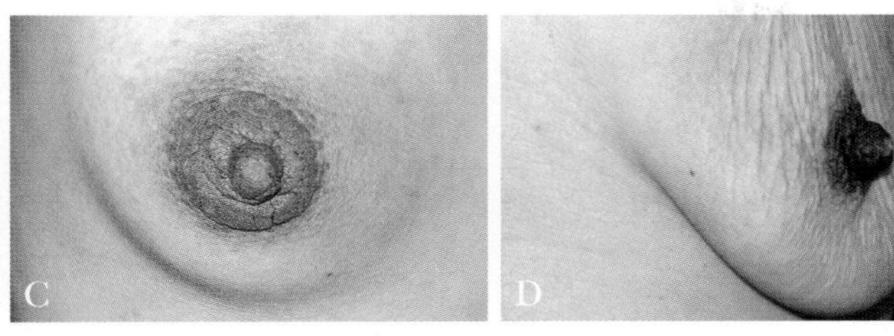

图 4.1.8　乳头乳晕角化过度症（hyperkeratosis of the nipple and areola）

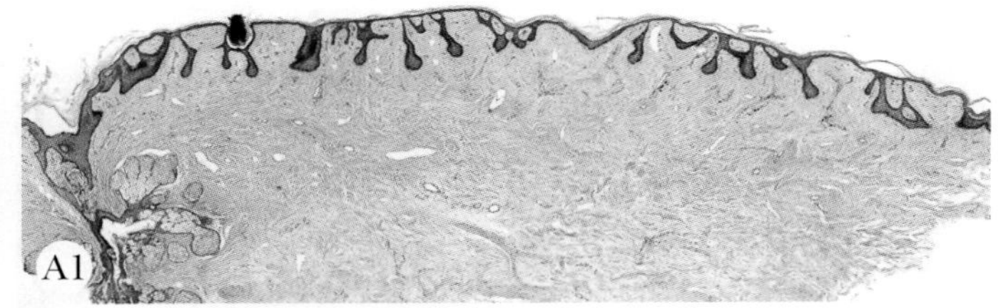

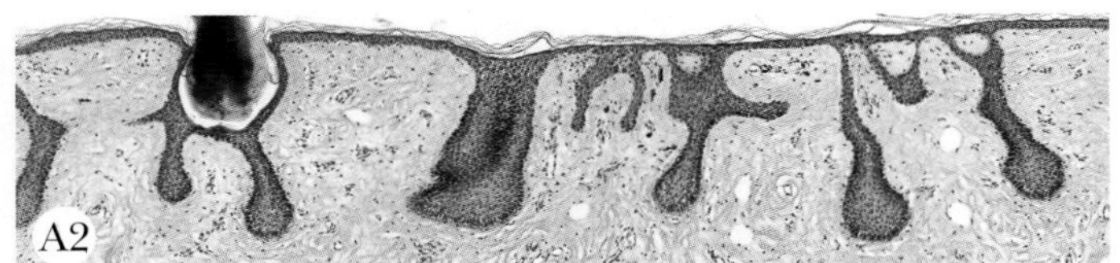

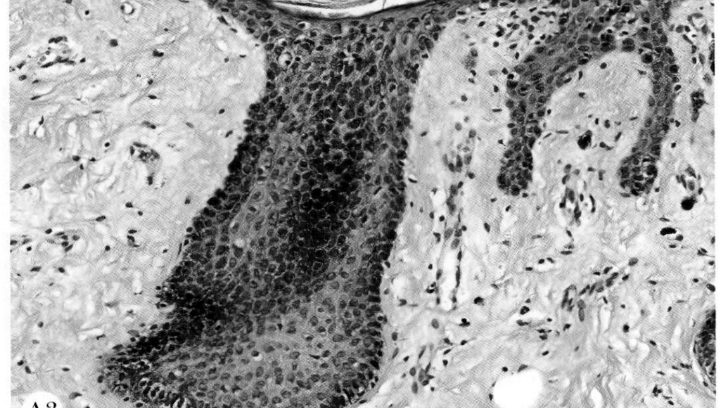

图 4.1.8A　乳头乳晕角化过度症　女，23 岁，乳头及乳晕区色素沉着 7 年余。病理示表皮突呈棒槌样向真皮深部延伸，基底层色素显著增多。

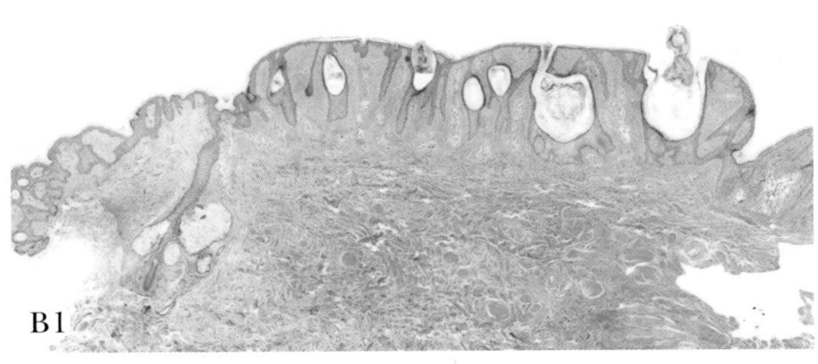

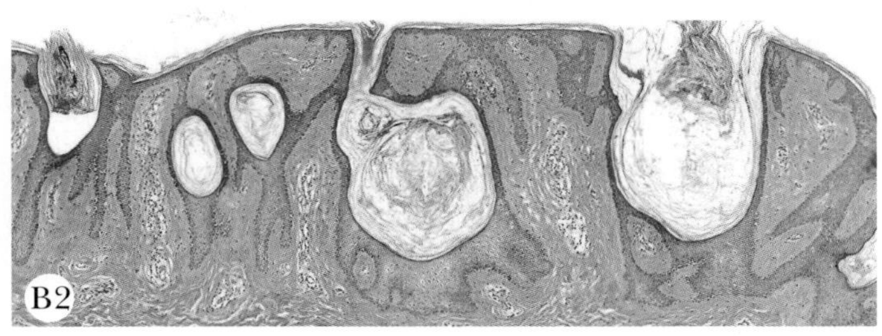

图 4.1.8B　乳头乳晕角化过度症　男，21 岁，双乳头周围增殖性损害、色素加深、痒 4 年。病理示大量角质栓及假角质囊肿。

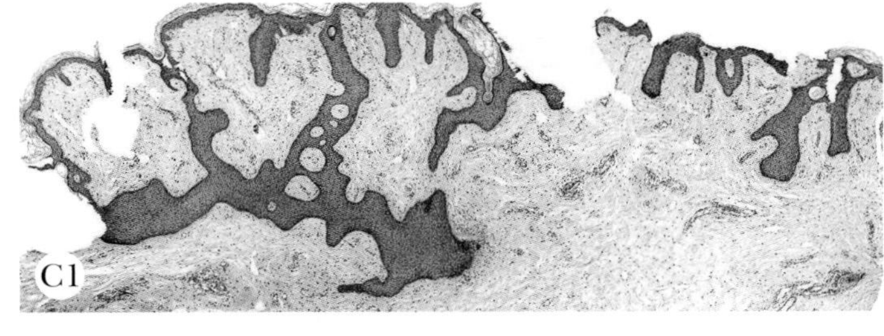

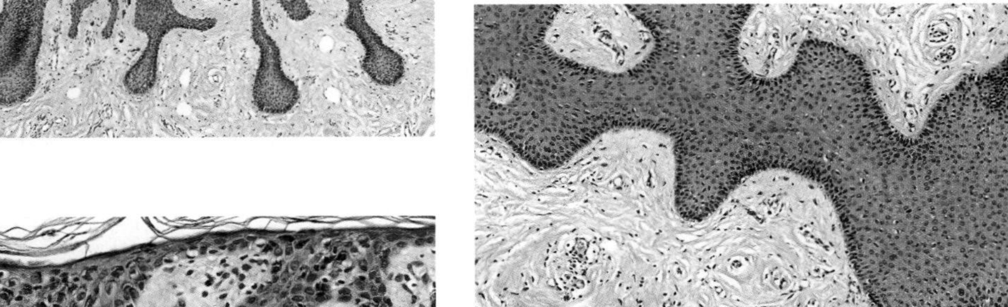

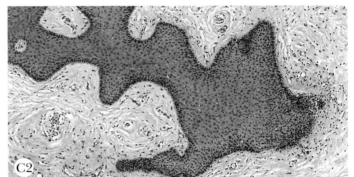

图 4.1.8C　乳头乳晕角化过度症　女，23 岁，右乳晕皮肤增厚，变黑 1 年余，曾有渗出。病理示表皮呈假上皮瘤样增生，表皮突向下延伸并融合。

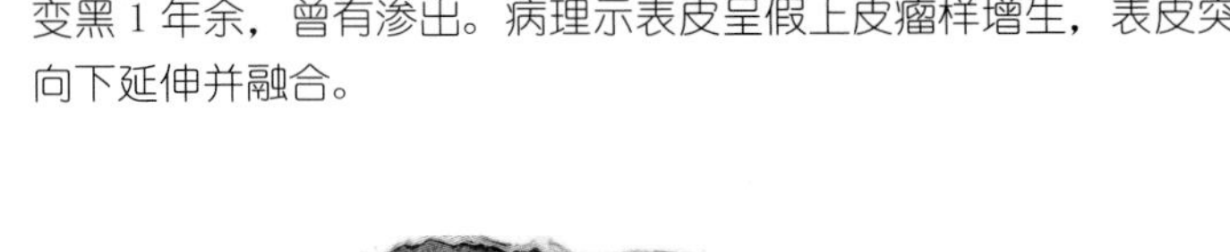

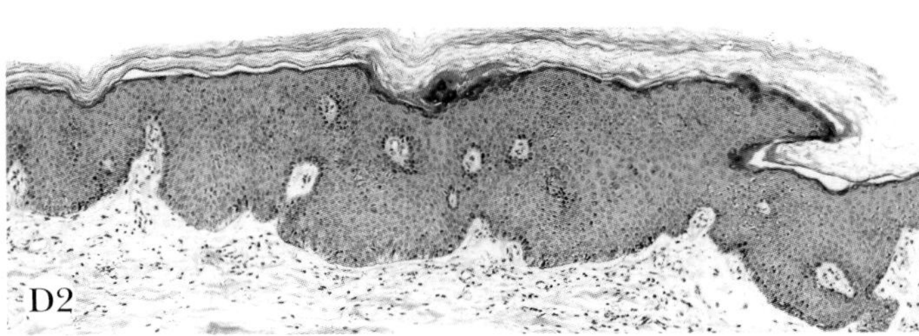

图 4.1.8D　乳头乳晕角化过度症　女，69 岁，双乳头及周围黑色斑块伴疼痛 4 个月。表皮不规则增生，基底增宽，基底层色素增加。

4.1.9 职业性疣赘（occupational neoplasm）

病理改变

a 角化过度，无角化不全。

b 颗粒层及棘层肥厚，早期皮损病理改变与其临床表现相对应，类似扁平疣或寻常疣，为乳头状瘤样增生或疣状增生，但无挖空细胞。

c 晚期皮损可表现为假上皮瘤样增生或鳞状上皮癌的病理改变，真皮常有大量的非特异性炎症细胞浸润。

病理鉴别诊断

脂溢性角化病：为基底样细胞增生，色素较多。

扁平疣：表皮上部细胞明显的空泡化。

寻常疣：有挖空细胞，有角化不全。

疣状肢端角化病：表皮呈教堂塔尖状乳头瘤样增生。

临床特点

a 好发于相关职业接触者。

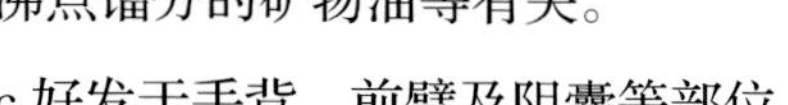

b 与长期接触沥青、煤焦油、页岩油及其高沸点馏分的矿物油等有关。

c 好发于手背、前臂及阴囊等部位。

d 临床上习惯把职业性疣赘分为四类，其中最常见的为扁平疣样损害、寻常疣样损害，较少见有乳头状瘤和上皮癌。

e 扁平疣样损害、寻常疣样损害临床表现与扁平疣、寻常疣相似。

f 乳头瘤体积较大，有增长趋势，基底深，质硬，表面有乳头状突起，可有皲裂或感染，中心常形成不规则溃疡，为癌前期病变。

g 乳头瘤极少数可转变为上皮癌，出现瘤体突然迅速增大，表面坏死，溃疡变深变大。

h 原发损害一般无自觉症状，并发感染可有压痛。

i 早期皮损脱离接触可缓解或自行消退。

临床鉴别诊断

疣状表皮发育不良

疣状肢端角化病

别名

焦油角化病（tar keratosis）

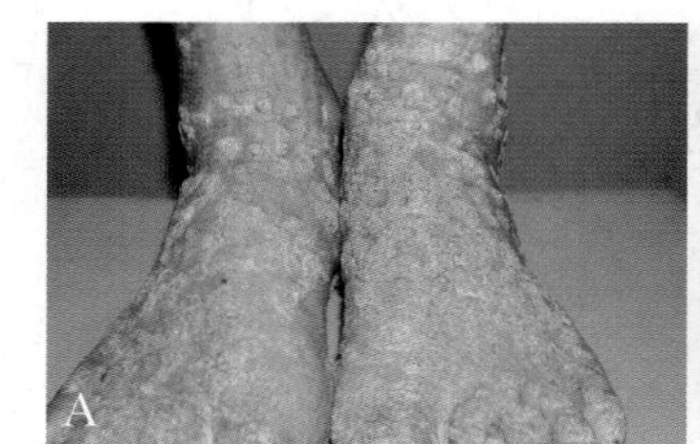

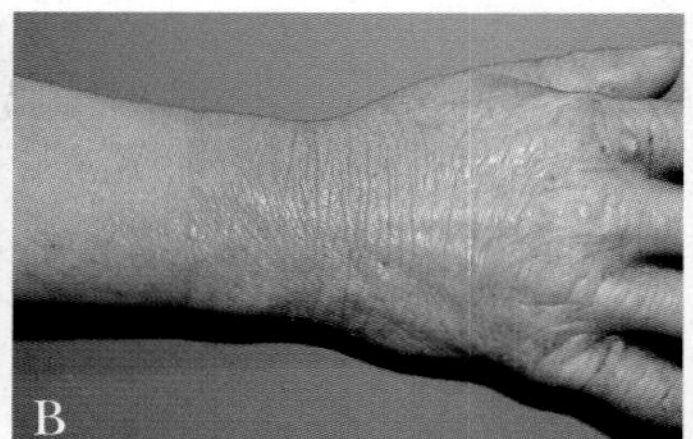

图 4.1.9　职业性疣赘（occupational neoplasm）

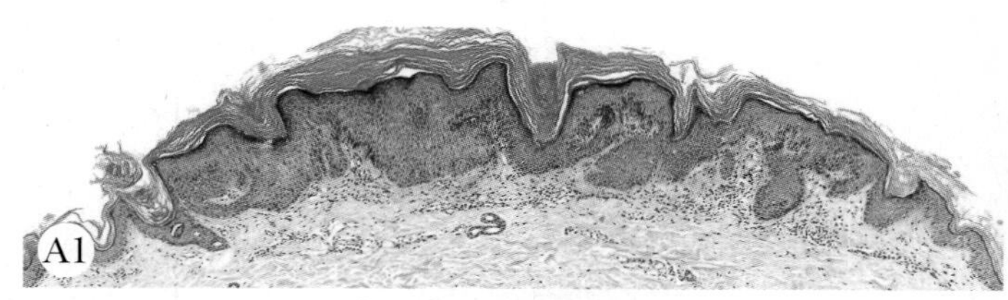

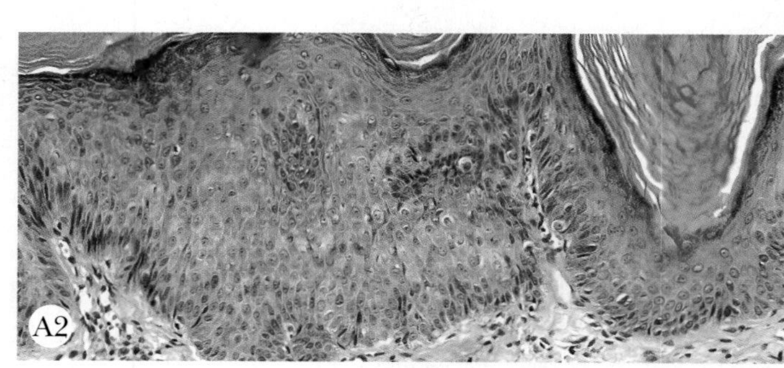

图 4.1.9A　职业性疣赘　男，36 岁，四肢远端疣状丘疹及斑块 5 年余，伴瘙痒。前胸、面部有散在小的扁平丘疹。焊工，无特殊接触史，就诊后至今 8 年无明显变化。病理角化过度，毛囊角栓，棘层及颗粒层肥厚，未见挖空细胞及特别粗大的透明角质颗粒。真皮浅层少许淋巴细胞浸润。

4.1.10 卤素皮炎（halogenodermas）（见 9.1.12）

4.1.11 疣状肢端角化病（acrokeratosis verruciformis of Hopf）（见 13.2.6）

4.2 假上皮瘤样皮炎（pseudoepitheliomatous dermatitis）

也称为假癌性增生（pseudocarcinomatous hyperplasia）或假上皮瘤样增生，是一种高度的棘层肥厚与表皮不规则增生的现象，增生的表皮甚至深达真皮内汗腺区域，颇似鳞状细胞癌，但细胞分化良好，无异型性，主要见于慢性肉芽肿性疾病，如深部真菌病、慢性溃疡、瘢痕等。假上皮瘤样增生可转化为鳞状细胞癌，另外，因为取材深度或部位的原因，部分鳞状细胞癌在病理上呈现假上皮瘤样增生的特点，细胞的浸润性生长模式和异型性不足以诊断鳞状细胞癌，或在病理医生之间有分歧。对于这种情况，我们通常使用假上皮瘤样增生的诊断，但同时在诊断报告中写明患者临床特征不能除外鳞状细胞癌，建议按照鳞状细胞癌手术切除。

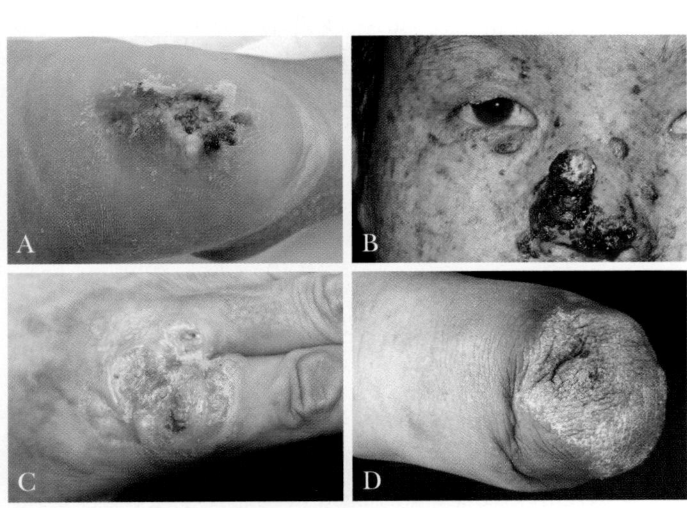

图 4.2 假上皮瘤样皮炎（pseudoepitheliomatous dermatitis）

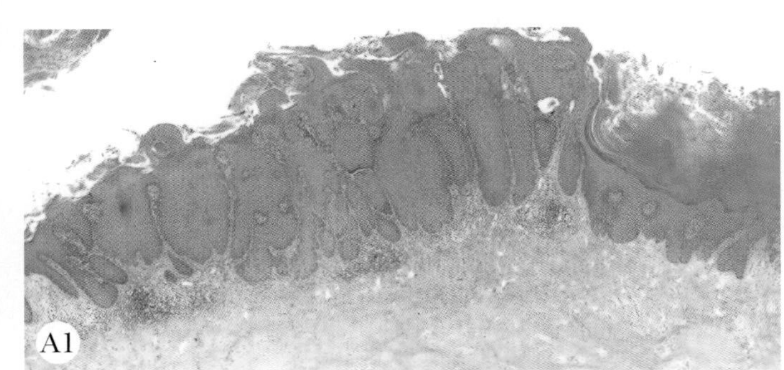

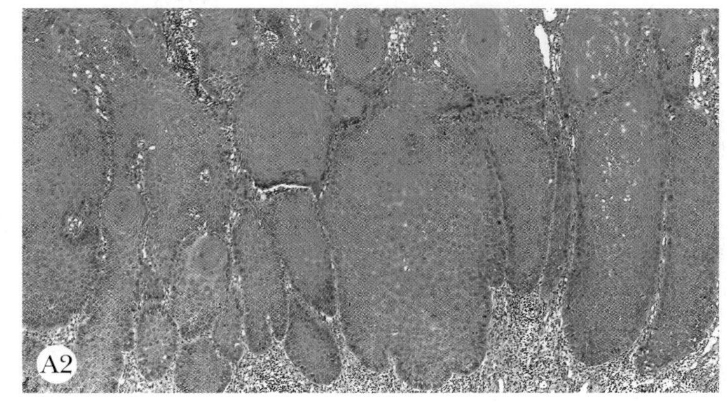

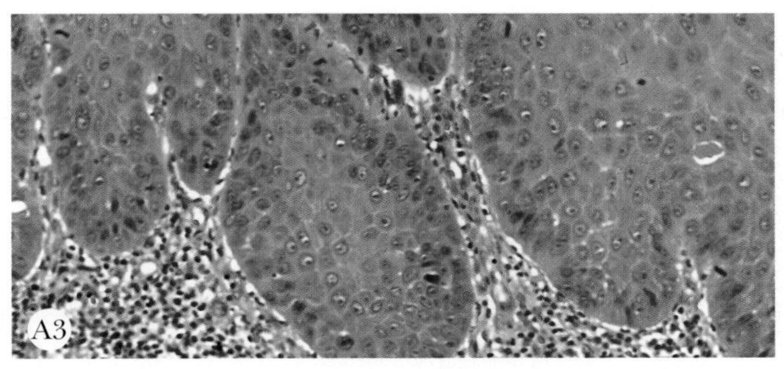

图 4.2A 假上皮瘤样增生 男，54 岁，足底皮肤溃疡 8 年。曾按扁平苔藓治疗好转，3 年后复发。病理为假上皮瘤样增生（假癌性增生），诊断扁平苔藓的依据不足。增生的表皮内有角珠样结构，基底细胞增生活跃，为早期疣状癌，但当时以假癌性增生建议予以手术切除。

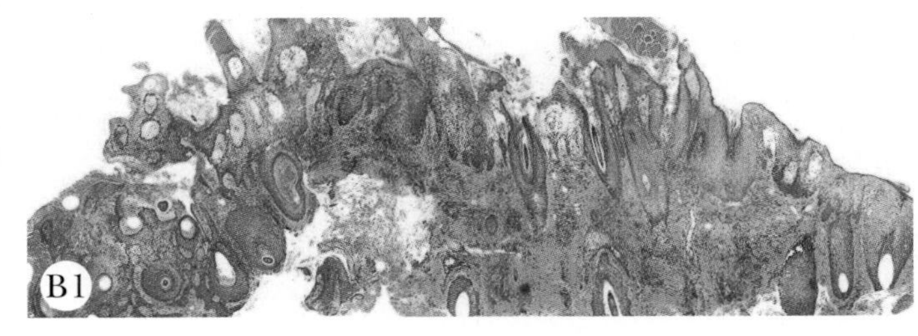

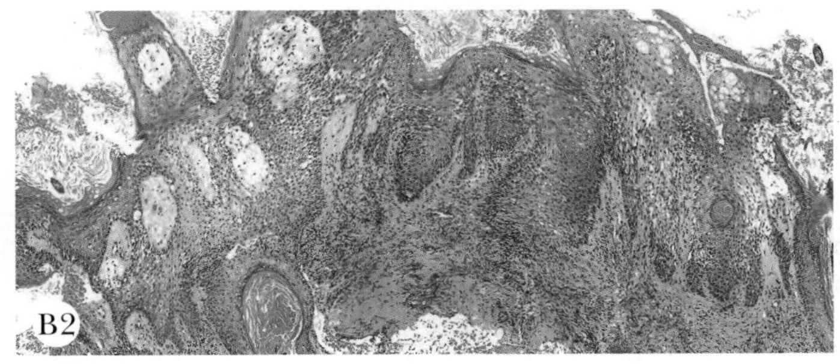

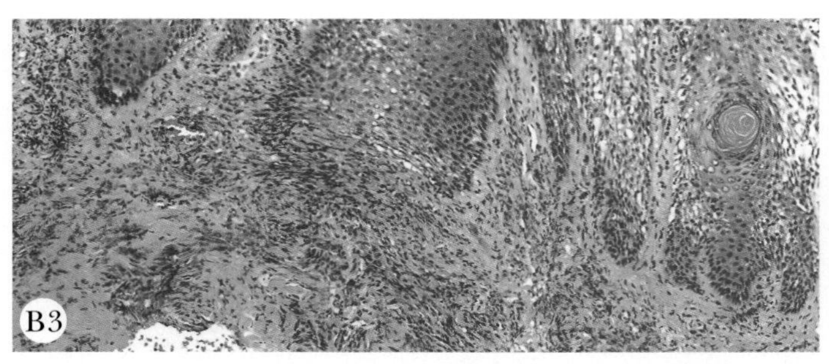

图 4.2B 着色性干皮病恶变 女，17 岁，面颈、手背色素斑点 14 年，鼻、眼睑等出现增殖性损害 2 年。病理示右上睑皮损为假上皮瘤样增生，但根据其鼻、下睑等 4 个皮损病理均为基底细胞癌，加之切片中表皮突下端出现连续性基底样细胞，显然已是基底细胞癌，但由于取材的位置、病理切片的质量等原因不足以直接诊断癌。

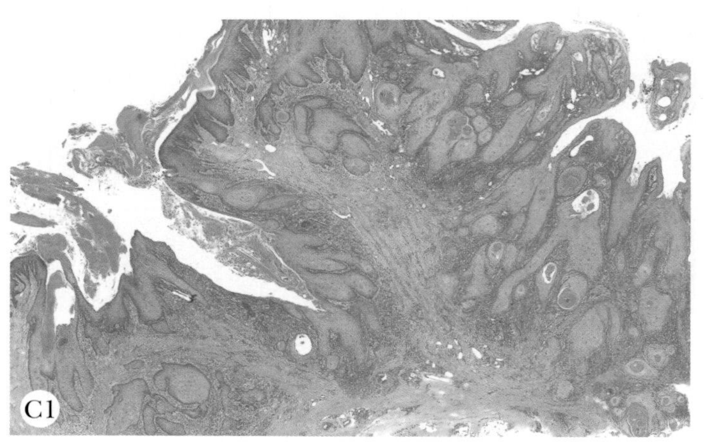

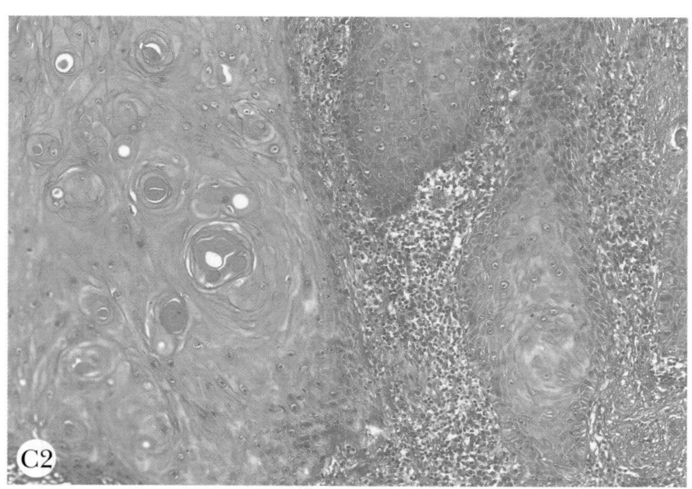

图 4.2C 假上皮瘤样皮炎 男，43 岁，左手背斑块 30 余年。本病例似一感染性疾病，但未能明确诊断，病理示一侵袭性生长的高分化鳞状细胞癌，但部分病理医生可能会用“假上皮瘤样增生”，建议按鳞状细胞癌处理。

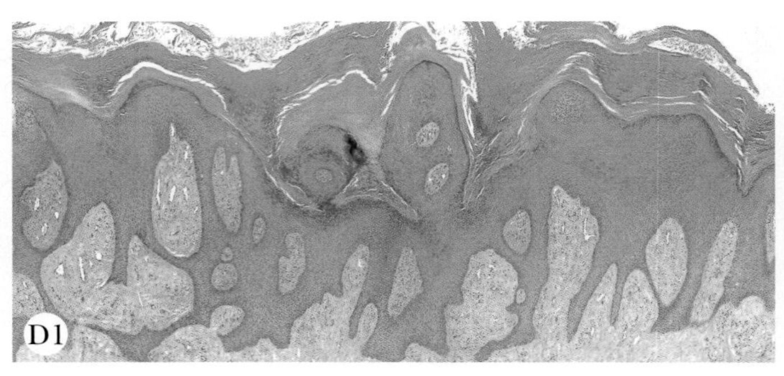

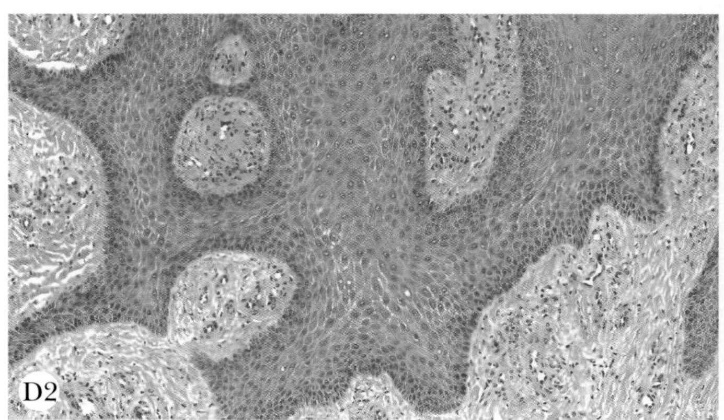

图 4.2D 假肢残端 女，46 岁，右下肢车祸截肢后 3 年，皮肤变粗糙、痛半年。病理示假上皮瘤样增生，组织结构及细胞形态无异型性，应考虑为长期摩擦或压迫的改变。

4.2.1 耳轮结节性软骨皮炎（chondrodermatitis nodularis helicis）

病理改变

a 表皮角化过度，结节中心可见角化不全，或见局部下陷和溃疡形成。

b 棘层肥厚，呈假上皮瘤样增生。

c 真皮水肿，病变部位有程度不等炎症细胞浸润，主要为淋巴细胞、浆细胞。

d 胶原纤维均质化和纤维素样坏死，坏死区可被四周的血管肉芽组织所取代。

e 软骨基质和软骨细胞肿胀，肿胀消退后形成间隙，并含有无定形嗜酸性物质，有时有血管肉芽组织向内生长。

f 软骨周围的结缔组织也有纤维素样变性和增生性改变。

病理鉴别诊断

角化棘皮瘤：中心呈火山口样，其中充满角质，两侧为唇状表皮所包绕。

鳞状细胞癌：肿瘤有个别角化或角化不良细胞，或可见角珠，可见大小不等癌巢。

临床特点

a 95% 以上患者年龄超过 45 岁，男多于女，男女之比约为 10 ∶ 1。

b 病因不明，与发病部位的解剖学特点有关。

c 多发于耳轮的游离缘，少数可发生于对耳轮、耳屏、耳甲和对耳屏，右耳多见，多数单发。

d 皮疹为质地较硬、境界清楚、圆形或椭圆形结节，隐没在皮内或高出表皮，直径一般 0.5 ~ 2cm，表面扁平或呈锥形，有黏着鳞屑或结痂，揭去痂皮后可见小溃疡，表面表皮正常或灰白色，周围绕以窄炎性浸润带。

e 多数患者伴疼痛或压痛，早期明显，局部受冷、受压后加重，疼痛为发作性或持续性，一般无全身症状。

f 皮疹开始发展较快，达到高峰后相对稳定，一般不自行消退。

临床鉴别诊断

基底细胞癌

鳞状细胞癌

光线性角化病

血管角皮瘤

皮角

盘状红斑狼疮

别名

耳部痛性结节（painful nodule of the ear）

4.2.2 结节性痒疹（prurigo nodularis）

病理改变

a 显著角化过度，可有角化不全。

b 表皮呈银屑病样或假上皮瘤样增生，棘层增厚，可见海绵水肿。

c 表皮突增宽、下延，可不在同一水平。

d 真皮血管周围淋巴细胞浸润，有时可见嗜酸性粒细胞及浆细胞。

e 真皮乳头胶原纤维增粗红染，且走行与表皮垂直。

f 镀银染色可见较多增生的神经纤维及施万（Schwann）细胞。

病理鉴别诊断

神经性皮炎：皮损不呈结节而呈斑块或斑片，表皮突增宽及下延无规律性，改变较轻。

结节性类天疱疮：通常可见真表皮分离，真皮嗜酸性粒细胞多见，需结合免疫荧光及酶联免疫吸附测定（enzyme linked immunosorbent assay，ELISA）结果。

临床特点

a 常见于成人，女性多于男性。

b 病因不明，与遗传、精神刺激、昆虫叮咬、内分泌障碍、胃肠紊乱等有关。

c 好发于四肢，尤以小腿伸侧明显。

d 散在褐、黑色角化性半球形丘疹或结节，质坚实。

e 自觉瘙痒。

f 病程可持续多年。

临床鉴别诊断

肥厚性扁平苔藓

原发性皮肤淀粉样变

结节性类天疱疮

别名

结节性苔藓（lichen nodularis）

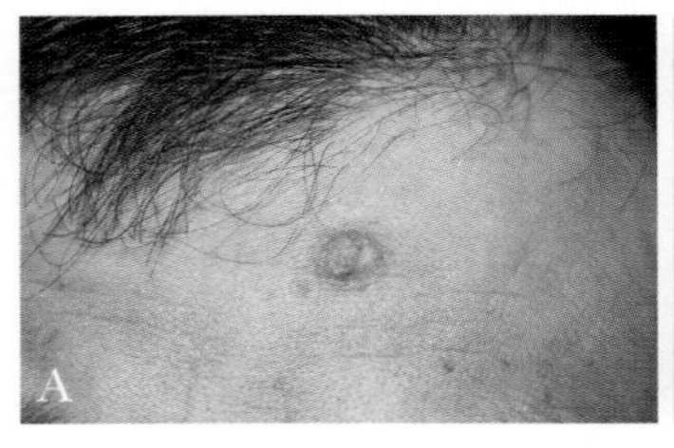

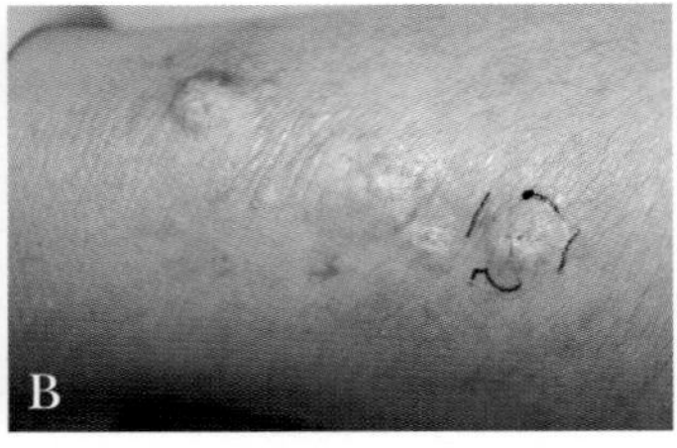

图 4.2.2 结节性痒疹（prurigo nodularis）

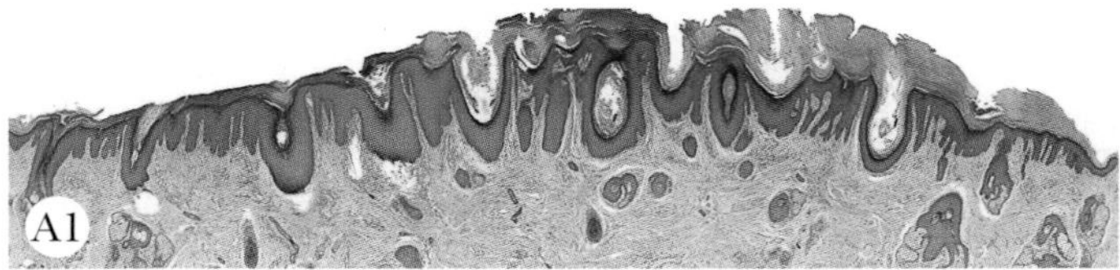

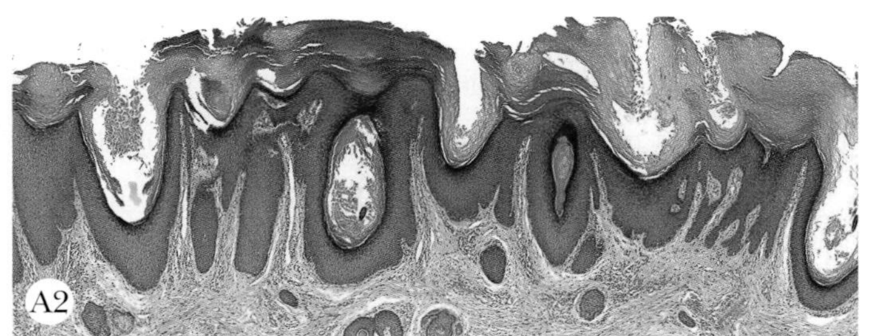

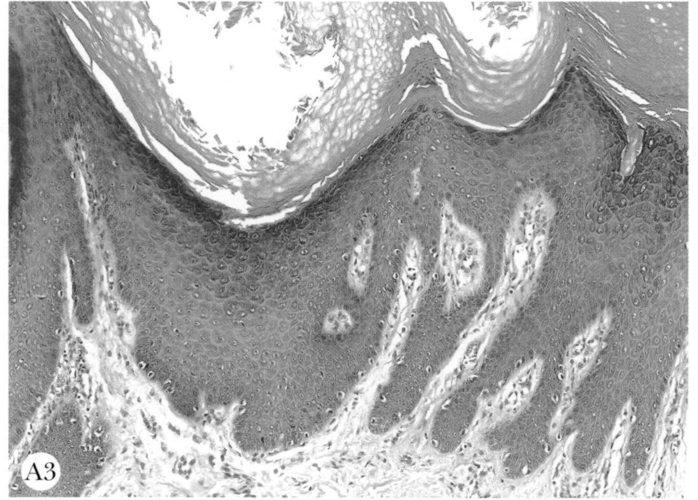

图 4.2.2A 结节性痒疹 男，46 岁，额及右前臂丘疹 2 年。病理示显著角化过度，灶性角化不全，颗粒层及棘层显著增生肥厚，真皮血管周围少量淋巴细胞浸润。

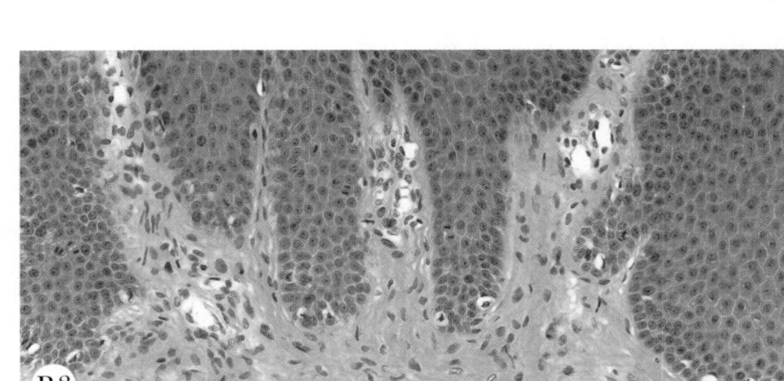

图 4.2.2B 结节性痒疹 女，27 岁，左上肢丘疹 20 余年，剧烈瘙痒。病理示显著角化过度，角层内有血清样物涌出，颗粒层及棘层显著增生肥厚，真皮中上部胶原增粗红染，成纤维细胞增多，真皮血管周围淋巴细胞浸润。

4.2.3 腹股沟肉芽肿（granuloma inguinale）（见 20.1.13）

4.2.4 深部真菌病（见 9.5）

4.2.5 芽生菌病样脓皮病（blastomycosis-like pyoderma）（见 9.1.11）

4.2.6 疣状皮肤结核（tuberculosis verrucosa cutis）（见 8.1.1）

4.3 伴角化不良的表皮不规则增生（epidermal irregular hyperplasia dermatitis with dyskeratosis）

4.3.1 传染性软疣（molluscum contagiosum）

病理改变

a 表皮向真皮呈梨形增生，形成小叶状、内生性生长的结节，其间的真皮乳头变窄，类似一个边界清的真皮内假瘤。

b 表皮细胞胞质内可见大量病毒包涵体，主要表现为均一红染的嗜酸性小体（软疣小体）。

c 软疣小体最先出现于棘层下部，随受累细胞向上移行时逐渐增大，软疣小体压迫或代替胞核，使之位于细胞边缘部呈半月形或完全消失。

d 至颗粒层，软疣小体由嗜酸性变为嗜碱性，至角质层，可有大量嗜碱性软疣小体嵌于角层网眼中，病变中心角质层破裂形成火山口样空腔。

e 真皮一般不受累，但有时可出现非常致密的淋巴细胞浸润的假性淋巴瘤模式。

f 传染性软疣若生长在毛囊漏斗部可形成类似表皮囊肿样改变。

病理鉴别诊断

角化棘皮瘤：表面呈火山口样，但无嗜酸性包涵体。

淋巴瘤：传染性软疣病毒和包涵体进入真皮可引起非常致密的淋巴细胞浸润，须鉴别。

家族性角化不良性粉刺：为毛囊样、火山口样囊腔，囊周围有角化不良细胞，基底层可见棘层松解。

临床特点

4.3.1

a 多见于儿童及中青年。

b 病原体为传染性软疣病毒，属痘病毒，通过直接接触传染。

c 儿童好发于面部、躯干及四肢，成人好发于下腹部、耻骨部、生殖器及腹内侧，可泛发全身，损害数目不等，可散在或数个簇集分布，也可因搔抓和自体接种呈条状分布，互不融合。

d 单个皮损为米粒至绿豆大小光滑的半球形皮色或淡红色小结节，表面有蜡样光泽，中心有脐窝，可挤出乳酪状物质，即软疣小体。

e 少数病人某些皮损四周可发生湿疹样损害，可并发慢性结膜炎和表浅性点状角膜炎。

f 常有瘙痒，并发感染可有疼痛。

g 潜伏期 14 ~ 50 天，一般 6 ~ 9 个月可消退，愈后无瘢痕。

h 极少数病人其损害可角化呈皮角状，称为角化性传染性软疣，损害有时可长大至 10 ~ 15mm 大小，称为巨大型传染性软疣。

临床鉴别诊断

粟丘疹

角化棘皮瘤

皮脂腺增生症

家族性角化不良性粉刺

疣状角化不良瘤

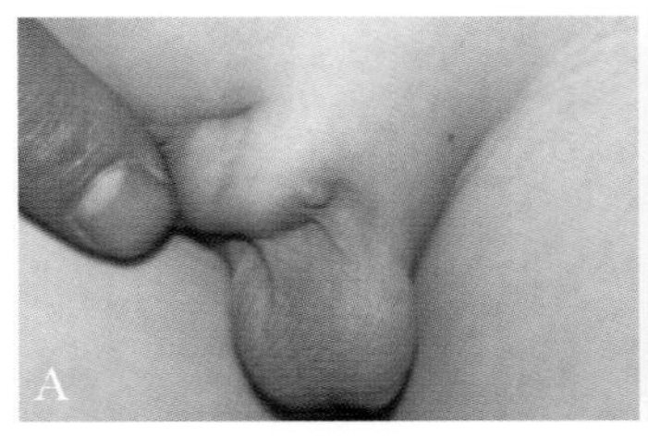

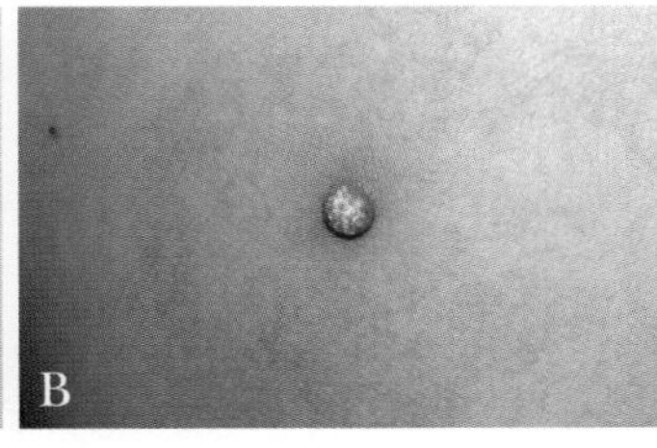

图 4.3.1 传染性软疣（molluscum contagiosum）

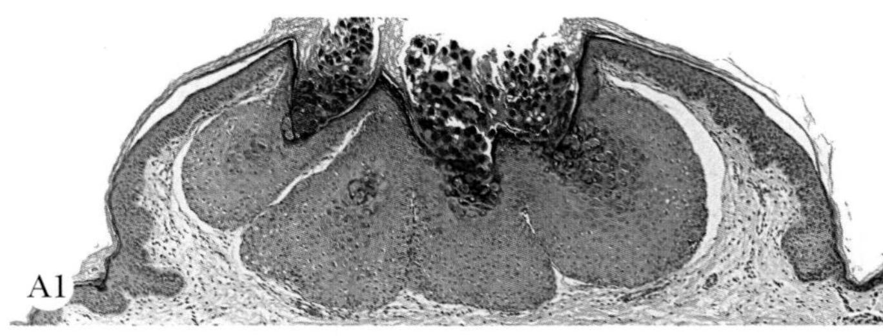

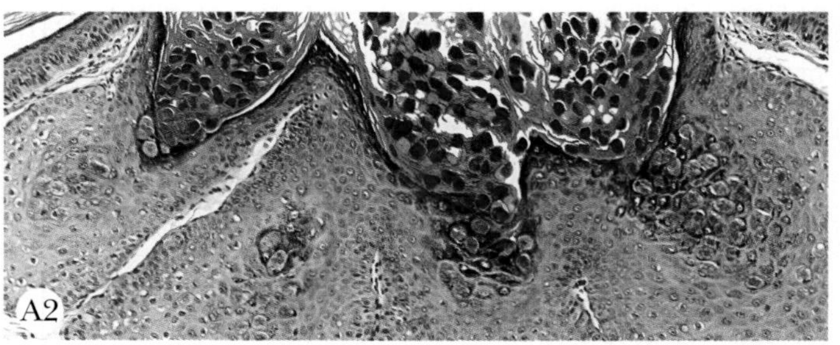

图 4.3.1A　传染性软疣　男，5 岁，阴囊结节 1 年余，渐增大。病理示真皮中上部一梨形增生物，开口于表皮。开口处大量石榴籽样角化不良细胞，其下颗粒层及棘层中部大量软疣小体。

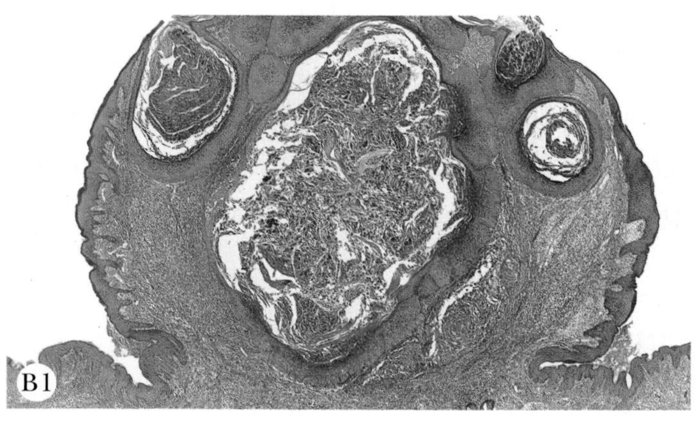

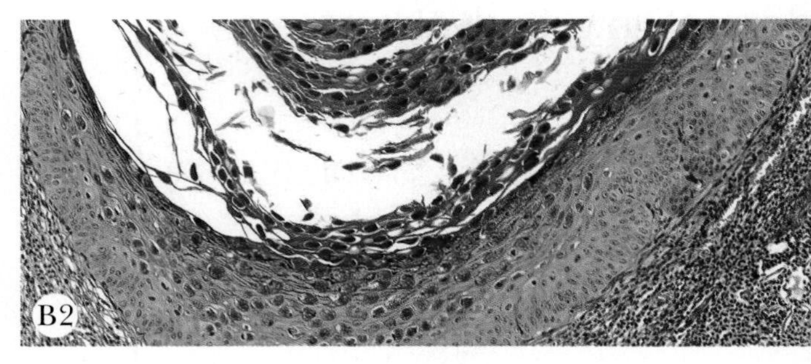

图 4.3.1B　传染性软疣　男，6 岁，背部丘疹，痒 3 个月余。病理示一外生性丘疹，多个小囊肿开口于表皮。囊内大量谷粒样角化不良细胞，其下颗粒层及棘层中部大量软疣小体。真皮内大量淋巴细胞浸润。

4.3.2　疣状角化不良瘤（warty dyskeratoma）（见 22.1.12）

5　表皮内水疱和脓疱性皮炎（intraepidermal vesicular and pustular dermatoses）

王刚　刘宇　王雷

5.1　棘层松解性疾病

5.1.1　天疱疮

寻常型天疱疮

增殖型天疱疮

落叶型天疱疮

红斑型天疱疮

5.1.2　天疱疮的特殊亚型

疱疹样天疱疮

IgA 天疱疮

副肿瘤性天疱疮

5.1.3　伴有角化不良的棘层松解性疾病

毛囊角化病

家族性良性慢性天疱疮

暂时性棘层松解性皮病

家族性角化不良性粉刺

表皮肿瘤相关性棘层松解

疣状角化不良瘤（见 22.1.12）

5.2　细胞溶解性皮肤病

5.2.1　摩擦性水疱

5.2.2　一度烧伤

5.2.3　单纯型大疱性表皮松解症（见 6.1.1）

5.2.4　先天性大疱性鱼鳞病样红皮病（见 13.1.6）

5.2.5　西门大疱性鱼鳞病（见 13.1.7）

5.3　气球样变性疾病

5.3.1　单纯疱疹 / 生殖器疱疹

5.3.2　水痘 / 带状疱疹

5.3.3　Kaposi 水痘样疹

5.3.4　牛痘

5.3.5　羊痘

5.3.6　挤奶人结节

5.3.7　手足口病

5.3.8　口蹄病

5.4　海绵水疱性疾病

5.4.1　色素失禁症

5.4.2　粟粒疹（见 2.1.12）

5.5　脓疱性疾病

5.5.1　脓疱疮

5.5.2　葡萄球菌性烫伤样皮肤综合征

5.5.3　角层下脓疱性皮病

5.5.4　急性泛发性发疹性脓疱病

5.5.5　婴儿肢端脓疱病

5.5.6　新生儿中毒性红斑（见 2.2.3）

5.5.7　Reiter 综合征（见 3.1.4）

5.5.8　连续性肢端皮炎（见 3.1.2）

5.5.9　掌跖脓疱病（见 3.1.3）

表皮内疱病在病理上可分为棘层松解性疾病、细胞溶解性疾病、气球样变性疾病、海绵水疱性疾病和脓疱性疾病。多数表皮内疱病表现为一种组织病理改变模式，但也有两种模式兼具者，如单纯疱疹的水疱主要由细胞内水肿所致，偶尔也可见到棘细胞松解现象。表皮内水疱还可根据其在表皮内的位置进行分类，如角层下水疱、棘层水疱或基底层上水疱。每一种水疱性疾病其水疱发生的层面相对固定，但也可以从一个层面扩展到另一个层面，如脓疱通常位于角层内或角层下，但绝不限于这些部位。不同时期的水疱所处的位置也会发生变化，如寻常型天疱疮初发水疱多位于棘层，但到皮损晚期，随着皮损修复，水疱所处位置可上移至颗粒层，甚至角层下。

5.1　棘层松解性疾病（acantholytic dermatoses）

5.1.1　天疱疮（pemphigus）

寻常型天疱疮（pemphigus vulgaris）

病理改变

a 基底层上水疱或裂隙形成，基底细胞呈“碑石”状（即绒毛），可以波及附属器如毛囊、汗腺导管等。

b 水疱或裂隙内，可见棘层松解细胞。

c 水疱早期为表皮下部显著的少细胞性海绵水肿皮炎，少数表皮内可见“嗜酸性海绵水肿”。

d 陈旧性水疱疱顶壁可有坏死。

e 真皮乳头水肿，浅层血管周围稀疏的混合类型细胞浸润。

f 直接免疫荧光可见细胞间隙有 IgG 沉积，部分亦可见到 IgA、IgM 和（或）补体 C_3 的沉积。

病理鉴别诊断

增殖型天疱疮：可见表皮增生，表皮内有嗜酸性粒细胞脓肿。

落叶型天疱疮：水疱或裂隙位于角层下或颗粒层，棘层松解细胞少。

红斑型天疱疮：同落叶型天疱疮。

临床特点

a 发病以 30 ~ 50 岁居多，儿童罕见。

b 属于自身免疫性疾病，自身抗体主要识别桥粒芯蛋白 3，但自身抗体产生的机制尚不明确。

c 松弛的水疱、大疱，壁薄，很易破溃成为糜烂面，且不易愈合。可在外观正常的皮肤上发生。

d 尼氏征（Nikolsky 征）阳性。

e 常累及黏膜，约 60% 首先发病于口腔黏膜。

f 重症皮损可泛发全身，若不及时治疗可危及生命。

临床鉴别诊断

落叶型天疱疮

红斑型天疱疮

家族性良性慢性天疱疮

类天疱疮

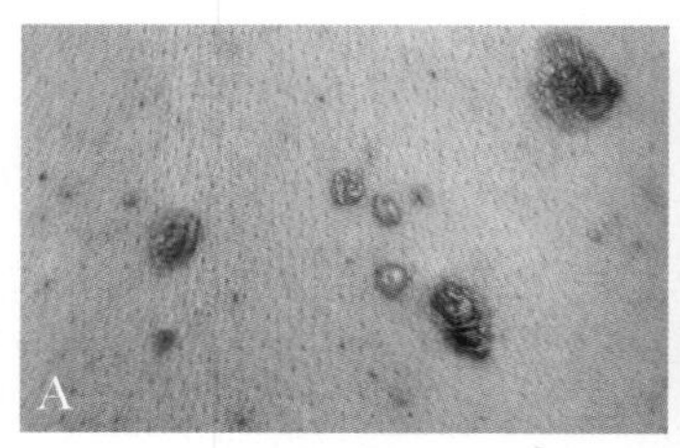

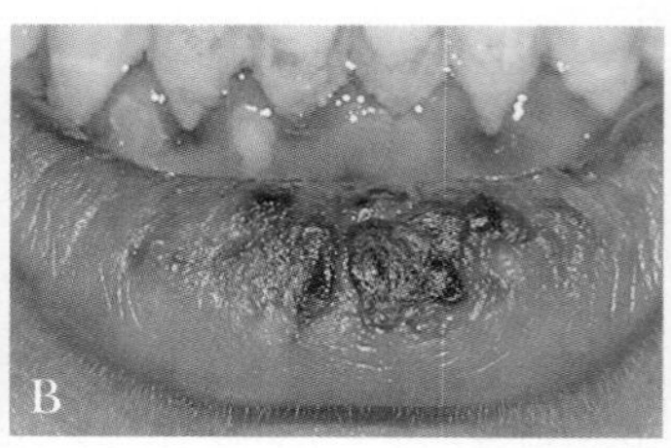

图 5.1.1AB　寻常型天疱疮（pemphigus vulgaris）

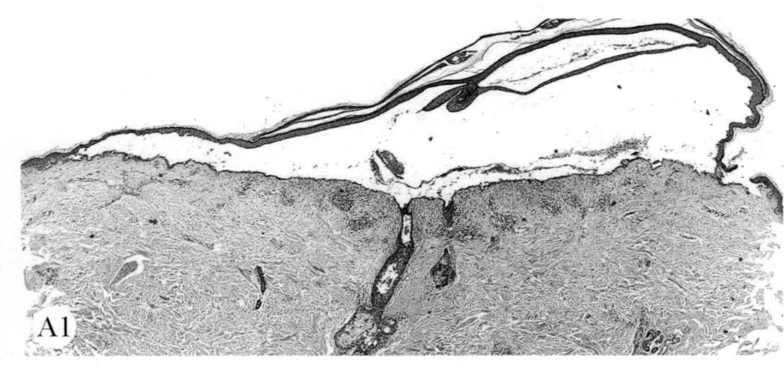

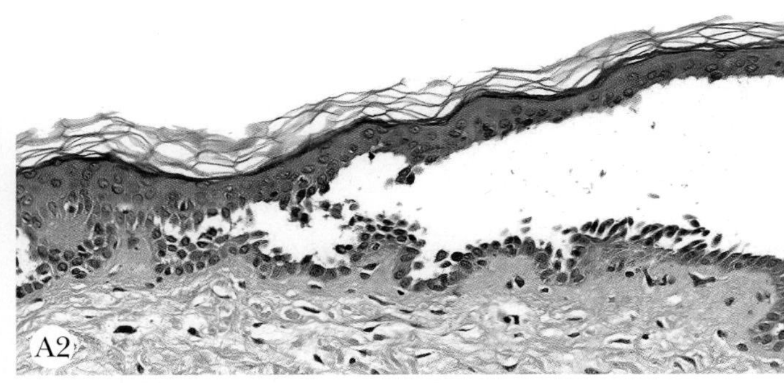

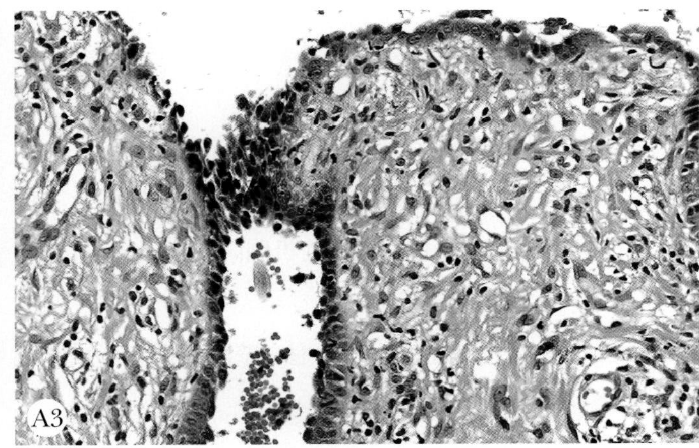

图 5.1.1A　寻常型天疱疮　女，46 岁，躯干水疱 5 个月。病理示表皮内疱，表皮及毛囊上皮棘层松解，基底层上棘层松解形成“绒毛”，可见棘层松解细胞。

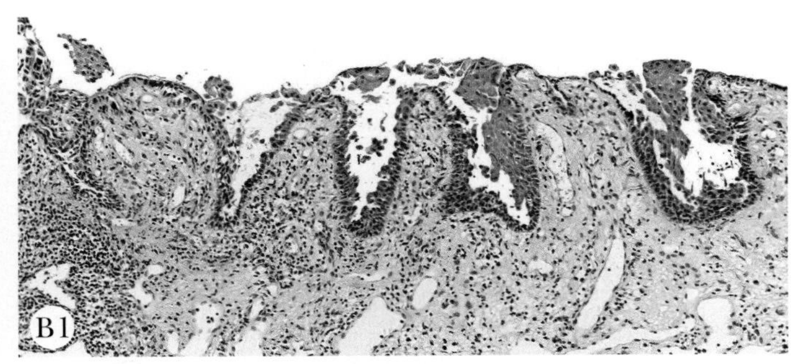

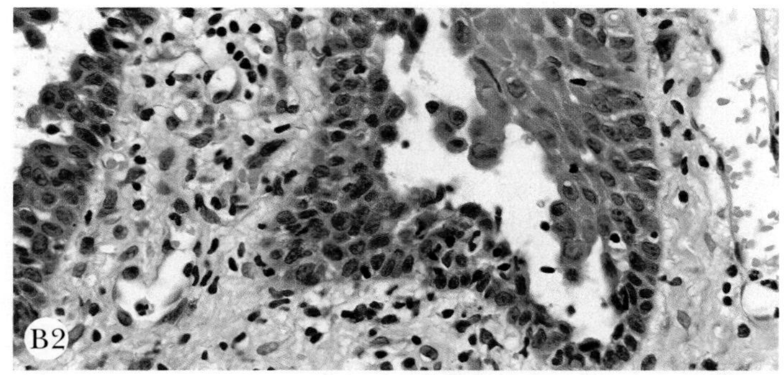

图 5.1.1B　寻常型天疱疮　女，36 岁。口唇及口腔黏膜糜烂 8 个月。病理示黏膜上皮棘层松解形成表皮内疱，松解位置靠近基底层。

增殖型天疱疮（pemphigus vegetans）

病理改变

a 可见表皮显著增生，表皮内有嗜酸性粒细胞脓肿。

b 可见类似寻常型天疱疮的棘层松解，但不明显，有时为海绵水肿或类似裂隙样改变。

病理鉴别诊断

寻常型天疱疮：无明显表皮增生。

落叶型天疱疮：水疱或裂隙位于角层下或颗粒层，棘层松解细胞少。

红斑型天疱疮：同落叶性天疱疮。

临床特点

a 具有寻常型天疱疮的一般特点。

b 水疱糜烂多见于屈侧，尤其是腋窝、腹股沟、脐部、乳房下，也好发于头皮。

c 口腔、鼻、食管、喉、女阴阴道等黏膜也常受累。

d 特征性的皮损是在水疱边沿出现肥厚性增殖改变和脓疱。

e 预后相对较好。

临床鉴别诊断

寻常型天疱疮

卤素皮炎

增殖性化脓性口炎

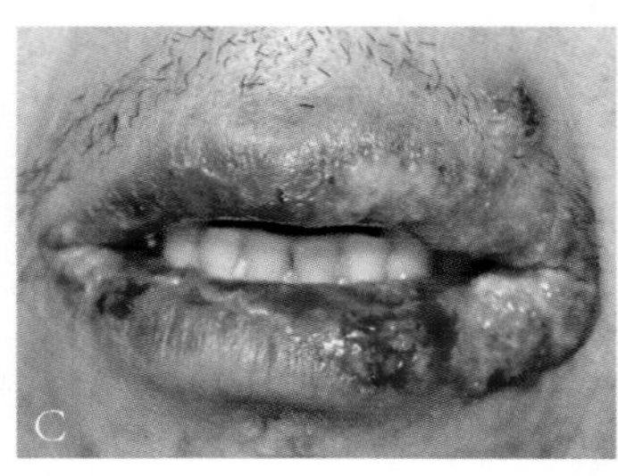

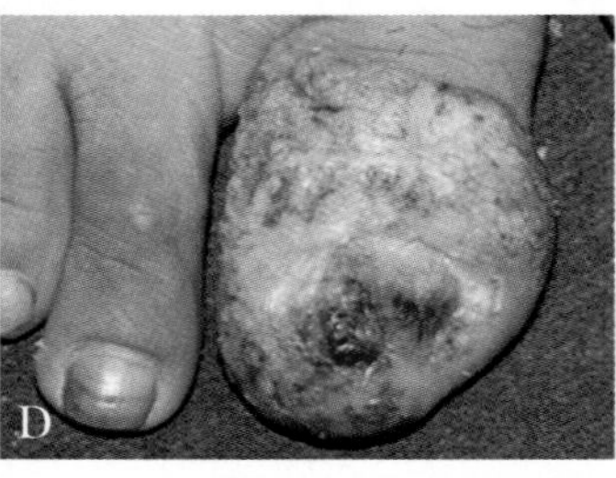

图 5.1.1CD 增殖型天疱疮（pemphigus vegetans）

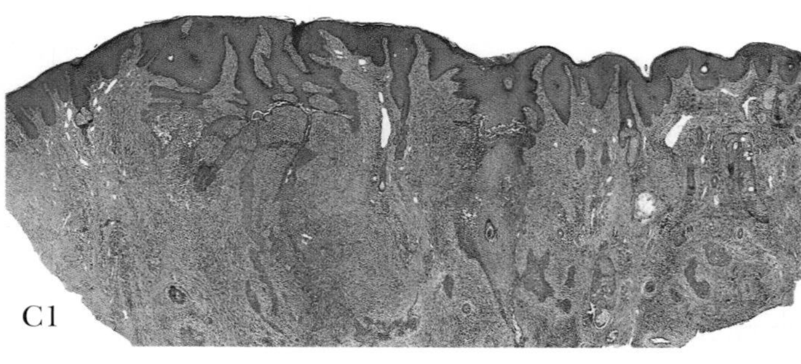

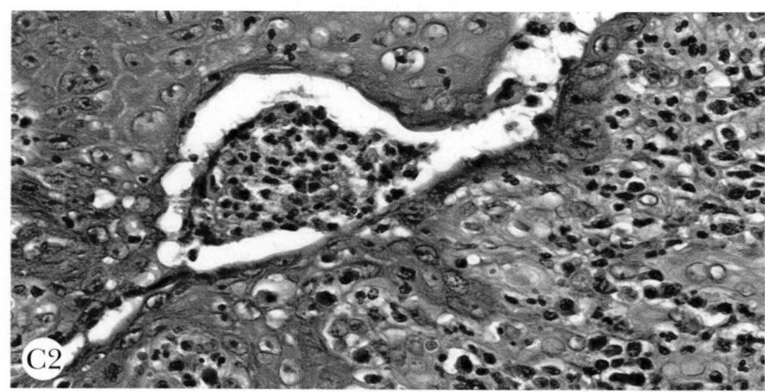

图 5.1.1C 增殖型天疱疮 男，63 岁，口唇及足趾水疱、增生 2 年。甲板破坏。病理示表皮假上皮瘤样增生，表皮内裂隙样改变，裂隙内见嗜酸性粒细胞微脓肿。

落叶型天疱疮（pemphigus foliaceus）

病理改变

a 颗粒层或角层下棘层松解性水疱，可见棘层松解细胞。

b 颗粒层细胞中偶可有角化不良细胞（谷粒细胞）。

c 疱内可见数量不等的中性粒细胞，有时可为角层下脓疱。

d 陈旧病变有棘层肥厚、角化过度和角化不全等。

e 真皮乳头水肿。

f 浅层血管周淋巴细胞、组织细胞、中性粒细胞及嗜酸性粒细胞浸润。

g 直接免疫荧光见棘细胞间有 IgG 和（或）C3 沉积。

病理鉴别诊断

角层下脓疱性皮病：疱周有炎症细胞浸润，海绵水肿，直接免疫荧光阴性。

寻常型天疱疮：水疱或裂隙位于基底层上棘细胞层。

临床特点

a 多发于中年男性。

b 属于自身免疫性疾病，自身抗体主要识别桥粒芯蛋白 1（Dsg1），但自身抗体产生的机制尚不明确。

c 好发于头面部、躯干。

d 红斑基础上出现松弛性水疱，壁薄易破，形成红色微肿的糜烂面，上附黄色痂屑。

e 尼氏征阳性。

f 口腔黏膜损害少见且不严重。

临床鉴别诊断

红斑型天疱疮

寻常型天疱疮

大疱型脓疱疮

角层下脓疱性皮病

葡萄球菌性烫伤样皮肤综合征

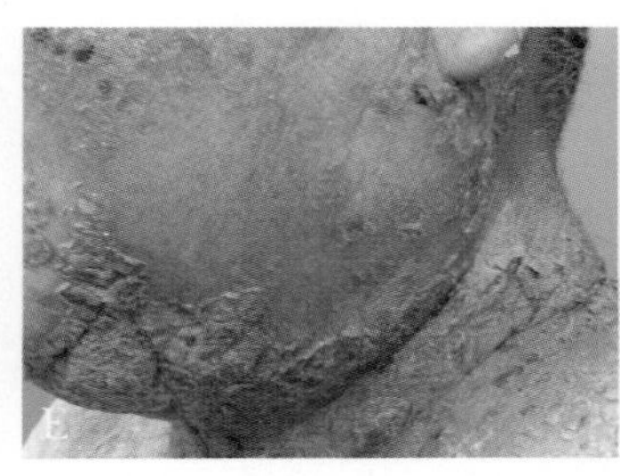
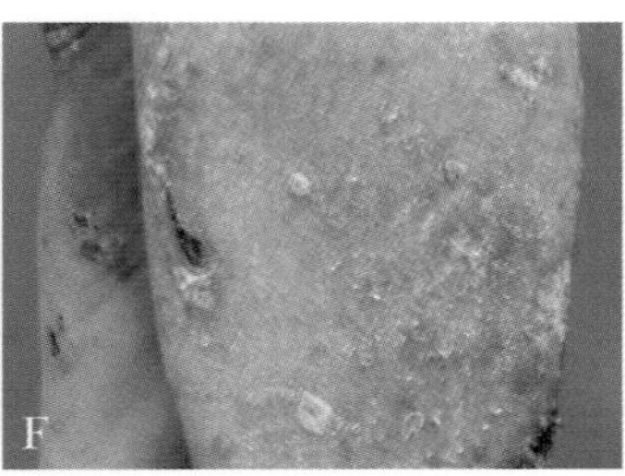

图 5.1.1EF　落叶型天疱疮（pemphigus foliaceus）

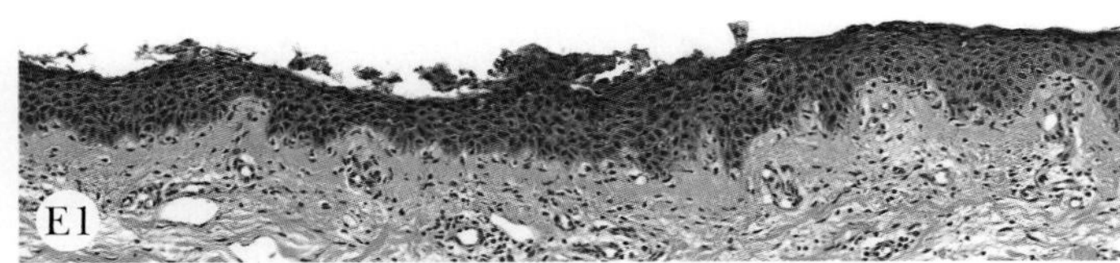
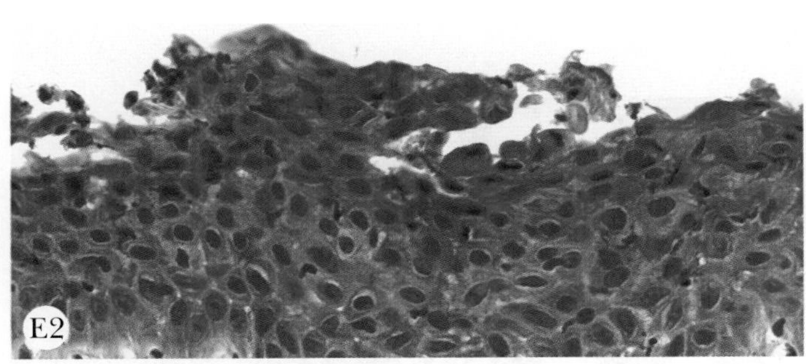

图 5.1.1E　落叶型天疱疮　男，61 岁，全身红斑、水疱、糜烂、结痂反复 10 年。病理示角层下疱，颗粒层内棘层松解，可见棘层松解细胞及少量角化不良细胞，浅层血管周淋巴细胞、中性粒细胞及嗜酸性粒细胞浸润。

红斑型天疱疮（pemphigus erythematosus）

病理改变

a 基本病理改变同落叶型天疱疮。

b 因松解的表皮易脱落，病理上常仅见角质层缺失。

临床特点

a 与落叶型天疱疮类似，常局限于头皮、颈部和躯干上部，面部皮损可呈蝶形分布类似红斑狼疮。

b 皮损为红斑、鳞屑和结痂，伴有或不伴水疱、糜烂。

c 黏膜极少受累。

d 症状轻，预后较好。

临床鉴别诊断

落叶型天疱疮

大疱型脓疱疮

角层下脓疱性皮病

脂溢性皮炎

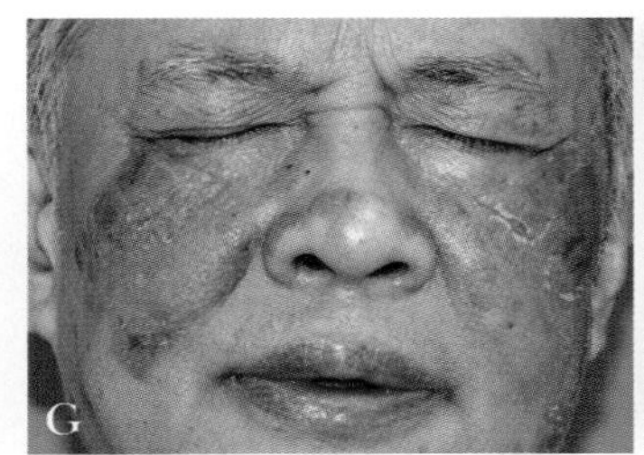
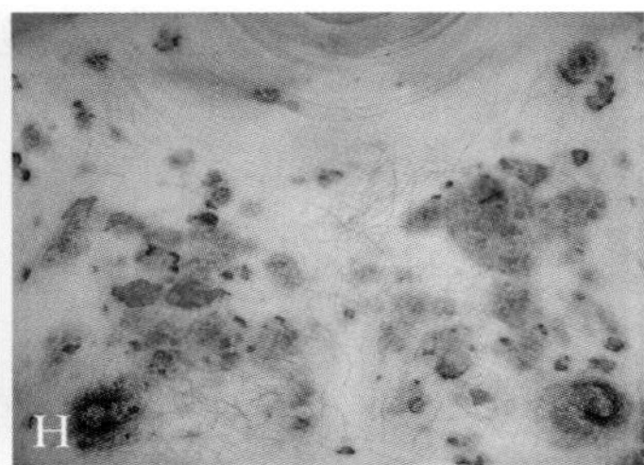

图 5.1.1GH　红斑型天疱疮（pemphigus erythematosus）

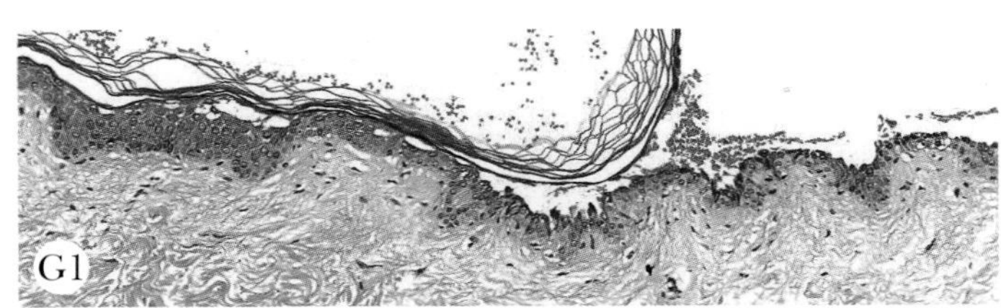
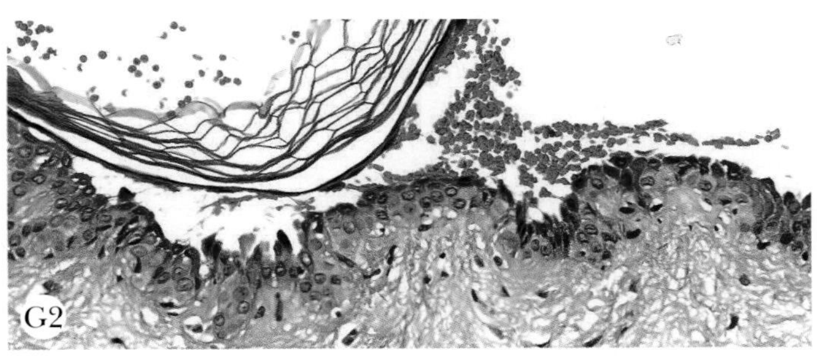

图 5.1.1G　红斑型天疱疮　男，56 岁，全身红斑、水疱反复 1 年余。面部暗红色斑块呈“蝶形”分布，胸背部皮损较重。病理示颗粒层内棘层松解性水疱，可见棘层松解细胞。

5.1.2 天疱疮的特殊亚型（variants of pemphigus）

疱疹样天疱疮（pemphigus herpetiformis）

病理改变

a 早期典型改变为表皮嗜酸性海绵水肿，即表皮内海绵水肿伴嗜酸性粒细胞浸润。

b 表皮内水疱或脓疱，可见棘层松解细胞。

c 真皮中性粒细胞浸润、嗜酸性粒细胞浸润，可在乳头处形成中性粒细胞微脓肿。

d 直接免疫荧光见棘细胞间有 IgG 和（或）C3 沉积。

病理鉴别诊断

寻常型天疱疮：表皮浸润细胞较少，一般不形成脓疱。

角层下脓疱性皮病：脓疱位于角层下，直接免疫荧光阴性。

IgA 天疱疮：主要为脓疱，直接免疫荧光表皮细胞间 IgA 沉积。

临床特点

a 临床表现与疱疹样皮炎类似。

b 群集性红斑、水疱、大疱，剧烈瘙痒。

c 皮疹常泛发，肢体伸侧多见。

d 尼氏征可阳性，也可阴性。

e 病程良性，对氨苯砜和糖皮质激素反应良好。

临床鉴别诊断

疱疹样皮炎

寻常型天疱疮

IgA 天疱疮

角层下脓疱性皮病

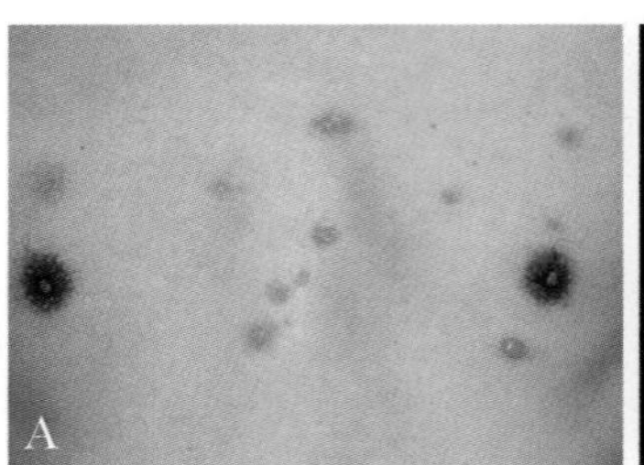

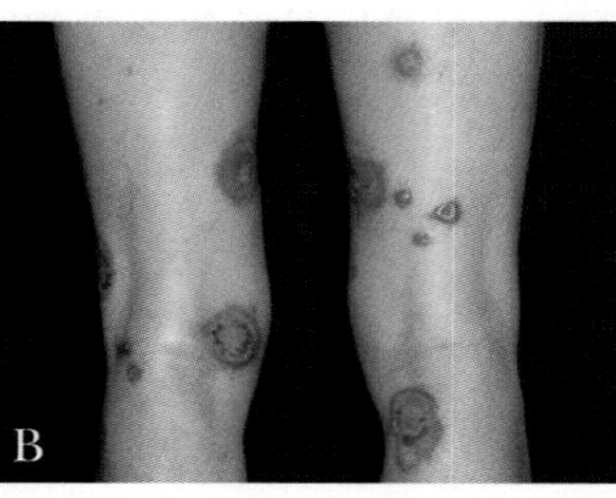

图 5.1.2AB 疱疹样天疱疮（pemphigus herpetiformis）

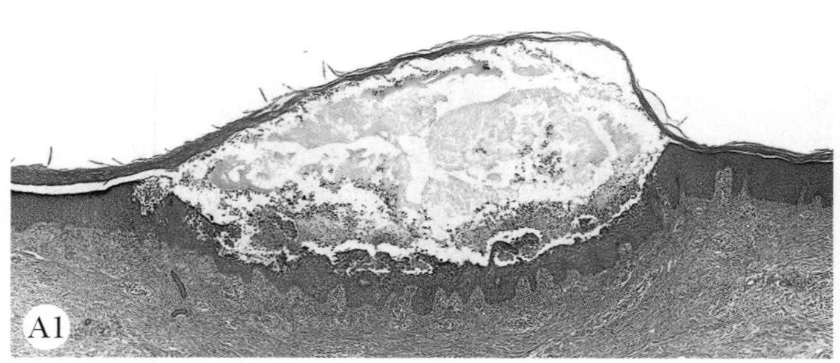

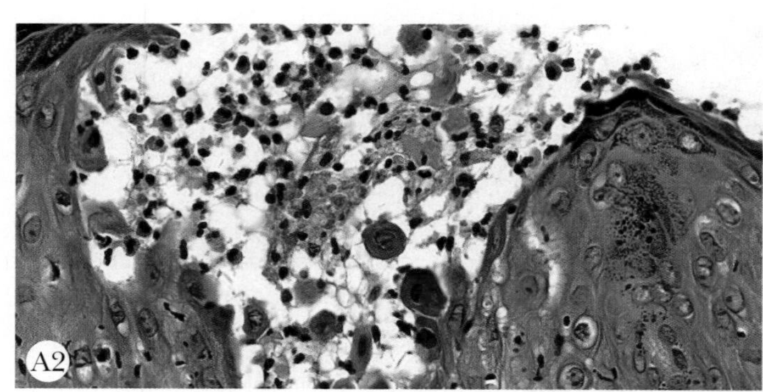

图 5.1.2A 疱疹样天疱疮 男，53 岁，躯干、四肢红斑、水疱 3 个月，剧烈瘙痒。病理示表皮内疱伴海绵水肿，疱内见嗜酸性粒细胞及中性粒细胞混合性浸润，可见棘层松解细胞。直接免疫荧光棘细胞间有 IgG 沉积，IgA 阴性（未显示荧光图）。

IgA 天疱疮（IgA pemphigus）

病理改变

a 有角层下脓疱性皮病（SPD）和表皮内嗜中性 IgA 皮病（IEN）两个亚型。

b SPD 亚型脓疱位于角层下，而 IEN 亚型脓疱位于表皮下层或全层。

c 疱内充满中性粒细胞或嗜酸性粒细胞，并可见少量棘层松解细胞。

d 中性粒细胞可围绕棘层松解细胞形成“玫瑰花结”样结构。

e 颗粒层见角化不良细胞。

f 早期真皮小血管及其周围嗜酸性粒细胞浸润，伴纤维蛋白样物质沉积和核尘。

g 直接免疫荧光检查示表皮细胞间 IgA 沉积。

病理鉴别诊断

角层下脓疱性皮病：脓疱位于角层下，多数中性粒细胞，少数嗜酸性粒细胞，无“玫瑰花结”样结构，DIF 阴性。

落叶型天疱疮：角层下水疱，直接免疫荧光检查示表皮细胞间 IgG 沉积。

寻常型天疱疮：基底层上水疱，棘层松解细胞常见，直接免疫荧光检查示表皮细胞间 IgG 沉积。

临床特点

a 本病罕见，好发于中老年人，无性别差异。

b SPD 亚型为浅表松弛脓疱，主要累及躯干和四肢近端，间擦部位尤易受累。

c IEN 亚型表现为泛发的脓疱、结痂，也可类似疱疹样皮炎，瘙痒。

d 黏膜受累不常见。

e 尼氏征可阳性，也可阴性。

f 病程良性，对氨苯砜治疗反应良好。

临床鉴别诊断

角层下脓疱性皮病

疱疹样皮炎

落叶型天疱疮

别名

IgA 落叶型天疱疮（IgA pemphigus foliaceus）

细胞间 IgA 水疱脓疱性皮病（intercellular IgA vesiculopustular dermatosis）

细胞间 IgA 皮病（intercellular IgA dermatosis）

表皮内 IgA 脓疱病（intraepidermal IgA pustulosis）

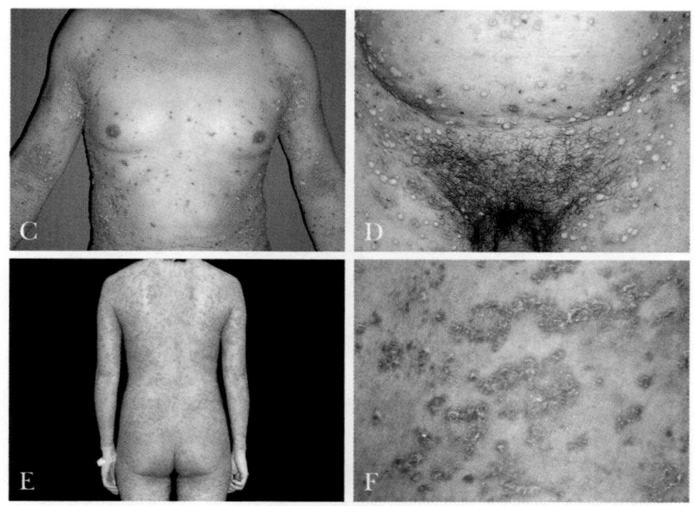

图 5.1.2C~F IgA 天疱疮（IgA pemphigus）

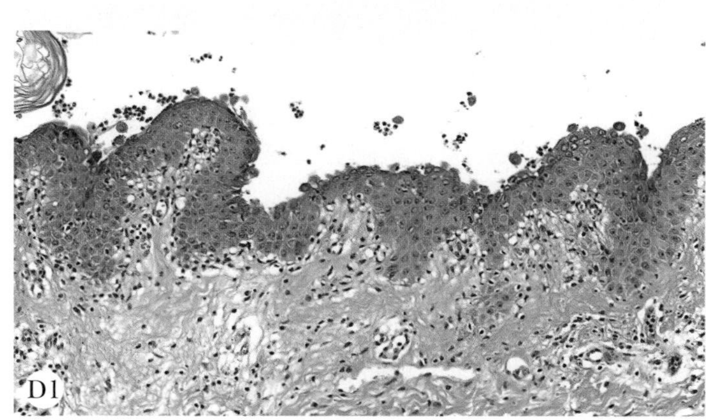

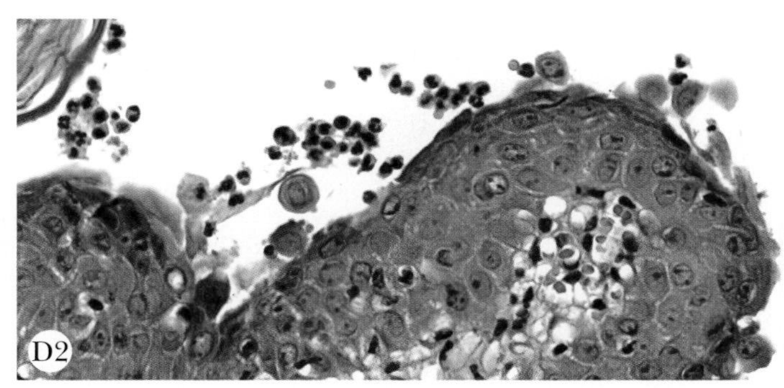

图 5.1.2D IgA 天疱疮 男，60 岁，躯干、四肢红斑、脓疱 8 年。以间擦部位为著。病理示角层下脓疱，疱内充满中性粒细胞，并可见棘层松解细胞。直接免疫荧光表皮上层 IgA 网状沉积（未显示荧光图）。此型为 SPD 亚型。

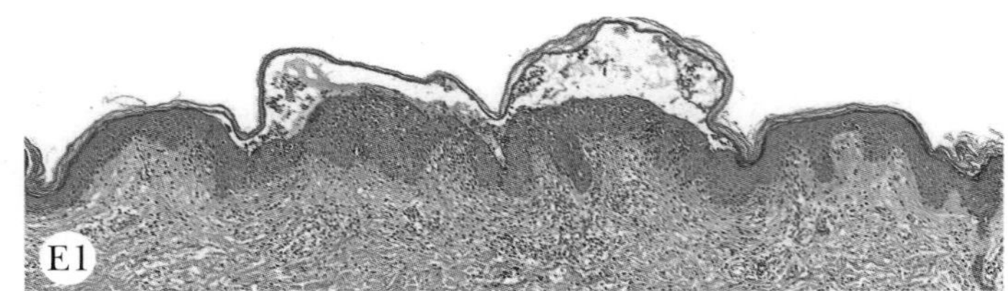

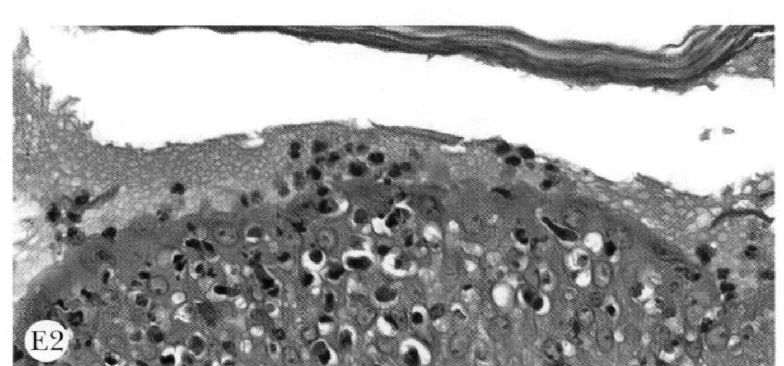

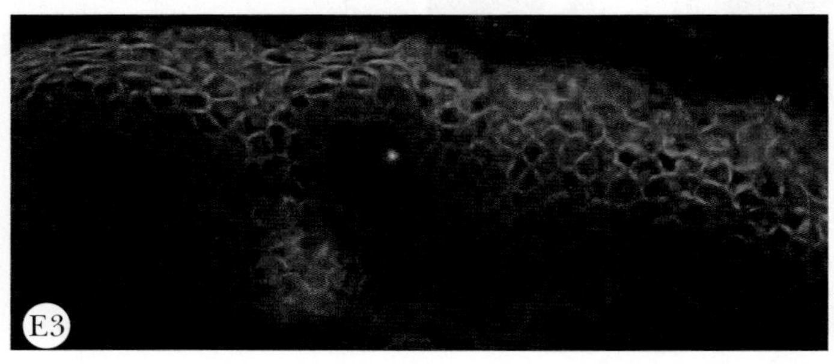

图 5.1.2E IgA 天疱疮 女，50 岁，全身红斑、脓疱 6 个月。病理示角层下脓疱，疱内及表皮全层可见大量嗜酸性粒细胞及中性粒细胞，并可见少量棘层松解细胞。直接免疫荧光表皮内 IgA 网状沉积，此型为 IEN 亚型。

病理鉴别诊断

多形红斑：无角化不全和棘层松解细胞。

寻常型天疱疮：无界面改变及角质形成细胞凋亡。

临床特点

a 病因不明，好发于患恶性肿瘤的老年人。

b 皮损分布广泛，呈多形性，可表现为水疱、糜烂、角化性丘疹及苔藓样斑块。

c 常累及黏膜尤其是唇红，口腔疼痛、溃疡较常见且顽固。

d 间接免疫荧光：血清 IgG 自身抗体在表皮细胞间呈阳性，在移行上皮也呈阳性。

e 对糖皮质激素治疗反应差，而恶性肿瘤的有效治疗有助于皮损的缓解。

临床鉴别诊断

寻常型天疱疮

多形红斑

红斑狼疮

扁平苔藓

副肿瘤性天疱疮（paraneoplastic pemphigus）

病理改变

a 表皮轻度海绵水肿，灶性角化不全。

b 基底层上棘层松解。

c 基底层或表皮下层可见凋亡或坏死的角质形成细胞。

d 界面皮炎，可为空泡性或苔藓样。

e 真皮浅层血管周淋巴细胞浸润。

f 直接免疫荧光显示：细胞间 IgG 或 IgM、C3 呈颗粒或线状沉积，基底膜带有 C3 沉积。

g 间接免疫荧光：以豚鼠膀胱为底物可见棘细胞间 IgG 或 IgM、C3 网状沉积。

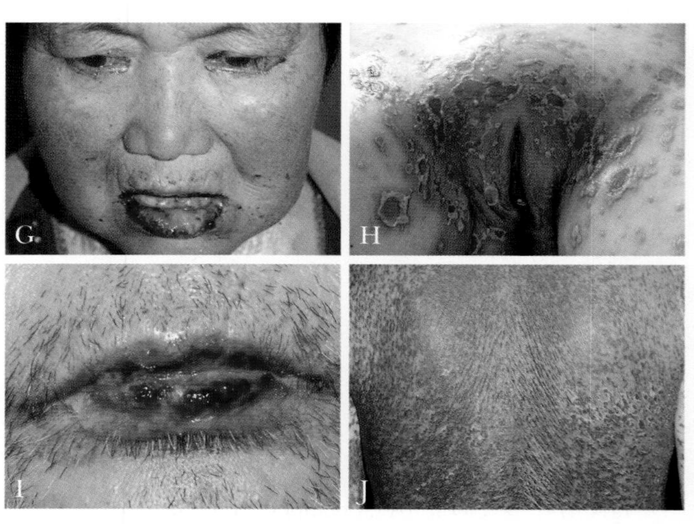

图 5.1.2G~J 副肿瘤性天疱疮（paraneoplastic pemphigus）

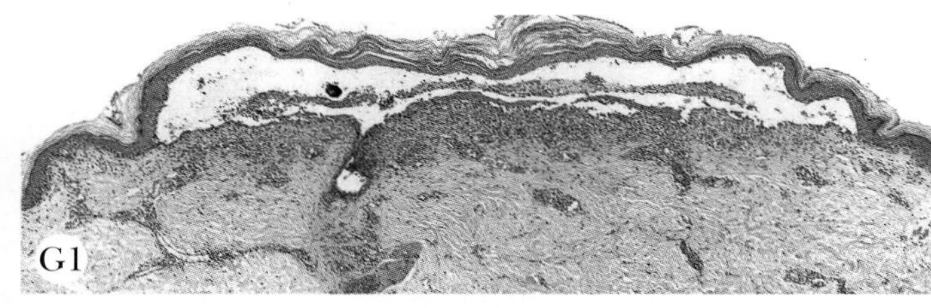

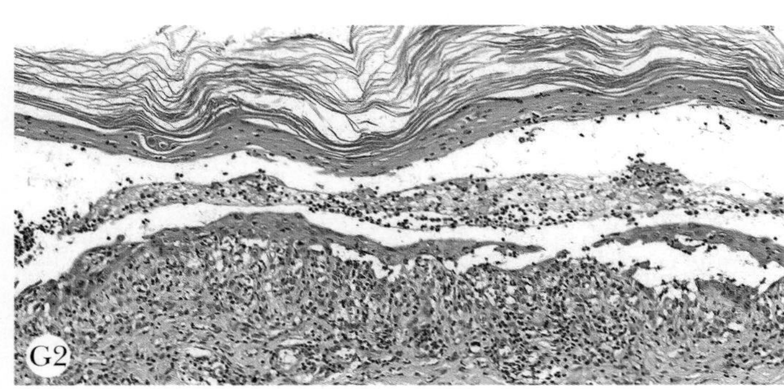

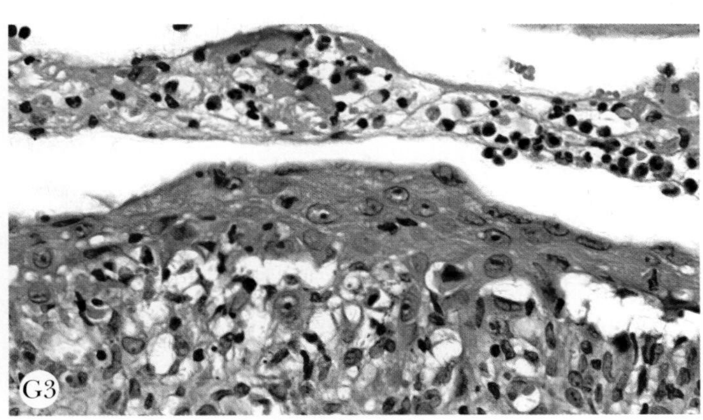

图 5.1.2G　副肿瘤性天疱疮　女，53 岁，口腔黏膜、唇红及眼结膜糜烂 6 个月，全身丘疹、水疱、糜烂 10 天。病理示表皮内疱，可见棘层松解现象，伴有基底细胞空泡变，见凋亡的角质形成细胞及色素失禁现象。

图 5.1.2IJ　副肿瘤性天疱疮　男，66 岁，躯干、四肢红斑、丘疹，唇红糜烂 3 月余。既往慢性淋巴细胞白血病 5 年。

5.1.3　伴有角化不良的棘层松解性疾病（acantholytic dermatoses with dyskeratosis）

毛囊角化病（Darier disease）

病理改变

a 基底细胞上方限局性棘层松解，出现腔隙或陷窝，可见谷粒和圆体细胞。

b 棘层松解可累及毛囊附属器。

c 表皮棘层肥厚，乳头状瘤样增生，裂隙上的角层呈限局性角化不全。

d 真皮乳头不规则向上增生，形成绒毛。

e 真皮浅层血管周围淋巴组织细胞浸润。

f 毛囊角栓形成，但也可在毛囊外。

病理鉴别诊断

光线性角化病：表皮下层不典型角质形成细胞，角化不全与角化过度相互交替，真皮浅层胶原显示明显的日光弹力变性。

家族性良性慢性天疱疮：棘层松解呈“坍塌的砖墙样”，可伴有角化不良，附属器一般不受累及。

临床特点

a 常在儿童期发病，无明显种族、性别倾向性。

b 常染色体显性遗传，多于夏季加重，部分冬季可缓解。

c 好发于皮脂溢出和紫外线暴露部位如头皮、面部、前胸、后背等。

d 典型损害为污褐色或灰褐色角化性丘疹，覆油腻性痂，去痂后见漏斗状凹陷。

e 可侵犯黏膜及趾（指）甲。

f 日光暴晒皮损可加重，甚至形成大疱。

g 病程缓慢，无自愈倾向，自觉瘙痒程度不一。

临床鉴别诊断

家族性良性慢性天疱疮

寻常型天疱疮

融合性网状乳头瘤病

别名

Darier 病（Darier disease）

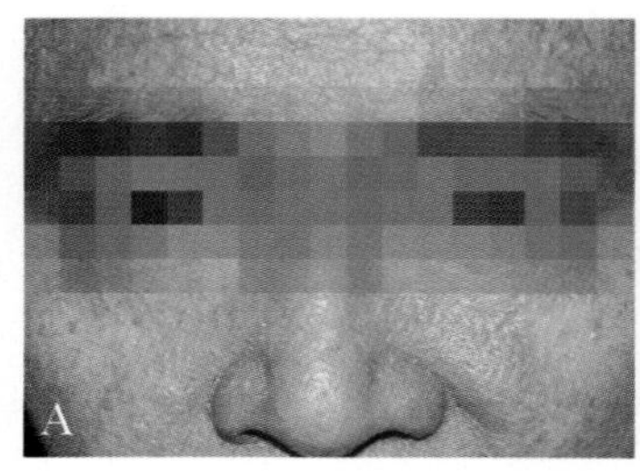
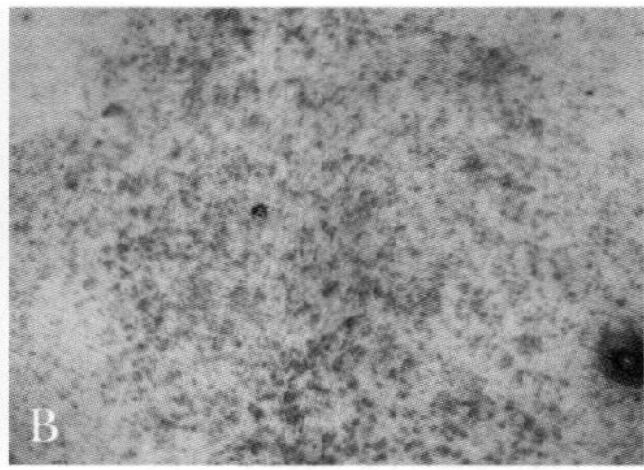

图 5.1.3AB 毛囊角化病（Darier disease）

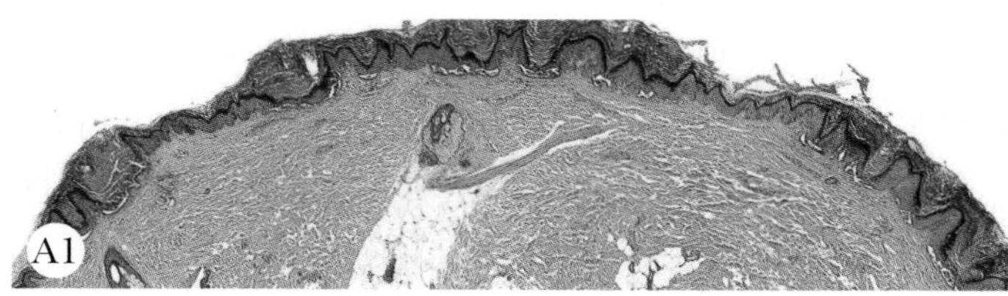

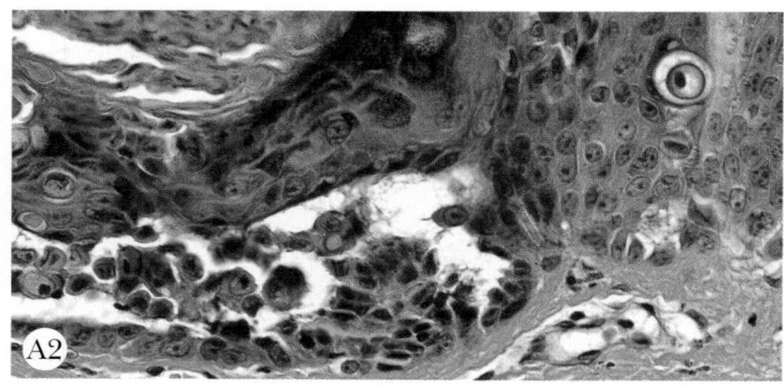

图 5.1.3A 毛囊角化病 男，48 岁，头、面、胸部丘疹，手足角化性丘疹、斑块 30 年。夏季加重，伴有恶臭。其父亲有类似皮损。病理示表皮棘层肥厚，乳头瘤样增生，基底细胞上方棘层松解，出现腔隙，可见圆体和谷粒。

家族性良性慢性天疱疮（benign familial chronic pemphigus）

病理改变

a 表皮轻度增生。

b 基底细胞层上水疱，早期损害表现为“陷窝”，棘层松解细胞见于表皮全层或至少表皮的下半部。

c 典型表现为不完全性棘层松解：棘层细胞只是轻度分离，仍有少数细胞间桥将它们松松地联结在一起，犹如坍塌的砖墙。

d 棘层松解不侵及毛囊附属器。

e 可见角化不良的棘层松解细胞，犹如“谷粒”。

f 真皮乳头水肿，浅层血管周围以淋巴细胞为主的浸润。

病理鉴别诊断

毛囊角化病：明显的棘层松解性角化不良，容易见到谷粒和圆体细胞。

寻常型天疱疮：仅为基底层上棘细胞松解，且常波及附属器。无表皮增生，DIF 可见棘细胞间免疫球蛋白沉积。

临床特点

a 多于青春期后发生，无性别和种族差异。

b 为常染色体显性遗传，多夏重冬轻。

c 主要发生于屈侧受摩擦部位，如腋窝、腹股沟等。

d 限局性反复发作的松弛性水疱，直径 0.2 ~ 0.3cm。

e 偶可累及黏膜。

f 病程缓慢，自觉瘙痒。

临床鉴别诊断

寻常型天疱疮

毛囊角化病

疱疹样皮炎

别名

Hailey–Hailey 病（Hailey–Hailey disease）

家族性良性天疱疮（familial benign pemphigus）

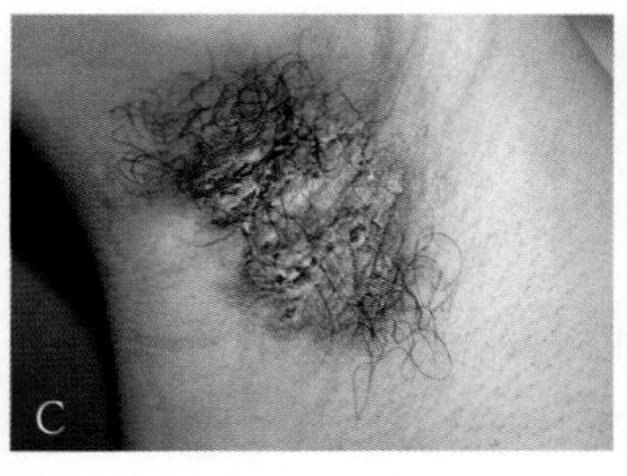

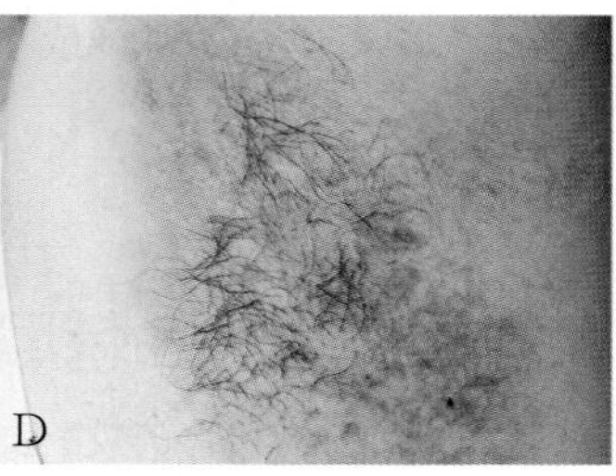

图 5.1.3CD　家族性良性慢性天疱疮（benign familial chronic pemphigus）

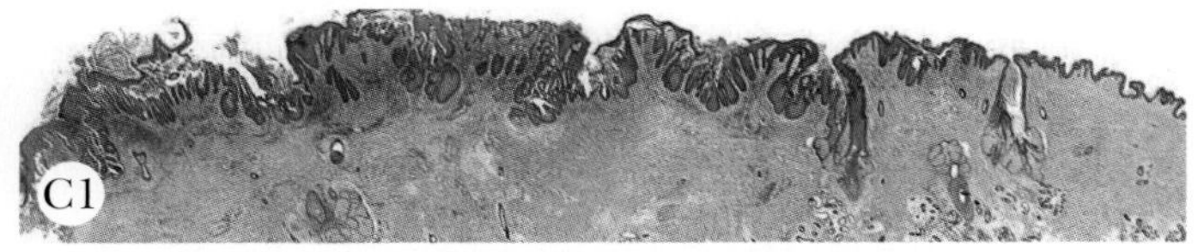

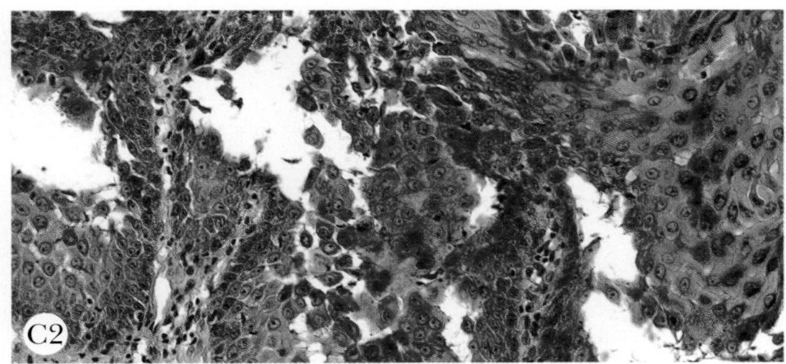

图 5.1.3C　家族性良性慢性天疱疮　男，38 岁，　双侧腋窝、腹股沟糜烂 4 年。夏季加重，伴有臭味。其母亲有类似皮损。病理示表皮不规则增生伴棘层松解形成表皮内疱，表皮呈不完全性棘层松解，可见角化不良的棘层松解细胞。

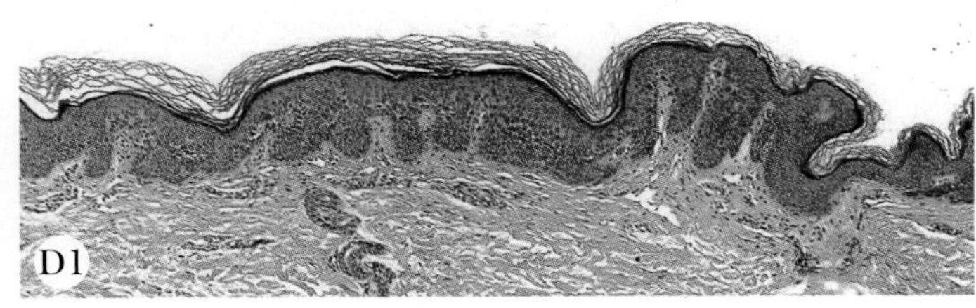

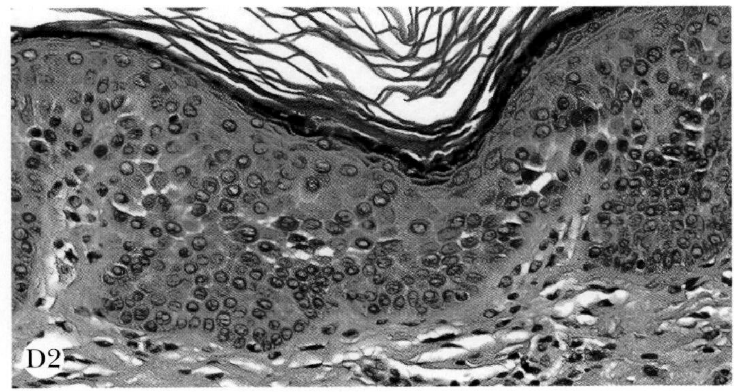

图 5.1.3D　家族性良性慢性天疱疮　女，52 岁，双侧腋窝、腹股沟红斑，痒反复 10 年。皮损严重时可出现水疱、糜烂。夏季加重。病理示表皮轻度不规则增生，表皮局部见轻度分离的角质形成细胞。此为本病的早期改变。

暂时性棘层松解性皮病（transient acantholytic dermatosis）

病理改变

a 棘层肥厚，限局性棘层松解性角化不良。

b 棘层松解表现有四种形式：Darier 病型、Hailey-Hailey 病型、天疱疮型及海绵水肿型。

c 偶见圆体细胞及谷粒细胞。

d 真皮浅层血管周以淋巴细胞为主浸润，还可见嗜酸性粒细胞及浆细胞。

病理鉴别诊断

寻常型天疱疮：两病的共同特点是均有棘层松解细胞，但暂时性棘层松解性皮病的棘层松解改变十分局限，且有时在同一张切片上可以见到不同类型的棘层松解性病变。

临床特点

a 多见于中年男性。多见于欧美国家，亚洲罕见报道。

b 病因不明，多于日晒后发病或加重。

c 好发于锁骨附近，颈根部、胸骨区、背上方。

d 红棕色，针帽大小水肿性丘疱疹。

e 自觉瘙痒。

f 起病较急，多能自然缓解。也有持续不缓解或反复发作的病例（持续性棘层松解性皮病）。

临床鉴别诊断

痤疮

红色粟粒疹

毛囊炎

别名

Grover 病（Grover disease）

家族性角化不良性粉刺（familial dyskeratotic comedo）

病理改变

a 表皮向下轻度凹陷，充满板层状角化性物质。

b 表皮角质形成细胞轻度角化不良，可伴随一定程度的棘层松解现象。

临床特点

a 常染色体显性遗传性疾病，儿童或青少年发病。

b 发生于躯干、四肢、阴囊、阴茎等部位。

c 表现为多发粉刺样或小丘疹性损害。

表皮肿瘤相关性棘层松解（acantholysis associated with epithelial neoplasms）

一些表皮肿瘤如脂溢性角化病、光线性角化病、鳞癌也可见到棘层松解现象，其具体发生机制尚不明确。

疣状角化不良瘤（warty dyskeratoma）（见 22.1.12）

5.2 细胞溶解性皮肤病（cytolytic dermatosis）

5.2.1 摩擦性水疱（friction blisters）

病理改变

a 表皮内颗粒层或棘细胞层大疱。

b 大疱上方表皮坏死。

c 真皮浅层无或少量炎症浸润细胞。

d 摩擦波及真皮时，常见出血。

病理鉴别诊断

单纯型大疱性表皮松解症：裂隙位于基底细胞层，偶见坏死的表皮细胞。

临床特点

a 由于较长久的剧烈摩擦和压迫所致。

b 常见于肢端，尤其是手掌及足跖。

c 水疱壁厚、紧张，不易破裂，尼氏征阴性，疱周无红晕。

d 有时可继发感染。

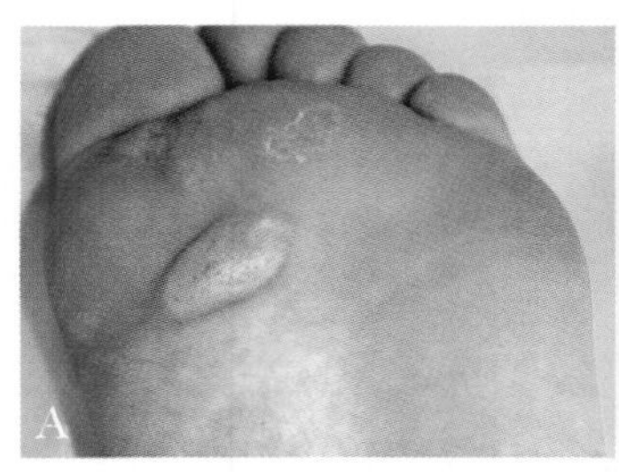

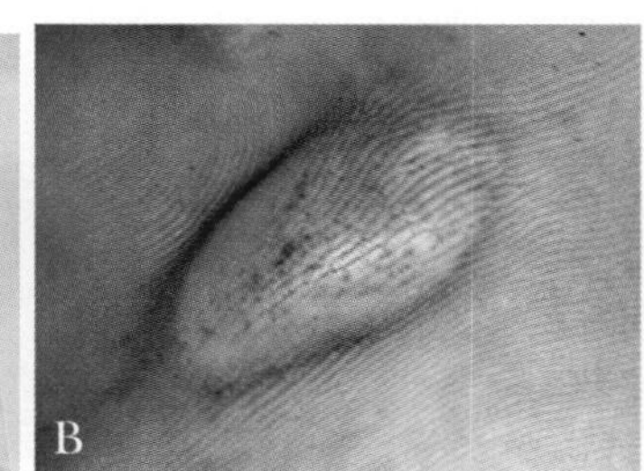

图 5.2.1 摩擦性水疱（friction blisters）

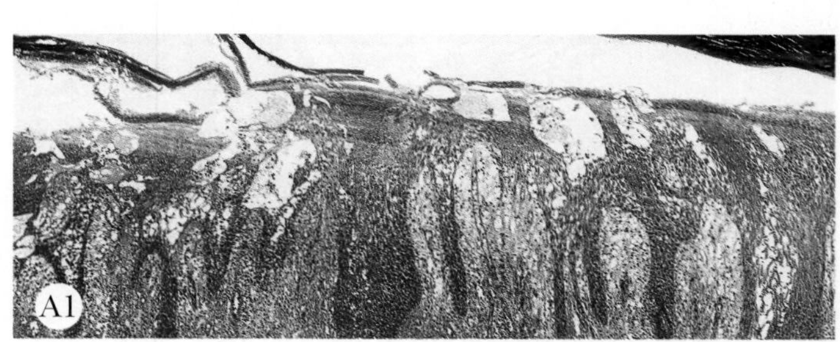

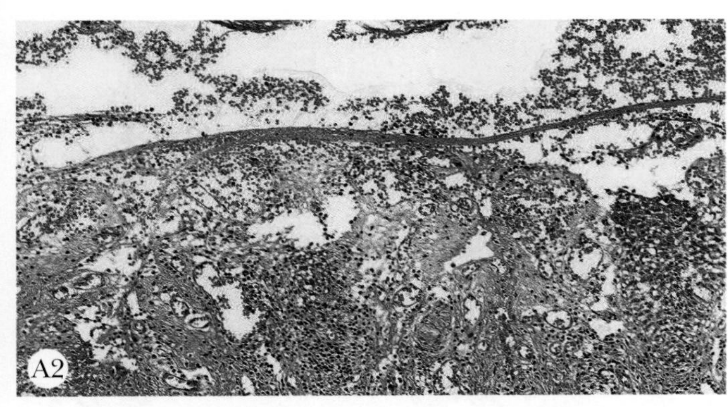

图 5.2.1A 摩擦性水疱 男，18 岁，双足跖水疱 3 天，行走时伴疼痛，水疱壁厚、紧张，疱周无红晕。近几日参加军训。病理示表皮内疱伴海绵水肿，真皮乳头水肿伴炎细胞浸润，真皮浅层大量出血。

5.2.2 一度烧伤（first-degree burn）

病理改变

a 一度烧伤为表皮内疱，二、三度烧伤为表皮下疱。

b 一度烧伤表现为表皮棘细胞层水疱。

c 真皮水肿，浅层血管周中性粒细胞浸润，坏死的表皮下形成一脓细胞层。

临床特点

a 由火、热水、蒸气及激光等作用于人体所致。

b 一度烧伤为表皮烧伤，局部皮肤呈红斑、水肿、疼痛。

c 一般 3 ～ 5 天痊愈。

5.2.3 单纯型大疱性表皮松解症（epidermolysis bullosa simplex）（见 6.1.1）

5.2.4 先天性大疱性鱼鳞病样红皮病（congenital bullous ichthyosiform erythroderma）（见 13.1.6）

5.2.5 西门大疱性鱼鳞病（ichthyosis bullosa of Siemens）（见 13.1.7）

5.3 气球样变性疾病（ballooning degeneration dermatoses）

5.3.1 单纯疱疹 / 生殖器疱疹（herpes simplex/herpes genitalis）

病理改变

a 表皮细胞内水肿，发生气球样变性、网状变性和凝固性坏死。

b 表皮内水疱，可见多核上皮巨细胞。

c 气球状细胞内可见嗜伊红性包涵体。

d 浅层血管周围程度不等的炎症细胞浸润，以淋巴细胞为主。

e 有时可见表皮下水疱、白细胞碎裂性血管炎等改变。

f 真皮乳头水肿，红细胞外溢。

病理鉴别诊断

水痘与带状疱疹：与单纯疱疹组织学无法区别，仅真皮内白细胞碎裂性血管炎较单纯疱疹更明显。

临床特点

a 分为原发型和复发型，原发型单纯疱疹多发生于 5 岁以内的幼儿，复发型单纯疱疹多发于某些因素致机体抵抗力下降时。

b 系单纯疱疹病毒（HSV）感染所致。

c 好发于皮肤黏膜交界部位。

d 群集性小水疱，破溃后可形成浅表溃疡。

e 病程短，但易于复发。

f 自觉灼热、痒或疼痛。

临床鉴别诊断

带状疱疹

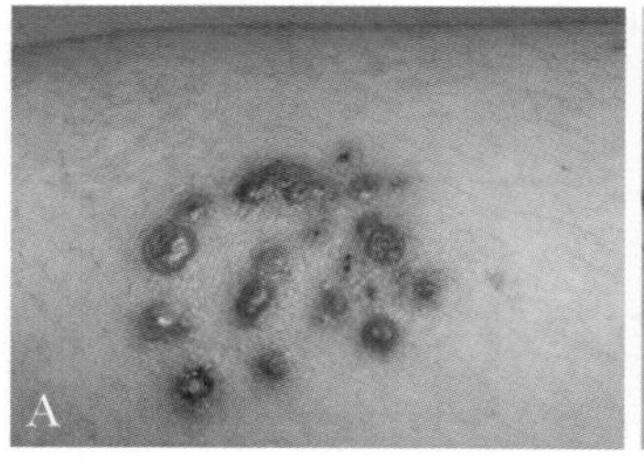

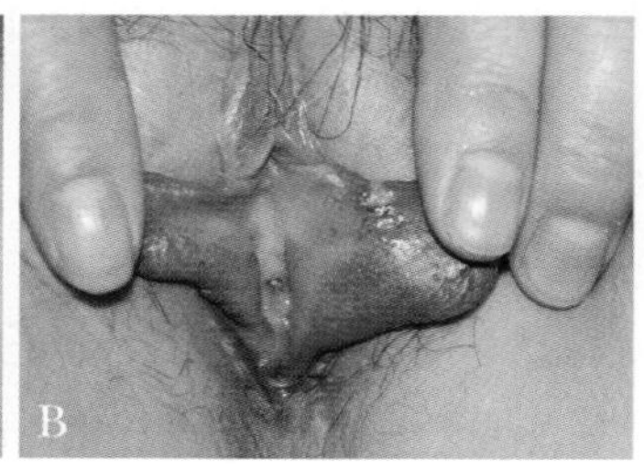

图 5.3.1　单纯疱疹 / 生殖器疱疹（herpes simplex/ genital herpes）

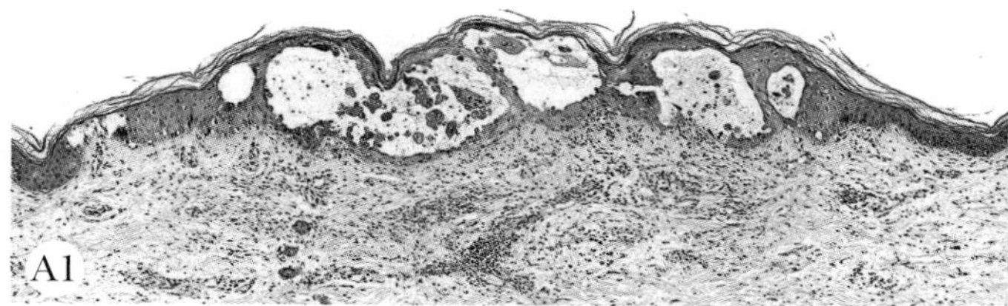

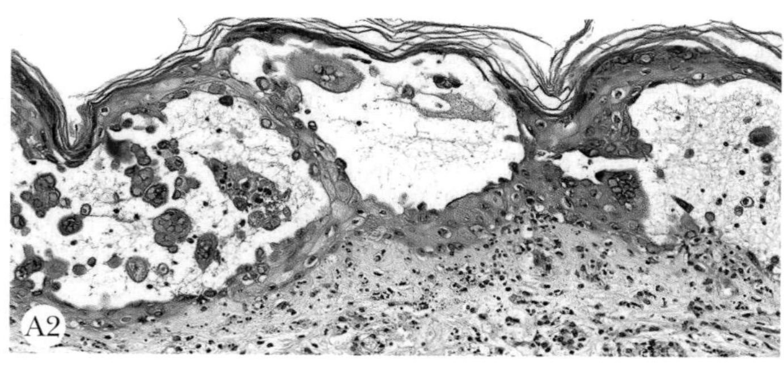

图 5.3.1A　单纯疱疹　女，33 岁，　右前臂红斑、水疱 1 周，无痛痒。反复于同一部位出现类似皮损。病理示表皮内疱，细胞内水肿，气球样变，染色质边集，见融合的角质形成细胞，真皮血管周及胶原间淋巴细胞、中性粒细胞浸润，可见红细胞外溢及核尘。

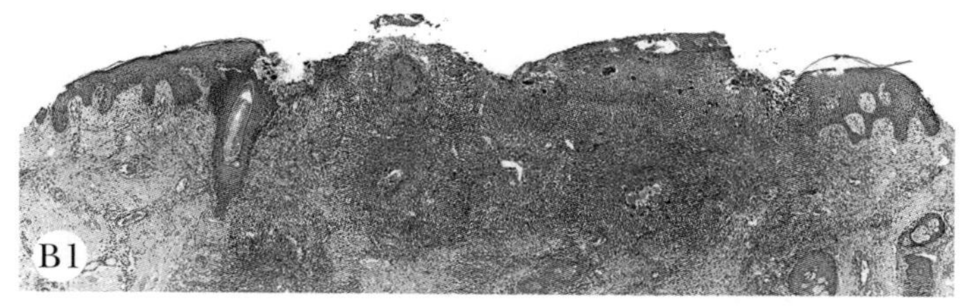

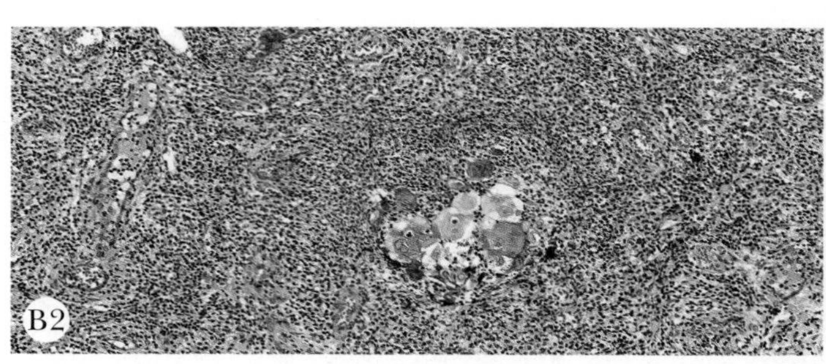

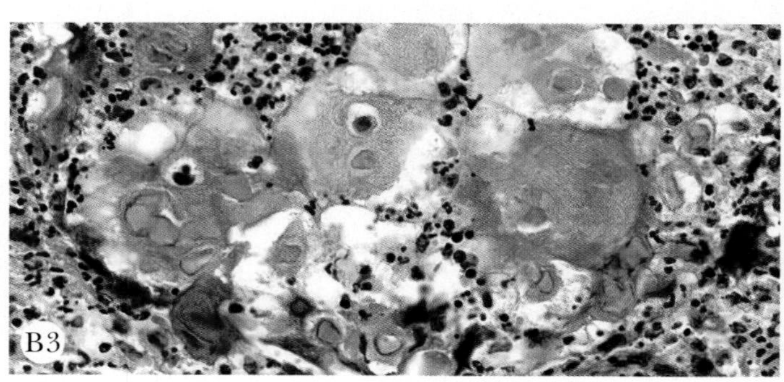

图 5.3.1B　生殖器疱疹　女，57 岁，小阴唇水疱伴疼痛 4 天，反复发生。病理示表皮坏死，真皮局部上皮细胞见细胞内水肿及融合的角质形成细胞，周围为致密的炎细胞，该上皮细胞考虑为毛囊或汗腺上皮。

5.3.2　水痘 / 带状疱疹（varicella / herpes zoster）

病理改变

a 水痘、带状疱疹的组织学与单纯疱疹所见基本一致，均有气球样变性、网状变性、嗜伊红包涵体等。

b 真皮内白细胞碎裂性血管炎程度较单纯疱疹重。

c 带状疱疹可于疱下真皮内小神经的鞘细胞内见到包涵体。

临床特点

水痘

a 多见于 2 ~ 10 岁儿童，冬春两季较多。

b 水痘 - 带状疱疹病毒感染所致，病人是唯一传染源。

c 皮疹分布以躯干为多，呈向心性分布。

d 红斑基础上绿豆大小水疱，绕以红晕，疱顶略凹陷，似脐窝状。

e 皮疹分批出现，可累及黏膜部位。

f 发疹前常有前驱症状，如发热、头痛、恶心等。

g 有大疱性、出血性、新生儿性和成人水痘等特殊类型。

带状疱疹

a 成人多见，好发于春秋季节。

b 水痘－带状疱疹病毒感染所致。

c 沿神经分布，呈单侧性。

d 成群簇集的粟粒至绿豆大小丘疱疹、水疱。

e 自觉剧烈疼痛，尤以老年人为甚。

f 病前常有前驱症状，病后常可获终生免疫。

g 可有一些特殊类型：眼带状疱疹、耳带状疱疹、带状疱疹性脑膜脑炎、运动性麻痹、内脏带状疱疹、泛发性带状疱疹等。

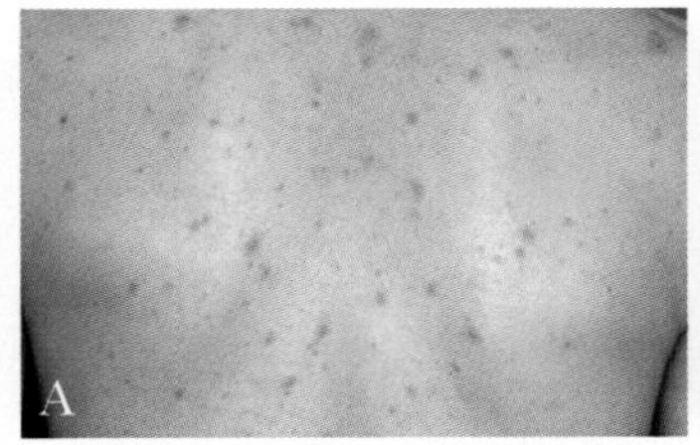

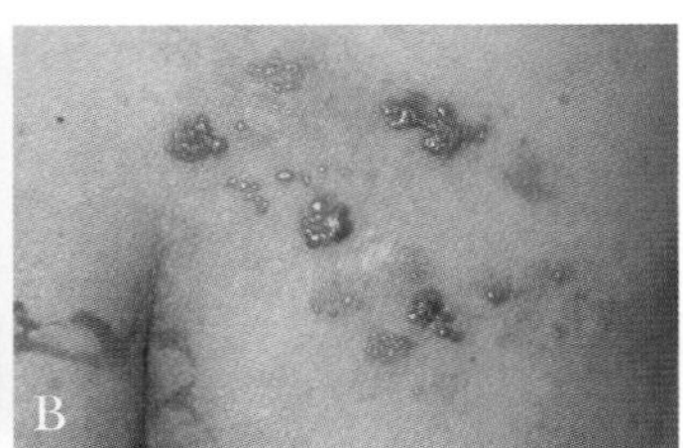

图 5.3.2　水痘 / 带状疱疹（varicella and herpes zoster）

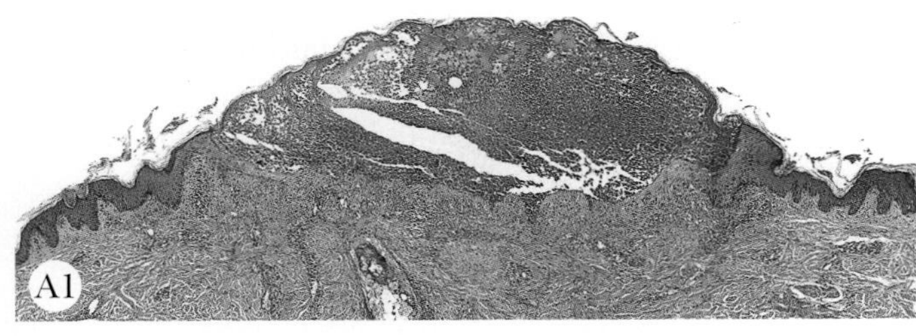

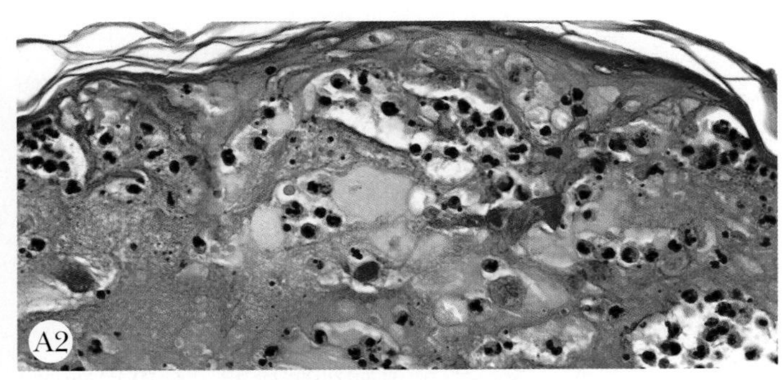

图 5.3.2A　水痘　男，27 岁，全身水疱伴发热 2 天。水疱约 0.3cm×0.3cm，周围绕以红晕，向心性分布。体温最高 38.5℃，伴全身乏力，肌肉酸痛。病理示表皮坏死，表皮内疱，细胞内水肿，气球样变。

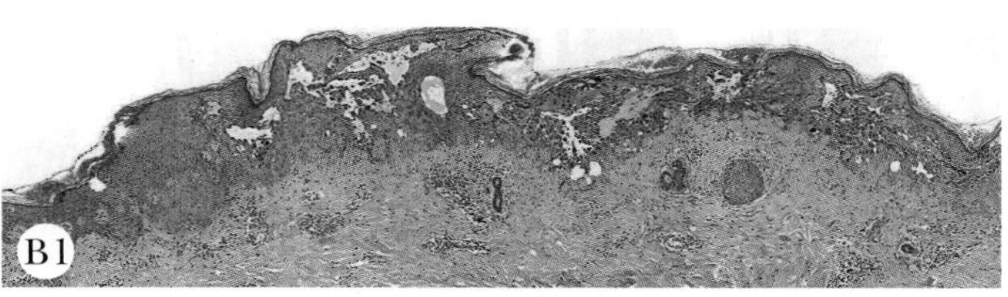

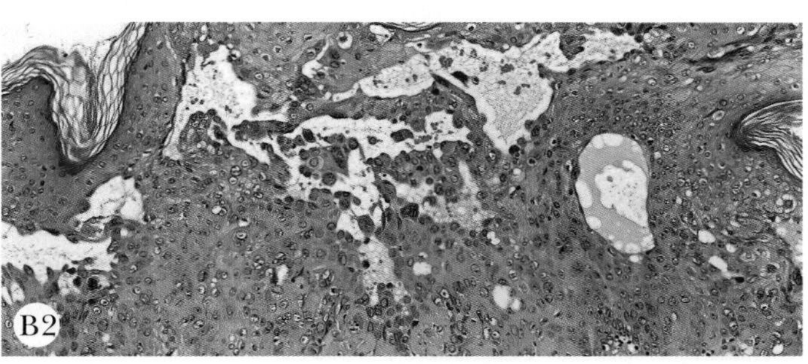

图 5.3.2B　带状疱疹　男，75 岁，右股部疼痛 5 天，红斑基础上水疱 3 天。水疱呈簇集性。病理示表皮内疱，细胞内水肿，染色质边集，见融合的角质形成细胞。

5.3.3　Kaposi 水痘样疹（Kaposi varicelliform eruption）

病理改变

a 基本组织病理学表现同单纯疱疹。

b 真皮炎症较重，浸润细胞以中性粒细胞为主。

c 包涵体不常见。

临床特点

a 是发生在原有湿疹皮炎基础上的 HSV 原发感染，多见于婴幼儿。

b 皮损广泛，可以是水疱、脓疱、溃疡或结痂。

c 可伴严重的全身症状如发热、脱水，重症患者会危及生命。

d 也可能反复发作，复发性病例皮肤和全身症状相对较轻。

临床鉴别诊断

湿疹

柯萨奇湿疹

别名

疱疹样湿疹（eczema herpeticum）

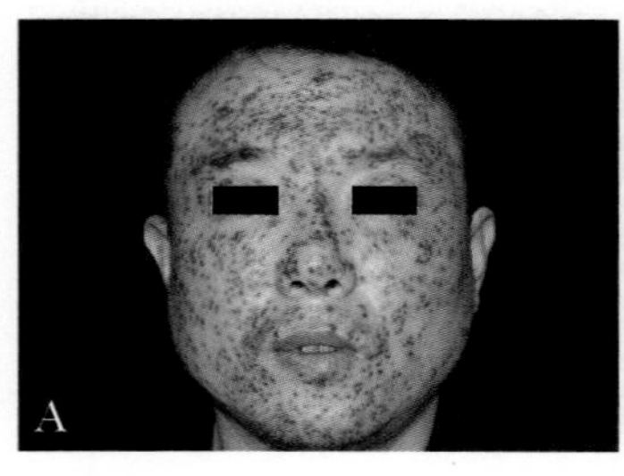

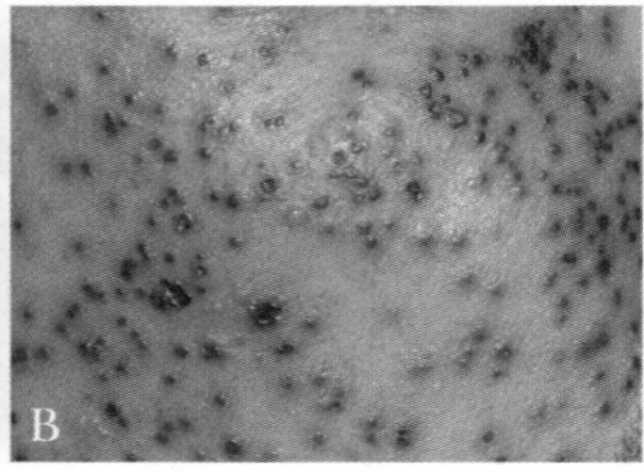

图 5.3.3 Kaposi 水痘样疹（Kaposi varicelliform eruption）

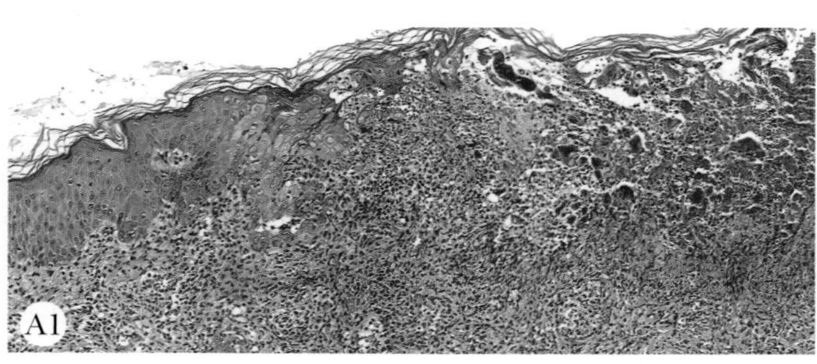

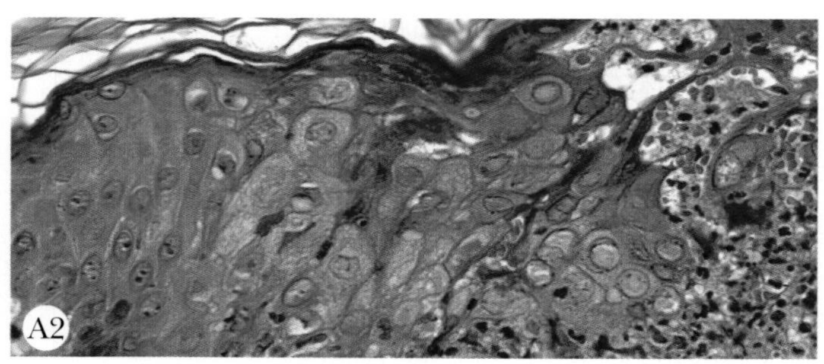

图 5.3.3A Kaposi 水痘样疹 男，38 岁，面部多发水疱、结痂 7 天，明显瘙痒。开始为眼周，快速累及整个面部。患者有特应性皮炎病史。病理示表皮坏死，表皮内疱，见细胞内水肿及融合的角质形成细胞，染色质边集。

5.3.4 牛痘（cowpox）

病理改变

a 表皮细胞内水肿、网状变性致多房性水疱。

b 胞质内可见嗜酸性的病毒包涵体。

c 表皮有不同程度的坏死。

d 真皮浅层淋巴细胞、组织细胞浸润，偶有中性粒细胞。

临床特点

a 多发生于挤奶、屠宰场工人。

b 由牛痘病毒感染所致。

c 好发于接触部位，常见手指、前臂、面部等处。

d 初起为丘疹，迅速转为水疱和脓疱，中央有脐凹，周围绕以红晕及水肿。

e 伴有全身症状如发热，局部可有淋巴结炎及淋巴管炎。

f 一般经 3 ~ 4 周自愈。

临床鉴别诊断

挤奶人结节

别名

人类牛型痘感染（human cowpox infection）

5.3.5 羊痘（orf）

病理改变

a 表皮细胞内水肿，胞质和胞核空泡化，可见网状变性及表皮内多房性水疱。

b 胞质内可见多数嗜伊红包涵体，有时可见核内包涵体。

c 表皮增生，常见角化不全。

d 真皮水肿，浅层致密炎症细胞浸润，有淋巴细胞、组织细胞、浆细胞及中性粒细胞，可见血管增生和扩张。

临床特点

a 常发生于手、前臂等部位。

b 皮损为坚硬的红蓝色丘疹，逐渐扩展并演变成为平顶的出血性大疱或脓疱，中央凹陷、结痂。

c 损害周围包绕红晕，可伴淋巴管炎、淋巴结炎。

d 一般经 3 周左右自然消退，不遗留瘢痕。

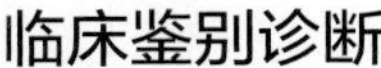

临床鉴别诊断

传染性软疣

化脓性肉芽肿

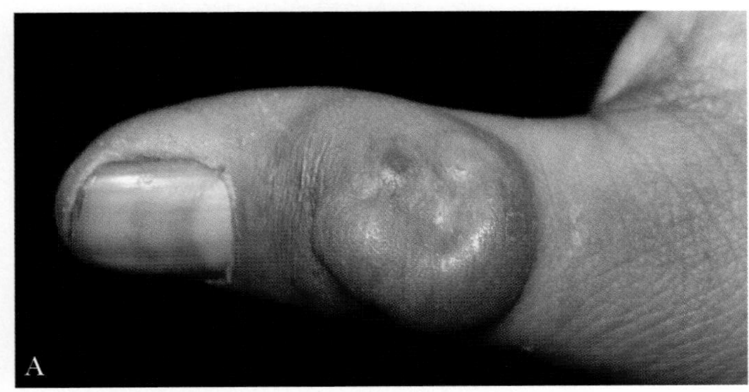

图 5.3.5　羊痘（orf）

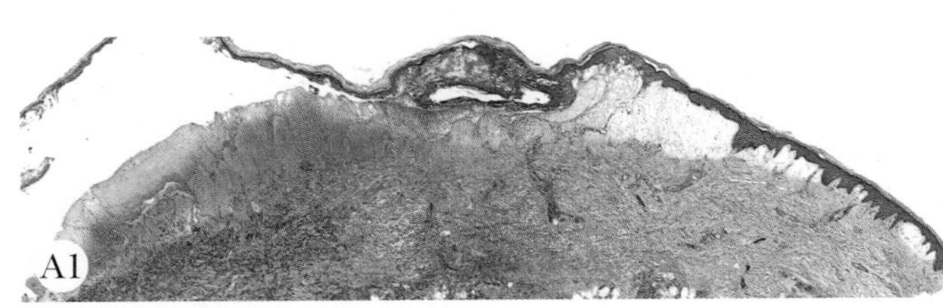

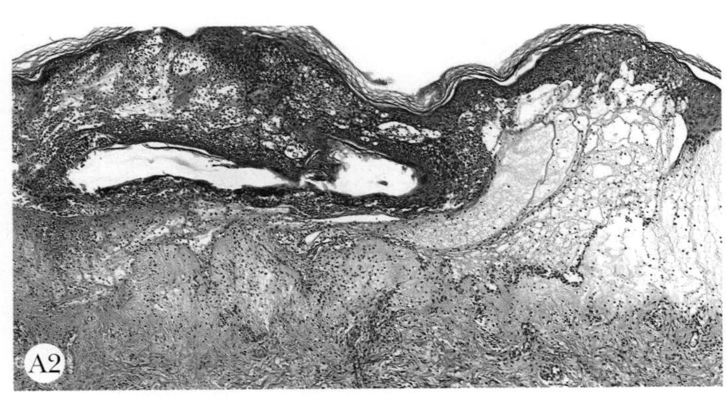

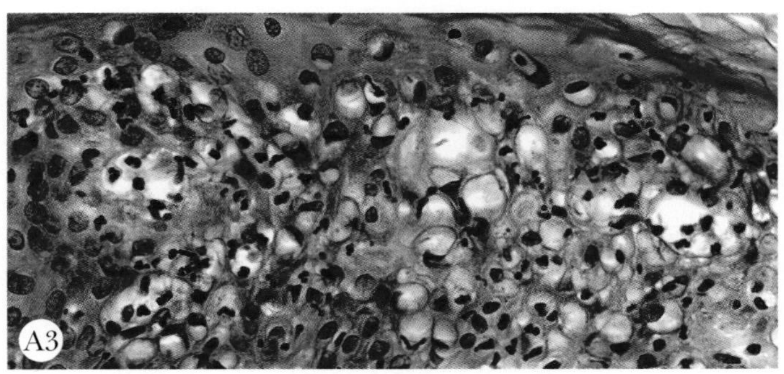

图 5.3.5A　羊痘　男，43 岁，右手拇指水肿性暗红斑、水疱 10 天。起疹前曾接触生羊肉。病理示表皮坏死，表皮内多房性水疱，表皮细胞内水肿，胞质和胞核空泡化，少数细胞胞质内见嗜伊红包涵体，真皮乳头高度水肿伴炎细胞浸润。

5.3.6　挤奶人结节（milker's node）

病理改变

a 表皮细胞内水肿，可见网状变性及海绵水肿，可致表皮内多房性水疱。

b 胞质内可见多数嗜伊红包涵体。

c 表皮增生，常见角化不全，有数量不等的坏死角质形成细胞。

d 真皮浅层致密炎症细胞浸润，有淋巴细胞、组织细胞、浆细胞及中性粒细胞。

临床特点

a 常发生于挤奶或屠宰场的工人。

b 由假牛痘病毒感染所致。

c 常发生于手、前臂等部位。

d 暗红色丘疹，发展成质软、无压痛的结节，中央凹陷，单发或数个损害。

e 常经过六期：斑丘疹期、靶期、急性渗出期、结节期、乳头状期和消退期。

f 可自然消退。

临床鉴别诊断

传染性软疣

化脓性肉芽肿

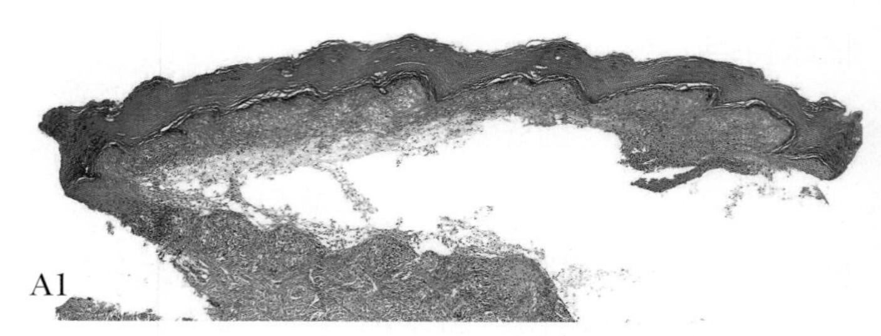

5.3.7 手足口病（hand，foot and mouth disease）

病理改变

a 表皮细胞内水肿、气球样变性、网状变性致表皮内多房性水疱。

b 可形成表皮下疱，常伴表皮坏死。

c 真皮乳头水肿，浅层血管周淋巴细胞、组织细胞浸润。

d 无胞内包涵体及多核上皮巨细胞。

临床特点

a 主要发生于儿童，尤其学龄前儿童。

b 大多由柯萨奇病毒感染所致，常为 A16 型。

c 见于手、足及口腔黏膜。

d 基本损害为米粒至豌豆大小水疱，椭圆形，疱壁紧张，周围绕以红晕。

e 口腔内者有痛感，很快形成溃疡。

f 病程约 1 周，罕见复发。

g 由肠病毒 71 型引起的本病症状较严重，约 1/3 患者出现中枢神经系统并发症，部分患儿死于心肺衰竭。

别名

疱疹和疱疹性口炎（vesicular exanthem and stomatitis）

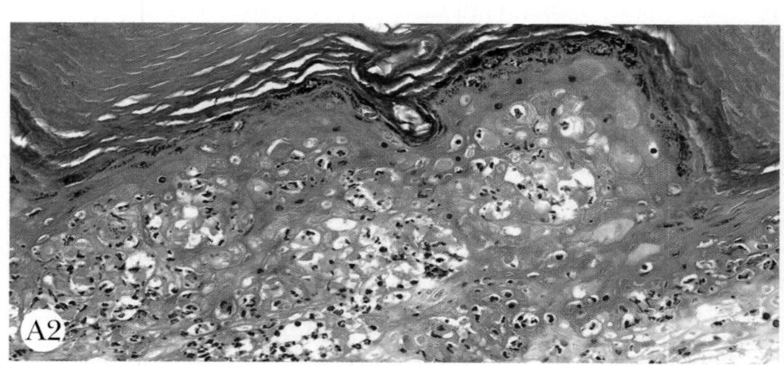

图 5.3.7A 手足口病（无临床图片） 女，1 岁，双手掌、足跖、口腔水疱 3 天，疱周有红晕，纳差，无发热。病理示表皮内多房性水疱，表皮细胞内水肿，气球样变及网状变性，部分表皮坏死，未见胞内包涵体及多核上皮巨细胞。

5.3.8 口蹄病（foot and mouth disease）

病理改变

受累皮肤或黏膜上皮深部可见较局限的水疱，邻近的细胞中有核内包涵体。

病理鉴别诊断

手足口病

临床特点

a 可有发热、头痛、乏力等前驱症状。

b 颊黏膜、舌、掌跖等部位发生水疱。

c 水疱破溃形成疼痛性溃疡。

d 可伴淋巴结肿大，一般经 1 周左右而愈，但也有致死的报道。

临床鉴别诊断

手足口病

别名

阿夫他热（Aphthous fever）

5.4 海绵水疱性疾病（spongiotic dermatosis）

5.4.1 色素失禁症（incontinentia pigmenti）

病理改变

红斑水疱期

a 表皮海绵水肿及表皮内水疱形成，表皮细胞间及水疱内多数嗜酸性粒细胞。

b 真皮浅层血管丛周围多数嗜酸性粒细胞浸润。

c 水疱间及表皮内常见角化不良细胞。

疣状增生期

a 真皮浅层血管周围稀疏淋巴及组织细胞浸润，其间有散在的噬黑素细胞。

b 表皮银屑病样增生，增生的表皮内散在大的角化不良细胞。

c 角化过度及角化不良。

色素沉着期

a 真皮浅层噬黑素细胞。

b 基底细胞层液化变性。

c 表皮厚度恢复正常。

色素减退期

a 表皮变薄，基底层色素减少。

b 真皮附属器缺如。

病理鉴别诊断

接触性皮炎：以海绵水肿为主，少数情况下浅层血管周围可有大量嗜酸性粒细胞浸润。

虫咬皮炎：浅层和深层血管周围炎伴有多数嗜酸性粒细胞浸润。

大疱性类天疱疮：表皮下大疱、浅层血管周嗜酸性粒细胞、淋巴细胞、组织细胞或中性粒细胞浸润。

临床特点

a X 连锁显性遗传疾病，杂合子男性患者多在胎儿期死亡，故患者多为女性。

b 临床可分为 4 期：第 1 期为红斑水疱期，在出生时或生后不久出现躯干、四肢红斑、水疱和大疱。第 2 期为疣状增生期：生后 2 个月左右水疱消退，产生疣状损害。第 3 期为色素沉着期：洒墨水样不规则色素沉着斑，色素沉着斑可以在数年内逐渐消退。第 4 期为色素减退期：青少年期后，缺少毛发和少汗的线状色素脱失斑会出现在下肢屈侧，可能是本病在成年期仅有的特征。

c 个别阶段可缺失或重叠。

临床鉴别诊断

儿童期大疱性类天疱疮

Franceschetti–Jadasshon 综合征

别名

Bloch–Sulzberger 综合征（Bloch–Sulzberger syndrome）

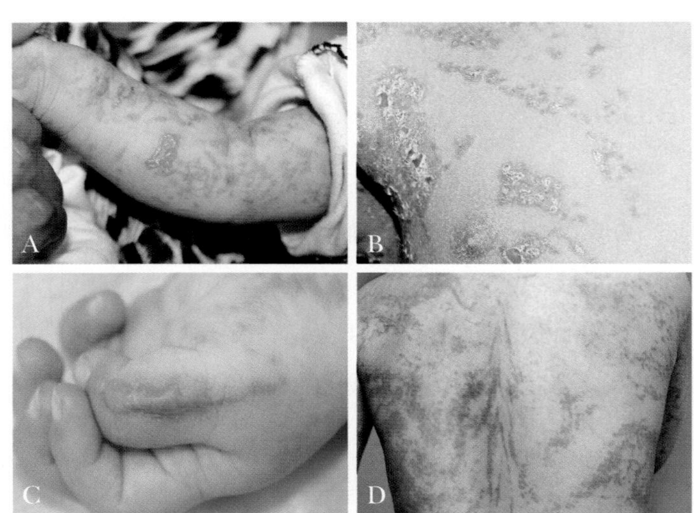

图 5.4.1 色素失禁症（Incontinentia pigmenti）

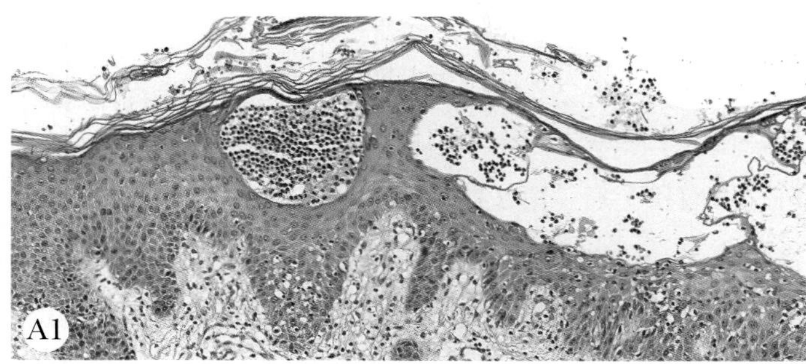

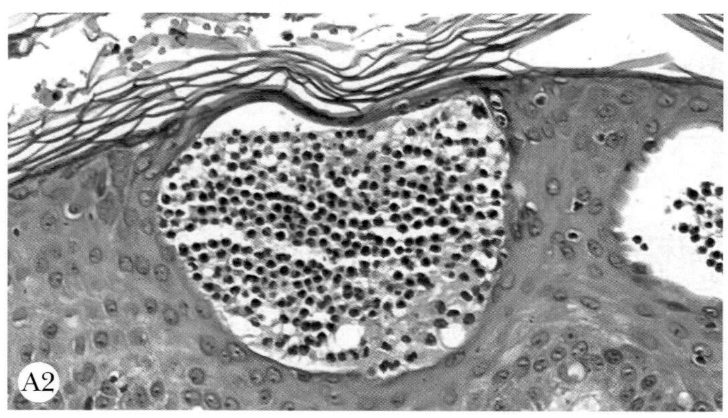

图 5.4.1A 色素失禁症（红斑水疱期） 女，2 个月，出生时躯干、四肢出现水疱，部分皮损渐变为疣状增生及色素沉着，皮损沿 Blaschko 线分布。其母亲有类似病史，现母亲皮损为色素减退。病理示表皮内多房水疱形成，水疱内多数嗜酸性粒细胞及周围角化不良细胞。真皮浅层血管周围嗜酸性粒细胞、淋巴细胞浸润。

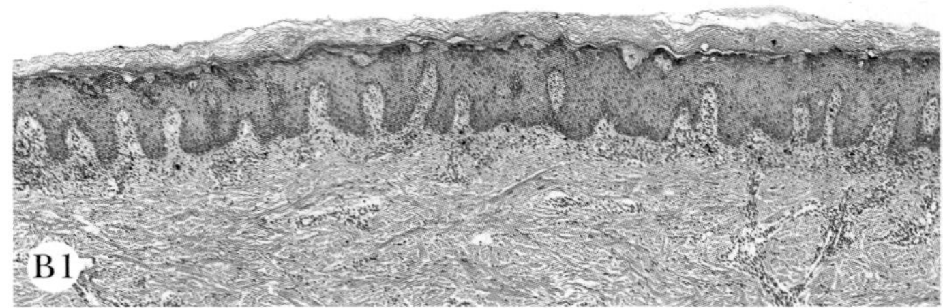

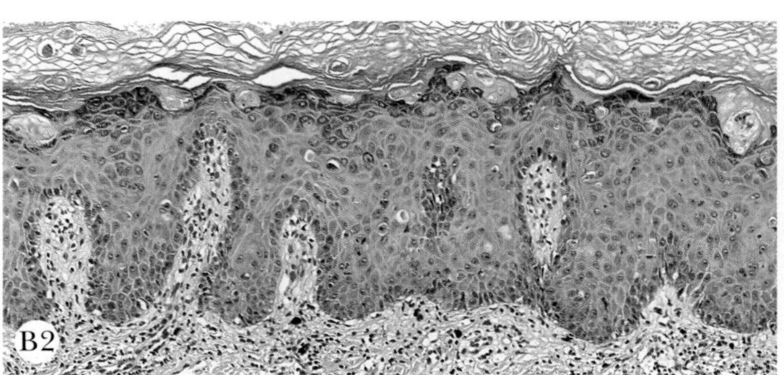

图 5.4.1BC 色素失禁症（疣状增生期） 女，4 个月，出生时全身出现红斑、水疱，渐变为增生性斑块伴色素沉着，皮损沿 Blaschko 线分布。病理示表皮银屑病样增生，增生的表皮内及角质层见散在大的角化不良细胞，真皮浅层散在噬黑素细胞。

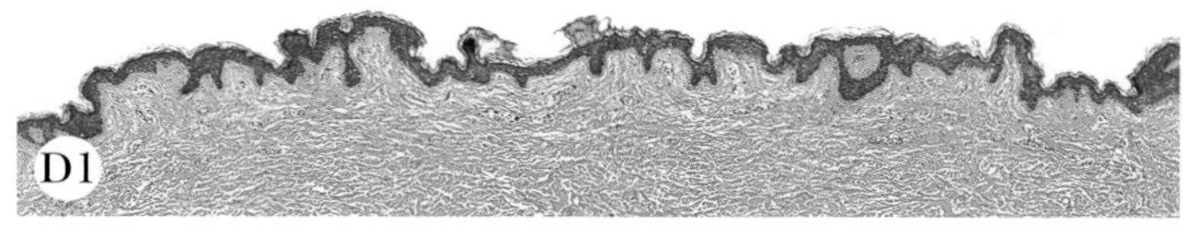

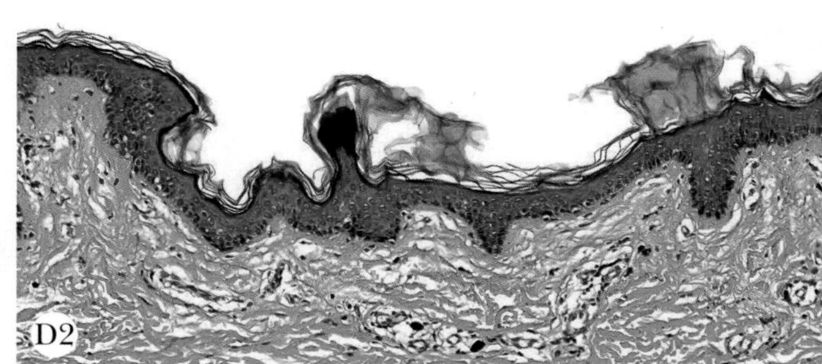

图 5.4.1D 色素失禁症（色素沉着期） 女，2 岁，躯干、四肢多发色素沉着斑 2 年，呈涡轮状，线状分布。追述病史，皮损处曾出现水疱及疣状增生。其母亲及姐姐有类似病史，病理示表皮厚度大致正常，基底层色素增加，真皮浅层散在噬黑素细胞。

5.4.2 粟粒疹（miliaria）（见 2.1.12）

5.5 脓疱性疾病（pustular dermatosis）

5.5.1 脓疱疮（impetigo）

病理改变

a 角层下脓疱，疱内充满中性粒细胞，可有少许棘层松解细胞。

b 疱下方及近旁细胞间水肿，可散在中性粒细胞。

c 真皮浅层以中性粒细胞、淋巴细胞为主浸润，真皮乳头水肿。

d 革兰染色可见疱内阳性球菌。

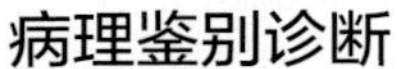

病理鉴别诊断

角层下脓疱性皮病：组织学鉴别较困难，但革兰染色本病无阳性球菌。

临床特点

a 儿童多见，夏秋多发。

b 主要是金黄色葡萄球菌，亦可为溶血性链球菌或二者的混合感染。

c 典型损害为薄壁脓疱，很快破裂成为上覆蜜黄色痂的糜烂面。

d 好发于面部，尤其是口、鼻周围。

e 大疱性脓疱疮是本病的一个类型，初起疱小，但迅速增大，且内容物渐浑浊，呈半月形坠积征。

f 重者可有发热、淋巴管炎、淋巴结炎，甚至败血症。

g 自觉轻度瘙痒，病程 1 ~ 2 周，愈后无瘢痕。

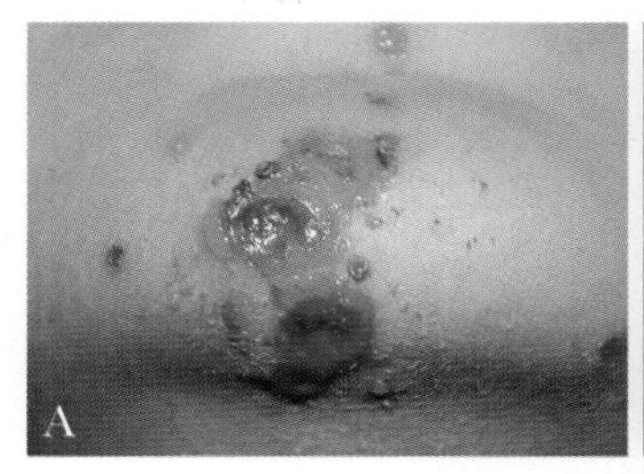

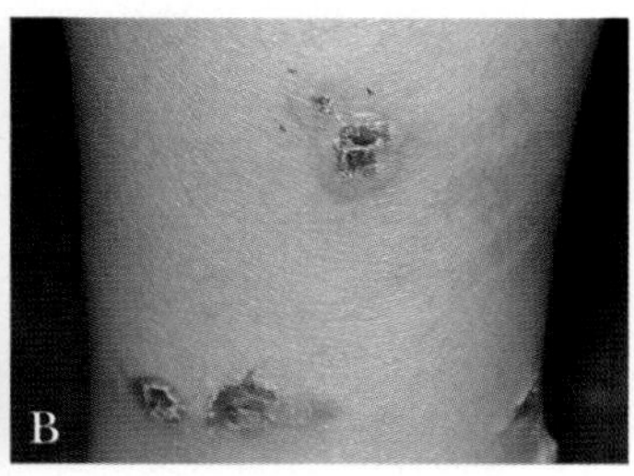

图 5.5.1 脓疱疮（Impetigo）

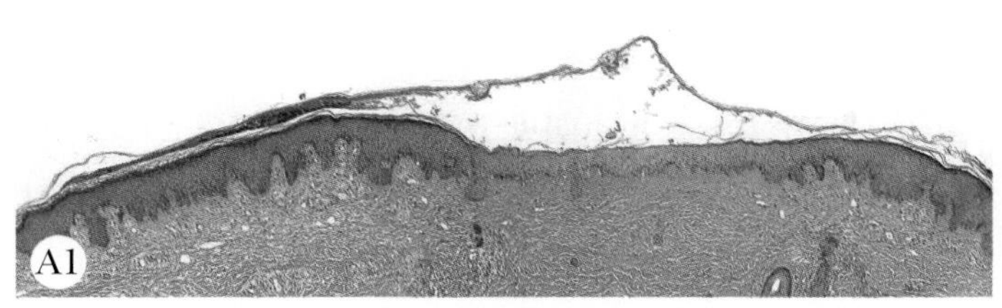

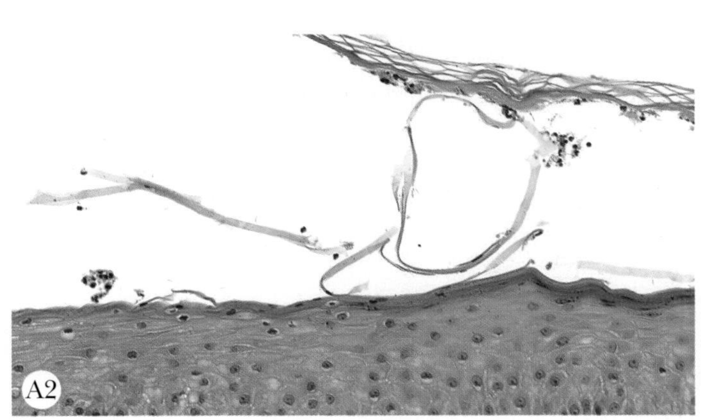

图 5.5.1A 脓疱疮 女，12 岁，右下肢红斑、水疱 8 天，下颌脓疱，破裂 2 天，皮损处见蜜黄色痂。病理示角层下疱，疱内为中性粒细胞，表皮海绵水肿。

5.5.2 葡萄球菌性烫伤样皮肤综合征（staphylococcal scalded-skin syndrome，SSSS）

病理改变

a 大疱或裂隙位于颗粒层或角层下，疱上表皮剥离，可坏死。

b 疱内可见少许棘层松解细胞，疱内很少或无炎症细胞。

c 真皮炎症反应轻微。

病理鉴别诊断

中毒性表皮坏死松解症：表皮下疱，表皮全层坏死，真、表皮界面空泡改变。

临床特点

a 大多发生于婴儿，偶见于成人。

b 为凝固酶阳性第Ⅱ噬菌体组金黄色葡萄球菌（尤其71 型）产生的剥脱毒素所引起。

c 发病突然，有发热及弥漫性红斑。

d 松弛性大疱，疱液清，很快破裂，浅层表皮剥脱。

e 常伴发热等全身中毒症状。

临床鉴别诊断

中毒性表皮坏死松解症

别名

新生儿剥脱性皮炎（dermatitis exfoliative neonatorum）

Ritter 病（Ritter disease）

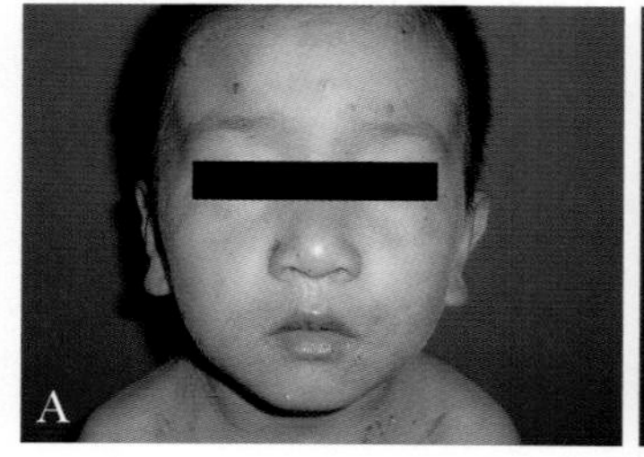

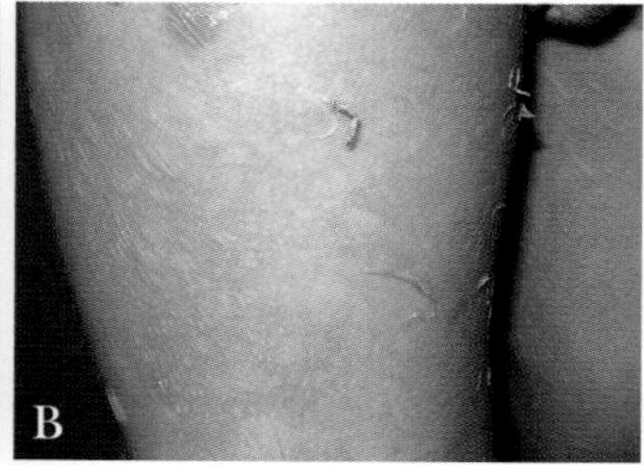

图 5.5.2　葡萄球菌性烫伤样皮肤综合征（staphylococcal scalded-skin syndrome，SSSS）

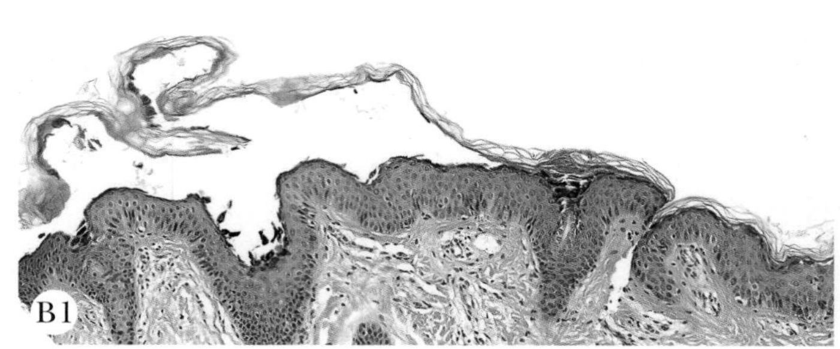

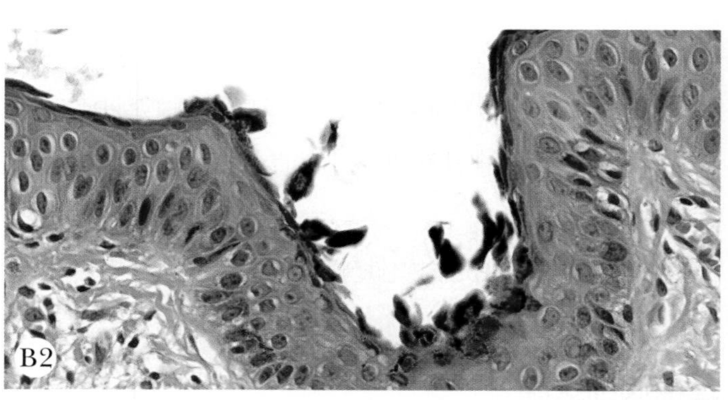

图 5. 5. 2B　葡萄球菌性烫伤样皮肤综合征　男，5 岁，2 天前背部出现红斑，水疱，快速累及周身，为松弛性大疱，疱液清，很快破裂伴浅层表皮剥脱。口周见放射状沟纹。皮肤触痛，发热。病理示表皮内疱，为颗粒层内疱，疱内无炎症细胞，见棘层松解细胞。真皮浅层少量淋巴细胞浸润。

5.5.3　角层下脓疱性皮病（subcorneal pustular dermatosis）

病理改变

a 角层下脓疱，内有多数中性粒细胞，少数嗜酸性粒细胞。

b 脓疱下方的棘细胞层内有少量中性粒细胞浸润，轻度海绵水肿。

c 疱内可见少许棘层松解细胞。

d 真皮血管周中性粒细胞、组织细胞、淋巴细胞及少许嗜酸性粒细胞浸润。

病理鉴别诊断

脓疱疮：两者组织学上鉴别困难，结合临床资料及革兰染色可确定诊断。

临床特点

a 好发于中年女性。

b 病因不明，认为与感染、精神创伤、代谢异常有关。

c 主要侵犯腋下、腹股沟、乳房下、躯干及四肢近侧屈面等处。

d 脓疱呈卵圆形，疱壁松弛，周围可有红晕，吸收或破裂后，留下薄痂、鳞屑。

e 一般无自觉症状。

f 慢性良性经过，反复发作。

临床鉴别诊断

落叶型天疱疮

IgA 天疱疮

别名

Sneddon-Wilkison 病（Sneddon-Wilkison disease）

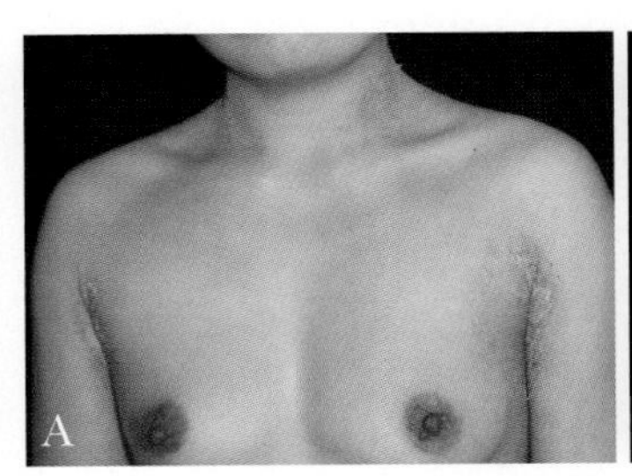

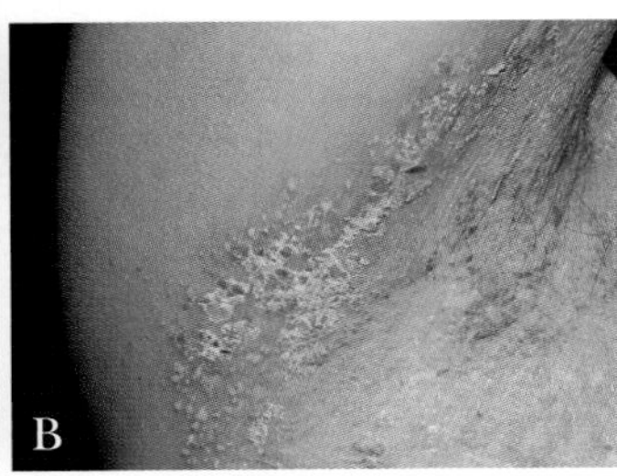

图 5.5.3 角层下脓疱性皮病（subcorneal pustular dermatosis）

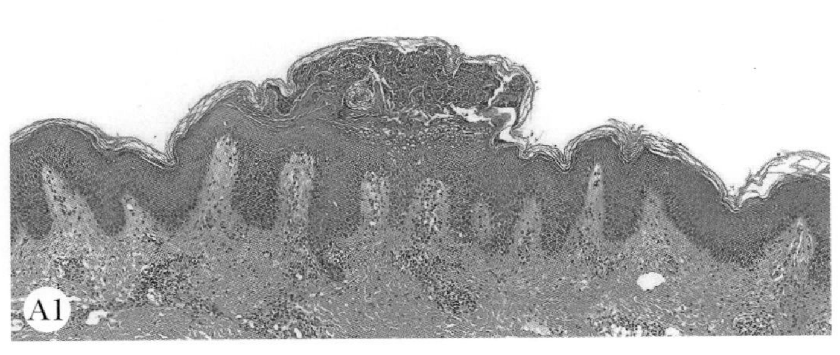

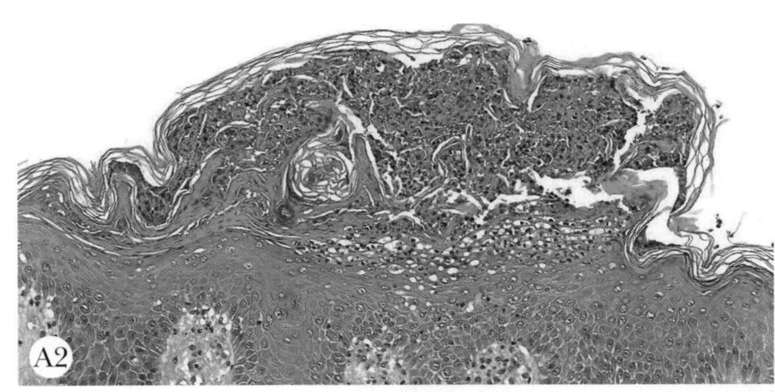

图 5.5.3A 角层下脓疱性皮病 女，33 岁，颈部，双腋下红斑、脓疱 10 年，加重 2 年。脓疱疱壁松弛，破裂后留下薄痂、鳞屑，反复发作。病理示角层下脓疱，表皮不规则增生，脓疱周围未见棘层松解细胞，表皮轻微海绵水肿，真皮浅层淋巴细胞及中性粒细胞浸润。

5.5.4 急性泛发性发疹性脓疱病（acute generalized exanthematous pustulosis，AGEP）

病理改变

a 局限性嗜中性海绵性脓肿。

b 可有角层下或表皮内脓疱。

c 常无界面破坏。

d 真皮乳头水肿，血管周炎症细胞浸润，常有嗜酸性粒细胞。

临床特点

a 属于药物反应，临床较少见。

b 常见致敏药物为抗生素（大环内酯类、β-内酰胺类、氧氟沙星、异烟肼等）和地尔硫䓬及部分利尿剂等。

c 皮损初起在皱褶部位，后泛发全身，为针头大小密集无菌性脓疱，可以融合，疱液干燥后脱屑明显。

d 自觉瘙痒及烧灼感，常伴全身症状，包括发热、白细胞升高等。

e 停药后皮疹迅速消退。

临床鉴别诊断

脓疱型细菌疹：有潜在的细菌感染灶，抗生素治疗有效。

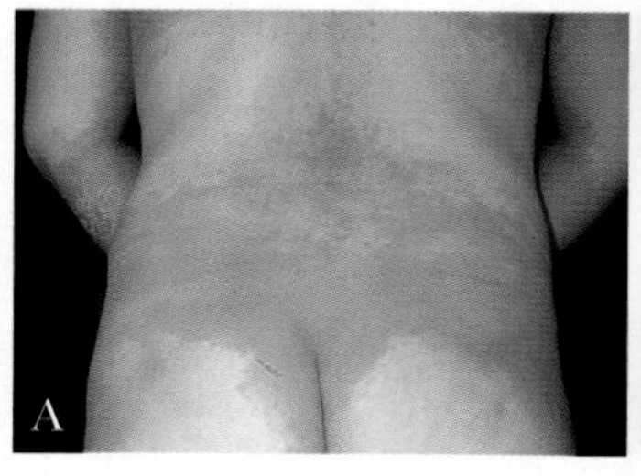

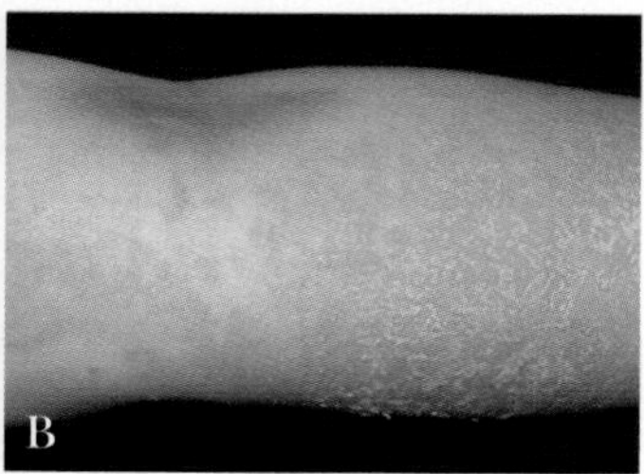

图 5.5.4 急性泛发性发疹性脓疱病（acute generalized exanthematous pustulosis）

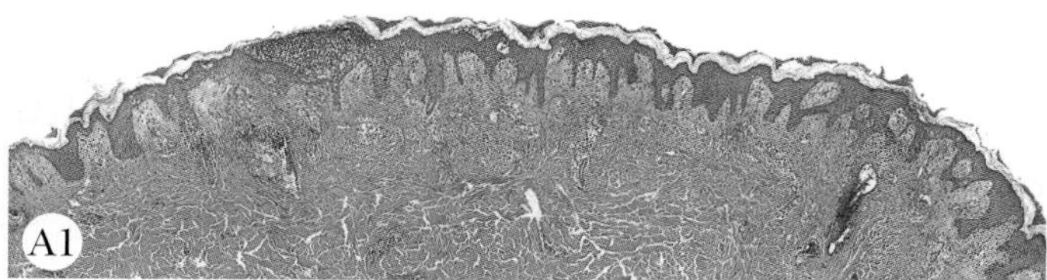

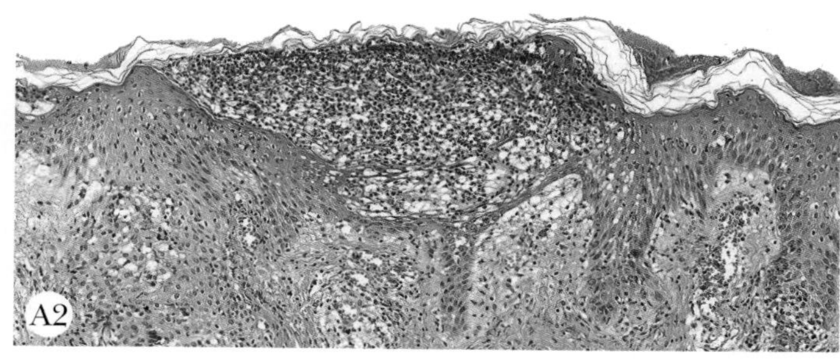

图 5.5.4A 急性泛发性发疹性脓疱病 女，28 岁，全身红斑、脓疱伴痒 7 天，以皱褶部位为著，疱液干燥后脱屑明显。患者 1 个月前因“感冒”自行口服“维 C 银翘片、头孢克洛”。病理示表皮内脓疱，基底细胞轻微空泡变，真皮乳头水肿，真皮浅层淋巴细胞、中性粒细胞浸润，见红细胞外溢。

5.5.5 婴儿肢端脓疱病（infantile acropustulosis）

病理改变

a 表皮细胞空泡化、小灶性坏死及海绵水肿形成。

b 角层下或表皮内脓疱，含多量的中性粒细胞及混合的嗜酸性粒细胞。

c 真皮乳头水肿。

d 脓疱下方真皮有单一核细胞浸润，并混有少数中性粒细胞。

病理鉴别诊断

脓疱疮：角层下脓疱，疱内充满中性粒细胞，可有少许棘层松解细胞，革兰染色可在疱内显示阳性球菌。

角层下脓疱病：脓疱位于角层下，内有中性粒细胞，有时可见少许棘层松解细胞，为无菌性小脓疱，脓疱下方有散在中性粒细胞浸润。

临床特点

a 好发于 2 ～ 10 个月婴儿，男性多见。

b 病因不明，夏季加剧，冬季消失。

c 主要发生于掌跖、手足背、腕部，偶见于头部。

d 初为针头大红丘疹，24 小时内成为小脓疱，伴瘙痒，脓疱干涸脱落后缓解。

e 成批发生，反复发作。

f 2 岁以后自然痊愈。

临床鉴别诊断

汗疱疹

掌跖脓疱病

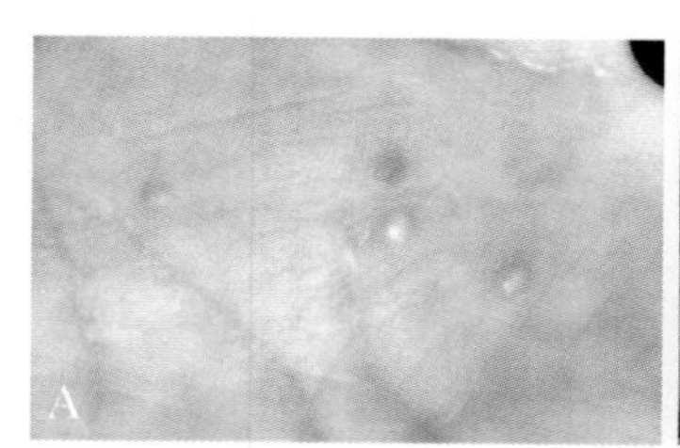

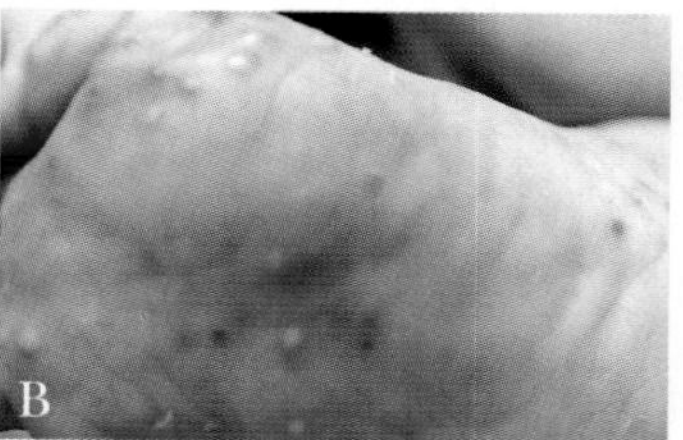

图 5.5.5 婴儿肢端脓疱病（Infantile acropustulosis）

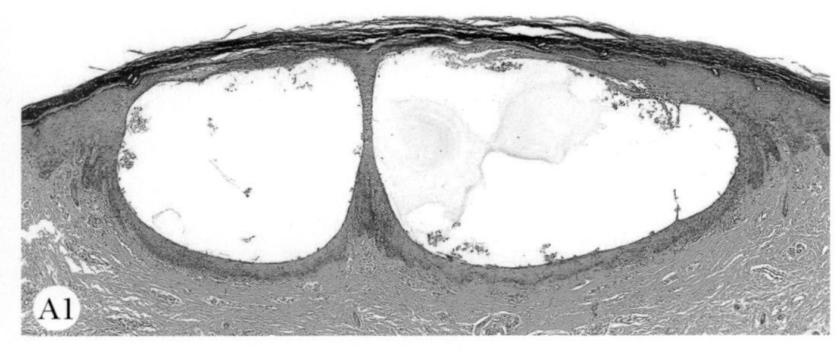

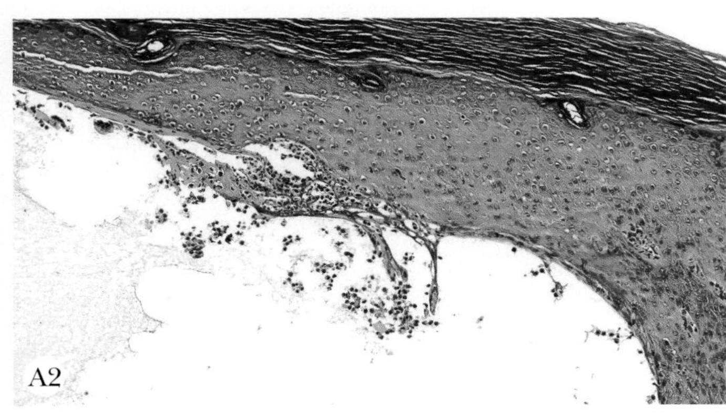

图 5.5.5A 婴儿肢端脓疱病 患儿，男，6 个月，双手掌、足跖脓疱 1 个月余，痒。脓疱可自行愈合，反复。病理示表皮内疱，疱内为中性粒细胞，无棘层松解细胞。

5.5.6 新生儿中毒性红斑（erythema toxicum neonatorum）（见 2.2.3）

5.5.7 Reiter 综合征（Reiter syndrome）（见 3.1.4）

5.5.8 连续性肢端皮炎（acrodermatitis continua）（见 3.1.2）

5.5.9 掌跖脓疱病（palmoplantar pustulosis）（见 3.1.3）

6 表皮下水疱性皮炎（subepidermal bullous dermatitis）

王刚 刘宇 王雷

6.1 少炎症细胞的表皮下水疱性疾病

6.1.1 大疱性表皮松解症

单纯型大疱性表皮松解症

交界型大疱性表皮松解症

营养不良型大疱性表皮松解症

Kindler 综合征

6.1.2 二度烧伤

6.1.3 压力 / 昏迷性大疱

6.1.4 糖尿病性大疱病

6.1.5 瘢痕上水疱

6.1.6 少细胞浸润的大疱性类天疱疮

6.1.7 卟啉病（见 17.6.1）

6.1.8 假性卟啉病（见 17.6.2）

6.1.9 大疱性皮肤淀粉样变（见 17.2）

6.1.10 中毒性表皮坏死松解症（见 1.2.3）

6.2 淋巴细胞性表皮下水疱性疾病

6.2.1 大疱性真菌感染

6.2.2 扁平苔藓类天疱疮

6.2.3 大疱性扁平苔藓（见 1.1.1）

6.2.4 多形性日光疹（见 2.1.8）

6.2.5 大疱型多形红斑（见 1.2.1）

6.3 嗜酸性粒细胞性表皮下水疱性疾病

6.3.1 大疱性类天疱疮

6.3.2 妊娠疱疹

6.3.3 隐翅虫皮炎

6.3.4 大疱性药疹（见 1.2.3）

6.3.5 虫咬皮炎（见 16.3）

6.4 中性粒细胞性表皮下水疱性疾病

6.4.1 疱疹样皮炎

6.4.2 线状 IgA 大疱性皮病

6.4.3 瘢痕性类天疱疮

6.4.4 抗 P200 类天疱疮

6.4.5 获得性大疱性表皮松解症

6.4.6 丹毒（见 9.1.7）

6.4.7 类丹毒（见 9.5.1）

6.4.8 急性发热性嗜中性皮病（见 9.1.1）

6.4.9 大疱性红斑狼疮（见 1.2.4）

6.4.10 大疱性荨麻疹（见 7.2.3）

6.4.11 大疱型坏疽性脓皮病（见 9.1.4）

在水疱性疾病的诊断中，水疱的部位、浸润炎症细胞的性质及水疱形成的过程和原因是三大要素。对于表皮下水疱性疾病，明确浸润炎症细胞的种类和多少是关键的步骤。在这一大类疾病中，炎症细胞类型主要分别以淋巴细胞、嗜酸性粒细胞和中性粒细胞为主，不同类型的炎症细胞浸润所需要考虑的鉴别诊断范围是完全不同的。当然，要做出确定的诊断还需要综合分析临床特点、病理表现、免疫学、遗传学、电子显微镜等检查结果。

6.1 少炎症细胞的表皮下水疱性疾病（cell-poor subepidermal bullous diseases）

6.1.1 大疱性表皮松解症（epidermolysis bullosa）

根据病变发生的位置不同，将大疱性表皮松解症（EB）分为单纯型（EBS）、交界型（JEB）、营养不良型（DEB）和 Kindler 综合征四个临床类型，各型又包括不同的亚型，见表 6.1.1.1。最新的 EB 分类是依据发生基因变异的分子进行命名，为了便于从组织病理的角度理解 EB，本书仍采用上述四型分类方法。

单纯型大疱性表皮松解症（epidermolysis bullosa simplex）

病理改变

a 表皮下疱，单纯型 EB 裂隙位于基底细胞层，陈旧皮损因新生表皮看似位于表皮内。

b 偶见基底层坏死的表皮细胞。

c 真皮浅层及疱内炎症细胞很少，甚至没有。

表 6.1.1.1 大疱性表皮松解症（EB）的主要临床类型

EB 类型	主要亚型	致病分子
单纯型（EBS）	基底层上亚型	斑菲索蛋白 1(PKP1) 桥粒斑蛋白 (DSP)
	基底层亚型	角蛋白 5(K5) 角蛋白 14(K14) 网格蛋白 (PLEC1) α6β4整合素 (ITGA6、ITGB4)
交界型（JEB）	Herlitz 型 (JEB-H)	板层素 332(LAMA3、LAMB3、LAMC2)
	其他 JEB	板层素 332(LAMA3、LAMB3、LAMC2) X Ⅶ型胶原 (COL17) α6β4整合素 (ITGA6、ITGB4)
营养不良型（DEB）	显性遗传型 (DDEB)	Ⅶ型胶原 (COL7)
	隐性遗传型 (RDEB)	Ⅶ型胶原 (COL7)
Kindler 综合征		KIND1

病理鉴别诊断

卟啉病：表皮下疱，真皮乳头突入疱腔呈彩球状，血管周围均质、嗜伊红环状沉积，伴中性粒细胞为主的炎症细胞浸润。

临床特点

a 多于出生或婴儿期发病，亦可延至青春期。

b 为一组遗传性疾病，有常染色体显性和隐性遗传两种方式。

c 自发或在轻微外伤的基础上发生水疱、大疱，各型疱壁厚薄不一，受累范围不定，愈后一般不留瘢痕。

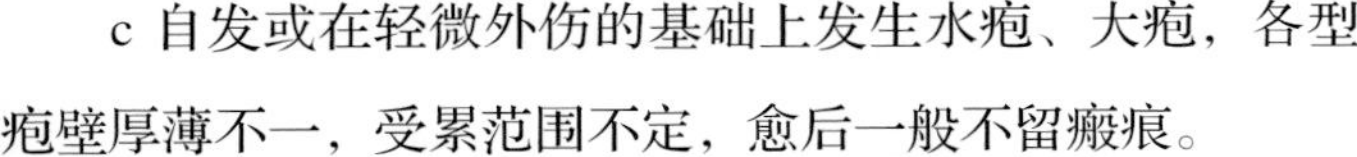

d 可累及黏膜。

e 各型预后差异很大。

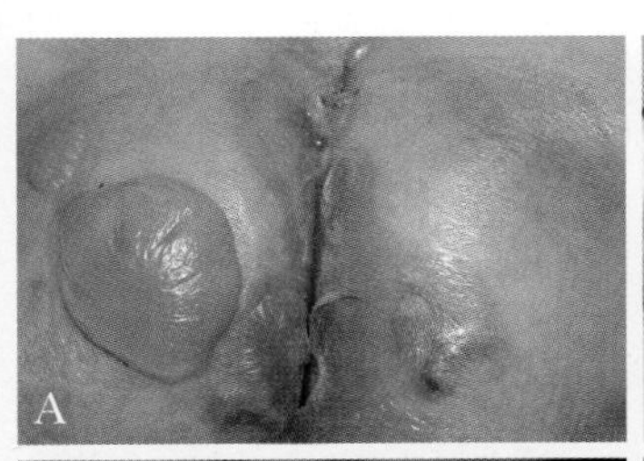
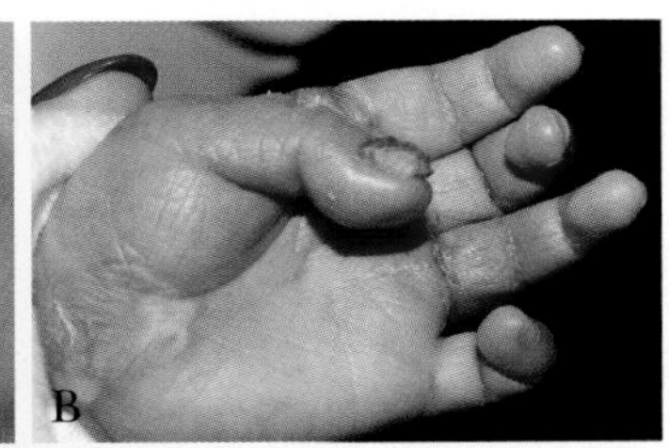
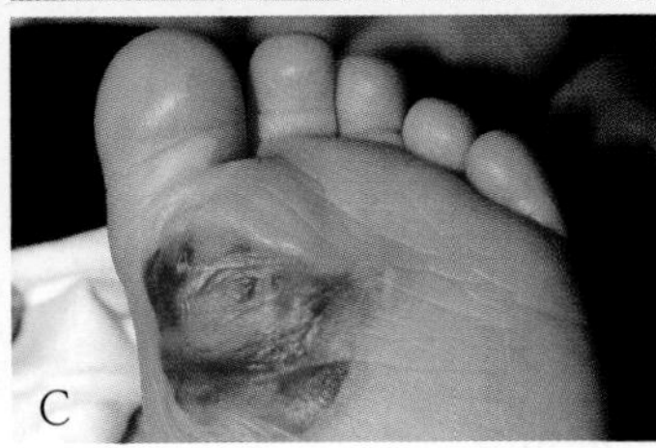
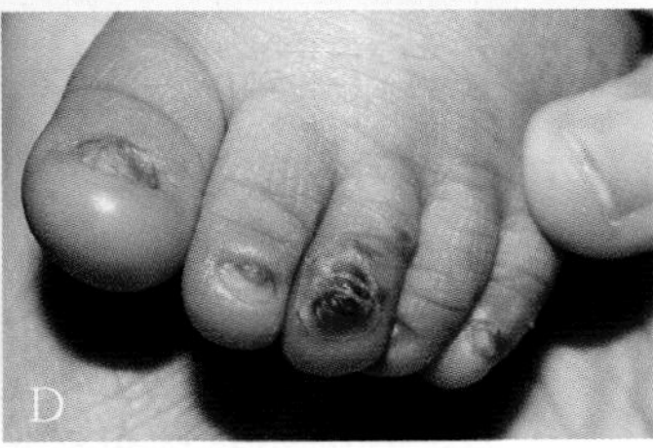

图 6.1.1A~D 单纯型大疱性表皮松解症（epidermolysis bullosa simplex）

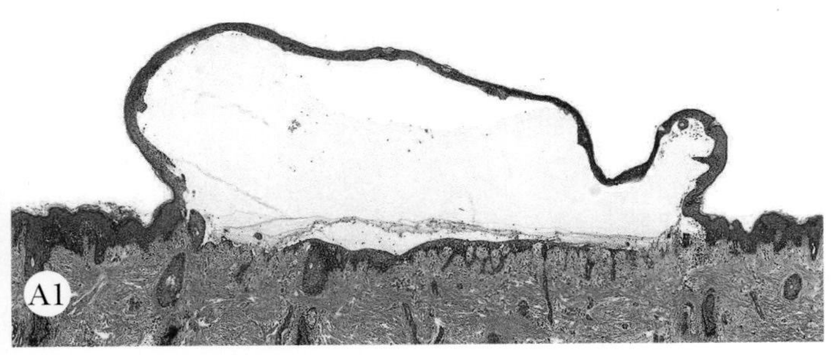

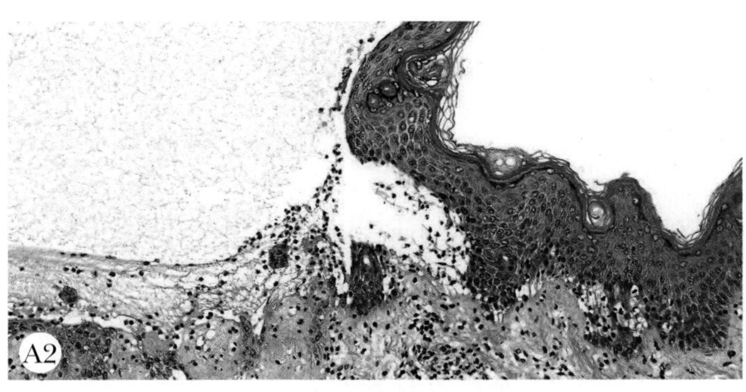

图 6. 1. 1A 单纯型大疱性表皮松解症 女，4 个月，出生时全身多发水疱、大疱，指甲增厚、脱落。水疱以受压部位为著，轻微外伤即可出现，愈合后不留瘢痕，无粟丘疹形成。否认家族性遗传性疾病病史。病理示基底细胞空泡变形成表皮下疱，疱下方为新生表皮，疱内见少量中性粒细胞及淋巴细胞。

交界型大疱性表皮松解症（junctional epidermolysis bullosa）

病理改变

a 基底细胞层与基底膜带间形成裂隙致表皮下水疱。

b 真皮内炎症细胞很少或无。

c PAS 染色或免疫荧光染色见基底膜位于疱的真皮一侧。免疫组化Ⅳ型胶原显示疱底阳性。

d 电镜示水疱发生在基底细胞与基底板之间，即透明板内。

病理鉴别诊断

单纯型大疱性表皮松解症：裂隙或水疱发生于基底细胞层内。

营养不良型大疱性表皮松解症：裂隙或水疱位于基底膜下。

大疱性类天疱疮：表皮下水疱，伴有以嗜酸性粒细胞为主的浸润，直接免疫荧光检查可见基底膜带 IgG 和 C3 呈线状沉积，免疫电镜发现透明板内 IgG 和 C3 沉积。

临床特点

a 出生时或生后不久发病。

b 常染色体隐性遗传。

c 广泛分布的大疱及大面积剥脱，Nikolsky 征阴性。

d 口腔黏膜有损害。

e 死亡率较高。

f 幸存者可有牙釉质发育畸形，生长迟缓及中度或重度的顽固性贫血。

临床鉴别诊断

单纯型大疱性表皮松解症

营养不良型大疱性表皮松解症

新生儿天疱疮

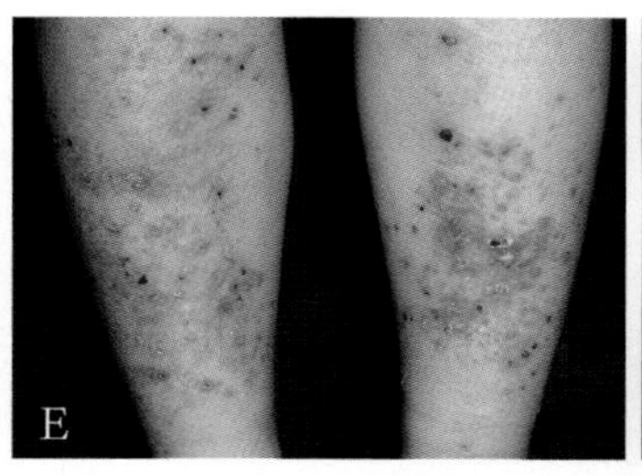

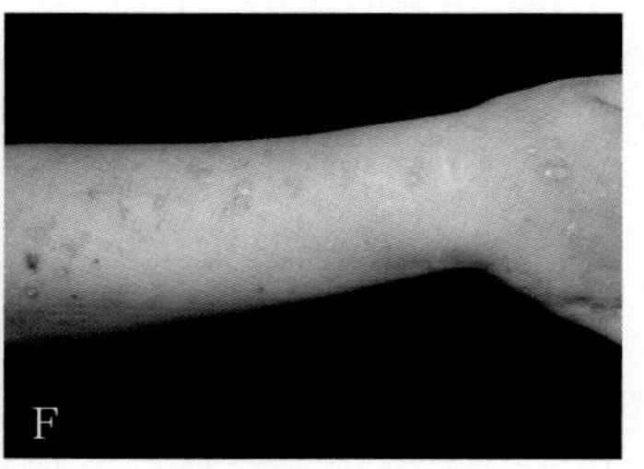

图 6.1.1EF　交界型大疱性表皮松解症（junctional epidermolysis bullosa）

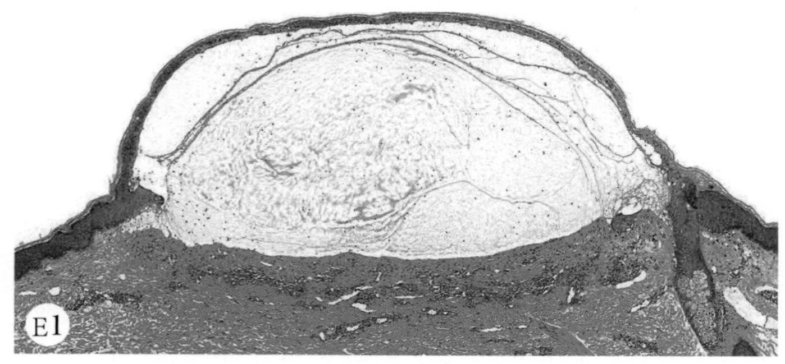

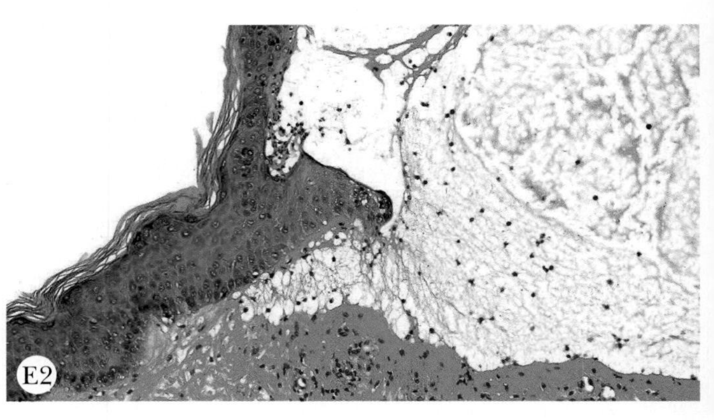

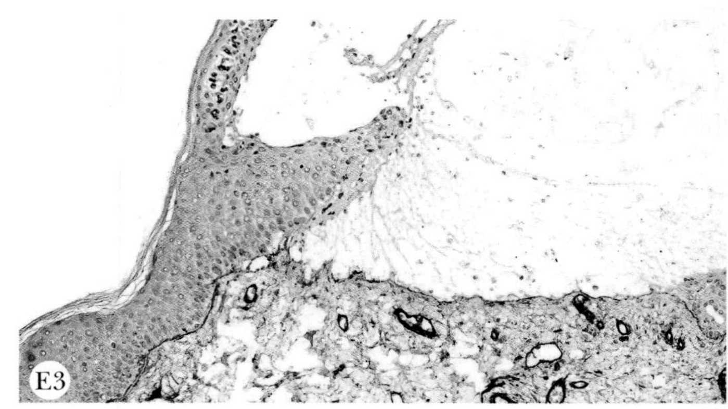

图 6. 1. 1E　交界型大疱性表皮松解症　女，10 岁，四肢水疱 9 年，愈合后遗留瘢痕。家族史阴性。病理示表皮下疱，疱顶基底层完整。免疫组化Ⅳ型胶原染色疱底阳性，电镜证实水疱发生在透明板内（未显示电镜图）。

营养不良型大疱性表皮松解症（dystrophic epidermolysis bullosa）

病理改变

a 表皮厚度变薄且变平，或可正常。

b 表皮下疱，水疱分裂部位在 PAS 阳性基底膜下。

c 真皮乳头血管扩张，黏多糖增加。

d 真皮上部胶原、血管增生，或呈肉芽组织样、瘢痕样改变。

e 真皮内炎症细胞很少或无。

f 免疫组化Ⅳ型胶原染色显示疱顶阳性。

病理鉴别诊断

单纯型大疱性表皮松解症：裂隙或水疱发生于基底细胞层内。

交界型大疱性表皮松解症：裂隙或水疱发生于基底细胞层与基底膜带间。

临床特点

a 多发生于四肢伸侧，尤其以关节部位特别是指、趾、踝、肘关节面多见。

b 皮损表现为水疱及大疱，愈后留有瘢痕及萎缩。

c 口腔、食管、咽喉部黏膜可有糜烂，可引起声嘶、吞咽困难。

d 耳轮、手背、臂及四肢伸侧常有表皮囊肿和粟丘疹。

e 可伴有厚甲及甲营养不良、秃发、体毛缺失、侏儒、爪形手、指骨萎缩及假性并指等症状。

f 本病分显性遗传性及隐性遗传性两个亚型，显性型的皮肤表现相对较轻，隐性型的表现较重，皮损广泛，预后较差。

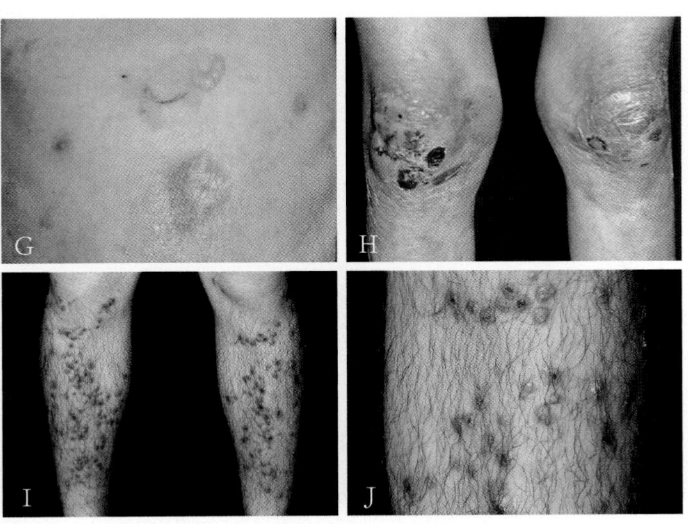

图 6.1.1G~J 营养不良型大疱性表皮松解症（dystrophic epidermolysis bullosa）

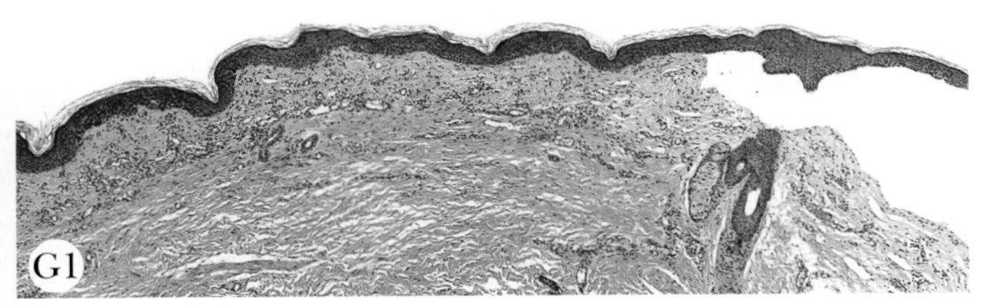

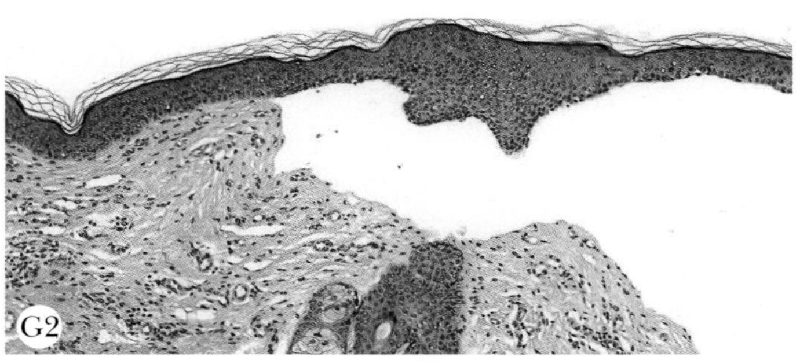

图 6.1.1G 营养不良型大疱性表皮松解症 女，6 岁，全身红斑、大疱 6 年。渐出现爪形手、指骨萎缩及假性并指。摩擦部位极易出现大疱，愈合后形成瘢痕及粟丘疹。牙齿发育不良。父母亲系近亲结婚，有 1 兄有类似病史。病理示表皮下疱，疱上方基底层完整，疱内无炎症细胞浸润。真皮浅层纤维化伴淋巴细胞浸润。

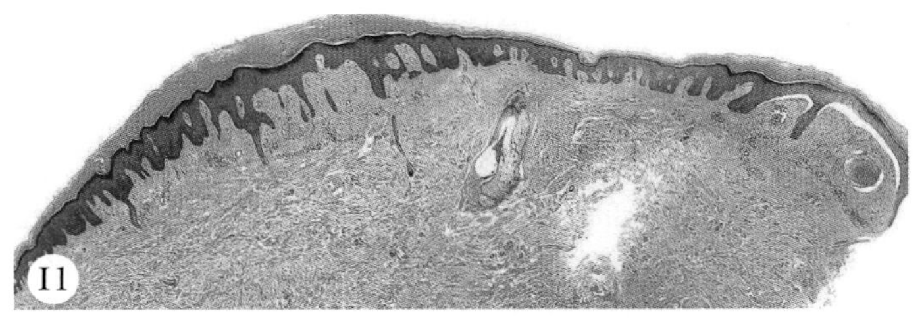

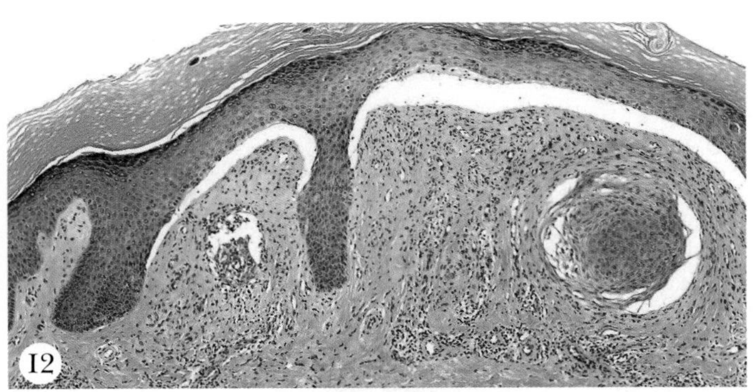

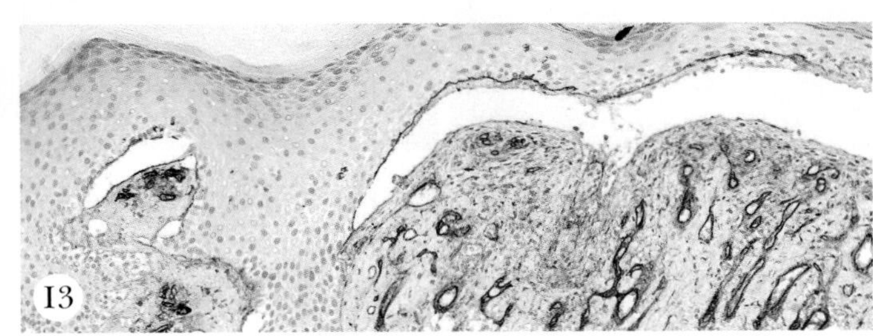

图 6.1.1I 营养不良型大疱性表皮松解症 男，16 岁， 双下肢结节伴痒 16 年。皮损初期为水疱。否认遗传史。病理示局灶性角化过度伴表皮增生，表皮下疱，疱顶基底层完整，疱内少量炎细胞浸润，真皮小的表皮囊肿形成伴淋巴细胞浸润。免疫组化Ⅳ型胶原染色显示疱顶阳性。

Kindler 综合征（Kindler syndrome）

病理改变

a 表皮下疱。

b 水疱可以发生在基底细胞层、交界部位或致密板下层。

c 真皮浅层见噬黑素细胞，真皮浅层及疱内炎症细胞很少，甚至没有。

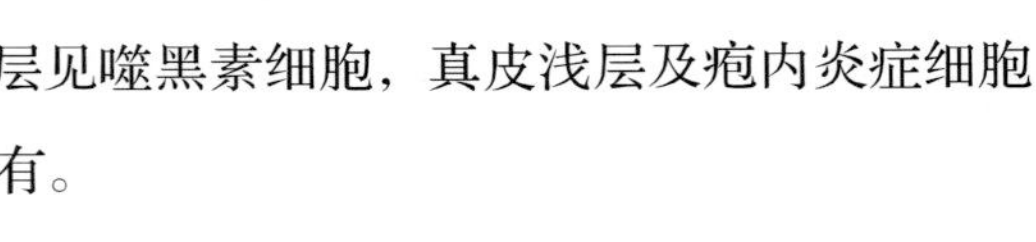

临床特点

a 属于常染色体隐性遗传。

b 出生时发病，皮损泛发。

c 在新生儿时期水疱症状严重而且泛发，其临床表现类似于 JEB 的 Herlitz 型（JEB–H）或 DEB，后期症状趋向缓和，与 JEB 的非 Herlitz 型（JEB–nH）相似。

d 常有皮肤异色症和光敏感现象。

别名

伴大疱的先天性皮肤异色症（congenital poikiloderma with bullae）

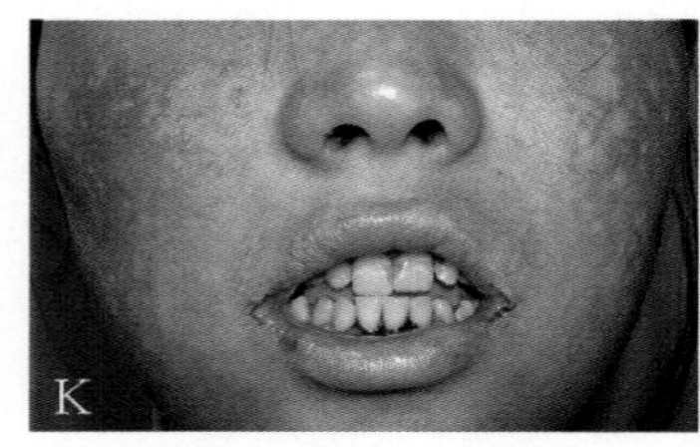

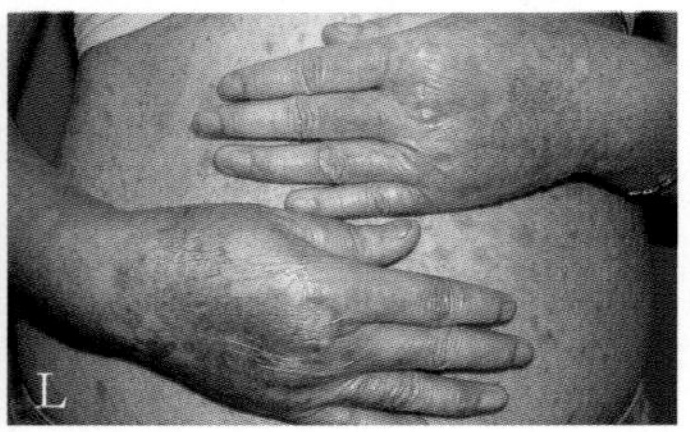

图 6.1.1KL　Kindler 综合征（Kindler syndrome）

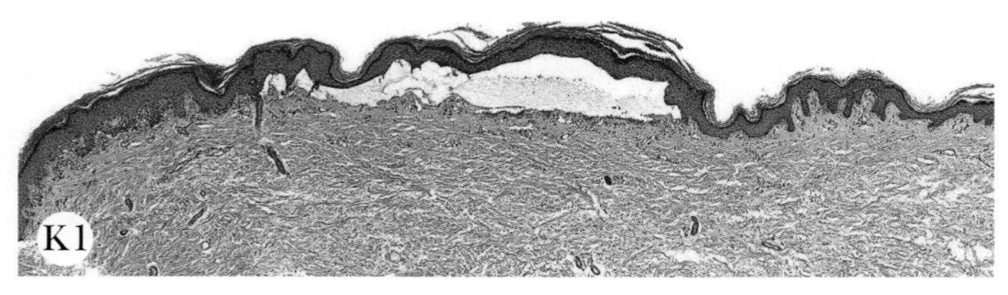

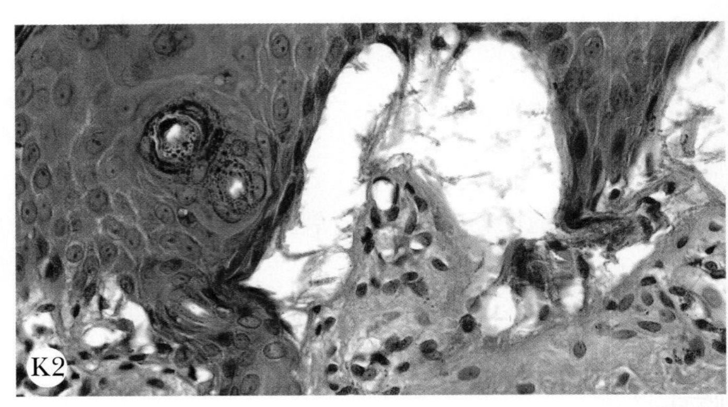

图 6.1.1K　Kindler 综合征　女，21 岁，手足大疱，渐至全身 21 年。出生 1 周发病，半岁后出现全身皮肤异色，有光敏感。姐发病情况及时间相同，二人牙龈常出血，姐有食管狭窄。病理示表皮下疱，疱内无炎细胞，真皮浅层可见噬黑素细胞。

6.1.2　二度烧伤（second-degree burn）

病理改变

a 表皮下疱，角质层呈网篮状。

b 表皮细胞内及细胞间水肿，角质形成细胞坏死。

c 真皮乳头水肿，血管周围稀疏淋巴细胞、组织细胞及中性粒细胞浸润。

d 表皮细胞改变，包括细胞核细长、与表皮垂直，为诊断电烧伤的重要特征。

病理鉴别诊断

冻伤：本病亦可见基底细胞空泡坏死，伴核固缩，其下真皮均质化，临床资料有助于正确诊断。

临床特点

a 可因热、电、化学、日光等因素所致。

b 二度烧伤有水疱出现，极度水肿，剧烈疼痛，深二度烧伤愈后遗留瘢痕。

6.1.3 压力 / 昏迷性大疱（coma induced blister）

病理改变

a 表皮下疱。

b 常伴表皮坏死，也可发生表皮细胞液化变性或表皮内水疱。

c 汗腺坏死，也可发生毛囊、皮脂腺及小血管坏死。

临床特点

a 见于各种原因引起的昏迷患者，尤其是一氧化碳、酒精和巴比妥类中毒。

b 紧张性水疱、大疱，可发生在任何部位，但以摩擦或受压部位多见。

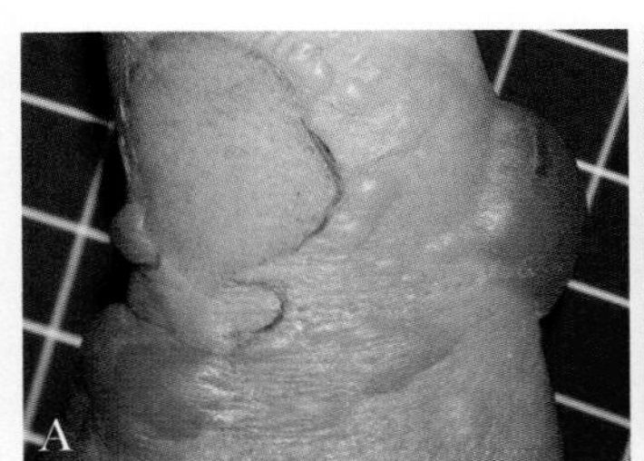

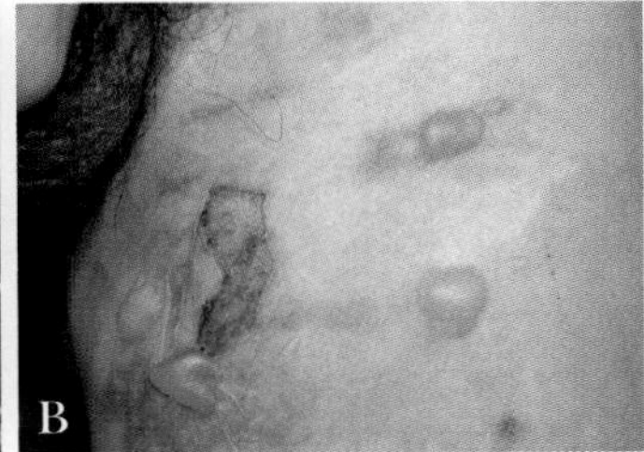

图 6.1.3 压力 / 昏迷性大疱（coma blister）

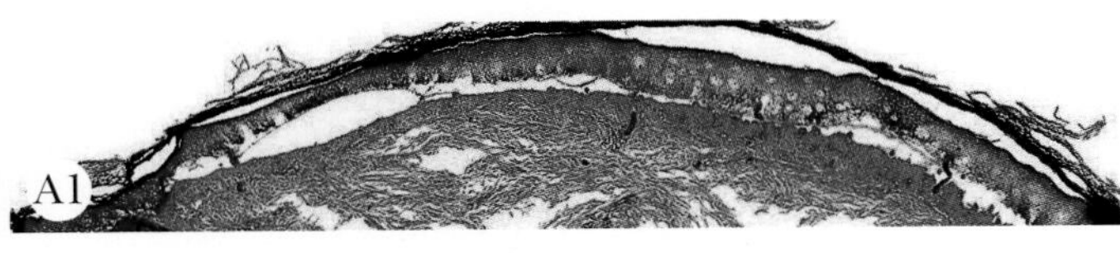

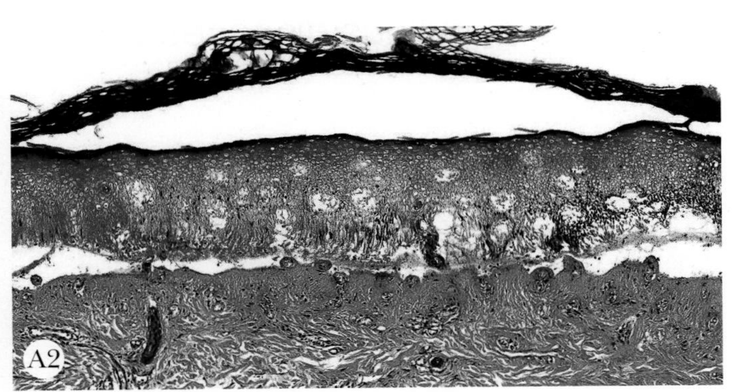

图 6.1.3A 压力 / 昏迷性大疱 男，47 岁，左手及左股部水疱、大疱 1 天，3 天前饮酒后昏迷。病理示表皮下疱伴表皮坏死，疱内炎细胞少，本例未见汗腺、毛囊、皮脂腺及小血管坏死。

6.1.4 糖尿病性大疱病（bullosis diabeticorum）

病理改变

a 表皮下水疱，无明显炎症细胞浸润。

b 不同的时期取材可能见到水疱位于角层下或表皮内，有时伴棘细胞水肿。

c 真皮浅层血管壁明显增厚，PAS 阳性物质增多，真皮血管周稀疏淋巴细胞浸润。

病理鉴别诊断

获得性大疱性表皮松解症：表皮下疱，疱内可见纤维素，可有真皮内瘢痕，DIF 可见基底膜 IgG、C3 线状沉积。

临床特点

a 常发生于胰岛素依赖糖尿病患者治疗不力并伴肾功能不全或其他并发症时。

b 自发性无瘢痕大疱，可自愈。

c 多发生于指和趾顶端，清晰，为无菌性水疱。

临床鉴别诊断

大疱性类天疱疮

迟发性皮肤卟啉病

6.1.5 瘢痕上水疱（blister overlying scars）

在萎缩性瘢痕时偶尔可见到表皮下裂隙或水疱，多由于瘢痕组织与其上方的表皮在切片制作时人为出现的分离现象，有时为真正的表皮下疱。组织学上除大疱外应见到瘢痕的基本改变。

6.1.6 少细胞浸润的大疱性类天疱疮（cell-poor bullous pemphigoid）

有时大疱性类天疱疮无明显的炎症细胞浸润，可能为大疱性类天疱疮炎症谱系最轻的一极，此时，需与其他无明显炎症的表皮下水疱性疾病相鉴别，本病在其他方面均具备典型的大疱性类天疱疮组织学特点。

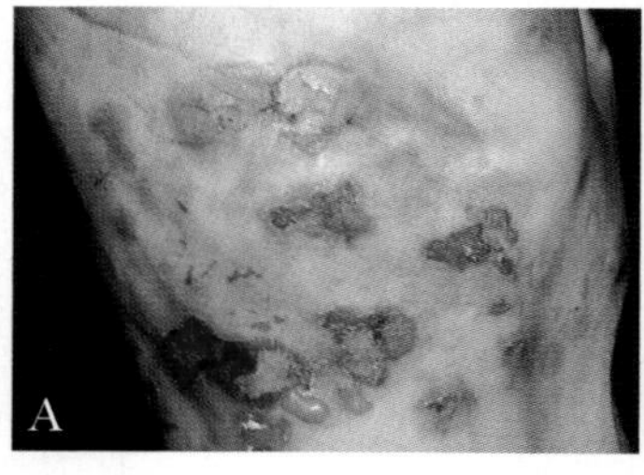
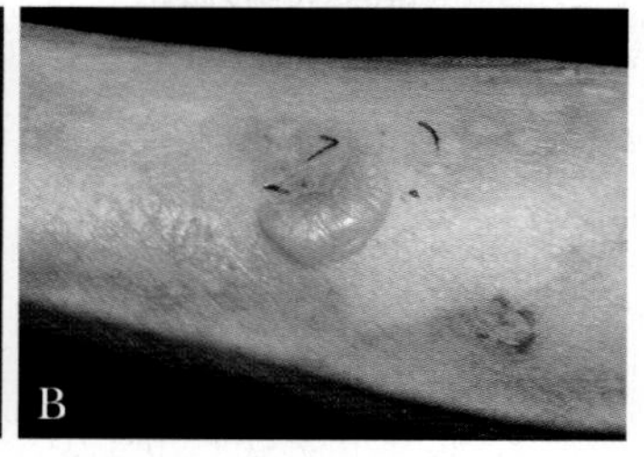

图 6.1.6 少细胞浸润的大疱性类天疱疮（cell-poor bullous pemphigoid）

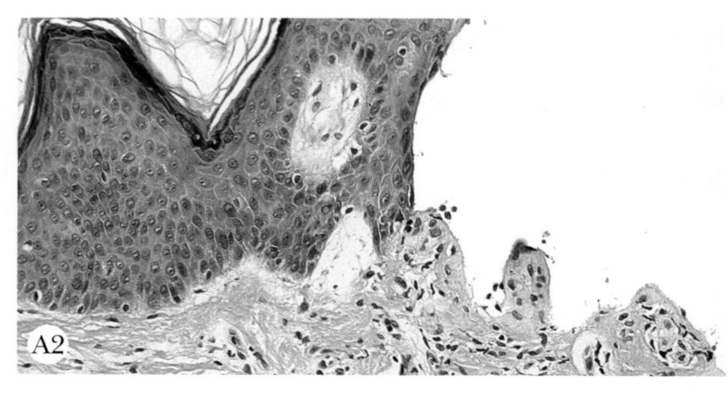

图 6.1.6A 少细胞浸润的大疱性类天疱疮 男，62 岁，全身红斑、水疱、大疱伴瘙痒 3 个月余。病理示表皮下疱，疱内少许淋巴细胞浸润。ELISA BP180：114IU/ml。

6.1.7 卟啉病（porphyria）（见 17.6.1）

6.1.8 假性卟啉病（pseudoporphyria）（见 17.6.2）

6.1.9 大疱性皮肤淀粉样变（见 17.2）

6.1.10 中毒性表皮坏死松解症（toxic epidermal necrolysis）（见 1.2.3）

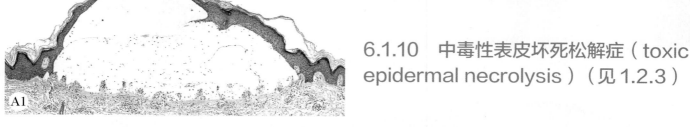

6.2 淋巴细胞性表皮下水疱性疾病（subepidermal bullous diseases with lymphocytes infiltration）

6.2.1 大疱性真菌感染（bullous fungal infections）

皮肤的真菌感染偶尔可因真皮乳头显著水肿致表皮下水疱形成，伴大量炎症细胞浸润，多以淋巴细胞为主，但可有嗜酸性粒细胞、浆细胞及中性粒细胞；常存在角化不全和海绵水肿。真菌特殊染色可明确诊断。

6.2.2 扁平苔藓类天疱疮（lichen planus pemphigoides）

病理改变

a 扁平苔藓样皮损表现为典型的扁平苔藓病理改变，可有角化不全。

b 大疱性皮损则呈大疱性类天疱疮表现。

c 浸润细胞多少不等，常以淋巴细胞或嗜酸性粒细胞为主。

d 直接免疫荧光显示皮损基底膜带有线状 IgG 和（或）C3 沉积。

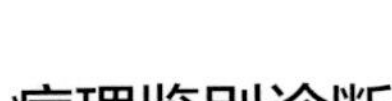

病理鉴别诊断

大疱性扁平苔藓：水疱是在严重的基底细胞液化变性基础上发生的，不具备大疱性类天疱疮的免疫病理证据。

临床特点

a 本病是扁平苔藓与大疱性类天疱疮的伴发，临床罕见。

b 常先有扁平苔藓样皮损而后发生大疱性皮损，偶见大疱首发。

c 大疱性皮损可发生在正常皮肤，也可发生在红斑或扁平苔藓样皮损之上。

d 患者血清中存在抗基底膜带的自身抗体。

临床鉴别诊断

大疱性扁平苔藓

大疱性类天疱疮

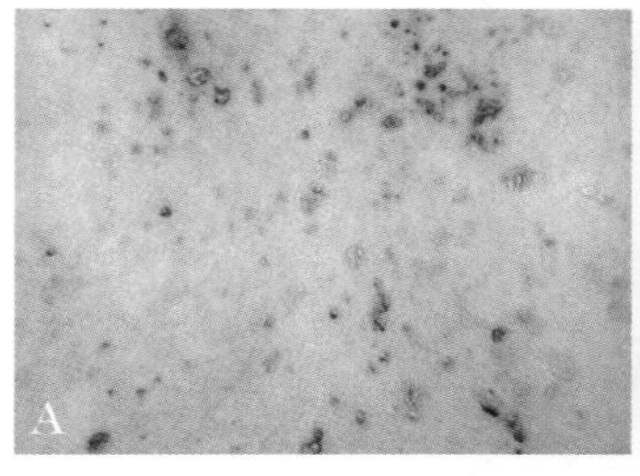

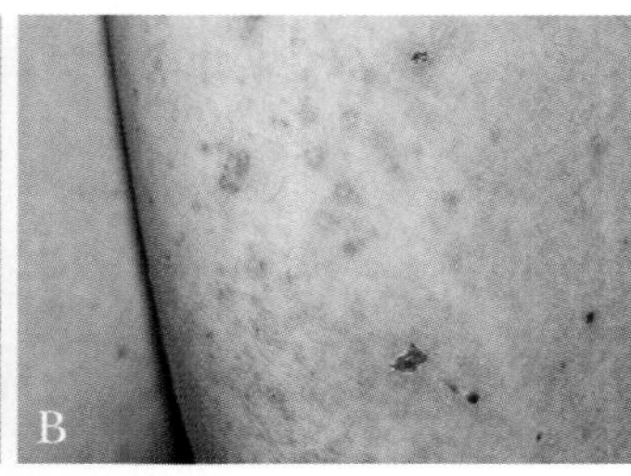

图 6.2.2 扁平苔藓类天疱疮（lichen planus pemphigoides）

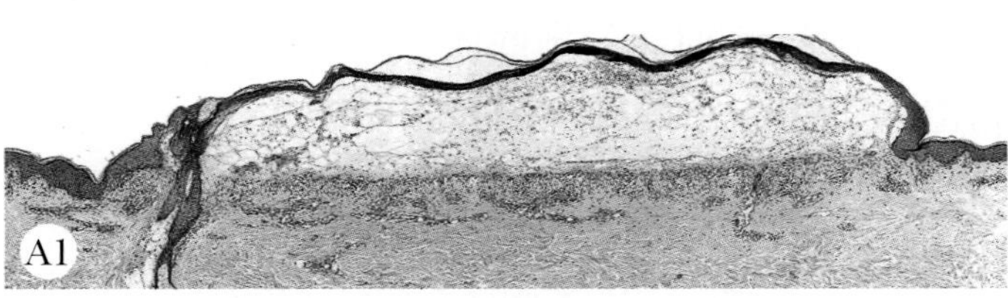

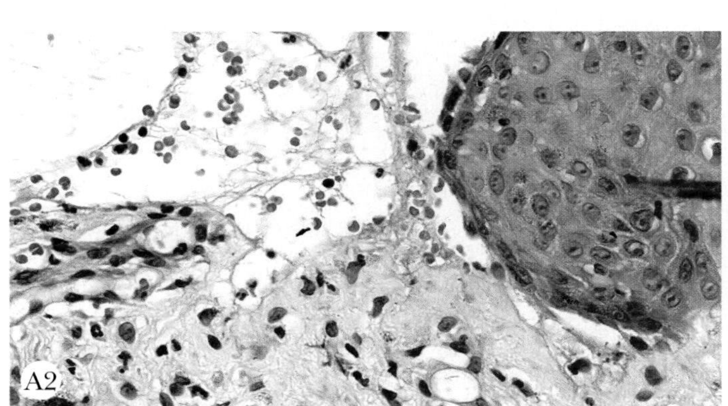

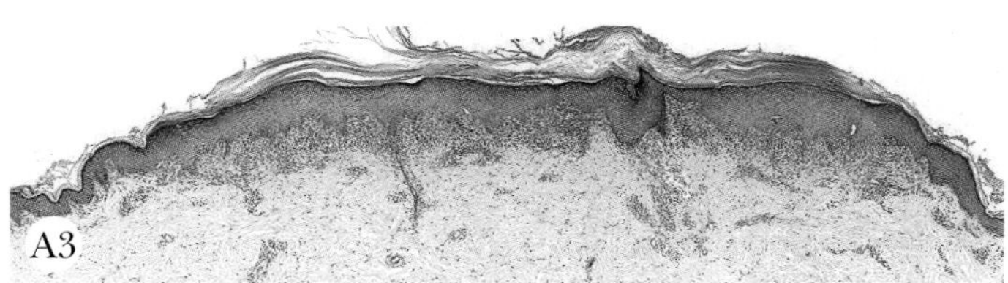

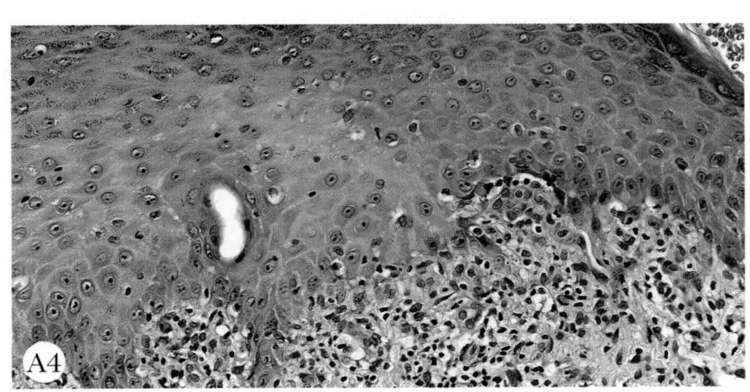

图 6.2.2A 扁平苔藓类天疱疮 男，35 岁，全身红斑、丘疹，水疱伴痒 20 天。水疱处病理示表皮下疱，符合大疱性类天疱疮病理改变，丘疹处病理示苔藓样界面皮炎改变伴角化不全，类似于扁平苔藓病理改变。

6.2.3 大疱性扁平苔藓（见 1.1.1）

6.2.4 多形性日光疹（polymorphous light eruption）（见 2.1.8）

6.2.5 大疱型多形红斑（见 1.2.1）

6.3 嗜酸性粒细胞性表皮下水疱性疾病（subepidermal bullous diseases with eosinophils infiltration）

6.3.1 大疱性类天疱疮（bullous pemphigoid）

病理改变

a 表皮下疱。

b 疱内有嗜酸性粒细胞及中性粒细胞、淋巴细胞。

c 真皮浅层血管周及乳头有混合类型的细胞浸润，包括淋巴细胞、嗜酸性粒细胞、组织细胞及中性粒细胞。

d 真皮乳头水肿。

e 直接免疫荧光显示皮损基底膜带有线状 IgG 和（或）C3 沉积。

病理鉴别诊断

获得性大疱性表皮松解症：以淋巴细胞浸润为主，偶见中性粒细胞。盐裂皮肤间接免疫荧光有助于鉴别。

临床特点

a 多见于老年人，常在 50 岁以后发病。

6.3.1

b 为自身免疫性疾病。

c 好发于躯干、四肢屈侧、腋窝及腹股沟。

d 典型损害为壁厚、紧张、半球形大疱，多发生在红斑或风团的基础上，瘙痒明显。可表现为结节，称结节性类天疱疮（pemphigoid nodularis）。

e Nikolsky 征阴性。

f 少数患者伴黏膜损害，但较轻微。

g 病程进展较慢。

临床鉴别诊断

大疱型多形红斑

获得性大疱性表皮松解症

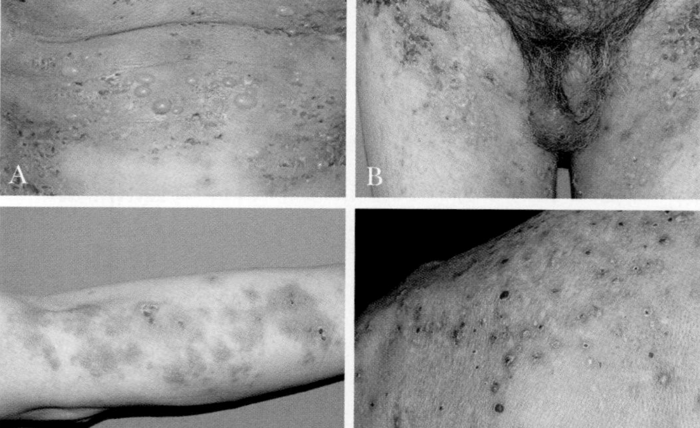

图 6.3.1 大疱性类天疱疮（bullous pemphigoid）

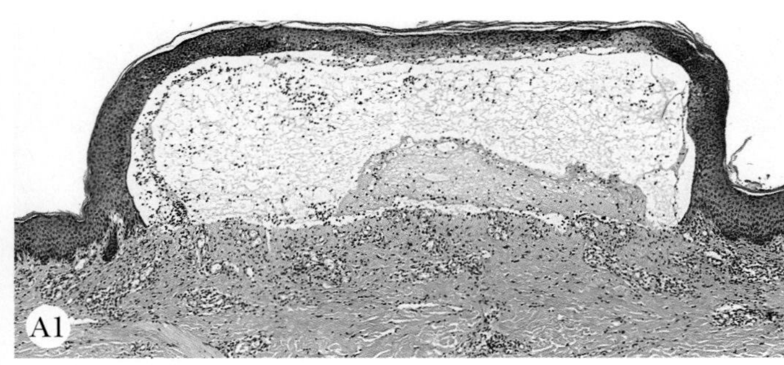

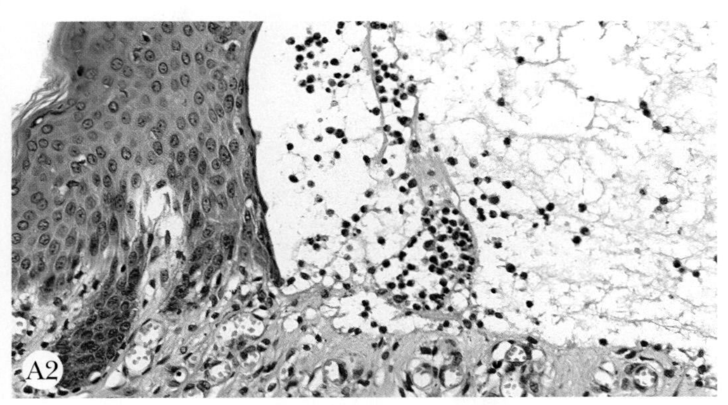

图 6.3.1A 大疱性类天疱疮 男，63 岁，躯干、四肢水肿性红斑半年，水疱、大疱 20 天。明显瘙痒。病理示表皮下疱，为张力性疱，疱顶表皮正常，疱内较多嗜酸性粒细胞、中性粒细胞、淋巴细胞混合性浸润。

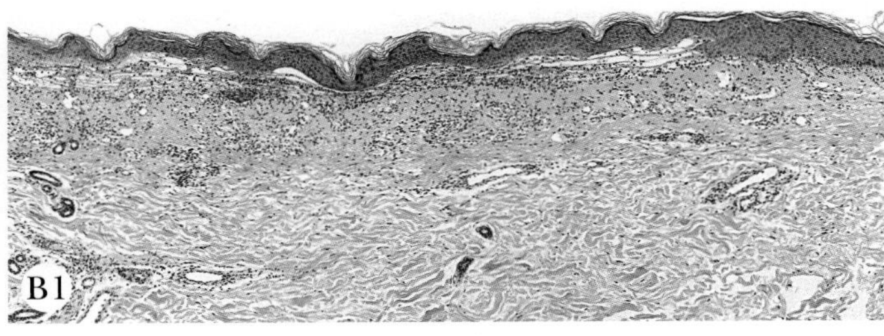

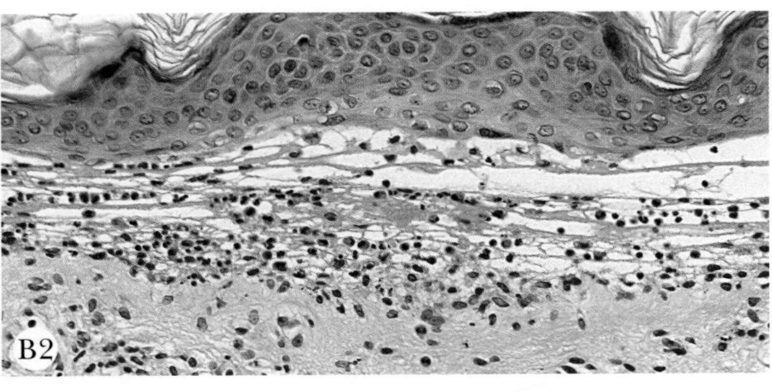

图 6.3.1B 大疱性类天疱疮 男，81 岁，躯干、四肢红斑、水疱、糜烂、结痂伴瘙痒 3 年。尼氏征阴性，口腔黏膜正常。病理示表皮下疱，疱内为大量嗜酸性粒细胞为主浸润，并可见纤维素。

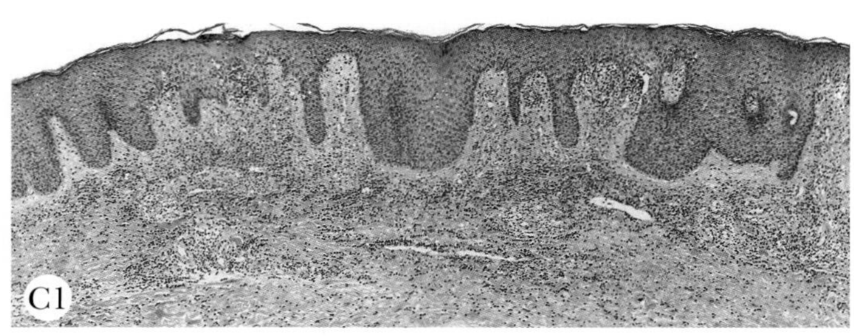

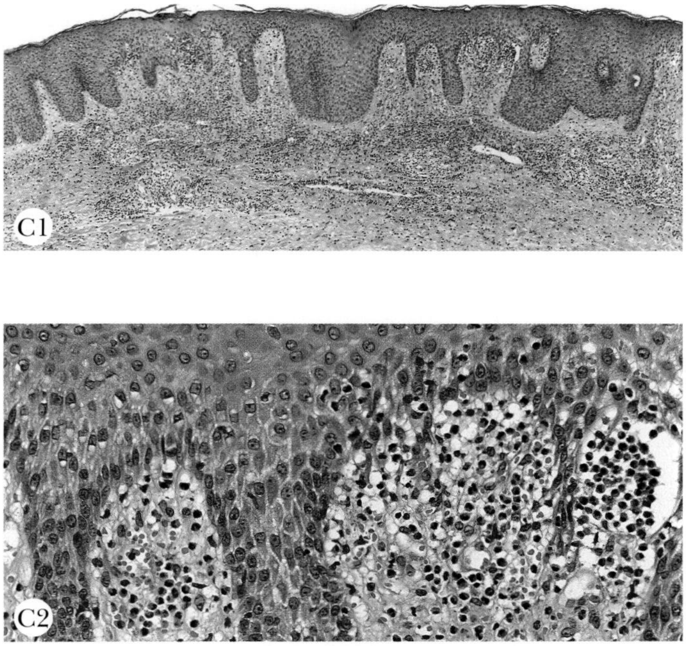

C2

图 6.3.1C 大疱性类天疱疮 男，55 岁 全身红斑水疱，伴瘙痒 1 个月余。病理示表皮不规则增生伴海绵水肿，真皮浅层大量嗜酸性粒细胞为主浸润，部分嗜酸性粒细胞进入表皮，未见明显表皮下疱。ELISA BP180：86IU/ml。

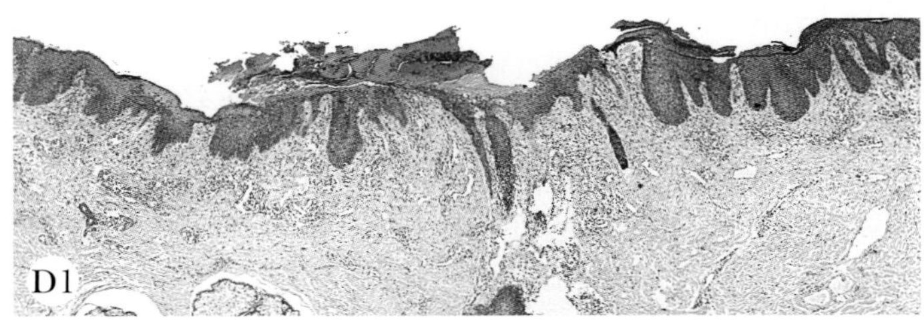

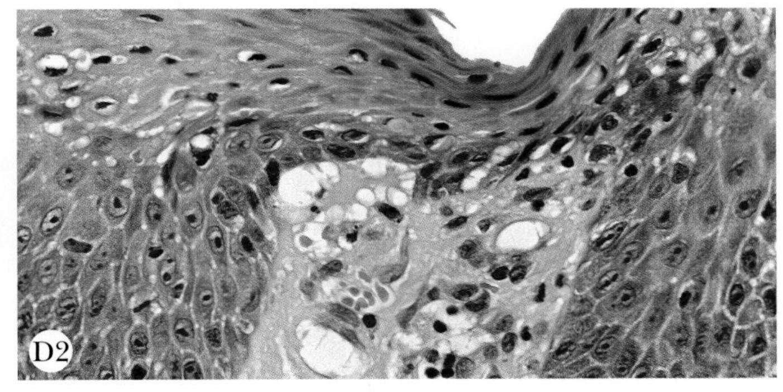

图 6.3.1D 结节性类天疱疮 男，73 岁，躯干、四肢密集丘疹、结节伴剧烈瘙痒 4 年，结节易被抓破形成糜烂面。病理示角质层见痂皮，表皮不规则增生伴糜烂，表皮海绵水肿，真表皮分离形成表皮下疱，真皮淋巴细胞、嗜酸性粒细胞浸润。ELISA BP180：10IU/ml，BP230：62IU/ml。

6.3.2 妊娠疱疹（herpes gestationis）

病理改变

a 表皮下水疱，疱内及周围以嗜酸性粒细胞为主的浸润。

b 真皮乳头水肿，内有嗜酸性粒细胞聚集。

c 真皮浅层，有时深层血管周淋巴细胞浸润，还有多数嗜酸性粒细胞。

d 直接免疫荧光发现 C3 或 IgG 沉积于表皮基底膜带。

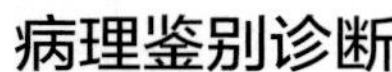

病理鉴别诊断

获得性大疱性表皮松解症：以淋巴细胞浸润为主，偶见中性粒细胞。

临床特点

a 目前认为本病是特发于妇女妊娠期的类天疱疮。

b 病因不明。

c 发病与年龄及胎儿性别无关。

d 可泛发全身，以腕部、下腹、股、脐周、臀部为重。

e 表现为水疱、大疱红斑和水肿，剧烈瘙痒。

f 口腔损害少见。

g 多于产后 1 ~ 2 个月自行缓解，再次妊娠复发并加重。

临床鉴别诊断

妊娠痒疹

疱疹样皮炎

别名

妊娠期类天疱疮（pemphigoid gestation）

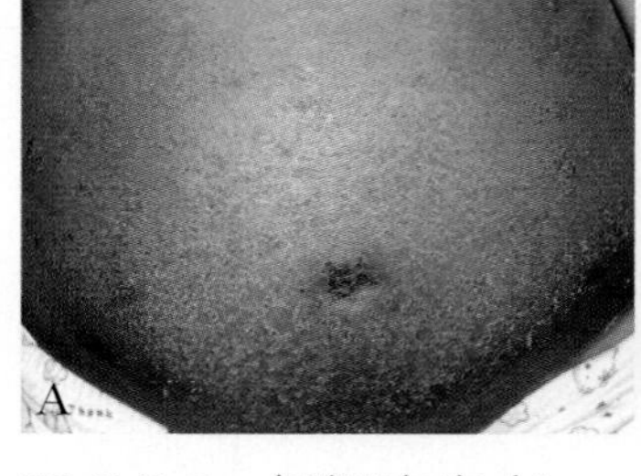

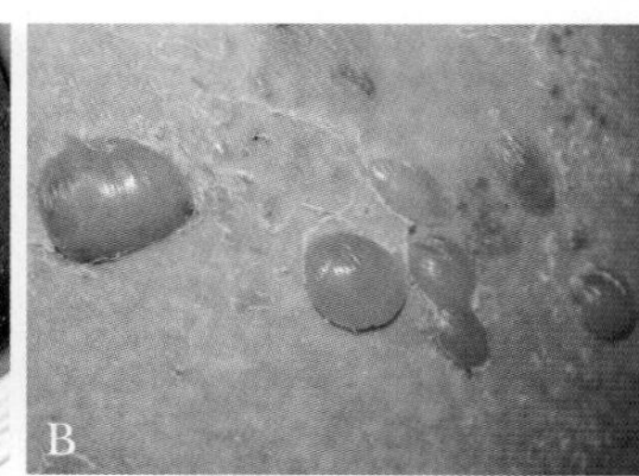

图 6.3.2 妊娠疱疹（herpes gestationis）

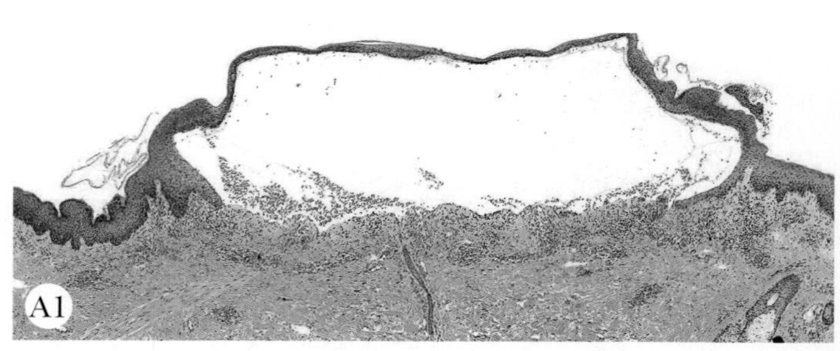

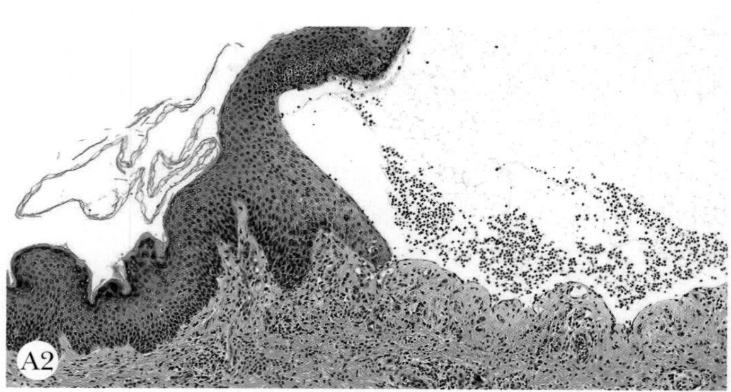

图6.3.2A 妊娠疱疹 女，28岁，腹部红斑2周，四肢红斑、水疱、大疱 1 周，伴剧烈瘙痒。孕 32 周。病理示真表皮分离形成表皮下疱，疱顶表皮大致正常，疱内可见较多嗜酸性粒细胞，真皮浅层较多嗜酸性粒细胞及淋巴细胞浸润，符合大疱性类天疱疮病理改变。ELISA BP180：117 IU/ml，BP230：21 IU/ml。

6.3.3 隐翅虫皮炎（paederus dermatitis）

隐翅虫皮炎的本质是刺激性接触性皮炎，除水肿性红斑、糜烂外还可表现为水疱或紧张性大疱，组织病理改变为表皮下疱，疱液及真皮浅层较多嗜酸性粒细胞浸润，可伴明显的表皮海绵水肿。

6.3.4　大疱性药疹（见 1.2.3）

6.3.5　虫咬皮炎（insect bite dermatitis）（见 16.3）

6.4　中性粒细胞性表皮下水疱性疾病（subepidermal bullous diseases with neutrophils）

6.4.1　疱疹样皮炎（dermatitis herpetiformis）

病理改变

a 真皮乳头顶部与表皮间裂隙，或水疱。

b 可见多数中性粒细胞聚集或形成微脓肿。

c 疱顶的表皮常可见基底细胞坏死。

d 乳头高度水肿，可见核尘、纤维素沉积及胶原嗜碱变。

e 真皮浅层血管周淋巴细胞、中性粒细胞浸润。

f 直接免疫荧光显示 IgA 颗粒状沉积于真皮乳头处。

病理鉴别诊断

大疱性类天疱疮：表皮下水疱较大，水疱内炎症细胞以嗜酸性粒细胞为主，疱周及乳头顶部小脓肿亦以嗜酸性粒细胞浸润为主，DIF 可明确鉴别。

临床特点

a 多发生于中年，性别差异报道不一。

b 对称分布于肩胛、项、臀、骶部及四肢伸侧。

c 皮疹多形性，可有红斑、丘疹、丘疱疹、风团、水疱、血疱等，但常以一型为主。

d 典型皮损为簇集性张力性水疱，常呈弧状或环形排列。

e Nikolsky 征阴性。

f 黏膜损害少见且轻微。

g 瘙痒剧烈。

h 不同程度的小肠黏膜损害，食用谷物后可加重。

临床鉴别诊断

大疱性类天疱疮

疱疹样天疱疮

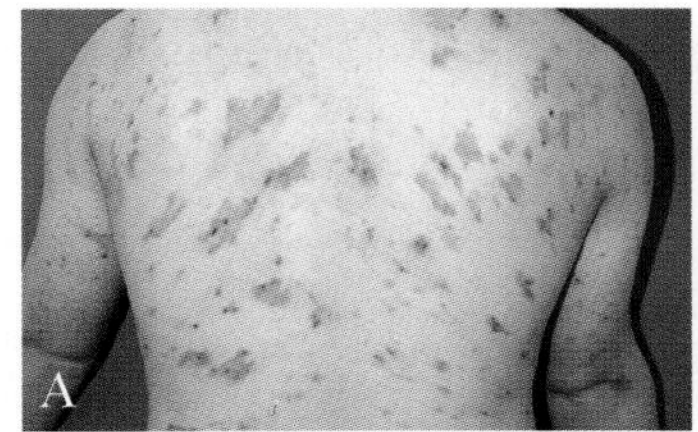

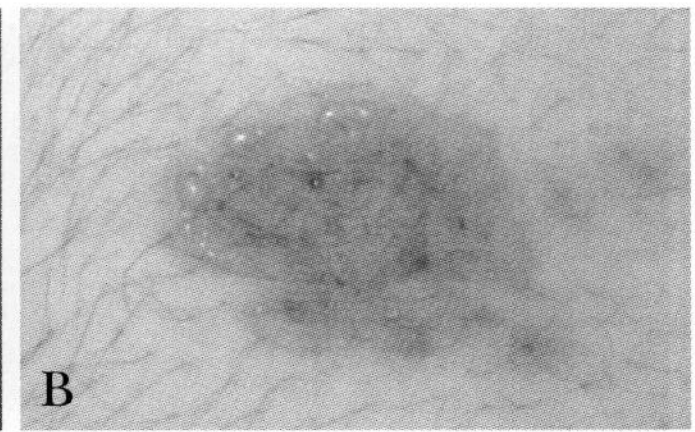

图 6.4.1　疱疹样皮炎（dermatitis herpetiformis）

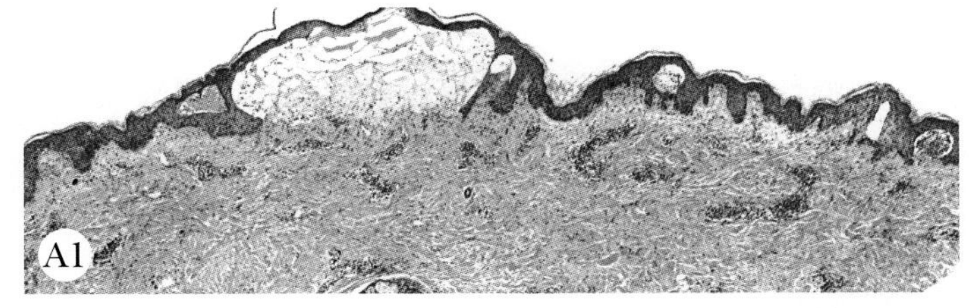

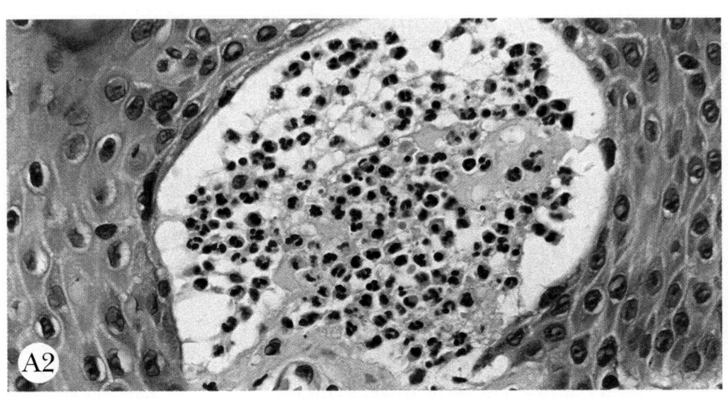

图 6.4.1A　疱疹样皮炎　男，21 岁，躯干部红斑水疱反复发作 2 年，伴剧烈瘙痒。为红斑基础上簇集性张力性水疱，呈弧状或环形排列。吃面食后皮损加重。病理示表皮下疱，真皮乳头水肿，真皮乳头多数中性粒细胞聚集形成微脓肿。直接免疫荧光显示真皮乳头 IgA 颗粒状沉积（未显示荧光图）。

6.4.2 线状 IgA 大疱性皮病（linear IgA bullous dermatosis）

病理改变

a 表皮下疱。

b 疱内及真皮浅层中性粒细胞、淋巴细胞及组织细胞浸润。

c 早期可见中性粒细胞沿表皮、真皮交界线状排列，并伴基底细胞空泡化。

d 真皮乳头水肿，顶部有时可见中性粒细胞聚集而形成微脓肿。

e 偶见嗜酸性粒细胞浸润，皮损晚期更明显。

f 直接免疫荧光可见基底膜带有线状均质的 IgA、C3 沉积。有时可合并有 IgG 沉积。

病理鉴别诊断

疱疹样皮炎：中性粒细胞常聚集在乳头顶部，形成微脓肿，并可见核尘、纤维素沉积及胶原嗜碱性变，DIF 检查 IgA 沉积呈颗粒状。

大疱性类天疱疮：表皮下疱，炎症细胞以嗜酸性粒细胞为主，DIF 检查有助于鉴别。

临床特点

a 本病可分为儿童型和成人型，无性别差异。

b 病因尚不清楚。

c 儿童皮损好发于口周、躯干下部、股内侧及生殖器周围。

d 成人皮损无一定好发部位，躯干、四肢均可累及。

e 紧张性大疱，壁厚，Nikolsky 征阴性。

f 自觉程度不等的瘙痒。

g 少数病例可有黏膜损害。

h 病程慢性，周期性发作与缓解。

临床鉴别诊断

疱疹样皮炎

大疱性类天疱疮

别名

儿童良性慢性大疱性皮肤病（benign chronic bullous dermatosis of childhood）

儿童慢性大疱性皮病（chronic bullous dermatosis of childhood）

IgA 类天疱疮（IgA pemphigoid）

成人线状 IgA 大疱性皮病（adult linear IgA bullous dermatosis）

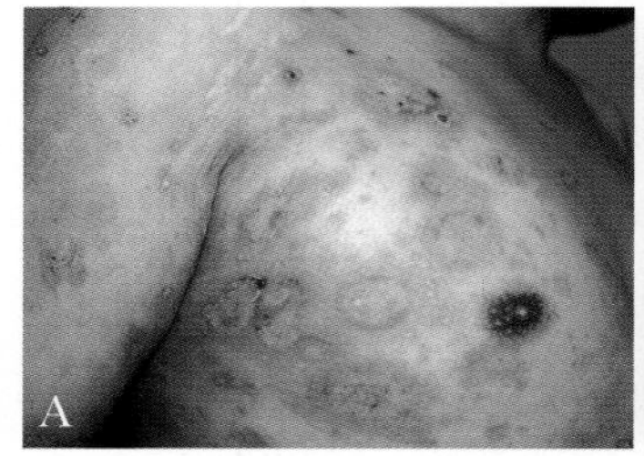

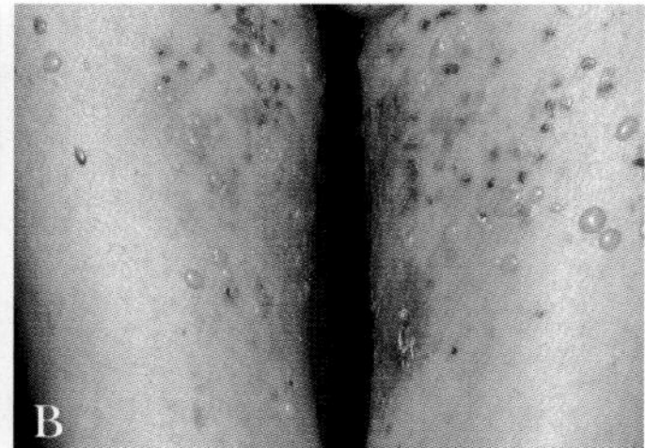

图 6.4.2 线状 IgA 大疱性皮病（linear IgA bullous dermatosis）

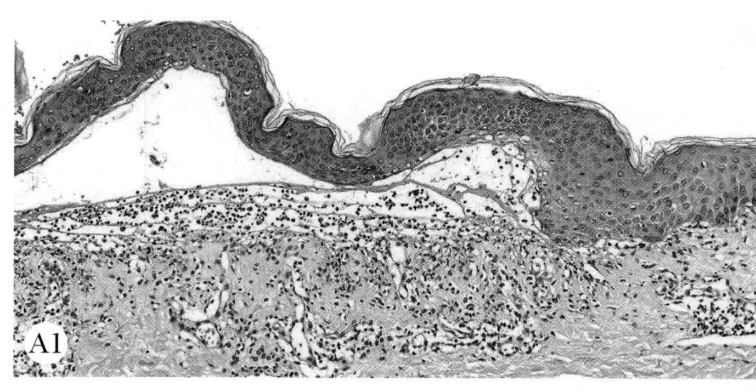

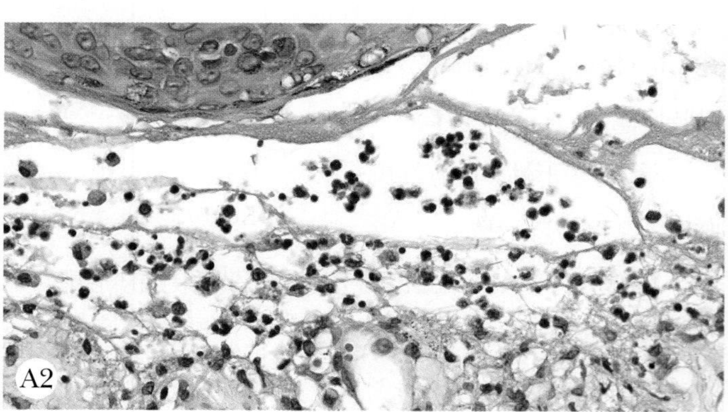

图 6.4.2A 线状 IgA 大疱性皮病 男，37 岁，全身红斑、水疱 10 天。为簇集性张力性水疱，呈弧状或环形排列。病理示表皮下疱，疱内及真皮浅层中性粒细胞为主浸润。

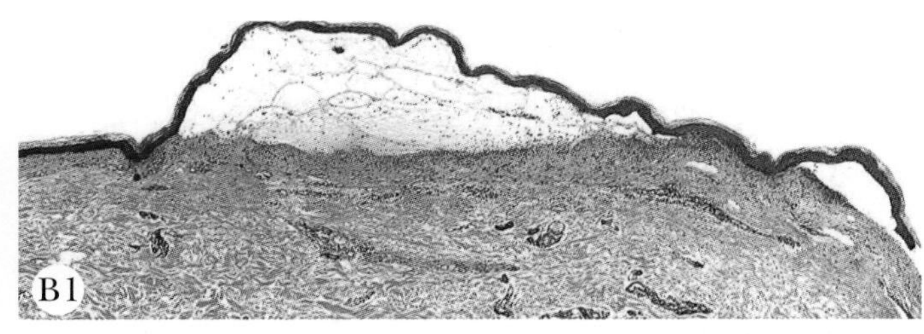

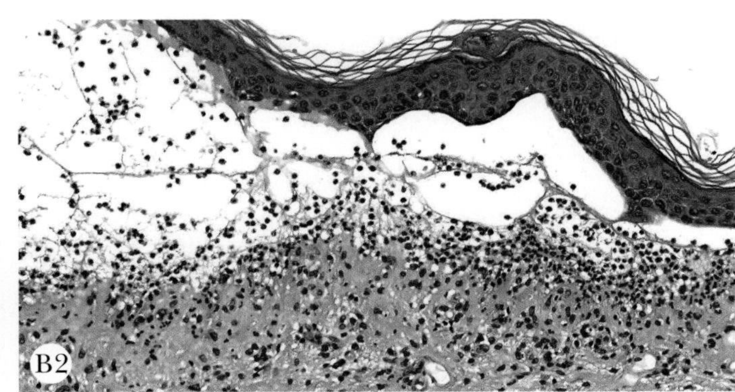

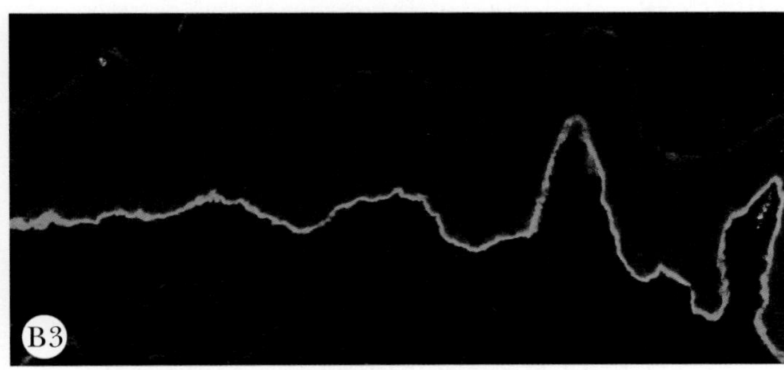

图6.4.2B 线状IgA大疱性皮病 男，67岁，四肢水疱、大疱1周。为紧张性疱，尼氏征阴性。病理示表皮下疱伴炎症细胞浸润，疱内中性粒细胞为主浸润。直接免疫荧光可见基底膜带有线状IgA、IgG沉积。ELISA BP180：2IU/ml，BP230：0IU/ml。

6.4.3 瘢痕性类天疱疮（cicatricial pemphigoid）

病理改变

a 表皮下疱。

b 疱液及真皮浅层中等密度的混合细胞浸润，可有中性粒细胞、淋巴细胞、浆细胞及嗜酸性粒细胞。

c 晚期真皮浅层纤维化明显。

d 直接免疫荧光检查可见基底膜带有线状IgG、C3沉积，有时可见IgA、IgM。

病理鉴别诊断

线状IgA大疱性皮病：虽也可见明显的中等密度的中性粒细胞、淋巴细胞、组织细胞浸润，但真皮内无瘢痕形成。

临床特点

a 好发于中老年，女性居多。

b 病因具体不明，为自身免疫性疾病。

c 可分为泛发型和局限型两种。

d 泛发型主要侵犯鼻腔、咽喉、食管、尿道口、阴道、肛门黏膜，多伴有眼部损害。

e 局限型好发于头、颈部，一般不侵犯黏膜。

f 反复发生张力性大疱，不规则的糜烂、溃疡和（或）急性卡他性结膜炎。

g 愈后有萎缩性瘢痕。

h 慢性经过，无全身症状。

临床鉴别诊断

增殖型天疱疮

别名

良性黏膜类天疱疮（benign mucosal pemphigoid）

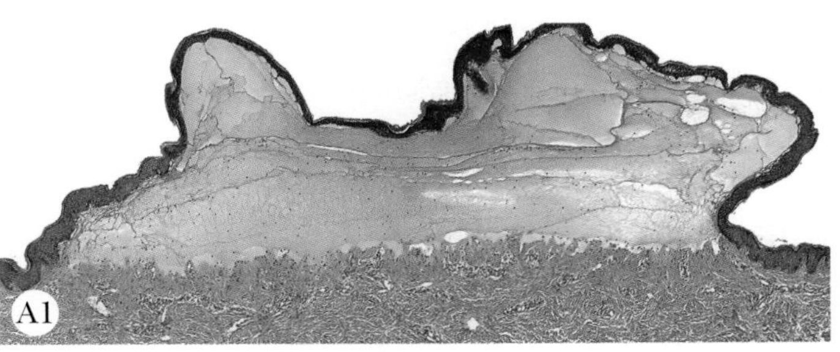

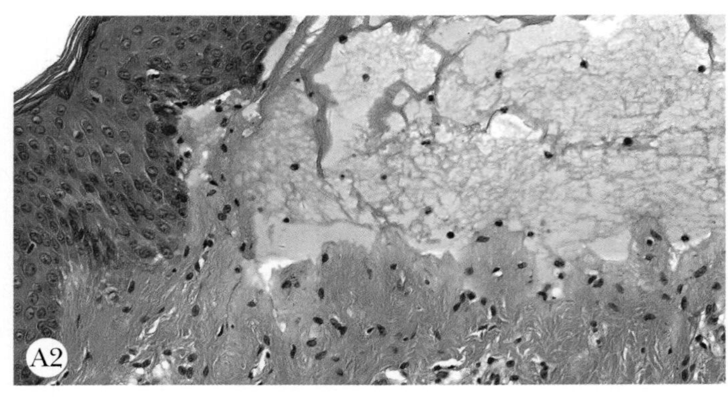

图 6.4.3A 瘢痕性类天疱疮（无临床图）女，16 岁，口腔黏膜、眼结膜水疱、糜烂 2 年，臀、股部水疱半年。愈后有萎缩性瘢痕。取材为新发水疱。病理示表皮下疱，疱内及真皮浅层中性粒细胞、淋巴细胞、嗜酸性粒细胞浸润，真皮浅层纤维化不明显。直接免疫荧光检查可见基底膜带有线状 IgG、C3 沉积（未显示荧光图）。

6.4.4 抗 P200 类天疱疮（anti-P200 pemphigoid）

病理改变

a 表皮下疱。

b 真皮浅层以中性粒细胞为主的炎症细胞浸润，偶见真皮乳头处微脓肿形成。

c 直接免疫荧光检查可见基底膜带有线状 IgG、C3 沉积，盐裂皮肤间接免疫荧光抗体结合于真皮侧。

d 蛋白免疫印迹能检测到抗 P200 抗体。

病理鉴别诊断

大疱性类天疱疮：浸润细胞以嗜酸性粒细胞为主，盐裂皮肤间接免疫荧光抗体结合于表皮侧。

线状 IgA 大疱性皮病：病理表现类似，直接免疫荧光检查可见基底膜带有线状 IgA 沉积。

临床特点

a 临床表现与大疱性类天疱疮（BP）类似，躯干、四肢紧张性大疱，亦可见荨麻疹样斑丘疹，少数为小水疱。

b 部分患者类似线状 IgA 皮病或疱疹样皮炎。

c 口腔和外生殖器黏膜的受累约占 20%。

d 不少患者合并有寻常型银屑病。

临床鉴别诊断

大疱性类天疱疮

线状 IgA 大疱性皮病

疱疹样皮炎

6.4.5 获得性大疱性表皮松解症（epidermolysis bullosa acquisita）

病理改变

a 表皮下疱。

b 疱内可见纤维素，无棘层松解现象。

c 无角质形成细胞坏死。

d 大多数仅见真皮浅层血管周稀疏淋巴细胞浸润，偶见明显的中性粒细胞为主的混合细胞浸润。

e 可见真皮内纤维瘢痕组织增生。

f 直接免疫荧光可见基底膜 IgG、C3 线状沉积，盐裂皮肤间接免疫荧光抗体结合于真皮侧。

病理鉴别诊断

大疱性类天疱疮：疱内及疱周常以嗜酸性粒细胞浸润为主，真皮浅层混合类型细胞浸润，但有时两者组织学鉴别较困难。盐裂皮肤间接免疫荧光抗体结合于表皮侧。

临床特点

a 发生于成年人，无性别倾向。

b 病因不明，为一种自身免疫性疾病。

c 好发于易受摩擦、外伤和受压部位，如手足、肘膝关节等。

d 局部水疱、大疱、糜烂，愈后留有萎缩性瘢痕和粟丘疹。

e 可伴甲营养不良，肢端皮肤脆性增加。

f 无家族史。

临床鉴别诊断

大疱性类天疱疮

卟啉病

糖尿病性大疱

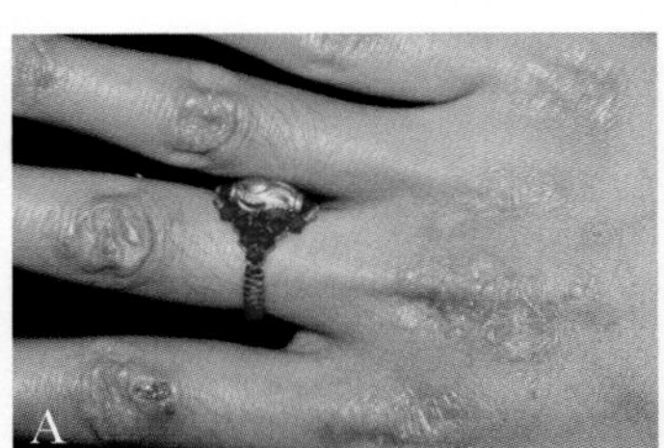

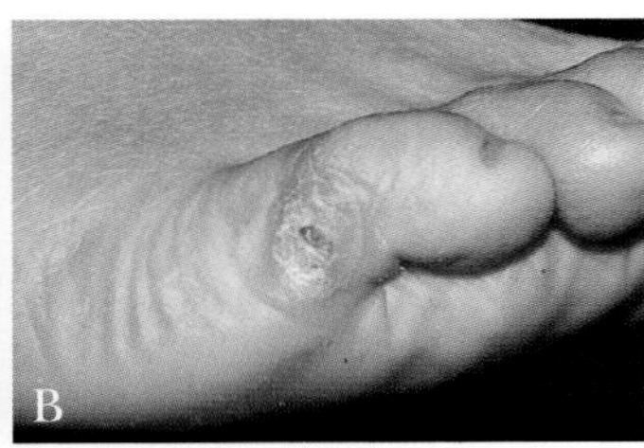

图 6.4.5 获得性大疱性表皮松解症（epidermolysis bullosa acquisita）

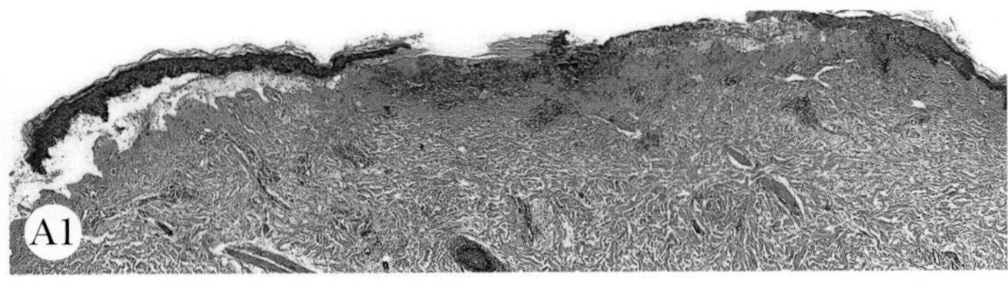

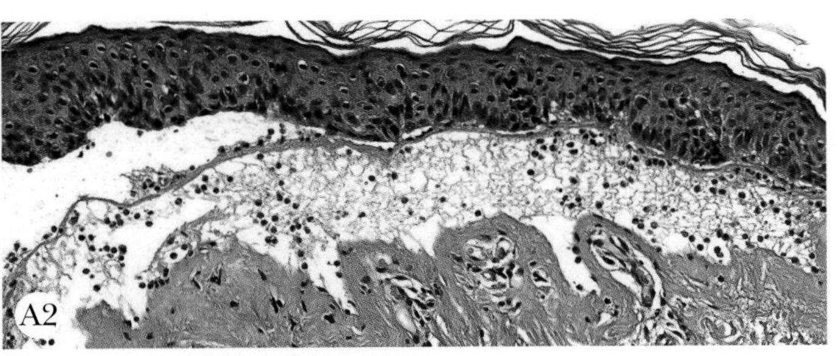

图 6.4.5A 获得性大疱性表皮松解症 女，27 岁，手、足受压后红斑、水疱 1 年。水疱位于易受摩擦和受压部位，愈合后形成瘢痕。病理示局部表皮破溃，表皮下疱，疱内可见纤维素及中性粒细胞、嗜酸性粒细胞、淋巴细胞混合性浸润。直接免疫荧光可见基底膜带 IgG 线状沉积，盐裂皮肤间接免疫荧光 IgG 抗体结合于真皮侧（未显示荧光图）。

6.4.6 丹毒（erysipelas）（见 9.1.7）

6.4.7 类丹毒（erysipeloid）（见 9.5.1）

6.4.8 急性发热性嗜中性皮病（acute febrile neutrophilic dermatosis）（见 9.1.1）

6.4.9 大疱性红斑狼疮（见 1.2.4）

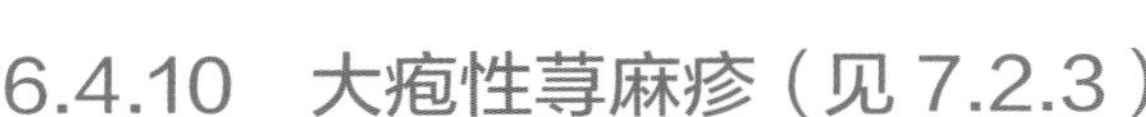

6.4.10 大疱性荨麻疹（见 7.2.3）

6.4.11 大疱型坏疽性脓皮病（见 9.1.4）

7　真皮血管周围皮炎（perivascular dermatitis）

廖文俊　高天文

7.1　淋巴细胞浸润性血管周围皮炎

7.1.1　离心性环状红斑

7.1.2　匐行性回状红斑

7.1.3　冻疮

7.1.4　火激红斑

7.1.5　网状青斑

7.1.6　色素性紫癜性皮病

7.1.7　病毒疹

7.1.8　传染性单核细胞增多症

7.1.9　红癣

7.1.10　花斑糠疹

7.1.11　体癣

7.1.12　多形性日光疹（见 2.1.8）

7.1.13　慢性苔藓样糠疹（见 1.1.7）

7.1.14　肿胀性红斑狼疮（见 1.2.4）

7.1.15　冻疮样红斑狼疮（见 1.2.4）

7.1.16　Jessner–Kanof 皮肤淋巴细胞浸润症（见 31.7.2）

7.2　混合型炎症细胞浸润性血管周围皮炎

7.2.1　慢性游走性红斑

7.2.2　慢性萎缩性肢端皮炎

7.2.3　荨麻疹

7.2.4　海水浴者皮疹

7.2.5　发疹性药疹（见 1.2.3）

7.2.6　虫咬皮炎（见 16.3）

7.2.7　色素性荨麻疹（见 27.4.1）

真皮有两个主要的血管丛，即浅层血管丛和深层血管丛。炎症细胞浸润主要位于血管丛周围，称为真皮血管周围皮炎。浸润的炎症细胞可以淋巴细胞、中性粒细胞为主，也可为包括嗜酸性粒细胞在内的混合性炎性浸润。本章将根据浸润细胞的不同进行分类介绍。本组疾病表皮可大致正常或不同程度受累，伴明显表皮改变的真皮血管周围皮炎在前三章已详述，本章重点介绍表皮大致正常或改变轻微的真皮血管周围皮炎。

7.1 淋巴细胞浸润性血管周围皮炎（perivascular lymphocytic dermatitis）

7.1.1 离心性环状红斑（erythema annulare centrifugum）

病理改变

a 表皮通常无改变，浅在型可有表皮灶性角化不全，轻度海绵水肿。

b 真皮乳头轻度水肿。

c 真皮浅层（浅在型）、深层（深在型）血管周围境界清楚的袖口样浸润，以淋巴细胞为主，偶可见嗜酸性粒细胞及组织细胞。

病理鉴别诊断

二期梅毒疹：常见多数浆细胞呈袖口样浸润，银染色可查见螺旋体。

红斑狼疮：可见毛囊角栓及基底层空泡变性，真皮内黏蛋白沉积，狼疮带试验阳性。

慢性游走性红斑：可见嗜酸性粒细胞及浆细胞，银染色可查见螺旋体。

临床特点

a 可发生于任何年龄，但以中青年居多，夏秋季易发病。

b 病因不明，可能与昆虫叮咬、感染、变态反应有关，亦可能与肿瘤相关。

c 好发于下肢、躯干，手足通常不受累。

d 一个或多个环形损害，边缘潮红隆起，在隆起边缘内侧可见少许鳞屑，皮损离心性向外扩大，直径可达10cm，皮损消退后呈正常皮色或遗留轻度色素沉着。

e 轻痒或无症状。

f 病程慢性，易复发，可迁延数年。

临床鉴别诊断

匐行性回状红斑

慢性游走性红斑

红斑狼疮

别名

持久性回状红斑（erythema gyratum perstans）

持久性图状红斑（erythema figuratum perstans）

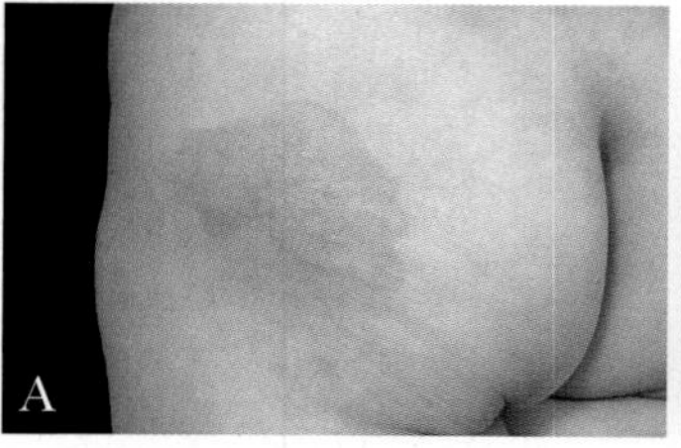

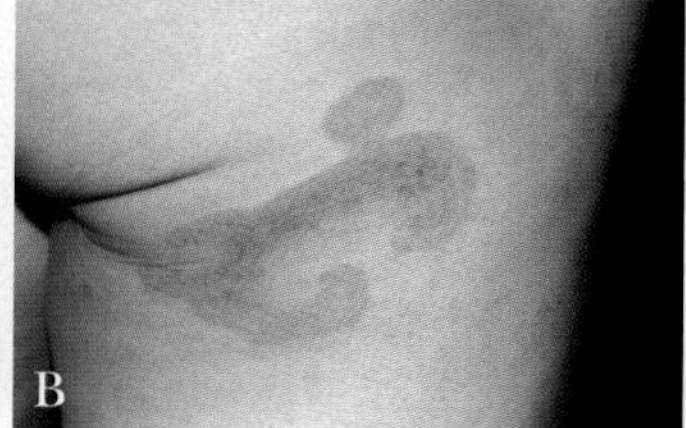

图 7.1.1 离心性环状红斑（erythema annulare centrifugum）

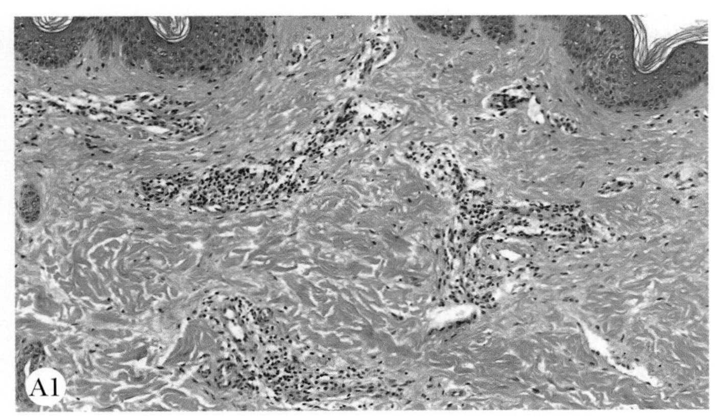

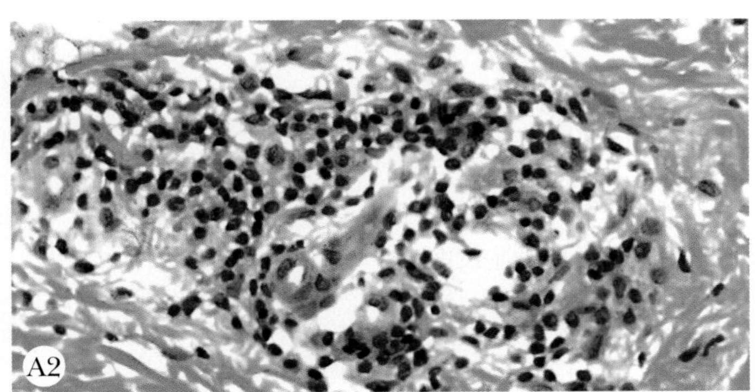

图 7.1.1A 离心性环状红斑 男，41 岁，四肢环形红斑，反复发作 5 年。病理示真皮浅层血管周围淋巴细胞袖口样浸润。

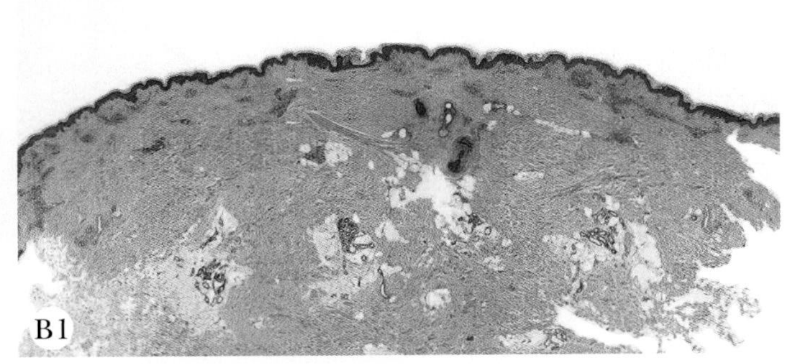

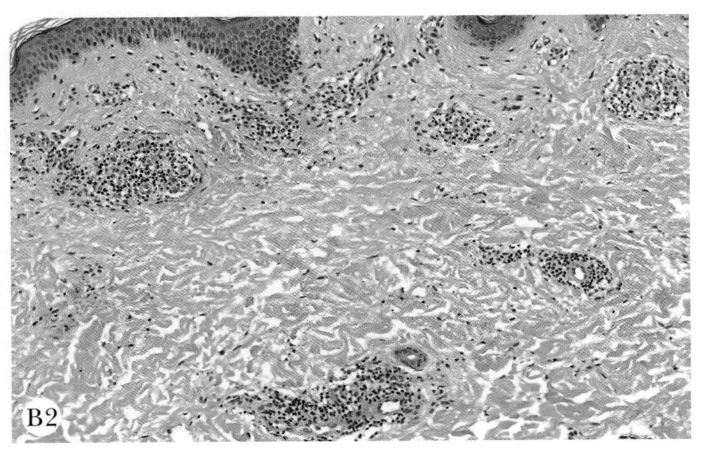

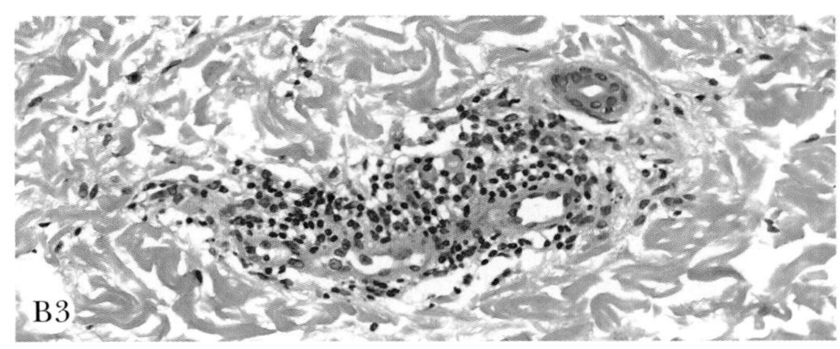

图 7.1.1B 离心性环状红斑 女，49 岁，右臀部红斑 2 周，呈离心性扩大。病理示真皮浅层血管周围淋巴细胞袖口样浸润。

7.1.2 匐行性回状红斑（erythema gyratum repens）

病理改变

a 可有灶性角化不全，棘层肥厚，表皮轻度灶性海绵形成。

b 真皮浅层及深层血管周围中等量淋巴细胞、组织细胞浸润。

c 需结合临床诊断。

病理鉴别诊断

二期梅毒疹：常见多数浆细胞呈袖口样浸润，银染色可查见螺旋体。

红斑狼疮：可见毛囊角栓及基底层空泡变性，真皮内黏蛋白沉积，狼疮带试验阳性。

慢性游走性红斑：可见嗜酸性粒细胞及浆细胞，银染色法可查见螺旋体。

临床特点

a 本病罕见，多见于 60 ~ 70 岁，男女比例 1 ∶ 2。

b 病因不明，多伴发恶性肿瘤，故认为皮疹是对肿瘤组织的一种过敏反应，但也有合并鱼鳞病、结缔组织病、大疱性皮肤病的报道。

c 主要发生于躯干和四肢近端，手足、颜面通常不受累及。

d 皮损呈同心圆样红斑，排列成脑回状或环状，类似木板上的花纹，边缘宽 1 ~ 2cm，稍隆起，可有鳞屑，不断向外扩展。

e 炎症后色素沉着为一特征。

f 可瘙痒，多数患者伴发肿瘤。

g 病程及预后与原发肿瘤的性质和恶性程度有关。

临床鉴别诊断

离心性环状红斑

红斑狼疮

慢性游走性红斑

7.1.3 冻疮（perniosis）

病理改变

a 偶见表皮坏死，可见界面改变，包括液化变性和苔藓样皮炎。

b 真皮乳头层显著水肿，偶见毛细血管纤维血栓形成。

c 真皮浅层及深层血管周围致密的淋巴细胞浸润。

d 部分可见汗腺周围慢性炎症细胞浸润，甚至累及皮下脂肪。

病理鉴别诊断

红斑狼疮：界面改变明显，真皮血管、附属器周围淋巴细胞、浆细胞浸润。黏蛋白沉积，狼疮带试验阳性。

多形红斑：表皮内可见坏死角质形成细胞，细胞内、外水肿。基底层空泡变性，真皮血管周围稀疏淋巴细胞浸润及红细胞外溢。

Jessner 淋巴细胞浸润症：真皮浅层、中层血管周围成熟的淋巴细胞浸润，无真皮乳头水肿。

临床特点

a 多见于妇女及儿童，初冬早春多见。

b 与对寒冷敏感有关。

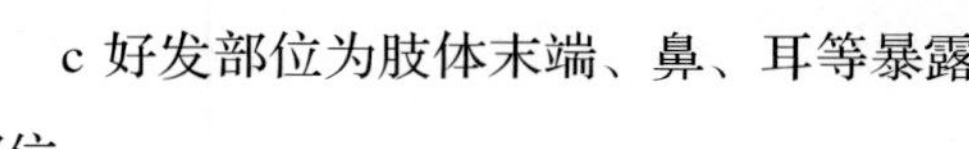

c 好发部位为肢体末端、鼻、耳等暴露部位。

d 局部红肿，皮温低，指压后血流恢复慢，严重者可发生水疱、溃疡，愈后可遗留萎缩性瘢痕。

e 遇热瘙痒、灼痛。

f 至春暖后可自愈，但往往于次年冬季复发。

临床鉴别诊断

多形红斑

Jessner 淋巴细胞浸润症

红斑狼疮

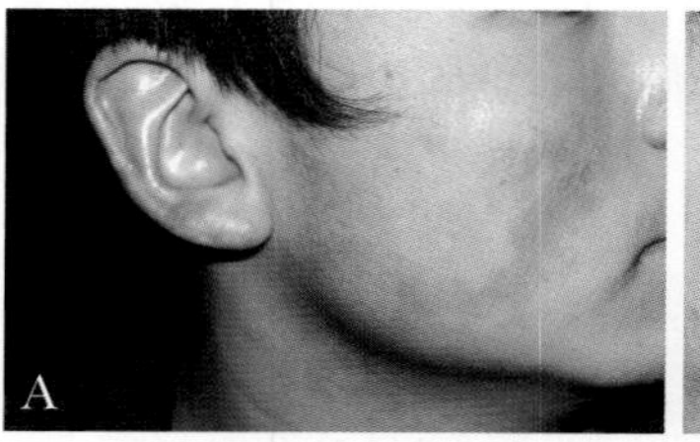

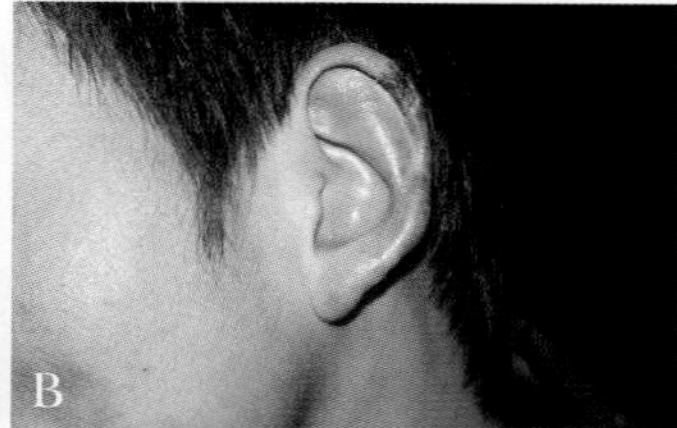

图 7.1.3 冻疮（perniosis）

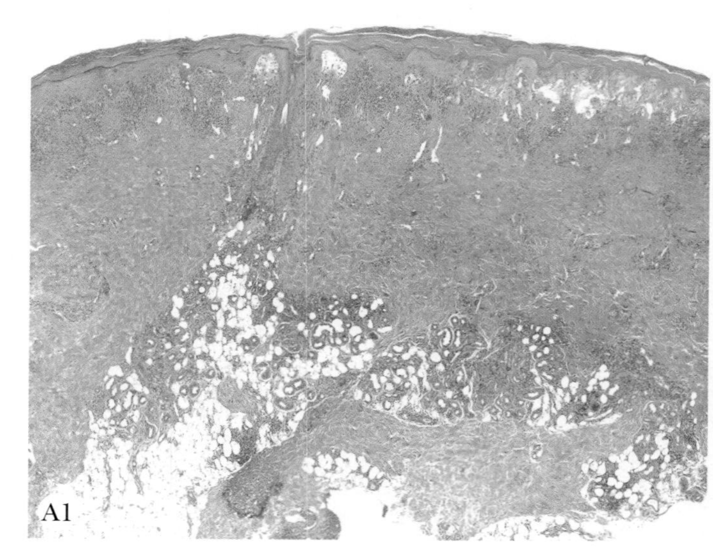

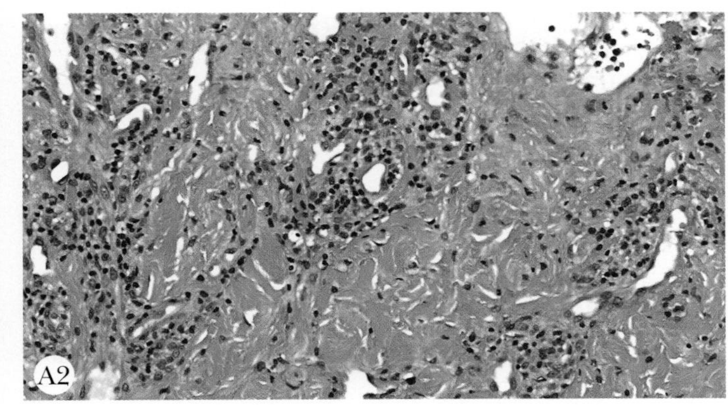

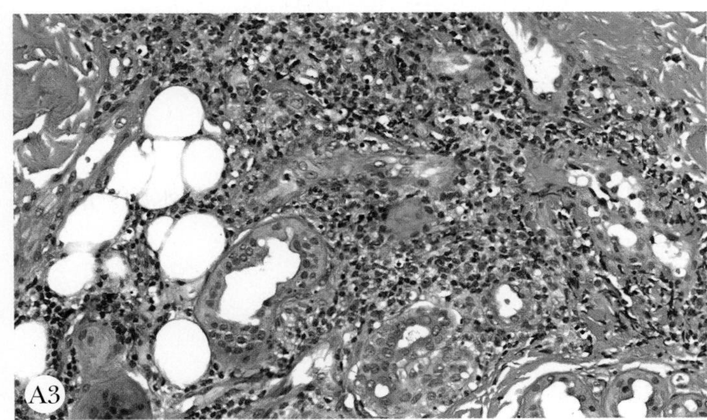

图 7.1.3A　冻疮　男，17 岁，面、双耳、双手水肿性红斑 10 年，冬季发作。病理示表皮坏死，真皮浅、深层血管周围、汗腺周围致密的淋巴细胞浸润。

7.1.4　火激红斑（erythema ab igne）

病理改变

a 真皮浅层毛细血管扩张。

b 血管周围少量淋巴细胞浸润。

临床特点

a 与长期接触高温相关，容易发生于厨师、司炉等职业。

b 多表现为长期接触热源部位出现的网状红斑，可有轻度毛细血管扩张和色素沉着。

7.1.4

临床鉴别诊断

网状青斑

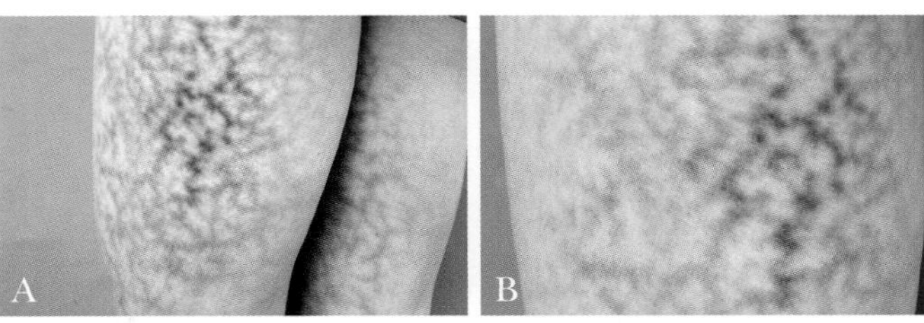

图 7.1.4　火激红斑（erythema ab igne）

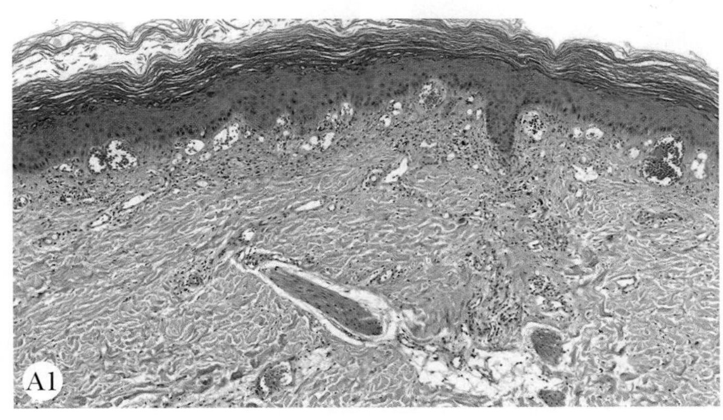

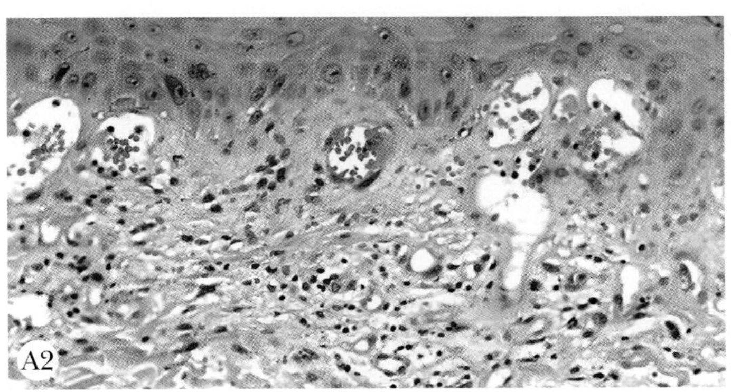

图 7.1.4A　火激红斑　女，43 岁，双大腿网状红斑 1 年，有烤电暖气病史。病理示真皮浅层毛细血管扩张、充血，血管周围少许淋巴细胞浸润。

7.1.5　网状青斑（livedo reticularis）

病理改变

a 真皮浅层血管周围淋巴细胞浸润，有时可见血管内血栓。

b 血管轻度扩张。

c 无血管炎。

临床特点

a 多见于中年女性，好发于肢端，尤其是下肢。

b 网状青色斑片样损害，寒冷等刺激时明显。

c 与血管功能异常有关，部分患者伴有系统性血管病。

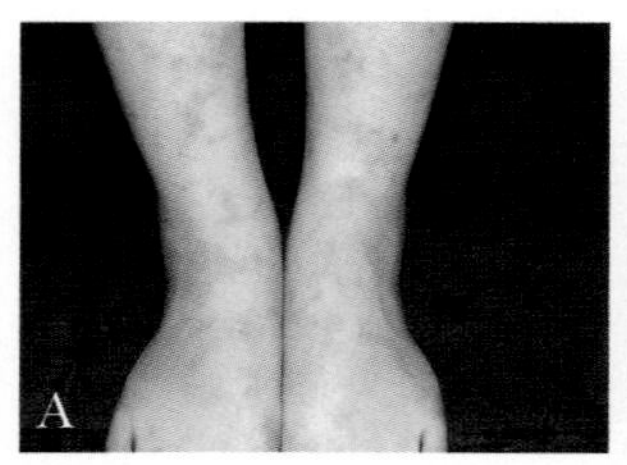

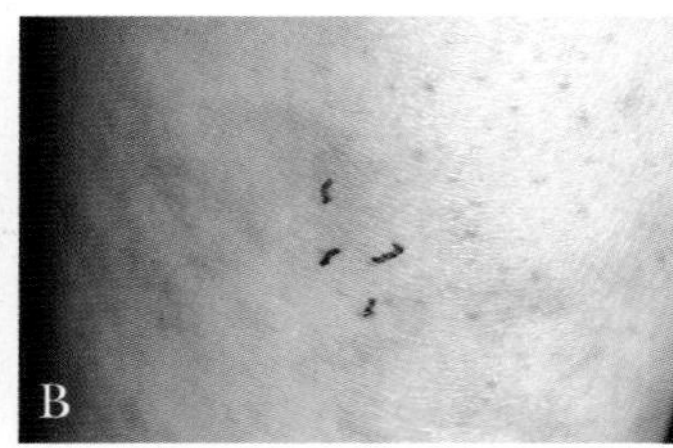

图 7.1.5　网状青斑（livedo reticularis）

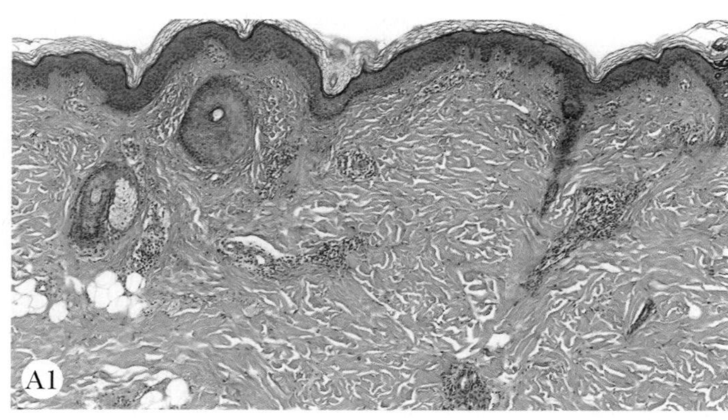

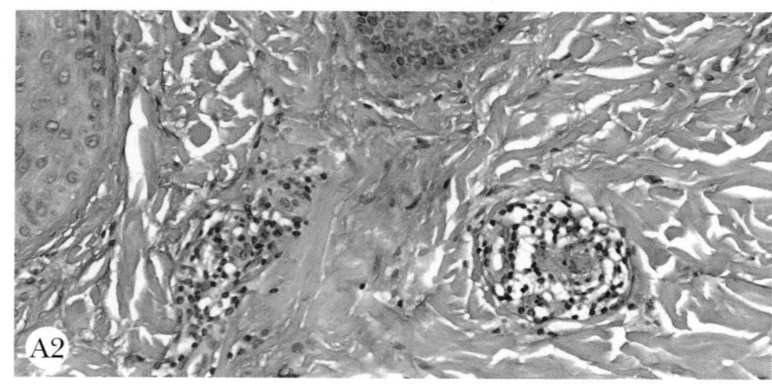

图 7.1.5A　网状青斑　女，16 岁，双下肢暗紫色斑 1 年，伴关节痛。病理示真皮浅层血管周围淋巴细胞浸润，可见血管内血栓。

7.1.6　色素性紫癜性皮病（pigmentary purpura dermatosis）

病理改变

a 真皮血管周围淋巴细胞浸润及红细胞外溢，可见含铁血黄素沉积。

b 淋巴细胞与红细胞可移入表皮，同时伴局部海绵水肿或轻度界面空泡样改变。

c 可有血管轻度扩张，但无血管炎。

病理鉴别诊断

蕈样肉芽肿：无明显红细胞外溢和海绵水肿，淋巴细胞异型性。

临床特点

a 为一组谱系疾病，包括进行性色素性紫癜样皮炎、色素性紫癜样苔藓样皮炎和毛细血管扩张性环状紫癜。

b 多见于下肢，为红色或黄褐色斑片，可有瘙痒。

c 毛细血管扩张性环状紫癜可见于躯干和四肢，表现为环状扩张样毛细血管出血性损害。

d 自觉症状多不明显。

别名

Schamberg 病（Schamberg disease）

Gougerot–Blum 综合征（Gougerot–Blum syndrome）

Majocchi 病（Majocchi disease）

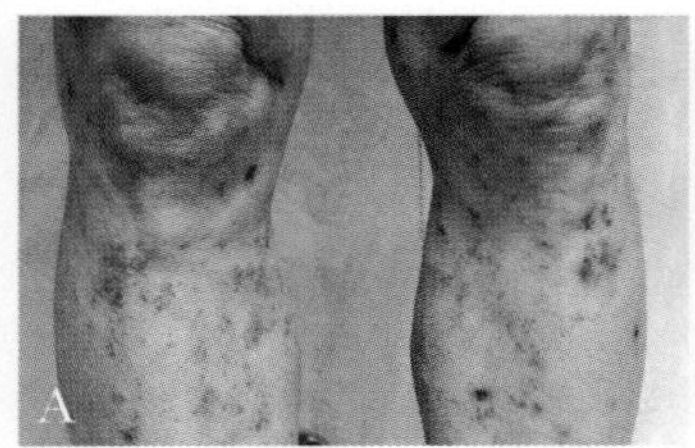

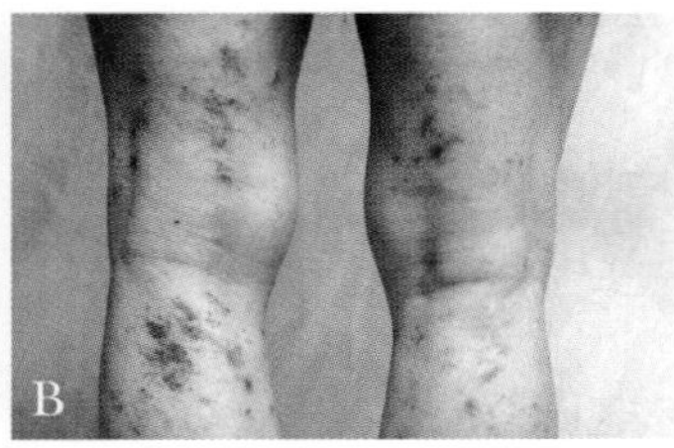

图 7.1.6 色素性紫癜性皮病（pigmentary purpura dermatosis）

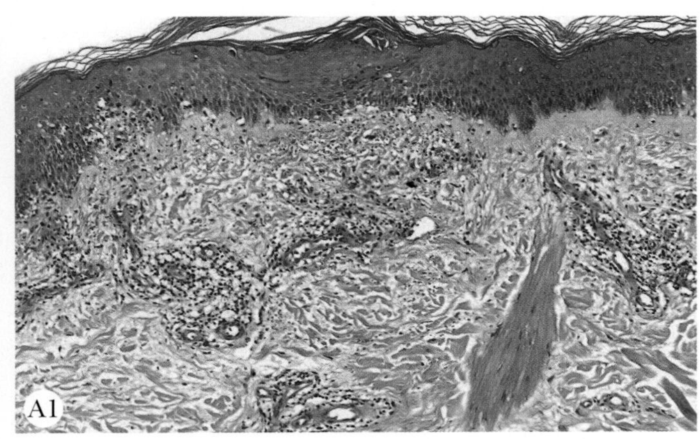

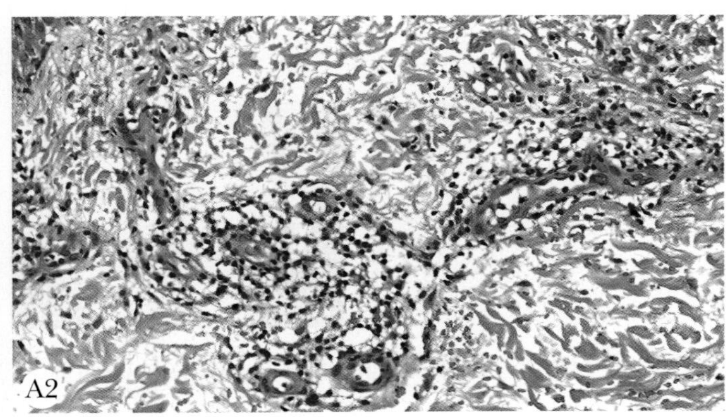

图 7.1.6A 色素性紫癜性皮病 男，58 岁，双下肢瘀点、瘀斑半年。病理示界面空泡变性，真皮浅层红细胞外溢，血管周围淋巴细胞浸润。

7.1.7 病毒疹（cutaneous viral infection）

本节仅对主要表现为真皮血管周围皮炎的几种病毒感染性皮肤病做一简介，其病理无特异性，诊断应以临床特征为主。共同病理特征为真皮浅、中层血管周围淋巴细胞为主的浸润，有时表皮可有海绵水肿或细胞坏死现象，需结合临床诊断，并与其他淋巴细胞浸润性血管周围皮炎类疾病进行鉴别。

临床特点

传染性红斑（erythema infectiosum）

a 多见于 4 ~ 12 岁儿童，春季好发。

b 可能与病毒感染有关。

c 首发于面部，渐蔓延至四肢、躯干以及颊和生殖器黏膜。

d 片状玫瑰色红斑，边界清楚，上无鳞屑，局部温度增高，略肿胀，皮疹时隐时显，风吹或运动后更显著。

e 偶有低热、咽痛和呕吐，结膜及咽部黏膜轻度充血，淋巴结肿大。

f 病程 6 ~ 10 天，皮疹中央部分先消退，成为红色环状损害，消退后不脱屑，也无色素变化。

幼儿急疹（exanthema subitum）

a 多见于 2 岁以下儿童和婴儿，四季均可发生，冬季多见。

b 可能与病毒感染有关。

c 皮损发生于躯干及四肢，一般不发生于掌跖。

d 玫瑰色斑丘疹，直径约 1 ~ 5mm，散在分布，可融合成片，形状和颜色类似风疹及麻疹。

e 高热、食欲不振，也可有眼周水肿、血尿、枕后及颈部淋巴结肿大，发热 3 ~ 5 天后热退出现皮疹。

f 皮疹 1 ~ 2 天后消退，不留色素沉着及脱屑。

风疹（rubella german measles）

a 多见于较大儿童和青年，以冬春两季常见。

b 病原体为风疹病毒，通过空气、飞沫传播，潜伏期 14 ~ 21 天。

c 好发于面部、躯干及四肢。

d 淡红色斑疹、斑丘疹或丘疹，部分可融合成片。

e 前驱期末软腭黏膜可出现散在暗红色斑丘疹或紫癜（Forschheimer 征）。

f 出疹前 5 ~ 7 天枕后、耳后、腋窝、腹股沟淋巴结肿大，触痛。

g 伴有发热、咳嗽、头痛、纳差、腹泻等症状。

h 病程 1 ~ 4 天，皮疹消退后一般不留痕迹，严重的病例可见糠皮样脱屑。

麻疹（measles）

a 多发于儿童，冬末春初多见。

b 病因为 RNA 副黏病毒，飞沫传播为主。

c 皮损先发于耳后、颈部、发际，渐蔓延至面部、躯干、四肢及掌跖。

d 红色斑丘疹，可互相融合。

e 高热，精神萎靡，咳嗽，双眼红肿，声音嘶哑，可出现腹泻，颈淋巴结及肝、脾均可肿大。

f 前驱期口腔黏膜的“麻疹黏膜斑”（Koplik 斑）有诊断意义。

g 病程 2 ~ 3 周，皮疹消退后遗留棕褐色斑状色素沉着并有糠皮状脱屑。

7.1.8 传染性单核细胞增多症（infectious mononucleosis）

病理改变

a 角化不全，表皮轻度海绵水肿。表皮内坏死角质形成细胞。

b 真皮浅层血管周围稀疏的淋巴细胞浸润。

c 偶见不典型淋巴细胞。

d 真皮胶原束间散在中性粒细胞和嗜酸性粒细胞浸润。

临床特点

a 多发生于儿童，无明显季节性，一般呈散发。

b 由 EB 病毒引起，直接接触或飞沫传染，如使用氨苄西林、四环素等抗生素，皮疹发生率增多。

c 多累及躯干或上肢，有时可发生于面部及下肢。

d 斑疹或斑丘疹，亦可为麻疹样、荨麻疹样或猩红热样皮疹。

e 口腔咽峡及硬、软腭黏膜受累，表现为多数小出血点，扁桃体上偶可出现白色斑块。

f 中等度发热，头痛、倦怠，全身淋巴结肿大，半数患者中度脾肿大，少数患者可发生肺炎及神经系统症状。

g 病程多在 1 周以内，愈后不留痕迹。

临床鉴别诊断

药疹

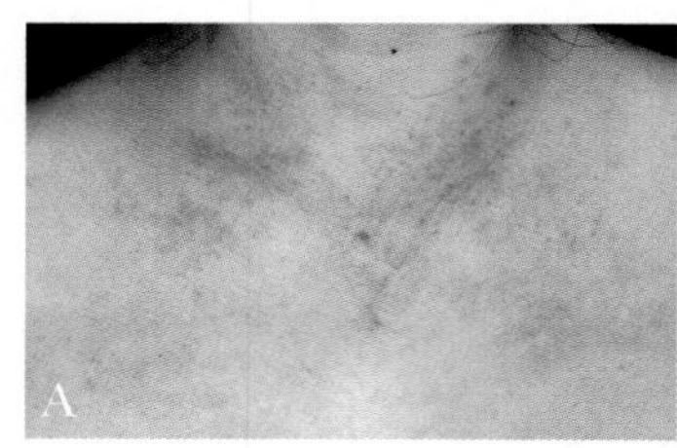

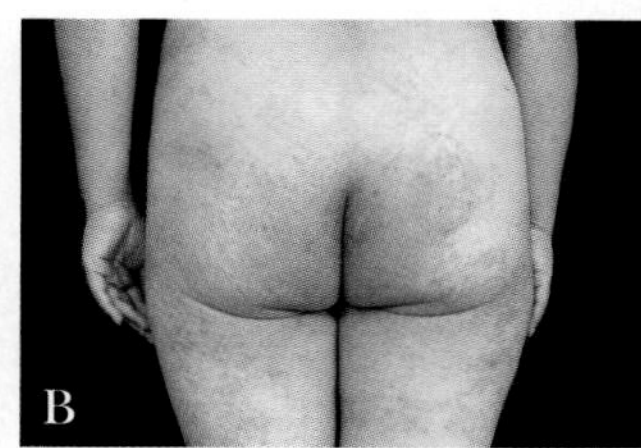

图 7.1.8 传染性单核细胞增多症（Infectious mononucleosis）

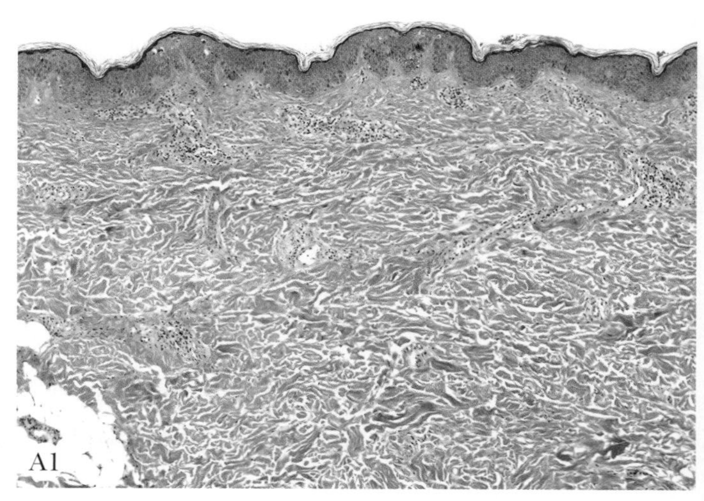

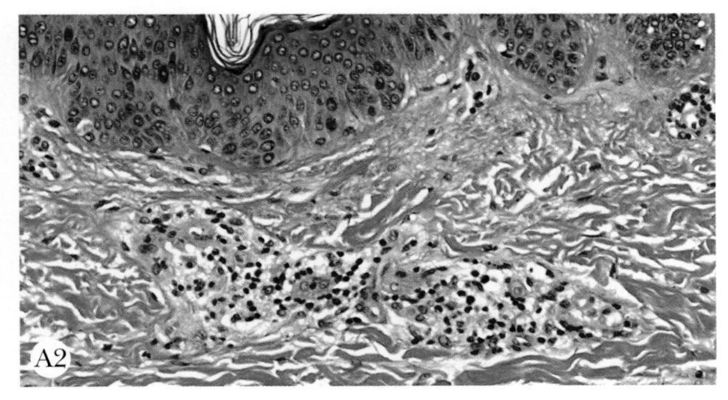

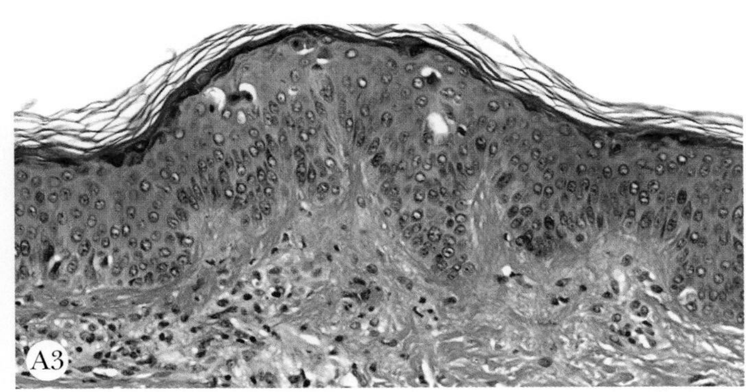

图 7.1.8A 传染性单核细胞增多症 女，39 岁，躯干、四肢红斑、丘疹 1 周，伴发热、关节痛。外周血白细胞 16×10^9/L，单核细胞 0.9×10^9/L。病理示表皮单个坏死角质形成细胞，界面正常，真皮浅层血管周围淋巴细胞浸润。

7.1.9 红癣（erythrasma）

病理改变

a 轻度角化过度伴角化不全，颗粒层增生，真皮血管周围少量炎症细胞浸润。

b 角层可见球杆菌样及分枝状细菌丝，革兰或吉姆萨（Giemsa）染色更明显。

临床特点

a 可发生于任何年龄，但常见于中青年男性。

b 由革兰染色阳性、棒状杆菌属的微细棒状杆菌感染所致。

c 好发于皮肤皱褶部位，如腹股沟、腋窝、臀缝、乳房下、第四五趾间。

d 损害为境界清楚、边缘不规则的斑片，色泽由红渐变褐色，损害初为光滑，以后起皱或有大量糠秕样鳞屑。

e 常无自觉症状，个别部位可有瘙痒及苔藓样变。

f 皮损部位皮肤在 Wood 灯下显珊瑚红荧光。

g 分为普通型和泛发型。

临床鉴别诊断

花斑糠疹

股癣

擦烂红斑

脂溢性皮炎

神经性皮炎

7.1.10 花斑糠疹（pityriasis versicolor）

病理改变

a 网篮状角化过度，角质层可见多数菌丝、孢子。

b 真皮浅层血管周围稀疏淋巴细胞浸润。

临床特点

a 夏季多见，多发于青壮年男性。

b 由糠秕马拉色菌所引起，为一种条件致病菌。

c 好发于胸、背、腋窝、上臂及腹部等处，也可累及面部。

d 皮损初为许多细小斑点，上有细小脱屑，很快其上脱屑区扩大，散在或融合成环状斑片。

e 皮疹一般以着色斑及（或）脱色斑为主，色泽可为淡黄、淡褐、黄棕或暗棕色，也可出现脱色斑。

f 无自觉症状或有轻度瘙痒，出汗后更为明显。

临床鉴别诊断

白癜风

脂溢性皮炎

别名

花斑癣（tinea versicolor）

汗斑

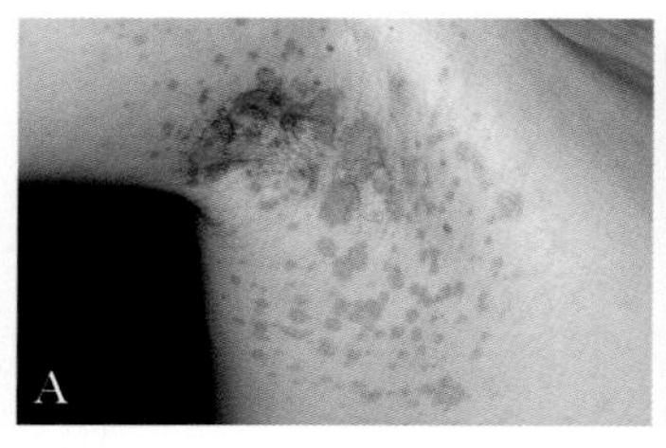
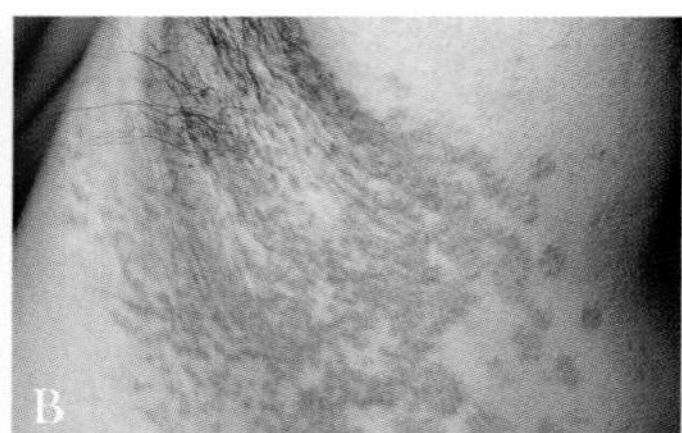

图 7.1.10 花斑糠疹 （pityriasis versicolor）

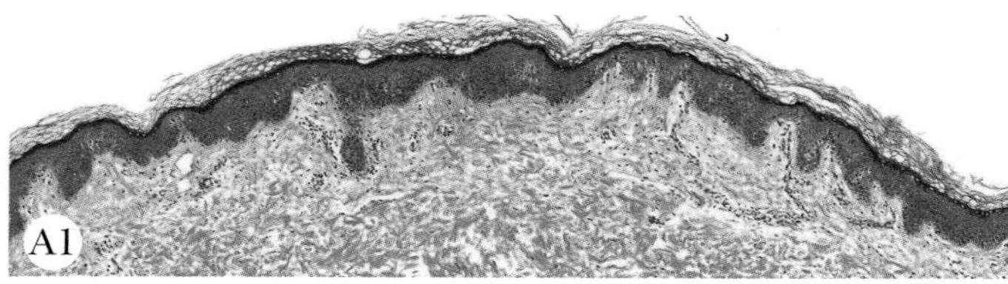

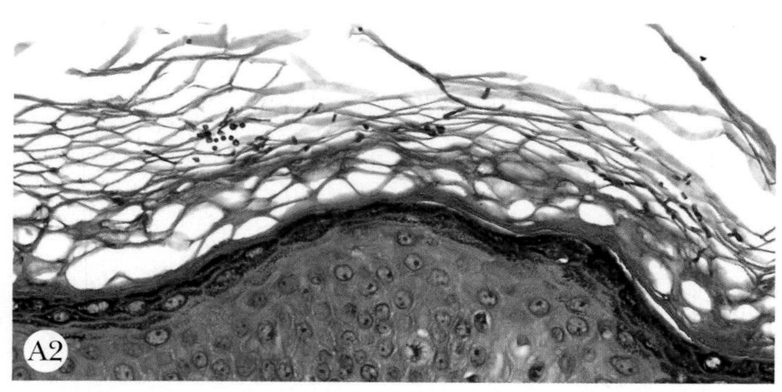

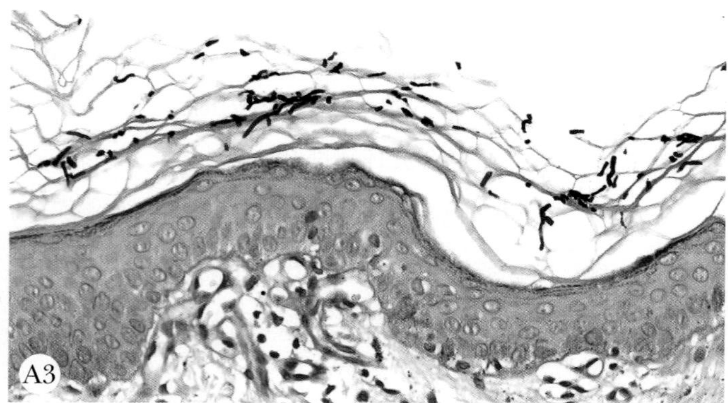

图 7.1.10A 花斑糠疹 男，43 岁，双肘部、腋下多发褐色斑疹 6 个月。病理示网篮状角化，角质层可见大量菌丝、孢子及芽生孢子，真皮浅层血管周围淋巴细胞浸润。PAS 示角质层大量菌丝及孢子。

7.1.11 体癣（tinea corporis）

病理改变

a 角质层可见真菌菌丝和（或）孢子，角化不全的痂皮中可见中性粒细胞。

b 表皮银屑病样增生或不规则增生，可伴有海绵水肿，有时可见表皮内或角层下水疱。

c 真皮血管周围可见淋巴细胞、中性粒细胞、嗜酸性粒细胞混合性浸润。

病理鉴别诊断

湿疹：无真菌。

临床特点

a 表现为红斑、丘疹、水疱，继之脱屑，常呈环状。

7.1.11

b 损害中心可自愈，边缘高起呈圈状。

c 免疫缺陷患者或应用免疫抑制剂、糖皮质激素、抗肿瘤药物等患者皮损可很广泛。

d 发生于阴股部位时，称为股癣（tinea cruris）。

临床鉴别诊断

湿疹

神经性皮炎

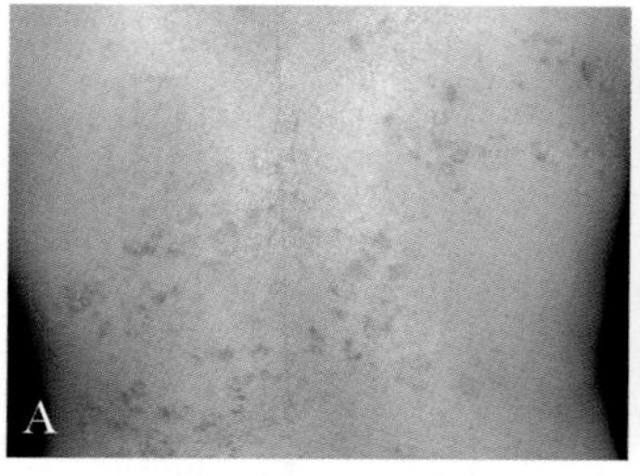
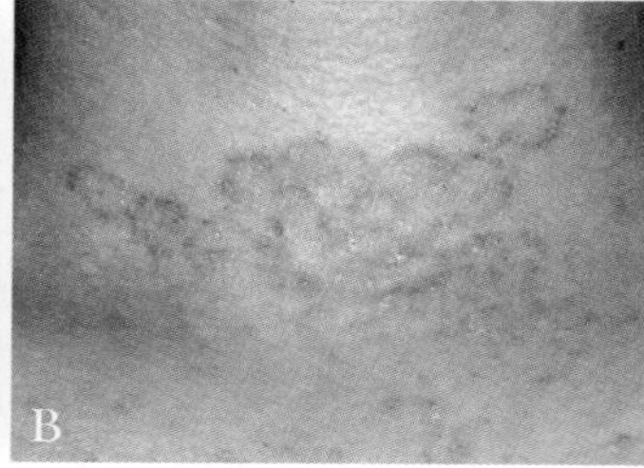

图 7.1.11 体癣（tinea corporis）

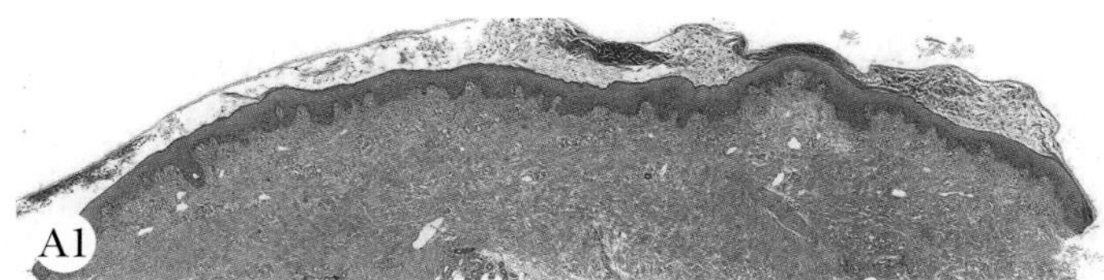

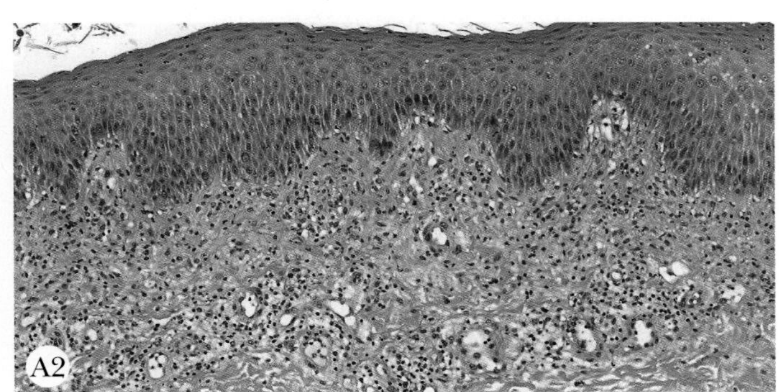

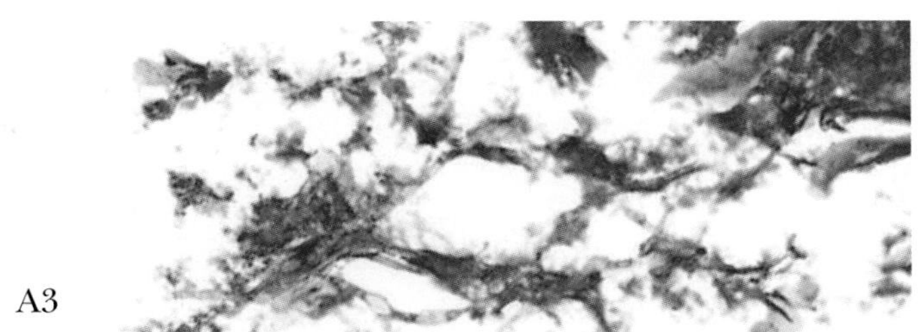

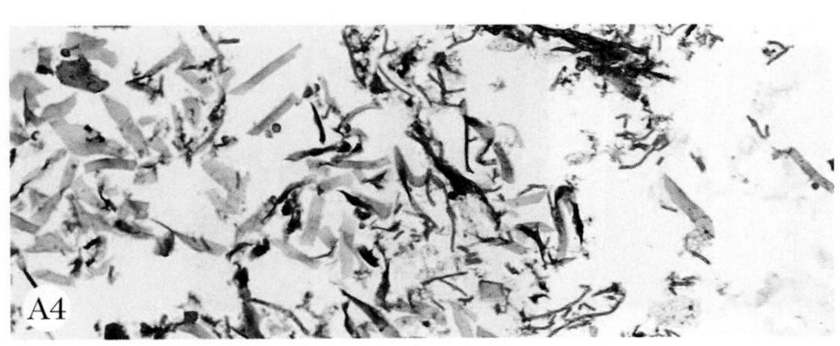

图 7.1.11A 体癣 男，29 岁，全身反复环状红斑、水疱、脱屑伴痒 3 年。病理示表皮海绵水肿，真皮浅层血管周围淋巴细胞、中性粒细胞浸润，角质层见大量角质碎屑，可见菌丝，PAS 染色证实为菌丝。

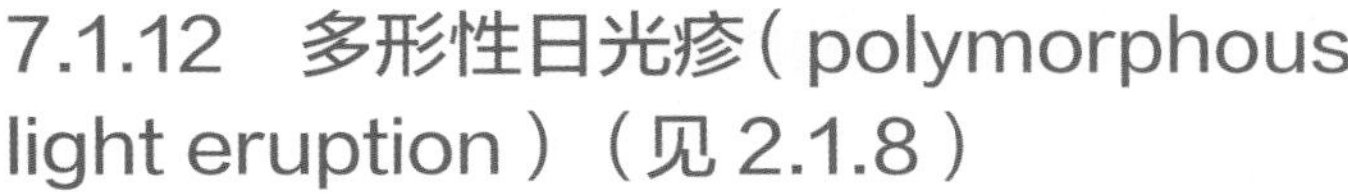

7.1.12 多形性日光疹（polymorphous light eruption）（见 2.1.8）

7.1.13 慢性苔藓样糠疹（pityriasis lichenoides chronica）（见 1.1.7）

7.1.14 肿胀性红斑狼疮（lupus erythematosus tumidus）（见 1.2.4）

7.1.15 冻疮样红斑狼疮（chilblain lupus erythematosus）（见 1.2.4）

7.1.16 Jessner-Kanof 皮肤淋巴细胞浸润症（Jessner-Kanof lymphocytic infiltration of skin）（见 31.7.2）

7.2 混合型炎症细胞浸润性血管周围皮炎（perivascular dermatitis with mixed cell infiltration）

7.2.1 慢性游走性红斑（erythema chronicum migrans）

病理改变

a 早期表现为真皮浅层及深层血管周围淋巴细胞为主的混合性炎症细胞浸润，可见浆细胞及少量嗜酸性粒细胞。

b 成熟皮损表现为表皮萎缩，真皮中、上层血管扩张，血管周围及间质致密淋巴细胞、浆细胞、组织细胞和肥大细胞浸润，后期浸润细胞减少。

c 晚期皮损血管壁、胶原纤维、弹力纤维受累，可发生萎缩，毛发、皮脂腺也可萎缩消失。

d 银染色法在血管周围可发现螺旋体。

病理鉴别诊断

离心性环状红斑：真皮血管周围境界清楚的袖口样浸润，以淋巴细胞为主，偶可见嗜酸性粒细胞及组织细胞，少见浆细胞。

临床特点

7.2.1

a 可发于任何年龄，无性别差异，夏季初秋多见。

b 博氏疏螺旋体为本病病原，蜱叮咬传播。为莱姆病的早期皮肤改变。

c 多发于躯干、四肢近端。

d 红色炎症性斑丘疹，疼痛，不痒，呈离心性扩展成环状损害，触之硬，边缘红晕，不高起。

e 伴乏力、发热、头痛、全身淋巴结肿大、脾肿大等全身症状。

f 还可出现神经系统、心脏及关节症状。

g 病程 2 天至 3 个月不等。

h 血清抗博氏疏螺旋体抗体大都阳性。

临床鉴别诊断

离心性环状红斑

药疹

结缔组织病

别名

莱姆病Ⅰ期（Lyme disease，stage Ⅰ）

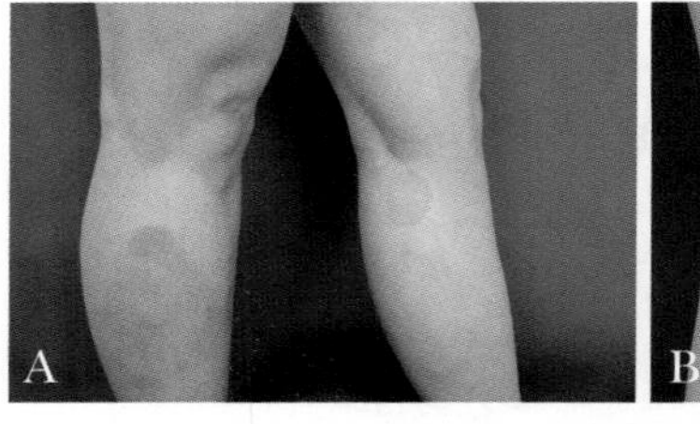

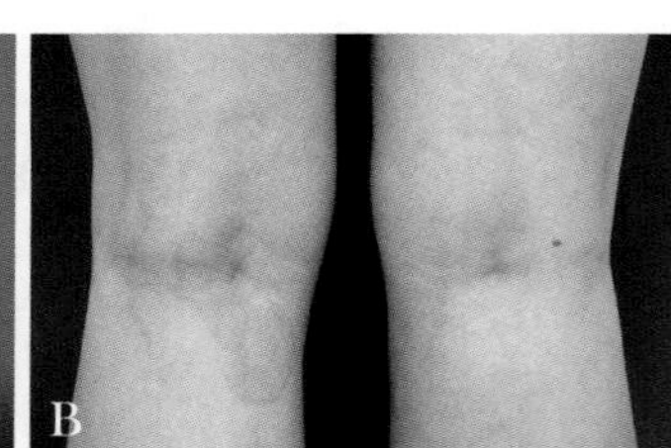

图 7.2.1 慢性游走性红斑（erythema chronicum migrans）

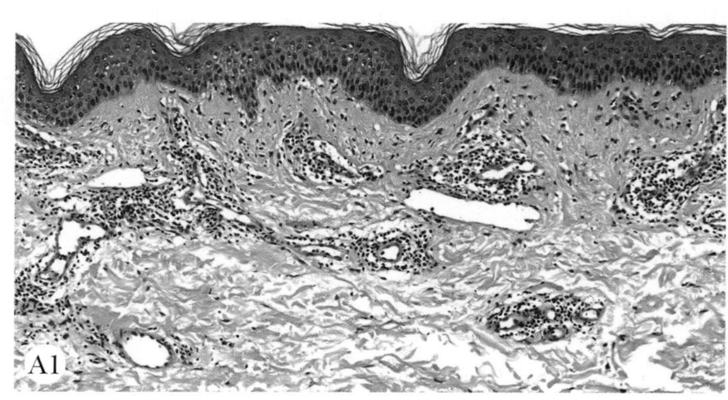

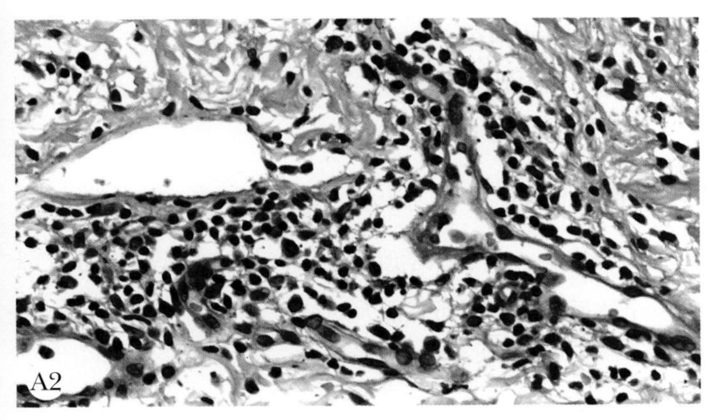

图 7.2.1A 慢性游走性红斑 女，47 岁，四肢环形红斑 3 个月。血清抗博氏疏螺旋体抗体阳性。病理示真皮浅层血管周围淋巴细胞、浆细胞浸润。

7.2.2 慢性萎缩性肢端皮炎（acrodermatitis chronica atrophicans）

病理改变

a 真皮上、中部血管周围、有时在间质及附属器周围中等量淋巴细胞、浆细胞、组织细胞浸润。

b 淋巴细胞及浆细胞呈苔藓样浸润，其上与表皮间常形成无浸润带。

c 真皮上部常见噬色素细胞。

d 中晚期表皮萎缩，表皮突消失。

e 晚期炎症细胞减少，真皮上部胶原增粗，真皮、附属器及皮下组织均可萎缩。

f 弹力纤维染色示弹力纤维减少或消失。

病理鉴别诊断

虫咬皮炎：常有嗜酸性粒细胞，无苔藓样浸润及浆细胞。

二期梅毒：浸润细胞为组织细胞及浆细胞，真皮乳头层不出现增粗的胶原。

临床特点

a 多见于中、老年女性。

b 与博氏螺旋体有关，篦子硬蜱为传媒，为莱姆病的晚期皮肤改变。

c 好发于四肢伸侧，特别是关节周围。

d 持久性红色、紫色斑片、斑块及皮下结节，数周或数月后萎缩。

e 常伴神经系统、关节及其他系统症状。

临床鉴别诊断

硬皮病

硬化萎缩性苔藓

别名

莱姆病Ⅲ期（Lyme disease，stage Ⅲ）

7.2.3 荨麻疹（urticaria）

病理改变

a 表皮基本正常。

b 真皮浅层血管周围稀疏淋巴细胞、嗜酸性粒细胞浸润，有时可见中性粒细胞。无明确血管炎改变。

c 真皮网状层水肿，胶原束间距离增宽，水肿严重时可形成表皮下水疱。

d 真皮血管及淋巴管扩张。

病理鉴别诊断

虫咬皮炎：真皮乳头水肿，常有表皮改变，炎症细胞浸润以淋巴细胞和嗜酸性粒细胞为主，浸润细胞不仅在血管周围，还散在分布于胶原束间。

荨麻疹性血管炎：可出现白细胞碎裂性血管炎改变。

临床特点

a 发病无年龄及性别差异。

b 病因复杂，与各种内源性及外源性因素相关，IgE 介导的Ⅰ型变态反应与本病关系密切。

c 突发风团，大小不等，形状不规则，成批出现，迅速消退，消退后不留痕迹。

d 可累及呼吸道、消化道，出现相应症状。

e 瘙痒剧烈。

f 病程 6 周内称为急性荨麻疹； 慢性荨麻疹可反复发

作，持续数年。

临床鉴别诊断

丘疹性荨麻疹

荨麻疹性血管炎

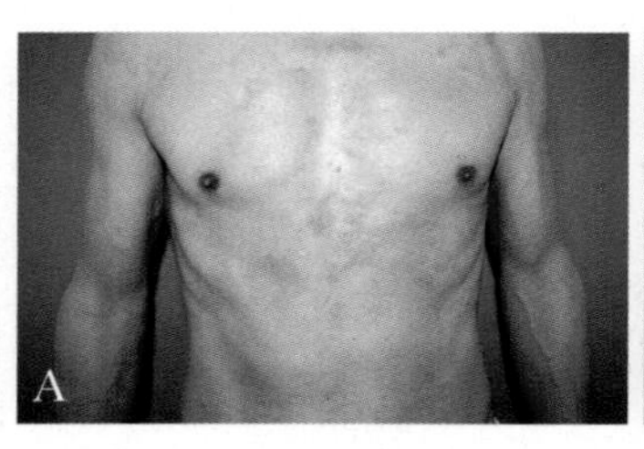

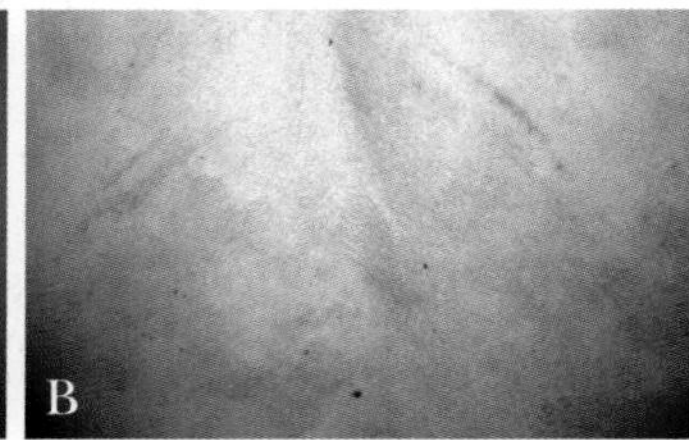

图 7.2.3　荨麻疹（urticaria）

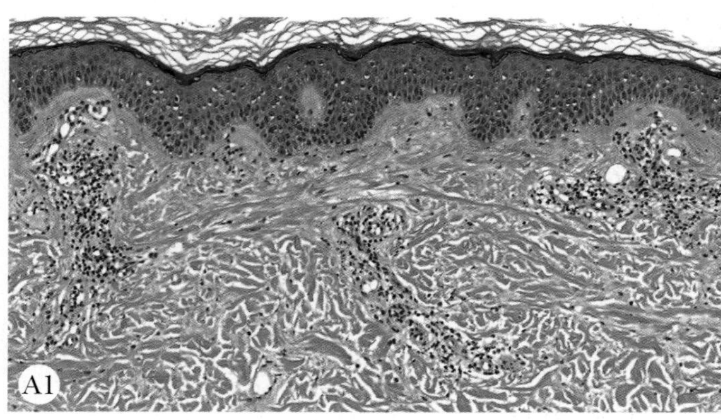

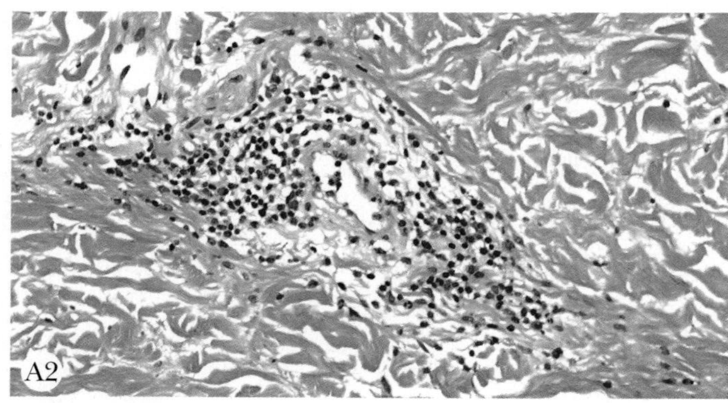

图 7.2.3A　荨麻疹　男，53 岁，全身红斑、风团伴瘙痒 10 年。病理示真皮浅层血管周围淋巴细胞、嗜酸性粒细胞浸润。

7.2.4　海水浴者皮疹 (seabather's eruption)

病理改变

a 真皮浅层及深部血管周围淋巴细胞、中性粒细胞及嗜酸性粒细胞混合浸润。

b 表皮无明显改变。

病理鉴别诊断

虫咬皮炎：其组织学改变视叮咬昆虫的不同、叮咬部位及个体反应的不同而有很大的差异。

临床特点

a 本病多见于海水浴地区。

b 病因主要与海域微生物有关，如浮游的海生动物、血吸虫类尾蚴等。

c 好发于腰、臀等浴衣覆盖部位，皮损数目多少不等，重者可泛发全身。

d 水肿性红斑、丘疹或风团样损害，2~3 天达高峰。

e 伴剧痒，可出现寒战、发热。

f 病程自限，1~2 周可消退。

临床鉴别诊断

虫咬皮炎

别名

海湾痒（Gulf coast itch）

海虱 (Sea lice)

7.2.5　发疹性药疹（exanthematous drug eruption）（见 1.2.3）

7.2.6　虫咬皮炎 (insect bite dermatitis)（见 16.3）

7.2.7　色素性荨麻疹 (urticaria pigmentosa)（见 27.4.1）

8 肉芽肿性皮炎（granulomatous dermatosis）

李春英　付 萌　高天文

8.1　结核样肉芽肿
8.1.1　皮肤结核
寻常狼疮
疣状皮肤结核
原发性皮肤结核
急性粟粒性皮肤结核
瘰疬性皮肤结核
丘疹坏死性结核疹
瘰疬性苔藓
8.1.2　麻风
结核样型麻风
界限类偏结核样型麻风
界限类麻风
界限类偏瘤型麻风
瘤型麻风
麻风反应
Lucio 现象
8.1.3　颜面播散性粟粒性狼疮
8.1.4　酒渣鼻
8.1.5　口周皮炎
8.1.6　肉芽肿性唇炎
8.1.7　异物肉芽肿
8.1.8　文身（见 16.4.7）
8.1.9　三期梅毒（树胶肿）（见 20.1.11）
8.1.10　光泽苔藓（见 1.1.5）

8.2　栅栏状肉芽肿
8.2.1　环状肉芽肿
8.2.2　光线性肉芽肿
8.2.3　环状弹性组织溶解性巨细胞肉芽肿
8.2.4　类脂质渐进性坏死
8.2.5　进行性慢性盘状肉芽肿
8.2.6　多形性肉芽肿
8.2.7　渐进性坏死性黄色肉芽肿
8.2.8　类风湿结节
8.2.9　风湿热结节

8.3　裸结节性肉芽肿
8.3.1　结节病
8.3.2　硅土肉芽肿
8.3.3　铍肉芽肿
8.3.4　锆肉芽肿

8.4　弥漫性、混合细胞性肉芽肿
8.4.1　外伤后细菌性致死性肉芽肿
8.4.2　非结核分枝杆菌肉芽肿
海鱼分枝杆菌感染
溃疡分枝杆菌感染
偶然分枝杆菌感染
堪萨斯分枝杆菌感染
其他分枝杆菌感染
8.4.3　猫抓病
8.4.4　皮肤克罗恩病
8.4.5　慢性肉芽肿病
8.4.6　海胆刺伤及海胆肉芽肿
8.4.7　深部真菌病性肉芽肿（见 9.5）

肉芽肿性皮炎是指真皮内以结节状浸润为主的一组慢性炎症性疾病，通常为巨噬细胞浸润为主的肉芽肿。肉芽肿表现为某种特殊的组织结构，如结核样、栅栏状、裸结节性肉芽肿。肉芽肿可为机体对外界物质进入机体的反应，也可为对体内物质的反应。可分布于真皮上部、真皮全层甚或皮下组织。本章按形态学分为结核样肉芽肿、栅栏状肉芽肿、裸结节性肉芽肿及弥漫、混合细胞性肉芽肿叙述。

8.1 结核样肉芽肿（tuberculoid granulomas）

8.1.1 皮肤结核（cutaneous tuberculosis）

寻常狼疮（lupus vulgaris）

病理改变

a 表皮变化为继发性：萎缩或增生，也可形成溃疡。

b 真皮内结核样肉芽肿结构，以真皮上部较为显著，由上皮样细胞、少数朗汉斯巨细胞组成，外围大量淋巴细胞，间有少量浆细胞，干酪样坏死少见。

c 肉芽肿区域切片中可出现明显的刀痕，可作为诊断线索。

d 瘢痕处可见纤维化改变。

病理鉴别诊断

非典型分枝杆菌感染：常规染色难鉴别，需做特殊染色。

结节病：常为裸结节，中央坏死轻微。

临床特点

a 任何年龄，以儿童和青少年为多，男女差别不大。

b 系结核菌素反应阳性者再次感染所致。

c 好发于面部、臀部及四肢。

d 基本损害为针头至黄豆大的小结节，褐红色，质地柔软，用玻片压时呈苹果酱样的棕黄色。

e 结节可融合成片，亦可破溃，愈后留下萎缩性瘢痕，在瘢痕的边缘上可有新的结节产生。

f 黏膜可受累。

g 一般无自觉症状。

h 病程慢性，如不治疗可数十年不愈并致毁形。

i 结核菌素试验阳性。T-SPOT_TB 检测特异性约为 90%。

临床鉴别诊断

结节病

盘状红斑狼疮

瘤型麻风

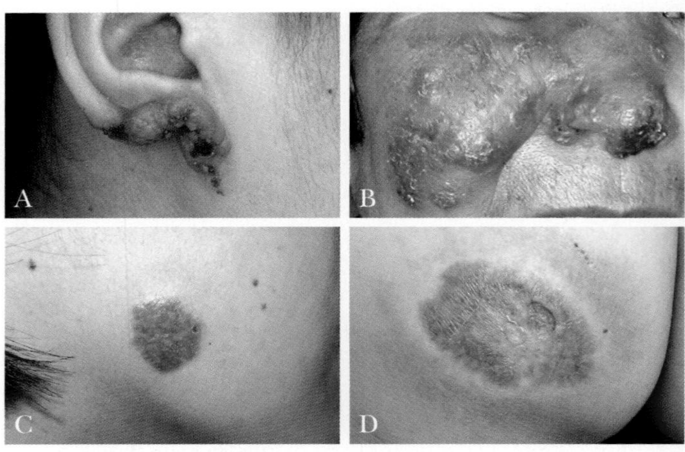

图 8.1.1.1 寻常狼疮（lupus vulgaris）

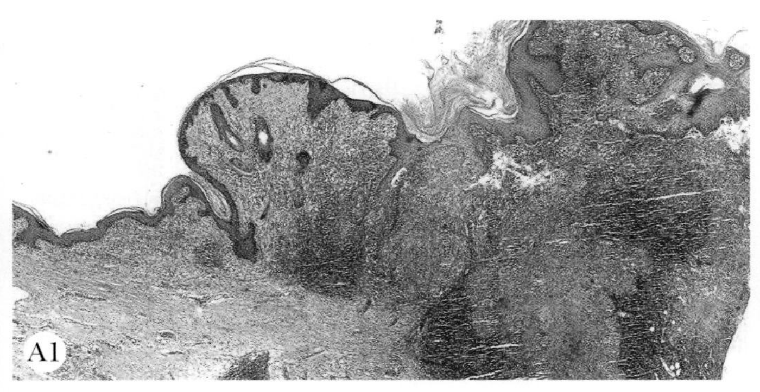

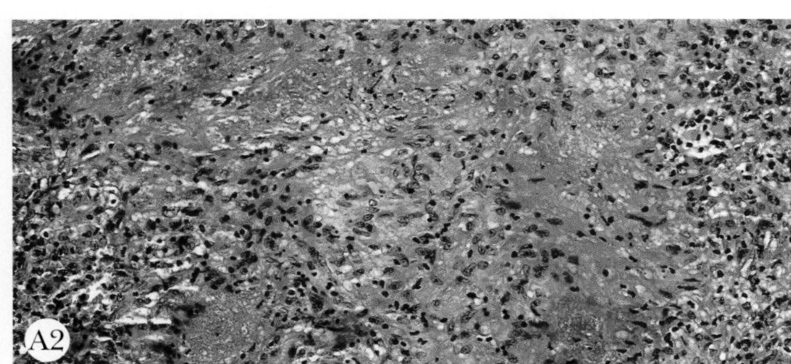

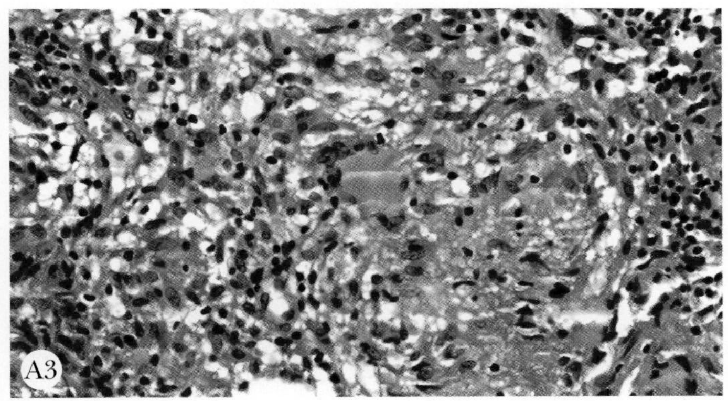

图 8.1.1.1A 寻常狼疮 女，22 岁，右耳垂结节 6 年余。病理示角化过度，表皮棘层肥厚，真皮内可见结核结节，中央干酪样坏死，周围为上皮样组织细胞，可见朗汉斯巨细胞，边缘有大量淋巴细胞。

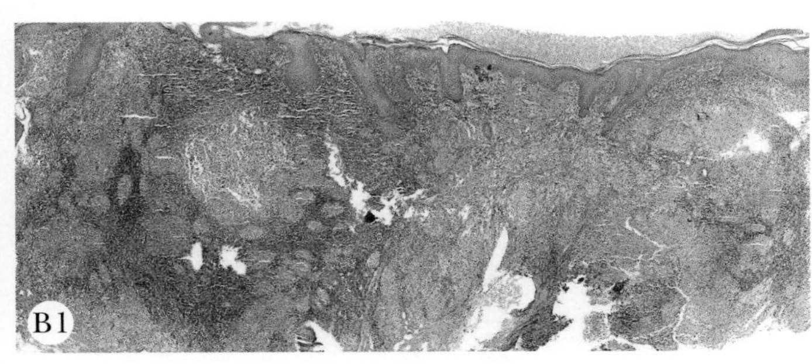

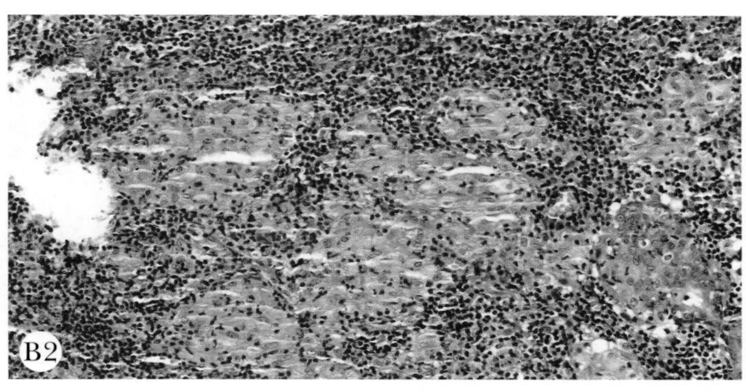

图 8.1.1.1B 寻常狼疮 女，51 岁，左侧面部可见浸润性红色斑块。病理示表皮溃疡，真皮内结核样肉芽肿结构，以真皮上部较为显著，由上皮样细胞、少数朗汉斯巨细胞组成，外围大量淋巴细胞。

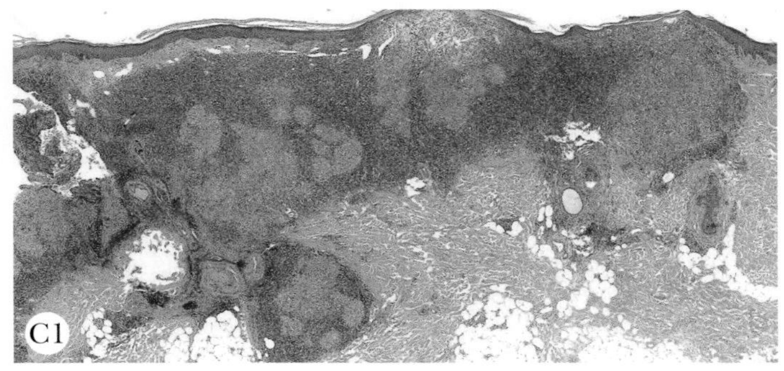

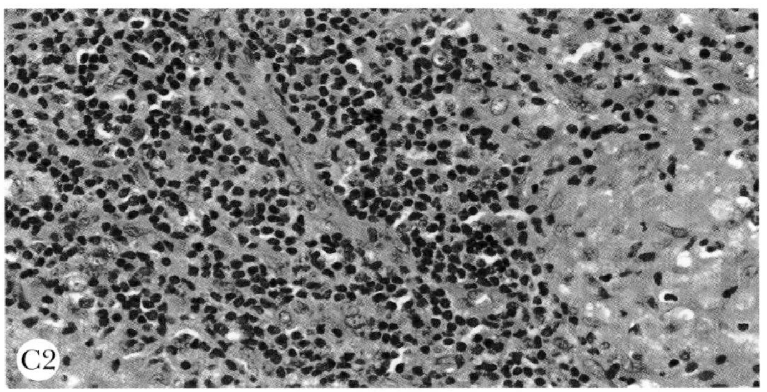

图 8.1.1.1C 寻常狼疮 女，16 岁，右面颊红色斑块 16 年。病理示真皮内结核样肉芽肿结构，主要由上皮样细胞组成，外围大量淋巴细胞。

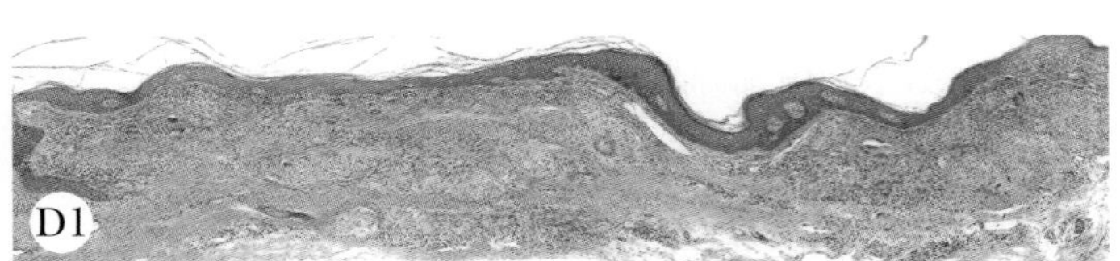

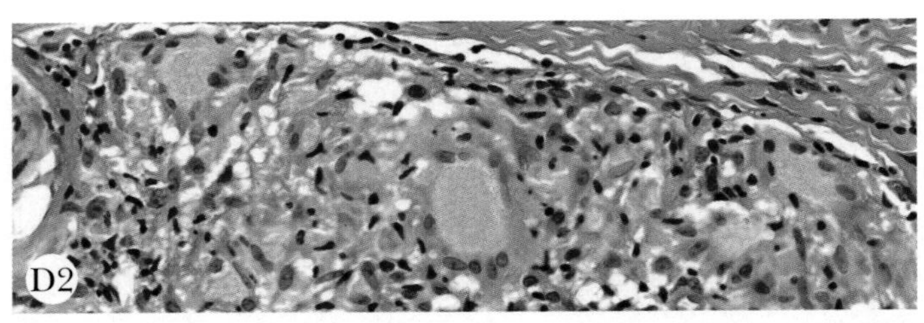

图 8.1.1.1D 寻常狼疮 女，4 岁，右臀部红斑 50 年、破溃 10 天。病理示病变主要位于真皮浅层，可见多个上皮样细胞肉芽肿，周围较多淋巴细胞浸润，可见朗汉斯巨细胞，中央未见干酪样坏死。

疣状皮肤结核（tuberculosis verrucosa cutis）

病理改变

a 表皮角化过度、棘层肥厚，呈假上皮瘤样增生。

b 棘细胞间有少量中性粒细胞浸润，并可形成微脓肿。

c 真皮内有中性粒细胞、淋巴细胞、少数浆细胞浸润，有小脓肿形成。

d 真皮内不典型结核性肉芽肿，有时仅见少数朗汉斯巨细胞及淋巴细胞混合性浸润。

病理鉴别诊断

寻常狼疮：不形成假上皮瘤样增生，结核样结构更明显，一般无小脓肿。

着色芽生菌病：在脓肿或巨细胞内可找到棕褐色硬壳体。

临床特点

a 成人多见，男性偏多。

b 系结核杆菌外源性再感染于有免疫力的机体。

c 常见于暴露部位，肛周、手指、手背最为多见，其次为足、臀、小腿等处。

d 损害多为单个、少数多个。初起为黄豆大小紫红色丘疹，逐渐扩大呈斑块，质硬，表面疣状增生。

e 特征性皮损为中央瘢痕或疣状增生，外围暗紫红色浸润带，上有结痂和鳞屑，再外为红色晕。

f 病程慢性，愈后留有表浅瘢痕。

g T-SPOT_TB 检测特异性约为 90%。

临床鉴别诊断

疣状汗孔角化症

疣状寻常狼疮

增殖性脓皮病

孢子丝菌病

着色芽生菌病

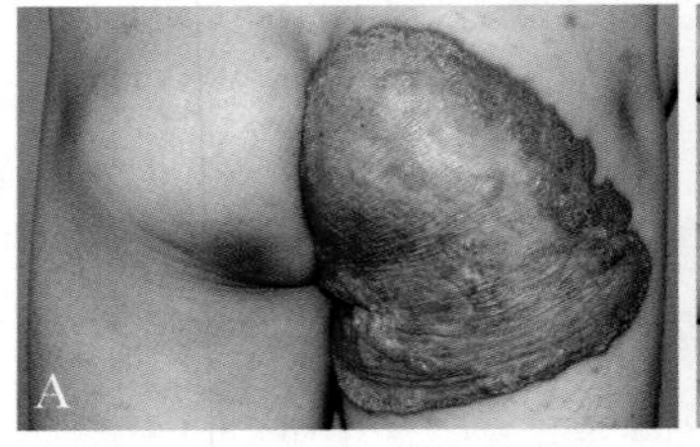

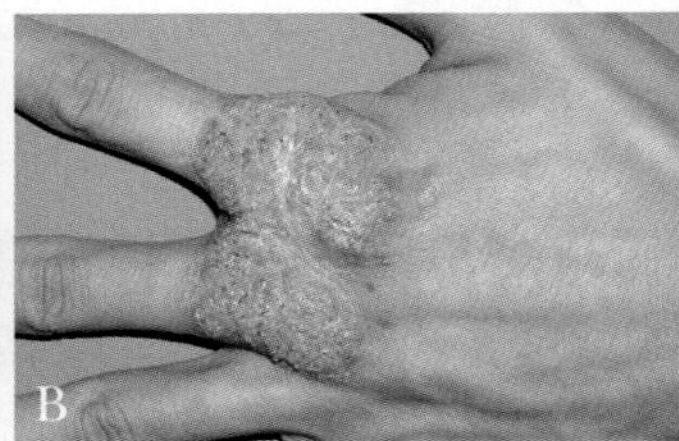

图 8.1.1.2 疣状皮肤结核（tuberculosis verrucosa cutis）

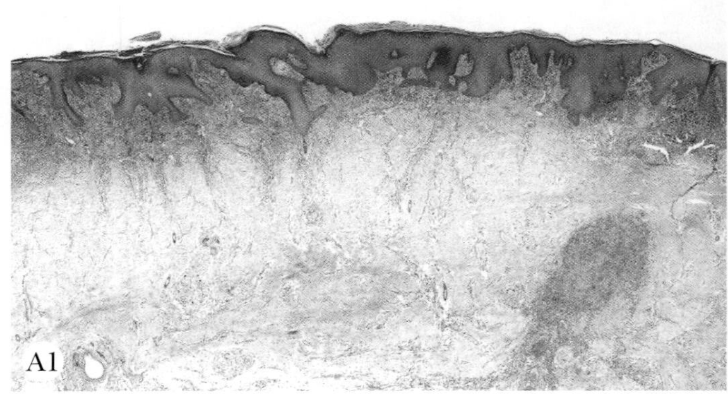

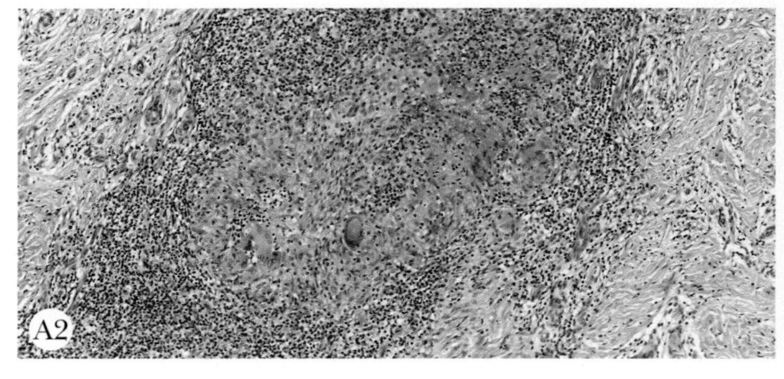

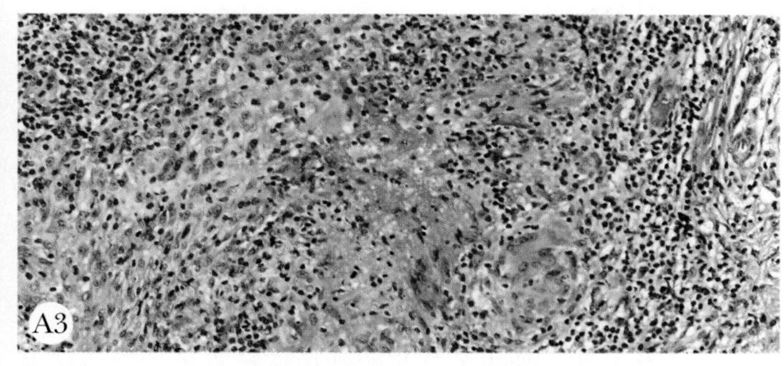

图 8.1.1.2A 疣状皮肤结核 男，38 岁，右侧臀部红色丘疹、斑块 16 年，逐渐增大，偶痒及疼痛。病理示表皮不规则棘层肥厚，真皮浅层炎症细胞浸润，中层有肉芽肿结构，中央干酪样坏死。

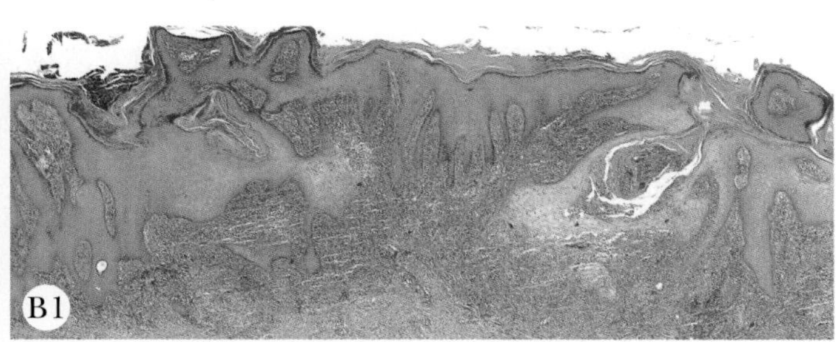

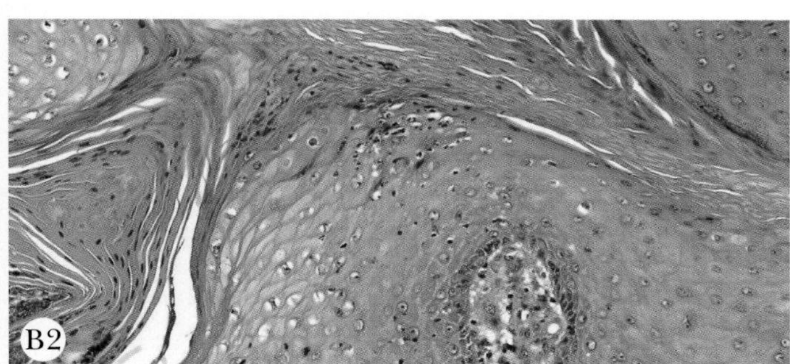

图 8.1.1.2B 疣状皮肤结核 男，19 岁，左手背疣状斑块 7 年，表面覆鳞屑。病理示表皮假上皮瘤样增生，棘层内可见中性粒细胞，局部形成中性粒细胞微脓肿，真皮浅层混合性炎症细胞浸润，局部形成肉芽肿。

原发性皮肤结核（primary cutaneous tuberculosis）

病理改变

a 表皮偶见银屑病样增生。

b 早期真皮内中性粒细胞浸润，有坏死。

c 以后有淋巴细胞和上皮样细胞为主的浸润。

d 可见结核性肉芽肿，中央有干酪样坏死。

病理鉴别诊断

孢子丝菌病：有三带结构，即由中性粒细胞组成的中央坏死带，其外围绕以上皮样细胞和巨细胞带，最外层为浆细胞和淋巴细胞伴纤维化。

临床特点

a 主要见于未感染过结核的儿童，散发于成人。

b 多系外伤后结核杆菌直接接种。

c 皮损好发于口腔黏膜、面部、四肢和外生殖器。

d 初发损害为棕红色丘疹，渐扩大成结节和斑块，可破溃，愈后遗留瘢痕。

e 局部淋巴结可肿大。

f 无明显自觉症状。

g 结核菌素试验早期阴性，在淋巴管炎或淋巴结炎发生后转为阳性。

临床鉴别诊断

硬下疳

孢子丝菌病

着色芽生菌病

别名

结核性下疳（tuberculosis chancre）

急性粟粒性皮肤结核（acute military tuberculosis of the skin）

病理改变

a 早期非特异性炎症细胞浸润，晚期可呈结核样结构，有干酪样坏死。

b 常有广泛坏死和脓肿形成，多核巨细胞罕见。

病理鉴别诊断

结节病：裸结节为主，干酪样坏死罕见。

临床特点

a 常见于机体抵抗力低下时。

b 系结核杆菌血行播散至全身所致。

c 皮疹分布于全身，以躯干、臀、股和生殖器最常见。

d 皮疹为粟粒至米粒大小暗红色斑、丘疹、紫癜、水疱和脓疱。

e 可同时伴有粟粒性肺结核和结核性脑膜炎。

f 有寒战、发热、头痛、乏力及盗汗等全身症状。

g 常因粟粒性肺结核或结核性脑膜炎死亡。

h 结核菌素试验早期为阴性，晚期可呈阳性。

临床鉴别诊断

药物性皮炎

瘰疬性皮肤结核（scrofuloderma tuberculosis）

病理改变

a 表皮常破溃形成溃疡。

b 真皮脓肿，中下部结核结构或结核样结构，有明显干酪样坏死。

c 病灶处胶原和弹性纤维破坏。

病理鉴别诊断

硬红斑：血管有坏死，累及部位较深，主要位于皮下组织。

放线菌病：可找到硫黄颗粒。

临床特点

a 多见于儿童和青少年。

b 为淋巴结、骨或关节等的结核病灶直接扩散或经淋巴管蔓延至皮肤。

c 以颈部、上胸部多见，其次为腋下、腹股沟等，偶发于四肢和颜面。

d 损害初起为皮下结节，后破溃，形成窦道及溃疡，边缘不整。

e 无自觉症状。

f 愈后瘢痕形成。

g 结核菌素试验常为阳性。

临床鉴别诊断

放线菌病

硬红斑

孢子丝菌病

坏疽性脓皮病

别名

液化性皮肤结核（tuberculosis cutis colliquativa）

丘疹坏死性结核疹（papulonecrotic tuberculid）

病理改变

a 表皮坏死，其下方真皮楔形凝固性坏死伴周围致密炎症细胞浸润，散在上皮样细胞及多核巨细胞浸润。

b 真皮小血管管壁增厚，管腔闭塞，血栓形成。

c 真皮上部可出现白细胞碎裂性血管炎。

病理鉴别诊断

变应性皮肤血管炎：白细胞碎裂及纤维蛋白渗出现象较显著，并有红细胞外渗。浸润不呈楔形改变。

急性痘疮样苔藓样糠疹：真皮内炎症浸润也呈楔形，浸润细胞包括淋巴细胞和组织细胞。有界面改变，血管外红细胞明显。

淋巴瘤样丘疹病：楔形浸润中，可找到不典型淋巴样细胞。

临床特点

a 好发于青少年，春秋季多发。

b 为结核杆菌经血行播散至皮肤，并迅速被消灭所致。

c 好发于四肢伸侧与臀部，对称分布。

d 特征性皮损为绿豆大小丘疹，中央坏死，附有黑色固着痂皮，去除痂皮为火山口样小的溃疡面。

e 无明显自觉症状。

f 病程迁延，反复成批发生，可见不同时期皮损。

g 结核菌素试验强阳性。

临床鉴别诊断

变应性皮肤血管炎

复发性毛囊炎

痘疮样痤疮

别名

丘疹坏死性结核（papulonecrotic tuberculosis）

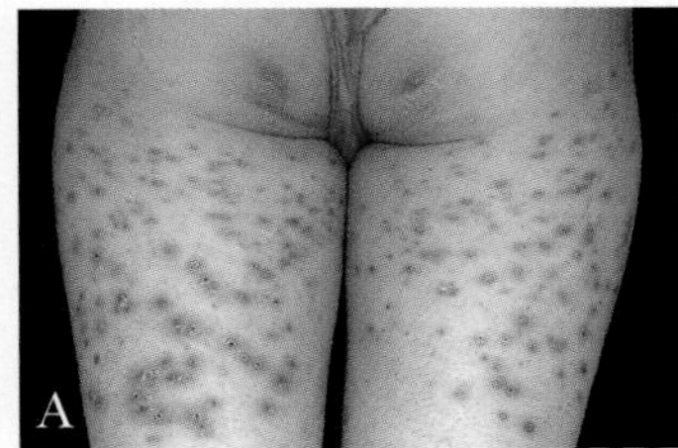

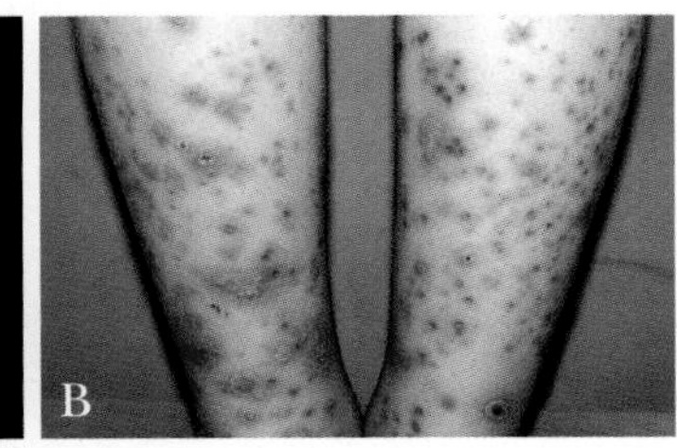

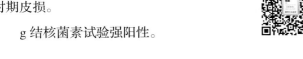

图 8.1.1.6　丘疹坏死性结核疹（papulonecrotic tuberculid）

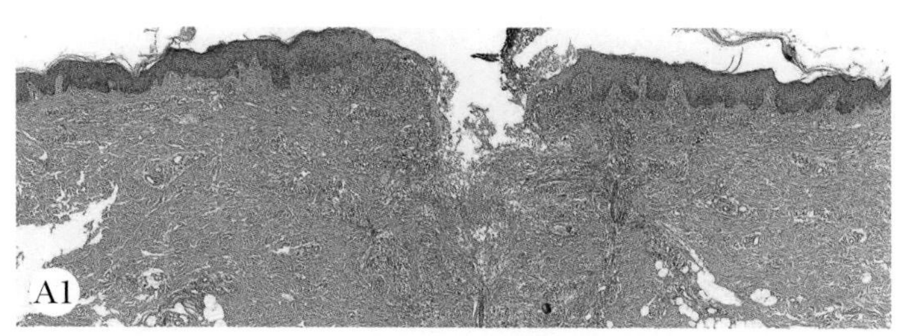

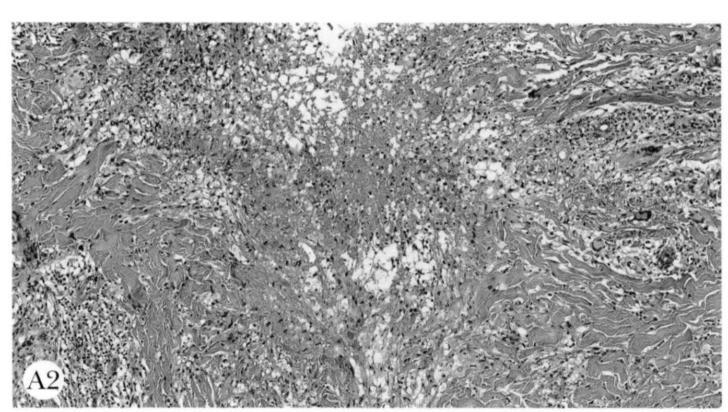

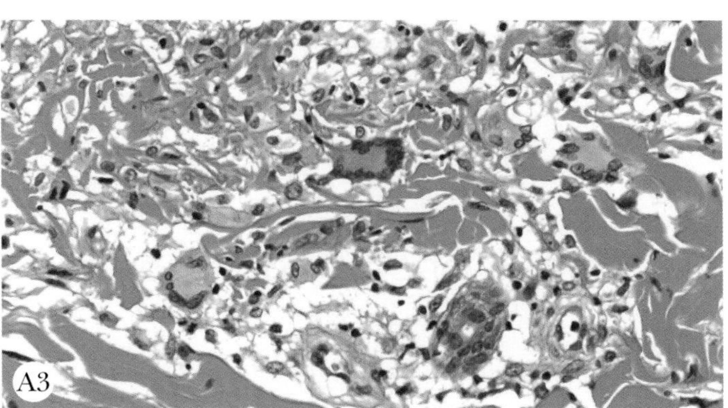

图 8.1.1.6A　丘疹坏死性结核疹　女，19 岁，躯干、四肢红色丘疹、溃疡、结痂反复发作 4 年余。病理示表皮溃疡，其下方真皮 V 形区凝固性坏死，伴周围致密炎症细胞浸润，可见散在巨细胞。

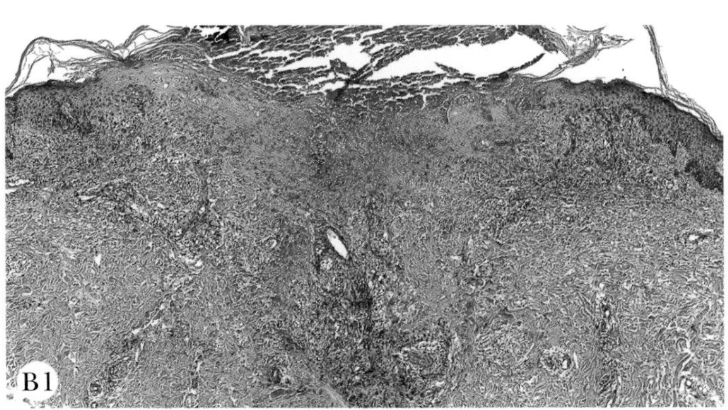

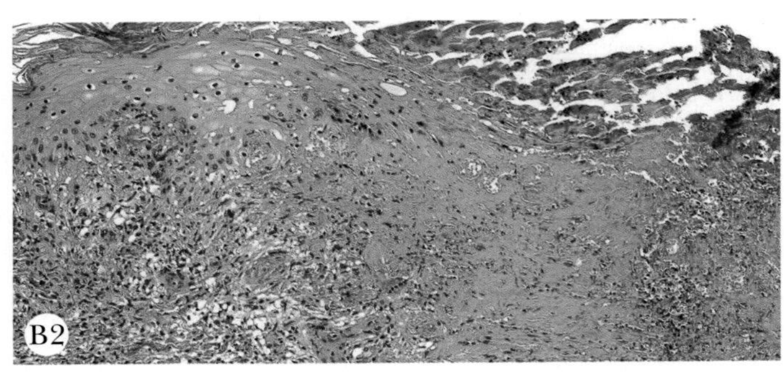

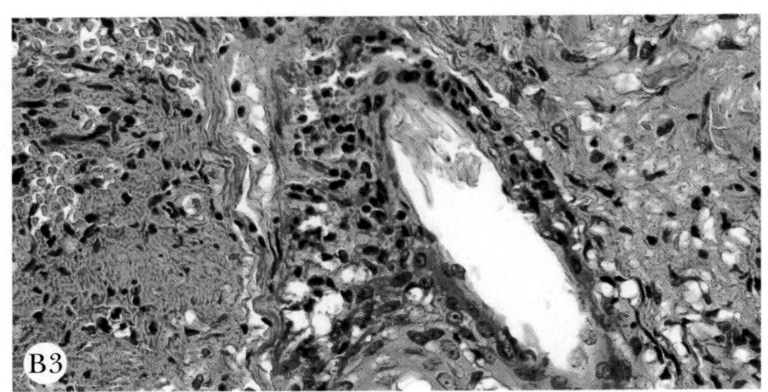

图 8.1.1.6B 丘疹坏死性结核疹 女，14岁，躯干、四肢丘疹反复发作半年。表皮溃疡，其下方真皮呈楔形坏死，部分毛囊坏死，伴大量淋巴细胞、上皮样细胞浸润，部分血管管壁纤维素样变性。

瘰疬性苔藓（lichen scrofulosorum）

病理改变

a 毛囊角栓，周围表皮细胞间水肿。

b 真皮乳头内，靠近毛囊或汗腺导管处出现上皮样细胞与朗汉斯巨细胞组成的肉芽肿，周围有一狭窄的淋巴细胞浸润带环绕。

c 结节中央常无干酪样坏死。

病理鉴别诊断

结节病：病理鉴别诊断困难，但后者病变在真皮内部位较深。

光泽苔藓：常有明显的基底细胞液化变性，两侧表皮向下延伸呈环抱状包绕真皮乳头内浸润的细胞。

临床特点

a 多见于儿童及青年，无明显性别差异。

b 病因不明，常并发于其他活动性皮肤结核或其他器官结核。

c 皮疹广泛，好发于躯干两侧及四肢伸侧，以阴茎、肩胛、臀部、腹部较常见。

d 皮损为群集但互不融合的粟粒大半球形丘疹，皮色，光滑或有少许鳞屑，略带光泽。

e 无自觉症状，偶有轻微瘙痒。

f 持续数月或数年后自愈，不留瘢痕，但可复发。

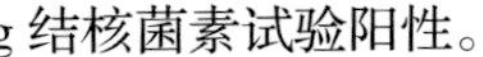

g 结核菌素试验阳性。

临床鉴别诊断

维生素 A 缺乏症

光泽苔藓

毛发红糠疹

小棘苔藓

别名

苔藓样皮肤结核（tuberculosis cutis lichenoides）

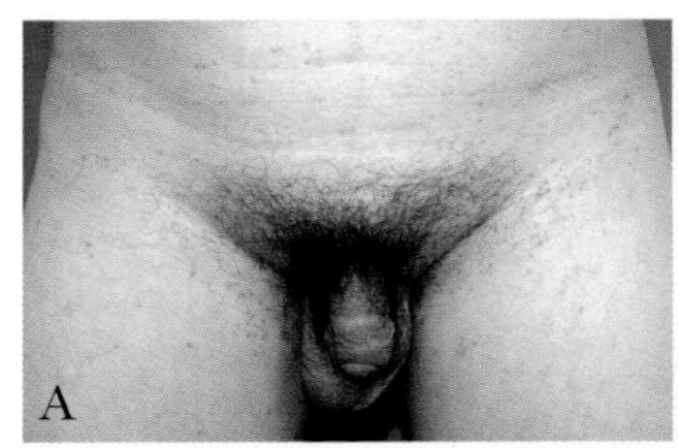

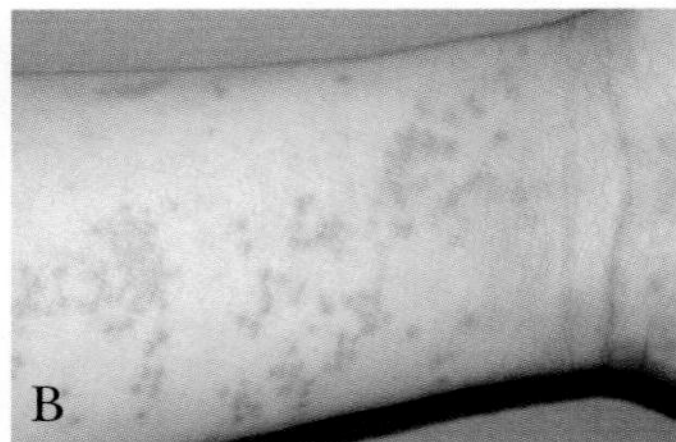

图 8.1.1.7 瘰疬性苔藓（lichen scrofulosorum）

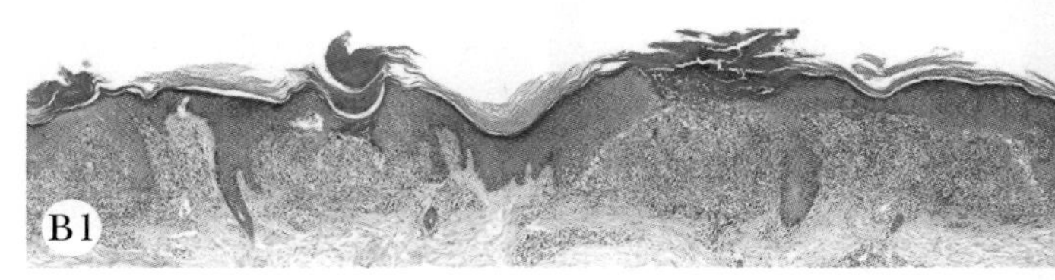

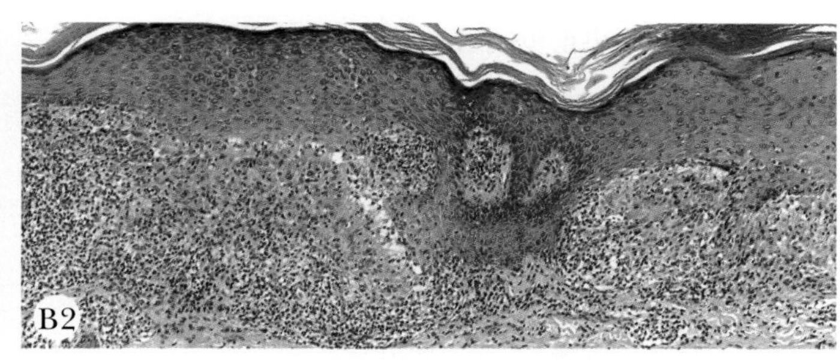

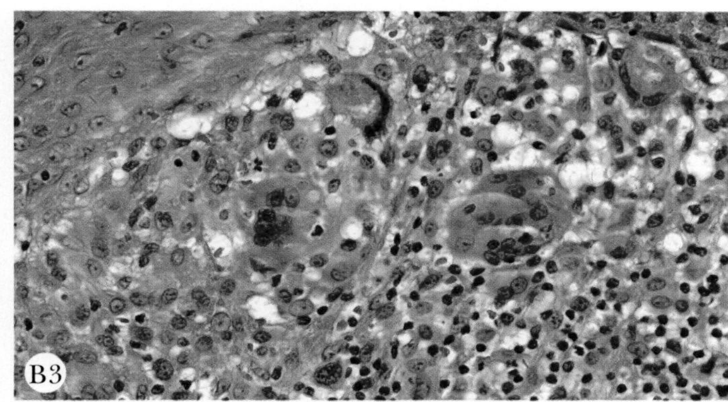

图 8.1.1.7B 瘰疬性苔藓 男，44 岁，面、上肢多发黄红色丘疹 10 年，不痒。病理示角化不全，局部表皮破溃，真皮乳头内靠近毛囊处可见上皮样细胞及多核巨细胞形成的肉芽肿，周围有淋巴细胞浸润。

8.1.2 麻风（leprosy，Hansen disease）

麻风杆菌引起的慢性传染病，主要侵犯皮肤和周围神经。麻风分类需要以临床表现、细菌学、病理学和免疫学四个方面的检查为依据。国际上普遍采用五级分类法，免疫力最强的一端为结核样型麻风（TT），其余依次为界限类偏结核样型麻风（BT）、中间界限类麻风（BB）、界限类偏瘤型麻风（BL）及瘤型麻风（LL）。早期表现称为未定类麻风（I）。

结核样型麻风（tuberculoid leprosy）

病理改变

a 表皮下没有“无浸润带”。

b 真皮全层可见结核样肉芽肿。

c 真皮内神经、血管和附属器周围可见上皮样细胞肉芽肿，外围淋巴细胞及浆细胞浸润。

d 静止期皮损抗酸染色阴性，活动期阳性。

病理鉴别诊断

结节病：炎症细胞一般不侵犯神经、立毛肌，结节周围少或无淋巴细胞。

非典型分枝杆菌感染：鉴别困难，需做特殊染色。

临床特点

a 病原菌为麻风杆菌，见于免疫力高的患者。

b 好发于面、肩、背和四肢伸侧易受摩擦的部位。

c 皮损少、局限且不对称，为数片大小不等的暗红色斑或斑块，境界清，表面干燥，有少许鳞屑。

d 具有特征性的是耳大神经、尺神经、腓总神经等浅表神经肿大，质硬如条索状，皮损伴有明显的感觉障碍。

e 除反应期外，一般不侵犯黏膜、淋巴结、眼球及其他内脏器官。

f 病情稳定，预后较好，经治疗后消退快，少数可不经治疗而自愈。

8.1.2.1

g 一般常规查菌阴性，麻风菌素反应晚期变为强阳性。

临床鉴别诊断

体癣

环形红斑

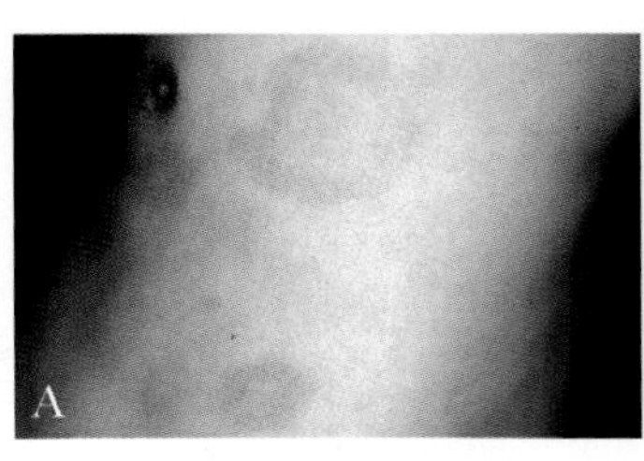

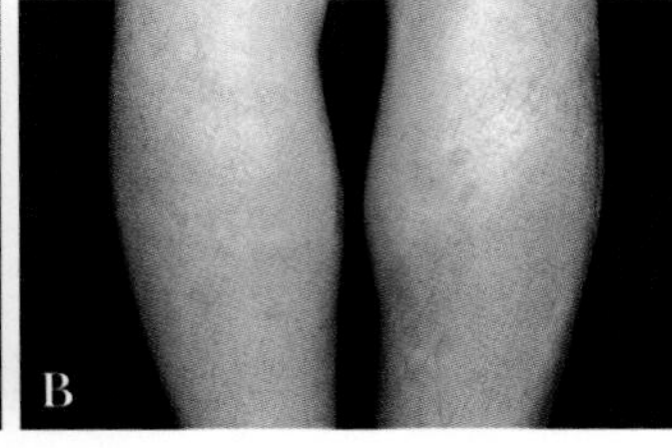

图 8.1.2.1 结核样型麻风（tuberculoid leprosy）

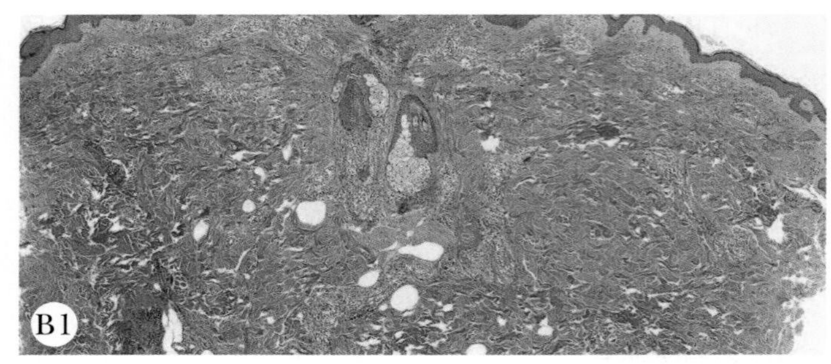

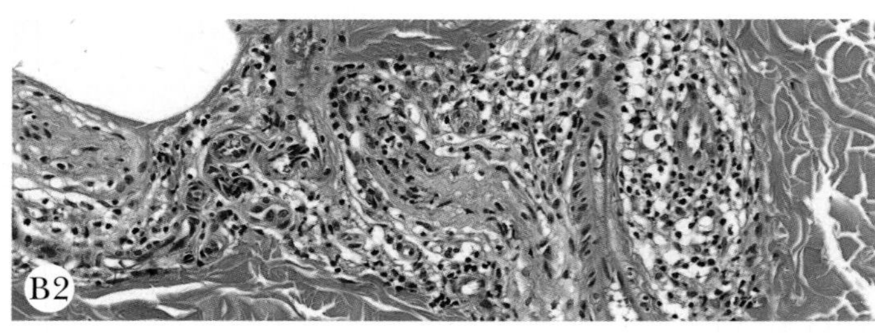

图8.1.2.1B 结核样型麻风 男，38岁，左下肢、足部麻木2年，躯干、双下肢环状红斑1年。病理示真皮广泛的肉芽肿浸润，可见多核巨细胞及受累的神经，周围淋巴细胞浸润。

界限类偏结核样型麻风（borderline tuberculoid leprosy）

病理改变

a 表皮下有狭窄的无细胞浸润带。

b 真皮内可见上皮样细胞肉芽肿，也可沿神经呈线性模式浸润。上皮样细胞肉芽肿内有较多多核巨细胞，淋巴细胞浸润少。

c 抗酸染色可见抗酸杆菌，但量较少。

病理鉴别诊断

结节病：炎症细胞不侵犯神经、立毛肌，结节周围少或无淋巴细胞。

临床特点

a 皮损比结核样型麻风多，大小不等，为浅色斑、红斑或斑块，部分边缘清楚，分布不对称；有的皮损呈环状，内外缘清楚，中央可见圆形或椭圆形“免疫区”。

b 周围神经干损害多发但不对称，神经粗大不如结核样型麻风，质地不如结核样型麻风。除面部外，一般感觉障碍尚明显，但不如结核样型麻风。

c 黏膜、淋巴结、睾丸及内脏较少受累，且较轻，一般头发、眉毛不脱落。

d 预后较好，但治愈速度不如结核样型麻风。

e 一般查菌阳性，麻风菌素晚期反应弱阳性或可疑阳性或阴性。

临床鉴别诊断

体癣

环形红斑

界限类麻风（borderline leprosy）

病理改变

a 兼有结核样型和瘤型麻风的特点。

b 皮肤神经束间有炎症细胞浸润。

c 用抗酸染色在泡沫细胞中可查到麻风杆菌。

临床特点

a 皮损形态多样，可表现为斑片、浸润与结节，分布广泛但不对称。

b 周围神经干损害多发但不对称，神经粗大和功能障碍程度介于结核样型麻风和瘤型麻风之间，比结核样型麻风重，比瘤型麻风轻。

c 黏膜、淋巴结、睾丸及内脏可发生病变，眉毛稀疏脱落，常不对称，治疗后可再生。

d 预后介于两极型之间，病情很不稳定，经过反应演变为界限类偏结核样型麻风或界限类偏瘤型麻风。

e 一般查菌阳性，麻风菌素晚期反应弱阳性或可疑阳性或阴性。

临床鉴别诊断

白色糠疹

白癜风

体癣

环状肉芽肿

远心性环状红斑

界限类偏瘤型麻风（borderline lepromatous leprosy）

病理改变

a 表皮萎缩变平，无炎症细胞侵入。

b 表皮下有明显的“无浸润带”。

c 真皮内甚至皮下脂肪层有大量泡沫细胞（麻风细胞）浸润，胞质呈灰色，泡沫细胞浸润中可见聚集成小团的淋巴细胞或向上皮样细胞发展的组织细胞。

d 皮神经可受累。

e 抗酸染色查见较多抗酸杆菌。

病理鉴别诊断

组织细胞瘤：界限类偏瘤型麻风形成的组织样麻风瘤有大量泡沫细胞，两者误诊个案屡见不鲜，需抗酸染色加以鉴别。

黄瘤病：除大量泡沫细胞外，真皮内有多数黄瘤细胞，不侵犯神经，抗酸染色阴性。

临床特点

a 皮损多，分布广泛但不完全对称，可为斑疹、斑块及结节等，皮损表面不如瘤型麻风光亮，有的皮损中央可见“免疫区”。

b 周围神经干损害多发，均匀粗大、质软，分布不如瘤型麻风完全对称。畸残出现迟且不完全对称。

c 黏膜、淋巴结、睾丸及内脏病变出现早，可形成鞍鼻，眉毛脱落不对称，晚期头发可脱落。

d 预后多数演变为瘤型麻风，也可演变为界限类麻风。

e 麻风菌素晚期反应阴性，皮损处涂片可查到大量麻风杆菌。

临床鉴别诊断

淋巴瘤

皮肤黑热病

结节病

瘤型麻风（lepromatous leprosy）

病理改变

a 表皮萎缩变平，无炎症细胞侵入。

b 表皮下有“无浸润带”。

c 真皮内甚至皮下脂肪层有大量泡沫细胞（麻风细胞）浸润，胞质呈灰色，真皮内很少有淋巴细胞或炎症反应，与神经关系不明确。

d 皮肤附属器破坏明显，皮神经组织破坏轻而且发生晚。

e 抗酸染色查见大量抗酸杆菌。

病理鉴别诊断

组织细胞瘤：瘤型麻风形成的组织样麻风瘤大量泡沫细胞，两者误诊个案屡见不鲜，需抗酸染色加以鉴别。

黄瘤病：除大量泡沫细胞外，真皮内有多数黄瘤细胞，不侵犯神经，抗酸染色阴性。

临床特点

a 多见于细胞免疫抑制的患者。

b 特征性皮损表现为对称分布的弥漫浸润性斑块及结节，好发于面部、臀部和下肢，面部可呈“狮容”，眉毛、头发可明显脱落，各期皮损均无“免疫区”，有轻度或明显感觉障碍。

c 神经损害早期不明显，中、晚期可出现广泛对称的神经干粗大、均匀、质软，可致严重畸残。

d 黏膜、淋巴结、睾丸及内脏受累出现早而明显，眉毛、睫毛可完全对称性脱落，腋毛、阴毛可稀疏或完全脱落。

e 早发现、早治疗预后较好，否则可致难以恢复的畸形或毁容。

f 麻风菌素晚期反应阴性，皮损处涂片可查到大量麻风杆菌。

临床鉴别诊断

淋巴瘤

皮肤黑热病

结节病

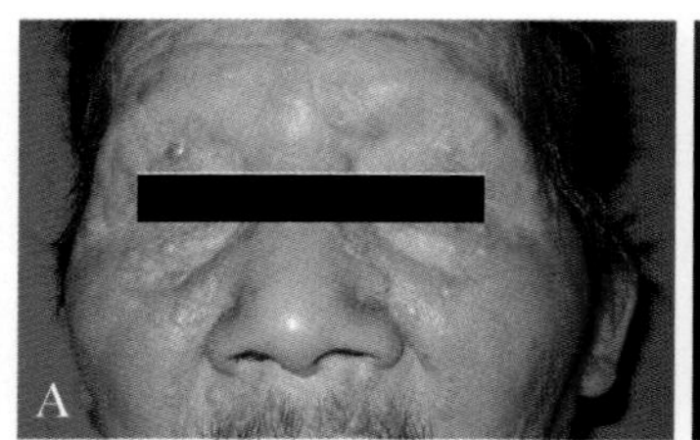

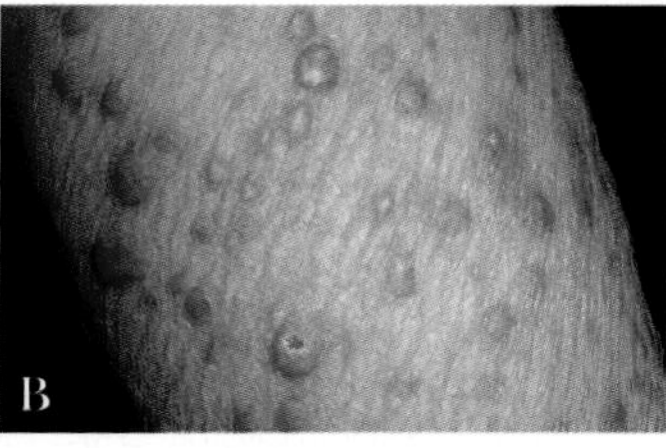

图 8.1.2.5 瘤型麻风（lepromatous leprosy）

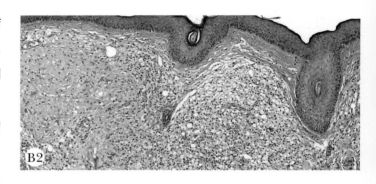

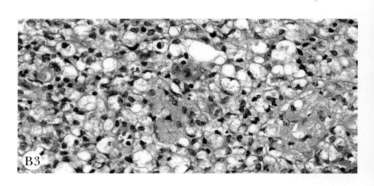

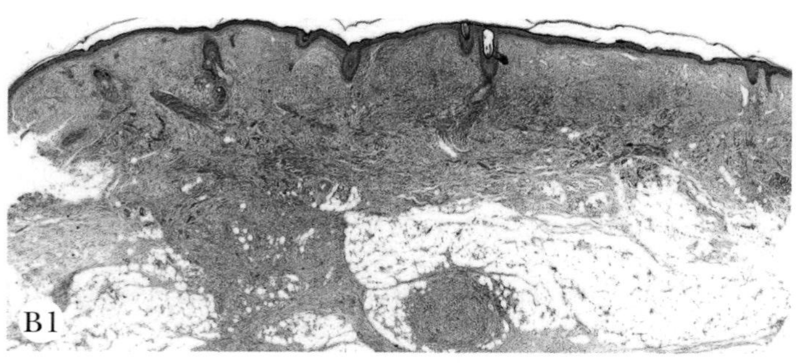

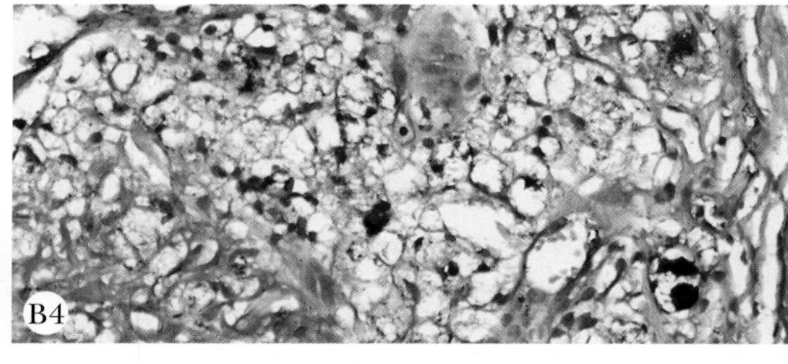

图 8.1.2.5B 瘤型麻风 男，78 岁，全身散在多发丘疹 2 年，眉毛对称性脱落。病理示真皮内大量组织细胞浸润，可见无浸润带，局部可见胞质为浅灰色外观的泡沫状组织细胞；抗酸染色（B4）阳性，可见大量杆菌及球形物。

麻风反应（lepra reaction）

麻风反应是麻风过程中变态反应引起的急性炎性反应，主要分为Ⅰ型、Ⅱ型，另有几种较少见的类型。

Ⅰ型麻风反应
（type Ⅰ lepra reaction）

病理改变

a 表皮水肿、有时有角化过度或点状角化不全。

b 棘细胞层常有炎症细胞侵入。

c 真皮内上皮样细胞肉芽肿。

d 真皮明显水肿，严重者有纤维蛋白样变性。

e 血管扩张充血，但无中性粒细胞浸润或血栓形成。

f 升级反应者，上皮样细胞肉芽肿周围淋巴细胞增多，抗酸杆菌减少或阴转，降级反应者则相反，组织学改变向瘤型端变化，抗酸杆菌增多。

临床特点

a 主要发生于界限类麻风和一部分界限类偏结核样型麻风病人。

b 为细胞免疫型或迟发型变态反应，与致敏淋巴细胞有关。

c 临床表现为部分或全部皮损发红、肿胀，并可出现新的皮损，四肢水肿，周围神经肿胀、疼痛、可伴有麻木及肌瘫，也可出现皮肤溃疡及坏死。

d 黏膜症状无或轻微，淋巴结可肿大。

e 麻风类型可转变，如患者免疫力增强可发生升级反应，反之则发生降级反应。

f 全身症状不明显。

g 反应发生慢，消失也慢。

Ⅱ型麻风反应
（type Ⅱ lepra reaction）

病理改变

a 急性期再反应的中央部大量中性粒细胞浸润，严重者可形成脓肿、坏死，并有嗜酸性粒细胞与肥大细胞增多，浸润内往往可见到泡沫细胞。

b 慢性期多核巨细胞减少，而淋巴细胞与浆细胞增多。

c 真皮内特别是皮下脂肪层血管内皮细胞水肿，管腔炎症细胞浸润，纤维蛋白样变性，血管腔狭窄或栓塞，严重者组织坏死。

d 浸润内的麻风杆菌往往呈明显的颗粒状，反应部位的菌数比非反应处减少。

e 酶免疫技术巨噬细胞、多核巨细胞内和细胞间可查见麻风杆菌特异性抗原，并在有些部位有免疫复合物的沉积。

临床特点

a 主要发生于瘤型或界限类偏瘤型麻风。

b 为抗原－抗体复合物型变态反应。

c 反应期往往有乏力、不适、畏寒、厌食、淋巴结肿大和掌跖触痛等前驱症状。

d 最常见的皮损是麻风结节性红斑，重者出现水疱、坏死和溃疡。

e 可出现虹膜睫状体炎、急性睾丸附睾炎、神经肿大、关节肿痛等。

f 本型发生较快，组织损伤较重，可反复发作。

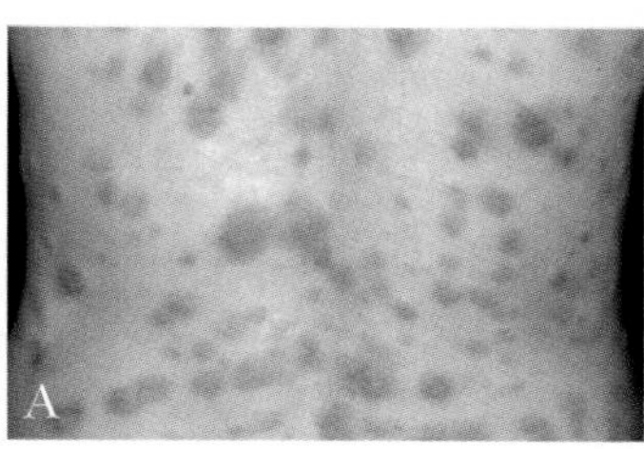

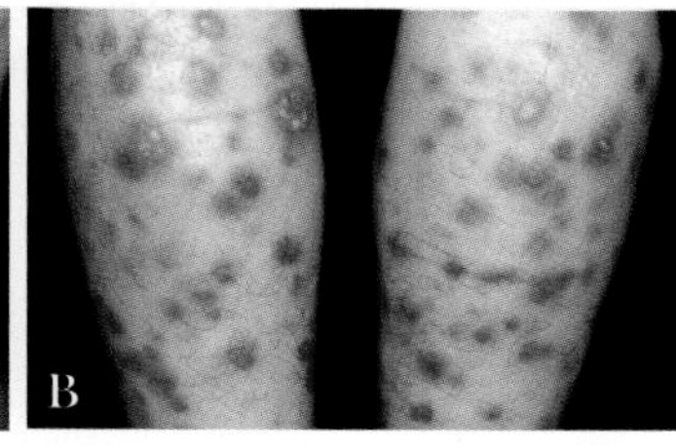

图 8.1.2.6 Ⅱ型麻风反应（Type Ⅱ lepra reaction）

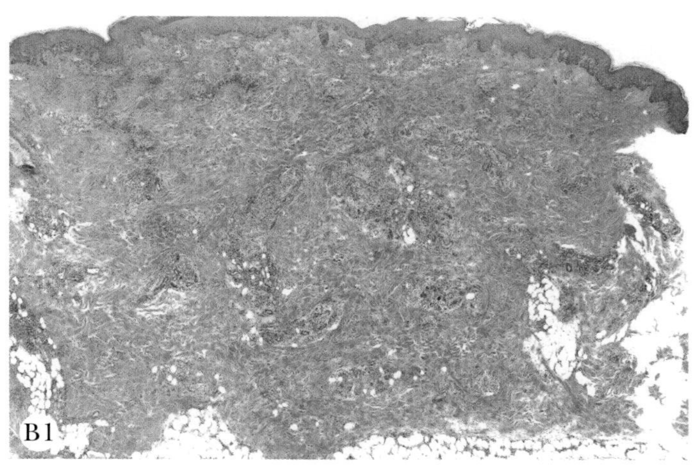

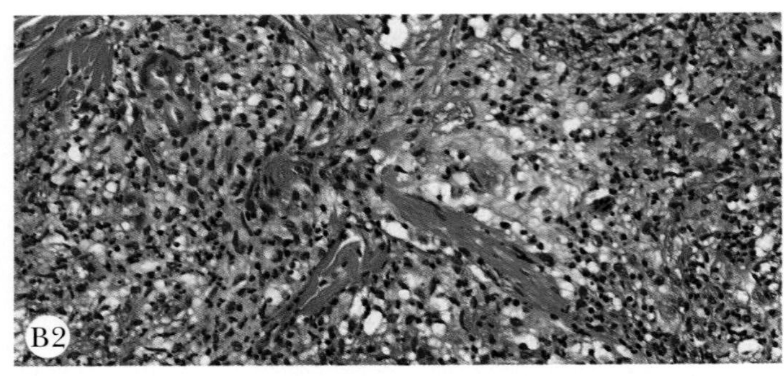

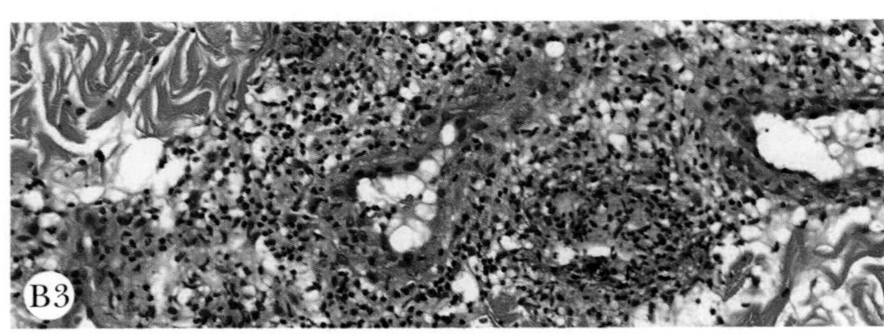

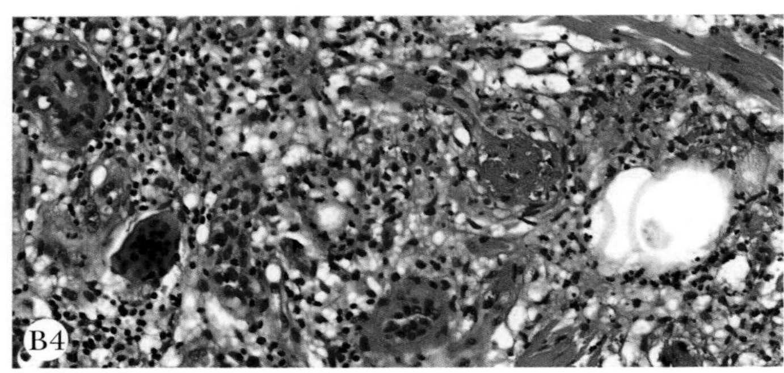

图 8.1.2.6B Ⅱ型麻风反应 男，31 岁，全身红斑、结节伴发热 2 周。病理示真皮层血管、神经、汗腺周围泡沫样组织细胞、淋巴细胞及中性粒细胞浸润，部分血管腔内血栓形成、管壁纤维素样变性，局部可见组织坏死。

Lucio 现象（Lucio phenomenon）

病理改变

a 表皮梗死。

b 浅静脉充血，偶见静脉血栓，内皮细胞增生、肿胀，有白细胞破碎性血管炎表现，主要累及中等大小的血管和小血管。

c 抗酸染色示内皮细胞内有大量杆菌。

病理鉴别诊断

血管炎：抗酸染色阴性。

临床特点

a 多见于未接受治疗的弥漫性、非结节性瘤型麻风，伴出血性梗死和表皮坏死，也可见于界限类偏瘤型麻风。

b 系免疫复合物介导的变态反应。

c 损害多见于四肢，早期表现为面部及四肢肿胀，毛细血管扩张。

d 皮损表现为伴有溃疡、大疱或坏死的柔软性红斑，愈后留有萎缩性瘢痕。

e 极为罕见的是出现大量组织细胞瘤样损害。

f 可模仿血管炎，但 Lucio 现象有流行病学依据。

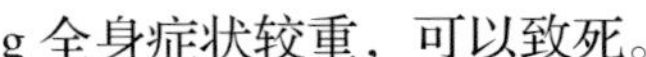

g 全身症状较重，可以致死。

临床鉴别诊断

血管炎

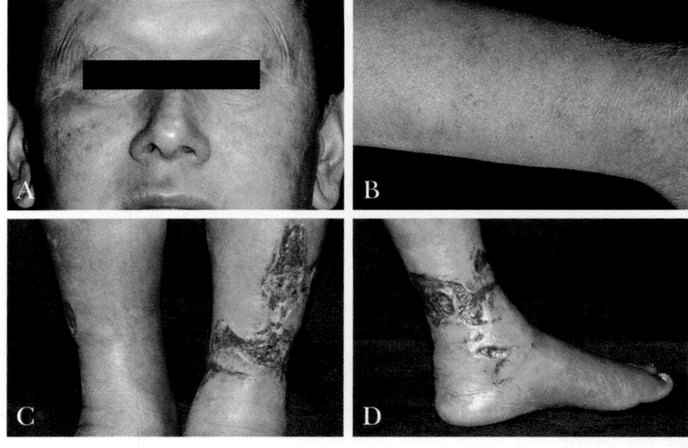

图 8.1.2.7 Lucio 现象（Lucio phenomenon）

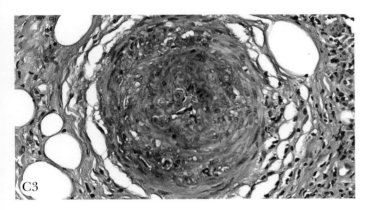

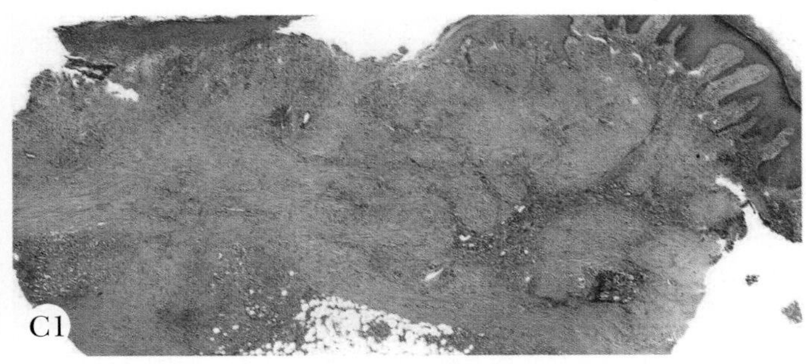

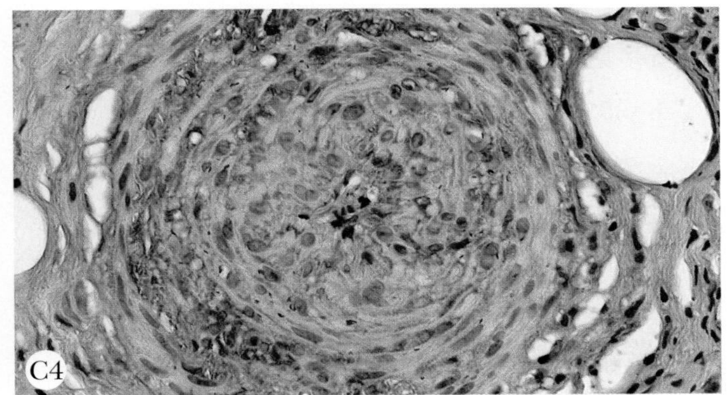

图 8.1.2.7C　Lucio 现象　男，42 岁，躯干红斑 7 年，双小腿肿胀 5 年，溃疡 1 个月，面部肿胀，双眉对称性脱落，前臂肿胀伴血管扩张。病理示表皮溃疡，真皮浅层血管增生，伴内皮细胞增生、肿胀，周围淋巴细胞及少量中性粒细胞浸润，皮下脂肪内可见一闭塞的血管；抗酸染色见大量杆菌，内皮细胞及闭塞的血管亦可见杆菌（图 ABCD4）。

8.1.3　颜面播散性粟粒性狼疮（lupus miliaris disseminatus faciei）

病理改变

a 真皮中上部以毛囊为中心的结核结节或结核样结节。

b 结节中央可见明显干酪样坏死。

病理鉴别诊断

结节病：表现为“裸结节”，结节中央无干酪样坏死，但可有纤维蛋白样坏死，周围纤维组织多，结节在真皮内部位较深。

临床特点

a 多见于青年人，无性别差异。

b 病因尚未确定，有人认为是对皮脂腺炎症的肉芽肿样反应。

c 好发于眼周，尤其是下睑。

d 皮损为对称发生于颜面的粟粒至绿豆大小之红色、深红色半球形结节，表面光滑，质软，结节分批出现，孤立散在，少数 2、3 个可相互融合。

e 结节用玻片压诊后呈特征性苹果酱色。

f 无自觉症状。

g 病程慢性，有自限性，结节经数月或数年才渐渐消失，抗结核治疗无效，对激素效果好，愈后留瘢痕。

临床鉴别诊断

痤疮

酒渣鼻

皮脂腺瘤

别名

颜面粟粒性狼疮（lupus miliaris faciei）

毛囊性粟粒性狼疮（lupus miliaris follicularis）

颜面播散性粟粒性结核病（tuberculosis miliaris disseminates faciei）

粟粒狼疮样结核症（tuberculosis luposa miliaris）

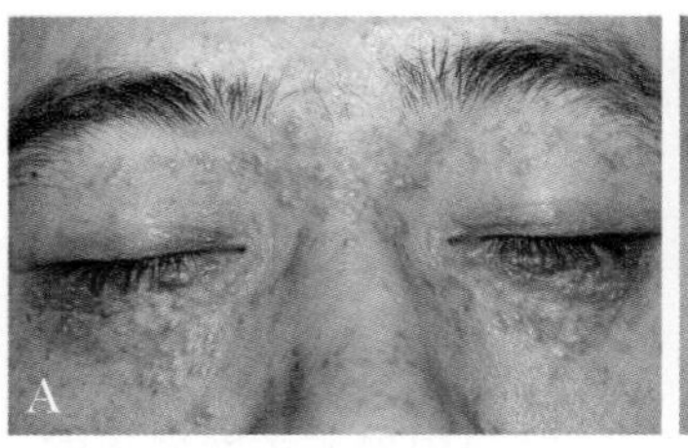

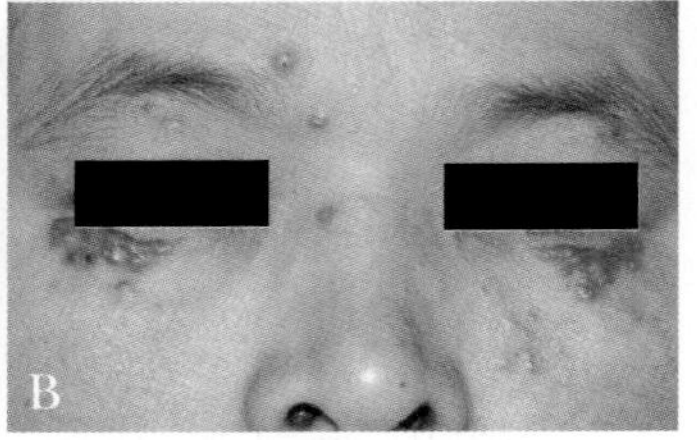

图 8.1.3 颜面播散性粟粒性狼疮（lupus miliaris disseminatus faciei）

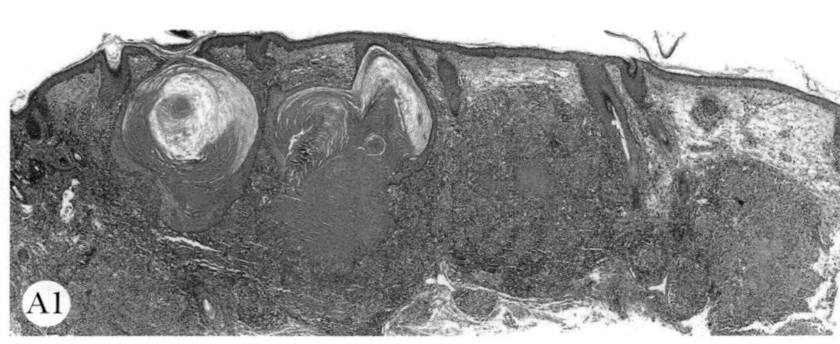

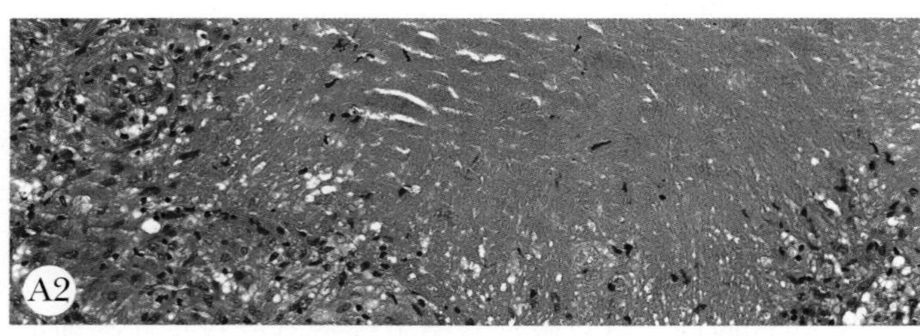

图 8.1.3A 颜面播散性粟粒性狼疮 男，30 岁，面部红色丘疹 6 个月，以眼周为著，部分融合。病理示真皮内以毛囊为中心的多个结核结节，中央干酪样坏死，周围淋巴细胞、组织细胞浸润，可见多核巨细胞。

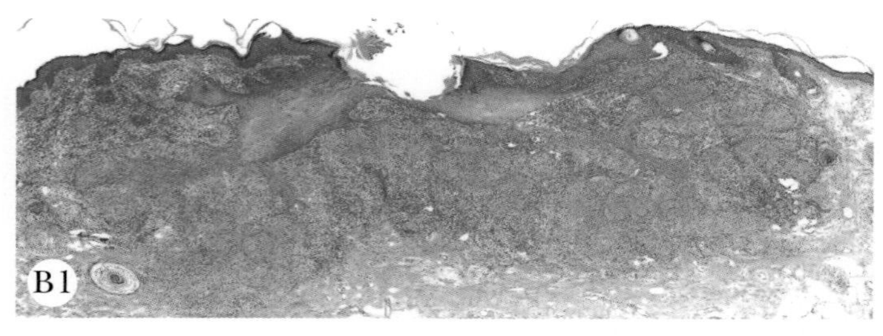

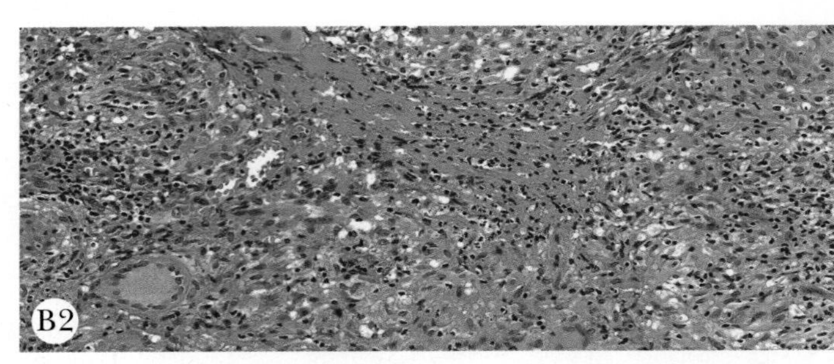

图 8.1.3B 颜面播散性粟粒性狼疮 女，37 岁，眼周红色丘疹 2 个月余，以下睑为著。病理示真皮内以毛囊为中心的结核结节，中央干酪样坏死，周围淋巴细胞、组织细胞浸润。

8.1.4 酒渣鼻（rosacea）

病理改变

a 真皮浅、深层血管周围淋巴细胞及少量浆细胞浸润。

b 毛囊之间或周围结核样肉芽肿，干酪样坏死少见，常可见中性粒细胞。

c 可见到明显的毛细血管扩张。

病理鉴别诊断

细菌性毛囊炎：以中性粒细胞为主的浸润。

临床特点

a 多见于中、青年男性。

b 病因不明，好发于鼻、两颊、前额、下颌等。

c 为弥漫性潮红伴毛细血管扩张，有丘疹、脓疱和结节。

临床鉴别诊断

寻常痤疮

口周皮炎

脂溢性皮炎

别名

玫瑰痤疮（acne rosacea）

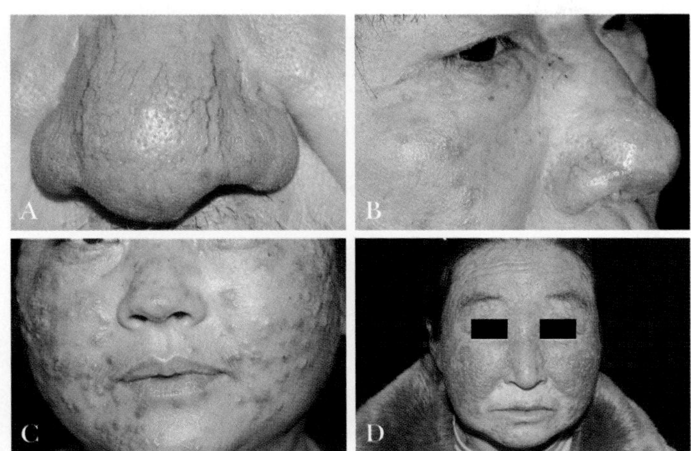

图 8.1.4 酒渣鼻（rosacea）

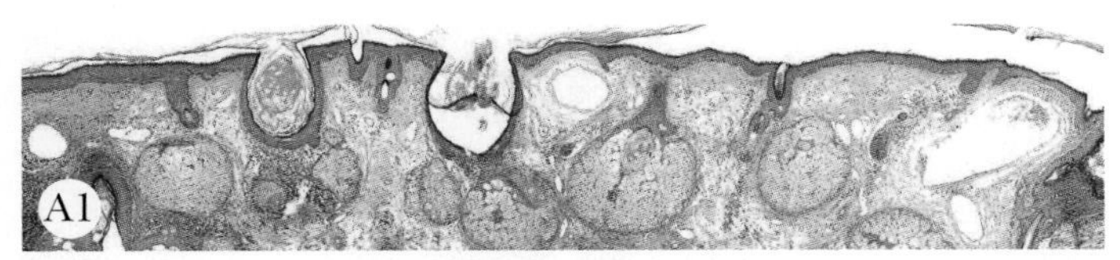

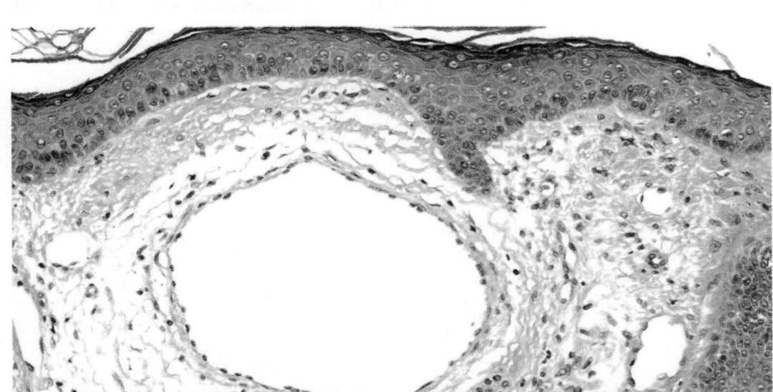

图 8.1.4A 酒渣鼻 男，69 岁，鼻部红斑、毛细血管扩张 10 个月。病理示扩张的毛囊内充满角质碎屑，真皮浅层水肿，毛细血管扩张，轻度的淋巴细胞、组织细胞及中性粒细胞浸润。

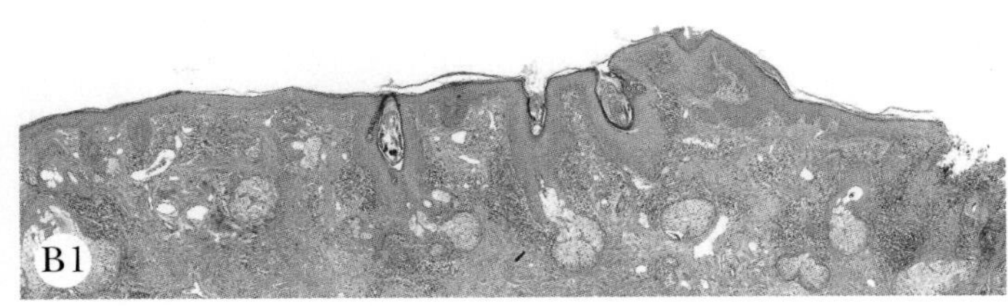

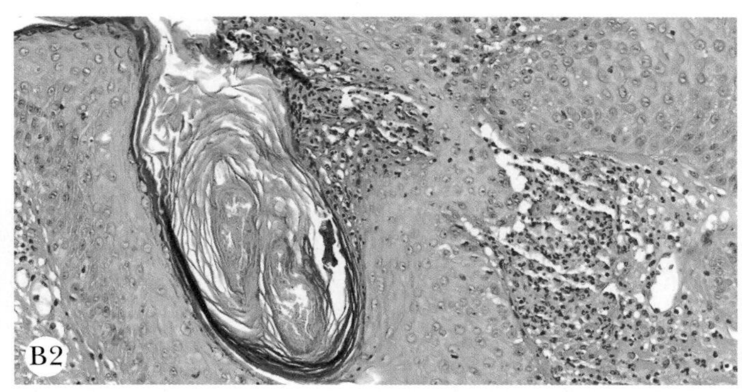

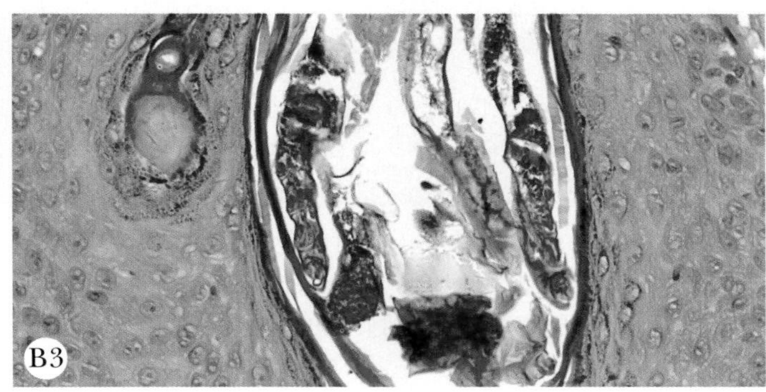

图 8.1.4B 酒渣鼻 男，51 岁，鼻部、眼睑周围红斑、丘疹、脓疱 10 年。病理示扩张的毛囊漏斗部可见蠕形螨，真皮浅层血管扩张，毛囊内及周围可见中性粒细胞，血管周围淋巴细胞及个别中性粒细胞浸润。

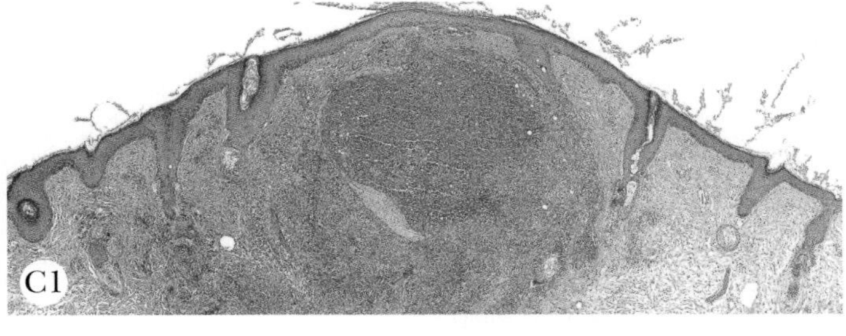

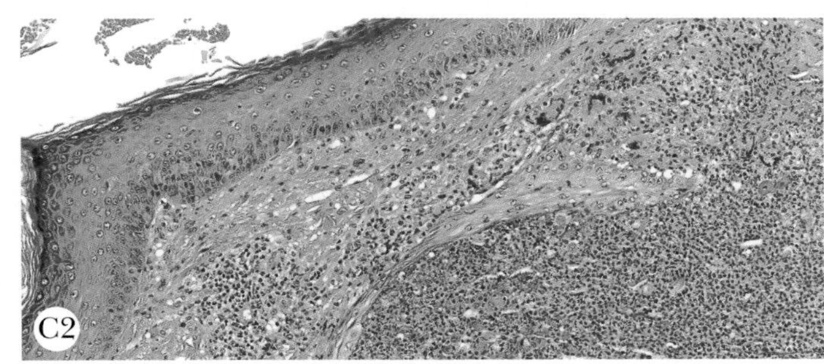

图 8.1.4C 酒渣鼻 女，44 岁，面部红色丘疹 3 个月，其上可见脓疱、结痂。病理示真皮破坏的毛囊，毛囊内可见大量中性粒细胞，周围淋巴细胞、组织细胞浸润，可见多核巨细胞。

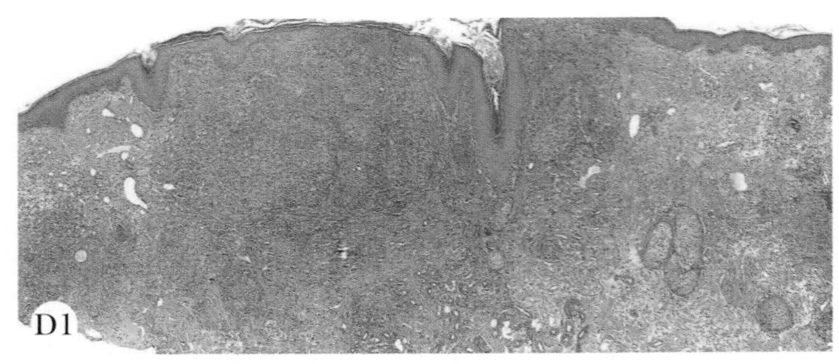

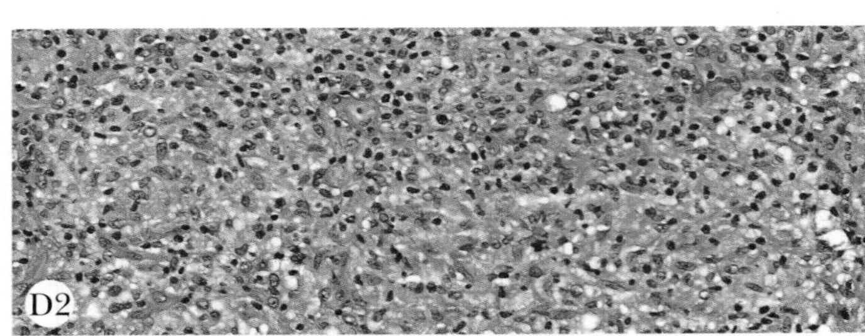

图 8.1.4D　酒渣鼻　女，49 岁，面部红斑、丘疹、脓疱反复发作 20 年余。病理示真皮弥漫的上皮样细胞肉芽肿，伴大量淋巴细胞浸润，血管周围可见淋巴细胞、中性粒细胞浸润。

8.1.5　口周皮炎（perioral dermatitis）

病理改变

a 表皮轻度棘层肥厚，灶性海绵水肿、角化过度及角化不全。

b 真皮浅层细血管周围和附属器周围淋巴细胞浸润，有时有中性粒细胞和浆细胞。

c 真皮中部和深部有时可见少数不典型肉芽肿形成，无干酪样坏死。

d 毛细血管扩张明显。

病理鉴别诊断

玫瑰痤疮：组织学上不能鉴别，需结合临床。

结节病：以上皮样细胞形成的“裸结节”为主，其他炎症细胞少。

临床特点

a 好发于中、青年女性。

b 病因不明，可能与长期用皮质类固醇激素有关。

c 多见于口周、颊部及鼻唇沟皱褶部位。

d 损害为丘疹、脓疱、红斑及鳞屑。

e 局部有轻度瘙痒及烧灼感。

f 日光、饮酒、进热食等可加重皮损及症状。

临床鉴别诊断

酒渣鼻

接触性皮炎

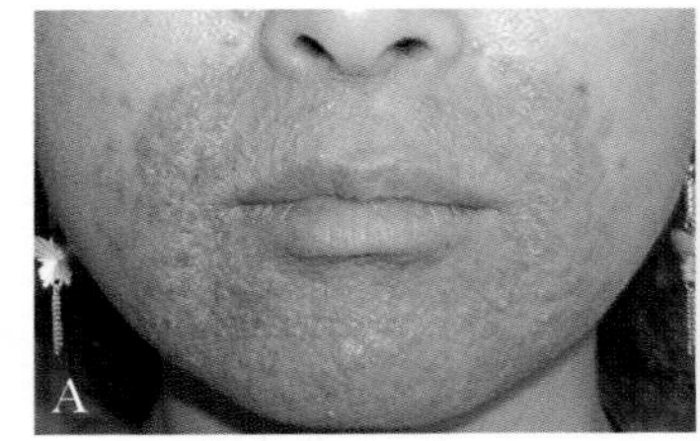

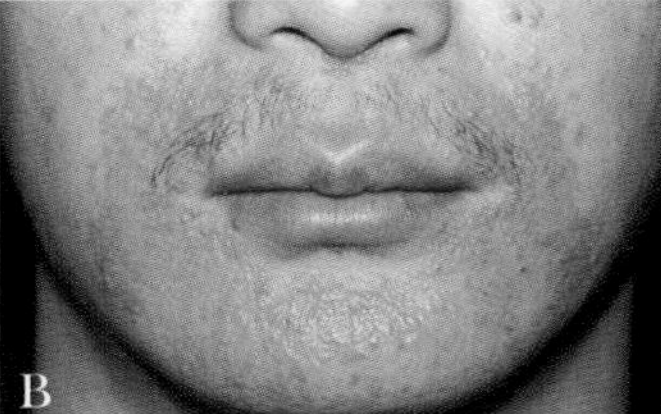

图 8.1.5　口周皮炎（perioral dermatitis）

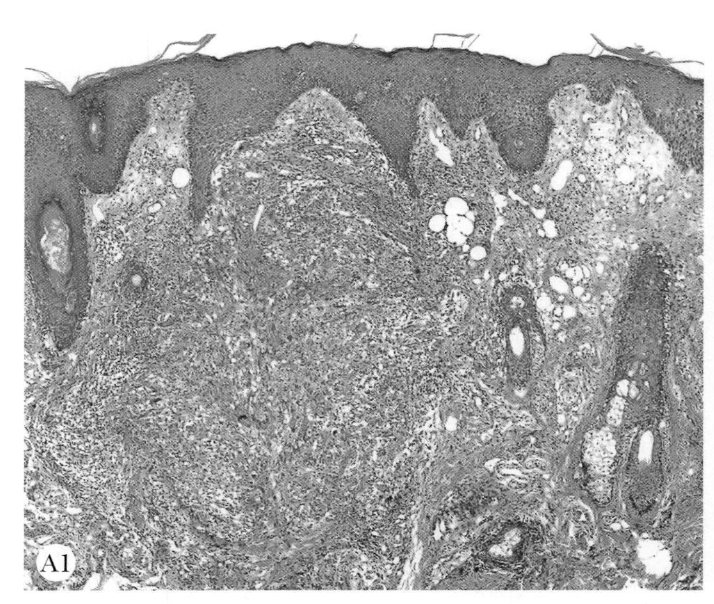

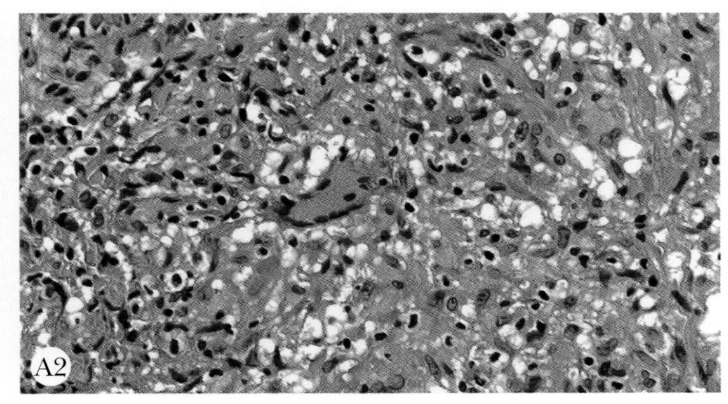

图 8.1.5A 口周皮炎 女，38 岁，口周红斑、丘疹 2 个月，皮损渐增多。病理示角化过度，角化不全，表皮增生，轻度棘层肥厚，海绵水肿，真皮浅层血管扩张，真皮内见上皮样细胞肉芽肿，伴较多淋巴细胞浸润，可见多核巨细胞。

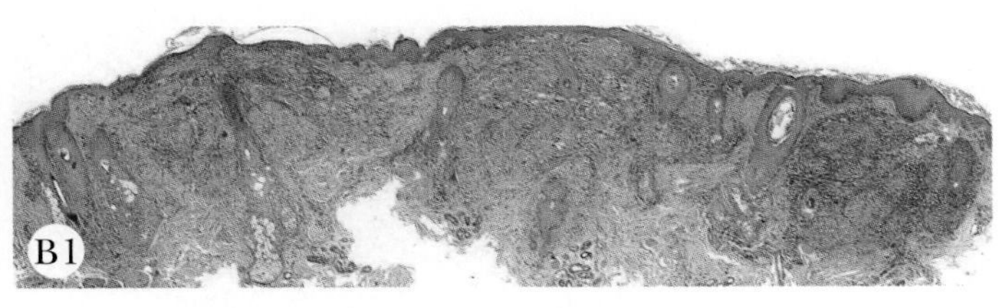

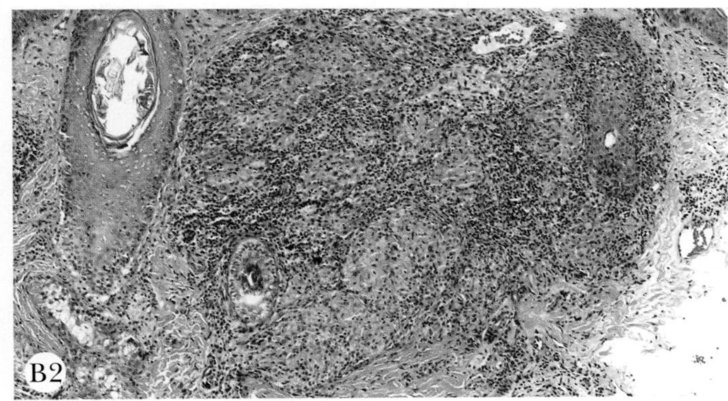

图 8.1.5B 口周皮炎 男，23 岁，口周红斑、丘疹 3 个月。病理示真皮内多个肉芽肿结构，肉芽肿及毛囊附属器周围淋巴细胞浸润。

8.1.6 肉芽肿性唇炎（cheilitis granulomatosa）

病理改变

a 角层、表皮厚度大致正常，可有基底细胞空泡变。

b 真皮水肿，结节性或弥漫性炎症细胞浸润，有淋巴细胞、浆细胞、上皮样细胞等，有时有嗜酸性粒细胞和多核巨细胞，淋巴细胞可进入表皮或毛囊上皮。

c 可出现上皮样细胞结节，一般为小结节性肉芽肿，周围或有淋巴细胞浸润，结节中心无干酪样坏死，有时仅见个别多核巨细胞而无肉芽肿样结构。

d 少见的典型改变为淋巴管内肉芽肿，肉芽肿易于在淋巴管或血管旁出现。

e 真皮血管数目增多，管壁增厚，内皮细胞增生。

f 如淋巴结受累，其组织学改变与皮肤相同。

病理鉴别诊断

酒渣鼻、口周皮炎：为结核样肉芽肿，可有干酪样坏死，常与毛囊相邻。

结节病：表皮正常或萎缩，真皮全层大量“裸结节”，结节中央常见纤维素样变性。

临床特点

8.1.6

a 多发生于青少年。

b 病因不清，可能系迟发型变态反应。

c 多发于口唇，尤以下唇多见。

d 皮损为局限性黏膜肿胀、肥厚、粗糙、干燥、脱屑。

e 有的病例有额、颊、颏、眼睑、舌部、外阴肿胀，少数病例有颈部及颌下淋巴结肿大。

f 如伴有面神经麻痹及沟状舌称 Miescher–Melkersson–Rosenthal 综合征。

g 病程慢性，可反复发生。

临床鉴别诊断

血管性水肿

浆细胞性唇炎

别名

口面部肉芽肿病（orofacial granulomatosis）

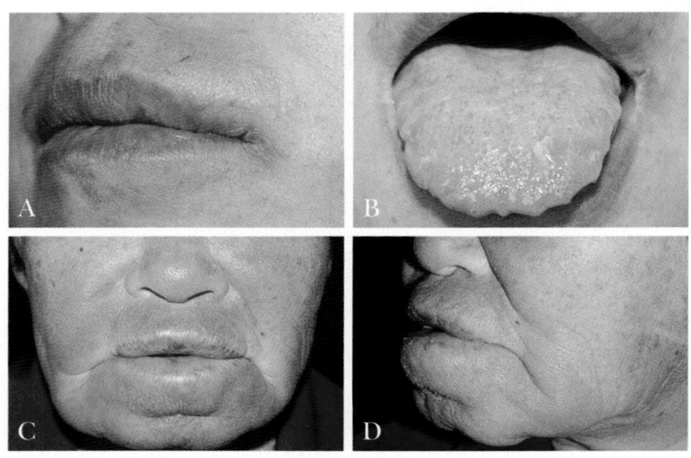

图 8.1.6 肉芽肿性唇炎（cheilitis granulomatosa）

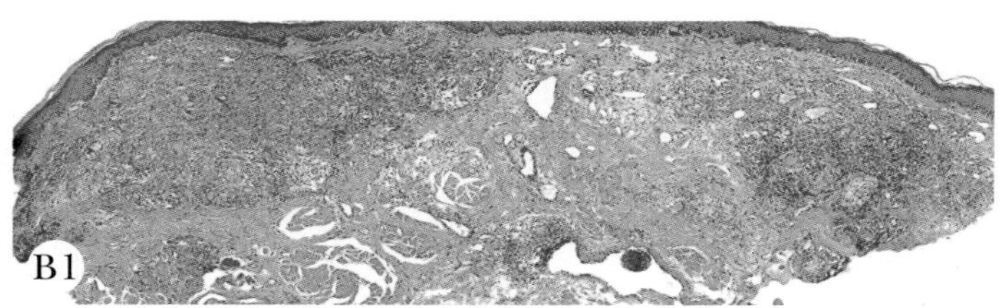

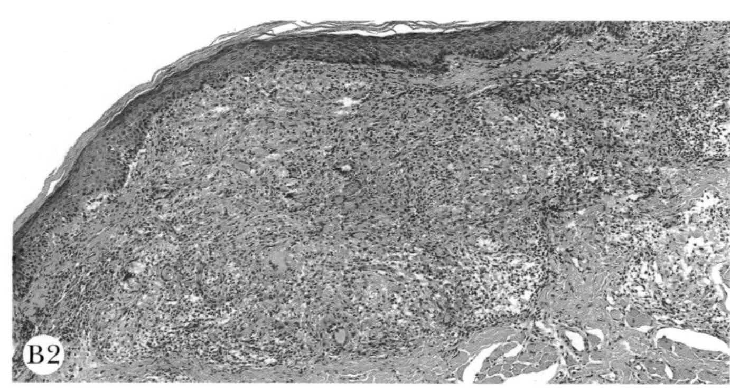

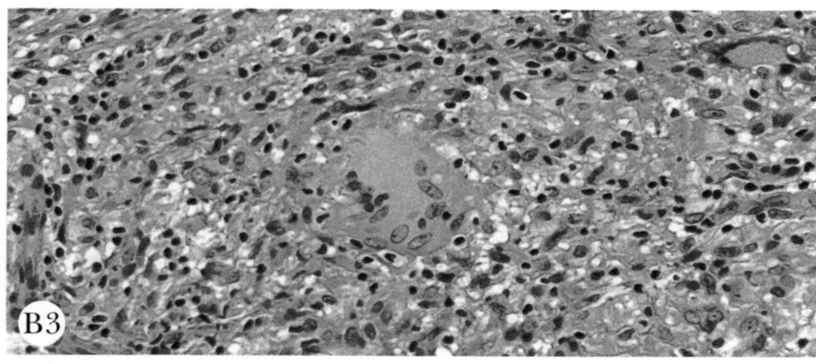

图 8.1.6B 肉芽肿性唇炎 女，45 岁，上唇肿胀 8 个月，查体见舌纵向裂纹。病理为真皮非坏死性肉芽肿性结节，见多核巨细胞。

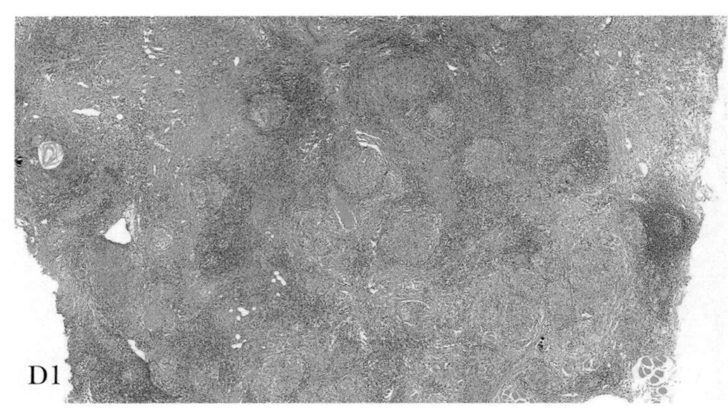

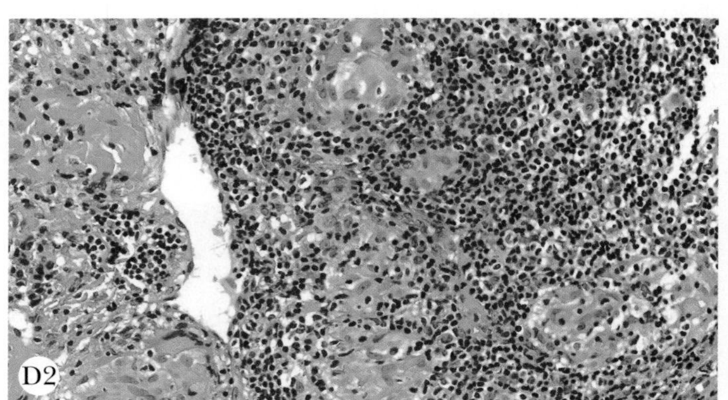

图 8.1.6D 肉芽肿性唇炎 女，61 岁，双唇及面部肿胀 15 年。病理见真皮浅层血管扩张，真皮全层非坏死性肉芽肿，部分上皮样细胞肉芽肿位于血管或淋巴管周围，伴大量淋巴细胞及浆细胞浸润。

8.1.7 异物肉芽肿（foreign body granuloma）

病理改变

a 表现为真皮或皮下肉芽肿性改变，可见较多异物巨细胞。

b 异物巨细胞核多呈马蹄状位于周边。

c 可见到吞噬现象。

d 美容填充产品如硅胶、聚丙烯酰胺凝胶等成分也可引起异物反应，在镜下可见相应异物成分。

临床特点

a 常见于囊肿破裂、毛囊炎继发反应。

b 睑板腺囊肿破裂伴异物反应多表现为发生于下眼睑部位的红色丘疹或结节。

c 其他异物包括手术后缝线肉芽肿等。

d 部分异物肉芽肿表现为类似结节病的裸结节改变。

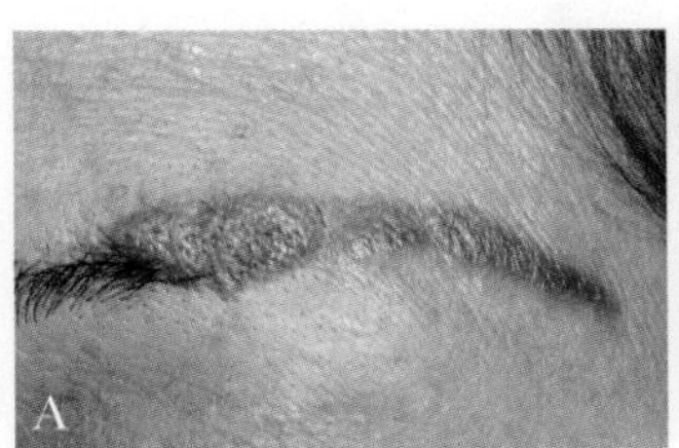

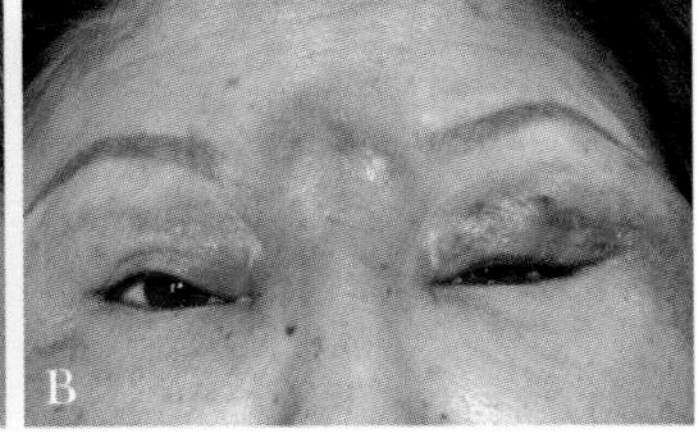

图 8.1.7 异物肉芽肿（foregin body granulomata）

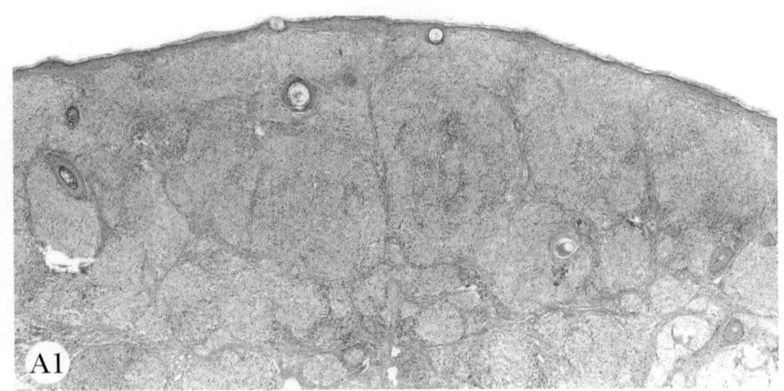

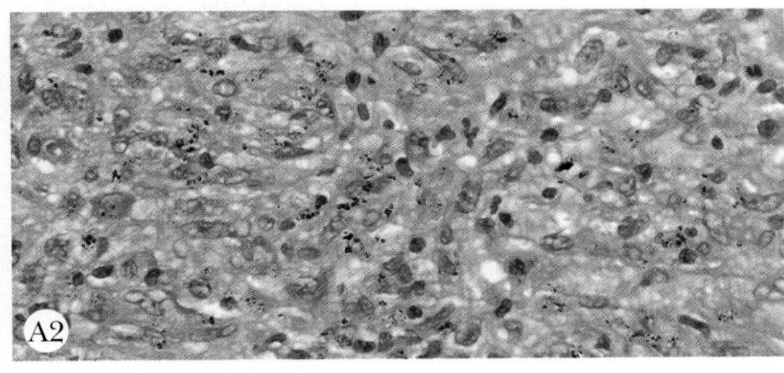

图 8. 1. 7A 文眉后异物肉芽肿 女，40 岁，患者双眉红色丘疹、斑块 3 年。病理示表皮变薄，真皮内裸结节，局部可见色素颗粒沉积。

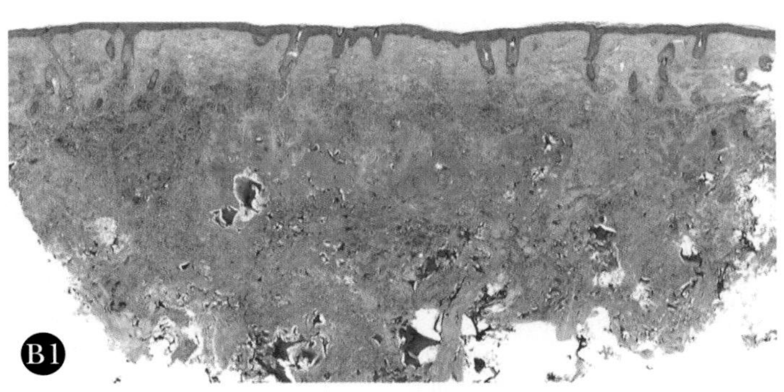

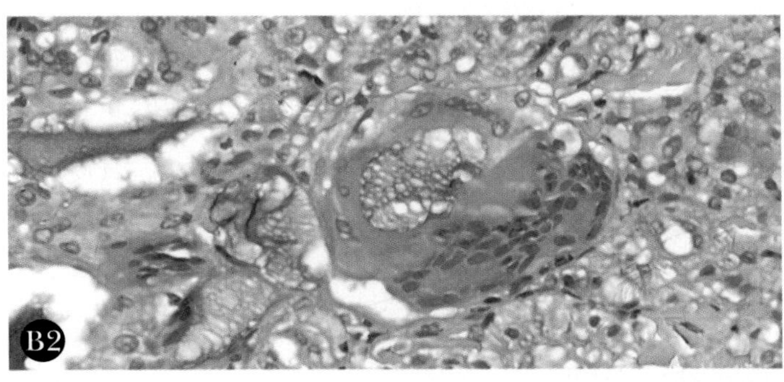

图 8. 1. 7B 填充注射后异物肉芽肿 女，48 岁，患者双眼眶暗红色斑块 4 年，8 年前曾行奥美定填充术。病理示表皮大致正常，真皮内可见深蓝色无定形物质，周围淋巴组织细胞及多核巨细胞浸润，可见吞噬异物的异物巨细胞。

8.1.8 文身（tattoos）（见 16.4.7）

8.1.9 三期梅毒（late syphilis）（树胶肿）（见 20.1.11）

8.1.10 光泽苔藓（lichen nitidus）（见 1.1.5）

8.2 栅栏状肉芽肿（palisaded granulomas）

是指病理表现为灶性胶原纤维变性，外围呈放射状排列的淋巴细胞、组织细胞浸润的一组病变。

8.2.1 环状肉芽肿（granuloma annulare）

病理改变

a 表皮一般正常，真皮浅、深层血管周围淋巴细胞、组织细胞浸润。

b 典型病理改变为组织细胞排列呈栅栏状或呈小的集合散布于胶原束间，可见多核巨细胞。

c 在栅栏状排列的组织细胞中有变性的胶原纤维，有黏蛋白沉积，阿辛蓝或胶样铁染色阳性，可伴有嗜酸性粒细胞及少量中性粒细胞。

d 早期环状肉芽肿和播散性环状肉芽肿多表现为真皮胶原间散在的组织细胞浸润，即所谓的间质型环状肉芽肿。

e 深在型环状肉芽肿多位于真皮深部或皮下脂肪间隔，胶原变性更为明显。

f 穿通型环状肉芽肿多位置表浅，表皮溃疡，真皮浅部形成瘢痕样纤维化，局部仍可见组织细胞为主的肉芽肿。

病理鉴别诊断

类脂质渐进性坏死：病变较环状肉芽肿广泛且深，血管病变显著，常有透明变性，坏死中央一般无黏蛋白沉积。

类风湿结节：常累及皮下组织，坏死明显，中性粒细胞较多且常见。

临床特点

a 中、青年多见，女性约为男性 2 倍，病因不明。

b 好发于四肢远端伸侧，最常累及手背、足背等处。

c 皮疹为小而光滑的质硬丘疹，相互融合排列呈环状，边缘隆起，界限清楚，肤色或淡红色。

d 皮下型环状肉芽肿多见于儿童。

e 无自觉症状，病程缓慢，可自行消退。

临床鉴别诊断

类脂质渐进性坏死

结节病

体癣

环状扁平苔藓

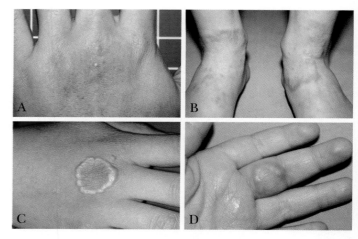

图 8.2.1 环状肉芽肿（granuloma annulare）

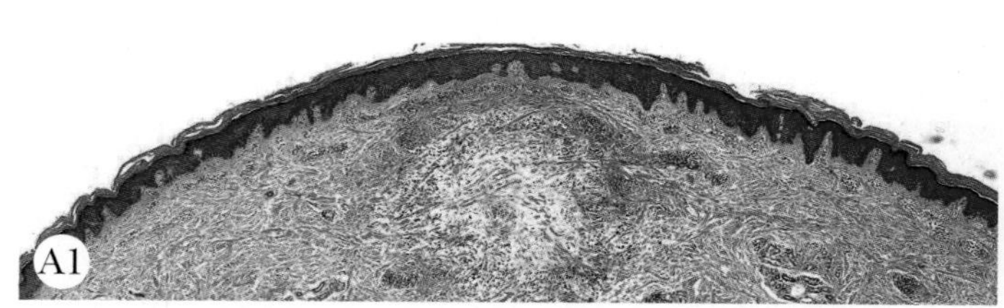

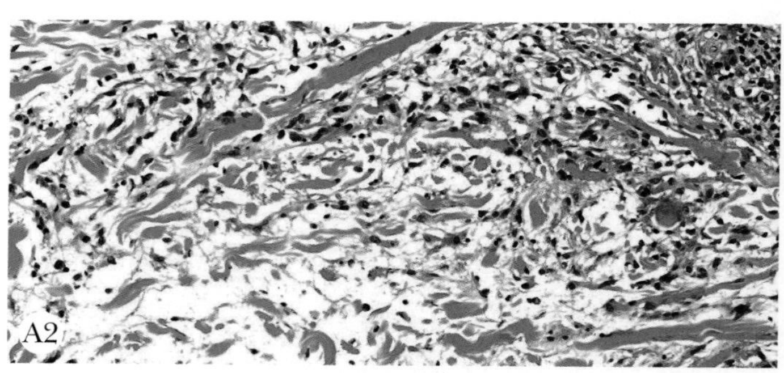

图 8.2.1A 环状肉芽肿 男，21 岁，左手背淡红色丘疹 1 年余。病理示真皮内栅栏状肉芽肿，中央为肿胀及变性的胶原纤维，周围包绕以栅栏状排列的淋巴细胞及组织细胞。

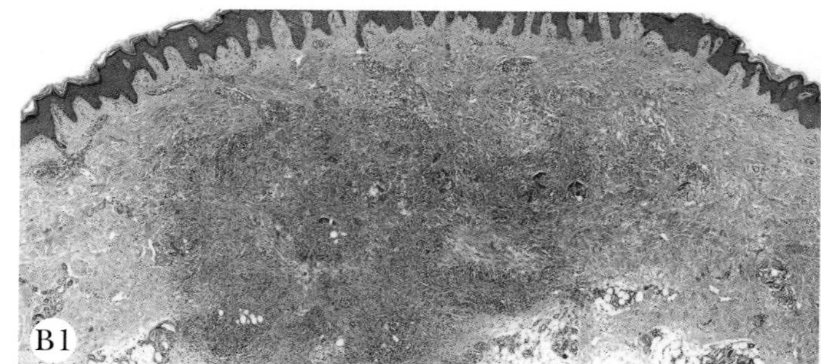

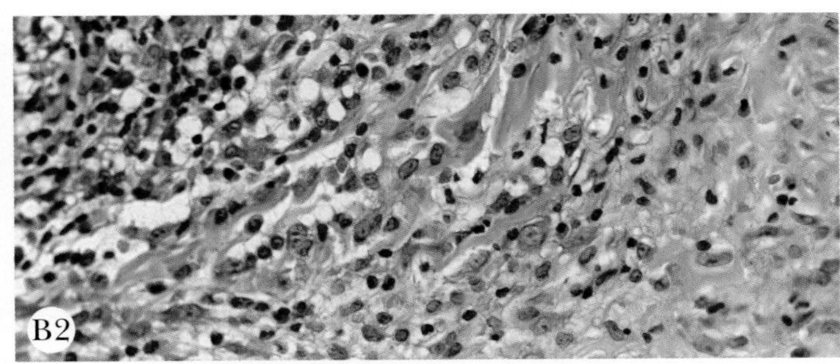

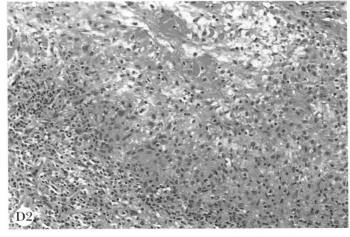

图 8.2.1B　环状肉芽肿　男，5 岁，双足背对称性环形红色环状斑块 1 周，不伴痛痒。病理示真皮内多个栅栏状肉芽肿，中央胶原小片状坏死，呈嗜酸性颗粒状碎片，周围为组织细胞，可见少许嗜酸性粒细胞及淋巴细胞浸润。

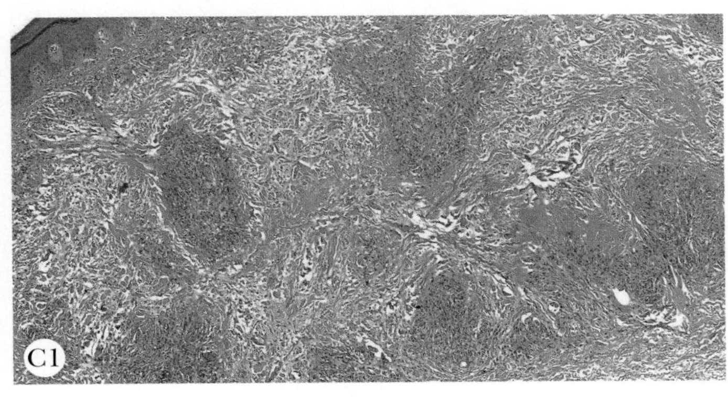

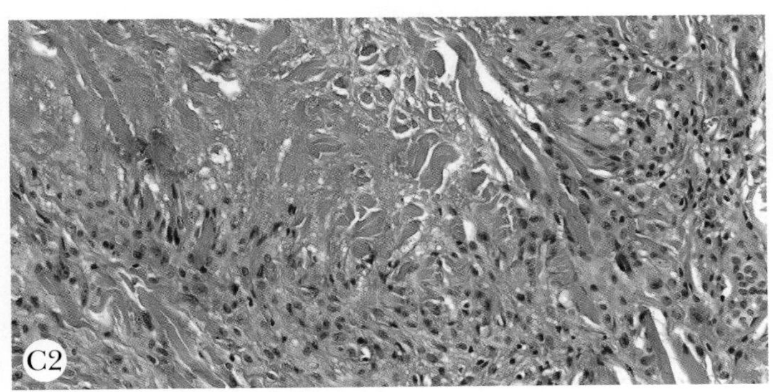

图 8.2.1C　环状肉芽肿　男，13 岁，左手背环状红色环状斑块 1 年余。病理示真皮内栅栏状肉芽肿，中央为变性的胶原，可见较多黏液，周围组织细胞呈栅栏状排列。

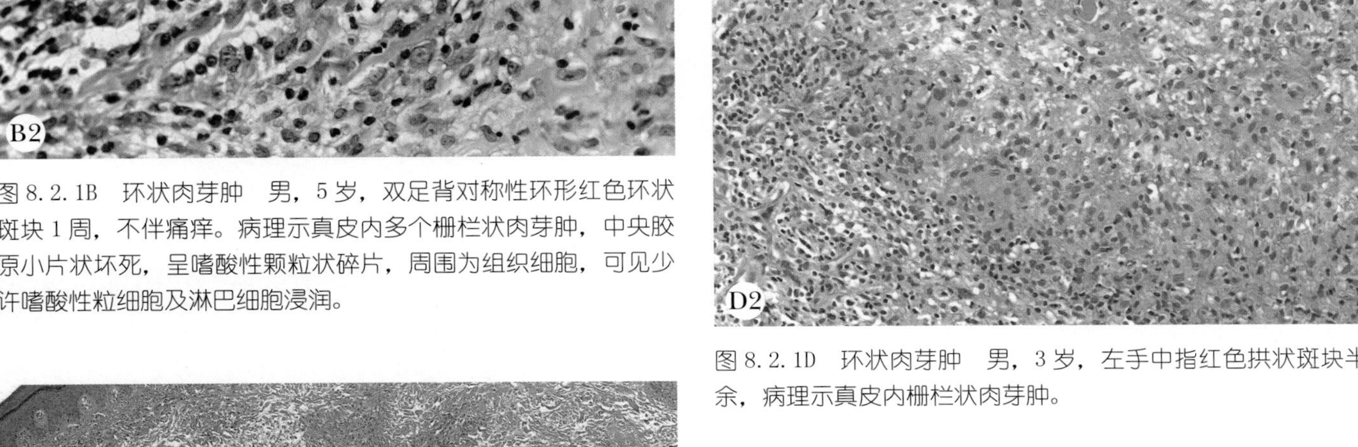

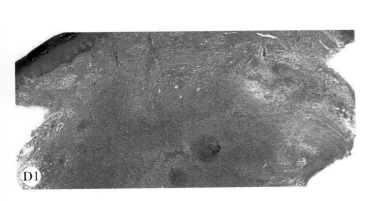

图 8.2.1D　环状肉芽肿　男，3 岁，左手中指红色拱状斑块半年余，病理示真皮内栅栏状肉芽肿。

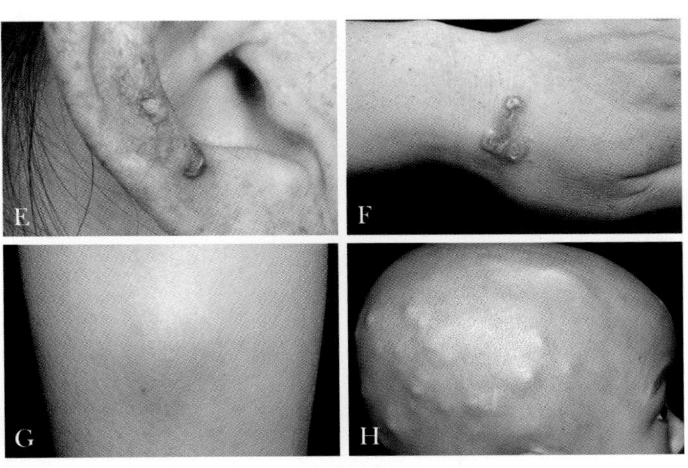

图 8.2.1　环状肉芽肿（granuloma annulare）

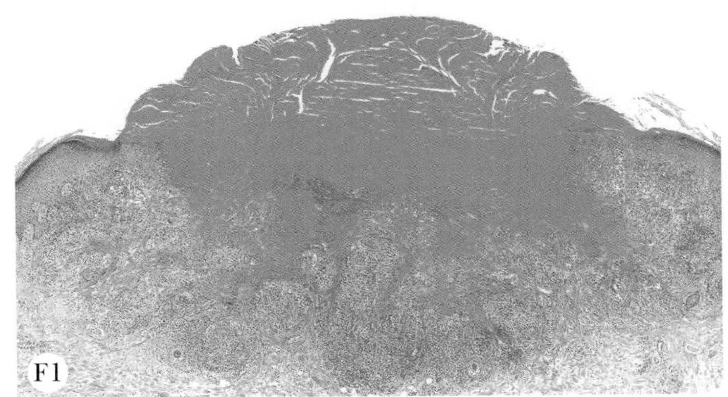

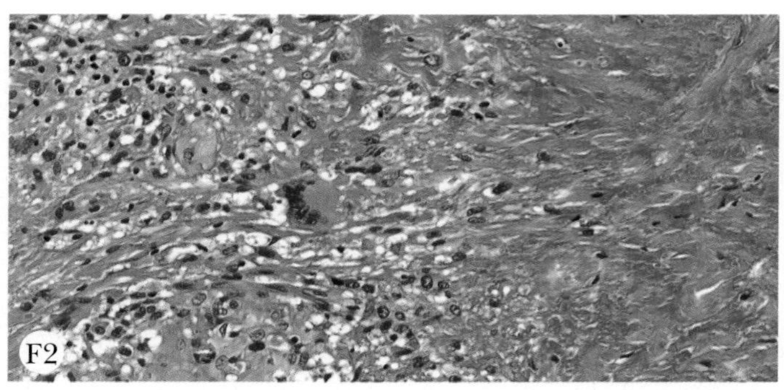

图 8.2.1F　穿通型环状肉芽肿　女，39 岁，双手背、腕部、左肘部、右足背、双耳丘疹、结节 3 年，偶痒，中央破溃，边缘隆起。病理示表皮溃疡，真皮内多个栅栏状肉芽肿，坏死胶原穿出表皮，周围淋巴细胞、组织细胞呈栅栏状排列，可见多核巨细胞。

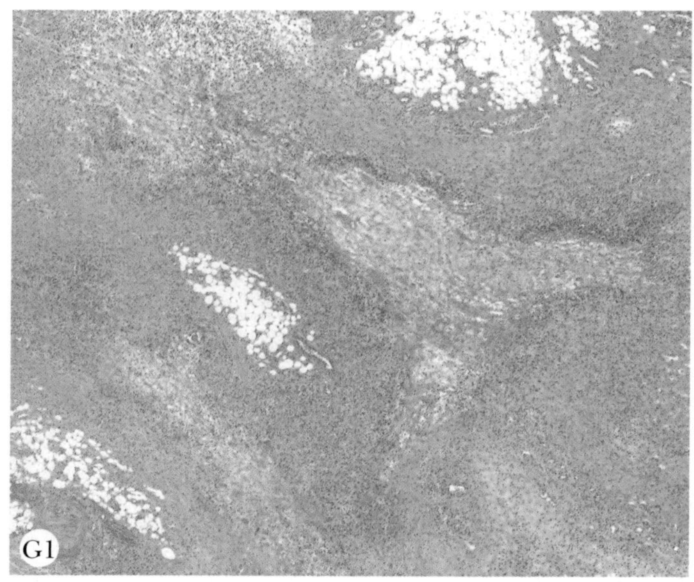

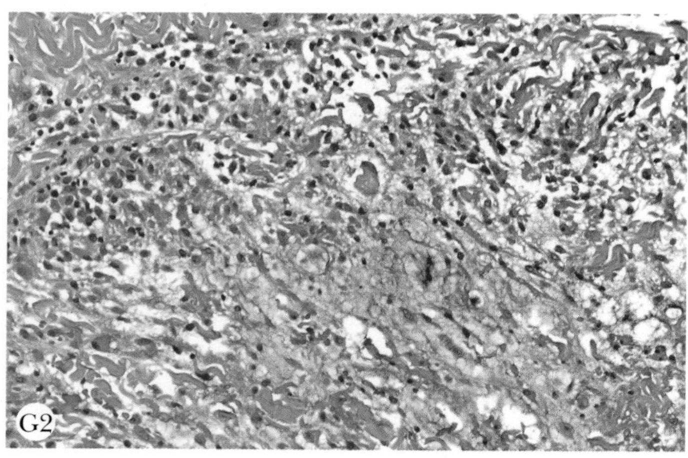

图 8.2.1G　皮下型环状肉芽肿　女，5 岁，右胫前皮下结节 1 年。病理示皮下脂肪内多个栅栏状肉芽肿，中央可见大量渐进性坏死及黏液样物质沉积，周围淋巴细胞、组织细胞，可见个别嗜酸性粒细胞。

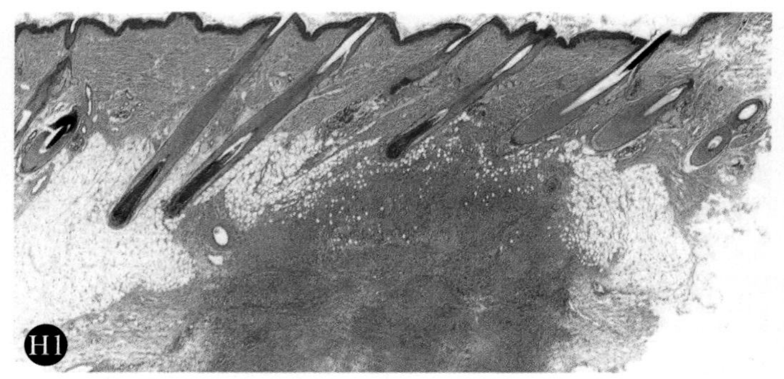

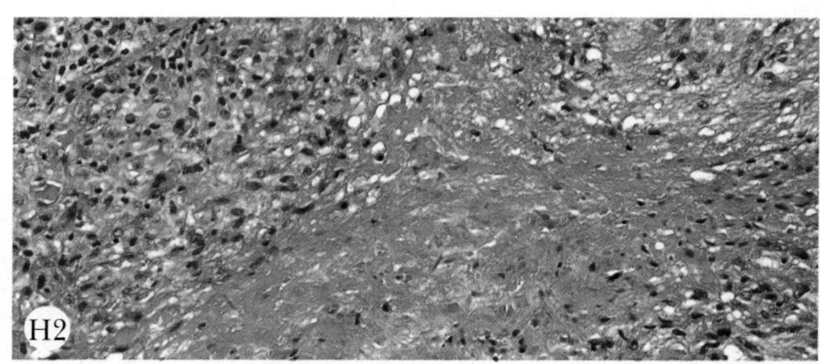

图 8.2.1H　皮下型环状肉芽肿　男，3 岁，头皮多发皮下结节 1 年。病理示皮下脂肪栅栏状肉芽肿，可见较多嗜酸性粒细胞。

8.2.2　光线性肉芽肿（actinic granuloma）

病理改变

a 早期表皮无明显改变，晚期表皮萎缩。

b 真皮浅层大量变性的弹性纤维，周围异物巨细胞和淋巴细胞、组织细胞浸润。

c 弹性纤维染色可见在肉芽肿浸润区及中心部位弹性纤维消失，在巨细胞内常有弹性纤维碎片，抗酸染色示多核巨细胞内可有星状体。

病理鉴别诊断

环状肉芽肿：有黏蛋白沉积，多核巨细胞较少，一般无多核巨细胞吞噬弹性纤维的现象。

类脂质渐进性坏死：为渐进性坏死，弥漫性浸润。

临床特点

a 多见于中老年人，夏季多发。

b 与日光暴晒有关的慢性肉芽肿。

c 好发于面、颈部和上胸。

d 为多个或群集的丘疹或结节，扩大融合成斑块，边缘隆起，质韧。中央正常肤色外观。

e 小的皮疹呈珍珠状色泽。

f 单个损害可自然消退。

g 无自觉症状或感觉减退。

临床鉴别诊断

环状肉芽肿

结节病

类脂质渐进性坏死

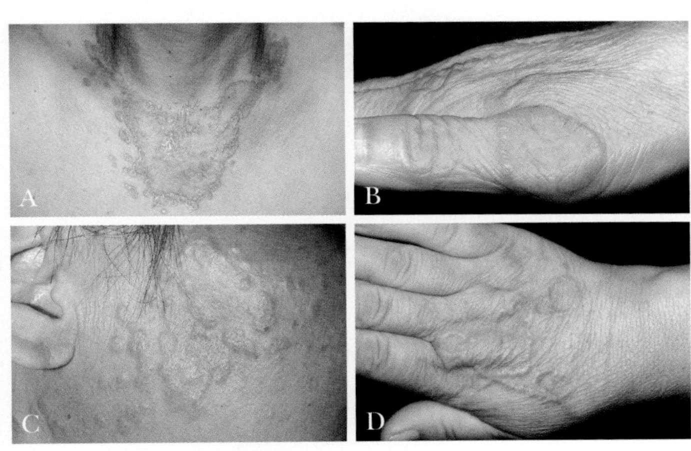

图 8.2.2 光线性肉芽肿 (actinic granuloma)

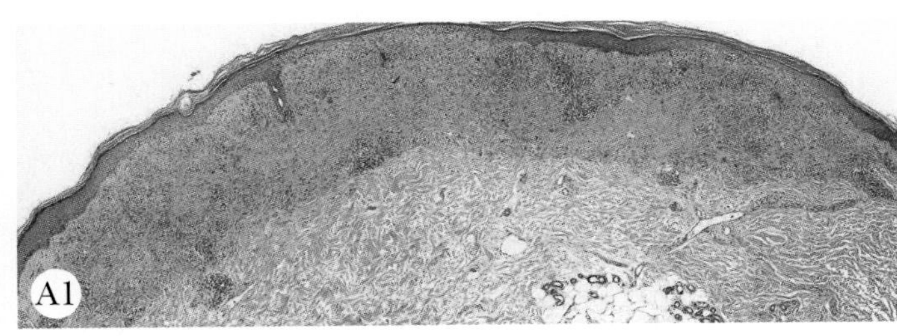

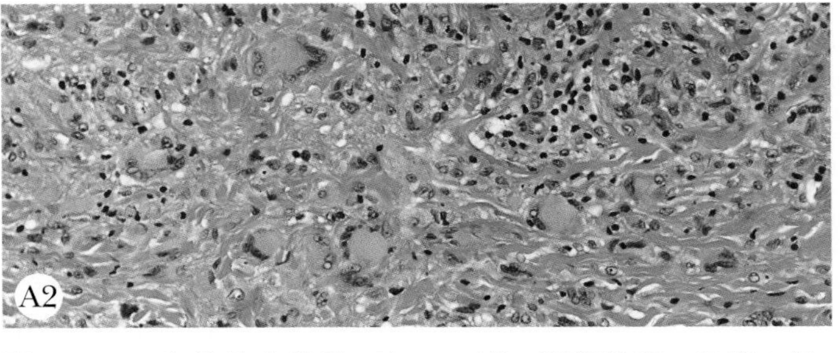

图 8.2.2A 光线性肉芽肿 女，56 岁，颈部丘疹、红斑 2 年，边缘呈堤状隆起，病理显示表皮萎缩变薄，真皮网状层内可见肉芽肿性反应，中央胶原呈均质嗜酸性条带，边缘可见淋巴细胞、组织细胞及多核巨细胞浸润。

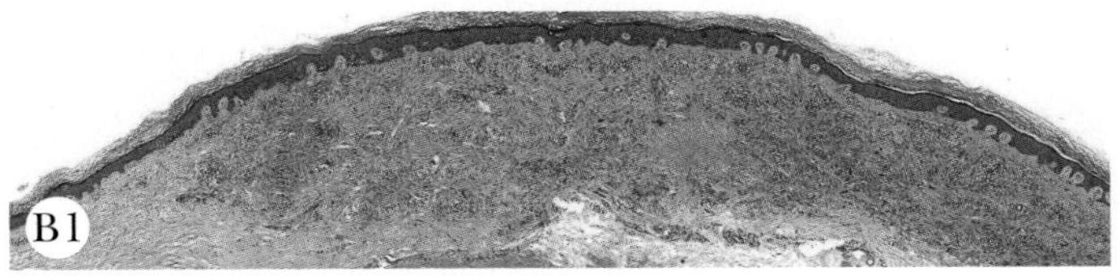

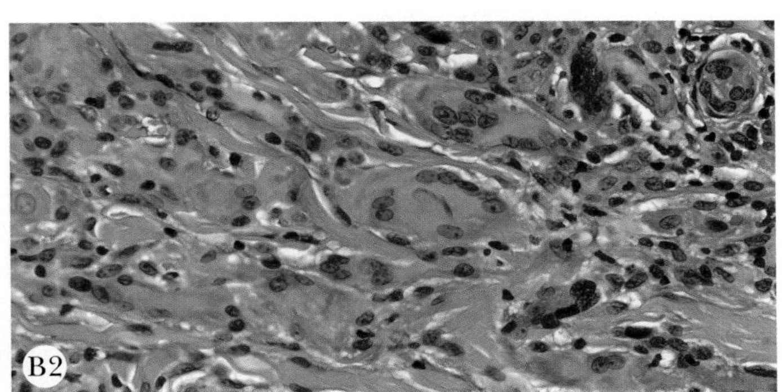

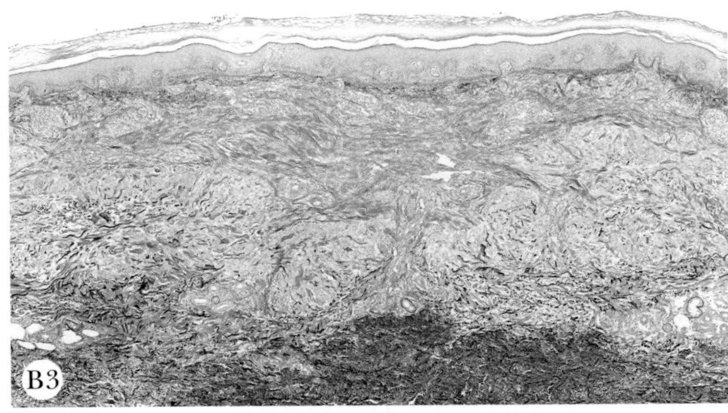

图 8.2.2B 光线性肉芽肿 女，67 岁，双手背环状红斑 3 年。病理示表皮大致正常，真皮浅层弹性纤维变性，真皮内栅栏状肉芽肿，中央黏液样物质沉积，边缘可见淋巴细胞、组织细胞及多核巨细胞，巨细胞内可见吞噬的弹力纤维，弹力纤维染色示炎细胞浸润区域弹力纤维消失（图 B3）。

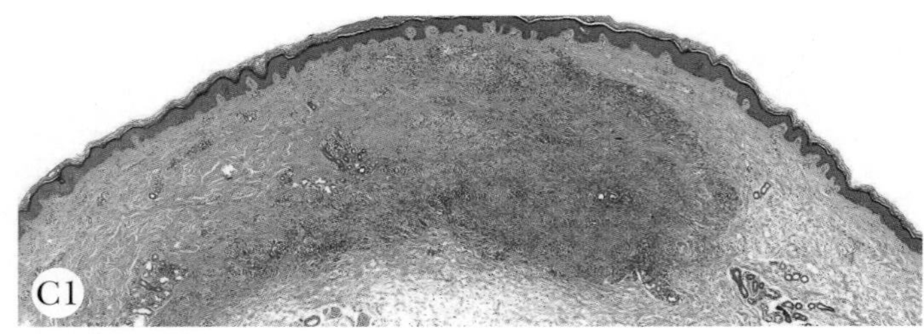

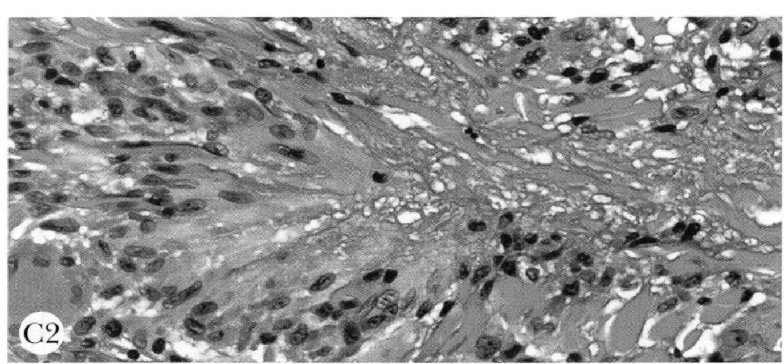

图8.2.2C 光线性肉芽肿 女，53岁，面部、双手丘疹、红斑半年，病理示表皮大致正常，真皮网状层肉芽肿性反应，肉芽肿中央点灶状胶原肿胀、呈嗜酸性变，周围可见多核巨细胞及组织细胞。

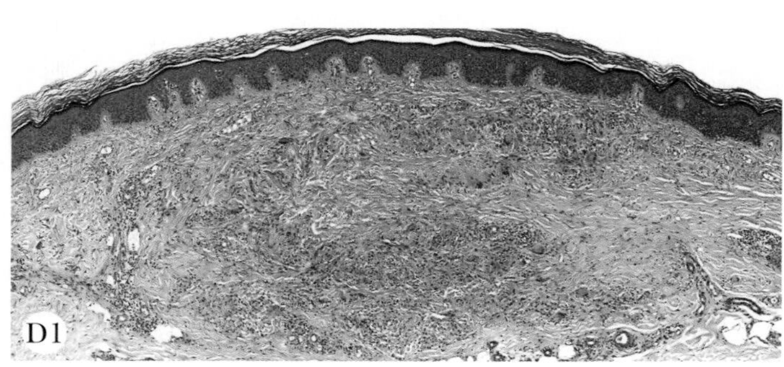

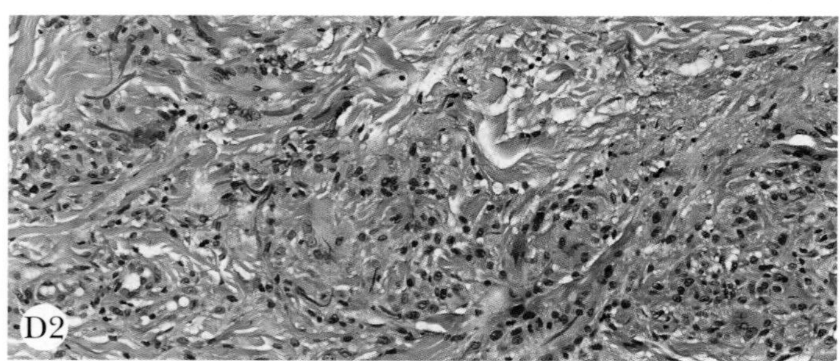

图 8.2.2D 光线性肉芽肿 女，56 岁，双手背环形斑块 2 年。病理示真皮可见栅栏状肉芽肿，中央可见黏液，周围见组织细胞吞噬弹力纤维现象。

8.2.3 环状弹性组织溶解性巨细胞肉芽肿（annular elastolytic giant cell granuloma）

病理改变

a 病理改变与光线性肉芽肿类似，二者为谱系性疾病。

b 真皮上、中部肉芽肿，有多核巨细胞（常内含弹性纤维和星状小体）、组织细胞、淋巴细胞和少量上皮样细胞，无典型的渐进性坏死，损害中央弹性组织完全消失。

病理鉴别诊断

环状肉芽肿：有显著的渐进性坏死，常有黏蛋白沉积，无多核巨细胞吞噬弹性纤维现象。

类脂质渐进性坏死：渐进性坏死明显，病灶内常有血管病变。

结节病：上皮样细胞肉芽肿，多无干酪样坏死。

临床特点

a 与光线性肉芽肿有一定程度重叠，诊断标准不一。

b 临床为泛发的丘疹或环状损害，以非光暴露部位为主。

c 有明显嗜碱性变，与日光关系密切者应诊断为光线性肉芽肿。

8.2.3

临床鉴别诊断

环状肉芽肿

类脂质渐进性坏死

结节病

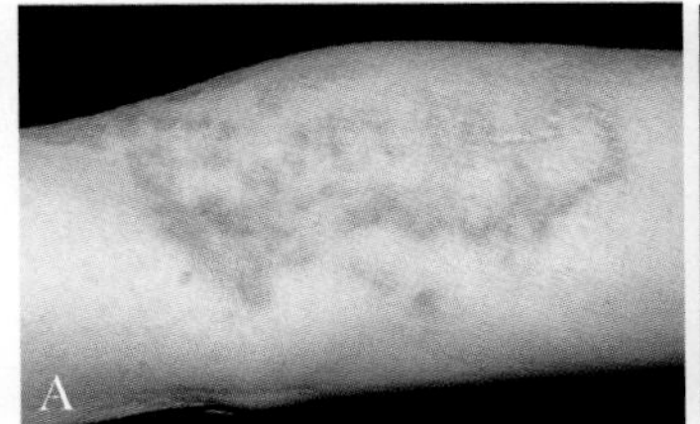

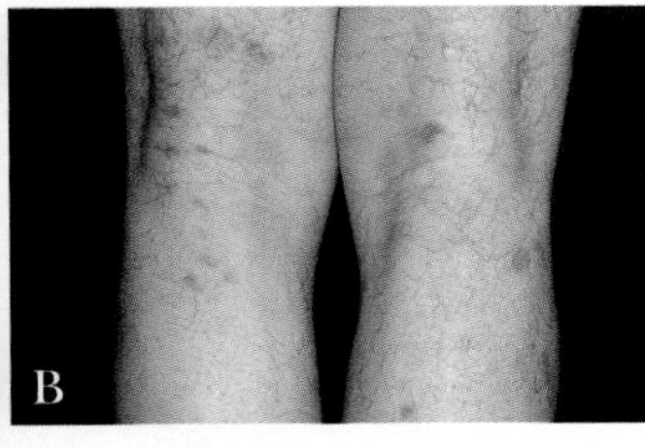

图 8.2.3 环状弹性组织溶解性巨细胞肉芽肿（annular elastolytic giant cell granuloma）

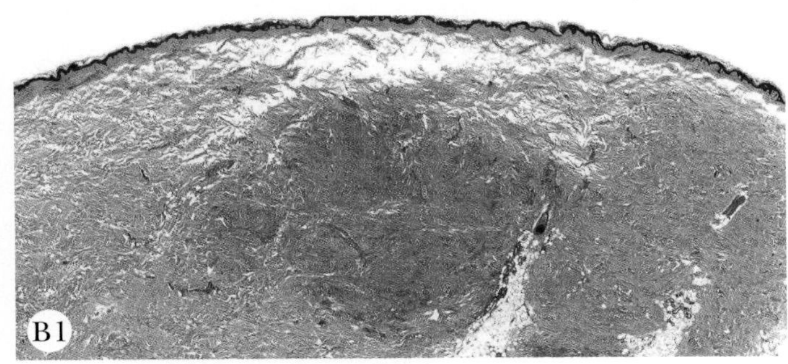

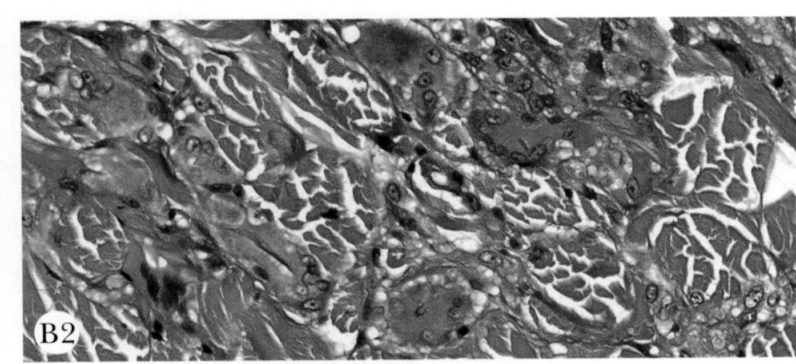

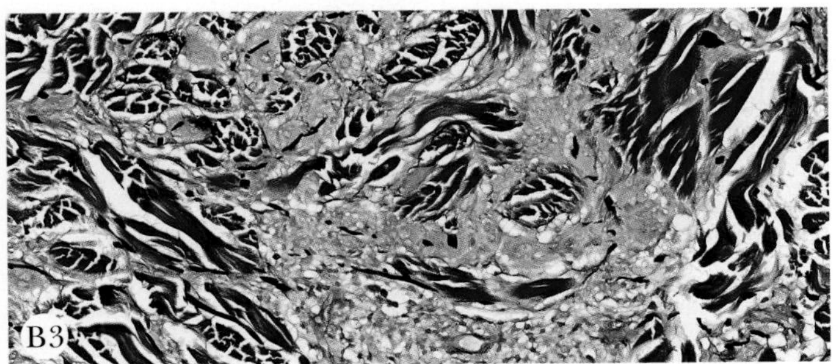

图 8.2.3B 环状弹性组织溶解性巨细胞肉芽肿 男，61 岁，颈部、双上肢、手背及腹部大小不等的环状红斑 10 年，部分皮损融合。病理示真皮内可见多个栅栏状肉芽肿，肉芽肿内胶原致密，胶原间可见大量多核巨细胞，多核巨细胞内可见吞噬的弹力纤维，弹力纤维染色显示肉芽肿中央区域弹力纤维消失，多核巨细胞内（B3）可见吞噬的弹力纤维。

8.2.4 类脂质渐进性坏死（necrobiosis lipoidica）

病理改变

a 真皮内有境界清楚的胶原渐进性坏死区，常位于真皮下层，真皮浅层和皮下脂肪层也可受累。

b 渐进性坏死的外围有淋巴细胞、组织细胞和成纤维细胞浸润，组织细胞呈栅栏状排列，常有散在的异物巨细胞及浆细胞。

c 渐进性坏死区内常有脂滴出现，可出现弹性纤维消失。

d 血管病变明显，中、下层血管壁增厚，内皮细胞增生，管腔狭窄，偶有血栓形成。血管壁中常含 PAS 阳性且耐淀粉酶的物质，可能为中性黏多糖。

e 真皮血管周围炎症细胞浸润。

病理鉴别诊断

环状肉芽肿：有时较难鉴别，需结合临床。

结节病：系上皮样细胞肉芽肿，坏死不明显。

类风湿结节：部位深，见大量中性粒细胞及核尘。

临床特点

a 任何年龄，但以青壮年多见，女性多于男性，部分伴发糖尿病。

b 皮损好发于小腿伸侧。

c 胫前坚硬斑块，呈棕红或紫红色，中央浅黄色、微凹，表面光滑伴有毛细血管扩张。

d 无自觉症状。

e 病程缓慢。

临床鉴别诊断

环状肉芽肿

脂膜炎

局限性硬皮病

结节病

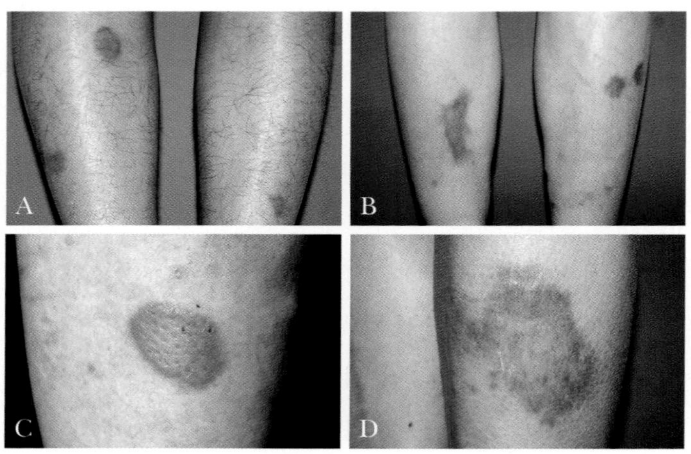

图 8.2.4 类脂质渐进性坏死（necrobiosis lipoidica）

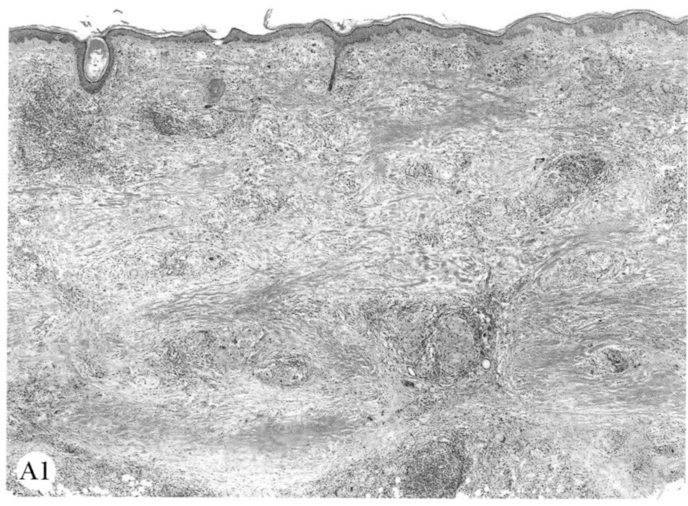

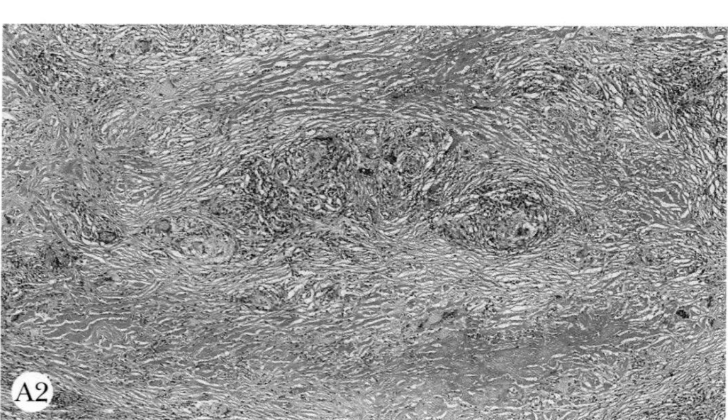

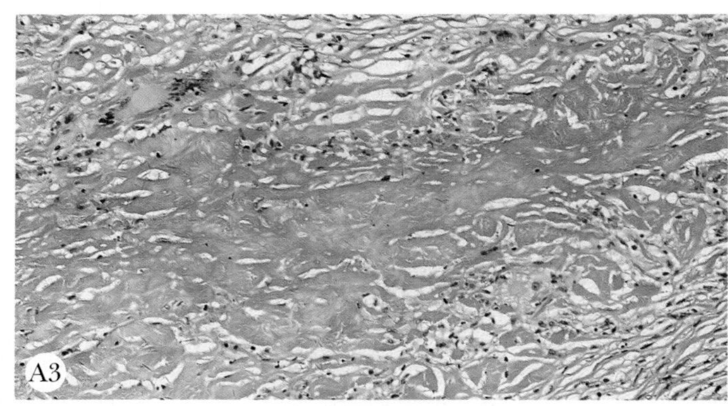

图 8.2.4A 类脂质渐进性坏死 女，45 岁，双小腿褐色斑片 3 年，边缘颜色较深，渐增多。病理示表皮正常，真皮全层可见渐进性坏死性肉芽肿，变性胶原纤维周围淋巴细胞、组织细胞及成纤维细胞呈栅栏状排列。

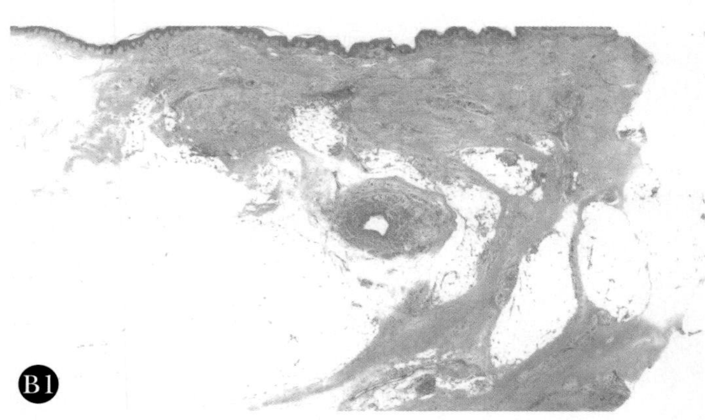

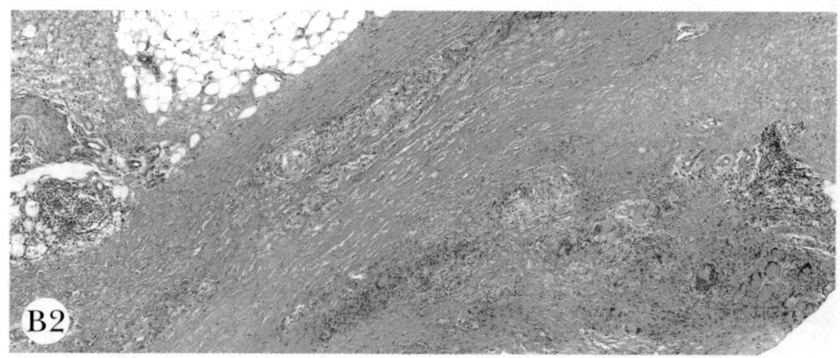

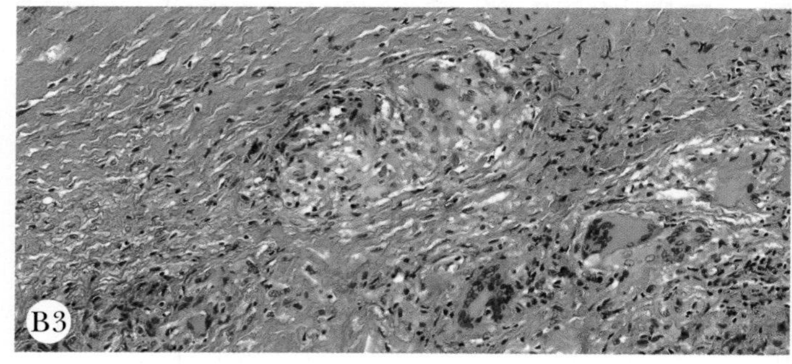

图 8.2.4B 类脂质渐进性坏死 女，65 岁，双下肢红色斑片 4 年，质韧。病理示渐进性坏死性栅栏状肉芽肿累及真皮全层及皮下脂肪层，真皮层见多个裸结节，多核巨细胞显著。

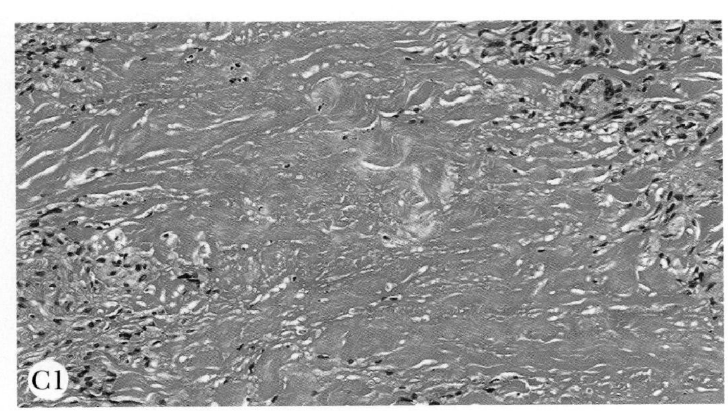

图 8.2.4C 类脂质渐进性坏死 女，55 岁，右小腿多发暗红色斑块 2 年，渐增大，中央稍萎缩。病理示强嗜酸性肿胀的胶原，局部呈颗粒状。

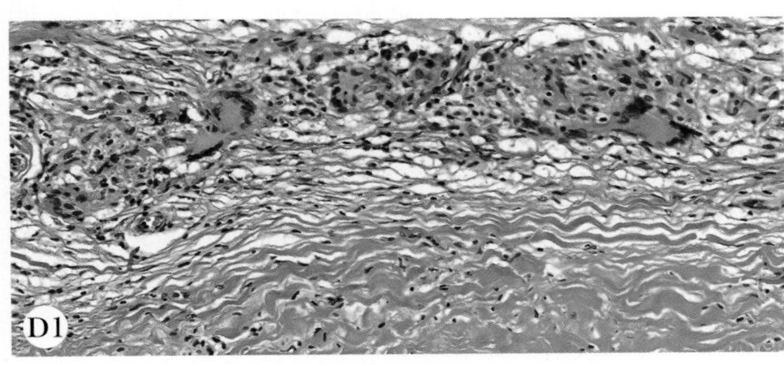

图8.2.4D 类脂质渐进性坏死 女，47岁，左下肢红色斑片10年，缓慢发展，否认糖尿病史。病理示多核巨细胞，其下方为变性的胶原纤维。

病理鉴别诊断

类脂质渐进性坏死：有渐进性坏死和栅栏状肉芽肿改变。有时不能区别。

临床特点

a 好发于中青年女性，多见于面部。

b 有认为是非糖尿病类脂质渐进性坏死的一种罕见类型。

c 损害为不规则环状斑块，边界鲜明而高起，可逐渐扩大。早期皮损红，边缘褐色，陈旧性皮损则中央色素减退。

临床鉴别诊断

环状肉芽肿

结节病

光化性肉芽肿

别名

面部非典型性类脂质渐进性坏死（atypical facial necrobiosis lipoidica）

8.2.5 进行性慢性盘状肉芽肿（granulomatosis disciformis chronica et progressiva）

病理改变

a 真皮内血管周围有组织细胞、成纤维细胞、上皮样细胞和浆细胞浸润，并有较多巨细胞。

b 肉芽肿浸润分布不规则，分散于单个胶原束间。

c 灶性区域弹性纤维变性。

d 血管改变轻微。

e 少或无渐进性坏死和脂质沉积。

8.2.6 多形性肉芽肿（granuloma multiforme）

病理改变

a 表皮正常。

b 真皮内边界模糊、形状不规则的渐进性坏死灶。浸润细胞除组织细胞外，多核巨细胞数目较多。

c 血管周围淋巴细胞、浆细胞和嗜酸性粒细胞浸润。

d 愈合区域内弹性纤维消失。

病理鉴别诊断

环状肉芽肿：表现为栅栏状肉芽肿，变性的胶原纤维周围有呈栅栏状排列的组织细胞，伴黏蛋白沉积。

临床特点

a 区域性分布，非洲国家及印度等报道较多，病因不明。

b 女性多于男性，多发生于中年以后。

c 皮损好发于躯干上部和曝光部位，初发为丘疹，很快呈环状，多环状和地图状，边界清楚而隆起。

d 有瘙痒感，病程数月至数年。

e 与环状肉芽肿、类脂质渐进性坏死以及光线性肉芽肿有重叠。

临床鉴别诊断

结核样型麻风

8.2.7 渐进性坏死性黄色肉芽肿（necrobiotic xanthogranuloma）

病理改变

a 表皮萎缩，真皮和皮下组织内毛玻璃样渐进性坏死，外围有组织细胞、泡沫细胞、Touton 巨细胞、异物巨细胞或多角形巨细胞和其他炎症细胞浸润。

b 在渐进性坏死灶和肉芽肿内可见胆固醇结晶裂隙和细胞外类脂质沉积。

病理鉴别诊断

类脂质渐进性坏死：无胆固醇结晶裂隙和类脂质沉积。

临床特点

a 好发于老年人，病程缓慢。

b 病因未明，大多数病人同时有单克隆副球蛋白血症。

c 皮损多见于眶周、颈部、躯干和四肢近端。

d 为多发性不规则暗红或橘红色斑块和结节，质硬，中央淡黄色，表面萎缩，有瘢痕及毛细血管扩张，偶可破溃。

e 眶周处损害有时可累及眼致视力障碍。

f 多数病例有疲倦、背痛、恶心、呕吐和雷诺（Raynaud）现象，有的可伴发骨髓瘤或 B 细胞淋巴瘤。

g 检查可发现贫血、白细胞总数减少及血沉增快，偶见血脂增高，蛋白电泳有单克隆副球蛋白。

临床鉴别诊断

类脂质渐进性坏死

多中心网状组织细胞增生症

8.2.8 类风湿结节（rheumatoid nodule）

病理改变

a 典型病变位于皮下脂肪层或软组织内，可延伸至真皮深层。

b 典型的类风湿结节有三层：中央为嗜伊红纤维蛋白样坏死，中间带为栅栏状排列的细胞层，主要为成纤维细胞、组织细胞和巨噬细胞，外围为血管性肉芽组织，有慢性炎症细胞浸润。晚期结节中央有液化而呈囊性。

c 可见血管增生及纤维化改变。

d 在纤维蛋白中有散在中性粒细胞及中性粒细胞核尘。

病理鉴别诊断

环状肉芽肿：肉芽肿中央黏蛋白多，而纤维素少，除皮下型环状肉芽肿病变在皮下组织外，一般位于真皮上部，且中性粒细胞少或无。类风湿结节多位于真皮深部或皮下，渐进性坏死更加广泛，可见较多中性粒细胞及核尘。

临床特点

a 类风湿结节见于 20% ~ 30% 类风湿关节炎患者。

b 常位于关节隆起部位，好发于前臂伸侧，尤其肘部。

c 皮损为半球形隆起皮下结节，大小不等，从数毫米至 2cm 或更大，质硬如橡皮，一般无疼痛或压痛。

d 可合并有关节炎症状及其他关节外症状。

e 病程数月到数年，常持续存在，亦可自行消失或再复发，一般不破溃或感染。

临床鉴别诊断

风湿热结节

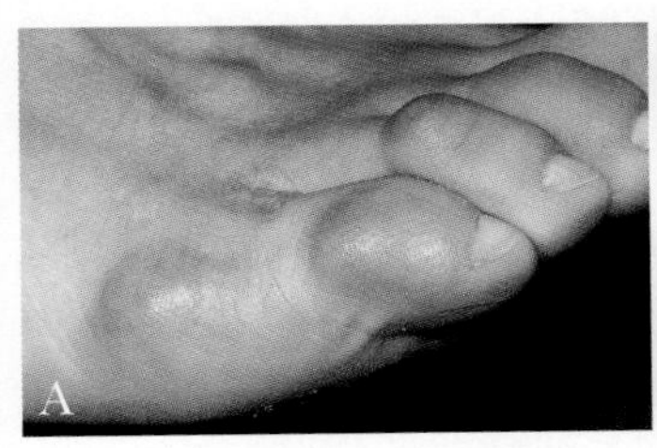

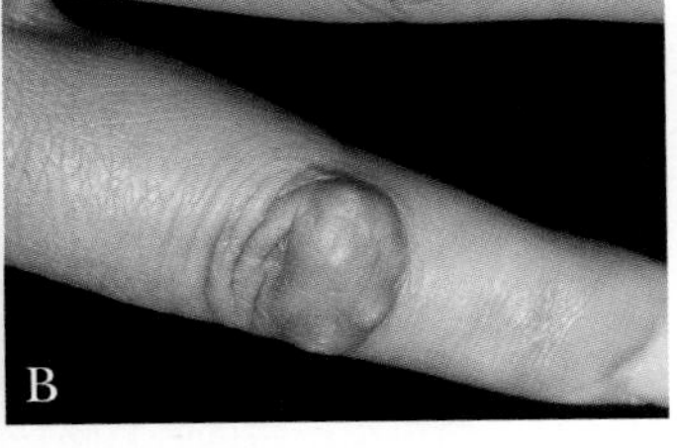

图 8.2.8 类风湿结节（rheumatoid nodule）

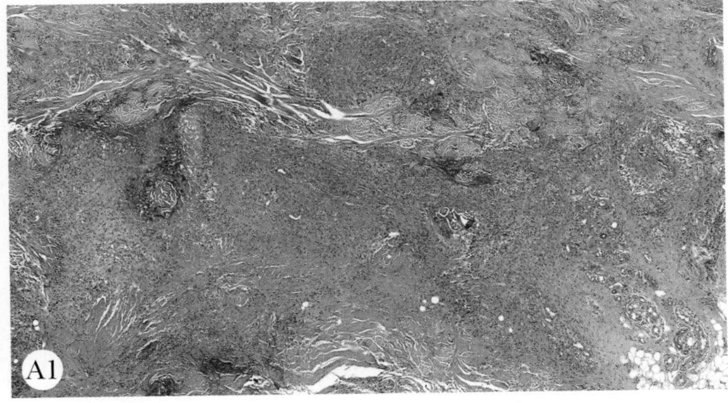

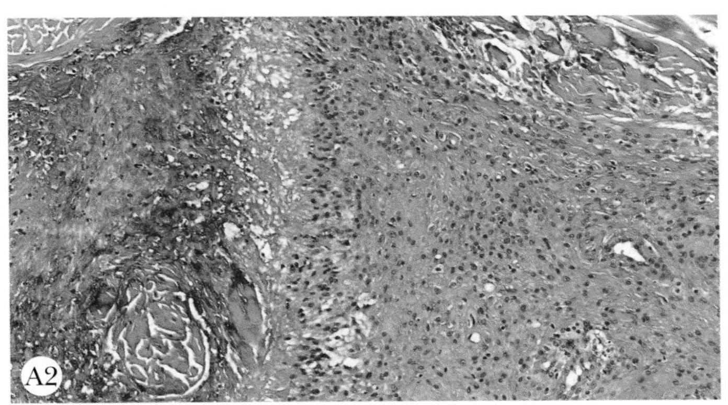

图 8.2.8A 类风湿结节 男，43 岁，手足及臀部多发皮下结节 2 个月余，类风湿关节炎病史 5 年。真皮深部及皮下脂肪可见栅栏状肉芽肿，中央胶原渐进性坏死，周围组织细胞呈栅栏状排列，伴淋巴细胞及嗜酸性粒细胞浸润，可见中性粒细胞及核尘，结节的外层可见血管性肉芽组织。

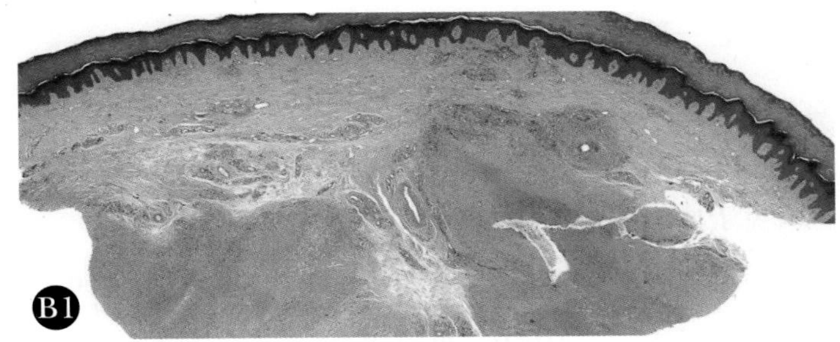

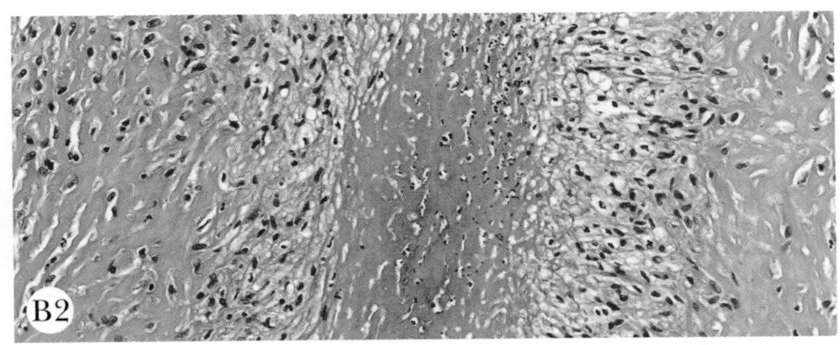

图 8.2.8B 类风湿结节 女，38 岁，双手背结节、斑块 3 年，多位于关节处，渐增大增多。病理示真皮深部可见多个不规则纤维素样坏死灶，坏死灶中央可见中性粒细胞及核尘，周围组织细胞排列成栅栏状，可见淋巴细胞。

8.2.9 风湿热结节（rheumatic fever nodule）

病理改变

同类风湿结节，但炎症较明显，有较多中性粒细胞浸润。病变的境界常常不清楚。

病理鉴别诊断

皮下型环状肉芽肿：肉芽肿中央可见黏蛋白沉积，纤维素少。

类风湿结节：境界大多清楚，由栅栏状排列的组织细胞包绕，类风湿结节的中央为致密的片状渐进性坏死；而风湿热结节的中央为纤细的纤维素。

临床特点

a 病因未完全明了，可能是对各型 α 溶血性链球菌感染而引起一种变态反应。

b 见于 10% ~ 30% 的风湿热患者活动期。

c 皮损好发于肘、腕、膝、踝等关节伸侧，腱鞘附着处，亦可见于枕部头皮、脊柱旁侧等处。

d 对称分布的皮下结节，直径 2 ~ 5mm，个别可达 1 ~ 2cm，数个到数十个，可隆起于皮肤，呈肤色，坚硬，不痛，与皮肤不粘连。

e 皮损成群发生且发展迅速，一般 2 ~ 5 周逐渐消退。

f 有心脏及关节症状和其他器官受累表现。

临床鉴别诊断

类风湿结节

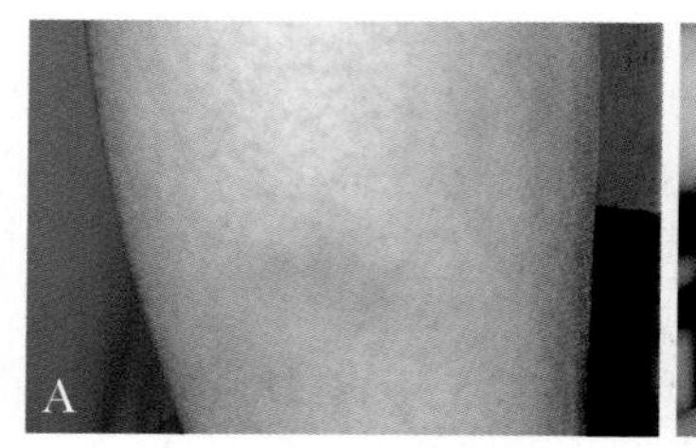

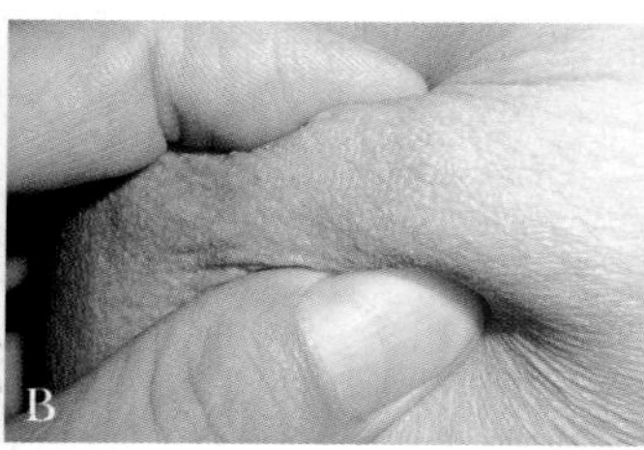

图 8.2.9　风湿热结节（rheumatic fever nodule）

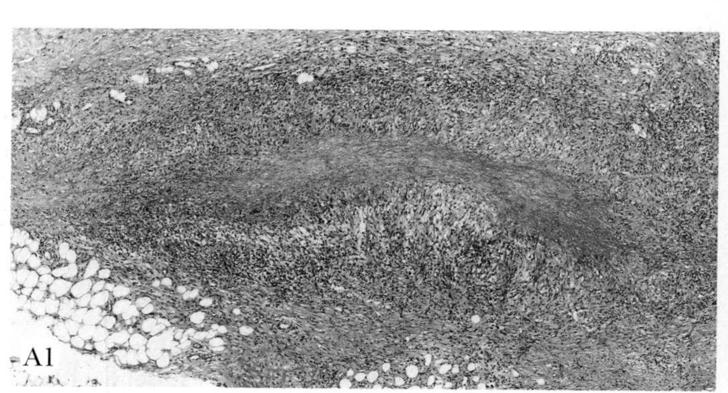

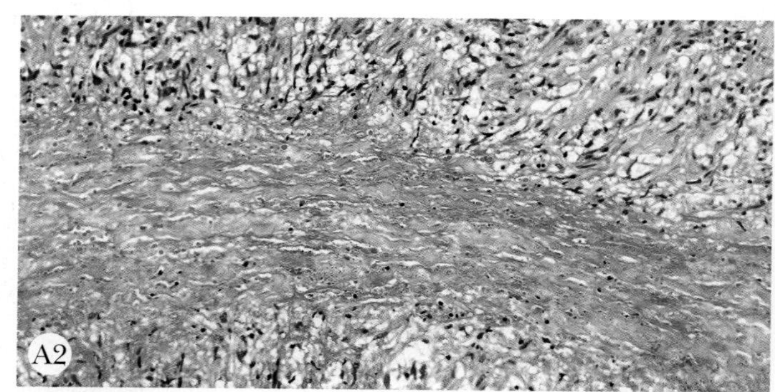

图 8.2.9A　风湿热结节　女，48 岁，双下肢皮下结节 2 个月余，既往有风湿热病史。病理示真皮深部不典型的栅栏状肉芽肿，中央为纤细的纤维素，周围大量淋巴细胞、组织细胞、中性粒细胞及核尘，可见多核巨细胞及嗜酸性粒细胞。

8.3　裸结节性肉芽肿（naked tuberculoid granulomas）

8.3.1　结节病（sarcoidosis）

病理改变

a 表皮基本正常，偶见表皮棘层肥厚。

b 真皮和（或）皮下组织内界限清楚的上皮样细胞肉芽肿，间有组织细胞、淋巴细胞，偶有巨细胞，外围炎症细胞少，有时肉芽肿的中央有小灶性纤维素样坏死，但无干酪样坏死。

c 网织纤维染色可见上皮样细胞肉芽肿外围有网状纤维包绕，并可穿插于肉芽肿中。

d 有时巨细胞内可见排列呈同心层状舒曼（Schaumann）小体或星状小体。

病理鉴别诊断

寻常狼疮：真皮内结核样结构，以真皮上部较为显著，由上皮样细胞、少数朗汉斯巨细胞组成，外围大量淋巴细胞，间有少量浆细胞。

结核样麻风：炎症细胞在神经周围浸润。

真菌感染：多细胞性肉芽肿，PAS 染色和六胺银染色找到病原体。

异物肉芽肿：为大的异物巨细胞，偏振光下可观察到折光性物质。

临床特点

a 病因尚不清楚，多见于 20 ~ 40 岁，女性多于男性。

b 早期全身症状无或少，晚期有发热、体重减轻、疲劳、乏力等不适。

c 皮损在急性期以结节性红斑为主，好发于颜面、上背部和四肢伸侧，亚急性期以丘疹和结节病变为主，损害可呈环状，罕见皮下结节型，晚期则为冻疮样狼疮，常发生于身体的远端，有毛细血管扩张。

d 胸部 X 线片可见早期肺部受累的迹象，最常见双侧肺门淋巴结肿大，重者有肺部浸润，肺间质纤维化。

e 皮损一般无自觉症状。

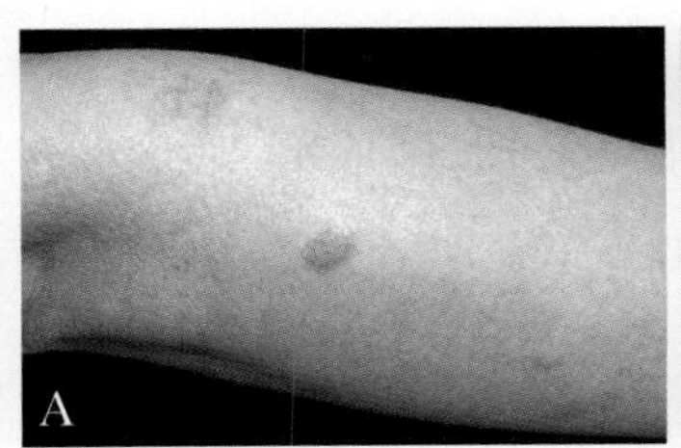

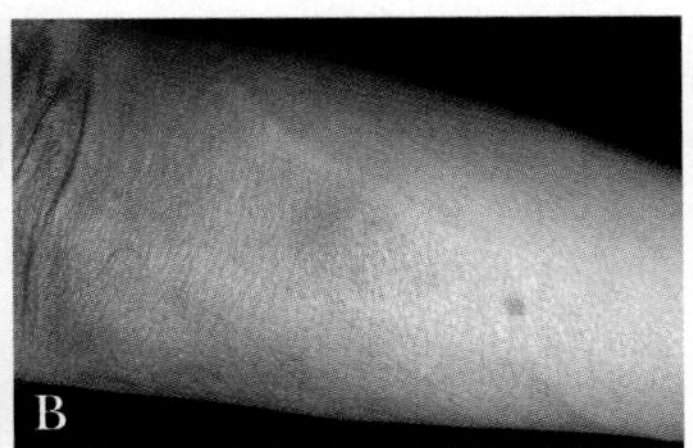

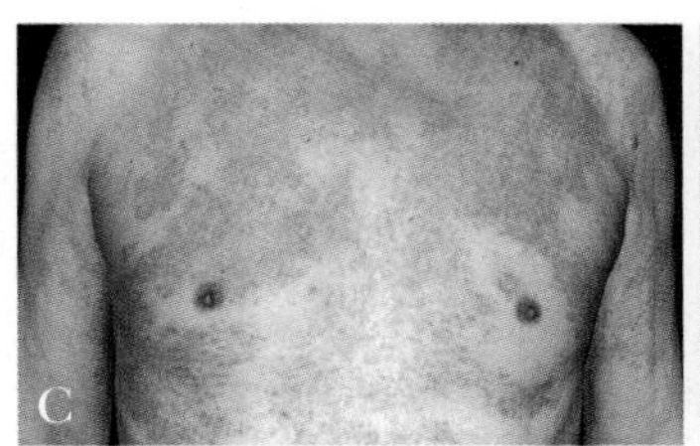

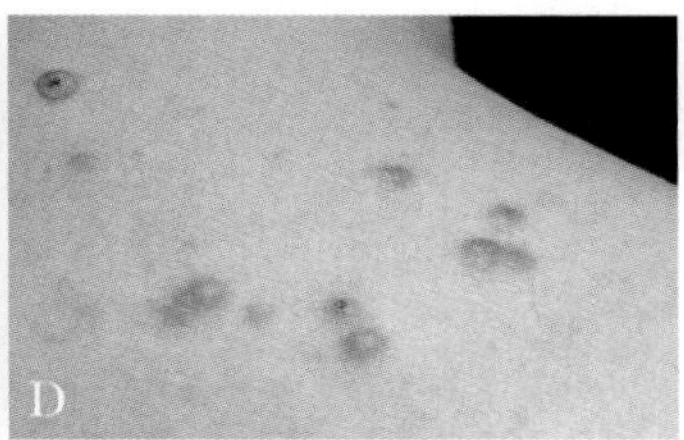

图 8.3.1 结节病（sarcoidosis）

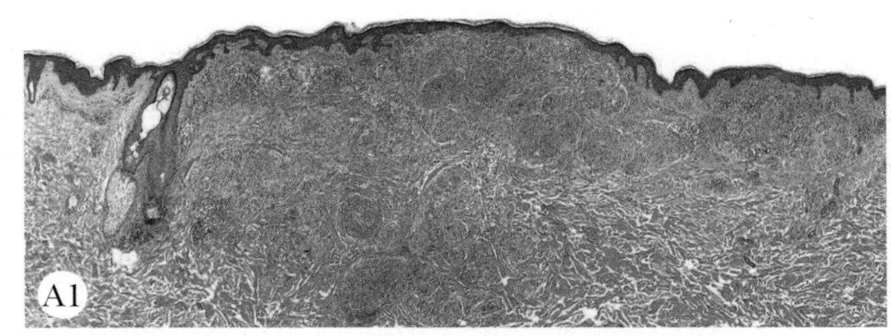

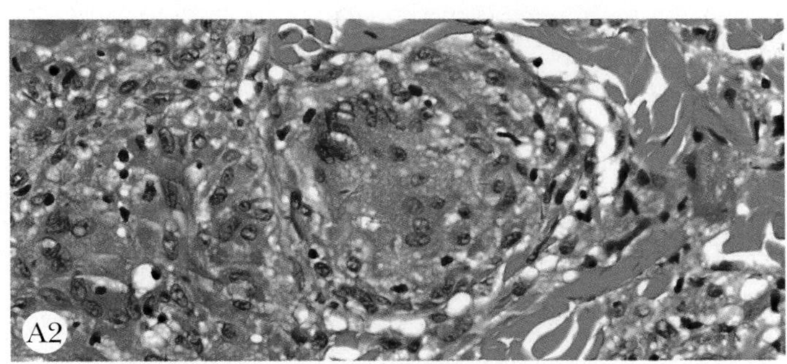

图 8.3.1A 结节病 女，33 岁，颈背部、双上肢、臀部红色丘疹 1 年余，胸部正位片示右上肺纤维硬结灶。病理示真皮内可见多个裸结节，周围淋巴细胞浸润少，多核巨细胞内可见星状小体。

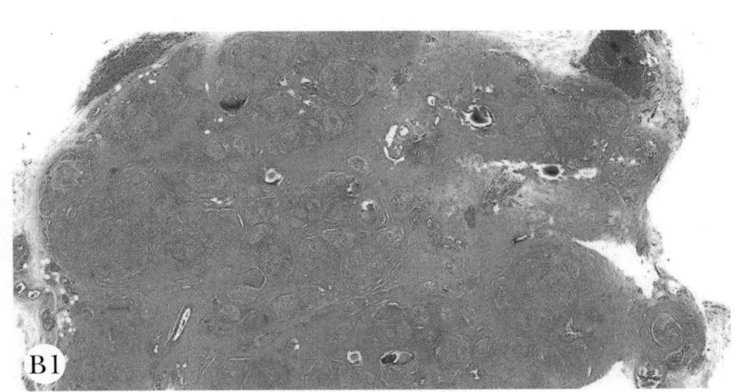

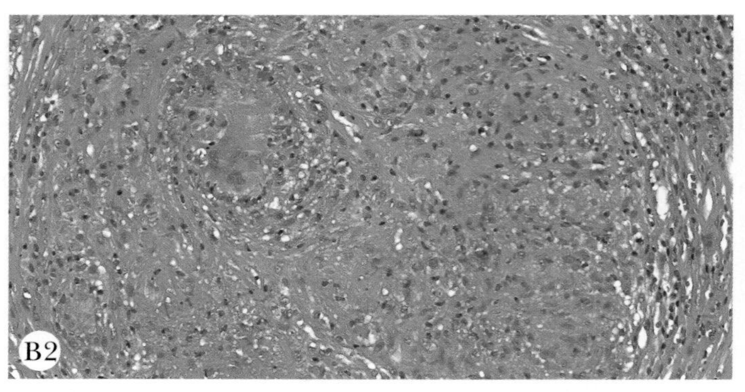

图 8.3.1B 结节病 女，60 岁，右前臂皮下结节 3 个月，胸部 CT 提示双侧肺门占位伴纵隔内肿大淋巴结。病理示皮下脂肪内可见多个由上皮样细胞所组成的裸结节，境界清楚，伴少许淋巴细胞，可见多核巨细胞。

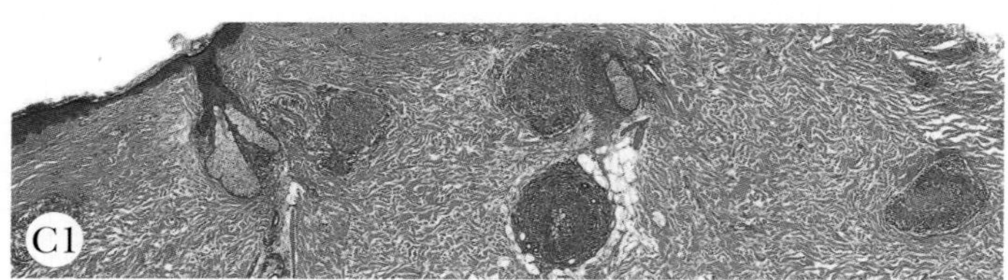

C2

图 8.3.1C 结节病 男，75 岁，躯干四肢无症状的红斑、丘疹 10 年。病理示真皮散在分布的裸结节，中央胶原坏死，可见多核巨细胞，血管及汗腺周围淋巴细胞及嗜酸性粒细胞浸润。

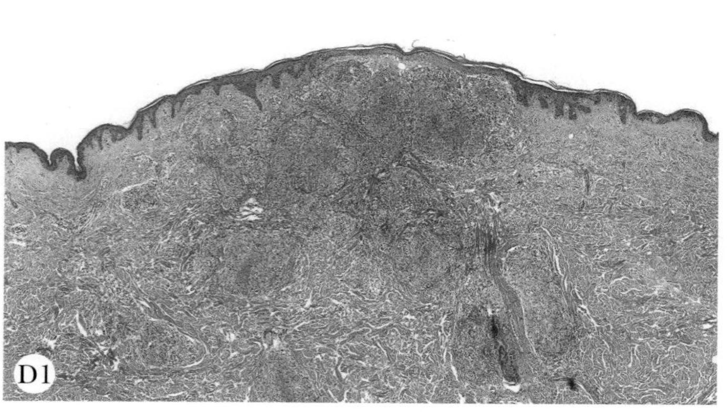

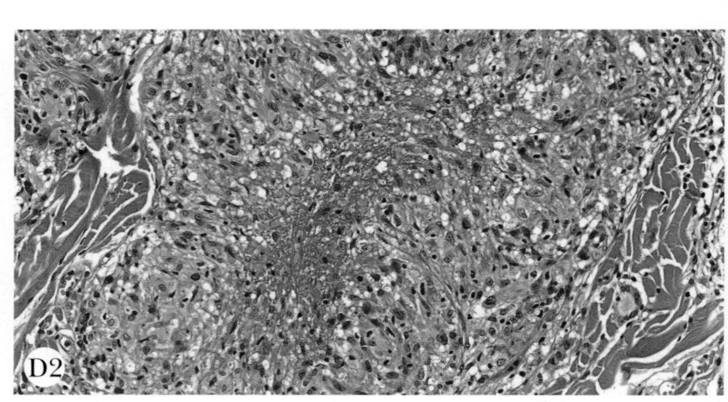

图 8.3.1D 结节病 女，43 岁，肩背部淡红色丘疹 2 个月余。病理示表皮变薄，真皮内多个界限清楚的上皮样细胞肉芽肿，可见多核巨细胞，外围淋巴细胞浸润少，肉芽肿的中央可见小灶状纤维素样坏死。

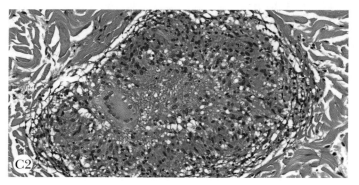

8.3.2 硅土肉芽肿（silica granuloma）

病理改变

a 由多数上皮样细胞形成结节，伴有多核巨细胞及少量淋巴样细胞。

b 不发生坏死，酷似结节病。

c 有时伴炎症细胞浸润。

d 巨细胞内可见大小不同的无色结晶颗粒，有折光性。

e 有时在组织切片内可见到刀痕。

f 用光谱分析、X 线衍射检查、火焚法、结晶学、电镜、电探子和化学测定等可证明硅的存在。

病理鉴别诊断

结节病：裸结节，结节中央无干酪样坏死，可有纤维素样变性，无法证明硅的存在。

临床特点

a 面部或暴露部位多见。

b 含硅微粒（如石英和石棉等）侵入皮肤引起。

c 大小不等丘疹或结节，蓝色或蓝黑色，线状排列或散在分布，一般不形成溃疡。

d 病程缓慢，皮疹可自行吸收消退。

e 石棉疣，好发于手指、手掌等部位，高出皮面，表现为粗糙不平，质硬，有压痛，一般为米粒至赤豆大小，病程长，不易自愈。

临床鉴别诊断

铍肉芽肿

结节病

别名

矽肉芽肿（silica granuloma）

硅肉芽肿（silica granuloma）

硅石肉芽肿（silica granuloma）

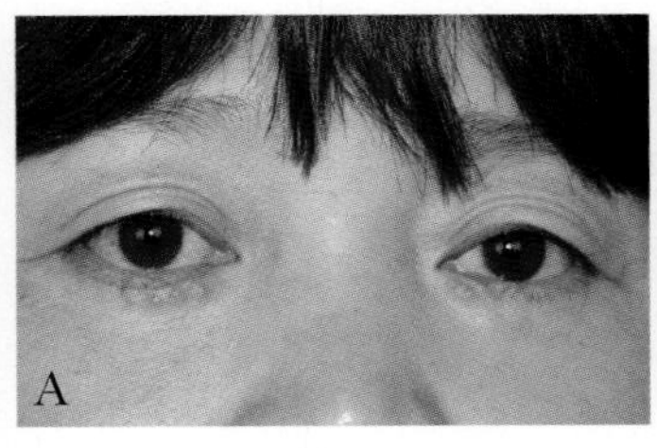

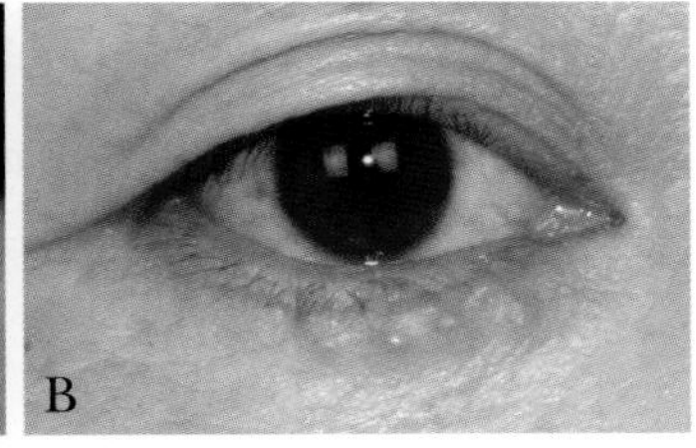

图 8.3.2　硅肉芽肿（silica granuloma）

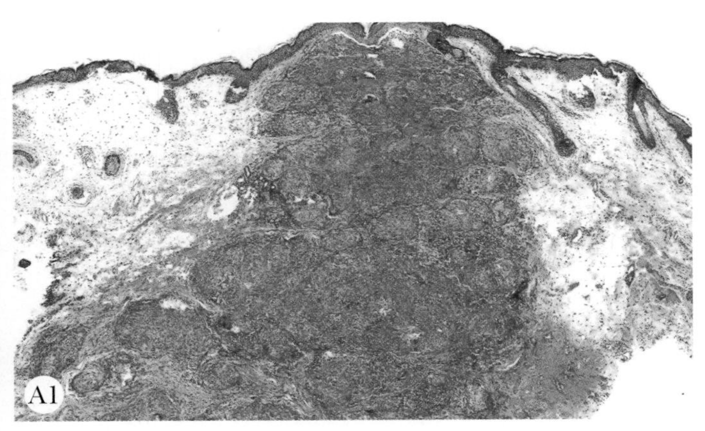

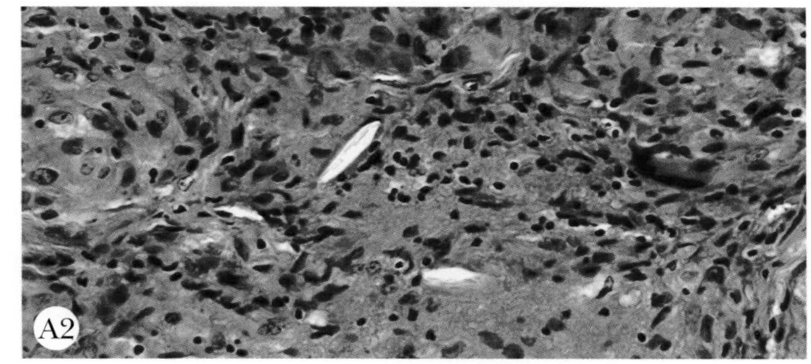

图 8.3.2AB　硅肉芽肿　女，41 岁，双下眼睑丘疹 2 个月余，4 年前曾行眼袋切除术。病理示真皮全层可见多个上皮样细胞肉芽肿，伴有多核巨细胞及少量淋巴细胞浸润，巨细胞内可见无色结晶状物质，有折光性。

8.3.3　铍肉芽肿（beryllium granuloma）

病理改变

a 表皮角化过度，棘层肥厚，溃疡病变处显示表皮缺损。

b 真皮为肉芽肿性改变，可有不同程度的坏死改变。

c 限局性铍肉芽肿中心部可有明显干酪样坏死，系统性铍沉积肉芽肿一般无干酪样坏死或坏死不明显。

d 周围很少甚至无淋巴细胞浸润（裸结节），有时见朗汉斯巨细胞和 Schaumann 小体。

e 光谱分析法可证明铍的存在。

病理鉴别诊断

结节病：裸结节，中央无干酪样坏死，但可有纤维样变性，光谱分析法无法证明铍的存在。

临床特点

a 铍粉尘吸入或经伤口进入皮肤引起（如荧光灯管破裂进入皮肤）。

b 痛性紫红色高起结节，可破溃，伤口经久不愈，软组织肿胀，形成硬结。

c 局部可有轻度压痛。

d 限局性铍肉芽肿一般无全身症状，系统性铍沉积症常累及肺、肝等脏器引起相应症状。

e 病程慢性经过，皮疹经久不吸收。

f 可分为限局性铍肉芽肿和系统性铍沉积症两型。

临床鉴别诊断

锆肉芽肿

硅土肉芽肿

别名

限局性铍肉芽肿（local beryllium granuloma）

系统性铍沉积症（systemic berylliosis）

8.3.4 锆肉芽肿（zirconium granuloma）

病理改变

a 上皮样细胞组成的结节病样裸结节，无干酪样坏死。

b 光谱分析法可证实锆的存在。

病理鉴别诊断

结节病：裸结节，中央无干酪样坏死，可有纤维样变性，无法证实锆的存在。

临床特点

a 含有锆药物（如去污剂、除臭剂）涂于皮肤或经创伤进入皮肤引起。

b 红褐色丘疹或小结节，米粒至蚕豆大，呈半球状隆起，表面光滑而有光泽，质较柔软。

c 无自觉症状或有瘙痒感。

d 病程缓慢，皮疹常持久存在，也可缓慢地自然吸收。

临床鉴别诊断

皮肤结节病（sarcoidosis）

硅土肉芽肿（silica granuloma）

铍肉芽肿（beryllium granuloma）

8.4 弥漫性、混合细胞性肉芽肿（diffuse and mixed cell granuloma）

8.4.1 外伤后细菌性致死性肉芽肿（fatal bacterial granuloma after trauma）

病理改变

a 表皮改变不明显。

b 真皮全层慢性肉芽肿性改变，浸润深在，往往累及深部筋膜。

c 大量上皮样组织细胞和异物巨细胞，较多浆细胞和淋巴细胞浸润，可伴中性粒细胞、嗜酸性粒细胞。

d 组织细胞浸润较散在，少数形成结节。

e 真皮深部偶可见变性坏死。

f 脑组织病理改变与皮损类似，为组织细胞肉芽肿。

病理鉴别诊断

皮肤结核：常有特征性的朗汉斯巨细胞，有干酪样坏死，特殊染色可见抗酸染色阳性的杆菌。

非典型分枝杆菌感染：表皮坏死，有中性粒细胞脓肿，以后出现肉芽肿性炎症和纤维组织替代。

结节病：裸结节。

临床特点

a 多有外伤史，常在外伤愈合后出现。

b 多见于面部、额部。

c 皮损为进行性暗红色斑块，不破溃，可在皮损附近或远处出现新的斑块。

d 患者多在 1.5 ~ 4 年内死于脑转移。

e 糖皮质激素可使皮损暂时缩小甚至完全消退，但显著加速死亡。

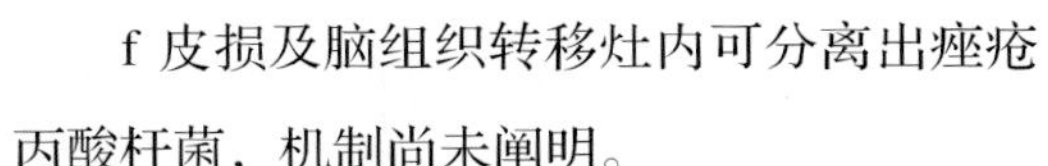

f 皮损及脑组织转移灶内可分离出痤疮丙酸杆菌，机制尚未阐明。

临床鉴别诊断

结节病

皮肤淋巴瘤

寻常狼疮

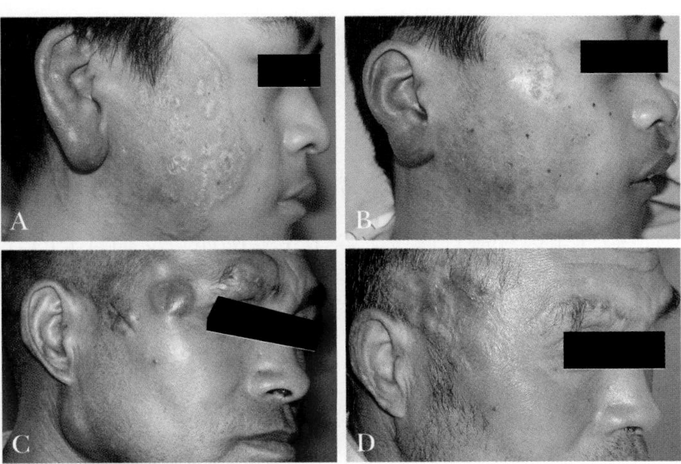

图 8.4.1 外伤后细菌性致死性肉芽肿（fatal bacterial granuloma after trauma）

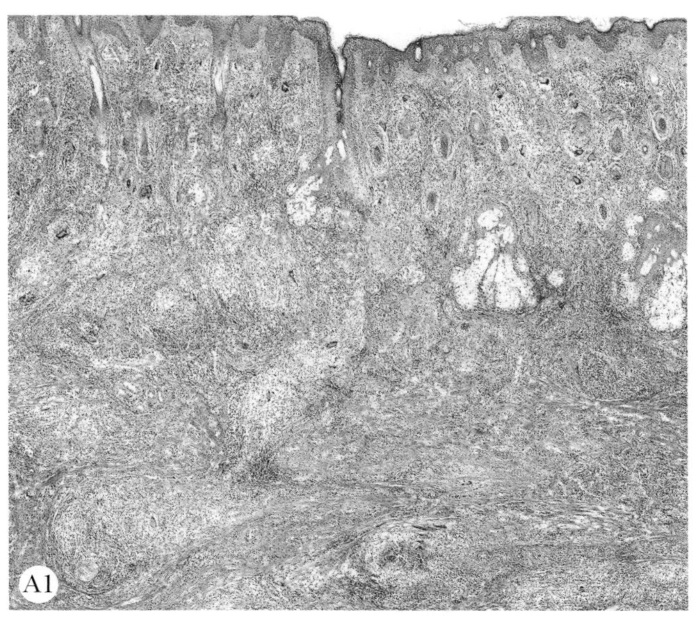

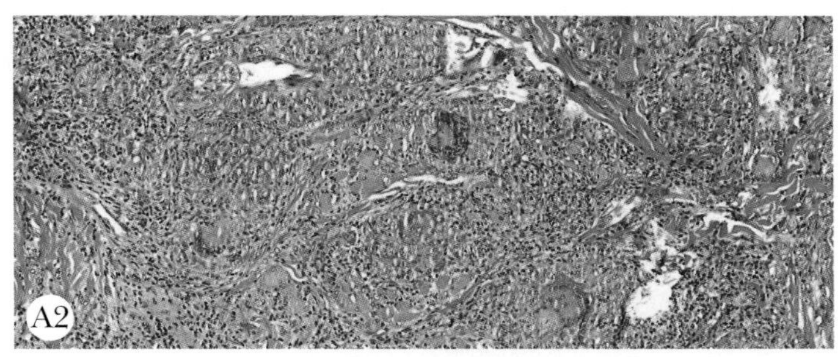

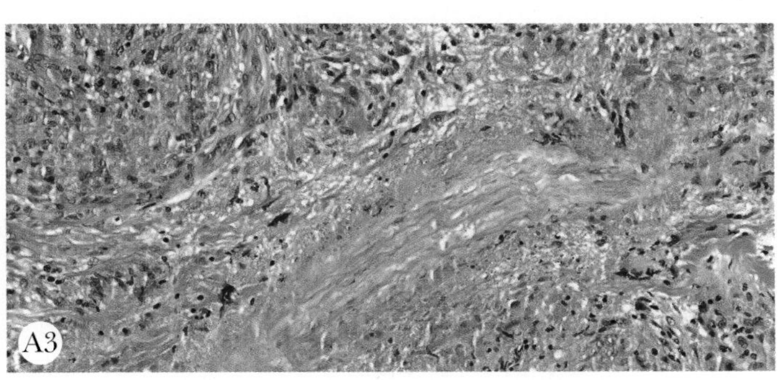

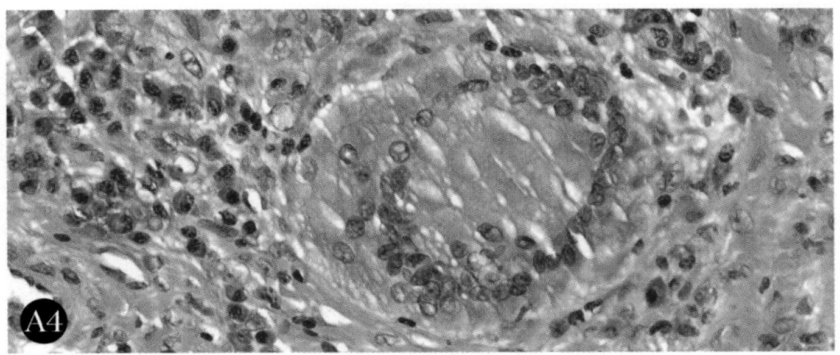

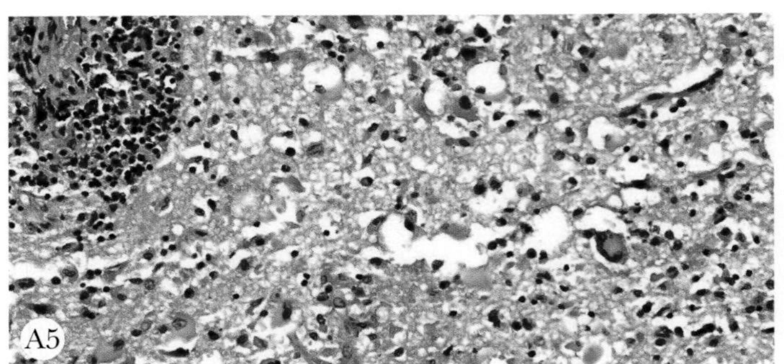

图 8.4.1A 外伤后细菌性致死性肉芽肿 男，13 岁，右耳垂外伤 8 年，外伤处红斑 5 年，明显增大 2 年。抗生素联合治疗无效，加 IFN-γ 后皮损迅速消退（B），用药 1 个月时出现脑感染症状，19 天后死亡。病理示真皮至皮下广泛的结节性浸润，组织细胞为主，伴较多浆细胞及淋巴细胞，另可见中性粒细胞及嗜酸性粒细胞，深部可见灶性坏死。脑组织病理示与皮损类似的组织细胞为主的肉芽肿性浸润，浸润细胞 CD68 阳性，CD3 及 CD20 阴性（未示）。

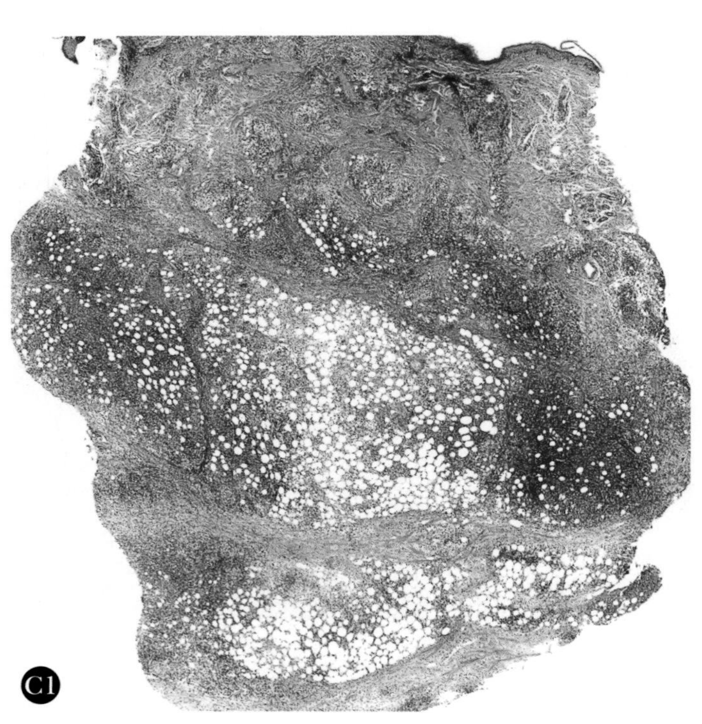

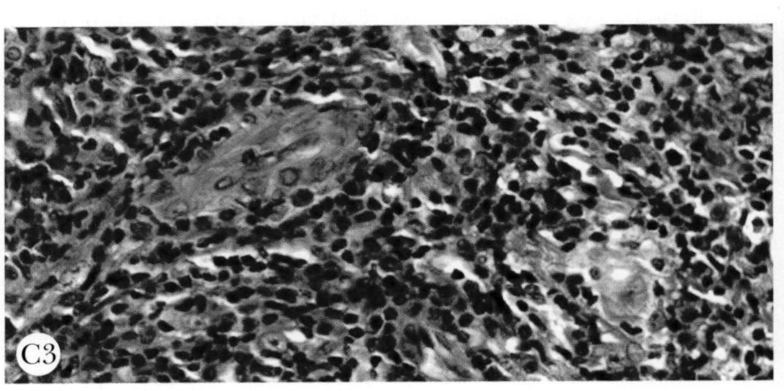

图 8.4.1C 外伤后细菌性致死性肉芽肿 男，45 岁，右眉弓外伤 1 年，愈后出现斑块 6 个月。皮损中分离出痤疮丙酸杆菌并根据药敏治愈，两次复发均以相同的药物治愈（D）。病理示真皮及皮下深部组织细胞为主的结节性浸润，可见多核巨细胞、浆细胞浸润及少数淋巴细胞、嗜酸性粒细胞及中性粒细胞。

8.4.2 非结核分枝杆菌肉芽肿（non-tuberculous mycobacterial granuloma）

指结核杆菌和麻风杆菌以外的其他分枝杆菌所引起的病变。非典型分枝杆菌可分为 4 群：对光产色菌，如堪萨斯分枝杆菌和海鱼分枝杆菌；暗处产色菌，如瘰疬分枝杆菌、楚尔盖分枝杆菌；对光不产色菌，如鸟型分枝杆菌、细胞内分枝杆菌；快速生长菌，如偶然分枝杆菌、龟分枝杆菌等。

传染途径尚不十分清楚，大多数病例为局部外伤感染，以热带和亚热带较为多见，我国近年报道的主要为海鱼分枝杆菌。临床上从单个无痛性损害到广泛坏死性溃疡，病理呈肉芽肿性改变。本节主要阐述与皮损有关的分枝杆菌。

海鱼分枝杆菌感染（mycobacterium marinum infection）

病理改变

a 早期为真皮炎症反应，淋巴细胞、中性粒细胞及组织细胞浸润。

b 表皮角化过度，棘层肥厚或溃疡形成，可见到假上皮瘤样增生。

c 典型损害为肉芽肿性结节，有时到达皮下，呈典型的结核样结节，但呈液化坏死，组织细胞内有时可找到抗酸杆菌。

d 结核菌素试验可阳性。

e 确诊需做培养及动物接种试验。

病理鉴别诊断

结节病：纤维蛋白样坏死，上皮样肉芽肿的周围淋巴细胞和巨细胞较少。

皮肤结核：有干酪样坏死。

深部真菌病：抗酸染色阴性，PAS 染色及真菌培养阳性。

临床特点

8.4.2.1

a 多见于儿童和青年。

b 好发于四肢易受外伤部位。

c 初为红色小丘疹，缓慢呈小结节，偶可破溃呈浅表溃疡，多单发，有时沿淋巴管排列，几个月至 3 年内可自愈。

d 陈旧性损害形成瘢痕或疣状。

e 无全身症状。

临床鉴别诊断

孢子丝菌病

别名

游泳池肉芽肿（swimming pool granuloma）

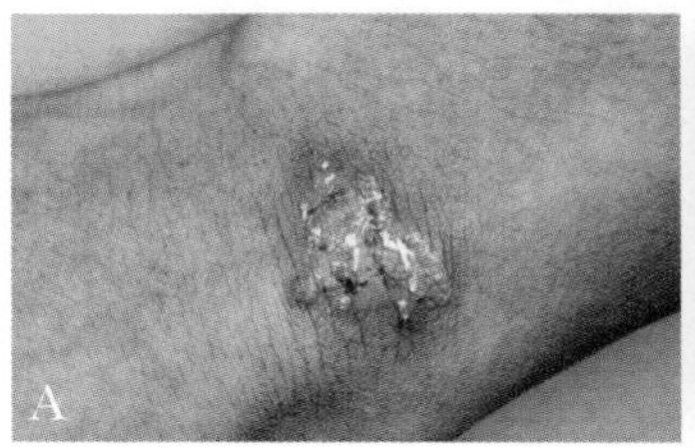

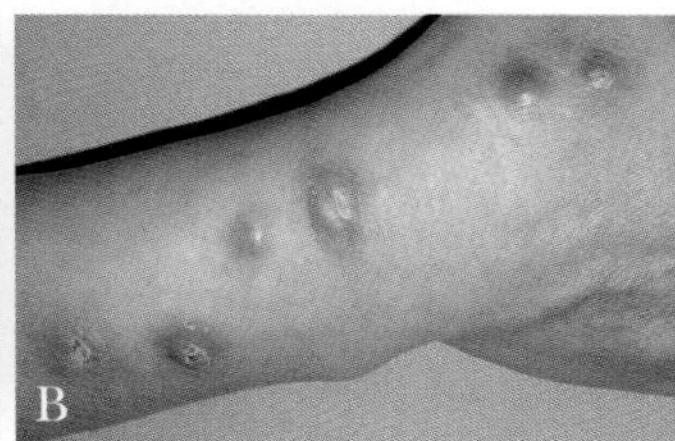

图 8.4.2.1 海鱼分枝杆菌感染（mycobacterium marinum infection）

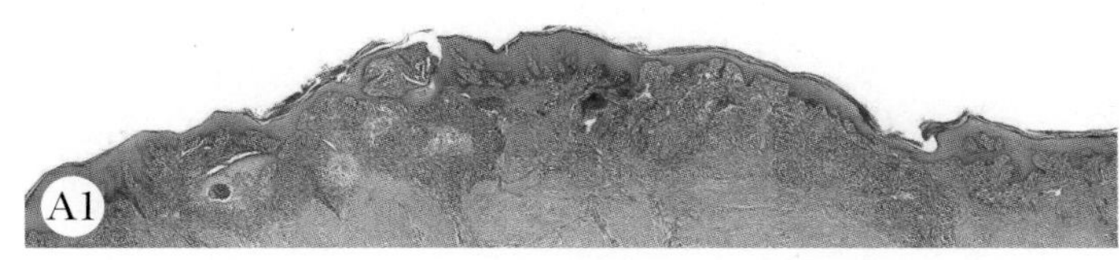

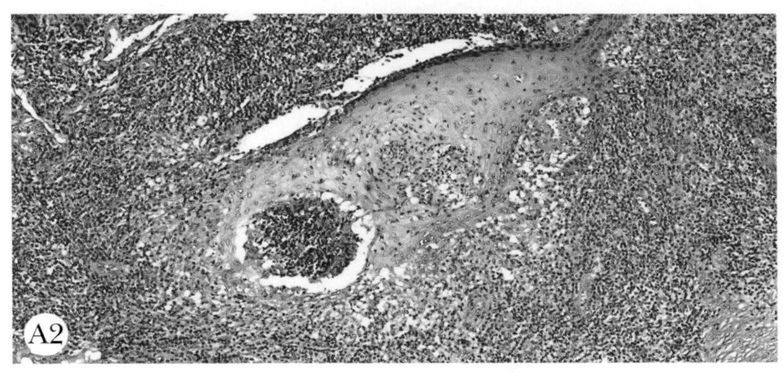

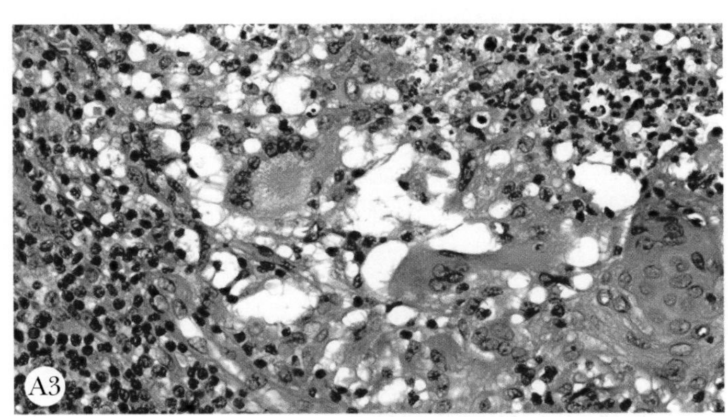

图 8. 4. 2. 1A 海鱼分枝杆菌感染 男，19 岁，右手腕暗红色斑块、溃疡 1 年余。细菌培养为海鱼分枝杆菌。病理示角化过度，角化不全，表皮假上皮瘤样增生，棘层肥厚，表皮内可见中性粒细胞聚集，真皮浅层大量淋巴细胞、组织细胞、浆细胞、中性粒细胞及多核巨细胞混合性浸润。

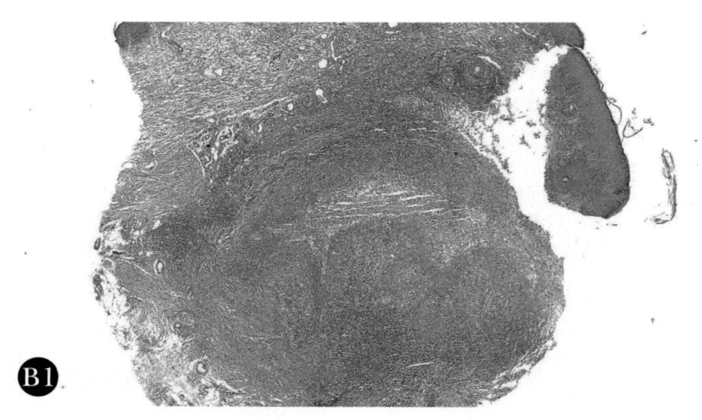

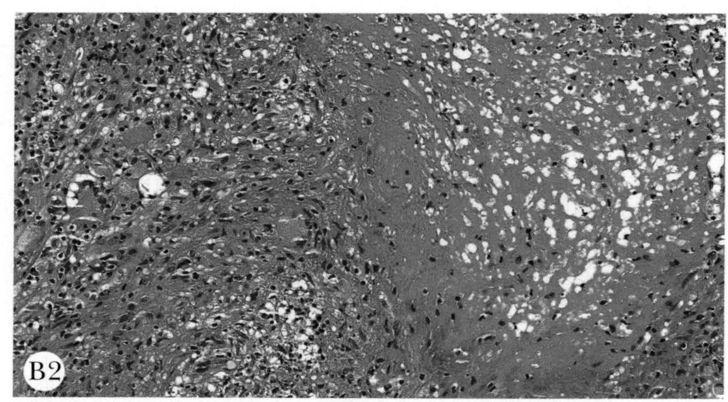

图 8.4.2.1B　海鱼分枝杆菌感染　女，49 岁，左拇指外伤后甲周红斑 3 个月，双上肢多发红色结节 2 个月，外伤后曾接触过鱼缸水，真菌培养阴性，细菌培养为海鱼分枝杆菌。病理示真皮中下层栅栏状肉芽肿，中央为坏死区，周围大量淋巴细胞、组织细胞及多核巨细胞混合性浸润。

溃疡分枝杆菌感染（mycobacterium ulcerans infection）

病理改变

a 早期皮下脂肪组织坏死，有钙沉着。病灶中心含大量抗酸染色阳性杆菌。

b 溃疡期：真皮胶原纤维变性，小血管周围炎症细胞浸润，表皮溃疡形成。

c 确诊需培养及动物接种。

临床特点

a 可发生于任何年龄，5 ~ 14 岁多见。

b 皮损好发于前臂或小腿，单发多。

c 损害为无痛性皮下结节破溃后形成溃疡，逐渐扩大呈不规则形，边缘呈穿凿性，有浸润，伴色素沉着。溃疡底部覆有一层灰色假膜。

d 无自觉症状及全身症状。

e 愈后有瘢痕挛缩。

临床鉴别诊断

坏疽性脓皮病

偶然分枝杆菌感染（mycobacterium fortuitum infection）

病理改变

a 真皮及皮下组织脓肿，周围成纤维细胞、上皮样细胞、组织细胞、淋巴细胞浸润，可见少量多核巨细胞。

b 肉芽肿界限模糊，偶见坏死灶，杆菌特殊染色下呈群簇状，易见。

临床特点

a 外伤或注射部位皮下脓肿，有窦道、脓性分泌物及瘢痕。

b 淋巴结肿大。

c 结核菌素试验弱阳性。

d 培养可发现致病原。

e 杆菌对抗酸染色阳性，革兰染色阴性，PAS 染色阴性。

临床鉴别诊断

脂膜炎

堪萨斯分枝杆菌感染（mycobacterium kansasii infection）

病理改变

a 真皮内肉芽肿，有少量多核巨细胞。

b 可有小脓肿及坏死。

c 表皮肥厚。

临床特点

a 主要侵犯肺部，偶侵及皮肤。

b 皮损发生前常有外伤史。

c 在有外伤史的部位出现疣状、高出于皮面的结节，逐渐扩大呈疣状肉芽肿性斑块。

d 无全身症状。

e 通过培养可以确诊。

临床鉴别诊断

孢子丝菌病

其他分枝杆菌感染（other mycobacteria infection）

包括瘰疬分枝杆菌、楚尔盖分枝杆菌、胞内鸟分枝杆菌、戈登分枝杆菌及嗜血分枝杆菌感染等。

病理改变

a 早期皮肤坏死，伴中性粒细胞脓肿。

b 以后逐渐由肉芽肿性炎症和纤维组织代替。

c 根据菌的培养及动物接种可以确诊。

临床特点

罕见引起皮疹，常于接种后，产生结节和脓肿，伴溃疡和窦道形成。

8.4.3 猫抓病（cat scratch disease）

病理改变

a 早期有灶性组织细胞增生。

b 以后真皮内出现一个或数个无细胞成分的坏死区，形态不一，周围有数层组织细胞与上皮样细胞环绕，最内层细胞呈栅栏状排列，其间可有少数浆细胞，偶可见多核巨细胞，最外围有淋巴样细胞浸润，可见密集的嗜酸性粒细胞。

c 淋巴结的组织象与皮肤相似，见坏死灶，因肉芽肿中央坏死区内有多量中性粒细胞的聚集而有脓肿形成。脓肿可扩大融合，愈合形成纤维化。

d 表皮有时可形成溃疡或增生。

病理鉴别诊断

真菌感染：常为多细胞性肉芽肿，PAS 染色在脓肿区或巨细胞内可找到病原体，或真菌培养阳性。

临床特点

a 多发生于儿童或青年人，秋冬季多见，几乎皆有猫抓伤或咬伤史。

b 病原体为亨氏巴尔通体，系革兰阴性杆菌。猫是这种杆菌的原始宿主及主要传播媒介。

c 多发生于手、前臂、面、颈及小腿等部位。

d 潜伏期 3 ～ 30 天（平均 10 天）。

e 猫抓部位出现棕红色丘疹、水疱、脓疱或结节，可破溃形成溃疡，2 周左右可自然痊愈，不留痕迹。

f 3 ～ 12 周后皮损复发，局部出现淋巴结肿大，有触痛及化脓，2 ～ 6 周排脓后自行消退，少数持续几个月。

g 偶可发生其他类型的皮损，如斑丘疹、多形红斑、血小板减少性紫癜及结节性红斑。

h 症状轻微，可有发热、倦怠、恶心、头痛等。

i 有时全身淋巴结肿大，肝肿大，极少数发生良性脑病及特异性肺炎。

j 血沉增快，中性粒细胞增多，猫抓病抗原皮试多数阳性。

临床鉴别诊断

皮肤结核

化脓性淋巴结炎

孢子丝菌病

性病性淋巴肉芽肿

别名

良性淋巴网状细胞增多症（benign lymphoreticulosis）

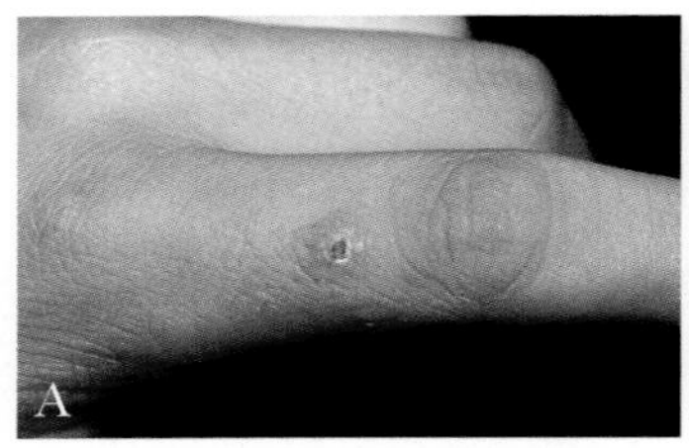

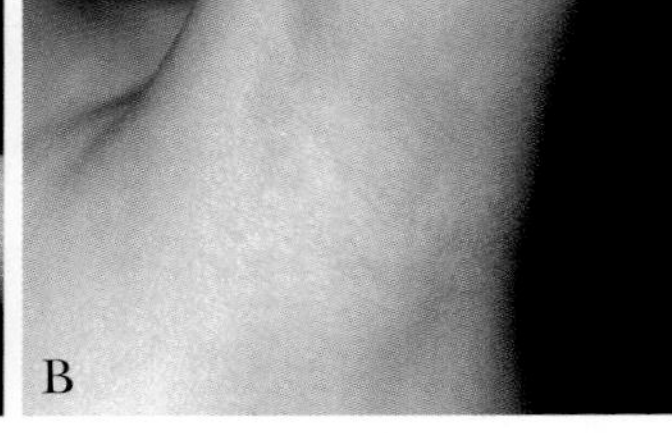

图 8.4.3 猫抓病（cat scratch disease）

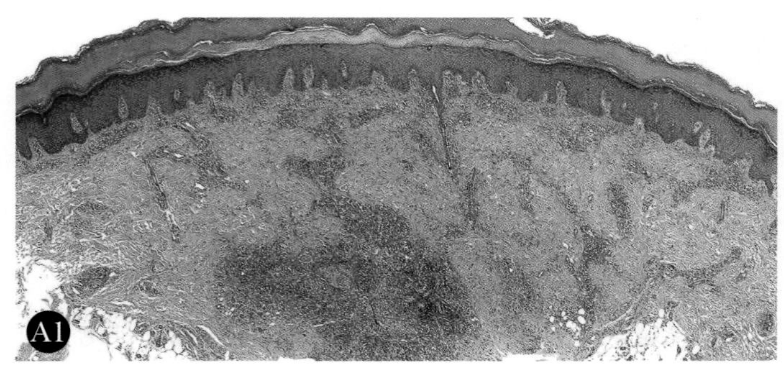

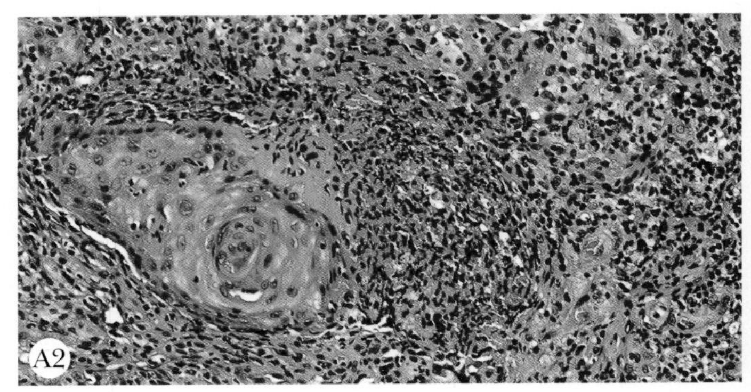

图 8.4.3A 猫抓病 男，11 岁，1 个月前食指被猫咬伤后出现丘疹，伴疼痛，10 天前左腋下、左肘部发现多个肿大淋巴结。食指皮损病理示表皮大致正常，真皮浅层血管周围淋巴细胞浸润，深部局部组织坏死，周围组织细胞环绕，最外围可见淋巴细胞呈结节状浸润，见少许嗜酸性粒细胞。

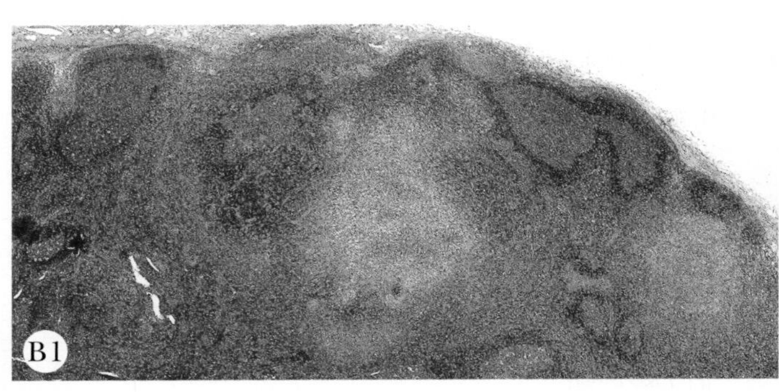

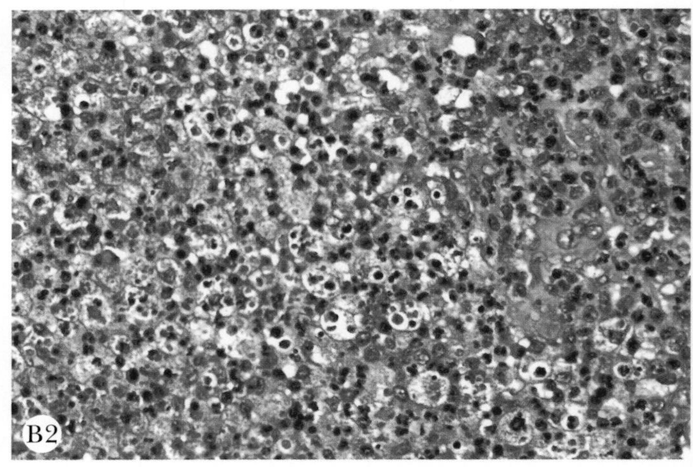

图 8.4.3B 猫抓病 与图 8.4.3A 为同一患者，左腋下、左肘部淋巴结肿大。淋巴结活检可见坏死灶，坏死区大量中性粒细胞浸润，见大量核尘。

8.4.4　皮肤克罗恩病（cutaneous Crohn disease）

病理改变

a 真皮水肿，淋巴管扩张。

b 水疱、脓疱型：一个或多个漏斗部内大量中性粒细胞浸润。真皮网状层的胶原束间也有散在中性粒细胞浸润。浅层和深层血管周围以淋巴细胞和中性粒细胞为主的混合炎症细胞浸润。皮下脂肪小叶内中性粒细胞片状浸润。

c 结节型：真皮浅、深层血管周围，有时附件周围以淋巴细胞为主的炎症细胞浸润，真皮和皮下脂肪连接处的中等大血管管壁内可见淋巴细胞浸润，真皮网状层和皮下脂肪内形成结节病样肉芽肿，在网状层内有大量多核巨细胞。

d 无干酪样坏死。

e 表皮有时形成溃疡。

病理鉴别诊断

异物肉芽肿：为异物巨细胞，常规镜检或在偏振光下在肉芽肿内可见异物。

皮肤结核：典型的结核性肉芽肿，中央有干酪样坏死。

结节病：表现为“裸结节”，较少淋巴细胞浸润。

临床特点

a 多见于青年人，女性较男性略多。

b 病因不明，与变态反应有关。

c 皮疹以肛周、四肢及面部多见，也可累及生殖器。

d 皮损为水疱、脓疱或结节性红斑样，结节可破溃形成溃疡，有时也可呈坏疽性脓皮病样改变。

e 10% ~ 20%的患者口腔黏膜可受累，形成鹅卵石征。

f 两侧外阴红斑、水肿、糜烂或溃疡、脓肿、窦道和瘘管形成。

g 病程慢性，疗效不佳，溃疡愈后留瘢痕。

临床鉴别诊断

结节病

丹毒

8.4.5　慢性肉芽肿病（chronic granulomatous disease）

病理改变

真皮内肉芽肿性改变，中央有较多中性粒细胞形成脓肿，有时见多核巨细胞。

临床特点

a 婴幼儿时出现症状。

b 缺乏合成过氧化物所需的烟酰胺腺嘌呤二核苷酸（NADPH）氧化酶，吞噬细胞功能障碍所致。

c 全身皮肤反复化脓性感染。

d 浅表淋巴结肿大或化脓性淋巴结炎。

e 皮肤表现为婴儿湿疹、脓皮病、毛囊炎等。

f 甲周红肿，覆有污秽痂皮，其下深溃疡，甲变形或消失。

g 可合并发生反复的慢性肺炎、肝脓肿。

h 实验室检查：白细胞减少、贫血、血沉加快。

别名

儿童致死性肉芽肿病（fatal granulomatous disease of childhood）

8.4.6 海胆刺伤及海胆肉芽肿（sea urchin sting and sea urchin granuloma）

病理改变

a 真皮中以组织细胞、上皮样细胞为主的炎症细胞结节状浸润。有较多的浆细胞、淋巴细胞及中性粒细胞，也可见少数巨细胞，有时其中可见双折光性物质。

b 结节中央无干酪样坏死。

c 如残存有棘刺，则局部可引起异物肉芽肿反应。

病理鉴别诊断

矽、铍、锆肉芽肿：均表现为真皮内“裸结节”，用光谱分析法可证实矽、铍、锆的存在。

临床特点

a 常见于沿海渔民。

b 病因系海胆棘刺刺伤所致。

c 部位以手足部多见。

d 刺伤后局部呈急性皮炎反应，1 ~ 2 周消退。因棘刺脆弱易折断，其尖部常残留皮内，于刺伤后 2 ~ 12 个月局部出现结节性损害，淡紫红色，单个或多个，直径 2 ~ 8mm，质坚。

e 皮损主观不痛，偶有压痛。

f 急性期还可出现头晕、衰弱、呼吸困难，面瘫，偶因全身瘫痪致死。

临床鉴别诊断

孢子丝菌病

8.4.7 深部真菌病性肉芽肿（见 9.5）

9　弥漫性浸润性皮炎（diffuse dermatitis）

付　萌　李春英　高天文

9.1　中性粒细胞为主的浸润
9.1.1　急性发热性嗜中性皮病
9.1.2　手背部嗜中性皮病
9.1.3　类风湿性嗜中性皮病
9.1.4　坏疽性脓皮病
9.1.5　肠道疾病相关的皮肤病－关节炎综合征
9.1.6　白塞病
9.1.7　丹毒
9.1.8　蜂窝织炎
9.1.9　坏死性筋膜炎
9.1.10　坏疽性蜂窝织炎
9.1.11　芽生菌病样脓皮病
9.1.12　卤素皮炎
9.1.13　臁疮
9.1.14　皮肤炭疽
9.1.15　白喉
9.1.16　面部肉芽肿（见 10.1.5）
9.1.17　持久性隆起性红斑（见 10.1.4）

9.2　浆细胞为主的浸润
9.2.1　黏膜浆细胞增生
9.2.2　雅司
9.2.3　品他病
9.2.4　鼠咬热
9.2.5　鹦鹉热
9.2.6　鼻硬结病
9.2.7　梅毒（见 20.1.11）
9.2.8　软下疳（见 20.1.12）

9.3　嗜酸性粒细胞为主的浸润
9.3.1　Wells 综合征
9.3.2　嗜酸性粒细胞增多综合征
9.3.3　厚皮嗜酸性皮炎
9.3.4　真皮超敏反应
9.3.5　寄生虫感染（见 16）
9.3.6　虫咬皮炎（见 16.3）
9.3.7　药疹（见 1.2.3）

9.4　组织细胞为主的浸润
9.4.1　软化斑
9.4.2　Whipple 病
9.4.3　氯法齐明引起的色素沉着
9.4.4　亚硫酸铁溶液反应

9.5　混合性炎症细胞浸润
9.5.1　类丹毒
9.5.2　婴儿臀部肉芽肿
9.5.3　慢性黏膜皮肤念珠菌病
9.5.4　芽生菌病
9.5.5　球孢子菌病
9.5.6　副球孢子菌病
9.5.7　罗伯真菌病
9.5.8　鼻孢子菌病
9.5.9　组织胞浆菌病
9.5.10　马尔尼菲青霉病
9.5.11　肺孢子菌病
9.5.12　隐球菌病
9.5.13　毛霉病
9.5.14　虫霉病
9.5.15　皮下组织地霉病
9.5.16　曲霉病
9.5.17　镰刀霉病
9.5.18　着色芽生菌病
9.5.19　皮下组织暗色丝孢霉病
9.5.20　链格孢霉病
9.5.21　孢子丝菌病
9.5.22　足菌肿
9.5.23　葡萄状菌病
9.5.24　诺卡菌病
9.5.25　放线菌病
9.5.26　皮肤无绿藻病
9.5.27　腹股沟肉芽肿（见 20.1.13）

弥漫性皮炎指真皮内致密且弥漫的炎症细胞浸润，炎症细胞可分布于真皮上部、真皮全层甚至皮下组织，浸润的细胞可以是一种或几种。本章按浸润细胞类型介绍中性粒细胞、浆细胞、嗜酸性粒细胞、组织细胞及混合性炎症细胞浸润引起的各种炎症性皮肤病。

9.1 中性粒细胞为主的浸润（neutrophils predominant infiltrates）

9.1.1 急性发热性嗜中性皮病（acute febrile neutrophilic dermatosis）

病理改变

a 表皮基本正常，偶可见表皮内中性粒细胞性海绵水疱或角层下脓疱。

b 真皮乳头水肿明显，可见数量不等的血管外红细胞。

c 真皮上半部弥漫性、成熟中性粒细胞浸润，数量不等的核尘，晚期淋巴细胞增多。

d 血管扩张，血管内皮细胞肿胀，血管壁及血管周围可见中性粒细胞，但无纤维素沉积和血管内微血栓。

e 浸润细胞以组织样细胞为主时，称为组织细胞样 Sweet 综合征（histiocytoid Sweet syndrome）。

f 中性粒细胞浸润以皮下脂肪层浸润为主、伴或不伴真皮浸润时，称为皮下型 Sweet 综合征（subcutaneous Sweet syndrome）。

病理鉴别诊断

a 丹毒：中性粒细胞浸润一般不致密，表浅，核碎裂少或无。

b 蜂窝织炎：中性粒细胞浸润不致密，核碎裂少或无。

c 类风湿性嗜中性皮病：中性粒细胞浸润更深在、更致密，白细胞碎裂可不显著。

d 坏疽性脓皮病：早期常伴有中性粒细胞性毛囊炎、毛囊周围脓肿形成。

e 持久性隆起性红斑：真皮血管壁纤维素样坏死。

f 面部肉芽肿：嗜酸性粒细胞浸润多、真表皮间有无浸润带。

g 白细胞碎裂性血管炎：真皮上部血管壁纤维素样坏死，血管周围中性粒细胞浸润，有核尘。

临床特点

a 多见于成年女性，夏季好发。

b 病因尚不明确，多数作者认为是对细菌感染发生的一种过敏反应，也可能与白血病、淋巴瘤、多发性骨髓瘤及真性红细胞增多症有关。发病机制可能与免疫复合物及中性粒细胞趋化性增强有关。

c 皮损表现为疼痛性红色、紫红色结节或丘疹，好发于面部、颈部和上肢，可逐渐扩大，颜色加深，假性水疱为其重要特征。

d 可以有流感样表现，如发热、不适、关节痛。

e 除皮肤以外，可累及骨、中枢神经系统、耳、眼、肾脏、肠道等多个器官。

f 外周血白细胞增多。

临床鉴别诊断

荨麻疹

多形红斑

持久性隆起性红斑

别名

Sweet 综合征（Sweet syndrome）

Sweet 病（Sweet disease）

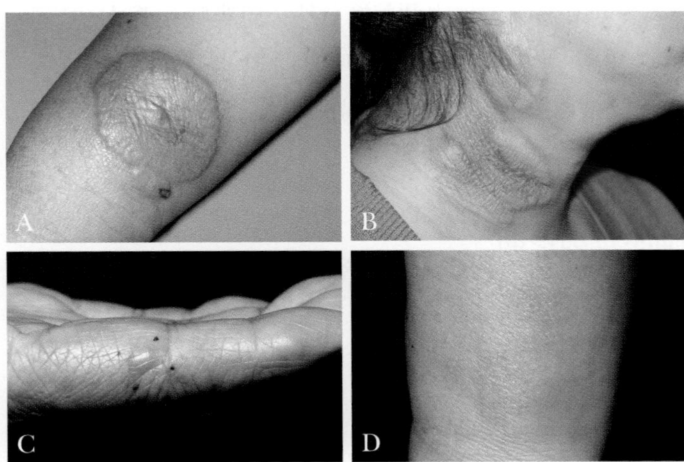

图 9.1.1 急性发热性嗜中性皮病（acute febrile neutrophilic dermatosis）

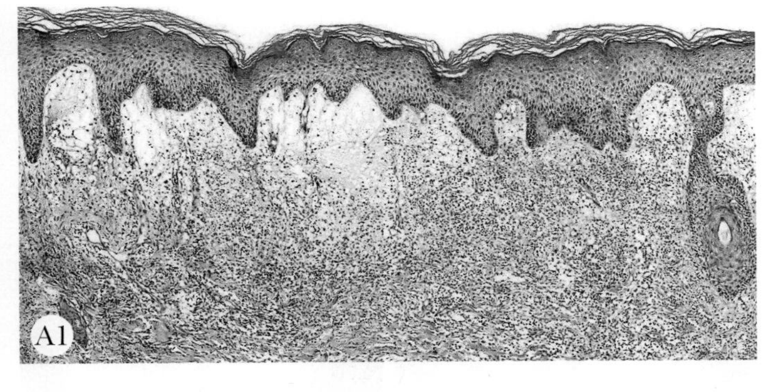

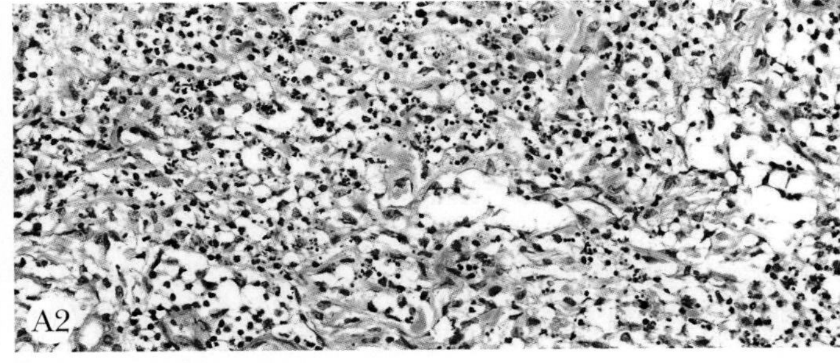

图 9.1.1A 急性发热性嗜中性皮病 女，52 岁，右前臂红色斑块、疼痛 8 天。病理示真皮浅层显著水肿，真皮浅、中层弥漫性中性粒细胞浸润，核尘明显。

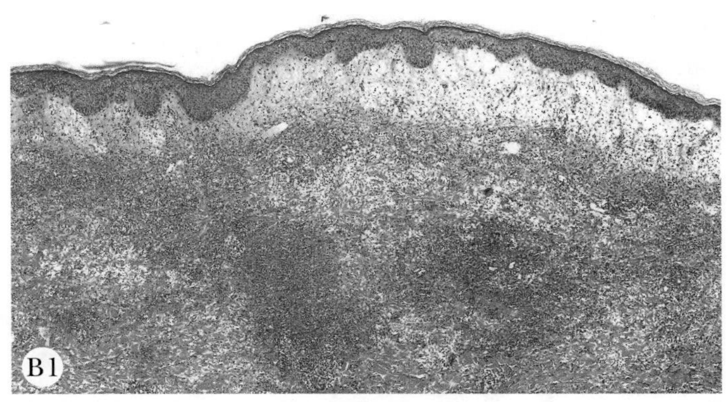

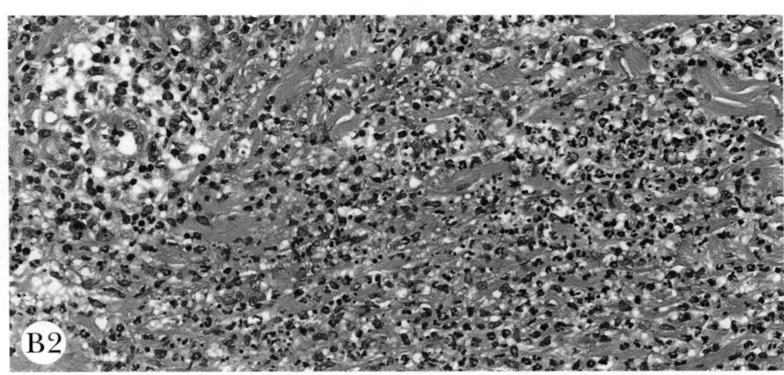

图 9.1.1B 急性发热性嗜中性皮病 女，35 岁，右颈部红色斑块、疼痛 20 天余。病理示真皮浅层显著水肿，真皮浅、中层弥漫性中性粒细胞、组织细胞、淋巴细胞浸润，核尘明显。

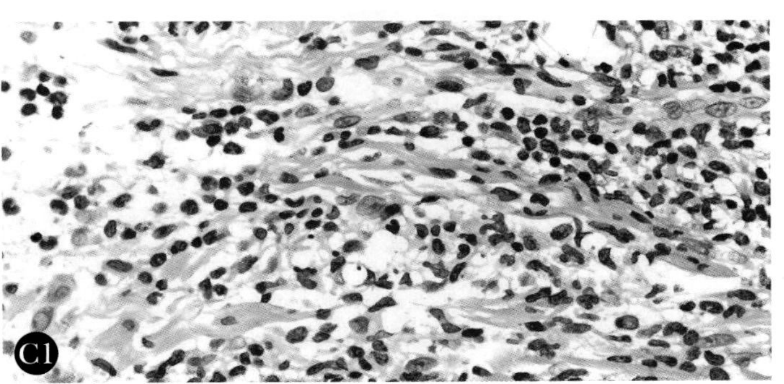

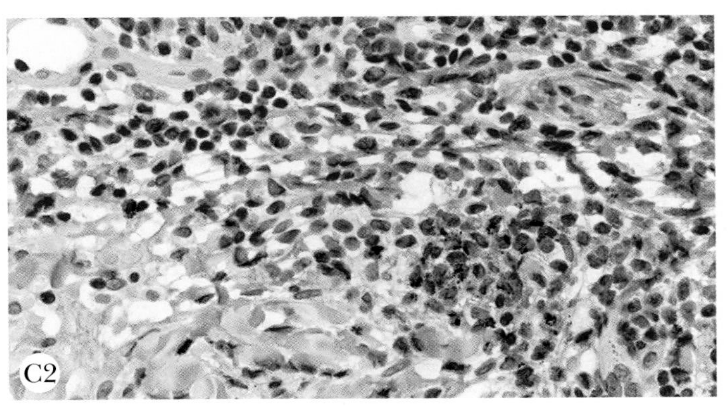

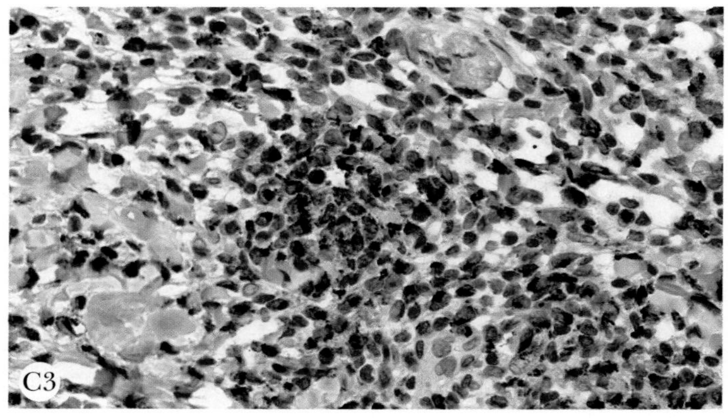

图 9.1.1C 组织细胞样 Sweet 综合征 男，24 岁，双手红色丘疹、斑块、疼痛 2 个月余。病理示真皮间质组织样细胞、淋巴细胞、杆状核中性粒细胞浸润。CD68 染色阳性（C2），MPO 染色（C3）。

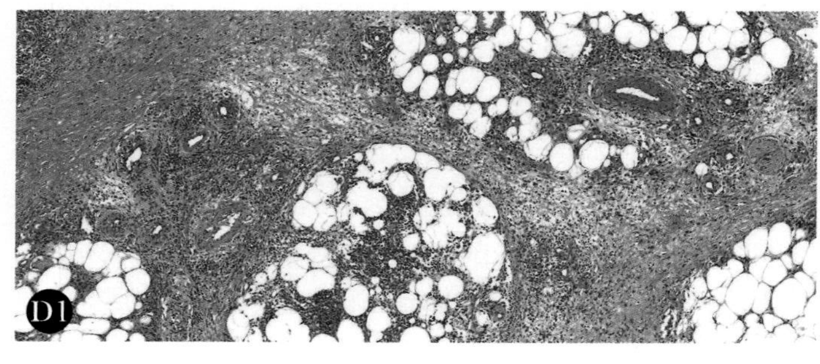

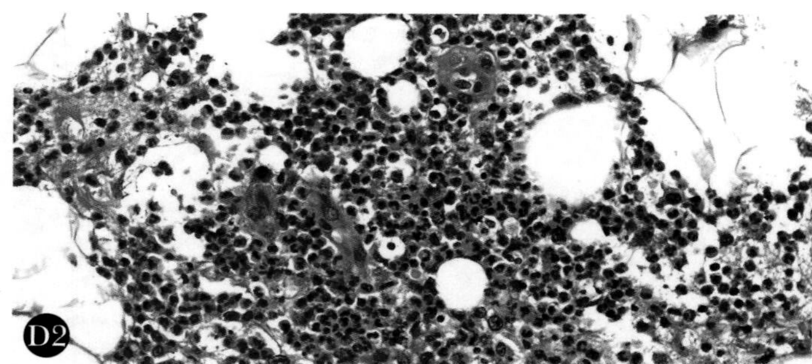

图 9.1.1D 皮下型 Sweet 综合征 女，78 岁，发热、四肢、双手红斑、结节 4 周。骨髓穿刺原始粒细胞占 9.2%。病理示脂肪小叶、间隔中性粒细胞致密浸润。

9.1.2 手背部嗜中性皮病（neutrophilic dermatosis of the dorsal hands）

病理改变

与急性发热性嗜中性皮病类似。

临床特点

a 较为罕见。

b 多见于女性，主要局限于手背，有时手掌也可受累。

c 局部疼痛，伴发系统症状，如发热、淋巴结肿大等。

d 常伴发骨髓增生异常综合征、白血病、淋巴瘤、炎症性肠病、类风湿因子阳性关节炎以及链球菌引起的咽炎和扁桃体炎。

临床鉴别诊断

皮肤细菌感染

坏疽性脓皮病

脓疱型药疹

脓疱性血管炎

别名

手背部脓疱性血管炎（pustular vasculitis of the dorsal hands）

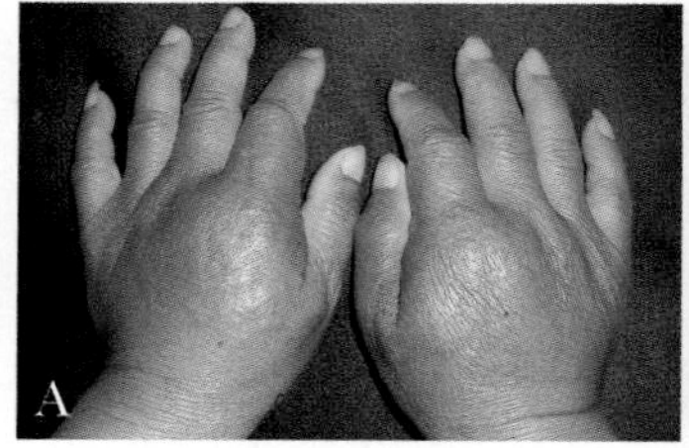

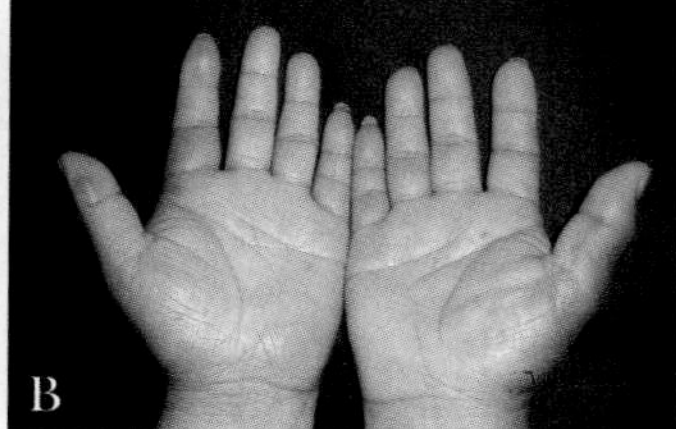

图 9.1.2 手背部嗜中性皮病（neutrophilic dermatosis of the dorsal hands）

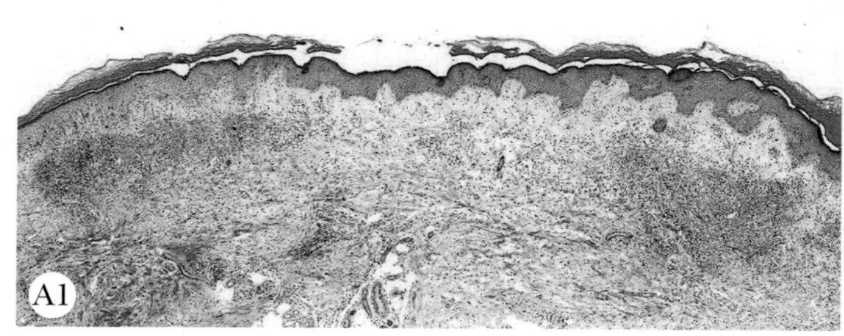

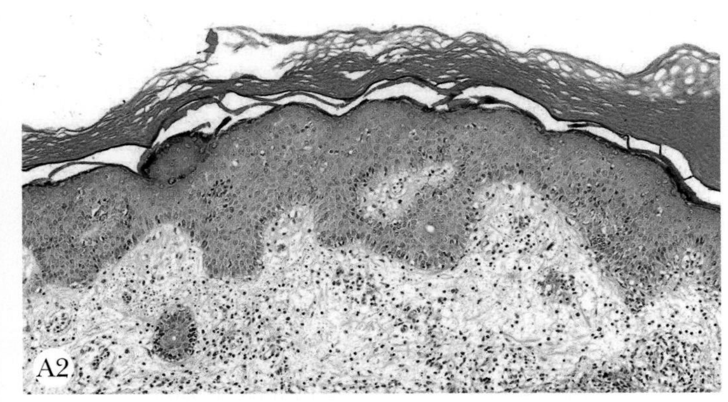

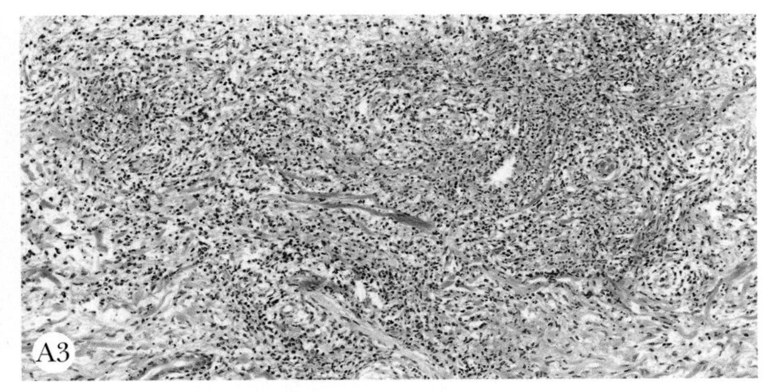

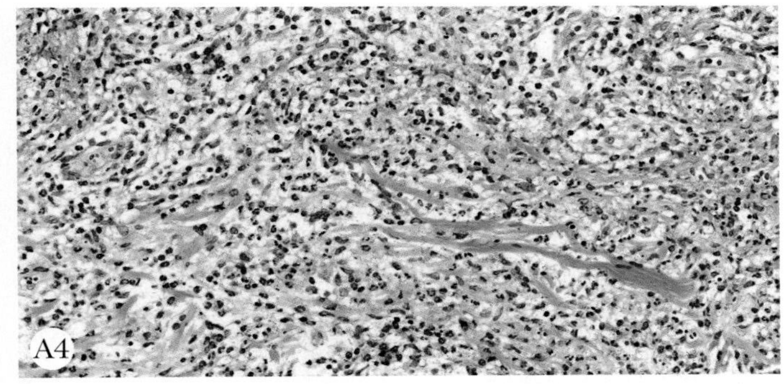

图 9. 1. 2A　手背部嗜中性皮病　女，67 岁，双手红色斑块、丘疹、疼痛 1 周。病理示真皮浅层水肿、真皮浅、中层弥漫性中性粒细胞浸润。

9.1.3　类风湿性嗜中性皮病（rheumatoid neutrophilic dermatosis）

病理改变

a 组织学改变类似 Sweet 病。

b 真皮全层中性粒细胞浸润，但浸润主要位于真皮浅层和中层，晚期皮损中也可见到淋巴细胞、浆细胞、组织细胞浸润。

c 核尘多少不等。

d 一些病例表皮可见中性粒细胞性海绵水疱、真皮乳头层中性粒细胞性微脓肿，以及表皮下水疱。

病理鉴别诊断

皮肤感染：革兰染色、抗酸染色、银染可见病原体。

Sweet 病：真皮中性粒细胞浸润相对表浅，核尘常更明显。

持久性隆起红斑：具有白细胞碎裂性血管炎改变，晚期可有明显纤维化。

疱疹样皮炎：直接免疫荧光示真皮乳头 IgA 颗粒状沉积。

临床特点

a 患者有严重的、长期的类风湿关节炎，一些患者可 HLA-B27 阴性。

b 皮损为四肢关节、特别是手部关节的丘疹、斑块、结节、荨麻疹样皮损，类似于持久性隆起性红斑。

c 其他也可表现为平的、红色斑块，广泛分布于四肢、躯干。

d 一些患者可形成大疱。

临床鉴别诊断

持久性隆起红斑

Sweet 病

丘疹性荨麻疹

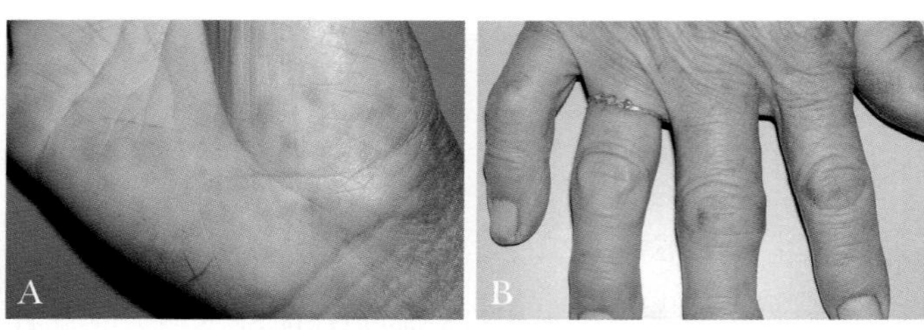

图 9.1.3 类风湿性嗜中性皮病（rheumatoid neutrophilic dermatosis）

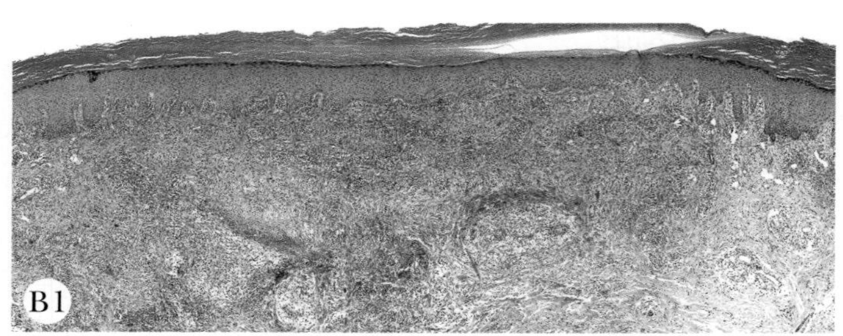

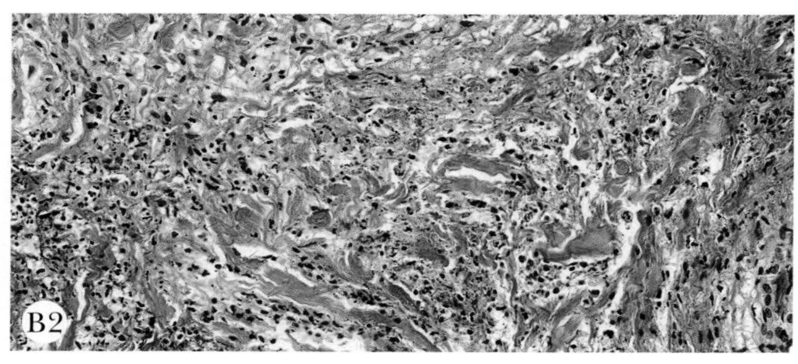

图 9.1.3B 类风湿性嗜中性皮病 女，36 岁，双手红色丘疹、斑块、疼痛 3 年。病理示真皮弥漫性中性粒细胞浸润，局部可见大量核尘。

9.1.4 坏疽性脓皮病（pyoderma gangrenosum）

病理改变

溃疡型坏疽性脓皮病

a 早期皮损主要表现为真皮毛囊、毛囊周围无菌性炎症细胞浸润，伴中性粒细胞微脓肿形成。

b 随着皮损发展，表皮、真皮浅层出现溃疡，常呈潜行性向两侧延伸，溃疡基底混合性炎症细胞浸润，可伴脓肿形成，炎症细胞浸润可扩展至皮下组织。

c 皮损进展性边缘表皮下常出现水肿，真皮血管周围淋巴细胞、浆细胞致密浸润，内皮细胞肿胀，管壁及周围纤维样物质外渗。有时可出现白细胞碎裂性血管炎改变。

大疱型坏疽性脓皮病

表皮下或表皮内大疱，其上表皮坏死，真皮上层显著水肿、中性粒细胞浸润。

脓疱型坏疽性脓皮病

a 中性粒细胞浸润至表皮，形成角层下脓肿。

b 真皮乳头水肿。

c 真皮内致密中性粒细胞浸润，常以毛囊为中心。

增殖型坏疽性脓皮病

a 表皮棘层肥厚、假上皮瘤样增生。

b 真皮浅层栅栏状浸润改变，中央为中性粒细胞脓肿，周边组织细胞、异物巨细胞带状围绕，边缘为淋巴细胞、浆细胞浸润，也可有少数嗜酸性粒细胞。

c 毛囊漏斗部扩张，排出炎症性坏死碎片。

病理鉴别诊断

坏死性筋膜炎：表皮改变轻，炎症细胞浸润、坏死、血栓、水肿见于皮下组织、浅层筋膜。未治疗的坏死性筋膜炎可见大量细菌，一般不出现肉芽肿改变。

芽生菌病样脓皮病：炎症细胞浸润更深在，栅栏状排列的组织细胞不显著。

临床特点

a 好发于 40 ~ 60 岁成人，但可发生于任何年龄段，女性较男性多见。

b 发病机制不清楚，可能与淋巴细胞抗原活化、释放细胞因子、导致中性粒细胞募集有关。

c 临床分为 4 种类型：溃疡型、大疱型、脓疱型和增殖型。

d 溃疡型：起初为炎症性脓疱或疖样，迅速扩大，中央形成侵蚀性溃疡，边缘下方组织有潜行性破坏，形成蓝 / 紫红色隆起。皮损大小不等，直径可达 10cm 或更大。自觉疼痛明显。与关节炎、炎症性肠病、单克隆丙种球蛋白症、恶性肿瘤相关。

e 大疱型：亦称不典型坏疽性脓皮病（atypical pyoderma gangrenosum）。表现为疼痛性、快速发展的表浅性大疱。大疱很快破裂，边缘见到残存疱壁。皮损常发生于肢端，常与血液疾病相关。

f 脓疱型：仅见于急性炎症性肠病加重患者，表现为多个、环状或卵圆形、疼痛性脓疱。皮损主要发生于躯干，也可发生于面部和四肢。

g 增殖型：亦称浅表性肉芽肿性脓皮病（superficial granulomatous pyoderma）。溃疡浅表和边缘增殖是其临床特征。皮损主要发生于躯干部，一般进展缓慢，疼痛症状轻，与系统性疾病常无关。

9.1.4

临床鉴别诊断

细菌、病毒、真菌等感染性皮肤病

溃疡型：淤积性溃疡、血管炎、抗磷脂抗体综合征、恶性肿瘤

大疱型：Sweet 综合征、Behcet 病

脓疱型：脓疱性血管炎

增殖型：芽生菌病样脓皮病

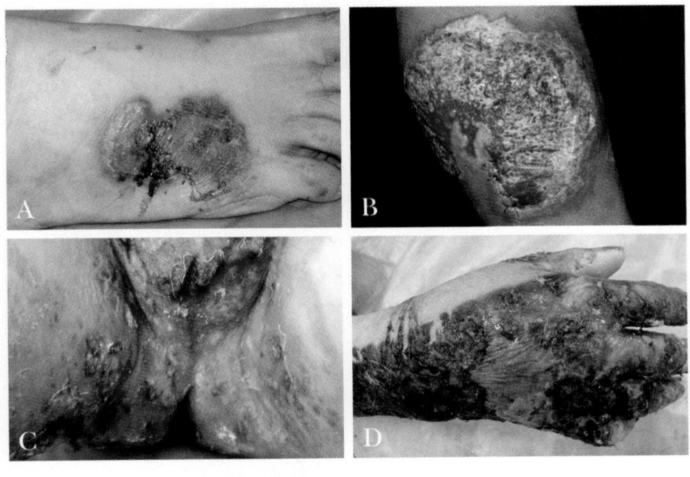

图 9.1.4　坏疽性脓皮病（pyoderma gangrenosum）

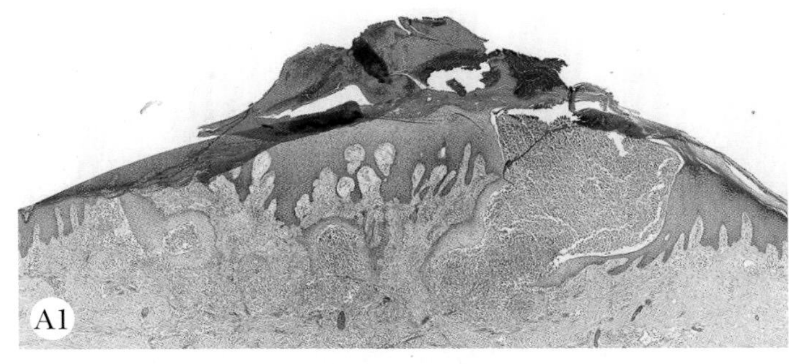

图 9.1.4A　早期坏疽性脓皮病　男，39 岁，右下肢脓疱、溃疡 7 个月。病理示真皮以毛囊为中心的中性粒细胞浸润。

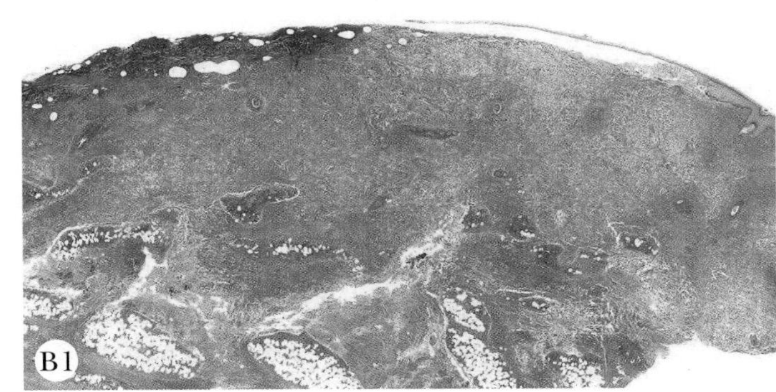

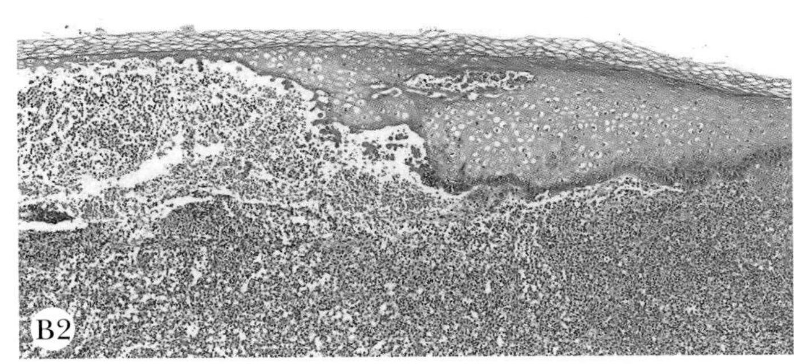

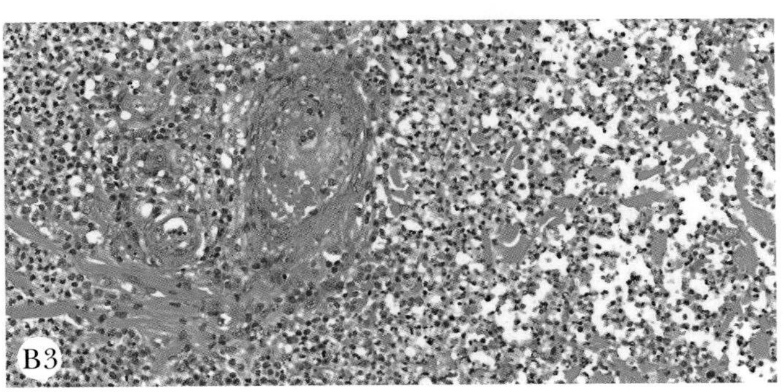

图 9.1.4B　溃疡型坏疽性脓皮病　男，47 岁，右下肢间断溃疡、疼痛 3 年余。病理示溃疡，溃疡下方真皮中性粒细胞弥漫性浸润，部分血管壁继发纤维素样变性，溃疡边缘中性粒细胞浸润呈潜行性。

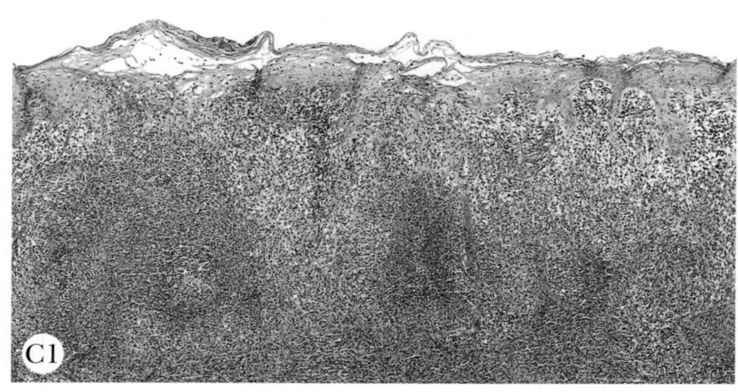

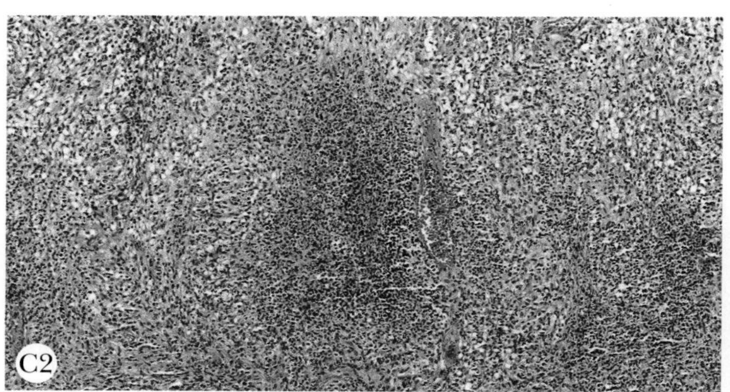

图 9.1.4C 溃疡型坏疽性脓皮病 男，50 岁，腹股沟、阴囊、大腿根部溃疡半年余。病理示真皮弥漫性炎细胞浸润，伴脓肿形成。

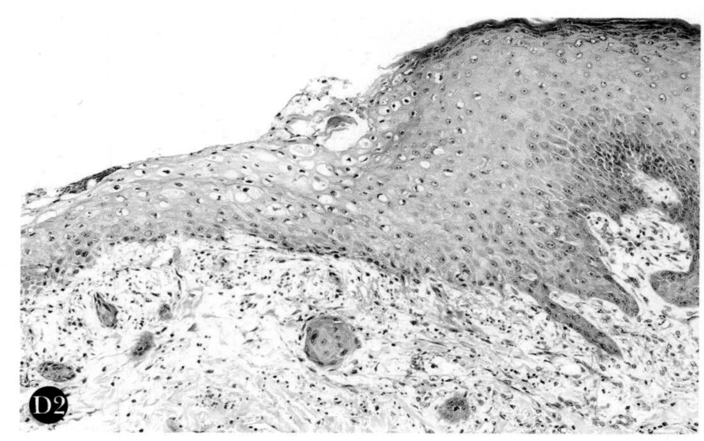

图 9.1.4D 大疱型坏疽性脓皮病 女，53 岁，病理示坏死表皮，溃疡下方、周围真皮显著水肿，真皮间质少量中性粒细胞浸润。

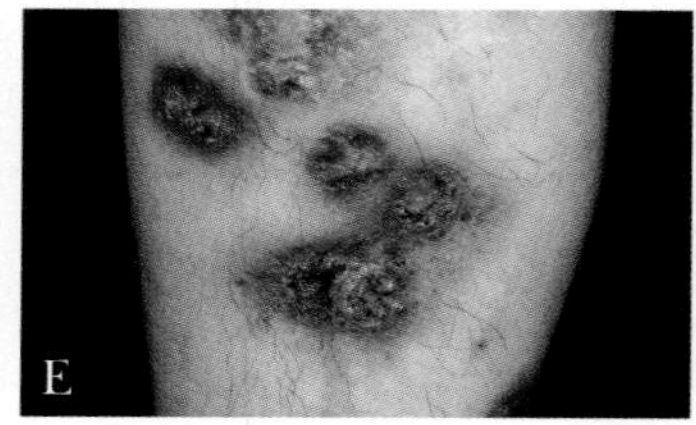

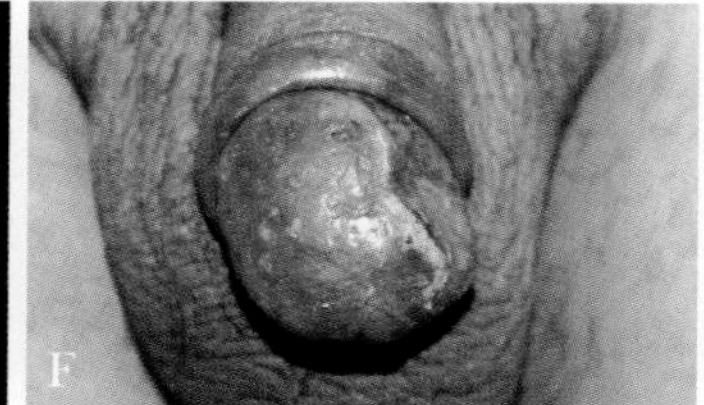

图 9.1.4 坏疽性脓皮病（pyoderma gangrenosum）

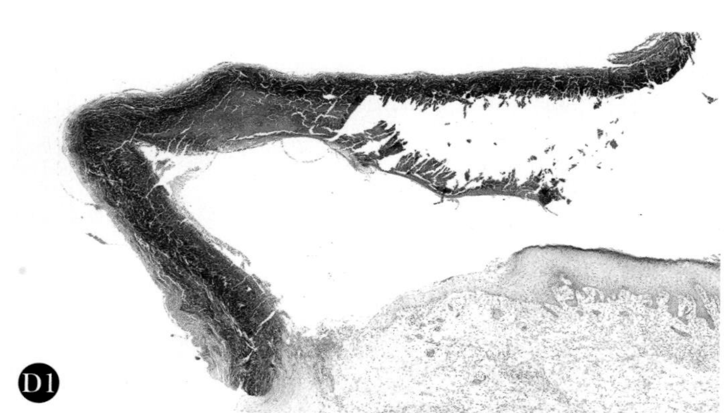

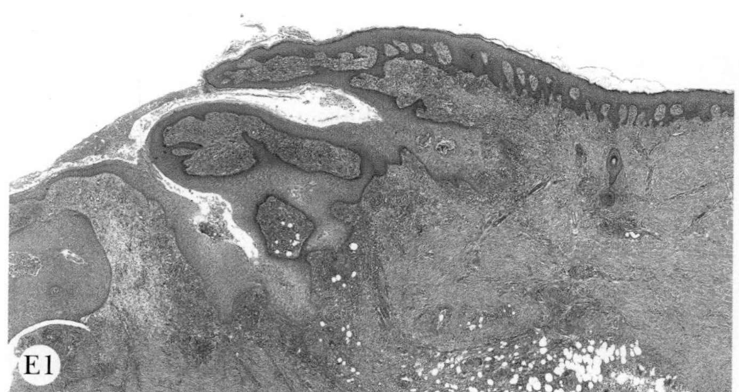

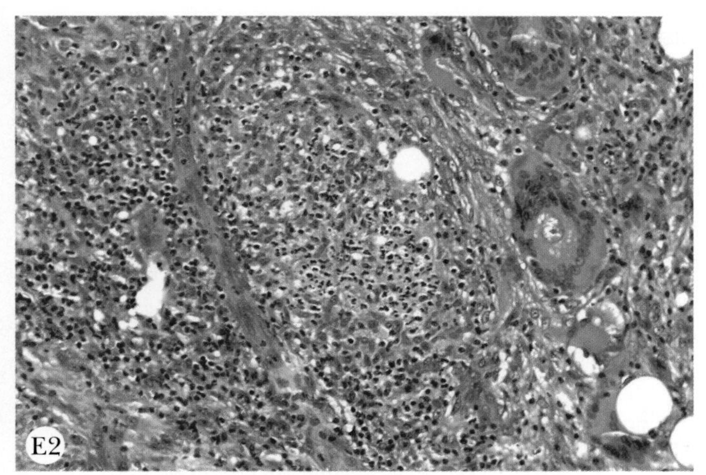

图 9. 1. 4E　增殖型坏疽性脓皮病　男，23 岁，双下肢溃疡、疣状增生 2 年余。病理示表皮假上皮瘤样增生，真皮浅层栅栏状浸润，中央为中性粒细胞性脓肿，周边组织细胞、多核巨细胞呈带状围绕，边缘为淋巴细胞浸润。

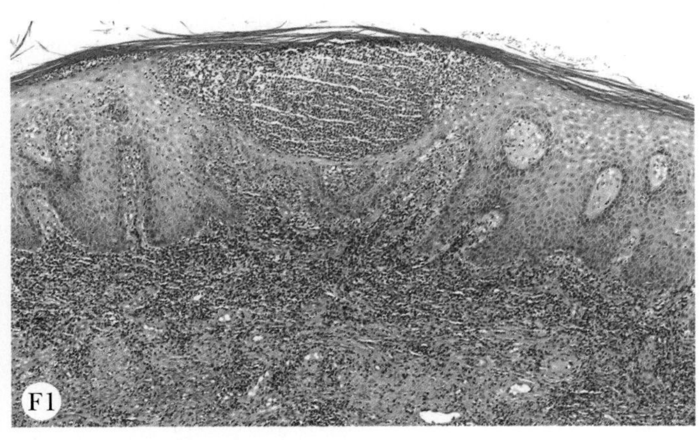

图 9. 1. 4F　脓疱型坏疽性脓皮病　男，57 岁。龟头脓疱、溃疡、疼痛 1 个月余。病理示角层下脓疱。

9.1.5　肠道疾病相关的皮肤病－关节炎综合征（bowel-associated dermatosis-arthritis syndrome）

病理改变

a 表皮大致正常，充分发展的损害可有表皮内脓疱。

b 真皮乳头水肿，真皮浅、中层中性粒细胞弥漫性浸润。白细胞碎裂程度不一。结节性红斑样皮损真皮下层、脂肪间隔有中性粒细胞浸润。

c 时间较长的皮损可有淋巴细胞、嗜酸性粒细胞、组织细胞浸润。

d 血管病变常仅限于内皮细胞肿胀，但也有血管周围纤维素沉积的报道。

病理鉴别诊断

Sweet 综合征：常无法鉴别。

临床特点

a 损害多在躯干、四肢，初为红色斑疹，快速发展为丘疹、水疱或脓疱。一些患者由于脂肪间隔中性粒细胞浸润而呈结节性红斑表现。

b 皮损有间歇性发作特点，胃肠道疾病加重时皮损亦加重。

c 可伴发热、乏力、腹泻、多关节炎等全身症状。

d 有肠吻合术史，或有胃肠道疾病，如憩室或结肠炎。

临床鉴别诊断

Sweet 综合征

别名

肠吻合综合征（intestinal bypass syndrome）

9.1.6　白塞病（Behcet disease）

病理改变

口腔及生殖器溃疡

a 溃疡基底程度不一的淋巴细胞、组织细胞、中性粒细胞弥漫性浸润。

b 炎症细胞在真皮小血管周围浸润更显著，炎症细胞亦可外渗至溃疡边缘上皮。

c 早期无浆细胞浸润，后期可明显增多。

结节性红斑样损害

a 真皮深部、皮下组织血管周围、血管壁淋巴细胞或其他单一核细胞浸润，内皮细胞肿胀。

b 进一步发展，血管壁、血管周围中性粒细胞增多，一些患者可呈现大量浸润。

c 皮下脂肪可出现类似结节性血管炎的小叶性脂膜炎，但中性粒细胞性混合性脂膜炎更常见。

d 常合并皮下组织血栓性静脉炎。

针刺反应

a 表皮内脓疱。

b 小血管壁及周围致密中性粒细胞或单一核细胞浸润，无血管壁纤维素样变性。

其他皮损

a 真皮浅层至深层血管周围单一核细胞浸润，根据病期，可呈淋巴细胞性血管炎、白细胞碎裂性血管炎甚至肉芽肿性血管炎改变。

b 真皮血管周围、间质常有少量中性粒细胞浸润。

c 脓疱损害：表皮海绵样脓疱，内有中性粒细胞，真皮白细胞碎裂性血管炎。

d 毛囊炎损害：毛囊周围中性粒细胞浸润。

e 假性毛囊炎损害：真皮常有白细胞碎裂性血管炎。

f 浅表性血栓性静脉炎（superficial thrombophlebitis）：皮下组织静脉内血栓，静脉壁、周围中性粒细胞、淋巴细胞浸润。

病理鉴别诊断

a Sweet 病：无血管炎改变，核尘更多见。

b 结节性红斑：病变主要累及皮下脂肪间隔。

c 结节性血管炎：无法鉴别。

d 其他原因所致浅表性血栓性静脉炎：炎症限局于静脉附近，缺乏小叶性脂膜炎或中性粒细胞性脂膜炎改变。

e 变应性血管炎：病变位于真皮的毛细血管和毛细血管后微静脉，为白细胞碎裂性血管炎。

临床特点

a 病因不明，是与 HLA-B5、感染及自身免疫有关的系统性疾病。

b 好发于青壮年，可慢性、急性发作。

c 典型三联症表现：反复发作的口腔溃疡、生殖器溃疡、眼虹膜睫状体炎。

d 多样性皮肤损害，包括结节性红斑、脓疱、假性毛囊炎、痤疮样损害、浅表性血栓性静脉炎、Sweet 病样、坏疽性脓皮病样损害等。

e 针刺后 24 ~ 48h 局部出现红色丘疹、脓疱，即针刺反应（pathergy reaction）阳性。

9.1.6

f 可累及关节、心血管、神经系统、消化道、肺、肾、附睾等脏器及组织。

临床鉴别诊断

阿弗他溃疡、急性女阴溃疡、生殖器疱疹、梅毒、Reiter 综合征、痤疮、播散性单纯疱疹、柯萨奇病毒疹、埃可病毒疹、结节性红斑、Sweet 病、坏疽性脓皮病。

别名

眼、口、生殖器综合征（Oculo-oral-genital syndrome）

白塞综合征（Behcet syndrome）

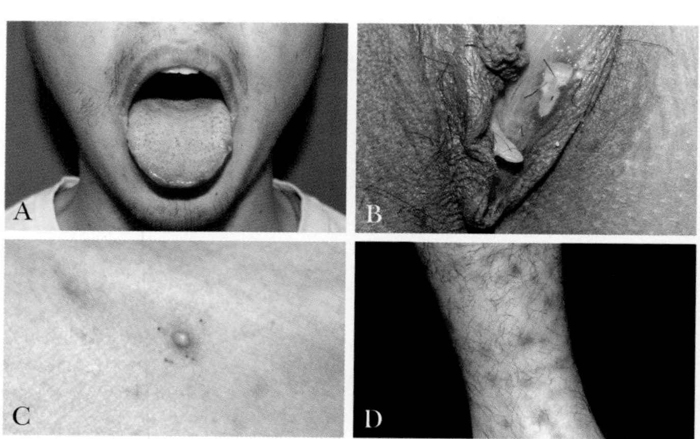

图 9.1.6　白塞病（Behcet disease）

图 9.1.6A　白塞病口腔溃疡　男，19 岁，口腔、阴囊间断溃疡 5 年余（无病理图片）。

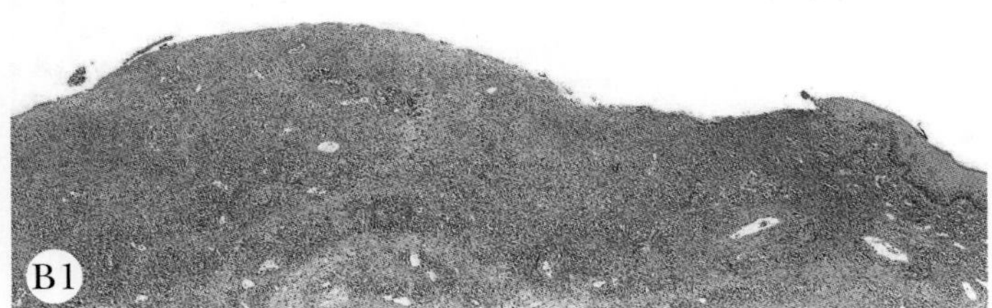

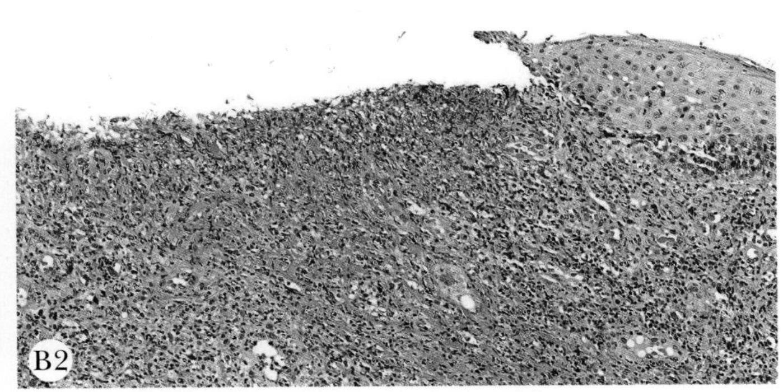

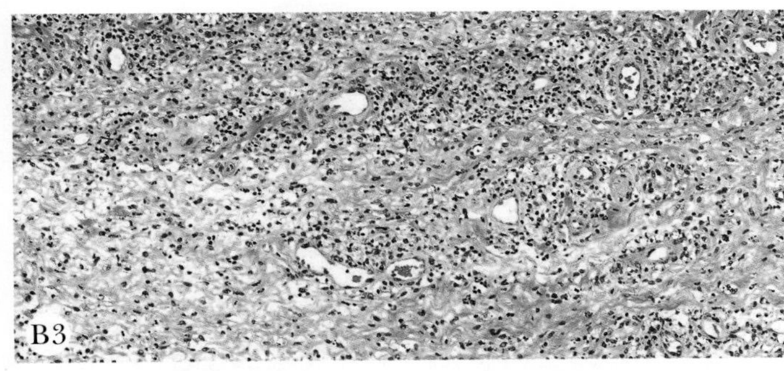

图 9.1.6B　白塞病外阴溃疡　女，33 岁，口腔溃疡、双小腿结节、疼痛半年，外阴溃疡 20 天。病理示溃疡，溃疡基底淋巴细胞、组织细胞、中性粒细胞弥漫性浸润，血管周围炎症细胞浸润显著。

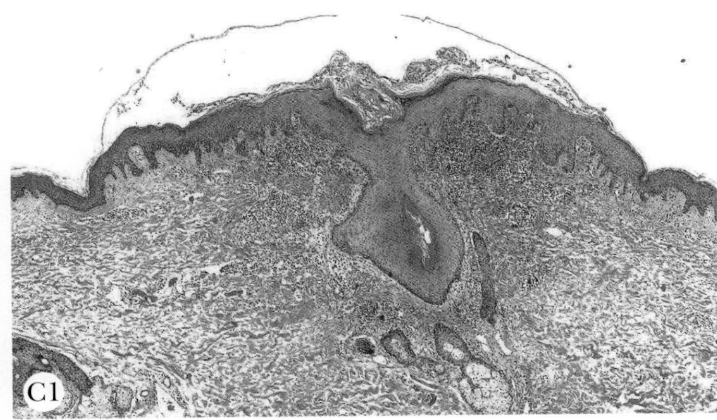

图 9.1.6C　白塞病毛囊炎损害　男，29 岁，双下肢皮下结节、疼痛 2 个月，前胸红色丘疹、脓疱 4 天。病理示毛囊周围炎，毛囊口中性粒细胞脓疱。

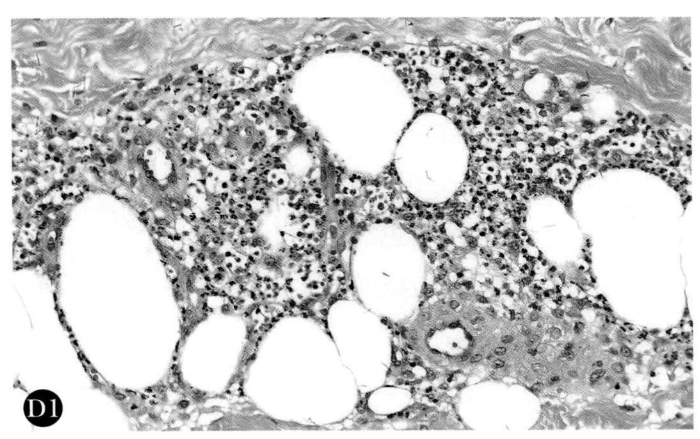

图 9.1.6D　白塞病结节性红斑样损害　男，21 岁，双小腿红斑、结节伴疼痛 3 个月余。病理示脂肪小叶中性粒细胞弥漫性浸润。

9.1.7　丹毒（erysipelas）

病理改变

a 表皮可出现海绵水肿、气球样变。

b 真皮乳头显著水肿，严重水肿可致表皮下水疱。

c 真皮浅、中层弥漫性轻、中度中性粒细胞浸润，见少量核尘。

d 真皮血管、淋巴管扩张，血管周围红细胞外溢。

e 晚期真皮可见淋巴细胞、组织细胞浸润，水肿乳头层下方见肉芽组织。

f 革兰染色可在组织间隙或淋巴管内发现球菌。

g 慢性丹毒患者淋巴管壁纤维性增厚，管腔部分或全部阻塞。

病理鉴别诊断

Sweet 综合征：中性粒细胞浸润更致密，核尘更明显。

类风湿性嗜中性皮病：中性粒细胞浸润更致密、更深在。

临床特点

a 主要由乙型溶血性链球菌感染所致，也可由金黄色葡萄球菌等其他细菌感染所致。

b 好发于小腿、面部。

c 起病急剧，可有发热等全身症状。

d 鲜红色水肿性斑片，界限清楚，边缘高起，有时可出现水疱或血疱。

e 自觉疼痛，局部淋巴结肿大压痛。

f 可反复发生，易致橡皮肿。

临床鉴别诊断

接触性皮炎

蜂窝织炎

别名

浅表性蜂窝织炎（superficial cellulitis）

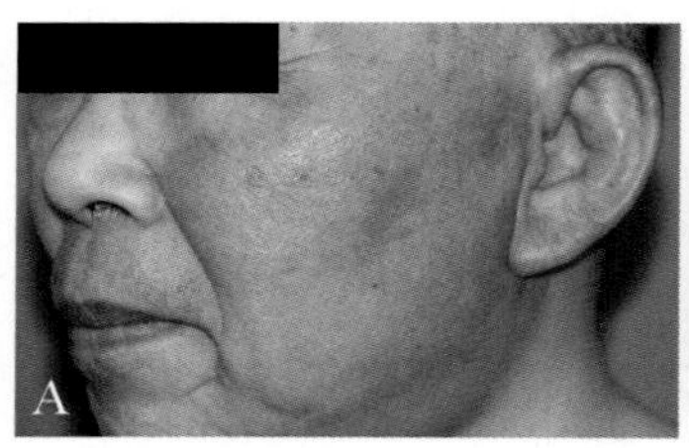

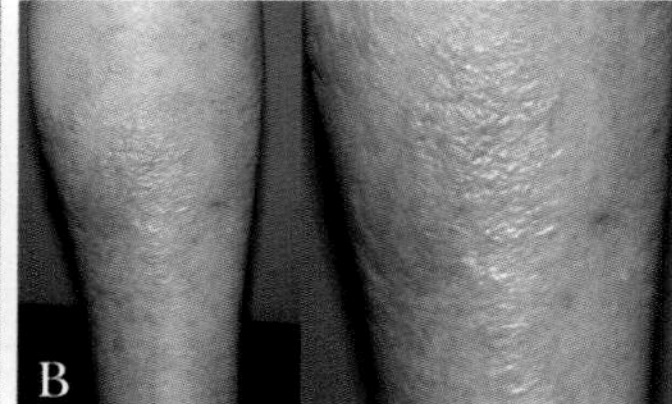

图 9.1.7 丹毒（erysipelas）

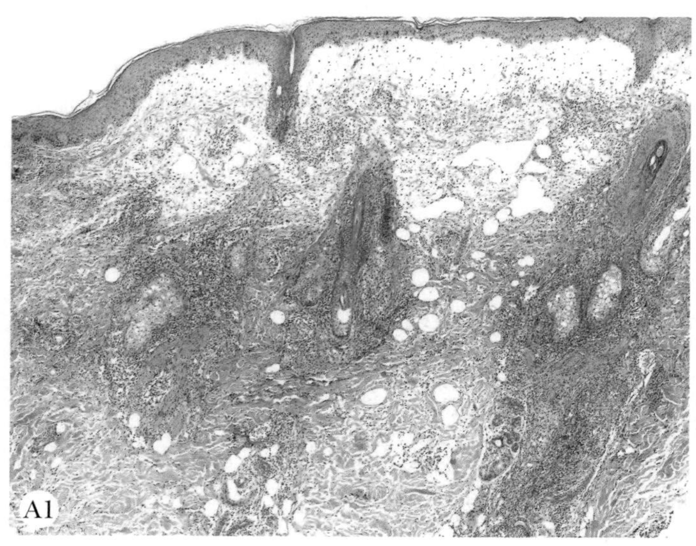

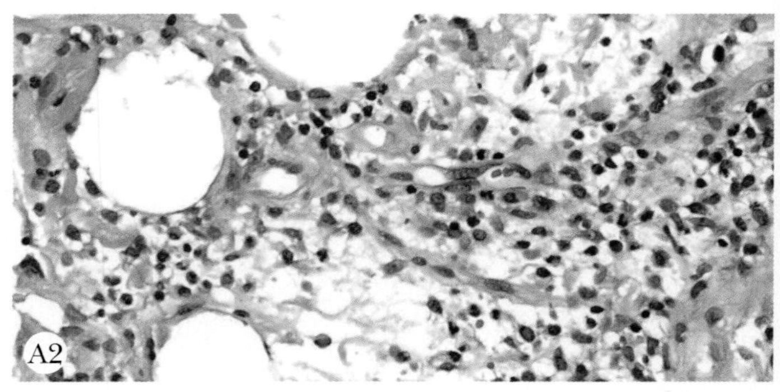

图 9.1.7A 丹毒 男，67 岁，左面部、左耳红色斑块、疼痛 3 天。病理示真皮乳头显著水肿，真皮浅、中层弥漫性轻度中性粒细胞浸润，真皮淋巴管扩张。

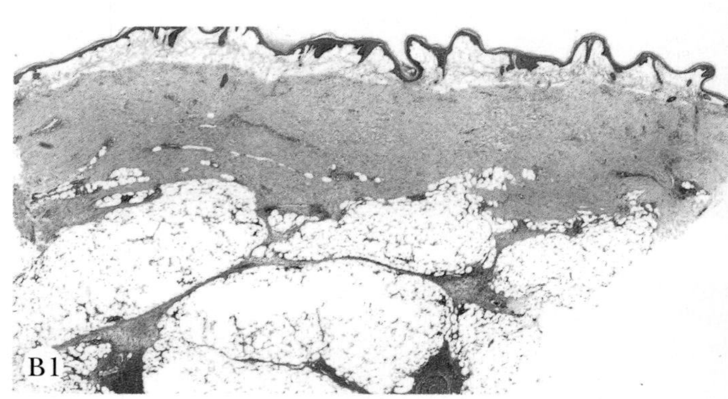

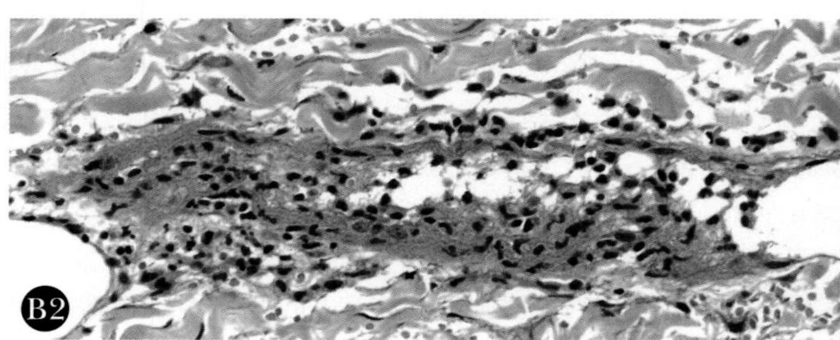

图 9.1.7B 丹毒 男，64 岁，左下肢红斑、水疱伴发热 4 天。病理示真皮浅层水肿，形成表皮下水疱、其下真皮血管周围、间质中性粒细胞浸润。

9.1.8 蜂窝织炎（cellulitis）

病理改变

a 中性粒细胞浸润至真皮全层、皮下组织。其他病理改变与丹毒相似。

b 真皮、皮下组织可见灶性坏死。

c 临床合并脓肿者真皮或皮下组织可有中性粒细胞脓肿形成。

病理鉴别诊断

丹毒：中性粒细胞浸润位于真皮浅、中层。

Sweet 综合征：中性粒细胞浸润更致密，核尘更明显。

类风湿性嗜中性皮病：中性粒细胞浸润更致密。

α1- 抗胰蛋白酶缺乏性脂膜炎：真皮下层中性粒细胞浸润，脂肪组织变性和坏死。

临床特点

a 皮肤和皮下组织化脓性炎症，可由乙型溶血性链球菌、金黄色葡萄球菌等多种细菌引起。

b 迅速增大的疼痛性红色斑片，界限不清。一些患者皮损表面可形成大疱、浅表性糜烂，一些患者可致真皮和皮下脓肿形成，触之有波动感。

c 发生于下肢者常伴有局部淋巴结炎。

d 全身有发热、寒战、乏力等症状。

9.1.8

临床鉴别诊断

丹毒

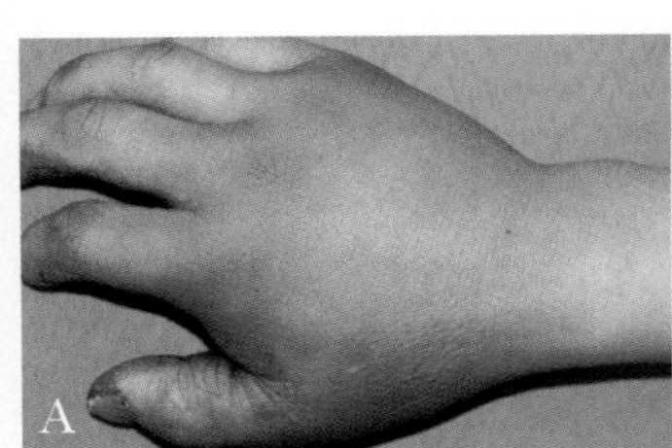

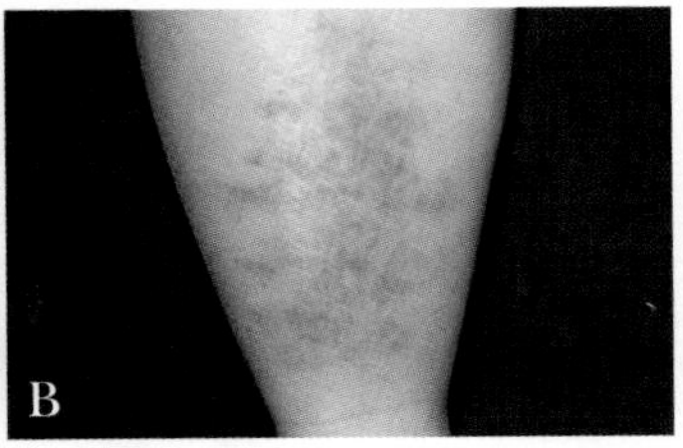

图 9.1.8　蜂窝织炎（cellulitis）

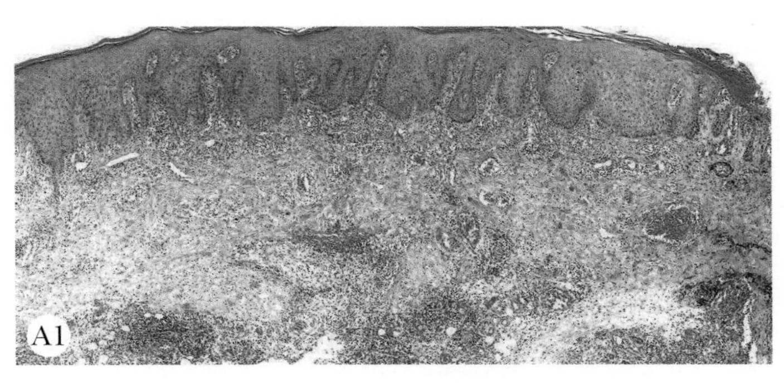

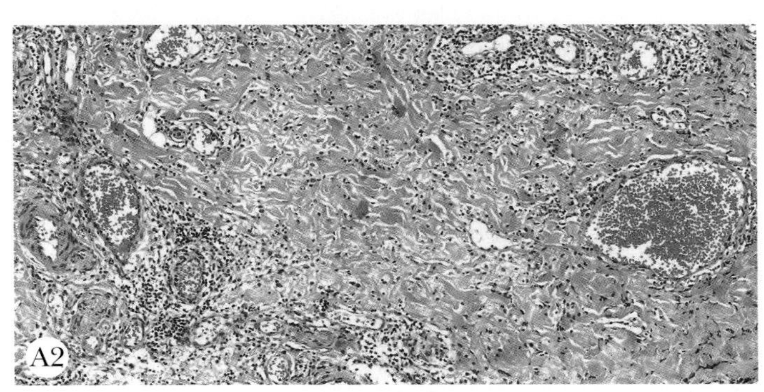

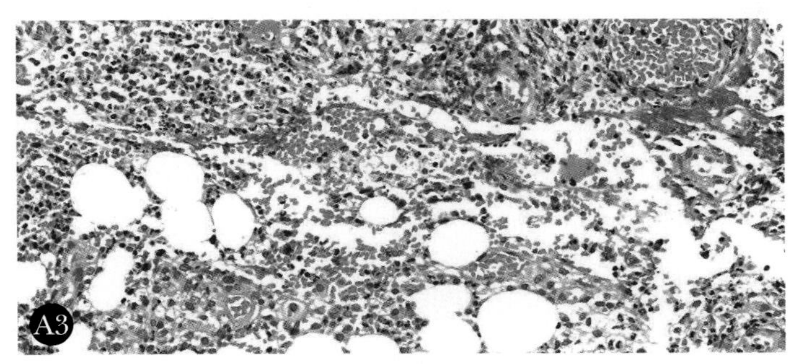

图 9.1.8A　蜂窝织炎　男，21 岁，右手红肿、疼痛 8 天。病理示真皮全层、皮下脂肪层中性粒细胞弥漫性浸润。

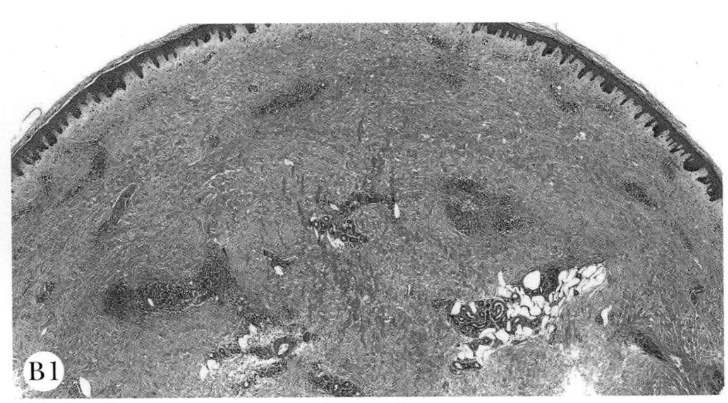

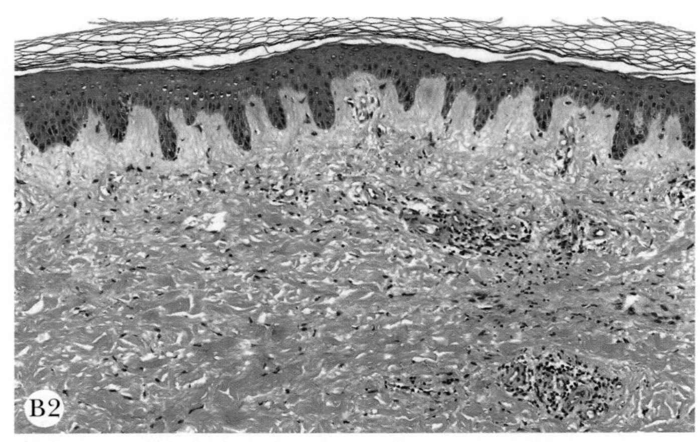

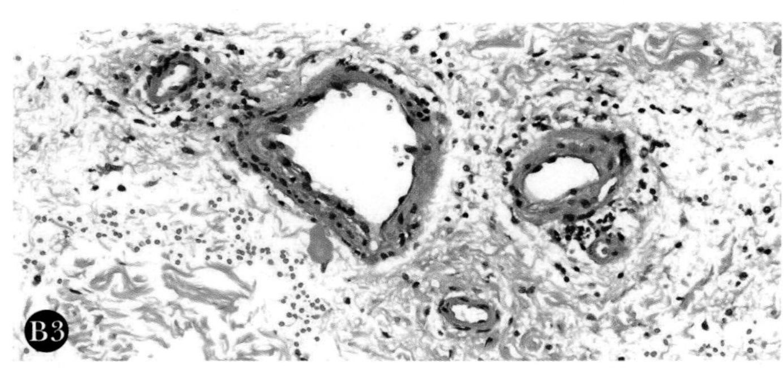

图 9.1.8B 蜂窝织炎 女，64 岁，右胫前红斑、疼痛 5 天。病理示真皮全层血管周围、真皮间质中性粒细胞弥漫性浸润。

9.1.9 坏死性筋膜炎（necrotizing fasciitis）

病理改变

a 真皮、皮下组织、筋膜水肿、坏死，肌肉受累轻或无。

b 大量中性粒细胞浸润，使组织呈弥漫性嗜碱性改变。

c 小动脉和小静脉内见纤维素样微血栓，管壁纤维素样坏死。

d 革兰染色、Brown-Hopp 染色可发现病原菌。

临床特点

a 主要累及筋膜的严重软组织细菌感染。

b 根据病原微生物特性可分为：Ⅰ型坏死性筋膜炎（多种细菌混合感染）、Ⅱ型坏死性筋膜炎（多由乙型溶血性链球菌引起）。

c 根据解剖位置可分为：颈部坏死性筋膜炎、颅面部坏死性筋膜炎以及生殖器部位坏死性筋膜炎，后者称为 Fournier 坏疽（Fournier gangrene）。

d 临床表现可分三阶段：Ⅰ期，疼痛，出现红斑、水肿、皮温升高、触痛。全身高热、中度症状。Ⅱ期，局部硬化加重，出现大疱。Ⅲ期，皮损变紫红色、坏疽。此期由于小血管阻塞及皮下脂肪组织神经破坏可不疼痛。

e 由单一细菌感染引起者进展速度快，由多种细菌感染引起者进展速度略慢。出现恶臭、淡灰褐色“洗碗水”样渗液者提示脂肪坏死。触诊捻发音者提示有产气厌氧细菌感染。

9.1.9

f 局部脓液的涂片检查可查见致病菌。

g 需进行彻底的外科清创手术，否则常导致死亡。

临床鉴别诊断

蜂窝织炎

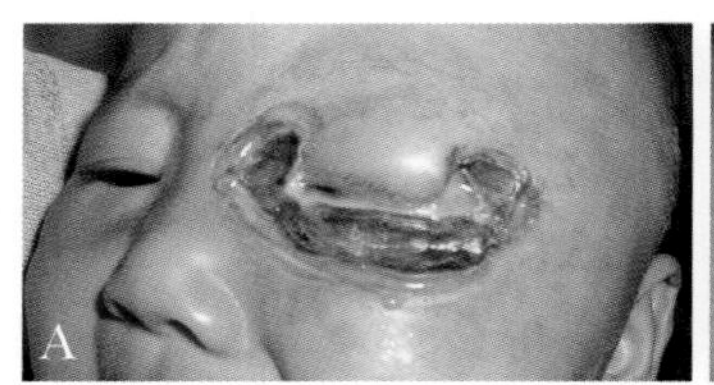

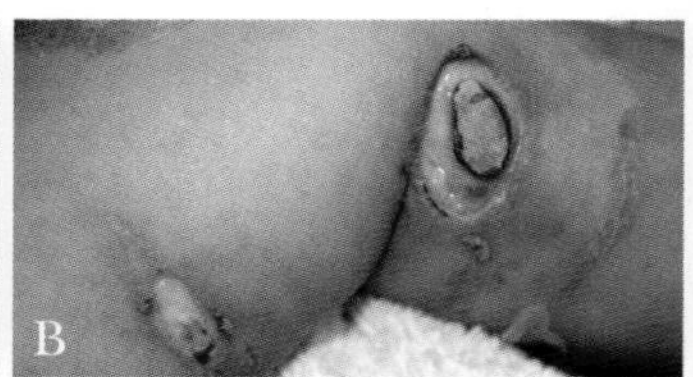

图 9.1.9 坏死性筋膜炎（necrotizing fasciitis）

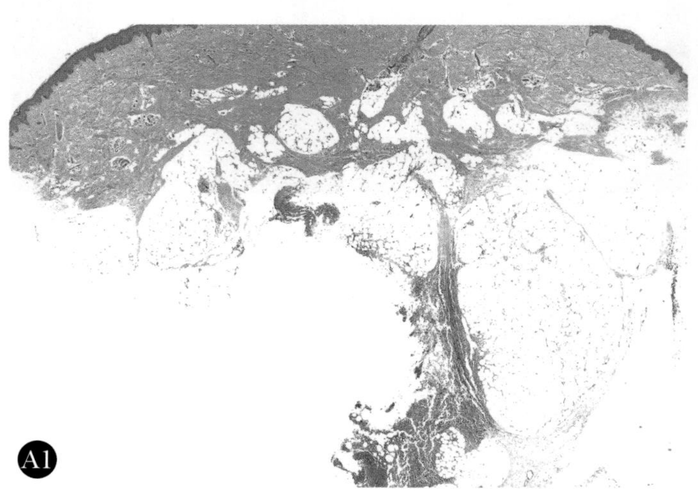

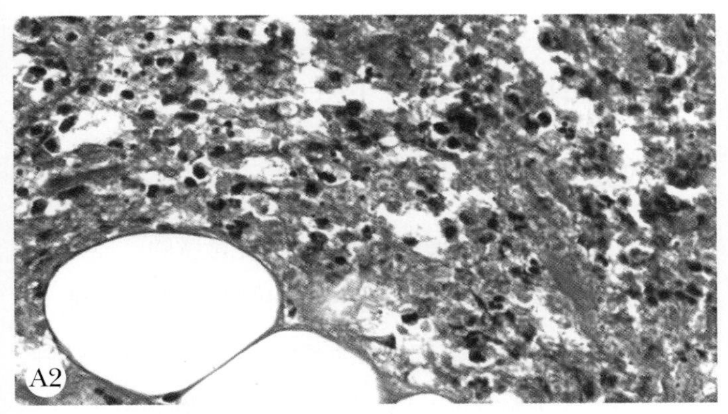

图 9.1.9A 坏死性筋膜炎 男，9 个月，左下睑坏死、结痂 10 天。病理示脂肪间隔水肿、脂肪小叶坏死、中性粒细胞浸润。培养为铜绿假单胞菌。

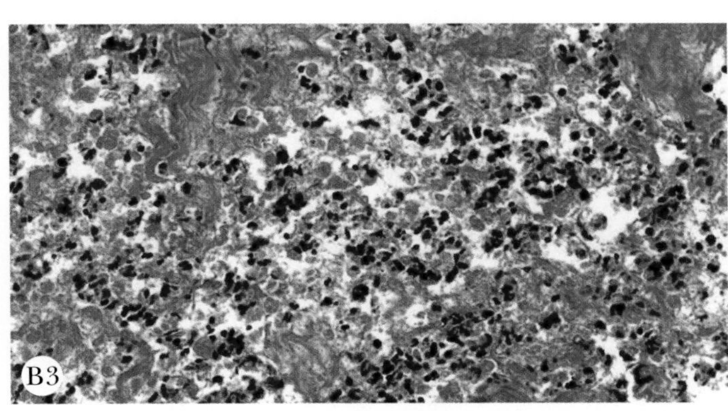

图 9.1.9B 坏死性筋膜炎 男，2 岁，外生殖器、双大腿溃疡 10 天。病理示脂肪小叶、间隔坏死、弥漫性中性粒细胞浸润，部分呈嗜碱性改变。

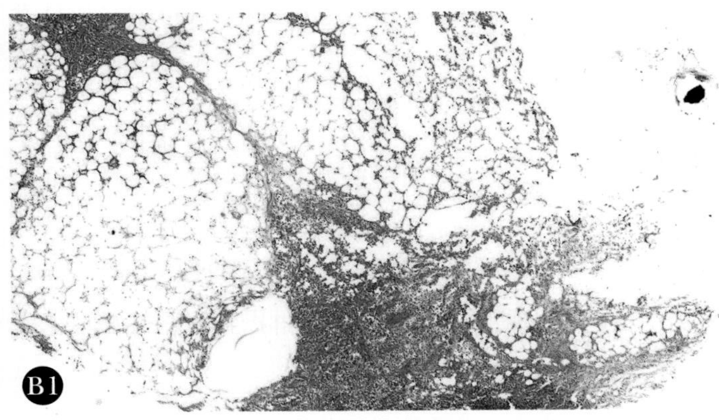

9.1.10 坏疽性蜂窝织炎（gangrenous cellulitis）

病理改变

病变位于真皮及皮下组织，其他同坏死性筋膜炎。

临床特点

a 累及真皮、皮下软组织的急性坏死性化脓性炎症。

b 骤然起病，初期为红斑，迅速进展为大疱、深在性坏死。

c 常伴高热和全身中毒症状。

9.1.10

临床鉴别诊断

坏死性筋膜炎

蜂窝织炎

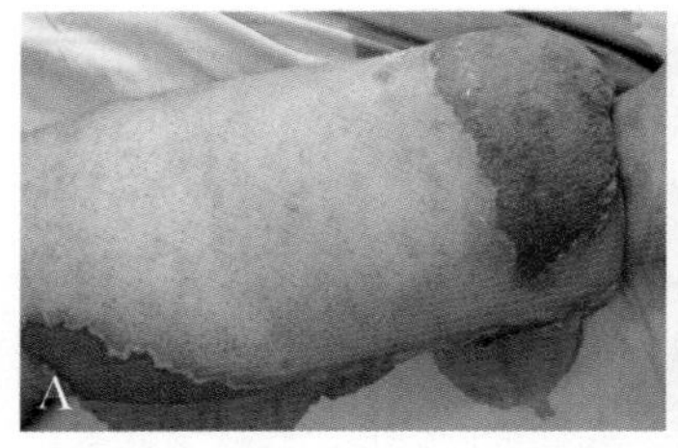
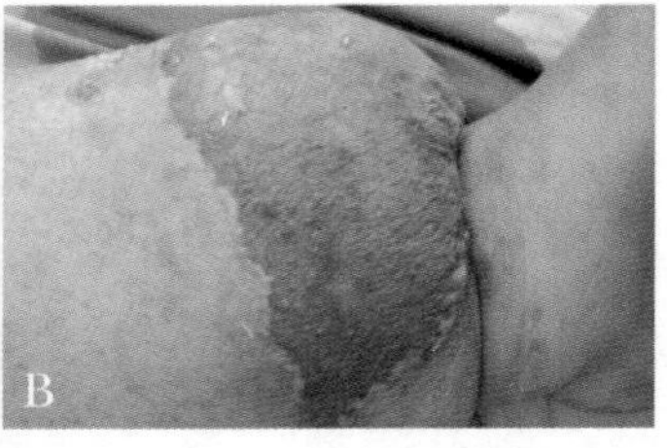

图 9.1.10 坏疽性蜂窝织炎（gangrenous cellulitis）

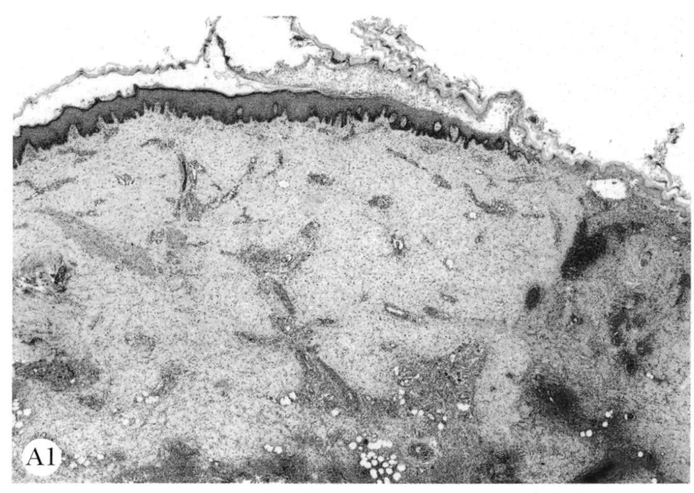
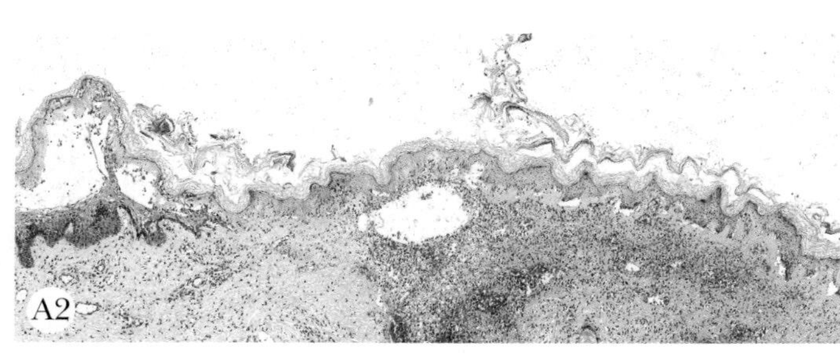
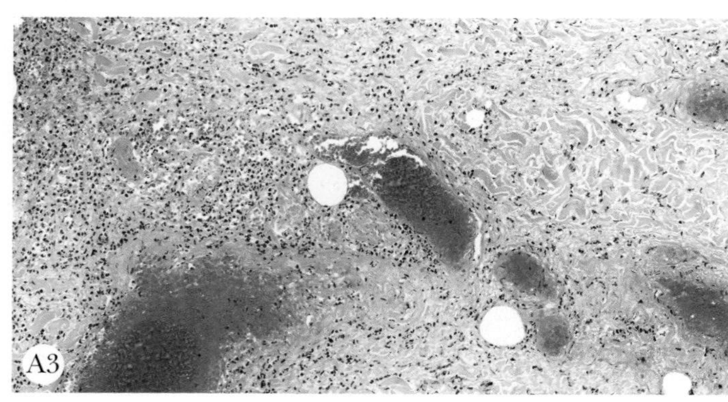

图 9.1.10A 坏疽性蜂窝织炎 男，19 岁，右下肢橡皮肿 19 年，右下肢红斑、大疱伴发热 7 天。病理示右侧表皮、真皮浅层坏死，真皮全层中性粒细胞浸润，血管壁纤维素样坏死，血管腔内血栓。细菌培养为鲍曼不动杆菌。

9.1.11 芽生菌病样脓皮病（blastomycosis-like pyoderma）

病理改变

a 表皮假上皮瘤样增生、表皮内可见微脓肿。

b 扩张、增生的毛囊漏斗内可有中性粒细胞性脓肿。

c 真皮弥漫性炎症细胞浸润背景下有多发性小脓肿，主要以中性粒细胞为主，部分以嗜酸性粒细胞为主。

d 中性粒细胞周围可有栅栏状组织细胞、异物巨细胞浸润，但一般不显著。

e 真皮常伴有明显的日光弹力纤维变性。

f 晚期愈合后真皮纤维化，但真皮上部持续存在日光弹力纤维变性。

病理鉴别诊断

a 浅表性肉芽肿性脓皮病：真皮炎症细胞浸润较表浅，可见中性粒细胞脓肿、组织细胞、淋巴细胞、浆细胞组成的栅栏状带状浸润。

b 鳞状细胞癌：角质形成细胞异型性明显。

c 增殖型天疱疮：表皮内微脓肿以嗜酸性粒细胞为主，一些可见棘层松解，直接免疫荧光 IgG 阳性。

d 疣状皮肤结核：真皮中部可见结核性或结核样肉芽肿。

e 卤素皮炎：组织病理难以鉴别。

f 芽生菌病：可形成明显的肉芽肿结构，且异物巨细胞多，可见酵母细胞。真菌培养可资鉴别。

临床特点

a 发生于局部或系统免疫受损患者。

b 机体免疫受到抑制的情况下，对多种细菌、真菌所发生的异常组织反应。

c 皮损部位差异大，一些发生于面部、下肢，一些发生于皱褶部位。

d 疣状增生性斑块，边缘高起，表面有脓疱或窦道。

e 病程慢性，可自行缓解，留有瘢痕。

临床鉴别诊断

慢性单纯性苔藓、增殖型天疱疮、着色芽生菌病、北美芽生菌病、浅表型坏疽性脓皮病、疣状皮肤结核、卤素皮炎、鳞状细胞癌、增殖性化脓性口炎。

别名

增殖性脓皮病（pyoderma vegetans）

慢性增殖性皮炎（dermatitis vegetans chronic）

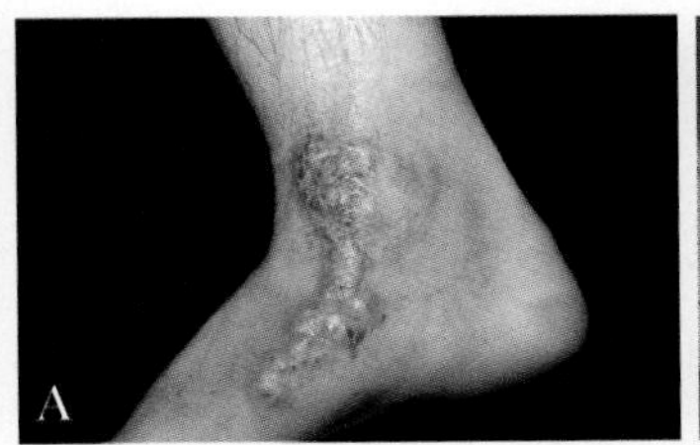

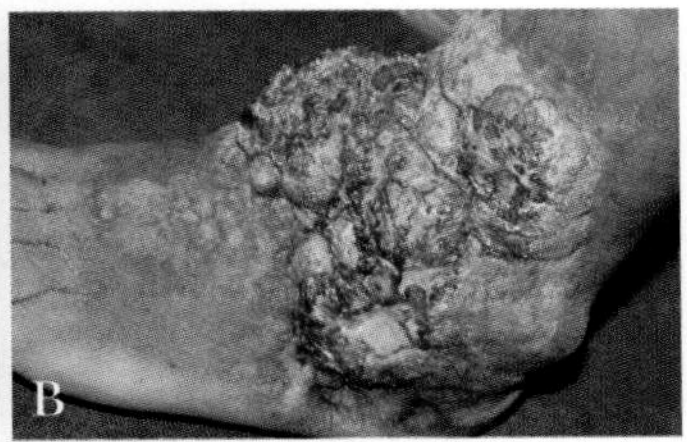

图 9.1.11 芽生菌病样脓皮病（Blastomycosis-like pyoderma）

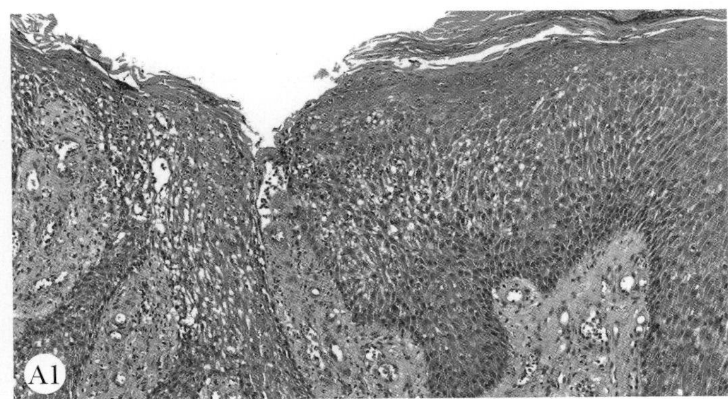

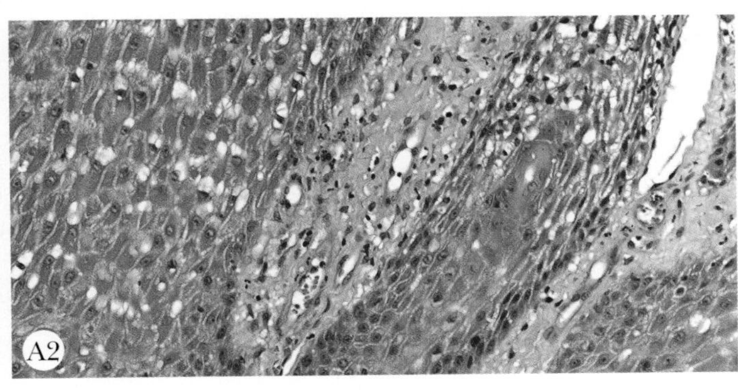

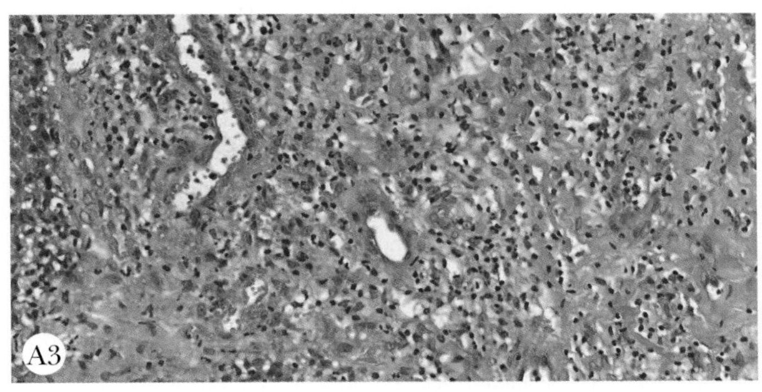

图 9.1.11A 芽生菌病样脓皮病 男，28 岁，右足、踝内侧红色斑块、溢脓 2 年。组织培养金黄色葡萄球菌多次阳性，真菌培养阴性，结核 PCR 阴性。病理示表皮假上皮瘤样增生、中性粒细胞外渗，真皮组织细胞、淋巴细胞、中性粒细胞、嗜酸性粒细胞浸润，真皮乳头见中性粒细胞微脓肿。

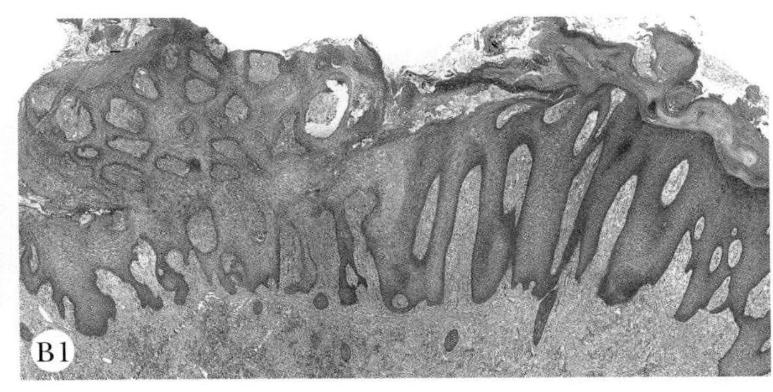

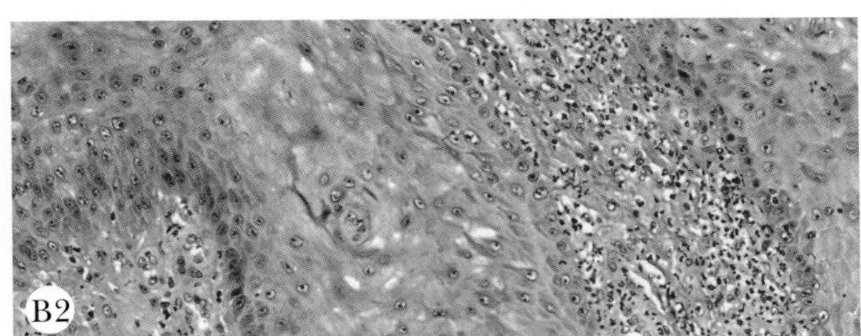

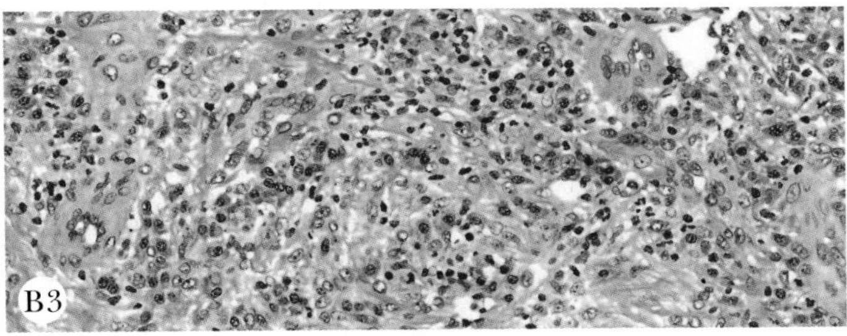

图 9.1.11B 芽生菌病样脓皮病 男，58 岁，左下肢疣状斑块、结节、溢脓 1 年余。组织细菌培养金黄色葡萄球菌阳性，真菌培养阴性。病理示表皮假上皮瘤样增生，真皮乳头层中性粒细胞性脓肿。真皮间质淋巴细胞、浆细胞、组织细胞、少量中性粒细胞片状致密浸润。

9.1.12 卤素皮炎（halogenodermas）

病理改变

碘皮病

a 表皮假上皮瘤样增生、中性粒细胞脓肿、溃疡等改变。

b 早期皮损真皮弥漫、致密中性粒细胞为主的浸润，淋巴细胞和组织细胞渐增多，其间可见中性粒细胞脓肿。

c 后期以淋巴、组织细胞浸润为主，其间见散在、少量中性粒细胞。

溴皮病

a 表皮假上皮瘤样增生、中性粒细胞微脓肿。

b 真皮中性粒细胞脓肿，中性粒细胞、嗜酸性粒细胞、淋巴细胞、组织细胞弥漫性浸润。

氟皮病

a 表皮棘层肥厚。

b 真皮中性粒细胞弥漫性浸润。

病理鉴别诊断

芽生菌病、孢子丝菌病：多核巨细胞多，可见不同形态的酵母细胞。

增殖型天疱疮：表皮内多为嗜酸性粒细胞脓肿，可见棘层松解。

芽生菌病样脓皮病：病理上难以鉴别。

Sweet 综合征：卤素皮炎棘层肥厚不明显时需鉴别，Sweet 综合征可见较多核尘。

临床特点

a 长期服用卤族元素如碘、溴、氟等引起的皮疹。

b 碘皮病（Iododerma）：多个丘疹脓疱，约 0.5 ~ 1cm 大小，进展为增殖性结节。好发于面、颈、背、上肢。碘来源：祛痰剂、滋补药、造影剂、胺碘酮、碘伏坐浴引起的系统吸收。

c 溴皮病（bromoderma）：临床表现分为 3 种类型：①痤疮样丘疹，突然出现于面部，扩展至颈部、前胸、上肢；②肉芽肿损害；③增殖性损害。溴来源：新生儿癫痫所用溴化钾；含溴的游泳池消毒剂；含溴植物油所制的柑橘味饮料。

d 氟皮病（fluoroderma）：肢端溃疡性红色结节。氟来源麻醉用七氟烷。

临床鉴别诊断

芽生菌病、孢子丝菌病、增殖型天疱疮、芽生菌病样脓皮病、Sweet 综合征。

9.1.13 臁疮（ecthyma）

病理改变

a 表皮、真皮缺损，形成溃疡，基底见炎症性痂皮。

b 真皮网状层中性粒细胞致密浸润。

c 炎症性痂皮内可见革兰染色阳性的球菌。

病理鉴别诊断

瘙痒症引起的抓痕、溃疡：真皮中性粒细胞浸润量少。

临床特点

a 化脓性链球菌引起的原发性皮肤感染，或在原有溃疡、昆虫叮咬部位基础上继发链球菌超感染所致。

b 好发于小腿或臀部。

c 初起为水疱、脓疱，数天内形成周围有红肿的圆形溃疡、基底化脓坏死，表面有出血性结痂。

d 溃疡愈合缓慢，可遗留瘢痕。

临床鉴别诊断

坏疽性臁疮

血管炎、血管病引起的溃疡

别名

深脓疱疮（deep impetigo）

9.1.14 皮肤炭疽（anthrax）

病理改变

a 大疱皮损表皮正常或变薄，可有海绵水肿或海绵性水疱形成。溃疡皮损局部组织坏死，邻近表皮海绵水肿或海绵性水疱形成。

b 大疱皮损真皮浅层显著水肿，溃疡皮损坏死组织周围见显著水肿、纤维素沉积、出血。

c 真皮、皮下组织一般为稀疏中性粒细胞散在浸润，少数可出现中性粒细胞弥漫性浸润伴脓肿形成。

d 真皮、皮下组织血管扩张，红细胞外溢、纤维素沉积，部分血管内形成血栓，血管壁发生纤维素样坏死。

e 溃疡面的坏死组织或真皮内革兰染色可见长的、末端方形、倾向于链状排列的炭疽杆菌。

病理鉴别诊断

羊痘：表皮突显著延长，表皮细胞气球样变，细胞核内见嗜酸性包涵体。革兰染色阴性。在渗出期，与皮肤炭疽有较大重叠，鉴别诊断困难。

挤奶者结节：同羊痘。

临床特点

a 炭疽杆菌孢子通过微小创面侵入皮肤所致，常由接触炭疽杆菌感染的动物或其皮毛而感染。

b 接触部位出现红色丘疹，很快形成大疱，中央坏死呈脐窝样，形成出血性结痂（焦痂）。主要损害周围可有卫星状红色丘疹、水疱，常伴显著非凹陷性水肿。1 ~ 2 周焦痂脱落。

c 皮损疼痛轻微或无。

d 毒素播散可致发热、寒战、心动过速、血压下降等全身症状，细菌局部播散可致引流部位疼痛性淋巴结肿大，细菌全身播散可致败血症，甚至死亡。

临床鉴别诊断

羊痘

挤奶者结节

兔热病

别名

恶性脓疱（malignant pustule）

9.1.15 白喉（diphtheria）

病理改变

a 表皮、真皮坏死。

b 溃疡基底见坏死组织、纤维素、急性与慢性炎症细胞混合性浸润。

c 偶可见棒状或珠状的白喉杆菌。

临床特点

a 由白喉杆菌侵入皮肤所致。

b 皮损好发于下肢，但面部、躯干、外生殖器均可累及。

c 初期为水疱或脓疱，破溃后形成圆形或卵圆形、不规则形的溃疡，溃疡基底覆盖黄灰色膜或黑色结痂。溃疡早期疼痛，后期为无痛性。

d 溃疡引流部位淋巴结肿大，由产毒素菌株所致者可引起外周神经炎、致死性心肌病。

9.1.16 面部肉芽肿（granuloma faciale）（见 10.1.5 ）

9.1.17 持久性隆起性红斑（erythema elevatum diutinum）（见 10.1.4 ）

9.2 浆细胞为主的浸润（plasma cells predominant infiltrates）

9.2.1 黏膜浆细胞增生（plasmacytosis mucosae）

病理改变

a 黏膜部位密集的单一核细胞浸润，成熟浆细胞占绝大部分。

b 毛细血管扩张，可见血管外红细胞。

c 黏膜上皮海绵水肿，有炎症细胞聚集浸润。

详见 20.1、20.2：浆细胞性唇炎、Zoon 龟头炎、Zoon 外阴炎。

9.2.2 雅司（Yaws）

病理改变

a 角化过度，表皮棘层肥厚，假上皮瘤样增生，显著水肿，有大量中性粒细胞浸润，甚至形成表皮内脓肿。

b 真皮内弥漫性炎症细胞浸润，以浆细胞和淋巴细胞为主。

c 晚期真皮内可出现上皮样细胞和组织细胞形成的肉芽肿以及干酪样坏死。

d 真皮血管内皮细胞仅轻度增生或无增生。

e 银染色法可在表皮内发现雅司螺旋体。

病理鉴别诊断

梅毒：梅毒螺旋体在表皮和真皮内均可见到，需要结合临床。

临床特点

a 少见，多发于儿童。

b 由雅司螺旋体引起的接触性传染病。

c 第一期皮疹表现为接触部位，特别是四肢伸侧，出现单个湿润性丘疹、脓疱或结节，逐渐增大，上覆盖着厚痂，硬如橡皮，除去厚痂，可见淡红色肉芽，凹凸不平呈杨梅状，压之褪色，称为母雅司疹，周围有环绕的同样的小皮疹。

d 第二期皮疹为广泛、对称，疣状丘疹或结节，与母雅司疹相同，但较小，掌跖部可有硬的角化过度性损害。

e 数周或数月后第二期皮疹可自然消退，或完全不留痕迹，或发生色素沉着。

临床鉴别诊断

梅毒

别名

热带莓疮（Frambesia tropica）

9.2.3 品他病（Pinta）

病理改变

a 一期及二期损害显示为轻度的棘层肥厚，表皮水肿，有淋巴样细胞浸润，基底细胞液化变性，黑素消失。

b 一期损害真皮上部见大量的噬黑素细胞，中度炎症细胞浸润，主要是浆细胞和淋巴样细胞，并有少许组织细胞和中性粒细胞，血管内皮细胞可轻度肿胀。

c 三期色素沉着损害为表皮萎缩，基底细胞黑素消失，真皮内有噬色素细胞以及中等量的淋巴样细胞。

d 银染色法可在一、二、三期表皮细胞间找到品他螺旋体，有些三期色素脱失晚期损害表皮细胞间无品他螺旋体。

临床特点

a 流行于中美洲及邻近地区。

b 品他螺旋体引起的地方性传染病，可能是人与人之间接触而受感染，也可能人类被昆虫叮咬而传播。

c 临床表现分为三期，一期皮疹在感染后 7 ~ 10 天出现，为红色小丘疹，2 ~ 3 个月逐渐扩展为红斑鳞屑性斑块，周围常有卫星状发疹，多发于下肢暴露部位。

d 二期皮疹出现在感染后 5 个月 ~ 1 年或更久，泛发性，呈环状，晚期色素沉着明显，多发于四肢及面部。

e 三期出现在感染后 2 ~ 5 年，色素异常，表现为色素沉着或脱失，并且可有角化过度或皮肤萎缩。

f 二、三期可有表浅淋巴结肿大，本病不侵犯骨骼、心血管系统或神经系统。

g 梅毒血清反应，一期为阴性，二期 60% 为阳性，三期几乎 100% 为阳性。

h 品他螺旋体和梅毒螺旋体在形态上无法区分。

i 患者身体始终健康，预后良好。

临床鉴别诊断

持久性色素障碍红斑（又名类品他）

白色糠疹

结核样型麻风

9.2.4 鼠咬热（sodokosis）

病理改变

a 早期咬伤部位非特异炎症反应。

b 充分发展时真皮血管扩张充血，浆细胞及单核细胞浸润，明显水肿。

c 严重者局部组织坏死。

临床特点

a 鼠类或其他啮齿动物咬伤所致的，致病菌为念珠状链杆菌或小螺菌。

b 咬伤部位很容易愈合，无硬结或溃疡形成。

c 潜伏期后出现寒战、高热、头痛、背痛、游走性关节痛或关节炎。

d 已愈的咬伤局部出现疼痛、肿胀发绀甚至坏死，可形成水疱，上覆黑痂，其下形成硬结样溃疡。

e 皮疹自咬伤处扩展，波及四肢、躯干，可为充血性斑丘疹，麻疹样瘀点、瘀斑或暗红色基底较硬的斑丘疹。

f 症状明显期患者血液、伤口渗出液、关节渗出液或淋巴结穿刺液培养有病原菌生长，病原菌为需氧或兼性厌氧菌，需在含血、血清或腹水的培养基中。

别名

链杆菌病（Streptobacillosis）

小螺菌病（spirillosis）

9.2.5 鹦鹉热（Psittacosis）

病理改变

a 真皮大量炎症细胞浸润，主要为淋巴细胞和浆细胞，可有血栓性静脉炎。

b 主要侵及肺组织，明显渗出、出血，严重者可致坏死。

临床特点

a 多见于饲养鸟类的人群。

b 由鹦鹉热衣原体引起，可由鸟类传染给人类，多经呼吸道传入。

c 严重者因为有血管的损害而出现类似伤寒样的蔷薇疹，某些病人可出现结节性红斑和（或）多形红斑。

d 发病急，但也有缓慢发病或呈隐袭性发病，有头痛、发热、咽痛、咳嗽等非特异上呼吸道感染症状。

e 病后 2 周痊愈，可发生重型肺炎、发绀、虚脱、心肌损害、黄疸及脑炎而死亡。

别名

鸟疫（饲鸟病）（ornithosis）

9.2.6 鼻硬结病（rhinoscleroma）

病理改变

a 真皮内弥漫性、致密的大量浆细胞浸润，可见到组织细胞、淋巴细胞和中性粒细胞。

b 可见吞噬鼻硬结克雷伯菌的组织细胞，细胞大、胞质苍白、淡染、空泡状，胞核偏向一侧，称为 Mikulicz 细胞。

c HE、吉姆萨（Giemsa）或 Warthin-Starry 银染色可在 Mikulicz 细胞内见到许多 2 ～ 4μm 的鼻硬结克雷伯菌，短棒状，PAS 染色呈鲜红色，革兰染色阴性。

d 真皮内可见多数圆形或椭圆形 Russell 小体，均一红染，有折光性，PAS 染色阳性，可能为免疫球蛋白合成过量所致。

e 晚期病损有明显的纤维化，胶原组织增生，黏膜上皮明显增生，呈假上皮瘤样。

病理鉴别诊断

腹股沟肉芽肿：真皮浸润的组织细胞较鼻硬结病少，但具有更明显的中性粒细胞微脓肿。肉芽肿克雷伯菌直径约 1 ～ 2μm，较鼻硬结克雷伯菌小，银染呈双极性。

Rosai-Dorfman 病：该病以组织细胞、淋巴细胞、浆细胞、中性粒细胞致密浸润为病理表现，组织细胞具有大的水泡状细胞核、泡沫状、嗜酸性胞质，与鼻硬结病难以区分。有些鼻硬结病甚至存在伸入或吞噬淋巴细胞现象，且组织细胞 S100 染色阳性。

临床特点

a 无显著的年龄及性别差异。

b 鼻硬结杆菌引起的上呼吸道慢性炎症。

c 仅侵犯鼻，临床上分为鼻炎期、浸润期及结节期。

d 鼻炎期为鼻分泌物增加、鼻黏膜结痂、肥厚等炎症表现，浸润期及结节期的典型的病变为鼻部弥漫性紫红色硬块，坚硬如石，鼻孔可完全被堵塞，慢性病期可形成溃疡，经久不愈。

临床鉴别诊断

黏膜皮肤利什曼病、副球孢子菌病、麻风、三期梅毒、鼻结核、结节病、Wegener 肉芽肿、结外 NK/T 细胞淋巴瘤，鼻型、Rosai-Dorfman 病。

9.2.7 梅毒（syphilis）（见 20.1.11）

9.2.8 软下疳（chancroid）（见 20.1.12）

9.3　嗜酸性粒细胞为主的浸润（eosinophils predominant infiltrates）

9.3.1　Wells 综合征（Wells syndrome）

病理改变

a 早期可形成表皮内水疱，内含嗜酸性粒细胞。

b 早期真皮显著水肿，真皮及皮下以嗜酸性粒细胞为主的弥漫性浸润。可形成表皮下水疱，其内有嗜酸性粒细胞。

c 1 周后由于嗜酸性粒细胞脱颗粒，在胶原纤维上无定型和颗粒状嗜酸性物质黏附，形成"火焰征"图像。间质中组织细胞浸润并增多。

d 后期"火焰征"仍存在，其周围由组织细胞、多核巨细胞栅栏状包绕，其中心区域可形成渐进性坏死，数周后嗜酸性颗粒可完全被巨噬细胞吞噬。

病理鉴别诊断

嗜酸性筋膜炎：浸润细胞成分多，浸润深在，以脂肪间隔、筋膜为主，后期伴显著纤维化。

嗜酸性环状红斑：除嗜酸性粒细胞浸润外，可有基底细胞空泡变性，真皮间质可有黏蛋白沉积。

嗜酸性脓疱性毛囊炎：主要为毛囊、皮脂腺嗜酸性粒细胞浸润，当切片深度不够、毛囊病变未充分显示时需鉴别，其浸润细胞成分多，为淋巴细胞、中性粒细胞、嗜酸性粒细胞，无表皮下水肿。

临床特点

a 皮损单发或多发，好发于四肢，也可累及躯干。

b 自觉瘙痒或烧灼感，后出现红斑、水肿，数天后形成大的水肿性斑块，其上可形成大疱。皮损有时表现为环状或拱状斑块或结节。

c 可伴全身乏力症状，少数有发热。

d 50% 患者外周血嗜酸性粒细胞升高。

e 多数为特发，少数可伴发寄生虫感染、皮肤真菌病以及虫咬皮炎等。

临床鉴别诊断

荨麻疹、丹毒、蜂窝织炎、硬斑病、大疱性类天疱疮

别名

嗜酸性蜂窝织炎（eosinophilic cellulitis）

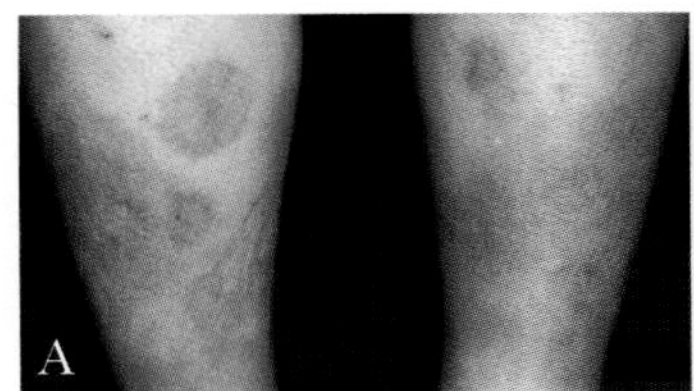

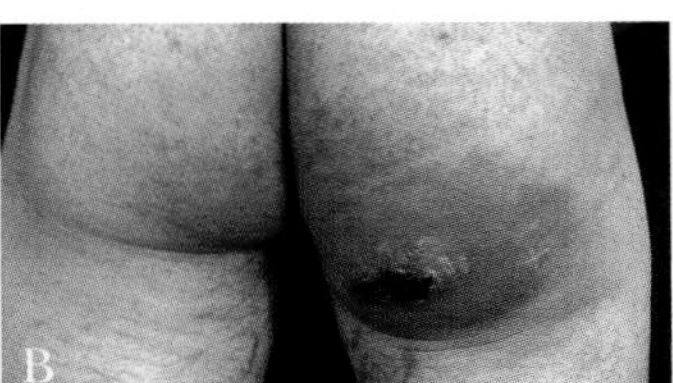

图 9.3.1　Wells 综合征（Wells syndrome）

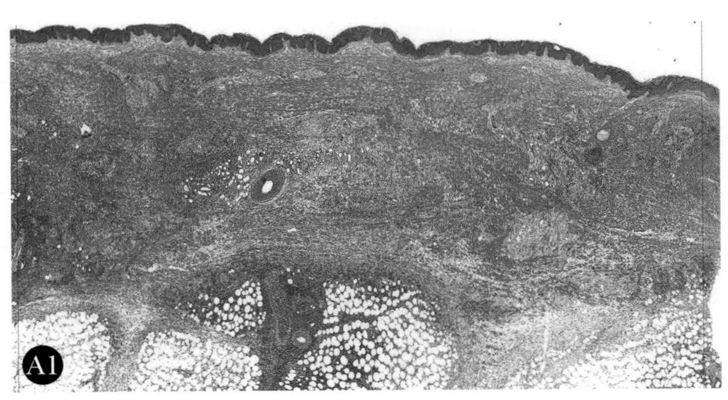

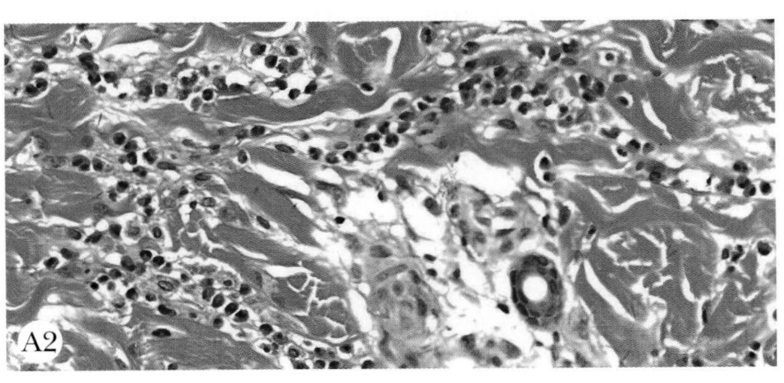

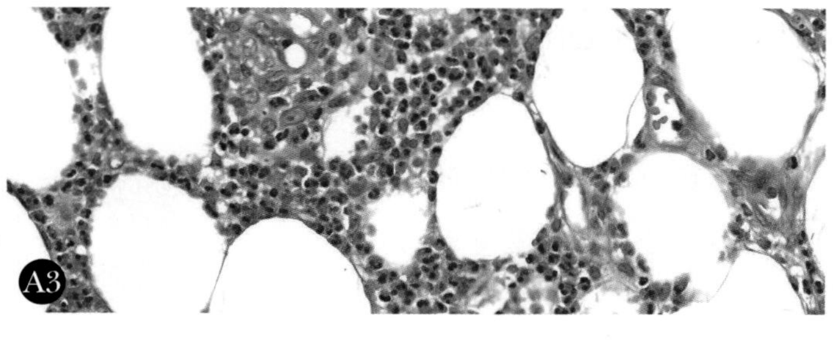

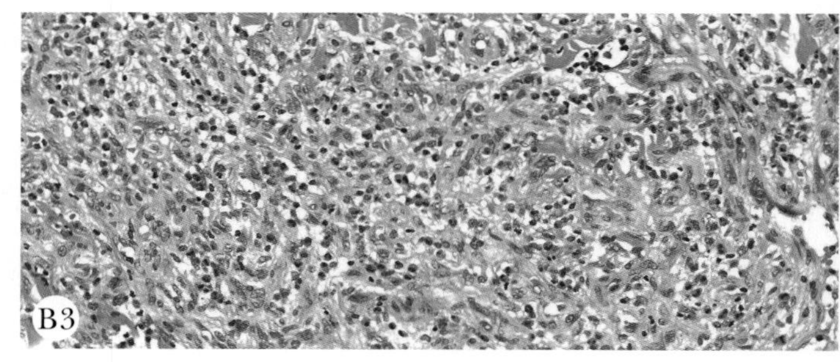

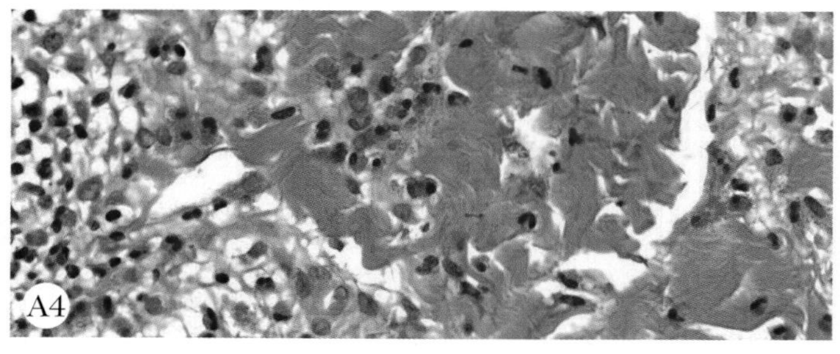

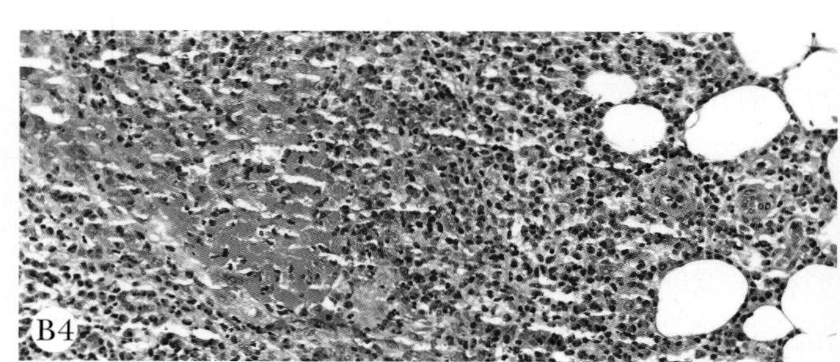

图 9.3.1A　Wells 综合征　男，42 岁，双小腿红色斑块 2 个月余。病理示真皮、皮下组织嗜酸性粒细胞弥漫性浸润。局部见“火焰征”。

图 9.3.1B　Wells 综合征　男，24 岁，右臀部红色斑块 9 个月。病理示真皮浅层水肿，真皮、皮下脂肪层嗜酸性粒细胞弥漫性浸润。

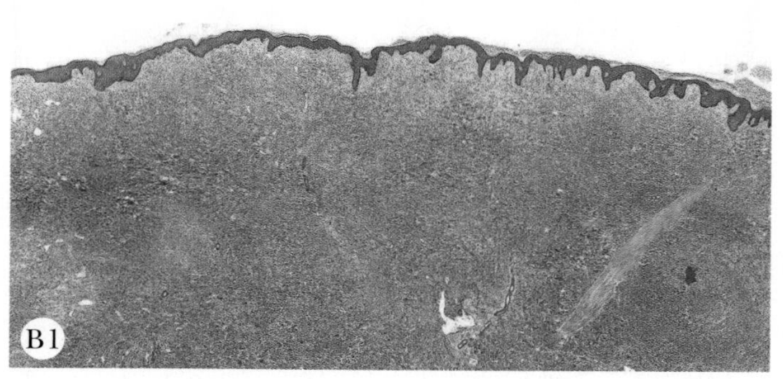

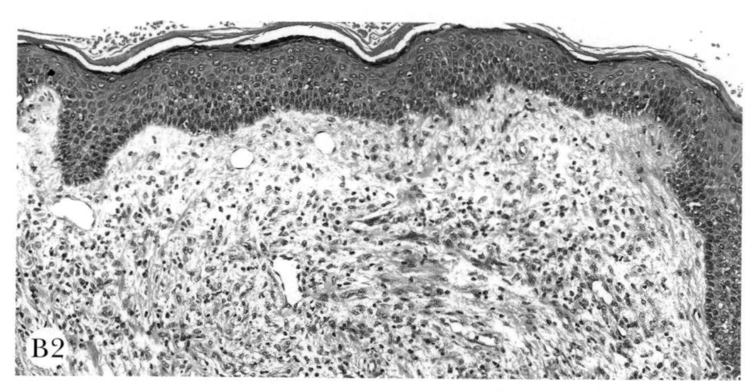

9.3.2　嗜酸性粒细胞增多综合征（hypereosinophilic syndrome）

病理改变

根据皮损类型不同病理改变不同：

a 荨麻疹、丘疹皮损：真皮浅层至深层血管周围、真皮间质内程度不一的嗜酸性粒细胞及散在淋巴细胞、组织细胞浸润，偶有浆细胞。可有“火焰征”。荨麻疹皮损真皮胶原间水肿明显。

b 伴嗜酸性粒细胞升高的复发性血管性水肿、HES 口腔溃疡、NERDS（结节、嗜酸性粒细胞升高、风湿、皮炎、水肿）：真皮、皮下组织可无嗜酸性粒细胞，但免疫染色可见嗜酸性粒细胞颗粒蛋白沉积。复发性血管性水肿真皮主要为单核细胞浸润。

c 少数病例真皮内小血管内出现微血栓，内含嗜酸性粒细胞。

病理鉴别诊断

Churg-Strauss 综合征：真皮间质可有大量嗜酸性粒细胞浸润，但主要病变为累及小动脉、小静脉的坏死性血管炎及中央为嗜酸性或嗜碱性坏死、周围组织细胞、淋巴细胞、巨细胞浸润的血管外肉芽肿。

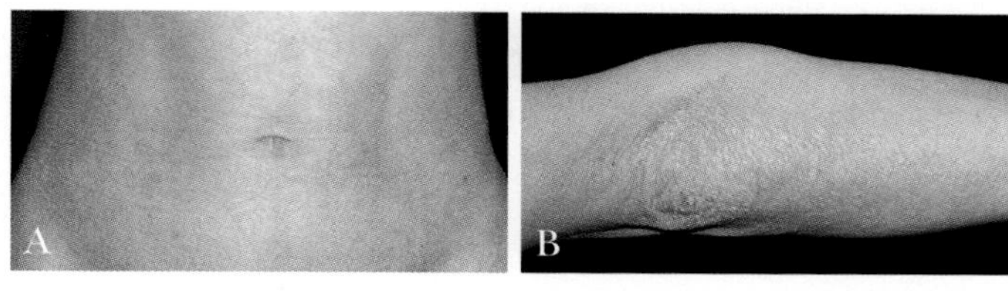

图 9.3.2　嗜酸性细胞增多综合征（hypereosinophilic syndrome）

临床特点

a 是一组病因未完全阐明的系统性疾病，分两型：①淋巴细胞性 HES：由异常表型的 T 细胞克隆所致，其分泌 Th2 细胞因子；②骨髓增殖性 HES：染色体异常引起骨髓嗜酸性粒细胞发育异常所致。

b 诊断标准为：①至少两次外周血嗜酸性粒细胞 $>1.5 \times 10^9/mm^3$，或显著的组织嗜酸性粒细胞浸润，伴相应症状及外周血嗜酸性粒细胞升高；②排除继发性外周血嗜酸性粒细胞升高。

c 多种皮损，包括瘙痒性红斑、丘疹、斑块、结节、风团、血管性水肿。少见的皮损包括离心性环状红斑、大疱性类天疱疮、淋巴瘤样丘疹病、Wells 综合征及网状青斑、紫癜等血管炎表现。

d 骨髓增殖性 HES 常具有发热、体重下降、乏力、肝脾肿大等表现。口咽、生殖器部位溃疡提示侵袭性病程，未经治疗患者可于 2 年内死亡。

e 淋巴细胞性 HES 常合并严重瘙痒、湿疹、红皮病、荨麻疹、血管性水肿、淋巴结病表现，一般慢性病程，但可进展为淋巴瘤。

临床鉴别诊断

荨麻疹、血管性水肿、湿疹、特应性皮炎、接触性皮炎、Sézary 综合征。

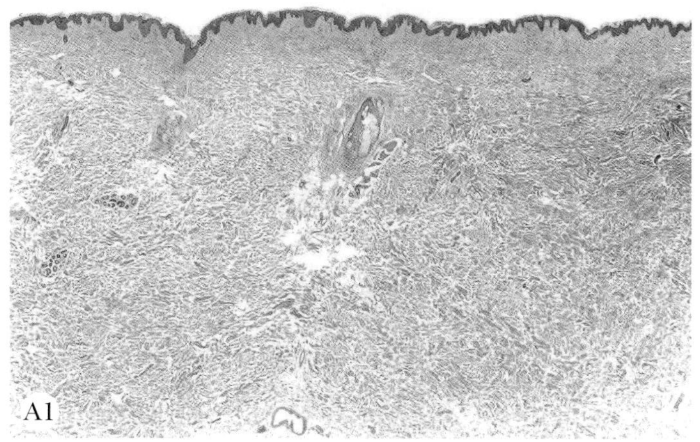

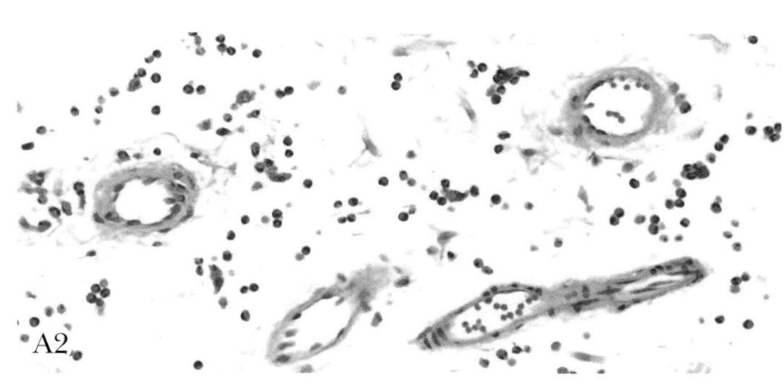

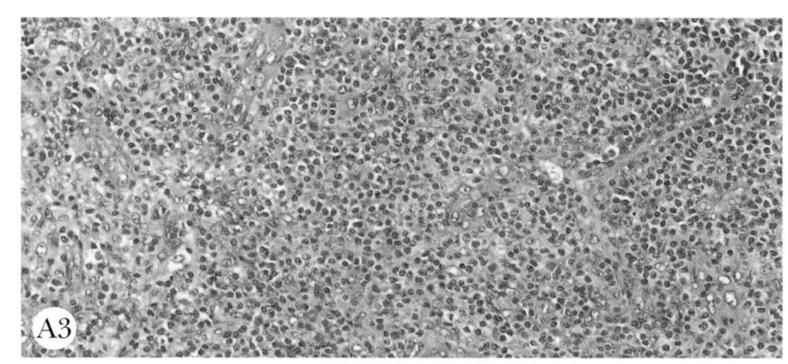

图 9.3.2A　嗜酸性粒细胞增多综合征　女，36 岁，全身红斑丘疹、斑块、鳞屑、瘙痒 8 年余。外周血嗜酸性粒细胞比例为 28.3%。病理示真皮深部嗜酸性粒细胞浸润。肿大的淋巴结内较多嗜酸性粒细胞（A3）。

9.3.3 厚皮嗜酸性皮炎（pachydermatous eosinophilic dermatitis）

病理改变

a 表皮轻度棘层肥厚。

b 真皮富含嗜酸性粒细胞的淋巴细胞、组织细胞浸润，可位于血管周围及真皮间质，深度可从真皮浅层至皮下脂肪层。

c 真皮程度不一的纤维化，在生殖器部位的皮损更显著。

d 免疫荧光示嗜酸性粒细胞主要碱性蛋白沉积明显，呈纤丝状。

临床特点

a 主要见于非洲黑人青少年女孩，亦有白种人妇女发生该病的报道。

b 皮损表现为厚皮基础上的瘙痒性丘疹，泛发性分布，伴有生殖器肥厚性皮损及外周血嗜酸性粒细胞升高。

c 有观点认为其是嗜酸性粒细胞增多综合征的一种亚型。

临床鉴别诊断

特应性皮炎

盘尾丝虫病

结节性痒疹

9.3.4 真皮超敏反应（dermal hypersensitivity reaction）

病理改变

a 表皮大致正常，或轻度海绵水肿，较虫咬性皮炎更轻、更广泛。

b 基底细胞有时可见凋亡，陈旧皮损可出现搔抓引起的表皮改变。

c 真皮最常见的病理模式为：真皮浅层血管周围淋巴细胞、少量嗜酸性粒细胞浸润，真皮间质大量嗜酸性粒细胞浸润。

d 真皮第二种病理模式为：真皮浅层血管周围致密淋巴细胞浸润，类似于淋巴细胞血管炎，浸润细胞间夹杂有少量嗜酸性粒细胞。

e 真皮胶原间可有轻度水肿。

病理鉴别诊断

昆虫叮咬反应：表皮海绵水肿、真皮间质水肿较限局，嗜酸性粒细胞浸润较真皮超敏反应少。

丘疹性皮炎：表皮角化不全，显著海绵水肿，因搔抓可引起点状溃疡、明显的中性粒细胞浸润。真皮浅层血管周围淋巴细胞、嗜酸性粒细胞浸润。

临床特点

a 为一组具有相似病理表现的疾病，可为特发性，或发生于确凿事件后，如药物摄入、接种、节肢类动物叮咬、感染（特别是病毒感染）、内脏肿瘤（包括淋巴瘤）。

b 皮损多样，通常剧烈瘙痒。皮损包括持续性的荨麻疹样斑块及躯干、四肢对称性分布的红色丘疹。

临床鉴别诊断

荨麻疹

毛囊炎

丘疹性荨麻疹

自体敏感性皮炎

别名

荨麻疹皮炎（urticarial dermatitis）

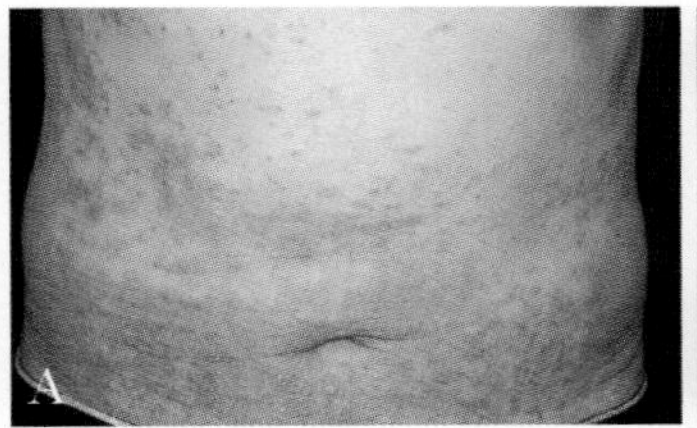

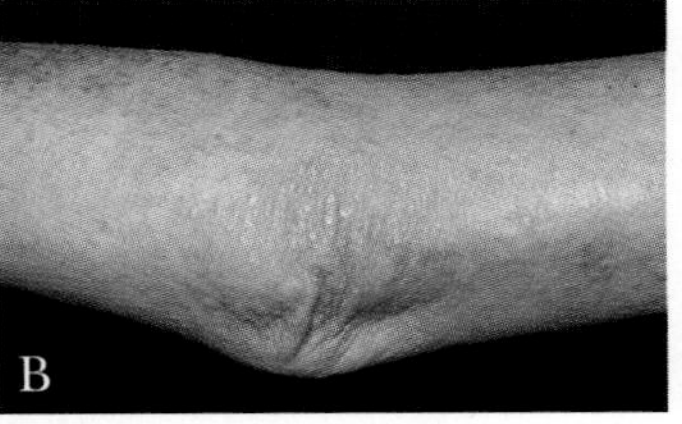

图 9.3.4 真皮超敏反应（dermal hypersensitivity reaction）

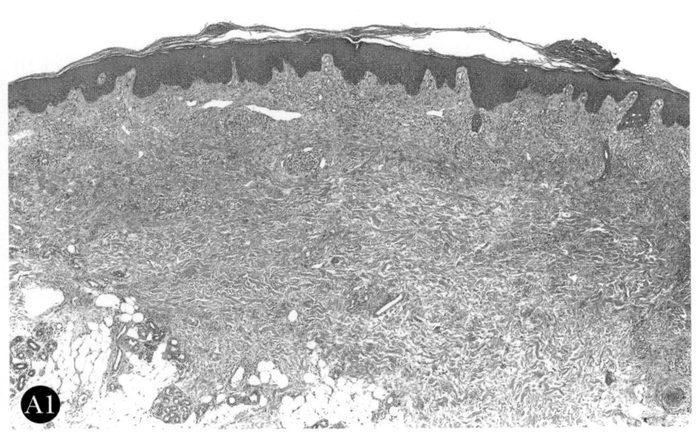

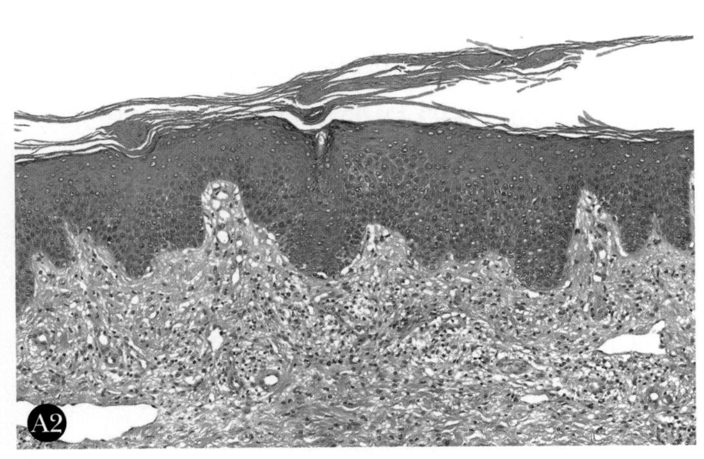

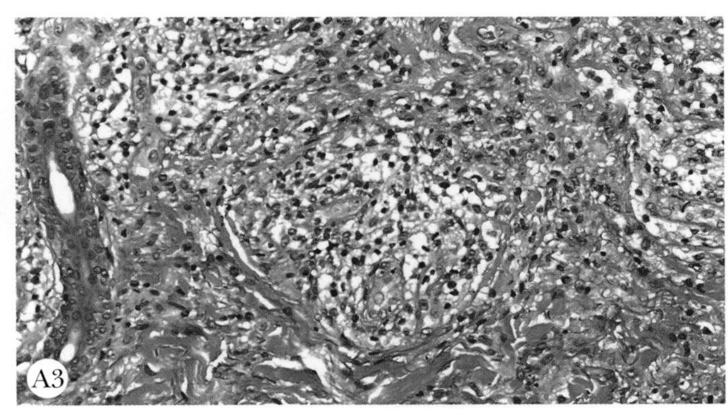

图 9.3.4A 真皮超敏反应 男，59 岁，躯干、四肢红色丘疹 4 个月，有肺癌病史，皮疹在化疗药物应用前出现。病理示真皮散在、轻度海绵水肿，真皮浅层及深层血管周围淋巴细胞、嗜酸性粒细胞浸润，真皮间质嗜酸性粒细胞弥漫性浸润。

9.3.5 寄生虫感染（见 16）

9.3.6 虫咬皮炎（insect bite dermatitis）（见 16.3）

9.3.7 药疹（drug eruption）（见 1.2.3）

9.4 组织细胞为主的浸润（histiocytes predominant infiltrates）

9.4.1 软化斑（malakoplakia）

病理改变

a 真皮组织细胞（Von Hansemann 细胞）片状、致密浸润，细胞为圆形或卵圆形，胞质内含有细小的嗜伊红颗粒，细胞核呈偏心性。

b Von Hansemann 细胞含有嗜碱性 Michaelis–Gutmann 包涵体，均质状或如靶环状，呈同心性板层状结构，直径 5 ~ 15μm，PAS 阳性，耐淀粉酶，冯库萨钙染色阳性，普鲁士蓝染色证明含少量铁。

c 浸润细胞中可见淋巴细胞和浆细胞。

d 抗牛结核杆菌菌体蛋白（anti–M.bovis）抗体常可显

示病变组织细菌。

病理鉴别诊断

颗粒细胞瘤：细胞为多角形，细胞核较小、位于细胞中央，胞质内见透明晕包绕的较大颗粒，免疫组化细胞S100（+）。

黄瘤病：胞质呈泡沫改变，非颗粒状改变。

临床特点

a 病因不完全清楚，可能是由于巨噬细胞不能充分吞噬细菌所致，细菌培养多为大肠杆菌。

b 最常累及泌尿道和胃肠道，皮肤损害少见，常见于腹股沟和肛周。

c 皮损表现为黄色到樱红色的硬结或息肉结节，可发生溃疡。

d 侵犯皮肤的病例，其病程良性，有自限性。

9.4.2 Whipple 病（Whipple disease）

病理改变

结节性红斑及皮下结节病理表现为间隔性脂膜炎，可见显著的泡沫状组织细胞，其内见 PAS 阳性、耐淀粉酶的棒状物，为变性细菌。

病理鉴别诊断

组织胞浆菌病：PAS 染色组织细胞内见真菌酵母细胞。

组织细胞型麻风：抗酸染色可见麻风杆菌。

鸟－胞内分枝杆菌复合物感染：抗酸染色可见鸟－胞内分枝杆菌。

临床特点

a *Tropheryma whipplei* 感染引起。

b 前驱症状：移行性多关节痛、淋巴结病、发热。

c 稳定期：经典表现为体重下降，慢性腹泻、腹痛，泛发性表现为脂肪痢、淋巴结病、色素沉着、心血管、肺脏、神经系统功能紊乱。

d 皮损表现为瘢痕或曝光部位的色素沉着、继发性鱼鳞病、掌跖角化过度、外周水肿、瘀点、紫癜、结节红斑及皮下结节。

临床鉴别诊断

结节性红斑

Addison 病

9.4.3 氯法齐明引起的色素沉着（clofazimine induced hyperpigmentation）

病理改变

a 真皮上部组织细胞聚集，胞质呈泡沫状，含有棕色色素颗粒及透明针形晶体，该改变在冷冻切片更明显。

b 色素颗粒 PAS 阳性，自发荧光，偏振光下呈双折光，脂褐素染色阳性，铁及黑素染色阴性。

c 电镜下色素颗粒是吞噬溶酶体中的脂褐素、蜡样质物质，可能是氯法齐明降解的产物。

病理鉴别诊断

胺碘酮引起的色素沉着：荧光显微镜下无自发荧光。

晶体储备性组织细胞增多症：免疫球蛋白相关晶体，呈嗜酸性，PAS 染色阳性，磷钨酸苏木精染色呈深蓝色，免疫组化轻、重链可为阳性。

临床特点

a 无性别及年龄差异。

b 氯法齐明治疗麻风及胞内分枝杆菌时出现的副作用。

c 氯苯酚治疗数周内皮肤呈红 – 蓝色，长期使用皮肤和黏膜则呈红褐色或紫褐色，后者出现于麻风皮损区，或在麻风皮损区更明显。

临床鉴别诊断

黄褐斑

9.4.4 亚硫酸铁溶液反应（solution of ferric subsulfate reaction）

病理改变

a 在陈旧溃疡或瘢痕的下面，可见散在或结节状聚集的组织细胞、异物巨细胞，胞质内含与黑素颗粒相似的颗粒，真皮胶原束间也可见此种颗粒。

b 可见到两性染色的胶原束。

c 一些可见到异型组织细胞，核不规则而深染，核仁明显。

d 普鲁士蓝染色组织细胞胞内和胞外铁颗粒阳性。

临床特点

a 无性别及年龄差异。

b 使用亚硫酸铁溶液治疗外科手术出血，或使用三氧化二铁治疗皮肤溃疡时发生的副作用。

c 在使用上述溶液的皮肤部位出现棕色的色素沉着。

别名

Monsel 溶液反应（Monsel solution reaction）

9.5 混合性炎症细胞浸润（mixed cellular infiltrates）

9.5.1 类丹毒（erysipeloid）

病理改变

a 表皮正常或海绵水肿、形成海绵水疱。

b 真皮乳头层显著水肿，其下方淋巴细胞、浆细胞及程度不一的中性粒细胞弥漫性、混合性浸润。

c 因组织内细菌呈 L 型，革兰染色常见不到细菌。

临床特点

a 为猪丹毒杆菌感染所致，多发生于屠夫、捕鱼人、厨师和其他处理生鱼、家禽、肉类的人群。

b 猪丹毒杆菌感染后 2 ～ 7 天发病，皮损为紫红色、边界清楚的紫红色斑块，边缘高起，呈角状或多角形。皮损外周扩展，中央好转无溃疡和鳞屑。

c 好发于手指和手背，指蹼常受累。

d 轻度疼痛、压痛，可伴局部关节炎症状。

e 少数患者可出现多处边缘呈角状的类似皮损，或因细菌播散引起败血症。

临床鉴别诊断

丹毒

接触性皮炎

坏死性筋膜炎

9.5.2 婴儿臀部肉芽肿（granuloma gluteale infantum）

病理改变

a 局灶性表皮坏死，溃疡。

b 真皮致密淋巴细胞、浆细胞、嗜酸性粒细胞、中性粒细胞混合性浸润。

c 有时可见出血及含铁血黄素沉积。

临床特点

a 发生于 2 ~ 9 个月的婴幼儿，也有成人报道。

b 发病机制推测与局部刺激、念珠菌感染、外用糖皮质激素有关。

c 皮损为尿布区凸性高起处红色、紫红色、大小不等的结节。

d 治疗后数月内缓解。

临床鉴别诊断

黄色肉芽肿、疥疮结节、嗜酸性肉芽肿、克罗恩病、感染性肉芽肿

别名

丘疹糜烂皮炎（papuloerosive dermatitis）

9.5.3 慢性黏膜皮肤念珠菌病（chronic mucocutaneous candidiasis）

病理改变

慢性黏膜皮肤念珠菌病

a 类似于急性皮肤念珠菌病，但表皮棘层肥厚更明显，可呈银屑病样，角化过度明显，常可见含有中性粒细胞的痂皮。

b 真皮血管周及真皮间质内淋巴细胞、浆细胞、组织细胞、中性粒细胞混合性浸润。

念珠菌性肉芽肿

a 表皮乳头瘤样增生，角化过度，可见含有中性粒细胞的痂皮。

b 真皮致密淋巴细胞、中性粒细胞、浆细胞、多核巨细胞浸润，真正的肉芽肿病变少。

c 真皮炎症细胞浸润可扩展至皮下组织。

d 角质层内见念珠菌酵母细胞、假菌丝甚至真菌丝。酵母细胞直径 3 ~ 5μm，呈弱嗜碱性，假菌丝呈间歇性缩窄及藕节状。

e PAS 或 Gormori 六胺银染色可见酵母细胞、假菌丝、菌丝，酵母细胞为单个或多个出芽，假菌丝细长，可有分枝，但内部无分隔，真菌丝常在分隔处呈间歇性缩窄。

病理鉴别诊断

马拉色菌感染：HE 染色与念珠菌均呈弱嗜碱性，其假菌丝呈短的雪茄烟头状。

毛孢子菌感染：组织病理很难鉴别，假菌丝、菌丝较念珠菌假菌丝略纤细，Gormori 六胺银染色较念珠菌弱，阿辛蓝及胶样铁染色较念珠菌染色更佳。

曲霉感染：当念珠菌以假菌丝、菌丝形态为主时，需与曲霉鉴别，念珠菌假菌丝、菌丝较曲霉更纤细，为 90° 分枝，曲霉为锐角分枝。

临床特点

a 为皮肤、黏膜、甲的慢性、复发性白念珠菌感染。

b 是一种异质性疾病，可为常染色体隐性遗传，也可伴有内分泌腺病或其他免疫缺陷。

c 儿童起病，病程缓慢，成年后损害可局限。

d 黏膜损害：可表现为白色假膜、口角唇炎、口唇裂纹等，也可表现为外阴阴道念珠菌病。

e 甲及甲沟损害：甲板显著增厚、发育不良，甲周红肿，可有化脓，指端常呈球状。

f 皮损损害：可为红色匐行性、鳞屑型斑块，也可为红斑上的褐色脱屑。当角化、结痂明显时，称为念珠菌性肉芽肿（Candidal granuloma），多见于面部和头皮，可引起脱发。

g 本病一般不合并系统性念珠菌病。

临床鉴别诊断

细菌性甲沟炎、B 族维生素缺乏引起的口角炎、脓癣、Majocchi 肉芽肿、皮下组织地霉病

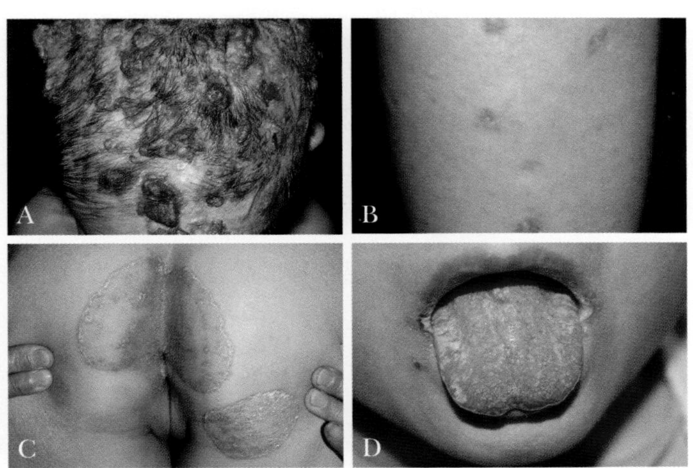

图 9.5.3　慢性黏膜皮肤念珠菌病（chronic mucocutaneous candidiasis）

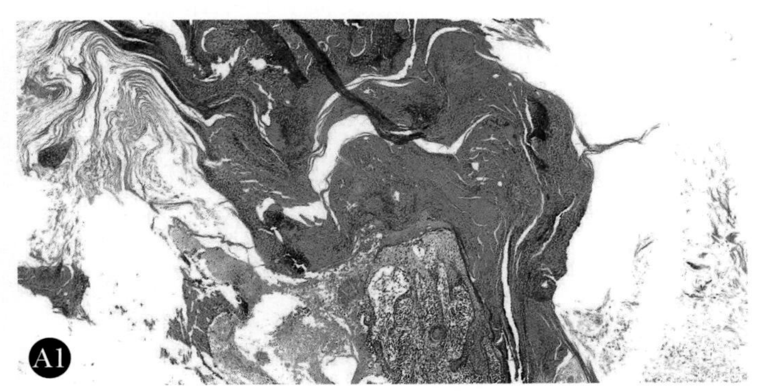

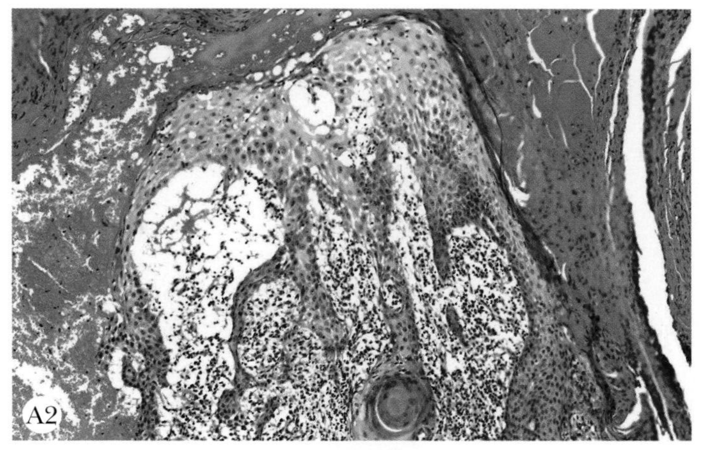

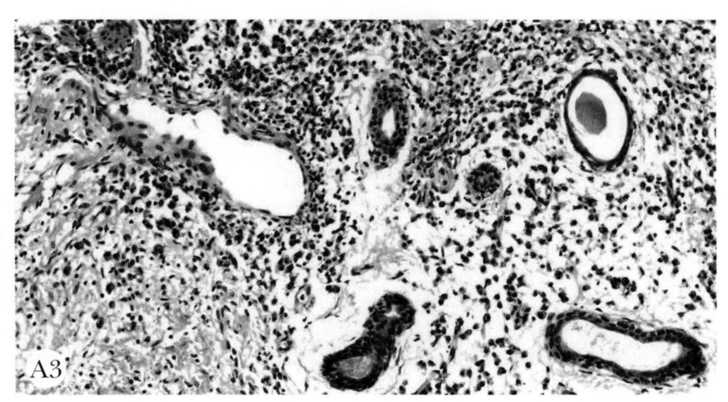

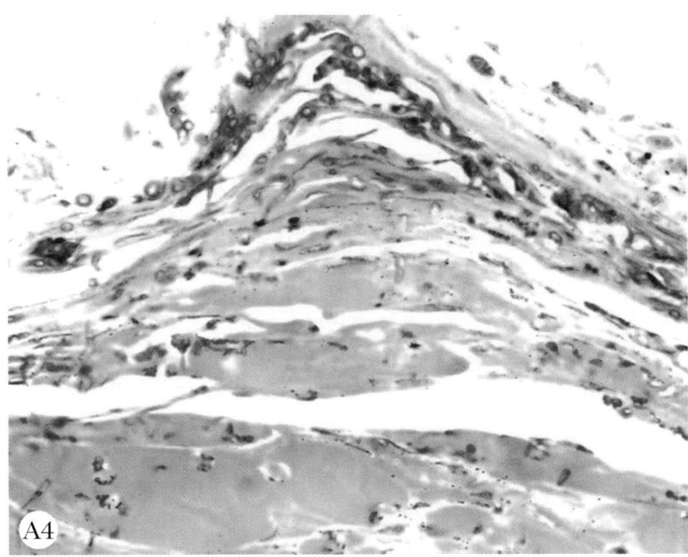

图 9.5.3A　慢性黏膜皮肤念珠菌病　女，9 岁，头皮脓疱 6 年，角化结痂 2 年，双下肢褐色斑片、鳞屑 4 个月。病理示厚痂，表皮棘层肥厚，真皮淋巴细胞、浆细胞、少量中性粒细胞混合性浸润。PAS 染色示痂皮中圆形酵母细胞，假菌丝（A4）。

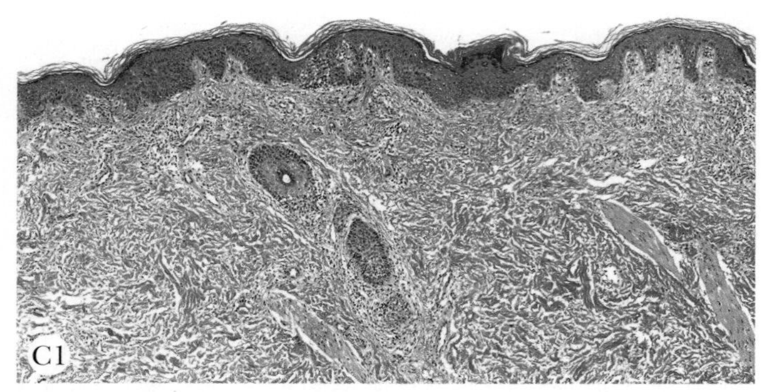

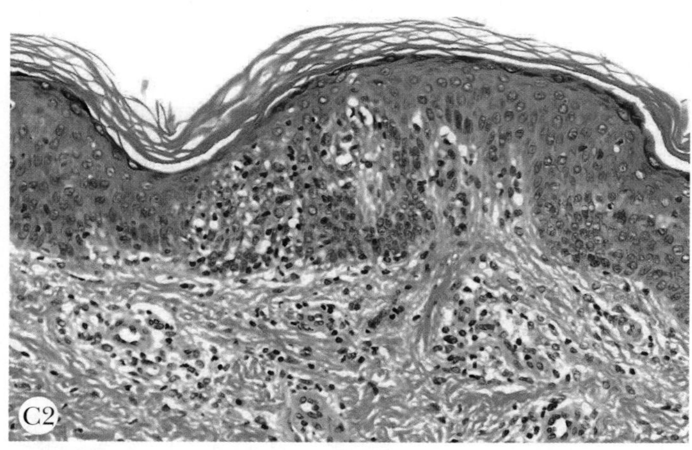

图 9.5.3C 慢性黏膜皮肤念珠菌病 女，8 岁，口腔黏膜白色假膜、口角红斑、糜烂 7 年余，头皮、臀部环状斑块、鳞屑 5 个月。病理示表皮棘层肥厚，灶性淋巴细胞外渗，真皮血管周围、间质淋巴细胞、组织细胞浸润。

9.5.4 芽生菌病（blastomycosis）

病理改变

a 表皮棘层肥厚，假上皮瘤样增生，并常见表皮内微脓肿。

b 真皮多种炎症细胞弥漫性浸润，中性粒细胞浸润可形成小的中性粒细胞性脓肿，组织细胞浸润可形成不典型的疏松型肉芽肿，化脓性肉芽肿及结核样肉芽肿，多核巨细胞可在浸润炎症细胞间散在分布或位于肉芽肿其间。

c 中性粒细胞脓肿内、组织细胞、多核巨细胞内见酵母细胞，8 ~ 15μm 大小，具有较厚双折光的细胞壁，使真菌内容物与周围组织形成一环状透明区域，酵母细胞内见多个嗜碱性细胞核。

d PAS 或 Gormori 六胺银染色酵母细胞为单个、宽颈出芽。

病理鉴别诊断

芽生菌性脓皮病：肉芽肿成分少，无酵母细胞结构。

念珠菌病：直径较皮炎芽生菌小，可见假菌丝或真菌丝。

无绿藻病：细胞壁厚，不呈折光性，周围可见一透明晕，可见内部分隔，形成内孢子。

链格孢霉病：当以厚壁孢子为主，并且黑素含量少时，需与芽生菌鉴别，仔细寻找通常可发现菌丝。

临床特点

a 致病菌为皮炎芽生菌。

b 主要见于北美地区，户外工作者多见。

c 临床分为原发性皮肤芽生菌病、肺芽生菌病及系统性芽生菌病。

d 肺芽生菌病可为无症状性或重度肺部感染征象，如发热、胸痛、咯血等，可好转或形成囊腔， 进展为慢性肺芽生菌病。

e 系统性芽生菌病主要累及肺脏、皮肤、男性生殖系统、口鼻黏膜、中枢神经系统，未治疗者死亡率超过 80%。

f 继发性皮肤损害好发暴露部位，如手、足、头、面等。主要为丘疹脓疱或边界清楚的疣状斑块，上有鳞屑结痂，边缘常呈堤状高起，有脓疱。皮损中心可出现溃疡，晚期可呈坏疽性脓皮病表现。

g 原发性皮肤芽生菌病少见，为外伤接种所致，表现为单个、质硬、溃疡性下疳样损害，常伴发淋巴管炎，似淋巴管型孢子丝菌病。

临床鉴别诊断

芽生菌性脓皮病、皮肤结核、诺卡菌病、卤素皮病、结节病、孢子丝菌病、副球孢子菌病

别名

北美芽生菌病（North American blastomycosis）

Gilchrist 病（Gilchrist disease）

芝加哥病（Chicago disease）

9.5.5 球孢子菌病（coccidioidomycosis）

病理改变

原发性皮肤球孢子菌病

真皮致密中性粒细胞、嗜酸性粒细胞、淋巴细胞、浆细胞浸润，偶见多核巨细胞。

继发性皮肤球孢子菌病

a 表皮棘层肥厚，假上皮瘤样增生。

b 真皮多种炎症细胞弥漫性浸润，组织细胞浸润可形成不典型的疏松型肉芽肿、化脓性肉芽肿及结核样肉芽肿，可发生干酪样坏死。

c 成熟球形体破壁后释放内孢子时，中性粒细胞浸润明显，孢子成熟期肉芽肿病变明显。

d 皮下脓肿病理改变为中央坏死、周围组织细胞、多核巨细胞、淋巴细胞、浆细胞浸润。

e 病原体在组织内表现为球形体，即孢子囊，位于巨细胞、脓肿或坏死组织内。球形体圆形或卵圆形，双层厚壁，直径 10 ~ 80μm，成熟期内有很多 2 ~ 5μm 大小的内孢子，未成熟期球形体内部空虚。HE 染色，内孢子和细胞壁均呈嗜碱性。

f Gormori 六胺银染色能使内孢子和囊壁都着色，PAS 只能使刚形成的内孢子及孢子囊囊壁着色，当孢子囊成熟后可不着色。

病理鉴别诊断

鼻孢子菌：孢子囊较球孢子菌大，孢子囊内壁卡红染色阳性。

荚膜组织胞浆菌、念珠菌、肺孢子菌：当组织中以内孢子为主的时候需要与类似直径的上述真菌鉴别，寻找到大的球形体可证实为球孢子菌感染。

临床特点

a 病因为粗球孢子菌感染所致。

b 常见于美国西南部半沙漠地区。

c 临床分为原发性皮肤球孢子菌病、肺球孢子菌病、系统型球孢子菌病。

d 继发性皮肤球孢子菌病：出现于 15% ~ 20% 系统性球孢子菌病患者，皮损为丘疹、结节、脓肿、肉芽肿、溃疡及引流窦道，一些为平的斑块，中央萎缩。

临床鉴别诊断

芽生菌病

组织胞浆菌病

隐球菌病

马尔尼菲青霉病

别名

溪谷热（valley fever）

球孢子菌肉芽肿（coccidioidal granuloma）

Posada 病（Posada disease）

9.5.6 副球孢子菌病（paracoccidioidomycosis）

病理改变

a 表皮可有假上皮瘤样增生，可出现微脓肿。

b 真皮主要为化脓性与肉芽肿性炎症，脓肿与上皮样细胞肉芽肿可见于同一标本的不同区域内，界限常不清楚。

c 真菌多居于巨细胞和脓肿内，亦可游离于组织间，HE 染色时，副球孢子菌酵母细胞呈嗜碱性或双染性、圆形或椭圆形，直径 4 ~ 60μm，与周围组织之间有一透明晕。

d PAS 或 Gormori 六胺银染色酵母细胞单个或多个窄颈出芽，多芽酵母细胞的断面宛如海轮驾驶盘。

e PAS 或 Gormori 六胺银染色也可在母细胞上见泪珠状、管状出芽。

病理鉴别诊断

芽生菌病：当副球孢子菌无海轮驾驶盘并有单个或多个出芽时需鉴别，芽生菌病为双层厚壁孢子，单芽粗颈。

罗伯真菌病：当副球孢子菌无海轮驾驶盘并有单个或多个出芽时需鉴别，罗伯真菌病常见链状酵母细胞。

隐球菌病：当副球孢子菌无海轮驾驶盘并有单个或多个出芽时需鉴别，酵母细胞直径较副球孢子菌差异小。

临床特点

a 由巴西副球孢子菌感染引起。

b 常见于拉丁美洲，包括巴西、哥伦比亚、阿根廷等国家。

c 雌二醇可抑制菌丝相转变为酵母相，活动性感染主要发生于男性。

d 临床分肺型、皮肤黏膜型、淋巴结型、内脏型及混合型。

e 肺型主要为慢性、缓慢进行性，肺广泛纤维化。

f 皮肤黏膜型病变常以口周为中心，可见丘疹，脓疱性结节、浸润性红斑，鳞屑性斑块及结痂性肉芽肿等，愈后形成瘢痕。

g 淋巴结型表现为淋巴结增大、疼痛、与表面皮肤相连，但很少化脓。

h 其他受累的器官包括脾脏、肠道、肝脏等。

临床鉴别诊断

皮肤结核

利什曼病

其他深部真菌病如：组织胞浆菌病、放线菌病、芽生菌病、球孢子菌病。

Hodgkin 病

别名

南美芽生菌病（South American blastomycosis）

巴西芽生菌病（blastomycosis brasiliensis）

副球孢子菌肉芽肿（paracoccidioidal granuloma）

9.5.7 罗伯真菌病（lobomycosis）

病理改变

a 表皮常萎缩变薄。

b 表皮与真皮间见无浸润带，其下广泛组织细胞、多核巨细胞浸润，伴有少量淋巴细胞、浆细胞，中性粒细胞常不可见。

c 由于 HE 染色真菌不着色，组织细胞内、真皮间质可见大量圆形透明酵母，直径约 6 ~ 12μm，呈“筛网样”改变，透明酵母细胞为单个或多个出芽，常形成单链状。

d 真菌 PAS、Gormori 六胺银染色阳性，为球形，或有一顶尖呈柠檬状，大小均一，平均直径为 10μm，壁厚，厚度约 1μm，单个或多个出芽，常形成单链状，中间有管状桥连。

病理鉴别诊断

副球孢子菌：常有多个出芽，但酵母细胞大小不均一，壁薄，多芽酵母细胞的断面宛如海轮驾驶盘。

临床特点

a 致病菌为 *Lacazia Loboi*，与巴西副球孢子菌亲缘相近，但体外培养目前未获成功。

b 常见于拉丁美洲，室外工作者，好发于暴露部位。

c 皮损为无症状性、质硬、瘢痕疙瘩样结节，缓慢增大，形成宽的、多结节性斑块，表面可平滑或呈疣状改变，也可发生溃疡。

d 一般无全身症状，部分病例可通过淋巴管蔓延。

e 单发皮损预后良好，切除后不再复发。

临床鉴别诊断

瘢痕疙瘩

麻风

利什曼病

鳞状细胞癌

9.5.8 鼻孢子菌病（rhinosporidiosis）

病理改变

a 上皮增厚、乳头瘤样增生，角化过度，位于孢子囊上方的表皮灶性萎缩。

b 黏膜下层见大量不同发育阶段的直径 30 ～ 300μm 的孢子囊，圆形或卵圆形，壁呈嗜酸性染色，孢子囊内有直径达 7μm 的内孢子，孢子囊可空虚或有无定型嗜酸性物质。

c 局部移行上皮常内凹或呈瓶状形成假囊肿，其内可见孢子、脓细胞及黏膜组织。

d 孢子囊周围淋巴细胞、组织细胞、浆细胞、多核巨细胞、中性粒细胞、嗜酸性粒细胞浸润，常出现坏死灶及中性粒细胞微脓肿。

e 血管增生、出血，可见含铁血黄素沉着。

f 各个发育阶段的孢子囊 PAS 染色阳性，而只有大于 100μm 的孢子囊 Gormori 六胺银及卡红染色阳性。

病理鉴别诊断

球孢子菌病：孢子囊直径 10 ～ 80μm，较鼻孢子菌小，卡红染色为阴性。

临床特点

a 病原菌为西伯鼻孢子菌。

b 分为鼻型、眼型和皮肤型等。

c 鼻型表现为鼻、眼处黏膜红色息肉状损害，其上有白色小点，形成特征性的“草莓状”改变。

d 眼型类似于鼻型，较鼻型常隆起不明显。

e 皮肤型由鼻部损害扩展、自身接种引起，少见的由血源播散引起，主要发生在皮肤黏膜交界处，初为疣状小丘疹，渐融合成浸润性斑块，常破溃，少数播散成为皮下硬结，病程慢性。

临床鉴别诊断

鼻息肉

血管瘤

隐球菌病

9.5.9 组织胞浆菌病（histoplasmosis）

病理改变

a 急性播散型组织胞浆菌病：真皮主要为泡沫细胞浸润，其内含有大量的荚膜组织胞浆菌。HIV 阳性患者皮损可仅出现真皮血管周围轻度淋巴细胞、组织细胞浸润。

b 慢性播散型组织胞浆菌病：真皮可见分化较好的组织细胞，多核巨细胞、淋巴细胞、浆细胞，可出现灶性坏死及化脓性肉芽肿，荚膜组织胞浆菌少。

c 口腔损害：含有嗜酸性粒细胞、嗜酸性粒细胞的混合性炎症细胞浸润。

d 组织细胞、多核巨细胞内见圆形或椭圆形、2 ~ 4μm 大小嗜碱性酵母样细胞、周围有透明晕，常在组织细胞内呈簇集排列。

e 酵母样细胞 PAS、Gormori 六胺银染色阳性，可见窄颈出芽。

病理鉴别诊断

a 马尔尼菲青霉病：部分细胞可见中央分隔，无出芽。

b 光滑念珠菌病：酵母细胞大小差异大，组织病理主要为中性粒细胞性炎症。

c 卡氏肺孢子菌病：缺乏出芽，可见包囊内嗜银点状结构。

d 弓形虫病：病原体与周围组织间无透明晕，病原体感染的细胞可为机体体细胞，如表皮角质形成细胞、立毛肌、小汗腺导管细胞等。

e 利什曼原虫病：病原体与周围组织间无透明晕，细胞核一侧见杆状动基体。

f 锥虫病：病原体与周围组织间无透明晕，细胞核一侧见杆状动基体。病原体感染的细胞可为机体体细胞，如表皮角质形成细胞、血管壁、立毛肌等。

g 皮炎芽生菌病：宽颈出芽，可找到较大的酵母细胞。

h 荚膜缺陷型隐球菌病：酵母细胞大小差异大，卡红染色可见弱阳性的隐球菌。

i 粗球孢子菌病：当组织中真菌以内生孢子为主时需鉴别，仔细寻找可见残留的球囊。

临床特点

a 荚膜组织胞浆菌感染引起。

b 临床分为急性和慢性肺型、急性和慢性播散型及原发性皮肤组织胞浆菌病 3 种类型。

c 播散型常发热、肝脾肿大、胃肠道症状、皮肤或黏膜累及等，病死率高。

d 播散型皮损缺乏特异性，免疫受损患者主要为皮肤黏膜糜烂、溃疡及多个红色鳞屑性、痂性丘疹、结节，免疫正常患者主要表现为口腔溃疡、结节及增殖性斑块。

e 原发性皮肤组织胞浆菌病主要表现为真菌接种部位的溃疡性结节，具有自愈性。

临床鉴别诊断

马尔尼菲青霉病、副球孢子菌病、黏膜皮肤结核、阿弗他溃疡、口腔鳞状细胞癌

别名

经典组织胞浆菌病（classic histoplasmosis）

荚膜组织胞浆菌病（histoplasmosis capsulatum）

小型组织胞浆菌病（small-form histoplasmosis）

Darling 病（Darling disease）

9.5.10 马尔尼菲青霉病（penicilliosis marneffei）

病理改变

a HIV 阴性患者皮损主要为肉芽肿性病变及脓肿形成，HIV 阳性、$CD4^{+}$ T 细胞显著下降患者皮损主要为泡沫状组织细胞浸润及坏死。

b 肉芽肿性病变：真皮组织细胞、多核巨细胞、淋巴细胞弥漫性浸润，可见中性粒细胞性脓肿。

c 坏死性病变：真皮大量组织细胞浸润，伴有不同程度坏死。

d 上述两种病变均可见泡沫细胞，其内见 2 ~ 5μm 大

小、圆形、椭圆形、腊肠样薄壁酵母细胞，具有透明胞质，圆形细胞核，部分细胞可见中央纵向分隔。

e 酵母细胞 PAS、Gormori 六胺银染色阳性，Gormori 六胺银染色中央纵向分隔较细胞壁更深染。

病理鉴别诊断

组织胞浆菌：可见出芽，无中央纵向分隔。

临床特点

a 马尔尼菲青霉感染引起。

b 易发生于免疫受损个体，尤其是艾滋病患者。

c 播散性感染主要侵犯网状内皮系统，有不规则发热、咳嗽、盗汗、乏力、贫血及全身淋巴结肿大等症状。

d 播散性感染皮损主要为脐窝性丘疹、坏死性结节、痤疮样皮损，好发于面部、上肢和躯干，特别是前额。

e 播散性感染患者多在 2 个月至 3 年内死亡，预后差。

f 局限性感染可因为外伤性接种引起，临床表现为皮肤结节，感染灶附近淋巴结可触及。

临床鉴别诊断

传染性软疣

结核性脓肿

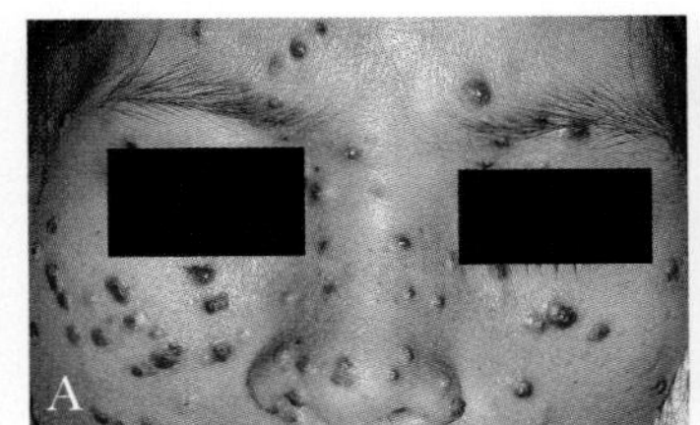

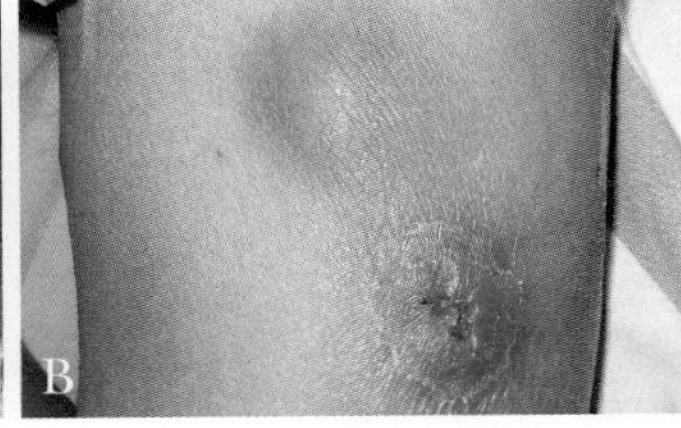

图 9.5.10 马尔尼菲青霉病（penicilliosis marneffei）

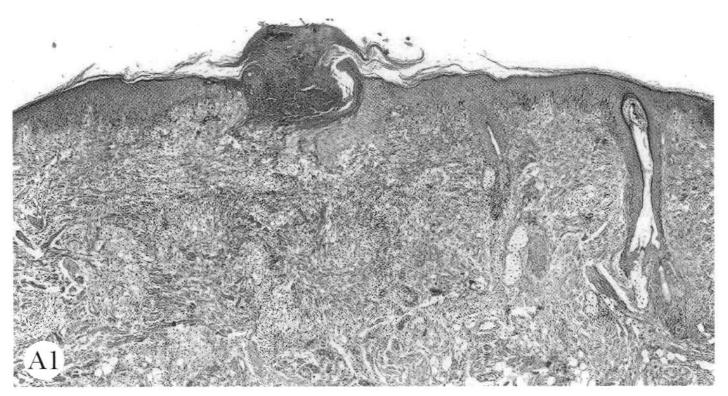

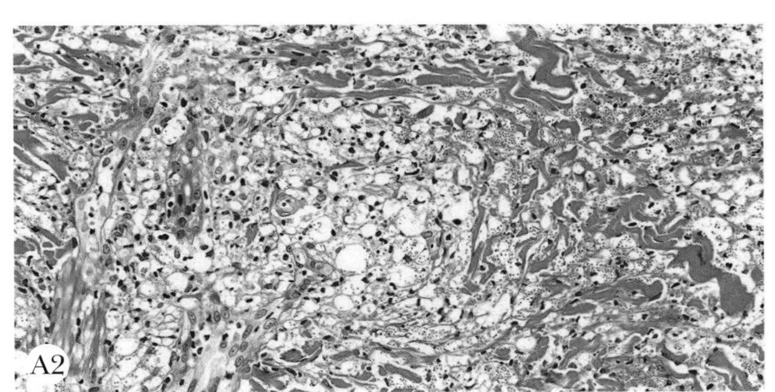

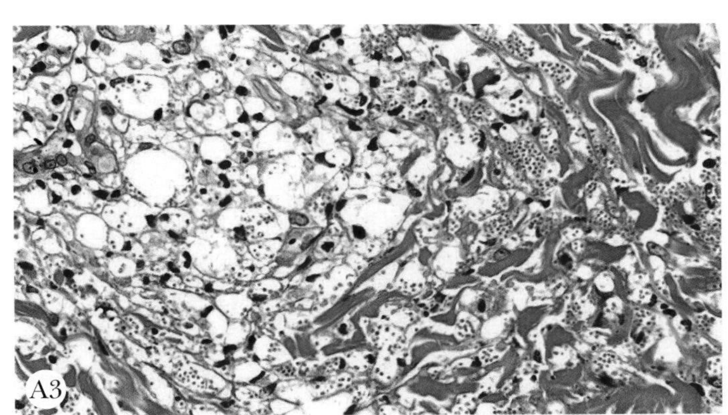

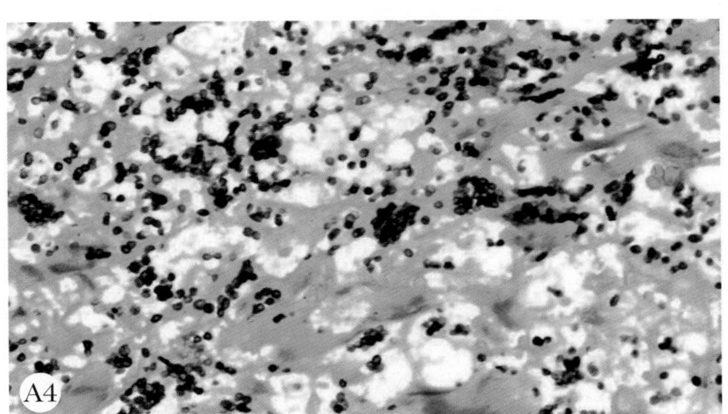

图 9.5.10A 马尔尼菲青霉病 男，全身消瘦半年，发热、全身红色丘疹、结节 2 周。HIV(+)。病理示真皮大量空泡状组织细胞浸润，其内见嗜碱性酵母细胞。Gormori 六胺银染色见圆形、卵圆形、腊肠样酵母细胞，部分中央见纵向分隔（A4）（广西医科大学梁伶教授提供该病例）。

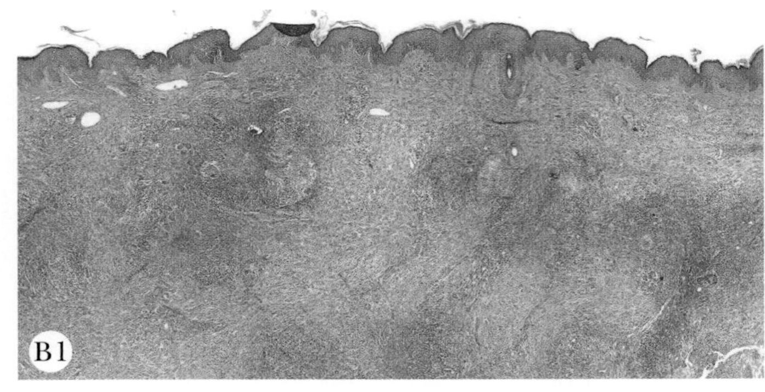

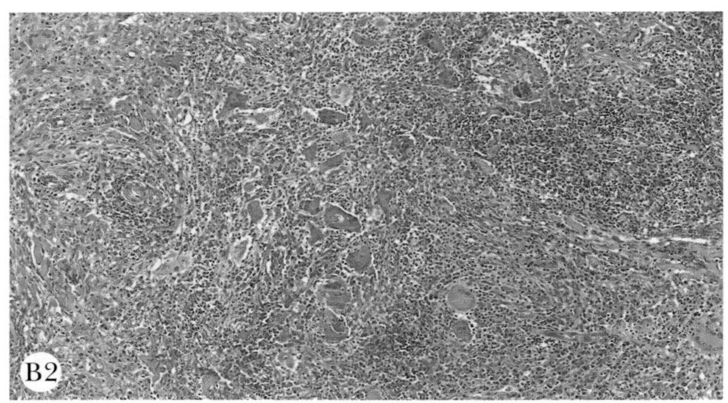

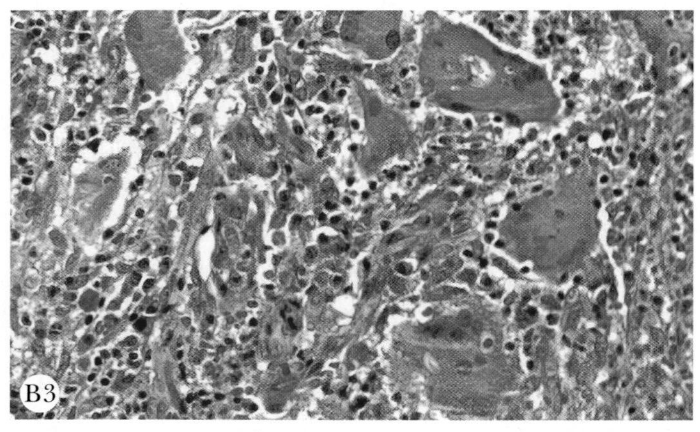

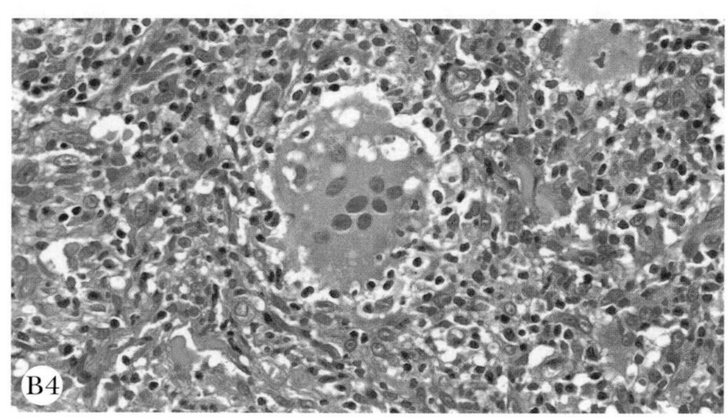

图 9.5.10B 马尔尼菲青霉病 女，高热、全身皮肤结节、脓肿2周。脓液培养马尔尼菲青霉 (+)。患者 HIV(-)。病理示真皮多核巨细胞、淋巴细胞、浆细胞、少量嗜酸性粒细胞结节状浸润（广西医科大学梁伶教授提供该病例）。

9.5.11 肺孢子菌病（pneumocystosis）

病理改变

a 真皮血管周或弥漫性嗜双色性或嗜酸性泡沫状、细斑点状物质，其内见嗜碱性颗粒。

b Gormori 六胺银染色见直径 2 ~ 5μm 薄壁包囊，中央为嗜银点状结构。部分包囊发生坍塌，呈新月状外形。

病理鉴别诊断

隐球菌病：可见出芽，无新月状外观，内无嗜银性点状结构。

荚膜组织胞浆菌病：可见出芽，无新月状外观，内无嗜银性点状结构。

念珠菌病：可见出芽及假菌丝，无新月状外观，内无嗜银性点状结构。

临床特点

a 卡氏肺孢子菌引起。

b 主要发生于 HIV 感染患者。

c 主要引起肺炎，临床症状包括发热、干咳、劳力性呼吸困难。

d 皮损少见，为红色或正常皮色非疼痛性丘疹、结节，可出现继发性糜烂、溃疡。

e 皮损可单发或泛发性分布，耳、外耳道、腋窝为好发部位。

临床鉴别诊断

组织胞浆菌病

9.5.12 隐球菌病（cryptococcosis）

病理改变

a 病变主要累及真皮和皮下组织，病理模式主要包括胶状及肉芽肿反应两种类型。

b 胶状反应：真皮、皮下组织炎症细胞浸润少，大量厚荚膜的隐球菌聚集，由于荚膜含有大量黏蛋白，低倍镜下呈现显著苍白淡染改变。

c 肉芽肿反应：组织细胞，多核巨细胞，淋巴细胞，浆细胞、中性粒细胞与成纤维细胞混合浸润，局部可见坏死，隐球菌数量较胶样反应少，位于组织细胞、多核巨细胞及真皮间质内。

d 隐球菌酵母细胞 HE 染色呈淡蓝色或淡红色，圆形或卵圆形，酵母细胞直径约 4 ~ 12μm 大小。在组织细胞和多核巨细胞内的酵母细胞周围常有一透明晕，为荚膜的位置所在。肉芽肿反应中隐球菌酵母细胞也可无荚膜包膜，直径约 2 ~ 4μm 大小。

e 隐球菌酵母细胞细胞壁 PAS 和 Gormori 六胺银染色分别染成紫红色或黑色，呈窄颈出芽。

f 隐球菌酵母细胞细胞壁黑素 Masson-Fontana 染色阳性。

g 隐球菌酵母细胞荚膜黏蛋白卡红染色可使荚膜染成鲜红色，亚甲蓝和阿辛蓝染色使荚膜呈蓝色。

病理鉴别诊断

念珠菌：Masson-Fontana 染色阴性。

组织胞浆菌：Masson-Fontana 染色阴性。

临床特点

a 新型隐球菌、格特隐球菌感染引起。

b 多见于艾滋病、白血病及长期应用皮质类固醇激素患者。

c 可感染人体的任何组织和脏器， 最常见的部位是中枢神经系统， 其次为肺部和皮肤。

d 继发性隐球菌感染主要来源于血行播散，皮损多种多样， 最常见的为传染性软疣样带有脐凹的损害， 还可以表现为痤疮样丘疹、脓疱、疣状、增殖性、痂性斑块、溃疡、硬的浸润性斑块或结节、寒性脓肿、蜂窝织炎等。

e 原发性隐球菌感染发病前大多具有局部外伤史，多表现为单个结节，破溃后形成溃疡。

临床鉴别诊断

传染性软疣

结核性脓肿

9.5.13 毛霉病（mucormycosis）

病理改变

鼻脑毛霉病

a 真皮及皮下组织闭塞性血管炎、缺血性坏死，组织细胞聚集形成肉芽肿，并伴有多形细胞浸润，个别细胞可有异型性。

b 动脉管腔及管壁组织见透明、10 ~ 20μm 宽、薄壁、中空、寡分隔菌丝，直角分枝的菌丝。

c 因周围组织环境差，菌丝可宽窄不一，并出现折叠、扭曲、起皱及片段化等改变，鼻窦和筛窦组织因接触空气偶可见孢子囊、孢囊梗。

d 菌丝 PAS 染色阳性，片段化或坏死的菌丝对 Gormori 六胺银染色可为弱阳性或阴性。

原发性皮肤毛霉病

a 急性皮肤感染型：组织病理表现差异大，可为化脓性炎症、坏死，或仅有轻度的炎症反应，有的呈浅表性肉芽肿性脓皮病表现，毛霉侵及动脉、静脉管壁，并形成管腔内血栓，引起继发性组织坏死。

b 慢性肉芽肿型：淋巴细胞、组织细胞、多核巨细胞、中性粒细胞组成的混合性肉芽肿病变。毛霉菌丝位于组织细胞、多核巨细胞内，但无血管侵及。

播散型毛霉病

a 表皮、真皮，甚至皮下组织梗死。

b 动脉血管周围淋巴细胞、组织细胞、中性粒细胞浸润，毛霉菌丝侵及动脉管腔、管壁乃至真皮间质。

病理鉴别诊断

曲霉病：菌丝较毛霉窄，分隔，向同一方向呈锐角分枝。

念珠菌病：当有较多菌丝时需与毛霉病鉴别，念珠菌病可见假菌丝。

临床特点

a 为毛霉目真菌感染引起。

b 分为鼻脑毛霉病、肺毛霉病、消化道毛霉病、原发性皮肤毛霉病、播散性毛霉病及其他型。

c 鼻脑毛霉病：表现为一侧头痛，鼻内疼痛和发热，感染波及上腭，患侧腭部有黑色焦痂，鼻中隔穿孔或硬腭穿孔，波及眼眶，引起眶周或鼻周持续性肿胀，波及大血管时，可在颅内引起栓塞和坏死，伴脑软化。

d 原发性皮肤毛霉病：急性皮肤感染型起始为脓疱、大疱，迅速发生溃疡病形成焦痂，根据宿主免疫状态，可自愈或形成致死性播散。慢性皮肤肉芽肿型表现为浸润性结节、斑块，缓慢增大、融合，可形成溃疡。

临床鉴别诊断

坏疽性脓皮病

细菌协同性坏疽

皮肤结核

结节病

别名

藻菌病（phycomycosis）

接合菌病（zygomycosis）

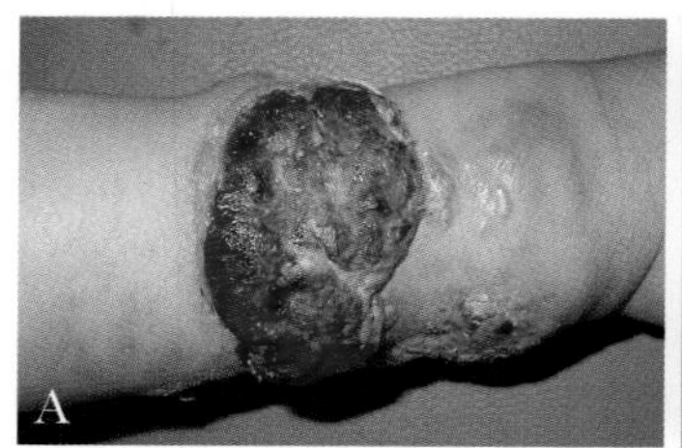

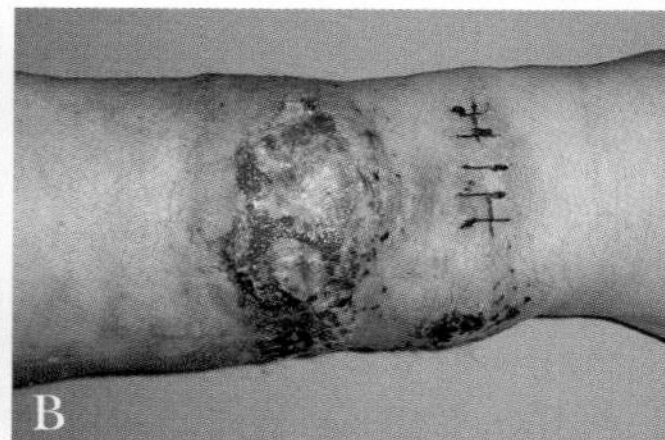

图 9.5.13 毛霉病（mucormycosis）

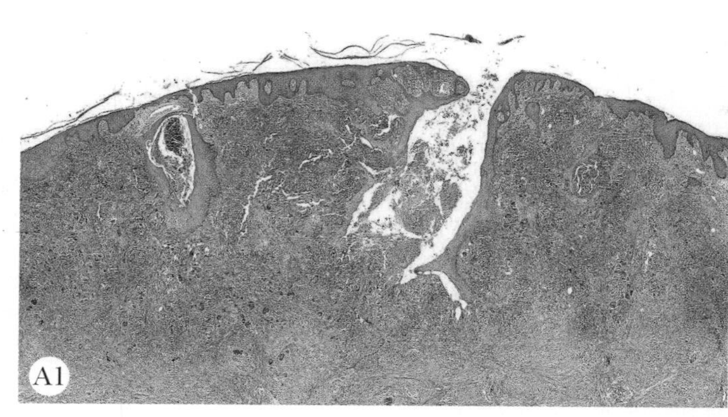

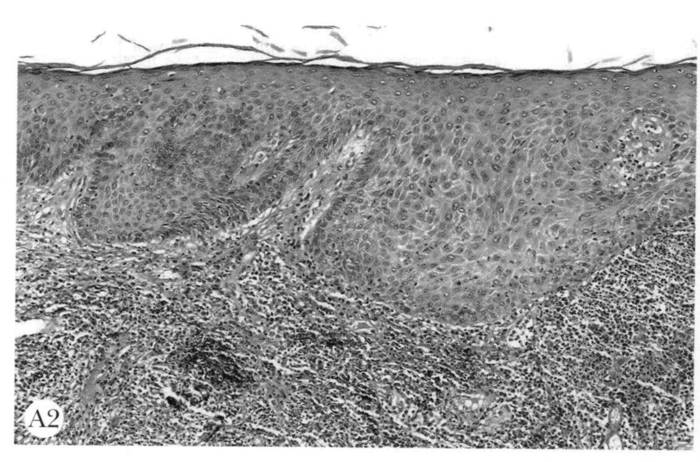

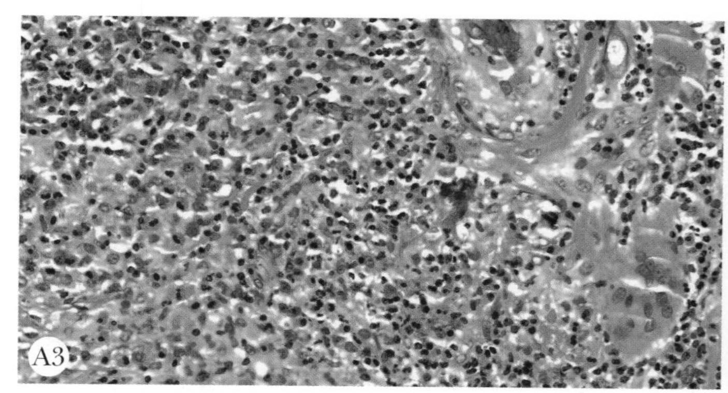

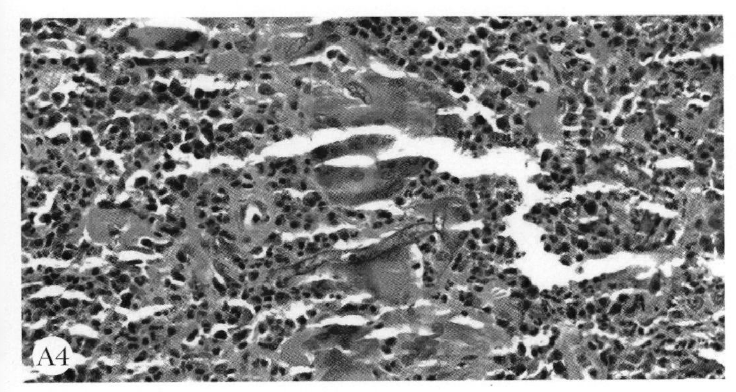

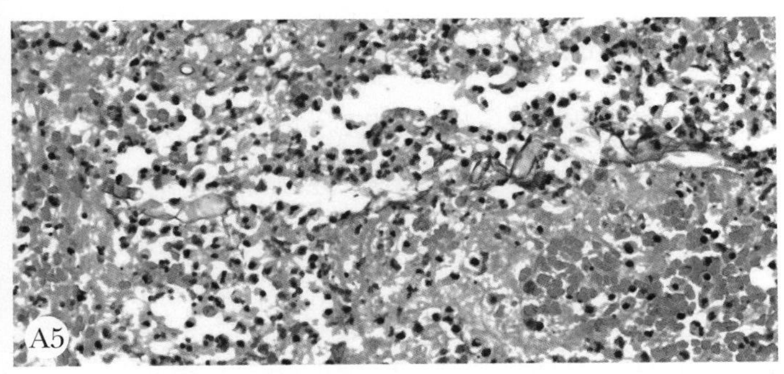

图 9.5.13A 原发性皮肤毛霉病 男，41 岁，右前臂结节、疣状斑块 2 年。病理示真皮组织细胞、多核巨细胞、淋巴细胞、中性粒细胞、嗜酸性粒细胞混合性浸润，菌丝透明，薄壁、分隔少，直径较宽，呈丝带状，直角分枝，部分菌丝扭曲、片段化。

9.5.14 虫霉病（entomophthoromycosis）

病理改变

a 真皮、皮下组织肉芽肿改变，伴散在脓肿，一些可见坏死。

b 肉芽肿周围见大量淋巴细胞浸润，，嗜酸性粒细胞并散在浸润于肉芽肿内。

c 真皮间质、多核巨细胞内内见短粗，平均直径 8 ~ 10μm 宽、薄壁、分枝或分隔的菌丝，HE 染色淡。

d 菌丝外围有 3 ~ 5μm 宽的嗜伊红样物质，即 Splendore-Hoeppli 现象。

病理鉴别诊断

毛霉病：嗜酸性粒细胞浸润少。病原菌具有嗜血管性，菌丝较虫霉宽。

临床特点

耳霉病（conidiobolomycosis）

a 发病多在 20 ~ 40 岁，男性占大多数，与从事农业劳动有关。

b 病原菌为冠状耳霉、异孢耳霉。

c 主要表现为鼻肿，多以单侧鼻塞、下鼻甲肥大为首发症状，也可双侧。

d 皮肤组织红肿、坚硬，与下方组织粘连紧密，逐渐累及前额、全鼻部、颊、上唇呈连续性肿块，造成以面中部为中心的奇特毁容。

e 肿块无明显疼痛，附近淋巴结无肿大，无全身发热等症状。

f 周边骨质不受累，病程慢性。

蛙粪霉病（basidiobolomycosis）

a 患者绝大多数为儿童。

b 病原菌为固孢蛙粪菌、林蛙粪霉及裂孢蛙粪菌。

c 皮损好发于股、臀、四肢上端及躯干，极少发生在面部。

d 皮损为正常肤色、红色、紫红色融合性皮肤及皮下斑块，界限清楚，质硬，可具有波动感。

e 可有深部肌肉受累，但不侵犯骨及关节。

f 局部组织肿胀致淋巴回流受阻而形成橡皮肿。

临床鉴别诊断

耳霉病：鼻脑毛霉病、鼻部脓肿、肿瘤、结核

蛙粪霉病：脓肿、结节病、脂膜炎、蠕虫感染

别名

耳霉病：耳霉虫霉病（entomophthoramycosis conidiobolae）

蛙粪霉病：蛙粪虫霉病（entomophthoramycosis basidiobolae）

9.5.15 皮下组织地霉病（subcutaneous geotrichosis）

病理改变

a 真皮，尤其是皮下肌肉内血管增生，周围灶性或弥漫性混合炎症细胞浸润，部分纤维化，形成混合细胞肉芽肿。

b 炎性浸润间散在或成簇分布圆形酵母细胞，直径 7 ~ 10μm，也可见少数关节孢子。

c PAS 染色可见明显厚壁酵母细胞。

病理鉴别诊断

念珠菌：酵母细胞较地霉直径小，可见假菌丝，无关节孢子。

毛孢子菌：与地霉病鉴别困难。

临床特点

a 条件致病菌白地霉引起。

b 常伴发或继发于糖尿病及接受免疫抑制剂治疗的患者。

c 皮下组织地霉病皮损表现为面、手、下肢的结节、肿瘤及溃疡。

临床鉴别诊断

念珠菌性肉芽肿

Majocchi 肉芽肿

9.5.16 曲霉病（aspergillosis）

病理改变

a 根据机体免疫状态，组织病理具有多种表现。

b 组织病理可为中性粒细胞化脓性炎症、脓肿形成至发育良好的肉芽肿反应，或为轻度的混合性炎症细胞浸润。

c HE 染色见 3 ~ 12μm 宽、分隔、45° 锐角分枝的菌丝，菌丝常向同一方向生长或呈辐射状生长。

d 一般孢子不可见。

e 继发性皮肤曲霉病真皮血管腔内血栓，内见分隔、45° 锐角分枝的曲霉菌丝。

病理鉴别诊断

毛霉病：菌丝宽，呈丝带状，90° 成角，分隔少。

镰刀霉病：菌丝较曲霉略窄，在分隔处缩窄，并为不规则成角。菌丝其间或末端有时可见厚壁孢子，部分可有产孢。

临床特点

a 主要由烟曲霉、黑曲霉、黄曲霉引起。

b 原发性皮肤曲霉病：多发生于静脉留置导管、烧伤、创伤、外科切口部位，表现为单个或多个斑疹、丘疹、结节、出血性大疱，迅速发展为坏死性溃疡，上有焦痂。

c 继发性皮肤曲霉病：主要由肺曲霉病血源性播散所致，常四肢远端分布，表现为界限清楚的红色斑疹、丘疹、脓疱、溃疡，覆黑色焦痂。也可呈皮下结节、坏死性结节、蜂窝织炎改变。

临床鉴别诊断

毛霉病

镰刀霉病

9.5.17 镰刀霉病（fusariosis）

病理改变

a 真皮血管腔内血栓，内见 3 ~ 8μm 宽，分隔、锐角分枝的镰刀霉菌丝。菌丝分隔处缩窄、而其他部位肿胀，呈曲张改变，严重者可肿胀呈球形。在末端和其间可见厚壁孢子，部分可有产孢。

b 由于血管阻塞造成组织缺血，引起凝固性坏死，出血常见。

c 可形成脓肿或液化坏死。

病理鉴别诊断

曲霉病：菌丝无分隔处缩窄，厚壁孢子不可见，无酵母样孢子。

毛霉病：当镰刀霉病菌丝肿胀呈球形时需与毛霉病鉴别，但镰刀霉菌丝远较毛霉窄。

临床特点

a 致病菌为茄病镰刀菌、串珠镰刀菌、尖孢镰刀菌、半裸镰刀菌等。

b 原发性皮肤镰刀霉病：可引起足癣、间擦疹等浅表性皮肤感染。

c 继发性皮肤镰刀霉病：分为三种类型：臁疮样损害、靶样损害、多个疼痛性皮下结节。

d 镰刀霉可侵犯角膜，甲等，还可引起系统性疾病。

临床鉴别诊断

曲霉病

毛霉病

9.5.18 着色芽生菌病（chromoblastomycosis）

病理改变

a 表皮增生明显，常见假上皮瘤样增生，常伴表皮内微脓肿，偶在表皮浅层或痂皮中发现分枝分隔的棕色菌丝。

b 真皮上中层组织细胞、多核巨细胞、淋巴细胞、浆细胞、中性粒细胞及少量嗜酸性粒细胞混合性浸润，组织细胞集聚形成肉芽肿，少数呈结核样肉芽肿，中性粒细胞集聚可形成微脓肿，与周围组织细胞一起可构成化脓性肉芽肿。

c 多核巨细胞内、真皮间质、微脓肿内可见单个、链状或成堆暗褐色圆形、厚壁、内部分隔孢子，直径 5 ~ 12μm，称为硬壳小体（sclerotic bodies）或 Medlar 小体（Medlar bodies）。

病理鉴别诊断

孢子丝菌病：中性粒细胞微脓肿、化脓性肉芽肿较着色芽生菌病更明显，缺乏硬壳小体。

临床特点

a 暗色真菌引起的皮肤和皮下组织的感染，我国北方以卡氏枝孢瓶霉多见，南方以 *F.monophora* 和裴氏着色霉多见。

b 好发于四肢远端的暴露部位，常与外伤有关。

c 典型临床表现为疣状增生性斑块或结节，表面化脓、有黑痂，表面可见黑点，也可表现为斑块、肿瘤样、瘢痕、假水疱样、湿疹样和混合性皮损。

9.5.18

d 病程持久，迁延不愈，瘢痕挛缩可致残而使患者丧失劳动力。

临床鉴别诊断

疣状皮肤结核、三期梅毒、芽生菌病、利什曼病、足菌肿

别名

着色真菌病（chromomycosis）

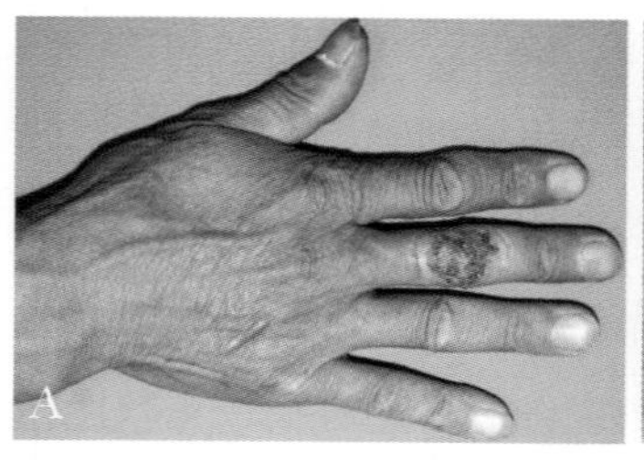

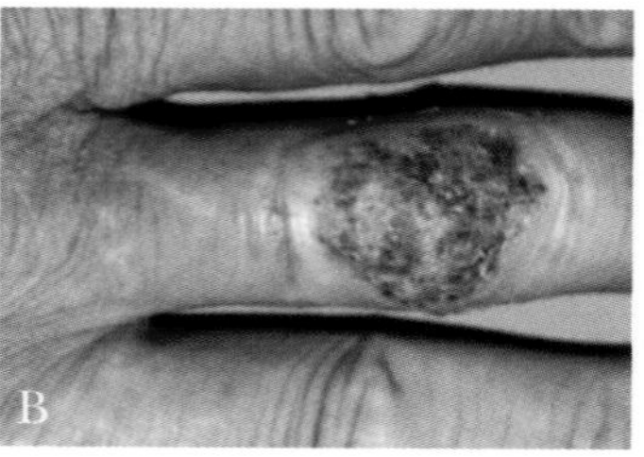

图 9.5.18 着色芽生菌病（Chromoblastomycosis）

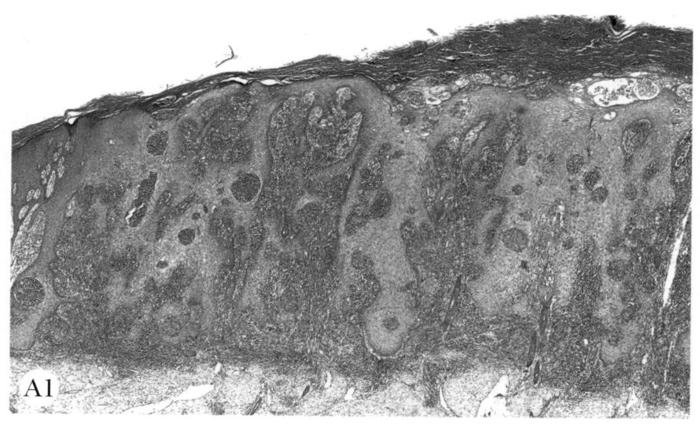

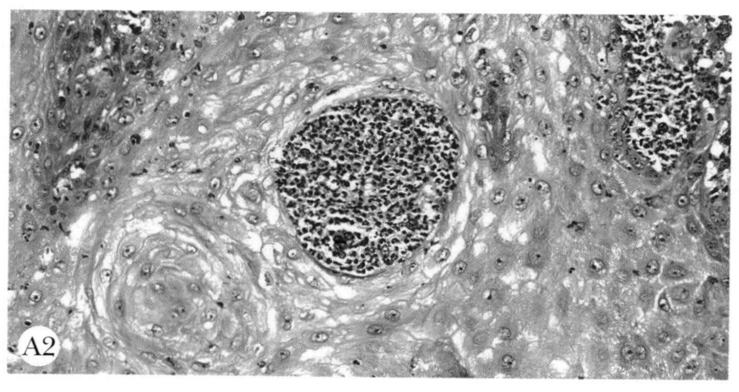

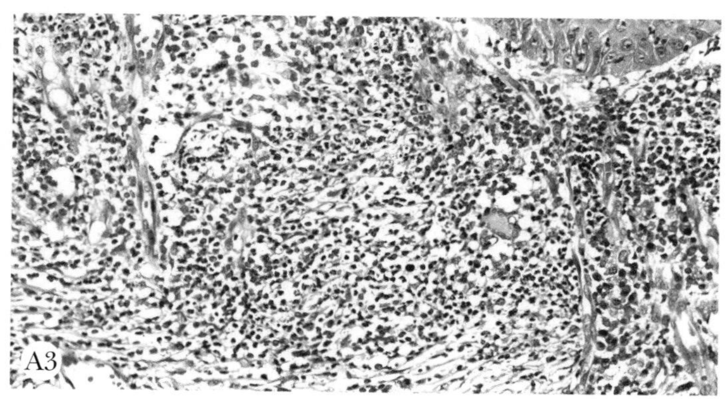

图9.5.18A 着色芽生菌病 男，46岁，右手中指红色斑块、水疱、结痂1年。病理示表皮假上皮瘤样增生，表皮内可见微脓肿及硬壳小体。真皮浅、中层组织细胞、多核巨细胞、淋巴细胞、中性粒细胞及少量嗜酸性粒细胞混合性浸润。多核巨细胞内见圆形褐色孢子。

9.5.19 皮下组织暗色丝孢霉病（subcutaneous phaeohyphomycosis）

病理改变

a 典型改变为真皮深层、皮下组织囊肿或慢性脓肿，周围为组织细胞、淋巴细胞、多核巨细胞组成的肉芽肿，边缘并形成致密纤维组织包膜。

b 部分损害中央见植入材料，如木片等。

c 在囊肿壁、中央坏死区、多核巨细胞内见棕褐色菌丝、圆形孢子。菌丝通常窄，约2 ~ 6μm宽，但不规则肿胀，在分隔处显著缩窄，呈念珠菌样。

d 菌丝分枝依致病菌种不同而不同。菌丝可在末端或其间呈球形肿胀，形成厚壁孢子。

e 某些致病真菌黑素含量少，在HE染色切片中可呈透明样，Masson–Fontana染色才能显示其黑素。

f 一些皮损不呈上述囊肿 / 脓肿改变，组织病理类似于着色芽生菌病。

病理鉴别诊断

着色芽生菌病：可见到壁厚、内部分隔的硬壳小体，组织病变表皮棘层肥厚明显，真皮浸润位于真皮浅层、中层，呈苔藓样肉芽肿模式。

暗色真菌引起的足菌肿：颗粒由交织的暗色菌丝组成，边缘常可见强嗜酸性物质。

透明丝孢霉病：某些含有黑素较少的暗色丝孢霉病需要与其鉴别，Masson–Fontana染色显示其黑素可借以鉴别。

临床特点

a 系暗色真菌所引起的皮下组织感染，常见致病真菌包括甄氏外瓶霉、丛梗孢外瓶霉、棘状外瓶霉、瓶霉属、离蠕孢霉和皮炎外瓶霉等。

b 常因外伤接种或侵袭性疾病的播散引起，多发于农民、木匠或园艺工作者，后者见于免疫受损者。

c 免疫正常患者常表现为接种部位的单个囊肿、斑块。免疫受损患者常表现为接种部位的结节、溃疡，可伴有焦痂。

d 免疫受损患者系统播散可累及等多个器官而出现相应症状，预后差，可导致死亡。

9.5.19

临床鉴别诊断

异物肉芽肿

利什曼病

着色芽生菌病

孢子丝菌病

别名

暗色孢子丝菌病（phaeosportrichosis）

暗色真菌囊肿（phaeomycotic cyst）

脑着色真菌病（cerebral chromomycosis）

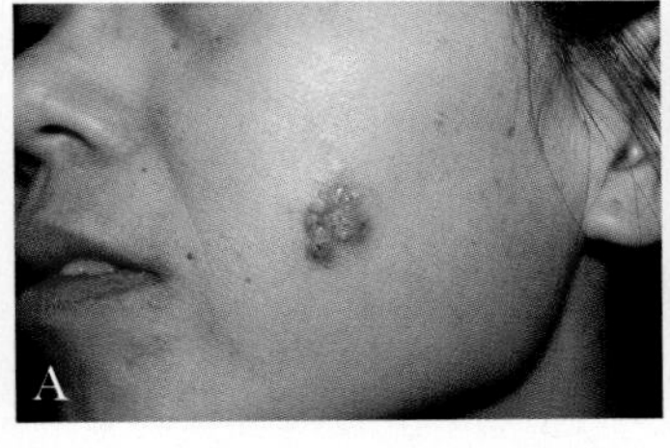

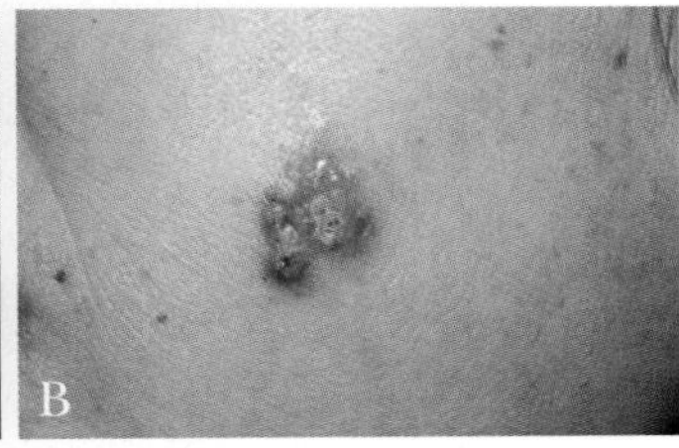

图 9.5.19　皮下组织暗色丝孢霉病（subcutaneous phaeohyphomycosis）

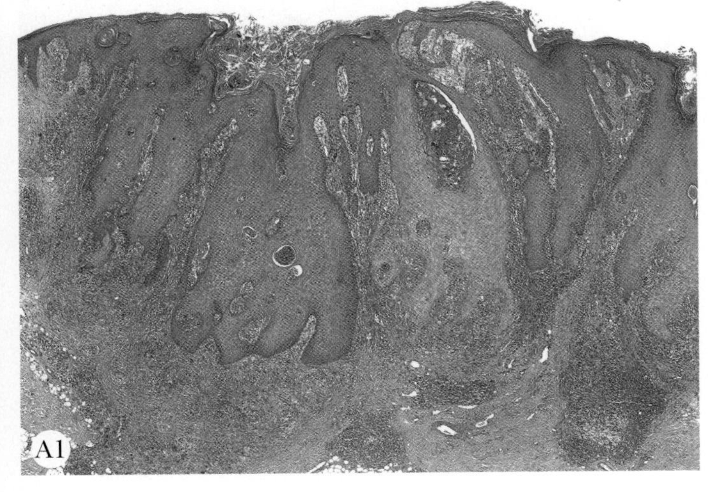

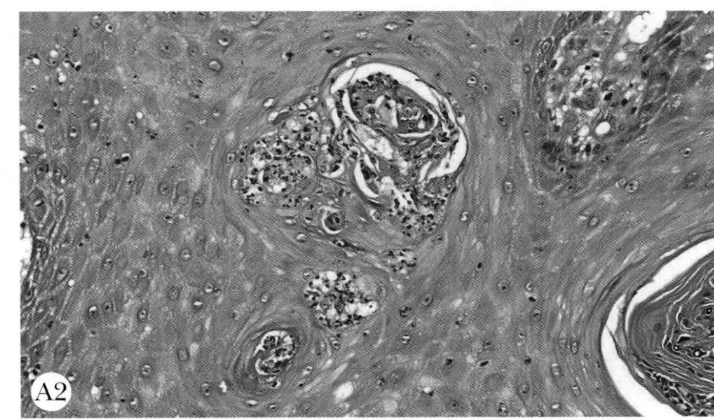

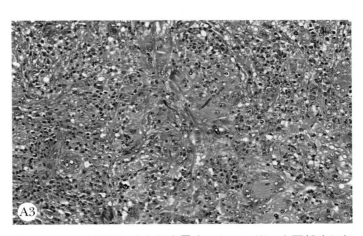

图 9.5.19A　皮下组织暗色丝孢霉病　女，35 岁，左面部暗红色丘疹、斑块 16 年。病理示表皮假上皮瘤样增生，表皮内微脓肿，真皮浅、中层组织细胞、多核巨细胞、淋巴细胞、中性粒细胞混合性浸润，可见褐色孢子及念珠菌样褐色菌丝。

9.5.20　链格孢霉病（alternariosis）

病理改变

a 表皮含有中性粒细胞的厚痂、表皮内微脓肿，近 1/2 患者出现假上皮瘤样增生。

b 表皮改变可伴随真皮病变出现，或为本病的唯一病变。

c 真皮主要为中性粒细胞及肉芽肿性混合性浸润，可形成中性粒细胞性微脓肿，肉芽肿可为化脓性肉芽肿、结核样型肉芽肿、结节病型肉芽肿多种模式。

d 表皮、真皮可见分隔菌丝，圆形孢子及具有双轮廓的球形厚壁孢子，可为色素性，也可由于黑素含量少而呈透明样。

e PAS 染色、Gormori 六胺银染色可见木节状、厚壁、分隔菌丝，圆形孢子，菌丝末端或其间见球形厚壁孢子。

f Masson-Fontana 染色可显示菌丝、孢子及厚壁孢子上的黑素。

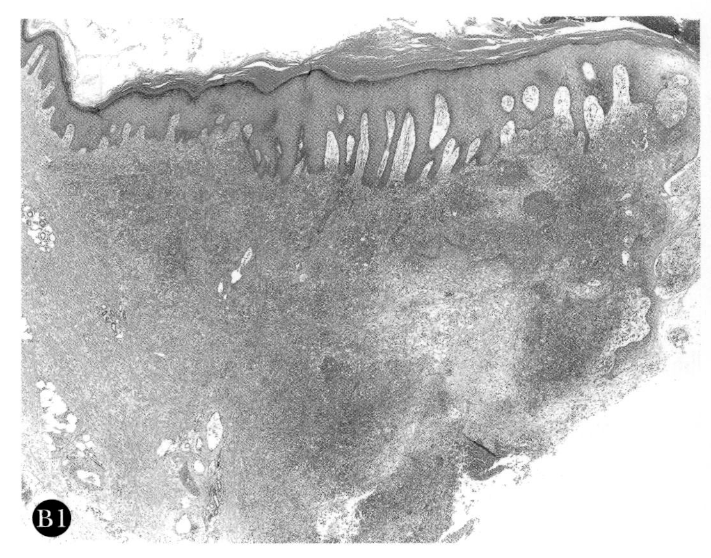

病理鉴别诊断

暗色丝孢霉病：需要真菌培养进行鉴别。

透明丝孢霉病：Masson-Fontana 染色为阴性。

临床特点

a 常发生于全身衰竭、免疫缺陷或接受免疫抑制剂治疗患者。

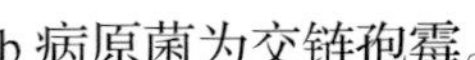

b 病原菌为交链孢霉。

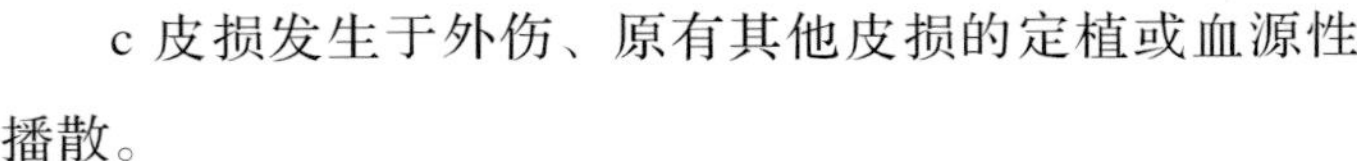

c 皮损发生于外伤、原有其他皮损的定植或血源性播散。

d 皮损多样，甚至呈非特异性，包括痂性结节、溃疡、疣状、肉芽肿状损害、皮下结节及脓疱。

e 真菌培养见灰色至黑色菌落。

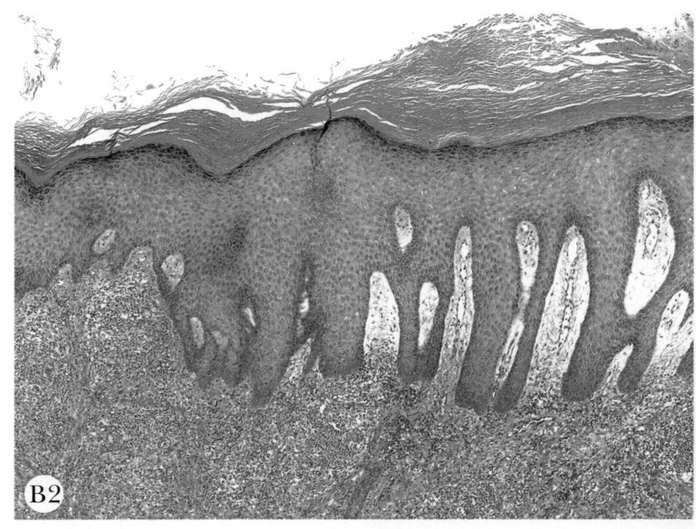

临床鉴别诊断

其他深部真菌病

别名

皮肤链互格菌病（cutaneous alternariosis， alternariosis cutis）

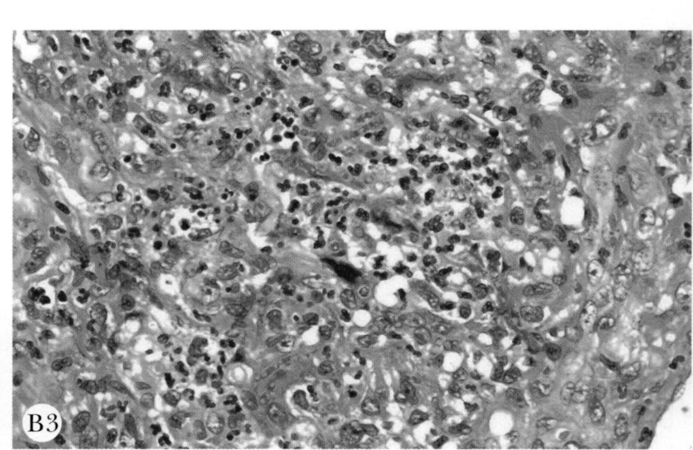

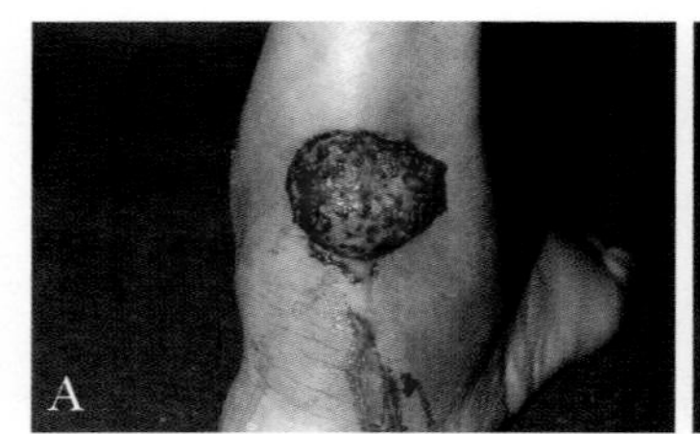

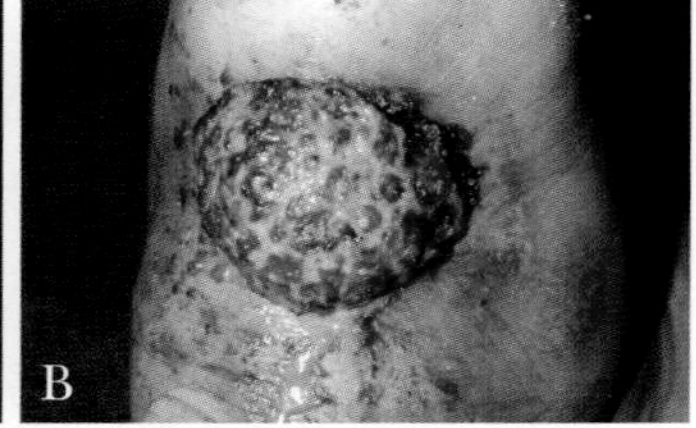

图 9.5.20 链格孢霉病（alternariosis）

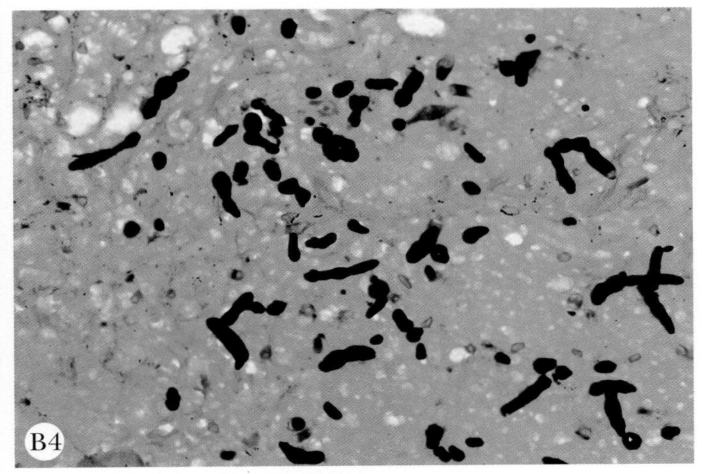

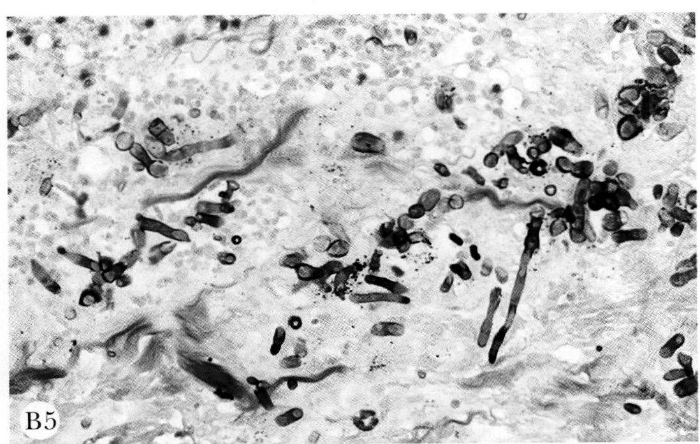

图 9.5.20B 链格孢霉病 男，55 岁，右踝后结节、溃疡 3 个月。既往有肾病综合征病史，长期口服他克莫司治疗。病理示表皮棘层肥厚，真皮中性粒细胞及肉芽肿混合性浸润，可见木节状透明菌丝及双轮廓孢子。Gormori 六胺银染色示分隔菌丝及球形厚壁孢子（B4）。Masson-Fontana 染色示菌丝、孢子及厚壁孢子上的黑素（B5）。

9.5.21 孢子丝菌病（sporotrichosis）

病理改变

固定型

a 早期病变为真皮内淋巴细胞、中性粒细胞、浆细胞和组织细胞等组成的非特异性炎性浸润。

b 长期存在、疣状皮损表皮角化过度、角化不全、棘层不规则肥厚或假上皮瘤样增生，其内常可见中性粒细胞微脓肿。部分表皮可缺失，形成溃疡。

c 真皮弥漫性淋巴细胞、浆细胞浸润，其间见中性粒细胞微脓肿、多核巨细胞及组织细胞集聚形成的肉芽肿。

d 成熟皮损呈典型的“三区病变”：中央为“化脓区”，由中性粒细胞及少量嗜酸性粒细胞构成；其外为“结核样区”，由组织细胞、上皮样细胞及少量的多核巨细胞构成；最外层为“梅毒样区”，由淋巴细胞及浆细胞构成。

e 孢子丝菌主要存在于坏死组织、中性粒细胞微脓肿、组织细胞、多核巨细胞内，但在HE染色不易见到。如存在，其为圆形或卵圆形，直径 2 ~ 6μm，或为雪茄形，长达 8μm。PAS 染色孢子边缘染色较中央更深，可呈窄颈或管状出芽，单个或多个。

f 一些损害在化脓性肉芽肿或脓肿内见星状体，中央孢子约 5 ~ 10μm 大小，边缘由放射状嗜酸性物质包绕，整个星状体直径约 7 ~ 25μm，平均约 20μm。

g 病程长的病例，可见程度不等纤维化。

淋巴管型

a 表皮改变轻或无。

b 早期真皮深层或皮下组织为混合性炎症细胞浸润，其间见散在肉芽肿，进一步增大、融合形成中央为不规则星状坏死的化脓性肉芽肿，最终形成典型的“三区病变”。

病理鉴别诊断

固定型

疣状皮肤结核：可见典型的结核样结节，浸润内浆细胞数量少，嗜酸性粒细胞很少或无。

游泳池肉芽肿：病理上难以鉴别，发现酵母细胞可诊断为孢子丝菌病，星状体对孢子丝菌病具有提示作用。

芽生菌病：病理改变基本相似，特殊染色发现特征形态的酵母细胞具有鉴别意义。

芽生菌性脓皮病：炎症常较孢子丝菌病弱，周围常可见日光弹力纤维变性。

淋巴管型

性病性淋巴肉芽肿：病理上难以鉴别，需用荧光素标记的针对沙眼衣原体抗体行免疫荧光确诊。

兔热病：病理上难以鉴别，土拉弗菌为微小的球杆菌，革兰染色阴性。

猫抓病：病理上难以鉴别，汉氏巴尔通体为多形性杆菌，革兰染色阴性，Warthin–Starry 染色阳性。

临床特点

a 病原菌为申克孢子丝菌复合体，包括申克孢子丝菌、球形孢子丝菌、巴西孢子丝菌、墨西哥孢子丝菌和卢艾里孢子丝菌。

b 皮肤外伤植入被孢子丝菌污染的物质是该病传播的主要途径，农民、工人、园丁、矿工等为易感人群。

c 临床分为皮肤型（淋巴管型、固定型、播散型）和皮肤外型。

d 固定型：好发于面、颈、四肢、手背等暴露部位，皮损表现为炎性丘疹、结节，呈红色或暗红色，逐渐增大，可伴溃疡、脓肿及结痂，称为孢子丝菌病“初疮”。一般不侵犯近淋巴结，无自觉症状。

e 淋巴管型：好发于手、前臂、面部、小腿等。初疮出现后逐渐扩大、加重，陆续沿淋巴管向心性发展出现并逐渐增大、增多，形成炎性结节，结节中心可发生坏死，形成溃疡。

f 播散型：多继发于淋巴管型，通过自身接种或血行播散而引起皮肤散在性多发损害，皮损表现为炎性结节、斑块、囊肿、脓肿、溃疡等，全身散在分布或局部密集排列。可伴有发热、疲乏等症状。主要发生于免疫低下或免疫缺陷患者。

g 皮肤外型孢子丝菌病：即系统型孢子丝菌病，根据其受累器官不同，可分为骨 / 关节孢子丝菌病、气管 / 肺孢子丝菌病、眼孢子丝菌病及孢子丝菌脑膜炎等。

临床鉴别诊断

游泳池肉芽肿

诺卡菌病

利什曼病

芽生菌病

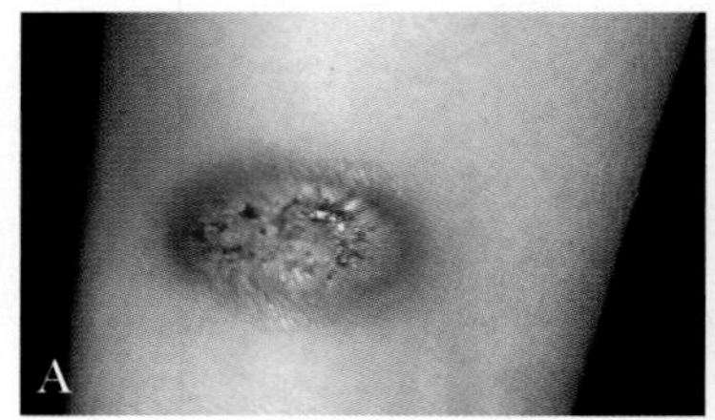

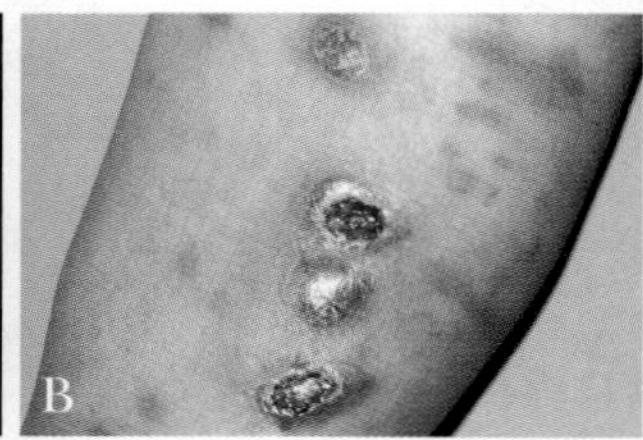

图 9.5.21　孢子丝菌病（sporotrichosis）

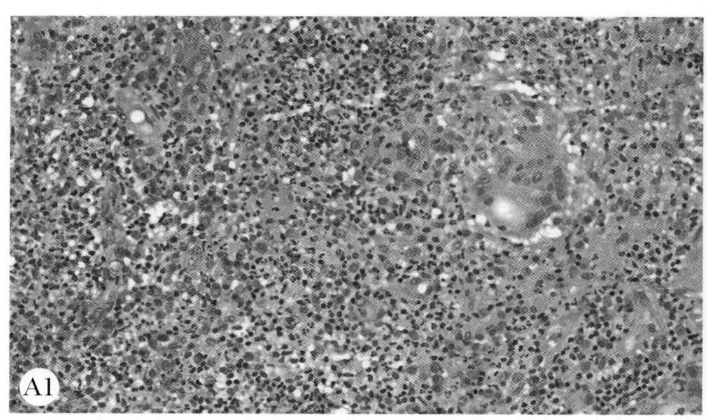

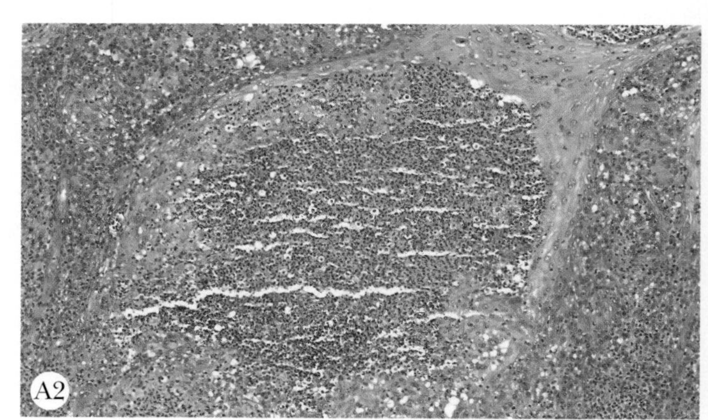

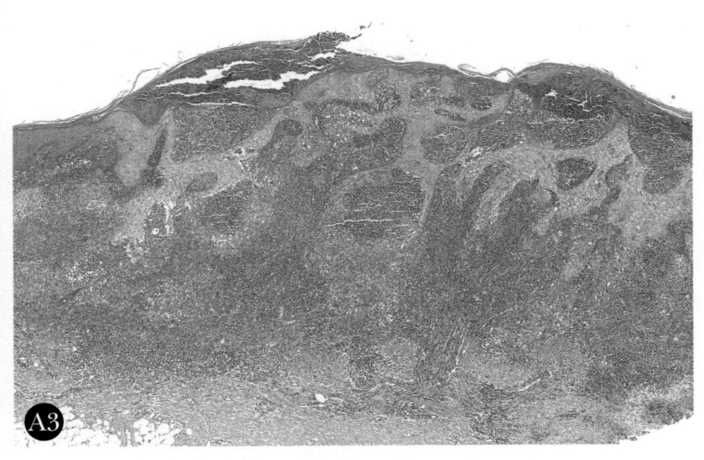

图 9. 5. 21A 固定型孢子丝菌病 女，55 岁。左前臂红色斑块、溃疡 1 年余。病理示表皮中性粒细胞性痂皮，角化过度，棘层不规则肥厚，表皮内中性粒细胞微脓肿。真皮组织细胞、多核巨细胞、淋巴细胞、浆细胞、中性粒细胞混合性浸润。

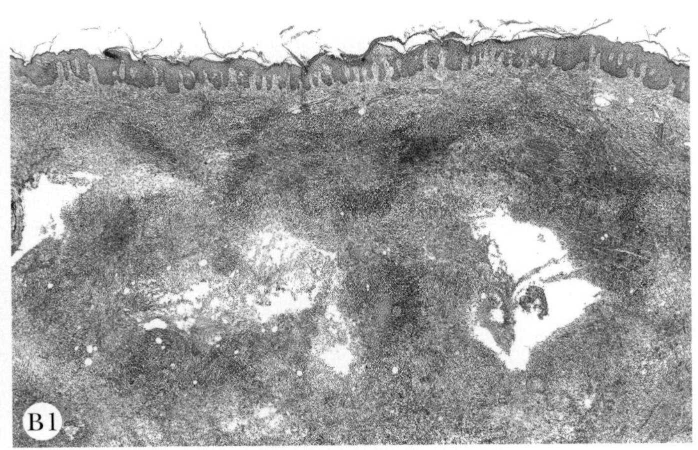

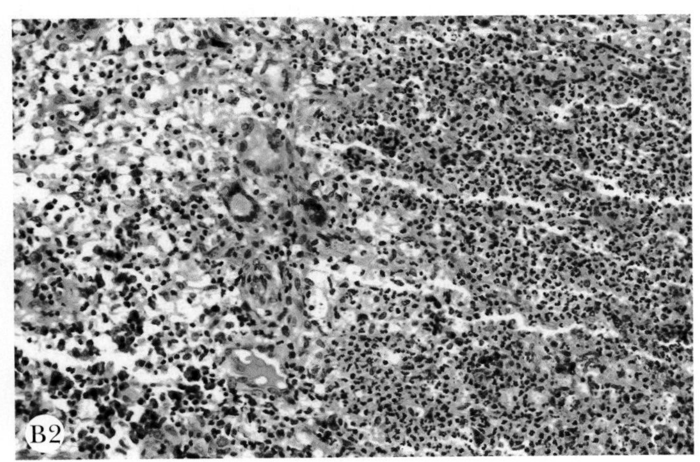

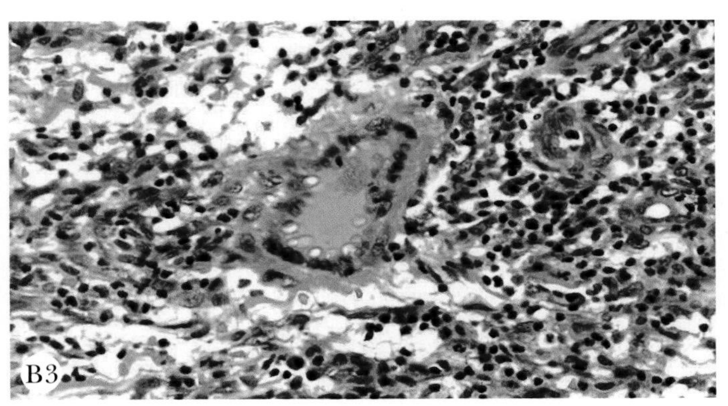

图 9. 5. 21B 淋巴管型孢子丝菌病 男，40 岁，右下肢结节、溃疡 4 个月余。病理示真皮星状坏死区，局部见“三区病变”，多核巨细胞内见嗜酸性染色圆形孢子。

9.5.22 足菌肿（mycetoma）

病理改变

a 表皮假上皮瘤样增生。

b 真皮、皮下组织广泛肉芽组织形成，其间见中性粒细胞性脓肿或化脓性肉芽肿，脓肿可形成窦道。

c 早期脓肿外围淋巴细胞、浆细胞、组织细胞、异物巨细胞混合性浸润，后期细胞浸润不明显，形成明显的纤维化。

d 脓肿中央见“硫黄颗粒”，其为病原体紧密排列形成的团块，直径 0.5 ~ 2.0mm，周边有时见嗜酸性边缘。

e 真菌性足菌肿：硫黄颗粒为黑色、灰白色或褐色，PAS 染色或 Gormori 六胺银染色阳性，颗粒由粗的（2 ~ 4μm）、有隔菌丝构成，并可见棒状肿胀，或可见厚壁孢子。

f 放线菌性足菌肿：硫黄颗粒为红色、灰白色或黄色，革兰染色阳性，颗粒由细的（≤ 1μm）、丝状或杆状细菌构成。

病理鉴别诊断

葡萄状菌病："颗粒"革兰染色见内有杆菌和球菌，而无菌丝或丝状细菌。

临床特点

a 多见于 20 ~ 50 岁男性。

b 分为厌氧或需氧丝状细菌引起的放线菌性足菌肿与真菌性足菌肿两大类。

c 大部分患者为土壤、植物中的病原体通过创伤植入引起感染。

d 足部为最常见的发病部位，其他部位为手、躯干和头皮，常为单侧发生。

e 皮损起始为无痛性丘疹，当皮下组织感染后，软组织肿胀，最后形成化脓性引流性窦道。

f 引流物包含微小或至 1cm 大小的不同颜色的特征性颗粒，为真菌或丝状细菌形成的紧密团块。

g 损害可侵犯深部组织，累及骨骼可形成囊腔。

h 本病常为无症状性。

临床鉴别诊断

葡萄状菌病

着色芽生菌病

皮肤肿瘤

别名

马杜拉足（Madura foot）

马杜拉真菌病（Maduromycosis）

马杜拉足菌肿（Maduromycetoma）

足分枝杆菌病（Mycetoma）

真足菌肿（eumycetoma）

9.5.23 葡萄状菌病（botryomycosis）

病理改变

a 真皮、皮下组织广泛肉芽组织形成，其间见中性粒细胞性脓肿。

b 脓肿中央有一个或多个嗜碱性颗粒，数目和大小不一，有的直径仅 7 ~ 40μm，有的可达 2mm。

c 颗粒由致密的细菌团块组成，系革兰阳性球菌，少数亦可见革兰阴性杆菌，围以放射状或不规则的嗜伊红物质。

d 化脓灶周围有纤维化组织形成。

病理鉴别诊断

放线菌性足菌肿：细菌为丝状形态，PAS 染色、Gormori 六胺银染色阳性，诺卡菌引起者抗酸染色阳性。

真菌性足菌肿：由粗而分隔的菌丝组成，直径 2 ~ 5μm，可有不规则肿胀或厚壁孢子。

临床特点

a 由细菌感染所致，多为金黄色葡萄球菌，少数为假单胞菌等，分原发性皮肤型和肺型两型。

b 皮损表现为皮肤和皮下结节、溃疡及疣状斑块，其上有窦道或瘘管。由窦道中排出化脓性液体或细菌团块构成的黄色颗粒。

c 大多数患者皮损限局于四肢，可有创伤史。

d 本病可累及肺部等内脏和其他器官，肺部脓肿可穿破胸壁，累及胸部皮肤并形成多个窦道。

临床鉴别诊断

放线菌病

足菌肿

诺卡菌病

9.5.24 诺卡菌病（nocardiosis）

病理改变

a 早期为真皮、皮下组织致密中性粒细胞浸润，伴明显脓肿形成。

b 慢性期为真皮、皮下组织慢性炎症细胞浸润，周围可有薄壁纤维包膜包绕。

c 有时出现溃疡、坏死、出血等改变。

d HE 染色常见不到致病细菌。

e Gormori 六胺银、革兰染色可见直径 1μm 、分枝、串珠型的丝状细菌。抗酸染色为弱阳性。

f 临床皮损为足菌肿时组织病理表现同足菌肿。

病理鉴别诊断

放线菌病：丝状细菌抗酸染色为阴性。

临床特点

a 病因为诺卡菌感染引起。

b 主要见于成人，但也有儿童罹患本病的报道。

c 诺卡菌病原发部位多在肺部，累及多个系统和脏器时预后较差。

d 继发性皮损：由胸壁或肺部病变直接延伸或血行播散所致，损害为结节、脓肿、慢性瘘管、水疱、溃疡，溃疡边缘不规则，表面有黄色黏性脓液，局部淋巴结肿大。

e 原发性皮损：由周围环境中的病原体直接接种所致，分为三种类型：①诺卡菌性足菌肿：同足菌肿；②局限型：可表现为蜂窝织炎、溃疡大疱、结节脓疱、瘢痕疙瘩样损害等；③淋巴皮肤型：多发于臂部，呈链状排列的疼痛性皮下结节，可出现波动感及溃疡。

f 诺卡菌培养需氧生长。

临床鉴别诊断

孢子丝菌病

游泳池肉芽肿

利什曼病

金黄色葡萄球菌引起的脓皮病

9.5.25 放线菌病（actinomycosis）

病理改变

a 真皮或皮下组织的慢性化脓性肉芽肿性炎症，中心为含一个或多个颗粒的脓肿，中间层为组织细胞、异物巨细胞、淋巴细胞和浆细胞，外层为广泛纤维化。

b 放线菌性颗粒呈类圆形或扇形，100 ~ 300μm 大小，有时可达 1 ~ 2mm，HE 染色时，中央染成均一的嗜碱性，周围有一层放射状排列、相互平行的嗜酸性棍棒体围绕。

c 放线菌革兰染色阳性，为直径约 1μm，纤细，分枝、串珠状菌丝。

d 放线菌 PAS 染色阳性，Gormori 六胺银染色阳性，呈灰色或黑色。

病理鉴别诊断

葡萄状菌病：细菌非丝状形态，可革兰染色阳性（蓝色）或阴性（红色）。

诺卡菌引起的放线菌性足菌肿：诺卡菌较放线菌短，常呈片段性碎裂，有时形成杆状形态。一般认为诺卡菌抗酸染色阳性，但有例外。

真菌性足菌肿：致病真菌约 2 ~ 5μm 宽，可见分隔或不规则肿胀及厚壁孢子。

临床特点

a 病因为放线菌内源性感染所致。

b 临床分为颈型、胸型、腹型和其他部位放线菌病。

c 颈型：见于下颌部、颈上部、颊部。开始为结节，皮色或暗红色，以后化脓破溃，形成窦道，常为多发性，脓液黏稠，脓液中可带有粟粒大小黄白色颗粒（硫黄颗粒），溃疡底部硬如木板。疼痛不明显，咀嚼肌可受累，可有张口困难症状。

d 胸型：有发热、咳嗽、脓胸等，以后损害可延伸至胸壁，形成皮肤脓肿及窦道。

临床鉴别诊断

诺卡菌病

皮肤结核

葡萄状菌病

别名

大颌病（lumpy jaw）

9.5.26 皮肤无绿藻病（cutaneous protothecosis）

病理改变

a 表皮可有多种改变，包括溃疡、角化不全、棘层肥厚、假上皮瘤样增生等。

b 真皮常为慢性肉芽肿性炎症，伴有淋巴细胞、浆细胞浸润，偶可见嗜酸性粒细胞、中性粒细胞。早期多核巨细胞少，浸润主要位于血管及附属器周围。可有局灶性坏死。

c HE 染色，组织细胞、多核巨细胞可见嗜碱性厚壁球状体，染色淡或完全不着色，无出芽，周围有透明晕。有些可见内孢子。

d PAS 染色或银染色，无绿藻孢子分别染成红色和黑色。小型无绿藻孢子直径 3 ~ 11μm，很多具有内部分隔，产生内孢子。孢子囊内见对称排列的内孢子具有特征性，呈桑葚样、雏菊样外观。

病理鉴别诊断

粗球孢子菌病：尽管可见含有内孢子的孢子囊，其较无绿藻大，直径约 10 ~ 80μm。

临床特点

a 由无叶绿素藻样生物——无绿藻引起，中型无绿藻（*Prototheca zopfii*）和小型无绿藻（*Prototheca wickerhamii*）是最主要的病原体。

b 常发生于存在免疫抑制或是有并发症的患者，由微小皮肤外伤接触含有无绿藻的水和土壤而被感染。

c 皮损为丘疹、湿疹样皮炎，常分布广泛、肥厚、表皮覆有鳞屑。也可呈水疱、疱疹、脓疱、溃疡、肉芽肿和坏疽性脓皮病样。

d 多发生于暴露部位，如下肢和面部。

e 也可引起鹰嘴滑囊炎、播散型感染。

临床鉴别诊断

湿疹、皮肤真菌病、孢子丝菌病、着色芽生菌病、系统性原藻病

别名

皮肤原藻病（cutaneous protothecosis）

9.5.27 腹股沟肉芽肿（granuloma inguinale）（见 20.1.13）

10　血管炎及假性血管炎
(cutaneous vasculitis and pseudovasculitis)

廖文俊　高天文

10.1　中性粒细胞性小血管炎
10.1.1　变应性皮肤血管炎
10.1.2　过敏性紫癜
10.1.3　荨麻疹性血管炎
10.1.4　持久性隆起性红斑
10.1.5　面部肉芽肿
10.1.6　脓疱性血管炎
白塞病（脓疱损害）
急性泛发性脓疱性细菌疹
肠道疾病相关的皮肤病 – 关节炎综合征（见 9.1.5）
10.1.7　坏疽性脓皮病
10.1.8　结节性红斑（早期）
10.1.9　白塞病结节性红斑
10.1.10　冷球蛋白血症性血管炎
10.1.11　脓毒性血管炎
10.1.12　血清病
10.1.13　幼儿急性出血性水肿
10.1.14　结缔组织病性血管炎
10.1.15　麻风反应（见 8.1.2）

10.2　淋巴细胞性小血管炎
10.2.1　急性痘疮样苔藓样糠疹
10.2.2　药疹
10.2.3　中毒性红斑
10.2.4　Waldenstrom 巨球蛋白血症
10.2.5　高 IgD 综合征
10.2.6　结节性红斑（晚期）（见 11.1.1）
10.2.7　多形红斑（见 1.2.1）
10.2.8　节段性透明性血管炎（见 10.8.2）

10.3　嗜酸性粒细胞性小血管炎
10.3.1　复发性皮肤坏死性嗜酸性血管炎
10.3.2　Wells 综合征（嗜酸性蜂窝织炎）（见 9.3.1）

10.4　肉芽肿性小血管炎
10.4.1　ANCA 相关性血管炎
Wegener 肉芽肿病
显微镜下多血管炎
变应性肉芽肿病
药物诱导的 ANCA 相关性血管炎
10.4.2　非 ANCA 相关性血管炎
结节性血管炎
科根综合征

10.5　中性粒细胞性肌性血管炎
10.5.1　结节性多动脉炎
10.5.2　浅表游走性血栓性静脉炎
10.5.3　闭塞性血栓性脉管炎
10.5.4　胸腹壁血栓性静脉炎
10.5.5　淋巴管炎

10.6　淋巴细胞性肌性血管炎
10.6.1　川崎病
10.6.2　系统性红斑狼疮（见 1.2.4）

10.7　肉芽肿性肌性血管炎
10.7.1　巨细胞动脉炎
10.7.2　高安动脉炎
10.7.3　硬红斑

10.8　假性血管炎
10.8.1　出血性假性血管炎
日光性紫癜
血栓性血小板减少性紫癜
坏血病
色素性紫癜性皮病（见 7.1.6）
10.8.2　阻塞性假性血管炎
青斑样血管病
抗磷脂抗体综合征
冷球蛋白血症（单克隆性）
华法林坏死
暴发性紫癜
凝血病
恶性萎缩性丘疹病
钙化防御
胆固醇栓塞
系统性淀粉样变（见 17.2.3）
皮肤草酸盐沉积症（见 17.8）
冻疮（见 7.1.3）
亲血管性淋巴瘤（见 31）

血管炎是指组织病理学上血管壁及其周围组织的炎症性改变，包括血管内皮肿胀、红细胞外溢、血管壁及周围有纤维蛋白样物质沉积及炎症细胞浸润，严重者有血栓形成，甚至整个血管的破坏。皮肤血管炎可表现出谱系改变，在临床上可出现红斑、丘疹、紫癜、皮下结节、水疱、血疱、坏死、溃疡等。发生机制包括循环免疫复合物的损害、抗内皮细胞抗体以及细胞免疫反应等。其中 Arthus Ⅲ型变态反应由抗原与 IgG、IgM 结合所激发，特征是白细胞碎裂性血管炎；Ⅱ型变态反应发生于抗体直接针对内皮靶抗原，如系统性红斑狼疮（SLE）、类风湿关节炎、皮肌炎、硬皮病及白塞病等，产生血栓性血管病变或淋巴细胞性血管炎。Ⅳ型变态反应可能是肉芽肿性血管炎的机制，见于克罗恩病、类肉瘤、结核及淋巴增生性疾病。

假性血管炎（pseudovasculitis）是一组异质性疾病，其临床表现、组织病理，甚至血管造影等与真性血管炎极为相似，但病理上无血管炎的证据如血管壁炎症细胞浸润及纤维蛋白样变性，免疫病理显示血管壁无免疫球蛋白和补体的沉积。

血管炎的分类比较混乱。有人根据组织病理学表现分为坏死性和非坏死性血管炎，也有人根据损伤血管的大小分为大血管性血管炎（直径大于 10mm）、中等血管性血管炎（直径 0.3 ~ 10mm）及小血管性血管炎（直径 10 ~ 300μm）；或按浸润炎症细胞的类型分为中性粒细胞性血管炎、淋巴细胞性血管炎及肉芽肿性血管炎。为便于阅读，本章将皮肤血管炎分为小血管炎（包括毛细血管、细动脉和微静脉）和肌性血管炎（包括小血管和中血管）两类。

在诊断皮肤血管炎时，须注意以下五个方面的问题：①是真性血管炎还是假性血管炎；②是原发性血管炎还是继发性血管炎；③血管炎的损害程度；④是否符合血管炎的诊断标准；⑤属于哪种特殊类型的血管炎。

白细胞碎裂性血管炎是皮肤血管炎中最常见的组织学类型，主要累及毛细血管及毛细血管后微静脉，其特点包括：

a 真皮浅层或全层血管丛周围炎症细胞浸润，以中性粒细胞为主。

b 大量中性粒细胞的核碎片形成核尘。

c 血管内皮细胞肿胀。

d 血管壁及血管周围纤维素沉积，血管壁结构模糊。

e 常见血管外红细胞。

10.1 中性粒细胞性小血管炎（neutrophilic small-vessel vasculitis）

10.1.1 变应性皮肤血管炎（allergic cutaneous vasculitis）

病理改变

a 主要侵犯真皮浅层的毛细血管和毛细血管后微静脉。

b 血管内皮肿胀，血管壁纤维蛋白样变性、血管壁及血管周围中性粒细胞浸润和核碎裂（核尘）。

c 可见数量不等的嗜酸性粒细胞和单一核细胞。

d 红细胞外溢。

e 有时可见血管内血栓。

f 偶见表皮下或真皮内脓疱。

g 直接免疫荧光：血管壁可见免疫球蛋白和补体 C3 沉积，早期皮损主要为 IgM 和 C3，充分发展的皮损主要为 IgG。

病理鉴别诊断

过敏性紫癜：很难鉴别，但血管壁纤维蛋白样变性较轻，且血管壁有 IgA 沉积。

荨麻疹性血管炎：真皮水肿明显，但血管壁纤维蛋白样变性、中性粒细胞浸润及核尘相对较轻，甚至血管改变轻微，内皮细胞坏死少见。

Sweet 病：真皮浅层高度水肿，真皮内弥漫性中性粒细胞浸润，但无血管改变。

Wegener 肉芽肿病：也可表现为白细胞碎裂性血管炎，但常伴坏死性肉芽肿，表皮、真皮可有局灶性坏死，可见组织细胞、多核巨细胞、淋巴细胞、嗜酸性粒细胞和浆细胞的混合性浸润。

脓疱性血管炎：角层下海绵状脓疱，可见中性粒细胞浸润、核尘及红细胞外溢，但血管壁纤维蛋白样变性较轻或无。

脓毒性血管炎：严重的真皮全层白细胞碎裂性血管炎，伴含中性粒细胞和细菌的血栓。

临床特点

a 好发于青壮年，女性多于男性，常急性发病。

b 免疫复合物介导的疾病，病因包括感染、药物、异种蛋白等，也可能是系统性疾病的血管反应模式。

c 皮损好发于双下肢，特别是小腿及踝部，常对称分布。

d 皮疹呈多形性，可有红斑、丘疹、风团、紫癜、水疱、血疱、结节、坏死、溃疡等，但多以某一种或两种皮疹为主，特征性皮损为紫癜样斑、丘疹。

e 可引起关节、肾脏、胃肠道、肺、肝、脾、中枢神经系统、眼球等损害。

f 自觉瘙痒或烧灼感，偶可疼痛。

g 皮损一般在数周内消退，但可反复发作，迁延数月至数年之久。

临床鉴别诊断

过敏性紫癜

丘疹坏死性结核疹

多形红斑

丘疹性荨麻疹

别名

白细胞碎裂性血管炎（leucocytoclastic vasculitis）

超敏性血管炎（hypersensitivity angiitis）

变应性细小动脉炎（arteriolitis allergica）

系统性变应性血管炎（systemic allergic vasculitis）

皮肤－系统性血管炎（cutaneous– systemic angiitides）

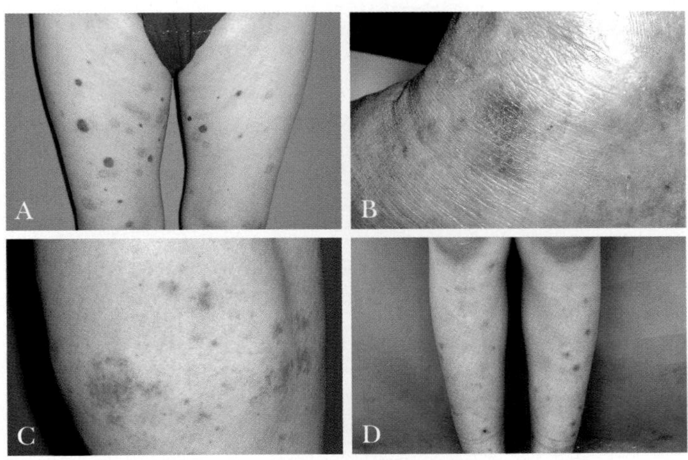

图 10.1.1 变应性皮肤血管炎（allergic cutaneous vasculitis）

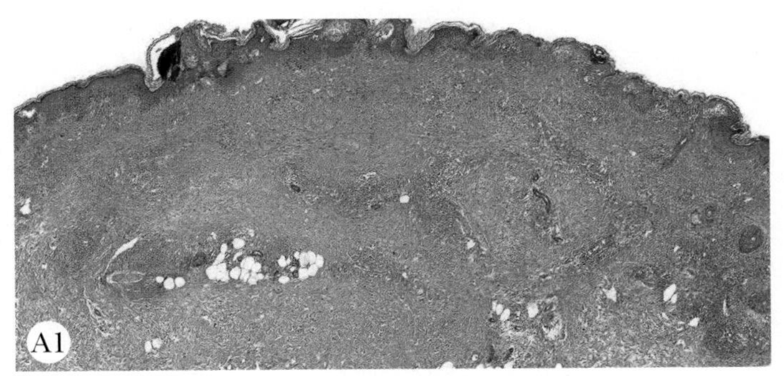

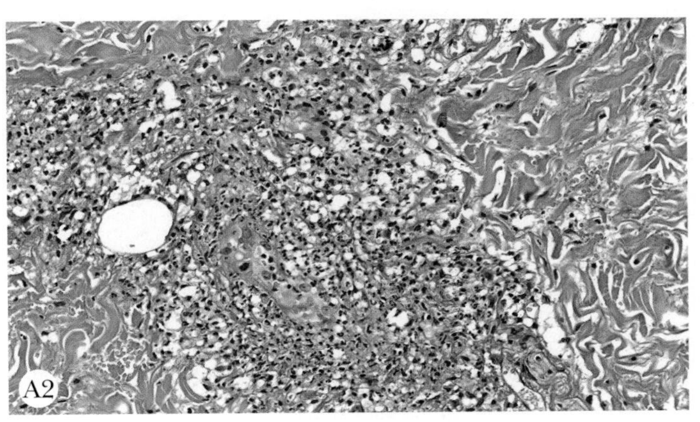

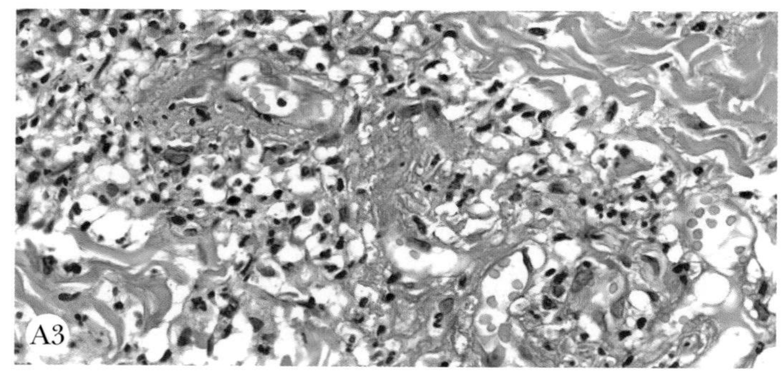

图 10.1.1A　变应性皮肤血管炎　女，48 岁。四肢瘀斑、血疱反复发作 4 年。病理示真皮血管壁纤维蛋白样变性，血管周围中性粒细胞及核尘，红细胞外溢。

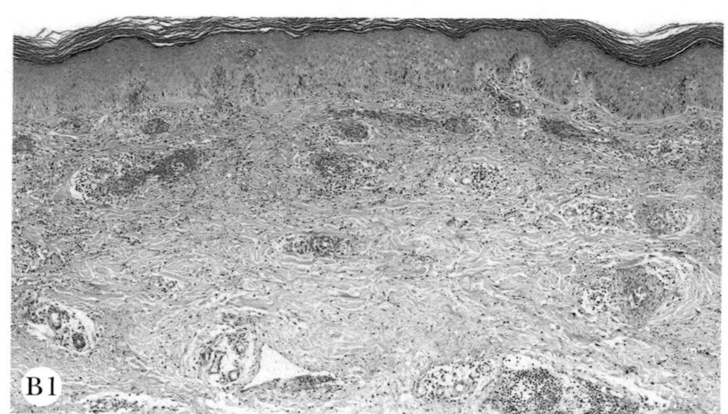

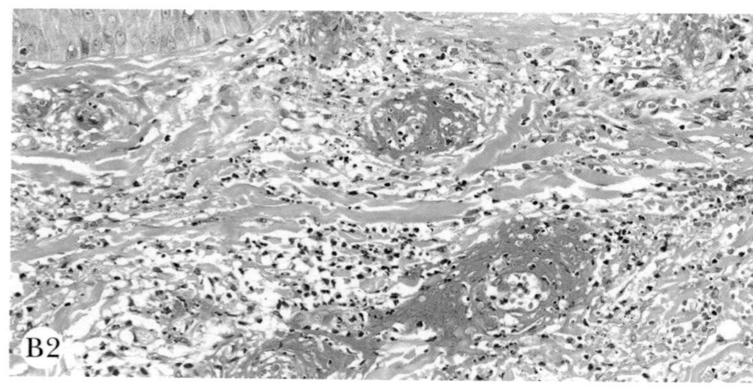

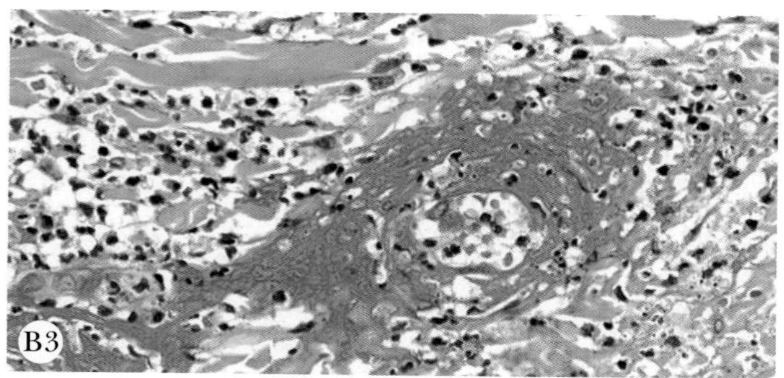

图 10.1.1B　变应性皮肤血管炎　男，40 岁。双小腿红斑、瘀斑 3 个月。病理示真皮浅层血管壁明显纤维蛋白样变性，血管周围中性粒细胞及大量核尘，红细胞外溢。

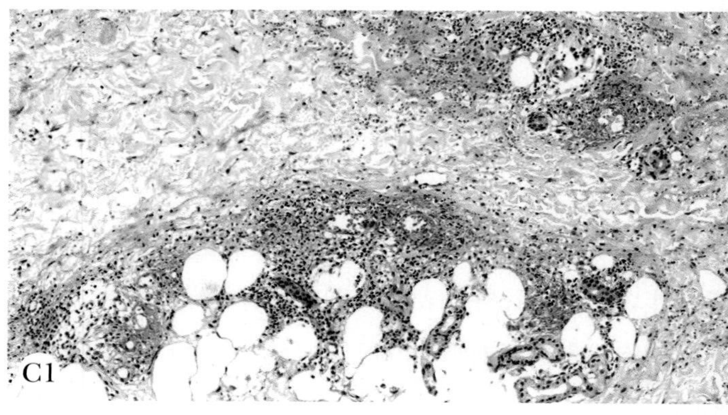

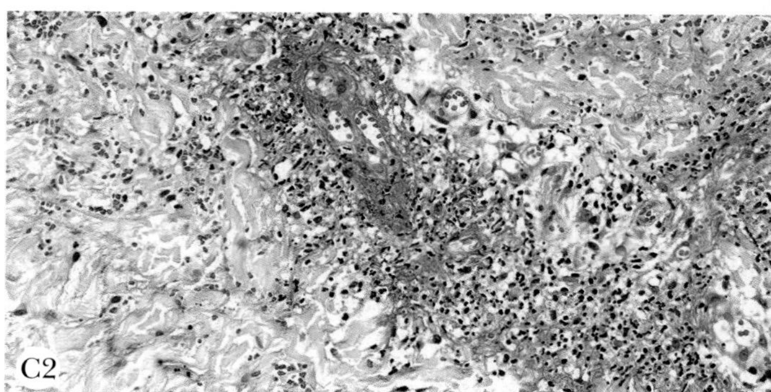

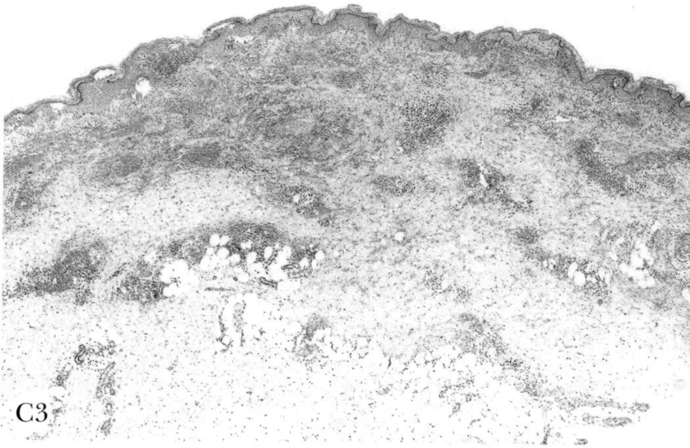

图 10.1.1C　变应性皮肤血管炎　女，53 岁。四肢瘀点、瘀斑 30 年。病理示真皮深层及脂肪间隔小血管壁纤维蛋白样变性，血管周围中性粒细胞及核尘，红细胞外溢。如果真皮深层及皮下脂肪血管受累，需注意排除系统性疾病如结缔组织病。

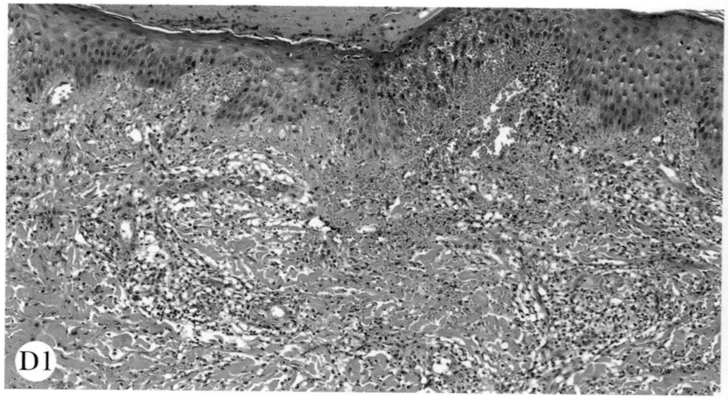

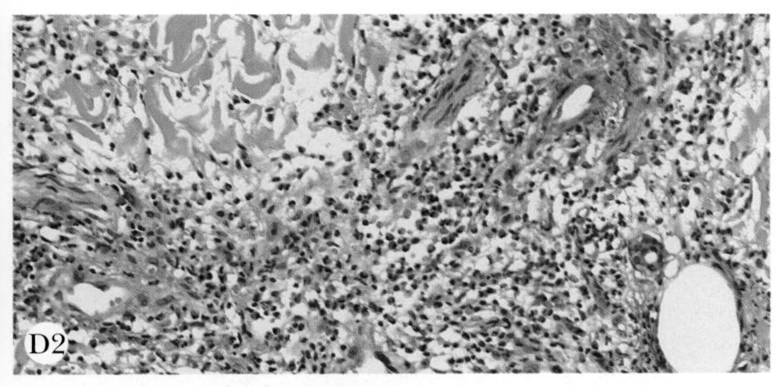

图 10.1.1D 变应性皮肤血管炎 男，12 岁。双小腿瘀点 1 个月，病前曾“感冒”，服用“感冒颗粒”治疗。病理示真皮血管壁纤维蛋白样变性，血管周围中性粒细胞及大量嗜酸性粒细胞浸润。嗜酸性粒细胞浸润是药物诱导变应性皮肤血管炎的诊断线索。

10.1.2 过敏性紫癜（anaphylactoid purpura, Henoch-Schönlein purpura）

病理改变

a 表现为与变应性皮肤血管炎相似的白细胞碎裂性血管炎，但血管损伤程度相对较轻。

b 表皮可有细胞内或细胞间水肿，严重者形成表皮下水疱。

c 血管内皮肿胀、血管壁纤维蛋白样变性、坏死，血管周围中性粒细胞浸润，伴核尘，红细胞外溢。

d 直接免疫荧光：可见血管壁 IgA 沉积，也可见 C3 沉积。

病理鉴别诊断

变应性皮肤血管炎：两者的病理表现非常类似，但血管损伤较重，血管壁多为 IgM、IgG 沉积。

荨麻疹性血管炎：真皮水肿明显，血管壁纤维蛋白样变性、中性粒细胞浸润及核尘相对较轻，血管改变轻微，内皮细胞坏死少见。

Sweet 病：真皮浅层高度水肿，真皮内弥漫性中性粒细胞浸润，但无血管改变。

Wegener 肉芽肿病：也可表现为白细胞碎裂性血管炎，常伴坏死性肉芽肿，表皮、真皮可有局灶性坏死，多种炎症细胞混合性浸润。

脓疱性血管炎：角层下海绵状脓疱，可见中性粒细胞浸润、核尘及红细胞外溢，但血管壁纤维蛋白样变性较轻或无。

脓毒性血管炎：严重的真皮全层白细胞碎裂性血管炎，伴含中性粒细胞和细菌的血栓。

临床特点

a 好发于 10 岁以下儿童，男性多于女性，冬春季节多发。

b 常伴发于上呼吸道感染，药物、食物、虫咬等也可诱发此病，可能是由于免疫复合物的沉积或由于 IgA 介导。

c 好发于四肢伸侧，尤其是双下肢和臀部，皮损对称分布，成批出现。

d 皮损表现为针头至黄豆大小瘀点、瘀斑或荨麻疹样皮疹，很少发生水疱、血疱及溃疡。

e 可伴关节痛、胃肠道症状及肾损害。

f 开始可有发热、头痛、关节痛、全身不适等症状。

g 病程 4 ~ 6 周，易复发，可持续发作数月至 2 年。

h 可分为以下类型：仅有皮肤损害的单纯型；伴腹痛、腹泻、便血、甚至胃肠道出血的胃肠型；伴关节肿胀、疼痛、甚至关节积液的关节型；伴血尿、蛋白尿，肾损害的肾型。

临床鉴别诊断

变应性皮肤血管炎

丘疹性荨麻疹

血小板减少性紫癜

湿疹样紫癜

进行性色素性紫癜性皮病

别名

Henoch-Schönlein 紫癜（Henoch-Schönlein purpura）

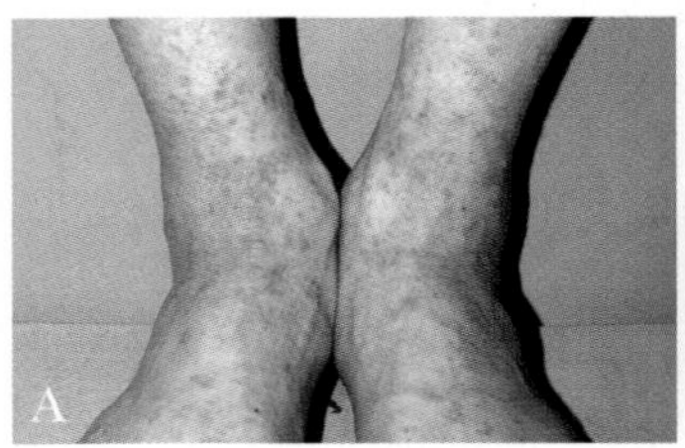
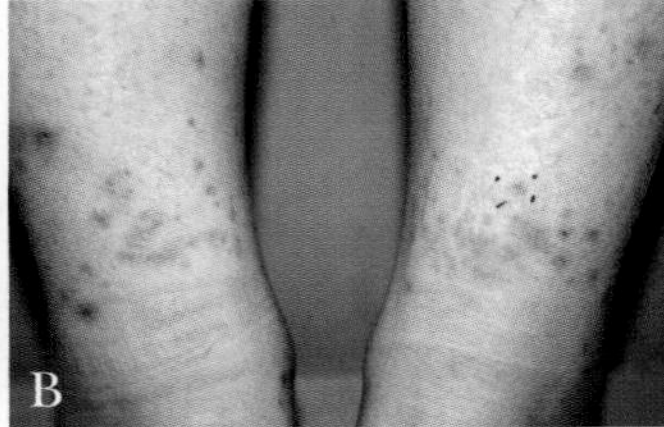

图 10.1.2 过敏性紫癜（Henoch-Schönlein purpura）

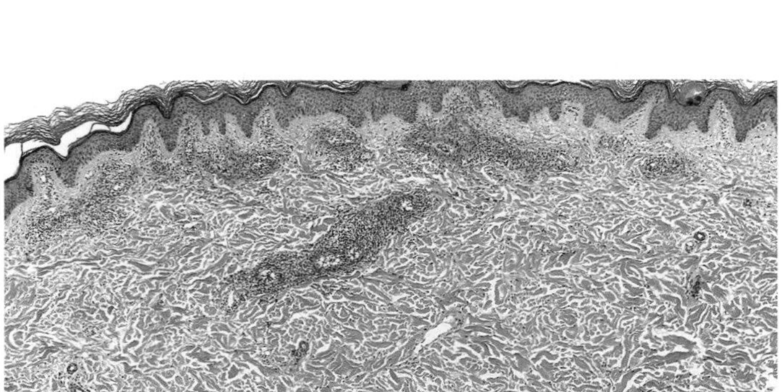

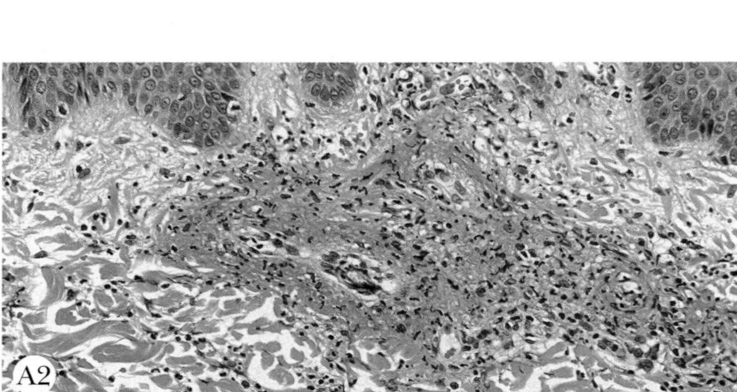

图 10.1.2A 过敏性紫癜 男，16 岁，双下肢瘀点 10 天。病理示真皮浅层血管壁纤维蛋白样变性，血管周围中性粒细胞及核尘。

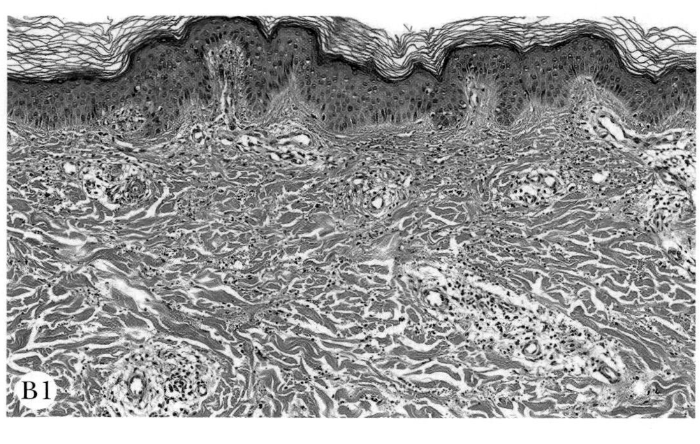

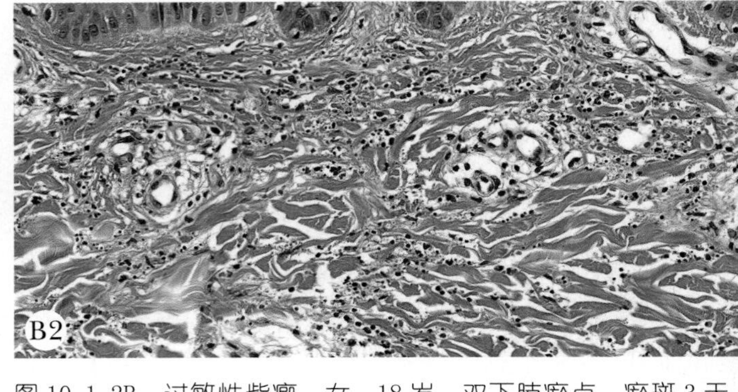

图 10.1.2B 过敏性紫癜 女，18 岁，双下肢瘀点、瘀斑 3 天。病理示真皮浅层大量核尘，红细胞外溢，但血管壁纤维蛋白样变性不明显。

10.1.3 荨麻疹性血管炎（urticarial vasculitis）

病理改变

a 累及真皮浅层血管丛的毛细血管后微静脉，病理表现为白细胞碎裂性血管炎。

b 真皮水肿，胶原纤维束间隙增宽。

c 血管内皮肿胀，血管壁可见纤维蛋白样变性，血管壁及血管周围见中性粒细胞及核尘。

d 可见淋巴细胞和嗜酸性粒细胞浸润，红细胞外溢。

e 也可表现为血管轻度损伤、少许中性粒细胞和核尘。

f 直接免疫荧光检查见血管壁 IgM、C3 沉积。

病理鉴别诊断

变应性皮肤血管炎：血管改变及炎症细胞浸润更严重。

过敏性紫癜：血管改变及炎症细胞浸润更严重。

Sweet 病：真皮浅层高度水肿，炎症细胞浸润呈弥漫性，无血管改变。

脓疱性血管炎：角层下海绵状脓疱，可见中性粒细胞浸润、核尘及红细胞外溢，但血管壁纤维蛋白样变性较轻或无。

脓毒性血管炎：严重的真皮全层白细胞碎裂性血管炎，伴含中性粒细胞和细菌的血栓。

荨麻疹：无血管改变及红细胞外溢和核尘。

临床特点

a 多见于 30 ～ 40 岁的中年女性。

b 病因不清，可能与感染或药物有关，属于免疫复合物介导的血管炎。

c 皮损为风团，类似荨麻疹，但皮损持续可达 24 小时甚至数天，风团触之有浸润感，可见点状出血，少数患者可出现紫癜样皮损或水疱。

d 自觉瘙痒或烧灼感。

e 常伴关节痛、腹部不适及浅表淋巴结肿大。

f 1/5 的患者可出现低补体血症。

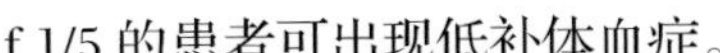

临床鉴别诊断

慢性荨麻疹

自身免疫性荨麻疹

离心性环状红斑

多形红斑

莱姆病

别名

低补体血症性血管炎（hypocomplementaemic vasculitis）

低补体血症性血管炎荨麻疹综合征（hypocomplementaemic vasculitis urticarial syndrome）

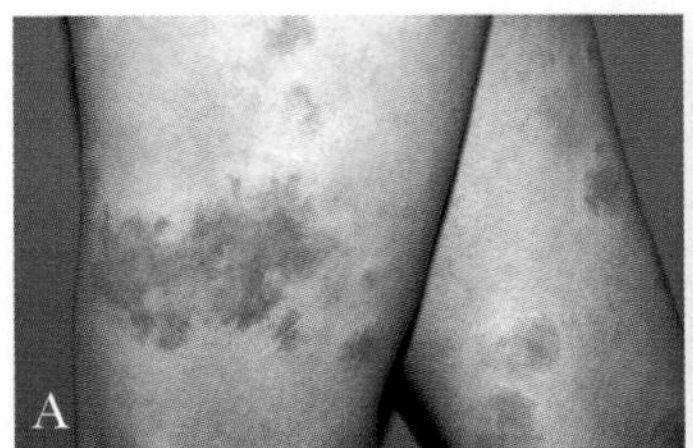

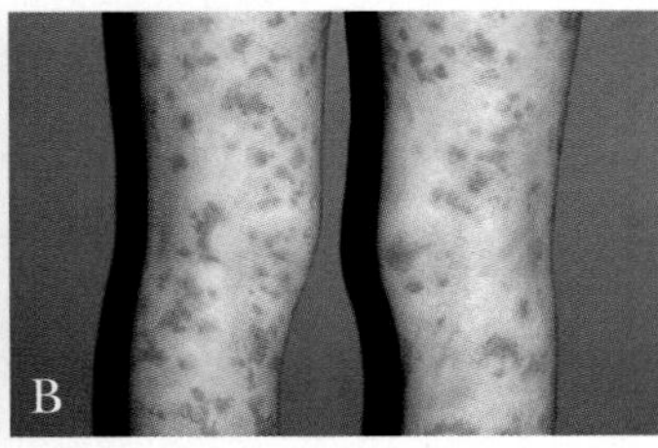

图 10.1.3　荨麻疹性血管炎（urticarial vasculitis）

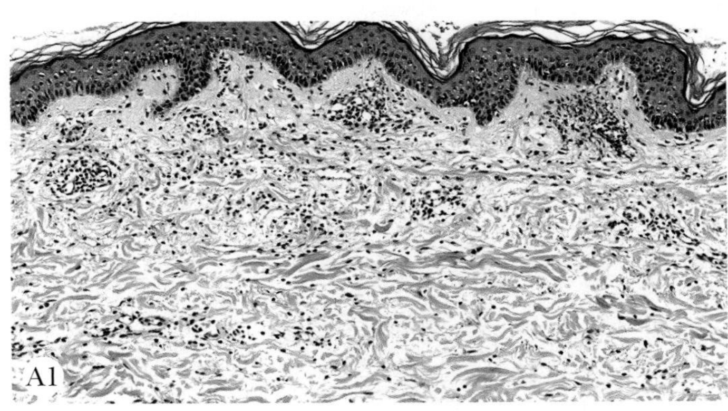

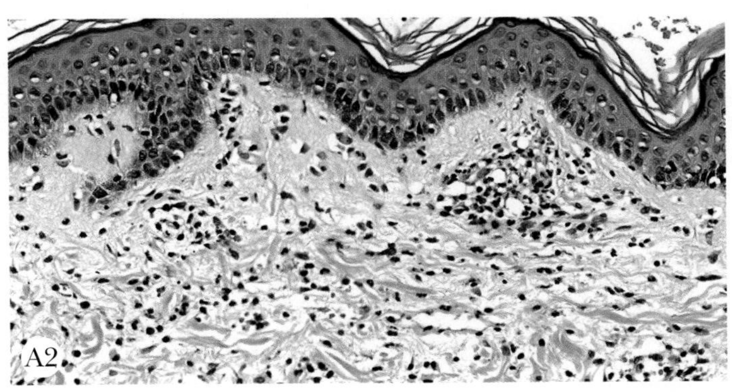

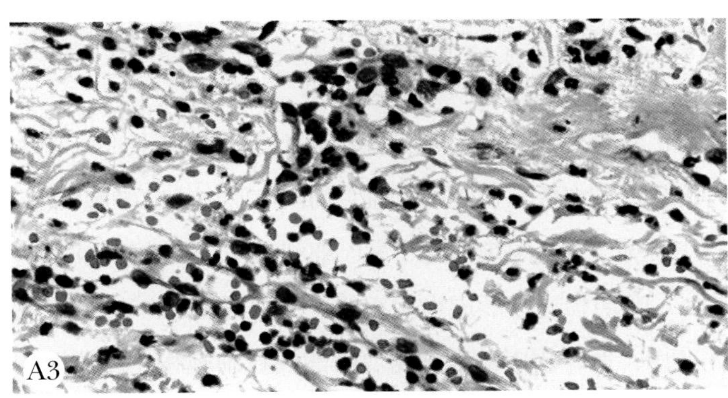

图 10.1.3A　荨麻疹性血管炎　男，42 岁，躯干、四肢水肿性红斑、瘀斑 20 年。病理示真皮浅层散在核尘，中性粒细胞及红细胞外溢，但血管壁无明显纤维蛋白样变性。

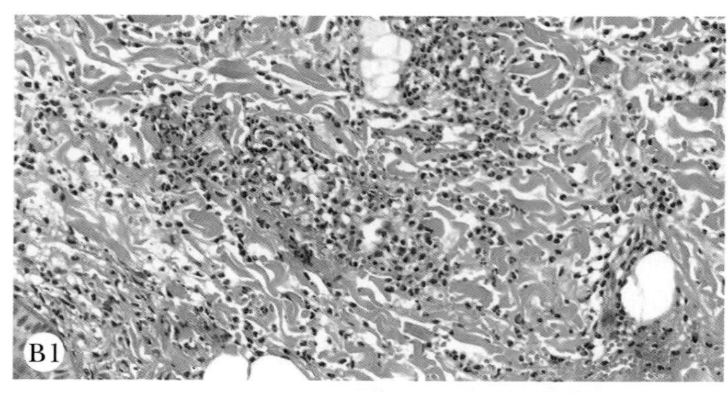

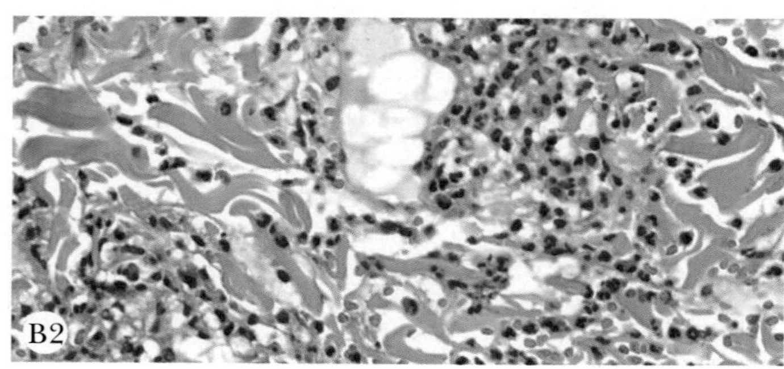

图10.1.3B 荨麻疹性血管炎 男，16岁，全身风团样皮疹3个月。病理示真皮血管壁纤维蛋白样变性，血管壁及血管周围中性粒细胞浸润，见核尘及红细胞外溢。

10.1.4 持久性隆起性红斑（erythema elevatum diutinum）

病理改变

a 早期表现为白细胞碎裂性血管炎，晚期表现为纤维化及毛细血管增生。

b 早期皮损：棘层肥厚，角化不全，真皮上部血管壁纤维蛋白样变性，血管壁及血管周围致密中性粒细胞浸润，核尘常见，可有组织细胞、淋巴细胞及嗜酸性粒细胞浸润。

c 晚期损害：形成肉芽组织，亦可见血管壁纤维蛋白样变性，血管周围淋巴细胞、嗜酸性粒细胞和中性粒细胞的混合浸润，肉芽组织中可见垂直生长的毛细血管，血管壁亦有纤维蛋白样变性或血管壁增厚。

d 陈旧性损害：成纤维细胞增生、纤维化，毛细血管增生，纤维化损害内可有双折光类脂质沉积。

e 个别病例仅有类脂质沉积而无血管炎改变。

f 罕见表现为栅栏状坏死性肉芽肿或化脓性肉芽肿的特征。

病理鉴别诊断

Sweet 病：真皮浅层高度水肿，无血管改变，少见纤维化。

瘢痕疙瘩：无血管改变，炎症细胞较少。

皮肤纤维瘤：无血管改变及炎症细胞浸润。

临床特点

a 可见于任何年龄，但多见于 20 ~ 50 岁，男女发病率相当。

b 原因不明，发病机制属于免疫复合物介导的血管损害，可能是机体对细菌或毒素的免疫反应。

c 好发于四肢伸侧，特别是手、足及膝关节伸侧及臀、面等处，对称发生，很少侵犯躯干。

d 特征性皮损为表面光滑、鲜红、紫红或带黄色的斑块，圆形或卵圆形，可融合成不规则形状，少数可发生水疱、溃疡。

e 愈后遗留皮肤萎缩、色素沉着或色素脱失斑，溃疡者可留瘢痕。

f 自觉瘙痒、压痛或灼痛。

g 皮疹反复发生，病程数周至数月，可迁延多年。

10.1.4

临床鉴别诊断

瘢痕疙瘩

结节性黄瘤

隆突性皮肤纤维肉瘤

伴嗜酸性粒细胞增多性血管淋巴样增生

别名

细胞外胆固醇沉着症（extracellular cholesterosis）（为本病的一个亚型）

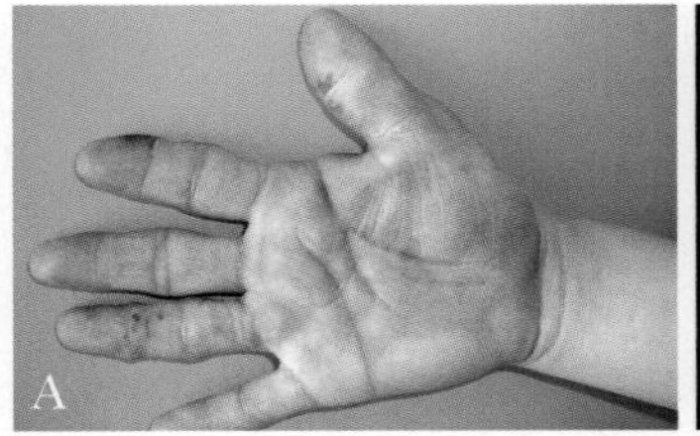
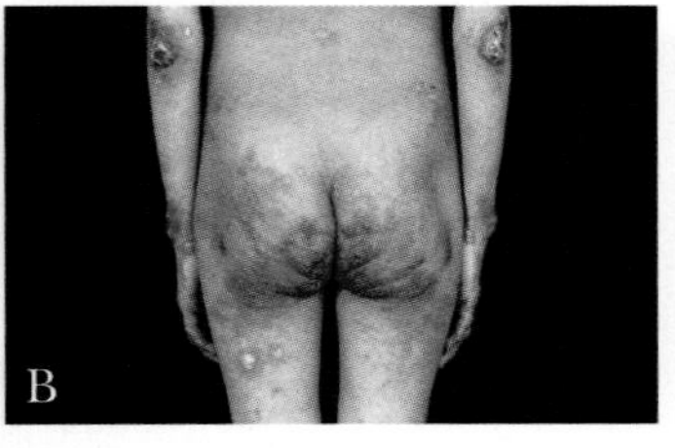

图 10.1.4 持久性隆起性红斑（erythema elevatumdiutinum）

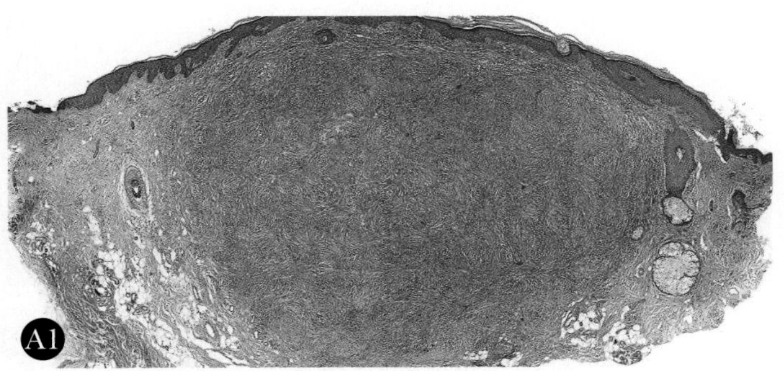

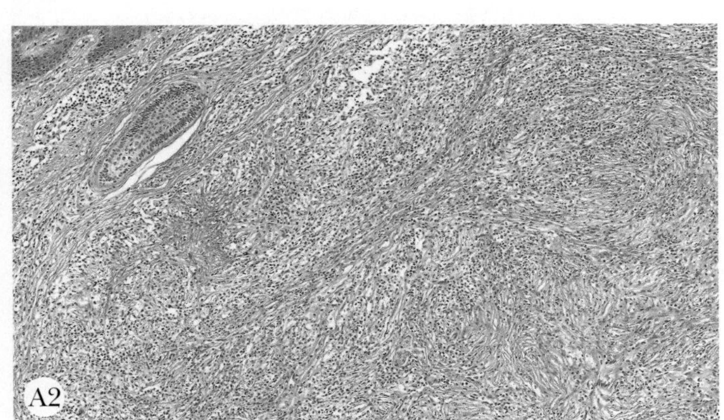

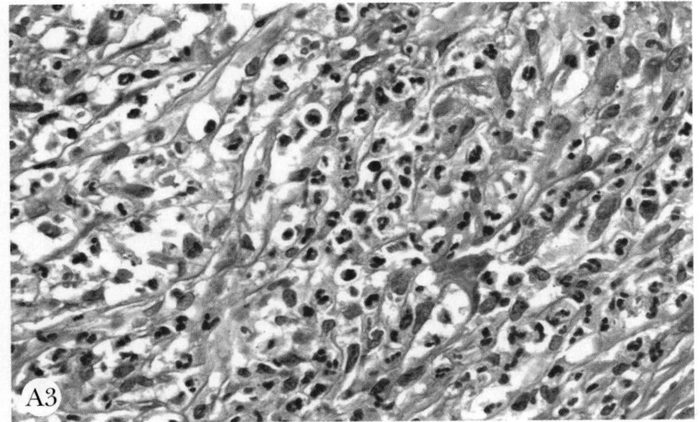

图 10.1.4A 持久性隆起性红斑 男，40 岁，右手浸润性红斑，双耳廓结节 4 年。病理示真皮全层胶原增生，纤维化，见较多中性粒细胞及核尘。

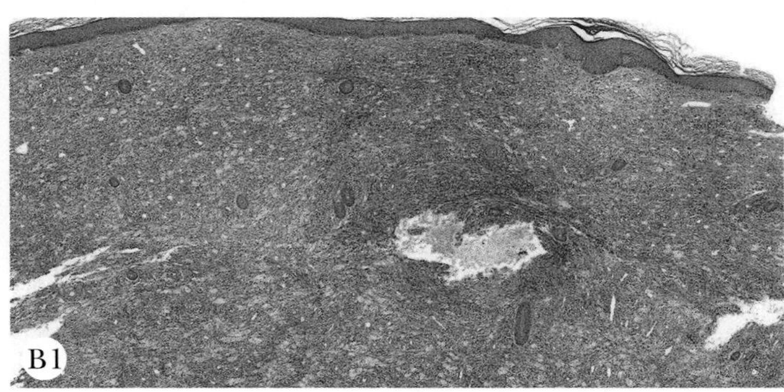

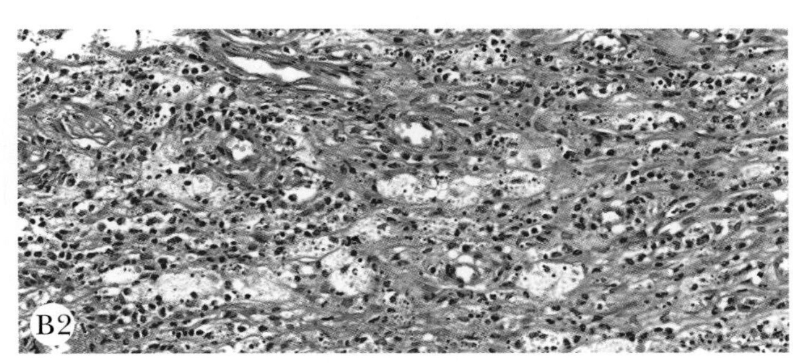

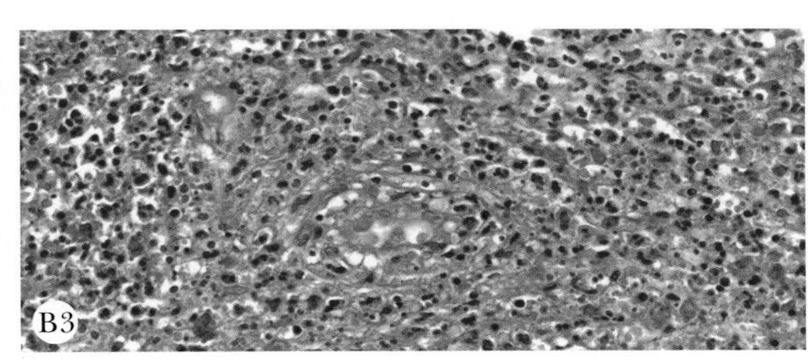

图 10.1.4B 持久性隆起性红斑 女，13 岁，面部、臀部及四肢红斑、结节 10 年。病理示真皮全层致密炎细胞浸润，大量核尘及中性粒细胞，伴纤维化。部分血管壁纤维蛋白样变性。

10.1.5 面部肉芽肿（granuloma faciale）

病理改变

a 早期：白细胞碎裂性血管炎，真皮中、上部血管壁纤维蛋白样变性，血管壁和血管周围中性粒细胞和嗜酸性粒细胞浸润，伴核尘和红细胞外溢。

b 中期：混合性炎症细胞浸润，呈弥漫性结节状，主要为中性粒细胞、嗜酸性粒细胞和浆细胞、淋巴细胞等，表皮下方和毛囊周围有无浸润带，炎症浸润可达皮下脂肪。

c 晚期：中性粒细胞减少，淋巴细胞、组织细胞、浆细胞增多，纤维化。

d 直接免疫荧光示真表皮交界处、毛囊侧壁及血管壁颗粒状 IgG 和 C3 沉积。

病理鉴别诊断

持久性隆起性红斑：不出现无浸润带，嗜酸性粒细胞少。

嗜酸性粒细胞增多性血管淋巴样增生：不出现无浸润带，血管增生，较多淋巴细胞，无血管炎。

变应性皮肤血管炎：血管坏死明显，嗜酸性粒细胞少，无纤维化。

临床特点

a 可发生于任何年龄，以中老年居多。

b 病因不明，可能是一种变应性血管炎。

c 皮损以鼻、颧、耳、前额多见，不侵犯内脏。

d 一个或多个暗红、紫红色丘疹、斑块或结节，斑块可大至数厘米，中央凹陷，或呈环形。

e 早期损害软，正常肤色，之后呈实性、棕红色，最后变硬、紫红色。

f 一般无自觉症状，少数有轻痒、刺痛或压痛。

10.1.5

g 慢性病程，皮损发展缓慢。

临床鉴别诊断

亚急性皮肤型红斑狼疮

Sweet 病

淋巴细胞浸润症

持久性隆起性红斑

别名

面部嗜酸性肉芽肿（granuloma faciale eosinophilicum）

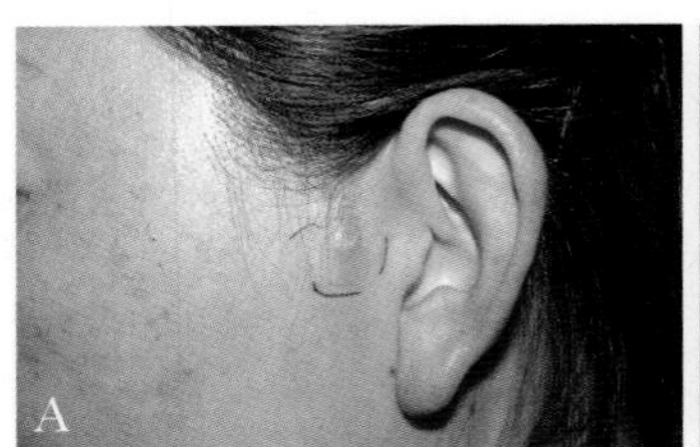

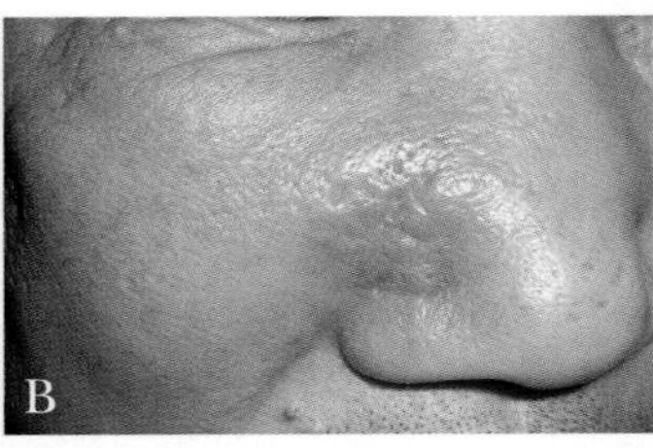

图 10.1.5 面部肉芽肿（granuloma faciale）

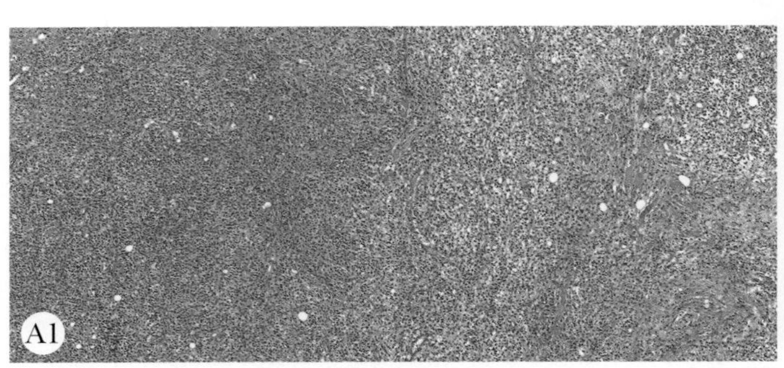

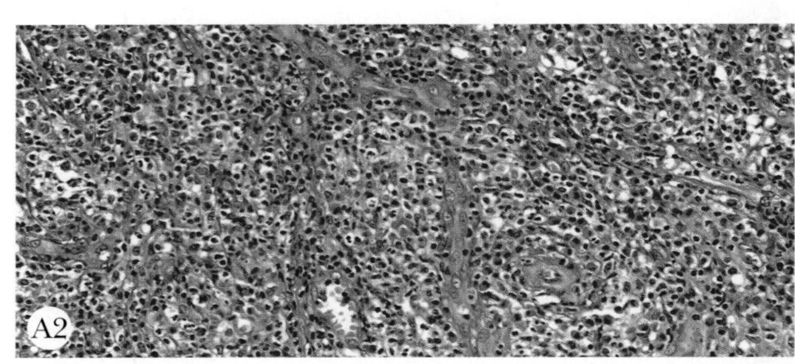

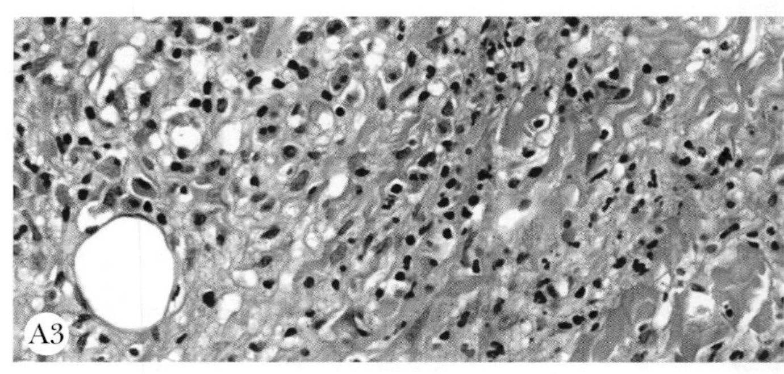

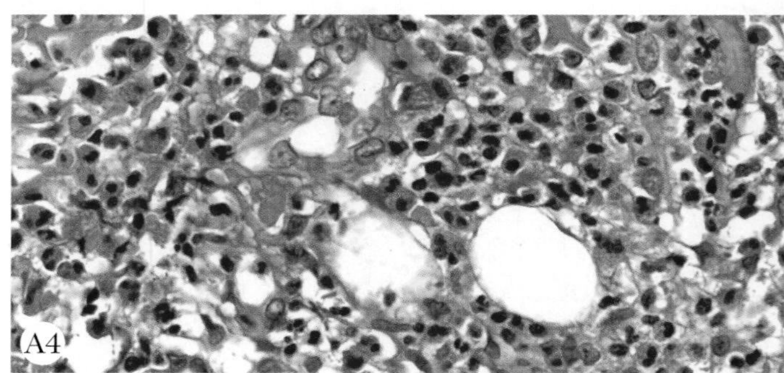

图 10.1.5A 面部肉芽肿 女，41 岁，左耳前结节 7 年。病理示真皮浅层致密炎细胞浸润，主要是淋巴细胞和嗜酸性粒细胞，见中性粒细胞及核尘。

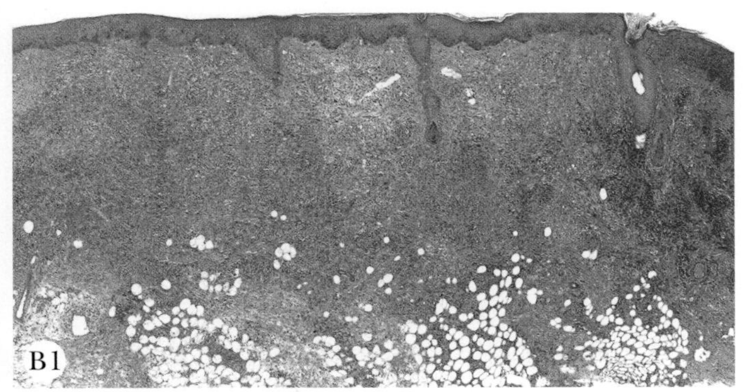

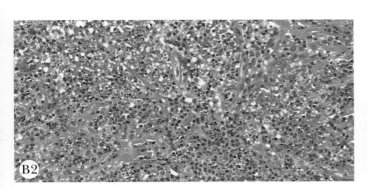

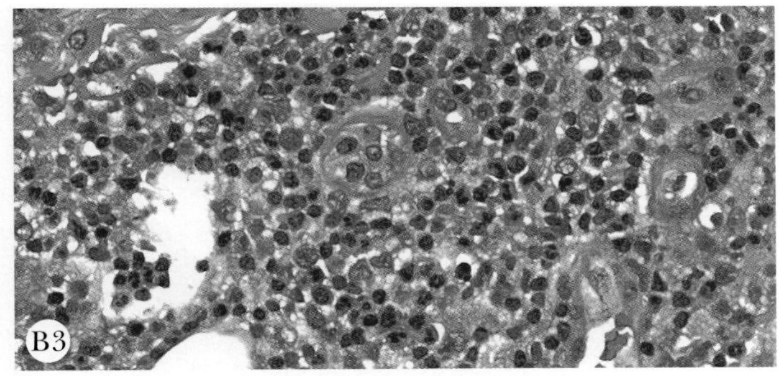

图 10.1.5B　面部肉芽肿　男，61 岁，鼻右侧浸润性红斑 1 年。病理示真皮全层致密炎细胞浸润，主要为淋巴细胞、中性粒细胞及核尘，较多嗜酸性粒细胞。

10.1.6　脓疱性血管炎（pustular vasculitis）

本组疾病共同病理改变为表皮海绵水肿、溃疡、中性粒细胞浸润，形成微脓肿，海绵状脓疱位于角层下，也可见于表皮内。真皮乳头水肿，真皮内小血管内皮肿胀，血管壁纤维蛋白样变性，致密的中性粒细胞浸润，大量核尘，也可见淋巴细胞和嗜酸性粒细胞浸润。海绵状脓疱和白细胞碎裂性血管炎并存是诊断的必备条件，主要包括以下疾病。

白塞病（脓疱损害）（Behcet disease：pustular lesions）

详见 9.1.6。

病理改变

a 表皮内海绵样脓疱，内含大量中性粒细胞。

b 真皮白细胞碎裂性血管炎。

c 也可表现为 Sweet 病样反应，伴或不伴血管壁纤维蛋白样变性。

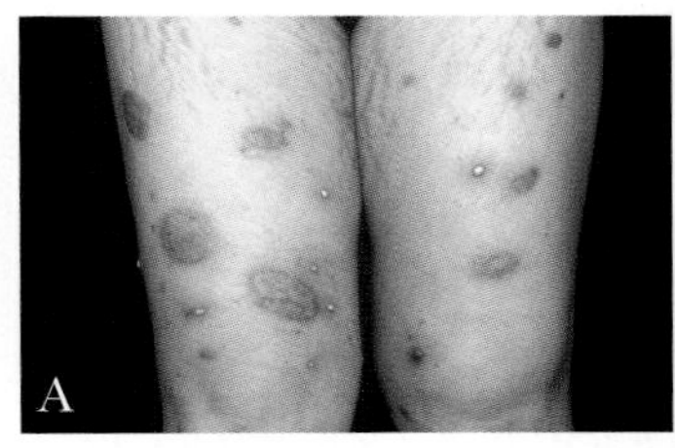

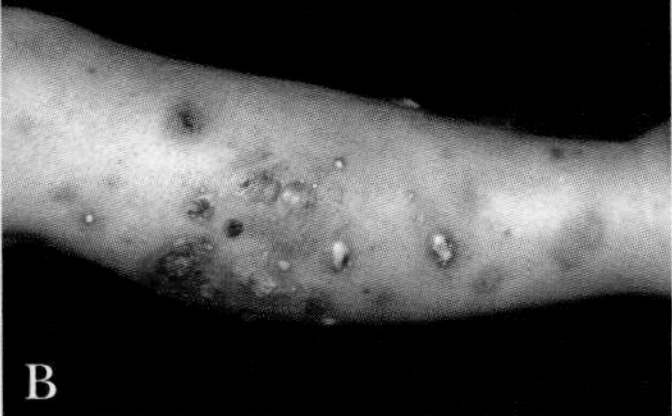

图 10.1.6.1　白塞病（脓疱损害）（Behcet disease: pustular lesions）

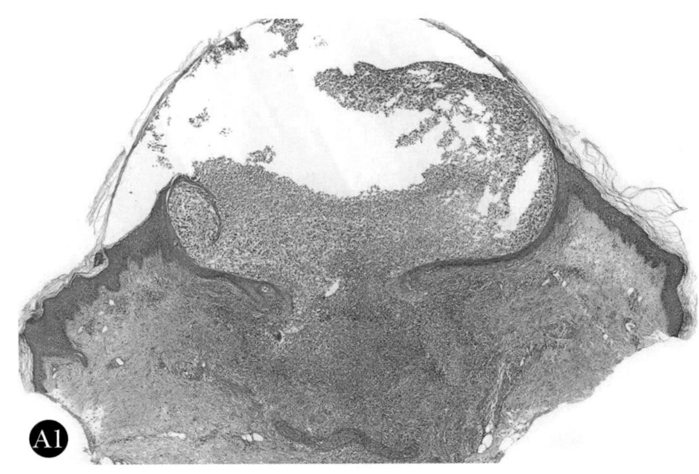

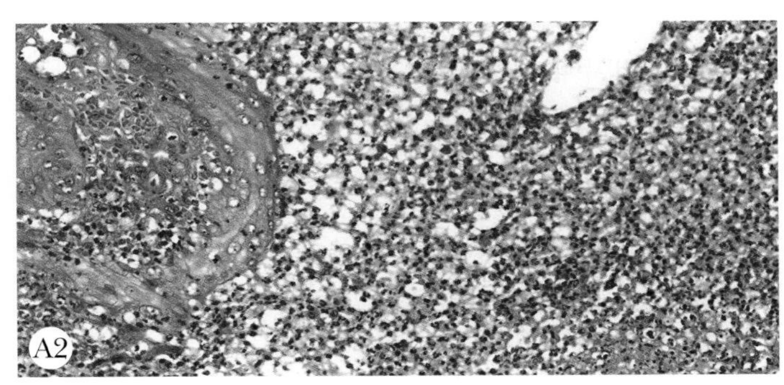

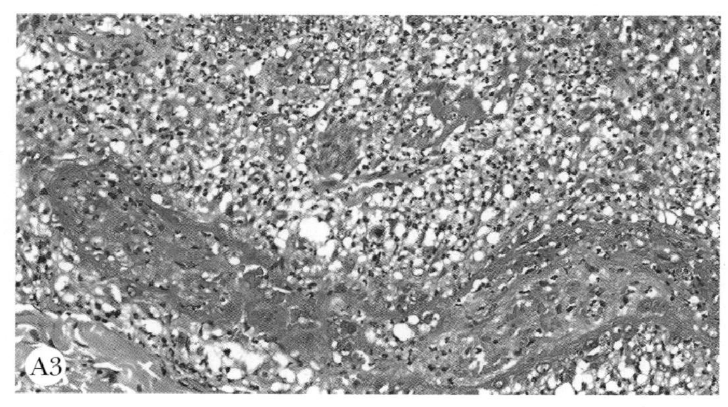

图 10.1.6.1A 白塞病（脓疱损害）女，29 岁，全身红斑、脓疱 1 年余，伴口腔溃疡，四肢皮下结节。病理示角层下脓疱，真皮血管壁纤维蛋白样变性，血管内血栓形成，血管周围大量中性粒细胞浸润。

急性泛发性脓疱性细菌疹（acute generalized pustular bacterid）

病理改变

a 表皮内脓疱，位于角层下，脓疱内主要是中性粒细胞，可见嗜酸性粒细胞。

b 脓疱下方真皮内可见白细胞碎裂性血管炎的表现。

c 有或无血管壁纤维蛋白样变性，血管壁及血管周围中性粒细胞浸润，伴核尘和红细胞外溢。

病理鉴别诊断

根据临床表现与其他白细胞碎裂性血管炎相鉴别。

临床特点

a 好发于中年女性。

b 病因不清，可能是溶血性链球菌引起的 Arthus 反应。

c 突然发病，皮损初发于掌跖，可泛发全身，以四肢伸侧多见。

d 临床表现为无菌性脓疱，周围有红晕。

e 可有发热、关节痛、肝损害和胃肠道出血。

f 直接免疫荧光可见血管周围 IgM 和 C3 沉积。

g 经 1 ~ 4 周后可自愈，无复发倾向。

临床鉴别诊断

脓疱型银屑病

急性泛发性发疹性脓疱病

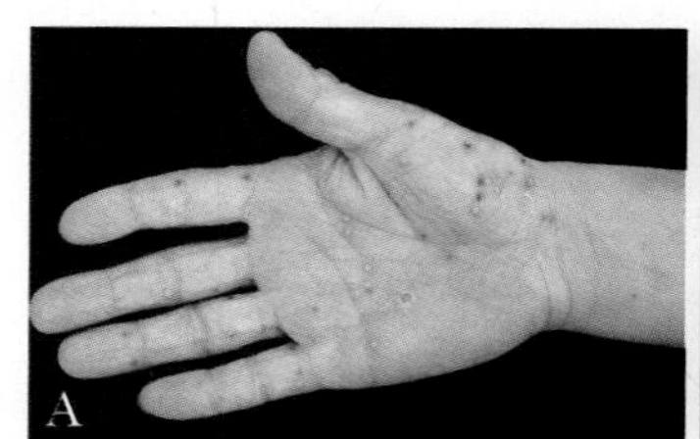

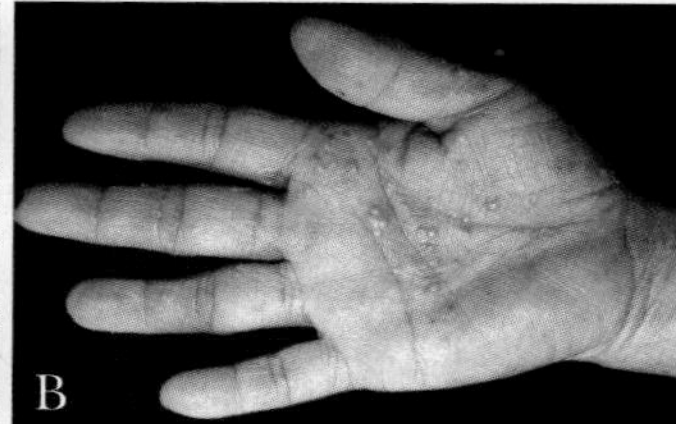

图 10.1.6.2 急性泛发性脓疱性细菌疹（acute generalized pustular bacterid）

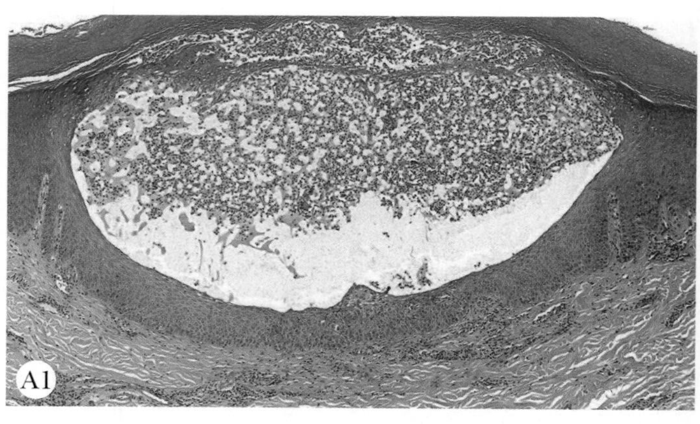

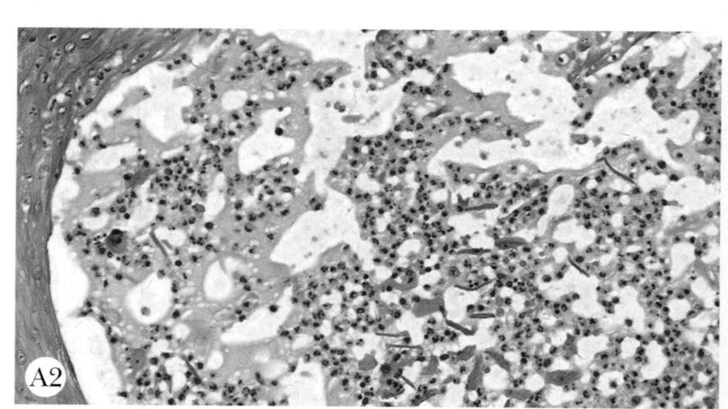

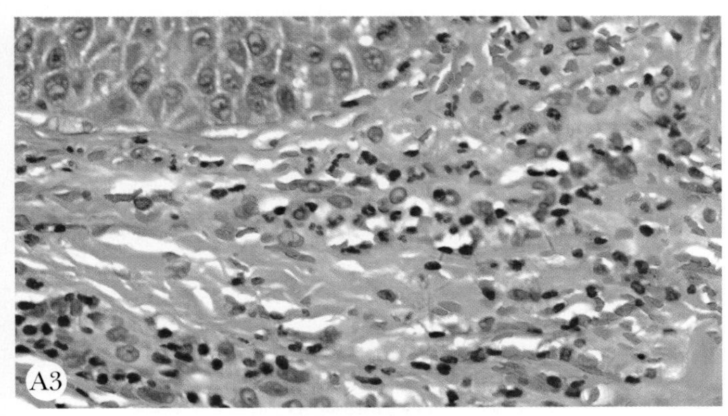

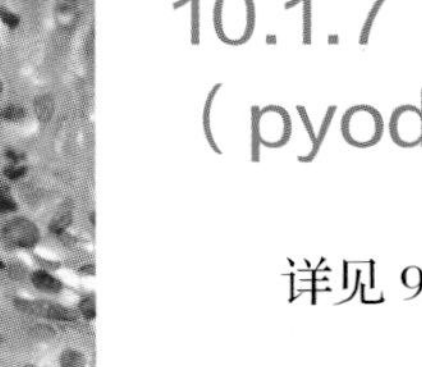

图 10.1.6.2A 急性泛发性脓疱性细菌疹 男，40 岁，双手足脓疱 1 个月。病理示表皮内脓疱，真皮血管周围淋巴细胞、中性粒细胞浸润，红细胞外溢。

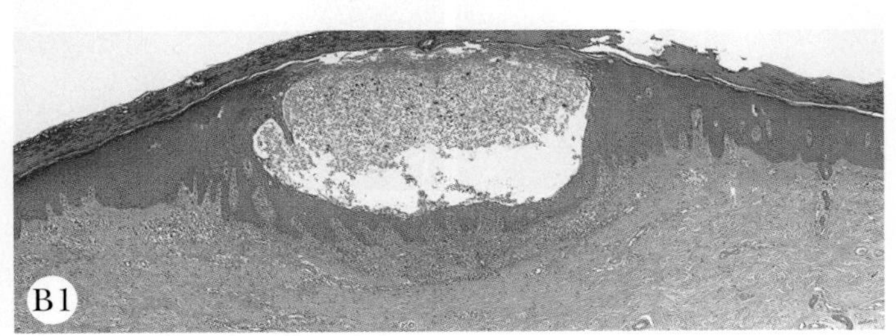

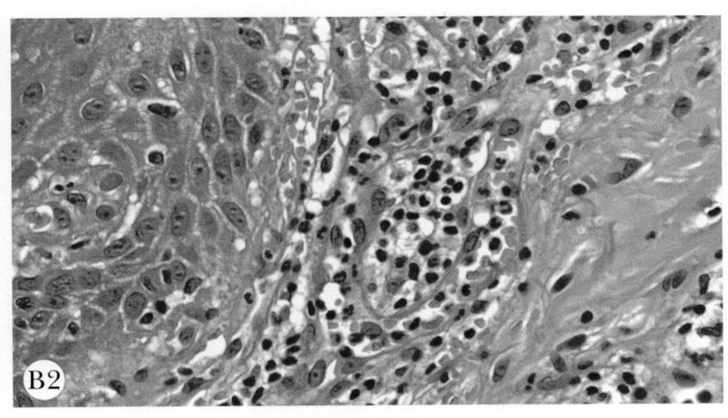

图 10.1.6.2B 急性泛发性脓疱性细菌疹 女，67 岁，双手脓疱 50 天。病理示表皮内脓疱，真皮浅层血管周围淋巴细胞浸润，红细胞外溢。

肠道疾病相关的皮肤病 - 关节炎综合征（bowel-associated dermatosis-arthritis syndrome）（见 9.1.5）

10.1.7 坏疽性脓皮病（pyoderma gangrenosum）

详见 9.1.4。

病理改变

a 真皮弥漫性中性粒细胞浸润。

b 白细胞碎裂性血管炎（可能是一种伴随血管炎）

c 部分病例可见表皮溃疡及脓疱形成。

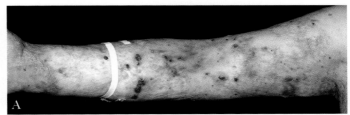

图 10.1.7 坏疽性脓皮病（pyoderma gangrenosum）

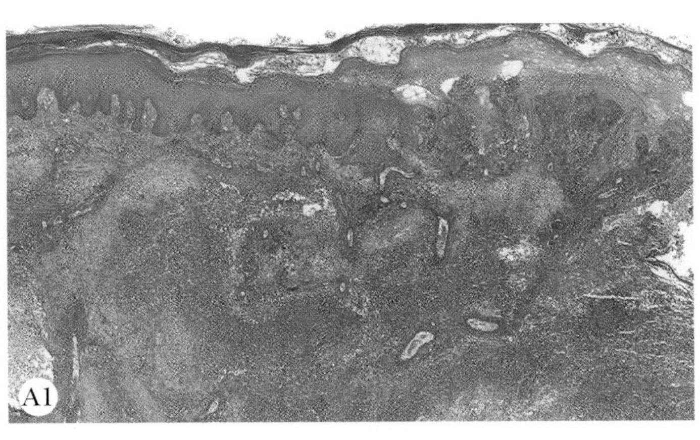

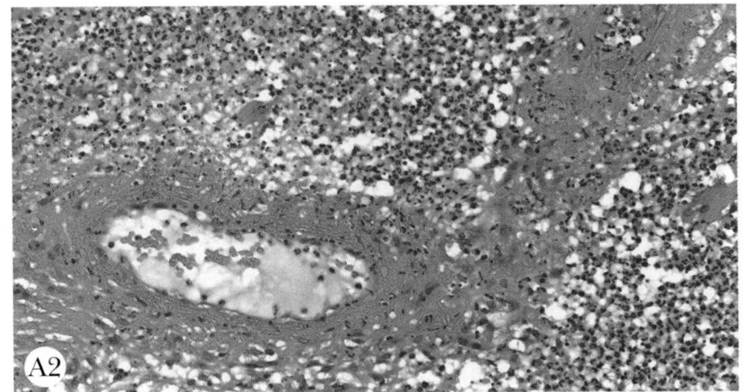

图 10.1.7A 坏疽性脓皮病 男，64 岁，四肢脓疱、溃疡 20 年。病理示真皮全层致密中性粒细胞浸润，血管壁纤维蛋白样变性。

10.1.8 结节性红斑（早期）（erythema nodosum: early stage）

详见 11.1.1。

病理改变

a 间隔性脂膜炎。

b 脂肪间隔微静脉可出现血管炎，血管壁纤维蛋白样变性，伴中性粒细胞浸润。

c 有时可见血管内血栓。

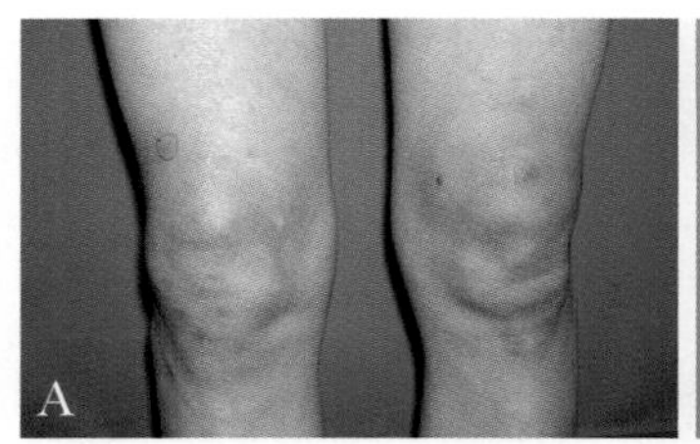
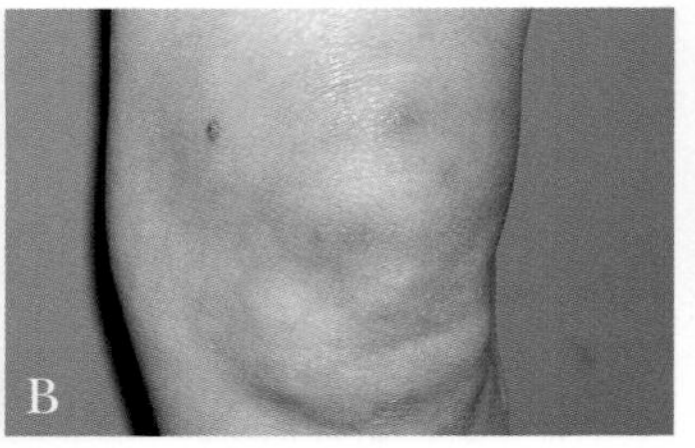

图 10.1.8 结节性红斑（早期）（erythema nodosum: early stage）

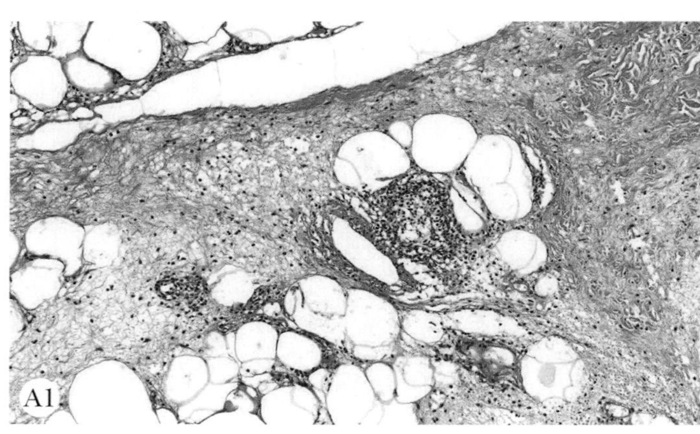

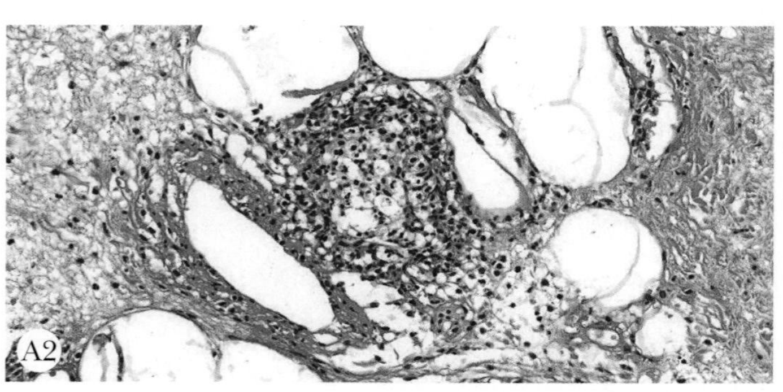

图 10.1.8A 结节性红斑（早期） 女，64 岁，双下肢浸润性红斑、皮下结节 4 天。病理示脂肪间隔增宽，间隔内小血管壁纤维蛋白样变性，血管周围中性粒细胞浸润。

10.1.9 白塞病结节性红斑（erythema nodosum in Behcet disease）

病理改变

a 混合性脂膜炎。

b 弥漫性中性粒细胞浸润。

c 血管壁纤维蛋白样变性，常见血栓形成。

d 有时可见浅表性血栓性静脉炎。

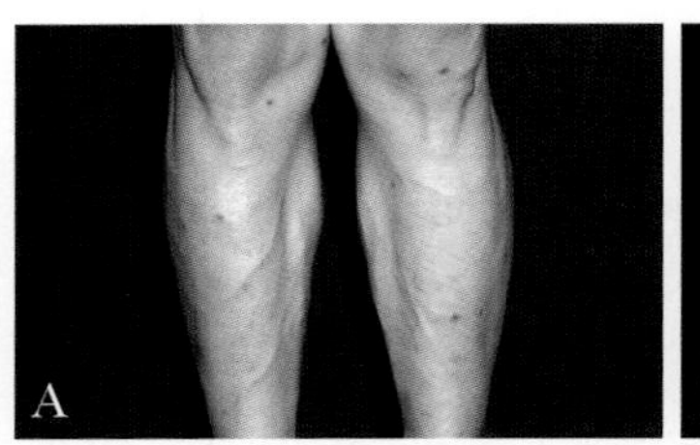
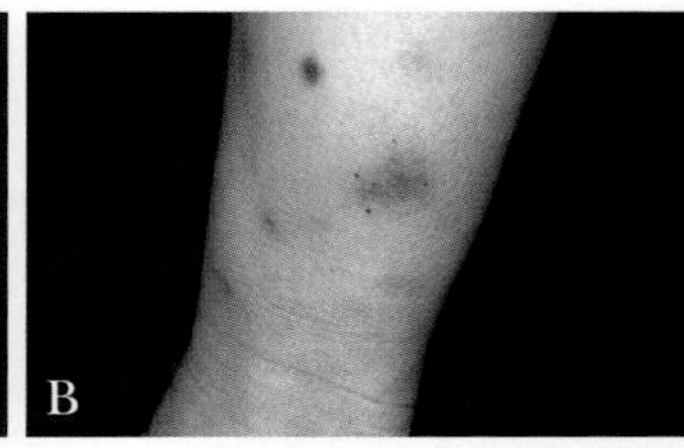

图 10.1.9 白塞病结节性红斑（erythema nodosum in Behcet disease）

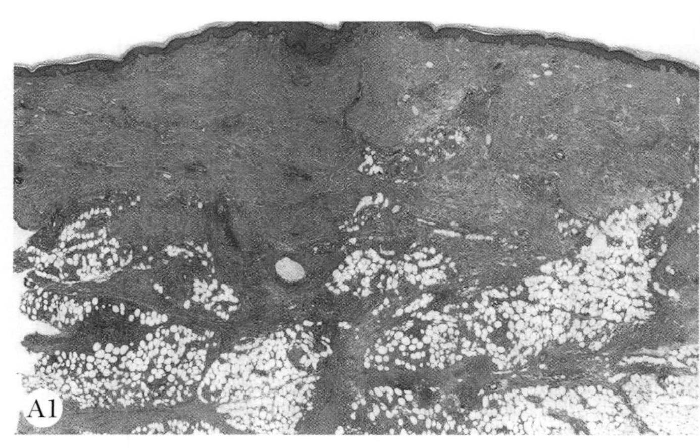

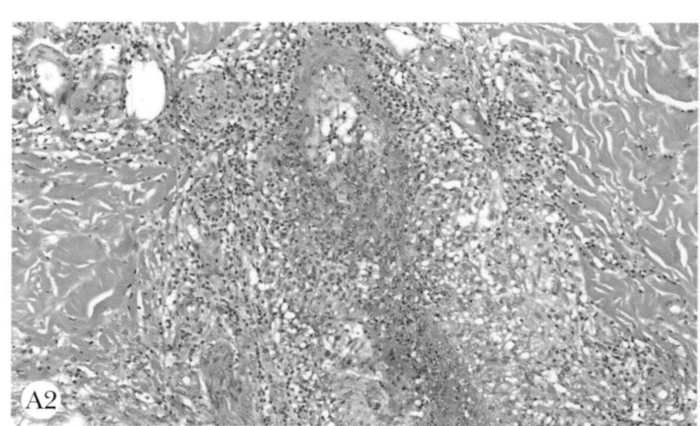

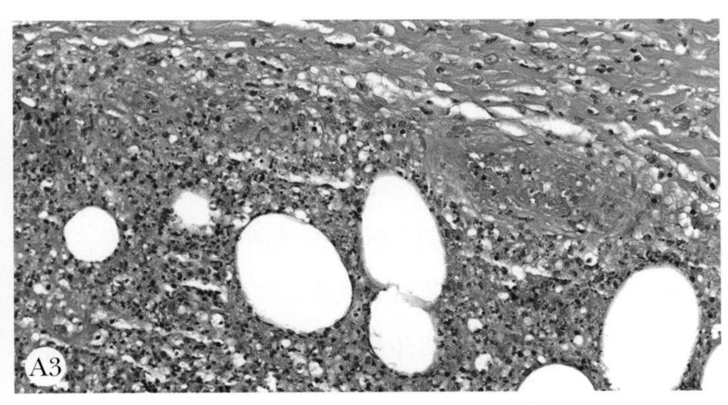

图 10.1.9A 白塞病结节性红斑 男，42 岁，双下肢红斑、结节伴疼痛 5 年，伴口腔、外阴溃疡及毛囊炎样皮疹。病理示混合性脂膜炎，脂肪间隔血管腔内血栓形成，血管壁及血管周围中性粒细胞浸润，大量核尘。

10.1.10 冷球蛋白血症性血管炎（cryoglobulinemic vasculitis）

病理改变

a 真皮全层、皮下脂肪血管内及血管壁冷球蛋白沉积，PAS 染色阳性。

b 血管腔可见透明血栓。

c 白细胞碎裂性血管炎。

d 晚期皮损可见单一核细胞浸润。

e 直接免疫荧光显示血管壁免疫球蛋白和 C3 沉积。

病理鉴别诊断

需与其他白细胞碎裂性血管炎及血栓性血管病鉴别，血管壁冷球蛋白沉积是诊断线索，明确诊断还依赖于冷球蛋白的血清学检查。

临床特点

a 见于混合型和多克隆型冷球蛋白血症。

b 可有关节痛、雷诺现象、发热、肝脾肿大、肾脏损害等。

c 皮损为紫癜、红斑、丘疹、溃疡，遇冷加重。

d 常伴肝炎病毒 C 感染、自身免疫性疾病及淋巴增生性疾病。

临床鉴别诊断

需与其他紫癜性皮肤病鉴别

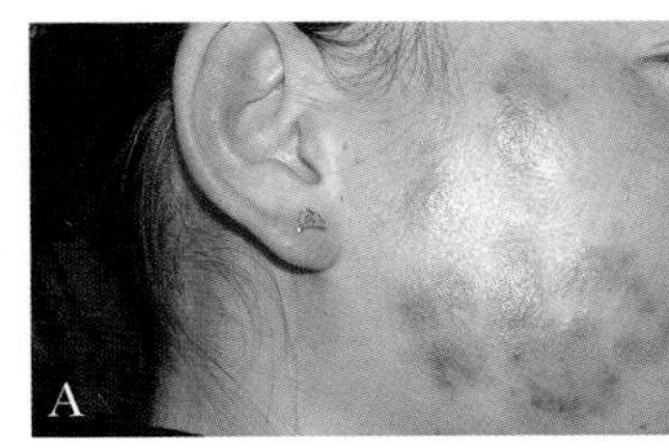

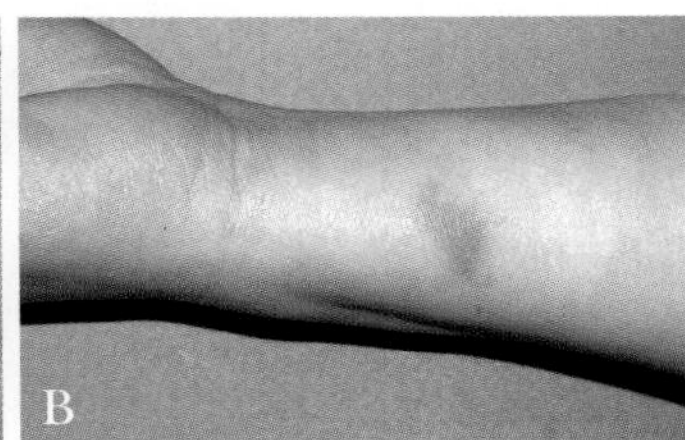

图 10.1.10 冷球蛋白血症性血管炎（cryoglobulinemic vasculitis）

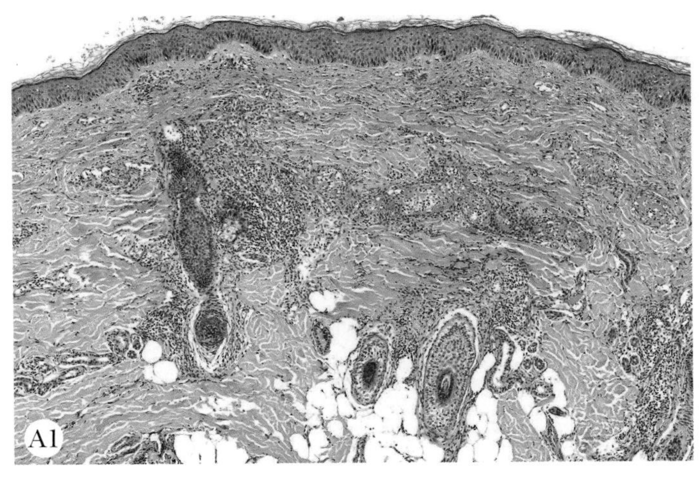

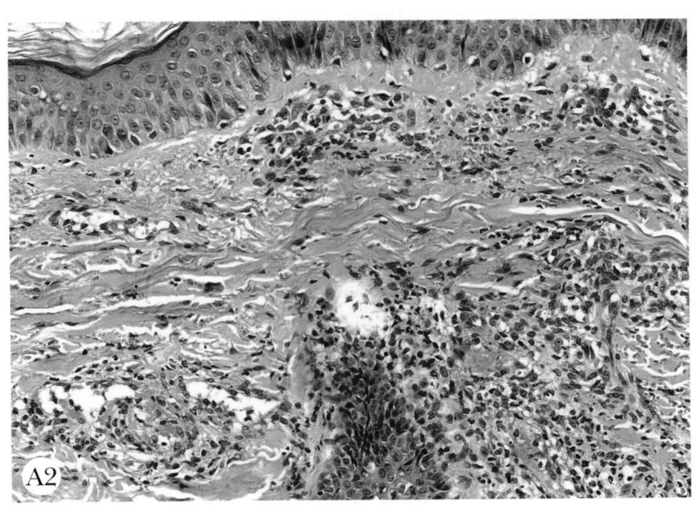

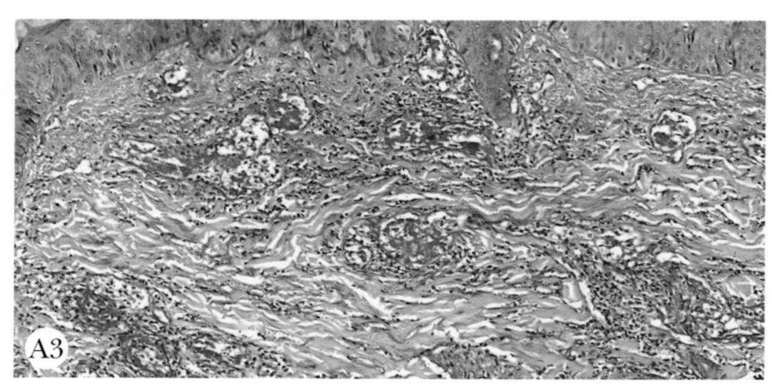

图 10.1.10A 冷球蛋白血症性血管炎 女，27 岁，面部、前臂水肿性红斑 4 年。血清冷球蛋白阳性。系统性红斑狼疮患者。病理示真皮上部血管腔及血管壁冷球蛋白沉积，PAS 染色阳性，血管周围淋巴细胞、中性粒细胞浸润，红细胞外溢。

10.1.11 脓毒性血管炎（septic vasculitis）

病理改变

a 表皮海绵水肿、气球样变，表皮内水疱、脓疱、坏死，附属器的上皮结构坏死。

b 真皮全层及皮下脂肪层的细动脉、微静脉周围致密中性粒细胞浸润，可有淋巴细胞。

c 血管内血栓形成，但少见血管壁纤维蛋白样变性和核尘。

d 血栓内大量球菌，也可见于血管内皮细胞和血管周围的中性粒细胞内，革兰染色可显示阳性球菌。

e 淋球菌性败血症引起者炎症浸润重，但血管改变及组织损伤轻，微生物学检查常为阴性；假单胞菌性败血症引起者血管改变及组织损伤重，微生物检查常阳性，但炎症浸润轻。

病理鉴别诊断

非感染性白细胞碎裂性血管炎：脓毒性血管炎常表现为严重的真皮全层白细胞碎裂性血管炎，伴含细菌的血栓，但血管壁纤维蛋白样变性和核尘较非感染性血管炎要轻而少。

临床特点

a 主要见于由淋球菌、脑膜炎球菌、假单胞菌、葡萄球菌等微生物所引起的菌血症或败血症患者。

b 血管损伤可以是微生物毒性的直接作用，也可以是免疫机制介导的损害。

c 皮损好发于四肢，特别是肢端。

d 临床表现为红斑、丘疹、紫癜、水疱、脓疱、血疱，偶可形成溃疡。

e 可伴发热、头痛、关节痛、颈强直，甚至休克。

f 血培养可发现致病菌。

临床鉴别诊断

皮肤变应性血管炎

过敏性紫癜

10.1.12 血清病（serum sickness）

病理改变

a 白细胞碎裂性血管炎。

b 真皮水肿，毛细血管扩张、充血，中性粒细胞、淋巴细胞和嗜酸性粒细胞浸润。

c 直接免疫荧光示血管壁免疫球蛋白和 C3 沉积。

病理鉴别诊断

与其他白细胞碎裂性血管炎难于鉴别，需结合临床。

临床特点

a 由异体血清、疫苗或药物引起，为Ⅲ型变态反应。

b 常发生于患者接受血清或疫苗后 1 ~ 3 周内，药物主要为青霉素、链霉素、磺胺类、水杨酸盐、保泰松、苯妥英钠等。

c 皮损常在注射部位首先发生，渐蔓延至躯干甚至全身。

d 皮损包括红斑、丘疹、风团、水肿、紫癜、多形红斑等。

e 可伴发热、关节痛、肌痛、淋巴结肿大，极少出现喉头水肿、多发性神经炎、肾小球肾炎或（和）心肌炎等。

f 病程多具自限性，一般无后遗症。

临床鉴别诊断

荨麻疹

荨麻疹性血管炎

多形红斑

10.1.13 幼儿急性出血性水肿（acute hemorrhagic edema of infancy）

病理改变

a 白细胞碎裂性血管炎。

b 真皮浅层血管壁纤维蛋白样变性，血管周围中性粒细胞浸润，核尘，红细胞外溢。

c 直接免疫荧光：血管壁免疫球蛋白、C3、C1q 和纤维蛋白原沉积。

病理鉴别诊断

Sweet 病：无血管炎。

过敏性紫癜：血管壁纤维蛋白样变性较轻。

变应性皮肤血管炎：血管病变及炎症反应较重。

荨麻疹性血管炎：真皮水肿明显，常见嗜酸性粒细胞。

临床特点

a 好发于 4 个月至 2 岁幼儿，常见于冬季。

b 为免疫复合物引起的白细胞碎裂性血管炎，与感染、药物等有关。

c 皮损主要分布于面部及四肢。

d 为红斑、瘀点、瘀斑，常呈虹膜样或靶样，四肢水肿。

e 可有发热、肾脏及胃肠道病变。

f 急性发病，有自限性，多在数周内自愈，预后良好，但有复发者。

临床鉴别诊断

过敏性紫癜

变应性皮肤血管炎

多形红斑

Sweet 病

药疹

10.1.14 结缔组织病性血管炎（connective tissue disease vasculitis）

系统性红斑狼疮可表现为白细胞碎裂性血管炎、淋巴细胞性血管炎、荨麻疹性血管炎、青斑样血管病或血栓性血管病的改变。类风湿性血管炎可表现为血栓形成及不同程度的炎症细胞浸润，也可表现为白细胞碎裂性血管炎。干燥综合征有时也可表现为白细胞碎裂性血管炎。

10.1.15 麻风反应（lepra reactions）（见 8.1.2）

10.2 淋巴细胞性小血管炎（lymphocytic small-vessel vasculitis）

10.2.1 急性痘疮样苔藓样糠疹（pityriasis lichenoides et varioliformis acuta）

急性痘疮样苔藓样糠疹多数情况下无血管炎证据，部分患者可出现真皮浅层血管扩张充血、红细胞外溢、血管壁纤维蛋白样物质沉积、血管周围淋巴细胞浸润。详见 1.1.6。

10.2.1

病理改变

a 炎症细胞呈楔形浸润。

b 真皮血管周围淋巴细胞浸润。

c 可见血管壁纤维蛋白样变性，红细胞外溢。

别名

Mucha–Habermann 病（Mucha–Habermann disease）

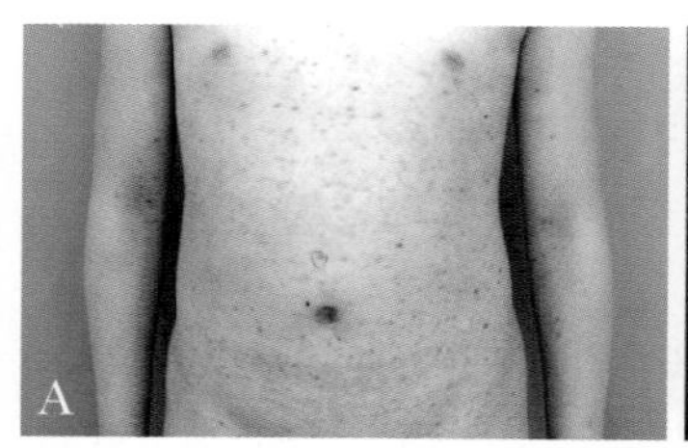

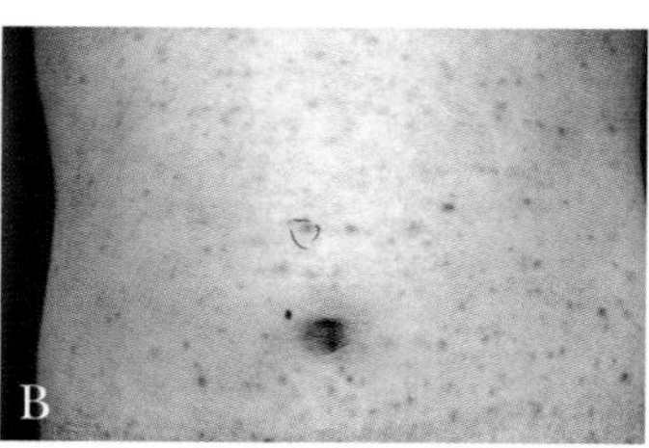

图 10.2.1　急性痘疮样苔藓样糠疹（pityriasis lichenoides et varioliformis acuta）

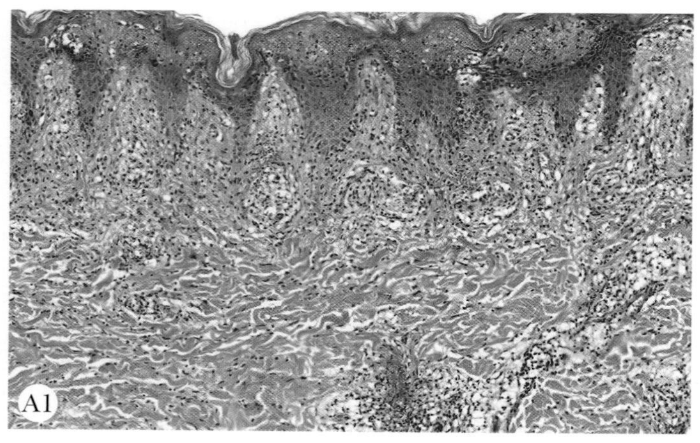

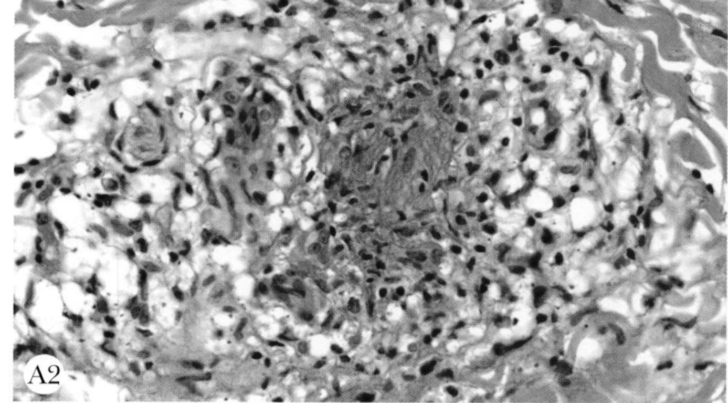

图 10.2.1A　急性痘疮样苔藓样糠疹　女，9 岁，躯干、四肢暗红色丘疹 1 个月。病理示真皮浅层血管壁纤维蛋白样变性，血管周围淋巴细胞浸润，红细胞外溢。

10.2.2 药疹（drug eruption）

病理改变

a 可表现为白细胞碎裂性血管炎、脓疱性血管炎或淋巴细胞性血管炎。

b 白细胞碎裂性血管炎位于真皮浅表血管丛，血管壁纤维蛋白样变性，血管周围中性粒细胞、嗜酸性粒细胞浸润。

c 淋巴细胞性血管炎则少见纤维蛋白样变性，血管壁及血管周围淋巴细胞和嗜酸性粒细胞浸润。

d 有报道氯噻嗪、别嘌醇、苯妥英钠和卡马西平可引起肉芽肿性血管炎。

详见 1.2.3。

10.2.3 中毒性红斑（toxic erythema）

病理改变

a 真皮浅层小血管扩张、充血。

b 血管周围淋巴细胞、嗜酸性粒细胞及少量中性粒细胞浸润。

病理鉴别诊断

真皮浅层血管周围淋巴细胞呈袖口状浸润可见于一组疾病，如中毒性红斑、离心性环状红斑和回状红斑等，相互鉴别需结合临床。

临床特点

a 常见于儿童和青年。

b 病因不清，可能与食物、药物过敏或感染有关。

c 急性发病，皮疹分布广泛，但多见于面、胸、上臂和股部。

d 皮疹呈猩红热或麻疹样，压之褪色，可伴黏膜损害。

e 自觉瘙痒、刺痛和烧灼感。

f 严重者有发热、关节痛等全身症状。

g 数天至数周可恢复。

10.2.3

临床鉴别诊断

猩红热

麻疹

药疹

图 10.2.3　中毒性红斑（toxic erythema）

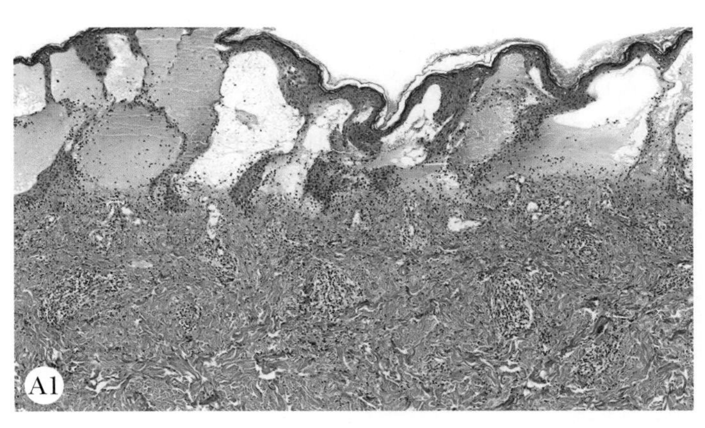

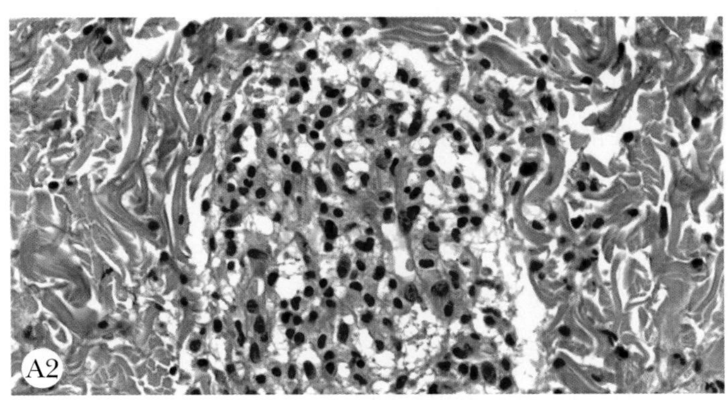

图 10.2.3A　中毒性红斑　女，30 岁，全身弥漫性红斑 3 天，瘙痒。病理示真皮浅层水肿，毛细血管扩张，血管壁及血管周围淋巴细胞、少许嗜酸性粒细胞浸润。

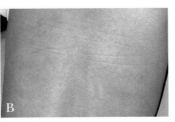

10.2.4　Waldenstrom 巨球蛋白血症（Waldenstrom macroglobulinaemia）

病理改变

a 真皮乳头及网状层上部可见均质性嗜酸性的无定形物质沉积，其间可形成裂隙。

b 沉积物 PAS 染色阳性，但刚果红染色阴性。

c 沉积物周围见淋巴细胞和浆细胞浸润。

d 偶可见白细胞碎裂性血管炎。

e 免疫电镜示沉积物由 IgM 组成。

病理鉴别诊断

皮肤淀粉样变：沉积物上方表皮被拉直变平，伴显著角化过度，结晶紫染色阳性，真皮内炎症细胞稀少。

卟啉症：沉积物位于真皮血管周围，可见表皮下水疱，水疱内见单一核细胞浸润。

冷球蛋白血症性血管炎：血管内透明血栓，血管壁冷球蛋白沉积，PAS 染色阳性。

胶样粟丘疹：真皮浅层嗜酸性物质沉积，耐淀粉酶，刚果红染色阳性，邻近有日光性弹性组织变性。

临床特点

a 好发年龄为 40 ～ 60 岁，男性稍多。

b 病因不清，可能与遗传、环境或病毒感染有关，伴发于慢性淋巴组织增生性疾病，由于 B 细胞产生过量的 IgM 变性而沉积于皮肤中。

c 皮损主要见于四肢伸侧。

d 皮损多为紫癜，也可见肤色、红色或半透明丘疹、结节。

e 可伴肝、脾、淋巴结肿大。

f 患者中位生存期 5 年，20% 患者可生存 10 年以上。

临床鉴别诊断

冷球蛋白血症性紫癜

高球蛋白血症性紫癜

过敏性紫癜

10.2.5 高 IgD 综合征（hyperimmunoglobulinemia D syndrome）

病理改变

a 真皮浅层毛细血管和毛细血管后微静脉淋巴细胞性血管炎。

b 血管内皮肿胀，血管壁纤维蛋白样变性，血管周围淋巴细胞围管性浸润，可见核尘和红细胞外溢。

c 直接免疫荧光示血管壁及其周围 IgD 和 C3 沉积。

病理鉴别诊断

直接免疫荧光示血管壁及其周围 IgD，可与其他淋巴细胞性血管炎相鉴别。

临床特点

a 多见于 1 ～ 12 岁儿童，男女无明显差别。

b 长期周期性发热，一般 39℃以上，持续 1 周左右。

c 皮损分布广泛，但多发于躯干，也见于四肢。

d 皮疹为直径 0.5 ～ 2cm 红斑，可呈环形，也可见丘疹。

e 多无自觉症状，少数有疼痛或瘙痒。

f 可有淋巴结及脾肿大、发热、关节痛、头痛、腹痛等。

g 皮疹在发热时出现，体温恢复后皮疹消退。

临床鉴别诊断

家族性地中海热

成人 Still 病

系统性红斑狼疮

别名

周期性发热综合征（periodic fever syndrome）

10.2.6 结节性红斑（erythema nodosum）（晚期）（见 11.1.1）

10.2.7 多形红斑（erythema multiforme）（见 1.2.1）

10.2.8 节段性透明性血管炎（segmental hyalinizing vasculitis）（见 10.8.2）

10.3 嗜酸性粒细胞性小血管炎（eosinophilic small-vessel vasculitis）

10.3.1 复发性皮肤坏死性嗜酸性血管炎（recurrent cutaneous necrotizing eosinophilic vasculitis）

病理改变

a 偶见表皮内水疱和嗜酸性粒细胞。

b 真皮内小血管壁纤维蛋白样变性，真皮全层嗜酸性粒细胞浸润。

c 白细胞碎裂性血管炎轻或无，无核尘。

病理鉴别诊断

变应性肉芽肿病：有白细胞碎裂性血管炎和栅栏状肉芽肿。

嗜酸性蜂窝织炎：血管炎轻或无，晚期可见肉芽肿性浸润。

变应性皮肤血管炎：典型的白细胞碎裂性血管炎，大量中性粒细胞和核尘，嗜酸性粒细胞相对较少。

面部肉芽肿：白细胞碎裂性血管炎，表皮下方和毛囊周围有无浸润带，晚期纤维化。

临床特点

a 少见病，所报道病例为中青年，女性稍多。

b 病因不清，可能与嗜酸性粒细胞释放炎性介质使血管通透性增加有关。

c 皮疹为全身性。

d 皮损为出血性丘疹、风团样斑块、水肿性红斑、环形红斑、水疱，可出现指（趾）坏疽。

e 自觉瘙痒。

f 一般无全身症状，可伴口腔黏膜炎、牙龈炎、全秃、肝脾及淋巴结肿大。

g 外周血嗜酸性粒细胞增高。

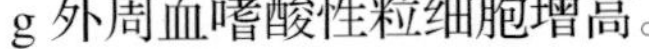

h 慢性复发病程。

临床鉴别诊断

变应性皮肤血管炎

过敏性紫癜

变应性肉芽肿病

嗜酸性粒细胞增多综合征

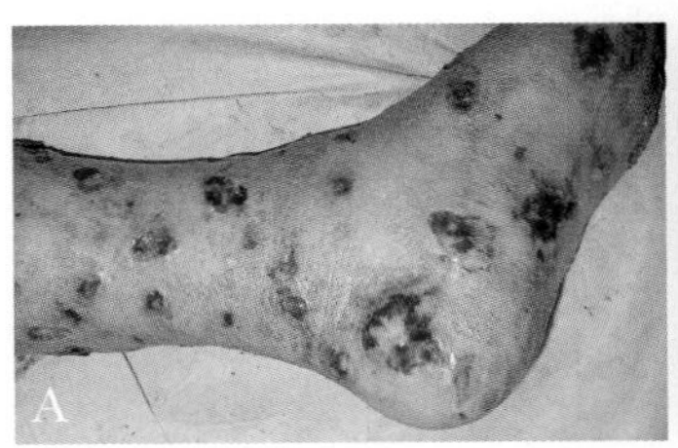

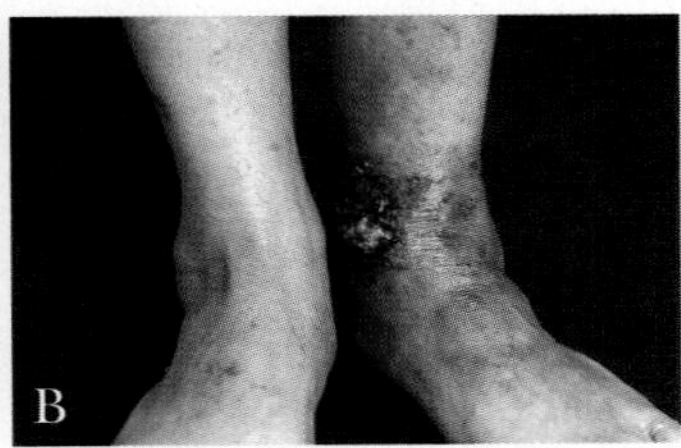

图10.3.1 复发性皮肤坏死性嗜酸性血管炎（recurrent cutaneous necrotizing eosinophilic vasculitis）

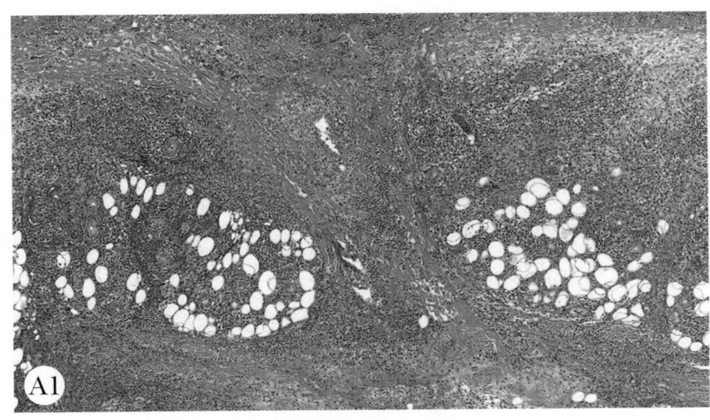

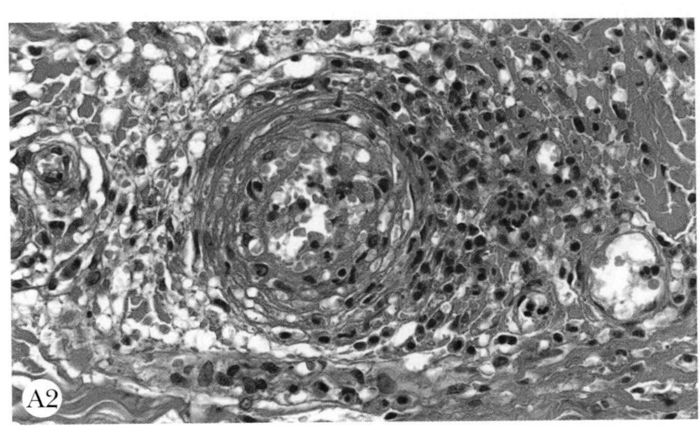

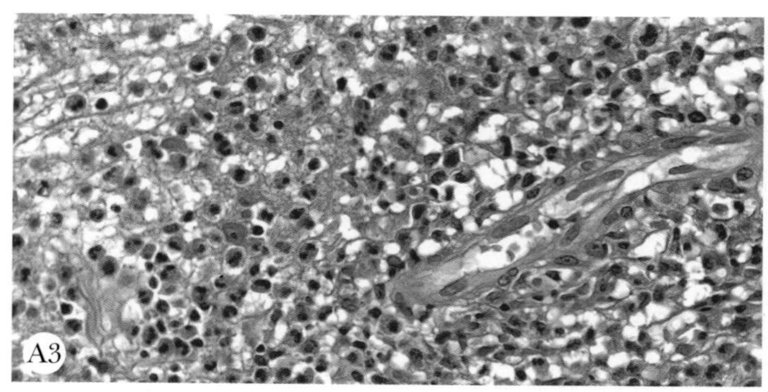

图 10.3.1A 复发性皮肤坏死性嗜酸性血管炎 女，30 岁，全身红斑、脓疱、糜烂、溃疡 20 年。病理示真皮及皮下脂肪血管壁纤维蛋白样变性，大量嗜酸性粒细胞浸润。

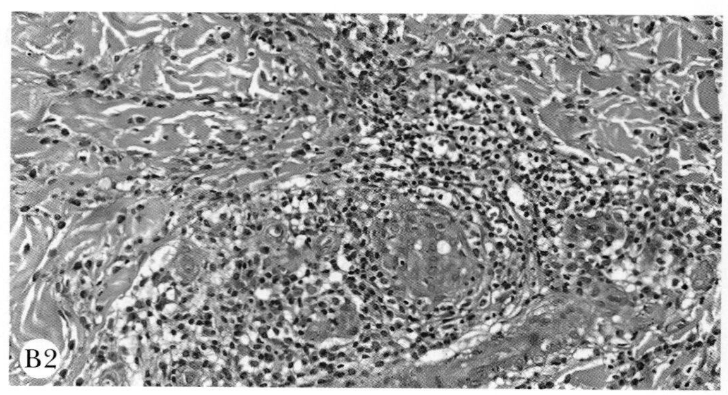

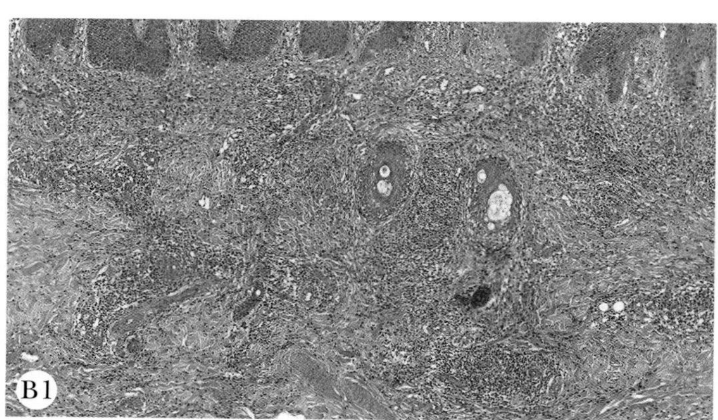

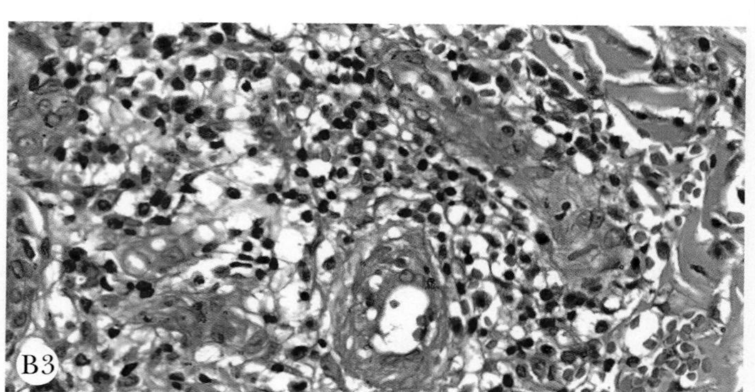

图 10.3.1B 复发性皮肤坏死性嗜酸性血管炎 男，36 岁，双踝周红斑、暗褐色斑伴溃疡 1 年。病理示真皮血管周围嗜酸性粒细胞浸润，部分血管壁纤维蛋白样变性。

10.3.2 Wells 综合征（Wells syndrome）（嗜酸性蜂窝织炎）（见 9.3.1）

10.4 肉芽肿性小血管炎（granulomatous small-vessel vasculitis）

10.4.1 ANCA 相关性血管炎（antineutrophil cytoplasmic antibody-associated vasculitis）

抗中性粒细胞胞质抗体（ANCA）是一类针对中性粒细胞胞质成分的自身抗体，其靶抗原主要为丝氨酸蛋白酶 3（PR3）和髓过氧化物酶（MPO），与 ANCA 密切相关的系统性血管炎称为 ANCA 相关性血管炎，包括 Wegener 肉芽肿病、显微镜下多血管炎和变应性肉芽肿病，它们在临床表现和组织病理学上有许多共同特征，如皮损、多器官病变、血液中 ANCA 阳性等。

Wegener 肉芽肿病（Wegener granulomatosis）

病理改变

a 典型病理表现为坏死性血管炎和坏死性肉芽肿。

b 紫癜、红斑、坏死性丘疹损害：常表现为白细胞碎裂性血管炎，表皮可有缺血性坏死，多侵犯真皮细动脉和微静脉。血管壁纤维蛋白样变性，血管壁及其周围以中性粒细胞为主的混合性炎症细胞浸润，可见核尘和红细胞外溢。

c 结节和溃疡性损害：常表现为坏死性肉芽肿，可伴坏死性血管炎。表皮呈假上皮瘤样增生，表皮内微脓肿形成，真皮部分血管壁坏死。肉芽肿中央为胶原坏死区，周围混合性炎症细胞浸润，包括淋巴细胞、组织细胞、浆细胞、多核巨细胞、中性粒细胞及少量嗜酸性粒细胞。肉芽肿病变可侵入血管壁内，亦可位于血管邻近或与血管无关。

d 可表现为栅栏状中性粒细胞性及肉芽肿性皮炎。

病理鉴别诊断

结节性多动脉炎：侵犯真皮深层和皮下脂肪肌性动脉，无坏死性肉芽肿性炎症。

变应性肉芽肿病：多核巨细胞少，嗜酸性粒细胞较多。

显微镜下多血管炎：无坏死性肉芽肿，两者有时鉴别困难。

硬红斑：以小叶为主的混合性脂膜炎，常见脂肪细胞坏死。

临床特点

a 好发于成人，男性多于女性。

b 上呼吸道坏死性肉芽肿性炎症，鼻部、鼻咽部、气管、支气管出现结节、溃疡，咳嗽、胸痛、呼吸困难。

c 限局性坏死性肾小球肾炎。

d 皮损常见于面部及四肢伸侧。

e 皮损有两类，一类为成群结节，中央坏死性溃疡；另一类为红斑、紫癜、坏死性丘疹等。

f 80% 以上患者胞质型抗中性粒细胞胞质抗体（ANCA）阳性。

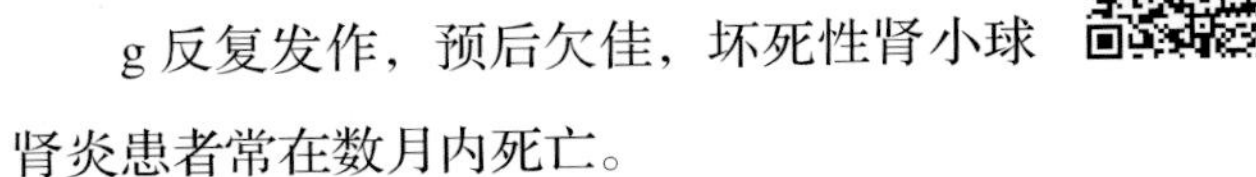

g 反复发作，预后欠佳，坏死性肾小球肾炎患者常在数月内死亡。

临床鉴别诊断

结节性多动脉炎

变应性肉芽肿病

变应性皮肤血管炎

系统性红斑狼疮

冷球蛋白血症性血管炎

别名

伴多血管炎的肉芽肿病（granulomatosis with polyangiitis）

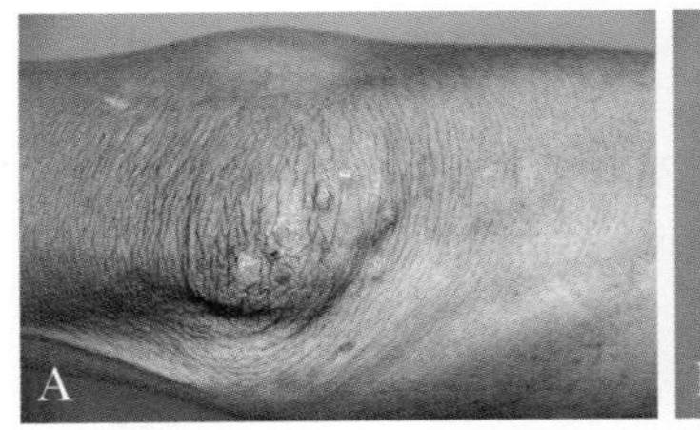

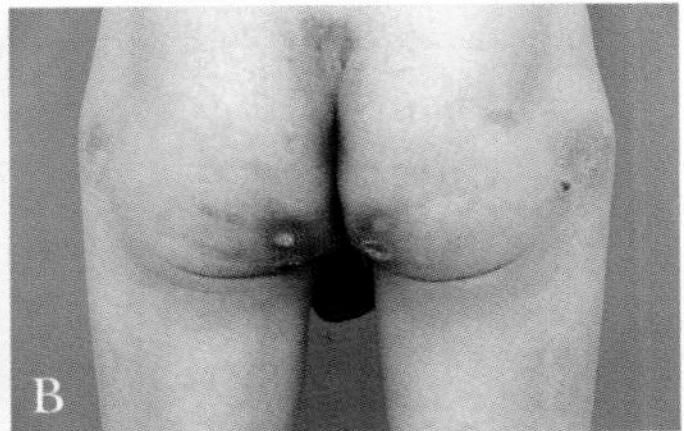

图 10.4.1.1　Wegener 肉芽肿病（Wegener granulomatosis）

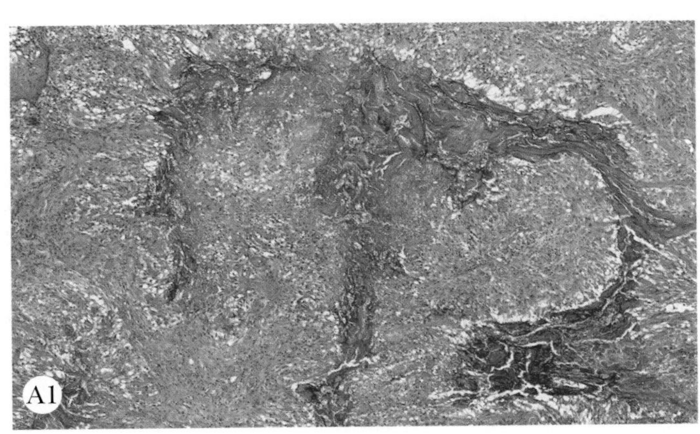

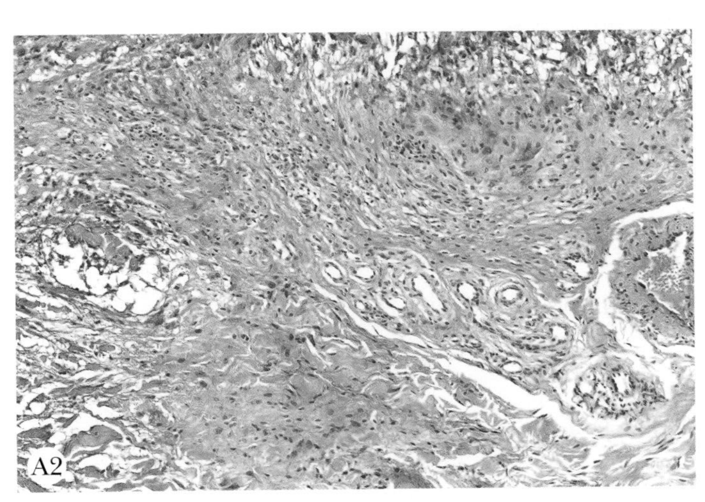

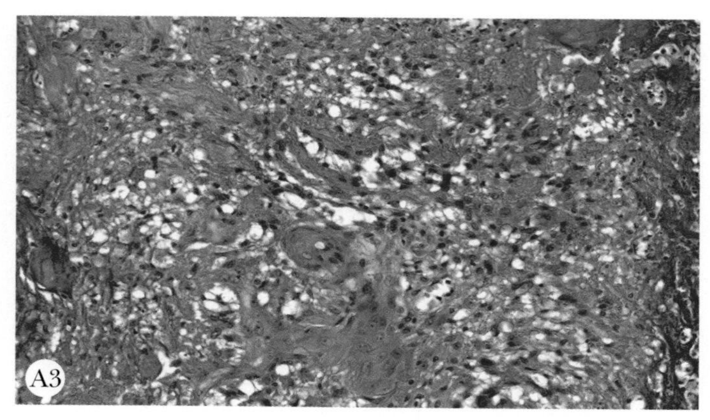

图 10.4.1.1A Wegener 肉芽肿病 男，63 岁，双肘、臀部皮下结节伴溃疡 1 月。9 年前曾在呼吸科诊断为 Wegener 肉芽肿病。病理示真皮内坏死性肉芽肿，坏死区周围组织细胞呈栅栏状排列，血管壁纤维蛋白样变性，淋巴细胞、中性粒细胞浸润。

显微镜下多血管炎（microscopic polyangiitis）

病理改变

a 主要侵犯细动脉、微静脉和毛细血管。

b 早期表现为白细胞碎裂性血管炎，血管壁纤维蛋白样变性，中性粒细胞浸润伴核尘。

c 晚期为淋巴细胞浸润。

d 偶见肌性动脉的坏死性血管炎。

病理鉴别诊断

其他白细胞碎裂性血管炎：病理上鉴别有困难，需结合临床与之鉴别。

结节性多动脉炎：侵犯真皮深层和皮下脂肪肌性动脉，无小静脉和毛细血管受累。

Wegener 肉芽肿病：有坏死性肉芽肿。

临床特点

a 多见于男性，平均年龄约 50 岁。

b 是一种系统性、坏死性血管炎，属自身免疫性疾病。

c 病毒感染样前驱症状：发热、喉痛、肌痛、关节痛。

d 急进性肾小球肾炎，表现为显微血尿、蛋白尿或肾功能不全。

e 无肉芽肿改变的肺受累。

f 皮损可发生于任何部位，但多见于足、小腿和臀部。

g 皮损为紫癜、裂片状出血、丘疹、水疱、血疱、溃疡。

h 50％～60% 患者核周型 ANCA 阳性，45％胞质型 ANCA 阳性。

i 进展快，易复发，预后差，5 年生存率约 75%。

临床鉴别诊断

Wegener 肉芽肿病

变应性肉芽肿病

变应性皮肤血管炎

过敏性紫癜

别名

显微结节性多动脉炎（microscopic polyarteritis nodosum）

抗中性粒细胞胞质抗体阳性的白细胞碎裂性血管炎（ANCA-positive leukocytoclastic angiitis）

变应性肉芽肿病（allergic granulomatosis，Churg-Strauss syndrome）

病理改变

a 表皮可有缺血性梗死。

b Churg-Strauss 栅栏状肉芽肿：胶原渐进性坏死、栅栏状组织细胞浸润、渐进性坏死区碎裂的嗜酸性粒细胞、变性胶原纤维覆盖嗜酸性颗粒状物。

c 受累血管为真皮浅层的细动脉和微静脉，有时可累及肌性血管。

d 白细胞碎裂性血管炎伴大量嗜酸性粒细胞浸润。

e 早期皮损：灶性胶原变性，混合性炎症细胞浸润。

f 充分发育的皮损：中央胶原坏死，外周为栅栏状排列的上皮样细胞、组织细胞、嗜酸性粒细胞和多核巨细胞。

g 不典型组织像可表现为弥散性界限不清的肉芽肿性炎症，胶原坏死不明显。

病理鉴别诊断

结节性多动脉炎：侵犯真皮深层和皮下脂肪肌性动脉，无坏死性肉芽肿，嗜酸性粒细胞少。

Wegener 肉芽肿病：典型的 Churg–Strauss 栅栏状肉芽肿少见，嗜酸性粒细胞相对较少。

高安动脉炎：也可出现 Churg–Strauss 栅栏状肉芽肿样表现，但主要累及较大血管，嗜酸性粒细胞少。

类风湿性血管炎：栅栏状肉芽肿呈多结节样，中央渐进性坏死区有纤维素沉积，无嗜酸性粒细胞。

临床特点

a 好发于 50 ~ 60 岁男性。

b 可能与 ANCA 激活中性粒细胞导致血管损伤有关。

c 哮喘可先于皮损多年，可有发热、咳嗽、咯血、脓痰，外周血嗜酸性粒细胞明显增高。

d 皮疹好发于四肢伸侧。

e 皮损呈多形性，包括红斑、丘疹、水疱、风团、紫癜、结节、溃疡和网状青斑等。

f 系统性症状：中枢神经系统、心、肾、胃肠、关节、眼、前列腺亦可累及。

g 70% 患者核周型 ANCA 阳性。

h 预后欠佳，常死于心力衰竭。

10.4.1.3

临床鉴别诊断

结节性多动脉炎

Wegener 肉芽肿病

淋巴瘤

系统性红斑狼疮

类风湿关节炎

别名

Churg–Strauss 综合征（Churg–Strauss syndrome）

伴多血管炎的嗜酸性肉芽肿病（eosinophilic granulomatosis with polyangiitis）

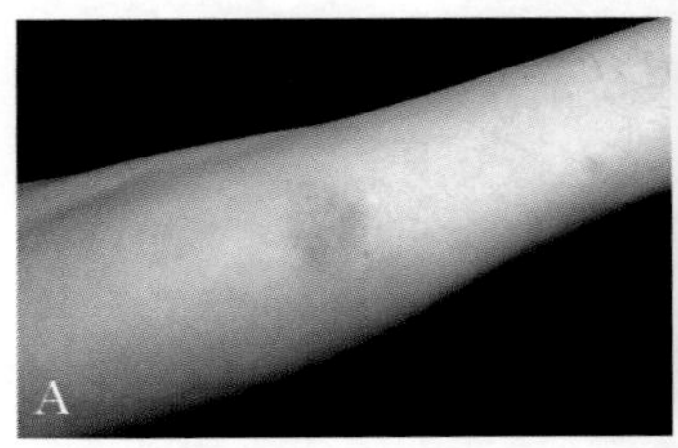

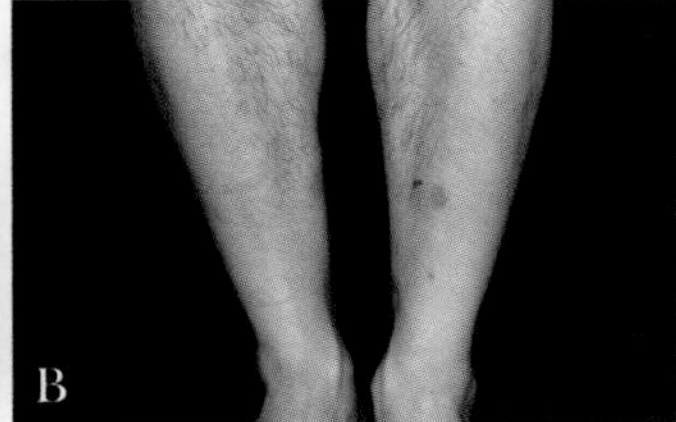

图 10.4.1.3 变应性肉芽肿病（allergic granulomatosis，Churg–Strauss syndrome）

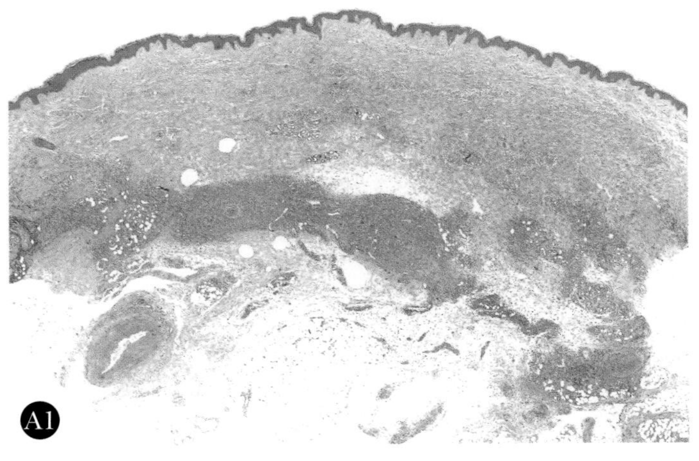

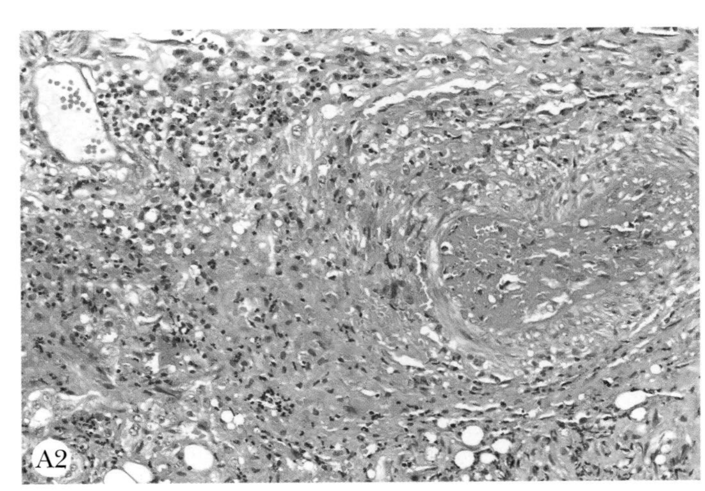

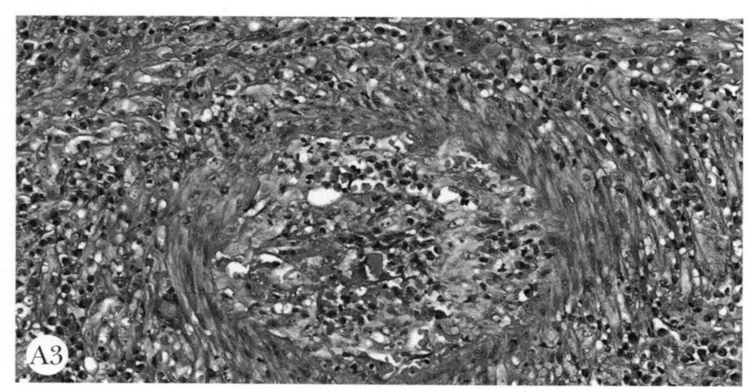

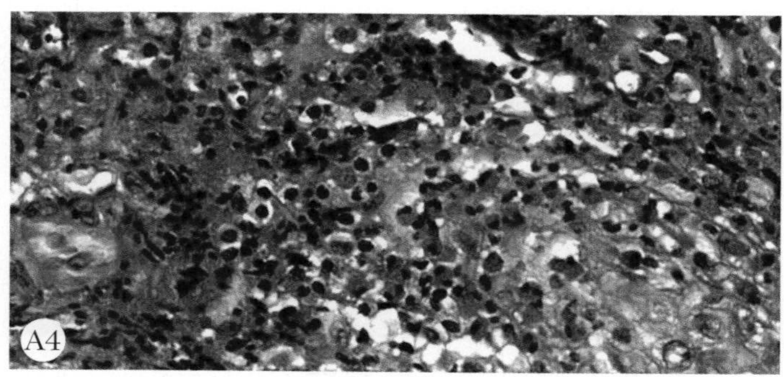

图 10.4.1.3A 变应性肉芽肿病 男，50 岁，四肢红斑 1 年，伴过敏性哮喘，外周血嗜酸性粒细胞 22.9%。病理示真皮、皮下脂肪内小血管及肌性血管腔内血栓形成，血管壁及血管周围大量嗜酸性粒细胞、中性粒细胞浸润。

临床特点

a 好发于 20 ~ 50 岁，女性多于男性。

b 诱发药物主要是抗甲状腺药物如丙硫氧嘧啶、甲巯咪唑、卡比吗唑以及肼苯达嗪等。

c 常有发热、关节痛、肌肉痛等全身症状。

d 皮损多见于四肢末端，特别是下肢，也可见于面部、乳房和臀部。

e 皮损包括风团、水肿性红斑、瘀点、瘀斑，还可出现皮肤坏死、血疱、溃疡、指（趾）坏疽及口腔溃疡。

f 系统受累包括肾、肺、胃肠道、神经、耳鼻等。

g 核周型荧光 -ANCA 阳性，常伴高滴度的 MPO-ANCA。

h 预后较好，一般不复发。

临床鉴别诊断

系统性红斑狼疮

荨麻疹性血管炎

变应性皮肤血管炎

过敏性紫癜

药物诱导的 ANCA 相关性血管炎（drug-induced ANCA-associated vasculitis）

病理改变

a 白细胞碎裂性血管炎。

b 血管内皮肿胀，红细胞外溢，血管周围中性粒细胞浸润，伴核尘。

c 部分血管管腔内纤维素样血栓，甚至坏死。

d 直接免疫荧光示血管壁 IgG、IgM、IgA、C3 沉积。

病理鉴别诊断

根据患者血清中 ANCA 阳性，可与其他白细胞碎裂性血管炎相鉴别。

10.4.2 非 ANCA 相关性血管炎（non-ANCA-associated vasculitis）

结节性血管炎（nodular vasculitis）

病理改变

a 病变主要累及一个或多个皮下脂肪小叶。

b 脂肪小叶大片凝固性或干酪样坏死。

c 脂肪小叶弥漫性炎症细胞浸润，周边肉芽肿性结节有一定特征性。

d 炎症细胞常以淋巴细胞和中性粒细胞为主，也可有明显组织细胞和多核巨细胞肉芽肿形成。

e 部分病例可见大量噬脂细胞。

f 多累及皮下脂肪小血管。如果累及中等大肌性血管，此时应当诊断硬红斑。

病理鉴别诊断

结节性多动脉炎

其他小叶性脂膜炎

临床特点

a 好发于中年女性。

b 多见于双小腿，屈侧为主，对称性，数个暗红色结节、肿块，浸润性，质地硬，疼痛明显。

c 皮疹数周或数月消退。

d 消退后常留有色素沉着和萎缩性瘢痕。

10.4.2.1

临床鉴别

结节性红斑

其他血管炎

坏疽性脓皮病

淋巴瘤

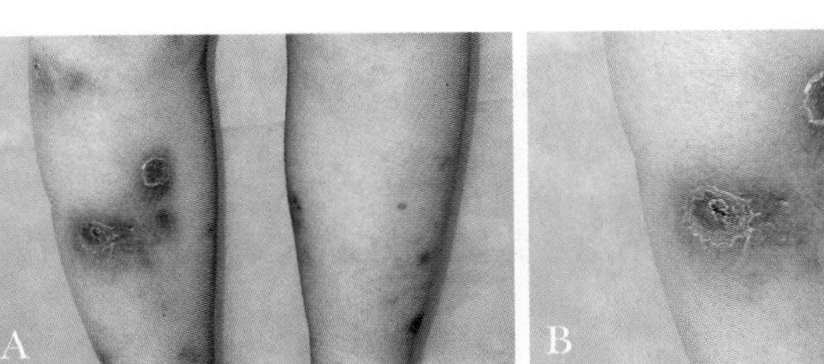

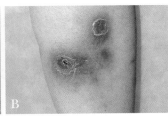

图 10.4.2.1 结节性血管炎（nodular vasculitis）

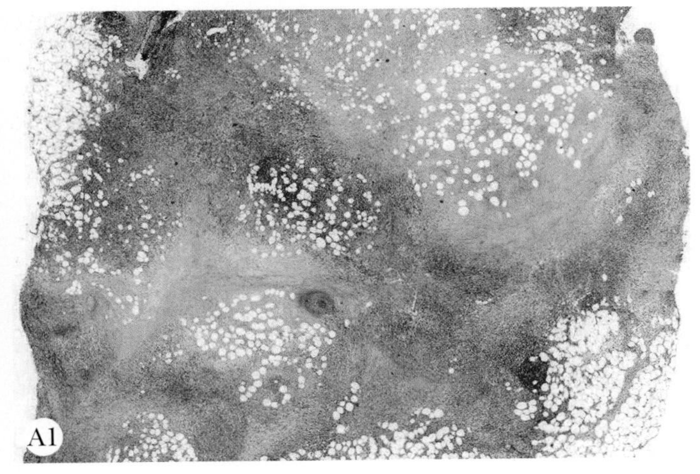

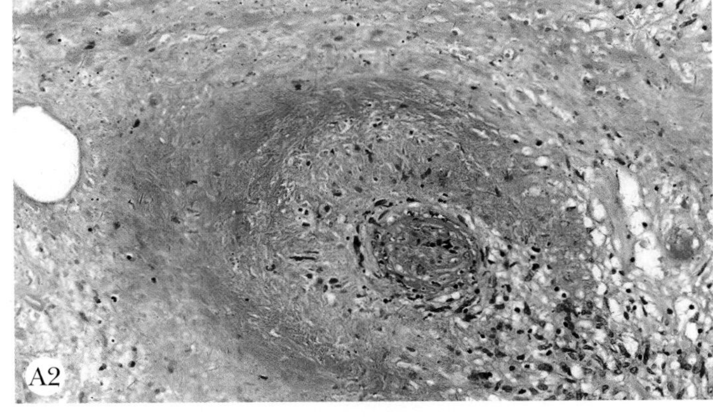

图 10.4.2.1A 结节性血管炎 女，32 岁，双小腿皮下结节 2 年。病理示混合性脂膜炎，大片脂肪细胞凝固性坏死，小血管壁及血管周围纤维蛋白样物质沉积，血栓形成。

科根综合征（Cogan syndrome）

病理改变

a 可累及肌性动脉或小动脉。

b 白细胞碎裂性血管炎。

c 累及肌性动脉时可出现组织梗死、血管腔狭窄、血栓形成，类似结节性多动脉炎。

d 可见淋巴细胞、浆细胞、组织细胞、上皮样细胞或多核巨细胞浸润。

病理鉴别诊断

结节性多动脉炎：组织病理学上两者不易鉴别，需结合临床。

Wegener 肉芽肿病：侵犯小血管，有坏死性肉芽肿。

临床特点

a 好发于 20 ~ 30 岁的年轻人，女性稍多。

b 病因不清，可能与免疫异常和上呼吸道感染有关，也有认为该病是结节性多动脉炎的早期表现。

c 间质性角膜炎、前庭功能障碍、畏光、流泪、恶心、呕吐、耳鸣、眩晕等。

d 皮损常见于四肢。

e 皮损为红斑、风团、瘀点、瘀斑、结节，口腔、生殖器溃疡。

f 可出现心、肺、胃肠道、神经等系统损害。

g 不治疗可致盲、致聋。

临床鉴别诊断

干燥综合征

白塞病

Wegener 肉芽肿病

别名

科根病（Cogan disease）

10.5 中性粒细胞性肌性血管炎（neutrophilic muscular-vessel vasculitis）

10.5.1 结节性多动脉炎（polyarteritis nodosa）

病理改变

a 累及真皮深层和皮下脂肪的肌性动脉，为全动脉炎。

b 变性期：动脉壁纤维蛋白样变性，变性从血管壁一部分开始，沿血管壁形成环状，典型者变性区呈现双环形，内弹力膜和外弹力膜部分或完全破坏。

c 炎症期：病变血管周围致密炎症细胞浸润，主要为中性粒细胞，可见嗜酸性粒细胞和核尘，显示白细胞碎裂性血管炎的表现。

d 肉芽肿期：内膜增生，血栓形成，管腔闭塞，缺血性坏死，淋巴细胞、组织细胞和浆细胞浸润。

e 纤维化期：成纤维细胞增生，纤维化，真皮中上部小血管周围淋巴细胞浸润。

f 有时可见真皮浅层白细胞碎裂性血管炎。

病理鉴别诊断

Wegener 肉芽肿病：既有坏死性血管炎，也有坏死性肉芽肿性炎症。

变应性肉芽肿病：Churg-Strauss 栅栏状肉芽肿，嗜酸性粒细胞较多。

硬红斑：混合性脂膜炎，脂肪坏死明显。

浅表游走性血栓性静脉炎：累及皮下脂肪间隔的肌性静脉，炎性浸润轻。

临床特点

a 好发于中年男性。

b 可能是免疫复合物沉积所致。

c 可有发热、不适、厌食、体重减轻、肌痛、关节痛。

d 周围和中枢神经系统受累：出现麻木、运动障碍、精神错乱等。

e 肾脏受累：血尿、蛋白尿、高血压、肾衰。

f 胃肠道受累：腹痛、胃肠道出血和穿孔。

g 皮疹发生率为 20% ~ 25%，好发于四肢，特别是足、小腿和前臂。

h 表现为皮下结节、溃疡、紫癜、网状青斑，偶见水疱等，可有指、趾背瘀斑、坏疽。

i 贫血、白细胞增多、血沉快、类风湿因子及抗核抗体低滴度阳性。

j 仅累及皮肤称皮肤型；累及内脏器官称为系统型。

k 皮肤型预后良好，皮损数月后可自行消退；系统型死亡率高，5 年存活率为 50%。

临床鉴别诊断

Wegener 肉芽肿病
结节性血管炎
系统性红斑狼疮
类风湿关节炎
青斑样血管病

别名

结节性动脉周围炎（periarteritis nodosa）

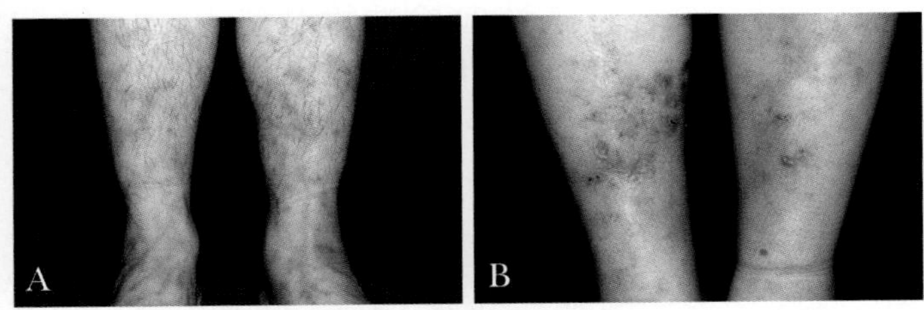

图 10.5.1　结节性多动脉炎（polyarteritis nodosa）

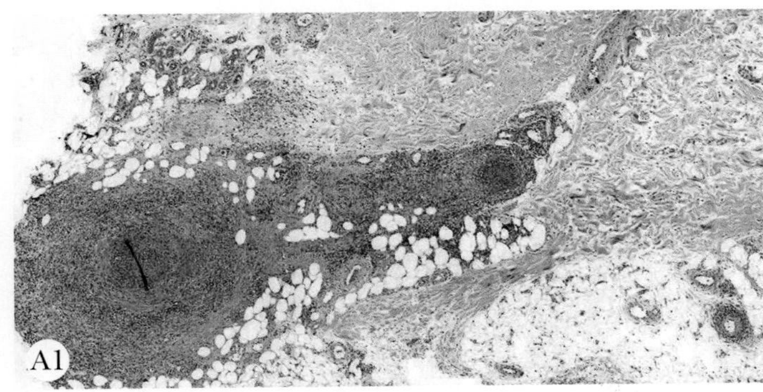

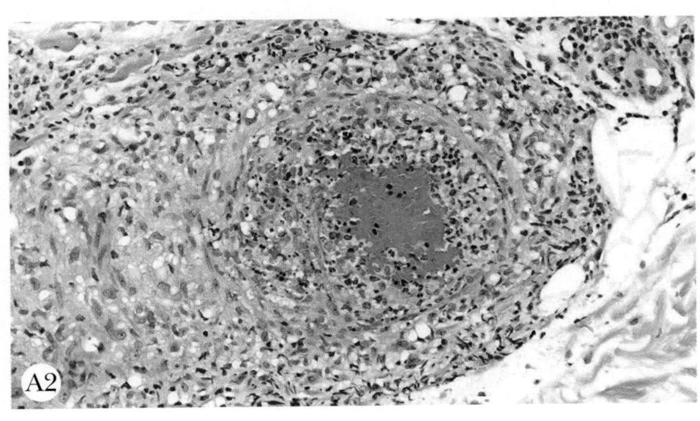

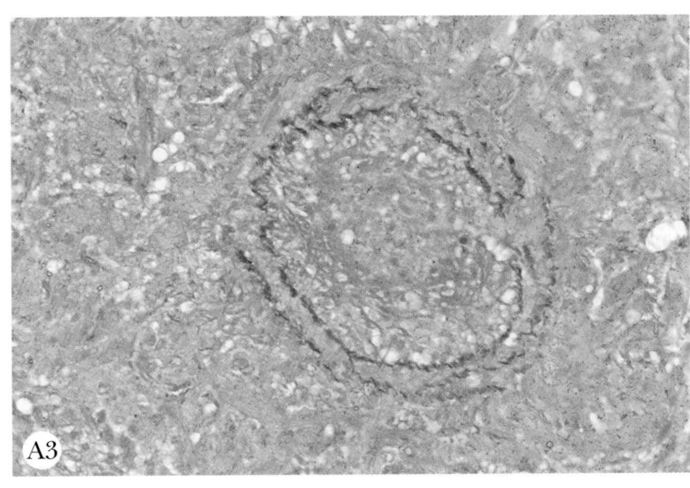

图 10.5.1A　结节性多动脉炎　男，32 岁，四肢暗红色斑、皮下结节 4 年。病理示真皮深层肌性血管壁及血管周围中性粒细胞浸润，血栓形成。弹力纤维染色证实为动脉。

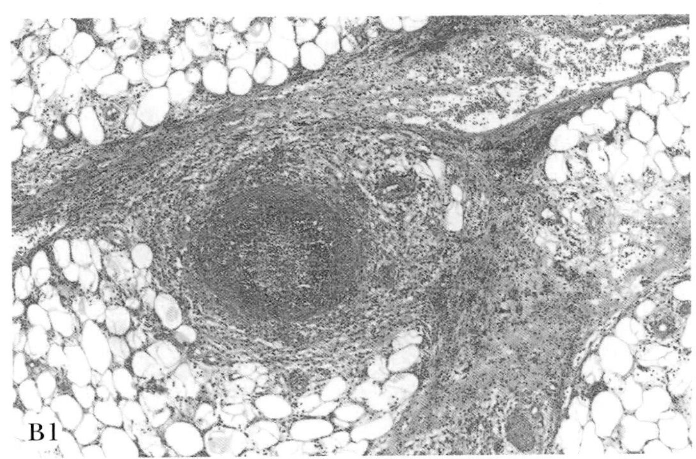

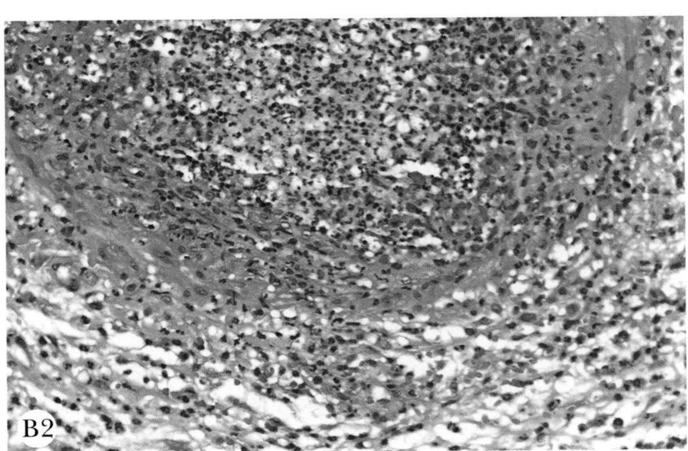

图 10.5.1B　结节性多动脉炎　男，49 岁，双下肢红斑、结节 5 天。病理示脂肪间隔肌性动脉血管腔内、血管壁及血管周围中性粒细胞浸润，红细胞外溢。

10.5.2 浅表游走性血栓性静脉炎（superficial migratory thrombophlebitis）

病理改变

a 累及脂肪间隔的肌性静脉，血管壁中性粒细胞为主的浸润，随后为淋巴细胞、组织细胞和多核巨细胞。

b 血管内血栓、机化、纤维化、再通。

c 血管周围的皮下脂肪轻度炎症，动脉一般不受累。

病理鉴别诊断

结节性多动脉炎：动脉受累，可通过弹力纤维染色鉴别动、静脉。

结节性血管炎：累及小血管，脂膜炎较重，伴脂肪坏死。

结节性红斑：脂肪间隔肌性静脉不受累，炎症浸润重。

闭塞性血栓性脉管炎：常侵犯肌性动脉和细动脉，偶见静脉受累。血栓内可见中性粒细胞形成的微脓肿。

巨细胞动脉炎：侵犯大、中动脉，血管壁肉芽肿性浸润，见多核巨细胞。

临床特点

a 多发生于 25 ~ 50 岁的男性，寒冷季节发病。

b 病因不清，可能与高凝状态、内脏肿瘤等有关。

c 多见于下肢、胸腹侧壁（Mondor 病）等浅静脉。

d 皮损为一条或多条条索状硬结，相邻皮肤红肿，愈后遗留纤维性硬索。

e 自觉疼痛。

f 病程有自限性，多于 3 ~ 6 周自愈，但皮损易复发，此起彼伏，呈游走性。

临床鉴别诊断

结节性红斑

结节性血管炎

结节性多动脉炎

白塞病

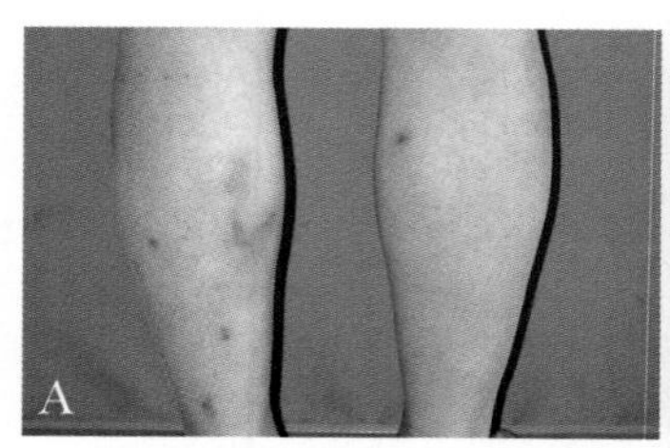

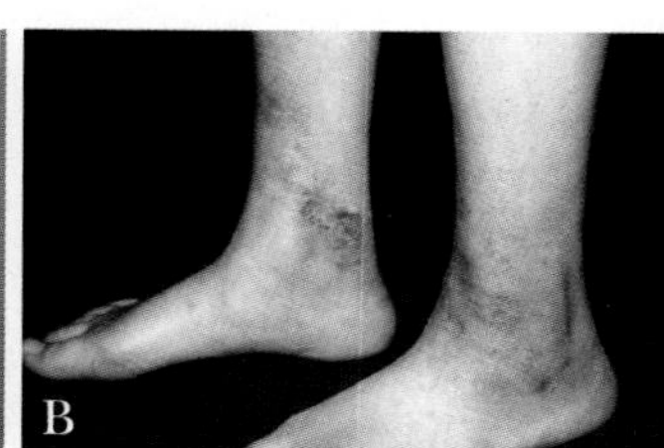

图 10.5.2 浅表游走性血栓性静脉炎（superficial migratory thrombophlebitis）

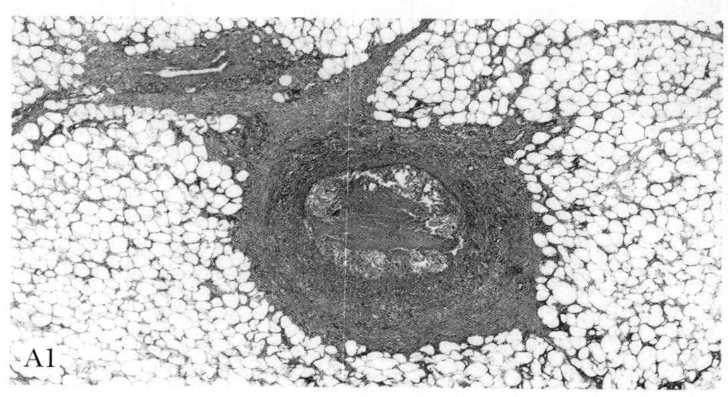

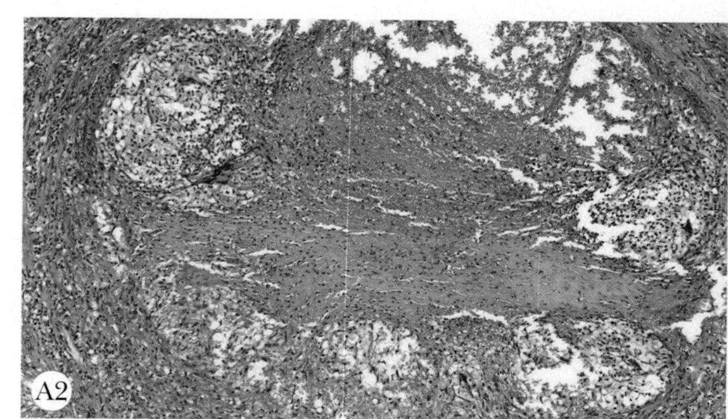

图 10.5.2A 浅表游走性血栓性静脉炎 女，40 岁，双小腿肿胀、结节 4 年。病理示脂肪间隔肌性静脉血管腔血栓形成，机化再通，血管壁及血管周围中性粒细胞、淋巴细胞浸润。

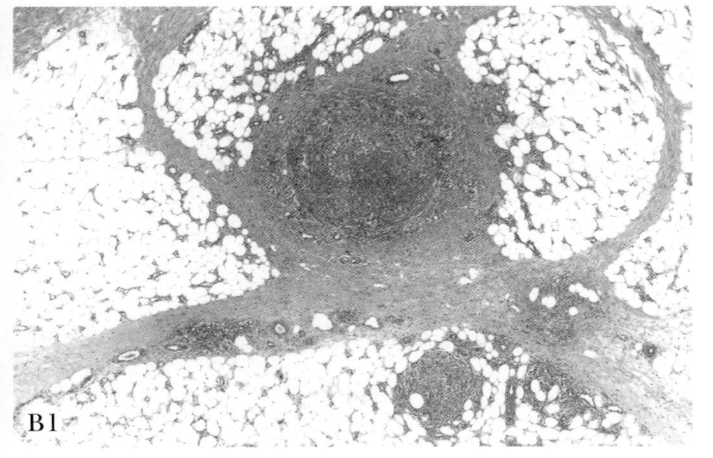

B2

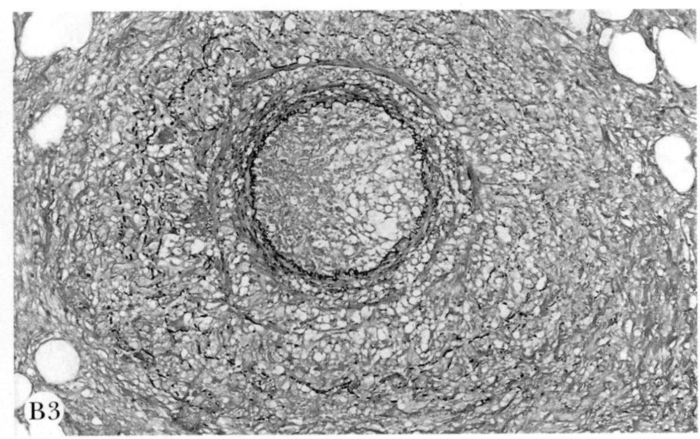

图 10. 5. 2B　浅表游走性血栓性静脉炎　女，19 岁，双小腿红斑、结节伴疼痛 2 个月。病理示脂肪间隔增宽、硬化，脂肪间隔内肌性血管腔内血栓形成，血管壁及血管周围淋巴细胞、组织细胞及多核巨细胞浸润。弹力纤维染色证实为静脉。

10.5.3　闭塞性血栓性脉管炎（thromboangiitis obliterans）

病理改变

a 常侵犯肌性动脉和细动脉，偶见静脉受累。血栓内中性粒细胞为主的浸润，可形成微脓肿。

b 急性期：血管壁全层以中性粒细胞为主的致密炎症细胞浸润，血管腔内血栓，但动脉内弹力膜完整。

c 亚急性期：单一核细胞为主的浸润，包括淋巴细胞、组织细胞，可见巨细胞。

d 慢性期：炎症区成纤维细胞增生，血管纤维化，血栓机化再通。

病理鉴别诊断

闭塞性动脉硬化症：动脉壁粥样硬化和钙化，炎症浸润轻。

结节性多动脉炎：无血栓内微脓肿，动脉内弹力膜破坏。

结节性血管炎：累及小血管，脂膜炎较重，伴脂肪坏死。

巨细胞动脉炎：侵犯大、中动脉，血管壁肉芽肿性浸润，见多核巨细胞。

浅表游走性血栓性静脉炎：累及皮下脂肪间隔的肌性静脉，炎性浸润轻。

临床特点

a 好发于 20 ～ 40 岁吸烟男性，多在冬季发病。

b 病因不明，可能与遗传、吸烟、免疫状态、血液高凝状态等有关。

c 主要累及下肢，尤其是左下肢，以足背、跖、胫动脉多见。

d 皮损为皮肤苍白、发绀、疼痛，抬高肢体疼痛加剧，间歇性跛行，动脉搏动消失，皮肤坏疽，溃疡等。

e 偶可累及心、肾、脑、胃肠等出现相应症状。

f 病程慢性，可自然缓解，有自限性，若不累及内脏，预后良好。

临床鉴别诊断

浅表游走性血栓性静脉炎

闭塞性动脉硬化症

雷诺病

别名

Buerger 病（Buerger disease）

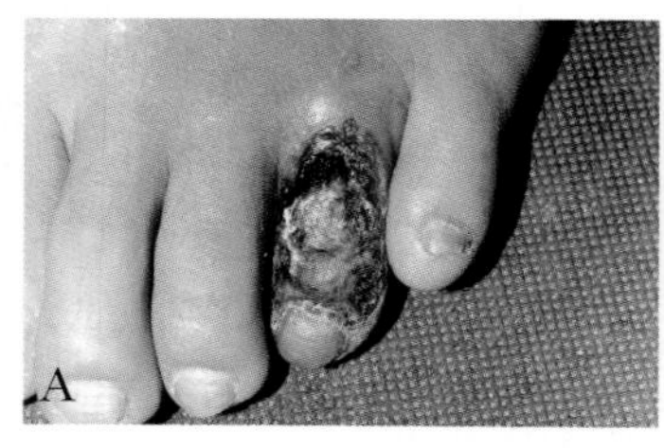
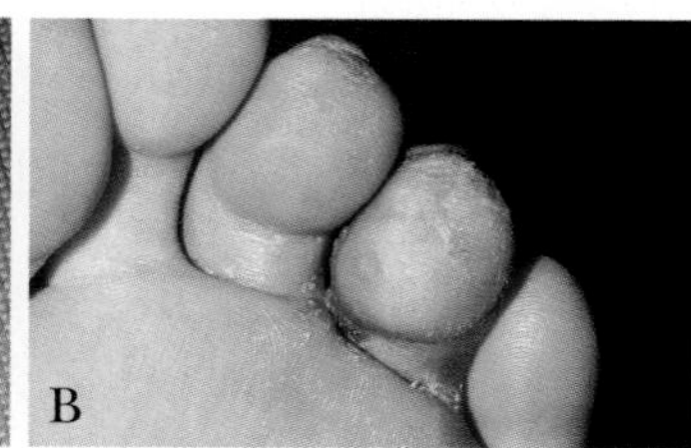

图 10.5.3 闭塞性血栓性脉管炎（thromboangiitis obliterans）

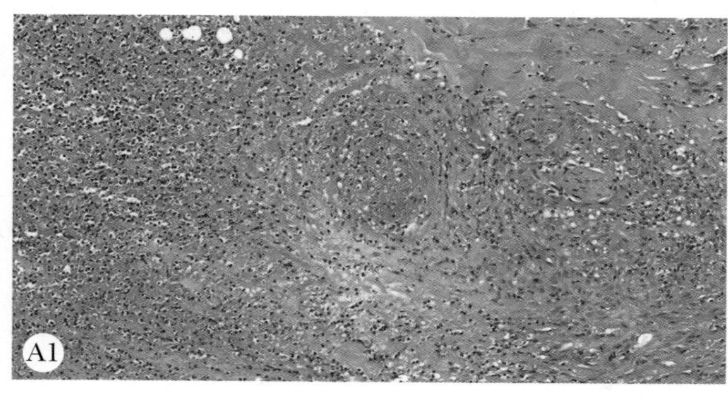

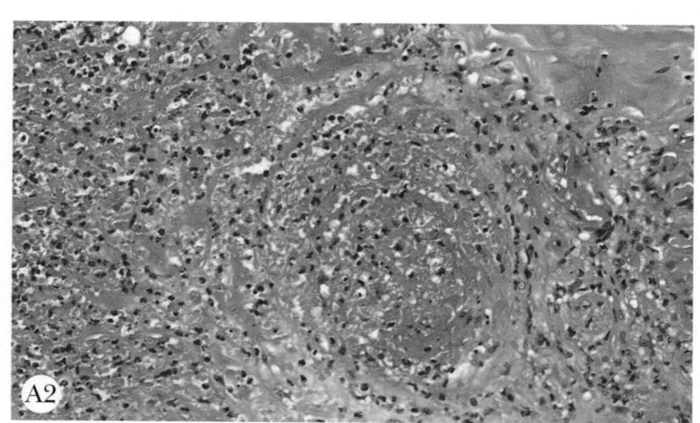

图 10.5.3A 闭塞性血栓性脉管炎 男，40 岁，左足第 4 趾发黑、溃烂伴疼痛 5 个月。吸烟 20 余年。病理示真皮血管壁纤维蛋白样变性，血管内血栓，血管壁及血管周围中性粒细胞浸润。

10.5.4 胸腹壁血栓性静脉炎（thoraco-epigastric thrombophlebitis）

病理改变

a 同浅表游走性血栓性静脉炎（superficial migratory thrombophlebitis）。

b 脂肪间隔静脉内血栓、机化、再通，管壁增厚、纤维化。

病理鉴别诊断

结节性多动脉炎：动脉受累，弹力纤维染色可见内弹力膜。

结节性血管炎：累及小血管，脂膜炎较重，伴脂肪坏死。

结节性红斑：脂肪间隔静脉内无血栓，炎症浸润重。

闭塞性血栓性脉管炎：常侵犯肌性动脉和细动脉，血栓内可见中性粒细胞形成的微脓肿。

巨细胞动脉炎：侵犯大、中动脉，血管壁肉芽肿性浸润，见多核巨细胞。

临床特点

a 好发于肥胖、少动的女性，发病年龄 20 ~ 40 岁。

b 病因不清，可能与直接机械损伤、结缔组织病和恶性肿瘤有关。

c 好发于胸、腹壁静脉，侧胸静脉或腹壁上静脉，常为单侧发病。

d 皮损为皮下条索状硬结，疼痛，牵拉痛。

e 2 ~ 3 个月可自行消退，少有复发。

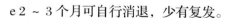

临床鉴别诊断

胸壁带状疱疹

布 – 加综合征

别名

Mondor 病（Mondor disease）

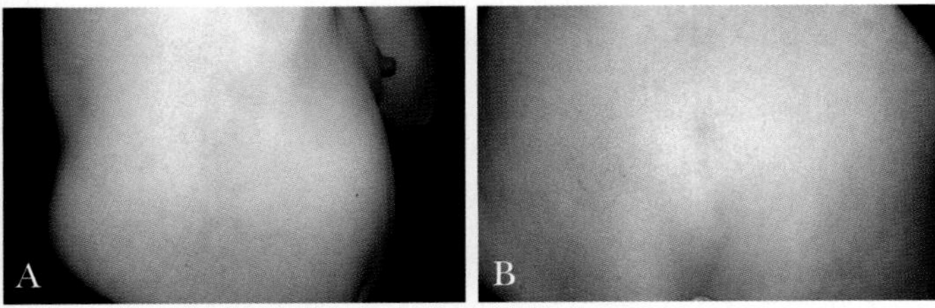

图 10.5.4 胸腹壁血栓性静脉炎（thoraco-epigastric thrombophlebitis）

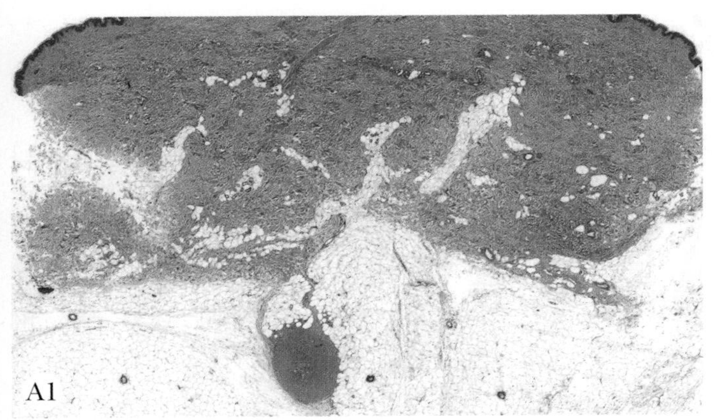

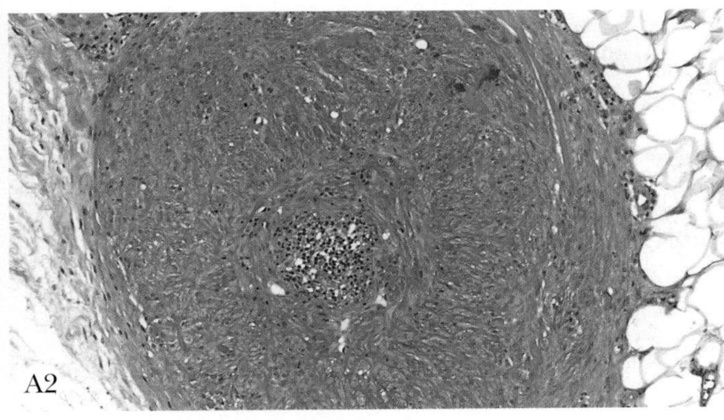

图 10.5.4A 胸腹壁血栓性静脉炎 女，47 岁，右侧胸腹部条索状物 20 天，压痛。病理示脂肪间隔肌性静脉管腔闭塞，血管周围少许淋巴细胞浸润。

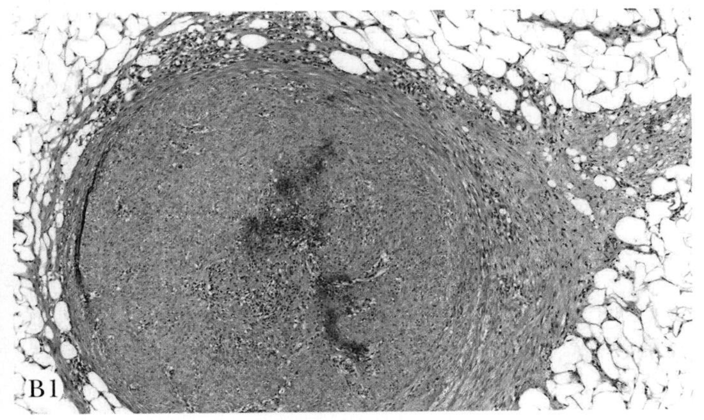

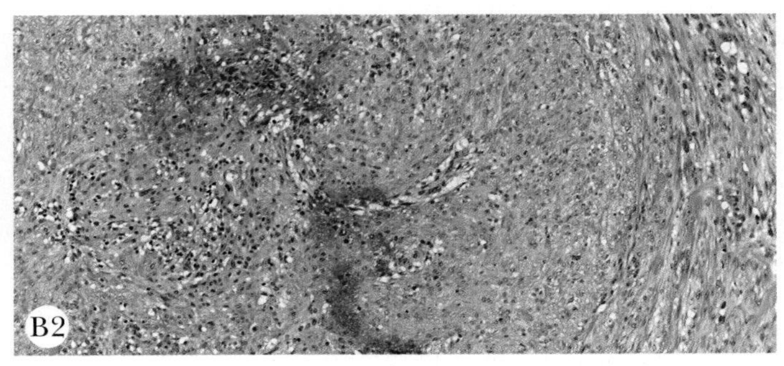

图 10.5.4B 胸腹壁血栓性静脉炎 女，50 岁，胸腹部条索状硬斑 1 年，偶疼痛。病理示脂肪间隔肌性静脉管腔闭塞，增厚的血管壁见新生毛细血管和少许淋巴细胞浸润。

10.5.5 淋巴管炎（lymphangitis）

病理改变

a 淋巴管扩张，管壁增厚，周围组织充血、水肿。

b 淋巴管腔内充满细菌、凝固的淋巴液及脱落的内皮细胞。

c 血管周围弥漫性中性粒细胞浸润，后期可出现淋巴细胞和组织细胞。

病理鉴别诊断

丹毒：急性网状淋巴管炎，真皮水肿明显，致密的弥漫性中性粒细胞浸润。

蜂窝织炎：炎性浸润可累及真皮深层和皮下组织，毛囊、皮脂腺和汗腺皆被破坏，后期可形成肉芽肿。

变应性皮肤血管炎：血管坏死明显，大量核尘和红细胞外溢。

临床特点

a 好发于儿童、老人及体弱者。

b 多数由溶血性链球菌或金黄色葡萄球菌引起，有足部真菌感染或皮肤损伤史。

c 多见于四肢。

d 表现为一条或数条“红线”，向近侧延伸，压痛，触之较硬，引流淋巴结肿大、疼痛。

e 严重者常有发热、头痛、全身不适、厌食及外周血白细胞计数和中性粒细胞比例增高。

f 经抗生素治疗后可很快痊愈。

临床鉴别诊断

接触性皮炎

浅表游走性血栓性静脉炎

蜂窝织炎

10.6 淋巴细胞性肌性血管炎（lymphocytic muscular-vessel vasculitis）

10.6.1 川崎病（Kawasaki disease）

病理改变

a 表皮基本正常，也可见小灶性海绵水肿。

b 真皮乳头水肿，真皮浅层血管扩张、充血。

c 真皮浅层血管内皮肿胀、变性，血管周围淋巴细胞、组织细胞浸润。

d 偶见白细胞碎裂性血管炎的表现。

病理鉴别诊断

小儿丘疹性肢端皮炎：角化不全及轻度棘层肥厚，灶性海绵水肿，真皮乳头水肿，浅层血管周围中等密度淋巴细胞浸润。

中毒性休克综合征：真皮乳头水肿，血管周围稀疏淋巴细胞浸润，无血管炎改变。

多形红斑：界面空泡样变，表皮细胞坏死。

变应性皮肤血管炎：典型的白细胞碎裂性血管炎，大量中性粒细胞和核尘。

临床特点

a 好发于 5 岁以下婴幼儿，亦可发生于青年人。

b 病因不明，疑为病毒或细菌感染。

c 皮损常始于四肢，2 天内发展至躯干，也可发生于颜面。

d 皮疹呈多形性，表现为麻疹样、猩红热样、荨麻疹样或多形红斑样，掌、跖部水肿性红斑，继之发生膜状脱屑。

e 一般无明显自觉症状。

f 伴有发热、结膜炎、口腔、口唇黏膜损害，颈部淋巴结一过性肿大。

g 皮疹常在 1 周内消失，1% ~ 2% 患者可因冠状动脉炎或冠状动脉血栓而死亡。

h 该病的坏死性血管炎主要累及冠状动脉，晚期损害可出现动脉瘤及血栓形成。

临床鉴别诊断

猩红热

麻疹

荨麻疹

中毒性休克综合征

别名

急性发热性皮肤黏膜淋巴结综合征（acute febrile mucocutaneous lymph node syndrome）

10.6.2 系统性红斑狼疮（systemic lupus erythematosus，SLE）（见 1.2.4）

10.7 肉芽肿性肌性血管炎（granulomatous muscular-vessel vasculitis）

10.7.1 巨细胞动脉炎（giant cell arteritis）

病理改变

a 累及中等大或大动脉，侵犯血管内膜和中膜，也可为全层动脉炎。

b 早期动脉的内弹力膜变性、断裂，组织细胞、淋巴细胞、浆细胞和巨细胞浸润，形成肉芽肿性炎症，有时可见巨细胞吞噬断裂、变性的弹力纤维。

c 全动脉炎时，血管壁坏死，血栓形成，血管全层淋巴细胞、组织细胞、中性粒细胞和嗜酸性粒细胞浸润，伴脓肿形成，少见巨细胞。

d 晚期血管内膜增厚、纤维化，动脉管腔狭窄、闭塞。

病理鉴别诊断

结节性多动脉炎：血管壁坏死显著，巨细胞少，无吞噬弹力纤维碎片。

高安动脉炎：与巨细胞动脉炎在病理上有重叠，常难鉴别，需结合临床。

闭塞性血栓性脉管炎：血栓内中性粒细胞为主的浸润，可形成微脓肿。

硬红斑：混合性脂膜炎，脂肪坏死，可见结核样浸润。

临床特点

a 多见于老年人，女性多于男性。

b 可能为自身免疫性疾病，新近的研究发现与水痘－带状疱疹病毒感染相关。

c 常侵犯主动脉及其分支，常见于颞动脉，也可累及其他动脉。

d 依受累血管不同临床表现不同。

e 颞动脉受累时，可有头皮疼痛，受累血管表面的皮肤潮红、水肿，条索状物、结节，动脉搏动减弱或消失，供血区皮肤坏死溃疡。

10.7.1

f 自觉疼痛、触痛。

g 有自行缓解倾向，但可复发。

临床鉴别诊断

带状疱疹

偏头痛

别名

颞部动脉炎（temporal arteritis）

老年性巨细胞动脉炎（giant cell arteritis of the elderly）

Horton 病（Horton disease）

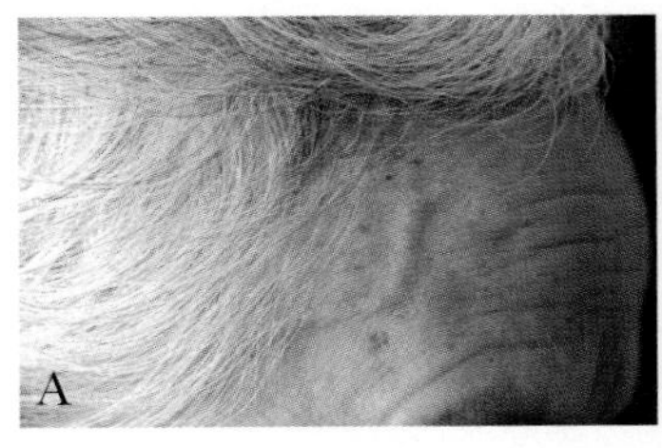

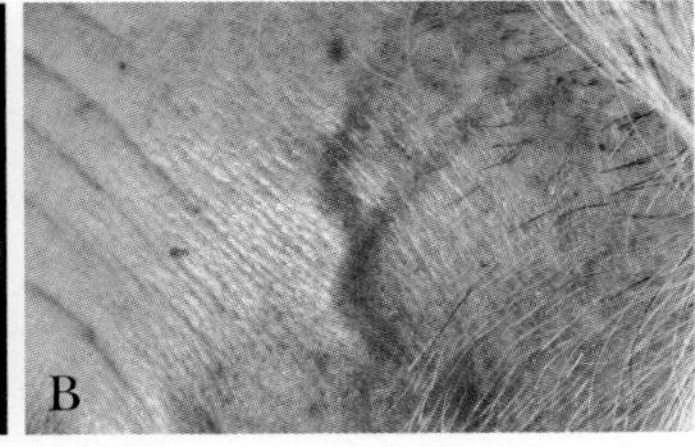

图 10.7.1　巨细胞动脉炎（giant cell arteritis）

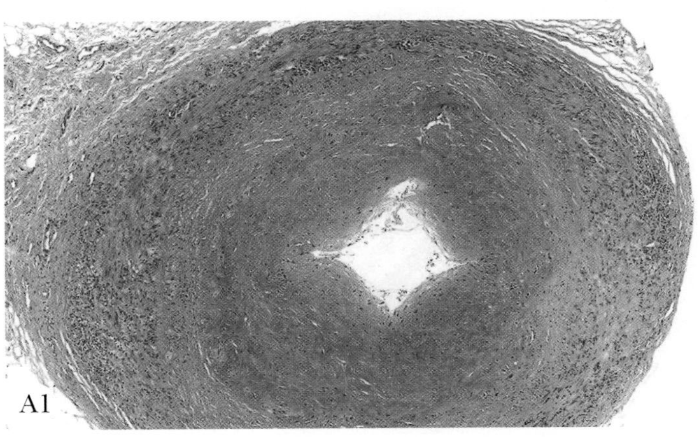

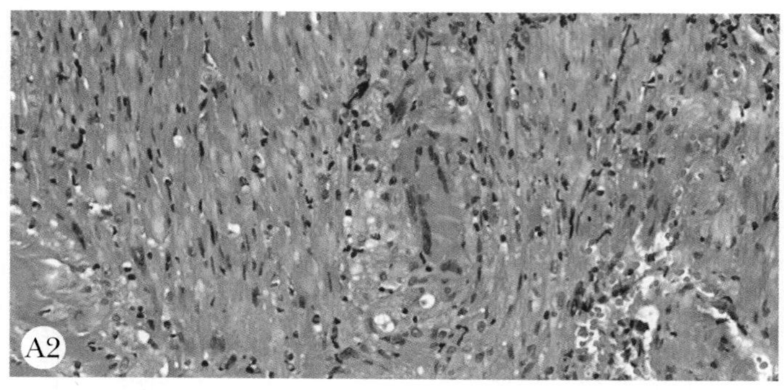

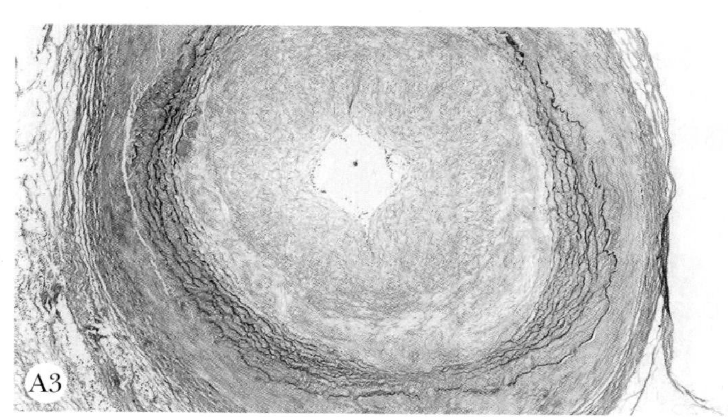

图 10.7.1A 巨细胞动脉炎 女，66 岁，双侧颞部红肿、条索状物 1 个月，疼痛。病理示颞动脉血管壁纤维蛋白样变性，炎症细胞浸润，主要为淋巴细胞、中性粒细胞，见多核巨细胞。弹力纤维染色证实为动脉。

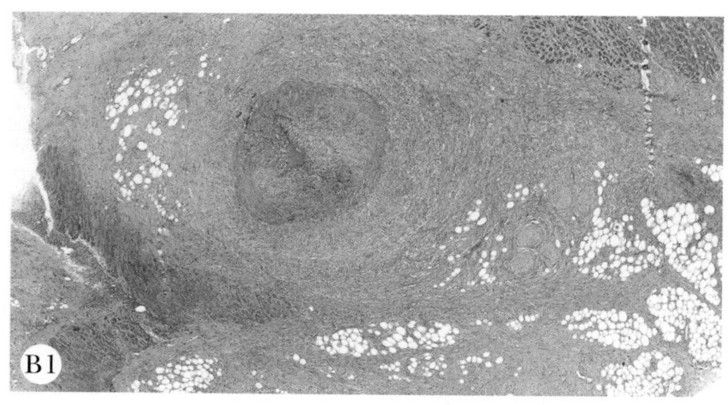

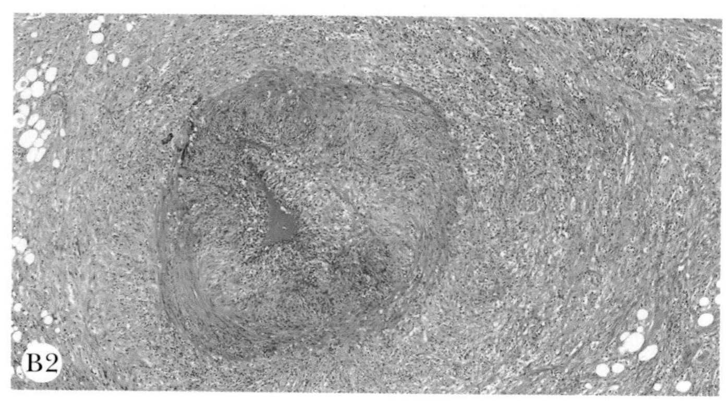

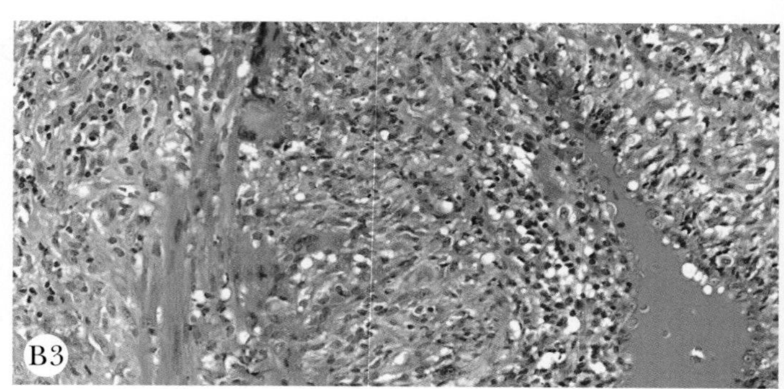

图 10.7.1B 巨细胞动脉炎 男，80 岁，双侧颞部皮肤肿胀、疼痛 25 天。病理示颞动脉管腔闭塞，血管壁淋巴细胞、组织细胞、嗜酸性粒细胞浸润，见多核巨细胞。

10.7.2 高安动脉炎（Takayasu arteritis）

病理改变

a 累及大、小血管。

b 可表现为坏死性血管炎、肉芽肿性血管炎、急性脂膜炎或结节病样非干酪样坏死性结核样肉芽肿。

c 有时可见 Churg-Strauss 肉芽肿，中央为变性胶原，周围呈栅栏状排列的组织细胞和多核巨细胞，称为“皮肤血管外肉芽肿”。

d 有报道表现为间隔性和小叶性脂膜炎，伴肉芽肿性血管炎。

病理鉴别诊断

巨细胞动脉炎：病理上很难鉴别，需结合临床。

变应性肉芽肿病：典型的 Churg-Strauss 栅栏状肉芽肿，大量嗜酸性粒细胞。

硬红斑：混合性脂膜炎，脂肪细胞凝固性坏死。

结节性多动脉炎：累及真皮深层和皮下脂肪的肌性动脉，血管周围致密的以中性粒细胞为主的浸润。

闭塞性血栓性脉管炎：血栓内中性粒细胞为主的浸润，可形成微脓肿。

临床特点

a 多见于年轻人，也可见于儿童，女性多于男性。

b 发病机制不清，可伴发结核、炎症性肠病、类风湿关节炎等。

c 主要侵犯主动脉及其分支，根据受累血管部位的不同而出现不同临床表现。

d 动脉杂音，脉搏减弱或消失，间歇性跛行，两上肢收缩压差增大。

e 皮损包括红斑、紫癜、结节、溃疡、Raynaud 现象，坏疽性脓皮病样、结节性红斑样。

f 自觉疼痛，压痛。

g 可有发热、全身不适、食欲不振、体重下降、夜间盗汗、关节痛和疲乏等全身症状。

h 病程呈进行性发展，预后差。

临床鉴别诊断

结节性红斑

坏疽性脓皮病

结节性多动脉炎

闭塞性血栓性脉管炎

别名

Takayasu 病（Takayasu disease）

无脉症（pulseless disease）

10.7.3　硬红斑（erythema induratum）

详见 10.4.2。

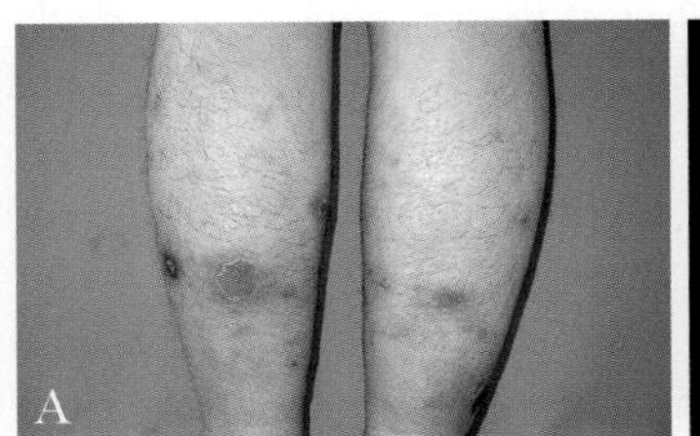

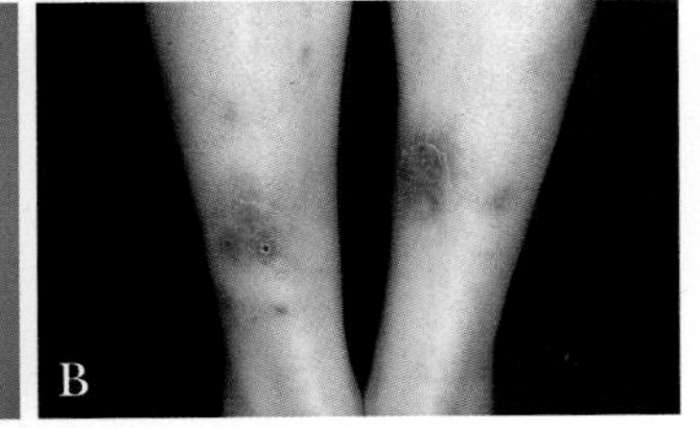

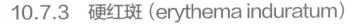

图 10.7.3　硬红斑（erythema induratum）

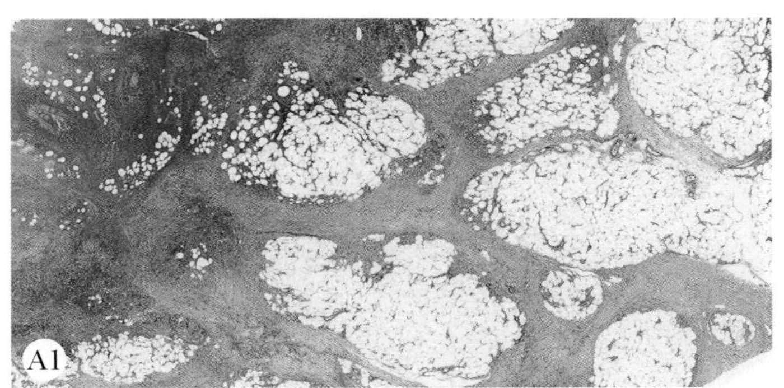

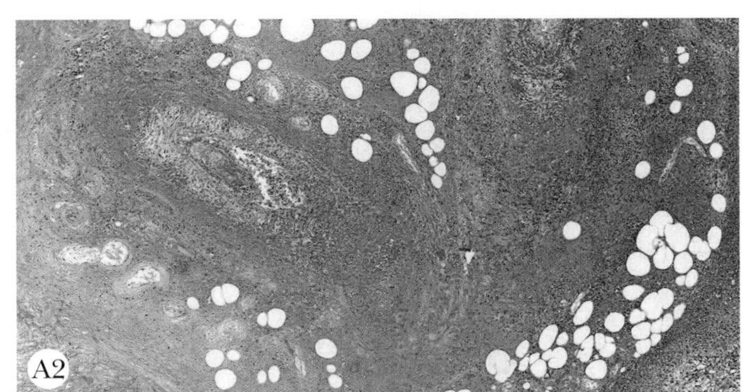

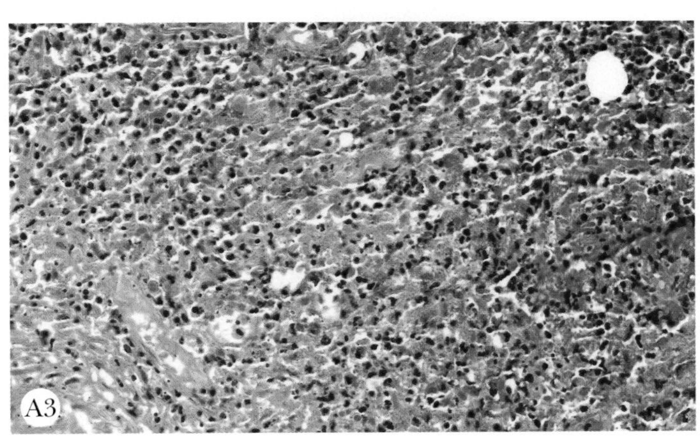

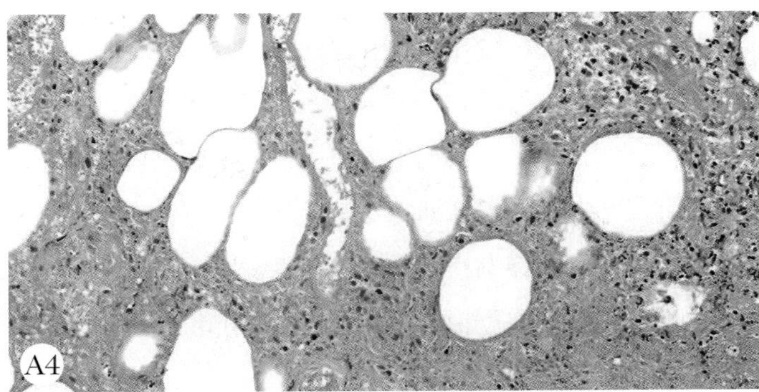

图 10.7.3A　硬红斑　男，45 岁。双小腿红斑、溃烂 5 年。病理示混合性脂膜炎，脂肪细胞坏死，脂肪间隔肌性静脉血管壁纤维蛋白样变性，血栓形成，血管周围大量中性粒细胞浸润。

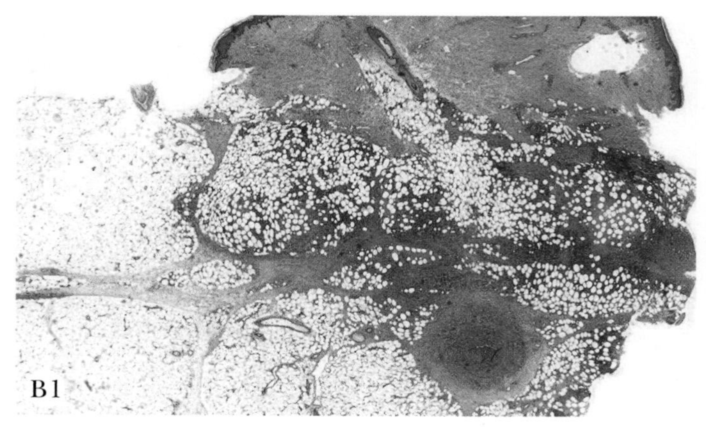

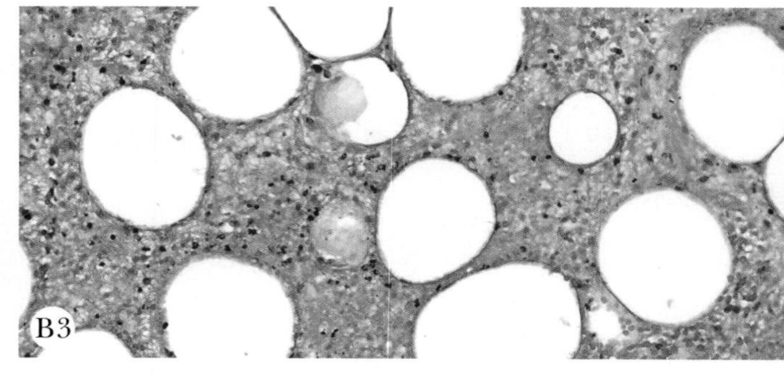

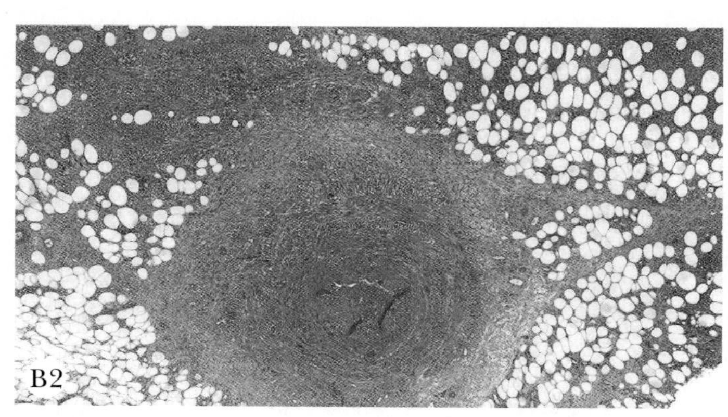

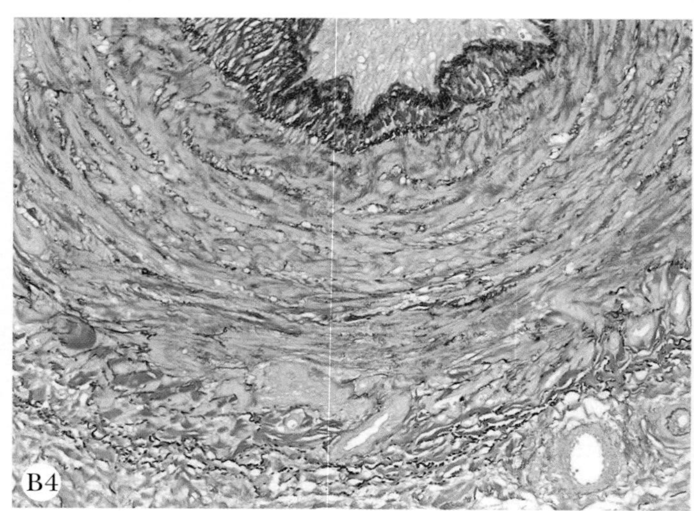

图 10.7.3B 硬红斑 女，34 岁，双下肢疼痛性结节 5 年。病理示混合性脂膜炎，脂肪细胞片状凝固性坏死，脂肪间隔肌性血管血管壁纤维蛋白样变性，炎细胞浸润。弹力纤维染色证实损伤血管为静脉。

10.8 假性血管炎（pseudovasculitis）

10.8.1 出血性假性血管炎（hemorrhagic pseudovasculitis）

日光性紫癜（solar purpura）

病理改变

a 真皮小血管周围红细胞外溢。

b 真皮胶原束萎缩，弹力纤维变性。

c 慢性和复发性皮损可见含铁血黄素沉积。

病理鉴别诊断

色素性紫癜性皮病：红细胞外溢、血管周围可见淋巴细胞浸润。

血栓性血小板减少性紫癜：血管内可见透明血栓。

临床特点

a 好发于老年人的前臂伸侧和手背。

b 由于真皮结缔组织损伤使真皮血管缺乏支撑，微小的损伤即可导致出血。

c 临床表现为大片瘀斑，直径数厘米，持续约 1 ~ 3 周。

d 无自觉症状。

10.8.1.1

临床鉴别诊断

原发性血小板减少性紫癜

坏血病

别名

光化性紫癜（actinic purpura）

老年性坏血病（scurvy of old age）

老年性人工紫癜（purpura factitia senilis）

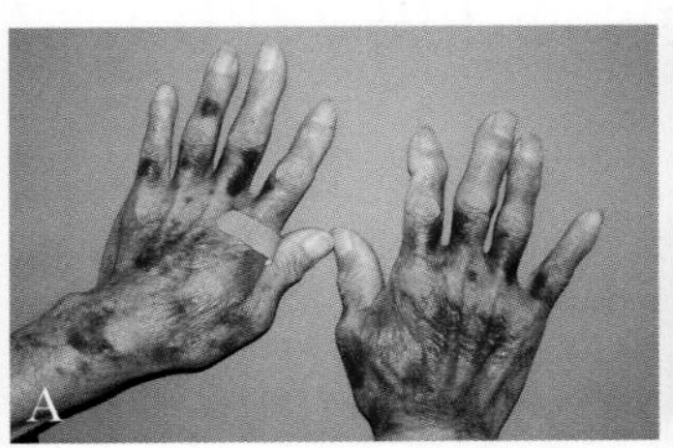
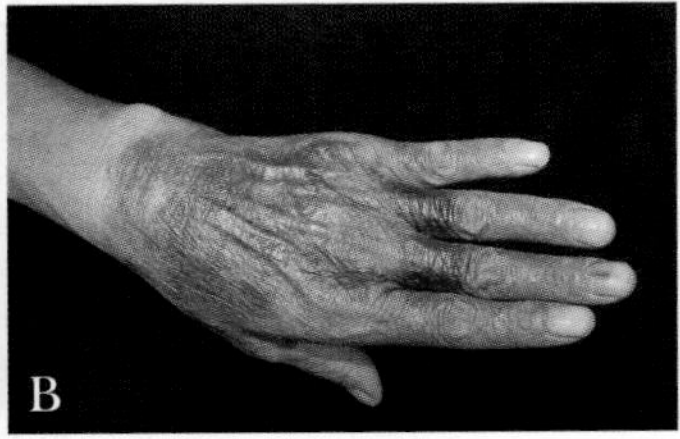

图 10.8.1.1　日光性紫癜（solar purpura）

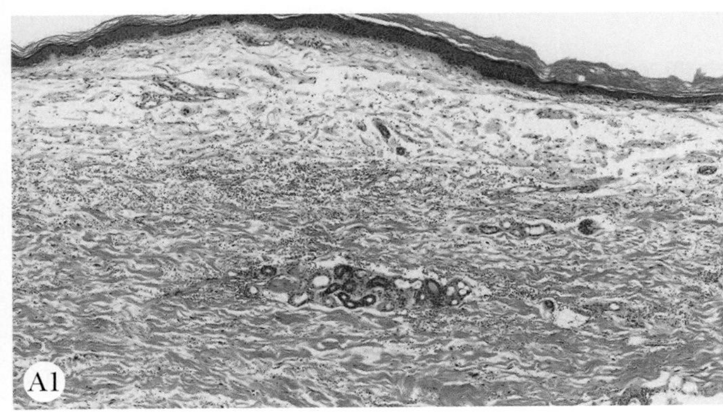
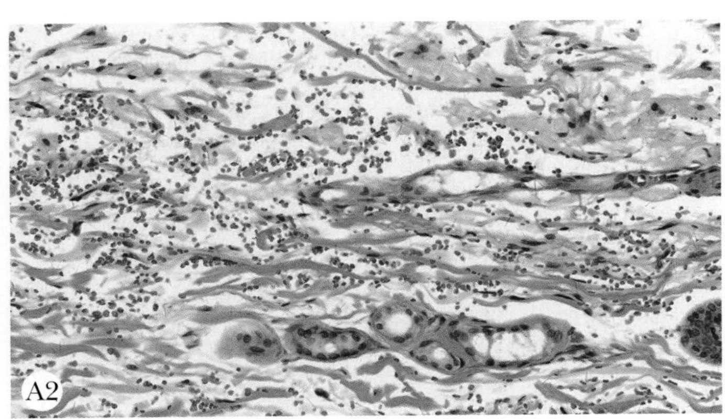

图 10.8.1.1A　日光性紫癜　男，83 岁，双手背瘀斑 2 个月。病理示真皮浅层胶原疏松，间质中见较多红细胞外溢。

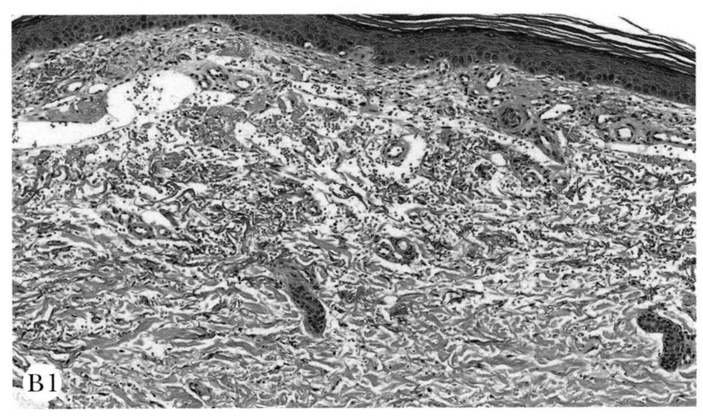
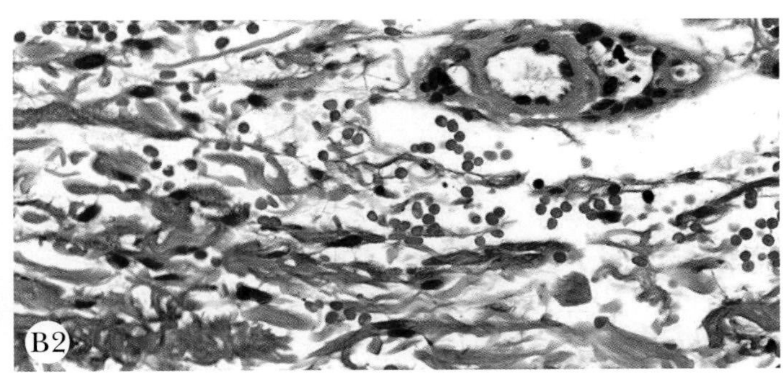

图 10.8.1.1B　日光性紫癜　男，66 岁，双手背瘀斑 1 年。病理示真皮浅层嗜碱变性，毛细血管扩张，较多红细胞外溢。

血栓性血小板减少性紫癜（thrombotic thrombocytopenic purpura）

病理改变

a 真皮广泛红细胞外溢，血管内透明血栓（含纤维蛋白和血小板）。

b 可见局灶性坏死。

病理鉴别诊断

暴发性紫癜：常见出血性梗死。

华法林坏死：需结合临床。

临床特点

a 好发于青年女性（高峰期为 20 ～ 30 岁）。

b 病因及发病机制不清，可能与药物、感染、结缔组织病等相关。

c 临床表现为皮肤、黏膜广泛出血、瘀点、瘀斑，甚至血疱。

d 可伴内脏出血的相关症状。

e 实验室检查示血小板减少。

临床鉴别诊断

暴发性紫癜

华法林坏死

坏血病（scurvy）

病理改变

a 毛囊扩大，毛囊角栓，毛发卷曲，毛囊周围出血，含铁血黄素沉积。

b 毛囊周围少或无慢性炎症。

病理鉴别诊断

色素性紫癜性皮病：炎症及出血位于真皮浅层血管周围，无毛囊扩大及卷曲发。

日光性紫癜：无毛囊扩大及卷曲发，伴弹力纤维变性。

临床特点

a 系维生素 C 缺乏所致，见于酗酒、偏食或禁食者。

b 缺乏维生素 C 导致血管脆性增加和瘙痒性皮损，由于真皮血管缺乏支撑，皮肤易受损伤。

c 典型皮损为双侧小腿瘀点、瘀斑，围绕毛囊分布，伴断裂的螺旋状毛发。

d 毛囊角化过度、牙龈出血、伤口愈合缓慢、下肢水肿。

e 全身不适和肌痛等系统症状。

临床鉴别诊断

维生素 A 缺乏症

毛周角化病

别名

维生素 C 缺乏症（vitamin C deficiency）

色素性紫癜性皮病（pigmentary purpura dermatosis）（见 7.1.6）

10.8.2 阻塞性假性血管炎（obstruction pseudovasculitis）

青斑样血管病（livedoid vasculopathy）

病理改变

a 多累及真皮浅层小血管。

b 血管壁及血管腔纤维蛋白样物质沉积，血管腔内透明血栓，红细胞外溢，少或无淋巴细胞浸润。

c 可累及真皮深层，甚至皮下脂肪小血管。如果同时伴真皮深层真性血管炎，需排除结节性多动脉炎或结缔组织病。

d 晚期损害：表皮萎缩，真皮胶原纤维增生、硬化，呈硬皮病样改变，浸润细胞少，真皮浅层毛细血管增生，血管壁增厚，内膜透明变性，管腔狭窄或闭塞。

病理鉴别诊断

淤滞性皮炎：无血管壁纤维蛋白样物质沉积及血栓。

变应性皮肤血管炎：浸润细胞主要是中性粒细胞，见大量核尘。

过敏性紫癜：浸润细胞主要是中性粒细胞，见核尘。

凝血病：血管腔内纤维素样血栓，但血管壁无纤维蛋白样变性。

硬皮病：晚期皮损需和硬皮病鉴别，但硬皮病一般无明显血管改变。

临床特点

a 中年女性多见，夏季加重。

b 与血管内压增高、高凝状态、抗磷脂抗体有关。

c 好发于小腿踝部及足背。

d 皮损为瘀点、瘀斑，渐形成疼痛性溃疡，溃疡周边色素增加，毛细血管扩张，愈后遗留白色萎缩性瘢痕，可出现网状青斑。

e 一般无全身症状，可伴发于系统性红斑狼疮或抗磷脂抗体综合征等系统性疾病。

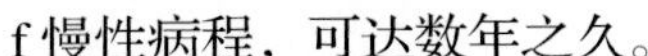

f 慢性病程，可达数年之久。

临床鉴别诊断

凝血病

变应性皮肤血管炎

淤滞性皮炎

网状青斑

结节性多动脉炎

别名

白色萎缩（atrophie blanche）

青斑性血管炎（livedo vasculitis）

青斑样血管炎（livedoid vasculitis）

节段性透明性血管炎（segmental hyalinizing vasculitis）

伴夏季溃疡的网状青斑（livedo reticularis with summer ulcerations）

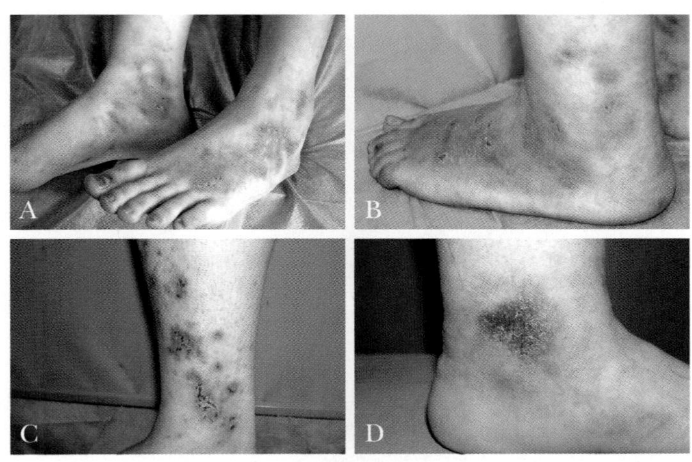

图 10.8.2.1　青斑样血管病（livedoid vasculopathy）

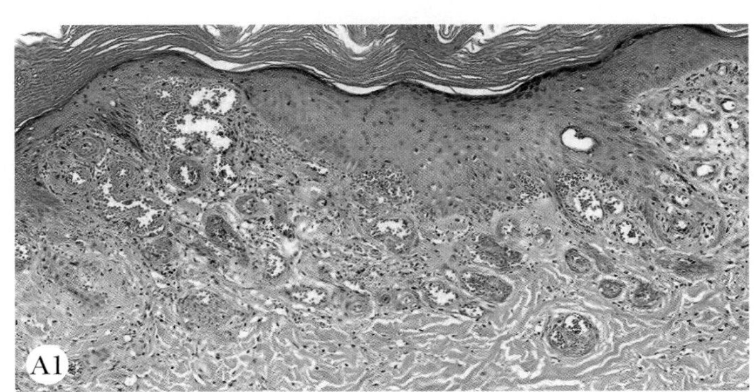

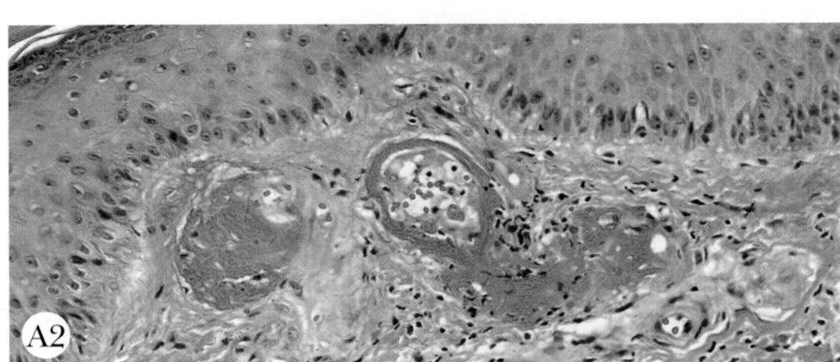

图 10.8.2.1A　青斑样血管病　女，17 岁，双足背、踝周瘀斑、溃疡伴疼痛 1 年。病理示真皮浅层小血管管壁及血管腔纤维蛋白样物质沉积，血管腔内透明血栓，红细胞外溢，无明显炎症细胞。

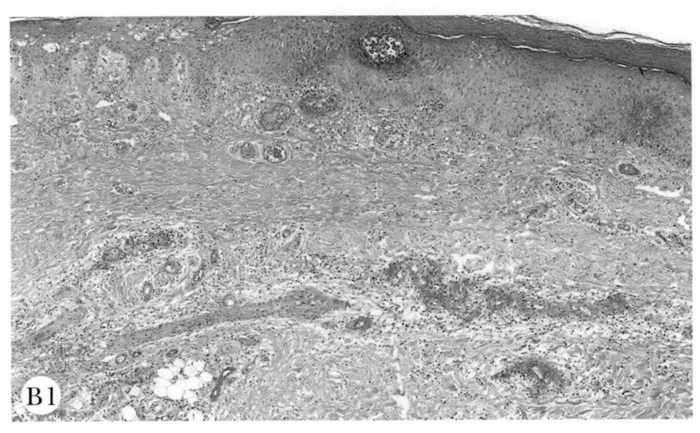

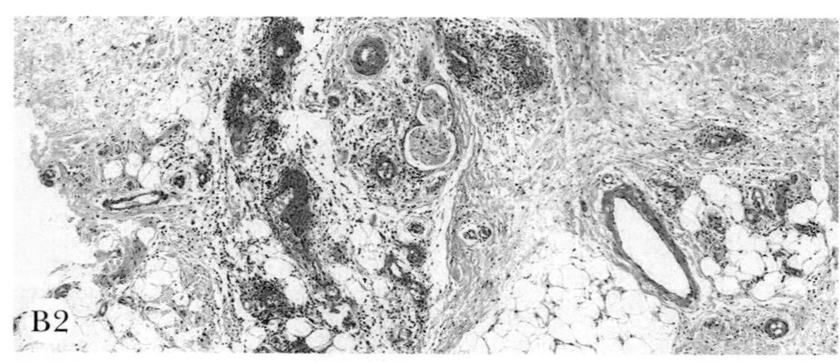

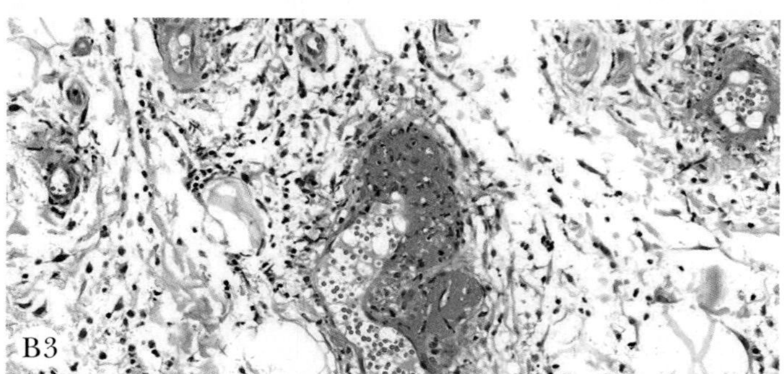

图 10.8.2.1B 青斑样血管病 男，16 岁，双足背、足踝暗红斑、溃疡伴疼痛 6 个月。病理示真皮浅层、皮下脂肪小血管管壁及血管腔纤维蛋白样物质沉积，血管周围散在淋巴细胞浸润。

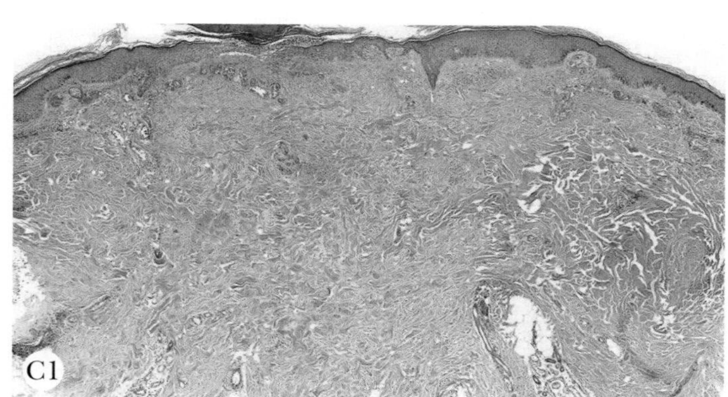

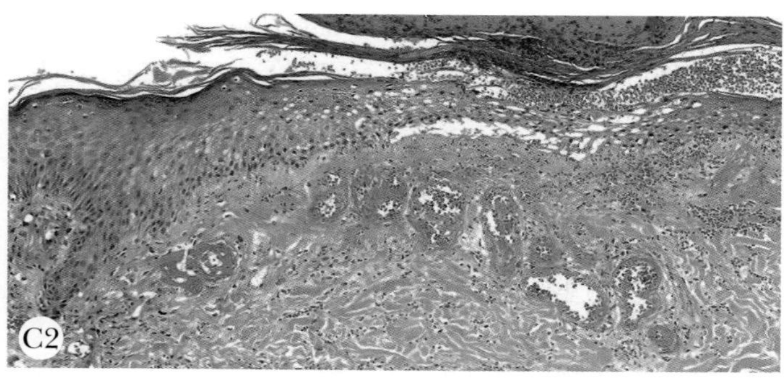

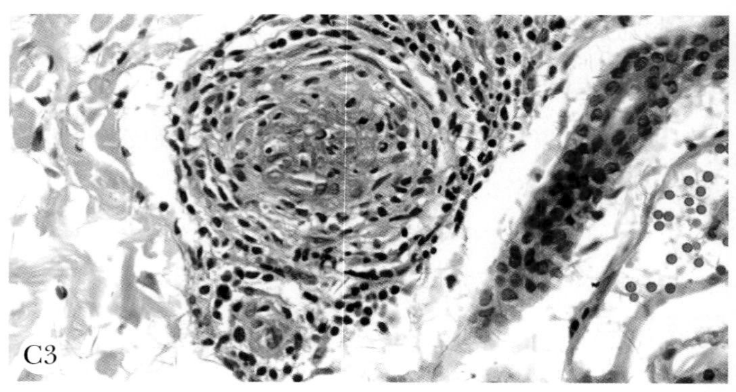

图 10.8.2.1C 青斑样血管病 男，30 岁，双小腿、内踝瘀斑、溃疡伴疼痛 3 个月。病理示真皮浅层小血管管壁及血管腔纤维蛋白样物质沉积，血管腔内透明血栓，红细胞外溢，无明显炎症细胞。真皮深层见淋巴细胞性血管炎，此时需注意排除结节性多动脉炎和结缔组织病。

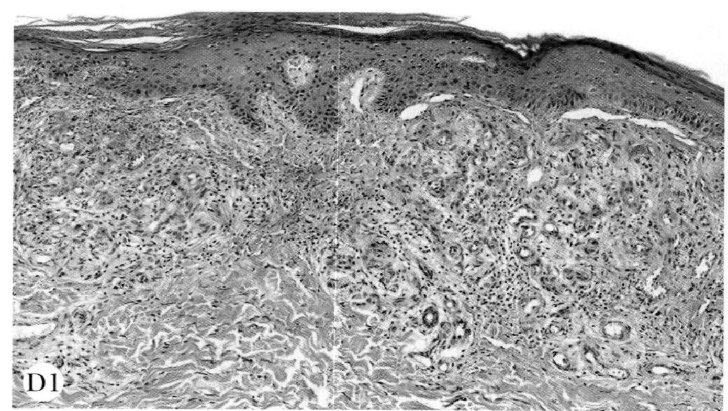

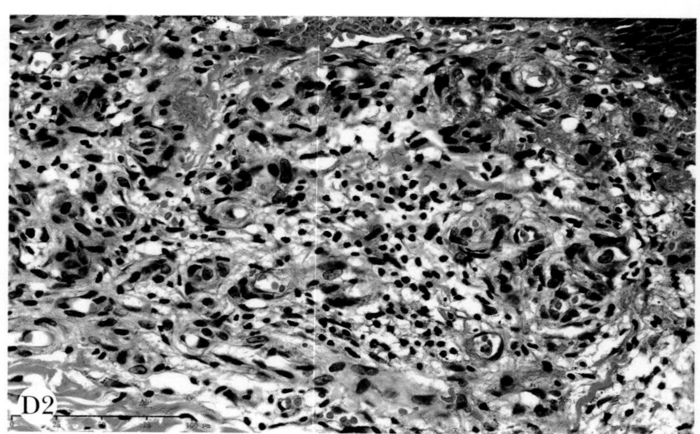

图 10.8.2.1D 青斑样血管病 女，41 岁，左足内踝暗色斑片，伴疼痛 2 年。病理示真皮浅层毛细血管增生，胶原硬化，红细胞外溢，部分小血管管壁见纤维蛋白样物质沉积。为恢复期皮损的组织病理表现。

抗磷脂抗体综合征（antiphospholipid antibody syndrome）

病理改变

a 真皮深层和皮下组织交界处小动脉和细动脉内纤维蛋白样血栓，血管腔部分或完全闭塞。

b 血管壁及其周围很少或无炎症细胞浸润。

c 可见反应性血管内皮细胞增生，伴微血栓形成。

d 有时真皮坏死。

病理鉴别诊断

白细胞碎裂性血管炎：血管壁纤维蛋白样变性，血管壁及血管周围大量中性粒细胞浸润，伴核尘。

冷球蛋白血症：血管腔内透明血栓，耐淀粉酶，PAS 染色阳性。

临床特点

a 多见于青年女性，也可见于儿童及老年人。

b 血栓形成与抗磷脂抗体（也称狼疮抗凝物质或抗 β2 糖蛋白 I 抗体）有关。

c 临床特征为动、静脉血栓，流产，血小板减少。

d 皮肤损害包括瘀点、瘀斑、坏死、溃疡、肢端坏疽、网状青斑等。

e 可伴发于系统性红斑狼疮。

临床鉴别诊断

其他类型的血栓性血管病

冷球蛋白血症（单克隆性）（cryoglobulinemia，monoclonal）

病理改变

a 真皮内血管腔中透明血栓形成，耐淀粉酶，PAS 染色阳性。

b 血管扩张，血管内皮细胞肿胀。

c 血管内红细胞形成线串状。

病理鉴别诊断

抗磷脂抗体综合征：血管内纤维蛋白样血栓。

血栓性血小板减少性紫癜：广泛红细胞外溢。

华法林坏死：真皮全层和皮下组织小静脉和小动脉内纤维素 / 血小板性血栓，伴出血。

临床特点

a 为 I 型冷球蛋白血症（单克隆免疫球蛋白 κ 或 λ 链）。

b 皮损好发于四肢，特别是指、趾、耳和鼻部。

c 表现为紫癜、溃疡、网状青斑、梗死和瘢痕。

d 常伴淋巴增生性疾病如多发性骨髓瘤、淋巴细胞性白血病或淋巴瘤。

临床鉴别诊断

冷凝集素综合征

冷纤维蛋白原血症

华法林坏死（warfarin necrosis）

病理改变

a 真皮全层和皮下组织小静脉和小动脉内纤维素 / 血小板性血栓。

b 不同程度的出血，但无炎症细胞和血管炎改变。

c 可出现表皮下血疱。

d 陈旧性皮损可见梗死。

病理鉴别诊断

抗磷脂抗体综合征：血管内纤维蛋白样血栓，出血相对较轻。

暴发性紫癜：表皮坏死明显，真皮毛细血管和微静脉内血栓，弥漫性广泛出血。

冷球蛋白血症（单克隆性）：血管腔中透明血栓形成，耐淀粉酶，PAS 染色阳性。

临床特点

a 常见于肥胖或中年妇女的股、臀、乳房等脂肪丰富区域。

b 是一种使用抗凝剂后出现的罕见皮肤并发症，发生于先天性或获得性蛋白 C、蛋白 S 缺乏症的患者。

c 皮肤坏死常发生于使用药物后 3 ~ 6 天，表现为紫癜、斑丘疹、水疱、风团样皮损、出血性坏死、脚趾发紫。

临床鉴别诊断

抗磷脂抗体综合征

钙化防御

暴发性紫癜（purpura fulminans）

病理改变

a 真皮毛细血管和微静脉内纤维蛋白、血小板和混合血栓，伴出血性梗死。

b 含血栓的血管数量不等，可为部分血管或所有血管。

c 弥漫性、广泛出血。

d 表皮坏死，表皮下血疱。

e 早期血管周围可见少量淋巴细胞和中性粒细胞浸润。

病理鉴别诊断

抗磷脂抗体综合征：血管内纤维蛋白样血栓，出血相对较轻。

华法林坏死：真皮全层和皮下组织小静脉和小动脉内纤维素 / 血小板性血栓。需结合临床。

临床特点

a 好发于儿童，也见于成人，无性别差异，多见于春、冬季。

b 本质是弥散性血管内凝血，常发生于严重感染和恶性肿瘤的患者，死亡率超过 50%。

c 常见于四肢、鼻尖、耳缘、外生殖器，偶见于头皮，可伴发肢端坏疽。

d 开始为瘀点，迅速融合为大片暗紫色瘀斑、血疱，最终发展为完全性皮肤坏死或坏疽。

10.8.2.5

e 可出现发热，血液学检查示血小板减少、出血倾向。

临床鉴别诊断

凝血病

变应性皮肤血管炎

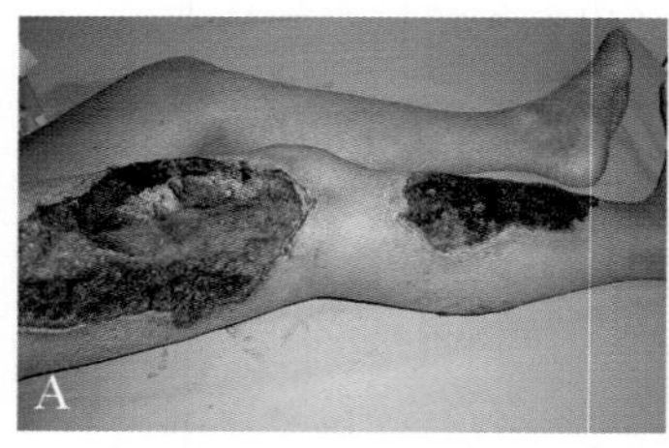

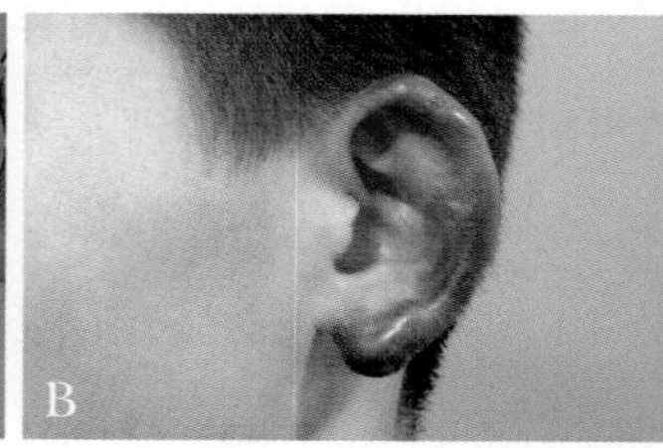

图 10.8.2.5 暴发性紫癜（purpura fulminans）

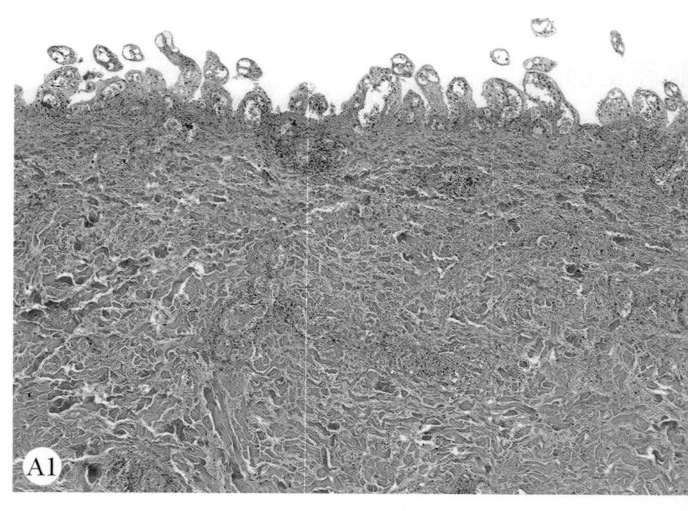

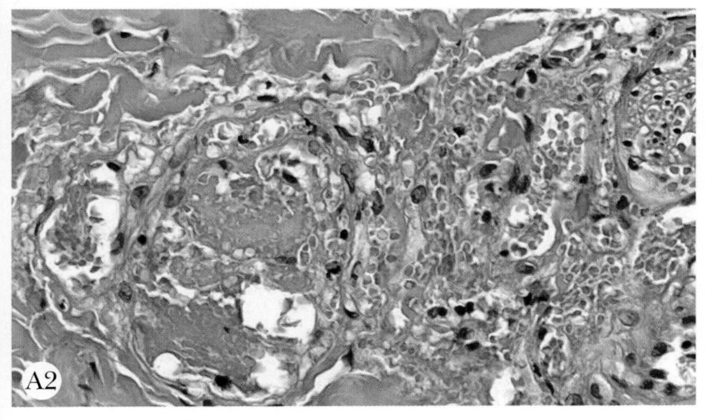

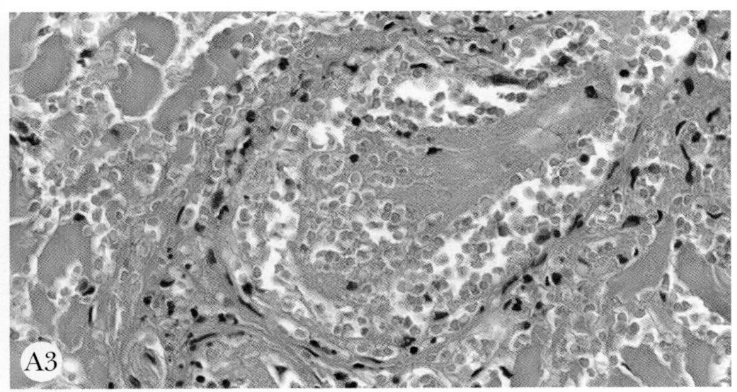

图 10.8.2.5A 暴发性紫癜 男，41 岁，因红皮病 / 脓疱型银屑病入院，入院第二天突然双下肢大片状皮肤坏死、结痂，迅速发展，剧烈疼痛，发热。病理示表皮脱落，真皮全层大量红细胞外溢，血管内可见血栓形成，血管周围无明显炎症细胞浸润。

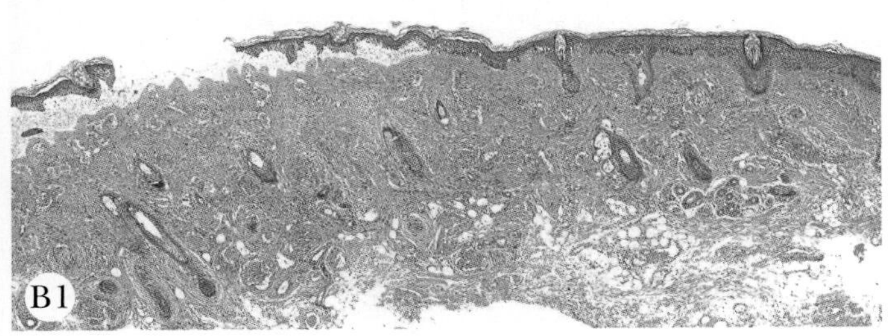

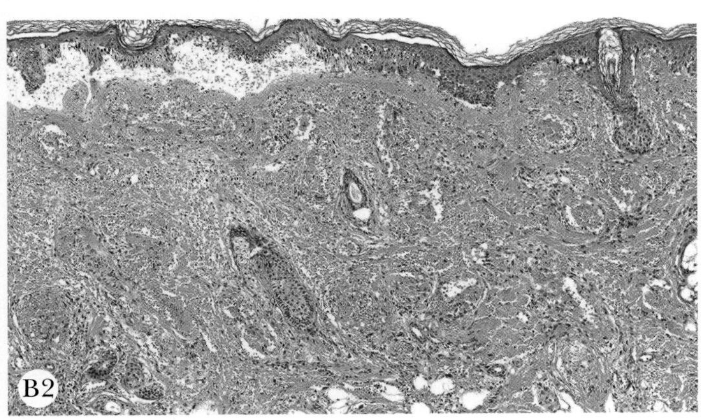

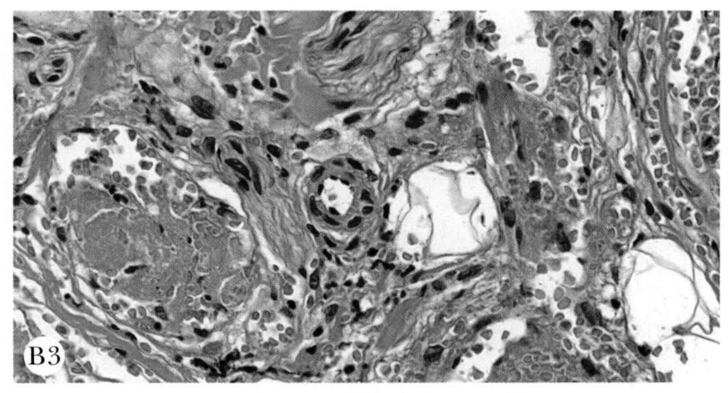

图 10.8.2.5B 暴发性紫癜 男，17 岁，双耳廓肿胀、发黑伴疼痛 1 天。病理示表皮下裂隙，真皮全层大量红细胞外溢，血管内血栓形成，血管周围少许淋巴细胞浸润。

凝血病（coagulopathies）

病理改变

a 真皮内出血，红细胞外溢。

b 血管内可见透明血栓。

c 严重者可见出血性梗死、表皮坏死及表皮下血疱。

病理鉴别诊断

暴发性紫癜：常见出血性梗死

临床特点

a 发生于凝血因子缺乏者，亦可见于结缔组织病患者。

b 皮损常见于四肢。

c 可为瘀斑、瘀点、血疱及坏死。

临床鉴别诊断

血栓性血小板减少性紫癜

恶性萎缩性丘疹病（malignant atrophic papulosis）

病理改变

a 早期表皮坏死，后期萎缩变薄，伴轻度角化过度。

b 真皮水肿，黏蛋白沉积，楔形坏死，坏死区胶原肿胀、均质化、染色淡，细胞成分较少。

c 楔形坏死的基底部细动脉内皮肿胀，动脉内膜纤维蛋白样变性，血管周围少量中性粒细胞、淋巴细胞、组织细胞浸润，亦可无炎症细胞浸润。

d 后期胶原增生硬化、血管内膜增生、纤维化、血栓形成、管腔闭塞。

病理鉴别诊断

急性痘疮样苔藓样糠疹：血管炎和组织坏死较轻，浸润中无中性粒细胞。

青斑样血管病：受累血管主要在真皮浅层，无楔形坏死。

系统性红斑狼疮：界面改变，血管及附属器周围淋巴细胞、浆细胞浸润。

临床特点

a 好发于男性青壮年。

b 病因不明，可能与病毒、遗传、自身免疫和纤维蛋白溶解机制异常有关。

c 皮损常见于躯干和四肢近端。

d 特征性皮损为淡红或灰黄色丘疹，发展后形成中央凹陷的瓷白色斑，表面细小鳞屑，周围暗红斑，毛细血管扩张。

e 消化道病变主要侵犯小肠，表现为腹胀、腹痛、腹泻、重者可引起小肠穿孔而致腹膜炎等。

f 侵犯神经系统可出现偏瘫、四肢瘫痪、感觉缺失和脑神经损害等症状。

g 预后差，死亡率高。

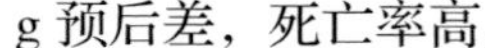

临床鉴别诊断

急性痘疮样苔藓样糠疹

青斑样血管病

Crohn 病

别名

Degos 病（Degos disease）

Degos 综合征（Degos syndrome）

致死性小肠皮肤综合征（lethal intestine cutaneous syndrome）

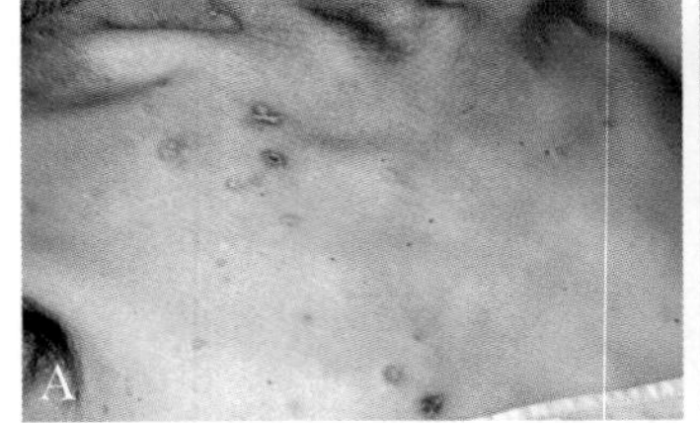

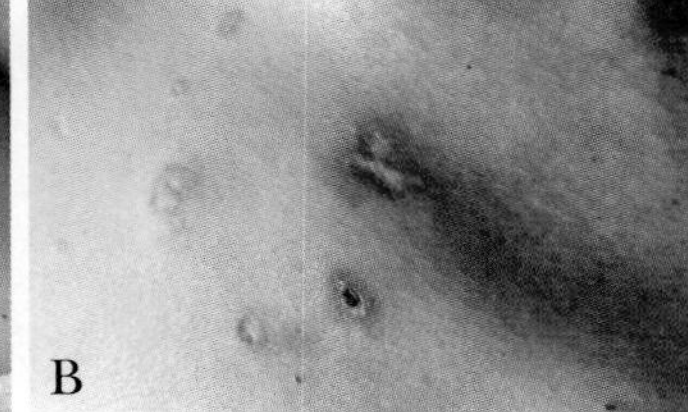

图 10.8.2.7　恶性萎缩性丘疹病（malignant atrophic papulosis）

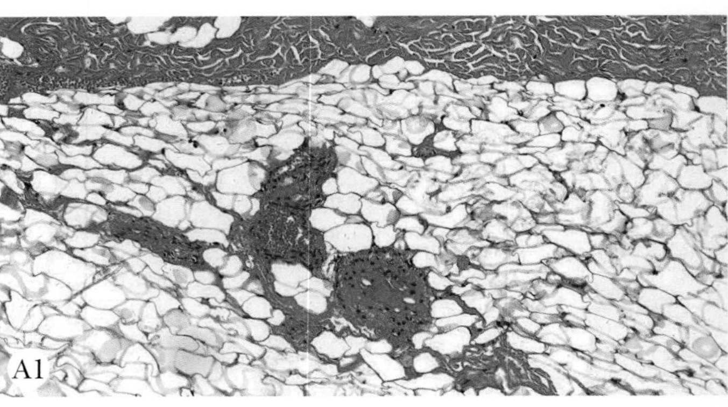

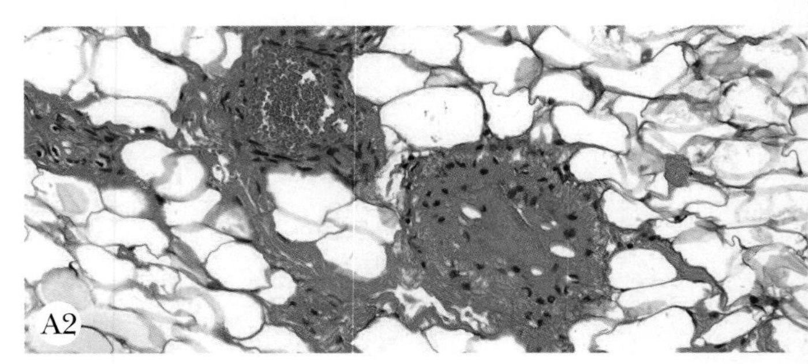

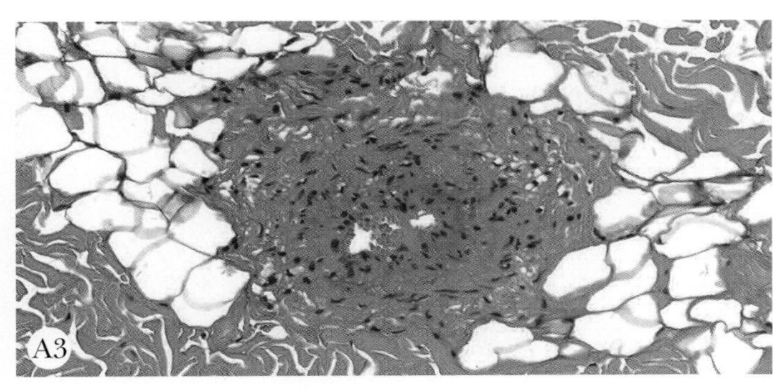

图 10.8.2.7A 恶性萎缩性丘疹病 男，50 岁，全身坏死性丘疹 3 个月，腹痛、呕吐半月。剖腹探查、组织病理示小肠黏膜慢性炎症伴间质水肿及充血、出血；大网膜组织充血、出血伴局灶性慢性肉芽肿性炎症。皮损病理示真皮深层血管壁纤维蛋白样变性，血栓形成，血管周围无明显炎症细胞浸润。

钙化防御（calciphylaxis）

病理改变

a 真皮、皮下脂肪的小血管及肌性血管壁钙质沉积、内膜增生、纤维化。

b 血管腔内血栓形成，但血管壁及其周围无或少量炎症细胞。

c 有时可见血管腔内钙质沉积，甚至血管栓塞。

病理鉴别诊断

弹力纤维假黄瘤：弹力纤维变性，真皮内钙质沉积，多见于汗腺周围。

特发性钙质沉积症：为真皮内钙质沉积。

临床特点

a 常发生于晚期肾病和长期透析者。

b 表现为疼痛性皮肤结节、丘疹、网状青斑、溃疡、坏死。

c 常累及下肢，特别是脂肪沉积部位如大腿、臀部和腹部。

别名

钙性尿毒症性小动脉病（calcific uremic arteriolopathy）

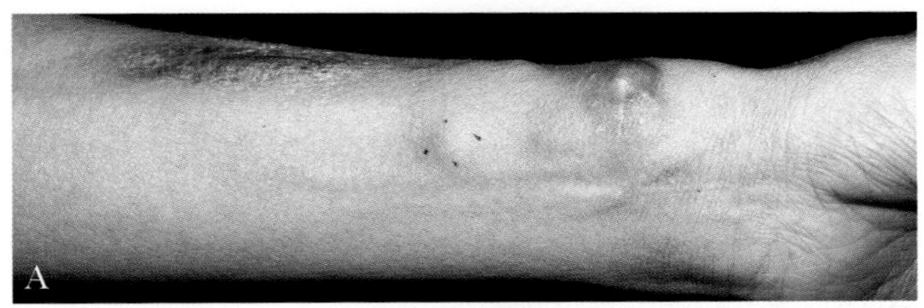

图 10.8.2.8 钙化防御（calciphylaxis）

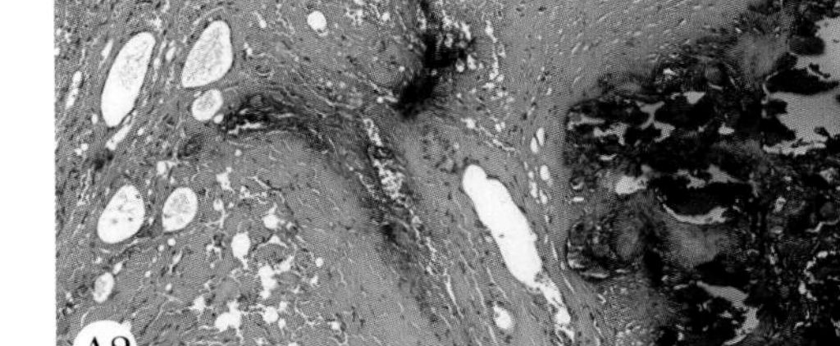

图 10.8.2.8 钙化防御 男，39 岁，左前臂皮下结节 5 个月，疼痛。因慢性肾功能衰竭长期做血液透析治疗。病理示真皮小血管及肌性血管管壁钙质沉积，血管腔内血栓形成，红细胞外溢，无明显炎症细胞。

胆固醇栓塞（cholesterol embolization）

病理改变

a 真皮深层及皮下脂肪的细动脉、肌性动脉内见双凸面的针形裂隙（胆固醇栓子）。

b 早期可见血管周围中性粒细胞和淋巴细胞混合浸润。

c 陈旧性皮损在裂隙周围可见多核巨细胞、血管壁纤维化、机化血栓、管腔闭塞。

d 可见皮肤梗死。

病理鉴别诊断

结节性多动脉炎：无胆固醇栓子。

临床特点

a 常发生于老年男性。

b 动脉壁动脉粥样硬化斑块中的胆固醇结晶因手术、血管造影、外伤、抗凝或溶栓治疗而移位所致。

c 好发于双小腿、足、趾，皮损包括网状青斑、坏疽、发绀、溃疡、结节和紫癜。

d 可出现低热、不适、体重减轻和头痛。

临床鉴别诊断

结节性多动脉炎

别名

动脉栓塞（atheroembolism）

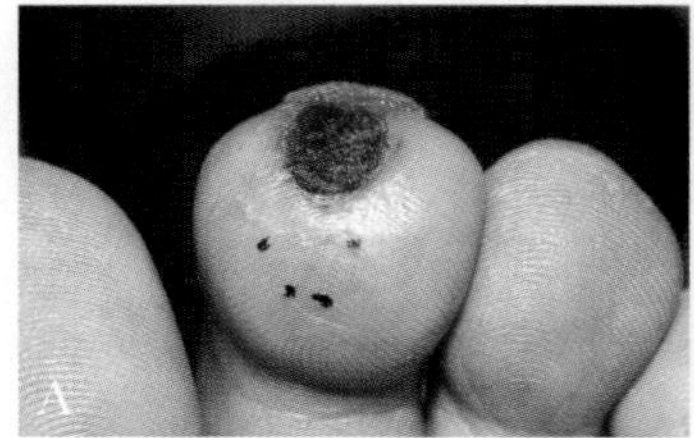

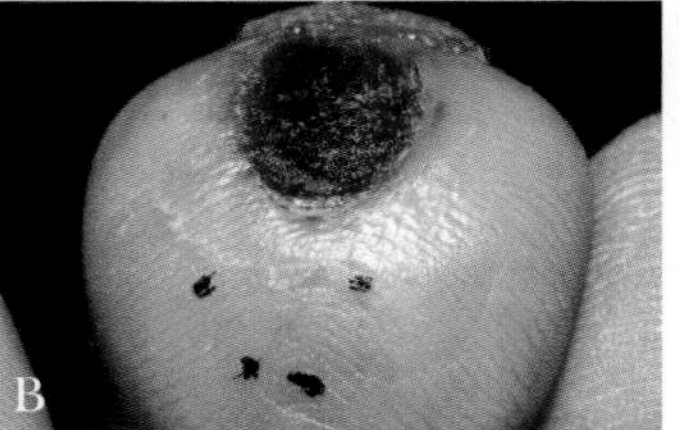

图 10.8.2.9　胆固醇栓塞（cholesterol embolization）

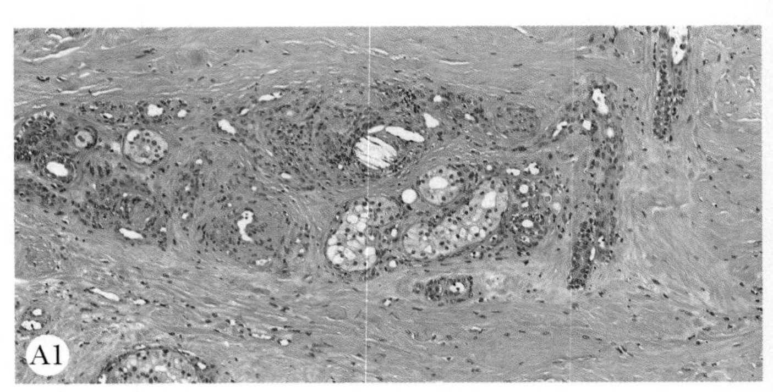

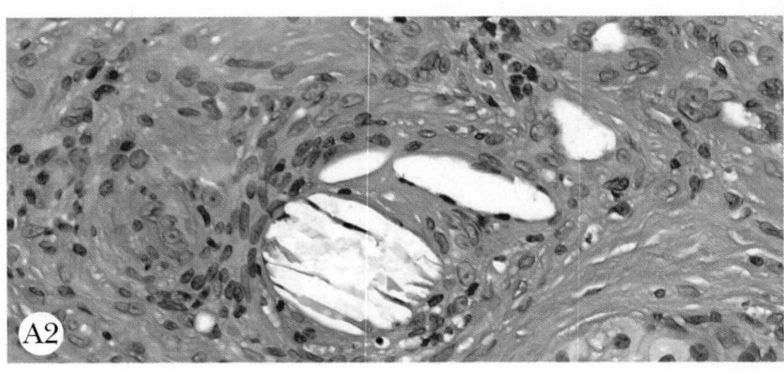

图 10.8.2.9A　胆固醇栓塞　男，67岁，左足第2趾末端暗紫色斑，溃烂、结痂1年，疼痛。患高血压病、冠心病。病理示真皮深层细动脉管腔内见针形裂隙（胆固醇栓子），血管周围少许淋巴细胞浸润。

系统性淀粉样变（systemic amyloidosis）（见 17.2.3）

皮肤草酸盐沉积症（cutaneous oxalosis）（见 17.8）

冻疮（perniosis）（见 7.1.3 ）

亲血管性淋巴瘤（angiotropic lymphoma）（见 31 ）

11 脂膜炎及筋膜炎（panniculitis and fasciitis）

廖文俊 朱冠男 王 雷

11.1 间隔性脂膜炎
11.1.1 结节性红斑
11.1.2 深在性硬斑病
11.1.3 嗜酸性筋膜炎
11.1.4 皮下型环状肉芽肿
11.1.5 放射后假硬皮病样脂膜炎
11.1.6 风湿热结节和类风湿结节（见 8.2.8、8.2.9）
11.1.7 类脂质渐进性坏死（见 8.2.4）
11.1.8 浅表游走性血栓性静脉炎（见 10.5.2）
11.1.9 结节性多动脉炎（见 10.5.1）
11.1.10 渐进性坏死性黄色肉芽肿（见 8.2.7）
11.1.11 皮肤草酸盐沉积症（见 17.8）

11.2 小叶性脂膜炎
11.2.1 寒冷性脂膜炎
11.2.2 外伤性脂膜炎
11.2.3 人工性脂膜炎
11.2.4 感染性脂膜炎
11.2.5 硬化性脂膜炎
11.2.6 狼疮性脂膜炎
11.2.7 皮肌炎 / 多发性肌炎性脂膜炎
11.2.8 类风湿关节炎相关的嗜中性小叶性脂膜炎
11.2.9 皮下型结节病
11.2.10 α_1 – 抗胰蛋白酶缺乏性脂膜炎
11.2.11 胰腺病性脂膜炎
11.2.12 嗜中性脂膜炎
11.2.13 新生儿皮下脂肪坏死
11.2.14 新生儿硬肿病
11.2.15 皮质类固醇激素后脂膜炎
11.2.16 脂肪萎缩性脂膜炎
11.2.17 幼儿腹部离心性脂肪营养不良
11.2.18 脂肪营养不良 / 脂肪萎缩
11.2.19 HIV 阳性患者脂肪营养不良
11.2.20 杂类脂膜炎
11.2.21 继发于血管炎的脂膜炎
11.2.22 麻风结节性红斑（见 8.1.2）
11.2.23 结节性血管炎 / 硬红斑（见 10.4.2）

11.3 不适合作为独立疾病命名的脂膜炎
11.3.1 嗜酸性脂膜炎
11.3.2 脂膜性或膜囊性脂膜炎
11.3.3 噬脂性脂膜炎

脂膜炎是一组累及皮下脂肪的异质性炎症性疾病，本组疾病由于在临床上均表现为相似的下肢红斑、皮下结节，且损害具有演变性质，而不同时期、不同深度的取材常常会影响病理诊断的准确性，因此，脂膜炎一直是皮肤病学及皮肤病理学诊断的难点之一。目前一般将脂膜炎分为间隔性脂膜炎和小叶性脂膜炎两类，间隔性脂膜炎是指脂肪间隔增宽、炎症细胞浸润、纤维化，但脂肪小叶炎症相对较轻；小叶性脂膜炎主要是脂肪小叶炎症反应、脂肪细胞坏死，而脂肪间隔炎症相对较轻。

11.1 间隔性脂膜炎（septal panniculitis）

11.1.1 结节性红斑（erythema nodosum）

病理改变

a 早期：脂肪间隔水肿，小血管扩张，周围灶状或弥散中性粒细胞及少许淋巴细胞和嗜酸性粒细胞浸润。

b 充分发展阶段：脂肪间隔增宽，小血管增多，弥散淋巴细胞为主浸润，可伴有组织细胞、多核巨细胞和中性粒细胞及嗜酸性粒细胞浸润。部分脂肪小叶周边出现栅栏状排列的组织细胞和多核巨细胞，亦称 Miescher 结节。

c 晚期：脂肪间隔增厚，纤维化，炎症细胞很少。

d 真皮全层小血管周围可见灶状淋巴细胞浸润。

病理鉴别诊断

硬斑病：脂肪间隔纤维粗大、硬化、透明变性。

硬化性脂膜炎：脂肪小叶坏死，伴脂膜性或膜囊样变。真皮乳头毛细血管和微静脉增生、纤维化、含铁血黄素沉积。

临床特点

a 好发于青年女性，春季多见。

b 急性者可能与呼吸道链球菌等感染、药物反应有关；慢性者可能与白塞病、结节病、结缔组织病等自身免疫性疾病有关。

c 皮损对称发生在小腿伸侧。

d 多发性红色结节，1 ~ 2cm 大小，境界不很清楚，有疼痛和压痛。

e 发病初期可有发热、全身不适，部分患者有关节肿痛。

f 病程自限，多数经 6 ~ 8 周缓解。可有反复，个别迁延不愈。

11.1.1

临床鉴别诊断

硬红斑

血管炎

结节病

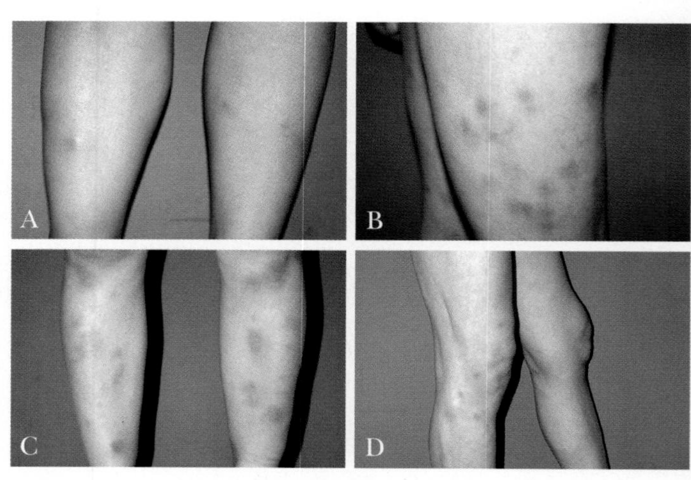

图 11.1.1 结节性红斑（erythema nodosum）

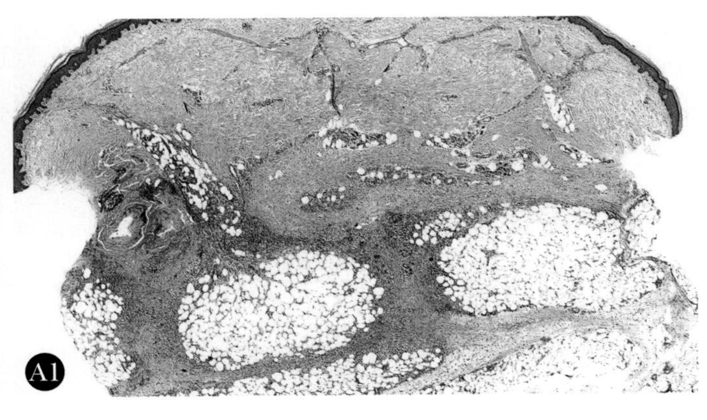

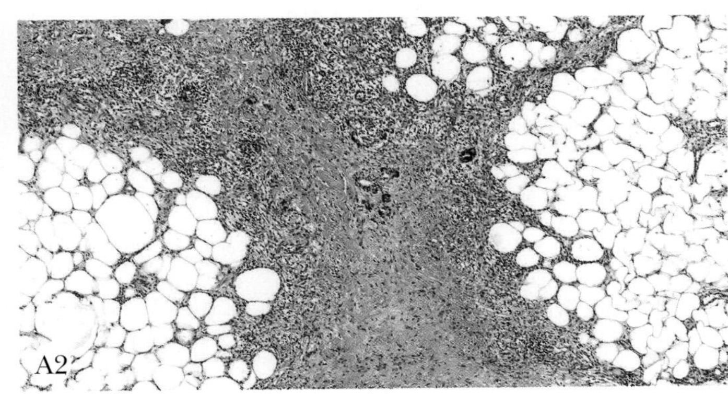

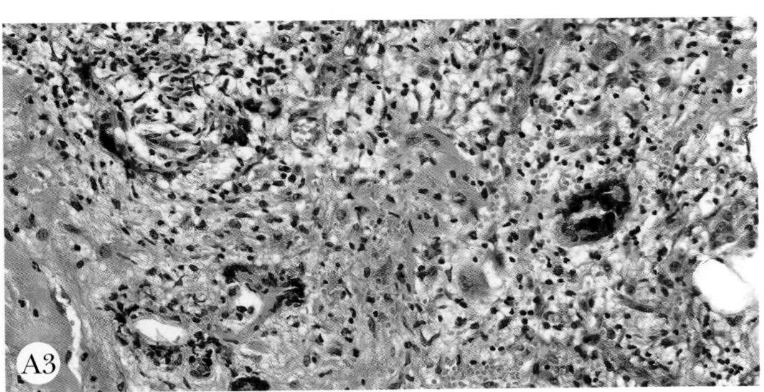

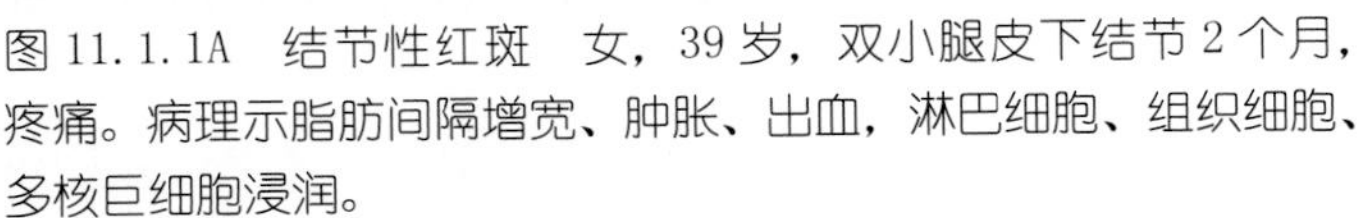
图 11.1.1A　结节性红斑　女，39 岁，双小腿皮下结节 2 个月，疼痛。病理示脂肪间隔增宽、肿胀、出血，淋巴细胞、组织细胞、多核巨细胞浸润。

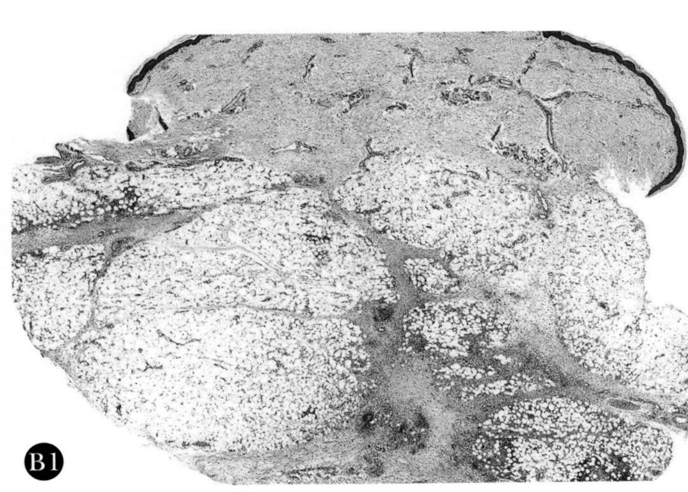

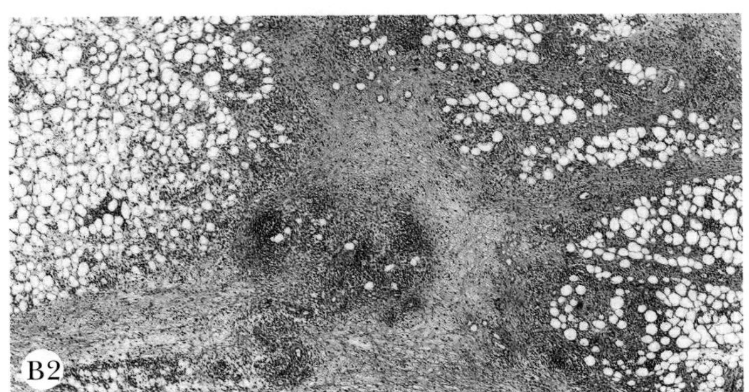

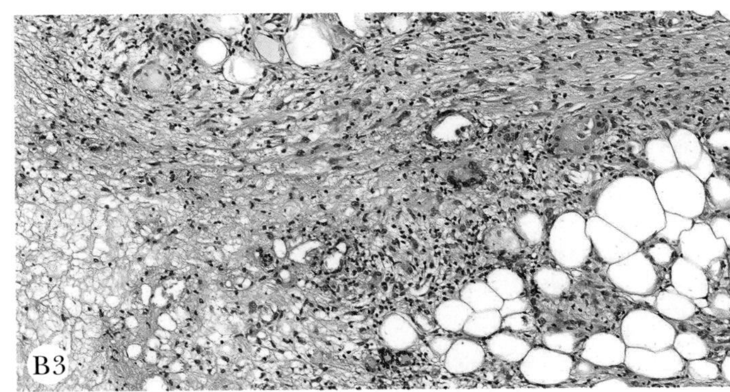

图 11.1.1B　结节性红斑　女，53 岁，双下肢红斑、结节 2 个月，压痛。病理示脂肪间隔增宽、胶原纤维增生，淋巴细胞、组织细胞及多核巨细胞浸润。

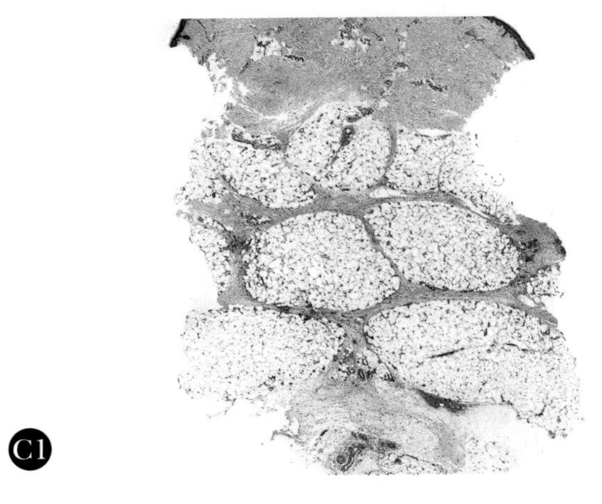

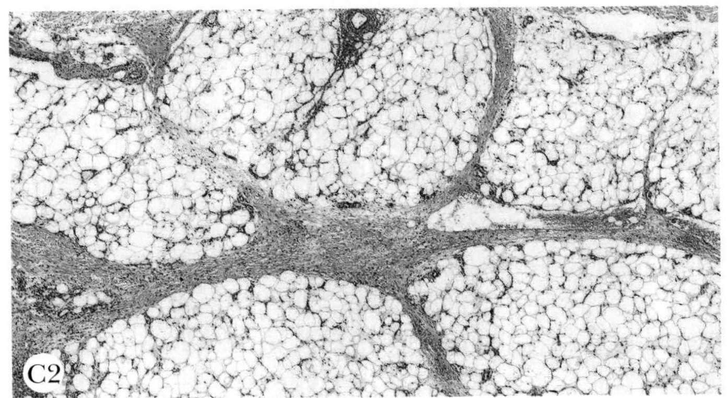

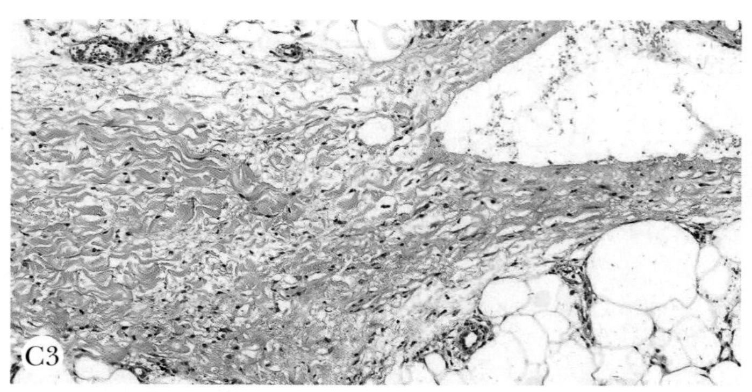

图 11.1.1C　结节性红斑　女，55 岁，双下肢反复出现皮下结节半年，疼痛。1 周前皮损又复发。病理示脂肪间隔增宽，胶原纤维增生、水肿，未见明显炎症细胞浸润。系早期皮损的组织病理表现。

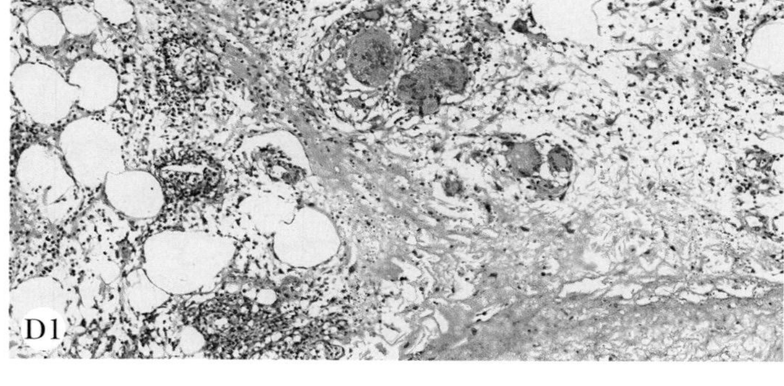

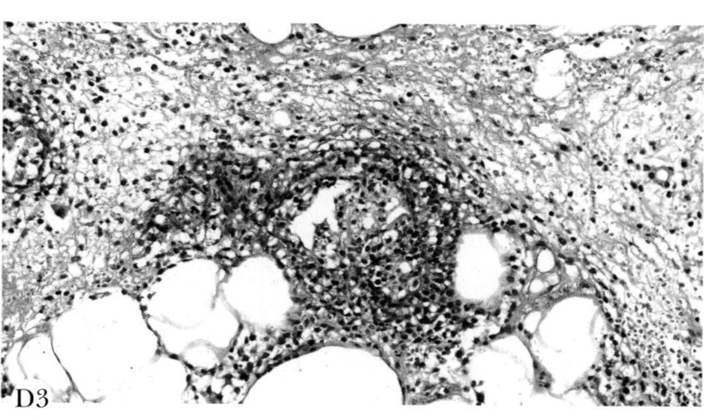

图 11.1.1D　结节性红斑　女，50 岁，双下肢皮下结节 1 个月，疼痛。病理示脂肪间隔增宽、水肿，淋巴细胞、组织细胞及多核巨细胞浸润。部分区域组织细胞聚集，中央为裂隙样空腔，即 Miescher 结节，或称 Miescher 放射状肉芽肿。

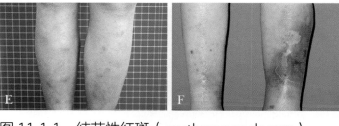

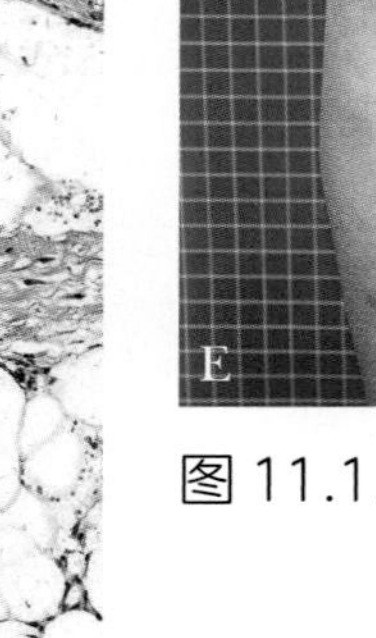

图 11.1.1　结节性红斑（erythema nodosum）

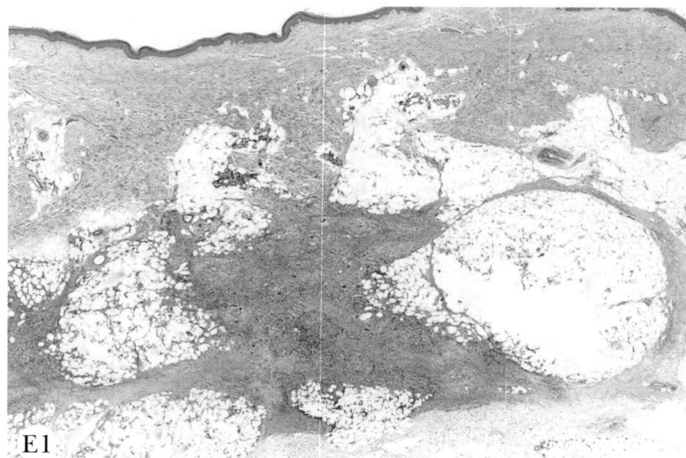

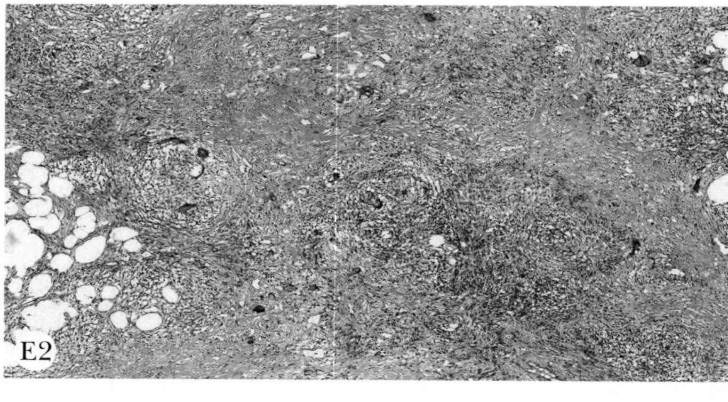

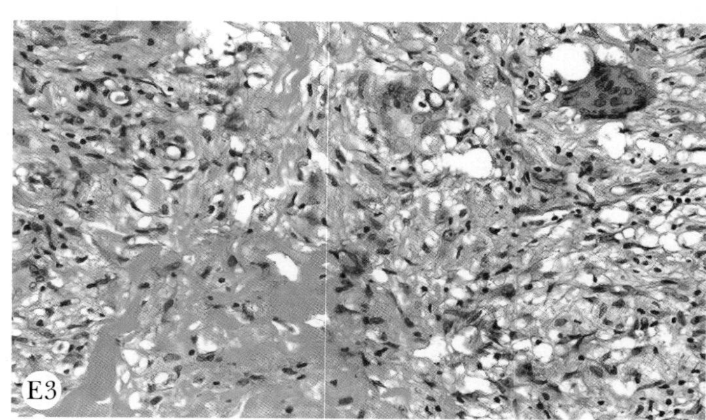

图 11.1.1E　结节性红斑　女，38 岁，双下肢皮下结节 3 年。病理示脂肪间隔增宽、纤维化，大量组织细胞、淋巴细胞及多核巨细胞浸润。见噬脂细胞及多核巨细胞吞噬脂肪。

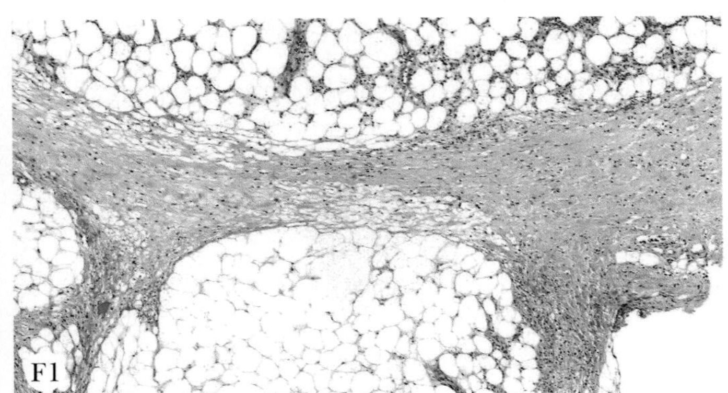

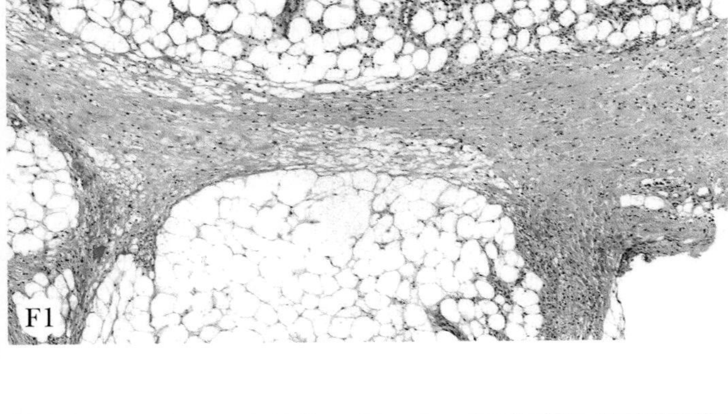

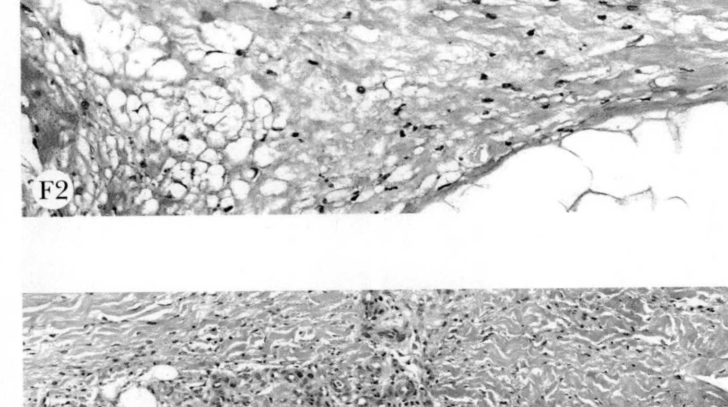

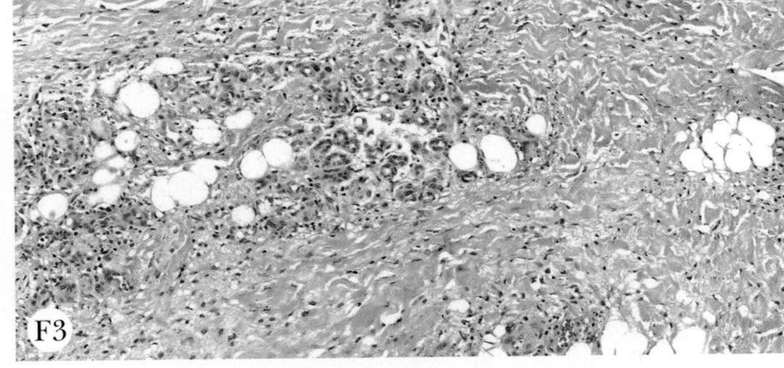

图 11.1.1F 结节性红斑 女，76 岁，双下肢肿胀、斑块 30 年。病理示脂肪间隔增宽、纤维化，毛细血管增生，无明显炎细胞。系恢复期皮损的组织病理表现。

11.1.2 深在性硬斑病（morphea profunda）

病理改变

a 真皮血管、附属器周围灶状淋巴细胞为主的浸润，可见浆细胞。

b 真皮深层胶原纤维束粗大、硬化。

c 部分区域皮下脂肪间隔增厚，胶原纤维束粗大、透明变性。

临床特点

详见 15.1。

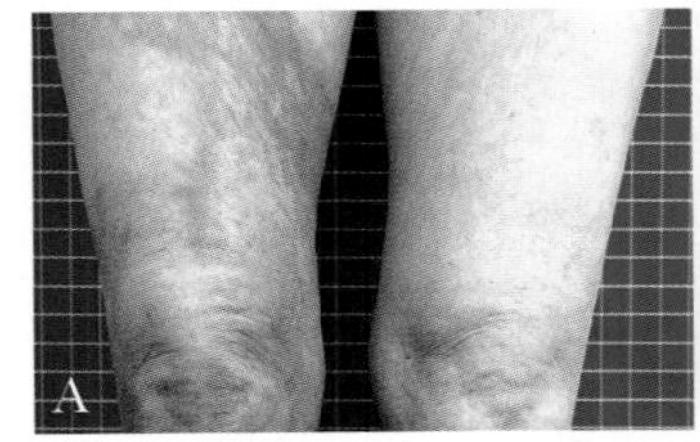

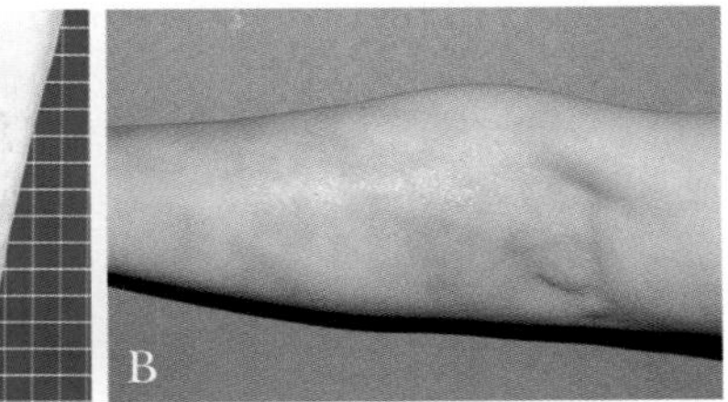

图 11.1.2 深在性硬斑病（morphea profunda）

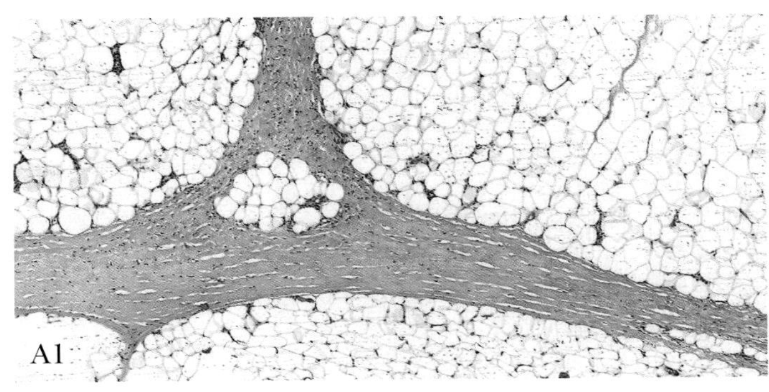

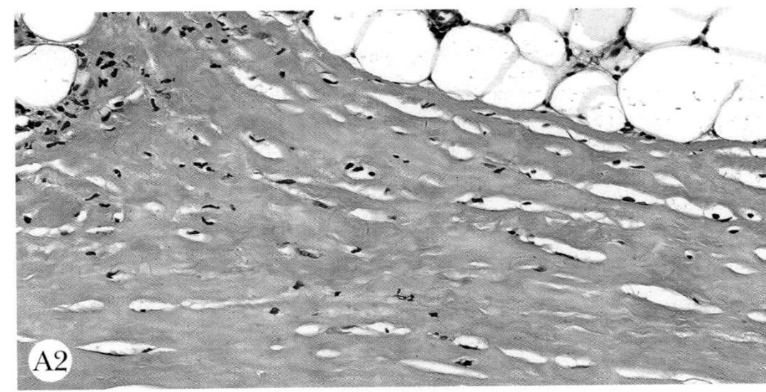

图 11.1.2A 深在性硬斑病 女，66 岁，右下肢条索状硬斑 3 年。病理示脂肪间隔增宽，胶原增生、透明变性。

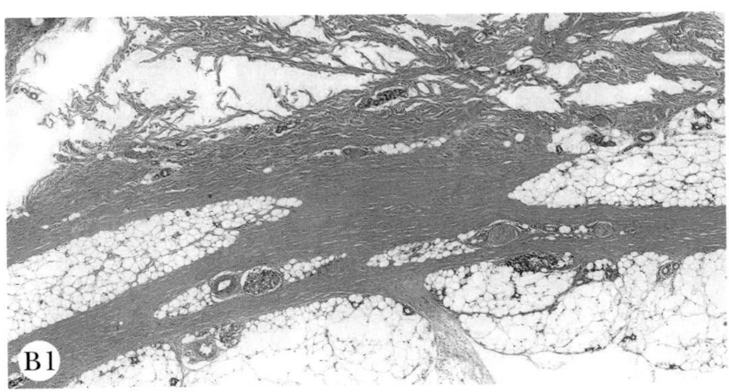

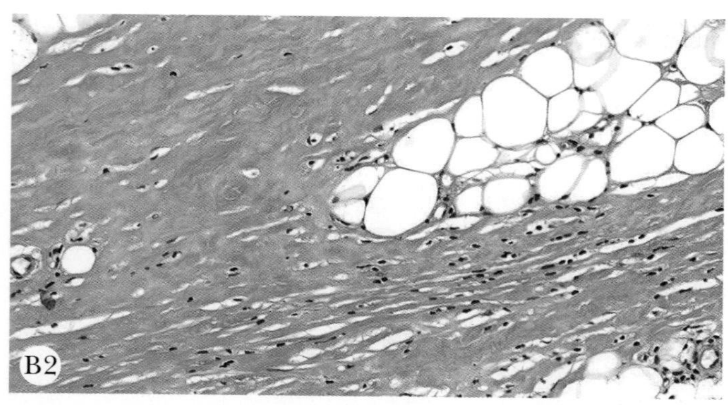

图 11.1.2B　深在性硬斑病　女，39 岁，双前臂皮肤硬化斑块 3 个月。病理示脂肪间隔增厚，胶原纤维束粗大、透明变性。

11.1.3　嗜酸性筋膜炎（eosinophilic fasciitis）

病理改变

a 真皮和脂肪小叶、脂肪间隔的病变与硬斑病类似。

b 脂肪小叶之下胶原组织明显增厚，早期可见灶状或散在嗜酸性粒细胞浸润；后期胶原纤维束粗大、透明变性。脂肪小叶明显缩小。

临床特点

a 好发于双手背和前臂伸侧，皮肤硬化，与深部组织固定，手指、手腕关节屈曲活动受限。

b 手指肿胀不明显。

c 病情进展较快。

11.1.4

临床鉴别诊断

临床常误诊为腕管综合征

11.1.4　皮下型环状肉芽肿（subcutaneous granuloma annulare）

详见 8.2.1。

病理改变

a 脂肪间隔增宽，脂肪间隔内渐进性坏死区周围见栅栏状肉芽肿。

b 渐进性坏死区的中央有大量黏蛋白和核尘，外周的上皮样组织细胞呈栅栏状排列。

c 可见多核巨细胞及嗜酸性粒细胞。

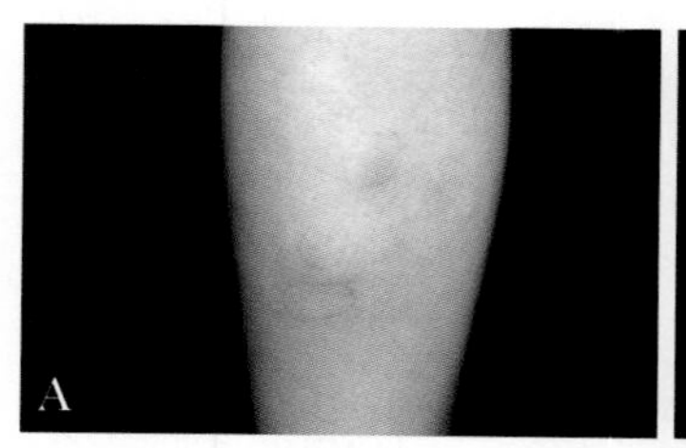

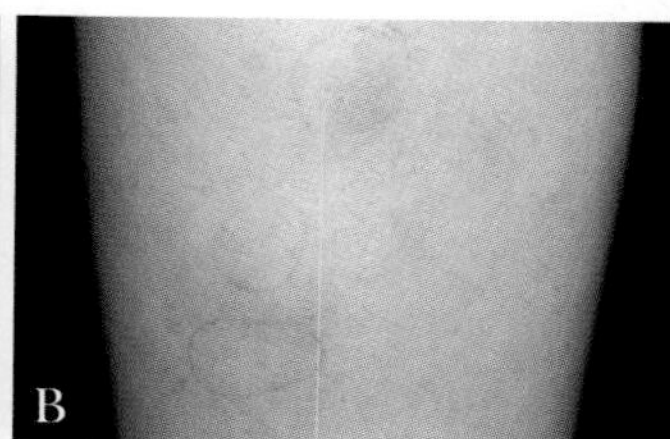

图 11.1.4　皮下型环状肉芽肿（subcutaneous granuloma annulare）

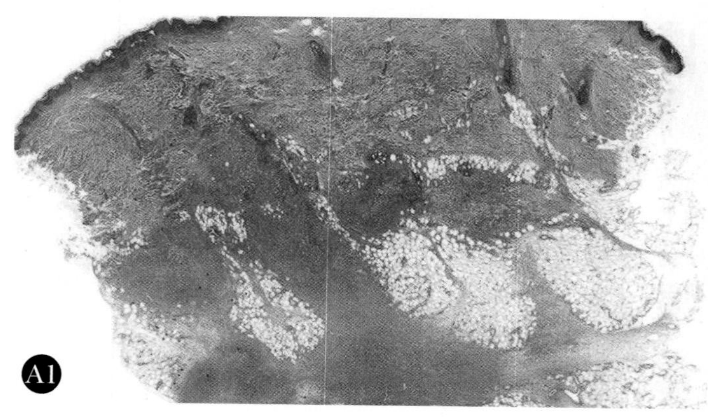

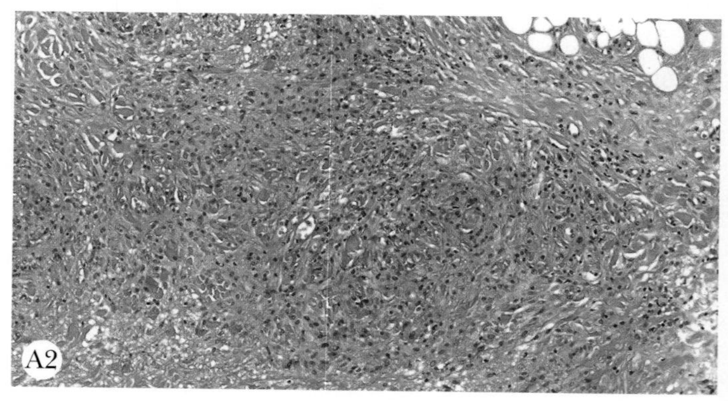

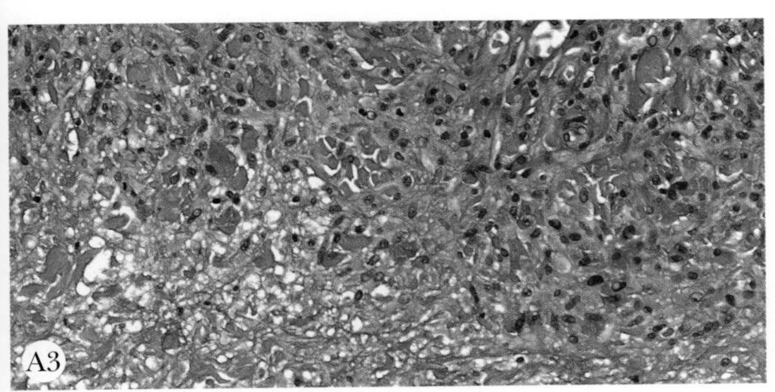

图 11.1.4A 皮下型环状肉芽肿 女，4 岁，右小腿皮下结节半年。病理示真皮深层及皮下脂肪间隔上皮样组织细胞肉芽肿，中央渐进性坏死、黏液沉积，周围组织细胞呈栅栏状排列。

11.1.5 放射后假硬皮病样脂膜炎（postirradiation peudoscleroder-matous panniculitis）

病理改变

a 皮下脂肪间隔增厚、硬化、纤维化、透明变性，见粗细不等的胶原束。

b 真皮血管扩张，血管壁透明变性。

c 有时真皮上部可见明显扩张的管腔，外观似淋巴管。

d 也可见小叶性脂膜炎，脂肪细胞坏死，泡沫状组织细胞，散在淋巴细胞、浆细胞浸润。

e 脂肪小叶边缘噬脂性肉芽肿是其特征。

病理鉴别诊断

深在性硬斑病：间隔性脂膜炎，无脂肪小叶受累，增宽的脂肪间隔内可见淋巴细胞或浆细胞。

狼疮性脂膜炎：淋巴细胞性小叶性脂膜炎，可见淋巴滤泡、黏蛋白沉积。可见界面改变及附属器周围淋巴细胞、浆细胞浸润。

临床特点

a 发生于曾经接受放疗的区域。

b 多发于放疗数月、甚至数年后。

c 皮损表现为局部硬结、硬化斑块，表面皮肤外观正常。

病理鉴别诊断

深在性硬斑病

乳腺癌皮肤转移

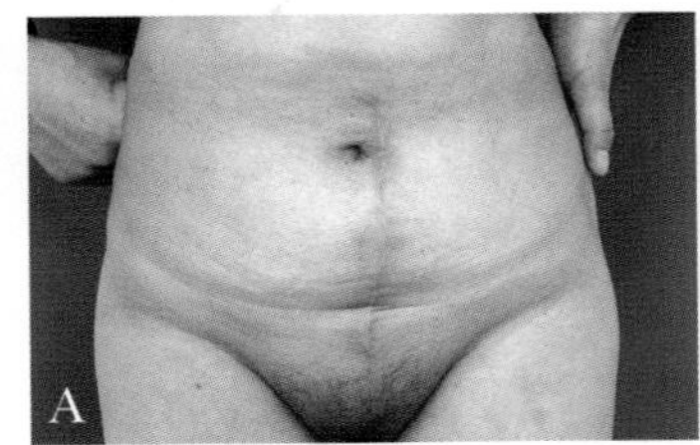

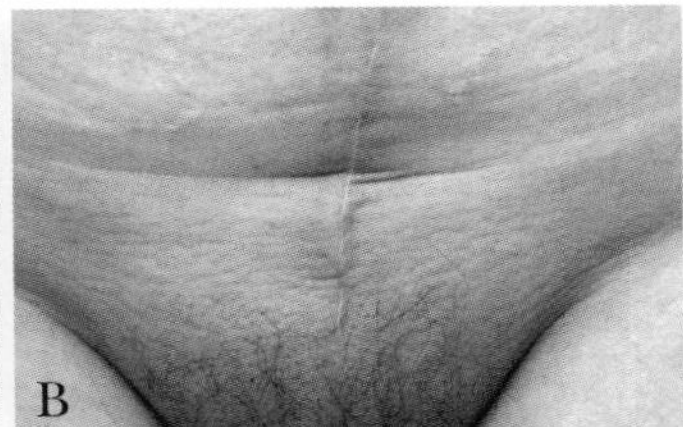

图 11.1.5 放射后假硬皮病样脂膜炎（postirradiation peudoscleroder matous panniculitis）

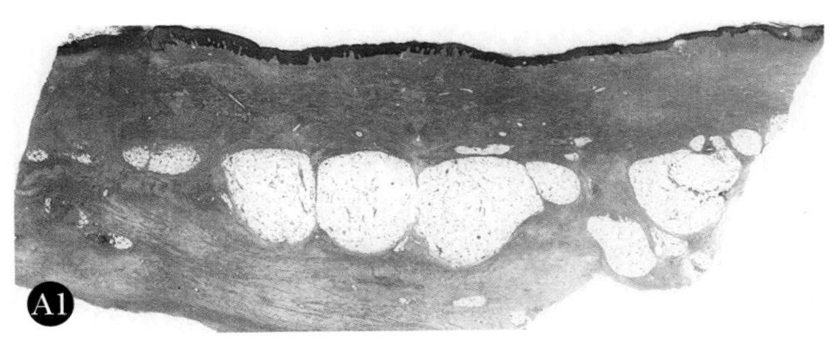

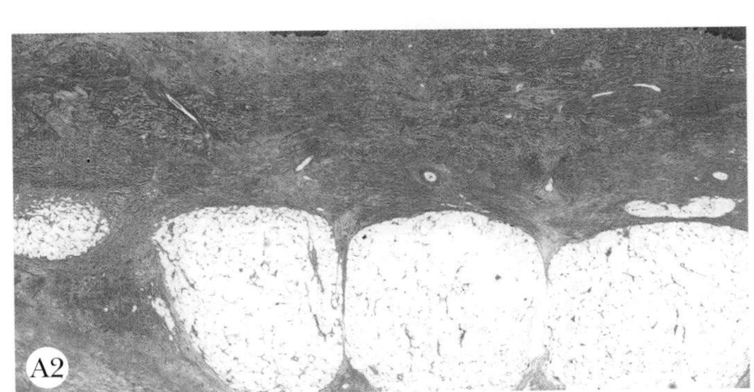

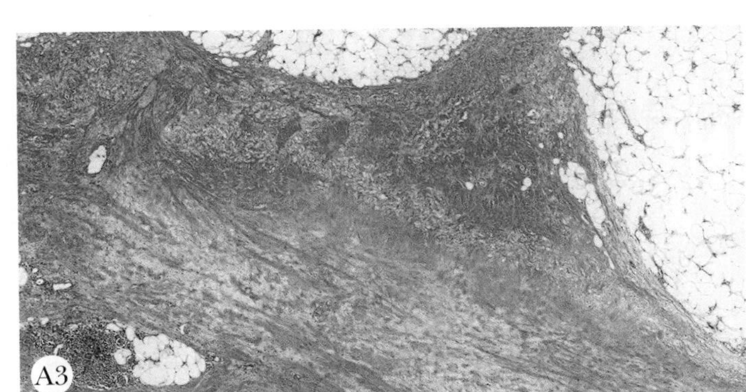

图 11.1.5A 放射后假硬皮病样脂膜炎 女，50 岁，下腹部皮肤硬化 2 个月。1 年前因宫颈癌曾做子宫全切术，术后行放疗 24 次。病理示真皮、皮下脂肪间隔广泛硬化、纤维化、透明变性，类似硬斑病。

11.1.6　风湿热结节（rheumatic fever nodule）和类风湿结节（rheumatoid nodule）（见 8.2.8、8.2.9）

11.1.7　类脂质渐进性坏死（necrobiosis lipoidica）（见 8.2.4）

11.1.8　浅表游走性血栓性静脉炎（superficial migratory thrombophlebitis）（见 10.5.2）

11.1.9　结节性多动脉炎（polyarteritis nodosa）（见 10.5.1）

11.1.10　渐进性坏死性黄色肉芽肿（necrobiotic xanthogranuloma）（见 8.2.7）

11.1.11　皮肤草酸盐沉积症（cutaneous oxalosis）（见 17.8）

11.2　小叶性脂膜炎（lobular panniculitis）

11.2.1　寒冷性脂膜炎（cold panniculitis）

病理改变

a 真皮改变与冻疮类似。真皮乳头水肿，血管周围淋巴细胞浸润。

b 真皮深层与皮下脂肪交界处片状淋巴细胞、组织细胞和中性粒细胞浸润。

c 脂肪小叶淋巴细胞、组织细胞浸润，可见脂肪细胞坏死。也可累及脂肪间隔。

临床特点

a 好发于青年女性，特别是大腿粗胖、冬季着装单薄者。

b 多见于大腿后外侧或臀部。

c 皮损为暗红色斑块，浸润明显，表面可有溃疡、结痂。

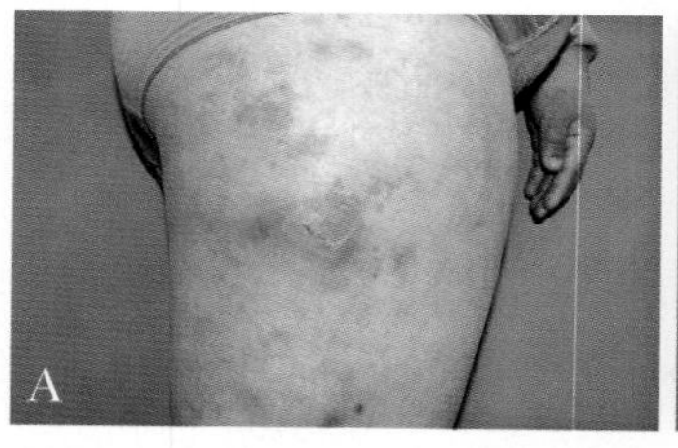

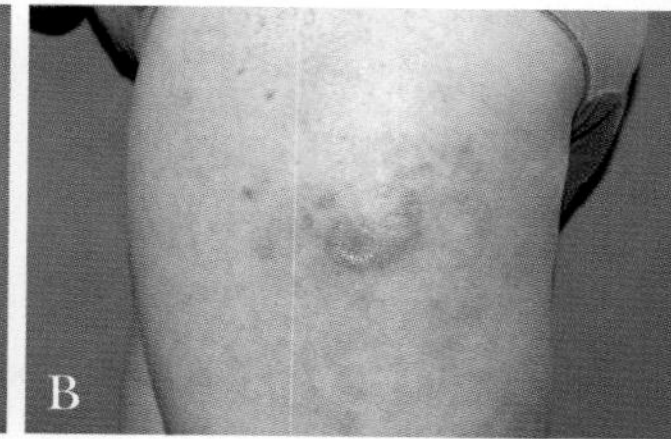

图 11.2.1　寒冷性脂膜炎（cold panniculitis）

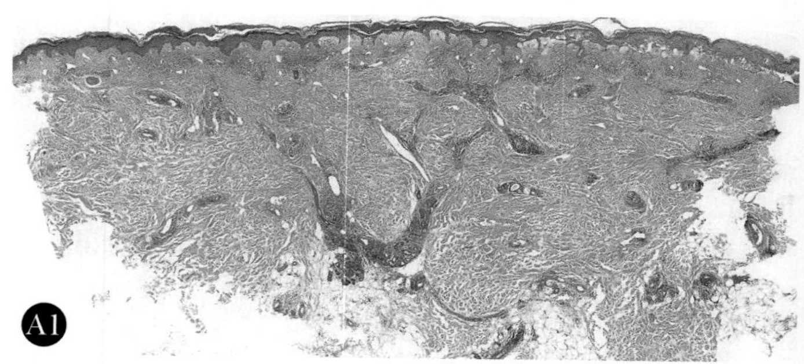

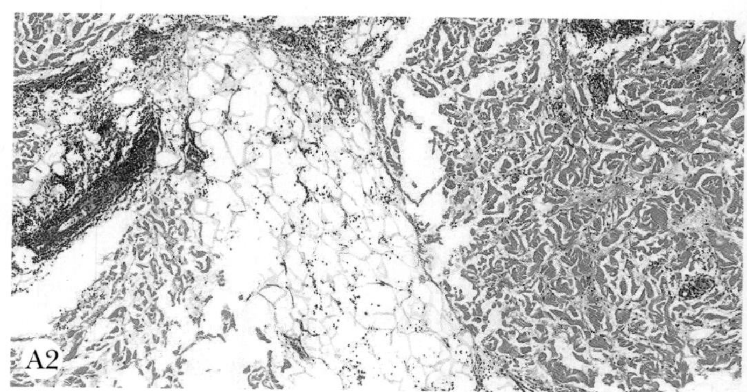

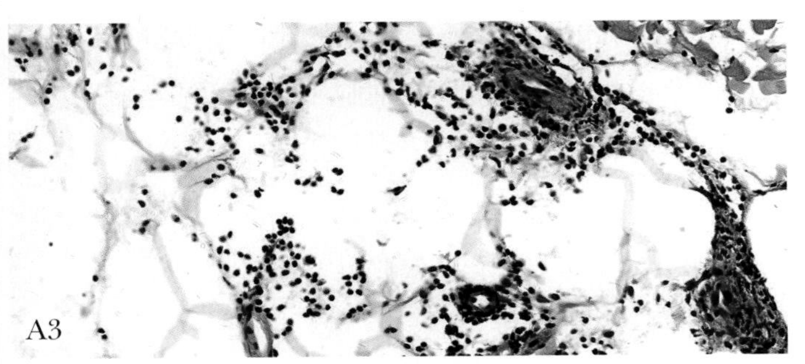

图 11. 2. 1A 寒冷性脂膜炎 女，25岁，双大腿外侧暗红色斑6年，冬季发作。病理示真皮血管周围淋巴细胞浸润，脂肪小叶内散在淋巴细胞浸润。

11.2.2 外伤性脂膜炎（traumatic panniculitis）

病理改变

a 表皮正常。

b 早期脂肪小叶坏死、出血、中性粒细胞浸润；晚期淋巴细胞、组织细胞浸润，或肉芽肿；有时脂肪间隔亦受累。

c 坏死脂肪组织内可见脂肪囊肿，陈旧病变有纤维化、瘢痕。

d 部分区域见含铁血黄素沉积。

临床特点

a 有外伤史，或有精神异常者。

b 好发于臀部、大腿，或胸部。

c 急性期为暗红色肿块，表面常有瘀斑；陈旧者为萎缩性损害。

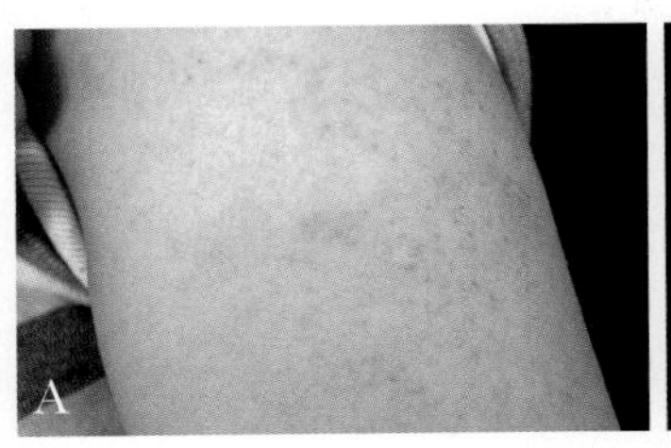

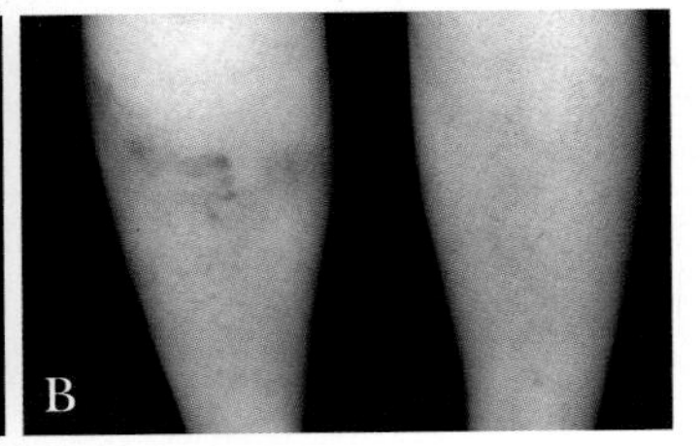

图 11.2.2 外伤性脂膜炎（traumatic panniculitis）

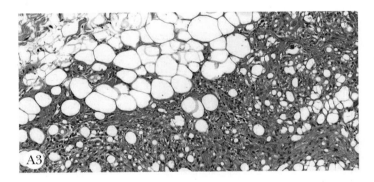

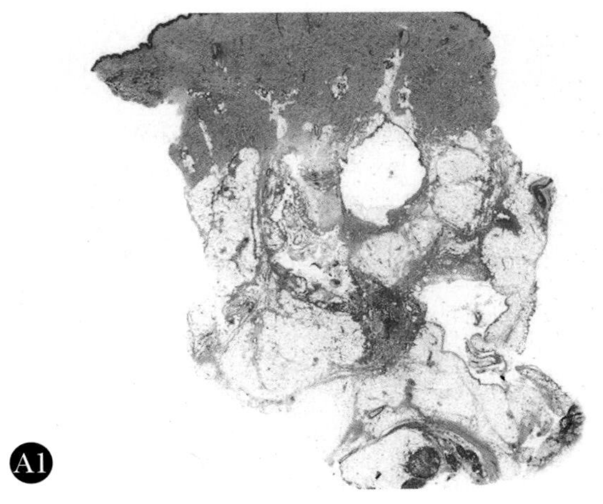

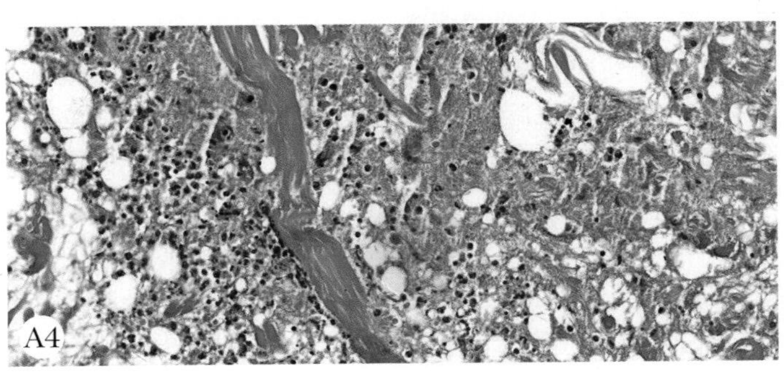

图 11. 2. 2A 外伤性脂膜炎 女，26岁，左上臂皮下包块20天，疼痛。曾有局部碰伤史。病理示皮下脂肪小叶坏死、中性粒细胞、组织细胞及嗜酸性粒细胞浸润，脂肪小叶内见囊腔样结构。

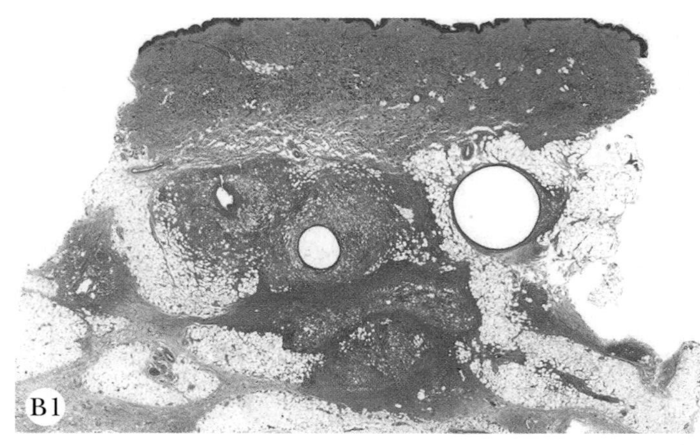

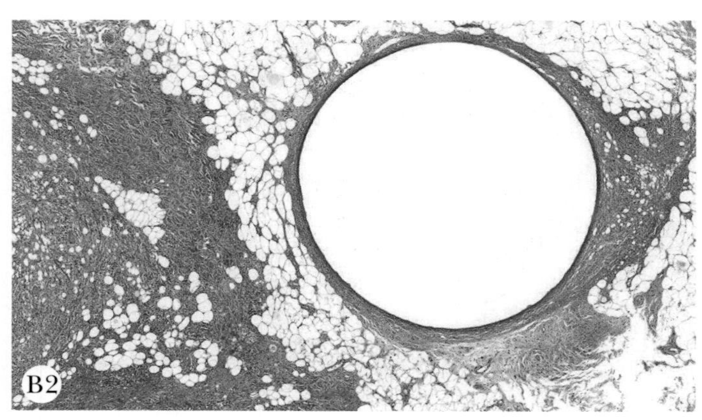

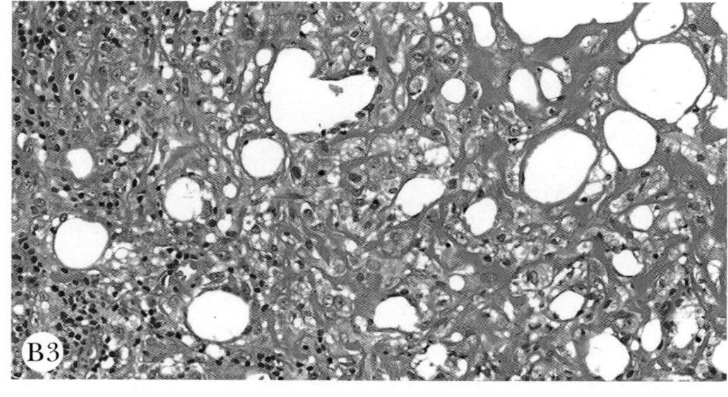

图 11.2.2B 外伤性脂膜炎 女，50 岁，右胫前肿胀、红斑 2 个月。曾有外伤史。病理示脂肪小叶炎细胞浸润，主要是淋巴细胞和组织细胞，脂肪间隔纤维化，见脂肪囊肿。

11.2.3 人工性脂膜炎（factitial panniculitis）

病理改变

a 表皮正常。

b 脂肪小叶内大小不一的圆形或卵圆形空腔，周边有泡沫状组织细胞和多核巨细胞浸润，可见异物肉芽肿改变。

c 脂肪坏死，混合性炎症细胞浸润。

d 陈旧性病变纤维化、瘢痕。

e 可见双折光物质。

临床特点

a 有局部注射药物、填充美容、吸毒史或精神异常者。

b 好发于面部、胸部、男性生殖器等处。

c 皮损为暗红色肿块，质地硬。部分破溃。

11.2.4 感染性脂膜炎（infective panniculitis）

病理改变

a 小叶性脂膜炎或混合性脂膜炎。

b 病理表现因感染病原菌的不同而有所差异。

c 大量中性粒细胞浸润，出血，血管增生，可见脓肿形成。

d 非典型分枝杆菌感染：表现为脂肪小叶化脓性肉芽肿，包括中性粒细胞聚集，外周为上皮样组织细胞。

e 继发性皮肤感染：炎症的中心限于真皮深层，仅累及网状层和皮下脂肪，血管内血栓形成，大量微生物。

临床特点

a 临床表现无特异性，可为红肿、结节、溃疡、坏死。

b 常见于下肢。

c 患者常有免疫功能低下。

d 需做病原微生物检查确定病因。

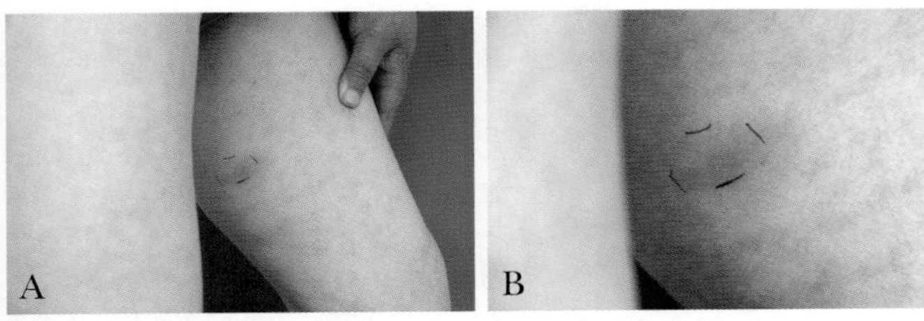

图 11.2.4 感染性脂膜炎（infective panniculitis）

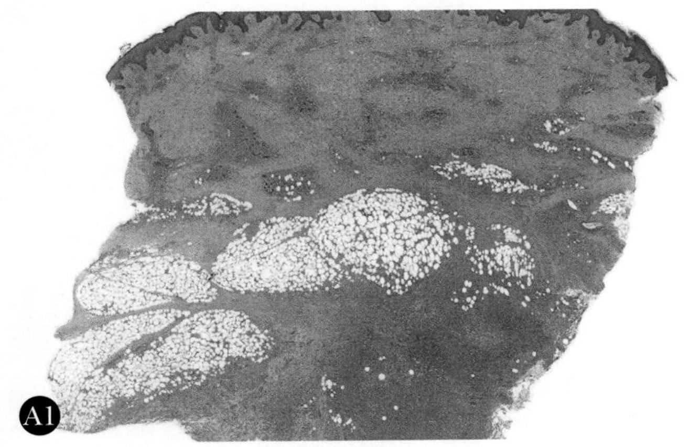

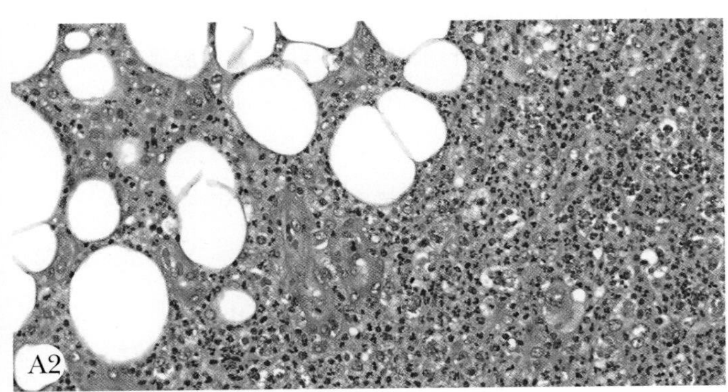

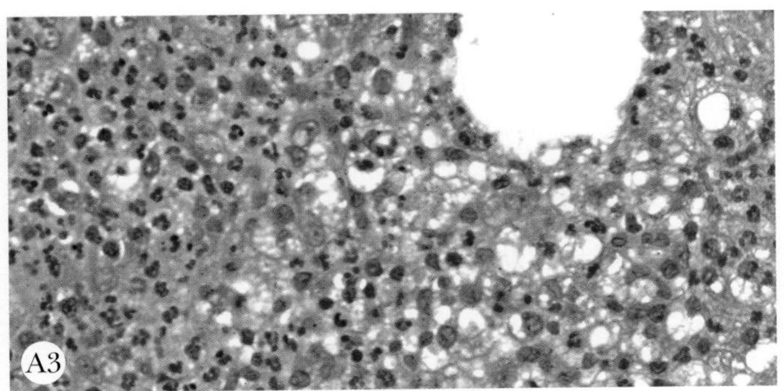

图 11.2.4A 感染性脂膜炎 男，70 岁，左大腿内侧红肿、皮下结节伴疼痛 1 周。病理示脂肪小叶及脂肪间隔致密中性粒细胞浸润。

11.2.5 硬化性脂膜炎（sclerosing panniculitis）

病理改变

a 真皮浅层淤积性皮炎样改变，如真皮乳头毛细血管和微静脉增生、纤维化、大量含铁血黄素沉积。

b 早期皮损：脂肪小叶中央缺血性坏死，表现为苍白、小而无核的脂肪细胞，坏死区见大量红细胞外溢，含铁血黄素沉积；脂肪间隔的胶原束之间见稀疏淋巴细胞浸润。

c 中期皮损：脂肪小叶透明变性，伴脂膜性或膜囊样变。炎症细胞主要是淋巴细胞和泡沫状组织细胞，坏死区可见大量噬脂细胞。

d 晚期皮损：脂肪间隔增厚，纤维化，导致皮下脂肪明显萎缩。

临床特点

a 好发于成年女性。

b 多见于小腿，单侧或双侧。

c 患处呈暗红褐色，肿胀，硬化，边界不清。

d 可见静脉曲张和淤积性皮炎表现。

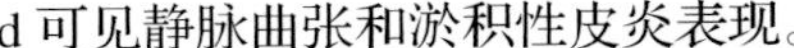

别名

皮肤脂肪硬化（lipodermatosclerosis）

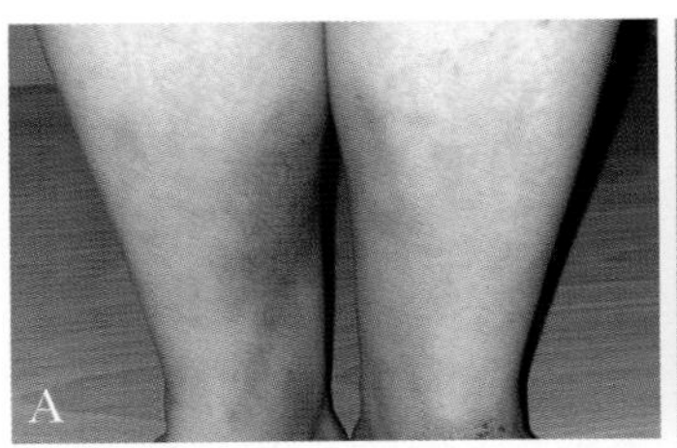

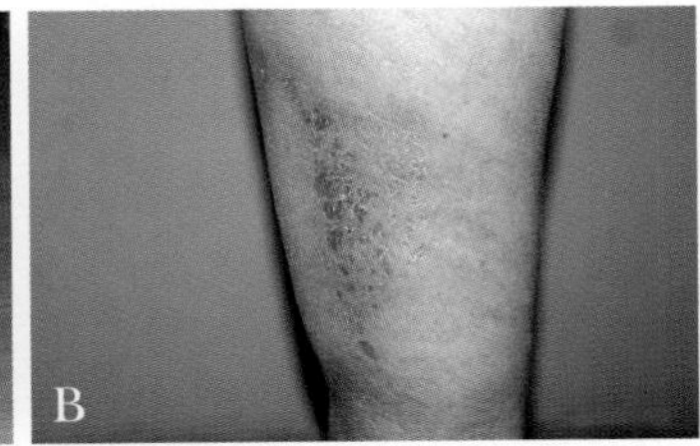

图 11.2.5 硬化性脂膜炎（sclerosing panniculitis）

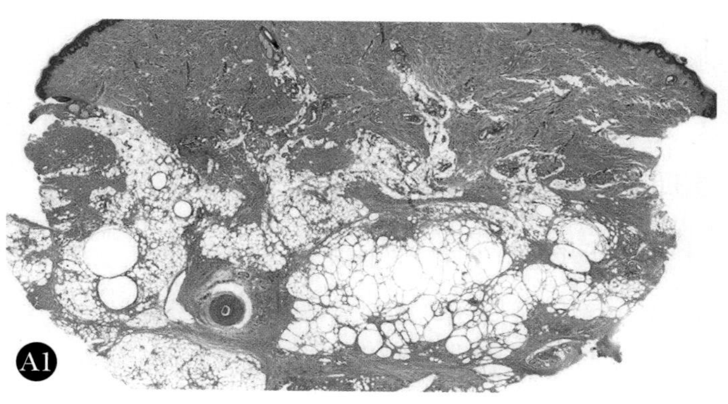

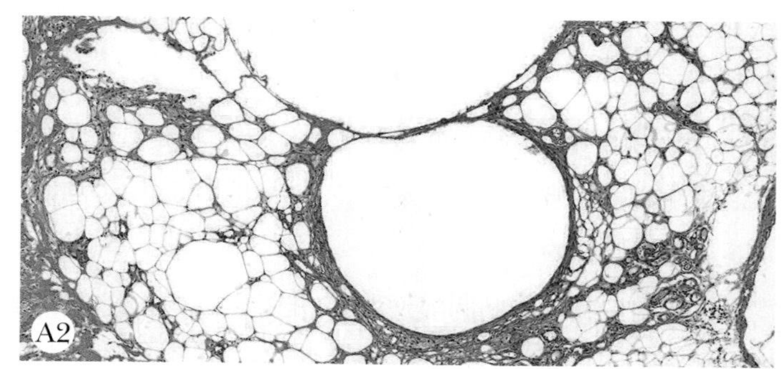

A3

图 11.2.5A 硬化性脂膜炎 女，18 岁，双下肢皮肤硬化、褐色斑片 2 年。病理示脂肪小叶坏死，伴脂膜性、膜囊样变，脂肪间隔纤维化。

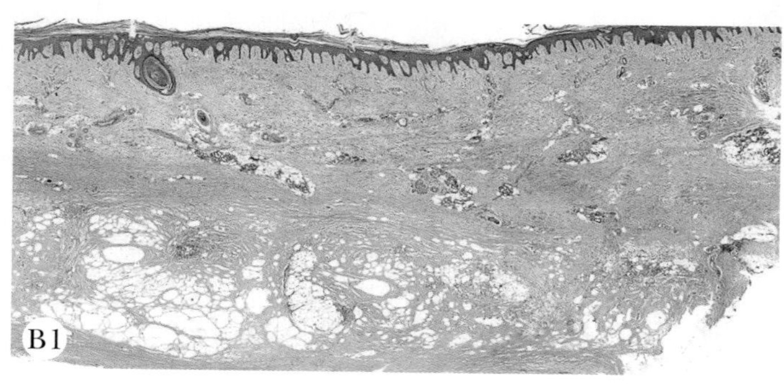

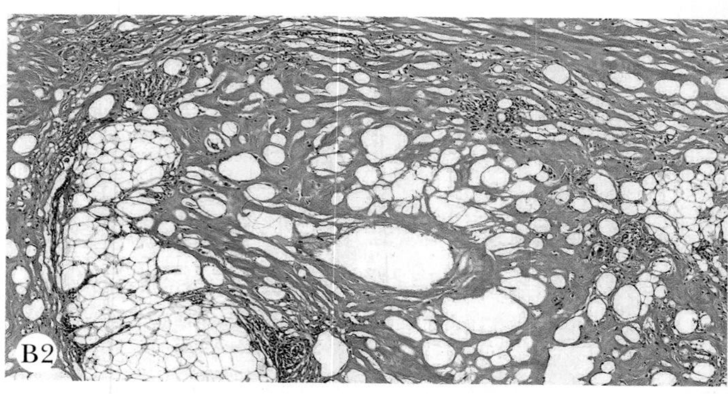

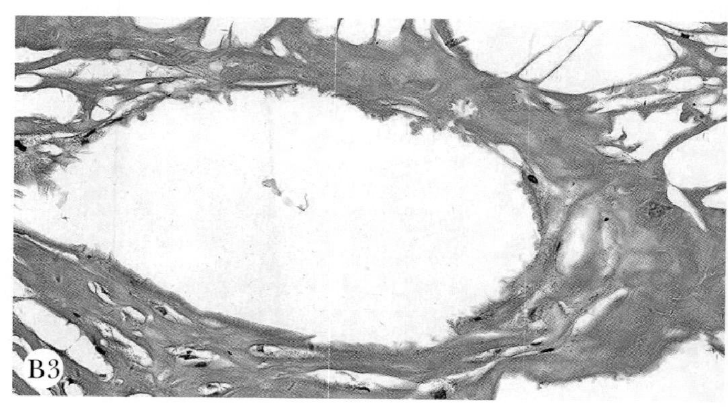

图 11.2.5B 硬化性脂膜炎 女，60 岁，左小腿浸润性斑块、肿胀 2 年。病理示脂肪小叶透明变性，伴脂膜性、膜囊样变。

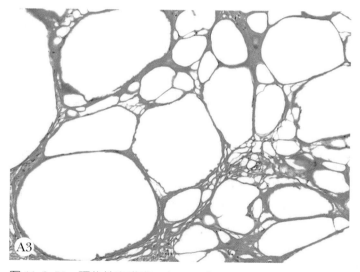

11.2.6 狼疮性脂膜炎（lupus panniculitis）

病理改变

a 表皮、真皮可见红斑狼疮的典型表现或大致正常。

b 脂肪小叶淋巴细胞为主的浸润，可见核尘或浆细胞。

c 部分病例有脂肪细胞坏死，中性粒细胞浸润。

d 晚期部分脂肪组织呈嗜酸性毛玻璃样变性（透明变性）。

e 可见到白细胞碎裂性血管炎或淋巴细胞性血管炎。

f 可见脂肪间隔增宽，密集淋巴细胞浸润，形成淋巴滤泡。

g 钙质沉积、黏蛋白沉积。

h 可见脂膜性或膜囊样变。

临床特点

a 好发于中年女性。

b 可伴发于盘状红斑狼疮或系统性红斑狼疮。

c 早期为暗红色结节、肿块，质地硬，有压痛或无不适。

d 晚期为明显凹陷萎缩性损害。

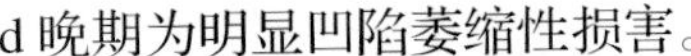

病理鉴别诊断

硬斑病：无界面改变，以脂肪间隔硬化为主。

别名

深在性红斑狼疮（lupus erythematosus profundus）

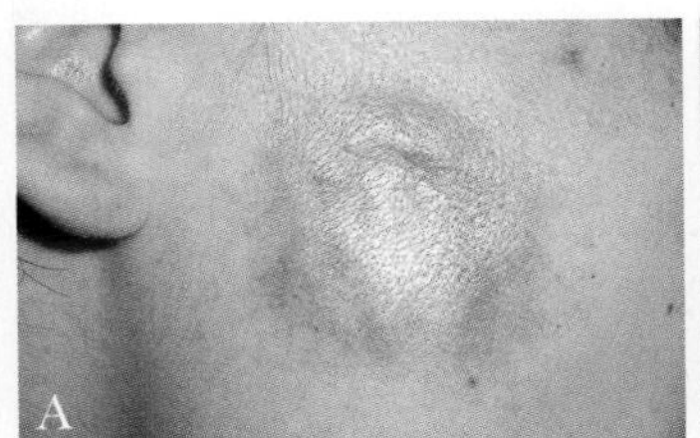

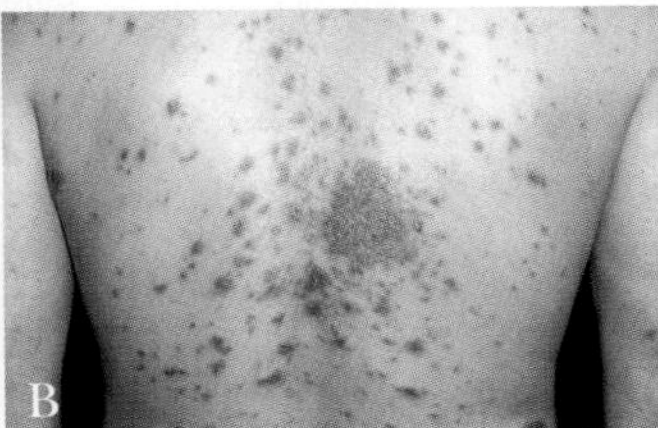

图 11.2.6 狼疮性脂膜炎（lupus panniculitis）

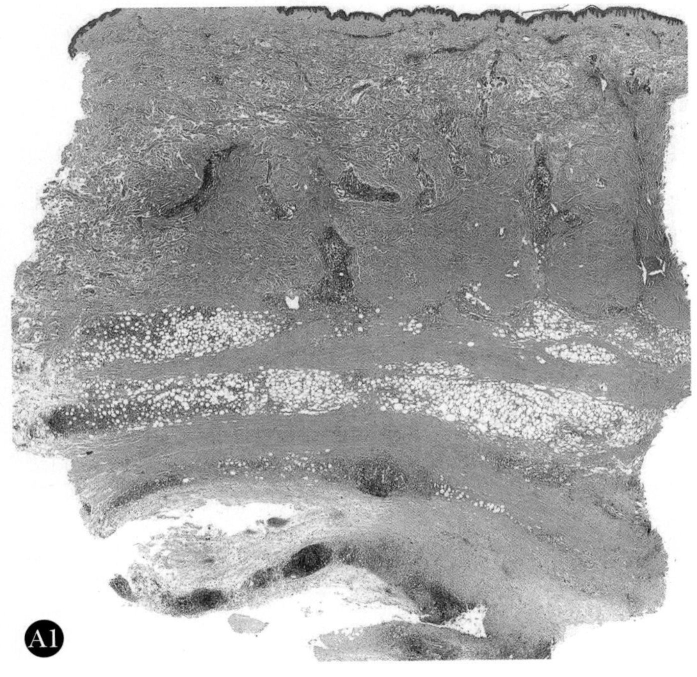

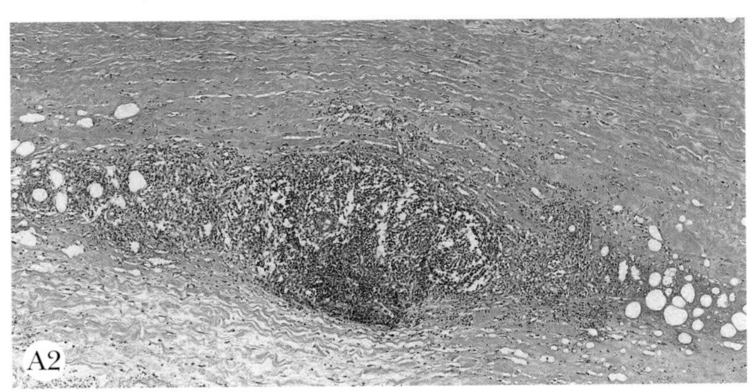

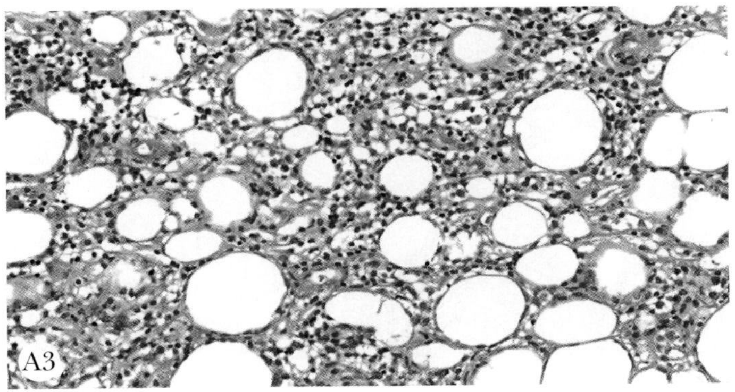

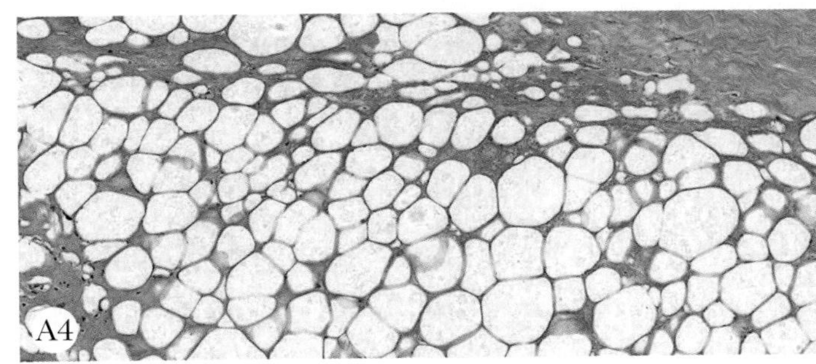

图 11.2.6A 狼疮性脂膜炎 女，38 岁，面、背部暗红色斑块 5 年。病理示真皮血管周围及脂肪小叶致密淋巴细胞浸润，脂肪细胞透明变性，脂肪间隔硬化，见淋巴滤泡样结构。

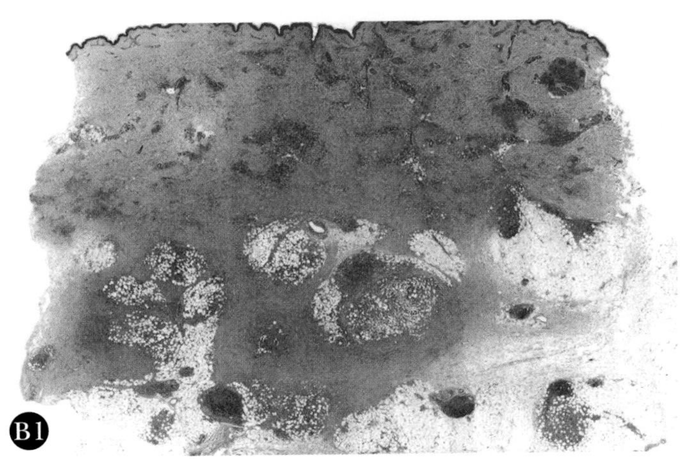

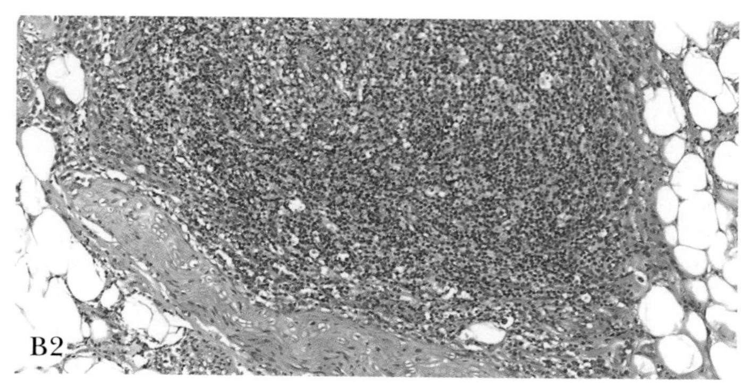

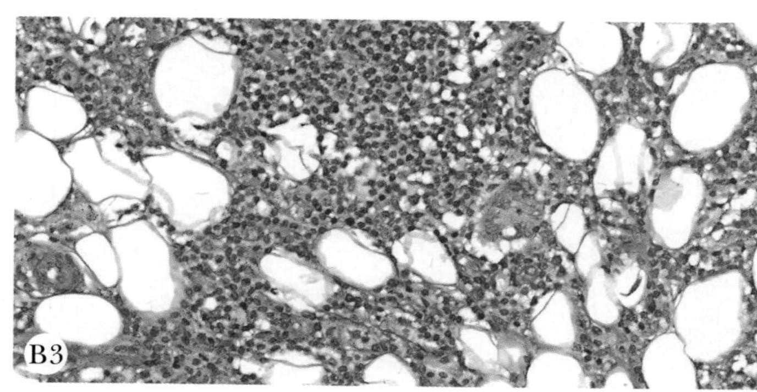

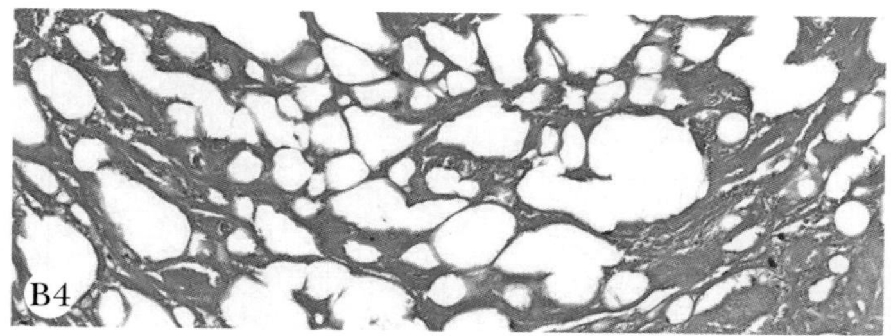

图 11.2.6B 狼疮性脂膜炎 男，50 岁，面、背、四肢浸润性红斑 3 个月。病理示真皮血管周围及脂肪小叶致密淋巴细胞浸润，脂肪细胞透明变性，脂肪间隔增宽，见淋巴滤泡样结构。

11.2.7 皮肌炎 / 多发性肌炎性脂膜炎（panniculitis associated with dermatomyositis/polymyositis）

病理改变

a 与狼疮性脂膜炎类似。

b 表皮、真皮可见皮肌炎的病理表现。

c 脂肪小叶以淋巴细胞为主的浸润，可见少量浆细胞。

d 少数病例有脂肪细胞坏死，膜囊性改变，钙化。

e 可见间隔增宽，透明变性。

f 个别见淋巴细胞性血管炎。

临床特点

a 可有典型皮肌炎皮疹表现。

b 四肢出现红色结节或浸润性斑块，疼痛或无不适。

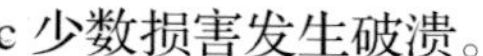

c 少数损害发生破溃。

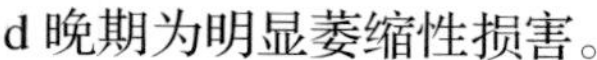

d 晚期为明显萎缩性损害。

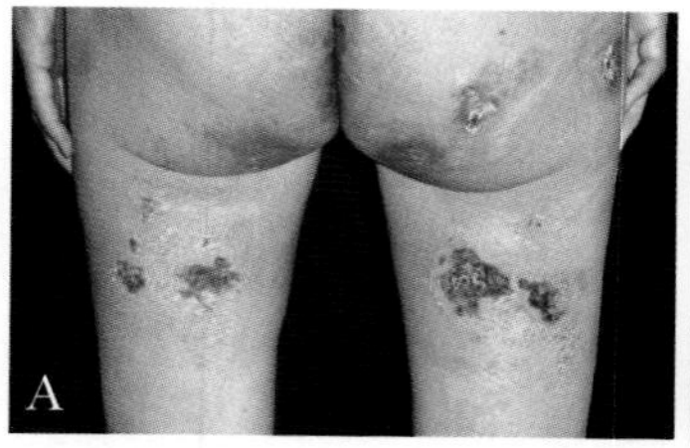

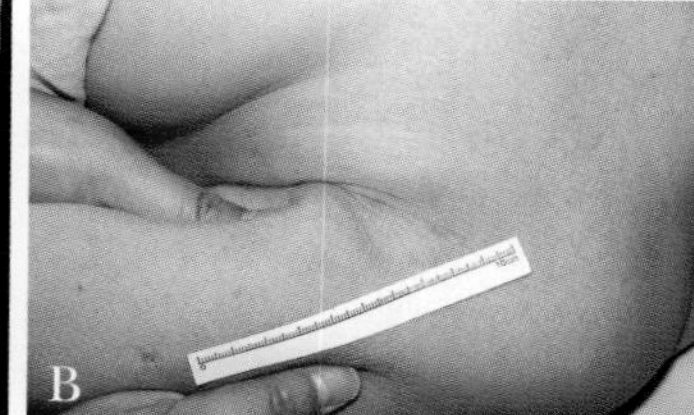

图 11.2.7 皮肌炎 / 多发性肌炎性脂膜炎（panniculitis associated with dermatomyositis/polymyositis）

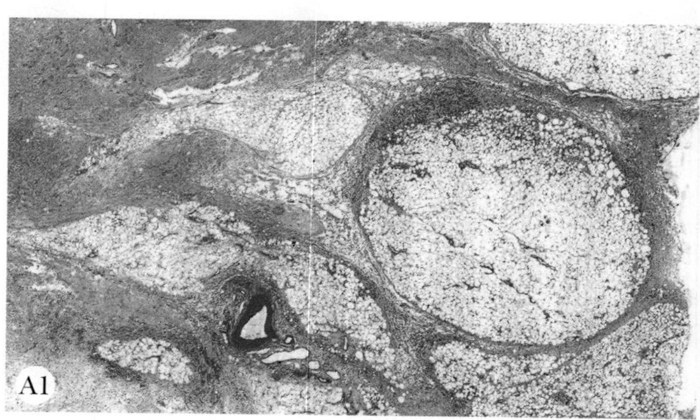

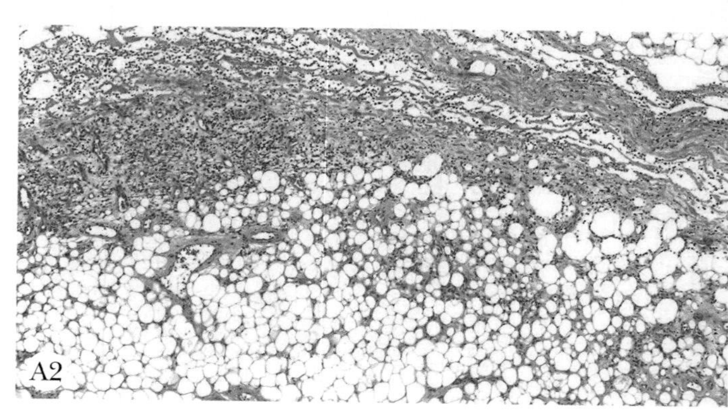

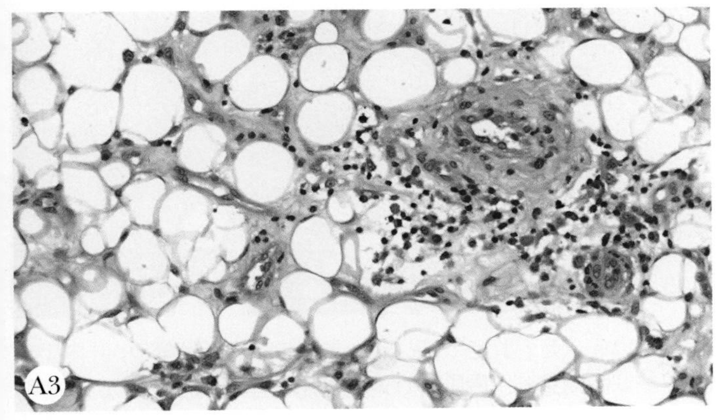

图 11.2.7A 皮肌炎 / 多发性肌炎性脂膜炎 女，52 岁，全身肌痛、关节痛、肌无力伴眼睑水肿 5 个月。臀部暗红色斑块、溃疡 1 个月。病理示脂肪间隔增宽，脂肪小叶淋巴细胞、浆细胞浸润，伴脂肪细胞透明变性。

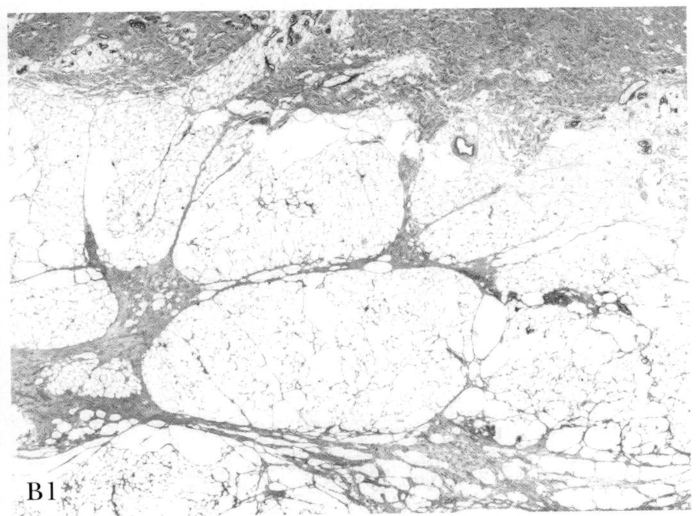

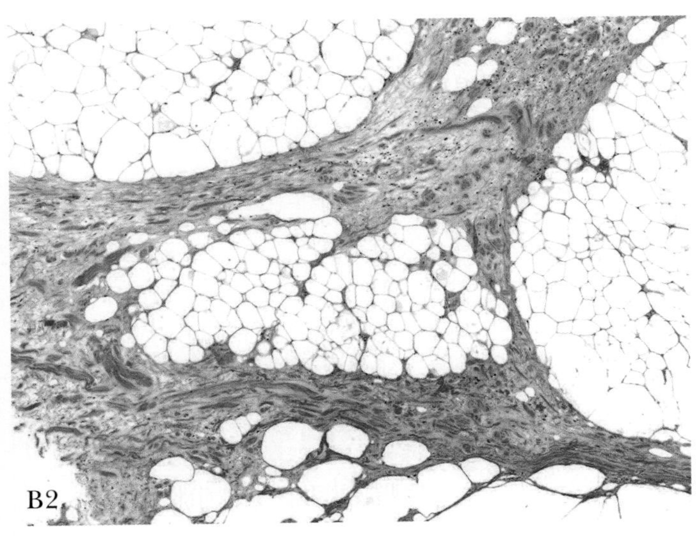

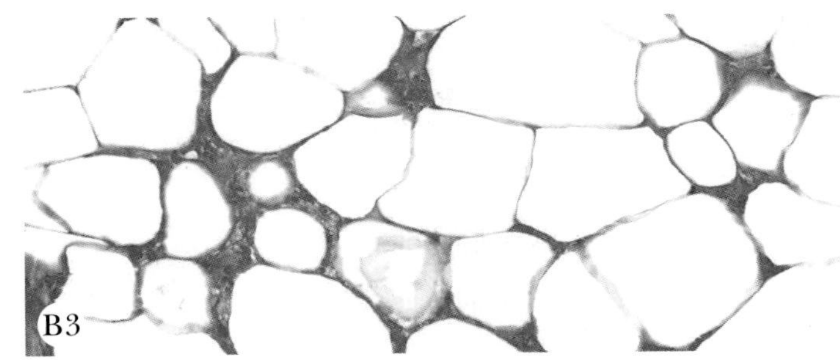

图 11.2.7B 皮肌炎 / 多发性肌炎性脂膜炎 女，58 岁，全身多发皮下包块 4 个月。确诊皮肌炎 1 年。病理示脂肪间隔增宽、硬化、黏液沉积，脂肪细胞透明变性，未见明显炎细胞，系恢复期皮损。

11.2.8 类风湿关节炎相关的嗜中性小叶性脂膜炎（neutrophilic lobular panniculitis associated with rheumatoid arthritis）

病理改变

a 脂肪小叶和脂肪间隔中性粒细胞浸润，可见少量浆细胞。

b 脂肪小叶坏死，组织细胞、多核巨细胞浸润和核尘。

c 可见脂膜性或膜囊性改变。

d 可见白细胞碎裂性血管炎。

临床特点

a 本病少见，主要发生在中年女性。

b 下肢红色结节、水疱、脓疱、溃疡。

c 发生于类风湿关节炎患者。

病理鉴别诊断

需要与外伤 / 人工性、感染性以及胰腺病性脂膜炎鉴别。

11.2.9 皮下型结节病（subcutaneous sarcoidosis）

详见 8.2、8.3。

病理改变

a 脂肪小叶内非干酪样坏死性肉芽肿，周围少许淋巴细胞（所谓“裸结节”）。

b 肉芽肿也可出现在脂肪间隔。

c 真皮无肉芽肿，有时伴真皮浅、深层血管周围淋巴细胞浸润。

d 肉芽肿的中央可见小片坏死，需与皮肤结核鉴别。

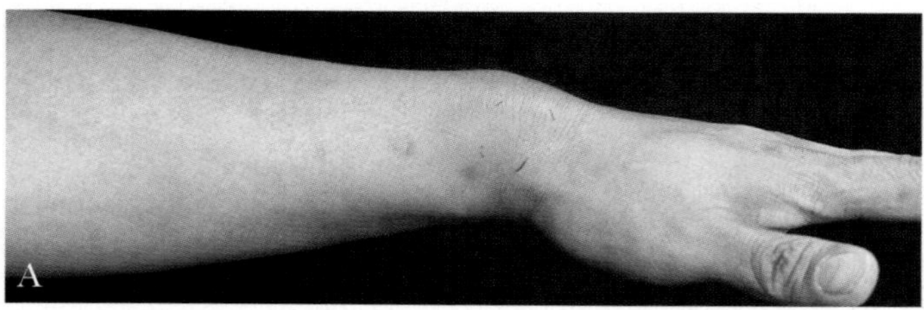

图 11.2.9 皮下型结节病（subcutaneous sarcoidosis）

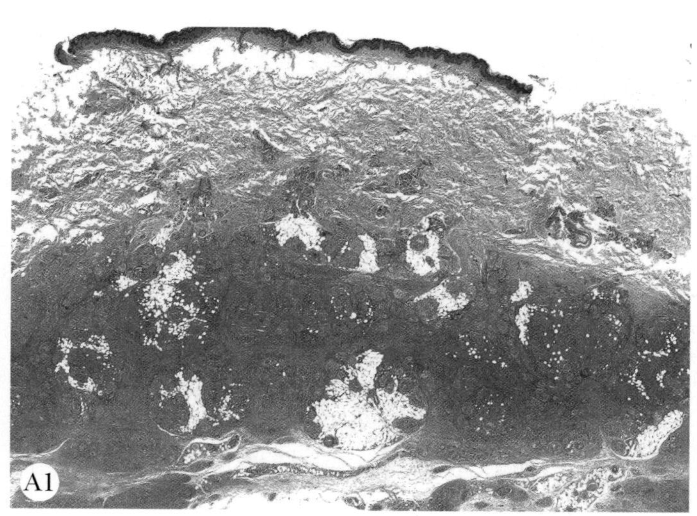

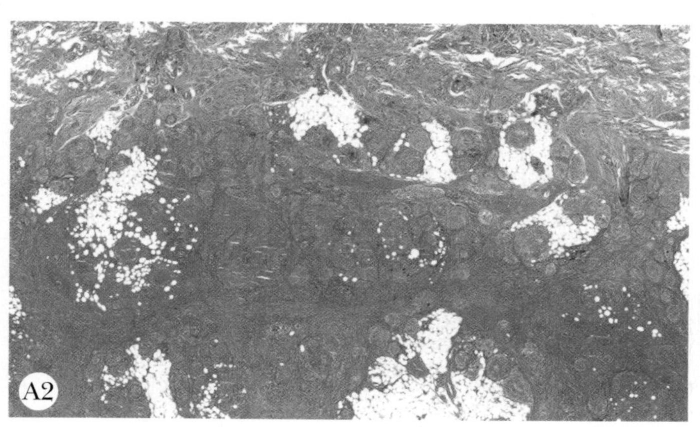

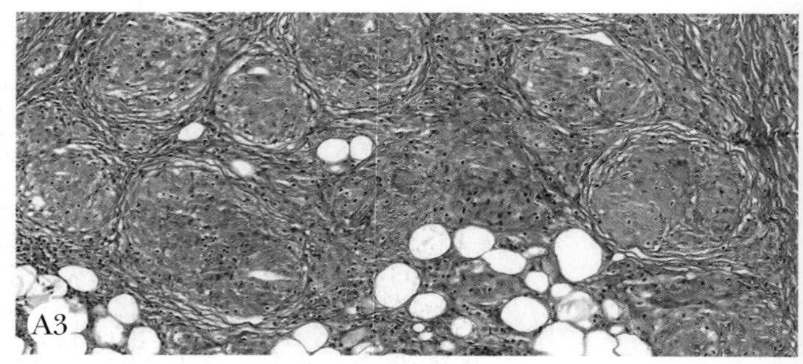

图 11.2.9A 皮下型结节病 男，33 岁，病理示脂肪小叶内上皮样组织细胞肉芽肿，周围少许淋巴细胞，左手腕皮下结节 2 个月，即“裸结节”。

11.2.10 α_1－抗胰蛋白酶缺乏性脂膜炎（α_1-antitrypsin deficiency-associated panniculitis）

病理改变

a 早期真皮网状层中性粒细胞浸润，脂肪小叶坏死。

b 充分发展期脂肪小叶严重坏死，此时坏死脂肪小叶外观似“漂浮”状，周围弥漫中性粒细胞浸润，可有血栓和出血。

c 特征表现为坏死脂肪组织边缘有正常脂肪细胞。

d 晚期有组织细胞浸润或纤维化。

e 可伴脂肪间隔受累，坏死、中性粒细胞浸润。

临床特点

a 在我国少有报道。

b 为常染色体显性遗传，多发于中青年男性。

c 躯干和四肢近端反复结节、肿块、溃疡，有透明或血性分泌物溢出。

d 可有肺损害。

病理鉴别诊断

需要与外伤 / 人工性脂膜炎和感染性脂膜炎鉴别。

11.2.11　胰腺病性脂膜炎（pancreatic panniculitis）

病理改变

a 脂肪小叶广泛坏死，形成特征性“鬼影”细胞。

b 由于钙化，可见点彩样嗜碱性细胞。

c 坏死周围中性粒细胞浸润，慢性损害有泡沫状噬脂细胞。

d 有时可见多核巨细胞。

临床特点

a 伴有急性、慢性胰腺炎或胰腺癌。

b 下肢、臀部、躯干疼痛性红色结节、肿块、溃疡，破溃处可有乳状或油状分泌物溢出。

c 关节肿痛。

d 外周血嗜酸性粒细胞增高。

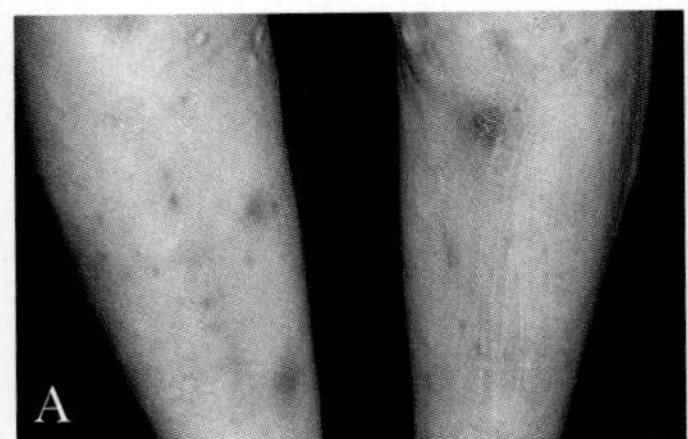

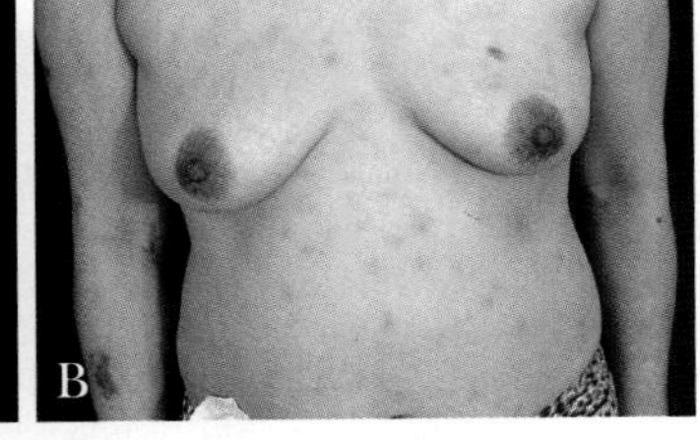

图 11.2.11　胰腺病性脂膜炎（pancreatic panniculitis）

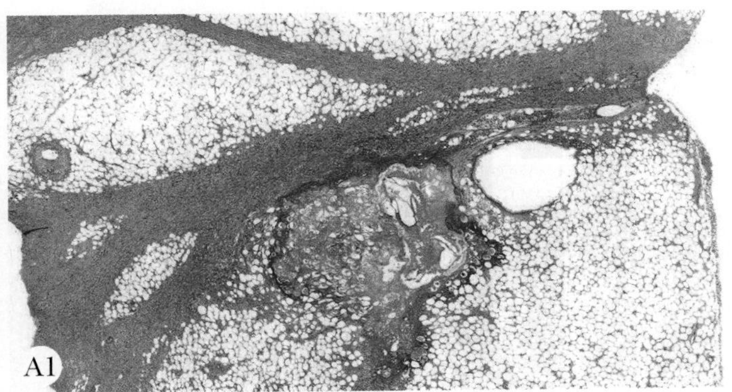

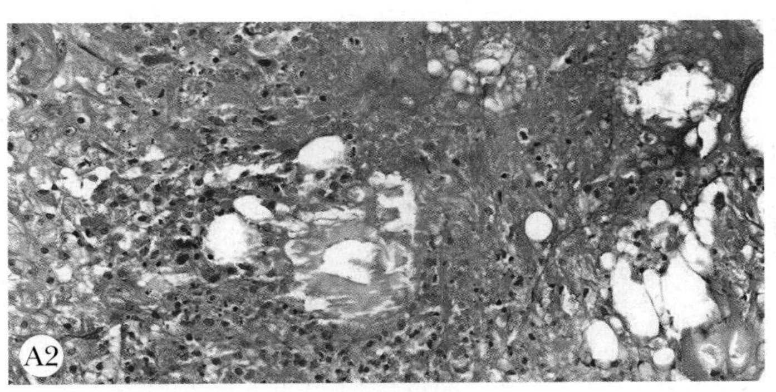

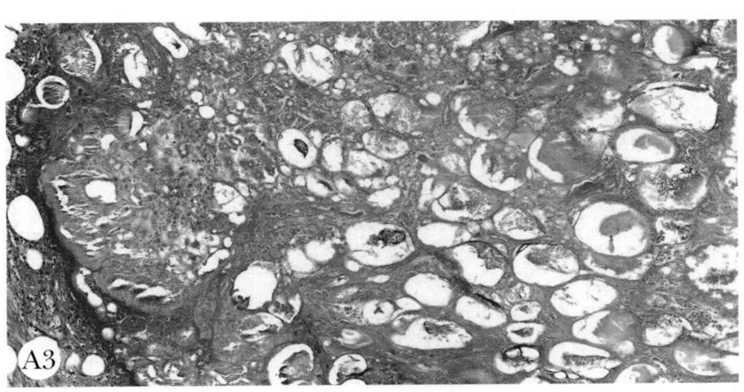

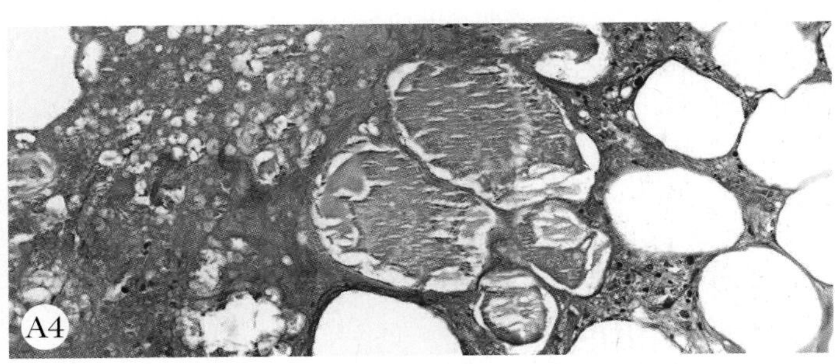

图 11.2.11A　胰腺病性脂膜炎　女，73 岁，四肢红斑、结节 1 年余，疼痛。病理示脂肪小叶坏死，形成特征性“鬼影”细胞，钙质沉积，坏死脂肪周围中性粒细胞浸润。

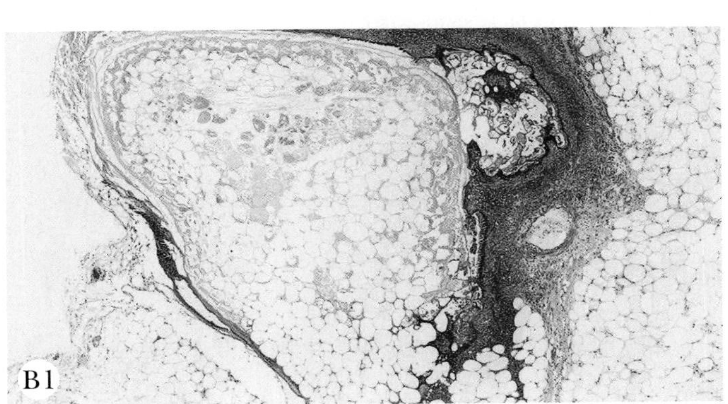

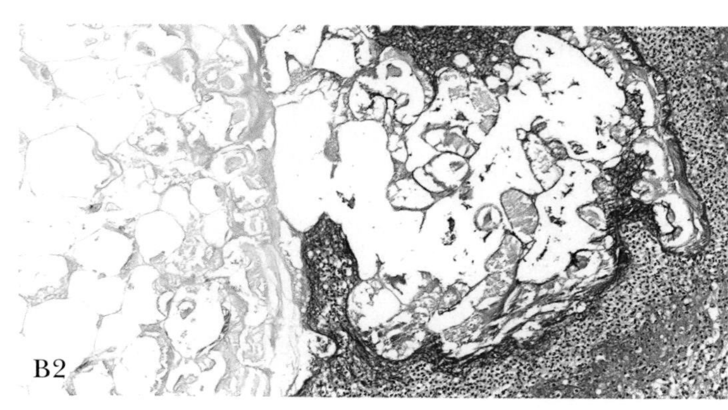

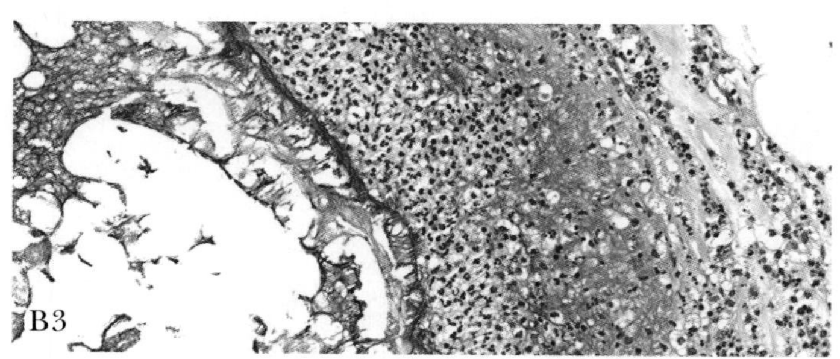

图 11.2.11B 胰腺病性脂膜炎 女，37 岁，躯干、四肢红斑、结节半个月，伴上腹痛；腹部 CT 示慢性胰腺炎改变。患系统性红斑狼疮 14 年。病理示脂肪小叶坏死，“鬼影”细胞，钙质沉积，坏死脂肪周围中性粒细胞浸润。

11.2.12 嗜中性脂膜炎（neutrophilic panniculitis）

病理改变

a 脂肪小叶大量中性粒细胞浸润。

b 炎症可延伸至脂肪间隔。

c 真皮可见中性粒细胞。

d 无血管炎。

临床特点

a 文献报道多为中年女性，皮损好发于四肢及躯干。

b 临床表现为红色结节、斑块，疼痛，愈后可遗留色素沉着和萎缩。

c 全身症状：发热、关节痛、肌肉痛、全身不适。

d 常伴骨髓发育不良。

e 口服糖皮质激素治疗敏感。

f 排除其他原因引起的嗜中性小叶性脂膜炎。

病理鉴别诊断

Sweet 综合征：中性粒细胞主要在真皮浸润，虽可延伸至皮下脂肪，但以间隔为主，可见大量核尘。

其他类型的小叶性脂膜炎：需排除脂膜炎的其他原因，方可诊断嗜中性脂膜炎。

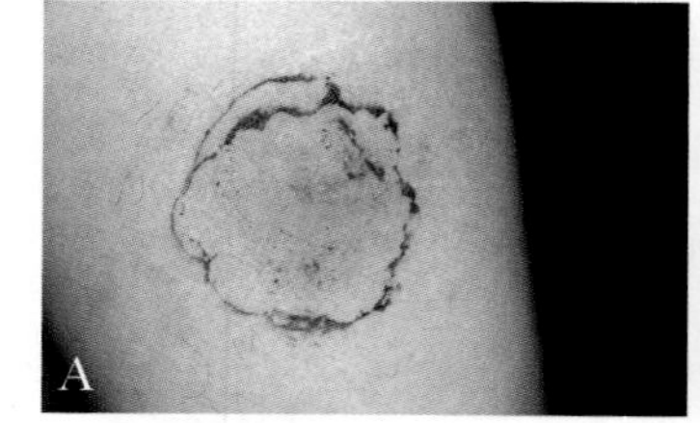

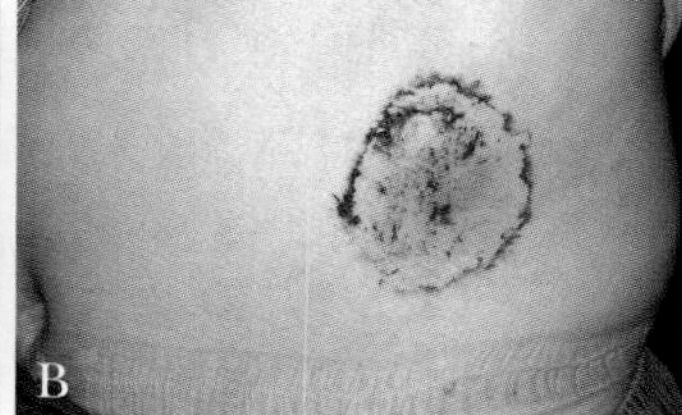

图 11.2.12 嗜中性脂膜炎（neutrophilic panniculitis）

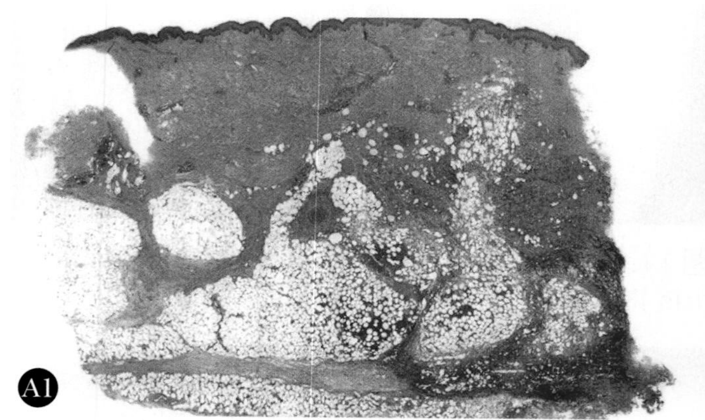

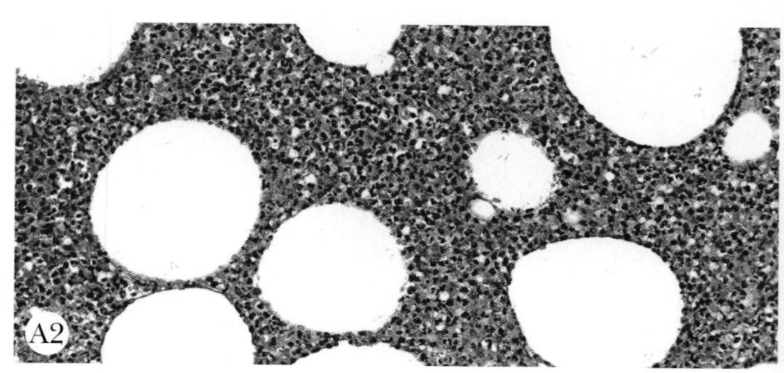

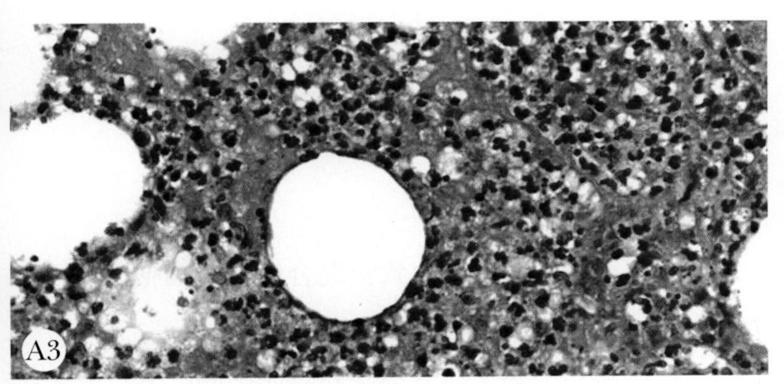

图 11.2.12A 嗜中性脂膜炎 男，46 岁，躯干、四肢皮下结节 2 个月，疼痛，间隙发热。骨穿检查诊断为骨髓增生异常综合征。病理示脂肪小叶大量中性粒细胞浸润，红细胞外溢。

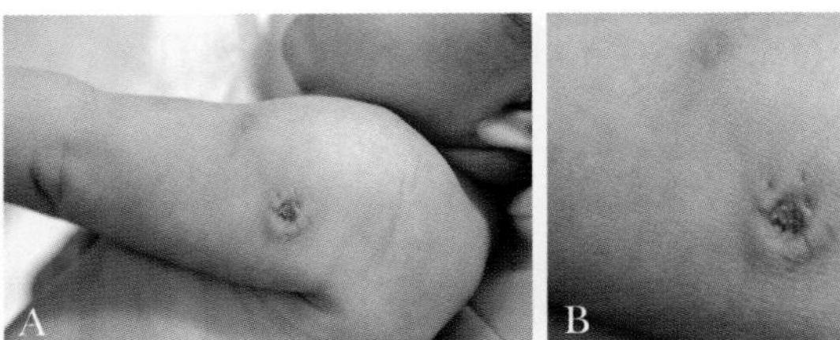

图 11.2.13 新生儿皮下脂肪坏死（subcutaneous fat necrosis of the newborn）

11.2.13 新生儿皮下脂肪坏死（subcutaneous fat necrosis of the newborn）

病理改变

a 皮下脂肪弥漫坏死。

b 单个脂肪细胞肿胀，充满放射状嗜酸性结晶物质和裂隙。

c 伴有中性粒细胞、淋巴细胞、组织细胞和多核巨细胞浸润。

d 陈旧性皮损可见纤维化或钙化。

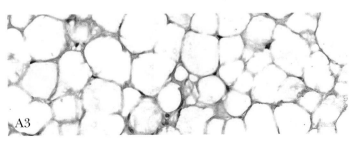

临床特点

a 出生后数周发病。

b 可有窒息等病史。

c 无痛性结节、肿块，软化。

d 好发于上肢、肩、臀和面部。

e 病程自限性，可数月内自愈。

f 可能与高血钙有关。

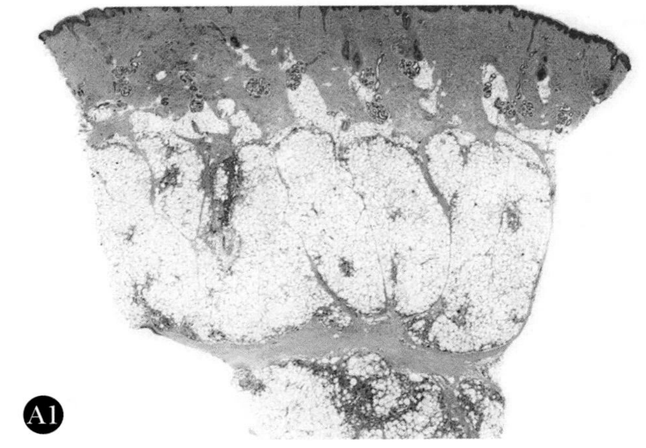

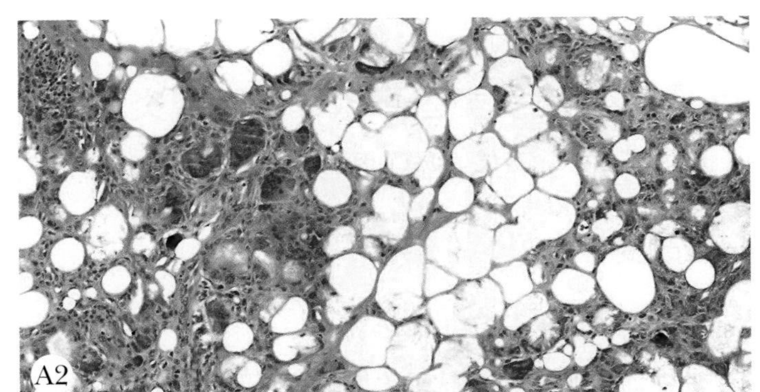

A3

图 11.2.13A 新生儿皮下脂肪坏死 女，2 个月，出生 18 天时全身出现皮下结节、斑块。血清钙：3.0~3.1mmol/L。病理示皮下脂肪坏死，脂肪间隔增宽，胶原纤维增生，组织细胞和多核巨细胞浸润。

11.2.14 新生儿硬肿病（sclerema neonatorum）

病理改变

a 皮下脂肪增厚，脂肪细胞增大。

b 少数脂肪细胞内有放射状嗜酸性结晶物质和裂隙。

c 没有明显脂肪坏死和炎症细胞浸润。

d 表皮萎缩，真皮硬化、透明变性。

临床特点

a 出生后数周发病。

b 有感染的基础病，低体温。

c 全身迅速发生广泛蜡样硬结，脂肪呈凝固状，皮肤不能捏起。

d 预后不良。

11.2.15 皮质类固醇激素后脂膜炎（poststeroid panniculitis）

病理改变

a 与新生儿皮下脂肪坏死类似。

b 脂肪小叶内泡沫状组织细胞、淋巴细胞浸润，组织细胞的胞质中常见细线状针形裂隙。

临床特点

a 罕见，仅见于儿童。

b 长期使用糖皮质激素后突然停药，数天至 2 周内发病。

c 面、臀、躯干等皮下肿块，表面红斑，热，有痒痛感。

d 可自行消退，或再次服用糖皮质激素后很快消退。

11.2.16 脂肪萎缩性脂膜炎（lipoatrophic panniculitis）

病理改变

a 早期可见脂肪小叶内致密混合性炎症细胞浸润，主要是淋巴细胞、组织细胞和中性粒细胞。

b 晚期浸润细胞主要是泡沫状噬脂细胞，可见多核巨细胞。

c 脂肪细胞萎缩。

d 真皮深层血管周围可见淋巴细胞、组织细胞浸润。

临床特点

a 多见于儿童下肢，特别是踝部。

b 皮损为环形红斑、结节、斑块，中央凹陷。

c 愈后遗留局部脂肪萎缩。

d 可伴发糖尿病、桥本甲状腺炎、幼年类风湿关节炎等疾病。

别名

儿童踝部脂肪萎缩性脂膜炎（lipoatrophic panniculitis of the ankles in childhood）

萎缩性结缔组织性脂膜炎（atrophic connective tissue panniculitis）

踝部环状脂肪萎缩性脂膜炎（annular lipoatrophic panniculitis of the ankles）

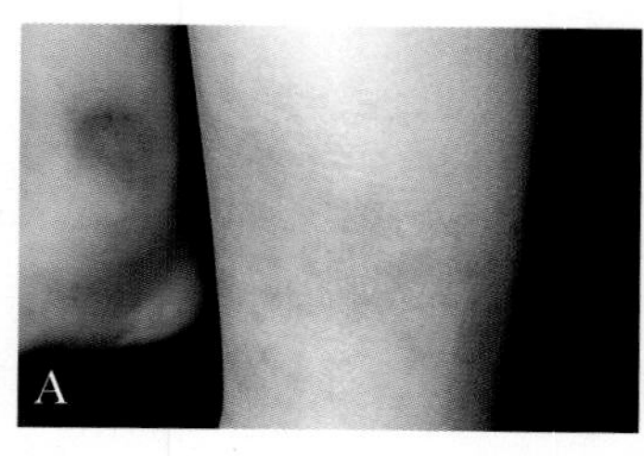

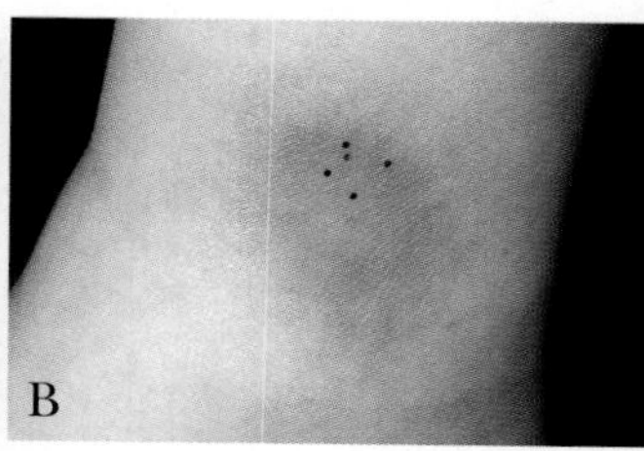

图 11.2.16 脂肪萎缩性脂膜炎（lipoatrophic panniculitis）

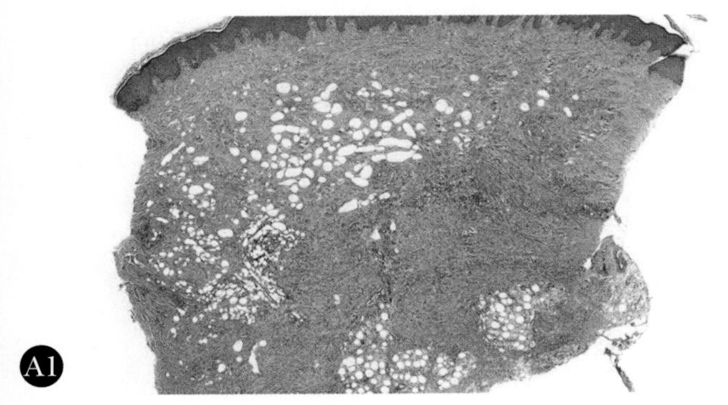

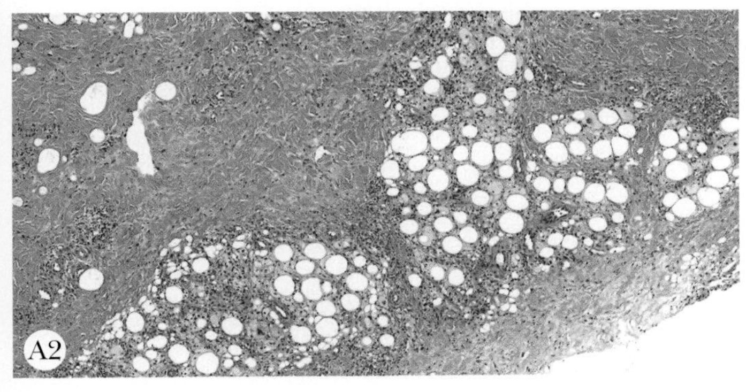

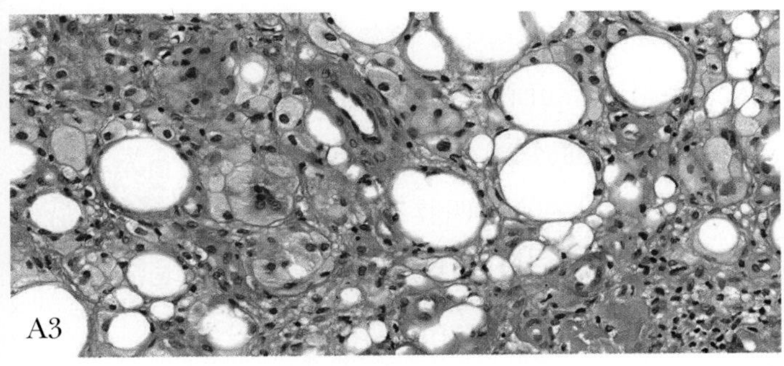

图 11.2.16A　脂肪萎缩性脂膜炎　女，12 岁，双小腿水肿性红斑半月，疼痛。病理示脂肪小叶淋巴细胞、组织细胞浸润，见大量泡沫状噬脂细胞。

11.2.17　幼儿腹部离心性脂肪营养不良（lipodystrophia centrifugalis abdominalis infantilis）

病理改变

a 炎症区表现为小叶性脂膜炎，皮下脂肪弥漫性单一核细胞浸润，脂肪坏死。

b 可见噬脂细胞、多核巨细胞。

c 有时伴黏蛋白或钙质沉积。

d 凹陷区皮损表现为皮下脂肪减少、变性、萎缩。

临床特点

a 多发于 4 岁以下幼儿。

b 腹部边界清楚的皮肤凹陷，皮下血管清晰可见。

c 皮损常从腹股沟处开始，渐向腹部甚至胸部发展，呈离心性扩大。

d 凹陷区边缘可见淡红斑。

e 可伴区域淋巴结肿大。

病理鉴别诊断

狼疮性脂膜炎：炎症区皮损如果出现黏蛋白和钙质沉积，容易与狼疮性脂膜炎混淆，两者是否属于谱系疾病尚有待探讨。

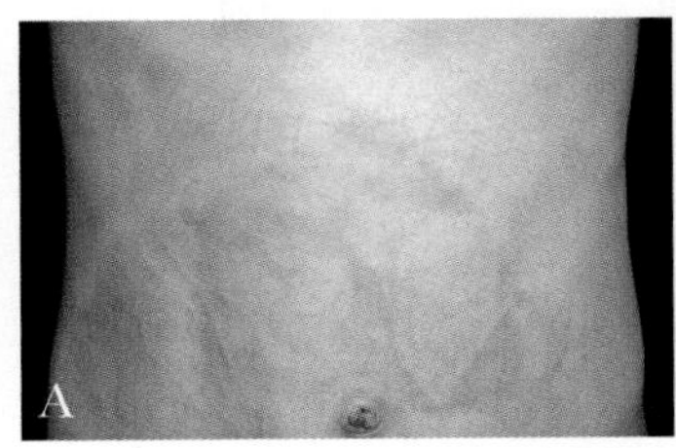

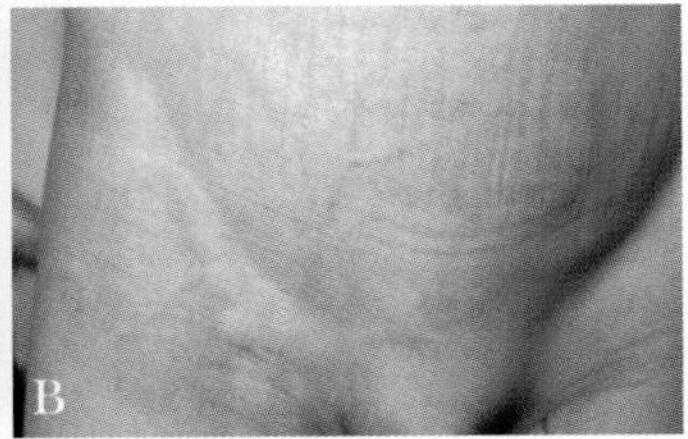

图 11.2.17　幼儿腹部离心性脂肪营养不良（lipodystrophia centrifugalis abdominalis infantilis）

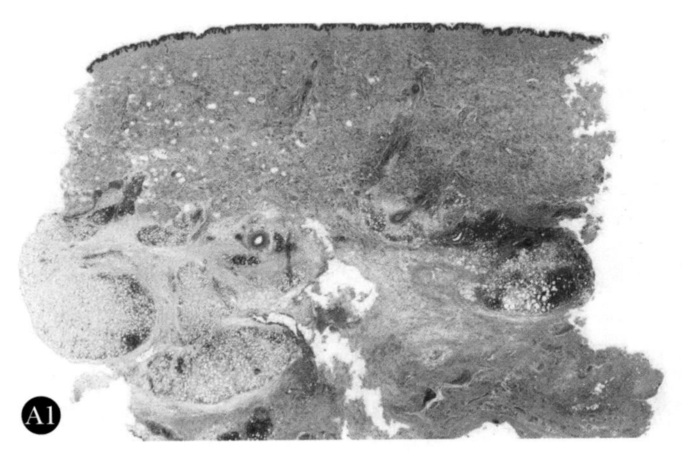

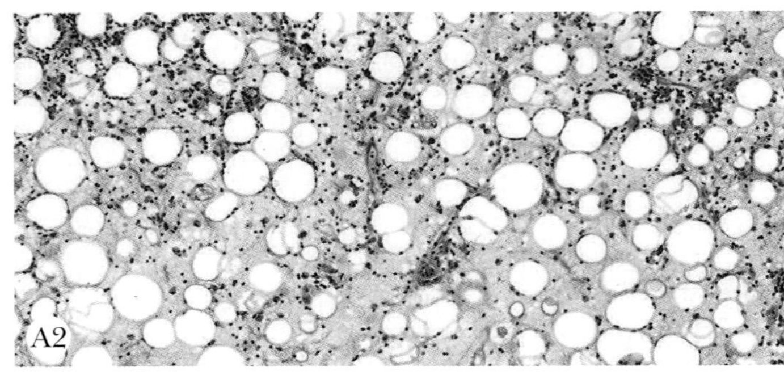

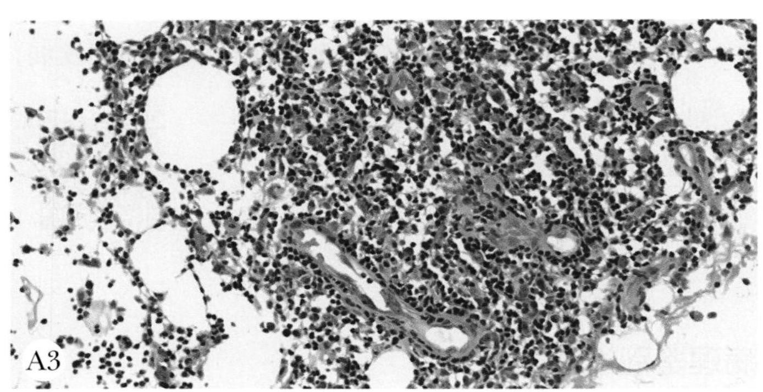

图 11.2.17A 幼儿腹部离心性脂肪营养不良 男，11 岁，腹股沟、腹部萎缩斑片 3 个月。病理示（萎缩斑边缘取材）脂肪小叶弥漫性淋巴细胞浸润，脂肪坏死，黏液沉积，见淋巴滤泡样结构。

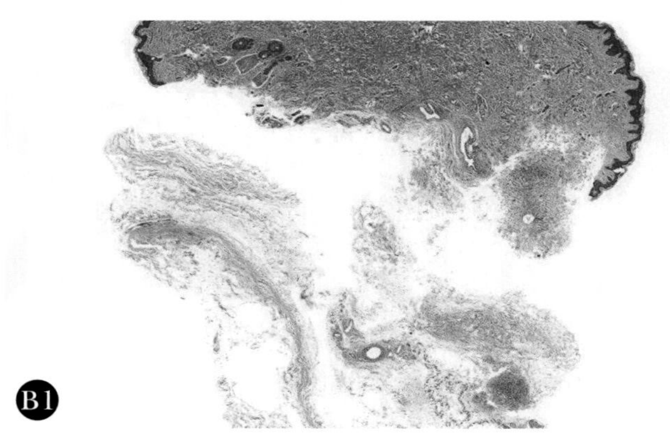

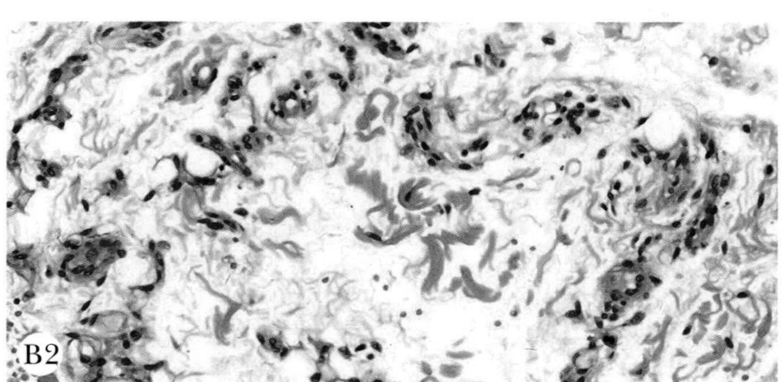

图 11.2.17B 幼儿腹部离心性脂肪营养不良 男，6 岁，腹部萎缩斑片半年。病理示（萎缩斑中央取材）皮下脂肪减少、变性，脂肪细胞萎缩。

11.2.18 脂肪营养不良 / 脂肪萎缩（lipodystrophy/lipoatrophy）

病理改变

a 脂肪组织内脂肪细胞体积缩小，脂肪层变薄。

b 脂肪细胞之间分离。

c 间质透明变性或黏液水肿，散在扭曲毛细血管。

d 类似于胚胎期的脂肪组织。

e 基本没有炎症反应。

临床特点

a 临床原因和表现各异：先天性家族性患者出生时发病，获得性者常在儿童或青春期发病。

b 全身性脂肪营养不良：表现为全身皮下脂肪消失。

c 部分脂肪营养不良：家族性者表现为四肢皮下脂肪消失；获得性者为面部、颈部、上肢皮下脂肪消失。

d 局限性脂肪营养不良可呈环状、斑状、离心性等，发生在面、四肢等部位，可继发于局限性脂膜炎、结缔组织病、外伤等。

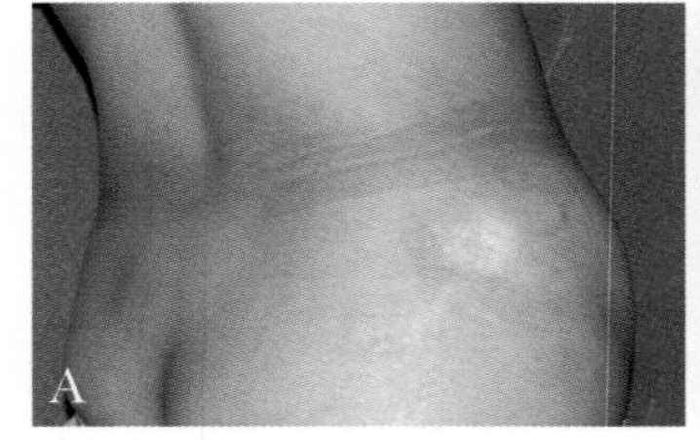

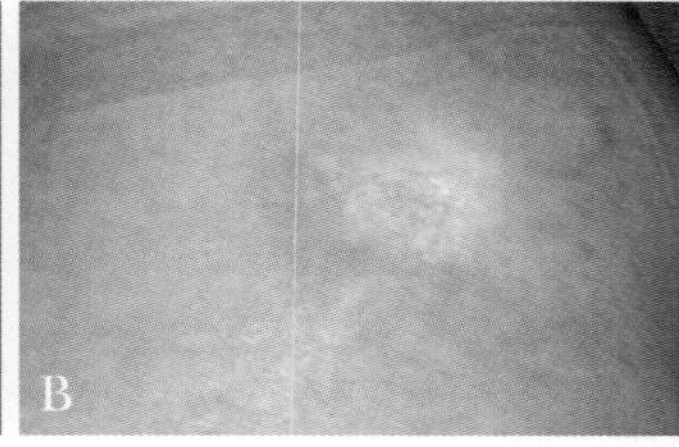

图 11.2.18 脂肪营养不良/脂肪萎缩（lipodystrophy/lipoatrophy）

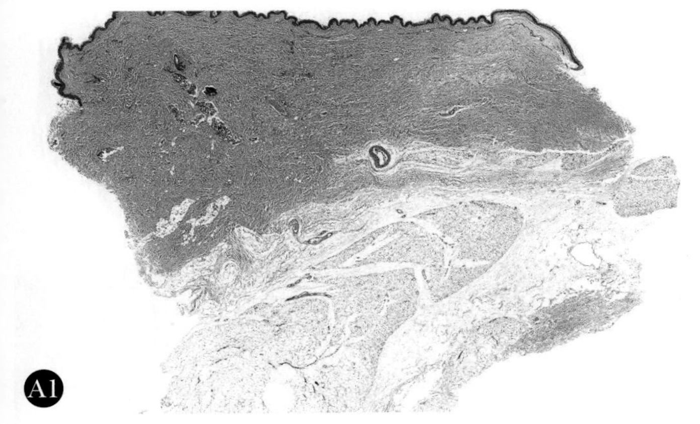

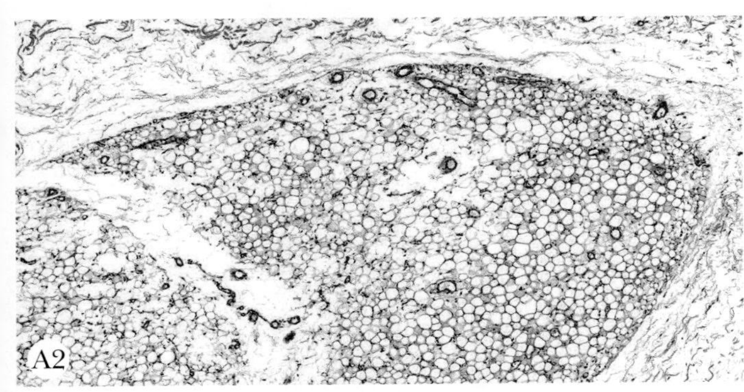

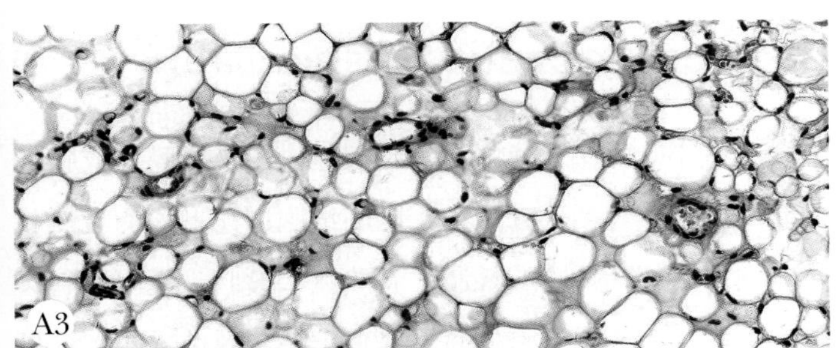

图 11.2.18A 脂肪营养不良 / 脂肪萎缩 女，27 岁，右臀部皮肤凹陷半年。病理示脂肪细胞体积缩小，透明变性，黏液样变性，毛细血管增生。

11.2.19 HIV 阳性患者脂肪营养不良（lipoatrophy in HIV positive patients）

病理改变

与其他脂肪营养不良类似。

临床特点

a 面部、臀部和四肢皮下脂肪消失。

b 颈部、腹部和躯干脂肪堆积。

11.2.20 杂类脂膜炎（miscellaneous panniculitis）

临床上，有一些脂膜炎与我们已经定义出的类型不符合，例如临床似结节性红斑，但组织病理上是小叶性脂膜炎；而临床似硬红斑，但组织病理上却是间隔性脂膜炎。此外，常见到脂肪小叶和间隔同时受累，即所谓混合性脂膜炎等。所以，当组织病理学表现为脂膜炎，而结合临床资料，不能明确分类时，不宜牵强附会地进行分类，而应当客观地描述，进行随访，并不断完善有关病因学的检查，以得出客观的结论。

11.2.21 继发于血管炎的脂膜炎（panniculitis secondary to vasculitis）

部分血管炎，如白细胞碎裂性血管炎、Wegener 肉芽肿病、白塞病、结节性多动脉炎等，组织病理常有明显脂膜炎表现，但仔细观察，可以发现典型的血管炎证据。此时的脂膜炎多是继发于血管炎的表现，本质应当是血管炎。

11.2.22 麻风结节性红斑（erythema nodosum leposum）（见 8.1.2）

11.2.23 结节性血管炎（nodular vasculitis）/ 硬红斑（erythema induratum）（见 10.4.2）

11.3 不适合作为独立疾病命名的脂膜炎

11.3.1 嗜酸性脂膜炎（eosinophilic panniculitis）

指间隔性或小叶性脂膜炎中浸润细胞以嗜酸性粒细胞为主，属于一种组织病理模式，而非独立疾病。在某些类型的脂膜炎以及炎症性皮肤病如结节性红斑、Wells综合征、深部虫咬反应、特应性皮炎、皮下型结节病、寄生虫感染、白细胞碎裂性血管炎、狼疮性脂膜炎、深在性硬斑病、T或B细胞淋巴瘤、白血病等均可出现类似改变，提示嗜酸性脂膜炎是一种非特异性反应过程。

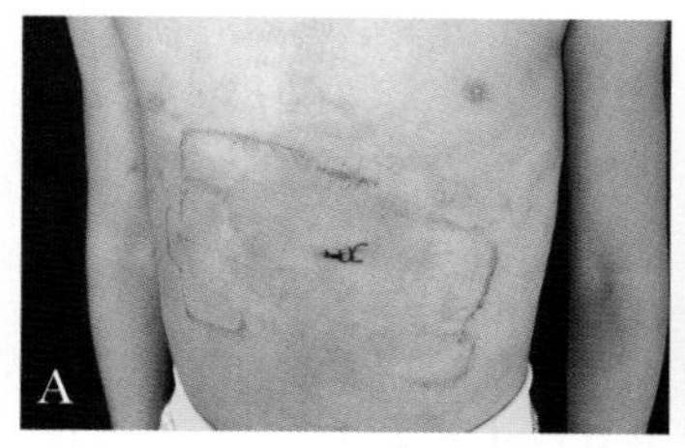

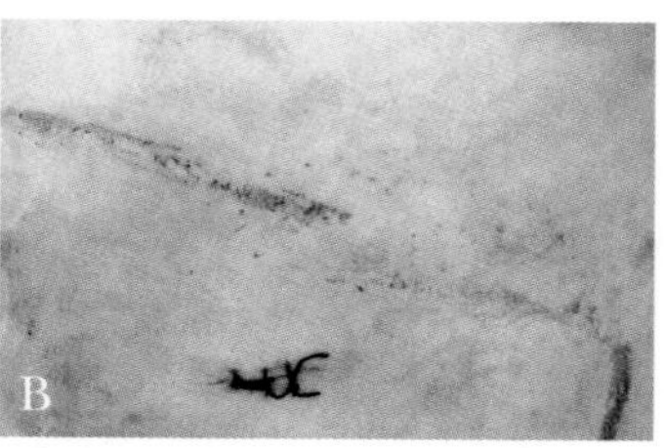

图 11.3.1 嗜酸性脂膜炎（eosinophilic panniculitis）

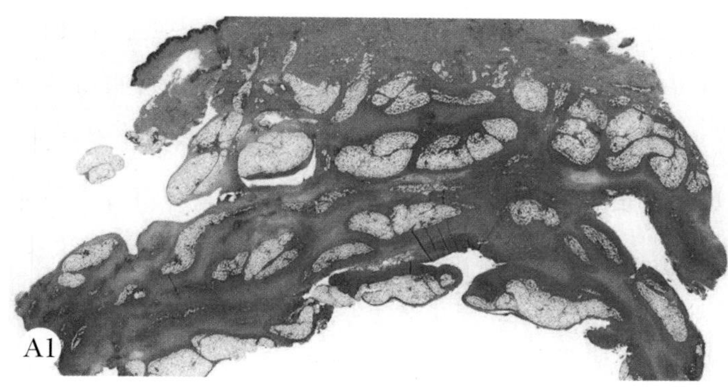

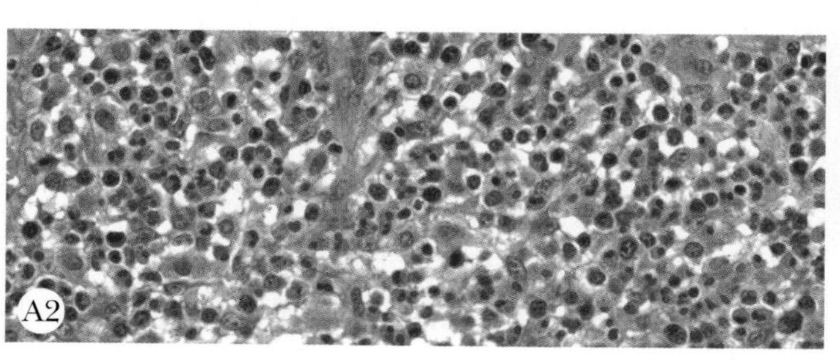

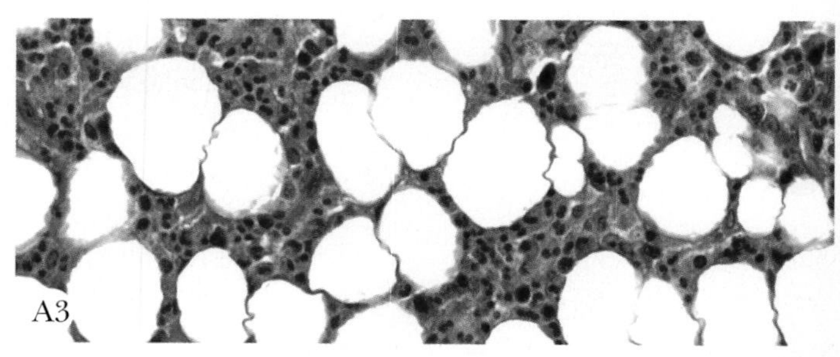

图 11. 3. 1A 嗜酸性脂膜炎（肺吸虫病） 男，7 岁，腹部皮下结节 1 个月。病理示脂肪小叶及脂肪间隔致密嗜酸性粒细胞浸润。

11.3.2 脂膜性或膜囊性脂膜炎（lipomembranous or membranocystic panniculitis）

一些小叶性脂膜炎的晚期损害可以出现脂膜性或膜囊性脂肪坏死，包括小叶中由于脂肪细胞坏死形成的囊性腔隙，内衬一层均质嗜酸性膜，卷曲突入囊腔，囊内的乳头状突入物，PAS 染色、苏丹黑染色阳性，耐淀粉酶。多见于硬化性脂膜炎的晚期皮损，也见于类风湿关节炎相关的嗜中性小叶性脂膜炎、结节性红斑、深在性硬斑病、狼疮性脂膜炎、外伤性脂膜炎、皮肌炎相关性脂膜炎、皮下脂膜炎样 T 细胞淋巴瘤及白塞病相关性间隔性和小叶性脂膜炎等。

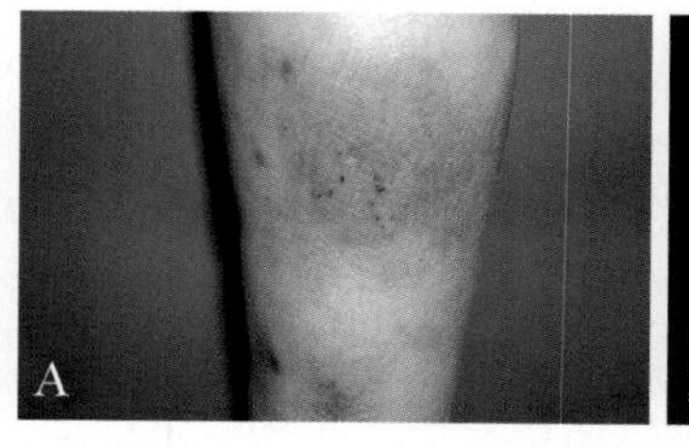

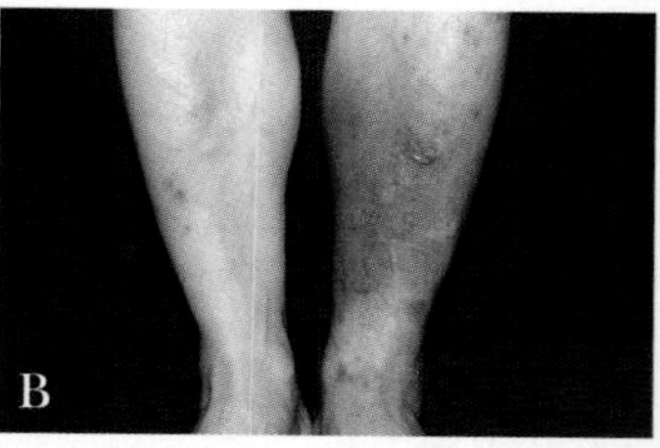

图 11.3.2 脂膜性或膜囊性脂膜炎（lipomembranous or membranocystic panniculitis）

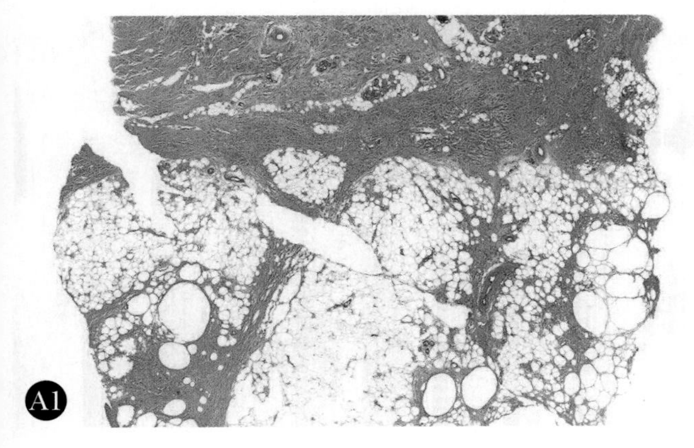

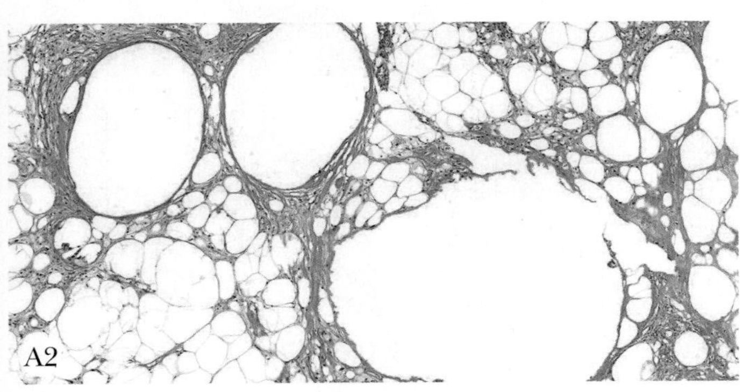

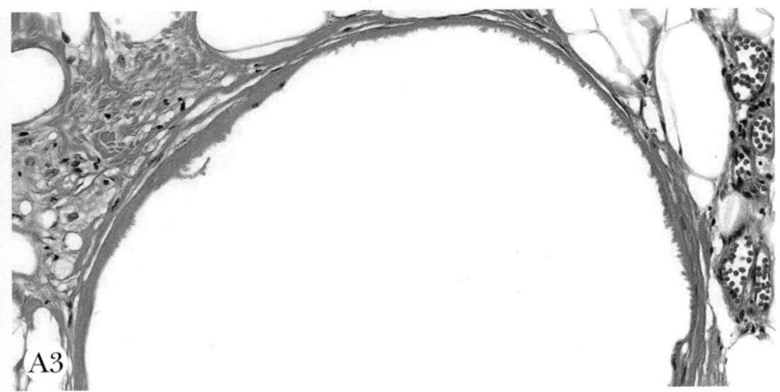

图 11.3.2A　脂膜性或膜囊性脂膜炎（外伤性脂膜炎）　女，66 岁，右小腿浸润性斑块 1 年余。病理示脂肪小叶坏死，坏死脂肪组织内可见囊腔样结构，脂肪间隔纤维化。

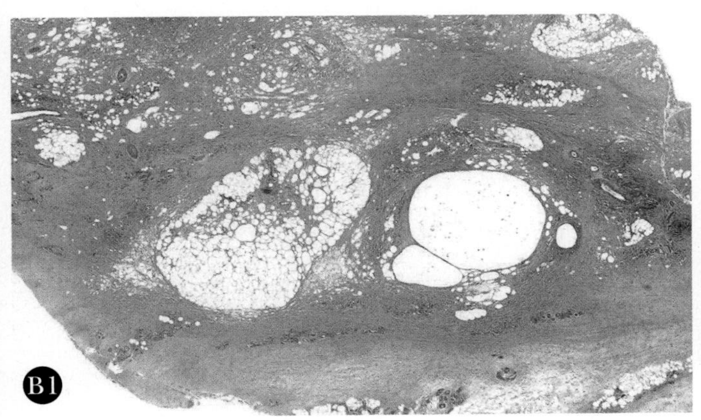

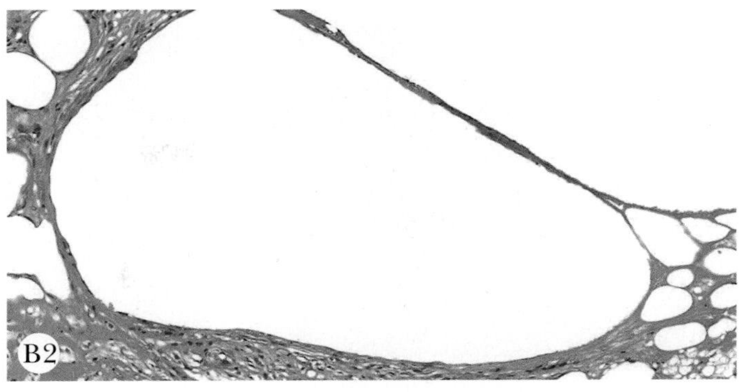

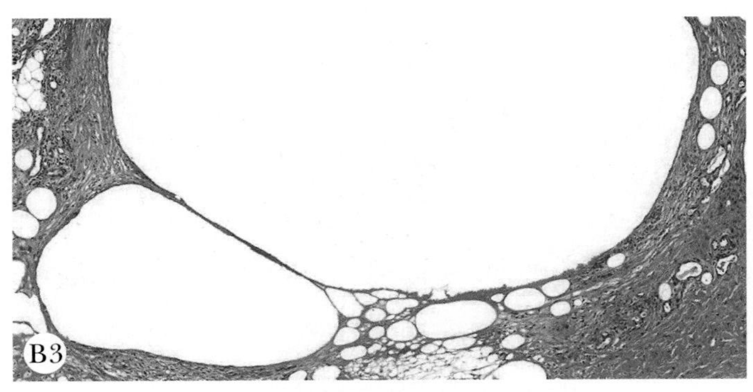

图 11.3.2B　脂膜性或膜囊性脂膜炎（硬化性脂膜炎）　男，49 岁，左小腿褐色硬斑 3 年。病理示脂肪小叶透明变性，见囊腔样结构，脂肪间隔增宽，纤维化。

11.3.3　噬脂性脂膜炎（lipophagic panniculitis）

噬脂性脂膜炎是一种脂肪坏死模式——脂肪吞噬性脂肪坏死（或称噬脂性脂肪坏死），即组织细胞吞噬坏死脂肪细胞释放的脂质。组织病理上可见脂肪小叶和脂肪间隔大量泡沫状组织细胞（噬脂细胞）、Touton 样噬脂细胞或噬脂巨细胞等。见于儿童脂肪萎缩性脂膜炎、结节性红斑、结节性血管炎、硬红斑、异物反应、外伤性脂膜炎等。

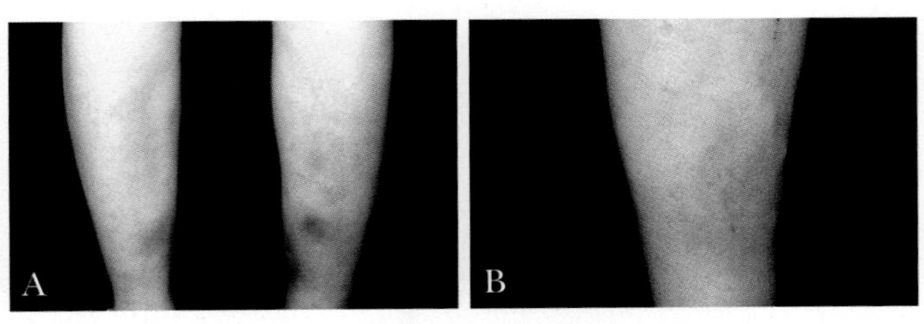

图 11.3.3　噬脂性脂膜炎（lipophagic panniculitis）

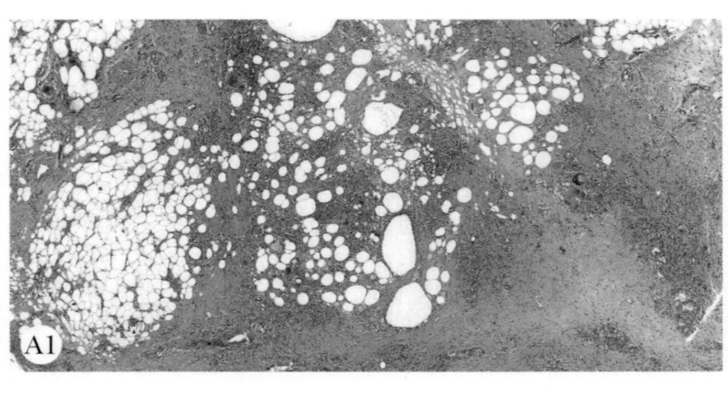

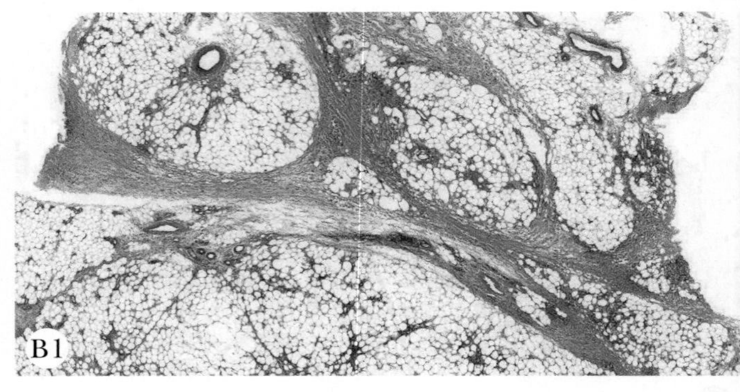

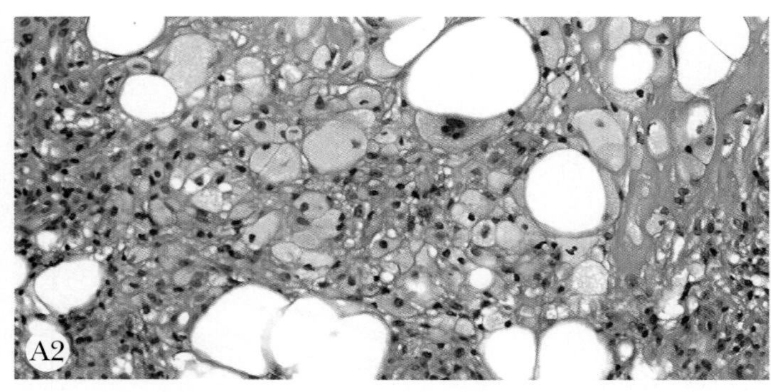

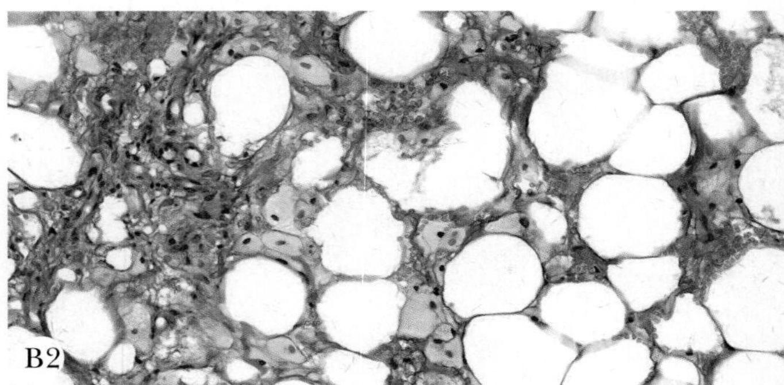

图 11.3.3A 噬脂性脂膜炎（结节性血管炎） 女，45 岁，双小腿褐色斑块 5 个月，疼痛。病理示混合性脂膜炎，见大量泡沫状噬脂细胞。

图 11.3.3B 噬脂性脂膜炎（外伤性脂膜炎） 男，35 岁，右小腿碰伤后肿胀、硬块 1 个月，疼痛。病理示脂肪间隔增宽、纤维化，脂肪小叶片状坏死，见大量泡沫状噬脂细胞。

12 皮肤附属器相关性疾病（diseases of cutaneous appendages）

宋 璞　李春英　廖文俊

12.1 毛囊炎症性疾病
12.1.1 痤疮
12.1.2 氯痤疮
12.1.3 疖、痈
12.1.4 化脓性汗腺炎
12.1.5 头部脓肿性穿掘性毛囊周围炎
12.1.6 项部瘢痕疙瘩性毛囊炎
12.1.7 妊娠瘙痒性毛囊炎
12.1.8 马拉色菌毛囊炎
12.1.9 嗜酸性脓疱性毛囊炎
12.1.10 穿通性毛囊炎
12.1.11 假性毛囊炎
12.1.12 酒渣鼻（见 8.1.4）

12.2 秃发
12.2.1 无毛症
12.2.2 少毛症
12.2.3 斑秃
12.2.4 休止期脱发
12.2.5 生长期脱发
12.2.6 雄激素源性秃发
12.2.7 颞部三角型秃发
12.2.8 拔毛癖
12.2.9 牵拉和压力性秃发
12.2.10 Brocq 假性斑秃
12.2.11 脓癣
12.2.12 黄癣
12.2.13 梅毒性脱发
12.2.14 前额纤维化性秃发
12.2.15 脂肿性脱发
12.2.16 毛发扁平苔藓（见 1.1.1）
12.2.17 盘状红斑狼疮（见 1.2.4）

12.3 其他毛囊性疾病
12.3.1 毛发角化病
12.3.2 萎缩性毛发角化病
12.3.3 小棘毛壅病
12.3.4 小棘苔藓
12.3.5 毛发肉芽肿
12.3.6 Kyrle 病
12.3.7 鳞状毛囊角化病（见 13.3.2）

12.4 顶泌汗腺疾病
12.4.1 Fox-Fordyce 病
12.4.2 色汗症

12.5 小汗腺疾病
12.5.1 嗜中性小汗腺炎
12.5.2 鼻红粒病

毛囊及附属器疾病种类繁多，掌握此类疾病的基础在于了解皮肤附属器的发生和解剖，尤其是毛囊的发育、解剖和生长周期。本章包括非肿瘤性的附属器疾病，主要分为毛囊炎症（细菌、真菌）、秃发、其他毛囊性疾病、顶泌汗腺疾病和外泌汗腺疾病。

12.1 毛囊炎症性疾病（inflammatory disease of follicles）

12.1.1 痤疮（acne）

病理改变

a 早期表现为毛囊漏斗部扩张，可见角栓。毛囊漏斗部可见中性粒细胞浸润。血管及毛囊周围少量的中性粒细胞和淋巴细胞浸润。

b 充分发展期表现为毛囊漏斗部大量的中性粒细胞聚集，真皮中致密的中性粒细胞和组织细胞浸润。

c 晚期表现为毛囊漏斗部被破坏，真皮中大量的中性粒细胞浸润，附近毛囊减少或消失，有时形成肉芽肿性炎症和（或）纤维化。

d 爆发性痤疮（acne fulminans）可出现表皮坏死，溃疡形成，毛囊和皮脂腺破坏伴脓肿形成，深部可有血栓形成的透明化血管和出血。

e 坏死性痤疮（acne necrotica）早期淋巴细胞性毛囊炎，随病情发展，整个毛囊和其上方表皮坏死。

f 聚合性痤疮（acne conglobata）以毛囊为中心深在的化脓性炎症，可出现纤维化，肉芽肿性修复性改变。当聚合性痤疮同时伴发化脓性汗腺炎及头皮脓肿性穿掘性毛囊周围炎时称毛囊闭锁三联症（follicular occlusion triad）。

临床特点

a 好发于青年男性。

b 皮损主要发生在额部、颊部及颈部，部分累及胸背部及臀部。

c 皮损为黑头粉刺、结节、囊肿及窦道，囊肿内经常有黏稠的黄红色液体排出。按严重程度可分为轻度（Ⅰ级）、中度（Ⅱ级）、中度（Ⅲ级）及重度（Ⅳ级）。

d 病程慢，经久不愈，愈后可有高低不平或虫蚀样瘢痕形成。

e 爆发性痤疮常见于十几岁的男孩，极偶然的情况下也发生于女性，表现为面部、颈部、上胸背部突然出现多发的疼痛性炎症性结节和斑块，皮损很快出现液化坏死、溃疡。可有系统症状。

f 坏死性痤疮典型损害是红色毛囊性丘疹或脓疱，迅速出现浅表坏死，轻度凹陷，上覆黏着性痂，痂脱后留有痘疮样瘢痕。粟粒性坏死性痤疮（acne necrotica miliaris）是一种瘙痒性、非瘢痕性的变异型坏死性痤疮，好发于头皮，是浅表性毛囊炎和坏死性痤疮的重叠。

临床鉴别诊断

毛囊炎

马拉色菌毛囊炎

颜面播散性粟粒性狼疮

别名

寻常痤疮（acne vulgaris）

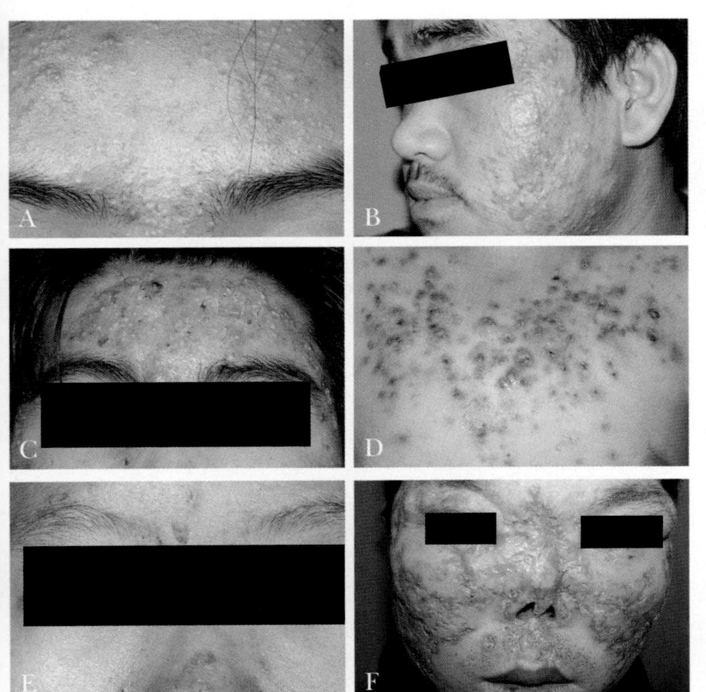
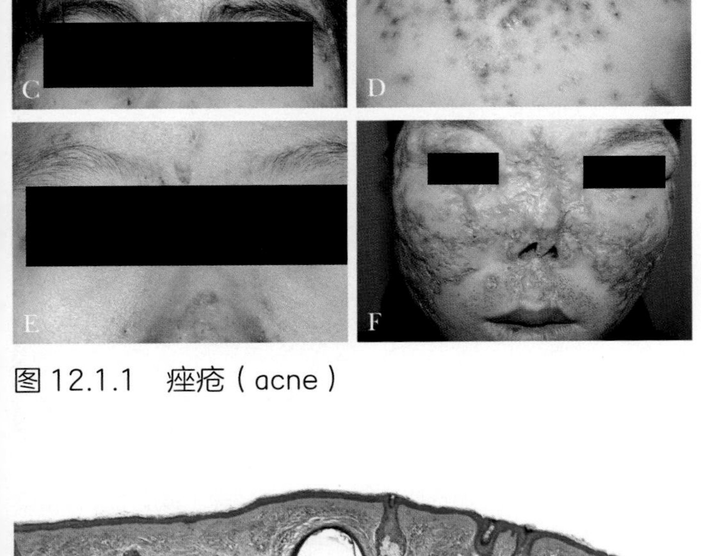

图 12.1.1 痤疮（acne）

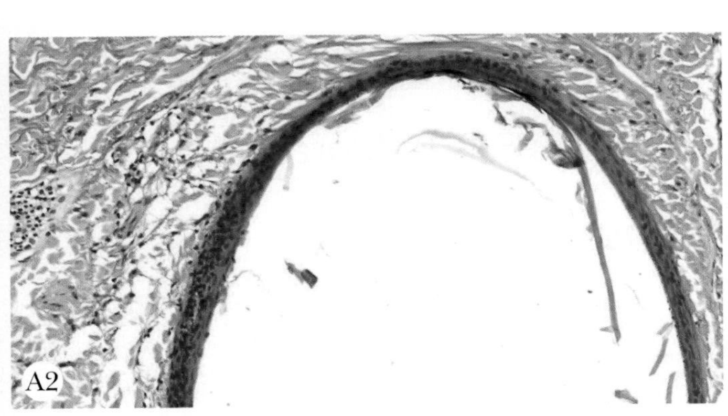

图 12.1.1A 轻度痤疮（Ⅰ级） 女，22 岁，前额、双颊多发粉刺 3 个月。病理示真皮内扩张的毛囊。

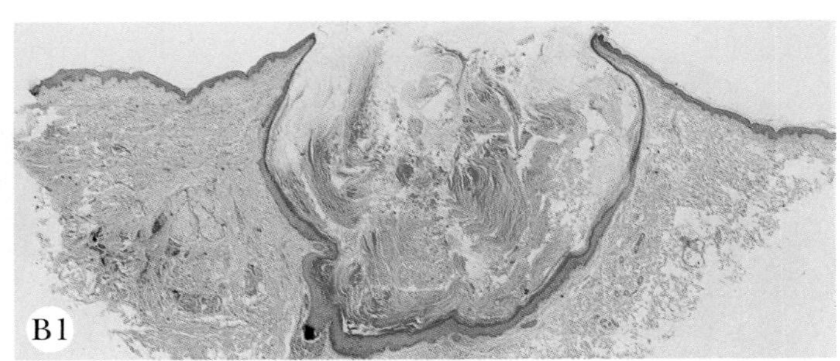
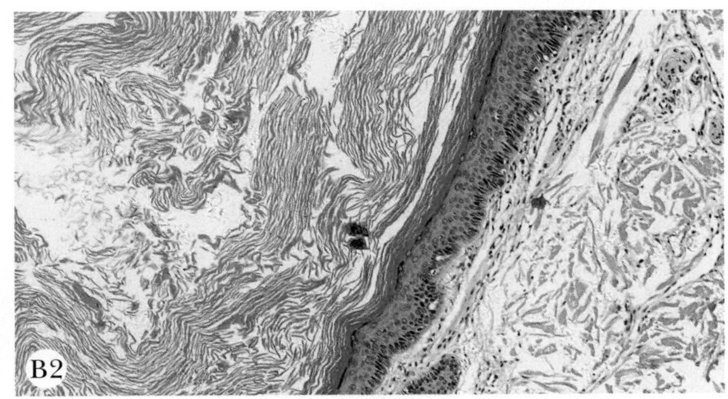

图 12.1.1B 中度痤疮（Ⅱ级） 男，19 岁，面部红色丘疹、脓疱、黑头粉刺反复 2 年余。黑头粉刺处取材病理示一扩张的毛囊，开口于表皮，内含大量角质物质。

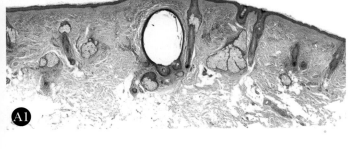

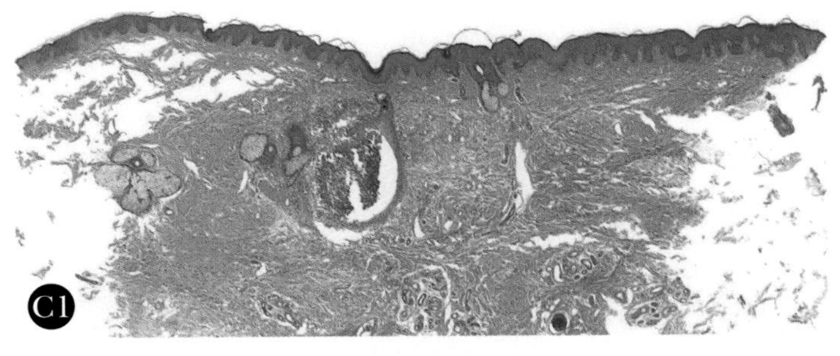
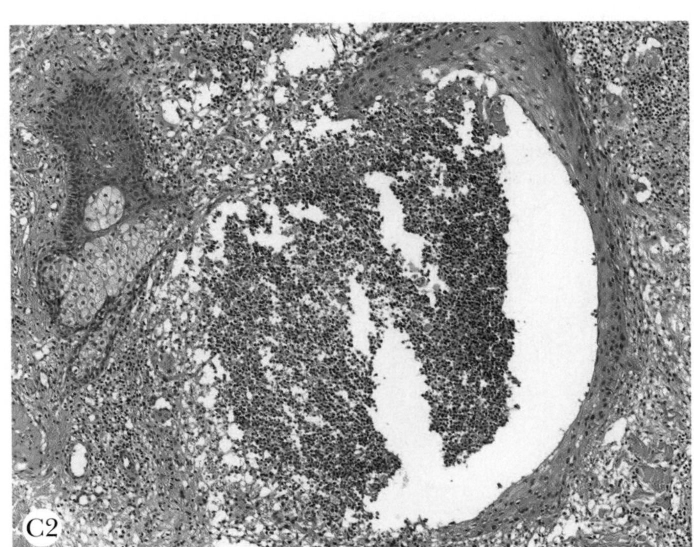

图 12.1.1C 中度痤疮（Ⅲ级） 男，25 岁，面部多发炎症性丘疹、脓肿 6 个月余。病理示真皮内破坏的毛囊，其内及周围致密淋巴细胞、中性粒细胞浸润。

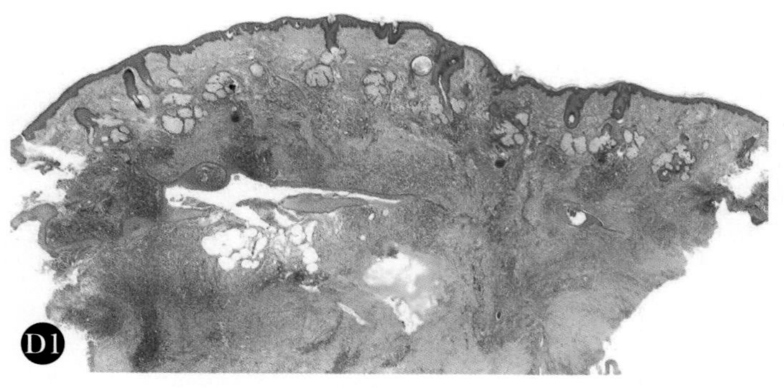

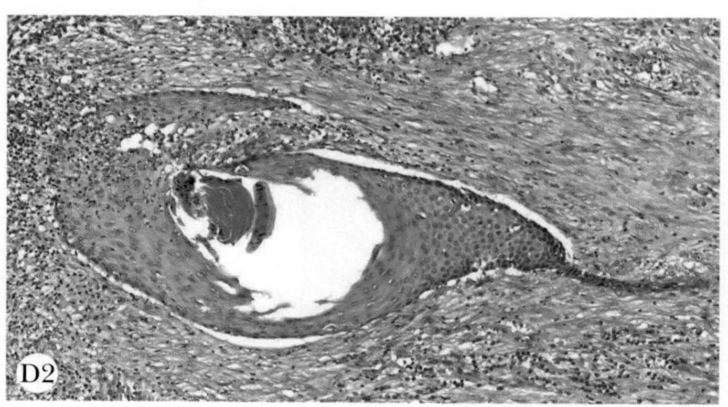

图 12.1.1D 重度痤疮（Ⅳ级） 男，17 岁，面、胸、背部多发丘疹、脓疱、瘢痕反复 10 个月。病理示真皮全层致密的炎症细胞浸润，可见毛囊破坏，瘢痕形成。

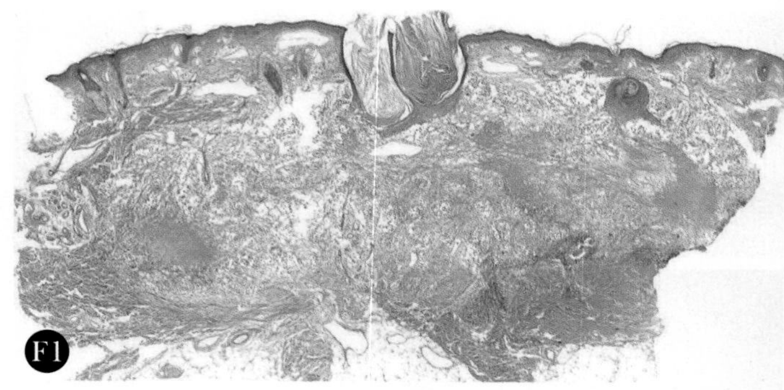

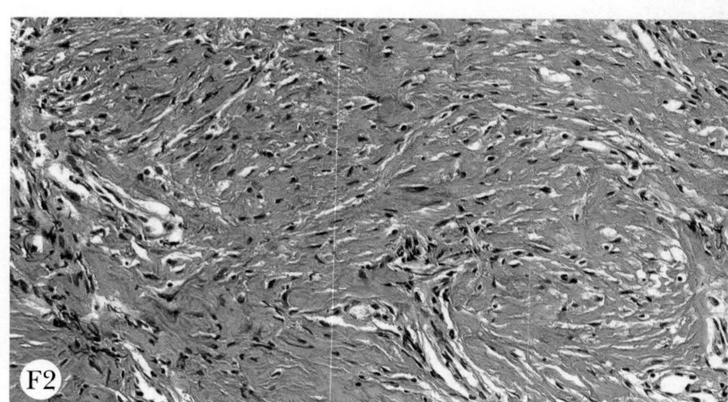

图 12.1.1F 痤疮（瘢痕） 男，26 岁，面部红色斑块 10 年。初为炎性丘疹、脓疱，后形成萎缩性瘢痕。病理示真皮毛囊大量破坏伴坏死胶原及炎症细胞浸润，大量成纤维细胞增生。（此型有时需与寻常狼疮鉴别）

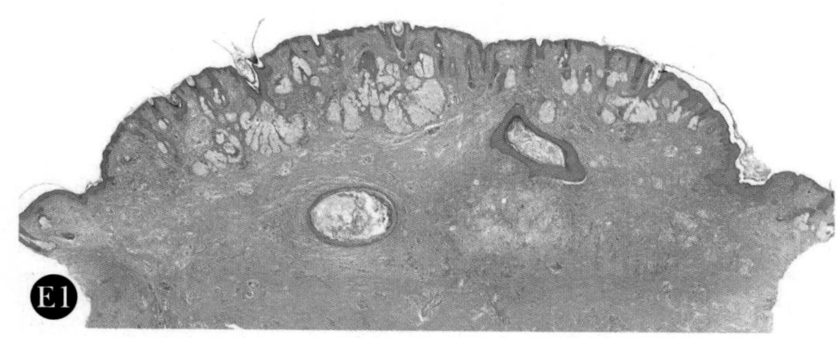

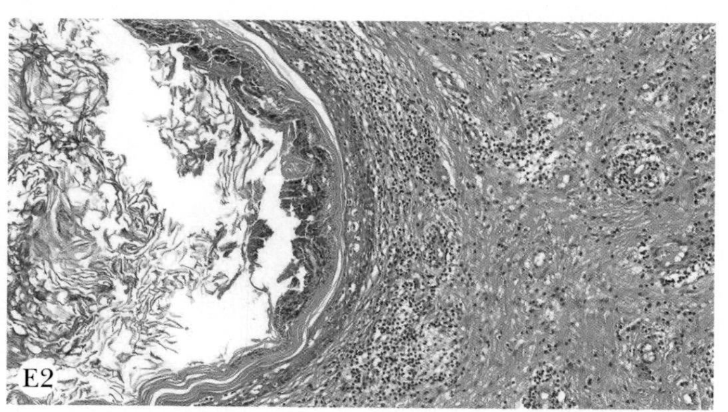

图 12.1.1E 痤疮（囊肿） 女，14 岁，眉间囊肿 3 个月余。病理示真皮内多个扩张的毛囊，形成囊腔样结构，周围淋巴细胞浸润，真皮瘢痕形成。

12.1.2 氯痤疮（chloracne）

病理改变

a 角化过度，毛囊漏斗部扩张，毛囊角栓，无明显炎症。

b 皮脂腺鳞状化生形成粟丘疹和表皮样囊肿。

c 炎症轻微。

病理鉴别诊断

寻常痤疮：无皮脂腺鳞状化生，炎症较重，可伴毛囊皮脂腺破坏。

临床特点

a 好发于接触卤素芳香化合物的人群，包括氯化苯、聚氯联二苯、多氯化二苯二噁英和四氯苯，是系统中毒的皮肤表现。

b 好发于颧半月区、鱼尾纹区、耳后区、阴茎、阴囊和腋窝，鼻部常不受累，重症者，皮损分布可以更加广泛（肩、胸和背部），眼睑板腺受累也是其一典型特征。

c 主要皮损为开放性粉刺、粟丘疹和表皮样囊肿。

d 还可有日光性弹力纤维组织变性、严重干燥症、面部色素沉着、结膜炎、暴露部位红斑。

e 还可出现掌跖部多汗症和系统受累。

f 系统受累包括肝毒性、中枢神经系统表现（头疼、乏力、易激惹、失眠和阳痿）等。不出现系统受累预后较好，无显著的致癌危险。

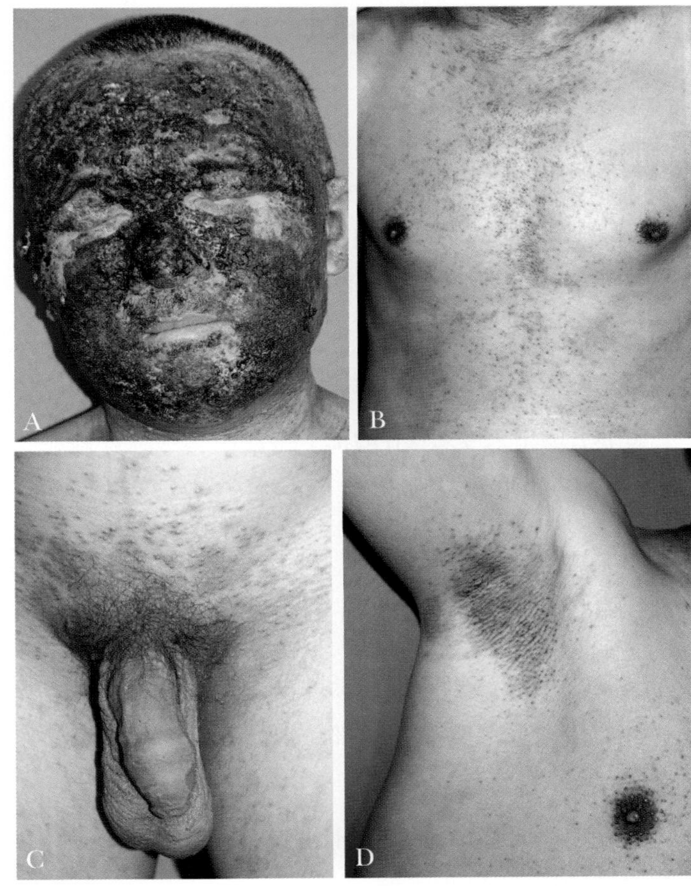

图 12.1.2 氯痤疮（chloracne）

临床鉴别诊断

结节性类弹力纤维病（Favre–Racouchot 综合征）

寻常痤疮

别名

卤素痤疮（halogen acne）

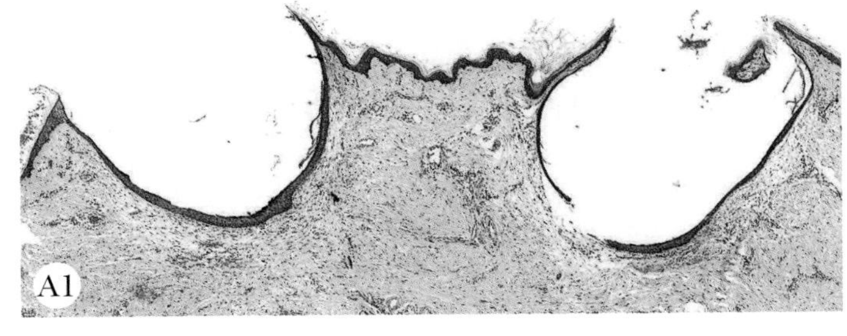

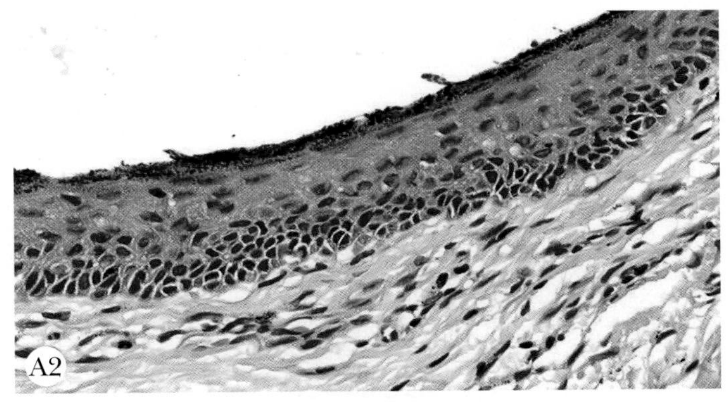

图 12.1.2A 氯痤疮 男，43 岁，面部、前胸、外阴及腋下暗红色丘疹、脓疱 5 个月余，面部大片黑色痂皮。从事苯胺相关工作半年。病理为多个表皮囊肿样结构，开口于表皮，炎症轻微。

12.1.3 疖、痈（furuncle and carbuncle）

病理改变

a 以毛囊为中心的显著的化脓性炎症。

b 毛囊周围坏死，内含纤维蛋白样物质及大量中性粒细胞，真皮水肿。

c 毛发、毛囊与皮脂腺均被破坏。

d 脓肿的中央可见残存的毛干。

e 炎症可深达皮下脂肪。

临床特点

a 多见于皮肤瘙痒或全身抵抗力低的患者。

b 好发于衣服易摩擦的部位，如后颈部、臀部及股内侧。

c 皮损早期为疼痛性毛囊性丘疹伴红斑、浸润，中央有黄色的脓栓。

d 愈后会有小的瘢痕。

e 多个疖融合即形成痈，表面有多个窦道，常伴有全身症状。

f 金黄色葡萄球菌感染最常见。

临床鉴别诊断

寻常痤疮

糠秕孢子菌毛囊炎

假性毛囊炎

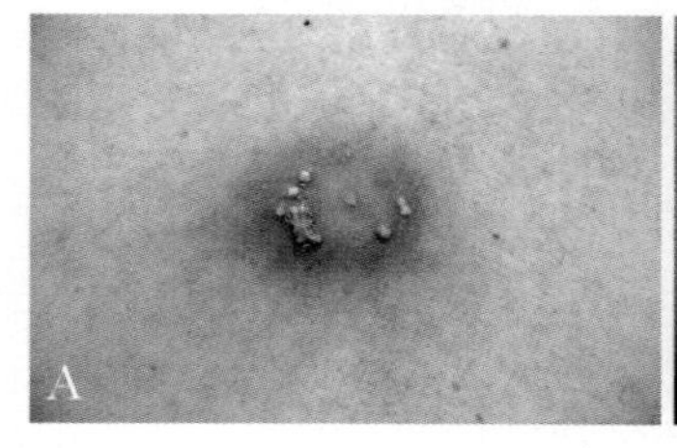

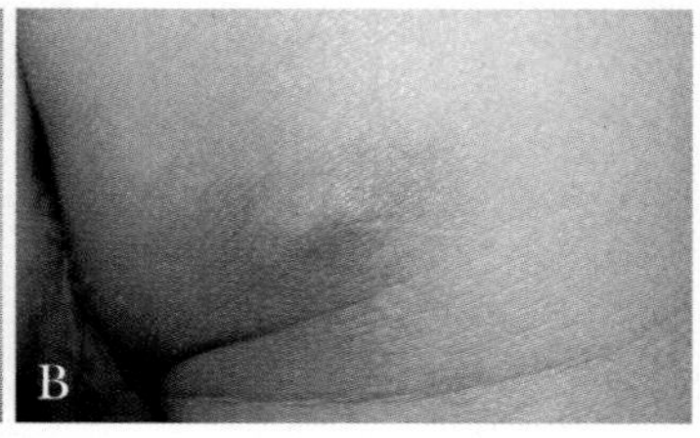

图 12.1.3　疖、痈（furuncle and carbuncle）

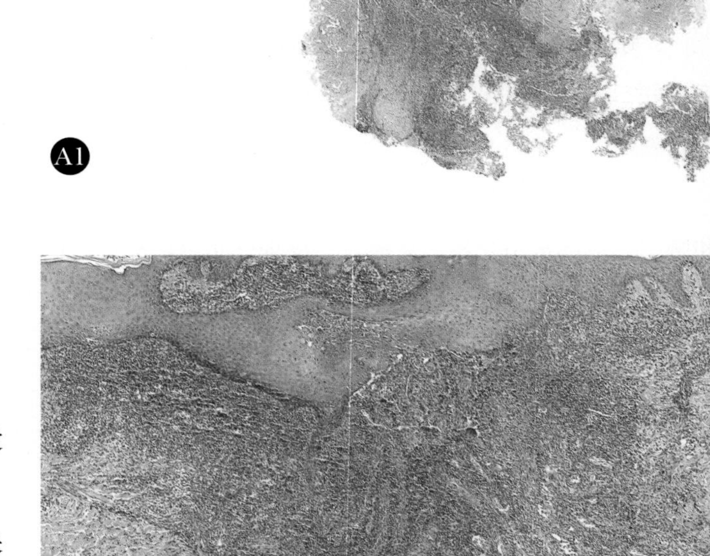

图 12.1.3A　疖　女，25 岁，背部红色丘疹伴痛 3 天，渐增大，皮损中央渐形成脓头、破溃。病理示破坏的毛囊周围致密的中性粒细胞、淋巴细胞浸润，深达皮下脂肪。

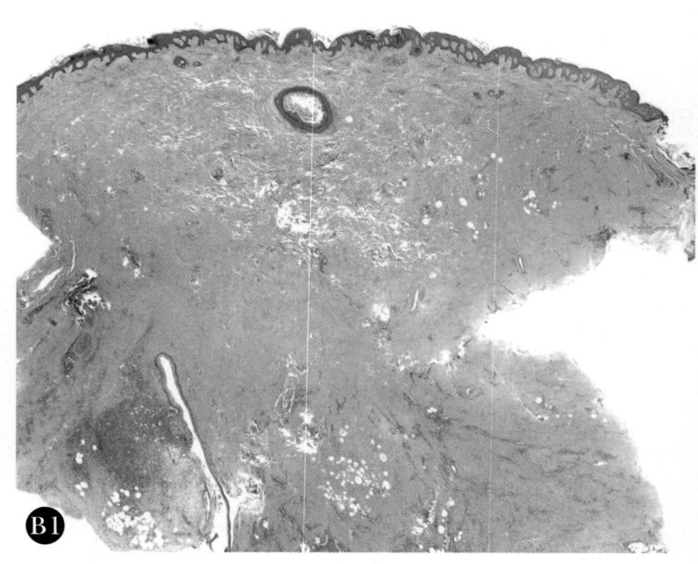

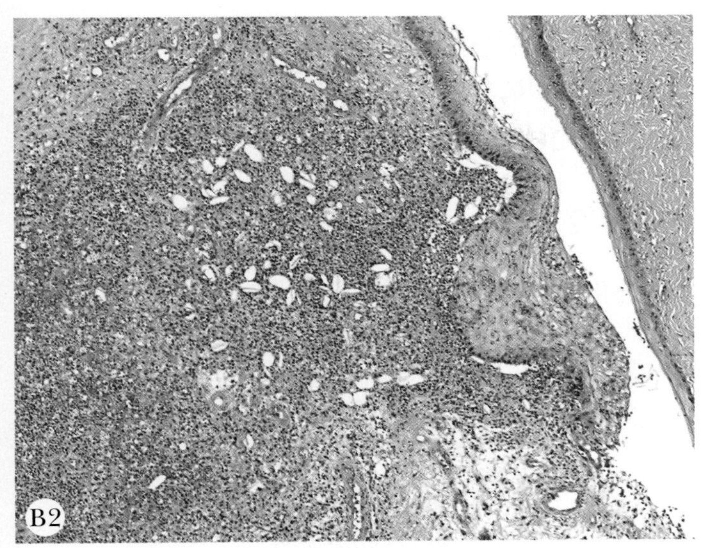

图 12.1.3B 疖 男，55 岁，右臀部丘疹伴疼痛、肿胀 1 个月余。查体可触及疼痛性包块。病理示真皮深部可见多个破坏的毛囊，周围大量中性粒细胞、淋巴细胞浸润，炎症累及皮下脂肪。

临床鉴别诊断

寻常痤疮

表皮囊肿合并感染

多发性脂囊瘤合并感染

别名

反常性痤疮（acne inversa）

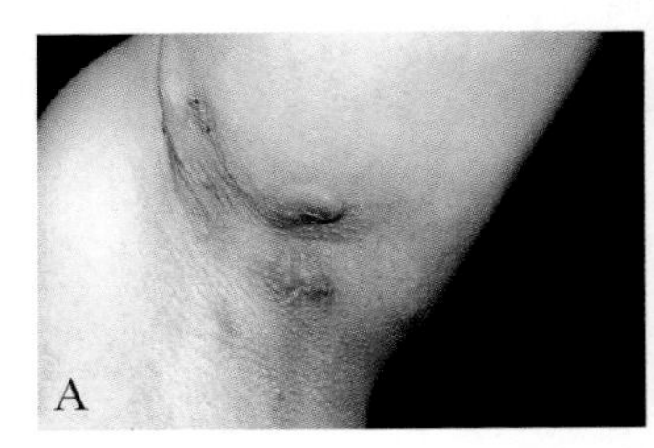

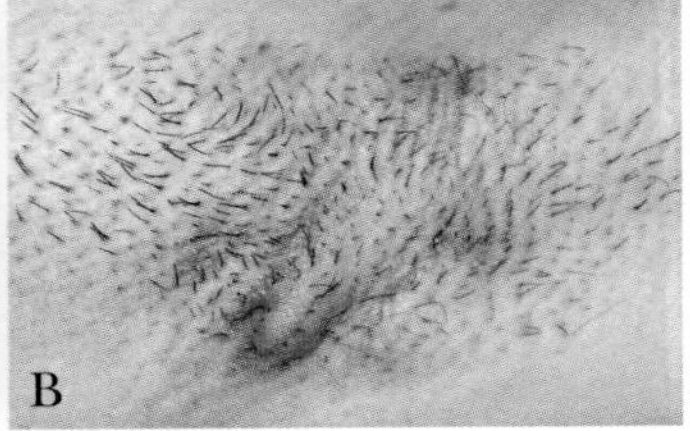

图 12.1.4 化脓性汗腺炎（hidradenitis suppurativa）

12.1.4 化脓性汗腺炎（hidradenitis suppurativa）

病理改变

a 毛囊皮脂腺周围大量混合炎症细胞浸润。

b 炎症波及顶泌汗腺导管和腺体，引起急性炎症，并可扩展至周围结缔组织，形成脓肿和窦道。

c 晚期纤维组织增生，有瘢痕形成。

临床特点

a 男、女性青春期后，更常见于女性。

b 好发于腋下、腹股沟、常局限于一个区域，也可发生于两个区域，偶尔发生于面颊部，甚至是眼睑（Moll 腺体）。

c 腹股沟或腋下坚实的疼痛性结节，结节可缓慢退化，或通过皮肤排除脓液，常有恶臭。

d 晚期，形成相互贯穿的窦道扩张至真皮和皮下脂肪组织，常有广泛而致密的纤维化。

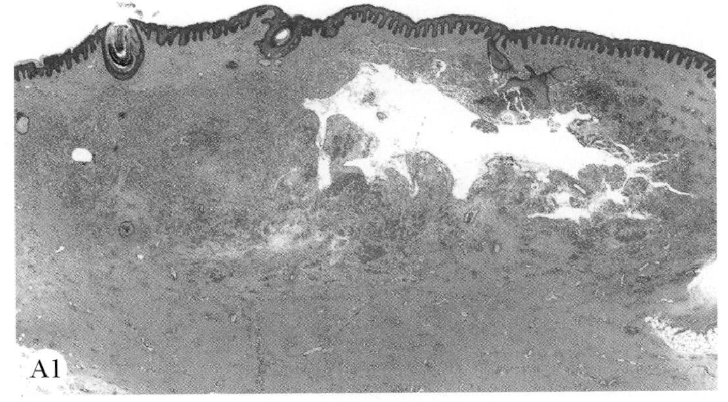

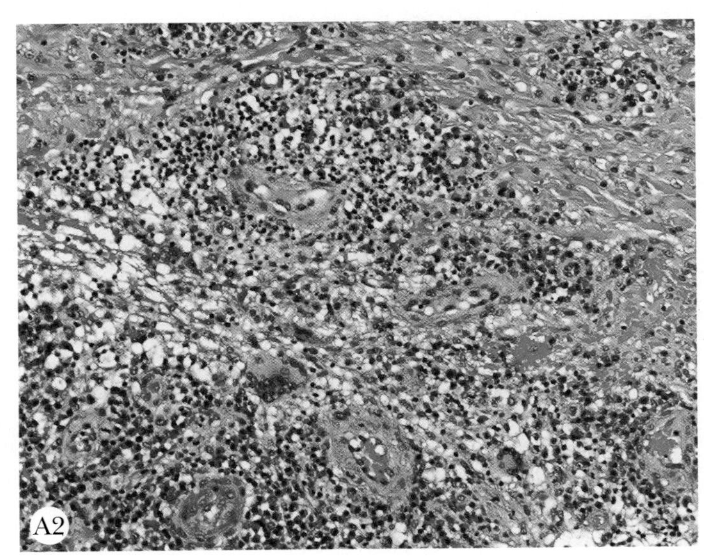

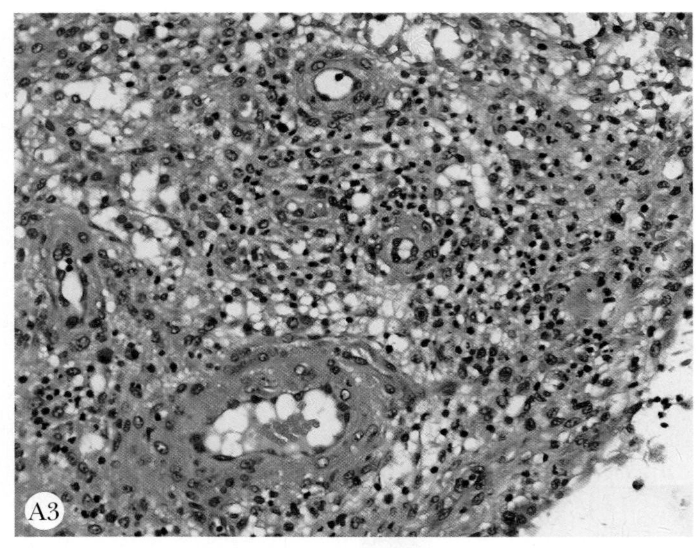

图 12.1.4A　化脓性汗腺炎　女，29 岁，双侧腋下红斑、结节、溃疡 3 年余，反复发作。病理示破坏的毛囊伴混合炎症细胞浸润，瘢痕形成。

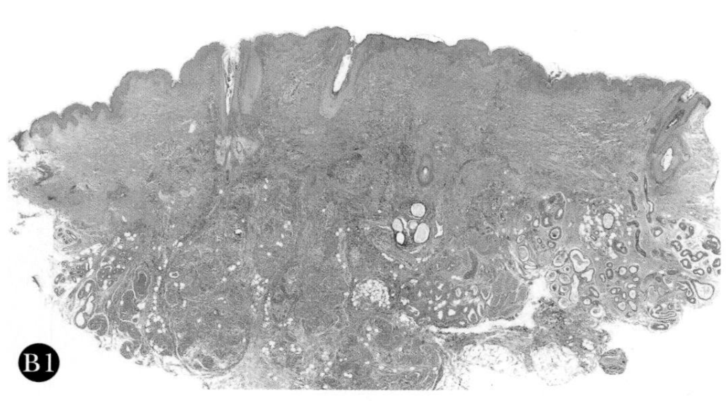

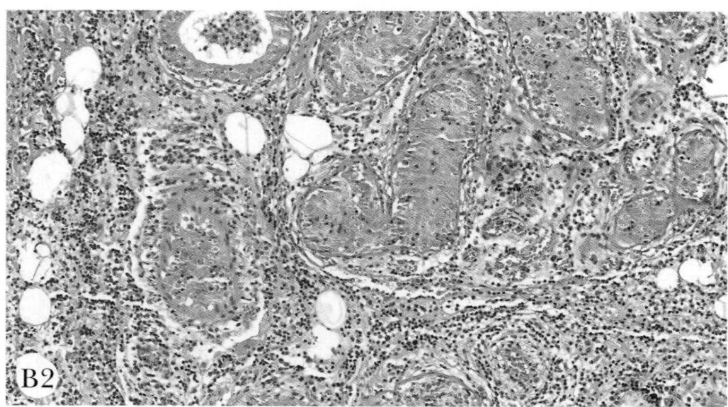

图 12.1.4B　化脓性汗腺炎　男，39 岁，左腋下结节 10 余天，伴疼痛。病理示真皮内可见破坏的毛囊，汗腺坏死，周围可见大量中性粒细胞、淋巴细胞及浆细胞混合性浸润。

12.1.5　头部脓肿性穿掘性毛囊周围炎（perifolliculitis capitis abscedens et suffodiens）

病理改变

与化脓性汗腺炎相似。

临床特点

a 主要见于年轻男性。

b 主要侵犯头皮冠状区和头顶部。

c 皮损主要是波动性相互连通的结节，逐渐融合，挤压时有脓液自患处的多个小孔流出，或自行破裂。

d 进展缓慢，恶化与缓解的周期很长，可见不同发展阶段的皮损，终末期为增生性瘢痕伴显著脱发。

12.1.5

e 可继发细菌感染，有时有化脓性骨髓炎，长期不愈可继发鳞状细胞癌。

临床鉴别诊断

项部瘢痕疙瘩性毛囊炎

头皮感染性疾病

别名

头皮分割性蜂窝织炎（dissecting cellulitis of the scalp）

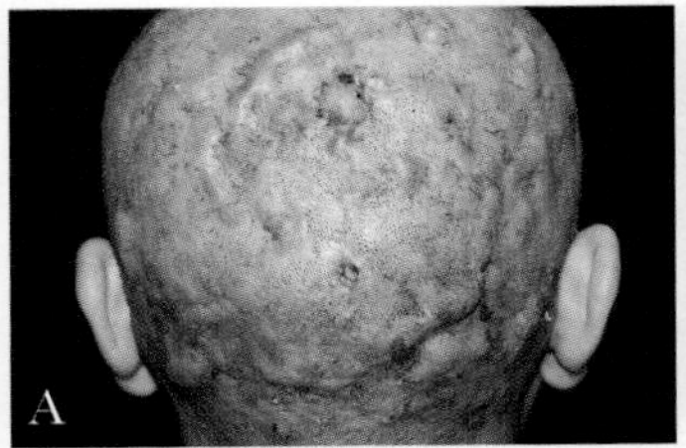

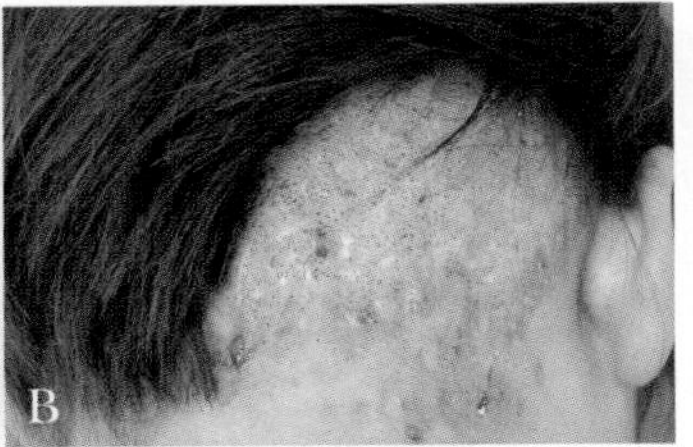

图 12.1.5　头部脓肿性穿掘性毛囊周围炎（perifolliculitis capitis abscendens et suffodiens）

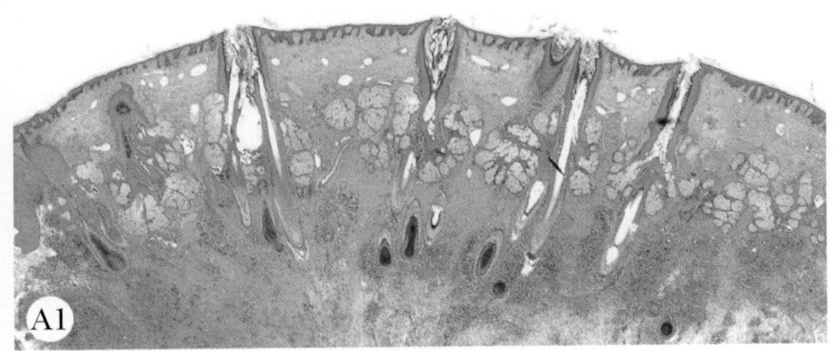

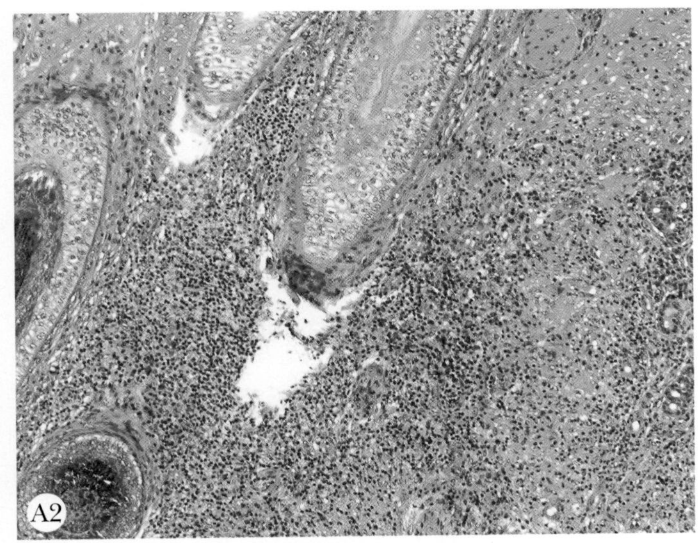

图 12.1.5A　头部脓肿性穿掘性毛囊周围炎　男，25 岁，头部多发性囊肿，伴疼痛 2 年。病理示真皮内以毛囊为中心的淋巴细胞、中性粒细胞及浆细胞浸润，局部可见多核巨细胞，真皮内胶原纤维及成纤维细胞增生。

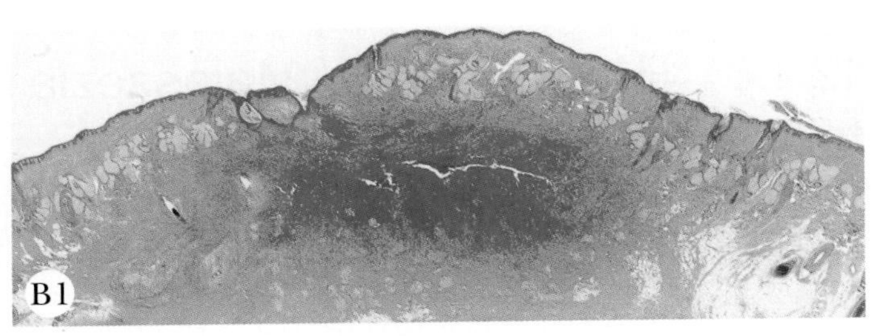

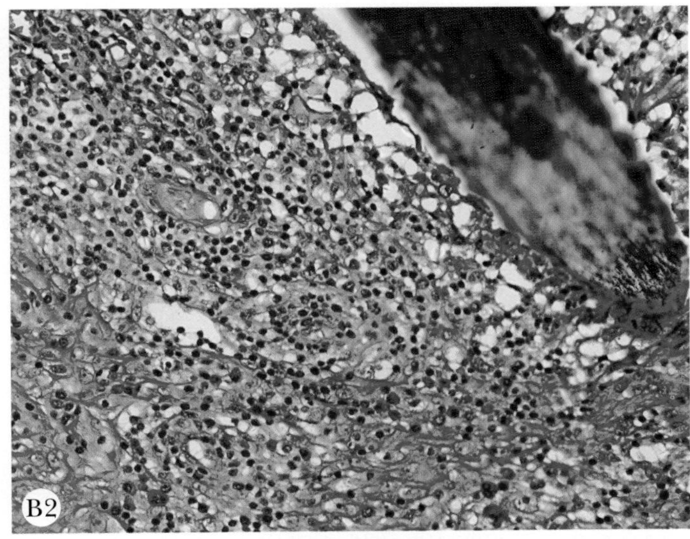

图 12.1.5B　头部脓肿性穿掘性毛囊周围炎　男，18 岁，头皮红色丘疹、脓疱，伴疼痛反复 2 年余。病理示毛囊破坏，周围致密的混合炎症细胞浸润。

12.1.6　项部瘢痕疙瘩性毛囊炎（folliculitis keloidalis nuchae）

病理改变

a 早期为化脓性毛囊炎改变。

b 晚期以瘢痕疙瘩为主，中央可残留毛干等成分。

临床特点

a 多发生于中年以上伴有皮脂溢出、痤疮及瘢痕疙瘩体质的男性。

b 好发于枕部，表现为局限性的毛囊性丘疹，进行性增多并融合，形成瘢痕疙瘩样改变，中央可有少数毛发穿出。

临床鉴别诊断

疖

分割性蜂窝织炎

头癣

别名

头部乳头状皮炎（dermatitis papillaris capillitis）

瘢痕疙瘩性痤疮（keloid acne）

枕骨下硬结性毛囊炎（folliculitis nuchae sclerofisans）

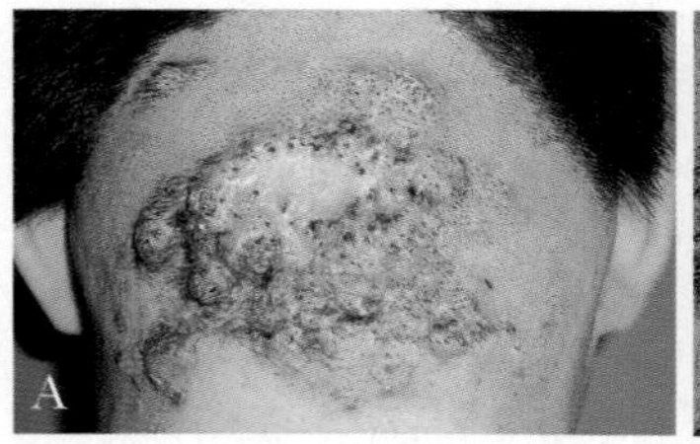
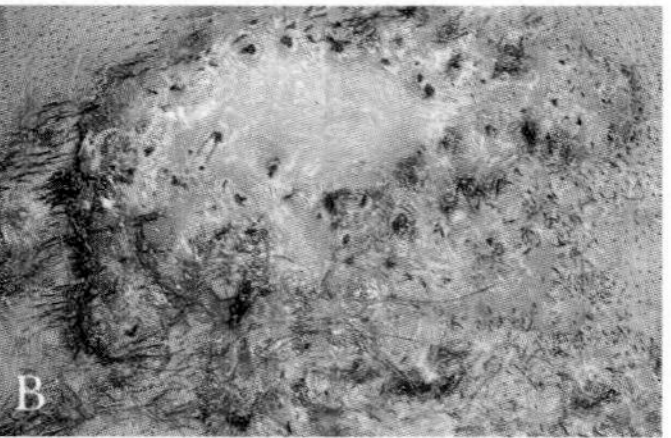

图 12.1.6　项部瘢痕疙瘩性毛囊炎（folliculitis keloidalis nuchae）

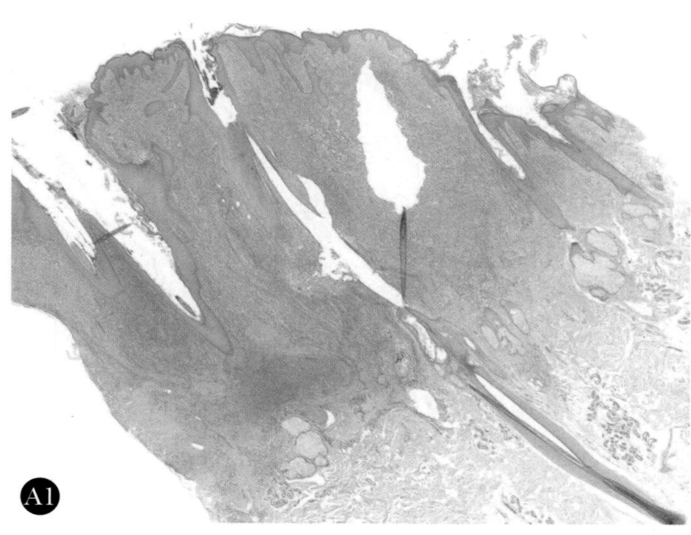

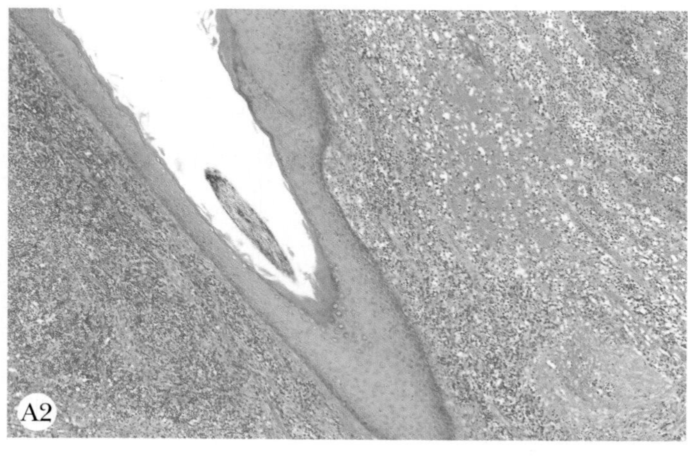

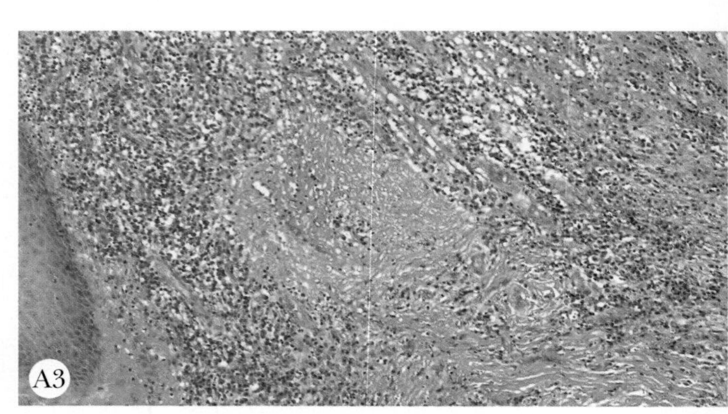

图 12. 1. 6A　颈部瘢痕疙瘩性毛囊炎　男，22 岁，颈后丘疹、脓疱、瘢痕形成，伴痒 4 年。病理示毛囊周围及毛囊间大量淋巴细胞、浆细胞及少量中性粒细胞浸润，真皮胶原纤维及成纤维细胞增生。

12.1.7　妊娠瘙痒性毛囊炎（pruritic folliculitis of pregnancy）

病理改变

a 急性毛囊炎改变。

b 毛囊壁破坏，真皮内化脓性炎症形成。

病理鉴别诊断

疖：以毛囊为中心更为显著的化脓性炎症。

临床特点

a 妊娠期少见的皮肤病。

b 妊娠中、后期发生，广泛的瘙痒性红色丘疹、脓疱。

c 产后 2 ～ 4 周很快消退，对母亲和胎儿健康无影响。

d 部分可检测到雄激素增高，可能是激素诱导痤疮的一种。

12.1.8　马拉色菌毛囊炎（Malassezia folliculitis）

病理改变

a 扩张的毛囊漏斗部被嗜碱性染色的角蛋白和成堆的

圆形芽生酵母细胞堵塞。

b 毛囊周围轻微的单一核细胞浸润。

c 真皮内扩张的毛囊破裂会引起毛囊为中心的化脓性炎症细胞浸润。

d 毛囊周围可出现异物肉芽肿反应。

临床特点

a 常见于成人，集中在躯干、颈部及上臂。

b 瘙痒性毛囊性脓疱。

临床鉴别诊断

嗜酸性脓疱性毛囊炎

寻常痤疮

别名

糠秕孢子菌性毛囊炎（pityrosporum folliculitis）

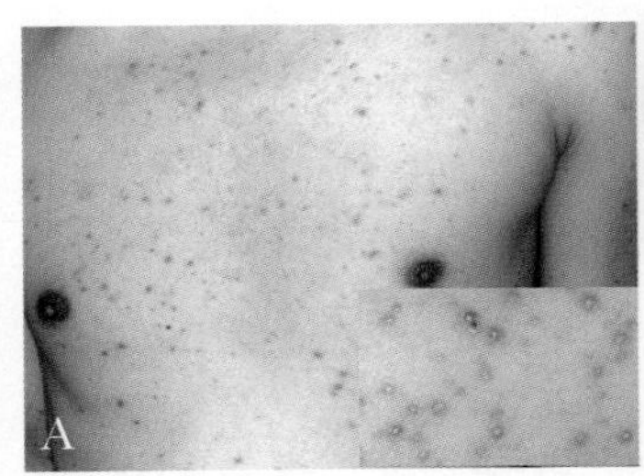

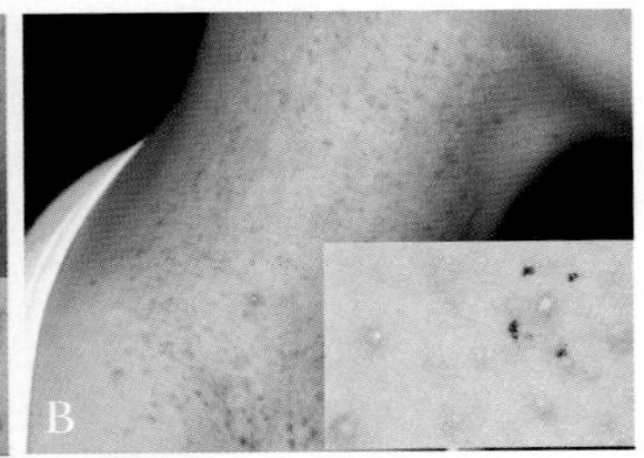

图 12.1.8 马拉色菌性毛囊炎（*Malassezia folliculitis*）

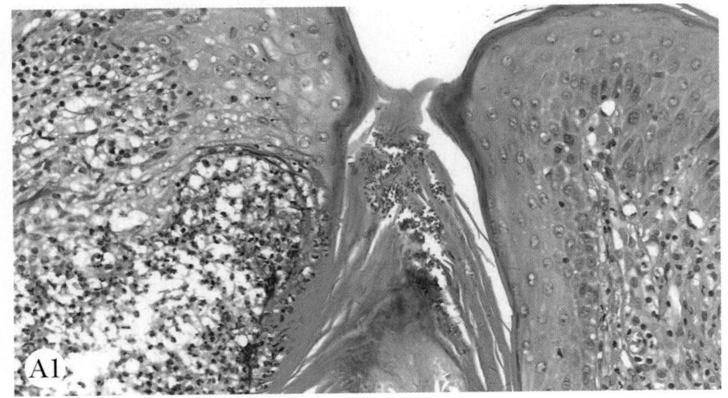

图 12.1.8A 马拉色菌毛囊炎 男，19 岁，躯干、四肢弥漫性红色丘疹伴痒 1 年。病理示毛囊口大量孢子，周围炎症细胞浸润。

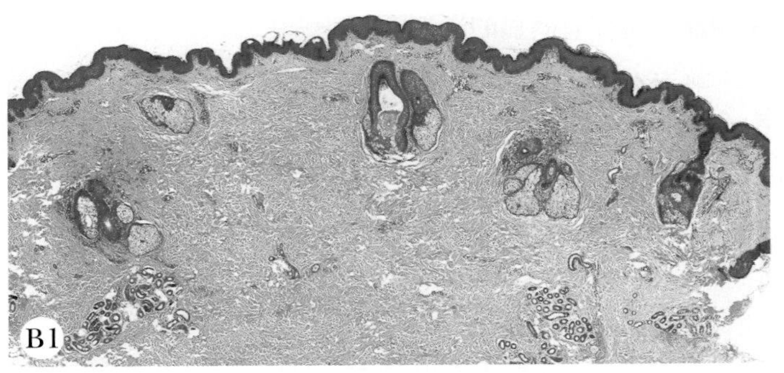

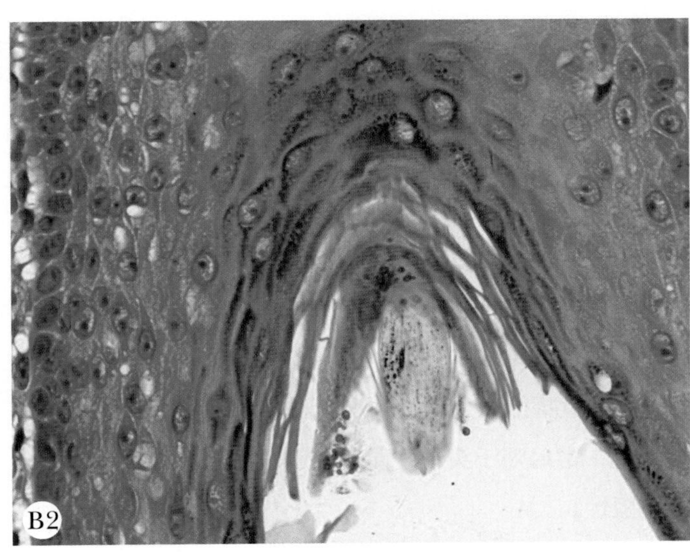

图 12.1.8B 马拉色菌毛囊炎 女，12 岁，颈右侧丘疹伴轻痒 3 周。病理示毛囊周围少量淋巴细胞及个别中性粒细胞及嗜酸性粒细胞浸润，部分毛囊内可见较多孢子。

12.1.9 嗜酸性脓疱性毛囊炎（eosinophilic pustular folliculitis）

病理特点

a 以毛囊为中心的炎症，嗜酸性粒细胞浸润为主。

b 皮脂腺及血管周围也可见嗜酸性粒细胞为主浸润。

c 大部分毛囊完整，毛囊壁也可因炎症细胞浸润出现破裂。

病理鉴别诊断

虫咬皮炎：炎症细胞偶尔以毛囊为中心浸润，但呈楔形浸润，可伴有明显的海绵水肿。

各种化脓性毛囊炎：以中性粒细胞浸润为主。

临床特点

a 分为三种类型：经典型嗜酸性脓疱性毛囊炎，HIV 相关性嗜酸性毛囊炎和儿童嗜酸性毛囊炎，三者病理类似。

b 经典型嗜酸性毛囊炎发病无性别差异，好发于面部、躯干、臀部等脂溢部位，表现为红斑基础上无菌性、复发性丘疹和脓疱，形成环状或匐形性。常有外周血中性粒细胞和嗜酸性粒细胞增多。脓液细菌培养阴性。

c HIV 相关性嗜酸性毛囊炎表现为与 HIV 感染相关的瘙痒性丘疹和脓疱，瘙痒剧烈。一般不发生于掌跖部位，面部也很少发生。

12.1.9

d 儿童嗜酸性毛囊炎表现为群集的毛囊性脓疱，常局限于头皮，偶发生于躯干，具有自限性。

临床鉴别诊断

其他各种化脓性毛囊炎

虫咬皮炎

别名

Ofuji 病（Ofuji disease）

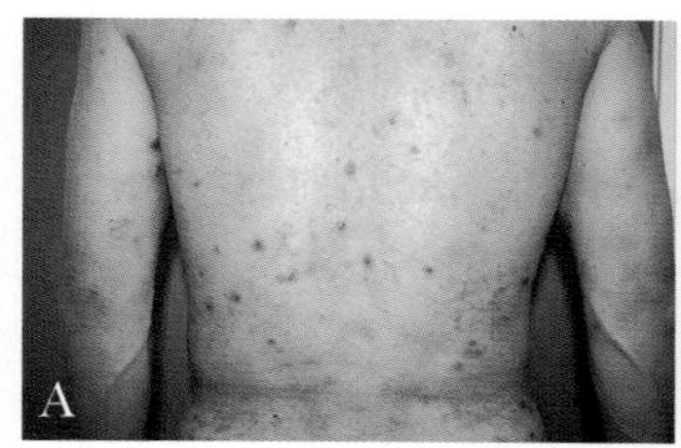

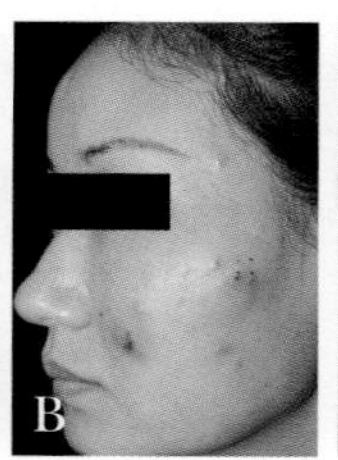

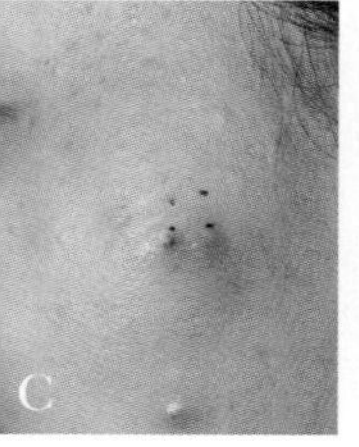

图 12.1.9 嗜酸性脓疱性毛囊炎（eosinophilic pustular folliculitis）

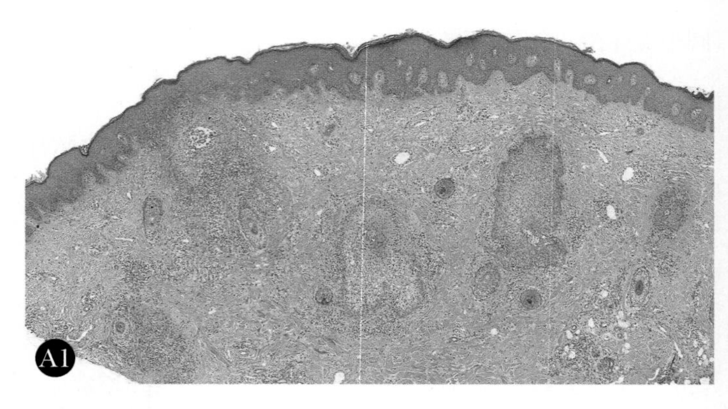

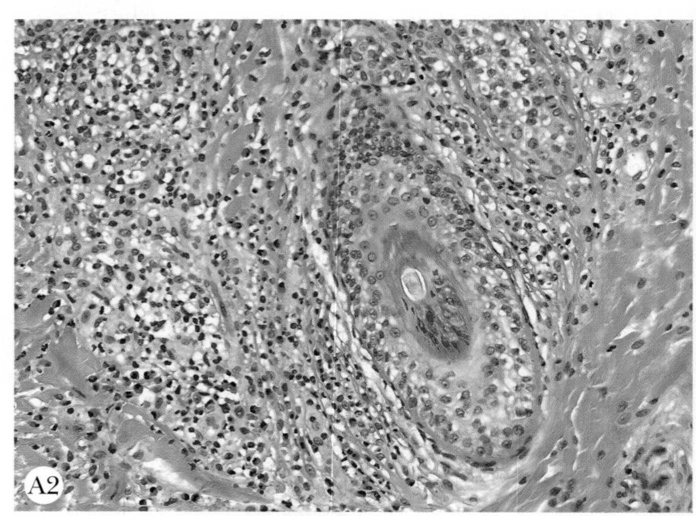

图 12.1.9A 嗜酸性脓疱性毛囊炎 男，52 岁，四肢、躯干散在丘疹、脓疱伴剧烈瘙痒反复 8 年。外周血嗜酸性粒细胞增多。病理示毛囊上皮海绵水肿，毛囊周围嗜酸性粒细胞为主浸润。

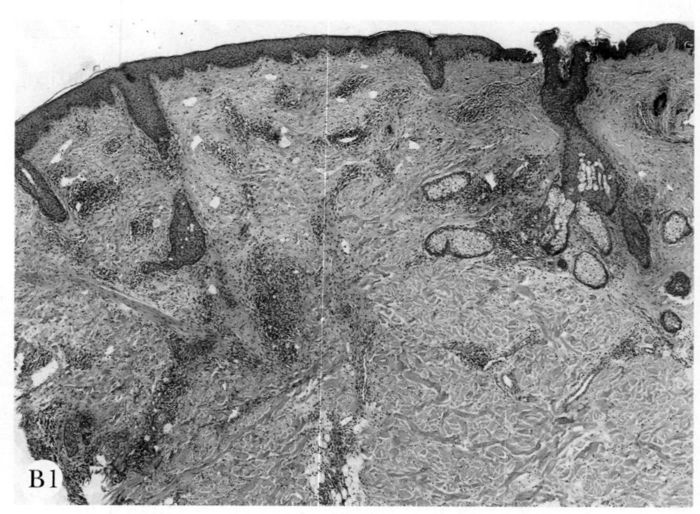

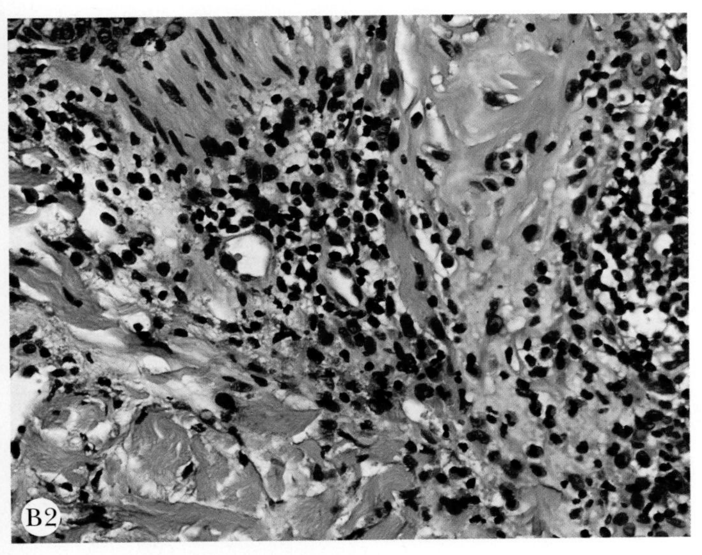

图 12.1.9B 嗜酸性脓疱性毛囊炎 女，43 岁，面部红斑、丘疹，伴渗出反复 8 年余。病理示毛囊周围较多嗜酸性粒细胞、淋巴细胞浸润。

12.1.10 穿通性毛囊炎（perforating folliculitis）

病理改变

a 高度扩张的毛囊，含有正角化和角化不全的角质栓，嗜碱性坏死的组织碎片、结缔组织成分和变性的炎症细胞。

b 角栓中可见卷曲的毛发，毛发伸入毛囊周围的真皮中。

c 毛囊漏斗部上皮一处或多处破坏。

d 变性的胶原纤维和弹性纤维围绕在穿通的毛囊周围。

e 毛囊周围表皮假乳头瘤样增生。

f 真皮浅层可见异物巨细胞反应。

病理鉴别诊断

Kyrle 病：角栓可位于毛囊外，穿通常在内陷部深处（角栓底部），无弹力纤维变性。

临床特点

a 该病并不少见，任何年龄均可发病，但 20 ~ 30 岁多见，女性多见。

b 病因不清，无明显自觉症状。

c 散在的红色毛囊性丘疹，直径在 2 ~ 8mm，中央有角栓。

d 分布在四肢，特别是有毛发容易摩擦的部分。

e 持续数月或数年。

f 部分与肾功能衰竭有关。

临床鉴别诊断

结节性痒疹

Kyrle 病

12.1.11 假性毛囊炎（pseudofolliculitis）

病理改变

a 早期损害是表皮内中性粒细胞集聚形成脓肿或出现嗜中性反应。

b 出现针对毛干的异物肉芽肿反应。

c 慢性损害可形成瘢痕。

临床特点

a 好发于黑人男性，也可见于任何毛发卷曲者。

b 面部剃须区坚实的皮色或红色炎症性丘疹和结节，常伴有炎症后色素沉着。

c 继发细菌感染可形成脓疱。

d 卷曲毛发生长或剃须技术不良造成，蜡脱毛和镊子拔毛也可导致。

e 有时可见皮肤下面的毛干。

临床鉴别诊断

疖

癣菌性毛囊炎

12.1.12 酒渣鼻（rosacea）（见 8.1.4）

12.2 秃发（alopecia）

12.2.1 无毛症（atrichia）

病理改变

a 毛囊数量明显减少或缺失。

b 可出现毛囊发育不完整。

临床特点

a 一组遗传异质性疾病，与无毛基因突变有关。

b 表现为先天性毛发缺失。

c 可伴有牙齿、指甲、汗腺等改变或有系统性损害。

12.2.2 少毛症（hypotrichosis）

病理改变

a 毛囊数量明显减少或缺失。

b 可出现毛囊周围轻度炎症，有时有小粟丘疹、纤维化等改变。

临床特点

a 先天性少毛症为一组遗传异质性疾病，与多种基因突变有关。

b 表现为毛发稀少，毛发常呈漩涡状改变。

c 可伴有外胚叶发育不良。

12.2.3 斑秃（alopecia areata）

病理改变

a 早期表现为毛球周围淋巴细胞集聚，血管周围稀疏的淋巴细胞浸润，毛囊索和毛球内部可出现嗜酸性粒细胞。

b 毛囊多处于休止期或退行期，毛囊周围皱缩，基底膜带增厚，少见生长期毛囊。

c 晚期仅见遗留的纤维组织鞘，可伴有淋巴细胞和噬黑素细胞浸润。

病理鉴别诊断

拔毛癖：退行期和休止期毛囊数目增加，可见色素管型。

雄激素源性秃发：毛囊体积缩小，毛干变细，大多数毛发处于休止期，一般无炎症。

临床特点

a 年轻男性和女性多见，两性间无差异，有时有家族发病。

b 有毛发部位发生，特别是头皮。

c 圆形、多环状或地图状界限清楚的无炎症的脱发区，可发生全秃或普秃，局限性斑秃包括一块或多块秃发区，全秃可累及全部头皮，普秃是全身的终毛脱落，匐行性脱发是枕部至头皮下方出现的带状的脱发。

d 部分患者甲出现顶针状和条纹状相间的改变。

e 发病机制不清，因毛球周围簇状的淋巴细胞浸润，所以细胞免疫反应可能为发病的机制之一。

临床鉴别诊断

头癣

拔毛癖

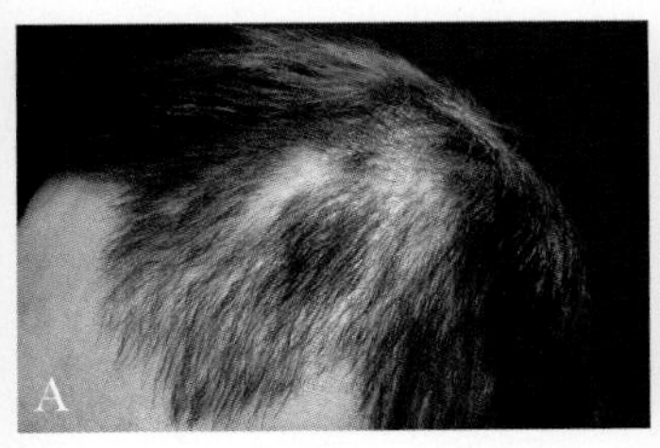

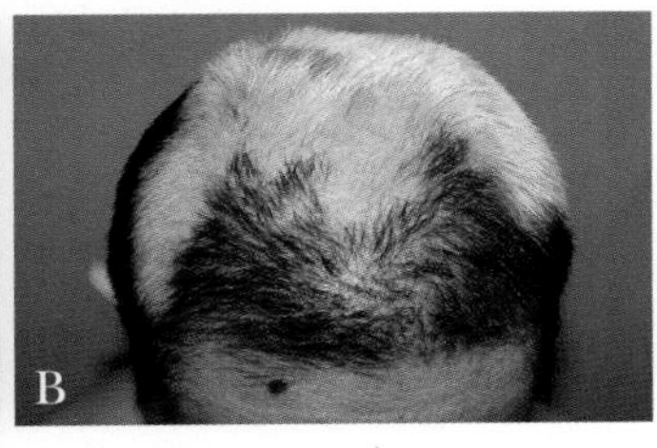

图 12.2.3　斑秃（alopicea areata）

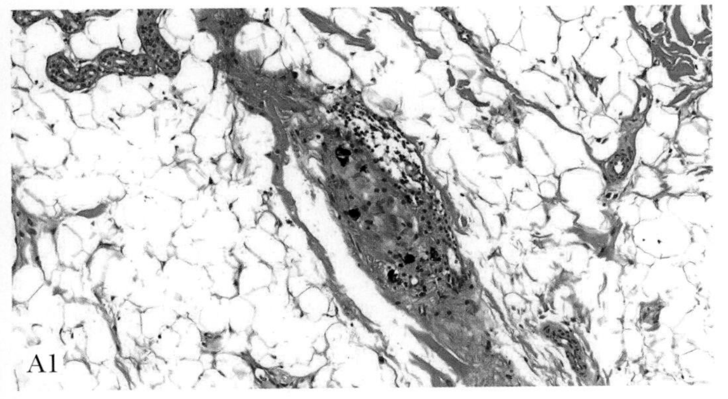

图 12. 2. 3A　斑秃　男，29 岁，头皮多发脱发性斑片 1 个月。患者近期工作压力较大，失眠。病理示退行期毛囊周围淋巴细胞浸润。

图 12. 2. 3B　斑秃　女，48 岁，头皮散在脱发 8 月。初期脱发，后可见细软、灰白色毳毛再生。（无病理图）

12.2.4　休止期脱发（telogen effluvium）

病理改变

a 休止期终毛毛囊的比例大于 20%。

b 终毛毛囊和毳毛毛囊的比例保持在正常范围（大于 7:1）。

c 毛囊周围无炎症或有稀疏的淋巴细胞浸润。

病理鉴别诊断

雄激素源性秃发：终毛减少，毳毛增加。

全秃：毛球周围大量的淋巴细胞浸润。

临床特点

a 多见于女性，儿童也常见，常见于一些大的应急事件之后，如分娩、手术、甲状腺功能异常、严重感染或服用药物等。

b 表现为整个头皮弥漫性非炎症性脱发，经典的急性休止期秃发常于诱发事件后 3 ～ 4 个月发生，持续 3 ～ 6 个月，不会发生全部头发脱落，慢性休止期脱发持续 6 个月～ 6 年或更长。

c 绝经期妇女出现慢性休止期脱发，持续 3 月以上，常伴有双颞部发际线后退。

临床鉴别诊断

雄激素源性秃发

生长期头发疏松综合征

12.2.5　生长期脱发（anagen effluvium）

病理改变

脱落毛发为生长期毛发。

临床特点

主要是抗肿瘤药物或放疗引起，由于药物作用导致毛母质细胞分裂速度突然改变所引起，停药后头发逐渐恢复生长。

临床鉴别诊断

休止期脱发

12.2.6　雄激素源性秃发（androgenetic alopecia）

病理改变

a 终毛进行性转变为毳毛，终毛减少。

b 休止期毛囊数量增加。

c 毛囊的微小化累及整个毛囊，包括皮脂腺，但立毛肌大小不受影响。

d 毛囊上 1/3 可有轻度到中度淋巴细胞浸润。

e 局部可出现毛球消失，仅留有毛囊索。

病理鉴别诊断

斑秃：处于退行期和休止期的毛囊数量增加，同时有毛球周围淋巴细胞浸润。

拔毛癖：退行期和休止期毛囊数目增加，可见色素管型。

临床特点

a 有家族史，20 ~ 40 岁头发进行性减少为典型表现。

b 常累及头皮的冠状区、顶部、额部、中央区和颞部，枕部不受累。

c 轻拉试验一般正常，可拉下少数头发，多是处于休止期。

临床鉴别诊断

弥漫性脱发

生长期头发疏松综合征

12.2.7 颞部三角型秃发（temporal triangular alopecia）

病理改变

a 毳毛数量增加，几乎无终毛。

b 真皮和表皮正常，无炎症。

临床特点

a 常在幼儿期出现。

b 表现为颞部三角型秃发，顶端向上，可为单侧或双侧。

临床鉴别诊断

斑秃

12.2.8 拔毛癖（trichotillomania）

病理改变

a 退行期或休止期毛囊比例增高。

b 受累的毛囊表现为毛囊中有深红色的角蛋白及外毛根鞘出现广泛的凋亡。

c 漏斗水平和毛囊口角化过度，可有色素管型。

d 毛软化，毛囊扭转、变小和角化不全，毛囊壁不均匀增厚，不规则的色素沉着。

e 毛囊周围炎症轻微。

f 其他改变包括毛囊索有色素沉着，毛囊周围出血。

病理鉴别诊断

斑秃：可见休止期毛囊、小的生长期毛囊和毛球周围炎症细胞浸润。

临床特点

a 毛发脱落的形式多种多样，单个孤立的脱发斑到整个头皮的多个几何图形样脱发。

b 每个区域均有头发脱落，但不全部脱落。

c 可有残留的细小无色素毛发。

d 可有红斑、脓疱或外伤性表皮剥蚀。

临床鉴别诊断

梅毒性脱发

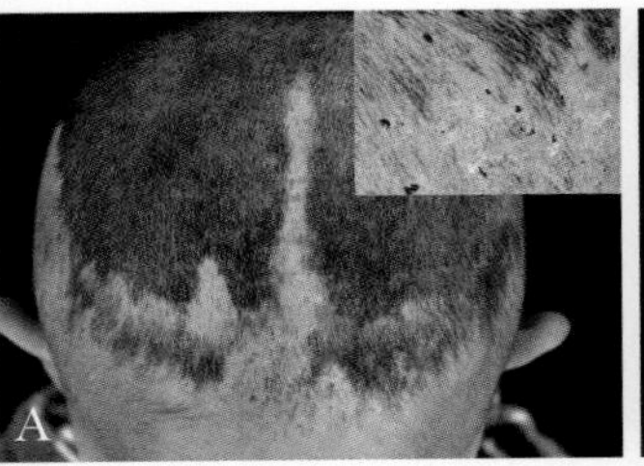

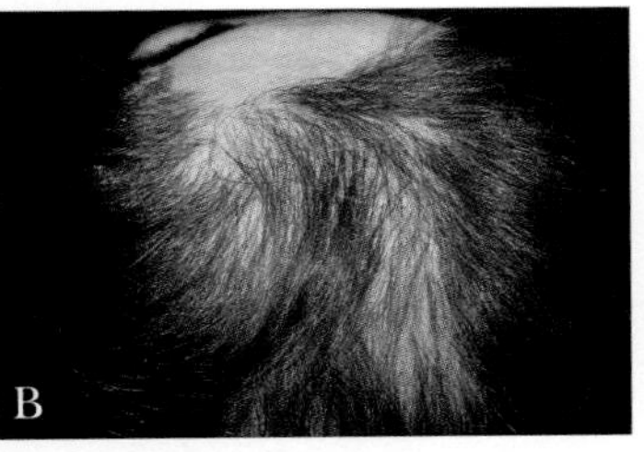

图 12.2.8 拔毛癖（trichotillomania）

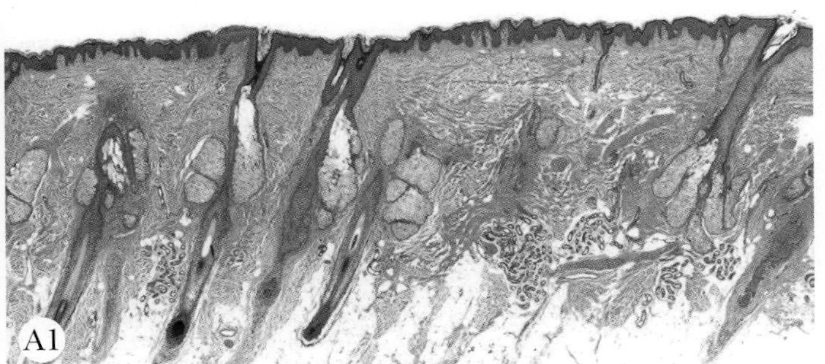

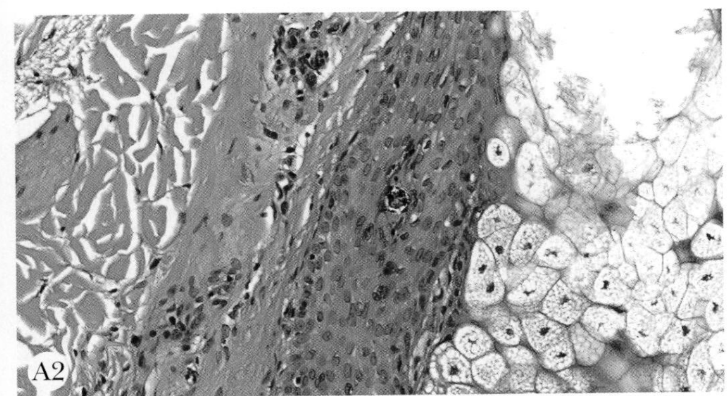

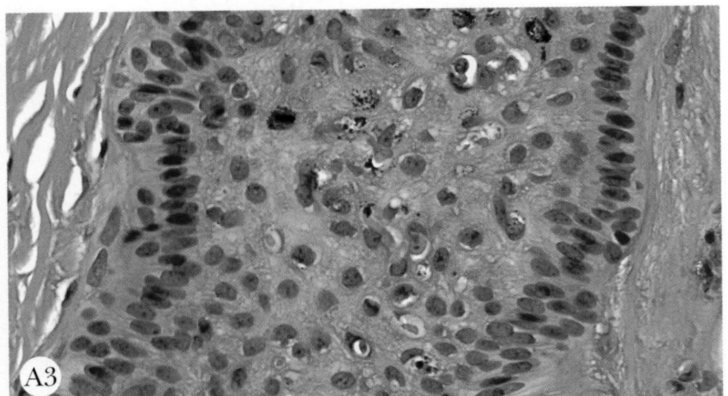

图 12.2.8A 拔毛癖 男，8 岁，头皮不规则脱发区 5 个月余。皮损表面可见残留的断发及点状血性痂皮附着，呈不规则地图形分布。病理示毛囊上皮色素管型及凋亡的细胞。

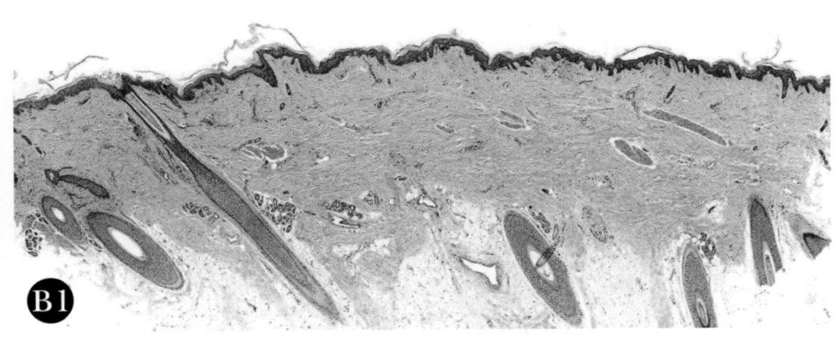

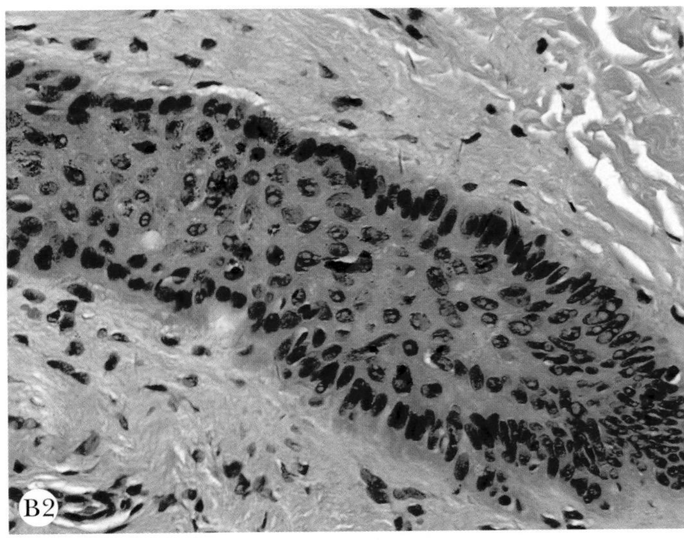

图 12.2.8B 拔毛癖 女，7 岁，脱发 1 年。病理示毛囊数量减少，可见大量退行期毛囊，毛囊上皮内可见色素管型。

12.2.9 牵拉和压力性秃发（traction and pressure alopecia）

病理改变

a 毛囊数量减少，生长期与休止期毛发的比例下降。

b 休止期和退行期毛囊增多，周围可有致密的纤维化和毛囊浅表周围淋巴细胞浸润。

c 色素管型少见。

临床特点

a 非洲人以卷曲形态头发为特点的人群多见。

b 少数中国人长期习惯性束较紧的马尾辫，可引起前额、颞部和枕后发缘的带状牵拉性秃发。

c 秃发多在头发编结处或其他头发附着物处。

临床鉴别诊断

化学性外伤引起的秃发

拔毛癖

12.2.10 Brocq 假性斑秃（pseudopelade of Brocq）

病理改变

a 毛囊漏斗部有轻度的单一核细胞浸润。

b 毛囊上皮萎缩，减少至一层或两层细胞。

c 皮脂腺减少或消失。

d 相邻毛囊融合，毛囊中出现多个毛干。

e 毛囊周围环绕着洋葱皮样纤维化，晚期仅为毛囊完全退缩后遗留的纤维条索。

临床特点

a 没有前驱症状，不连续，无症状，晚期形成多种多样秃发区，不累及周边发际线。

b 病情稳定时可见融合的脱发斑块，表面瓷白色，有光泽。

12.2.10

c 毛囊口消失，仅有少数残存的毛囊。

d 皮损处可见局灶状凹陷。

临床鉴别诊断

斑秃

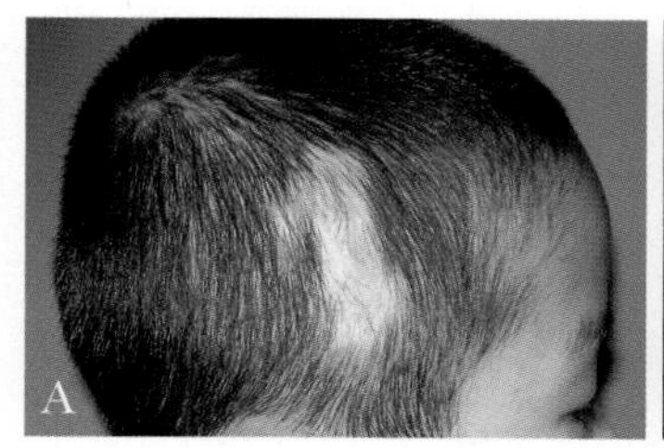

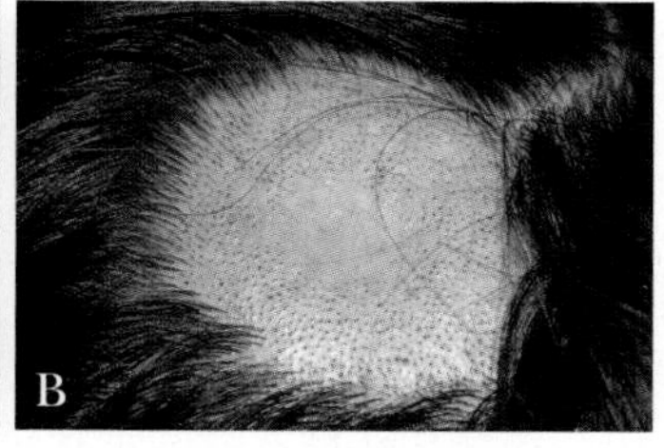

图 12.2.10 Brocq 假性斑秃（psuedopelade of Brocq）

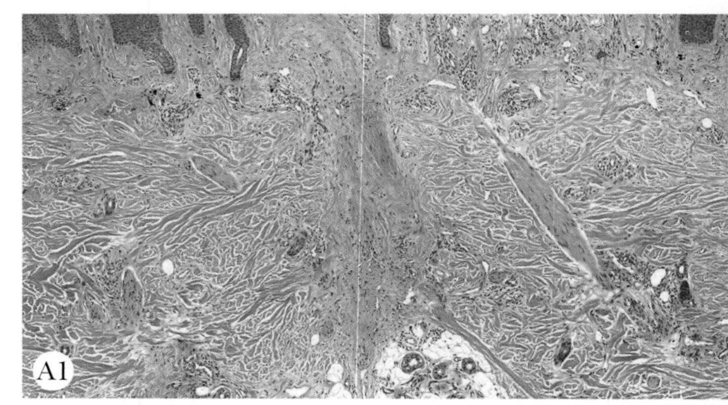

图 12.2.10A Brocq 假性斑秃 男，8 岁，头皮右侧片状脱发 7 年。病理示毛囊完全退缩并被纤维组织条索替代。

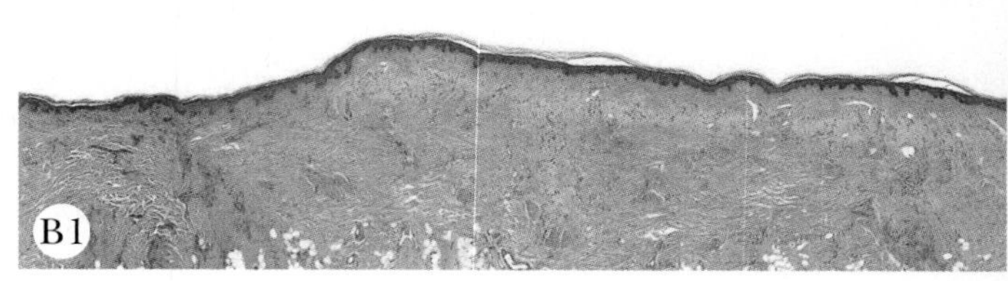

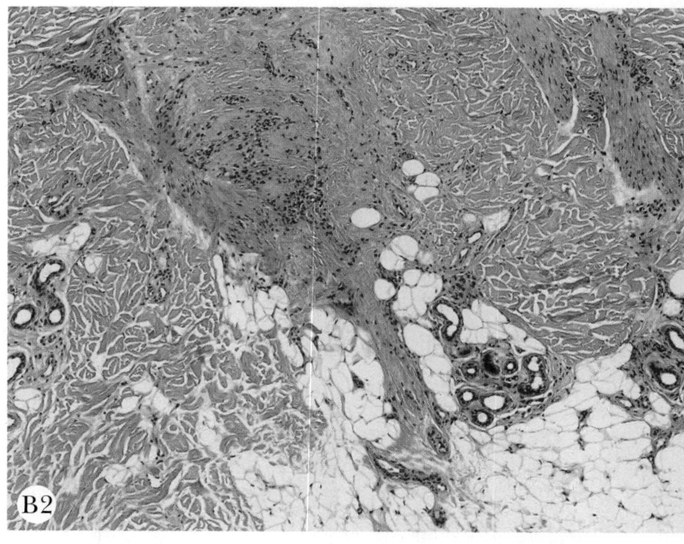

图 12.2.10B Brocq 假性斑秃 女，27 岁，头皮左侧脱发 2 年。病理示未见终毛，纤维条索周围淋巴细胞浸润。

12.2.11 脓癣（kerion）

病理改变

a 毛囊口扩张，其内充满变性的毛发碎片和痂，表皮内中性粒细胞浸润形成表皮内脓肿。

b 毛囊内外可见脓肿形成，毛囊周围致密的中性粒细胞、淋巴细胞和浆细胞浸润。

c 后期毛囊周围出现肉芽肿性炎症，有浆细胞、嗜酸性粒细胞、上皮样细胞和多核巨细胞浸润。晚期出现纤维化。

d 发内、发外可见真菌孢子和菌丝。PAS 染色或六胺银染色更易发现。

临床特点

a 头皮出现炎性斑块，界限明显，伴多发脓疱。

b 头发常脱落，有局部淋巴结肿大。

c 严重者可有发热等全身症状，愈后有瘢痕。

d 常由亲动物小孢子菌或继发细菌感染所致。

e 与病原菌的毒力强弱及宿主的免疫功能密切相关，滥用皮质类固醇激素也成为最常见诱因。

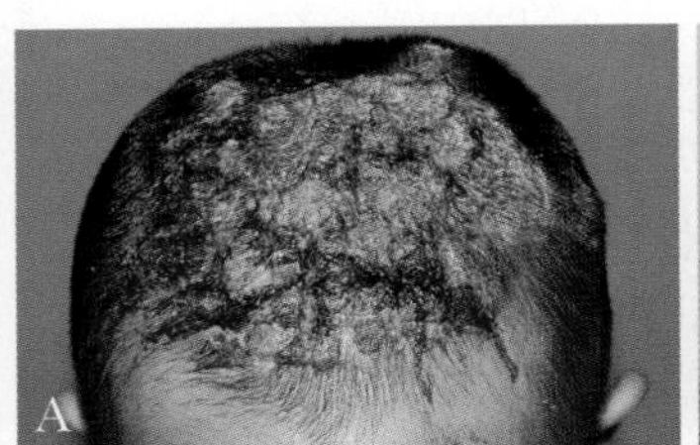

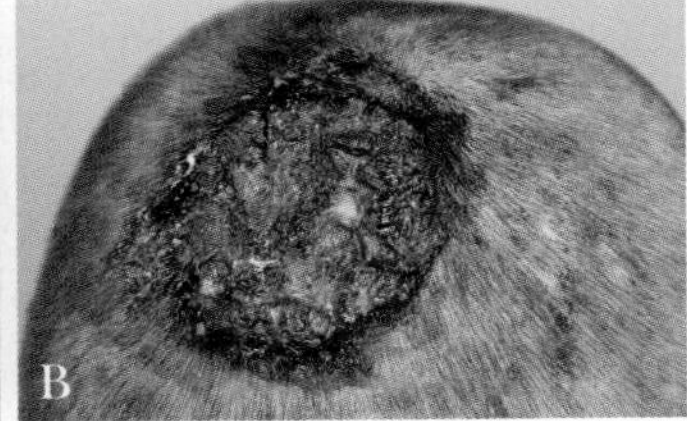

图 12.2.11 脓癣（kerion）

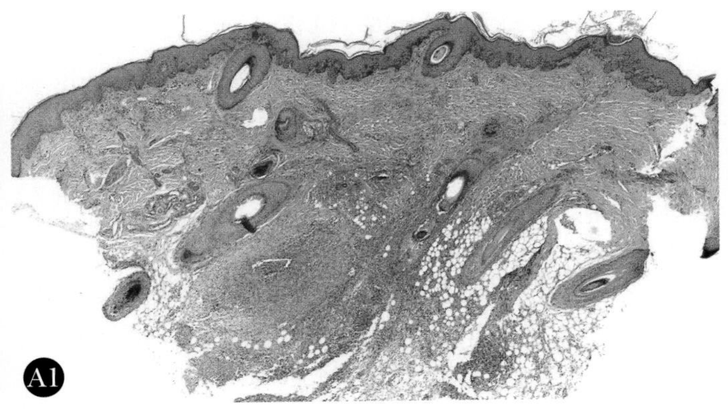

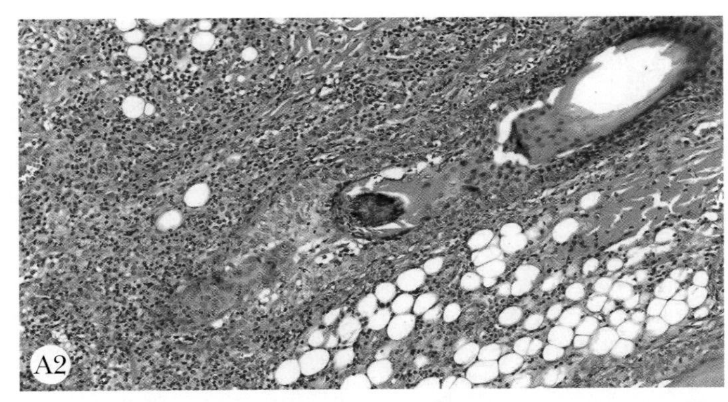

图 12.2.11A 脓癣 女，5 岁，头顶部红斑、鳞屑 1 年，破溃伴疼痛 2 周。病理示毛囊周围大量中性粒细胞、淋巴细胞及浆细胞浸润。该例真菌培养为犬小孢子菌。

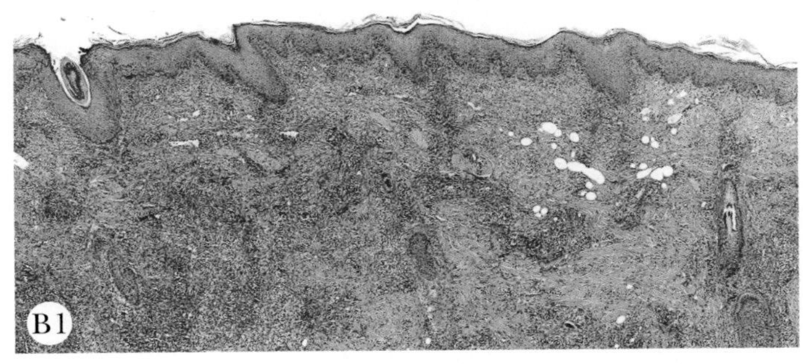

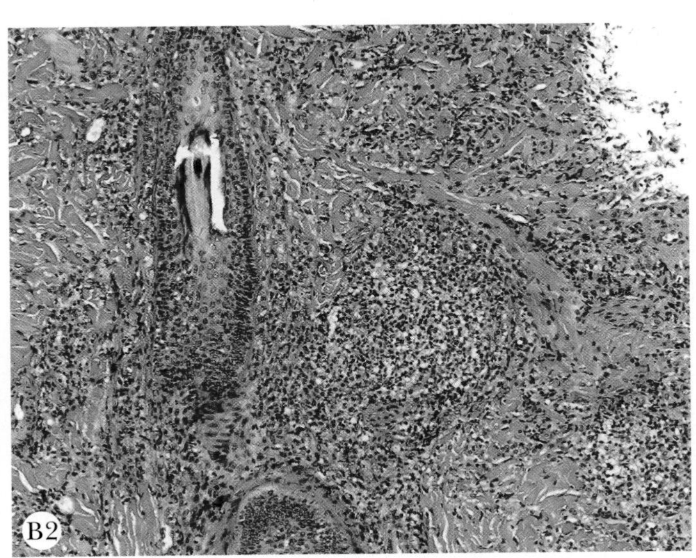

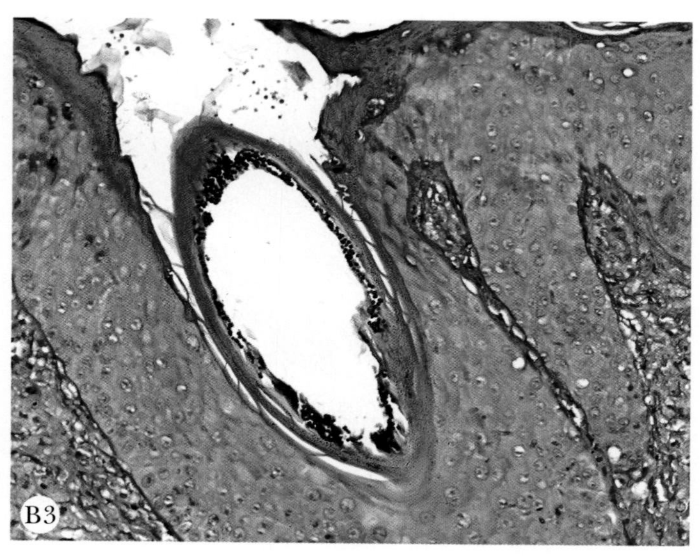

图 12.2.11B 脓癣 女，7 岁，头顶部红斑、肿胀、破溃伴痛 20 天。病理示破坏的毛囊结构，周围致密的中性粒细胞浸润、淋巴细胞浸润，PAS 染色可见毛干内大量孢子。

12.2.12 黄癣（favus）

病理改变

a 与脓癣病理类似，但炎症反应相对较轻。

b 痂内见真菌的菌丝及孢子，常位于毛囊口周围的棘细胞层，发内可见菌丝。

c 其下真皮可见混合性炎症细胞浸润及显著的纤维化。

临床特点

a 病初发根处皮肤发红，继而发生小脓痂，干涸后形成黄痂。

b 黄痂面积渐扩大，增厚，中央凹陷，有一根或数根毛发贯穿，边缘高起，成蝶形。

c 痂下皮肤平滑为鲜红色，或有浅表溃疡。

d 毛发干燥、脱落，形成不规则萎缩性瘢痕。

12.2.13 梅毒性脱发（syphilis alopecia）

病理改变

a 休止期和退行期毛囊增多。

b 毛囊周围和真皮血管周围淋巴细胞等炎症细胞浸润，伴数量不等的浆细胞。

临床特点

a 常见于二期梅毒患者。

b 表现为虫蚀状脱发。

临床鉴别诊断

斑秃

毛发扁平苔藓

12.2.14 前额纤维化性秃发（frontal fibrosing alopecia）

病理改变

a 病理改变与毛发扁平苔藓类似。

b 特征性改变为毛囊周围纤维化。

c 炎症反应相对较轻。

临床特点

a 多数患者为绝经期妇女，但男性也可见到。

b 表现为前额红斑基础上出现的脱发，导致发际线后移。

c 部分病例出现腋毛和毳毛脱落。

d 有人认为是毛发扁平苔藓的亚型。

别名

绝经后纤维性脱发（postmenopausal frontal fibrosing alopecia）

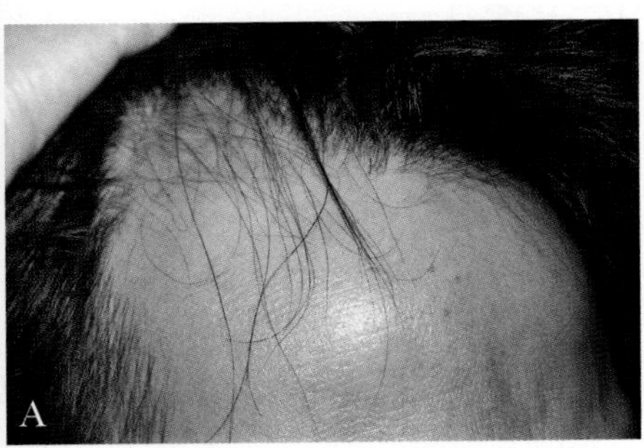

图 12.2.14　前额纤维化性脱发（frontal fibrosing alopecia）

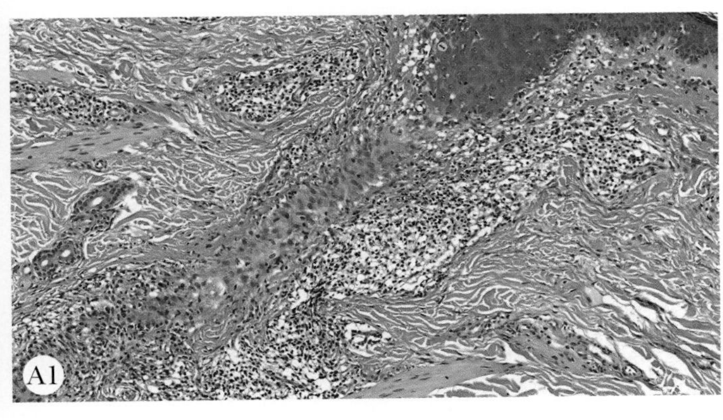

图 12.2.14A　前额纤维化性脱发　女，45 岁，额顶部及颈部毛发稀疏、脱落 3 年。子宫肌瘤切除术后 4 年。病理类似毛发扁平苔藓改变。

12.2.15　脂肿性脱发（lipedematous alopecia）

病理改变

a 皮下脂肪层相对真皮而言明显增厚、肿胀。

b 毛囊数量轻度减少。

c 无明显炎症或瘢痕形成。

d 表皮可有轻度增生性改变。

e 有时可见黏蛋白沉积。

临床特点

a 见于中年人头顶部。

b 表现为获得性头皮肿块，表面轻度湿润或油腻。

c 不同程度的脱发。

d 也有无脱发者称为脂肿性头皮。

e 超声检查显示病变处脂肪增厚。

12.2.16　毛发扁平苔藓（lichen planus follicularis）（见 1.1.1）

12.2.17　盘状红斑狼疮（discoid lupus erythematosus，DLE）（见 1.2.4）

12.3 其他毛囊性疾病（other diseases of follicle）

12.3.1 毛发角化病（keratosis pilaris）

病理改变

a 表皮角化过度。

b 毛囊口扩大，角栓形成，可有毛发。

c 真皮内轻度淋巴细胞浸润。

临床特点

a 青春期发病率相对较高。

b 皮损为针头大顶部尖锐的毛囊性丘疹，呈正常肤色或暗红色，丘疹顶端有灰褐色圆锥形角栓，有一根毳毛穿出或卷曲其中，剥去角栓，顶端有微小的杯状凹陷。

c 相互不融合。

d 双上臂外侧及大腿伸侧好发。

e 一般冬重夏轻，无明显自觉症状，或有微痒。

f 与遗传、维生素 A 缺乏、内分泌异常或代谢障碍有关。

临床鉴别诊断

毛囊性鱼鳞病

维生素 A 缺乏症

毛发红糠疹

小棘苔藓

别名：

毛周角化症（perifollicular keratosis）

12.3.2 萎缩性毛发角化病（keratosis pilaris atrophicans）

病理改变

a 早期毛囊口角化过度。

b 毛囊周围呈现轻度纤维化或异物反应，毛干变细，有时类似粟丘疹。

c 毛囊周围可有稀疏淋巴细胞浸润。

临床特点

a 临床可分为三型：面部萎缩性毛发角化症、虫蚀状皮肤萎缩和脱发性毛发角化病。

b 面部萎缩性毛发角化症为毛发苔藓的特殊类型，包括眉部瘢痕性红斑和萎缩性红色毛发角化症两种病。

c 虫蚀状皮肤萎缩表现为颧部至鼻旁部位出现的角化性丘疹，常形成虫蚀状外观。

d 脱发性毛发角化病表现为头顶部轻度红斑性秃发，皮损周边毛囊可见少量角化物质。

临床鉴别诊断

毛囊性鱼鳞病

12.3.3 小棘毛壅病（trichostasis spinulosa）

病理改变

a 毛囊漏斗部含有数根至数十根毳毛。

b 毛囊包绕在一个有角质的鞘内。

临床特点

a 好发于青年男性，鼻、前额、后背部好发。

b 轻度隆起的毛囊性粉刺，与黑头粉刺相似，中央有一束软毛。

临床鉴别诊断

小棘苔藓

黑头粉刺

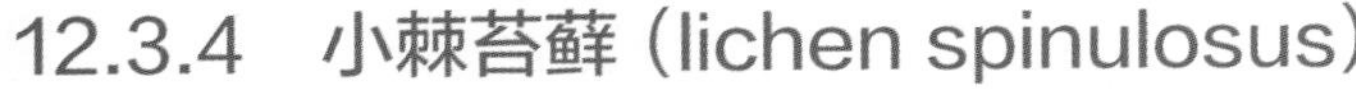

12.3.4 小棘苔藓（lichen spinulosus）

病理改变

a 角化过度，毛囊角栓形成。

b 毛囊周围轻度淋巴细胞浸润。

临床特点

a 多见于男性儿童，很少发生于成年人。

b 颈部、躯干、上臂伸侧、腘窝及臀部好发，分布对称，偶见泛发。

c 无自觉症状或微痒。

d 针头大小的毛囊性丘疹，中央有丝状干燥角质小棘，灰白色和正常肤色，可长达数毫米，坚实。

e 丘疹大都群集，不融合，形成 2 ~ 5cm 左右圆形或卵圆形斑片。

f 少数持续 1 年以上。

g 病因不明，与维生素 A 缺乏可能有关。

12.3.4

临床鉴别诊断

维生素 A 缺乏症

瘰疬性苔藓

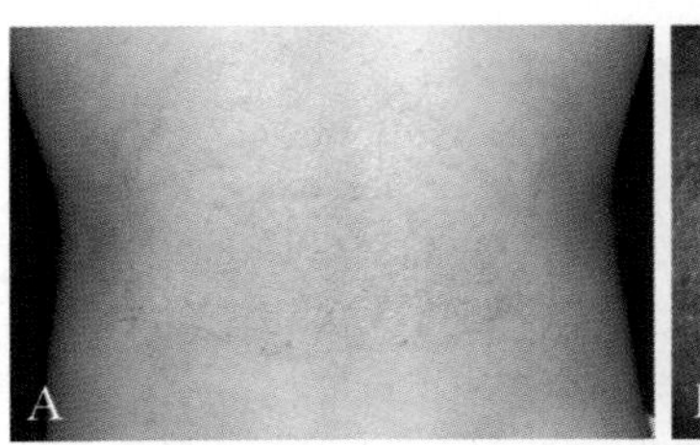

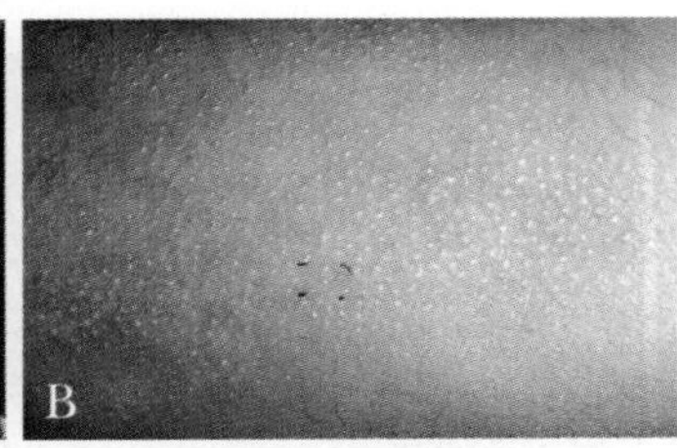

图 12.3.4 小棘苔藓（lichen spinulosus）

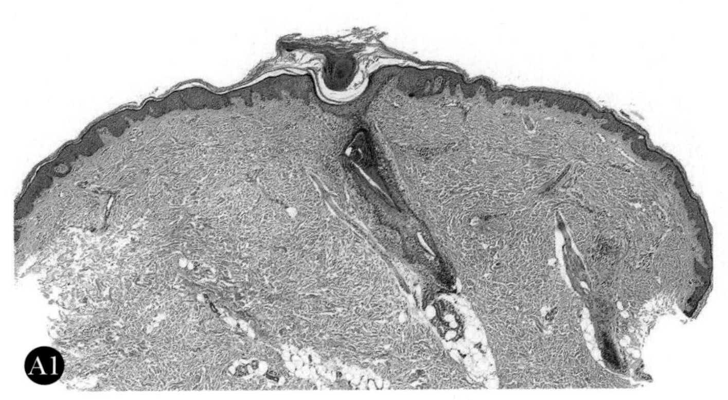

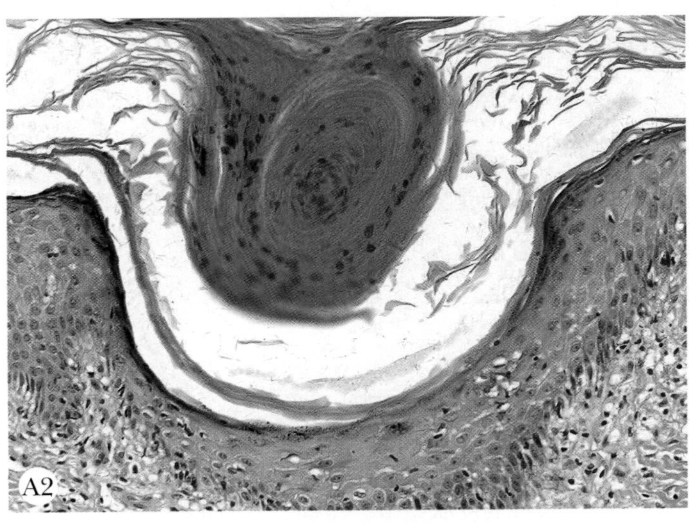

图 12.3.4A 小棘苔藓 男，10 岁，躯干、四肢红色丘疹 3 年余。病理示毛囊角栓，毛囊周围淋巴细胞浸润。

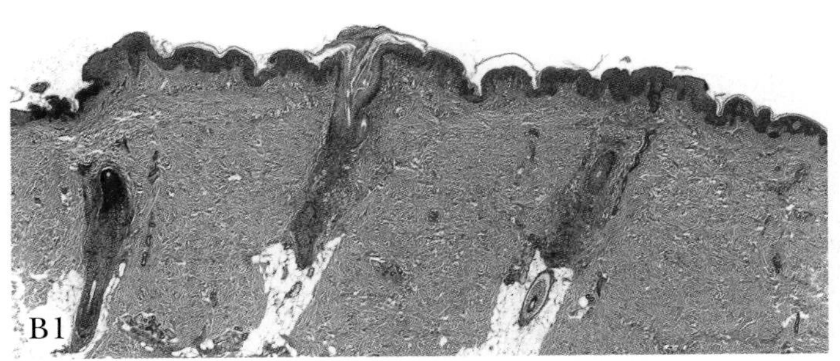

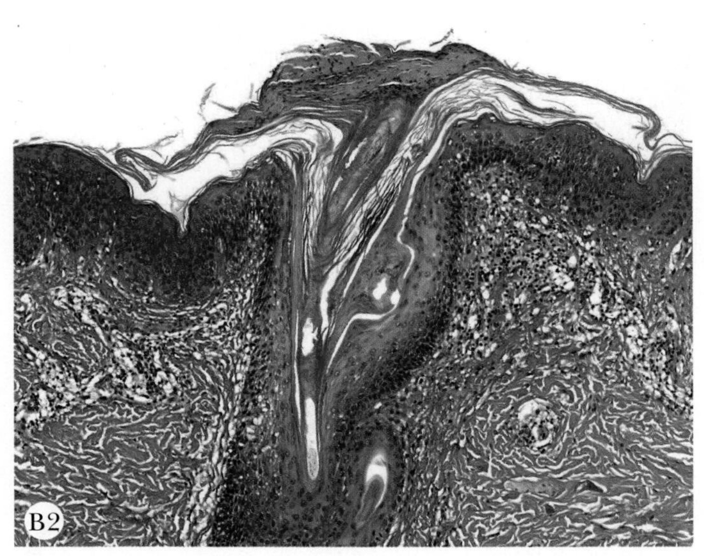

图 12.3.4B 小棘苔藓 男，22 岁，双下肢丘疹 2 年。病理示毛囊角栓，毛囊周围淋巴细胞及浆细胞浸润。

12.3.5 毛发肉芽肿（hair granuloma）

病理改变

a 真皮内大量上皮样细胞、淋巴细胞、组织细胞和多核巨细胞浸润。

b 慢性期主要是异物肉芽肿反应。

c 可有瘘管形成。

临床特点

a 理发师和挤牛奶工好发。

b 毛发碎片进入皮肤所致。

c 主要表现为皮肤结节，压痛，有时形成脓肿、瘘管。

12.3.6 Kyrle 病（Kyrle disease）

病理改变

a 表皮凹陷，与毛囊一致或不一致，中央有高度角化或部分角化不全的角质栓。

b 角化不全物质向内陷，与嗜碱性的变性胶原相接。

c 真皮变性胶原可有肉芽肿反应。

d 无弹力纤维变性。

临床特点

a 皮损广泛，四肢伸侧最易受累，但掌跖不受累。

b 圆锥形坚硬丘疹，直径 2 ~ 8mm，毛囊性或非毛囊性，肤色或灰红色，表面有鳞屑，中央角栓剥除后有火山口样凹陷。

c 可融合成疣状斑块。

d 无自觉症状或偶痒。

e 可与糖尿病、尿毒症伴发。

临床鉴别诊断

毛囊角化病

穿通性毛囊炎

匐行性穿通性弹力纤维病

反应性穿通性胶原病

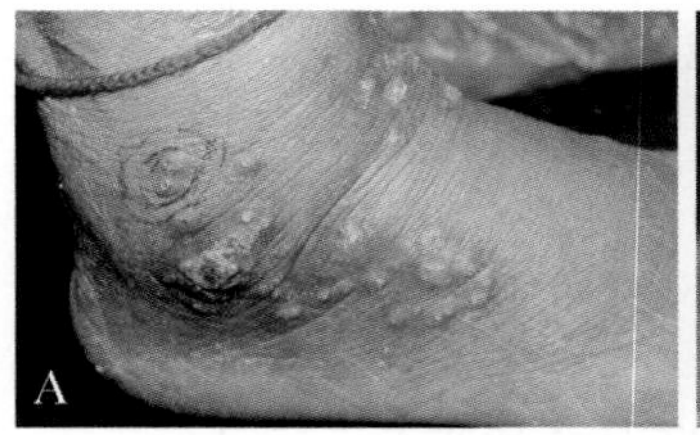

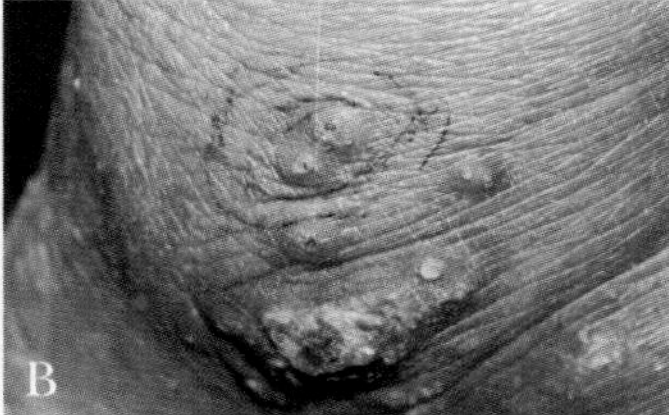

图 12.3.6 Kyrle 病（Kyrle disease）

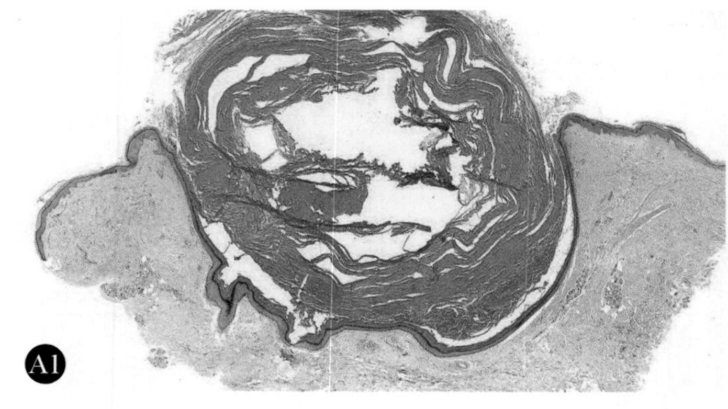

图 12.3.6A Kyrle 病 女，67 岁，右足红斑、丘疹、结节伴压痛 2 个月。患尿毒症血液透析中。病理示表皮内陷形成囊腔样结构，其内为致密角质物质。

12.3.7 鳞状毛囊角化病（keratosis follicularis squamosa）（见 13.3.2）

12.4 顶泌汗腺疾病（apocrine disorders）

12.4.1 Fox-Fordyce 病（Fox-Fordyce disease）

病理改变

a 表皮棘层肥厚，海绵水肿，毛囊漏斗部角栓形成。

b 毛囊漏斗部棘层肥厚，海绵水肿。

c 导管旁大汗腺有汗液潴留导致的水疱。

病理鉴别诊断

嗜酸性脓疱性毛囊炎：毛囊上皮海绵水肿，主要是嗜酸性粒细胞浸润。

感染性毛囊炎：毛囊及毛囊周围中性粒细胞浸润为主，伴有毛囊的破坏。

临床特点

a 多见于青年女性。

b 发生于有大汗腺的部位：腋窝、乳晕、阴阜、大阴唇和会阴部。

c 散在坚实的圆锥形毛囊性丘疹。

d 自觉瘙痒，长期可继发皮肤肥厚。

临床鉴别诊断

小棘苔藓

毛囊角化病

别名

大汗腺痒疹（apocrine miliaria）

汗腺毛囊角化病（Fox–Fordyce disease）

12.4.2 色汗症（chromhidrosis）

病理改变

a 大汗腺分泌细胞嗜碱性明显，胞质含有不同大小的黄、棕色颗粒，与脂褐素一致。

b 大汗腺色汗症是因不同数量的脂褐素处于不同的氧化状态所致。

临床特点

a 大汗腺色汗症多由大汗腺功能紊乱引起；小汗腺色汗症与接触药物等相关。

b 面部、腋窝最常受累。

c 情绪刺激和机械性刺激可引起色汗分泌。

d 最常见黑色或棕色，少数为黄色、绿色、蓝色、红色。

12.5 小汗腺疾病（eccrine disorders）

12.5.1 嗜中性小汗腺炎（neutrophilic eccrine hidradenitis）

病理改变

a 表皮可出现坏死或水疱形成。

b 汗腺分泌部和真皮内直行导管周围稀疏到致密的中性粒细胞浸润。

c 汗腺周围可见黏蛋白沉积。

d 化疗相关的小汗腺炎有鳞状化生，并伴不同程度的角化不良。

病理鉴别诊断

感染性汗腺炎：与嗜中性小汗腺炎相似，但是特殊染色或组织培养可发现致病菌。

白细胞碎裂性血管炎：主要是血管周围中性粒细胞浸润，大量核尘。

昏迷或压力性小汗腺坏死：表皮不同程度水肿，形成水疱、大疱，汗腺分泌部坏死，早期炎症少，汗腺导管很少有严重损伤，少量的中性粒细胞、嗜酸性粒细胞、淋巴样细胞和组织细胞多形性细胞浸润，有红细胞外溢，偶有毛囊皮脂腺坏死。

临床特点

a 多为化疗的肿瘤患者，自发患病者多见于儿童。

b 可能为化疗药物对汗腺的直接作用。

c 自发发病者多发于手掌。

d 皮损为多形性：无症状或疼痛性红斑、丘疹、斑块或脓疱等。

12.5.2 鼻红粒病（granulosis rubra nasi）

病理改变

a 真皮内血管扩张。

b 汗腺周围可见淋巴细胞、组织细胞及浆细胞浸润。

c 汗腺体和导管明显扩张，形成小囊样结构。

临床特点

a 好发于儿童，6 ~ 15 岁多见，青春期后常可自愈。

b 鼻尖及鼻翼部皮肤弥漫性潮红，有针帽大小的圆形丘疹，淡红色或暗红色，顶端稍尖，不融合，呈颗粒状。

c 局部多汗，可有汗滴或小水疱。

13 单纯角层及表皮改变（alterations of the stratum corneum）

李 凯　李春英　廖文俊

13.1　鱼鳞病及相关疾病
13.1.1　寻常性鱼鳞病
13.1.2　性连锁鱼鳞病
13.1.3　板层状鱼鳞病
13.1.4　先天性鱼鳞病样红皮病
13.1.5　丑角样鱼鳞病
13.1.6　先天性大疱性鱼鳞病样红皮病
13.1.7　西门大疱性鱼鳞病
13.1.8　鱼鳞病及套叠状脆发
13.1.9　CHILD 综合征
13.1.10　Sjögren–Larsson 综合征
13.1.11　伴脱发和畏光的毛囊性鱼鳞病综合征
13.1.12　持久性豆状角化过度症
13.1.13　可变性红斑角皮症
13.1.14　进行性对称性红斑角化症
13.1.15　获得性鱼鳞病

13.2　掌跖角化病及相关疾病
13.2.1　弥漫性掌跖角皮病
13.2.2　局限性掌跖角化病（孤立的）
条纹状 / 斑状掌跖角化病
钱币状表皮松解性掌跖角化病
13.2.3　点状掌跖角皮病
掌褶点状角化病
13.2.4　Olmsted 综合征
13.2.5　Vohwinkel 综合征
13.2.6　疣状肢端角化病
13.2.7　边缘丘疹性肢端角皮病
手部降解性胶原斑
肢端角化性类弹力纤维病
13.2.8　遗传性半透明丘疹性肢端角化症
13.2.9　水源性肢端角化症
13.2.10　获得性角皮症

13.3　其他角化异常性疾病
13.3.1　汗孔角化症
13.3.2　鳞状毛囊角化病
13.3.3　连圈状秕糠疹
13.3.4　棘状角皮症
13.3.5　鸡眼及胼胝
鸡眼
胼胝
13.3.6　颗粒状角化不全
13.3.7　局限性掌跖角化不足
13.3.8　窝状角质松解症

在角化异常为主要病理改变的这一大类疾病中包含大量形态各异的疾病，大多数疾病具有遗传背景。本章以临床结合病理的形式将角化异常性皮肤病分为三个主要的类别。第一类主要是具有遗传背景的鱼鳞病及类似疾病，临床表现为全身皮肤广泛性损害，多数病例还具有系统性损害。第二类为掌跖角化病及其他主要累及掌跖或肢端皮肤的角化性疾病。第三类为其他特殊临床和病理类型的角化性疾病。

13.1 鱼鳞病及相关疾病（ichthyosis and related diseases）

13.1.1 寻常性鱼鳞病（ichthyosis vulgaris）

病理改变

a 轻度至中度角化过度，为板层状正角化亢进。

b 颗粒层变薄或消失。

c 棘层稍萎缩或正常。

d 毛囊口有大的角质栓。

e 真皮浅层血管周围稀疏淋巴细胞浸润。

f 汗腺、皮脂腺减少。

病理鉴别诊断

特应性皮炎：表皮增厚，局灶性角化过度，某些部位颗粒层轻度肥厚。

板层状鱼鳞病（常染色体隐性）：正角化过度，颗粒层正常或稍增厚。

性连锁鱼鳞病（X 连锁隐性）：正角化过度，颗粒层正常或稍增厚。

临床特点

a 常染色体显性遗传，为丝聚合蛋白原缺乏。

b 生后数月发病，至青春期最明显，冬季加重。

c 多见于四肢伸侧，尤其胫前更明显，严重时躯干四肢屈侧亦受累。

d 为污秽或灰色菱形或多角形的鱼鳞样鳞屑。

e 皮肤较干燥，常有毛囊角化及掌跖部角化过度，伴毛发、指（趾）甲发育障碍。

临床鉴别诊断

特应性皮炎

获得性鱼鳞病

干皮病

性连锁鱼鳞病

板层状鱼鳞病

别名

显性遗传寻常性鱼鳞病（dominant inherited ichthyosis vulgaris）

单纯型鱼鳞病（ichthyosis simplex）

角化性皮肤病 Ⅰ 型（disorders of cornification Ⅰ，DOC1）

干皮病（xeroderma）

光泽鱼鳞病（ichthyosis nitida）

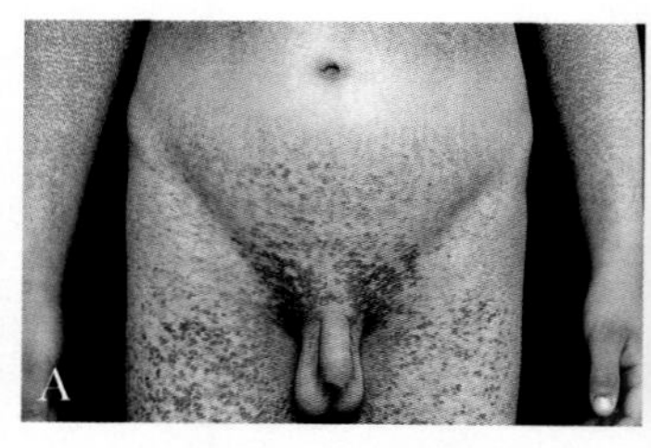

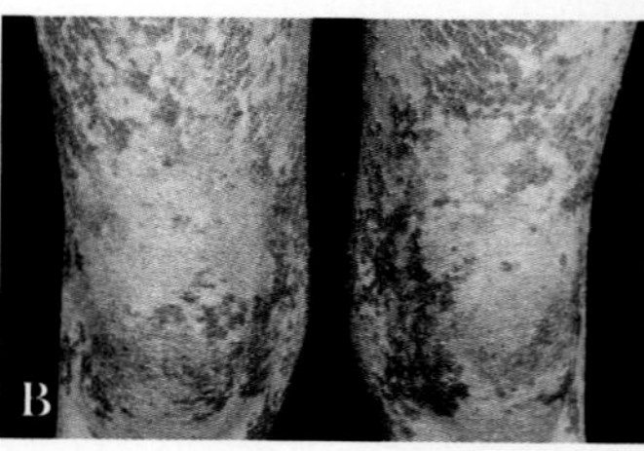

图 13.1.1 寻常型鱼鳞病（ichthyosis vulgaris）

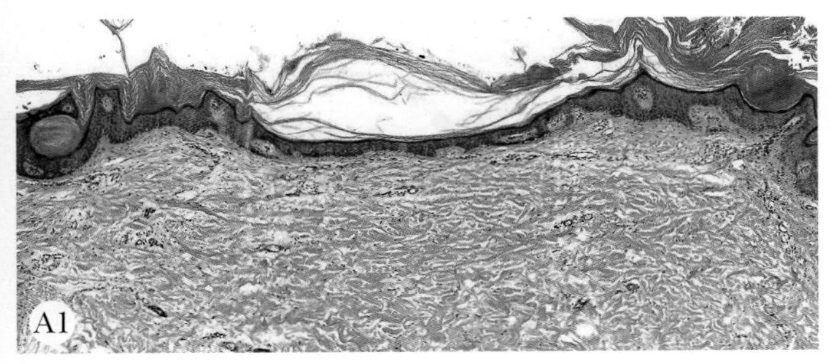

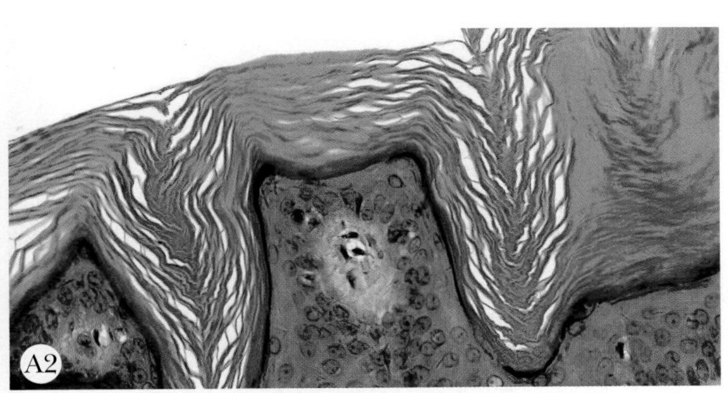

图 13. 1. 1A 寻常型鱼鳞病 男，12 岁，全身褐黑色斑片，干燥 12 年。病理示高度角化过度，轻微角化不全，颗粒层消失。

13.1.2 性连锁鱼鳞病（sex-linked ichthyosis）

病理改变

a 中等致密性角化过度。

b 颗粒层正常或稍增厚。

c 无毛囊角栓。

d 棘层轻度肥厚。

e 真皮浅层稀疏淋巴细胞浸润。

病理鉴别诊断

寻常性鱼鳞病：颗粒层变薄或消失。

临床特点

a 性连锁隐性遗传，与类固醇硫酸酯酶缺乏有关。

b 出生时或生后不久发病，患者几乎均为男性，女性发病极少，冬季加重。

c 皮损可达全身，甚至可波及皱褶部位，但掌跖通常不受累。

d 鳞屑大而显著，呈污黑色。

e 病情常可随年龄增长稍有加重。

临床鉴别诊断

寻常性鱼鳞病

别名

X- 连锁的隐性遗传性鱼鳞病（sex-linked recessive ichthyosis）

类固醇硫酸酯酶缺乏症（steroid sulfatase deficiency）

13.1.3 板层状鱼鳞病（lamellar ichthyosis）

病理改变

a 致密板层状角化过度，增厚明显。

b 颗粒层正常或轻度增厚。

c 棘层轻度增厚，表皮突轻度延长，可呈现乳头瘤样增生。

d 真皮血管周围稀疏淋巴细胞浸润。

病理鉴别诊断

丑角样鱼鳞病：高度角化过度，表皮乳头瘤样增生，颗粒层正常或者变薄。

临床特点

a 常染色体隐性遗传或偶尔为显性遗传，两性均可受累。

b 新生儿表现全身包裹“火棉胶”板样角质壳。

c 膜数天脱落后出现全身红皮并逐渐出现板状的大而污秽的鳞屑，中央黏着，边缘游离。

d 常见掌跖角化过度，可有臭汗症。

e 过半数患者毛囊口如火山口样，80% 病例出现睑外翻，可出现眼角膜炎，结膜炎等改变，也可出现唇外翻、牙齿等改变。

f 常伴高热，有甲营养不良。

临床鉴别诊断

伴鱼鳞病样红皮病的中性脂质沉积病（neutral lipid storage disease with ichthyotic erythroderma），即 Chanarin-Dorfman 综合征。

别名

2 型先天性鱼鳞病（ichthyosis congenita type 2）

非红皮病型常染色体隐性遗传性板层状鱼鳞病（non-erythrodermic autosomal recessive lamellar ichthyosis）

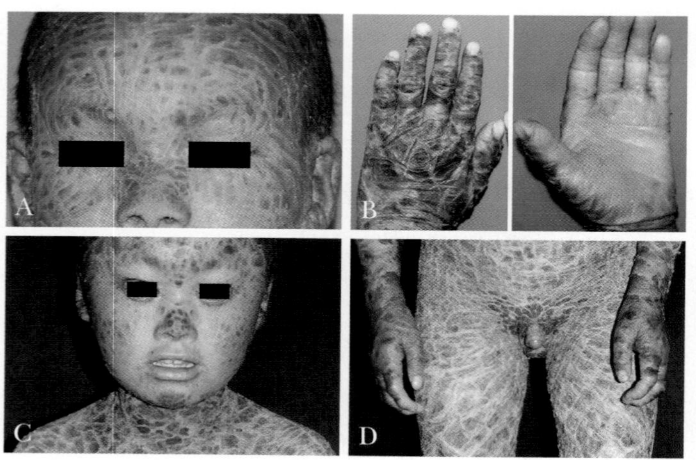

图 13.1.3　板层状鱼鳞病（lamellar ichthyosis）

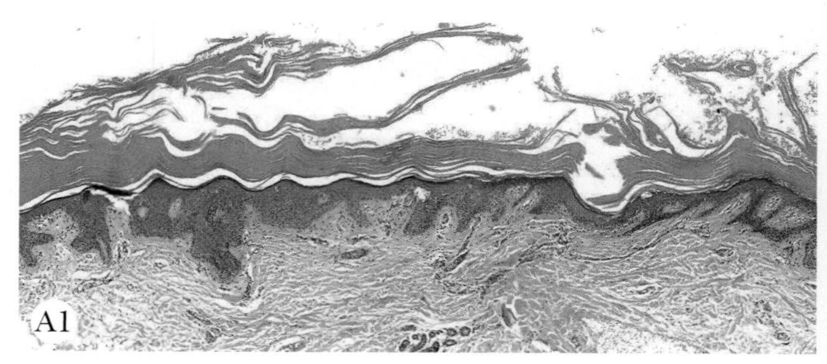

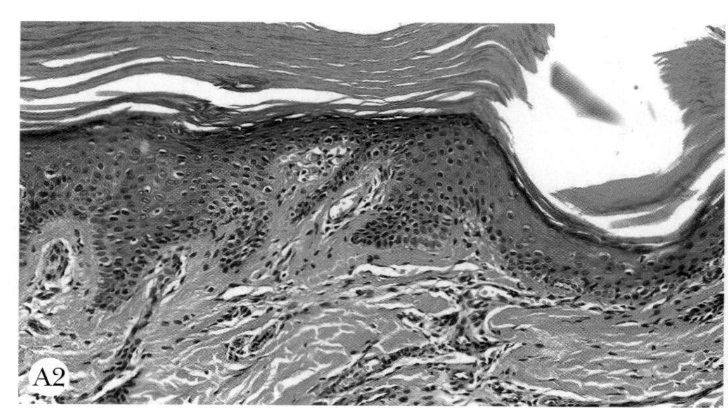

图 13.1.3A　板层状鱼鳞病　男，8 岁，全身板层状污秽鳞屑 8 年，轻度睑外翻 5 年，出生时全身附着板样胶质壳。病理示致密角化过度，颗粒层正常，表皮棘层肥厚，真皮乳头血管扩张明显。

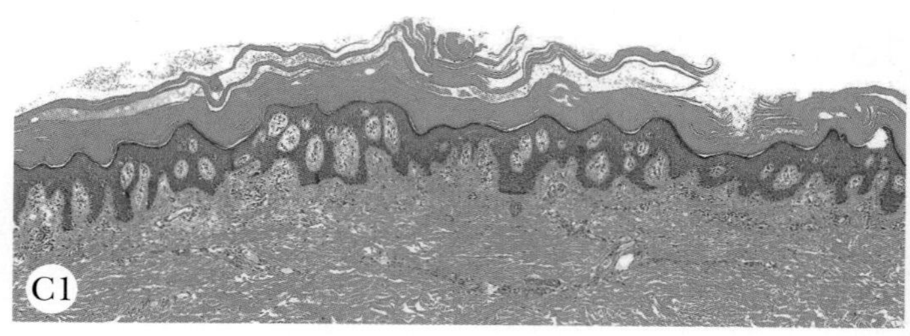

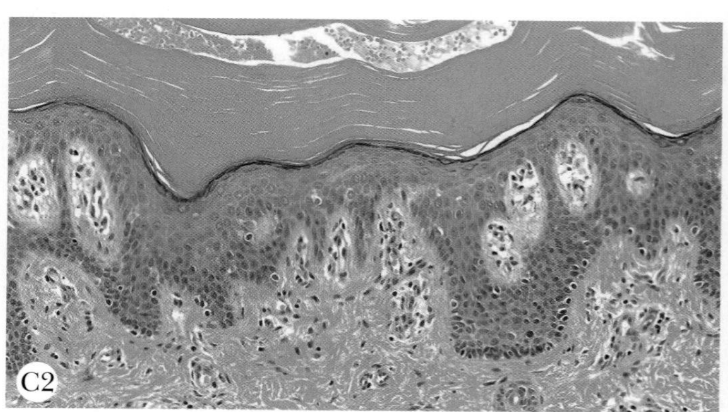

图 13.1.3C　板层状鱼鳞病　男，7 岁，出生时全身附着板样胶质壳，现全身板层状污秽鳞屑，睑外翻 7 年。病理示致密角化过度，颗粒层正常，表皮不规则增生，真皮乳头血管轻度扩张、充血。

13.1.4 先天性鱼鳞病样红皮病（congenital ichthyosiform erythroderma）

病理改变

a 轻度角化过度，轻于板层状鱼鳞病。

b 可出现灶状角化不全，颗粒层正常或增厚，棘层肥厚。

c 电镜可见角质形成细胞内有脂滴或出现小而变形的板层小体数量增加。

临床特点

a 为常染色体隐性遗传，可能与脂肪氧化酶、脂氧合酶等缺陷有关。

b 出生时常见火棉胶样膜，膜褪去后，婴儿特征性地表现为显著的全身性红皮，但不出现大而污秽的鳞屑。

c 腿的伸侧、头皮、面部为板层状鳞屑，上肢和躯干则覆盖细小白色鳞屑。

d 合并轻度眼睑外翻和唇外翻，有时可见掌跖角皮症。

e 常伴色素性视网膜炎。

f 可有发展成基底细胞癌或鳞癌等皮肤癌的可能。

别名

先天性非大疱性鱼鳞病样红皮病（non-bullous congenital ichthyosiform erythroderma）

1 型先天性鱼鳞病（ichthyosis congenita type 1）

红皮病型常染色体隐性遗传性板层状鱼鳞病（erythrodermic autosomal recessive lamellar ichthyosis）

13.1.5 丑角样鱼鳞病（harlequin ichthyosis）

病理改变

a 大片过度增厚和致密角化过度。

b 颗粒层通常变薄，但可正常或缺如。

c 透明角质颗粒缺如者，角质层可有显著的角化不全。

d 毛囊、汗腺存在明显角化过度性阻塞。

e 偶见乳头瘤样增生。

病理鉴别诊断

其他类型的鱼鳞病：本病有显著的棘层肥厚，偶可成乳头瘤样增生。

临床特点

a 属常染色体隐性遗传，胚胎发育时皮肤即受累。

b 胎儿全身覆盖很厚的角质性盔甲状板片。

c 双耳缺如或发育不全，有显著唇外翻及睑外翻，丑角面容。

d 多死于母腹中，或因严重影响呼吸及哺乳而产后早期夭折。

临床鉴别诊断

Chanarin–Dorfman 综合征

别名

重症胶样婴儿（harlequin fetus）

丑胎（harlequin fetus）

丑胎鱼鳞病（harlequin ichthyosis）

13.1.6 先天性大疱性鱼鳞病样红皮病（congenital bullous ichthyosiform erythroderma）

病理改变

a 以表皮松解性角化过度或显著的颗粒变性为特点。

b 严重的表皮松解性角化过度可类似表皮内大疱。

c 伴随致密角化过度及表皮不规则增生。

病理鉴别诊断

疣状痣：组织学上，表皮乳头瘤样增生；病变局限，需结合临床。

临床特点

a 多为常染色体显性遗传，也有较多随机突变者。

b 幼儿表现为火棉胶样婴儿，后表现为附有鳞屑的红皮病，有时形成大疱性损害。

c 成人可表现为显著的疣状损害。

13.1.6

临床鉴别诊断

先天性鱼鳞病样红皮病

别名

表皮松解性角化过度（epidermolytic hyperkeratosis）

大疱性鱼鳞病（bullous ichthyosis）

Brocq 先天性鱼鳞病样大疱性红皮病 （bullous congenital ichthyosiform erythroderma Brocq）

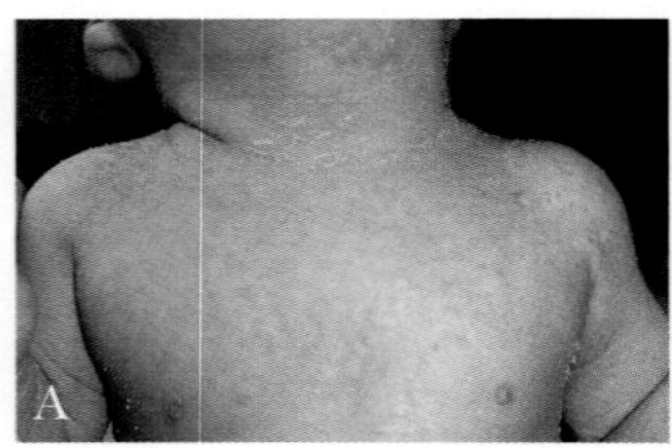

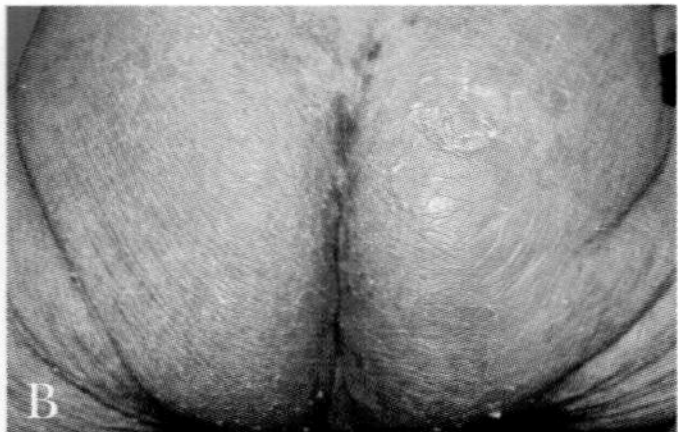

图13.1.6 先天性大疱性鱼鳞病样红皮病（congenital bullous ichthyosiform erythroderma）

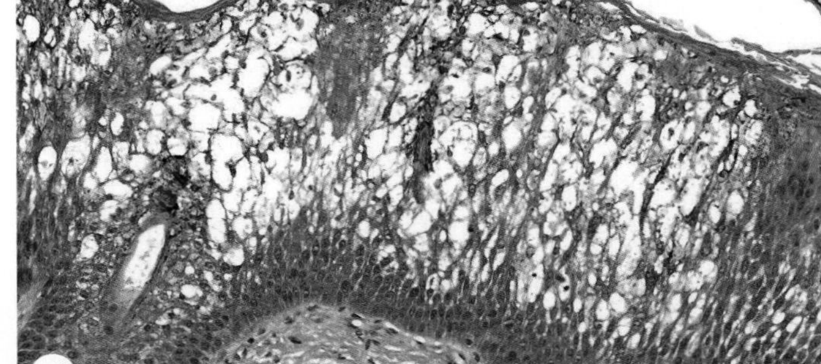

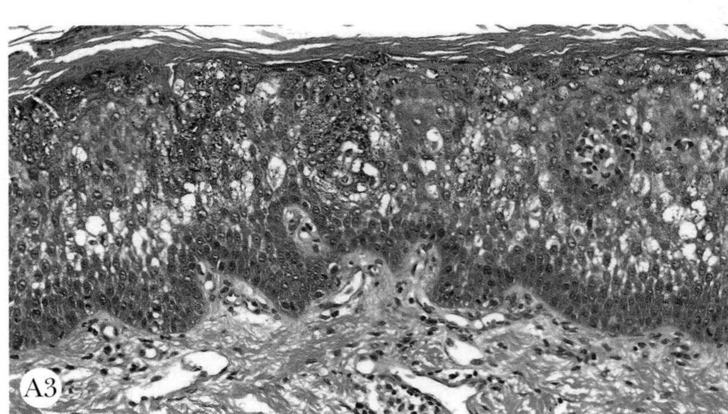

图 13. 1. 6A 先天性大疱性鱼鳞病样红皮病 男，4 个月，头面部、四肢、躯干皮肤反复红斑、水疱、脱屑 4 个月。病理示角化过度，颗粒变性明显，颗粒层细胞内可以看见嗜酸性包涵体，角质形成细胞空泡变性导致水疱形成。

13.1.7 西门大疱性鱼鳞病（ichthyosis bullosa of Siemens）

病理改变

a 以表皮松解性角化过度为特点，但较先天性大疱性鱼鳞病样红皮病轻微。

b 表皮松解性角化过度位置较高。

病理鉴别诊断

先天性大疱性鱼鳞病样红皮病：病理改变更重。

临床特点

a 常染色体显性遗传，为角蛋白 2（KRT2）突变所致。

b 出生时有水疱，皮肤脆弱，外伤后可出现水疱或浅表的剥离现象。

c 出现红皮病情况罕见，多表现为角化过度。

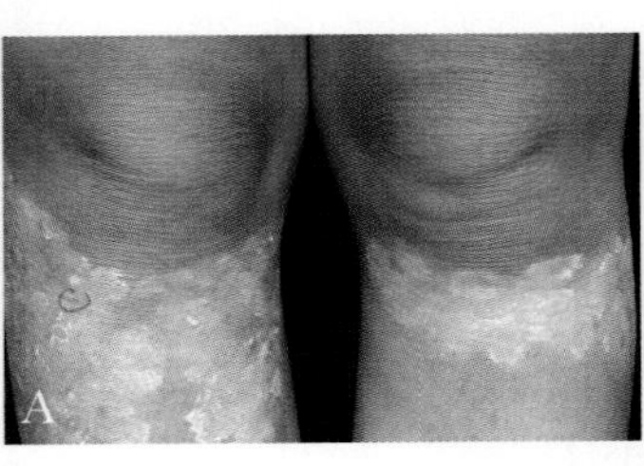
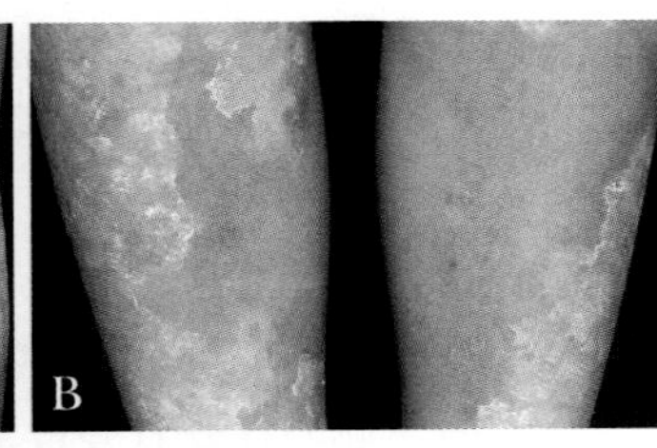

图 13.1.7　西门大疱性鱼鳞病样红皮病（ichthyosis bullosa of Siemens）

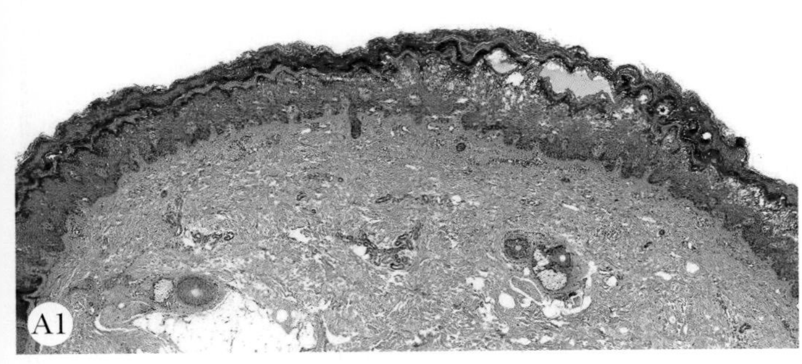

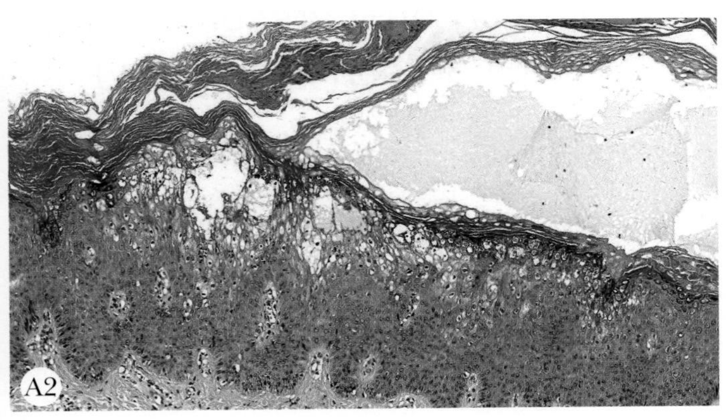

图 13.1.7A　西门大疱性鱼鳞病样红皮病　女，15 岁，自幼双下肢红斑、水疱伴脱屑。查体膝部角化过度明显，胫前可见早期水疱形成。病理示表皮松解，颗粒层及棘层上部细胞内水肿、空泡变性，部分细胞内可见嗜酸性包涵体。

13.1.8　鱼鳞病及套叠状脆发（ichthyosis and trichorrhexis invaginata）

病理改变

a 类似红皮病样银屑病样特点。

b 真皮乳头轻度水肿和非特异炎症。

c 病发在镜下呈竹节状。

病理鉴别诊断

银屑病：需结合临床。

临床特点

a 为少见的常染色体隐性遗传性疾病，与 SPINK5 基因突变有关。

b 毛发异常：为竹节状发，毛发呈节段性套叠状，结节性脆发、扭发等。

c 出现鱼鳞病样红皮病和迂回线状鱼鳞病的两种表现，后者为多环形和匐行性角质增厚斑。

d 可有遗传过敏性素质、反复感染、婴儿期发育不良、肠病及轻度掌跖角化病。

临床鉴别诊断

特应性皮炎

别名

Netherton 综合征（Netherton syndrome）

线状迂回鱼鳞病（ichthyosis linearis circumflexa）

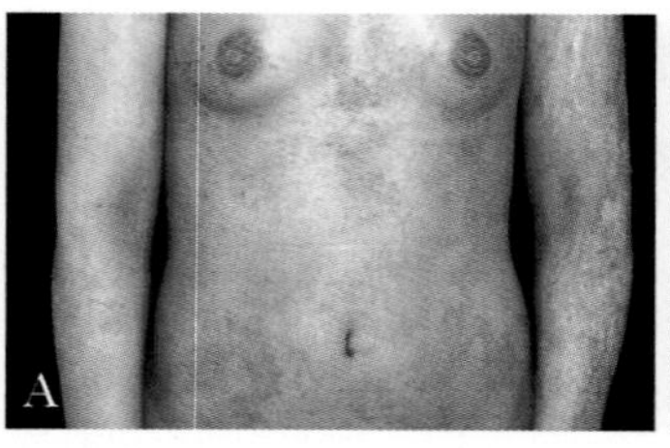

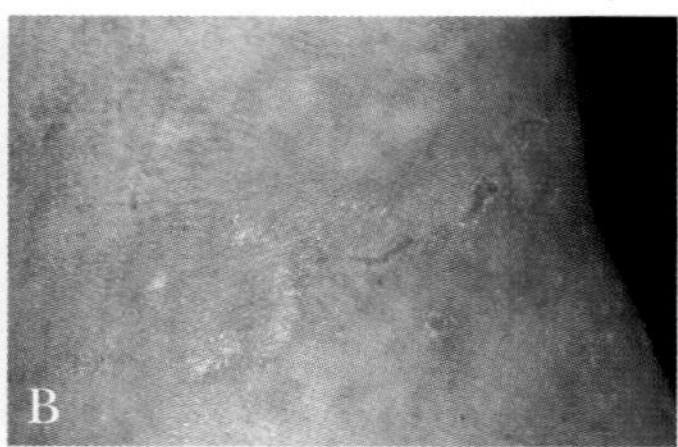

图 13.1.8 鱼鳞病及套叠状脆发（ichthyosis and trichorrhexis invaginata）

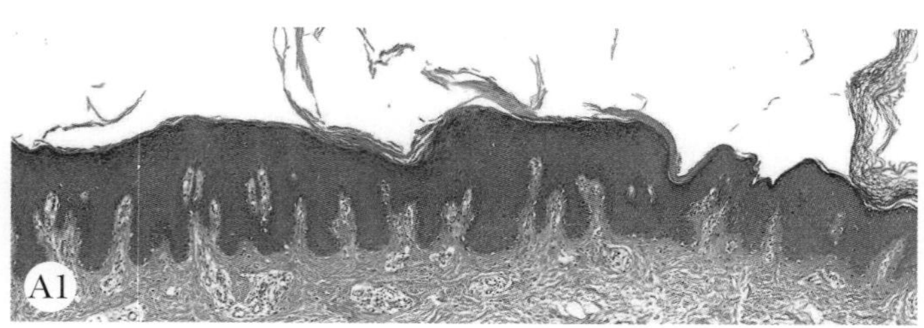

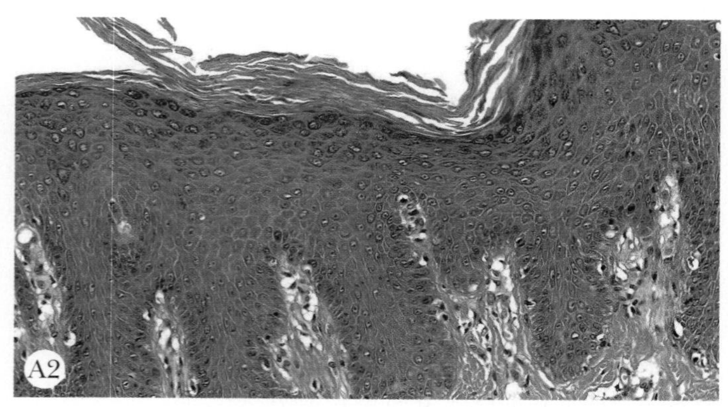

图 13.1.8A 鱼鳞病及套叠状脆发 女，16 岁，自幼全身红斑、水疱、鳞屑伴痒；光镜下示竹节发。病理示增厚的角化不全，表皮银屑病样增生，海绵水肿，真皮浅层血管周围少量淋巴细胞浸润。

病理鉴别诊断

毛发红糠疹：角层交替出现角化过度和角化不全，毛囊角栓。

红皮病型银屑病：角层出现 Munro 微脓肿，真皮乳头炎症细胞浸润和毛细血管扩张。

临床特点

a 仅见于女性，与 NSDHL 基因突变有关，半合子男性胎儿常致死亡。

b 生后即半侧身体的鱼鳞病样红皮病损害，部分患者可伴发炎性线性疣状表皮痣或疣状痣样损害。

c 患侧肢体发育异常：上下肢萎缩、短缺（包括手指、足趾缩短或缺如），即偏侧缺肢畸形。

d 有时患侧的骨盆有发育不良。

e 少数出现内脏和神经系统的发育障碍。

别名

单侧鱼鳞病样红皮病伴同侧肢体发育不全（congenital hemidysplasia with ichthyosiform erythroderma and limb defects）

13.1.9 CHILD 综合征（CHILD syndrome）

病理改变

a 致密角化过度伴灶状角化不全。

b 乳头瘤样增生，颗粒层正常或变薄，棘层肥厚。

c 真皮乳头可见泡沫状组织细胞，类似于疣状黄瘤。

13.1.10 Sjögren-Larsson 综合征（Sjögren-Larsson syndrome）

病理改变

a 中度致密角化过度，散在灶状角化不全。

b 表皮轻度乳头瘤样改变，颗粒层滞留变厚，棘层增厚。

c 真皮浅层血管周围非特异炎症。

临床特点

a 常染色体隐性遗传性疾病，近期研究提示有基因缺失和点突变。

b 全身棕黄色有皱纹的皮损，面部不累及，瘙痒明显。

c 脐周显著角化。

d 伴有智力低下、幼儿期痉挛性麻痹。

e 视力模糊，出现视网膜斑状变性伴晶状体混浊。

临床鉴别诊断

板层状鱼鳞病

别名

鱼鳞病神经综合征（ichthyosis and nervus syndrome）

13.1.11 伴脱发和畏光的毛囊性鱼鳞病综合征（ichthyosis follicularis with atrichia and photophobia syndrome）

病理改变

a 毛囊扩张、角栓形成，颗粒层可有或无变厚。

b 真皮变薄、毛囊及皮脂腺萎缩。

病理鉴别诊断

寻常性鱼鳞病：颗粒层变薄或消失。

先天性大疱性鱼鳞病样红皮病：出现表皮松解性角化过度。

临床特点

a 男性发病较多，与 X 性连锁隐性遗传有关。

b 基本表现为毛囊性角化性丘疹，具有泛发性、头面部比较明显。

c 可出现先天性非瘢痕型秃发、畏光。

d 可出现精神运动性阻滞和发育迟缓，易发生脓皮病、牙齿畸形和甲营养不良。

别名

IFAP 综合征（IFAP syndrome）

13.1.12 持久性豆状角化过度症（hyperkeratosis lenticularis perstans）

病理改变

a 角质层显著角化过度，致密排列，呈强嗜伊红性，偶伴角化不全，无巨大角栓。

b 颗粒层变薄，甚至消失，棘层变薄。

c 真皮浅层毛细血管扩张、充血，伴淋巴细胞带状浸润；可伴有界面空泡改变。

d 旧皮损可不表现为表皮萎缩及真皮密集的淋巴细胞浸润。

病理鉴别诊断

Mibeli 汗孔角化症：可见角化不全栓，缺乏真皮带状浸润。

Kyrle 病：可见巨大角栓带，有角化不全穿通表皮深达真皮。

灰泥角化病：无表皮萎缩及真皮带状浸润。

临床特点

a 大多病因不明，少数属常染色体显性遗传。

b 多发于 30 ~ 60 岁男性。

c 初发于足背，渐至小腿及臂部，少数可达躯干。

d 单个皮疹为 1 ~ 5mm 大小的扁平丘疹或为银屑病样斑块。

e 皮疹表面黏着有角化性鳞屑，剥除后引起轻度出血，较大丘疹中央为角质性鳞屑，而边缘为糠状鳞屑。

f 常无自觉症状，少数局部有阵发性轻度瘙痒。

g 病变持久存在。

临床鉴别诊断

灰泥角化病：其皮损是在无红斑基础上的灰白色丘疹；

Kyrle 病：丘疹较大，与毛囊有关，且可融合成巨大而不规则的角化斑块。

别名

Flegel 病（Flegel disease）

13.1.13　可变性红斑角皮症（erythrokeratodermia variabilis）

病理改变

a 角化过度和角化不全。

b 颗粒层正常或增厚。

c 中度乳头瘤样增生，棘层肥厚，真皮乳头上方的棘层可变薄。

d 真皮乳头血管周围密度不等的淋巴细胞浸润。

临床特点

a 常于生后不久至 3 岁以内发病。

b 为罕见遗传病，其遗传模式是表达多变的常染色体显性特征。

c 发生于任何部位，多见于四肢伸侧、臀部、腋下、腹股沟和面部，有时掌跖可角化，但头发、甲和黏膜部很少受累。

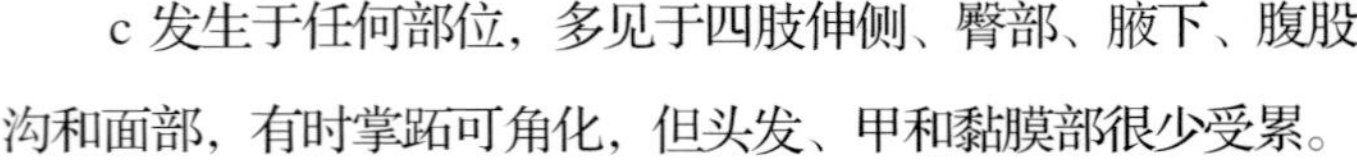

d 常为两种类型：在正常皮肤或红斑基础上发生持久性角化过度斑片，常呈图案或多环形；也可为界限清楚的红斑，其数目、大小及部位变化不定；可部分完全消退或持久不变，最终渐形成角化过度斑片。

e 终生不愈，随年龄增长有所改善，部分可于青春期后缓解，不影响全身健康。

别名

斑疹型营养不良型大疱性表皮松解症（mendes da coasta disease）

可变性红斑角化症（erythrokeratodermia variabilis）

可变性图形红斑角化性皮病（erythrokeratodermia figurate variabilis）

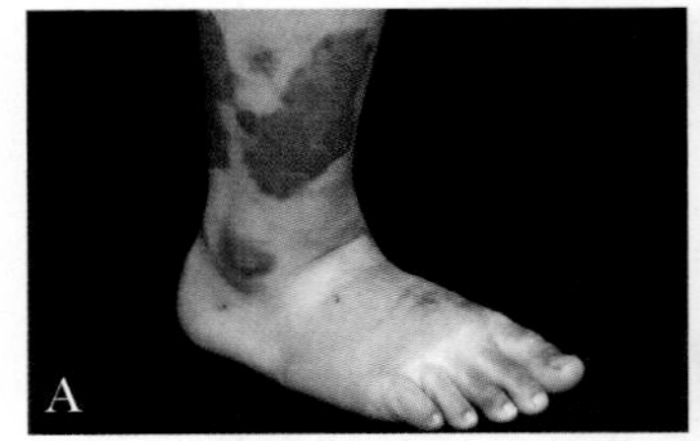

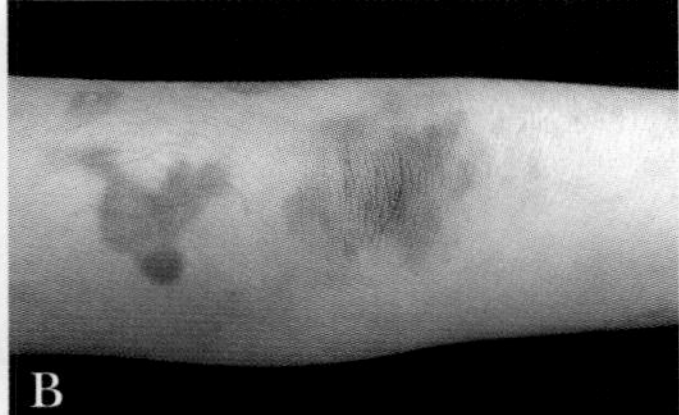

图 13.1.13　可变性红斑角皮症（erythrokeratoderma variabilis）

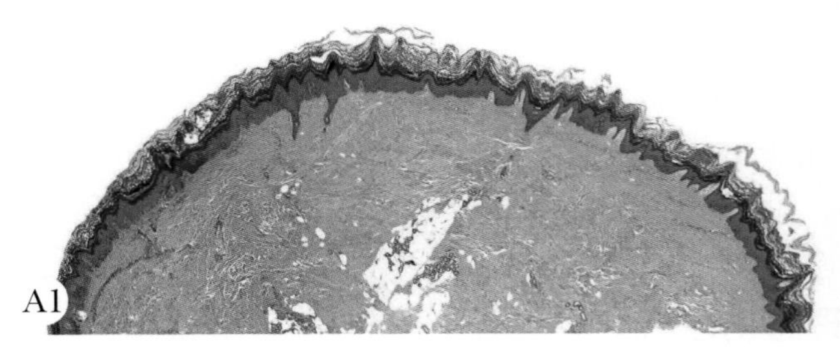

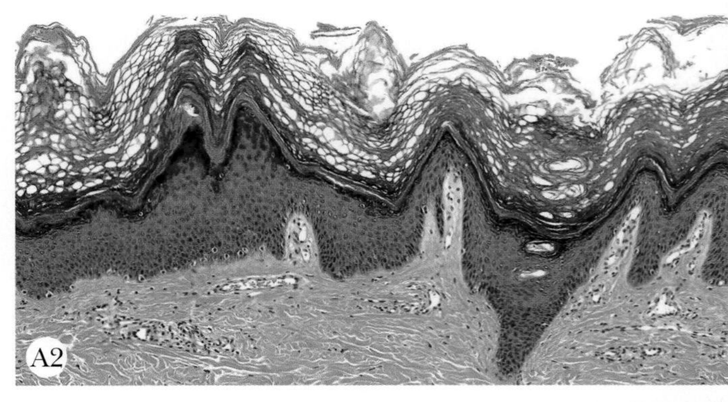

图 13. 1. 13A　可变性红斑角皮症　男，9 岁，四肢红斑伴痒 8 年。病理示显著的连续性正角化过度，表皮乳头瘤样增生，呈教堂塔尖样。

13.1.14 进行性对称性红斑角化症（progressive symmetric erythrokeratodermia）

病理改变

a 角化过度，伴有灶状角化不全。

b 颗粒层正常或增厚，棘层明显增厚。

c 真皮浅层血管扩张，其周围密度不等的淋巴细胞浸润。

临床特点

a 常生后不久发病，少数可在成年发病。

b 通常为常染色体显性遗传。

c 初为掌跖部，渐至手背、足背、胫前及肘膝、大腿伸侧等四肢近端发展。

d 皮疹为弥漫性红斑及角化过度损害，附有片状角质性鳞屑，境界清楚，或为片状潮红浸润性肥厚斑片，覆有糠秕状鳞屑。

e 指（趾）甲增厚失去光泽。

f 病程经过缓慢，常呈进行性扩大。

临床鉴别诊断

毛发红糠疹

银屑病

别名

进行性对称性红斑角化症（erythrokeratodermia progressiva symmetrica）

Gottron 综合征（Gottron syndrome）

13.1.15 获得性鱼鳞病（acquired ichthyosis）

病理改变

a 角层显著增厚，为致密正角化亢进。

b 部分病例颗粒层变薄。

临床特点

a 常与一些系统疾病（包括 SLE、甲状腺疾病、麻风和重度营养不良等）、恶性肿瘤（如淋巴肉瘤、蕈样肉芽肿等）以及药物有关。此外，淋巴增生性疾病，尤其是 Hodgkin 病多见。

b 临床表现与寻常性鱼鳞病很相似，有时可见较大、片状色素沉着性鳞屑。

临床鉴别诊断

寻常性鱼鳞病

13.2 掌跖角化病及相关疾病（keratosis palmaris et plantaris and related diseases）

本节中主要包括一组主要发生在掌跖和肢端部位的皮肤病，掌跖角化病的共同病理改变如下。

a 显著角化过度。

b 颗粒层增厚。

c 棘层肥厚。

13.2.1 弥漫性掌跖角皮病（diffuse palmoplantar keratoderma）

病理改变

非表皮松解性掌跖角皮病（non-epidermolytic palmoplantar keratoderma）：显著角化过度，颗粒层增厚，表皮棘层肥厚。

表皮松解性掌跖角皮病（epidermolytic palmoplantar keratoderma）：表皮松解性角化过度，棘层及颗粒层出现大的角质透明颗粒和细胞变性，角质形成细胞核周空泡。

临床特点

a 常染色体显性遗传，多在出生后数月内发病。

b 多见于掌跖部位，指（趾）腹、腋下及腹股沟也可受累。

c 常为掌跖弥漫、表面平滑的角化斑块。

d 可出现甲下角化过度、甲萎缩。

e 常伴多汗、浸渍。

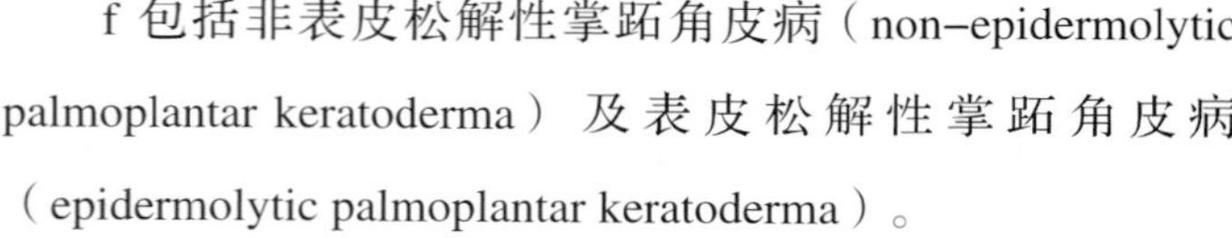

f 包括非表皮松解性掌跖角皮病（non-epidermolytic palmoplantar keratoderma）及表皮松解性掌跖角皮病（epidermolytic palmoplantar keratoderma）。

g 非表皮松解性掌跖角皮病中的长岛型掌跖角皮病（Nagashima-type palmoplantar keratosis），与基因 SERPINB7 变异有关。

临床鉴别诊断

角化型湿疹

别名

非表皮松解性掌跖角皮病：Unna-Thost 型（Unna-Thost type）

表皮松解性掌跖角皮病：Vörner 型（Vörner type）

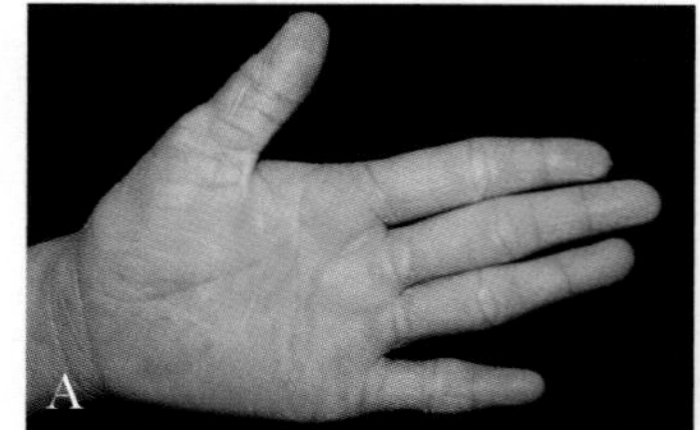

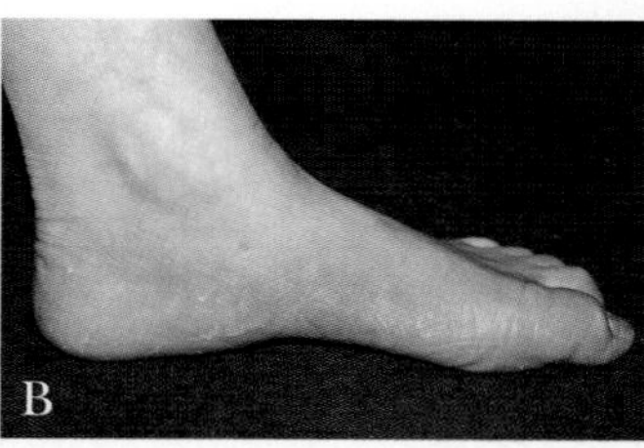

图 13.2.1AB 长岛型掌跖角皮病（Nagashima-type palmoplantar keratosis）

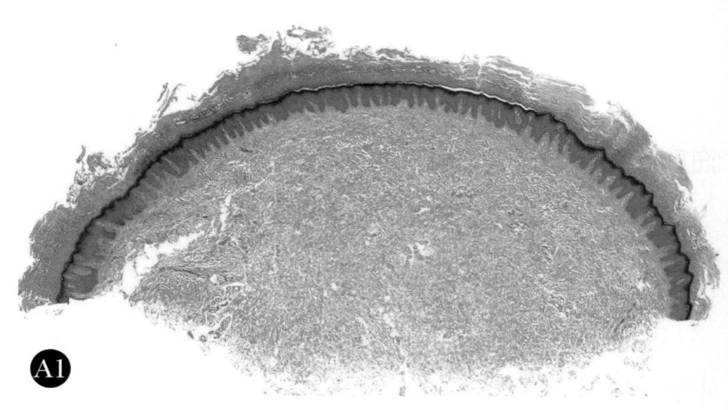

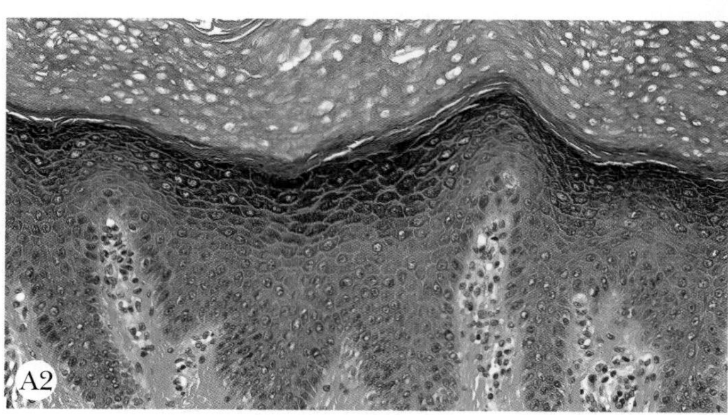

图 13. 2. 1AB 长岛型掌跖角皮病 女，13 岁，双手、双足红斑伴脱屑 10 余年，红斑遇冷水加重。病理示显著角化过度，颗粒层增厚，棘层肥厚。

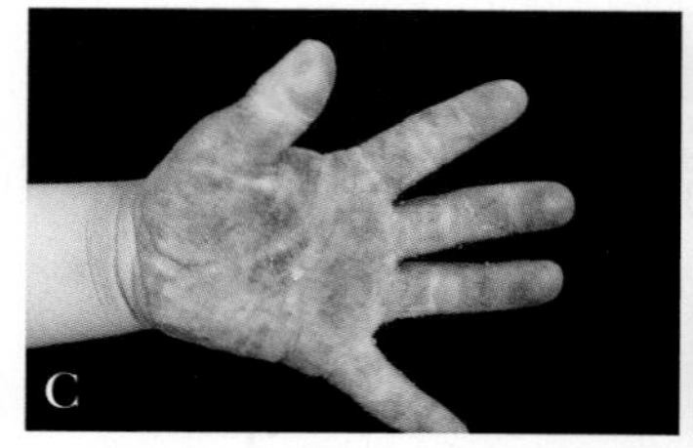

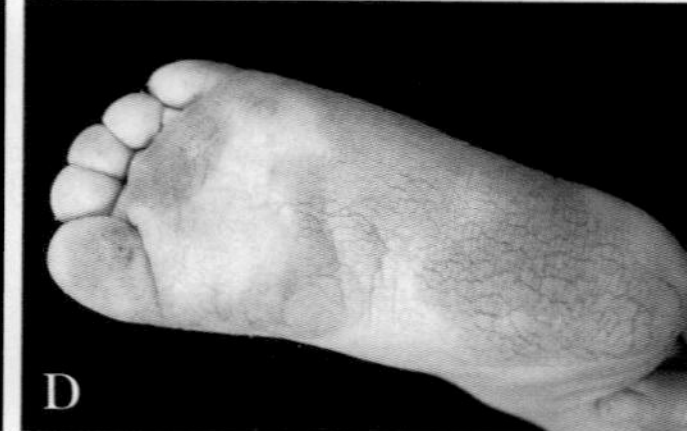

图 13.2.1CD 表皮松解性掌跖角皮病（erythrokeratoderma variabilis）

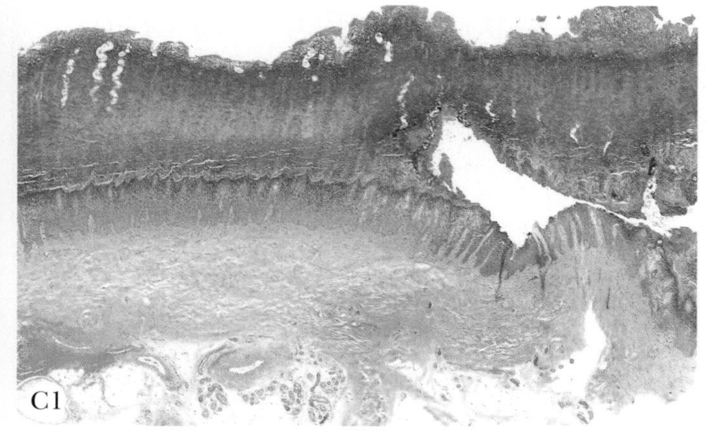

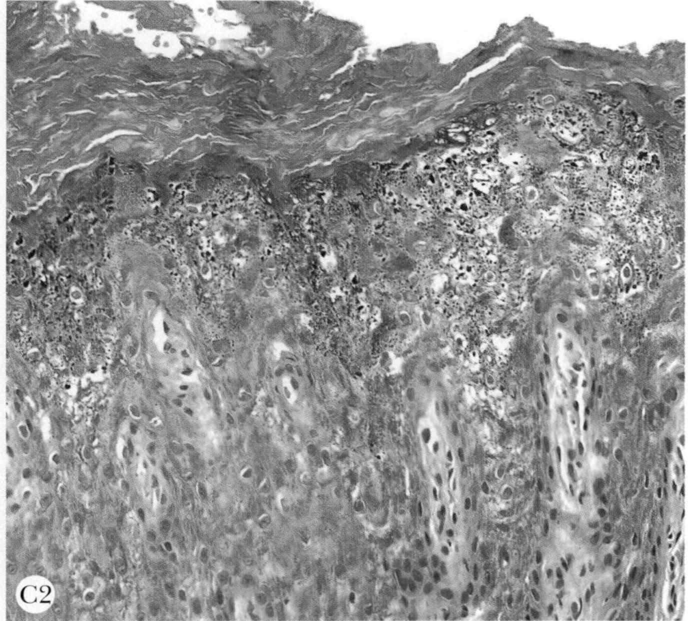

图 13.2.1C 表皮松解性掌跖角皮病 男，3 岁，双手掌、双足底角化性斑块 2 年余。病理示高度角化过度，颗粒层增厚，表皮乳头瘤样增生，局部表皮松解，颗粒层及棘层上细胞核周胞质空泡化，角质形成细胞内可见嗜酸性胞质。

13.2.2 局限性掌跖角化病（孤立的）（focal palmoplantar keratoderma，isolated）

局限性的角皮病，要么是局限性环状损害（斑状 / 钱币状）与足底摩擦或着力点对应，要么是线性（条纹状）损害，尤其是掌指的。体力劳动者反复的摩擦和创伤会加重皮损，而从事需要久坐的职业工作者皮损通常较轻微。

条纹状 / 斑状掌跖角化病（keratosis palmoplantaris areata et striata）

病理改变

呈共同病理改变模式。

临床特点

a 一般在青春期或成年早期发病。

b 常染色体显性遗传。

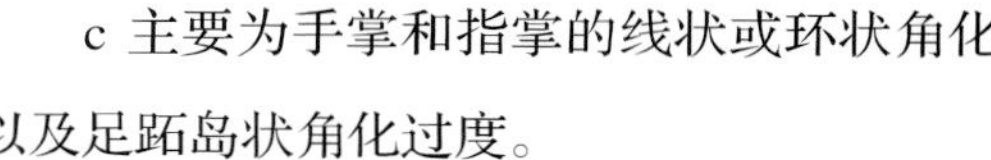

c 主要为手掌和指掌的线状或环状角化以及足跖岛状角化过度。

d 在弥漫掌部角化过度基础上可形成皲裂。

别名

局限性非表皮松解性掌跖角化病（focal non-epidermolytic palmoplantar keratoderma）

Wachters 掌跖角化病（Wachters palmoplantar keratoderma）

Brünauer-Fuhs-Siemen 掌跖角化病（Brünauer-Fuhs-Siemens palmoplantar keratoderma）

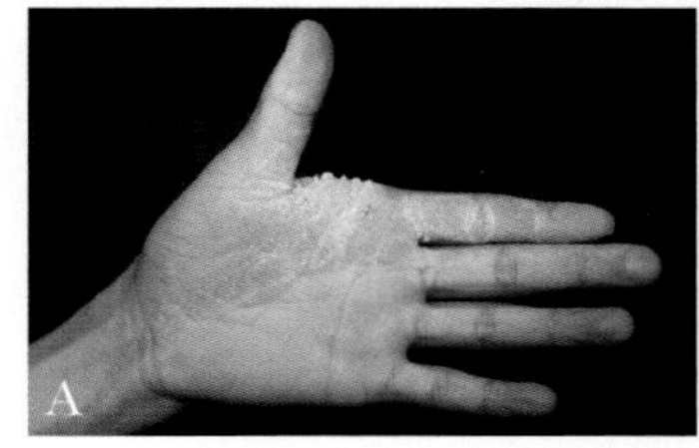

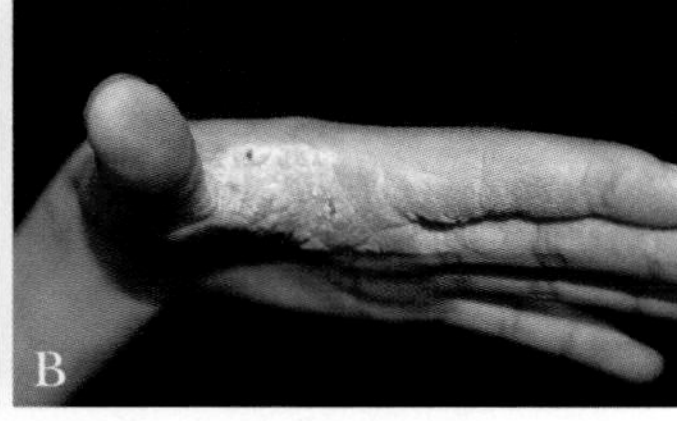

图 13.2.2 条纹状 / 斑状掌跖角化病（keratosis palmoplantaris areata et striata）

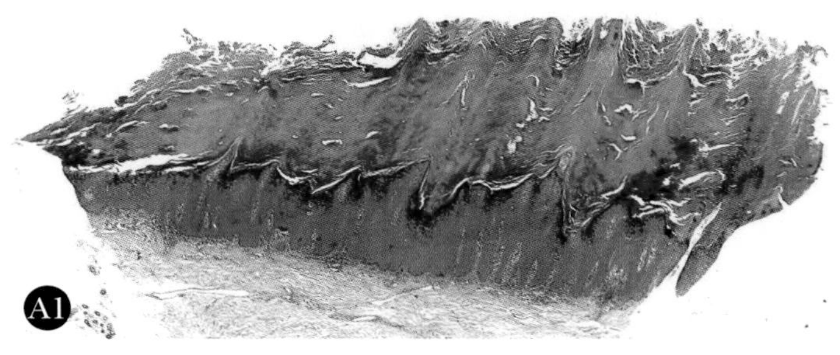

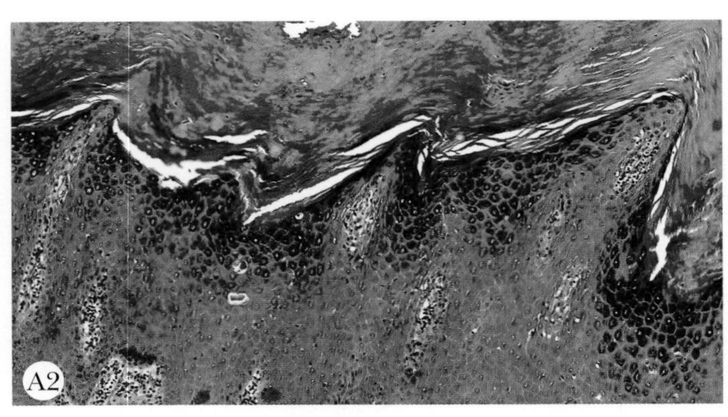

图 13. 2. 2A　条纹状 / 斑状掌跖角化病　男，14 岁，左手掌疣状斑块 14 年，出生即有，渐加重。病理示致密角化过度，角化不全，表皮不规则增生，颗粒层增厚，棘层肥厚。

钱币状表皮松解性掌跖角化病（nummular epidermolytic palmoplantar keratoderma）

病理改变

a 表皮松解性角化过度。

b 显著角化过度，颗粒层增厚。

临床特点

a 一般从婴儿时期刚学走路开始发病。

b 主要为足底受力点的角化性皮损。

c 疼痛明显。

别名

遗传性痛性胼胝（hereditary painful callosities）

局限性表皮松解性掌跖角化病（focal epidermolytic palmoplantar keratoderma）

13.2.3　点状掌跖角皮病（punctate palmoplantar keratoderma）

病理改变

表皮凹陷上方明显的角化过度。

病理鉴别诊断

砷角化病：表皮棘层肥厚，角质形成细胞排列紊乱，可见异型性。

临床特点

a 通常于 15 ~ 30 岁发病。

b 常染色体显性遗传，有时皮损发生与过度体力劳动有关。

c 皮损为掌跖部和指（趾）腹面发生多数散在圆形或卵圆形角化性丘疹，直径为 1 ~ 3mm 大小，黄棕色，中央有点状凹陷，若拔出角栓，可遗留深在的凹坑。

d 常有甲营养不良。

e 常无自觉症状，偶尔有疼痛、触痛和烧灼痛。

别名

掌跖点状角化病（keratosis punctata palmaris et plantaris）

Buschke–Fischer–Brauer 型（Buschke–Fischer–Brauer type）

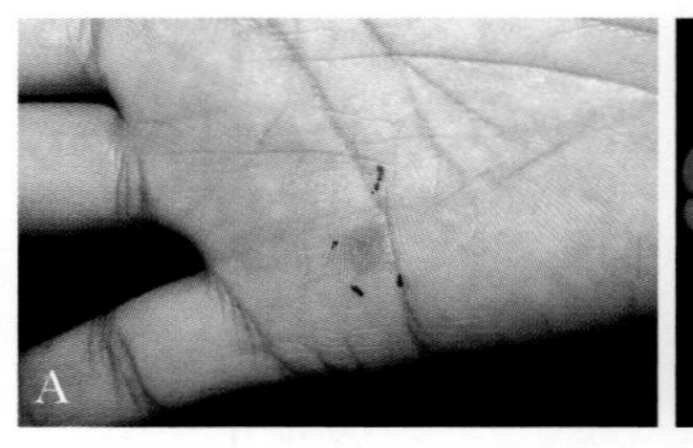

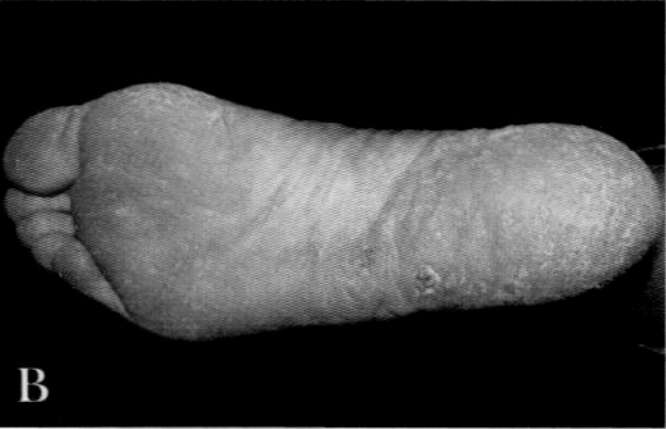

图 13.2.3AB　点状掌跖角皮病（punctate palmoplantar keratoderma）

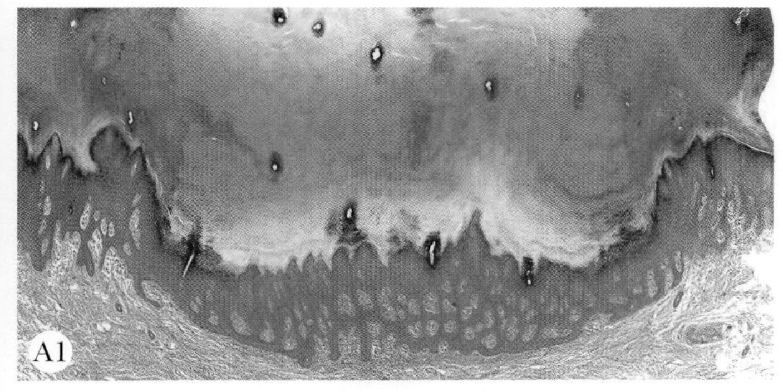

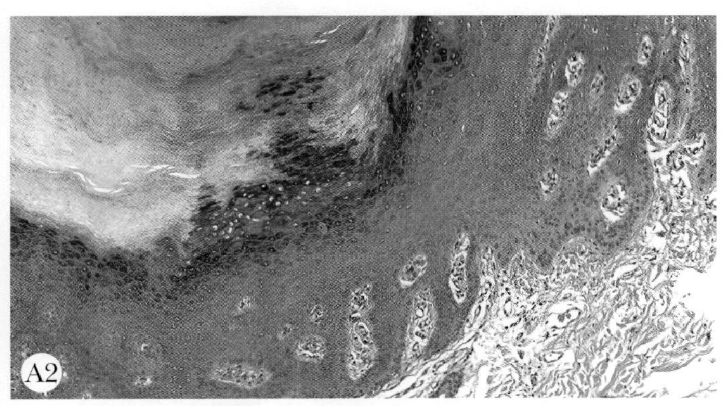

图 13. 2. 3A　点状掌跖角皮病　男，44 岁，双手掌、足部多发角化性丘疹 20 年余。病理示表皮凹陷上方角化过度明显，颗粒层增厚。

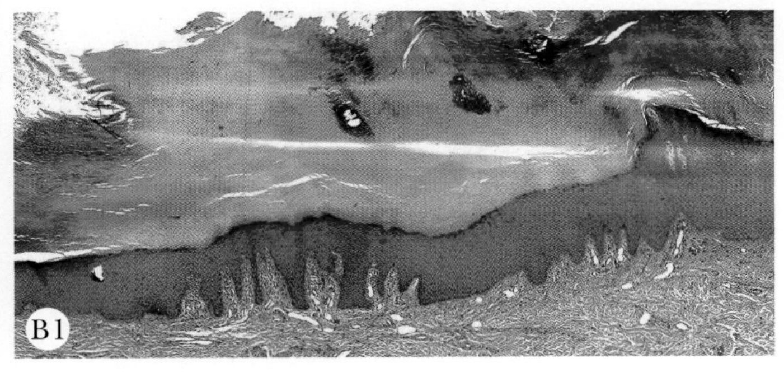

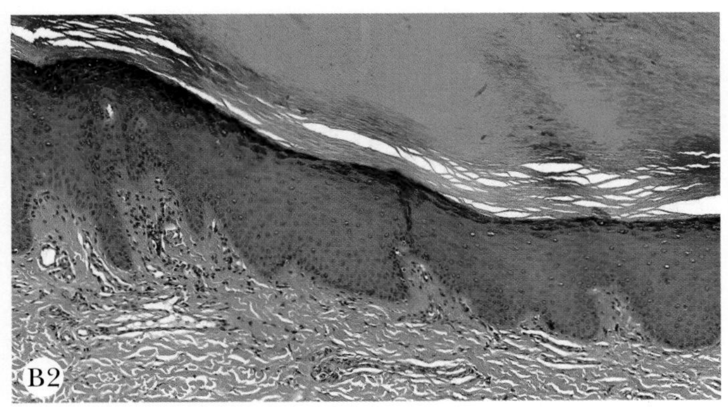

图 13. 2. 3B　点状掌跖角皮病　女，45 岁，双手足角化性丘疹 20 年余。病理示高度角化过度及对应下方的表皮凹陷，轻微角化不全，颗粒层增厚明显。

掌褶点状角化病（keratosis punctata of the palmar creases）

病理改变

a 角化过度显著的角质栓。

b 圆锥形角质栓下方可见灶性角化不全。

c 有时候出现在小汗腺汗管上方。

d 对应表皮颗粒层增厚、棘层肥厚。

临床特点

a 点状掌跖角皮病的变异。

b 掌跖皱褶部位的点状丘疹。

c 黑人多见，可能与外伤有关，但也有具有遗传背景的病例报道。

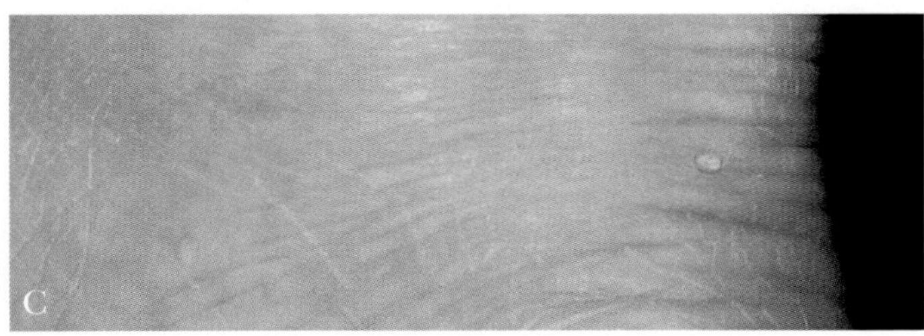

图 13.2.3C　掌褶点状角化病（keratosis punctata of the palmar creases）

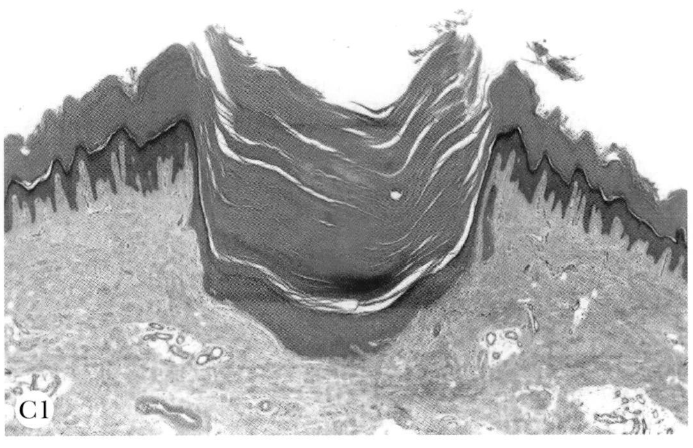

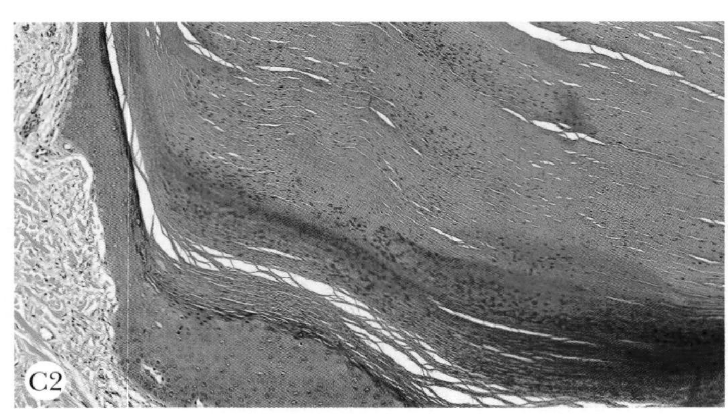

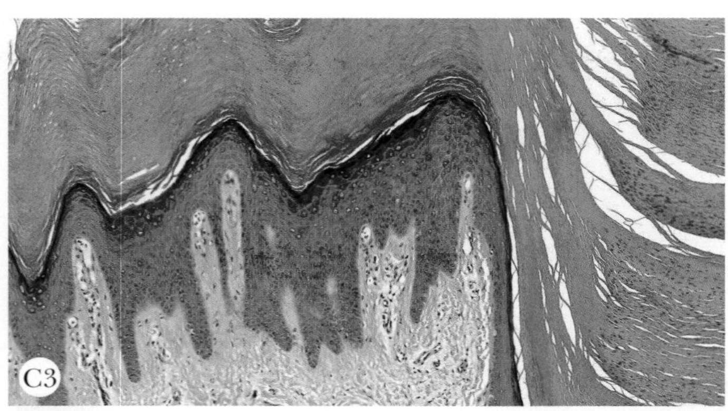

图 13.2.3C　掌褶点状角化病　女，54 岁，右足跟皱褶处黄色凹陷性角栓伴疼痛 6 年。病理示表皮圆锥形凹陷，其上方角化过度、角化不全，两侧表皮颗粒层及棘层增厚。

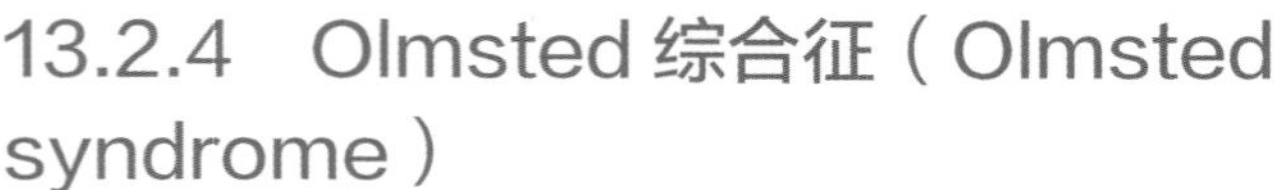

13.2.4　Olmsted 综合征（Olmsted syndrome）

病理改变

a 角化过度非常显著。

b 可出现角化不全。

临床特点

a 掌跖弥漫性角化，尤其是在受力区域。

b 口周、肛周角化性改变及口腔白色角化病。

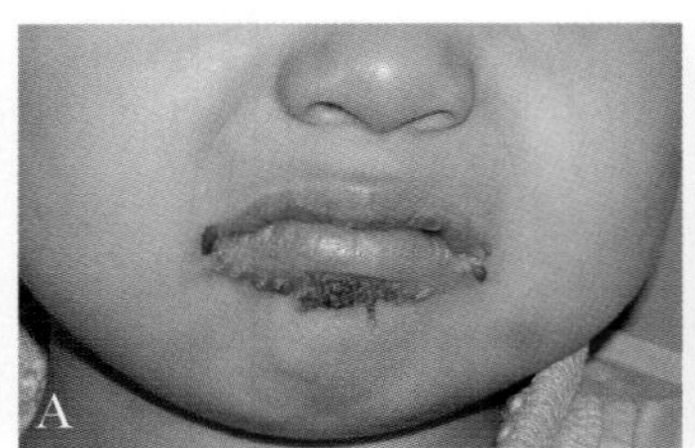

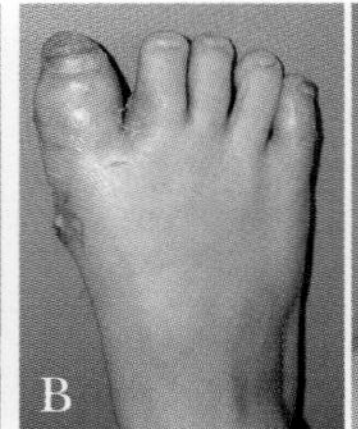

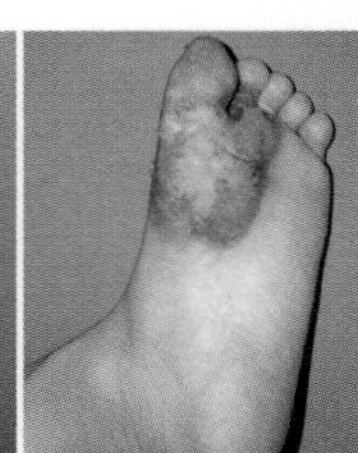

图 13.2.4　Olmsted 综合征（Olmsted syndrome）

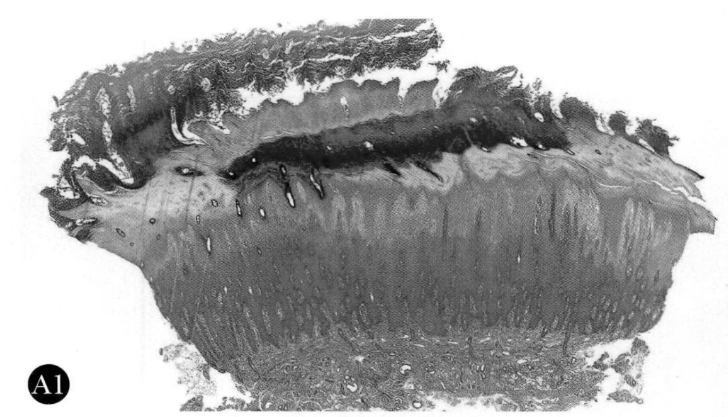

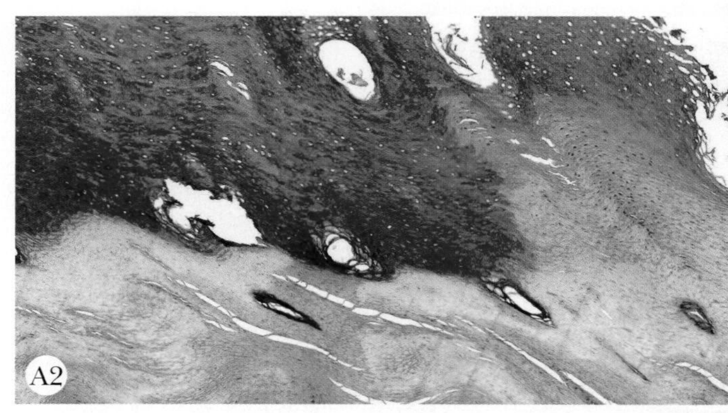

图 13.2.4A　Olmsted 综合征　男，3 岁，口周、双脚掌、双手指、外耳道对称性角化性斑块 3 年。病理示高度角化过度及角化不全，表皮银屑病样增生。

13.2.5　Vohwinkel 综合征（Vohwinkel syndrome）

病理改变

角化过度，颗粒层增厚，表皮棘层肥厚。

临床特点

a 属常染色体显性遗传性疾病。

b 婴儿时期开始发病，皮损为掌跖弥漫性角化，上可见点状小凹陷，手背足背有星状角化过度，肘膝部出现线状角化。

c 上述皮疹后，指（趾）出现纤维束环绕，渐缩紧，自然导致远端指（趾）节断节，呈阿洪病样。

d 阿洪病样损害以第 5 趾常见，其次为小指，严重者多指（趾）皆可累及。

别名

断肢性遗传性角皮病（keratoma hereditarium mutilans）

残毁性掌跖角皮病（mutilating palmoplantar keratoderma）

13.2.6 疣状肢端角化病（acrokeratosis verruciformis of Hopf）

病理改变

a 中度至重度的角化过度。

b 颗粒层增厚。

c 棘层肥厚。

d “教堂尖顶状”乳头瘤样增生。

病理鉴别诊断

灰泥角化症（stucco keratosis）：病变表皮下界平坦，在表皮水平线上。

毛囊角化病

临床特点

a 好发于婴儿期或儿童早期。

b 常染色体显性遗传性皮肤病。

c 主要局限于手背、足背、膝和肘部。

d 皮疹为干燥、粗糙、棕黄色或皮色的疣状角化增生性斑块。

e 手掌和足跖可见点状角化凹陷。

f 甲可出现纵向分裂、条纹和甲下的角化过度。

临床鉴别诊断

线状表皮痣

毛囊角化病

痣样基底细胞癌综合征

13.2.7 边缘丘疹性肢端角皮病（marginal papular acrokeratoderma）

为一组复杂疾病，其发病机制具有异质性，部分病种之间可存在重叠，其共同特点是分布于手掌或手背的边缘分布，表现为多发角化性丘疹或斑块，多为散在，部分可融合成斑片，有作者将此组疾病统一称为边缘丘疹性肢端角皮病。

手部降解性胶原斑（degenerative collagenous plaques of hands）

病理改变

a 低倍镜下显示角化过度及真皮胶原增生性改变。

b 真皮胶原增生大体呈垂直表皮方向排列，轻度嗜碱性变。

c 弹力纤维染色显示胶原增生区边缘弹力纤维增加，中央区弹力纤维减少。

d 部分病例合并真皮钙化现象，称为指部丘疹性钙化（digital papular calcinosis）。

临床特点

a 发生于年龄较大者的光损伤部位。

b 皮损发生于拇指、第 1 指间及食指侧缘，手的尺侧和腰腹部也可受累。

c 表现为对称的黄色角化性或平滑的疣状丘疹和斑块。

d 皮肤常伴有严重的光损伤。

e 指部丘疹性钙化性弹力组织变性病是此病的钙化型。

别名

边缘性肢端弹力纤维角化症

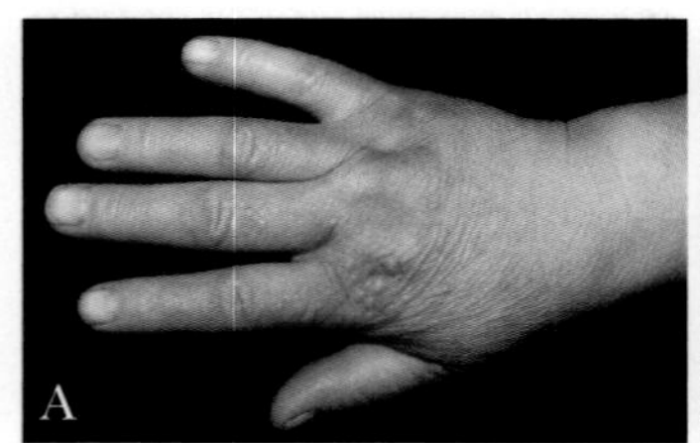

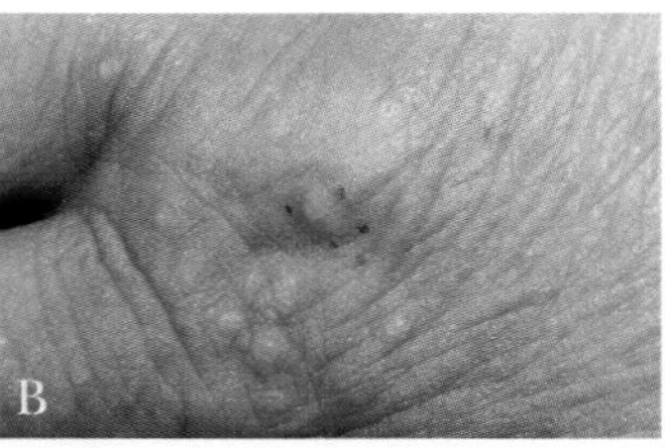

图 13.2.7.1 手部降解性胶原斑（degenerative collagenous plaques of hands）

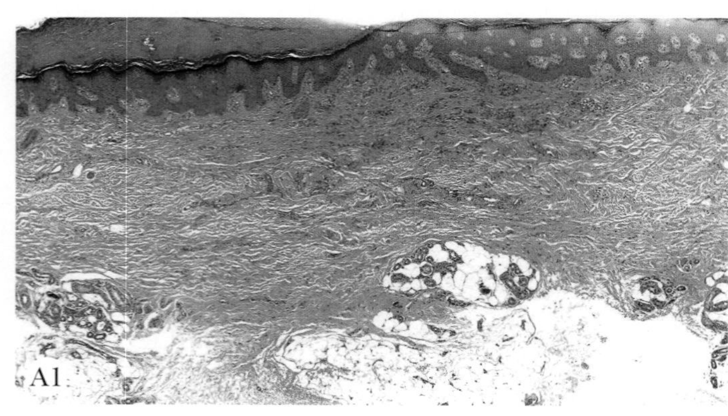

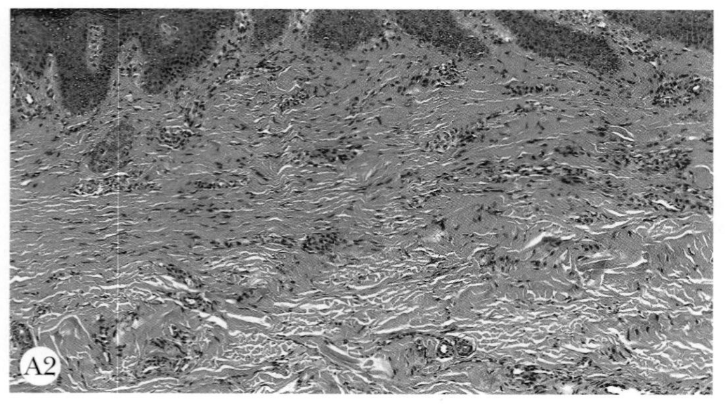

A3

图 13.2.7.1A 手部降解性胶原斑 女，53 岁，双手背肤色丘疹 4 年。病理示角化过度，棘层肥厚，局部胶原增粗呈致密带状，弹力纤维显示胶原致密部位弹力纤维消失，周围弹力纤维稍增加。

肢端角化性类弹力纤维病（acrokeratoelastoidosis）

病理改变

a 明显正角化过度，颗粒层增厚，棘层增厚。

b 呈现火山口样外观，胶原纤维排列紊乱，或显得均质化且染色变淡。

c 弹力纤维示真皮弹力纤维断裂或缺失。

临床特点

a 发病于儿童期和青春期。

b 散发病例和常染色体显性遗传均有报道，反复外伤可能为重要发病诱因。

c 主要累及双手两侧、腕部、手指和足部。

d 皮损为黄色、疣状和凹陷的角化性或珍珠样丘疹。

e 可伴发指节垫样皮肤角化病、掌跖角化病和多汗。

别名

Costa 肢端角化性类弹力纤维病（acrokeratoelastoidosis of Costa）

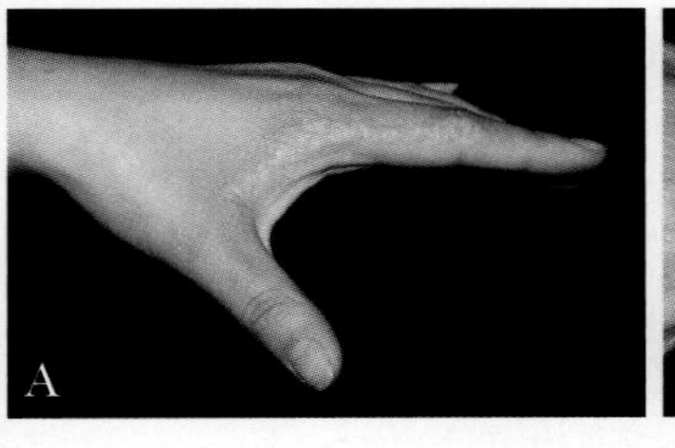

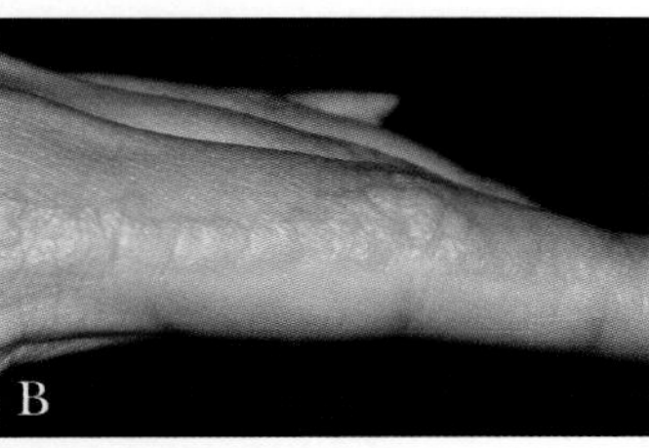

图 13.2.7.2 肢端角化性类弹力纤维病（acrokeratoelastoidosis）

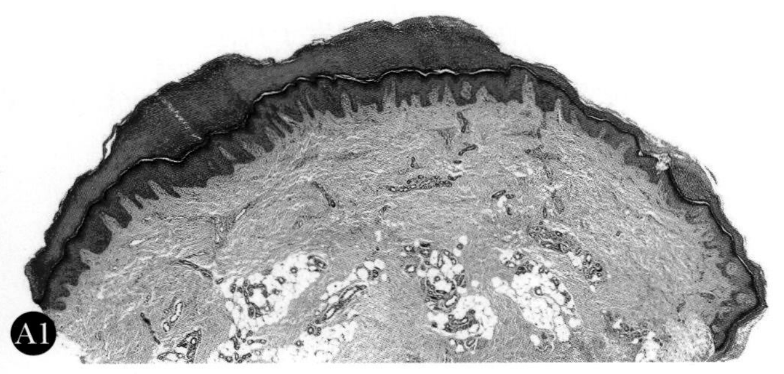

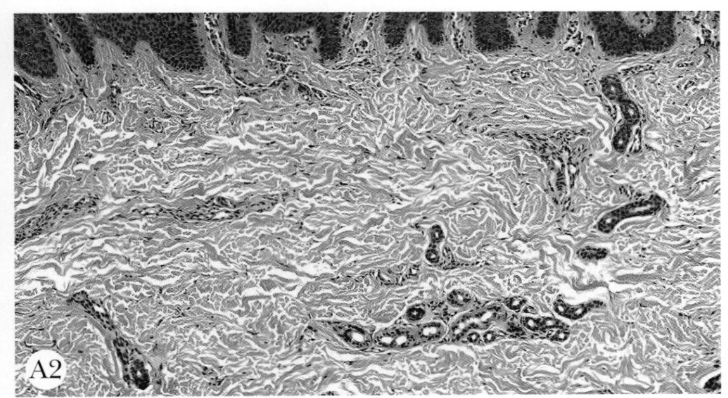

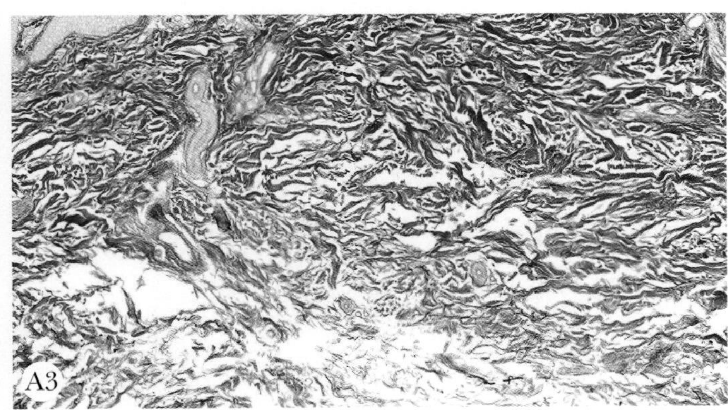

图 13.2.7.2A 肢端角化性类弹力纤维病 女，28 岁，左手食指外侧及虎口带状丘疹、逐渐融合成斑块 20 年。病理示正角化过度，表皮棘层肥厚，真皮浅中层胶原排列紊乱，弹力纤维明显减少。

13.2.8 遗传性半透明丘疹性肢端角化症（hereditary papulotranslucent acrokeratoderma）

病理改变

a 角化过度，无角化不全，颗粒层及棘层肥厚，表皮突增宽。

b 真皮炎症细胞浸润不明显。

c 胶原纤维无明显异常，弹性纤维无断裂、减少，但弹性纤维可有轻度聚集现象。

病理鉴别诊断

肢端角化性类弹力纤维病：真皮有弹力纤维减少、断裂。

临床特点

a 为常染色体显性遗传，也可能与摩擦、外伤有关；

b 皮损常发于手部，也可同时波及手足，常对称或单发皮疹。

c 为半透明水疱样扁平丘疹，皮色或黄白色，直径为 0.5 ~ 5mm，集簇而不融合，或部分融合，表面光滑，质地较硬，无压痛，局部穿刺无液体。

d 毛发、指（趾）甲无异常。

临床鉴别诊断

点状掌跖角皮病

13.2.9 水源性肢端角化症（aquagenic acrokeratoderma）

病理改变

a 角质层呈蓬松海绵状。

b 小汗腺导管扩张，汗腺开口可形成锯齿样结构。

临床特点

a 多见于年轻女性，但男性也可发生，有家族性报道。

b 表现为短暂接触水或出汗后出现掌跖部位呈现类似长期浸渍样改变，可形成半透明的小丘疹。

c 可有烧灼或瘙痒感觉。

d 脱离接触水后可恢复正常。

e 病因不明，可能与遗传、药物使用、合并其他疾病或屏障功能障碍有关。

13.2.10 获得性角皮症（acquired keratoderma）

临床特点

a 一组临床异质性疾病，常继发于其他炎症性疾病。

b 基础病变包括黏液水肿、银屑病、肿瘤、毛发红糠疹、黑棘皮病、接触砷剂及使用药物等。

13.3 其他角化异常性疾病（other diseases with abnormal keratinization）

13.3.1 汗孔角化症（porokeratosis）

病理改变

a 表皮性凹窝中有角化不全柱（鸡眼样板）；疣状型汗孔角化症可为连续性角化不全。

b 角化不全柱下方无颗粒层，细胞排列不规则，有角化不良细胞。

c 角化不全柱之间的表皮可正常、萎缩或增生；可伴有界面改变。

d 真皮浅层血管周围以淋巴细胞为主的炎性浸润，有时可见噬黑素细胞。

e 可继发淀粉样变。

病理鉴别诊断

圆锥形鸡眼样板层结构：偶可见于疣、脂溢性皮炎、日光性角化病、鳞癌、基底细胞癌等病变中，需结合临床和各自的组织学表现来鉴别。

临床特点

a 多数可能为常染色体显性遗传，幼年或成年发病，男性多于女性。

b 皮损多发于面、颈、肩及四肢，尤其手足，外阴及口腔黏膜也可发生，损害境界清楚，大小、数目因人而异。

c 皮损形态大小不一，初为火山口形角质性小丘疹，缓慢扩大，可从细小角化性丘疹至巨大疣状隆起。

d 皮疹典型表现为圆形、边缘堤状、有沟槽的角质性隆起，中央平坦，轻度萎缩，淡褐色。

e 部分可癌变。

f 包含浅表播散型、线状、掌跖与播散性型、点状型、角化肥厚型及疣状型等。

临床鉴别诊断

扁平苔藓

线状疣状痣

光线性角化病

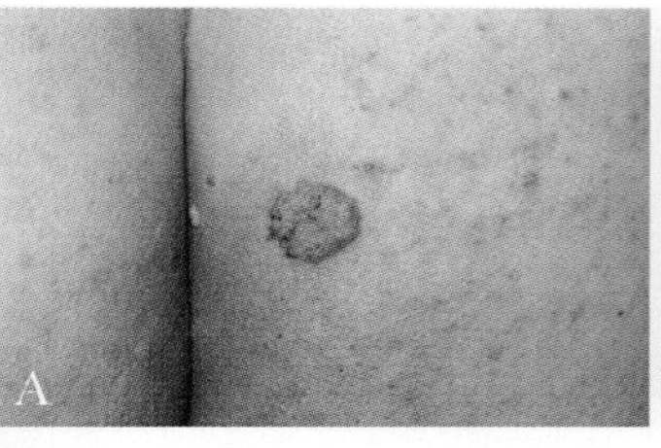
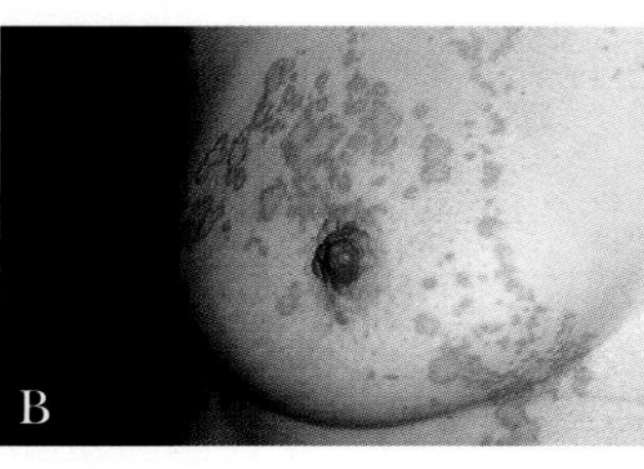

图 13.3.1 汗孔角化病（porokeratosis）

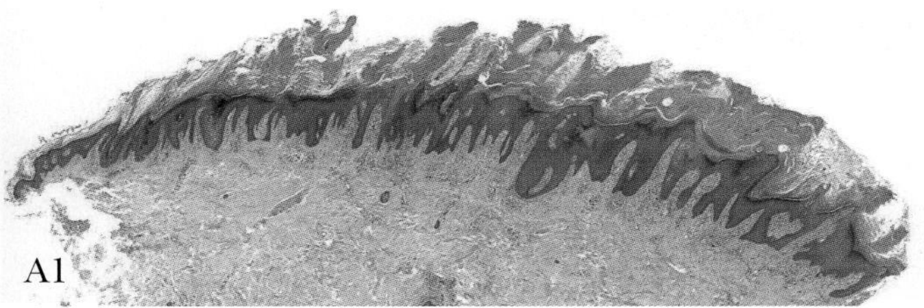
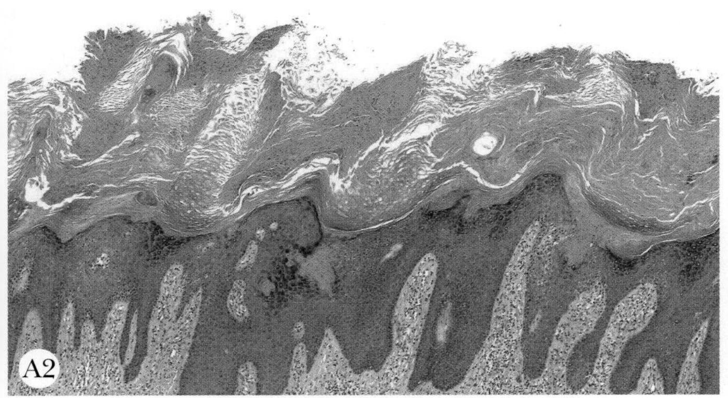

图 13.3.1A 汗孔角化症 男，25 岁，臀部右侧环状角化性斑块 1 年。病理示高度角化过度，多个角化不全柱，其下方有角化不良细胞，表皮不规则增生。

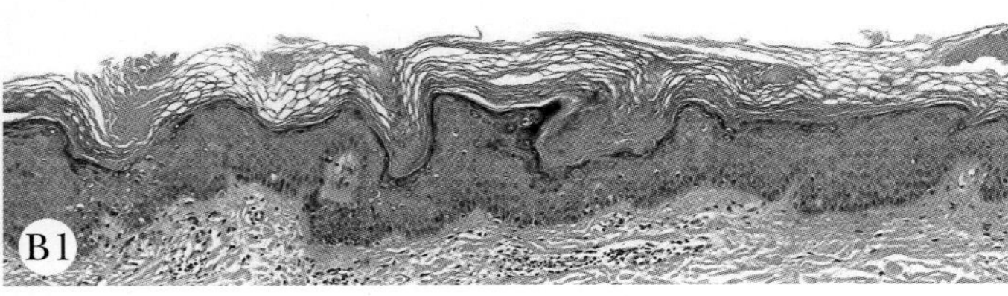
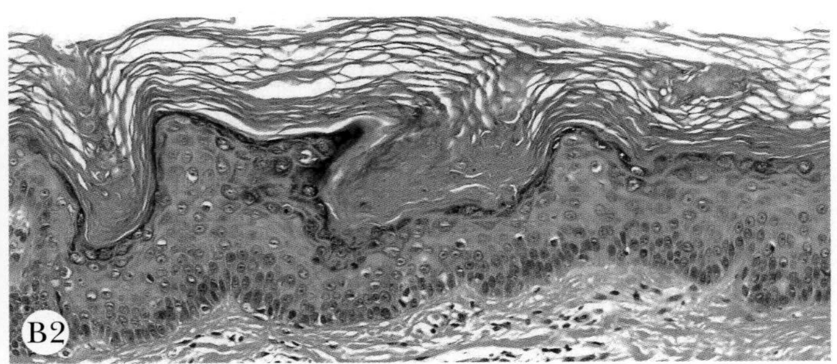

图 13.3.1B 汗孔角化症 女，57 岁，右侧躯干、肢体红斑、鳞屑伴痒 2 个月。病理示多个角化不全柱，其下方可见角化不良细胞。

13.3.2 鳞状毛囊角化病（keratosis follicularis squamosa）

病理改变

a 表皮角化过度伴角化不全。

b 毛囊显著扩大，毛囊壁变薄，毛囊内大量角质充填。

c 毛囊周围结缔组织增生及少量淋巴细胞浸润。

临床特点

a 青壮年多见，好发于躯干及大腿外侧，常对称分布。

b 损害为 0.5cm 大小的圆形淡褐色鳞屑斑，中心毛囊口有一黑点，鳞屑边缘游离，中央固定。

c 鳞屑脱落后可再生，周围绕以轻度色素减退斑。

d 无主观不适，病程缓慢。

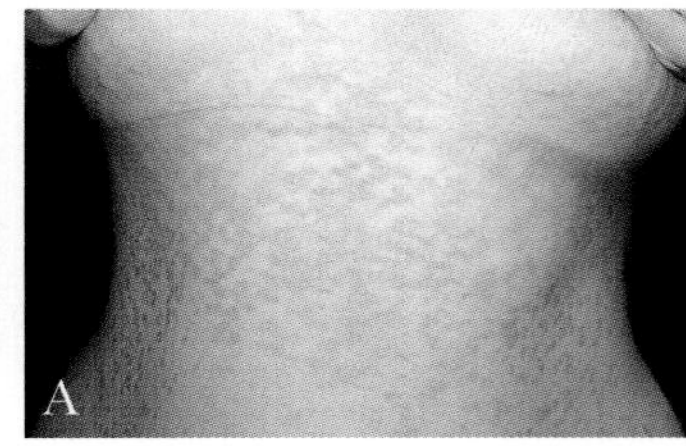
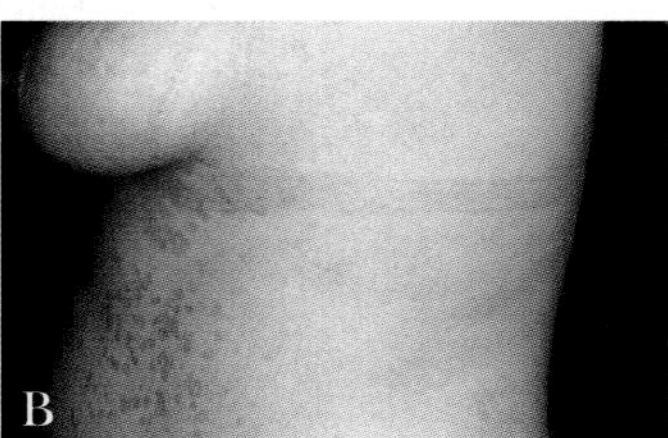

图 13.3.2 鳞状毛囊角化病（keratosis follicularis squamosa）

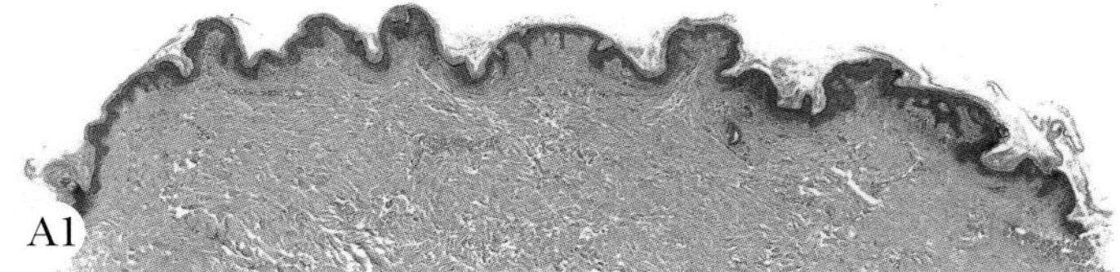
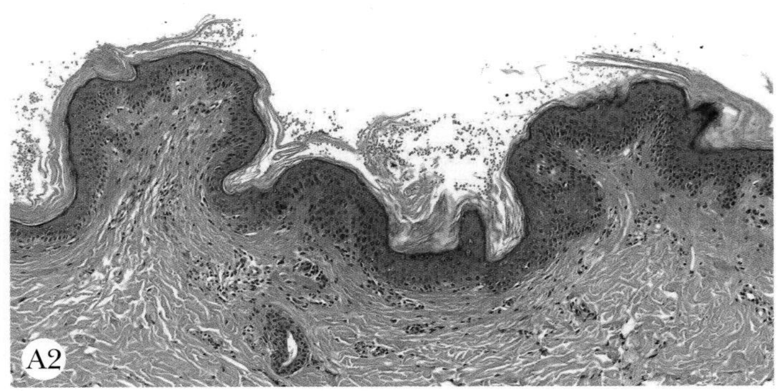

图 13.3.2A 鳞状毛囊角化病 女，18 岁，躯干、四肢淡褐色斑疹 2 年，偶痒。病理示毛囊口扩张，毛囊口角质物质增多。

13.3.3 连圈状秕糠疹（pityriasis circinata）

病理改变

a 轻度角化过度。

b 颗粒层减少，棘层变薄。

c 基底层可有色素沉着。

d 真皮血管周围少量淋巴细胞和组织细胞浸润。

临床特点

a 好发于 20 ~ 40 岁中年人，女性略多见，皮损冬重夏轻。

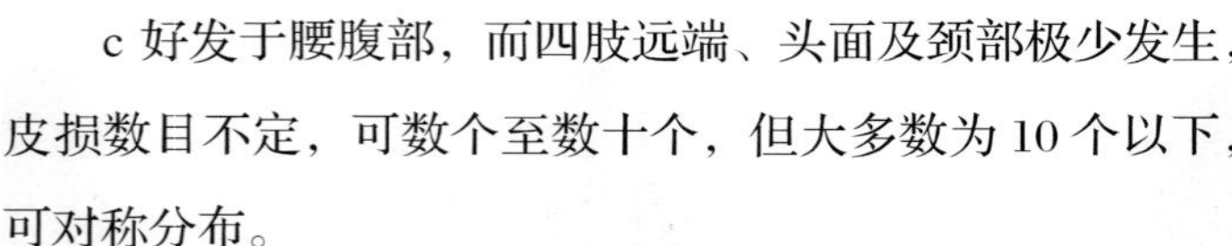

b 病因不清。与真菌感染、营养障碍、恶性肿瘤、内分泌异常及家族遗传等有关。

c 好发于腰腹部，而四肢远端、头面及颈部极少发生，皮损数目不定，可数个至数十个，但大多数为 10 个以下，可对称分布。

d 皮损为圆形或卵圆形污褐色斑片，大小不一，可相互融合成多圆形或花瓣状斑片，境界明显，边缘不高起或微隆起皮面。

e 皮损表面粗糙，或细小皱纹，亦可菲薄秕糠状或鱼鳞状鳞屑。

f 妊娠期症状可加重，分娩后可减轻。

g 常无自觉症状，或有轻度瘙痒。

h 慢性经过，数年或数十年后可自然消退，或终身不愈。

临床鉴别诊断

鱼鳞病

花斑糠疹

获得性鱼鳞病

固定型药疹

别名

正圆形秕糠疹（pityriasis rotunda）

正圆形后天性假性鱼鳞病（pseudoichthyosis acquisita en taches circulares）

远山病（Toyama）

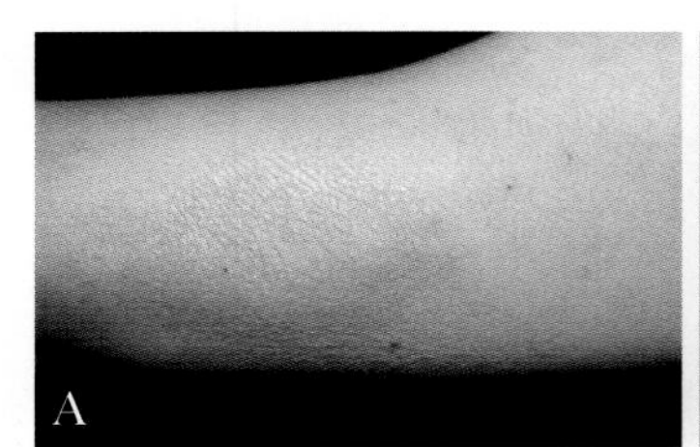

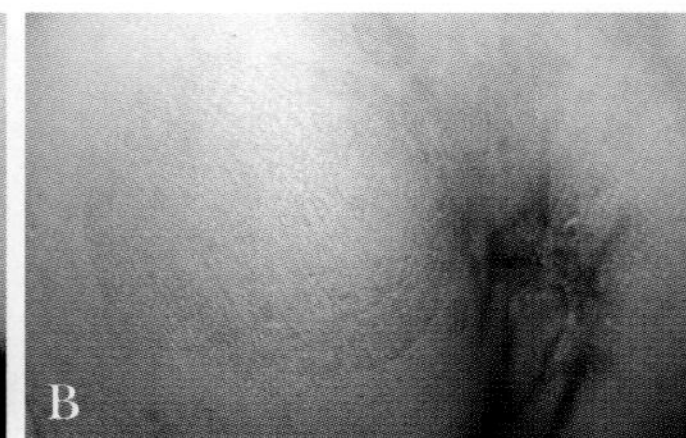

图 13.3.3 连圈状秕糠疹（pityriasis circinata）

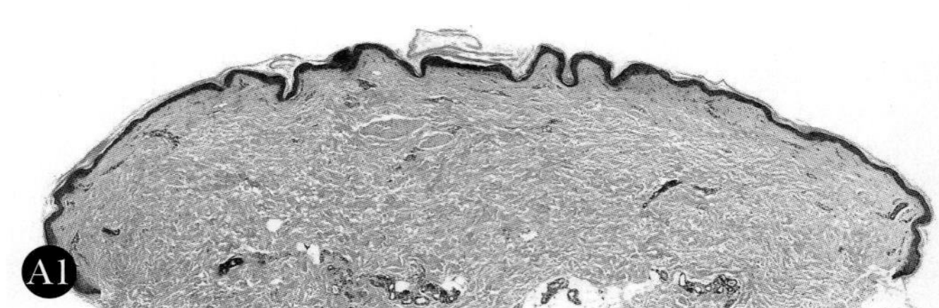

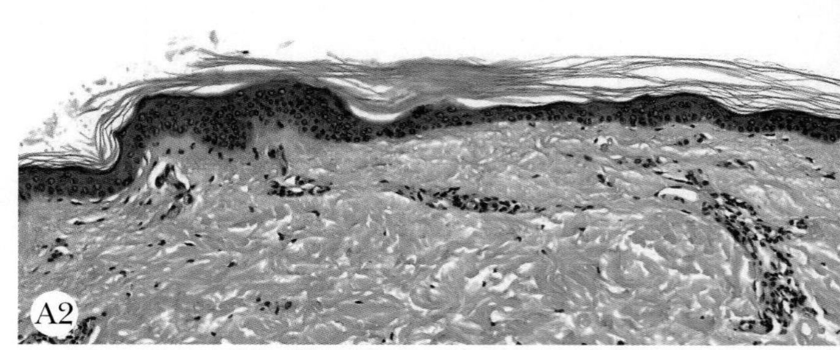

图 13.3.3A 连圈状秕糠疹 男，67 岁，四肢近端、腰腹部环形萎缩斑伴痒 3 年。病理示局部角化过度，颗粒层消失，表皮突消失，基底层色素增加。

13.3.4 棘状角皮症（spiny keratoderma）

病理改变

a 角化不全柱伴显著角化过度，垂直于表皮，其下方颗粒层变薄、消失。

b 与汗孔无关。

临床特点

a 发生在指端和手掌部位的针头大小丘疹。

b 触摸粗糙有锉感。

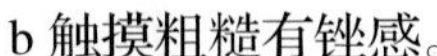

别名

点状汗孔角化样角皮病（punctate porokeratotic keratoderma）

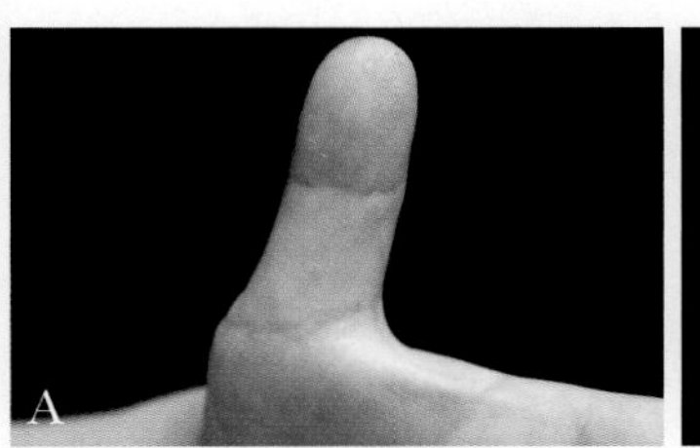
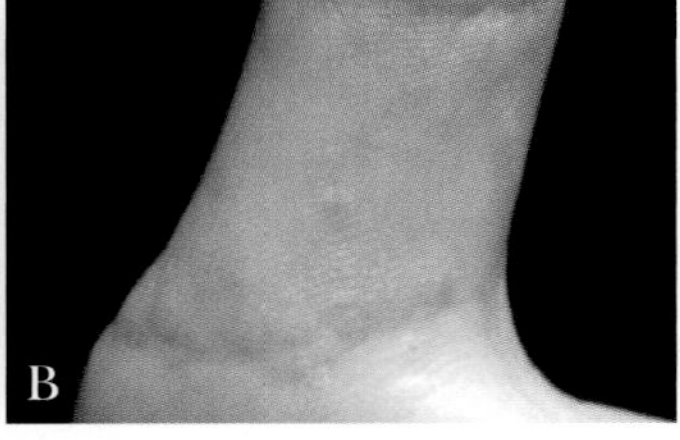

图 13.3.4　棘状角皮症（sping keratoderma）

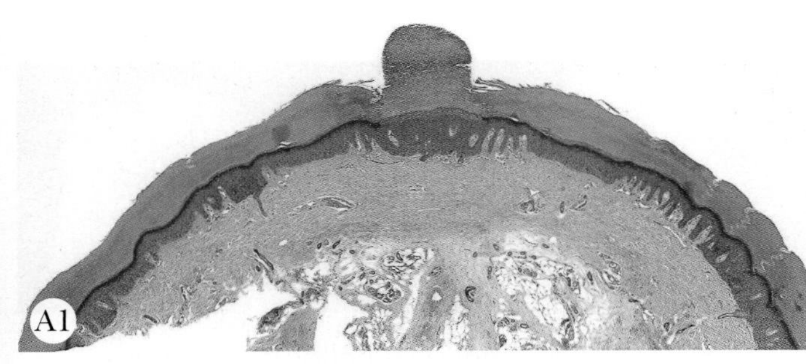

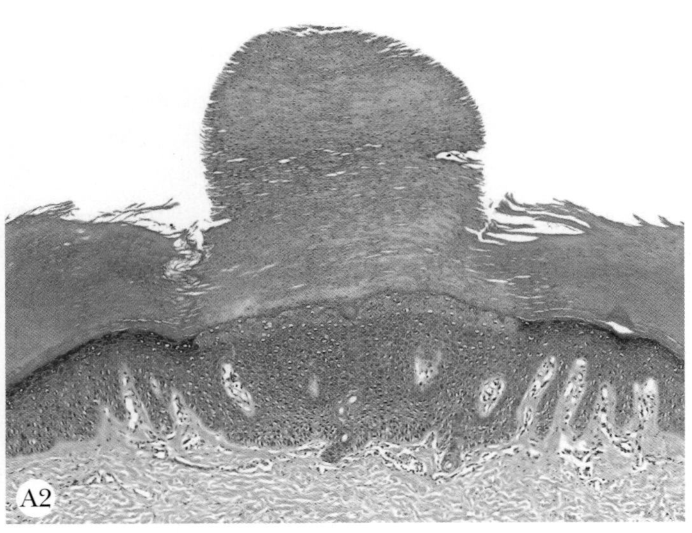

图 13.3.4A　棘状角皮症　男，6 岁，左手拇指肤色疣状丘疹 3 年。病理示高度角化过度，可见角化不全柱，其下方颗粒层消失。

13.3.5　鸡眼（clavus，corns）及胼胝（callus，callosity，tylosis）

鸡眼（clavus，corns）

病理改变

a 角化过度，病变组织为圆锥形角栓，由角化不全细胞组成，中心部最厚，呈“V”形凹入，其下颗粒层及棘层减少。

b 下方真皮乳头变平，真皮少量炎症细胞浸润。

病理鉴别诊断

跖疣：通常颗粒层增厚，可见挖空细胞及不规则的透明角质颗粒。

胼胝：常无角化不全或仅轻微角化不全，无圆锥形角栓，有时需结合临床。

临床特点

a 好发于年长者，与局部摩擦和压迫有关。

b 常见于经常行走或久站者之足部，多为 1 ～ 2 个，鲜有多发者。

c 为嵌入皮内圆锥形角质栓，针头至蚕豆大小，淡黄或深黄色。

d 垂直压痛明显。

临床鉴别诊断

跖疣

胼胝

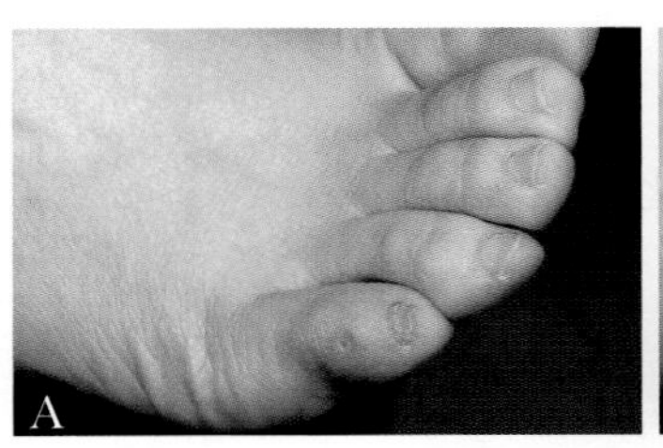
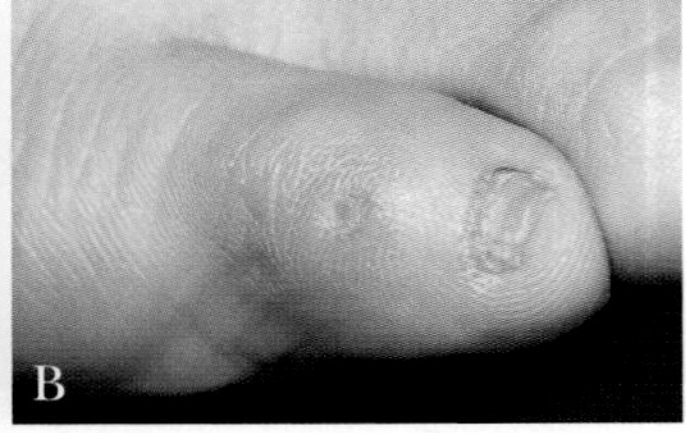

图 13.3.5.1　鸡眼（clavus，corns）

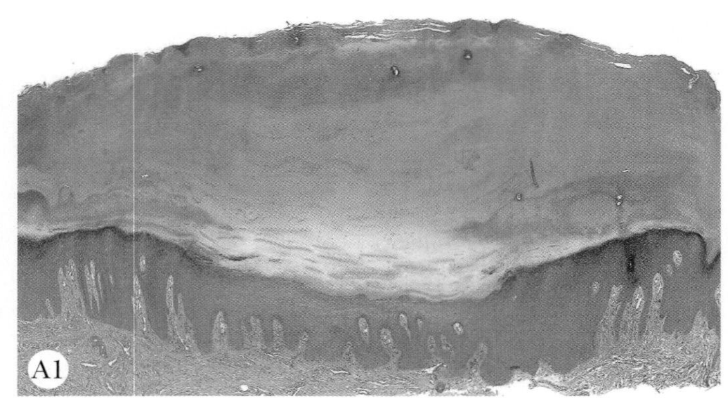

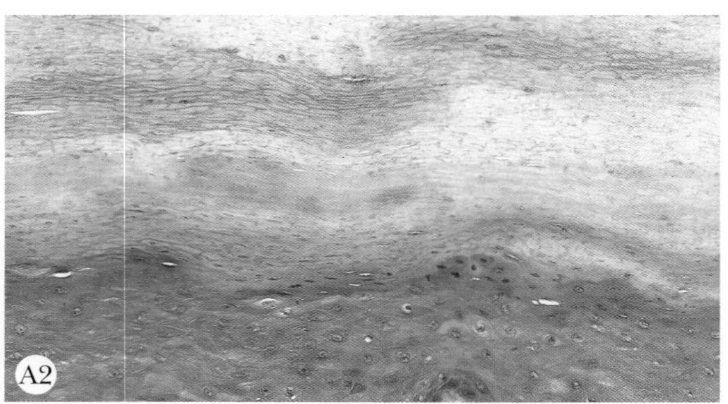

图 13.3.5.1A 鸡眼 女，35 岁，右足第 5 趾圆锥形角质栓 3 个月。病理示表皮下陷处对应上方高度角化过度，角化不全明显，颗粒层变薄，对应真皮乳头相对较平。

胼胝（callus，callosity，tylosis）

病理改变

a 致密角化过度，多少不一的角化不全。

b 颗粒层增厚，棘层增厚。

c 表皮呈杯状凹陷，真皮乳头变平，真皮血管周围少量炎症细胞浸润。

病理鉴别诊断

跖疣：通常有灶状空泡化细胞。

鸡眼：常有圆锥形角栓，有时需结合临床。

临床特点

a 由长期机械刺激而引起，遗传性者属常染色体显性遗传。

b 好发于长期受压和摩擦部位，如：手掌、足底，常对称发生。

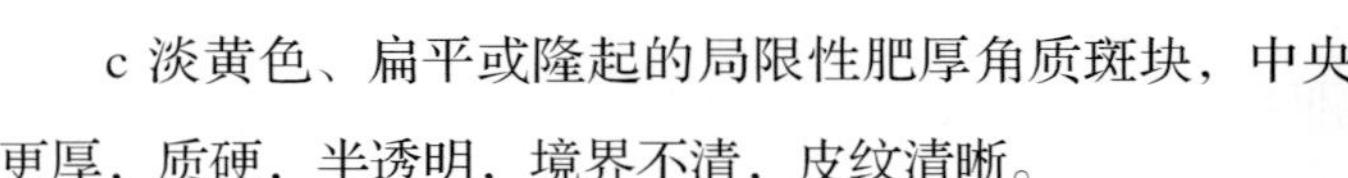

c 淡黄色、扁平或隆起的局限性肥厚角质斑块，中央更厚，质硬，半透明，境界不清，皮纹清晰。

d 常无自觉症状，严重时可有压痛，若为遗传性者有明显疼痛。

e 病程发展缓慢。

临床鉴别诊断

鸡眼

跖疣

掌跖角化病

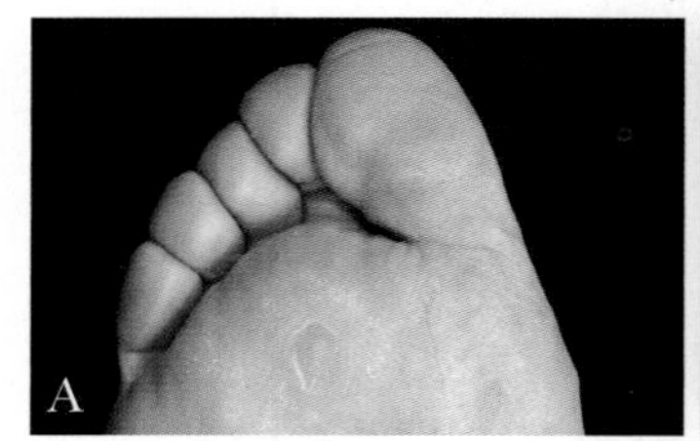

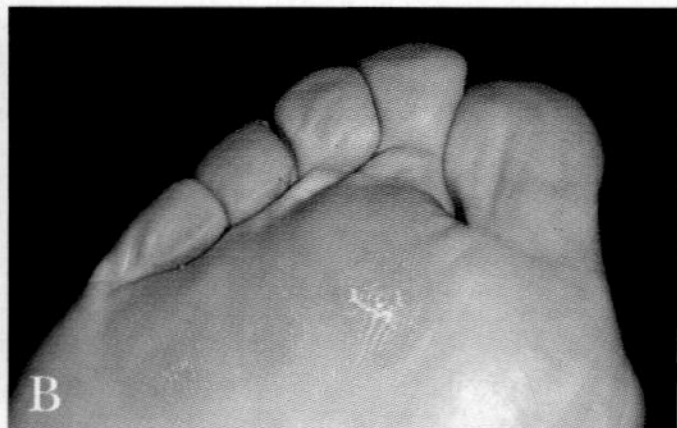

图 13.3.5.2 胼胝（callus，callosity，tylosis）

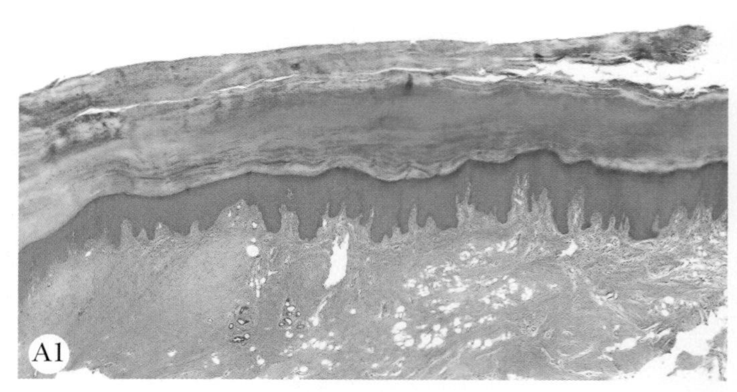

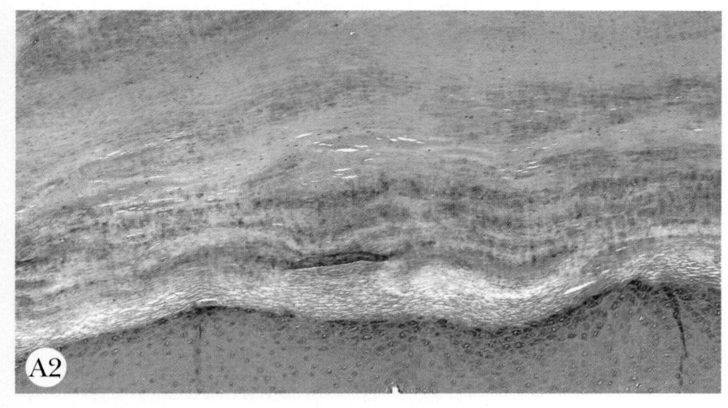

图 13.3.5.2A 胼胝 女，43 岁，右足底黄色斑块半年。病理示高度角化过度，伴角化不全，颗粒层增厚，表皮棘层肥厚。

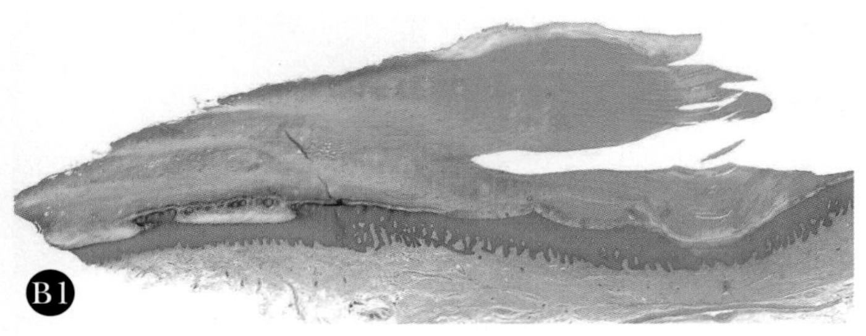

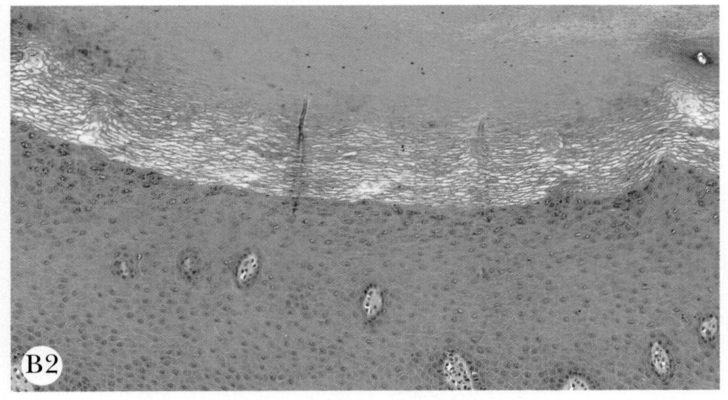

图 13.3.5.2B 胼胝 女，55 岁，右足底黄色斑块 30 年。病理示高度角化过度，其下方表皮凹陷，伴角化不全，颗粒层增厚，表皮不规则增生。

13.3.6 颗粒状角化不全（granular parakeratosis）

病理改变

a 角层明显增厚，角层内可见明显的透明角质颗粒，类似颗粒层内的角质颗粒。

b 颗粒层正常或轻度增厚。

c 轻度乳头瘤样增生，表皮嵴增生，棘层轻度肥厚。

d 真皮毛细血管增生，轻度至中度充血。

e 真菌特殊染色阴性。

临床特点

a 颗粒型角化不全是一种病理现象，可为多种疾病的伴随病理改变，也可特发性发生于腋下。

b 腋窝颗粒性角化不全可能与接触某些物质有关，皮损发于单侧或双侧腋部，可延及整个腋窝，为单发，境界清楚，可融合。

c 皮损表现为色素沉着斑点或鲜红色、暗红色、褐色斑片，可伴有脱屑。

d 常有瘙痒，且气温高出汗多时加重。

别名

腋下颗粒性角化不全（axillary granular parakeratosis）

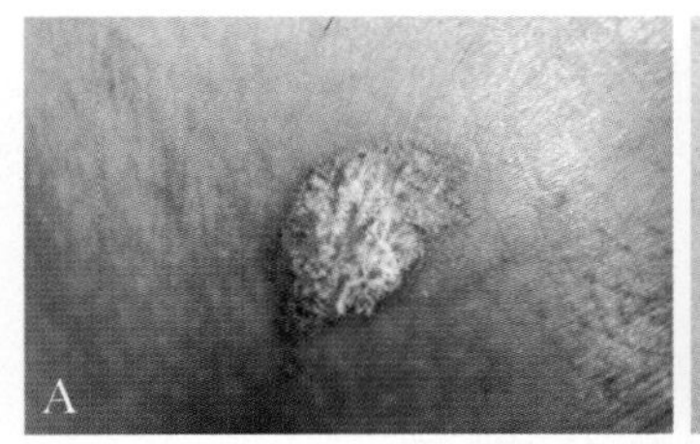

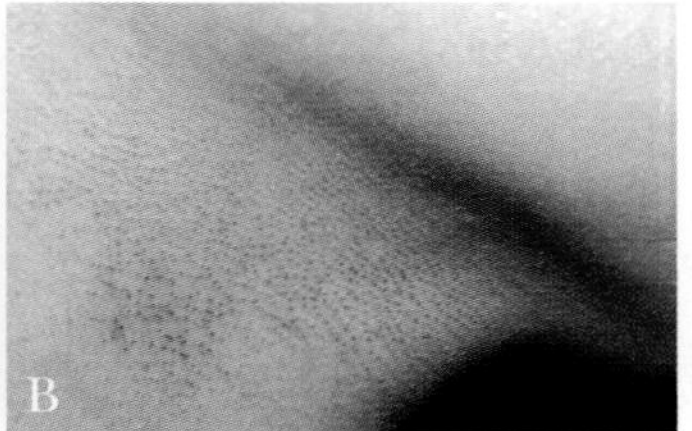

图 13.3.6 颗粒状角化不全（granular parakeratosis）

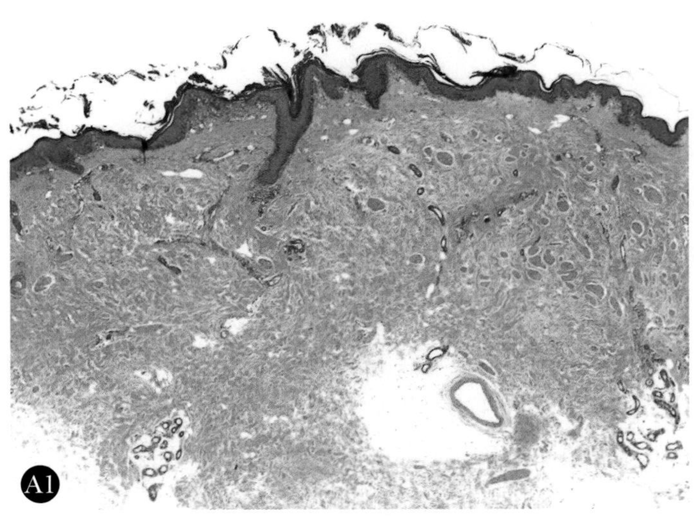

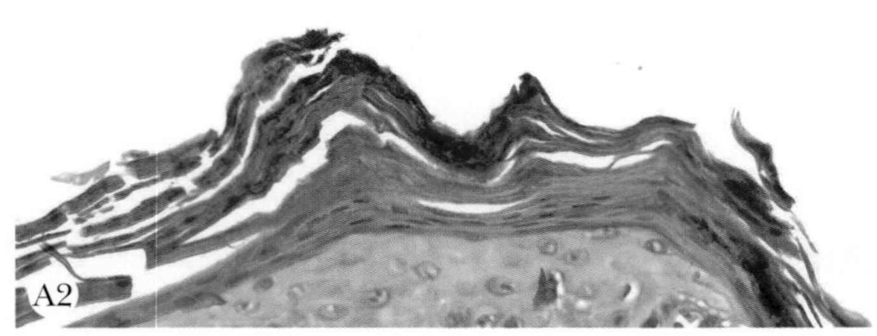

图 13.3.6A 颗粒状角化不全 男，41 岁，阴囊处淡红色角化性斑块 1 年。病理示角化过度，角化不全，角质层可见透明角质颗粒。

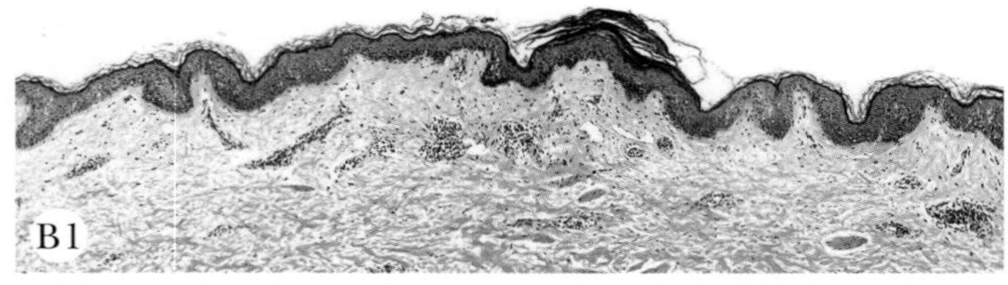

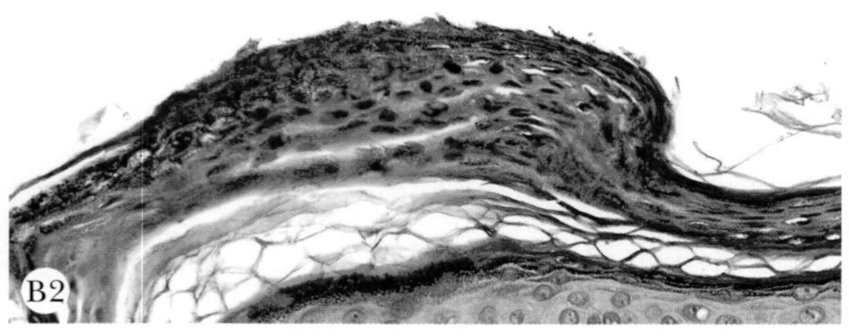

图 13.3.6B 颗粒状角化不全 女，41 岁，颈部密集褐色丘疹 5 天。病理示角化过度，角化不全，角质层的透明角质颗粒明显。

13.3.7 局限性掌跖角化不足（circumscribed palmar or plantar hypokeratosis，CPH）

病理改变

a 皮损处的角质层突然减少，其下方颗粒层常变薄。

b 表皮大致正常。

临床特点

a 多为中老年女性，后天获得性疾病，极为少见，可能为获得性表皮畸形或为局部反复小外伤所致，亦可能与 HPV 感染有关。

b 好发于掌跖部，特别是大小鱼际及足底内侧，多单发。

c 皮损为局限性、略凹陷的浅表斑片，基底扁平。

d 无明显自觉症状。

e 多数病例迁延不愈，少数可自愈。

别名

局限性肢端角化减少症（circumscribed acral hypokeratosis，CAH）

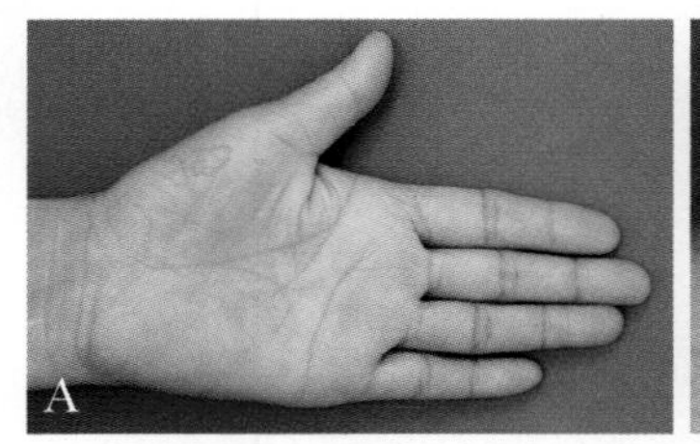

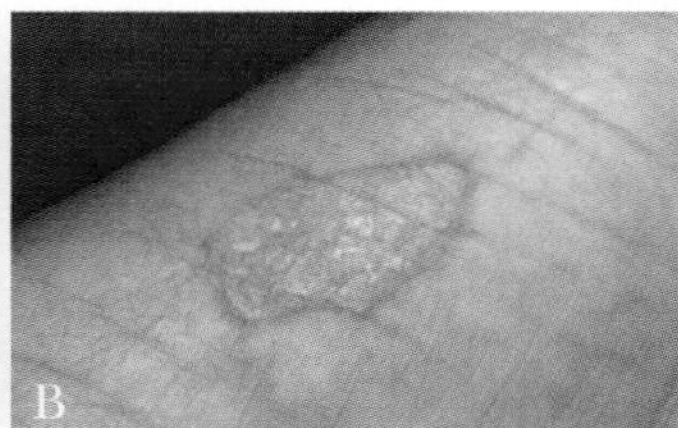

图 13.3.7 局限性掌跖角化不足（circumscribed palmar or plantar hypokeratosis，CPH ）

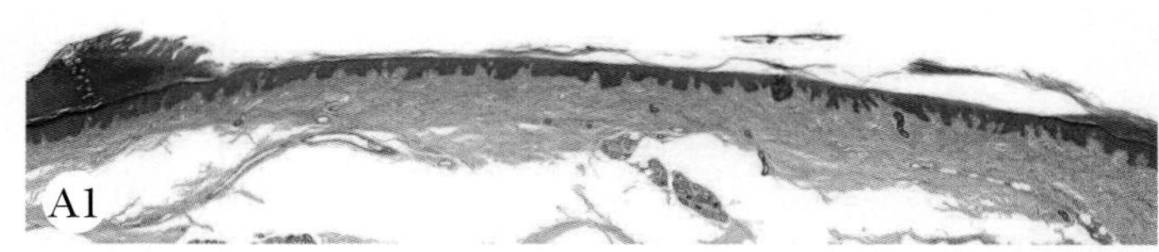

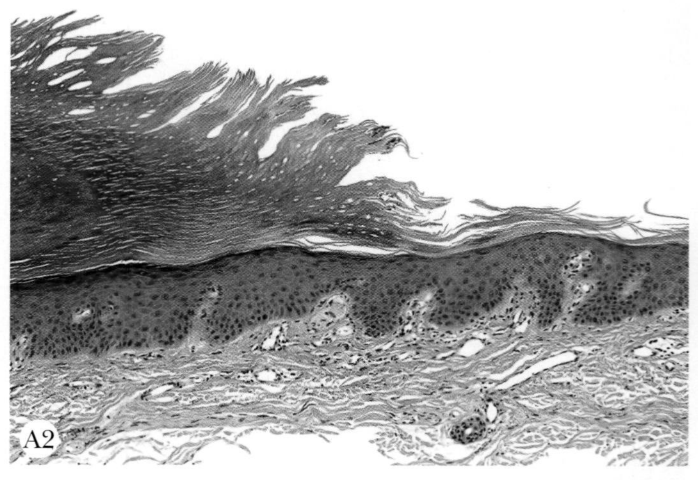

图 13.3.7A 局限性掌跖角化不足 女，62 岁，左手掌凹陷性红斑 3 年。病理示角质层减少，其所形成的凹陷与正常皮肤间有一明显轻度突起的角化过度的边界，颗粒层变薄，真皮乳头血管扩张。

13.3.8 窝状角质松解症（pitted keratolysis）

病理改变

a 角质层上部局限性缺损，缺损一般不超过角质层厚度的 2/3。

b 缺损周围角质呈均质化。

c 缺损的底部和壁部可见革兰阳性的球形或丝状细菌。

d 真皮有轻度炎症反应。

临床特点

a 本病多见于热带和亚热带，特别是在长期密切接触泥土和水的人群中易发。

b 发病与多种致病菌有关，患部温暖潮湿是发病的必要条件。

c 皮损发生于跖部及趾下面，尤其是跖前部及跟部的角质层。

d 皮损为多数散在性环状及点状的浅表剥蚀，直径约 2 ~ 4mm，边缘绕以深的黑沟，而呈火山口状，在发展过程中可相互融合成不规则状。

e 皮肤呈正常肤色、褐色或黑色，偶呈绿色。

f 常伴多汗，有时有浸渍现象及恶臭味。

g 一般患部没有炎症及自觉症状，重症病人可有红肿。

h 病程慢性，多持续数年；发病与季节有关，湿热季加重，干冷季减轻或消失。

临床鉴别诊断

跖疣

足癣

点状掌跖角化病

痣样基底细胞癌综合征

别名

沟状跖部角质松解症（keratolysis plantare sulcatum）

14 色素性皮肤病（pigmented skin diseases）

高天文 李 凯 李春英

14.1 黑素细胞数量正常的色素减退性皮肤病
14.1.1 白化病
14.1.2 无色素痣
14.1.3 进行性斑状色素减退症
14.1.4 白色糠疹（见 2.1.14）

14.2 黑素细胞数量减少的色素减退性皮肤病
14.2.1 白癜风
14.2.2 Vogt- 小柳综合征
14.2.3 斑驳病
14.2.4 特发性点状白斑
14.2.5 伊藤色素减少症
14.2.6 结节性硬化症叶状白斑
14.2.7 炎症后色素减退

14.3 表皮色素增多的色素沉着性皮肤病
14.3.1 雀斑
14.3.2 咖啡斑
14.3.3 黄褐斑
14.3.4 色素性毛表皮痣
14.3.5 模式黑变病
14.3.6 色素性分界线
14.3.7 Naegeli–Franceschetti–Jadassohn 综合征
14.3.8 肢端黑变病
14.3.9 网状色素性皮病
14.3.10 屈侧网状色素异常
14.3.11 网状肢端色素沉着症
14.3.12 遗传性对称性色素异常症
14.3.13 遗传性泛发性色素异常症
14.3.14 先天性弥漫性黑变病
14.3.15 获得性泛发性黑变病
14.3.16 艾迪生病
14.3.17 家族性进行性黑变病
14.3.18 家族性巨大黑素细胞症
14.3.19 Nelson 综合征
14.3.20 POEMS 综合征
14.3.21 Albright 综合征

14.4 色素失禁所致色素沉着性皮肤病
14.4.1 瑞尔黑变病
14.4.2 灰皮病
14.4.3 摩擦黑变病
14.4.4 炎症后色素沉着
14.4.5 转移性黑素瘤所致泛发性黑变病
14.4.6 色素性痒疹
14.4.7 皮肤淀粉样变（见 17.2）
14.4.8 伴大疱的先天性皮肤异色症（见 6.1.1）
14.4.9 固定性药疹（见 1.2.3）
14.4.10 Civatte 皮肤异色症（见 1.2.9）
14.4.11 色素失禁症（见 5.4.1）
14.4.12 色素性荨麻疹（见 27.4.1）

14.5 非黑素性色素异常疾病
14.5.1 贫血痣
14.5.2 特发性血色素沉着症
14.5.3 含铁血黄素沉积
14.5.4 青铜婴综合征
14.5.5 褐黄病（见 17.12）
14.5.6 文身（见 17.15）
14.5.7 金属沉着（见 17.14）
14.5.8 药物性色素沉着（见 17.13）

大多数色素性皮肤病无特异性病理改变。色素减退性皮肤病表现为表皮黑素细胞数量减少或功能缺陷。色素增加性皮肤病可以是表皮内黑素增加，或黑素细胞数量增加，或出现色素失禁现象。黑素细胞数量增加性疾病中的色素痣和黑素瘤，将归于黑素细胞肿瘤章节讨论。色素性皮肤病常是一些皮肤综合征的改变，因此诊断需密切结合临床。皮肤镜、Wood 灯在许多色素性皮肤病的临床诊断中有重要帮助，一些特殊染色如 Dopa 染色、Fontana-Masson 染色、免疫组化标记 Melan-A 等可用于黑素细胞的鉴定、酪氨酸酶活力的测定，以及电镜观察黑素小体，均有助于部分色素性疾病的诊断。

14.1 黑素细胞数量正常的色素减退性皮肤病（cutaneous hypopigmented diseases with normal quantity of melanocytes）

本组疾病的基本特征为黑素细胞数量正常但产生正常黑素的功能缺失或减弱，切片上出现相应的表现。其功能缺失可通过特殊染色或电镜明确。

14.1.1 白化病（albinism）

病理改变

a 表皮中黑素细胞数量正常，严重型表皮全层无色素颗粒。

b 表皮和毛囊 Dopa 反应阳性，但无或仅有少量黑素颗粒。

c 无炎症反应。

临床特点

14.1.1

a 先天性遗传性疾病，目前发现至少 12 种基因的突变可引起白化病。

b 皮肤、毛发及眼睛色素缺乏。

c 由于色素缺乏，毛细血管显露而使皮肤呈粉红色，毛发纤细而呈白色或淡黄色。

d 对紫外线高度敏感易发生日光性皮炎、光化性唇炎及皮肤肿瘤。

e ⅠA 型眼皮肤白化病（OCA1A）：是最严重的亚型，酪氨酸酶活性完全缺失。出生时白色头发、白色或粉色皮肤、蓝色或灰色眼睛。由染色体 11q14.3 上的酪氨酸酶基因突变导致。

f ⅠB 型眼皮肤白化病（OCA1B）：少见，出生时头发白色，数月后变为黄色，渐变浅棕色。皮肤乳白色，日晒后可呈浅棕色。虹膜为灰色。由酪氨酸酶基因突变导致。

g Ⅱ型眼皮肤白化病（OCA2）：最常见，肤色均为白色，20 岁前变为深黄色。由基因 OCA2（又称 P 基因）突变导致。

h Ⅲ型眼皮肤白化病（OCA3）：又称红眼皮肤白化病。主要见于非洲和新几内亚的患者。

i Ⅳ型眼皮肤白化病（棕色，OCA4）：中国人临床上看到的可能以此型较多。头发为浅棕色，随年龄增长色素轻微增加。很少见到黑子和雀斑。由染色体 5p13.3 上的膜相关转运蛋白基因（MATP）突变引起。

临床鉴别诊断

白癜风

白细胞异常白化综合征

别名

先天性色素缺乏（achromia congenitalis）

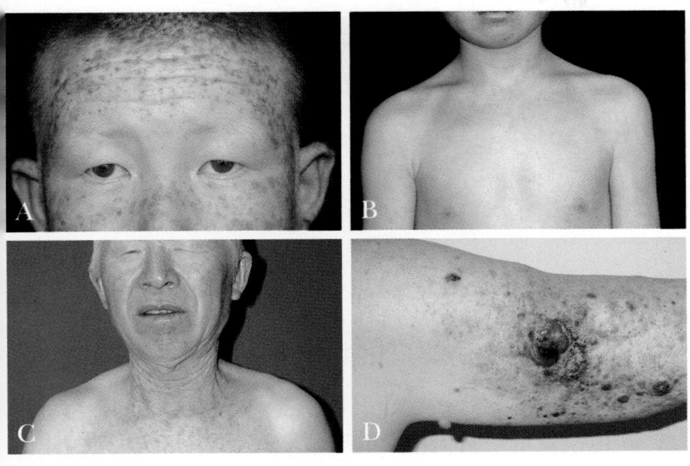

图 14.1.1　眼皮肤白化病（oculocutaneous albinism，OCA）

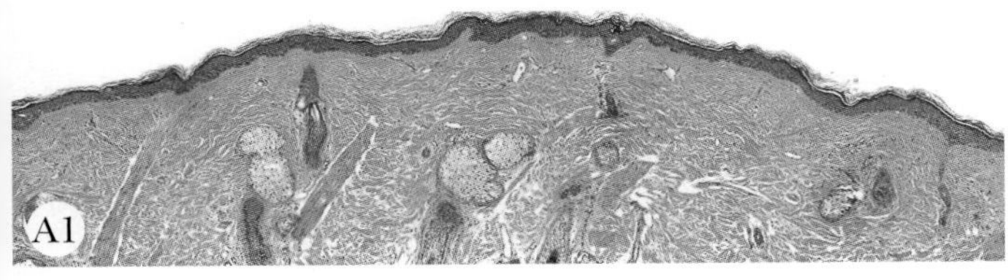

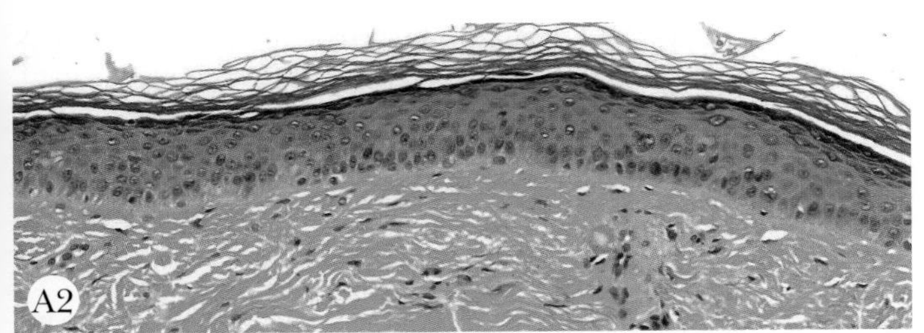

图 14.1.1A　白化病　男，15 岁，出生即全身白色，瞳孔、毛发黄色，4 岁面部出现色素斑。无家族史。病理示表皮内仅见少数色素，黑素细胞数量及形态未见明显异常。该例可能属 OCA2。

D1

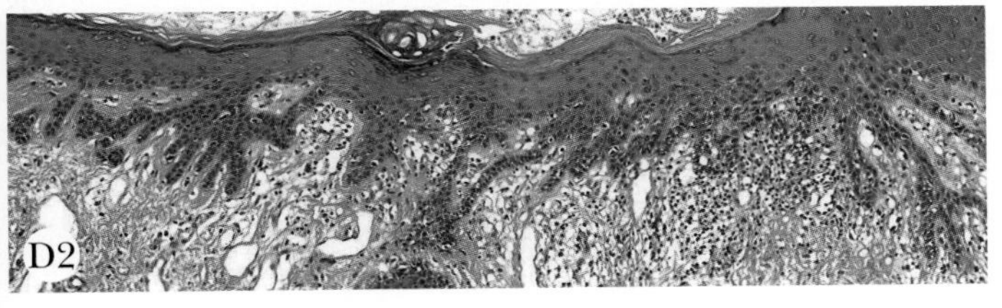

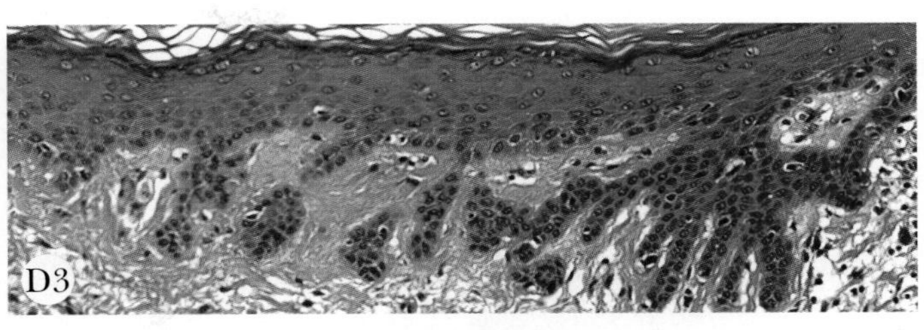

图 14.1.1D　白化病继发基底细胞癌　男，56 岁，出生即全身白色、毛发白色，畏光，20 岁后曝光部处出现红斑、丘疹、痒。近 8 年右上臂出现结节。有家族史。病理示结节为基底细胞癌，癌团上部（B2）及癌旁（B3）黑素细胞数量正常，但无色素。该例可能属 OCA4。

14.1.2　无色素痣（achromic nevus）

病理改变

a 表皮全层色素颗粒明显减少。

b 基底层黑素细胞数量正常或轻微减少，Dopa 反应减弱。Melan-A 标记黑素细胞数量正常。

c 超微结构：黑素细胞萎缩，树状突减少，黑素小体数量正常或减少，黑素小体运输障碍。

临床特点

a 出生时即有或生后不久发病。

b 病因不明，有人认为与体细胞突变有关。

c 躯干、下腹、四肢近端好发，往往沿神经节段分布，单侧分布的脱色斑。

d Wood 灯下白斑区亮度不增强。

e 持续终生，尚缺乏有效治疗方法。

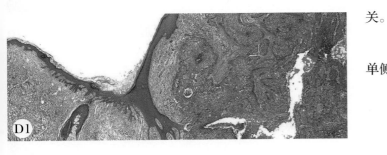

鉴别诊断

白癜风

贫血痣

斑驳病

别名

脱色素痣（nevus depigmentosus）

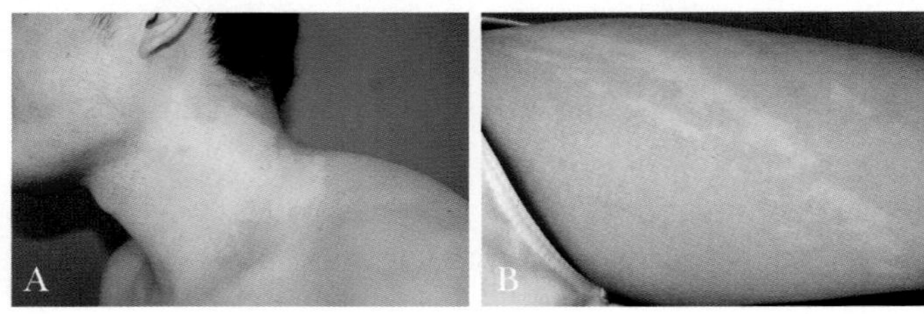

图 14.1.2　无色素痣（achromic nevus）

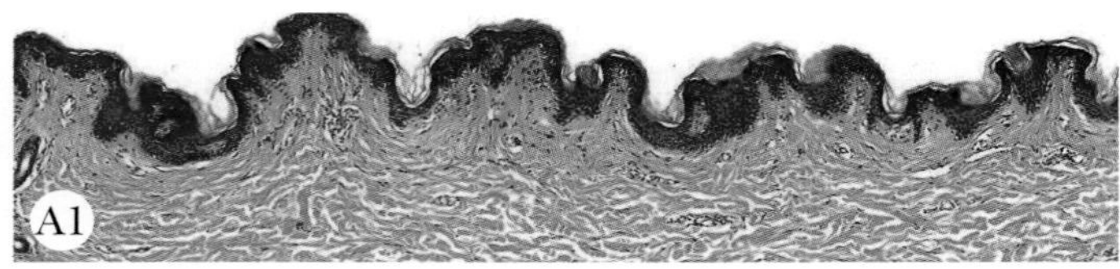

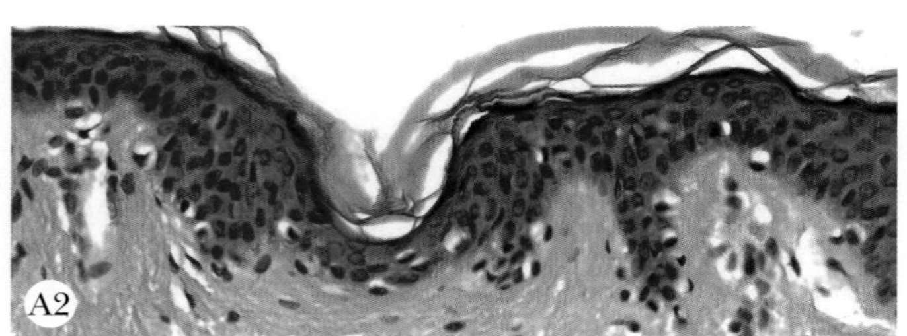

图 14.1.2A　无色素痣　男，26 岁，左颈前白斑 26 年，长期稳定。病理示表皮内色素极少，黑素细胞数量及形态无异常。

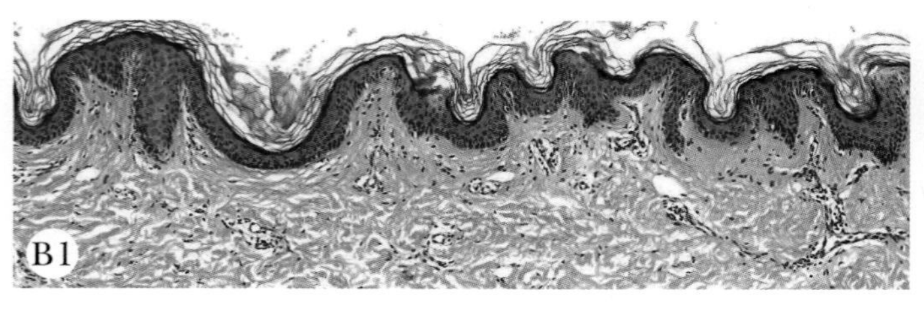

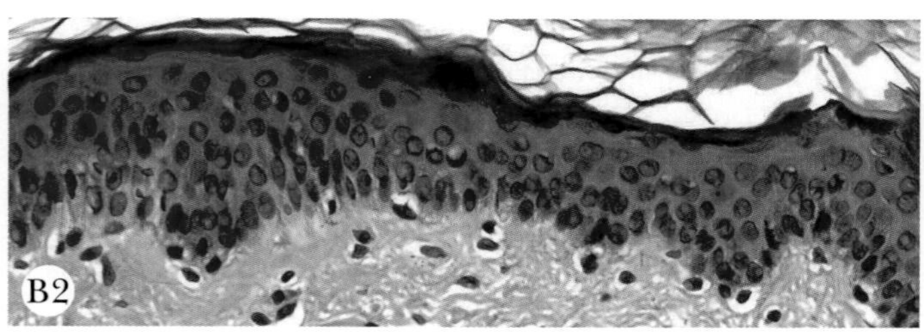

图 14.1.2B　无色素痣　女，7 岁，出生后 3 个月发现左大腿带状白斑，长期无变化。病理示表皮基底层含少许色素，黑素细胞数量及形态无异常。

14.1.3　进行性斑状色素减退症（progressive macular hypomelanosis PMH）

病理改变

a 表皮中色素减少。

b 黑素细胞数量和形态未见异常。

c 真皮内未见炎性浸润。

d 电镜发现正常为单个的未成熟黑素小体形成聚合体。

临床特点

a 主要见于青年男女躯干部。

b 皮损为浅的色素减退斑，边界不清，无鳞屑，于身体中线处融合成片状，少数可扩散到四肢近端和颈部。

c Wood 灯检查示皮损区可见点状红色荧光，皮损处分离出痤疮丙酸杆菌。

d 尚无特异治疗方法。

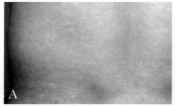

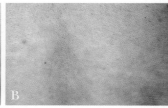

图 14.1.3　进行性斑状色素减退症（progressive macular hypomelanosis）

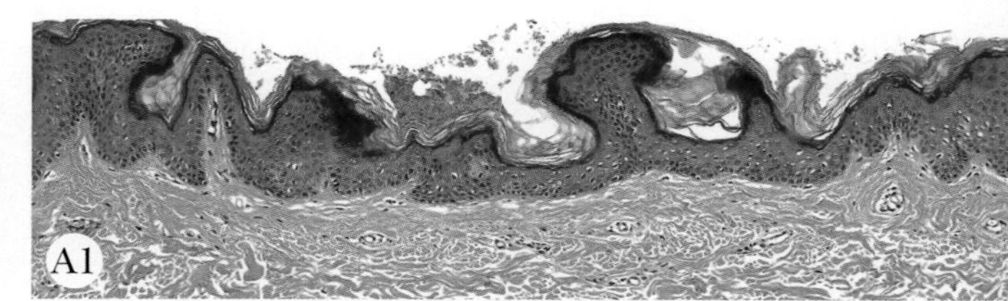

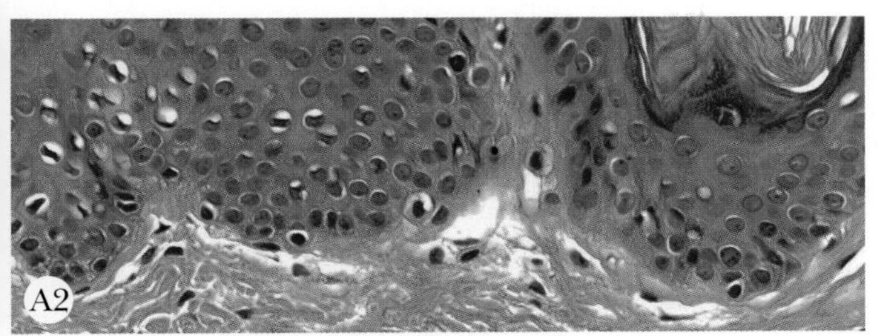

图 14.1.3A 进行性斑状色素减退症 男，23 岁，躯干多发色素减退斑 4 年余，偶痒，渐增多。病理示表皮内色素略减少，黑素细胞数量未见明显异常。

14.1.4 白色糠疹（pityriasis alba）（见 2.1.14）

14.2 黑素细胞数量减少的色素减退性皮肤病（cutaneous hypopigmented diseases with decreased melanocytes）

本组疾病的基本特征为黑素细胞数量减少或者完全消失，从而导致皮肤颜色减退。

14.2.1 白癜风（vitiligo）

病理改变

a 表皮中黑素细胞数量完全消失或明显减少。

b 表皮中黑素颗粒也明显减少或完全消失。

c 早期真皮浅层血管周稀疏的淋巴细胞浸润，表皮中有时亦可见少数淋巴细胞，黑素细胞数量正常。

d 充分发展的皮损可出现界面皮炎的特点，即界面空泡改变及真皮浅层血管周稀疏的淋巴细胞浸润，真表皮交界处黑素细胞及黑素颗粒数量明显减少。

e 晚期皮损表皮中无黑素细胞和黑素颗粒，真皮浅层血管周无淋巴细胞浸润。

病理鉴别诊断

炎症后色素减退：黑素细胞仍存在，真皮乳头可见噬黑素细胞。

临床特点

a 可以始发于任何年龄，60% 始发于 20 岁前。

b 可发生于全身任何部位，骨骼突出及易受摩擦部位好发。黏膜、毛发可以受累。

c 临床分为寻常型、节段型、未定类型及混合型。

d 无自觉症状。少数寻常型初始可出现轻微或明显的炎症反应，伴有瘙痒。

e 寻常型白斑分布呈多样性，多为散发性乳白色斑，境界清楚，大小及形状不一，可泛发全身甚至色素全部脱失。

f 节段型为单侧，按某一皮神经节段分布，发病年龄更早，色素脱失常不完全。

g 未定类型为限局性，暂无法判断向节段型还是寻常型发展，部分长期限局。

h 混合型为节段型与寻常型共存。

i 活动期常有同形反应。

j 常合并晕痣，晕痣可早于白斑或后发。

k 至少 10% 合并免疫性甲状腺疾病及其他自身免疫性疾病。

l 儿童、面部疗效佳，肢端、节段型疗效差。

临床鉴别诊断

无色素痣

贫血痣

斑驳病

白化病

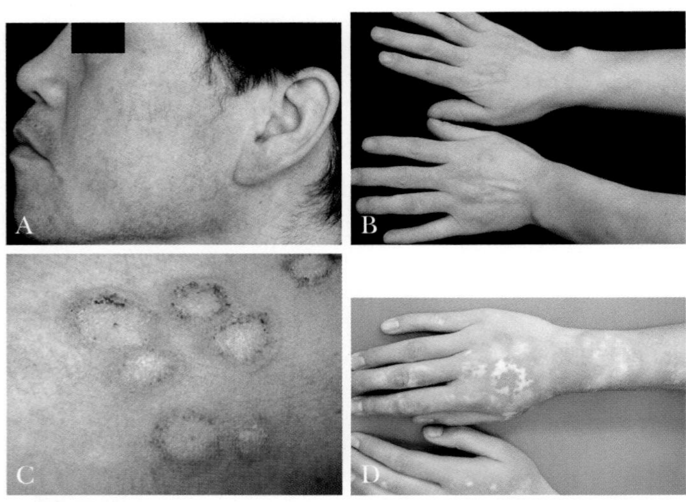

图 14.2.1　白癜风（vitiligo）

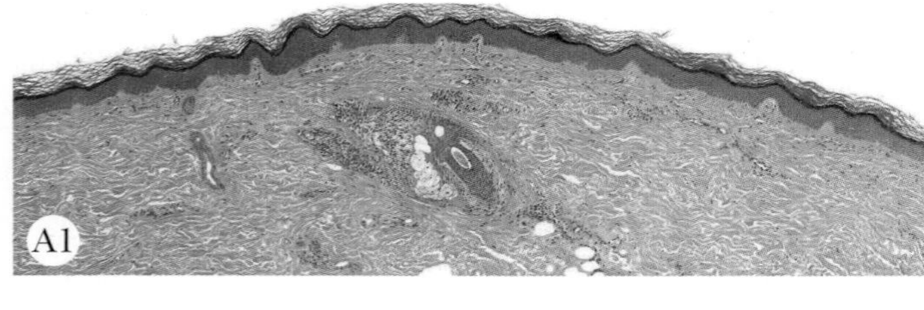

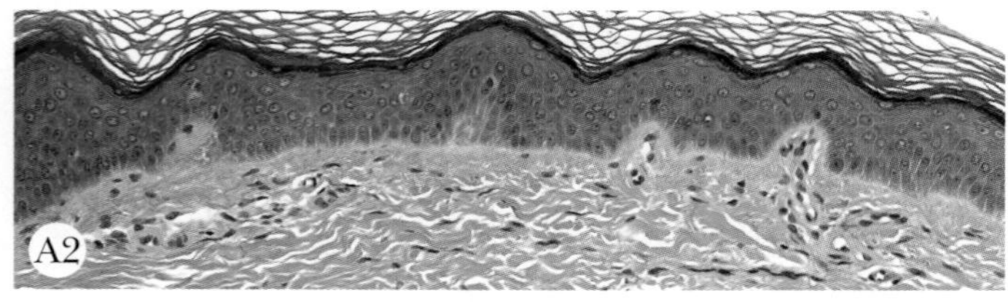

图 14.2.1A　白癜风　男，48 岁，面、颈、上肢白斑及部分毛发变白 3 个月。病理示表皮内色素及黑素细胞完全消失，真皮中部少许淋巴细胞浸润。

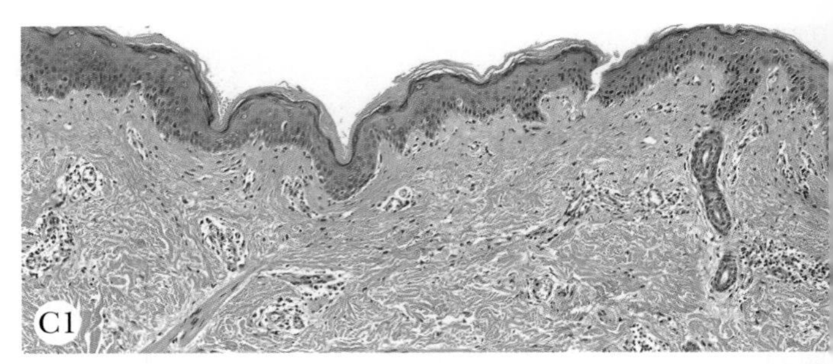

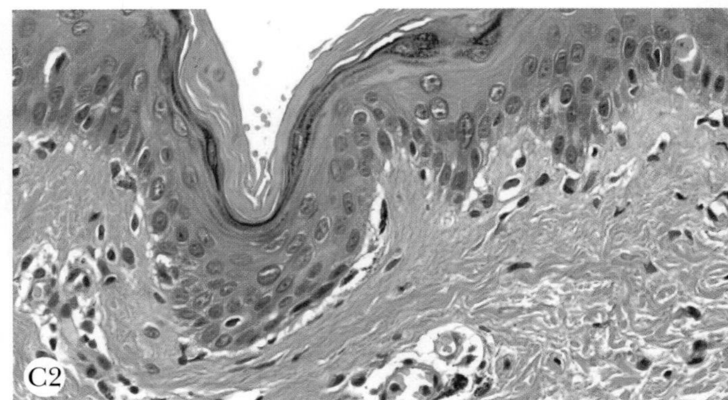

图 14.2.1C　白癜风　女，13 岁，手背、面部环状红斑及白斑 3 年。初为图 C 所示"体癣"样环状红斑。图 D 示"体癣"样损害消退后形成的白斑，经治疗好转之皮损。病检组织取自炎症区，病理见表皮内色素及黑素细胞缺失，表皮内可见凋亡细胞（可能为黑素细胞），真皮浅层可见少许黑素颗粒及噬黑素细胞，中上部小血管扩张充血，少许淋巴细胞浸润。

14.2.2　Vogt- 小柳综合征（Vogt-Koyanagi syndrome）

病理改变

白斑组织病理学改变与白癜风基本一致。

临床特点

a 好发于 20 ～ 40 岁中年人。

b 可能与病毒感染、自身免疫及遗传有关。

c 白斑可发生于面、颈、躯干和四肢，对称分布。

d 临床可表现为全身黑素细胞"免疫"破坏的相应症状。

e 可有发热、头痛、头晕等前驱症状，1 ～ 2 周后出现视网膜炎和耳部症状。

f 急性期症状开始消退时出现与白癜风相同的白斑，毛发变白、脱落，甲变形。

g 激素治疗可迅速控制，毛发及甲改变最难治疗。

临床鉴别诊断

白癜风

别名

伏格特－小柳－原田病（Vogt–Koyanagi–Harada disease）

色素膜－脑膜炎综合征

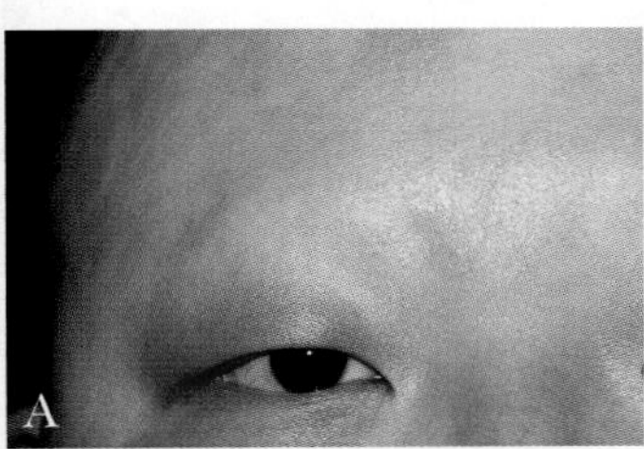
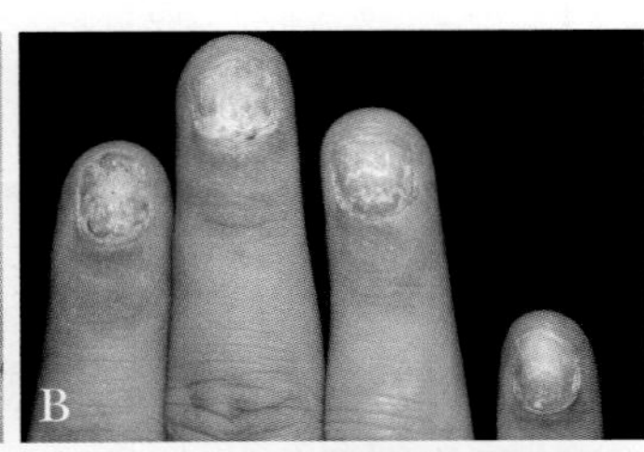
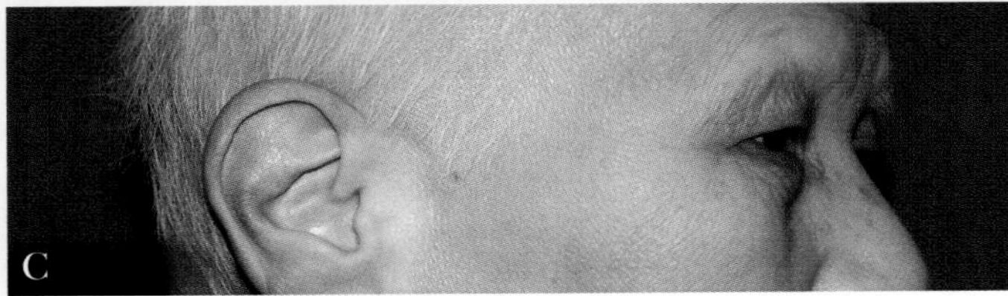

图 14.2.2 Vogt- 小柳综合征（Vogt-koyanagi syndrome）

图 14. 2. 2AB Vogt- 小柳综合征 男，16 岁，全秃、皮肤白斑、甲板破坏 1 年，虹睫膜炎 11 个月，经糖皮质激素治疗后眼部症状消失，白斑大多消退，秃发及甲一度好转，减药后毛发及甲疾患复发。图 A 示秃眉、发及白斑，B 示甲改变，未行病理。

图 14. 2. 2C Vogt- 小柳综合征 外阴黑素瘤Ⅳ期以黑素瘤全细胞疫苗及大剂量干扰素 α1b 治疗好转后，全身毛发变白、稀疏、大量白斑及虹睫膜炎。白斑未行病理。

14.2.3 斑驳病（piebaldism）

病理改变

a 白斑区皮肤黑素细胞显著减少或消失。

b 色素沉着区皮肤黑素细胞数量正常。

临床特点

a 是一种少见的以色素减少为特征的先天性常染色体显性遗传病。

b 多数患者由于 kit 基因的点突变或者缺失引起。少数为 8 号染色体 SLUG 基因缺失。

c 可以发生在任何部位，以前额中部、上胸部、腹部和四肢多见，双侧相对对称。

d 手、足、背部不受累。前额中部白发高达 90%，为部分患者的唯一表现。

e 限局性皮肤和毛发的永久性色素缺乏，呈白色或粉红色，中央可见岛屿状色素沉着区，形状大小不一。

f 可伴有虹膜异常、聋哑、兔唇等先天畸形。

g 尚无治疗措施。

临床鉴别诊断

白癜风

无色素痣

别名

图案状白皮病（patterned leukoderma）

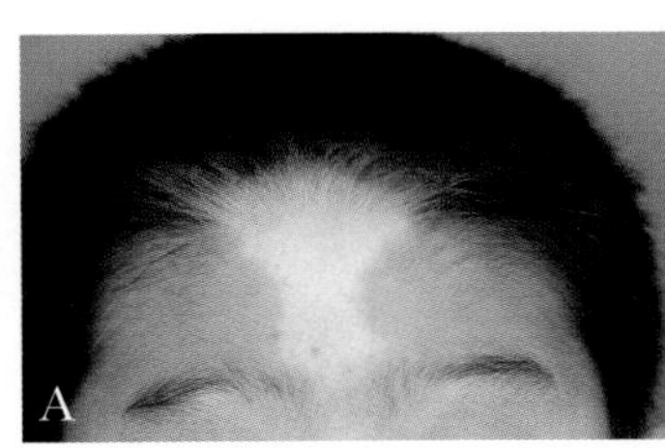
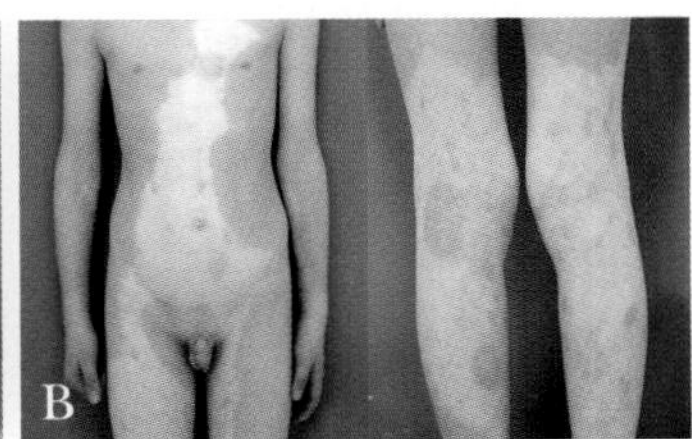

图 14.2.3 斑驳病（piebaldism）

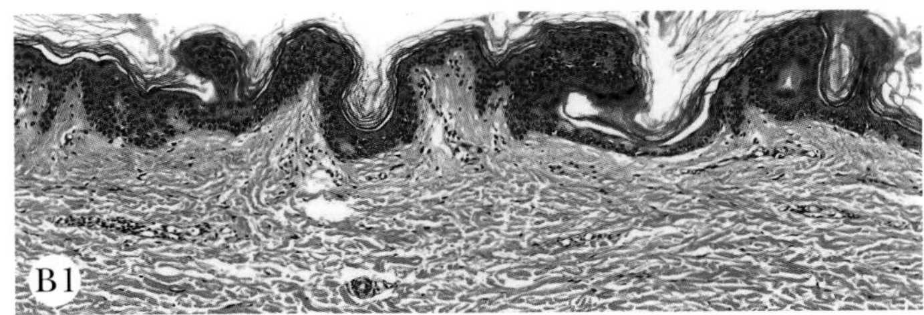

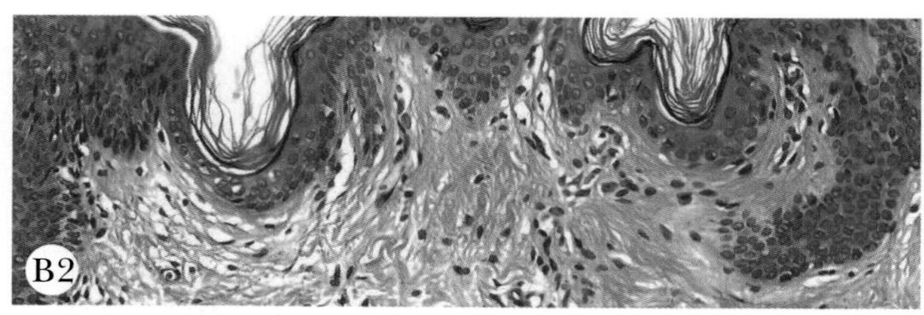

图 14.2.3B 斑驳病 男，10 岁，面部、胸腹中线、四肢白斑 10 年，无家族史。病理示表皮内色素及黑素细胞显著减少，真皮内未见异常。

14.2.4 特发性点状白斑（idiopathic guttate leucoderma）

病理改变

a 表皮萎缩，表皮内黑素颗粒减少。

b 基底层黑素细胞减少，Dopa 反应减弱。

c 超微结构显示大多数黑素体处于Ⅰ、Ⅱ期，但黑素细胞树状突正常。

临床特点

a 大多在中年以后发病，与皮肤老化有关。

b 圆形或不规则境界清楚的乳白色斑，直径 2 ~ 6mm，一般多发，可达 50 个左右，白斑之间不融合，但可密集呈网眼状。

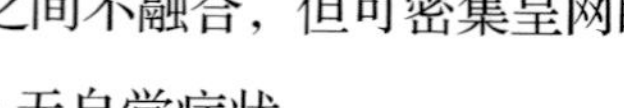

c 无自觉症状。

临床鉴别诊断

白癜风

结节性硬化症

点滴状硬斑病

别名

特发性点状色素减少症（idiopathic guttate hypomelanosis）

老年白斑病（senile leukoderma）

老年性白斑（senile leukoderma）

播散性豆状白皮病（disseminate lenticular leucoderma）

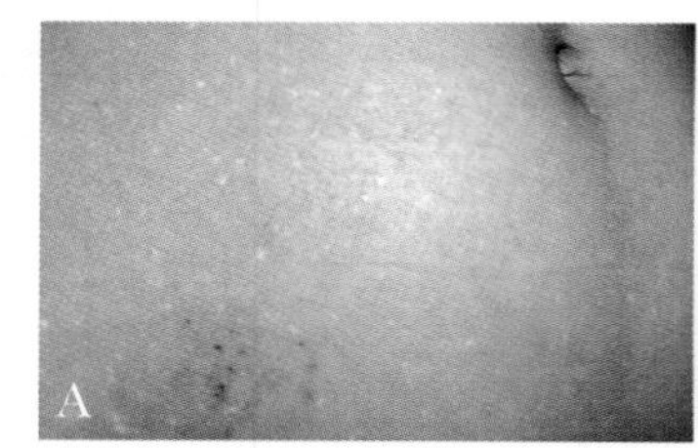

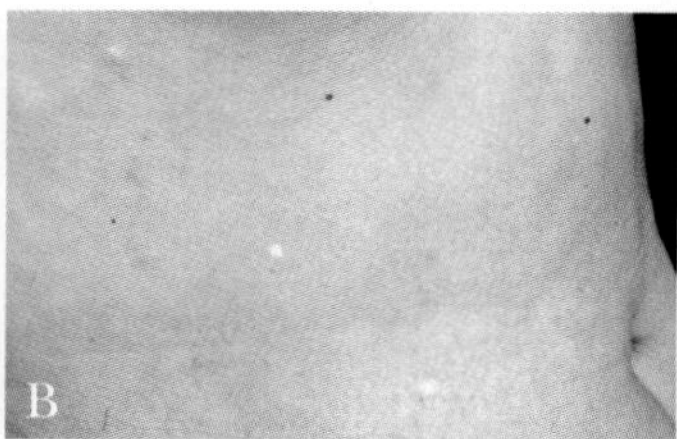

图 14.2.4 特发性点状白斑（idiopathic guttate leucoderma）

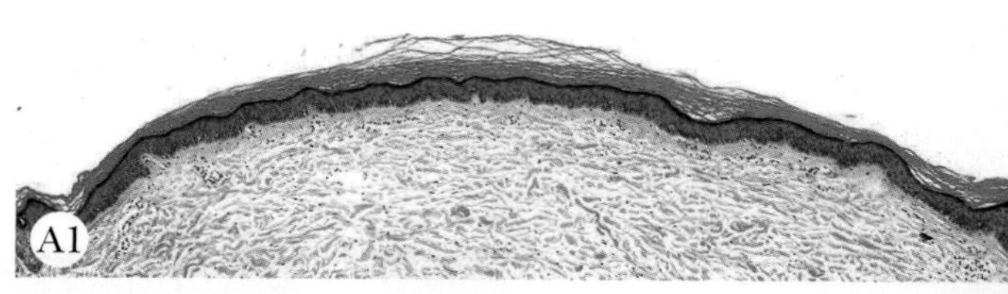

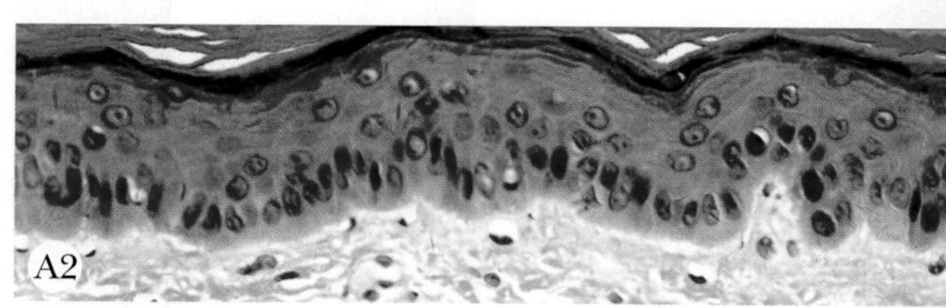

图 14.2.4A 特发性点状白斑 女，42 岁，双下肢白色斑点 10 余年，渐增多。病理示白斑内黑素细胞及色素均完全消失。

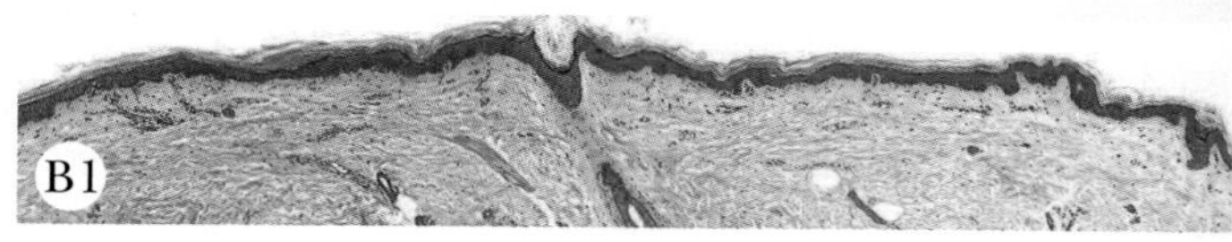

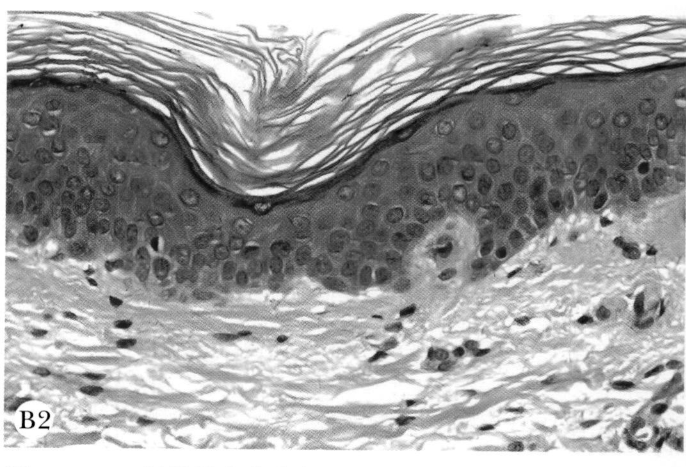

图 14.2.4B 特发性点状白斑 女，53 岁，躯干点状白斑 5 年，渐增多。病理同上例。

14.2.5 伊藤色素减少症 (hypomelanosis of ito)

病理改变

a 表皮大致正常。

b 基底层黑素和黑素细胞轻度减少，但有时在常规切片上不易观察出病变。

c Melan-A 标记显示皮损处黑素细胞数目减少，体积变小。

d 超微结构示黑素细胞和角质形成细胞内黑素体明显减少，黑素细胞体积减小、树突量减少。

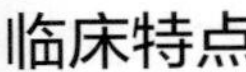

临床特点

a 出生时即有或在出生后 1 年内出现。

b 双侧不对称，可发生于任何部位。

c 皮损为奇异的条纹状、旋涡状、泼墨状以及大理石样色素减退斑。

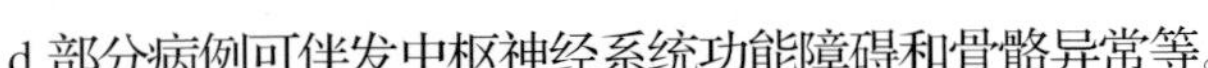

d 部分病例可伴发中枢神经系统功能障碍和骨骼异常等。

临床鉴别诊断

炎症后色素减退

白癜风

无色素痣

斑驳病

贫血痣

别名

无色素性色素失禁症 (incontinentia pigmenti achromians)

色素镶嵌征 (pigmentary mosaicism)

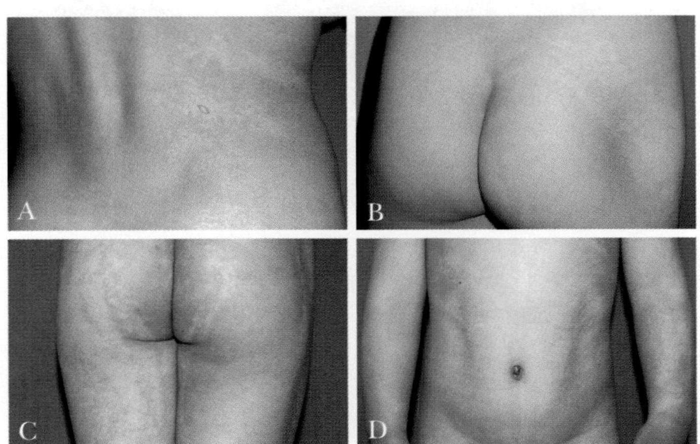

图 14.2.5 伊藤色素减少症 (hypomelanosis of Ito)

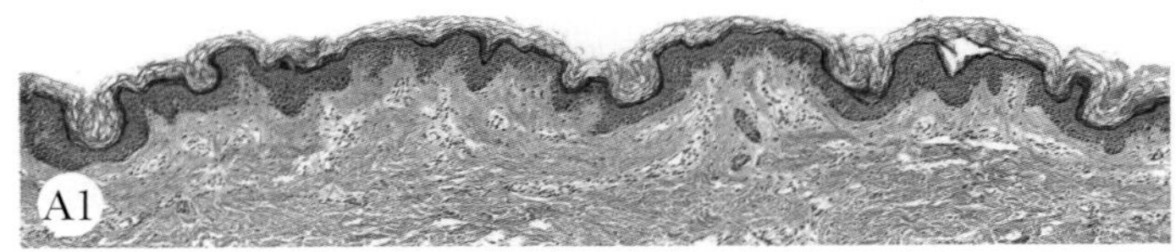

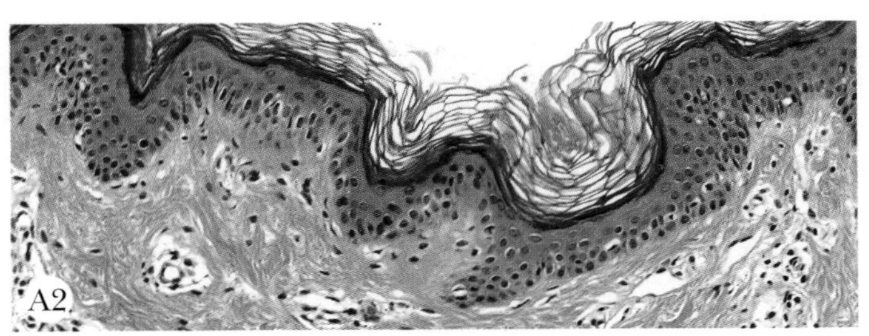

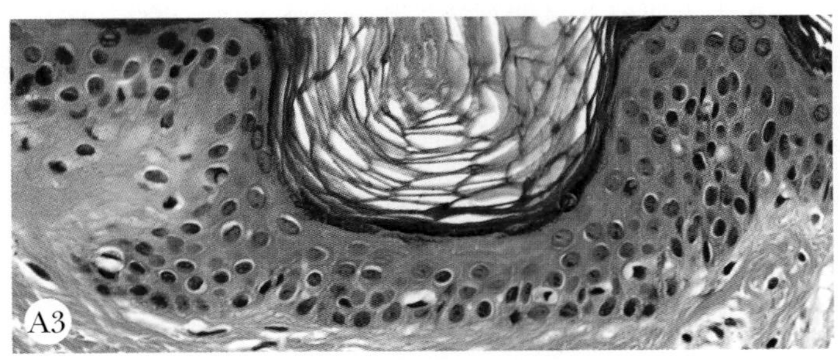

图 14.2.5A 伊藤色素减少症 男，10 岁，发现右腰、腹、臀色素减退斑 1 个月。病理示部分区域表皮内色素减少，黑素细胞数量及形态未见明显异常。

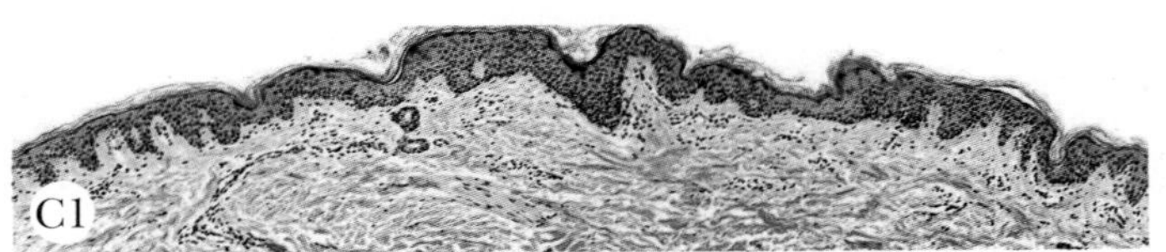

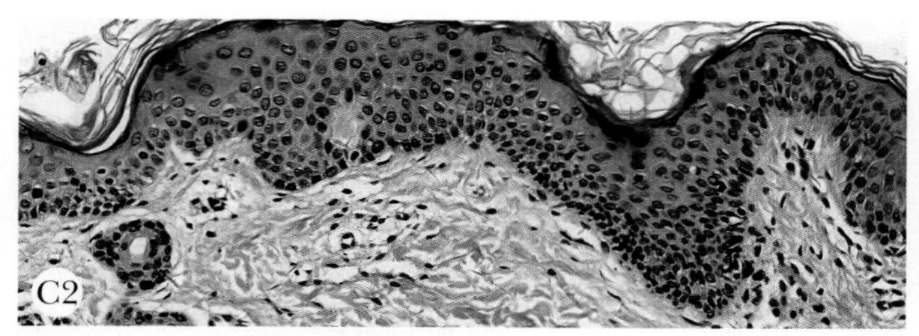

图 14.2.5C 伊藤色素减少症 男，4 岁，全身出现色素减退斑 2 年。先发于左臂，渐及躯干、四肢。病理同上例。

14.2.6 结节性硬化症叶状白斑（ash leaf spots of tuberous sclerosis）

病理改变

a 黑素细胞数量正常或减少，Dopa 反应较周围正常皮肤减弱。

b 电镜观察可见黑素颗粒的大小和分化程度较正常黑素细胞为低。

临床特点

a 常染色体显性遗传。

b 出生时或儿童期发病，常为本病的早期症状。

c 50% ~ 98%的患者可见散在于躯干、四肢的桉树叶样色素减退斑，长 1 ~ 3cm。

d 常出现鲛鱼皮样斑、面部血管纤维瘤、甲周纤维瘤、牙龈纤维瘤、咖啡色斑、白发等。

e 伴有神经、眼、肺等多系统损害者，预后不良。

临床鉴别诊断

斑驳病

白化病

无色素痣

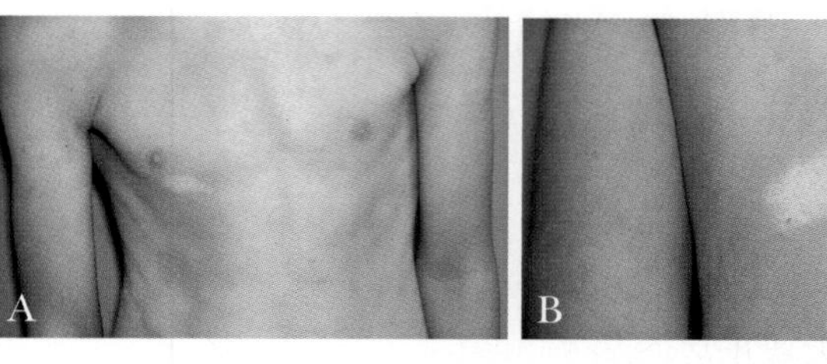

图 14.2.6 结节性硬化症叶状白斑（ash leaf spots of tuberous sclerosis）

图 14.2.6AB 结节性硬化症叶状白斑 男，7 岁，胸背“叶状白斑”、颈周咖啡样斑点、面及躯干散在丘疹、扁平结节 6 年。额部斑块病理结缔组织痣，结合临床符合结节性硬化症，白斑未取病理。

14.2.7 炎症后色素减退（postinflammatory hypopigmentation）

病理改变

组织病理学可见黑素细胞明显减少或大致正常，诊断需结合临床。

临床特点

是一组疾病，常为炎症性疾病的伴随现象，如银屑病消退期出现的白斑、慢性放射性皮肤病所导致的白斑、外阴硬化性苔藓继发的色素脱失等。

14.2.7

别名

炎症后白斑（postinflammatory leukoderma）

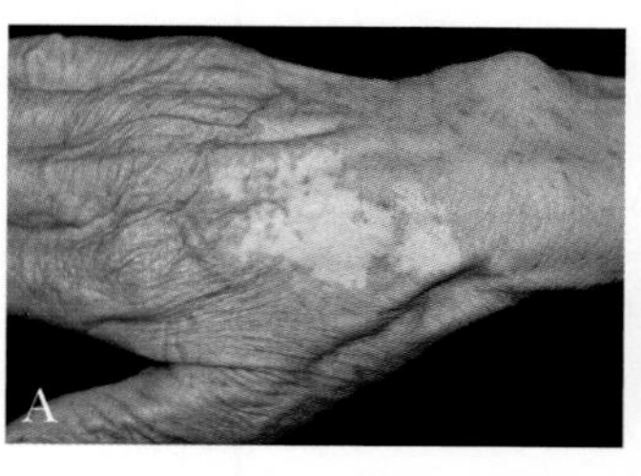

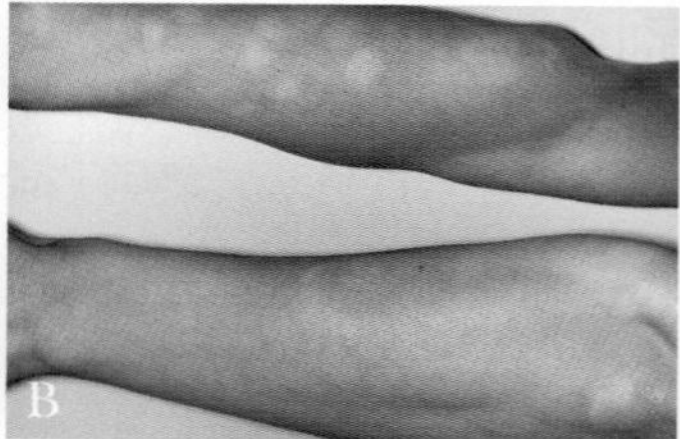

图 14.2.7 炎症后色素减退（postinfammatory hypopigmentation）

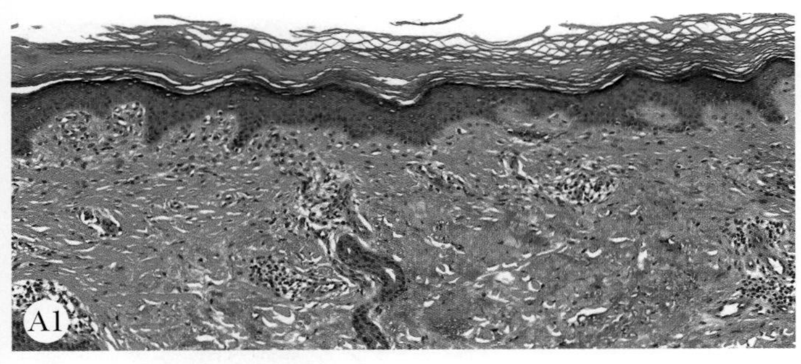

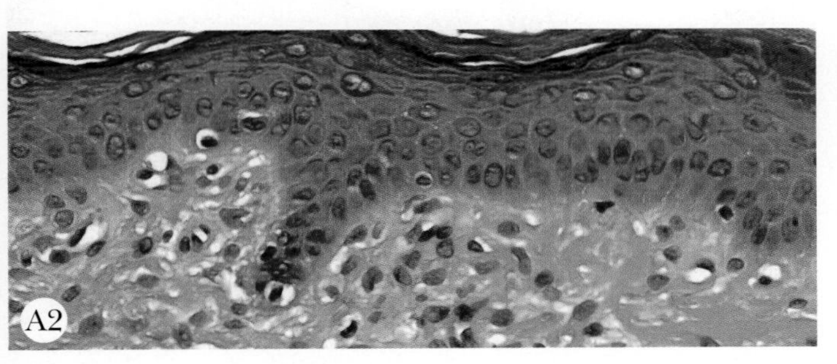

图 14.2.7A 炎症后色素减退 男，77 岁，曝晒后项部、耳前，右手背出现白斑 10 年，瘙痒明显。病理示表皮内黑素基本消失，黑素细胞数量未见明显减少。真皮胶原嗜碱性变。

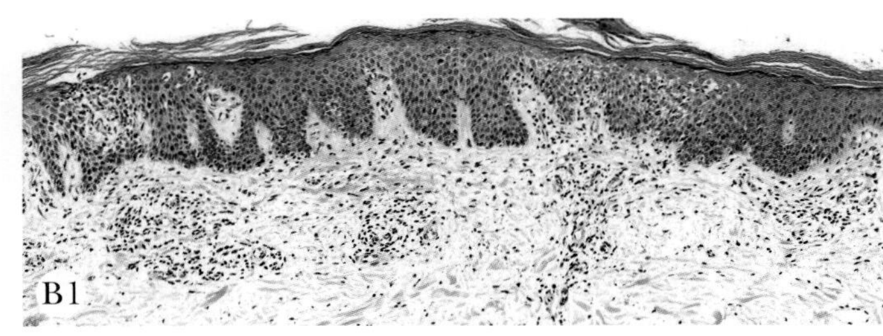

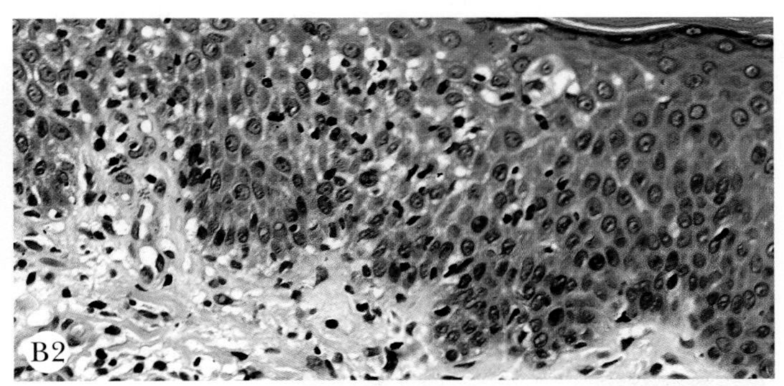

图 14.2.7B 炎症后色素减退 男，35 岁，四肢渗出性多形皮疹、痒，反复发作 20 余年，3 个月前双上肢糜烂性皮损消退后形成白斑。病理示表皮海绵水肿，黑素明显减少，黑素细胞数量未见明显减少。

14.3 表皮色素增多的色素沉着性皮肤病
（cutaneous hyperpigmented diseases with increased melanin in the epidermis）

14.3.1 雀斑（freckles）

病理改变

a 表皮角质形成细胞中色素沉着过多。

b 黑素细胞数量大致正常，可出现体积增大，树突变长。

c 电镜观察可见黑素细胞中Ⅳ期黑素小体比例增多。

临床特点

a 常染色体显性遗传疾病，通常在幼儿期发病，青春期增多。

b 暴露部位特别是面部多发，皮损为直径 1 ~ 5mm、多发性、淡褐色到深褐色的斑点，散在而不融合。

c 日晒加重，冬季明显减轻。

d 无自觉症状。

临床鉴别诊断

黑子

面正中雀斑痣

色素沉着 – 肠息肉综合征

14.3.2 咖啡斑（cafe-au-lait spots）

病理改变

a 表皮厚度正常，基底层色素明显增加。

b Melan–A 标记示基底层黑素细胞数量和活性增加。

c 电镜发现黑素细胞内有巨大的黑素体。

临床特点

a 遗传性皮肤病，出生即有或在出生稍后出现。

b 边缘清楚的咖啡色斑片，大小不一，雀斑样至 20cm 或更大，圆形或不规则形状。

c 部分病例伴有神经纤维瘤。数量多者为神经纤维瘤病的早期表现。

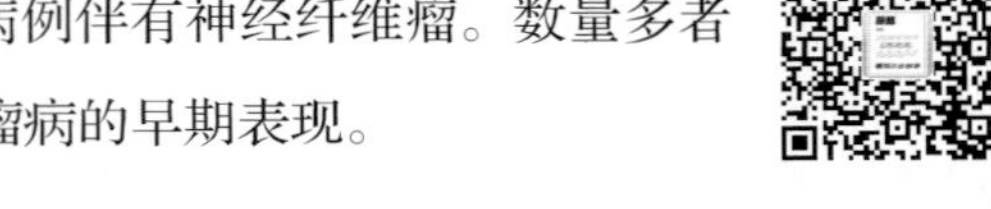

临床鉴别诊断

雀斑

单纯性黑子

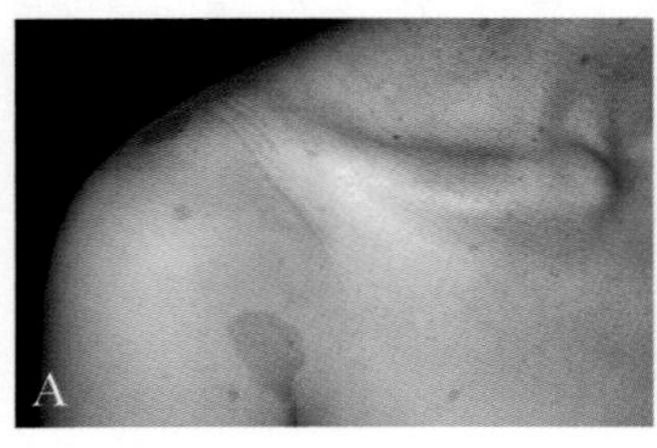

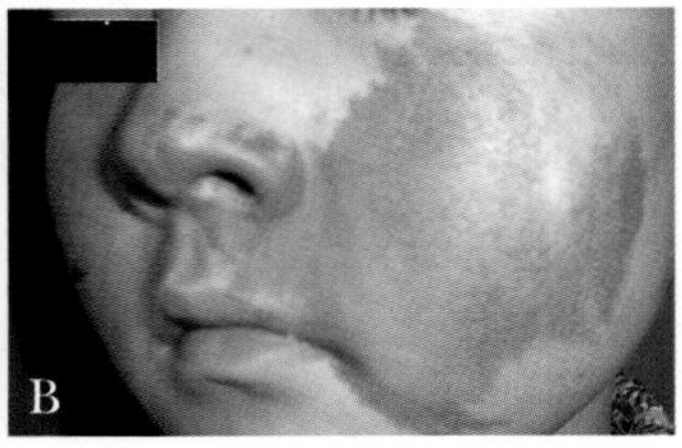

图 14.3.2 咖啡斑（cafe-au-lait spots）

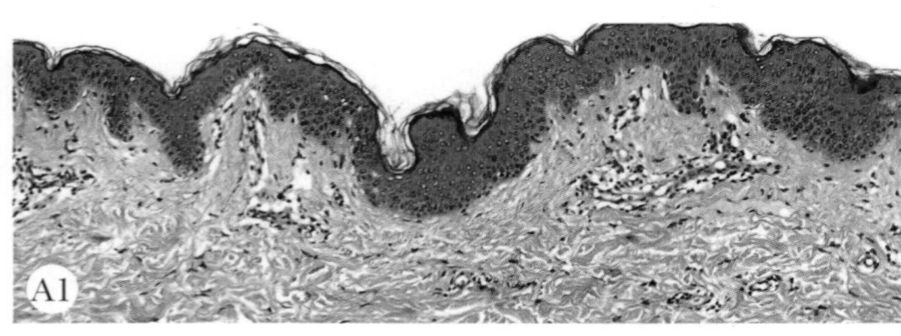

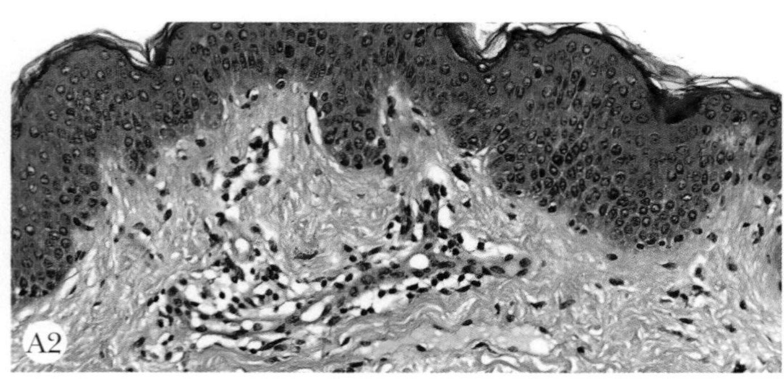

图 14.3.2A 咖啡斑 女，18 岁，右肩、面部褐色斑 18 年。表皮下部色素增多，真皮上部较多噬黑素细胞及散在的色素颗粒。

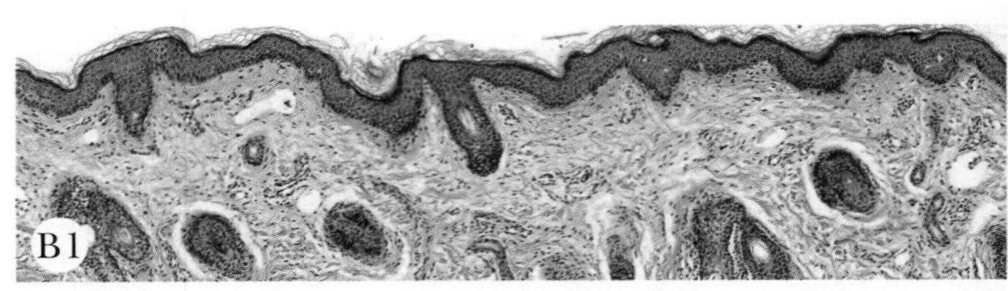

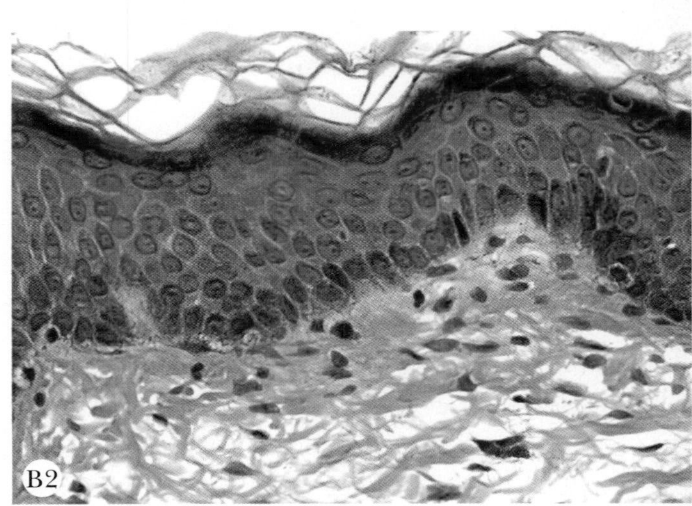

图 14.3.2B 咖啡斑 男，13 岁，左面部褐色斑 13 年。表皮基底层至角层均色素增多，真皮上部偶见噬黑素细胞。

14.3.3 黄褐斑（melasma）

病理改变

a 表皮各层黑素显著增加。

b 表皮黑素细胞数量正常或略增加，活性明显增加。

c 真皮乳头层可有少数噬黑素细胞及黑素颗粒。大量的病理观察不存在所谓的真皮型及混合型。

d 真皮浅层小血管可增多。

临床特点

a 育龄期妇女多见。

b 发病可能与妊娠、口服避孕药、内分泌失调、紫外线等有关。

c 面部淡褐、深褐色素斑，境界清楚或不清，形状不规则，多对称分布，日晒后加重。

d 无自觉症状，病程可持续数月到数年。

临床鉴别诊断

雀斑

瑞尔黑变病

褐黄病

颧部褐青色痣

别名

Chloasma

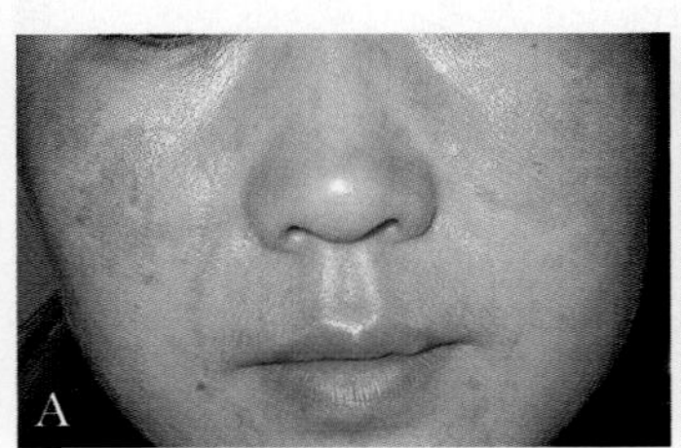

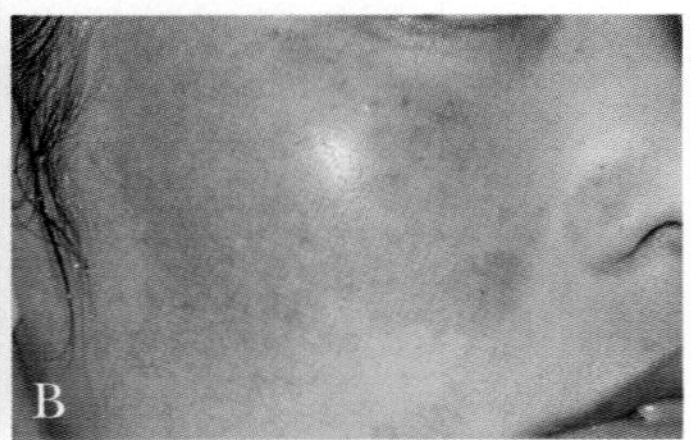

图 14.3.3 黄褐斑（melasma）

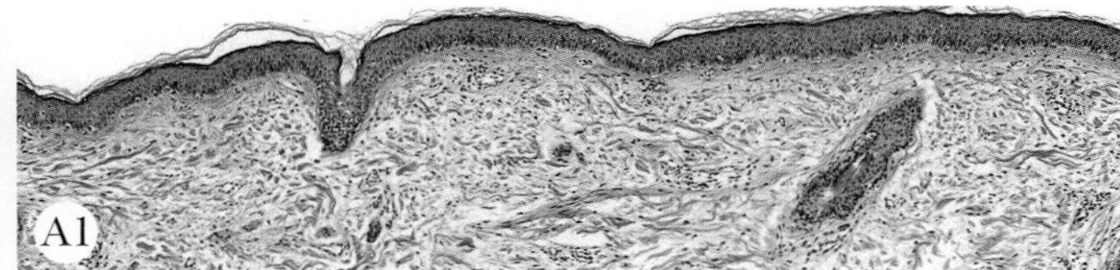

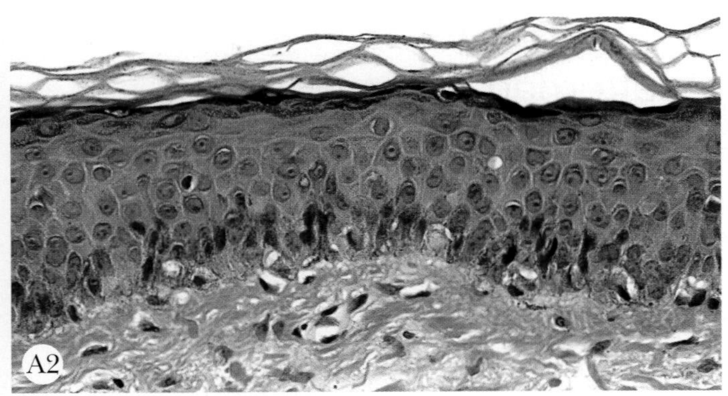

图 14.3.3A 黄褐斑 女，34 岁，双面部褐青色斑 10 个月。病理示表皮基底层至角层均色素增多，真皮内基本无色素。

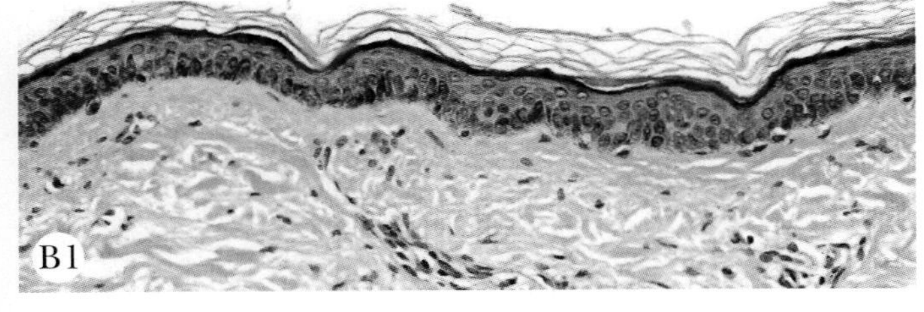

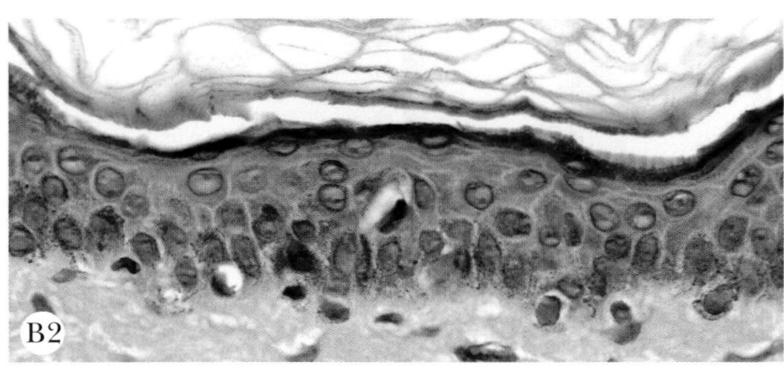

图 14.3.3B 黄褐斑 女，32 岁，面部片状色素沉着斑 12 年。表皮基底层至角层色素增多，真皮内仅微量色素颗粒。

14.3.4 色素性毛表皮痣（pigmented hairy epidermal nevus，Becker nevus）

病理改变

a 表皮增厚，表皮突和真皮乳头延长，相邻两个或三个延长表皮突的融合，基底层平齐呈靴状。

b 表皮中黑素明显增加，黑素细胞数量可略增多。

c 真皮中常可见噬黑素细胞。

d 毛囊大致正常，但有时数量可增多。

e 真皮网状层中大量不规则、增粗、错构性平滑肌纤维。

临床特点

a 一种雄激素依赖性器官病变，通常在 11 ~ 20 岁出现，青春期变明显。

b 好发于肩部、肩胛区及前胸，限于单侧，但可发生于体表任何部位。

c 褐色色素沉着斑可达数手掌大小，多数 1 ~ 2 年后出现粗毛。有巨大双侧覆盖背部，胸部及上臂报道。

d 可以合并其他皮内痣和表皮痣。

别名

Becker 痣（Becker nevus）

Becker 色素性毛痣（Becker pigmented hairy nevus）

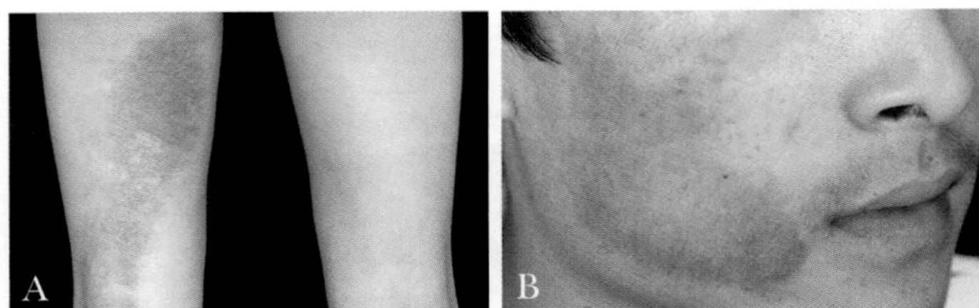

图 14.3.4 色素性毛表皮痣(pigmented hairy epidermal nevus)

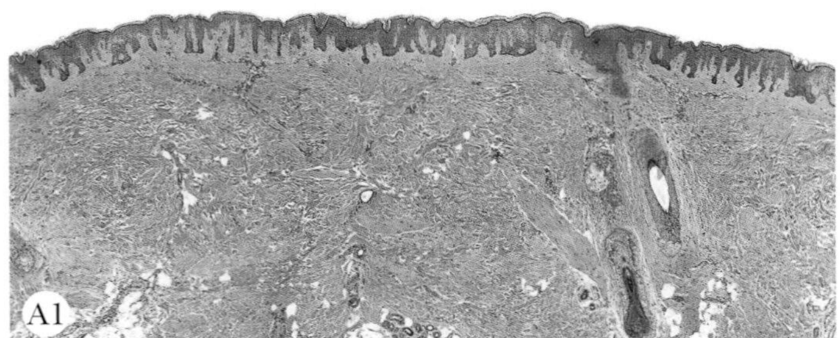

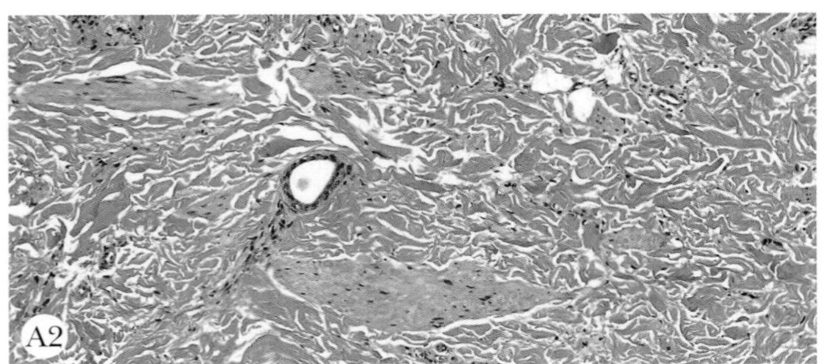

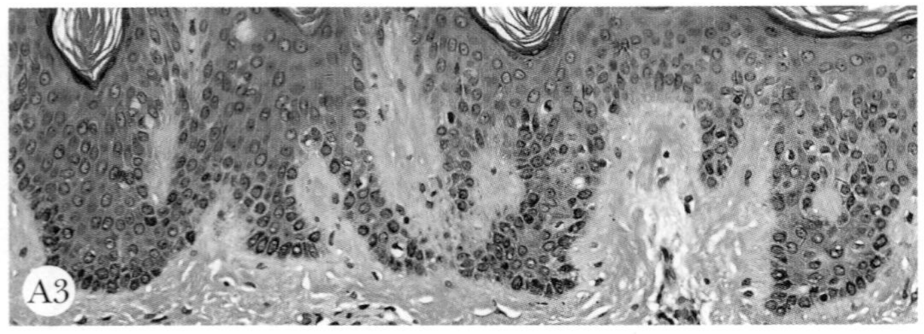

图 14.3.4A 色素性毛表皮痣 女，19 岁，左股屈侧褐色斑 14 年，渐变大并出现粗毛。病理示表皮突明显延长，部分表皮突底部增宽、融合，呈靴子状。表皮下部色素增多，黑素细胞数量无异常。真皮内胶原略增多，较多立毛肌。

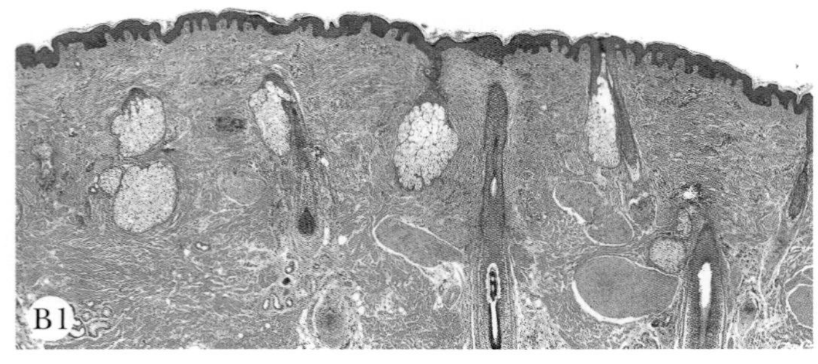

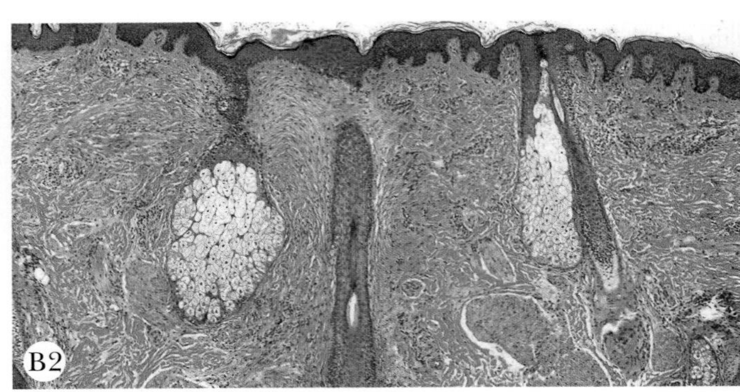

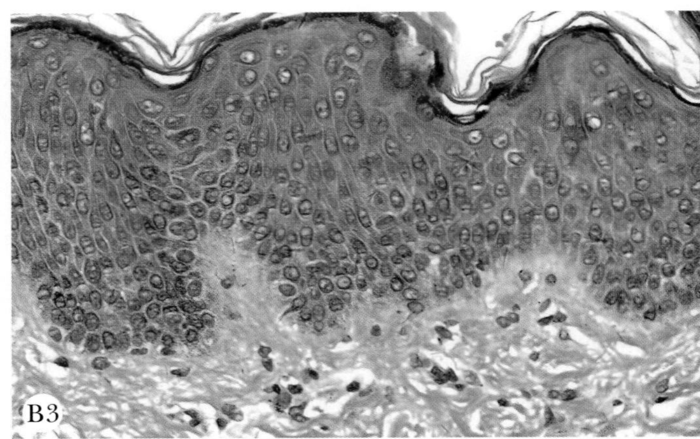

图 14.3.4B 色素性毛表皮痣 男，18 岁，右面颊褐色斑 5 年，渐变大并于第 2 年出现粗毛。病理示表皮突延长，表皮内色素增多。真皮内较多立毛肌。

14.3.5 模式黑变病(patterned hypermelanosis)

病理改变

a 表皮内黑素增加。

b 可出现噬黑素细胞。

临床特点

a Weeden 教授总结的一组呈特殊分布或特殊形态的色素增加性皮肤病。

b 常沿 Blaschko 线分布。

c 排除经典的具有 Blaschko 线分布的病种，如色素失禁症等。

d 发病机制具有异质性。

e 有多种特殊病名，列举在别名中。

别名

线状和涡旋状痣样色素沉积（linear and whorled nevoid hypermelanosis）

带状分布的网状色素沉积（reticulate hyperpigmentation distributed in a zosteriform fashion）

进行型筛状和带状色素沉积（progressive cribriform and zosteriform hyperpigmentation）

先天性曲状可触及色素沉积（congenital curvilinear palpable hyperpigmentation）

带状色素沉积（Zebra-like hyperpigmentation）

进行性带状分布斑状色素性皮损（progressive zosteriform macular pigmented lesions）

五彩状皮肤异色症（dyschromia in confetti）

婴儿色素异常（infant with abnormal pigmentation）

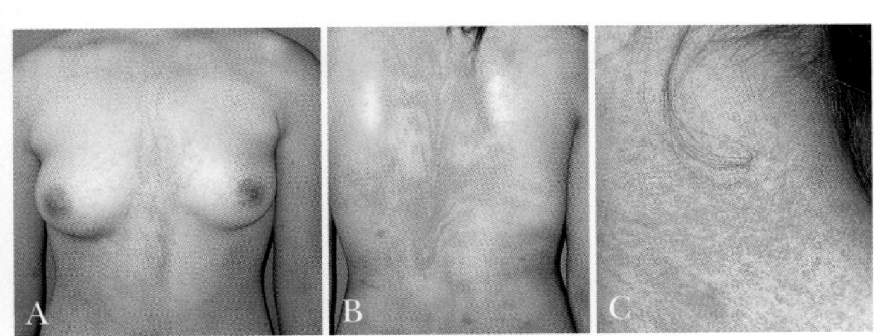

图 14.3.5ABC 线状和涡旋状痣样色素沉积（linear and whorled nevoid hypermelanosis）

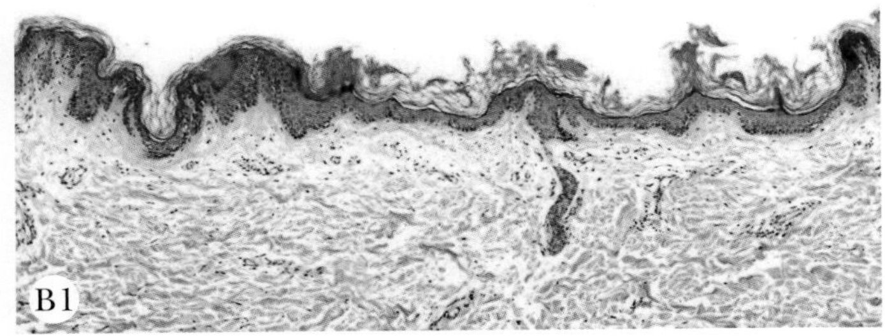

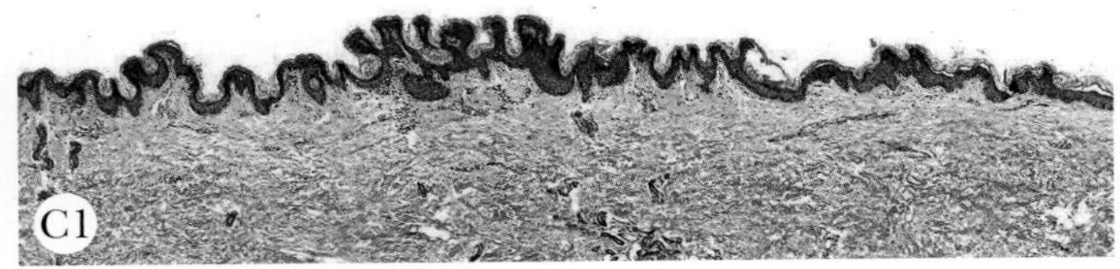

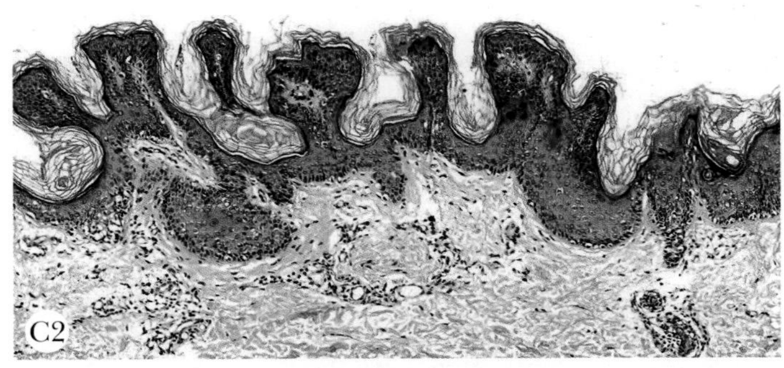

图 14.3.5BC 线状和涡旋状痣样色素沉积 女，15 岁，颈色素沉着斑 5 年余（图 C），渐扩至躯干（A、B）。病理示背部乳头瘤样改变较轻（B1）。颈部黑素细胞数量显著增多，乳头瘤样改变，以颈部更明显（C1、C2）。

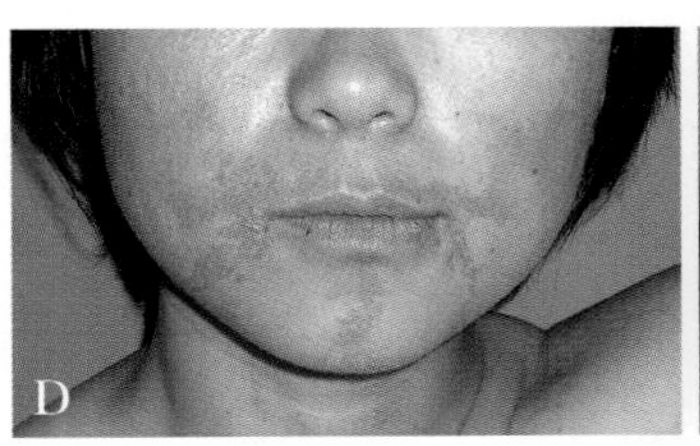

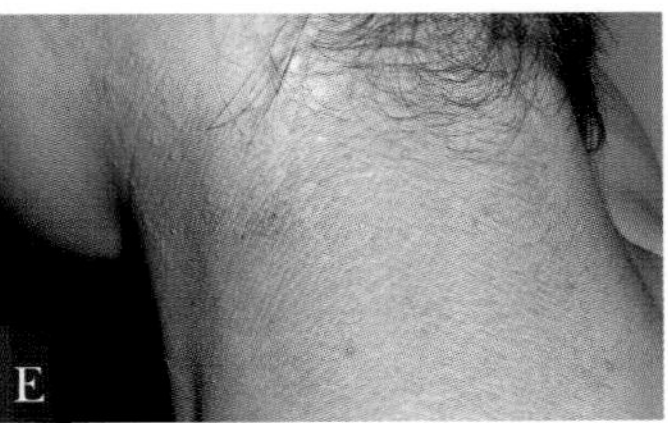

图 14.3.5DE 先天性曲状可触及色素沉积（congenital curvilinear palpable hyperpigmentation）

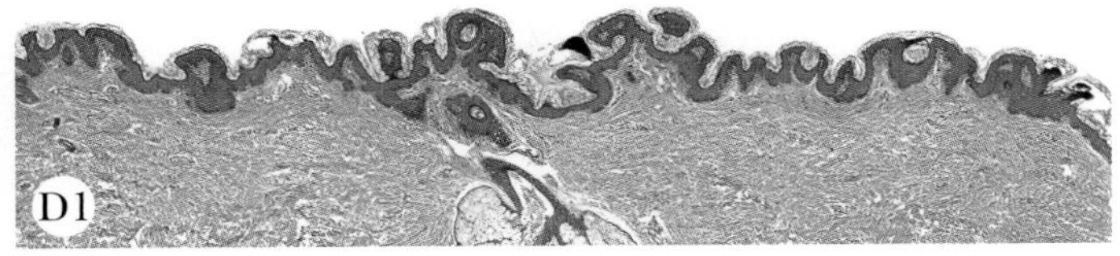

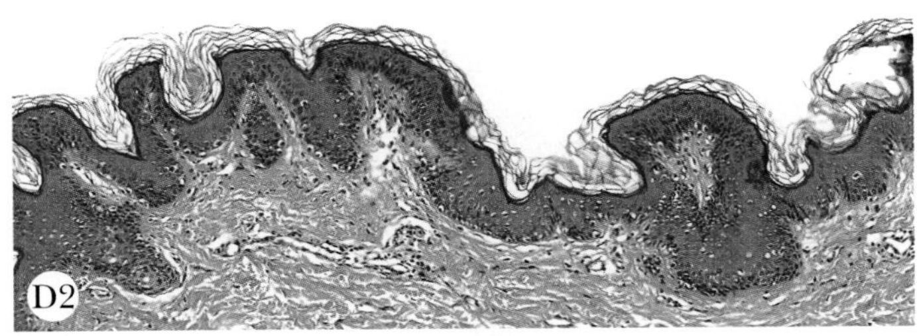

图 14.3.5D 先天性曲状可触及色素沉积 女，24 岁，面部淡褐色斑 10 余年，渐扩展至颈、胸、背及左肩，可触及。病理与上例基本相同。

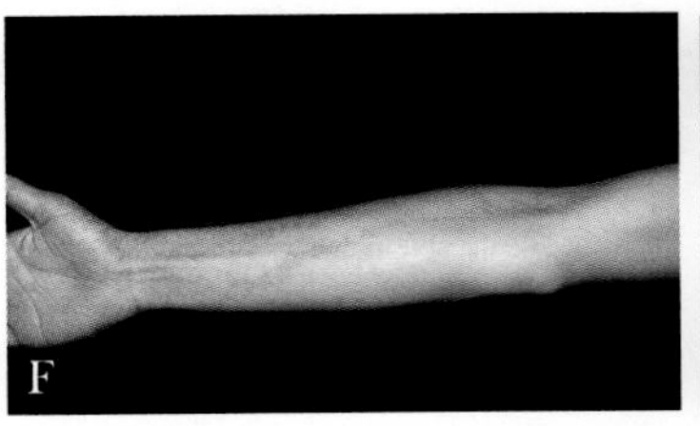

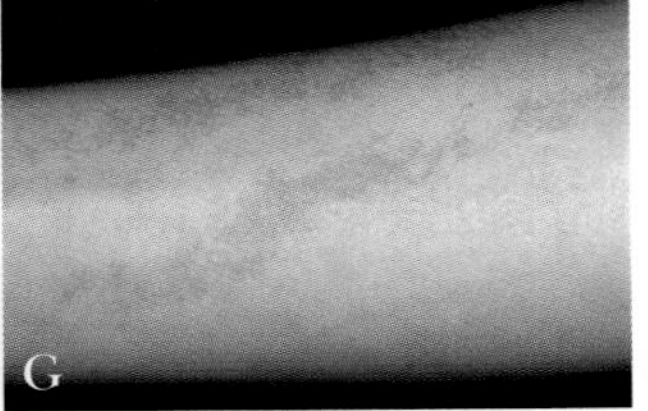

图 14.3.5FG 带状色素沉积（zebra-like hyperpigmentation）

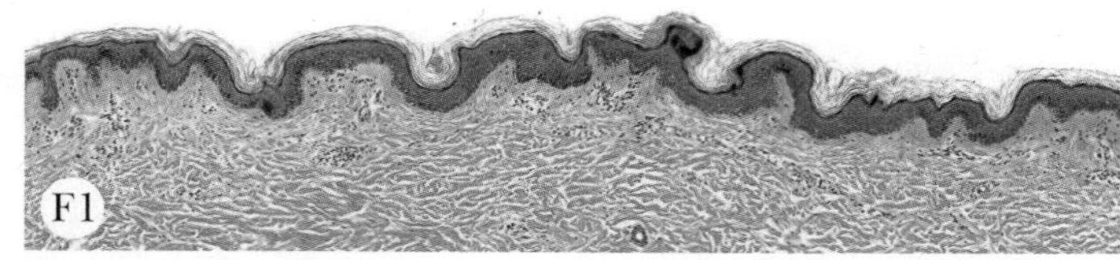

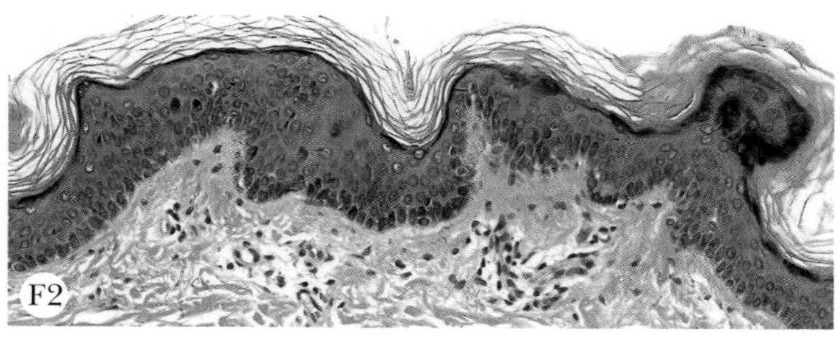

图 14.3.5F 带状色素沉积 男，18 岁，左前臂带状色素沉着斑 6 年。病理示表皮内色素增多。

14.3.6 色素性分界线（pigmentary demarcation）

病理改变

大致正常皮肤，基底层色素轻度增加。

临床特点

a 多发于有色人种，境界清楚，淡褐色斑，不沿 Blaschko 线分布。

b 女性多见，常在初次妊娠 7 个月后发生，分娩后多自行消退。

c 临床分为至少五个亚型：A 型发生于胸前至前臂前侧区域，B 型发生于下肢后侧，C 型发生于胸部正中部位，D 型发生于后背，E 型为发生于胸骨旁的色素减退斑。有文献报道发生于面部等，未归入此五个亚型之中。

临床鉴别诊断

咖啡斑

14.3.7 Naegeli-Franceschetti-Jadassohn 综合征（Naegeli-Franceschetti-Jadassohn syndrome）

病理改变

a 表皮基底层色素增加。

b 有色素失禁现象。

c 角蛋白 14 功能异常。

临床特点

a 非常罕见的遗传性外胚层发育不良性疾病，以常染色体显性方式遗传。

b 躯干和肢端褐色网状色素沉着，皮纹缺失，弥漫性和（或）点状掌跖角皮病，甲萎缩。网状色素沉着在颈部更明显，青春期后变淡，至老年时可完全消失。

c 可出现少汗、牙釉质发育不全。

d 基因定位在染色体 17q21 上一段 6cM 的区间内，有角蛋白 14 突变。

14.3.8 肢端黑变病（acromelanosis）

病理改变

a 表皮内基底层黑素明显增加。

b 可出现轻度黑素细胞增加和棘层肥厚。

临床特点

a 多见于婴幼儿。

b 表现为手指或足趾多发的以指关节背侧为主的褐色斑片，边界不清晰。

c 可出现于脐、外阴等部位。

临床鉴别诊断

黑棘皮病

14.3.9　网状色素性皮病（dermatopathia pigmentosa reticularis）

病理改变

a 表皮基底层色素增加。

b 有色素失禁现象。

c 角蛋白 14 功能异常。

临床特点

a 非常罕见的常染色体显性遗传疾病。

b 躯干四肢网状色素沉着、非瘢痕性脱发和指 / 趾甲营养不良三联症。

c 与 Naegeli–Franceschetti–Jadassohn 综合征有重叠。

14.3.10　屈侧网状色素异常（reticulate pigmented dermatosis of the flexures）

病理改变

a 表皮突延长变细呈棒状或鹿角状，色素含量明显增多。

b 有时可有小的角质囊肿和毛囊角栓，类似于腺样脂溢性角化病。

c 可见苔藓样炎症。

病理鉴别诊断

腺样脂溢性角化病：无丝状表皮突向毛囊漏斗部延伸的特点。

临床特点

a 罕见的显性遗传性疾病，青少年期或成年早期发病，女性多见。

b 屈侧或摩擦部位如腋下、颈、腹股沟、乳房下缓慢发展的网状色素沉着。女性外阴受累有时为唯一症状。

c 口周可出现黑头粉刺样毛囊角化和凹陷性瘢痕改变，为本病特征。

d Galli–Galli 病是屈侧网状色素异常的变异，病理上出现棘层松解现象。

e 与角蛋白 5 功能异常有关。

别名

Dowling–Degos 病（Dowling–Degos disease）

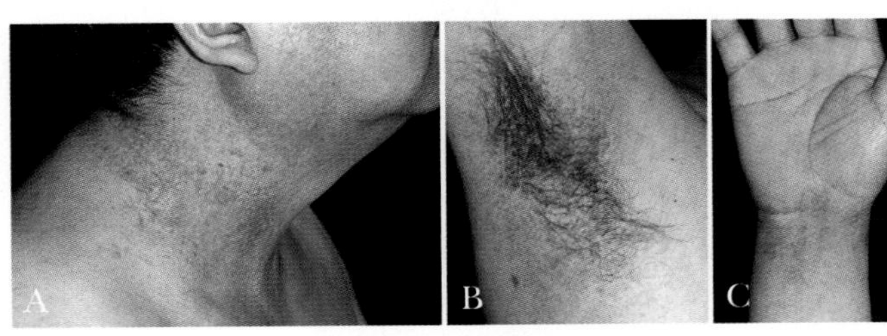

图 14.3.10　屈侧网状色素异常（reticulate pigmented dermatosis of the flexures）

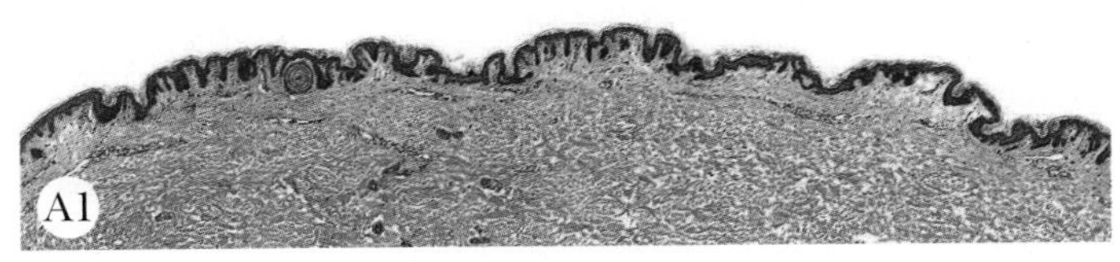

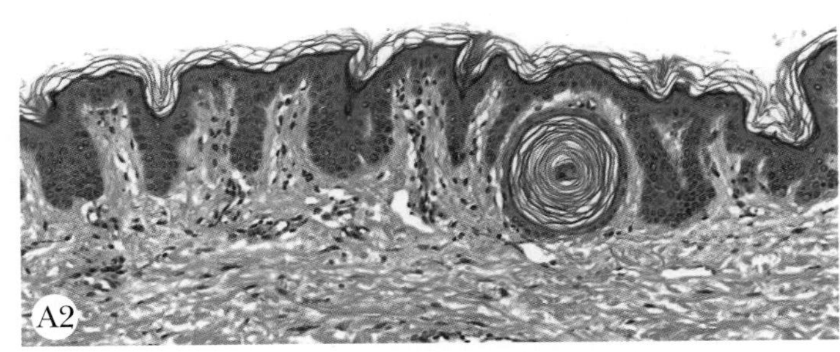

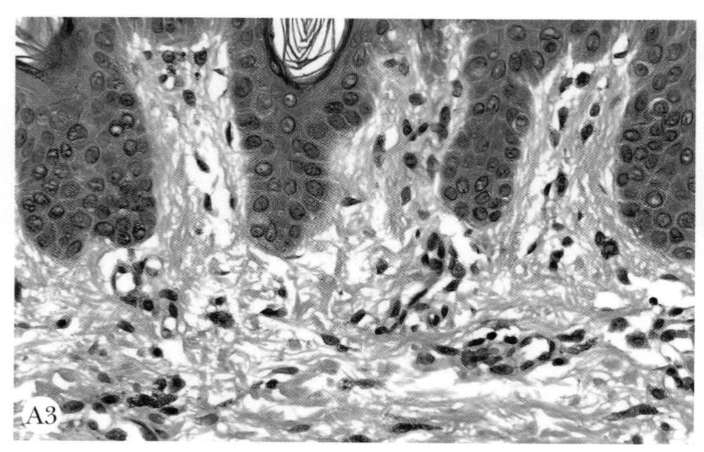

图 14.3.10A 屈侧网状色素异常 男，48 岁，手部色素沉着斑 20 年，渐发展至全身，以腕、颈、腋等屈曲处最明显。病理改变与黑子类同，表皮突延长，色素略增多，真皮浅层有噬黑素细胞。

14.3.11 网状肢端色素沉着症（reticulate acropigmentation）

病理改变

a 与屈侧网状色素异常类似。

b 为屈侧网状色素异常的谱系性疾病。

临床特点

a 常染色体显性遗传性疾病，多在青春期发病。

b 表现为以手背和足背为主的细微色素性斑疹。

c 严重者皮损可累及膝、肘关节部位，面部可有类似损害，手掌部位可出现多发小凹。

d 部分病例可重叠屈侧网状色素异常。

别名

北村网状肢端色素沉着症（reticulate acropigmentation of Kitamura）

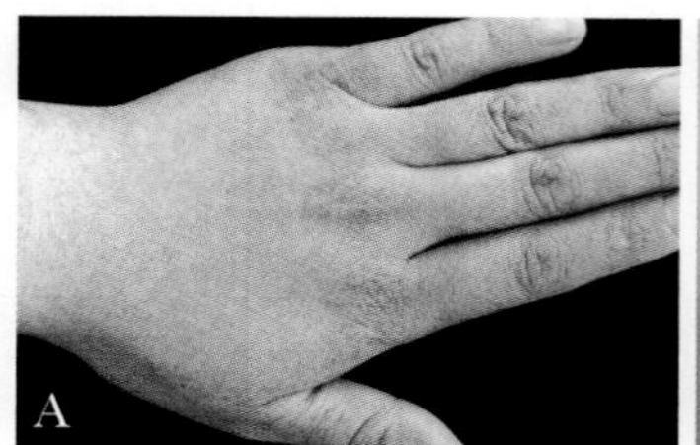

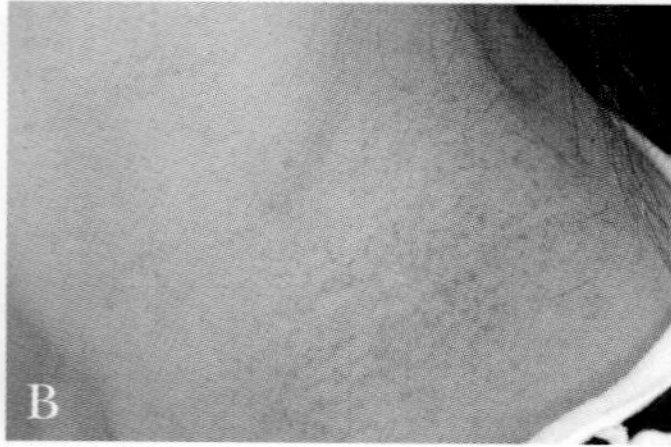

图 14.3.11 网状肢端色素沉着症（dyschromatosis symmetrica hereditaria）

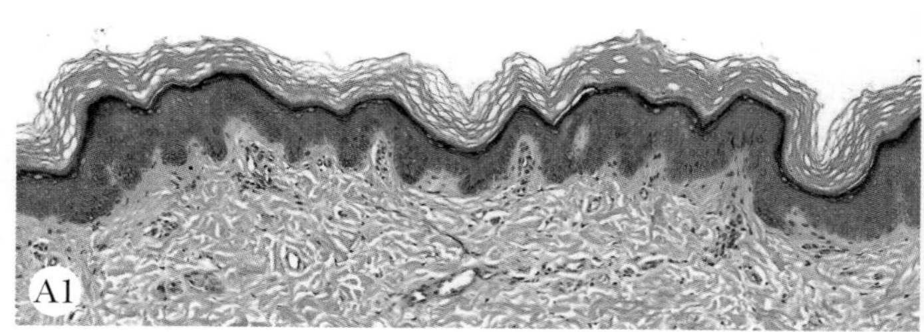

图 14.3.11A 网状肢端色素沉着症 女，22 岁，颈、手足背侧色素沉着 7 年，加重半年。病理示轻度角化过度，表皮内色素增多。

14.3.12 遗传性对称性色素异常症（dyschromatosis symmetrica hereditaria）

病理改变

a 色素减退斑黑素缺失。

b 色素沉着斑基底层黑素增加。

c 与 ADAR1 基因（DSRAD 基因）突变有关。

临床特点

a 常染色体显性遗传，极少为常染色体隐性遗传。

b 主要发生于东方人，以日本和中国报道最多。

c 幼儿或儿童期发病，至青春期后稳定。

d 四肢网状色素沉着和色素减退斑，尤其是手足背部和前臂外侧明显。

e 部分患者面部有雀斑样损害。

f 皮损严重程度与基因突变部位密切相关。

别名

Dohi 对称性肢端色素沉着（Dohi dyschromatosis symmetrica）

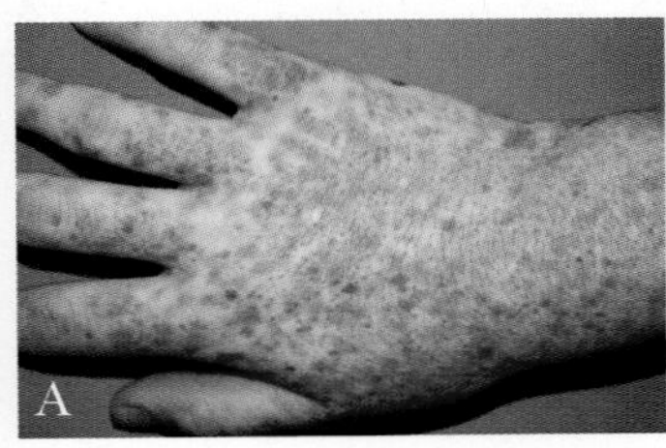

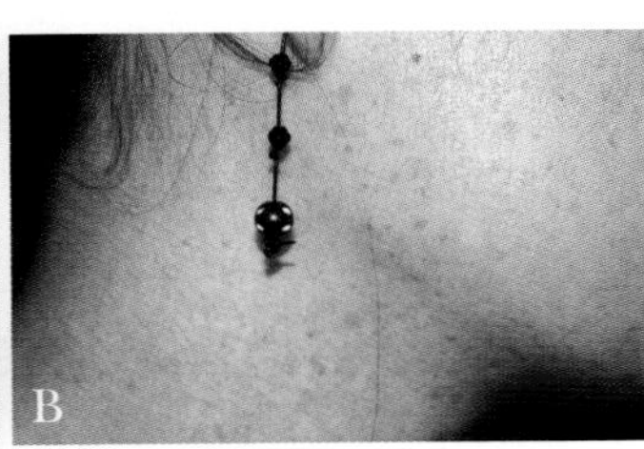

图 14.3.12 遗传性对称性色素异常症（dyschromatosis symmetrica hereditaria）

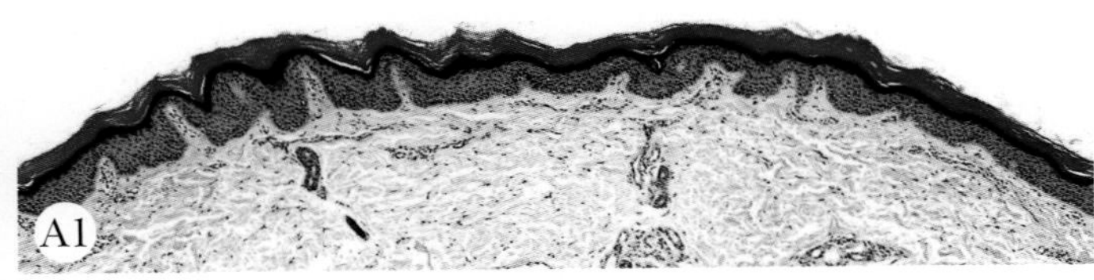

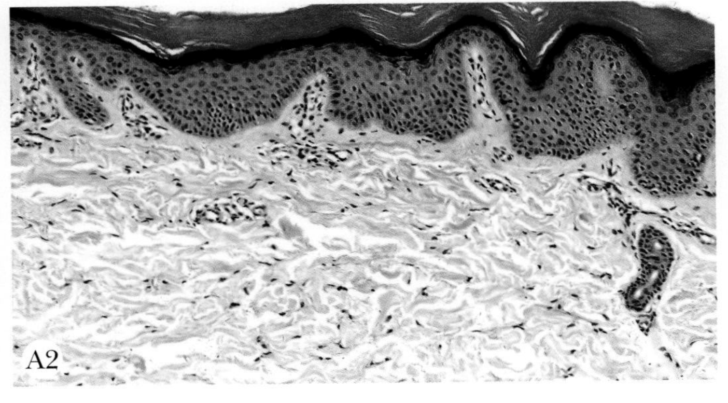

图 14.3.12A 遗传性对称性色素异常症 女，27 岁，四肢远端、颈、唇色素沉着斑间色素减退斑 20 余年，面部较多雀斑。有家族史。病理示角化过度，色素减退区表皮内缺乏色素，黑素细胞数量正常（A2），色素沉着区表皮下部色素增多（A3）。真皮未见异常。

14.3.13 遗传性泛发性色素异常症（dyschromatosis universalis hereditaria）

病理改变

组织病理改变类似遗传性对称性色素异常症。

临床特点

a 常有家族史，可为常染色体显性遗传和隐性遗传。

b 全身泛发的色素沉着和色素减退性斑片。

c 色素沉着斑呈褐色，米粒至蚕豆大小，圆形或不规则，成簇或密集分布，境界较清楚，间杂以同等大小的色素减退斑。

d 可累及面部、舌等部位。

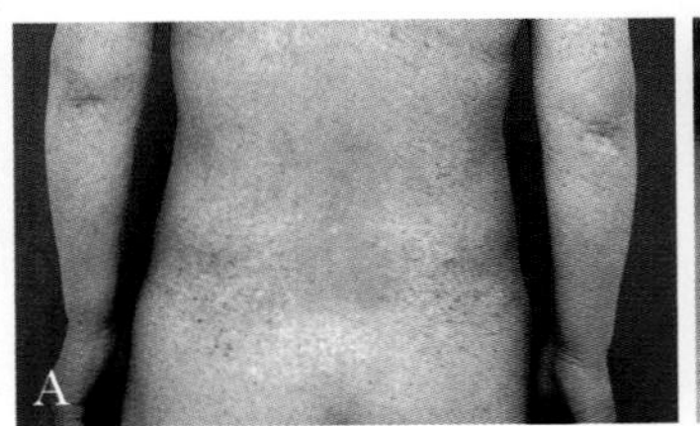

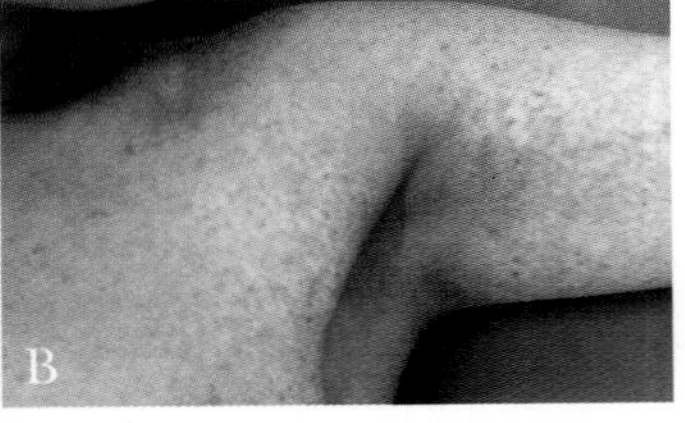

图 14.3.13 遗传性泛发性色素异常症（dyschromatosis universalis hereditaria）

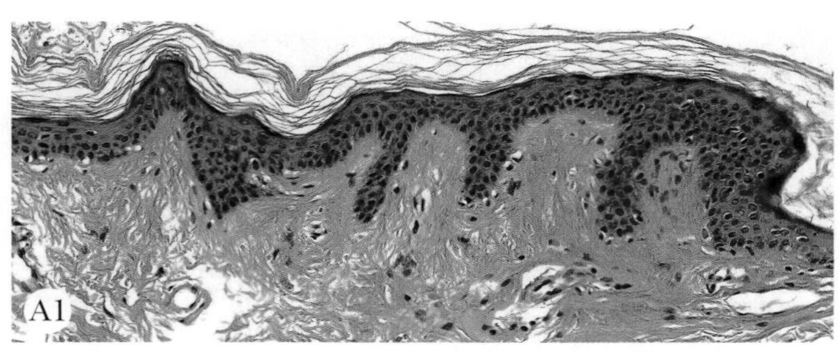

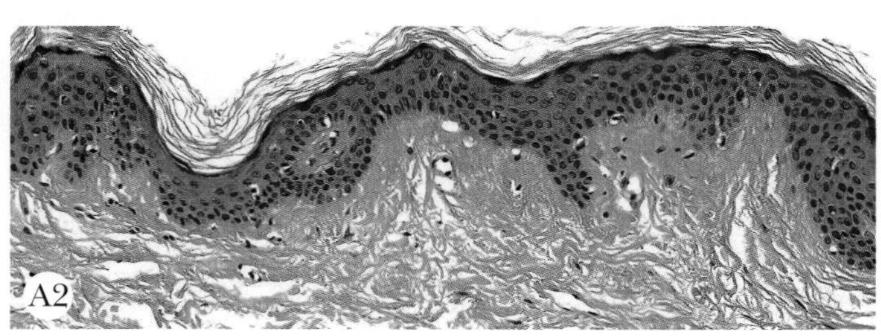

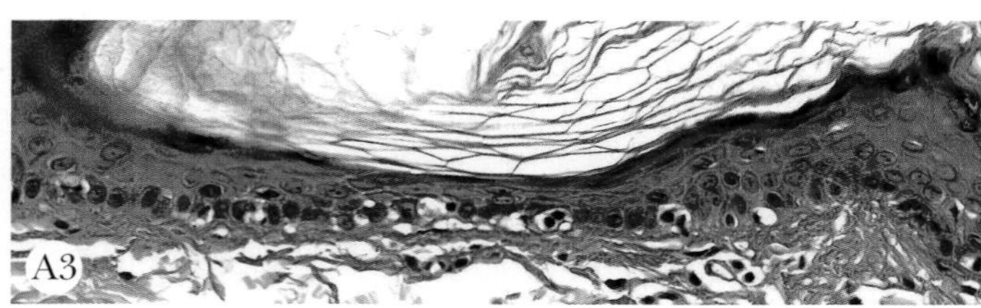

图 14.3.13A 遗传性泛发性色素异常症 女，34 岁，躯干、四肢色素脱失间色素沉着、干燥 20 余年，冬季加重。面及肢端皮损明显轻于躯干。病理示不规则的角化过度，轻度乳头瘤样增生，色素减退与沉着间断出现，色素沉着区有明显的色素失禁。

14.3.14 先天性弥漫性黑变病（congenital diffuse melanosis）

病理改变

a 表皮内基底层和棘层黑素明显增加。

b 电镜下黑素小体分散于角质形成细胞内，无聚集现象。

病理鉴别诊断

黑变病和灰皮病：以噬黑素细胞沉积为主。

临床特点

a 先天性弥漫性全身性黑变病，先天或出生后不久发生。

b 文献报道 5 例患者，其中 2 例患者为姐妹。

c 患者可有指甲异常。

14.3.15 获得性泛发性黑变病（universal acquired melanosis）

病理改变

a 表皮内基底层和棘层黑素明显增加，但黑素细胞形态无明显变化。

b 真皮内可见噬黑素细胞沉积。

临床特点

a 目前仅有 2 例个案报道，表现为幼儿期皮肤颜色进行性变黑，似非洲人皮肤。

b 又称为炭婴儿（carbon baby）。

14.3.16 艾迪生病（Addison disease）

病理改变

a 基底层色素增加，黑素细胞数量正常。

b 真皮浅层可见噬黑素细胞。

临床特点

a 全身皮肤弥漫性色素沉着，以面部、四肢暴露部位及易受摩擦部位为重，牙龈常见。

b 常有乏力、头晕、眼花、低血压、低血糖等系统症状。

c 血钠降低，血钾升高，24 小时尿 17- 羟皮质类固醇及 17- 酮类固醇排出量明显减少。

临床鉴别诊断

黑变病

别名

原发性肾上腺皮质功能不全（primary adrenocortical insufficiency）

14.3.17　家族性进行性黑变病（familial progressive hyperpigmentation）

病理改变

a 表皮内基底层为主的黑素明显增加。

b 可出现轻度黑素细胞增加。

临床特点

a 常染色体显性遗传，在中国人至少报道 3 个大家系，最近在一个家系证实与 KITLG 基因功能异常有关。

b 表现为面、颈、躯干、四肢、手掌、足掌等部位出现的黑褐色斑片，儿童期加重，至成年后稳定。

c 不合并系统性改变。

临床鉴别诊断

黑棘皮病

别名

家族性弥漫性黑变病（melanosis universalis hereditaria）

14.3.18　家族性巨大黑素细胞症（familial gigantic melanocytosis）

病理改变

a 表皮内可见巨大的黑素细胞，为常规黑素细胞大小 2 ~ 3 倍。

b 表皮角质形成细胞内无明显的色素，表明黑素细胞无法向周围传输色素。

c 毛囊可出现类似的病变。

d 病变毛发在镜下可见团块状色素沉积。

临床特点

a 目前见到 3 篇文献报道 6 个病例。

b 表现为幼儿或儿童期出现的全身弥漫性黑变。

c 具有特征性的雨滴样色素减退区。

d 常出现部分毛发呈银灰色。

临床鉴别诊断

遗传性泛发性色素异常

14.3.19　Nelson 综合征（Nelson syndrome）

病理改变

表皮黑素细胞数量正常，黑素含量增加。

临床特点

a 垂体腺瘤产生过多的 ACTH 所致。

b 全身弥漫性色素沉着，类似于 Addison 病。

14.3.20　POEMS 综合征（POEMS syndrome）

病理改变

皮肤改变无特异性，表现为基底细胞层黑素增多。

临床特点

a 为多神经炎，器官巨大，内分泌功能障碍、M 蛋白增高和皮肤症状五联征。

b 皮肤症状表现为弥漫性皮肤色素沉着，皮肤增厚，毛发增多等改变。

c 可出现合并肾小球样血管瘤等改变。

d 平均存活期 3 年，最终多死于心力衰竭和神经病变。

临床鉴别诊断

Guillain–Barre 综合征

多发性骨髓瘤

肝硬化

别名

Crow–Fukase 综合征（Crow–Fukase syndrome）

14.3.21 Albright 综合征（Albright syndrome）

病理改变

a 基底层色素增加，黑素细胞数量正常。

b 电镜：黑素细胞内巨大黑素小体。

临床特点

a 先天异常性疾病。

b 皮肤色素沉着斑多在出生或出生不久即有。

c 色素沉着斑呈淡褐色，边界不规则，不对称分布于面、躯干、四肢。

d 骨发育异常：畸形或病理性骨折。

e 性早熟，甲状腺功能亢进，智力发育迟缓。

别名

McCune–Albright 综合征（McCune–Albright syndrome）

14.4 色素失禁所致色素沉着性皮肤病（hyperpigmented diseases due to incontinence of pigment）

本组疾病真皮内都具有明显的噬黑素细胞，同时具有轻重不等的界面破坏，即有界面皮炎特点。本章选取部分色素改变特别明显的疾病，部分疾病则在“1 界面皮炎”中描述。

14.4.1 瑞尔黑变病（Riehl melanosis）

病理改变

a 基底细胞液化变性。

b 真皮乳头层可见明显的色素失禁和噬黑素细胞。

c 可见胶样小体。

d 可伴明显的苔藓样淋巴细胞浸润。

临床特点

a 面部明显的色素沉着，前额、颧部和（或）颞部为主，可累及颈部。

b 多见于女性。

c 高加索人和深肤色人种中均有报道。

d 皮损呈灰色、青色弥漫性斑，对称，境界不清。

e 可能是一种色素性接触性皮炎的亚型，过敏原为化妆品、香水。有伴发干燥综合征和扁平苔藓的报道。

f 疗效差。

临床鉴别诊断

黄褐斑

颧部褐青色痣

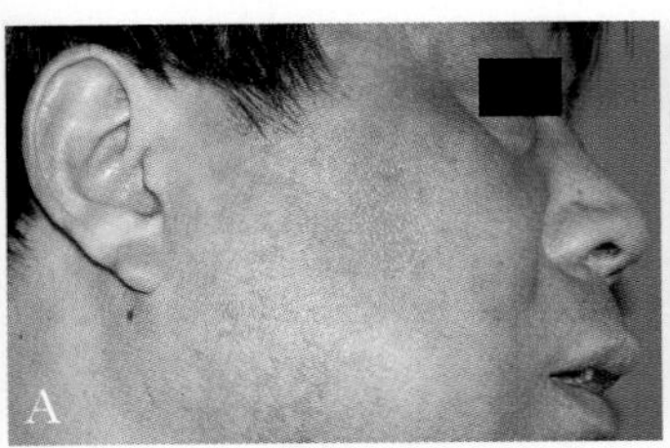
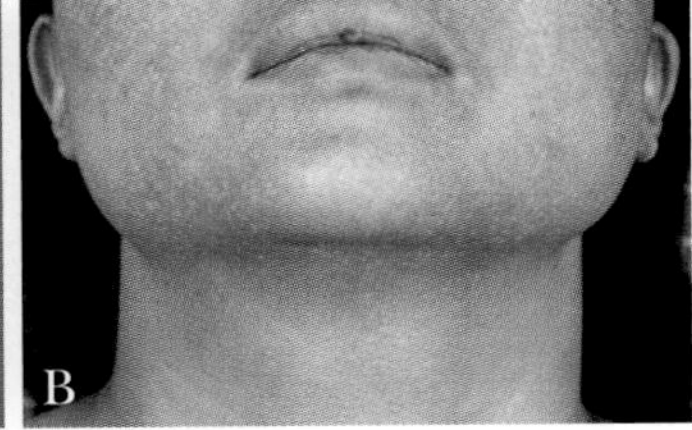

图 14.4.1　瑞尔黑变病（Riehl melanosis）

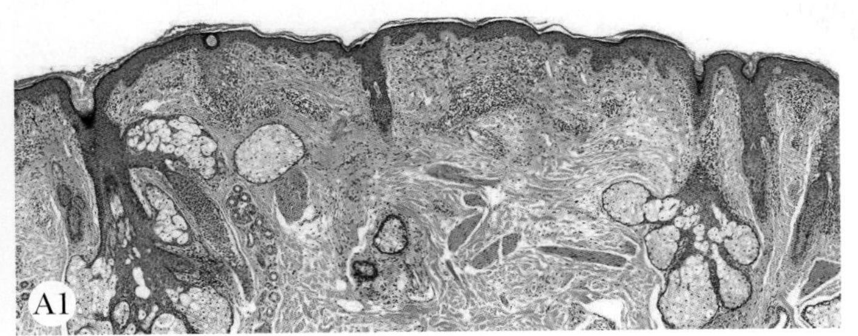

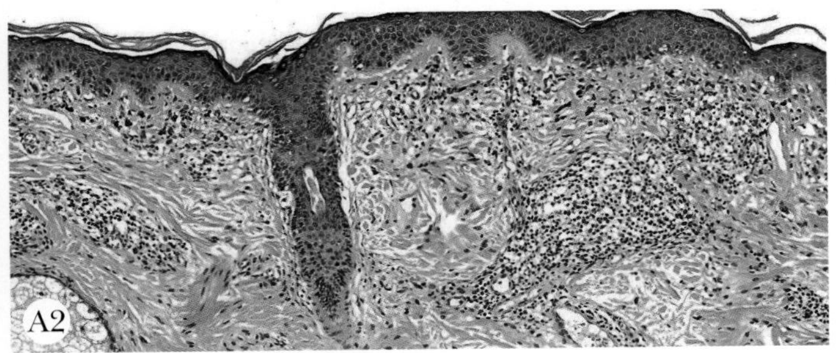

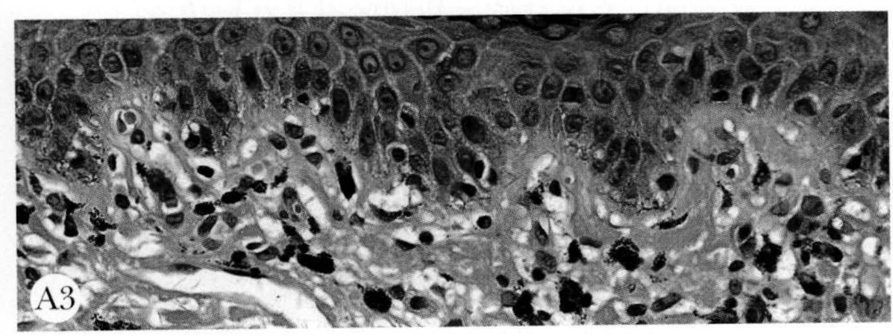

图 14.4.1A　瑞尔黑变病　男，45 岁，面部色素沉着斑 5 年，无不适，曾自愈一次。病理示基底细胞液化变性，偶见凋亡细胞。真皮上部大量噬黑素细胞，血管、毛囊周中等量淋巴细胞浸润，部分位置较深。

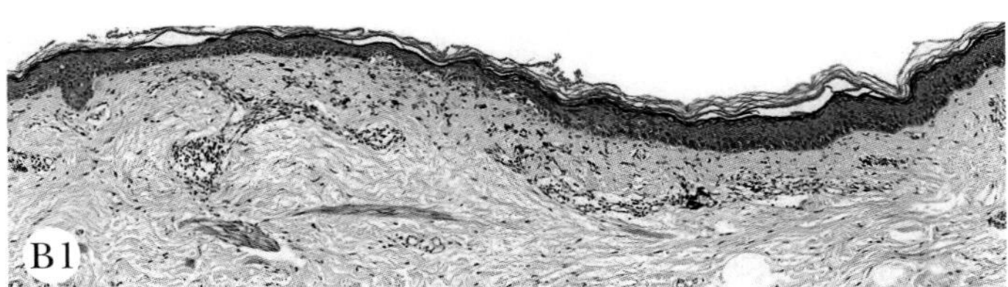

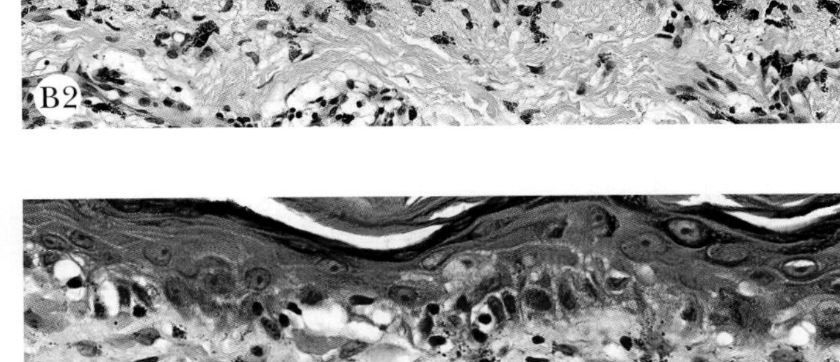

图 14.4.1B　瑞尔黑变病　女，38 岁，面部灰黑色斑 20 年。20 年前用化妆品过敏后面部皮肤红肿、瘙痒，之后皮肤渐变黑。基底细胞液化变性非常显著，真皮乳头层较多噬黑素细胞，真皮中上部血管、毛囊周少量淋巴细胞浸润。

14.4.2　灰皮病（ashy dermatosis）

病理改变

a 基底细胞空泡变性、液化变性。可见胶样小体。

b 真皮乳头层可见明显的色素失禁和噬黑素细胞，可有较多淋巴细胞呈苔藓样浸润。

临床特点

a 主要见于儿童及青年。

b 深肤色人为主。

c 累及躯干、四肢近端，可累及颈部，对称分布。肢端、头皮不受累。

d 皮损呈灰色、青灰色斑，多为 0.5 ～ 2.5cm 大小，椭圆形，长轴常与皮纹一致，境界较清。

e 少数皮损边缘出现 1 ～ 2mm 宽的红斑，数月后消退。

f 用药效不佳，但多在 2 ～ 3 年后自行消退。

临床鉴别诊断

固定性药疹

玫瑰糠疹

扁平苔藓

炎症后色素沉着

色素性荨麻疹

麻风

别名

持久性色素异常性红斑（erythema dyschromicum perstans）

灰色皮炎（ashy dermatosis）

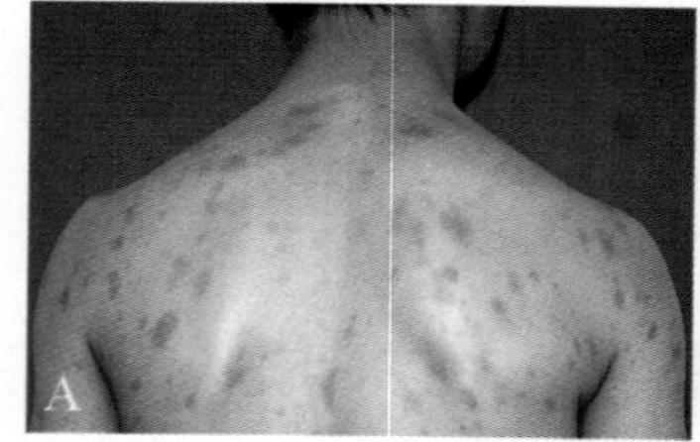

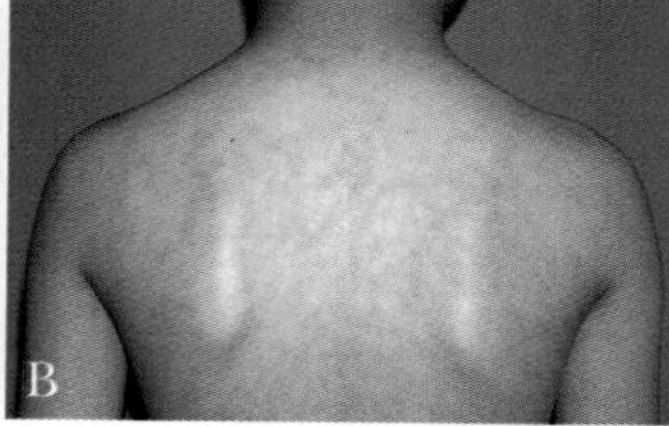

图 14.4.2　灰皮病（ashy dermatosis）

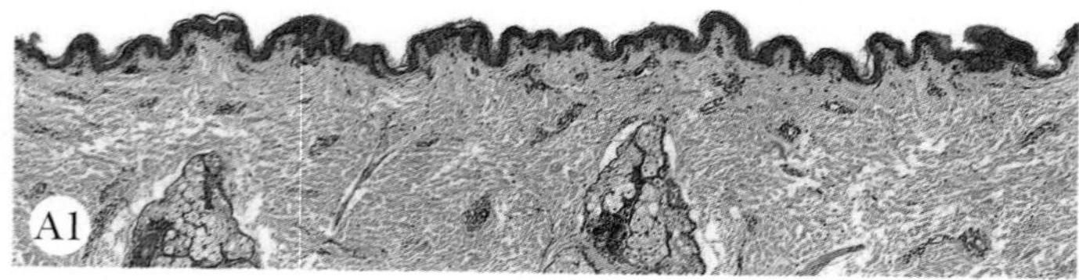

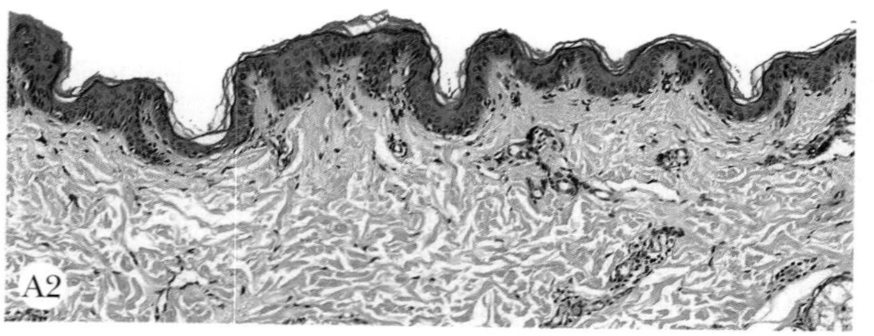

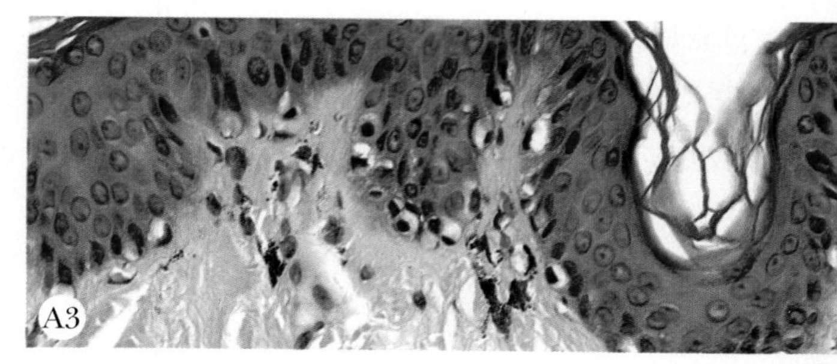

图 14.4.2A　灰皮病　男，23 岁，躯干、四肢暗褐色斑半年。病理示表皮未见明显异常，真皮血管周见少至中等量噬黑素细胞。

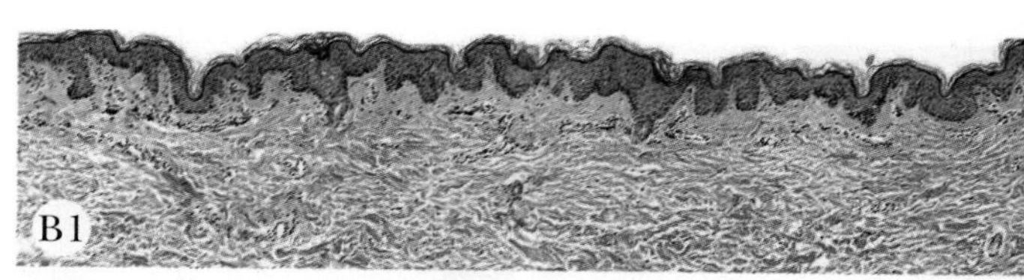

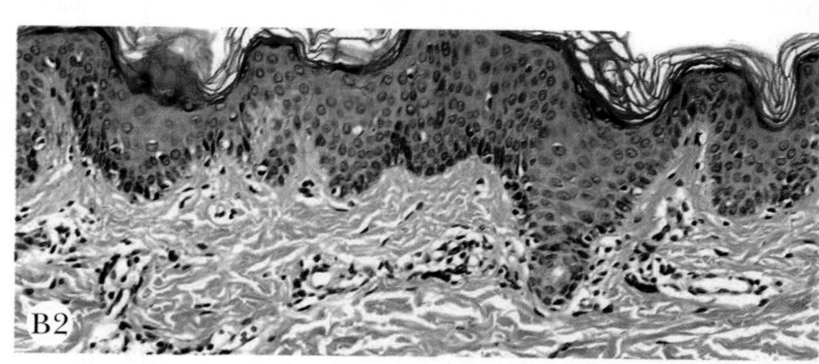

图 14.4.2B　灰皮病　男，9 岁，背部灰褐色斑 2 个月，渐波及躯干、双上肢，无自觉症状。病理改变与上例类同。

14.4.3　摩擦黑变病（friction melanosis）

病理改变

a 表皮萎缩，表皮基底层和棘层黑素颗粒增多。

b 基底细胞液化变性，真表皮交界不清。

c 真皮上部色素失禁，可见多数噬黑素细胞。

临床特点

a 可能由于局部皮肤受到反复摩擦、压迫等机械性刺激所致。

b 色素沉着限于锁骨、肋骨、肩胛、脊柱、肘等骨隆起处。

c 好发于体型消瘦的年轻女性，多与尼龙、人造丝等为原料的健康巾洗浴有关。

d 弥漫的网状淡褐色至深褐色色素沉着，境界清楚。

e 色素斑边缘可见色素沉着与皮丘一致，而毛囊口及皮沟处不发生。

f 微痒或无自觉症状。

临床鉴别诊断

皮肤淀粉样变

别名

尼龙浴巾黑变病（Nylon towel melanosis）

14.4.4 炎症后色素沉着（postinflammatory melanosis）

病理改变

a 表皮萎缩，表皮基底层和棘层黑素颗粒增多。

b 真皮乳头层有数量不等的噬黑素细胞，偶可见胶样小体。

临床特点

a 深肤色人群较浅肤色人群更常见且更严重。

b 可继发于几乎任何炎症性皮肤病、皮肤创伤、美容操作。有时难以回忆起皮肤炎症的病史。

c 最常引起色素沉着的皮肤病有扁平苔藓、玫瑰糠疹、带状疱疹、红斑狼疮、固定性药疹、神经性皮炎等。

d 皮损可为褐色、灰色、黑色，大小因诱发因素而异。

e 发生机制可能因炎症时，皮肤中抑制酪氨酸氧化为黑素的部分巯基被除去而致局部色素增加。

f 治疗效果差，自发性消退缓慢且并非总能消退。

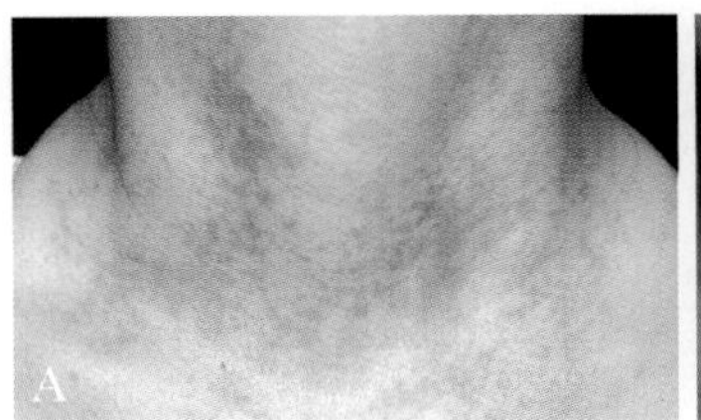

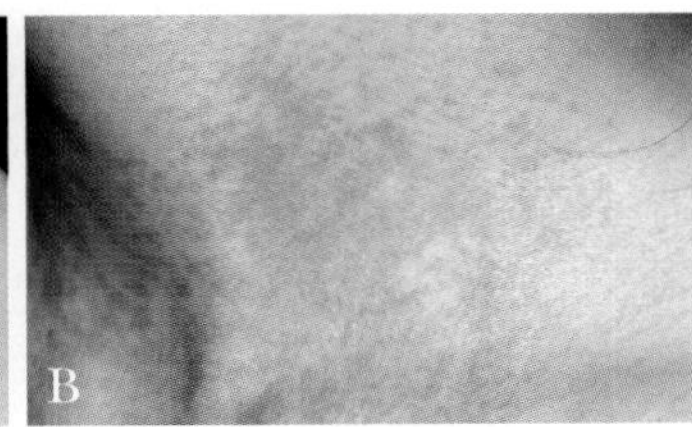

图 14.4.4 炎症后色素沉着（Postinflammatory melanosis）

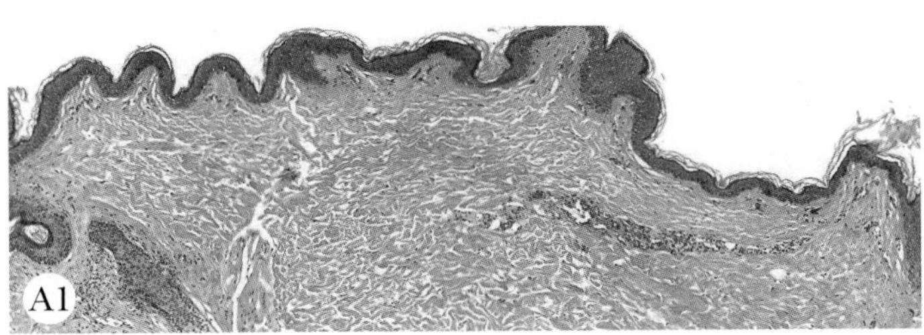

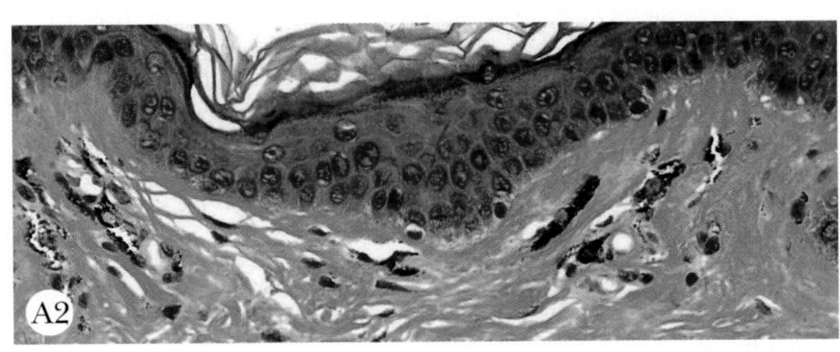

图 14.4.4A 炎症后色素沉着 女，44 岁，颈前色素沉着斑 4 个月。于用化妆品发生红肿后出现，日晒或受热时瘙痒。病理示表皮大致正常，真皮浅层可见噬黑素细胞。

14.4.5 转移性黑素瘤所致泛发性黑变病（generalized melanosis in metastatic melanoma）

病理改变

a 真皮全层特别是血管周围见含有大量黑素颗粒的细胞，Dopa 反应阳性，说明其中的许多细胞是转移来的黑素瘤细胞，部分可能系噬黑素细胞。

b 真皮血管可被 Dopa 反应阳性的黑色物质阻塞。

c 有时仅见噬黑素细胞或噬黑素细胞与黑素瘤细胞并存。

临床特点

a 黑素瘤广泛转移所致。

b 皮肤、黏膜、结膜均变为深蓝灰色。

c 尿液可呈黑色。

d 外周血中的中性粒细胞、组织细胞亦可含有黑素。

e 心内膜和其他许多内脏器官可呈黑色。

e 病情可迁延数年。

临床鉴别诊断

血管萎缩性皮肤异色症

融合性网状乳头瘤病

14.4.6 色素性痒疹（prurigo pigmentosa）

病理改变

a 表皮海绵水肿及角质形成细胞凋亡。偶见毛囊口小脓肿。

b 真皮浅层淋巴细胞、中性粒细胞呈苔藓样浸润，可见噬黑素细胞。

临床特点

a 主要见于女性青年，春、夏季节。

b 皮损位于上背、颈部、锁骨部及胸部，其次上臂和躯干等部位，偶见于额、颊部，对称分布。

c 淡红色丘疹，可融合或呈风团样及湿疹样改变。皮疹消退后遗留网状或斑状色素沉着。反复发作时主要限于色素沉着区域。

d 自觉痛痒，非发作期网状或斑状色素斑无不适。

14.4.7 皮肤淀粉样变（cutaneous amyloidosis）（见 17.2）

14.4.8 伴大疱的先天性皮肤异色症（congenital poikiloderma with bullae）（见 6.1.1）

14.4.9 固定性药疹（fixed drug eruption）（见 1.2.3）

14.4.10 Civatte 皮肤异色症（poikiloderma of Civatte）（见 1.2.9）

14.4.11 色素失禁症（incontinentia pigmenti）（见 5.4.1）

14.4.12 色素性荨麻疹（urticaria pigmentosa）（见 27.4.1）

14.5 非黑素性色素异常疾病（non melanotic pigmental disease）

14.5.1 贫血痣（nevus anemicus）

病理改变

a 表皮黑素细胞及色素无异常。

b 真皮血管正常。

c Dopa 染色、Melan-A 免疫组化染色均无异常。

临床特点

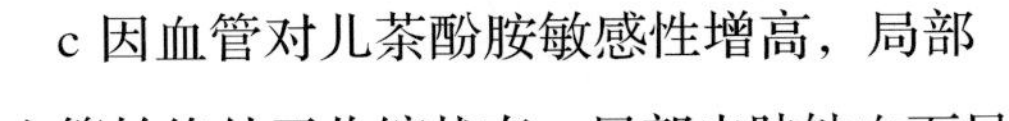

a 出生或儿童期发生，终生不退。

b 好发于颈、胸、面。

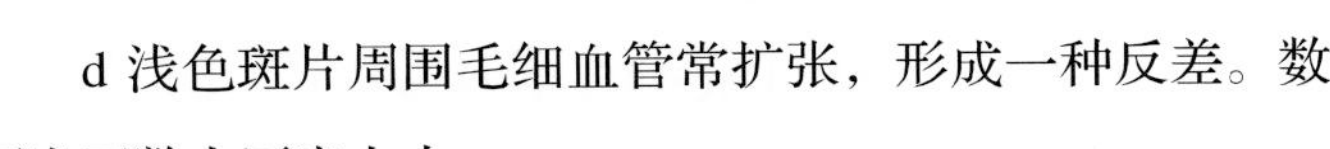

c 因血管对儿茶酚胺敏感性增高，局部的血管始终处于收缩状态，局部皮肤缺血而显白色。

d 浅色斑片周围毛细血管常扩张，形成一种反差。数厘米至数十厘米大小。

e 摩擦皮损处，浅色斑本身不发红，而周围皮损发红充血，白斑更趋明显。

f 挤压周围正常皮肤，其颜色与白斑处基本一致。

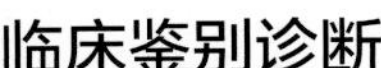

临床鉴别诊断

白癜风

无色素痣

别名

药理痣（pharmacological nevus）

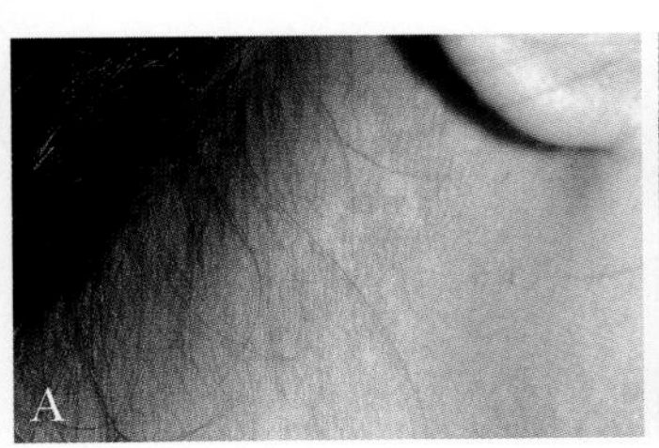

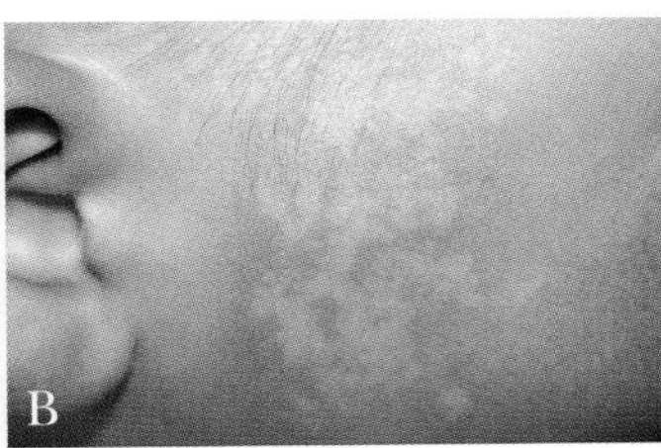

图 14.5.1　贫血痣（nevus anemicus）

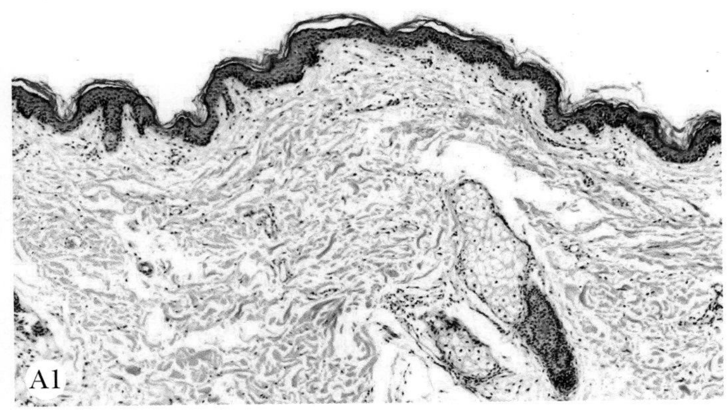

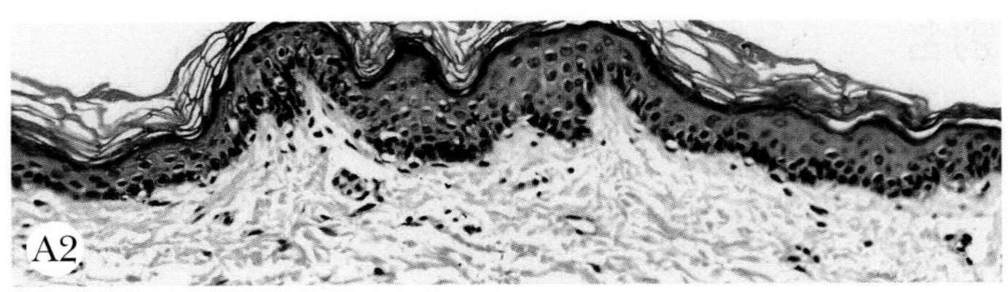

图 14.5.1A　贫血痣　女，9 岁，右颈部色素减退斑 3 年余。摩擦后周围皮肤发红而色素减退斑无变化。病理示表皮内色素及黑素细胞无异常，真皮内血管未见异常。

图 14.5.1B　贫血痣　女，1 岁，右面部色素减退斑 1 年，周围潮红。临床典型病例，未行病理。

14.5.2　特发性血色素沉着症（idiopathic hemochromatosis）

病理改变

a 表皮萎缩，基底层大量色素。

b 真皮上部噬黑素细胞，真皮深部血管周和汗腺内铁染色阳性。

c 肝、胰等组织有铁蛋白和含铁血黄素沉积，并可伴有纤维化。

临床特点

a 男性好发，多在 40 ~ 60 岁发病。

b 皮损呈青铜色、银灰色和暗褐色，好发于面、上肢、腋下和外阴。

c 常出现嗜睡、体重减轻、性功能减退、关节炎、腹泻等症状。

d 多数患者伴有糖尿病、心脏病和胰腺疾病。

临床鉴别诊断

艾迪生病

迟发性卟啉病

褐黄病

黑变病

别名

血色素沉着症（haemochromatosis）
青铜色糖尿病（bronze diabetes）

14.5.3 含铁血黄素沉积（hemosiderin from other sources）

病理改变

普鲁士蓝染色证实血管周有含铁血黄素沉积。

临床特点

a 任何引起含铁血黄素离开红细胞并降解的因素，均可导致含铁血黄素沉积。

b 反复慢性的出血（淤积性皮炎）后发生棕黄色的色素沉积。

14.5.4 青铜婴综合征（“bronze baby” syndrome）

病理改变

缺乏相关资料。

临床特点

a 高胆红素血症婴儿在接受蓝光治疗 3 ～ 4 天后发生。
b 患儿的血、尿、皮肤变成棕灰色或黑色。
c 停用蓝光治疗后症状约在 6 周内消失。

14.5.5 褐黄病（ochronosis）（见 17.12）

14.5.6 文身（tattoo）（见 17.15）

14.5.7 金属沉着（metal depositions）（见 17.14）

14.5.8 药物性色素沉着（drug depositions）（见 17.13）

15 胶原及弹力纤维病变（alterations of collagen and elastin）

马翠玲　高天文

15.1　胶原增生硬化性疾病
15.1.1　硬皮病
15.1.2　结缔组织痣
15.1.3　骨膜增生厚皮症
15.1.4　瘢痕形成性秃发
15.1.5　回状颅皮
15.1.6　白色纤维丘疹病
15.1.7　肾源性纤维组织增生性皮肤病
15.1.8　膨胀纹
15.1.9　指节垫（见 26.1.14）
15.1.10　血管纤维瘤（见 26.1.4）
15.1.11　肥厚性瘢痕和瘢痕疙瘩（见 26.1.2）
15.1.12　皮肤纤维瘤（见 26.2.1）
15.1.13　嗜酸性筋膜炎（见 11.1.3）
15.1.14　硬肿病（见 17.1.4）

15.2　胶原萎缩减少性疾病
15.2.1　先天性皮肤发育不全
15.2.2　女阴萎缩
15.2.3　限局性浅表性萎缩性硬皮病
15.2.4　皮质类固醇萎缩
15.2.5　萎缩性毛发角化病（见 12.3.2）

15.3　胶原变性相关其他疾病
15.3.1　硬化性苔藓
15.3.2　反应性穿通性胶原病
15.3.3　放射性皮炎
15.3.4　耳轮结节性软骨皮炎（见 4.2.1）
15.3.5　复发性多软骨炎
15.3.6　限制性皮肤病
15.3.7　成人早老症
15.3.8　儿童早老症
15.3.9　肢端早老症
15.3.10　穿通型环状肉芽肿（见 8.2.1）
15.3.11　慢性光化性皮炎（见 2.1.6）

15.4　弹力纤维增加性疾病
15.4.1　弹力瘤
15.4.2　皮肤弹性过度
15.4.3　弹力纤维球
15.4.4　Buschke–Ollendorf 综合征
15.4.5　弹力纤维瘤（见 26.3.1）

15.5　弹力纤维溶解及减少性疾病
15.5.1　皮肤松垂症
15.5.2　皮肤松弛症
15.5.3　毛囊周围弹力纤维溶解
15.5.4　真皮中部弹力纤维溶解
15.5.5　马方综合征
15.5.6　丘疹性弹力纤维溶解
15.5.7　肢端角化性类弹力纤维病

15.6　弹力纤维变性相关疾病
15.6.1　匐行性穿通性弹力纤维病
15.6.2　弹力纤维假黄瘤
15.6.3　弹性假黄瘤样真皮乳头层纤维溶解症
15.6.4　线状局限性弹力纤维病
15.6.5　迟发性局限性皮肤弹力纤维变性
15.6.6　慢性日光损伤及皮肤老化
15.6.7　耳部弹力纤维性结节
15.6.8　手部降解性胶原斑（见 13.2.7）
15.6.9　光线性肉芽肿（见 8.2.2）

在真皮结缔组织中胶原含量最为丰富，包含多种亚型，参与多种皮肤功能，其相关疾病从组织病理学角度主要分为增生硬化、萎缩以及变性等。弹力纤维缠绕在真皮内胶原纤维束周围，使皮肤具有一定弹性和张力，其病变类型可分为弹力纤维增加、减少和变性。

15.1 胶原增生硬化性疾病（diseases with proliferation or sclerosis of collogen）

15.1.1 硬皮病（scleroderma）

硬皮病包括了一组以皮肤肿胀、硬化乃至最后发生萎缩为特点的疾病，临床上分为局限性及系统性两型。局限性硬皮病损害仅仅在皮肤，包括硬斑病、线状硬皮病等，系统性病变不仅局限于皮肤，常有系统损害，包括进行性系统性硬皮病等。虽然该病不同亚型的临床表现轻重不一，但皮肤损害的组织病理改变大致相同，深在性硬斑病病理表现为间隔性脂膜炎，详见 11.1.2。

病理改变

早期损害（斑片肿胀期）

a 表皮大致正常。

b 真皮上部明显水肿，特别是真皮乳头染色苍白，胶原纤维彼此分离。网状层胶原纤维无明显改变。

c 真皮浅层、深层及皮下组织血管丛周围灶性中等量淋巴细胞为主的浸润，有少许组织细胞、浆细胞、嗜酸性粒细胞。炎症细胞可在神经周围，脂肪间隔及靠近间隔的小叶中，有时淋巴细胞的集合可类似于生发中心。

发展期损害（硬化期）

a 表皮正常或轻度萎缩。

b 真皮网状层胶原明显硬化红染，排列紧密，大多与皮肤表面平行。

c 真皮乳头层硬化、增厚，真皮网状层及皮下组织的纤维间隔增宽硬化。

d 真皮炎性浸润有所减退，小血管及胶原纤维周围酸性黏多糖增加。

晚期损害（硬化萎缩期）

a 表皮正常或萎缩，有限局性色素增多或减退。

b 真皮全层硬化，胶原束增厚，排列十分致密。成纤维细胞数量减少为诊断特征之一。

c 在硬化的胶原中，血管极少，管壁纤维化，管腔狭窄。

d 皮下组织间隔明显增宽硬化，皮下小叶部分为新生硬化的胶原所代替，皮肤附属器减少或消失，有时可出现轻微钙质沉积。

e 真皮内炎症浸润细胞减少乃至消失。

病理鉴别诊断

a 硬化性苔藓：硬化性苔藓表现为“上重下轻”，即主要位于真皮中上部。但有时临床典型的硬化性苔藓病理为典型的硬斑病，反之亦然，提示二者可能为同一疾病。

b 结节性红斑：为间隔性脂膜炎，间隔中有肉芽肿改变及纤维化，无明显胶原纤维的肿胀、硬化、变性。

c 类脂质渐进性坏死：有栅栏状肉芽肿改变及变性的胶原，硬皮病时无此改变。

d 迟发型皮肤卟啉病：出现 PAS 阳性的增厚的真皮血管提示为该病。

e 慢性移植物抗宿主病：苔藓样改变伴凋亡细胞常见于本病，有时需结合临床鉴别。

f 慢性放射性皮炎：硬化胶原间血管增生、扩张常见。

g 嗜酸性筋膜炎：深在，嗜酸性粒细胞多。

临床特点

限局性硬皮病（localized scleroderma）

a 斑块状硬斑病较常见，最常发生于腹、背、颈、四肢、面等部位。初呈淡红色水肿性斑片，后扩大、硬化，呈淡黄或象牙色，晚期萎缩。皮损在头皮时可引起脱发。

b 限于皮肤，内脏一般不受累。

c 确切病因不明，但发病机制主要定位于胶原合成和瘢痕形成方面。

d 预后较好，部分可自行缓解或经治疗后消退，局部残留萎缩性瘢痕及色素沉着。

e 主要包括硬斑病（morphea）及线状硬皮病（linear scleroderma）。硬斑病又分为点滴状硬斑病、斑块状硬斑病、泛发性硬斑病和发生于儿童的致残性全硬化性硬斑病（disabling pansclerotic morphea）等。

系统性硬皮病（systemic scleroderma）

a 皮肤硬化广泛而对称。表现为皮肤不能提起、皱褶消失、假面具样面容、毳毛脱落、出汗减少、皮脂缺乏、甲改变、皮肤钙沉着、口周放射性沟纹等，后期可出现指（趾）端的挛缩、溃疡、坏疽。

b 全身多脏器受累，最常见于肾、肺、心脏及消化道。

c 实验室检查：血沉加快，类风湿因子阳性，血中有抗 Scl-70 抗体、抗着丝点抗体，抗核抗体示核仁型荧光。

d 为慢性进行性疾病，常缓解与加重交替进行。

e 主要包括进行性系统性硬化症（progressive system sclerosis，PSS）、肢端硬皮病（acroscleroderma）及 CREST（calcinosis cutis，Raynaud phenomenon，esophageal dysfunction，sclerodactyly，telangiectasia）综合征。

临床鉴别诊断

限局性硬皮病应与下列疾病鉴别：

硬化性苔藓，幼儿腹部离心性脂肪营养不良

系统性硬皮病需与以下疾病鉴别：

成人硬肿病，泛发性黏液性水肿，硬化性黏液水肿，混合结缔组织病，肢端骨质溶解症（氯化乙烯病），博来霉素的皮肤毒性症状，雷诺病

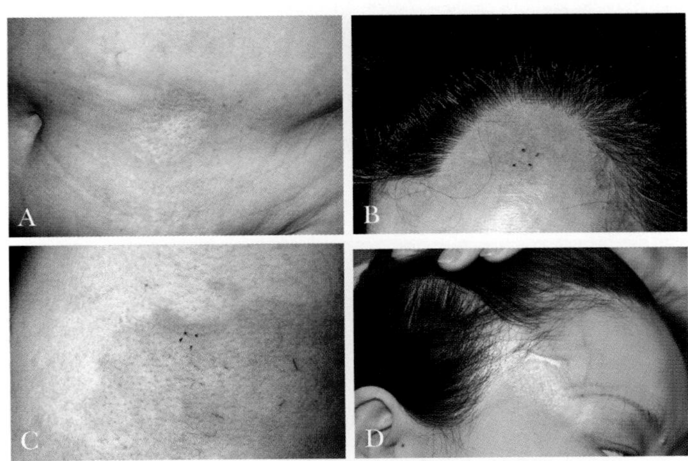

图 15.1.1A~D 限局性硬皮病（localized scleroderma）

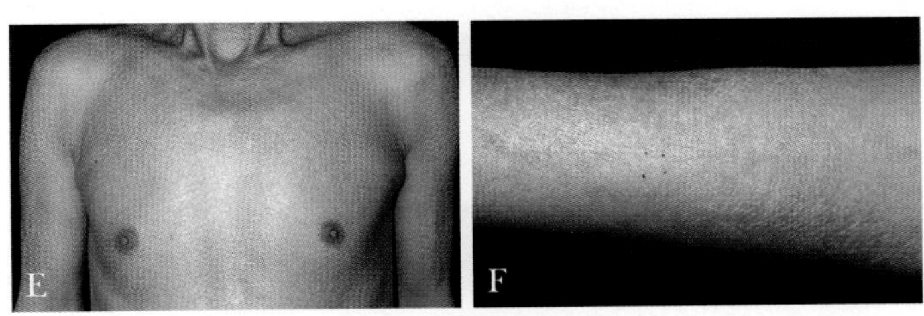

图 15.1.1EF 系统性硬皮病（systemic scleroderma）

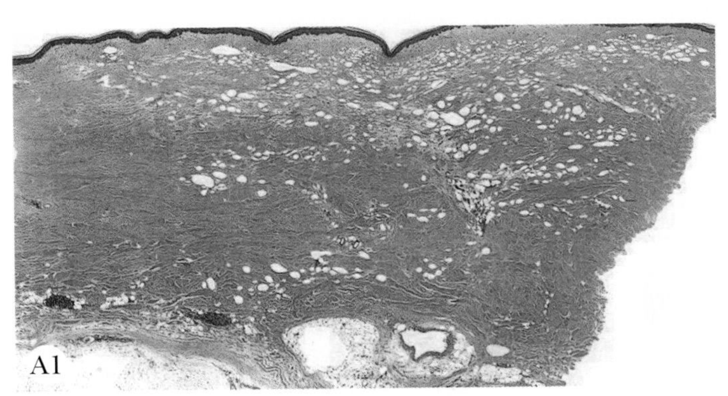

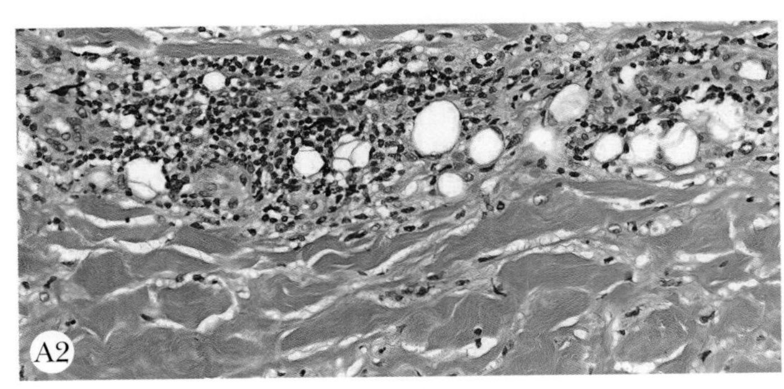

图 15.1.1A 限局性硬皮病 女，45 岁，左腹部淡黄色萎缩性斑片 1 年。病理见真皮中下层胶原致密均质化，真皮深层血管周围淋巴细胞浸润。

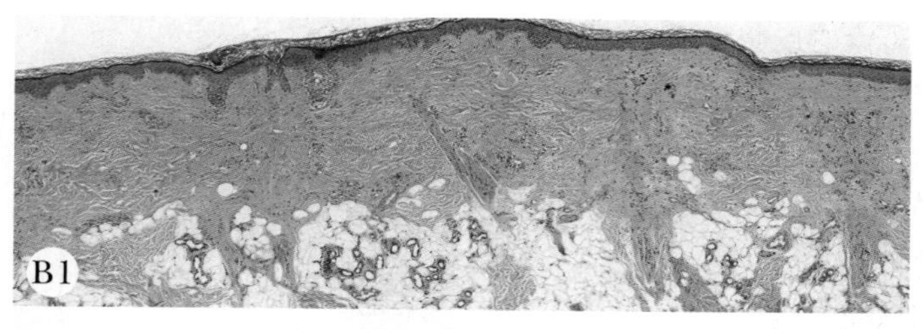

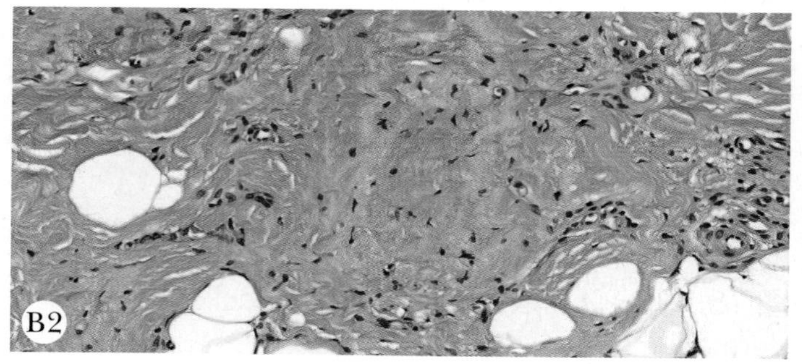

图 15.1.1B 限局性硬皮病 女，62 岁，头皮硬斑片状脱发 2 年。病理见真皮萎缩变薄，真皮中下层胶原增粗，轻度均质化，附属器减少。

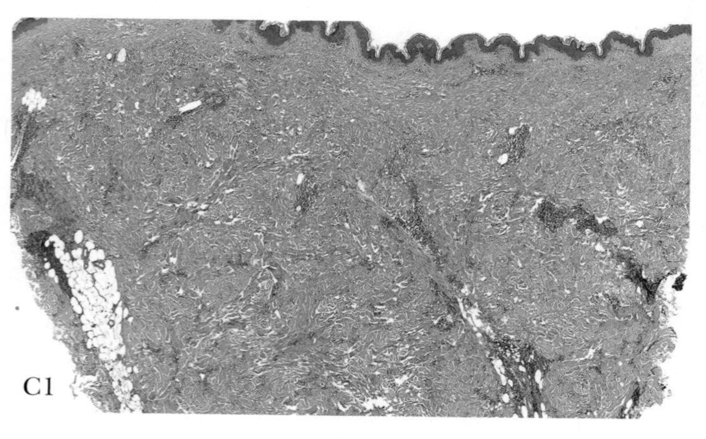

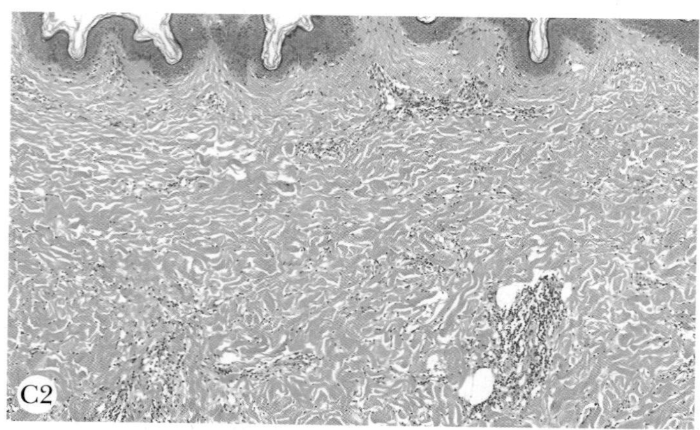

图 15.1.1C 限局性硬皮病 男，31 岁，左季肋部、腹部红斑浸润肿胀、隐痛 1 年余。病理见真皮胶原增生粗大，血管周及脂肪间隔较多淋巴细胞浸润。

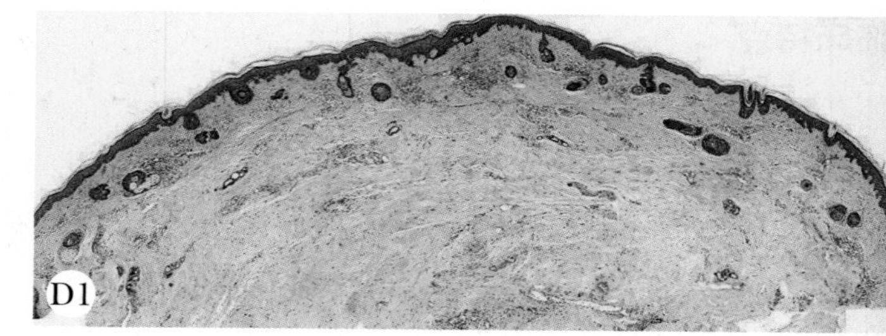

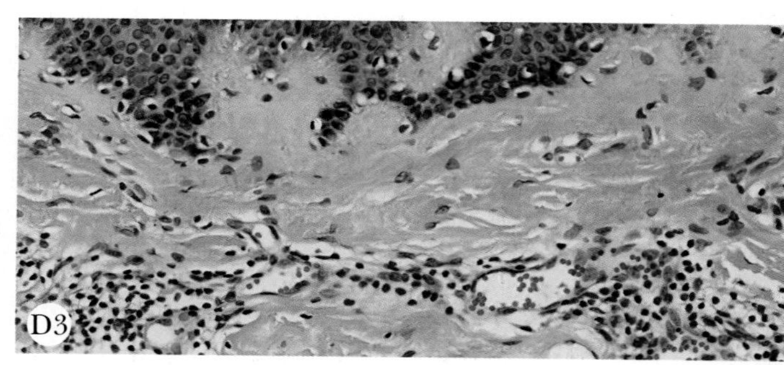

D3

图 15.1.1D 限局性硬皮病 女，28 岁，右颞头皮、萎缩性凹陷性斑块 10 年。病理见表皮基底层色素增加，真皮浅层胶原致密，轻度均质化，血管周淋巴细胞浸润。

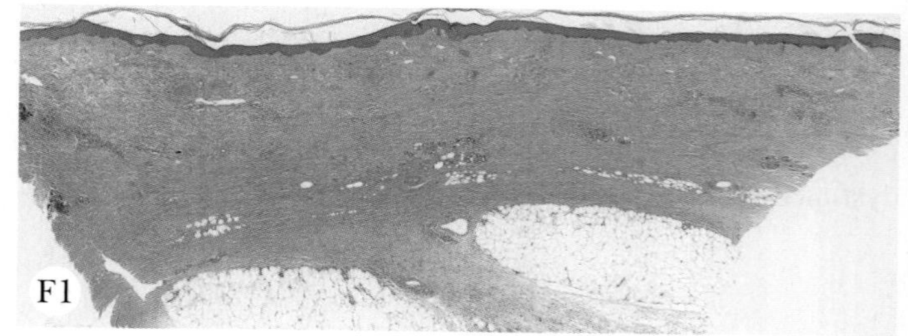

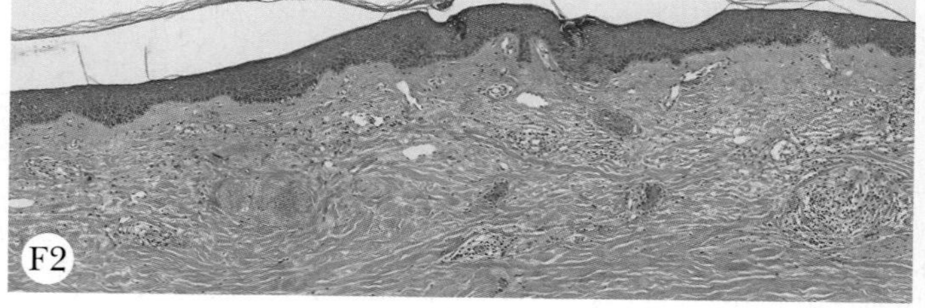

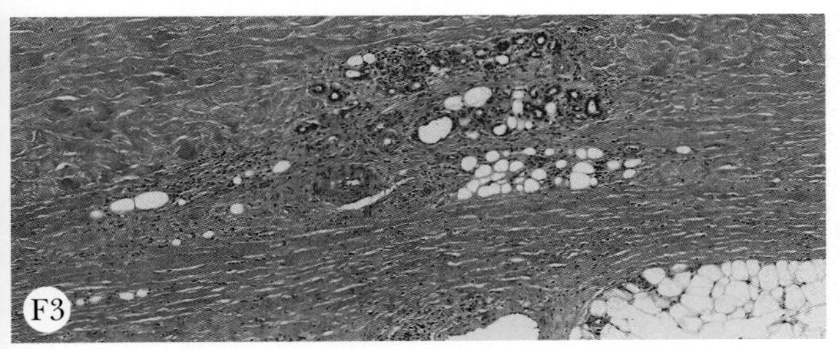

图 15.1.1F　系统性硬皮病　男，65 岁，全身皮肤弥漫性色素沉着、硬化半年。病理见胶原肿胀硬化，胶原间黏蛋白沉积，血管周淋巴细胞围管性浸润。

15.1.2　结缔组织痣（connective tissue nevus）

病理改变

a 表皮大致正常，可有基底层色素增加或真皮浅层少量噬黑素细胞。

b 真皮厚度增加，网状层胶原纤维数量明显增加，胶原束增厚，可出现均质化。

c 弹力纤维数量不等，弹力纤维增加时可在胶原纤维束间见到包绕的弹力纤维（弹力纤维染色）。

d 轻症病例类似正常皮肤，需结合临床。

病理鉴别诊断

弹力纤维假黄瘤：结缔组织痣弹力纤维增多时应与此病鉴别，此病有弹力纤维断裂、扭曲、钙质沉着。

临床特点

a 出生时即有或生后数年出现，部分病例有家族史。

b 属于胶原纤维错构瘤，单发或多发，有家族史患者皮损常对称，好发于躯干，四肢亦可发生。

c 可单独发生，亦可合并其他疾病，如结节性硬化症、脆弱性骨硬化症（Buschke–Ollendorf 综合征）等。

d 淡黄、棕黄或皮色的结节或斑块，大小不等，表面

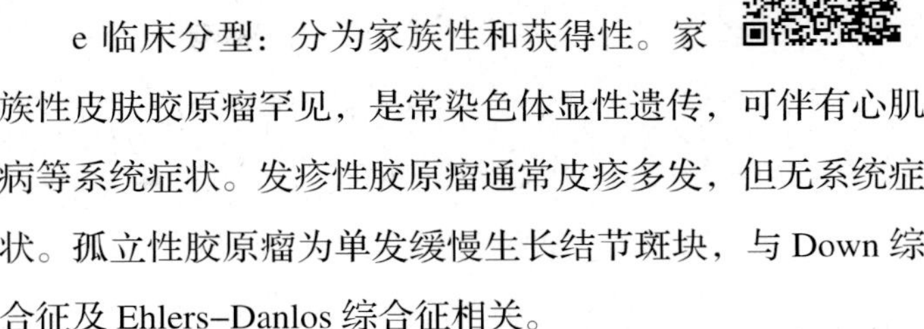
光滑，可如橘皮状或鲨革样皮（皮肤类似颗粒状皮革），常见于结节性硬化症。

e 临床分型：分为家族性和获得性。家族性皮肤胶原瘤罕见，是常染色体显性遗传，可伴有心肌病等系统症状。发疹性胶原瘤通常皮疹多发，但无系统症状。孤立性胶原瘤为单发缓慢生长结节斑块，与 Down 综合征及 Ehlers–Danlos 综合征相关。

临床鉴别诊断

弹力纤维假黄瘤

浅表脂肪瘤样痣

别名

Lewandowsky 弹力痣（nevus elasticus of lewandowsky）

钳石痣（paving–stone nevus）

播散性弹力痣（disseminated nevus elasticus）

青年弹力瘤（juvenile elastoma）

胶原瘤（collagenoma）

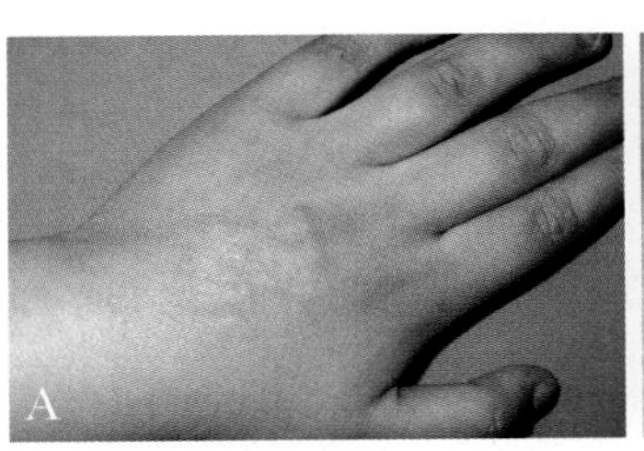

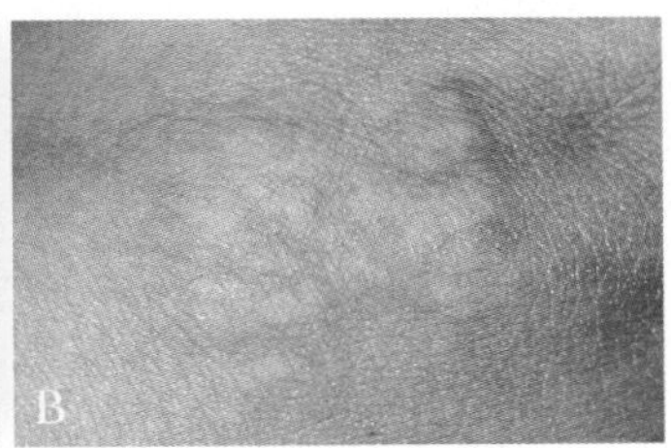

图 15.1.2　结缔组织痣（connective tissue nevus）

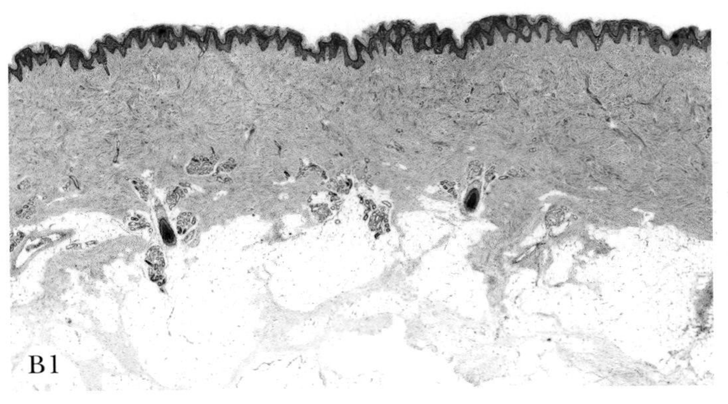

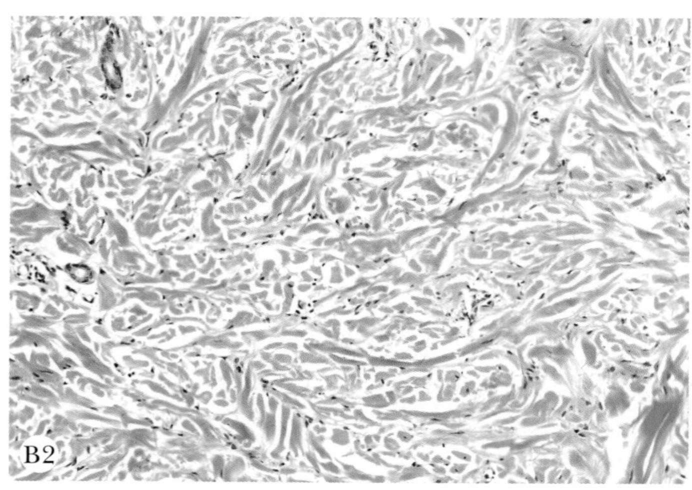

图 15.1.2B 结缔组织痣 男，4 岁，左手背淡黄色斑块 3 年余。病理见真皮全层胶原致密，增粗，排列紊乱。

15.1.3 骨膜增生厚皮症（pachydermoperiostosis）

病理改变

a 皮脂腺增生，真皮纤维化。

b 真皮可有水肿、黏蛋白沉积、弹力纤维变性及减少。

病理鉴别诊断

指厚皮症：角化过度，真皮成纤维细胞增生，不伴有附属器肥大。

临床特点

a 好发于男性，男女比例为 9 ∶ 1，约 1/3 患者有家族史。

b 罕见常染色体显性遗传性疾病，分为原发性和继发性。

c 以皮肤肥厚、骨膜增厚、杵状指及回状头皮为主要表现。

15.1.3

别名

特发性肥大性骨关节病（idiopathic hypertrophic osteo-arthropathy）

Touraine-Solente-Gole 综合征（Touraine-Solente-Gole syndrome）

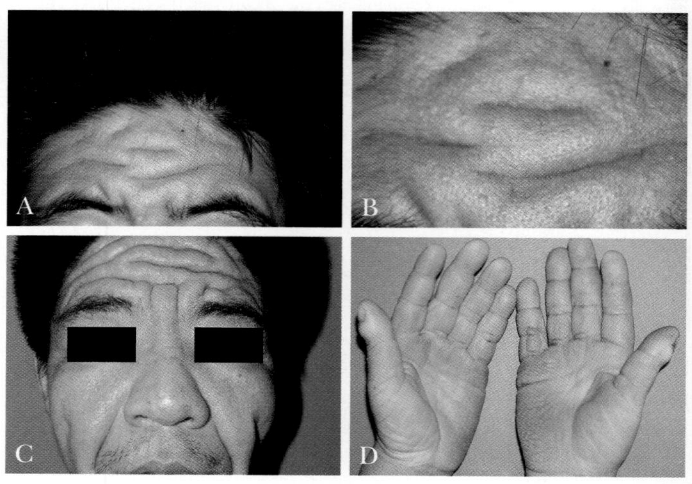

图 15.1.3 骨膜增生厚皮症（pachydermoperiostosis）

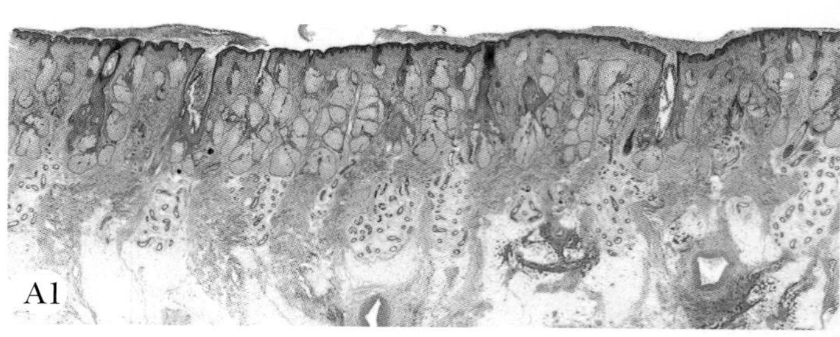

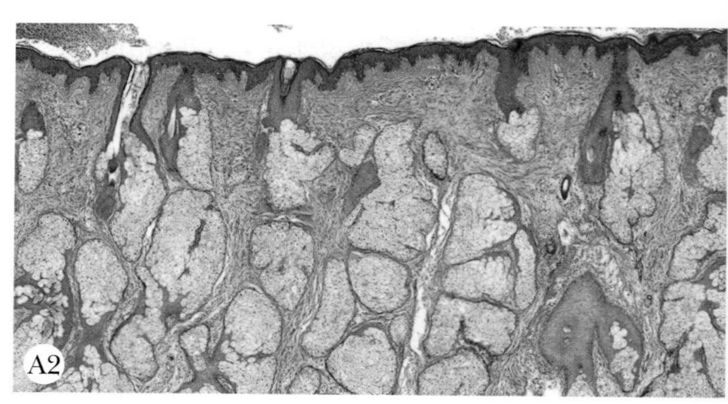

图 15.1.3A 骨膜增生厚皮症 男，21 岁，前额皮肤增厚，皮纹加深 5 年。病理示皮脂腺增生肥大、数量增多，胶原增生。

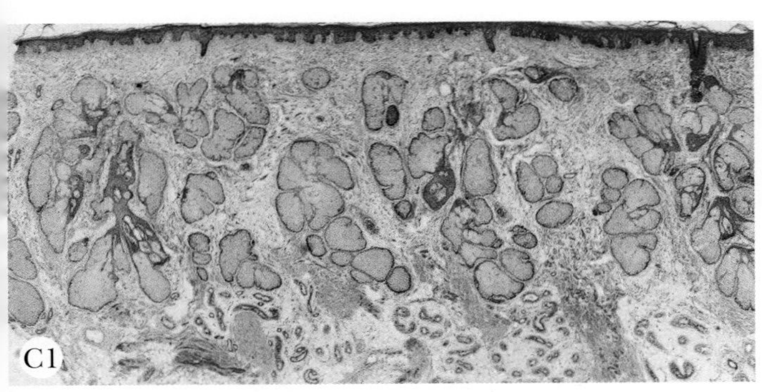

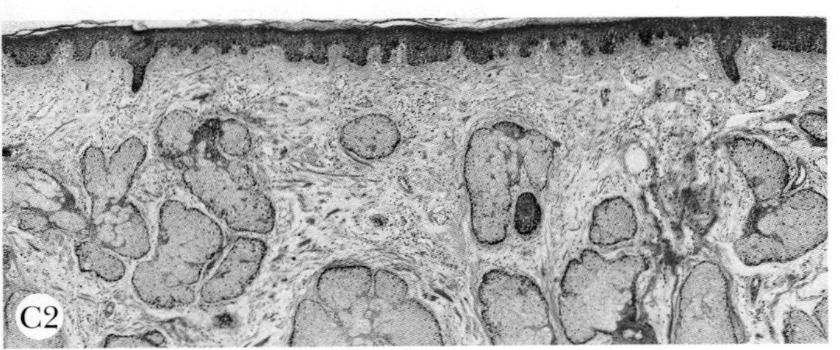

图 15.1.3C 骨膜增生厚皮症 男，32 岁，面、四肢皮肤肿胀增厚 16 年余。病理示额部皮肤皮脂腺增生肥大、数量增多，胶原间水肿（胶样铁染色阴性，未显示）。

15.1.4 瘢痕形成性秃发（scarring alopecias）

瘢痕性秃发包括遗传、发育及获得性等多种不同病因和临床特征的多种疾病，且组织病理学改变随病情发展而改变，需要密切结合临床，详见各相关疾病。

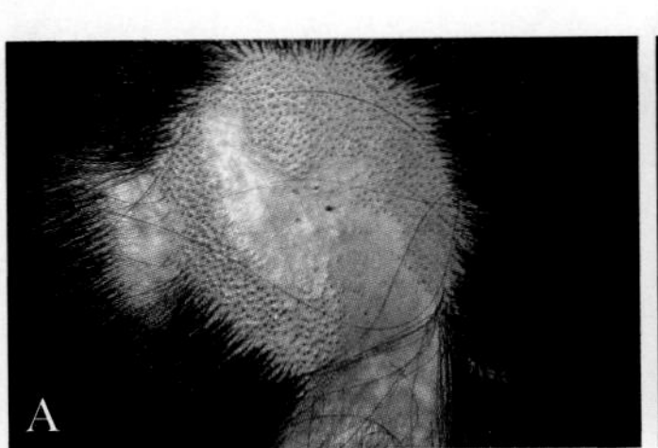

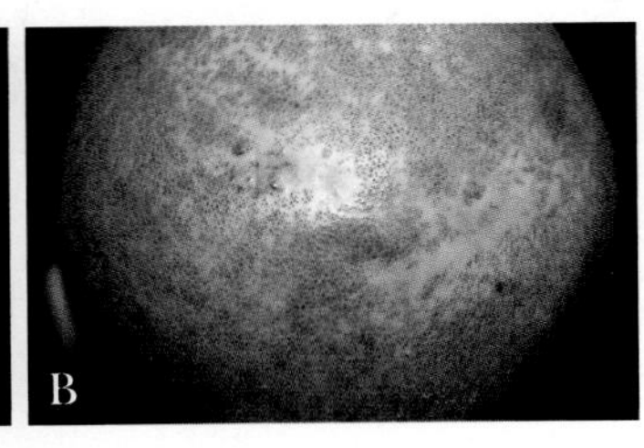

图 15.1.4 瘢痕形成性秃发（scarring alopecias）

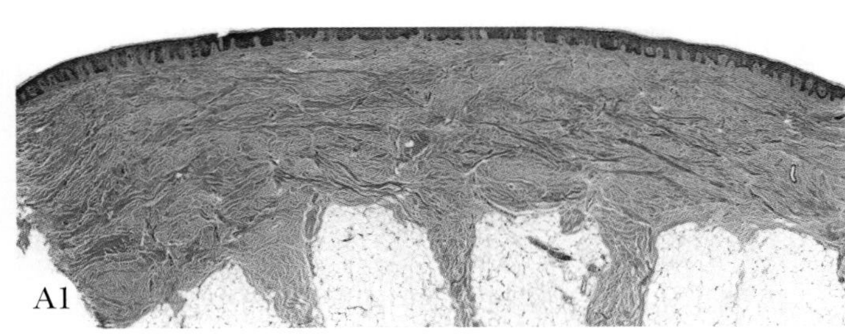

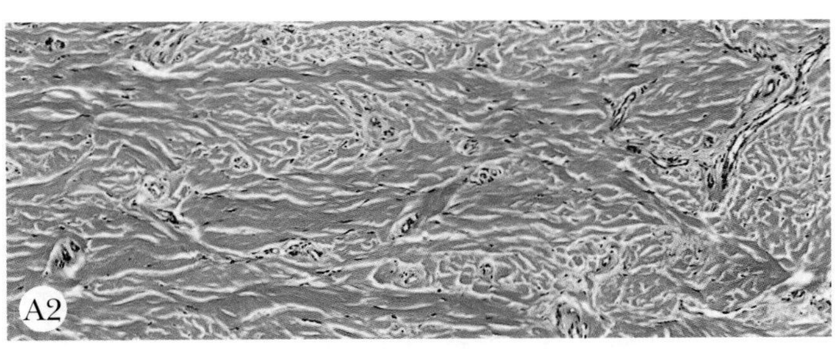

图 15.1.4A 瘢痕形成性秃发 女，25 岁，头皮硬化性斑片 20 年。病理见表皮基底层色素增加，真皮及皮下脂肪间隔胶原增粗硬化，未见毛囊附属器。

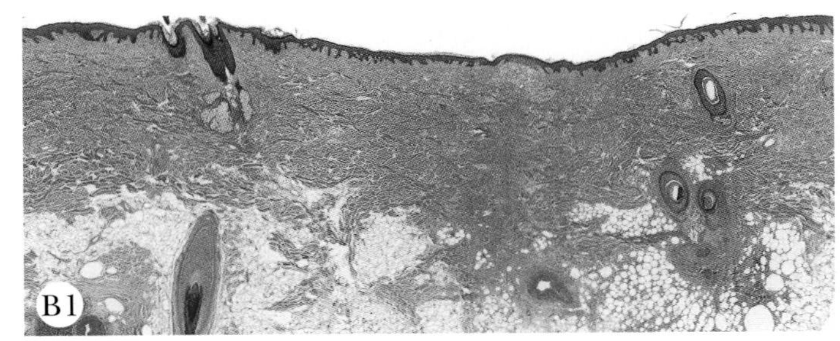

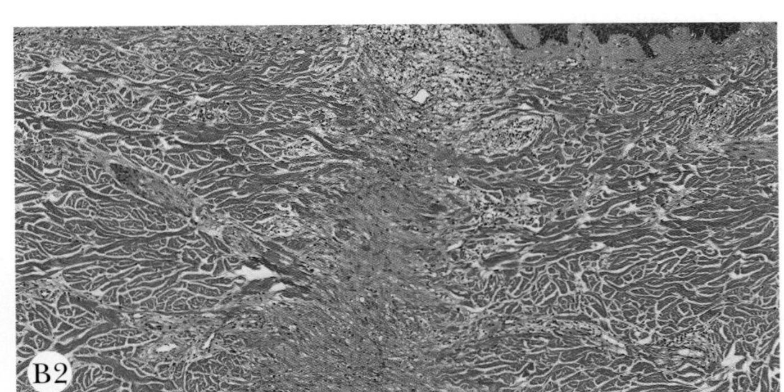

图 15.1.4B 瘢痕形成性秃发 女，27 岁，头顶斑片伴脱发 20 余年。病理见真皮内毛发数量明显减少，局部毛囊漏斗部可见界面皮炎，伴有颗粒层增厚，部分毛囊周围明显纤维化，伴有淋巴细胞浸润，胶原稍增粗，提示原发病系毛发扁平苔藓。

15.1.5 回状颅皮
（cutis verticis gyrata）

病理改变

大致正常皮肤，取材深在时可见真皮增厚，诊断需结合临床。

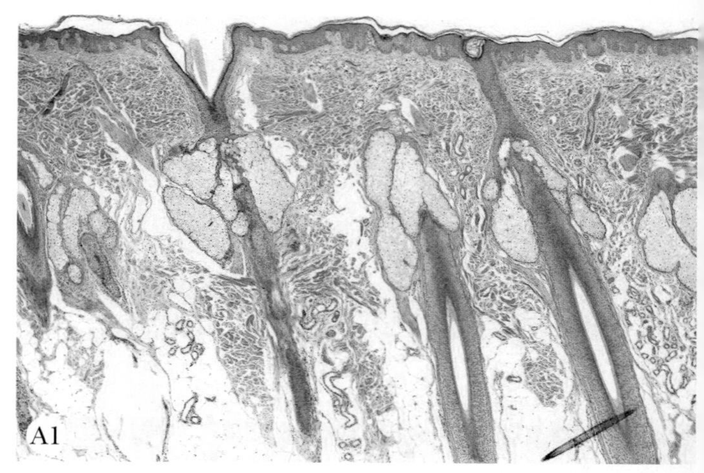

图 15.1.5A 回状颅皮 男，50 岁，后枕部头皮斑条状松弛，头发条状稀疏 1 年余。病理大致正常。

临床特点

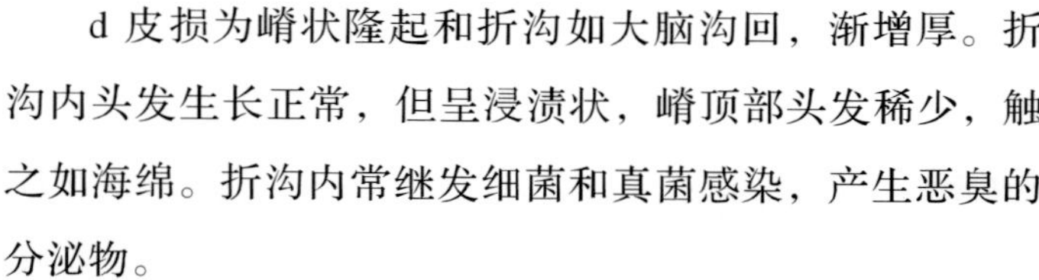

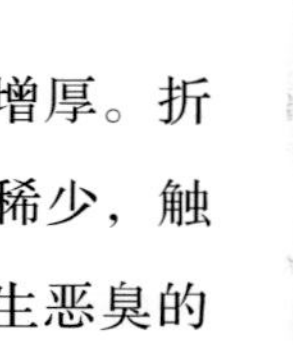

a 皮损为先天性亦可成年后出现。

b 常染色体显性遗传。

c 皮损开始于头顶部或枕部，有时前额也可发生。

d 皮损为嵴状隆起和折沟如大脑沟回，渐增厚。折沟内头发生长正常，但呈浸渍状，嵴顶部头发稀少，触之如海绵。折沟内常继发细菌和真菌感染，产生恶臭的分泌物。

e 因发育退化所致者为真性回状颅皮；由于炎症、创伤、肿瘤、痣或其他增生性疾病引起者为继发性回状颅皮，其增厚程度较轻，边界不清，分布不对称。

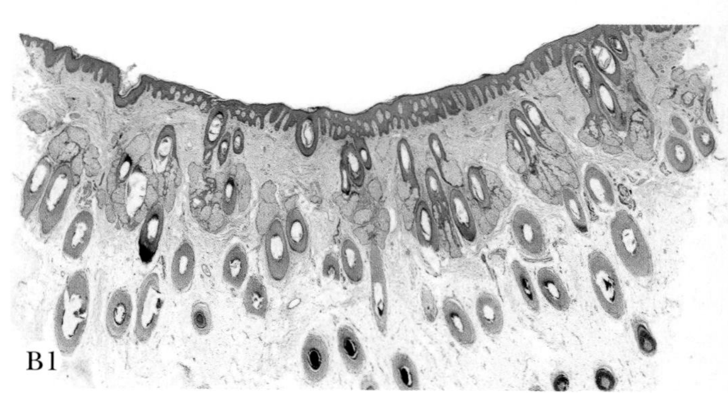

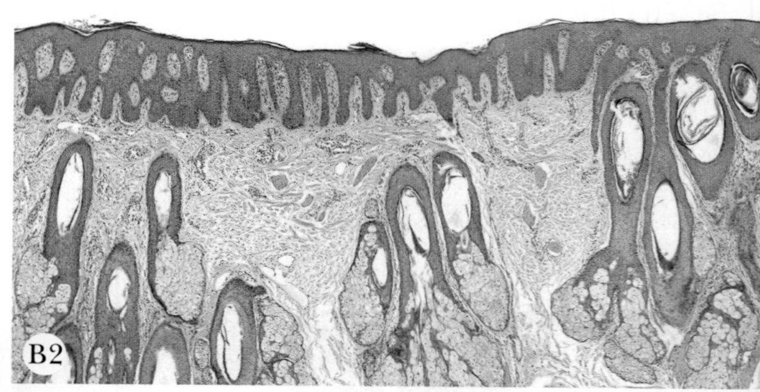

图 15.1.5B 回状颅皮 男，15 岁，头皮斑条状松弛，头发条状稀疏 1 年余。病理表皮轻度银屑病样增生，余大致正常。

临床鉴别诊断

脑回状色素痣

骨膜增生厚皮症

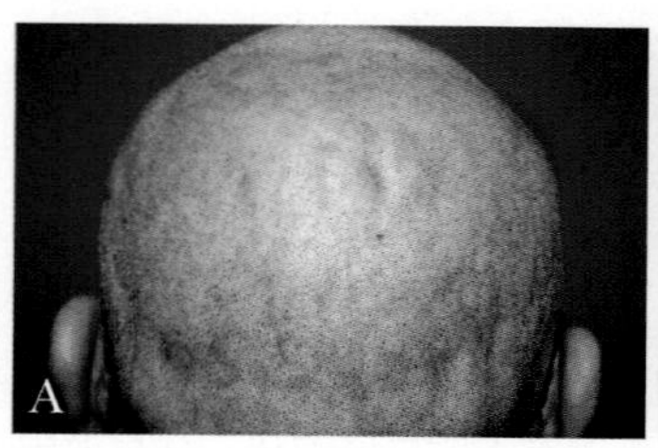

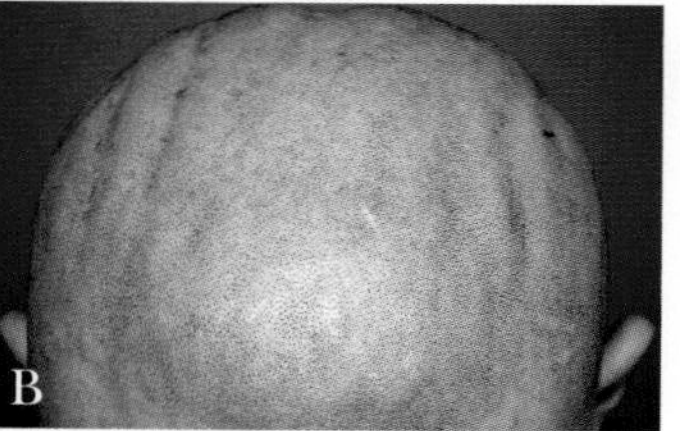

图 15.1.5 回状颅皮（cutis verticis gyrata）

15.1.6 白色纤维丘疹病（white fibrous papulosis）

病理改变

a 真皮乳头层以及网状层上部可见带状增厚的胶原束，与周围界限清楚。

b 弹力纤维染色示弹力纤维正常或轻度减少。

病理鉴别诊断

弹力假黄瘤样真皮乳头层弹性组织溶解症：二者组织学改变有所重叠，均有皮肤老化的改变。

临床特点

a 好发于男性，老年人多见。

b 目前被认为是皮肤老化的一种表现。

c 好发于颈部，皮损可蔓延至背部及上胸部，皮疹呈多发。

d 皮疹呈圆形、卵圆形，边界清楚，白色、坚实、无症状的孤立丘疹，大小约 2 ~ 3mm。

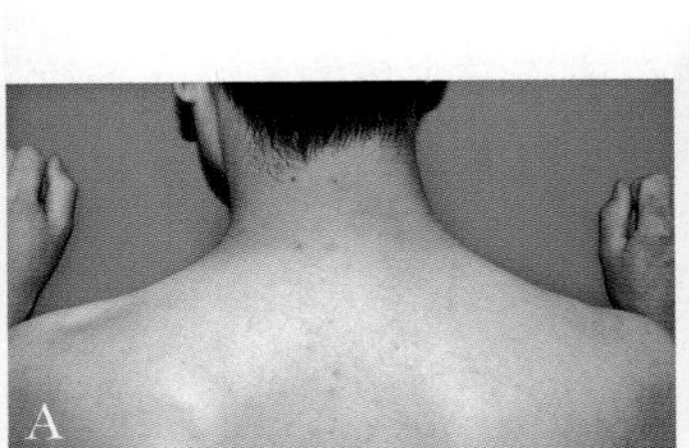

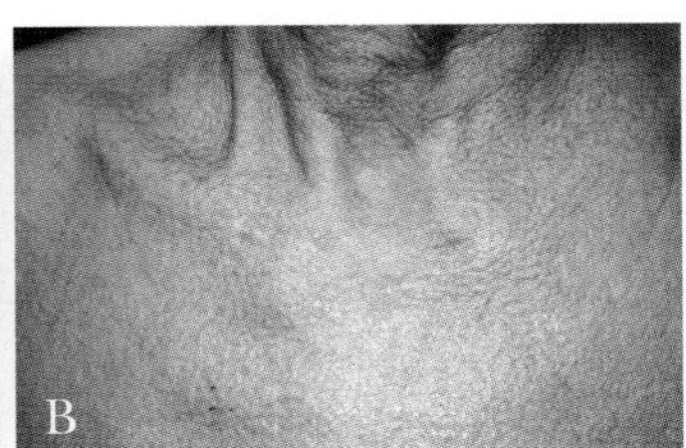

图 15.1.6 白色纤维性丘疹（white fibrous papulosis）

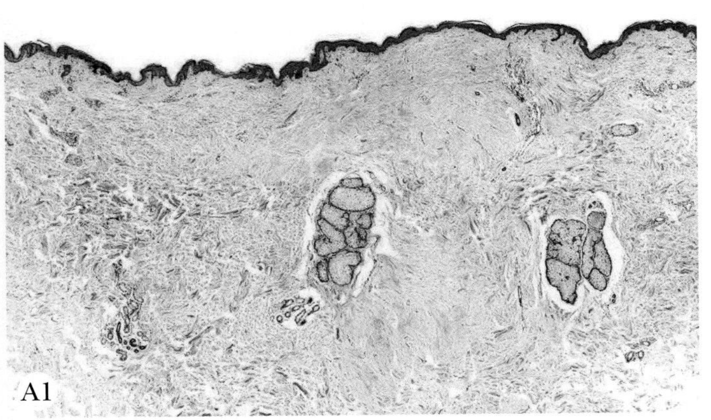

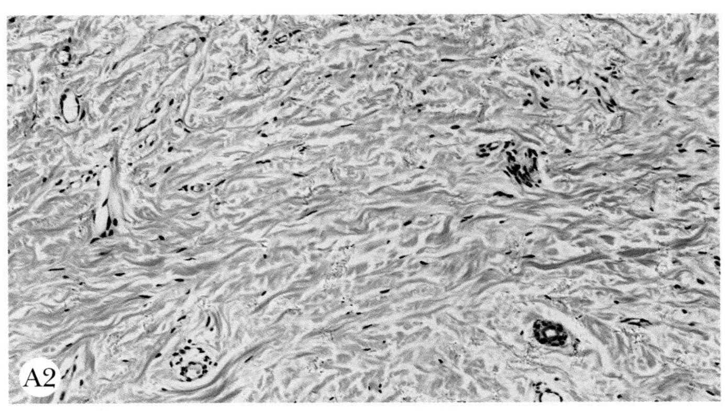

图 15.1.6A 白色纤维丘疹病 男，32 岁，颈背部白色丘疹半月余，无不适。病理见真皮乳头层及网状层上部可见带状增厚的胶原束。

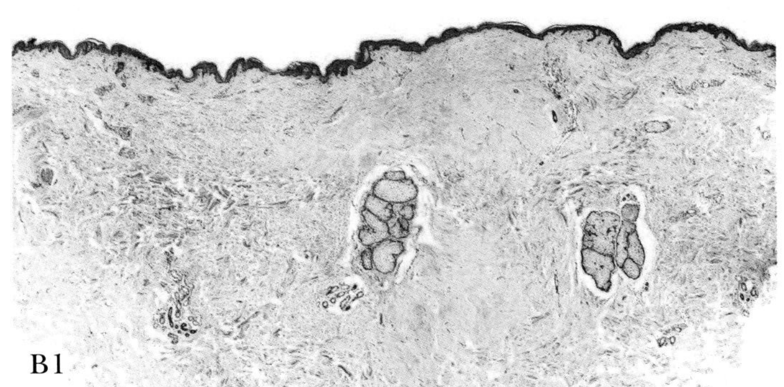

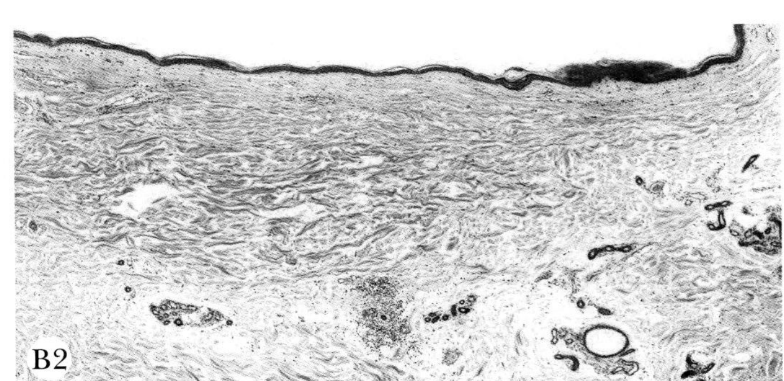

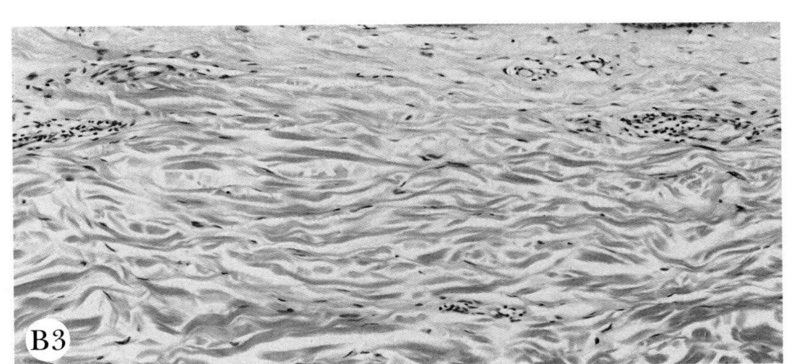

图 15.1.6B 白色纤维丘疹病 女，79 岁，颈部、前胸、后背部淡黄色丘疹 13 年。病理示真皮浅层增厚的胶原束与周围界限清楚。

15.1.7 肾源性纤维组织增生性皮肤病（nephrogenic fibrosing dermopathy）

病理改变

a 以真皮内弥漫性梭形细胞增生和胶原硬化为特点，可累及皮下脂肪小叶形成类似间隔性脂膜炎样改变。

b 胶原束之间可出现黏蛋白沉积。

c 增生的成纤维细胞形态活跃，部分可出现上皮样或多核细胞。

d 免疫组化显示成纤维细胞 CD34 阳性，多核细胞可出现 CD68 阳性。

e 可出现胶原钙化、骨化等现象。

f 炎症常不明显。

病理鉴别诊断

硬化性黏液水肿：二者组织学改变有重叠，但该病黏蛋白非常丰富，且炎症浸润更为明显。

临床特点

a 好发于成人，儿童亦可见。

b 多发生于肾功能衰竭或有障碍的患者，与含有钆的造影剂使用有关。

c 四肢、躯干最易受累，面部少见。

d 皮疹为生长迅速、对称分布的皮色或红色斑丘疹和结节，可融合形成色素增加的进展性坚实斑块，有时皮肤呈橘皮样外观，未累及皮肤呈岛屿状。

e 皮损常有瘙痒、疼痛和烧灼感。

f 屈侧挛缩是该病常见并发症，死亡率较高，可有系统受累。

临床鉴别诊断

抗磷脂抗体综合征

硬化性黏液水肿

15.1.8 膨胀纹（striae distensae）

病理改变

a 表皮萎缩，表皮突变平，真皮变薄，弹力纤维减少，胶原纤维均质化、淡染。

b 早期真皮水肿，血管周围淋巴细胞浸润。

c 陈旧皮损，真皮浅层胶原纤维再生，形成与皮肤平行排列的胶原束，网状层有与表皮平行排列的弹力纤维。

临床特点

a 女性多于男性，常见于肥胖、妊娠、青春期或皮质激素增多人群。

15.1.8

b 因对皮肤过度牵拉所致，但具体发病机制仍不清楚。

c 青春期男性多见于臀部、大腿内外侧、腹股沟、腰骶部及肘膝伸侧，女性多见于大腿、臀部、乳房，妊娠妇女多见于腹部，哺乳期妇女可见于乳房，长期用糖皮质激素者皮损分布广泛。局部长期外用糖皮质激素者皮损见于涂药部位。

d 皮损呈境界清楚的波浪形条索状萎缩，初稍隆起，色淡红或紫红，后转变成乳白色或正常皮色的萎缩性条纹，若为数条，有平行排列倾向。

e 皮损无自觉症状，可减轻，但一般不会自行消退。

别名

萎缩纹（striae atrophicae）

妊娠纹（striae gravidarum）

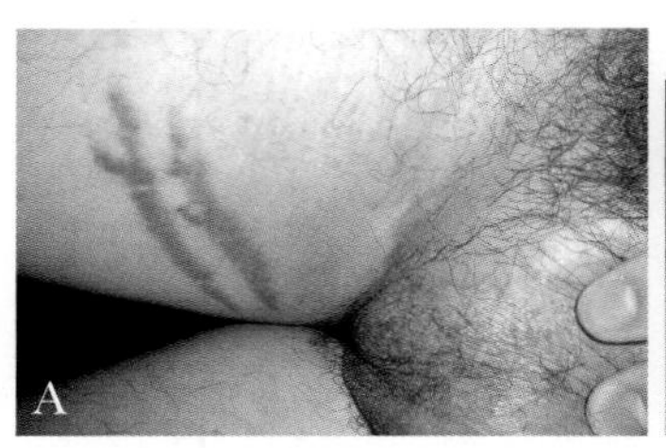

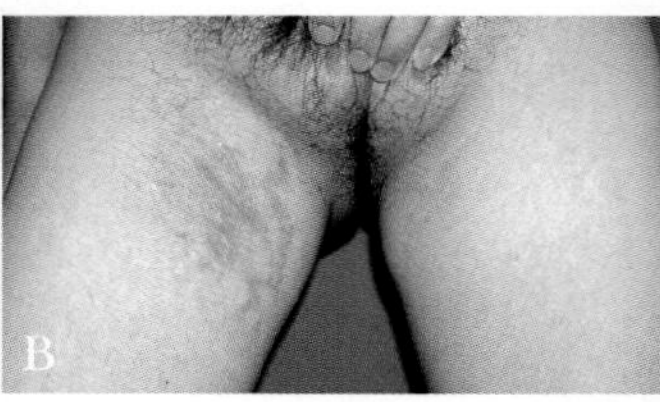

图 15.1.8 膨胀纹（striae distensae）

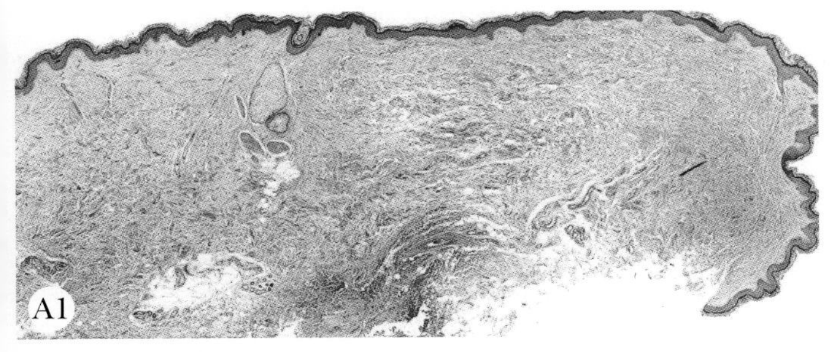

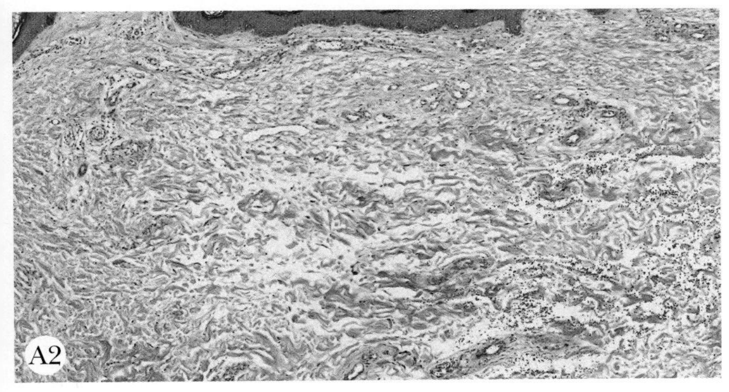

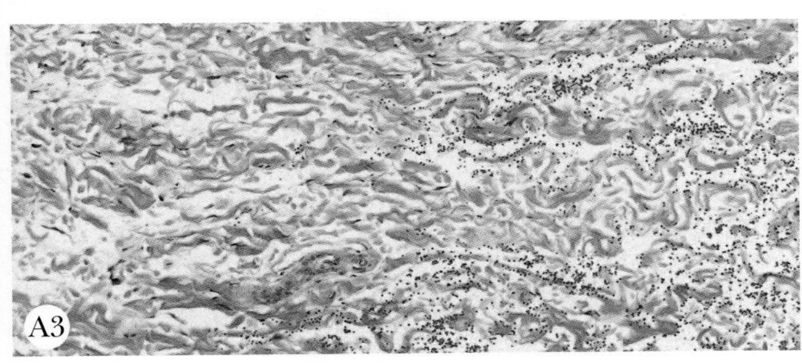

图 15.1.8A　膨胀纹　男，23 岁，双股部条状萎缩斑 3 个月，曾连续使用激素软膏 2 年。病理见表皮突变平，胶原纤维均质化、淡染。

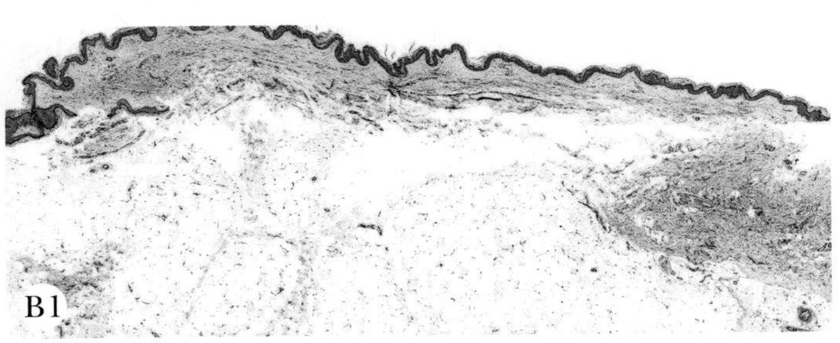

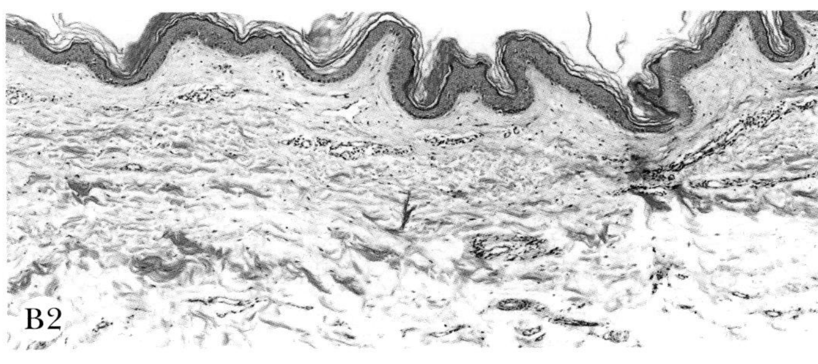

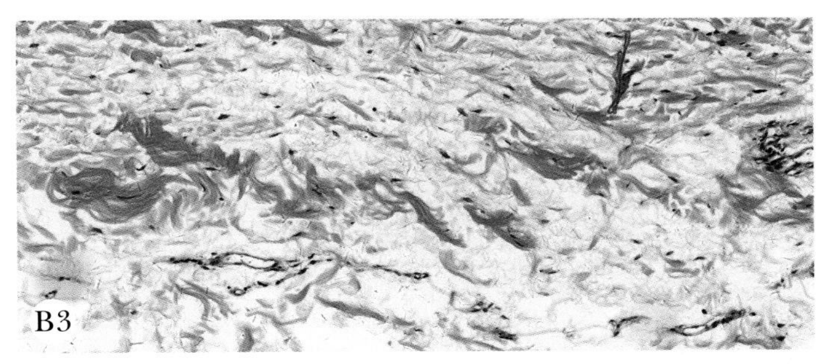

图 15.1.8B　膨胀纹　男，35 岁，大腿根部皮肤萎缩、红斑、松弛 7 年余。病理见表皮突变平，真皮变薄，胶原束淡染与皮肤平行排列。

15.1.9　指节垫（knuckle pads）（见 26.1.14）

15.1.10　血管纤维瘤（angiofibroma）（见 26.1.4）

15.1.11　肥厚性瘢痕和瘢痕疙瘩（hypertrophic scar and keloid）（见 26.1.2）

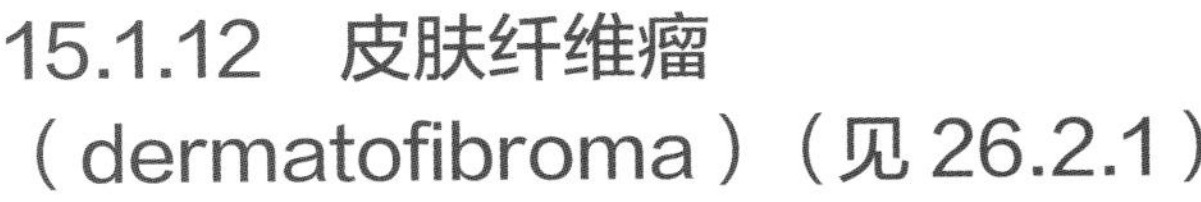

15.1.12　皮肤纤维瘤（dermatofibroma）（见 26.2.1）

15.1.13　嗜酸性筋膜炎（eosinophilic fasciitis）（见 11.1.3）

15.1.14　硬肿病（scleredema）（见 17.1.4）

15.2 胶原萎缩减少性疾病（diseases with atrophy of collogen）

15.2.1 先天性皮肤发育不全（aplasia cutis congenita）

病理改变

a 皮肤有溃疡，为非特异性，有的只是表皮缺失，缺乏真皮结构，特别是弹力纤维，有的则是真皮及表皮均有缺失，皮下脂肪层也可部分或全部缺失。

b 愈合区真皮纤维化，表皮附属器萎缩或消失。

临床特点

a 本病为先天性，发病率约为 15/10 万活产儿。

b 表现为局限性或广泛的皮肤、皮下脂肪、甚或皮肤组织的缺失。

临床鉴别诊断

产钳伤

皮脂腺痣

别名

先天性皮肤缺陷（congenital skin defect）

皮肤再生不良（aplasia cutis）

15.2.2 女阴萎缩（vulvovaginal atrophy）

病理改变

a 早期皮损常为增生性改变，表现为角化过度，表皮假上皮瘤样增生，真皮浅层慢性炎症细胞浸润。

b 晚期皮损为萎缩性改变，表现为表皮萎缩，表皮突呈锯齿状，真皮胶原减少，炎症细胞浸润不明显。

病理鉴别诊断

硬斑病

硬化性苔藓

临床特点

a 本病少见，为女阴的退行性变。

b 与卵巢功能减退有关。

c 常与女阴萎缩性皮炎同时存在，后期表现为黏膜和皮肤光滑，有光泽，呈羊皮纸样，色泽呈珍珠色或蓝白色，弹性消失，阴道口狭窄。

临床鉴别诊断

硬斑病

硬化性苔藓

15.2.3 限局性浅表性萎缩性硬皮病（atrophoscleroderma superficialis circumscripta）

病理改变

a 表皮萎缩或正常，基底层色素可增加。

b 早期病变轻微且无特异性，真皮可见胶原束均质化、肿胀，少量慢性炎症细胞浸润。

c 陈旧性皮损表皮萎缩，真皮深层胶原束变粗且排列紧密，可呈均一性玻璃样变性。

病理鉴别诊断

硬斑病

硬化性苔藓

临床特点

a 本病少见，多见于女性，通常在青春期或成年早期发病，但也见于婴儿或老人。

b 病因不明，感染、外伤、手术、失血可能为发病诱因。

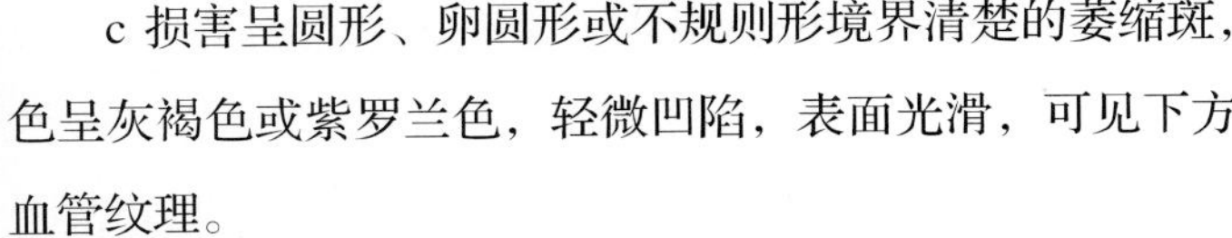

c 损害呈圆形、卵圆形或不规则形境界清楚的萎缩斑，色呈灰褐色或紫罗兰色，轻微凹陷，表面光滑，可见下方血管纹理。

d 单发或多发，直径 1 ~ 20cm 以上，好发于躯干，尤其背部，偶也见于四肢近端及其他部位。

e 皮损演变极慢，经过几个月至 10 年以上，可以自行静止不变，但难恢复。

临床鉴别诊断

硬斑病

斑状萎缩

血管萎缩性皮肤异色症

别名

Pasini-Pierini 萎缩性皮病（atrophoderma of Pasini and Pierini）

Pasini-Pierini 进行性特发性皮肤萎缩（progressive idiopathic atrophoderma of Pasini and Pierini）

弥漫性特发性皮肤萎缩（atrophia cutis idiopathica diffusa）

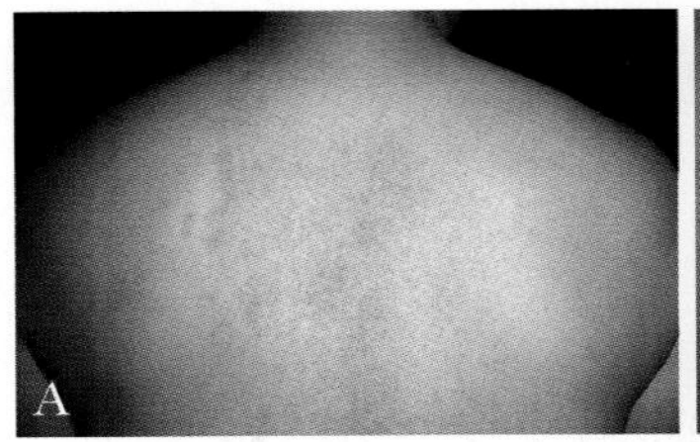

图 15.2.3 限局性浅表性萎缩性硬皮病（atropho-scleroderma superficialis circumscripta）

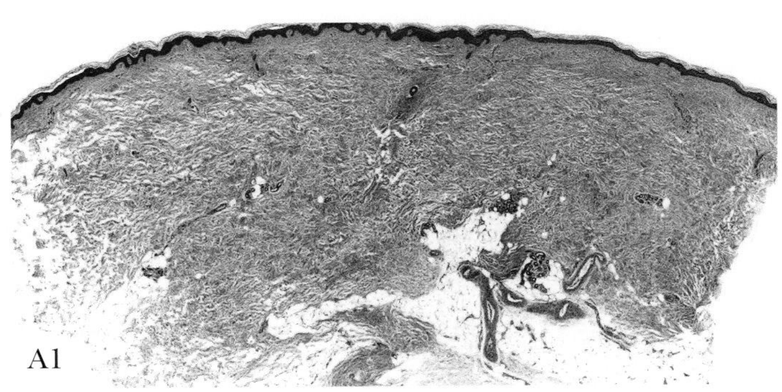

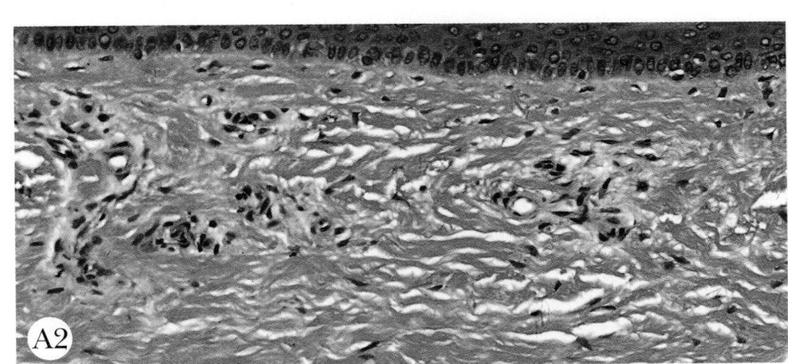

图 15.2.3A 限局性浅表性萎缩性硬皮病 男，30 岁，背部萎缩性斑片 1 年。病理见表皮萎缩，真皮胶原增粗变粗且排列致密，少量炎细胞浸润。

15.2.4 皮质类固醇萎缩（corticosteroid atrophy）

病理改变

a 角质层减少，表皮萎缩，表皮突变平。

b 真皮网状层变薄。

c 胶原束变薄、分离或均质化，可累及脂肪组织，表现为脂肪小叶缩小。

d 浅表血管扩张，可见色素失禁。

e 炎症浸润不明显。

临床特点

a 主要发生于皮质类固醇注射部位及长期外用的局部。

b 皮肤萎缩可能是由于激素造成Ⅰ型和Ⅲ型胶原合成的减少及降解增加所致。

c 局部皮损表现为皮肤萎缩、变薄、发亮、有细小皱纹。

15.2.5 萎缩性毛发角化病（keratosis pilaris atrophicans）（见 12.3.2）

15.3 胶原变性相关其他疾病（other diseases associated with degeneration of collogen）

15.3.1 硬化性苔藓（lichen sclerosus）

病理改变

a 正角化过度伴毛囊角栓，棘层萎缩，基底细胞较广泛的液化变性，表皮突明显减少或完全消失。

b 早期有显著的界面破坏，类似界面皮炎。乳头层及真皮浅层显著水肿，真皮上 1/3 处胶原纤维水肿和均质化，不易着色。

c 变性胶原下淋巴细胞、组织细胞呈带状浸润。

d 血管和淋巴管扩张，并可有出血区。

e 陈旧皮损胶原硬化，炎症细胞显著减少。

f 电镜下胶原原纤维变性，横纹消失，基底板有断裂或裂隙形成。

病理鉴别诊断

扁平苔藓：颗粒层楔状肥厚，表皮突呈锯齿状延长，真皮浅层致密的淋巴细胞呈带状浸润，无结缔组织水肿和均质化。

硬斑病：表皮可萎缩变薄，炎症浸润与硬化性苔藓相反，呈“下重上轻”，弹力纤维正常。

临床特点

a 男女比例约 10∶1，主要发生于外生殖器。女外生殖器发病高峰为 50 ~ 60 岁，第二个发病高峰为 8 ~ 13 岁。

b 病因不清。可能与内分泌障碍、感染、外伤、自身免疫等因素有关。

c 早期皮损为周围绕以红晕的扁平白色丘疹，常紧密排列。后期皮疹融合成界限清楚的白色萎缩硬化性斑片，周围可见典型的瓷白色丘疹，可瘙痒。白斑中央可发生水疱及血疱。

d 发生于女性外阴者又称为女阴干枯，瘙痒剧烈，长期搔抓致神经性皮炎样改变。至硬化萎缩阶段，女阴干枯萎缩。

e 发生在男性龟头包皮的又称为干燥性闭塞性龟头炎，可见白色萎缩性轻度水肿斑，常引起包皮，龟头干燥皱缩。重者引起尿道口狭窄。

f 最好发于女性生殖器及肛周，其次为颈、胸背。可累及颊黏膜、舌及硬腭等口腔黏膜，表现为白色斑块，呈网状外观或形成表浅性溃疡。

g 可与限局性硬皮病偶尔共存。

h 可自行消退，尤其儿童和年轻女性患者。

i 外阴的硬化萎缩性苔藓可发展为鳞状细胞癌。

临床鉴别诊断

硬斑病

白癜风

别名

硬化萎缩性苔藓（lichen sclerosus et atrophicus）

女阴干枯症（kraurosis vulvae）

闭塞性干燥性龟头炎（balanites xerotica obliterans）（lichen sclerosus of the penis）

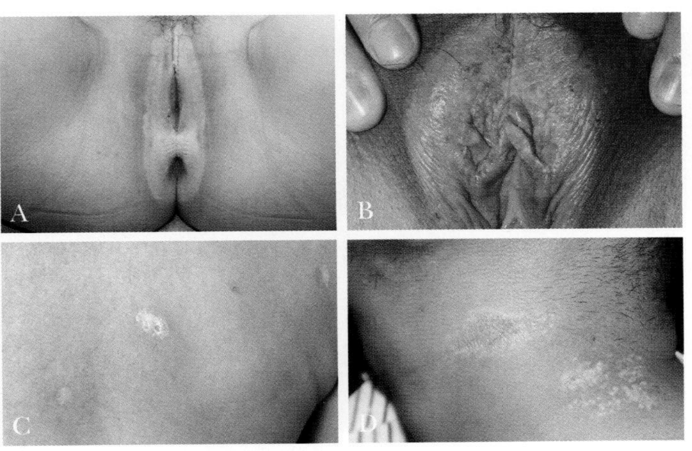

图 15.3.1 硬化性苔藓（lichen sclerosus）

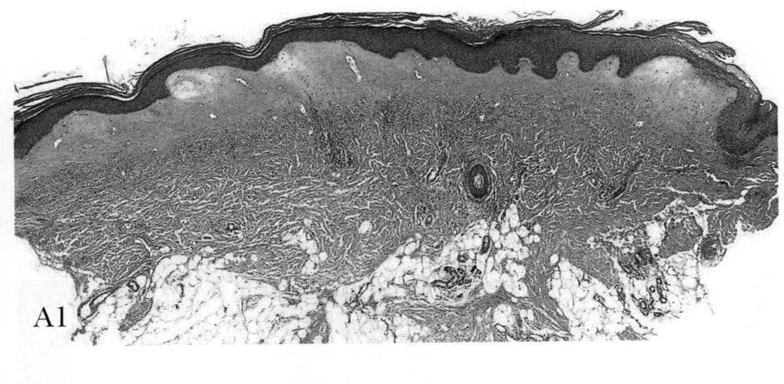

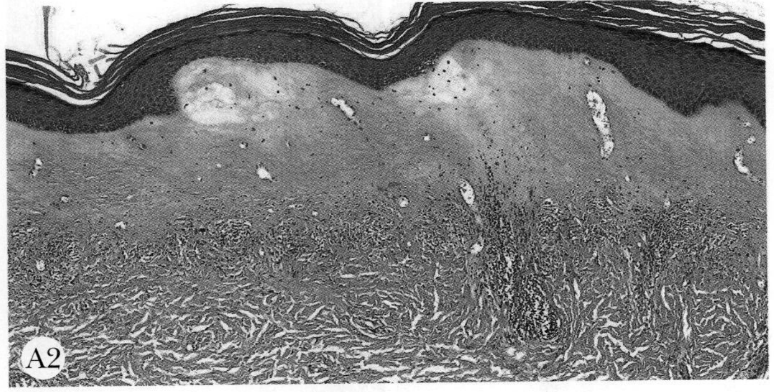

图 15.3.1A 硬化性苔藓 女，25 岁，外阴皮肤发硬、白斑 2 年。病理见真皮浅层显著水肿，水肿的下方可见以淋巴细胞为主的炎症细胞呈带状浸润。

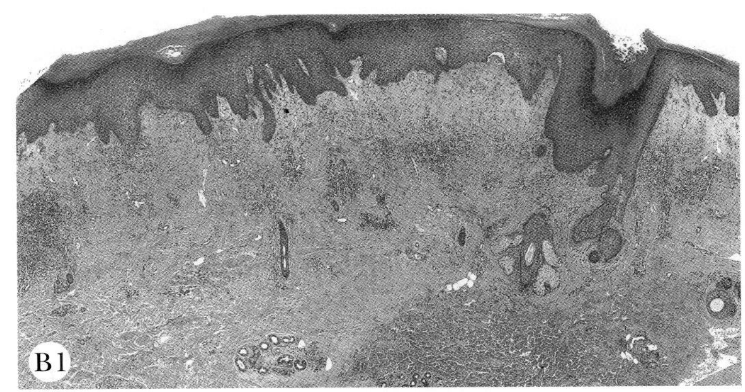

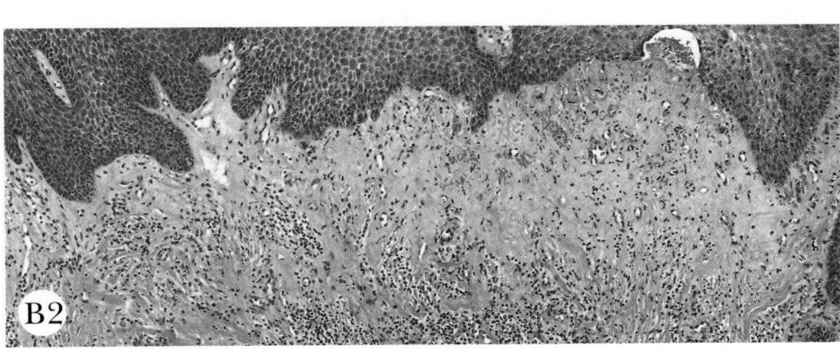

图 15.3.1B 硬化性苔藓 女，25 岁，外阴瘙痒伴色素减退 2 年。病理见表皮不规则增生，界面局灶性空泡变，真皮浅层轻度水肿，胶原致密，血管扩张，血管周围及胶原间可见较多淋巴细胞浸润。

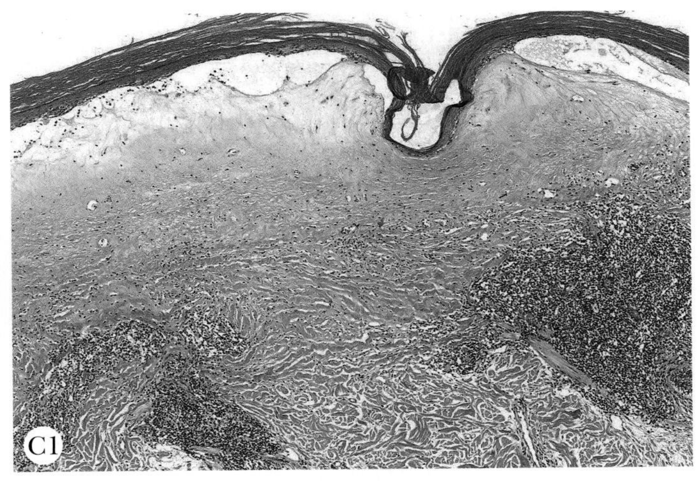

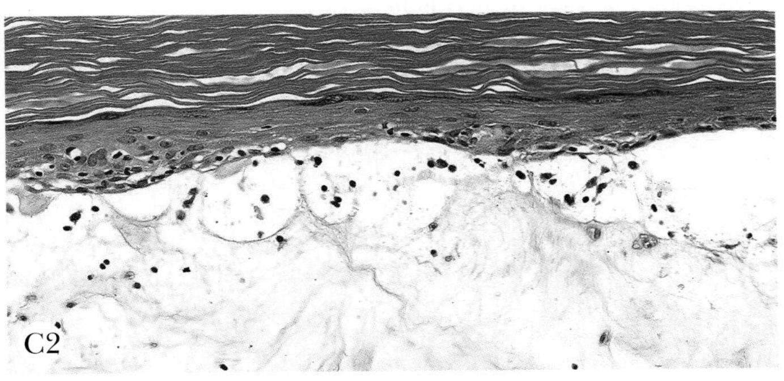

图 15.3.1C 硬化性苔藓 男，14 岁，胸背部萎缩，色素减退斑 3 年。病理见真表皮交界显著的界面破坏，真皮浅层显著水肿，胶原显著均质化，变性胶原间及血管周围见较多淋巴细胞为主的浸润。

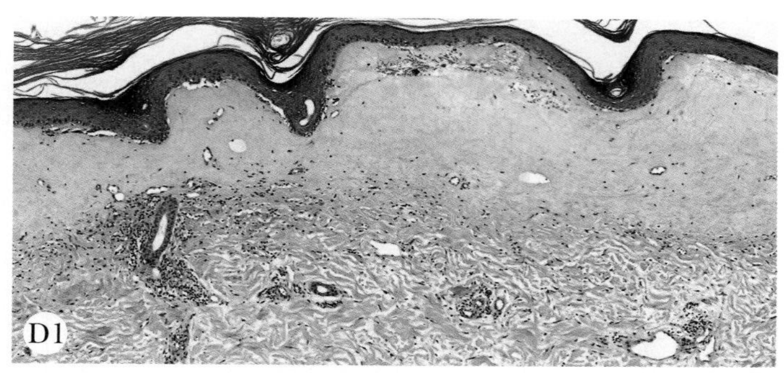

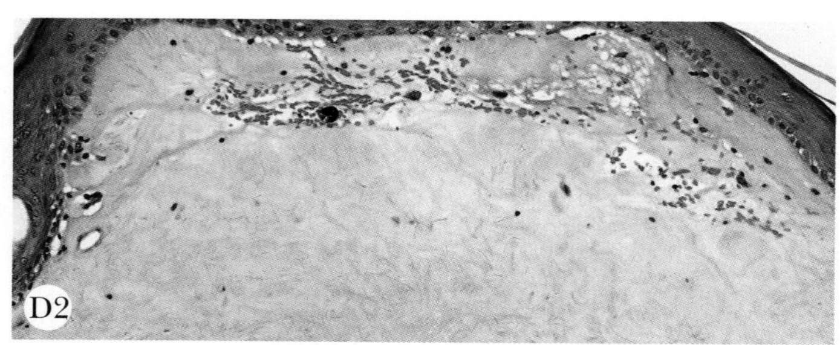

图 15.3.1D 硬化性苔藓 男，40 岁，左颈部色素减退斑 3 年。病理见表皮萎缩，真皮浅层显著水肿，真皮浅层胶原纤维水肿、均质化。

15.3.2 反应性穿通性胶原病（reactive perforating collagenosis）

病理改变

a 早期表皮萎缩，皮损两侧棘层肥厚，真皮乳头变宽，浅表部位含有嗜碱性染色的胶原纤维。

b 后期脐凹样皮损可见表皮呈杯状凹陷，内为圆柱形角栓，其中有角化上皮、角化不全细胞及嗜碱性变的胶原纤维等。

c 杯状凹陷底部的表皮变薄、萎缩，可见渐进性坏死的嗜碱性胶原束自其下方真皮穿过表皮的管道。

d 真皮浅层少量淋巴细胞和组织细胞浸润。

e Masson 三色染色可见穿通表皮的胶原纤维，穿通部位弹力纤维染色阴性。

病理鉴别诊断

a 穿通性毛囊炎及 Kyrle 病：穿通排出的是毛发角质。

b 匐行性穿通性弹力纤维病：穿通排出的是变性弹力纤维。

c 穿通型环状肉芽肿：具备环状肉芽肿特点。

临床特点

a 患者大多为 12 岁以下儿童，为少见病，男女发病率一致。

b 病因不明，患者有对轻度外伤即产生非正常皮肤反应的倾向。

c 好发于四肢和面部，掌跖部很少受累，寒冷季节加重，常多发。

d 患者轻度外伤后出现孤立皮色小丘疹，渐增大至 0.6cm 左右，四周后中央为脐凹，内充以棕褐色、不易揭去的角质栓，皮疹数量由少渐多，Koebner 征阳性为其特征性表现。

e 一般 6 ~ 10 周后可自行消退，反复发作。

临床鉴别诊断

穿通性毛囊炎

Kyrle 病

匐行性穿通性弹力纤维病

获得性穿通性胶原病

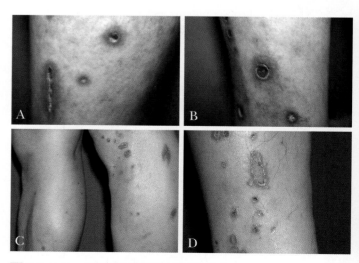

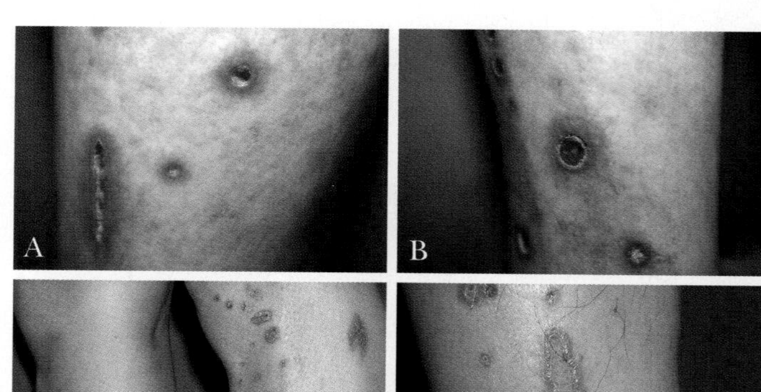

图 15.3.2 反应性穿通性胶原病（reactive perforating collagenosis）

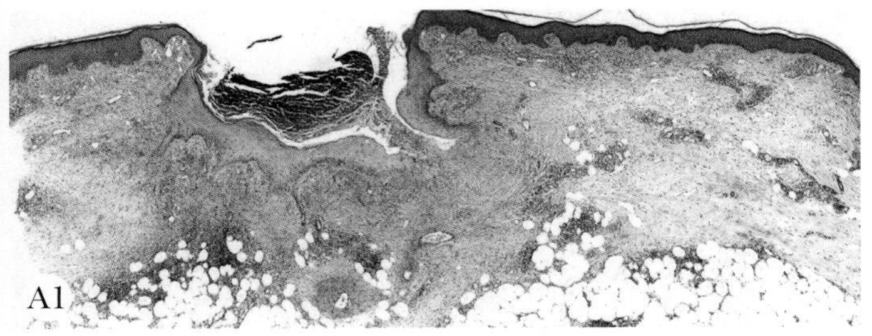

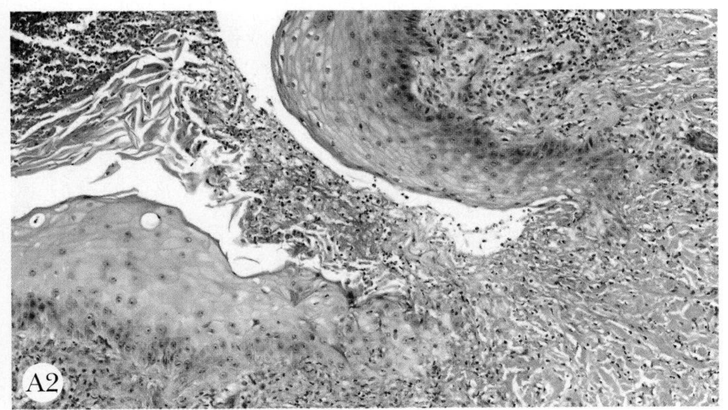

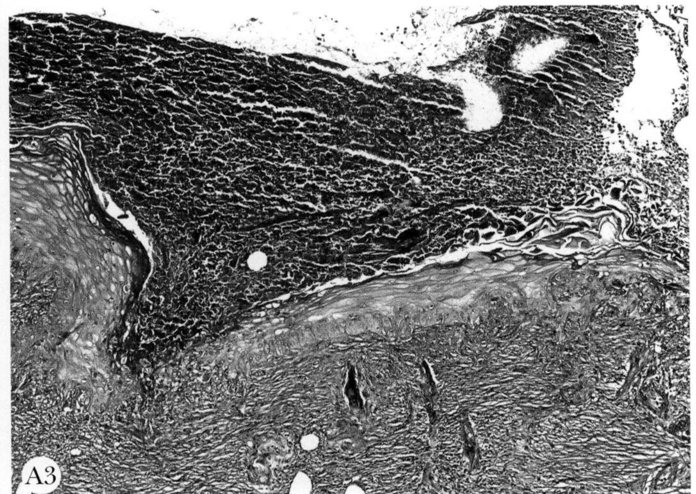

图 15.3.2A 反应性穿通性胶原病 女，62 岁，全身皮肤痒 4 个月，双小腿红斑、丘疹、结节、溃破 3 个月余。病理见表皮杯状凹陷，底部可见渐进性坏死的嗜碱性胶原束自凹陷下方穿过表皮，Masson 三色染色示穿过表皮的胶原。弹力纤维染色未见穿过表皮的弹力纤维（未显示）。

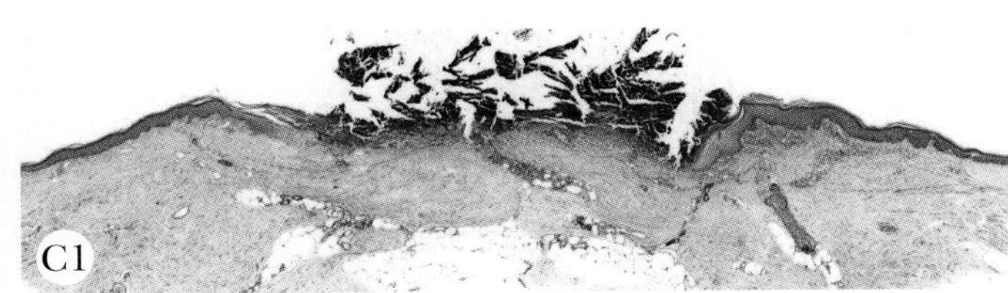

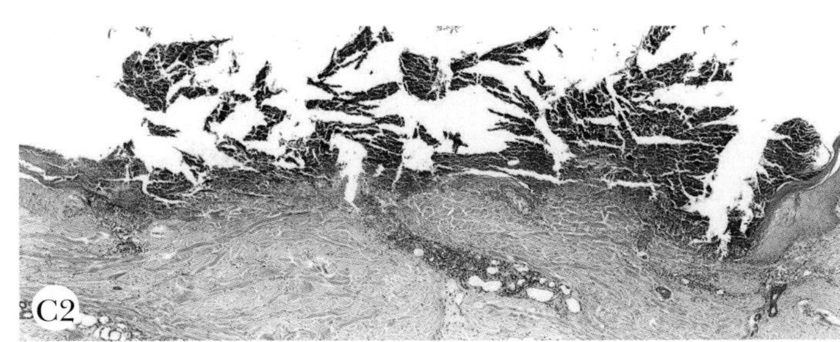

图 15.3.2C 反应性穿通性胶原病 男，36 岁，双足侧、上下肢红斑，痒，5 个月。病理见表皮缺失处有嗜碱性染色的胶原纤维穿过。

15.3.3 放射性皮炎（radiation dermatitis）

病理改变

慢性放射性皮炎

a 皮损角化过度，局灶性角化不全，表皮突变平，偶见基底细胞液化变性。

b 真皮可见致密纤维化和弹力纤维变性，大量纤维蛋白性渗出，胶原均质化。

c 特征性改变为呈放射状排列的成纤维细胞，常需与相关肿瘤鉴别。

d 细胞的特征性改变为富含多树突状嗜碱性胞质和大而深染或泡状的细胞核。

e 血管特征性改变为管壁增厚，纤维内膜增生，有时可见毛细血管扩张。

急性放射性皮炎

a 急性期皮损表皮可坏死，海绵水肿，基底细胞液化变性。

b 真皮乳头水肿明显，有时可形成表皮下水疱。

c 真皮混合性炎症细胞浸润明显，毛细血管扩张充血，有时形成血栓。

病理鉴别诊断

慢性移植物抗宿主病：病理与慢性放射皮炎很相似，

需密切结合临床。

临床特点

a 见于接受放射治疗的患者、从事放射线工作的人员。

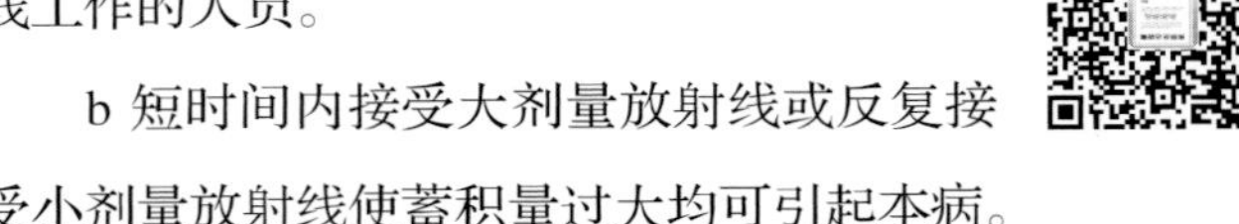

b 短时间内接受大剂量放射线或反复接受小剂量放射线使蓄积量过大均可引起本病。

c 临床可分为急性和慢性放射性皮炎，急性皮损表现为皮肤红肿、毛发脱落、水疱，甚至发生溃疡。

d 慢性放射性皮炎为多次小剂量放射线照射引起，也可由急性放射性皮炎缓解后所致。潜伏期由数月至数年，表现为局部皮肤干燥、皲裂、萎缩、毛发脱落。

e 慢性皮损晚期可引起肿瘤，常见的为基底细胞癌，其次为鳞状细胞癌，此外，还有骨肉瘤、恶性黑素瘤等。

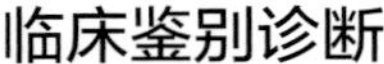

临床鉴别诊断

慢性移植物抗宿主病

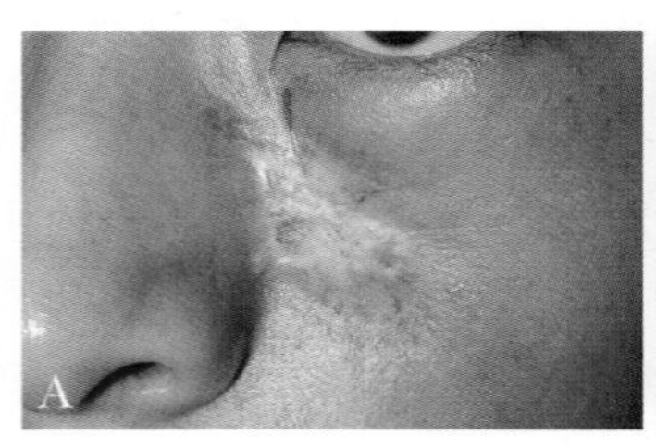

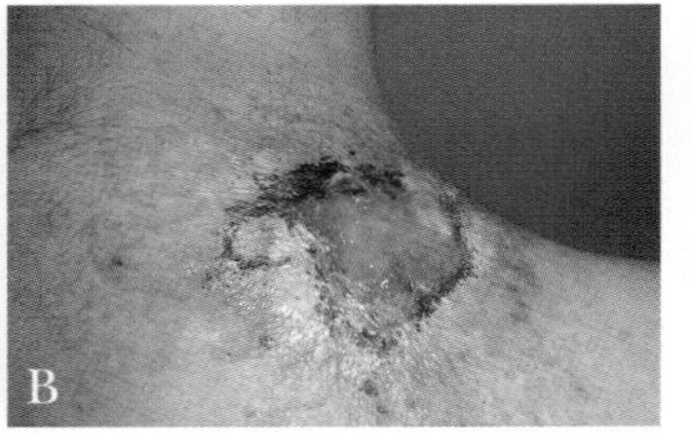

图 15.3.3　放射性皮炎（radiation dermatitis）

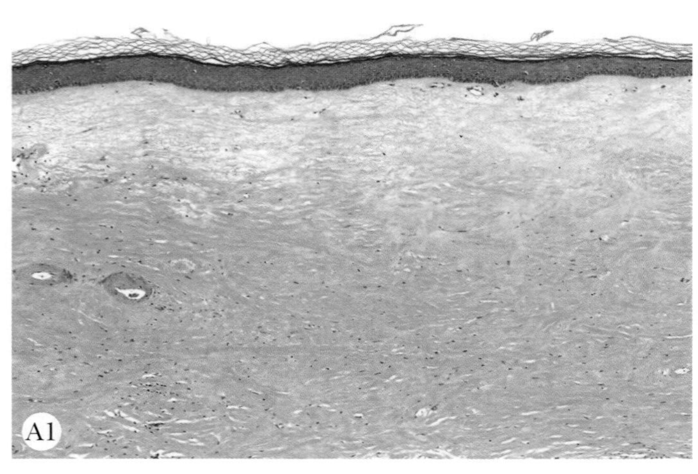

A2

图 15.3.3A　放射性皮炎　男，15 岁，左面部斑块 14 年，曾有局部注射同位素治疗史。病理见表皮萎缩，真皮胶原致密硬化，浅层血管扩张，充血，周围少许炎症细胞浸润。

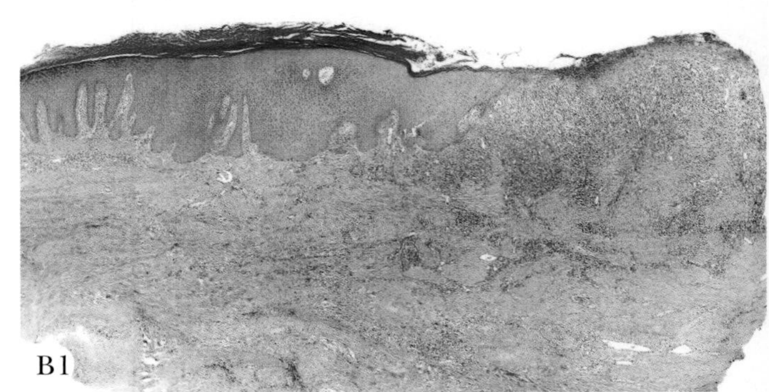

B2

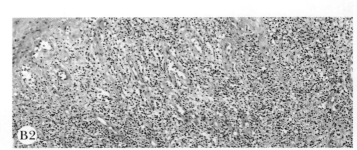

图 15.3.3B　放射性皮炎　男，14 岁，右背部红斑，溃破 3 年。曾有同位素治疗血管瘤病史。病理见表皮增生，部分表皮缺失溃疡处混合炎症细胞浸润。

15.3.4　耳轮结节性软骨皮炎（chondrodermatitis nodularis helicis）（见 4.2.1）

15.3.5　复发性多软骨炎（relapsing polychondritis）

病理改变

a 白细胞碎裂性血管炎，血管腔闭塞及淋巴细胞浸润。

b 软骨溶解，合并软骨炎及软骨膜炎，表现为软骨嗜碱性消失、软骨细胞固缩，以组织细胞、巨噬细胞为主的炎症浸润。

c 弹力组织染色显示软骨弹力纤维破坏。

d 晚期病变区由纤维组织取代。

e 可伴有系统性血管炎、主动脉炎或大动脉炎。

临床特点

a 略多见于女性，30 ~ 50 岁为常见年龄，为少见的系统性疾病。

b 病因不清，可能与自身免疫有关。

c 发病部位大多在 3 处以上，外耳、鼻、关节、喉、气管、肋软骨较常见，50% 患者可出现皮肤表现。

d 特点为关节与非关节部位的软骨间歇性出现多发性软骨炎，最终导致局部软骨溶解与萎缩。可出现双耳呈牛肉样红色、松软、传导性耳聋、鼻塞、鞍鼻、声嘶、咳嗽、呼吸困难等症状，伴患处局部反复感染，有些患者可伴有眼病。

e 皮肤表现呈多形性，可有秃发、斑秃、甲生长迟缓、红色结节、银屑病、血管炎以及受累软骨上炎症后色素沉着等。

f 约 30% 患者可出现重要并发疾病，致死率较高，5 年生存率约为 74%。

g 复发的频度、每次发作持续的时间和严重程度以及预后都因人而异，常见耳、鼻发生畸形，仅极少数人因广泛性支气管病变致死。

临床鉴别诊断

慢性耳轮结节软骨皮炎

别名

萎缩性多软骨炎（atrophic polychondritis）

系统性软骨软化症（systemic chondromalacia）

Von Meyenberg-Altherr 综合征（Von Meyenberg-Altherr syndrome）

15.3.6 限制性皮肤病 (restrictive dermopathy)

病理改变

a 表皮萎缩，表皮突变平消失。

b 真皮变薄，胶原排列紧密，与表面平行。

c 弹力纤维减少，皮下脂肪可见增厚。

临床特点

a 发于早产儿。

b 为常染色体隐性遗传疾病，被归类于致死性先天性挛缩综合征。

c 临床特征包括皮肤硬紧、糜烂、溃疡，易发生挛缩，面孔异形等变化。

d 皮损常有瘙痒、疼痛和烧灼感。

e 该病为致死性。

15.3.7 成人早老症 (progeria of the adult)

病理改变

a 角化过度，表皮萎缩变薄，基底层色素增加。

b 真皮胶原纤维出现透明变性，弹力纤维数量正常或减少。

c 血管内皮细胞增生，管腔狭窄，血管周围慢性炎症。

d 皮肤附属器减少或萎缩。

e 皮下脂肪组织萎缩，或由新合成的透明变性的胶原所取代。

f 本病为全身性疾病，各受损器官均有其相应的病理改变。

病理鉴别诊断

硬皮病：病理鉴别较困难，需靠病史及临床表现来鉴别。

临床特点

a 常发生于 21 ~ 30 岁，身体于青春期停止生长。

b 本病有家族性，以常染色体隐性遗传为主，该病由于 8 号染色体上的 DNA 解旋酶 RecQ 家族 WRN 基因突变所致。

c 身材矮小和老人外貌，毛发早年灰白和脱发，体重较小，面部畸形（鸟样钩形鼻、突眼），皮肤出现硬皮病样或皮肤异色症样变化，皮下组织和肌肉萎缩，尤其是四肢。

d 其他改变有青年性白内障、骨质疏松、性功能减退、糖尿病、钩状鼻、皮肤钙质沉积、动脉硬化等。

e 有 10% 患者可发生肿瘤，多为结缔组织和中胚叶肉瘤。

g 心脏可见粥样硬化性改变，心肌和心肌间质中有限局性纤维化和坏死。

临床鉴别诊断

硬皮病

外胚叶发育不良

肌强直性萎缩

伴有脂肪萎缩的糖尿病

别名

Werner 综合征（Werner syndrome）

15.3.8 儿童早老症（progeria of child）

病理改变

a 角化过度，表皮萎缩，基底层色素增加。

b 基底细胞液化变性。

c 真皮厚度增加，胶原组织可伸入到皮下组织中。

d 真皮上部的结缔组织正常，而下部胶原组织呈明显透明样变性。

e 皮脂腺萎缩，汗腺一般正常。

f 皮下脂肪组织减少，甚至缺如。

g 心脏可见粥样硬化性改变，心肌和心肌间质中有限局性纤维化和坏死。

临床特点

a 常发生于儿童，甚至可发生于新生儿。

b 为先天遗传性疾病，有人认为本病的主要异常改变与某些结构蛋白如胶原蛋白、肌动蛋白、肌凝蛋白和角蛋白的代谢和合成障碍有关。

c 临床表现为综合征，特点为发育延迟，至婴儿时期就发生进行性老年性退行性改变。

d 身材短小，体重下降且和身高不成比例，性发育不成熟，身体结构不成比例。

e 最有特征性的临床表现为皮肤变薄、紧张、干燥、皱褶，普遍性脱发。下腹部、大腿和臀部的皮肤呈硬皮病样表现，这些部位的浅表静脉明显，出汗减少。许多部位可见棕色点状色素沉着。

f 本病患者一般无甲状腺、甲状旁腺、垂体和肾上腺方面的异常，但基础代谢率增加，血脂不正常。

g 早老症患者可发生动脉粥样硬化，由于心血管和脑血管的病变常早年夭折。

临床鉴别诊断

Cockayne 综合征

别名

Hutchinson–Gilford 综合征（Hutchinson–Gilford syndrome）

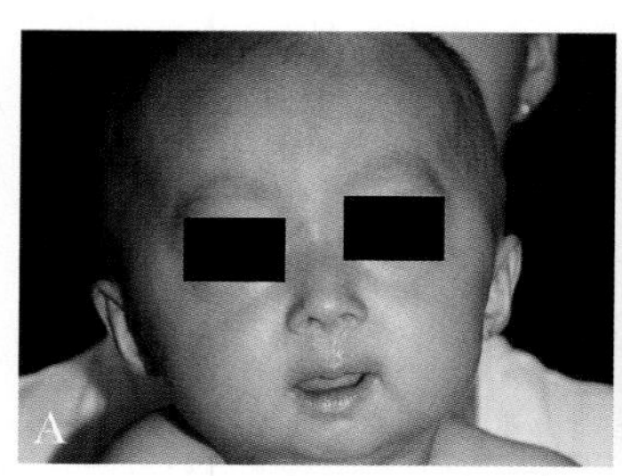

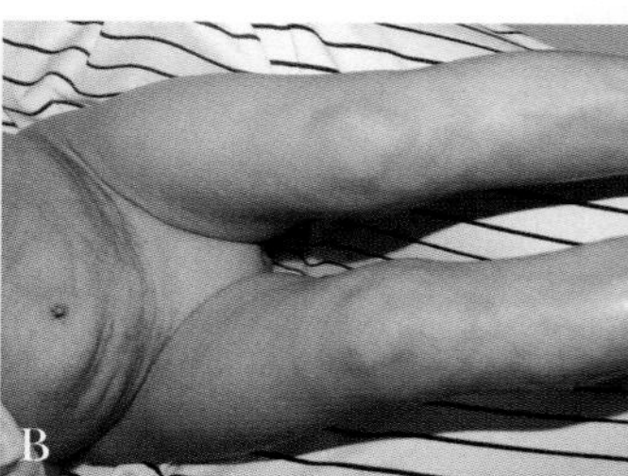

图 15.3.8 儿童早老症（progeria of child）

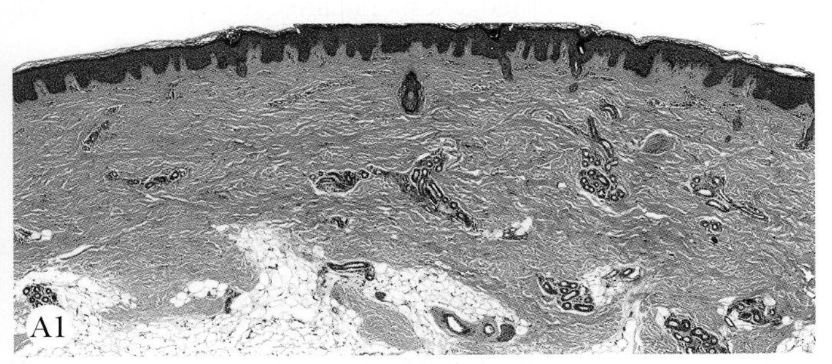

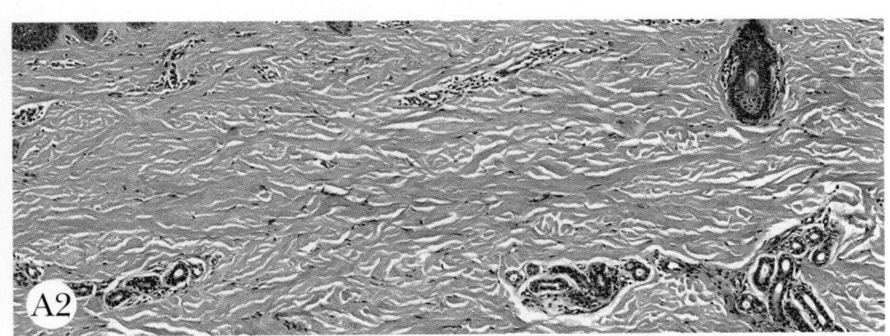

图 15.3.8A 儿童早老症 女，9 个月，出生 4 个月时发现腹部、双下肢、臀部出现皮肤硬化、皮下结节斑块，伴有头大，发稀少，两眼突出，鼻突出且尖，甲外观正常。病理见表皮及真皮浅层大致正常，深部胶原组织透明样变性，皮脂腺萎缩。

临床特点

a 患者多为女婴，是一种少见的真皮与皮下组织发育缺陷，起于新生儿期，以后终生不变。

b 手背、足背为好发部位，掌跖也受累，四肢皮损较面部和躯干明显。

c 患处皮肤菲薄、干燥，呈半透明，皮肤下方结构的轮廓清晰可见，皮下脂肪缺乏使早老外貌更为突出。

d 某些患者骨骼的异常改变类似匐行性穿通性弹力纤维病，指（趾）甲可萎缩或增厚。

e 患者体格发育及智力均正常。

f 有学者认为本病可能是 Ehlers–Danlos 综合征的一个亚型（Ⅳ型）。

临床鉴别诊断

皮肤松弛症

15.3.9 肢端早老症（acrogeria）

病理改变

a 真皮萎缩，胶原束变细、稀少，弹力纤维可增多、成团。

b 皮下脂肪明显减少，病变严重处几乎缺如。

15.3.10 穿通型环状肉芽肿（perforating granuloma annular）（见 8.2.1）

15.3.11 慢性光化性皮炎（chronic actinic dermatitis）（见 2.1.6）

15.4 弹力纤维增加性疾病（diseases with increases elastic tissue）

15.4.1 弹力瘤（elastoma）

病理改变

a 表皮正常或变薄。

b 真皮显示大致正常皮肤或胶原增厚，弹力纤维染色可见弹力纤维的不规则增加或致密聚集，弹力纤维增粗，分叉。

病理鉴别诊断

弹力纤维假黄瘤：弹力纤维卷曲、断裂，可伴有钙质沉积。

临床特点

a 结缔组织痣的一种亚型，是一种弹力纤维的错构瘤。

b 好发于躯干、四肢，可单发或播散发生。

c 表现为肉色、白色或黄色的光滑无症状的盘状丘疹、斑块或结节，可融合。

临床鉴别诊断

黏蛋白痣

弹力纤维假黄瘤

15.4.2 皮肤弹性过度（cutis hyperelastica）

病理改变

a 表皮角化过度，颗粒层增厚，棘细胞层肥厚。

b 胶原纤维数量减少，可有水肿、变性。

c 弹力纤维染色示弹力纤维数量相对增加，并出现短缩与断裂现象。

d 真皮血管增多，血管壁增厚。

e 超微结构可见纤维排列呈特征性的菜花样外观。

临床特点

a 症状最早发生于幼儿，以后逐渐明显。

b 本病为常见的遗传病之一，以胶原纤维合成异常为特征。

c 特征性的临床表现为皮肤和血管的脆性增加、皮肤弹性过度、皮肤伸展过度、关节可过度活动，萎缩、纸样薄瘢痕，极易碰伤，不同程度的内脏受累。

d 可伴有其他病变，如眼部血肿形成、多发性疝、憩室、动脉瘤。

e 可伴有先天性疾患，如血管畸形、先天性肾脏发育不全、成骨不全（Osteogenesis imperfecta）、弹力纤维假黄瘤和 Marfan 综合征。

f 病情程度及预后不等，从轻度到致死性病变，外伤后愈合慢，愈后留下大的萎缩性瘢痕。

g 根据其临床表现、遗传方式以及生化改变，将本病分为 9 种亚型：Ⅰ型（重型）、Ⅱ型（轻型）、Ⅲ型（良性关节活动过度型）、Ⅳ型（瘀斑型）、Ⅴ型（性联型）、Ⅵ型（眼型）、Ⅶ型（先天性多发性关节松弛型）、Ⅷ型（齿周围炎型）和Ⅸ型（纤维连接蛋白型）。

临床鉴别诊断

皮肤松弛症

Turner 综合征

别名

Ehlers–Danlos 综合征（Ehlers–Danlos syndrome）

15.4.3 弹力纤维球（elastic globles）

病理改变

a 真皮日光变性样改变。

b 真皮乳头层较多圆形的球状变性物质，弹力纤维染色阳性。

临床特点

a 临床特点不清楚，多为其他疾病行组织病理学检查中观察到的偶然现象。

b 在部分正常皮肤可见到此现象，尤其是在老年曝光部位皮肤。

c 文献报道大疱性表皮松解症及皮肤弹性过度患者出现此病理改变。

15.4.4 Buschke-Ollendorf 综合征（Buschke-Ollendorf syndrome）

病理改变

a 真皮内局部胶原纤维较致密。

b 弹力纤维染色显示增厚的弹力纤维包绕并将胶原分开，胶原断裂不明显。

临床特点

a 皮损出现在 1 ~ 20 岁，偶尔出生即有。

b 病因不清，为常染色体显性遗传性疾病。

c 皮损呈多样性，可见单个损害或是播散性皮疹，多为小丘疹样改变。

d 脆弱性骨硬化症可借助 X 线发现。

别名

脆弱性骨硬化症（Buschke–Ollendorf syndrome）

15.4.5 弹力纤维瘤（elastofibroma）（见 26.3.1）

15.5 弹力纤维溶解及减少性疾病（diseases with decreases elastic tissue）

15.5.1 皮肤松垂症（anetoderma）

皮肤松垂症指临床局限的呈豆袋状的皮肤松弛性损害，而皮肤松弛症则是临床上广泛的以皮肤松弛和皮肤皱褶为特征的损害。

病理改变

a 常规切片一般无明显异常，弹力纤维染色较 HE 染色更容易显示病变。

b 弹力纤维明显减少，甚至缺如，尤以真皮中部为明显。

c 在疾病早期可能有淋巴细胞或单核巨噬细胞浸润。

d 弹力纤维形态也不正常，如纤维大多变短、增粗、粗细不一致，有的呈梭形，外形可能模糊不清，或呈颗粒状变性和断裂。

e 系统性病变患者，肺泡壁、主动脉和大血管的弹力纤维也有类似改变。

临床特点

a 分为先天性和获得性两种。

b 先天性皮肤松弛症多为遗传病，常见的有 Jadassohn–Pellizzari 型和 Schweninger–Buzzi 型，临床多合并有抗磷脂综合征。其临床特点为多发的局限性松弛性丘疹，有的皮疹可能为轻度凹陷性损害。

c 继发性皮肤松弛症多发生于皮肤炎症或肿瘤，如梅毒、麻风、结节病、莱姆病、B 细胞淋巴瘤、蕈样肉芽肿等。

临床鉴别诊断

Ehlers–Danlos 综合征（皮肤弹性过度）

弹力纤维性假黄瘤

多发性神经纤维瘤

15.5.2 皮肤松弛症（cutis laxa）

病理改变

a 常规切片一般无明显异常。

b 弹力纤维明显减少，甚至缺如。

临床特点

a 分为先天性和获得性两种。

b 先天性皮肤松弛症多为遗传病，常见的有先天性皮肤松弛症、De Barsy 综合征、Williams-Beuren 综合征等。

c 继发性皮肤松弛症多发生于皮肤炎症或肿瘤，可表现为局部或泛发型皮肤松弛，如疱疹样皮炎、Sweet 综合征，肥大细胞增生症、皮肤淋巴瘤等。

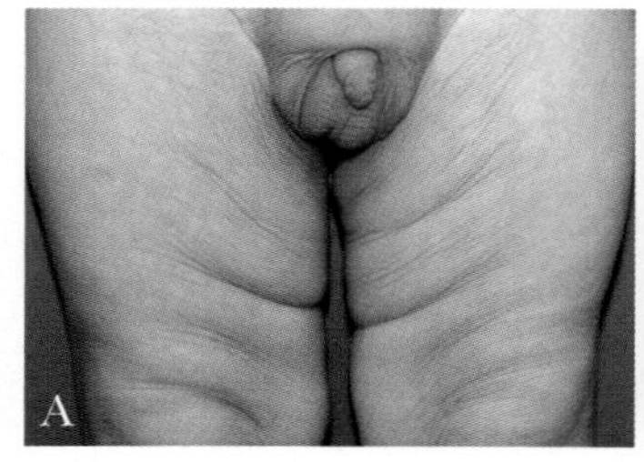

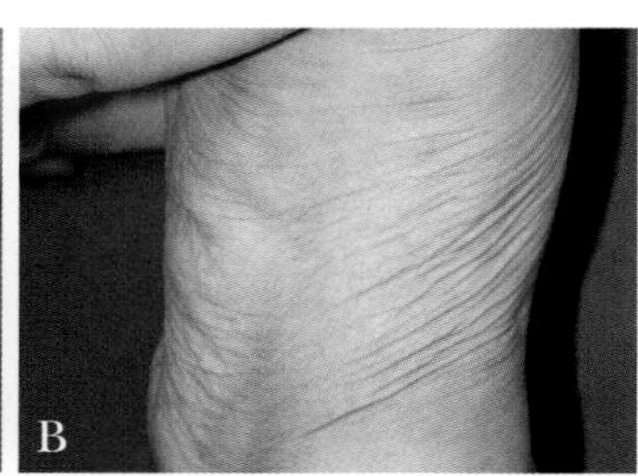

图 15.5.2 皮肤松弛症（cutis laxa）

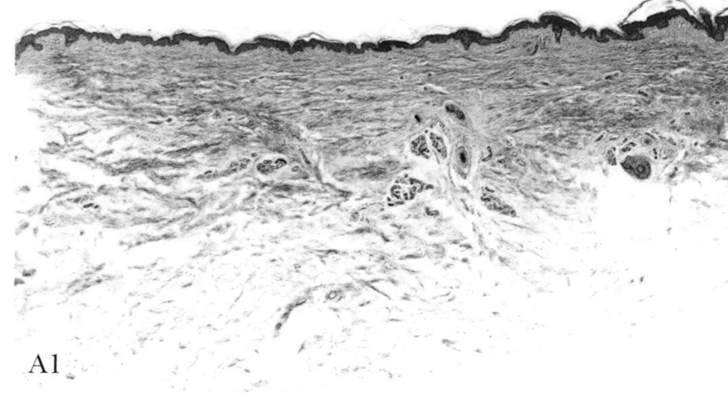

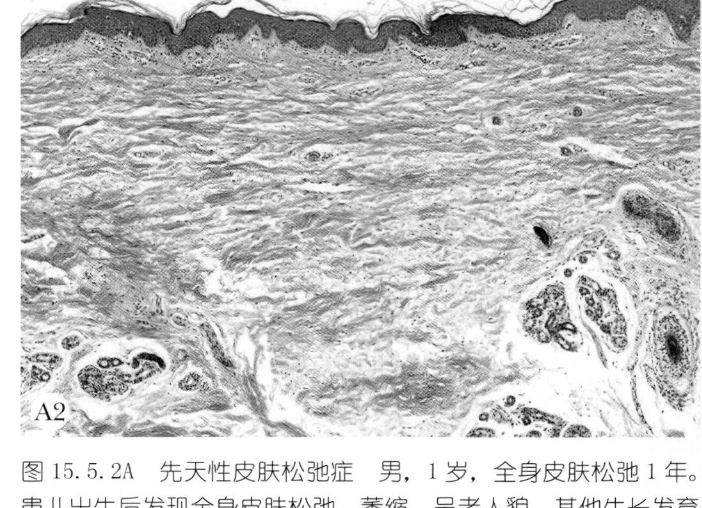

图 15.5.2A 先天性皮肤松弛症 男，1 岁，全身皮肤松弛 1 年。患儿出生后发现全身皮肤松弛，萎缩，呈老人貌，其他生长发育基本同正常儿童，家族史无特殊，父母非近亲结婚。病理见胶原疏松与表皮平行，弹力纤维染色示弹力纤维明显减少（未显示）。

15.5.3 毛囊周围弹力纤维溶解（perifollicular elastolysis）

病理改变

a HE 切片大致正常。

b 真皮可见以正常形态毛发为中心的局限性弹力纤维溶解。

临床特点

a 发生于头部、上肢及躯干上部 2 ~ 4mm 类圆形皱缩性皮损，以毛囊为中心，可有松垂。

b 发生机制可能与能产生弹力酶的金黄色葡萄球菌有关。

c 目前认为本病可能是痤疮后的丘疹性瘢痕。

15.5.4 真皮中部弹力纤维溶解（mid-dermal elastolysis）

病理改变

a 表皮正常或萎缩变薄。

b 真皮早期可见中部血管周围或间质的淋巴细胞和组织

细胞浸润，偶见多核巨细胞内吞弹力纤维，偶可形成肉芽肿。

c 晚期皮损无炎症细胞浸润，真皮内与表皮平行的轻度胶原纤维增生。

d 弹力纤维染色可见网状真皮中部弹力纤维减少或完全缺失，日光性弹力纤维变性不明显。

e 超微结构示弹力纤维断裂，可见吞噬弹力纤维现象。

病理鉴别诊断

弹性假黄瘤样真皮乳头层弹性组织溶解症：弹力纤维减少位置更表浅，位于乳头层。

临床特点

a 罕见病，常见于女性（8 ∶ 1），多数患者为中青年高加索人。

15.5.4

b 该病通常与暴露于紫外线有关，目前其发病机制主要有炎症后弹力纤维溶解和自身免疫假说。

c 皮疹好发于躯干、颈部和手臂，一般不累及面部和手部，皮疹大小各异，直径 1 ～ 2cm。

d 该病分两型：Ⅰ型进展慢，表现为无症状轻度皱缩的斑块，常沿 Blaschko 线分布；Ⅱ型更少见，表现为毛囊周围的斑块，呈橘皮样外观。

e 该病常与其他疾病相关，如慢性淋巴细胞性甲状腺炎、类风湿关节炎以及硅树脂乳房成形术。

临床鉴别诊断

皮肤松垂

皮肤松弛症

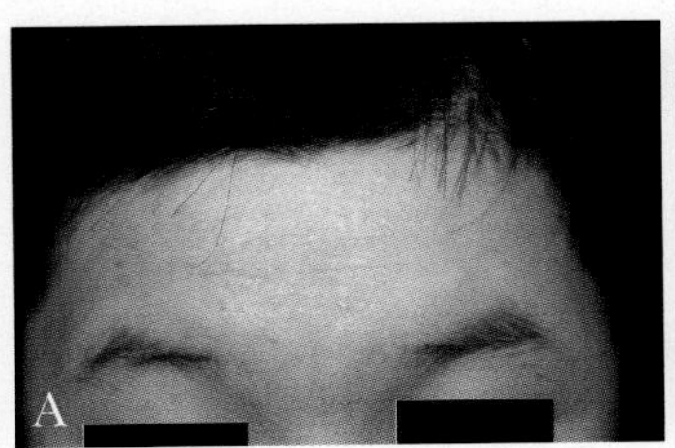

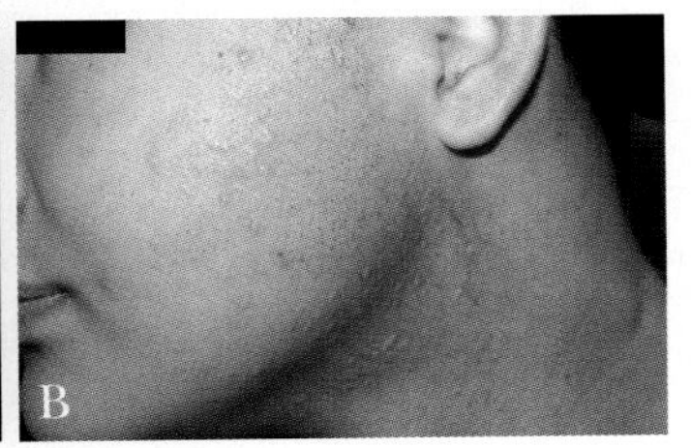

15.5.4 真皮中部弹力纤维溶解（mid-dermal elastolysis）

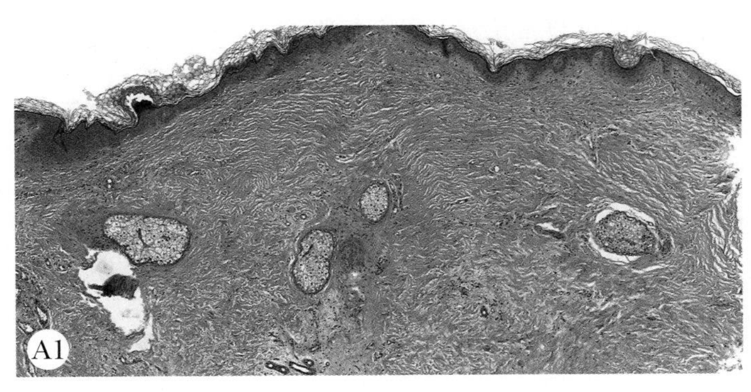

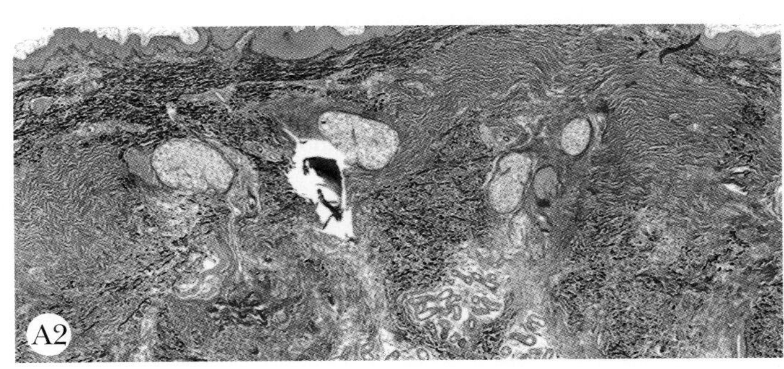

图 15.5.4A 真皮中部弹力纤维溶解 男，21 岁，额部、双下颌白色丘疹 4 年。病理见网篮状角化，表皮大致正常，真皮内胶原纤维轻度增生与表皮平行，弹力纤维染色：真皮中部弹力纤维消失。

15.5.5 马方综合征（Marfan syndrome）

病理改变

a 皮肤改变可无异常或弹力纤维轻度碎裂。

b 主动脉中层弹力纤维稀少、碎裂，黏蛋白物质积聚。

临床特点

a 本病罕见，是结缔组织代谢的遗传缺陷，呈常染色体显性遗传。

b 此综合征表现有骨骼、心血管及眼的缺陷，患者身高很突出，以肢体增长为主，四肢尤其是肢端细长，形成蜘蛛样指（趾）。可出现各种骨骼发育畸形、关节囊松弛、肌腱软、皮下脂肪缺乏、早老面容、升主动脉瘤、眼晶状体异位、近视、斜视、牙的异常、智力低下等多种疾患。

c 皮肤外表常正常，可有膨胀纹、匐行性穿通性弹力纤维病、斑萎缩、皮肤松弛及 Ehlers-Danlos 综合征。

d 该病不伴脆弱性骨硬化。

临床鉴别诊断

同型胱氨酸尿症

具有 Marfan 样（Marfanoid）外形的正常人

临床鉴别诊断

Buschke-Ollendorf 综合征

丘疹性痤疮瘢痕

发疹性胶原瘤

别名

蜘蛛状指（趾）综合征（arachnodactyly syndrome）

先天性中胚层发育不全（congenital mesodermal dystrophy）

15.5.6 丘疹性弹力纤维溶解（papular elastorrhexis）

病理改变

a HE 切片大致正常或真皮局部胶原较疏松。

b 真皮可见血管轻度扩张及非常稀疏的淋巴细胞浸润。

c 弹力纤维染色显示界限清楚的结节性弹力纤维减少或缺失。

病理鉴别诊断

毛囊周围弹力纤维溶解：多以毛囊为中心，皮疹更小。

临床特点

a 常见于儿童和青少年，多数散发，男女比例为 1 ∶ 4。

b 发病机制不清，皮疹好发于躯干、四肢。

c 表现为非毛囊性数毫米大小的白色丘疹。

15.5.6

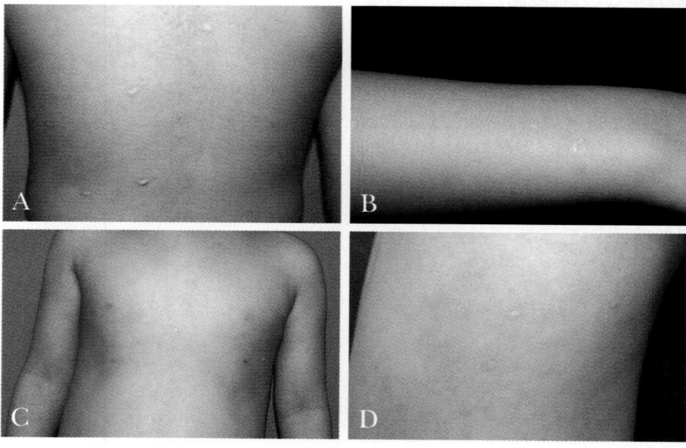

图 15.5.6 丘疹性弹性纤维溶解（papular elastorrhexis）

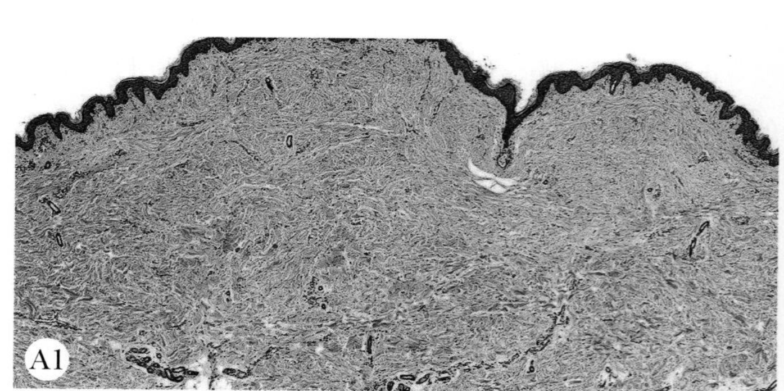

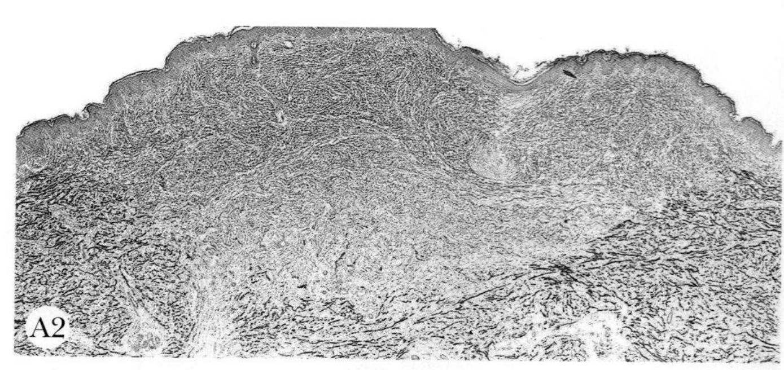

图 15.5.6A 丘疹性弹力纤维溶解 男，26 岁，背部白色丘疹 1 个月。病理见外生性丘疹 HE 染色大致正常，弹力纤维染色真皮浅层弹力纤维缺失（A2）。

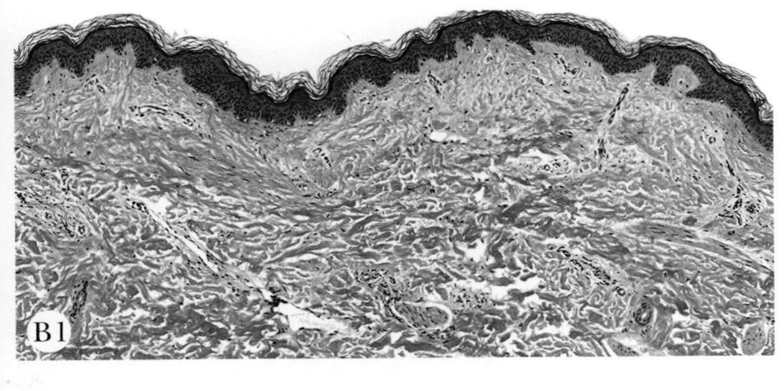

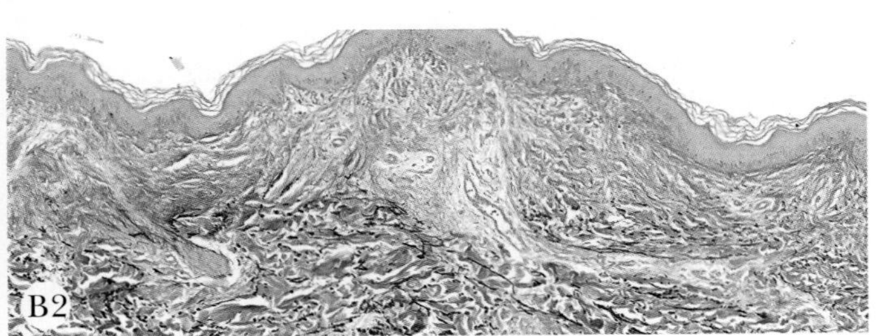

图 15.5.6B 丘疹性弹力纤维溶解 女，16 岁，四肢白色丘疹 3 个月。病理见 HE 染色大致正常（B1），弹力纤维染色真皮浅层弹力纤维缺失（B2）。

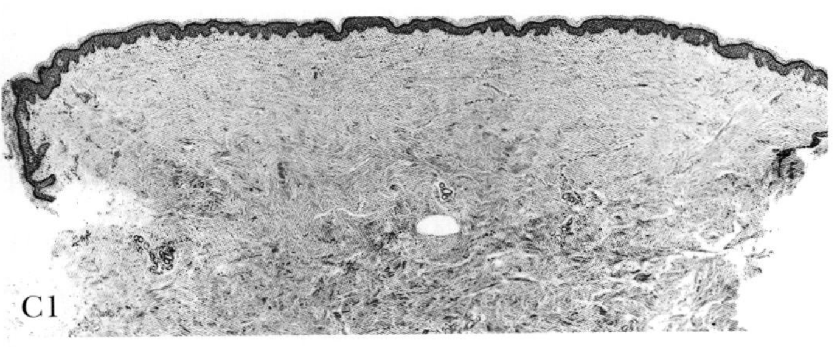

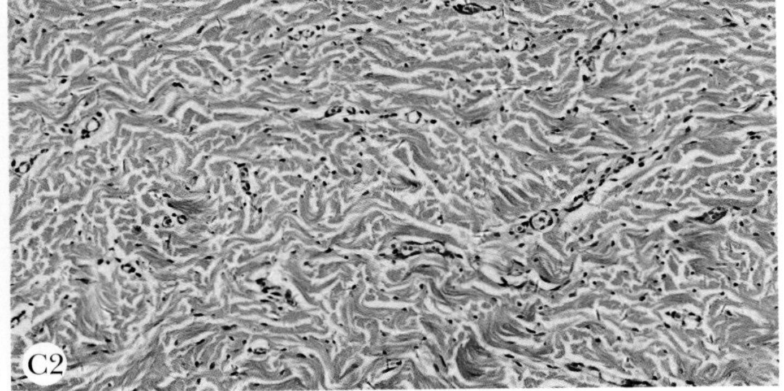

图 15.5.6C 丘疹性弹力纤维溶解 女，6 岁，胸、腹部白色丘疹 1 年余，无痛痒。病理见 HE 染色大致正常，真皮浅层胶原稍稀疏。

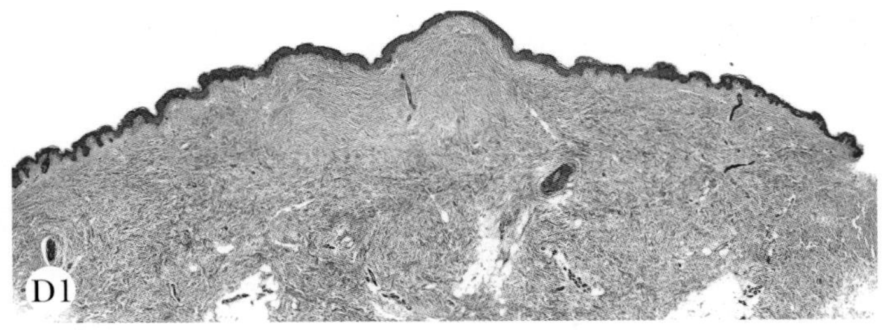

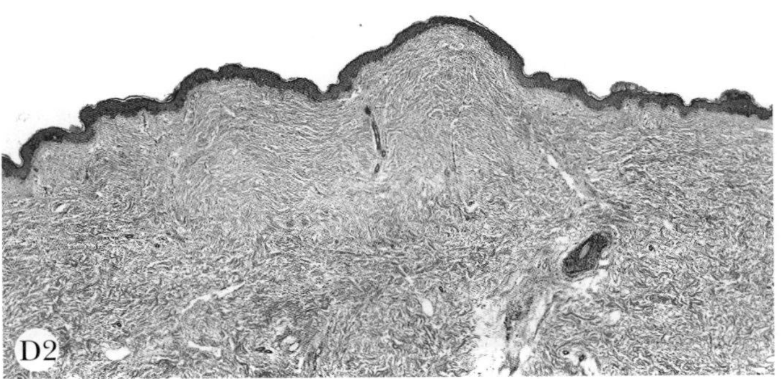

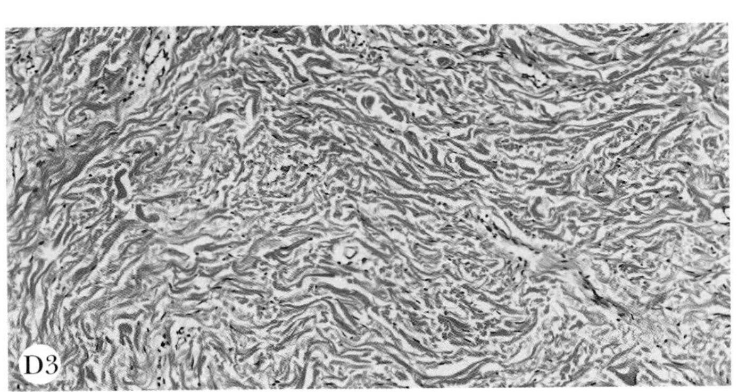

图 15.5.6D 丘疹性弹力纤维溶解 女，10 岁，躯干色素减退性丘疹 2 周。病理见外生性小丘疹，真皮浅层胶原稀疏淡染。

15.5.7 肢端角化性类弹力纤维病（acrokeratoelastoidosis）

病理改变

a 致密角化过度，颗粒层增厚，棘层轻度增生肥厚，皮突延长。

b 真皮浅层嗜碱性变，弹力纤维减少、断裂。

临床特点

a 好发于儿童及青年期。

b 主要累及双手两侧、手指、腕部及足部。

c 皮疹为半球形丘疹，表面光滑发亮，质硬，互不融合。

d 目前认为属于边缘丘疹性肢端角化病一组疾病。

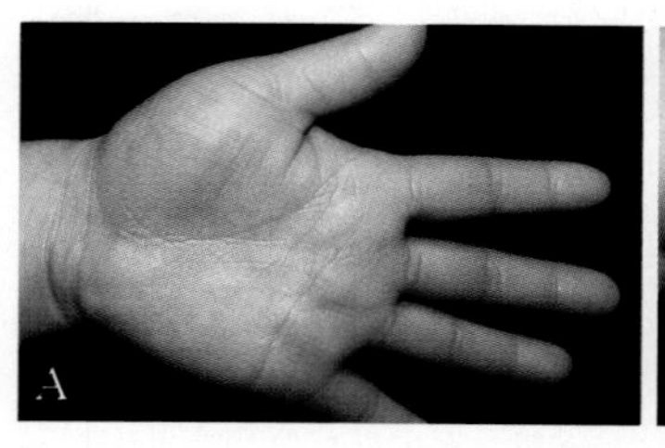

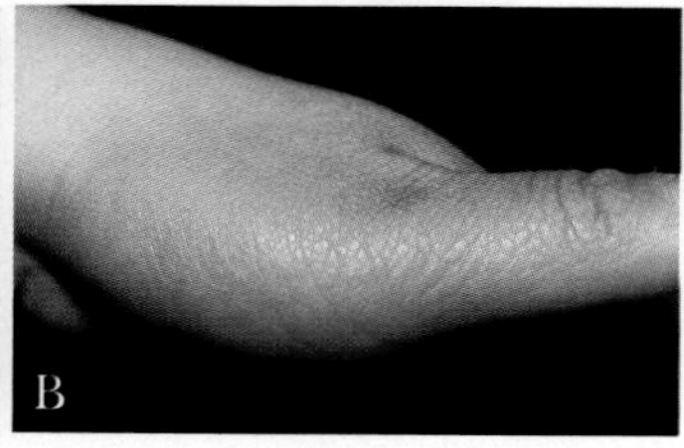

图 15.5.7 肢端角化性类弹力纤维病（acrokeratoelastoidosis）

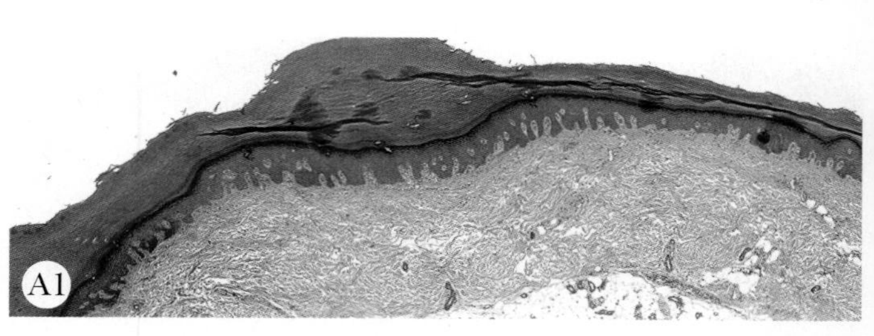

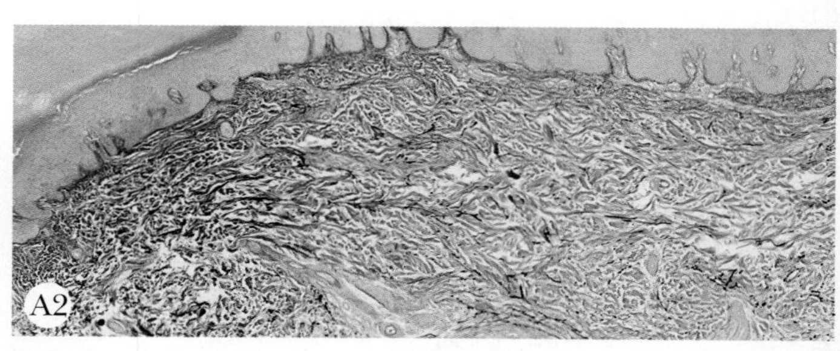

图 15.5.7A 肢端角化性类弹力纤维病 女，30 岁，双手侧缘丘疹 5 年余。病理见致密角化过度，其下方表皮向下凹陷，表皮厚度大致正常（A1），弹力纤维染色示弹力纤维数量略减少（A2）。

15.6 弹力纤维变性相关疾病（diseases with degenerated elastic tissue）

15.6.1 匐行性穿通性弹力纤维病（elastosis perforans serpiginosa）

病理改变

a 表皮增生，棘层肥厚，可见一个或数个穿通的管道。

b 管道可直行，也可呈波纹或螺旋状。管道近真皮端的表皮常呈老虎钳样改变。

c 管道内充满角质和蓝染的坏死物，由变性的上皮细胞、炎症细胞及嗜酸性染色变性的弹力纤维混合而成。

d 真皮网状层和乳头部弹力纤维显著增加。

e 近管道入口的真皮有以淋巴组织细胞为主的浸润，常见异物巨细胞等异物肉芽肿改变。

f 弹力纤维染色可清晰显示穿通至表皮的弹力纤维。

病理鉴别诊断

匐行性穿通性弹力纤维病病理上应与反应性穿通性胶原病、穿通性毛囊炎、Kyrle 病、穿通型环状肉芽肿等均具有穿通特点的病鉴别，鉴别要点是本病穿通排出的是变性弹力纤维。

临床特点

a 罕见病，男女比例约为 4∶1，发病以 11 ~ 20 岁常见。

b 病因不清，可能与遗传、创伤有关。

c 多发于颈部两侧和背部，其次为上肢、面部下肢和躯干，多发皮损常有对称性。

d 淡红色或正常肤色角化性丘疹，直径 2 ~ 5mm 大小，排列成环状、匐行状或卵圆形，环状皮疹中央可有萎缩改变，无自觉症状。

e 可伴有 Down 综合征、弹力纤维性假黄瘤、成骨不全等。

f 部分与使用青霉胺有关。

g 病程持久，可消退或复发。

临床鉴别诊断

反应性穿通性胶原病

穿通性毛囊炎

Kyrle 病

穿通型环状肉芽肿

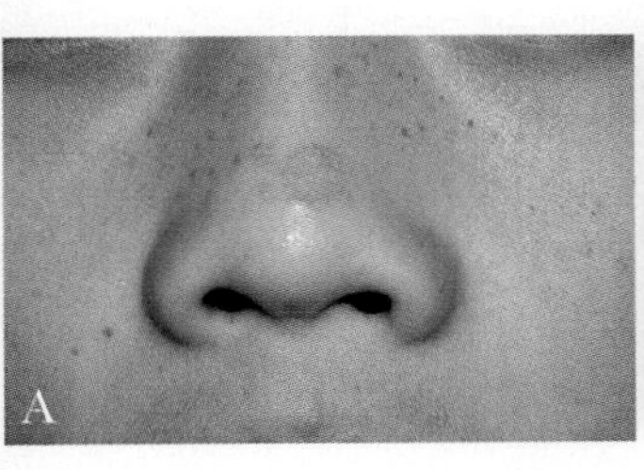

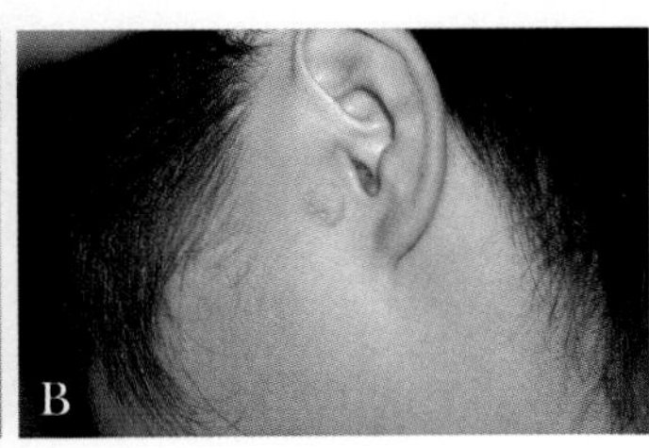

图 15.6.1 匐行性穿通性弹力纤维病（elastosis perforans serpiginosa）

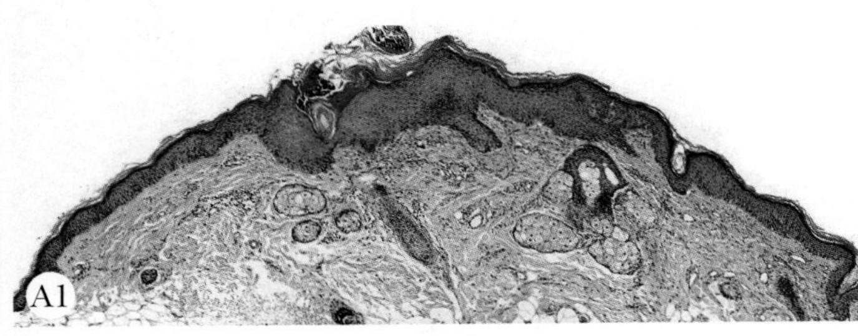

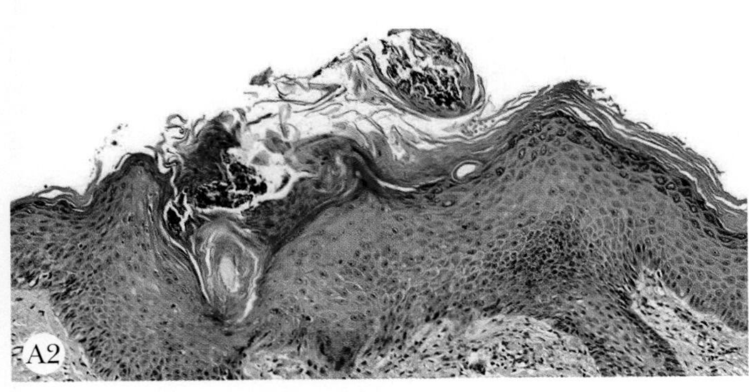

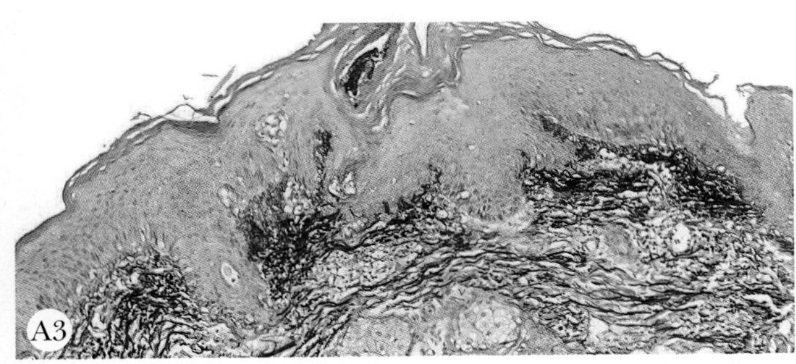

图 15.6.1A 匐行性穿通性弹力纤维病 女，14 岁，面部环状丘疹 3 个月。病理见表皮形成穿通性管道，内含嗜碱性物质，真皮浅层可见变性的弹力纤维。弹力纤维染色显示穿通表皮的弹力纤维（A3）。

15.6.2 弹力纤维假黄瘤（pseudoxanthoma elasticum）

病理改变

a 真皮中部有断裂、肿胀、呈小集簇状轻度蓝染嗜碱性碎片状或颗粒状物，与真皮浅部正常真皮形成明显对比。

b 弹力纤维染色显示明确增粗、卷曲的弹力纤维。

c Von Kossa 染色可显示钙质沉积。

d 常出现眼及心血管改变。

病理鉴别诊断

日光性弹力纤维病：变性的弹力纤维组织位于真皮上 1/3 处，呈致密的团块，而不是单个纤维卷曲，钙染色阴性。

临床特点

a 发病多在 11 ～ 20 岁，少数儿童期发生症状。

b 为弹力纤维和胶原纤维的先天缺陷而引起的退行性改变，与 ABCC6 基因突变有关。

c 好发于皱褶部位，如颈部、腋下、脐部、腹股沟等，皮疹常无自觉症状。

d 皮疹表现为柔软的淡黄色的扁平丘疹，群集如鹅卵石样或皮革样，主要改变是弹力纤维的钙化。

e 眼特征性改变为眼底乳头四周出现放射状血管样纹。

f 心血管病变主要侵犯中等口径的动脉，临床上可引起脉搏减弱，甚至缺如，下肢间歇性跛行，心绞痛和高血压。

g 胃肠道症状以消化道出血最为严重。

h 少数患者还可伴发糖尿病、甲状腺功能亢进、软组织钙化等。

临床鉴别诊断

Buschke-Ollendorf 综合征

丘疹性痤疮瘢痕

发疹性胶原瘤

别名

弥漫性黄色斑瘤（diffuse xanthelasma）

非典型黄色瘤（atypical xanthoma）

萎缩性弹力纤维病（elastosis atrophicans）

营养不良性弹力纤维病（elastosis dystrophica）

Gronblad strandberg 综合征（Gronblad strandberg syndrome）

系统性弹力纤维破裂（systematized elastorrhexis）

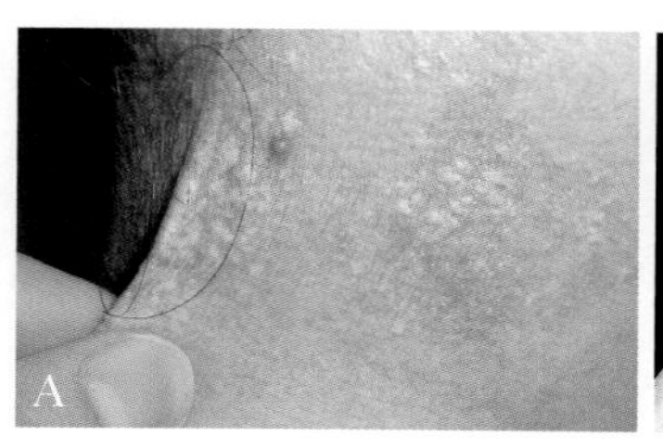
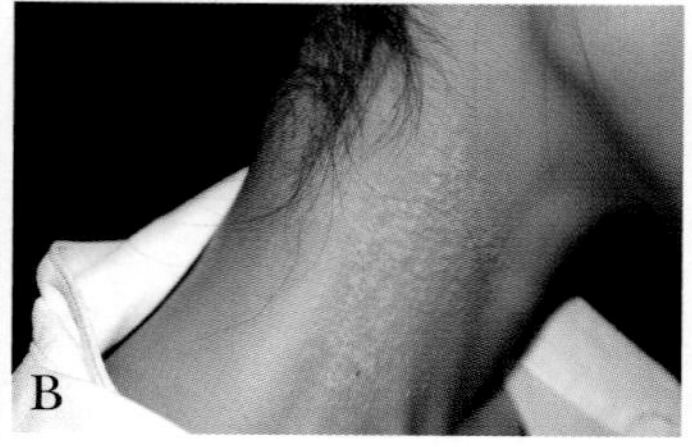

图 15.6.2 弹性纤维假黄瘤（Pseudoxanthoma elasticum）

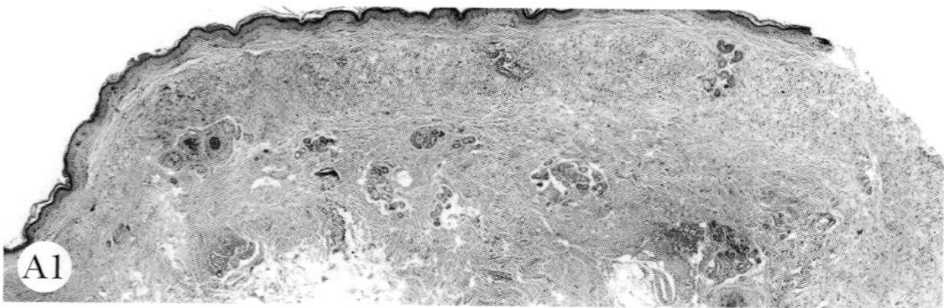
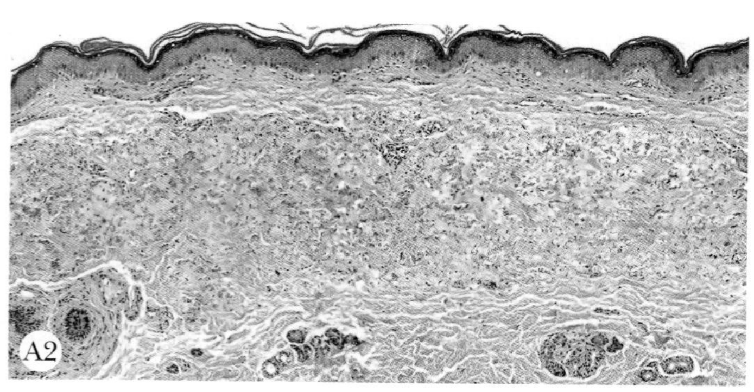
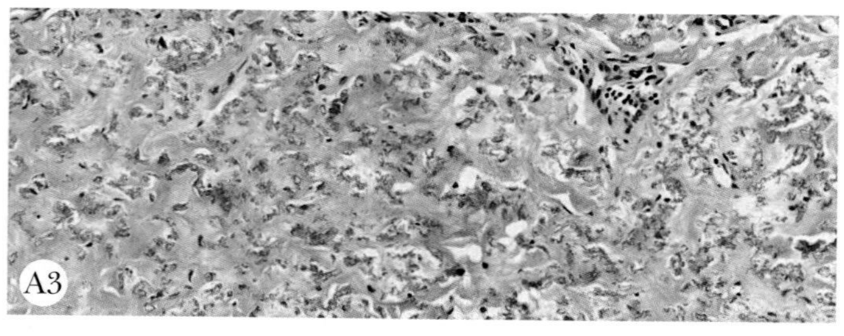

图 15. 6. 2A 弹力纤维假黄瘤 男，33 岁，颈部双腋下淡黄色丘疹、斑块 7 年余。病理见真皮中上部小集簇状轻度嗜碱性碎片。

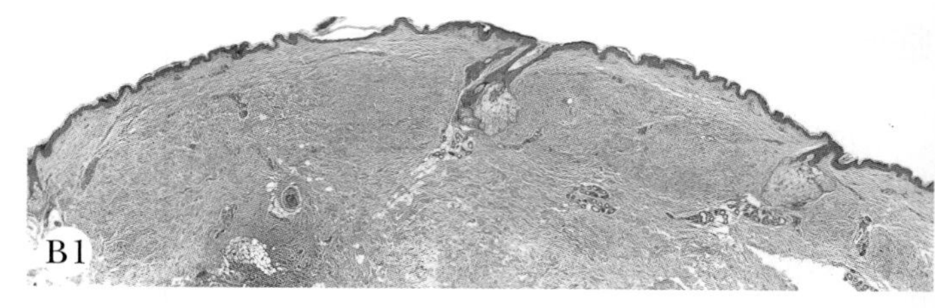
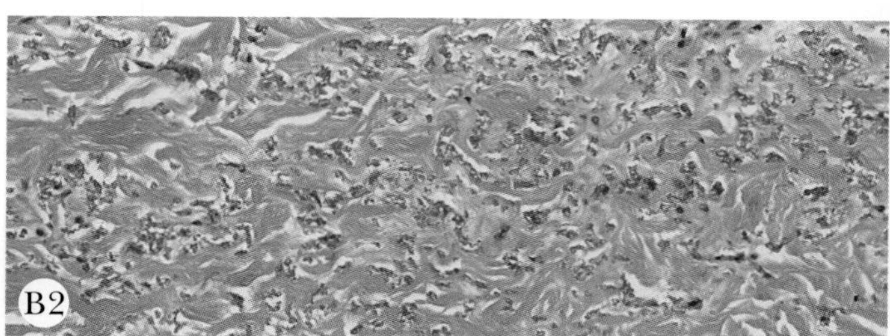
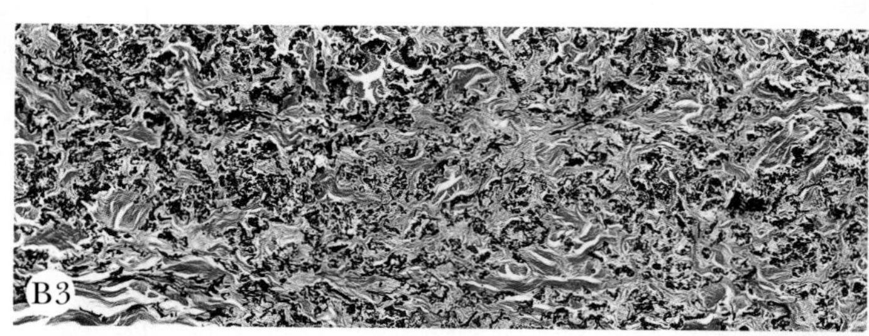
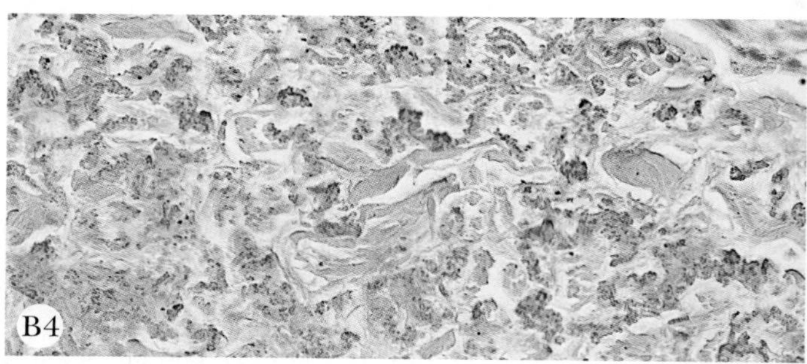

图 15. 6. 2B 弹力纤维假黄瘤 女，25 岁，颈部淡黄色丘疹 1 年。病理见真皮中部断裂、肿胀、成小集簇状轻度蓝染嗜碱性碎片，弹力纤维染色示真皮中层弥漫性弹力纤维卷曲、断裂（B3），钙染色示卷曲的弹力纤维上有钙质沉积（B4）。

15.6.3 弹性假黄瘤样真皮乳头层纤维溶解症（papilary dermal elastolysis）

病理改变

a 常规切片染色无明显异常，或有非常轻微的胶原增生。

b 弹力纤维染色可见真皮乳头层弹力纤维消失。

病理鉴别诊断

弹力纤维假黄瘤：表现为卷曲断裂的弹力纤维。

临床特点

a 中老年人多见，颈项区好发。

b 群集性白色或黄色小丘疹，可类似鹅卵石样外观。

临床鉴别诊断

白色纤维丘疹病

15.6.4 线状局限性弹力纤维病（linear focal elastolysis）

病理改变

a 常规切片无显著异常，或胶原轻度肥厚及非特异炎症。

b 弹力纤维染色显示真皮中部或深部局部弹力纤维增加，弹力纤维较纤细。

病理鉴别诊断

弹力纤维假黄瘤：有明显变性的卷曲状弹力纤维。

膨胀纹：可能与本病有密切联系，一般弹力纤维无明显增加。

临床特点

a 发生于老年人或青年人。

b 头面或躯干、四肢线状分布的皮疹。

c 皮疹颜色可加深或变淡。

临床鉴别诊断

膨胀纹

15.6.5 迟发性局限性皮肤弹力纤维变性（late onset focal dermal elastosis）

病理改变

a 常规切片无显著异常。

b 丘疹处弹力纤维染色显示真皮中部或深部形态正常的弹力纤维增加。

病理鉴别诊断

弹力纤维假黄瘤：有明显变性的卷曲状弹力纤维，在常规切片上即可发现，可出现钙化现象。

临床特点

a 发生于老年人。

b 颈部、腹股沟、腋下等皱褶部位多见，表现为群集多发黄色丘疹。

临床鉴别诊断

弹力纤维假黄瘤

15.6.6 慢性日光损伤及皮肤老化（cutaneous effect of chronic sun damage and chronological aging）

日光性弹力纤维病包含一组疾病，由慢性日光损伤所致，耳部弹力纤维性结节（elastotic nodules of the ears）、弹力纤维球（elastic globles）、结节性弹力纤维病伴囊肿及粉刺（nodular elastosis with cysts and comedones，Favre–Racouchot 综合征）、手部降解性胶原斑（degenerative collagenous plaques of hands）、光化性肉芽肿（actinic granuloma）等病种可能是其不同亚型。

病理改变

a 表皮轻度萎缩，基底层色素增加，可见色素失禁现象。

b 真皮上 1/3 处可见嗜碱性纤维样物质弥漫，或伴有均质化无定形嗜碱性颗粒状物质。

c 嗜碱性变性物质与表皮之间有一条相对狭窄的正常胶原纤维带。

d 真皮上部血管扩张，血管壁明显变薄。

e 弹力纤维染色时，嗜碱性变性部位的染色似弹力组织，称为弹力组织变性物质。弹力组织变性物质常在真皮浅层聚集成粗而交织的带，且可延伸到真皮深层，对 PAS、甲基紫、刚果红等染色均呈阳性反应。

f 中年人暴露于日光下的面部皮肤，尽管看起来皮肤是正常的，但组织学检查时，弹力组织不仅增多变粗，而且卷曲扭结。

临床特点

a 常见于老年人，但可见于某些中年人，尤其是肤色白皙及长期日晒者。

b 系长期日晒引起的皮肤变性。

c 病变仅限于暴露部位，如面、颈项及手背。

d 患部皮肤变薄，皮纹加深，弹性差，并可有不规则色素增深。颈项部皮肤可增厚，沟纹明显交织成菱形，特称为项部菱形皮肤。

别名

老年性弹力组织变性（senile elastosis）

光化性弹力纤维病（actinic elastosis）

日光性弹力纤维病（solar elastosis）

15.6.7 耳部弹力纤维性结节（elastotic nodules of the ears）

病理改变

a 与日光性弹力纤维病类似。

b 真皮大量弹力纤维聚积，其中混杂着粗大变性的弹力纤维。

c 胶原纤维排列紊乱，多被变性弹力纤维填充。

d 真皮内血管轻度扩张。

临床特点

a 老年多见，是慢性日光损伤的一种亚型。

b 大多数有长期日光照射史。

c 好发于耳轮的前脚，常双侧分布。

d 皮损为直径 4 ~ 6mm、稍高起或不高起的半透明颗粒状或结节状病变，苍白色或灰白色，常群集，有时皮肤呈橘皮样外观。

e 一般无自觉症状，偶有痛感。

f 有时类似软骨皮炎的结节表现。

g 可伴有其他光线性角化性疾病。

临床鉴别诊断

慢性耳轮结节软骨皮炎

15.6.8 手部降解性胶原斑（degenerative collagenous plaques of hands）（见 13.2.7）

15.6.9 光线性肉芽肿（actinic granuloma）（见 8.2.2）

16 寄生虫及异物性疾病（parasite and foreign body disease）

付 萌 马翠玲 廖文俊

16.1 蠕虫性皮肤病
16.1.1 匐行疹
16.1.2 蛲虫病
16.1.3 类圆线虫病
16.1.4 麦地那龙线虫病
16.1.5 旋毛虫病
16.1.6 常现棘唇线虫病
16.1.7 恶丝虫病
16.1.8 淋巴丝虫病
16.1.9 罗阿丝虫病
16.1.10 盘尾丝虫病
16.1.11 皮肤颚口线虫病
16.1.12 肺吸虫病
16.1.13 血吸虫病
16.1.14 皮肤猪囊虫病
16.1.15 皮肤棘球蚴病
16.1.16 裂头蚴病

16.2 原虫类皮肤病
16.2.1 皮肤阿米巴病
16.2.2 利什曼病
局限型皮肤利什曼病
弥漫型皮肤利什曼病
黏膜皮肤利什曼病
内脏利什曼病
16.2.3 锥虫病
非洲锥虫病
美洲锥虫病
16.2.4 弓形虫病

16.3 节肢动物性皮肤病
16.3.1 疥疮
16.3.2 皮肤蝇蛆病
16.3.3 潜蚤病
16.3.4 蜱叮咬
16.3.5 螨叮咬
16.3.6 臭虫叮咬
16.3.7 蜘蛛蜇伤

16.4 异物性皮肤病
16.4.1 铍肉芽肿
16.4.2 锆肉芽肿
16.4.3 铝反应
16.4.4 硅土肉芽肿
16.4.5 滑石粉肉芽肿
16.4.6 淀粉肉芽肿
16.4.7 文身
16.4.8 石蜡瘤
16.4.9 硅胶肉芽肿
16.4.10 透明质酸反应
16.4.11 牛胶原反应
16.4.12 缝线肉芽肿
16.4.13 汞肉芽肿
16.4.14 锌肉芽肿
16.4.15 仙人掌刺伤

本章所介绍的疾病临床都相对少见，但组织病理中观察到特征性虫体或异物对疾病诊断具有关键作用。寄生虫性疾病分为四个主要的种类：①蠕虫性皮肤病，比较少见，多发生于误食含有寄生虫的生冷食物或具有长期疫区生活史，常表现为皮下结节、囊肿性损害，切片上找到虫体是确诊依据，嗜酸性脂膜炎改变可作为诊断线索；②原虫感染，十分罕见，确诊需要找到病原体；③节肢动物引起的疾病，其中疥疮最为常见，蜱叮咬则见于疫区；④一些毒性昆虫如蜘蛛、蜈蚣、马蜂等蛰伤，偶尔能见到，但很少行组织病理学检查。异物性疾病会引起多种反应模式，包括异物性肉芽肿、结节病型肉芽肿、假淋巴瘤样浸润、苔藓样皮炎等模式，在切片中或通过偏振光显微镜观察到特征性形态的异物可确诊。

16.1 蠕虫性皮肤病（helminthic infections）

16.1.1 匐行疹 （creeping eruption）

病理改变

a 表皮常见海绵水肿，表皮内水疱，其中有坏死的角质形成细胞。

b 表皮及真皮内均可见中性粒细胞、淋巴细胞、浆细胞慢性炎症细胞浸润，嗜酸性粒细胞多见。

c 表皮深层隧道中有时可见幼虫。

病理鉴别诊断

疥疮：角质层内见到雌性疥虫或虫卵。

临床特点

a 多种线虫（钩虫、颚口线虫、动物源性丝虫、动物源性类圆线虫）幼虫在皮肤移行引起的线状损害。

16.1.1

b 多见于热带、亚热带地区，儿童多见，夏季好发。

c 足、臀部好发。

d 幼虫爬行形成红色、高起、水疱性、线状或蜿蜒状皮损，可单条或多条，自觉瘙痒或疼痛。

e 钩虫幼虫每日移行约数毫米至数厘米，皮损一般持续2 ~ 8周。

f 可伴有哮喘、干咳、荨麻疹等其他症状或体征。

临床鉴别诊断

疥疮、裂头蚴病、丝虫病、血吸虫皮炎、钩蚴皮炎

别名

沙虫病（sandworm disease）

管道工痒症（plumber's itch）

皮肤幼虫移行病（cutaneous larva migrans）

移行性幼虫疹（larva migrans eruption）

皮肤游走性幼虫病（cutaneous larva migrans）

幼虫移行疹（larva migrans）

潜行疹（larva migrans）

游走性线状表皮炎（epidermitis linearis migrans）

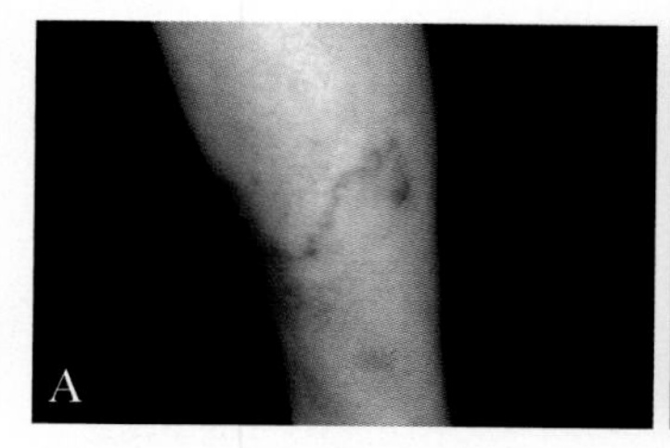
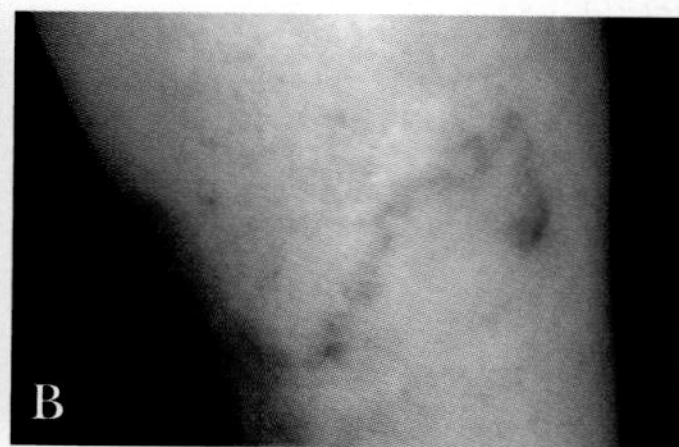

A B

图 16.1.1 匐行疹（creeping eruption）

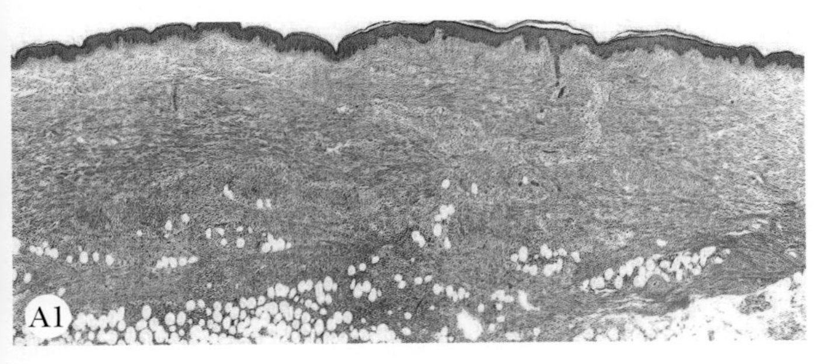

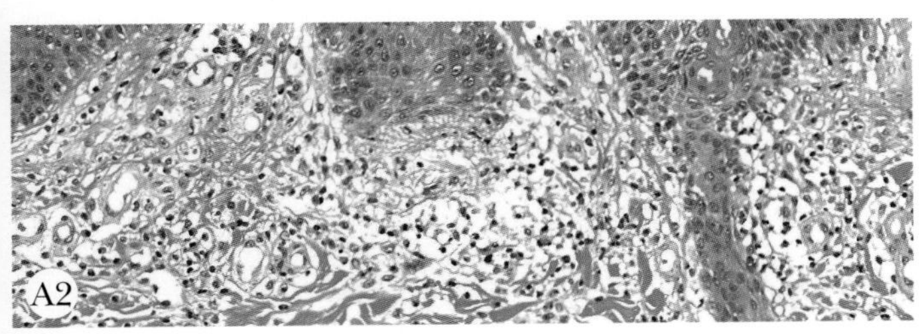

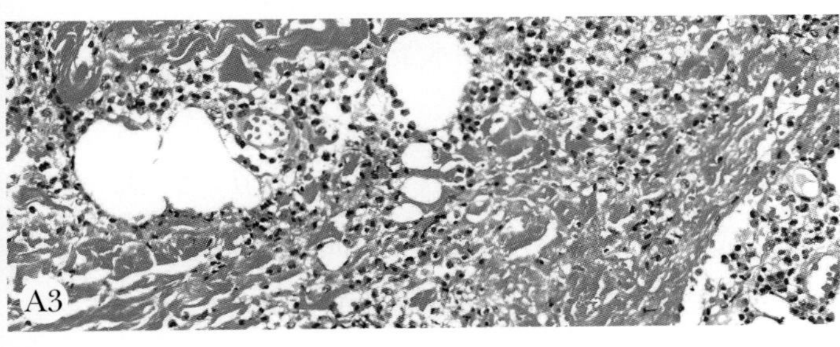

图 16.1.1A　匐行疹　女，39 岁，左小腿线状红斑 2 个月。发病前曾出行于秘鲁、马来西亚。病理示表皮轻度海绵水肿，真皮全层、皮下脂肪层嗜酸性粒细胞弥漫性浸润。

16.1.2　蛲虫病（enterobiasis）

病理改变

病理无特殊，继发改变可为湿疹皮炎样。

临床特点

a 蠕形住肠线虫引起，虫卵污染手指或衣裤、被褥，进食虫卵后感染。

b 虫体移行的机械刺激和产卵排出的分泌物刺激肛门、会阴部引起。

c 肛门夜间瘙痒及虫爬感，搔抓后继发湿疹改变，可波及会阴、阴囊、臀部及腹部。

d 多发生于儿童。

e 夜间在肛门附近发现乳白色的小虫或粪便发现蛲虫虫卵可确诊。

临床鉴别诊断

肛周湿疹、神经性皮炎、特应性皮炎、接触性皮炎、类圆线虫病

别名

肠线虫病（enterobiasis）

蛲虫感染（pinworm infection）

16.1.3　类圆线虫病（strongyloidiasis）

病理改变

幼虫流

a 表皮轻度海绵水肿。

b 真皮内可见嗜酸性粒细胞或组织细胞浸润。

c 幼虫移行隧道位于真皮，但常难发现虫体。

超感染综合征

a 真皮全层可见丝状蚴型虫体，呈嗜碱性圆形或线状结构，直径约 9 ~ 15μm。

b 丝状蚴从血管移行，引起血管损伤，真皮内可见大量红细胞外溢。

c 常无明显真皮炎症及白细胞碎裂性血管炎。

d 个别皮损丝状蚴周围可见嗜酸性肉芽肿。

病理鉴别诊断

匐行疹：幼虫移行隧道位于表皮。

临床特点

a 土壤中的粪类圆线虫钻入皮肤或黏膜引起。

b 穿通相：引起荨麻疹、幼虫流（larva currens）表现。幼虫流临床表现与匐行疹相似，但移行速度快，约 5 ~ 10cm/h。

c 侵袭相：引起短暂的肺部症状，临床表现为咳嗽、喘息及肺部浸润。

d 慢性期：引起恶心、呕吐、便秘、腹泻、上腹部疼痛等非特异性的胃肠道症状，可伴有幼虫流、肛门瘙痒、慢性荨麻疹。搔抓可致结节性痒疹、苔藓化。

e 超感染综合征：发生于使用糖皮质激素的患者、HTLV-1 病毒感染患者，主要以呼吸困难、咳嗽、气喘、咯血等肺部表现为主，皮肤受累表现为快速进行性弥漫性瘀点、瘀斑，常为网状分布，主要累及躯干、四肢近端。由于幼虫与细菌从肠壁同时移行可引起革兰阴性杆状细菌败血症、腹膜炎、脑膜炎、菌血症，死亡率为 50%。

f 伴有肠道疾病 80% 患者有外周血嗜酸性粒细胞升高。慢性期患者嗜酸性粒细胞呈波动性改变，常为轻中度升高。超感染综合征患者嗜酸性粒细胞可不升高。

临床鉴别诊断

匐行疹

荨麻疹

Henoch–Schönlein 紫癜

结节性多动脉炎

别名

粪圆线虫病（strongyloidiasis）

粪类圆线虫病（strongyloidiasis）

播散性类圆线虫病（disseminated strongyloidiasis）

16.1.4 麦地那龙线虫病（dracunculiasis）

病理改变

a 组织中发现虫体的前突，围绕虫体前端的局部为肉芽肿结构，其余部分呈线条形由纤维鞘围绕，虫体直径约 2mm。

b 淋巴细胞、浆细胞、中性粒细胞和嗜酸性粒细胞浸润。

临床特点

a 主要见于非洲热带地区、西亚、南亚。

b 接触疫水，或饮用剑水蚤污染的水源。

c 好发于下肢、踝、足。

d 幼虫移行可导致红斑、丘疹、结节、水疱、大疱、溃疡，成虫寄生皮下导致坚硬、扭曲的条索状损害。

e 自觉瘙痒、灼痛，虫体释放的代谢产物可引起头晕、恶心、腹泻、发热等全身症状。

f 早期可引起强烈的变态反应表现，晚期可引起关节炎、滑膜炎、关节强硬或肌腱挛缩等。

g 病程缓慢，可吸收或钙化。

临床鉴别诊断

各种原因导致的皮肤大疱、溃疡

疖

皮肤钙化

别名

麦地那线虫病（Medina worm disease）

几内亚线虫病（Guinea worm disease）

龙线虫病（dracontiasis）

16.1.5　旋毛虫病（trichinosis）

病理改变

a 肌肉中见梭形包囊，直径 0.04 ～ 1mm 大小，其长轴与肌纤维平行，逐渐钙化。

b 包囊内见 5μm×100μm 弯曲盘绕的旋毛虫幼虫。

临床特点

a 进食含有旋毛虫幼虫包囊的生或未熟猪肉而感染。

b 亚洲、中欧、拉丁美洲多见。

c 侵入期：感染数周后引起腹部疼痛、腹泻、呕吐等急性胃肠炎症状。

d 幼虫移行期：表现为发热、乏力、严重的肌肉疼痛。皮损表现为眶周及面部水肿、结合膜炎，也可出现斑疹、丘疹、紫癜、荨麻疹损害。手部肿胀、红斑也有报道。

e 死亡率为 1% ～ 2%，常由于神经、心脏受累引起。

f 外周血嗜酸性粒细胞显著升高。

临床鉴别诊断

接触性皮炎、皮肌炎、血管炎、荨麻疹、嗜酸性粒细胞增多 – 肌痛综合征

16.1.6　常现棘唇线虫病（filariasis perstans）

病理改变

一过性皮肤损害，病理无特殊。

临床特点

a 常现棘唇线虫感染所致，多发生于热带地区，特别是非洲。

b 由库蠓叮咬传播。

c 可长期寄生而不出现症状，有些病例可出现头痛、关节痛、神经精神症状、肝脾肿大等。

d 严重者可出现心包炎，甚至心力衰竭。

e 皮损可出现血管性水肿。

f 血中嗜酸性粒细胞增多。

别名

常现丝虫病（filariasis perstans）

棘唇虫病（acanthocheilonemiasis）

16.1.7　恶丝虫病（dirofilariasis）

病理改变

a 皮下组织肉芽肿，伴组织细胞、淋巴细胞、中性粒细胞混合性浸润。

b 恶丝虫位于致密炎症细胞浸润中央，具有厚的板层状嗜酸性皮层、大的侧索及发育良好的肌层。

病理鉴别诊断

盘尾丝虫病：肌层较恶丝虫薄。

临床特点

a 主要由犬恶丝虫、匐行恶丝虫引起，通过雌蚊传播。

b 特征性皮损为单发、红色或皮色、界限清楚、1 ～ 5cm 直径、质硬皮下结节或包块，可为移行性。

c 皮下结节好发于头颈、乳房、四肢及阴囊。

d 犬恶丝虫可累及肺脏，常为无症状性，也可有咳嗽、胸痛、低热、咯血等表现。

临床鉴别诊断

盘尾丝虫瘤

表皮囊肿

脂肪瘤

别名

犬恶丝虫病（canine dirofilariasis）

16.1.8 淋巴丝虫病（lymphatic filariasis）

病理改变

a 虫体存活时，主要为淋巴管扩张及息肉样淋巴内膜炎，其内可见成虫及微丝蚴。

b 虫体死亡，导致纤维素样坏死、嗜酸性粒细胞、组织细胞、多核巨细胞、淋巴细胞、浆细胞结节状浸润，内见片段化或坏死的虫体，在肉芽肿附近常可见到扩张的淋巴管。

c 晚期肉芽肿纤维化，形成同心性板层状透明结构，常伴有钙化。

d 橡皮肿以纤维结缔组织增生、组织水肿、表皮增厚为特征性表现。

临床特点

a 班氏丝虫、马来丝虫引起，我国流行区为山东、河南、江苏、广东、广西、四川等地。

b 传染源为血中含微丝蚴的早期患者及无症状的带虫者，传播媒介为中华按蚊、微小按蚊、淡色库蚊和致倦库蚊。

c 多见于青壮年，男性为主。

d 阴囊、腹股沟、下肢多见。

e 急性期主要表现为淋巴管炎及淋巴结炎，可有丹毒样皮炎、荨麻疹样皮疹，有时出现精索炎、附睾炎及睾丸炎等。

f 慢性期主要表现为淋巴管阻塞症状，以橡皮肿为特征，可出现阴囊积液等。受累区域皮肤出现肥厚、疣状及纤维化改变，皮肤褶皱增多。

g 可出现发热、寒战等全身症状，可出现乳糜尿、乳糜腹水及眼部症状。

h 病程长，可反复发作，于疾病中期在夜间采血可找到微丝蚴。

临床鉴别诊断

丹毒、细菌性淋巴管炎、细菌性淋巴结炎、孢子丝菌病、利什曼病、淋巴管畸形

别名

丝虫病（filariasis）

皮下丝虫病（subcutaneous filariasis）

班氏丝虫病（bancroftian filariasis）

马来丝虫病（malayan filariasis）

16.1.9 罗阿丝虫病（loaiasis）

病理改变

a 表皮改变轻微。

b 皮下肿块致密嗜酸性粒细胞浸润，其间可找到罗阿丝虫。

临床特点

a 流行于非洲中部、西部及苏丹一带的森林。

b 斑虻传播，罗阿丝虫为病原体。

c 好发于上肢、手背、小腿及面部。

d 游走性限局性包块，鸡蛋大小，境界不清，反复发作形成永久性囊肿性隆起，偶见风团、丘疹等非特异性皮疹。

e 自觉刺痛或虫爬感、瘙痒。

f 偶有发热，常侵入眼球结膜下，偶累及脑和周围神经，引起相应症状。

g 皮疹突发，数天后消退。

临床鉴别诊断

盘尾丝虫病

16.1.10 盘尾丝虫病（onchocerciasis）

病理改变

a 肉芽肿性皮下结节，结节中央为致密纤维组织，可见成虫体或微丝蚴的横断面或斜切面。虫体的横径约 100 ~ 500μm，陈旧性皮疹中很难见到虫体。

b 结节边缘可见纤维化及慢性炎症浸润。

c 虫体死亡，其周围有炎症反应，其中有异物巨细胞。

d 真皮中可见许多蜷曲的微丝蚴，淋巴管内偶见微丝蚴，直径约 5 ~ 9μm，长达 150 ~ 300μm。

e 早期仅在真皮内有轻度反应性炎症，数年后形成慢性炎症，嗜酸性粒细胞集聚于血管周围。

f 晚期可纤维化、钙化及表皮萎缩。

病理鉴别诊断

罗阿丝虫病：表皮改变轻微，嗜酸性粒细胞浸润密集。

临床特点

a 旋盘尾线虫引起，蚋为传播媒介。

b 主要引起皮肤和眼部病变。

c 皮肤受累引起 6 种不同的皮损。

d 急性丘疹性盘尾丝虫皮炎：短期流行区旅游引起，表现为面部、躯干、四肢的瘙痒性红色丘疹、水疱、脓疱，有时伴有红斑、水肿。

e 慢性丘疹性盘尾丝虫皮炎：臀部、肩部、腰部瘙痒性红斑、苔藓样丘疹，好转后可出现色素沉着。

f 苔藓样盘尾丝虫皮炎：皮损为苔藓样改变。

g 皮肤萎缩。

h 脱色：边缘色素沉着，中央色素减退，呈“豹皮样”的斑点。

i 盘尾丝虫结节：无症状可触及性结节，好发于头颅、骶髂、膝、肋、肩、股骨大转子等骨质隆起处。

j 急性盘尾丝虫病可引起单侧肢体肿胀性红斑。

k 眼受累可出现视力障碍、失明。

l 淋巴结可肿大、坚实、无痛。

m 外周血嗜酸性粒细胞数和 IgE 升高。

临床鉴别诊断

急性丘疹性盘尾丝虫皮炎

湿疹

虫咬性皮炎

慢性丘疹性盘尾丝虫皮炎

湿疹、特应性皮炎、白癜风、表皮囊肿、其他寄生虫引起的结节

别名

河盲症（river blindness）

16.1.11 皮肤颚口线虫病（gnathostomiasis cutis）

病理改变

a 表皮正常或海绵水肿形成。

b 部分皮损乳头层出现水肿。

c 真皮、皮下组织致密浸润，以嗜酸性粒细胞为主，伴淋巴细胞、少量中性粒细胞浸润。

d 部分患者形成嗜酸性血管炎。

e 部分皮损可发现幼虫，体内见侧索、肌性食管、含有刷状缘、巨细胞的肠道等结构。

f 其他幼虫特点包括在上颈部平面见颈囊，在虫体中部见生殖结构，每个肠道细胞含有三个细胞核。

临床特点

a 棘腭口线虫引起，进食疫区含有幼虫的未熟鱼或生鱼、生水史感染。

b 发生于日本、泰国、缅甸，我国多发生在长江流域一带。

c 进食后 1 ~ 2 天，出现急性荨麻疹、发热、恶心、呕吐、腹泻、上腹部疼痛等症状，1 ~ 2 天后自行消退。

d 3 ~ 4 周后幼虫在皮肤及皮下组织移行产生移行性肿胀、匐行性皮炎、丘疹、结节。移行性肿胀为单发性或多个，呈间歇性，伴红斑、瘙痒或疼痛，持续 1 ~ 4 周后消退。

e 好发生于躯干上部、股部。

f 移行性肿胀可于数月或数年反复发作，但发作频率、持续时间逐渐减少。

g 常侵犯脑、眼、咽、泌尿系统等重要器官，可产生严重后果，甚至可致死。

h 幼虫移行阶段外周血嗜酸性粒细胞显著升高。

i 成虫抗原皮内试验有助于诊断。

临床鉴别诊断

肺吸虫病等其他移行性寄生虫疾病

脂膜炎

罗阿丝虫病、盘尾丝虫病引起的四肢肿胀

血管性水肿

别名

皮肤颌口虫病（gnathostomiasis cutis）

内脏游走性幼虫病（sandworm disease）

扬子江浮肿（Yangtze river edema）

长江水肿（Changjiang river edema）

16.1.12 肺吸虫病（paragonimiasis）

病理改变

a 真皮或皮下组织有凝固性坏死的多房性小囊腔或坏死虫穴样窦道，内有童虫或成虫、细胞坏死碎片、嗜酸性粒细胞及夏科 – 雷登结晶，其为嗜酸性、菱形或多面形，具有强折光性。

b 囊腔周围有中性粒细胞和嗜酸性粒细胞浸润，有时表现为嗜酸性脂膜炎样改变。

c 童虫多呈长椭圆形，皮层外膜可见尖刀状的皮棘突起，体内充满组织，可见吸盘和（或）消化、生殖器官管腔，在成虫组织内还可见金黄色的虫卵。

d 虫体死亡，囊内容物被吸收后，囊肿为肉芽组织填充形成瘢痕。

病理鉴别诊断

裂头蚴病：虫体皮层外膜为微毛，无尖刀状的皮棘突起；嗜酸性深染的纵肌纤维较多；头部可见吸槽和生发结构。石灰小体丰富。

皮肤猪囊虫病：虫体皮层外膜为微毛，头部具有环绕头节分布的肌纤维结构。体部具多个不规则的囊腔；可有石灰小体。

临床特点

a 非洲、南美洲和东亚、东南亚多见。在中国常见的病原体为卫氏肺吸虫和四川斯氏肺吸虫。

16.1.12

b 人进食未煮熟的含有后期囊幼虫的甲壳纲动物，如田螺、淡水溪蟹或沼虾后感染。

c 虫体主要感染肺脏，但肺外感染也可见。

d 感染皮肤时表现为皮下结节，从前胸壁向腹部、骨盆区、股部移行，也可见不移行的病例。结节最大至 6cm 大小，质硬，可移动，可有轻度瘙痒感或刺痛感。

e 外周血嗜酸性粒细胞常升高。

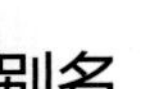

临床鉴别诊断

皮肤猪囊虫病

盘尾丝虫瘤

脂肪瘤

别名

并殖吸虫病（paragonimiasis）

肺吸虫感染（lung fluke infection）

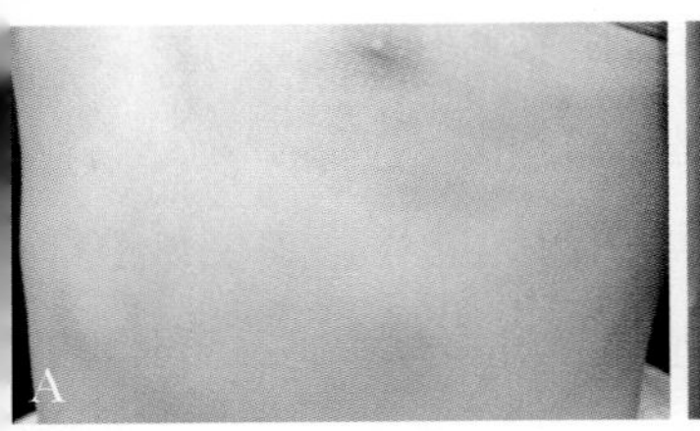

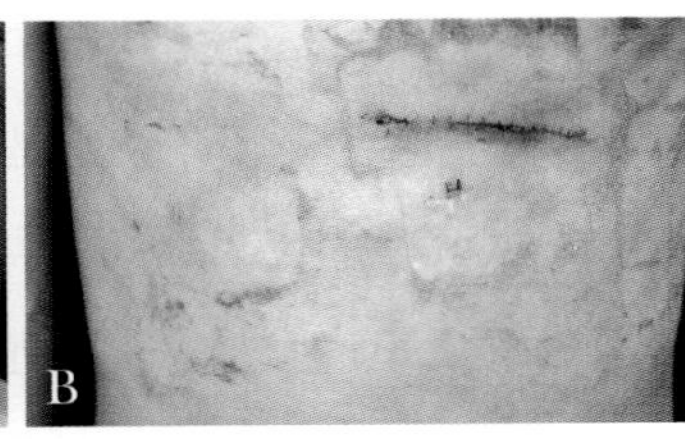

图 16.1.12 肺吸虫病（paragonimiasis）

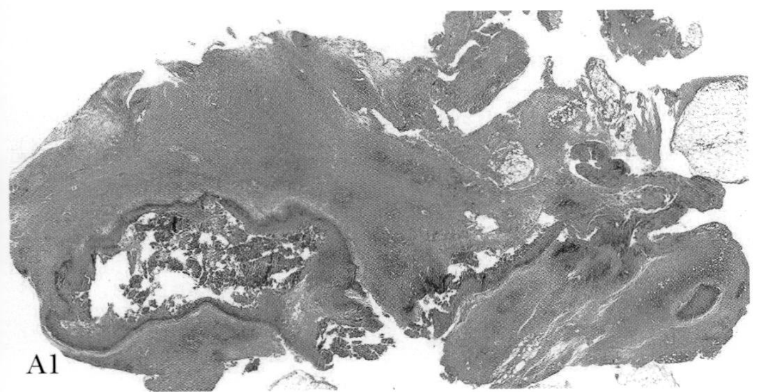

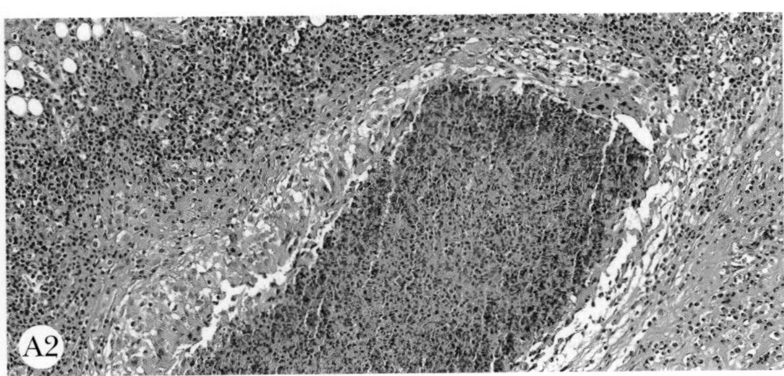

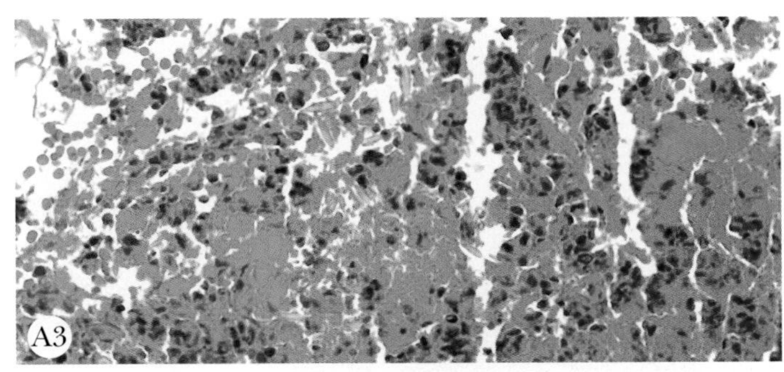

图 16.1.12A 肺吸虫病 女，3 岁，前胸、腹部皮下结节 3 天。外周血嗜酸性粒细胞 5.55×10^9/L。病理示真皮坏死虫穴样窦道，窦道周围组织细胞、多核巨细胞浸润，真皮间质嗜酸性粒细胞弥漫性浸润。窦道内见嗜酸性、菱形或多面形的夏科 - 雷登结晶。

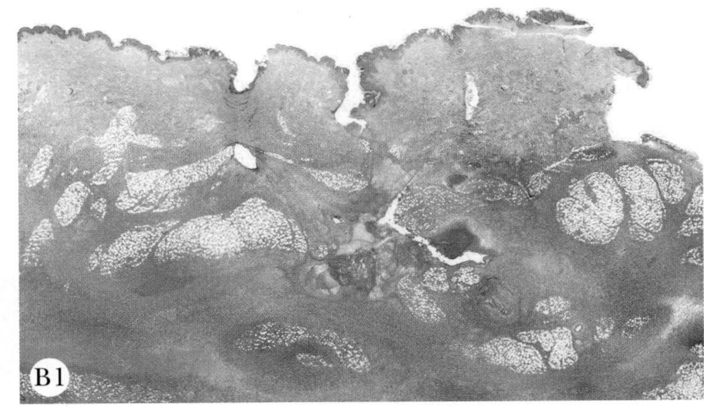

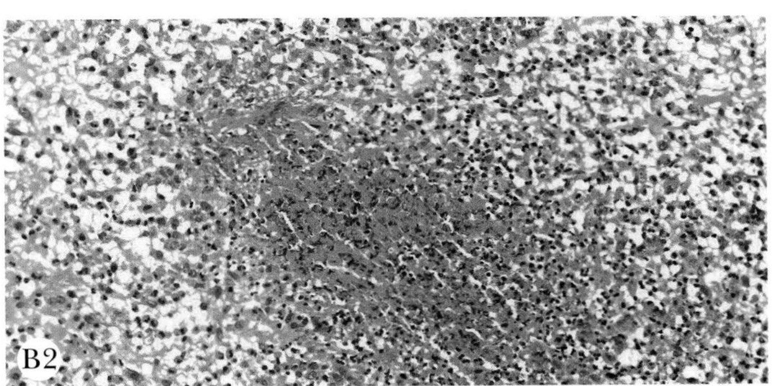

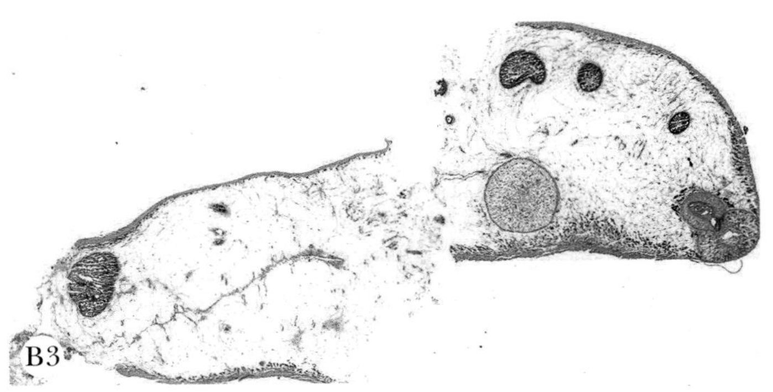

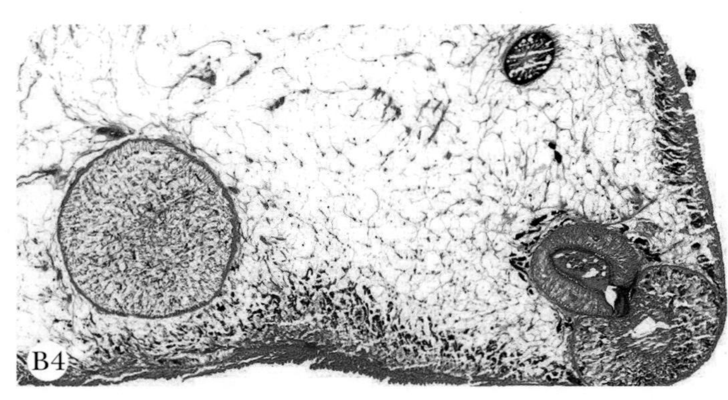

图 16.1.12B 肺吸虫病 男，7 岁，上腹部包块 1 个月。病理示真皮深层、皮下脂肪层嗜酸性粒细胞弥漫性浸润，切片周边见肺吸虫，皮层外膜见尖刀状的皮棘突起，可见吸盘 (B4)。

16.1.13 血吸虫病（schistosomiasis）

病理改变

尾蚴皮炎

a 表皮海绵水肿，嗜酸性粒细胞、中性粒细胞外渗，可形成表皮内微脓肿。

b 真皮水肿，血管扩张，血管周围炎症细胞轻度浸润，真皮间质内可见嗜酸性粒细胞。

慢性血吸虫病

a 浅部真皮可见大量日本裂体吸虫虫卵，最大约 1mm 大小，具有几丁质外壳，但表面无棘。

b 虫卵部位组织坏死，周围组织细胞、淋巴细胞、浆细胞形成栅栏状、坏死性肉芽肿，浸润中亦可见嗜酸性粒细胞、中性粒细胞、异物巨细胞。

c 晚期皮损虫卵变性或钙化，周围成纤维细胞增生，纤维化程度不一，浸润细胞少，主要为浆细胞，部分无炎症细胞浸润。

d 生殖器、肛周皮损为表皮角化过度、棘层肥厚、假上皮瘤样增生。真皮可见大量虫卵，一些虫卵周围为含有异物巨细胞的肉芽肿，一些虫卵位于中性粒细胞、嗜酸性粒细胞组成的微脓肿中。根据临床改变，损害可有溃疡或窦道形成，周围伴有急性炎症。

临床特点

a 在我国主要由日本裂体吸虫引起，在水中经皮肤侵入宿主。

b 穿通相：尾蚴钻入皮肤，在无免疫人群引起一过性红斑瘙痒。在免疫人群形成瘙痒性红色丘疹、荨麻疹皮损，即尾蚴皮炎（cercarial dermatitis）。

c 侵袭相：幼虫在体内移行，导致寄生虫毒血症，出现发热、乏力、肌肉疼痛、头痛、腹泻等症状。皮损为荨麻疹、紫癜、甲下出血以及面、四肢、生殖器部位的水肿。

d 慢性血吸虫病：真皮虫卵沉积引起，为皮色、轻度色素性，2 ~ 4mm 质硬、瘙痒性、卵圆形丘疹，成批、成簇出现。好发于躯干，特别是脐窝周围。

e 生殖器部位虫卵沉积可引起无痛性、皮色、粉红、褐色糜烂性丘疹及疣状、增殖性和息肉样损害，可伴溃疡及坏死。

f 慢性血吸虫病可出现淋巴水肿、橡皮肿，可继发细菌感染、鳞状细胞癌。

临床鉴别诊断

荨麻疹

扁平湿疣

尖锐湿疣

鳞状细胞癌

别名

裂体吸虫病（Schistosomiasis）

尾蚴皮炎（cercarial dermatitis）

16.1.14 皮肤猪囊虫病（cysticercosis cutis）

病理改变

a 皮下组织可见特征性猪囊尾蚴头节，含有 4 个吸盘、双排小沟，内含清亮液体。

b 猪囊尾蚴周围较厚纤维组织包膜包绕，其上慢性炎症细胞中等程度浸润，嗜酸性粒细胞浸润程度不一，有时见散在巨细胞。

c 囊尾蚴死亡退化时，可见中性粒细胞、组织细胞和嗜酸性粒细胞浸润，并形成含有巨细胞的肉芽肿、纤维化及钙化。

病理鉴别诊断

肺吸虫病：皮外膜可见尖刀状的皮棘突起，可见吸盘或和消化、生殖器管腔。在成虫组织内可见金黄色虫卵。

裂头蚴病：虫体皮层外膜为微毛，无尖刀状的皮棘突起；嗜酸性深染的纵肌纤维较多；头部可见吸槽和生发结构。石灰小体丰富。

临床特点

a 由猪肉绦虫引起，人为中间宿主。

b 进食食物、水中或污染人粪便的手指上虫卵，或进食疫区未熟猪肉后感染。

c 皮损为躯干、四肢的坚韧、圆形、无痛性皮下结节，直径约 0.5 ~ 2cm，活动度好，数目一至数百个。

d 可侵犯脑、眼及其他脏器，引起相应症状甚至猝死。

e 病程长，皮疹可终身存在，随年龄增长而增多，有时也可自行消退。

临床鉴别诊断

神经纤维瘤病

多发性脂囊瘤

裂头蚴病

脂肪瘤

别名

皮肤猪囊尾蚴病（cysticercosis cellulosae cutis）

囊尾蚴病（cysticercosis）

16.1.15 皮肤棘球蚴病（echinococcosis）

病理改变

a 真皮、皮下组织多个完整囊肿结构。

b 囊肿外层：由成纤维细胞、淋巴细胞、多核巨细胞、嗜酸性粒细胞组成的纤维性囊壁。

c 囊肿中层：嗜酸性板层状几丁质层，厚度 2mm。

d 囊肿内层：薄的透明生发层。

e 囊肿内为多个棘球蚴头节。

f 一些皮损纤维性囊壁、几丁质层破坏，形成栅栏状肉芽肿结构，其内见类似于角蛋白的棘球蚴囊皮，PAS 染色阳性。

病理鉴别诊断

表皮囊肿：具有鳞状表皮，AE1/3 染色可显示散在分布的角蛋白或表皮细胞。

临床特点

a 主要由多房棘球蚴、细粒棘球蚴引起，人为中间宿主。

b 进食虫卵污染的食物和水所致。

c 感染数年后形成单个或多个囊肿，大多数囊肿位于肝脏，其次为肺脏。

d 典型表现为腹部逐渐增大的、质硬、波动性非疼痛性包块，上腹部疼痛、黄疸、肝脏肿大、恶心、呕吐。囊肿物渗漏可引起荨麻疹、哮喘、嗜酸性粒细胞升高等过敏样反应。

e 皮肤受累表现为单个或多个囊肿、结节或与内脏棘球蚴病损害相通的窦道。

临床鉴别诊断

盘尾丝虫瘤

皮肤猪囊虫病

脂肪瘤

别名

包虫病（echinococcosis）

包虫囊肿（hydatid cyst）

16.1.16 裂头蚴病（sparganosis）

病理改变

a 真皮、皮下组织淋巴细胞、浆细胞、中性粒细胞和嗜酸性粒细胞弥漫性或结节性浸润，部分可见肉芽肿结构。

b 炎症细胞浸润中可见裂头蚴幼虫片段或含有裂头蚴幼虫的囊腔。

c 幼虫多呈不规则长形，具有 5 ~ 15μm 厚、不规则、嗜酸性皮层，外膜可见微毛。幼虫体内见纵向、水平嗜酸性横纹肌，呈“棋盘”外观。在头部可见吸槽和生发结构，体部见薄壁内分泌管。

d 炎症细胞浸润中可见较丰富的嗜碱性、呈同心圆性排列的石灰小体。

病理鉴别诊断

肺吸虫病：皮层外膜可见尖刀状的皮棘突起，可见吸盘或（和）消化、生殖器管腔。在成虫组织内可见金黄色虫卵。

皮肤猪囊虫病：虫体皮层外膜为微毛，头部具有环绕头节分布的肌纤维结构，体部具多个不规则的囊腔。可有石灰小体。

临床特点

a 由迭宫绦虫裂头蚴引起，亚洲多见，进食裂头蚴污染的水或进食裂头蚴感染的鱼、蛙物、蛇肉质引起，或应用感染动物肉质皮肤敷贴所致。

b 皮损为缓慢增大的皮下结节，可无自觉症状，或伴瘙痒、疼痛，偶有移行性。

c 敷贴引起者皮损为瘙痒性红斑、水肿，有触痛的皮下结节。

d 可侵犯肺脏、脑等器官和部位，引起相应症状。

e 可持续数年，有时可消退，可复发。

临床鉴别诊断

神经纤维瘤病

多发性脂囊瘤

脂肪瘤

16.2 原虫类皮肤病（protozoal infections）

16.2.1 皮肤阿米巴病（cutaneous amebiasis）

病理改变

a 表皮破溃，溃疡边缘表皮增生，棘层肥厚。

b 真皮水肿、坏死，淋巴细胞、浆细胞、中性粒细胞、嗜酸性粒细胞浸润。

c 在坏死组织中常可见到单个或聚集成群的溶组织内阿米巴滋养体，呈圆形或椭圆形，直径 12 ~ 20μm，胞质丰富呈细颗粒状、嗜酸性，细胞核呈偏心性，具有显著中央核仁，胞质内有时可见吞噬的红细胞。在滋养体的外周常可见到一空白晕。

d 滋养体 PAS 染色阳性，但变性的滋养体 PAS 染色呈阴性。

病理鉴别诊断

棘阿米巴、巴氏阿米巴感染：滋养体内无吞噬的红细胞。

临床特点

a 溶组织内阿米巴（*Entamoeba histolytica*）引起

b 热带、亚热带地区多见。

c 青壮年较多见，男性多于女性。

d 由肠阿米巴病或肝阿米巴病直接延伸至皮肤所致，少数由阿米巴侵入破损皮肤引起。

e 好发于肛门、会阴及腹壁穿通部位。

f 皮损为快速发展的穿凿性溃疡，有恶臭，常为椭圆形，边缘不规则，具有灰白色坏死基底。也可呈疣状损害。

g 侵犯肝、肠道和生殖器官引起相应症状。

临床鉴别诊断

坏疽性脓皮病

其他感染所致溃疡

尖锐湿疣

鳞状细胞癌

别名

皮肤变形虫病（amoeba）

16.2.2 利什曼病（leishmaniasis）

局限型皮肤利什曼病（localized cutaneous leishmaniasis）

病理改变

急性利什曼病

a 表皮角化过度，棘层肥厚，表皮也可萎缩变薄、角化不全，可伴溃疡。

b 真皮致密组织细胞、多核巨细胞、淋巴细胞、浆细胞浸润。部分浆细胞内可见 Russell 小体。有溃疡发生时，可出现继发性中性粒细胞浸润。

c 组织细胞内、真皮间质可见大量嗜碱性、无包膜、2 ~ 4μm 大小利什曼原虫无鞭毛体，少数周围可见偏心性分布的杆状动基体，称为利－杜小体（Leishman–Donovan bodies），沿组织细胞包膜分布明显，呈“穹幕”征。

d 吉姆萨染色无鞭毛体不着色，动基体呈鲜红色。

慢性利什曼病

a 表皮棘层肥厚，假上皮瘤样增生。

b 真皮内由上皮样组织细胞组成的结核样肉芽肿浸润，多核巨细胞少见，中央干酪样坏死少见。肉芽肿边缘轻度、中度淋巴细胞浸润，浆细胞浸润少。

c 后期成纤维细胞、胶原增生，形成瘢痕。

d 利 – 杜小体少量或无。

病理鉴别诊断

急性利什曼病

组织胞浆菌病：组织胞浆菌周围有透明晕。PAS、Gormori 六胺银染色病原体阳性，可见窄颈出芽。

腹股沟肉芽肿：常见中性粒细胞组成的小脓肿散在于炎症细胞浸润中，病原体有荚膜，Warthin–Starry 染色、吉姆萨染色呈双极性染色。

鼻硬结病：具有更多的浆细胞浸润，可见 Russell 小体；Mikulicz 细胞散在分布于浸润细胞中，常不形成集聚。病原体 Warthin–Starry 染色、吉姆萨染色、PAS 染色阳性。

慢性利什曼病

结节病：病理上难以鉴别。

寻常狼疮：肉芽肿结节周围浆细胞浸润少或无。

结核型麻风：肉芽肿侵犯神经。

临床特点

a 通过白蛉叮咬感染热带利什曼原虫而引起，可分为急性、慢性2种类型。根据地理分布，又可以分为旧大陆型、新大陆型利什曼病。

b 好发于暴露部位，如面、上肢。

c 急性利什曼病：

旧大陆型：初期为红色丘疹，数周内增大形成结节、斑块，常溃疡结痂。典型损害为“火山口”溃疡，为无痛性溃疡性结节，边缘高起翻卷，溃疡基底坏死，表面覆盖黏附性痂皮。成熟皮损变长，沿皮肤纹理分布。可出现瘢痕、损毁等局部并发症。

新大陆型：皮损同旧大陆型。皮损进展为特征性瘢痕，溃疡位点呈苍白色，边缘色素加深。采胶工溃疡（Chiclero ulcer），为耳廓感染所致溃疡。

d 慢性利什曼病：皮损从丘疹至慢性损毁性硬化性结节或斑块，具有不同程度的鳞屑、溃疡、疣状改变及瘢痕。

复发性利什曼病（leishmaniasis recidivans）：在完全或部分消退的皮损边缘出现红色鳞屑病丘疹，常呈苹果酱外观。

狼疮样利什曼病（lupoid leishmaniasis）：特征性皮损累及面部，临床类似于寻常狼疮，其由利什曼病复发导致。

临床鉴别诊断

急性利什曼病

虫咬性皮炎

脓皮病

基底细胞癌

慢性利什曼病

寻常狼疮

麻风

盘状红斑狼疮

别名

皮肤黑热病（cutaneous kala–azar）

原发性皮肤黑热病（primary cutaneous kala–azar）

旧大陆型局限型皮肤利什曼病

东方疖（oriental sore）

东方利什曼病（oriental leishmaniasis）

热带利什曼病（leishmaniasis tropica）

新大陆型局限型皮肤利什曼病

采胶工溃疡（chiclero ulcer）

弥漫型皮肤利什曼病（diffuse cutaneous leishmaniasis）

病理改变

a 真皮可见到大量泡沫状组织细胞，内含大量的无鞭毛体。

b 组织细胞间可伴少量淋巴细胞、浆细胞浸润。

病理鉴别诊断

瘤型麻风：真表皮间可见无浸润带。HE 染色下早期组织细胞可见灰色、有时呈丝状的麻风杆菌聚集，抗酸染色阳性。晚期组织细胞呈泡沫状改变。

临床特点

a 发生于细胞免疫受损的患者。

b 30% 在典型局限型皮肤利什曼病后很快发生，其他可在长达 11 年内发生。

c 皮损好发于暴露部位，为多个非溃疡型结节，面部皮损融合可致“狮面”脸。

d 发生于鼻黏膜不引起鼻软骨破坏。

临床鉴别诊断

瘤型麻风

别名

假麻风瘤利什曼病（pseudolepromatous leishmaniasis）

黏膜皮肤利什曼病（mucocutaneous leishmaniasis）

病理改变

a 基本同急性局限型皮肤利什曼病，但利什曼原虫无鞭毛体显著减少。

b 可见少数结核样结节。

c 黏膜损害病理为非特异性炎症细胞浸润，仅见少量吞噬无鞭毛体的组织细胞。

临床特点

a 局限型皮肤利什曼病皮损痊愈 1 ～ 5 年后或皮损仍存在时发生，约 10% 局限型皮肤利什曼病患者合并。

b 以慢性进行性鼻、咽、颊黏膜受累为特征。

c 鼻受累出现鼻塞、出血、卡他症状、充血、鼻中隔结痂、溃疡。未经治疗引起鼻中隔穿通、鼻梁塌陷。

d Montenegro 皮肤试验常为阳性。

临床鉴别诊断

梅毒性树胶肿、鼻硬结病、巴氏阿米巴病、皮肤结核、深部真菌病、Wegener 肉芽肿、鼻咽癌、鼻 NK/T 细胞淋巴瘤

别名

美国（洲）皮肤黏膜利什曼病（American mucocutaneous leishmaniasis）

美国（洲）利什曼病（American leishmaniasis）

鼻咽黏膜利什曼病（nasopharyngeal mucous membrane leishmaniasis）

皮肤黏膜黑热病（mucocutaneous leishmaniasis）

内脏利什曼病（visceral leishmaniasis）

病理改变

a 斑片皮损：病理改变无特征性，表皮正常或萎缩，可有基底细胞空泡变性。真皮浅层血管周围淋巴细胞浸润，浆细胞少见。利－杜小体少见。

b 结节皮损：表皮萎缩，毛囊角栓，偶有棘层肥厚。真皮浅层、深层淋巴细胞、组织细胞致密浸润，偶有结核样肉芽肿形成，浆细胞少见。利－杜小体多见。真皮血管透明变性。

临床特点

a 皮肤感染后，利什曼原虫经血液播散至网状内皮系统所致，也可由胎盘传播。

b 典型表现为持续波状高热、白细胞减少、贫血、肝脾肿大、高免疫球蛋白血症。

c 皮损发生于系统症状出现后，为颞部、口周、腹部、手足的灰色色素性斑片。

d 未经治疗患者 2 年内死亡率 100%，死亡原因为恶病质、继发性感染、肠炎、肺炎。

e 内脏利什曼病痊愈后数月或数年可发生黑热病后皮肤利什曼病（post kala-azar dermal leishmaniasis），皮损为色素沉着 / 减退性斑片、斑块、结节及面部红色斑片。

临床鉴别诊断

麻风、雅司、梅毒、淋巴瘤、系统性红斑狼疮

别名

黑热病（kala-azar）

黑热病后皮肤利什曼病（post kala-azar dermal leishmaniasis）

16.2.3 锥虫病（trypanosomiasis）

非洲锥虫病（African trypanosomiasis）

病理改变

锥虫下疳

a 真皮浅部、深部血管周围淋巴细胞、浆细胞浸润。

b 吉姆萨染色在淋巴细胞、浆细胞间可见长、细的锥虫体。

锥虫疹

a 表皮轻度海绵水肿、淋巴细胞外渗。

b 真皮浅层血管周围淋巴细胞浸润，真皮间质轻度弥漫性中性粒细胞浸润，伴白细胞碎裂。

病理鉴别诊断

二期梅毒：病理上难以鉴别，Warthin-Starry 染色检测到螺旋体可明确梅毒诊断。

临床特点

a 由布氏锥虫（*Trypanosoma brucei*）引起，分为冈比亚锥虫病、罗得西亚锥虫病。舌蝇为传播媒介。

b 罗得西亚锥虫病，舌蝇叮咬部位出现疼痛性下疳，为疼痛性硬化性紫红色结节，中央有溃疡或焦痂。冈比亚锥虫病，单个非特征性结节。

c 非洲锥虫病进展为血淋巴期，表现为间歇性发热、淋巴结肿大、颈部后三角部淋巴结肿大（Winterbottom 征）、深部感觉过敏（Kerandel 征）。血淋巴期可出现锥虫疹，发生于发热后 6 ~ 8 周，表现为界限不清、中央苍白、逐渐消失的环状、靶状、斑点状红色斑疹、出血性、荨麻疹样、结节性红斑样皮损，可伴蚁行感。

d 非洲锥虫病进一步进展为脑膜脑炎期，表现为个性改变、嗜睡、昏迷。冈比亚锥虫病呈慢性过程，病程数月至数年。罗得西亚锥虫病呈急性过程，病程为 3 ~ 9 个月。有些患者在中枢神经系统未受侵犯以前即死亡。

临床鉴别诊断

弓形虫病、伤寒、登革热、血吸虫病、传染性单核细胞增多症、疟疾

美洲锥虫病（American trypanosomiasis）

病理改变

夏氏肿

a 真皮间质水肿、单一核细胞浸润。

b 吉姆萨染色可在表皮、血管壁、立毛肌、组织细胞内见无鞭毛体，其为 3 ~ 5μm 直径、有细胞膜、含有卵圆形或杆状的动基体。

锥虫疹

同非洲锥虫病。

病理鉴别诊断

弓形虫病：滋养体内无动基体。

临床特点

a 枯氏锥虫（*Trypanosoma cruzi*）引起。

b 含有鞭毛体的锥蝽叮咬人体，释放粪便至叮咬部位周围，常位于黏膜皮肤交界部位。搔抓、摩擦使黏膜（主要为结合膜）或创口污染粪便后感染本病。

c 感染分为 3 期。

d Ⅰ期：可无全身症状，或出现发热、乏力、呕吐、恶心、腹泻等非特征性全身症状。皮肤损害包括：①夏氏肿（chagoma）：感染部位出现的红色疼痛性硬化性肿胀或结节，常伴溃疡，周围有灰色晕，可伴局部淋巴结肿大。② Romaña 征：锥鞭毛体感染结膜所致，导致单侧结合膜炎、眼睑肿胀、耳前淋巴结炎。③锥虫疹：少数患者在感染数周内出现麻疹样皮疹。

e Ⅱ期：无临床症状，但存在寄生虫血症。

f Ⅲ期：心脏受累可导致致死性扩张性心肌病、心律失常，胃肠道受累可导致巨食管、巨结肠。

g 免疫抑制患者可引起锥虫再活化，导致红色丘疹、结节、硬化性斑块、脂膜炎和溃疡。

临床鉴别诊断

弓形虫病、伤寒、登革热、血吸虫病、传染性单核细胞增多症、眶周蜂窝织炎

别名

恰加斯氏病（Chagas disease）

16.2.4 弓形虫病（toxoplasmosis）

病理改变

a 表皮正常或呈假上皮瘤样增生，皮肌炎样皮损可有基底细胞空泡变性。

b 真皮浅、中层血管周围淋巴细胞、组织细胞、浆细胞、嗜酸性粒细胞浸润。

c 真皮可有胶原间水肿、红细胞外溢、胶原可发生类脂质渐进性坏死。

d 50% 患者皮损中可见弓形虫速殖子、滋养体，为 2 ～ 6μm 嗜碱性小体，单个或位于假囊肿内，位于组织细胞内或散在分布于真皮间质。速殖子、滋养体亦可见于表皮角质形成细胞、立毛肌、小汗腺导管内。

e 速殖子吉姆萨染色阳性，呈新月形。滋养体形态同速殖子，PAS、吉姆萨染色阳性，Gormori 六胺银染色阴性。

病理鉴别诊断

利什曼原虫病：滋养体在组织细胞内沿细胞膜排列，呈“穹幕”征，滋养体内可见动基体，滋养体银染阳性。

锥虫病：滋养体内可见动基体。

组织胞浆菌病：可见出芽，PAS 染色细胞壁卷曲、弯曲。

鼻硬结病：病原体银染阳性。

临床特点

a 由刚地弓形虫（*Toxoplasma gondii*）感染所致。

b 人可通过胎盘感染，或进食含包囊的生肉或直接接触病畜粪便而受染。

c 分先天性弓形虫病、获得性弓形虫病两型。

d 先天性弓形虫病：皮损包括紫癜、黄疸、蓝莓松饼样、红皮病型损害。大约 10% 患儿有脉络膜视网膜炎和失明，大约 20% 患儿有泛发性或中枢神经系统疾病。

e 获得性弓形虫病：在大部分免疫正常患者为无症状

性，在10%～20%患者出现流感性症状、伴颈部、枕部淋巴结肿大。皮损多样，包括皮肌炎样、苔藓样糠疹样、蜂窝织炎样、丘疹性荨麻疹样、水痘样损害。

f 免疫抑制患者由于再活化可出现泛发性丘疹或结节皮损，少见的可出现移植物抗宿主病损害。

临床鉴别诊断

先天性弓形虫病

泛发性单纯疱疹、巨细胞病毒感染、风疹、朗格汉斯细胞组织细胞增生症、神经母细胞瘤、纤维肉瘤

获得性弓形虫病

皮肌炎、慢性苔藓样糠疹、水痘

别名

弓浆体病（toxoplasmosis）

弓浆虫病（toxoplasmosis）

毒浆体病（toxoplasmosis）

弓形虫病（toxoplasmosis）

16.3 节肢动物性皮肤病（arthropod infestation）

16.3.1 疥疮（scabies）

病理改变

隧道、丘疹、丘疱疹损害

a 如活检位点为隧道，角层下可见疥虫、幼虫、虫卵、疥虫排泄物，有时可见与角质层连接的“猪尾状”卷曲结构。

b 表皮灶性海绵水肿，严重时形成海绵水疱，嗜酸性粒细胞、中性粒细胞外渗入表皮，有时可形成嗜酸性粒细胞、中性粒细胞微脓肿。

c 真皮浅、深层血管周围淋巴细胞、组织细胞、肥大细胞、嗜酸性粒细胞浸润，真皮间质嗜酸性粒细胞浸润。

d 罕见的，真皮内可见“火焰征”及血管炎。

结节损害

a 真皮浅、深层血管周围较为致密的淋巴细胞、组织细胞、浆细胞、嗜酸性粒细胞、朗格汉斯细胞浸润，有时淋巴细胞具有不典型性。

b 浸润可延伸至皮下脂肪组织。

c 有时可见淋巴滤泡结构。

d 连续切片在20%结节皮损可见疥虫碎片。

挪威疥

a 表皮角化过度、角化不全，其间可见不同发育阶段的疥虫。

b 表皮银屑病样增生，灶性海绵水肿，嗜酸性粒细胞、中性粒细胞外渗，有时可形成微脓肿。

c 真皮浅、深层血管周围慢性炎症细胞浸润，间质内可见嗜酸性粒细胞。

病理鉴别诊断

匐行疹：幼虫位于表皮深层隧道中。

蜱叮咬慢性反应：表皮灶性坏死，部分可见口器，真皮小血管血栓。

临床特点

a 多发于幼儿园、学校等集体住宿单位。

b 手掌指缝、手腕屈侧、阴囊、阴茎、阴唇、乳晕等皮肤薄嫩等部位红褐色丘疹、丘疱疹、抓痕和湿疹样皮炎，有时可见隧道。

c 显著瘙痒，晚间加剧。

d 阴囊、躯干下部、股部等部位可形成暗红色结节。儿童可在腋窝形成结节，表面结痂。

e 在严重营养不良、感觉功能受损、免疫抑制等人群可发生挪威疥（Norwegian scabies），表现为手掌、足跖或全身弥漫性结痂、角化过度。

临床鉴别诊断

瘙痒症

特应性皮炎

乏脂性湿疹

虫咬性皮炎

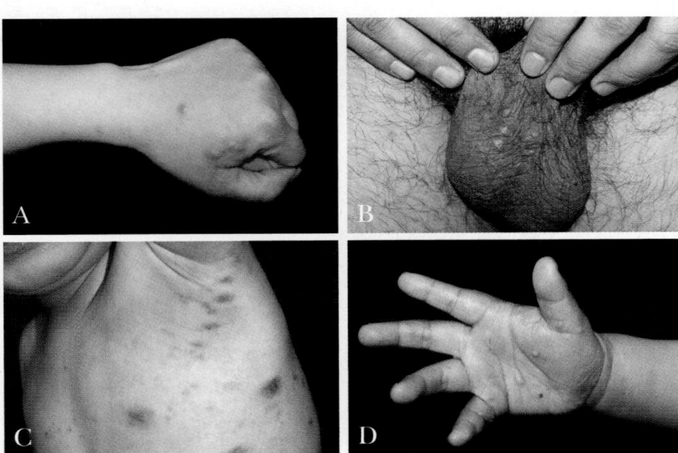

图 16.3.1A~D 疥疮（scabies）

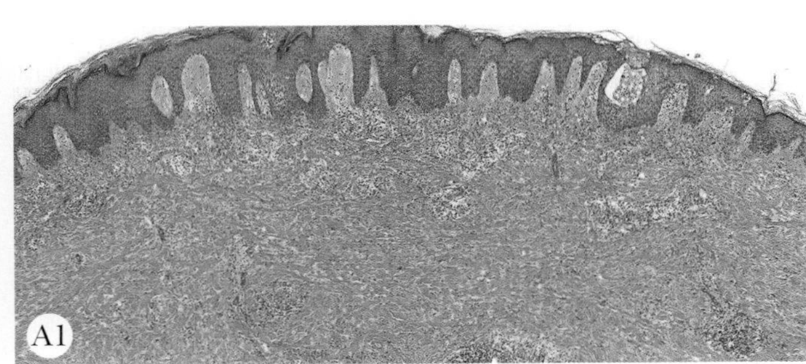

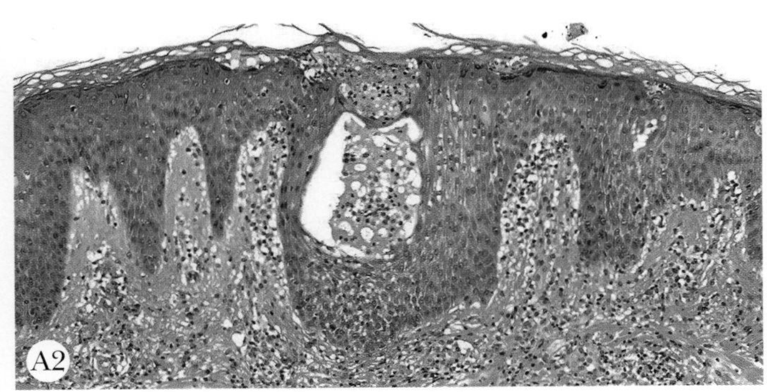

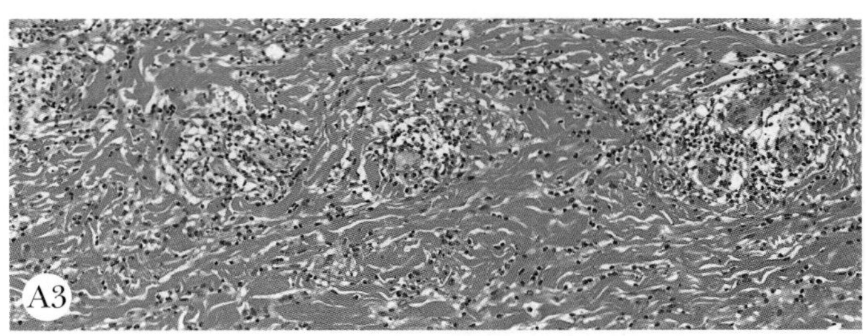

图 16.3.1A 疥疮 女，31 岁，指缝鳞屑性丘疹 2 个月，全身红色丘疹、结节 1 个月。病理示海绵水疱，真皮血管周围及间质淋巴细胞、嗜酸性粒细胞浸润。

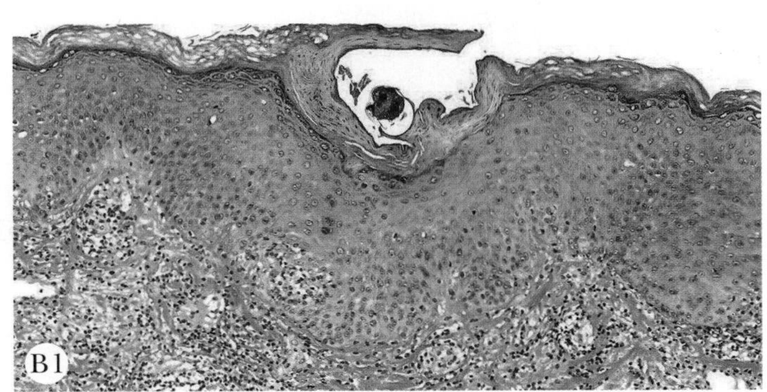

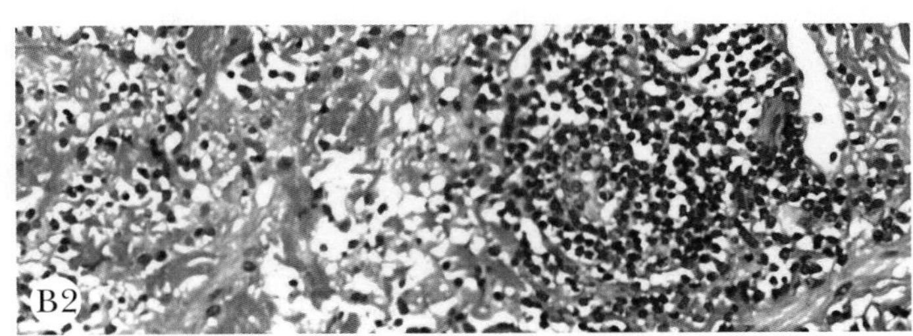

图 16.3.1B 疥疮 男，21 岁，阴囊暗红色结节半月。病理示角质层内疥虫，真皮血管周围、间质淋巴细胞、嗜酸性粒细胞浸润。

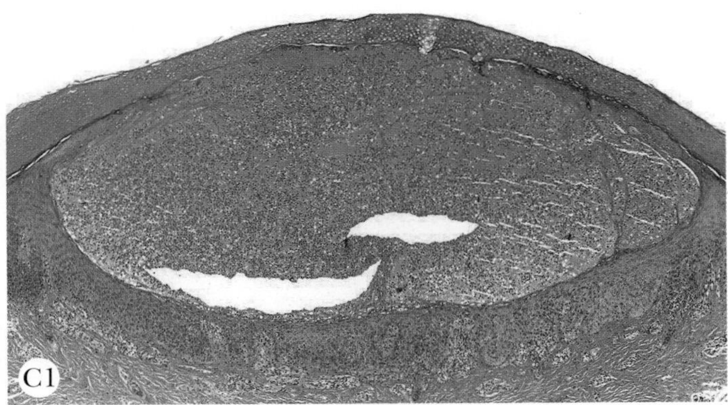

图 16.3.1C 疥疮 女，2 岁，全身红色丘疹、结节 1 年，手足脓疱半月。病理示表皮内中性粒细胞、少量嗜酸性粒细胞组成的微脓肿。

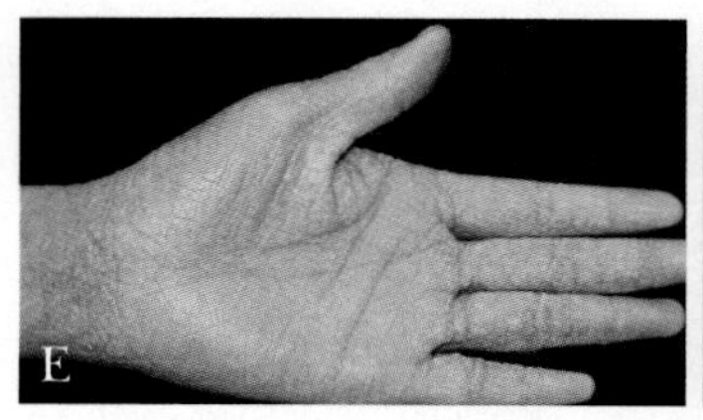
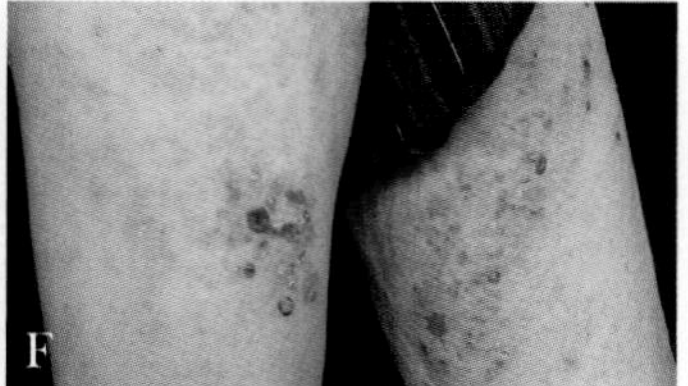

图 16.3.1EF 疥疮（scabies）

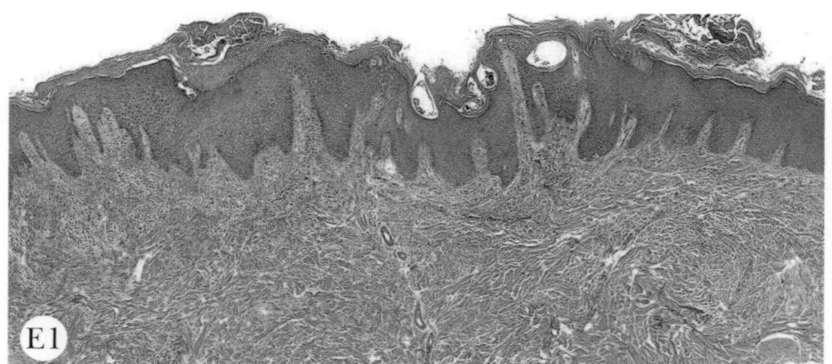

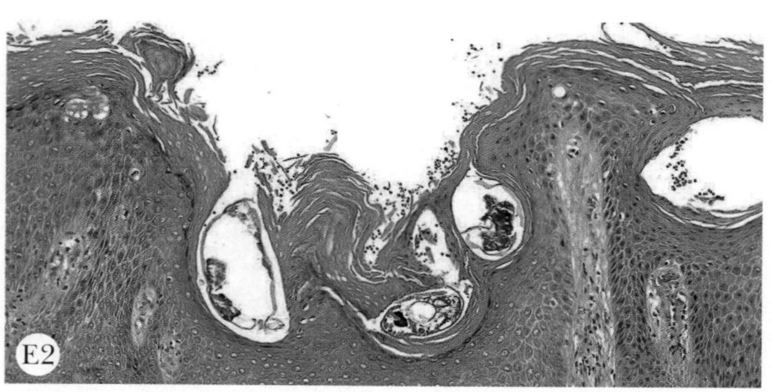

图 16.3.1E 疥疮 女，20 岁，双手掌弥漫结痂、躯干、四肢红色丘疹 2 个月余。病理示表皮角化过度、角化不全、银屑病样增生，角质层内疥虫。

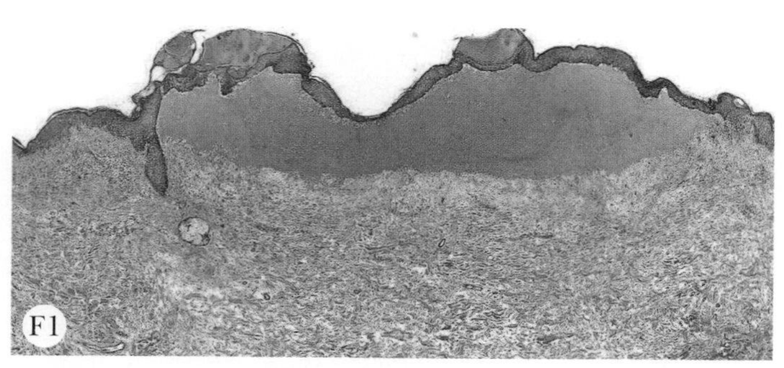

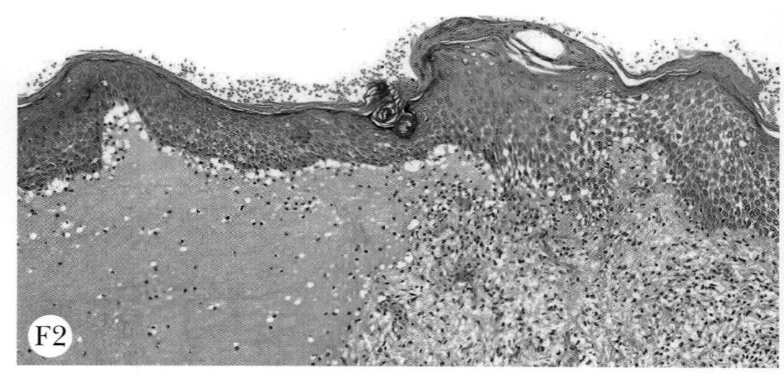

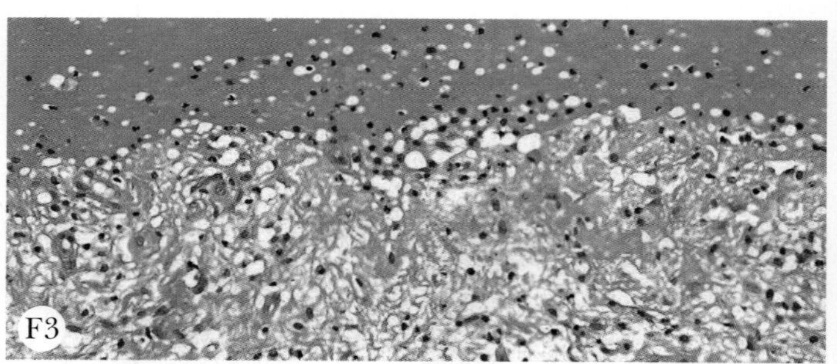

图 16.3.1F 疥疮 男，65 岁，躯干、四肢红斑、大疱、糜烂 3 个月余。病理示真皮浅层表皮下大疱，一侧表皮呈海绵水肿，大疱内、下方大量嗜酸性粒细胞浸润。

16.3.2 皮肤蝇蛆病（cutaneous myiasis）

病理改变

a 真皮或皮下组织的小囊腔，内含有正在发育的幼虫碎片。虫体表面覆盖较厚（> 50μm）几丁质皮层，具有稀疏排列的、色素性棘状体刺，其内为几丁质外骨骼。虫体内可见呼吸管、呼吸孔及层状横纹肌。

b 囊腔周围淋巴细胞、组织细胞、异物巨细胞、浆细胞、嗜酸性粒细胞致密浸润，中性粒细胞浸润位于囊腔附近。

c 炎症细胞浸润周围见致密纤维组织。

d 部分可见通向表皮的窦道，伴有溃疡形成。

病理鉴别诊断

潜蚤病：组织病理中潜蚤具有纤细表皮刚毛，其形态与蝇蛆幼虫棘状体刺不同，皮层较蝇蛆幼虫薄。

疥疮：组织病理中疥螨尽管具有纤细体刺，但较蝇蛆幼虫小。

虱：体外寄生，不钻入皮肤。

木刺扎伤：可呈色素性刺状结构，但无几丁质皮层、横纹肌及幼虫内脏结构。

临床特点

a 双翅目幼虫侵入人体完整皮肤或开放创口所致。

b 中美、南美常为马蝇，通过蚊虫传输虫卵至人体；西非、中非常为嗜人瘤蝇，虫卵在地面或衣物上孵化，而后钻进人体。少见的，极端衰弱的患者可被家蝇感染。

c 马蝇、嗜人瘤蝇幼虫经2周至3个月在人体完成蜕皮，后摆脱人体落在地面，完成蛹化。

d 好发于暴露部位，如面部、前臂。

e 皮损为红色疖样结节，最后发展为溃疡。皮损增大时可有搏动痛。

f 发生于鼻部的皮损可引起组织毁损。

临床鉴别诊断

疖

16.3.3 潜蚤病（tungiasis）

病理改变

a 表皮角化不全、棘层肥厚、海绵水肿及基底细胞增生。

b 表皮或真皮内见潜蚤虫体，特征性结构为嗜酸性皮层、黄褐色几丁质外骨骼、皮层内层、气管环及不同发育阶段的虫卵。

c 虫体周围淋巴细胞、浆细胞、嗜酸性粒细胞浸润，炎症细胞浸润周围见致密纤维组织。

d 虫卵排出时，角质层内可见大量虫卵，其下方表皮坏死，后期形成溃疡。

病理鉴别诊断

皮肤蝇蛆病：无皮层内层，横纹肌排列杂乱。

临床特点

a 雌性穿皮潜蚤侵入皮肤产卵引起，常见于美洲中部、南部，非洲热带、巴基斯坦。

b 由于穿皮潜蚤跳跃低，好发部位为足部、甲下、甲周、趾蹼及下肢。

c 皮损为单个或多个红色丘疹，数周内增大至4 ~ 10mm大小，充分发展成的白色或黄色、半透明、质硬结节伴有疼痛。

d 虫卵排出后可形成明显溃疡。

临床鉴别诊断

疖

甲沟炎

16.3.4 蜱叮咬（ticks bite）

病理改变

a 真皮内囊腔，其内可见口器。口器含有厚的透明结构，为蜱螨下口缘的几丁质壁。

b 口器两侧可见片状坏死，叮咬最初几天内可见与血管相关的大量纤维素渗出。

c 真皮血管周围中性粒细胞、淋巴细胞、浆细胞、组织细胞中度浸润，嗜酸性粒细胞浸润程度不一，近期叮咬中性粒细胞浸润常更显著。

d 真皮毛细血管内有时可见纤维素微血栓，类似于Ⅰ型冷球蛋白血症改变。

e 慢性期持续性皮损真皮浅、深层弥漫性淋巴细胞、浆细胞、组织细胞、嗜酸性粒细胞浸润，中性粒细胞浸润数量较急性期减少。其间偶有巨细胞、真皮纤维化，甚至肉芽肿形成。

f 慢性期持续性皮损部分可形成皮肤淋巴样增生改变，可为 T 细胞型或 B 细胞型。

病理鉴别诊断

螨叮咬：无口器，真皮血管内无纤维素微血栓。

淋巴瘤：淋巴细胞呈单形性或多形性，不典型淋巴细胞明显，基因克隆重排为阳性。

临床特点

a 发生于林区或流行地区。

b 主要发生于春、夏季。

c 虫体可直接附着于皮肤，局部皮肤无炎症或为红色丘疹，并进展为限局性肿胀、红斑。

d 经数天或数月潜伏期后，由于对口器产生异物性肉芽肿反应或对毒素、涎腺分泌物的超敏反应，局部可形成结节、结节脓疱、红色糜烂/渗出性斑块、慢性移行性红斑样皮损。

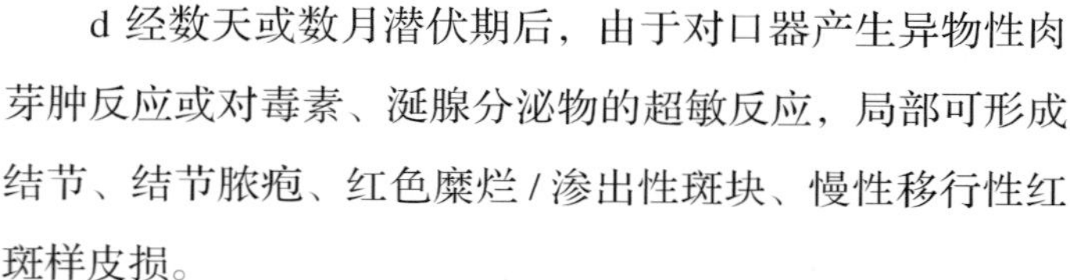

e 发生于头皮的蜱咬伤可引起脱发。

临床鉴别诊断

螨叮咬

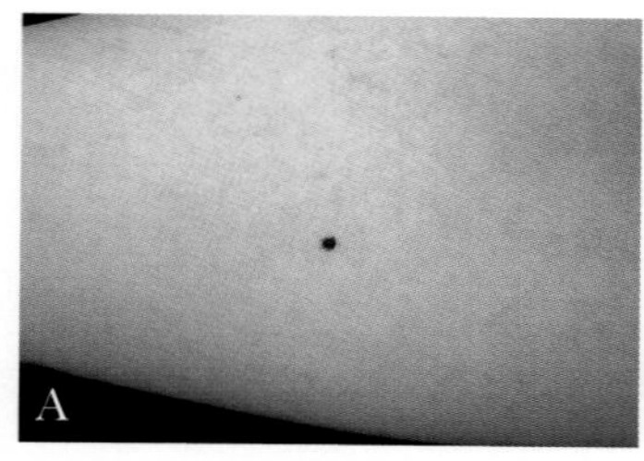

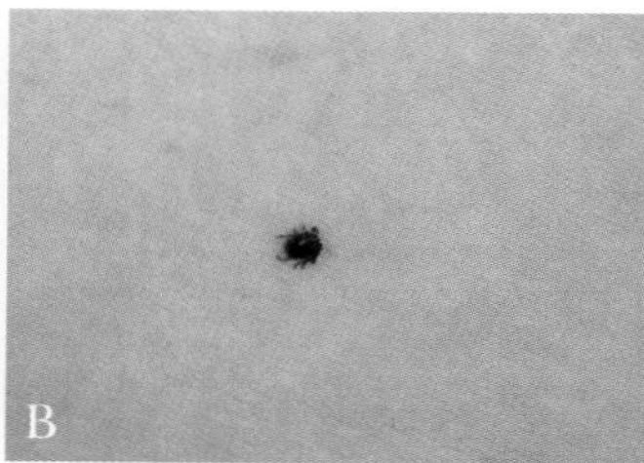

图 16.3.4 蜱叮咬（ticks bite）

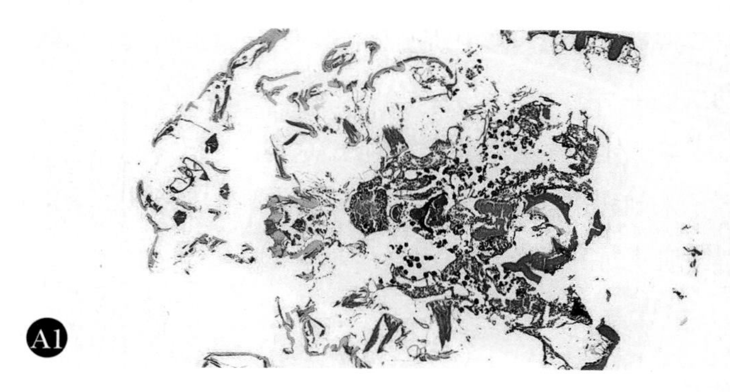

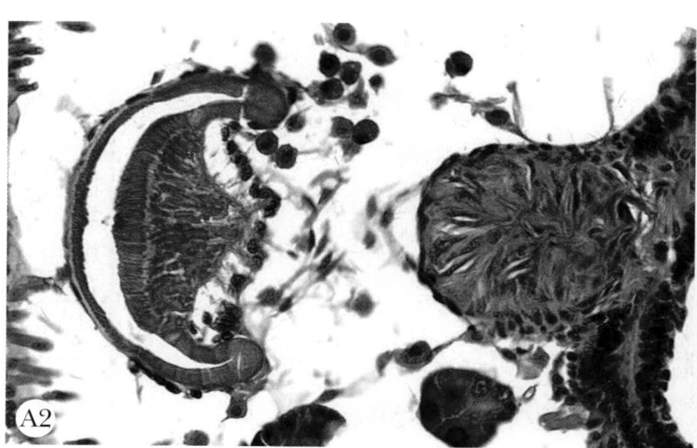

图 16.3.4A 蜱叮咬 男，27 岁，右前臂屈侧红斑、瘙痒半小时。查体：蜱螨附着于皮肤，局部皮肤见红斑。取蜱螨做病理切片，可见虫体及特征性口器。

16.3.5 螨叮咬（mite bites）

病理改变

a 表皮灶性海绵水肿。

b 真皮浅、中层血管周围淋巴细胞、组织细胞、嗜酸性粒细胞浸润，真皮间质内嗜酸性粒细胞浸润。

c 真皮间质程度不一的水肿。

d 恙螨叮咬表皮可出现“茎口”，即幼螨螯肢刺入表皮经唾液溶解，形成管状通道，周围为透明组织。

病理鉴别诊断

丘疹性皮炎：真皮浅层血管周围轻度淋巴细胞浸润，嗜酸性粒细胞少。

真皮超敏反应：海绵水肿轻，非局灶性，分布更广泛。

临床特点

a 寄生于狗、猫、兔的姬螯螨引起姬螯螨皮炎，好发于与宠物密切接触的胸、腹、四肢近端等部位。皮损为红色丘疹、丘疱疹，有时簇集分布。

b 食物螨、捕食螨发生于处置特定食物和粮食的工人，在人体引起红色丘疹、丘疱疹、荨麻疹皮损。

c 拟寄生螨发生于粮仓工作或居住地存在大鼠的人群，在人体引起丘疹性荨麻疹。

d 媒介恙螨引起剧烈瘙痒的红色小丘疹，顶部见白色质硬的中央区，好发于人体温暖、衣物覆盖部位，如腘窝、腹股沟、腰部。

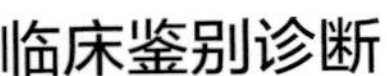

临床鉴别诊断

丘疹性皮炎

植物接触性皮炎

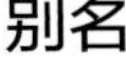

别名

丘疹性荨麻疹（papular urticaria）

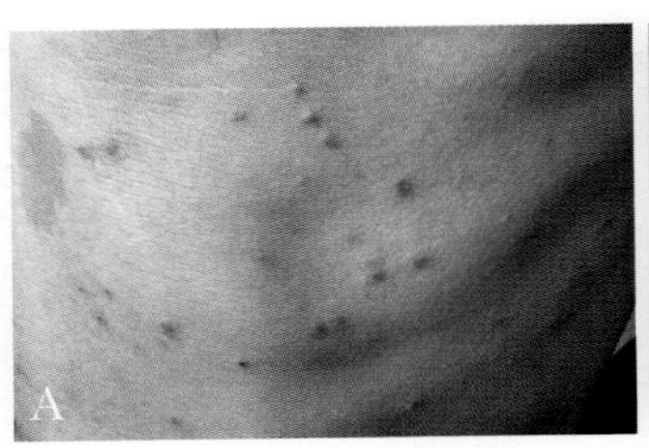

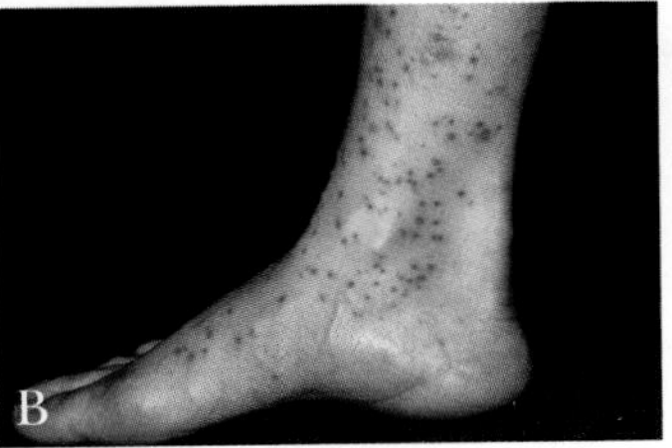

图 16.3.5　螨叮咬（mite bites）

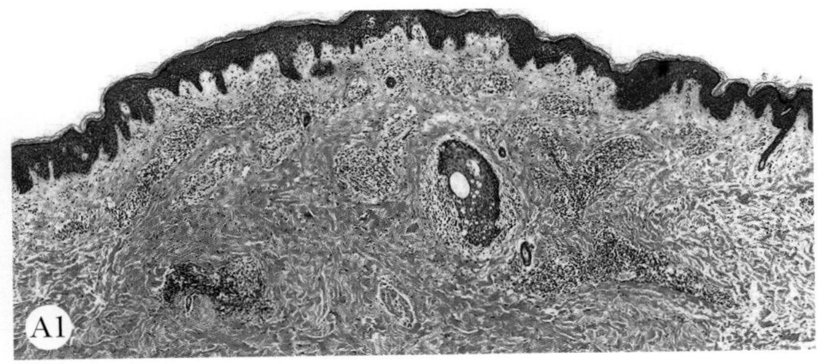

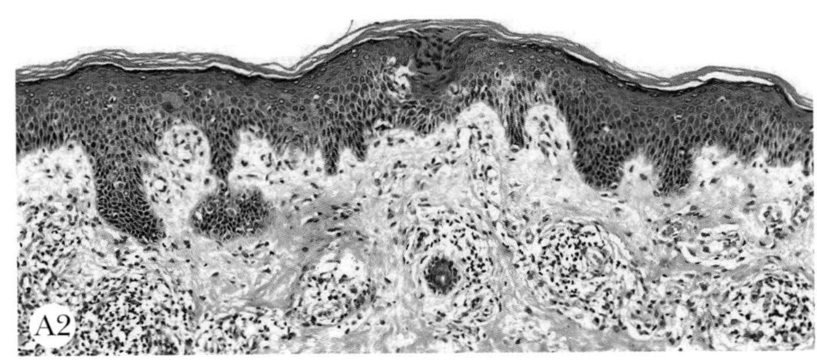

图 16.3.5A　螨叮咬　男，24 岁，全身间断红色丘疹、瘙痒 4 年余。病理示表皮灶性海绵水肿，真皮血管周围淋巴细胞、嗜酸性粒细胞浸润，真皮间质内少量嗜酸性粒细胞浸润。

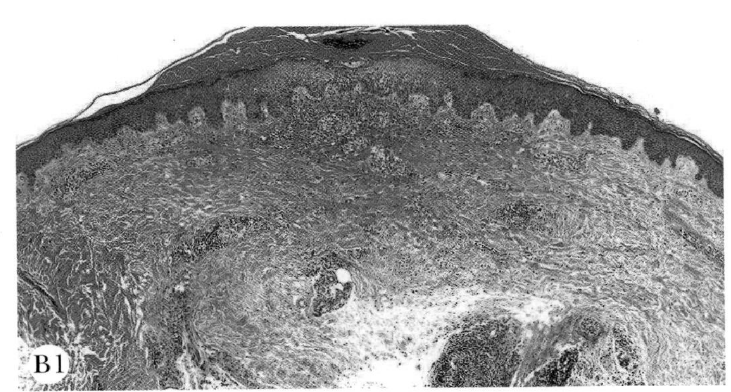

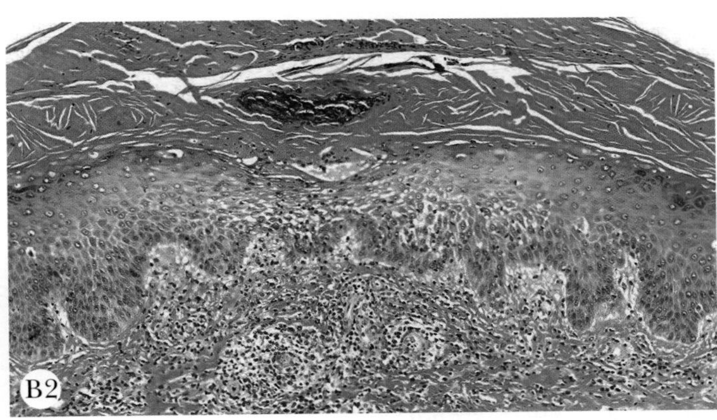

图 16.3.5B　螨叮咬　女，45 岁，躯干、四肢红色水肿性丘疹、瘙痒 3 周。病理示痂皮，表皮灶性海绵水肿，淋巴细胞外渗，真皮血管周围淋巴细胞、嗜酸性粒细胞浸润，红细胞外溢，真皮间质内少量嗜酸性粒细胞浸润。

16.3.6　臭虫叮咬（bedbugs bites）

病理改变

a 荨麻疹皮损为真皮浅层水肿，血管周围淋巴细胞、肥大细胞、嗜酸性粒细胞浸润。真皮间质内少量嗜酸性粒细胞浸润。

b 水疱、大疱皮损表皮内、表皮下水肿，大疱性皮损真皮可有出血。

临床特点

a 居住于破旧房间、盖未洗涤床上用品时发生。

b 皮损为紫癜、荨麻疹、水疱、大疱性皮损。

临床鉴别诊断

丹毒

过敏性紫癜

16.3.7 蜘蛛蜇伤（spider stings）

病理改变

a 表皮轻重不等的海绵水肿及细胞内水肿，有时见广泛坏死。

b 真皮浅、深层血管周围及胶原束间淋巴细胞为主的炎性浸润，亦可见中性粒细胞、嗜酸性粒细胞及肥大细胞。

c 真皮血管管腔栓塞，管壁损伤，大量红细胞外溢。

病理鉴别诊断

其他虫咬性皮炎：一般不会有真皮血管管腔栓塞。

临床特点

蜘蛛种类繁多，大部分蜘蛛螯咬不会引起严重后果。个别种属的蜘蛛蜇伤可表现为皮损处红肿迅速扩大，伴明显疼痛，可导致坏死，甚至伴严重的全身症状。

临床鉴别诊断

坏死性软组织感染

16.4 异物性皮肤病（dermatosis caused by foreign body）

16.4.1 铍肉芽肿（beryllium granuloma）

病理改变

局限性铍肉芽肿（local beryllium granuloma）

a 表皮棘层肥厚或溃疡形成。

b 真皮肉芽肿中央发生坏死，坏死可较明显，肉芽肿周围中度致密淋巴细胞浸润，类似于结核性肉芽肿。

c 组织病理中见不到颗粒状物质，但可通过光谱分析显示铍的存在。

系统性铍沉积症（systemic berylliosis）

结节病型肉芽肿，中央无或轻度干酪样坏死。

病理鉴别诊断

结节病：与系统性铍沉积症的皮肤损害常无法鉴别。

皮肤结核：需要与局限性铍肉芽肿鉴别，抗酸染色阳性为皮肤结核。

临床特点

a 局限性铍肉芽肿：发生于荧光灯管碎裂划伤患者，表现为划伤愈合不完全，后出现肿胀、硬化、疼痛，中央发生溃疡。

b 系统性铍沉积症：发生于制作荧光灯管的工人，通过吸入含有铍的复合物致病，主要引起肺脏受累，少数铍通过血液循环到达皮肤，引起泛发性分布的丘疹。

临床鉴别诊断

结节病

锆肉芽肿

硅土肉芽肿

皮肤细菌感染

别名

系统性铍沉着症（systemic berylliosis）

16.4.2 锆肉芽肿（zirconium granuloma）

病理改变

a 真皮上皮样细胞、少量巨细胞组成的结节病型肉芽肿，周围少量或中等数量淋巴细胞浸润。

b 由于锆颗粒小，偏振光下无法识别。

c 光谱分析、能量色散 X 线分析可显示锆的存在。

病理鉴别诊断

结节病：与本病难以鉴别。

临床特点

a 发生于使用含乳酸锆祛臭锭、含氧化锆乳膏、含铝－锆复合物滚抹止汗剂的患者。

b 含锆物质外用部位出现持续存在、质软、红褐色丘疹，常发生于腋窝。

临床鉴别诊断

结节病

硅土肉芽肿

铍肉芽肿

16.4.3 铝反应（reactions to aluminum）

病理改变

氯化铝作为止血剂引起的铝反应

真皮组织细胞内见颗粒状紫红、灰色点状氯化铝颗粒。

铝剂注射引起的铝反应

a 可引起多种反应模式，最常见的为假淋巴瘤样及肉芽肿模式。

b 假淋巴瘤样模式：真皮、皮下组织致密淋巴细胞结节性浸润，可形成含有生发中心的淋巴滤泡。部分嗜酸性粒细胞浸润明显。真皮、皮下组织可见纤维化，一些呈带状分隔淋巴细胞结节。

c 肉芽肿模式：真皮、皮下组织由胞质丰富的组织细胞及少量多核巨细胞组成的肉芽肿，一些中央出现嗜酸性坏死，周边组织细胞呈栅栏状浸润。组织细胞内见颗粒状紫红、灰色点状氯化铝颗粒，该颗粒 PAS 染色阳性。

病理鉴别诊断

淋巴瘤：淋巴细胞呈单形性或多形性，不典型淋巴细胞明显，基因克隆重排为阳性。

环状肉芽肿：渐进性坏死周围组织细胞内无紫红色、灰色点状颗粒。

临床特点

a 可继发于使用氯化铝作为止血剂的外科瘢痕上，临床表现不显著。

b 发生于使用铝剂吸附的疫苗或过敏原进行注射的部位，皮损为单个或多个皮下结节。

临床鉴别诊断

血肿

细菌感染

16.4.4 硅土肉芽肿（silica granuloma）

病理改变

a 真皮上皮样组织细胞结节状浸润，外周淋巴细胞稀疏浸润。

b 异物巨细胞多见或缺乏，可存在朗汉斯巨细胞。

c 肉芽肿间有结缔组织带状分隔。

d 组织细胞，尤其是巨细胞内可见无色晶体，较小或大至 100μm，偏振光下呈双折射性。

e 光谱分析、能量色散 X 线分析可显示硅土的存在。

病理鉴别诊断

结节病：病理上难以鉴别，尽管无硅土晶体支持为结节病，但一些结节病也可见到折光晶体。

临床特点

a 发生于创伤时创口受到含二氧化硅的岩石、土壤、玻璃污染的患者。

b 污染部位出现丘疹、结节及硬化性斑块，可在 1 年内至 50 年内出现。

临床鉴别诊断

结节病

铍肉芽肿

锆肉芽肿

别名

矽肉芽肿（silica granuloma）

硅肉芽肿（silica granuloma）

硅石肉芽肿（silica granuloma）

16.4.5 滑石粉肉芽肿（talc granuloma）

病理改变

a 真皮组织细胞、多核巨细胞浸润，其内可见黄褐色、蓝绿色针形硅酸镁颗粒。

b 偏振光下为白色双折光颗粒。

c 光谱分析、能量色散 X 线分析可显示硅酸镁的存在。

病理鉴别诊断

结节病：病理上难以鉴别，尽管无硅酸镁晶体支持为结节病，但一些结节病也可见到折光晶体。

临床特点

a 主要由开放创口污染滑石粉（硅酸镁）所致。

b 皮损为类似结节病的红色丘疹、结节，或类似化脓性肉芽肿的丘疹，也可为陈旧瘢痕的增厚、红斑。

临床鉴别诊断

结节病

化脓性肉芽肿

16.4.6 淀粉肉芽肿（starch granuloma）

病理改变

a 真皮为含有多核巨细胞的异物性肉芽肿。

b 浸润中散在分布类圆形、边界不清的嗜碱性颗粒，直径 10 ～ 20μm，主要位于异物巨细胞内。

c 颗粒 PAS 染色、银染色阳性。

d 偏振光下为双折光，呈四个“V”字组成的马耳他十字外形。

病理鉴别诊断

其他原因导致的异物性肉芽肿：颗粒偏振光下不呈马耳他十字外形。

临床特点

a 常由含有玉米淀粉的外科手套污染创口所致。

b 皮损为丘疹、结节。

临床鉴别诊断

结节病

16.4.7 文身（tattoos）

病理改变

a 文身物质引起非炎症和炎症反应。

b 非炎症性文身：真皮浅、中层胶原间、血管周组织细胞、成纤维细胞内见不同大小、形状、颜色物质，常为黑色，一些可为黄色、红色，具有折光性。

c 炎症性文身：对文身物质迟发型过敏反应引起，可具有不同反应模式，包括真皮淋巴细胞、组织细胞弥漫性浸润、苔藓样、假淋巴瘤样、结节病型肉芽肿、异物性肉芽肿等反应模式。

病理鉴别诊断

其他真皮色素：Masson–Fontana 染色可将黑素染为黑色，普鲁士蓝染色可以将含铁血黄素特异性蓝染。

结节病：病理难以鉴别，多达 20% 皮损偏光镜下可见异物，特别是肘部和膝部皮损。

感染性肉芽肿：特殊染色可见病原体。

临床特点

a 因美容、装饰需求主动刺入文身物质，或外伤后外源色素性物质如沥青、石墨、碳等进入真皮所致。

b 美容文身应用多种色素以形成不同色调。金属无机盐，如朱砂中的汞为红色，钴为蓝色，铬为绿色，镉为黄、红色，氢氧化铁为赭色，锰为紫红色。有机材料，如檀香、巴西红木、胭脂也常应用。

c 美容、装饰文身在皮肤制造图案、符号、字眼，外伤后文身导致皮肤出现颜色改变。

d 数周或数年后可引起迟发型过敏反应，表现为文身部位红色结节、斑块、苔藓样及湿疹样皮损，可伴疼痛。

e 文身色素可移行至局部引流淋巴结。

临床鉴别诊断

蓝痣

结节病

非典型分枝杆菌感染

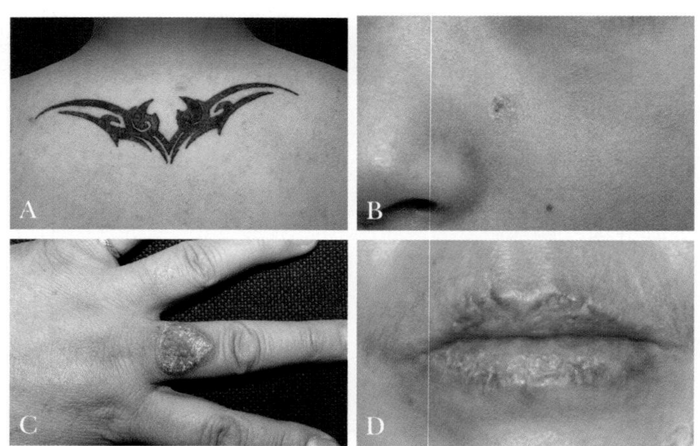

图 16.4.7 文身（tattoos）

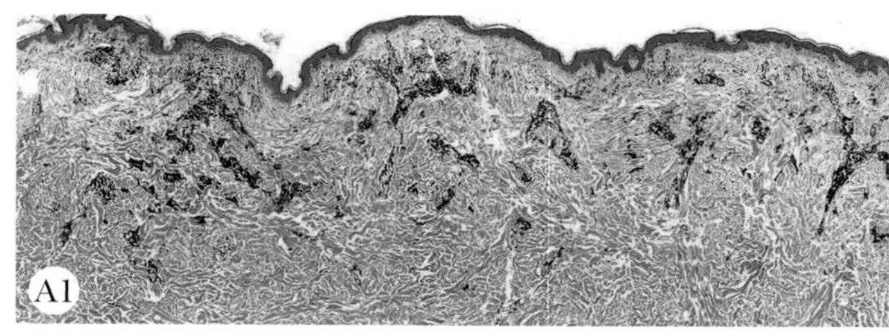

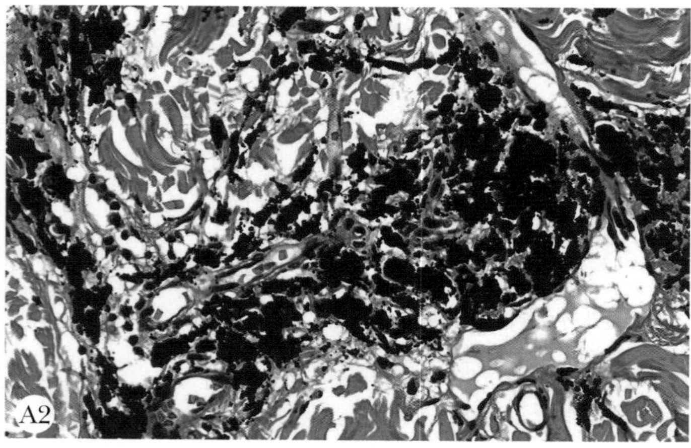

图 16.4.7A 文身 男，24 岁，上背部文身 1 年余。病理示真皮胶原间、血管周围组织细胞内不同大小的黑色颗粒。

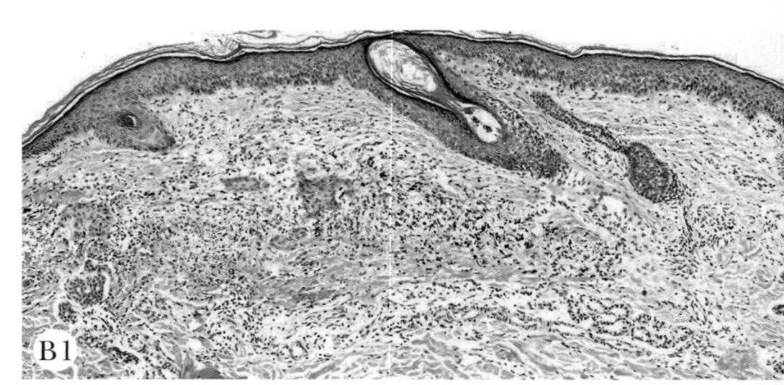

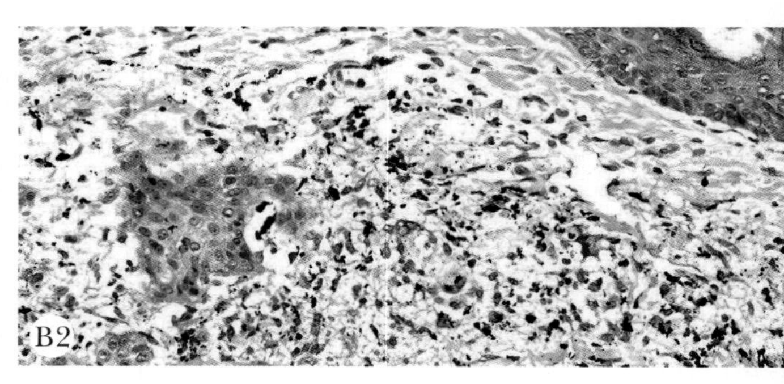

图 16.4.7B 文身 女，5 岁，面部黑色丘疹 1 周。1 周前铅笔尖扎伤。病理示真皮胶原间、组织细胞内黑色石墨颗粒

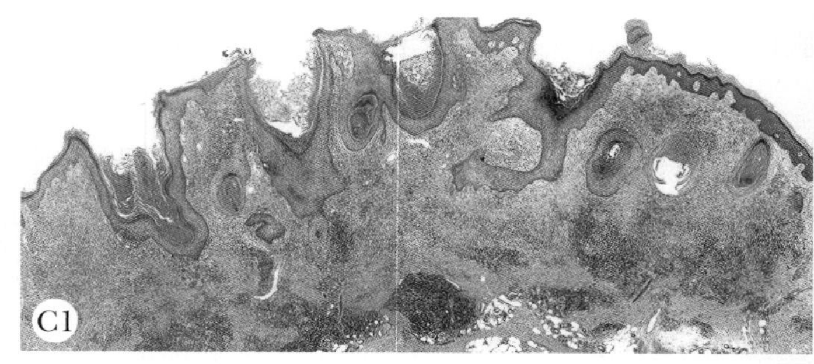

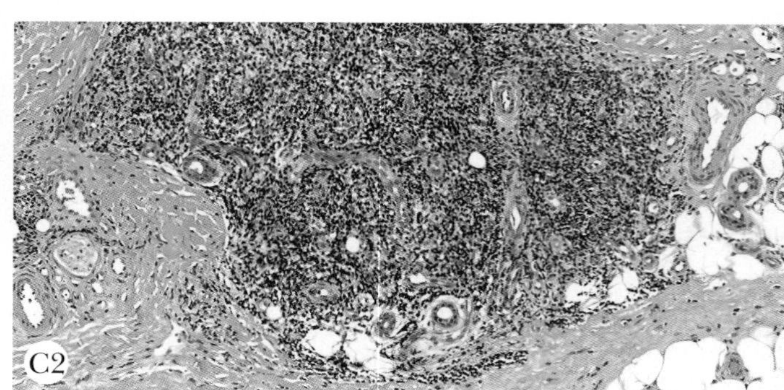

图 16.4.7C 文身 女，52 岁，左手中指红色斑块 1 年。1 年前局部文身。病理示真皮组织细胞、淋巴细胞混合性浸润，真皮深层淋巴细胞结节状浸润，呈假淋巴瘤样改变。

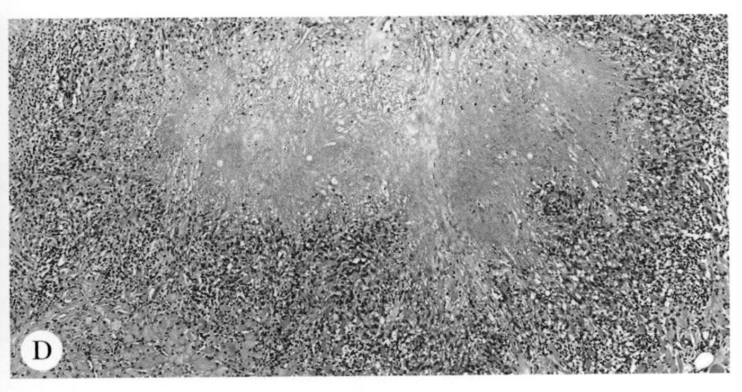

图 16.4.7D 文身 女，39 岁，唇部红斑、丘疹、糜烂 1 年。1 年前有文唇史。结核杆菌 T-spot 及结核杆菌 PCR 检查均为阴性。病理示结核性肉芽肿。

16.4.8 石蜡瘤（paraffinoma）

病理改变

a 真皮、皮下组织可见大量、大小不等的空腔，呈“瑞士奶酪”样。

b 空腔之间为纤维结缔组织，可见组织细胞、淋巴细胞、泡沫细胞及多少不等的多核巨细胞。

c 冷冻切片，空腔内石蜡苏丹Ⅳ或油红 O 染色阳性。

病理鉴别诊断

硅胶肉芽肿：空腔内无苏丹Ⅳ或油红 O 染色阳性的物质。

临床特点

a 发生于注射石蜡美容患者，可在注射多年后发生。

b 好发于生殖器、乳房。

c 皮损为非疼痛性质硬结节、斑块，有时伴有溃疡及脓肿形成，累及皮下组织。

临床鉴别诊断

其他虫咬皮炎

别名

硬化性脂肪肉芽肿（sclerosing lipogranuloma）

16.4.9 硅胶肉芽肿（silicone granuloma）

病理改变

a 真皮、皮下组织可见大量、大小不等的空腔，呈“瑞士奶酪”样。

b 与石蜡瘤不同，其为制片过程硅酮清除后的残留的空腔，其内一般无硅酮。偶尔的，其内可见无色、不规则、折光、非偏光性的少量残留硅酮。

c 空腔间组织细胞浸润，可呈泡沫状或为多核，伴有淋巴细胞、嗜酸性粒细胞浸润。

d 空腔间可见程度不一的纤维化。

病理鉴别诊断

石蜡瘤：空腔内物质石蜡，苏丹Ⅳ或油红 O 染色阳性。

临床特点

a 好发于接受美容手术的妇女，硅酮液体注射或硅酮胶渗漏或破裂后引起。

b 常数月或数年后发生。

c 皮损为皮下结节、斑块，可缓慢进展，形成硬化和溃疡。

别名

硅酮肉芽肿（silicone granuloma）

硅树脂肉芽肿（silicone granuloma）

16.4.10 透明质酸反应（reactions to hyaluronic acid）

病理改变

a 注射位点以巨细胞为主的肉芽肿浸润。

b 较少见的，注射位点轻度淋巴细胞、组织细胞浸润，无肉芽肿形成。

c 肉芽肿中央、细胞外见嗜碱性无定型物质，阿辛蓝染色阳性。

临床特点

a 注射透明质酸后局部变硬、疼痛、水肿、红斑。

b 常在注射后 6 ~ 8 周发生，发生率为 3%。

c 采用糖皮质激素或透明质酸酶注射治疗有效。

临床鉴别诊断

透明质酸注射引起的动脉栓塞

16.4.11 牛胶原反应（reactions to bovine collagen）

病理改变

a 牛胶原位于含有多个异物巨细胞的栅栏状肉芽肿中心，或引起弥漫性肉芽肿反应。

b 牛胶原较正常胶原相比更粗、更均质化，而纤丝状更不明显，偏振光下为非双折光性，Masson 三色为淡灰紫色。

c 浸润中含有多少不等的淋巴细胞、嗜酸性粒细胞、浆细胞、中性粒细胞，常不侵及植入牛胶原。

临床特点

a 注射后引起非免疫、免疫性两种反应。

b 非免疫反应以局部组织坏死为特点，在注射后较短时间内发生，可能与局部血流中断有关。眉间注射组织坏死占总坏死比例的 2/3。

c 免疫反应表现为注射部位的硬化、红斑，常于 1 年内自发消退。少见的，局部继发脓肿出现，持续数周，并可于 1 ~ 24 个月以上缓解、加重交替出现。

16.4.12 缝线肉芽肿（suture granuloma）

病理改变

a 缝线周围可呈多种类型肉芽肿反应，包括异物型、组织细胞型、栅栏状肉芽肿，也可呈混合性肉芽肿。

b 组织细胞、巨细胞内或栅栏状肉芽肿中央渐进性坏死区见线状缝线。

c 偏振光下缝线呈双折光性。

病理鉴别诊断

类风湿结节：中央不可见缝线。

临床特点

a 切口部位炎症反应、发红、肿胀，可形成丘疹和结节，或形成窦道，排出缝合线。

b 可于数周或数年后发生。

c 炎症持续，直至取出缝线。

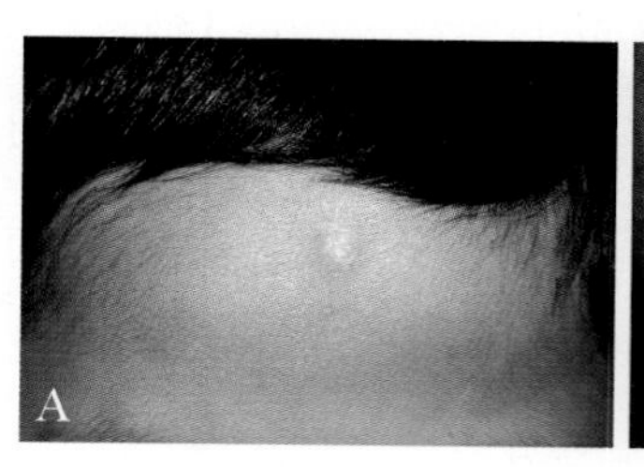

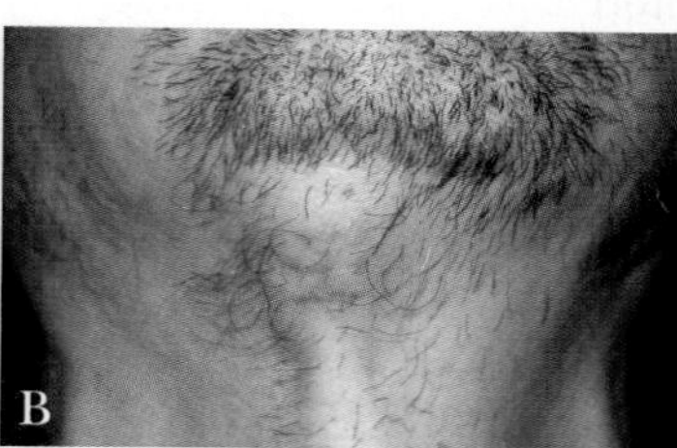

图 16.4.12 缝线肉芽肿（suture granuloma）

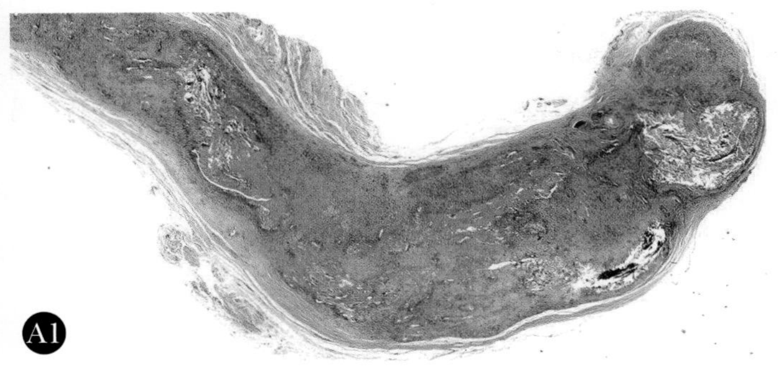

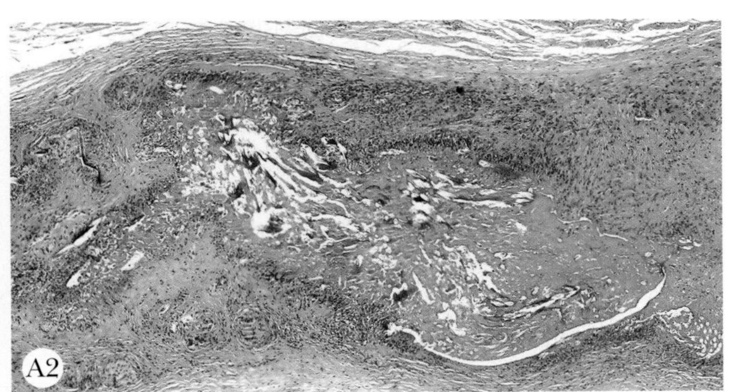

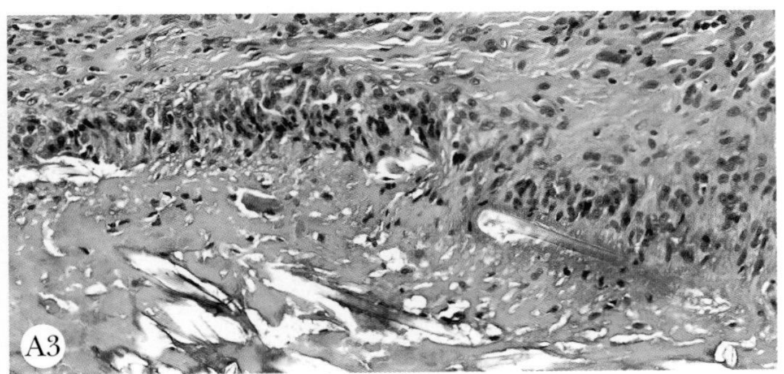

图 16.4.12A　缝线肉芽肿　男，5 岁，额部结节半年。半年前额部外伤，于当地医院行“缝合手术”。病理示栅栏状肉芽肿，中央见缝线。

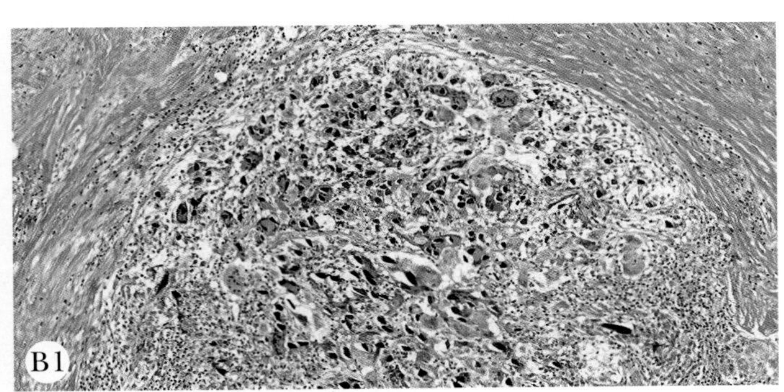

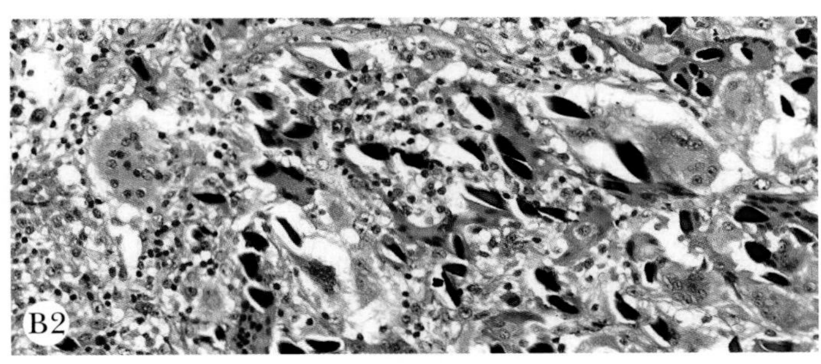

图 16.4.12B　缝线肉芽肿　男，54 岁，下颌硬化性斑块 10 天余。1 个月前行下颌淋巴结手术。病理示异物肉芽肿，组织细胞、多核巨细胞内见缝线。

16.4.13　汞肉芽肿（mercury granuloma）

病理改变

a 真皮内大小不等的暗灰色或黑色不透明球状物，常由坏死组织包绕。

b 周围形成异物性肉芽肿反应。

临床特点

a 继发于体温计破碎引起的外伤，或自身注射引起。

b 皮损为溃疡性皮下或皮肤红色结节。

16.4.14　锌肉芽肿（zinc-induced granuloma）

病理改变

a 初始为致密中性粒细胞浸润，后形成肉芽肿，最终形成纤维化。

b 偏振光下见锌胰岛素形成的菱形双折光晶体。

临床特点

a 继发于含锌胰岛素注射后。

b 注射位点出现疖样结节，愈合后遗留萎缩性瘢痕。

临床鉴别诊断

疖

16.4.15 仙人掌刺伤（cactus spine injury）

病理改变

a 刺伤数天后真皮血管周围致密淋巴组织细胞浸润，浸润中嗜酸性粒细胞较多。

b 数周后真皮形成两种肉芽肿模式：结节病型肉芽肿或异物性肉芽肿。

c 真皮内或巨细胞内见边界清楚的仙人掌针状棘刺，PAS 染色阳性。

病理鉴别诊断

木刺扎伤：具有相似的肉芽肿模式，但镜下木刺为褐色，呈矩形。

临床特点

a 刺伤后手掌或手指出现局部炎症。

b 一些患者数周后局部多个半球形皮色丘疹，表面有黑点。

临床鉴别诊断

疥疮

玻璃纤维性皮炎

别名

仙人掌皮炎（Sabra dermatitis）

17　沉积物疾病（deposition disorders）

高天文　马翠玲　廖文俊

17.1　皮肤黏蛋白沉积
17.1.1　硬化性黏液水肿
17.1.2　局限性黏液水肿性苔藓
17.1.3　自愈性青少年皮肤黏蛋白病
17.1.4　硬肿病
17.1.5　胫前黏液性水肿
17.1.6　泛发性黏液性水肿
17.1.7　网状红斑黏蛋白病
17.1.8　皮肤炎症相关黏蛋白沉积
17.1.9　皮肤肿瘤相关黏蛋白沉积
、

17.2　皮肤淀粉样变
17.2.1　皮肤苔藓样和斑状淀粉样变
17.2.2　皮肤结节性淀粉样变
17.2.3　系统性淀粉样变
17.2.4　继发性皮肤淀粉样变

17.3　胶样粟丘疹

17.4　类脂蛋白沉积症

17.5　Waldenstrom 巨球蛋白血症

17.6　卟啉病和假性卟啉病
17.6.1　卟啉病
17.6.2　假性卟啉病

17.7　痛风

17.8　皮肤草酸盐沉积症

17.9　皮肤钙质沉积症
17.9.1　转移性皮肤钙质沉积症
17.9.2　营养不良性皮肤钙质沉积症
17.9.3　特发性皮肤钙质沉积症

17.10　皮肤骨化
17.10.1　Albright 遗传性骨营养不良
17.10.2　皮肤骨瘤（见 30.4.1）

17.11　黏多糖病
17.12　褐黄病

17.13　药物性色素沉着

17.14　金属沉着

17.15　文身

本章主要介绍内源性和外源性物质在皮肤中的沉积。很多沉积物疾病是系统性疾病的皮肤表现，因此临床资料和实验室检查对于鉴别诊断有重要作用。特殊染色、电镜等也有辅助诊断价值。

17.1 皮肤黏蛋白沉积（cutaneous mucinosis）

皮肤黏蛋白的来源主要包括真皮成纤维细胞和上皮组织，HE 染色中黏蛋白呈淡蓝色，丝状或颗粒状，部分在 HE 切片不可见。特殊染色如胶样铁、阿辛蓝可清楚显示。

17.1.1 硬化性黏液水肿（scleromyxedema）

又称泛发性和硬皮病样黏液水肿性苔藓，或丘疹性黏蛋白沉积。无论临床特点还是病名，均易与因甲状腺功能异常导致的泛发性黏液性水肿相混淆。与不伴硬化的局限性黏液水肿性苔藓也易混淆。

病理改变

a 表皮突变平消失，毛囊可萎缩。

b 黏蛋白沉积主要局限于真皮中、上部，范围较弥漫，或灶性沉积。

c 真皮乳头层不受累。

d 胶原增多。成纤维细胞增生，早期可见星状成纤维细胞。

e 肥大细胞数量可增加。

f 真皮浅层血管周围常有少量慢性炎症细胞浸润。

病理鉴别诊断

泛发性黏液性水肿：无成纤维细胞增生。

硬皮病：胶原粗大、显著增厚，黏液少。

胫前黏液性水肿：真皮下部黏蛋白量比上部显著。成纤维细胞数量一般不增多，一般不发生纤维化增生。

肾源性硬化性皮病：黏液水肿延伸至脂膜。脂膜是否受累是鉴别硬化性黏液水肿与肾源性硬化性皮病的要点。

临床特点

a 以中年人居多，无性别差异。

b 多初发于手、肘、颈、面、躯干上部，但很快累及全身。

c 皮损为 1 ~ 3mm 的白色或红色丘疹，蜡样光泽，有韧性。额、颈、耳后丘疹呈线状排列是本病的重要临床特点。

d 皮损易融合成硬化性斑块，严重时运动受限，指端硬化。皮损可有红斑或色素沉着。

e 多累及面部，导致小口、面具样或狮样面容畸形。

f 常存在 IgGκ 链副球蛋白血症，但不伴甲状腺功能异常。

g 黏蛋白沉积于内脏器官可出现相应的临床表现。

h 常呈慢性进行性病程，预后差。

临床鉴别诊断

系统性硬皮病

泛发性黏液性水肿

别名

泛发性和硬皮病样黏液水肿性苔藓（generalized and sclerodermoid lichen myxedematosus）

黏液水肿性苔藓（lichen myxedematosus）

丘疹性黏蛋白沉积（papular mucinosis）

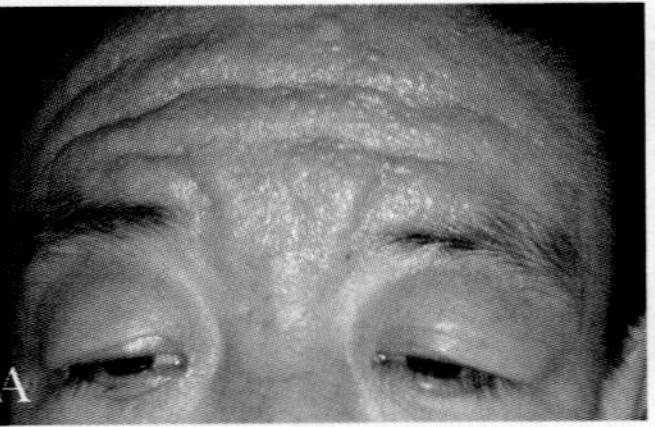
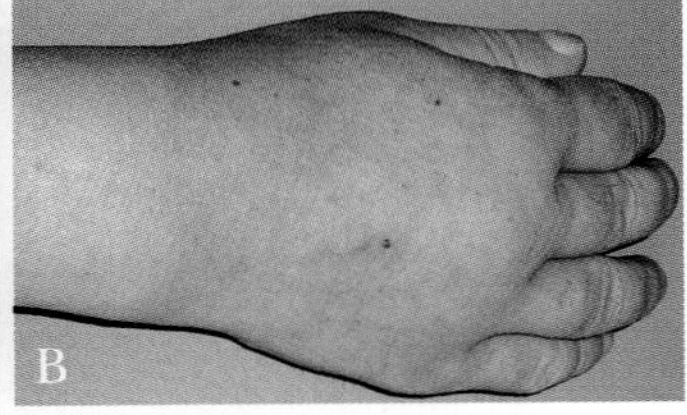

图 17.1.1 硬化性黏液水肿（scleromyxederma）

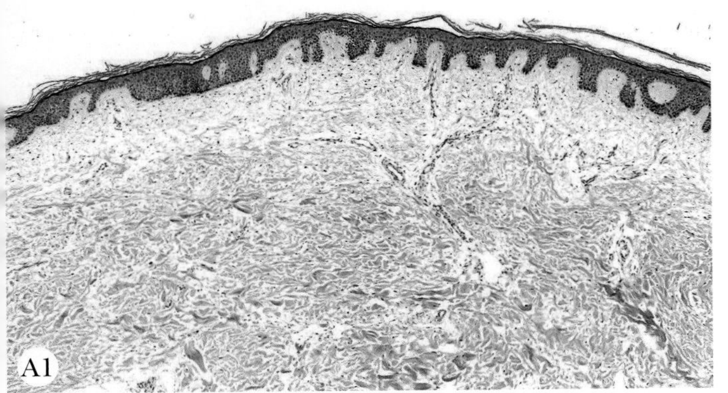
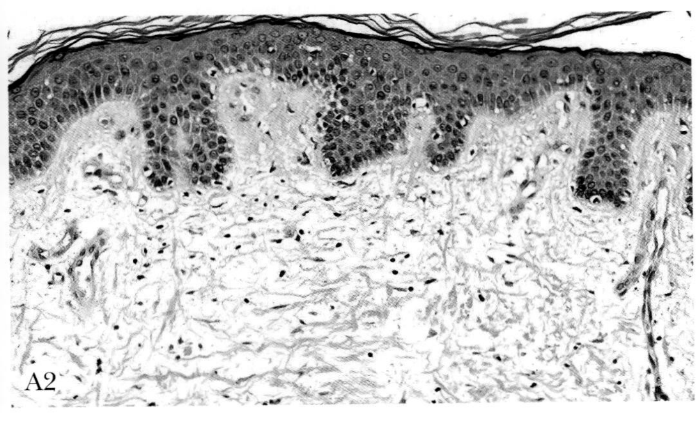
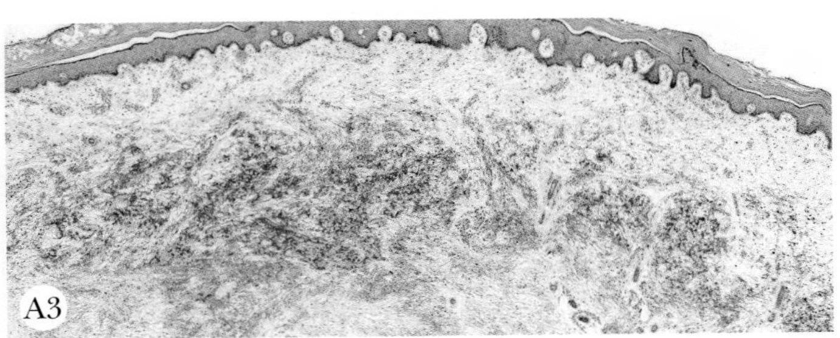

图 17.1.1A 硬化性黏液水肿 男，33 岁，四肢、额部丘疹半年，范围渐扩大。病理示真皮中、上部苍白，胶原束间隙增宽，胶原束断裂，胶样铁染色示黏液位于真皮中下部（A3）。

17.1.2 局限性黏液水肿性苔藓（localized variants lichen myxedematosus）

又称局限性黏蛋白沉积（localized mucinosis），指范围相对局限、无系统性改变的单发或多发的局限性丘疹性黏蛋白沉积，临床主要包括后述 4 个亚型。

病理改变

a 真皮乳头层和网状层上部黏蛋白沉积。

b 病变局限，低倍镜下呈丘疹、结节改变（丘疹、结节是临床表现）。

c 成纤维细胞轻度增加或大致正常。

d 浅表血管周围轻度慢性炎症细胞浸润。

临床特点

a 孤立性丘疹型黏液水肿性苔藓（discrete papular lichen myxedematosus）：又称孤立性丘疹性黏蛋白沉积（discrete papular mucinosis）：表现为躯干、四肢数个至上百个孤立皮色或淡红色丘疹。

b 肢端持久型丘疹性黏蛋白沉积（acral persistent papular mucinosis）：表现为多个孤立小丘疹，好发于手背，手腕伸侧，可扩展至前臂及肘部。

c 婴儿丘疹型黏蛋白沉积（papular mucinosis of infancy）：表现为婴儿上肢、躯干多发丘疹。

d 结节型黏液水肿性苔藓（nodular lichen myxedematosus）：又称结节性黏蛋白沉积（nodular mucinosis）：表现为躯干或四肢多发的结节性损害。

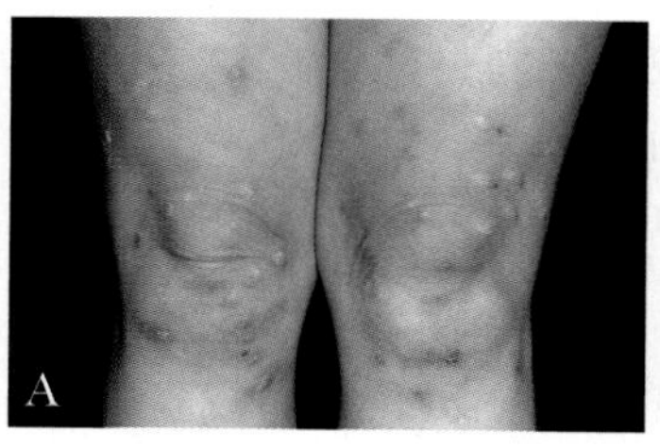

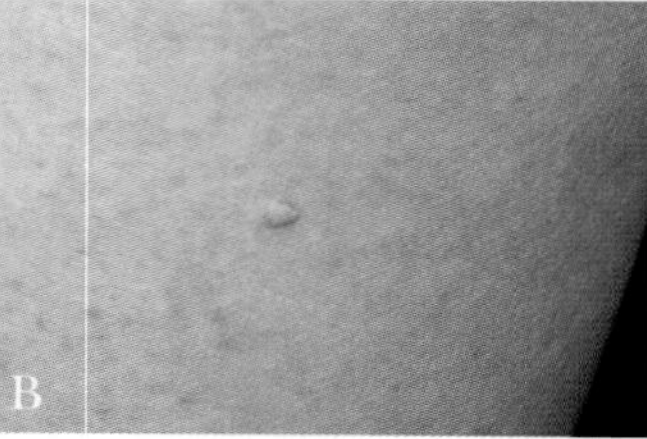

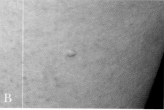

图 17.1.2 孤立性丘疹性黏液水肿性苔藓（discrete papular lichen myxedematosus）

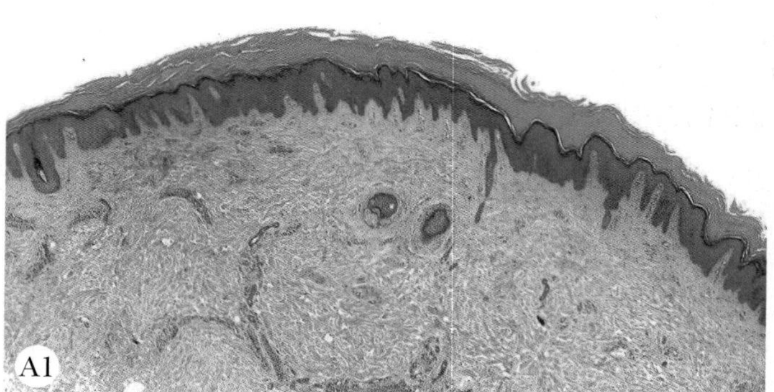

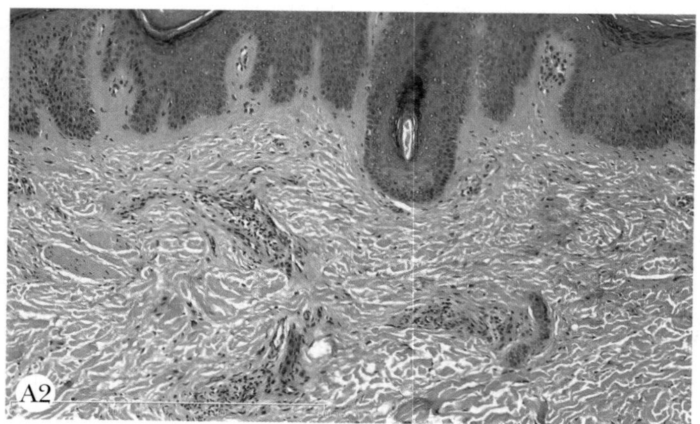

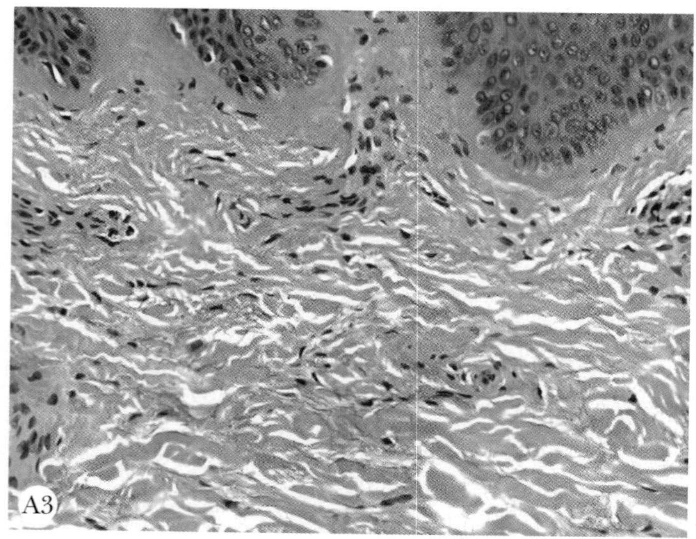

图 17.1.2A 局限性黏液水肿性苔藓 女，50 岁，四肢多发丘疹、痒 7 年。HE 切片示真皮浅部胶原束间蓝染的黏蛋白。

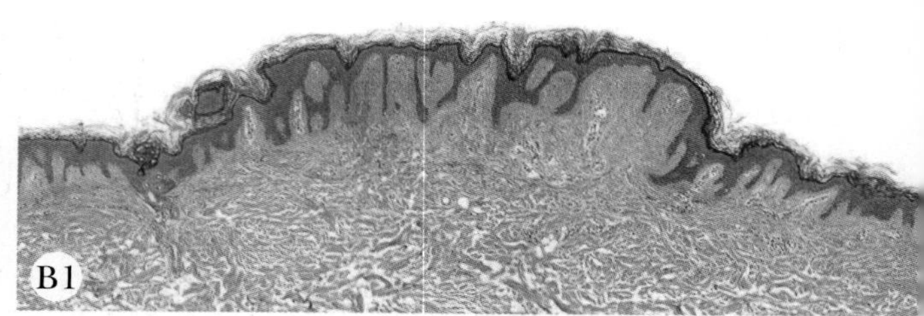

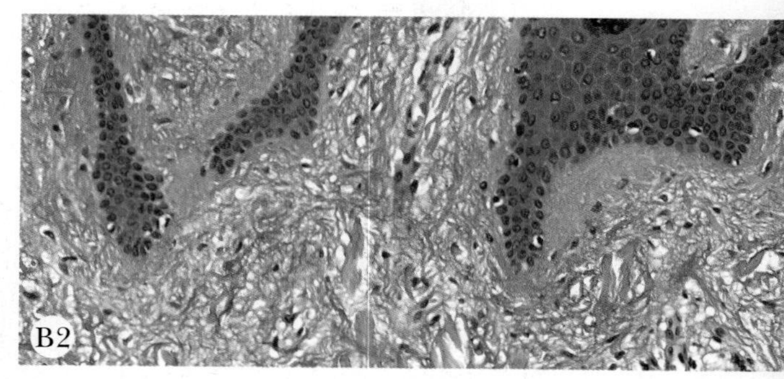

图 17.1.2B 局限性黏液水肿性苔藓 男，38 岁，左臀下部丘疹 2 年余，缓慢增大。HE 切片示真皮乳头内及其下方胶原束间蓝染的黏蛋白。

17.1.3 自愈性青少年皮肤黏蛋白病（self-healing juvenile cutaneous mucinosis）

可能为一种原发性皮肤黏蛋白病，而非局限性黏液水肿性苔藓的亚型。成人中出现的自然缓解病例为局限性黏液水肿性苔藓。

病理改变

a 真皮乳头层和网状层上部黏蛋白沉积。

b 病变局限，低倍镜下呈丘疹、结节改变。

c 成纤维细胞轻度增加或大致正常。

d 浅表血管周围轻度慢性炎症细胞浸润。

临床特点

a 发生于 1 ~ 15 岁的青少年。

b 主要见于颜面、头皮、腹和股部。

c 多发性丘疹，可融合成斑块。

d 急性发病，可伴发热、关节痛、肌痛等系统症状。

e 皮疹可在数周至数月内自然消退。

临床鉴别诊断

传染性软疣

播散性黄瘤病

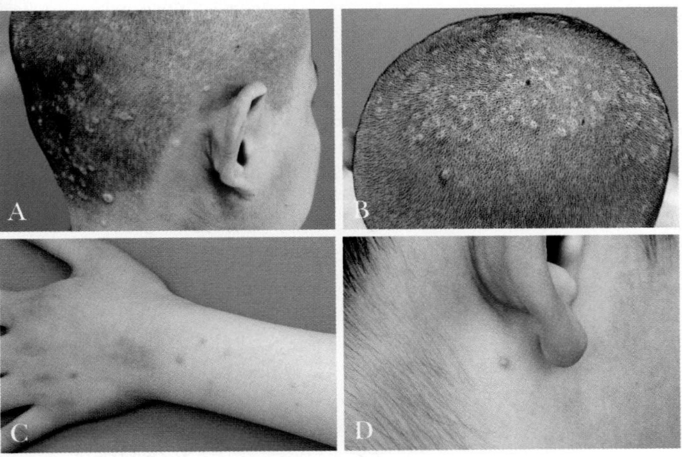

图 17.1.3 自愈性青少年皮肤黏蛋白沉积（self-healing papular mucinosis）

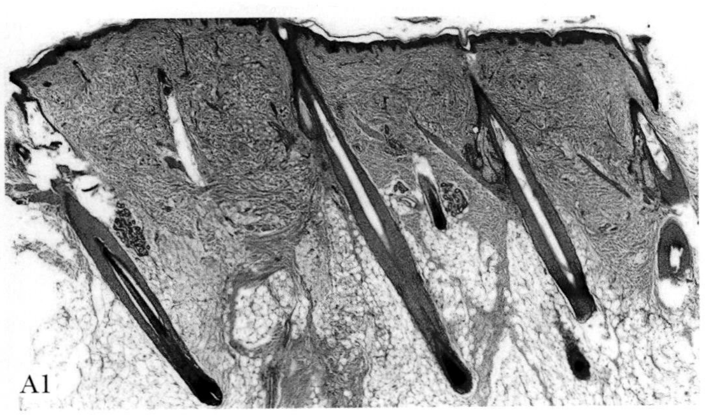

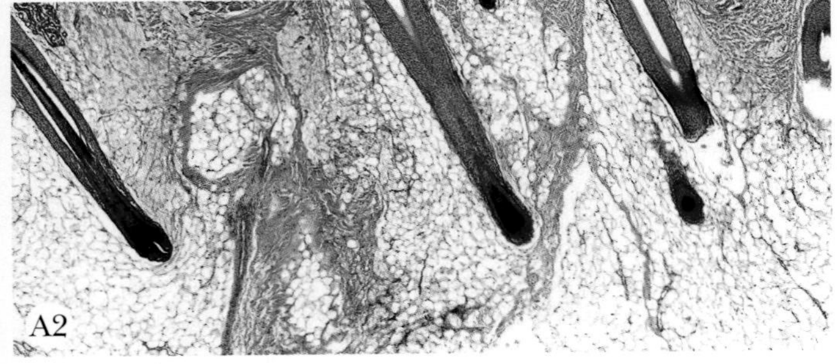

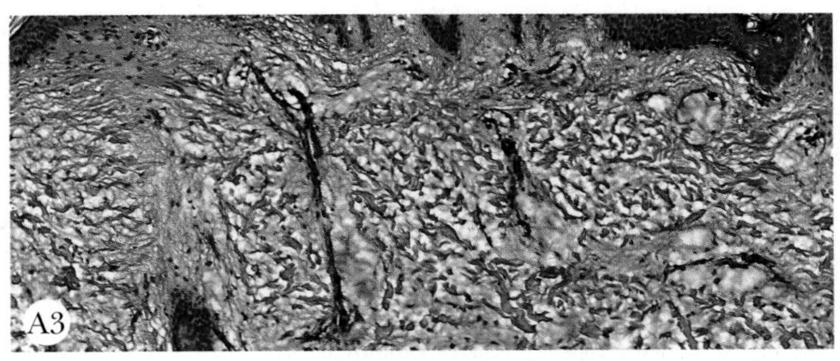

图 17.1.3A 自愈性青少年皮肤黏蛋白病 男，9 岁，头皮丘疹，痒 1 个月。1 个月余前进古墓玩耍后头颈、背部出现白色丘疹（图 A、B），初期略痒，同进古墓的 3 名儿童 2 人发病。取病理后 5 天皮损逐渐自行消退。HE 切片示真皮全层及皮下组织浅部弥漫性蓝染的黏蛋白沉积。

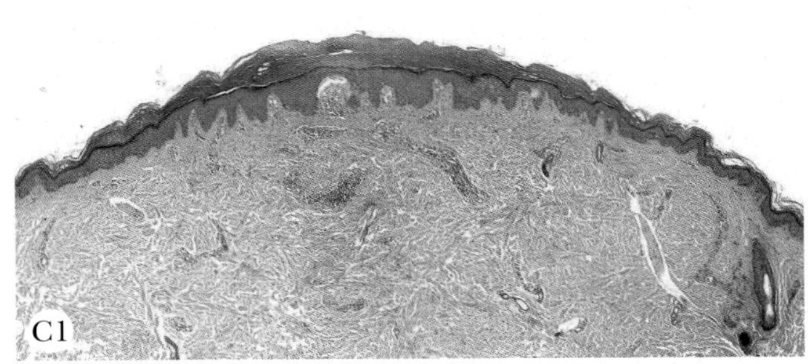

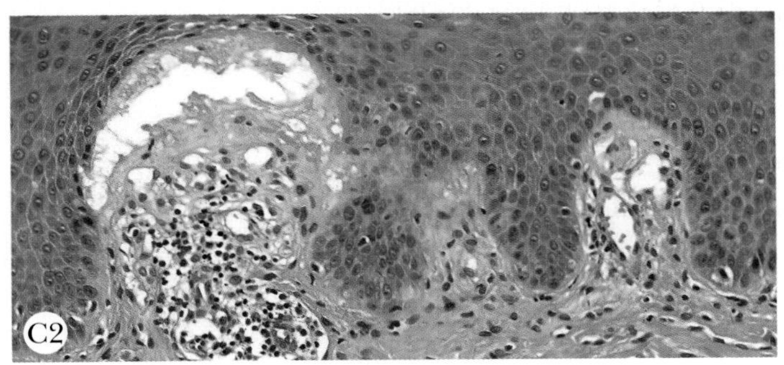

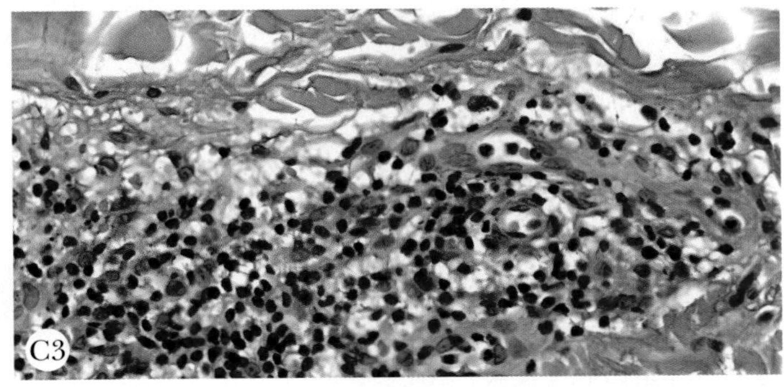

图 17.1.3C 自愈性青少年皮肤黏蛋白病 男，9 岁，面、躯干、四肢皮肤散在丘疹，痒 1 年，皮损搔抓至出血后可愈。HE 切片示真皮中、上部胶原间蓝染的黏蛋白沉积，血管周围中等量淋巴细胞浸润。

17.1.4 硬肿病（scleredema）

病理改变

a 真皮层明显增厚。

b 真皮中、下部胶原束增加、增厚，胶原束间的间距增大，产生所谓的胶原窗（fenestration），阿辛蓝、胶样铁等特染可显示沉积的黏蛋白。

c 成纤维细胞数量无明显增加。

d 血管周围有轻度淋巴细胞浸润，肥大细胞可增多。

e 附属器包括汗腺相对上移，但附属器数量不减少。

f 病程早期，阿辛蓝染色多为阳性，病程较长者，常规固定时阿辛蓝染色有时可为阴性，此时可在冷冻或酒精固定情况下进行黏蛋白染色。

病理鉴别诊断

硬化性黏液水肿：真皮厚度大致正常，以真皮上部为主的大量黏蛋白沉积，成纤维细胞及胶原增多，无胶原窗。

硬皮病：胶原增多，致密，有透明变性，但不产生胶原窗及黏蛋白沉积。附属器数量减少。

临床特点

a 病因不明，可分为三型。

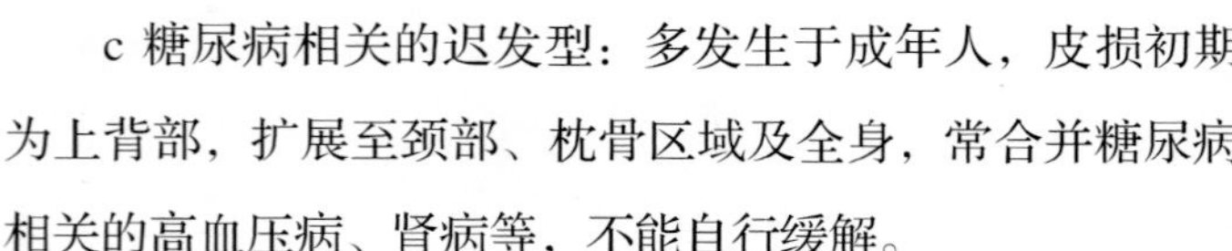

b 急性型：最常见，多发生于儿童及中年女性，与上呼吸道感染如细菌、病毒感染相关，多能自发缓解。

c 糖尿病相关的迟发型：多发生于成年人，皮损初期为上背部，扩展至颈部、枕骨区域及全身，常合并糖尿病相关的高血压病、肾病等，不能自行缓解。

d 隐匿型：较糖尿病相关的迟发型更隐匿，常与单克隆丙种球蛋白病伴发。

e 皮损对称，呈弥漫性非凹陷性肿胀，发硬，与正常皮肤间界限不清，正常皮色，有光泽。

f 累及面部时，失表情，呈假面具状，张口受限，可出现吞咽困难。

g 系统性表现可有浆膜炎、肌炎，可出现发音及吞咽困难、充血性心力衰竭等。

临床鉴别诊断

硬皮病

皮肌炎

别名

Buschke 硬肿病（scleredema of Buschke）

成人硬肿病（scleredema adultorum）

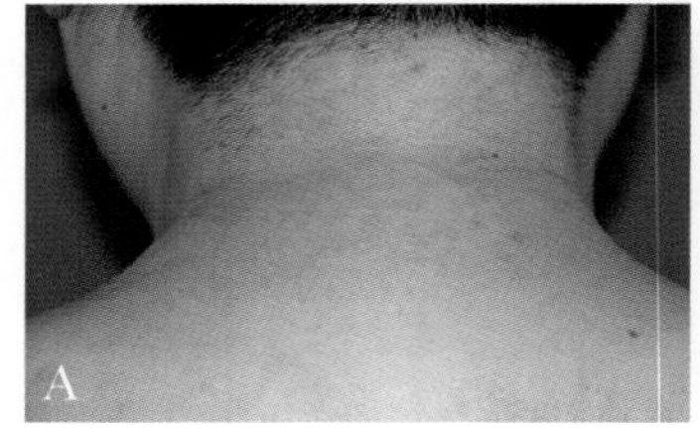

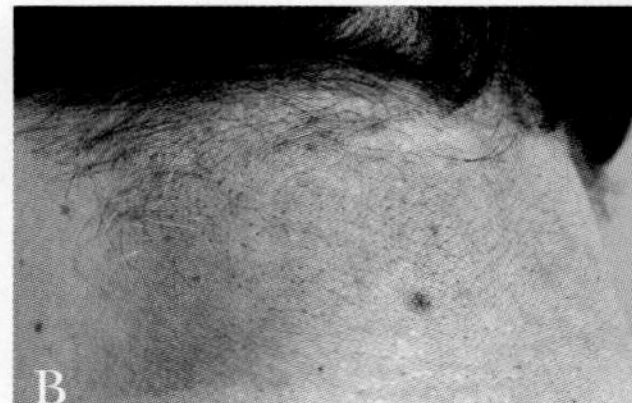

图 17.1.4 硬肿病（scleredema）

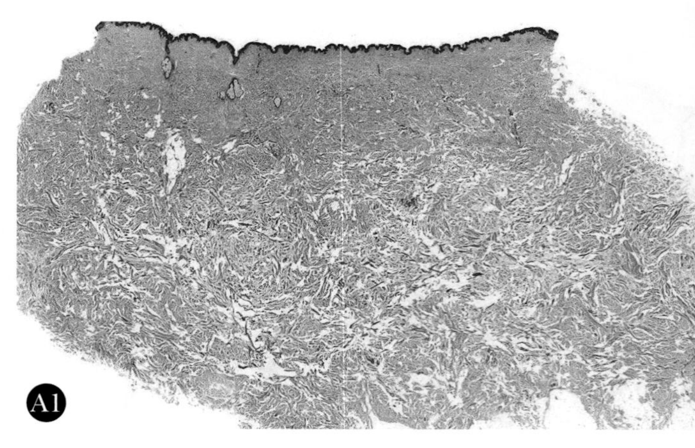

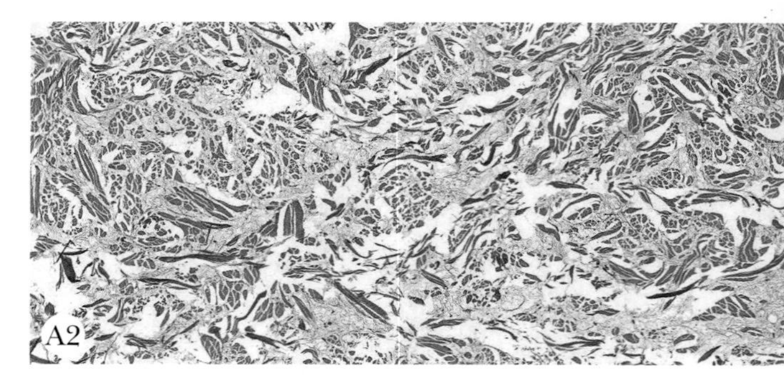

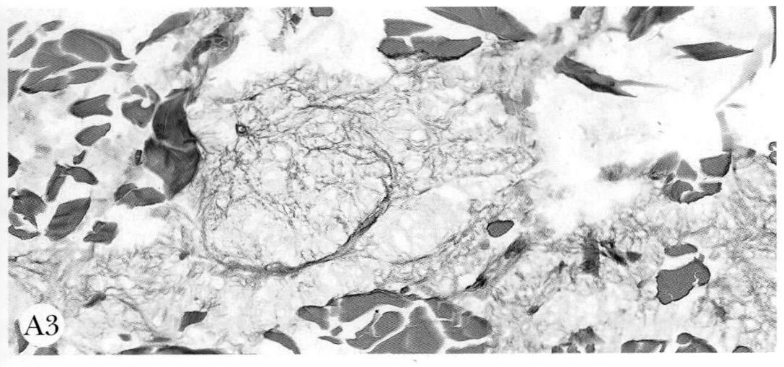

图 17.1.4A　硬肿病　男，47 岁，项部硬肿 5 年，无不适。6 年前曾患“脑血管栓塞”。B 超示颈后皮肤明显增厚，约 0.7cm。HE 切片可见真皮中、下部大量淡蓝色的黏蛋白，胶原束间隙增宽。

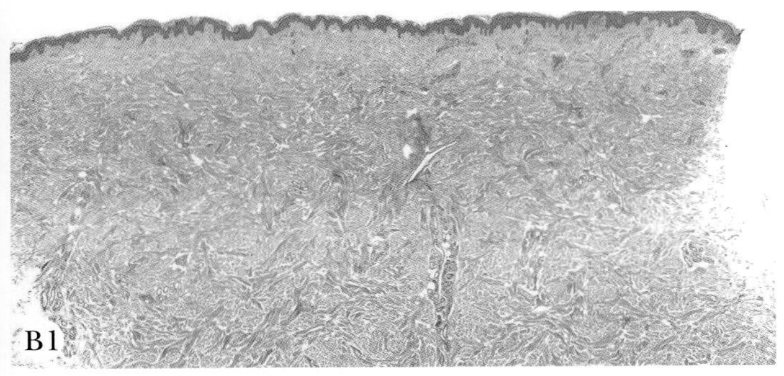

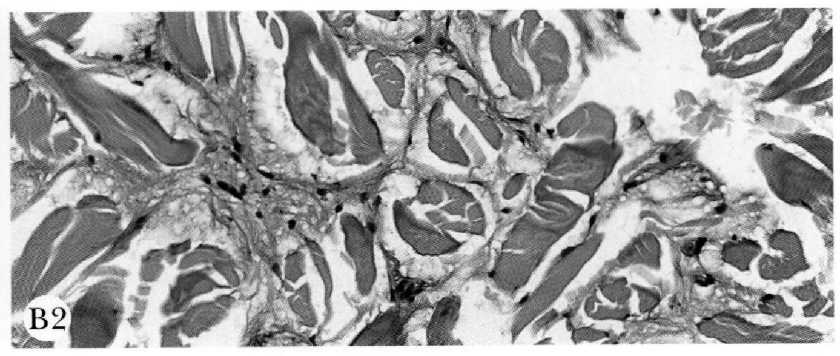

图 17.1.4B　硬肿病　男，60 岁，颈后红斑、丘疹、斑块 5 年，近 3 个月自用热毛巾湿敷后缩小。患“脑供血不足”。HE 切片示真皮下部胶原束间较多淡蓝色的黏蛋白，有少许淋巴细胞及肥大细胞浸润。

17.1.5　胫前黏液性水肿（pretibial myxedema）

病理改变

a 表皮可有角化过度，毛囊角栓，表皮突变平，基底层色素增加。

b 真皮乳头层常正常，真皮中、下部大量黏蛋白沉积，真皮明显增厚。

c 沉积的黏蛋白呈丝状及颗粒状，或广泛沉积，导致真皮胶原纤维束被分离。

d 成纤维细胞数一般不增多，但在黏蛋白沉积较多的区域，有些成纤维细胞呈星状。

e 有时出现围管性浸润的淋巴细胞，肥大细胞中度增加。

临床特点

a 常合并有甲状腺功能亢进，往往在甲亢治疗后病变更为明显。

b 早期皮损为胫前粉红色、皮色、紫红色的丘疹或斑块。

c 晚期皮损限局于胫前，表现为坚实性水肿性斑块或结节，呈蜡样黄色或淡褐色，表面凹凸不平，毛孔粗大，呈特征性的橘皮状。

d 皮损处常多汗和多毛。

e 有甲亢者常伴有甲亢的其他临床表现。

临床鉴别诊断

淋巴水肿

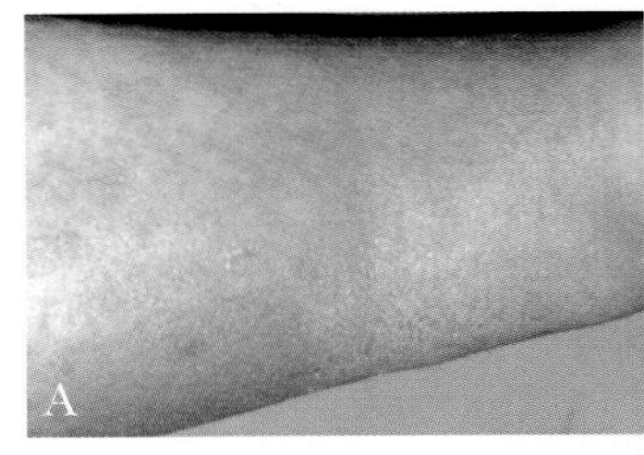

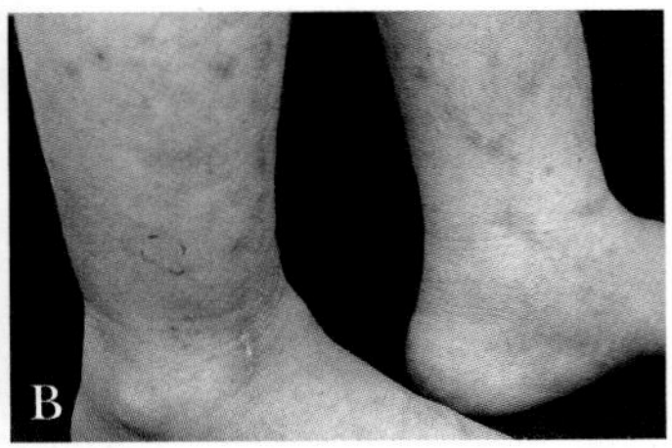

图 17.1.5　胫前黏液性水肿（pretibial myxedema）

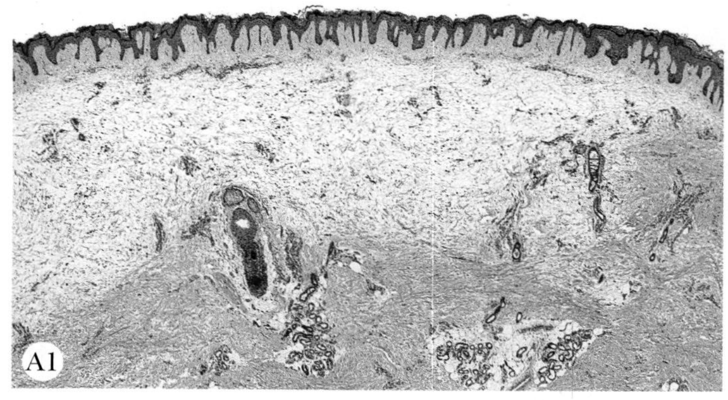

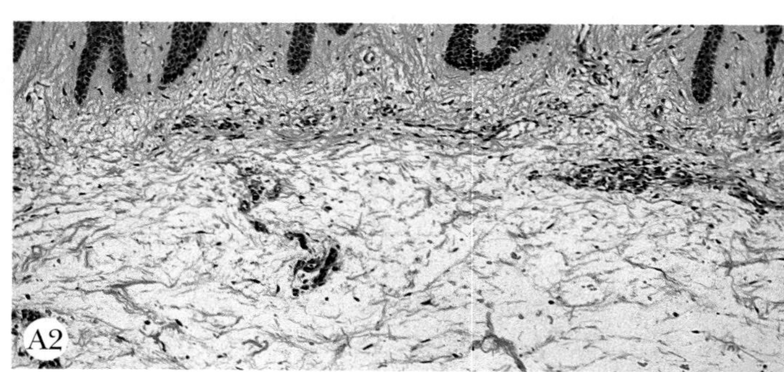

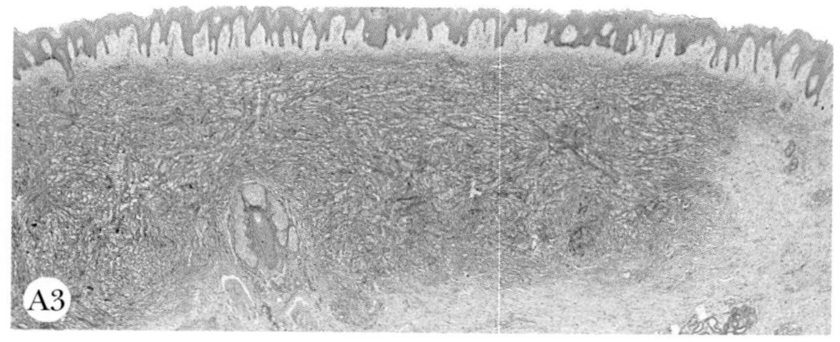

图 17.1.5A 胫前黏液性水肿 女，55 岁，双小腿红斑块 2 年。病理示真皮中部胶原间隙显著增宽，胶原被拉成细网状，阿辛蓝染色示大量黏蛋白沉积（A3）。

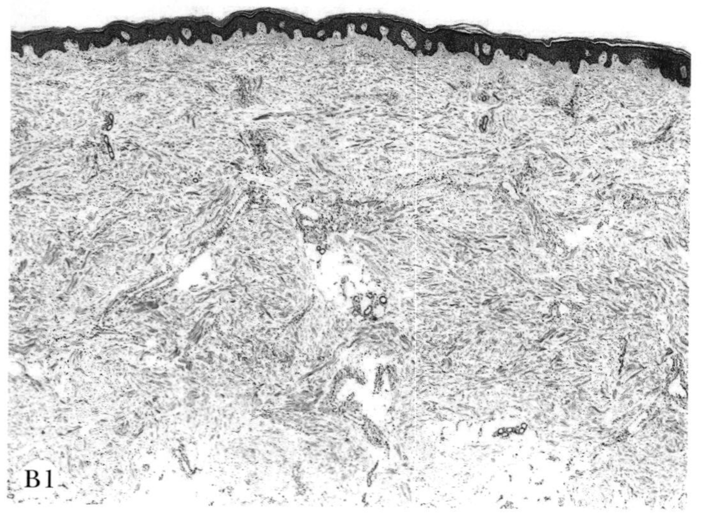

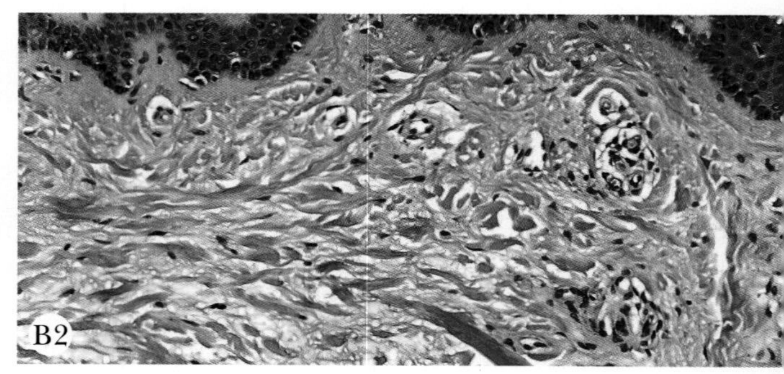

图 17.1.5B 胫前黏液性水肿 男，37 岁，双小腿肿胀、肿块 6 个月余，有“甲亢”病史。HE 切片示真皮内大量蓝染的黏蛋白，血管周围及真皮上部间质内少至中等量淋巴细胞浸润。

17.1.6 泛发性黏液性水肿（generalized myxedema）

病理改变

a 表皮可有角化过度，毛囊角栓，角质囊肿。

b 胶原束间隙增宽。

c 黏蛋白沉积程度不一，常位于真皮上部和中部。

d 部分病例大量黏蛋白沉积使胶原束断裂，可见血管周围淋巴细胞浸润。

e 通常无成纤维细胞增生。

临床特点

a 甲状腺功能减退所致。

b 全身皮肤呈非凹陷性水肿，干燥苍白，蜡样光泽，触之较硬。

c 面部少表情，皱褶增多；鼻宽，口唇肿胀，眼睑隆起。

d 毛发（头皮、胡须、腋毛、阴毛）干粗、易碎。眉毛外侧 1/3 易脱落。

e 指甲易碎，生长缓慢。

f 舌粗大、平滑、发红，言语笨拙。

g 由于胡萝卜素血症，手足呈橘黄色，有时有掌跖角化过度。

临床鉴别诊断

肾病综合征

硬化性黏液水肿

别名

真性黏液性水肿（true myxedema）

17.1.7　网状红斑黏蛋白病（reticular erythematous mucinosis）

病理改变

a 表皮轻度变平或正常。

b 真皮内胶原间隙增大，黏蛋白沉积，血管和毛囊附属器周围淋巴细胞浸润。

c 黏蛋白染色阳性。

病理鉴别诊断

红斑狼疮：部分病例可能是红斑狼疮的皮肤表现，本病表皮常无红斑狼疮表皮界面破坏。

多形性日光疹：黏蛋白沉积少，且多限于真皮乳头。可出现表皮海绵水肿或基底细胞液化变性，多不出现毛囊周围炎症浸润。

Jessner 淋巴细胞浸润症：面部多见，炎症较重，类似淋巴细胞增生性疾病。

临床特点

a 多为中年女性，多无自症状。

b 好发于前胸中部和上背部，远心部位很少受累。

c 皮疹通常表现为持久性的红色网状、风团样斑疹，境界清楚。

d 有些患者皮疹表现为浸润明显的丘疹和斑块。

e 病因不明，有报道患者发生甲状腺疾病、关节炎和糖尿病的风险增加。

f 当皮损为斑块时，可能与乳腺癌和结肠癌有关。

别名

REM 综合征（REM syndrome）

斑块黏蛋白病（plaque-like mucinosis）

中线黏蛋白病（midline mucinosis）

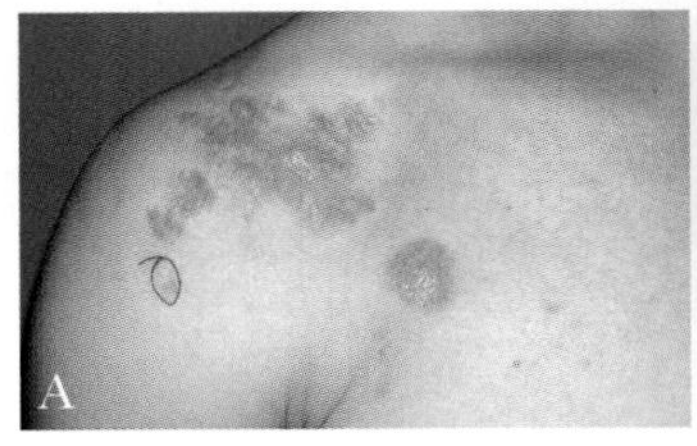

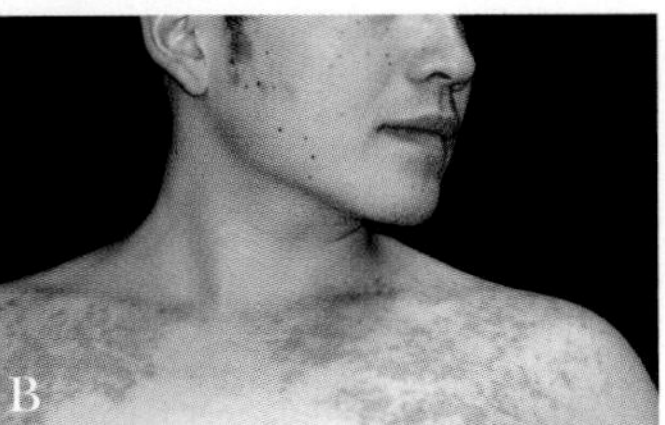

图 17.1.7　网状红斑黏蛋白病（reticular erythematous mucinosis）

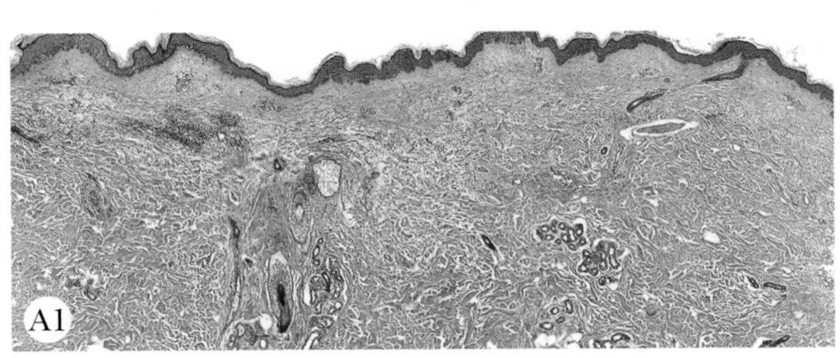

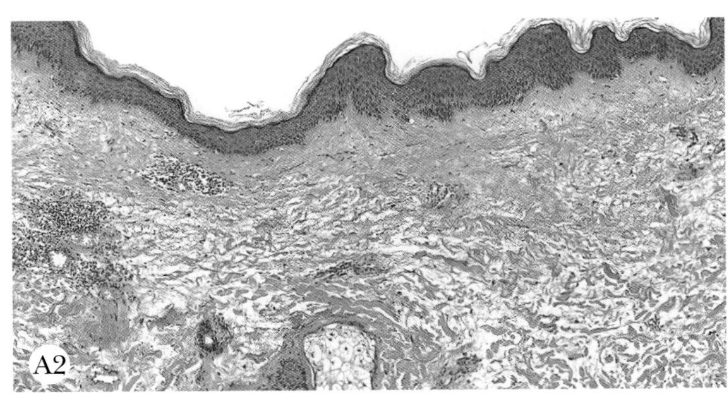

图 17.1.7A　网状红斑黏蛋白病　男，29 岁，右肩部淡红色斑块 14 年，无不适。HE 切片示真皮中部大量淡蓝色的黏蛋白，胶原束变稀疏。血管扩张、充血，周围有中等量淋巴细胞浸润。

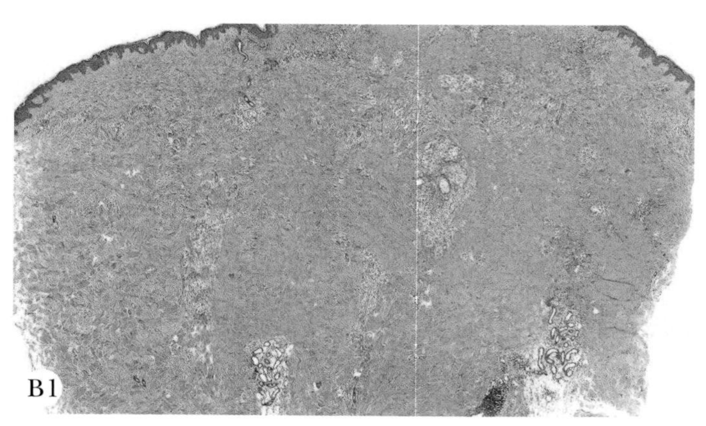

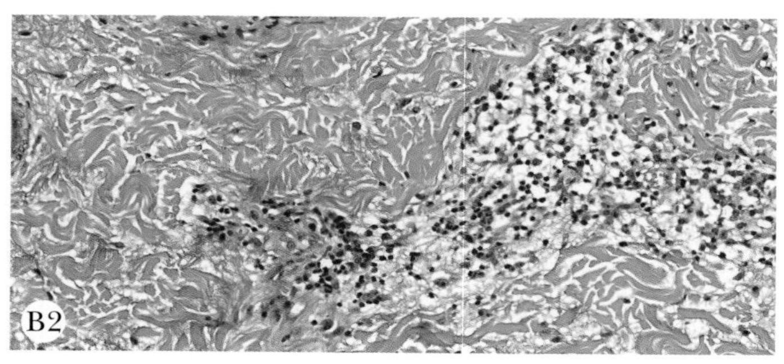

图 17.1.7B 网状红斑黏蛋白病 男，24 岁，面、肩、胸背部红斑，持续加重 1 年，偶痒。HE 切片示真皮全层均可见淡蓝色的黏蛋白，胶原增厚且致密。血管周围中等量淋巴细胞浸润。

17.1.8 皮肤炎症相关黏蛋白沉积（mucinosis associated with inflammatory skin diseases）

在一些炎症性疾病如红斑狼疮、皮肌炎、硬皮病、环状肉芽肿等可出现黏蛋白沉积，黏蛋白沉积往往可作为诊断线索。

17.1.9 皮肤肿瘤相关黏蛋白沉积（mucinosis associated with skin neoplasms）

肿瘤产生的黏蛋白可来自上皮成分和间质成分。一些附属器肿瘤如基底细胞癌、黏液癌、汗腺痣、黏液性汗管化生等可产生大量黏蛋白，亲毛囊 MF 往往出现毛囊漏斗部位大量黏蛋白沉积。软组织肿瘤来源的黏蛋白更为常见，多数常见的软组织肿瘤均有其黏液亚型。黑素瘤也可出现黏液性改变。

17.2 皮肤淀粉样变（cutaneous amyloidosis）

皮肤淀粉样物质沉积可来自于变性的角蛋白或异常免疫球蛋白、β 微球蛋白等沉积。按照发病机制可分为皮肤苔藓样和斑状淀粉样变，皮肤结节性淀粉样变和系统性淀粉样变。一些皮肤炎症和肿瘤如汗孔角化症、基底细胞癌等也可出现淀粉样物质沉积。

17.2.1 皮肤苔藓样和斑状淀粉样变（cutaneous lichen amyloidosis and macule amyloidosis）

病理改变

a 苔藓样型表皮角化过度、棘层肥厚，可见胶样小体，可有明显的基底层细胞液化变性，严重时形成表皮下疱。斑状型表皮改变不明显。

b 真皮乳头及真皮浅层的嗜伊红、无定形淀粉样蛋白沉积。

c 苔藓样型淀粉样物质沉积量大。斑状型淀粉样蛋白沉积量少，呈小片状、局灶性分布。

d 色素失禁可见于局限性淀粉样变中。

e 血管及附属器淀粉样蛋白沉积不是局限性淀粉样变的特征。

f 真皮血管周围可见少量或明显的慢性炎症细胞浸润。

临床特点

a 斑状和苔藓样淀粉样变的淀粉物质来源于角蛋白变

性，无系统异常。两型可同时存在，称为双相型淀粉样变。

b 斑状淀粉样变女性多于男性，好发于年轻人或患有慢性疾病患者。临床表现为对称的暗褐色或淡灰色色素沉着斑，多见于后背部和上胸部。

c 苔藓样淀粉样变表现为持续存在的丘疹和斑块，伴有色素沉着，瘙痒严重。好发于胫前和前臂伸侧。

d 肛门骶骨部淀粉样变表现为肛门周围和骶骨部的色素沉着斑及苔藓化丘疹。

e 皮肤异色症样淀粉样变表现为皮肤异色症改变和苔藓化丘疹。

f 慢性病程，治疗反应差。

临床鉴别诊断

慢性单纯性苔藓

结节性痒疹

营养不良型大疱性表皮松解症 – 痒疹型

别名

苔藓样皮肤淀粉样变（cutaneous lichen amyloidosis）

皮肤斑状淀粉样变（cutaneous macule amyloidosis）

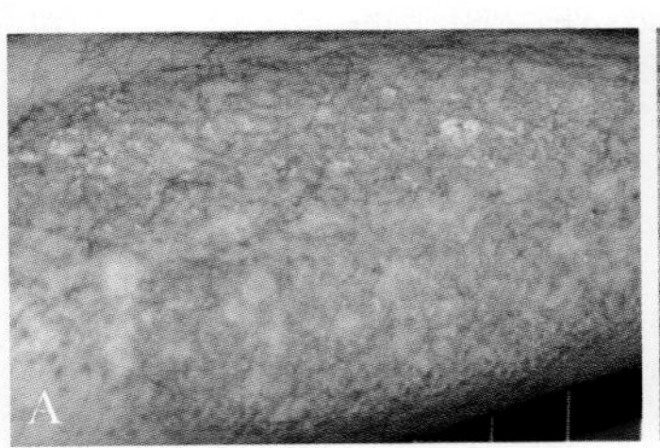

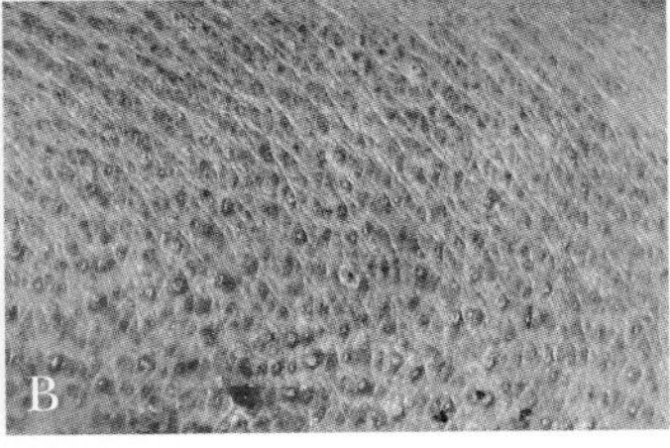

图 17.2.1 皮肤苔藓样淀粉样变（cutaneous lichen amyloidosis）

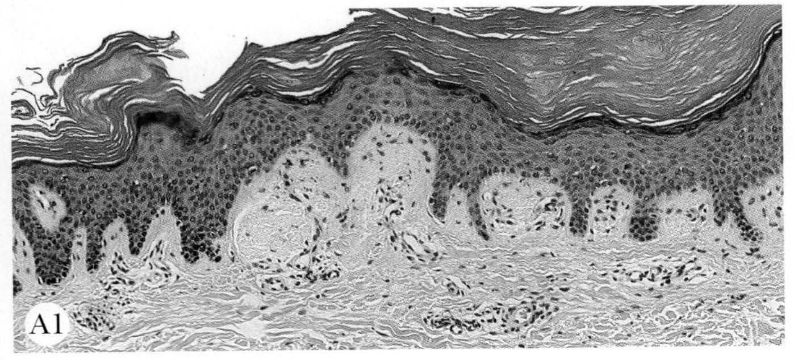

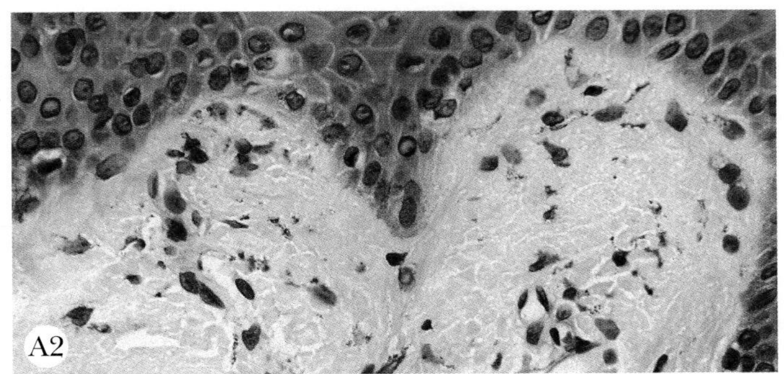

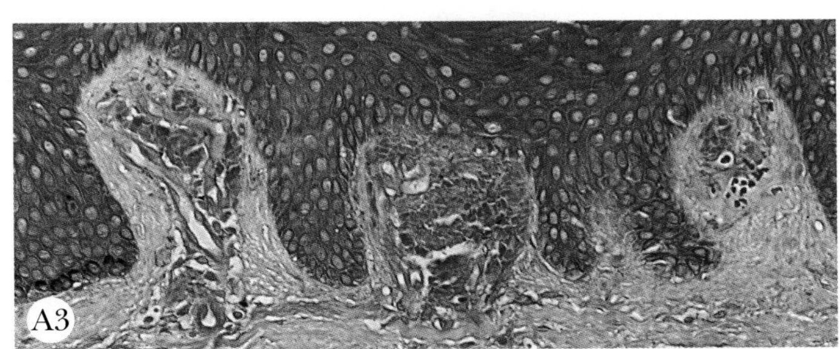

图 17.2.1A 皮肤苔藓样淀粉样变 男，37 岁，双下肢斑丘疹 15 年余，痒。弟有相同皮疹。HE 切片示部分真皮乳头内充满嗜伊红的无定形淀粉样蛋白，其内可见黑素颗粒。甲基紫染色淀粉样蛋白呈紫红色（A3）。

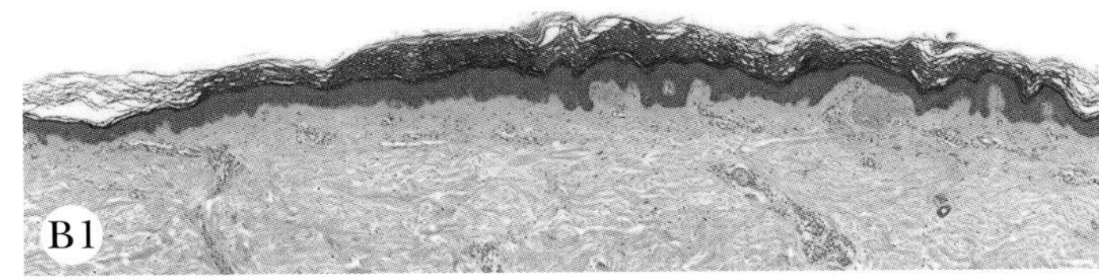

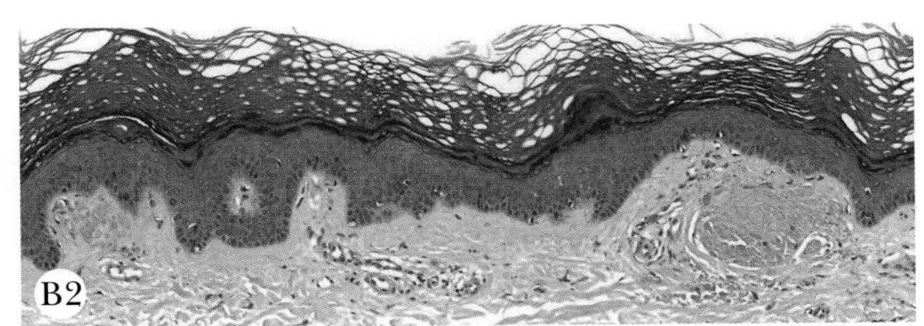

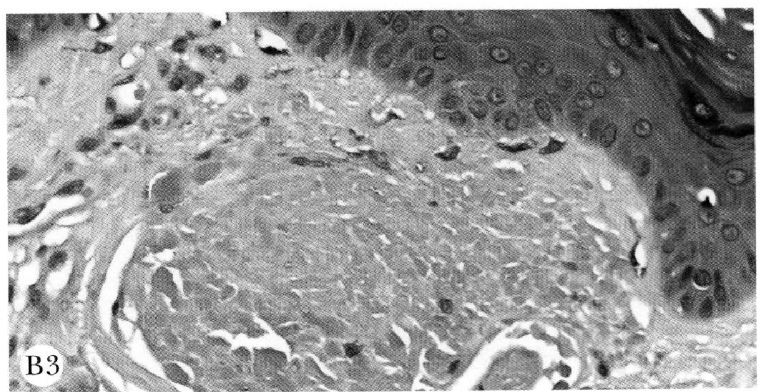

图 17.2.1B 皮肤苔藓样淀粉样变 男，36 岁，双胫内侧褐色丘疹、剧烈瘙痒 12 年。HE 切片示部分真皮乳头内可见嗜伊红的无定形淀粉样蛋白，真皮浅层可见黑素颗粒。

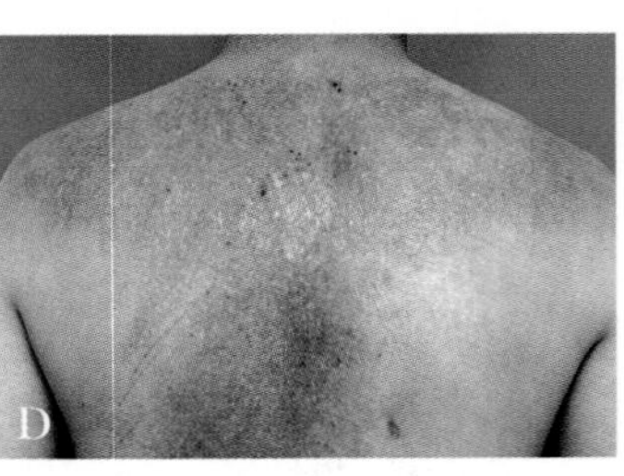

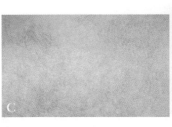

图 17.2.1　皮肤斑状淀粉样变 (cutaneous macule amyloidosis)

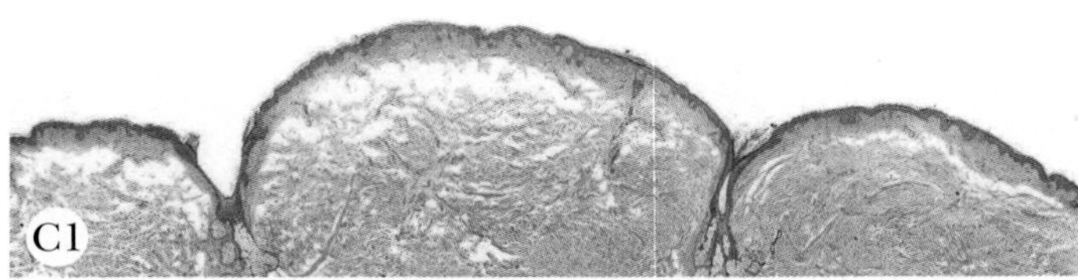

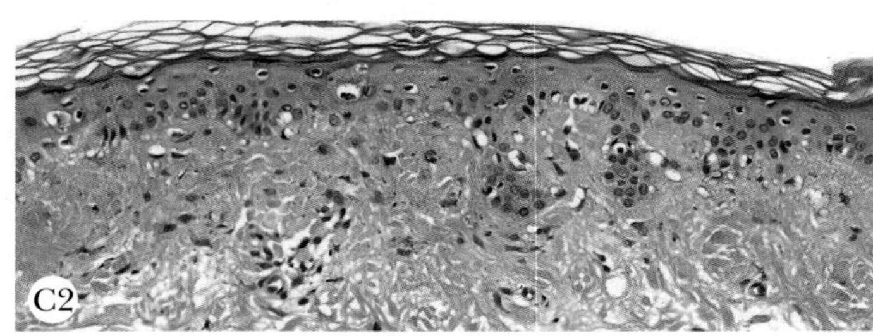

图 17.2.1C　皮肤斑状淀粉样变　女，40岁，颈背部褐色丘疹6年。HE 切片示表皮基底细胞液化变性，尚可见胶样小体。真皮浅层略嗜碱性的颗粒状无定形淀粉样蛋白沉积。

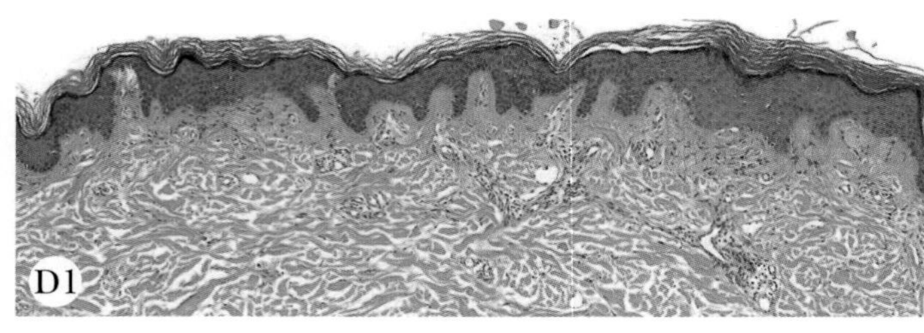

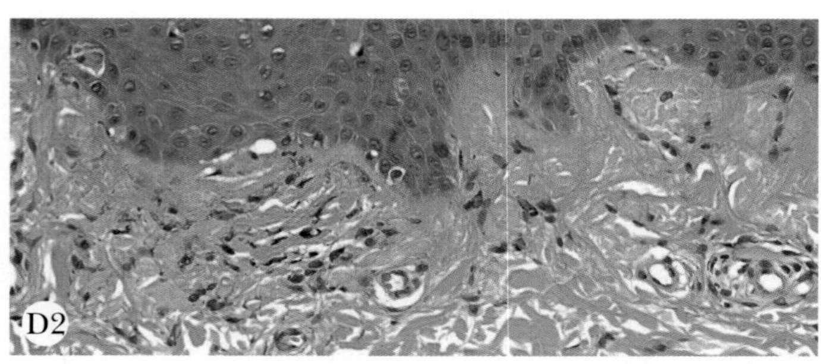

图 17.2.1D　皮肤斑状淀粉样变　女，41 岁，肩背部、双上肢褐色斑丘疹 10 余年，痒，皮损呈细颗粒状。HE 切片示显著角化过度的一个微小丘疹，其真皮乳头内充满嗜伊红的无定形淀粉样蛋白，较多黑素颗粒。

17.2.2　皮肤结节性淀粉样变（cutaneous nodular amyloidosis）

病理改变

与后述系统性淀粉样变类似，表现为血管周围淀粉样物质沉积。

临床特点

a 躯干或四肢，单发或多发。

b 表现为结节性或斑块性改变。

c 可能来源于异常免疫球蛋白沉积，多为皮肤浆细胞瘤的皮肤表现，少数病例可转化为系统性淀粉样变。

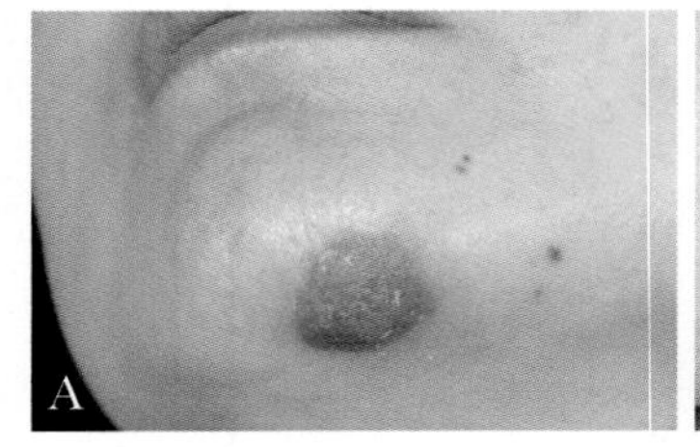

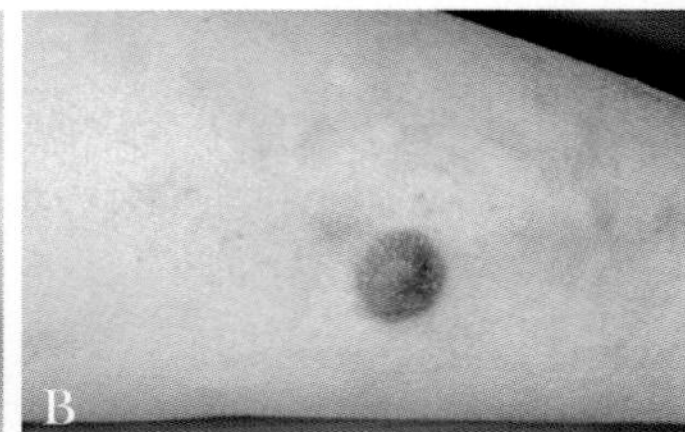

图 17.2.2　皮肤结节性淀粉样变（cutaneous nodular amyloidosis）

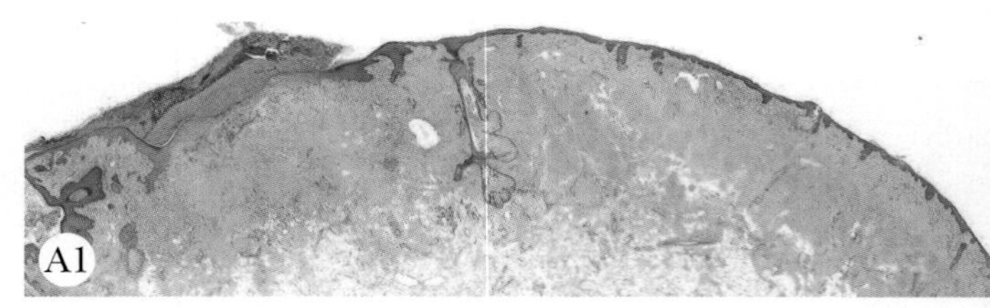

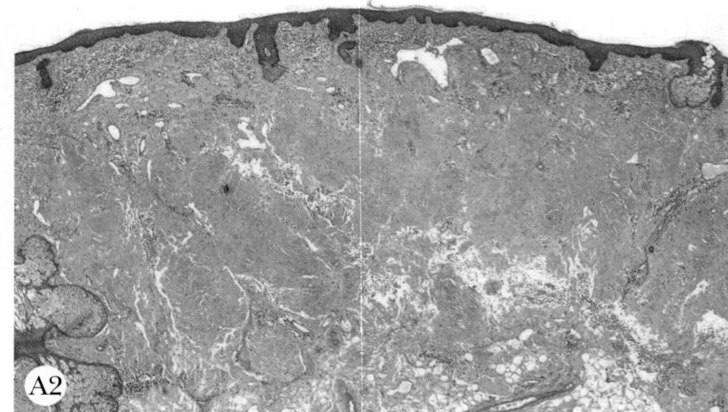

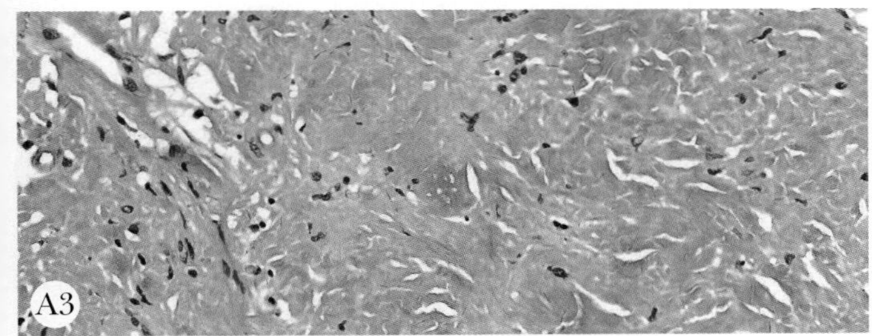

图 17.2.2A　皮肤结节性淀粉样变　女，43 岁，下颌结节 5 年，于划伤后发生。HE 切片示真皮中、下部胶原被嗜伊红的无定形淀粉样蛋白取代。

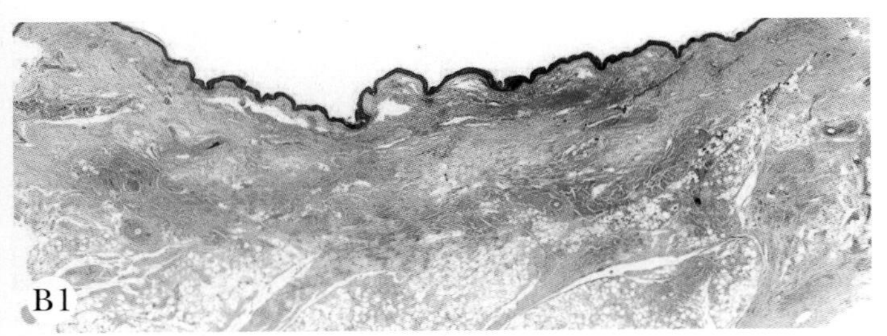

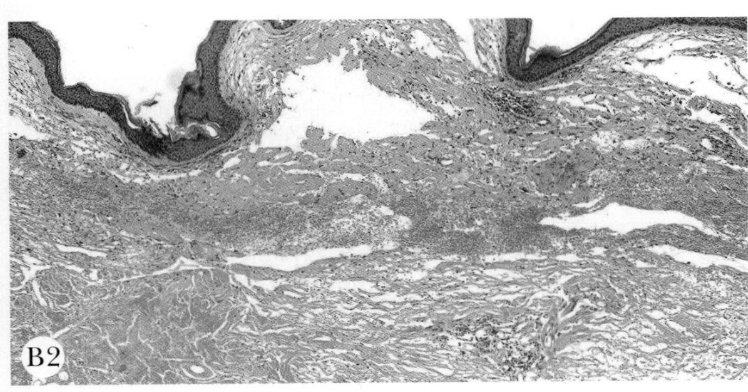

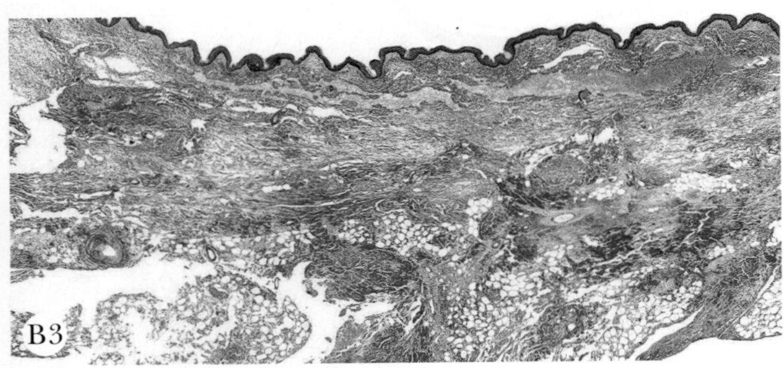

图 17.2.2B　皮肤结节性淀粉样变　女，63 岁，左小腿暗红色斑片 2 年。HE 切片示真皮中、下部胶原被嗜伊红的无定形淀粉样蛋白取代，DFS 染色示真皮至皮下均可见大量被染成鲜红色的淀粉样物质（B3）。

17.2.3　系统性淀粉样变（systemic amyloidosis）

病理改变

a 系统性淀粉样变通常来源于异常免疫球蛋白、β 微球蛋白等沉积。

b 表皮常被真皮中沉积的淀粉样物质拉伸、变平。

c 真皮及皮下组织内有轻度嗜伊红性无定形的淀粉样蛋白团块沉积，其中有裂隙，少量混合性炎症细胞。

d 病情轻的病例，可仅在血管周围见淀粉样物质沉积；泛发病例则在血管壁、附属器、皮下组织见淀粉样物质沉积。

e 淀粉样团块沉积于单个脂肪细胞周围可形成所谓的淀粉样蛋白环。

f 血管受累常引起红细胞外溢。

g 炎症细胞很少或缺如。

h 碱性刚果红、结晶紫、DFS（直接耐酸大红染色）特染呈阳性反应。

临床特点

a 多与原发性或多发性骨髓瘤相关。

b 好发于老年，男性发病比例略高。

c 皮肤和黏膜可出现如下损害：①紫癜、瘀点、瘀斑，好发于手部和眶周；② 水疱或血疱，好发于舌、颊部或唇黏膜；③ 丘疹、结节，为蜡样、光滑、有光泽，好发于面部（尤其是眼睑）；④硬皮病样改变，特别是累及面部、手和手指时；⑤脱发；⑥ 甲营养不良；⑦巨舌，舌面上可有蜡样光泽的丘疹、结节和斑块。

d 可出现肝脾肿大、伴心律失常或心衰的心肌病、周围神经病变和肾衰、肾病综合征。肠道受累时能引起吸收不良或溃疡性结肠炎，有时伴有出血。

e 预后差。死因为心脏或肾脏受累。

临床鉴别诊断

睑黄瘤

类脂蛋白沉积症

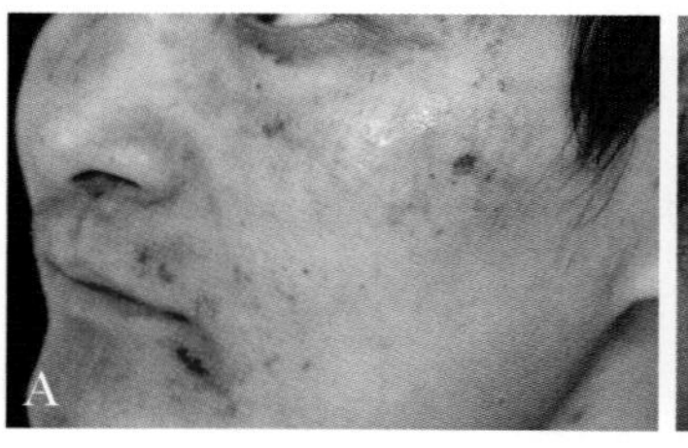

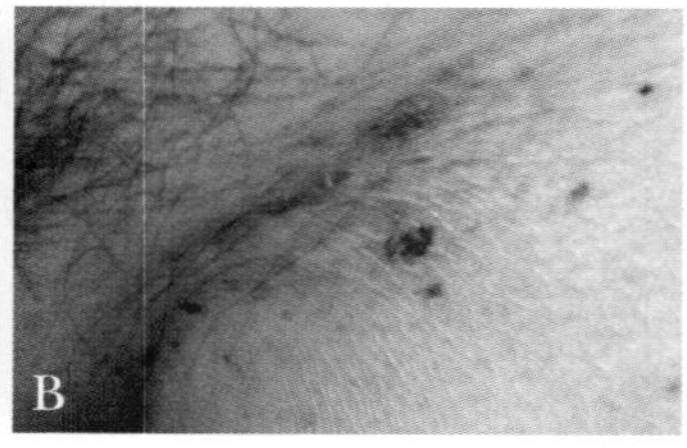

图 17.2.3 系统性淀粉样变（systemic amyloidosis）

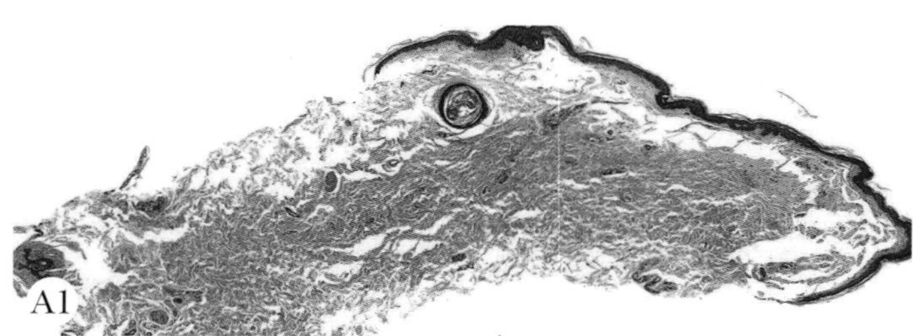

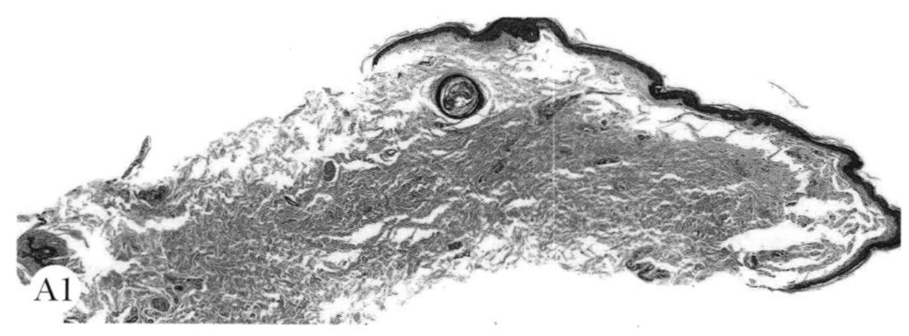

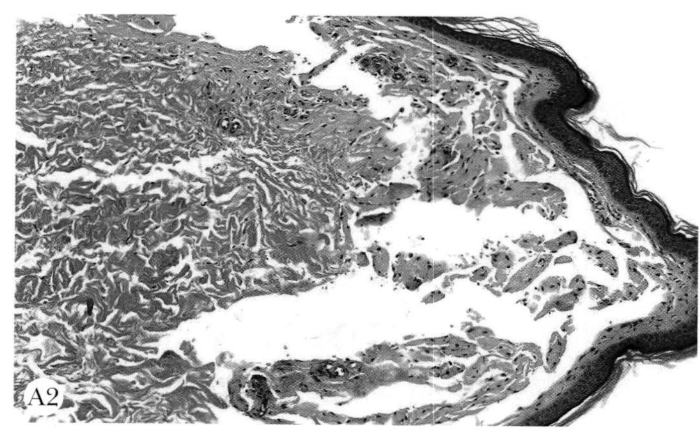

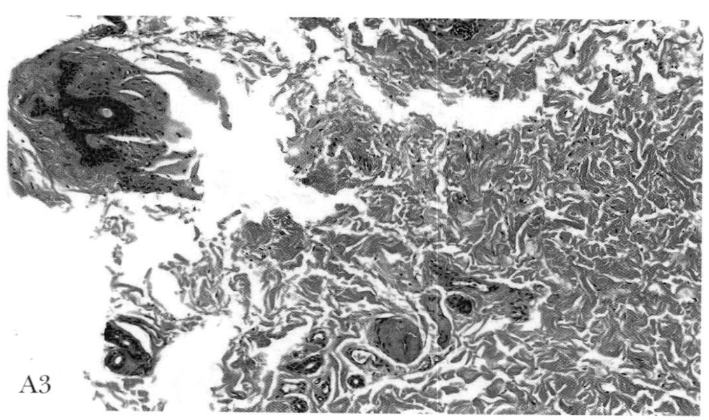

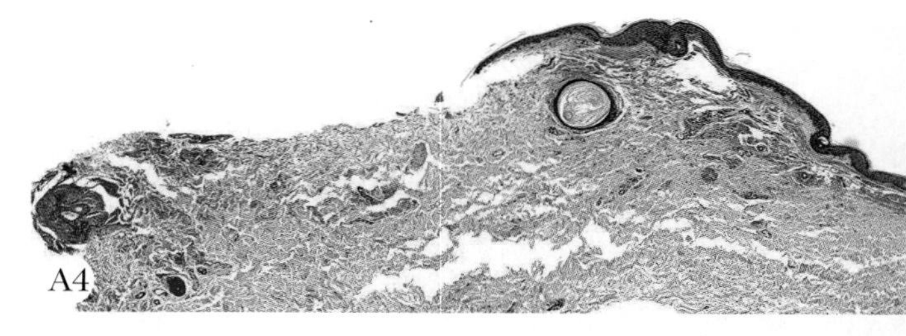

图 17.2.3A 男，35 岁，面、腹股沟等部位出现紫癜、瘀斑 5 个月。HE 切片示血管周围均质淀粉样物质沉积，可见血管外红细胞，DFS 染色示真皮中上部、血管壁及毛囊周围均可见染成橘红色的淀粉样物质（A4）。

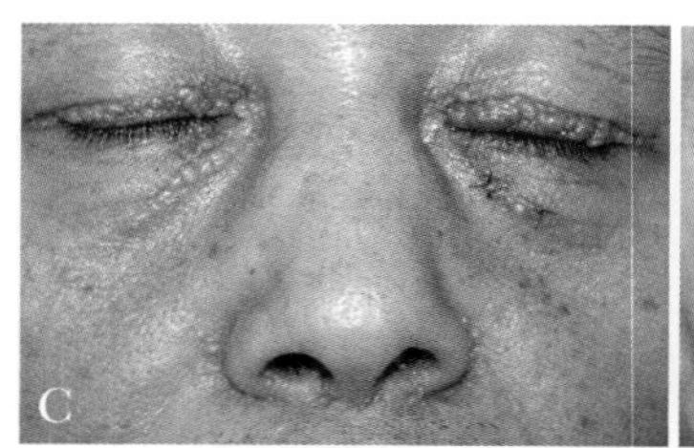

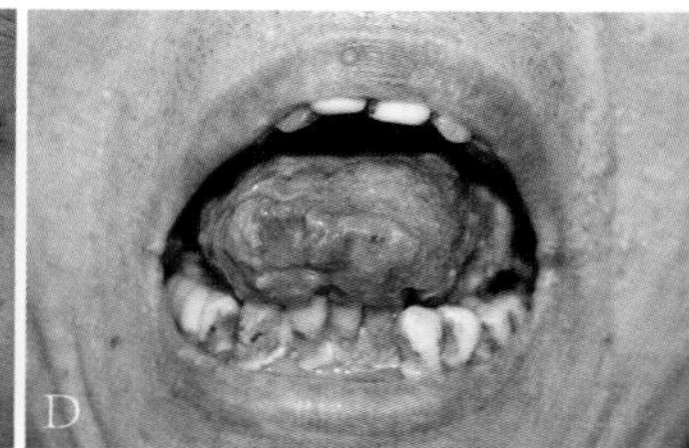

图 17.2.3 系统性淀粉样变病（systemic amyloidosis）

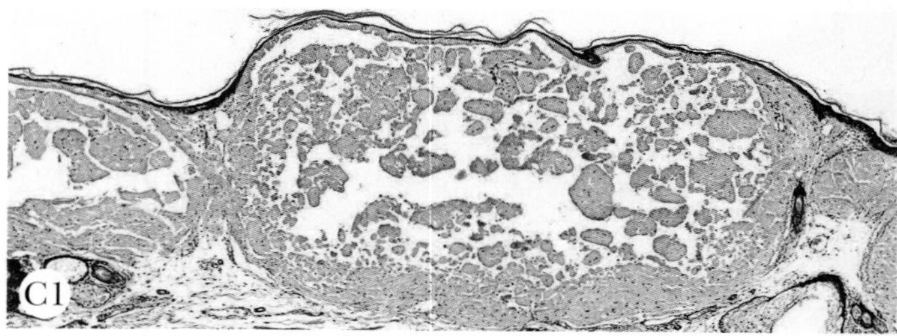

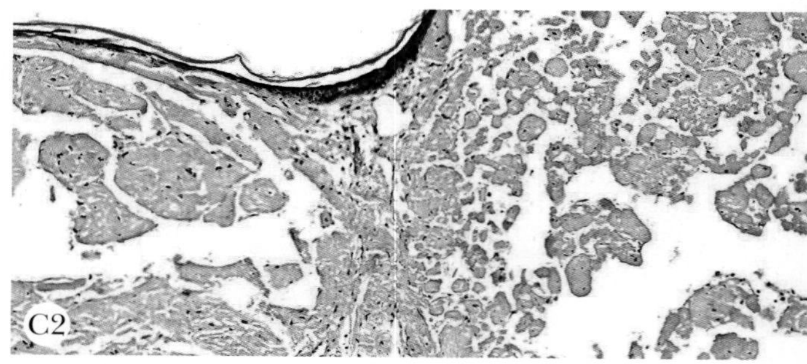

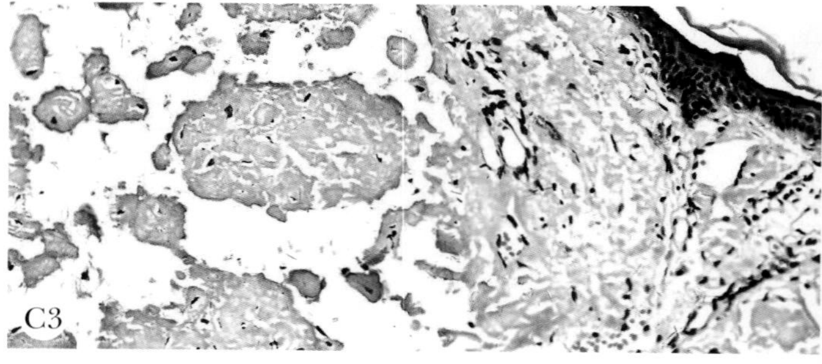

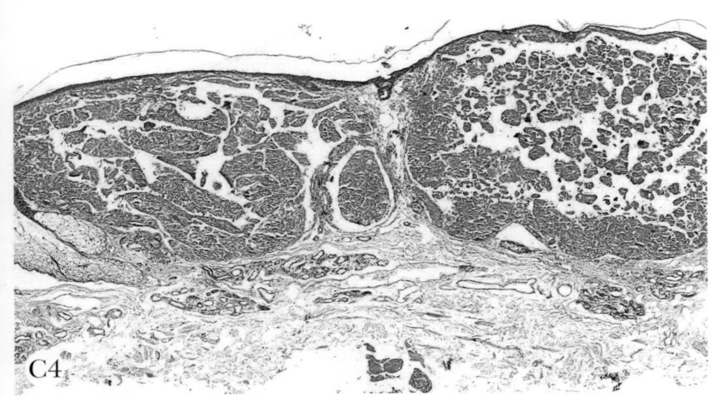

图 17.2.3C 系统性淀粉样变 男，51 岁，双眼睑小结，舌部增生物伴疼痛半年。病理示表皮仅 1~2 层细胞，真皮中上部充满均质物，有裂隙。PAS、DFS 染色均阳性（C4 示 DFS 阳性）。

17.2.4 继发性皮肤淀粉样变（secondary cutaneous amyloidosis）

继发性皮肤淀粉样变为在皮肤肿瘤和炎症中伴随出现的皮肤淀粉样物质，通常由角蛋白降解而来，常见的包括基底细胞癌、毛母细胞瘤、鳞癌、脂溢性角化病、汗孔角化症等。

17.3 胶样粟丘疹（colloid milium）

胶样变性（colloid degeneration）是一组异质性疾病，其特征是在真皮内出现胶冻样物质沉积，成年型胶样粟丘疹是以下五个亚型中临床最常见的一型，此处只描述该型。少年型胶样粟丘疹（juvenile colloid milium）、成年型胶样粟丘疹（adult colloid milium）、结节性胶样变性（nodular colloid degeneration）、色素性胶样变性（pigmented colloid milium）、肢端角化伴真皮嗜酸性物质沉积（acral keratosis with eosinophilic dermal depositions）。

病理改变

a 可见正常胶原境界带将沉积物质与表皮隔开。

b 真皮内嗜酸性无定形的毛玻璃样沉积物，带有裂缝。

c 成纤维细胞常填充在沉积碎片之间的裂隙中。

d 真皮可见日光性弹力纤维变性。

e 沉积物质 PAS 染色、结晶紫染色、刚果红染色为阳性。

临床特点

a 累及中年患者。

b 与长期过度日光暴露有关，多见于浅肤色、男性、户外工作者。

c 好发于面部、颈部、耳部和手背，局限于日光暴露部位。

d 皮损为黄色圆顶状半透明的丘疹，直径 0.1 ~ 0.5cm。

e 穿刺皮损时可挤出胶样物质。

临床鉴别诊断

类脂质渐进性坏死

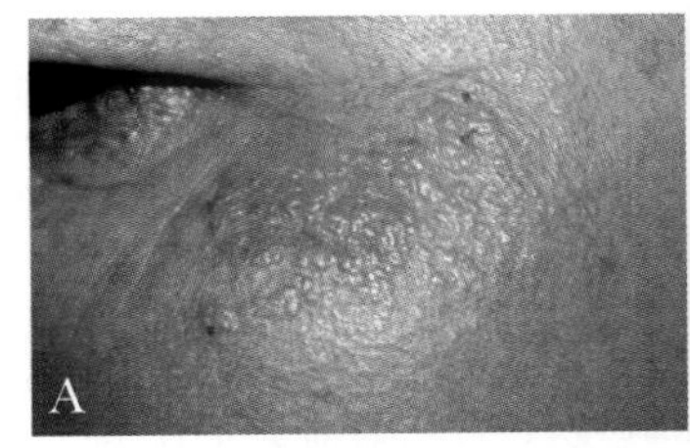

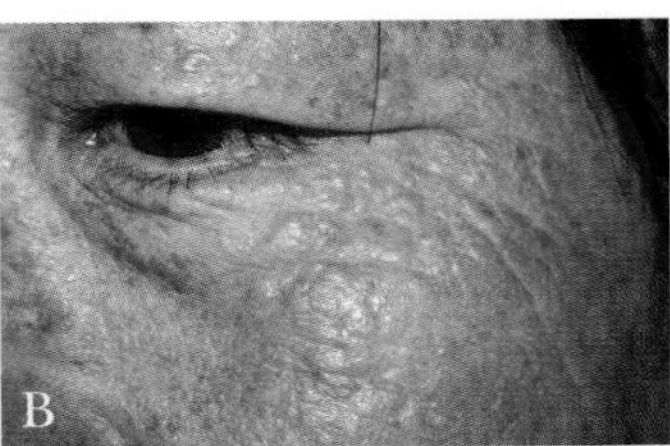

图 17.3 成年型胶样粟丘疹（adult colloid milium）

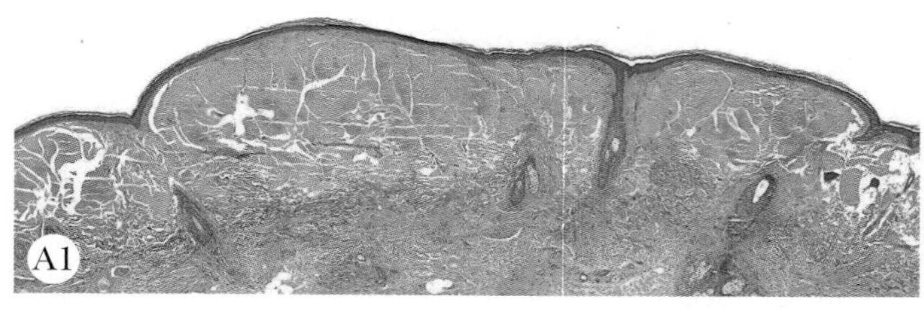

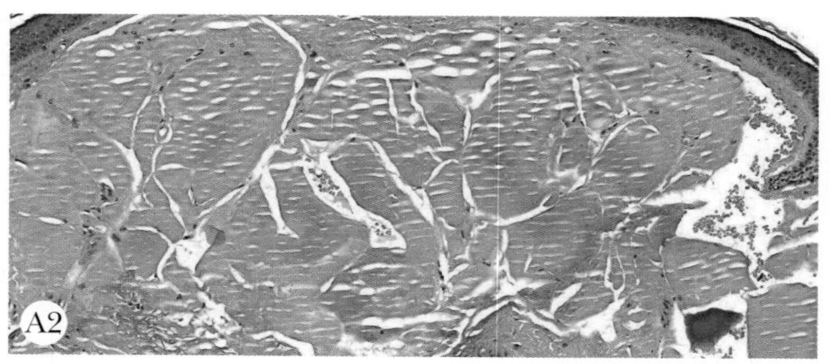

图 17.3A 成年型胶样粟丘疹 女，46 岁，双颧部丘疹 3 年。病理示表皮受压变薄，真皮内典型的嗜酸性无定形的带有裂缝物质沉积，其下可见弹力纤维嗜碱性变。

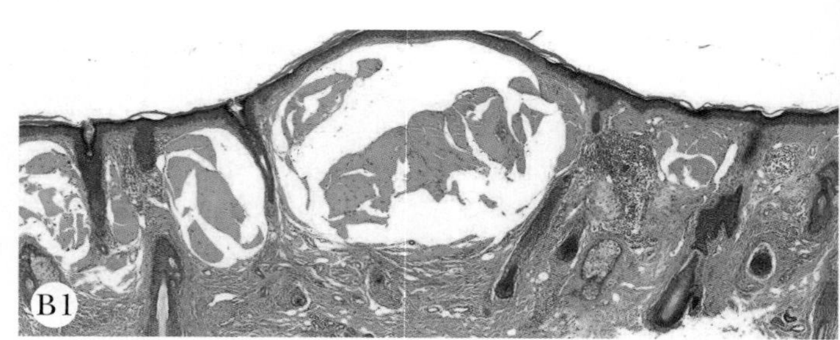

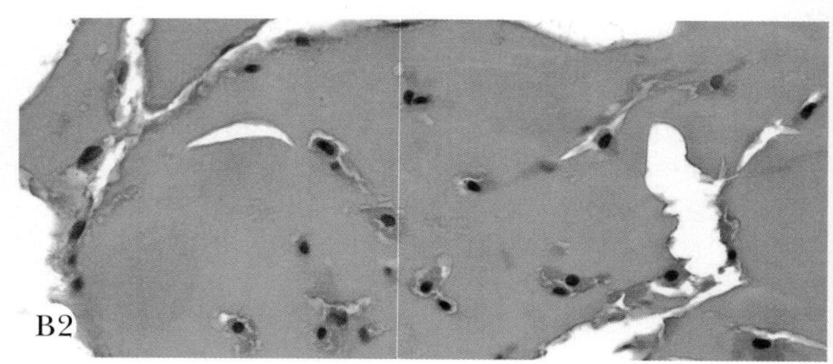

图 17.3B 成年型胶样粟丘疹 女，45 岁，面部丘疹、斑块 2 年，平时多日晒。病理示嗜酸性无定型毛玻璃样物质呈囊状分布，假囊内大的裂隙呈空腔状。

17.4 类脂蛋白沉积症（lipoid proteinosis）

病理改变

a 表皮角化过度，棘层增厚，有时呈乳头状瘤样增生。

b 早期可见毛细血管壁增厚、透明蛋白样物质沉积，呈均质性嗜伊红，且在汗管周围呈同心性沉积。

c 晚期可见更广泛的沉积，倾向于真皮垂直方向。

d 毛囊和立毛肌常可见透明套包绕。

e 有时可见中性脂肪呈许多小滴状分布在透明蛋白物质内，特别是围绕在血管周围，苏丹染色呈阳性反应。

f 沉积物质 PAS 染色强阳性，耐淀粉酶。

病理鉴别诊断

红细胞生成性原卟啉病：真皮浅部毛细血管周围也有透明蛋白样物质沉积，但很少侵犯汗腺基底膜带，也不真正侵犯真皮结缔组织。

胶样粟丘疹：常可见正常胶原境界带将沉积物质与表皮隔开，较局限。

临床特点

a 常染色体隐性遗传性疾病，细胞外基质 1（extracellular matrix protein 1，ECM1）基因突变引起。

b 皮肤、口腔黏膜及喉部最常受累，全身实质器官均可有透明样物质沉积。

c 初期声音嘶哑，系透明样物质沉积使声带增厚和不规则，造成声带关闭不全。儿童期口腔黏膜可出现淡白色丘疹、硬结。

d 皮损早期为炎症性，出现水疱、脓疱和结痂，随后出现痤疮样的增生瘢痕。

e 睫毛周围、面部和手指可产生特征性的“串珠”样外观。

f 后期于易受外伤部位出现增厚的黄瘤样斑块，包括膝、肘、足和手，有时呈疣状，重症患者全身皮肤可变成黄色、蜡样增厚，尤其在屈侧。头皮的类似皮损可引起斑片状或弥漫性脱发。

g 可有颅内病变，出现癫痫、记忆丧失和易怒，可有肠内出血。

临床鉴别诊断

卟啉病

皮肤淀粉样变

硬化性黏液水肿

别名

皮肤黏膜透明变性病（hyalinosis cutis et mucosae）

Urbach–Wiethe 病（Urbach–Wiethe disease）

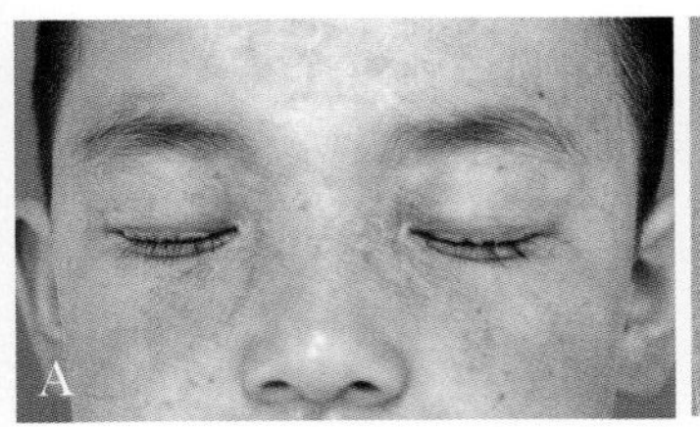

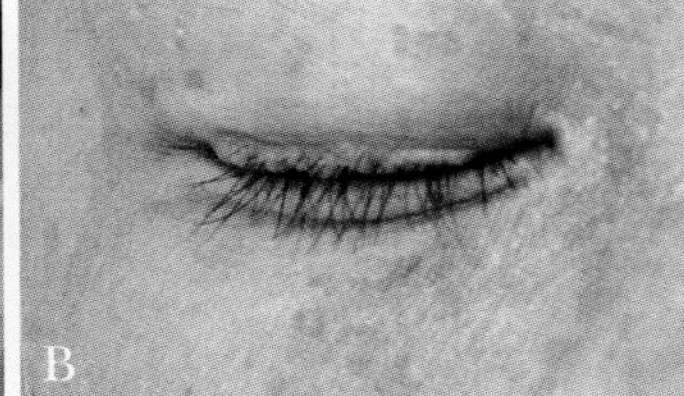

图 17.4 类脂质蛋白沉积症（lipoid proteinosis）

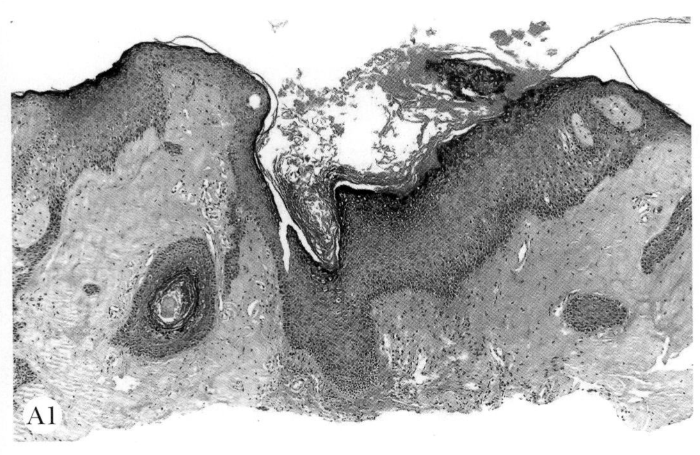

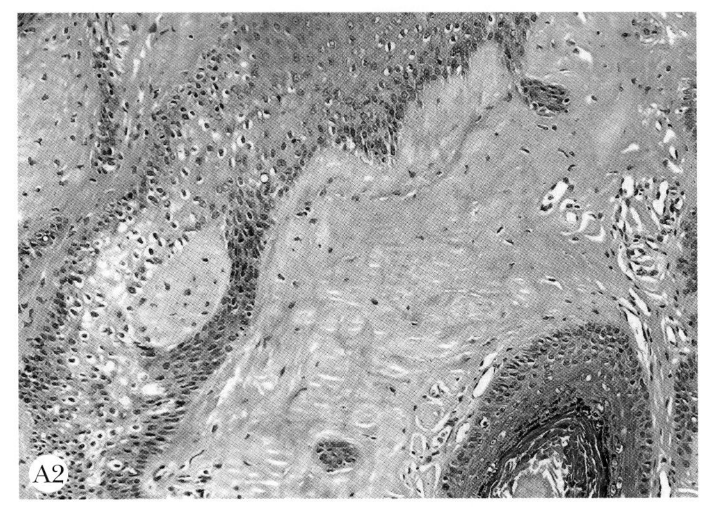

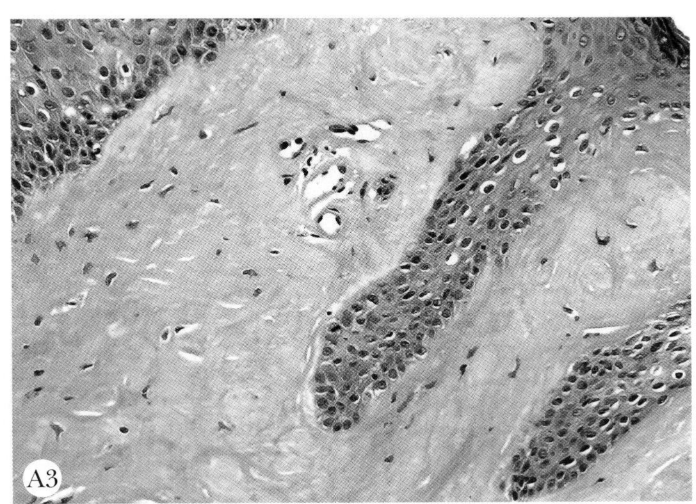

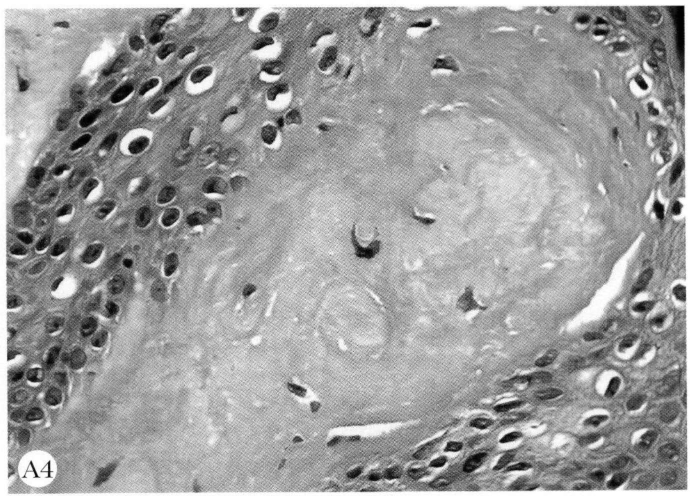

图 17.4A 类脂蛋白沉积症 男，11 岁，双上眼睑疣状丘疹 2 年，有家族史。病理示取材仅达真皮中部，其内充满均质性嗜伊红物质，裂隙不明显。PAS 阳性（未示）。

17.5 Waldenstrom 巨球蛋白血症（Waldenstrom macroglobulinemia）

病理改变

a 真皮乳头层、网状层、毛囊周围可见嗜伊红均质物质沉积。

b 沉积物周围见多少不等的淋巴浆细胞样细胞浸润，浆细胞胞质内有富含 IgM 的空泡。

c 沉积物 PAS 染色阳性，但刚果红染色阴性。

d 直接免疫荧光显示 IgM 强阳性。

临床特点

a 是由于骨髓、淋巴结和脾的淋巴浆细胞样细胞增殖并产生过量 IgM 所致。

b 巨球蛋白沉积在皮肤表现为肤色、红色或半透明的丘疹，直径可达 1.0cm，伴瘙痒，主要位于伸侧，脐形、糜烂和结痂常见。

c 肿瘤细胞侵犯皮肤为紫色的结节和斑块。

d 可因冷球蛋白血症出现相应的紫癜、网状青斑、坏死等皮肤表现。

e 淋巴结、肝脏、脾均可受累、增大。

17.6 卟啉病和假性卟啉病（porphyria and pseudo-porphyria）

17.6.1 卟啉病（porphyria）

病理改变

a 表皮下水疱常见，真皮乳头常从大疱底部不规则凸向腔内，此现象称为花彩状（festooning）。疱顶部表皮内 PAS 染色可见呈线状排列的小球体，称为“毛虫小体”。

b 真表皮交界处可有少量黏蛋白沉积。

c 真皮乳头层血管周围可见均质性嗜伊红的玻璃样透明物质沉积，重者可累及真皮深部血管及小汗腺周围。

d 玻璃样透明沉积物 PAS 染色阳性，耐淀粉酶。

e 真皮及皮下组织内有时可见褐色尿卟啉结晶。

f 陈旧性损害内可见胶原束硬化、变粗，皮肤附属器数量减少。

g 真皮中有少量炎症细胞浸润，表皮下水疱常特征性的伴有少量单一核细胞浸润。

h 有时在水疱底部见胶样粟丘疹样日光弹力纤维变性。

i 皮肤、小汗腺及导管基底膜直接免疫荧光阳性，但间接免疫荧光常阴性，被认为是非免疫介导。

病理鉴别诊断

假卟啉病：病理上鉴别困难，直接免疫荧光也可阳性，但尿卟啉为阴性。

获得性大疱性表皮松解症：真皮血管周围无玻璃样透明物质沉积，直接免疫荧光显示基底膜带 IgG、C3 线状沉积。

先天性大疱性表皮松解症：真皮血管周围无玻璃样透明物质沉积。

临床特点

迟发性皮肤卟啉病（porphyria cutanea tarda）

a 分为家族型和散发型。

b 两种类型的尿卟啉原脱羧酶活性都降低，酒精、雌激素、肝炎、人免疫缺陷病毒感染、血色素沉积病等负向影响肝细胞 / 导致肝细胞铁质沉着的因素或疾病背景可诱发本病。

c 最常见于手背，也可见于手掌、面部、头皮、前臂、躯干和指甲下。

d 典型皮损为皮肤暴露部位水疱，可由外伤和光线诱发。皮肤脆性增加。

e 水疱愈合缓慢并留有萎缩性瘢痕和粟丘疹。

f 常有多毛或慢性光化性损害引起的过早老化，可有明显的硬皮病样改变。

g 不常见的表现为累及头皮额顶部、颞部和枕部区域的脱发。

h 尿卟啉水平升高，尿液在 Wood 灯下可见到粉红色荧光。

肝性红细胞生成性卟啉病（hepatoerythropoietic porphyria）

a 是家族性迟发性皮肤卟啉病的纯合型。

b 尿卟啉原脱羧酶活性非常低下。

c 暴露部位的红斑、水肿和水疱，可出现严重的瘢痕，伴有多毛和硬皮病样改变。

d 眼部改变有畏光、结膜炎和穿孔性巩膜软化。

变异性卟啉病（variegate porphyria）

a 通常在 11 ~ 20 岁或 21 ~ 30 岁时症状明显。

b 表现为迟发性皮肤卟啉病的皮损。

c 兼有急性间歇性卟啉病的急性腹部和神经系统症状。

遗传性粪卟啉病（hereditary coproporphyria）

a 有症状的患者常在青春期后出现，表现为间歇性发作的腹痛，伴有神经和精神症状。

b 皮损为迟发性皮肤卟啉病特点，可因妊娠、口服避孕药和去氢甲睾酮诱发。

c 重症患者血液学改变显著，新生儿期出现黄疸、严重的慢性溶血性贫血、肝脾肿大和光敏感，没有神经症状或腹痛。

先天性红细胞生成性卟啉病（congenital erythropoietic protoporphyria）

a 患病儿童尿液呈粉红葡萄酒色，尿布常呈粉红色。病情严重者有胎儿水肿。

b 在婴儿期对日光和荧光灯有严重的光敏感，出现红斑、水肿、水疱、大疱，后期出现致残性瘢痕。

c 可有瘢痕性脱发、甲改变、结膜炎、睑外翻、角膜结膜炎、眼睑粘连、睑缘炎或牙齿棕色染色。

d 多发生溶血性贫血和脾肿大，有时出现脾功能亢进。

e Wood 灯下牙齿呈特征性的橘红色荧光，巩膜也有粉红色荧光。

红细胞生成性原卟啉病（erythropoietic protoporphyria）

a 儿童早期即可出现。

b 暴露于阳光后立即出现有烧灼感的肿胀性红斑，水疱不常见，但可见到有鳞屑的红斑反应，导致面部（尤其是鼻背和口周）和指关节出现环状或线状凹陷性瘢痕。

c 有时可见紫癜和荨麻疹，也可有皮肤蜡样增厚。

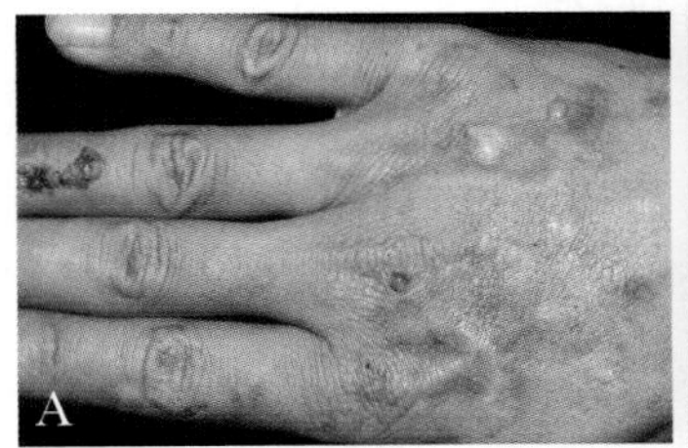

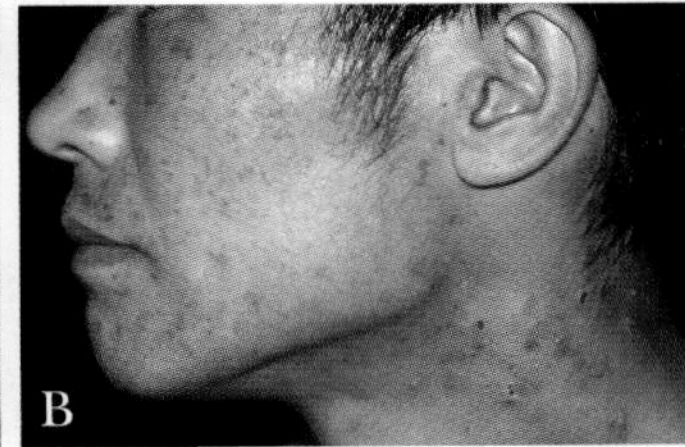

图 17.6.1AB　迟发性皮肤卟啉病（porphyria cutanea tarda）

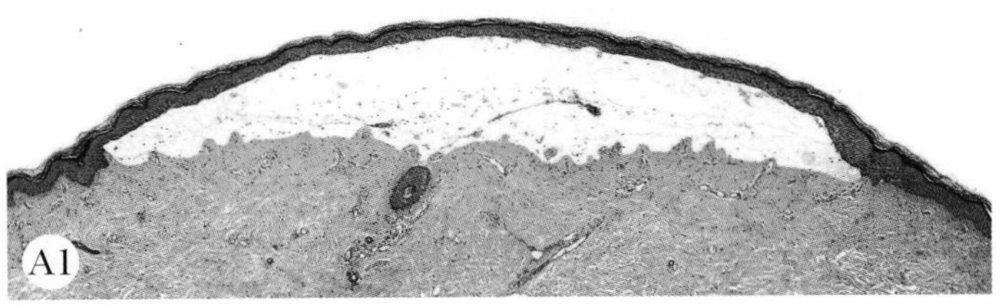

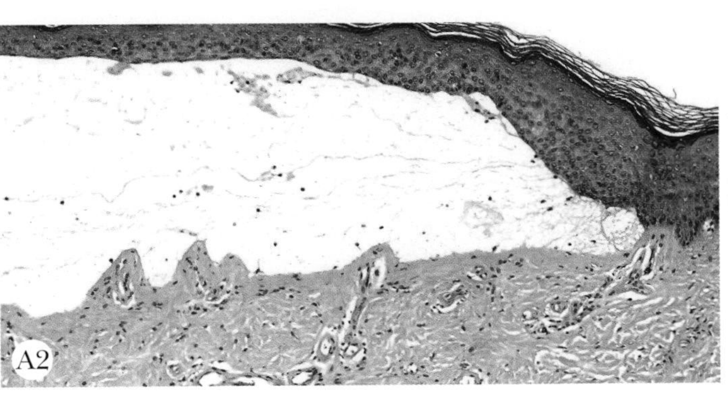

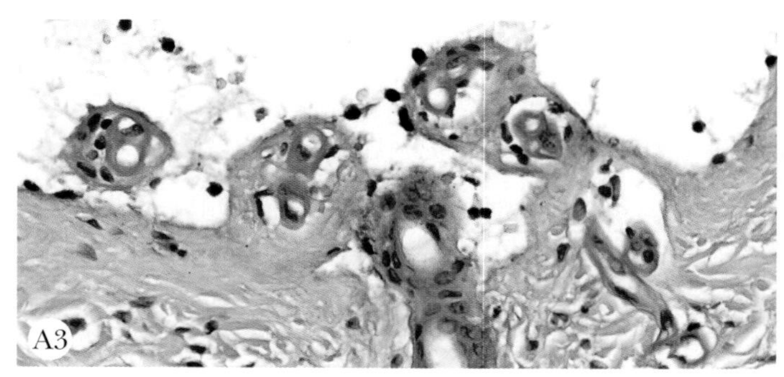

图 17.6.1A 迟发性皮肤卟啉病 男，33 岁，面颈、手背红斑、水疱半年，日晒加重。手背皮损病理示真皮中、上部间质内大量粉红色均质物质，PAS 染色阳性（未示）。颈部水疱 HE 染色示表皮下水疱，真皮乳头不规则凸向腔内，结构完整，未见嗜伊红物质沉积及炎细胞浸润，PAS 染色示小血管壁阳性（A3）。

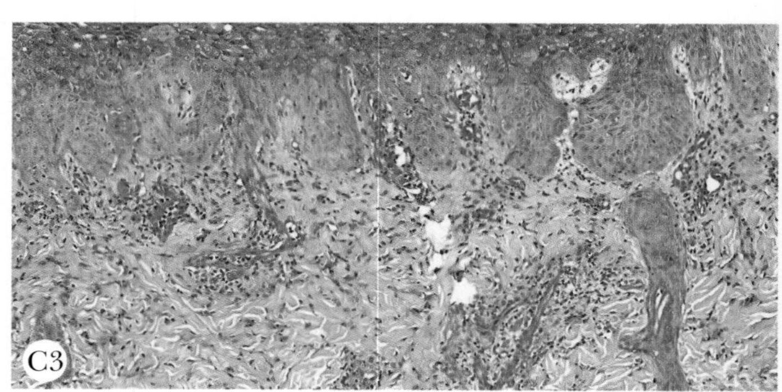

图 17.6.1C 先天性红细胞生成性卟啉病 男，2 岁，面、手背红斑、丘疹、水疱、结痂、萎缩斑 2 个月，日晒加重。HE 染色示渗出、结痂，表皮下水疱，较多炎症细胞浸润，未见嗜伊红物质沉积，PAS 染色示小血管壁阳性（C3）。

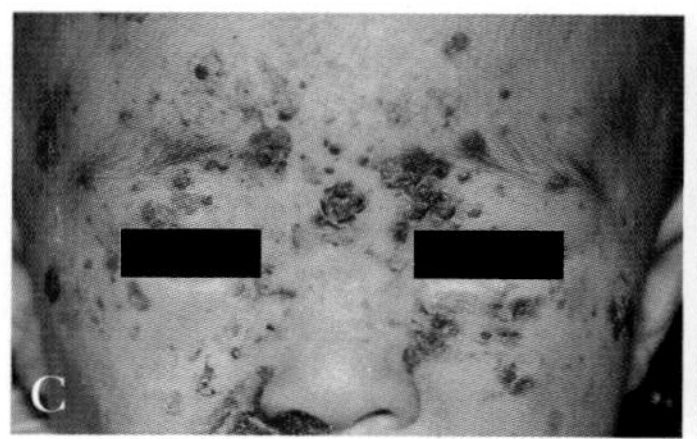

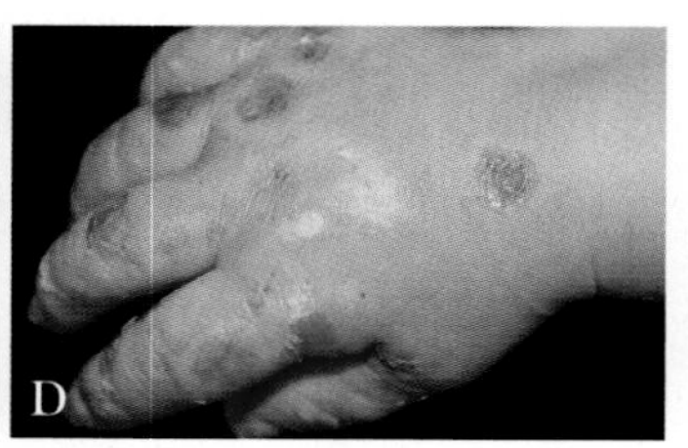

图 17.6.1CD 先天性红细胞生成性卟啉病（congenital erythropoietic protoporphyria）

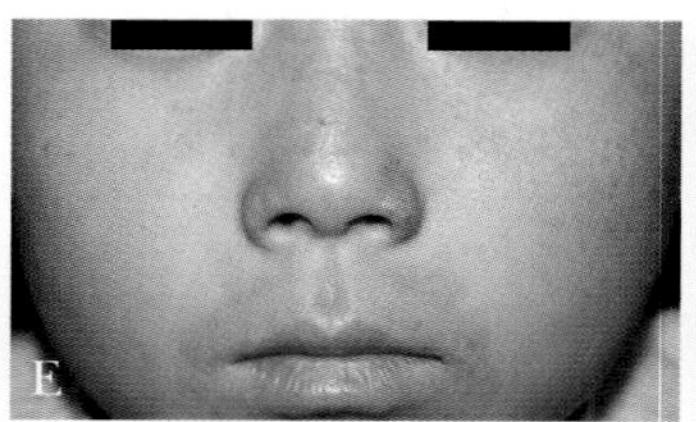

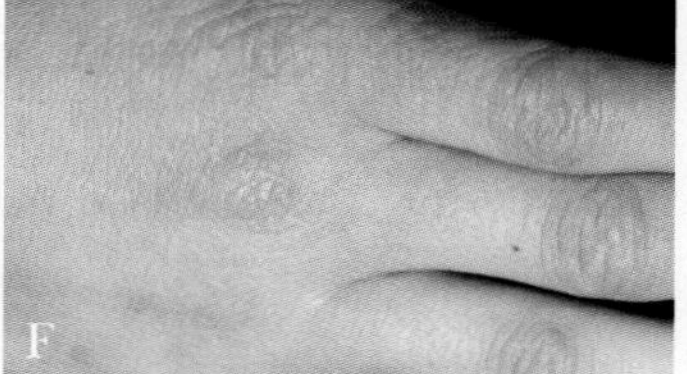

图 17.6.1EF 红细胞生成性原卟啉病（erythropoietic protoporphyria）

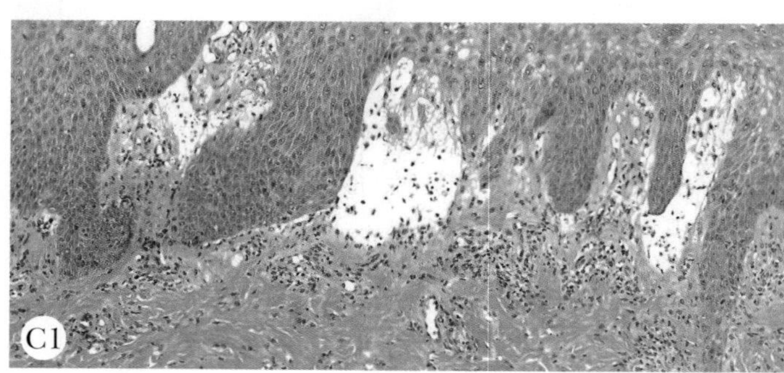

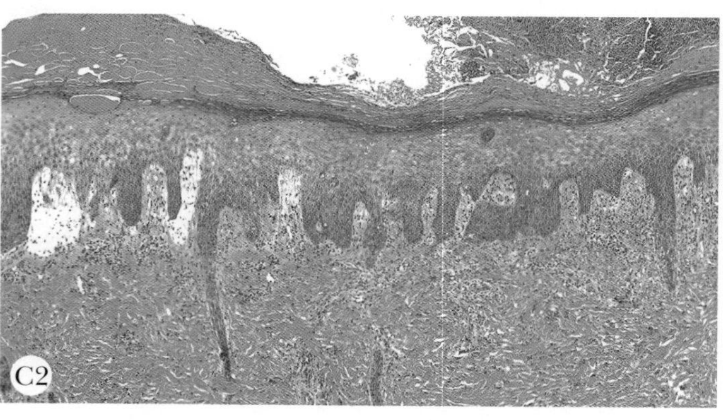

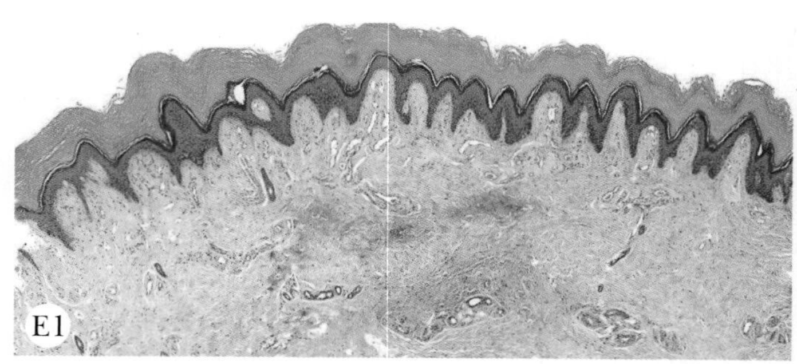

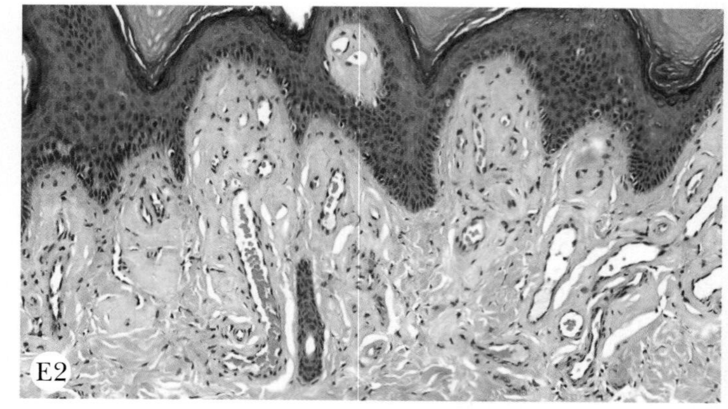

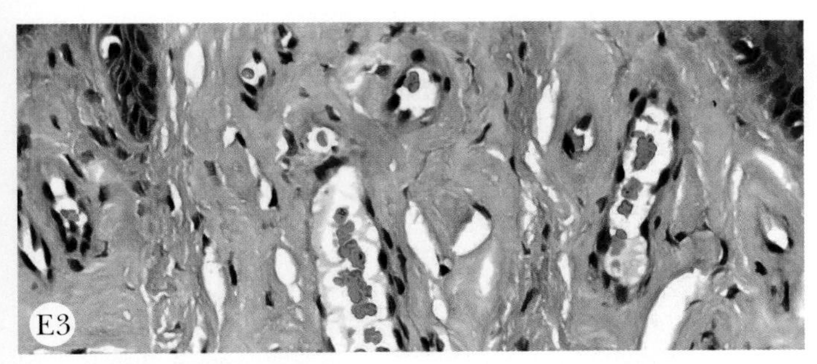

图 17.6.1E　红细胞生成性原卟啉病　男 14 岁，面、耳廓、手背反复出现红斑、水肿 11 年，日晒后显著加重。HE 切片示角化过度，真皮浅层血管扩张充血，血管壁及周围毛玻璃样淡红色物质沉积。

d 通常真皮内无显著的炎症成分，有时在真皮浅层血管周围可见到轻度淋巴细胞浸润。

e 直接免疫荧光显示免疫球蛋白（通常是 IgG、IgM，有时有 IgA）和 C3 在浅表血管周围环形分布并在基底膜带颗粒状沉积。

临床特点

a 诱因包括药物、过度的紫外线 A（UVA）和日光照射、慢性肾功能衰竭进行血液透析。

b 皮损与迟发性皮肤卟啉病相似，表现为手背和指背疱壁紧张的小水疱，有时累及面部、上胸部和腿。常有粟丘疹、皮肤易脆、光敏感和瘢痕形成。

c 迟发性皮肤卟啉病所见的多毛、色素沉着、硬皮病样改变和营养不良性钙化并不是假卟啉病的特征。

临床鉴别诊断

迟发性皮肤卟啉病

17.6.2　假性卟啉病（pseudoporphyria）

病理改变

a 表皮下水疱小，含少量纤维素，偶有红细胞。

b 水疱底部衬以完整的真皮乳头层。

c 真皮浅层血管增厚，有透明物质沉积。

17.7　痛风（gout）

病理改变

a 甲醛溶液固定标本，可见真皮中聚集的团块状淡嗜伊红无定形物质，周围有异物巨细胞和组织细胞组成的环。

b 乙醇固定后，可见痛风石为大小不等，境界清楚的针形尿酸盐结晶聚集而成，紧密堆集，呈束状，结晶常为淡褐色，偏振光显微镜检查有双折光。

临床特点

a 多发于中年男性。

b 是一种遗传性嘌呤代谢障碍性疾病，血清尿酸水平升高，尿酸盐以结晶形式沉积于组织。

c 早期常有不规则反复发作急性关节炎，晚期患者尿酸盐可沉积于皮下组织内，称之为痛风石（gouty tophi）。

d 痛风石好发于耳轮、肘部及指（趾）小关节处。

e 为橙色或黄色结节，直径约为 3 ～ 5mm，也可达数厘米，并可排出类似白垩样物质。

f 高尿酸血症，痛风石排出物和滑膜液检出尿酸盐结晶。

临床鉴别诊断

关节病型银屑病

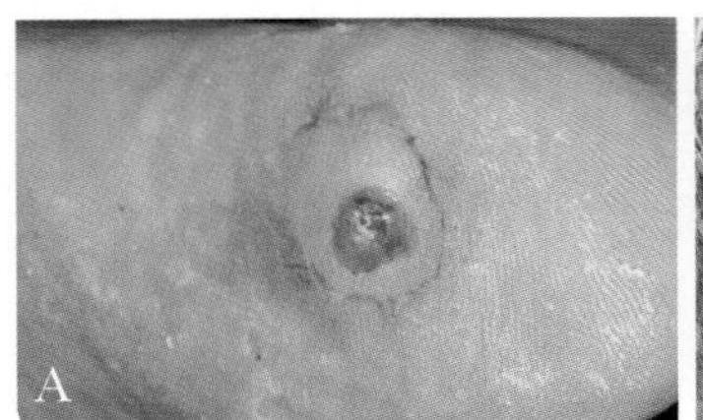
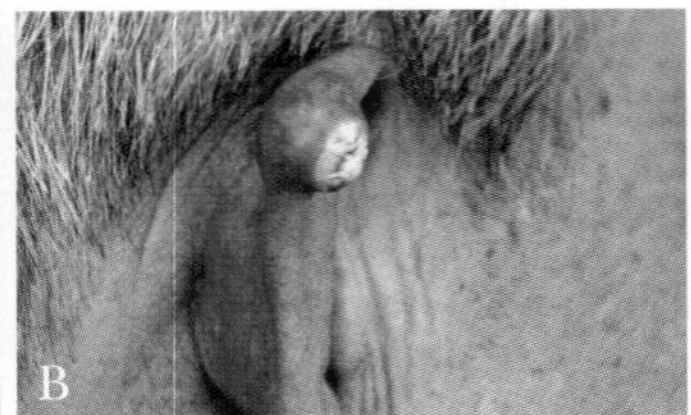

图 17.7　痛风（gout）

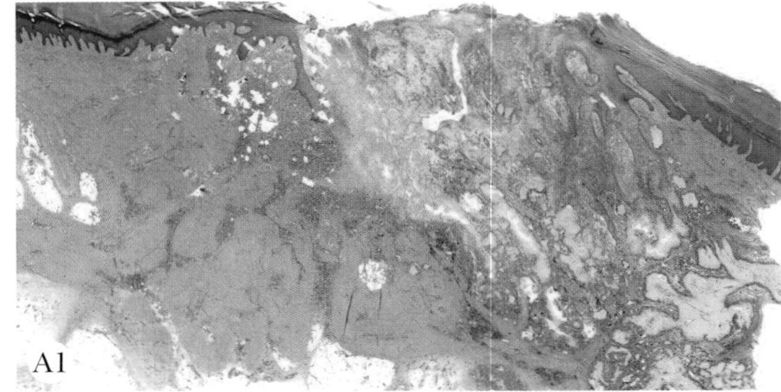

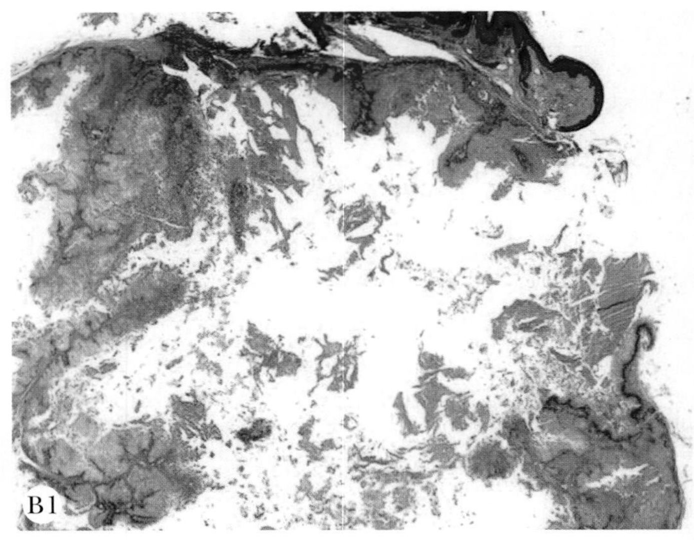

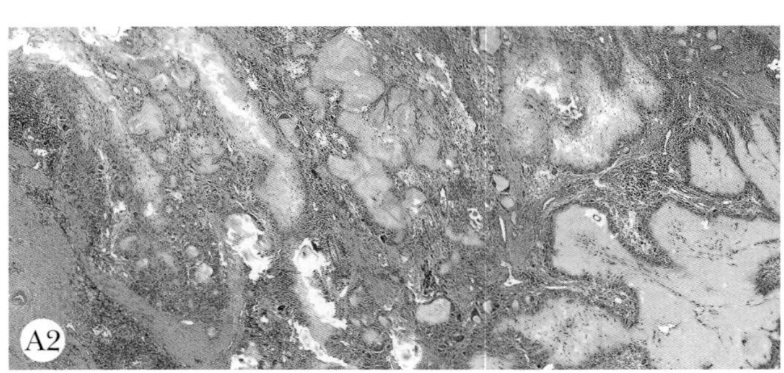

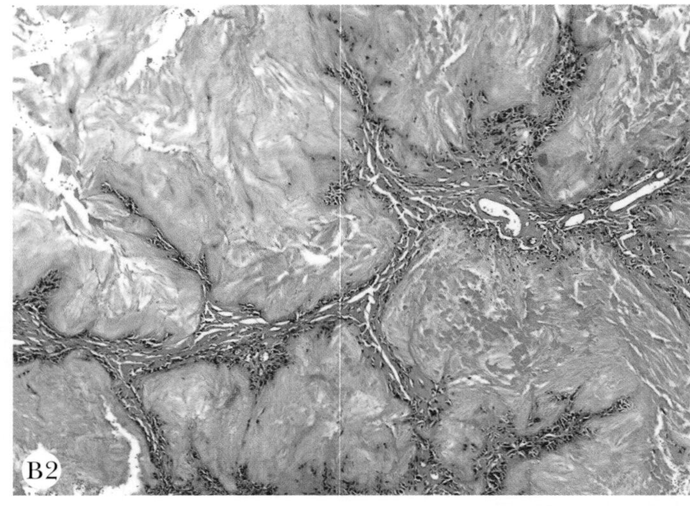

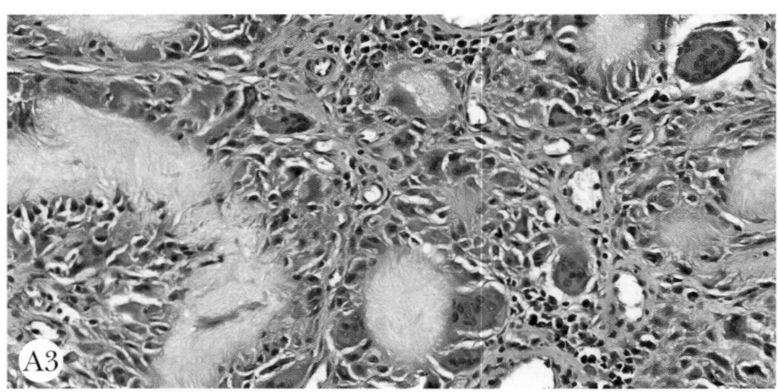

图 17.7A　痛风　男，24 岁，左足跟皮下结节 1 个月，曾按皮肤良性肿瘤行激光治疗形成溃疡。病理示真皮至皮下大量团块状淡嗜伊红无定形沉积物，沉积物间隔内大量组织细胞及多核巨细胞。

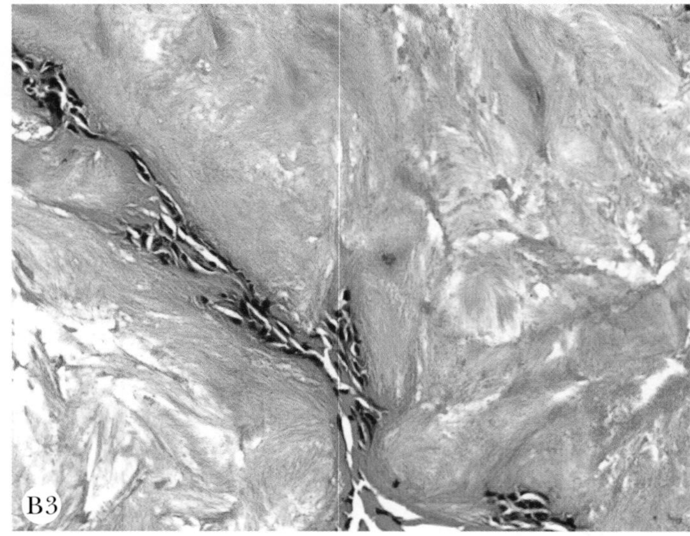

图 17.7B　痛风　男，85 岁，右耳廓上部小结节 10 余年，近 1 个月溃破，色变暗红。病理示整个组织为淡嗜伊红无定形物质，有的团块呈花环状。

17.8 皮肤草酸盐沉积症（cutaneous oxalosis）

病理改变

a 真皮网状层或皮下组织黄色至棕色，呈放射状排列的针形或长方形结晶物。

b 有时伴有异物肉芽肿反应。

c 累及动脉时动脉中层易受累，有时晶体在较小动脉或小动脉腔内可见到。

d 在伴有坏疽或网状青斑的患者中可见纤维蛋白血栓。

e 用偏振光检查晶体显示明显的黄色或蓝色双折光。

临床特点

a 分为原发型和继发型，原发型患者中血管累及较常见，继发型患者中血管外的损害较常见。

b 血管受累表现为手足发绀、网状青斑、Raynaud 现象和指端坏疽。有坏死溃疡损害及钙化的报道。

c 血管外损害表现：有时面部和手指出现晶体沉积，表现为粟丘疹、真皮及皮下结节或疼痛性甲下结节。偶尔可见全身皮肤丘疹和结节损害。

17.9 皮肤钙质沉积症（calcinosis cutis）

本病是指不溶性钙盐沉积于皮肤组织而引起的皮肤病。根据病因可分为以下 3 型。

17.9.1 转移性皮肤钙质沉积症（metastatic calcinosis cutis）

病理改变

a 真皮深层及皮下脂肪层可见大块状钙质沉积，而真皮上部为小灶状沉积。

b 钙沉积物 HE 染色时呈深蓝色，用 Von Kossa 染色呈黑色。

c 在真皮或皮下由于动脉或细动脉钙化而引起血管闭塞和梗死性坏死。

d 钙沉积周围可有巨细胞炎症浸润及纤维化。

e 血管壁钙化，血管内纤维化及闭塞的血管再通现象。

临床特点

a 是高钙血症或高磷酸盐血症的结果，可见于慢性肾功能衰竭、甲状旁腺功能亢进及结节病。

b 皮损为坚硬的白色丘疹，排列成线状或为对称性分布的结节状斑块。从丘疹和结节内可挤出白色颗粒状物质。

c 钙沉积常累及血管、肾、肌肉、胃、心和肺组织。

17.9.2 营养不良性皮肤钙质沉积症（dystrophic calcinosis cutis）

病理改变

a 钙质沉积常发生于原发病引起的胶原和脂肪变性或坏死部位。

b 真皮上部呈中等量颗粒状沉积，真皮深层及皮下组织则呈大块状沉积。

c HE 染色呈深蓝色，Von Kossa 染色呈黑色。

d 钙沉积周围可出现异物巨细胞反应及纤维化。

临床特点

a 儿童多见，血清钙磷水平正常。

b 本病发生在多种限局性和广泛性组织损伤性疾病，钙沉积与结缔组织和脂肪细胞损伤有关。

c 皮肌炎钙沉积发生于起病后 2 ~ 3 年，皮疹泛发，形态同特发性皮肤钙沉积症。

d 硬皮病钙沉积在发病后 10 ~ 11 年发生，常局限于指和手，溃疡常见，多为成人。在系统性硬化症患者有皮肤钙沉积、雷诺现象、指端硬化、毛细血管扩张和食管功能障碍并存时称为 CREST 综合征（即 Thibierge-Weissenbach 综合征）。

e 本病也见于 SLE、新生儿皮下脂肪坏死、Ehlers-Damlos 综合征和一些毛源性皮肤肿瘤。

临床鉴别诊断

特发性皮肤钙沉积症

转移性皮肤钙沉积症

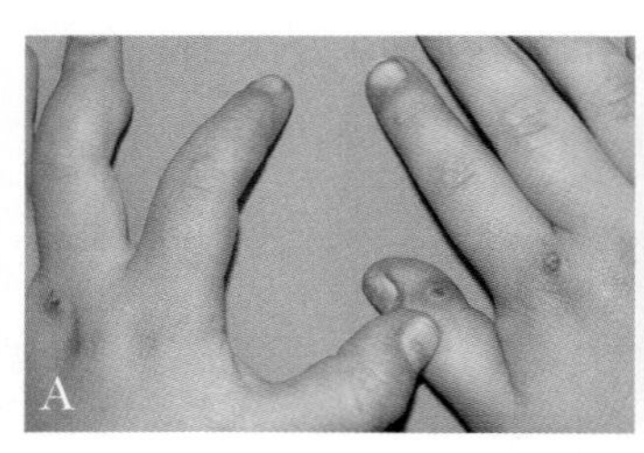

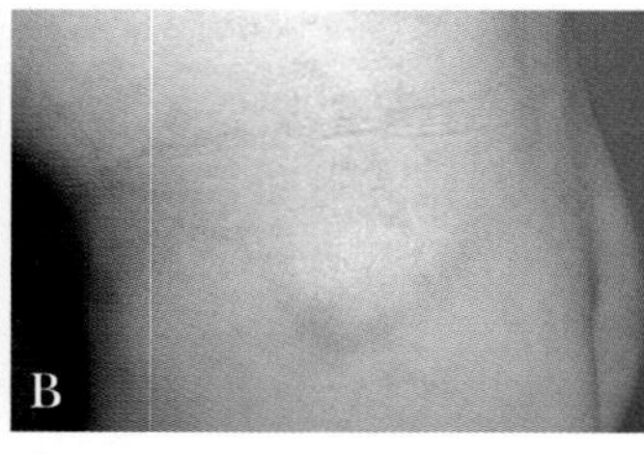

图 17.9.2 营养不良性皮肤钙质沉积症（dystrophic calcinosis cutis）

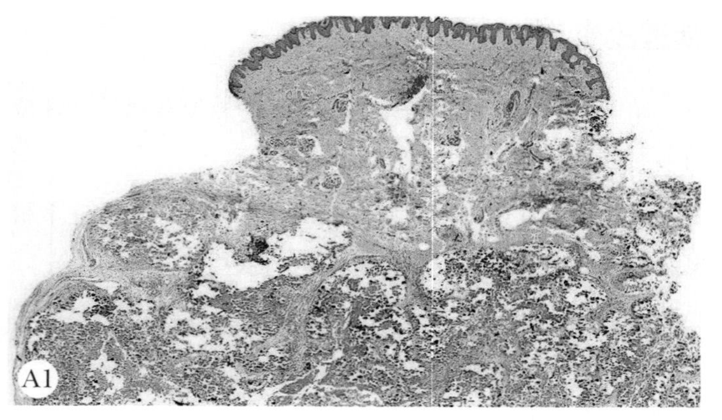

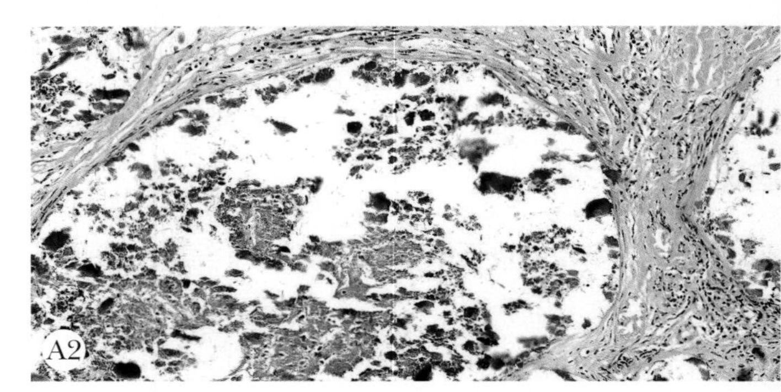

图 17.9.2A 营养不良性皮肤钙质沉积症 男，3 岁，患皮肌炎 2 年，双手、躯干、右下肢出现斑块，结节半年余。病理示真皮下部、皮下大量蓝色块状沉积物，炎性浸润轻。

17.9.3 特发性皮肤钙质沉积症（idiopathic calcinosis cutis）

病理改变

a 真皮内散在的颗粒状和小块状的钙沉积。

b 损害较大时，可累及皮下组织，呈大块状钙沉积。

c HE 染色呈深蓝色，Von Kossa 染色呈黑色。

d 钙沉积物周围常有异物反应，可有巨细胞和炎症细胞浸润，伴纤维化。

e 有时可见钙经表皮排出，也可以从溃疡处排出。

临床特点

a 临床分为 5 种类型：钙质沉积、局限性钙质沉积、局限性特发性真皮钙质沉积、肿瘤性钙质沉积、阴囊钙质沉积。

b 病因不清，患者既无组织损伤，也无钙磷代谢紊乱，一般认为与磷离子浓度、局部黏多糖的异常、胶原纤维和弹性硬蛋白等有关。

c 钙质沉积：临床上与转移性皮肤钙质沉积症表现相似，表现为质硬的结节和斑块；部分患者可出现皮肌炎。

d 局限性钙质沉积：表现为四肢和面部的单发结节，尤其是眼睑。儿童期早发，多见于男孩；大多数结节角化过度并有触痛。

e 局限性特发性真皮钙质沉积：表现为四肢的单发结节，好发于手指和肘部。

f 肿瘤性钙质沉积：大的钙沉积出现于皮肤和皮下组织，尤其是骨性突起周围（髋、肘和肩胛部）。

g 阴囊钙质沉积：儿童期或成年早期发病，表现为多发的、无症状的、皮色或黄色的大小不定的结节，经常有颗粒状白垩样物质流出。

临床鉴别诊断

营养不良性皮肤钙沉积症

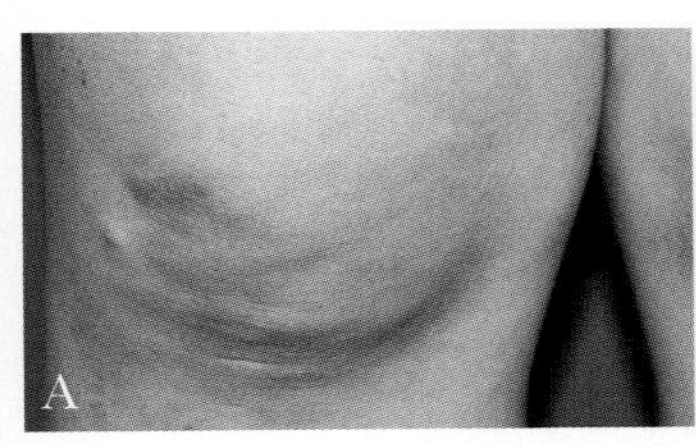

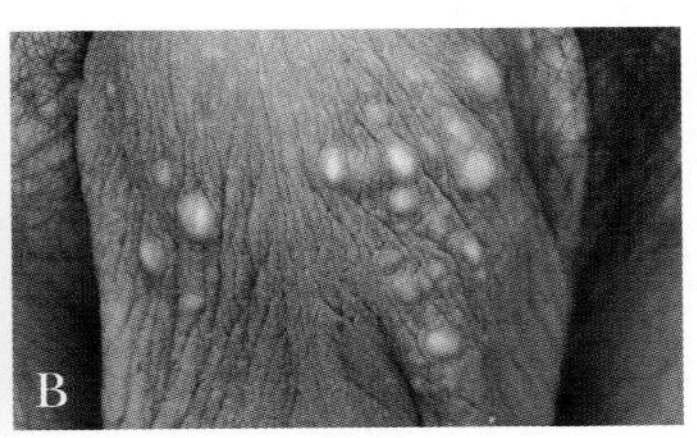

图 17.9.3 特发性皮肤钙质沉积症（idiopathic calcinosis cutis）

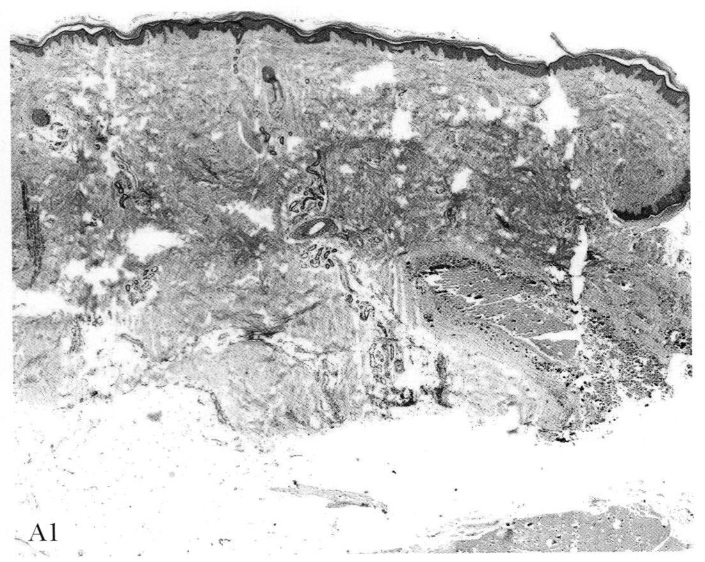

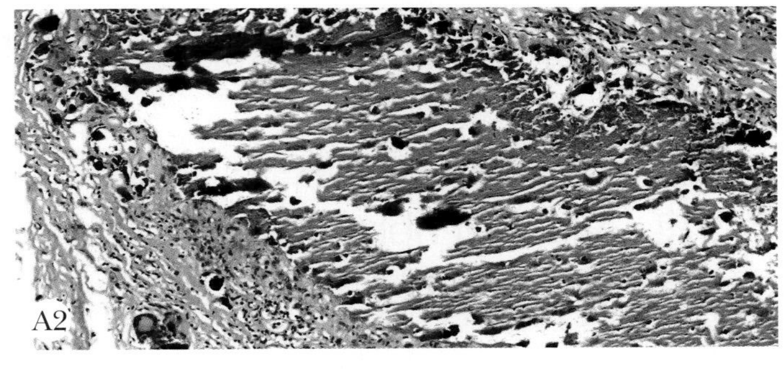

图 17.9.3A 特发性皮肤钙质沉积症 女，4岁，右膝关节皮下斑块，结节，自幼出现，渐发展。HE 切片示明显的刀痕，真皮深部及皮下大块的深蓝色物质沉积，周围有组织细胞及多核巨细胞。

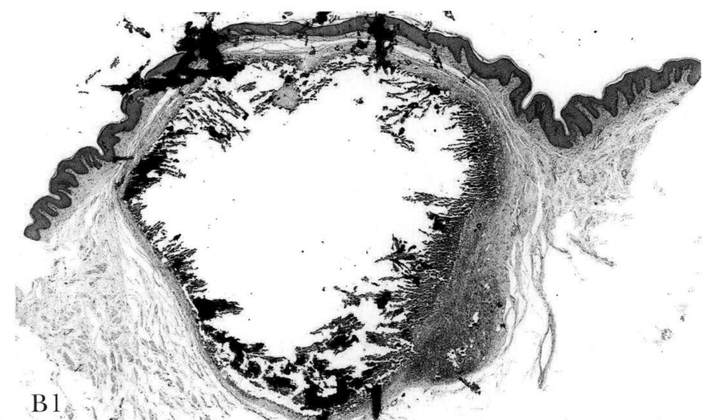

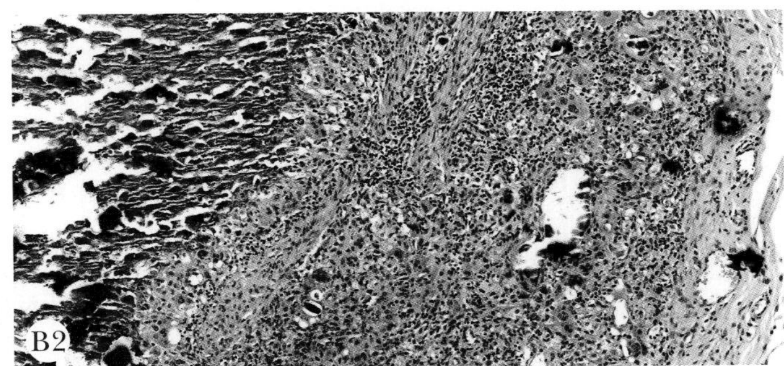

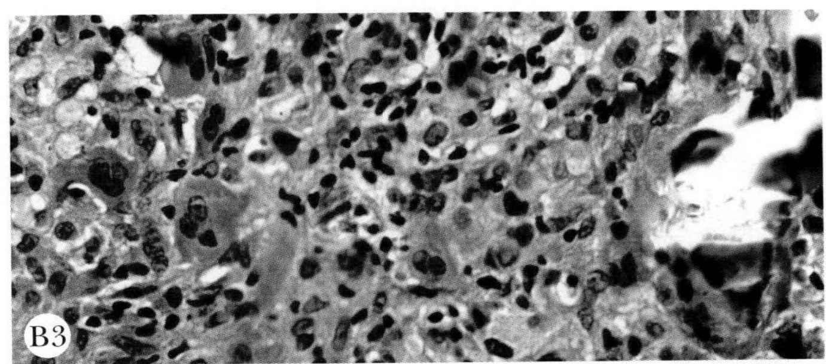

图 17.9.3B 特发性皮肤钙质沉积症 男，25岁，阴囊结节1年，渐增多。病理示皮肤内一大的深蓝色团块，有完整的假包膜，团块中央钙质于制片中脱落，假包膜上有大量组织细胞、多核巨细胞及少量淋巴细胞。

17.10 皮肤骨化（cutaneous ossification）

17.10.1 Albright 遗传性骨营养不良（Albright hereditary osteodystrophy）

病理改变

a 表皮大致正常。

b 真皮和皮下可见大小不等的骨刺，可部分或完全包绕成熟脂肪细胞群。

c 骨刺中脂肪细胞间偶见造血成分，骨边缘处有成骨细胞并见新骨形成，常见含有血管和结缔组织之 Havers 管。

d 偶可见似异物巨细胞样的破骨细胞。

临床特点

a 常染色体显性遗传，可能为性连锁遗传。

b 骨化，出生时即有或以后发生，见于头皮、躯干或四肢，多位于皮内或皮下，大小不等，浅者可破溃，排出骨刺。

c 伴有假性副甲状腺功能减退和假性假副甲状腺功能减退。

d 患者多矮小，圆脸，多发性骨异常。

e 基底神经节钙化和智力迟钝等。

17.10.2 皮肤骨瘤（osteoma cutis）（见 30.4.1）

17.11 黏多糖病（mucopolysaccharidosis）

病理改变

a 真皮表现为明显的成纤维细胞增生和间隙增大。

b 吉姆萨或甲苯胺蓝染色，真皮成纤维细胞内有异染颗粒，酒精固定情况下比甲醛溶液固定更清楚。

c 阿辛蓝或胶样铁染色可显示细胞间黏多糖呈阳性反应。一些表皮细胞及小汗腺的分泌细胞和导管细胞内也有异染颗粒。

d 黏多糖病Ⅱ型的皮损，在胶原束和胶原纤维之间也有异染物质沉积于细胞外。

e 各临床亚型外周血淋巴细胞涂片经甲醇固定后用甲苯胺蓝染色，胞质内也有异染颗粒。

临床特点

a 由于特殊的溶酶体酶缺陷而发生的一组疾病，黏多糖在许多器官，包括皮肤的各种细胞溶酶体内堆积，血清及尿的黏多糖水平明显增高。

b 侏儒，骨骼畸形，肝脾肿大，角膜混浊及进行性精神退化为常见症状，并且可有心肺并发症而导致死亡。

c 面部特征：厚唇、鼻扁平及多毛称为脂质软骨营养不良（gargolism）。

d 皮肤增厚，无弹性，仅 MPS Ⅱ型皮损表现为象牙样白色丘疹或小结节，直径约 3 ~ 4mm，位于躯干上部特别是肩背部可融合为网状。

e 本病可分十余个不同的亚型，分别由不同的溶酶体酶基因缺陷引起，可引起不同的皮肤和系统性症状。最常见的为 MPS Ⅰ型，包括 Hurler 综合征和 Scheie 综合征，MPS Ⅲ型，即 Sanfilippo 综合征。

17.12 褐黄病（ochronosis）

病理改变

a 真皮浅层黄褐色、边缘锐利、不规则的变性胶原。

b 早期真皮中胶原纤维表现为嗜碱性肿胀，随着病情发展，可出现大的无定形的嗜酸性颗粒，与胶样粟丘疹相似。

c 偶有褐黄病的纤维经表皮和毛囊排出的报道。

临床特点

a 包括 2 种类型：尿黑酸尿症和外源性褐黄病。

b 尿黑酸尿症是由于肝和肾内尿黑酸 1，2- 二氧化酶缺乏引起尿黑酸在软骨、肌腱、皮肤和纤维组织中沉积所致，临床上巩膜、面部、耳廓、软骨和指（趾）甲呈现蓝黑色或灰色；汗液呈黑色，有关节炎和尿黑酸尿。

c 外源性褐黄病可由石炭酸、间苯二酚和苦味酸治疗，口服和肌注抗疟药如氯喹、氢醌漂白引起，抗疟药所致的褐黄病常表现为膝、面部、甲下的石灰色色素沉着；氢醌漂白诱发的褐黄病好发于骨突出部位，如前额、颞部、鼻和下颌，也可见于颈部两侧。除色素沉着外，患者有广泛的“鱼子酱样”黑色丘疹，皮肤萎缩和胶样粟丘疹也可以见到。

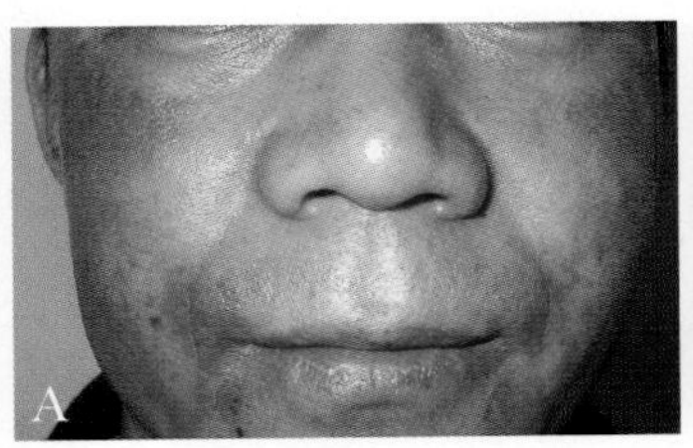

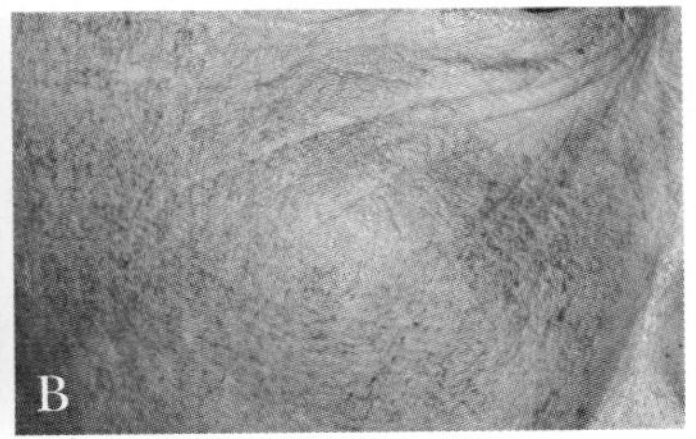

图 17.12 褐黄病（ochronosis）

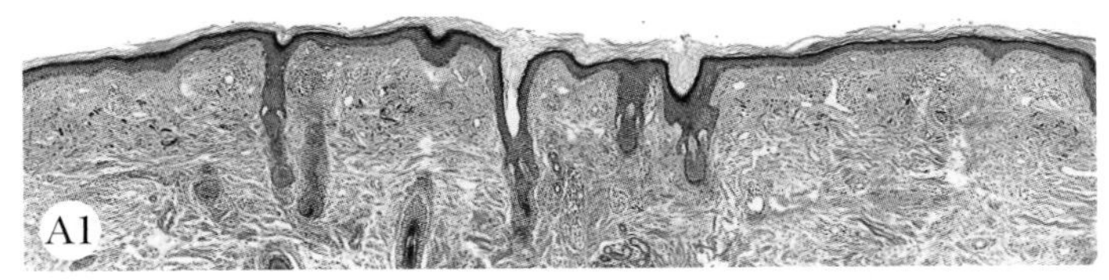

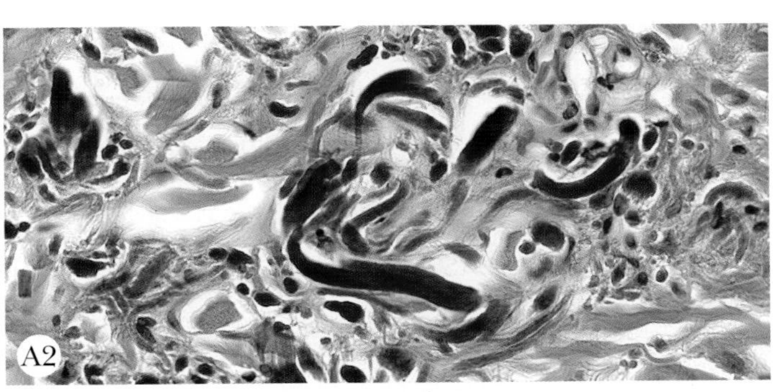

图 17.12A 褐黄病 男，43 岁，面颊红斑，色渐变深 1 年，于染发后出现。HE 切片示真皮中部黄褐色不规则的变性胶原。

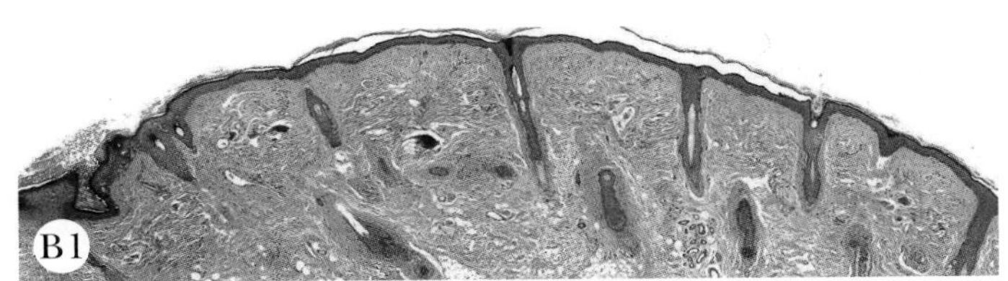

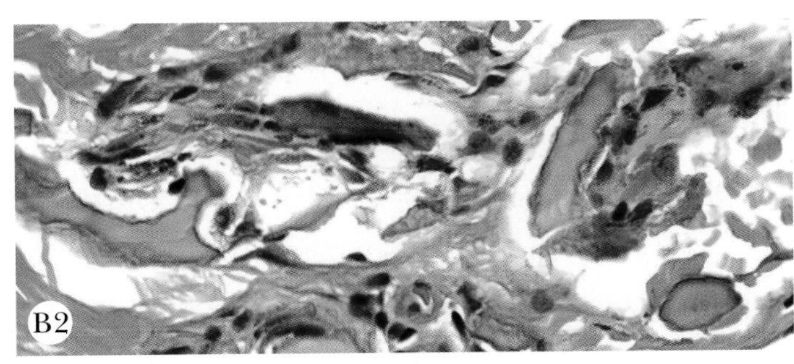

图 17.12B 褐黄病 男，48 岁，双侧面颊、眼周红褐色斑 1 年。HE 切片示真皮中部金黄色条索状、块状变性胶原。

17.13 药物性色素沉着（drug depositions）

病理改变

米诺环素（minocycline）：Ⅰ型和Ⅱ型色素沉着中，金褐色至黑褐色的色素沉着颗粒位于血管和汗腺周围的组织细胞中，但黑素细胞内及表皮内黑素颗粒不增加。Ⅲ型色素沉着中表皮基底细胞内黑素颗粒增多。Ⅰ型、Ⅱ型色素颗粒 Perl 染色阳性，Ⅲ型色素颗粒 Perl 染色阴性。Ⅱ型色素沉着 Masson-Fontana 染色、PAS 染色阳性，在紫外灯下显示黄色荧光。

胺碘酮（amiodarone）：血管周围含有黄褐色脂褐质样颗粒的巨噬细胞，PAS 阳性。表皮内色素不增多。

米帕林（mepacrine）：真皮全层的组织细胞胞质内可见黄褐色色素。Perl 普鲁士蓝染色弱阳性，Masson-Fontana 染色阴性。

氯丙嗪（chlorpromazine）：真皮浅层血管周围结合于组织细胞的金褐色色素颗粒。Masson-Fontana 染色阳性，Perl 普鲁士蓝染色阴性。

丙米嗪（imipramine）：真皮上部散在的或被组织细胞吞噬的金褐色色素颗粒。Masson-Fontana 染色阳性，Perl 普鲁士蓝染色阴性。

临床特点

米诺环素（minocycline）：见于长期口服米诺环素的患者。Ⅰ型色素沉着为蓝黑色的斑疹，局限于瘢痕和炎症部位；Ⅱ型色素沉着为蓝黑色、褐色或蓝灰色色素沉着，见于胫部、踝部和上肢；Ⅲ型色素沉着为弥漫污褐色色素沉着，在曝光部位加重。发生在唇部的可能为另外一种类型，也可能是固定性药疹。甲色素沉着表现为近端甲床持续性的蓝灰色色素沉着。有时米诺环素可累及牙齿（导致灰绿色或蓝黑色色素沉着），多影响中间的牙齿；口腔下面的骨（黑色骨病）也是米诺环素色素沉着最常见的部位。

胺碘酮（amiodarone）：长期大剂量用药者，在皮肤出现金褐色、蓝灰色或蓝紫色色素沉着。主要发生在曝光部位，包括面部（特别是颊部和前额）及手背。有时可见于巩膜和角膜。

米帕林（mepacrine）：皮肤黏膜的局限性蓝黑色色素沉着，但黄色色素沉着更多见。

氯丙嗪（chlorpromazine）：常见于面部、手背和颈部。开始可以是金褐色、黄褐色，而其他皮损可以为蓝灰色、蓝色或紫色。有时角膜和晶状体也可受累。

丙米嗪（imipramine）：色素沉着发生于面部、颈部、胸前“V”字区、前臂和手曝光部位。表现为金黄色至蓝灰色的不同颜色。虹膜可变黑。

17.14 金属沉着（metal depositions）

病理改变

金沉着：表现为真皮网状层深部血管和汗腺周围组织细胞内黑色小颗粒沉积，Masson-Fontana 染色和 Perl 普鲁士蓝染色阴性。

银沉着：血管和附属器基底膜及真皮弹力纤维周褐黑色颗粒。

汞沉着：真皮浅层黑褐色色素颗粒沉积，色素颗粒可见于组织细胞和真皮中，尤其是真皮浅层血管周围。

铋沉着：真皮和小汗腺基底膜内的黑色小颗粒，色素颗粒可经毛囊排出。

临床特点

金沉着：多发生于曝光部位，尤其是面部，皮损呈紫红色 / 蓝色到蓝灰色。

银沉着：多发生于曝光部位，如面部、颈部和手背，指甲也可受累。开始表现为齿龈的暗蓝色线状色素沉着。皮肤表现为暗灰色 / 蓝色色素沉着，有时被误诊为蓝痣。眼睛受累时表现为暗灰色或褐色色素沉着。

汞沉着：长期外用含汞制剂引起暗灰色色素沉着。屈侧、眼睑、鼻唇沟和颈部皱褶处是最先受累的部位。

铋沉着：见于长期口服铋剂治疗胃肠道疾病的患者。表现为泛发性的蓝灰色色素沉着。结膜和口腔黏膜也可受累，齿龈边缘的蓝灰色线具有诊断意义。

17.15 文身（tattoo）

病理改变

a 真皮上部，特别是血管周围散在色素颗粒，有时在显微镜下有折光性。

b 优质切片中出现刀痕是组织中存在硬质异物的特征。

c 部分病例可导致真皮接触性皮炎、苔藓样皮炎、巨细胞异物反应及结节病样肉芽肿样反应改变。

临床特点

a 专业文身系用各种颜料刺入皮肤，形成一定图像，永久存在而不消失。

b 铅笔芯、矿物粉尘等亦可在意外情况下进入皮肤造成文身效果。

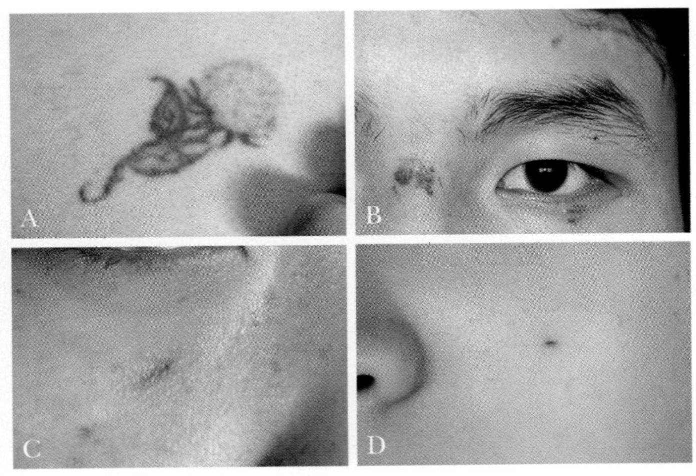

图 17.15 文身（tattoo）

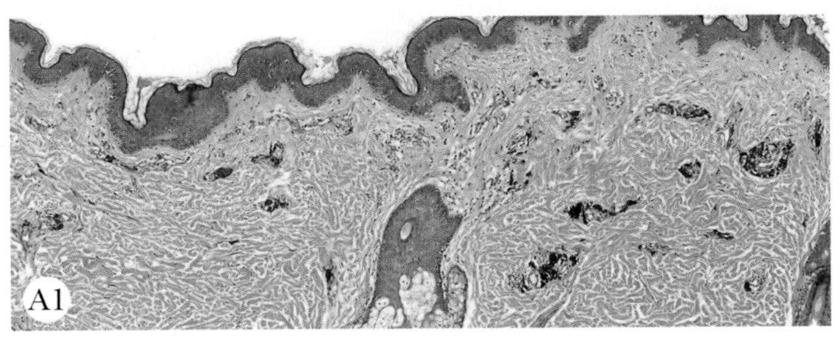

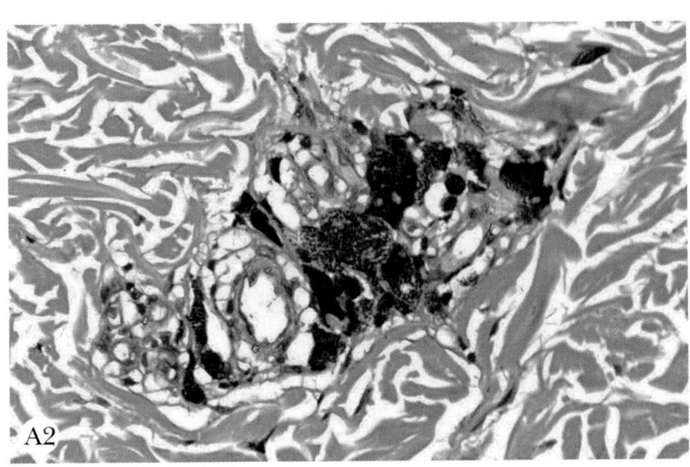

图 17.15A 文身 女，33 岁，胸部文玫瑰图案 5 年，激光去除红色文身 1 年。病理示真皮中部小血管旁及周围团块状绿色沉积物，无明显炎症反应。

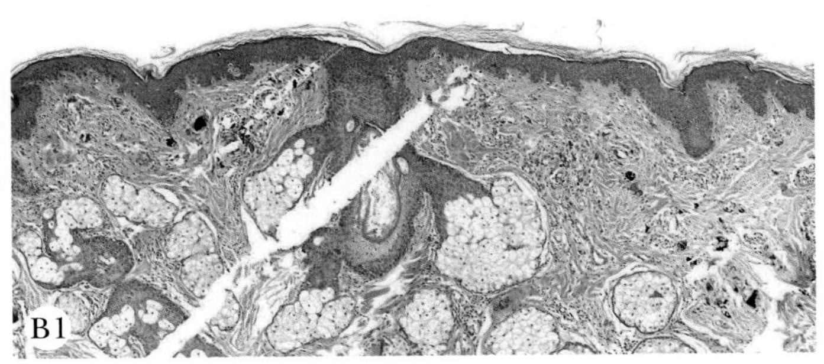

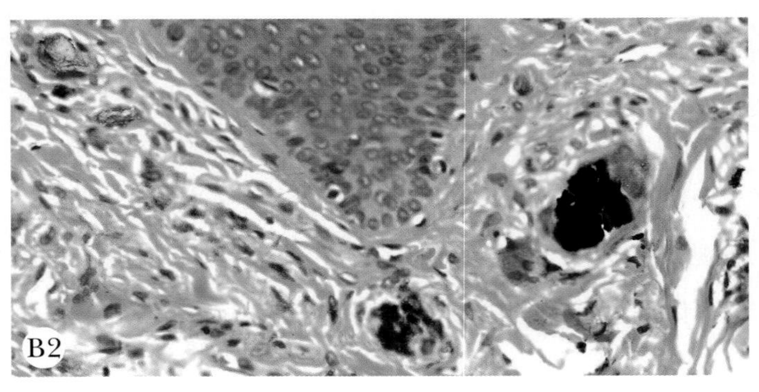

图 17.15B 文身 男，20 岁，面部外伤后色素沉着 1 年。病理切片示明显刀痕，真皮中、上部团块状褐色沉积物。

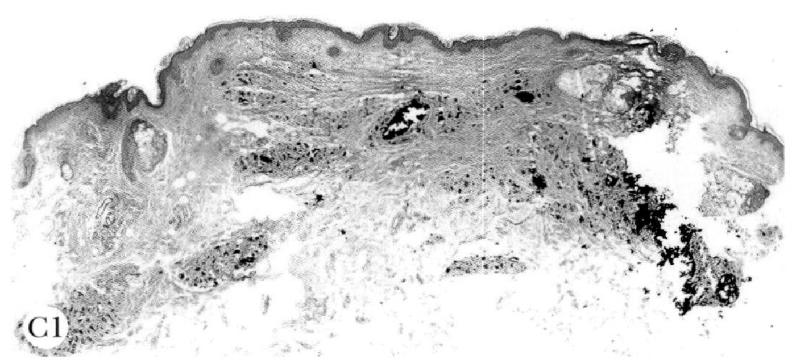

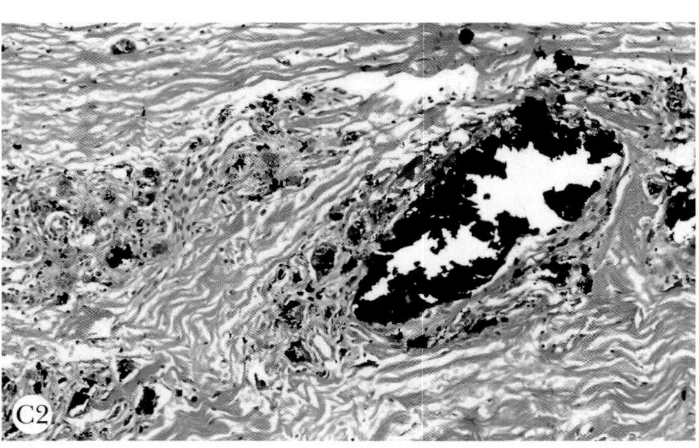

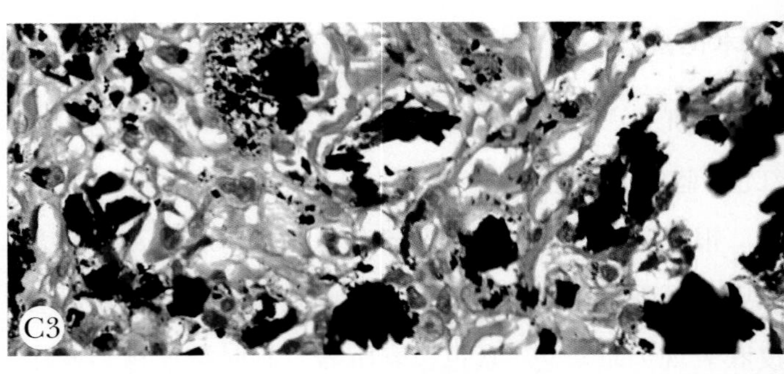

图 17.15C 铅沉着 女，24 岁，右面部铅笔刺伤后遗留蓝褐色斑点 9 年。病理示真皮中、下部块状、粉尘状沉积物，可见少许组织细胞吞噬异物。

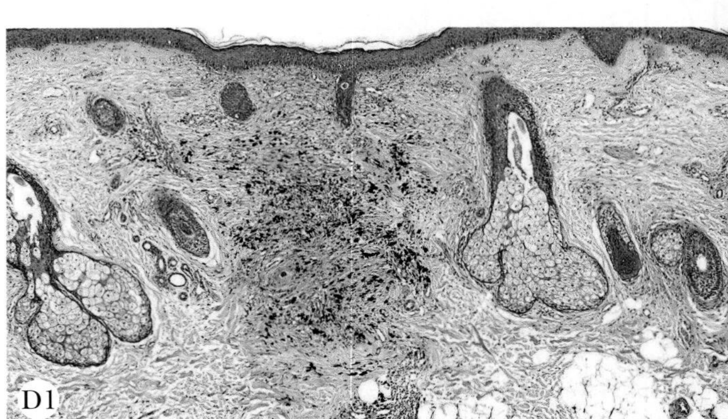

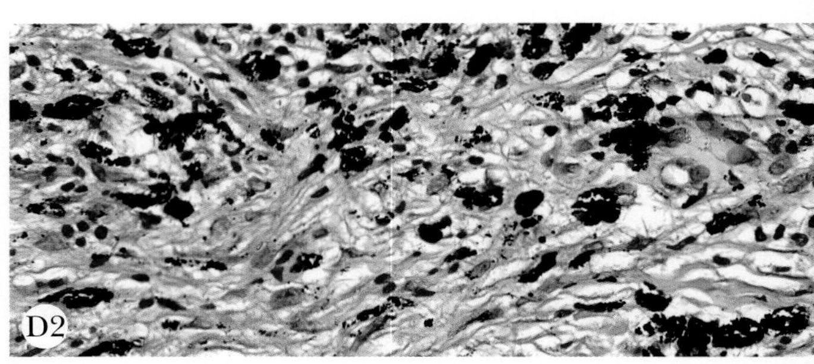

图 17.15D 铅沉着 女，14 岁，左面部中性笔刺伤后遗留蓝褐色斑点 18 天。病理示真皮中部局限性异物沉积，少许炎症细胞浸润。

18 异位组织（heterotopic tissues）

刘 玲　马翠玲　廖文俊

18.1 异位甲

18.2 多指（趾）

18.3 副耳

18.4 副乳

18.5 皮脂腺异位症（见 23.5.1）

18.6 子宫和输卵管内膜异位症

18.6.1 子宫内膜异位症

18.6.2 输卵管内膜异位症

18.7 脑组织异位

18.7.1 脑（脊）膜异位

18.7.2 神经胶质异位

18.8 脐部病变

18.8.1 脐肠系管残留

18.8.2 脐尿管残留

18.8.3 脐赘

18.8.4 转移癌（见 32）

异位组织（heterotopic tissues）指正常解剖部位生长的不属于该解剖部位的组织成分，一般为良性，并无系统危害，有极少数存在向恶性转化的可能。常见的异位组织及典型发生部位见表18.1。

表18.1 常见异位组织的典型发生部位

部位	病变
耳前颊部	副耳
侧胸部	副乳
第1、5指（趾）	多指（趾）
外阴	子宫内膜异位症
脐部	脐肠系管/尿管残留

18.1 异位甲（onychoheterotopia）

病理改变

a 镜下表现类似正常甲结构。

b 水平生长的异位甲见甲床，垂直生长的异位甲其甲床缺如。

c 甲皱襞及甲母可垂直皮肤生长。

临床特点

a 先天发育异常或继发于创伤后。

b 先天性异位甲最常见于第5指远端掌侧，可单发或多发，创伤后异位甲多单发，常见于手指背侧；异位甲也可见于足趾或指（趾）以外部位。

c 异位甲生长方向不同，可水平、垂直或环绕式生长。

d 多无自觉症状。

临床鉴别诊断

多指（趾）

错构瘤

异物肉芽肿

皮角

别名

异位甲（ectopic nail）

18.2 多指（趾）（polydactyly）

部分及完全性多指（趾）临床及组织学类似正常指（趾）结构，皮肤科常需鉴别表现为赘生物的软组织性多指。

病理改变

a 外生结节性损害，与正常肢端皮肤一样有致密的角层，表皮突延长。

b 真皮可见较多的汗腺等附属器或神经结构，有时类似创伤性神经瘤。

c 中央可有软骨，伴或不伴有关节结构或骨化。

d 可有明显角化的甲成分。

病理鉴别诊断

软纤维瘤：无皮肤附属器或神经结构。

肢端纤维角皮瘤：角化过度，显著胶原增生，无皮肤附属器或神经结构。

临床特点

a 先天发生的赘生物，无自觉症状。

b 根据发生和解剖部位分为轴前型、轴后型及中央型：轴前型发生于手或足桡侧，约 90% 为复拇指畸形，部分患者与系统综合征有关，如心手综合征和范科尼贫血；轴后型发生于手或足尺侧；中央型多见于无名指、其次是中指和食指。

c 根据所包含组织成分（骨、肌腱、掌骨等）不同，又可分为软组织多指、部分性多指和完全性多指，需要进一步影像学甄别。

临床鉴别诊断

软纤维瘤

肢端纤维角皮瘤

寻常疣

别名

多指（趾）（supernumerary digit）

多指（趾）症（polydactylism）

残遗指（rudimentary digit）

残遗多指（rudimentary polydactyly）

副指（趾）（accessory digit）

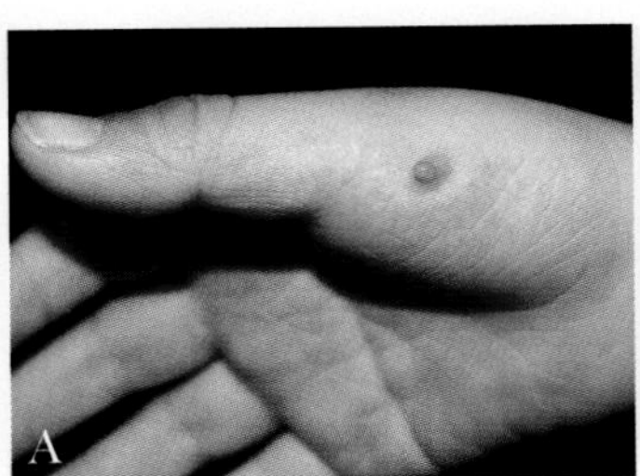

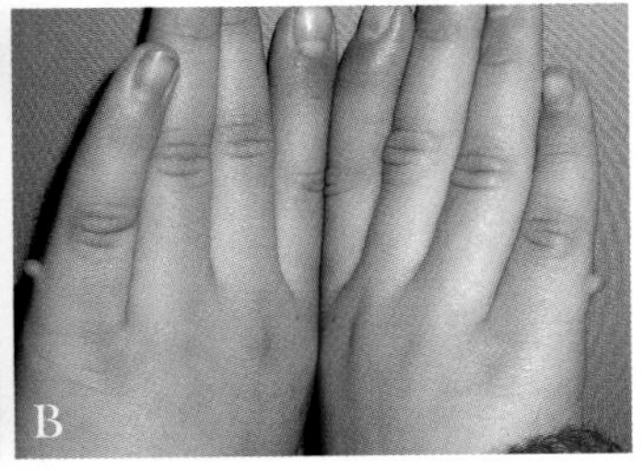

图 18.2　多指（趾）（polydactyly）

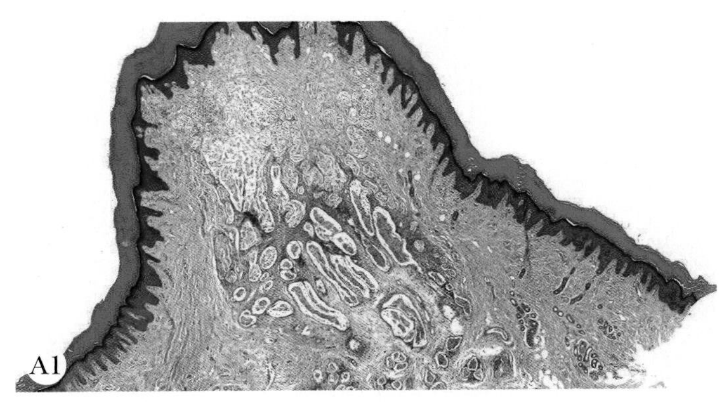

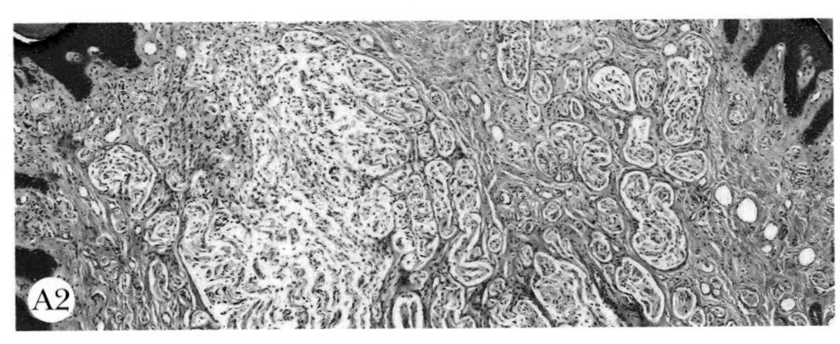

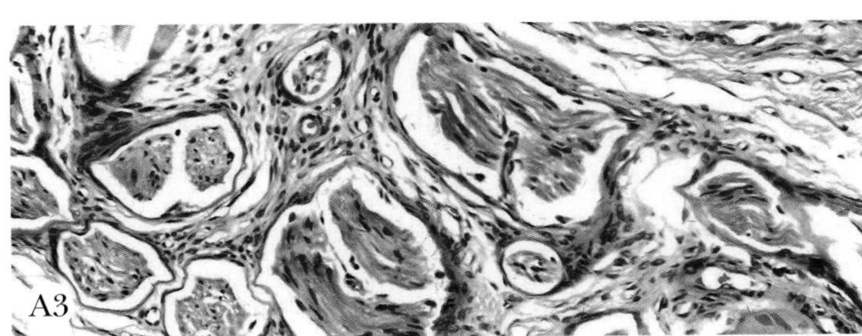

图 18.2A　轴前型多指　男，9 岁，右手桡侧淡褐色丘疹，出生即有，无明显增大。病理示表皮类似正常皮肤，真皮内纵向分布大量神经束，可见神经膜和黏液。

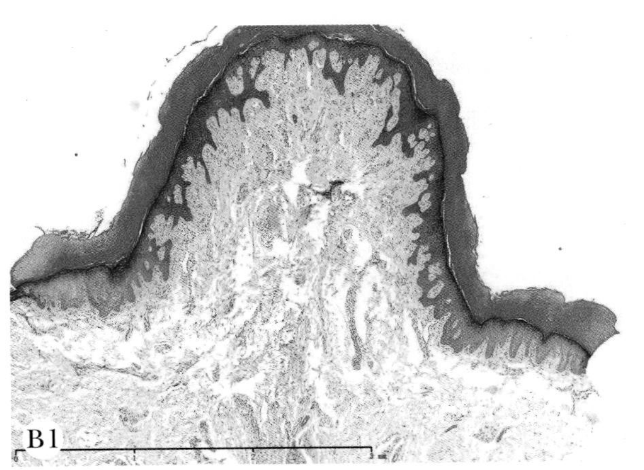

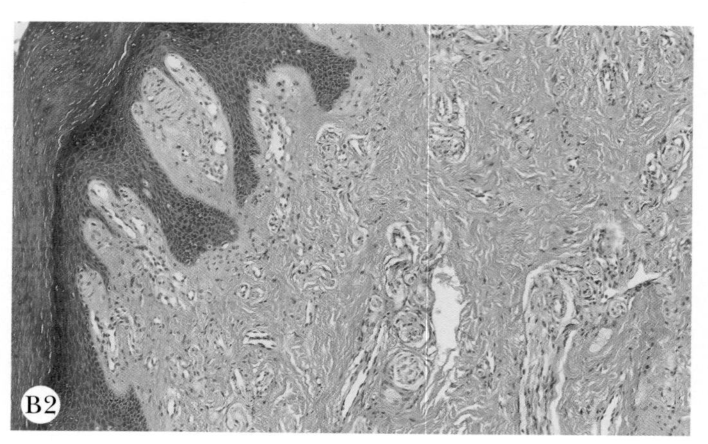

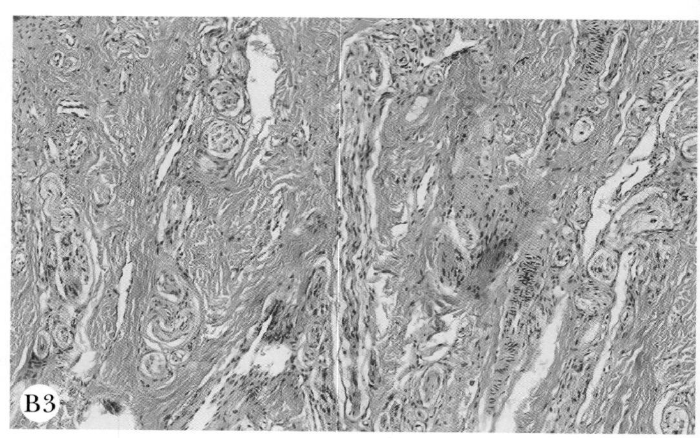

图 18.2B　轴后型多指　女，2 岁，双手尺侧皮色丘疹，对称，出生即有。病理示丰富的触觉小体和神经束横断面。

18.3　副耳（accessory tragus）

病理改变

a 角质层通常较薄，可见正角化，表皮轻度皱褶。

b 息肉样组织中见弹性软骨，周围为成熟脂肪组织，偶可见骨骼肌成分。

c 真皮内还有纤维血管，散在汗腺和皮脂腺结构，不规则方向生长的毳毛毛囊。

病理鉴别诊断

软纤维瘤：无软骨结构。

支气管源性囊肿：内衬假复层纤毛柱状上皮的囊腔，可见杯状细胞。

甲状腺舌骨导管囊肿：复层鳞状或假复层纤毛上皮囊腔，无杯状细胞，周围基质中见黏液腺或甲状腺组织。

临床特点

a 皮损出生时即已存在，系先天发育异常，少数家族性患者其损害部分常一致。

b 单发或多发，常见于耳屏前至口角连线区或胸锁乳突肌前方，也可发生于颊部、颈侧、胸骨上方甚至眉间，单侧或对称出现。

c 带蒂或不带蒂的皮色丘疹或结节，质地柔软或呈软骨状，表面有毳毛。

d 部分患者伴有第一及第二鳃弓发育不全导致的其他表现，最常见的为 Goldenhar 综合征。

临床鉴别诊断

耳前瘘管

软纤维瘤

支气管源性囊肿

甲状腺舌骨导管囊肿

别名

耳前赘（preauricular tag）

多耳畸形（polyotia）

异常副耳（accessory auricle anomaly）

残遗耳（rudimentary ear）

多余耳廓（supernumerary pinna）

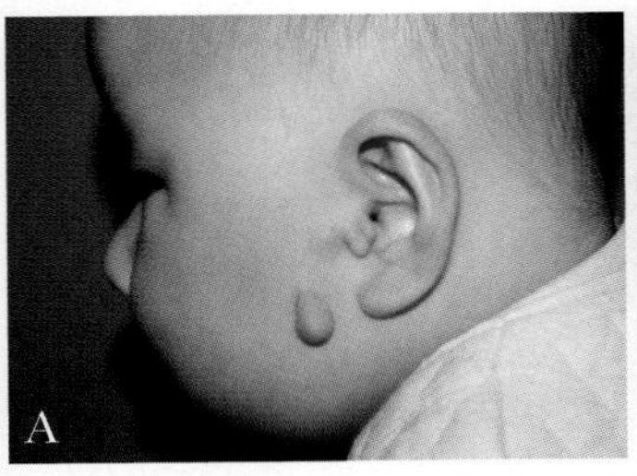

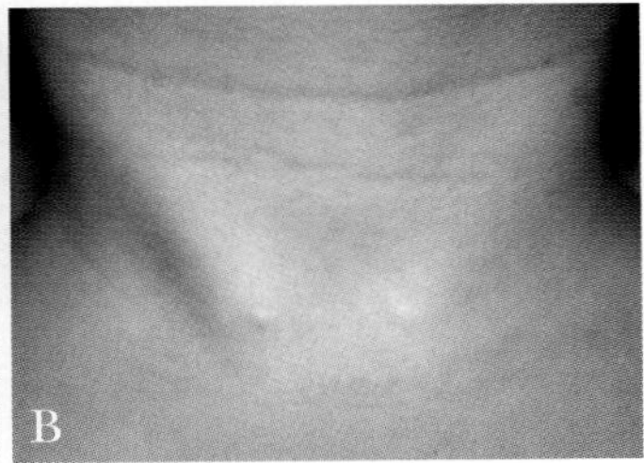

图 18.3　副耳（accessory tragus）

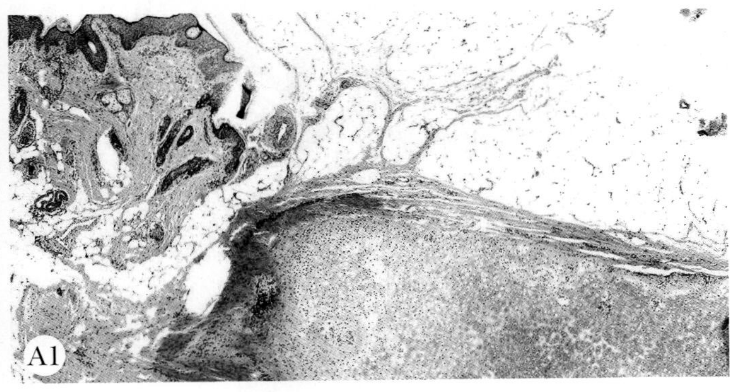

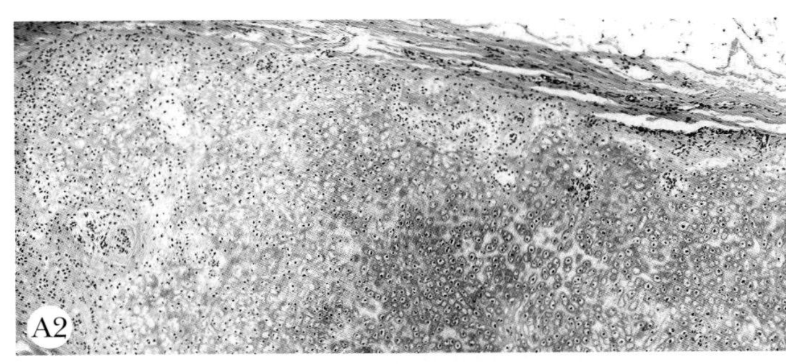

图 18.3A　副耳　女，2 岁，左耳前及面颊皮色带蒂结节，光滑，质软，面颊皮疹触诊有软骨样硬度。病理示皮下脂肪内分化良好的软骨结构，真皮浅层较多毛囊。

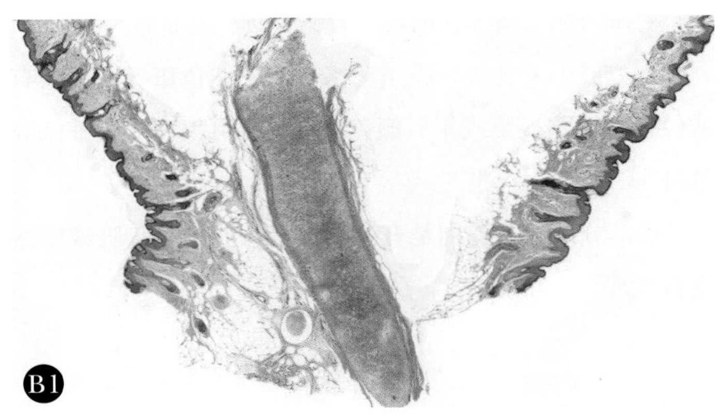

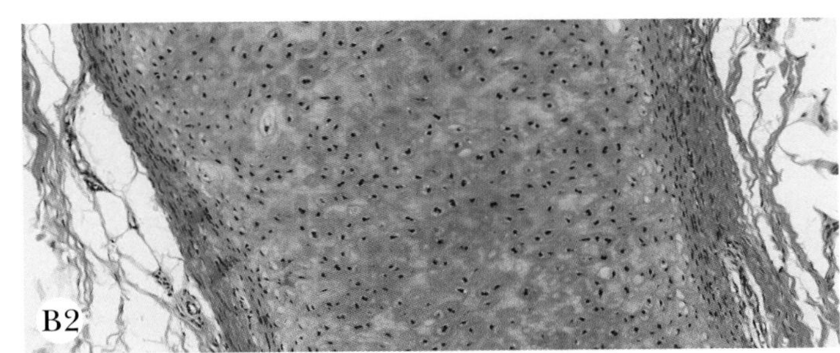

图 18.3B　副耳　男，4 岁，双侧锁骨上方皮下小结，自幼发生，软骨样硬度，活动可。病理示疏松结缔组织中典型软骨结构，周围见纤维包绕。

18.4　副乳（accessory nipple）

病理改变

a 角化过度，表皮轻度增生，色素增加。

b 真皮内类似正常乳腺结构，有乳腺导管向表皮开口，部分切片可缺如。

c 真皮深层也可见到散在的乳腺导管。

d 乳腺周围有较明显的纤维结缔组织或平滑肌束，发生于腋区的副乳常可见明显汗腺。

病理鉴别诊断

组织结构不全时注意鉴别软纤维瘤和黑子。

临床特点

a 出生时即有，单独存在，或伴发多乳房及异位乳腺组织。

b 单发或多发，常见于胚胎发育期乳腺嵴区，多在腋区或正常乳头下方，偶见于其他部位如外阴、肩部、前臂、大腿、面、颈部等。

c 类似正常乳头，或呈色素样、珍珠色斑疹，表面有皱纹或微凹陷，至成年后颜色加深；也可仅表现为腋区局部肿胀。

d 部分患者，特别是有家族史者可能伴有肾脏或尿路发育异常。

临床鉴别诊断

Becker 痣

脂肪瘤

平滑肌错构瘤

别名

多乳头（supernumerary nipples）

多乳头（polythelia）

多乳（polymastia）

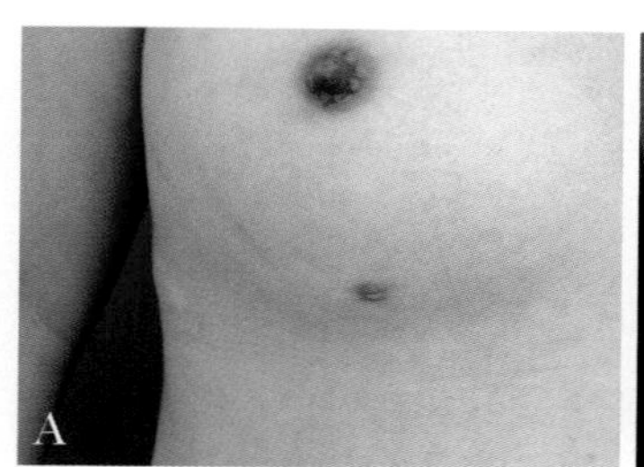

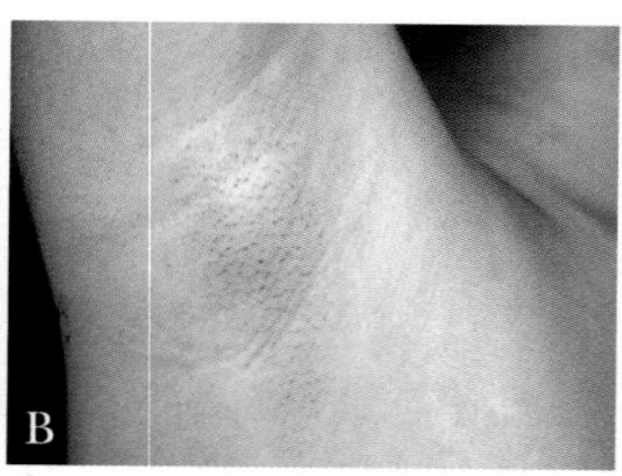

图 18.4 副乳（accessory nipple）

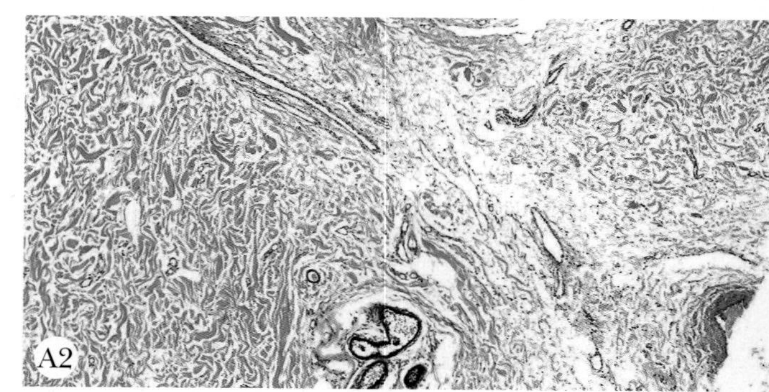

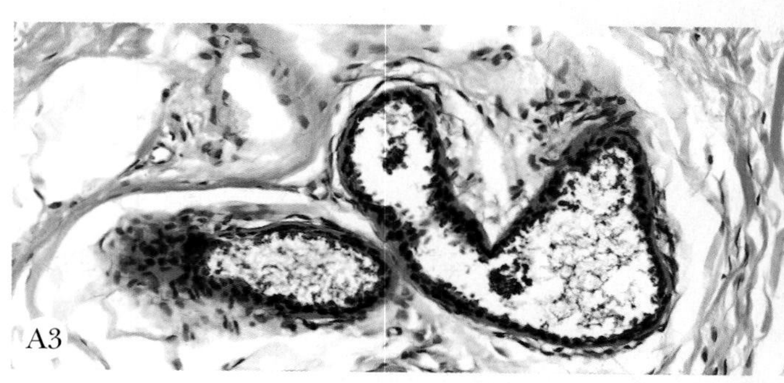

图 18.4A 副乳 女，24 岁，右乳下方褐色丘疹 8 年余，偶有疼痛。病理示真皮深部散在乳腺导管。

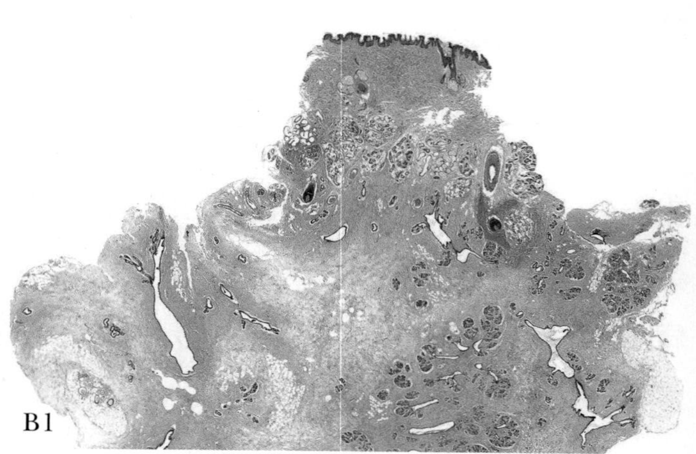

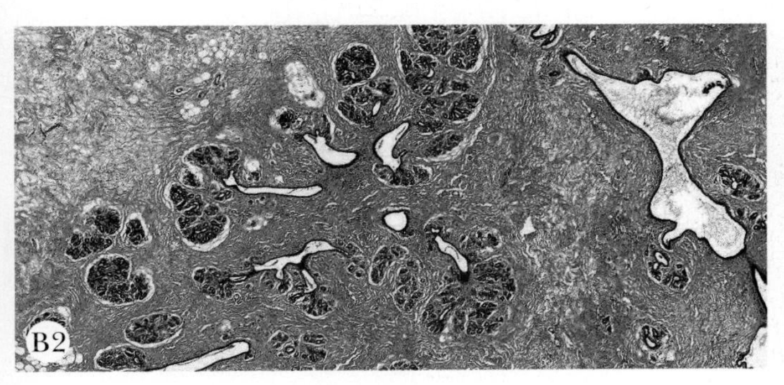

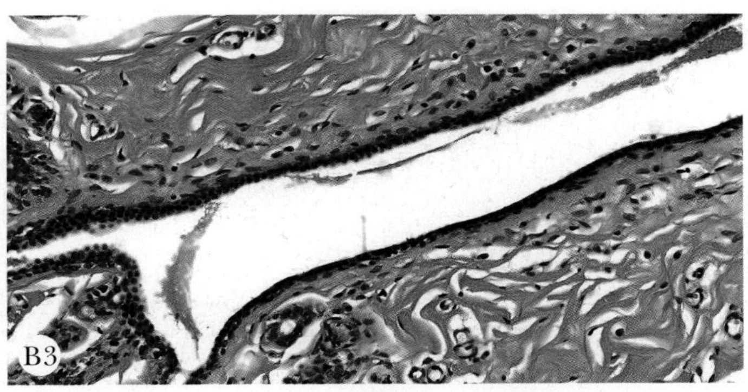

图 18.4B 副乳 女，15 岁，双侧腋下包块 2 年余，质硬。病理示真皮中下层丰富的乳腺小叶及导管结构，周围较致密结缔组织，真皮浅层见汗腺组织。

18.5 皮脂腺异位症（ectopic sebaceous glands）（见 23.5.1）

18.6 子宫和输卵管内膜异位症（endometriosis and endosalpingiosis）

18.6.1 子宫内膜异位症（endometriosis）

病理改变

a 真皮或皮下不规则的腺腔嵌于间质内，与子宫内膜间质结构相似。

b 腺腔内层见高柱状嗜碱性细胞，与月经周期子宫内膜一致，增生期可见明显有丝分裂相，分泌期则示顶浆分泌。

c 基质由小的梭形细胞组成，常有水肿。

d 间质内可见血管外红细胞和含铁血黄素沉积。

e 可见慢性炎症改变或瘢痕形成。

病理鉴别诊断

脐肠系管残留：异位胃肠道上皮。

转移癌：片状或团块状异型细胞。

临床特点

a 主要发生于育龄妇女，其他年龄段少见。

b 继发性子宫内膜皮肤异位最常见于生殖器或腹部手术瘢痕，特发性皮肤异位多在脐部、腹股沟和腹壁，子宫内膜脐部异位又称 Villar 结节。

c 常单发，弹性或坚实结节，直径数毫米至数厘米不等，因其下方异位内膜深度和出血情况，呈现红色、蓝色至棕黑色。

d 有疼痛、触痛，月经期间尤其显著，可在月经期出现肿胀、出血。

临床鉴别诊断

脐肠系管残留

转移癌

别名

子宫内膜瘤（endometrioma）

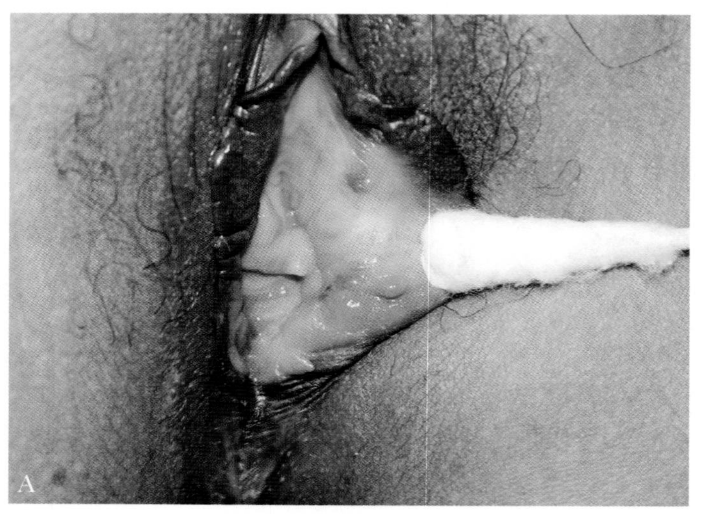

图 18.6.1 子宫内膜异位症（endometriosis）

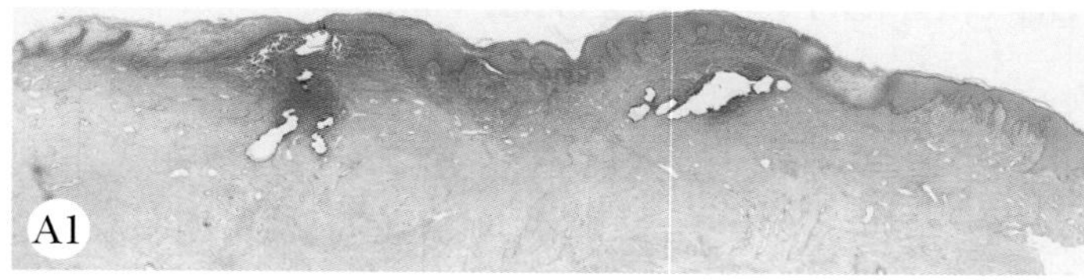

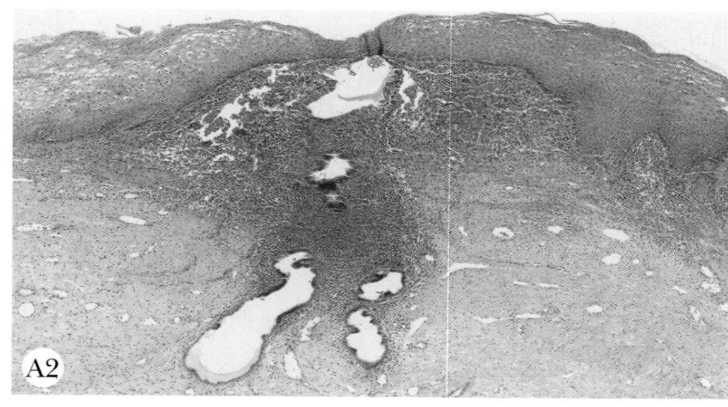

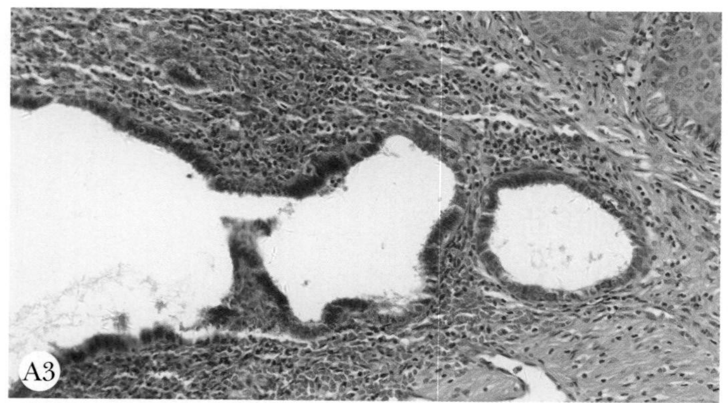

图 18.6.1A 子宫内膜异位症 女，35 岁，小阴唇褐色丘疹 3 年余，无明显自觉症状。病理示真皮上部不规则腺腔，内层为高柱状顶浆分泌细胞，腺腔周围见致密淋巴细胞和丰富红细胞。

18.6.2 输卵管内膜异位症（endosalpingiosis）

病理改变

a 囊样结构，内腔为单层柱状纤毛上皮，间质见平滑肌或纤维基质。

b 可见蜕膜细胞，但无明显子宫内膜基质。

c 组织学显示雌激素受体和 CK7 阳性。

d 与子宫内膜异位症不同，本病罕见灶状出血和含铁血黄素沉积。

病理鉴别诊断

脐肠系管残留：异位胃肠道上皮。

转移癌：片状或团块状异型细胞。

临床特点

a 绝经期女性多见，尤好发于妇科手术后。

b 可见于卵巢、子宫、腹膜等盆腔器官，可见于胸膜及纵隔；发生于皮肤常表现为脐部多个褐色丘疹。

c 伴骨盆、泌尿系、消化系统或神经疼痛。

临床鉴别诊断

脐肠系管残留

转移癌

18.7 脑组织异位

18.7.1 脑（脊）膜异位（meningeal heterotopias）

病理改变

a 镜下可见纤维区、细胞区、假性血管区和（或）假性黏液区。

b 纤维区见较致密束状胶原，散在梭形脑膜细胞；细胞区多见于皮损深部，圆形或多角性脑膜细胞巢，或片状合胞体细胞，嗜酸性胞质，边界不清；假性血管区表现为大小不一的假血管腔隙，内腔衬以扁平脑膜细胞，甚至可形成假囊性结构；假性黏液区水肿淡染基质中散在脑膜细胞，阿辛蓝染色阴性。

c 根据镜下表现分为三型，Ⅰ型主要表现假性血管腔，常见砂样瘤小体；Ⅱ型为脑膜细胞散在分布；Ⅲ型主要为大的脑膜细胞团块或片状合胞体细胞。

d 脑膜细胞包绕胶原束，形成钙化或砂样瘤小体。

e 脑膜细胞 NSE 和 EMA 阳性。

病理鉴别诊断

血管肉瘤：网状或不规则血管样腔隙，梭形血管内皮细胞，有异型，见不成熟血管管腔和血管外红细胞。

转移癌：片状或团块状异型细胞。

临床特点

a 多发生于头颈部，尤其是头皮，典型损害为质地坚实的皮下结节，皮色至红色、黑褐色。

b Ⅰ型先天发生，随年龄增长无明显增生；Ⅱ型见于成人，可发生于头颈或脊柱区；Ⅲ型为颅内脑膜瘤的侵袭或转移灶。

临床鉴别诊断

斑秃

血管瘤

转移癌

别名

异位脑（脊）膜错构瘤（ectopic meningothelialhamar-toma）

滞留性脑膜膨出（sequestrated meningocele）

皮肤脑膜瘤（cutaneous meningioma）

皮肤脑脊膜异位结节（cutaneous heterotopic meningeal nodules）

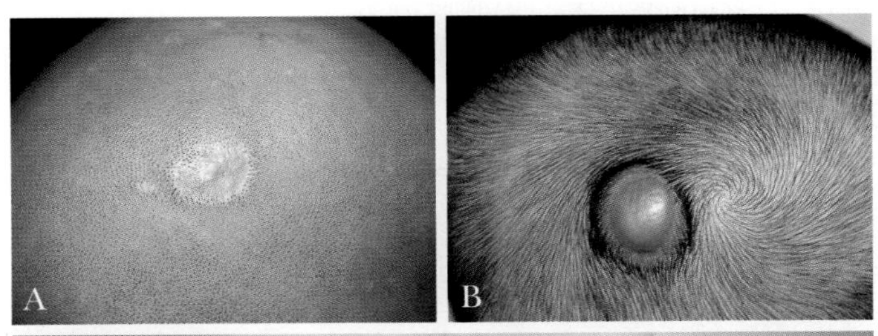

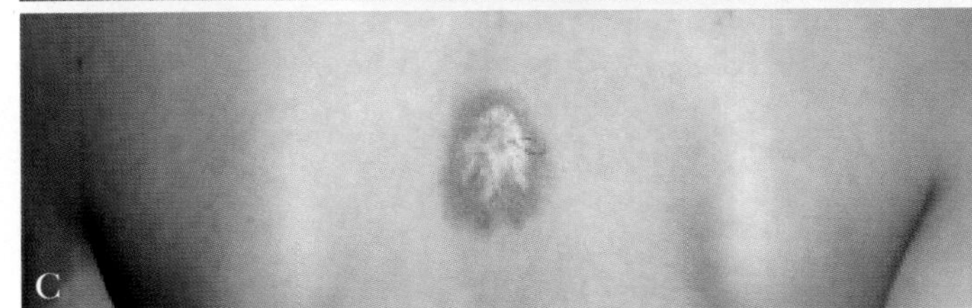

图 18.7.1 脑（脊）膜异位（meningeal heterotopias）

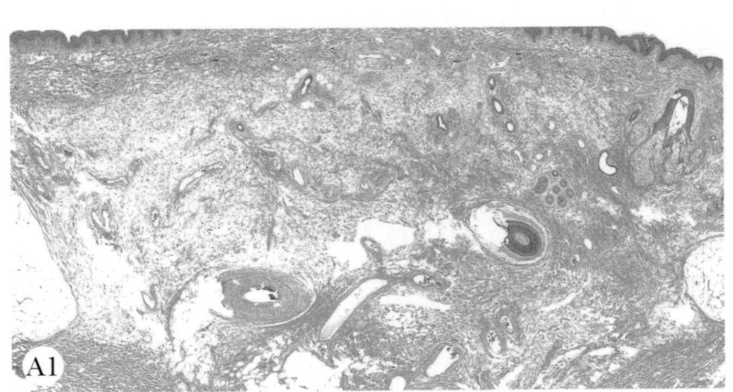

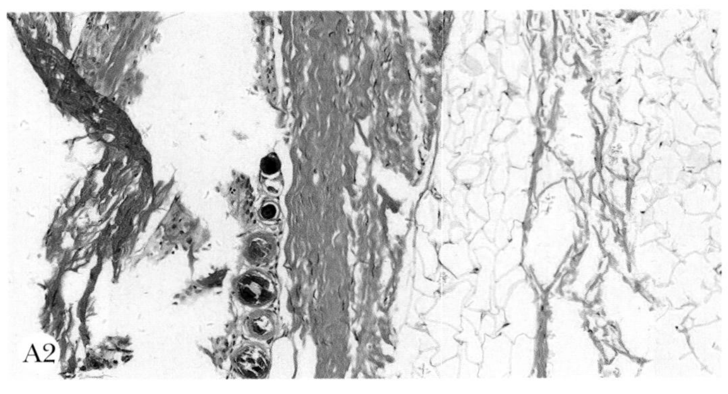

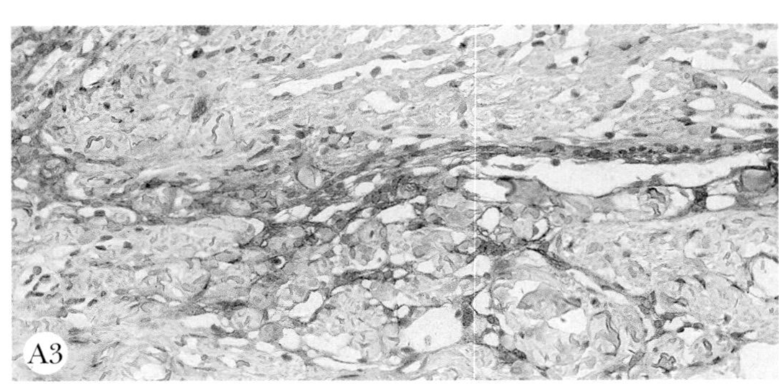

图 18.7.1A　脑（脊）膜异位　男，7 岁，出生时头皮即有红色斑块，质软，无毛发生长。病理示血管样腔隙，胞质丰富的脑膜细胞，局部见砂样小体，EMA 阳性（A3）。

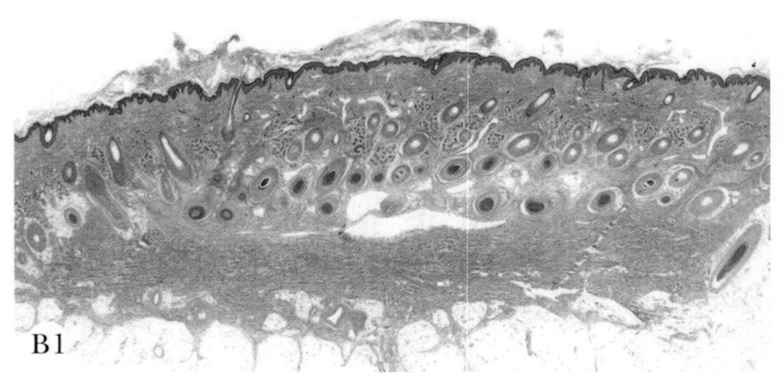

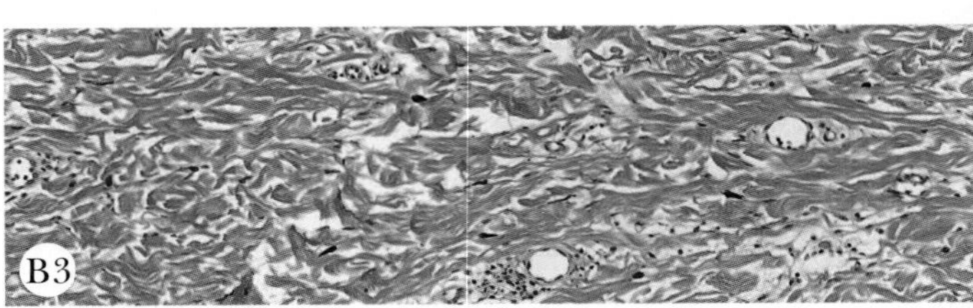

图 18.7.1B　脑（脊）膜异位　男，1 岁，头皮黄红色斑块，出生即有，近日“剪发”后肿胀伴疼痛。病理示真皮中部弥漫假性血管裂隙，内衬脑膜细胞，部分细胞包裹胶原。

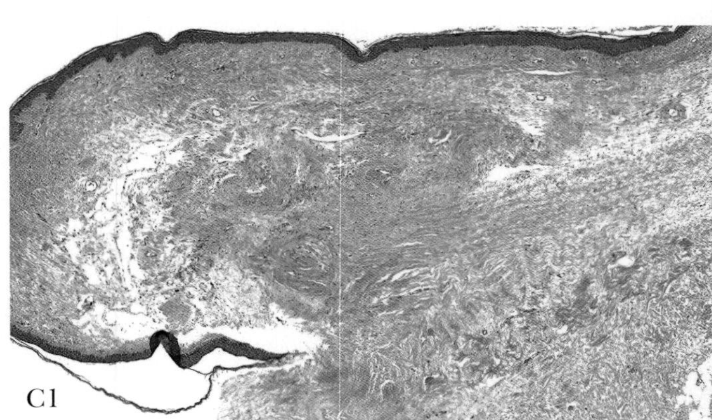

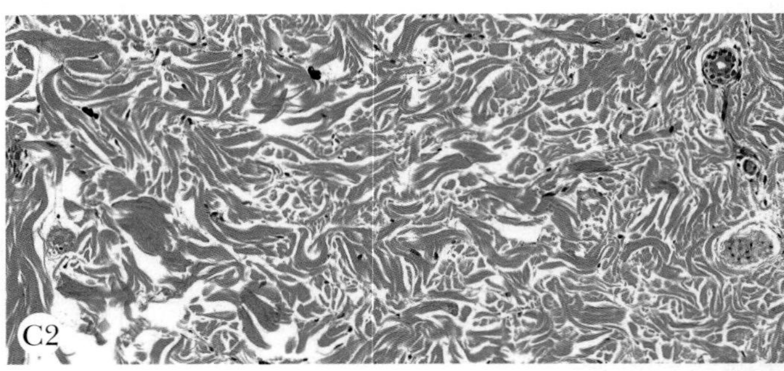

图 18.7.1C　脑（脊）膜异位　男，10 岁，出生时背部有红色糜烂面，少许渗液，后自行愈合，随年龄增长无明显增生。病理示假血管裂隙和脑膜细胞，间质见致密胶原纤维。

18.7.2　神经胶质异位（glial heterotopias）

病理改变

a 皮下结节，境界清楚。

b 疏松的神经胶质原纤维基质中散在肿瘤细胞，发生于鼻部的皮损主要为星形胶质细胞，鼻外皮损中细胞可见星形胶质细胞、神经元，甚至脉络丛结构。

c GFAP（神经胶质酸性蛋白）阳性。

病理鉴别诊断

鼻部血管纤维瘤：真皮内血管及纤维增生，无星形胶质细胞。

临床特点

a 先天发育异常，皮下硬结或息肉。

b 主要累及颅外中线区域，常见鼻部，也可发生于口腔、颈部、耳、头皮等部位。

c 发生于鼻内或咽部患者可伴有呼吸道阻塞。

临床鉴别诊断

鼻部血管纤维瘤

畸胎瘤

别名

鼻神经胶质瘤（nasal glioma）

18.8　脐部病变

18.8.1　脐肠系管残留（omphalomesenteric duct remnants）

胚胎发育过程中，卵黄囊与中肠连接部形成的细长管状称为卵黄管，也称为肠系管，一端与肠道相通，一段与脐部相连；肠系管退化受阻导致脐肠系管残留，包括多种病变如脐肠系管未闭、脐肠系管条带、Meckel 憩室、脐肠系管息肉、脐肠系管窦道和脐肠系管囊肿等。

病理改变

a 损害多样，有息肉、囊肿、窦道或瘘管等，残留脐肠系管可分化成各种类型的胃肠上皮结构。

b 一处病变中可见来自胃肠道任何部位多种异位上皮，如柱状上皮、主细胞、壁细胞等，偶见 Brunner 腺和肠上皮样化生。

c 同一病变内小肠黏膜与胃黏膜混杂，有时能够发现黏膜下肌层、淋巴样结构或胰腺组织。

d 周围皮肤组织可有炎症反应。

病理鉴别诊断

转移癌：片状或团块状异型细胞。

子宫内膜异位症：异位子宫内膜上皮，有类似月经周期性变化。

临床特点

a 见于婴儿或成人，男性较多。

b 可表现为脐部息肉，或囊性包块，直径数毫米至数厘米不等。

18.8.1

c 可无自觉症状，伴有窦道或瘘管者有液体流出，局部皮肤可有湿疹样改变，少数有痛感。

d Merkel 憩室可并发肠扭转、肠套叠。

临床鉴别诊断

化脓性肉芽肿

异物肉芽肿

别名

脐卵黄管残留（vitelline duct remnants）

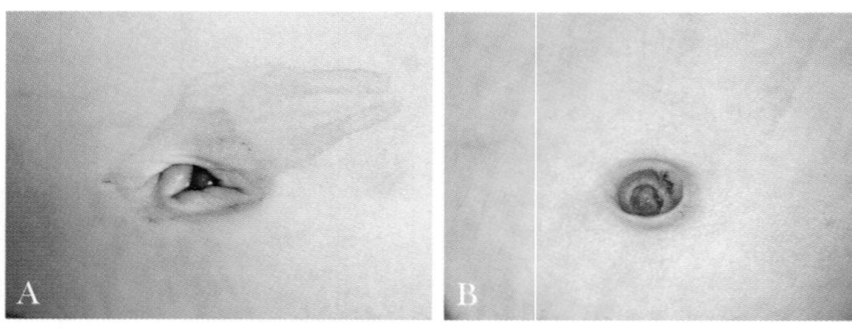

图 18.8.1　脐肠系管残留（omphalomesenteric duct remnants）

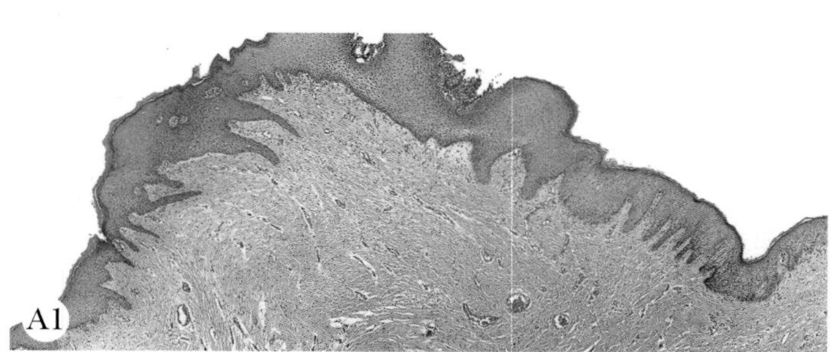

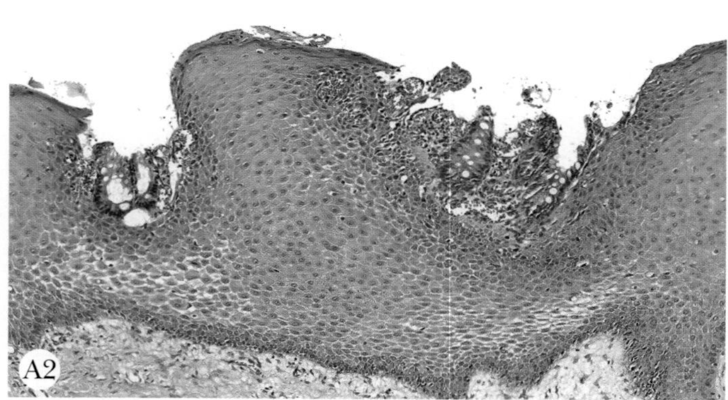

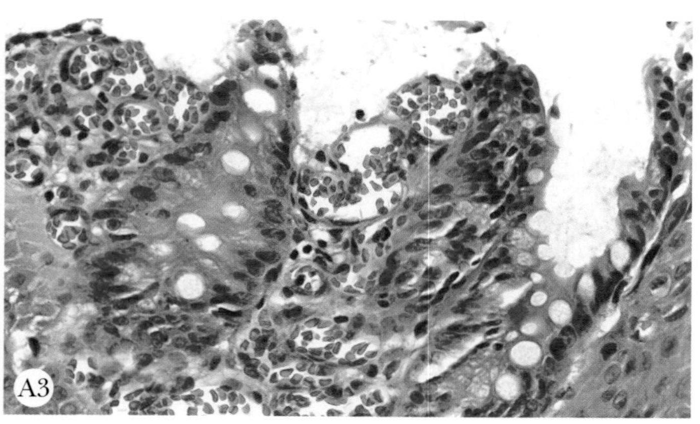

图 18.8.1A　脐肠系管息肉　女，4个月，出生时见脐部红色丘疹，时有渗出。病理示正常皮肤组织部位出现消化道上皮细胞。

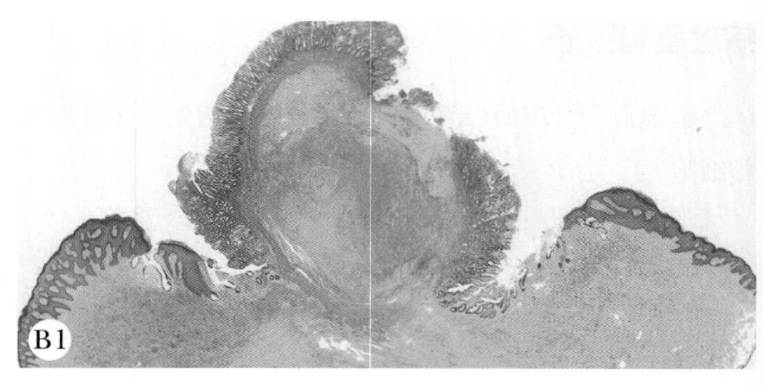

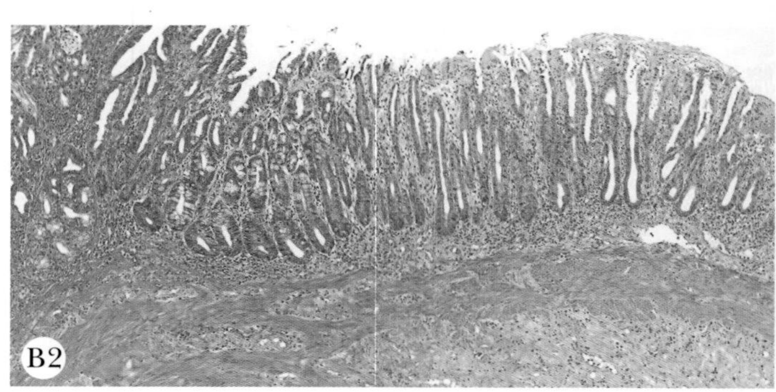

图 18.8.1B　脐肠系管息肉　女，1 岁 7 个月，出生后不久见脐部红色丘疹，反复渗液红肿，缓慢增大。病理示息肉样增生，上覆消化道黏膜上皮，见杯状细胞，真皮内团块状或束状肌肉组织。

18.8.2　脐尿管残留（urachal remnants）

脐尿管是连接脐带与膀胱的尿囊腹腔内部分，正常情况下自行闭合成为脐正中韧带；完全不闭合称为脐尿管未闭，上部不闭合产生窦道，中部不闭合可形成囊肿或窦道，下部不闭合形成憩室。

病理改变

a 典型的脐尿管三层结构：内层为立方或移行上皮，偶可见柱状上皮；中层为黏膜下结缔组织；外层是平滑肌。

b 少数情况下可向恶性转化，主要为腺癌。

病理鉴别诊断

脐肠系管残留：异位胃肠道上皮。

临床特点

a 婴儿最常见的是脐尿管未闭，表现为脐部溢尿并继发刺激症状。

b 成人主要表现为囊肿，继发感染者并有发热、腹痛和脐部化脓等症状，导致脐尿管再通时发生溢尿。

临床鉴别诊断

脐肠系管残留

子宫内膜异位症

18.8.3 脐赘（omphalith）

病理改变

a 致密角蛋白并混杂有皮脂成分，横切面可见致密板层状角化。

b 其间可有散在毛发结构。

c 继发感染者革兰染色见阳性球菌或杆菌。

临床特点

a 附着于脐带残端的黑色坚实结节，多无自觉症状。

b 继发感染者周围皮肤明显炎症，也可伴有全身不适。

临床鉴别诊断

脂溢性角化病

色素痣

恶性黑素瘤或转移性肿瘤

18.8.4 转移癌（metastatic carcinoma）（见 32）

19 甲病（diseases of the nail）

马翠玲 刘 宇 廖文俊

19.1 甲的正常解剖、组织病理及免疫组化
19.1.1 正常甲组织

19.2 甲及甲周组织疾病
19.2.1 甲真菌病
19.2.2 甲沟炎
19.2.3 甲下疣 / 甲周疣
19.2.4 甲胬肉
19.2.5 甲下胬肉
19.2.6 甲下出血
19.2.7 外伤性甲剥离
19.2.8 甲银屑病
19.2.9 甲扁平苔藓
19.2.10 二十甲营养不良
19.2.11 甲毛囊角化病
19.2.12 甲线状苔藓
19.2.13 红甲

19.3 甲及甲周组织肿瘤
19.3.1 黏液样假囊肿
19.3.2 化脓性肉芽肿
19.3.3 甲乳头状瘤
19.3.4 甲母质瘤
19.3.5 甲鲍温病
19.3.6 甲下角化棘皮瘤
19.3.7 甲疣状癌
19.3.8 甲鳞状细胞癌
19.3.9 恶性增生性甲外毛根鞘样囊肿
19.3.10 甲母质癌
19.3.11 甲基底细胞癌
19.3.12 甲下转移癌
19.3.13 甲下外生骨疣（见 30.4.2）
19.3.14 甲色素痣（见 21.2.3）
19.3.15 甲下黑素瘤（见 21.4.2）
19.3.16 甲周甲下纤维瘤（见 26.1.4）
19.3.17 甲血管球瘤（见 28.6.1）

19.1 甲的正常解剖、组织病理及免疫组化

甲单位活检标本包括常规的甲周皮肤和甲皱襞的活检、甲板活检、甲床或甲母质上皮活检，后者常包括部分甲板和支撑真皮。附带有甲板组织的切片需在组织固定后行脱钙处理。甲的纵切面经典分为六部分即甲母质、甲床、甲下皮、甲上皮（近端甲皱襞腹侧）、近端甲皱襞背侧和甲板。近年来发现甲峡部是位于甲床及甲下皮之间的狭窄过渡条带，正常指甲很难看到，其产生的致密角质物质将甲板与甲下皮分开，起到保护甲板的作用。来源于甲峡部的肿瘤与来源于毛囊的外毛根鞘肿瘤类似，在甲下胬肉时可清楚显示甲峡部。

19.1.1 正常甲组织（normal nail histology）

组织学特点

a 甲母质、甲床上皮无颗粒层，甲上皮、甲下皮及甲皱襞有颗粒层。

b 甲母质分为背侧和腹侧，背侧甲母质与甲上皮延续，腹侧甲母质与甲床相连。

c 甲母质基底层为2 ~ 3层嗜碱性细胞，为生发层细胞，随着细胞向上移动，细胞体积变得越大，胞质越淡染，最终形成甲板。同时甲母质会出现甲母质样角化，为致密的嗜伊红角化物质。

d 甲床上皮由2~5层细胞组成，缺乏颗粒层，且不出现甲母质样角化。

e 甲真皮位于甲母质和甲床上皮之下，富含血管和胶原纤维，无附属器及皮下脂肪层。

f 免疫组化：甲母质的嗜碱性细胞免疫组化CK1、CK6和CK10阴性，嗜酸性细胞三者均为阳性。甲床上皮CK6阳性，CK1和CK10阴性。近端甲皱襞CK1、CK10阳性，CK6阴性或局灶阳性。甲峡部表达CK1、CK10、CK5、CK6、CK16、CK17和CK75，不表达CK15、CK8、CK18、CK19和CK7。

解剖特点

a 甲单位主要由6种特殊的解剖亚单位组成：即甲皱襞（近端和侧缘）、甲远端环绕甲板的甲下皮、甲板、甲护皮、支撑甲板的甲床和韧带以及生成甲板的甲母质上皮。

b 甲皱襞和甲下皮是甲周表皮的延续。

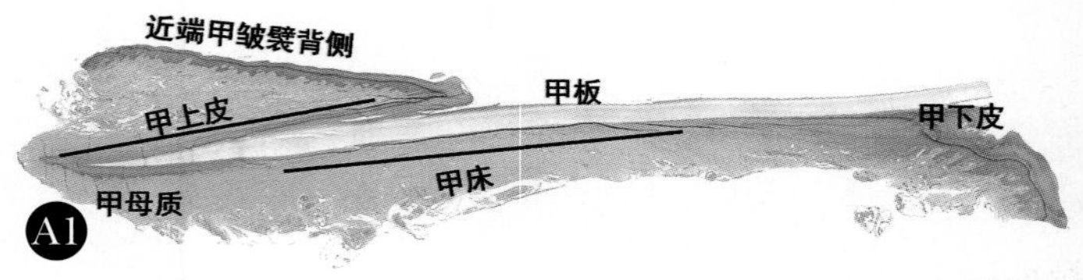

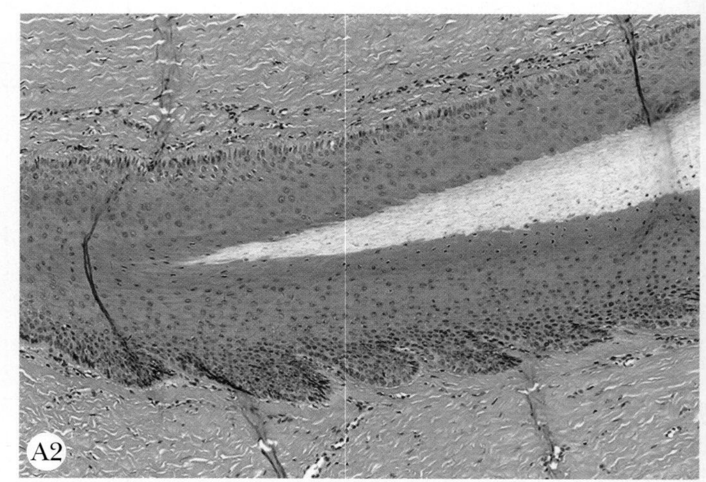

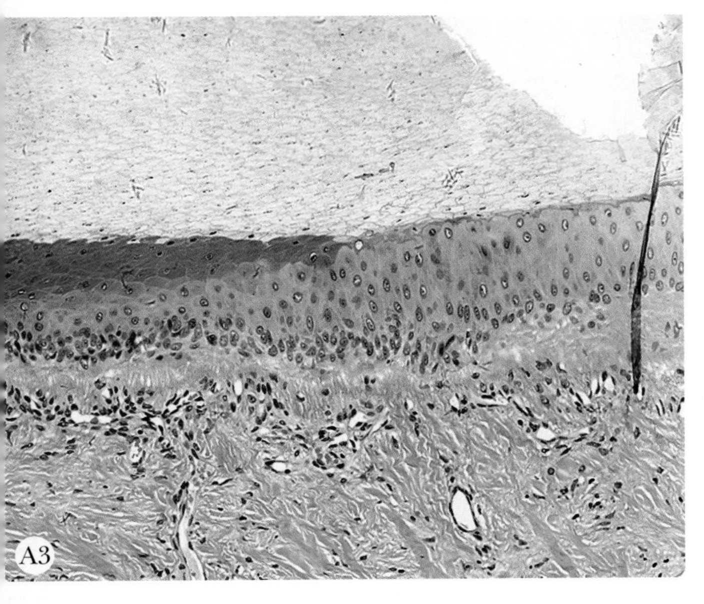

图 19.1.1A 正常甲组织学改变 A1 示甲纵切面依次为近端甲皱襞背侧、甲上皮、甲母质、甲床、甲下皮。A2 示背侧甲母质及腹侧甲母质，甲母质样角化为嗜酸性均一性角化。A3 左侧示正常甲母质，右侧示正常甲床，二者均无颗粒层，甲床由 2~5 层细胞组成，无甲母质样角化。

19.2 甲及甲周组织疾病（disorders of nail and perinail）

甲病变的临床表现与受累的甲单位的位置有关，如甲床受累常表现为甲剥离、甲碎裂出血、甲下角化过度等；近端甲母质和甲皱襞炎症会导致甲板点状凹陷、粗糙、纵嵴等；近端和远端甲母质均受累可引起甲变薄、甲缺失、匙状甲；远端甲母质受累表现为真白甲病。甲疾病可以继发于很多炎症性、免疫性等全身疾病，甲的改变与全身疾病持续时间、严重程度及累及甲单位的部位密切相关。

19.2.1 甲真菌病（onychomycosis）

病理改变

a 甲板内可见真菌菌丝或孢子，PAS 染色更容易发现。

b 甲床和甲皱襞上皮可见海绵水肿或不同程度的银屑病样增生。

c 皮肤癣菌感染常表现为浅表型，真菌在甲板表层，菌丝为无色、管状结构、多可折射、大部分有分隔。

d 甲下型，真菌可出现在甲板全层，引起甲结构破坏，并伴慢性炎症反应。

e 念珠菌性甲真菌病可引起甲板与甲床分离，甲床甲板间角质碎片中可见假菌丝及卵圆形酵母细胞。

病理鉴别诊断

甲银屑病：可见 Munro 微脓肿，甲板内无菌丝或孢子。

甲扁平苔藓：基底层液化变性，带状淋巴细胞浸润。

临床特点

a 无明显性别差异，老年、糖尿病及免疫抑制患者更常见。

b 表现为甲板表面浑浊或点状不规则改变、裂纹、增厚、变脆及颜色改变，甲下有角蛋白碎屑沉积。

c 临床分型：白色浅表型、远端侧位甲下型、近端甲下型、全甲毁损型。

19.2.1

临床鉴别诊断

湿疹甲

甲扁平苔藓

甲银屑病

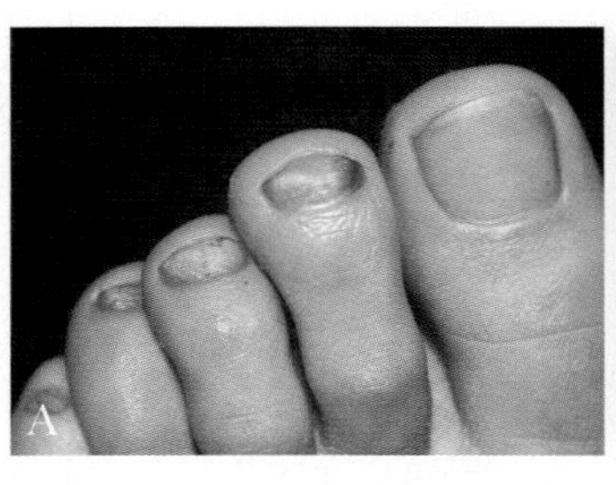

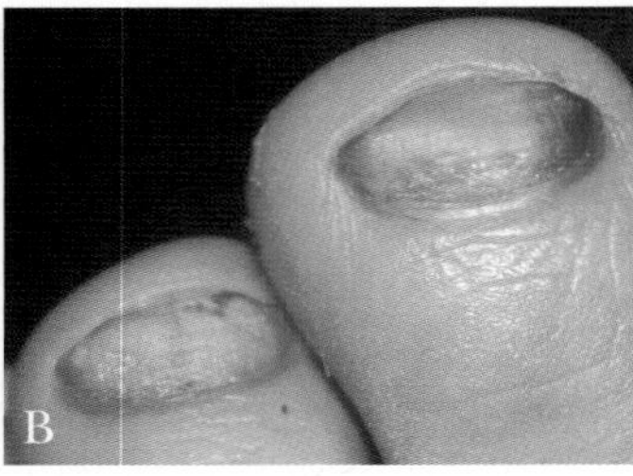

图 19.2.1 甲真菌病（onychomycosis）

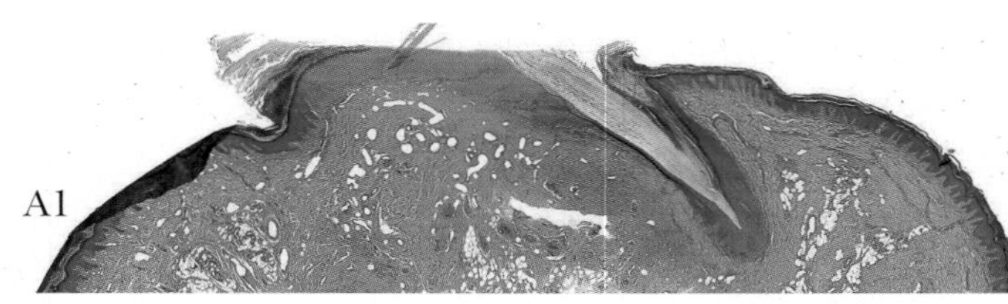

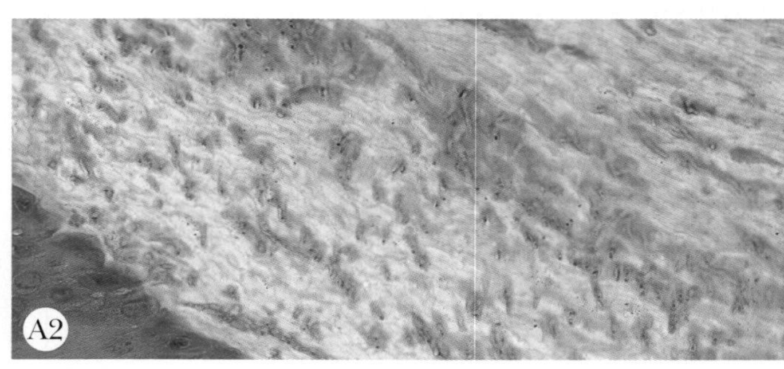

19.2.1A 甲真菌病 女，23 岁，左足第 2 趾甲板内侧纵行黑斑 3 年。左足第 2、3 趾甲板近端有多个不规则凹陷。病理示甲床上皮不规则增生，甲板全层见大量有分隔菌丝。

19.2.2 甲沟炎（paronychia）

病理改变

病理改变无特异性，表现为近端和侧缘甲皱襞处急性或慢性炎症细胞浸润。

临床特点

a 急性多为细菌感染引起，被感染的指（趾）甲周红肿疼痛，压迫甲皱襞可有脓性分泌物，反复发作应排除单纯疱疹病毒感染。

b 慢性甲沟炎可能与接触局部刺激物或变应原有关，可以继发念珠菌及铜绿假单胞菌感染，表现为多个甲皱襞红斑、水肿，缺乏甲护皮等。

19.2.3 甲下疣 / 甲周疣（subungual wart /periungual wart）

病理改变

a 与寻常疣相似，角化过度、角化不全，乳头状隆起嵴上方角层内常为叠瓦状角化不全。

b 棘层肥厚，棘层上部及颗粒层可见挖空细胞，但没有寻常疣明显。

c 棘层上部及颗粒层内可见浓密成块的透明角质颗粒。

d 表皮突延长，边缘的表皮突向内弯曲。

e 真皮乳头上延，血管扩张，浅层血管丛周围少量淋巴细胞浸润。

临床特点

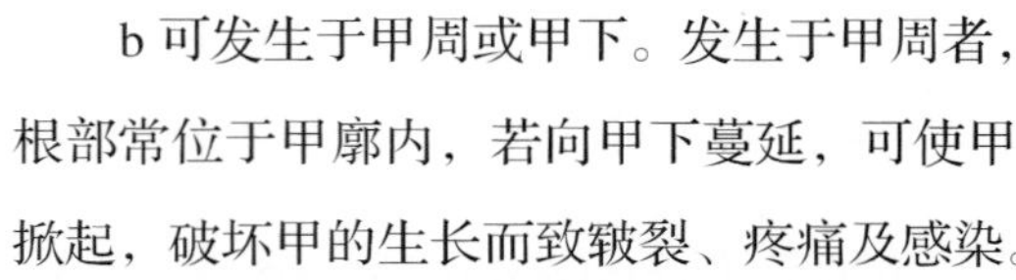

a 多发于青少年。

b 可发生于甲周或甲下。发生于甲周者，根部常位于甲廓内，若向甲下蔓延，可使甲掀起，破坏甲的生长而致皲裂、疼痛及感染。

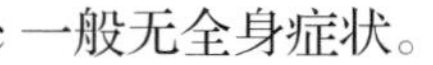

c 一般无全身症状。

临床鉴别诊断

甲疣状癌

甲鳞状细胞癌

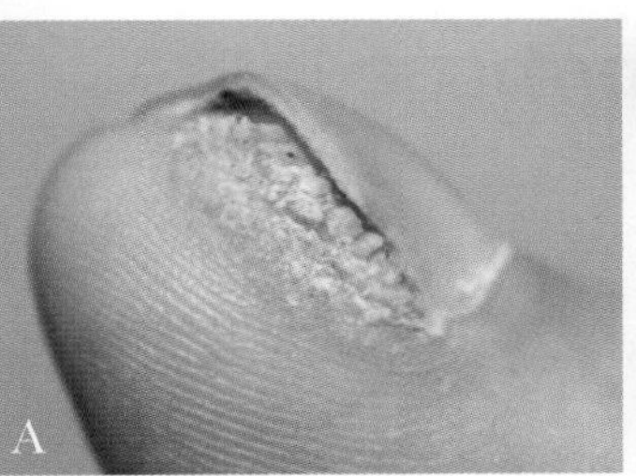

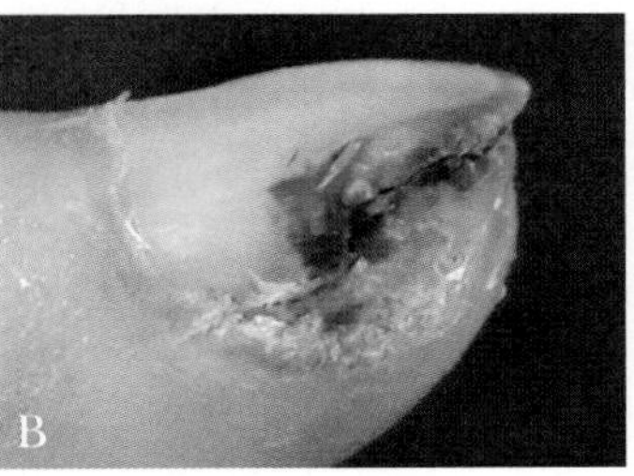

图 19.2.3 甲下疣（subungual wart）

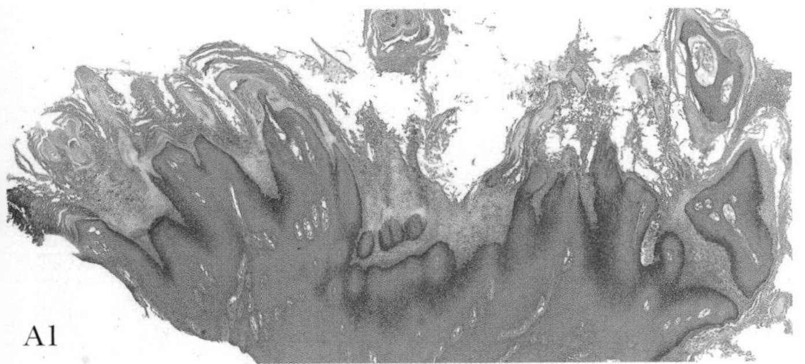

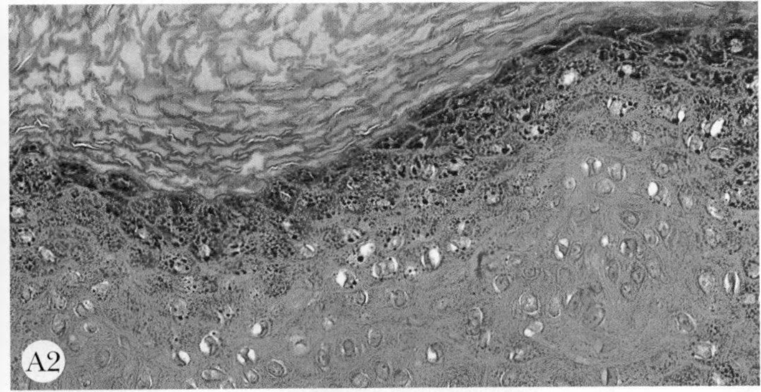

图 19.2.3A 甲下疣 男，55 岁，右手第 3 指甲下疣状物 1 年余。渐增大伴疼痛。病理示表皮疣状增生伴明显角化过度，真皮乳头血管扩张，颗粒层见挖空细胞。

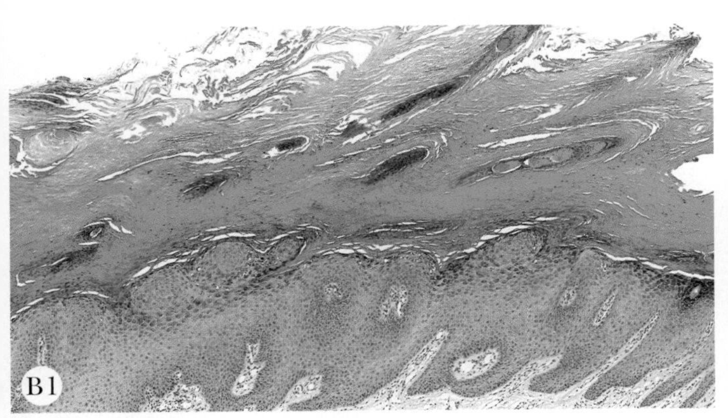

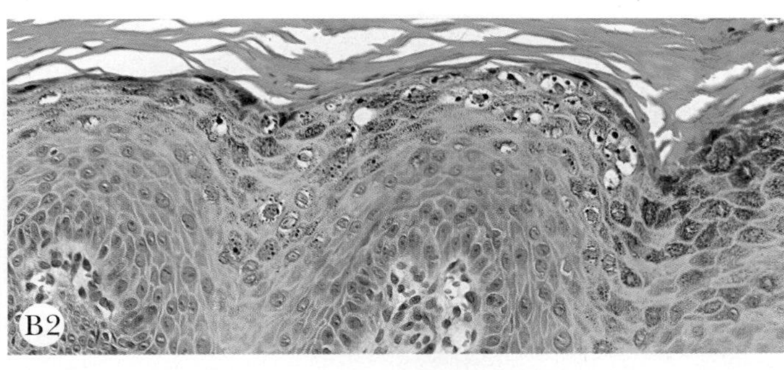

图 19.2.3B 甲下疣 男，59 岁，右手食指甲下疣状增生物 3 年余。在当地行冷冻治疗 5 次，复发。病理示高度角化过度伴角化不全，角质层可见血浆样物质，表皮轻度乳头瘤样增生，颗粒层见挖空细胞。

19.2.4 甲胬肉（pterygium unguis）

病理改变

a 甲皱襞上皮向前生长，破坏甲板。

b 疾病后期甲消失，代之以瘢痕组织。

临床特点

a 近端甲床与甲后襞融合，甲板缺损，残余甲板可有纵沟及纵嵴。

b 继发于甲板外伤，特别是较深的砍伤或割伤，也可继发于扁平苔藓、结节病或麻风等。

c 病程较长，指甲可完全损毁。

别名

背侧胬肉（dorsal pterygium）

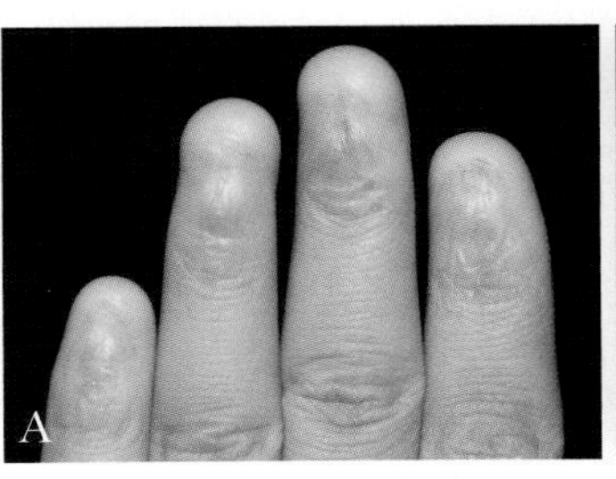

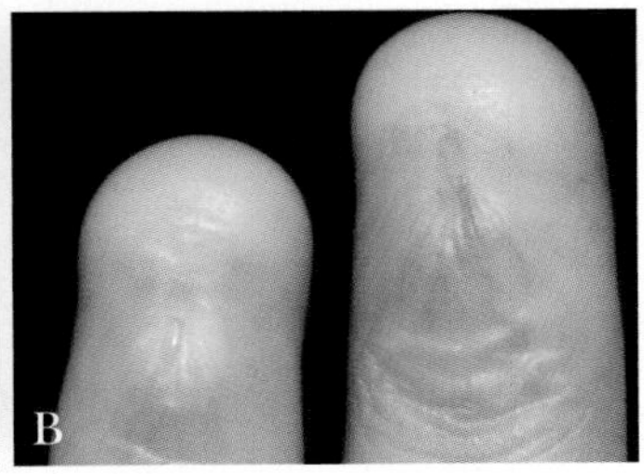

图 19.2.4 甲胬肉（pterygium unguis）

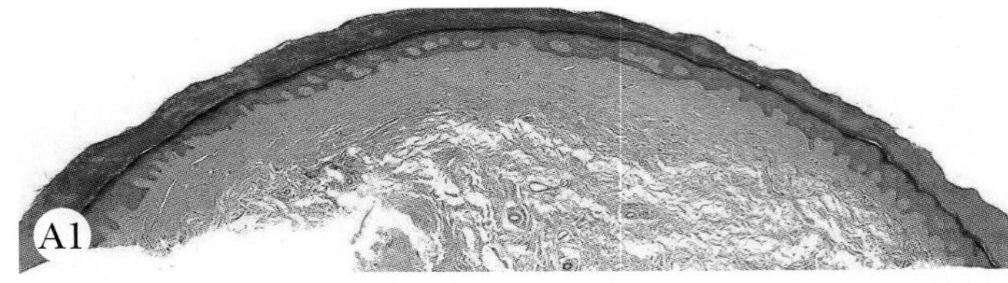

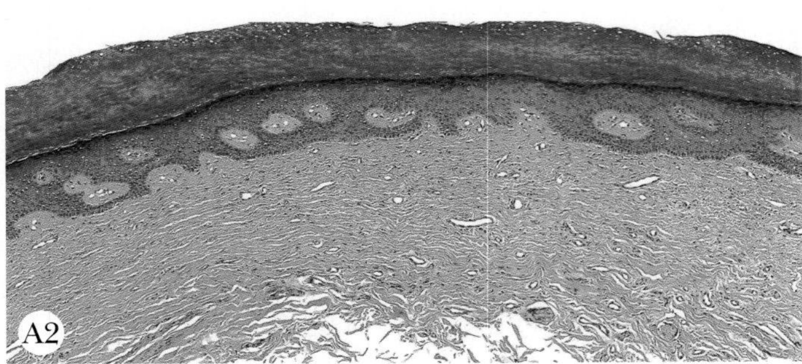

图 19.2.4A　甲胬肉　女，26 岁，双手 10 指甲背侧胬肉，甲板消失 20 年。病理示表皮大致正常，真皮浅层瘢痕形成，无明显炎症细胞浸润。推测本例患者可能为甲扁平苔藓晚期改变。

19.2.5　甲下胬肉（subungual pterygium）

病理改变

a 见明显嗜酸性染色，中等硬度的角化性结构紧贴远端及腹侧甲板。

b 甲板的远端游离缘可见独特的、淡染的有核角质细胞。

临床特点

a 可以是先天性或获得性，后者见于硬皮病。

b 表现为甲下皮与甲板腹侧之间甲下角化性增厚。甲床远端部分附着在甲板腹侧，导致甲下皮在甲下延伸及远端沟槽闭塞。

别名

甲反向胬肉（pterygium inversum unguis）

腹侧胬肉（ventral pterygium）

19.2.6　甲下出血（subungual hemorrhage）

病理改变

甲板中可见血浆样物质及红细胞。

病理鉴别诊断

甲母痣：有黑素细胞增生。

甲黑素瘤：有异型黑素细胞增生。

临床特点

a 与外伤及血管脆性增高有关。可位于甲床、甲母质或甲板。

b 表现为甲板红色、红色－黑色色素沉着，边界不规则。

c 色素斑常随时间推移向前端移动，颜色随之发生改变。

临床鉴别诊断

甲黑素瘤

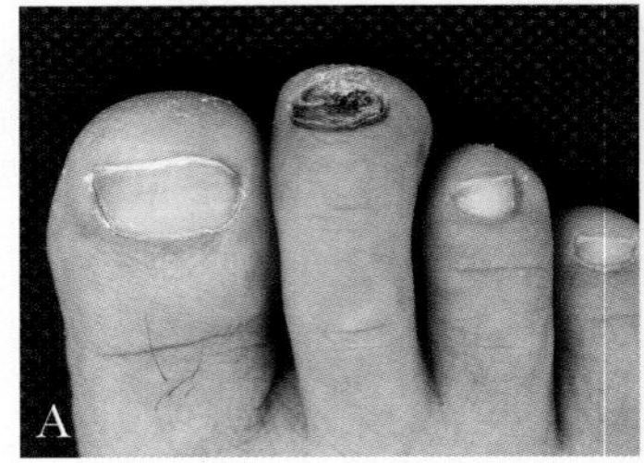

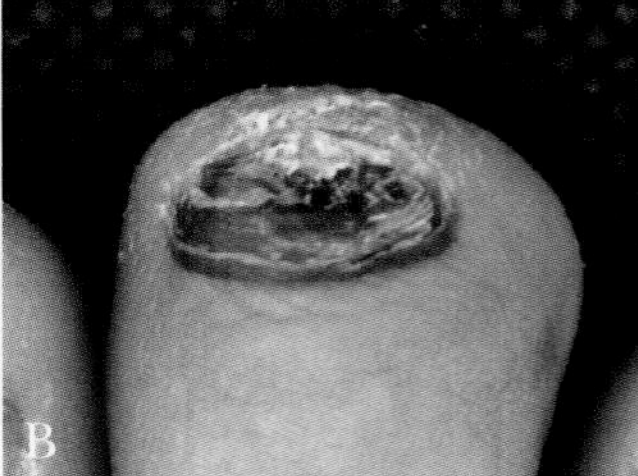

图 19.2.6　甲下出血（subungual hemorrhage）

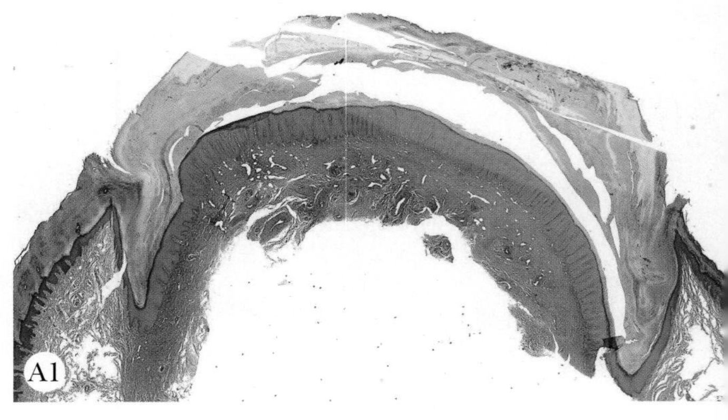

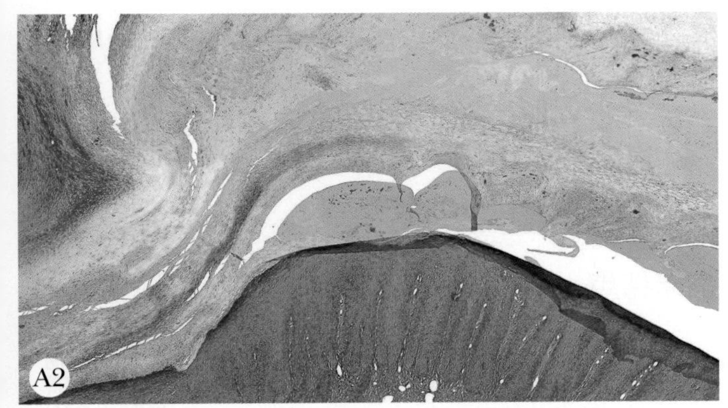

图 19.2.6A 甲下出血 男，53 岁，右足第 2 趾甲变黑 2 年。外伤后出现，不痛，哈钦森征阳性，临床考虑黑素瘤。病理示甲板内见大量血浆样物质及红细胞。

19.2.7 外伤性甲剥离（traumatic onychlysis）

病理改变

a 甲板中、下、基质或甲床可见红细胞溢出，可有正铁血红素而非含铁血黄素（铁染色阴性）的沉积。

b 部分损害最终可形成苔藓样改变。

临床特点

a 无性别、年龄及季节差异，主要由外伤引起。

b 甲板自游离缘起渐与甲床分离，可有甲下出血。

c 病程较短，预后好。

19.2.8 甲银屑病（nail psoriasis）

病理改变

a 与皮肤银屑病病理改变相似，角化过度，灶性角化不全，可见 Munro 微脓肿。

b 表皮增生，可有颗粒层增厚，棘细胞间水肿。

c 真皮乳头血管扩张迂曲。

病理鉴别诊断

甲真菌病：可查见菌丝及孢子，甲床下罕见中性粒细胞。

甲扁平苔藓：基底层液化变性，带状淋巴细胞浸润。

临床特点

a 50％ ~ 78％ 的银屑病患者可出现指（趾）甲损害，特别是脓疱型银屑病患者，可为银屑病的唯一表现。

b 不规则点状凹陷，鲑鱼斑（“油斑”），甲剥离伴红斑样边界有诊断意义。

c 其他可表现为甲板不平、失去光泽、有时出现纵嵴或横沟，甲板可变浑浊或肥厚，或整个甲板畸形、缺如。

d 甲损害通常为暂时性，银屑病病情控制，甲可恢复正常。

临床鉴别诊断

甲真菌病

甲扁平苔藓

湿疹

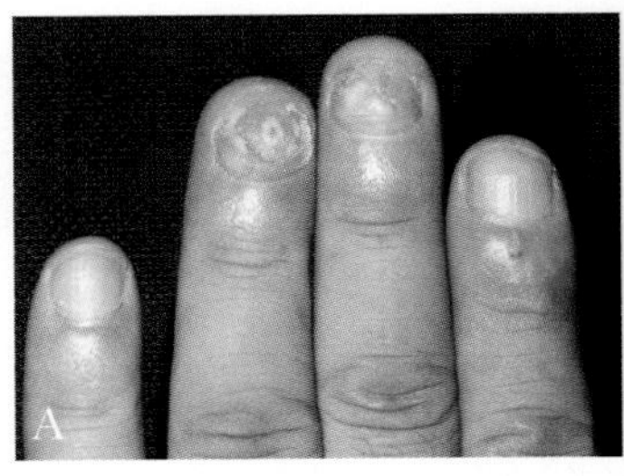

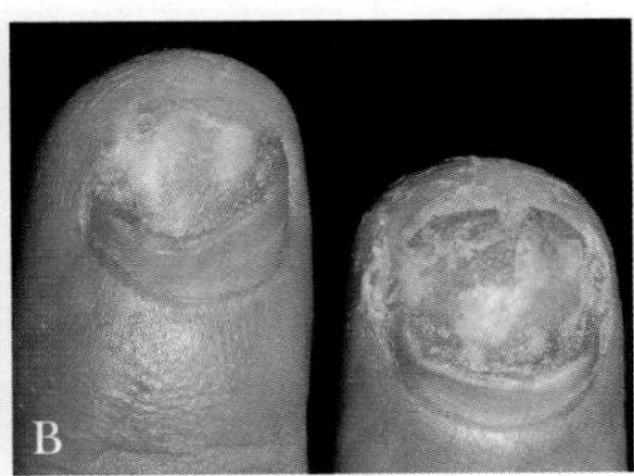

图 19.2.8 甲脓疱型银屑病（nail pustular psoriasis）

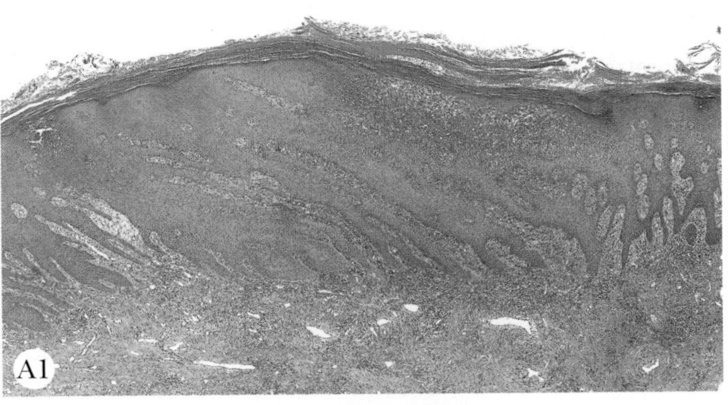

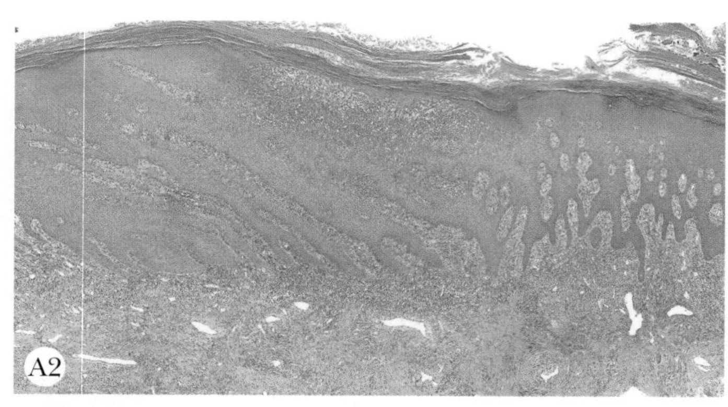

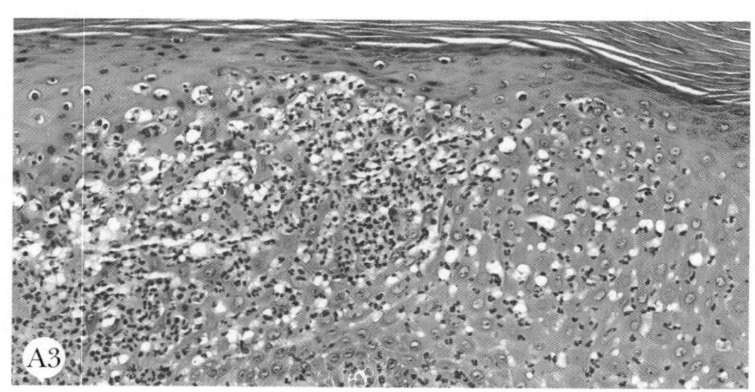

图 19.2.8A 甲银屑病 男，44 岁，双手多个指甲脓疱，甲板缺损 1 年。头皮、躯干及四肢有典型斑块型银屑病皮损及脓疱。病理示表皮银屑病样增生，Kogoj 微脓肿，真皮浅层淋巴细胞浸润。

病理鉴别诊断

甲银屑病：表皮银屑病样增生，基底层完整。

甲癣：可见真菌菌丝及孢子。

临床特点

a 1% ~ 10% 扁平苔藓患者可有甲的改变，部分患者仅有甲损害。

b 病因不明，可累及单甲或所有甲。

c 早期可表现为甲粗糙和点状凹陷，后期发展为甲板增厚或变薄，常有纵沟或嵴，重者有甲裂缝，甚至甲板缺失，可伴有纵行黑甲。

d 病程长，可能导致甲板永久缺失。

临床鉴别诊断

甲银屑病

甲真菌病

湿疹

19.2.9 甲扁平苔藓 (lichen planus of the nail)

病理改变

a 与皮肤扁平苔藓相似，表现为界面皮炎，真表皮交界处苔藓样淋巴细胞浸润。

b 发生炎症反应的部位可以是甲皱襞、甲母质或甲床部位。

c 甲母上皮常因炎症反应出现鳞状上皮特点。

d 致密性甲板组织可变薄或消失。

e 有时炎症反应较轻，需结合临床诊断。

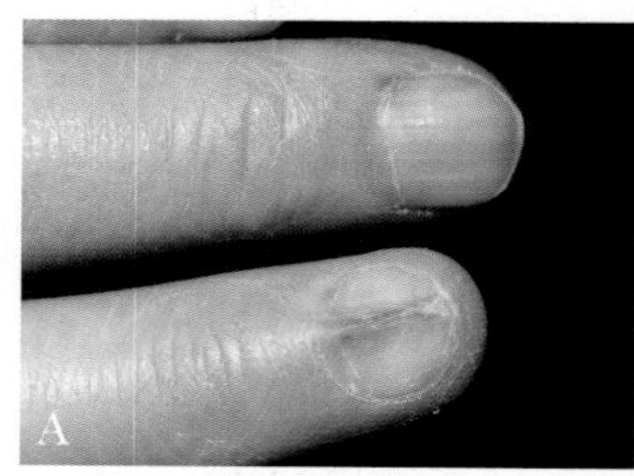

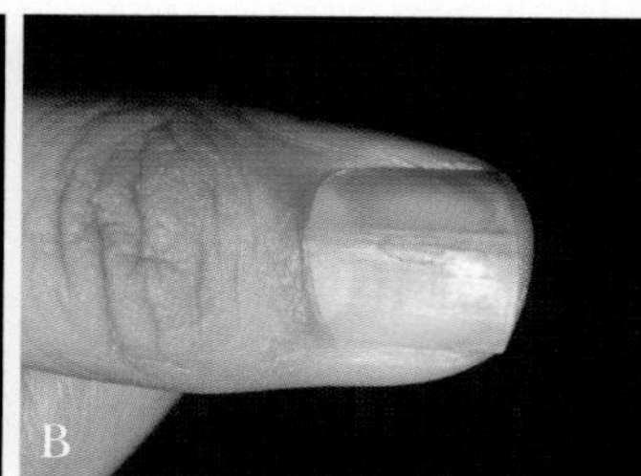

图 19.2.9 甲扁平苔藓 (lichen planus of the nail)

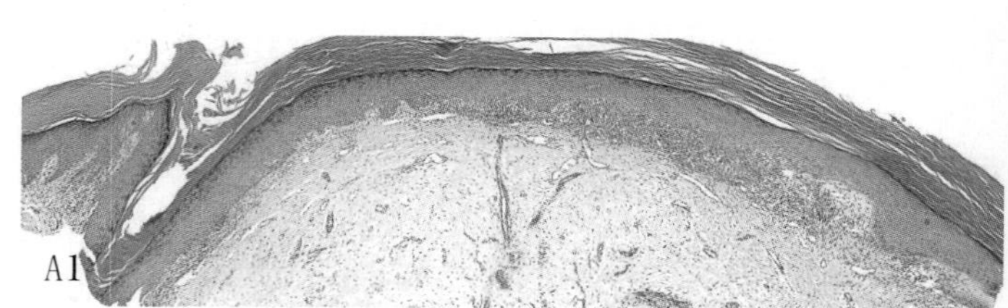

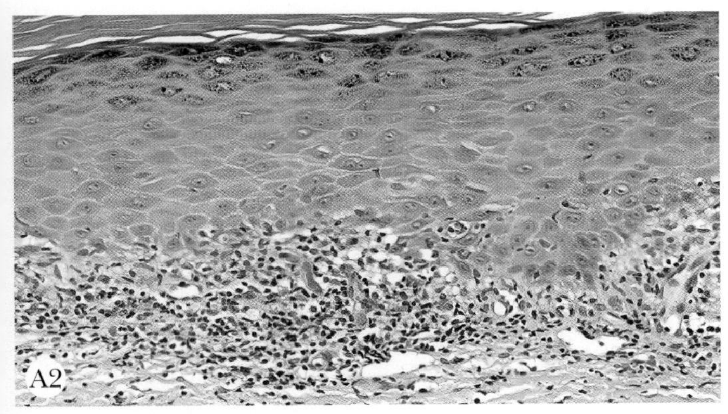

图 19.2.9A 甲扁平苔藓 女，36 岁，手足多个甲甲板粗糙、纵嵴 2 年。病理示甲母质、甲床上皮出现颗粒层，并呈楔形增厚，苔藓样界面皮炎改变，可见凋亡的角质形成细胞。

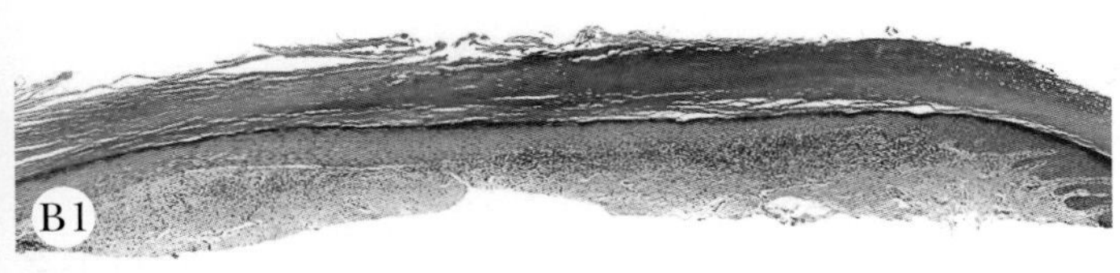

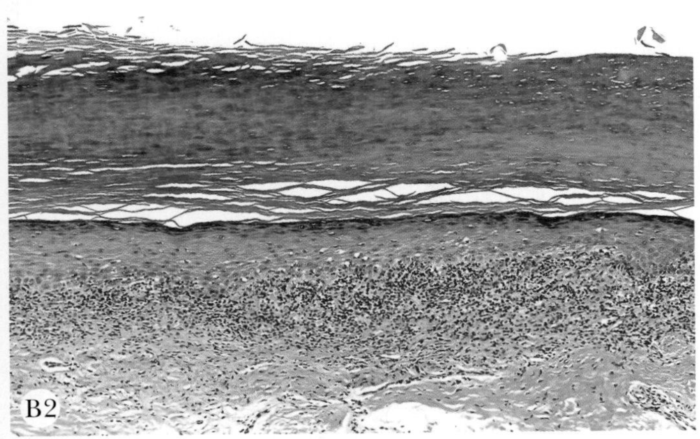

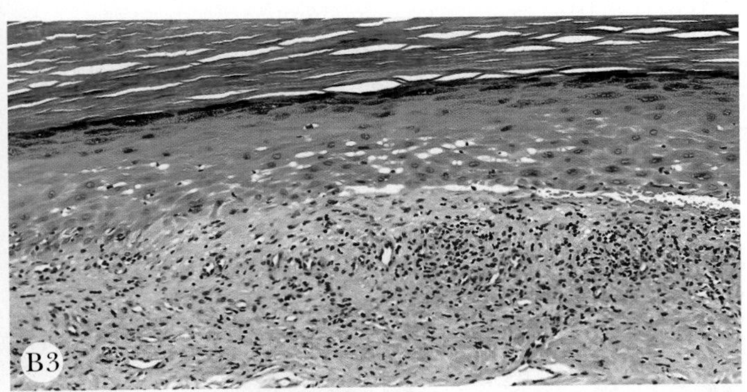

图 19.2.9B 甲扁平苔藓 女，22 岁，右手拇指甲纵嵴 2 个月。远端甲板部分分离。病理示表皮萎缩变薄，真皮浅层带状淋巴细胞浸润，可见凋亡的角质形成细胞，局部基底细胞空泡变性形成表皮下裂隙。

19.2.10 二十甲营养不良（twenty-nail dystrophy）

病理改变

病理改变呈多样性，可表现为海绵水肿性炎症、苔藓样界面皮炎或银屑病样改变等。

临床特点

a 指（趾）甲变薄，粗糙、大量纵嵴，呈纵行砂纸样，失去光泽。

b 多个指（趾）甲受累，发生于儿童的较常见，多为特发性，数年后可以缓解。在斑秃、银屑病、扁平苔藓等也可以出现类似表现。

19.2.11 甲毛囊角化病（Darier disease of the nail）

病理改变

a 甲床上皮增生，可见角化不良细胞和多核上皮细胞。

b 远端甲母质表现为表皮乳头瘤样增生，基底层上方局限性棘层松解，可见谷粒和圆体细胞。

c 甲下皮受累表现为特征性上皮增生、颗粒层增厚，角化不良细胞。

d 真皮浅层可有血管扩张充血。

病理鉴别诊断

甲下角化病：无谷粒和圆体细胞。

临床特点

a 指甲较趾甲更易受累，个别病例仅有指甲病变。

b 表现为甲板红色或白色纵形条纹，游离缘 V 字刻痕。

c 甲下角化过度，楔形甲分离。

临床鉴别诊断

甲真菌病

甲营养不良

甲血管球瘤

19.2.12 甲线状苔藓（lichen striatus of the nail）

病理改变

a 灶性角化不全，表皮增厚，可出现显著的颗粒层增厚。

b 甲母质上皮轻度海绵水肿，可见角化不良细胞。

c 真皮乳头及血管周围中等密度的淋巴细胞浸润，常呈苔藓样，诊断需结合临床。

病理鉴别诊断

甲扁平苔藓：颗粒层楔形增厚，苔藓样界面皮炎。

临床特点

a 多见于 5 ~ 15 岁的儿童，女孩多见。

b 可与皮肤表现同时出现，也可以是疾病的唯一表现。

c 表现为甲纵嵴、甲板变薄、分裂、甲床角化过度。

d 多数患者在 1 ~ 2 年内可自行缓解。

临床鉴别诊断

甲营养不良

甲扁平苔藓

19.2.13 红甲（erythronychia）

临床表现为甲板出现红色纵行条带或条纹，可见于多种疾病，如甲乳头状瘤、扁平苔藓、毛囊角化病、血管球瘤等。

19.3 甲及甲周组织肿瘤（tumors of the nail and perinail tissue）

19.3.1 黏液样假囊肿（myxoid pseudocyst）

病理改变

a 早期真皮浅层边界清楚的黏蛋白聚集，伴有梭形细胞浸润，成熟期见真皮内形成淡染腔，囊肿上表皮变平，环绕成领圈样结构。

b 黏蛋白胶样铁或 pH 2.5 阿辛蓝染色呈蓝色。

临床特点

a 好发于近端甲皱襞及远端指（趾）间关节。

b 可触及的肤色或粉红色缓慢生长的小结节，可有胶冻状液体流出。

c 部分损害可压迫甲母质，甲母质受压后形成甲板凹陷和沟槽。

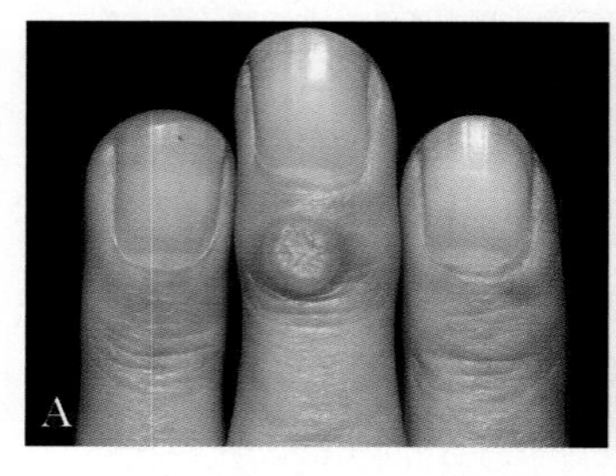

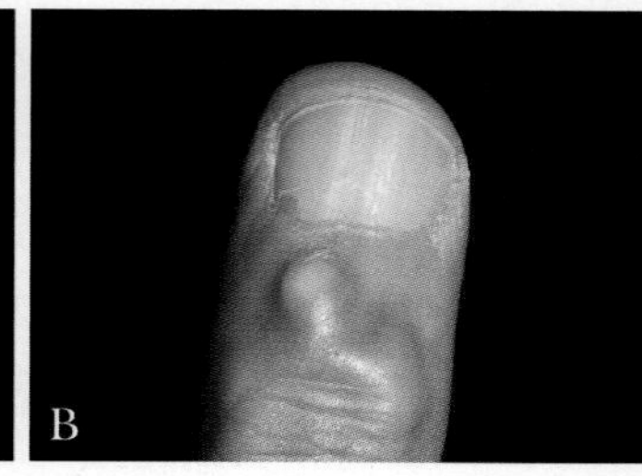

图 19.3.1 黏液样假囊肿（myxoid pseudocyst）

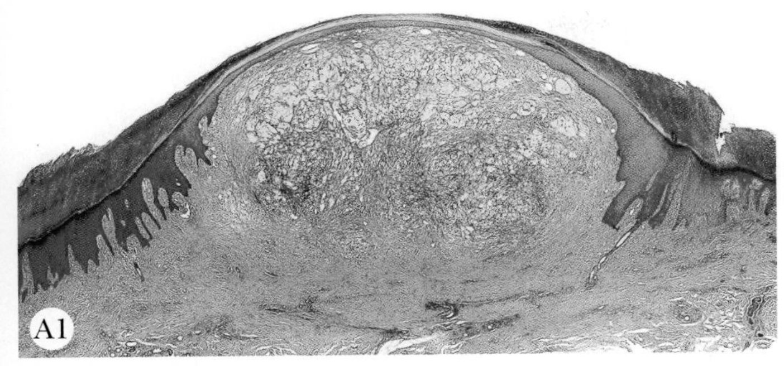

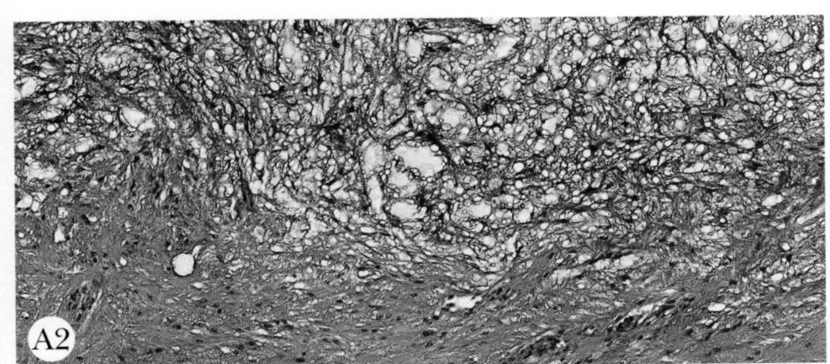

图 19.3.1A 黏液样假囊肿 男，30 岁，左手第 3 指远端关节伸侧丘疹 4 年，质软，挤压后可有黏稠液体流出。病理示真皮界限清楚蓝染结节，其上方表皮变薄，两侧表皮呈衣领状向内包绕。结节内界限清楚黏蛋白沉积，其内较多梭形细胞增生，周围无囊壁。

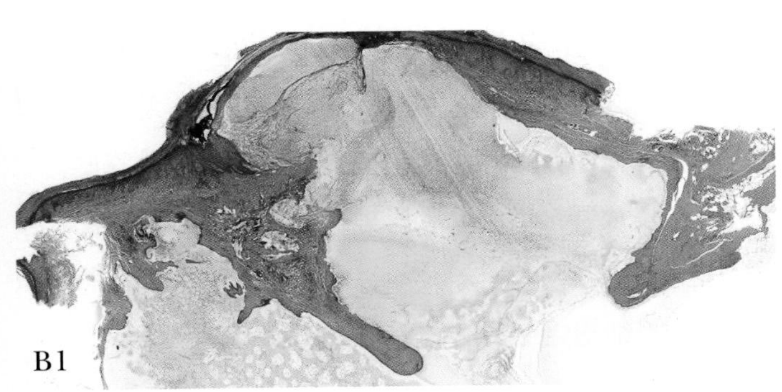

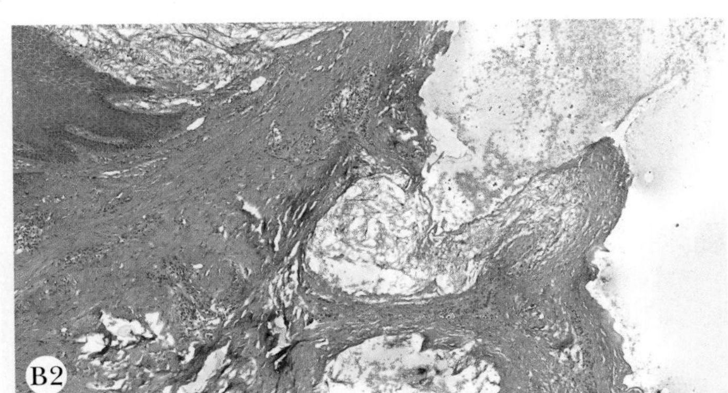

图 19.3.1B 黏液样假囊肿 男，21 岁，左手第 3 指甲后襞囊肿 1 年，渐出现甲纵沟，皮损有时可变小。病理示真皮多个囊腔样结构，其内为黏蛋白沉积，周围为受挤压的真皮胶原形成假囊壁。

19.3.2 化脓性肉芽肿（pyogenic granuloma）

病理改变

a 甲周病变组织学表现与其他部位一致，两侧表皮向内生长，真皮内毛细血管簇集生长，间质内胶原增生，混合炎症细胞浸润，表皮坏死常见。

b 病变早期，血管内皮细胞较大，但无异型性。

c 晚期肿瘤间质纤维化显著。

病理鉴别诊断

甲周疣：病变以表皮为主，表皮增生，见挖空细胞。

汗孔瘤：表皮内形态一致的小圆形细胞增生。

临床特点

a 良性血管肿瘤，易出血，常与外伤有关，可由嵌甲、系统性维 A 酸治疗、抗逆转录病毒药物、抗表皮生长因子受体药物引起。

b 可发生于甲单位中任何部分，以甲皱襞侧缘最常见。

c 发生于甲下真皮内的损害疼痛剧烈，累及甲母质可导致永久性甲板破坏。

临床鉴别诊断

甲周疣

甲周纤维瘤

无色素性黑素瘤

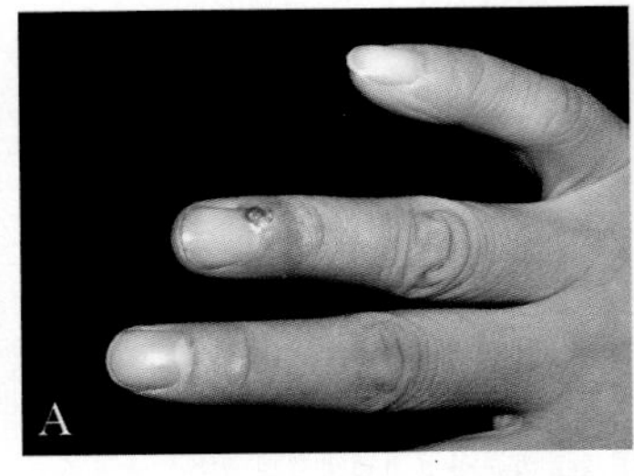

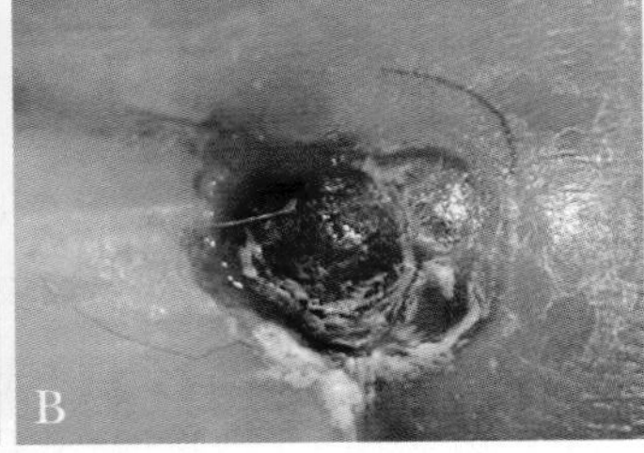

图 19.3.2 甲周化脓性肉芽肿（periungualpyogenic granuloma）

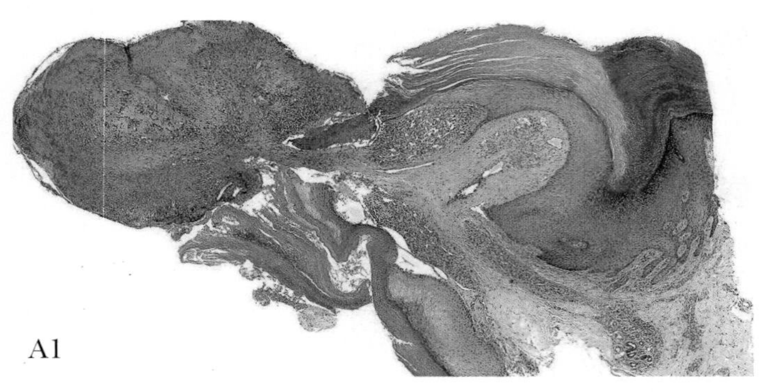

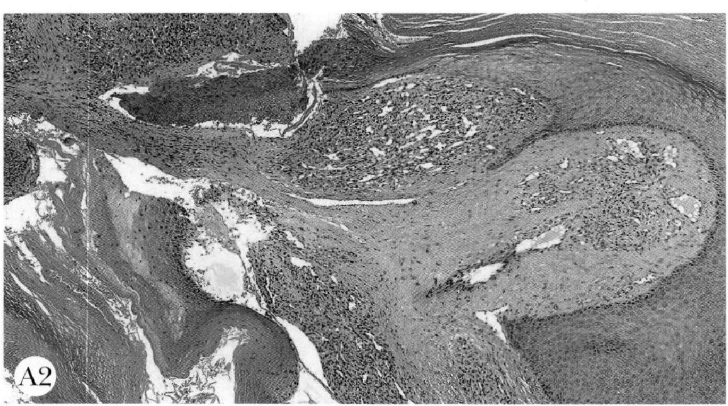

图 19.3.2A 甲周化脓性肉芽肿 女，45 岁，右手第 4 指甲后襞红色丘疹 10 天。碰触后易出血。病理示外生性结节，局部表皮坏死，真皮小血管增生，呈小叶状，有纤维性间隔，局部真皮成分穿过表皮。

19.3.3 甲乳头状瘤（onychopapilloma）

病理改变

a 主要为甲床远端上皮的棘层肥厚和乳头状瘤。

b 甲床上皮可出现甲母质化生和多核角质形成细胞。

c 甲板腹侧部分的管状变形和远侧甲板下面的角质团块。

临床特点

a 始于远端甲母质的单发的纵向红甲，可呈白色、褐色、灰色或黑色，伴或不伴远端甲板分裂。

b 远端甲下出现楔形凹槽，其中有角质。

临床鉴别诊断

血管球瘤

甲扁平苔藓

黑素瘤

别名

多核远端甲下角化病（multinucleate distal subungual keratosis）

19.3.4 甲母质瘤（onychomatricoma）

病理改变

a 嗜碱性上皮细胞增生，嵌入真皮，真皮梭形细胞增生，基质中可见黏液及形态怪异的多核巨细胞。

b 肿瘤的近端及远端组织学上不同，近端表现为乳头瘤样甲母质上皮垂直进入下方基质，形成“V”形结构。远端表现为甲母质样上皮呈“手套样”乳头状突起进入真皮。

c 真皮成纤维细胞及胶原排列紊乱，肿瘤深部胶原纤维与上皮平行。

d 梭形细胞免疫组化 CD34 弥漫阳性。

病理鉴别诊断

甲周纤维瘤：无甲母质样上皮增生的特点。

临床特点

a 甲母质的罕见良性纤维上皮性肿瘤。

b 主要起源于甲母质，少见近端甲后襞腹侧，甲床受累。

c 纵向增厚的黄色条带，甲板增厚伴点状出血，皮角，甲背侧翼状胬肉。

临床鉴别诊断

鲍温病

鳞状细胞癌

黑素瘤

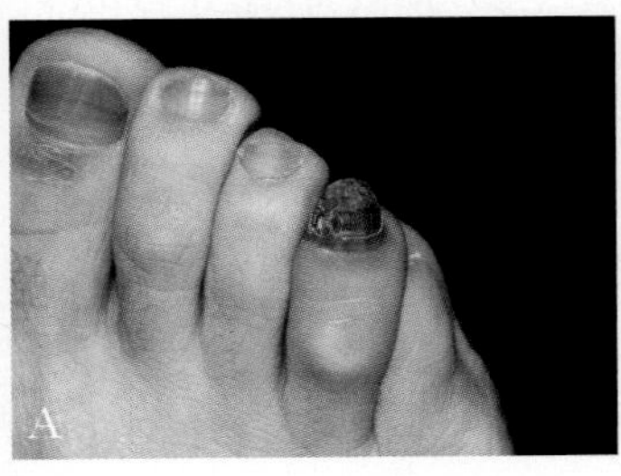

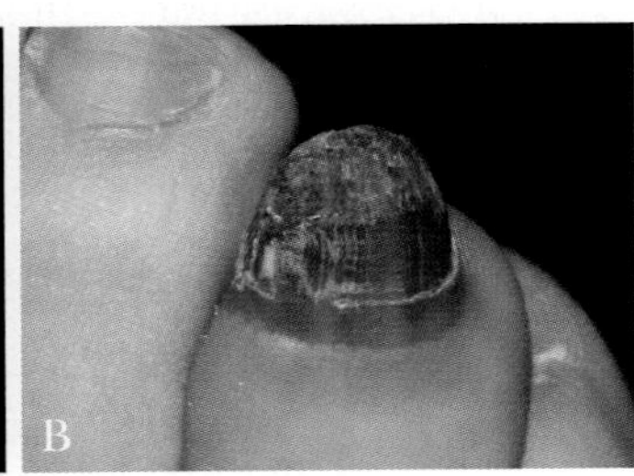

图 19.3.4　甲母质瘤（onychomatricoma）

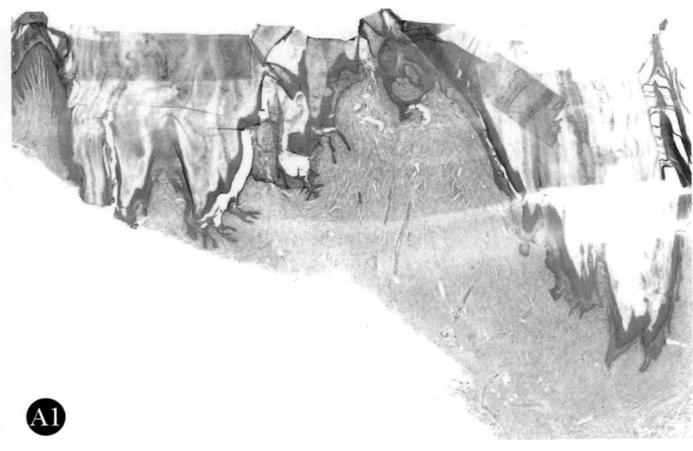

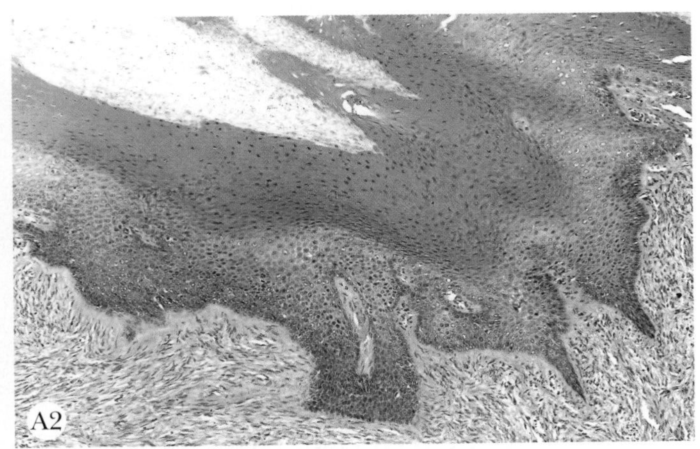

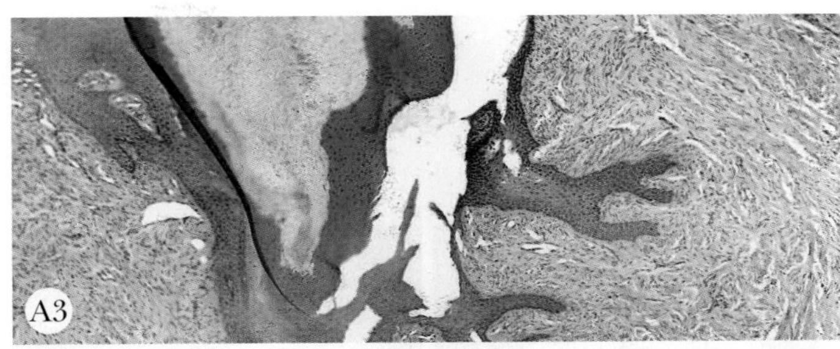

图 19.3.4A　甲母质瘤　女，44 岁，右足第 4 趾趾甲增厚、变黑 8 年，自行刮除时可有出血。X 线：右足第 4 趾远节趾骨远端欠规则，周围软组织密度增高。病理示甲板增厚，原甲母质及甲床对应的上皮增生呈锯齿状，近端见甲母质样角化，V 形增生及表皮突垂直刺入真皮，真皮梭形细胞增生。远端示甲母质样角化及表皮增生呈“手套”样。

19.3.5　甲鲍温病（Bowen disease of the nail apparatus）

病理改变

a 与皮肤鲍温病类似，可累及甲单位上皮的任何部位，基底膜完整。表现为上皮组织不规则增厚，细胞排列紊乱，可见细胞异型性。

b 病理累及范围往往大于临床所见范围，有时可见挖空细胞。

病理鉴别诊断

甲下疣：无细胞排列紊乱及明显细胞异型性。

临床特点

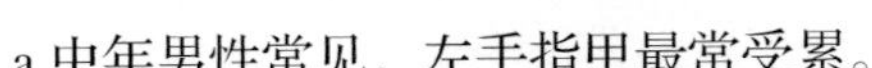
a 中年男性常见，左手指甲最常受累。

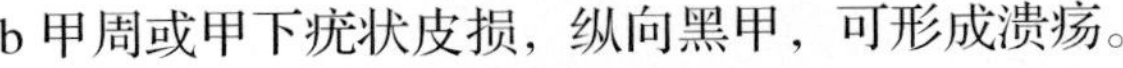
b 甲周或甲下疣状皮损，纵向黑甲，可形成溃疡。

c 与人乳头瘤病毒感染、长期暴露于 X 线有关。

临床鉴别诊断

甲真菌病

甲母质瘤

黑素瘤

别名

甲 Bowen 病

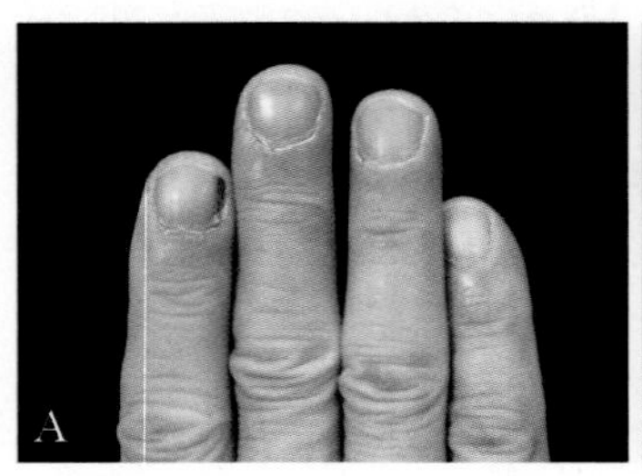
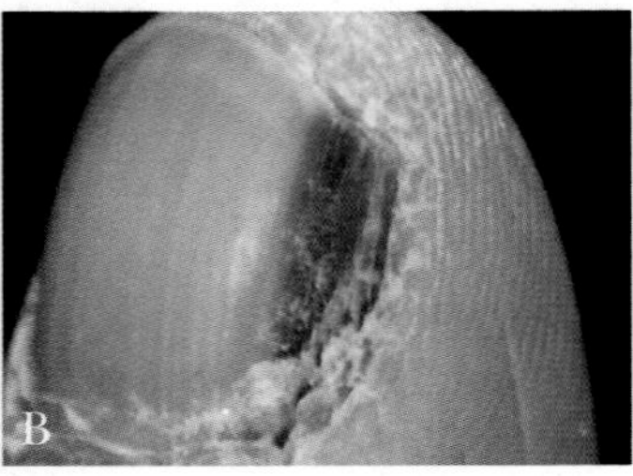

图 19.3.5 甲鲍温病（Bowen disease of the nail apparatus）

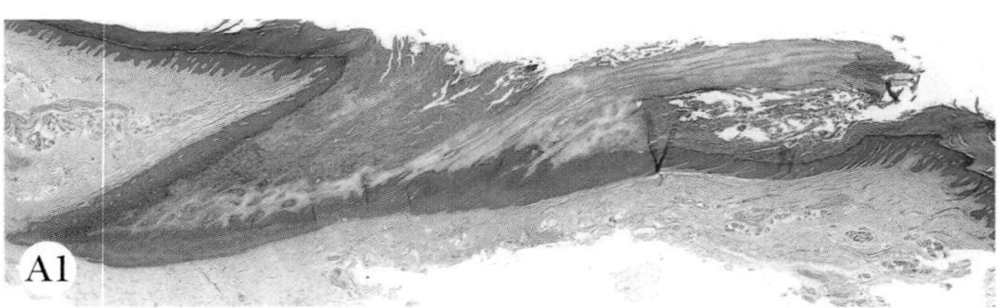

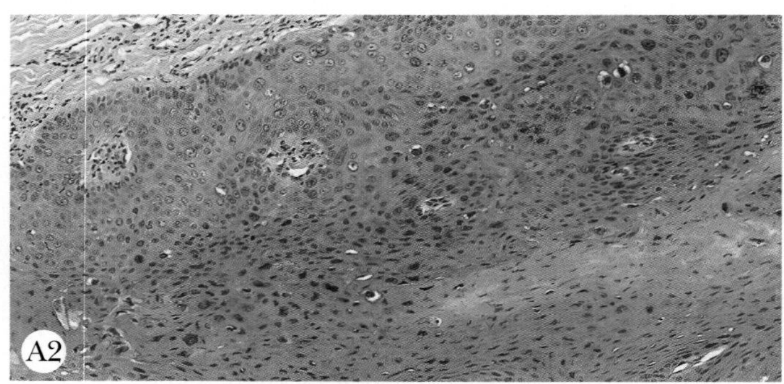

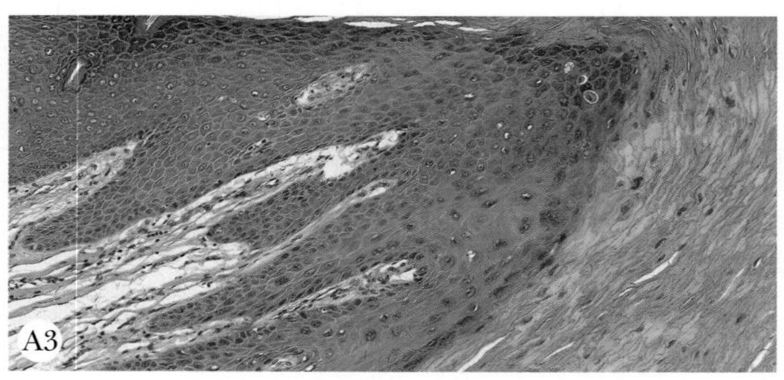

图 19.3.5A 甲鲍温病 男，64 岁，右手第 2 指甲纵行黑线 1 年，缓慢增宽。病理示甲上皮、甲母质、甲床上皮增生伴角化过度，增生的上皮细胞排列紊乱，有明显异型性，基底膜完整，甲板疏松，本例甲上皮、甲母质及甲床上皮均受累。

19.3.6 甲下角化棘皮瘤（subungual keratocanthoma）

病理改变

a 甲下角化棘皮瘤损害较一般的角化棘皮瘤损害窄且垂直，中心为充满角质物的火山口样改变，两侧为唇状上皮包绕。

b 玻璃状鳞状细胞聚集，有透明的角蛋白颗粒及明显角化不良。

c 中性粒细胞及嗜酸性粒细胞较少，基底细胞很少看到有丝分裂相。

病理鉴别诊断

鳞状细胞癌：不典型细胞增生，有丝分裂相明显，高分化鳞癌形成角珠，侵袭性生长。

临床特点

a 主要发生于中年人，男性多于女性，可单发或多发。

b 发生于甲周或甲下，呈角化性痛性结节，快速生长，可侵犯骨骼。

c 持续时间长（>1 年），未经治疗很少自行消退。

临床鉴别诊断

甲下疣

甲疣状癌

甲鳞状细胞癌

19.3.7 甲疣状癌（verrucous carcinoma of the nail apparatus）

病理改变

a 向深层球状挤压生长，形成许多深的、充满角质和脓液的隐窝。

b 肿瘤细胞为分化良好的鳞状细胞，呈毛玻璃样胞质，角化明显。

c 边缘的表皮突延长，向内弯曲，呈抱球状。

d 基底层少数细胞可见有丝分裂相。

病理鉴别诊断

甲下疣：颗粒层见挖空细胞，无不典型细胞或角珠。

甲鳞状细胞癌：基底层细胞有丝分裂活跃，向真皮深部浸润生长。

甲下角化棘皮瘤：中心呈火山口样，充满角质物质，形成的骨破坏边缘清楚。

临床特点

a 生长缓慢，高复发，极低转移率。

b 疣状外生或内生肿瘤，较厚角化碎片。

c 甲下疣状癌出现特征性溃疡和甲板、骨质破坏。

临床鉴别诊断

甲下疣

甲下角化棘皮瘤

甲鳞状细胞癌

19.3.8 甲鳞状细胞癌（squamous cell carcinoma of the nail apparatus）

病理改变

a 与皮肤鳞状细胞癌相似，在甲母质、甲床和甲皱襞出现角质形成细胞不典型增生（异型性），可形成角珠。

b 部分可在甲母质中见到富含色素的黑素细胞，甲板明显色素沉着。

c 不同于其他解剖部位（除生殖器）的鳞状细胞癌，甲鳞状细胞癌常有寻常疣样改变，可见挖空细胞和透明角质颗粒。

d 周围基质不同程度炎症细胞浸润。

病理鉴别诊断

甲下角化棘皮瘤：外生性，中心呈火山口样，充满角质物质，两侧为唇状上皮包绕；临床生长迅速，容易诱发溶骨性损害。

临床特点

a 男性好发，无痛性缓慢生长，是最常见的甲单位恶性肿瘤。

b 发病与人乳头瘤病毒感染有关，多为 16 型。

c 可表现为化脓性肉芽肿样、慢性甲沟炎样、纵向黑甲或甲边缘下的赘生物。

d 可出现痛性增生，类似外伤及炎症性疾患。

临床鉴别诊断

甲下疣

甲沟炎

甲母质瘤

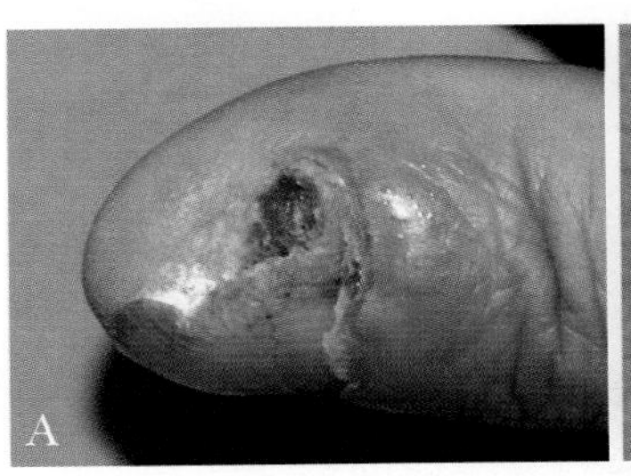

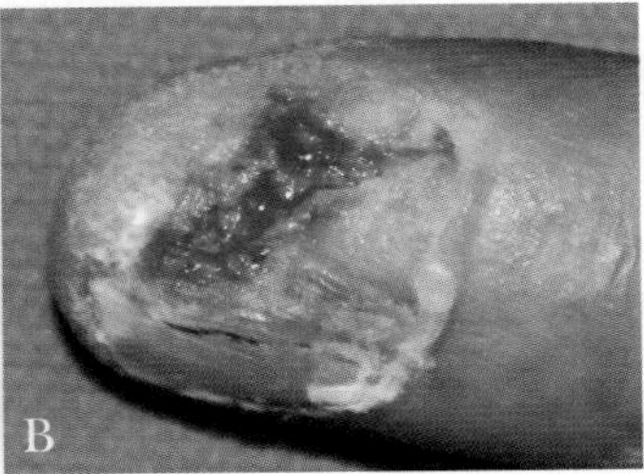

图 19.3.8 甲鳞状细胞癌（squamous cell carcinoma of the nail apparatus）

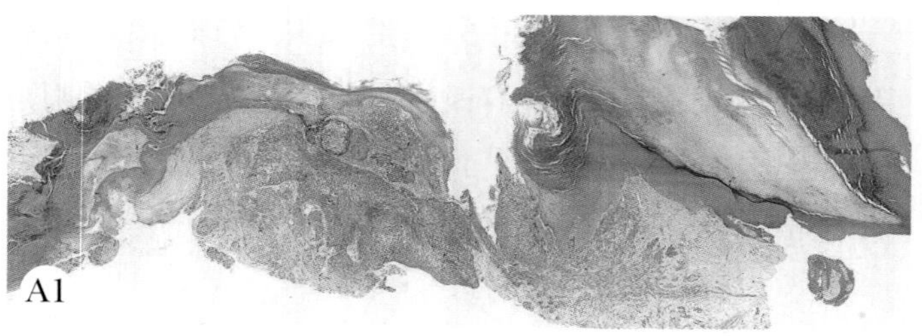

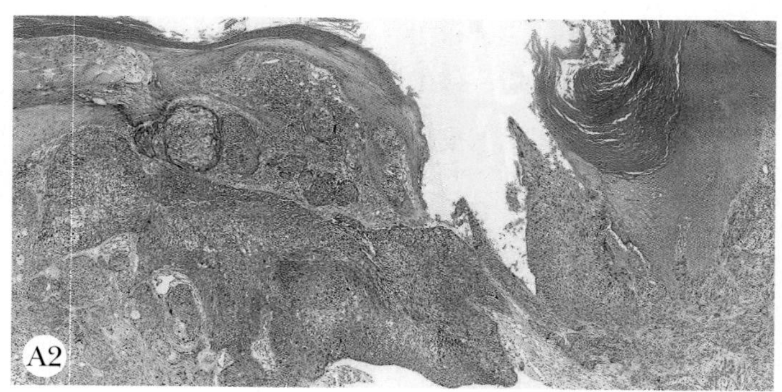

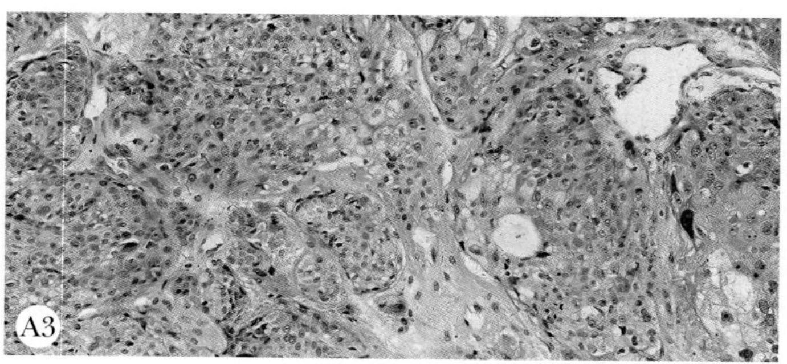

图 19.3.8A 甲鳞状细胞癌 男，63 岁，右拇指甲增厚，破坏 4 年。在外院诊断为“甲沟炎”行拔甲治疗。病理示甲床破坏，其下方真皮内大量鳞状细胞瘤团，呈侵袭性生长，瘤细胞异型性明显，见角化不良细胞，部分瘤细胞呈透明细胞改变。

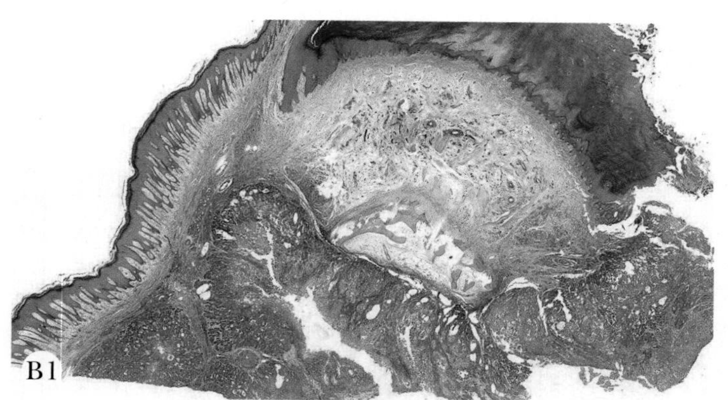

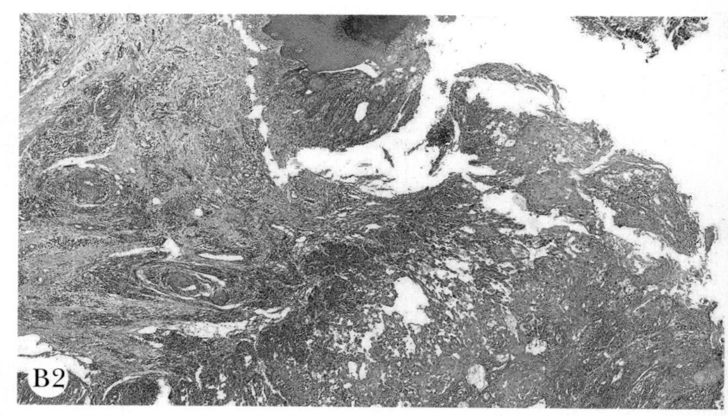

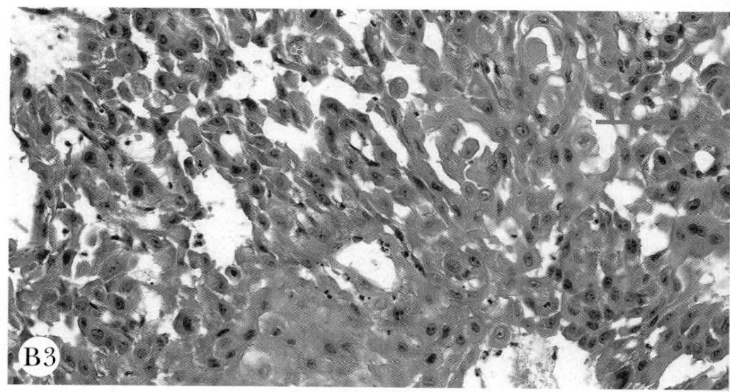

图 19.3.8B 甲鳞状细胞癌 男，54 岁，左手第 3 指甲板破坏伴溃疡 2 年。曾于当地医院行拔甲治疗。病理示甲床破坏，真皮大量瘤细胞浸润，瘤细胞浸润至指骨下方并延伸至甲后襞真皮，细胞有明显异型性。

19.3.9 恶性增生性甲外毛根鞘样囊肿（malignant proliferating onycholemmal cyst）

病理改变

a 本质为起源于甲峡部的鳞状细胞癌，出现毛鞘样角化，见大量的囊肿样的瘤团，未见颗粒层，可见透明细胞，细胞有明显异型性，有时可见钙化，瘤团周边细胞栅栏状排列不明显。

b 免疫组化表达 CK1 和 CK10 及部分毛囊角蛋白如 CK5、CK6、CK16、CK17 和 CK75。

病理鉴别诊断

甲鳞状细胞癌：不出现毛鞘样角化。

临床特点

a 常见于老年人，原因不明。

b 甲失去光泽、甲板增厚、甲碎裂、甲剥离、类似甲沟炎的疼痛及肿胀，甲床溃疡，甲周皮肤溃疡。

c 局部淋巴结转移和远处转移尚未发现。

别名

甲外毛根鞘样癌（onycholemmal carcinoma）

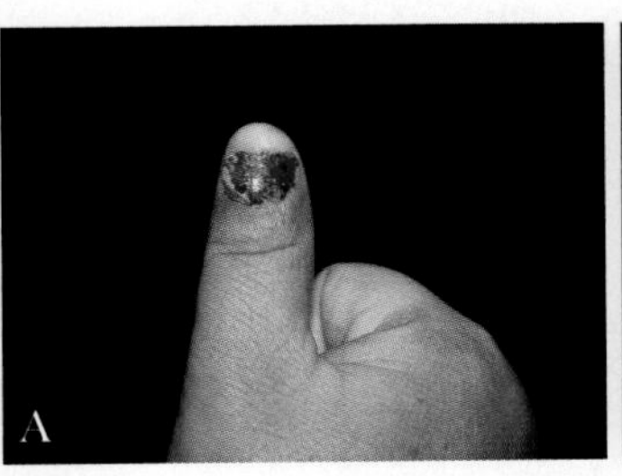

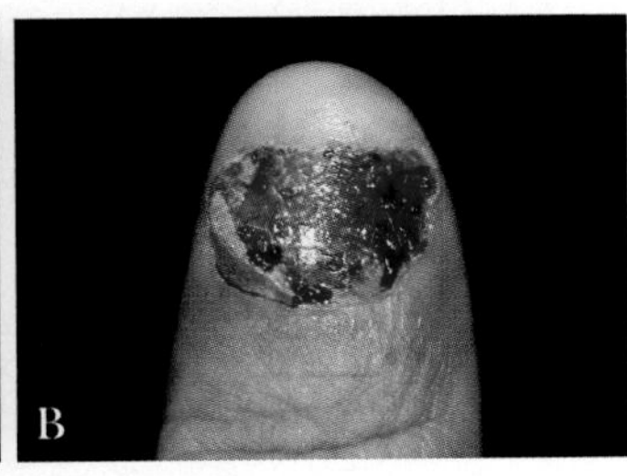

图 19.3.9 恶性增生性甲外毛根鞘样囊肿（malignant proliferating onycholemmal cyst）

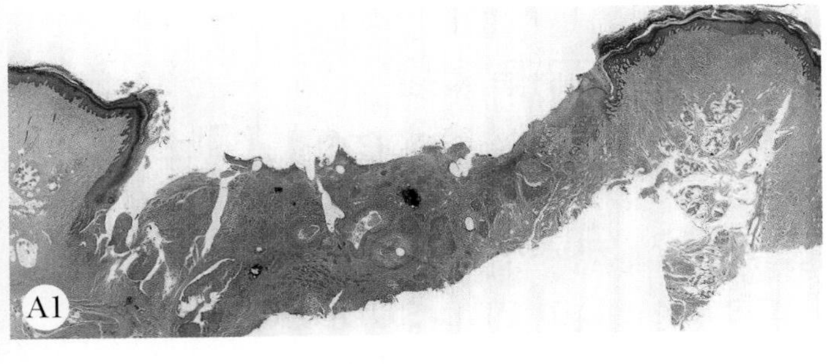

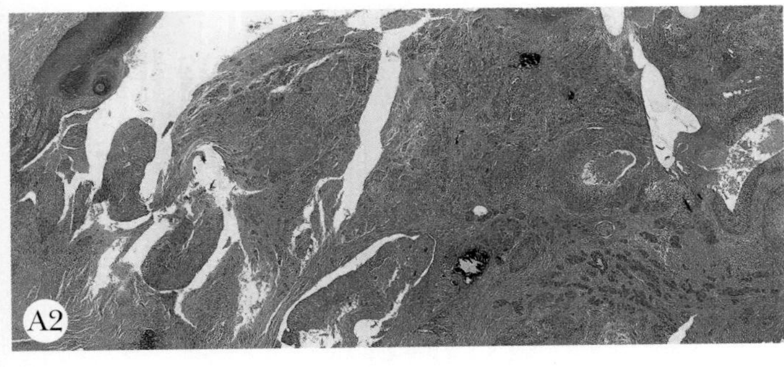

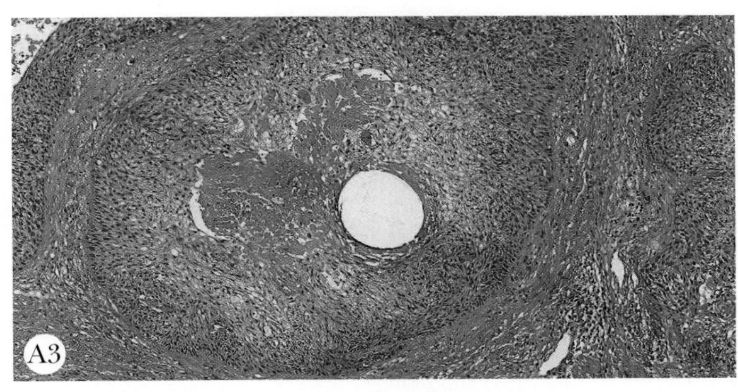

图 19.3.9A 恶性增生性甲外毛根鞘样囊肿 男，78 岁，右手拇指甲板增厚、破坏 30 年。多次在外院手术治疗。病理示甲板消失，甲母质及甲床破坏，其下方大量鳞状细胞瘤团，浸润性生长，局部见钙化，瘤团中央角化，无颗粒层，见透明细胞，瘤细胞有明显异型性。

19.3.10 甲母质癌（onychocytic carcinoma）

病理改变

a 由嗜碱性细胞及嗜酸性细胞组成，形成网状肿瘤团块，嗜碱性细胞异型性明显。

b 嗜碱性细胞及嗜酸性细胞的比例不一，有时可见含有颗粒层的鳞状细胞。

c 可见致密的角化区域，类似于甲母质样角化。

d 侵袭性生长，甲板破坏。

病理鉴别诊断

甲基底细胞癌：嗜碱性染色的基底样细胞组成，周边细胞呈栅栏状排列，肿瘤团块与周围基质间常有裂隙。

甲 Bowen 病：不典型角化不良细胞及空泡状细胞，无侵袭性生长。

临床特点

a 非常罕见的来源于甲母质的恶性肿瘤。

b 临床类似于甲母质瘤或甲鳞状细胞癌。

临床鉴别诊断

甲鳞状细胞癌

甲外毛根鞘样癌

19.3.11 甲基底细胞癌（basal cell carcinoma of the nail apparatus）

病理改变

a 与其他部位的基底细胞癌相似，瘤体由嗜碱性染色的基底样细胞组成，周边细胞呈栅栏状排列，肿瘤团块与周围基质间常有裂隙。

b 瘤细胞内常见黑素，有时可见到个别或成片坏死瘤细胞。

c 间质结缔组织增生，胶原纤维包绕瘤体周围，可有黏蛋白及淀粉样物沉积。

d 间质有明显淋巴细胞浸润。

e 可表现为浅表型，结节型和侵袭型。

临床特点

a 极为罕见，主要发生于中老年男性，与紫外线 B（UVB）过度照射有关。

b 大多初起于后部或侧缘甲皱襞，表现为疼痛性溃疡，约 1 ~ 2cm。

c 也可表现为珍珠样结节或甲黑线。

临床鉴别诊断

甲沟炎

甲真菌病

甲鳞状细胞癌

甲黑素瘤

19.3.12 甲下转移癌（subungual metastases）

病理改变

肿瘤细胞为原发肿瘤的组织病理学特征。

临床特点

a 罕见，甲下红色至紫色结节。

b 多发生于肺、乳腺、肾脏等恶性肿瘤患者。

19.3.13 甲下外生骨疣（subungual exostosis）（见 30.4.2）

19.3.14 甲色素痣（nevus of the nail unit）（见 21.2.3）

19.3.15 甲下黑素瘤（subungual melanoma）（见 21.4.2）

19.3.16 甲周甲下纤维瘤（periungual and subungual fibroma）（见 26.1.4）

19.3.17 甲血管球瘤（glomus tumor）（见 28.6.1）

20　黏膜及皮肤黏膜移行部疾病

（disorders of mucosa and skin-mucosa transition）

高继鑫　李春英　廖文俊

20.1　黏膜部位炎症性病变

20.1.1　复发性阿弗他溃疡

20.1.2　腺性唇炎

20.1.3　浆细胞性唇炎

20.1.4　口角唇炎

20.1.5　舌舔皮炎

20.1.6　色素性口周红斑

20.1.7　牙源性窦道

20.1.8　阴茎硬化性淋巴管炎

20.1.9　包皮龟头炎

20.1.10　浆细胞性龟头炎 / 外阴炎

20.1.11　梅毒

一期梅毒

二期梅毒

三期梅毒

20.1.12　软下疳

20.1.13　腹股沟肉芽肿

20.1.14　性病性淋巴肉芽肿

20.1.15　光线性唇炎（见 22.2.2）

20.1.16　肉芽肿性唇炎（见 8.1.6）

20.1.17　生殖器疱疹（见 5.3.1）

20.2　黏膜部位增殖性病变

20.2.1　假性湿疣

20.2.2　外阴白色病变

20.2.3　阴茎珍珠状丘疹

20.2.4　白色海绵状痣（见 22.1.14）

20.2.5　皮脂腺异位症（见 23.5.1）

20.2.6　尖锐湿疣（见 4.1.1）

20.2.7　鲍温样丘疹病（见 22.2.5）

20.2.8　增殖性红斑（见 22.3.2）

20.2.9　鳞状细胞癌（见 22.4.4）

20.2.10　口腔和外阴疣状癌（见 22.4.4）

20.2.11　黏膜色素痣（见 21.2.3）

20.2.12　黏膜黑素瘤（见 21.4.6）

口腔黏膜分为非角化部位和角化部位。口腔黏膜上皮通常比其他部位表皮厚 2 ~ 4 倍，棘层细胞富含糖原，组织学可表现为空泡细胞。外阴部位有皮肤也有黏膜，组织学可见皮肤向黏膜的移行。本章主要介绍特发于皮肤黏膜或在皮肤黏膜具有独特特点的疾病。

20.1 黏膜部位炎症性病变（inflammatory disorders of mucosa and skin-mucosa transition）

20.1.1 复发性阿弗他溃疡（recurrent aphthous ulcer）

病理改变

a 非特异性溃疡，表面有纤维素渗出。

b 有明显的炎症细胞浸润及毛细血管增生、扩张、充血，血管内皮细胞肿胀，管壁可被破坏或管腔狭窄，甚至闭塞。

c 可见浅表肌纤维炎症改变和退行性改变。

病理鉴别诊断

外伤溃疡性肉芽肿：肉芽肿组织含有大量组织细胞和嗜酸性粒细胞。

Behcet 病：镜下血管炎变化明显。

临床特点

a 多见于青少年和成人，病因不明，可能与多种因素有关。

b 好发于颊、唇黏膜、舌腹或舌缘、上腭。

c 皮损为单发或多发的疼痛性溃疡，边缘红晕，直径一般不超过 1cm，1 ~ 2 周自愈，但易复发。

d 疱疹型溃疡为多发性小点状溃疡，而其严重型（如 Sutton 病，复发性坏死性腺周炎），溃疡大，直径超过 1cm，数周或数月才愈合，愈合后常留瘢痕。

临床鉴别诊断

Behcet 综合征

别名

阿弗他口炎（Aphthous stomatitis）

口溃疡（canker sore）

20.1.2 腺性唇炎（cheilitis glandularis）

病理改变

a 棘层肥厚，表皮不规则增生伴海绵水肿。

b 黏膜下腺体增生，腺管扩张，可有囊肿形成，分泌性上皮细胞可出现嗜酸性染色增强及黏膜间变。

c 腺体周围慢性炎症细胞浸润，主要为淋巴细胞、浆细胞及中性粒细胞，后期发展为肉芽肿。

临床特点

a 本病少见，多见于成人。

b 病因不明，可能与日光、先天因素及局部刺激有关。

c 特征为唇（主要是下唇）持续性肿胀，外翻，可见唾液腺导管扩张及黏液溢出。

d 极少数患者可在唇红缘处发生鳞状细胞癌。

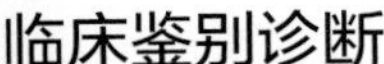

临床鉴别诊断

黏液囊肿

涎石症

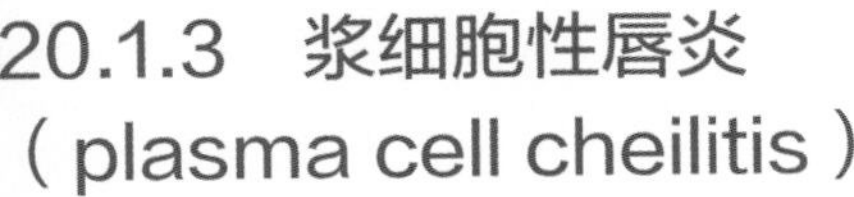

20.1.3 浆细胞性唇炎（plasma cell cheilitis）

病理改变

a 黏膜上皮增生，不同程度海绵水肿。

b 真皮水肿，成熟浆细胞为主的慢性炎症浸润，弥漫分布。

c 深部血管周围也可见浆细胞，血管壁不受累。

病理鉴别诊断

浆细胞瘤：浸润的浆细胞有明显异型性。

临床特点

a 局部慢性刺激或长期光照后发生，主要侵犯下唇。

b 唇黏膜疼痛性或无痛性肥厚浸润斑块，表面结痂。

c 病程较长，后期局部出现萎缩。

临床鉴别诊断

接触性唇炎

剥脱性唇炎

光线性唇炎

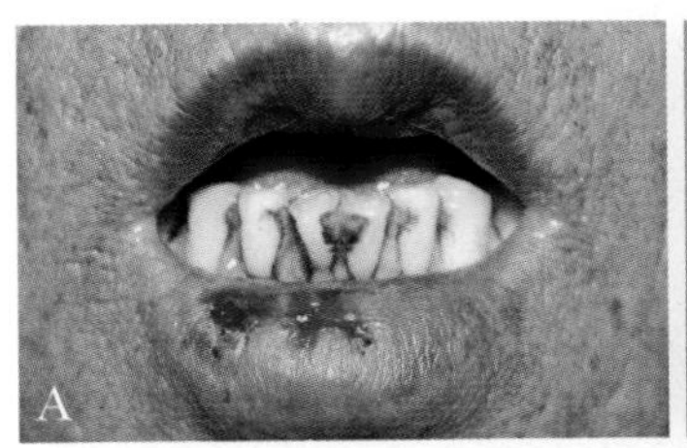

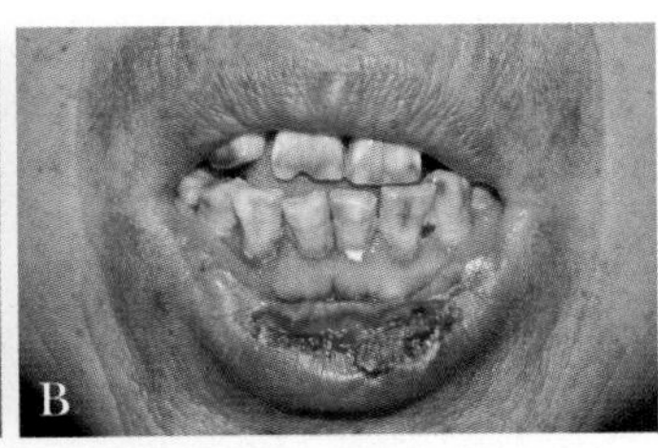

图 20.1.3 浆细胞性唇炎（plasma cell cheilitis）

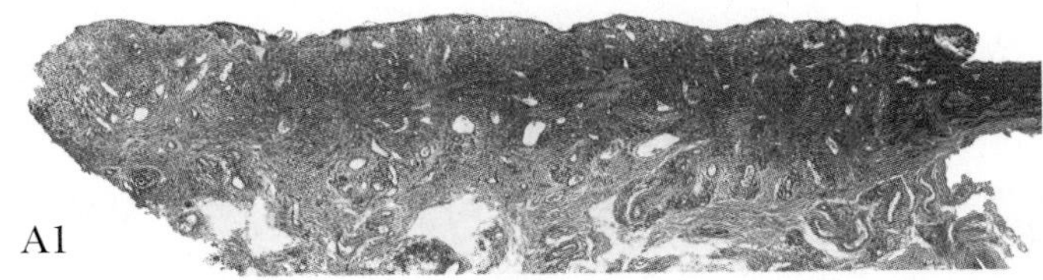

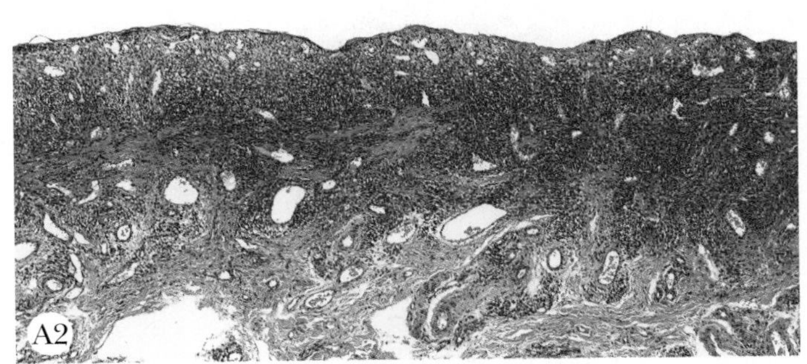

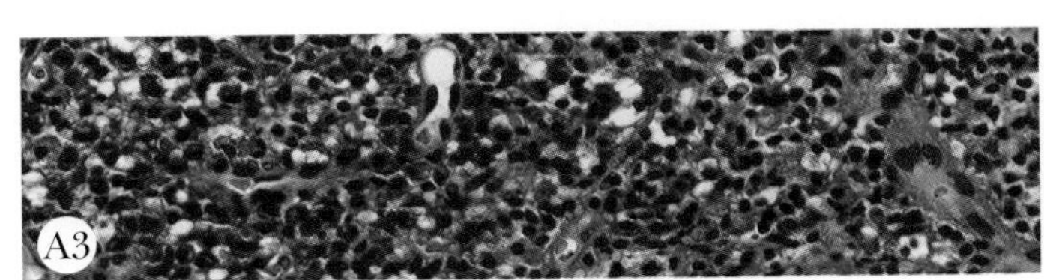

图 20.1.3A 浆细胞性唇炎 男，62 岁，下唇干燥、反复破溃伴痒 1 年余。病理见黏膜上皮不规则增生伴明显海绵水肿，基底层破坏，真皮浅层水肿伴弥漫致密分布以成熟浆细胞为主的慢性炎症浸润，真皮中部至深部血管周围也可见中等量浆细胞浸润。

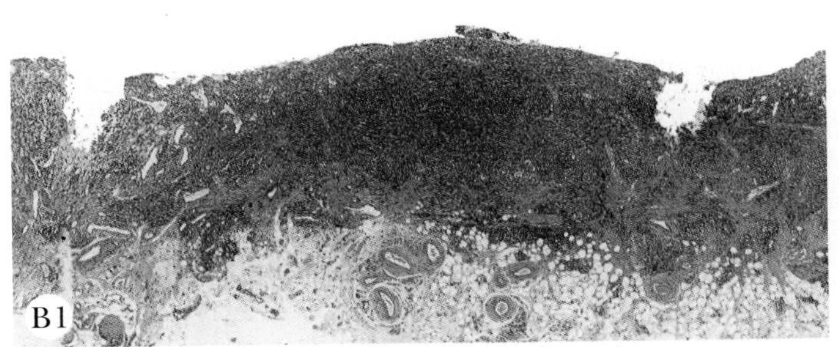

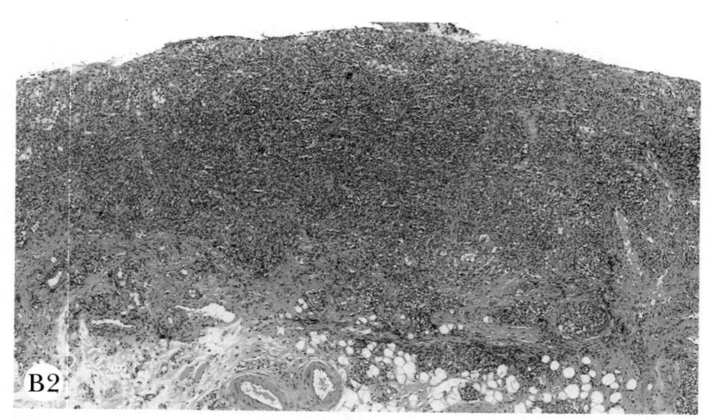

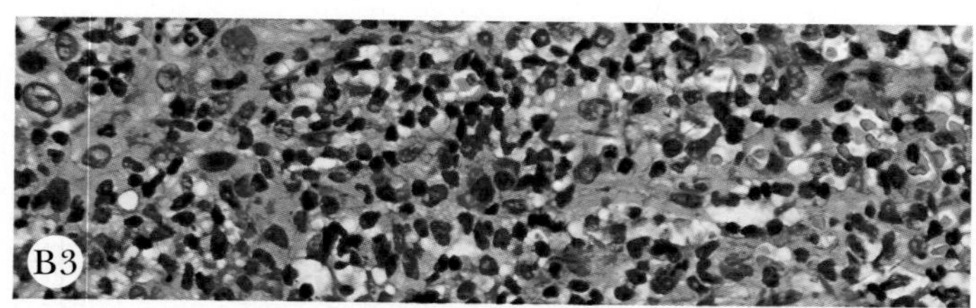

图 20. 1. 3B 浆细胞性唇炎 女，56 岁，下唇红斑、肿胀伴反复糜烂、疼痛 3 年。病理同上。

20.1.4 口角唇炎（angular cheilitis）

病理改变

真皮内急性或慢性炎性浸润，无特异性。

临床特点

a 机械刺激、营养缺乏、感染或牙科材料过敏等诱发。

b 急性期口角皮肤红斑、水肿、渗出，常对称分布，张口时疼痛。

c 慢性期局部皮肤苔藓样变、肥厚浸润，皲裂脱屑。

20.1.5 舌舔皮炎（lip-licker dermatitis）

病理改变

a 表皮增生肥厚，海绵水肿。

b 真皮血管周围淋巴细胞浸润。

临床特点

a 人工行为，反复舔舐唇部导致。

b 唇部潮红、肿胀、肥厚，唇缘可见色素沉着。

20.1.6 色素性口周红斑（erythrose peribuccale pigmentaire）

病理改变

a 表皮一般无异常改变。

b 真皮乳头炎症细胞浸润，噬黑素细胞增加，毛细血管扩张。

临床特点

a 与自主神经功能紊乱、皮脂腺分泌异常或化妆品中含光敏物质有关。

b 多见于中青年女性。

c 口周、下颌、颊部境界清楚的棕红色或褐色斑，与唇红间有狭窄的正常皮肤带。

d 部分患者伴发毛细血管扩张、皮肤异色或脂溢性皮炎。

e 病程长，可持续多年。

临床鉴别诊断

口周皮炎

黑变病

Civatte 皮肤异色病

20.1.7 牙源性窦道（odontogenic cutaneous draining sinus tract）

病理改变

a 表皮溃疡，真皮内肉芽组织增生，混合性炎症浸润。

b 深在性浸润，直达切片最底部。

临床特点

a 发生于口腔周围，与牙周慢性炎症密切相关。

b 与牙根周炎、牙周炎、牙髓炎等感染相关。

c 表现为下颌角、鼻唇沟等部位慢性难愈性溃疡性损害。

别名

牙源性皮瘘

牙源性皮肤窦道

牙齿窦道（dental sinus）

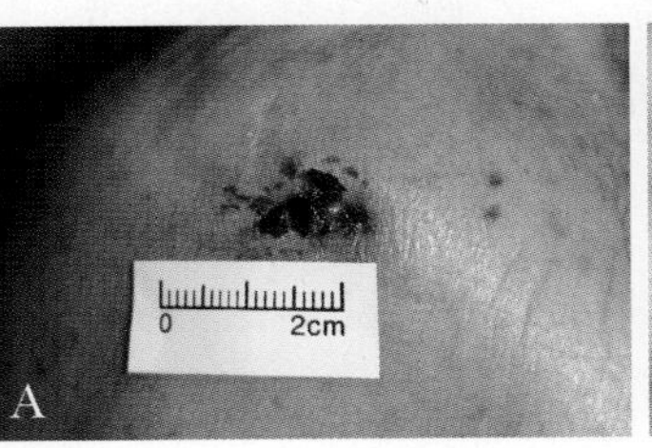

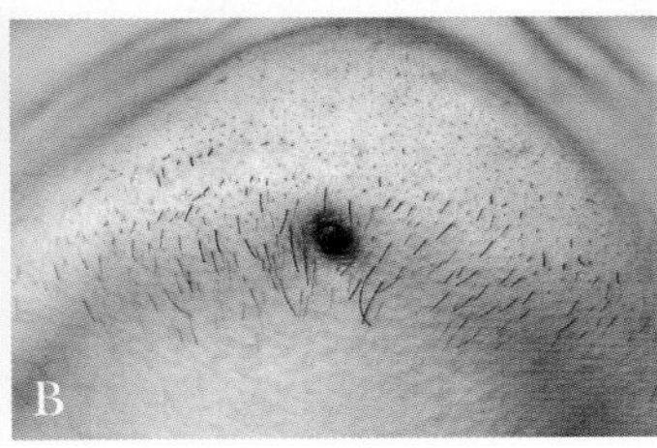

图 20.1.7 牙源性窦道（odontogenic cutaneous draining sinus tract）

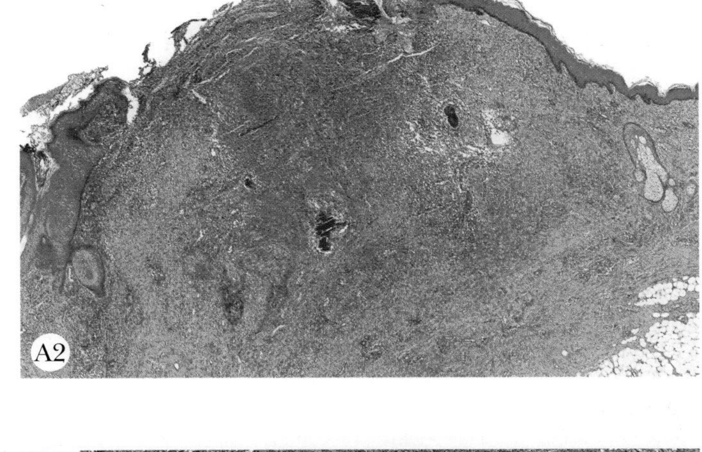

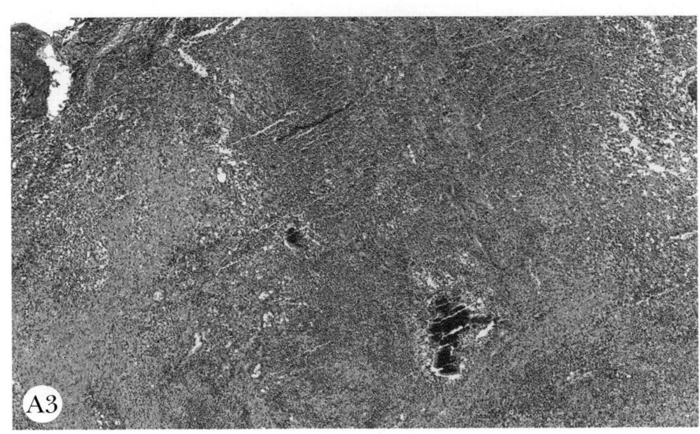

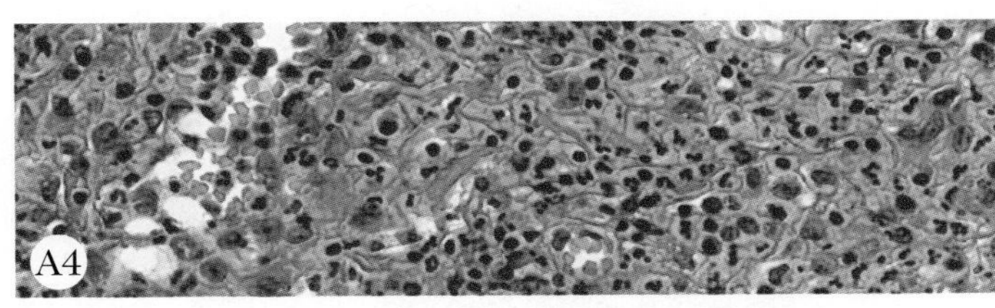

图 20.1.7A 牙源性窦道 女，63 岁，颏下肿物伴破溃出血半年。病理见表皮不规则增生，局部有溃疡，其下方真皮内见大量浆细胞、中性粒细胞及淋巴细胞弥漫混合浸润，伴毛细血管增生扩张，真皮深部直至皮下胶原纤维化，脂肪间隔及小叶局部纤维化。

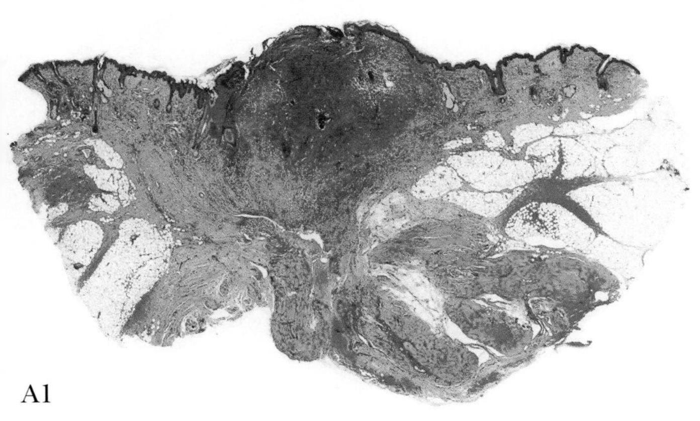

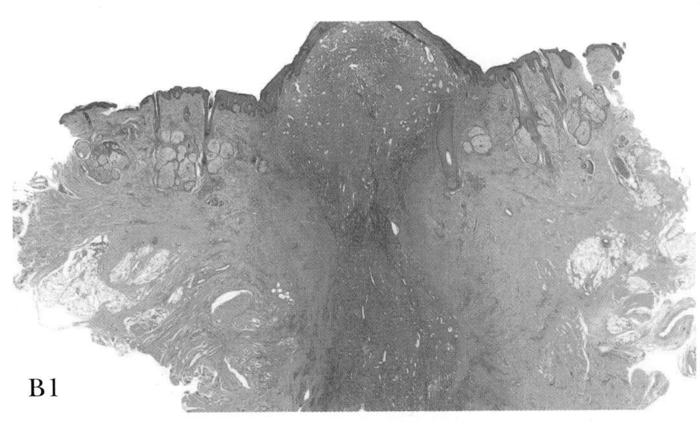

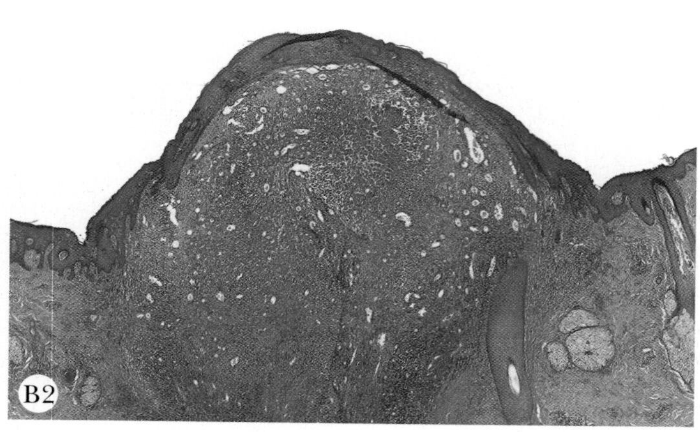

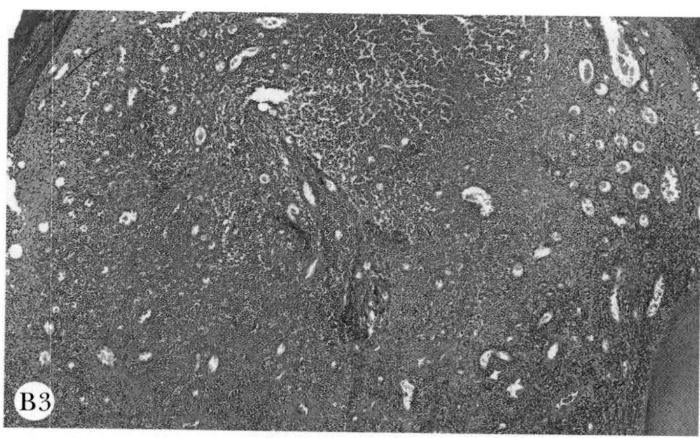

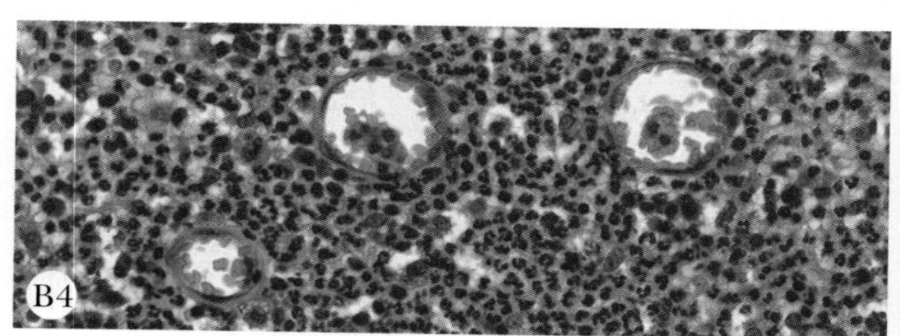

图 20.1.7B 牙源性窦道 男，19 岁，颏下丘疹 3 个月余。病理见外生性结节，表皮不规则增生，其下方真皮内见大量浆细胞、中性粒细胞及淋巴细胞呈垂直状浸润至真皮全层直至贯穿皮下达切片最底部，伴毛细血管显著增生，中段垂直走行，呈肉芽组织样改变，可见含铁血黄素。

20.1.8 阴茎硬化性淋巴管炎（sclerosing lymphangitis of the penis）

本病虽既往命名为淋巴管炎，但近年研究显示多数病例以浅表静脉血栓为基本改变，少数报道为淋巴管受累，有学者认为本病可能属于腹壁浅表血栓性静脉炎的亚型之一。

病理改变

a 角层及表皮无明显异常。

b 真皮内可见血管内血栓形成，伴血管壁增厚，陈旧皮疹可见机化再通，可伴有淋巴管扩张及纤维组织增生。

c 炎症细胞浸润可较轻。

临床特点

a 多发于 30 ~ 40 岁的男性。

b 病因不明，可能与创伤、局部机械刺激及病毒感染有关。

c 好发部位为冠状沟，也可见于阴茎背部。

d 皮损为弯曲、蚯蚓状、软骨硬度的索状物，不与表面的皮肤粘连，可在皮下滑动，一般紧贴在皮下，皮疹半透明，偶尔可形成溃疡。

e 一般无自觉症状，有时轻度疼痛。

f 病程有自限性，大多数可自行消退。

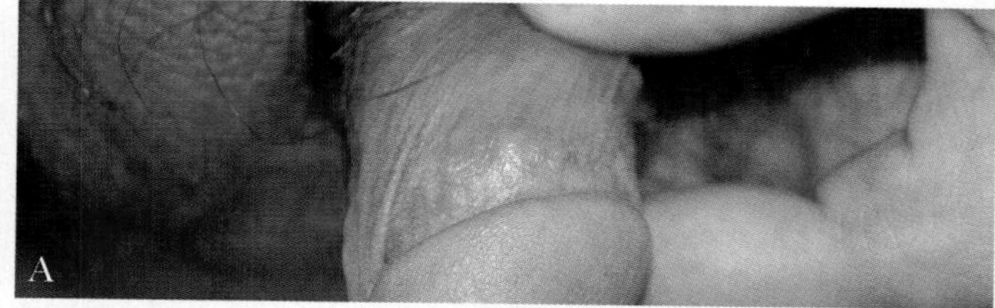

图 20.1.8 阴茎硬化性淋巴管炎（sclerosing lymphangitis of the penis）

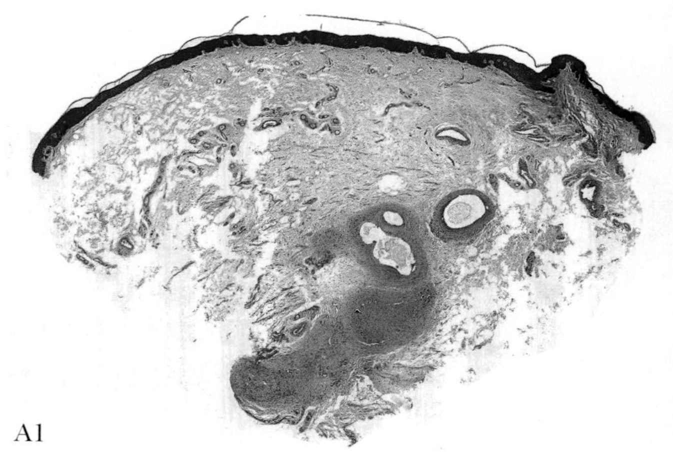

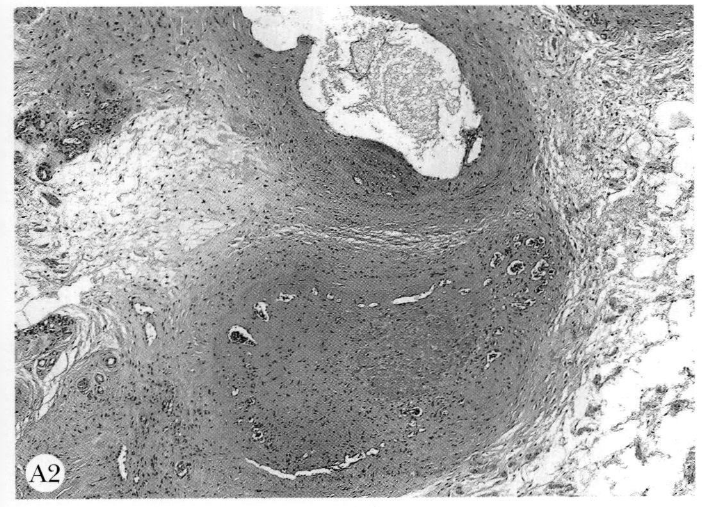

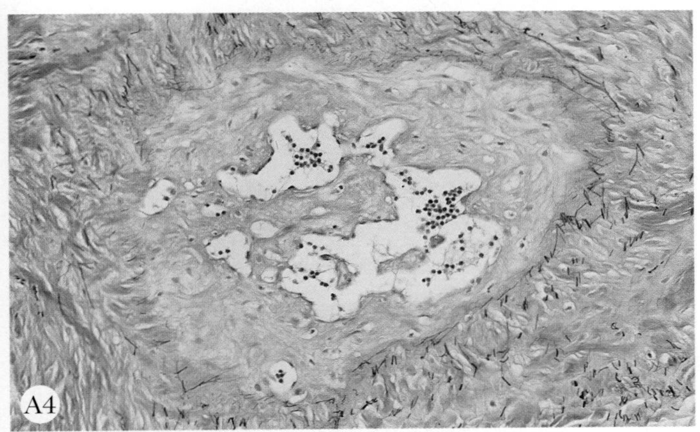

图 20. 1. 8A 阴茎硬化淋巴管炎 男，30 岁，冠状沟条索状硬结 1 个月，勃起时痛痒。病理见表皮无明显异常，真皮中下部见数处增生扩张的血管，管壁增厚，部分管腔内可见陈旧血栓形成伴局部机化再通，管周可见以组织细胞为主炎症细胞浸润。弹力纤维染色示受累为静脉（A4）。

20.1.9 包皮龟头炎（balanoposthitis）

病理改变

a 急性浅表性包皮龟头炎：表皮海绵水肿、渗出，真皮内淋巴细胞和中性粒细胞浸润。

b 环状溃烂性包皮龟头炎：与急性浅表性包皮龟头炎改变相似。

c 念珠菌性包皮龟头炎：与急性浅表性包皮龟头炎改变相似，部分病例表皮浅层见菌丝。

d 浆细胞性包皮龟头炎：真皮内大量浆细胞浸润。

e 阿米巴性包皮龟头炎：可见组织坏死，局部可见细胞裂解，裂解细胞周围可见阿米巴原虫围绕，伴急性炎症细胞浸润。

f 云母状和角化性假上皮瘤性包皮龟头炎：表皮假上皮瘤样增生，真皮内慢性炎性浸润。

临床特点

a 龟头和包皮黏膜的炎症，物理或化学刺激、感染等诱发。

b 急性浅表性包皮龟头炎：局部物理或化学刺激后发生，表现为红肿、糜烂渗液，严重时可出现水疱。

c 环状溃烂性包皮龟头炎：可独立存在，或作为 Reiter 病的黏膜症状，表现为环状红斑，逐渐扩大，可形成浅表溃疡。

d 念珠菌性包皮龟头炎：常继发于慢性消耗性疾病，龟头红斑，表面光滑，轻度脱屑，缓慢扩大，皮损直接镜检或培养得到念珠菌具有诊断意义。

e 浆细胞性包皮龟头炎：单个或多个暗红色浸润性斑块，边界清楚，不发生溃烂。

f 阿米巴性包皮龟头炎：罕见，表现为浸润、糜烂、组织坏死。分泌物直接涂片查见阿米巴原虫。

g 云母状和角化性假上皮瘤性包皮龟头炎：龟头部浸润肥厚，局部角化过度，被覆云母状痂皮。

临床鉴别诊断

皮脂腺异位症

尖锐湿疣

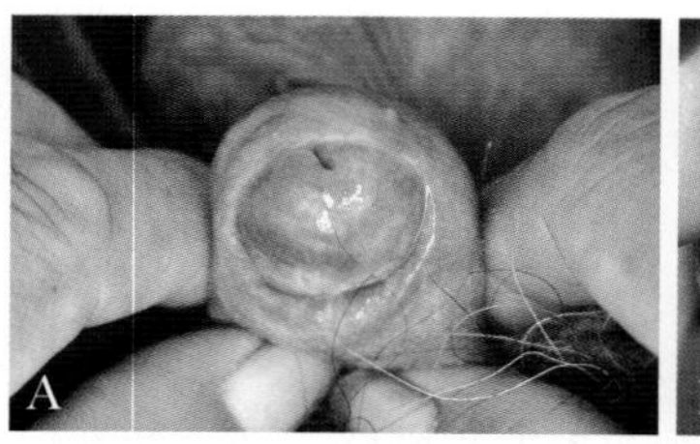

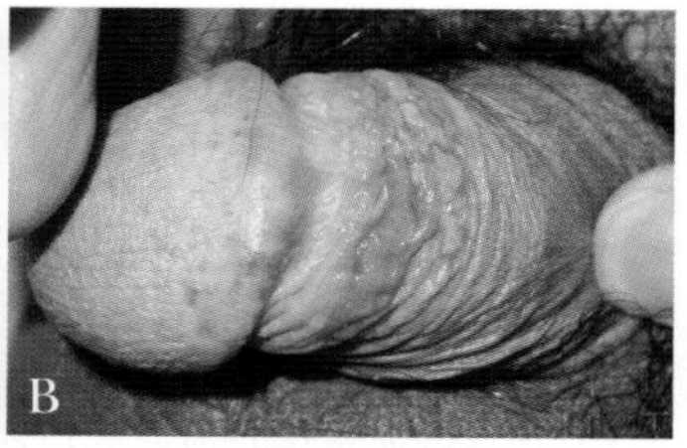

图 20.1.9 包皮龟头炎（balanoposthitis）

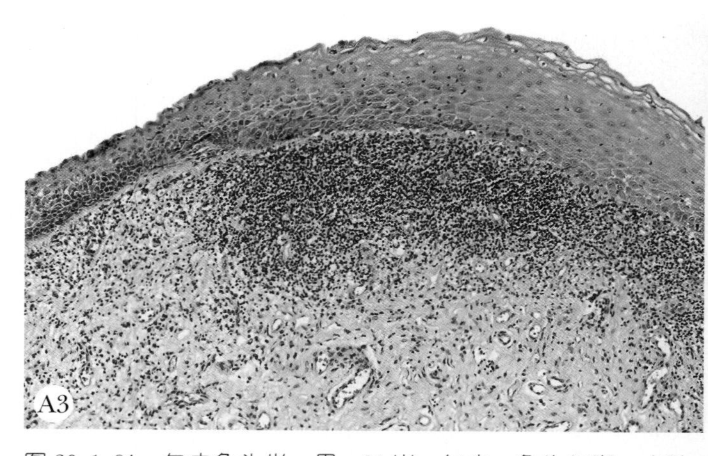

图 20.1.9A 包皮龟头炎 男，61 岁，包皮、龟头红斑、水肿，伴破溃 1 周。病理见表皮轻度增生，棘层上部苍白淡染伴轻度海绵水肿及细胞内水肿，棘细胞间散在中性粒细胞浸润，局部基底层见色素失禁，局部基底层破坏；真皮浅层轻度水肿伴散在淋巴细胞浸润，基底层破坏部位真皮浅层见带状致密淋巴细胞浸润。

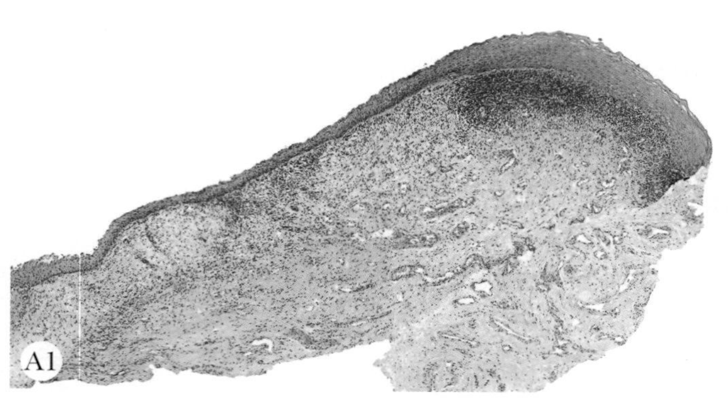

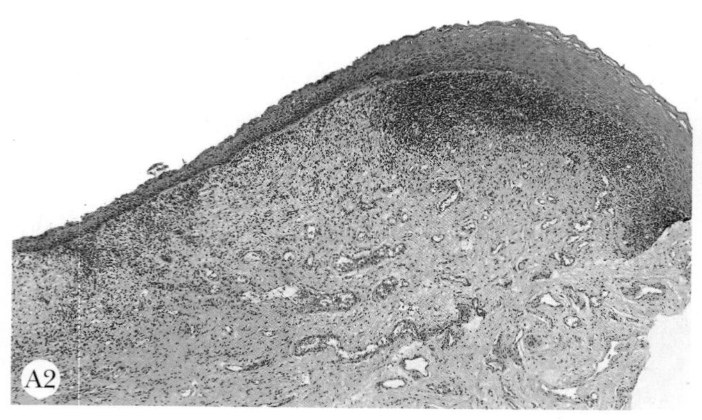

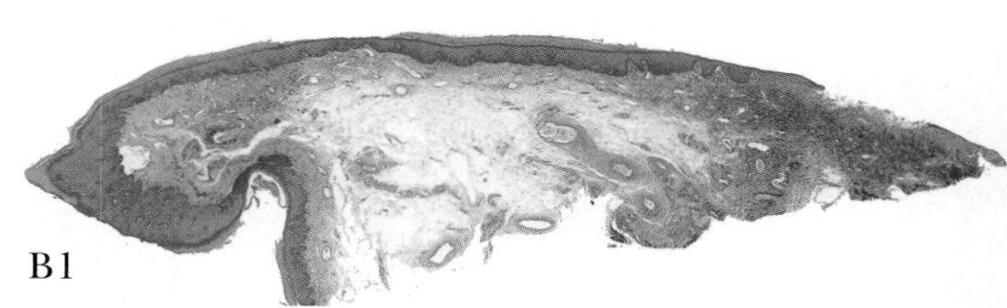

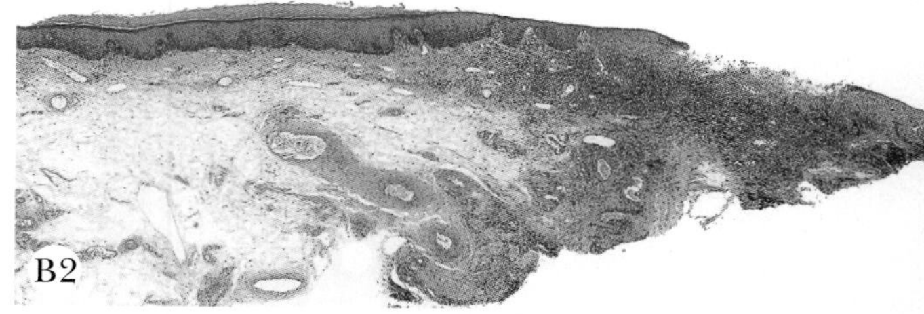

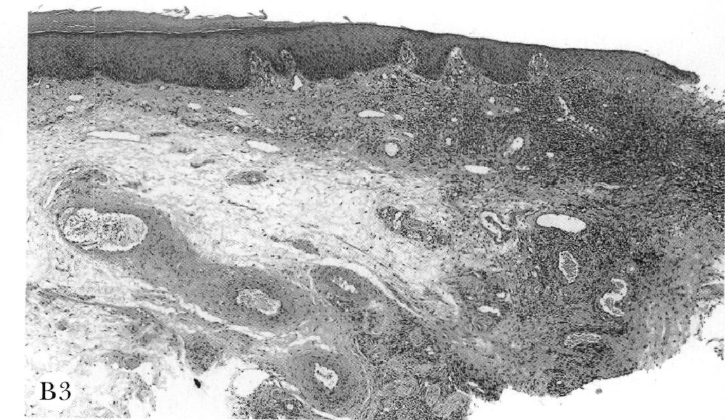

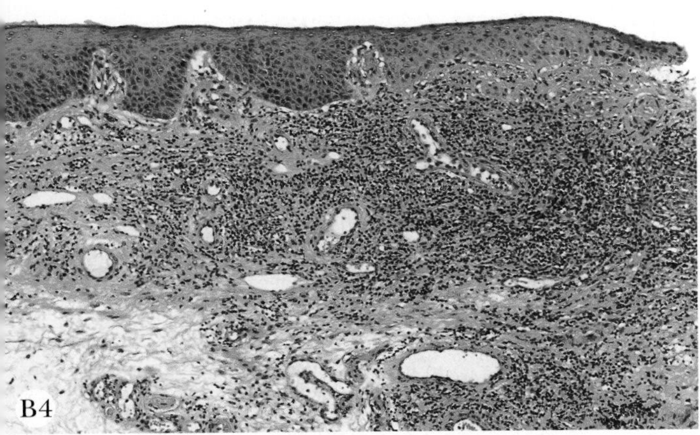

图 20.1.9B　包皮龟头炎　男，55 岁，龟头、包皮处水疱、糜烂 3 年。病理见角化过度，表皮轻微的海绵水肿，真皮浅层淋巴细胞及少量中性粒细胞浸润，局部表皮缺失，其下方真皮浅部至深部以血管及附属器周围为主致密淋巴细胞浸润。

20.1.10　浆细胞性龟头炎 / 外阴炎（plasma cell balanitis/vulvitis）

病理改变

a 真皮浅、中层致密浆细胞浸润。

b 可出现血管增生、含铁血黄素沉积及红细胞外溢。

c 免疫组化示免疫球蛋白 λ 链、κ 链比例大致相同。

临床特点

a 男性多发。

b 红斑样、潮湿、斑点状、分散的斑块。

c 男性相邻皮肤接触面受累产生“亲吻样”皮损，如尿道口及其覆盖处包皮内板处同时出现皮疹。

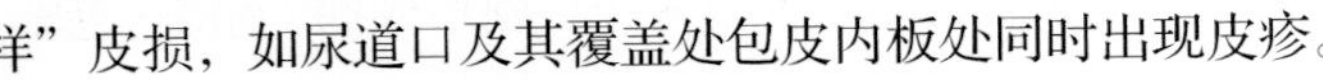

d 多无症状，或伴瘙痒、疼痛、排尿困难。

e 对于男性，包皮环切术可治愈。

临床鉴别诊断

糜烂性扁平苔藓

外阴鳞状细胞癌

乳房外 Paget 病

别名

浆细胞性龟头炎（plasma cell balanitis）

局限性浆细胞性龟头炎及外阴炎（vulvitis/balanitis circumscripta plasma cellulitis）

Zoon 龟头炎 / 外阴炎（Zoon balanitis/vulvitis）

Zoon 增殖性红斑（Zoon erythroplasia）

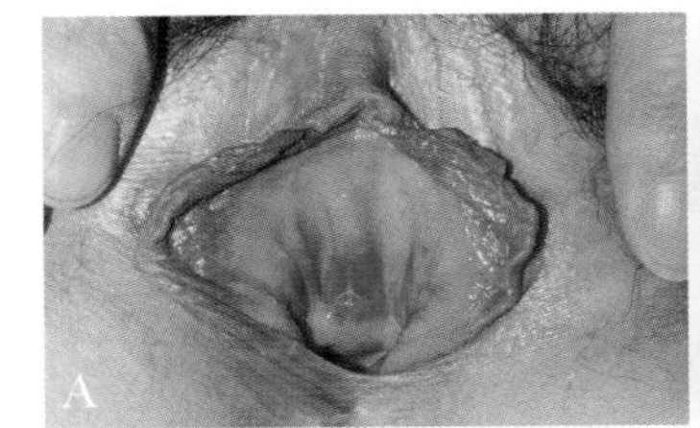

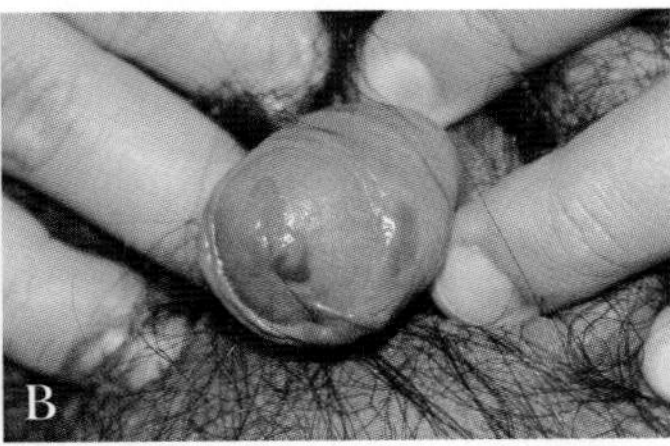

图 20.1.10　浆细胞性龟头炎 / 外阴炎（plasma cell balanitis/vulvitis）

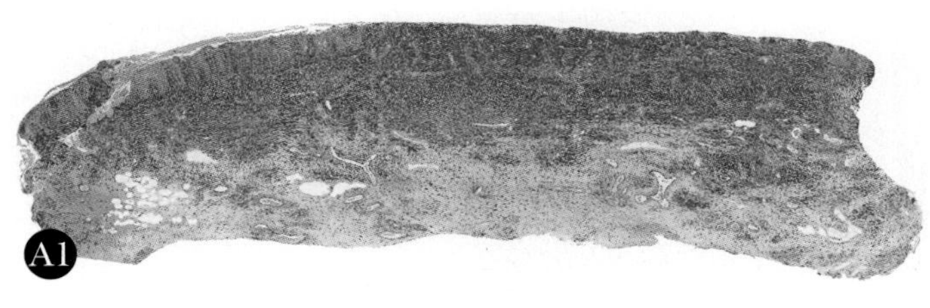

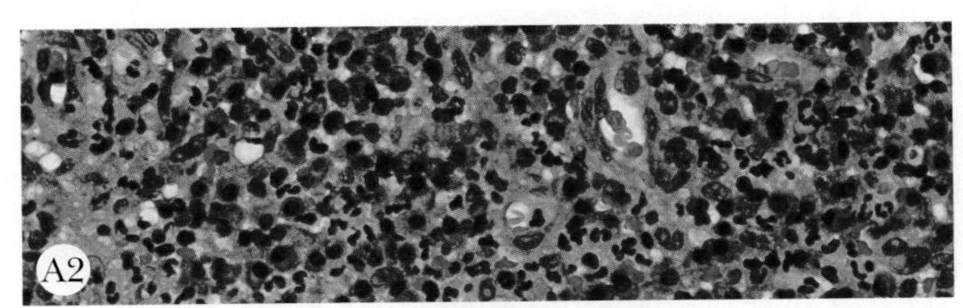

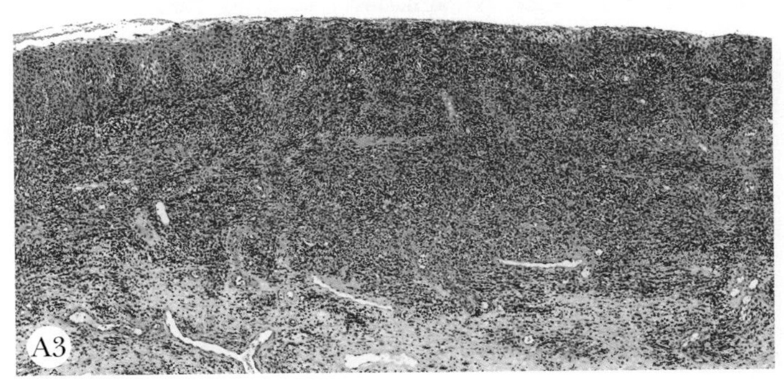

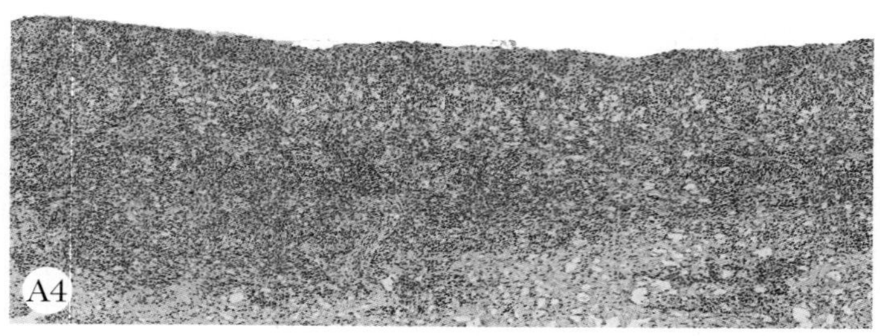

图 20.1.10A 浆细胞性外阴炎 女，46 岁，外阴糜烂伴疼痛 9 个月。既往 SLE 病史 10 年。病理见表皮不规则增生，海绵水肿，角质形成细胞增生活跃，可见中性粒细胞进入表皮现象，真皮浅、中层大量淋巴细胞、中性粒细胞及浆细胞混合性浸润。免疫组化示 CD138 阳性；免疫球蛋白 κ 链、λ 链多数细胞阳性，呈混合性浸润；Treponema（梅毒螺旋体）阴性（A4）。

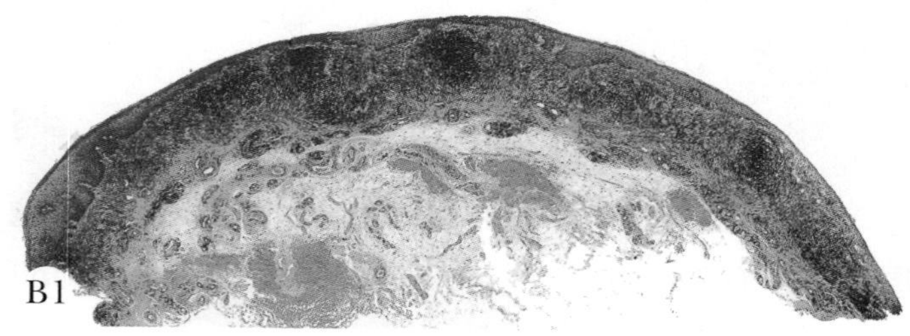

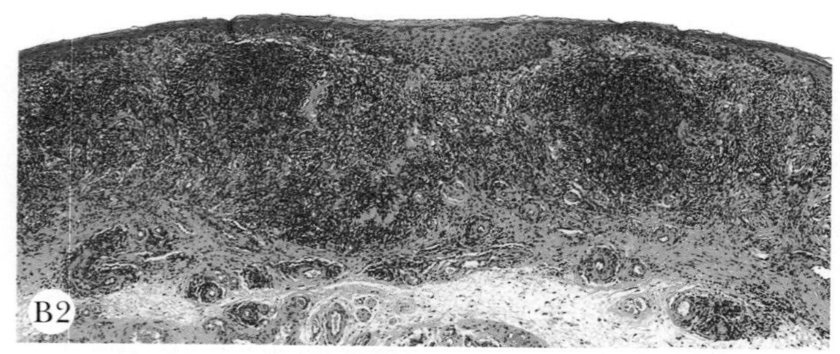

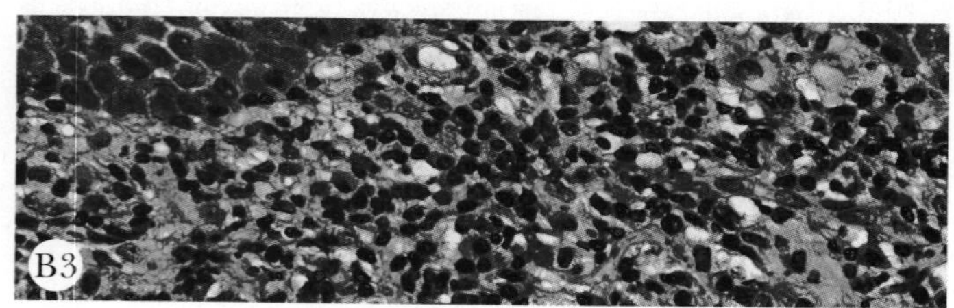

图 20.1.10B 浆细胞性龟头炎 男，28 岁，包皮、龟头红斑、糜烂 1 年余，无明显痛痒。病理见轻微角化不全，角质层可见散在嗜中性粒细胞，表皮轻度不规则增生伴海绵水肿，真皮可见大量浆细胞及淋巴细胞浸润。免疫组化示 CD138 大部分细胞阳性；免疫球蛋白 κ 链、λ 链多数细胞阳性，呈混合性浸润；CD20 少数浸润细胞阳性（未示）。

20.1.11 梅毒（syphilis）

梅毒是由梅毒螺旋体所引起的一种传染病。可分为胎传梅毒与获得性梅毒两大类。获得性梅毒可分为一期、二期、三期。其中，一期与二期梅毒合称早期梅毒，主要侵犯皮肤与黏膜，发病常在感染 2 年以内，损害处的组织液内可查见梅毒螺旋体。三期梅毒又称晚期梅毒，除皮肤、黏膜损害外，尚可侵犯骨骼、心脏、血管、神经系统及眼等器官，发病在感染的第 2 年以后，病变中常查不到梅毒螺旋体。胎传梅毒除无一期病变外，其他各期损害与获得性梅毒基本相似。

一期梅毒（primary syphilis）

病理改变

a 损害边缘部表皮棘层肥厚，渐近中心部则表皮变薄。

b 表皮海绵水肿，可见淋巴细胞和浆细胞浸润。

c 真皮血管内皮细胞肿胀、增生，周围较密集的淋巴细胞和中性粒细胞浸润，可见浆细胞。

d 荧光抗体染色查见梅毒螺旋体，多在表皮内，真皮乳头的血管周围少见。

临床特点

a 主要为性接触传染，接触后 2 ～ 4 周发病。

b 外生殖器部单个偶或多个、圆形或椭圆形、质硬穿凿性溃疡。

c 常无自觉症状，局部淋巴结常无痛性肿大。

d 暗视野检查可见梅毒螺旋体。

e 如不治疗，3 ～ 4 周可自愈，不留瘢痕。

临床鉴别诊断

Behcet 综合征

固定性药疹

别名

硬下疳（chancre）

二期梅毒（secondary syphilis）

病理改变

a 表皮银屑病样增生。

b 真皮浅层和深层血管周围混合炎症细胞浸润，可见较多浆细胞。

c 真皮乳头可表现为苔藓样致密炎症浸润，界面模糊不清，有时见中性粒细胞进入表皮，甚至形成中性粒细胞微脓肿。

d 血管壁增厚，内皮细胞肿胀、增生。

e 免疫组化 Treponema 染色或银染色可见病变内的梅毒螺旋体，大多在表皮内，真皮血管周围少见。

病理鉴别诊断

扁平苔藓：颗粒层楔形增厚，为苔藓样界面皮炎。

银屑病：浸润细胞主要为淋巴细胞，通常少或无浆细胞。

临床特点

a 皮损多样化，有斑疹、丘疹及脓疱型梅毒疹，分布广泛、对称。

b 典型皮损为铜红色鳞屑性丘疹，无自觉症状，可自动消退，全身淋巴结可肿大。

c 黏膜受累可发生咽炎、喉炎及黏膜斑。

d 在肛门、女性生殖器等潮湿摩擦处多呈灰白色扁平斑块，即扁平湿疣（condyloma latum）。

e 累及头皮致头发呈点状脱落，颈部色素脱失皮损称“颈部梅毒性白斑”。

f 二期梅毒可以复发，少数患者可有肝炎、肾病或神经系统病变。

临床鉴别诊断

扁平苔藓

尖锐湿疣

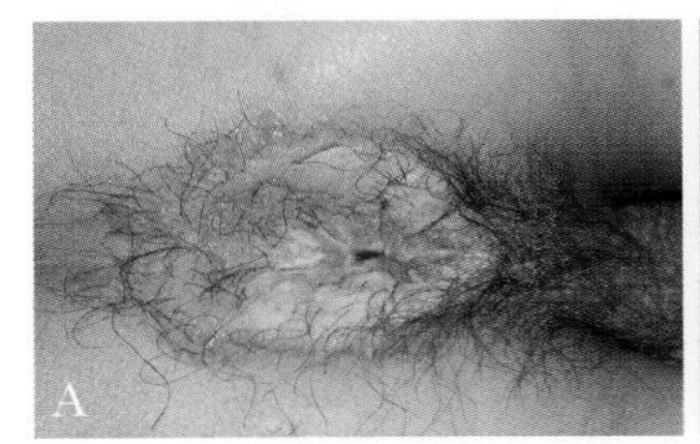

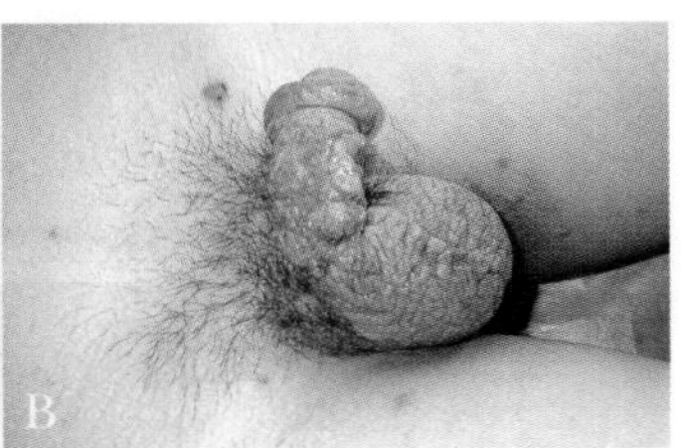

图 20.1.11　二期梅毒（secondary syphilis）

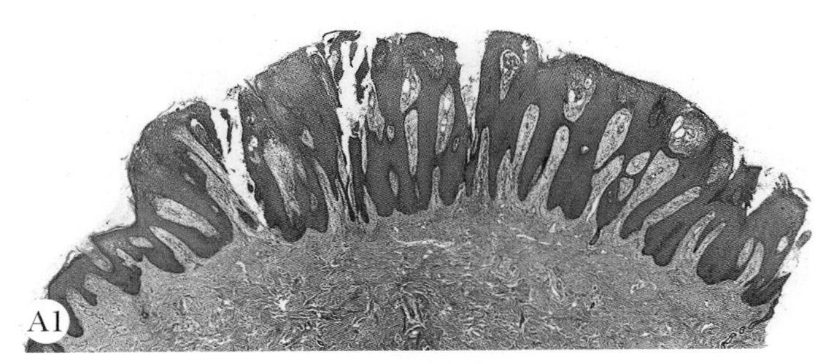

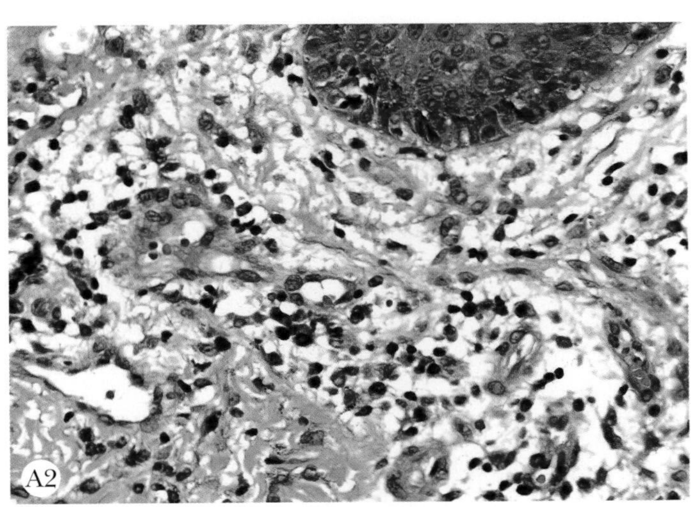

图 20.1.11A　二期梅毒　男，25 岁，阴茎、肛周疣状增生赘生物 3 周。病理见高度疣状增生，局部棘层上部见海绵水肿，表皮突下延但基底平齐，基底层完整；真皮乳头显著水肿，真皮浅层血管周围为主见浆细胞为主少量炎症细胞浸润。

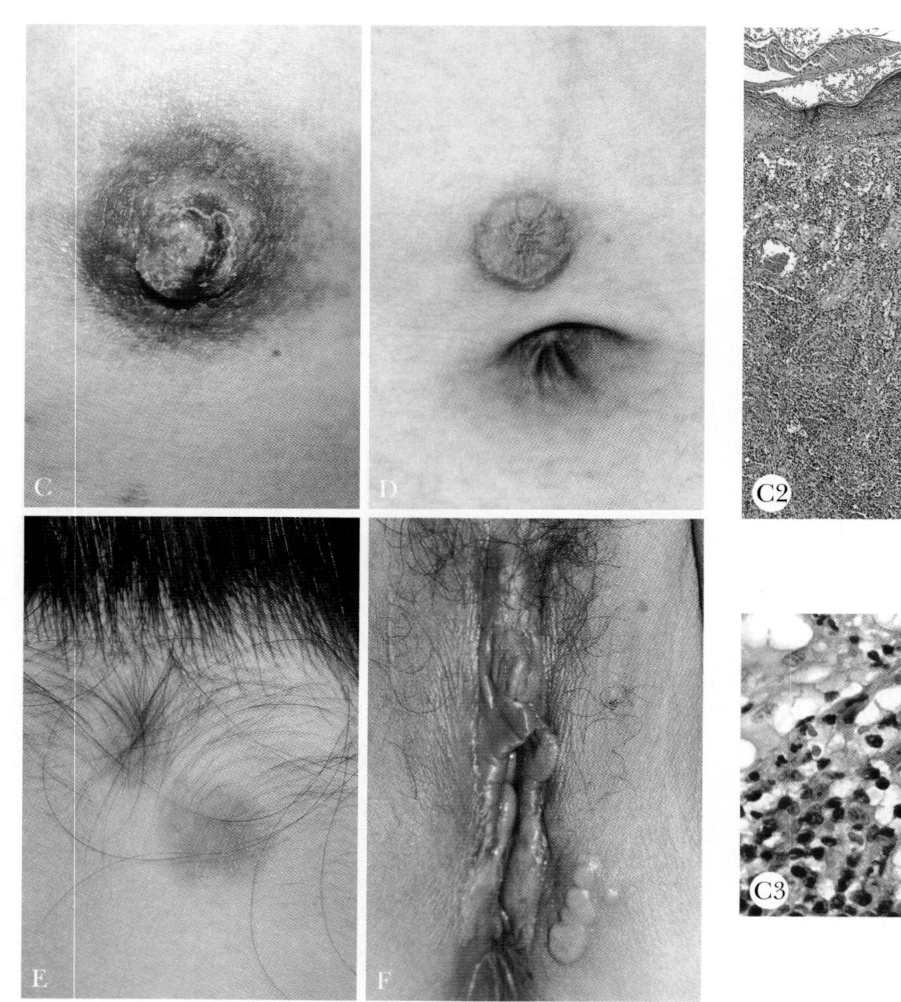

图 20.1.11　二期梅毒（secondary syphilis）

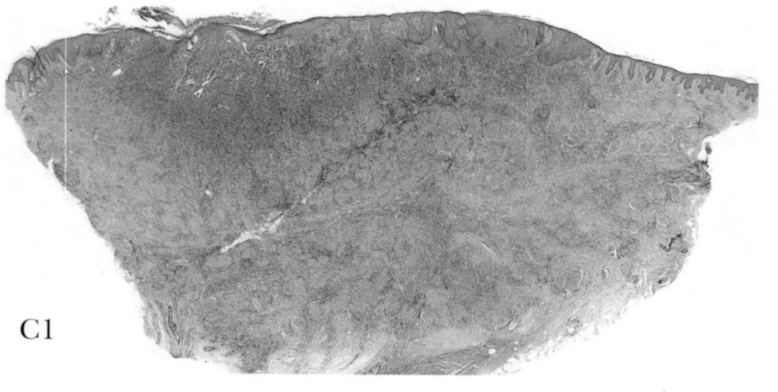

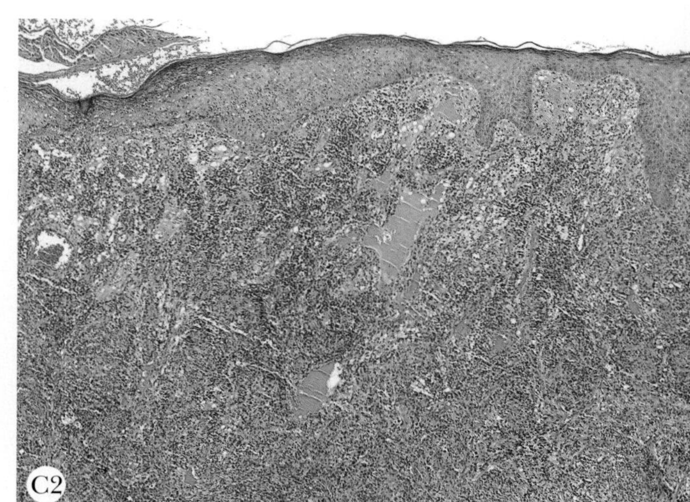

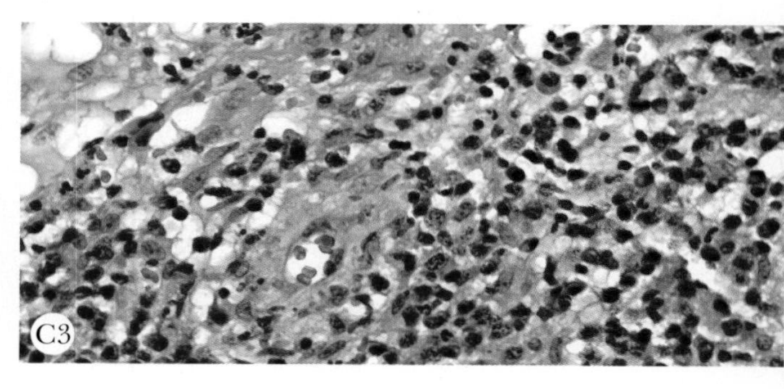

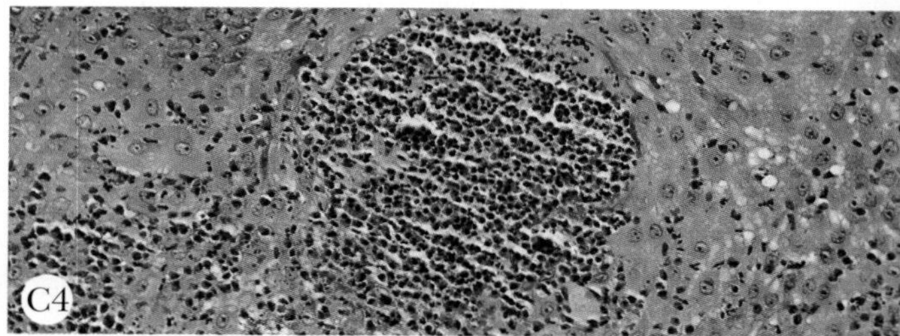

图 20. 1. 11C　二期梅毒　男，49 岁，左乳头包块伴疼痛 1 个月余。病理见表皮不规则增生，棘层肥厚伴轻度海绵水肿，棘细胞间散在中性粒细胞及较多嗜酸性粒细胞浸润，局部形成嗜酸性粒细胞微脓肿，真皮毛细血管扩张及致密混合炎症细胞浸润，可见浆细胞、淋巴细胞及中性粒细胞。

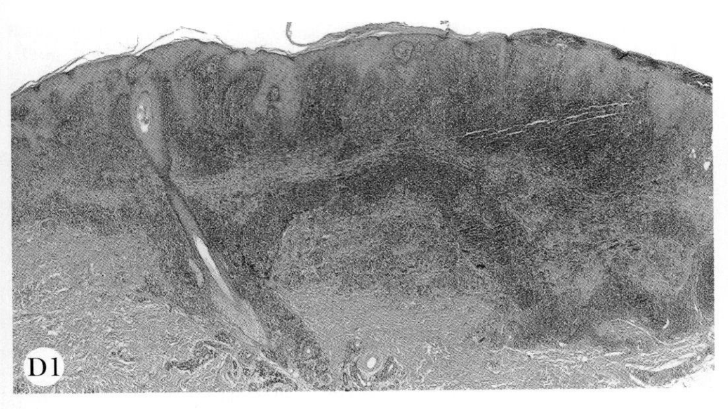

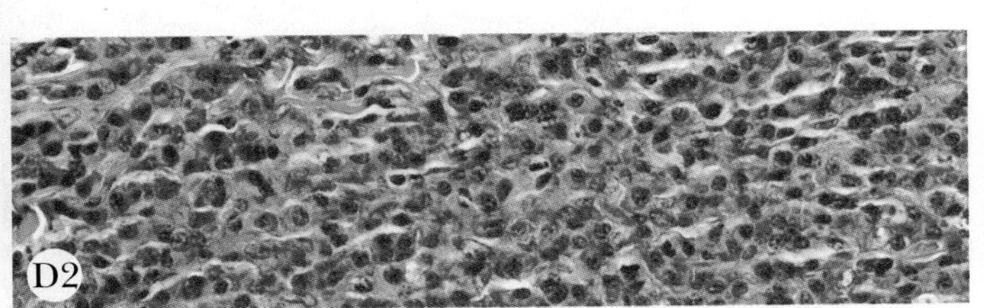

图 20.1.11D　二期梅毒　女，28 岁，全身散在红色丘疹、红斑、斑块伴少量鳞屑 10 天。配偶有类似皮损及冶游史。病理见表皮轻度银屑病样增生，轻度角化过度伴角化不全，角层内及棘层上部中性粒细胞微脓肿形成，颗粒层变薄或消失；真皮浅层至中层血管、附属器周围袖套样致密炎症细胞浸润，细胞以浆细胞为主。

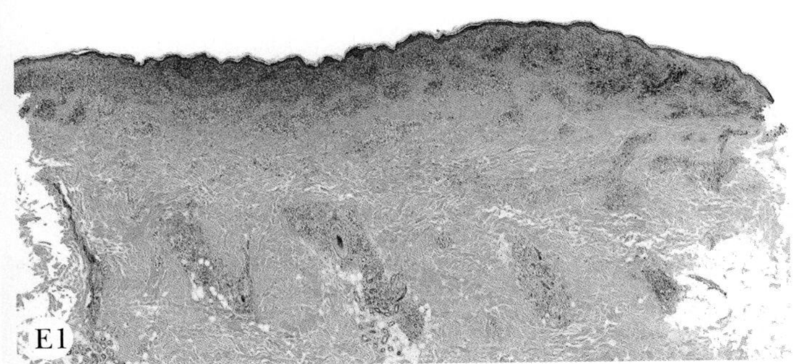

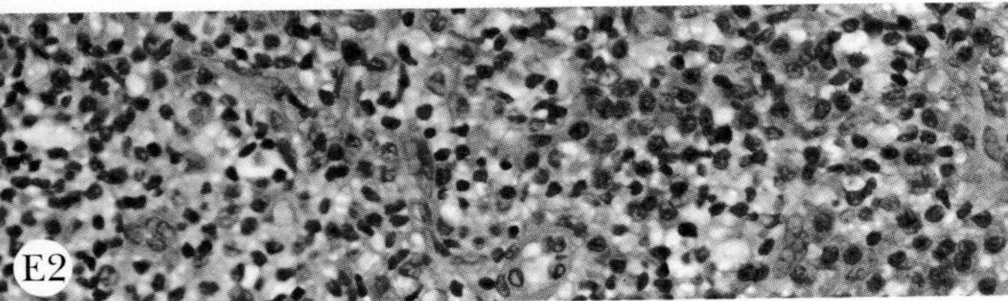

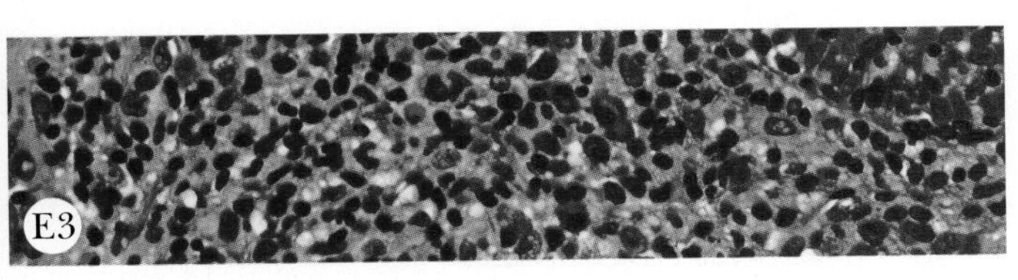

图 20.1.11E　二期梅毒　女，32 岁，头皮、鼻部、颈部、躯干、四肢红斑，鳞屑，脓疱 3 个月。RPR 滴度为 1∶64。病理见真皮血管周围、胶原间、汗腺周围大量淋巴细胞、浆细胞及少许嗜酸性粒细胞浸润。

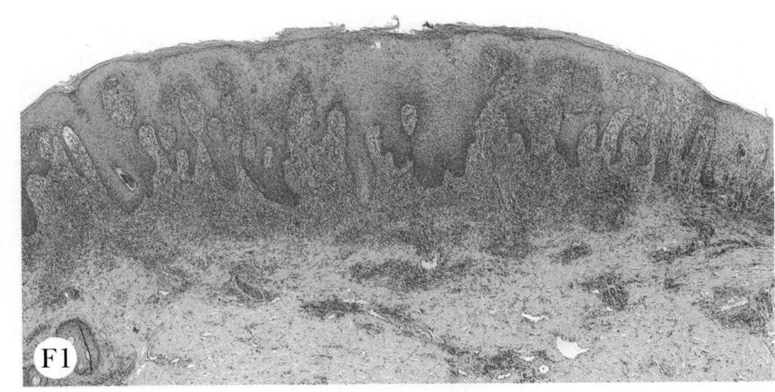

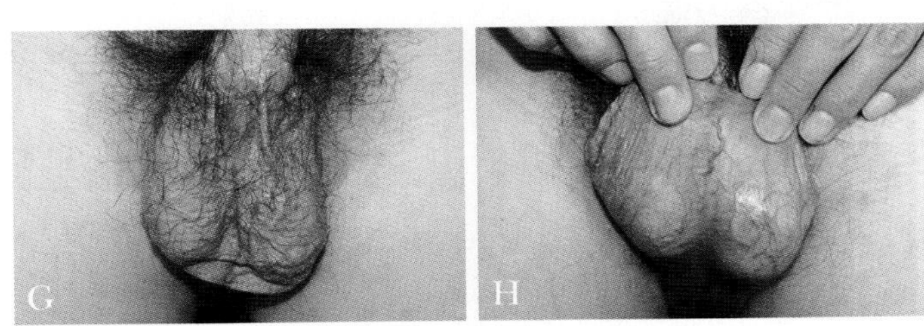

图 20.1.11F　二期梅毒　女，72 岁，外阴丘疹、斑块 1 个月余。病理见角化过度，角化不全，表皮不规则增生，表皮上部可见较多嗜中性粒细胞，真皮浅层大量淋巴细胞、中性粒细胞及浆细胞浸润。

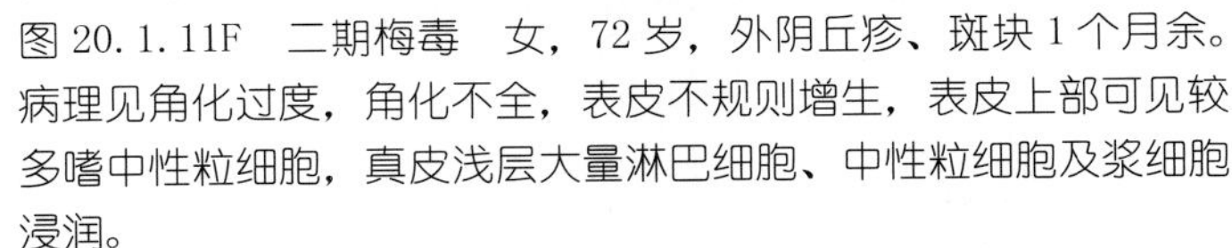

图 20.1.11　二期梅毒（secondary syphilis）

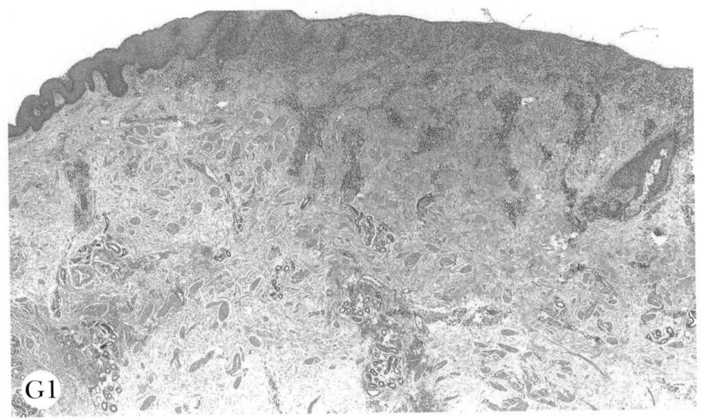

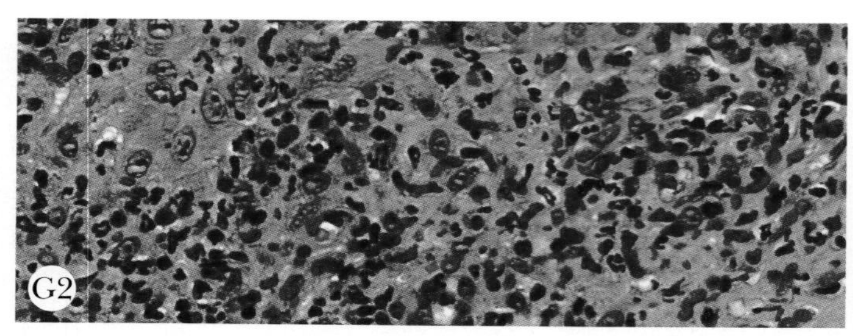

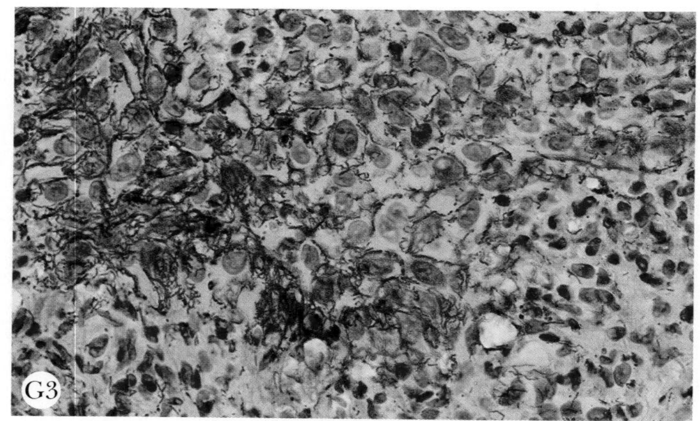

图 20.1.11G　二期梅毒　男，38 岁，阴囊多发环状红斑 1 个月余。病理见表皮不规则增生，可见中性粒细胞进入表皮，真皮浅层血管周围淋巴细胞、浆细胞及中性粒细胞浸润。免疫组化示 Treponema（梅毒螺旋体）阳性（G3）。

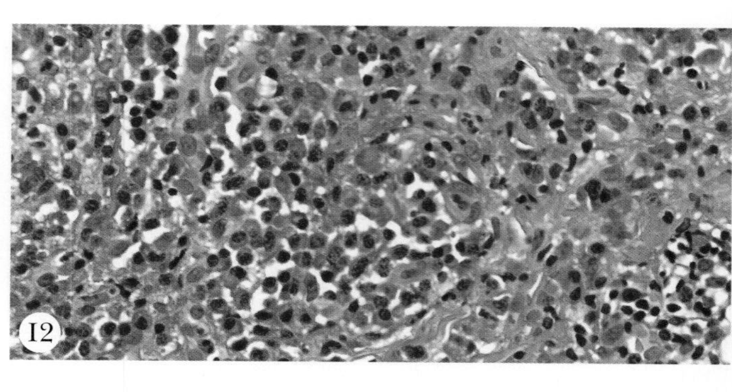

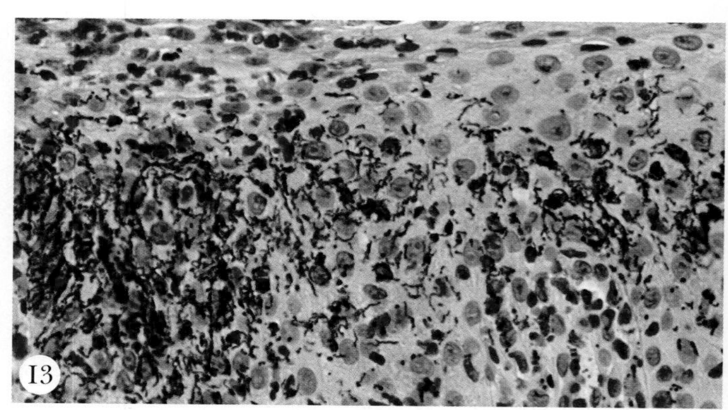

图 20.1.11I　二期梅毒　男，50 岁，肛周皮肤糜烂伴疼痛 20 余天。病理示银屑病样增生。大量浆细胞浸润。免疫组化示梅毒螺旋体阳性（I3）。

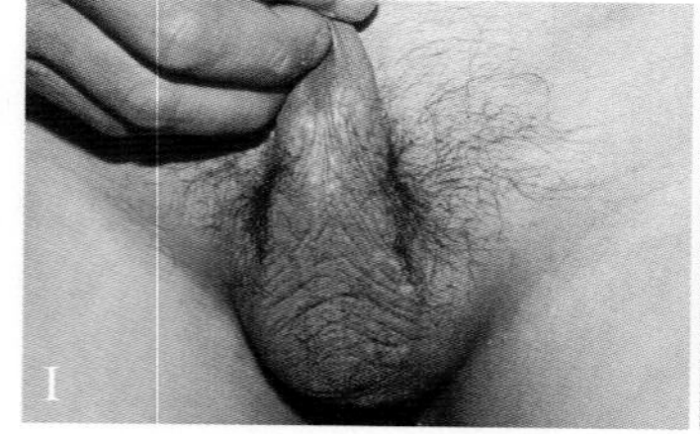

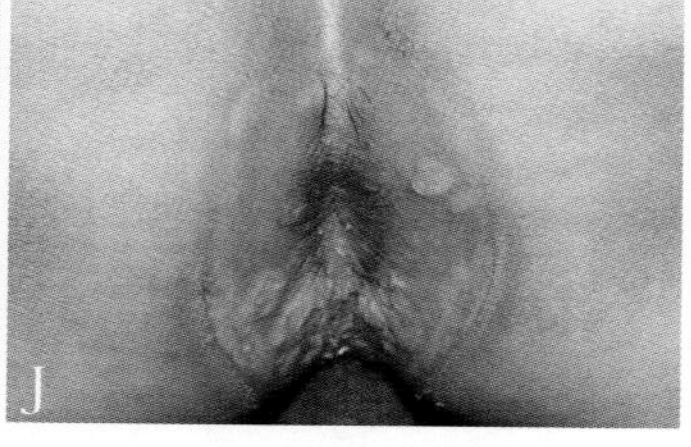

图 20.1.11　二期梅毒（secondary syphilis）

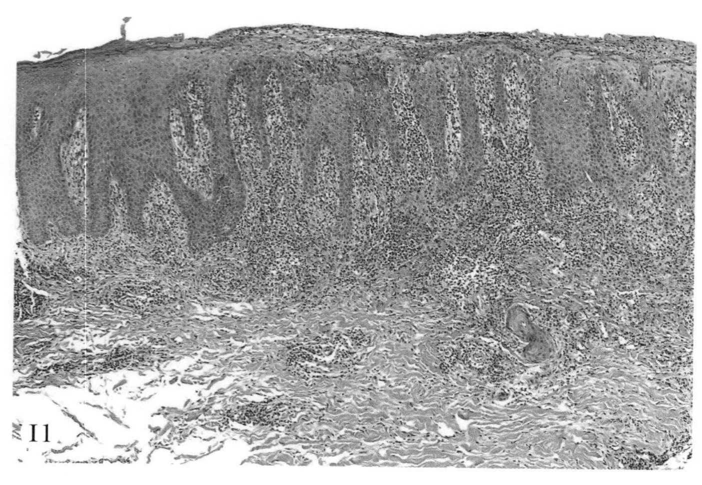

三期梅毒（tertiary syphilis）

病理改变

a 真皮深部或皮下组织由上皮样细胞及巨细胞组成的肉芽肿，中间可有干酪样坏死，周围有大量的淋巴样细胞与浆细胞浸润。

b 病变内找不到螺旋体。

病理鉴别诊断

寻常狼疮：浆细胞数目很少。

瘰疬性皮肤结核及硬红斑：瘰疬性皮肤结核常无血管改变。硬红斑的血管受累很显著。

临床特点

a 该期皮肤黏膜损害有 2 种，即浅表性的结节性梅毒疹与深在性的树胶肿。

b 结节性梅毒疹为成群结节，暗红色，排列成环状或弧形，质硬，有时破溃。

c 树胶肿呈暗红色结节，渐渐中心软化破溃，边缘呈凿缘，基底有胶质状物，数目少。

d 少数病例可发生近关节结节，呈无痛性皮下纤维结节，常对称发生于肘、膝关节附近。

e 其他器官梅毒以骨膜炎最多见，其次为骨炎。

f 心血管梅毒及神经系统梅毒可表现为主动脉炎、主动脉瘤、主动脉闭锁不全、脑血管梅毒等。

临床鉴别诊断

寻常狼疮

瘰疬性皮病

硬红斑

别名

结节性梅毒疹（nodular syphilids）

树胶肿（gumma）

20.1.12 软下疳（chancroid）

病理改变

a 溃疡边缘表皮增生，棘层肥厚。

b 溃疡下方有三个炎症带：①浅表带较窄，以中性粒细胞为主，混合有纤维素及坏死组织，有血管外红细胞；②中间带较宽，组织水肿明显，大量的新生血管，与表皮垂直，内皮细胞明显增生，浸润的炎症细胞有中性粒细胞、淋巴细胞、组织细胞等，成纤维细胞较多；③深在带，即血管周围弥漫性以浆细胞和淋巴细胞为主的浸润。

临床特点

a 无显著的年龄及性别差异。

b 由 Ducrey 嗜血杆菌引起的性传播疾病。

c 好发于外阴部位，如男性的包皮、阴茎、龟头，女性的阴唇、阴蒂、肛门等，也可见于面部、手指及乳房等部位。

d 多发性，开始为红色的斑疹或丘疹，迅速变成脓疱，破溃后形成圆形溃疡，边缘不整齐而呈潜行性，溃疡上有污灰色的脓性分泌物，在此溃疡的周围常有卫星状溃疡。

e 疼痛明显，大多数患者伴有单侧腹股沟淋巴结炎，可化脓破溃，称为横痃，病程 2 ~ 3 个月。

f 自溃疡边缘取浆液性分泌物涂片，做革兰、吉姆萨或多色亚甲蓝染色，易于找到 Ducrey 杆菌，细而短，常排列成平行的链。

临床鉴别诊断

梅毒硬下疳

性病性淋巴肉芽肿

腹股沟肉芽肿

20.1.13 腹股沟肉芽肿（granuloma inguinale）

病理改变

a 溃疡边缘表皮增生，海绵水肿，中性粒细胞性微脓肿。

b 真皮内致密炎症细胞浸润，除大的组织细胞外，还有多数浆细胞、淋巴细胞、中性粒细胞及嗜酸性粒细胞。

c 真皮内炎症浸润中可见中性粒细胞为主的小脓肿。

d 吉姆萨及银染色可在大的组织细胞质内找到多诺万小体（Donovan bodies），卵圆形，两端染色深。

病理鉴别诊断

鼻硬结症：真皮内见米柯利克细胞和鲁塞尔小体，没有中性粒细胞微脓肿。

组织胞浆菌病：细胞内球形孢子，直径2～5μm，可有单芽，芽颈细，周围无晕。

利什曼病：组织学改变以组织细胞为主，利什曼小体为圆形或卵圆形，有主核及副核或动基体，无荚膜。

临床特点

a 肉芽肿荚膜杆菌引起的性传播疾病，黑种人比白种人多见。

b 好发于外阴部、腹股沟和肛门等处，偶见于非生殖器部位，如鼻及四肢等。

c 初始为坚硬的丘疹或结节，后破溃形成界限清楚的溃疡，表面为脓性分泌物，恶臭，其下为牛肉红色肉芽组织，溃疡边缘突起或呈乳头状瘤样增生，其周围常有卫星状新溃疡发生。

d 无痛性溃疡，附近淋巴结不肿大。

e 病情发展或快或慢，可通过血液或淋巴道转移，慢性期肉芽组织增生，或形成多数瘘管及瘢痕，常致外生殖器淋巴水肿，偶尔可继发鳞癌。

临床鉴别诊断

梅毒硬下疳

结核性溃疡

别名

性病肉芽肿（granuloma venereum）

多诺万病（Donovanosis）

20.1.14 性病性淋巴肉芽肿（lymphogranuloma venereum）

病理改变

a 初期丘疱疹的病理改变为非特异性。

b 淋巴结内的变化早期为小的散在的上皮样细胞岛，其中常混合有巨细胞。

c 上皮样细胞岛逐渐增大，周围出现大量浆细胞，中央坏死，充满中性粒细胞，并有组织细胞。

d 中央脓肿呈三角形或四角形，各个角向外延伸，形成星状，后期相互融合而失去星形结构。

e 脓肿周围的上皮细胞排列成栅栏状。

f 后期出现广泛的纤维化。

临床特点

a 无显著的年龄及性别差异。

b 发生于外生殖器部位，沙眼衣原体血清型L1、L2及L3引起的性传播疾病。

c 表现为小的丘疱疹，无自觉症状，数天内消退。

d 丘疱疹消退后腹股沟淋巴结肿大，在腹股沟韧带处形成沟槽症，常为单侧，偶双侧，受累的淋巴结初期坚实，散在，疼痛或压痛，以后可融合成片，软化破溃，形成多数瘘管，排出稀薄脓液。

e 愈后留有瘢痕，少数患者晚期发生外生殖器部淋巴水肿及尿道狭窄，女性患者可引起直肠炎，晚期可并发直肠狭窄。

临床鉴别诊断

软下疳

腹股沟肉芽肿

直肠癌

别名

腹股沟淋巴肉芽肿（lymphogranuloma inguinale）

第四性病（fourth disease）

20.1.15 光线性唇炎（actinic cheilitis）（见 22.2.2）

20.1.16 肉芽肿性唇炎（cheilitis granulomatosa）（见 8.1.6）

20.1.17 生殖器疱疹（herpes genitalis）（见 5.3.1）

20.2 黏膜部位增殖性病变（proliferative disorders of mucosa and skin-mucosa transition）

20.2.1 假性湿疣（pseudocondyloma of vulvae）

病理改变

a 棘层肥厚，棘层中上部弥漫性细胞空泡化，大小规则，自浅层向下逐渐缩小，核无变性。

b 真皮轻度纤维组织增生及血管扩张。

病理鉴别诊断

尖锐湿疣：弥漫性角化不全及表皮内灶性细胞空泡化。

临床特点

a 20 ~ 30 岁的女性多发。

b 好发于小阴唇内侧和阴道前庭。

c 皮疹为白色或淡红色小丘疹，1 ~ 2mm 大小，表面光滑如鱼子状，群集分布。

d 无自觉症状。

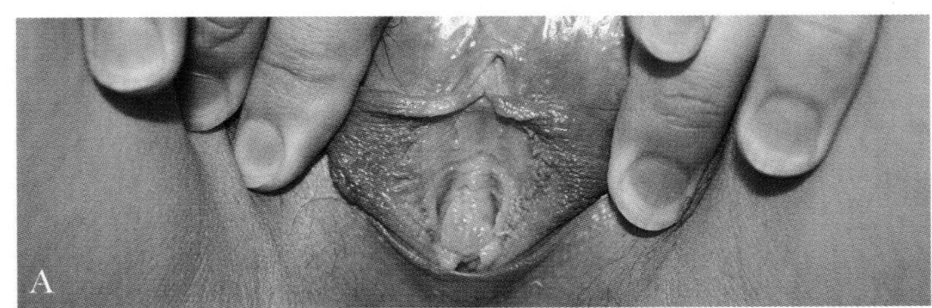

图 20.2.1 假性湿疣（pseudocondyloma of vulvae）

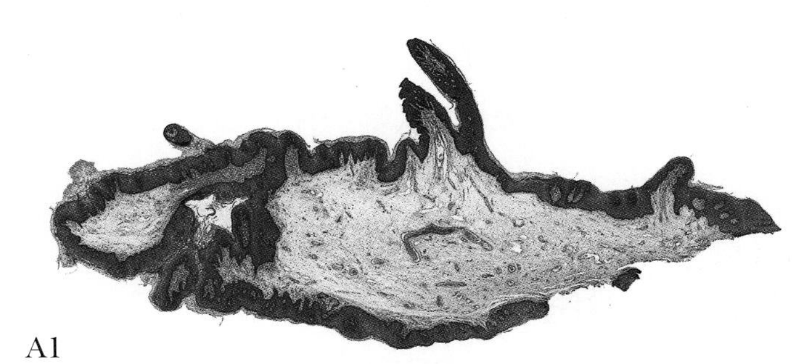

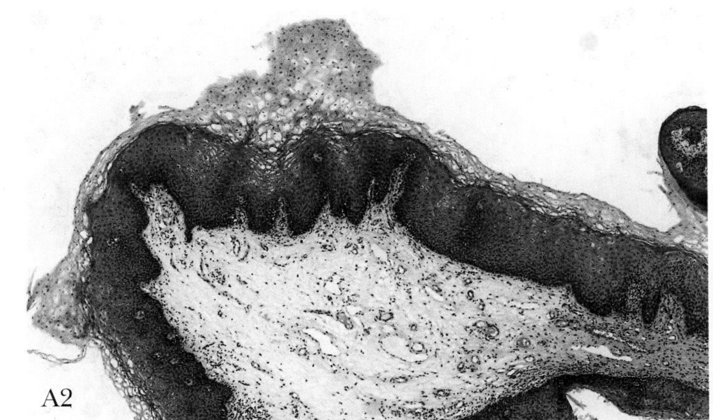

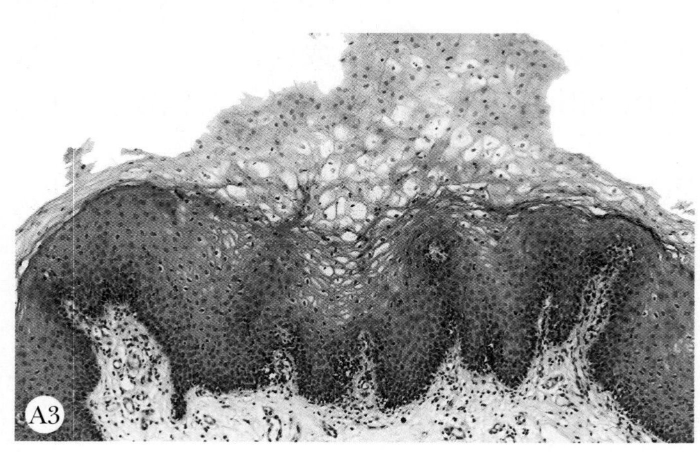

图 20.2.1A 假性湿疣 女，25 岁，小阴唇内侧密集分布直径 1~2mm 粉红色丘疹 2 个月，大小均一，伴轻度瘙痒。病理见棘层肥厚，棘层中上部弥漫性细胞空泡化，大小规则，自浅层向下逐渐缩小，核无变性，基底层轻度破坏伴真表皮交界处少量淋巴细胞散在浸润；真皮轻度水肿伴毛细血管扩张。

20.2.2 外阴白色病变（white lesions of the vulva）

外阴白色病变为临床诊断，为一组以外阴部位皮肤/黏膜变白为共同特点的疾病，包括外阴部位神经性皮炎、硬化性苔藓及白癜风等，有时可继发癌变。有时外阴白色病变可表现为以上疾病的组合，如硬化性苔藓继发神经性皮炎，硬化性苔藓继发白癜风等。外阴白斑之名应弃用。

20.2.3 阴茎珍珠状丘疹（pearly penile papules）

病理改变

a 棘层肥厚，轻度角化过度。

b 真皮血管扩张，纤维组织增生，纤维母细胞增多。

病理鉴别诊断

尖锐湿疣：弥漫性角化不全及表皮内灶性细胞空泡化。

临床特点

a 20 ~ 30 岁男性多发。

b 好发于龟头冠状沟。

c 皮疹为白色或淡红色小丘疹，1 ~ 2mm 大小，大小均一，表面光滑如鱼子状，沿冠状沟环状群集分布，偶累及阴茎体。

d 无自觉症状。

20.2.4 白色海绵状痣（white sponge nevus）（见 22.1.14）

20.2.5 皮脂腺异位症（ectopic sebaceous glands）（见 23.5.1）

20.2.6 尖锐湿疣（condyloma acuminatum）（见 4.1.1）

20.2.7 鲍温样丘疹病（Bowenoid papulosis）（见 22.2.5）

20.2.8 增殖性红斑（erythroplasia of queyrat）（见 22.3.2）

20.2.9 鳞状细胞癌（squamous cell carcinoma）（见 22.4.4）

20.2.10 口腔和外阴疣状癌（verrucou carcinoma of oral cavity and extragenital site）（见 22.4.4）

20.2.11 黏膜色素痣（mucosal nevus）（见 21.2.3）

20.2.12 黏膜黑素瘤（mucosal melanoma）（见 21.4.6）

21 黑素细胞肿瘤（tumors of melanocytes）

高天文 李 冰 王 雷

21.1 表皮内黑素细胞良性增生性疾病
21.1.1 黑子和相关疾病
21.1.2 日光性黑子
21.1.3 PUVA 和日光浴黑子

21.2 真表皮均可受累的黑素细胞良性增生性疾病
21.2.1 普通后天性色素痣
交界痣
复合痣
皮内痣
21.2.2 先天性色素痣
婴幼儿先天性色素痣
先天性痣内增生性结节
21.2.3 特殊类型的色素痣
肢端痣
甲色素痣
外生殖器色素痣
斑痣
晕痣
复发性色素痣
气球状细胞痣
神经痣
Clonal 痣
簇集性痣
汗腺中心痣
联合痣
Meyerson 痣
21.2.4 Spitz 痣及变异
Spitz 痣
结缔组织增生性 Spitz 痣
Reed 色素性梭形细胞痣
21.2.5 发育不良痣

21.3 仅累及真皮的黑素细胞良性增生性疾病
21.3.1 太田痣
21.3.2 颧部褐青色痣
21.3.3 伊藤痣
21.3.4 蒙古斑
21.3.5 获得性真皮黑素细胞增生症
21.3.6 蓝痣及变异
普通蓝痣
细胞型蓝痣
上皮样蓝痣
复合性蓝痣
斑块状蓝痣
硬化性蓝痣
靶形蓝痣
无黑素性 / 黑素减退性蓝痣
毛发神经错构瘤
深部穿通痣

21.4 黑素瘤
21.4.0 概述
原位黑素瘤
浸袭性黑素瘤
21.4.1 肢端黑素瘤
21.4.2 甲下黑素瘤
21.4.3 恶性雀斑样黑素瘤
21.4.4 结节性黑素瘤
21.4.5 浅表扩散性黑素瘤
21.4.6 外阴和黏膜黑素瘤
21.4.7 痣样黑素瘤
21.4.8 Spitz 痣样黑素瘤
21.4.9 结缔组织增生性黑素瘤
21.4.10 发生于色素痣的黑素瘤
21.4.11 激光或药物腐蚀治疗色素痣导致的黑素瘤
21.4.12 恶性蓝痣
21.4.13 透明细胞肉瘤
21.4.14 气球状细胞黑素瘤
21.4.15 退行性黑素瘤
21.4.16 儿童黑素瘤
21.4.17 植入性黑素瘤
21.4.18 亲汗腺黑素瘤
21.4.19 恶性鳞状黑素细胞瘤
21.4.20 棘层松解样黑素瘤
21.4.21 孤立性真皮黑素瘤
21.4.22 转移性黑素瘤

黑素细胞增生性疾病分为良性的“痣”与恶性的黑素瘤。“痣”的英文名称颇多，中文则更混乱。考虑到历史的原因及习惯，本书将英文中常用的 nevocytic nevus、melanocytic nevus、celullar nevus 等均译为“色素痣”。无论良性与恶性，其分类、诊断与鉴别诊断均存在一定困难，本章将其归为四类：表皮内黑素细胞良性增生性疾病、真表皮均可受累的黑素细胞良性增生性疾病、单纯真皮内黑素细胞增生性疾病和恶性黑素瘤。一些疾病如雀斑、色素性毛表皮痣等在组织病理学上不表现为黑素细胞的增生，或不以黑素细胞增生为主，归至色素性疾病。

21.1 表皮内黑素细胞良性增生性疾病（benign melanocytic proliferations in the epidermis）

21.1.1 黑子和相关疾病（lentigo simplex and related diseases）

病理改变

a 表皮突轻、中度延长。

b 角质形成细胞内黑素增多。

c 基底层黑素细胞数量增多。

d 真皮乳头层轻度淋巴细胞浸润，并可见噬黑素细胞。

e 基底层或真皮乳头偶可见巨大黑素小体（macromelanosomes）。

f 除黑子特点外，延长的表皮突末端形成黑素细胞巢，称黑子交界痣。

病理鉴别诊断

交界痣：表皮基底层可见黑素细胞巢，有时不易区分。

日光性黑子：可见日光性弹力纤维变性和显著的表皮增生。

临床特点

a 出生或早年发病，青春期明显，中年后仍可发病。

b 与日晒无关，偶与药物相关。

c 可发生于皮肤的任何部位及眼结膜和皮肤黏膜交界部，以颈部和躯干上部多见。

d 皮损为小而边界清楚的褐色至黑色的斑疹，1 ~ 5mm，色素均匀。

e 根据发生部位，可相应地称为：肢端黑子（acral lentigo）、唇部黑斑和唇部黑子（labial melanotic macule and labial lentigo）、生殖器黑子（genital lentigo）。

f 皮损数目多而广泛时称为黑子病（lentiginosis）。

g 多发性黑子综合征，又称为 LEOPARD 综合征，为常染色体显性遗传。

h 其他伴有黑子的系统性遗传病包括，Peutz–Jeghers 综合征、Carney 综合征、面正中黑子病、Laugier–Hunziker 综合征等。

临床鉴别诊断

交界痣

日光性黑子

雀斑

别名

雀斑样痣（lentigo simplex）

单纯性雀斑样痣（lentigo simplex）

雀斑样痣病（lentiginosis）

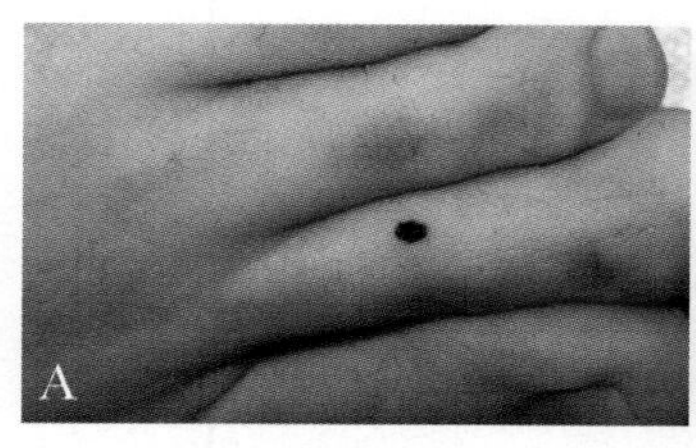

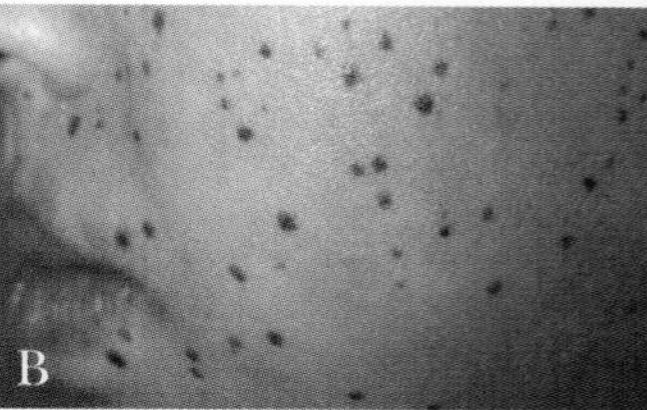

图 21.1.1AB　黑子（lentigo）

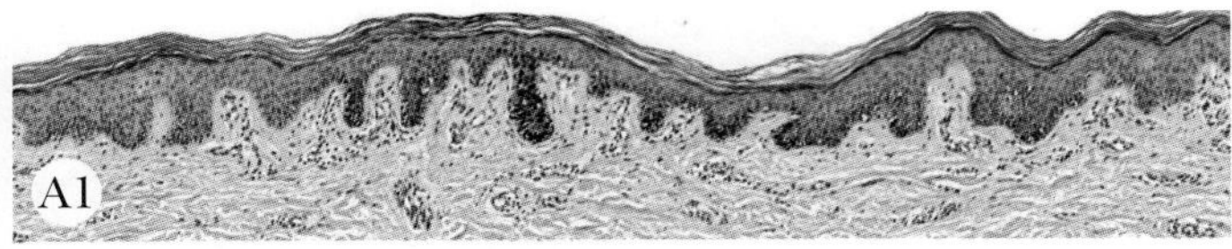

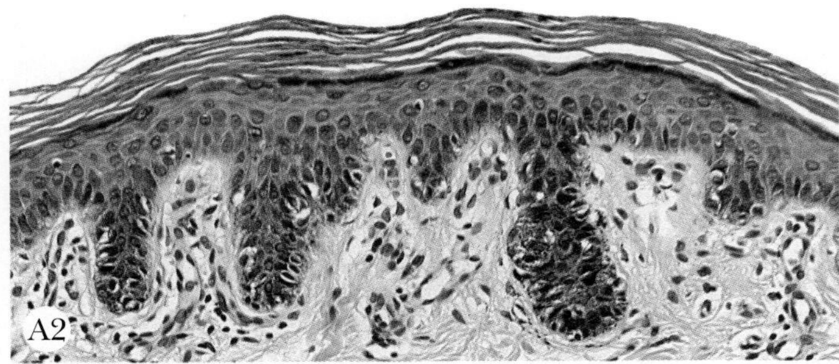

图 21.1.1A　黑子　男，35 岁，左足第 2 趾根部黑斑 4 年。病理见累及 8 个表皮突，延长的表皮突内黑素细胞增多，基底层至角层内有大量色素颗粒。

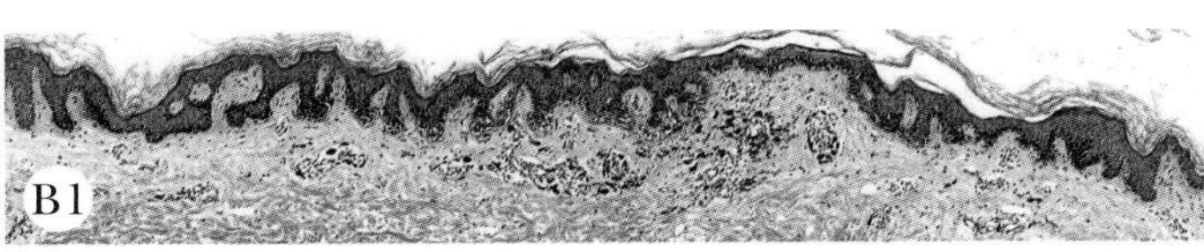

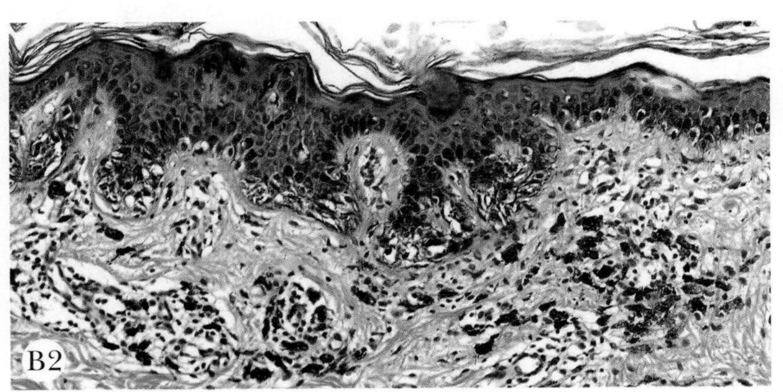

图 21.1.1B　黑子病　男，16 岁，全身泛发黑色斑点，自幼即有，渐增多。除泛发黑色斑点外，全身皮肤色素明显较深，未发现其他异常。面、腹部皮损病理改变类同，延长的表皮突末端黑素细胞增生呈巢状，与黑子交界痣中的黑素细胞巢难以区分。

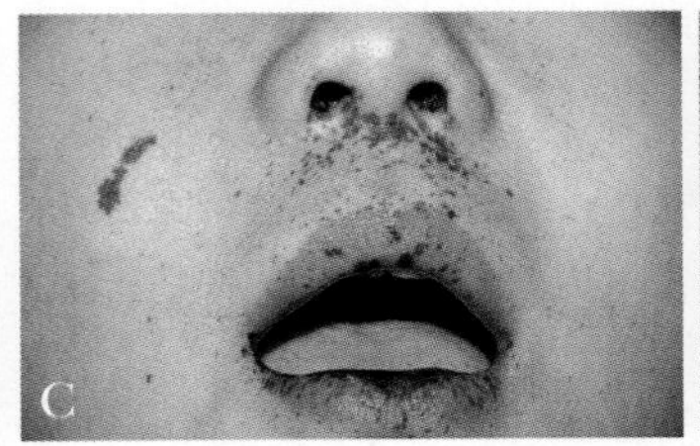

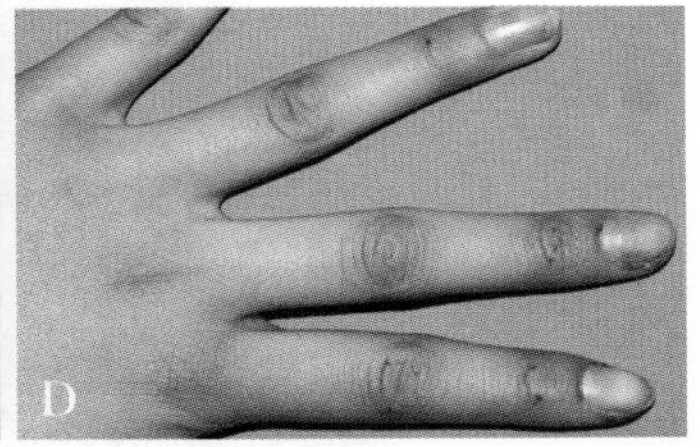

图 21.1.1CD　Peutz-Jeghers 综合征（Peutz-Jeghers syndrome）

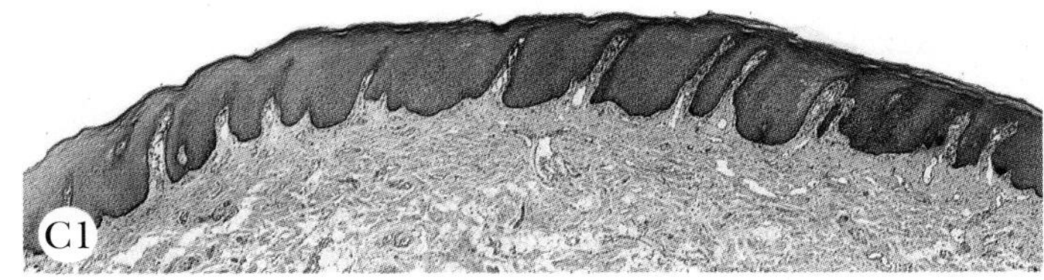

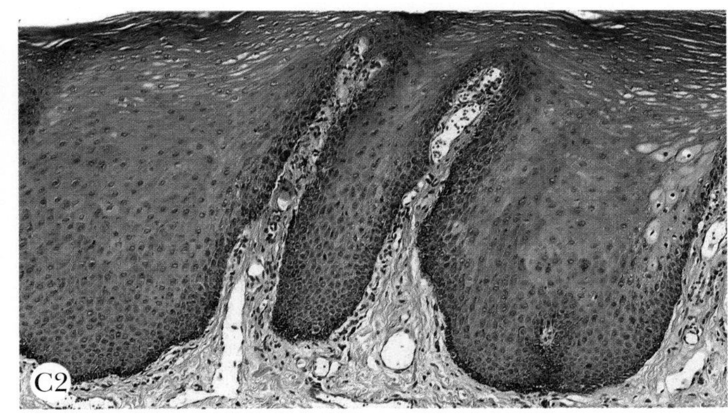

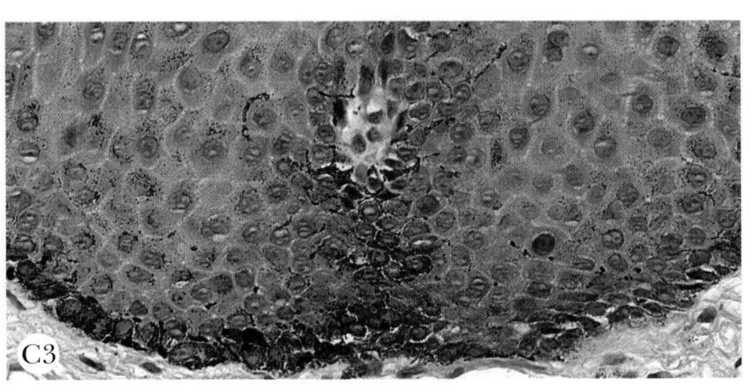

图 21.1.1C　Peutz-Jeghers 综合征　女，15 岁，唇及周围、指端黑斑 10 余年。病理示黏膜上皮角化不全，棘层肥厚，除基底层有大量色素外，棘层中部仍有较多色素，未见黑素细胞数量及形态改变。

21.1.2　日光性黑子（solar lentigo）

病理改变

a 表皮突延长，表皮厚度大致正常或变薄。

b 表皮特别是基底层角质形成细胞的黑素增多。

c 表皮黑素细胞数量正常或增多，但不呈巢状。

d 真皮可见日光性弹力纤维变性，噬黑素细胞可较显著。

病理鉴别诊断

交界痣：表皮基底层可见黑素细胞巢。

单纯性黑子：无日光性弹力纤维变性。

恶性雀斑样痣：表皮黑素细胞增生显著伴异型。

临床特点

a 发生于老年人。

b 位于日光暴露部位，特别是浅肤色老人的手背部、面部。

c 为均匀褐色、黑色斑片，边缘模糊而不规则，斑片大小差异较大，可相互融合呈大斑片，临床与恶性雀斑样痣难鉴别。

临床鉴别诊断

单纯性黑子

恶性雀斑样痣

日光性角化病

脂溢性角化病

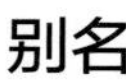

别名

老年性黑子（senile lentigo）

光化性黑子（actinic lentigo）

日光性雀斑样痣（solar lentigo）

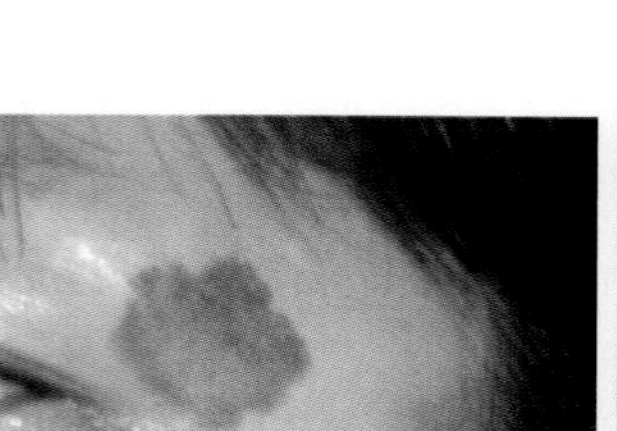

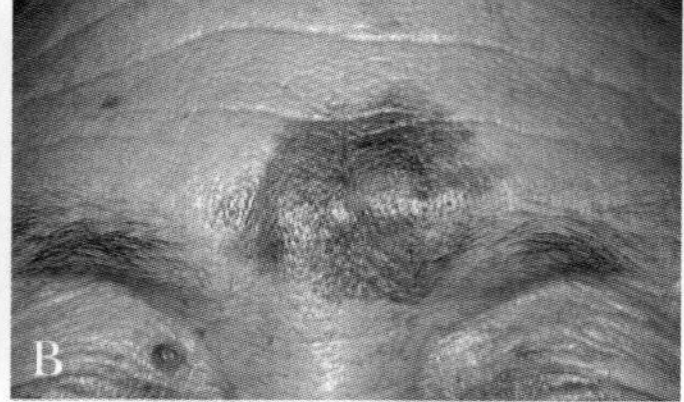

图 21.1.2 日光性黑子（solar lentigo）

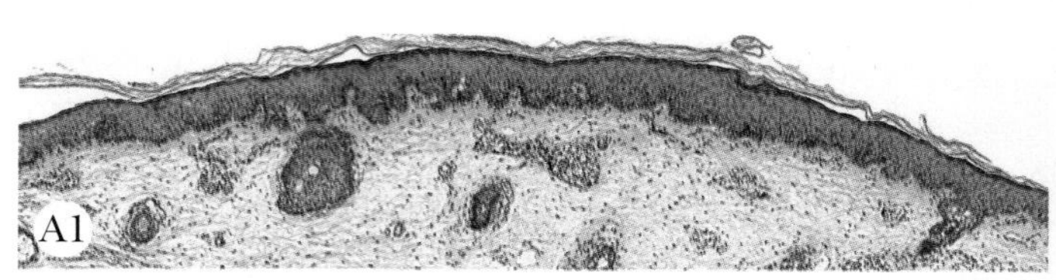

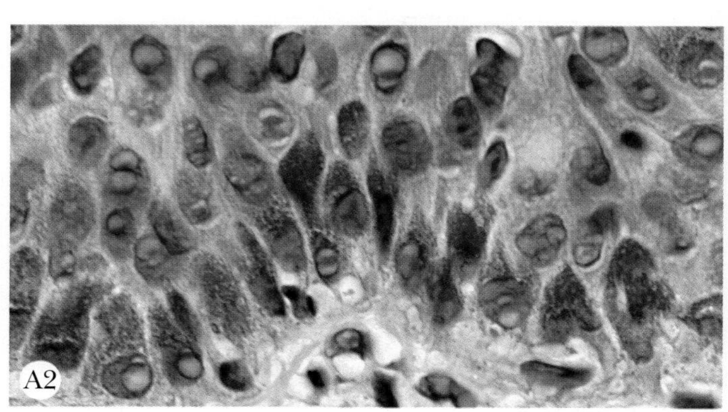

图 21.1.2A 日光性黑子 女，41 岁，左眼外褐色斑 10 年，缓慢增大，1.5cm×1.5cm。表皮略增厚，基底层细胞核上方大量黑素颗粒。

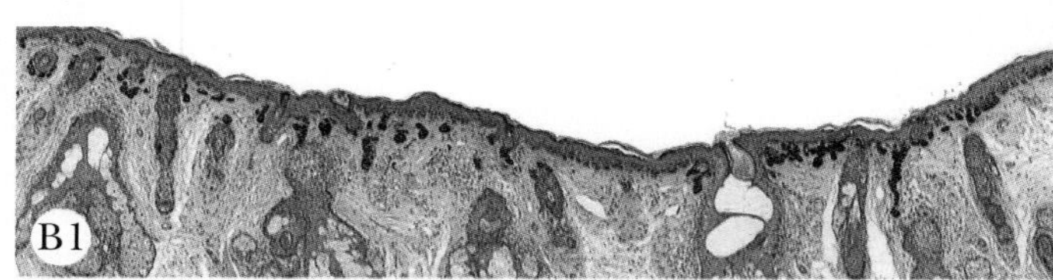

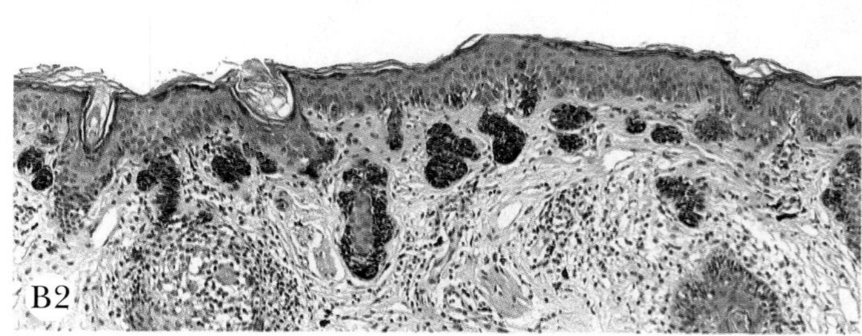

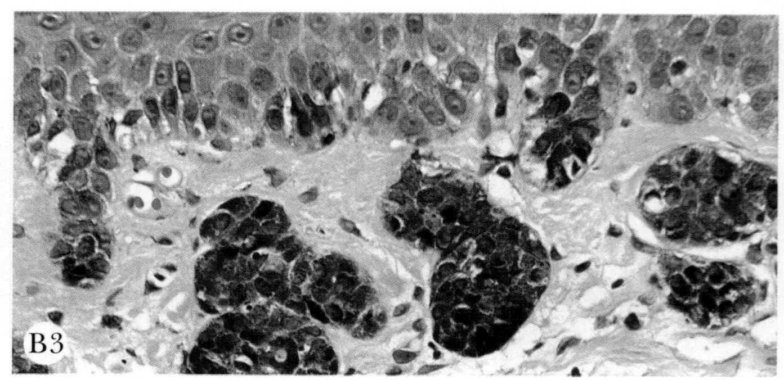

图 21.1.2B 日光性黑子 男，63 岁，眉间黑褐色斑 30 余年，3cm×3cm。表皮突棒槌样延长，色素显著增多，大量细长的表皮突似与表皮失去联系。

21.1.3 PUVA 和日光浴黑子（PUVA and sunbed lentigines）

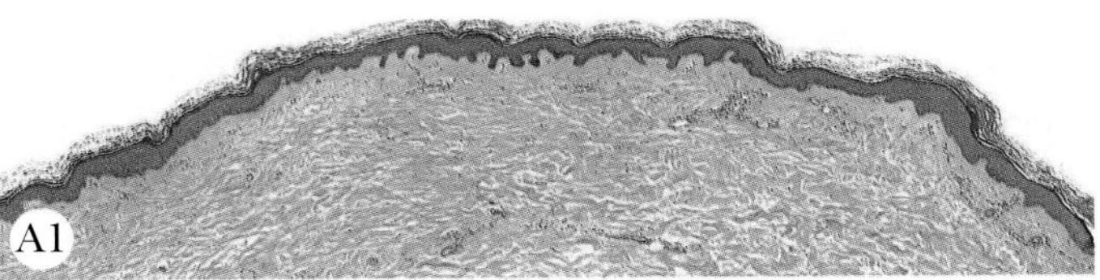

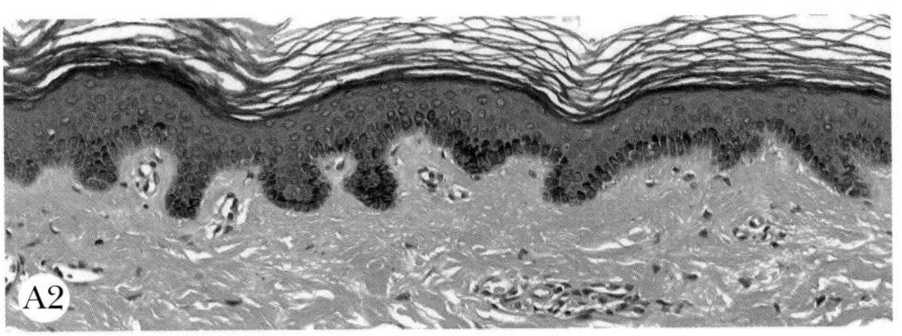

病理改变

a 部分表皮突延长。

b 基底层角质形成细胞的黑素增多。

c 表皮黑素细胞数量正常或增多，不呈巢状。

d 可出现黑素细胞核异型、多核和巨大的黑素小体。

e 有时可出现角化不良和日光角化病样的特征。

f 真皮可见日光性弹力纤维变性，噬黑素细胞。

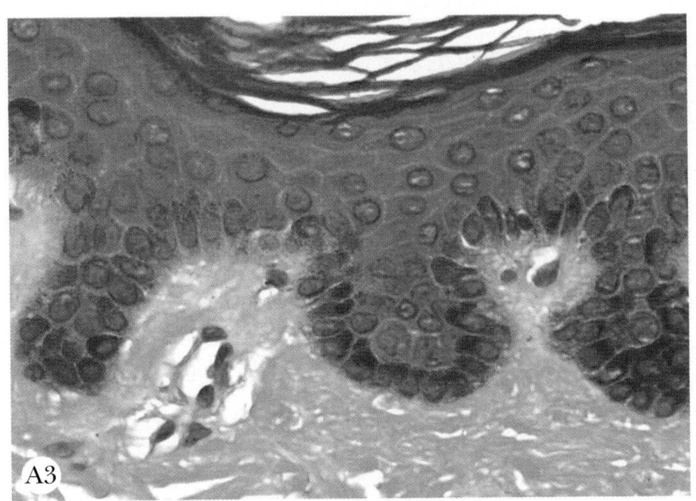

临床特点

21.1.3

a 见于长期行日光浴或紫外线照射的白癜风患者白斑区。

b 多见于女性及儿童。

c 皮损的发生及程度与紫外线（UV）的剂量有关，与肤色有关，白种人远多于黄种人。

d 皮损为均匀棕黑色、黑色小斑疹，形状极不规则，边缘轮廓基本清楚。

e 皮损区可出现异色症样改变。

f 约 30% 皮损存在 BRAF 基因 T1799 位点的突变。

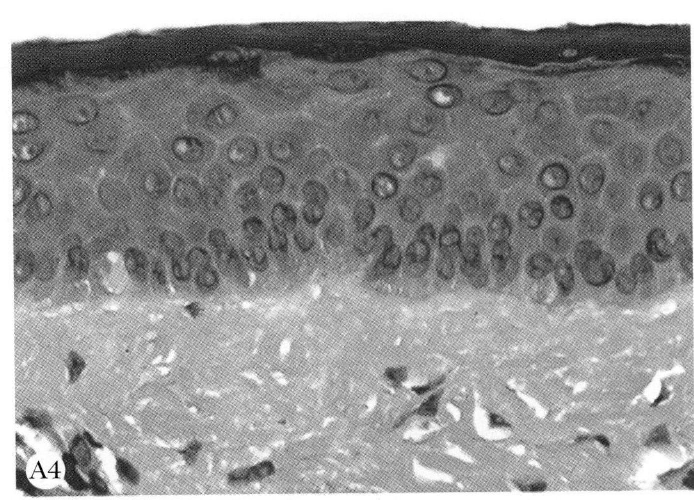

图 21.1.3A 日光浴黑子 女，43 岁，胸背、四肢、腹等部患白癜风近 30 年，每夏季行日光浴 20 年，每次 30 分钟，约 70% 白斑消退，近半年换用 NB-UVB 后效佳，但出现深色黑斑，大者约 8mm。临床图 A 为小腿皮损，图 B 为腹部皮损。病理取材涉及黑色区、白斑治疗后恢复区及白斑区（A1），镜下示黑色区（A2）表皮突呈芽蕾状向下生长，含大量色素颗粒，黑素细胞数量基本正常；白癜风治疗后恢复区（A3）色素及黑素细胞数量基本正常；白斑区（A4）基底层缺乏色素及黑素细胞。

临床鉴别诊断

皮肤异色症

日光性角化病

日光性黑子

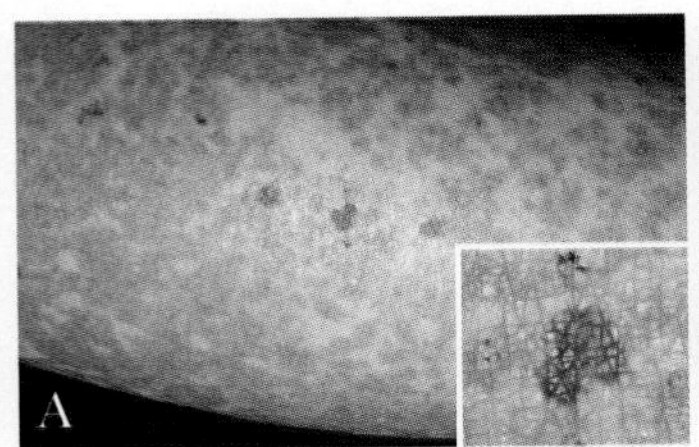

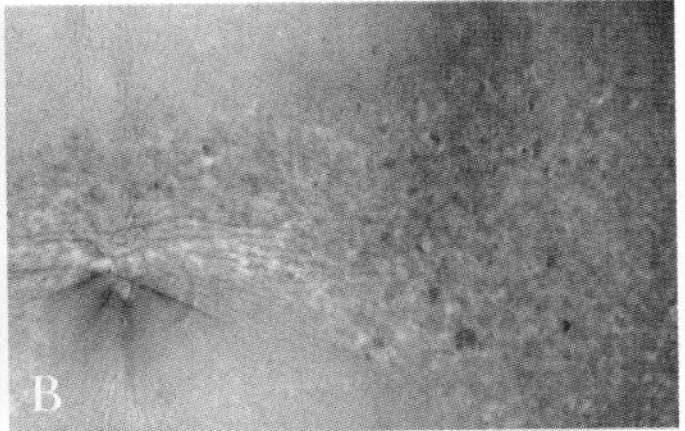

图 21.1.3 PUVA 和日光浴黑子（PUVA and sunbed lentigines）

21.2 真表皮均可受累的黑素细胞良性增生性疾病（benign melanocytic proliferations involving epidermis and dermis）

21.2.1 普通后天性色素痣（common acquired melanocytic nevus）

根据痣细胞所在的位置分为：交界痣、复合痣、皮内痣。

交界痣（junctional nevus）

a 黑素细胞巢仅见于表皮内。

b 早期仅可见单个孤立且较小的黑素细胞巢，以及轻度基底层黑素细胞增生，称为初始痣（nevus incipiens）。充分发展后，黑素细胞巢增大、增多，位于表皮突的底部。

c 黑素细胞为上皮细胞样，偶为梭形。胞质透明至淡染或呈弱嗜酸性，含稀疏、均匀分布的细小黑素颗粒。胞核圆形或椭圆形，小且均匀，核仁明显，即 A 型痣细胞。

d 真皮内无明显的炎症细胞浸润或纤维化，但可见增多的噬黑素细胞。

e 表皮突延长呈黑子样，但表皮突底部有明显的黑素细胞巢，无细胞异型时，称为黑子交界痣（lentiginous junctional melanocytic nevus）。

复合痣（compound nevus）

a 黑素细胞巢同时见于表皮和真皮内。

b 常境界清晰，呈对称分布。

c 交界处痣细胞边缘通常不超过真皮内痣细胞边缘，基底层可有单个增生的黑素细胞，但无异型性。

d 真皮病变浅表处的细胞保留与交界痣类似的细胞学特征。随着位置变深细胞变小，胞质变少，胞核致密深染类似淋巴细胞，即 B 型痣细胞。

e 有丝分裂偶见于真皮上部，特别是年轻群体及妊娠期，真皮下部极少见。

f 偶可有显著角化过度，棘层肥厚，或乳头瘤样增生。

皮内痣（dermal nevus）

a 黑素细胞巢仅见于真皮内。

b 真皮内痣细胞由浅至深显示不同形态特点的细胞类型：浅部的巢状或片状痣细胞为 A 型细胞，中部常为 B 型细胞。深部细胞无色素，胞核呈致密长梭形、胞质极少，呈施万细胞样的特征（神经化），称为 C 型痣细胞。

c 真皮内黑素细胞由浅部 A 型细胞向深部 C 型细胞过渡。由浅至深细胞形态逐渐变小，色素逐渐减少，成巢现象逐渐消失，称为黑素细胞的成熟现象。

d 痣细胞核呈多形性和深染，但模糊不清，胞核缺少核仁和有丝分裂，为痣衰老退化的特征。还可出现痣巨细胞、黏液变性、黄瘤化和脂肪堆积等，也为成熟 / 衰老特征。

e 色素痣伴类骨质和骨形成，称 Nanta 痣（nevus of Nanta）。

f 痣上方表皮基底层黑素细胞增生，但不伴有细胞异型，可称其为黑子样皮内痣。

g 痣细胞巢较少，伴致密的纤维性基质和上方表皮增生，组织学类似于皮肤纤维瘤，特别是在 Spitz 痣中，称结缔组织增生痣（desmoplastic nevus）。

病理鉴别诊断

a 黑子：不形成黑素细胞巢。

b 黑素瘤：有时交界痣与原位黑素瘤的鉴别十分困难，需紧密结合临床。

c 基底细胞癌：颜面部较小的皮内痣偶可见基底样黑素细胞呈致密的巢状或索状排列，周围可见黏液性基质和收缩间隙。

d 皮肤纤维瘤：硬化性或结缔组织增生痣须与皮肤纤维瘤鉴别，前者可见痣细胞巢，免疫组化 S100 染色可资鉴别。

e 神经纤维瘤：需与 C 型细胞为主的皮内痣或神经化痣相鉴别。

f 发育不良痣：需临床与病理结合分析。

临床特点

a 主要发生于儿童期及青春期，30 岁前达高峰，老年退化消失。多数人身上有 0 个至数个，少数可达数 10 个。妊娠期可增多、增大。

b 可为斑疹、斑丘疹、丘疹，直径 2 ~ 6mm，很少 >10mm。棕色或黑褐色，色泽均匀，界限清楚。皮损中可有粗毛发。

c 中年后多数痣色素渐变淡，整个痣变软并逐渐消失。

d 面、额、上颈的痣主要为丘疹，Ackerman 根据 Miescher 的研究，将此类痣命名为米舍痣（Mieschers nevus）。与其他部位不同，面部痣常终生存在。

e 头顶、枕部、下颈、背部的皮损常为乳头瘤样，Ackerman 根据 Unna 的研究，将此类命名为昂纳痣（Unna nevus）。此型痣有时呈正常皮色，软纤维瘤样。

f 与先天性痣相比，极少发生恶变。

临床鉴别诊断

脂溢性角化病

黑素瘤

软纤维瘤

皮肤纤维瘤

别名

痣细胞痣（nevocytic nevus）

黑素细胞痣（melanocytic nevus）

细胞痣（cellular nevus）

痣（mole）

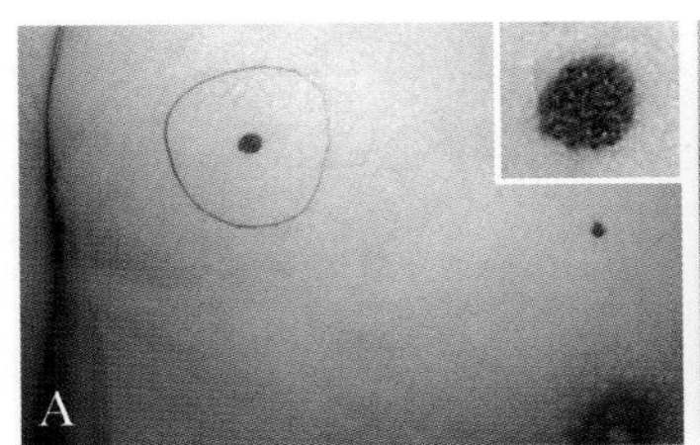

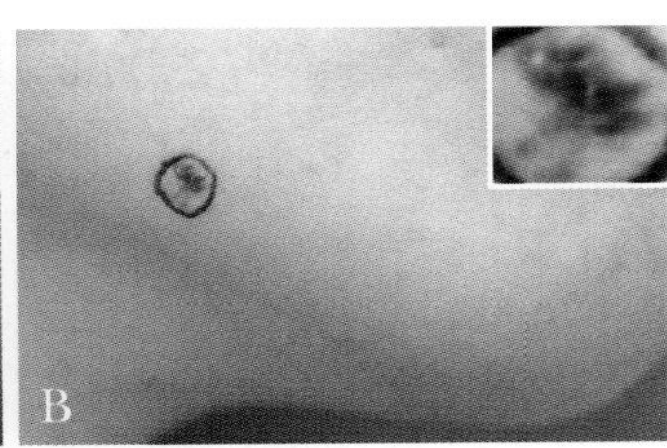

图 21.2.1　普通后天性色素痣（common acquired melanocytic nevus）

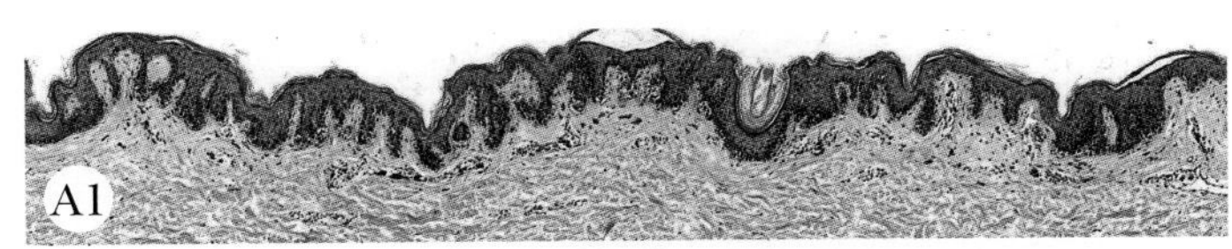

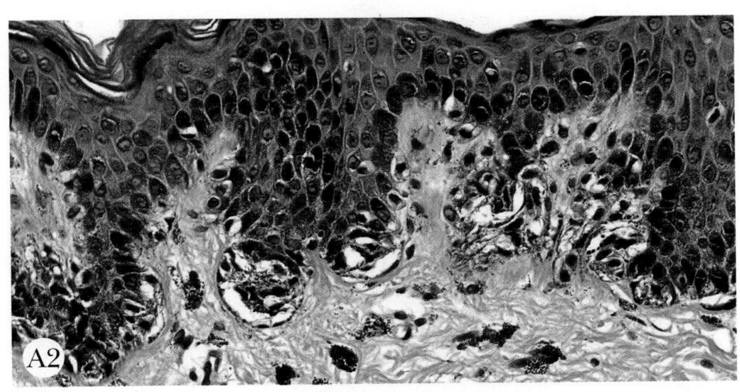

图 21.2.1A　交界痣　男，23 岁，面颈及胸部黑斑 20 年。初针尖大小，近年增多、增大明显，最大皮损位于胸部，约 0.4cm×0.4cm。病理示表皮突明显延长，增生的黑素细胞位于表皮下部，表皮突末端黑素细胞呈巢状，即黑子交界痣。

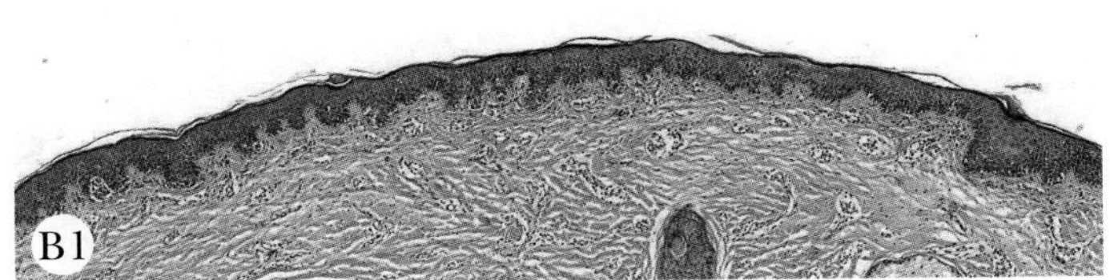

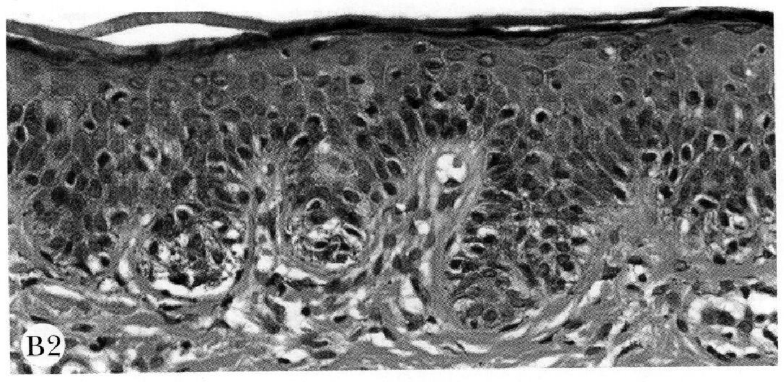

图 21.2.1B　交界痣　女，10 岁，面、胸部点状黑斑 5 年余。曾行激光去除，1 年后复发，0.3cm×0.2cm。增生的黑素细胞呈巢状，主要位于表皮突下部。

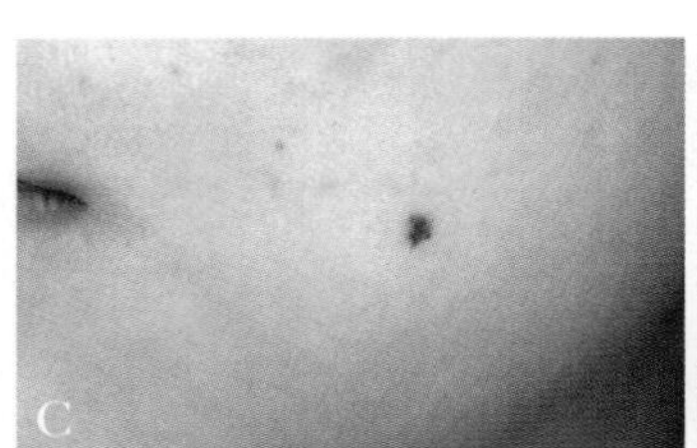
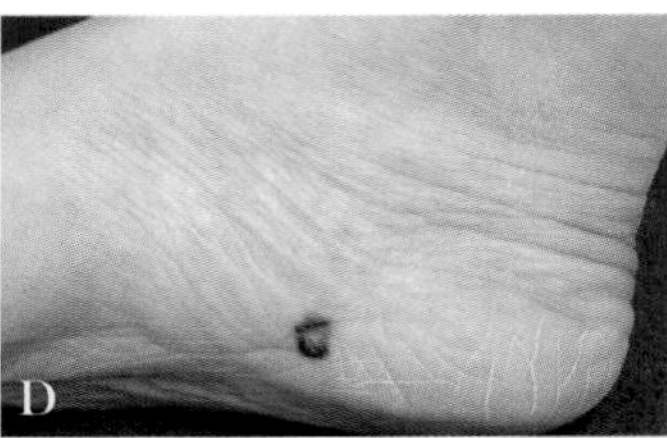

图 21.2.1 普通后天性色素痣（common acquired melanocytic nevus）

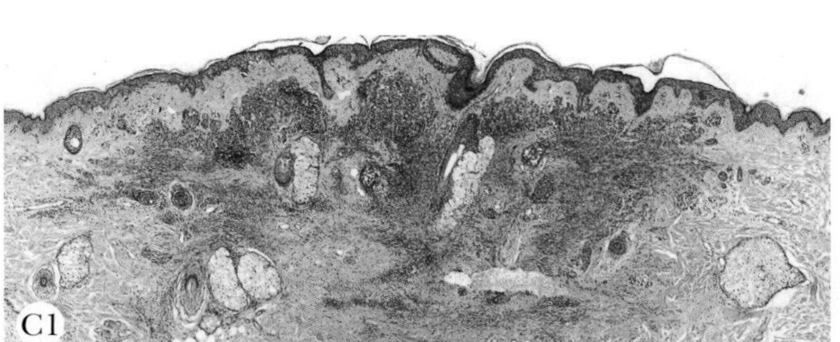

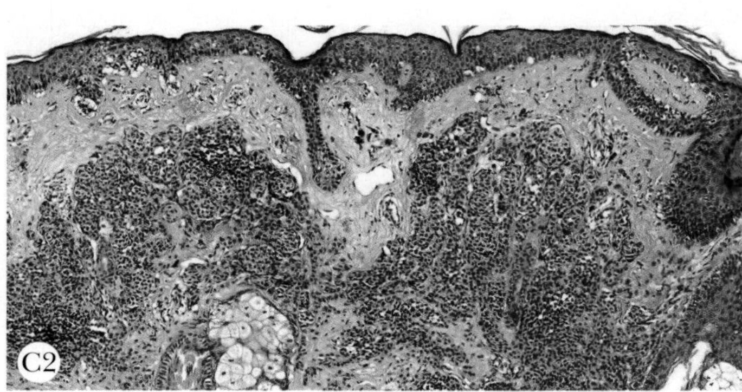

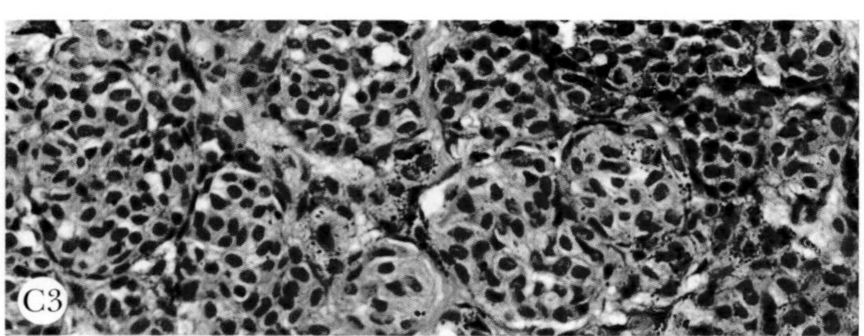

图 21.2.1C 复合痣 女，19 岁，左面部黑色丘疹 10 余年。痣细胞主要位于真皮内，左侧表皮内见少数痣细胞巢，真皮上部 A 型痣细胞，核内可见核仁。痣组织成熟现象明显。

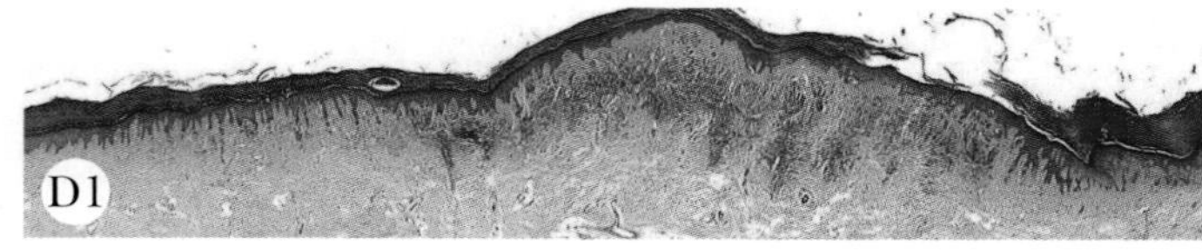

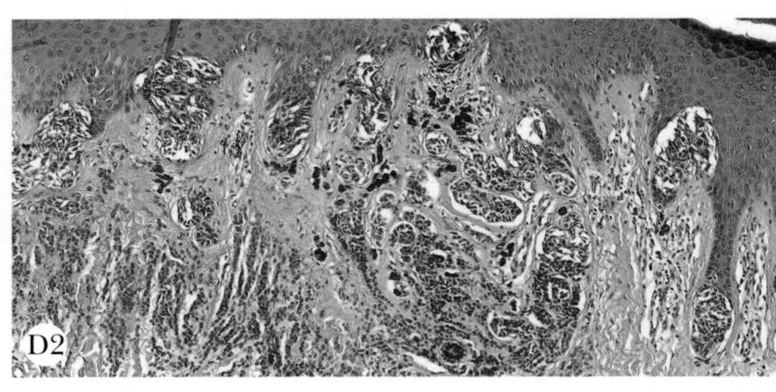

图 21.2.1D 复合痣 女，33 岁，右足内侧黑丘疹 6 年。皮损约 10mm，临床误诊为黑素瘤。病理为典型的复合痣。

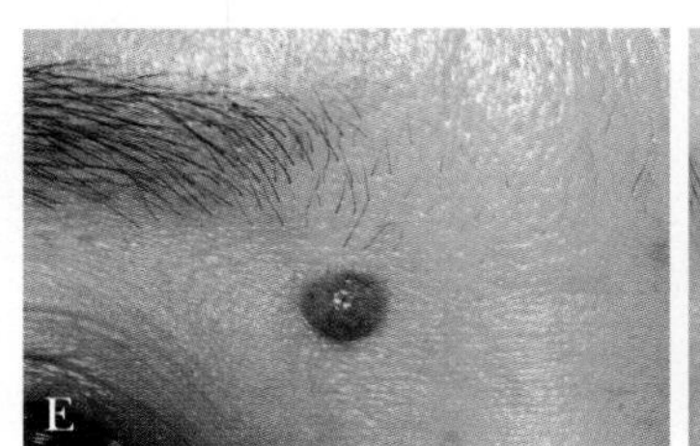
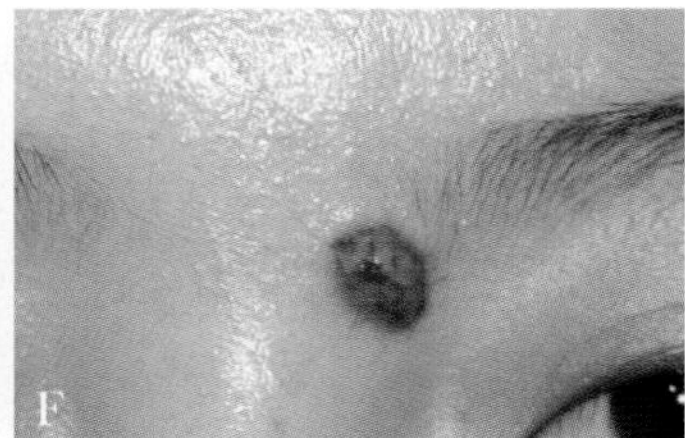

图 21.2.1 普通后天性色素痣（common acquired melanocytic nevus）

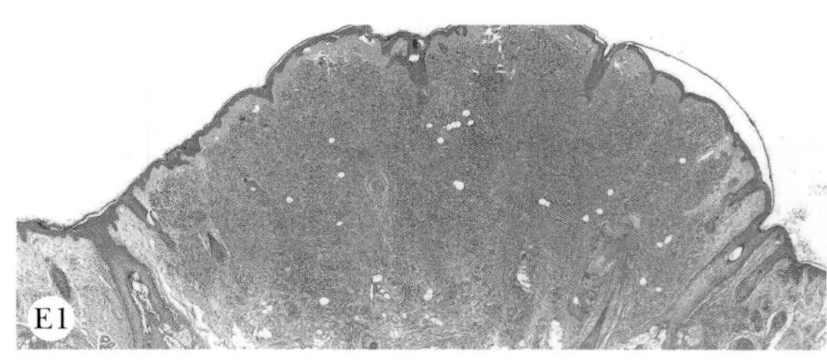

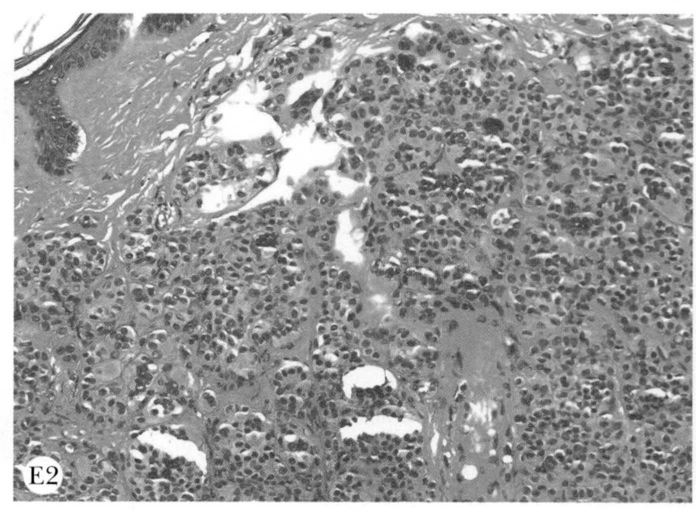

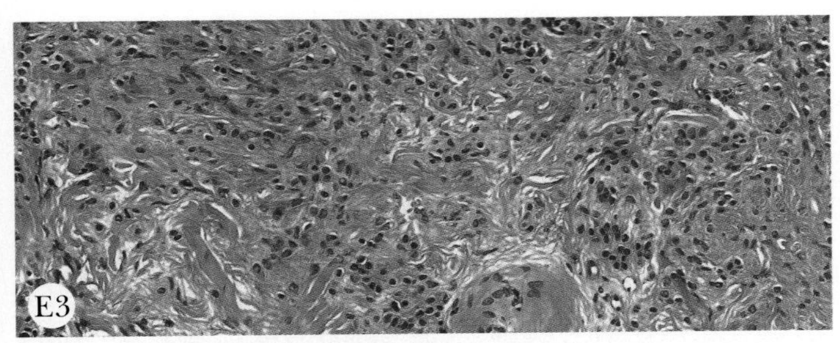

图 21.2.1E 皮内痣 女，36 岁，面部棕色丘疹 20 余年。痣细胞全部位于真皮内，有明显的痣组织成熟现象，即浅部细胞成巢、大、色素多，深部则相反，痣细胞纤维化。另可见多核痣细胞。

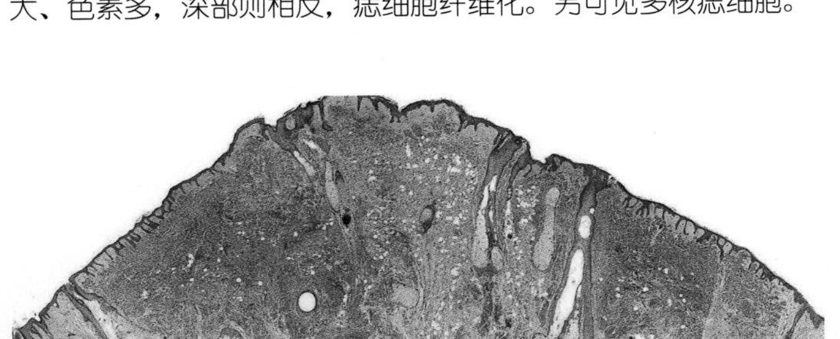

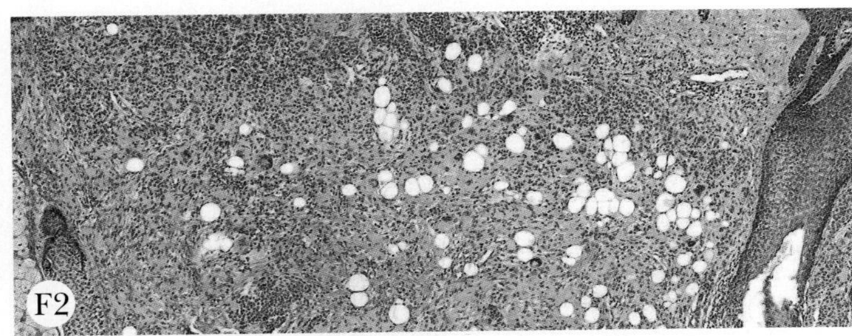

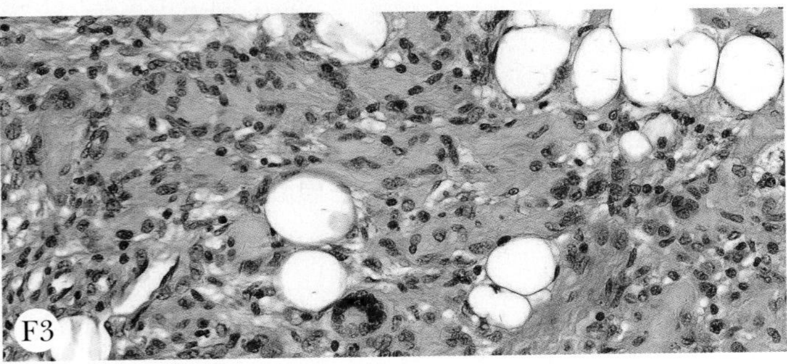

图 21.2.1F 皮内痣 女，25 岁，左眉弓内侧丘疹 20 余年。部分痣细胞退化成脂肪细胞样，并见多核痣细胞。

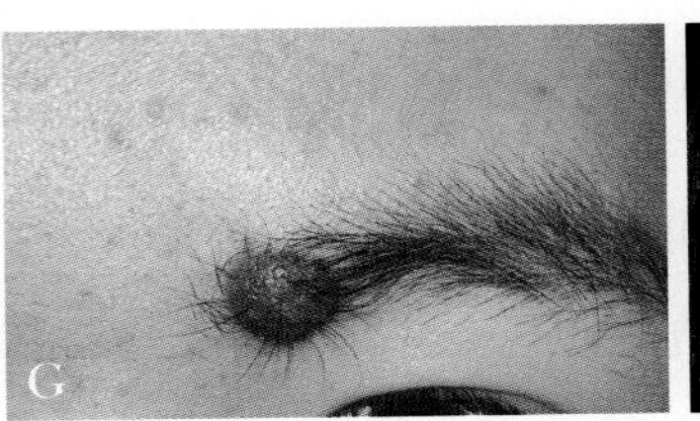

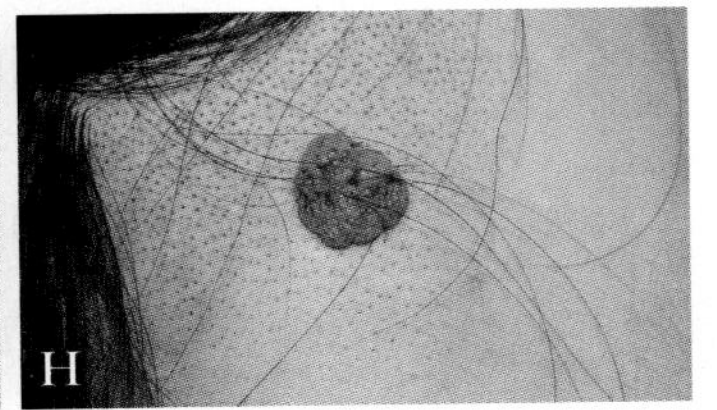

图 21.2.1 普通后天性色素痣（common acquired melanocytic nevus）

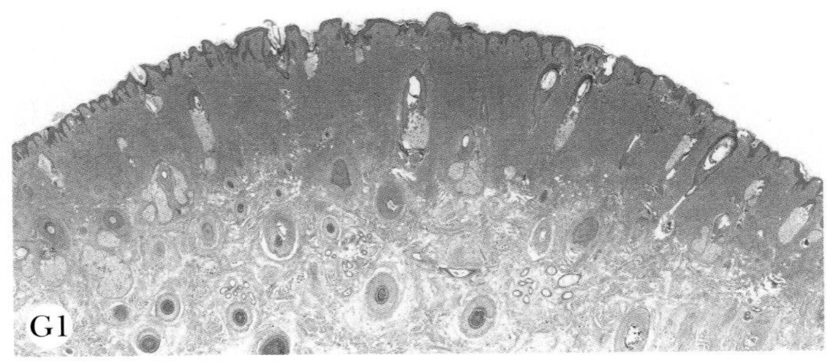

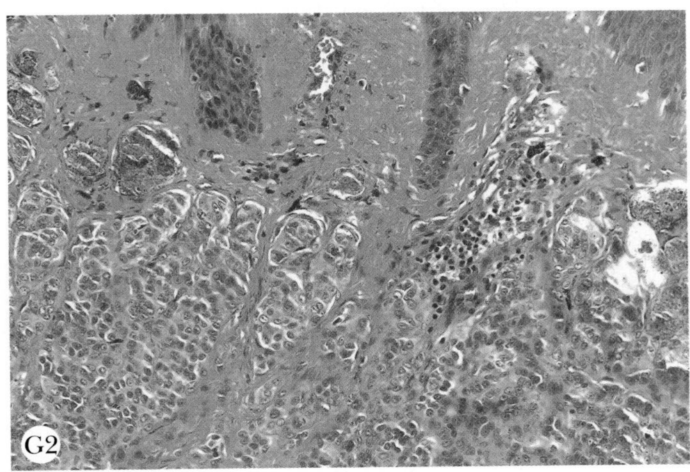

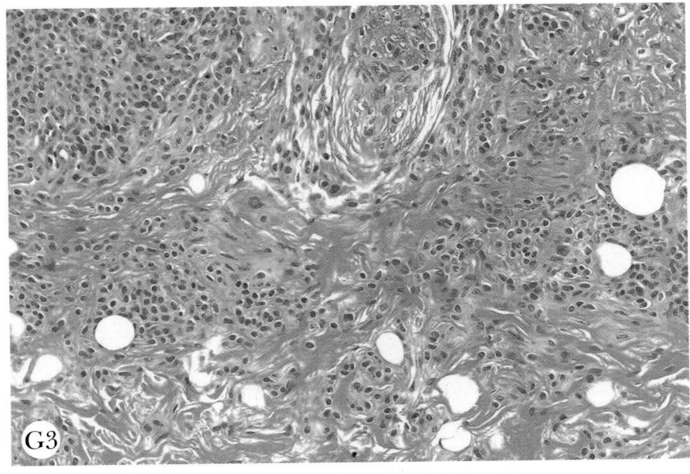

图 21.2.1G 皮内痣 男，18 岁，左眉黑丘疹 13 年。约 13mm，临床、病理为米舍痣特点。

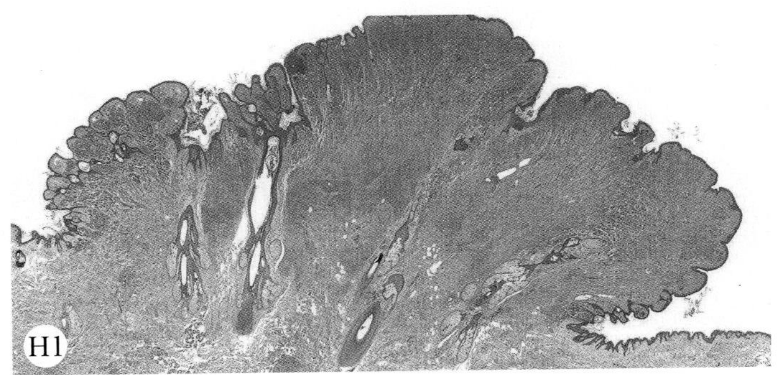

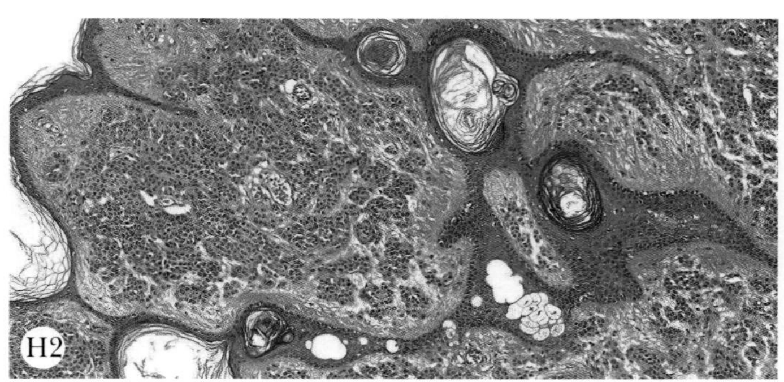

图 21.2.1H 皮内痣 女，30 岁，颈部疣状丘疹 20 余年。临床、病理改变为昂纳痣特点。

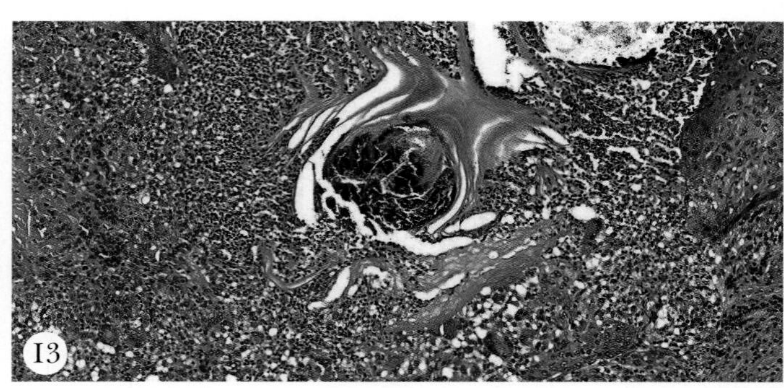

图 21.2.1I 皮内痣伴表皮囊肿破裂异物反应 男，35 岁，左侧鼻唇沟丘疹 3 年，增大 1 个月，近 1 周略有压痛。病理示一小的皮内痣，真皮中部有脓肿，脓肿下部有角质物质，有多核巨细胞肉芽肿。

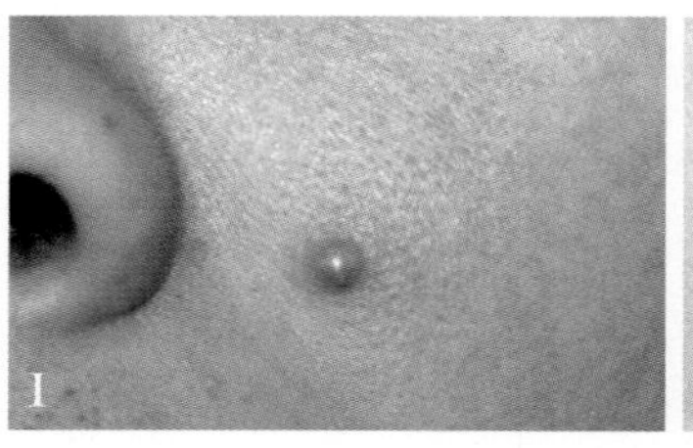

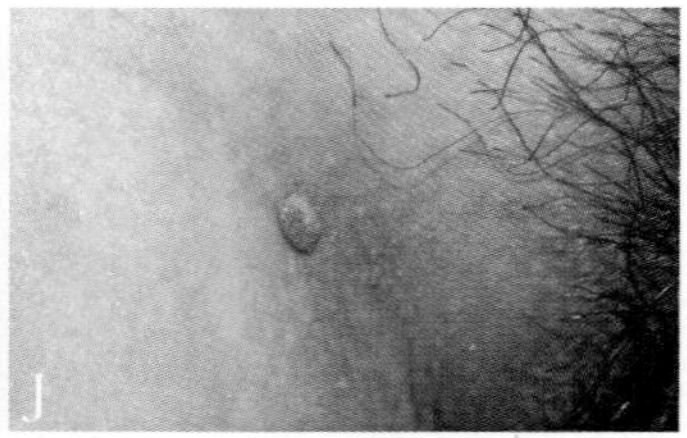

图 21.2.1 普通后天性色素痣（common acquired melanocytic nevus）

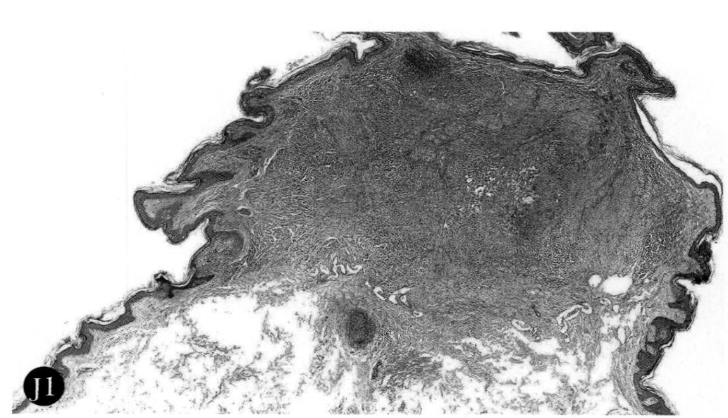

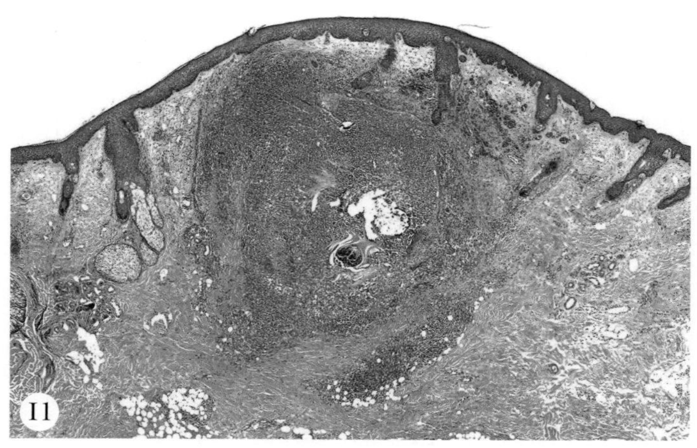

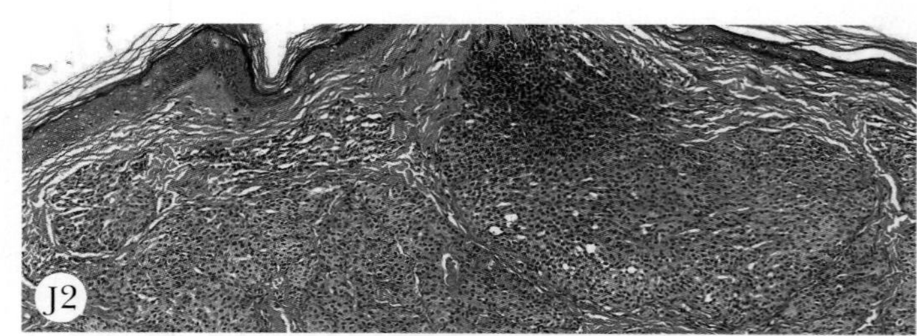

图 21.2.1J 皮内痣 女，37 岁，右腹股沟皮色丘疹 30 余年，质软。临床诊断皮赘。病理示痣组织之下组织疏松。

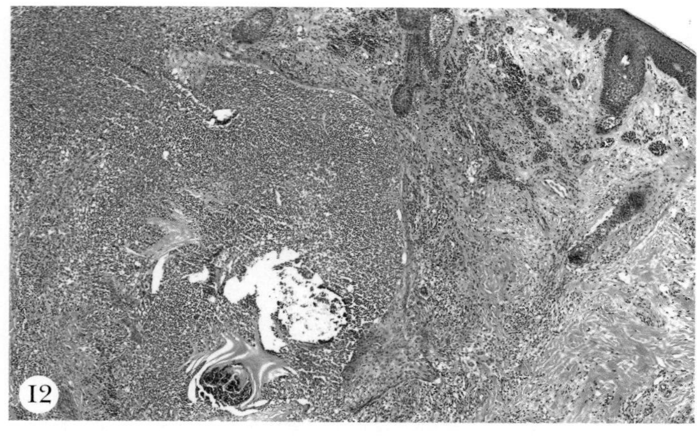

21.2.2 先天性色素痣（congenital melanocytic nevus）

先天性色素痣无论是临床还是组织病理，差异极大，特将易误诊为恶性的婴幼儿先天性色素痣、先天性色素痣结节单独描述。

病理改变

a 小的皮损与普通后天性色素痣的病理改变无差异，可为交界痣、复合痣或皮内痣。

b 大的皮损中痣细胞浸润深且广泛，巨痣常深达皮下组织甚至更深。

c 黑素细胞巢侵及皮肤附属器、立毛肌、神经内外，血管、淋巴管腔的内皮细胞下是先天性色素痣的特点。

d 与普通后天性痣一样，真皮内有痣组织成熟现象。

病理鉴别诊断

a 普通后天性色素痣：与小的先天性色素痣皮损无差异。

b 发育不良痣：与先天性色素痣的组织学特点相似。后者无细胞异型性、炎症反应或向心性纤维化，以及色素失禁等。

c 恶性黑素瘤：先天性色素痣的浸润范围较广泛，并可浸润至附属器或神经组织，类似于梭形细胞黑素瘤。但前者为先天发生，无细胞异型性。部分黑素瘤可起源于先天性色素痣的表皮部分，偶为真皮部分。

d 神经纤维瘤和丛状神经纤维瘤：需与神经化的巨大先天性色素痣相鉴别。

临床特点

a 绝大多数出生时即有，亦可于出生后数周至数月发现。睑裂痣、包皮龟头分裂痣均为胚胎期形成，有时发现较晚，特别是后者，部分近 20 岁包皮能翻起后渐渐出现色素而发现。

b 可见于任何部位皮肤，巩膜及皮肤黏膜交界处。

c 可为斑点、斑片、斑块，亦可为圆形、卵圆形隆起性丘疹，黑色、棕色、褐色、深棕色或红褐色，变异可很大。大的皮损常有粗毛。

d 有的损害可不对称，边界可不清楚、不整齐，表面可不平，色泽亦可不均匀，可符合黑素瘤的 ABCD 特点。

e 一般将直径小于 1.5cm 者称为先天性小痣，大于 20cm（以体表大于患者 1 掌）称先天性巨痣。介于 1.5cm 至 20cm 者称中型先天性痣。

f 在中国，由先天性小痣恶变者约占皮肤黑素瘤总数的 13%。

g 恶变一般发生于 30 岁以后，极少数发于生 20 岁前。恶变征兆为明显增大，斑疹上出现丘疹，或丘疹边缘出现斑疹，周围出现红晕，疼痛或瘙痒，特别易受伤出血。

h 先天性巨痣恶变率约占 7%，约半数恶变发生于 5 岁前。

i 先天性痣特别是巨痣可出现快速增生的结节，常被误判为恶变。

临床鉴别诊断

普通后天性色素痣

发育不良痣

恶性黑素瘤

Becker 痣

太田痣

别名

先天性小痣（small congenital nevus）

先天性巨痣（giant congenital melanocytic nevus，large congenital melanocytic nevus）

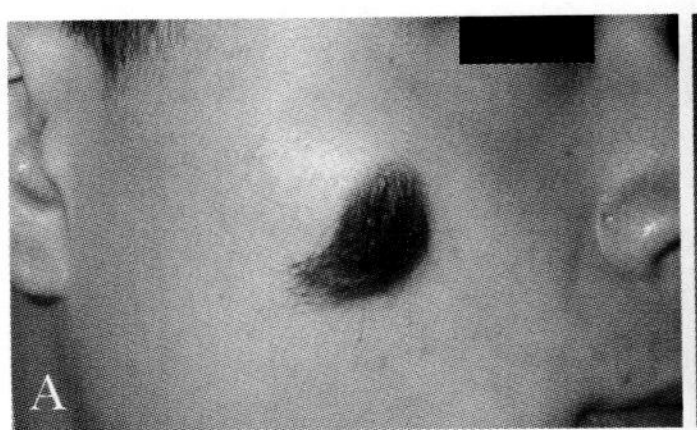

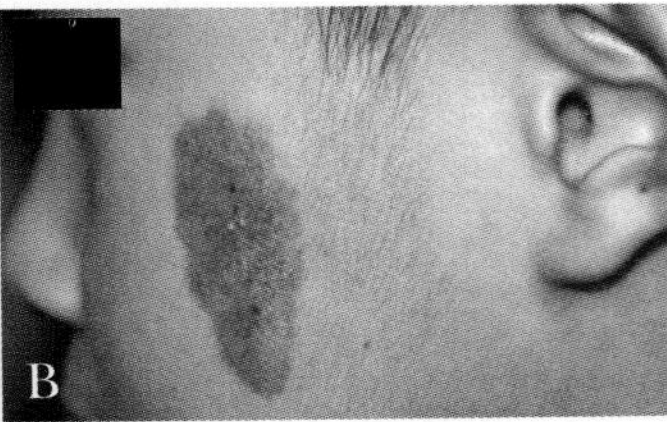

图 21.2.2 先天性色素痣（congenital melanocytic nevus）

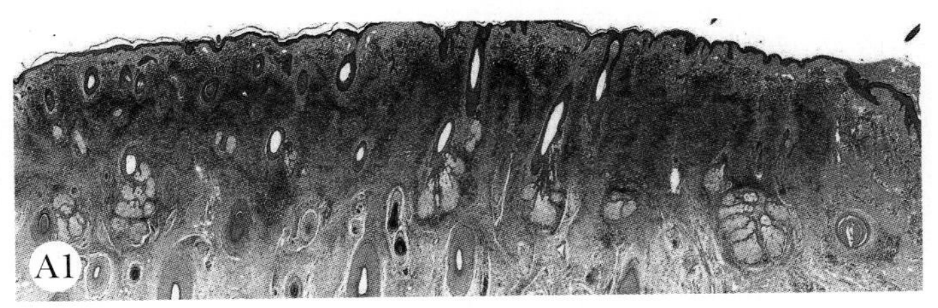

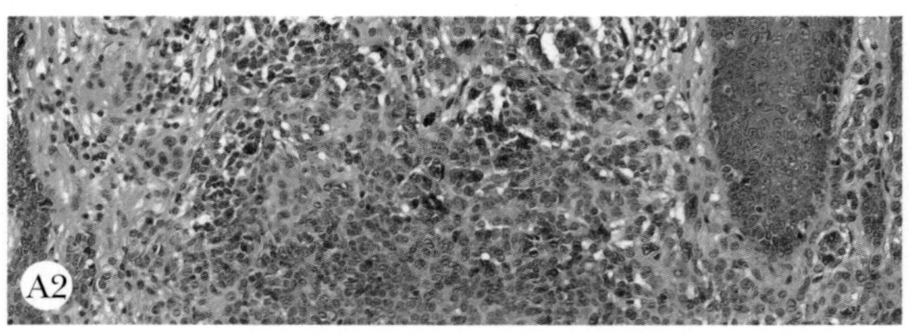

图 21.2.2A 先天性小痣 男，22 岁，面部黑色斑 22 年，出生时约 0.5cm。逐渐增大，8 岁出现粗毛。病理为皮内痣，有大量终毛。

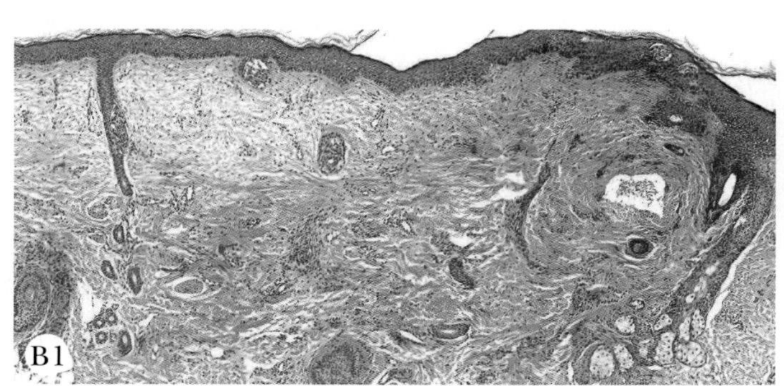

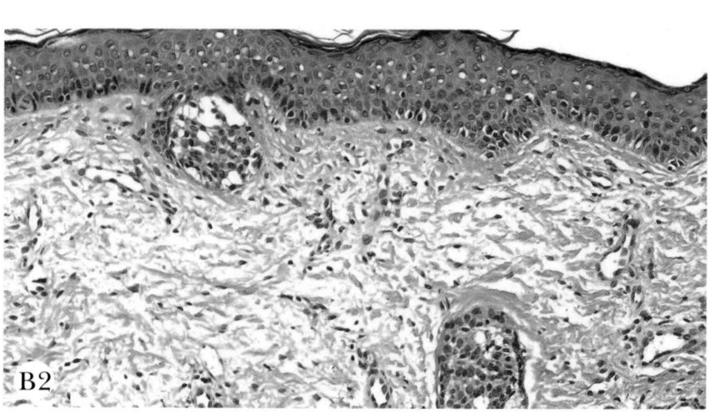

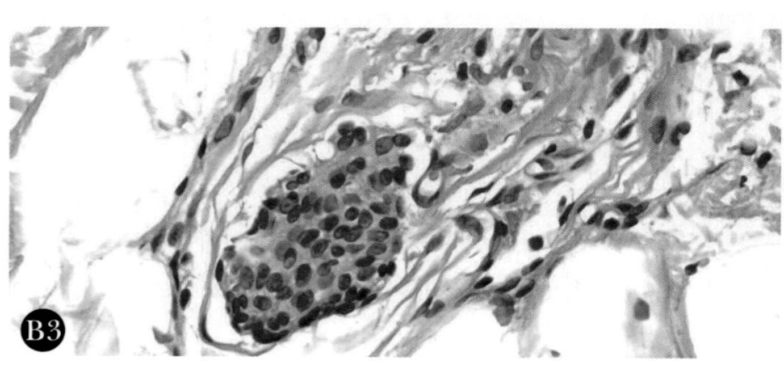

图 21.2.2B 先天性中型痣 男，4 岁，左颊咖啡色斑，出生即现，渐增大。曾以咖啡斑行激光治疗 3 次。表皮、真皮、皮下毛囊纤维鞘内均有少数痣细胞巢或团。

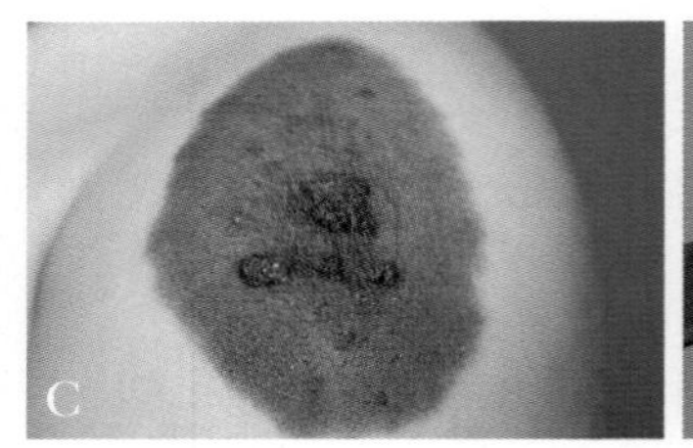

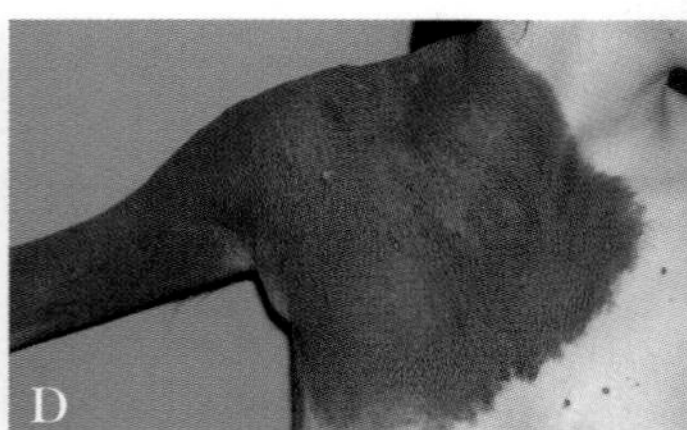

图 21.2.2 先天性色素痣（congenital melanocytic nevus）

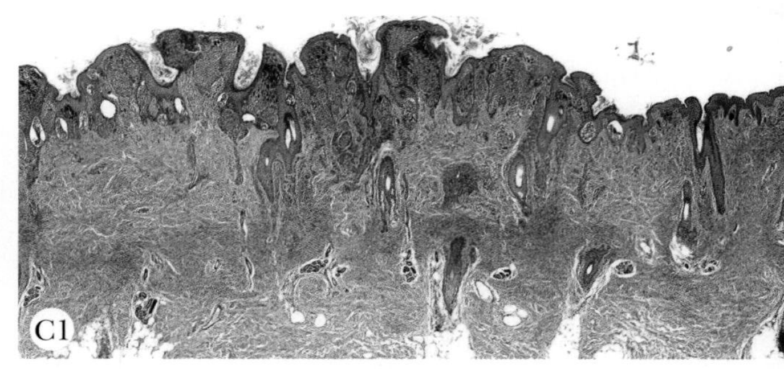

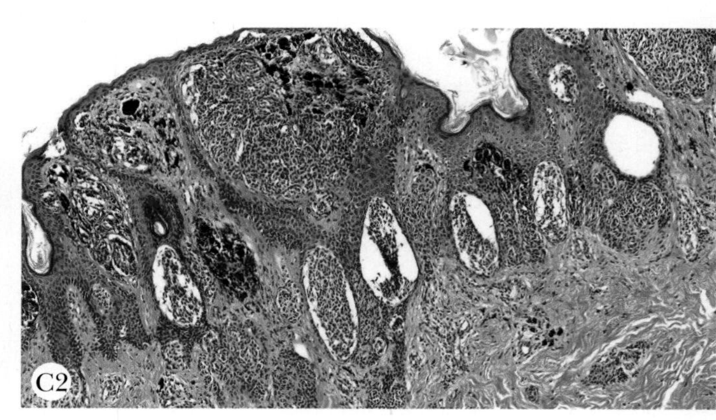

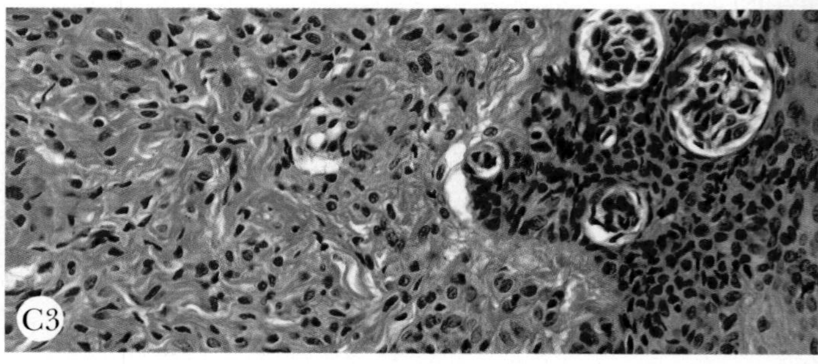

图 21.2.2C 先天性巨痣 1 岁女婴，左肩部棕色斑片 1 年，渐增大并出现黑丘疹、小斑块及长毛，皮损超过患者一掌大小。病理示表皮内大量痣细胞巢，真皮深部较多无色素的痣细胞，毛囊上皮内有痣细胞巢。

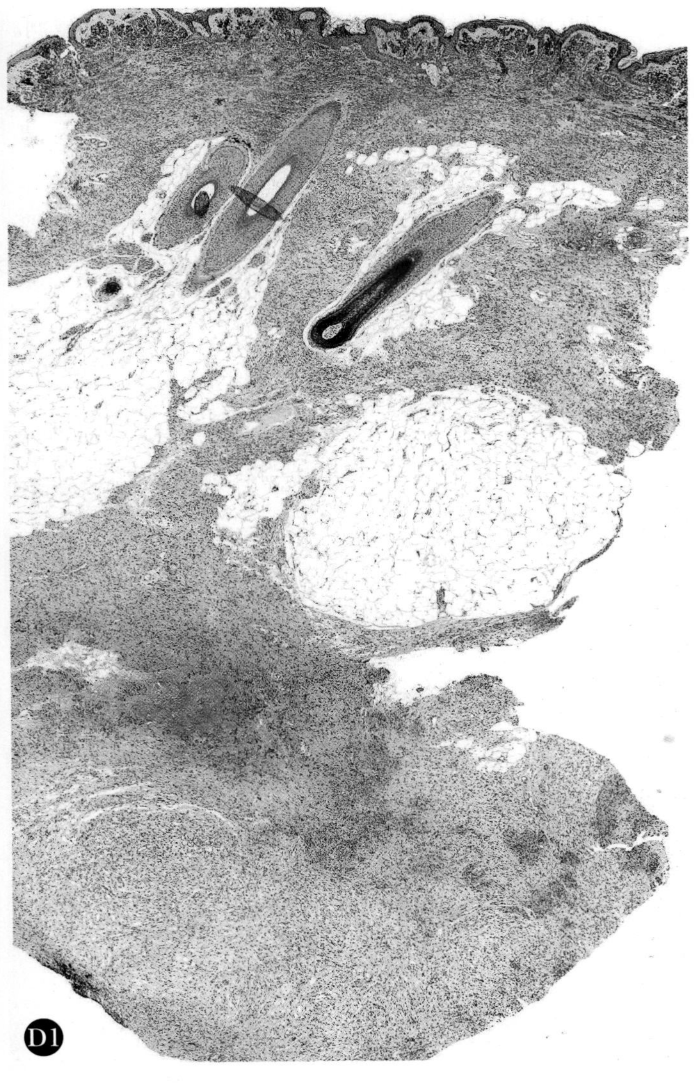

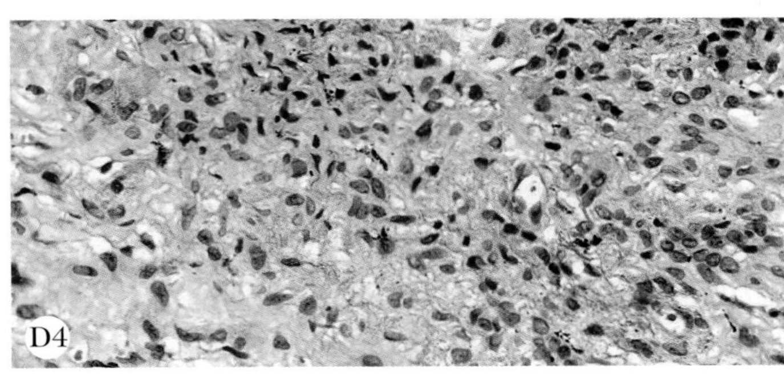

图 21.2.2D 先天性巨痣 女，22 岁，右上肢、肩背部大片黑色斑块 22 年。病理为复合痣，皮下脂肪之下仍有大量痣组织。深部痣细胞神经化。

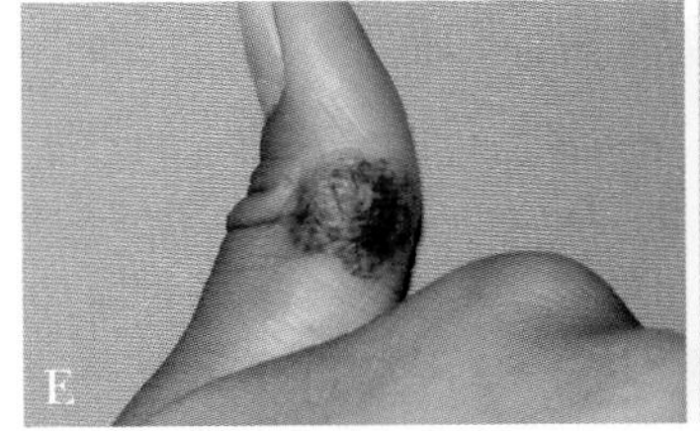

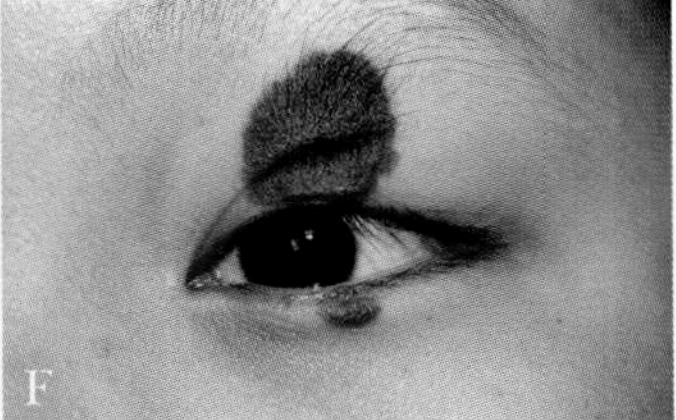

图 21.2.2 先天性色素痣（congenital melanocytic nevus）

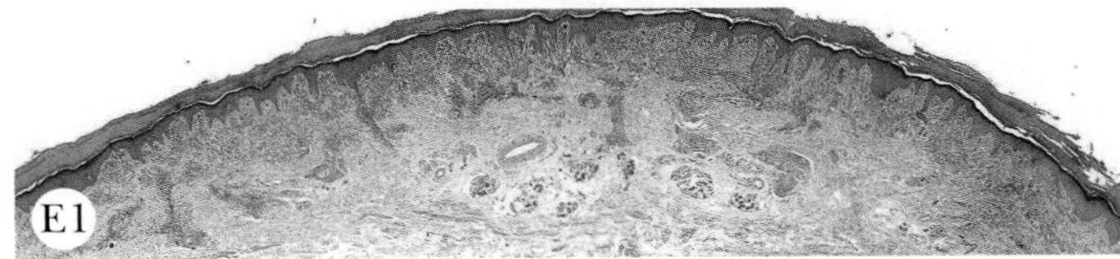

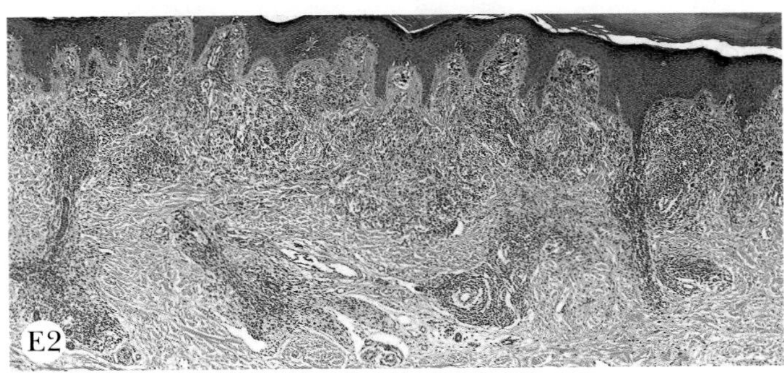

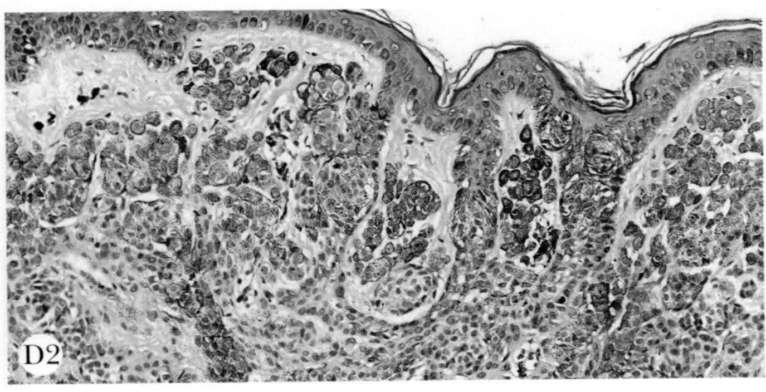

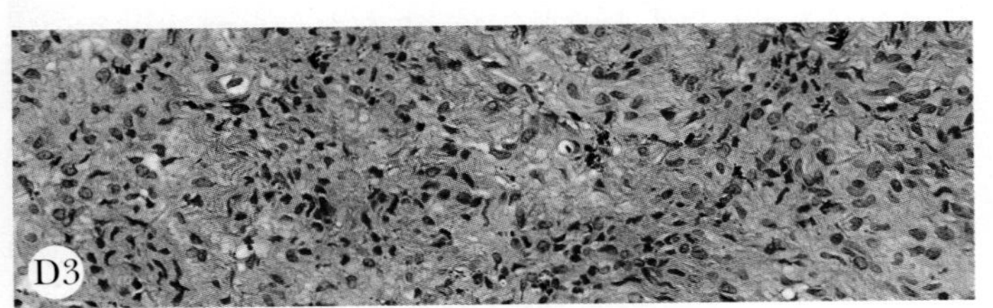

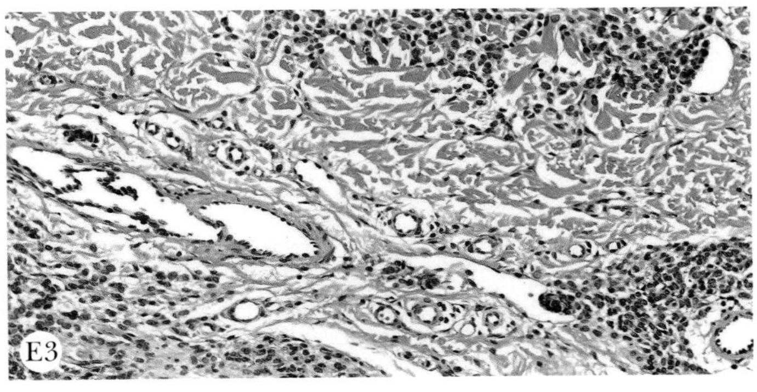

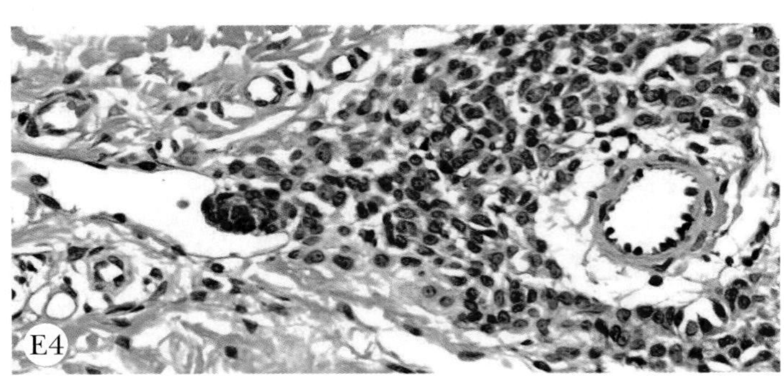

图 21.2.2E 先天性小痣 女，13 岁，右手拇指色素斑 13 年，渐增大。病理皮内痣，部分痣细胞团进入淋巴管、血管（E2、E3、E4），E4 可清楚显示管内部分系疝入。

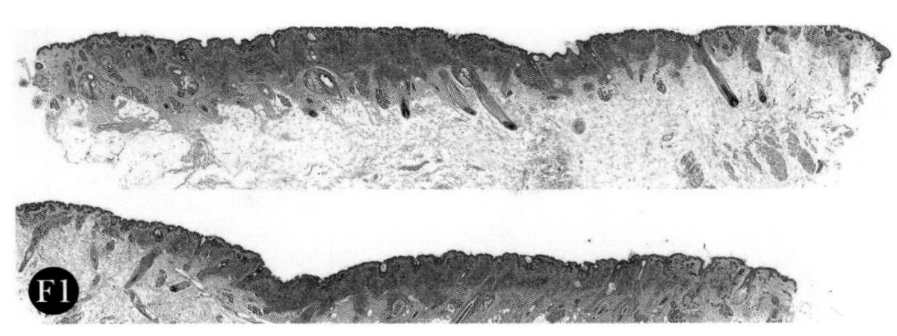

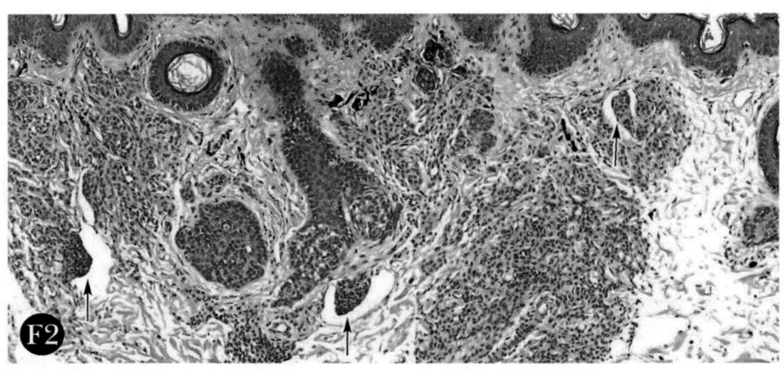

图 21.2.2F 睑分裂痣 男，12 岁，左上下睑黑斑 12 年，出生即有。病理示皮内痣，低倍图示（F1）上下睑痣组织模式相同。中倍图示（F2）3 个痣细胞团疝入至淋巴管内（箭头）。

婴幼儿先天性色素痣（infantile congenital melanocytic nevus）

病理改变

a 多数同普通先天性色素痣，交界痣为主。

b 表皮中、上部常出现单个或呈巢黑素细胞，有时可达粒层。

c 偶可见核分裂相，但无异型黑素细胞，无炎性浸润。

病理鉴别诊断

早期黑素瘤：极易误诊，病史及临床特点甚为重要，免疫组化几乎无鉴别意义。

临床特点

a 绝大多数出生时即有，亦可于出生后数周至数月发现。

b 可发生于任何部位。

c 易出现前述病理改变者主要为斑片，棕色、褐色、深棕色或红褐色。

临床鉴别诊断

咖啡斑

斑痣

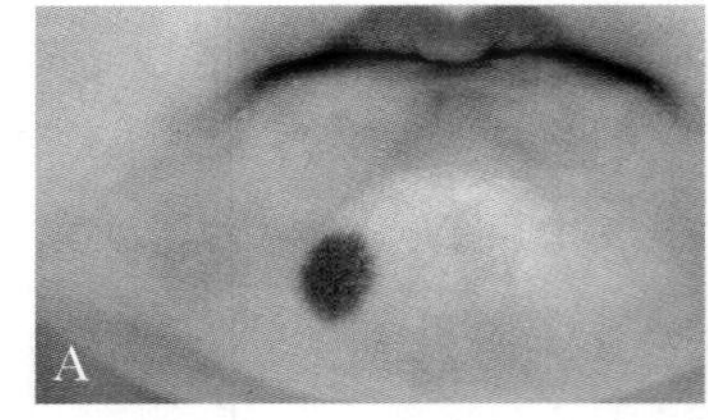

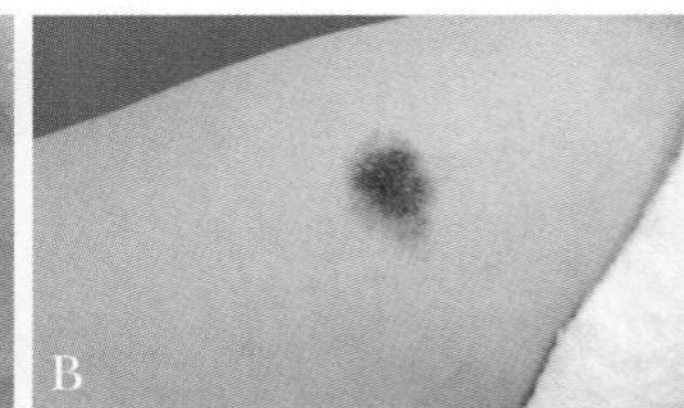

图 21.2.2.1 婴幼儿先天性色素痣（infantile congenital melanocytic nevus）

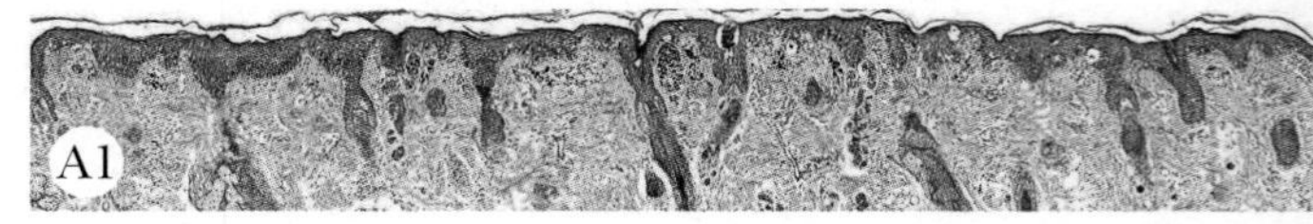

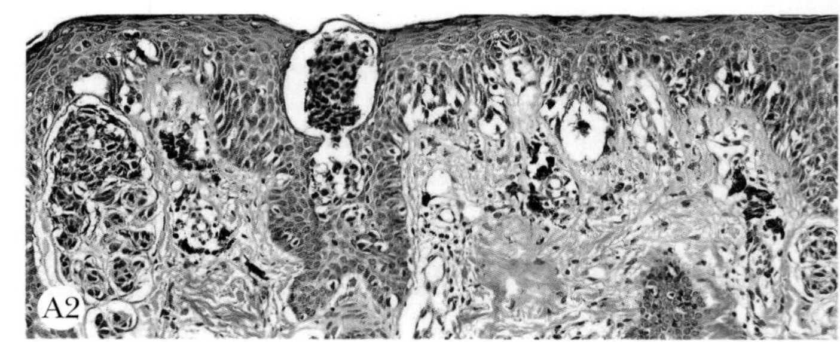

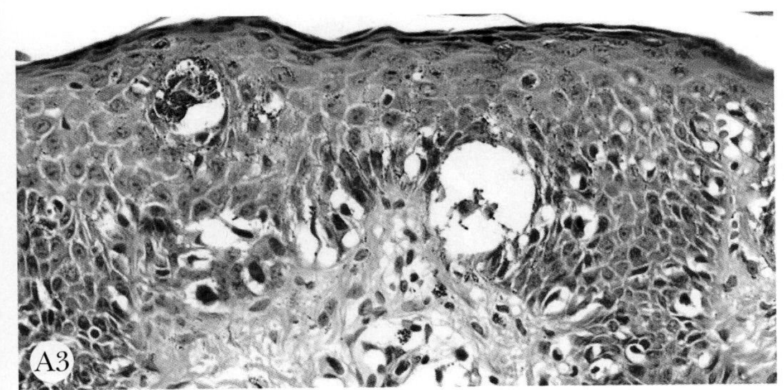

图 21.2.2.1A　先天性小痣　9 个月女婴，颏部棕色斑 9 个月，渐扩大，色加深。交界痣，表皮内散在较多黑素细胞，部分抵达颗粒层，基底层部分黑素细胞核大深染。若仅阅切片，极易误诊为黑素瘤。痣细胞沿汗腺导管及毛囊上皮达真皮中部。

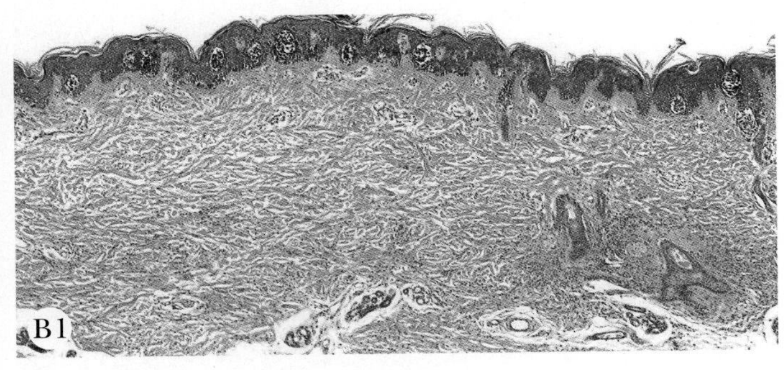

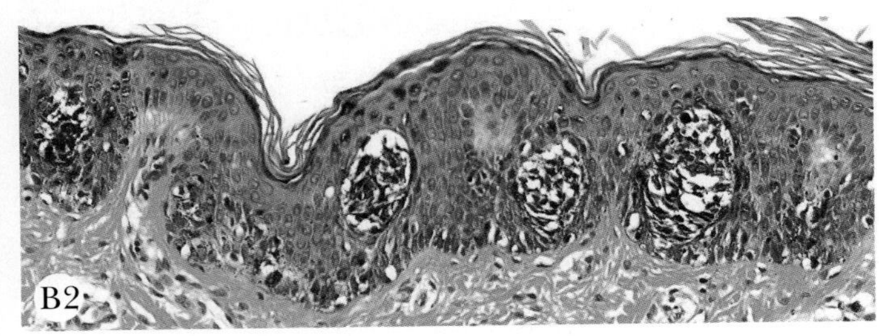

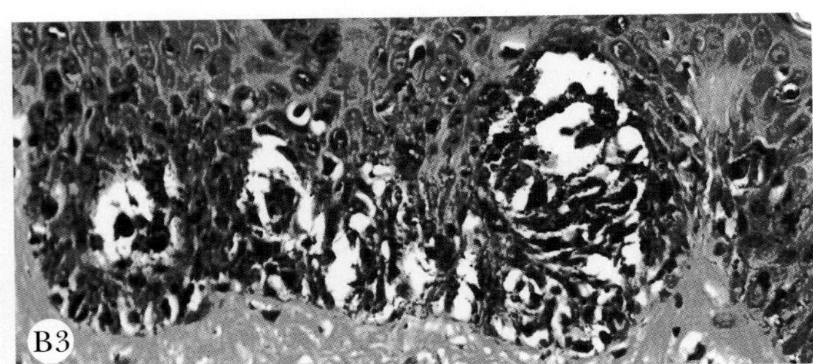

图 21.2.2.1B　先天性小痣　6 个月男婴，左肘部黑色斑片 6 个余月。复合痣，表皮内部分痣细胞巢及单个痣细胞位置较高。

先天性痣内增生性结节（proliferation nodule within a congenital nevus）

病理改变

a 出现于部分皮内痣及复合痣中，呈外生性结节，膨胀性增生模式。

b 结节边缘与邻近的痣细胞常混杂且境界不清。

c 痣细胞致密，仍可见痣的成熟现象。

d 痣细胞体积大，胞质丰富，可见核分裂相，但无异型性，有时 Ki-67 指数可较高，核仁小且不明显，常可见胞核内假包涵体。

病理鉴别诊断

先天性色素痣恶变：主要源于先天性色素痣的表皮部分，核分裂相及 Ki-67 指数高，细胞有异型性。

临床特点

a 平的黑斑或斑块中出现 1 个或多个结节。

b 快速增长的结节多发生于婴幼儿期，发生于成人者生长较缓慢。

c 偶可出现糜烂、出血，但糜烂、出血，特别是溃疡多提示恶变，需高度重视。

临床鉴别诊断

先天性色素痣恶变

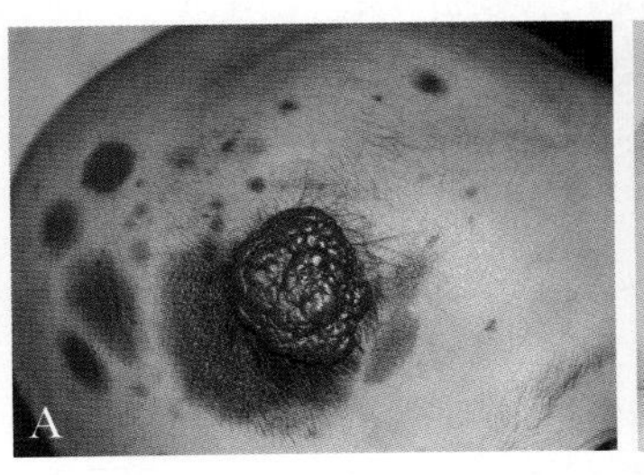

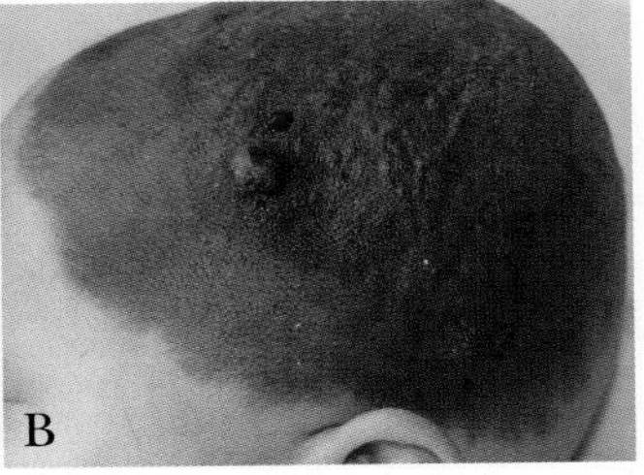

图 21.2.2.2　先天性痣内的增生性结节（proliferation nodule within a congenital nevus）

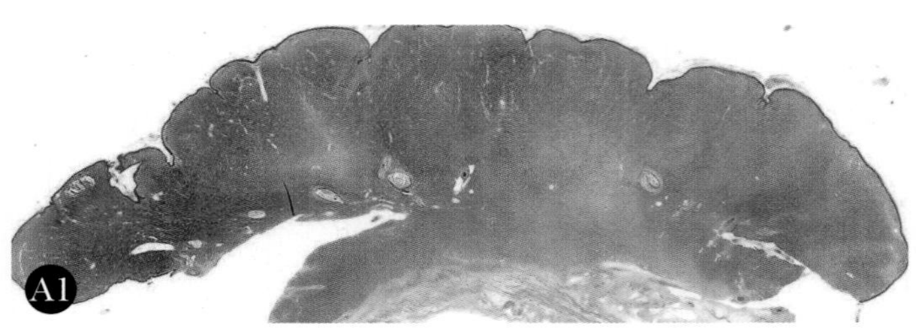
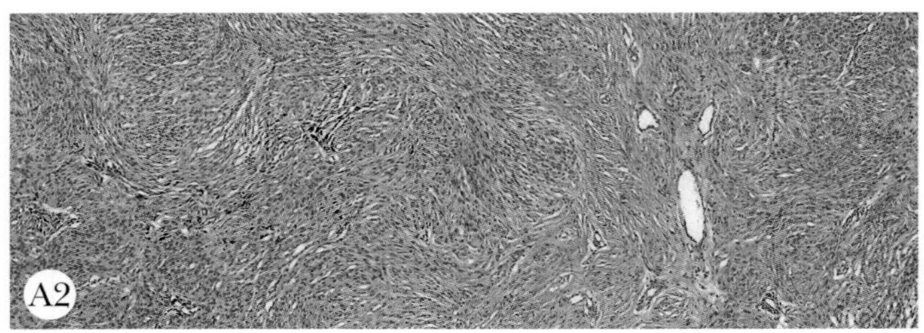
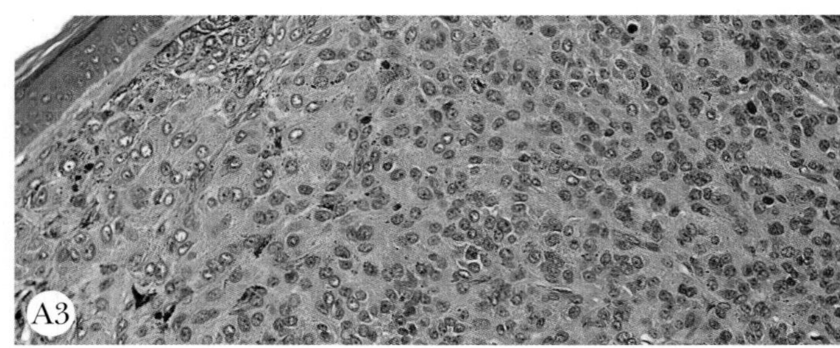
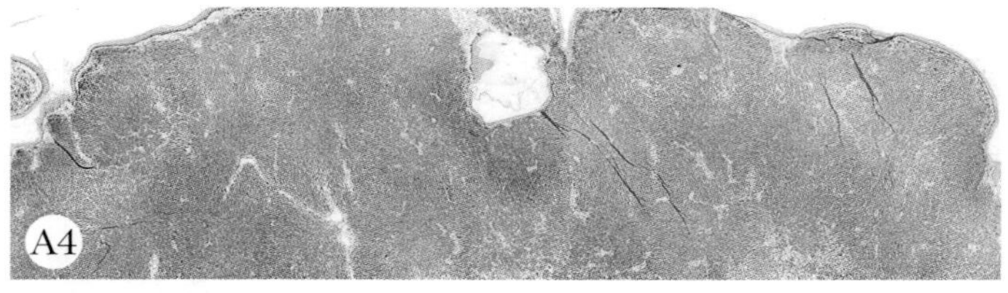
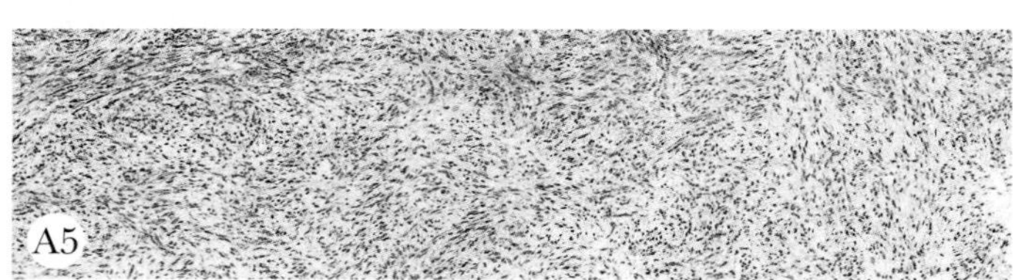
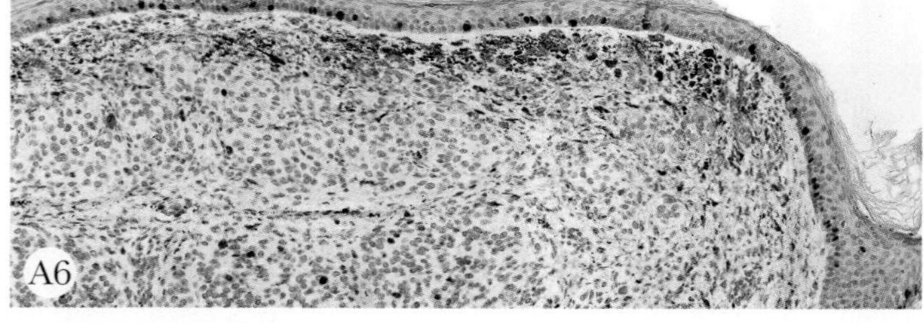

图 21.2.2.2A 先天性痣内的增生性结节 男，1 岁，右颞头皮黑斑片伴结节 1 年。结节增长快，约 3cm×3cm。病理示结节有蒂，痣细胞为上皮样，均一，部分区域及基部痣组织胶原丰富，细胞主要为梭形。结节内（A4）及其下（A5）的痣细胞 HMB-45 均阳性，但 Ki-67 指数不足 1%（A6）。

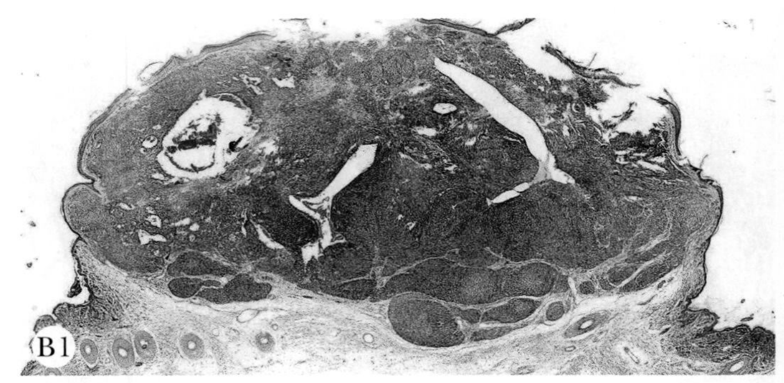
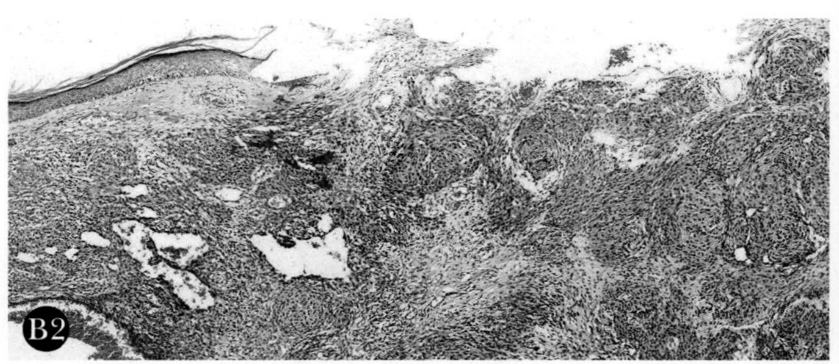
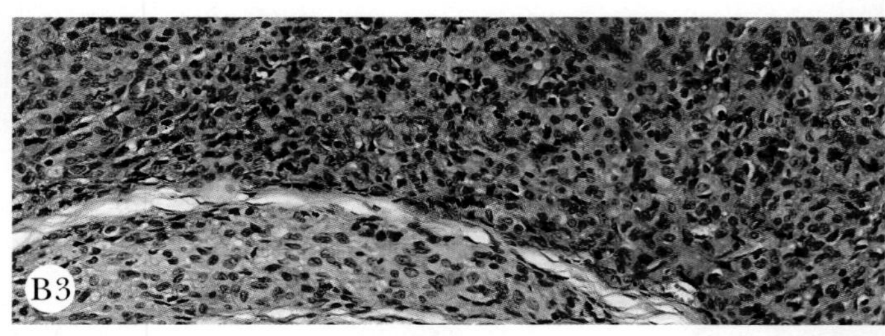

图 21.2.2.2B 先天性痣内的增生性结节 女，7 岁，右侧头皮黑色斑片 7 年，近 1 年黑斑中出现结节，时有出血，临床考虑先天性巨痣恶变。病理示巨痣内结节，两侧为正常巨痣成分。结节有小的溃疡形成，其内密集的痣细胞形成多个小结节，色素多少不一。结节中有较多扩张、充血的血管。细胞无异型性，免疫组化（未附图）示各区域 Ki-67 指数小于 1%，HMB-45 阴性。

21.2.3 特殊类型的色素痣（variants of melanocytic nevus）

肢端痣（acral nevus）

病理改变

a 交界痣为主。30 岁后发生者，混合痣及皮内痣比例各约占 10%；30 岁前发生者，交界痣：复合痣：皮内痣约

6 ∶ 2 ∶ 1。

b 交界痣及复合痣的表皮内痣细胞巢之上的角层内色素常呈柱状。

c 交界痣及复合痣的棘层中上部甚至颗粒层有时可见少数增生的黑素细胞，痣细胞巢常位于皮表突，但亦可位于真皮乳头顶部。

d 复合痣及皮内痣的真皮内痣细胞同其他色素痣，具有痣组织的成熟现象，但位置一般较浅。

e 一般无炎症细胞浸润。

病理鉴别诊断

肢端黑素瘤早期：与肢端复合痣及皮内痣鉴别通常较容易，少数交界痣与原位黑素瘤的鉴别非常困难，特别是发生于 30 岁以后的交界痣，需非常慎重。

临床特点

a 斑疹为主，少数为丘疹。

b 获得性肢端痣就诊比例男：女约 1 ∶ 2，先天发生者无性别差异。

c 获得性肢端痣通常 2 ～ 4mm 大小，偶大于 10mm，生长缓慢。

d 少数发生于 30 岁后，特别是出现形状不规则时，与肢端黑素瘤极难区别。

e 无不适。

临床鉴别诊断

肢端黑素瘤

肢端黑子

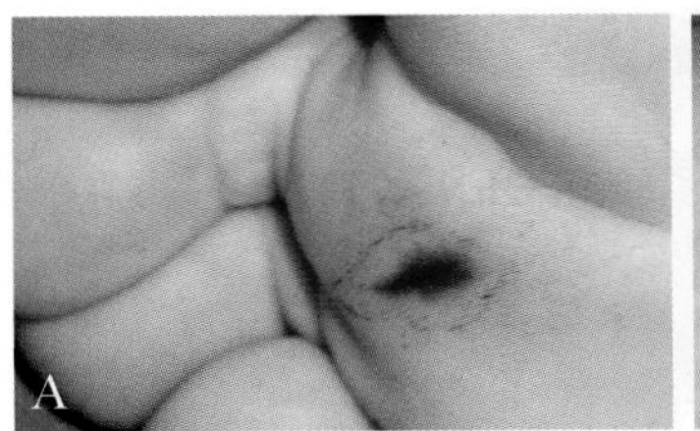

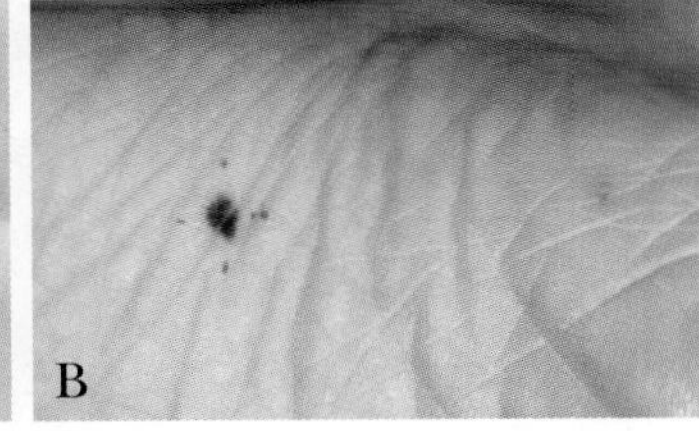

图 21.2.3.1　肢端痣（acral nevus）

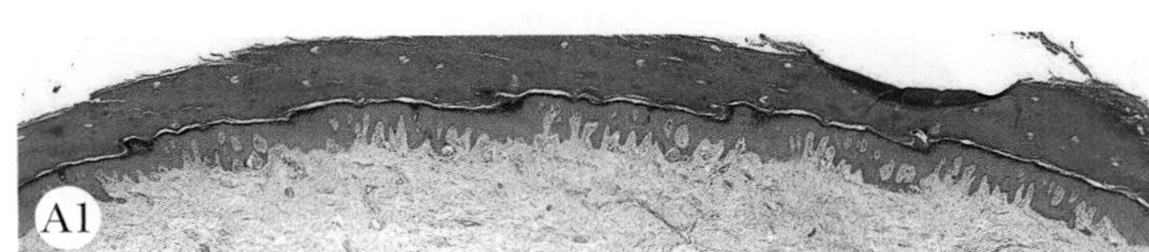

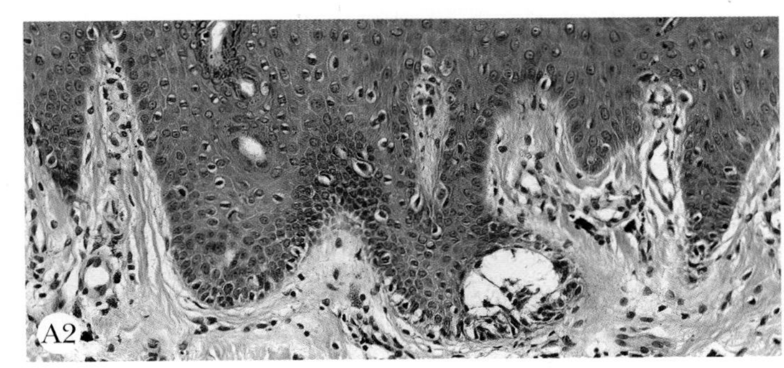

A3

图 21.2.3.1A　肢端交界痣　女，15 岁，右跖前褐色斑 1 年余。1 年前发现时约 3mm，现 10mm × 5mm。按黑素瘤鉴别的 ABCD 法则可能判为黑素瘤。病理为交界痣，增生的黑素细胞无异型性。

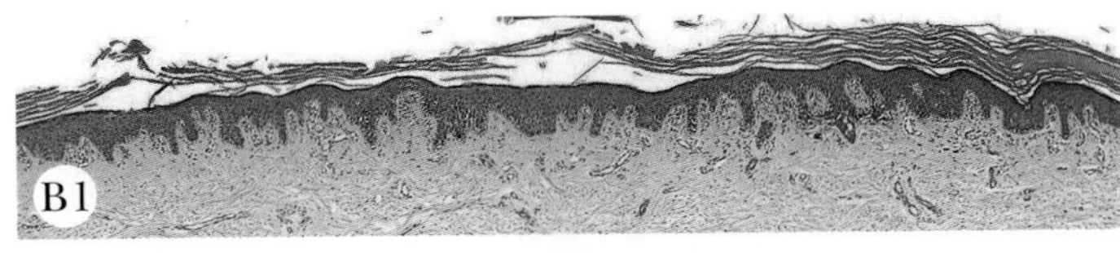

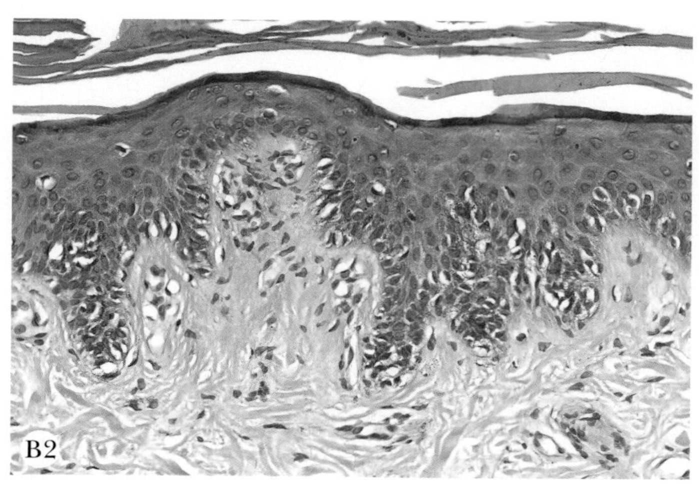

图 21.2.3.1B 肢端黑子交界痣 女，37 岁，右足底黑斑 7 年，约 4mm。病理示黑子交界痣，部分黑素细胞位置较高。

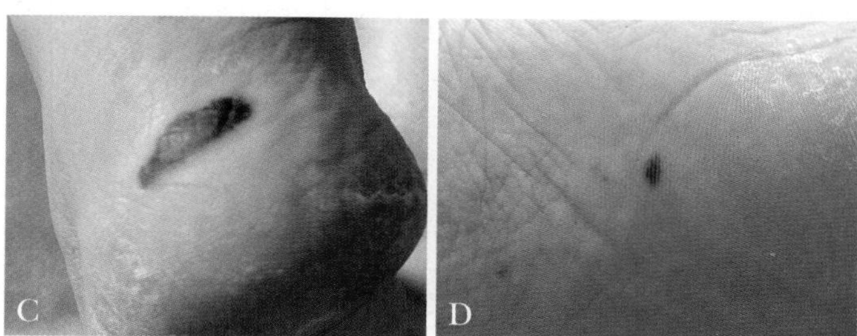

图 21.2.3.1 肢端痣 (acral nevus)

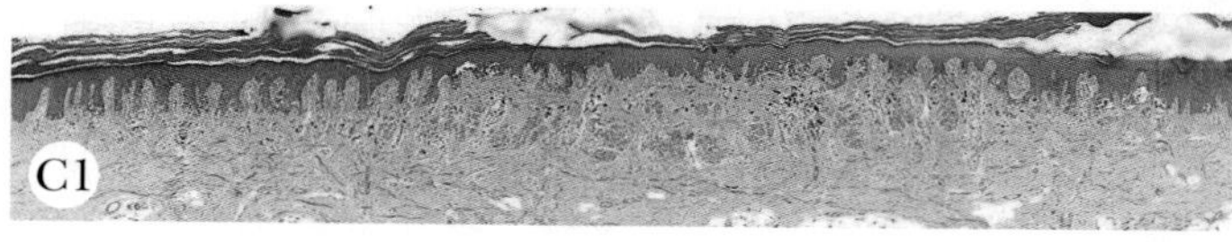

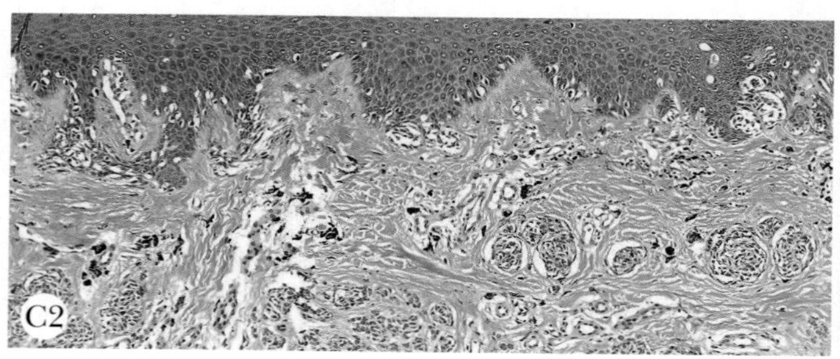

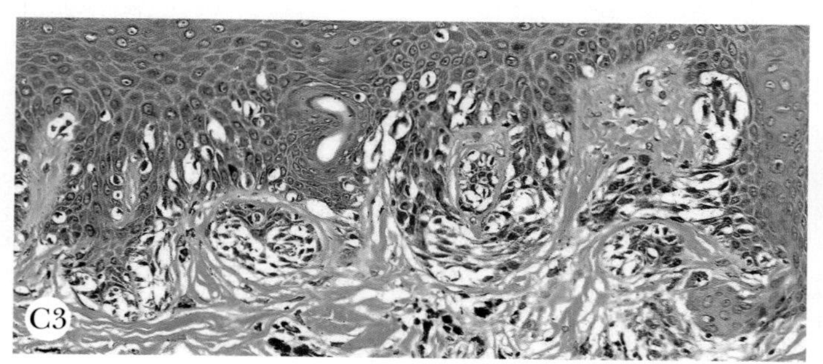

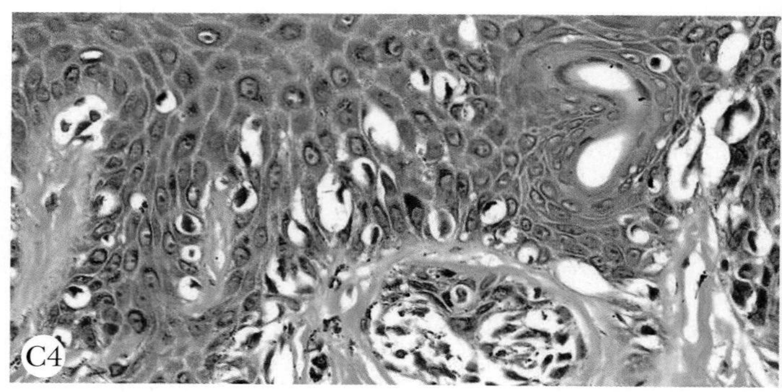

图 21.2.3.1C 肢端复合痣 女，43 岁，左足跟黑丘疹 20 余年，渐增大并隆起，色变深。约 1.5cm×0.5cm，形状不规则，边缘模糊，临床怀疑黑素瘤。病理复合痣。

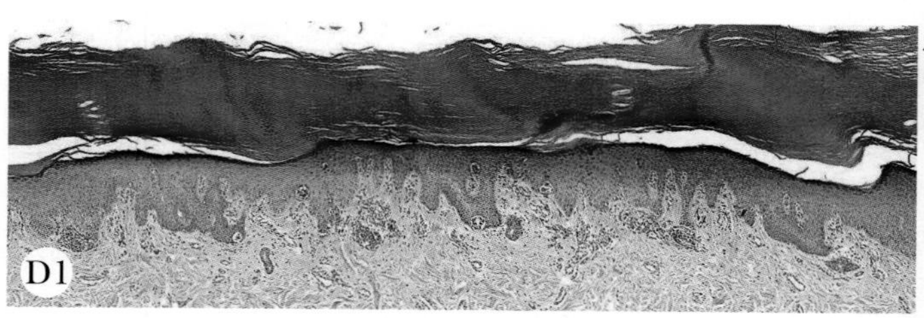

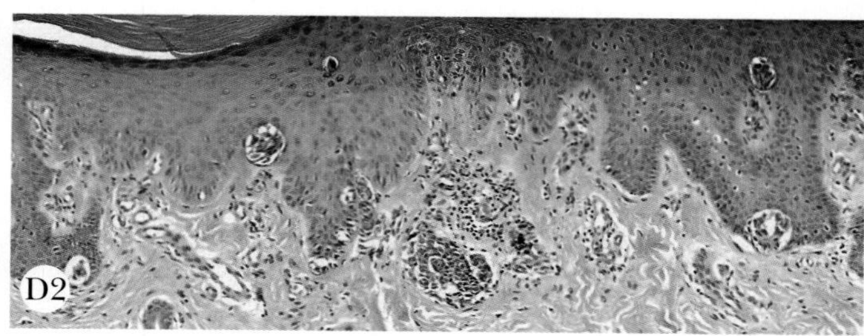

图 21.2.3.1D 肢端复合痣 男，19 岁，足底褐色斑 10 余年。皮损 3mm，临床诊断黑子。角层内色素颗粒呈柱状，表皮上部有少数黑素细胞，片中见 2 个凋亡细胞。

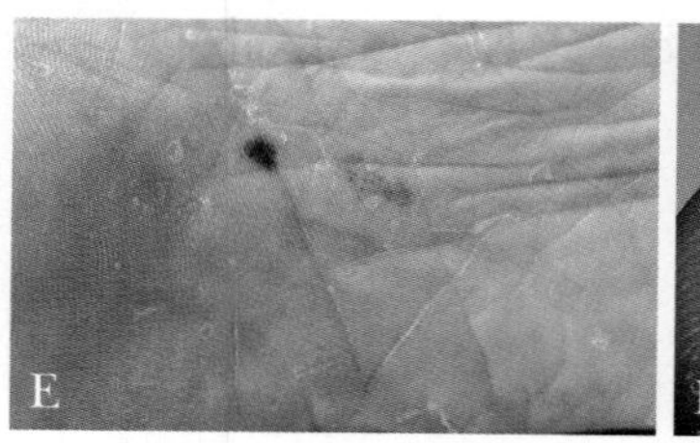

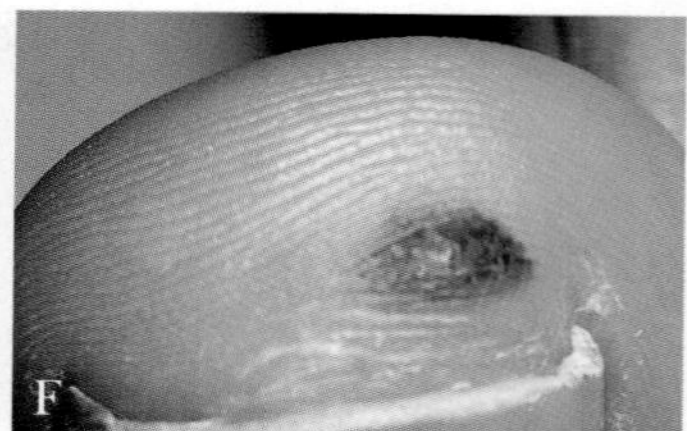

图 21.2.3.1 肢端痣 (acral nevus)

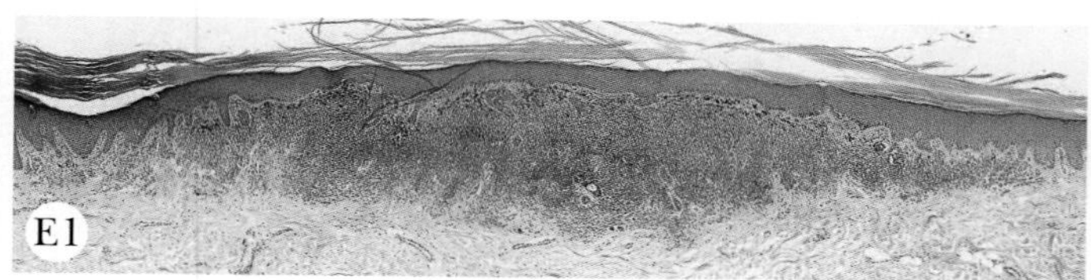

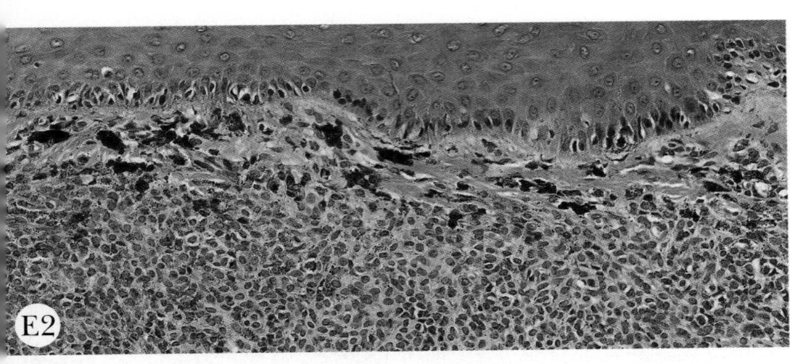

图 21.2.3.1E 肢端皮内痣 女，52 岁，左足底黑斑 2 年，渐增大至 5mm。该皮损约 50 岁发生，不规则，边缘模糊，临床怀疑早期黑素瘤。

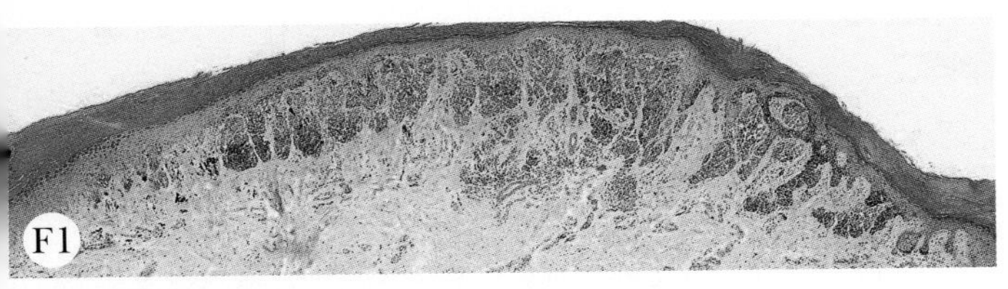

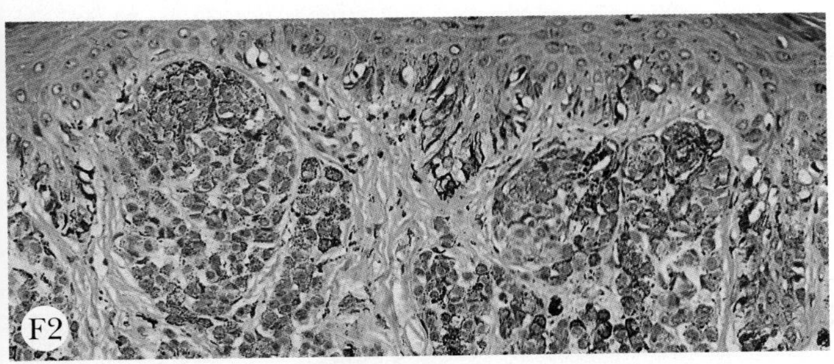

图 21.2.3.1F 肢端皮内痣 男，34 岁，右踇趾尖黑丘疹 10 年，近期略增大，4mm。病理示真皮内较多增生的痣细胞，具有痣组织的成熟现象。

甲色素痣（nevus of the nail unit）

病理改变

a 主要为交界痣。

b 甲板内有大量黑素颗粒。

c 痣细胞局限于甲母基底层，常呈巢状。

d 通常位于甲母，称甲母痣（nail matrix nevus）。甲床之上甲板的色素产生于甲母的痣细胞而非甲床。

e 少数情况下色素痣可发生于甲床或甲皱襞，甲下皮等部位。

病理鉴别诊断

甲原位黑素瘤：瘤细胞不局限于甲母基底层，很少呈巢，可有异型性。有时难于鉴别，患者年龄至关重要。

临床特点

a 多发生于 15 岁前，先天发生者约占 1/10，15 岁以后发生者约占 1/7。

b 主要为始于甲母的甲母痣，初约 1mm 宽的纵形色素斑，呈棕色或黑色，缓慢增宽。

c 增长快者近端明显宽于游离端，少数可在 1 年左右累及全甲，亦可出生即累及全甲。

d 极少数可累及后甲襞，出现 Hutchinson 征。

e 极少累及多个甲，累及多个甲的灰色条纹通常为色素代谢异常而非黑素细胞增生。

f 20 岁前的线条状黑素细胞增生通常为甲母痣，30 岁以后发生者通常是甲黑素瘤。

g 偶有恶变。

临床鉴别诊断

甲黑素瘤

甲下出血

Laugier-Hunziker 综合征等甲线状色素沉着

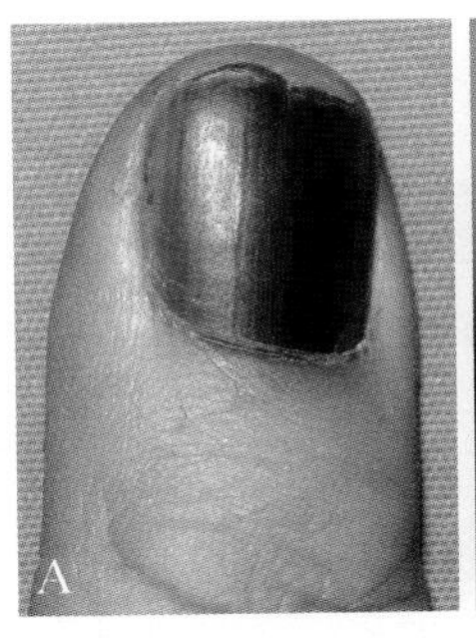

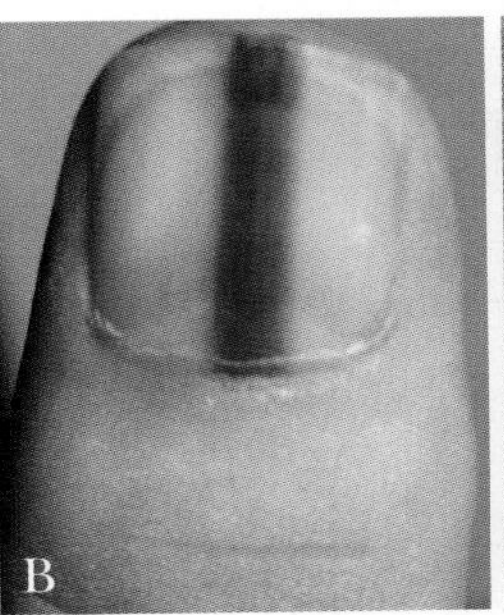

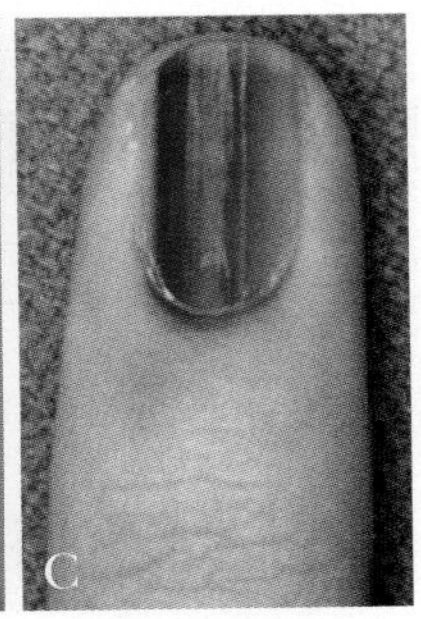

图 21.2.3.2 甲母痣（naevi of the nail matrix）

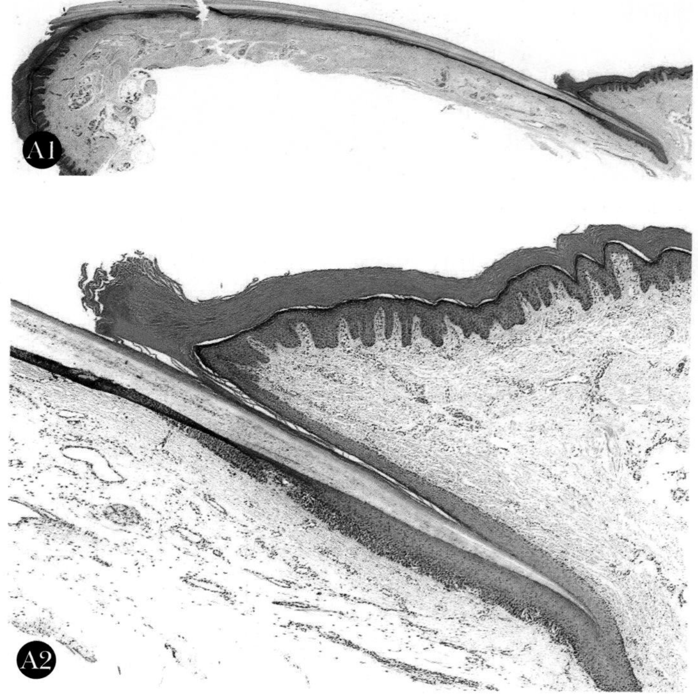

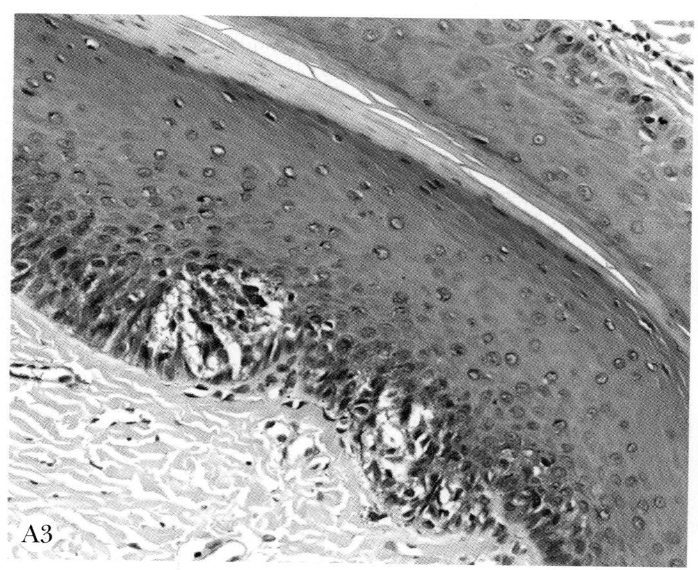

图 21.2.3.2A　甲母痣　男，13 岁，左手拇指甲黑斑 3 年。初甲中央线状黑斑，渐加宽至全甲。痣细胞仅位于甲母区，甲床未累及。

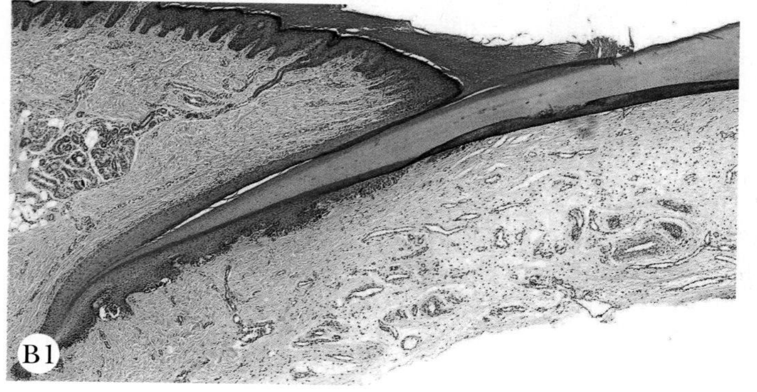

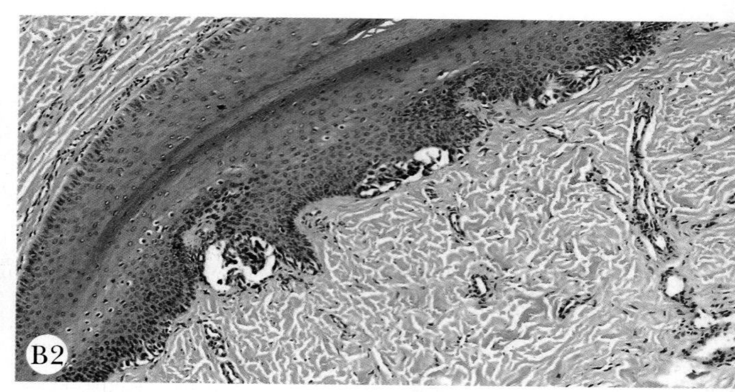

图 21.2.3.2B　甲母痣　女，22 岁，右拇指甲线状褐色斑 3 年，缓慢增宽。甲母区见成巢的痣细胞。

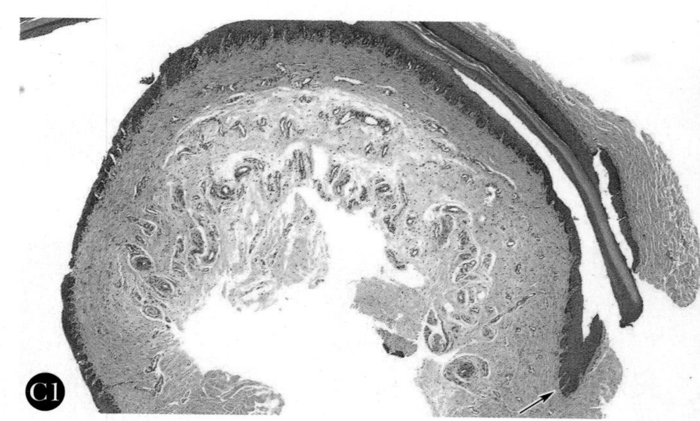

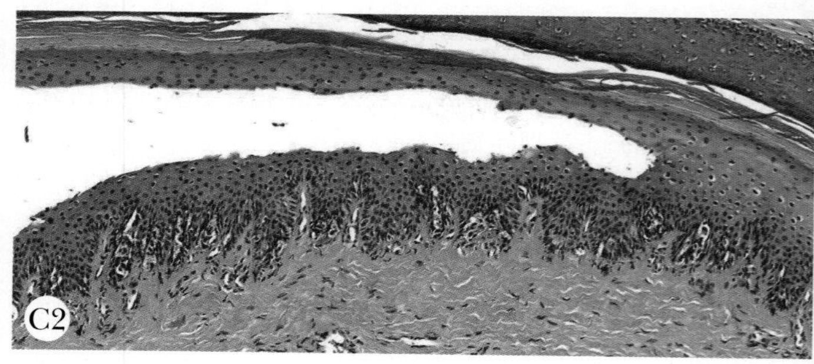

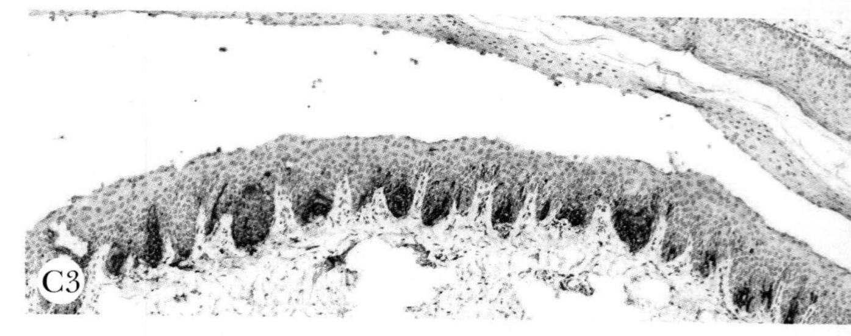

图 21.2.3.2C　甲床交界痣　女，13 岁，左小指甲褐色斑 5 年。初中央一纵形黑斑，渐向两侧扩展至全甲，近 2 年再无变化。甲母区无增生的黑素细胞，痣细胞仅位于甲床。箭头为甲母。Melan-A 染色示甲床表皮乳头大量痣细胞巢 (C3)。

外生殖器色素痣（genital nevi）

病理改变（男）

a 龟头包皮以皮内痣为主，皮内痣：复合痣：交界痣约 2 ：1 ：1。

b 交界痣及复合痣的棘层中上部有时可见增生的黑素细胞。

c 痣细胞巢常位于表皮突，但亦可位于真皮乳头顶部。

d 复合痣及皮内痣的真皮内痣细胞通常呈带状，位于真皮浅层。

病理改变（女）

a 女性外阴皮内痣约占 70%。

b 大、小阴唇色素痣常呈乳头瘤样增生。

c 女性外阴交界痣、复合痣表皮中上部偶见增生的黑素细胞，复合痣及皮内痣的真皮内痣细胞常至真皮中部。

d 具有明显的痣组织成熟现象。

病理鉴别诊断

黑素瘤：与复合痣及皮内痣的鉴别较容易，交界痣与原位黑素瘤鉴别有时困难。

临床特点

a 龟头包皮色素痣约 16% 为先天性，女阴先天性色素痣近 30%，获得性生殖器色素痣发现的年龄无明显性别差异，1 ~ 42 岁，平均约 21 岁。

b 累及包皮及龟头的应为先天性分裂痣，但不少患者直至青春期包皮可外翻后，逐渐出现色素才发现。

c 包皮及龟头色素痣多为斑疹，极少数为丘疹。

d 先天性痣大小不定，获得性色素痣通常 2 ~ 4mm 大小，很少达 10mm，生长缓慢。

e 大、小阴唇色素痣常出现簇集、快速增长，临床常误诊黑素瘤。

f 笔者临床实践中极少发现龟头包皮色素痣恶变病例，女性外生殖器黑素瘤中无明确由色素痣恶变病例。

临床鉴别诊断

黑素瘤

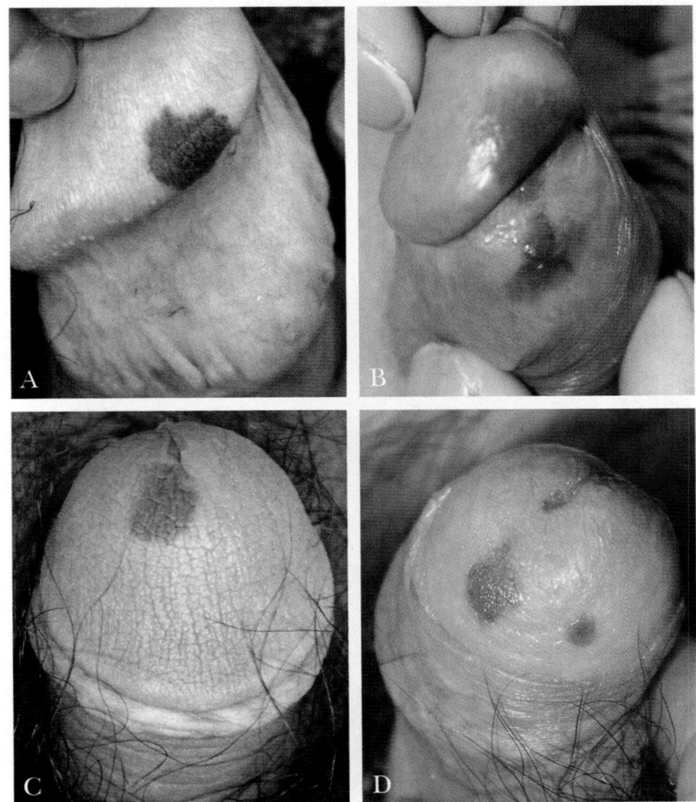

图 21.2.3.3　外生殖器色素痣（genital nevus）

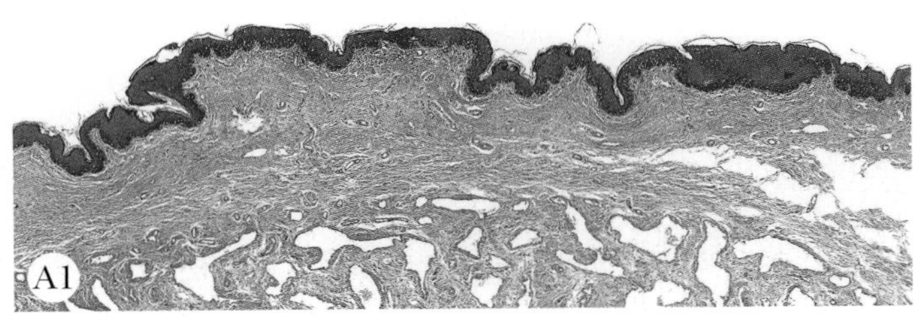

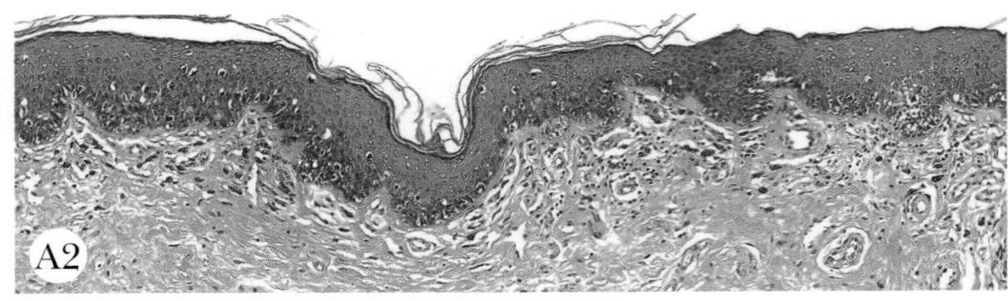

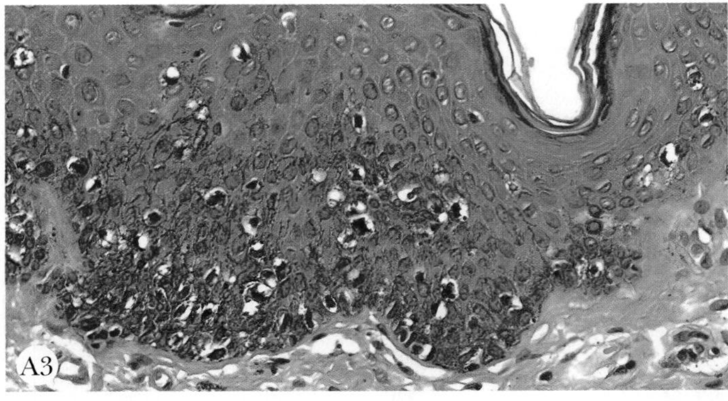

图 21.2.3.3A　龟头交界痣　男，33 岁。龟头黑褐色斑疹 10 年。初黄豆大小黑褐色斑疹，颜色渐加深，大小无明显变化。表皮中下部散在较多增生的黑素细胞，浅部亦可见少数黑素细胞。

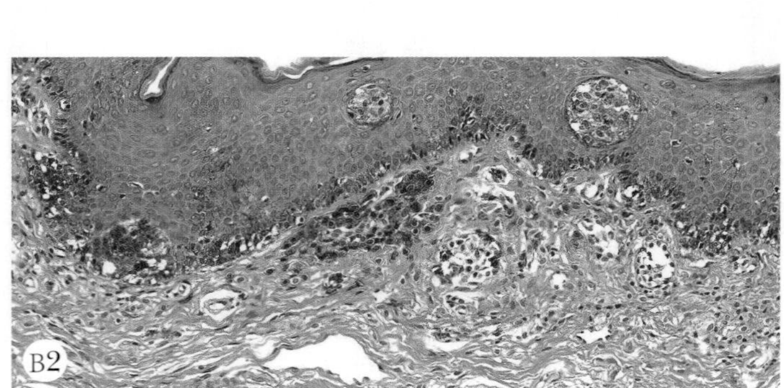

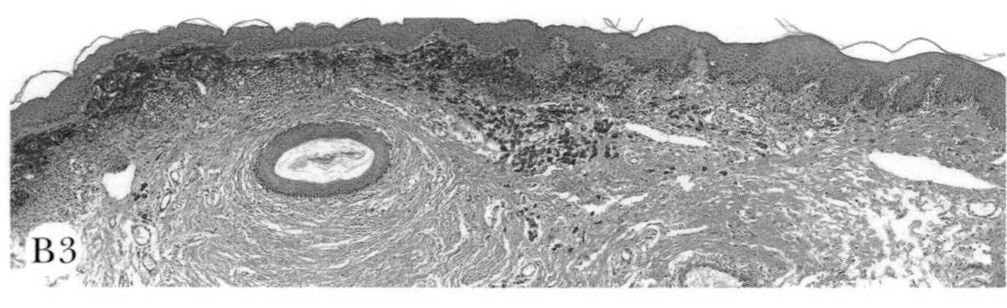

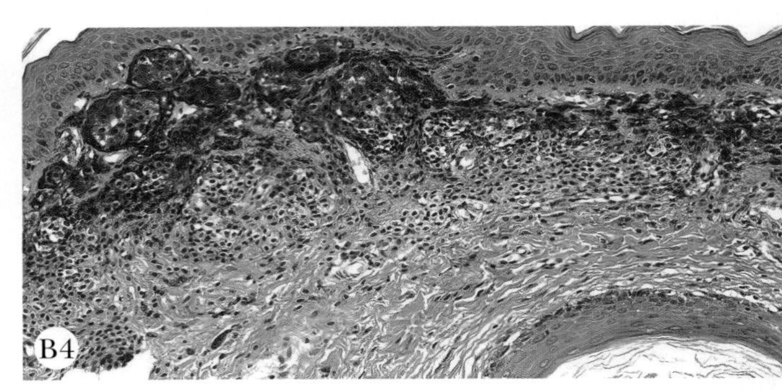

图 21.2.3.3B　龟头包皮复合痣　男，13 岁。龟头包皮色素斑 3 个月，自发现后无变化。应为晚发现的胚胎期形成的分裂痣。龟头黑斑为复合痣（B1、B2），痣细胞很少，表皮上部见较多色素树突，呈网状。包皮部分为皮内痣（B3、B4），痣细胞较多，痣组织有明显的成熟现象。

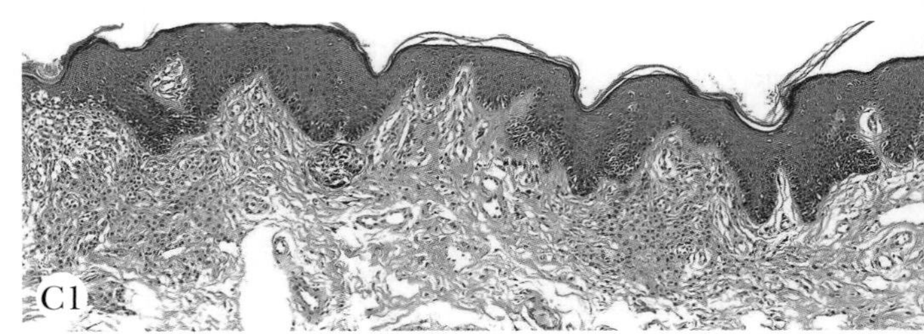

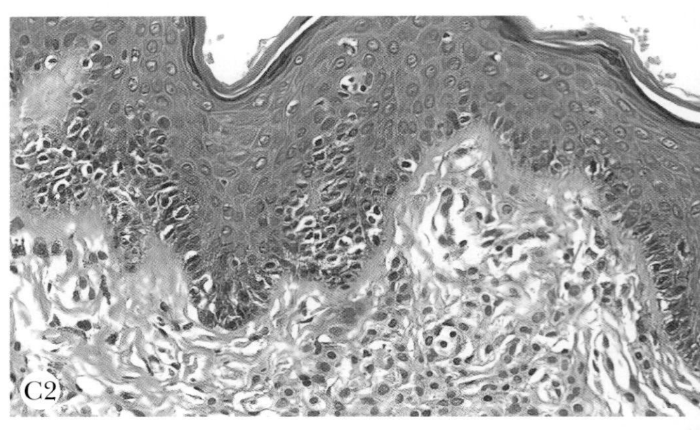

图 21.2.3.3C　龟头皮内痣　男，26 岁。龟头黑色斑片，出生即有，缓慢增大。表皮基底层大量色素，黑素细胞无增生。真皮内少许增生的黑素细胞团块。

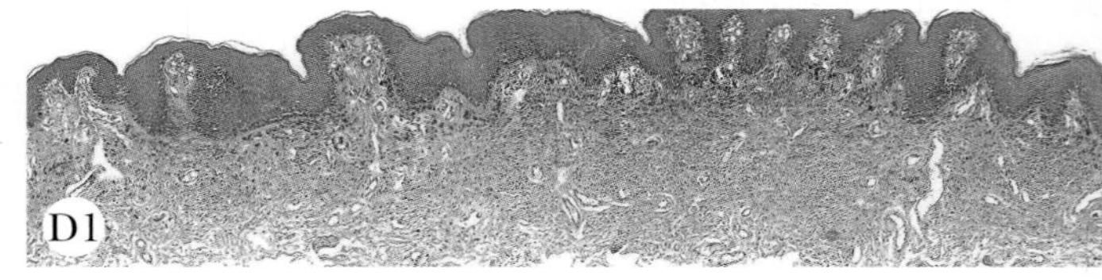

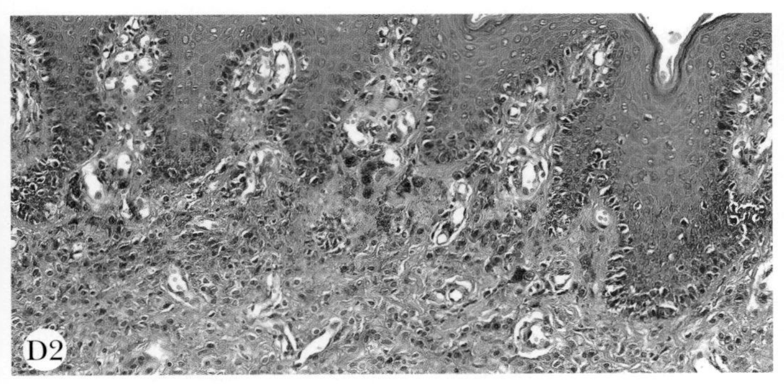

图 21. 2. 3. 3D 龟头皮内痣 男，21 岁。龟头黑斑 11 年，渐增大，1 年前原皮损旁出现一类似皮损。病理示两皮损均为皮内痣。

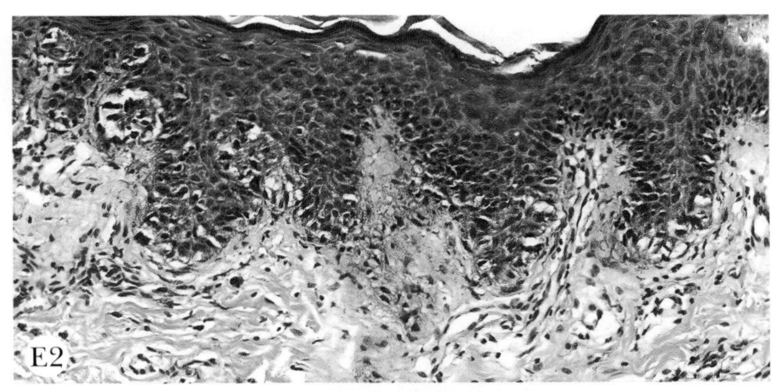

图21. 2. 3. 3E 女阴交界痣 女，30岁。发现大阴唇黑丘疹3~4年，长期无变化。病理示表皮突及基底层较多增生的黑素细胞，主要呈成巢状分布。

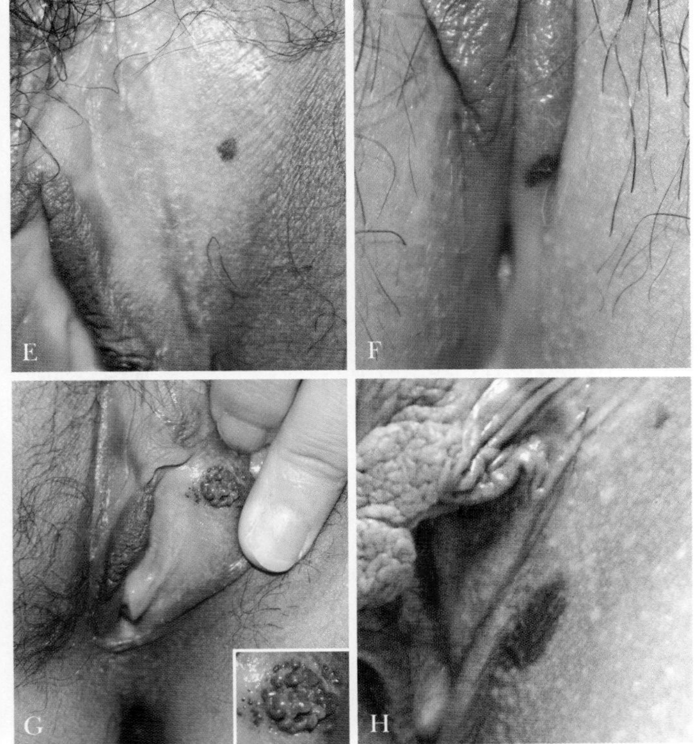

图 21.2.3.3 外生殖器色素痣（genital nevus）

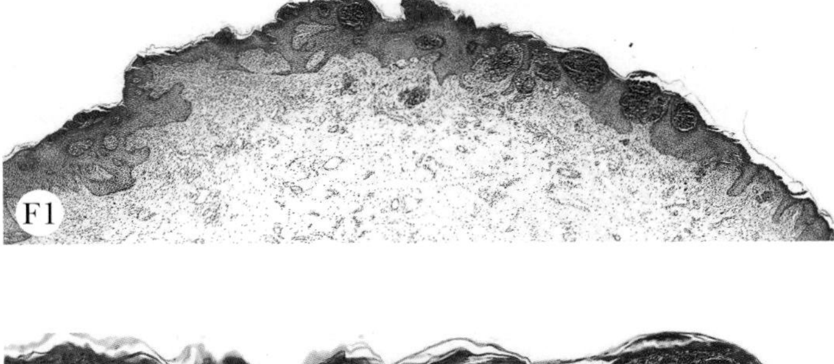

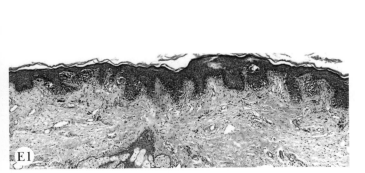

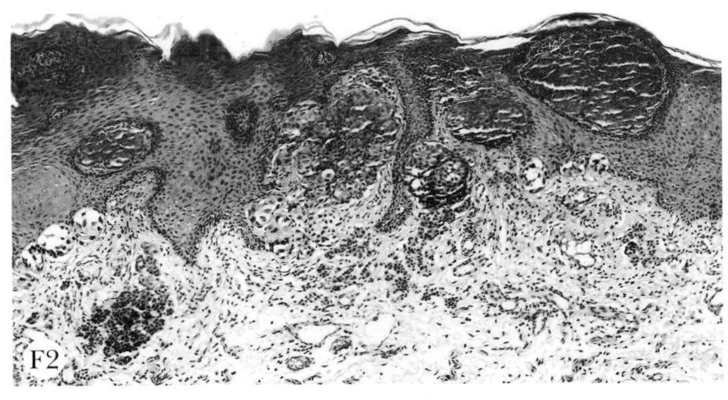

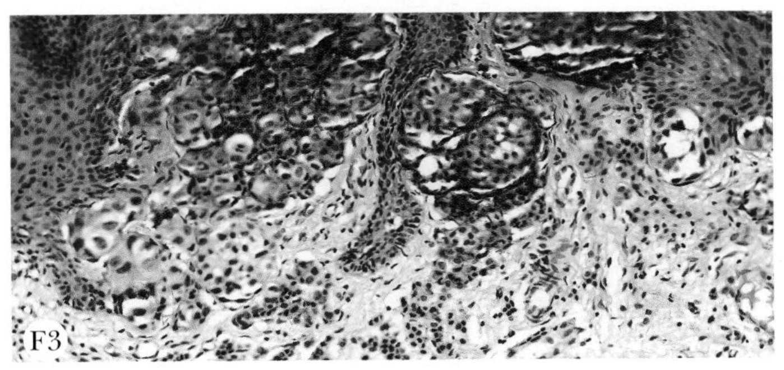

图21. 2. 3. 3F 女阴复合痣 女，12岁。左小阴唇外侧黑丘疹3年，渐增大。基底层部分无色素的黑素细胞核明显较其他痣细胞核大，但无异型性。

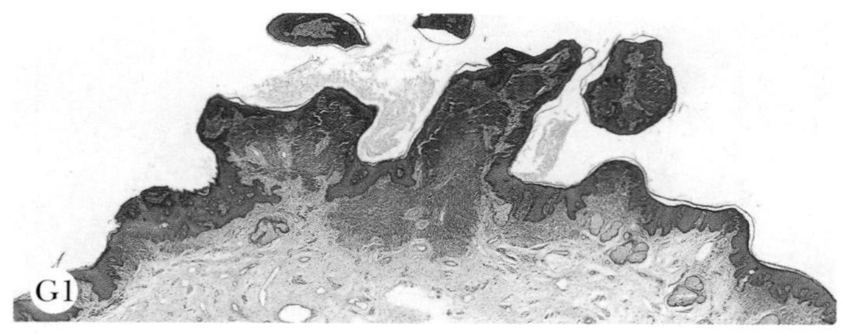

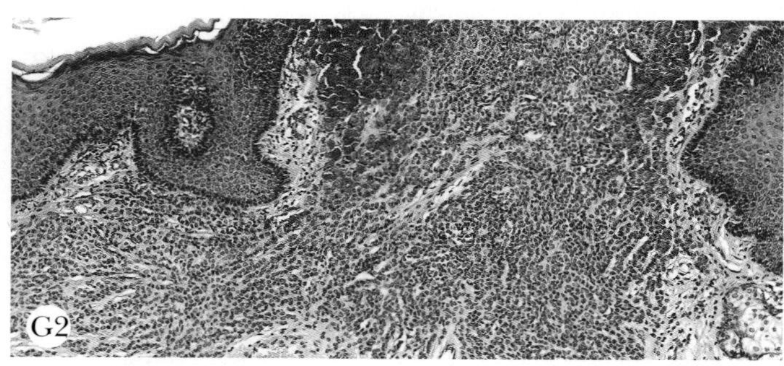

图 21.2.3.3G 女阴皮内痣 女，25 岁。左侧小阴唇内侧黑丘疹 7~8 年，近 2 年增大较明显。右下放大图示皮损桑葚样，周边大量卫星灶样小斑点。病理示皮损乳头瘤样增生，真皮内大量黑素细胞，有明显的痣组织成熟现象。

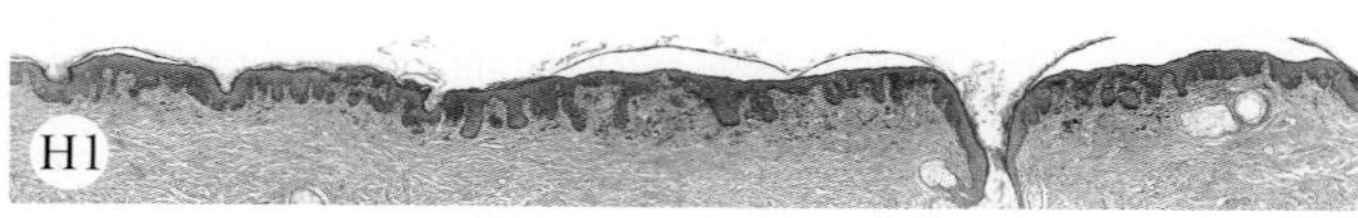

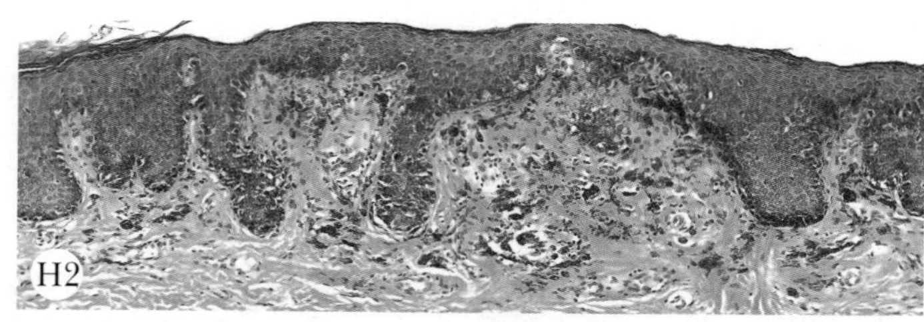

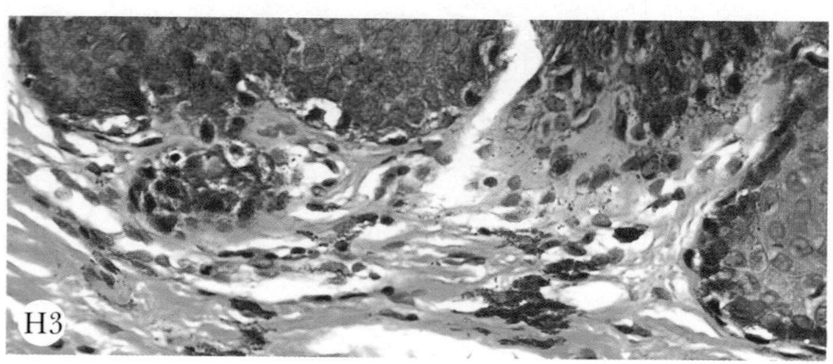

图 21.2.3.3H 女阴皮内痣 女，25 岁。左大阴唇外黑斑 4 年，长期无明显变化。低倍镜下似黑子，高倍下可见真皮内少数痣细胞。

斑痣（nevus spilus）

病理改变

a 同一切片中交界痣或复合痣或皮内痣间断出现。

b 整个背景常类似于黑子，表皮突延长，基底层色素增加，亦可为正常表皮结构。

c 痣组织通常较浅表，皮内痣亦很少达真皮下部。

d 可为 Spitz 痣。

病理鉴别诊断

先天性色素痣

黑子

咖啡牛奶斑

临床特点

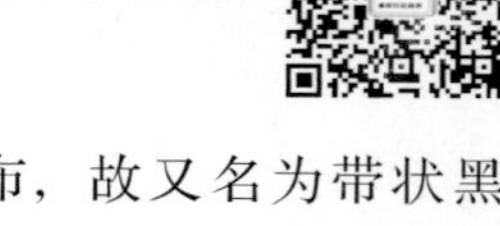

a 出生时即有，儿童时增大。

b 淡褐色斑片或条状斑疹，其中散在直径 1 ~ 2 mm 的深色斑点。

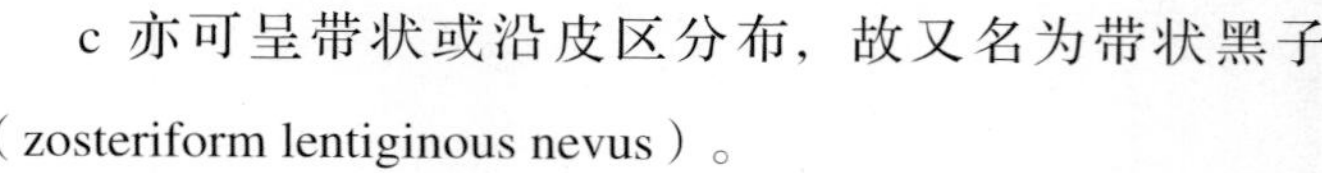

c 亦可呈带状或沿皮区分布，故又名为带状黑子（zosteriform lentiginous nevus）。

临床鉴别诊断

先天性色素痣

黑子

Becker 痣

咖啡牛奶斑

别名

斑点状黑子（speckled lentiginous nevus）

带状黑子（zosteriform lentiginous nevus）

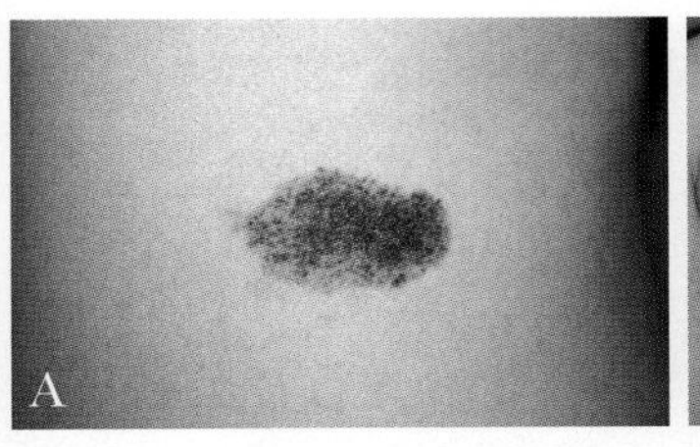

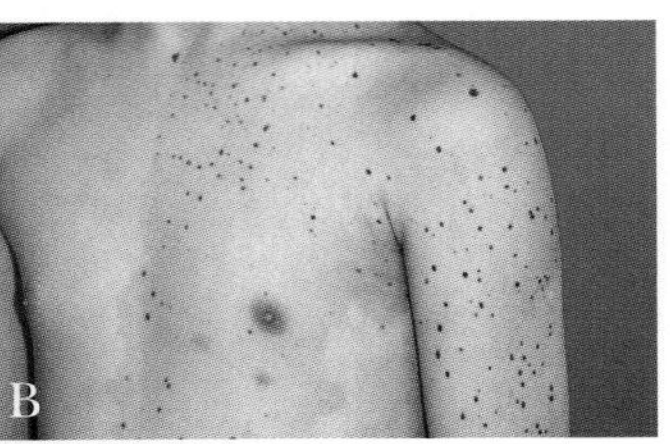

图 21.2.3.4 斑痣（nevus spilus）

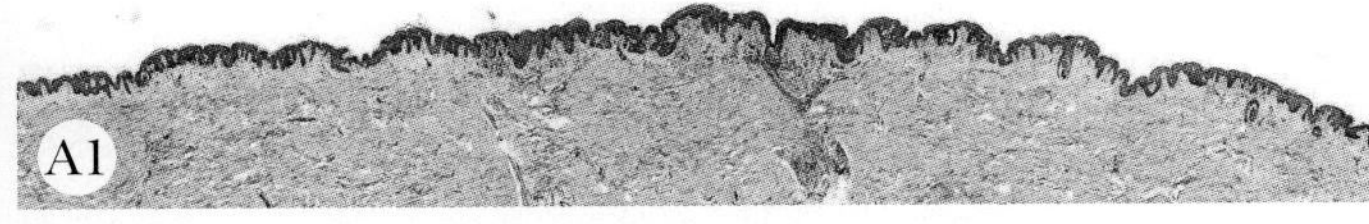

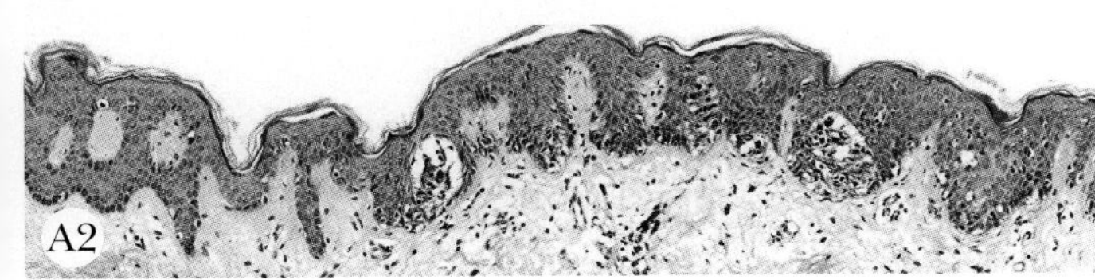

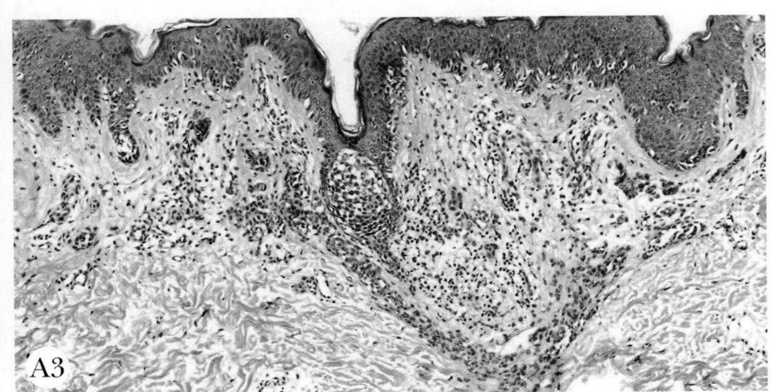

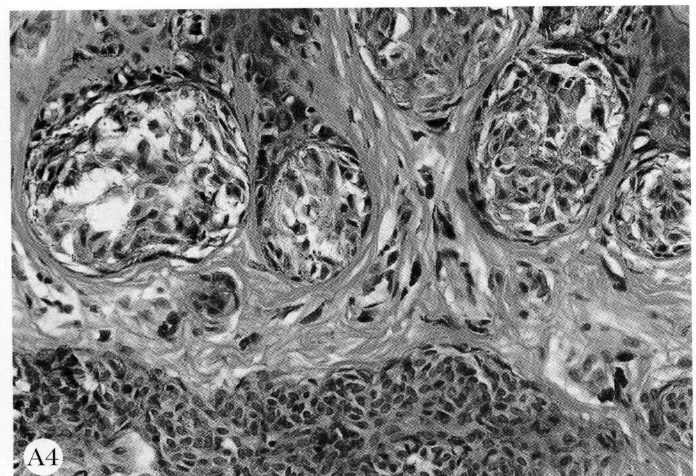

图 21.2.3.4A 斑痣 女，26 岁。左腰部黑斑片 26 年，自出生即有，缓慢增大。病理示黑子背景下，一些区域为交界痣、一些为复合痣。

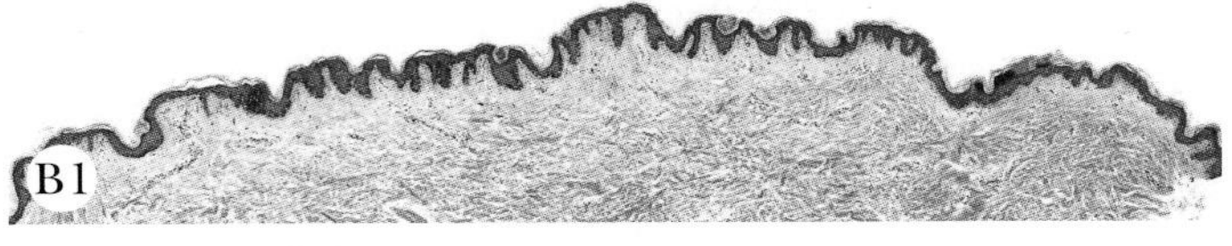

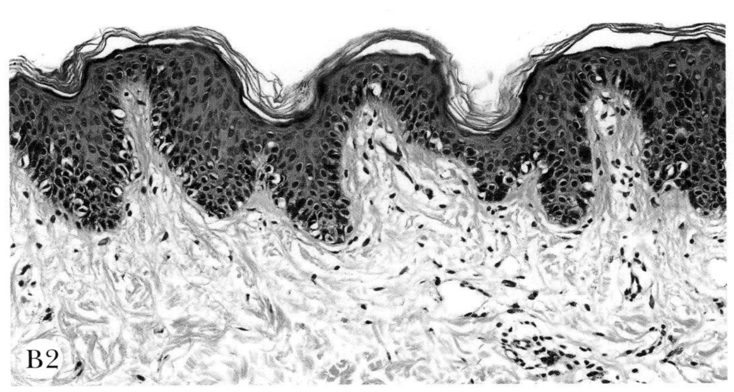

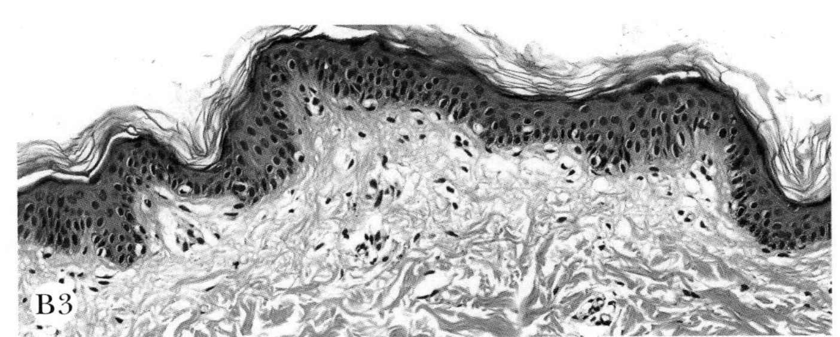

图 21.2.3.4B 节段性黑子 女，10 岁，左侧躯干、上肢淡褐色斑片 10 年，出现黑色斑点 9 年。病理取材为深色斑点，两侧为浅褐色斑，深色斑点区（B2）表皮突明显延长，浅褐色斑区（B3）无表皮突延长，但黑素细胞及色素亦增多。

晕痣（halo nevus）

病理改变

a 真皮乳头或真皮中上部显著的淋巴细胞浸润，小血管扩张。

b 痣细胞可多可少，有时难以分辨或完全消失。

c 可伴显著色素失禁和真皮内噬黑素细胞。

d 淋巴细胞浸润区及周边的表皮内正常黑素细胞消失。

e Fontana-Masson 染色有助于分辨色素脱失区域。免疫组化染色有助于标记残存的黑素细胞以及皮损周边的黑素细胞。

f 偶尔临床为明显可见的晕痣，但组织学无苔藓样淋巴细胞浸润。

g 组织学见苔藓样淋巴细胞浸润，临床无晕痣表现者，称其为晕痣现象（halo phenomenon）。

病理鉴别诊断

恶性黑素瘤：可呈晕痣现象和显著淋巴细胞浸润，但恶性黑素瘤可见显著异型的黑素细胞。

苔藓样角化病：真皮内无痣细胞，表皮角质形成细胞破坏严重。

临床特点

a 多见于青少年，无明显性别差异。

b 色痣周围出现色素减退区域，单发或多发。

c 多发晕痣常伴红斑，且初发晕痣消退后，后发晕痣可逐渐消退。

d 见于各种类型的色痣，如先天及获得性的色素痣、黑子、Spitz 痣、太田痣、蒙古斑等。

e 可继发于白癜风或恶性黑素瘤。

别名

Sutton 痣

离心性获得性白斑

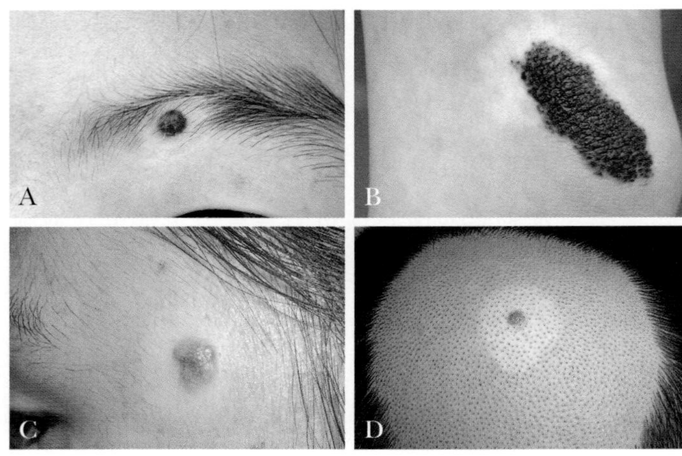

图 21.2.3.5　晕痣（halo nevus）

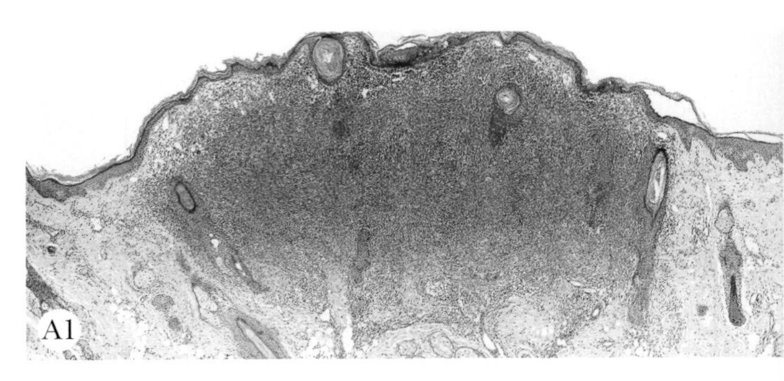

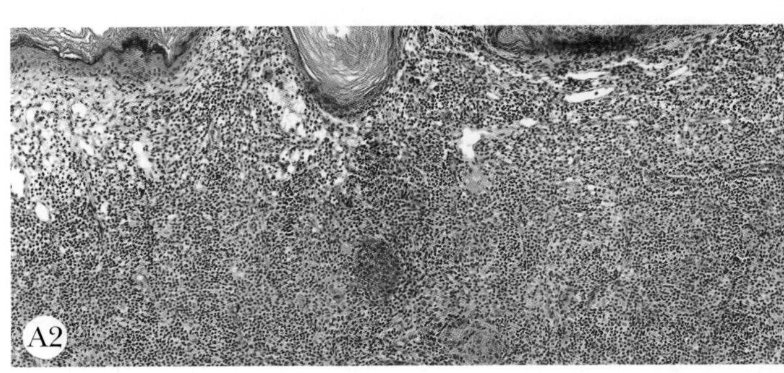

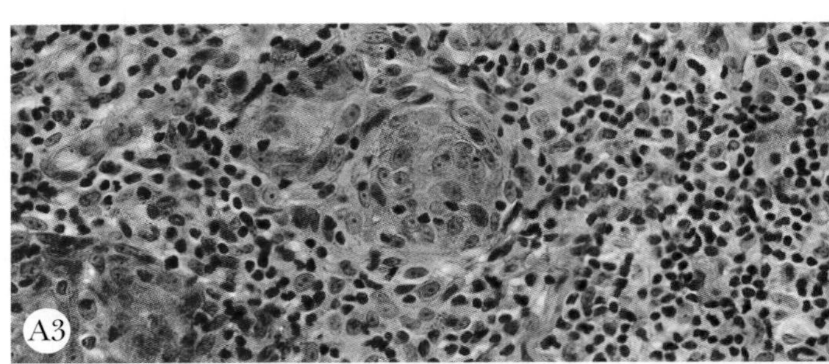

图 21.2.3.5A　晕痣　男，10 岁。左眉丘疹 10 年，周围变白 2 个月，伴毛发变白。皮内痣，大量淋巴细胞浸润，残留少数痣细胞团。痣组织旁表皮内的正常黑素细胞消失。

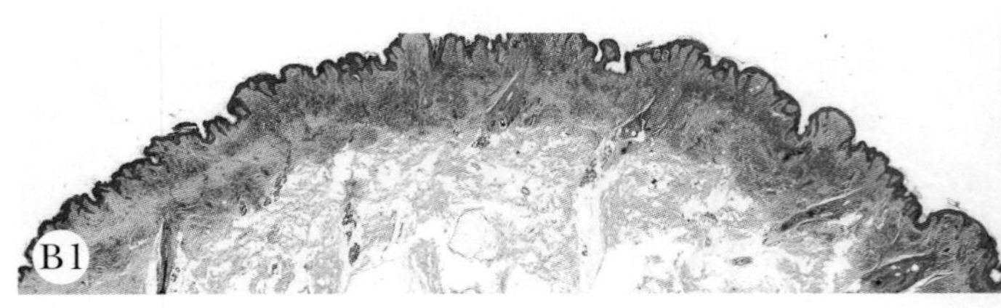

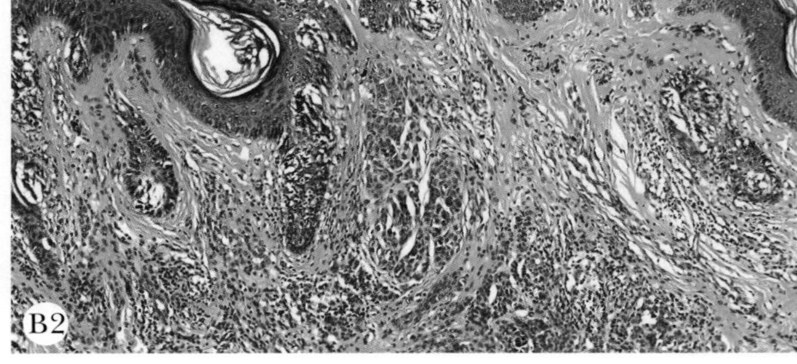

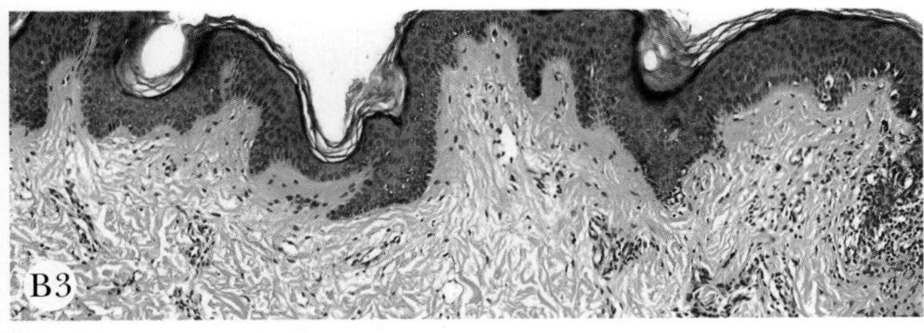

图 21.2.3.5B 晕痣 女，9 岁。右膝黑斑 9 年，右前臂线状白斑 5 年，右膝黑斑边缘变白 1 个月。皮内痣，一端边缘痣组织中淋巴细胞浸润，痣之上及痣旁表皮内黑素细胞消失（B3）。

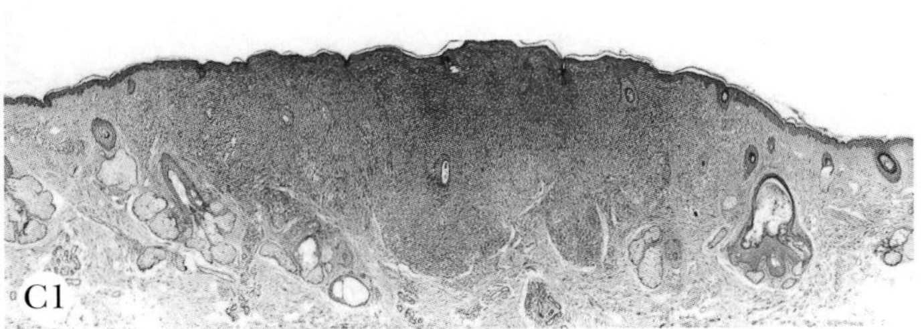

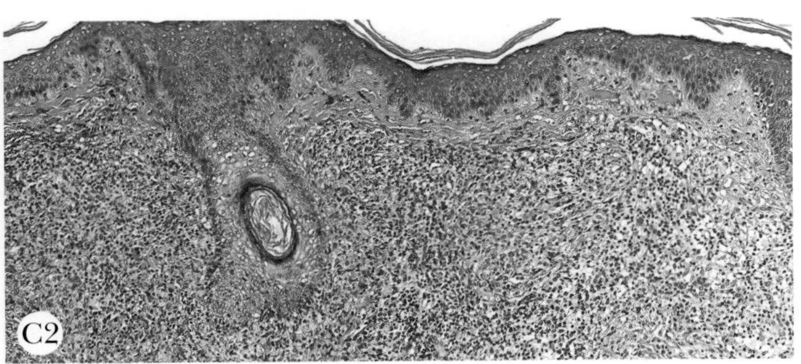

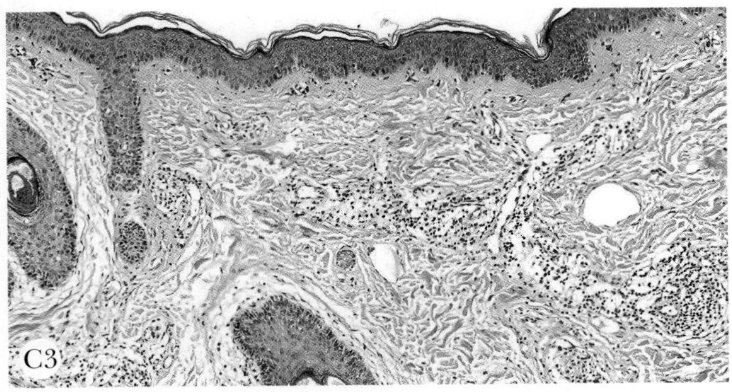

图 21.2.3.5C 晕痣 女，17 岁。面部黑丘疹 10 年，近半年局部发红、色素脱失。复合痣，两中倍图示痣上部及边缘，痣中部组织淋巴细胞非常密集（C2），痣旁淋巴细胞稀疏，表皮内无色素，黑素细胞消失（C3）。

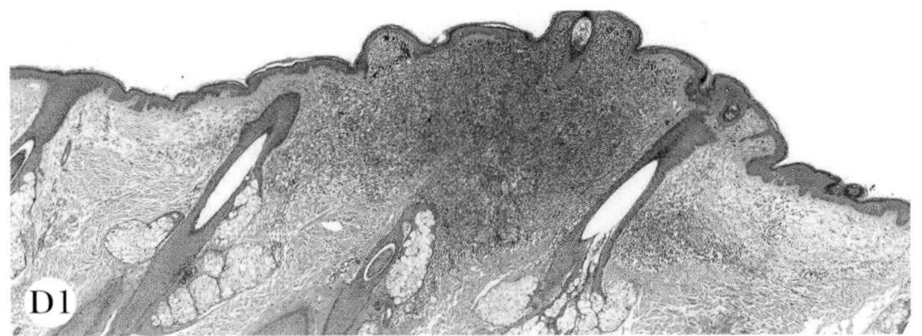

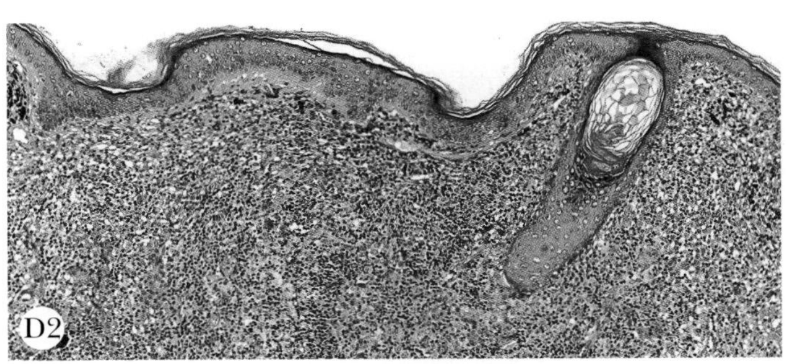

图 21.2.3.5D 晕痣 男，13 岁。头顶黑丘疹 13 年，周围皮肤变白 2 个月。皮内痣，具有晕痣的各种病理特点。

复发性色素痣（recurrent melanocytic nevus）

病理改变

a 表皮变平，基底层色素增加，巢状和雀斑样不典型痣细胞增生，下方限局性瘢痕，真皮内可见残存的痣细胞（巢）。

b 在真皮内纤维化上方的表皮内，痣细胞可呈 Paget 样扩散，形成不规则巢，缺乏成熟现象。

c 表皮或真皮内的痣细胞可较大，富含色素性胞质，胞核不同程度异型。

d 纤维化的胶原束平行于上方表皮，其中常见淋巴细胞浸润。

病理鉴别诊断

恶性黑素瘤：表皮内增生的黑素细胞不限于瘢痕之上。

临床特点

a 继发于色素痣行激光、电灼等治疗后，因炎症、表皮及成纤维细胞修复等，导致异常色素沉着和刺激残存痣细胞增生。

b 皮损常不对称，边缘不规则，色素不均匀，偏心性隆起和硬化，具有类似恶性黑素瘤的特征。

临床鉴别诊断

恶性黑素瘤

别名

假性黑素瘤（pseudomelanoma）

复发痣（recurrent nevus）

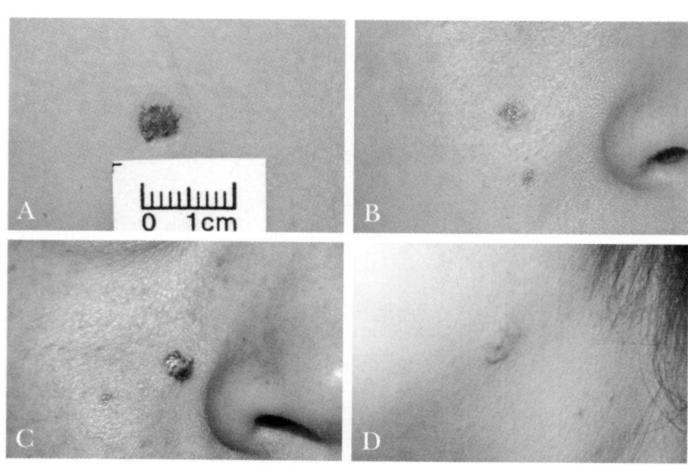

图 21.2.3.6 复发性痣（recurrent melanocytic nevus）

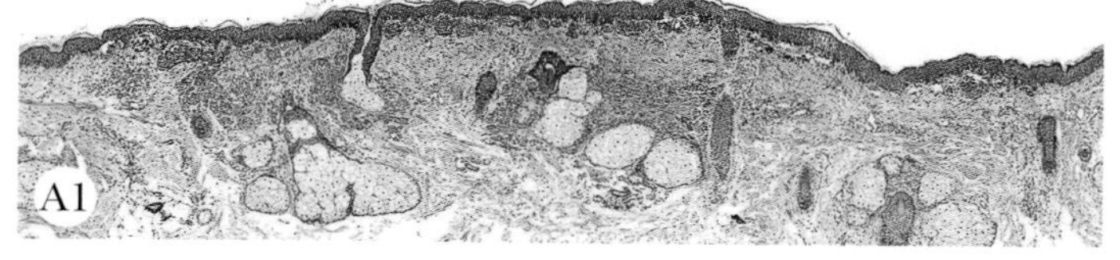

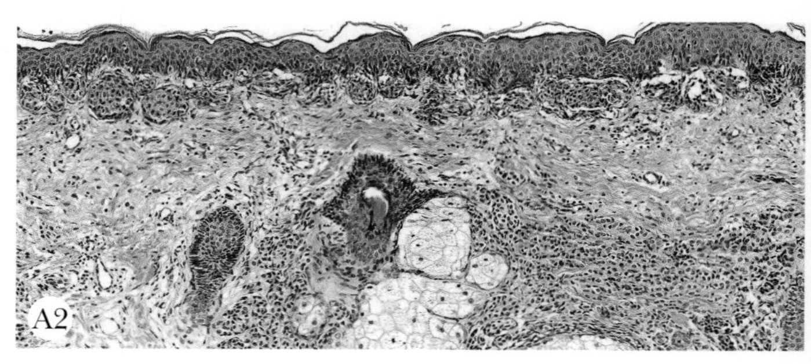

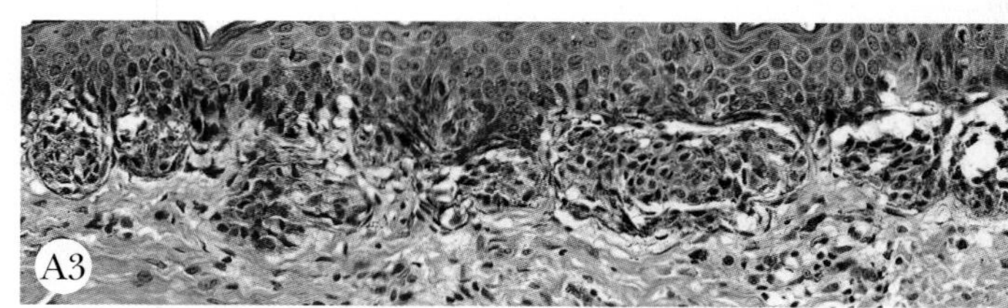

图 21.2.3.6A 复发性痣 女，11 岁，左面部褐色斑 6 年，曾行 3 次激光治疗，复发，扩大。病理示表皮基底部大量增生的痣细胞团，表皮下胶原轻度增生，真皮内有较多痣细胞。

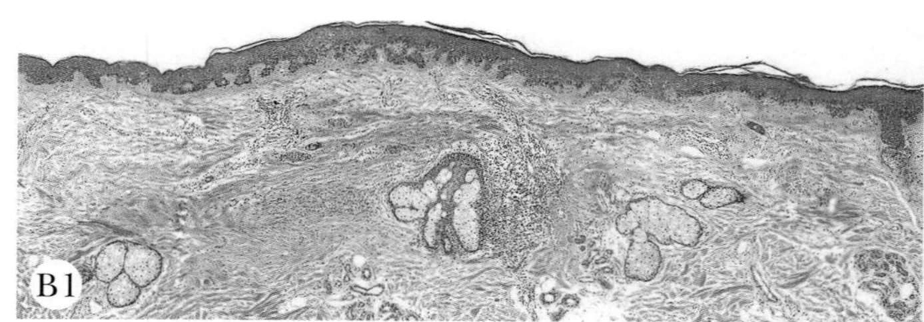

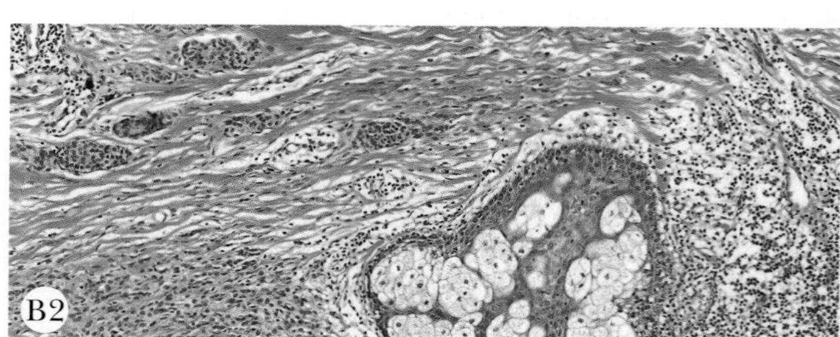

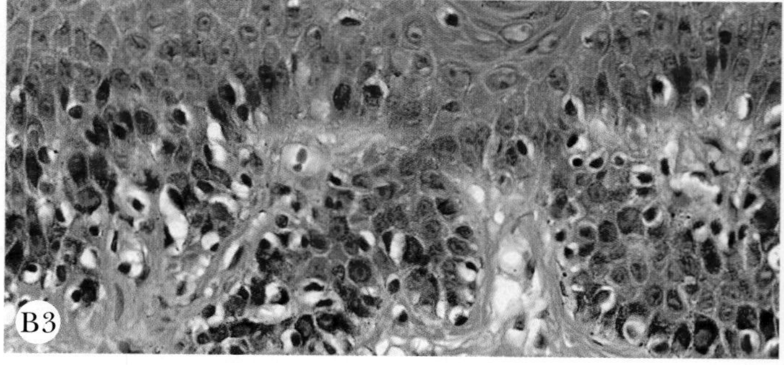

图 21.2.3.6B 复发性痣 女，30 岁，右面颊黑丘疹 30 年，曾以化学剥脱治疗，复发。表皮呈黑子改变，表皮上部有少数黑素细胞。真皮胶原增生，有痣细胞及淋巴细胞。

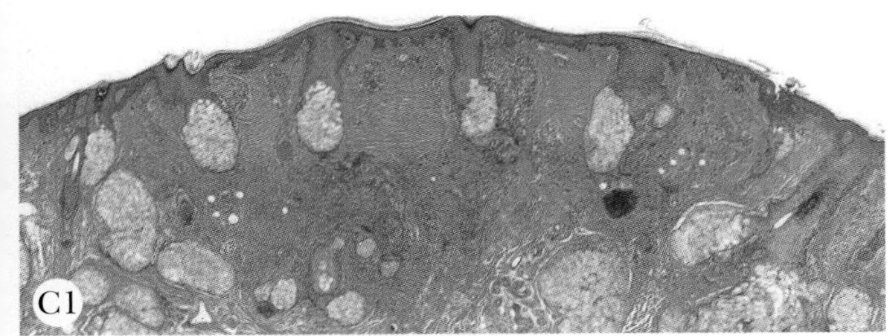

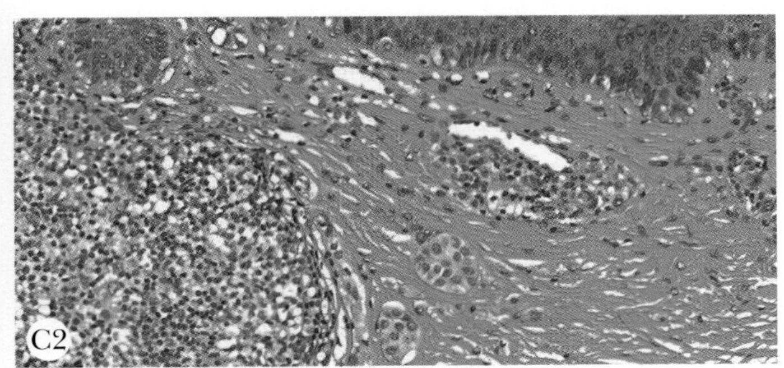

图 21.2.3.6C 复发性痣 女，26 岁，右面部黑色丘疹 5 年，自行抠除，微痒，增大。真皮中上部大量胶原增生，淋巴细胞浸润，真皮中下部大量痣组织。

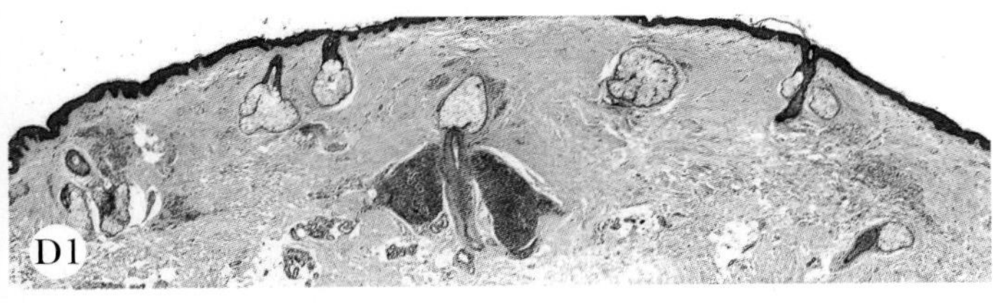

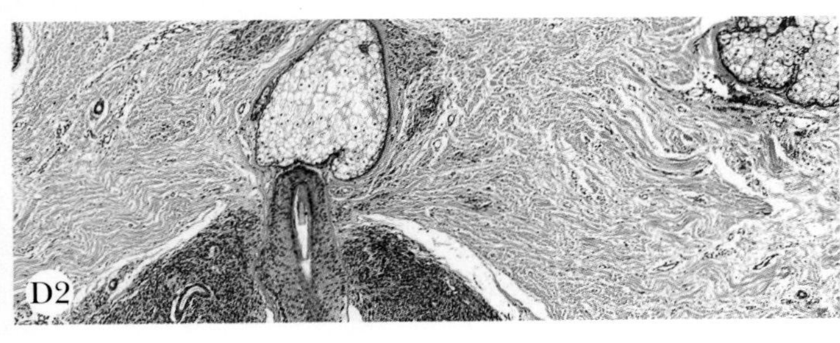

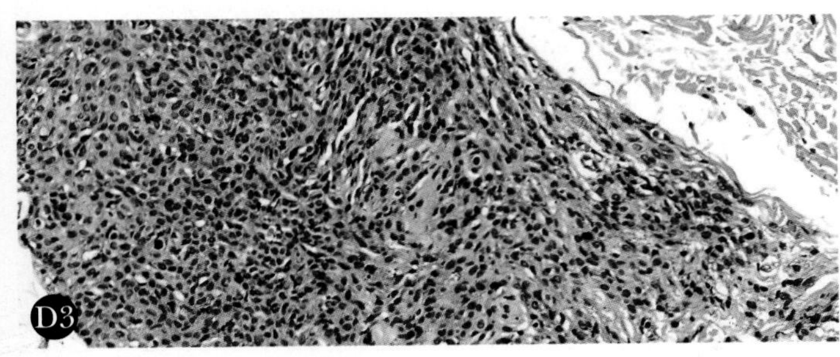

图 21.2.3.6D 复发性痣 女，32 岁，左下颌部皮色丘疹 32 年，8 年前以激光治疗，近期偶有痛感。表皮大致正常。真皮胶原显著增生，真皮中部有残留痣细胞团。

气球状细胞痣（balloon cell nevus）

病理改变

a 复合痣或皮内痣中黑素小体退化引起的胞质空泡样，出现大量气球状细胞。

b 气球状细胞为主，普通痣细胞少，二者可以有过渡型。

c 气球状细胞在真皮内排列成小叶，在表皮内可散在或成簇，有时含少量黑素颗粒。

d 气球状细胞 20 ~ 40μm，胞质丰富，空泡状；胞核小而圆，位于细胞中央或偏向一侧。

e 有时可见多核气球样巨细胞。

f S100 免疫组化染色有助于鉴别诊断。

g 气球状细胞超微结构为细胞器膨胀，提示为一种退行性改变。

病理鉴别诊断

气球状细胞黑素瘤：瘤细胞异型性，核丝分裂相多见，多发于老年人。

退化皮内痣：脂肪细胞核扁平，常位于细胞边缘，脂肪染色阳性。

透明细胞汗腺瘤及其他透明细胞肿瘤：S100 蛋白染色呈阴性。

临床特点

a 多发于 30 岁以前。

b 淡棕色略高结节，直径一般小于 5mm，无特异临床改变。

c 未见恶变报道。

临床鉴别诊断

Spitz 痣

黄色瘤

脂肪瘤

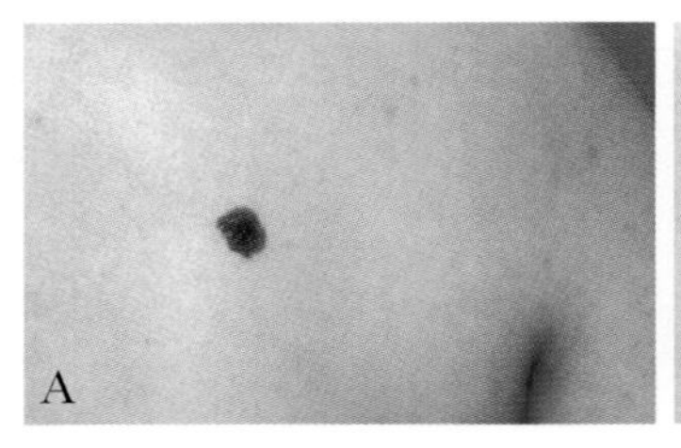

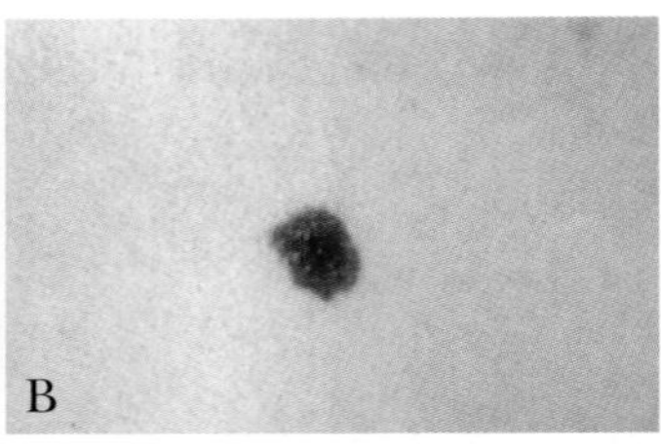

图 21.2.3.7　气球状细胞痣 (balloon cell nevus)

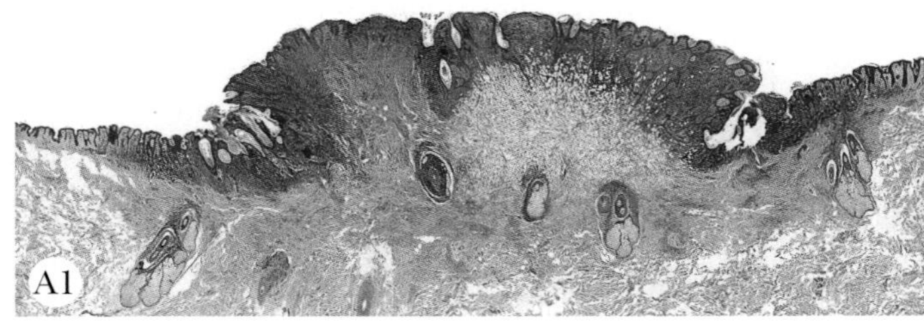

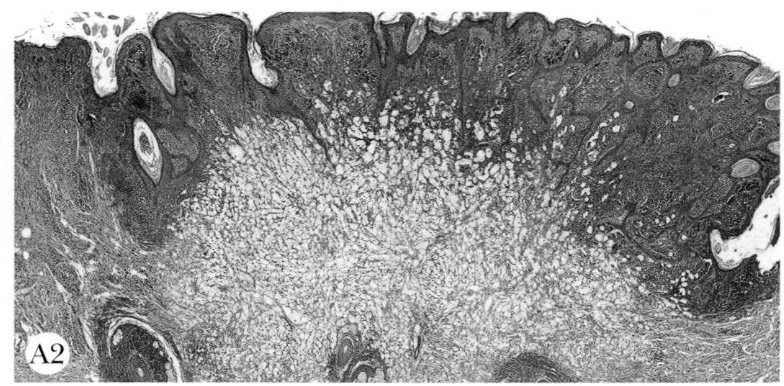

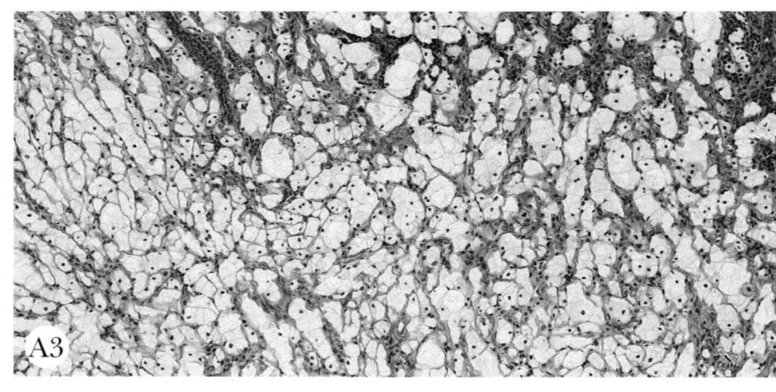

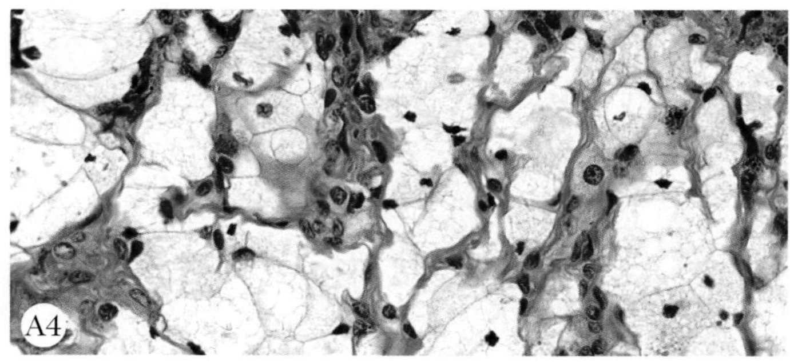

图 21. 2. 3. 7A　气球状细胞痣　女，21 岁，右肩胛部先天性棕色斑疹 21 年，渐增大，曾发炎。真皮中上部痣组织为普通皮内痣特点，真皮中下部细胞气球样变。本例气球状细胞比例尚不足以达到气球状细胞痣诊断标准。

神经痣 (neurotized nevus)

病理改变

a 多为皮内痣，黑素细胞几乎全部神经化，像神经纤维瘤样，散在分布。

b 痣细胞呈纺锤状，S 形，主要为 C 型细胞，而无 A 型或 B 型细胞，色素少。

c 向神经分化，有时可见类似 Meissner 小体样结构。

d 超微结构和免疫组化示黑素细胞特点。

临床特点

无特异性。

Clonal 痣 (Clonal nevus)

病理改变

a 真皮上部痣细胞的背景下，痣的底部有界限清楚的单个局限的或多个群集的痣细胞巢。

b 黑素细胞呈典型的上皮样外观，胞质中常有大量粗大或细小色素颗粒，核形不规则，核仁小，被称为倒置 A 型痣细胞。

临床特点

无特异性。

别名

倒置性 A 型痣 (inverted type A nevus)

簇集性痣 (agminated melanocytic nevus)

a 多个色素痣组织在近距离内间以正常皮肤，可为交界痣、复合痣、皮内痣或 Spitz 痣。

b 与其他色素痣相应的结构无差异。

病理鉴别诊断

斑痣：整个皮损背景为黑子，而簇集性痣背景为正常皮肤。

临床特点

a 多个小的黑斑或丘疹簇集成群。

b 可为先天、后天性色素痣、Spitz 痣等。

c 曾有恶变报道。

临床鉴别诊断

斑痣

黑素瘤卫星灶

黑头粉刺样痣

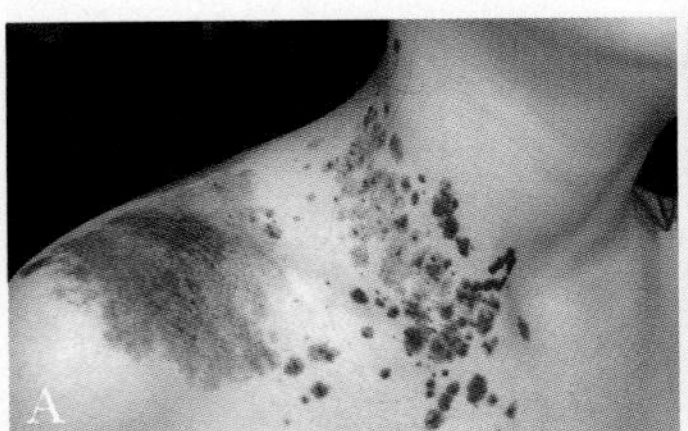

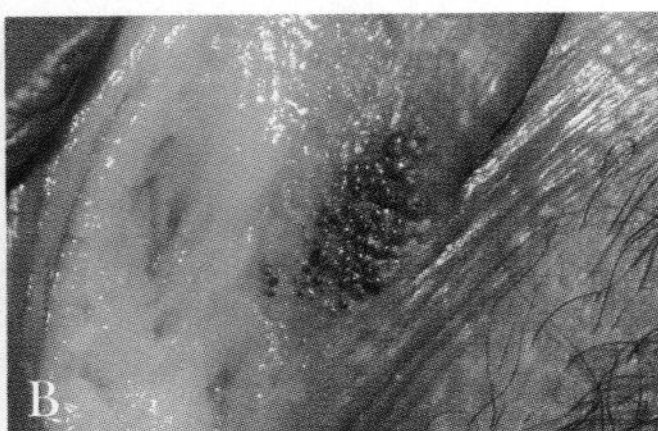

图 21.2.3.10 簇集性痣（agminated melanocytic nevus）

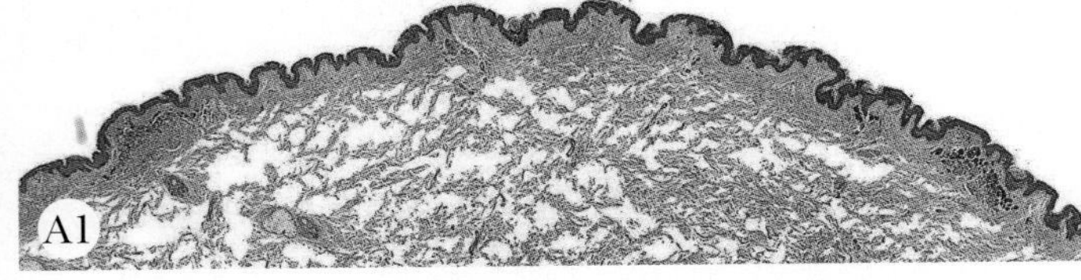

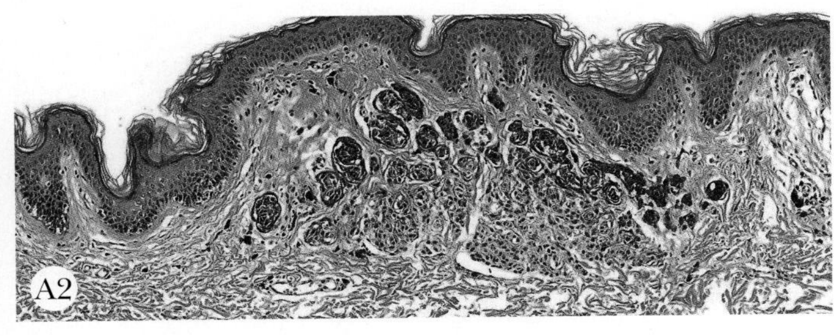

图 21.2.3.10A 簇集性痣 女，13 岁，右肩、颈、上胸部黑斑及斑点 13 年，渐明显。病理为皮内痣，每个痣间为正常皮肤。

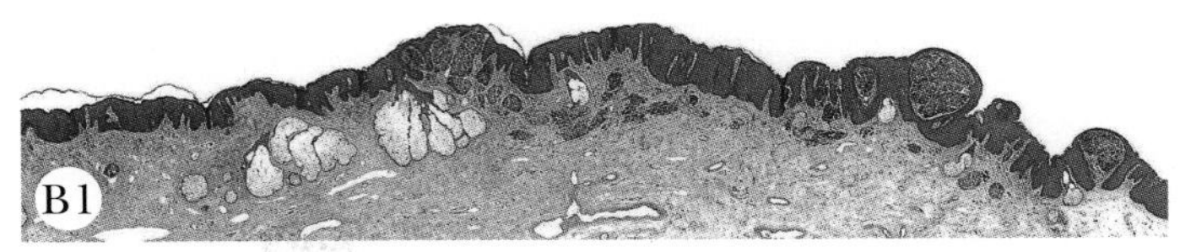

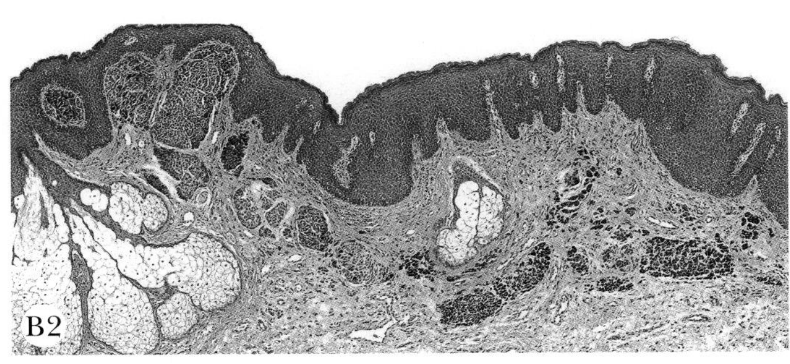

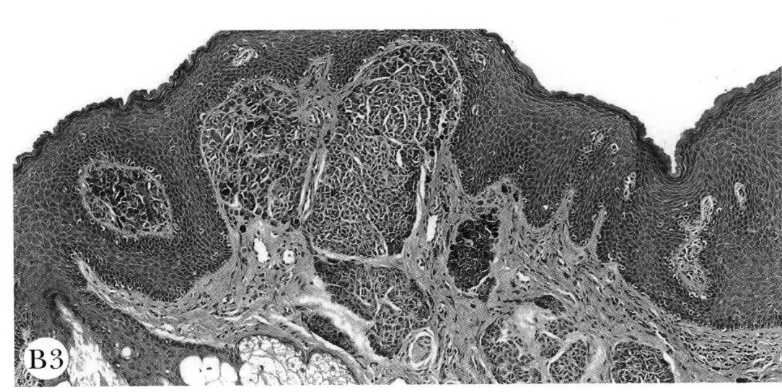

图 21.2.3.10B 簇集性痣 女，30 岁，左小阴唇黑色斑块 1 年，自发现后未见明显变化。病理为皮内痣，病变区乳头瘤样增生，大的乳头内充满痣细胞。

汗腺中心痣（eccrine centered nevus）

病理改变

a 痣细胞分布于汗管（腺）周围。

b 痣细胞累及汗管上皮，但不影响汗腺分泌单位。

c 上方表皮呈黑子样改变。

病理鉴别诊断

斑痣

临床特点

a 先天性，日本报道。

b 好发于躯干和股部。

c 棕色斑片上散在较多 1 ~ 3mm 深棕色至黑色斑丘疹。

临床鉴别诊断

先天性色素痣

斑痣

黑子

临床鉴别诊断

细胞型蓝痣

恶性黑素瘤

先天性痣

普通后天性痣

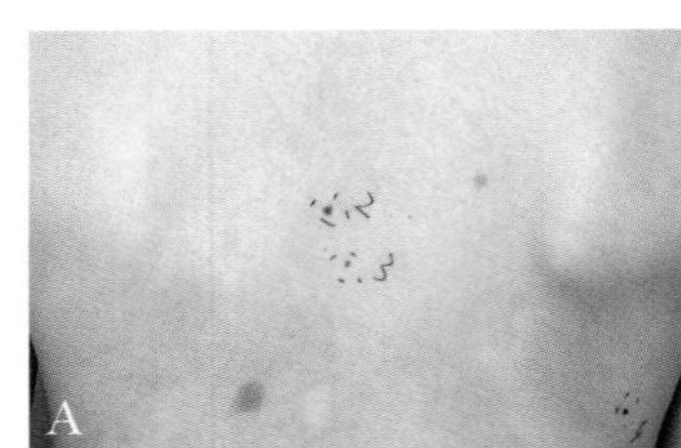

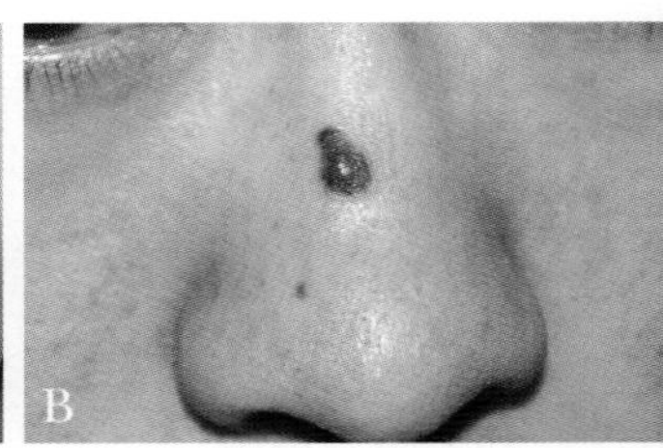

图 21.2.3.12 联合痣（combined nevus）

联合痣（combined nevus）

病理改变

a 可明显辨认出两种或两种以上不同类型的色素痣共同出现于一个痣中。

b 最常见于普通后天性色素痣、先天性色素痣合并蓝痣。亦可为 Spitz 痣、蓝痣、太田痣、蒙古斑等任一联合组成。

c 对称，境界清楚，细胞排列有序。

病理鉴别诊断

黑素瘤：有明显的细胞异型性。

临床特点

a 取决于组合的不同，发病年龄、大小各不相同，通常大于 1cm。

21.2.3.12

b 好发于头、颈、躯干上部、四肢近端。

c 颜色为两种的叠加，可为深浅不一的棕色、蓝色、黑色等，取决于联合的两种痣的类型。

d 形态可变，常为病变各组分形状组合。

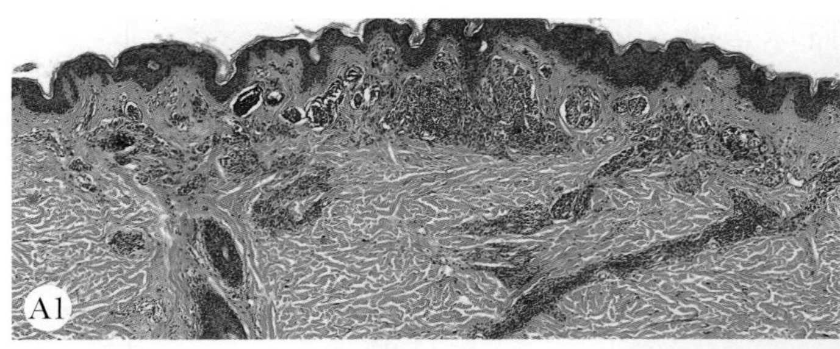

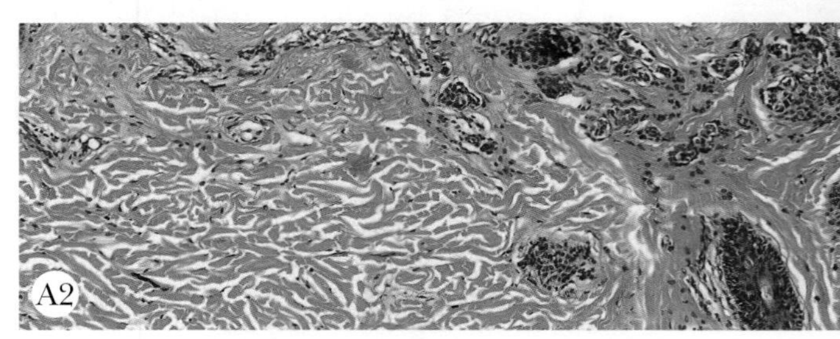

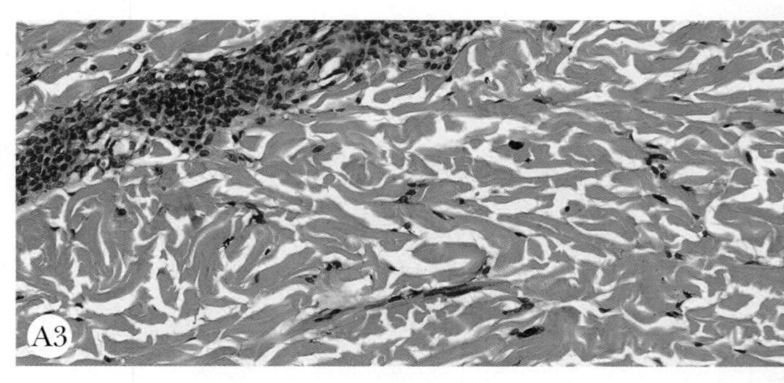

图 21.2.3.12A 蒙古斑与皮内痣联合痣 女，8 岁，躯干弥漫性蓝色斑片 8 年，蓝色斑片中出现数个棕色斑点 2 年。病理示皮内痣及其下散在单个长梭形的深色黑素细胞，即蒙古斑与皮内痣共存。

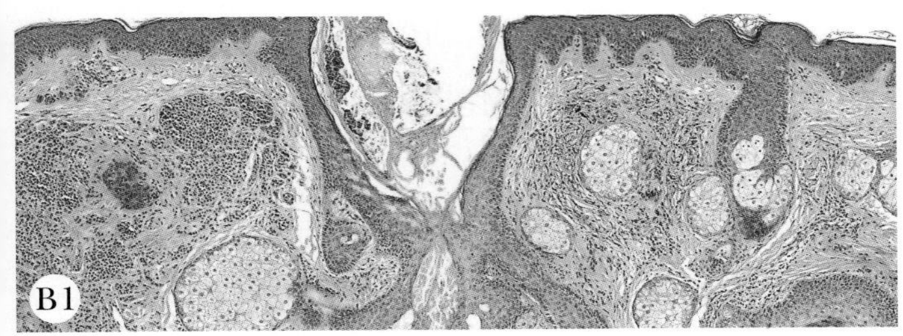

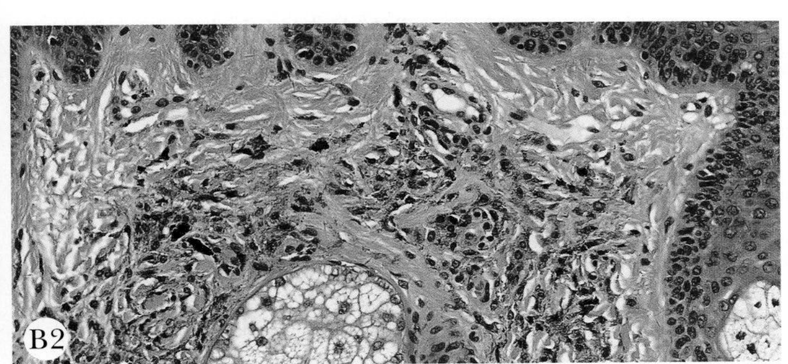

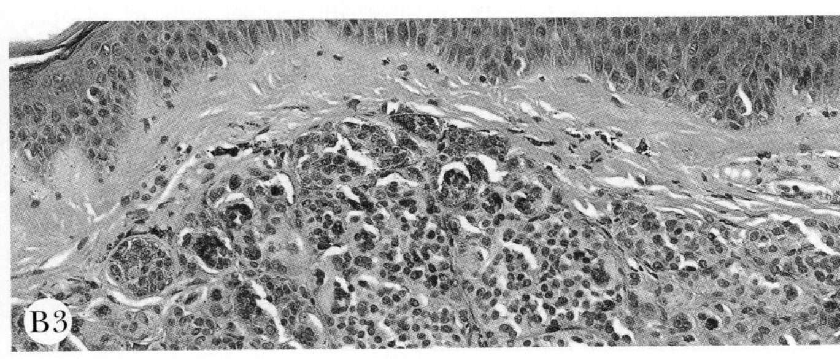

图 21.2.3.12B 先天性色素痣与蓝痣联合痣 男，24 岁，鼻背黑丘疹 24 年，长期无明显变化。病理示中央为皮内痣，边缘有大量梭形细胞，即蓝痣。

Meyerson 痣（Meyerson nevus）

病理改变

a 表皮角化不全、棘层肥厚、海绵水肿。

b 交界痣或复合痣。痣细胞团下真皮浅层血管扩张、充血，周围慢性炎症细胞浸润。

c 有时可见大量嗜酸性粒细胞。

病理鉴别诊断

晕痣：表皮基底层黑素细胞常消失，浸润细胞中通常无嗜酸性粒细胞。

黑素瘤：有明显的细胞异型性。

临床特点

a 良性色素痣基础上的湿疹样环状皮炎。

b 痣及其周围红斑及脱屑边缘，皮损大小达 1.0cm。可有瘙痒。

c 可为获得性、先天性及发育不良痣，通常为复合痣。

d 多见于青年男性，皮损常多发，多见于躯干及四肢近端。

e 炎症可自发消退，但色素痣无变化。

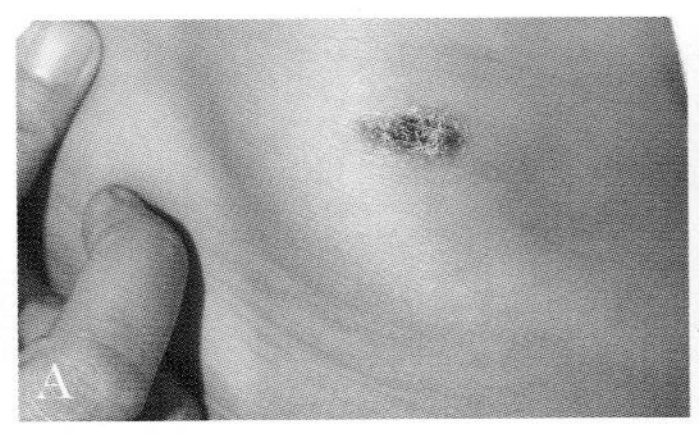

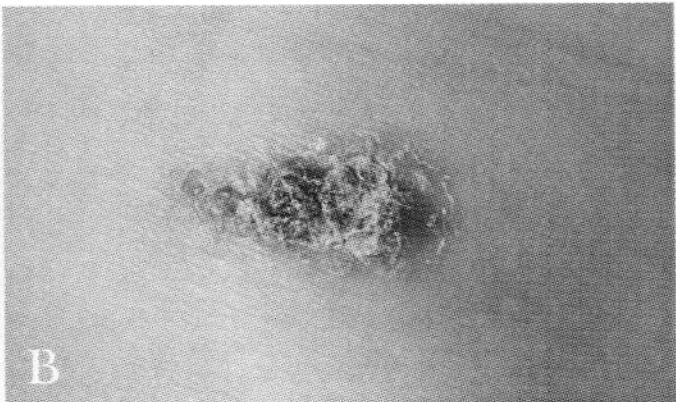

图 21.2.3.13 Meyerson 痣（Meyerson nevus）

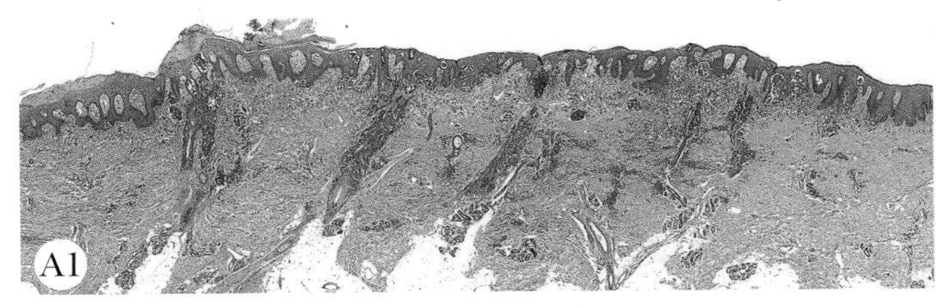

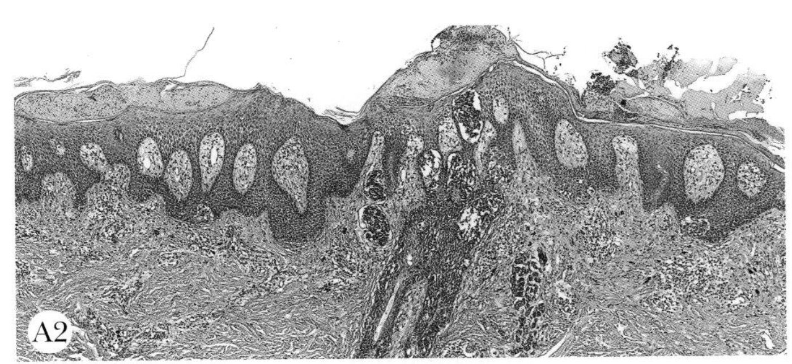

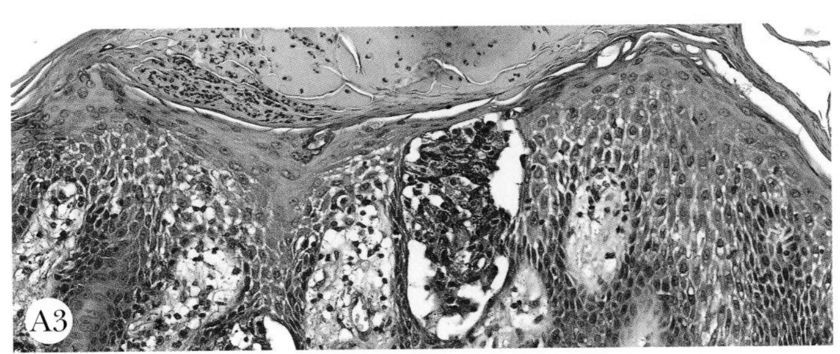

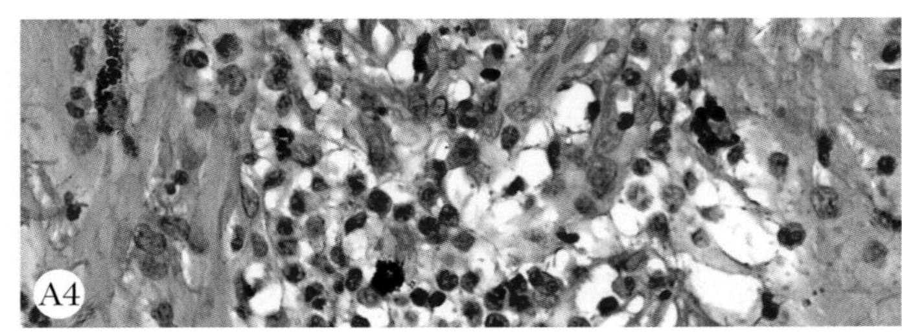

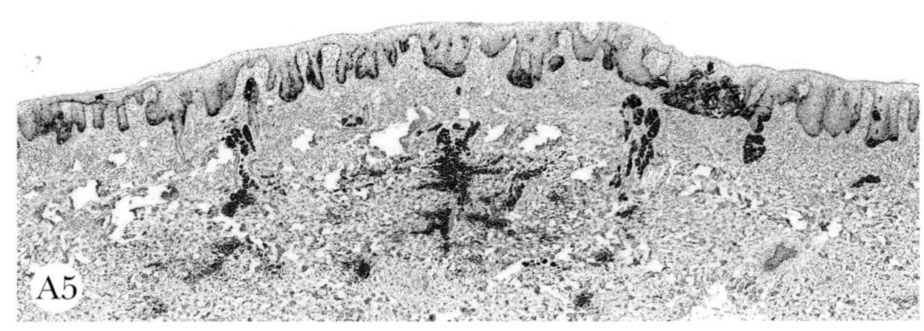

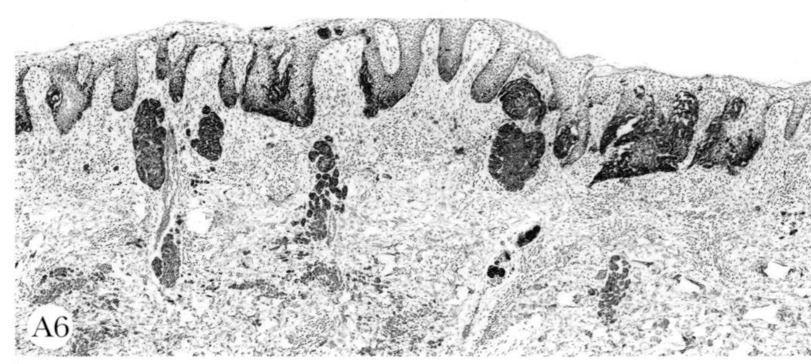

图 21.2.3.13 Meyerson 痣 女，7 个月，左胸部黑斑 7 个月，渗出结痂 2 个月。2 个月前胸背部出现“湿疹”，涂药后愈，但左胸部 2 个黑斑脱屑、结痂未缓解。病理示先天性复合痣，有明显的渗出性痂，海绵水肿，真皮内少至中等量淋巴细胞浸润，有较多嗜酸性粒细胞（A4）。Melan-A（A5）及 S100 阳性，HMB45 示良性模式（A6），Ki-67 阳性率约 2%。

21.2.4 Spitz 痣及变异（Spitz nevus and variants）

Spitz 痣（Spitz nevus）

病理改变

a 可以是交界痣、复合痣或皮内痣。

b 表皮内痣细胞巢与表皮突方向一致，黑素细胞在细胞巢内垂直生长，细胞巢周裂隙明显。痣细胞为梭形细胞、上皮样细胞或二者均有。

c 上皮样细胞常呈多核、形状奇异。散在及巢状的细胞常缺乏细胞黏附。胞质有时呈毛玻璃样，常见核内胞质样假包涵体。

d 梭形细胞型中，瘤细胞常排列为束状，体积较大，胞质丰富呈嗜酸性，可见典型的单个泡状核，有明显的嗜酸性核仁。

e 有时核分裂相活跃，尤其是年轻人中，但主要位于肿瘤表浅部位。

f 多具备良性痣特点，如边界清晰、两侧对称、成熟现象、无异型性等。

g 偶可在真表皮交界处形成扇形边缘、弱嗜酸性、PAS 染色阳性、群集，由层黏蛋白、Ⅳ型胶原及纤维连接素构成的透明结构，称 Kamino 小体。

h Kamino 小体主要见于进展期，我科 200 余例 Spitz 痣中找到 Kamino 小体的病例屈指可数，故在诊断中实际意义很小。

i 表皮内痣细胞巢和上方表皮之间常形成人工裂隙，但并非诊断必需，亦非良恶鉴别的关键。

j 常见角化过度伴棘层肥厚，有时呈假上皮瘤样增生，偶尔在侧缘形成领圈样表现。

k 常见真皮浅层水肿，表浅毛细血管扩张。常可见淋巴细胞、组织细胞浸润。

l 文献报道的类型颇多，如：复合型、Paget 样型、结缔组织增生型、玻璃样变型、血管瘤样型、晕痣型、色素型、丛状型、管状型、玫瑰结样型、伴有 Touton 巨细胞型，以及复发性 Spitz 痣、联合型 Spitz 痣等。

病理鉴别诊断

恶性黑素瘤：多数 HE 切片即可诊断，加上病史，HMB-45 主要在表皮及真皮表浅部表达，Ki-67 指数很低，95% 可确诊。有时则非常难于鉴别。更多的免疫组化如：Spitz 痣中 MIB-1、Bcl-2、P53、survivin 和拓扑异构酶Ⅱ α、CD40 低表达，P21 高表达，黑素瘤则相反。基因分析发现 Spitz 痣为单克隆增生。部分 Spitz 痣 11 号染色体短臂拷贝数增加，另有少数 9 号染色体短臂中间缺失。但有时不得不用“生物学潜能未定的 Spitz 样肿瘤”“非典型 Spitz 痣”等术语。

临床特点

a 主要发生于儿童及青年，40 岁以上成人极少见，偶有先天发生。

b 好发于面部、四肢和躯干，但可发生于身体任何部位，包括生殖器黏膜、口腔黏膜、舌、阴茎、甲下和足底等不同部位。

c 常为孤立、快速生长、无症状、粉红或红棕色、黑色、肤色的圆顶状丘疹或结节。斑状（早期皮损），息肉状，带蒂或疣状皮损少见。偶可多发，群集。

d 皮损直径多小于 5mm，偶可见巨大者。无自觉症状。

e 可伴有晕痣现象，也会出现逐步退化现象。

f 偶尔外伤后可形成表浅溃疡。

临床鉴别诊断

化脓性肉芽肿（分叶状毛细血管瘤）

血管瘤

普通后天性色素痣

皮肤纤维瘤

恶性黑素瘤

脂溢性角化病

别名

梭形上皮样细胞痣（spindle and epithelioid cell nevus）

Spitz 肿瘤（Spitz tumor）

良性幼年黑素瘤（benign juvenile melanoma）

梭形细胞痣（spindle cell nevus）

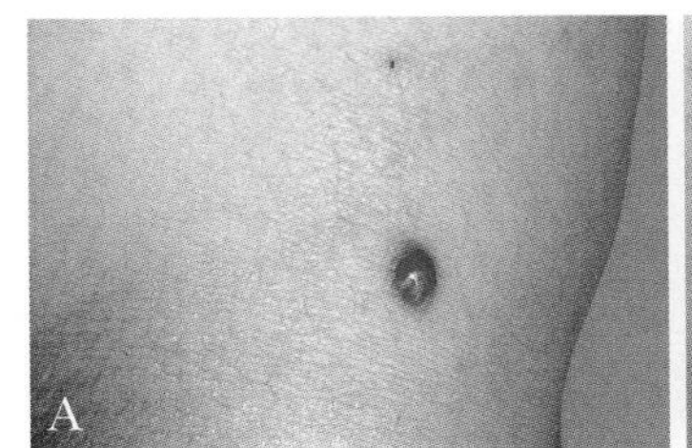

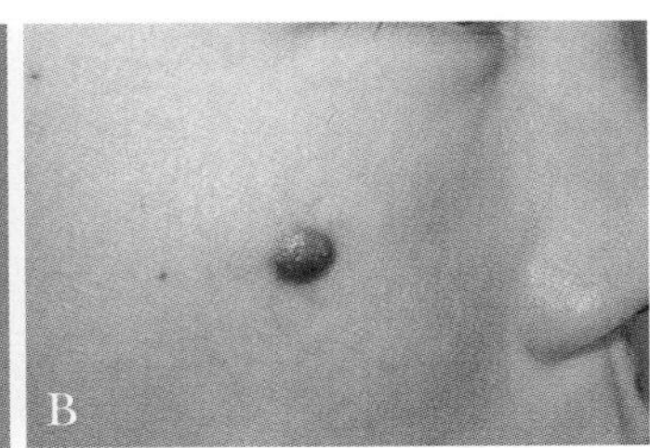

图 21.2.4.1　Spitz 痣（Spitz nevus）

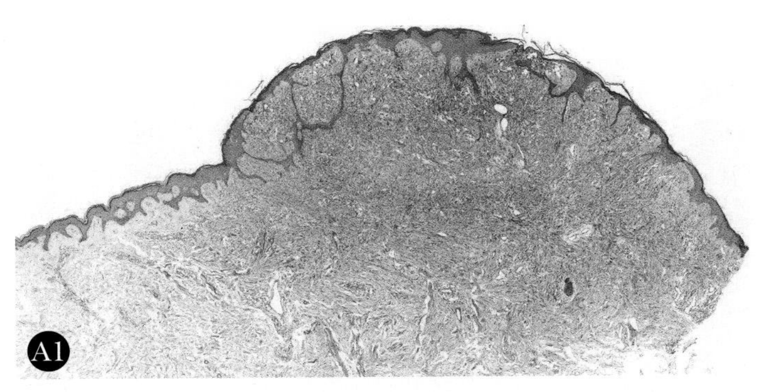

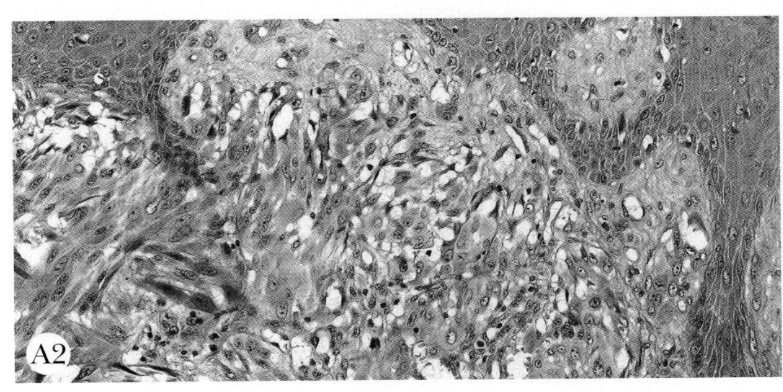

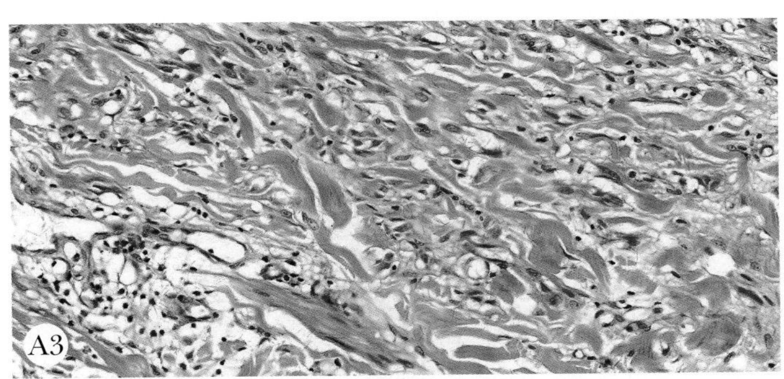

图 21.2.4.1A　Spitz 痣　男，34 岁，左上肢红丘疹 4 个月，临床诊断化脓性肉芽肿。痣组织位于皮内，梭形细胞成束状以不同方向排列。浅部痣细胞大，胞质丰富，可见少数核分裂相，深部痣细胞变稀疏且小。整个痣中毛细血管扩张充血，底部及边缘有淋巴细胞浸润。

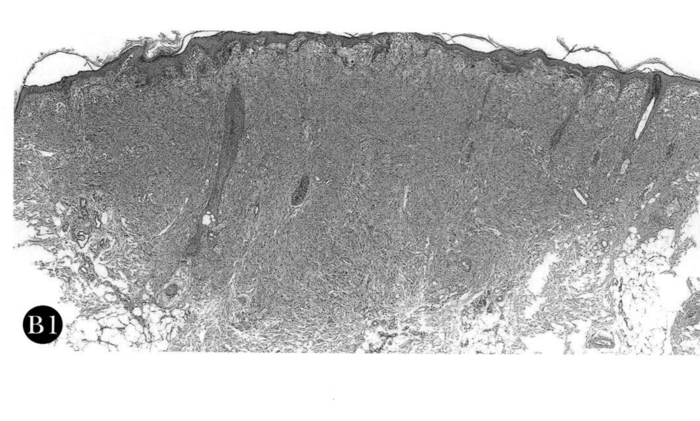

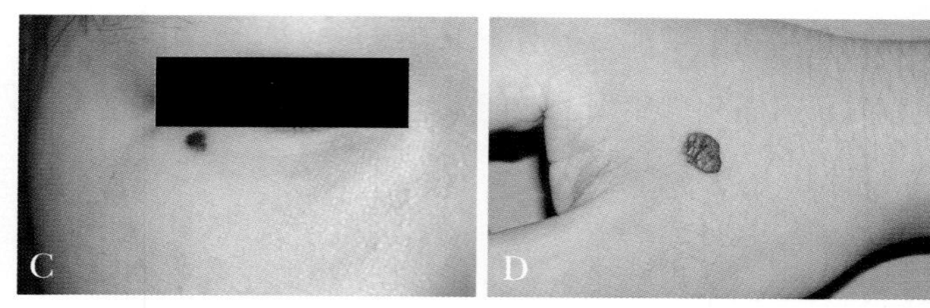

图 21.2.4.1 Spitz 痣（Spitz nevus）

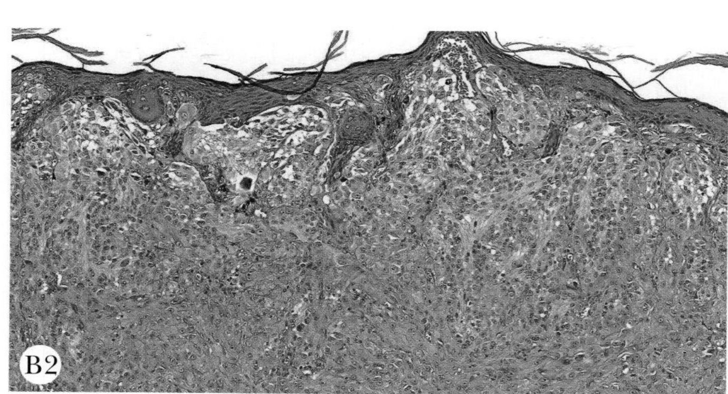

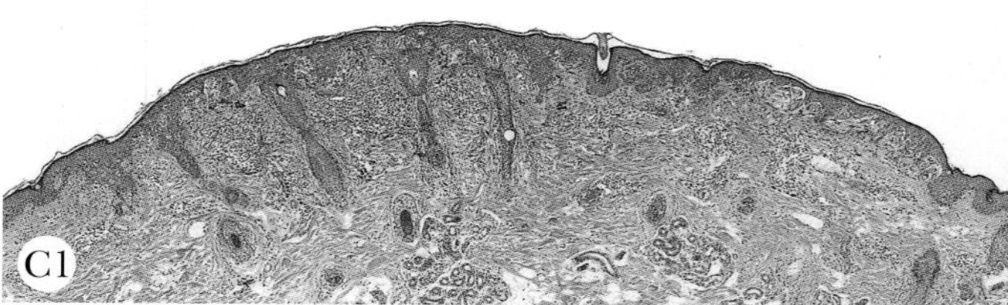

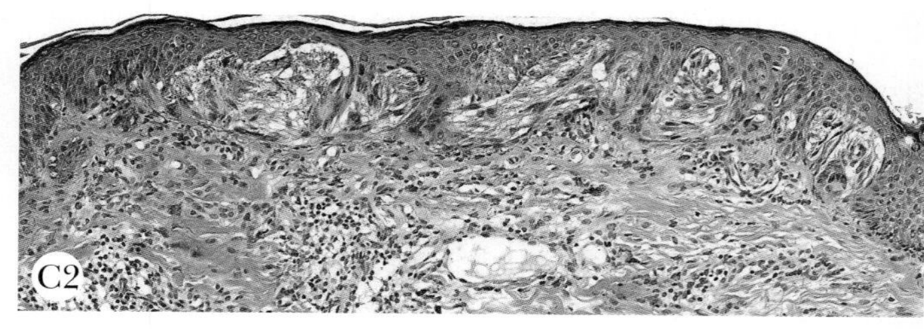

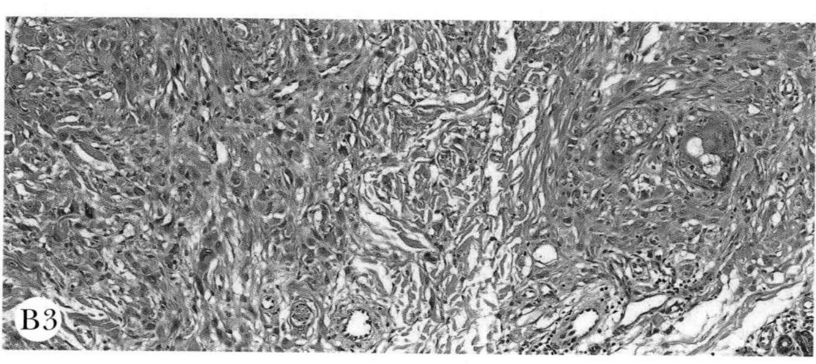

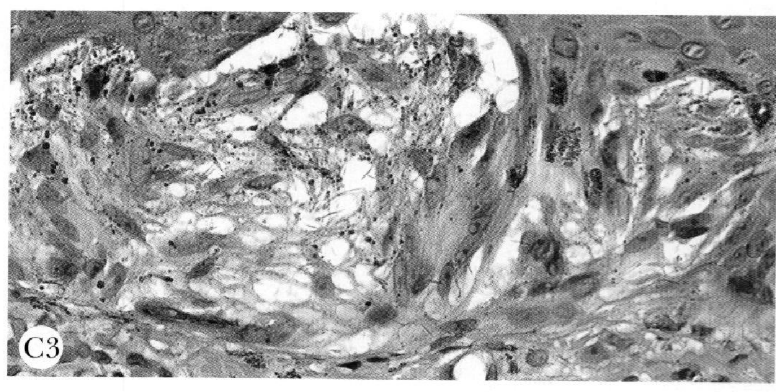

图 21.2.4.1C Spitz 痣 女，7 岁，右下睑黑色丘疹 4 年，逐渐增大。痣细胞位于表皮内，梭形，成巢。

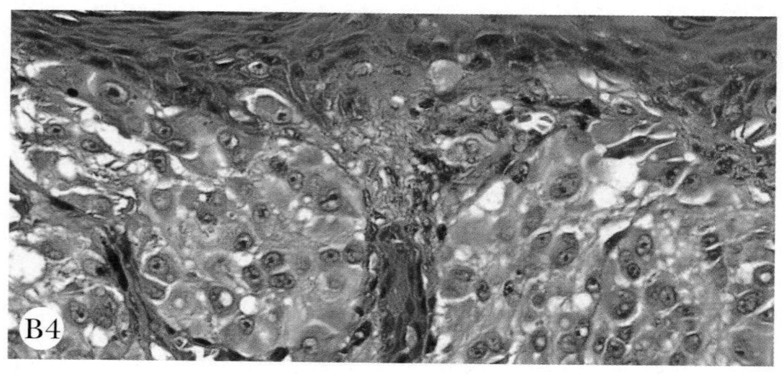

图 21.2.4.1B Spitz 痣 男，8 岁，面部红色丘疹 1 年。痣细胞位于皮内，上皮样细胞。浅部痣细胞致密，胞质丰富，呈毛玻璃样。

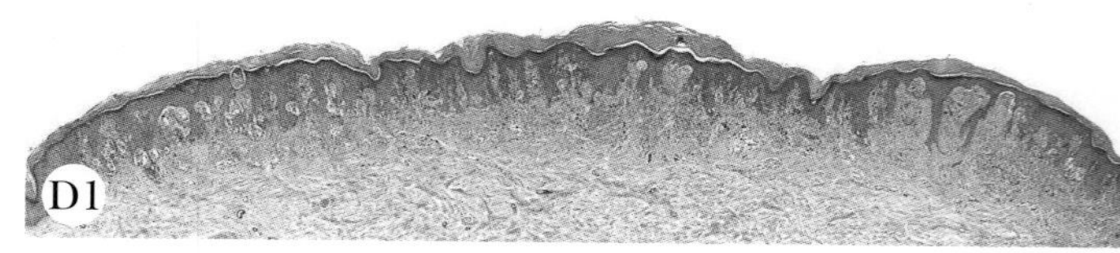

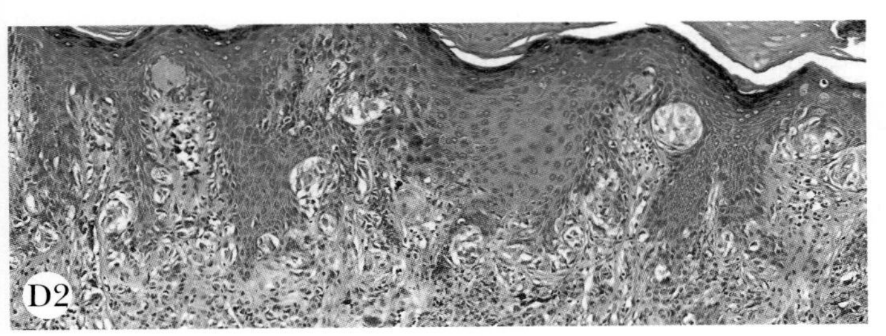

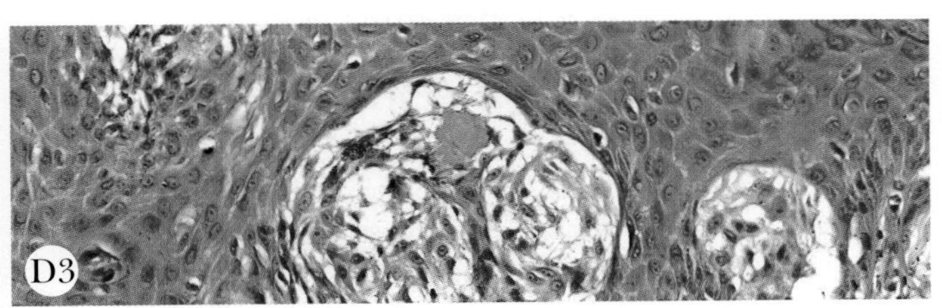

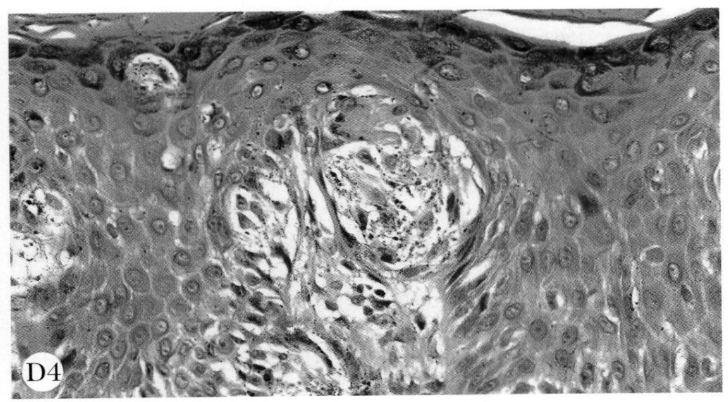

图 21.2.4.1D Spitz 痣 男，18 岁，右手虎口部褐色丘疹 2 年。复合痣型，D2、D3、D4 中均可见均质、嗜酸性的 Kamino 小体。

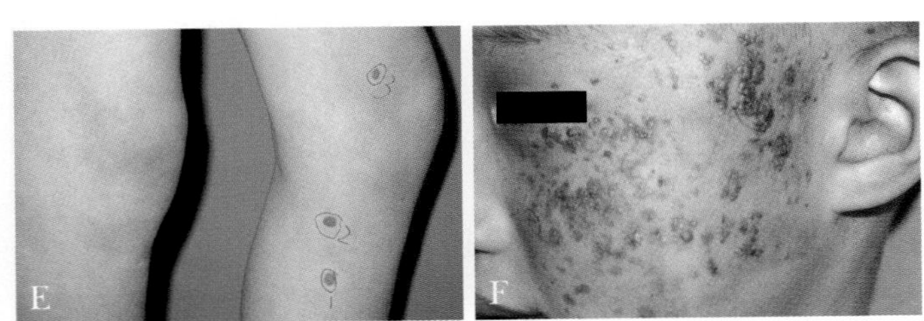

图 21.2.4.1 Spitz 痣（Spitz nevus）

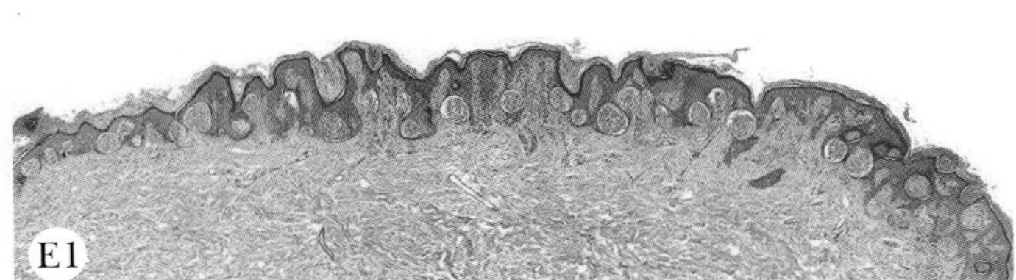

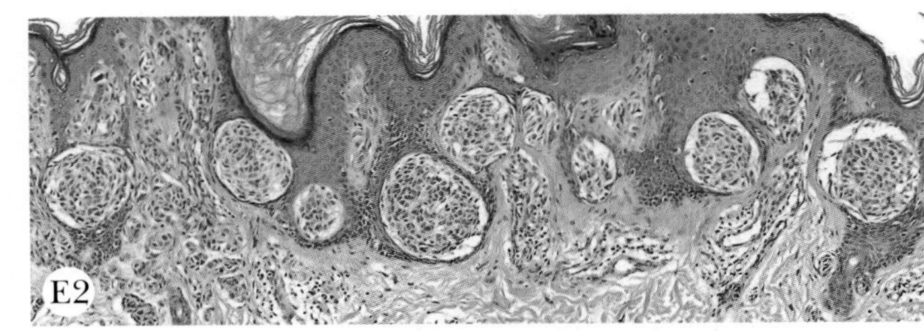

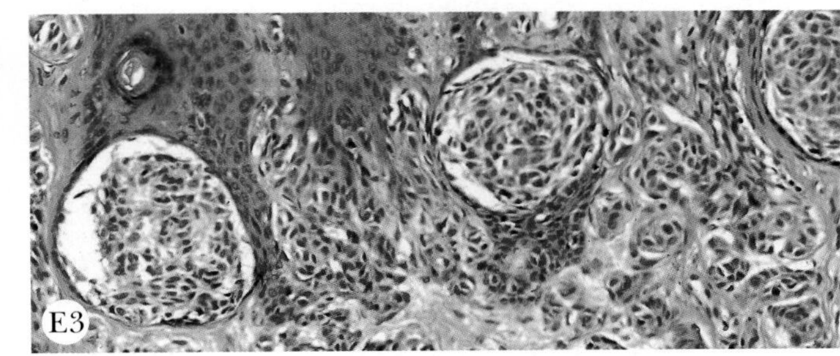

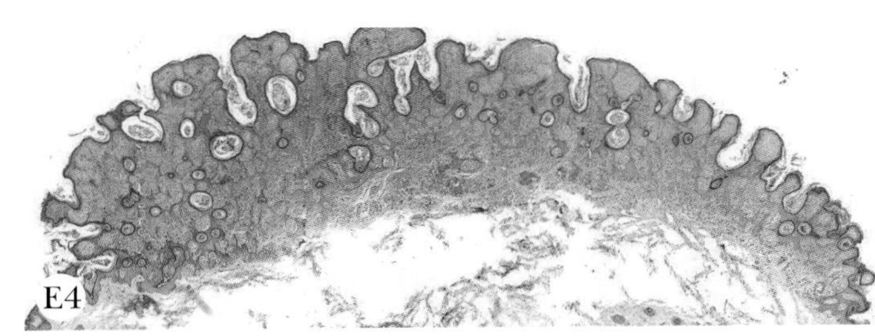

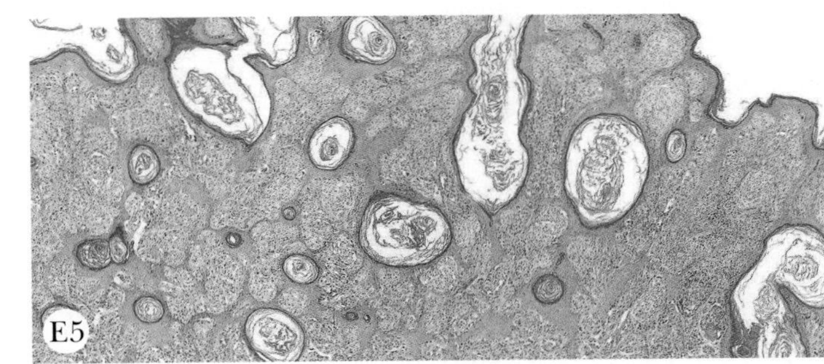

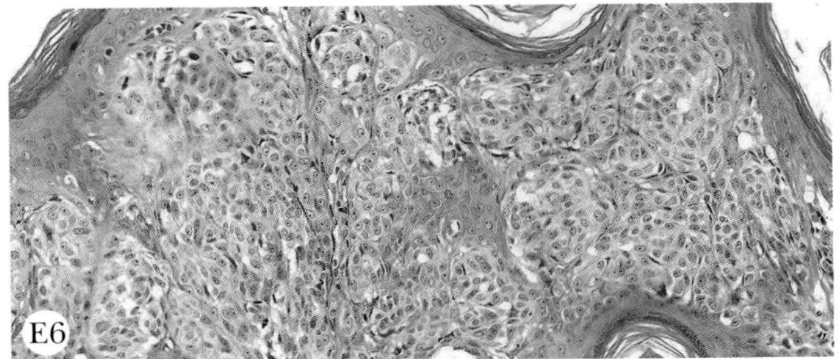

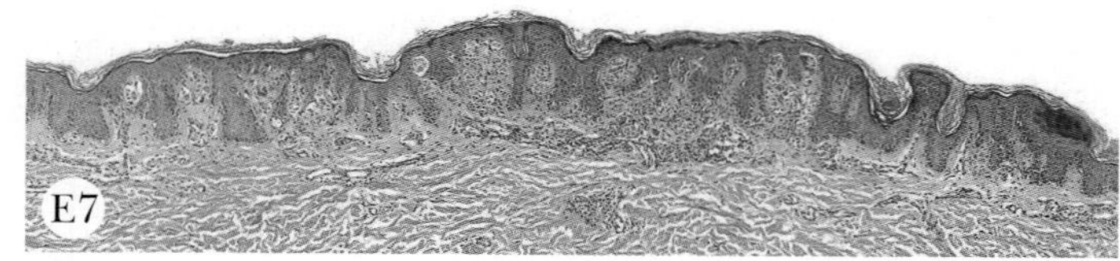

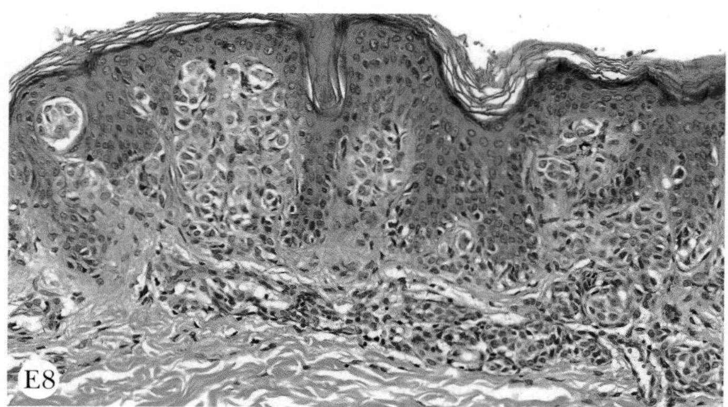

图 21.2.4.1E Spitz 痣 男，14 岁，全身散发红斑、丘疹 7 年。皮损 2~10mm，少数大的皮损呈疣状。切取多个皮损，均为 Spitz 痣，有交界型、复合型及皮内型，均为上皮样细胞，核仁清楚。病理示全身 3 个不同形态皮损。

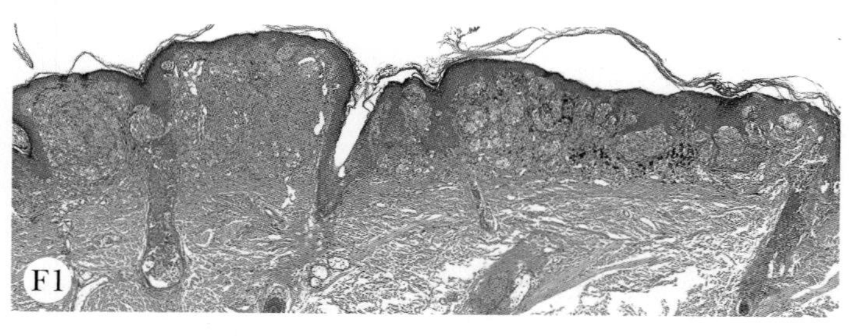

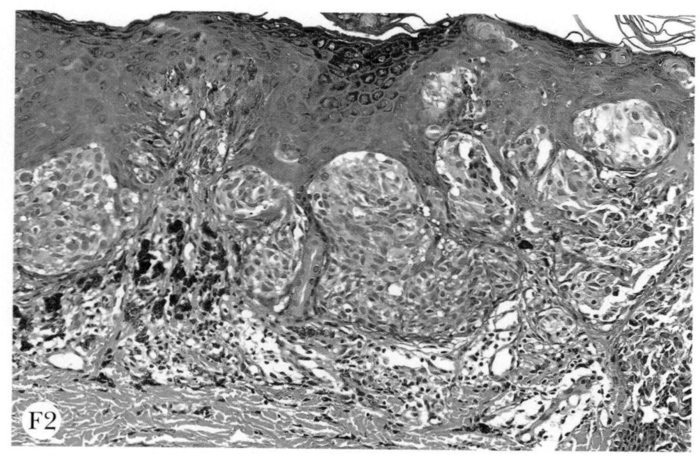

图 21.2.4.1F Spitz 痣 男，2 岁，面部红色斑丘疹 2 年。出生 1 个月发现约 4cm 色素斑，2 个月后出现红丘疹，曾诊断为“毛细血管瘤”“淋巴血管瘤”。临床为斑痣，病理所取丘疹为皮内型 Spitz 痣。

结缔组织增生性 Spitz 痣（desmoplastic Spitz nevus）

病理改变

a 肿瘤对称，为皮内痣，界限清楚。

b 呈梭形上皮样细胞痣的细胞学特点，但细胞成分较少，免疫组化 S100 染色显示真皮内痣细胞浸润。

c 真皮网状层的痣细胞间显著结缔组织增生，可呈嗜伊红和透明化改变。

d 硬化的真皮内梭形和上皮样细胞胞质极少，伴显著纤维化。但浅部亦可见胞质丰富呈嗜酸性，核深染呈小泡状及假包涵体，核仁明显。

e 血管周围和间质内可见淋巴细胞浸润。

病理鉴别诊断

结缔组织增生性恶性黑素瘤：基于对称性、侵入模式、细胞学特征，以及上方有无不典型雀斑样黑素细胞增生等排除。结缔组织增生性 Spitz 痣中 P16 常呈中等或强阳性表达，黑素瘤很少阳性。

转移癌：如乳房硬癌，需与本病鉴别。

临床特点

a 多好发于四肢。

b 21 ~ 30 岁多见，皮损可持续存在多年。

c 红色或红褐色丘疹、结节，可伴有鳞屑。

d 临床上常与黑素瘤相混淆。

临床鉴别诊断

普通后天性色素痣

先天性色素痣

结缔组织增生性黑素瘤

皮肤纤维瘤

别名

结缔组织增生痣（desmoplastic nevus）

结缔组织增生性色素痣（desmoplastic melanocytic nevus）

透明梭形和上皮样细胞痣（hyalinizing spindle and epithelioid cell nevus）

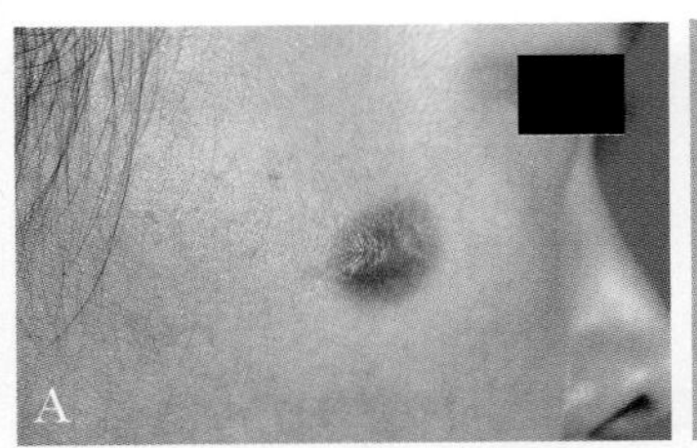

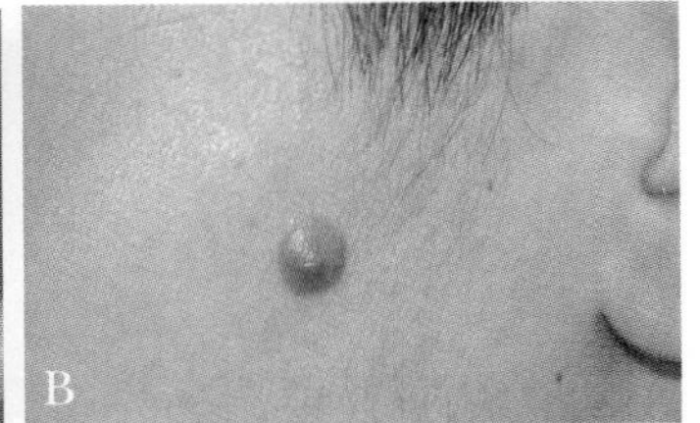

图 21.2.4.2　结缔组织增生性 Spitz 痣

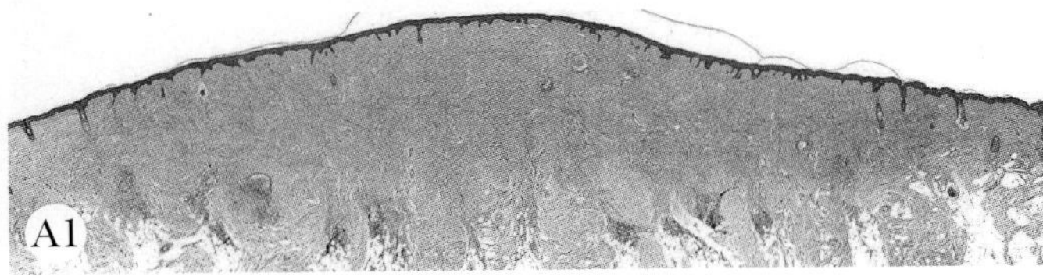

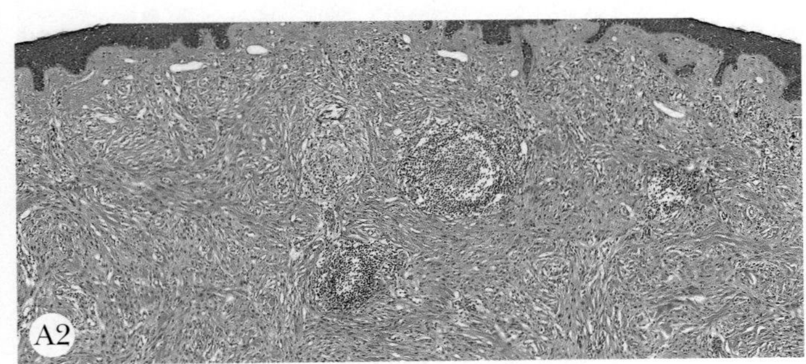

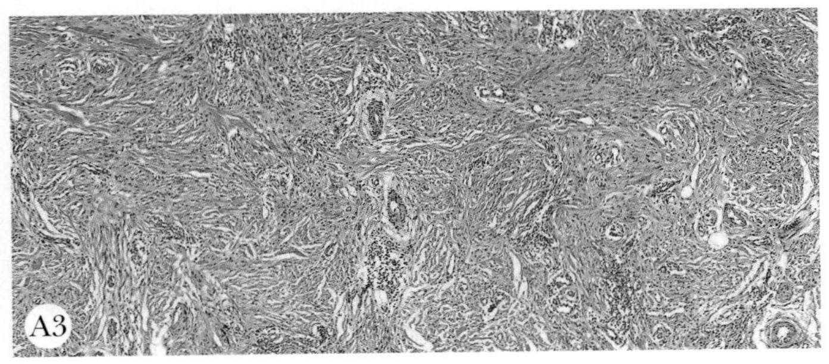

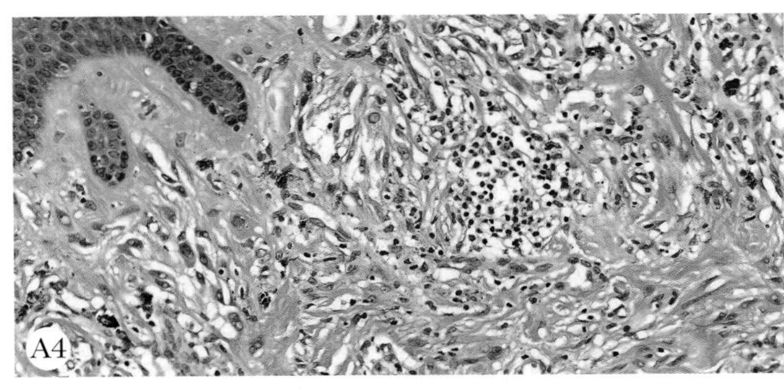

图 21.2.4.2A　结缔组织增生性 Spitz 痣　女，21 岁，右面颊暗红丘疹 8 年。皮内较致密的梭形细胞，血管扩张充血，淋巴细胞浸润明显，突出特点为胶原显著增生。

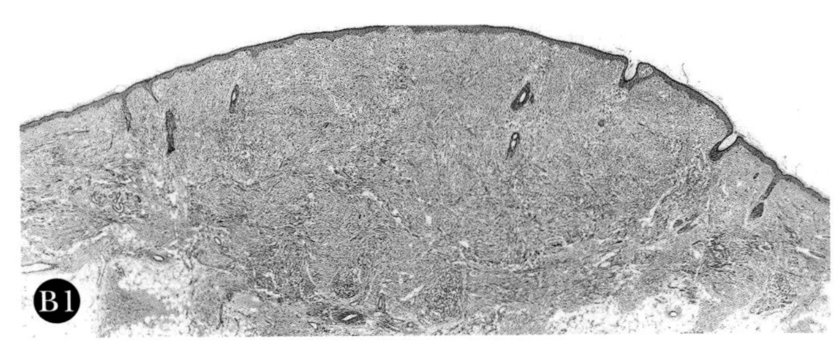

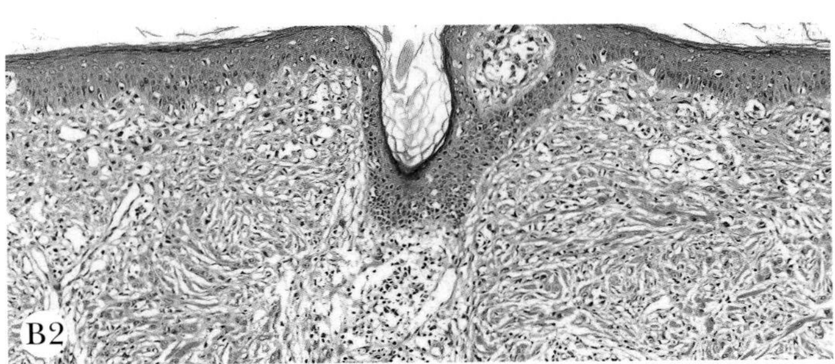

图 21.2.4.2B　结缔组织增生性 Spitz 痣　男，11 岁，左面部淡红色丘疹 2 年。病理为皮内痣型，细胞小、少、稀，胶原增生突出，低倍镜下似皮肤纤维瘤。

Reed 色素性梭形细胞痣（pigmented spindle cell nevus of Reed）

病理改变

a 损害可为交界性或复合性，常累及真皮乳头部。

b 皮损呈高度对称性，侧缘和底缘界限清楚，累及真皮的深度常极为均一，因此皮损底边与表皮往往平行。

c 梭形细胞色素显著，胞质丰富，胞核多形较大，呈空泡状，核仁明显，但无核深染。

d 黑素细胞巢上方可见裂隙，真皮内可见大量噬黑素细胞。

e 不典型色素性梭形细胞痣的结构不对称，显著雀斑样黑素细胞增生或 Paget 样扩散，伴细胞异型。

f 伴不同程度的淋巴细胞浸润。

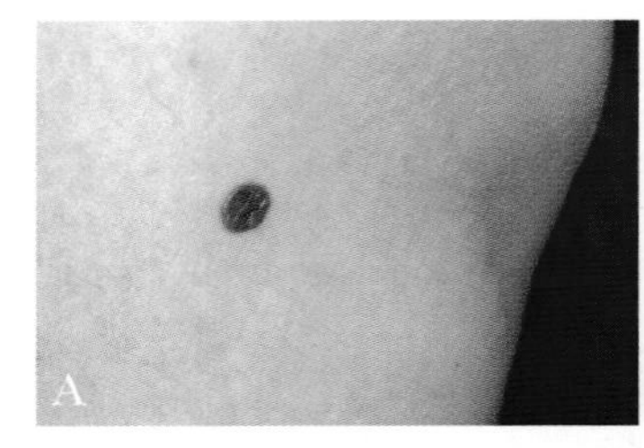

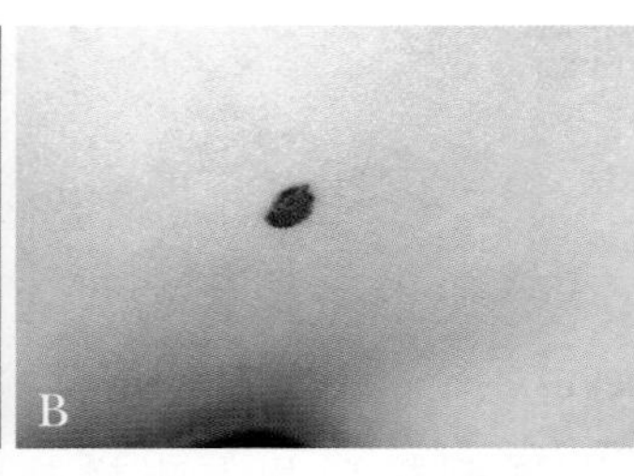

图 21.2.4.3 Reed 色素性梭形细胞痣（pigmented spindle cell nevus of Reed）

病理鉴别诊断

黑素瘤

普通后天性色素痣

先天性色素痣

临床特点

a 多见于 40 岁前，女性好发。

b 表现为对称的圆顶状黑色丘疹或斑块，表面光滑，颜色均一，边界清晰。

c 直径不超过 1.0cm。

d 好发于股及腿部。

21.2.4.3

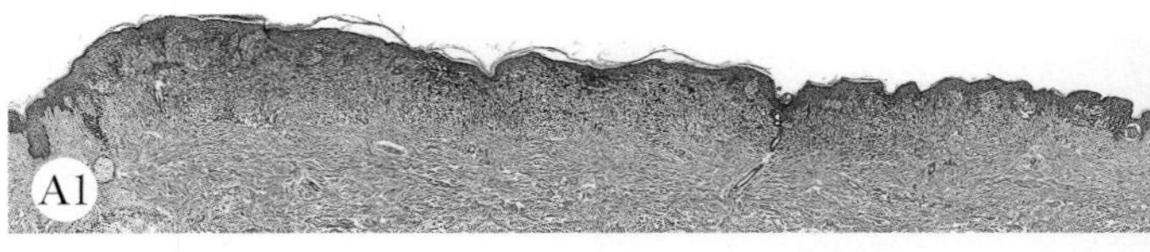

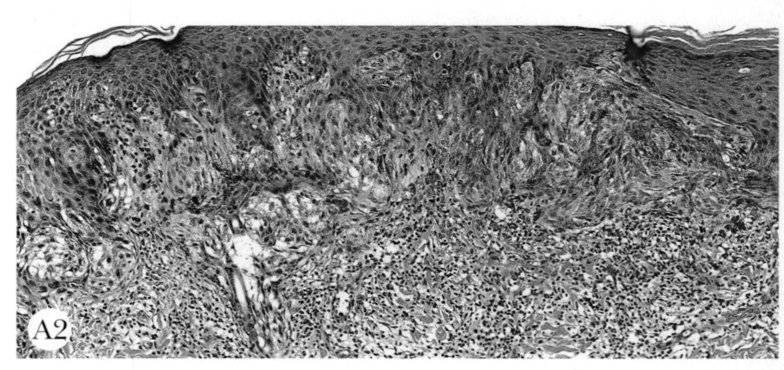

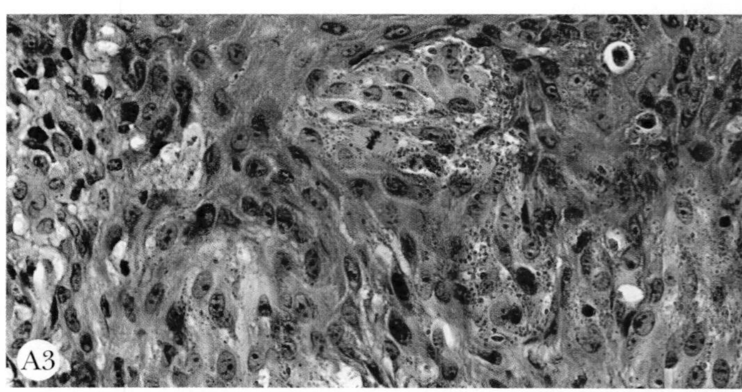

图 21.2.4.3A Reed 色素性梭形细胞痣，交界痣型 女，30 岁。右膝部出现黑色丘疹 2 个月。表皮内梭形细胞增生，真皮浅层有中等量淋巴细胞浸润。

临床鉴别诊断

黑素瘤

普通后天性色素痣

先天性色素痣

皮肤纤维瘤

别名

色素性 Spitz 痣（pigmented spitz nevus）

Reed 色素性梭形细胞瘤（pigmented spindle cell tumor of Reed）

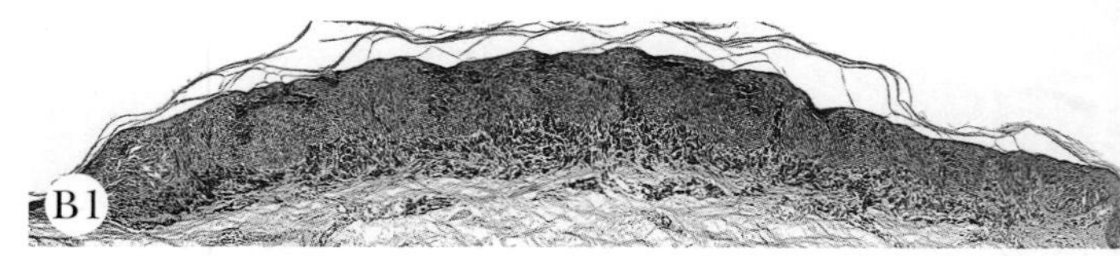

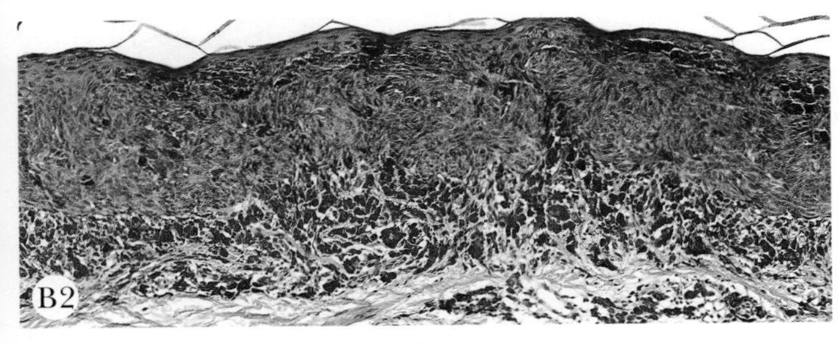

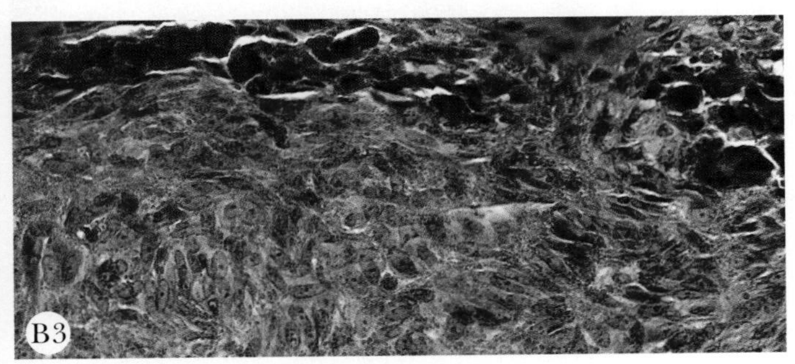

图 21.2.4.3B Reed 色素性梭形细胞痣 女，6 岁。左下颌黑色丘疹 2 年余，偶微痒、痛。真皮浅层致密的梭形痣细胞，色素丰富，其下大量噬黑素细胞。

21.2.5 发育不良痣（dysplastic nevus）

是否为一个独立疾病尚存争议。在中国人中尚未诊断过此病，有时病理改变可诊断该病，但临床不支持，有时临床特点为此病，然而病理无相应改变。此部分的资料均根据国外资料编写而成。

病理改变

a 可为交界痣或复合痣，切片上水平宽度明显大于深度。

b 交界性痣细胞巢大小、形态不规则，相邻的交界巢可相互融合呈桥状连接，常伴有表皮内雀斑样黑素细胞增生（单个黑素细胞增生）。

c 复合痣表皮两侧增生的交界巢超过真皮内痣细胞成分三个表皮突，此称之为肩征（shoulder sign）或肩带现象，肩征常不对称。

d 根据表皮内黑素细胞的大小和形态特点，可将异型性分为三类：①轻度细胞异型：表现为黑素细胞胞质极少，胞核多形深染，胞核小于角质形成细胞核；②中度细胞异型：表现为黑素细胞含丰富的颗粒性胞质，胞核多形深染，胞核大小与角质形成细胞胞核相等；③重度细胞异型：表现为黑素细胞胞质极少，或含丰富颗粒性胞质，胞核多形深染，胞核大于角质形成细胞胞核。

e 交界性痣细胞巢周围常可见基质反应，表现为表皮突交界巢周围的向心性嗜伊红纤维化，淋巴细胞浸润，色素失禁，散在噬黑素细胞等。

f 异型性较显著时可见局灶性 Paget 样扩散，局灶性重度异型伴有显著的 Paget 样扩散，提示发育不良痣伴发原位黑素瘤。

临床特点

a 可见于任何部位，但躯干部位多见。

b 多发，可单发。临床上多形成中央为丘疹，边缘为斑疹的煎鸡蛋样形态。

c 部分皮损符合黑素瘤的基本形态，如不对称，直径较大，颜色不均一，边界不规则等。

d 多数发育不良痣并不发展至恶性黑素瘤，但多发性发育不良痣与家族性恶性黑素瘤有关。在评价发育不良痣与恶性黑素瘤的相关性时，除了组织学表现外，还需考虑到发育不良痣的数目、儿童时严重光损伤病史、家族史等。

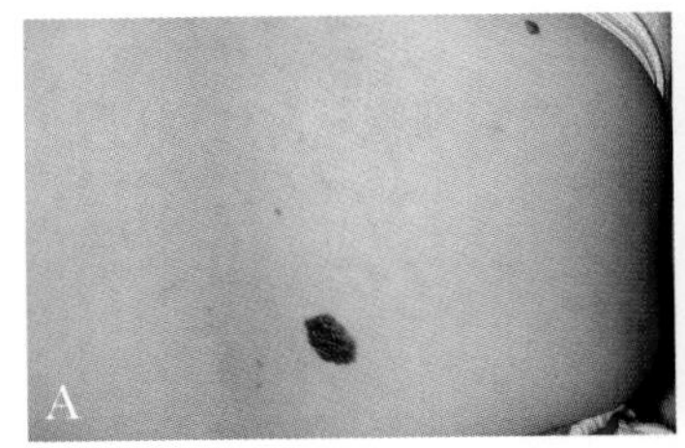

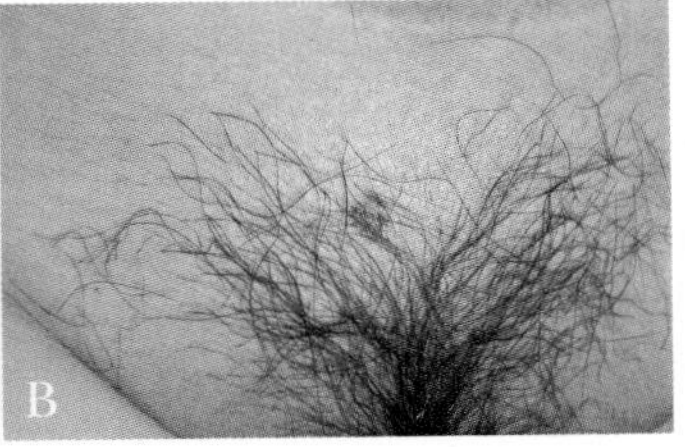

图 21.2.5 发育不良痣（dysplastic nevus）

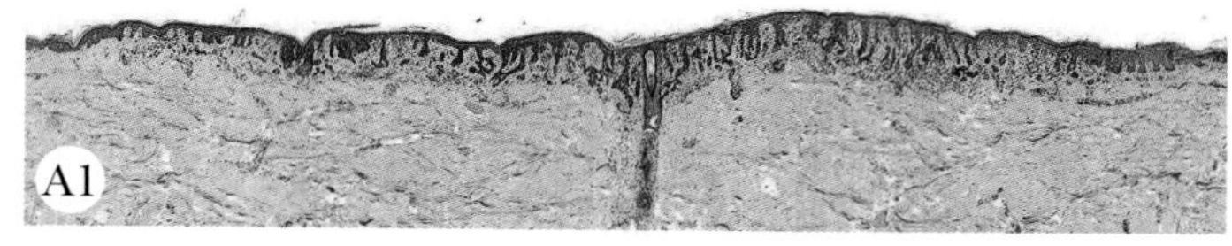

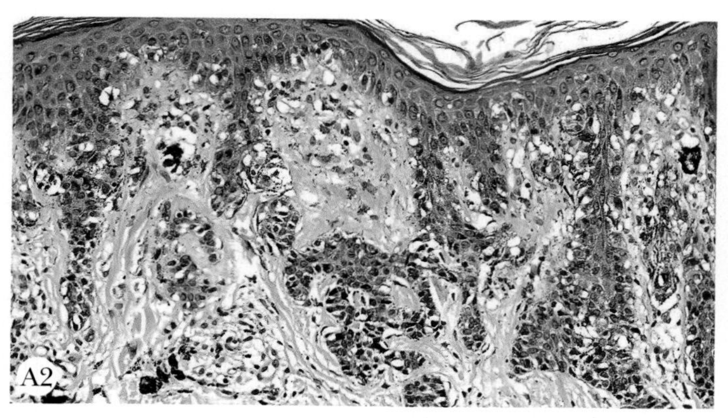

图 21.2.5A 发育不良痣？ 女，48 岁，腰部黑色斑丘疹 48 年，伴瘙痒 1 个月。皮损约 2cm×1cm，稍高出皮面，粗糙。病理改变为发育不良痣，但临床为先天性痣。

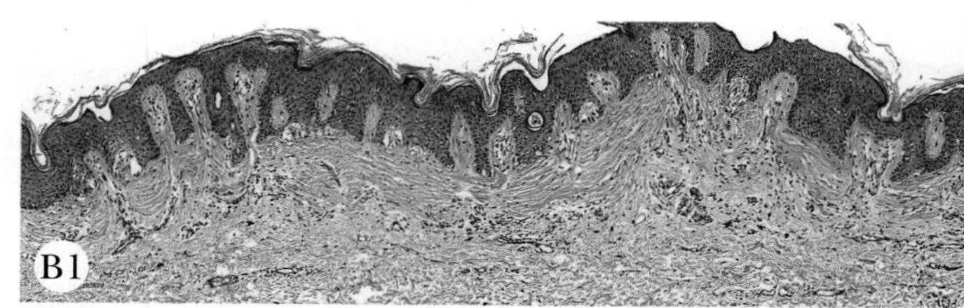

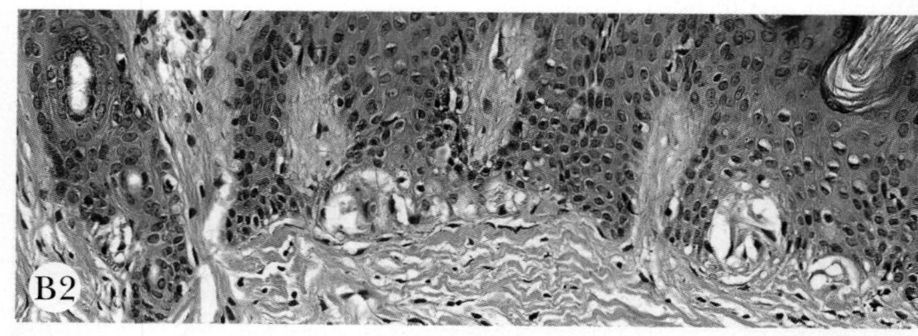

图 21.2.5B 发育不良痣？ 女，34 岁，下腹褐色斑 2 年，渐增大。约 0.5cm×0.6cm，边缘不规则，色素欠均匀。此病例病理考虑发育不良痣，但临床不支持。

21.3 仅累及真皮的黑素细胞良性增生性疾病（benign melanocytic proliferations in dermis）

为原发于真皮的黑素细胞增多性病变，临床呈蓝灰色，依发病部位不同，分太田痣、颧部褐青色痣、伊藤痣和蒙古斑，具有类似的组织学改变。

病理改变

a 扫视下多呈隐性皮肤病（invisible dermatoses），即正常皮肤组织学表现。

b 真皮中层和深部的胶原束间散在伸长的双极黑素细胞。

c 伸长的黑素细胞可完全黑素化，平行于表皮。

d Fontana-Masson 染色示双极黑素细胞呈阳性反应。

病理鉴别诊断

蓝痣：较为局限，细胞成分较多。结合临床可资鉴别。

文身：有外伤或血肿史，Melan-A 和 Perl 染色可资鉴别黑素细胞色素和含铁血黄素。

褐黄病：弹性纤维色素沉着偶可类似真皮内痣细胞。Melan-A 染色有助于鉴定黑素细胞。

21.3.1 太田痣（nevus of Ota）

病理改变

与本组的其他疾病相比，大量或深在的痣细胞是太田痣的特征，可侵及皮下脂肪、神经束。

临床特点

a 出生或青春期前发病。

b 为蓝灰色斑片，单侧分布于三叉神经分布的眼和上颌骨区域，约 5% 为双侧。持久存在。

c 60% 患者累及巩膜和结膜，偶可累及鼻与口腔黏膜或脑脊膜。

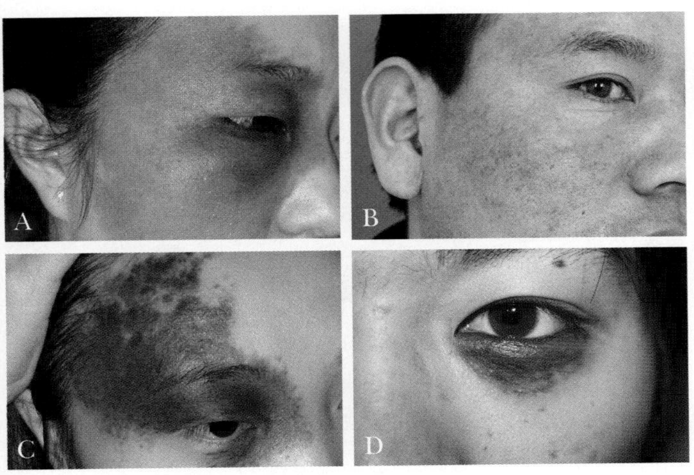

图 21.3.1 太田痣（nevus of Ota）

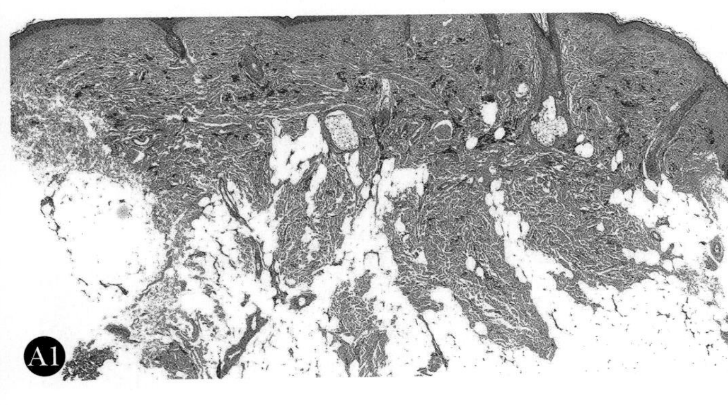

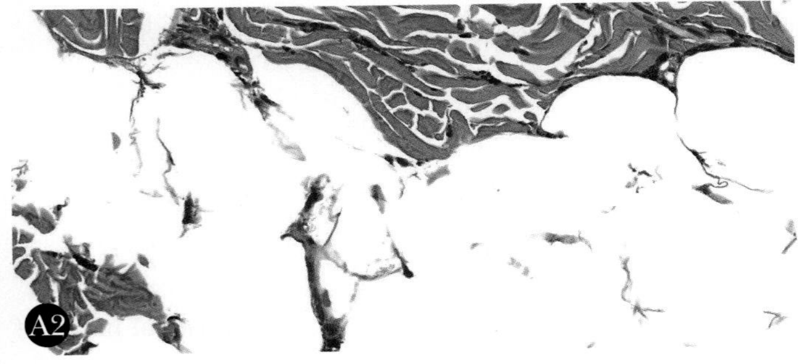

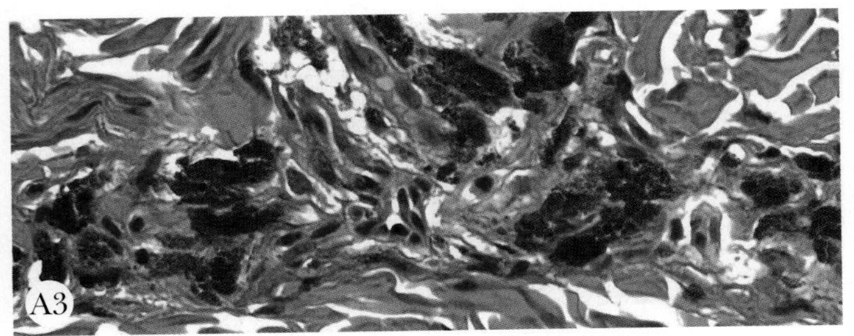

图 21.3.1A 太田痣 女，23岁，右颜面青色斑23年，巩膜有类似青斑。病理示真皮至皮下组织间隔内均有较多黑素细胞，树突状细胞胞体内充满色素颗粒看似上皮样细胞。

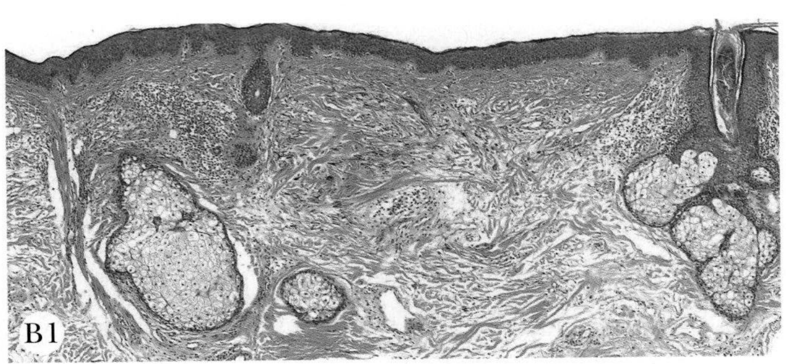

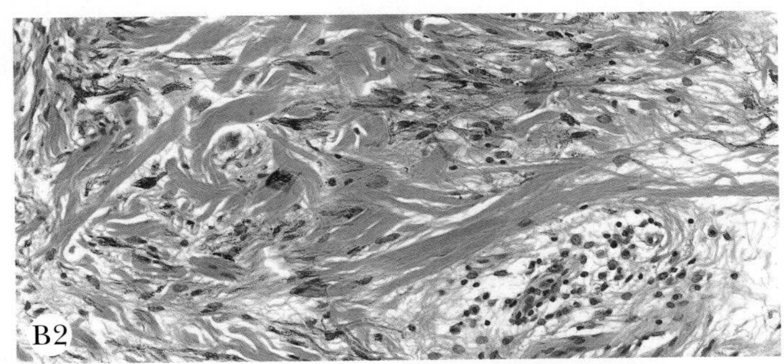

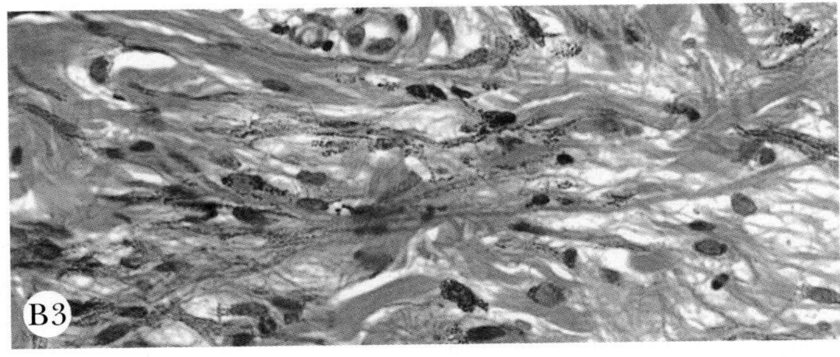

图 21.3.1B 太田痣 男，38岁，右颞、颊大片淡青色斑片2年，渐增大，发展至右颊，颜色未明显加深。树突状黑素细胞分布于真皮全层，以真皮中上部为主，粉尘状色素颗粒主要在树状突内。

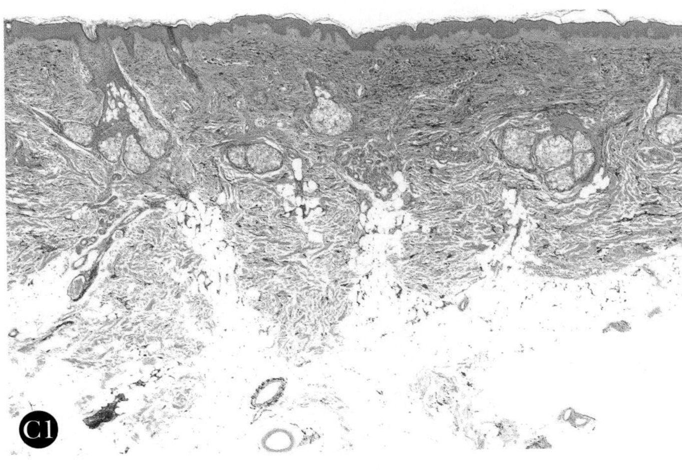

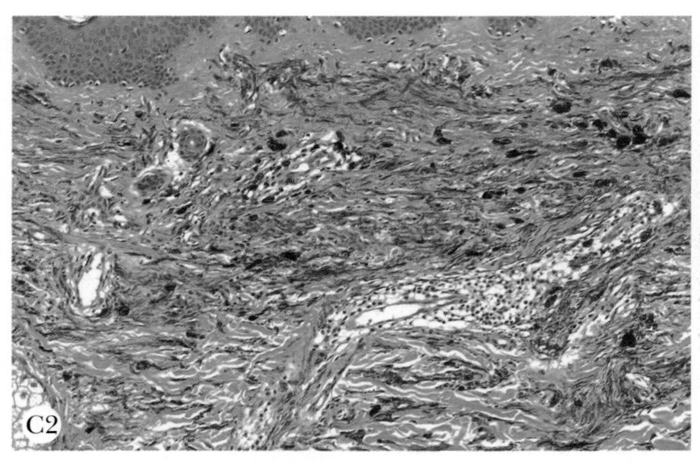

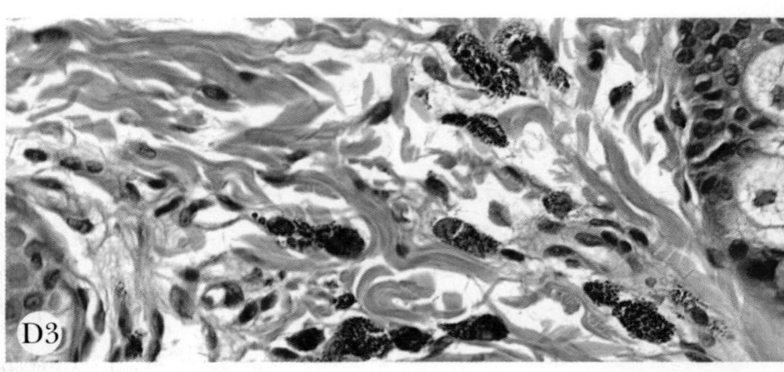

图 21.3.1D 太田痣 男，20 岁，左眼下缘褐青色斑块 20 年，渐增大。真皮至皮下间隔均可见黑素细胞。全部黑素细胞树突少、黑素呈粗颗粒状，与噬黑素细胞无法区别。若无临床资料，难以做出太田痣的诊断。

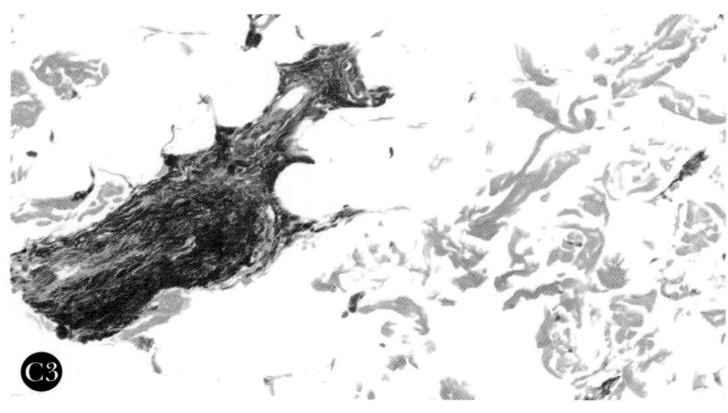

图 21.3.1C 太田痣 女，21 岁，右颞部黑色斑片 21 年，曾行激光、冷冻治疗，效果不佳。真皮至皮下组织间隔内有较多黑素细胞，取材深达皮下 2.5mm 的底部仍有较多黑素细胞，小神经内、血管周尤为明显（目前 Q1064 激光尚不可能达到图中所示的深度并将神经内的病变去除）。

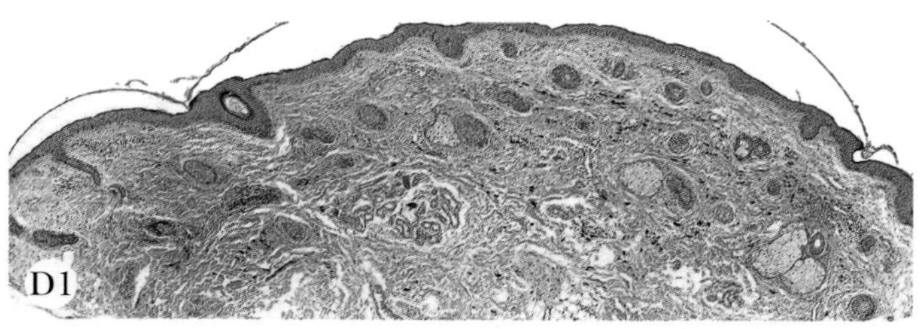

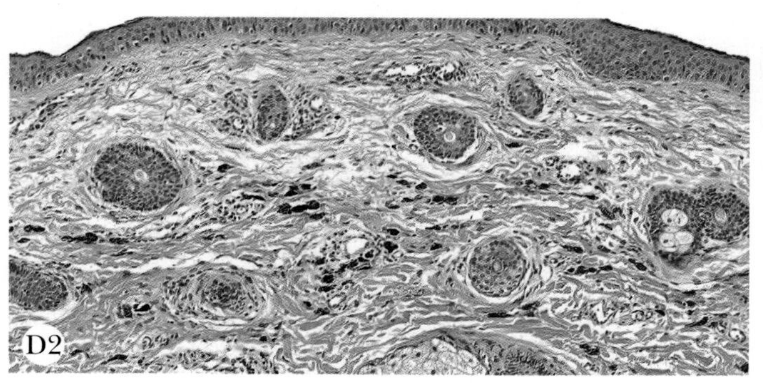

21.3.2 颧部褐青色痣（nevus fuscoceruleus zygomaticus）

临床特点

a 见于 20 ~ 40 岁亚裔女性。42% 的患者有一级亲属患病的家族史。

b 棕色或灰蓝色斑点，逐渐融合呈斑片。常不能自行消退。

c 发生于双侧颧颊部、颞部、前额、眼睑或鼻部。

别名

Horis 痣（Horis nevus）

获得性对称性太田痣样斑（acquired bilateral nevus of Ota-like macules）

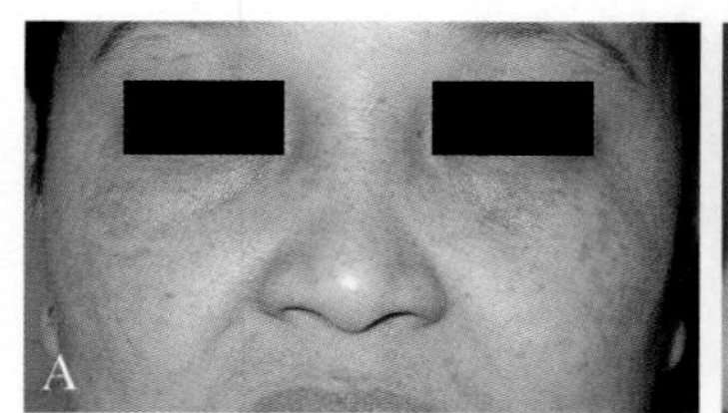

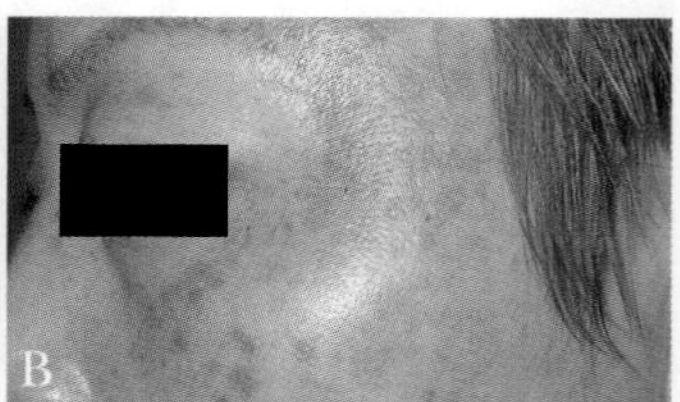

图 21.3.2 颧部褐青色痣（nevus fuscoceruleus zygomaticus）

图 21.3.2A 颧部褐青色痣 女，37 岁，面部褐青色斑点 15 年。真皮全层见稀疏的树突状黑素细胞，中部为主，几乎未见胞体。

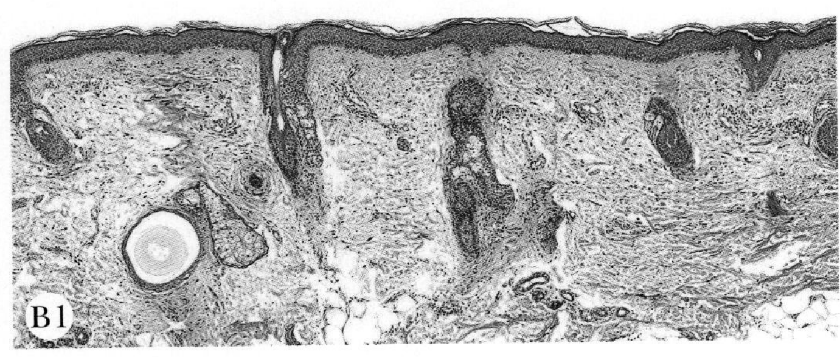

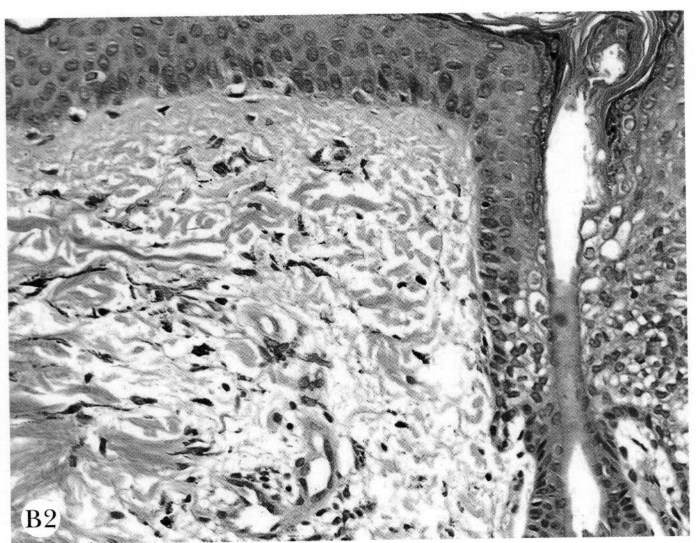

图 21.3.2B 颧部褐青色痣 女，44 岁，面部灰褐色色素沉着斑点 10 年。真皮全层见稀疏的树突状黑素细胞，以真皮中上部为主。

21.3.3 伊藤痣（nevus of Ito）

临床特点

为蓝灰色斑片，单侧分布于后锁骨上和臂丛神经分布区域，即肩胛区域。

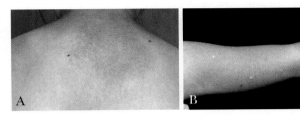

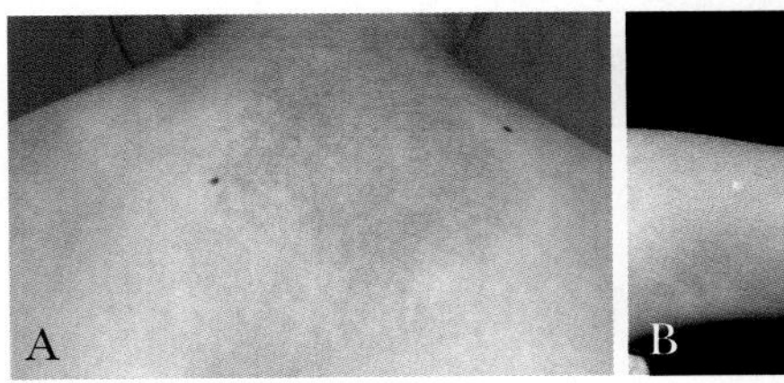

图 21.3.3 伊藤痣（nevus of Ito）

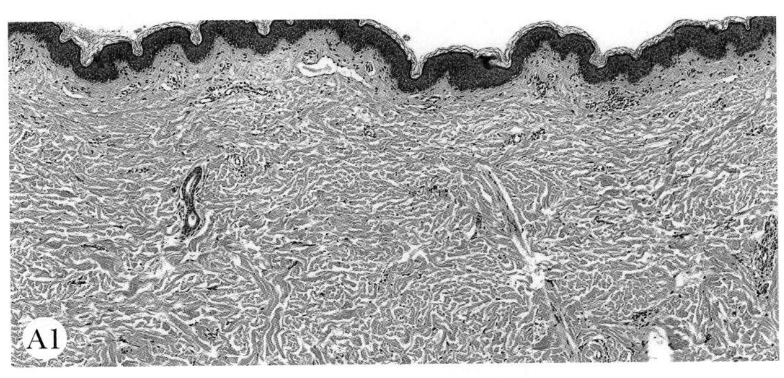

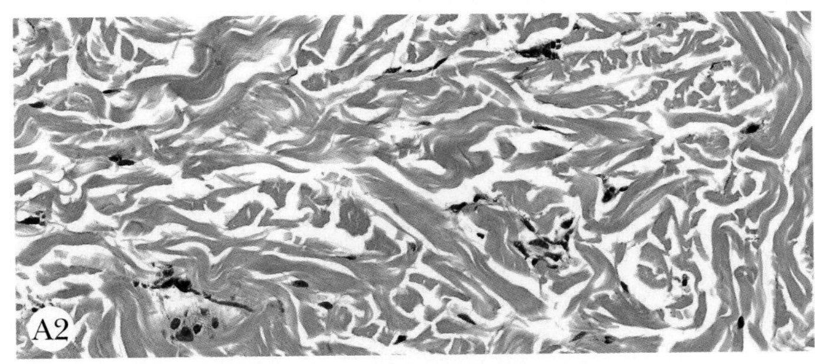

图 21.3.3A 伊藤痣 女，26 岁，颈背部深蓝色斑片 26 年，随着年龄增长稍增大。真皮全层见稀疏的树突状黑素细胞，以真皮中上部为主。

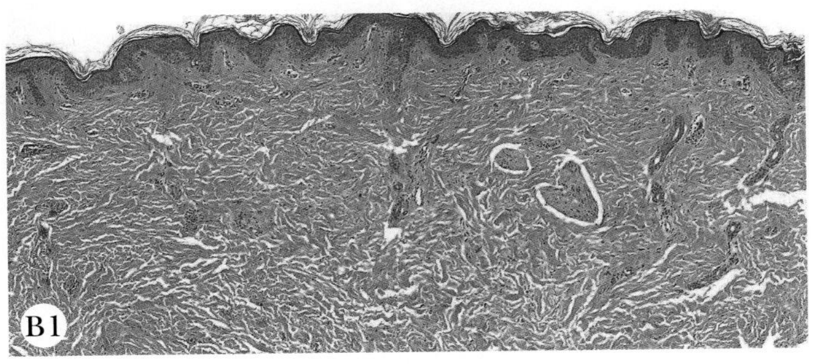

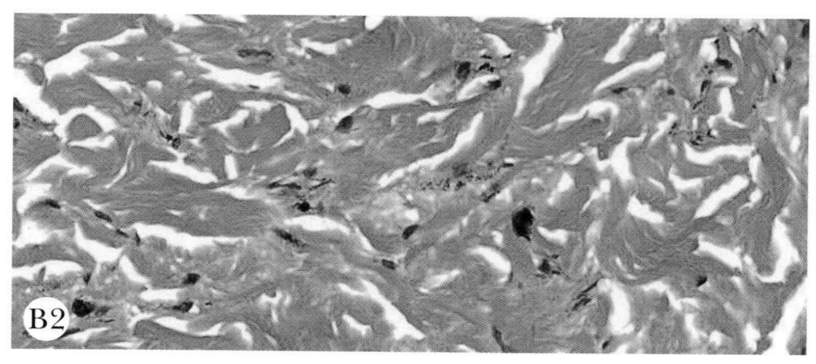

图 21.3.3B 伊藤痣 女，4 岁，右上肢青色斑片 4 年。真皮全层见稀疏的树突状黑素细胞，真皮中部为主。

21.3.4 蒙古斑（Mongolian spots）

临床特点

a 多见于蒙古人种婴儿，罕见于黑人和白种人婴儿。好发于男性。

b 出生时或生后不久发病，儿童期逐渐消失，极少数持续存在。

c 为边界不清的蓝色斑片，最常发生于腰骶部位。

d 有时皮损可较为广泛。大范围的蒙古斑是某些沉积性疾病的标志，如 Hurler 综合征（Ⅱ型黏多糖贮积症）、GM1 Ⅰ型神经节苷脂沉积症和Ⅱ型黏多糖症。可伴发先天性皮肤毛细血管扩张、Sjögren-Larsson 综合征和先天性血管瘤。

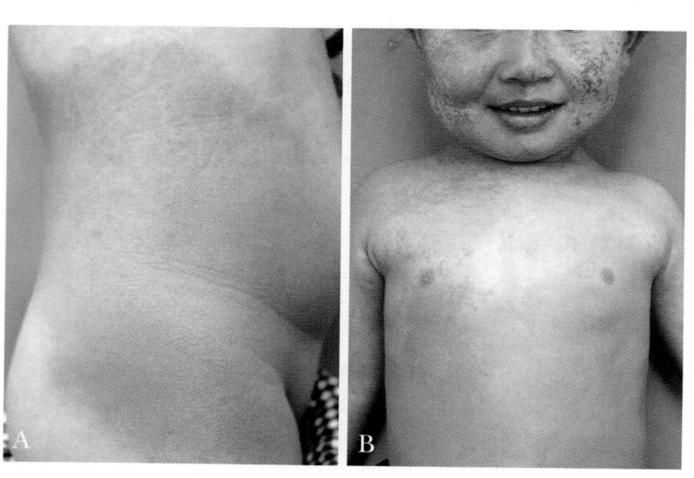

图 21.3.4 蒙古斑（Mongolian spots）

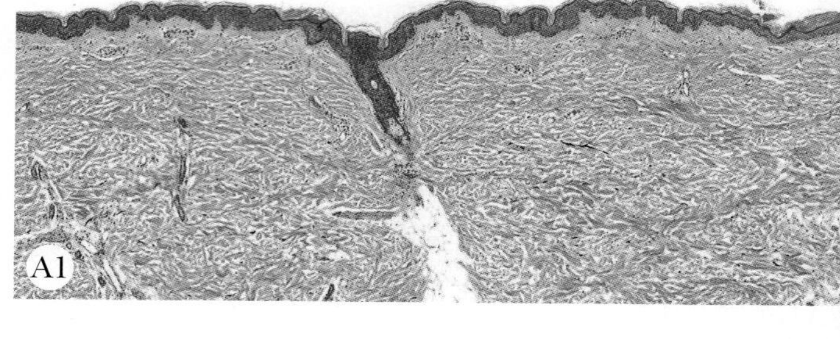

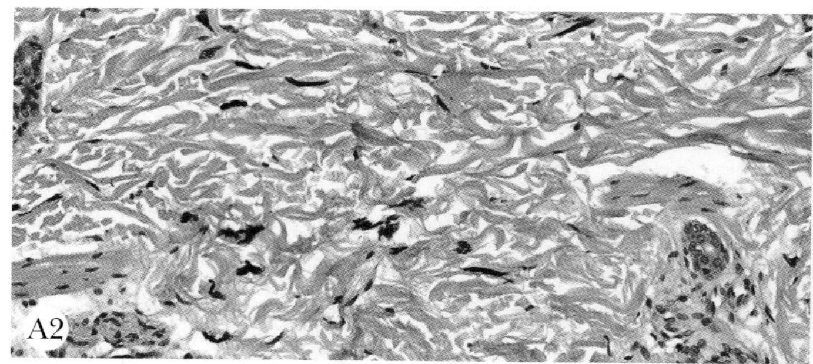
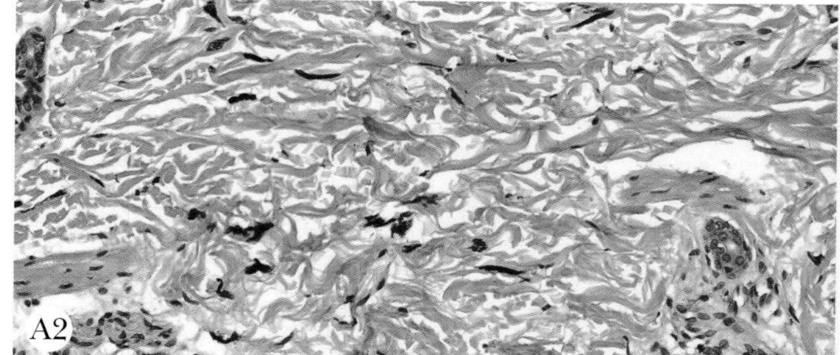

图 21.3.4A 蒙古斑 女，2 岁，右肋至股上部青色斑片 2 年，出生即有，渐增大。真皮全层见稀疏的树突状黑素细胞，以真皮中上部为主。

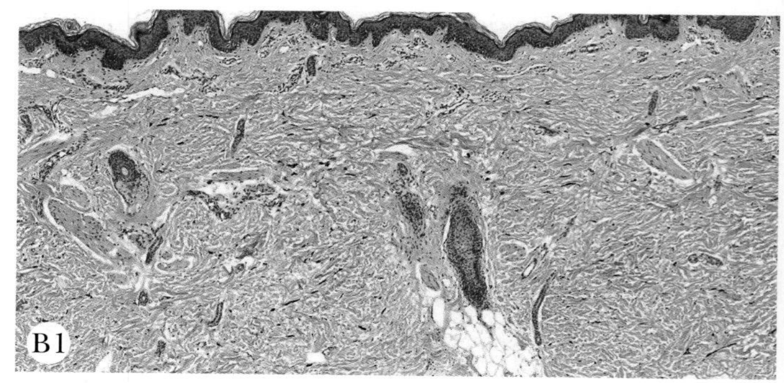

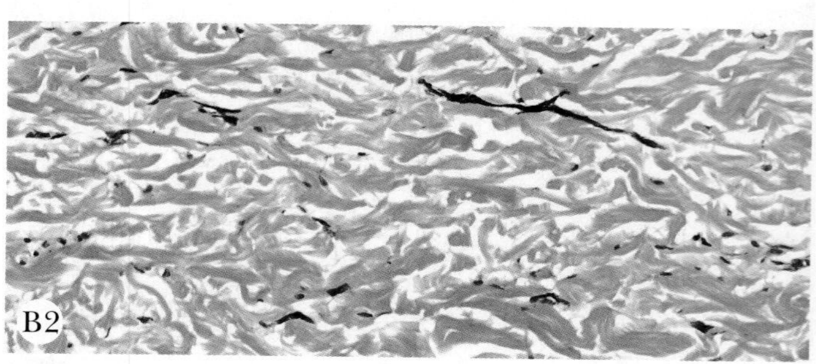

图 21.3.4B 色素血管性斑痣性错构瘤病 女，3 岁，面、耳、躯干及上肢青色斑伴红斑 3 年，巩膜受累。病理取材部位未见血管改变，仅见皮全层见稀疏的树突状黑素细胞，即该疾病的蒙古斑表现。

21.3.5　获得性真皮黑素细胞增生症（acquired dermal melanocytosis）

临床特点

a 表现为获得性的蓝色斑片。

b 发生部位多见于手足、下肢。

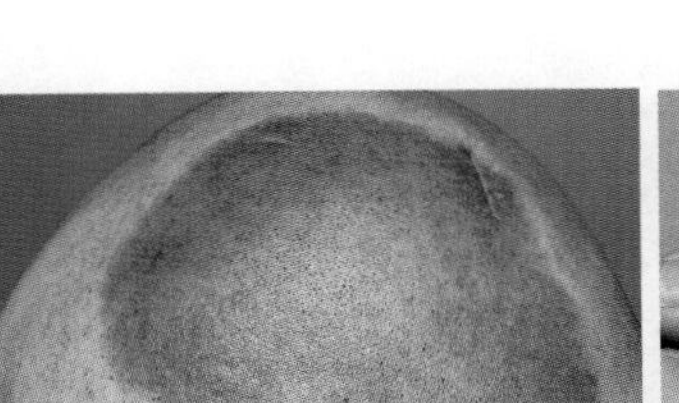

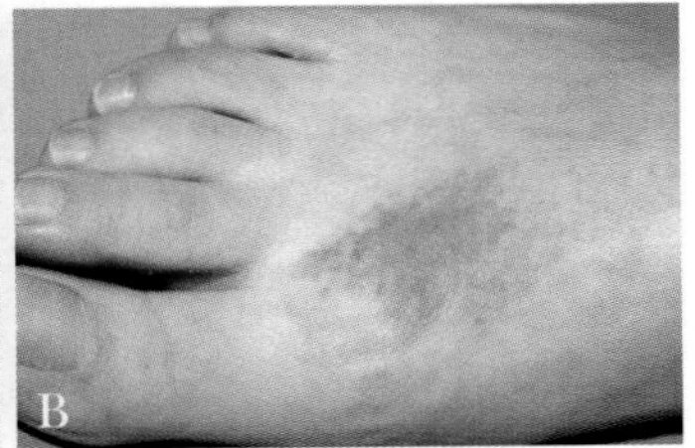

图 21.3.5　获得性真皮黑素细胞增生症（acquired dermal melanocytosis）

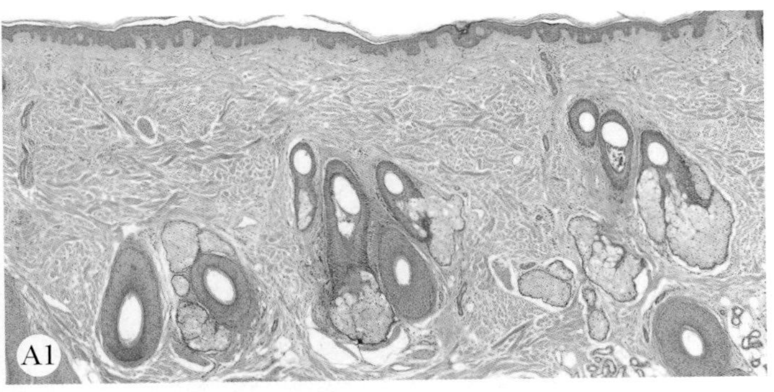

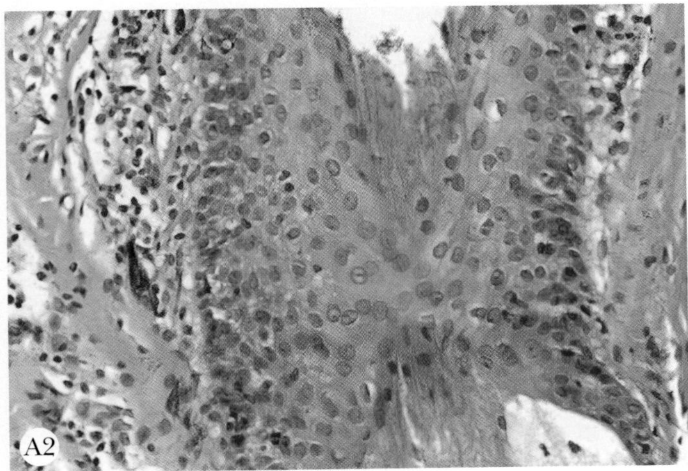

图 21.3.5A　获得性真皮黑素细胞增生症　男，51 岁，发现左侧头皮黑色斑片半年，无痛痒。真皮中、上部稀疏的树突状黑素细胞。

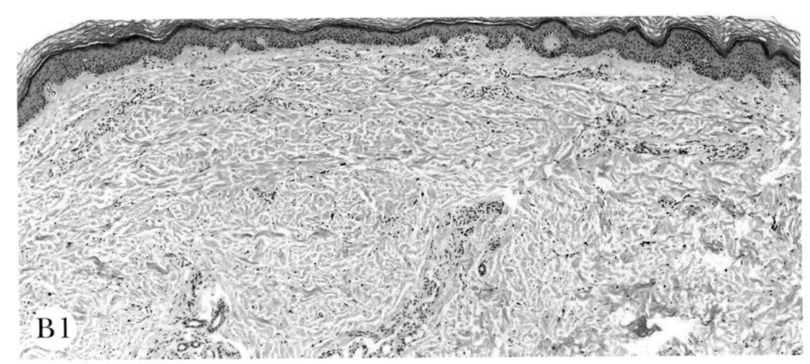

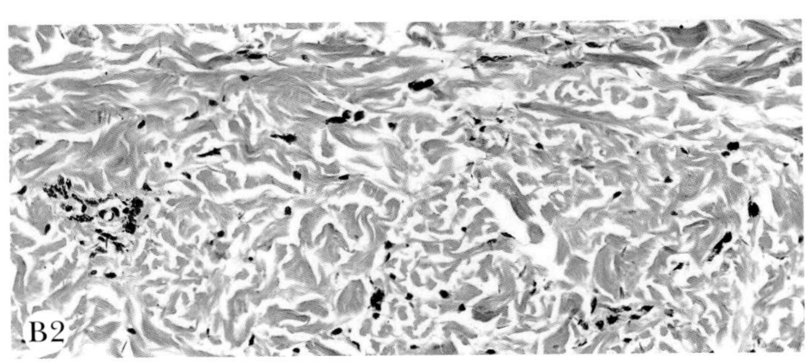

图 21.3.5B　获得性真皮黑素细胞增生症　女，37 岁，左足背青褐色斑片 30 年，面积缓慢增大。真皮全层见稀疏的树突状黑素细胞。

21.3.6　蓝痣及变异（blue nevus and variants）

普通蓝痣（common blue nevus）

病理改变

a 以真皮内聚集的树突状黑素细胞增生、伴大量噬黑素细胞为特征。

b 黑素细胞可累及乳头层、网状层、皮下或附属器周围，无成巢现象。

c 树枝状黑素细胞聚集成束，细胞呈两极状或星状，胞核椭圆形，胞质少，内有大量细小的黑素颗粒，有时将胞核完全遮盖。

d 常有大量噬黑素细胞，其内常充满粗大的黑素颗粒。

e 多巴染色阳性。

病理鉴别诊断

皮肤纤维瘤：伴有含铁血黄素沉积时类似于“蓝痣”，免疫组化或铁染色可资鉴别。

文身：病史、免疫组化或铁染色可资鉴别。

黑素瘤：常有明显的核异型或核分裂相。

临床特点

a 多出生或儿童期发生，也可发生于成人，女性多见。

b 好发于手足、臀、背及面部。

c 为蓝灰或蓝黑色顶圆的小丘疹，多小于 0.5cm，偶大于 1 cm 或形态不规则。

21.3.6.1

临床鉴别诊断

文身

普通后天性色素痣

先天性色素痣

皮肤纤维瘤

黑素瘤

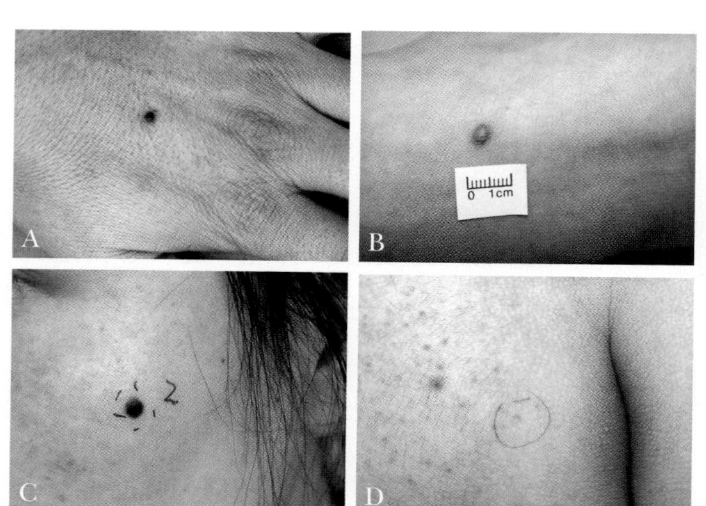

图 21.3.6.1　普通蓝痣（common blue nevus）

A1

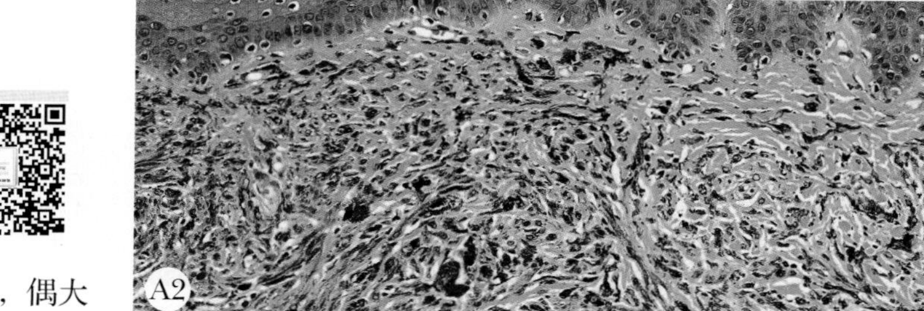

图 21.3.6.1A　普通蓝痣　男，35 岁，左手背黑色丘疹 10 年。病理示真皮中上部一较均匀的黑素细胞团，基本上为梭形细胞，胞核不明显。

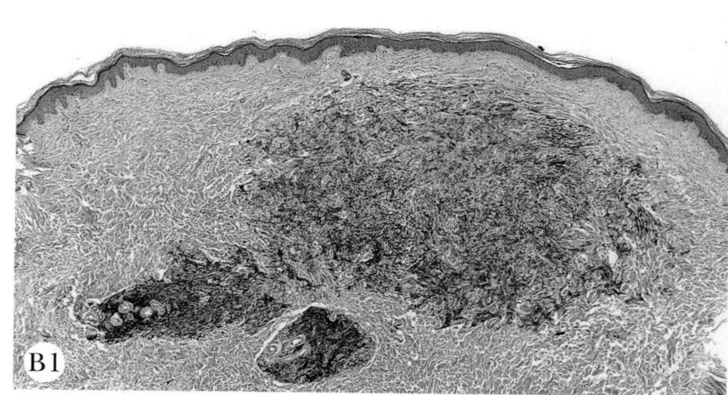

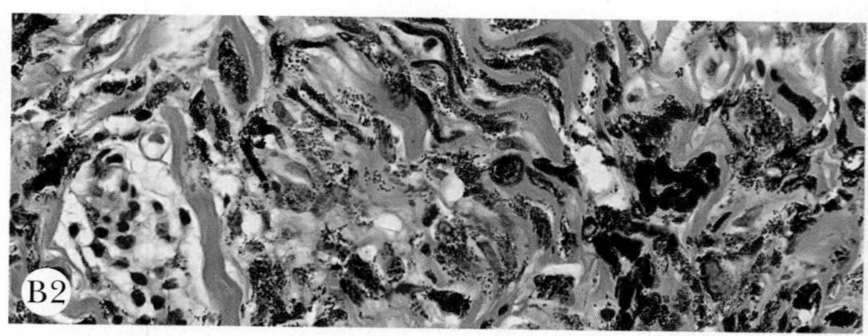

图 21.3.6.1B　普通蓝痣　男，27 岁，左足背蓝黑色丘疹 5~6 年，渐增大。真皮内 3 个黑素细胞团，梭形黑素细胞分布于胶原束之间，黑素颗粒明显。

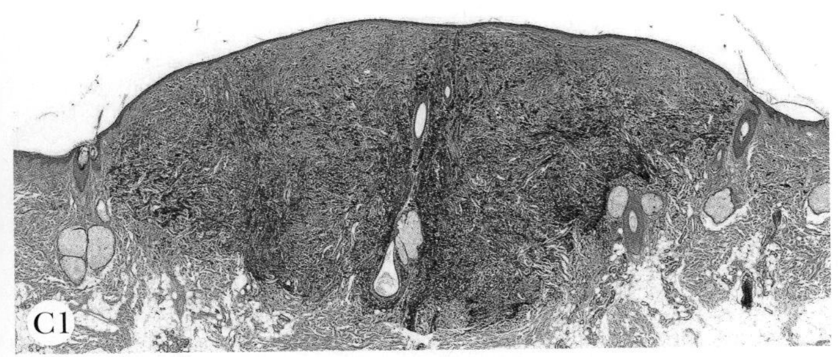

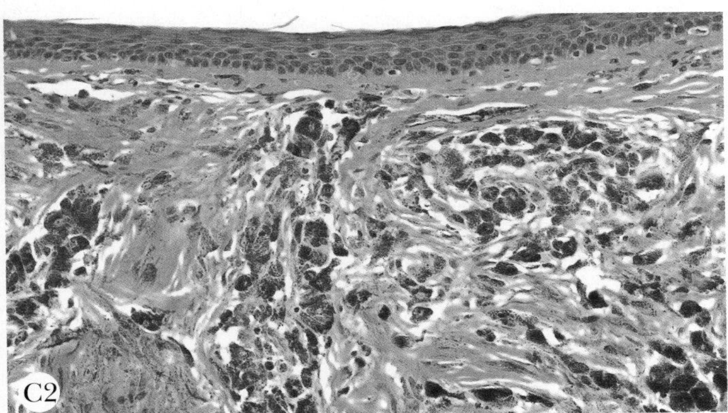

图 21.3.6.1C 普通蓝痣 女，20 岁，左颊黑色丘疹，出生即有，渐增大。真皮黑素细胞团，其上表皮受压变薄。

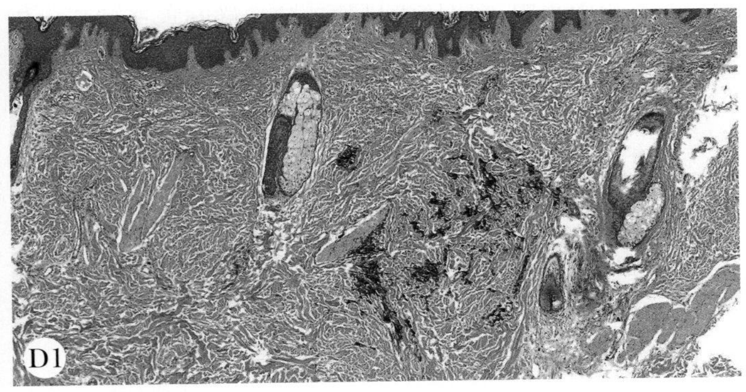

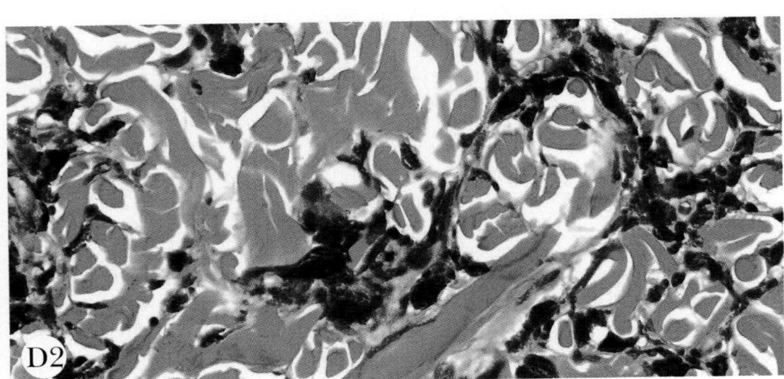

图 21.3.6.1D 普通蓝痣 男，13 岁，臀部蓝色丘疹 13 年。病理示真皮中部少许梭形黑素细胞。

细胞型蓝痣（cellular blue nevus）

病理改变

a 病变在真皮网状层。

b 1/3 或 1/2 以上皮损包含椭圆形或梭形黑素细胞。

c 中心常有囊性变。

d 大体结构多为小叶或丛状。

e 深部可侵及网状层或皮下。

病理鉴别诊断

黑素瘤：偶鉴别困难，蓝痣 Ki-67 指数低。

临床特点

a 多为先天发生。

b 好发于臀部、骶尾部、前臂、下肢、头皮，常为单发，可多发。

c 蓝灰色或蓝黑色斑块或结节，直径 0.3 ~ 3cm，边缘规则，境界清楚。

d 相对易恶变。

临床鉴别诊断

黑素瘤

普通后天性色素痣

先天性色素痣

皮肤纤维瘤

血管瘤

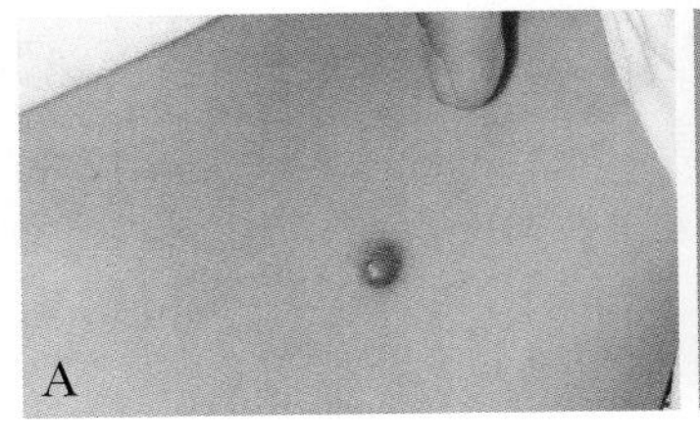

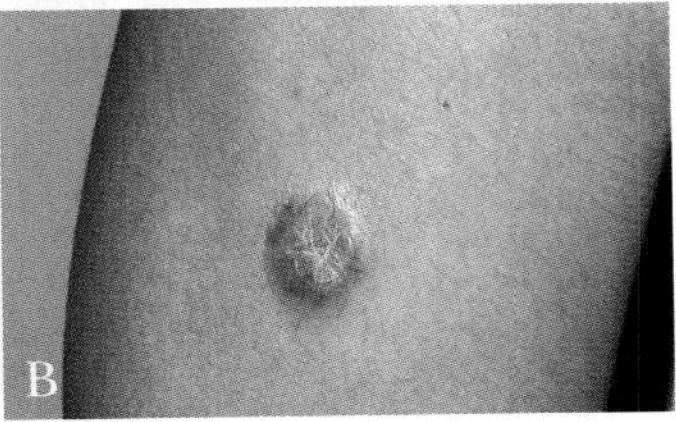

图 21.3.6.2 细胞性蓝痣（cellular blue nevus）

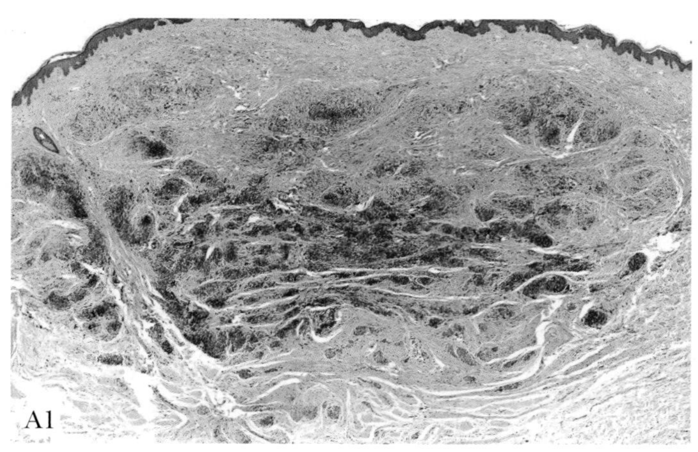

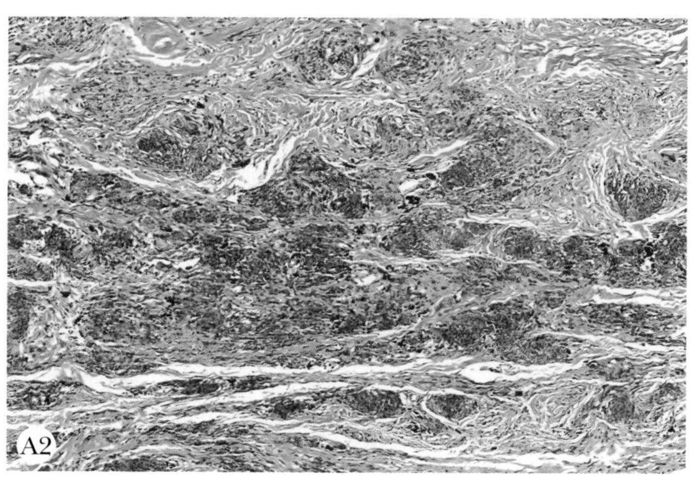

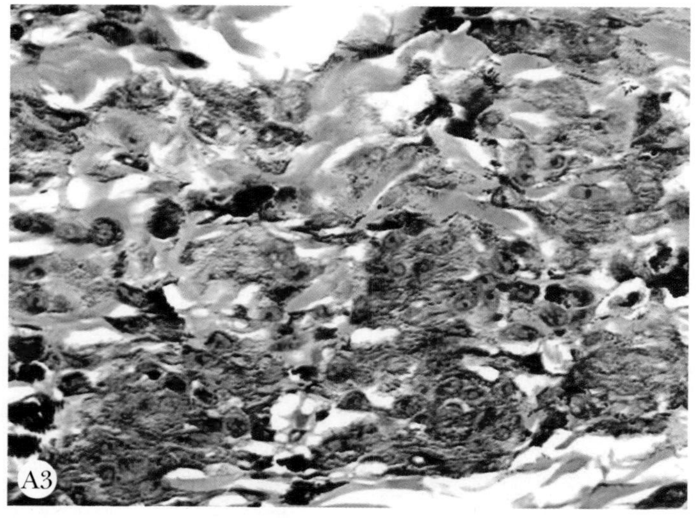

图 21.3.6.2A　细胞性蓝痣　男，16 岁，胸、小腿红丘疹，渐变成蓝色 16 年，自觉稍瘙痒。病理示真皮全层大量小片状、团块状黑素细胞，以中部为主。主要为上皮样细胞，胞核清楚，大小一致。

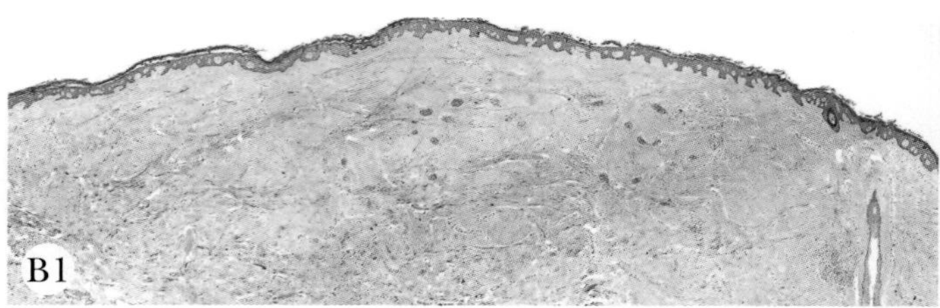

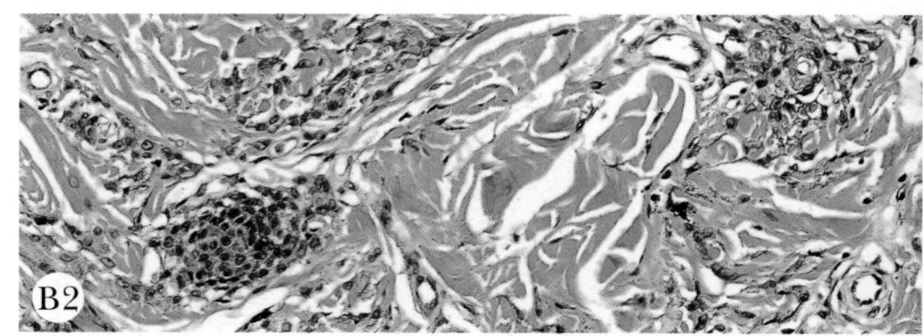

图 21.3.6.2B　细胞性蓝痣　21.3.6.2A 小腿斑快性皮损。病理示细胞更稀疏，团块更小、少。

上皮样蓝痣（epithelioid blue nevus）

病理改变

a 真皮内界限不清的常呈圆顶状、椭圆形至球形或楔形的团块，有时可侵及皮下脂肪。

b 由大小不等的球形细胞和多角形细胞混合组成。

c 球形细胞有重度色素沉积，核小呈泡状，嗜酸性核仁明显。

d 多角形上皮样细胞胞质内仅有少量色素沉积，核泡状，单个大的嗜酸性核仁。

e 附属器常受累。

f 有时可发现零散分布的有丝分裂相。

g 球形细胞表达 CD68，上皮样细胞表达 S100 蛋白和 HMB-45，但不表达 CD68。

病理鉴别诊断

黑素瘤：需与色素性合成性黑素瘤相鉴别。黑素瘤细胞通常有异型性、有丝分裂活动和表皮受累。

临床特点

a 最常发生于 Carney 综合征患者，还可出现在先天性黑素细胞巨痣的背景上。

b 表现为蓝色至黑色或紫色的圆顶状损害，好发于四肢和躯干，直径可达 10mm。

c 口腔和生殖器黏膜亦可受累，可多发。

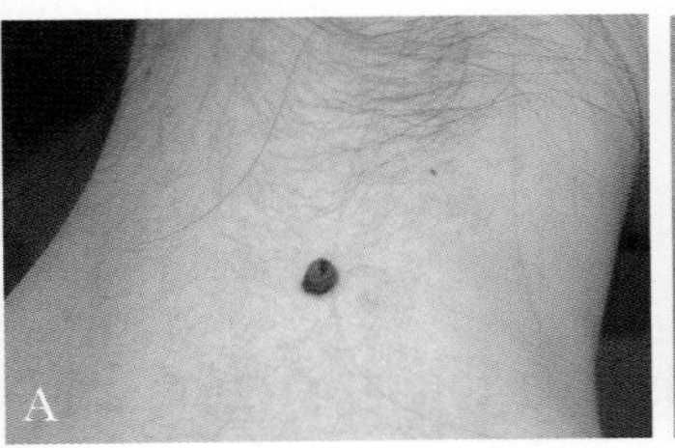
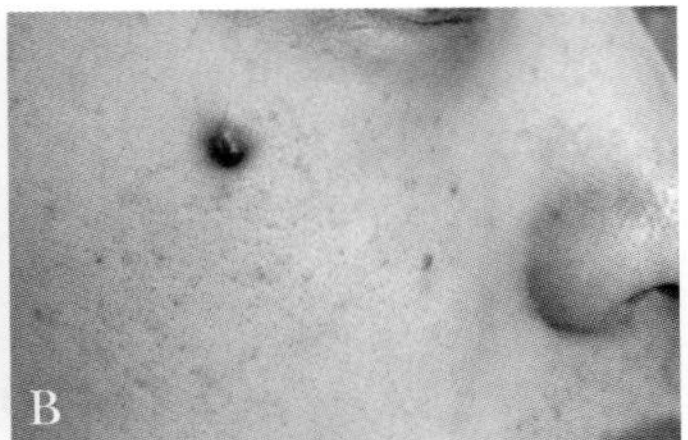

图 21.3.6.3 上皮样蓝痣（epithelioid blue nevus）

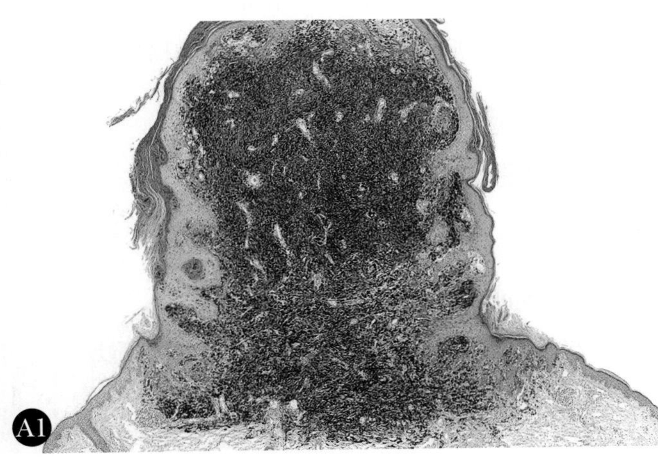
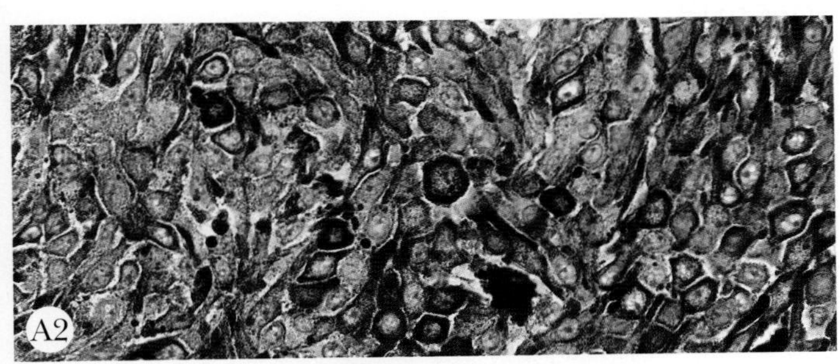

图 21.3.6.3A 上皮样蓝痣 女，26 岁，颈后丘疹 26 年，随年龄增大，近半年偶肿痛。病理示皮损圆柱状，上皮样及梭形黑素细胞混合，含大量色素，大小均匀一致。

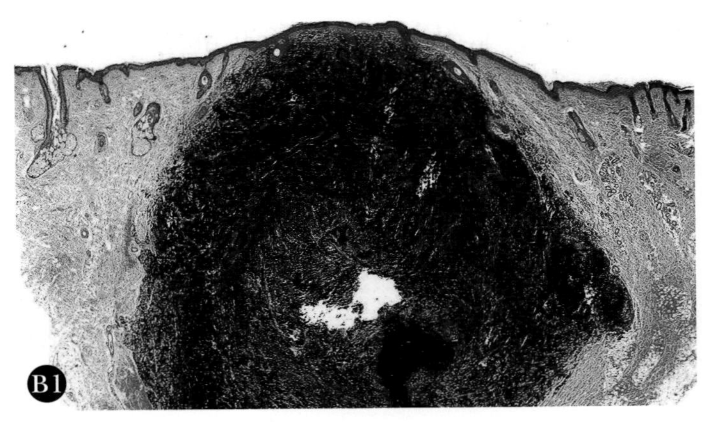
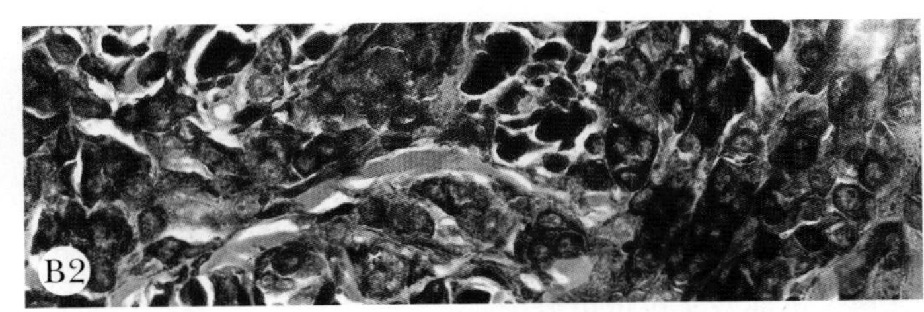

图 21.3.6.3B 上皮样蓝痣 男，21 岁，面部黑丘疹 2 年，渐增大。病理示真皮内一大的黑素细胞团块，色素极丰富，但高倍镜下胞核仍清晰可见。

复合性蓝痣（compound blue nevus）

病理改变

a 表皮基底层树枝状黑素细胞增生，但不成巢。

b 黑素细胞含黑素多。

c 真皮乳头层和网状层的上层有梭形或树枝状黑素细胞聚集，丘疹型境界清楚，噬黑素细胞较多。

临床特点

a 好发于女性。

b 多发于躯干，其次为四肢、头颈部。

c 一般为蓝灰色至蓝色或黑色的丘疹或结节，直径最大约 2 ~ 4mm。

斑块状蓝痣（plaque-like blue nevus）

病理改变

a 组织学表现多样。丘疹和结节类似于普通蓝痣，斑疹则与蒙古斑或太田痣相似。

b 皮肤附属器周围树枝状黑素细胞浸润，梭形细胞密集成团。

临床特点

a 先天性或后天出现。

b 好发于躯干，其他部位如颊部、前臂、乳房、足部及头皮也可发生。

c 单个或多个丘疹，亦可为大的淡蓝色斑块上多个深蓝色斑疹或蓝黑色丘疹或结节。

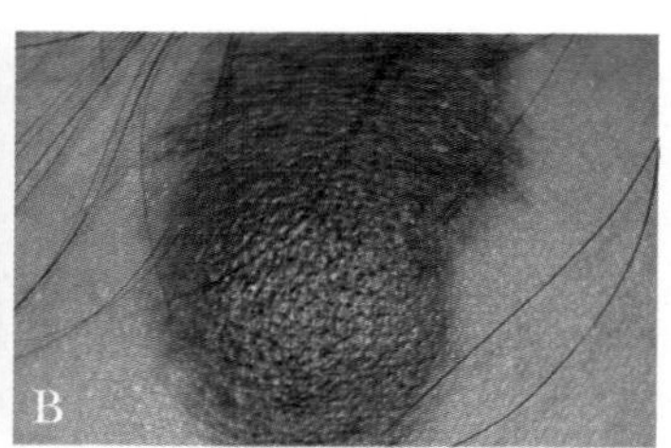

图 21.3.6.5　斑块状蓝痣（plaque-like blue nevus）

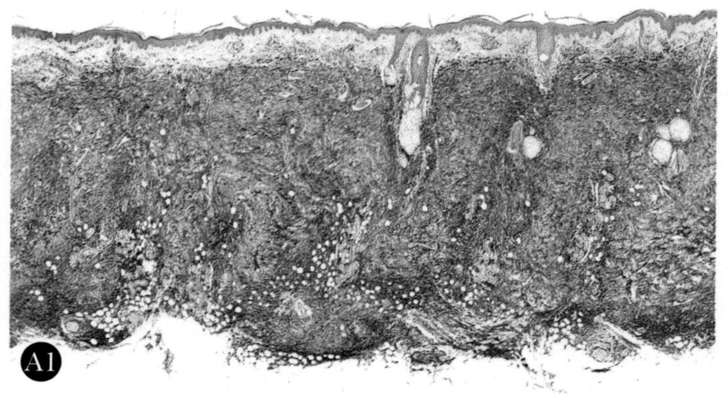

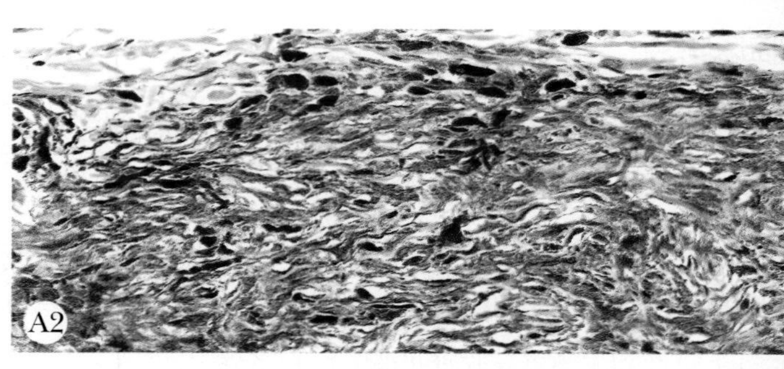

图 21.3.6.5A　斑块状蓝痣　女，17 岁，额中部黑色斑块 17 年。病理示真皮中下及脂肪层上部致密的黑素细胞，梭形，与表皮平行，充满色素。

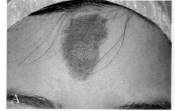

硬化性蓝痣（sclerosing blue nevus）

病理改变

a 真皮内纤维结节，对称，界限清楚。

b 树状突或梭形黑素细胞及噬黑素细胞稀少。

病理鉴别诊断

皮肤纤维瘤：无黑素细胞。

硬化性 Spitz 瘤：无色素，细胞亲表皮。

促结缔组织生成的黑素瘤：异型性黑素细胞增生有时困难，需密切结合临床。

临床特点

a 女性多见，平均 38.6 岁。

b 好发于手背、脚、面部。

c 蓝色、蓝黑色结节。

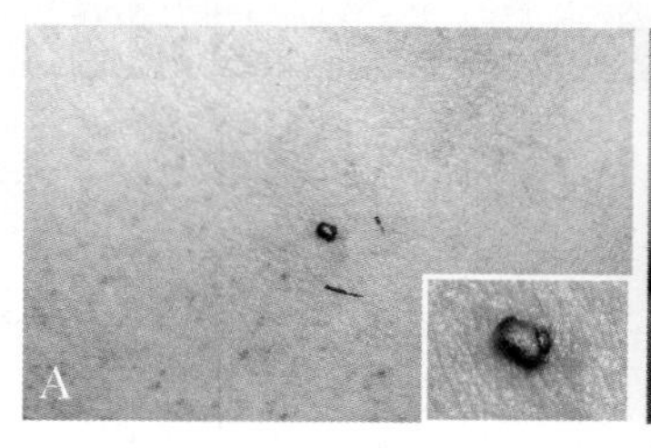

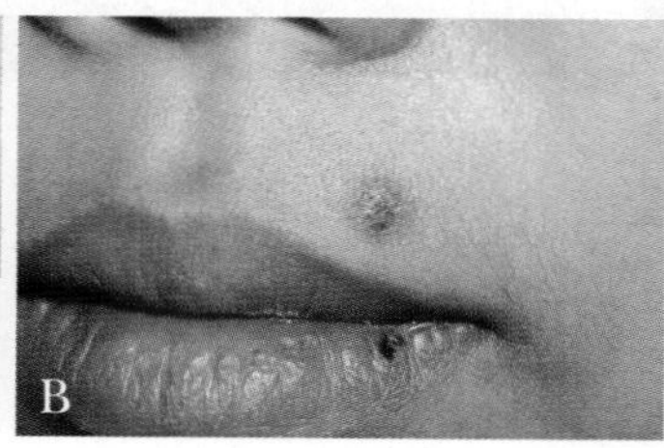

图 21.3.6.6　硬化性蓝痣（sclerosing blue nevus）

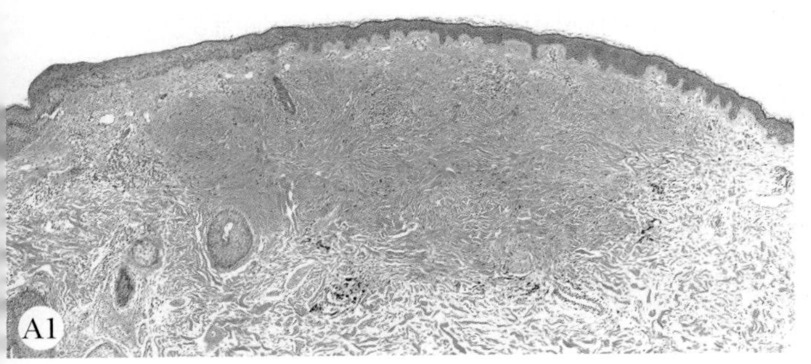

图 21.3.6.6A 硬化性蓝痣 男，35 岁，前胸、左前臂、右膝黑色丘疹 3 年余，丘疹 0.2cm 左右。病理示致密的胶原增生，其内散在增生的黑素细胞，底部较多噬黑素细胞。

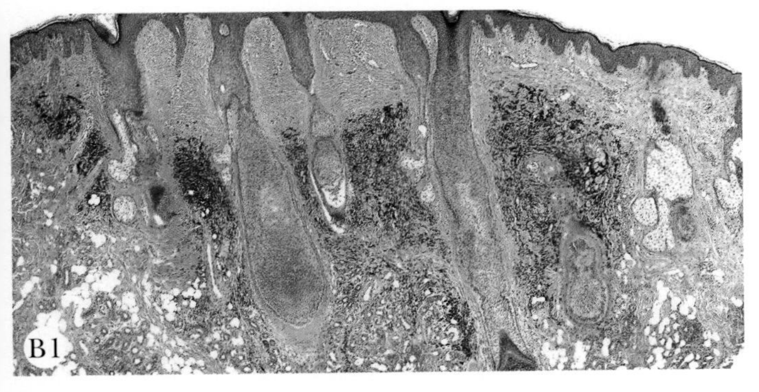

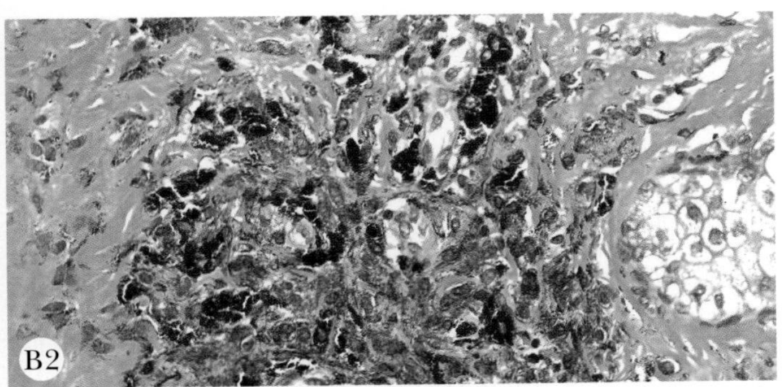

图 21.3.6.6B 硬化性蓝痣 女，20 岁，上唇及下唇黑色丘疹 20 年。病理示真皮致密的胶原内较多梭形黑素细胞团，含大量色素。增生的黑素细胞团之上的胶原也异常致密。

靶形蓝痣（target blue nevus）

病理改变

a 黑色结节中央有异型蓝痣特点。

b 肉色环处真皮萎缩，含色素细胞数目明显减少。

c 最外层蓝黑色环处含色素树枝状细胞明显增多。

临床特点

a 好发于足背。

b 结节，直径 1cm 或更大，中心黑蓝色，周围肉色环，最外面环以蓝黑色斑。

无黑素性 / 黑素减退性蓝痣（amelanotic / hypomelanotic blue nevus）

病理改变

a 真皮内含极少的疏松聚积的色素性梭形细胞。

b 免疫组化 Melan-A 染色显示真皮内梭形细胞呈阳性反应，S100 染色弱阳性或阴性。

c 偶可见局灶性含色素的黑素细胞。

d 组织学可类似于皮肤纤维瘤、硬化性纤维瘤、神经纤维瘤、神经鞘黏液瘤等，免疫组化 Melan-A 染色可予鉴别。

病理鉴别诊断

皮肤纤维瘤

神经纤维瘤

神经鞘黏液瘤

临床特点

通常为坚实的肤色丘疹，伴局灶性（常位于中央）轻度色素沉着。

毛发神经错构瘤（pilar neurocristic hamartoma）

病理改变

a 毛发周围树枝状黑素细胞集聚。

b 真皮网状层散在含色素的树枝状细胞，类似蒙古斑。

临床特点

a 多个毛发性丘疹，直径数厘米，单个丘疹颜色从褐色、蓝色或黑色不等。

b 有些类似斑块状或斑片样蓝痣。

深部穿通痣（deep penetrating nevus）

病理改变

a 呈细胞性蓝痣的组织病理特点，但见真皮深部或皮下脂肪的梭形或上皮样细胞特征性的沿神经、血管成丛状增生，无痣细胞成熟现象。

b 上部较宽，与表面皮肤平行。

c 梭形或上皮样痣细胞胞质含细颗粒性黑素，胞核形态较一致。痣细胞巢中可见散在含较多黑素的噬黑素细胞。

d 深部的痣细胞巢中可见局灶性变性和透明化改变。

e 偶见细胞异型。

病理鉴别诊断

恶性黑素瘤

恶性蓝痣

临床特点

a 多见于 10 ~ 30 岁，发病无性别差异。

b 临床类似于蓝痣，孤立、局限、直径小于 1cm，圆顶状蓝色或黑色丘疹或结节。

c 好发于臀部或骶尾部。

临床鉴别诊断

黑素瘤

别名

丛状梭形细胞痣（plexiform spindle cell nevus）

21.4 黑素瘤（melanoma）

21.4.0 概述

黑素瘤与恶性黑素瘤为同义词，分类较为复杂。经典分型为：恶性雀斑样黑素瘤、浅表扩散性黑素瘤、肢端雀斑样黑素瘤及结节性黑素瘤。中国人以肢端黑素瘤为主。这些分型与预后无相关性，重要的是将其分为原位黑素瘤和浸润性黑素瘤。发生在任何部位的黑素瘤均可从原位进展到浸润阶段。黑素瘤的临床表现有不对称、边界不规则、颜色不均一、直径大于 6mm 等特点，四个特点的英文第一个字母分别为 A、B、C、D。A、B、C、D 在黑素瘤中具有共性，但在先天性色素痣中常可见到这种特征，而部分黑素瘤则缺乏这种特征，因此需慎用此特征。

临床分期是选择治疗方式的依据，目前普遍采用美国癌症联合委员会（AJCC）2010 年启用的 TNM 分期标准，即原发肿瘤厚度、淋巴结转移、远处转移。原发肿瘤厚度有 Breslow 和 Clark 分级。Breslow 肿瘤厚度为从粒细胞层的顶部（或溃疡底部）至肿瘤的基底部的深度，分 1.0mm、2.0mm 和 4.0mm 三个界限。肿瘤厚度是影响预后最重要的因素，次之为溃疡，均在分期中作了强调。其他影响预后的因素如核丝分裂或 Ki–67 指数、肿瘤浸润性淋巴细胞、微卫星灶等影响预后因素则未能加以体现。

TNM 分类可简化表述于表 21.4.0.1 ~ 表 21.4.0.4 中。

表 21.4.0.1　T　原发肿瘤

T0	未找到原发肿瘤		
Tis	原位黑素瘤		
T1	≤1.0mm	a：无溃疡	b：有溃疡
T2	1.01 ~ 2.0mm	a：无溃疡	b：有溃疡
T3	2.01 ~ 4.0mm	a：无溃疡	b：有溃疡
T4	>4.0mm	a：无溃疡	b：有溃疡

表 21.4.0.2　N　局部淋巴结（均需病理证实）

NX	无法估计局部淋巴结
N0	无淋巴结转移
N1	1 个临床检测到的淋巴结或镜下微转移
N2	2 ~ 3 个淋巴结转移，或不伴淋巴结转移的卫星灶 / 途中转移
N3	4 个或更多淋巴结转移，或融合的淋巴结，或卫星灶，或途中转移

表 21.4.0.3　M　远处转移

MX	无法估计
M0	无远处转移
M1a	远处皮肤、皮下或远处淋巴结转移
M1b	肺转移
M1c	其他任何内脏转移，或伴血清乳酸脱氢酶增高的任何远处转移

表 21.4.0.4　临床分期与预后的关系注

分期	组织学特征 / TNM 分类	生存率（%）		
		1 年	5 年	10 年
0	表皮内 / 原位黑素瘤（Tis N0M0）		100	100
Ⅰ A	≤ 1mm，无溃疡且有丝分裂率 < 1/mm²（T1aN0M0）		97	93
Ⅰ B	≤ 1mm，有溃疡或 Clark Ⅳ / Ⅴ *（T1bN0M0）		94	87
	1.01 ~ 2mm，无溃疡（T2aN0M0）		91	83
Ⅱ A	1.01 ~ 2 mm，有溃疡（T2bN0M0）		82	67
	2.01 ~ 4mm，无溃疡（T3aN0M0）		79	66
Ⅱ B	2.01 ~ 4mm，有溃疡（T3bN0M0）		68	55
	>4mm，无溃疡（T4aN0M0）		71	57
Ⅱ C	>4mm，有溃疡（T4bN0M0）		53	39
Ⅲ A	1 ~ 3 个镜下局部淋巴结转移 @，原发灶无溃疡（T1 ~ 4aN1 ~ 2aM0）		78	68
Ⅲ B	1 ~ 3 个镜下局部淋巴结转移，原发灶有溃疡（T1 ~ 4bN1 ~ 2aM0）；1 ~ 3 个可探测到的淋巴结转移 #，原发灶无溃疡（T1 ~ 4aN1 ~ 2bM0）；无淋巴结转移，但有卫星灶或原发病灶至淋巴结间的途中转移灶（T1 ~ 4aN2cM0）		59	43
Ⅲ C	1 ~ 3 个可探测到的淋巴结转移，原发灶有溃疡（T1 ~ 4bN1 ~ 2bM0）；4 个以上淋巴结转移；融合的或囊外扩展的淋巴结转移；伴淋巴结转移的途中转移灶或卫星灶（任何 TN3M0）		40	24
Ⅳ	远处皮肤、皮下或淋巴结转移，LDH 正常（任何 T，任何 NM1a）	62		
	肺部转移，LDH 正常（任何 T，任何 NM1b）	53		
	任何其他远处转移，LDH 正常；LDH 增高的任何远处转移（任何 T，任何 NM1c）	33		

注：此表为 AJCC 2009 第七版，2010 年 1 月启用的黑素瘤分级标准

Breslow 厚度：使用目镜测微器测量出的肿瘤厚度，从颗粒层顶部到肿瘤浸润的最深处的垂直厚度。Clark 分级：是根据肿瘤在真皮中的浸润深度来划分

*Clark 分级仅用于无法评价有丝分裂率的病例。Clark Ⅳ级和Ⅴ级等同于标准中的 T1b

@ 镜下局部淋巴结转移：经病理证实的前哨淋巴结和 / 或淋巴结切除术后标本。免疫组织化学检查可用于筛查微小转移灶，但必须包括至少一项“黑素瘤特异性”标记

临床影像学探测到或触到并经病理学证实的淋巴结

黑素瘤细胞形态主要为两型，即上皮样细胞型及梭形细胞型。上皮样细胞主要见于浅表扩散性黑素瘤及结节性黑素瘤，梭形细胞主要见于恶性雀斑样黑素瘤和肢端雀斑痣样黑素瘤。其他细胞形态尚有痣样小细胞、气球状细胞或透明细胞、泡沫样细胞、印戒样细胞、瘤巨细胞等，可含大量色素或无色素。形态、色素多少与预后无关。图 21.4.0.0 中的 12 幅图片全部为相同放大倍数，可见瘤细胞大小差甚大。

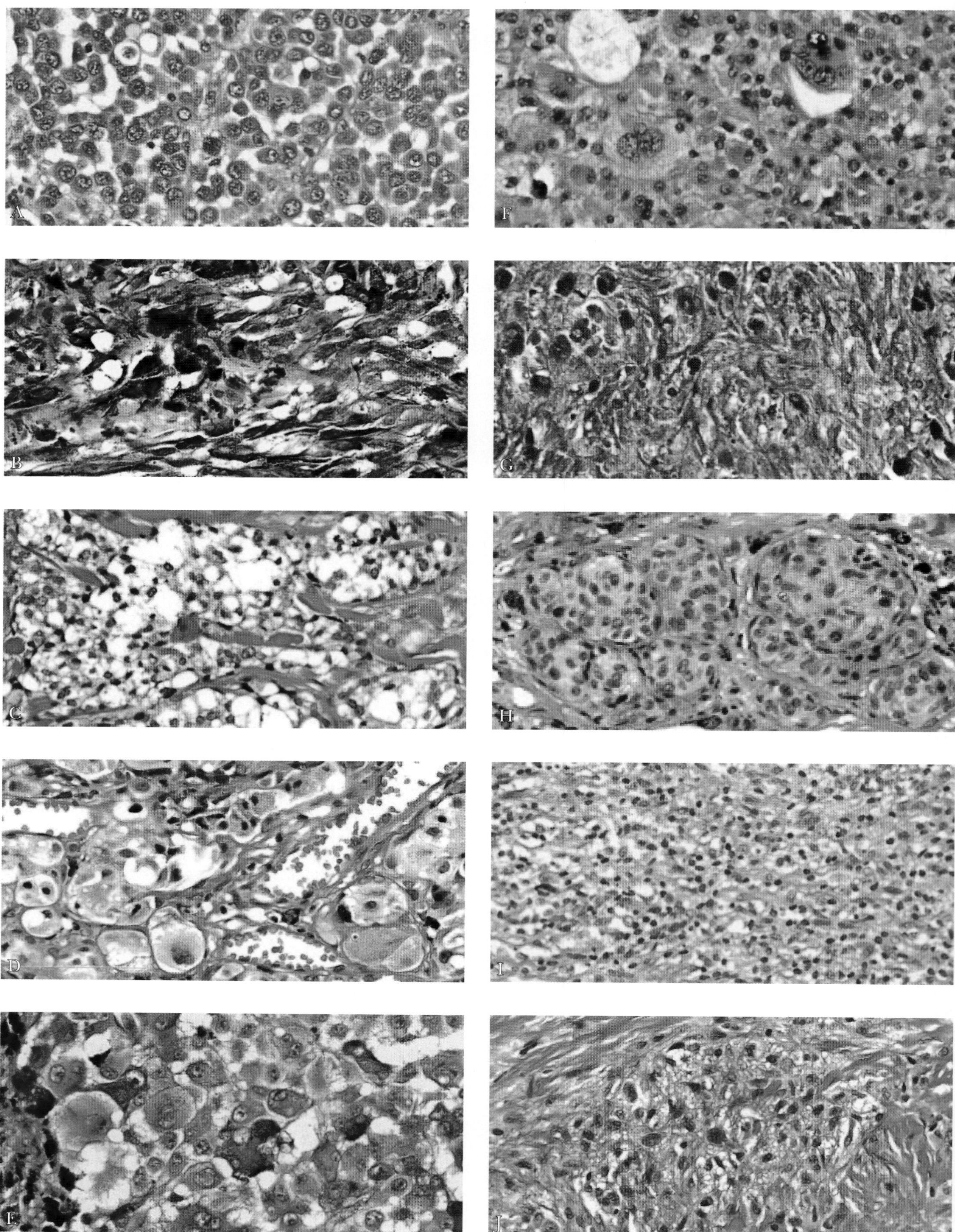
A
B
C
D
E
F
G
H
I
J

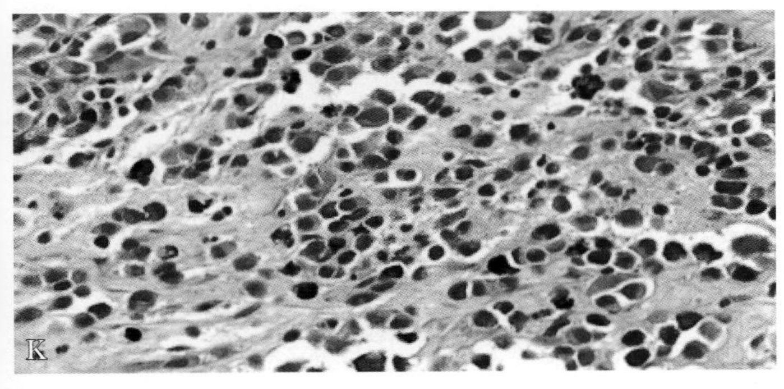

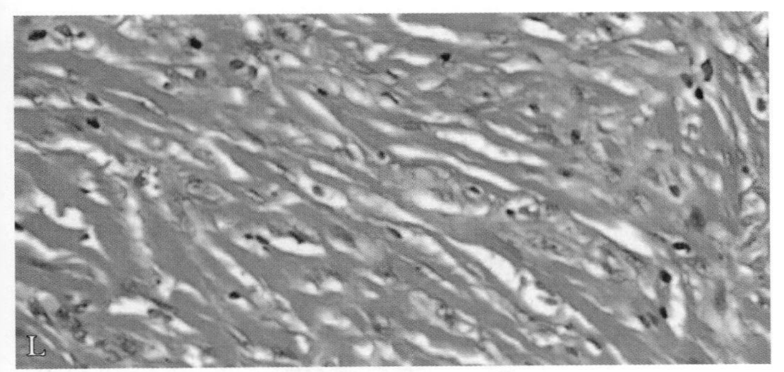

图 21.4.0.0 黑素瘤细胞形态

免疫组织化学染色对黑素瘤及鉴别有重要价值。S100蛋白染色阳性率在原发性和转移性黑素瘤中近 100%。HMB-45 在 80% 以上转移性黑素瘤及 90% 以上的原发性黑素瘤中阳性，梭形细胞黑素瘤 HMB-45 的敏感性较差，结缔组织增生性黑素瘤中 HMB-45 多为阴性。MART-1（Melan-A）在结缔组织增生性黑素瘤中通常不表达。Ki-67 在良恶性鉴别中有重要意义，高阳性率是预后不良的一个独立指征。Bcl-2 的强阳性表达多为良性病变。细胞周期蛋白 D1 在黑素瘤中表达率约 60%，痣组织中阴性。P16 蛋白表达缺失与侵袭性和转移性黑素瘤相关。

荧光原位杂交技术（FISH）能检测黑素瘤细胞分裂中期或分裂间期的染色质变异，可用于检测石蜡包埋组织及较小的皮损，快速且灵敏。用探针与 6 号染色体短臂、着丝点、长臂以及 11 号染色体长臂区域进行靶向结合，对黑素瘤与色素痣的鉴别特异性高达 97%、灵敏度高达 85%。

黑素瘤生长常为两个阶段，分为水平生长期（radial growth phase）及垂直生长期（vertical growth phase）。水平生长期包括原位黑素瘤及微浸润黑素瘤（microinvasive melanoma），后者的定义是最大的真皮内细胞“巢”小于最大的表皮内细胞巢，且真皮内无核分裂。水平生长期黑素瘤仅通过手术切除获终生治愈的可能性近 100%。水平生长期黑素瘤生长可非常缓慢，多数需要数年甚至数十年才能进入到垂直生长期，但结节型黑素瘤似乎一开始便进入了垂直生长期。

黑素瘤的病理结构复杂，分型杂乱，但如前所述，诊断时主要是分清原位黑素瘤及浸润性黑素瘤即可，故此部分对原位黑素瘤及浸润性黑素瘤分别进行叙述，然后再对特殊类型进行分述。

原位黑素瘤（melanoma in situ）

病理改变

a 表皮内异型黑素细胞增生且完全限于表皮内，未突破真表皮交界。

b 肿瘤直径一般大于 6mm。

c 黑素细胞巢大小不一，形状不规则，倾向于融合，且不限于基底层。

d 黑素细胞散布于表皮各层，呈 Paget 样增生模式。

e 黑素细胞沿基底层水平扩展，界限不清。

f 黑素细胞有结构及细胞异型性。

g 黑素细胞坏死。

h 真皮浅层常有淋巴细胞夹杂噬黑素细胞的苔藓样炎性浸润。

病理鉴别诊断

a 交界痣：无结构及细胞学的异型性，但有时非常困难甚至无法鉴别，免疫组化染色亦无帮助。通常不出现淋巴细胞夹杂噬黑素细胞的苔藓样炎性浸润。

b Paget 病及乳房外 Paget 病：无色素，S100、HMB-45、Melan-A 阴性，低分子角蛋白阳性。

c 蕈样肉芽肿：为淋巴样细胞浸润表皮所致，必要时可借助于免疫组化。

d 黑子：非常局限，无结构及细胞学的异型性，通常不出现淋巴细胞夹杂噬黑素细胞的苔藓样炎性浸润。

临床特点

a 通常发于 30 岁以上的成年或老年人。

b 有色人种多见于肢端、甲下，特别是足。

c 病史多为数月至数年，面部恶性雀斑样痣可超过 30 年。

d 皮损多为黑色、褐色斑疹，斑驳不均，不对称，边缘不规则，有时略突于皮面，直径多大于 0.6cm。

e 皮肤镜示黑色，棕色，或灰色网格伴有不规则的小洞和粗线的非典型色素网。

f 无不适。

g 手术切缘离肿瘤 0.5cm 切除几乎能终生治愈。

21.4.0.1

临床鉴别诊断

色素痣

日光性黑子

黑子

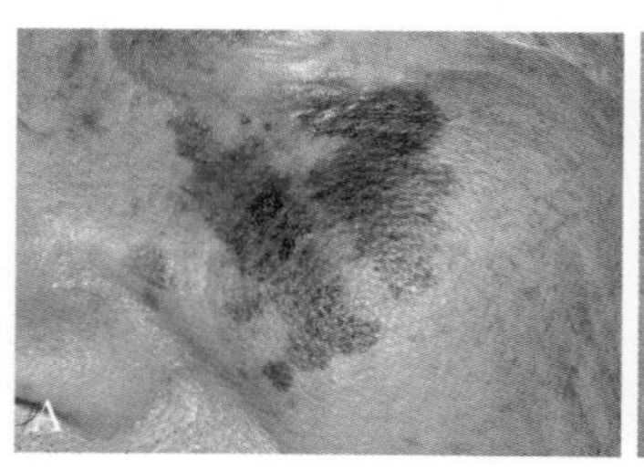

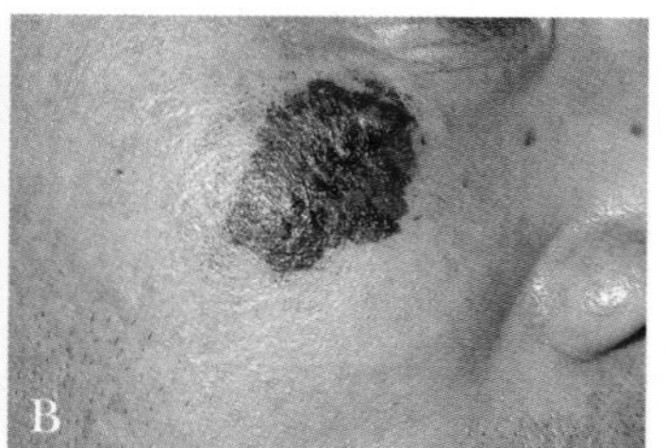

图 21.4.0.1　原位黑素瘤（melanoma in situ）

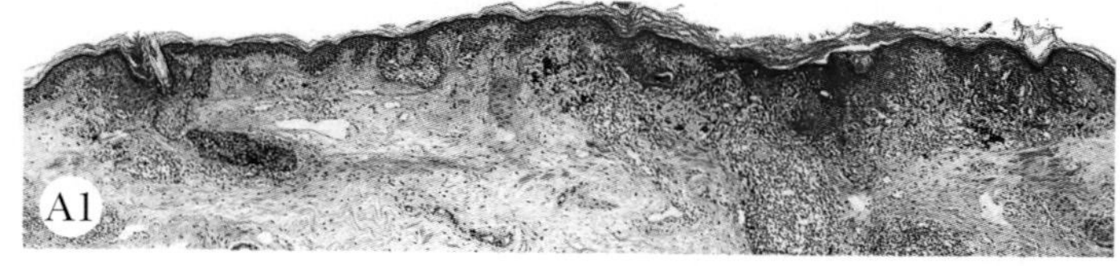

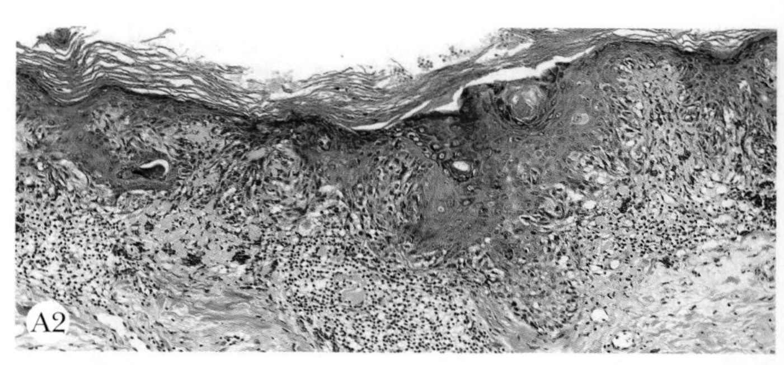

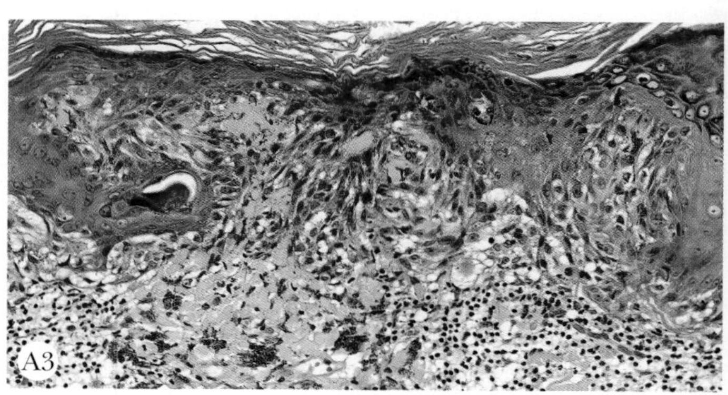

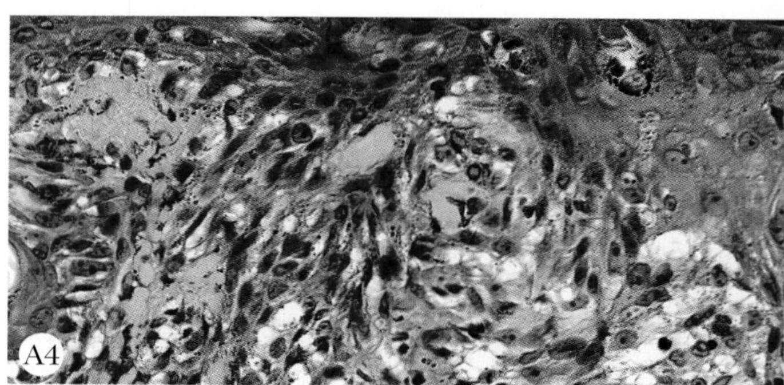

图 21.4.0.1A　恶性雀斑样痣　男，65 岁。左面部褐色斑 5 年。增生的黑素细胞主要位于基底层，少数成巢。黑素细胞异型性不明显。真皮胶原嗜碱性变，较多淋巴细胞及噬黑素细胞浸润。真皮乳头内均质化的嗜酸性胶原与 Spitz 痣中的 Kamino 小体很难区别。

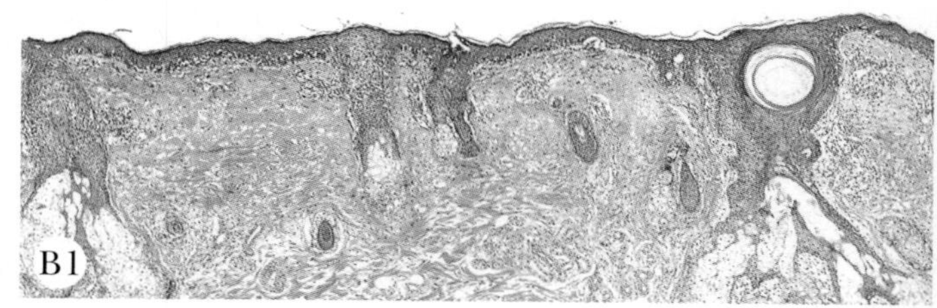

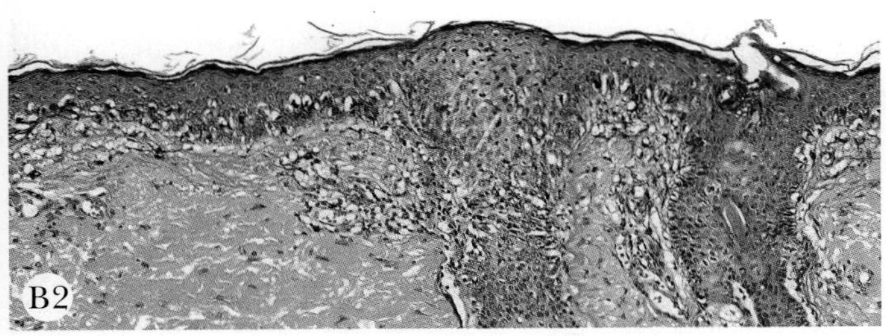

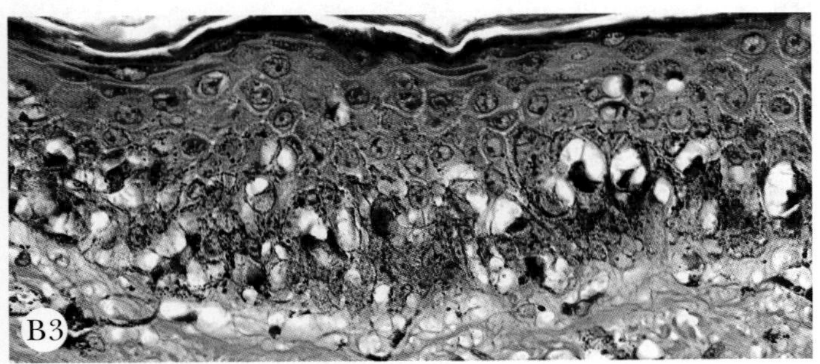

图 21.4.0.1B 恶性雀斑样痣 男，53 岁。右颊黑斑 35 年余。35 年前外伤出现一黑斑，32 年前曾以“脂溢性角化病”行 CO_2 激光治疗。病理示基底层及部分棘层下部细胞全部被增生的黑素细胞取代，黑素细胞有轻度异型性。

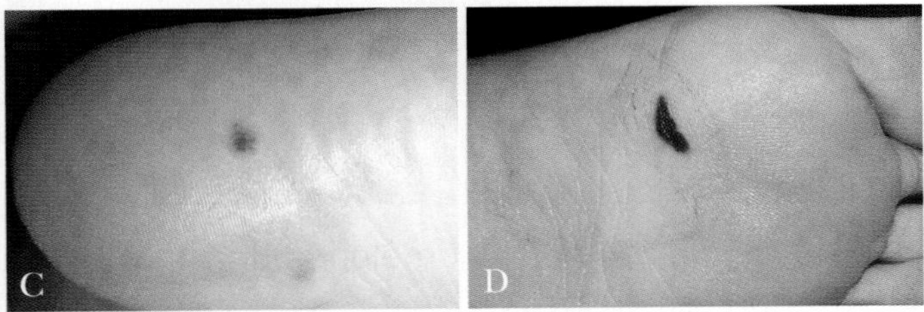

图 21.4.0.1 原位黑素瘤（melanoma in situ）

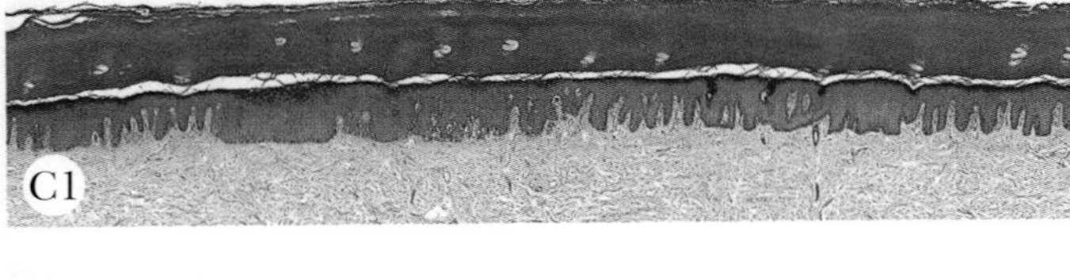

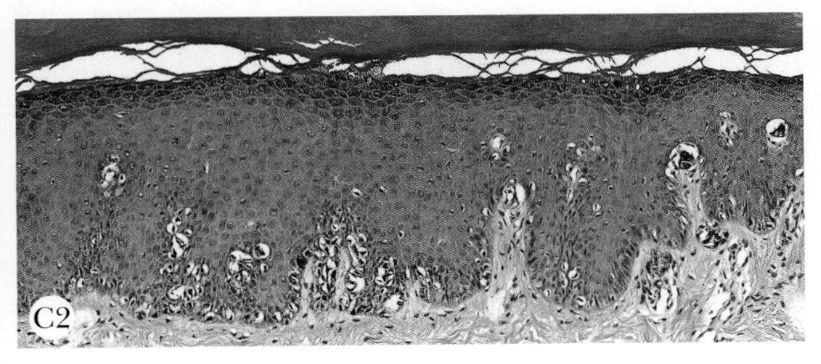

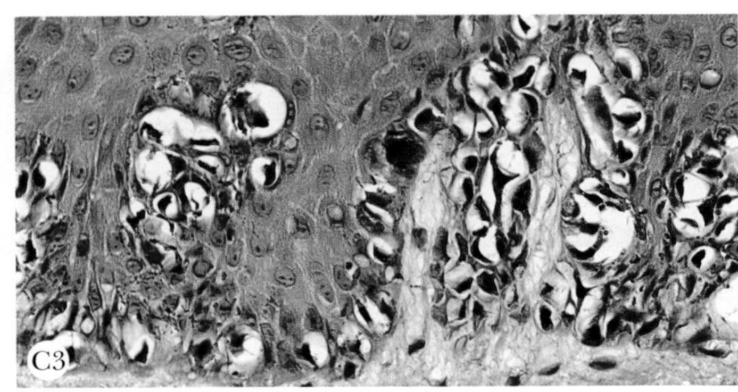

图 21.4.0.1C 原位黑素瘤 女，40 岁，左足跟黑斑 1 年，近 3 个月明显增大。增生的黑素细胞位于表皮基底层，棘层中部散在少许黑素细胞，异型性不明显。仅病理尚不足以诊断，结合临床考虑为原位黑素瘤。

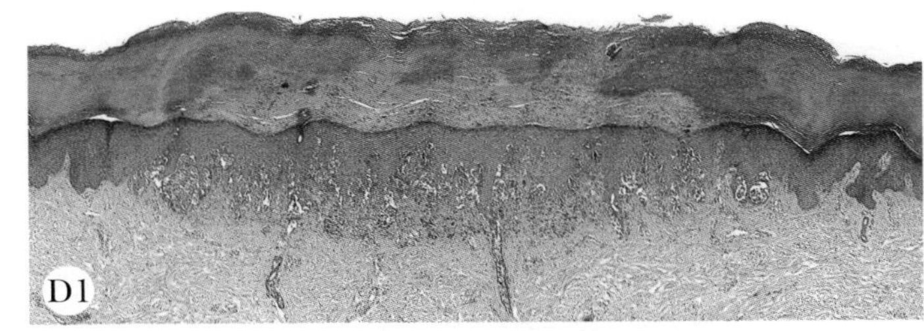

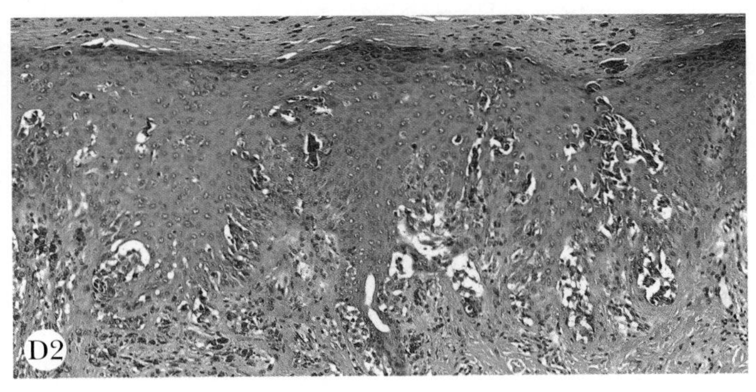

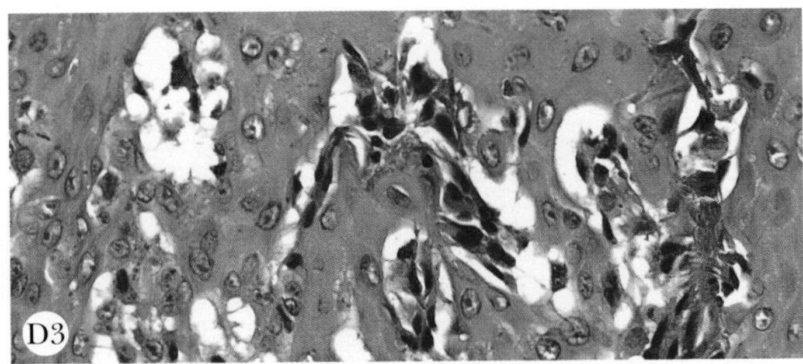

图21.4.0.1D 原位黑素瘤 女，31岁。左跖前近足弓处黑斑1年。发现时 3mm，缓慢增大。增生的黑素细胞主要位于延长的表皮突内，部分位于汗腺上皮内。表皮内散在少许增生的黑素细胞，角层内弥散大量的黑素颗粒。HE 下尚难以确定真皮内有无浸润。

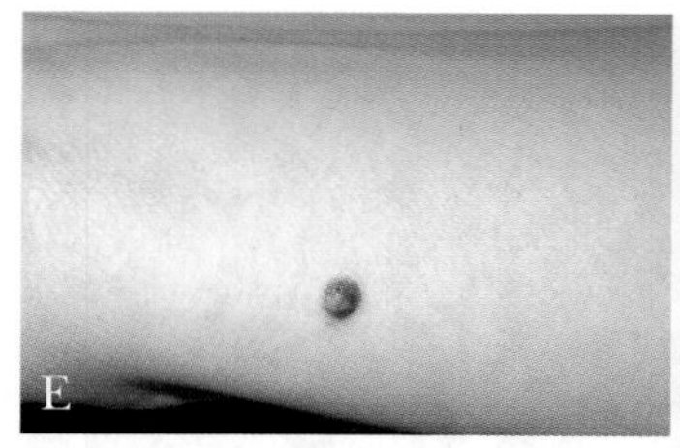

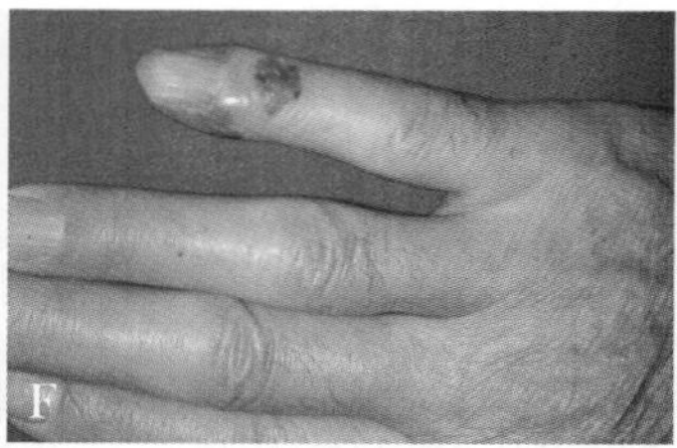

图 21.4.0.1 原位黑素瘤（melanoma in situ）

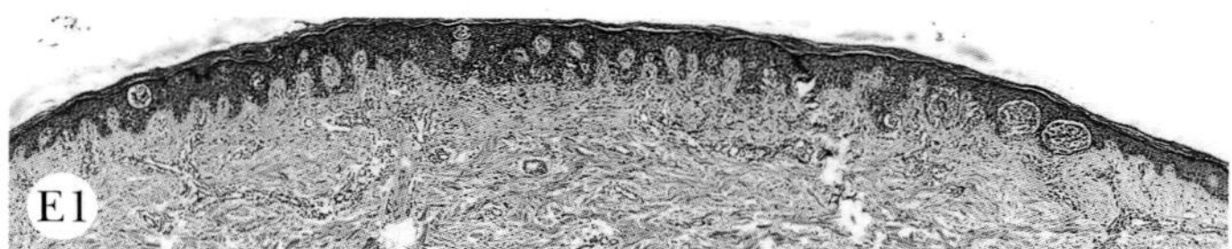

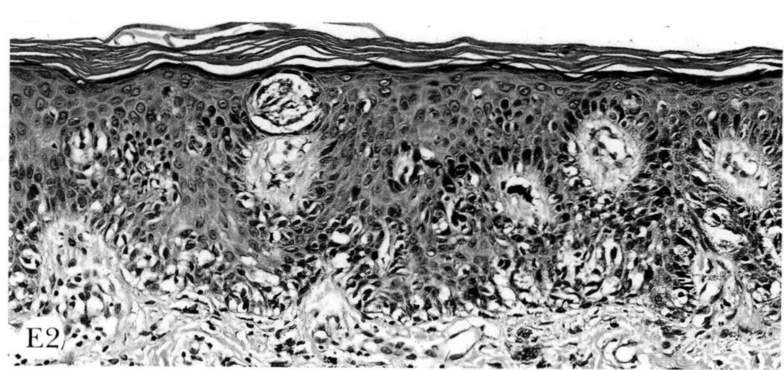

图 21.4.0.1E 原位黑素瘤 女，31 岁。右手腕红丘疹 3 年，周边变黑 1 年，无不适。增生的黑素细胞主要位于表皮下部，少数细胞巢位置较高。真皮浅层血管增生、扩张明显。

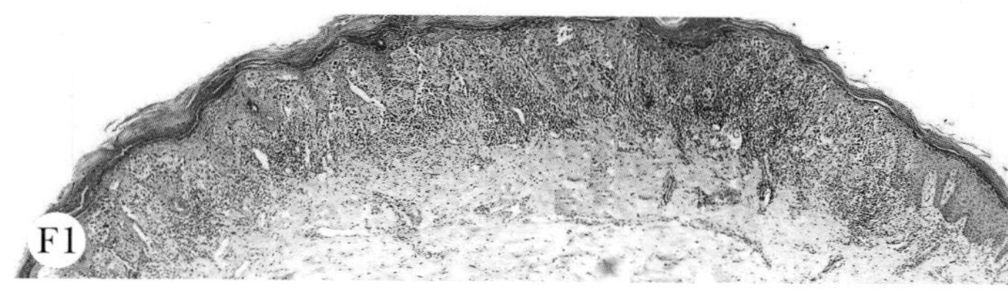

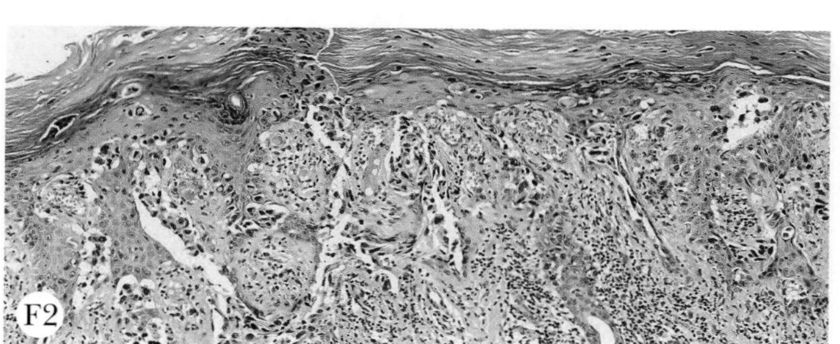

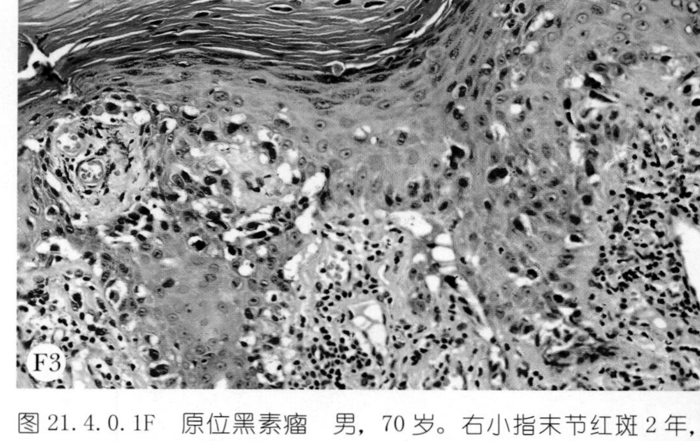

图 21.4.0.1F 原位黑素瘤 男，70 岁。右小指末节红斑 2 年，缓慢增大累及指背及指腹。临床考虑糖尿病性血管损害。表皮不规则增生，基底层较多核大、深染的异型细胞，棘层至角层均可见散在的上皮样细胞，偶见单个凋亡细胞。无色素。真皮血管扩张明显，较多淋巴细胞浸润。组织病理难与血管肉瘤相区别，免疫组化示表皮内增生的细胞 HMB-45 及 Melan-A 阳性（未示）。

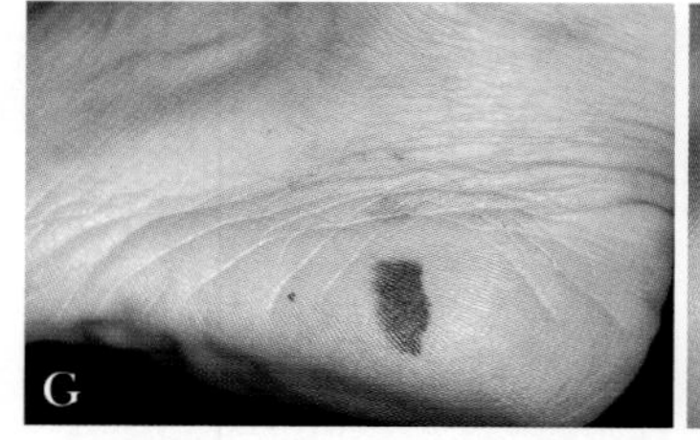

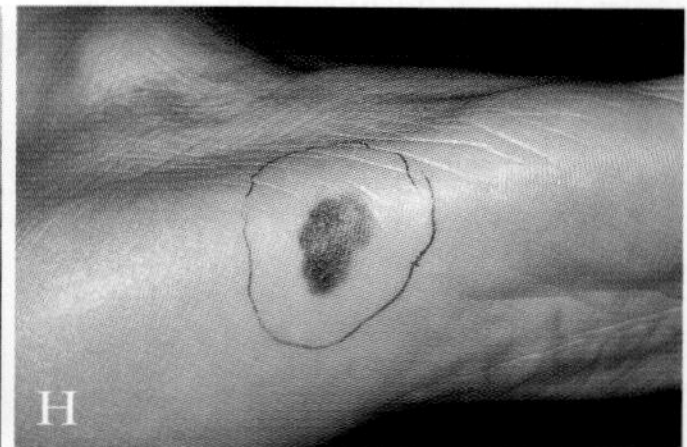

图 21.4.0.1 原位黑素瘤（melanoma in situ）（非真原位 non real in situ）

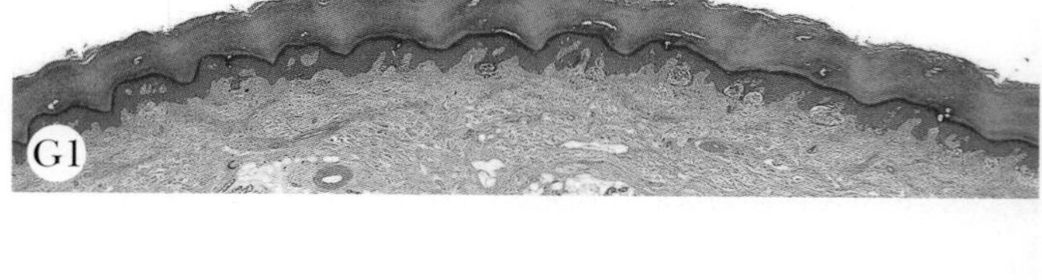

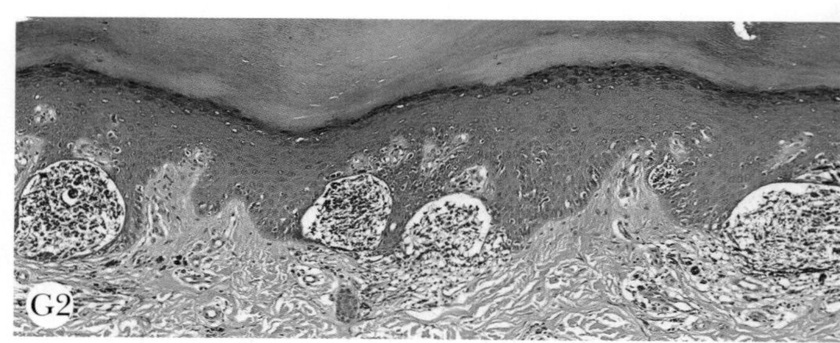

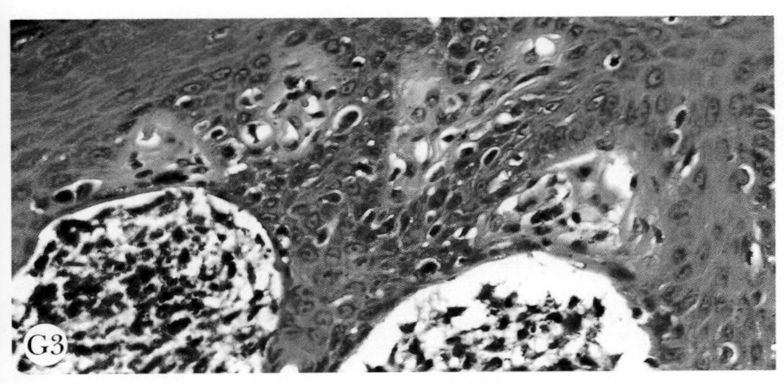

图 21.4.0.1G “原位”黑素瘤（实为退行性黑素瘤） 男，70 岁，左外踝下黑斑 10 年，左腹股沟结节 3 年。黑斑近 1 年由原 4cm 缩小至 1.5cm。腹股沟包块近 4 个月快速增大，B 超示 5cm×3cm×2cm，穿刺病检示转移性黑素瘤。皮损病理示表皮下部散在大小不一的增生黑素细胞巢，棘层有少数散在异型黑素细胞。真皮浅层淋巴细胞极少。

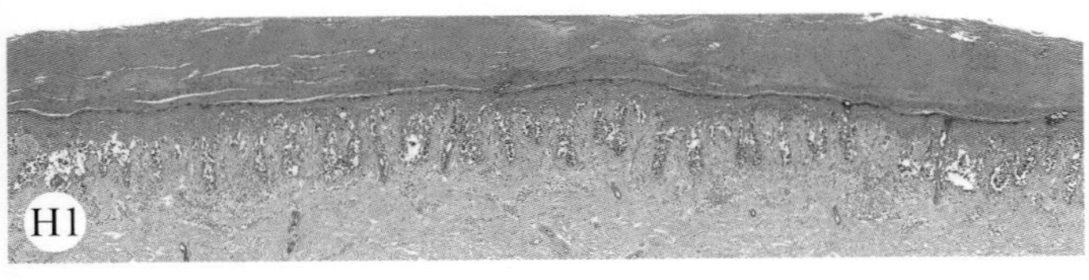

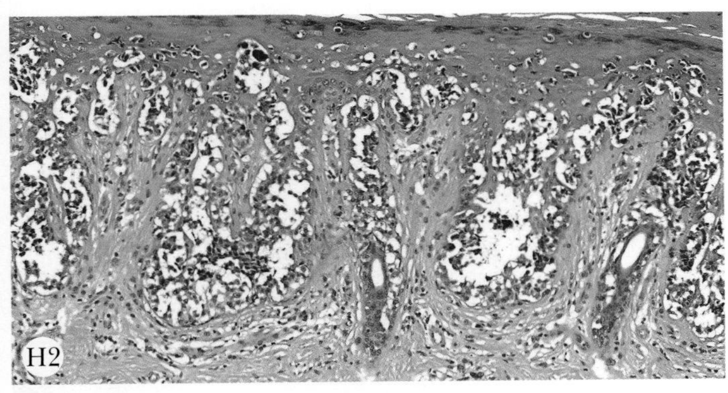

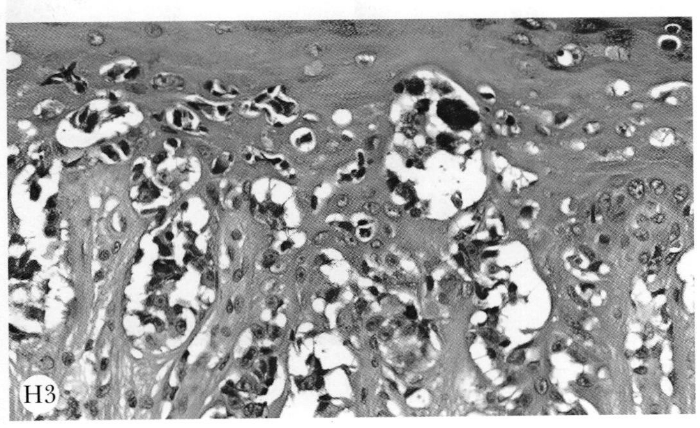

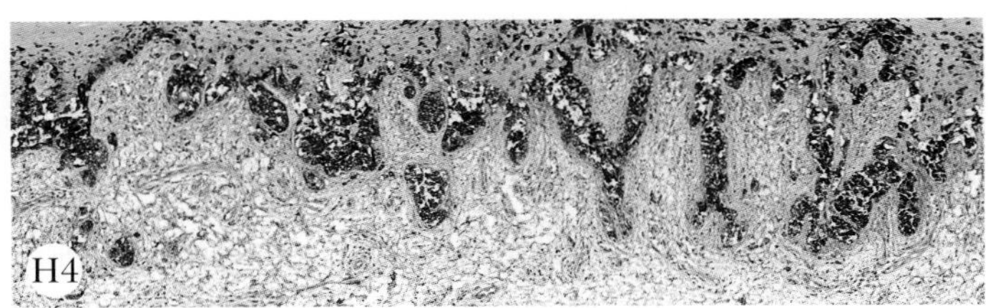

图 21.4.0.1H “原位”黑素瘤 男，54 岁。右外侧足弓处黑斑 2 年余。低倍镜下看似增生的瘤细胞均与表皮突相连，高倍镜下及免疫组化 Melan-A(H4) 示真皮上部已有瘤细胞浸润，即免疫组化否定原位之诊断。

浸袭性黑素瘤（invasive melanoma）

病理改变

a 表皮内改变同原位黑素瘤，真皮内有增生的黑素细胞。

b 缺乏色素痣的成熟现象，即瘤基底部细胞仍呈巢状，体积大，含色素。

c 瘤细胞形态多种多样，最常见的为上皮样细胞、梭形细胞及两者的混合。还可呈小圆形、空泡状、树枝状及各种奇异细胞，可见多核瘤细胞；可含色素或无色素，胞核及核仁常较大，核浓染，不规则，常见核分裂相。

d 瘤内及瘤周小血管增生，血管及淋巴管内可见瘤细胞。

e 可见含大量粗颗粒的噬黑素细胞、多少不等的淋巴细胞浸润，可有浆细胞。

f 通常 Ki-67 指数 >5%，HMB-45 阳性，但 HMB-45 在 Spitz 痣、复合痣的表皮内及真皮乳头层、交界痣也呈阳性。

g 电镜下常有大量未充分黑素化及形态各异的异常黑素小体。

病理鉴别诊断

a Spitz 痣：直径一般小于 1cm，对称，与角质形成细胞之间常有明显裂隙，均质、红染的 Kamino 小体有鉴别意义。对有结构和细胞异型性的 Spitz 肿瘤则需密切结合临床考虑。Ki-67 阳性率很低。

b 复合痣：表皮内增生的黑素细胞常成巢，真皮内多有痣细胞的成熟现象，Ki-67 阳性率很低。

c 色素性基底细胞癌：基底细胞癌含较多色素，有时似呈巢，易造成误诊。免疫组化染色角蛋白阳性。

d 色素性皮肤纤维瘤：表皮不规则增生，但无增生的黑素细胞。组织细胞型有时出现较多含铁血黄素，必要时需行免疫组化染色鉴别。

e 低分化鳞状细胞癌：有时需与无色素性黑素瘤相鉴别。

f 淋巴瘤：偶尔需通过免疫组化染色鉴别。

g Merkel 细胞癌：低分子角蛋白阳性，S100 阴性。

h 软组织肉瘤：多种软组织肉瘤与无色素性黑素瘤鉴别困难，免疫组化及电镜有重要意义。

临床特点

a 可发生于任何年龄，30 ~ 69 岁为发病高峰。

b 中国黑素瘤与外伤、先天性色素痣有关，笔者的资料中 24% 有外伤史、13% 源于先天性小痣，高加索人种黑素瘤可能与日光照射相关。

c 中国黑素瘤约半数位于肢端，尤其足底及踇趾，全身皮肤、口、鼻、咽、阴道、肛管、直肠等部的黏膜以及眼色素膜、脑脊膜均可发生。

d 初发时一般数毫米，诊断黑素瘤时多大于 1cm。大多数呈黑色，亦可为褐色、黄白色、淡红色等，有时色素不均匀，由于毛细血管扩张，瘤周可见绕以红晕。

e 初期可为斑疹、丘疹，随着肿瘤增大，可呈高低不平、边缘不齐的斑块，亦可呈息肉状、菜花状，可以有结痂、溃疡等。

f 皮肤镜可呈现蓝白幕、多发棕色点、伪足、放射状条纹、瘢痕样褪色、外周黑色色素球 / 点、多种颜色、多发灰 / 蓝点、色素网扩大，缺乏模式的对称性及单一颜色。

g 自发生至能诊断黑素瘤的时间为 1 ~ 2 年，短者数月，长者可达 10 余年。

h 一般无自觉症状，约 10% 的患者有局部疼痛，另约有 10% 的患者感瘙痒。

i 经淋巴管及血管转移，常见转移部位依次为引流淋巴结、邻近皮肤、远处脏器。

j 预后与临床分期关系密切，Ⅰ期患者术后 5 年生存率大于 90%。

21.4.0.2

临床鉴别诊断

各种色素痣

细胞型蓝痣

脂溢性角化病

Spitz 痣

色素性基底细胞癌

别名

黑色素瘤（melanoma）

恶性黑素瘤（malignant melanoma）

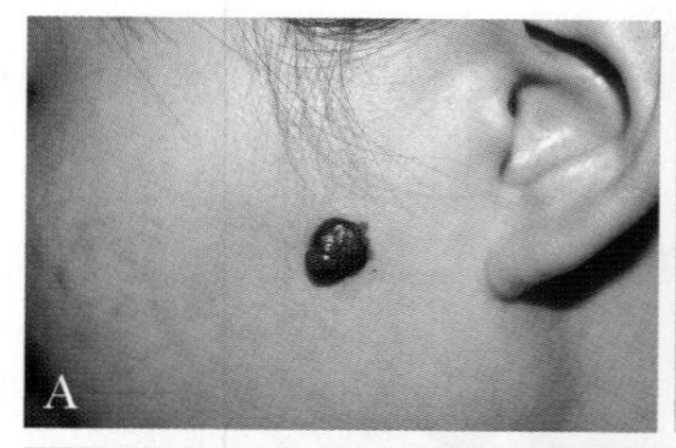

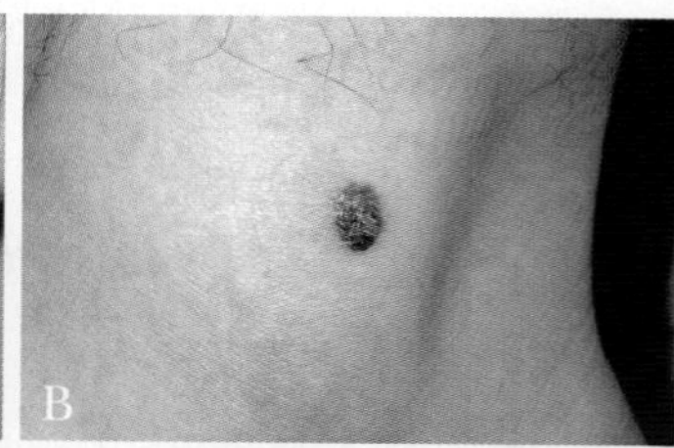

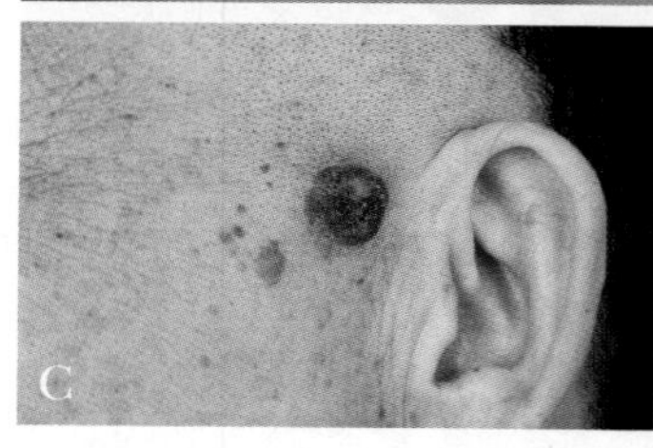

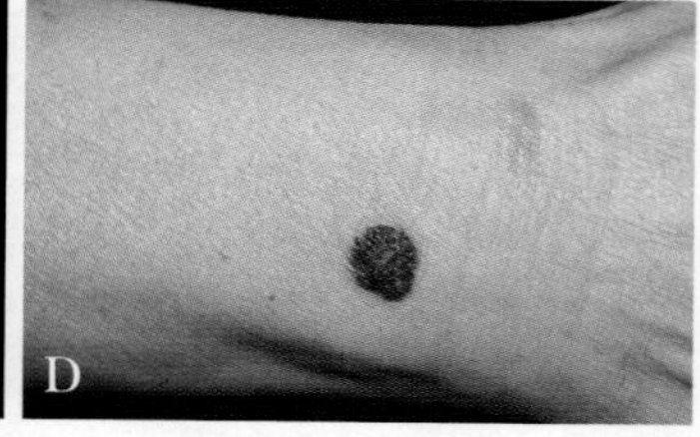

图 21.4.0.2　侵袭性黑素瘤（invasive melanoma）

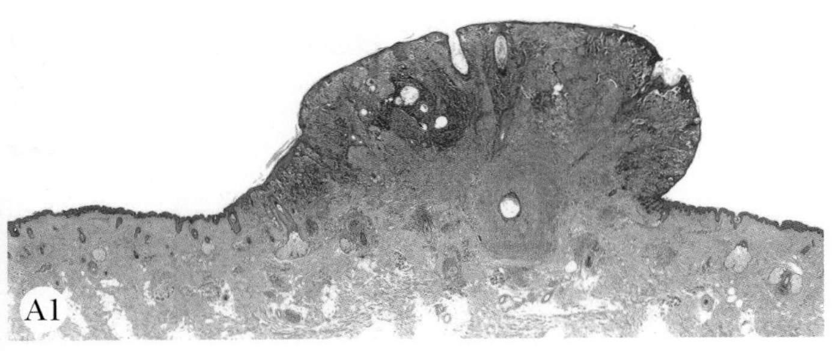

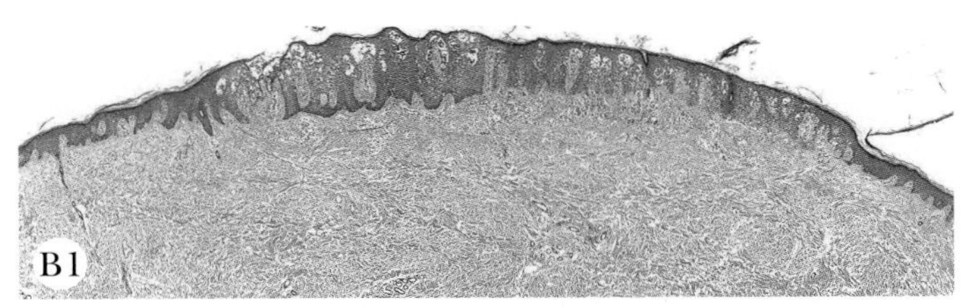

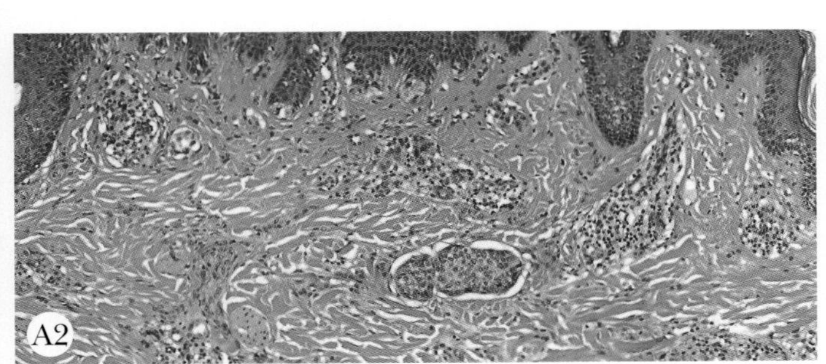

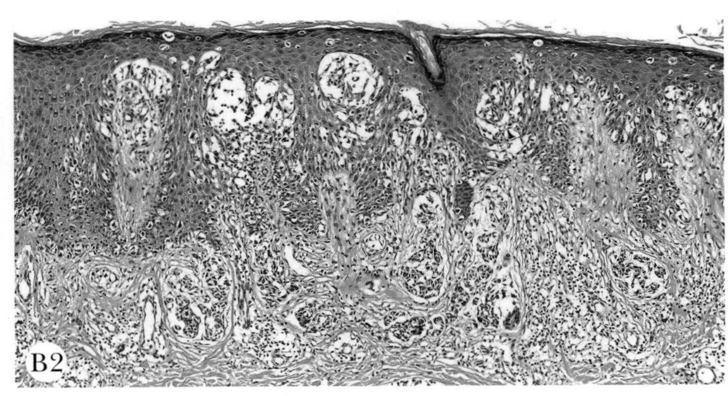

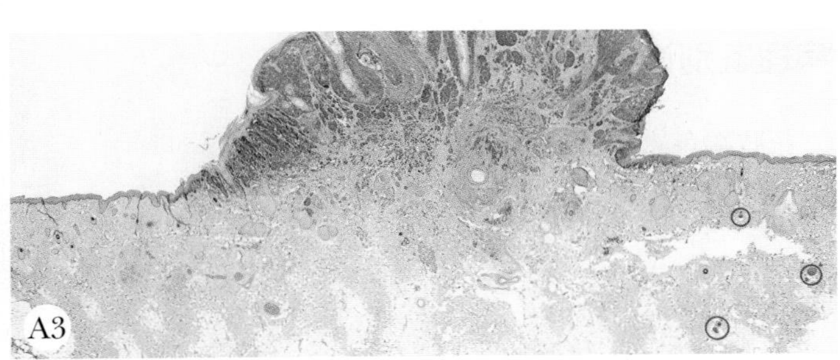

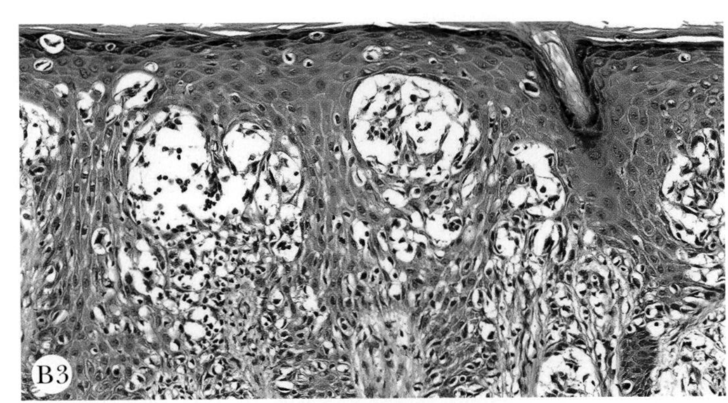

图 21.4.0.2B 侵袭性黑素瘤 男，26 岁。左踝黑丘疹 8 个月，约 0.5cm×0.6cm。为Ⅰ期黑素瘤。因院外会诊考虑 Spitz 痣拒绝扩大切除，1 年后淋巴结转移，淋巴结手术治疗后 1 年死于脑转移。

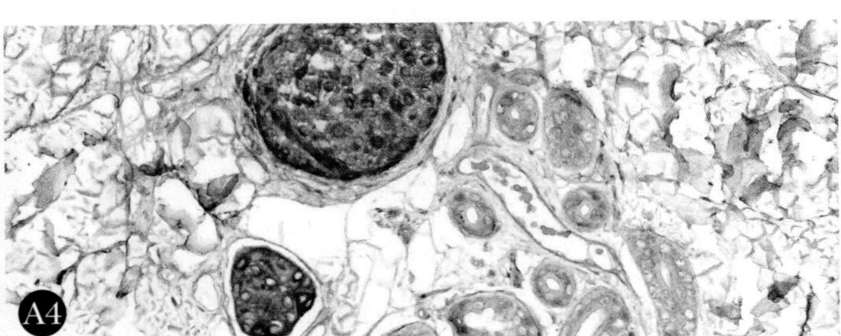

图 21.4.0.2A 侵袭性黑素瘤 女，19 岁，左面部黑斑 19 年，缓慢增大，1 年前不慎抓破后增大并形成结节。根据病史为先天性小痣恶变，组织病理及免疫组化未能找到痣的依据。瘤细胞浸润深达皮下组织，血管、淋巴管内均有瘤组织。部分区域 Ki-67 指数约 90%。免疫组化 Melan-A 示（A3、A4）离瘤主体较远的区域可见淋巴管内瘤团。

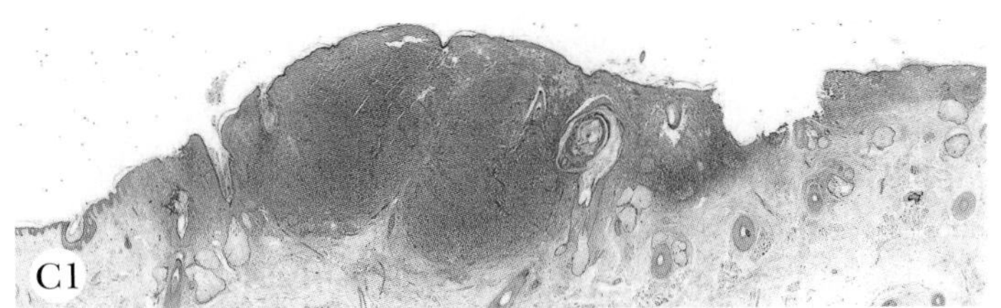

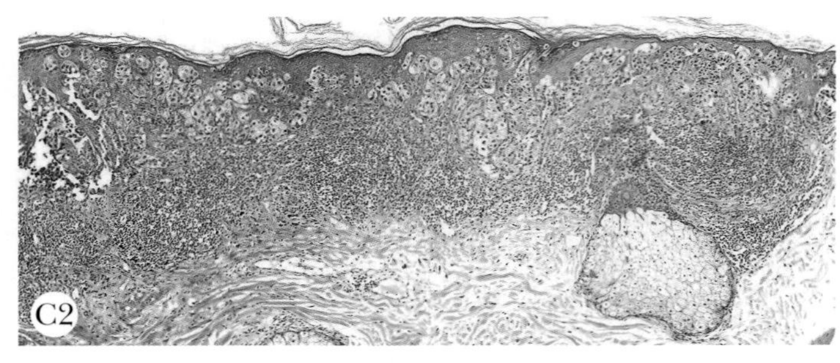

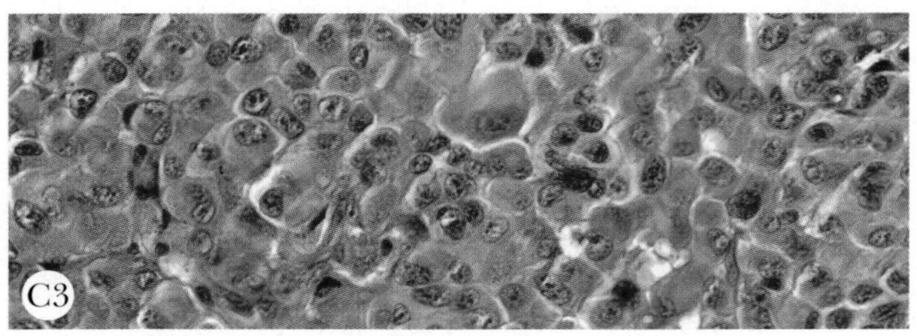

图 21.4.0.2C 侵袭性黑素瘤 男，55 岁，左耳前红色斑块 4 个月，痒，增长迅速。术后半年淋巴结转移，4 年后死于肿瘤转移。临床特点似结节性黑素瘤，病理示右侧受累表皮突远多于 3 个。

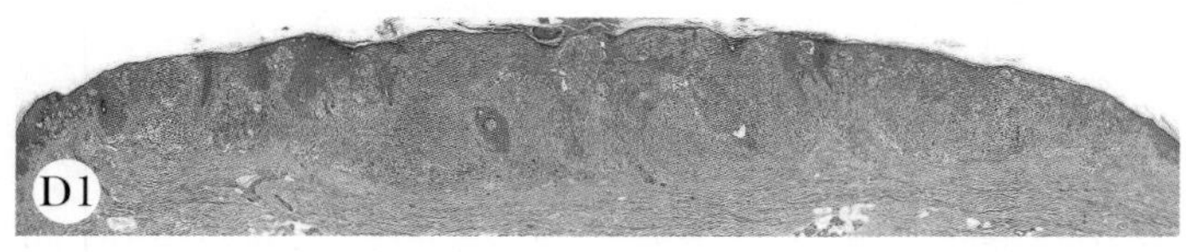

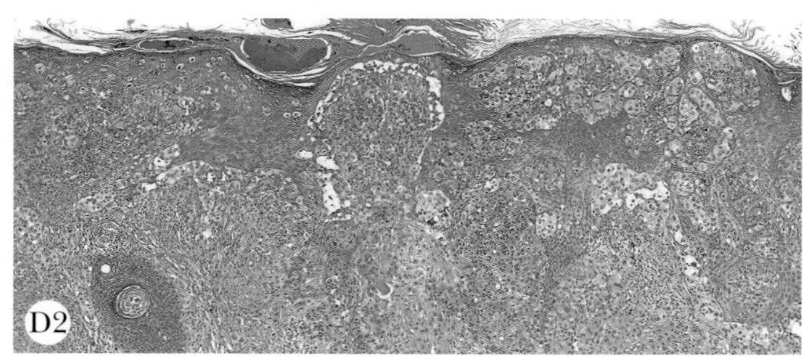

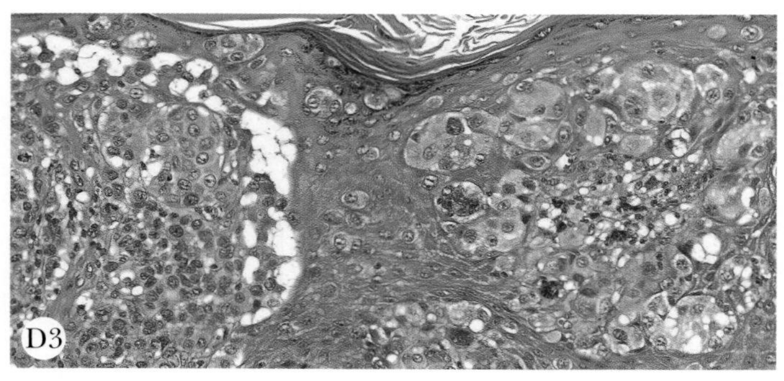

图 21.4.0.2D 侵袭性黑素瘤 女，75 岁，右前臂褐色斑块 5 年。表皮内大量散在及呈巢的异型黑素细胞，真皮中上部大量瘤细胞团。

21.4.1 肢端黑素瘤（acral melanoma）

病理改变

a 初期多表现为表皮不规则增生、基底层散布异型黑素细胞。

b 增生的黑素细胞常占满延长的表皮突并进入真皮，有时则散布于表皮各层。

c 累及汗腺和真皮内局部炎症是诊断线索。

d 浸润性黑素瘤缺乏成熟现象，细胞异型性明显。

e 瘤细胞多呈梭形，常伴有结缔组织增生。

f 常有淋巴细胞浸润，小血管增生。

g 多数皮损呈雀斑样增生，部分呈 Paget 样，少数为结节性黑素瘤。

病理鉴别诊断

肢端色素痣：无分布不均和细胞异型性。

临床特点

a 中老年人多见。

b 笔者的非痣性恶变的皮肤黑素瘤中，肢端黑素瘤占 72%，而欧美人中不足 5%。

c 早期为黑色斑点、斑片，颜色不均，边界模糊，形态不规则，多符合 ABCD 特点。

d 后期多出现为结节、溃疡。

e 有时瘤细胞沿小汗腺上皮浸润至皮下脂肪，临床上仍可表现为平坦的病变。

临床鉴别诊断

肢端色素痣

别名

肢端雀斑样黑素瘤（acral lentiginous melanoma）

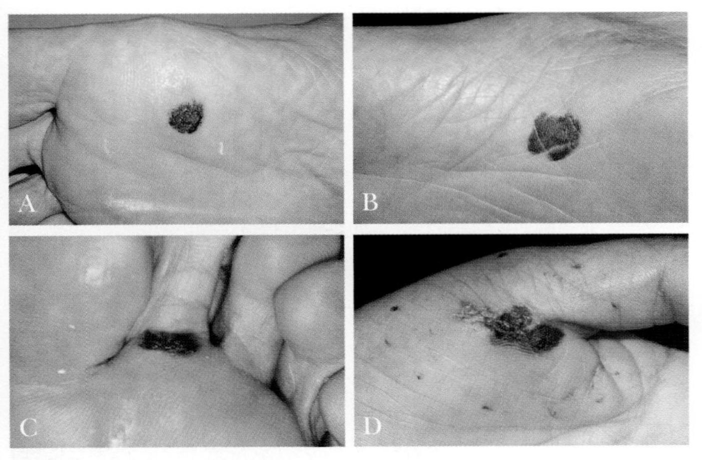

图 21.4.1 肢端黑素瘤（acral melanoma）

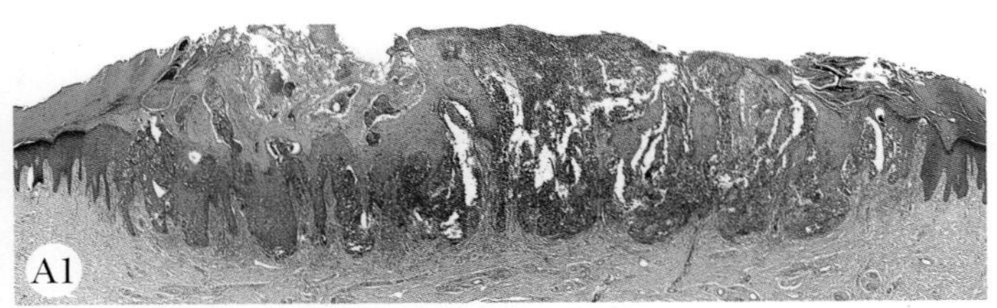

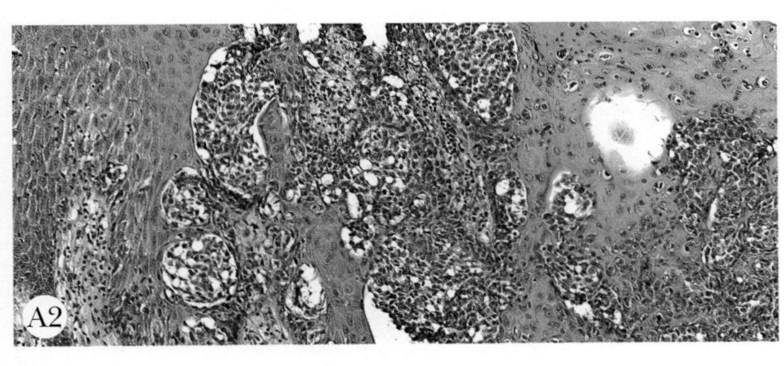

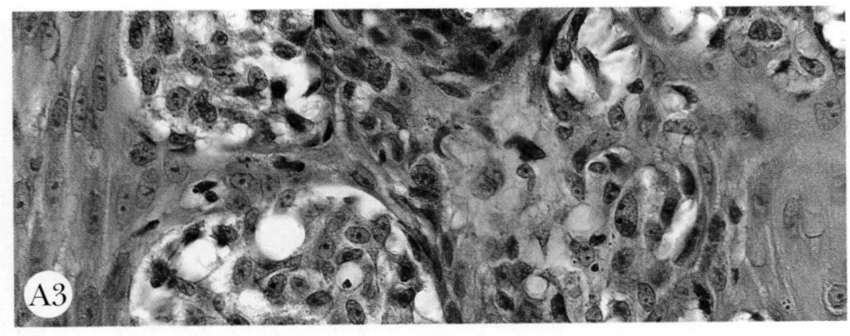

图 21.4.1A 肢端黑素瘤 男，27 岁，右足底黑斑 1 年，破溃 10 余天。曾以手抠刮，10 天前以开水洗烫后破溃、渗液。病理示表皮坏死、结痂，有浅溃疡形成，表皮内大量瘤团及散在分布的瘤细胞，尚未进入真皮，瘤细胞主要沿表皮突向下延伸。

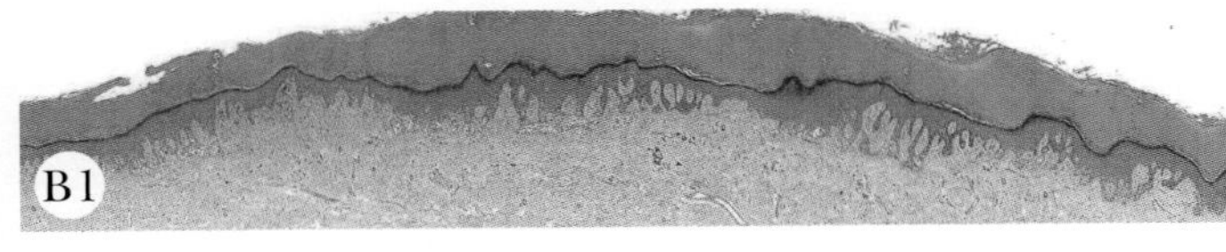

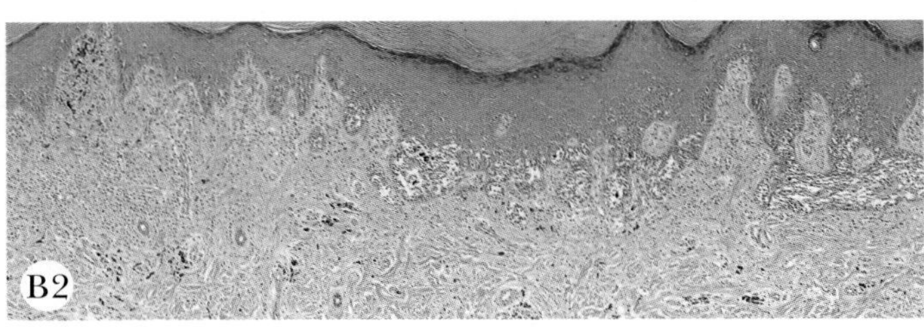

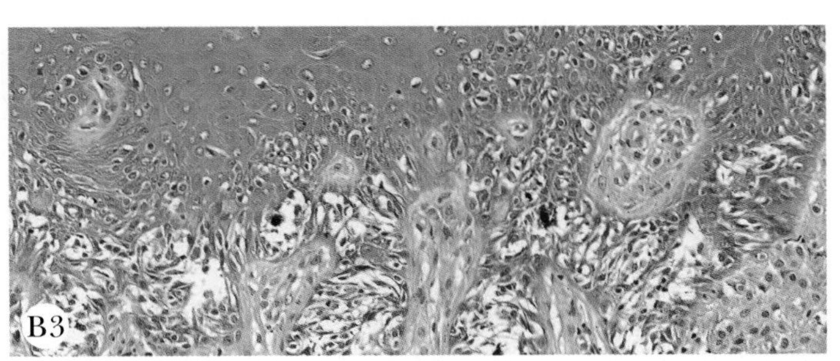

图 21.4.1B 肢端黑素瘤 男，65 岁，右足底黑斑 5 年。初约 1mm，3 年前抓破后渐增大、高于皮面。表皮下部特别是表皮突有大量增生的黑素细胞，黑素细胞向周围宽幅水平扩展、沿表皮突向下增生，部分表皮突相互融合。真皮内瘤细胞较少，核深染但基本未见核分裂相。

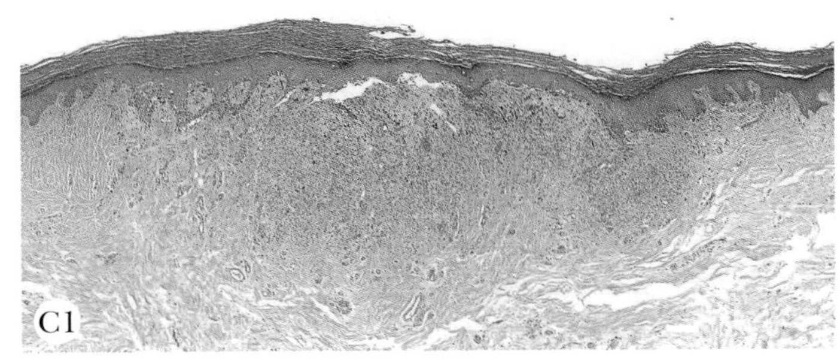

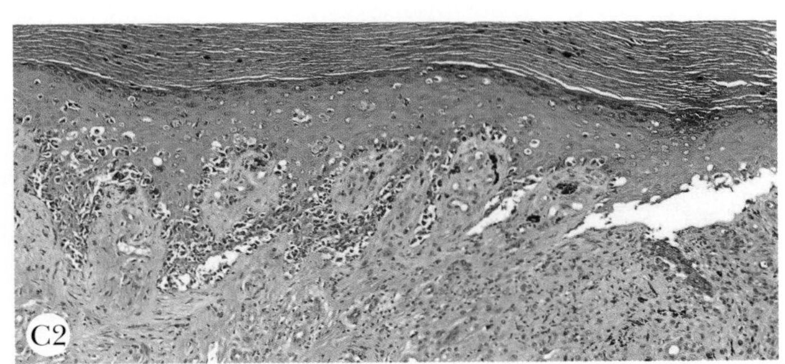

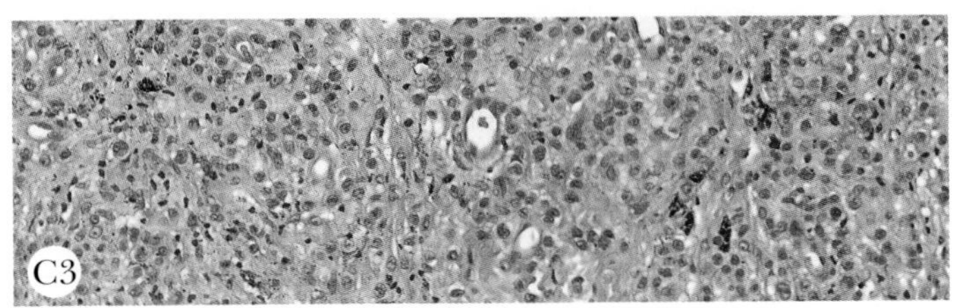

图 21.4.1C 肢端黑素瘤 女，57 岁，左第 2 趾跟部黑斑 30 余年，3 年前渐增大，曾溃破。病理示表皮各层均可见散在的瘤细胞，真皮中上部片状瘤细胞，有明显的异型性。

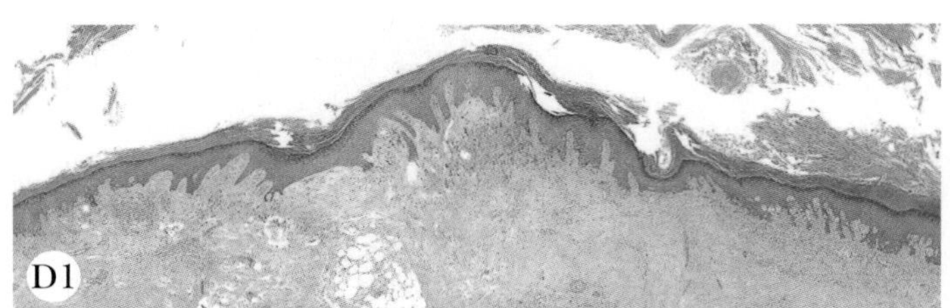

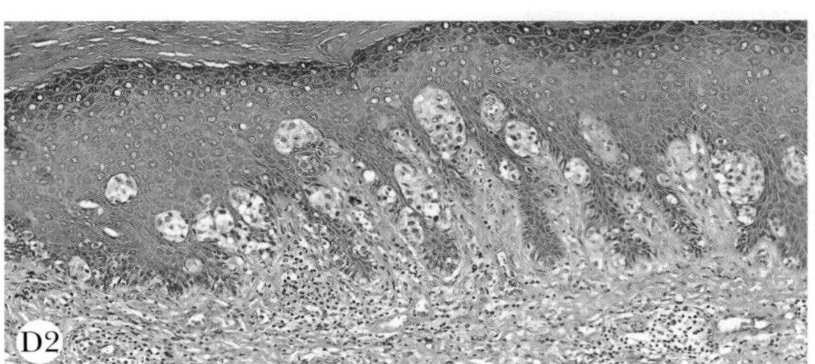

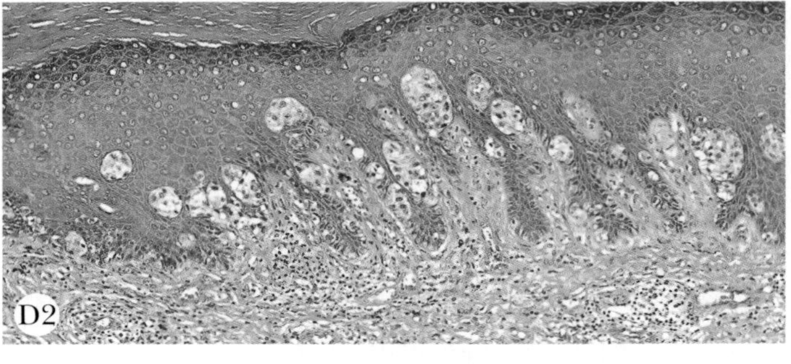

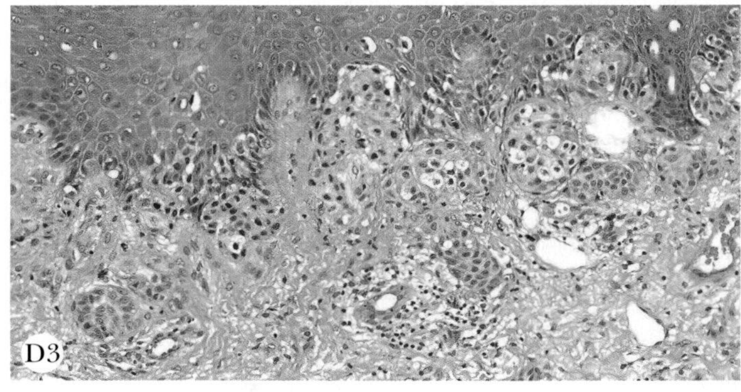

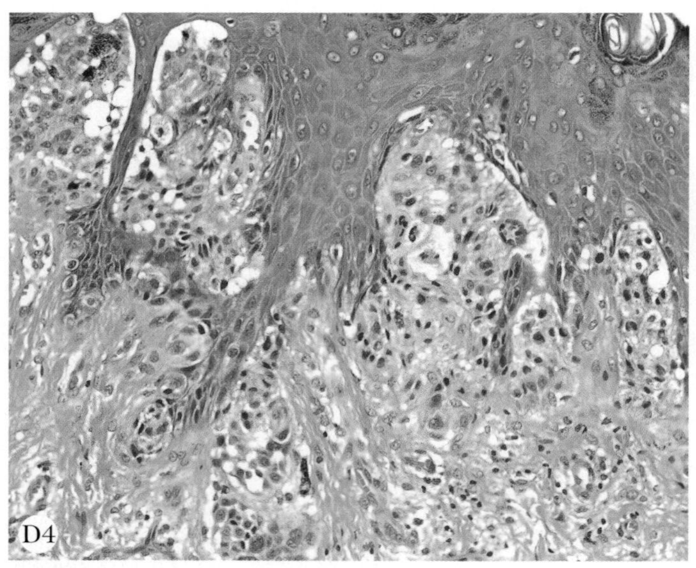

图 21.4.1D 肢端黑素瘤 女，38 岁，左第 1 指跟掌面黑斑 3 年。初约 2mm，1 年前渐增大、增厚，近期溃破渗液。病理示表皮下部可见少数散在及大量成巢的瘤细胞，真皮少量瘤细胞团，有轻度异型性。

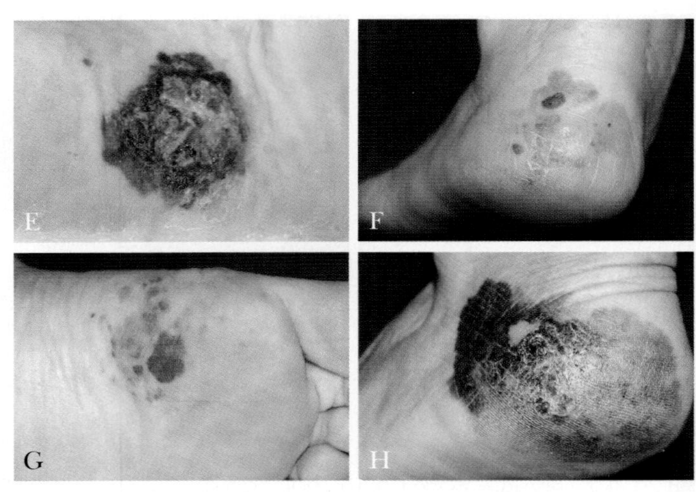

图 21.4.1 肢端黑素瘤（acral melanoma）

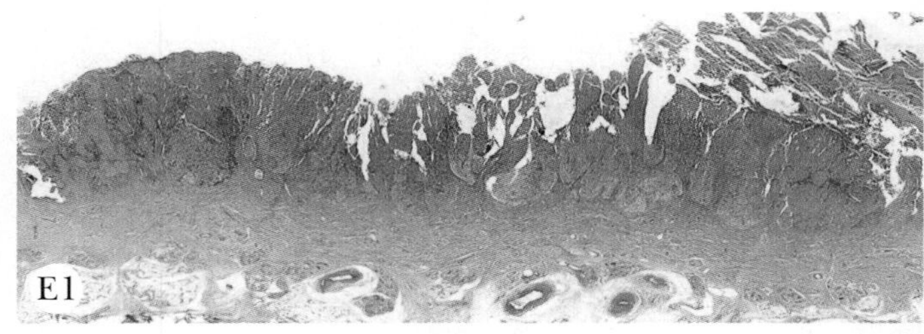

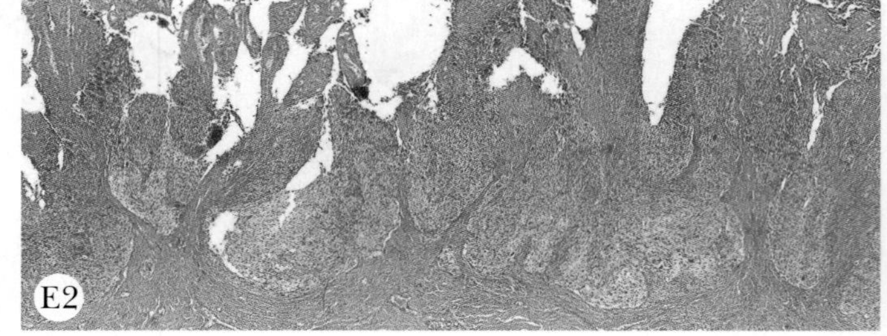

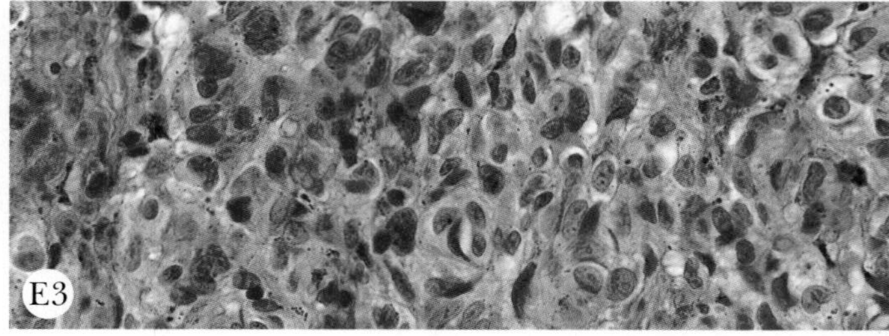

图21.4.1E 肢端黑素瘤 男，59岁，左足底黑色斑片渐增大5年，破溃、渗血伴疼痛 8 个月。瘤细胞为梭型与上皮样型混合。

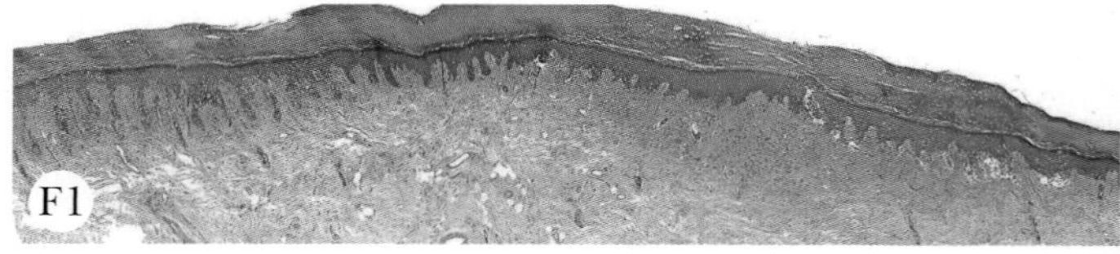

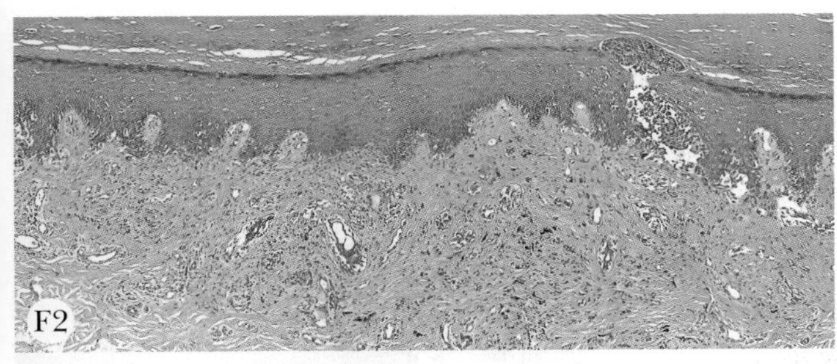

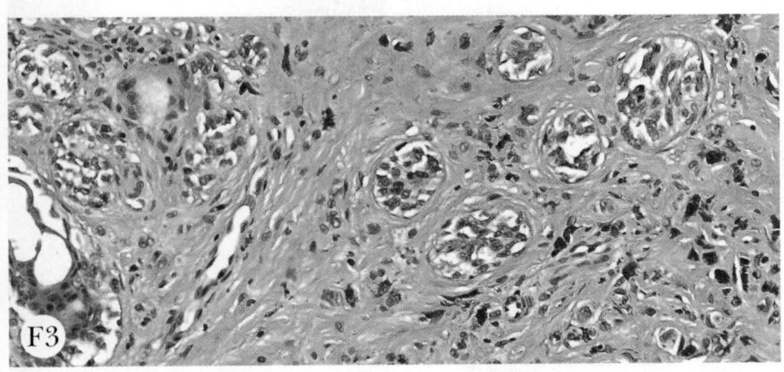

图21.4.1F 肢端黑素瘤 女，70岁，左足跟黑斑3年。初为3个，大者0.5cm，缓慢增大，近1年增大明显。角层内大量黑素细胞。瘤细胞沿表皮突向下延伸。

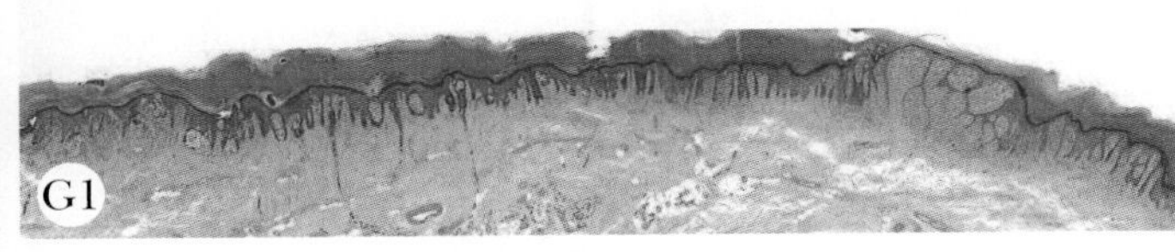

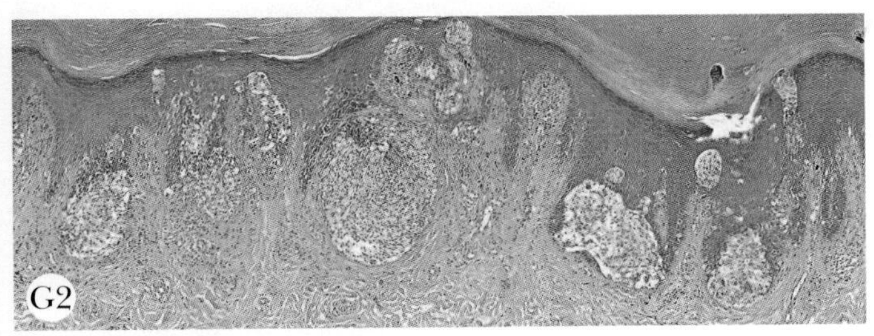

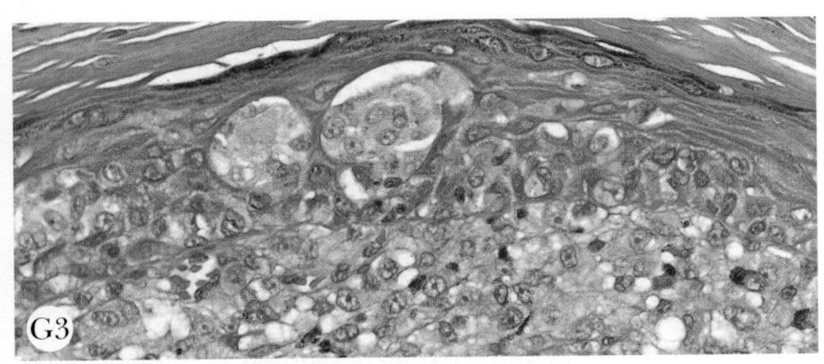

图21.4.1G 肢端黑素瘤 女，62岁，左足底黑斑2年余。初0.4cm，1年前增大至1cm，其后迅速扩大。角层散在较多色素颗粒，表皮各层散在增生的黑素细胞，真皮内异型黑素细胞向深部增生，缺乏成熟现象。

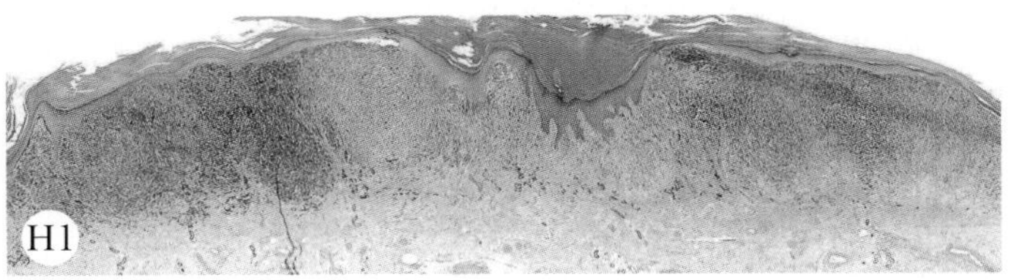

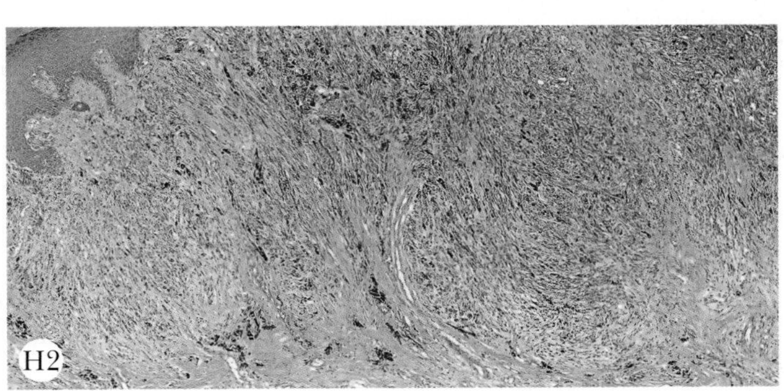

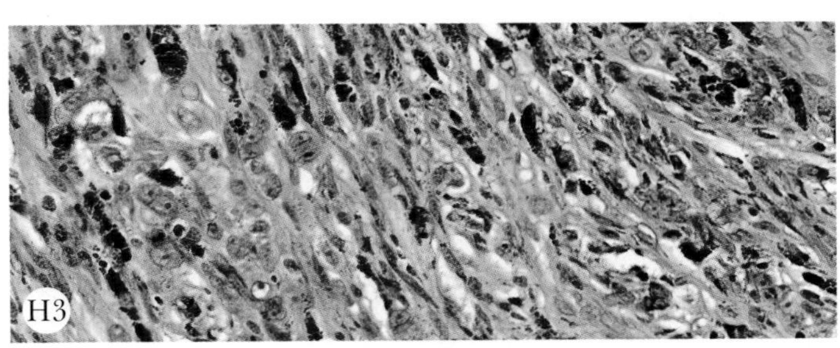

图21.4.1H 肢端黑素瘤 女，64岁，左足跟黑斑7年。初0.2cm，缓慢增大，近1年迅速扩大，5个月前溃破渗液伴疼痛。表皮下部成巢的黑素细胞宽幅增生，真皮浅层有少许成巢的上皮样细胞团。真皮内少许淋巴细胞浸润，胶原增生显著但并非结缔组织增生性黑素瘤。

21.4.2 甲下黑素瘤（subungual melanoma）

病理改变

a 黑素细胞沿真表皮交界处雀斑样排列并呈融合性生长。

b 单个异型黑素细胞散布于棘层，或异型黑素细胞巢位置较高。

c 进一步发展可见夹杂噬黑素细胞的淋巴细胞苔藓样浸润。

d 细胞核大质少，树突明显，有异型性，产生粗大黑素颗粒。

e 肿瘤主要源于甲母质，但可发生于甲床、甲皱襞等任何部位。

f 后期形成浸润性黑素瘤与肢端黑素瘤类似。

病理鉴别诊断

甲母痣：多表现为成巢或近基底层的黑素细胞增生，无细胞异型性，真皮内无炎症反应。发病年龄对鉴别诊断有重要意义，20 岁前发病者几乎都是甲母痣，30 岁以后发病者基本上是黑素瘤。

临床特点

a 基本上发生于 30 岁以后，多为单发。极少数源于甲母痣恶变。

21.4.2

b 笔者统计的肢端黑素瘤中，甲黑素瘤占 42%，其中 58% 初诊时为原位黑素瘤。

c 早期表现为甲线状棕色或黑色斑，边缘模糊。

d 生长快者呈近端宽远端窄的楔形黑色条带。

e 充分发展后全甲黑变，颜色不均一，可出现 Hutchinson 征（累及后甲襞）。

f 后期周围皮肤出现黑斑，甲床破坏形成溃疡、结节。

临床鉴别诊断

甲母痣

甲板内出血

Laugier-Hunziker 综合征等甲线状色素沉着

甲真菌病

甲鳞状细胞肿瘤（鲍温病、鳞状细胞癌）

甲母质瘤

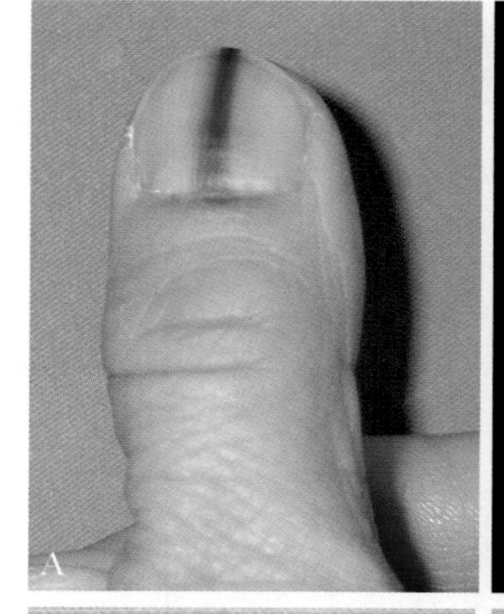

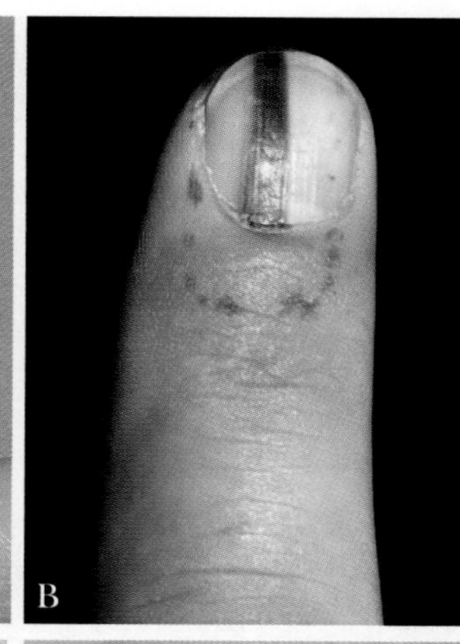

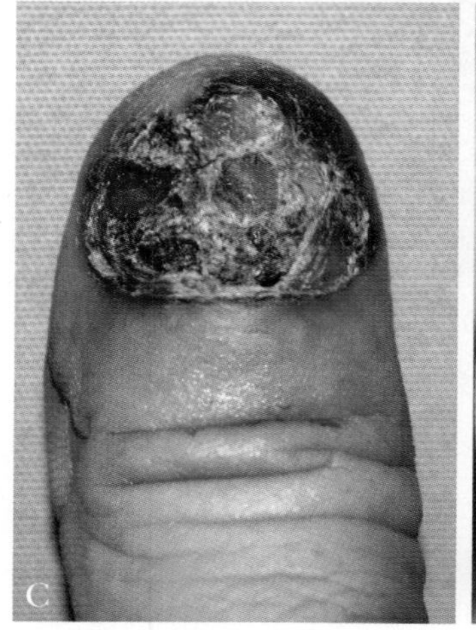

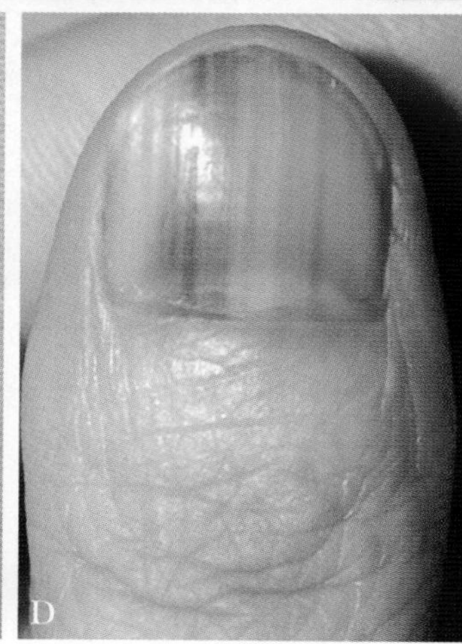

图 21.4.2 甲下黑素瘤（subungual melanoma）

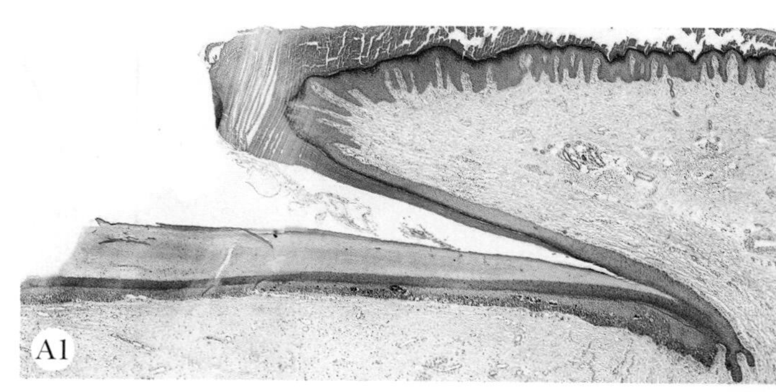

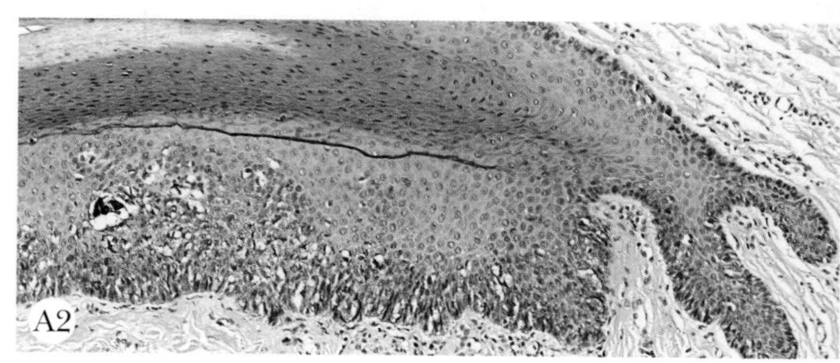

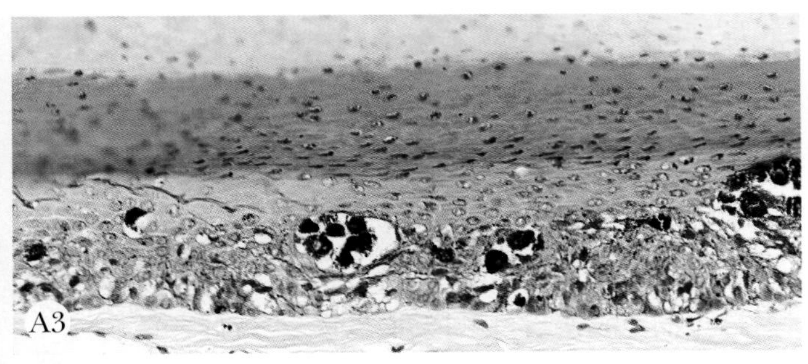

图 21.4.2A　甲下原位黑素瘤　女，43 岁，左拇指甲黑线 1 年余。甲母质内较多增生的黑素细胞，位置较高，部分呈巢状。甲板内有细小的色素颗粒。

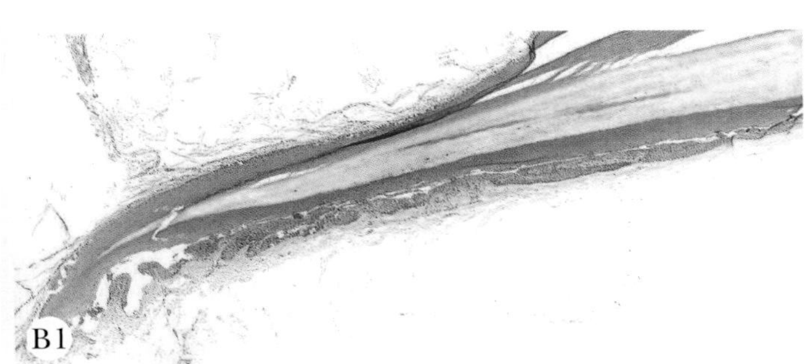

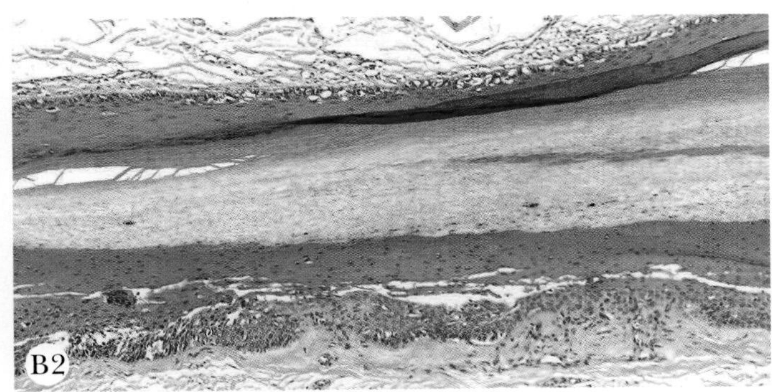

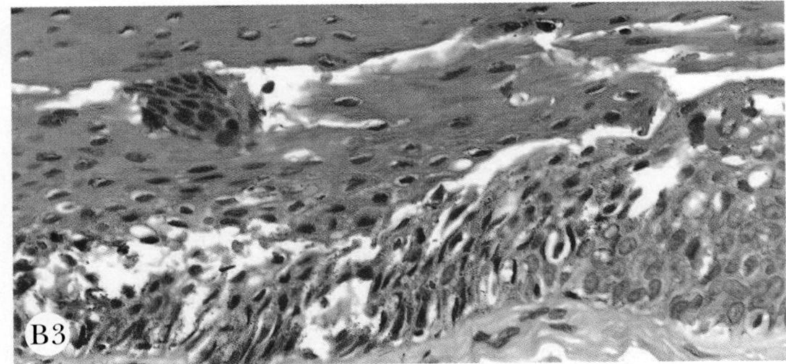

图 21.4.2B　甲下原位黑素瘤　男，42 岁，右食指线状黑甲 1 年，渐增宽。增生的黑素细胞仅见于甲母质。与大多数病例不同，甲上皮与甲母质均受累。

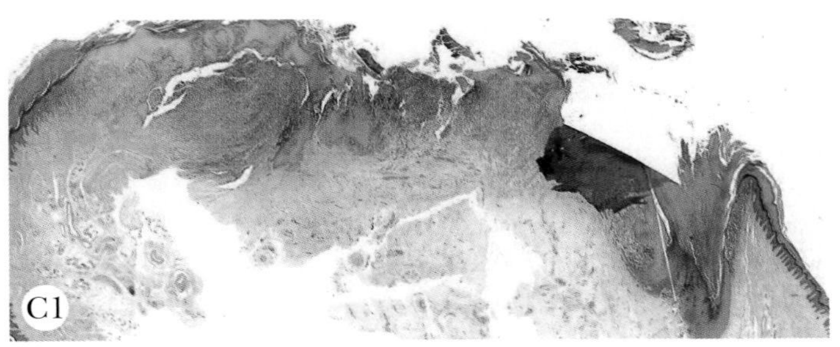

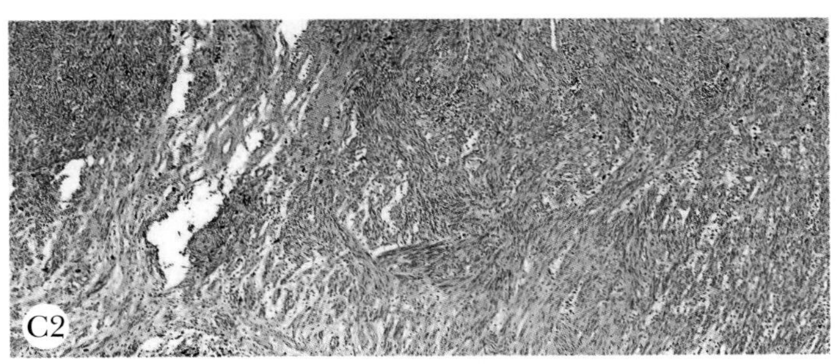

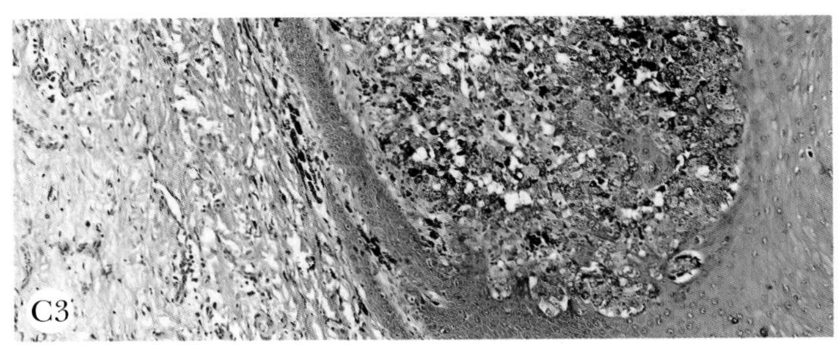

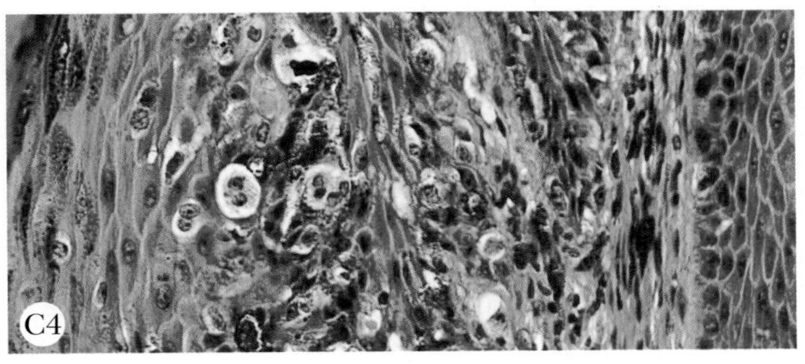

图 21.4.2C　甲下黑素瘤　女，42 岁，右手拇指甲黑线 10 年，渐增宽，5 年前全部变黑，近 2 年甲溃破。病理示甲板、甲床结构被大量增生的瘤团取代，低倍镜（C1）示右边残留甲母质两侧均有瘤细胞浸润，表皮内瘤细胞为上皮样（C2、C3），甲床下结缔组织内增生的瘤细胞为梭形。

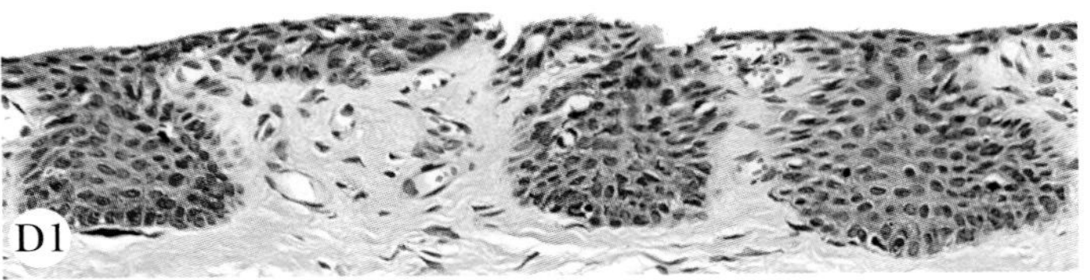

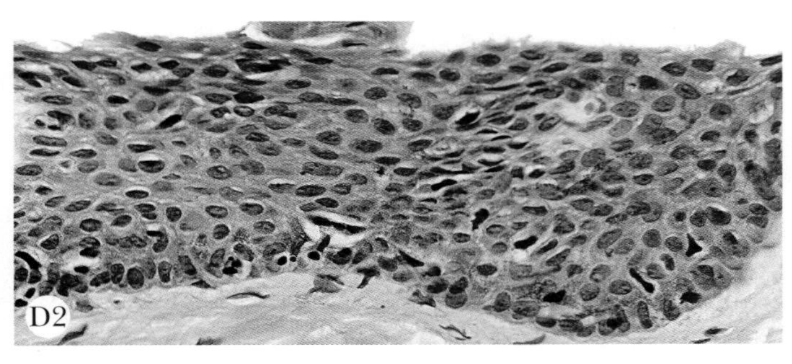

图 21.4.2D 甲下黑素瘤 女，38 岁，左拇指甲黑线 1 年余。甲床及各部未见明显增生的黑素细胞，仅甲母组织的中上部见数个增生的黑素细胞，有明显异型性，结合临床为早期原位黑素瘤。

21.4.3 恶性雀斑样黑素瘤（lentigo maligna melanoma）

病理改变

a 黑素细胞沿真表皮交界处呈雀斑样模式增生，分布不均，常侵及毛囊和汗腺导管上皮。

b 瘤细胞胞质呈固缩状，胞核着色深，形状多样且不规则，常有尖角。基底层可出现多核巨型黑素细胞，即“星爆样巨细胞”。

c 瘤细胞内色素分布不均，但通常都含有大量色素。

d 真皮中上部淋巴细胞浸润，间有较多噬黑素细胞。

e 表皮多萎缩，真皮日光性弹力纤维变性。

f 肿瘤未突破基底膜时称恶性雀斑样痣（lentigo maligna）。浸润至真皮后为恶性雀斑样黑素瘤。

g 浸润至真皮后瘤细胞异型性渐变明显，部分基质背景为促结缔组织增生性。

病理鉴别诊断

交界痣：黑素细胞分布均一，无细胞异型性。

日光性黑子：增生的表皮突内大量色素，黑素细胞通常无增生。

临床特点

a 多见于老年面部。笔者的病例中本型约占皮肤黑素瘤的 2%。

b 皮损初为雀斑样黄褐色至褐色斑点，渐扩大成色更暗、不对称的斑片。

c 进展缓慢，有的病例 50 余年仍为原位阶段。

d 浸润至真皮后可触摸到，进一步发展可形成结节、溃疡性损害。

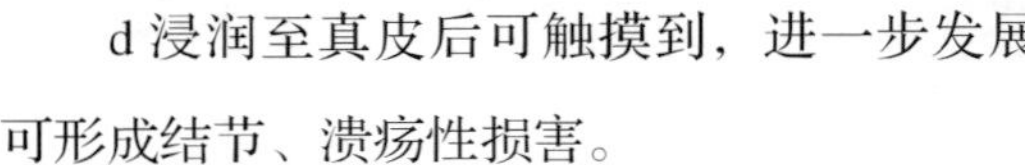

临床鉴别诊断

日光性黑子

日光性角化病

脂溢性角化病

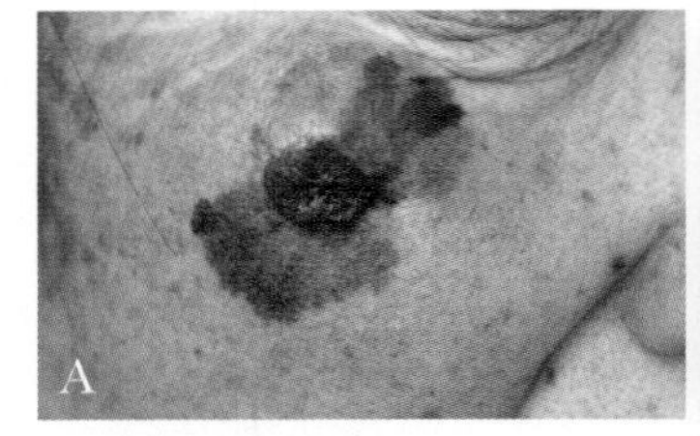

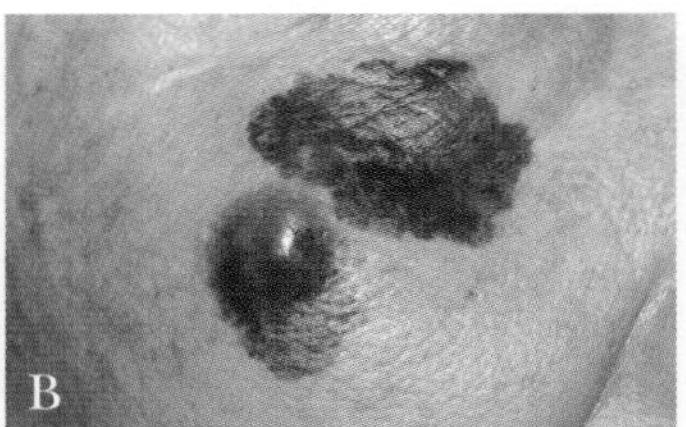

图 21.4.3 恶性雀斑样黑素瘤（lentigo maligna melanoma）

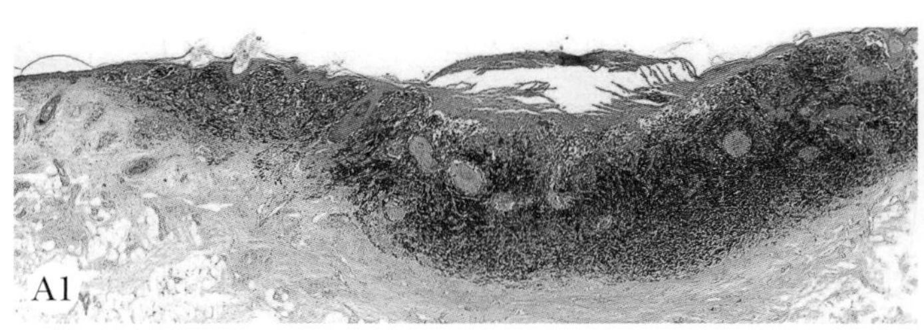

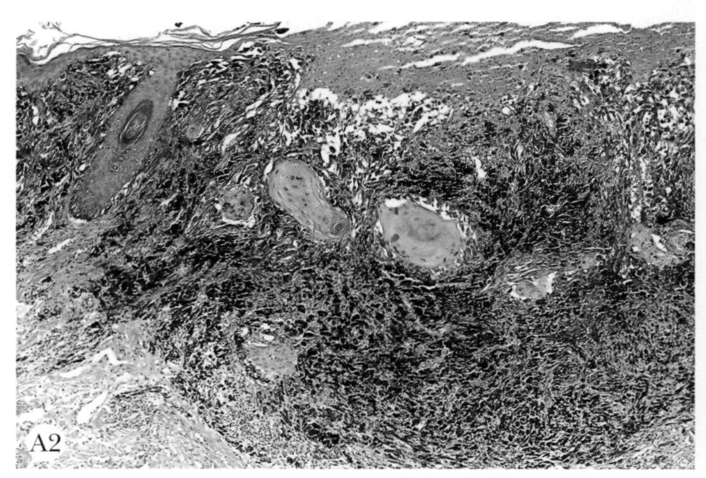

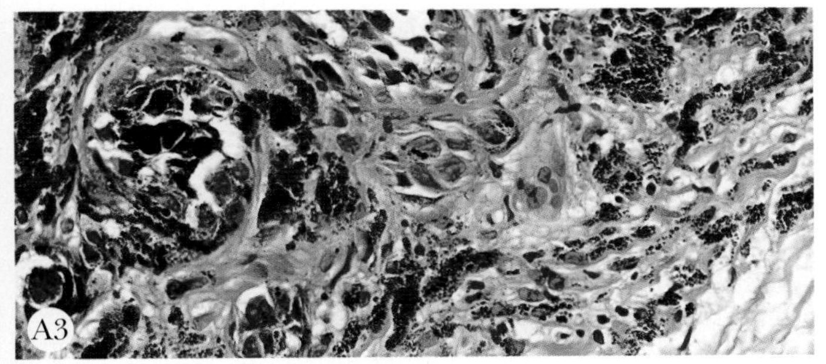

图 21.4 3A 恶性雀斑样黑素瘤 女，64 岁，右颊黑斑 5 年余，近 1 年中央出现隆起黑丘疹。丘疹处表皮及真皮浅层较多增生的异型黑素细胞，梭形细胞为主。瘤底部大量噬黑素细胞。黑斑部分为恶性雀斑样痣特点（未显示）。

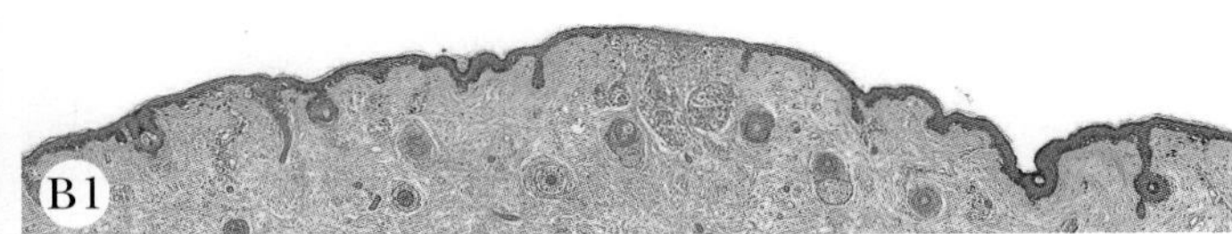

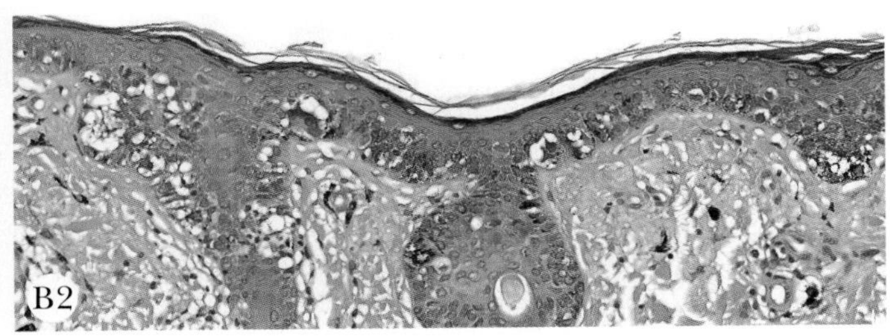

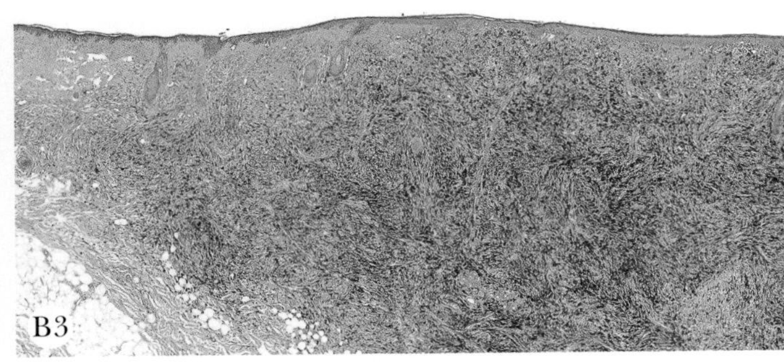

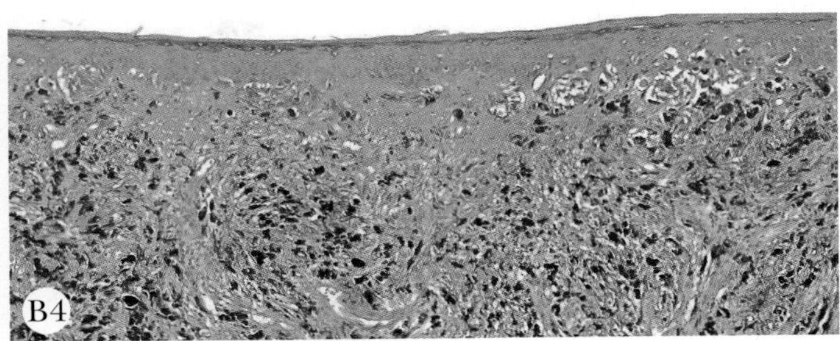

图 21.4.3B 恶性雀斑样黑素瘤 女，59 岁，右侧面部黑色斑片 30 年，近 6 年增长加快，渐出现 1 丘疹。病理片中，黑斑（B1、B2）为恶性雀斑样痣；丘疹（B3、B4）为恶性蓝痣样，其一侧仍为恶性雀斑样痣特点。

21.4.4 结节性黑素瘤（nodular melanoma）

病理改变

a 无放射性生长期，无原位阶段。

b 浸润的肿瘤之上的表皮边缘受累范围少于 3 个表皮突。

c 肿瘤通常较厚，细胞相互挤压，间质少。

d 缺乏成熟现象，异型性明显。

病理鉴别诊断

色素痣：有成熟现象，细胞无异型性

临床特点

a 常发生于 41 ~ 60 岁，男：女为 2 ： 1。本型在欧美资料中的比例 15% ~ 30%，在笔者的病例中约占 1%。

b 好发于躯干和四肢，亦见于手足。

c 生长较快，早期即呈结节生长，易形成溃疡。

d 预后差。

临床鉴别诊断

色素痣

化脓性肉芽肿

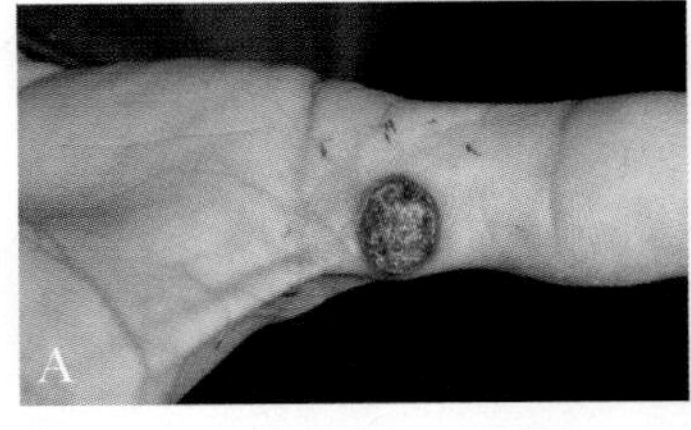

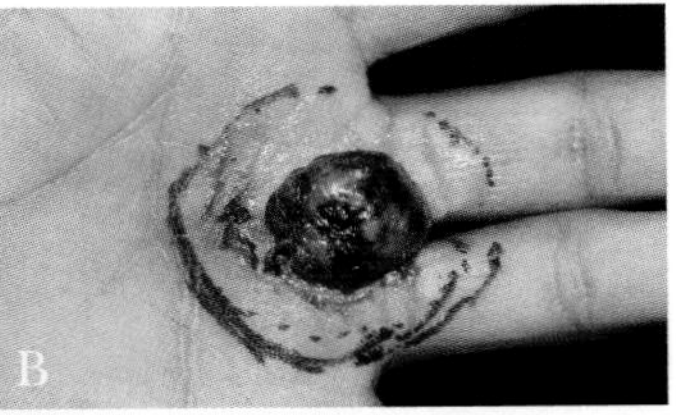

图 21.4.4 结节性黑素瘤（nodular melanoma）

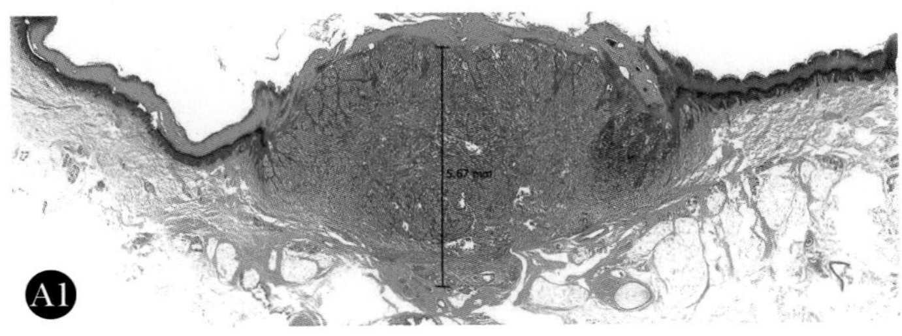

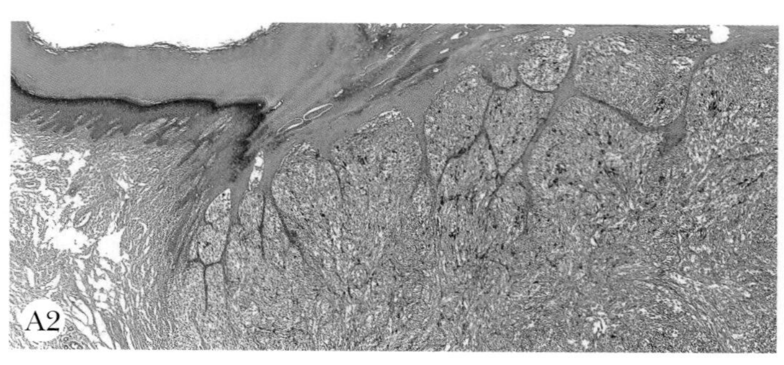

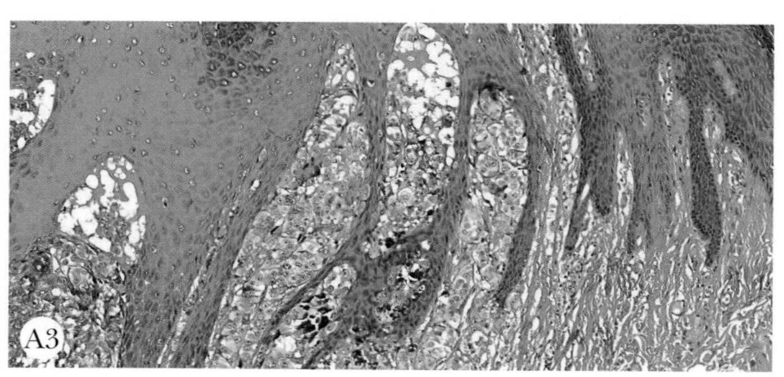

图 21.4.4A　结节性黑素瘤　男，49 岁，左拇指黑色丘疹 2 年。病理为典型的结节型，浸润深，表皮受累少，边缘瘤团外几乎无受累表皮突。

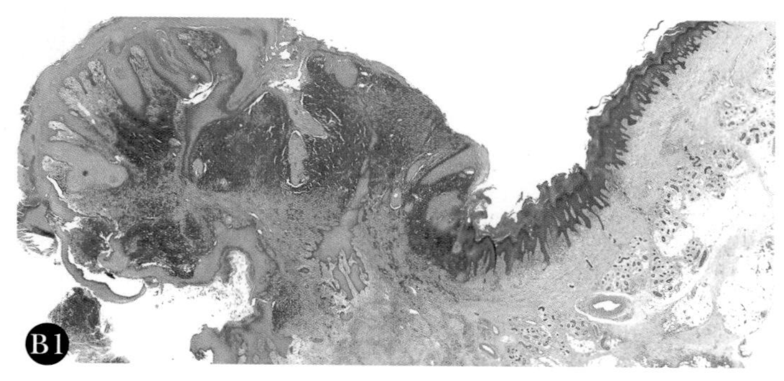

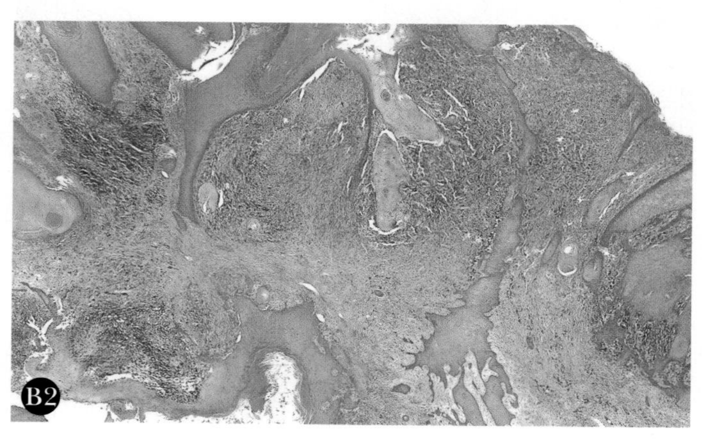

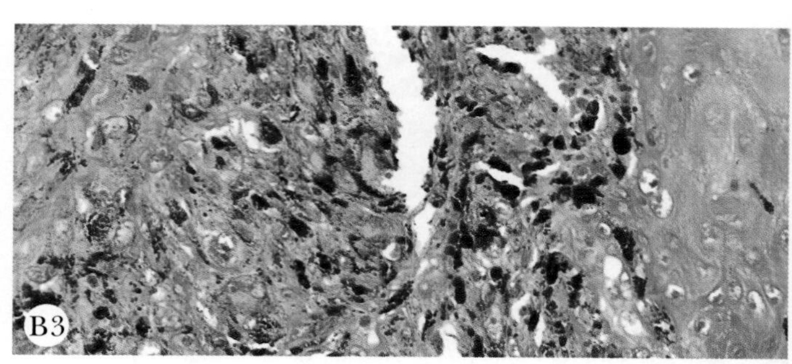

图 21.4.4B　结节性黑素瘤　男，50 岁，左手掌黑色丘疹 5 年，快速增大 1 年。表皮呈假上皮瘤样增生，表皮内瘤细胞少。真皮内大量瘤组织，异型性明显，有多核瘤细胞、瘤巨细胞。

21.4.5　浅表扩散性黑素瘤（superficial spreading melanoma）

病理改变

a 黑素细胞单个或簇状散布于表皮各层，即 Paget 样增生模式。

b 表皮内瘤细胞瘦长、融合、怪异，常超出真皮内瘤体边缘很远，即水平扩展。

c 肿瘤团块大小不一，相互挤压，间质少。

d 通常不对称，缺乏成熟现象，异型性明显。

病理鉴别诊断

色素痣：有成熟现象，细胞无异型性。

临床特点

a 多见于中年人，欧美人黑素瘤以此型约占 75%，且男性多位于背部，女性多见于小腿。笔者资料中此型约占 8%。

b 皮损初为黑色或褐色斑，逐渐向周围扩大，经数月或数年的原位水平扩展后发生侵袭性生长，斑片中出现丘疹、结节，进一步形成溃疡。

c 皮损常色素不均匀，边缘不规则，符合黑素瘤典型ABCD 特点。

d 无明显不适。

临床鉴别诊断

色素痣

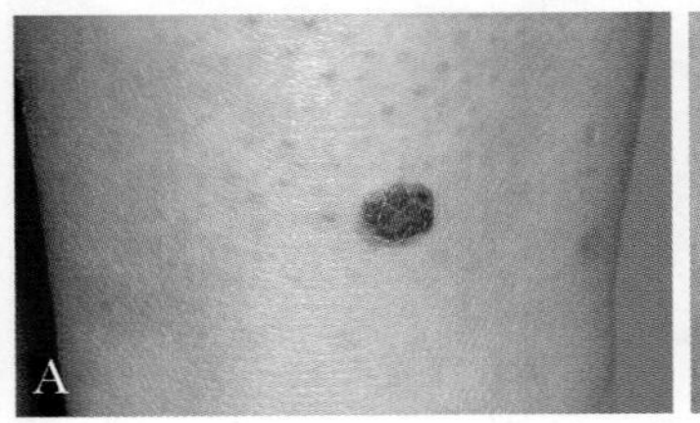

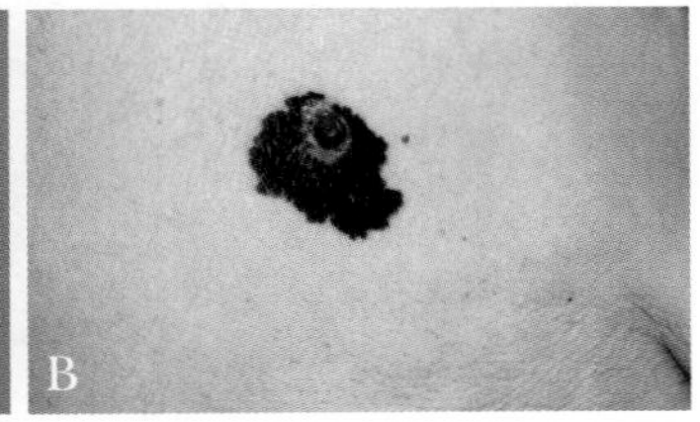

图 21.4.5　浅表扩散性黑素瘤（superficial spreading melanoma）

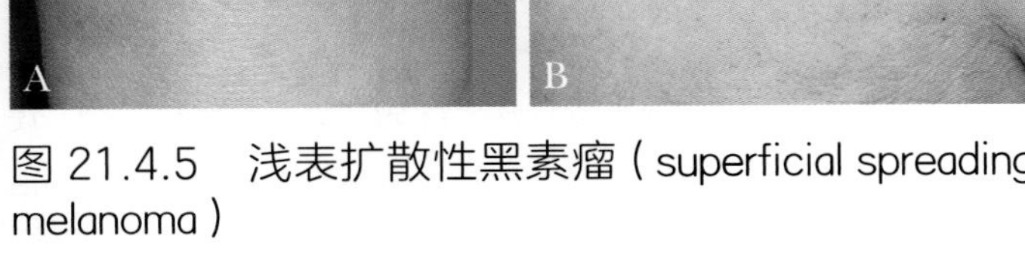

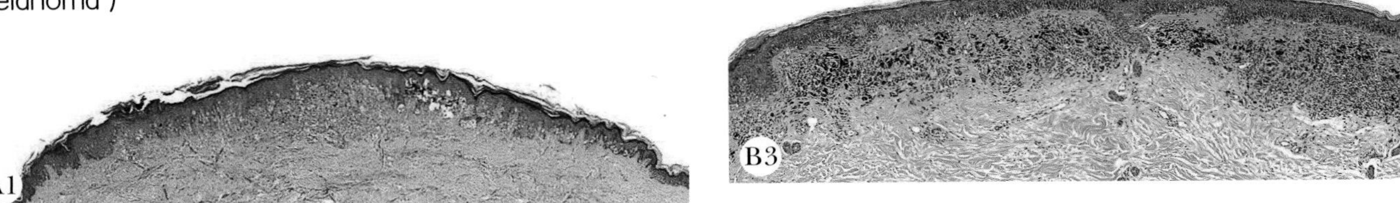

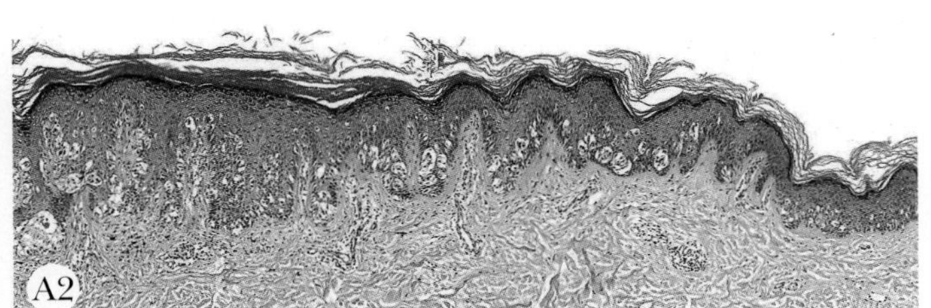

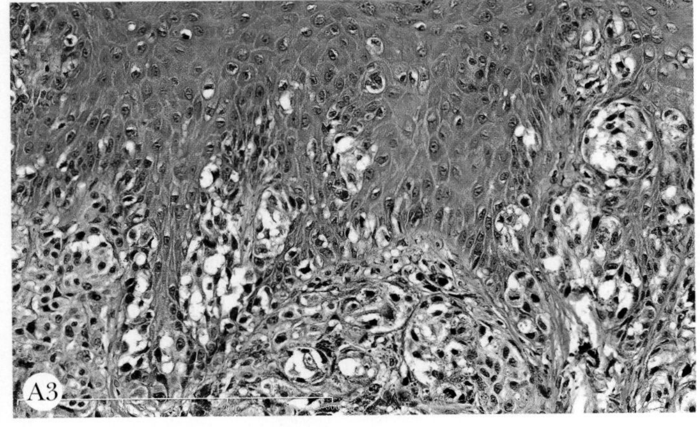

图 21.4.5A　浅表扩散性黑素瘤　女，27 岁，右踝外侧黑丘疹 10 余年。病理突出特点为表皮内异型黑素细胞宽幅增生。

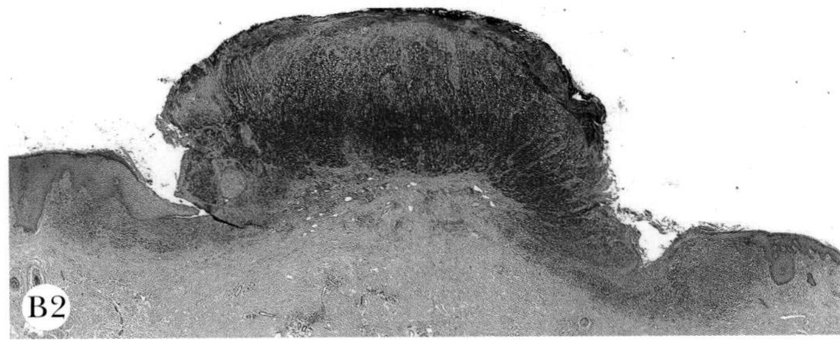

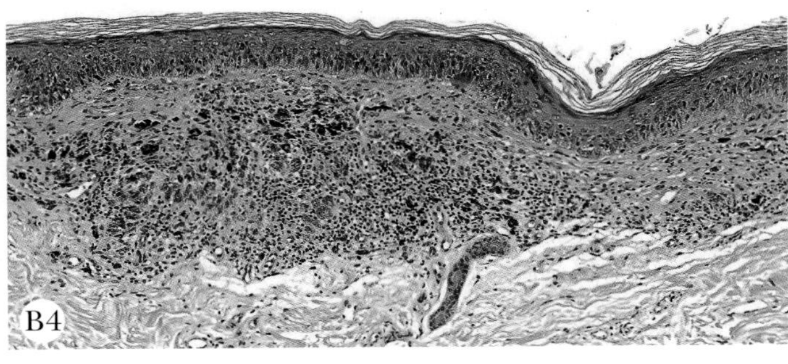

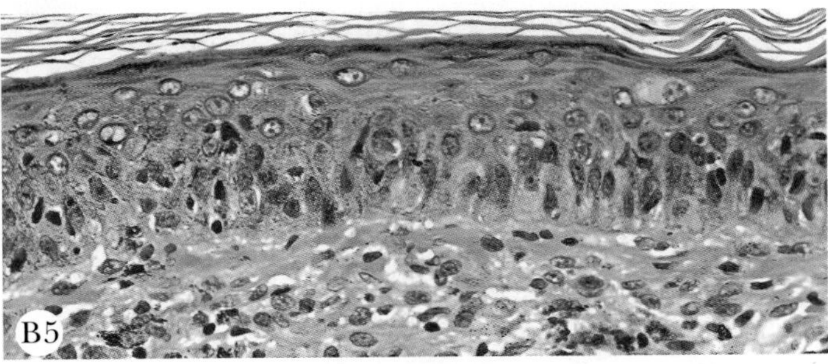

图 21.4.5B　浅表扩散性黑素瘤　女，77 岁，右腰背部黑斑 5 年余，发现中央出现结节 2 个月。病理示表皮基底层黑素细胞宽幅增生，在结节外侧达 15mm 的表皮内仍有增生的异型黑素细胞。

21.4.6 外阴和黏膜黑素瘤（vulvar and mucosal melanoma）

病理改变

a 早期多为 Paget 样增生模式。

b 口腔黏膜黑素瘤常呈雀斑样增生模式。

c 女阴黑素瘤常就诊较晚，多为结节性黑素瘤。

d 肿瘤结构及细胞形态与皮肤黑素瘤类同。

病理鉴别诊断

黏膜色素痣：界限清楚，直径小，细胞多成巢，无异型性。

黏膜黑子：黑素增加，无显著黑素细胞增生。

临床特点

a 多见于女性外阴、口鼻腔、肛门直肠，男性外生殖器黑素瘤极少见。

b 主要见于 30 ~ 60 岁。

c 就诊多较晚，预后较差。

21.4.6

临床鉴别诊断

黏膜色素痣

黏膜黑子

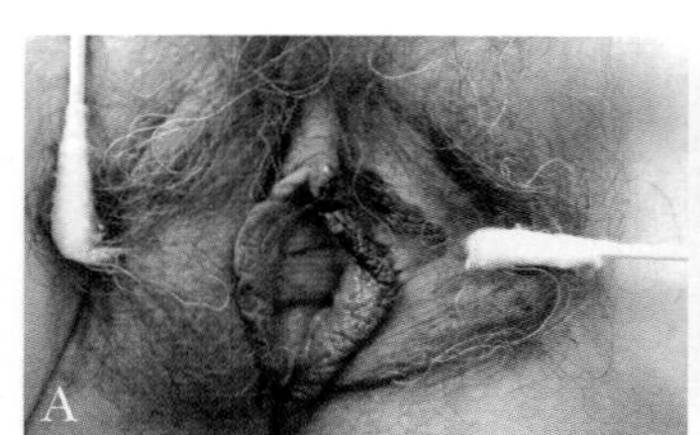

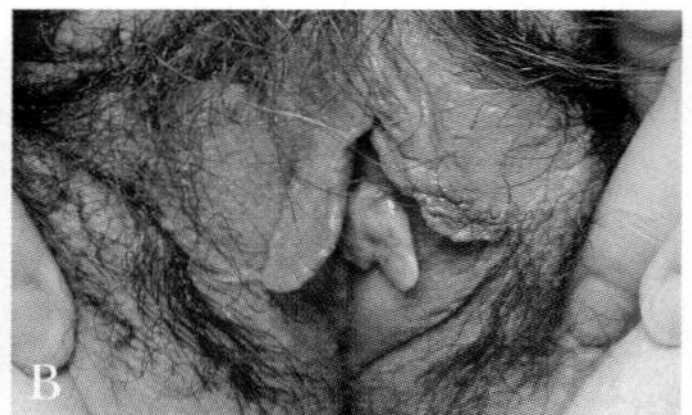

图 21.4.6 黏膜黑素瘤（ mucosal melanoma ）

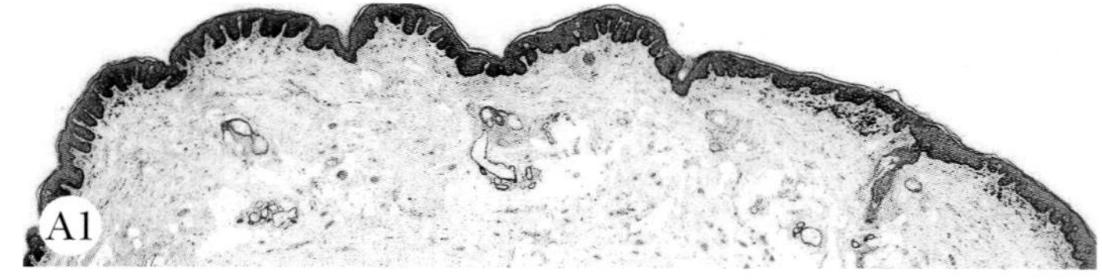

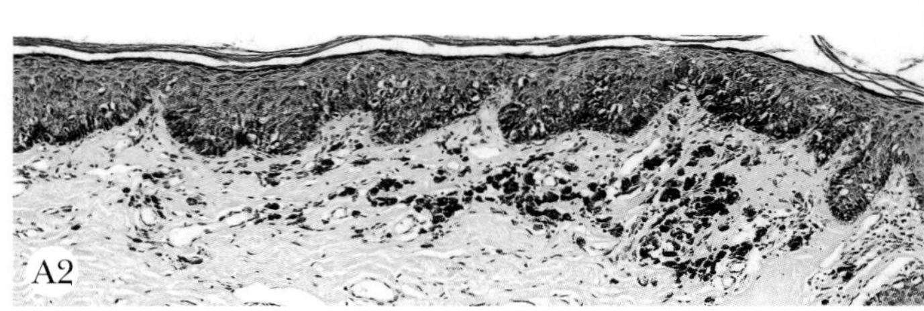

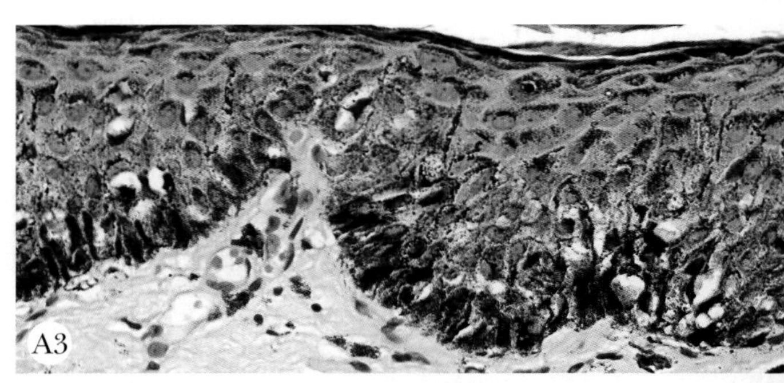

图 21.4.6A 黏膜原位黑素瘤 女，74 岁，外阴部黑斑 2 年。病理示表皮内散布较多增生的黑素细胞，异型性不明显，各层均含大量色素，色素传输障碍。真皮浅层较多嗜黑素细胞，缺少淋巴细胞。

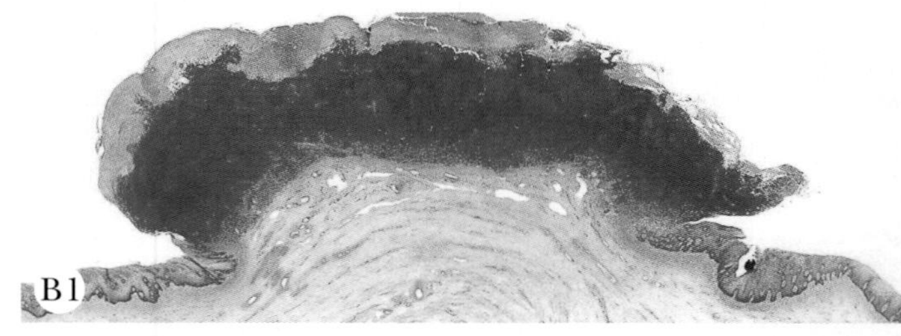

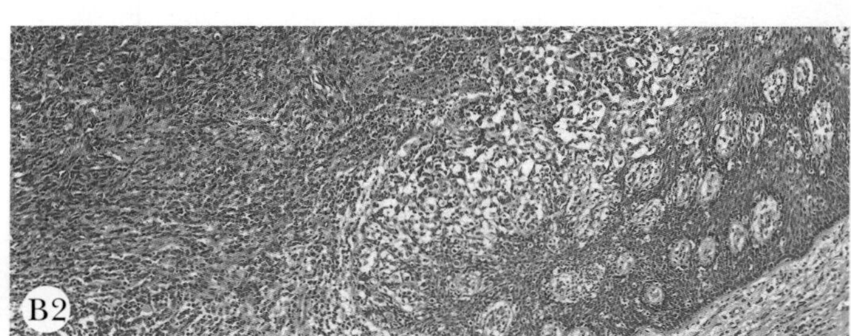

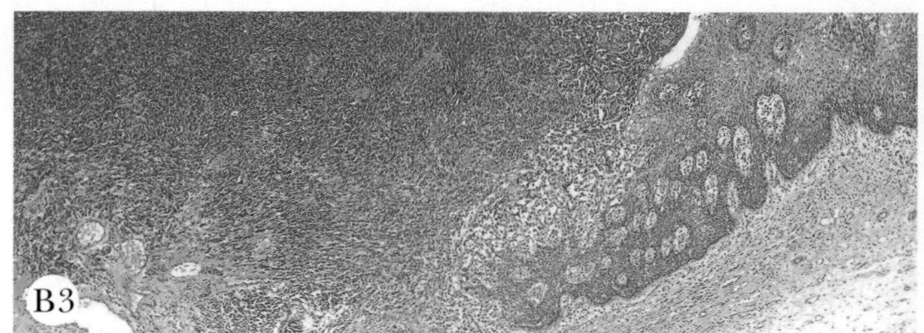

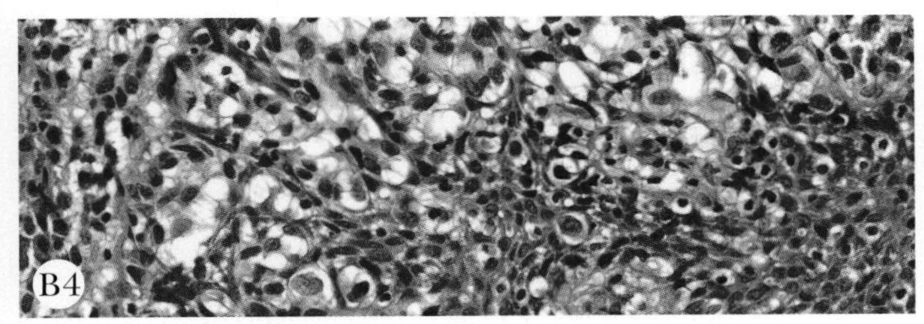

图 21.4.6B 黏膜黑素瘤 女，43 岁，外阴淡红色赘生物 2 个月，间断出血 10 天。病理示黏膜外生性结节，约 1cm，溃疡，瘤细胞异型性明显。

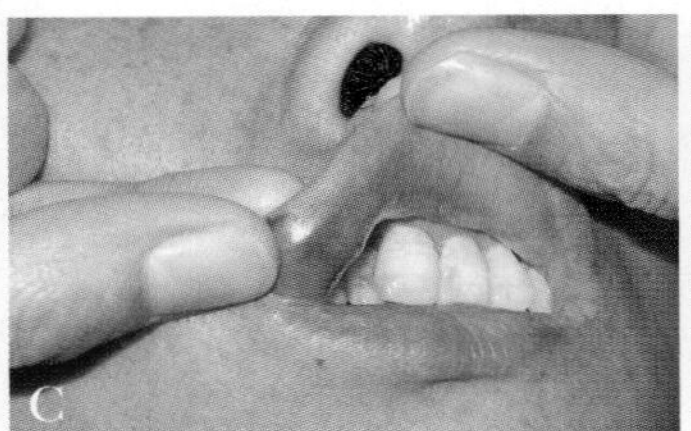

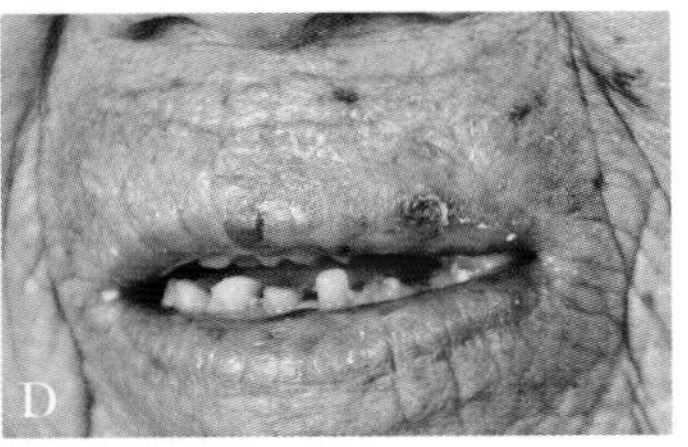

图 21.4.6 黏膜黑素瘤（mucosal melanoma）

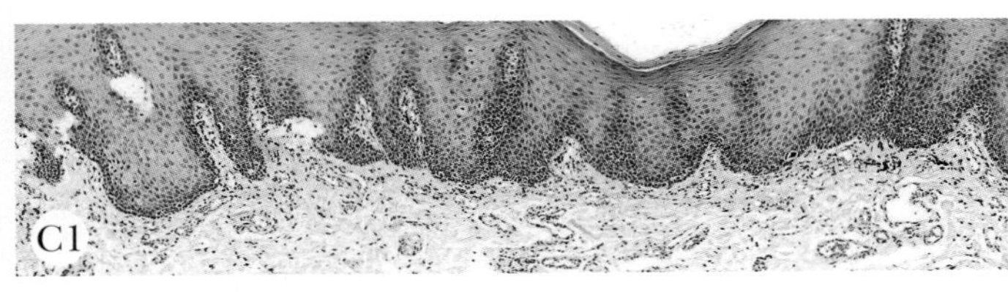

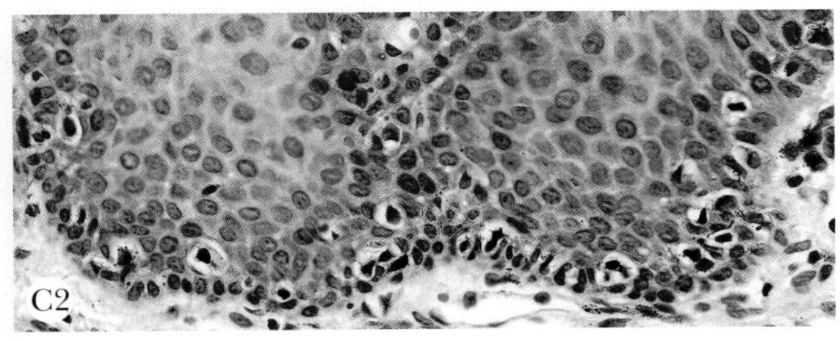

图 21.4.6C 黏膜原位黑素瘤 男，46 岁，右上唇黑斑 1.5 年。病理仅见基底层少许增生的黑素细胞，有明显异型性。真皮内少许噬黑素细胞。

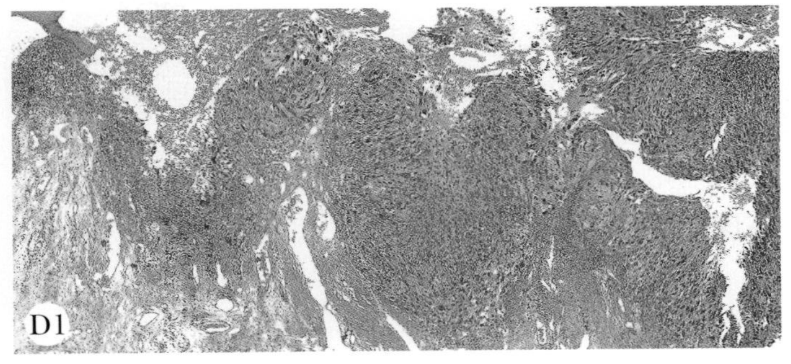

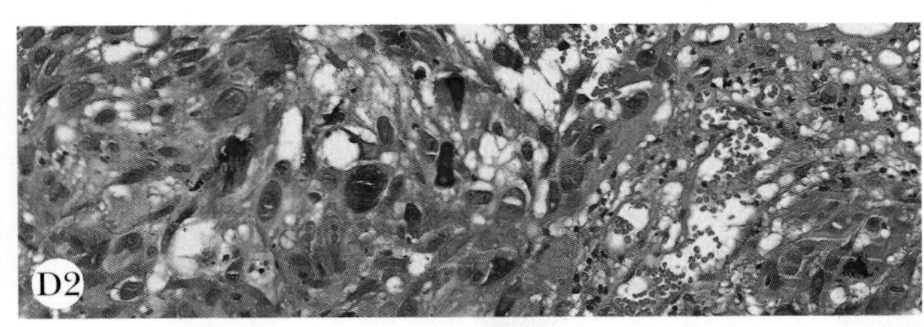

图 21.4.6D 黏膜黑素瘤 女，84 岁，上唇黑色斑片 50 余年，破溃 3 个月。病理示溃疡形成，大量增生的异型黑素细胞。

21.4.7 痣样黑素瘤（nevoid melanoma）

病理改变

a 低倍镜下多为疣状或半球状皮损。

b 缺乏表皮内增殖的瘤细胞依据，细胞小，与普通皮内痣相似。

c 高倍镜下细胞密度大，需仔细观察方能发现异形细胞和核分裂相。

d 真皮深部浸润，缺乏色素痣的成熟现象。不对称，边缘模糊。

e 免疫组化 HMB-45 和 Ki-67 显示真皮深部阳性细胞数较多，为恶性模式。

f 多可见淋巴细胞浸润。

病理鉴别诊断

色素痣：有成熟现象，高倍镜下细胞无异型性，不侵及附属器。无核分裂相、Ki-67 指数低。

临床特点

a 临床多发生于躯干和四肢，成年人多见。

b 疣状或半球状的色素沉着程度不等的非特异性丘疹或小结节。

c 易误诊。误诊者复发、转移、致死率颇高。

临床鉴别诊断

普通后天性色素痣

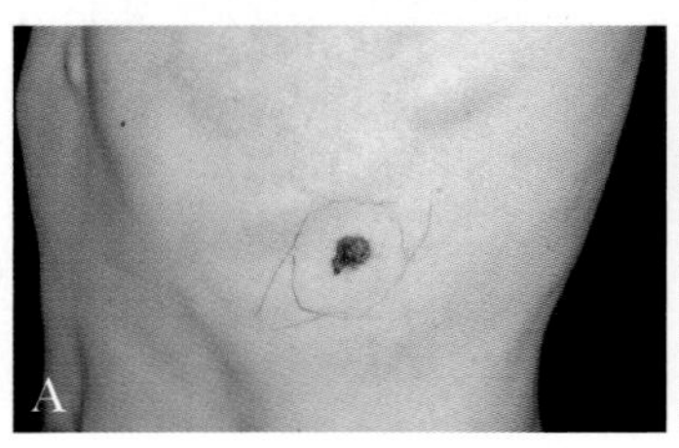

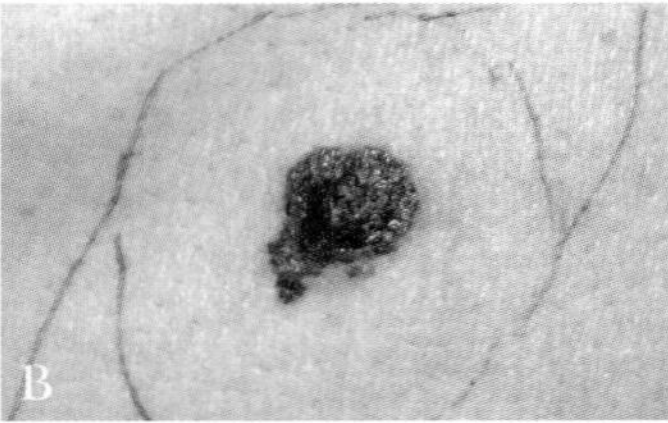

图 21.4.7 痣样黑素瘤（nevoid melanoma）

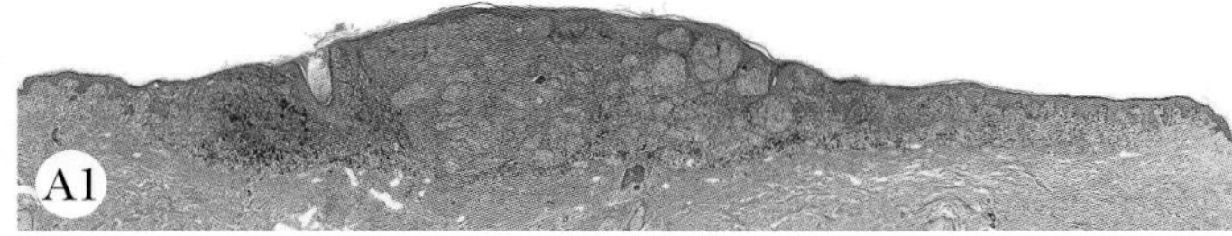

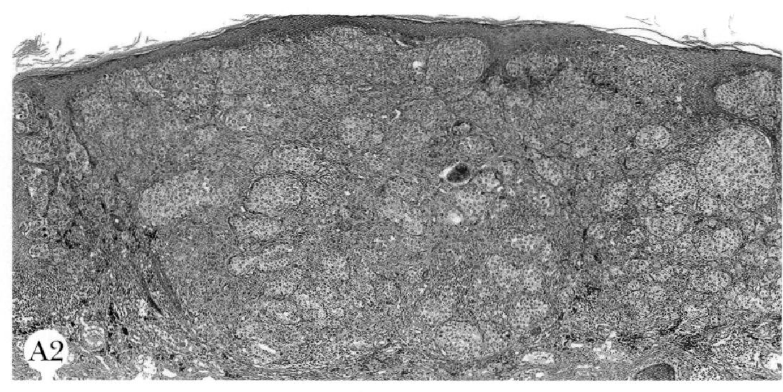

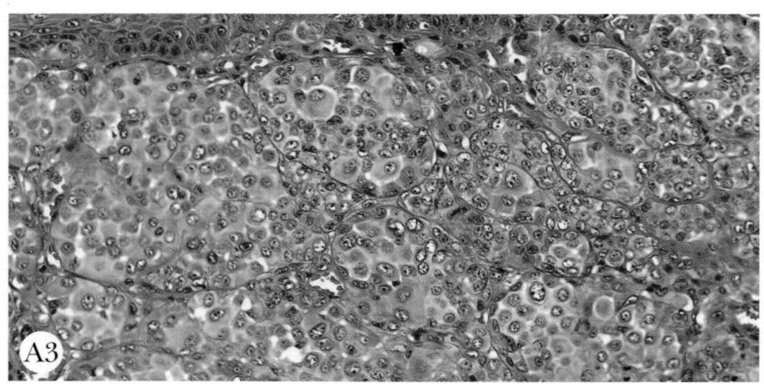

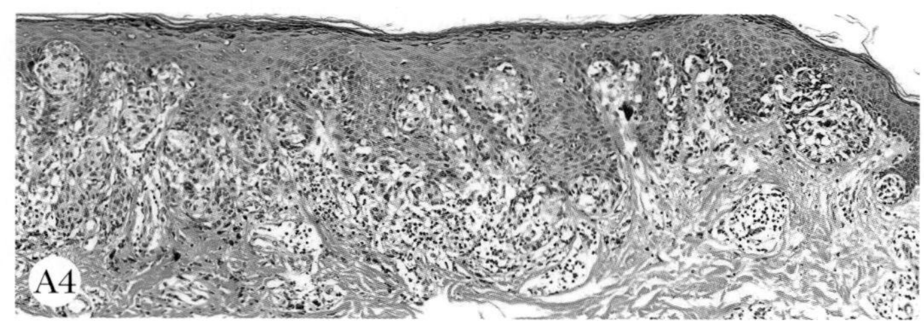

图 21.4.7A 痣样黑素瘤 男，57 岁，左肋部黑斑 10 年余。述 2 个月前“搓澡”后皮损发红、明显增大，近期偶感瘙痒，形态示典型的黑素瘤特征。病理示肿瘤主体表皮内无瘤细胞，真皮内瘤细胞较均一，与痣细胞不易区别，但缺乏痣的成熟现象，可见异型细胞及少数核分裂相，整个瘤组织结构不对称，肿瘤边缘可见表皮受累，且有较多淋巴细胞浸润（A4）。

21.4.8 Spitz 痣样黑素瘤（Spitzoid melanoma）

病理改变

a 具有 Spitz 痣的诸多特点，但皮损相对较大，对称性差，界限欠清。

b 真皮内瘤团大小不一，排列拥挤致密，底部的色素分布不均匀，缺乏成熟现象等黑素瘤的特征不甚明显。

c 以梭形细胞或上皮样细胞为主，仔细观察可在肿瘤深部找到异型核及核分裂相。

d 角化不全，表皮变薄，有时被覆表皮缺损。

e 免疫组化示肿瘤深部 HMB-45 阳性，Ki-67 增殖指数高。

病理鉴别诊断

Spitz 痣：鉴别非常困难，有时几乎不可能。一般说来 Spitz 痣表皮常增生，瘤体对称，有成熟现象，肿瘤底部细胞无异型性，深部 HMB-45 阴性，Ki-67 指数低。比较基因组杂交和 FISH 方法可检测 11 号染色体短臂（HRAS 癌基因位置）是否扩增，部分 Spitz 痣阳性，黑素瘤中则少见。

临床特点

a 主要见于儿童和青年人，多位于躯干。

b 常为疣状或结节性损害，体积较大，颜色常不均一。

c 有糜烂、溃疡、复发高度提示恶性。

临床鉴别诊断

色素痣

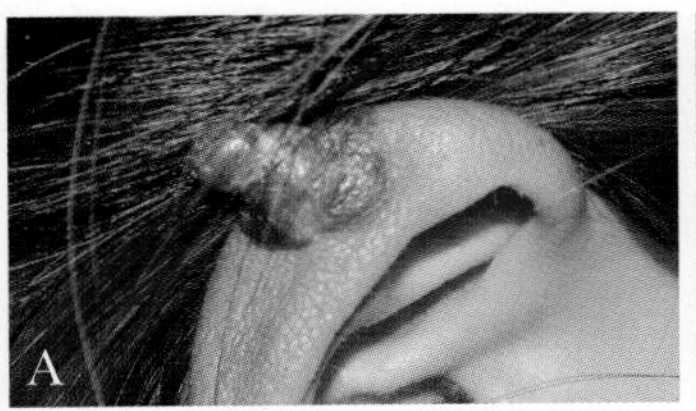
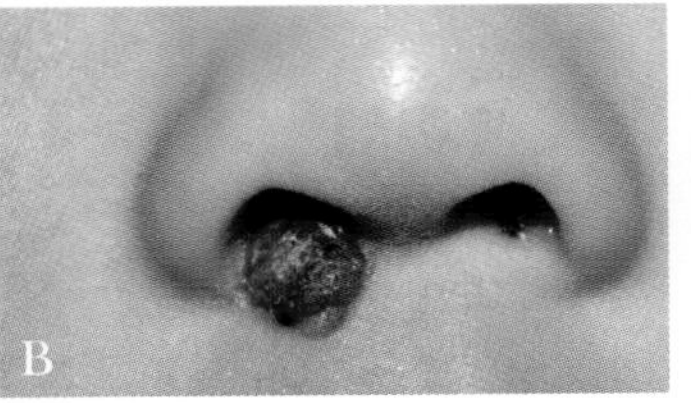
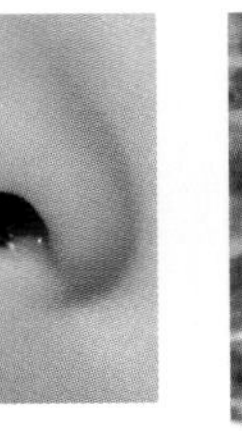

图 21.4.8 Spitz 痣样黑素瘤（Spitzoid melanoma）

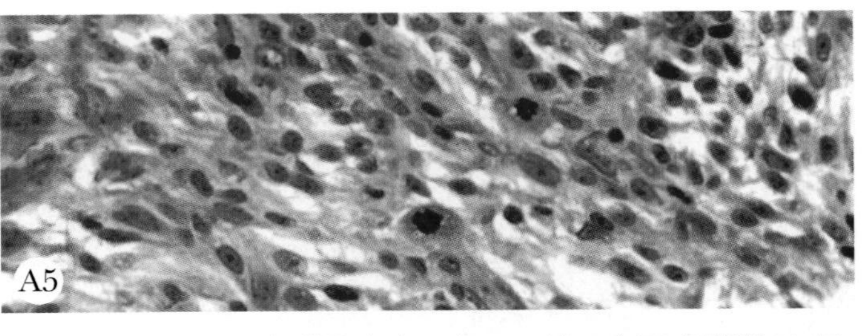

图 21.4.8A Spitz 痣样黑素瘤 女，30 岁，右耳廓黑斑 30 年，2 年前以手挤后皮损明显增大并出现红丘疹，临床考虑先天性小痣恶变。病理为 Spitz 痣，浅部有少数核分裂相及异型细胞，但 Ki-67 指数不足 5%。鉴于皮损较大，按 Spitz 痣样黑素瘤予扩大切除并密切观察，5 年未复发。

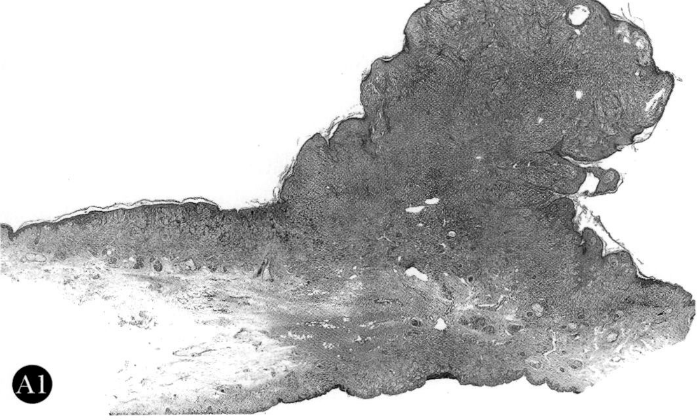
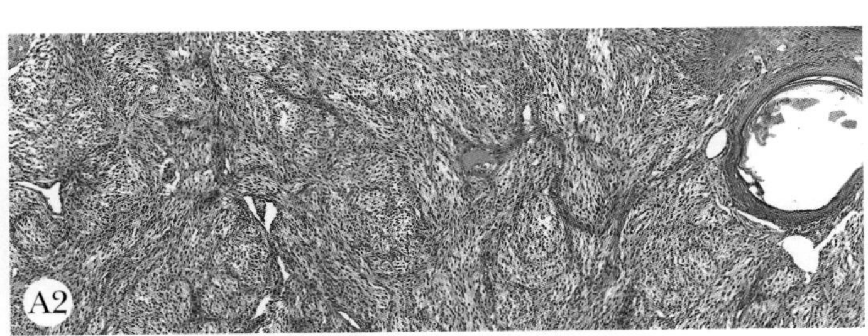

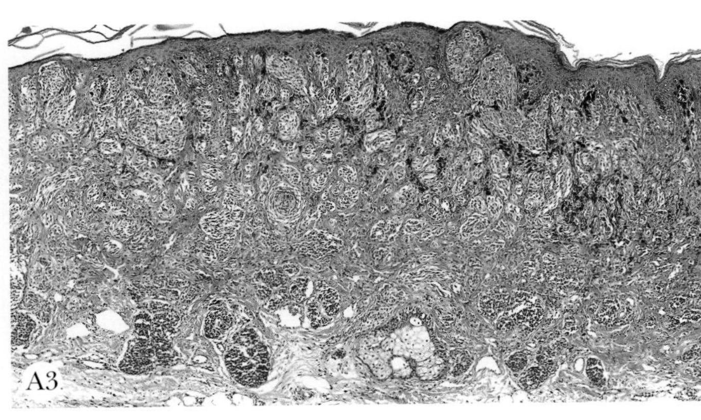
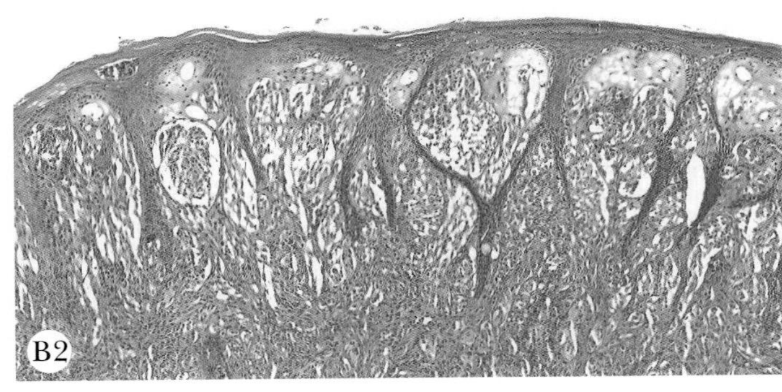
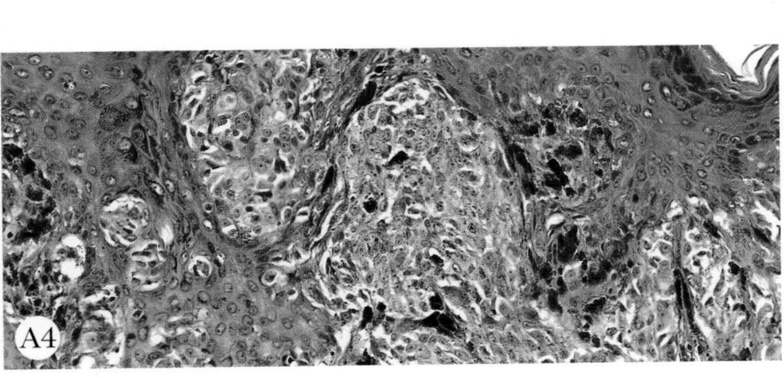
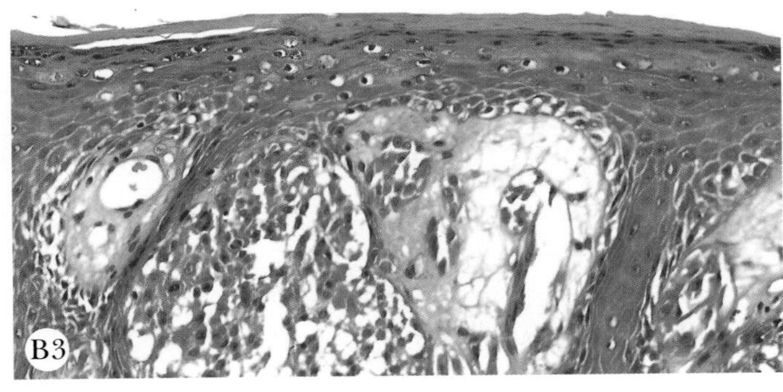

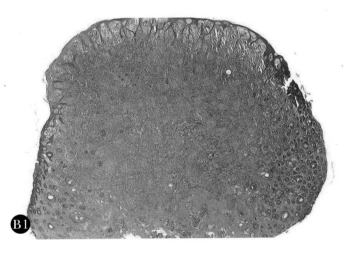

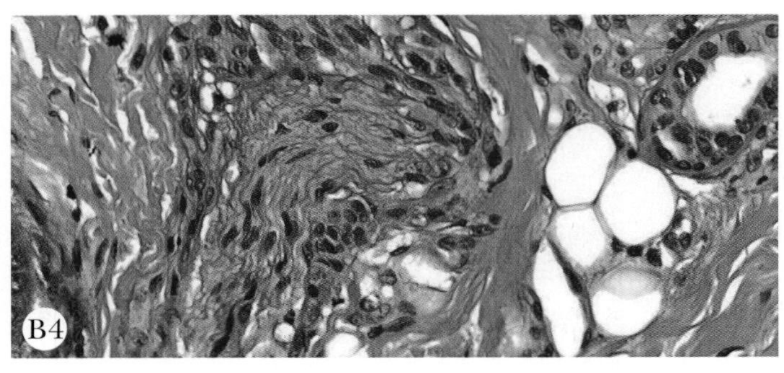

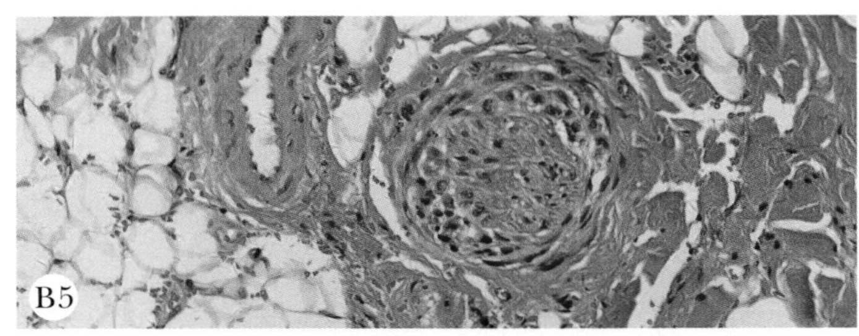

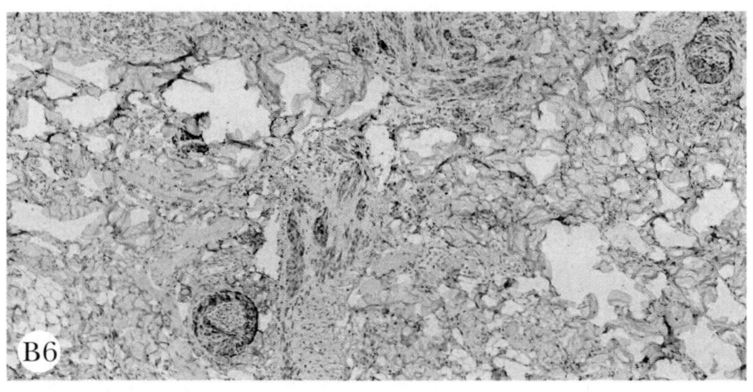

图 21.4.8B Spitz 痣样黑素瘤 女，3 岁，右鼻孔丘疹 1 年余。曾以寻常疣两次行激光治疗均复发。病理示 Spitz 痣特点，未见明显异型细胞，Ki-67 阳性细胞 5%~10%，HMB-45 阳性，但呈良性模式。HE 及免疫组化均示瘤细胞有明显的亲神经性（B4、B5 及 B6 HMB-45）。结合临床不能除外 Spitz 痣样黑素瘤，切除后密切观察，2.5 年内复发 2 次，均于 1mm 大小时切除，病理均为良性特点。

21.4.9 结缔组织增生性黑素瘤（desmoplastic melanoma）

病理改变

a 表皮多萎缩或不规则。

b 表皮内黑素细胞增生可不明显。

c 真皮内梭形细胞增生，瘤细胞与纤维细胞相混且不易区分。

d 缺乏对称性及成熟现象。

e 细胞异型性明显。

f 可通过免疫组化与梭形鳞状细胞癌、软组织肉瘤鉴别，本病表达 S100。

g 免疫组化 S100、SOX10 阳性，HMB-45、Melan-A 标记常阴性。

h 结缔组织增生型有显著的胶原硬化。

i 向神经分化型类似 Schwann 细胞的 S 形细胞分化或形成 Verocay 小体样结构。

j 亲神经型表现为沿神经分布的异型性梭形细胞增生。

病理鉴别诊断

a 低分化鳞状细胞癌：角蛋白阳性。

b 平滑肌肉瘤：平滑肌肌动蛋白阳性，结蛋白阳性。

c 非典型纤维黄色瘤：CD68 阳性。

d 其他梭形细胞肿瘤：可依赖临床特征及免疫组化鉴别。

临床特点

a 多无特异性。

b 有时类似瘢痕疙瘩。

临床鉴别诊断

硬斑病

瘢痕疙瘩

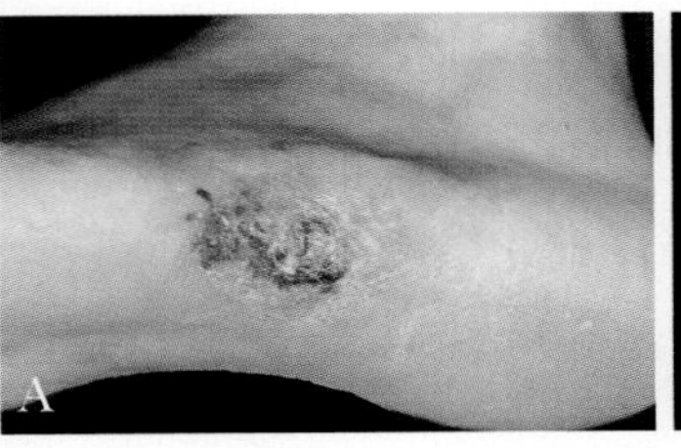
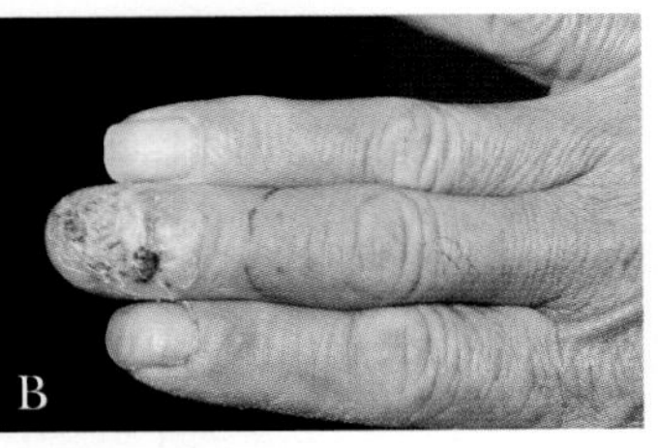
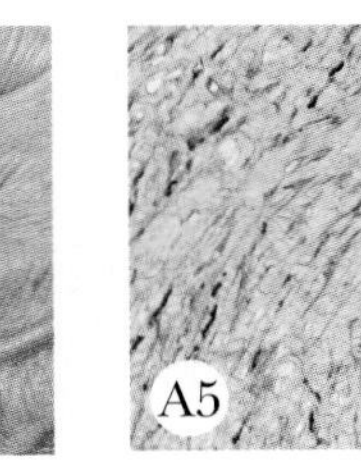

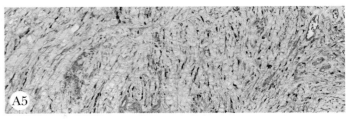

图 21.4.9 结缔组织增生性黑素瘤（desmoplastic melanoma）

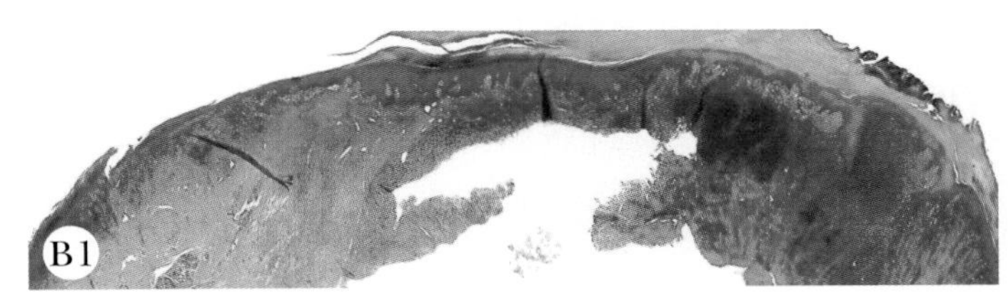

图 21.4.9A 结缔组织增生性黑素瘤 男，74 岁，左足弓外侧黑色斑块半年。初为 0.4mm 褐色斑，渐增大，出现皲裂。触之皮损约为 3cm×2.5cm 硬斑。病理示真皮浅中层为上皮样瘤细胞（A2），中下部为非常致密的结缔组织（A3），皮下（A4）为梭形瘤细胞及大量纤维组织。浅部 HMB-45、Melan-A 均阳性，中部及深部 S100 及 SOX-10 阳性（A5）即中部及深部致密结缔组织内有瘤细胞。术后 3 年内复发 2 次，切除范围已超过 10cm。

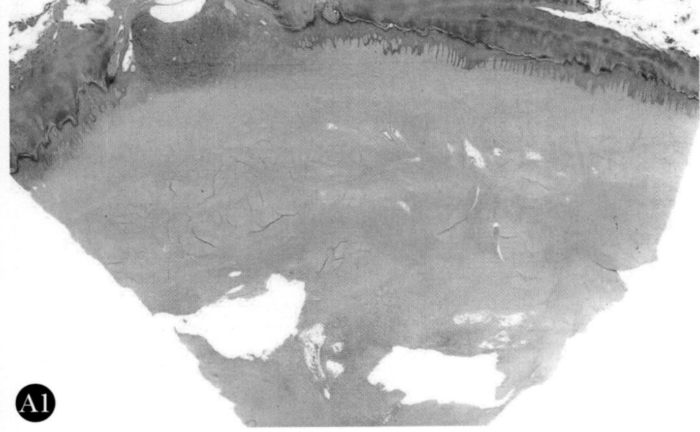
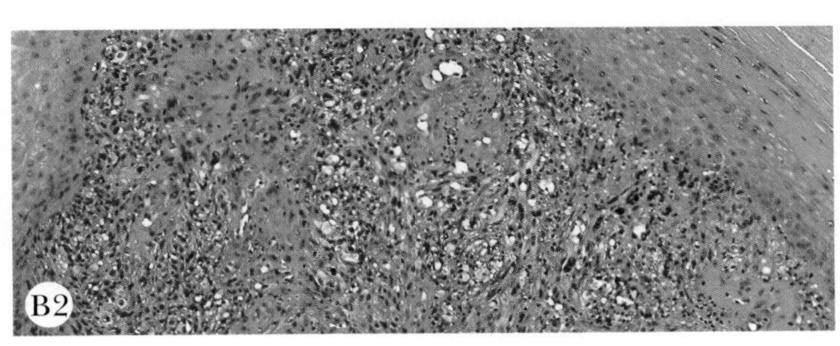
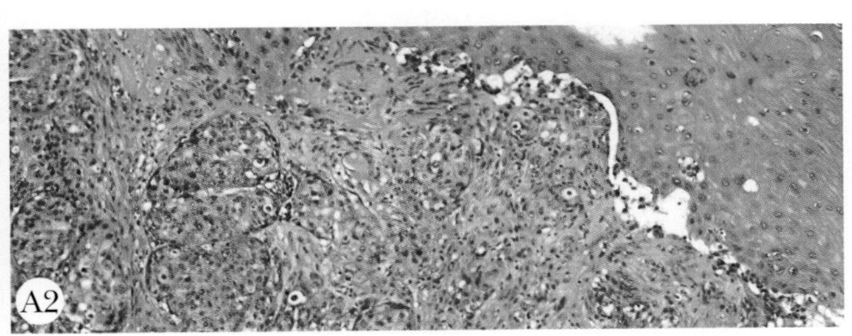
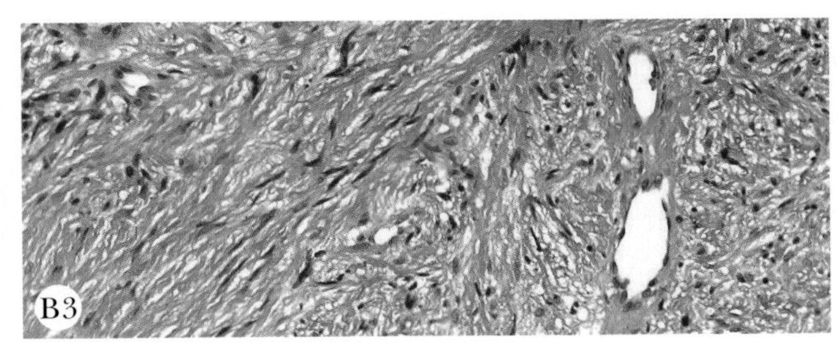
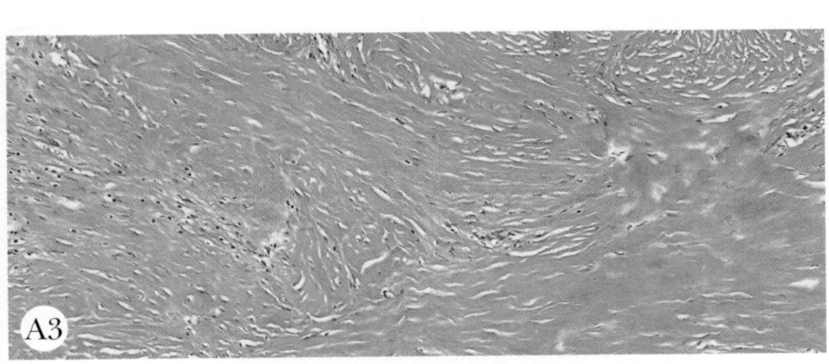
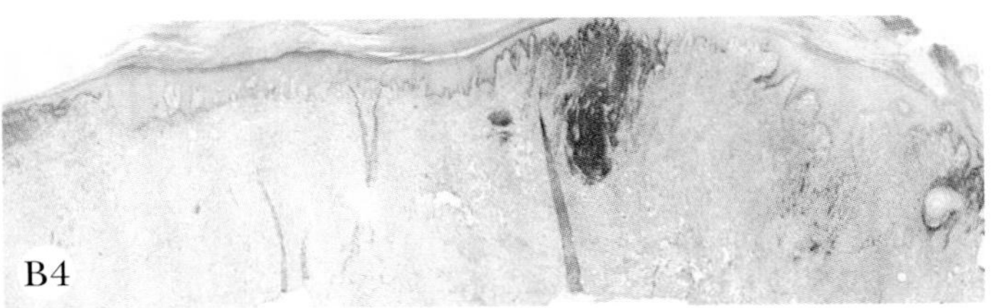
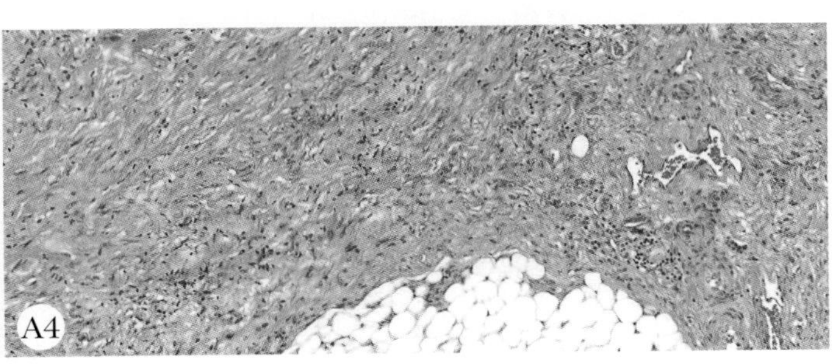

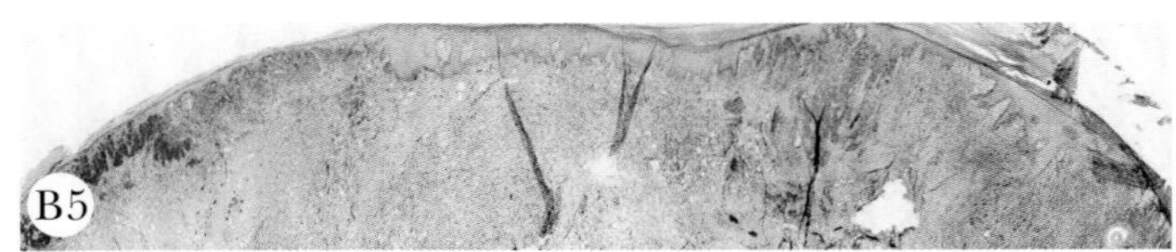

图 21.4.9B 结缔组织增生性黑素瘤 男，57 岁，右中指红斑、结痂 2 年。病理示表皮、真皮乳头层为上皮样瘤细胞（B2），中下部为梭形瘤细胞，部分含大量黏液（B3）。HMB-45 浅部均阳性（B4），深部仅 S100（B5）及 SOX-10 阳性，Ki-67 阳性率约 5%（未示）。

21.4.10 发生于色素痣的黑素瘤（melanoma arising in congenital melanocytic nevus）

病理改变

a 源于较大的痣，或就诊早者，可看到非恶变区痣组织。源于小的痣，或就诊偏晚者，常找不到残留的痣组织，即临床病史对于诊断色素痣恶变有重要价值。

b 痣恶变通常源于表皮内，常可见到普通黑素瘤的表皮内特点。

c 低倍镜下常显示痣组织成熟现象的假象，高倍镜下可见细胞异型性及核分裂相。

病理鉴别诊断

先天性色素痣结节：通常对称性好，细胞形态均一，无异性和核分裂相。

临床特点

a 中国人约 13% 黑素瘤发生于先天性小痣，后天性痣恶变比例极小，先天性巨痣因发生率低，其恶变在黑素瘤中所占比例不足 1%。

b 先天性小痣恶变以 30 岁后多见，部分发生于 20 ~ 30 岁，20 岁前恶变者少见。

c 恶变特征为原皮损显著增大；斑疹上出现丘疹、或丘疹旁出现斑疹；色素明显加深，周围出现红晕；皮损易受损出血；少数出现疼痛、瘙痒。

d 先天性痣中快速增长的结节并非均为恶变。

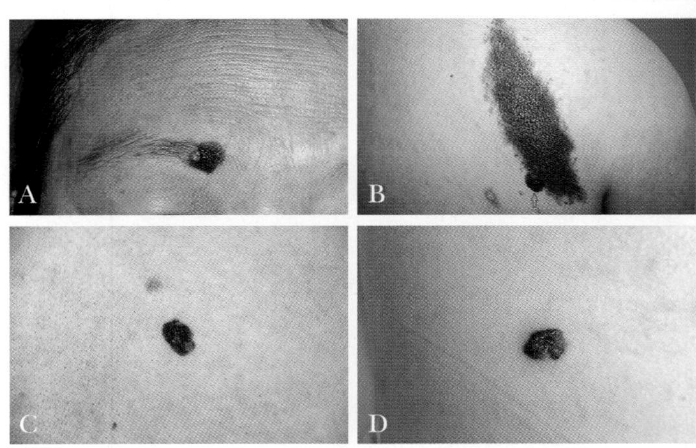

图 21.4.10 发生于黑素细胞痣的黑素瘤（melanoma in nevus cell nevus）

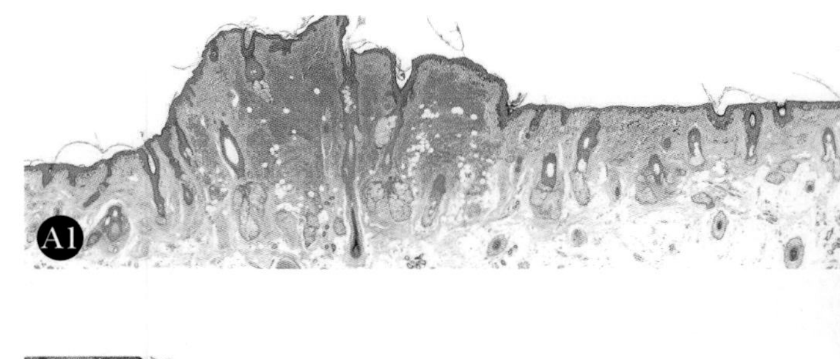

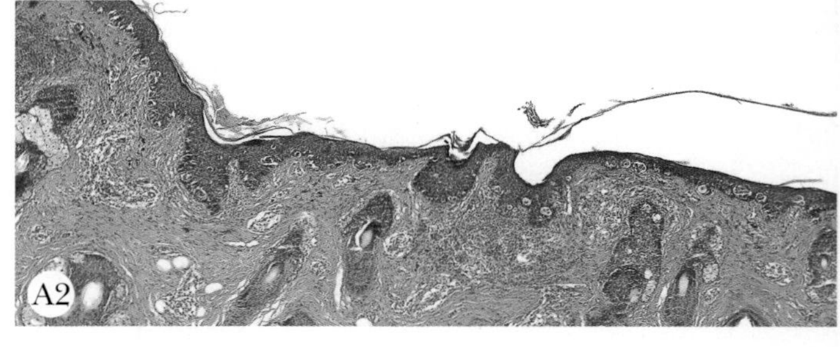

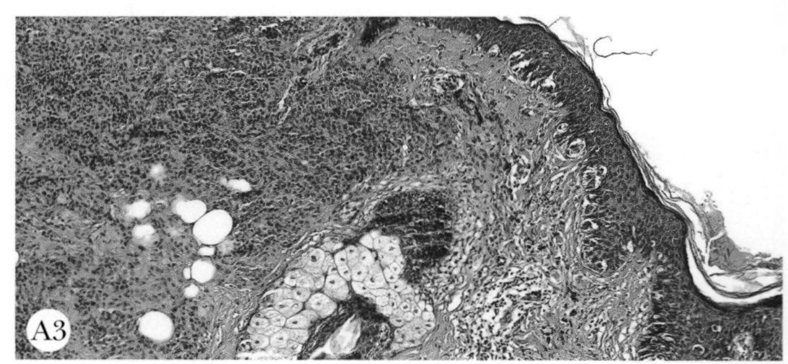

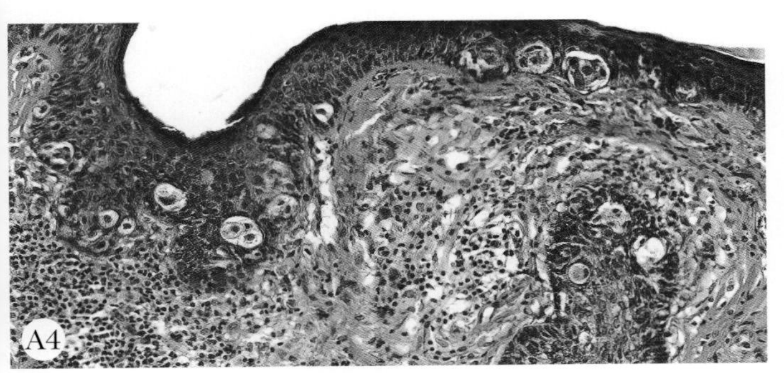

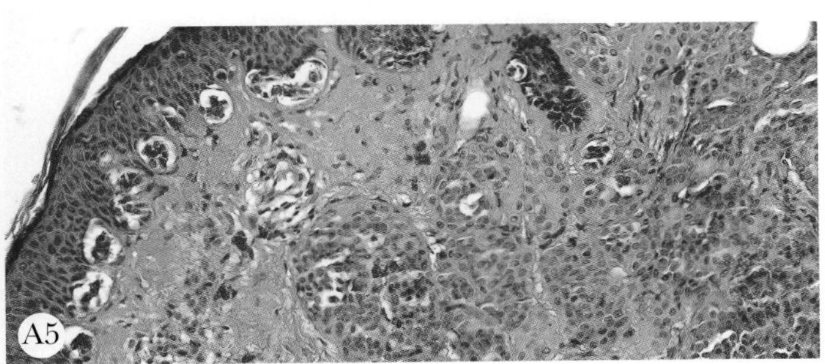

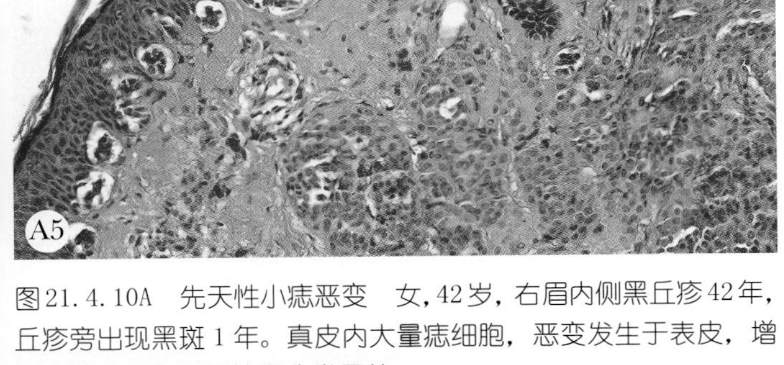

图21.4.10A　先天性小痣恶变　女，42岁，右眉内侧黑丘疹42年，丘疹旁出现黑斑1年。真皮内大量痣细胞，恶变发生于表皮，增生的黑素细胞水平扩展非常显著。

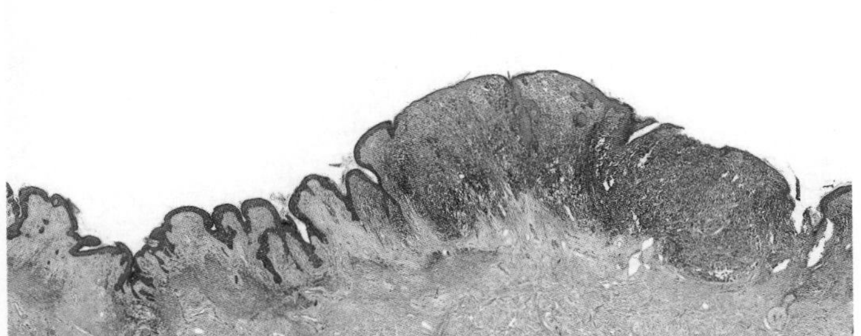

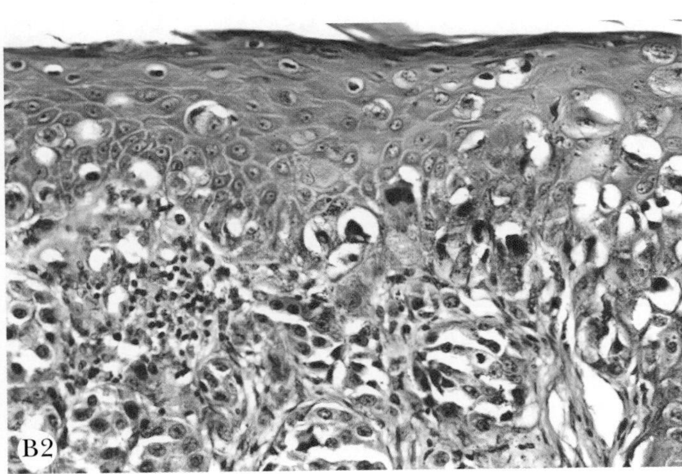

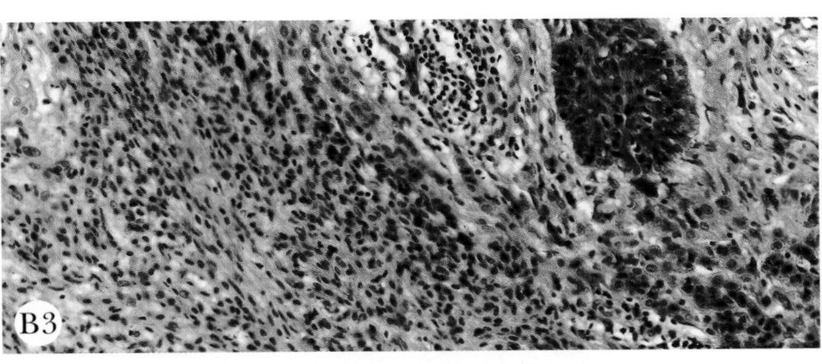

图21.4.10B　先天性痣恶变　男，34岁，右肩背部黑色斑块34年，缓慢增大。切除发现其左下发生恶变（红箭头）。恶变处表皮内大量异型黑素细胞，真皮内亦有大量瘤细胞。非恶变区真皮内黑素细胞小、致密。

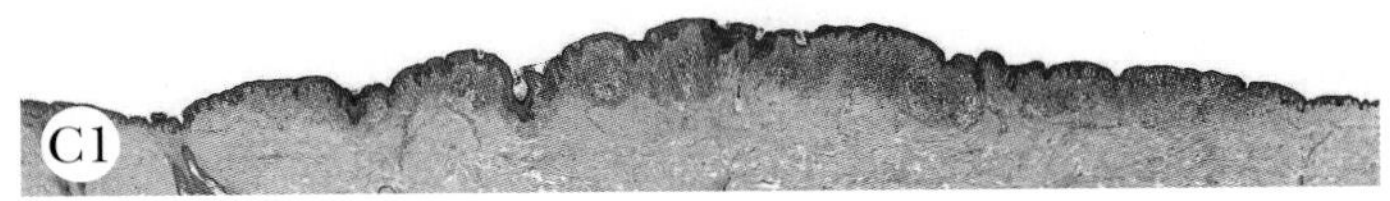

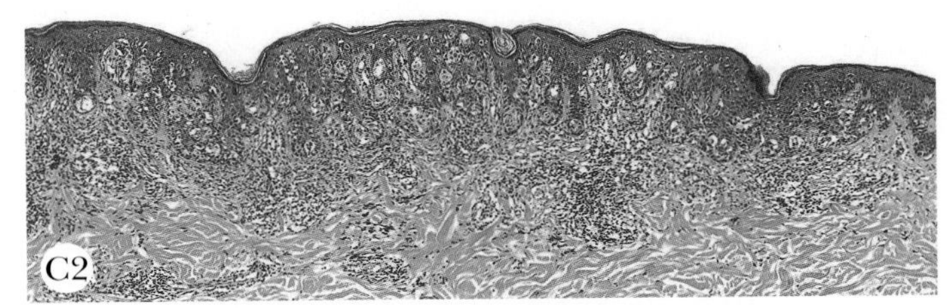

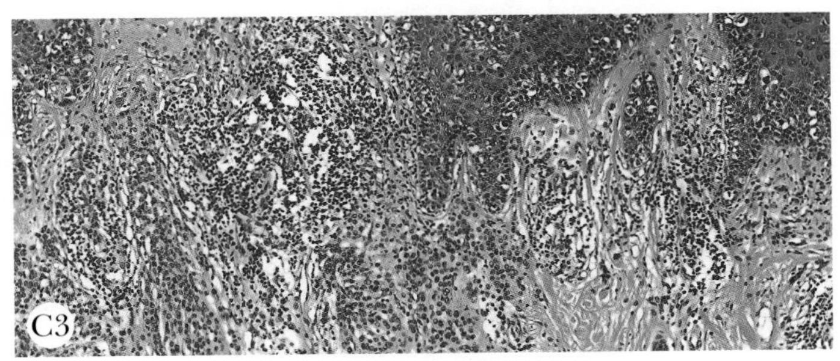

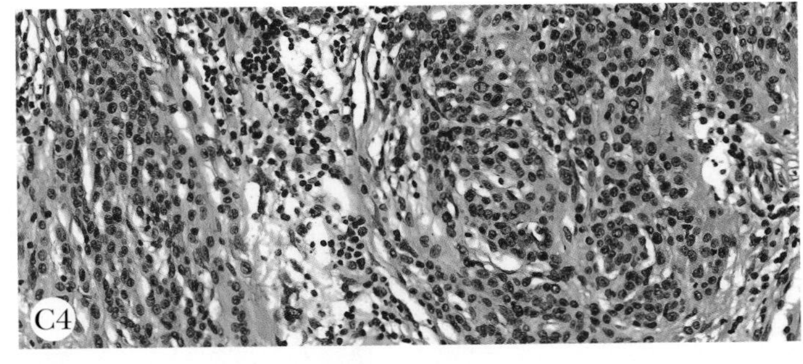

图21.4.10C　普通获得性色痣恶变　男，60岁，背部黑褐色斑块10余年，以脂溢性角化病切除发现为色痣恶变。表皮内较多增生的异型黑素细胞，皮损中央真皮内可见形态均匀一致的痣细胞。

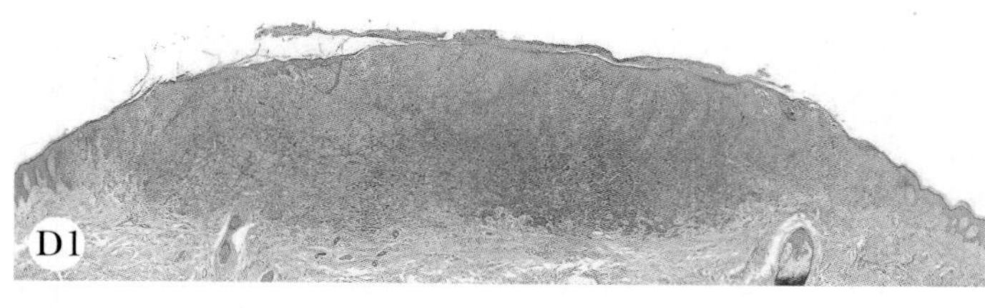

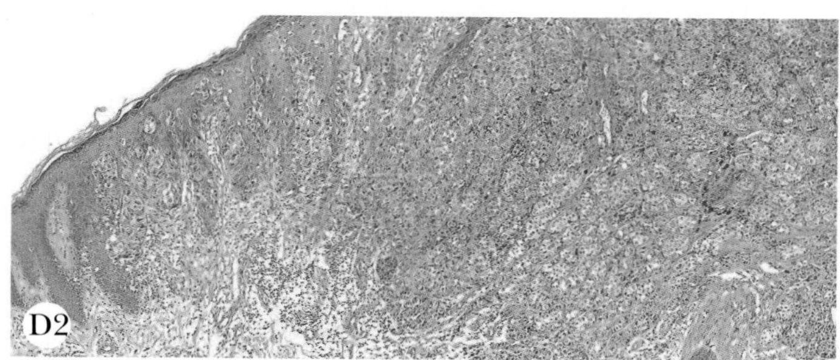

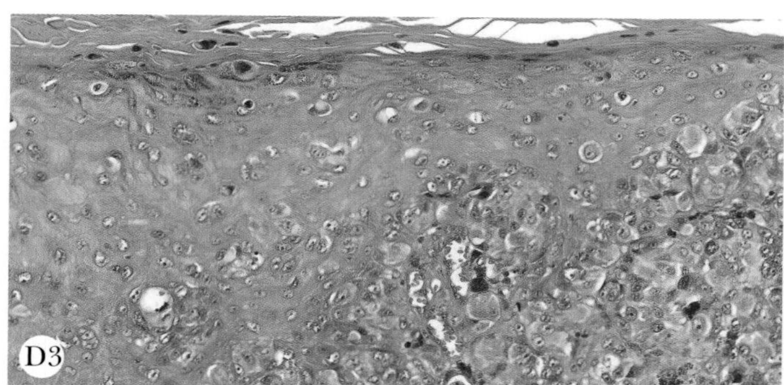

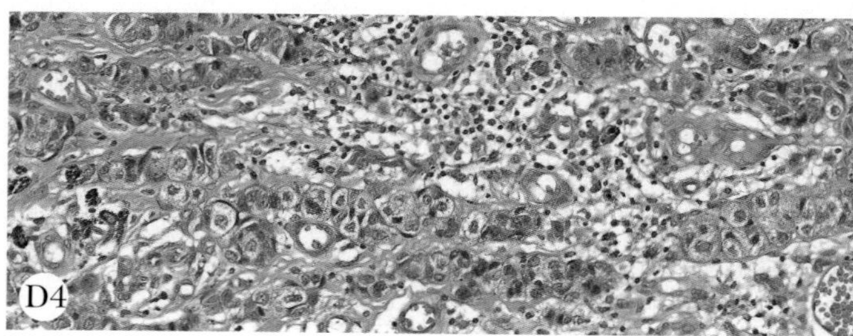

图 21.4.10D 先天性小痣恶变 男，29 岁，左臀部黑斑 29 年，明显增大 2 年。病理为典型的黑素瘤，未见痣细胞。

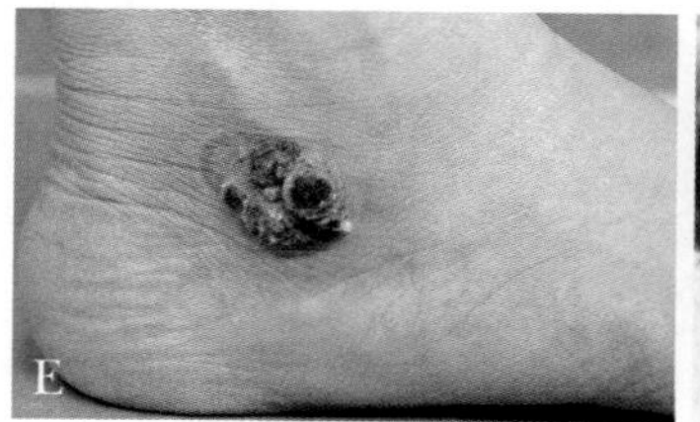

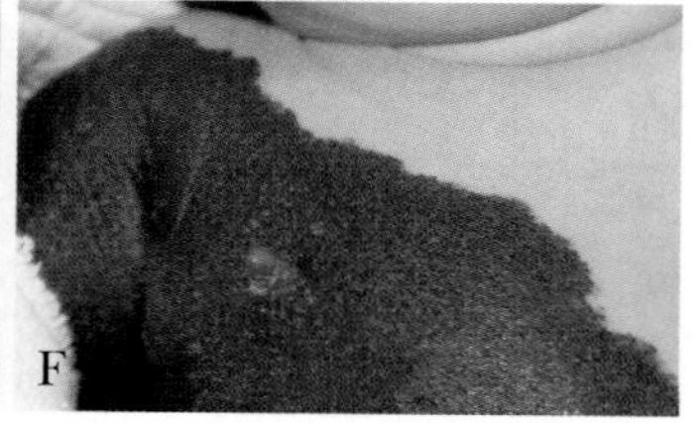

图21.4.10 发生于黑素细胞痣的黑素瘤（melanoma in nevus cell nevus）

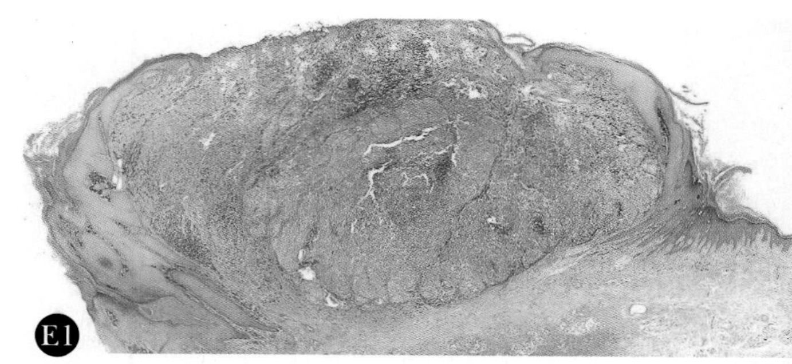

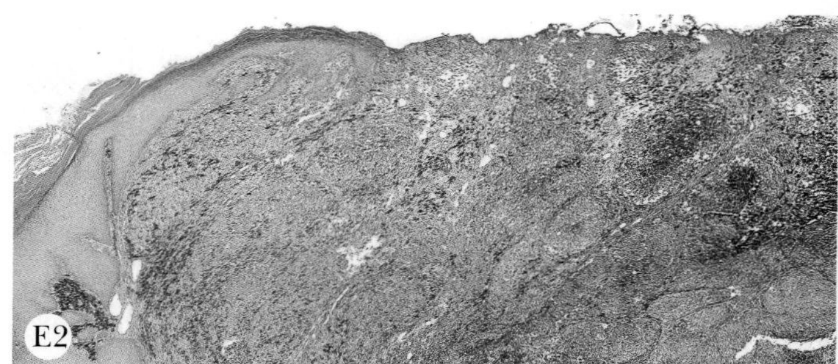

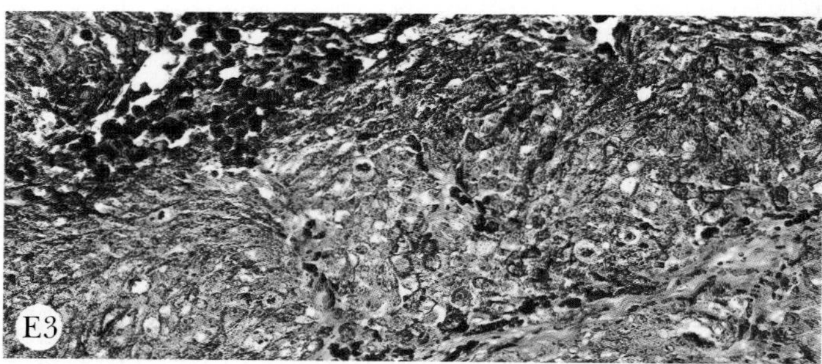

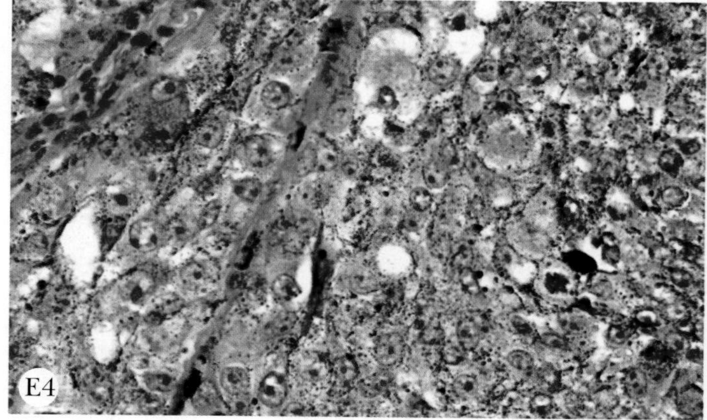

图 21.4.10E 先天性小痣恶变 男，37 岁，右足外踝下黑丘疹 37 年，多次撕剥后形成斑块 5 年。病理示肿瘤组织团周表皮呈抱球状，表皮内未见增生的黑素细胞。瘤团似蓝痣，少数区域有明显的异型及核分裂细胞。

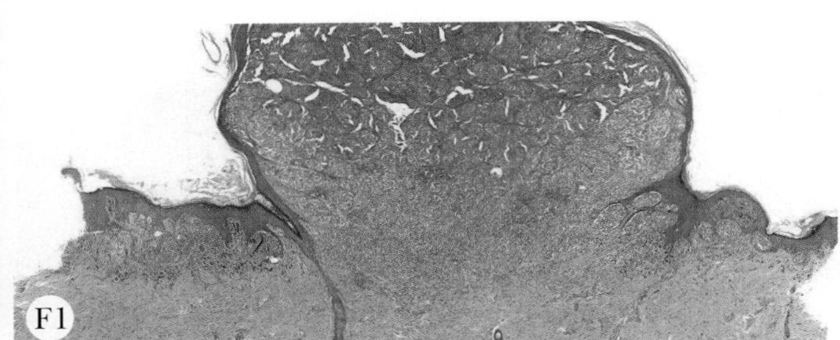

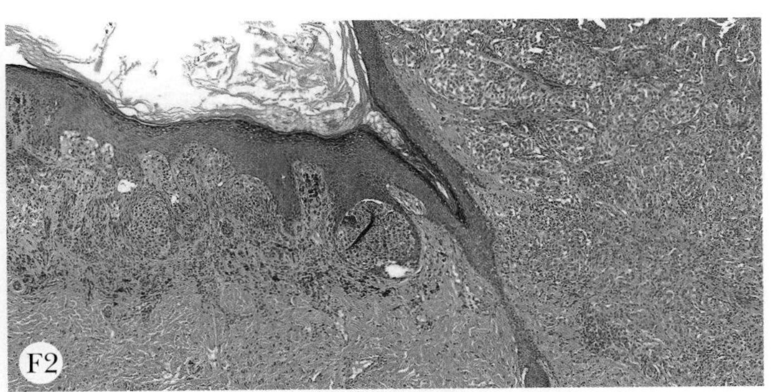

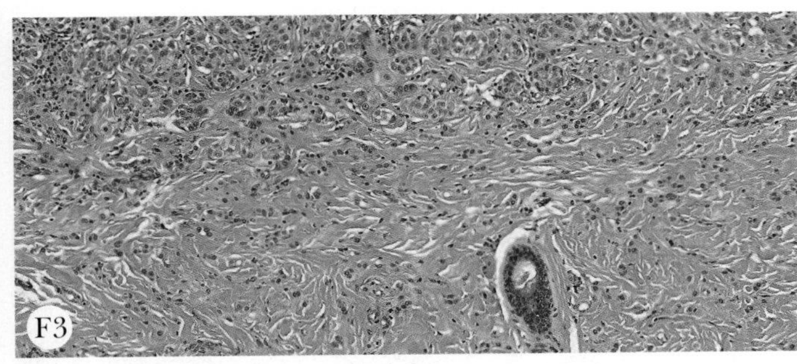

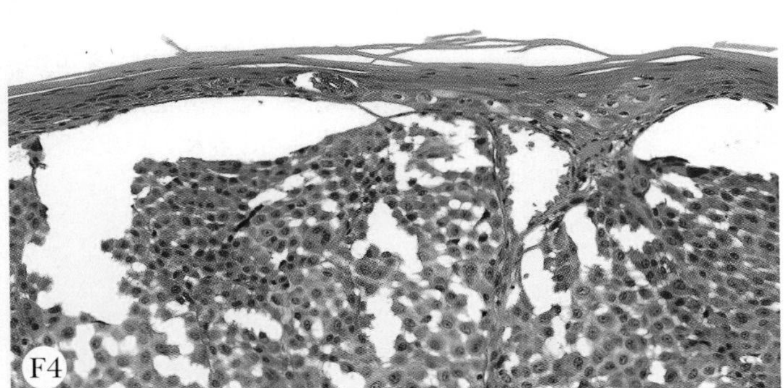

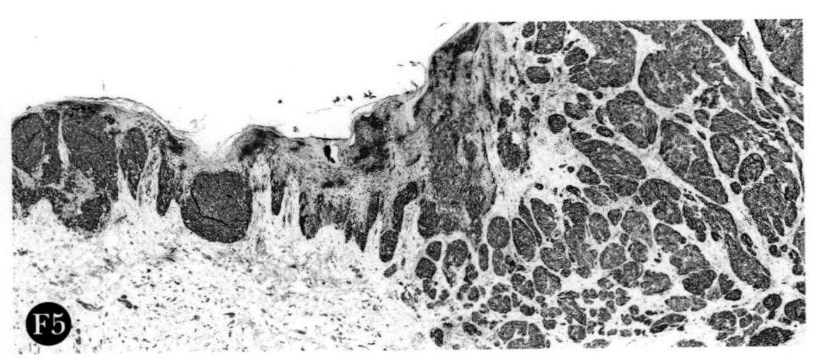

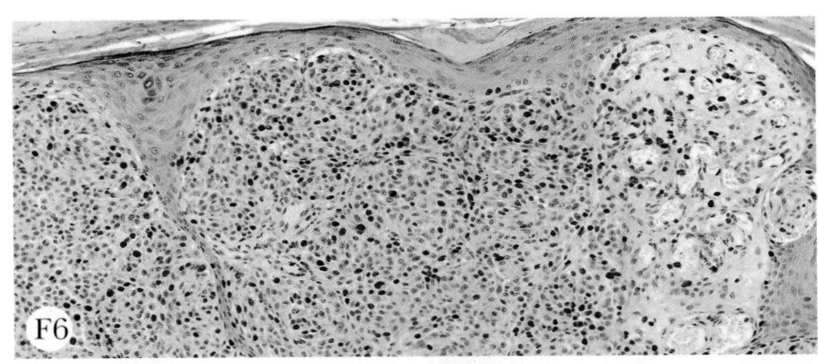

图 21.4.10F 先天性巨痣恶变 女，4 个月，右胸、臂大片状黑斑 4 个月，胸部黑斑中出现红丘疹 3 个月。患儿至 2 岁先后手术 4 次，切除丘疹、结节 31 个，病理改变类似，未发现转移。病理示结节内黑素细胞大、致密，与周缘及深部痣组织有明显的界限。HMB-45 均强阳性（F5），结节内 Ki-67 阳性率约 30%（F6），PHH3 染色仅见个别核分裂细胞。

21.4.11 激光或药物腐蚀治疗色素痣导致的黑素瘤（melanoma arising in melanocytic nevus due to improper laser therapy or chemical peeling）

病理改变

a 病理无特异性，可表现为浸润性黑素瘤或局部转移性黑素瘤。

b 皮损内常找不到残留的痣细胞。

c 瘤组织可仅见于真皮内，可累及表皮，累及表皮时与普通黑素瘤的表皮内特点类同。

d 瘤细胞有明显的异型性。

临床特点

a 多见于青少年。

b 好发于暴露部位。

c 原发皮损可为先天或后天性，通常小于 0.5cm，长期稳定或缓慢增大，近期内无明显变化。

d 有明确的激光或电烙治疗，或药物腐蚀除痣史。

e 激光治疗后数月内原皮损旁出现新的皮损，增长快；或原部位皮损复发、快速增大；或引流区淋巴结肿大、皮下包块。

临床鉴别诊断

早期黑素瘤误诊以激光等治疗后复发：通常为中年后，原发皮损近期内有明显变化。

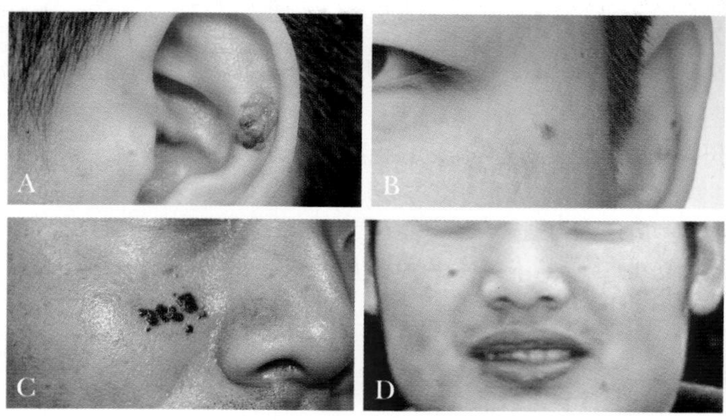

图 21.4.11 激光及电灼色素痣导致的黑素瘤

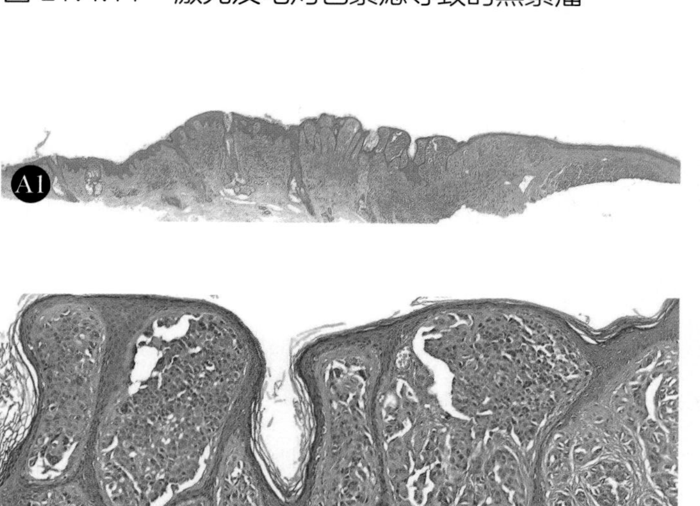

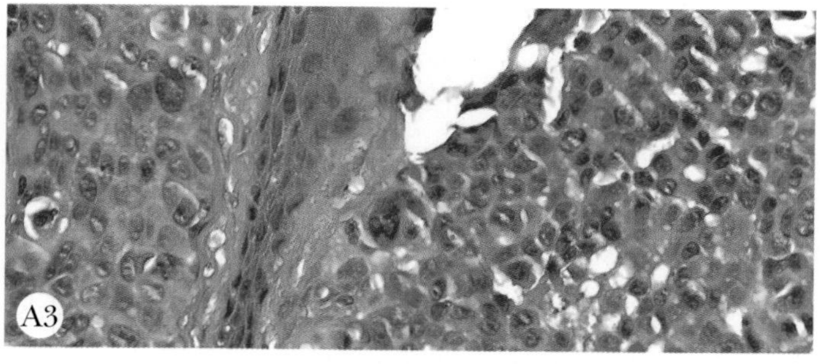

图 21.4.11A 激光灼色素痣恶变 男，21 岁，耳廓皮色丘疹 21 年，激光去除 3 个月后复发增大 10 余倍。再次手术后淋巴结转移，治疗后无瘤生存已 4 年。B 图为激光除痣前 1 年证件照局部放大。病理为痣样瘤细胞，未累及表皮，异型性不显著。部分区域 Ki-67 阳性率约 30%。

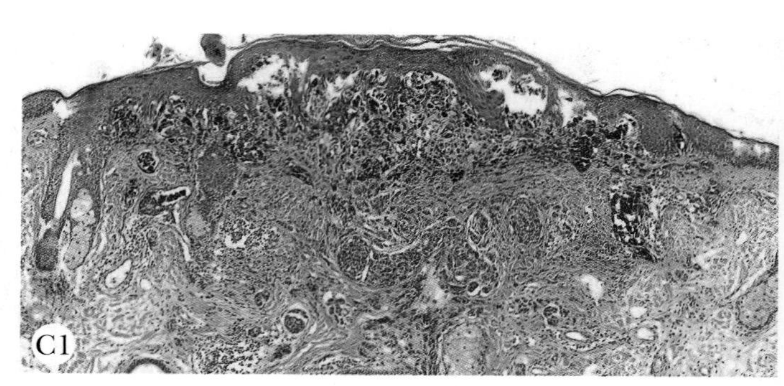

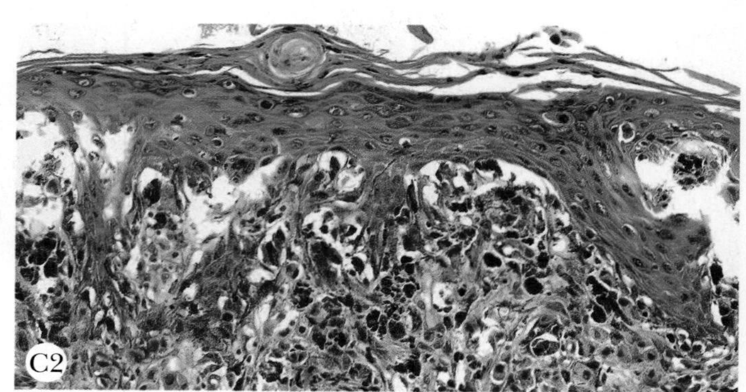

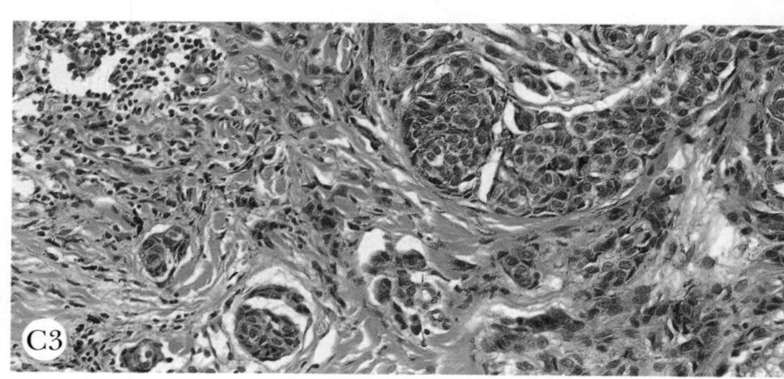

图 21.4.11C 电烙灼色素痣恶变 男，29 岁。面部黑色丘疹 10 年，电烙烧灼去除后 5 个月复发并增大、增多。图 D 为电烙除痣前半年生活照局部放大图片。4 块组织病理类同，表皮、真皮均有增生的黑素细胞，异型性不明显。

21.4.12 恶性蓝痣（malignant blue nevus）

病理改变

a 瘤组织位于真皮深部及皮下，不对称，小叶状或多小叶状。

b 瘤细胞具有分枝的树枝状突，内含大量黑素颗粒，聚集成簇，92％为细胞性蓝痣恶变。

c 潜在细胞异型性，每 10 个高倍视野有 1 ～ 2 个核丝分裂相，有异型核丝分裂相。

d 肿瘤有异质性，33％有核坏死。

e 有时仅凭病理无法与细胞性蓝痣相鉴别。

病理鉴别诊断

转移性黑素瘤：瘤细胞一般无树枝状突。

临床特点

a 男女比例 2 ∶ 1，平均年龄 45 岁。

b 好发于头皮。

c 部分由原先蓝痣或太田痣发展而来。

d 蓝色或蓝黑色斑块或结节，直径 1 ～ 4cm，平均 2.5cm，多呈多叶状。

e 肿瘤转移限于局部淋巴结者，淋巴结清扫后可长期存活。

病理鉴别诊断

蓝痣

血管性肿瘤

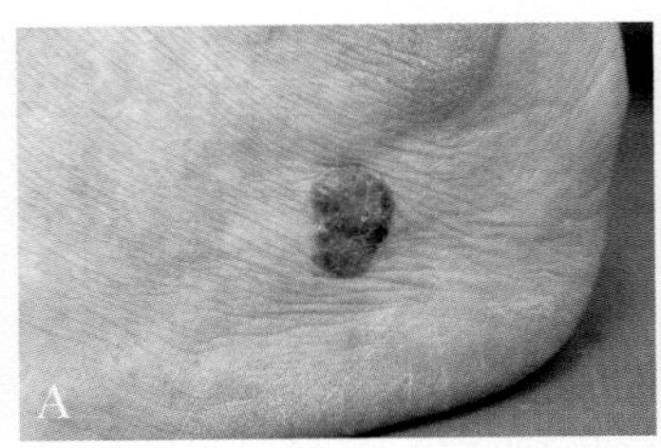

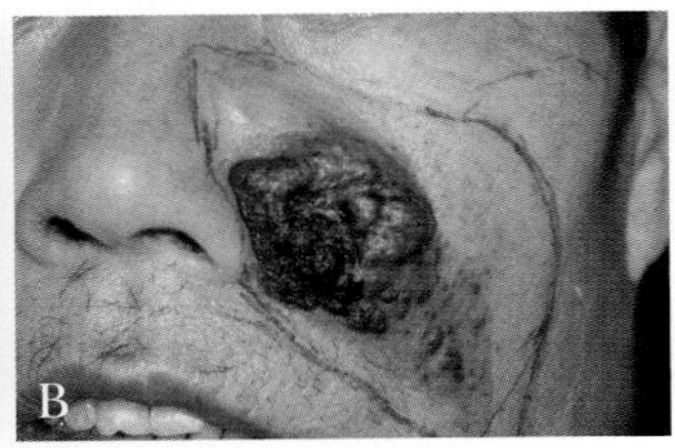

图 21.4.12 恶性蓝痣（malignant blue nevus）

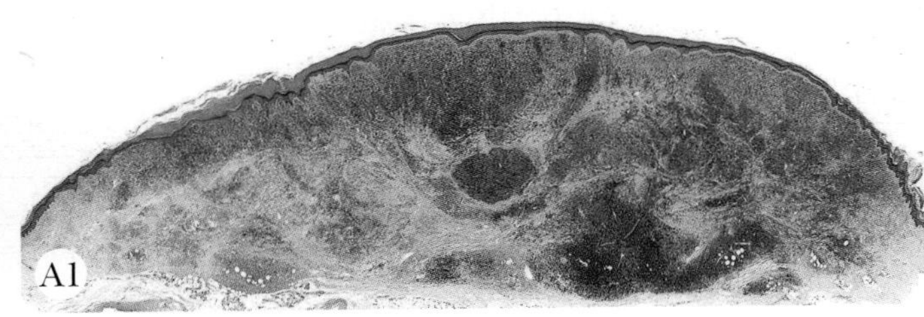

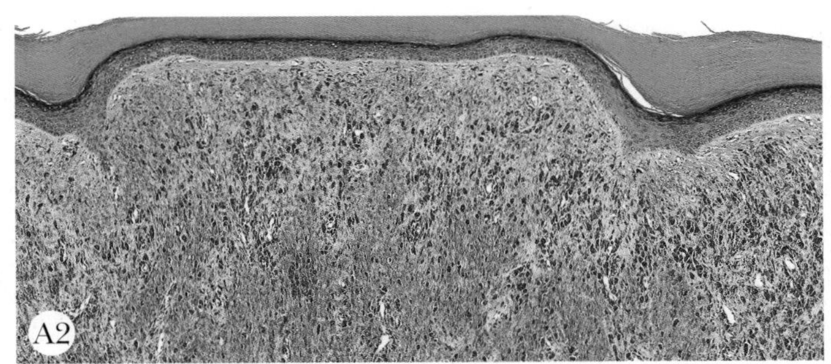

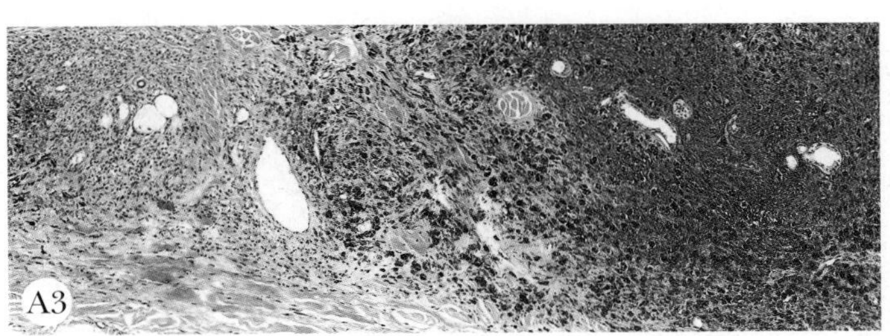

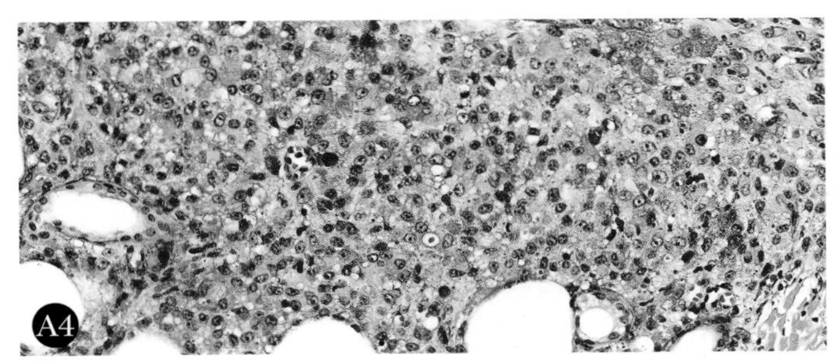

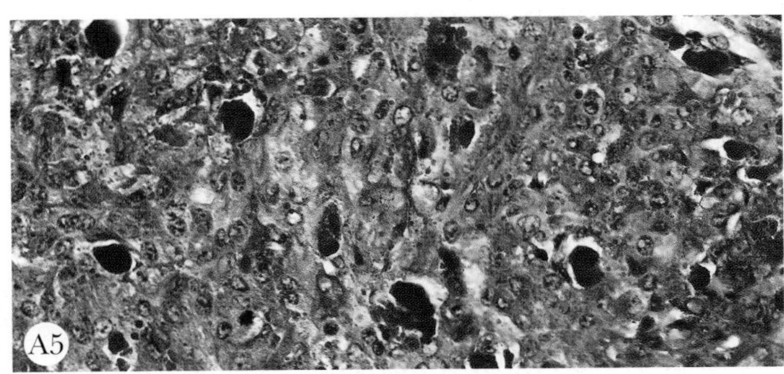

图 21.4.12A 恶性蓝痣 男，52 岁，左踝部黑色丘疹 52 年。初约 0.4cm，渐增大，近 2 年增长加快至 2cm×1cm。临床考虑血管肿瘤，病理诊断细胞性蓝痣。1 年后淋巴结转移，3 年后死于黑素瘤转移。病理与细胞性蓝痣无法区分，细胞无明显异型性，Ki-67 指数约 5%。

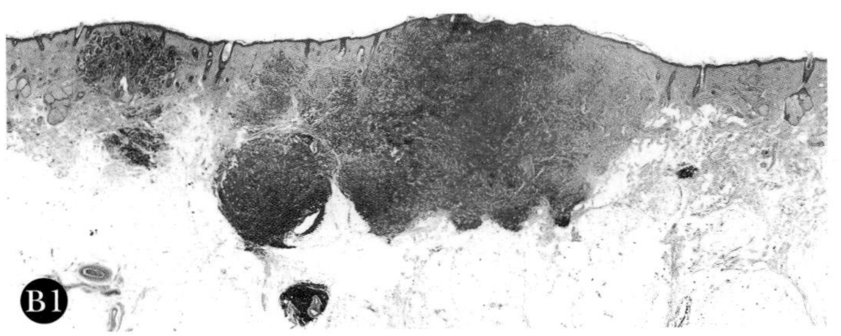

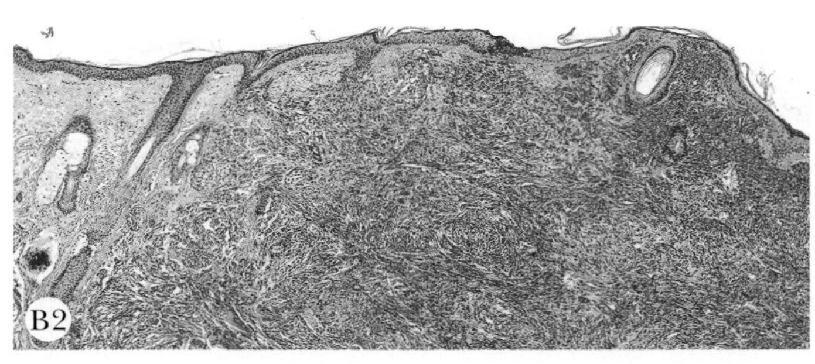

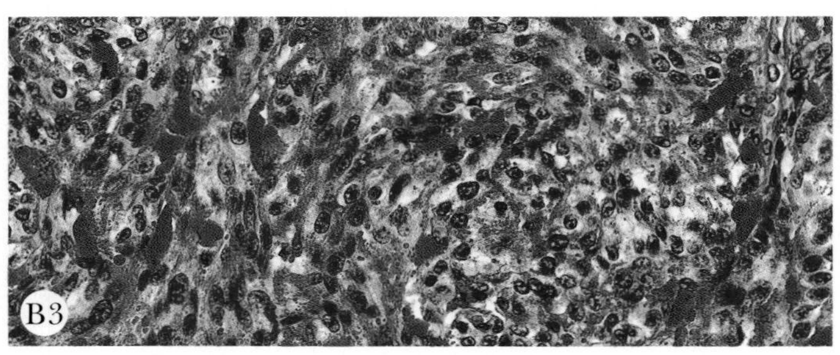

图 21.4.12B 恶性蓝痣 男，53 岁，左面颊黑斑 53 年，突然增大半年。病理与细胞性蓝痣无法区分，浸润性生长、卫星灶、少许淋巴细胞浸润可作为线索。Ki-67 指数约 10%（未示）。

21.4.13 透明细胞肉瘤（clear cell sarcoma）

以往根据其 S100、HMB-45 染色阳性，电镜下有异常黑素小体等归于黑素瘤。研究示其 t（12；22）（q13；q12）染色体易位，组织学形态更偏于软组织肉瘤，故已作为一独立疾病。（见 29.2.2）

21.4.14 气球状细胞黑素瘤（balloon cell melanoma）

病理改变

a 瘤细胞 50%以上呈气球状。

b 瘤细胞大，圆形或多角形，胞质透明或嗜酸性。

c 核不规则，中度异型性，核分裂不常见。

d 部分瘤细胞有黑素小体。

e 转移后不成巢，无色素，呈气球状改变。

f S100、HMB-45 染色阳性。

g 电镜下常见大量肿胀的线粒体及部分异常黑素小体。

病理鉴别诊断

气球状细胞痣：常发生于年轻人，黑素细胞位置越深，细胞及核体积越小，有多核巨细胞。

透明细胞肉瘤：位于软组织内。

临床特点

a 多发于老年人。

b 多部位发生。

c 无临床特异性。

d 易发生皮下转移。

21.4.15 退行性黑素瘤（regressive melanoma）

病理改变

a 表皮正常或轻度海绵水肿。

b 真皮浅层或中上部大量噬黑素细胞，很少或无瘤细胞。

c 有时呈白癜风样病理改变，即基底层黑素细胞消失，少量噬黑素细胞。

d 真皮浅层可出现少量或中等量淋巴细胞浸润。

e 可见小血管扩张，真皮乳头纤维化。

病理鉴别诊断

固定性药疹：可见表皮内细胞凋亡，有时可见嗜酸性粒细胞。

白癜风：表皮内无异型黑素细胞。

临床特点

a 原皮损变小

b 皮损颜色变淡，或色素沉着。

c 可为色痣恶变后出现，亦可发生于普通黑素瘤。

d 原发皮损消退常与肿瘤发生转移同期出现，提示预后不良。

临床鉴别诊断

固定性药疹

白癜风

晕痣

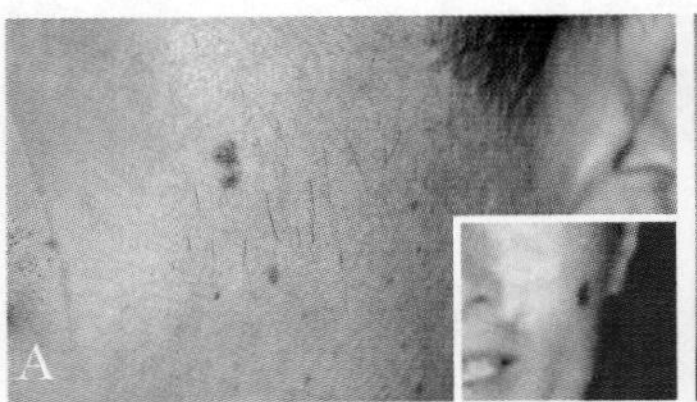
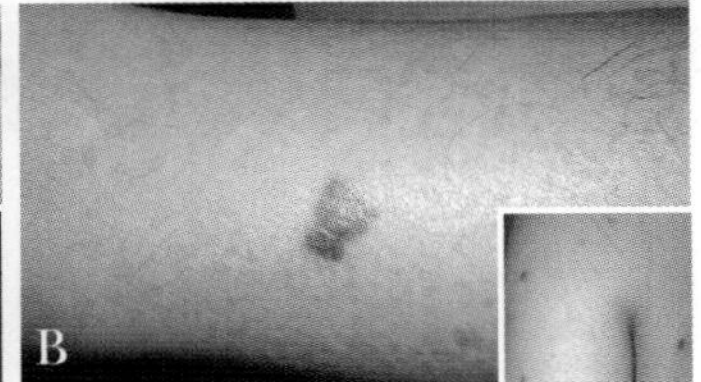

图 21.4.15 退行性黑素瘤（regressive melanoma）

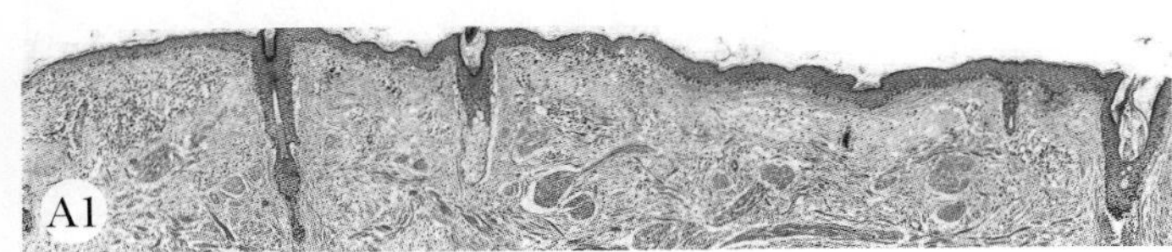
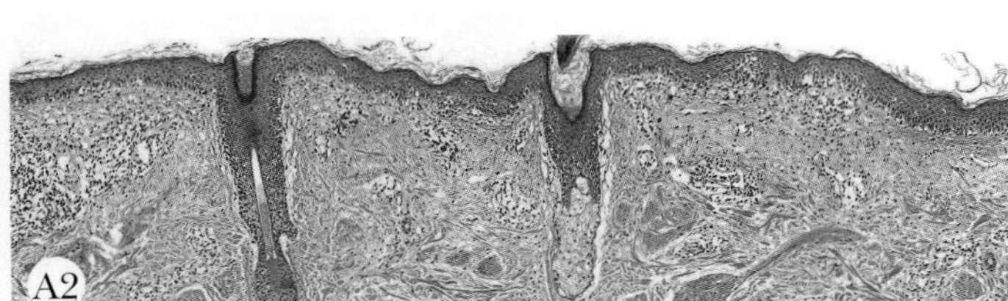
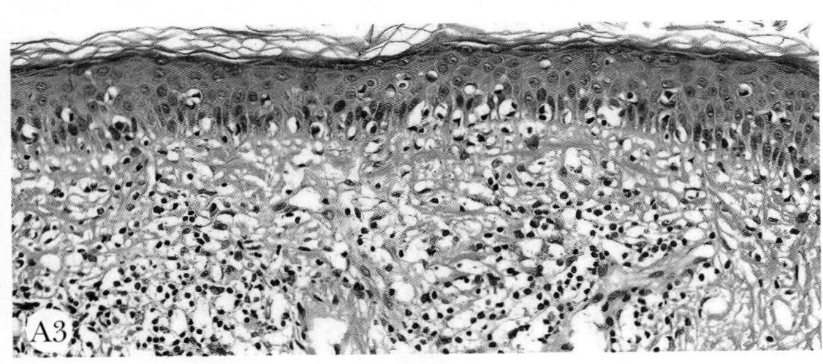

图 21.4.15A 退行性黑素瘤 男，34 岁，颈前皮下结节半月，术后诊断转移性黑素瘤。左面部出生时有一黑斑点，渐增大至小指甲大小，近来黑斑变小、色变淡。A 图右下角插图为 3 年前身份证照片。病理表皮内仅见较多增生的黑素细胞，真皮内无噬黑素细胞，可见淋巴细胞。

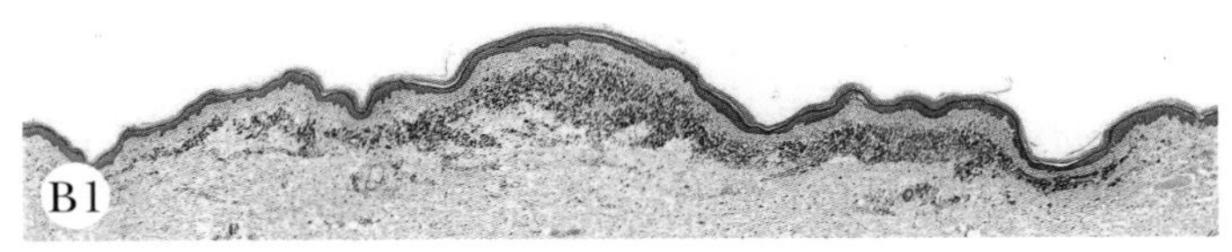
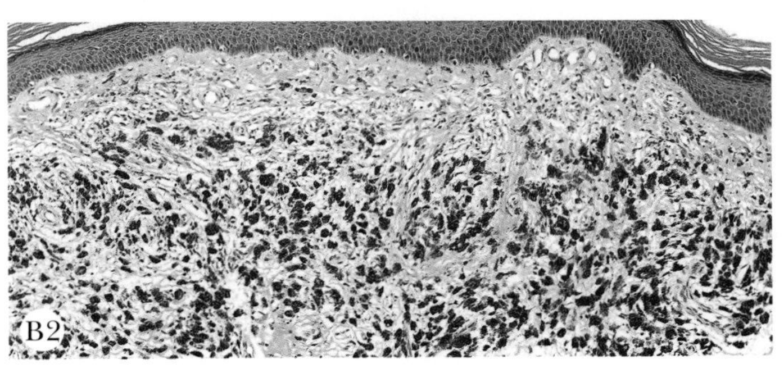
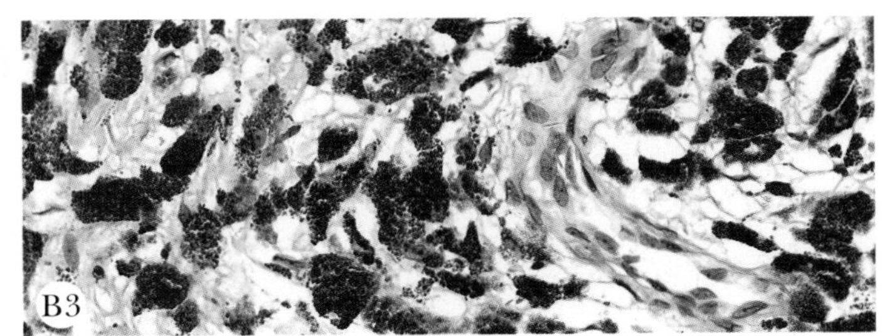

图 21.4.15B 退行性黑素瘤 男，45 岁，右小腿黑色斑 10 余年，右侧腹股沟淋巴结肿大 4 个月，全身散在皮下结节 3 个月。B 图右下角插图为左肩臂转移灶照片。小腿原发皮损真皮浅层较多噬黑素细胞，无瘤细胞。

21.4.16 儿童黑素瘤（melanoma in children）

病理改变

a 多表现为深度浸润，并呈现类似 Spitz 痣的特点。

b 少部分表现为小圆形痣样黑素瘤或原位 Paget 分布样黑素瘤。

c 巨痣恶变者可见与尚未恶变的痣有明显的界限。

病理鉴别诊断

婴幼儿先天性痣：表皮内可有散在增生的黑素细胞，但无异型性及不典型核分裂。

先天性痣结节：通常不累及表皮，无异型性及不典型核分裂。

Spitz 痣：仅靠病理切片常将黑素瘤误诊为 Spitz 痣。相反，儿童黑素瘤常因发生率很低，医生更愿考虑 Spitz 痣而误诊。

临床特点

a 胚胎期至青春期均可发生，罕见。

b 多数系先天性巨痣恶变。

c 部分系色痣处理不当导致，如激光治疗、药物腐蚀。

d 儿童黑素瘤的肿瘤行为与成人相同。

临床鉴别诊断

婴幼儿先天性痣

先天性痣结节

Spitz 痣

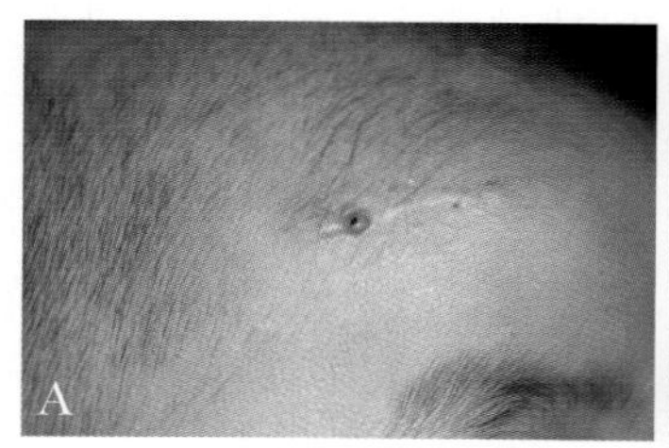

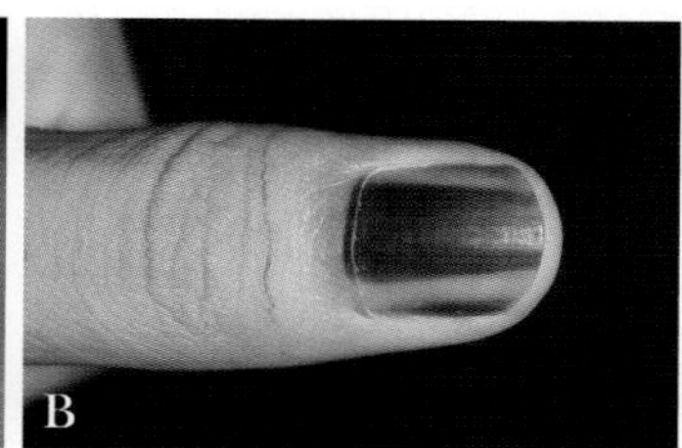

图 21.4.16 儿童黑素瘤（melanoma in children）

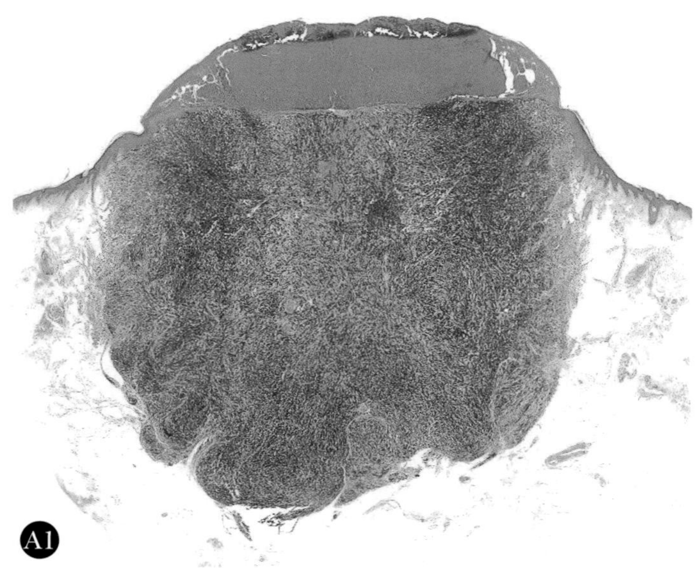

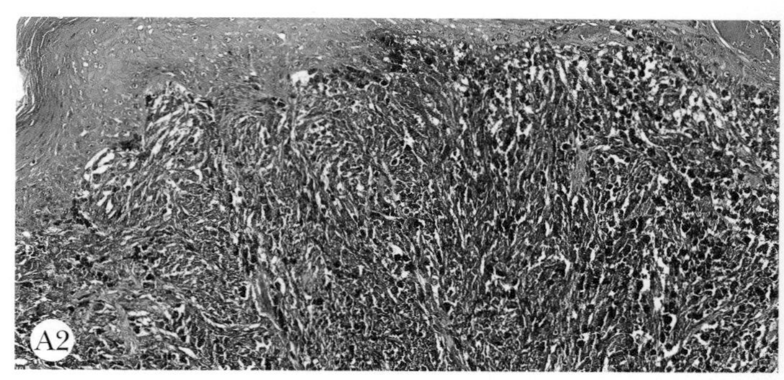

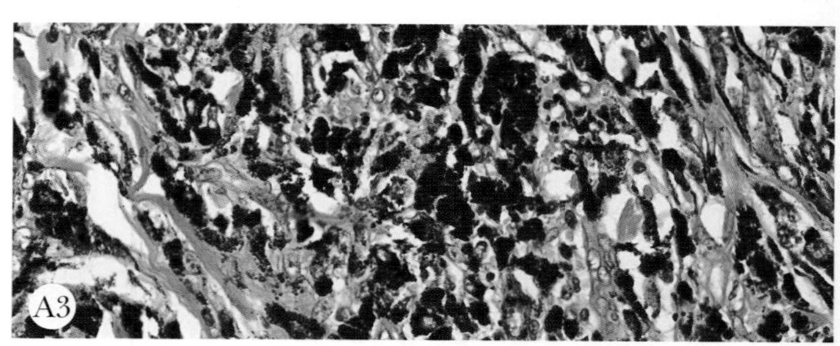

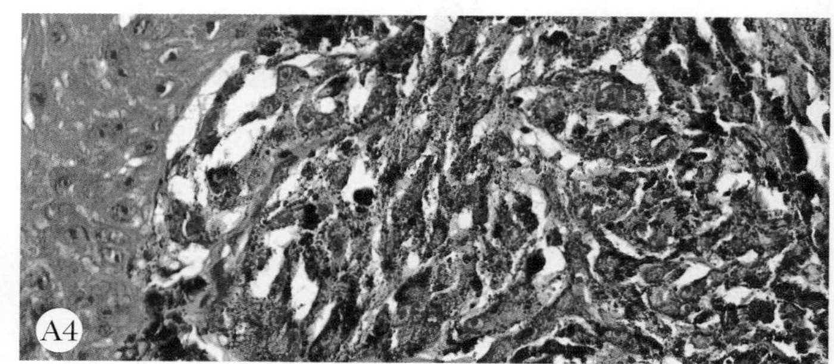

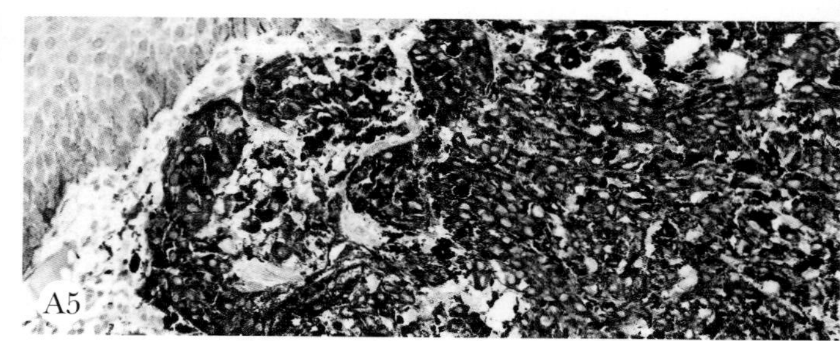

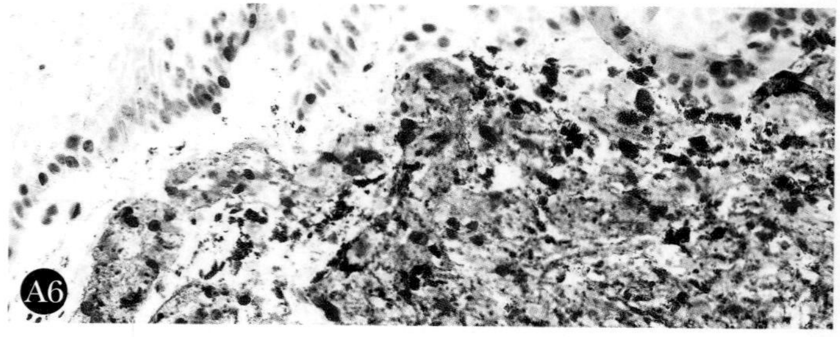

图 21.4.16A 儿童黑素瘤 女，3 岁，右额黑丘疹半年，院外两次手术切除均很快复发，病理诊断蓝痣。第 3 次扩大切除后发生耳前淋巴结转移。第 3 次切除组织病理示蓝痣样，瘤细胞较均一，大量噬黑素细胞。HMB-45 阳性（A5），Ki-67 指数约 10%（A6）。

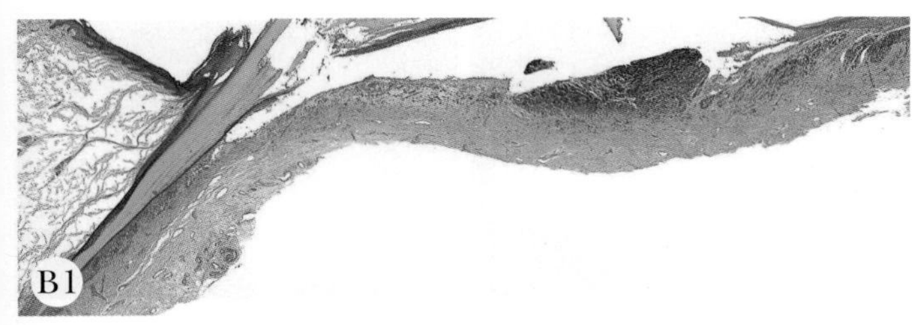

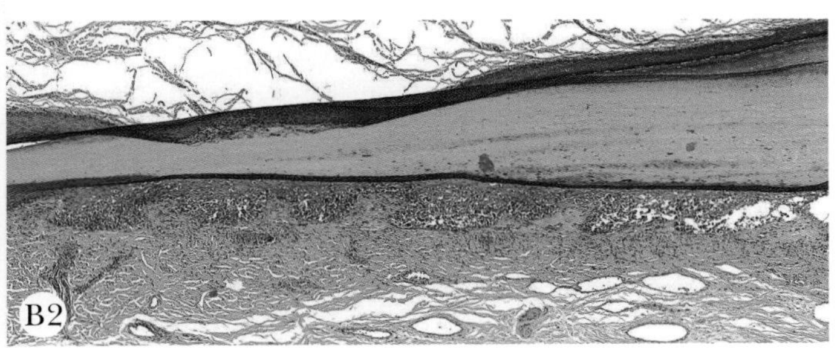

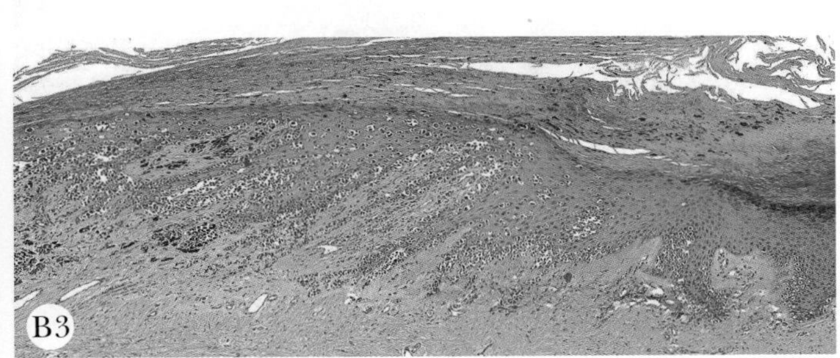

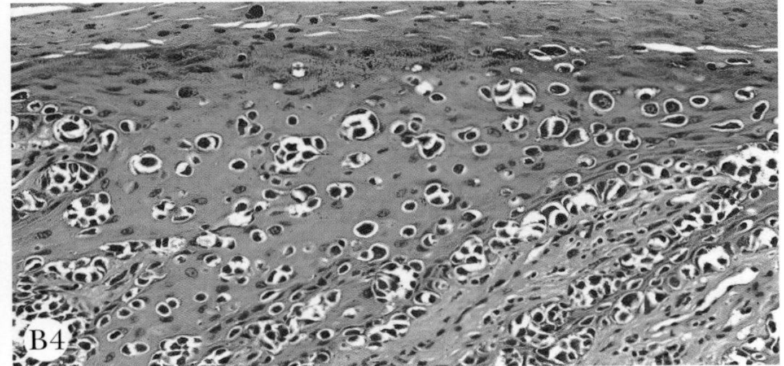

图 21. 4. 16B 甲下黑素瘤 男，18 岁，左手拇指甲线状黑斑 7 年，缓慢增宽。曾两次行激光治疗，1 年前院外拔甲，新生甲黑斑迅速增宽、色变深。甲母质及甲床大量增生的异型黑素细胞，甲床下结缔组织内瘤细胞浸润较深。3 年后发生肺转移。

21.4.17 植入性黑素瘤（planted melanoma）

病理改变

a 瘤团位于真皮或皮下组织内。

b 有种植相关的组织学证据，并能除外复发性及转移性肿瘤。

c 能明确瘤团为黑素瘤。

病理鉴别诊断

复发性黑素瘤

转移性黑素瘤

原发于真皮的黑素瘤

临床特点

a 有明确的黑素瘤手术史。

b 瘤团位于原切口部位。

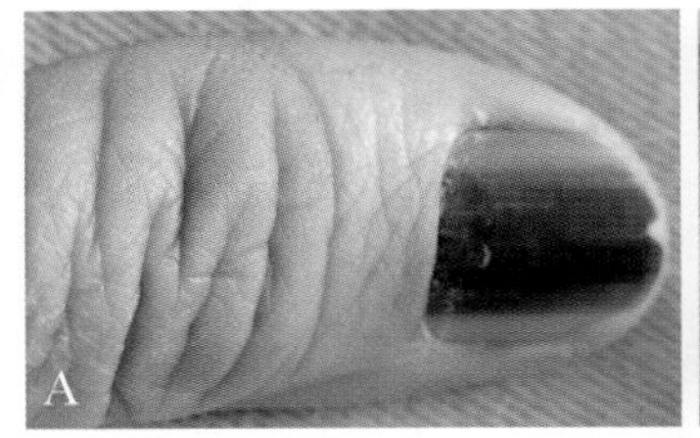

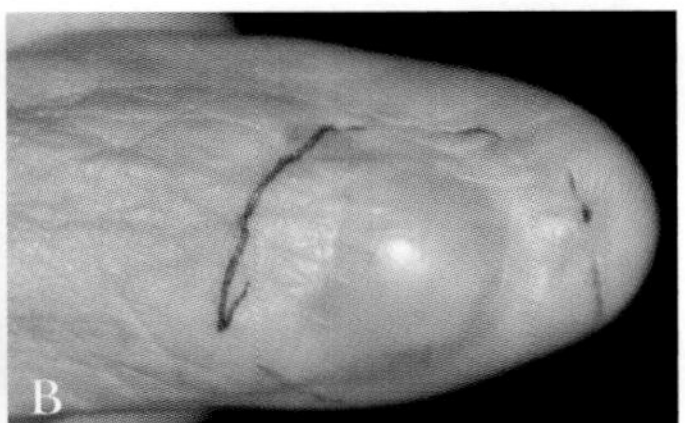

图 21.4.17 植入性黑素瘤（planted melanoma）

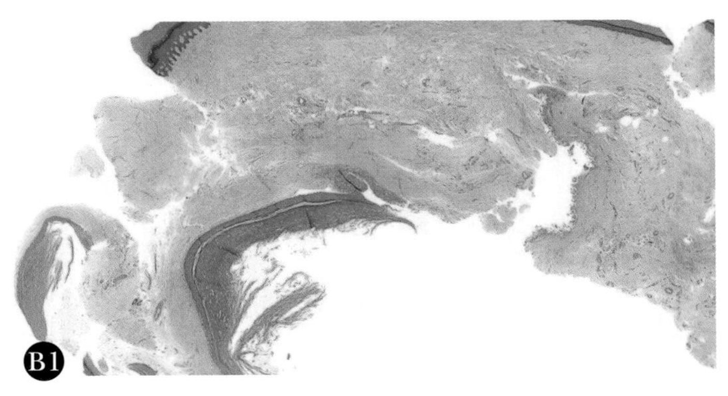

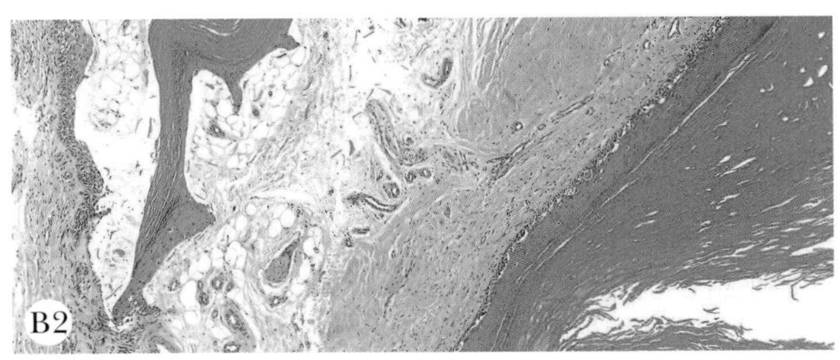

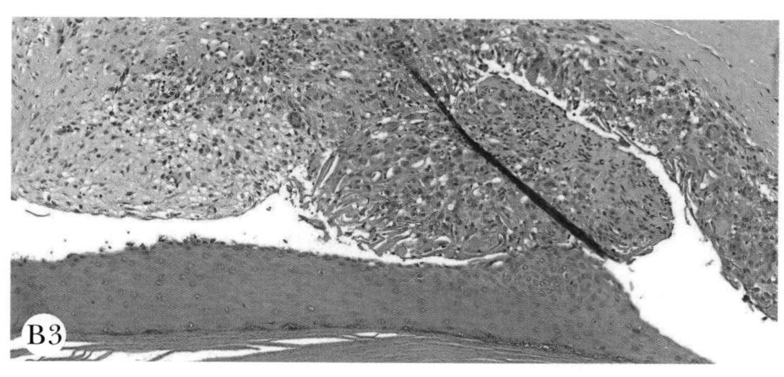

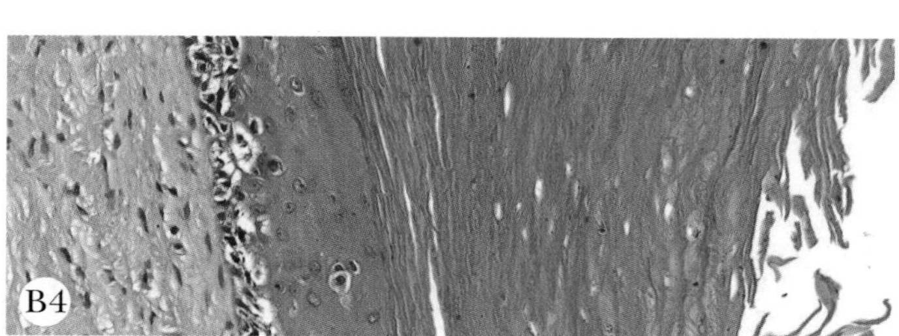

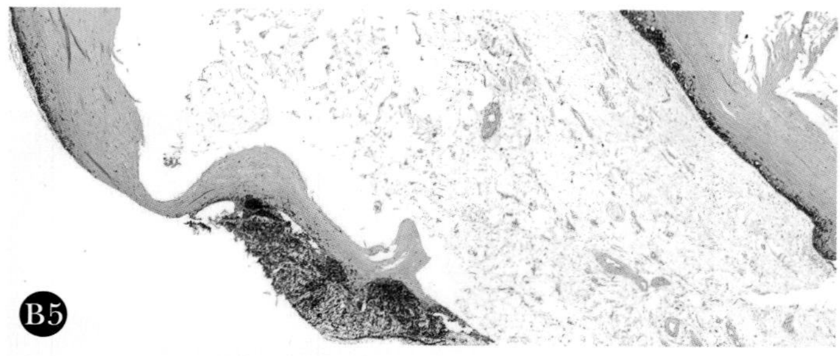

图 21.4.17B　植入性黑素瘤　男，73 岁，左拇指甲下原位黑素瘤术后 2 年，局部出现囊肿 1 年余。病理示结节为一表皮囊肿，囊内为角质物，囊襞基底层有增生的异型黑素细胞，HMB-45(B5)、Melan-A 阳性（未示）。

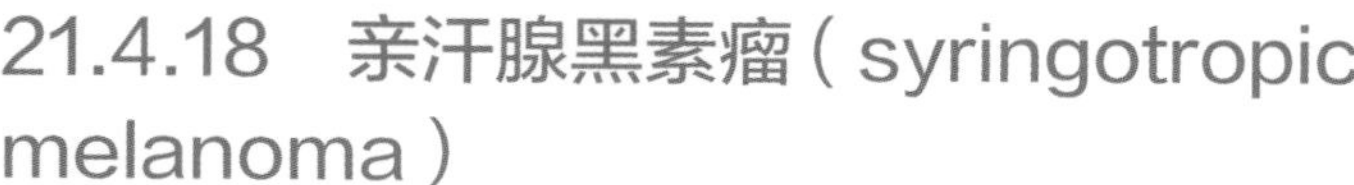

21.4.18　亲汗腺黑素瘤（syringotropic melanoma）

病理改变

a 汗腺导管、腺体内有散在或较多黑素瘤细胞。

b 黑素瘤细胞有异型性。

c 含黑素瘤细胞的汗腺导管、腺体可远离肿瘤主体。

d 低分子角蛋白与 Melan-A 染色对诊断很重要。

临床特点

通常发生于肢端黑素瘤。

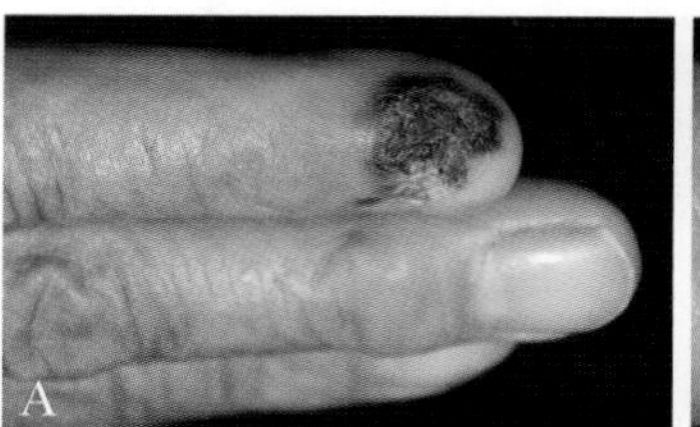

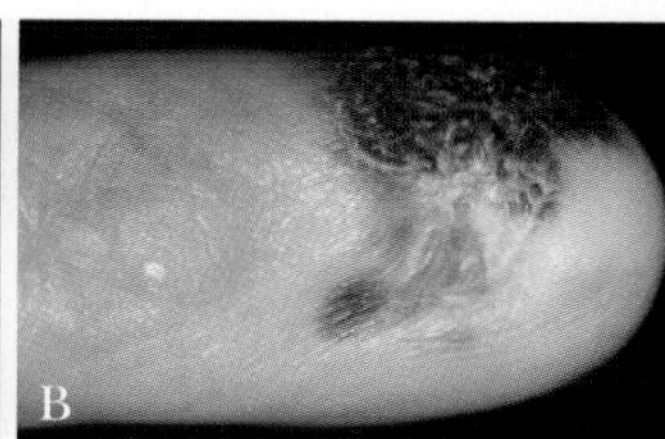

图 21.4.18　亲汗腺黑素瘤（syringotropic melanoma）

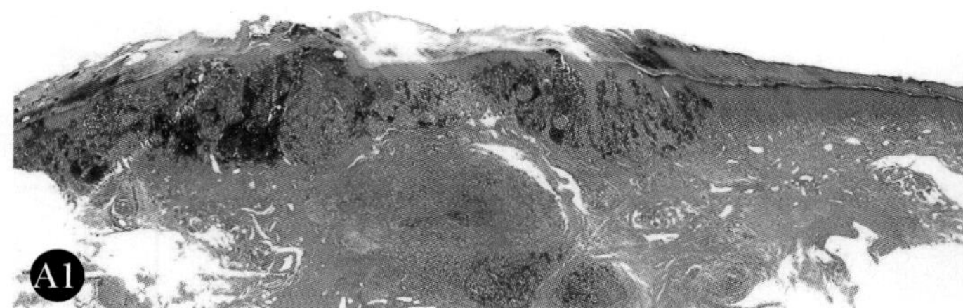

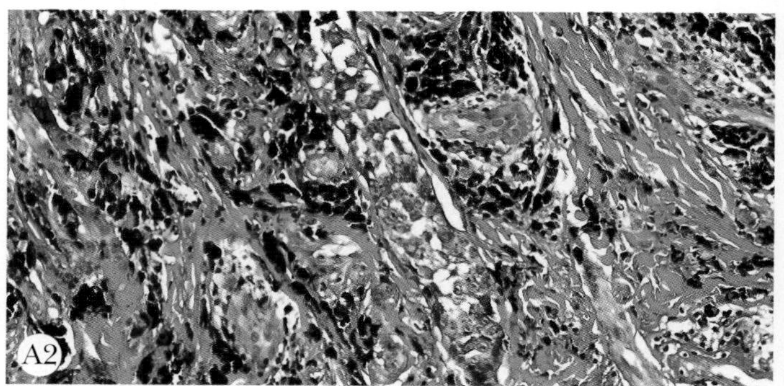

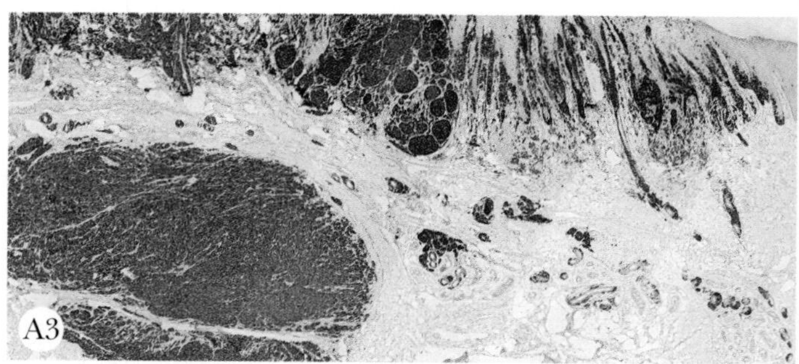

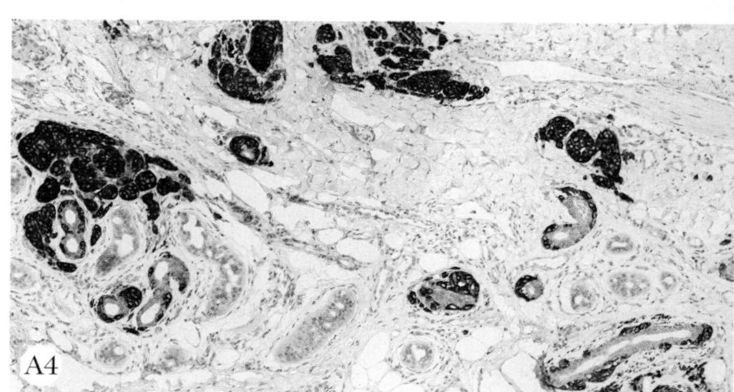

图 21.4.18A　亲汗腺黑素瘤　女，58 岁，左无名指线状黑斑 7 年，缓慢增宽。3 年前曾行拔甲、黑斑切除，两次均复发。图 A、B 为复发后皮损，分别显示不同侧面。Melan-A 染色瘤细胞与汗腺关系密切（A3、A4），瘤细胞稀疏处可见全部瘤细胞均位于汗腺上皮。

21.4.19 恶性鳞状黑素细胞瘤（malignant cutaneous squamomelanocytic tumor）

病理改变

a 多为真皮内结节性损害，与表皮无直接联系。

b 肿瘤结节由恶性鳞状细胞癌上皮细胞和数量相对较少的黑素细胞组成。

c 黑素细胞有异型性。

d 免疫组化示 S100 和 keratin 两种阳性细胞。

病理鉴别诊断

转移性肿瘤。

结节性黑素瘤。

临床特点

a 罕见。

b 丘疹或结节。

c 蓝色或正常皮色。

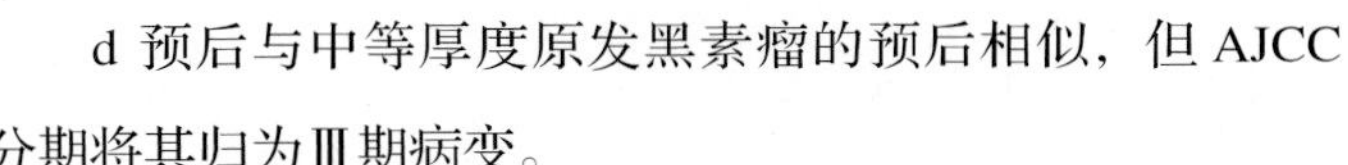

d 预后与中等厚度原发黑素瘤的预后相似，但 AJCC 分期将其归为Ⅲ期病变。

临床鉴别诊断

转移性黑素瘤

蓝痣

普通后天性痣

21.4.20 棘层松解样黑素瘤（acantholytic-like melanoma）

病理改变

a 细胞间排列松散，类似表皮棘层松解改变。

b 有时形成类似天疱疮样大疱性病理改变。

c 表皮肥厚或不规则增生。

d 表皮内黑素细胞数量显著增加。

临床特点

a 罕见。

b 与普通黑素瘤无显著差异。

21.4.21 孤立性真皮黑素瘤（solitary dermal melanoma）

病理改变

a 瘤团位于真皮内。

b 缺乏可识别的原位组分或早前存在痣的特征。

c 异型性常较小，Ki-67 指数常较低。

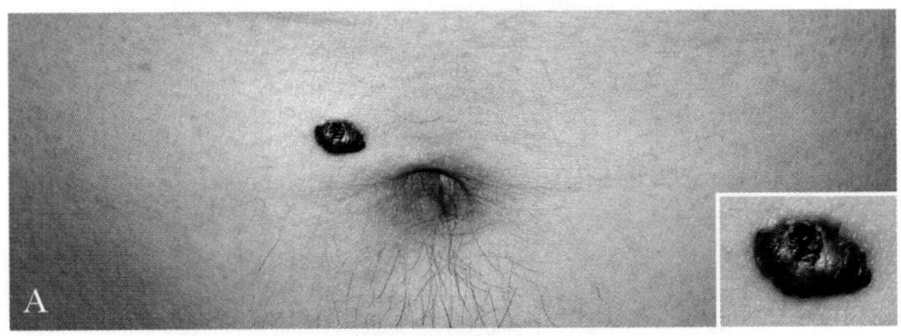

图 21.4.21　孤立性真皮黑素瘤（solitary dermal melanoma）

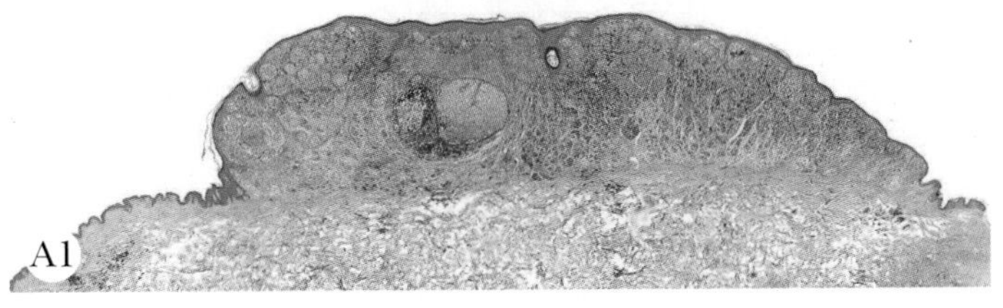

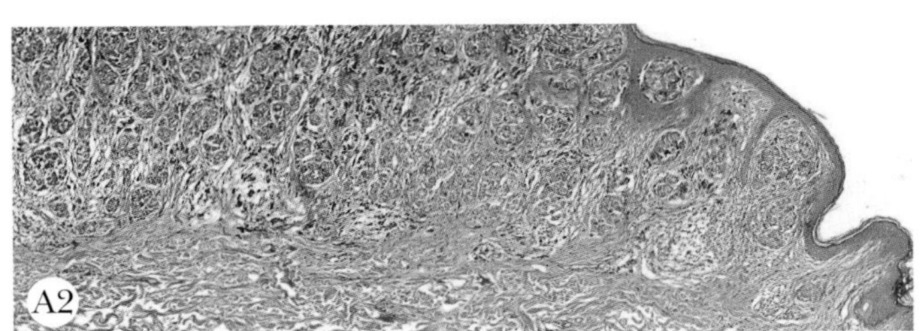

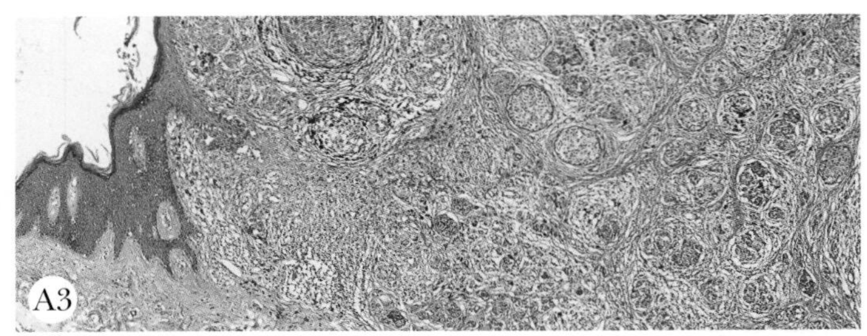

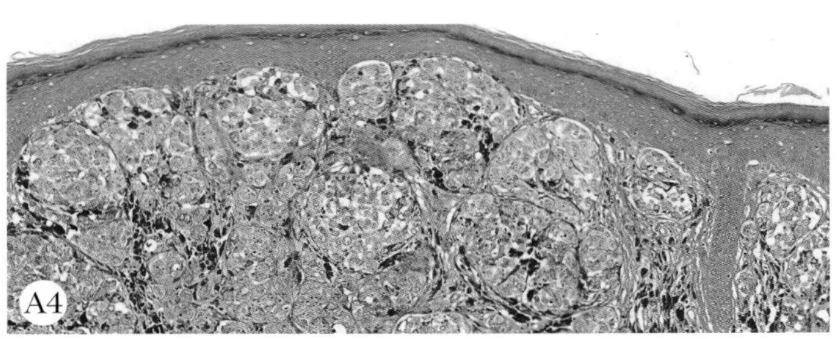

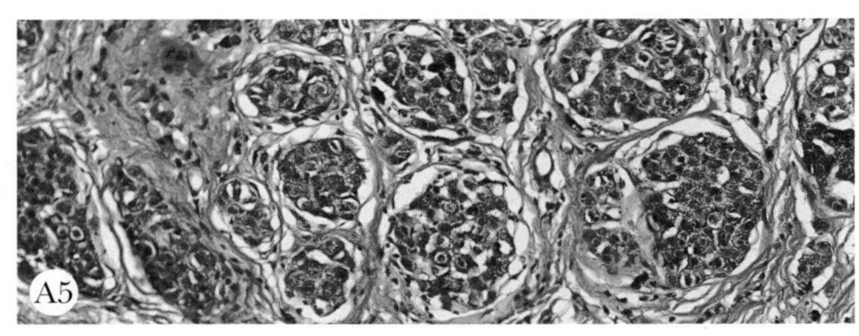

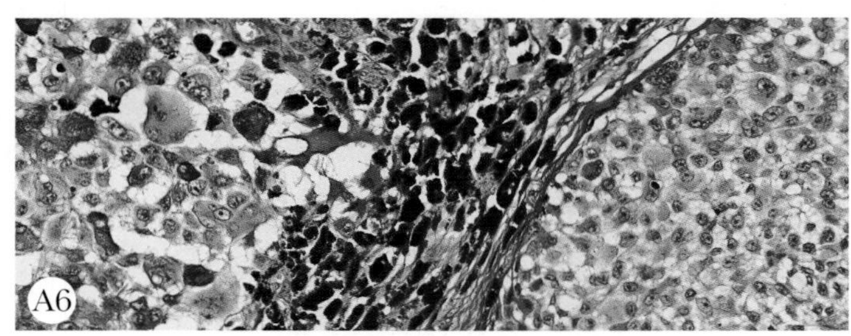

图 21.4.21A 孤立性真皮黑素瘤 男，43 岁，脐旁黑丘疹 43 年，长期无变化，就诊前 3 个月增大并突于皮面，易受伤出血。以“色素痣”手术切除，病理示黑素瘤，立即行扩大切除并积极治疗，术后 17 个月后死于全身转移。病理示瘤组织完全位于皮内，表皮基本未受累，未见残留痣组织及良性痣的证据，全片中偶见核分裂相。

21.4.22 转移性黑素瘤（metastatic melanoma）

病理改变

a 亲表皮性转移多表现为真皮乳头内的肿瘤细胞增生，类似原发黑素瘤。

b 非亲表皮性转移常表现为皮下、真皮内的肿瘤细胞增生。

c 常可见淋巴管、血管内瘤细胞团。

d 淋巴结转移瘤细胞多时淋巴结结构被破坏，甚至全部淋巴细胞被瘤组织取代。

e 转移后的瘤细胞与原发肿瘤细胞形态可有很大差别。

f 转移性瘤细胞通常异型性明显，核分裂指数高。

g Melan-A、HMB-45 染色具有重要诊断价值，对未找到原发肿瘤的无色素性黑素瘤尤为重要。

病理鉴别诊断

无色素性黑素瘤需与各种癌、肉瘤相鉴别。

临床特点

a 转移几率为淋巴结、皮肤、系统转移。

b B 超、MRI 对淋巴结转移的诊断有巨大帮助。

c 前哨淋巴结检查可发现显微镜下微转移。

d 皮肤转移多表现为原发灶周围卫星灶、至引流淋巴结中途单发或多发的黑色丘疹、结节、皮下包块，晚期则超出此范围。

e 有时皮肤转移灶可被误诊为化脓性肉芽肿、血管瘤、疣等。

f PET/CT 对早期发现远处转移极具价值，全身 MRI 检查费用较低、无放射损害。

g 脑、肝、骨等转移预后最差。

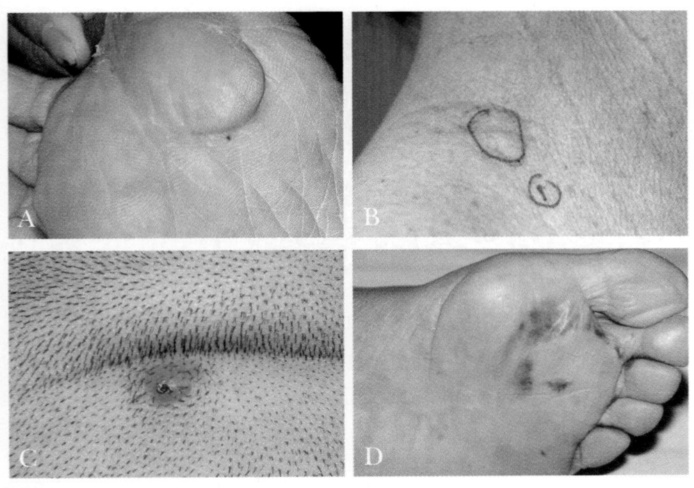

图 21.4.22 转移性黑素瘤（metastatic melanoma）

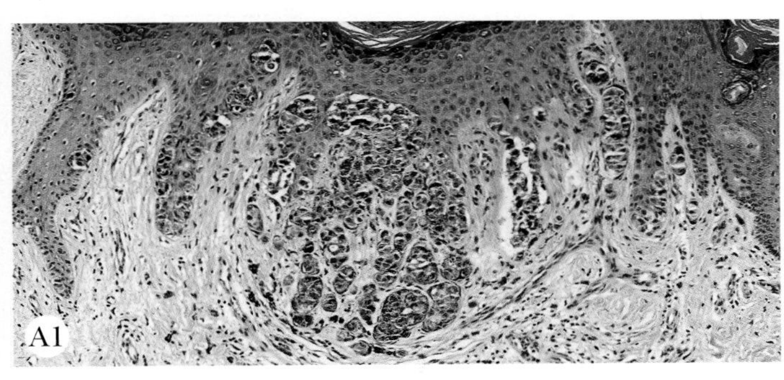

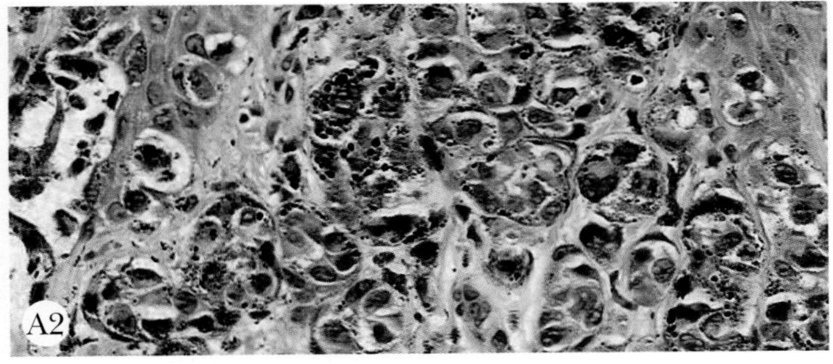

图 21.4.22A 转移性黑素瘤 女，55 岁，右足底黑色素瘤术后半年，切缘发现点状黑斑 2 个月。病理示表皮及真皮浅层有转移性瘤细胞团。

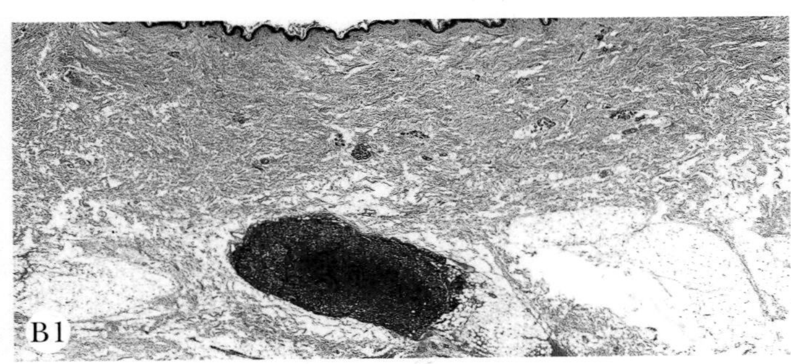

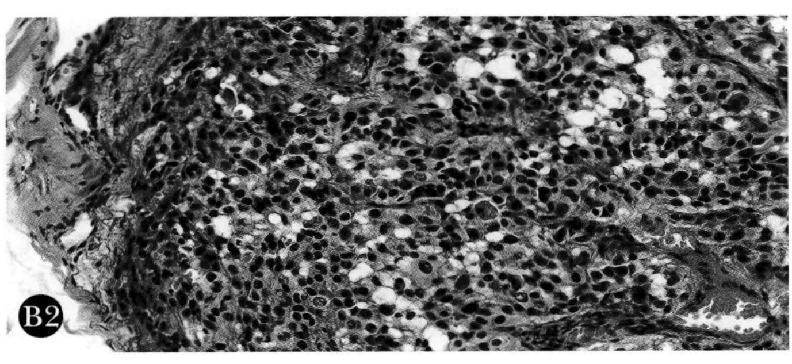

图 21.4.22B 转移性黑素瘤 女，57 岁，右前臂黑色包块 3 年，颈、项部触及小结节 1 个月。病理示皮下组织内有小的瘤细胞团，异型性明显。

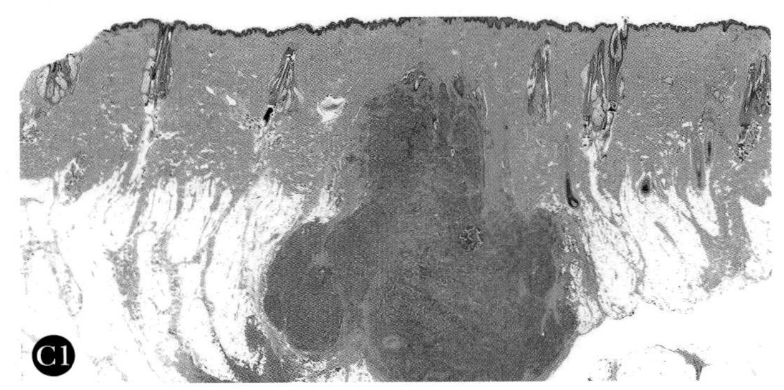

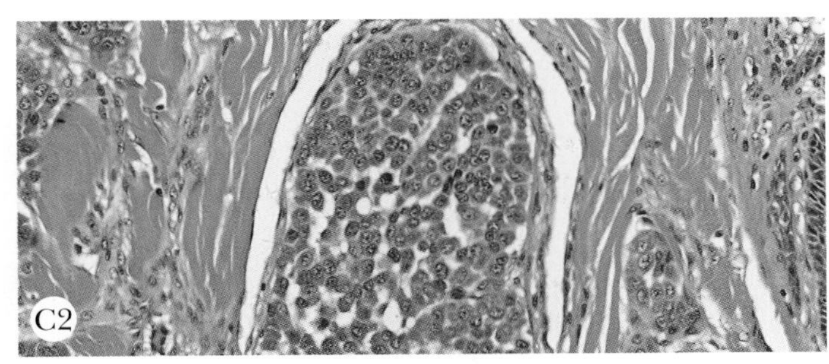

图 21.4.22C 转移性黑素瘤 男，30 岁，左腹部黑丘疹 30 年，抓破后快速增大切除诊断黑素瘤 2 年，半年前转移至腹股沟，2 个月前头皮出现 4 个毛囊炎样转移，近 1 个月头皮再出现一相同皮损。病理示皮下及真皮内转移性瘤团，部分视野可见血管内瘤团。

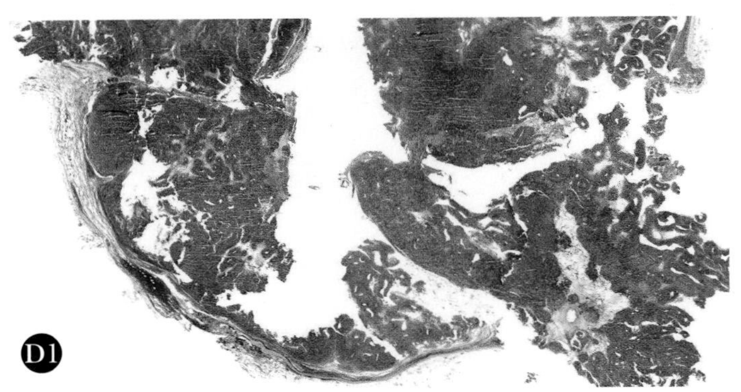

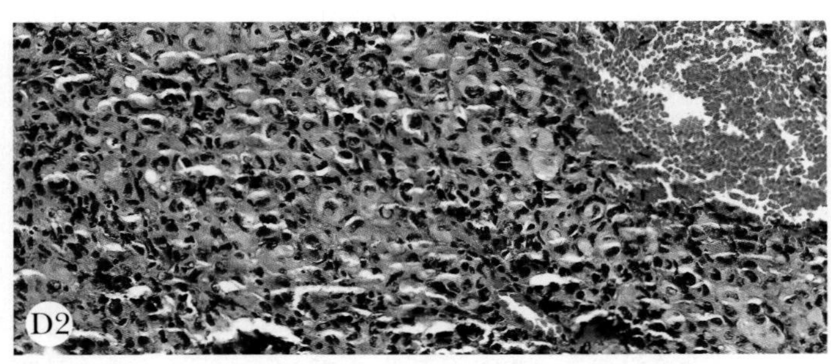

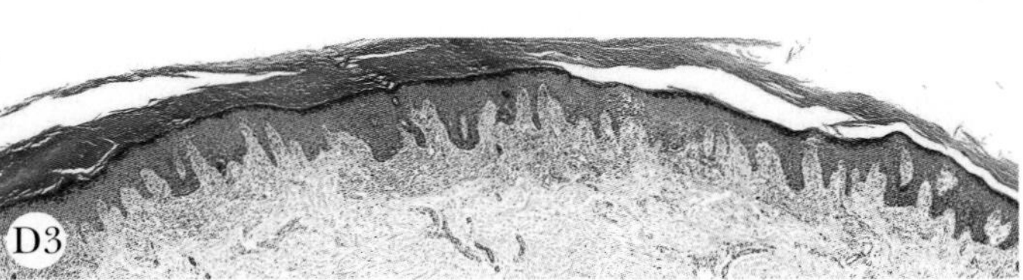

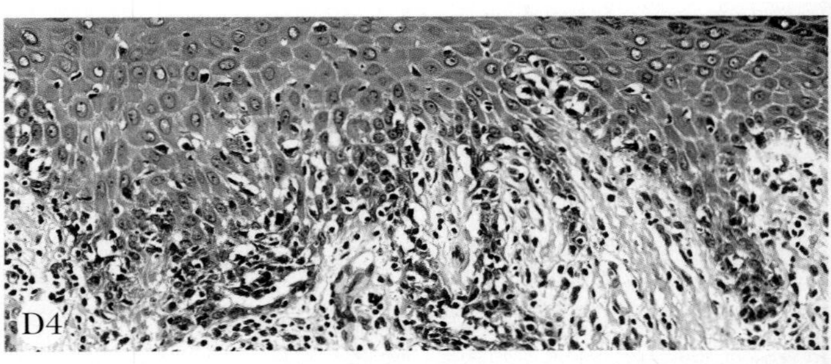

图 21.4.22D　转移性黑素瘤　女，75 岁，左足底黑斑 30 年，触及左侧腹股沟包块 3 个月。皮损为形态不规则的黑斑，表面未曾破溃、渗液。病理示腹股沟包块为转移性黑素瘤（D1、D2）。原发皮损为原位黑素瘤（D3、D4）

22 表皮肿瘤（epidermal neoplasms）

朱冠男 廖文俊 王 雷

22.1 表皮良性肿瘤

22.1.1 表皮痣

22.1.2 炎性线性疣状表皮痣

22.1.3 灶状上皮增生

22.1.4 脂溢性角化病

22.1.5 灰泥角化病

22.1.6 大细胞棘皮瘤

22.1.7 黑色丘疹性皮病

22.1.8 透明细胞棘皮瘤

22.1.9 棘层松解性棘皮瘤

22.1.10 表皮松解性棘皮瘤

22.1.11 裂纹性棘皮瘤

22.1.12 疣状角化不良瘤

22.1.13 皮角

22.1.14 白色海绵状痣

22.1.15 遗传性良性上皮内角化不良

22.1.16 鳞状细胞乳头状瘤

22.1.17 日光性黑子（见 21.1.2）

22.1.18 黑棘皮病（见 4.1.6）

22.1.19 假上皮瘤样皮炎（见 4.2）

22.2 表皮交界性病变

22.2.1 光线性角化病

22.2.2 光线性唇炎

22.2.3 PUVA 角化病

22.2.4 砷角化病

22.2.5 鲍温样丘疹病

22.2.6 着色性干皮病

22.2.7 角化棘皮瘤

22.3 表皮内癌

22.3.1 鲍温病

22.3.2 增殖性红斑

22.4 恶性表皮肿瘤

22.4.1 基底细胞癌

22.4.2 痣样基底细胞癌综合征

22.4.3 Bazex–Dupre–Christol 综合征

22.4.4 鳞状细胞癌

22.4.5 腺鳞癌

22.4.6 皮肤黏液表皮样癌

22.4.7 淋巴上皮瘤样皮肤癌

22.4.8 皮肤癌肉瘤

表皮肿瘤主要指来源于角质形成细胞的肿瘤，可分为良性病变、交界性病变和恶性病变，其中恶性病变又分为表皮内癌（原位癌）和侵袭性癌。表皮痣和炎性线性疣状表皮痣属于发育上的畸形，主要表现为角质形成细胞增生，因而归入本章描述。裂纹性棘皮瘤和假上皮瘤样增生属于反应性增生，也归入本章描述。恶性表皮肿瘤的分类目前仍存在争议，少数病理学家将光线性角化病、角化棘皮瘤等归为恶性表皮肿瘤，大部分则将其归为癌前病变或交界性肿瘤。将基底细胞癌归入恶性表皮肿瘤主要是源于文献习惯，目前绝大多数学者已经认可基底细胞癌是来源于基底细胞的恶性毛源性肿瘤，其对应良性肿瘤是毛母细胞瘤。

22.1 表皮良性肿瘤（epidermal benign neoplasms）

22.1.1 表皮痣（epidermal nevus）

病理改变

a 表皮呈乳头瘤样增生或疣状增生。

b 有时可见表皮角化不良或表皮松解性角化过度。

c 可出现真皮浅层血管周围少量淋巴细胞浸润。

d 少数病例可并发皮脂腺痣或乳头状汗管囊腺瘤等。

病理鉴别诊断

黑棘皮病：棘层肥厚和表皮突伸长均不如本病明显，鉴别应结合临床。

脂溢性角化病：瘤细胞大多为基底样细胞，常有假性角质囊肿与鳞状旋涡。

寻常疣：皮损更局限，可有挖空细胞，可结合临床鉴别。

临床特点

a 先天或幼年发病，病因不明。

b 临床分为三型：①疣状痣：为孤立性或多发性局限性皮损；②单侧痣：为更严重的单侧线状分布的损害；③高起性鱼鳞病：是广泛的双侧或泛发损害。

c 皮损为黄棕色疣状丘疹或斑块，粗糙坚硬、发展缓慢。

d 可发生于身体任何部位，大小和累及范围各不相同。

e 无自觉症状，扩展时，可有痒感。

f 有5种明确的综合征可伴有表皮痣：Schimmelpenning 综合征、粉刺样痣综合征、色素性毛表皮痣综合征、变形综合征、CHILD 综合征。

临床鉴别诊断

线状苔藓

皮脂腺痣

别名

线状表皮痣（linear epidermal nevus）

疣状痣（verrucous nevus）

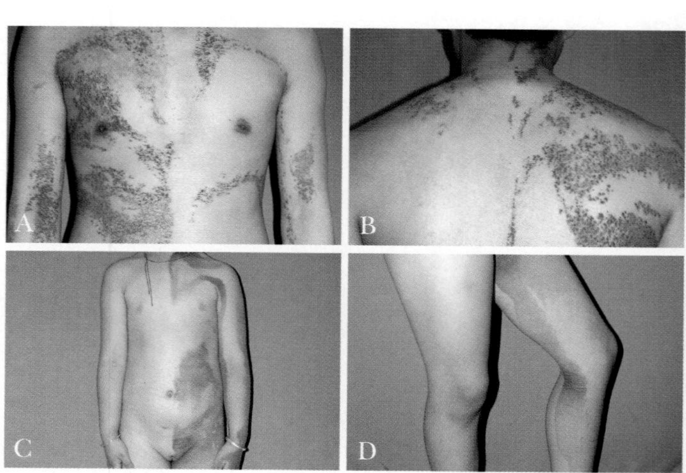

图 22.1.1 表皮痣（epidermal nevus）

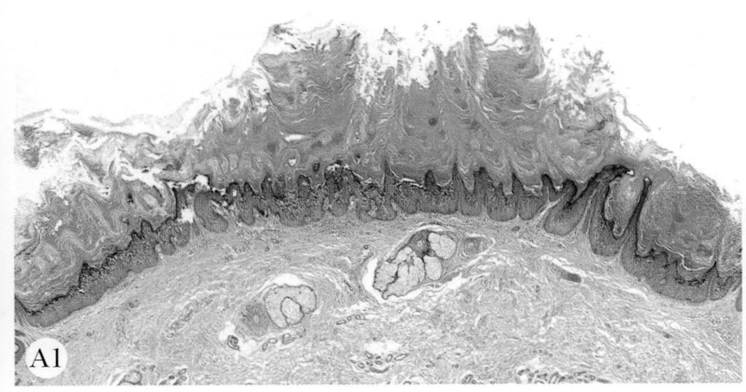

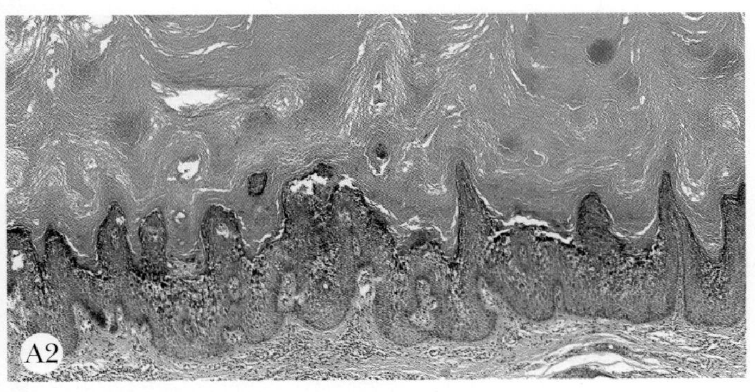

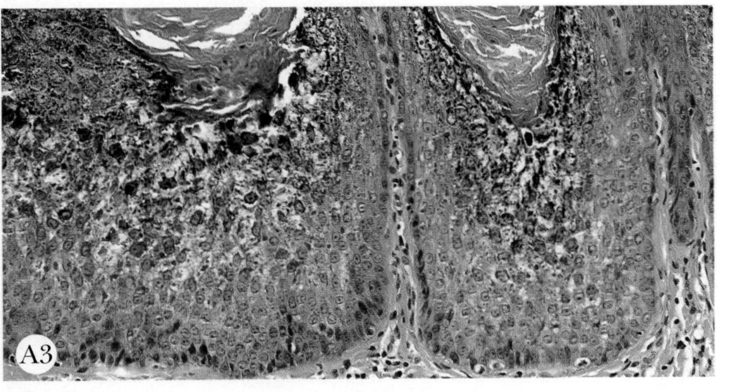

图 22.1.1A　表皮痣　男，28 岁，躯干、四肢序列状疣状皮损 27 余年，渐扩大，自觉瘙痒。病理示表皮疣状增生，表皮松解性角化过度，真皮浅层少量淋巴细胞浸润。

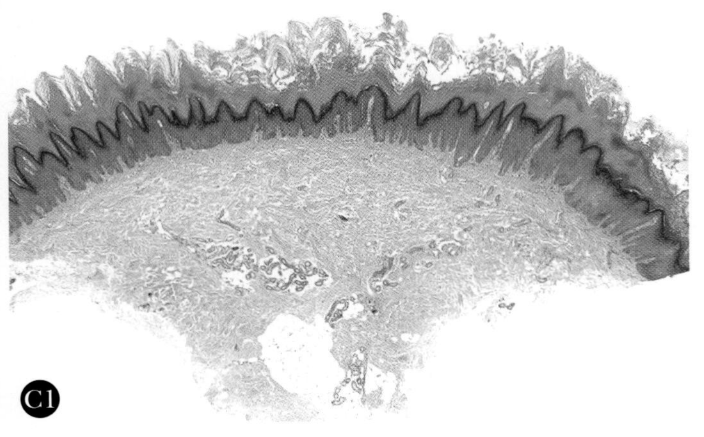

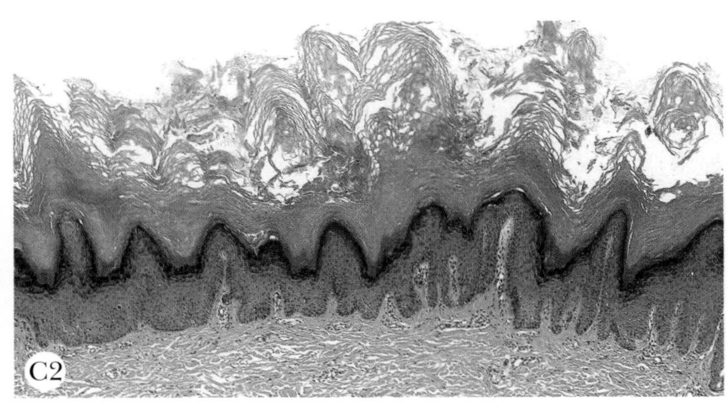

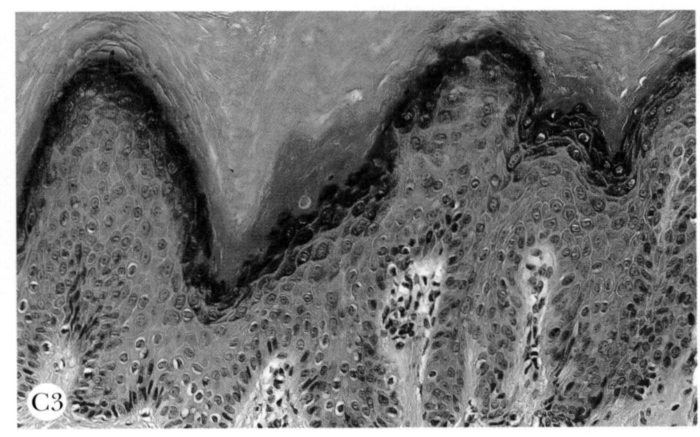

图 22.1.1C　表皮痣　女，4 岁，左侧颈、躯干、上下肢序列状褐色皮损，伴角化过度 4 年。患者 4 年前出生时即发现左侧颈部、躯干、上下肢、左手序列状褐色斑片，其后皮损渐增大增厚，无痛痒，无家族史。病理示角化过度，表皮乳头瘤样增生。

22.1.2　炎性线性疣状表皮痣（inflammatory linear verrucous epidermal nevus）

病理改变

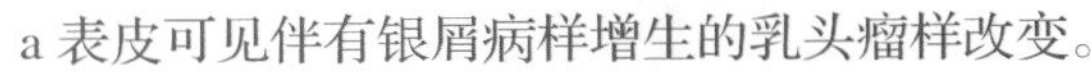

a 表皮可见伴有银屑病样增生的乳头瘤样改变。

b 边界清楚的、交替出现的角化不全和角化过度。

c 角化不全灶下方颗粒层缺失，而角化过度下方颗粒层增厚。

d 表皮突延长并增宽，有时可见 Munro 微脓肿，可见灶性轻度海绵水肿。

e 真皮浅层血管周围轻度淋巴细胞浸润。

病理鉴别诊断

线状银屑病：为融合性角化不全，表皮突伸长，无明显增宽。

临床特点

a 好发于婴幼儿，有时成人发生。

b 皮损为脱屑性红斑、丘疹性损害，可融合成斑块，常伴有苔藓样变和表皮剥脱。

c 沿皮纹线状排列，好发于小腿及股部，以左侧多见。双侧少见，偶可泛发。

d 持续存在，瘙痒明显。

临床鉴别诊断

线状苔藓

表皮痣

别名

炎性线状表皮痣（inflammatory linear epidermal nevus）

炎性疣状痣（inflammatory verrucous nevus）

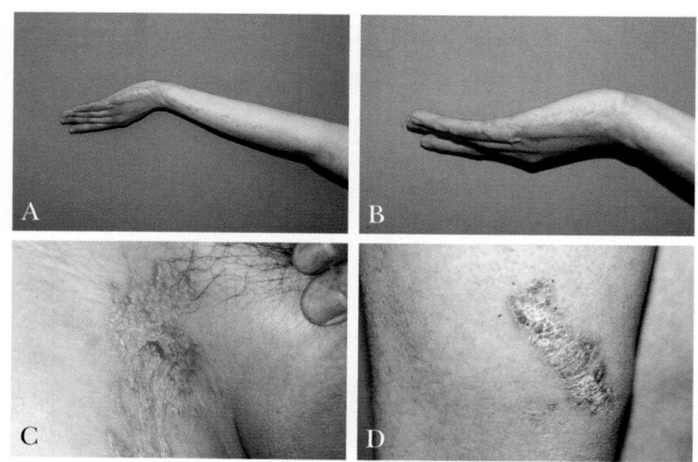

图 22.1.2　炎性线性疣状表皮痣（inflammatory linear verrucous epidermal nevus）

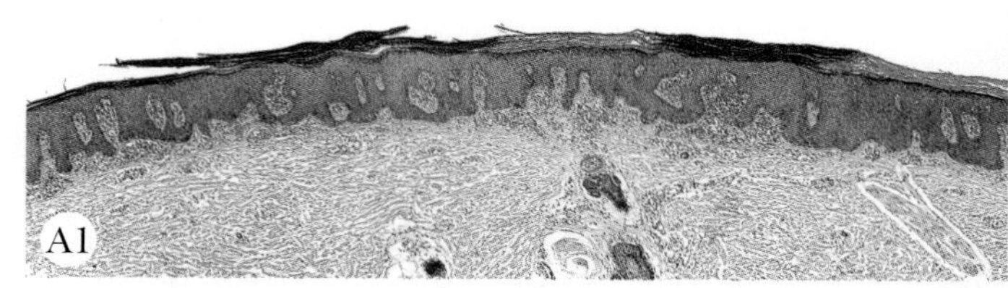

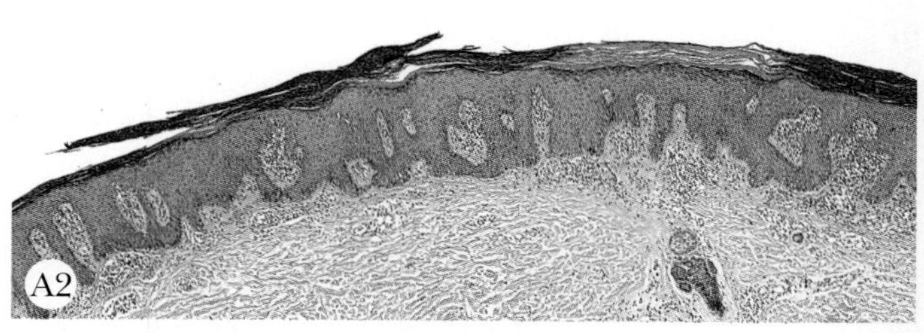

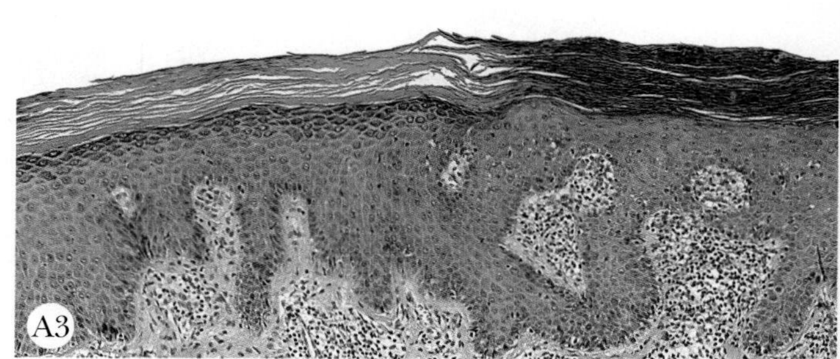

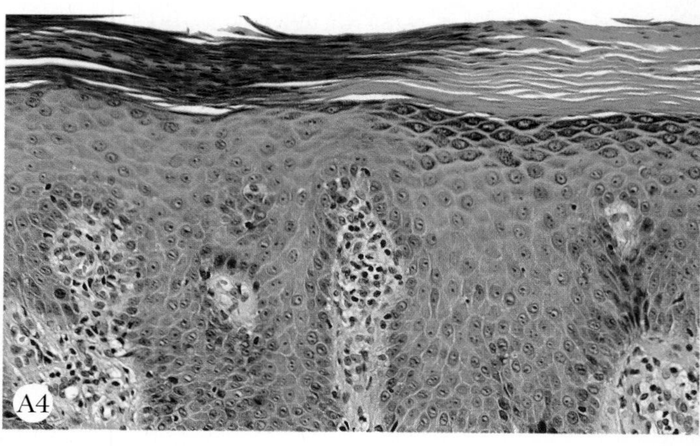

图 22.1.2A　炎性线性疣状表皮痣　男，23 岁，右前臂尺侧红色线状丘疹 1 年余，偶瘙痒。病理示角化过度角化不全交替出现，颗粒层变薄及增厚交替出现，棘层肥厚。

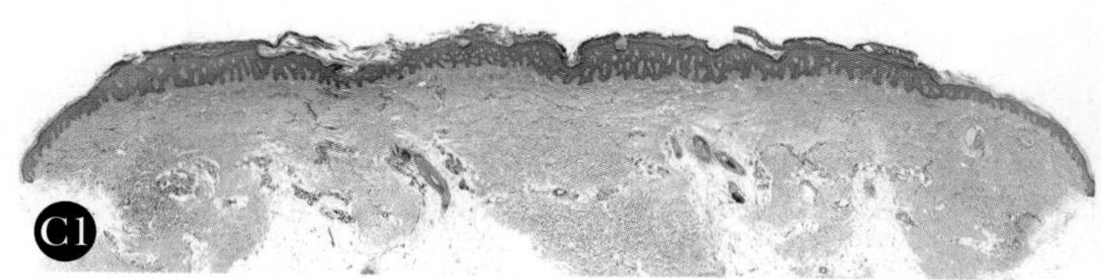

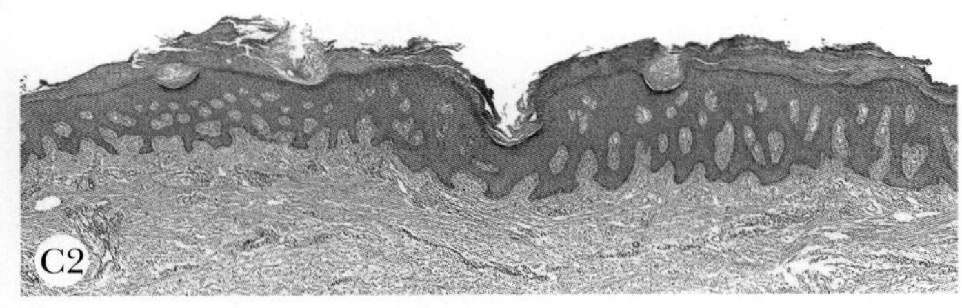

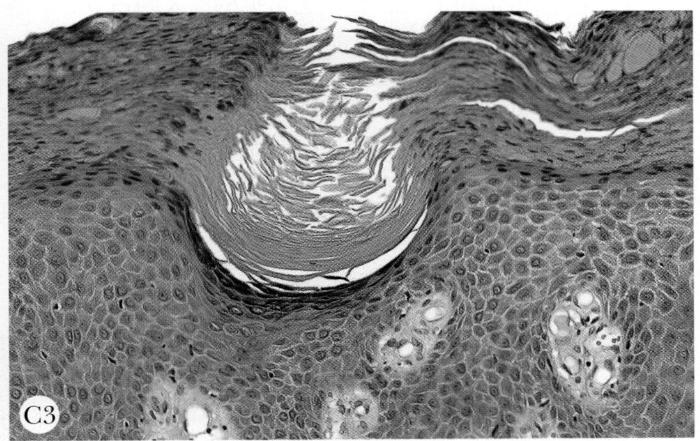

图 22.1.2C　炎性线性疣状表皮痣　男，15 岁，右大腿及腹股沟区淡红色条带状增生物 15 年。病理示角化过度角化不全交替，基层肥厚，表皮突下延，较规则。

22.1.3　灶状上皮增生（focal epithelial hyperplasia）

病理改变

a 有良性上皮增生伴轻度角化和棘突增宽融合。

b 浅表层内通常可见空泡细胞。

c 中下 1/3 上皮内“有丝分裂相”是一个特征性表现。这些代表细胞核的变性和核破裂，由粗糙块状染色质的聚集而致，类似有丝分裂。

病理鉴别诊断

尖锐湿疣：中下 1/3 上皮内无“有丝分裂相”，皮损一般不含有 HPV13 和 HPV32。

临床特点

a 常 20 岁前发病，女性发病率是男性 2 倍。

b 可能与乳头瘤病毒感染有关（HPV13 型和 HPV32 型）。

c 好发于唇黏膜、唇、颊黏膜和舌侧缘。

d 皮损通常多发，多灶分布，表现为黏膜色丘疹或结节，有时可呈乳头状。

e 病情随年龄增长而减轻。

临床鉴别诊断

尖锐湿疣

白色海绵状痣

22.1.4　脂溢性角化病（seborrheic keratosis）

病理改变

a 瘤体向上生长，基底在同一水平面上。

b 角化过度，棘层肥厚或乳头瘤样增生。

c 基底样细胞增生为主。

d 常见假角质囊肿，一般无角化不全。

e 角化过度型（hyperkeratotic type）：角化过度及乳头瘤样增生明显，棘层肥厚较轻，基底样细胞和鳞状细胞均有增生，色素一般不增多。

f 棘层增厚型（acanthotic type）：棘细胞层明显增厚，角化过度及乳头瘤样增生不明显，假性角质囊肿多见，增生的基底样细胞形成宽条索且相互交织，色素增多较明显。

g 腺样型（adenoid type）：为基底样细胞自表皮呈细条索状增生，可有明显色素，而假性角质囊肿不明显。

h 扁平型（flat type）：皮损仅稍高出邻近表皮，好发于手背等光暴露部位。

i 克隆型（clonal type）：可见表皮内成巢的基底样细胞，与周围细胞间界限较清。

j 刺激型（irritated type）：棘层鳞状细胞可有轻度异型性，有鳞状涡形成，周围较多基底样细胞，有些损害内有大量角质囊肿，并伴有致密炎症细胞浸润并可出现界面皮炎改变。

k 黑素棘皮瘤型（melanoacanthoma type）：表现为棘层肥厚型脂溢性角化病，但含有较多黑素细胞增生和色素颗粒。

病理鉴别诊断

光线性角化病：表皮不规则增生伴角化不全，有不典型细胞，常无角质囊肿。

汗孔瘤：与克隆型脂溢性角化病有时相似，但克隆型脂溢性角化病多产生色素，可在其他局部找到典型脂溢性角化病改变，此外，汗孔瘤细胞呈立方形，较棘细胞小，细胞呈嗜碱性染色，胞质少，瘤体内有时可见到向外泌导管的分化。

腺样型基底细胞癌：基底细胞条索向下浸润性生长。

灰泥角化病：与角化过度型脂溢性角化病相似，但常无角质囊肿，无基底样细胞增生，有人认为该病亦为脂溢性角化病的一种。

临床特点

a 多发于中老年，偶始于幼年，男性多于女性。

b 病因不明，可能与光损伤、遗传及激素水平有关。

c 好发于面、颈、躯干，不累及掌跖。

d 皮损污黄色、褐黑色或黑色，为高于皮面的扁平丘疹、斑块、结节，偶有蒂，直径数毫米至 2cm 或更大，边缘清楚，表面粗糙，多覆以油腻鳞屑或厚痂。

e 可单发或多发。

f 无自觉症状，偶瘙痒，罕有恶变。

g 突发的大量脂溢性角化症皮损（Leser–Trelat 征）与内脏恶性肿瘤，特别是胃腺癌有关。

h 脂溢性角化病罕见恶变，更常见的（大约占 5%）是与脂溢性角化病伴发的肿瘤，有时称为碰撞瘤（collision tumors）。最常见的伴发肿瘤是浅表型基底细胞癌，鳞状细胞癌和黑素瘤也有报道。

临床鉴别诊断

色素痣

光线性角化病

别名

老年疣（verruca senilis）

基底细胞乳头状瘤（basal cell papilloma）

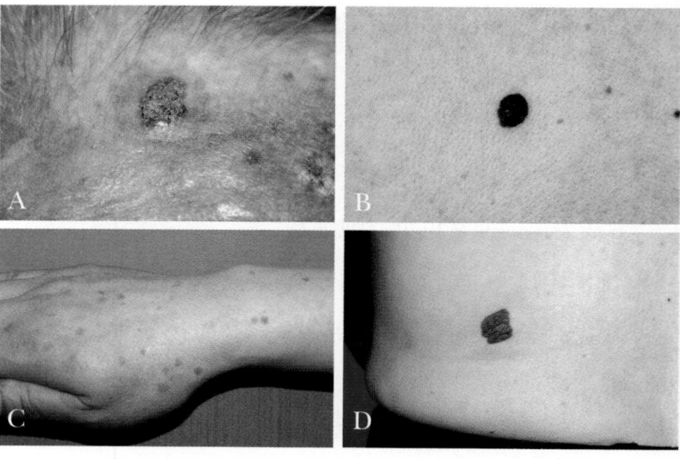

图 22.1.4　脂溢性角化病（seborrheic keratosis）

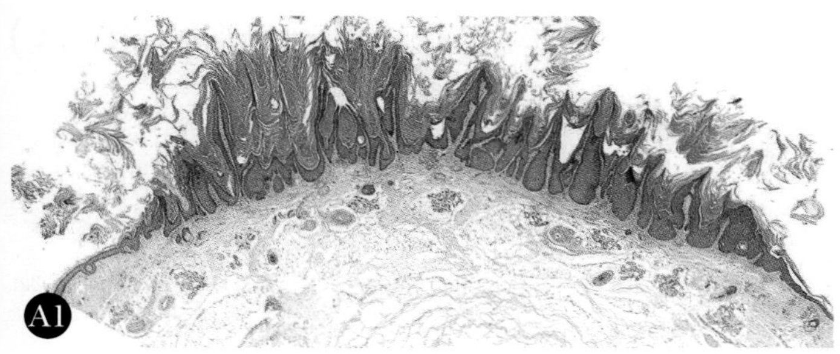

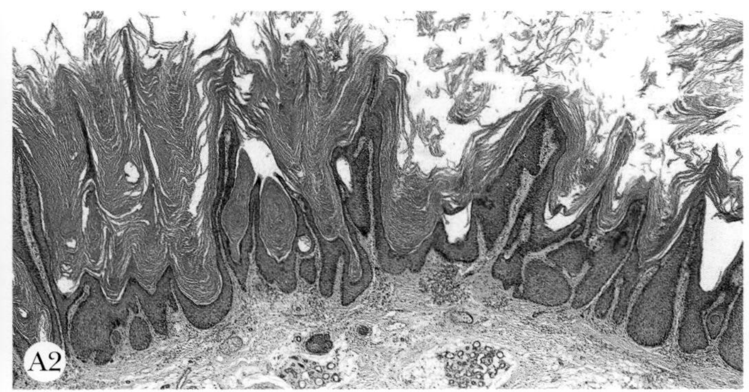

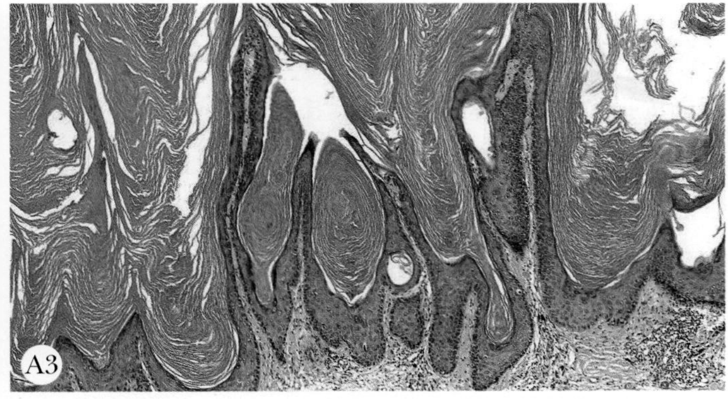

图 22.1.4A 脂溢性角化病（角化过度型） 女，85 岁，前额黑色斑块 6 年。病理示角化过度，表皮乳头瘤样增生，棘层轻度肥厚。

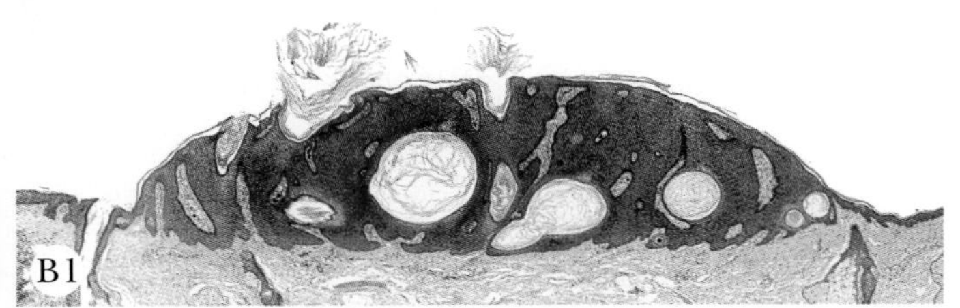

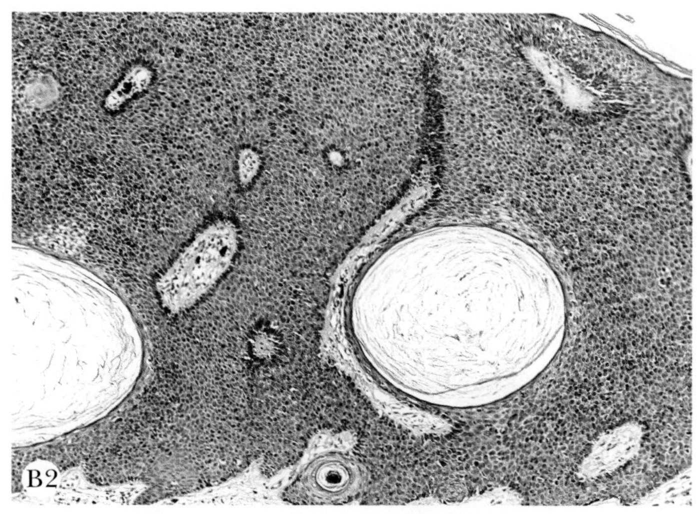

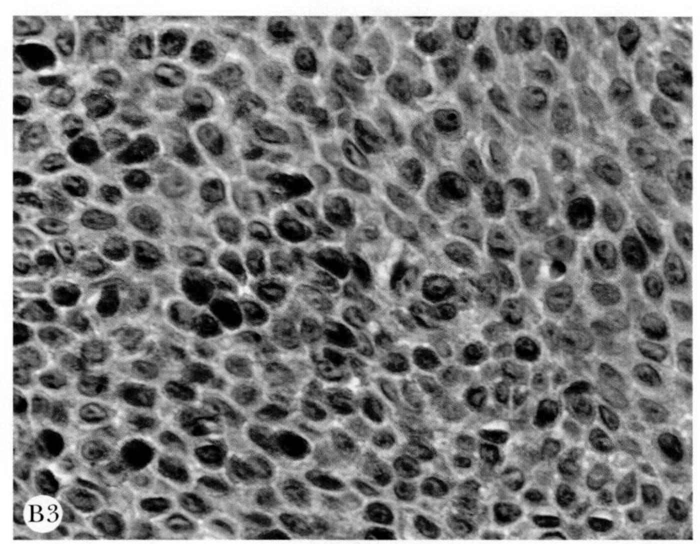

图 22.1.4B 脂溢性角化病（棘层肥厚型） 男，23 岁，背部黑色丘疹 5 年。病理示角化过度不明显，无明显乳头瘤样增生，棘细胞层明显增厚，色素增加。

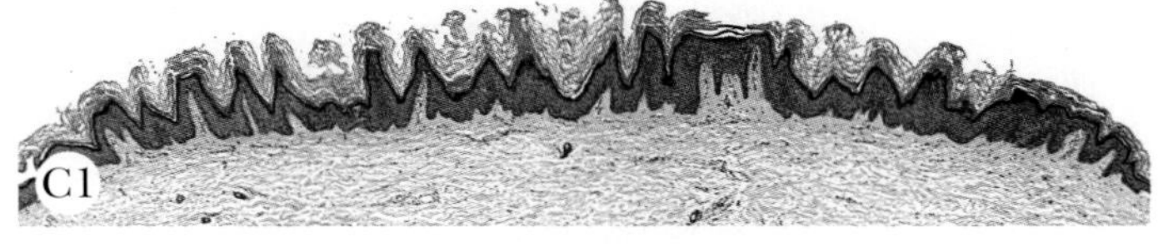

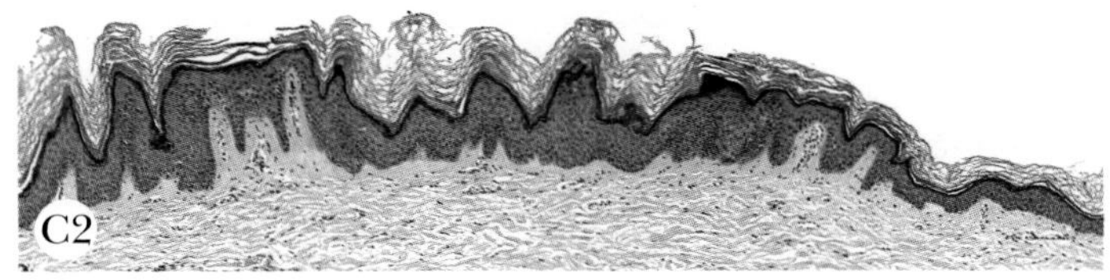

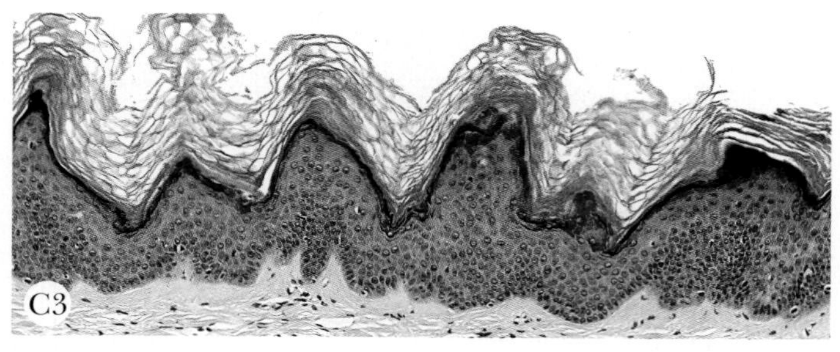

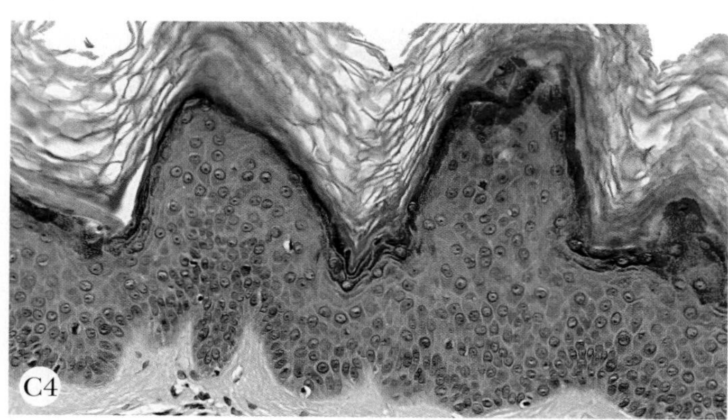

图 22.1.4C 脂溢性角化病（扁平型） 男，45 岁，右手背褐色丘疹 10 余年，渐增多。病理示网篮状角化，棘层轻度增生，无明显乳头瘤样增生，色素增加不明显。

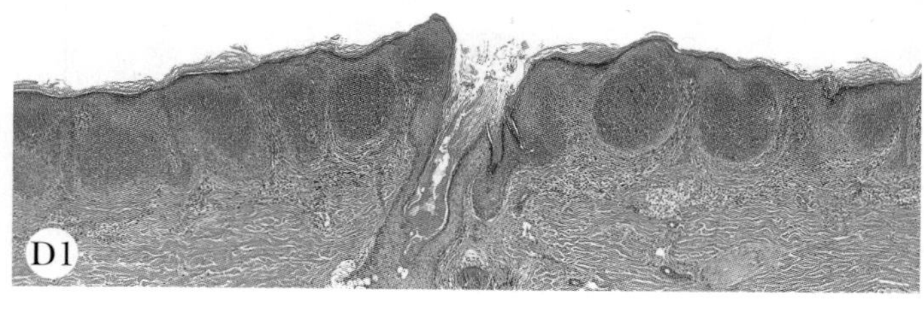

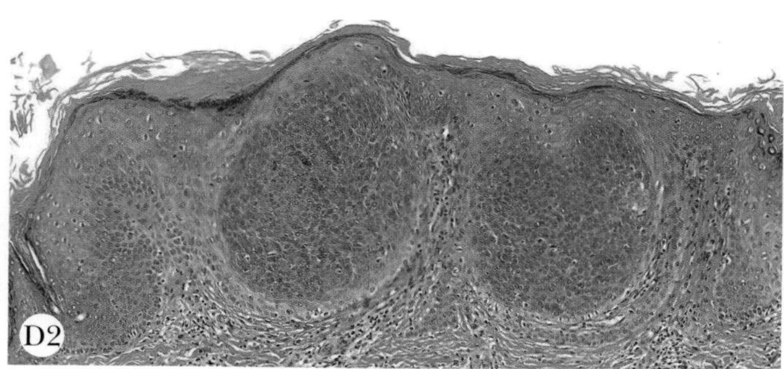

图 22.1.4D 脂溢性角化病（克隆型） 男，51 岁，腰背部褐色斑块 5 年余。病理示表皮内基底样细胞增生，成巢，与周围细胞界限较清。

22.1.5 灰泥角化病（stucco keratosis）

病理改变

a 致密的角化过度和山峰状或教堂塔尖样棘层肥厚。

b 表现为鳞状细胞增生，无基底细胞增生和角质囊肿形成。

c 鳞状细胞体积正常或增大，甚至似大细胞棘皮瘤。

病理鉴别诊断

角化型脂溢性角化：常有角质囊肿。

疣状肢端角化病：组织学表现相似，需要结合临床鉴别。

临床特点

a 多见于老年男性。

b 常位于足、踝和手背，前臂伸侧也常受累。

c 损害为 1 ~ 2mm、边界清楚的疣状丘疹、灰色或棕色，皮损多发，常超过 100 个。丘疹表面呈灰泥状，容易剥离，其下表皮完整。

d 无自觉症状。

e 患者常有散在的脂溢性角化，说明本病与之关系密切，或者本病就是脂溢性角化病的特殊类型。

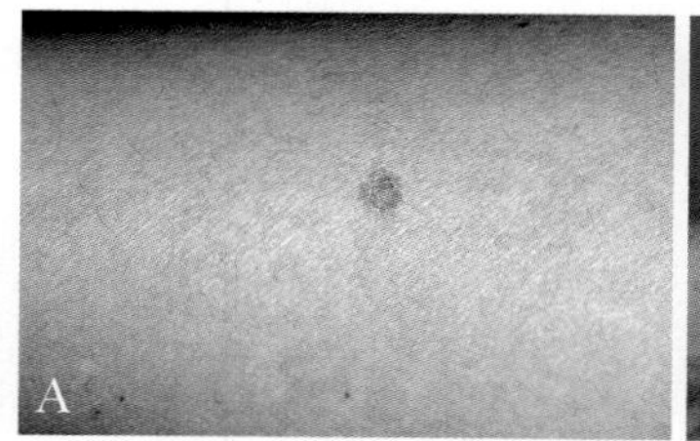

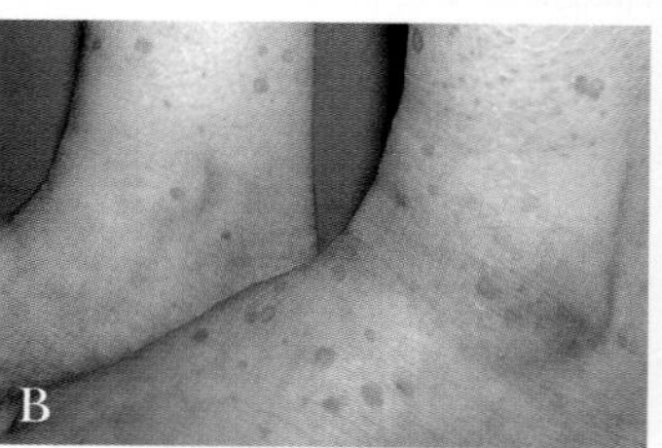

图 22.1.5 灰泥角化病（stucco keratosis）

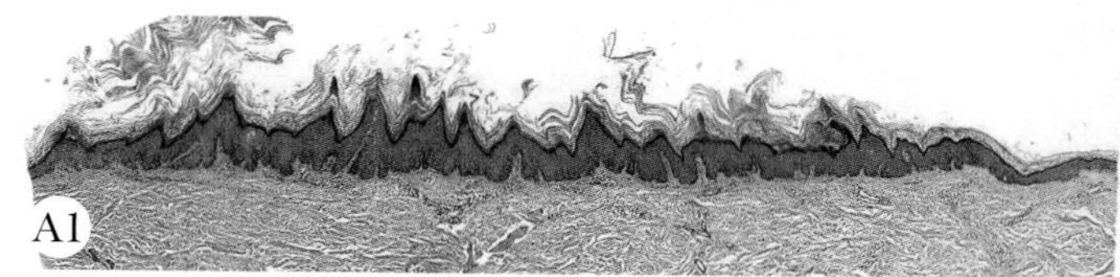

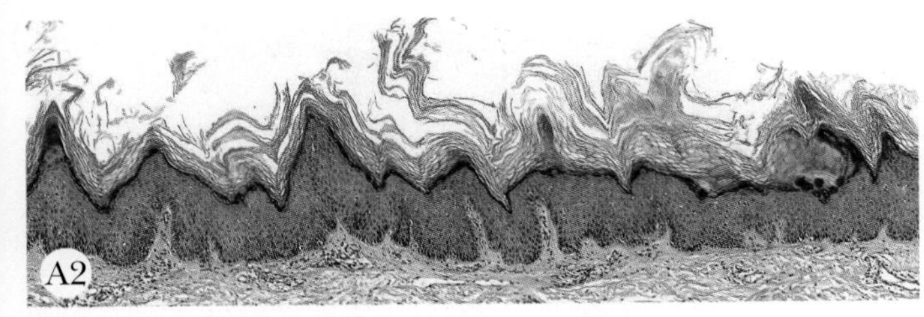

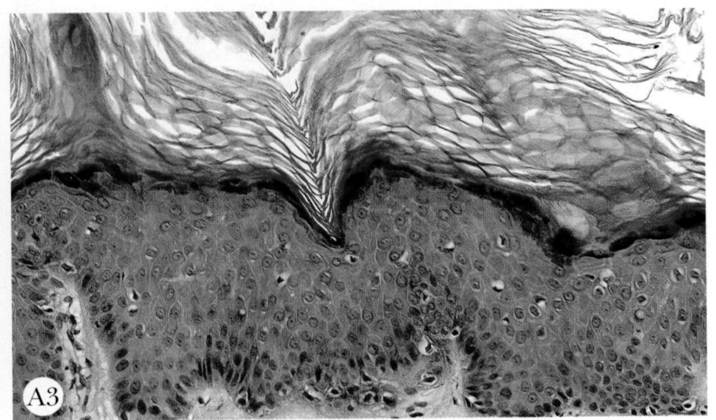

图 22.1.5A 灰泥角化病 男，49 岁，左前臂褐色丘疹 1 年。病理示网篮状角化，棘层肥厚，如山峰状，鳞状细胞体积增大。

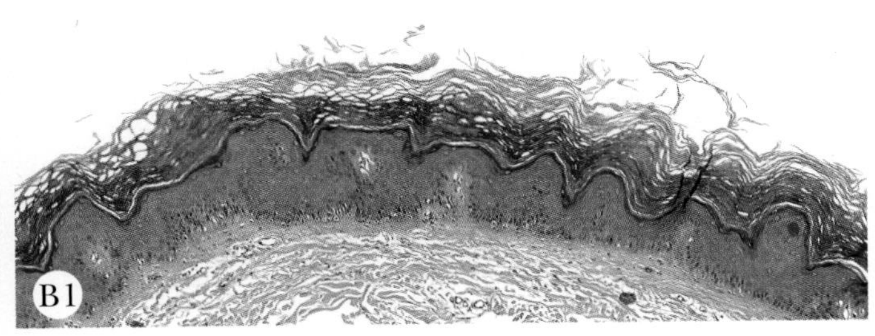

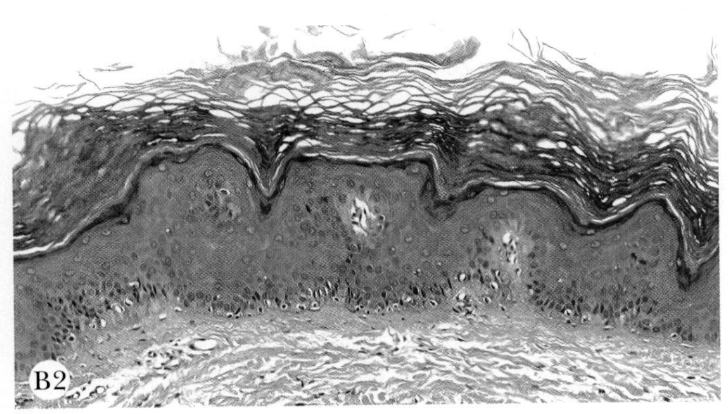

图 22.1.5B 灰泥角化病 女，45 岁，四肢散在褐色丘疹 5 年。病理示致密角化过度，山峰状棘层肥厚，鳞状细胞体积增大。

22.1.6 大细胞棘皮瘤（large cell acanthoma）

病理改变

a 常有角化过度、棘层肥厚，表皮呈宽幅棘层肥厚或有不规则增生。

b 由两倍于正常大小的角质形成细胞组成。

c 角质形成细胞核大而圆，胞质丰富，颗粒层明显。

d 部分病例在皮损周围存在日光性黑子或脂溢性角化病样改变，或可出现类似光线性角化病样基底层细胞轻度异形性。

e 少数病例真皮内可见炎症浸润甚至出现界面破坏，类似苔藓样角化病。

病理鉴别诊断

日光性雀斑样痣：由小基底样细胞组成，细窄而延伸的表皮突。

光线性角化病：显示角化不全和更显著的细胞核多形性。

临床特点

a 多见于老年人。

b 好发部位依次为头部、上肢、躯干和下肢。

c 皮损为境界清楚的色素性或皮色丘疹或斑块，直径 1cm 或更大，常单发，临床多诊断为脂溢性角化病，本病可能是脂溢性角化病、日光性黑子或光线性角化病的特殊类型。

临床鉴别诊断

日光性雀斑样痣

脂溢性角化病

光线性角化病

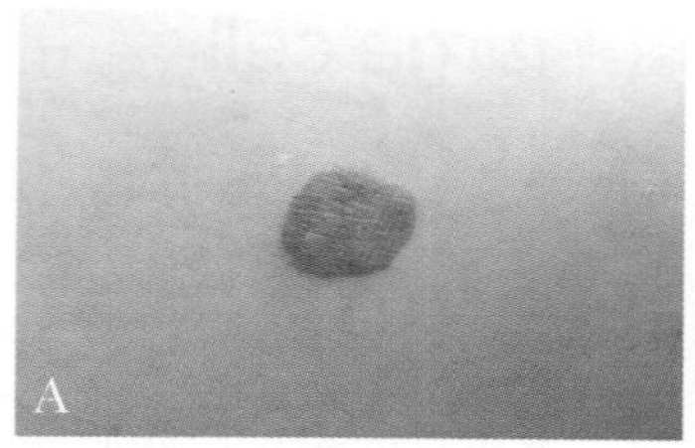

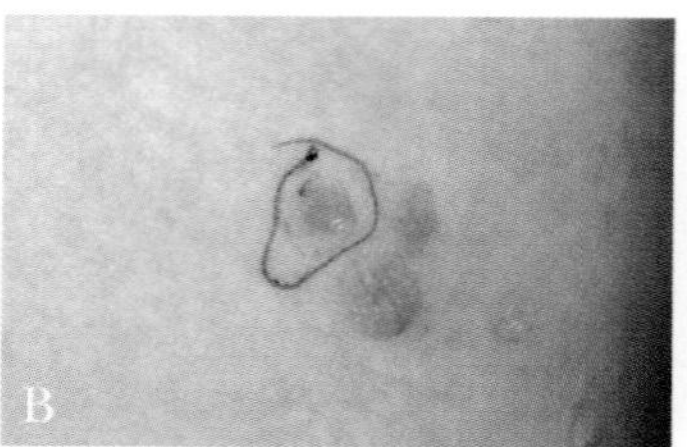

图 22.1.6　大细胞棘皮瘤（large cell acanthoma）

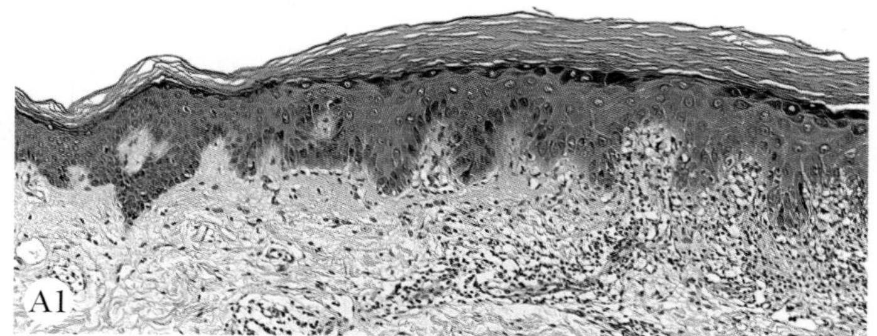

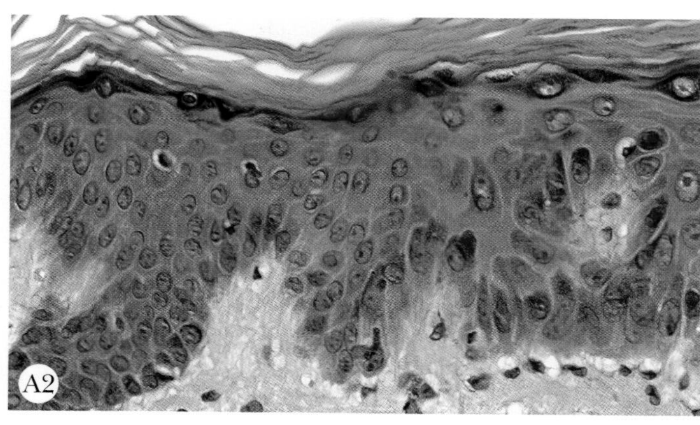

图 22.1.6A　大细胞棘皮瘤　女，58 岁，左小腿外侧斑块 50 年。病理示网篮状角化，表皮宽幅不规则增生，可见体积明显增大的角质形成细胞，核大而圆，胞质丰富。局部可见界面破坏及炎症细胞浸润。

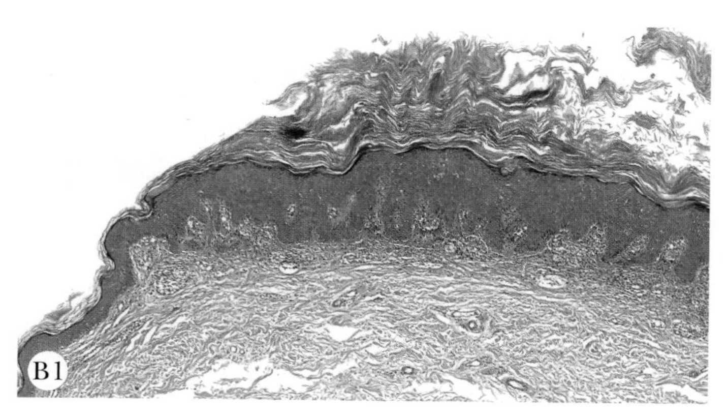

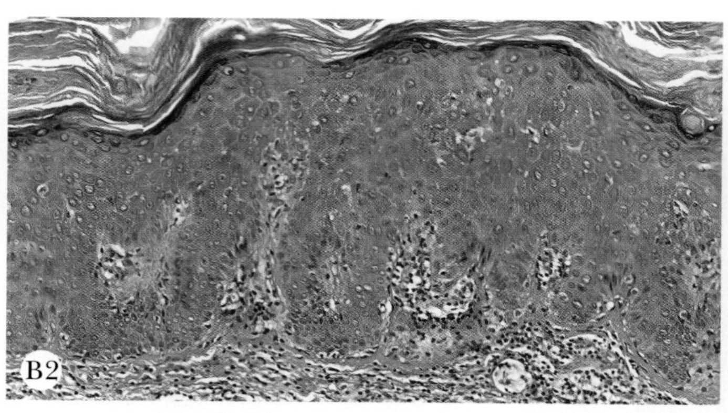

图 22.1.6B　大细胞棘皮瘤　女，48 岁，右腹股沟区淡红色丘疹 10 余年。病理示角化过度，表皮不规则增生，棘层增生，角质形成细胞体积明显增大，局部界面破坏及炎细胞浸润。

22.1.7　黑色丘疹性皮病（dermatosis papulosa nigra）

病理改变

a 角化过度、棘层增厚，仅少数为基底样细胞。

b 基底层色素明显增多。

c 某些病例可见到假性角质囊肿。

d 真皮浅层可有慢性炎症细胞浸润。

病理鉴别诊断

脂溢性角化：有较多基底样细胞，鉴别应结合临床。

临床特点

a 多见于成年人，女性与男性比为 2 ： 1。

b 文献报道主要见于黑人，但亚洲人也可发生。

c 好发于面部，特别是颊部，颈部、胸部和后背上部也可发生。

d 皮损为光滑性黑色丘疹，直径 1 ~ 5mm。

e 一般无自觉症状。

临床鉴别诊断

色素痣

脂溢性角化病

22.1.8　透明细胞棘皮瘤（clear cell acanthoma）

病理改变

a 病变位于表皮，与周围正常皮肤分界鲜明。

b 肿瘤呈银屑病样增生，棘层肥厚，表皮延长。角质形成细胞排列紊乱、肿胀、胞质淡染，胞核正常，其下基底细胞正常。透明细胞区域上侧出现角化不全。

c PAS 染色示透明细胞内有大量糖原。

d 整个表皮内可见多数中性粒细胞及其碎片，或可聚集成微脓肿，尤其是在角化不全处。

e 真皮内毛细血管扩张，有慢性炎症细胞浸润。

临床特点

a 多发于中老年。

b 好发于下肢，尤其是小腿、足部，偶见于其他部位。

c 多单发，偶多发。皮损为半球形红色或棕色结节，直径 1 ～ 2cm，表面可有毛细血管扩张及渗出，边缘部分有细小鳞屑。

22.1.8

d 病程缓慢，无自觉症状。

临床鉴别诊断

组织细胞瘤

别名

Degos 棘皮瘤（Degos acanthoma）

苍白细胞棘皮瘤（pale cell acanthoma）

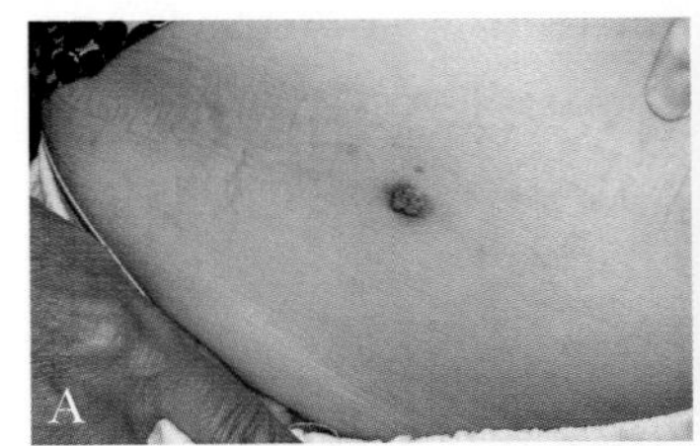

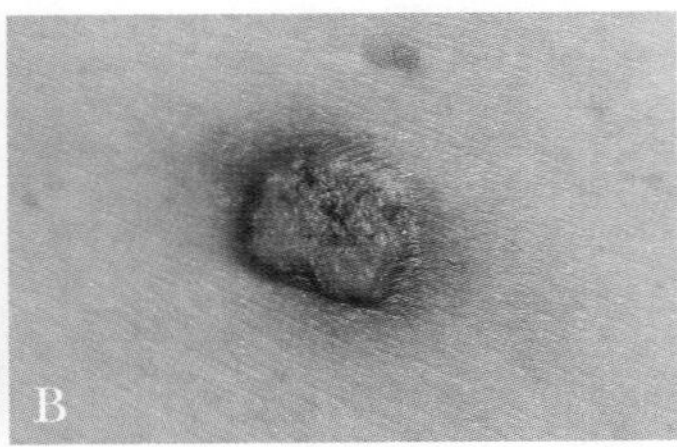

图 22.1.8　透明细胞棘皮瘤（clear cell acanthoma）

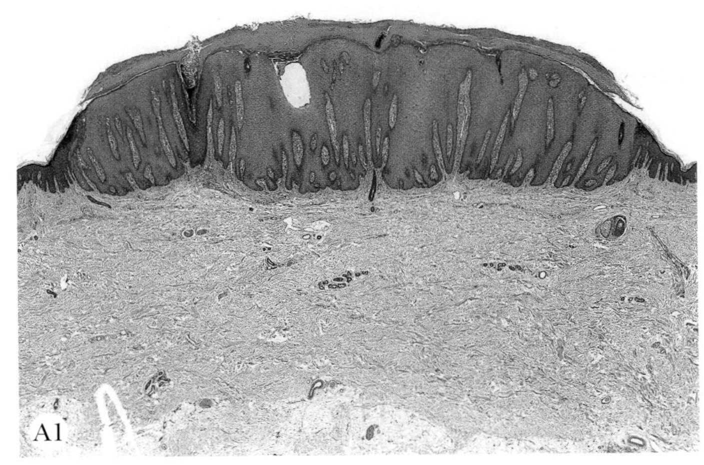

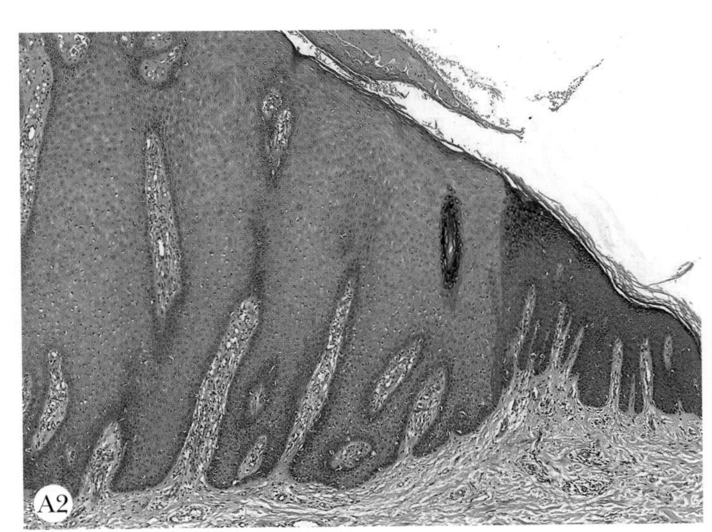

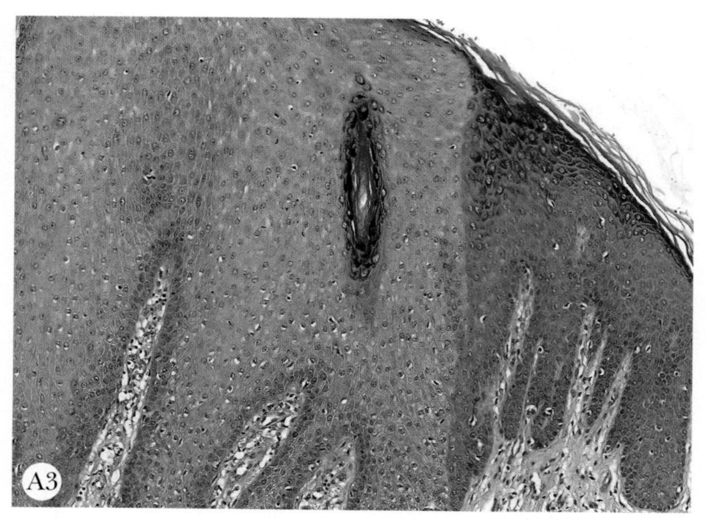

图 22.1.8A 透明细胞棘皮瘤 男，48 岁，腹部暗红色丘疹 1 年。病理示病变位于表皮，与周围正常皮肤分界鲜明。肿瘤呈银屑病样增生，棘层肥厚，表皮延长伸长。角质形成细胞排列紊乱、肿胀、胞质淡染，胞核正常，其下基底细胞正常。透明细胞区域上侧角化不全。

22.1.9 棘层松解性棘皮瘤（acantholytic acanthoma）

病理改变

a 表皮角化过度、棘层肥厚和乳头瘤样增生。

b 表皮可出现棘突松解。

c 可有角化不良，可见圆体与谷粒细胞，似毛囊角化病。

d 真皮浅层血管周围有淋巴细胞为主的慢性炎症细胞浸润，有时有少量嗜酸性粒细胞。

病理鉴别诊断

本病与毛囊角化病、天疱疮、Hailey-Hailey 病和 Grover 病有类似的组织学特征，但从临床上很容易区分。

棘层松解性光线性角化病：具有明确的光线性角化病特点，局部有松解现象。

临床特点

a 多见于老年人，男性好发。

b 病因不清，有学者认为与使用免疫抑制剂有关。

c 多单发，好发于躯干、臂和颈部，偶多发。

d 皮损为 0.5 ~ 1.5cm 大小角化性丘疹或结节。

e 多无自觉症状，偶有瘙痒。

临床鉴别诊断

寻常疣

脂溢性角化病

光线性角化病

22.1.10 表皮松解性棘皮瘤（epidermolytic acanthoma）

病理改变

a 表皮角化过度，乳头瘤样增生，可有角化不全。

b 颗粒层及棘层有明显表皮松解性角化过度。

c 真皮无明显炎症细胞浸润。

病理鉴别诊断

病毒疣：尤其掌跖型，挖空细胞显著时类似颗粒变性。

其他有颗粒变性的疾病：如先天性大疱性鱼鳞病样红皮病、线状表皮痣、表皮松解性掌跖角化症和灶性表皮松解性角化过度，临床资料有助于鉴别诊断。

临床特点

a 多发生于中年人，男性多于女性。

b 可能为角蛋白 1 和 10 基因突变的结果。

c 分为孤立性和播散性，孤立性可见于任何部位，但好发于阴囊、头颈部和下肢；播散性好发于躯干上部，特别是背部。

d 孤立性主要为疣状丘疹或斑块，直径常小于 1cm；

播散性为散在扁平褐色丘疹，直径 2 ~ 6mm，似脂溢性角化病。

e 无自觉症状

临床鉴别诊断

脂溢性角化病

寻常疣

掌跖疣

22.1.11 裂纹性棘皮瘤（acanthoma fissuratum）

病理改变

a 表皮角化过度和灶性角化不全。

b 棘层肥厚明显，可呈假上皮瘤样增生。

c 临床上的裂纹部为一凹陷区，此处表皮明显变薄，或出现表皮裂隙，其中充满角蛋白与变性的炎症细胞。

d 裂隙下方真皮内出现水肿、纤维化和玻璃样变。

e 真皮内有不同程度慢性炎症。

病理鉴别诊断

神经性皮炎、痒疹：依据临床病史可鉴别。

临床特点

a 常因慢性机械或化学刺激引起，如配戴眼镜。

b 好发于耳后、鼻两侧或鼻背。

c 皮损为表面潮红有结节，质坚硬，中央有沟纹或皲裂。

d 无自觉症状或有压痛。

e 病程缓慢，去除病因常可消退。

临床鉴别诊断

结节性痒疹

基底细胞癌

鳞状细胞癌

别名

眼镜架棘皮瘤（spectacles frame acanthoma）

22.1.12 疣状角化不良瘤（warty dyskeratoma）

病理改变

a 皮损中央有大的杯状凹陷，其上部充满角质。

b 近皮面边缘处颗粒层明显增厚，但往下逐渐变薄，接近凹陷底部时可以消失。

c 在较大的凹陷中可见棘层松解性角化不良细胞，并见基底层上裂隙，内有松解细胞，有绒毛形成。

d 在凹陷下方的颗粒层或角蛋白内常见圆体或谷粒。

e 真皮内常有淋巴细胞和组织细胞浸润，有时可见浆细胞。

病理鉴别诊断

毛囊角化病：病变多发，无向深部穿通的火山口样皮损。

鳞状细胞癌：增生细胞有明显异型性，有角珠和核分裂相。

慢性家族性良性天疱疮：常无角化不良，且裂隙范围较广泛。

家族性角化不良性粉刺：临床相似，但病理上常无明显绒毛形成及圆体。

棘层松解性棘皮瘤：无向深部穿通的火山口样皮损和显著角化不良。

临床特点

a 多见于老年男性。

b 病因不明，可能与紫外线照射和病毒感染有关。多发皮损可能与慢性肾病有关。

c 好发于日光曝露部位，如头颈部，躯干和四肢偶尔可见。

d 皮损为略高于皮面的角化性结节，直径 3 ~ 8mm，中央有脐凹，内含角化物质。多单发，偶多发。

e 无自觉症状。

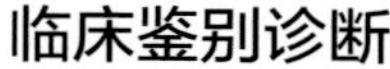

临床鉴别诊断

光线性角化病

基底细胞癌

脂溢性角化病

别名

孤立性毛囊角化不良病（isolated dyskeratosis follicularis）

毛囊角化不良瘤（follicular dyskeratoma）

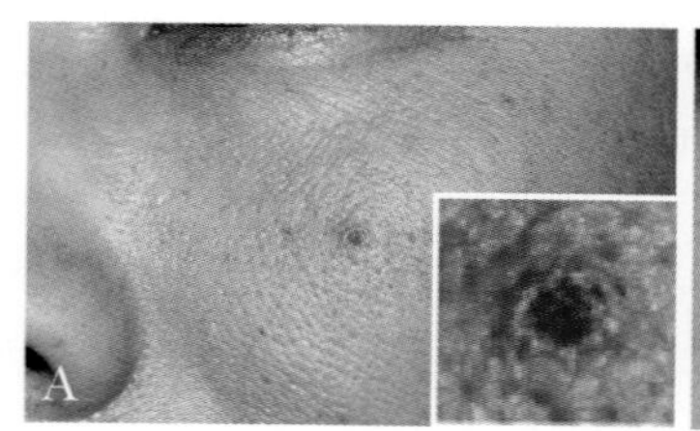

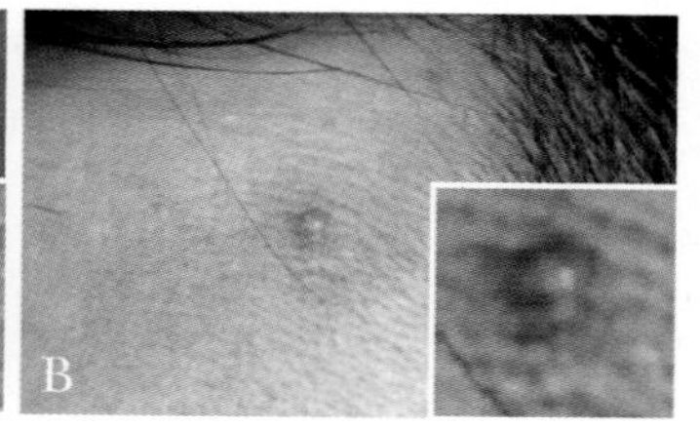

图 22.1.12　疣状角化不良瘤（warty dyskeratoma）

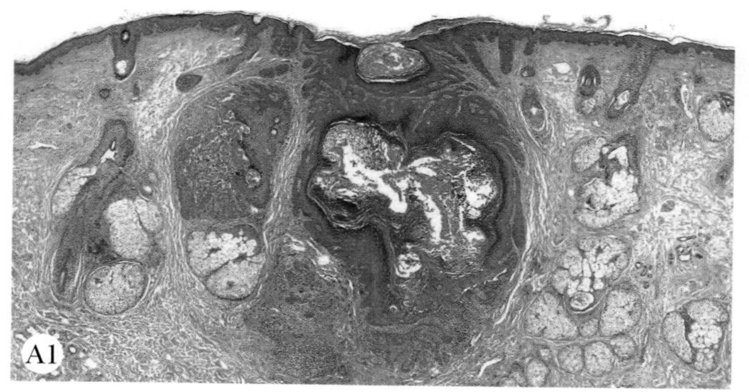

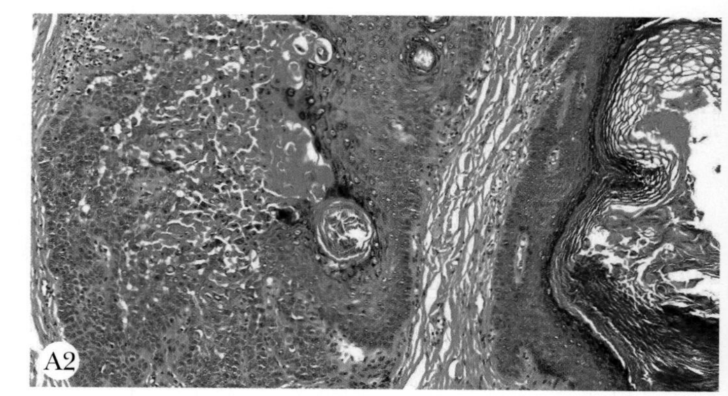

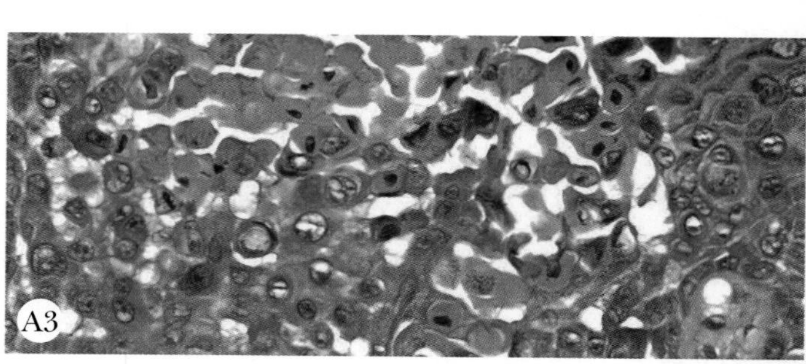

图 22.1.12A　疣状角化不良瘤　男，42 岁，面部丘疹 9 年。病理示真皮内 2 个小囊肿，有小的开口通向表皮。囊壁及囊内有圆体、谷粒样角化不良细胞，可见棘层松解。

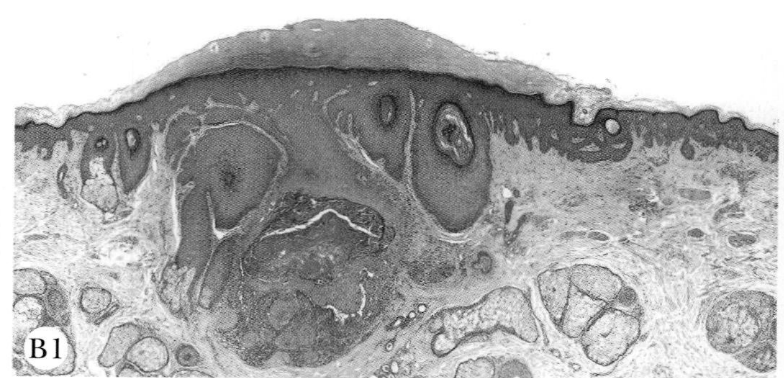

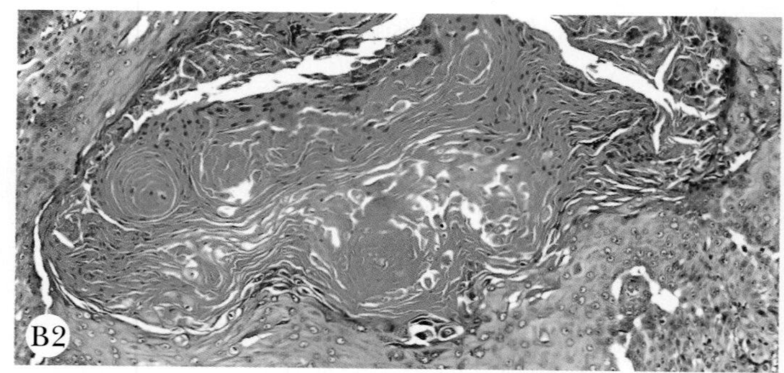

图 22.1.12B　疣状角化不良瘤　男，35 岁，左额部褐色丘疹 2 年。病理示显著角化过度，表皮不规则增生，真皮内有小囊肿，囊内有角化不良细胞，可见棘层松解。

22.1.13 皮角（cutaneous horn）

病理改变

a 高度垂直方向的角化过度，间有角化不全，表皮呈山峰状隆起。

b 为多种皮肤肿瘤的继发改变，如寻常疣、脂溢性角化病、光线性角化病等。

临床特点

a 40 岁以上好发，尤其老年人，男多于女。

b 可在各种病变基础上发展而来，如光线性角化病、病毒疣、鳞状细胞癌及脂溢性角化等。

c 好发于面、颈、耳、手背等曝光部位。

d 局限性角化隆起，暗灰色，质地坚硬，一般单发，高度至少为基底直径的一半。

e 一般无自觉症状或有瘙痒。

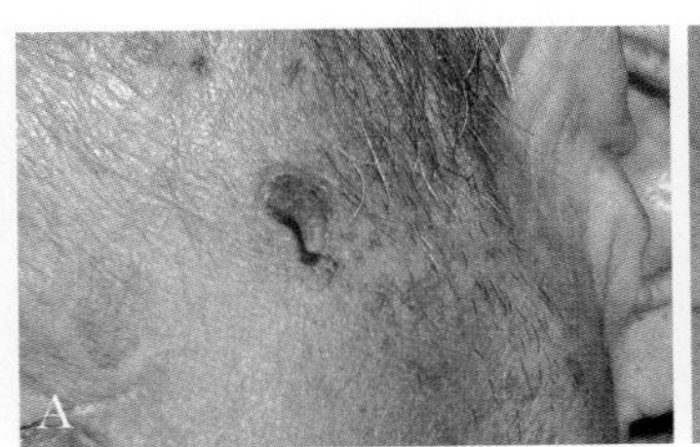

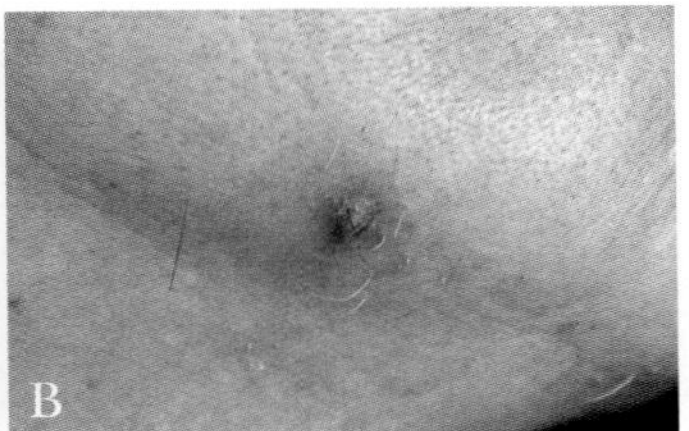

图 22.1.13 皮角（cutaneous horn）

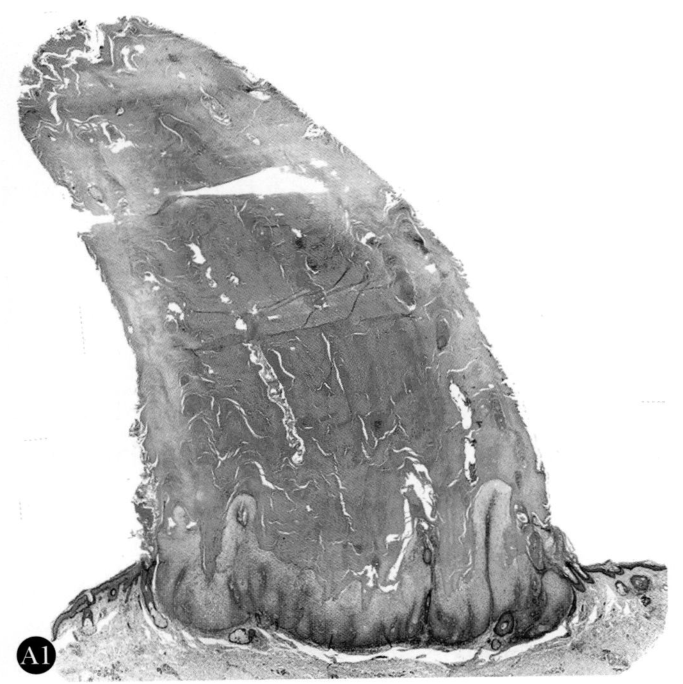

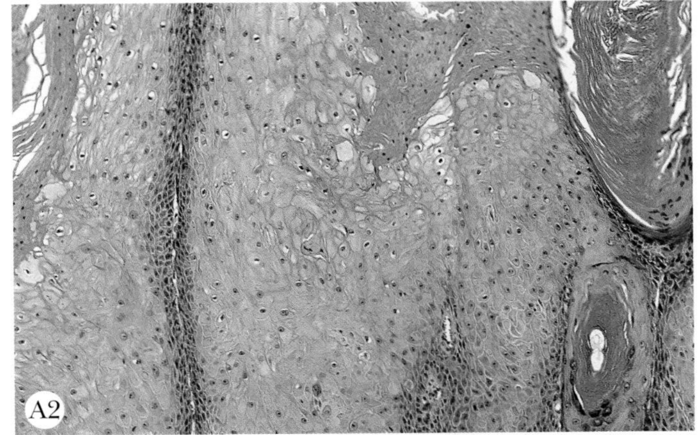

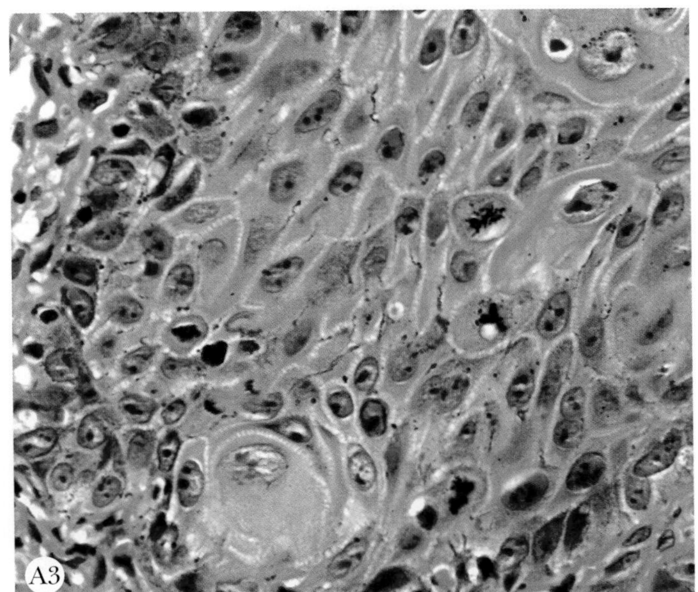

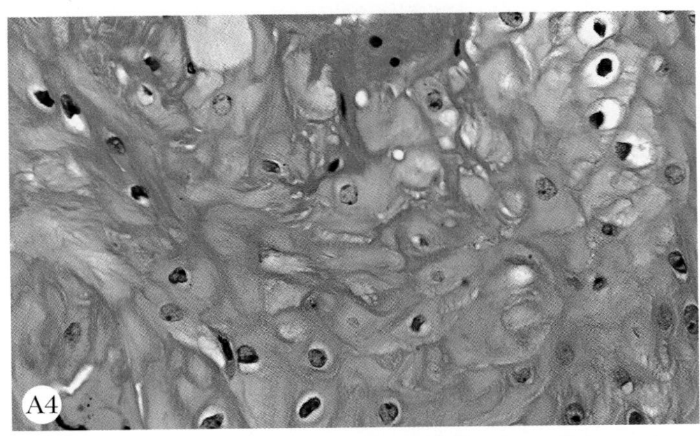

图 22.1.13A 皮角 男，79 岁，左颞部质硬角状丘疹 1 年。病理示垂直方向角化过度，伴角化不全，表皮山峰状隆起。

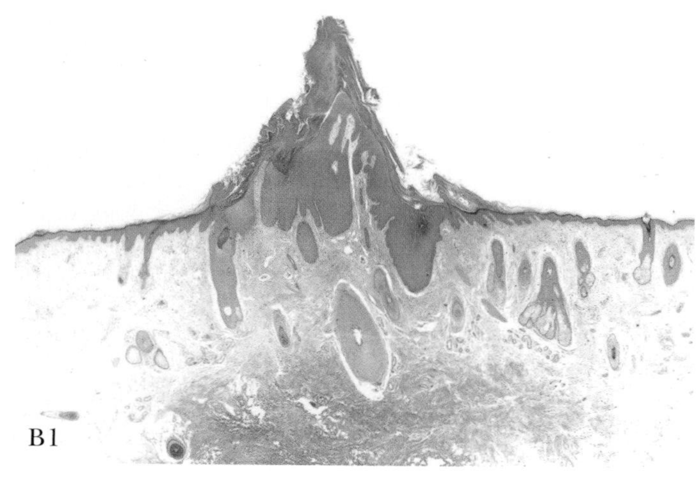

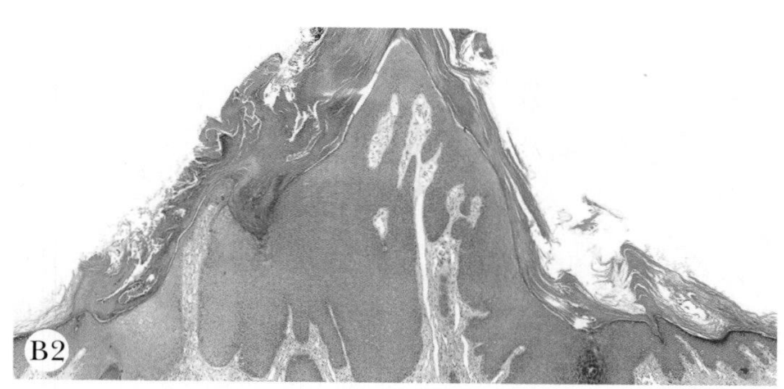

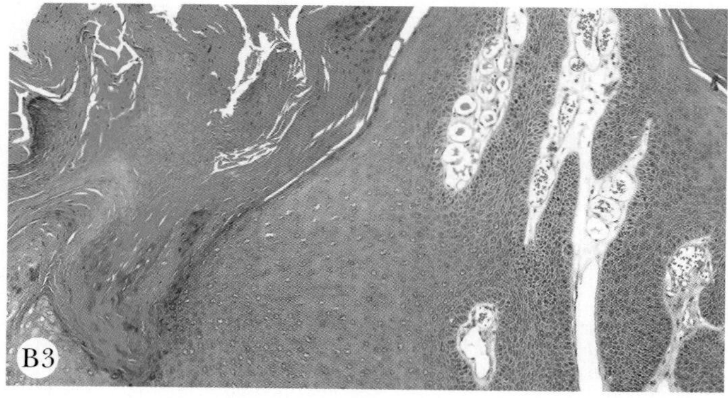

图 22.1.13B 皮角 男，72 岁，右下颌褐色角状丘疹 3 年。病理示垂直方向显著角化过度，角化不全，棘层肥厚，表皮隆起呈山峰状。

22.1.14 白色海绵状痣（white sponge nevus）

病理改变

a 角化不全，偶有角化不良。

b 黏膜上皮增厚，棘细胞水肿并可形成空泡。

c 棘细胞有胞核变性、固缩或消失。

d 核周及核内有嗜酸性物质沉积。

e 胶原纤维水肿、断裂，有少量炎症细胞浸润。

病理鉴别诊断

白色水肿：核周无嗜酸性物质沉积，无角化不良。

临床特点

a 常染色体显性遗传，为良性病变。

b 婴幼儿期即可发病，至青春期达到高峰，以后不再发展。

c 颊黏膜几乎总是受累，其他好发部位包括唇、舌、牙龈，也可见于阴道、阴唇、直肠等处。

d 皮损为弥漫性、灰白色海绵皱襞状斑块，有蜕皮倾向。

e 无自觉症状。

临床鉴别诊断

白色水肿

先天性角化不良

Darier 病

别名

先天性白色角化症（congenital leukokeratosis）

家族性口腔黏膜的白色皱襞发育不良（familial white folded dystrophia of the mucous membranes）

22.1.15 遗传性良性上皮内角化不良（hereditary benign intraepithelial dyskeratosis）

病理改变

a 角化过度和棘层增厚。

b 角化不良细胞位于上皮的中部和上部 1/3，被邻近的正常角质形成细胞卷入，这种“细胞内细胞”是本病的特征性表现。

临床特点

a 眼部损害出生后 1 年发生，口腔损害出生时即有或出生后不久发生。

b 为常染色体显性遗传病。

c 眼部损害为泡沫状、凝胶状的斑块，分布于鼻侧和颞侧的球结膜边缘，有刺激和畏光，可造成失明。

d 口腔损害为白色、乳白色、海绵状、浸渍、皱襞，表面粗糙，类似白色海绵状痣，常累及颊、唇、口底、舌腹和牙龈。通常不累及生殖器、鼻和直肠黏膜。

临床鉴别诊断

白色海绵状痣

别名

Witkop–Von Sallmann 病（Witkop–Von Sallmann disease）

Witkop 病（Witkop disease）

22.1.16 鳞状细胞乳头状瘤（squamous cell papilloma）

病理改变

a 外生性丘疹，可有明显角化不全或角化过度。

b 如果发生于非角化部位（如悬雍垂、软腭、舌腹或口底）则无角化。

c 空泡化细胞见于 45% 患者。

d 上皮可能增厚，表皮不规则。

e 结缔组织核心通常包含充血的血管，血管外围绕透明样物质。

f 损伤可引起不同程度炎症。

病理鉴别诊断

口腔尖锐湿疣：表现为大的、球状棘突和明显的空泡化细胞。

灶性上皮增生：表现为乳头上皮增生，中下 1/3 上皮内的“丝状分裂”像是一个特征性表现。

临床特点

a 见于 11 ~ 40 岁。

b 可能与乳头瘤病毒感染有关（多为 6 和 11 型，偶见 2 型）。

c 好发于软腭 – 悬雍垂复合体和舌，但口腔中任何部位均可受累。

d 皮损为白色或红色疣状、指状或菜花状损害。

临床鉴别诊断

口腔尖锐湿疣

灶性上皮增生

22.1.17 日光性黑子（solar lentigo）（见 21.1.2）

22.1.18 黑棘皮病（acanthosis nigricans）（见 4.1.6）

22.1.19 假上皮瘤样皮炎（pseudoepitheliomatous dermatitis）（见 4.2）

22.2 表皮交界性病变（epidermal broderline disorders）

22.2.1 光线性角化病（actinic keratosis）

病理改变

a 表皮下层不典型角质形成细胞增生，细胞排列紊乱，可有轻至重度异型性，可见核分裂相及角化不良细胞。

b 基底层不典型细胞呈芽蕾状伸入真皮乳头层，少数病例向深部浸润性生长，形成鳞状细胞癌。

c 角化不全柱与角化过度柱相互交替，角化不全柱下方通常出现异型细胞，而角化过度柱下方表皮多为未累及的毛囊漏斗部或近似正常表皮。

d 病变不常累及附属器结构，但毛囊漏斗部有时可累及。

e 真皮浅层轻重不等淋巴细胞浸润，常伴浆细胞，明显弹力纤维变性。

f 肥厚型：角质层明显增厚伴角化不全，棘层肥厚，轻度至中度乳头瘤样增生。如出现明显基底细胞液化变性及表皮下带状炎症细胞浸润，称为苔藓样光线性角化病，在真皮上部可见相当多的胶样小体。

g 萎缩型：整个表皮萎缩，轻度角化过度，表皮突消失，不典型细胞主要见于基底层。

h 棘层松解型：基底层不典型细胞上方可见裂隙，裂隙内有棘层松解细胞，有时呈假腺样。

i 鲍温病样型：全层表皮内可见不典型角质形成细胞，排列失去极性，似鲍温病。

j 色素型：表皮内尤其是基底细胞有多数黑素颗粒。真皮上部可见较多噬黑素细胞。

k 透明细胞型：肿瘤细胞胞质呈透明改变，有时可有表皮松解性角化过度。

l 指状型：损害呈指样突起，高度明显大于宽度，主要系角化过度形成。

病理鉴别诊断

鲍温病：全层不典型细胞与角化不良细胞；可侵及毛囊漏斗和皮脂腺导管。

脂溢性角化病：良性增生，表皮内无不典型角质形成细胞，亦无芽蕾状突起。

苔藓样角化病：临床为网状红斑样改变。

恶性雀斑样痣：为黑素细胞的不典型增生，而无角质形成细胞的不典型增生。

临床特点

a 主要见于老年男性。

b 与日光照射及遗传易感性有关。

c 常见于曝光部位，以面部、颈部和手背及前臂最常受累。

d 皮损为红色或黄棕色干燥、鳞屑性斑块及丘疹，边界鲜明，针尖至直径 2cm 以上。

e 损害增大，呈疣状或结节，常为进展成鳞状细胞癌的表现。

22.2.1

临床鉴别诊断

盘状红斑狼疮

脂溢性角化病

浅表型基底细胞癌

鳞状细胞癌

鲍温病

别名

日光性角化病（solar keratosis）

老年性角化病（senile keratosis）

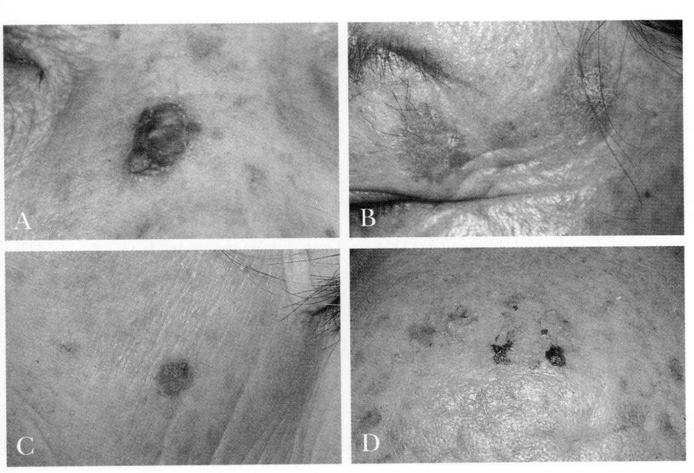

图 22.2.1 光线性角化病（actinic keratosis）

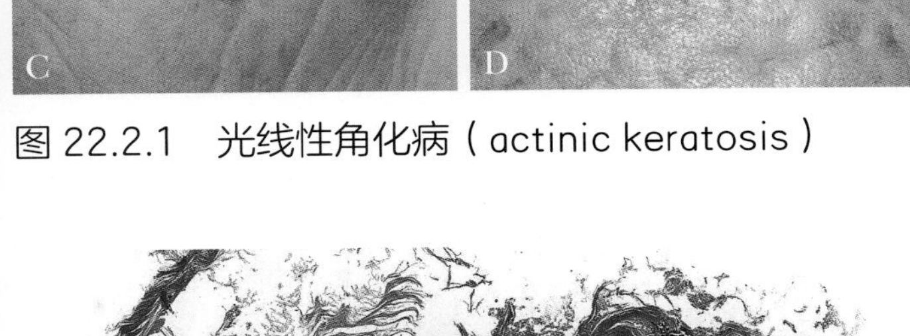

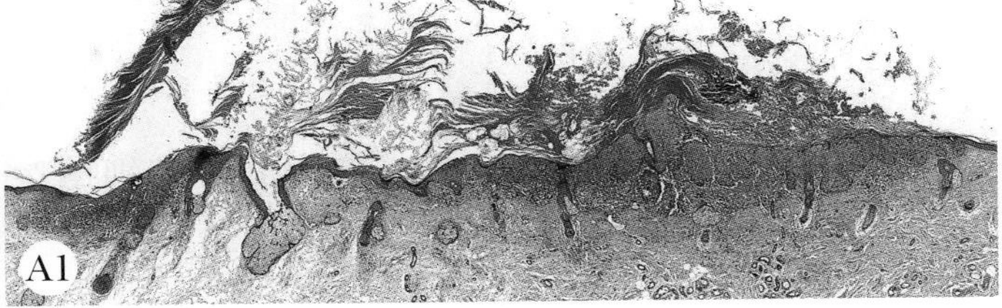

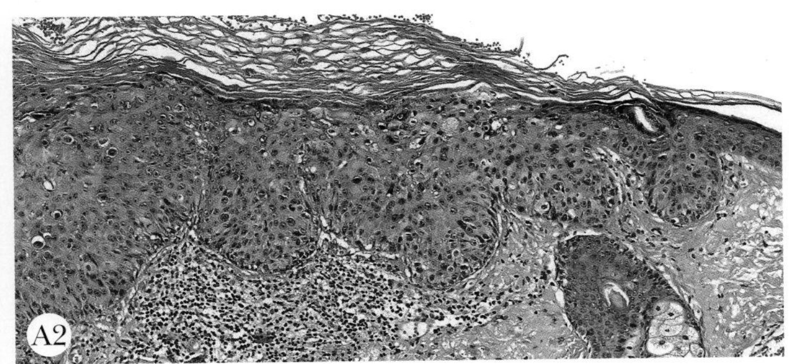

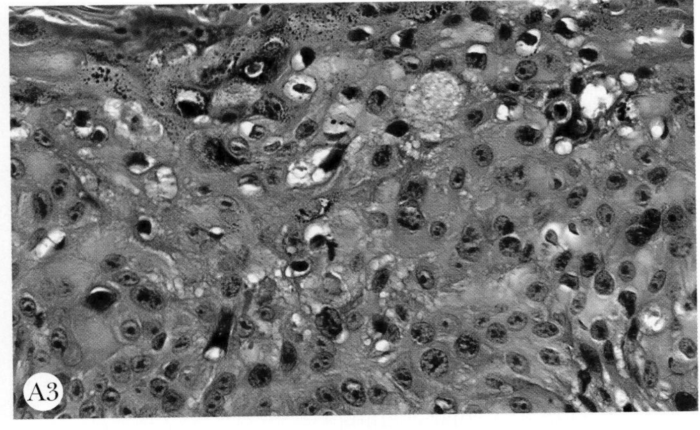

图 22.2.1A 光线性角化病（鲍温病样型） 男，73 岁，鼻梁部褐色斑块 1 年余，偶痒。病理示表皮下层不典型角质形成细胞增生，排列紊乱，细胞呈轻度异型性，呈芽蕾状深入真皮乳头层，表皮内还可见角化不良细胞。

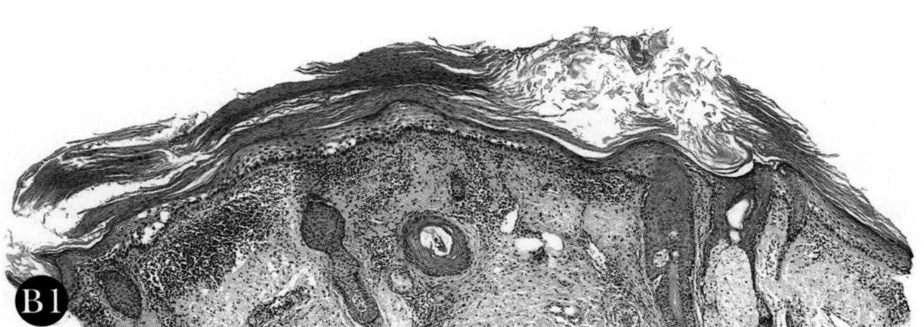

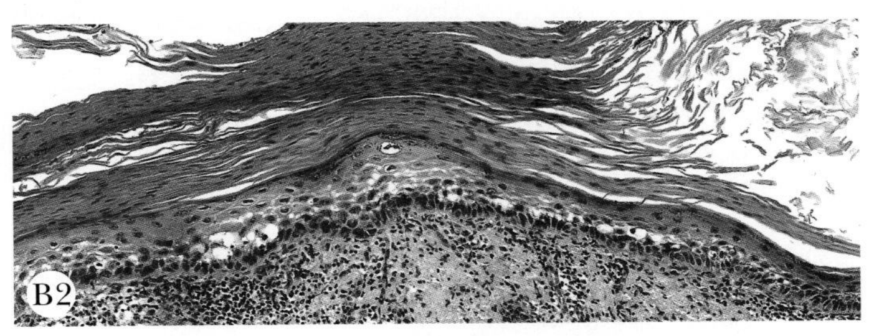

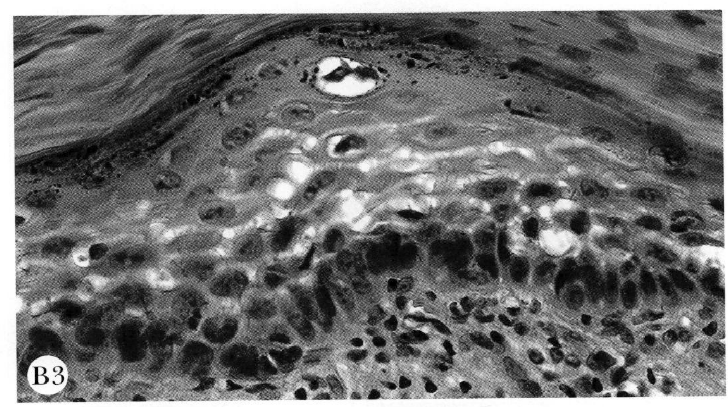

图 22.2.1B 光线性角化病（棘层松解型） 女，79 岁，左颞部淡红色斑块 6 年余。病理示角化不全下方可见异型细胞，基底层上可见裂隙，真皮浅层较多淋巴细胞浸润。

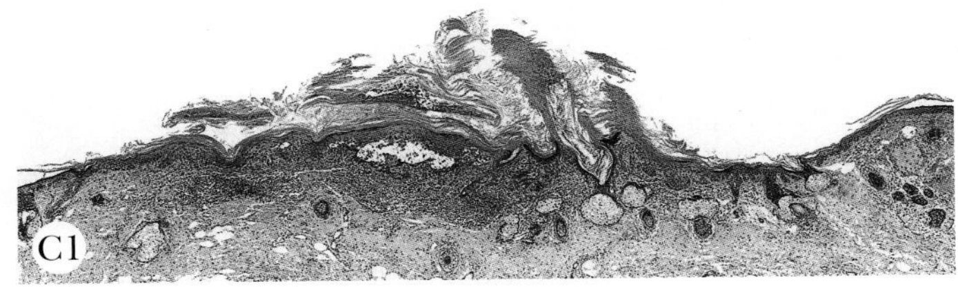

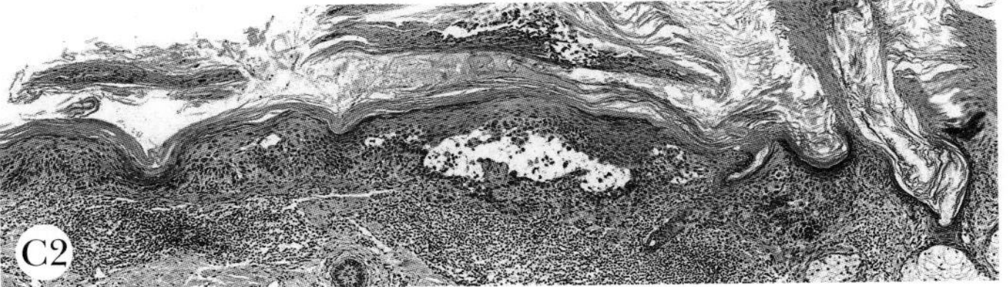

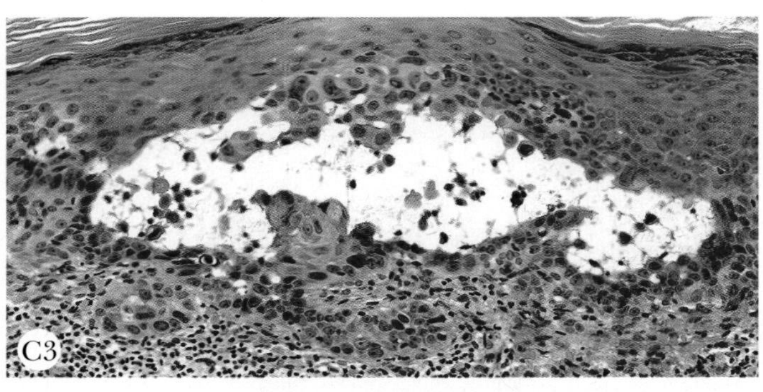

图 22.2.1C 光线性角化病（棘层松解型） 女，75 岁，左面颊褐色斑块 1 年余。病理示基底层上方裂隙，可见棘层松解细胞，真皮浅层致密淋巴细胞浸润。

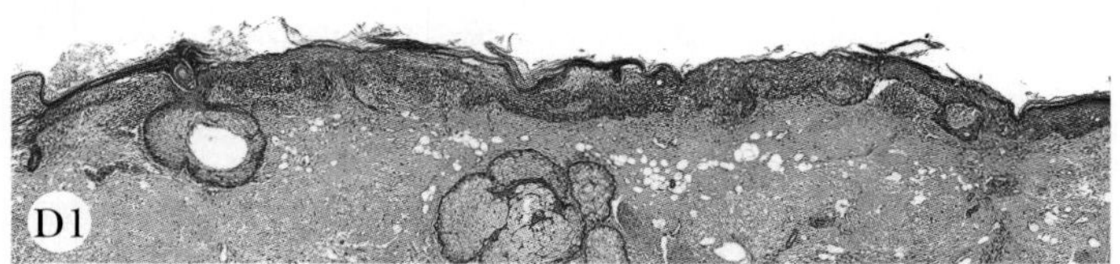

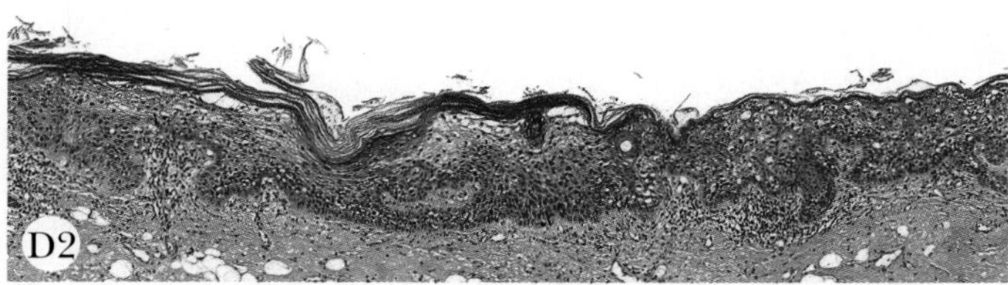

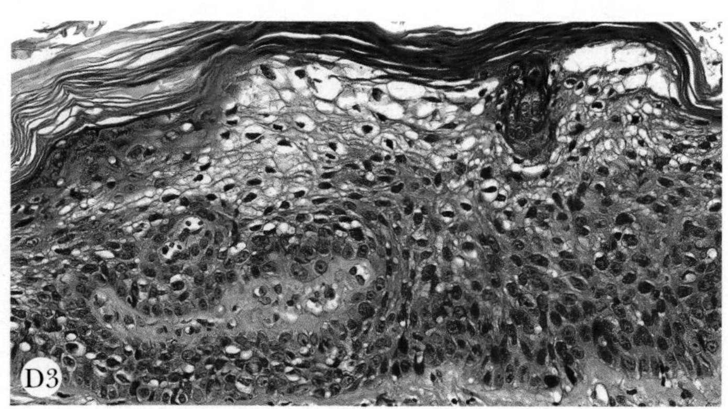

图 22.2.1D 光线性角化病（透明细胞型） 男，79 岁，顶部头皮红斑 2 年。病理示角化过度角化不全交替，表皮内肿瘤细胞胞浆呈透明改变

22.2.2 光线性唇炎（actinic cheilitis）

病理改变

a 角化过度伴角化不全，棘层肥厚。

b 角质形成细胞轻中度不典型增生，可见核分裂相，与光线性角化病类似，但炎症更重。

c 有时表皮糜烂明显，导致很难观察到细胞不典型增生。

d 真弹力纤维变性，血管扩张，慢性炎症细胞浸润，可见到浆细胞。

病理鉴别诊断

浆细胞唇炎：大量浆细胞，无不典型角质形成细胞。

临床特点

a 主要见于户外工作者，与日光照射关系密切，男性多见。

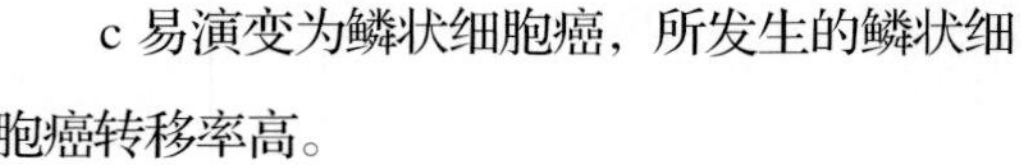

b 好发于下唇，皮损为糜烂、结痂以至溃疡，易于出血。

c 易演变为鳞状细胞癌，所发生的鳞状细胞癌转移率高。

临床鉴别诊断

浆细胞性唇炎

唇部红斑狼疮

扁平苔藓

别名

日光性唇炎（solar cheilitis）

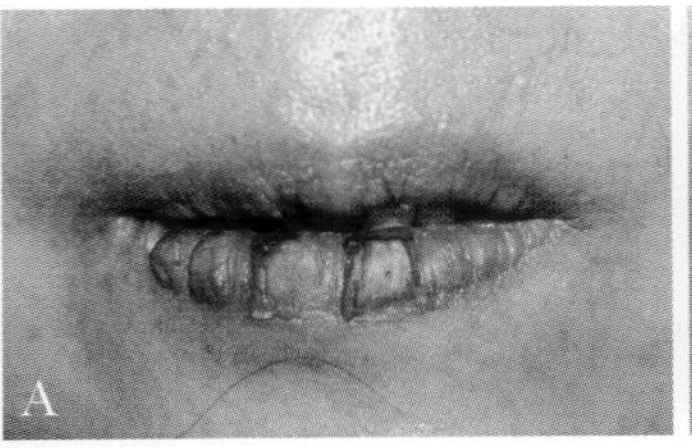

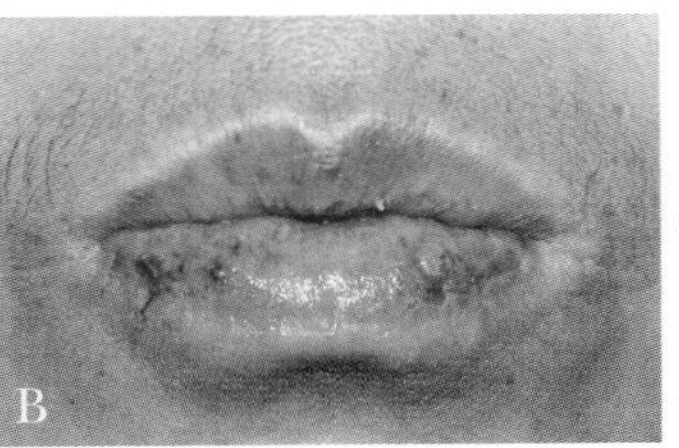

图 22.2.2 光线性唇炎（actinic cheilitis）

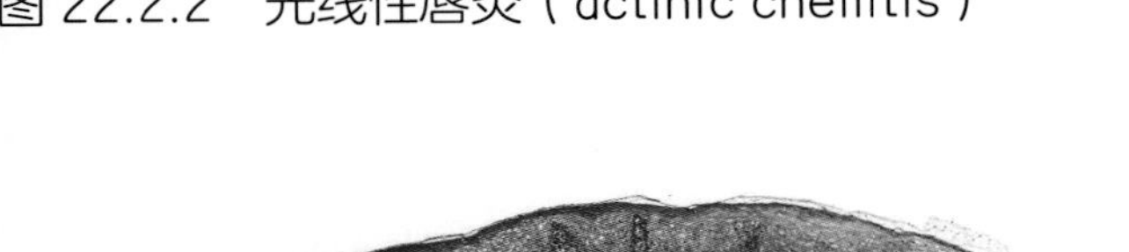

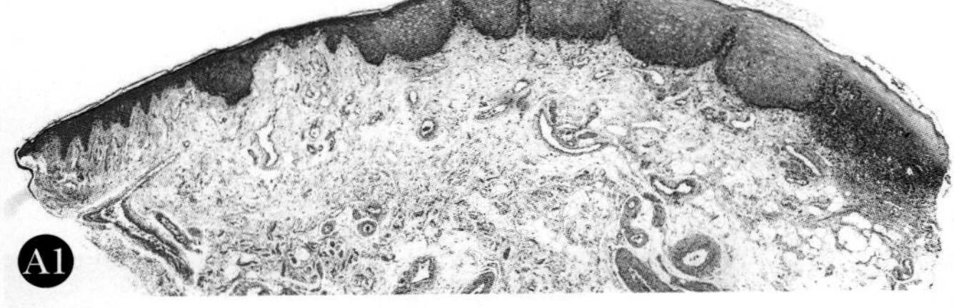

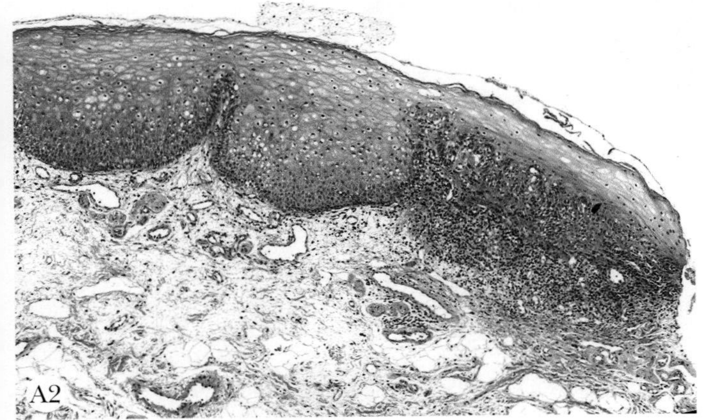

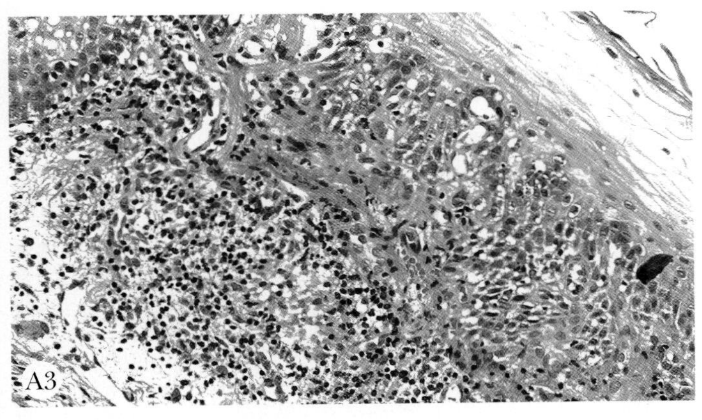

图 22.2.2A 光线性唇炎 女，52 岁，口唇皮疹 9 个月余。病理示表皮增生与萎缩相交替，可见单个坏死的角质形成细胞，近基底层细胞增生活跃，真皮浅层淋巴细胞及浆细胞浸润。

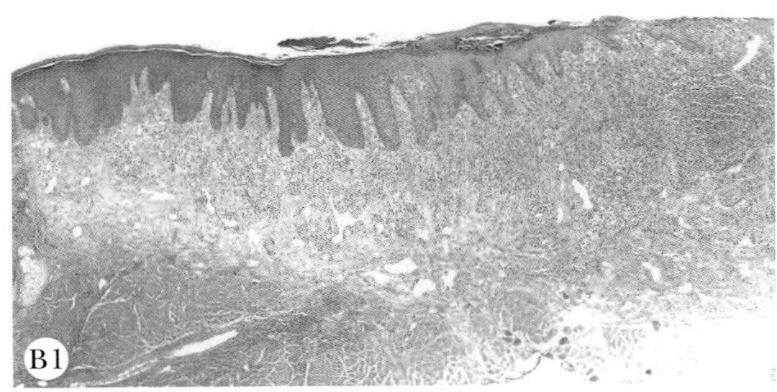

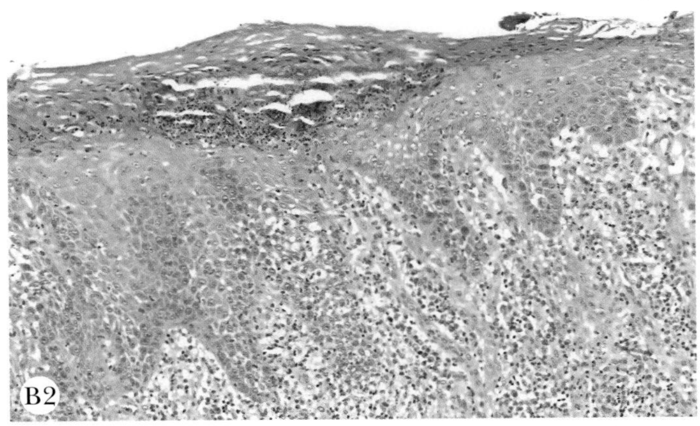

图 22.2.2B 光线性唇炎 女，47 岁，下唇糜烂 5 年，伴疼痛、瘙痒。病理示角化过度，角化不全，表皮增生与萎缩相交替，可见细胞异型性，未见棘层细胞松解，真皮血管扩张充血，弥漫性淋巴细胞、中性粒细胞及少许嗜酸性粒细胞浸润，可见红细胞外溢。

22.2.3 PUVA 角化病（PUVA keratoses）

病理改变

a 角化过度和灶状角化不全。

b 棘层肥厚、轻度乳头瘤样增生。

c 约 50% 患者可见核非典型性，但较轻微。

病理鉴别诊断

光线性角化病：有明显细胞不典型性。

临床特点

a 发生于长期接受 PUVA 治疗患者。

b 在非日光暴露部位，主要是躯干和髋部。

c 损害为多发性疣状角化过度性和鳞屑性丘疹，基底较宽，数毫米至 1 厘米。

d 部分严重病例可演变为鳞癌。

22.2.4 砷角化病（arsenical keratoses）

病理改变

a 致密性角化过度，颗粒层通常增厚，但亦可变薄或缺失。

b 有时可有轻度乳头瘤样增生。

c 基底层角质形成细胞轻、中度异型性，严重者进展为原位鳞癌或侵袭性鳞癌。

d 真皮血管周围少量炎症细胞浸润。

e 真皮无日光性弹力纤维变性。

病理鉴别诊断

光线性角化病：角化过度不如本病致密，轻度海绵水肿，日光性弹力纤维变性。

鲍温病：除角质层外全层为异型性细胞，可见角化不良细胞，角质层不致密。

临床特点

a 由于长期接触无机砷引起。

b 好发于四肢，特别是掌跖。

c 过度角化基础上出现疣状丘疹，周围无炎症。患者有广泛性色素沉着，特别是躯干部的特征性“雨点”状色素沉着。

22.2.4

d 一般无自觉症状。

e 有明显炎症或破溃时应疑为恶变。

临床鉴别诊断

掌跖角化症

脂溢性角化病

病毒疣

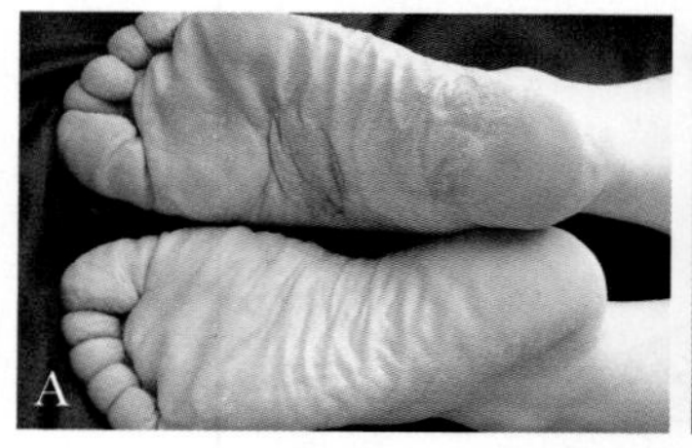

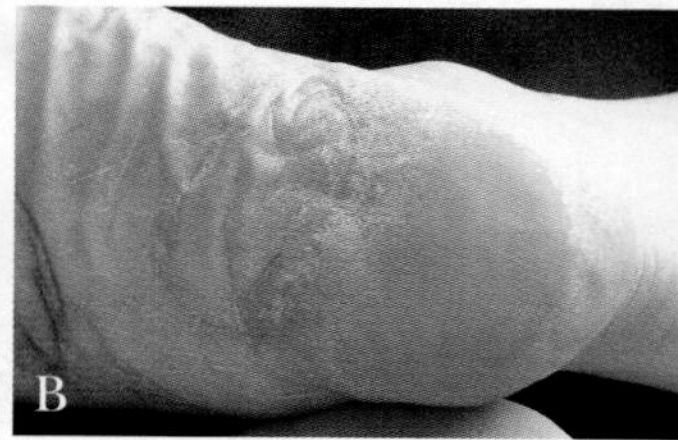

图 22.2.4 砷角化病（arsenical keratoses）

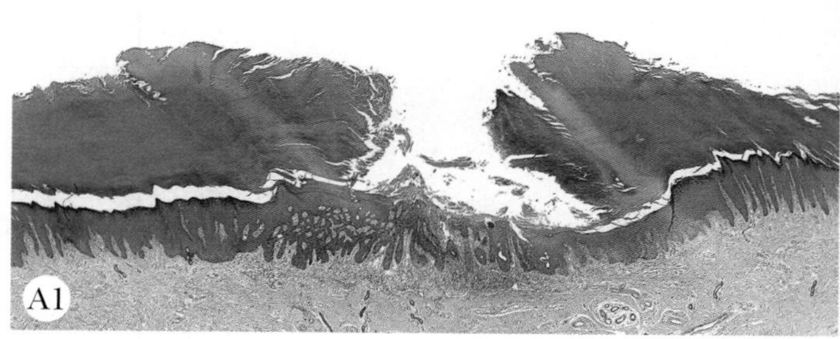

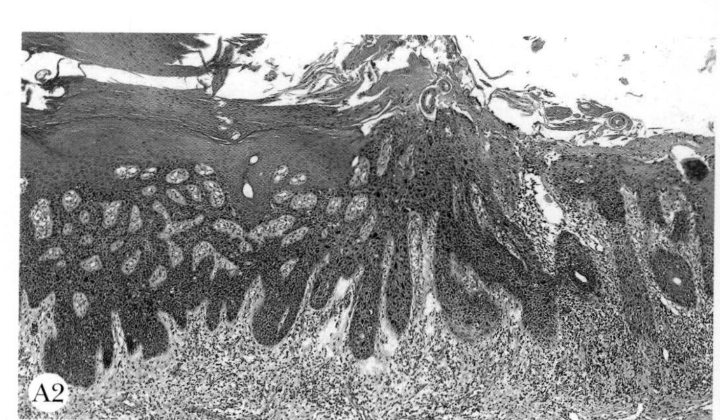

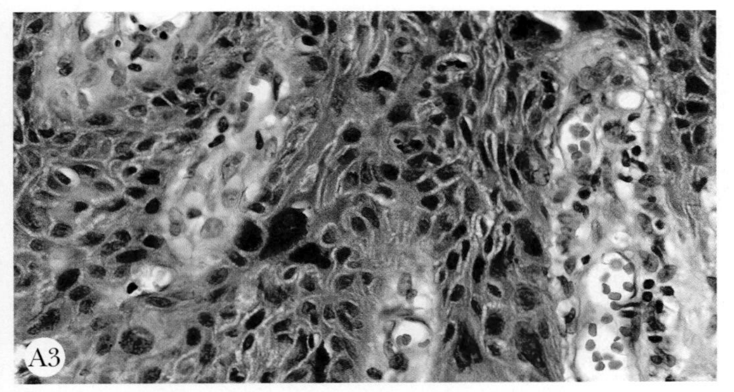

图 22.2.4A　砷角化病　男，40 岁，右足底丘疹 8 个月余。曾有服用含砷剂中药治疗史，2 年前曾诊断左足底高分化鳞状细胞癌，半年前右手掌丘疹病理示砷角化病伴恶变倾向。病理示致密性角化过度，角化不全，颗粒层增厚，轻度乳头瘤样增生，基底层细胞轻度异型性，真皮浅层淋巴细胞浸润。

22.2.5　鲍温样丘疹病（Bowenoid papulosis）

病理改变

a 表皮角化过度伴颗粒层增厚，灶状角化不全。

b 有宽幅棘层肥厚，典型病变为出现核排列失去极性，核深染，有异型性和核分裂相，可出现角化不良。

c 颗粒层出现挖空细胞，有时细胞异型性轻微，而增生模式与尖锐湿疣类似。

病理鉴别诊断

鲍温病：两者组织学表现相似，鉴别主要根据临床资料。

临床特点

a 好发于性活跃的青壮年。

b 由 HPV 病毒引起，特别是 16、18 型。

c 好发部位为外生殖器、会阴和肛周皮肤，偶见于其他部位。

d 皮损为多发性丘疹，直径 2 ~ 10mm，常有色素增多，表面呈天鹅绒样外观，或轻度角化呈疣状。

e 一般无自觉症状。

f 多为良性，可自行消退或治愈，罕见癌变。

g 约有 1/3 患者有生殖器疣的病史。

临床鉴别诊断

扁平疣

尖锐湿疣

扁平苔藓

银屑病

别名

多中心色素性 Bowen 病（multicentric pigmented Bowen disease）

多灶性无痛色素性阴茎丘疹（multifocal indolent pigmented penile papules）

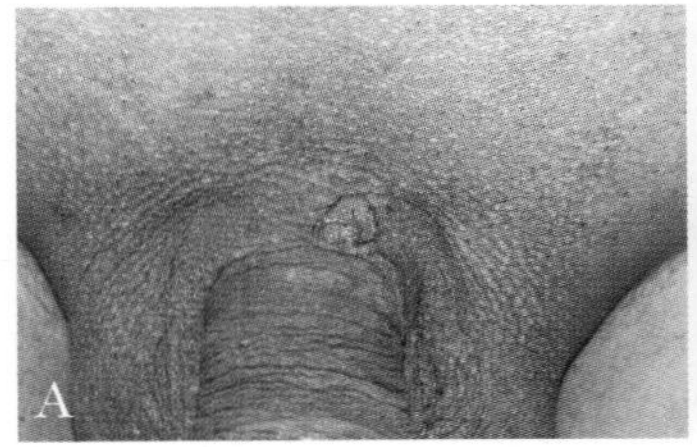

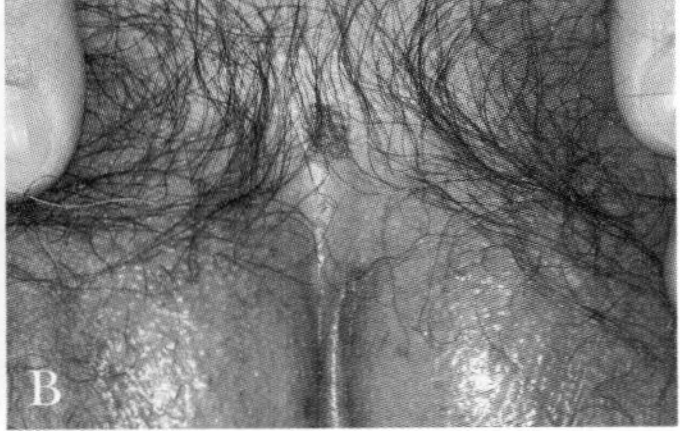

图 22.2.5　鲍温样丘疹病（Bowenoid papulosis）

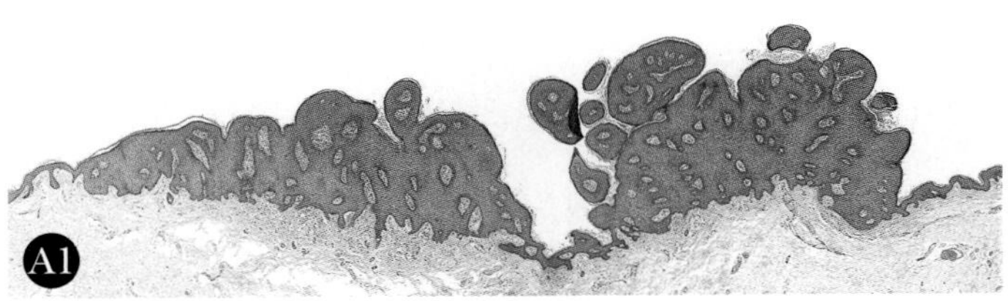

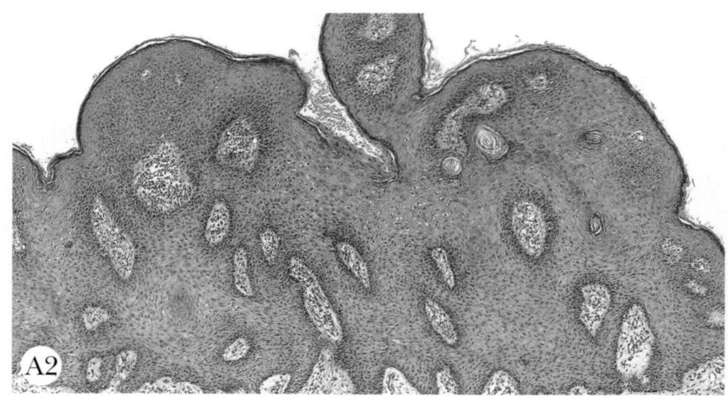

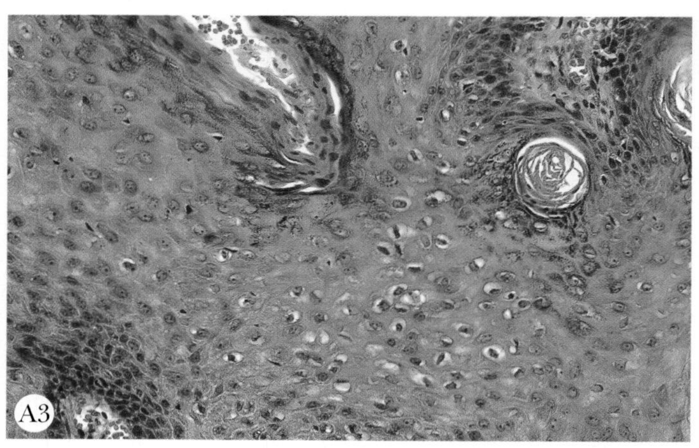

图 22.2.5A 鲍温样丘疹病 男，30 岁，会阴部丘疹 5 年余。病理示角化不全，颗粒层增厚，宽幅棘层肥厚，细胞排列紊乱，颗粒层可见凹空细胞。

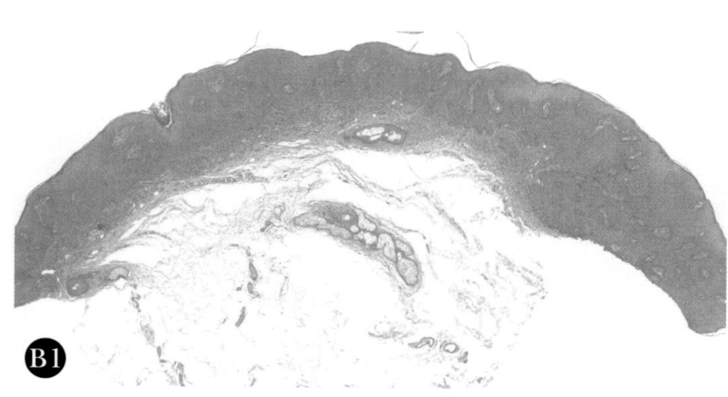

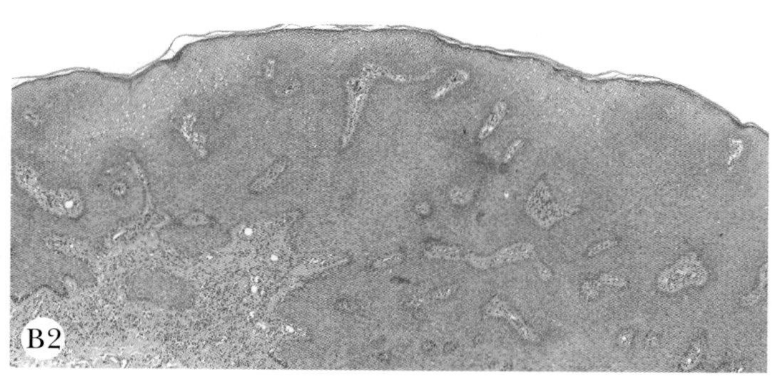

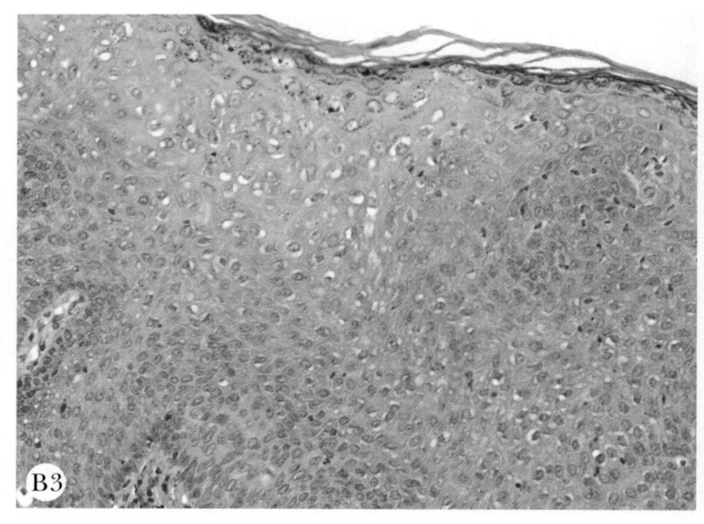

图 22.2.5B 鲍温样丘疹病 女，37 岁，会阴部多发褐色丘疹 3 年。病理示表皮宽幅增生，棘层肥厚，细胞排列紊乱，颗粒层凹空细胞。

22.2.6 着色性干皮病（xeroderma pigmentosa）

病理改变

a 早期表现为表皮萎缩，基底层色素增加，真皮浅部少量噬黑素细胞浸润。

b 充分发展皮损可出现表皮内细胞不典型增生，细胞坏死等改变，病变模式从早期光线性角化病至典型表皮内癌。

c 晚期皮损多为鳞癌表现，也可为其他附属器癌或黑素瘤。

临床特点

a 为一组遗传病，表现为 DNA 修复功能障碍。

b 早期表现为光敏感、眼畏光等改变。

c 充分发展后表现为皮肤萎缩、皮肤异色、毛细血管扩张等改变。

d 晚期表现为皮肤肿瘤。

22.2.7 角化棘皮瘤（keratoacanthoma）

病理改变

a 肿瘤对称，同时具有外生性和内生性特点，具有鳞状上皮分化特点。肿瘤生长深度很少超过汗腺水平。

b 中心呈火山口样，其中充满角质，两侧为唇状表皮包绕。晚期可变平。

c 下陷表皮增生，增生的表皮突在许多地方与其周围间质分界不清，含有不典型细胞及毛玻璃样细胞，可见角珠，与高分化鳞癌的局部表现相同，晚期表皮变薄，角珠可消失。

d 部分病例向深部浸润性生长，应当考虑为侵袭性鳞癌。

e 有时在肿瘤边缘可见颗粒层增厚、挖空细胞等 HPV 感染证据。

f 充分发展时增生表皮内可见中性粒细胞、嗜酸性粒细胞形成的脓肿。

g 早期瘤体周围以淋巴细胞为主，混合型细胞浸润为充分发展阶段的特点。

h 底部纤维化为晚期改变线索。

病理鉴别诊断

鳞状细胞癌：内生性，无典型火山口及周围唇状表皮包绕，发展较角化棘皮瘤缓慢，不自行消退，诊断应结合临床。

临床特点

a 主要见于中老年人，男性多于女性（2∶1～3∶1）。

b 病因未明，可能与紫外线或病毒感染有关。

c 好发于暴露部位，初为皮色或红色小丘疹，在几周内迅速增大至0.5～2cm大，半球形，中心呈火山口样凹陷，充以角质栓。

d 一般于半年内可自行消退，遗留轻度凹陷性瘢痕。

22.2.7

e 临床分为单发、发疹性（罕见）及特殊型（巨大型、边缘离心型及甲下型）。

临床鉴别诊断

鳞状细胞癌

别名

自愈性原发性鳞状细胞癌（self–healing primary squamous carcinoma）

皮脂性软疣（molluscum sebaceum）

鳞状细胞假上皮瘤（squamous cell pseudoepithelioma）

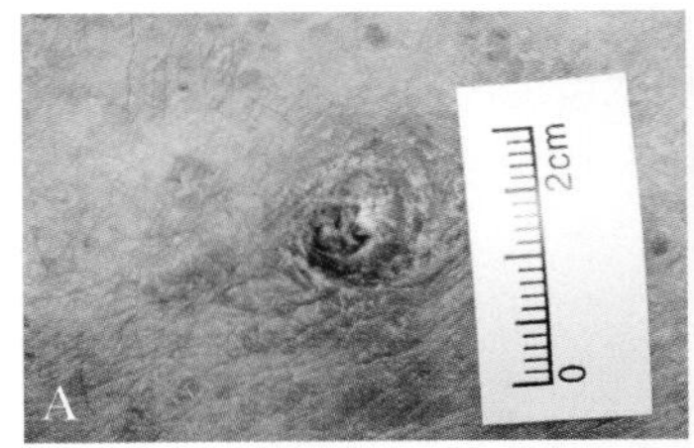

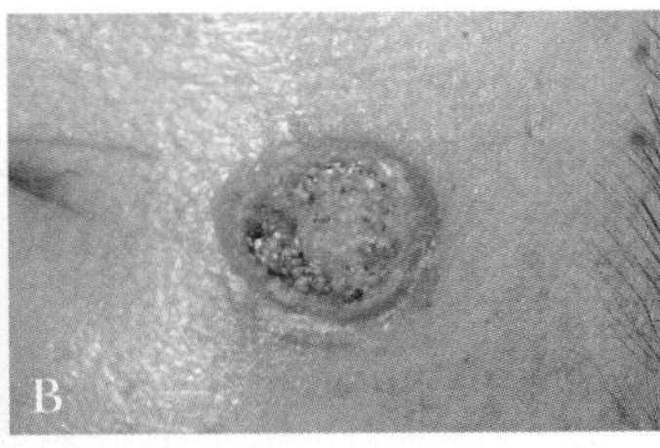

图 22.2.7 角化棘皮瘤（keratoacanthoma）

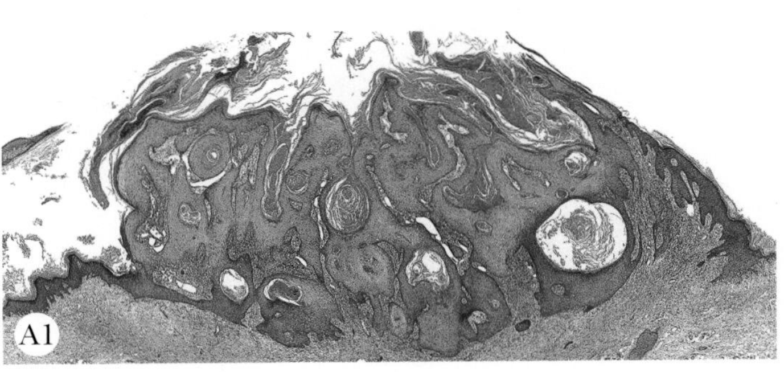

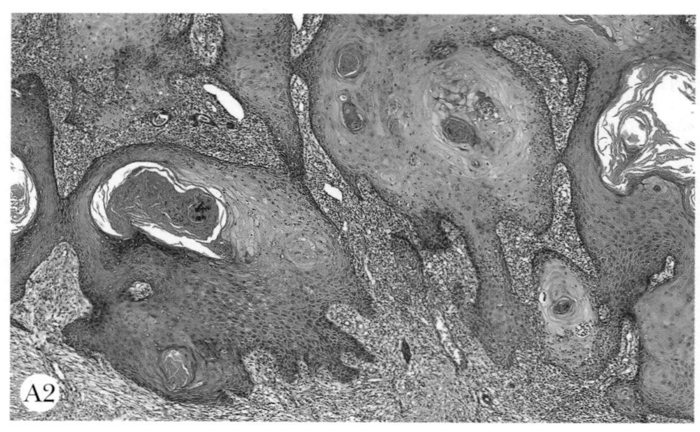

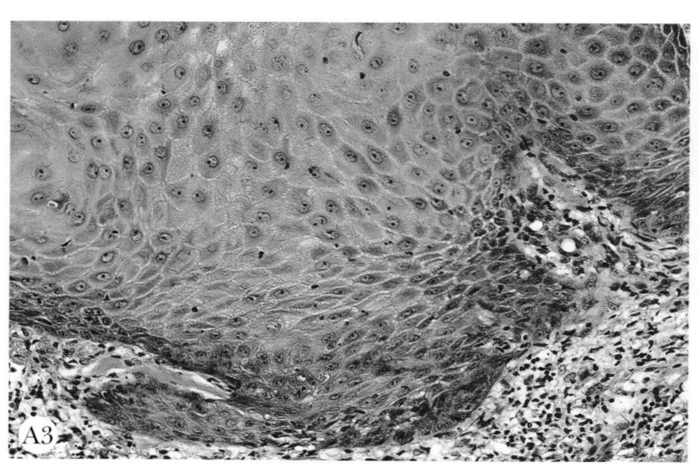

图 22.2.7A　角化棘皮瘤　男，81 岁，右前臂褐色丘疹 2 个月余。病理示火山口样外观，两侧表皮唇状包绕。下陷表皮增生，可见不典型细胞、毛玻璃样细胞及角珠。

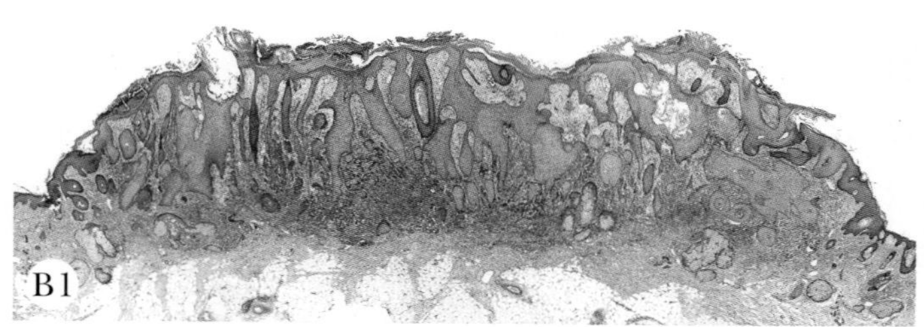

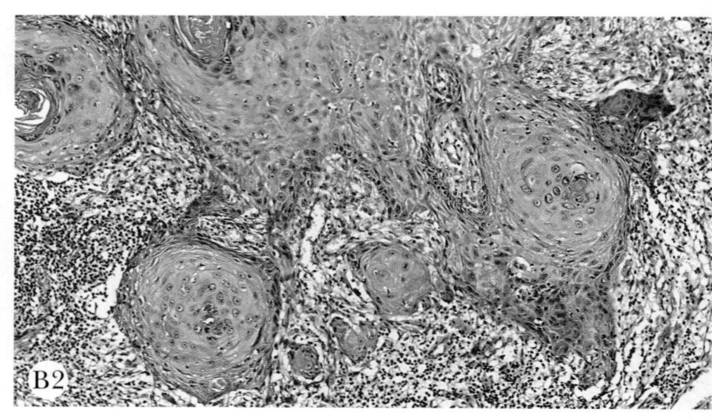

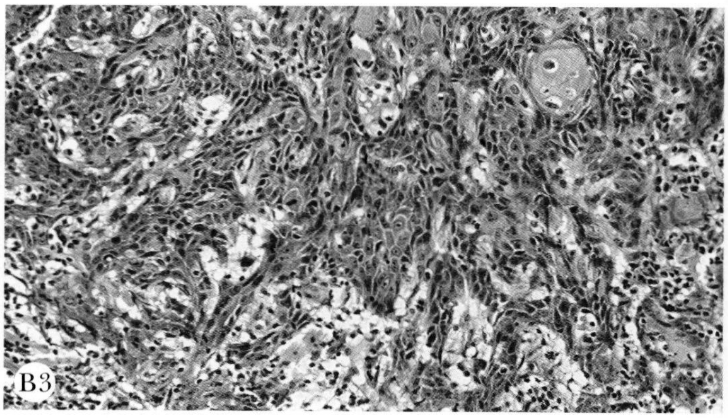

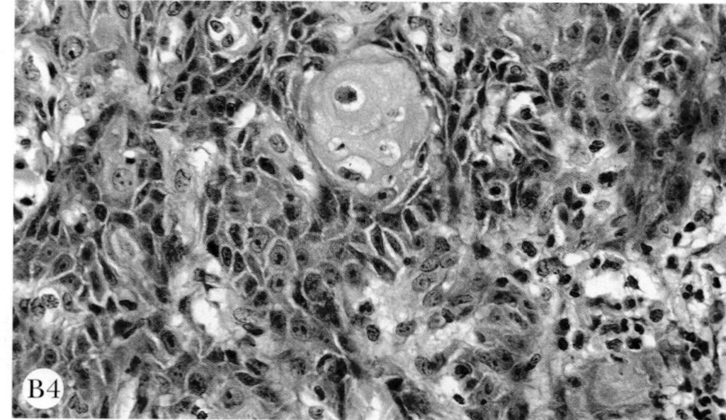

图 22.2.7B　角化棘皮瘤　女，47 岁，左颞部红色斑块 40 余天。病理示浸润性生长，增生表皮突与周围间质分界不清，周围淋巴细胞浸润。

22.3 表皮内癌（intraepidermal carcinoma）

22.3.1 鲍温病（Bowen disease）

病理改变

a 宽幅增生，表皮角化不全，棘层肥厚。

b 表皮全层可见不典型角质形成细胞，见多数核分裂相，细胞排列紊乱，有时可见瘤巨细胞。

c 病变常累及末端毛囊、毛囊漏斗部和皮脂腺等。

d 有时可见角化不良细胞。

e 真皮有许多慢性炎症细胞浸润。

f 可有不同的组织学类型：

银屑病样型：为角化不全，规则性显著的棘层肥厚，表皮突宽大，有时融合。

萎缩型：表皮明显萎缩变薄。

疣状角化过度型：角化过度和教堂塔尖样乳头状瘤，以及特征性坑状凹陷。

不规则型：有明显多形性，不同程度的棘层肥厚，常缺乏角化过度和角化不全。

透明细胞型：由于糖原沉积，角质形成细胞呈空泡化，PAS 染色强阳性。

Paget 样型：增厚的表皮内可见巢状或散在分布的胞质淡染的瘤细胞。

表皮松解型：有显著棘层松解。

侵袭性 Bowen 病：向深部浸润成侵袭性癌。

本病特点为表皮全层细胞的不典型增生，因肿瘤局限于表皮内，并不侵入真皮，因此被认为是原位鳞癌。

病理鉴别诊断

鲍温病样光线性角化病：损害常较小，且不波及末端毛囊和毛囊漏斗部外毛根鞘。

鲍温样丘疹病：与 HPV 感染相关，少数病人可与尖锐湿疣并发。发病年龄较轻，皮损多发，少数病人的皮疹可自然消退，但可复发。

临床特点

a 多见于中老年人。

b 可能与日光照射、砷剂、病毒感染等有关。

c 多为单发，可见于身体任何部位，好发于头面部。

d 皮损为淡红或暗红色丘疹、斑块，直径数毫米至几厘米不等，边界清，稍隆起，表面有棕色或灰色厚痂，强行剥离后，下露湿润糜烂面。

e 自觉症状不明显。

f 缓慢生长，持续不退，5% 病例发展成侵袭性肿瘤。

临床鉴别诊断

浅表型基底细胞癌

光线性角化病

Paget 病

别名

皮肤原位癌（cutaneous carcinoma in situ）

鳞状细胞原位癌（squamous cell carcinoma in situ）

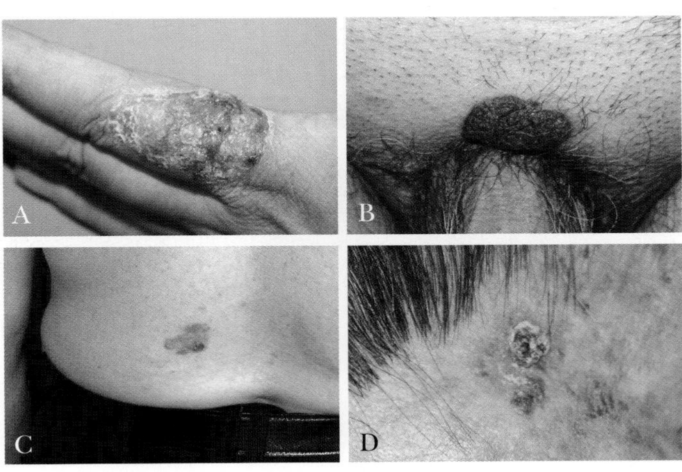

图 22.3.1　鲍温病（Bowen disease）

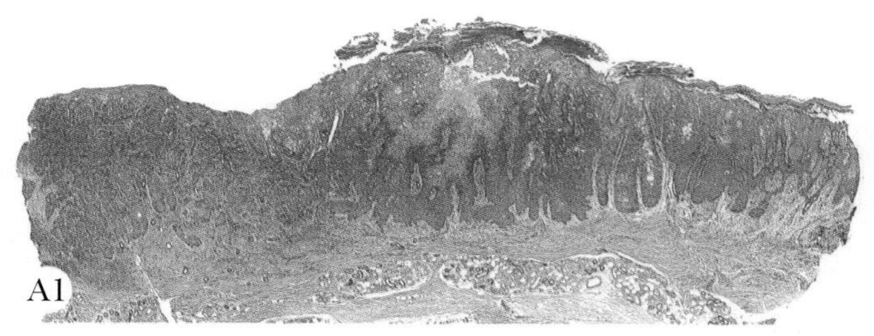

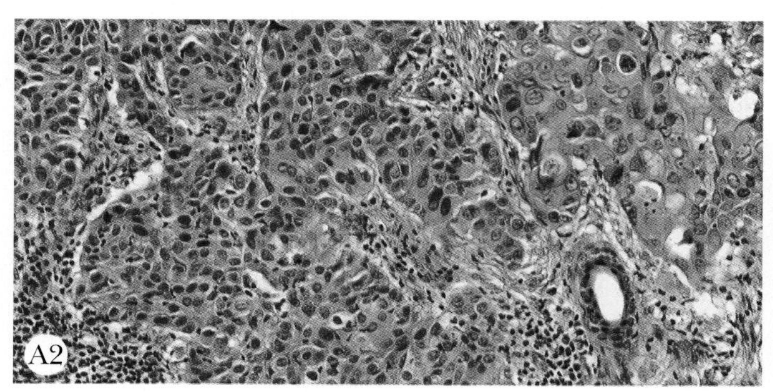

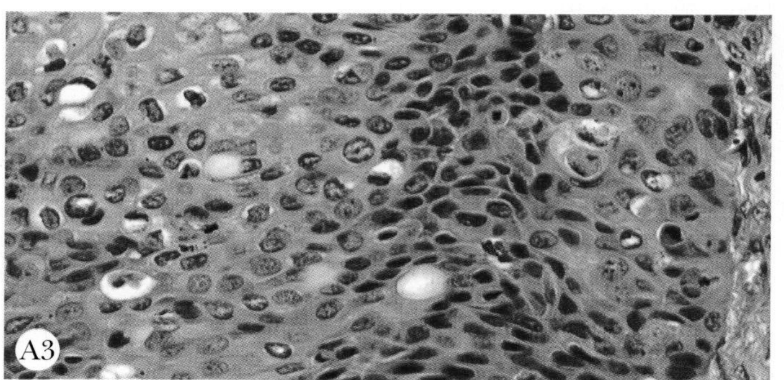

图 22.3.1A　鲍温病（银屑病样型）　女，48 岁，左食指红斑、脱屑 5 年余，持续不愈，并逐渐扩大，痒，有时疼痛。病理示角化不全，宽幅增生，表皮全层不典型角质形成细胞，棘层肥厚，细胞排列紊乱，可见核分裂相，可见角化不良细胞。

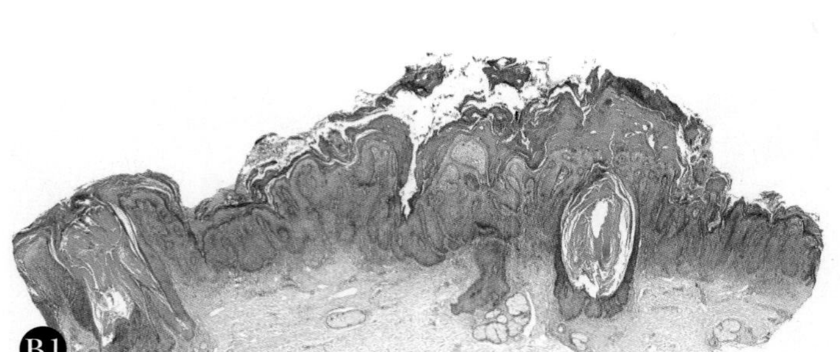

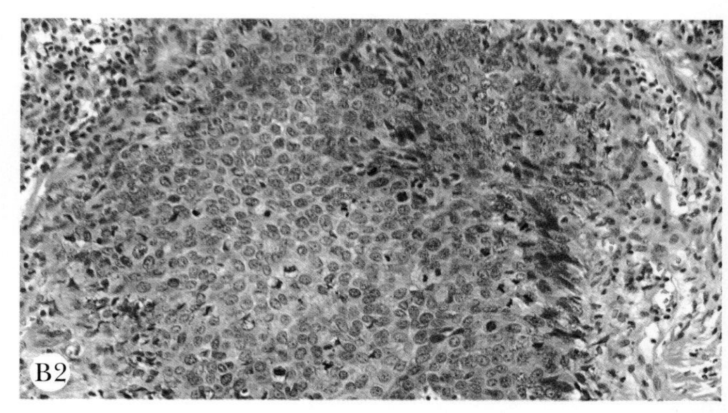

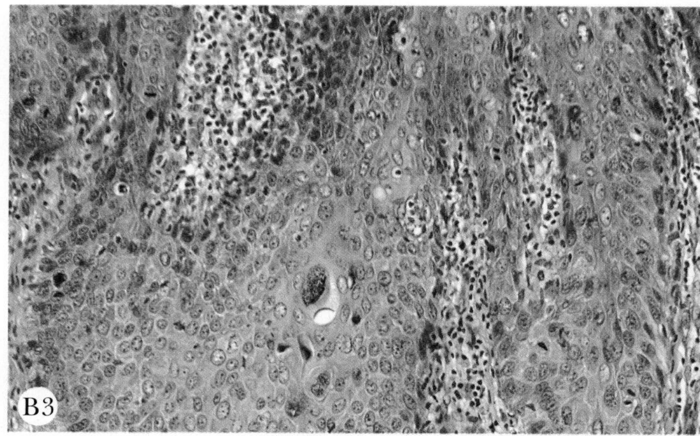

图 22.3.1B　鲍温病（疣状角化过度型）　男，69 岁，会阴部褐色斑块 2 年，逐渐增大。病理示角化不全，表皮宽幅增生，细胞排列紊乱，失去极性。

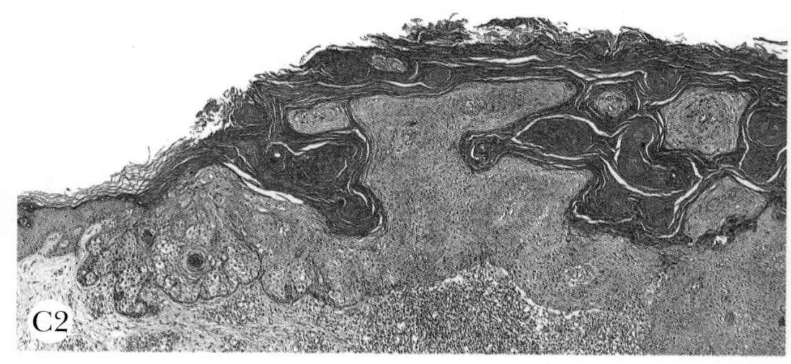

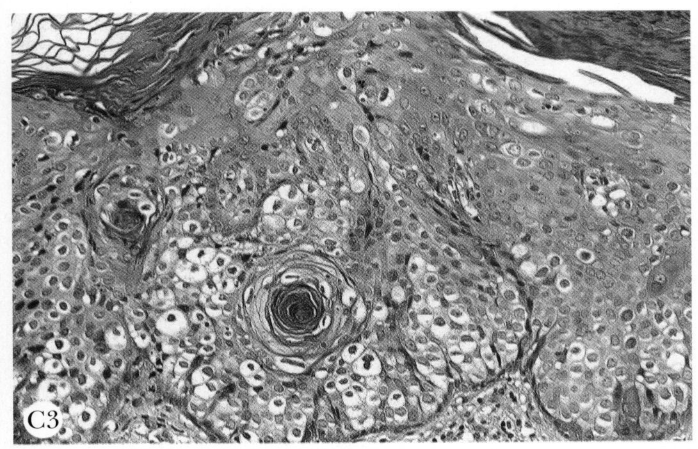

图 22. 3. 1C　鲍温病（Paget 样型）　男，47 岁，腰背部红色丘疹、斑块 10 余年，偶痒。病理示表皮内可见胞质淡染的瘤细胞，成巢状或散在分布。

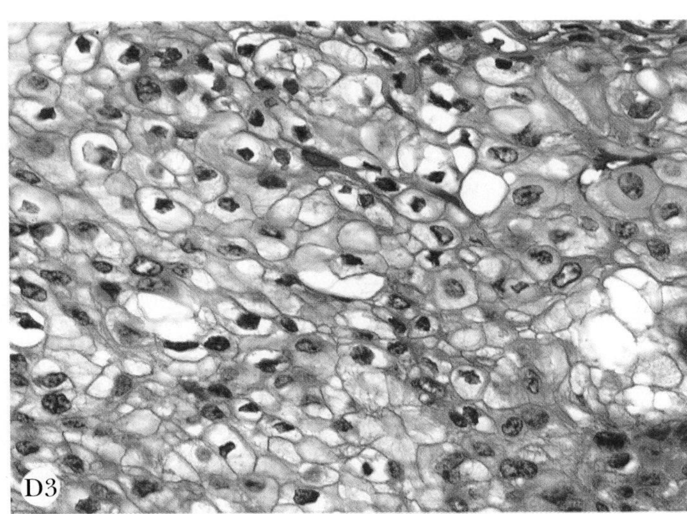

图 22. 3. 1D　鲍温病（透明细胞型）　女，78 岁，右颞部褐色斑块 10 余年。病理示表皮内增生的角质形成细胞空泡化，因糖原沉积所致。

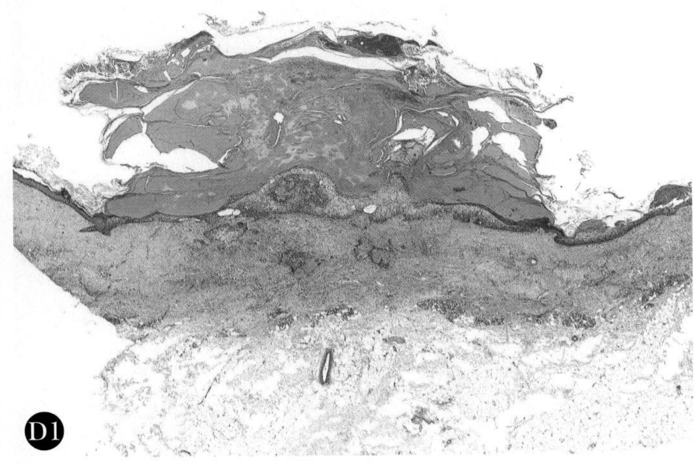

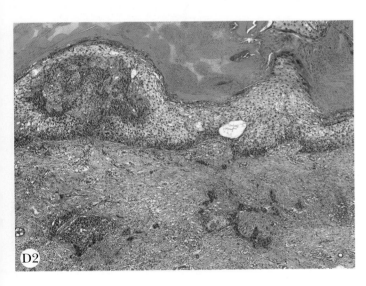

22.3.2　增殖性红斑（erythroplasia of queyrat）

病理改变

a 为龟头部位的鲍温病，可见表皮全层不典型角质形成细胞。

b 多核瘤巨细胞及角化不良少见。

c 真皮内可见到较多浆细胞。

d 约 10% 侵入真皮变成鳞癌。

病理鉴别诊断

鲍温样丘疹病：病理组织像相似。应结合临床鉴别。

临床特点

a 好发于青年人，多见于 45 岁以下。

b 病因不明，部分与包皮环切术后愈合不良有关。

c 单发，主要发生于龟头，亦可见于其他黏膜处。

d 皮损为界限清楚的鲜红或淡红斑，边界清，圆形或不规则，稍隆起于皮面，上覆湿润的灰尘白色鳞屑，稍发亮，不易剥离。

e 病程缓慢，可转变为鳞状细胞癌。

临床鉴别诊断

浆细胞性龟头炎

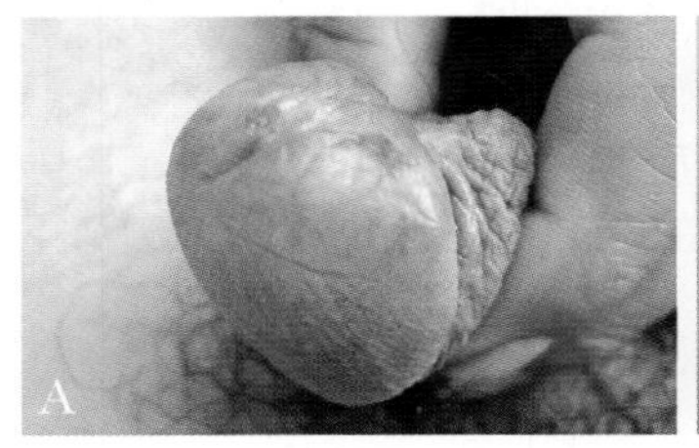

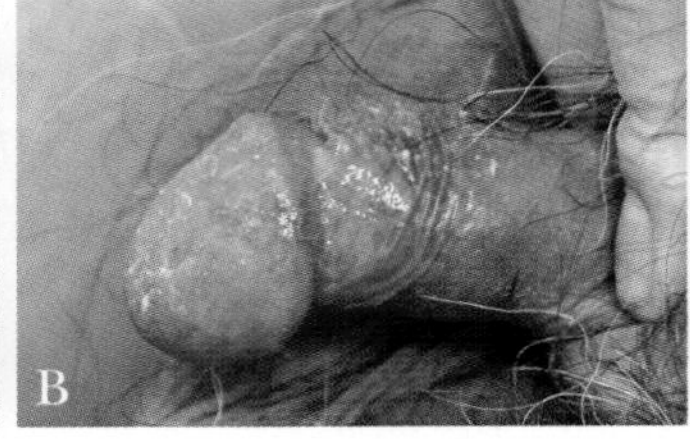

图 22.3.2 增殖性红斑（erythroplasia of queyrat）

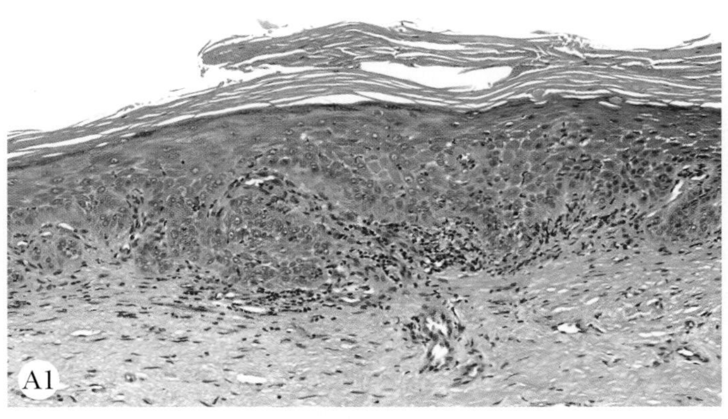

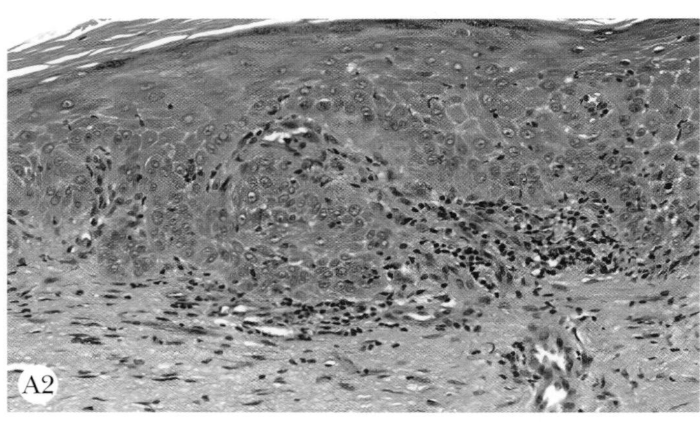

图 22. 3. 2A 增殖性红斑 男，45 岁，龟头红色斑块 3 个月余。病理示表皮全层角质形成细胞不规则增生，排列紊乱，真皮浅层淋巴细胞浸润。

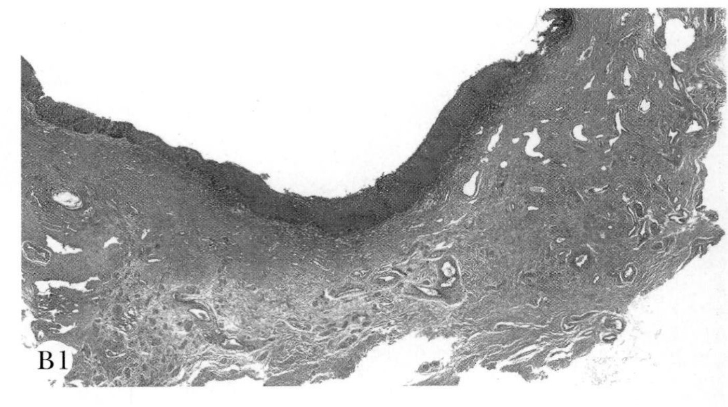

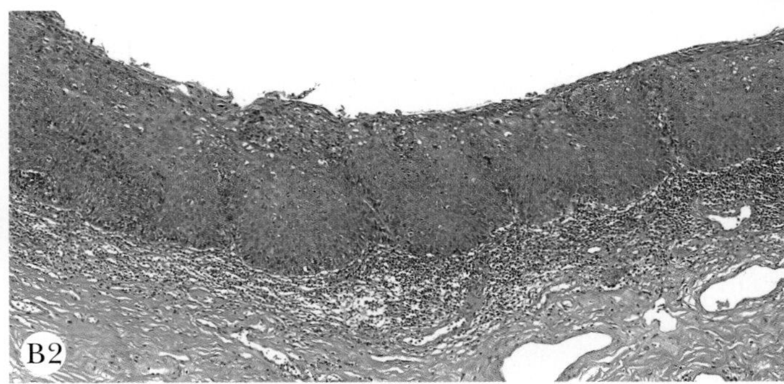

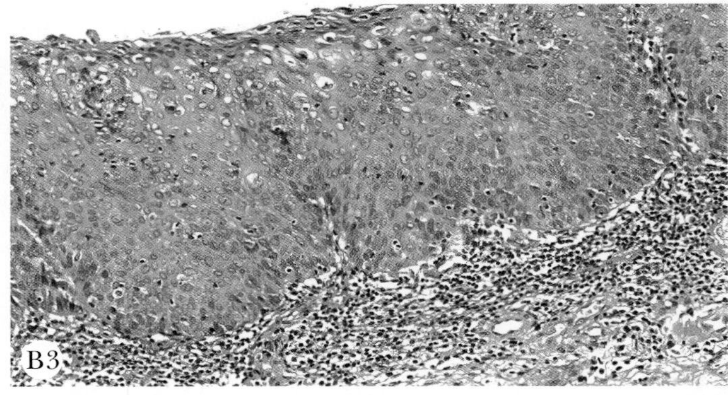

图 22. 3. 2B 增殖性红斑 男，54 岁，阴茎冠状沟红色斑块 2 个月余。病理示表皮全层不规则增生的角质形成细胞。

22.4 恶性表皮肿瘤（malignant epidermal neoplasms）

22.4.1 基底细胞癌（basal cell carcinoma）

病理改变

a 基底样细胞增生，多数情况下呈浸润性生长模式或不对称生长。

b 肿瘤由嗜碱性基底细胞组成，细胞核大深染，核仁和胞质不明显，周边细胞呈栅栏状排列。

c 肿瘤细胞与周围基质之间可形成明显裂隙，基质以胶原增生为主，成纤维细胞增生不明显。

d 瘤细胞内常见黑素，有时可见个别或成片坏死瘤细胞及核分裂相。

e 间质可有明显淋巴细胞浸润。

f 基底细胞癌按照增生模式可出现多个组织病理学类型，分述如下：

结节囊肿型：占所有基底细胞癌的 75%。由基底样细胞组成的大小不等的团块组成，境界较为清楚。肿瘤为实体性或中央呈囊性扩张，团块周围细胞呈栅状排列，周围有不同质地和数量的间质，常疏松并富含黏液，周围有裂隙，基质中常见淀粉样变。

微结节型：以增生的基底样细胞呈小巢状排列为特点，周边栅状排列常不明显，而且缺乏人工收缩裂隙。此型常有真皮和皮下组织浸润，因此局部复发率较高。

浅表型：位于真皮浅层，在多处与表皮相连。瘤细胞团自表皮底部呈芽蕾状或不规则伸长至真皮乳头层。

腺样型：基底样细胞排列呈网状，基质几乎均可见黏液，有时类似腺体形成。

浸润型：由小而不规则的基底样细胞团块组成，边缘呈锯齿状，周围栅状排列不明显。与硬斑病样型不同，基质常很疏松，并有明显黏液。肿瘤常浸润广泛，累及周围神经并不少见。

硬斑病样型：与浸润型相似，由细条索状和巢状基底样细胞组成，周围栅状排列不明显。周围基质致密、硬化，使临床皮损硬韧如硬斑病。广泛侵犯和周围神经浸润并不少见。

漏斗部囊性型：此型可见于老年人面部，最早被称为基底细胞癌伴毛囊分化。表现为真皮内境界清楚、小的表浅的基底样细胞对称性增生，排列成索条状。周边有栅状排列，基质稀疏。可见小的漏斗部囊肿。

角化型：表现为大量角质囊肿形成。很难与家族性毛发上皮瘤鉴别。

基底鳞状型：肿瘤发生灶状鳞状分化，由于此型常呈浸润性生长，所以轮廓不清。

色素型：肿瘤内及周围基质噬色素细胞中可见大量黑素，肿瘤中可见树突状细胞。

基底细胞癌向附属器结构分化：偶见基底细胞癌向毛囊各个组分如毛基质细胞、毛外根鞘、皮脂腺、顶泌汗腺细胞等方向分化。

多形细胞型：其中有大量明显的单一核和多核巨细胞。胞质核内反折，可见胞质嗜碱样和嗜酸性包涵体。此外，也可见间质巨细胞。多形性并不影响肿瘤行为。

透明细胞型：肿瘤出现灶性透明细胞改变，伴有透明至细颗粒状嗜酸性胞质。这些变化可能是由于溶酶体而不是糖原堆积。

印戒细胞型：细胞核被压扁并位于周边，似印戒细胞，胞质中透明包涵体由变异的角化性中间丝组成。此外，印戒细胞可以 S100、胶质纤维酸蛋白和平滑肌蛋白染色阳性，提示为肌上皮分化，故也称为基底细胞癌伴肌上皮分化。

颗粒细胞型：部分肿瘤细胞可有丰富的颗粒状嗜酸性胞质，这是膜相连的溶酶体样颗粒。这一型可能与透明细胞基底细胞癌有关，都代表一种变性现象。

瘢痕疙瘩样型：增厚、硬化的胶原束在肿瘤基质内清晰可见。临床可被误诊为瘢痕疙瘩。

化生性型：基底细胞出现基质恶性化生特点（癌肉瘤）。

尽管大多数基底细胞癌可归入以上亚型，但混合型并不少见。

病理鉴别诊断

鳞状细胞癌（低分化）：角质形成细胞肿瘤，瘤细胞核大小不一，且核分裂相相当常见，无周边细胞栅栏状排列现象，瘤体与周围正常组织间无裂隙。

毛发上皮瘤：瘤体小，对称，花瓣状，边界鲜明；可见毛乳头、毛球及角质囊肿，一般无炎症及溃疡。此外，基底细胞癌瘤体与周围正常组织间常有裂隙，而毛发上皮瘤无。

毛母细胞瘤：位置较深，常位于皮下组织和真皮交界处。上皮索或巢的边界清楚，较规则。间质内成纤维细胞较多，炎症细胞一般不多。毛母细胞瘤裂隙常见于肿瘤细胞基质间。

毛囊漏斗部肿瘤：低倍镜下观察肿瘤呈现与表皮平行的生长模式，肿瘤周边有嗜碱性小基底样细胞排列呈栅状，中央为稍大的外毛根鞘细胞，瘤细胞对 PAS 染色呈阳性。瘤实质下缘可见类似毛乳头的凹陷、毛发或毛囊胚样结构，与间质之间往往衬以增厚的玻璃膜，间质内弹力纤维明显。

临床特点

a 主要发生于中年以后，尤其是老年人。

b 日光与本病发生有关。

c 多见于人体中线附近。除浅表型和纤维上皮瘤型多见于躯干外，好发部位为眼眶周围、鼻翼、鼻唇沟和颊部等暴露部位。

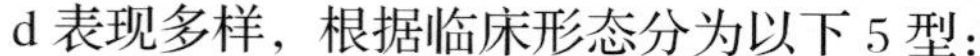

d 表现多样，根据临床形态分为以下 5 型：

结节溃疡型：此型较常见。损害一般为单个，初发为蜡样小结节，中心容易破溃，溃疡面扁平，边缘卷起，伴以毛细血管扩张，中心有棕色结痂。将痂剥离后，基底易出血，愈合结疤。

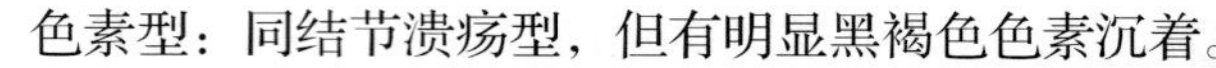

色素型：同结节溃疡型，但有明显黑褐色色素沉着。

局限性硬皮病样或硬化或纤维化型：局部皮肤硬化，呈白色或淡黄色，边界不十分清楚，略高出皮面，最后可破溃、结痂。

浅表型：损害为一处或数片红斑，表面有糠状鳞屑，触之有轻度浸润，外围有线状蜡样边缘，可部分破溃，形成浅表溃疡。

纤维上皮瘤型：损害为一或数个高出皮面的结节，质地中等，表面光滑，淡红色，常略有蒂，偶或破溃。

e 发展缓慢，但日久可局部广泛破坏，极少转移。

临床鉴别诊断

鳞状细胞瘤

色素痣

恶性黑素瘤

别名

基底细胞上皮瘤（basal cell epithelioma）

基底细胞样瘤（basalioma）

侵蚀性溃疡（rodent ulcer）

毛母细胞癌（trichoblastic carcinoma）

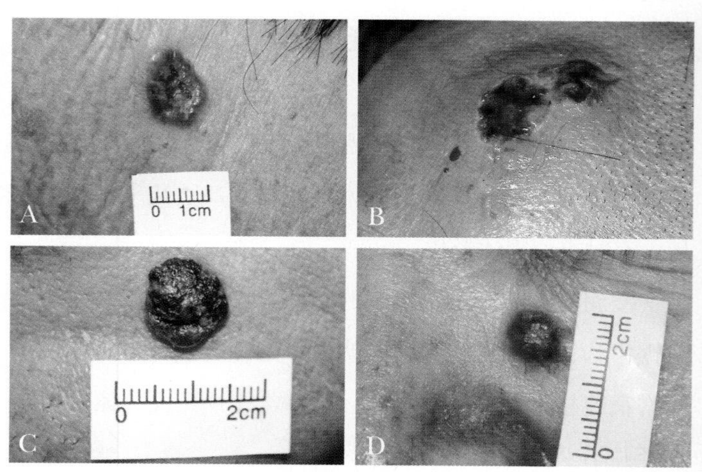

图 22.4.1　基底细胞癌（basal cell carcinoma）

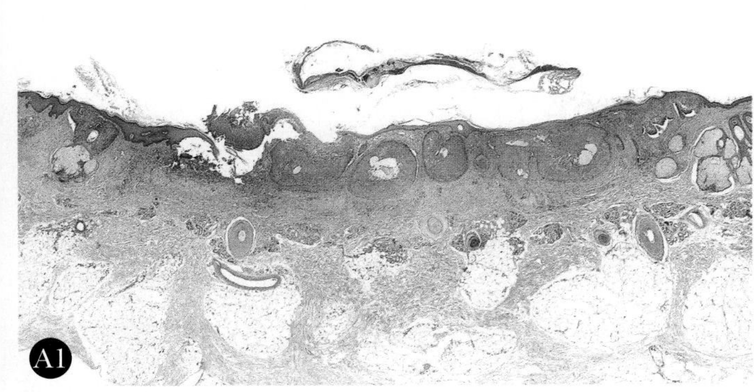

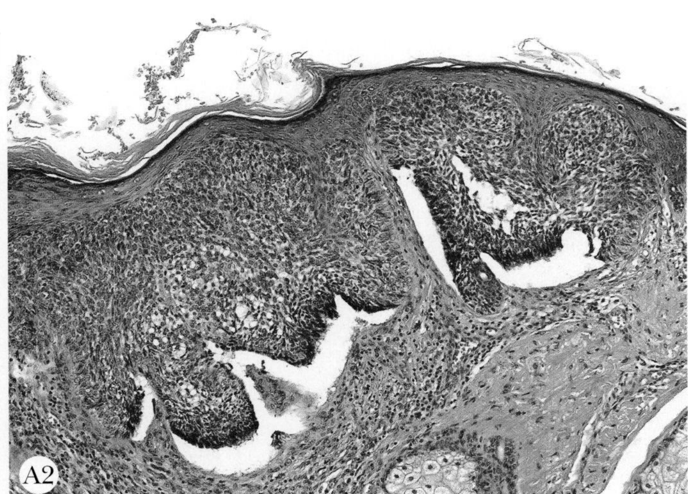

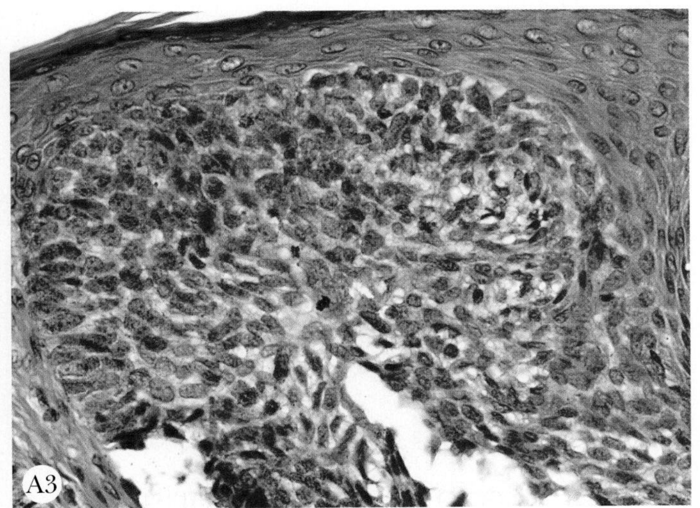

图 22.4.1A 基底细胞癌（浅表型） 女，72 岁，左颈部暗红色斑块 2 年。病理示瘤体为实性，基底样细胞增生，嗜碱性，细胞核大深染，排列紊乱，失去极性。

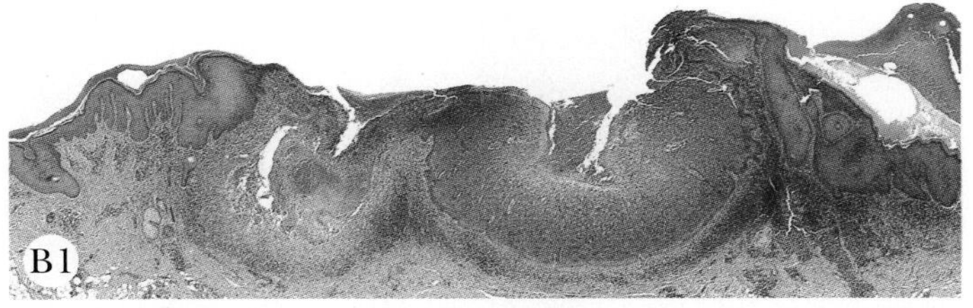

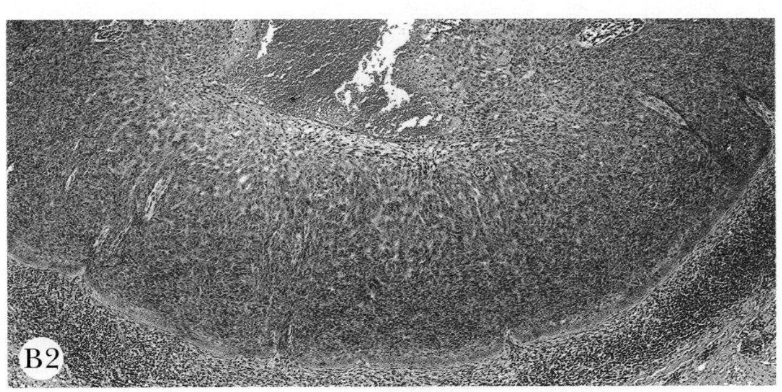

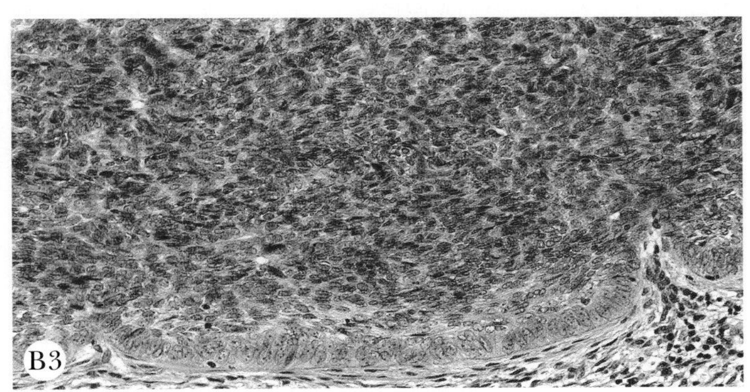

图 22.4.1B 基底细胞癌（结节囊肿型） 女，59 岁，前额左侧褐色斑块 59 年，破溃 1 年。病理示浸润性生长，基底样细胞增生，周边细胞呈栅栏状排列。

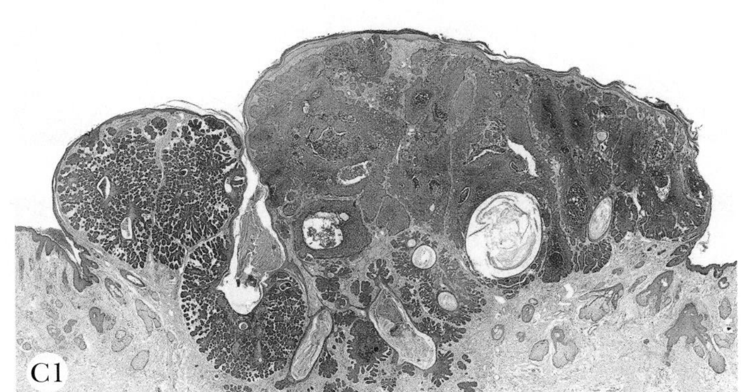

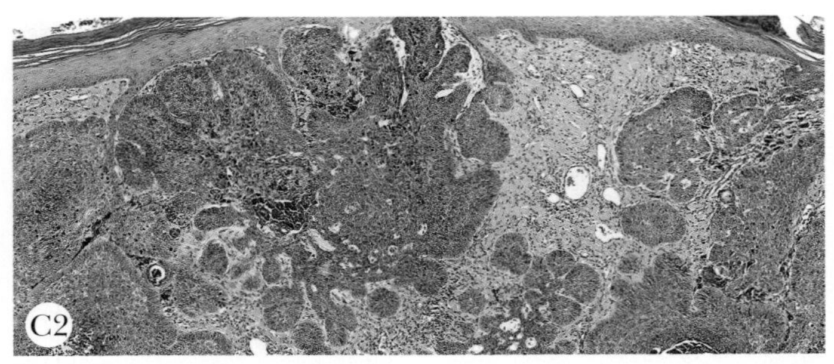

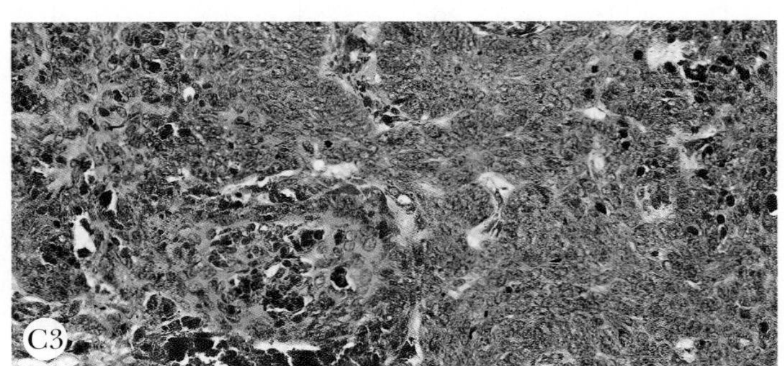

图 22.4.1C 基底细胞癌（角化型） 男，70 岁，左颏部黑色斑块 4 年，近 1 年来增大明显。病理示浸润性生长模式，基底样细胞组成大小不等的团块，可见于周围细胞的裂隙，色素增加，瘤体内可见角囊肿。

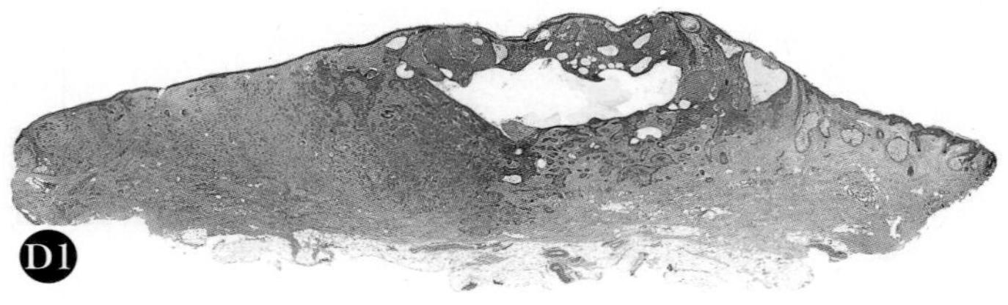

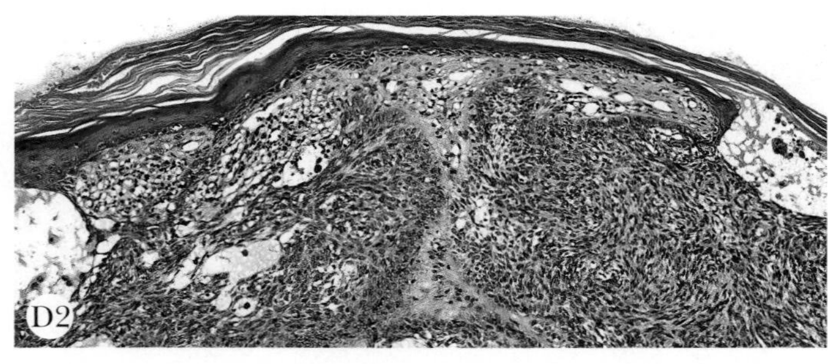

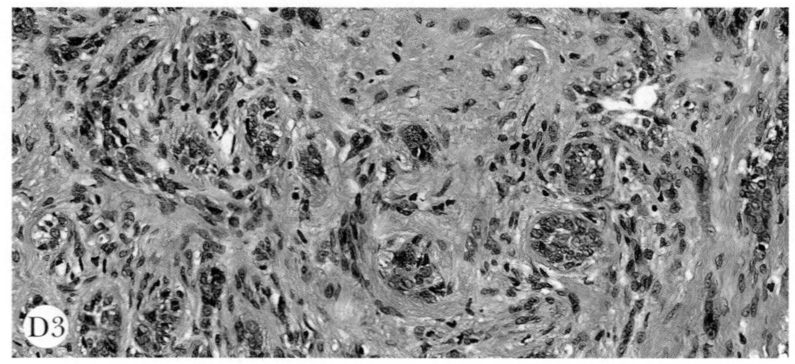

图 22.4.1D 基底细胞癌（浸润型） 男，63 岁，左内眦红色丘疹 63 年，破溃、增大 1 年。病理示浸润性生长，肿瘤组织呈小岛状，可见较多囊腔形成，腔内黏液样物质。

22.4.2 痣样基底细胞癌综合征（nevoid basal cell carcinoma syndrome）

病理改变

a 基底细胞癌的所有类型均可见到，以实体型及浅表型最常见，但硬斑病样型罕见。

b 掌跖点状凹陷处表皮变薄，颗粒层消失，有些凹陷下方表皮突有基底样细胞增生。但极少转变成基底细胞癌。

c 颌骨囊肿系牙源性角质囊肿，充满角蛋白。

临床特点

a 常染色体显性遗传。

b 皮肤损害为多发性基底细胞癌，好发于面部，为 1 ~ 10mm 丘疹，肉色至褐色，常对称散在分布，可于出生时或生后发生，有逐年增多趋势。

c 可合并掌跖点状凹陷、颌骨囊肿、骨骼异常及脂肪瘤等。

临床鉴别诊断

线状或单侧基底细胞痣

Bazex-Dupre-Christol 综合征

别名

Gorlin-Goltz 综合征（Gorlin-Goltz syndrome）

22.4.3 Bazex-Dupre-Christol 综合征（Bazex-Dupre-Christol syndrome）

病理改变

a 毛囊萎缩性皮病特征为毛囊扩张和角栓形成，伴有毛囊结构畸形、发育不良或缺乏。

b 可发现基底细胞癌、毛发上皮瘤和基底细胞样毛囊错构瘤。

临床特点

a 为性连锁显性遗传疾病。

b 表现为早年（11 ~ 30 岁）发生多发性基底细胞癌，但发病年龄较痣样基底细胞癌综合征晚。多数肿瘤位于面部。

c 毛囊萎缩性皮病（85%），可见明显毛囊口（橘皮样外观），常发生于手背、面部、四肢伸侧及背部。

d 先天性或持续性少毛症（85%），表现为稀疏的头发及体毛，包括眉毛、睫毛等。

e 还可见粟丘疹（66%）和少汗症（27%）。

临床鉴别诊断

痣样基底细胞癌综合征

Rombo 综合征

22.4.4 鳞状细胞癌（squamous cell carcinoma）

病理改变

a 癌肿表现为不规则的鳞状细胞浸润性生长，侵入真皮较深的地方，并可侵犯皮肤附属器、血管及神经。

b 癌团主要由异型鳞状细胞或间变的鳞状细胞组成。

c 已分化的癌细胞有细胞间桥，胞体较大，呈多边形、短梭形或不规则形，胞质丰富，着色不均匀，胞质可透明而呈空泡化，胞核的大小及染色深浅各不相同，并可有多核巨细胞。由于癌细胞向角化方向分化，可有角珠及角化不良细胞。

d 未分化或低分化肿瘤细胞间桥不明显，胞体较多小，呈梭形，胞质很少，核深染，核膜及核仁不清，常有较多的不典型核分裂相，无角珠及角化不良。

e 在鳞状细胞癌中，凡未分化细胞的数目愈多，其异型细胞也愈多，而角珠形成愈少，侵犯真皮程度愈深，恶性程度也愈高。反之，则恶性程度较低。通常采用 Broders 系统对鳞癌进行分级。

f 角蛋白染色有助于低分化鳞癌的确诊。

g 常见的鳞癌亚型分述如下：

梭形细胞鳞癌：分化差，胞体及胞核呈梭形，核大小不等，无明显角珠及角化细胞。

促结缔组织增生性鳞癌：肿瘤聚集呈巢状和索条状，周围有密集的促结缔组织增生反应。超过 1/3 的侵袭性鳞状细胞癌具有这种生长方式，细胞多形性和神经周围侵犯也是本型的特征。

透明细胞鳞癌：可见局灶性透明细胞，如出现印戒细胞样改变，则称为印戒鳞状细胞癌。

棘层松解性鳞癌：由于肿瘤细胞发生棘层松解而形成类似腺腔或导管样结构，腔内可见棘层松解细胞。

假血管性鳞癌：为棘层松解性鳞癌的亚型，因极度棘层松解发展成假血管腔和囊腔，衬以非典型团块状上皮细胞，核空泡状或深染，有时为平头钉样。腔隙内可有红细胞，但常有模糊的嗜碱性颗粒状物质，对 pH 2.5 阿辛蓝染色阳性。

疣状癌：具有外生性和内生性两种成分。外生性成分由棘层乳头样增生组成，常表现为大片角化过度和角化不全。内生性成分由分化良好的鳞状上皮向组织深层侵入生长，球形生长形成特征性挤压性边界，细胞异型性不明显，与普通鳞状细胞癌浸润性边缘不同。

病理鉴别诊断

光线性角化病：二者为谱系性疾病，不典型增生若达到网状层即为鳞癌。

梭形细胞鳞癌必须与梭形细胞黑素瘤、皮肤平滑肌肉瘤、肉瘤性和假肉瘤性转移瘤以及非典型性纤维黄瘤鉴别：可作 CK、S100、HMB-45、肌肉特异性 actin（MSA）及结蛋白等进行鉴别。

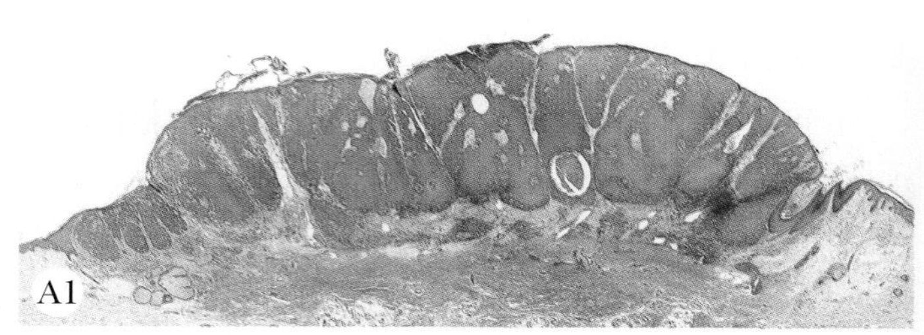

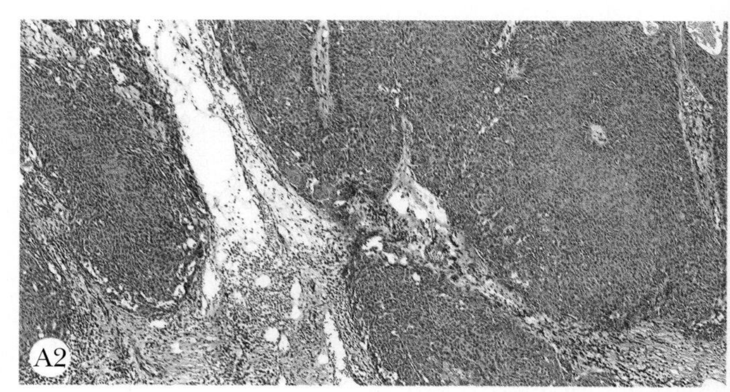

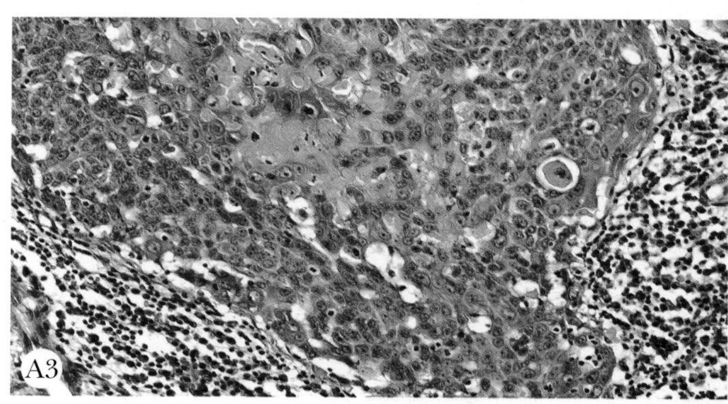

图 22.4.4A 鳞状细胞癌 男，72 岁，左颞部红色肿物 6 个月余。病理示外生性生长，异型鳞状细胞增生，可见角化不良细胞。

临床特点

a 主要见于老年人。

b 病因不清，与日晒、化学因素及癌前病变等有关。

c 好发于面部、四肢，增长迅速。

d 皮损通常为结节溃疡性损害。常见的鳞癌可分为两型，一种为菜花或乳头状，底宽，质硬，附鳞屑、结痂，顶部常有针刺样角质；另一种为深在型，初为淡红色质硬小结节，中央中呈脐形凹陷，可破溃成火山口样溃疡，边缘外翻，有恶臭。

e 疣状癌多见于肢端、口腔及外阴部位，表现为显著外生和内生的角化性斑块或肿瘤。

22.4.4

临床鉴别诊断

基底细胞癌

角化棘皮瘤

别名

表皮样癌（epidermoid carcinoma）

棘细胞癌（prickle cell carcinoma）

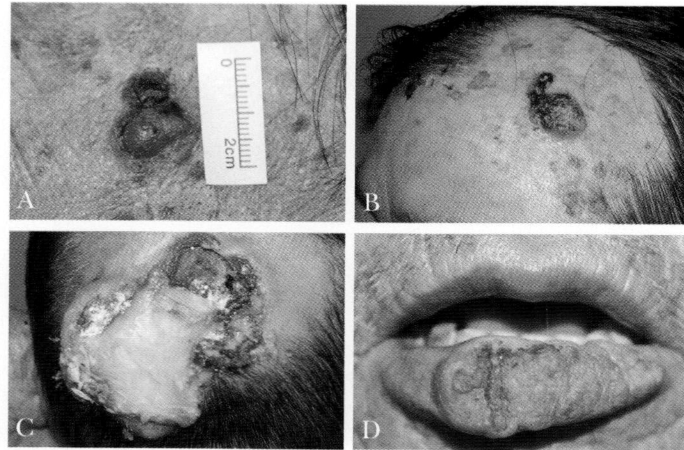

图 22.4.4 鳞状细胞癌（squamous cell carcinoma）

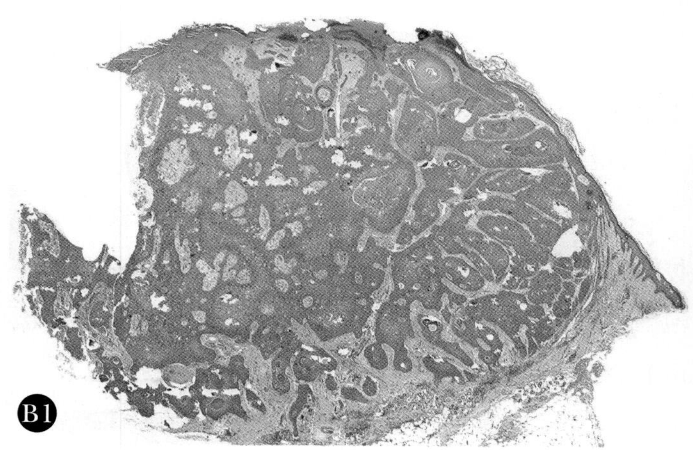

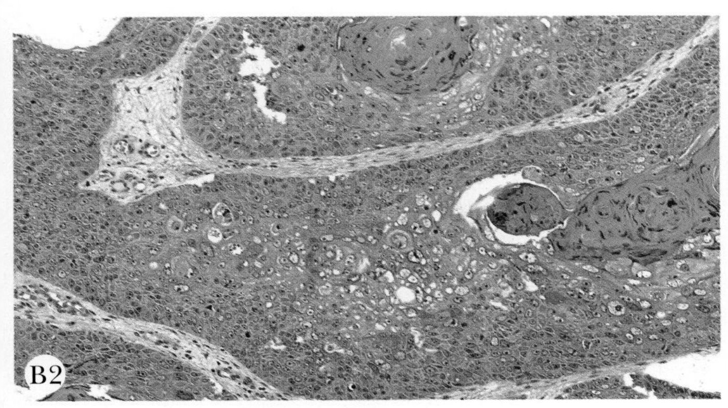

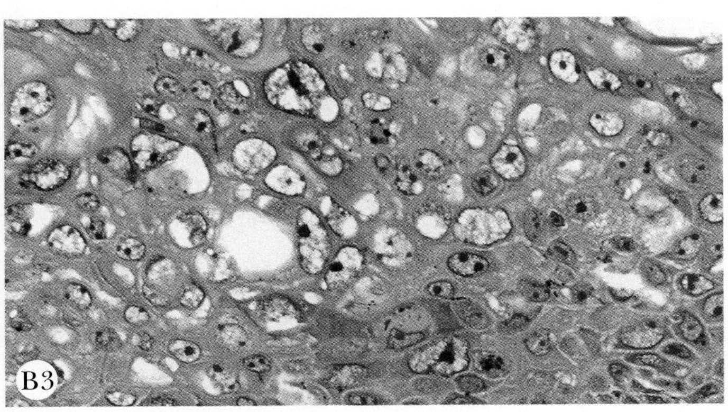

图 22.4.4B 鳞状细胞癌 女，51 岁，左顶部头皮红斑，结痂，10 余年。病理示浸润性生长模式，可见较多核分裂相，分化程度较高，可见角珠形成。

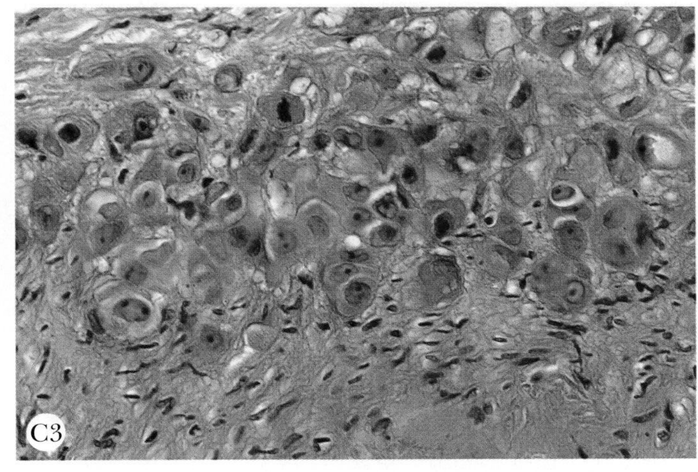

图 22.4.4C 鳞状细胞癌 男，76 岁，枕部头皮破溃 6 年。病理示异型细胞较多，可见亲血管现象。

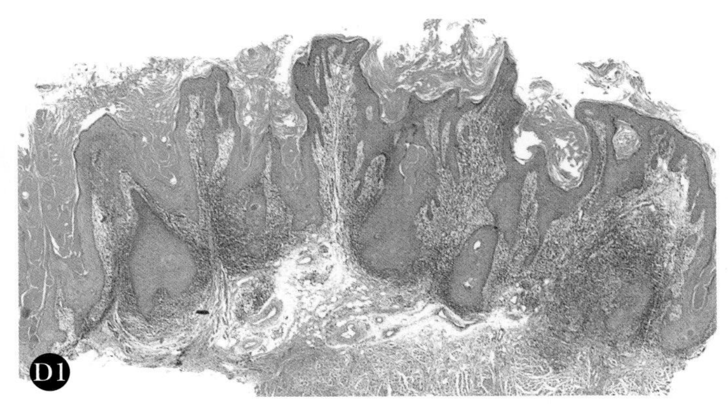

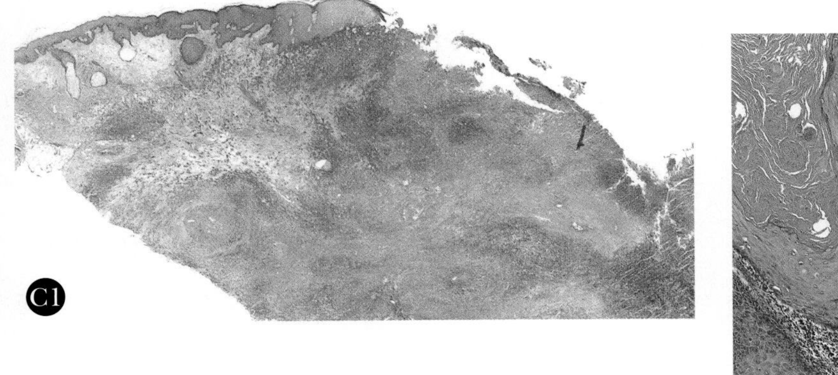

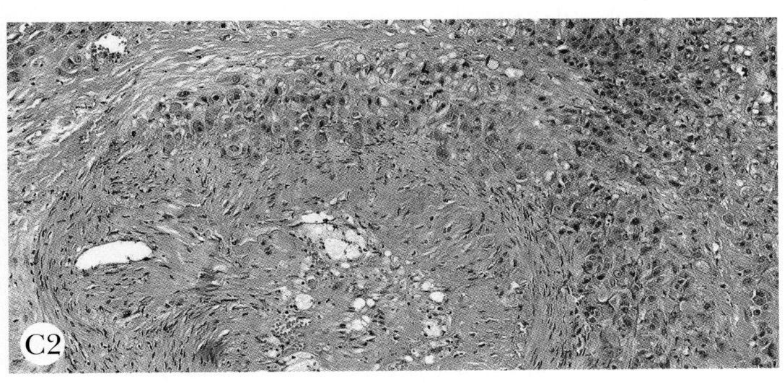

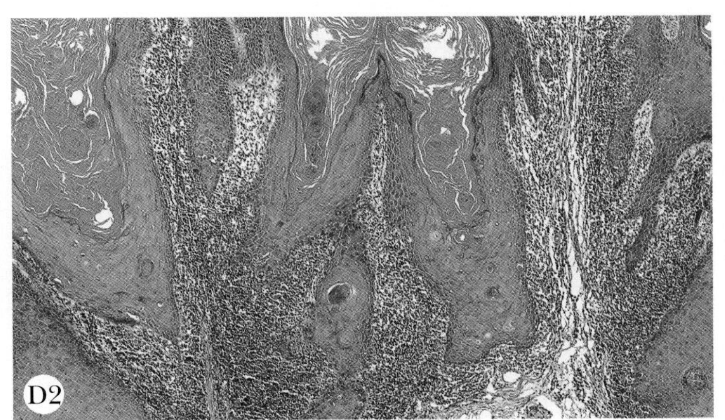

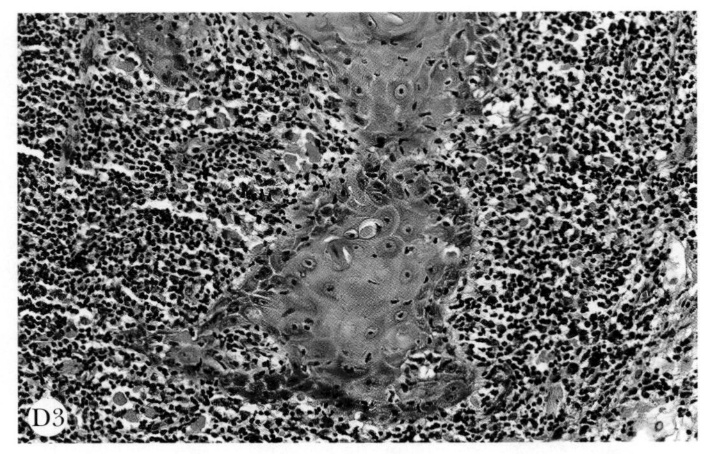

图 22.4.4D　鳞状细胞癌　疣状癌　男，68 岁，下唇部红斑、结节 1 年，无出血史。病理示角化过度，角化不全，乳头瘤样增生，分化良好，可见角珠形成，细胞异型性不明显，可见挤压性边界。

22.4.5　腺鳞癌（adenosquamous carcinoma）

病理改变

a 肿瘤包括呈舌状、片状、柱状、线状浸润的非典型鳞状细胞，混有分泌黏液的腺体结构，无杯状和印戒细胞。

b 黏液成分可 PAS 或阿辛蓝染色阳性。

c 肿瘤细胞角蛋白、EMA 阳性，而形成腺腔的细胞 CEA 阳性。

d 肿瘤细胞与汗腺端口可以有连接，也可以出现神经周侵犯。

病理鉴别诊断

皮肤黏液表皮样癌：腺鳞癌具有完好的腺体和黏液分泌，没有杯状细胞。黏液表皮样癌由多角形鳞状细胞和杯状细胞组成，而没有腺体。

印戒型鳞状细胞癌：具有印戒样细胞，没有腺体形成。

微囊肿附属器癌：有更多的管状结构却没有黏液分泌。

临床特点

a 罕见，主要见于老年患者。

b 可能起源于汗腺端口（acrosyringia）的多潜能细胞。

c 好发于头、颈部和阴茎。

d 皮损为表面光滑的皮肤结节或是大的有深层浸润的溃疡。

e 无自觉症状。

f 为侵袭性病程。

临床鉴别诊断

鳞状细胞癌

基底细胞癌

别名

产生黏蛋白的鳞状细胞癌（mucin-producing squamous cell carcinoma）

22.4.6　皮肤黏液表皮样癌（mucoepidermoid carcinoma of skin）

病理改变

a 肿瘤由两种细胞组成，多角形鳞状细胞及杯状细胞。

b 杯状细胞数目不等，淡染，产黏蛋白，对 PAS 和黏蛋白染色呈阳性。

c 不形成癌巢及癌岛。

d 病变可与表皮或附属器相连。

病理鉴别诊断

腺鳞癌：腺鳞癌具有完好的腺体和黏液分泌，没有杯状细胞。黏液表皮样癌由多角形鳞状细胞和杯状细胞组成，而没有腺体。

临床特点

a 主要见于老年患者。

b 侵及头部和颈部，面中央区好发，偶发于手。

c 皮损为隆起性结节或斑块，可形成溃疡。

d 恶性程度较高。

22.4.7 淋巴上皮瘤样皮肤癌（lymphoepithelioma-like carcinoma of the skin）

病理改变

a 为分叶状、境界清楚的肿瘤，位于真皮和皮下组织，不与表皮相连。

b 肿瘤由聚集成大团的上皮样细胞组成，胞质轮廓不清，嗜伊红染色，含有空泡状核和显著核仁，排列呈分叶状、巢状或索条状。有丝分裂常见。

c 肿瘤周围有致密的淋巴细胞、浆细胞浸润。

d 无显著的鳞状细胞分化，有时肿瘤向附属器分化，如毛囊、汗腺和皮脂腺。

e 肿瘤细胞 CK 和 EMA 染色阳性。

病理鉴别诊断

转移性未分化鼻咽癌或其他部位的淋巴上皮瘤样癌：组织学相似。仔细检查有否原发肿瘤，并检测 EB 病毒，淋巴上皮瘤样皮肤癌 EB 病毒阴性。

Merkel 细胞癌：CD20 和神经内分泌颗粒染色阳性。

黑素瘤：S100 和 HMB-45 染色阳性。

淋巴瘤：淋巴细胞免疫组化标记阳性。

皮肤淋巴结瘤：没有细胞的非典型性或核分裂相，上皮细胞巢在外周呈栅栏状排列。

临床特点

a 好发于老年人。

b 病因不明。

c 头颈部常发生，偶见于肩、前臂和外阴等部位。

d 皮损为单个结节。

e 肿瘤预后相对较好。

22.4.8 皮肤癌肉瘤（carcinosarcoma of skin）

病理改变

a 是一种双相肿瘤，由恶性上皮和异质间质成分组成。

b 恶性上皮成分有鳞状细胞癌、基底细胞癌和恶性附属器肿瘤，包括毛母质癌、螺旋腺癌和汗孔癌。

c 异质性间质成分表现为恶性肿瘤的组织学特点，多数肿瘤有异质性分化，以骨分化常见，其次是向软骨细胞分化，个别向骨骼肌或平滑肌分化。

d 间质成分散在在肿瘤中，有时可局灶性出现在增生的上皮内。

病理鉴别诊断

肉瘤样癌：无明确异源性肉瘤成分，如骨肉瘤、软骨肉瘤、横纹肌肉瘤等。

临床特点

a 少见，主要见于老年人。

b 可发生于任何部位，以面部及头皮常见。

c 皮损为结节、溃疡。

d 与发生在内脏的癌肉瘤不同，皮肤癌肉瘤死亡率不高。

别名

化生性皮肤癌（metaplastic carcinoma of the skin）

23 向毛囊和皮脂腺分化的肿瘤（neoplasms with follicular and sebaceous differentiation）

王 雷 高天文

23.1 毛囊漏斗部和外毛根鞘分化的良性肿瘤及相关疾病
23.1.1 黑头粉刺痣
23.1.2 扩张孔
23.1.3 毛发腺瘤
23.1.4 毛囊漏斗部肿瘤
23.1.5 毛鞘棘皮瘤
23.1.6 毛鞘瘤
23.1.7 结缔组织增生性毛鞘瘤
23.1.8 倒置性毛囊角化病
23.1.9 外毛根鞘囊肿（见 25.1.2）

23.2 毛囊生发上皮良性肿瘤及相关疾病
23.2.1 毛囊瘤
23.2.2 皮脂腺毛囊瘤
23.2.3 毛囊皮脂腺囊性错构瘤
23.2.4 毛发上皮瘤
23.2.5 结缔组织增生性毛发上皮瘤
23.2.6 毛母细胞瘤
23.2.7 皮肤淋巴腺瘤
23.2.8 Pinkus 纤维上皮瘤
23.2.9 毛母质瘤
23.2.10 全毛囊瘤

23.3 上皮和间质混合增生性毛囊肿瘤
23.3.1 基底细胞样毛囊错构瘤
23.3.2 毛盘瘤 / 纤维毛囊瘤
23.3.3 毛囊周围纤维瘤
23.3.4 毛囊痣
23.3.5 神经毛囊错构瘤

23.4 恶性毛囊分化肿瘤
23.4.1 外毛根鞘癌
23.4.2 恶性增生性外毛根鞘瘤
23.4.3 侵袭性毛母质瘤和毛母质癌

23.5 皮脂腺肿瘤及相关疾病
23.5.1 皮脂腺异位症
23.5.2 皮脂腺增生
23.5.3 皮脂腺痣
23.5.4 皮脂腺瘤
23.5.5 蔓套瘤
23.5.6 皮脂腺腺瘤
23.5.7 Muir–Torre 综合征
23.5.8 皮脂腺癌

皮肤附属器肿瘤包括向毛囊、皮脂腺、大汗腺和小汗腺分化的肿瘤。毛囊、皮脂腺和大汗腺起源于毛囊生发细胞，因此在临床中经常看到附属器肿瘤同时向毛囊、皮脂腺或大汗腺分化。小汗腺则单独起源，直接和表皮相连。皮肤附属器肿瘤的命名十分复杂，通常依据肿瘤分化的方向而非肿瘤的起源进行命名。

23.1 毛囊漏斗部和外毛根鞘分化的良性肿瘤及相关疾病（benign neoplasms differentiated toward the infundibulum and outer root sheath）

23.1.1 黑头粉刺痣（nevus comedonicus）

病理改变

a 表皮无明显异常。

b 多个部位表皮向下凹陷，类似扩大的毛囊，形似壶腹状或瓜子状不规则囊腔，中央充满大量角质。

c 可见萎缩或发育不全的毛囊皮脂腺，有时可见漏斗部囊壁出现不规则增生。

d 囊肿破裂可导致急性炎症或异物肉芽肿反应。

病理鉴别诊断

扩张孔：常单发，开口于表皮，毛囊上皮增生明显，并呈不规则条索状突向真皮周围。

毛囊瘤：从囊壁突出多个次级毛囊。

毛鞘棘皮瘤：不规则的囊腔样结构周围为毛发上皮细胞构成的团块，细胞含糖原而呈空泡状。

表皮囊肿：囊肿常呈圆形，囊壁多萎缩，颗粒层明显。

临床特点

a 常出生即有，男女发病相等。

b 好发于面、颈、躯干上部，常无自觉症状。

c 皮损常单侧分布，成簇状、线状、带状分布，表现为大小一致的、数毫米大小的毛囊性丘疹，黑色或黑褐色，顶部中央常有黑色坚硬的角质栓。

d 可表现为黑头粉刺痣综合征，可伴有脊柱或指（趾）畸形、白内障、癫痫等。

临床鉴别诊断

痤疮

Favre-Racouchot 综合征

别名

粉刺样痣（nevus comedonicus）

单侧性黑头粉刺痣（unilateral comedo nevus）

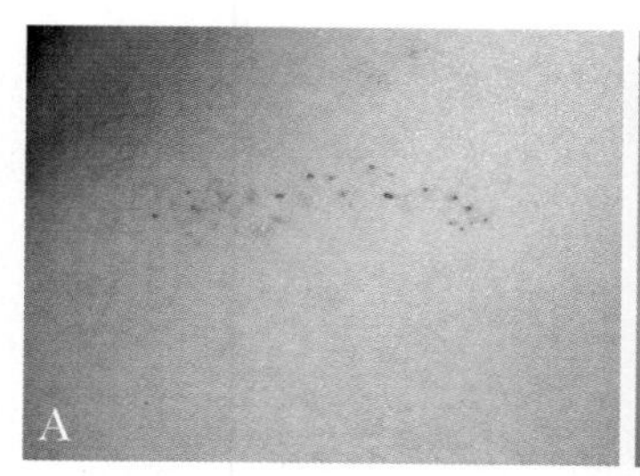

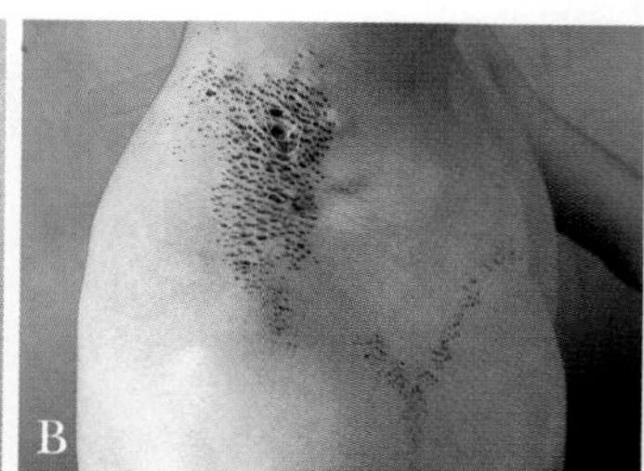

图 23.1.1 黑头粉刺痣（nevus comedonicus）

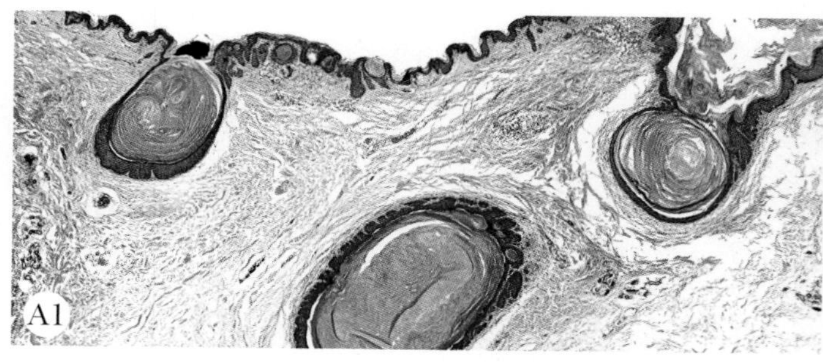

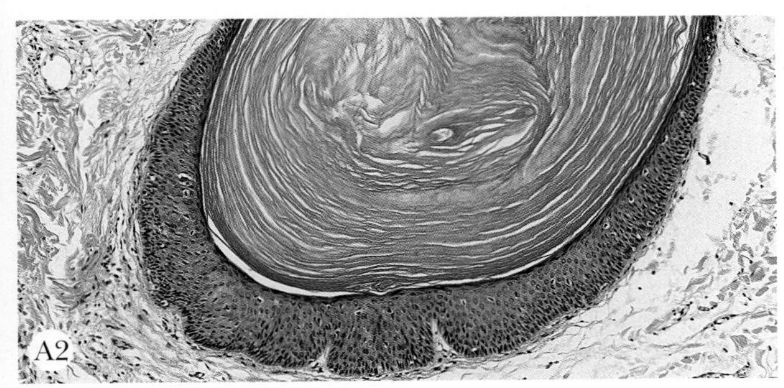

图 23.1.1A 黑头粉刺痣 男，31 岁，颈部密集针尖大小黑头粉刺样丘疹 10 年余，呈线状分布。病理示表皮向下凹陷，类似扩张的毛囊，囊壁类似表皮，有颗粒层，中央充满角质。图 23.1.1B 黑头粉刺痣 男，15 岁，右肩部、前胸片状分布的黑色小丘疹 15 年。

23.1.2 扩张孔（dilated pore）

病理改变

a 毛囊漏斗开口处表皮轻度萎缩。

b 毛囊漏斗显著扩张，开口于表皮。

c 漏斗部上皮特别是深部增生明显，并呈不规则的条索状突向真皮周围。

d 囊腔内层状或网篮状角质。

病理鉴别诊断

黑头粉刺痣：多个扩张的毛囊，上皮多正常。

毛囊瘤：单发，从囊壁突出多个次级毛囊。

毛鞘棘皮瘤：好发于上唇，单发，不规则的囊腔样结构周围为毛发上皮细胞构成的团块，细胞含糖原而呈空泡状。

临床特点

a 老年男性多发，病因不明。

b 多见于面部、颈部，单发。

c 皮损呈巨大黑头粉刺样，触诊无坚实感。

临床鉴别诊断

黑头粉刺痣

毛鞘棘皮瘤

毛囊瘤

皮脂腺毛囊瘤

别名

Winer 扩张孔（dilated pore of Winer）

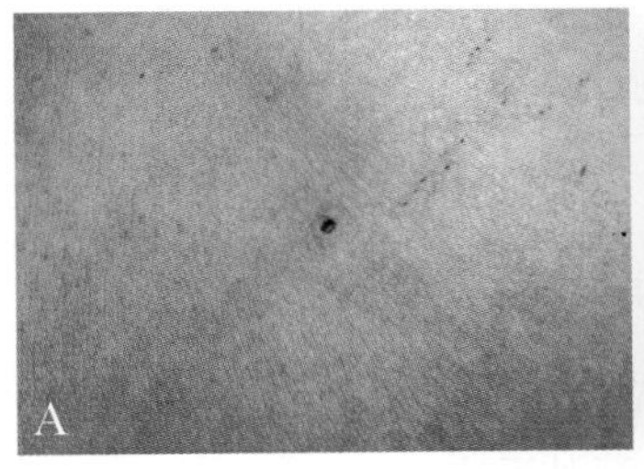

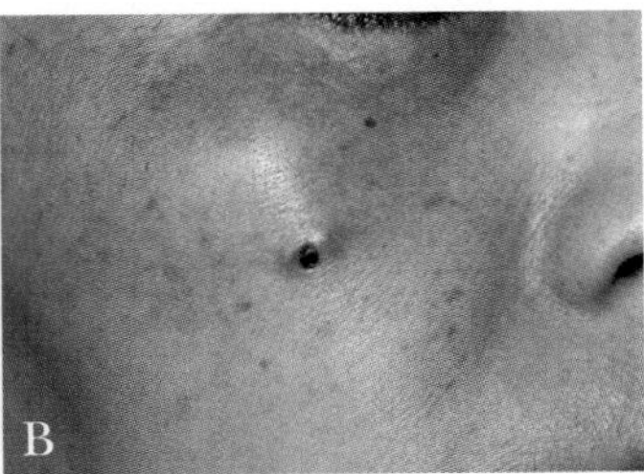

图 23.1.2 扩张孔（dilated pore）

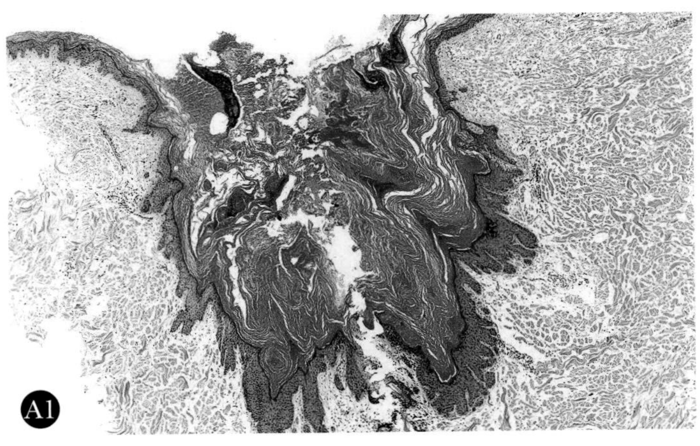

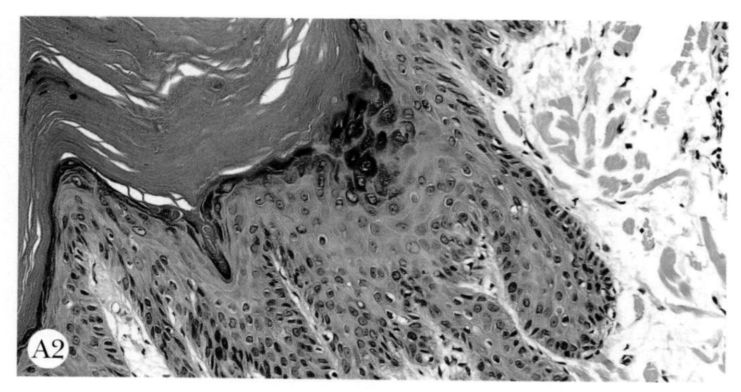

图 23.1.2A 扩张孔 女，58 岁，背部单发黑色丘疹 2 个月余。病理呈囊性扩张的毛囊，开口于表皮，其内充满角蛋白，囊壁上皮增生，特别是囊腔深部，呈不规则条索状深入邻近真皮。

图 23.1.2B 扩张孔 女，58 岁，右面部黑色丘疹 20 年余，中央可见开口。

23.1.3 毛发腺瘤（trichoadenoma）

病理改变

a 表皮一般正常，表皮突可有延长。

b 真皮内有许多角囊肿，囊内呈典型的表皮样角化，囊壁为角质形成细胞，有时可见到颗粒层。

c 囊肿之间的胶原可有硬化现象。

d 角囊肿破裂则见异物肉芽肿反应。

e 无基底样细胞增生和毛囊形成。

病理鉴别诊断

汗管瘤：可见与管腔相连的上皮条索形成逗号或蝌蚪样结构。

结缔组织增生性毛发上皮瘤：纤维性结缔组织显著增生，其间有一到三排立方形小的基底样细胞构成的条索或分枝状细胞索，周边细胞不呈栅栏状排列。

基底细胞癌：基底样细胞，肿瘤周边细胞呈栅栏状排列，有收缩间隙。

微囊肿附属器癌：呈弥漫性浸润性生长，瘤细胞胞质内空腔，肿瘤向导管分化。

汗管样小汗腺癌：腔内为耐淀粉酶的 PAS 阳性物质，瘤团周边细胞不呈栅栏状排列，无角囊肿，不向毛囊分化。

原发性皮肤腺样囊性癌：浸润性生长，瘤细胞嗜碱性，核深染，向导管分化，瘤团内筛状结构，腔内物质阿辛蓝染色（pH 2.5）强阳性。

临床特点

a 见于成人各年龄段，面部多见，颈部、躯干和臀部也为好发部位。

b 单发，直径 3 ~ 15mm 的结节，边缘可呈珍珠灰色，伴毛细血管扩张，疣状毛发腺瘤类似脂溢性角化病。

c 无自觉症状。

临床鉴别诊断

基底细胞癌

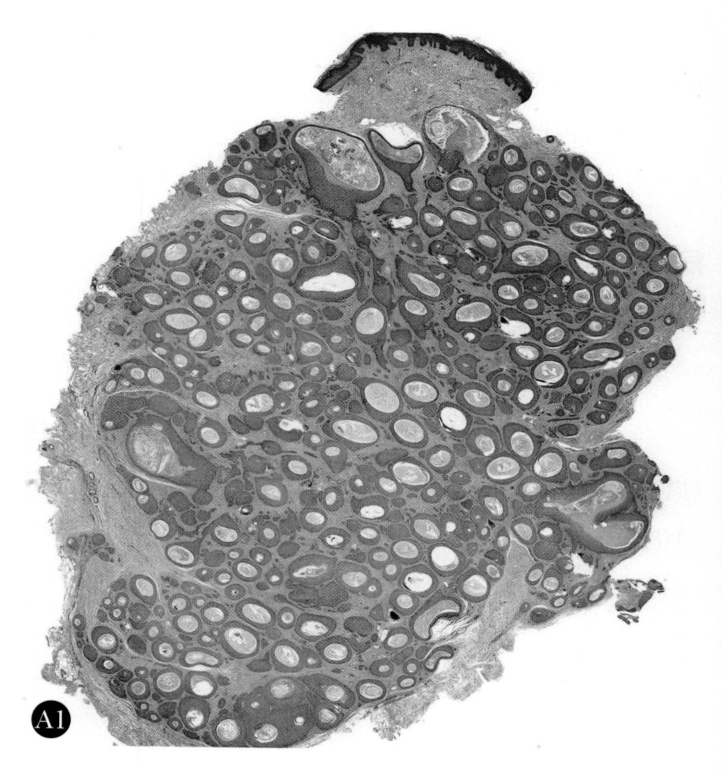

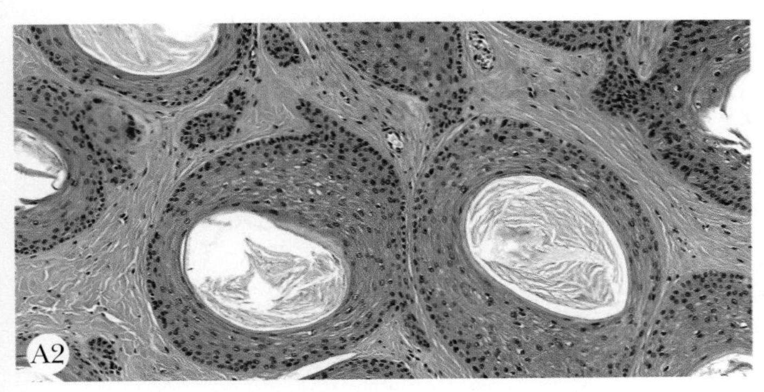

图 23.1.3A 毛发腺瘤 无临床资料。病理示表皮大致正常，真皮内有许多角囊肿，囊壁主要由鳞状上皮组成，可见颗粒层，有表皮样角化现象，囊肿之间的胶原硬化。日本木村铁宣医师提供。

23.1.4 毛囊漏斗部肿瘤（tumor of the follicular infundibulum）

病理改变

a 真皮浅层上皮细胞呈扁平状宽幅增生，与表皮平行，并多处与表皮相连。

b 周边的细胞呈栅栏状排列，中央的细胞因含糖原而淡染。

c 肿瘤中可有小的角囊肿。

d 部分病例可见向皮脂腺和导管分化。

e 瘤体下方可有类似毛乳头结构。

病理鉴别诊断

浅表型基底细胞癌：瘤细胞为基底样细胞，有收缩间隙。

毛鞘瘤：一个或数个瘤团呈舌叶状向真皮内增生，周边为耐淀粉酶、PAS 阳性的强嗜酸性透明膜包绕。

临床特点

a 中老年人女性多见，头颈部多发。

b 皮损单发，常为小于 1cm 的丘疹或结节，表面可有鳞屑，偶有多发。

c 可与皮脂腺痣或 Cowden 病伴发。

临床鉴别诊断

基底细胞癌

毛鞘瘤

别名

漏斗瘤（infundibuloma）

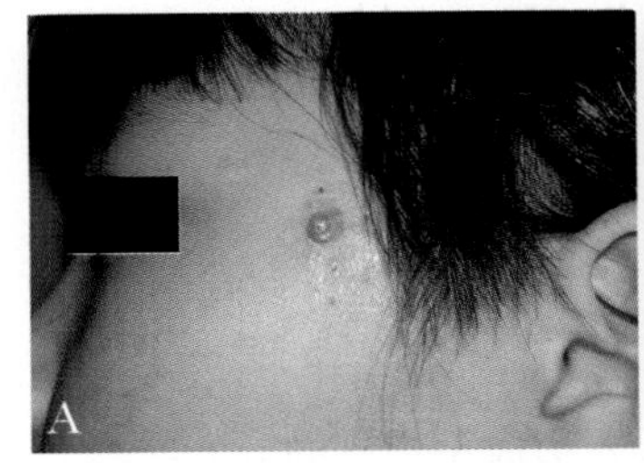

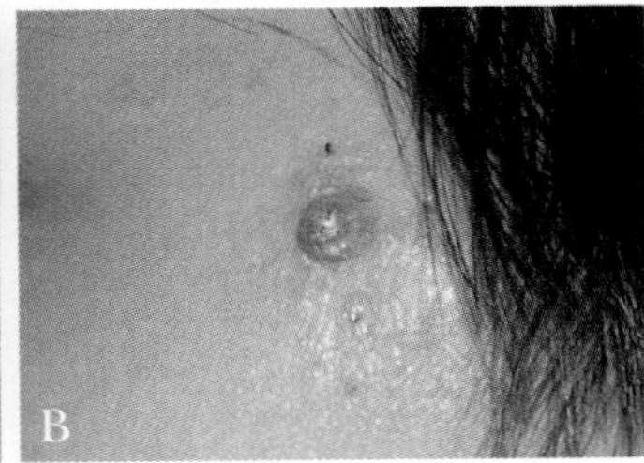

图 23.1.4 毛囊漏斗部肿瘤（tumor of the follicular infundibulum）

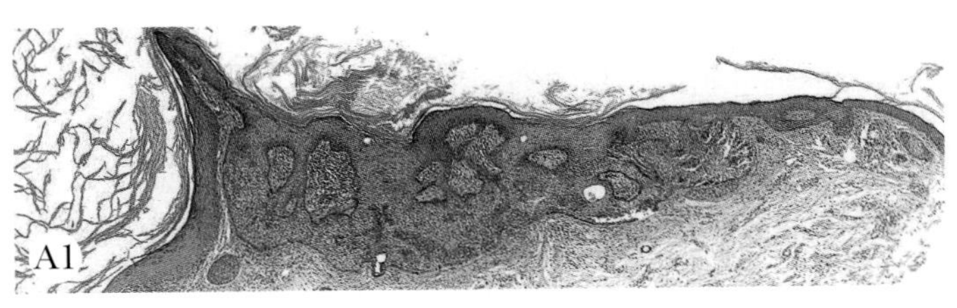

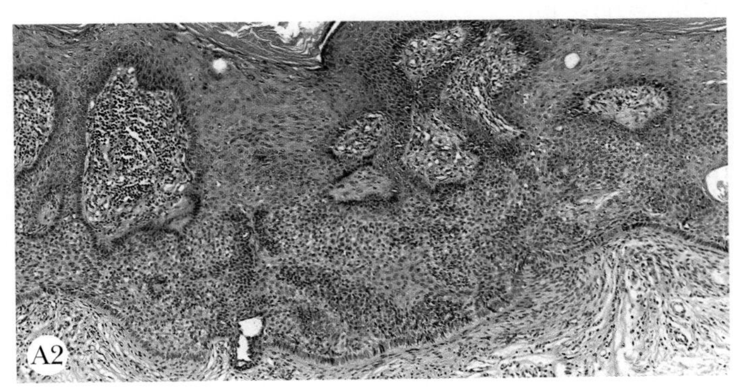

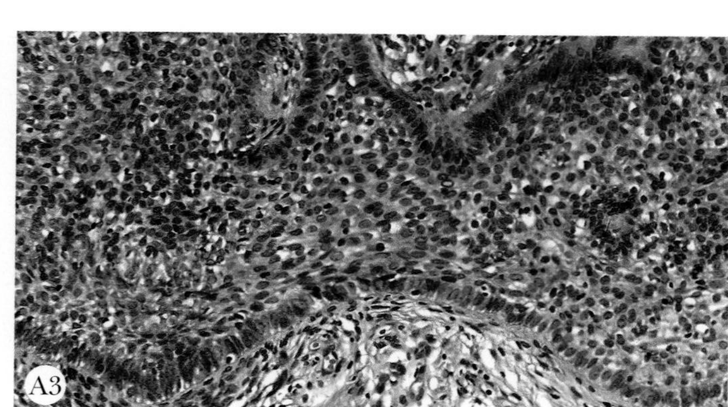

图 23.1.4A 毛囊漏斗部肿瘤 女，11 岁，左颞粉色斑丘疹 11 年，3 个月前原皮损上方出现一黄豆大小丘疹。病理示真皮浅层上皮样细胞团块呈宽幅状增生，并在多处与表皮相连，肿瘤团块中央细胞因胞质内含有糖原而淡染，周边细胞栅栏状排列。

23.1.5 毛鞘棘皮瘤（pilar sheath acanthoma）

病理改变

a 毛囊漏斗部位显著扩大，形成不规则的分叶状囊腔样结构并开口于表皮，漏斗部常可见角囊肿。

b 囊壁棘层明显增厚，周围有多角形毛发上皮细胞构成的小叶性团块，细胞常含糖原而呈空泡状，胞质淡染，周边的细胞可呈栅栏状排列。

c 团块的周边可见耐淀粉酶 PAS 阳性的透明带。

d 无毛发产生。

病理鉴别诊断

扩张孔：囊壁棘层增厚明显不及毛鞘棘皮瘤，周边无分叶状外根鞘上皮细胞团块。

毛囊瘤：从囊壁突出多数次级毛囊。

临床特点

a 中老年人多发，男女性无差异。

b 好发于面部，特别是上唇。

c 单发，0.5 ~ 1.0cm 丘疹或结节，肤色，中央多有毛孔样开口或角质栓。

临床鉴别诊断

扩张孔

基底细胞癌

表皮样囊肿

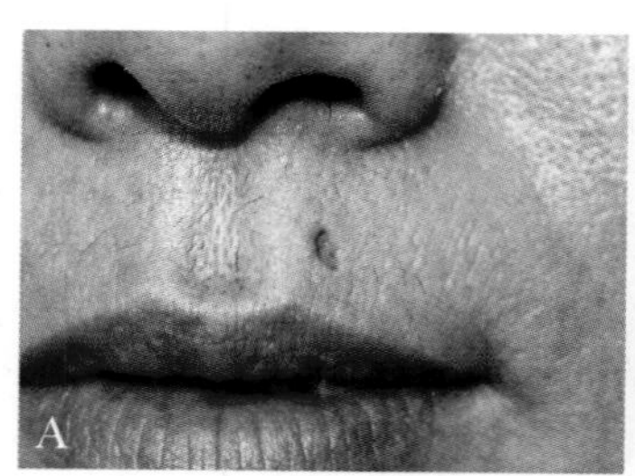

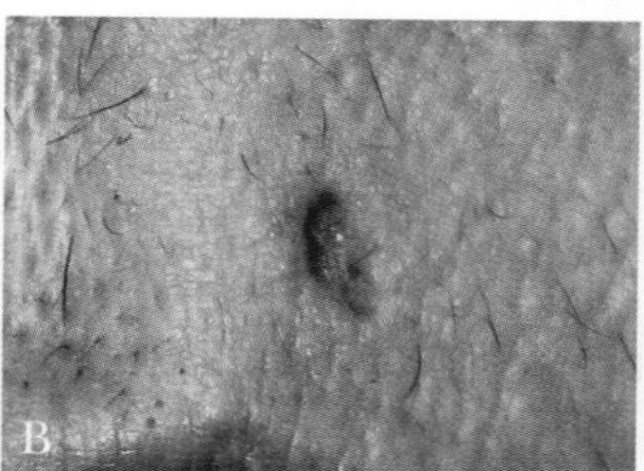

图 23.1.5 毛鞘棘皮瘤（pilar sheath acanthoma）

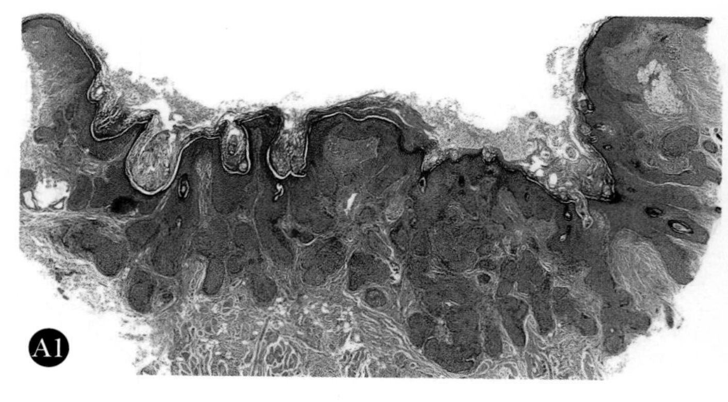

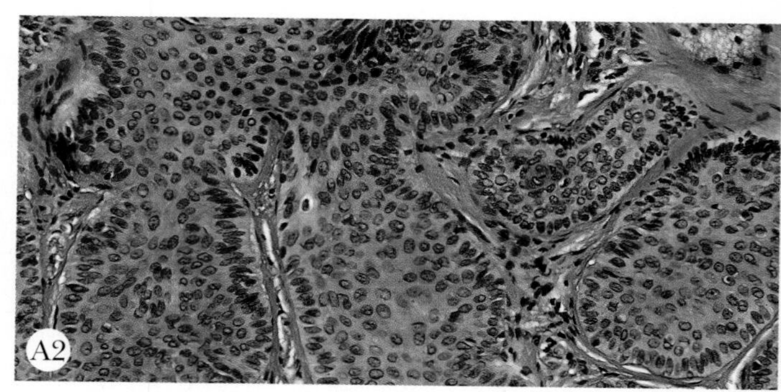

图 23.1.5A 毛鞘棘皮瘤 男，45 岁，左上唇上方凹陷性皮疹 1 年余，中央有开口。病理示表皮凹陷形成明显的囊腔样结构，囊壁上皮不规则增生，周围有多角形毛发上皮细胞构成的小叶状团块，细胞因富含糖原而呈空泡状，胞质淡染，周边细胞呈栅栏状排列，小叶团块周围嗜酸性透明带包绕。

23.1.6 毛鞘瘤（trichilemmoma）

病理改变

a 表皮角化过度，偶有角化不全，罕见情况下有皮角形成。

b 表现为表皮样角化（特别是肿瘤的上部），而无外毛根鞘式角化。

c 真皮内有一个或数个与表皮相连的小叶状增生的团块。

d 小叶中央的细胞因含糖原而胞质呈透明空泡状，周边的细胞呈栅栏状排列。

e 团块的周边有呈强嗜酸性耐淀粉酶、PAS 阳性的透明带包绕。

f 部分病例在颗粒层可找到典型挖空细胞，可能与 HPV 感染相关。

病理鉴别诊断

寻常疣：呈抱球状增生模式，棘层上部挖空细胞明显。

倒置性毛囊角化病：有明显的鳞状涡。

毛囊漏斗部肿瘤：肿瘤团块呈板状与表皮平行增生。

临床特点

a 分为孤立性和多发性。

b 孤立性毛鞘瘤在中老年人多见，表现为单发丘疹，临床常无法诊断。

c 少数毛鞘瘤可能发生在皮脂腺痣基础上。

d 多发性毛鞘瘤是 Cowden 病的皮肤损害之一。

e 中青年发病，男女之比 1 ∶ 3。

f 表现为面部特别是口、鼻和耳周出现多发性丘疹或结节。

g 皮损呈肤色、红棕色，类似寻常疣。

h 口腔以舌、腭、唇、颊黏膜、齿龈出现“鹅卵石”样改变具有特征性。

i 肢端如手背、掌跖点状角化性丘疹。

j Cowden 病常伴发多系统肿瘤，特别是乳腺癌、甲状腺癌、子宫内膜癌、胃肠道错构瘤，巨脑、发育不良性小脑神经节细胞瘤（L’hermitte–Duclos 病）等。

临床鉴别诊断

寻常疣

基底细胞癌

别名

孤立性外毛根鞘瘤（solitary trichilemmoma）

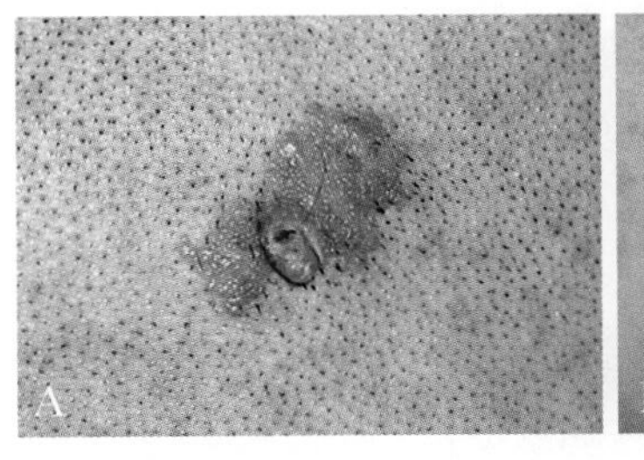

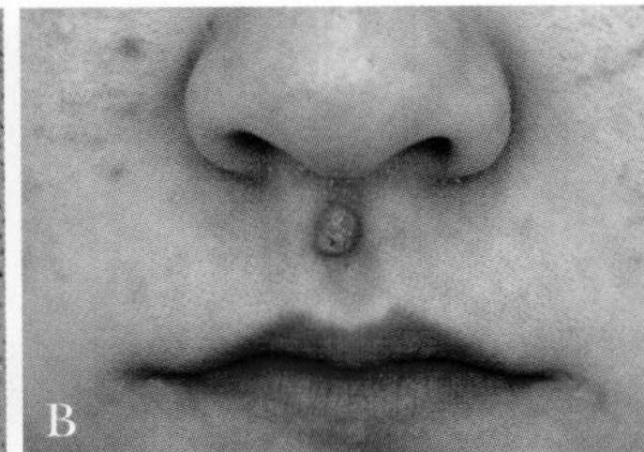

图 23.1.6 毛鞘瘤（trichilemmoma）

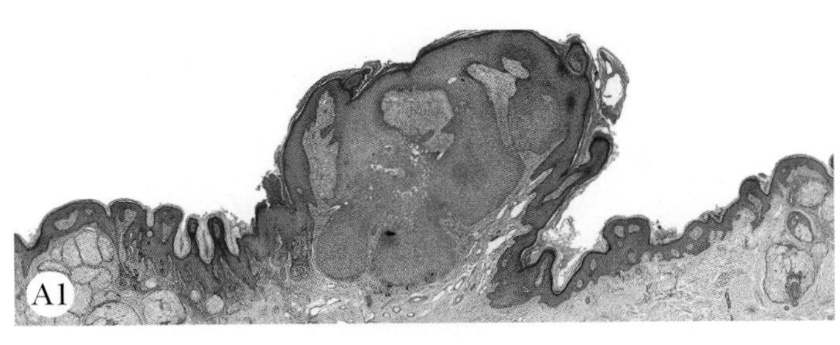

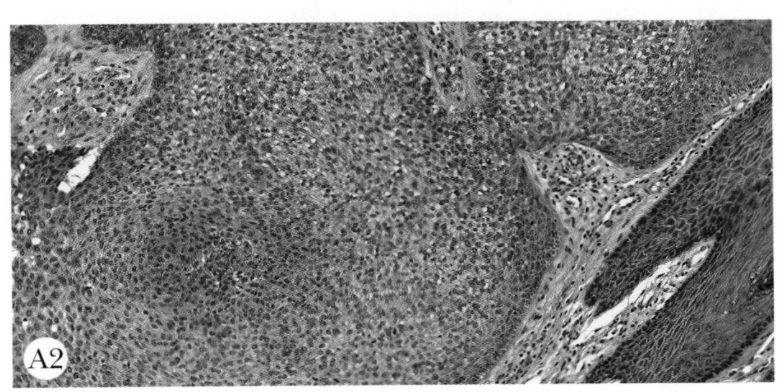

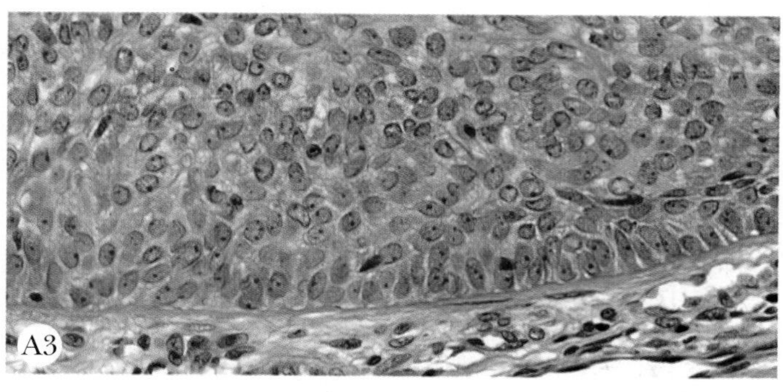

图 23.1.6A 毛鞘瘤 男，30岁，头皮自幼出现淡黄色斑块，逐渐增大，7个月前斑块上面出现一丘疹。病理示真皮内可见1个与表皮相连的实性小叶团块，小叶中央的细胞因胞质富含糖原而呈空泡状，周边细胞呈栅栏状排列，小叶周边由嗜酸性透明带包绕，此外，可见较多成熟及不成熟的皮脂腺，即发生于皮脂腺痣基础上的毛鞘瘤。

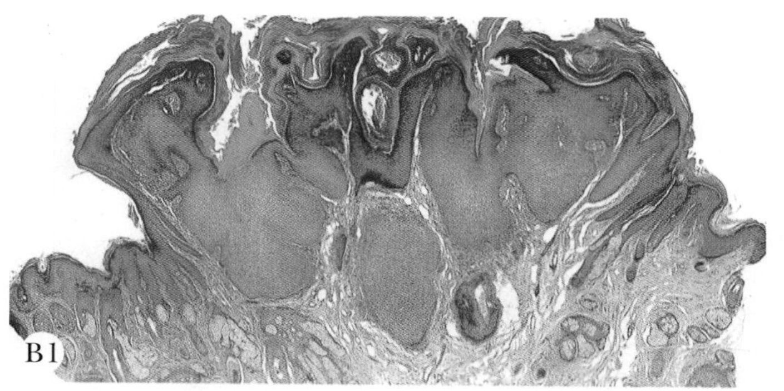

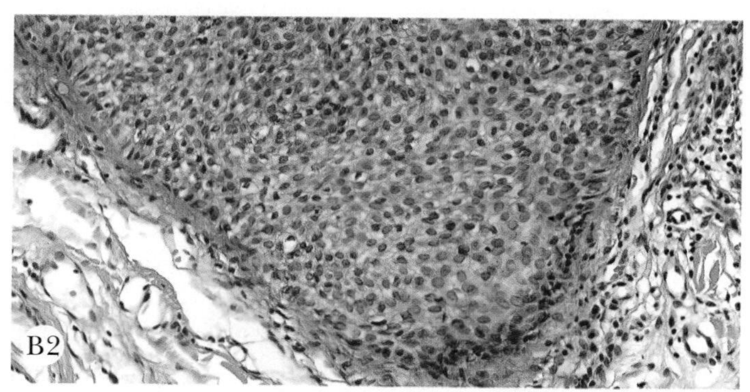

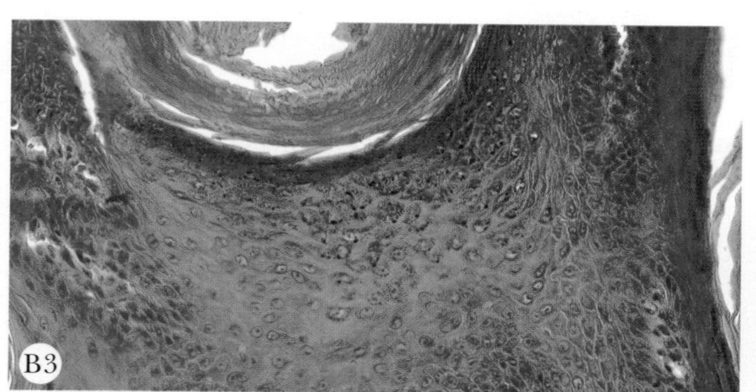

图 23.1.6B 毛鞘瘤 女，16岁，人中疣状丘疹1年。病理示角化过度，真皮内可见多个与表皮相连的透明细胞组成的实性小叶团块，颗粒层明显增厚，见可疑挖空细胞。

23.1.7 结缔组织增生性毛鞘瘤（desmoplastic trichilemmoma）

病理改变

a 表皮角化过度，伴有角化不全。

b 由外毛根鞘细胞构成的小叶或条索由表皮伸向真皮。

c 在浅表部位，瘤团中央的细胞透明，空泡状，周边的细胞呈栅栏状排列。

d 在深部，上皮细胞索与周边致密均质的胶原纤维混杂交织。

e 真皮内可有淋巴细胞和浆细胞的浸润。

f 肿瘤细胞免疫组化 CD34 阳性。

病理鉴别诊断

基底细胞癌：肿瘤由基底样细胞而非外毛根鞘细胞构成，瘤团与间质有裂隙，CD34 阴性。

临床特点

23.1.7

a 为毛鞘瘤的少见类型，好发于男性。

b 多见于面部，其次为头、颈、胸和会阴部。

c 常为单个生长缓慢的丘疹，肤色或红色，直径小于1cm。

d 偶发生于皮脂腺痣的基础上或伴有基底细胞癌。

临床鉴别诊断

基底细胞癌

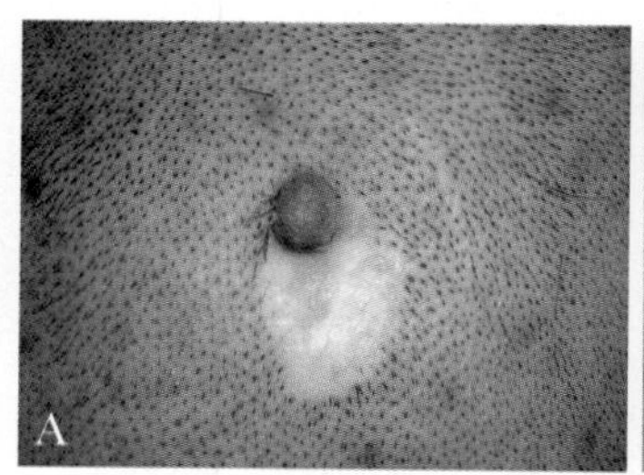

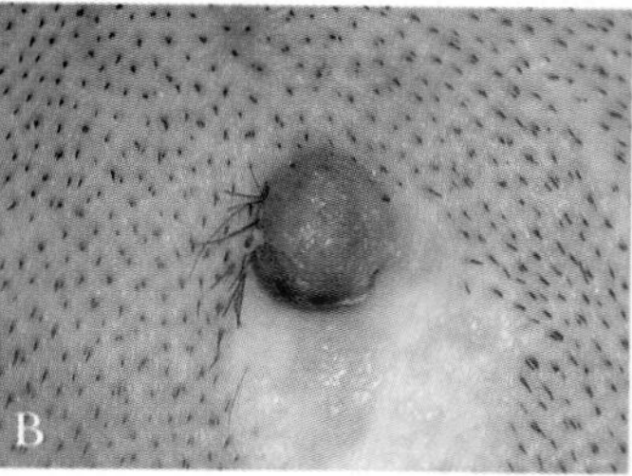

图 23.1.7 结缔组织增生性毛鞘瘤（desmoplastic trichilemmoma）

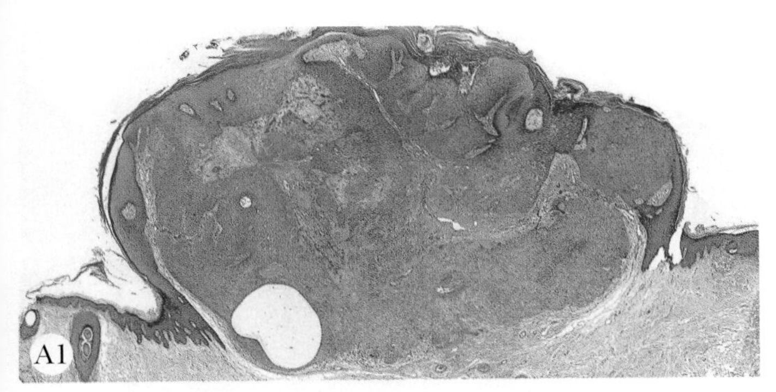

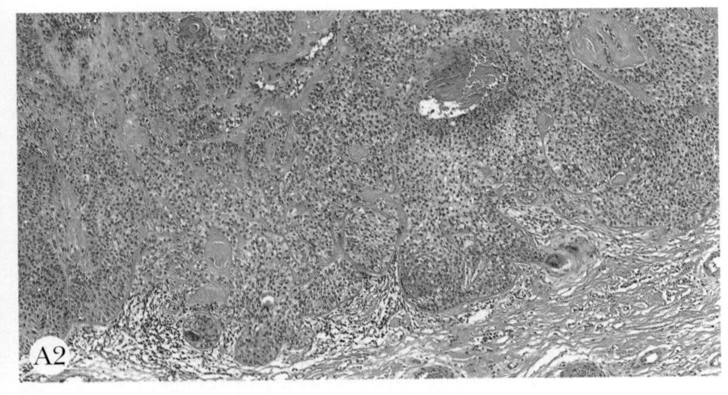

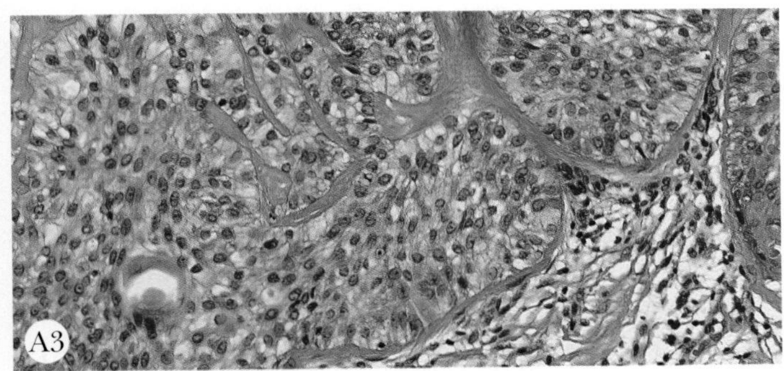

图 23.1.7A　结缔组织增生性毛鞘瘤　男，35 岁，头部暗红色丘疹 20 年余。病理示角化过度，真皮内可见与表皮相连的肿瘤团块，在浅表部位，瘤团中央的细胞胞质透明，周边细胞呈栅栏状排列，在深部上皮样细胞条索与周边致密均质的胶原纤维混杂。

23.1.8　倒置性毛囊角化病（inverted follicular keratosis）

病理改变

a 表皮角化过度，伴角化不全。

b 棘层增厚，表皮向下增生，在真皮内形成许多大小较一致，境界较清楚的鳞状涡，无细胞异型性。

c 鳞状细胞增生多于基底样细胞。

d 真皮内有不同程度的慢性炎症细胞浸润。

e 倒置性毛囊角化病无显著的附属器分化。Ackerman 教授认为本病实际上是内生性的寻常疣。

病理鉴别诊断

鳞状细胞癌：鳞状涡大小不等，细胞异型性明显。

临床特点

a 老年人多见，好发于面部，头皮和颈部。

b 常单发，表现为 1 ~ 2cm 大小的疣状丘疹或结节，黑色或棕褐色，表面有鳞屑或痂，周边有红晕，可有瘙痒。

临床鉴别诊断

疣

光线性角化病

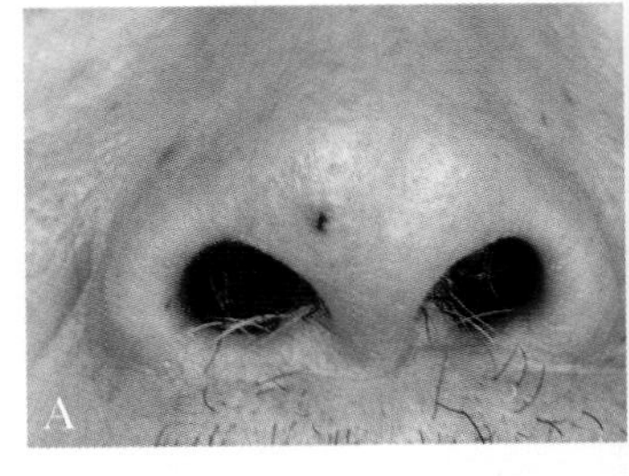

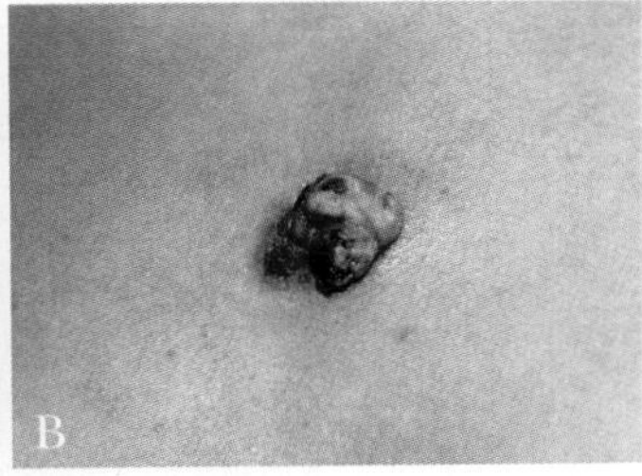

图 23.1.8　倒置性毛囊角化病（inverted follicular keratosis）

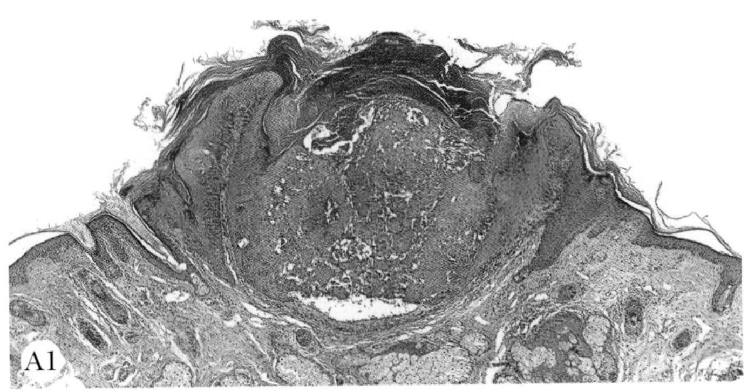

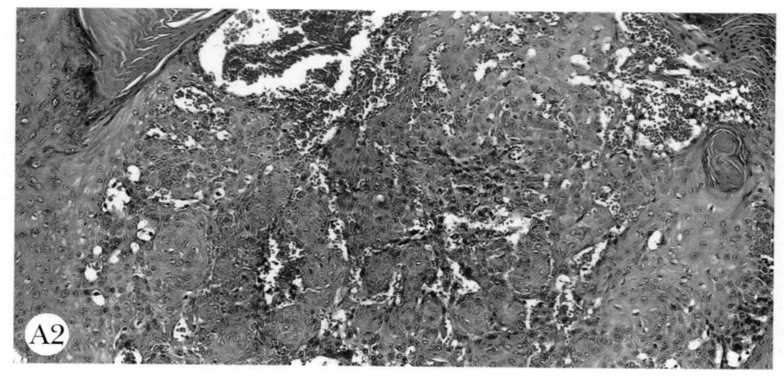

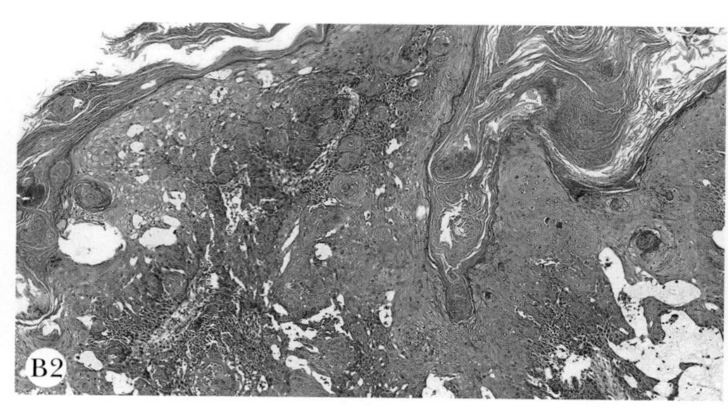

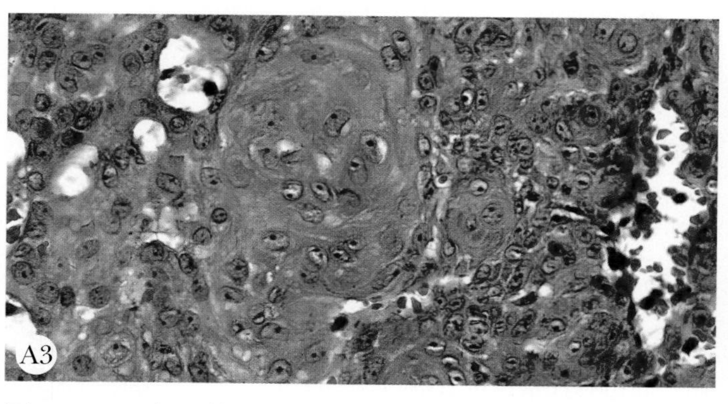

图 23.1.8A 倒置性毛囊角化病 男，67 岁，鼻部丘疹 5 个月，表面粗糙。病理示角化过度，角化不全，表皮向下增生，棘层增厚，在真皮内形成许多大小一致、境界清楚的鳞状涡，无细胞异型性。

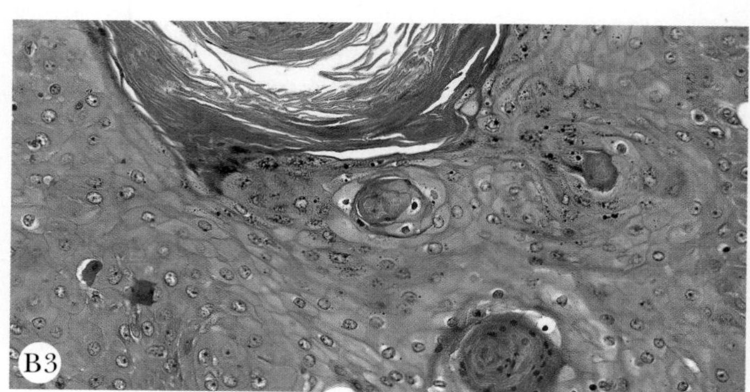

图 23.1.8B 倒置性毛囊角化病 男，23 岁，胸前红色丘疹 2 个月余。病理示表皮向下增生，棘层增厚，在真皮内形成许多鳞状涡，细胞未见异型性，可见挖空细胞。

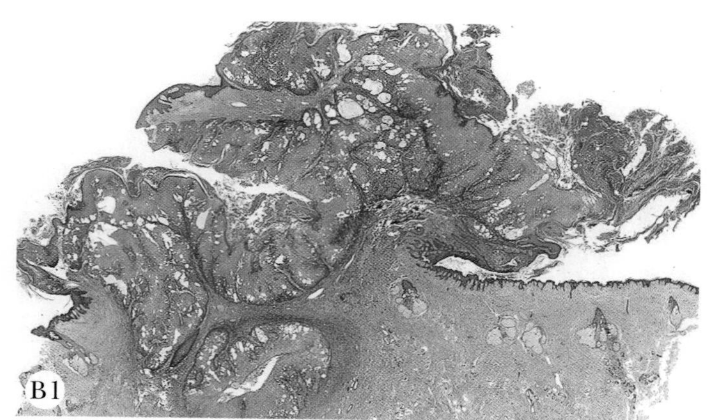

23.1.9 外毛根鞘囊肿（trichilemmal cyst）（见 25.1.2）

23.2　毛囊生发上皮良性肿瘤及相关疾病（benign neoplasms and related disorders differentiated toward the germinative cells of hair follicle）

23.2.1　毛囊瘤（trichofolliculoma）

病理改变

a 病变中央为扩大而扭曲的原发性毛囊，并与表皮相连或开口于表皮，囊腔内有角质和毛干。

b 原发性毛囊壁有多数呈放射状伸入周围间质的继发性毛囊。

c 继发性毛囊发育成熟，可见内毛根鞘、外毛根鞘、毛乳头和毛球，并被周边的纤维结缔组织鞘包绕。

d 内根鞘处可见毛透明颗粒，外毛根鞘处显示有糖原。

e 继发性毛囊中偶见有小群皮脂腺细胞。

病理鉴别诊断

毛发上皮瘤：由基底样细胞构成，中央无扩张的原发性毛囊。

扩张孔：毛囊上皮增生明显，并呈不规则条索状突向真皮周围。

皮脂腺毛囊瘤：扩张的毛囊壁伸出许多皮脂腺小叶。

角化型基底细胞癌：基底样细胞构成，间质呈纤维黏液样，有收缩间隙。

毛鞘棘皮瘤：好发于上唇，不规则的囊腔样结构周围为毛发上皮细胞构成的团块。

临床特点

a 成年男性多发。

b 好发于面部特别是鼻部，也见于头皮和颈部。

c 常单发，直径 0.5 ~ 1cm，肤色或肉色半球形丘疹，中央开口处呈脐凹状，常有一到数根毳毛穿出。

临床鉴别诊断

基底细胞癌

角化棘皮瘤

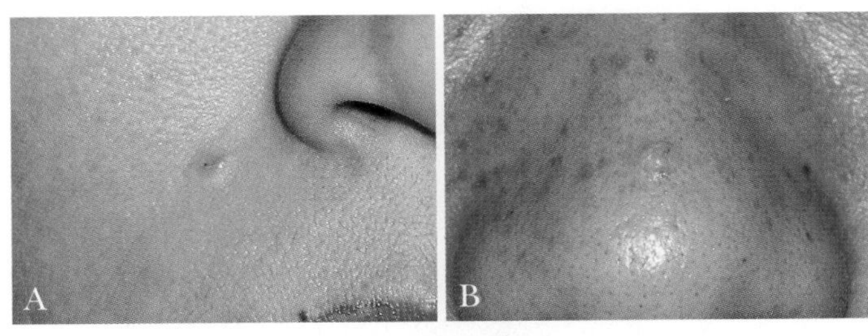

图 23.2.1　毛囊瘤（trichofolliculoma）

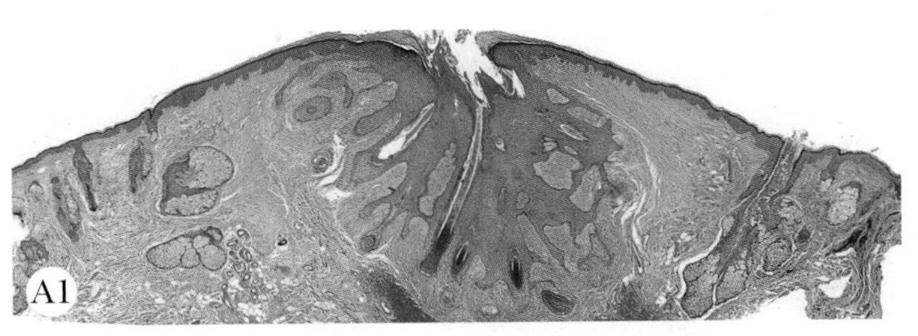

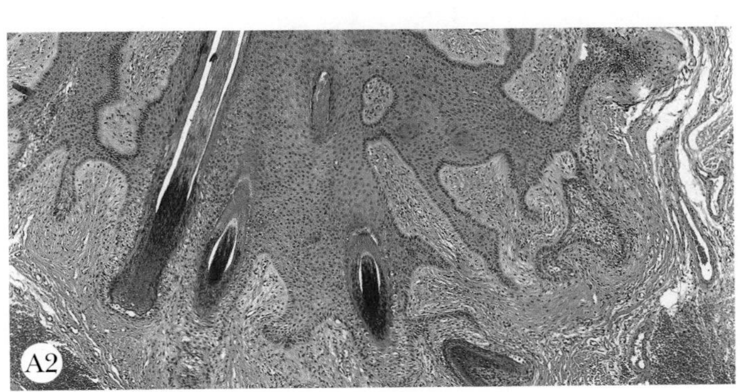

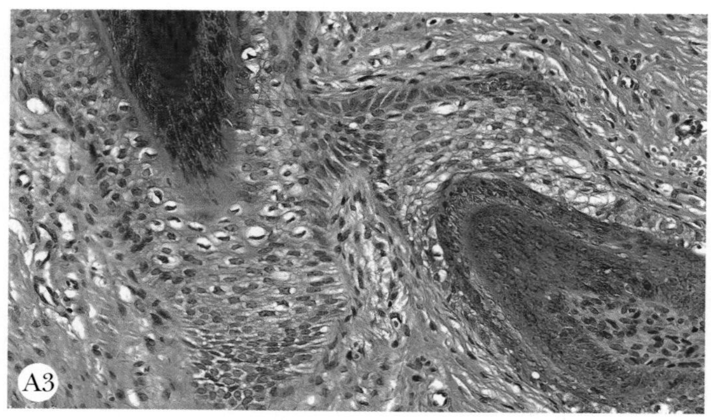

图 23.2.1A 毛囊瘤 女，31 岁，右鼻唇沟丘疹 2 年。病理可见开口于表皮的囊性扩张的毛囊，囊腔内有角质碎屑和毛干，毛囊壁有多数呈放射状伸入周围间质的继发性毛囊，每个次级毛囊被界限清楚的结缔组织鞘包裹。

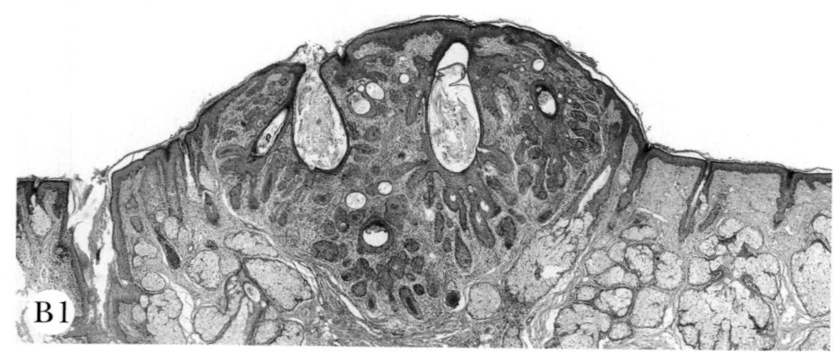

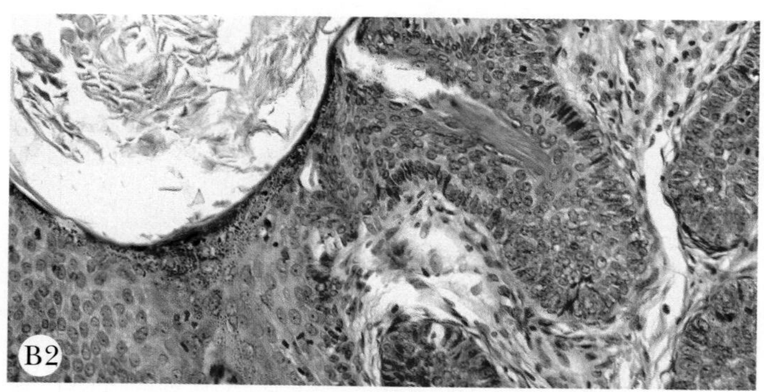

图 23.2.1B 毛囊瘤 男，33 岁，鼻背肤色丘疹 3 年，表面光滑。病理示多个扩大而扭曲的原发性毛囊，部分与表皮相连，毛囊壁有多数呈放射状伸入周围间质的继发性毛囊。

23.2.2 皮脂腺毛囊瘤（sebaceous trichofolliculoma）

病理改变

a 皮脂腺毛囊瘤无次级毛囊，因此不是真正的毛囊瘤或其变异，本病好发于鼻，可能是皮脂腺的异常增生。

b 中央为显著扩大的不规则的囊腔，与表皮相连或开口于表皮。

c 囊壁由鳞状上皮构成，腔内有层状角化物。

d 与囊壁相连呈放射状伸出许多毛皮脂腺单位，包括皮脂腺导管、大而分化好的皮脂腺小叶和含有终毛和毳毛的毛囊。

病理鉴别诊断

皮样囊肿：与表皮不相连，囊肿周围可见平滑肌、大汗腺和小汗腺。

毛囊皮脂腺囊性错构瘤：肿瘤位于真皮内，很少与表皮相连，肿瘤周围有显著增生的致密的纤维性间质，皮脂腺小叶与纤维性间质之间有裂隙，肿瘤中常见成熟的脂肪细胞。

鼻中线皮样瘘管：瘘管内为层状角化性鳞状上皮，囊壁上有许多毛囊与之相连，但无皮脂腺、大汗腺和小汗腺。

临床特点

a 发生于毛囊皮脂腺丰富的部位，特别是鼻部，少数见于阴囊和阴茎。

b 皮损单发，正常肤色半球形结节，直径可达 1cm，中央凹陷，可见瘘管样开口，其中有终毛、毳毛穿出。

临床鉴别诊断

鼻中线皮样瘘管

基底细胞癌

23.2.3 毛囊皮脂腺囊性错构瘤（folliculosebaceous cystic hamartoma）

病理改变

a 肿瘤位于真皮内，有时伸入到皮下。

b 中央为扩大扭曲的囊腔，囊壁由鳞状上皮构成，腔内有层状角化物，但无毛发。

c 囊壁有很多皮脂腺小叶通过皮脂腺导管与囊腔相连。

d 可见不同发育阶段的毛囊。

e 皮脂腺小叶周围有显著增生的致密的纤维性间质，与周围的正常纤维性间质之间有裂隙。

f 间质内常见成熟的脂肪细胞和显著的血管成分。

病理鉴别诊断

毛囊瘤：与表皮相连，有次级毛囊，间质成分增生不显著。

皮脂腺毛囊瘤：与表皮相连，皮脂腺小叶周围无显著增生的间质及二者间的裂隙。

纤维毛囊瘤：皮损多发，与扩大的囊腔相连的多数是毛囊上皮细胞索，间质中有丰富的嗜碱性黏液样基质。

临床特点

a 年轻人多发，但也可出生即有。

b 好发于面中部，尤其是鼻部，也有发生于生殖器者。

c 常单发，皮损为约 1cm 大小，表面光滑的丘疹或结节，生长缓慢。

d 巨大毛囊皮脂腺囊性错构瘤常表现为由外生性结节形成的巨大斑块，表面有黑头，可能是浅表脂肪瘤样痣伴有毛囊畸形。

临床鉴别诊断

皮内痣

表皮囊肿

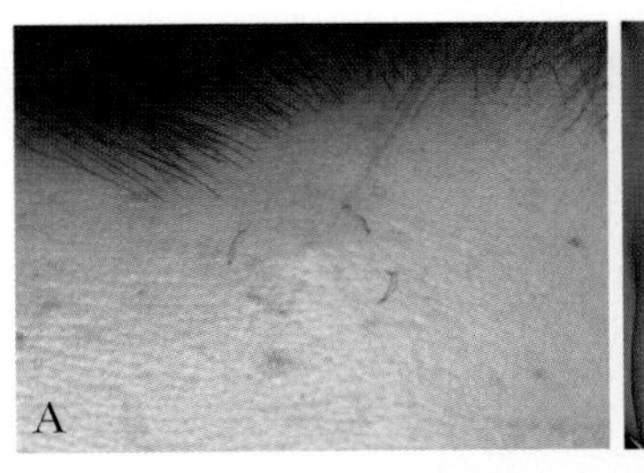

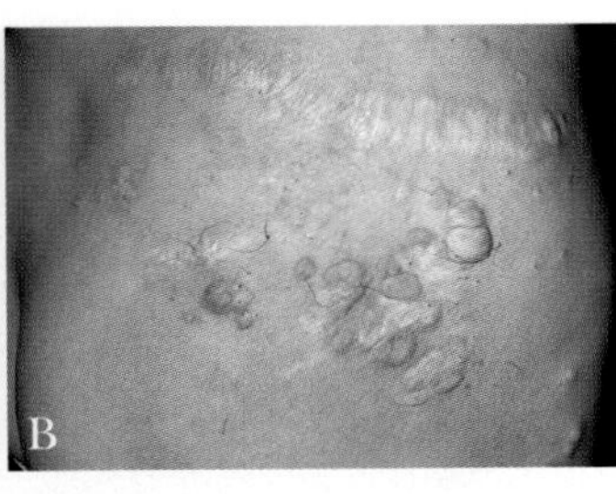

图 23.2.3 毛囊皮脂腺囊性错构瘤（folliculosebaceous cystic hamartoma）

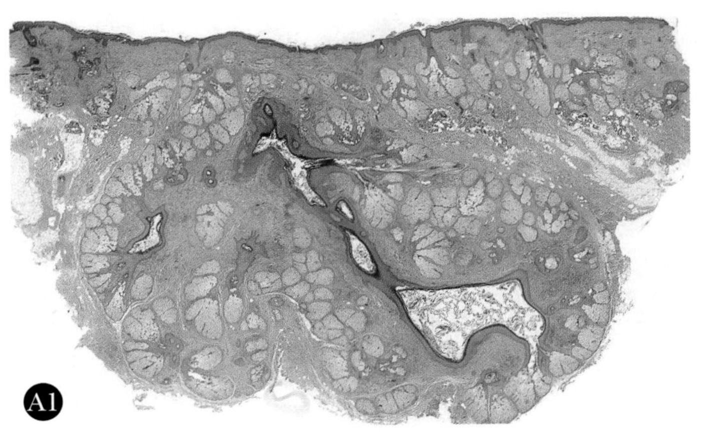

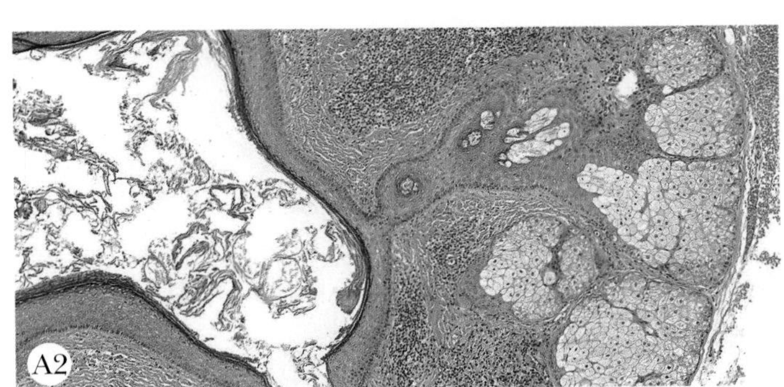

图 23.2.3A 毛囊皮脂腺囊性错构瘤 男，40 岁，额部皮下小结节 10 年。病理示真皮内扩大扭曲的囊腔，囊壁由鳞状上皮构成，腔内有层状角化物，但无毛发，囊壁有很多皮脂腺小叶通过皮脂腺导管与囊腔相连，皮脂腺小叶周围有显著增生的致密的纤维性间质，并与邻近纤维性间质之间形成裂隙。

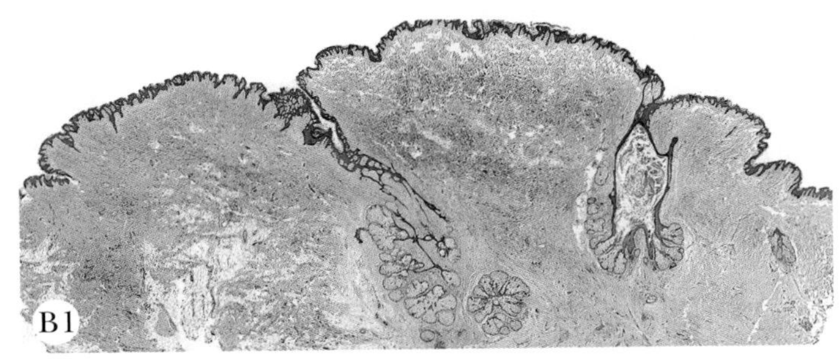

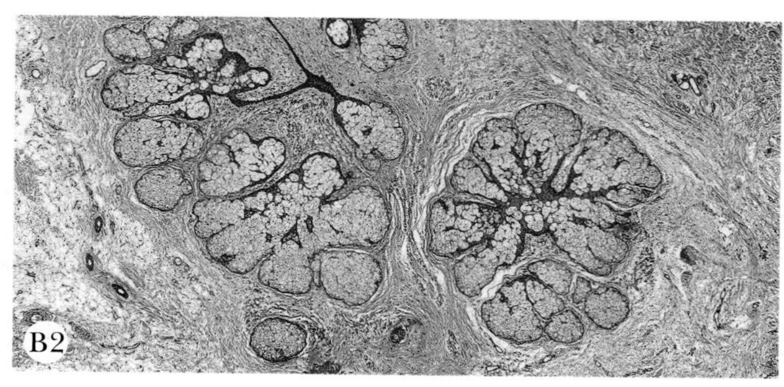

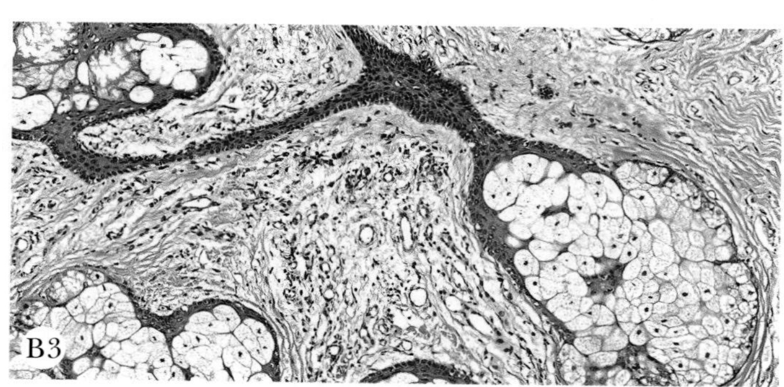

图 23.2.3B 巨大毛囊皮脂腺囊性错构瘤 男，19 岁，右臀部群集皮色斑块 15 年，渐增多，表面有黑头。病理示真皮内扩大扭曲的囊腔，囊壁有很多皮脂腺小叶通过皮脂腺导管与囊腔相连，皮脂腺小叶周围有显著增生的致密的纤维性间质，间质中可见成熟的脂肪细胞及显著的血管成分。

23.2.4 毛发上皮瘤（trichoepithelioma）

病理改变

a 表皮正常或变薄，表皮突消失。

b 真皮内有多数由基底细胞构成的细胞团和角囊肿。

c 早期以分化不成熟的基底细胞增生为主，成熟皮损以分化成熟的角囊肿为主。

d 瘤团呈束状、筛孔状，周边的细胞呈栅栏状排列，有的瘤团包括原始毛球和乳头间质体。

e 瘤团周围有致密的纤维组织鞘。

f 可见异物巨细胞反应，核分裂和细胞坏死少见。

g 多发性毛发上皮瘤可与圆柱瘤、螺旋腺瘤、毛鞘瘤和基底细胞癌等伴发。

h 成纤维细胞性间质灶性 CD34 阳性。

病理鉴别诊断

角化型基底细胞癌：肿瘤与间质之间有收缩间隙，无乳头间质体，核分裂多见，间质 CD34 阴性，Bcl-2 弥漫阳性。

临床特点

23.2.4

a 分为多发性和单发性。

b 多发性毛发上皮瘤为常染色体显性遗传。

c 幼年发病，女性多见，随年龄增大，皮损数目增多，特别是青春期明显。

d 好发于面部，特别是鼻唇沟、鼻、上唇、眉间、眼睑和颊部，也见于头皮、颈部、躯干上部、臀部、四肢及生殖器。

e 皮损初为肤色半透明丘疹，直径 2 ~ 8mm，随年龄增长，皮损增大，形成半球形或圆锥形丘疹或结节，质硬，表面光滑，可见毛细血管扩张。

f 极少发生溃疡，一般无自觉症状。

g 可与圆柱瘤、螺旋腺瘤同时发生。

h 单发性毛发上皮瘤好发于面部，偶见于其他部位。

临床鉴别诊断

汗管瘤

结节性硬化症

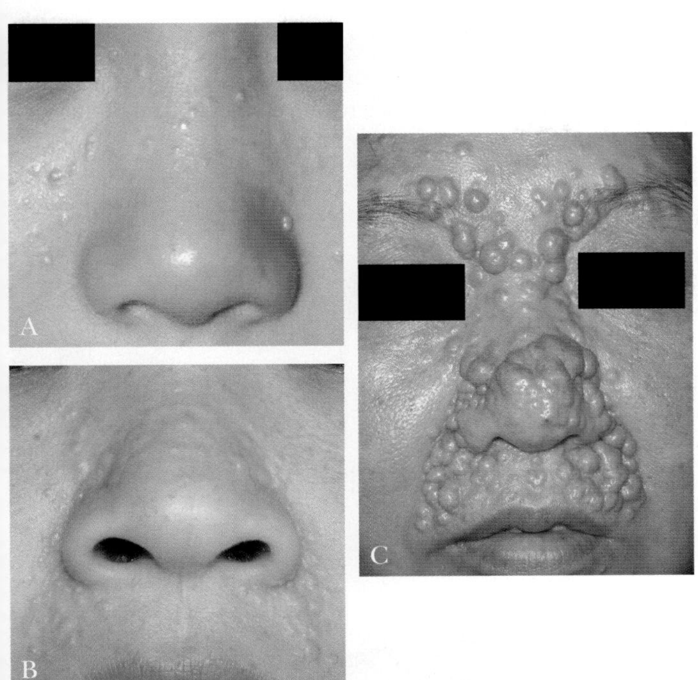

图 23.2.4 毛发上皮瘤（trichoepithelioma）

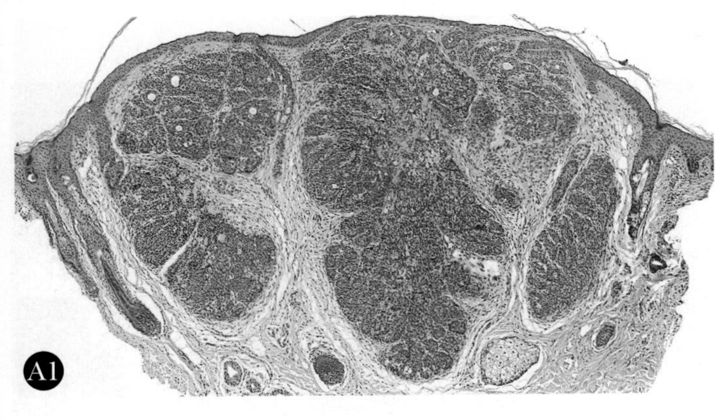

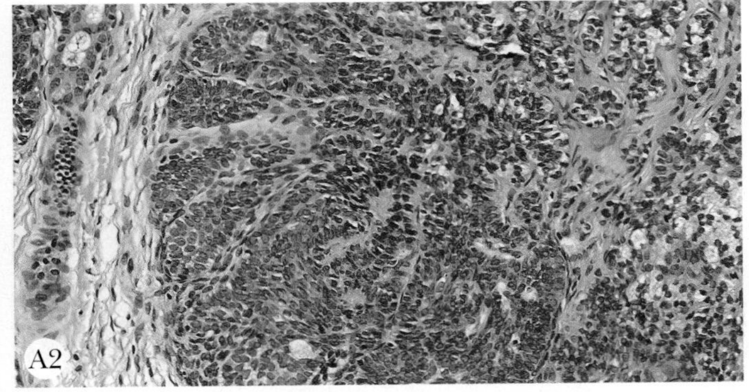

图 23. 2. 4A 毛发上皮瘤早期 男，10 岁，面中部肤色丘疹 3 年，渐增多。病理示真皮内多数由基底细胞构成的细胞团，周围细胞呈栅栏状排列，瘤团周边有致密的纤维组织鞘。

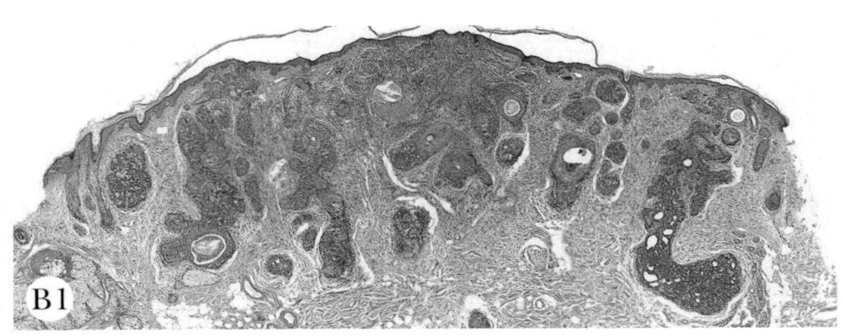

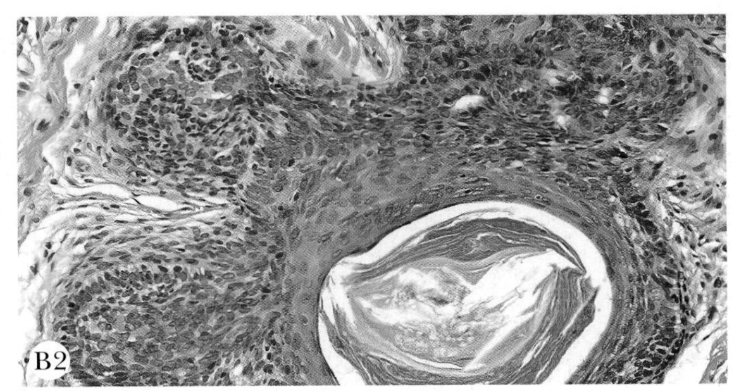

图 23. 2. 4B 毛发上皮瘤 女，28 岁，沿鼻唇沟对称分布的肤色丘疹 10 年余，渐增多，部分融合成结节。病理示真皮内有基底样细胞构成的细胞团及角囊肿。

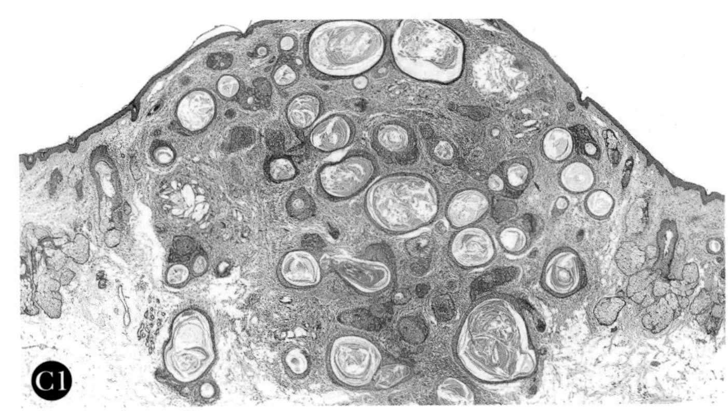

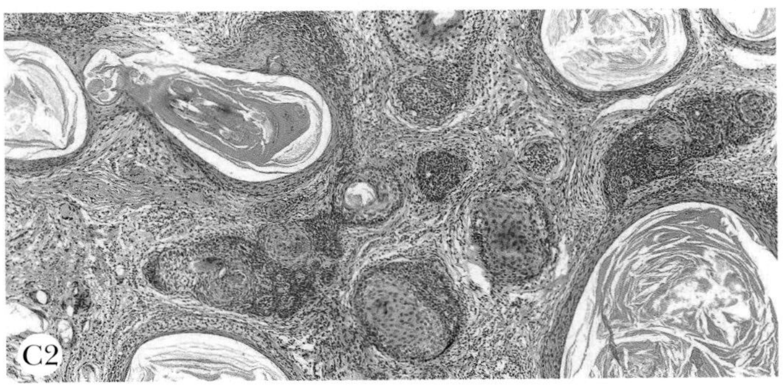

图 23. 2. 4C 毛发上皮瘤成熟期 女，37 岁，沿鼻唇沟至眉部对称分布的肤色结节 5 年余，渐增多，病理示真皮和基底样细胞小叶中有大量的角囊肿。

23.2.5 结缔组织增生性毛发上皮瘤（desmoplastic trichoepithelioma）

病理改变

a 表皮正常、轻度增厚或萎缩。

b 真皮内狭窄的上皮性条索、角囊肿和显著纤维性间质为三个主要特征。

c 上皮细胞条索一般为两层到三层紧密排列的基底样细胞，核呈卵圆形，胞质少，外周细胞无栅栏状排列。

d 角囊肿的囊壁有向周边伸出的芽状上皮细胞索。

e 囊肿破裂可有异物巨细胞反应。

f 间质有大量致密的胶原纤维。

g 一般无神经周围浸润。

病理鉴别诊断

硬化性基底细胞癌：肿瘤团与间质有收缩间隙，无角囊肿，瘤细胞表达 Bcl-2。

微囊肿附属器癌：有导管结构，深部明显浸润性生长，常有神经周围浸润。

汗管瘤：蝌蚪样结构，无角囊肿和异物巨细胞反应。

临床特点

a 好发于中青年，女性多于男性，偶有家族性报道。

b 好发于面中部，特别是颊部。

c 皮损为直径 3 ~ 8mm 丘疹，白色或淡黄色，中央凹陷或萎缩，一般不破溃，周边隆起，质地坚实，类似环状肉芽肿。

临床鉴别诊断

环状肉芽肿

基底细胞癌

别名

硬化性上皮错构瘤（sclerosing epithelial hamartoma）

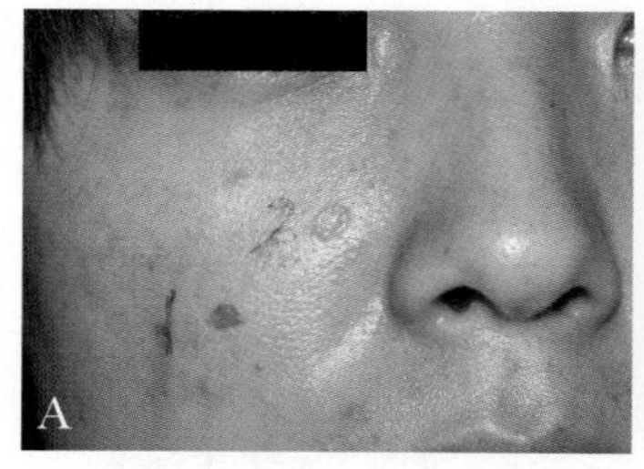

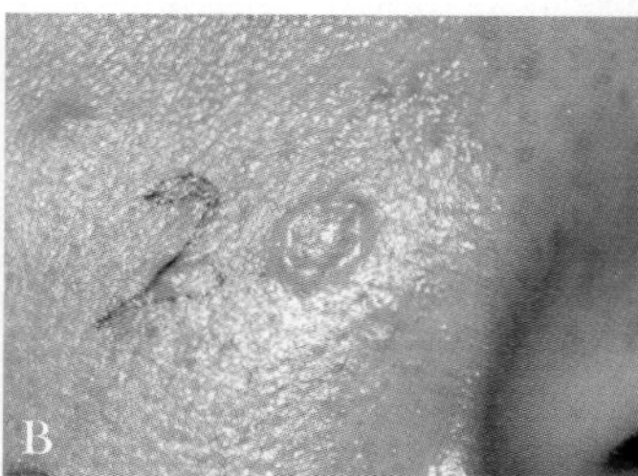

图 23.2.5 结缔组织增生性毛发上皮瘤（desmoplastic trichoepithelioma）

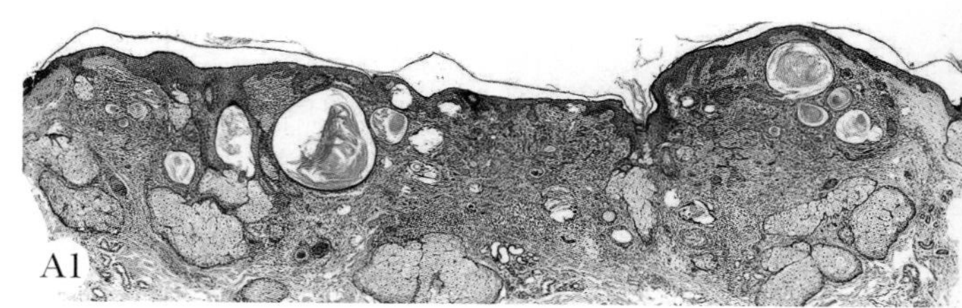

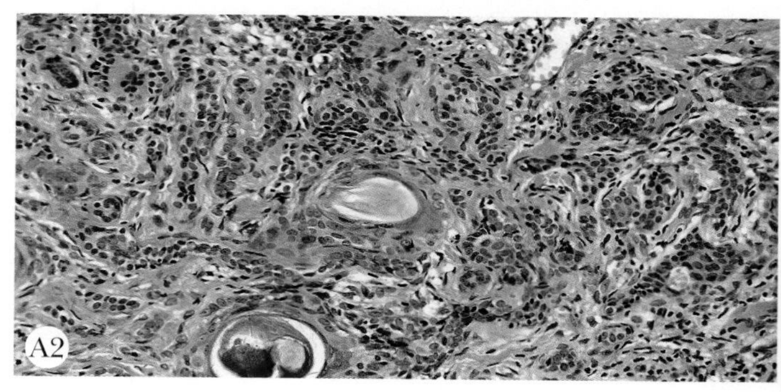

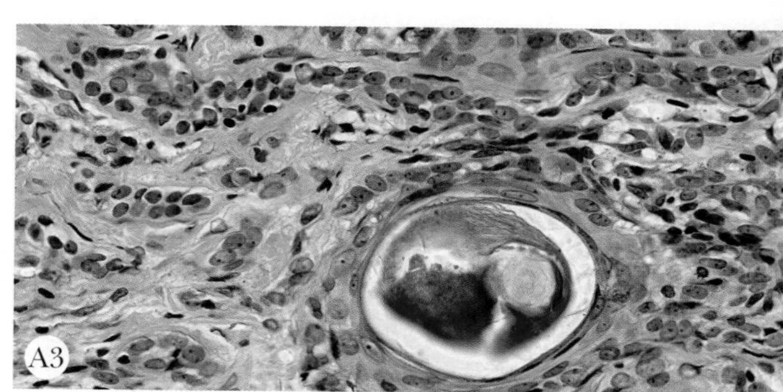

图 23.2.5A 结缔组织增生性毛发上皮瘤 女，26 岁，面颊部淡红色环状皮损，中央凹陷，周边隆起。病理示表皮轻度增生，真皮内见狭窄的上皮性条索、角囊肿和增多的纤维性间质，外周细胞无栅栏状排列，角囊肿的囊壁有向周边伸出的芽状上皮细胞索。

23.2.6 毛母细胞瘤 (trichoblastoma)

病理改变

a 毛母细胞瘤是向毛生发细胞分化的良性肿瘤。

b 真皮内境界清楚的结节，无包膜，瘤细胞由大小均一的基底样细胞构成，周边的细胞呈栅栏状排列，瘤团周围有致密的成纤维细胞形成的间质，无收缩间隙。

c 色素性毛母细胞瘤可含有明显的色素，常合并皮脂腺痣。

d 肿瘤中可见大量的透明细胞向外根鞘分化者称为透明细胞毛母细胞瘤。

e 可出现大汗腺、汗腺导管分化和皮脂腺分化。

f 间质中常见淀粉样物质沉积。

g 肿瘤中常见 CK20 阳性的 Merkel 细胞，可与基底细胞癌鉴别。

h 偶见钙化。

病理鉴别诊断

基底细胞癌：肿瘤与间质收缩间隙，无乳头间质体。

毛发上皮瘤：有显著的角囊肿。

临床特点

a 可发生于任何年龄，以成人多见，男女发病率相当。

b 好发于头皮和面部，也见于躯干、四肢近端、肛周和生殖器。

c 常单发，但也有多发者。

d 皮损为 1cm 左右的丘疹或结节，也有大至数厘米者。

e 无自觉症状。

23.2.6

临床鉴别诊断

基底细胞癌

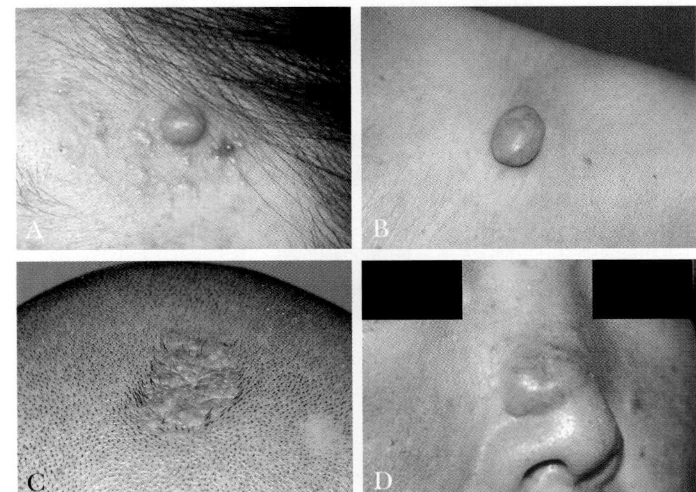

图 23.2.6 毛母细胞瘤（trichoblastoma）

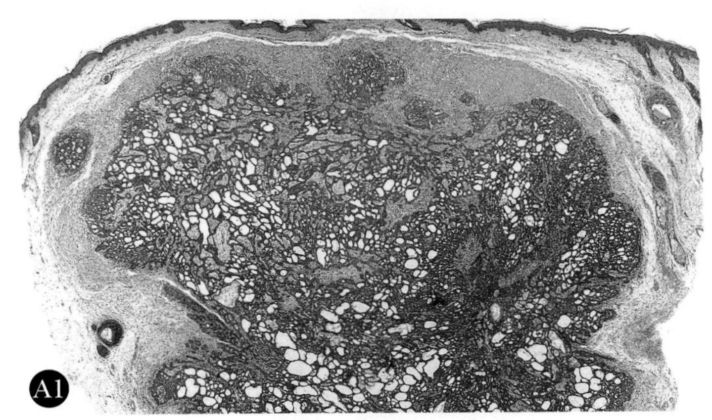

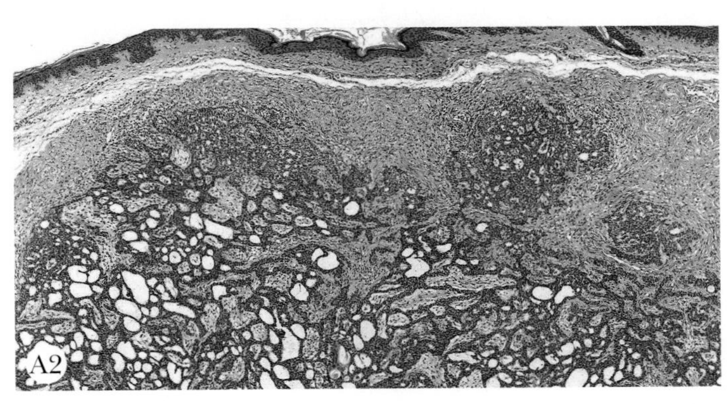

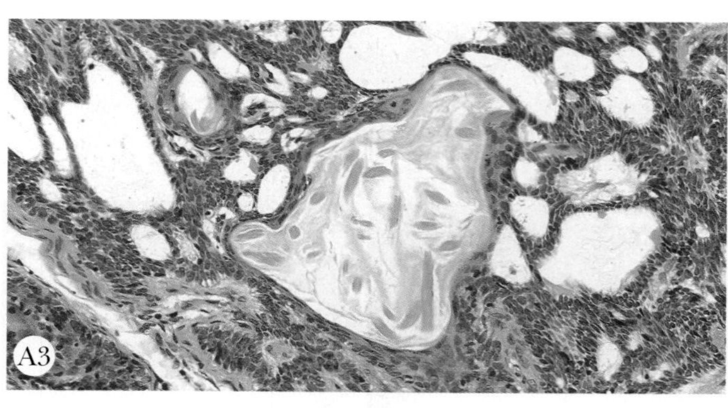

图 23.2.6A 毛母细胞瘤 女，44 岁，左颞部丘疹 2 年。病理示真皮内境界清楚的肿瘤结节，周围为假包膜，瘤细胞由大小均一的基底样细胞构成，周边的细胞呈栅栏状排列，瘤团周围有致密的成纤维细胞形成的间质。

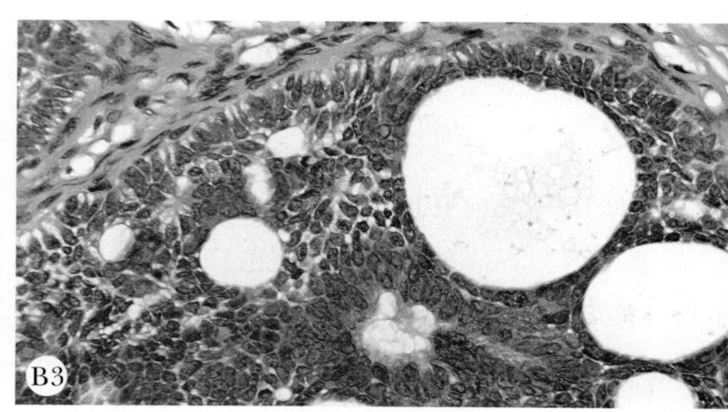

图 23.2.6B 毛母细胞瘤 男，60 岁，左锁骨处淡红色结节 2 年余。病理示真皮内多个结节状基底细胞样团块和灶状腺样结构，周边细胞栅栏状排列，间质丰富。

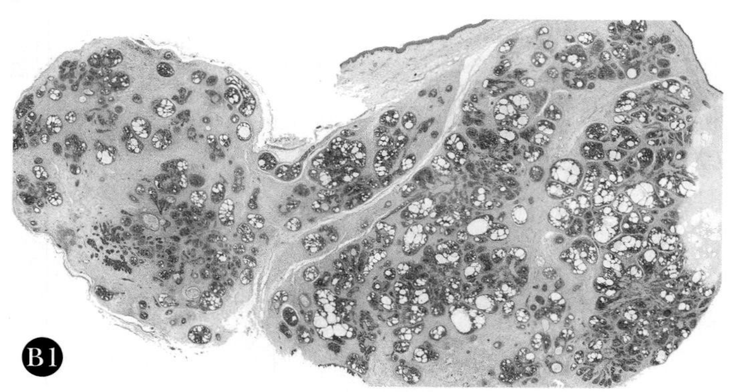

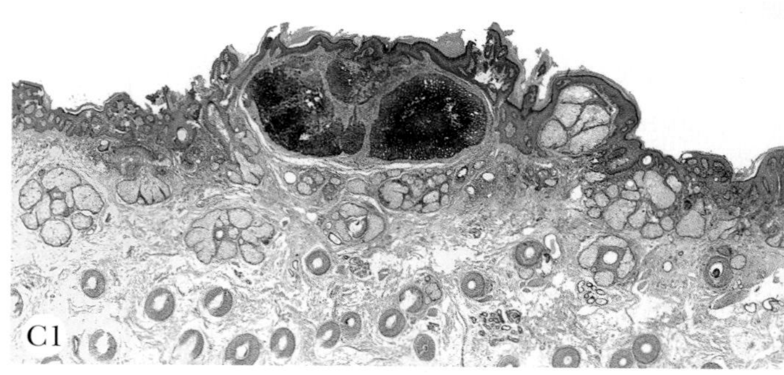

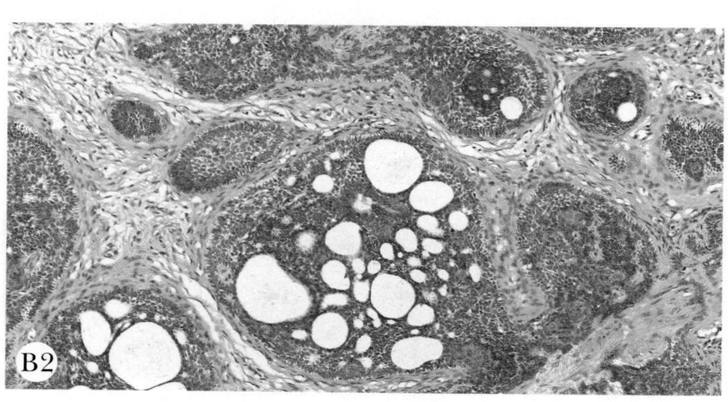

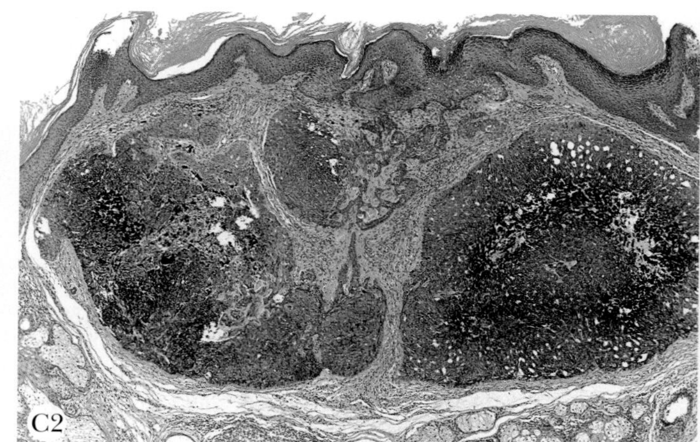

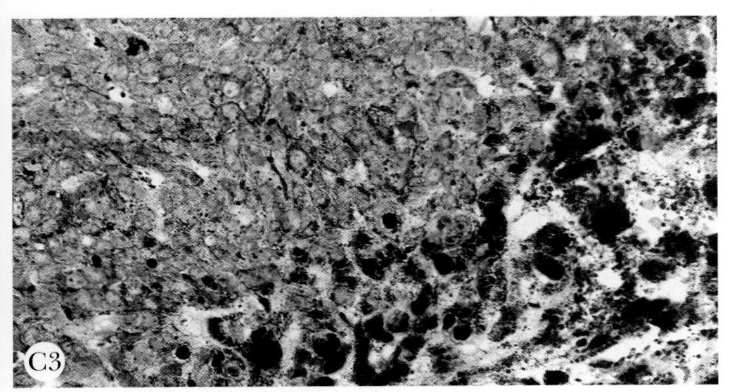

图 23.2.6C 色素性毛母细胞瘤合并皮脂腺痣 男，35 岁，头皮黄色斑块 30 年，缓慢增大。病理示真皮内结节状基底细胞样团块，周边细胞呈栅栏状排列，瘤团中含有大量色素，肿瘤发生于皮脂腺痣的基础上，真皮内还可见大量成熟及不成熟的皮脂腺。

图 23.2.6D 毛母细胞瘤 女，33 岁，鼻部红色斑块 10 年余。

23.2.7 皮肤淋巴腺瘤（cutaneous lymphadenoma）

病理改变

a 多认为是毛母细胞瘤的特殊类型，真皮内有境界清楚的肿瘤团块，无包膜。

b 瘤团由嗜碱性的基底样细胞构成，周边为一至数层小的基底样细胞，有的呈栅栏状排列，中央的细胞大，淡染，核呈空泡状。

c 瘤团内有大量的小淋巴细胞浸润。

d 有致密的纤维间质。

e 瘤团附近的间质中可见生发中心。

f 可见向毛囊、皮脂腺分化及导管样结构。

g 上皮细胞表达角蛋白，EMA 可阳性，CEA 阴性。

h 肿瘤小叶内为 T 细胞和 B 细胞的混合浸润，尚有 S100、CD1a 阳性的树突状细胞。

病理鉴别诊断

皮肤淋巴上皮样癌：由上皮样细胞构成，核分裂常见。

临床特点

a 14 ~ 75 岁均可发生，多发于 31 ~ 50 岁，男女性别无差异。

b 好发于头部特别是面部，也见于腿部。

c 皮损为肤色的小丘疹、斑块或结节，质地坚硬。

d 生长缓慢，无自觉症状。

临床鉴别诊断

毛母质瘤

增生性外毛根鞘瘤

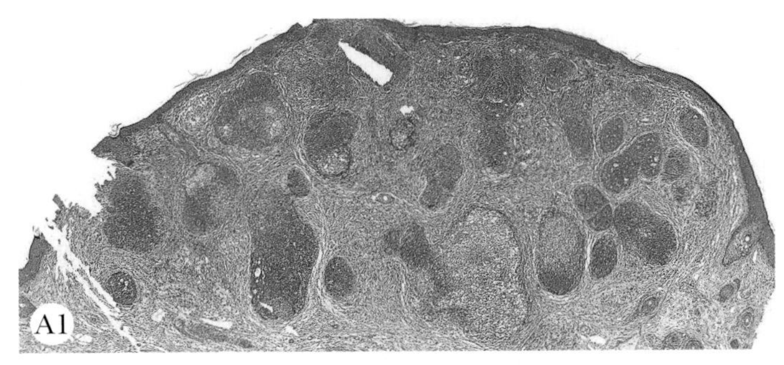

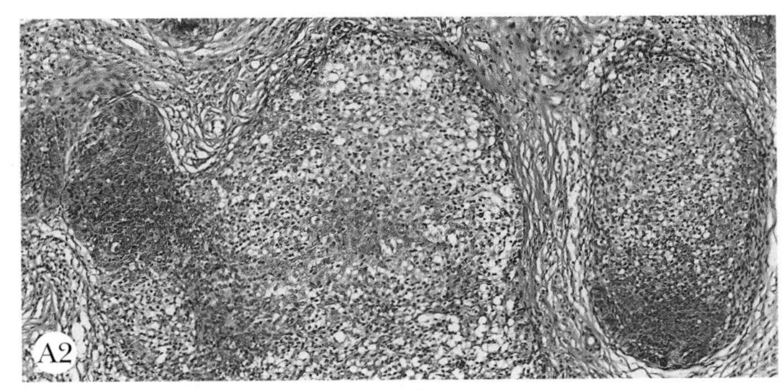

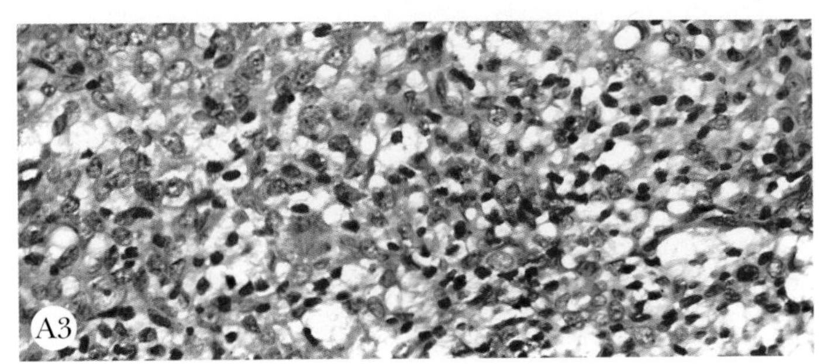

图 23.2.7A 皮肤淋巴腺瘤 无临床资料。病理示真皮内多个嵌于致密的纤维间质中的上皮样细胞构成的瘤团，瘤团周边为一至数层小的基底样细胞，有的呈栅栏状排列，中央的细胞大，淡染，核呈空泡状，瘤团内有大量淋巴细胞浸润。武汉市第一医院陈柳青教授提供。

23.2.8 Pinkus 纤维上皮瘤（fibroepithelioma of Pinkus）

病理改变

a 通常表现为和表皮相连的肿瘤，形成网状的增生模式。

b 增生的细胞为基底细胞，周围有明显的栅栏状排列。

c 真皮内可见成纤维细胞增生，有时在局部形成类似毛乳头的结构。

病理鉴别诊断

基底细胞癌：一般无周围纤维性基质，无网状增生模式。

临床特点

a 本病到底是属于毛母细胞瘤还是基底细胞癌的亚型尚有争论。

b 常见于中老年人，表现为躯干等部位结节性损害，表面可有毛细血管扩张，临床常无法诊断。

临床鉴别诊断

基底细胞癌

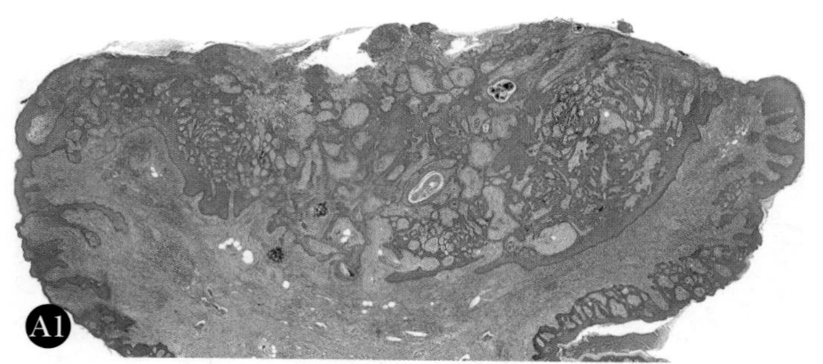

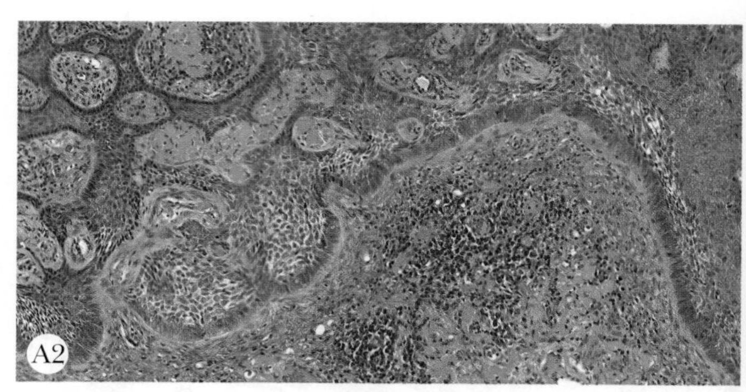

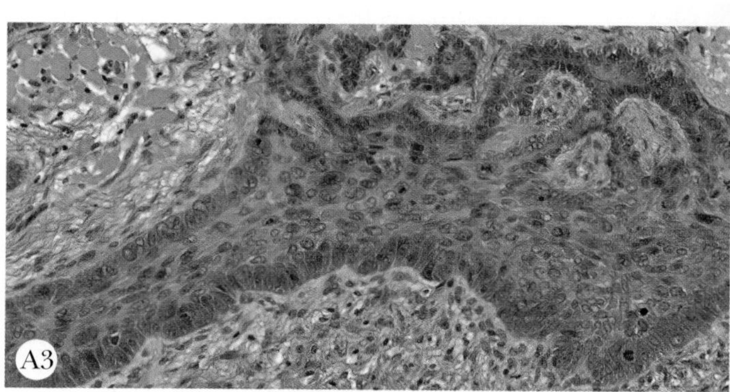

图 23.2.8A Pinkus 纤维上皮瘤 无临床资料。病理示基底样细胞组成的瘤团从表皮多位点向下延伸，并吻合成网状，之间有纤维性间质，周边细胞呈栅栏状排列。日本木村铁宣医师提供。

23.2.9 毛母质瘤（pilomatricoma）

病理改变

a 肿瘤位于真皮深部或皮下，边界清楚，多不对称，偶见外生性肿瘤或表皮穿通（穿通性毛母质瘤）。

b 肿瘤由影细胞、嗜碱性细胞和过渡细胞组成。影细胞位于瘤团的中央，胞质呈强嗜酸性，胞核消失，细胞边界清楚。嗜碱性细胞小，位于瘤团周边，大小一致，有活跃的核分裂，但无病理性核分裂，二者之间为过渡细胞，早期以嗜碱性细胞为主，晚期以影细胞为主。

c 肿瘤中可以出现不同程度的钙化、骨化、含铁血黄素、黑素、异物巨细胞反应。

d 间质中有不同程度的纤维化，瘤团周围可见纤维性假包膜。

e 色素性毛母质瘤是其含有黑素细胞增生的亚型。

病理鉴别诊断

增生性外毛根鞘瘤：周边的细胞呈栅栏状排列，外毛根鞘式角化。

伴有毛母质分化的其他肿瘤：如 Gardner 综合征中的表皮囊肿、外毛根鞘囊肿、多发性脂囊瘤、基底细胞癌、毛发上皮瘤和结缔组织增生性毛发上皮瘤等，但仅为少数视野有毛母质细胞分化。

临床特点

a 可发生于任何年龄，20 岁以内占 60%，51 ~ 70 岁为第二个高发年龄段，女性多发。

23.2.9

b 面部、头颈部和上肢最多见。

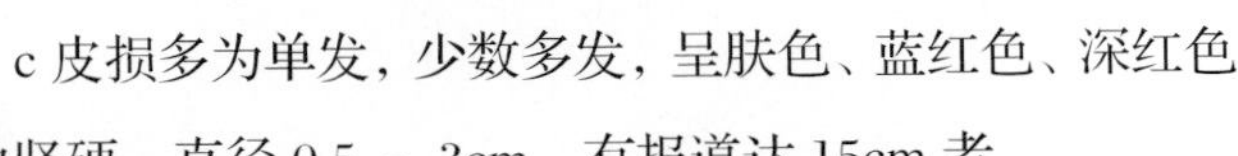

c 皮损多为单发，少数多发，呈肤色、蓝红色、深红色，质地坚硬，直径 0.5 ~ 3cm，有报道达 15cm 者。

d 皮损破溃或与表皮穿通则排出“石灰样”颗粒。

e 极个别病例可以表现为大疱，有出血时则为血疱。

f 绝大多数肿瘤位置比较深在而且生长缓慢。

g 90% 以上的患者无自觉症状，有触痛者不到 3%。

临床鉴别诊断

表皮囊肿

基底细胞癌

鳞癌

别名

钙化上皮瘤（calcifying epithelioma）

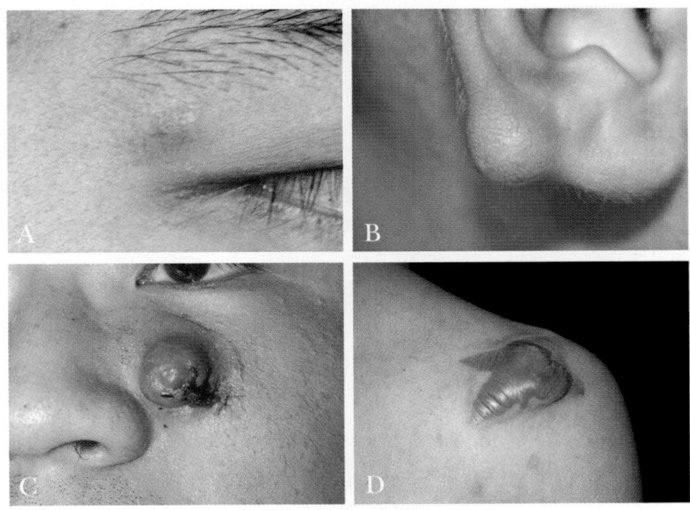

图 23.2.9 毛母质瘤（pilomatricoma）

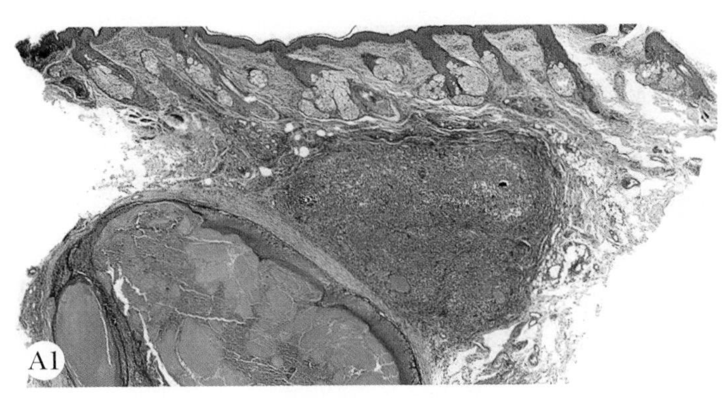

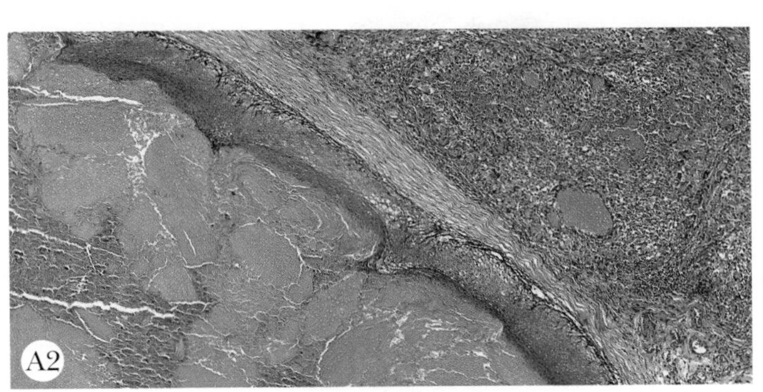

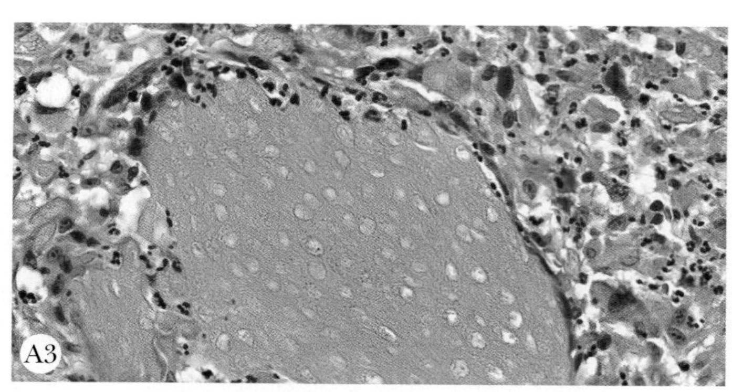

图 23.2.9A 毛母质瘤 男，19 岁，右上眼睑皮下结节 2 个月余，表面呈红色。病理示真皮深部界限清楚的肿瘤结节，瘤团由影细胞、嗜碱性细胞和过渡细胞组成，影细胞位于瘤团的中央，胞质呈强嗜酸性，胞核消失，嗜碱性细胞小，位于瘤团周边，二者之间为过渡细胞。

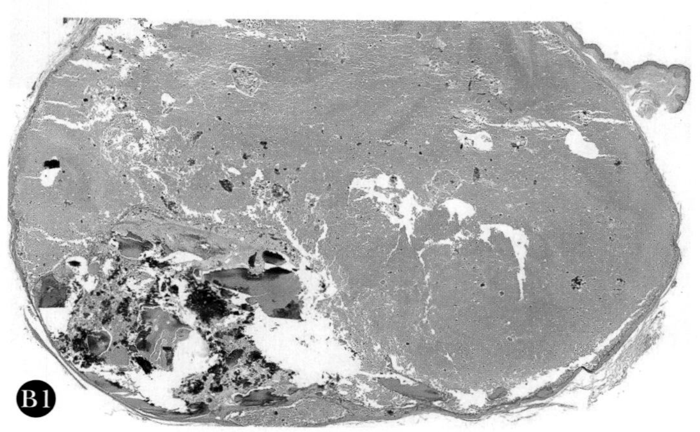

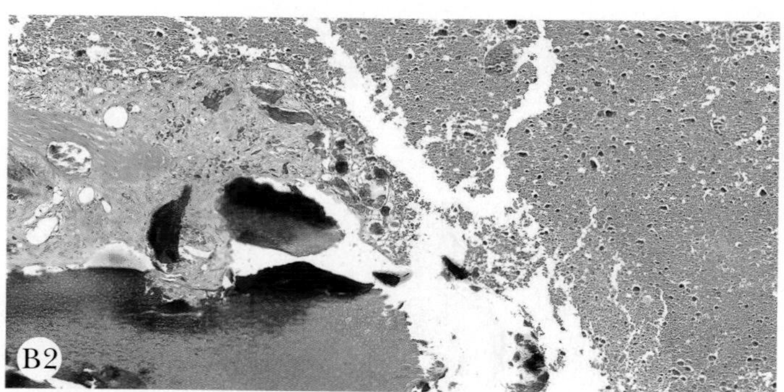

图 23.2.9B 毛母质瘤 男，3 岁，右耳轮结节 2 年余。病理示真皮内界限清楚的肿瘤团块，瘤团内主要为钙化物质，仅见少许影细胞。

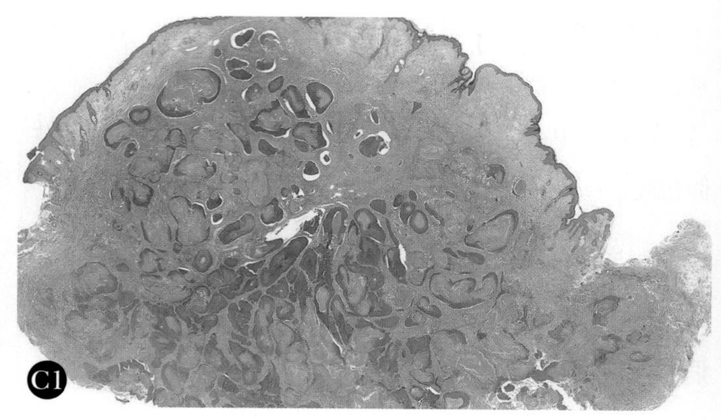

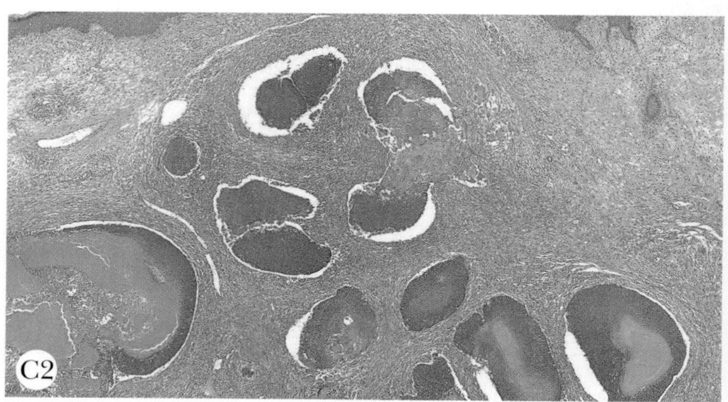

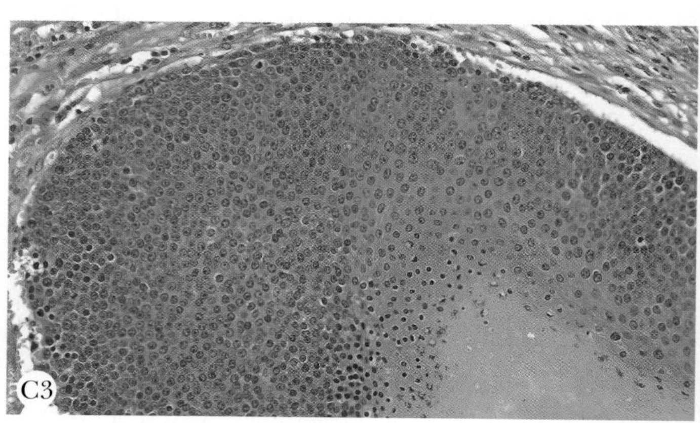

图 23.2.9C 毛母质瘤 男，34 岁，左侧下睑红色结节 1 个月。病理示瘤细胞在真皮内聚集成多叶状，周围有纤维性假包膜包裹，瘤团主要由嗜碱性细胞、影细胞及中间的过渡细胞组成。

图 23.2.9D 水疱型毛母质瘤 男，26 岁，右肩部紫红色包块 8 个月。

23.2.10 全毛囊瘤（panfolliculoma）

病理改变

a 肿瘤位于真皮内，境界清楚，对称。

b 肿瘤显示向毛囊上部即毛漏斗和毛峡部分化以及向毛囊下部分化，即向毛干、毛基质和毛球分化。

c 肿瘤由大小不等的团块或小叶构成，有的呈囊性改变。

d 在向毛囊漏斗分化的区域可见上皮细胞构成的囊壁，并见呈网篮状、层状排列的角质层。

e 在团块区域可见含有许多透明颗粒的内毛根鞘。

f 可见毛母质分化的影细胞。

g 少见情况下可见生发细胞、毛球和毛乳头。

病理鉴别诊断

向毛囊分化比较成熟的囊性毛母细胞瘤：显著的间质，而基质分化相对少见，无毛漏斗分化，而全毛囊瘤有毛漏斗分化。

外毛根鞘囊肿：无内根鞘的透明颗粒。

临床特点

a 罕见，好发于 20 ~ 60 岁成年人，两性发病几率相等，但有的认为女性多见。

b 最常见于头部和躯干部。

c 皮损表现为肤色或浅红色的囊性结节，1 ~ 3cm。

d 无明显自觉症状。

临床鉴别诊断

表皮囊肿

外毛根鞘囊肿

增生性毛鞘瘤

毛发上皮瘤

基底细胞癌

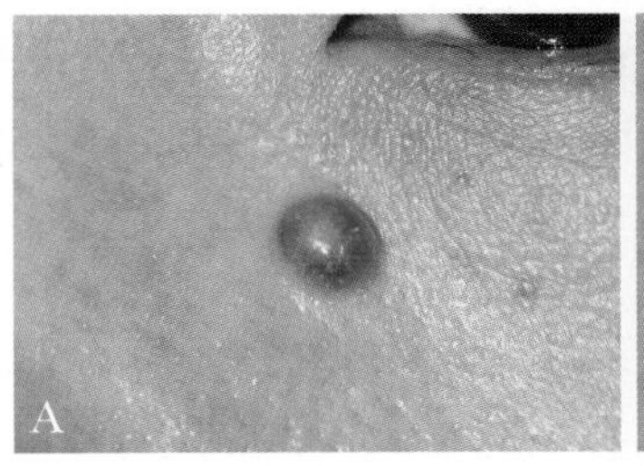

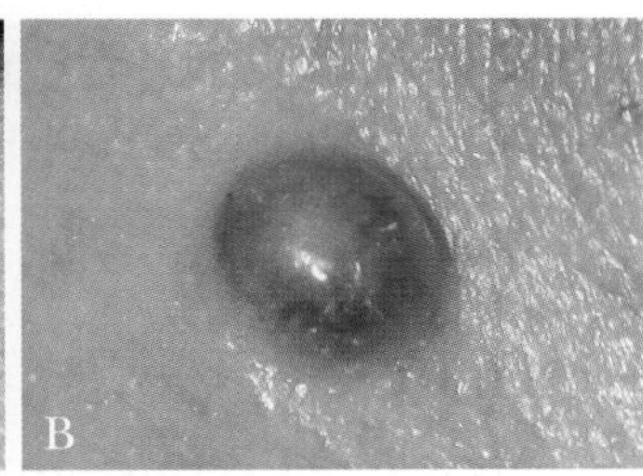

图 23.2.10 全毛囊瘤（panfolliculoma）

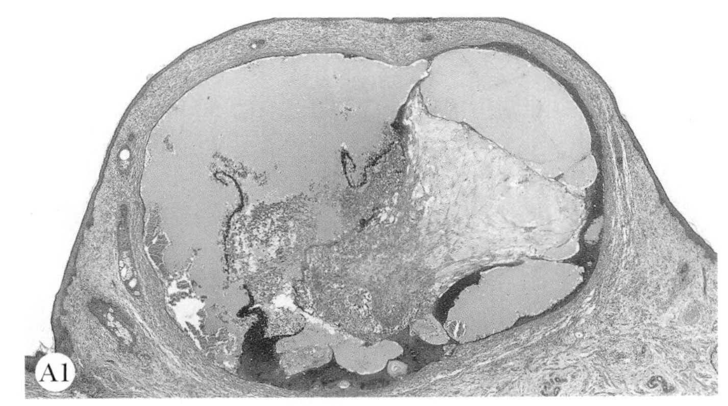

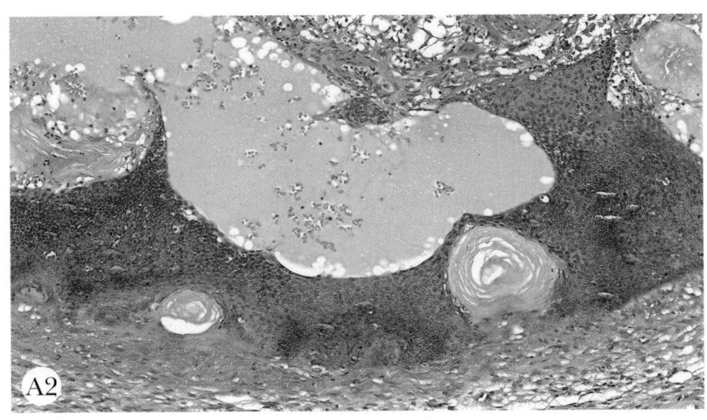

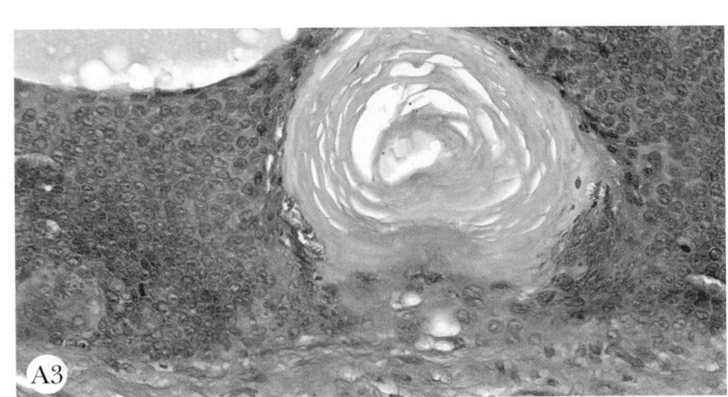

图 23.2.10A 全毛囊瘤 女，36 岁，面部红色丘疹 2 周。病理示外生性结节，表皮变薄，真皮内可见一囊性结构，囊壁为嗜碱性细胞，细胞增生活跃，可见含有许多透明颗粒的内毛根鞘。

23.3 上皮和间质混合增生性毛囊肿瘤（follicular neoplasms with proliferation of epithelial and mesenchymal tissue）

23.3.1 基底细胞样毛囊错构瘤（basaloid follicular hamartoma）

病理改变

a 肿瘤为毛囊中心性，真皮内有小的基底样上皮细胞条索，增生的细胞形成小的芽蕾状结节，可呈腺样或网状模式，可局部与表皮或毛囊相连。

b 瘤团周边的细胞呈栅栏状排列，但与周边的间质无收缩间隙，细胞无异型性，核分裂不明显。

c 上皮细胞条索常与表皮垂直。

d 可见小的角囊肿。

e 稀疏的间质为纤维细胞性，可见淀粉样物质，可有钙化。

f 间质 CD34 阳性，肿瘤细胞 Bcl-2 和 Ki-67 罕见表达。

病理鉴别诊断

Pinkus 纤维上皮瘤：可有收缩间隙，可见小汗腺导管。

浅表型基底细胞癌：黏液样基质，收缩间隙，Bcl-2 常阳性。

毛发上皮瘤：角囊肿较多，较大，成熟。

网状型脂溢性角化病：肿瘤位于表皮内，底部平坦。

临床特点

a 可表现为单发型、局限型、泛发型、线状痣样型和遗传型。

b 单发型多见于老年女性，好发于头皮和面部，偶见于肩部、躯干和四肢，皮损为肤色丘疹，直径 1 ~ 2mm。

c 局限型好发于 21 ~ 40 岁成人，部分先天发生，好发于头皮，皮损为红色或淡褐色斑块，可伴有脱发和粟丘疹。

d 泛发型多见于成人，好发于头皮和面部，表现为面部泛发性丘疹和斑块，进行性脱发，常发生于重症肌无力、系统性红斑狼疮。

e 线状痣样型，先天性发病，分布广泛，可占半侧躯体，皮损为淡棕色毛囊性丘疹，伴有黑头粉刺、斑秃、表皮囊肿和基底细胞癌。

f 遗传型成年期发病，常染色体显性遗传，好发于头颈部、躯干和肛门生殖器，皮损为无数肤色或褐色小丘疹。

g 基底样毛囊错构瘤综合征者出生或幼年期发病，有大量的丘疹、粟丘疹和黑头粉刺样皮损、多毛症、掌跖点状凹陷。

临床鉴别诊断

基底细胞癌

发疹性毳毛囊肿

发疹性组织细胞瘤

泛发性汗管瘤

单侧线状表皮痣

别名

泛发性毛囊错构瘤（generalized hair follicle hamartoma）

线状单侧基底细胞痣（linear unilateral basal cell nevus）

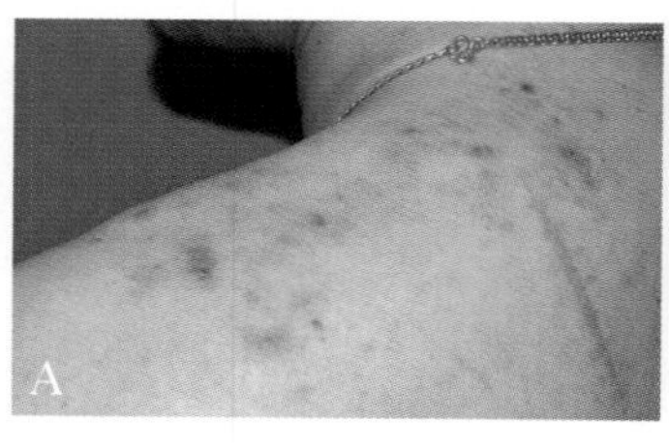

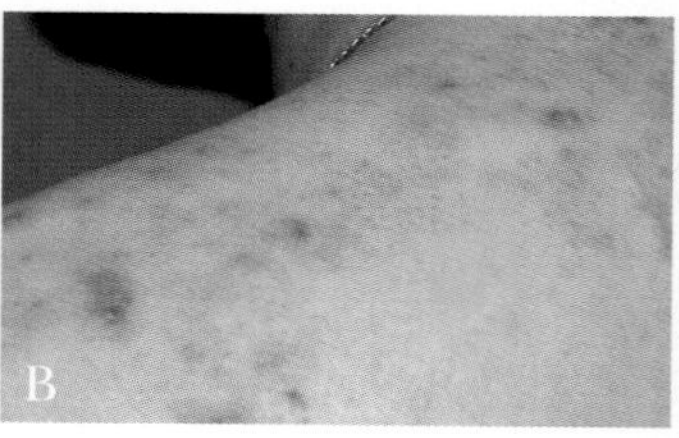

图 23.3.1 基底细胞样毛囊错构瘤（basaloid follicular hamartoma）

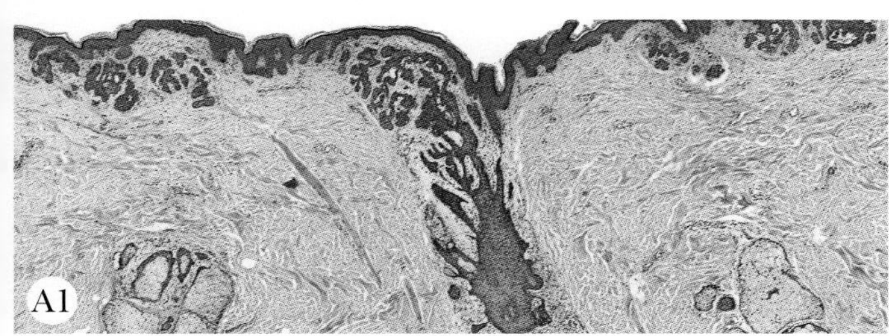

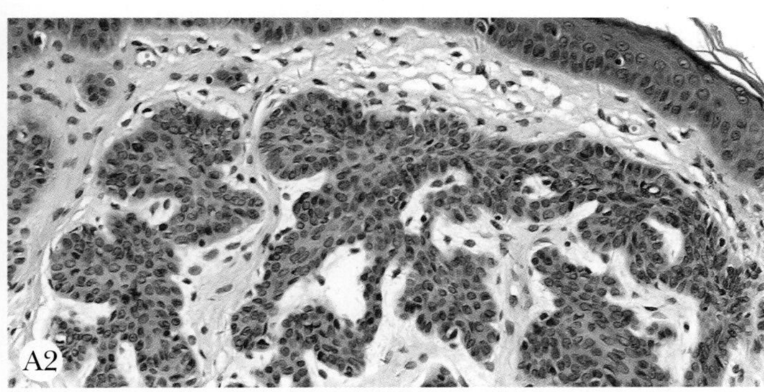

图 23.3.1A 基底细胞样毛囊错构瘤 男，33 岁，左肩背部多发粟粒性丘疹 33 年，局部融合成片。病理示真皮内可见小的基底样上皮细胞条索呈稀疏条索状或树枝状相互吻合，嵌于疏松的纤维性基质内，增生的细胞形成小的芽蕾状结节，局部与表皮或毛囊相连，瘤团周边的细胞呈栅栏状排列。

23.3.2 毛盘瘤 / 纤维毛囊瘤（trichodiscoma/fibrofolliculoma）

病理改变

a 二者为谱系性疾病。

b 含两种成分，以及附属器上皮成分和周围纤维间质。

c 表皮常轻度萎缩。

d 真皮内界限较为清晰的纤维结缔组织增生，成纤维细胞、血管较为丰富。

e 毛盘瘤表现为以成熟脂肪细胞为主的增生，形成类似拳击手套样增生模式。

f 纤维毛囊瘤表现为轻度网状分布的细胞条索，有时可见到皮脂腺分化。

g 有时病理形态可介于毛盘瘤和纤维毛囊瘤之间，提示二者为谱系性疾病。

病理鉴别诊断

神经纤维瘤：细胞核呈波浪状，有较多肥大细胞。

毛囊周围纤维瘤：细胞性纤维组织围绕毛囊呈同心圆排列。

结节性硬化症的血管纤维瘤：纤维组织增生，大量薄壁扩张的血管。

临床特点

a 罕见，发生于青年或中年人，男女发病相当。

b 纤维毛囊瘤、毛盘瘤和软纤维瘤三联症称为 Birt–Hogg–Dubé 综合征，常伴有甲状腺肿瘤，其发生肾肿瘤和结肠息肉的风险增加。

c 有家族性发生的报道，家族发病者可呈常染色体显性遗传。

d 单发或多发，多发者可达上百个，分布广泛，好发于头颈部、躯干和肢体，一般掌跖不受累，单个损害不对称。

e 皮损为小的平顶或圆顶状丘疹，肤色，坚实，直径 1 ~ 5mm，偶伴有轻微的毛细血管扩张，有时其邻近有毛发，但不构成皮损的成分。

临床鉴别诊断

毛囊周围纤维瘤

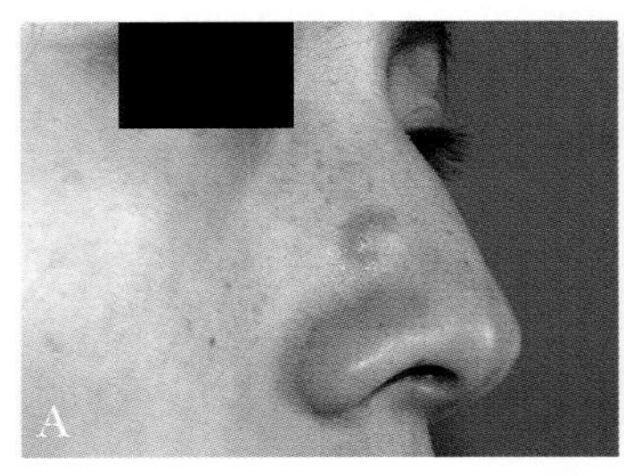

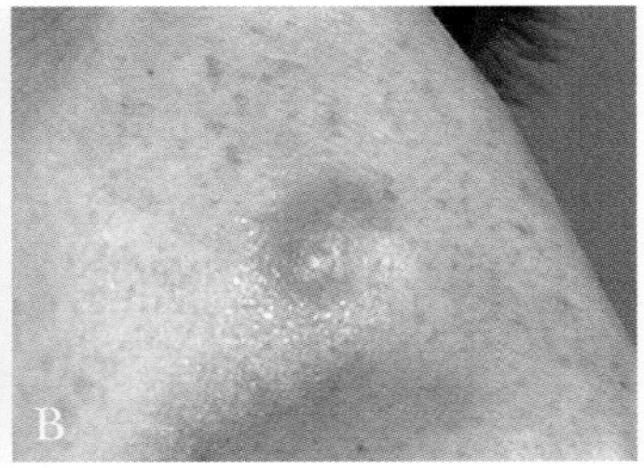

图 23.3.2 毛盘瘤 / 纤维毛囊瘤（trichodiscoma/fibrofolliculoma）

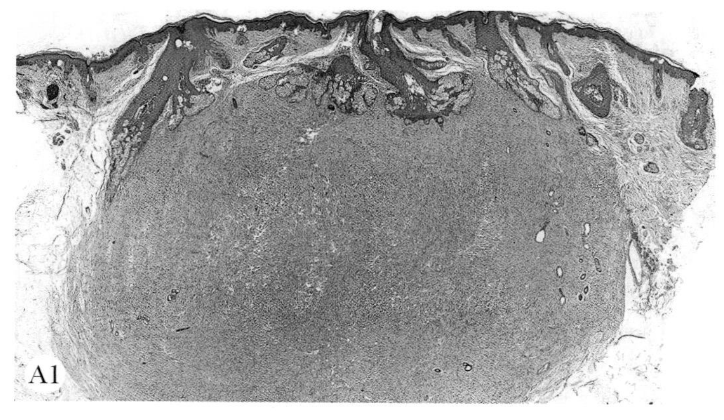

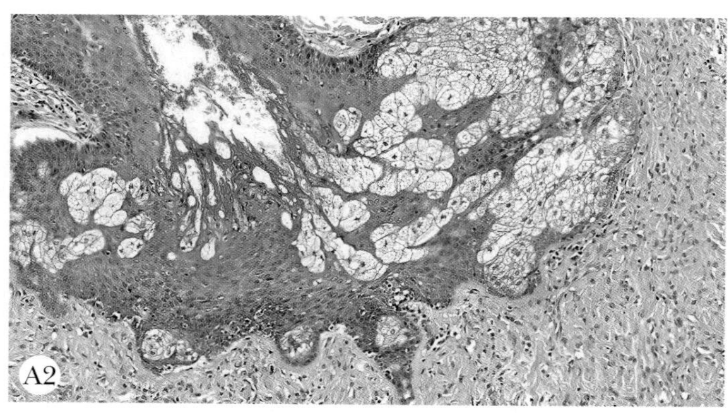

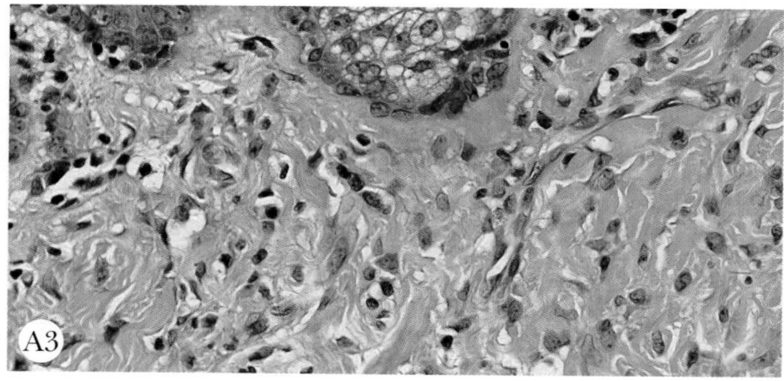

图 23.3.2A 毛盘瘤 / 纤维毛囊瘤 女，26 岁，鼻梁右侧小丘疹 3 年，色微红。病理示表皮大致正常，真皮内以毛囊漏斗部为中心的界限较为清晰的纤维结缔组织增生，毛囊呈囊性扩张，囊内含有角质碎屑。

23.3.3 毛囊周围纤维瘤（perifollicular fibroma）

病理改变

a 形态大致正常的毛囊周围有细胞性纤维组织呈同心圆状排列。

b 增生的纤维结缔组织与周围正常结缔组织之间有人工收缩间隙。

c 纤维瘤内及真皮浅层血管周围有慢性炎症细胞浸润。

d 无毛囊上皮的增生。

病理鉴别诊断

纤维毛囊瘤：常累及一个毛囊，扭曲的毛囊周围有相互吻合的基底样细胞索。

临床特点

a 成人多见，男女发病相当。

b 单发者可能是一种炎症后反应，多发者具家族性，可认为是毛囊周围胶原错构瘤，可伴有结肠息肉（Hornstein-Knickenberg 综合征），可能是常染色体显性遗传。

c 好发于头颈部、面部，偶及躯干和肢体。

d 皮损为单发或多发性丘疹，也有发疹性的报道，肤色，不对称，直径 1 ~ 5mm，圆顶状，中央常凹点或角栓。

e 无自觉症状。

临床鉴别诊断

基底细胞癌

纤维毛囊瘤

别名

毛囊纤维瘤（follicular fibroma）

23.3.4 毛囊痣（hair follicle nevus）

病理改变

a 损害位于真皮内。

b 许多分化好的毳毛毛囊，毛囊多处于同一分化阶段。

c 有时周边可见小的皮脂腺。

d 毛周纤维鞘增厚。

e 间质中有数量不等的纤维血管组织。

f 真性毛囊痣极其罕见，多数病例可能是毛囊瘤的边缘切面表现。

病理鉴别诊断

副耳：有软骨和脂肪组织。

纤维毛囊瘤：可见扩张的毛囊。

毛囊瘤：继发性毛囊。

毛发上皮瘤：基底样细胞，角囊肿。

临床特点

a 极罕见，可发生于任何年龄，但常出生或儿童期发病。

b 多见于头颈部，特别是面部、耳前区及耳后。

c 皮损为单发、直径 <1cm 的丘疹，肉色，表面光滑，偶有多发者，可呈线状、表皮痣样或沿 Blaschko 线分布。

d 可与同侧脱发、软脑膜血管瘤病及额鼻发育不良有关。

别名

先天性毳毛错构瘤（congenital vellus hamartoma）

23.3.5 神经毛囊错构瘤（neuro follicular hamartoma）

病理改变

a 肿瘤位于真皮内，境界清楚。

b 损害由毛囊皮脂腺单位和间质增生组成，前者常呈扭曲状，包括基底样细胞和导管样细胞的增生，间质包括黏液样和纤维性成分，其中有梭形细胞排列呈宽带状或奇异的束状。

c 有时可见较多肥大细胞。

d 可见散在小的神经支。

e 多数结缔组织细胞波形蛋白阳性，梭形细胞 S100 阳性。

病理鉴别诊断

毛盘瘤：损害两侧表皮呈领巾状，肿瘤中有薄壁和厚壁血管。

临床特点

a 儿童和成人均可发生，好发于 31 ~ 50 岁成年人，无性别差异。

b 可能属于毛盘瘤和纤维毛囊瘤谱系疾病，有的作者将毛囊皮脂腺囊性错构瘤也包括在此谱系中。

c 多见于面部，特别是鼻或鼻唇沟。

d 皮损单发，表现为小的丘疹，直径 <1cm，一般为 3 ~ 7mm，淡白色，圆形，质地坚实。

e 无自觉症状。

临床鉴别诊断

纤维性丘疹

基底细胞癌

皮内痣

23.4 恶性毛囊分化肿瘤（malignant neoplasms with follicular differentiation）

23.4.1 外毛根鞘癌（trichilemmal carcinoma）

病理改变

a 瘤细胞可在表皮内形成类似黑素瘤的 Paget 样扩散，也常累及毛囊上皮。

b 肿瘤呈实体状、分叶状或小梁状生长，具有侵袭性生长特点，可侵犯真皮深部甚至皮下，但常表现为边界受挤压而非浸润性。

c 肿瘤周边的细胞见栅栏状排列，中央的细胞胞质丰富，胞质透明，含糖原，对淀粉酶敏感、PAS 染色阳性，外毛根鞘式角化。

d 瘤细胞的异型性明显，表现不同程度的核异型和核分裂。

e 瘤团周边可见透明带包绕。

f 可见出血灶和坏死灶。

g 表达高分子量角蛋白，CEA 和 EMA 常为阴性。

病理鉴别诊断

透明细胞鳞状细胞癌：侵袭性生长，表皮样角化，肿瘤团块周边的细胞不呈栅栏状排列，EMA 阳性。

透明细胞汗腺癌：胞质内导管分化，EMA 和 CEA 阳性。

透明细胞汗孔癌：导管分化，EMA 和 CEA 阳性。

透明细胞基底细胞癌：有典型基底细胞癌特征，无外毛根鞘式角化。

临床特点

a 好发于老年人，男女性发病相当。

b 与日光、放射有一定相关性，可发生于烧伤瘢痕、日光性角化病、着色性干皮病基础上，起源于增生性外毛根鞘囊肿的外毛根鞘癌 P53 丢失。

c 好发于面部、耳部、头皮、颈部和手背。

d 皮损单发，呈缓慢生长的丘疹、隆起的斑块或结节，直径 0.5 ~ 2cm，表面可溃疡或结痂。

e 与外毛根鞘瘤不同的是，很少与 Cowden 病相关。

f 复发不常见，无转移的报道，切除彻底可以治愈。

临床鉴别诊断

鳞状细胞癌

角化棘皮瘤

日光性角化病

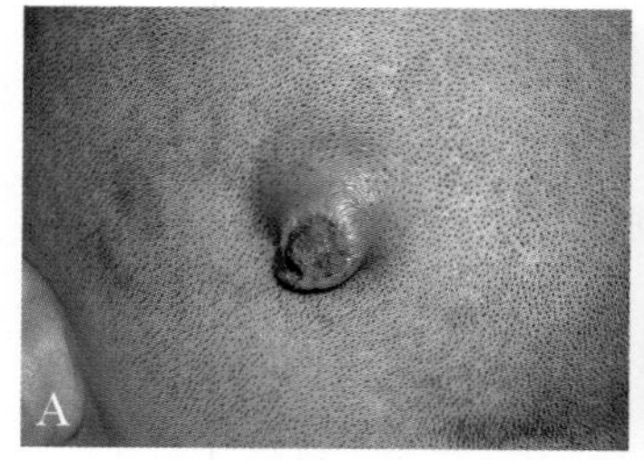

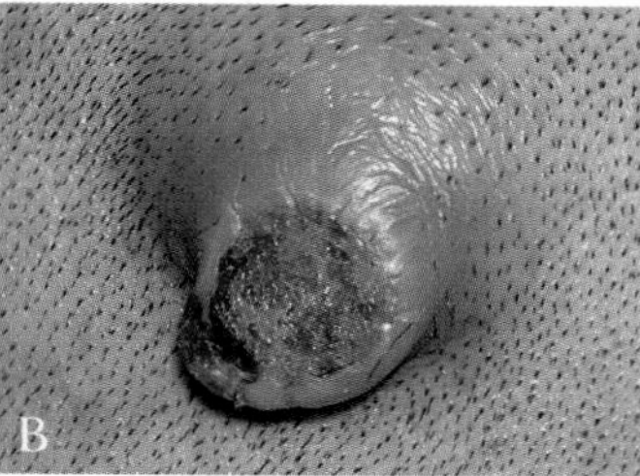

图 23.4.1 外毛根鞘癌（trichilemmal carcinoma）

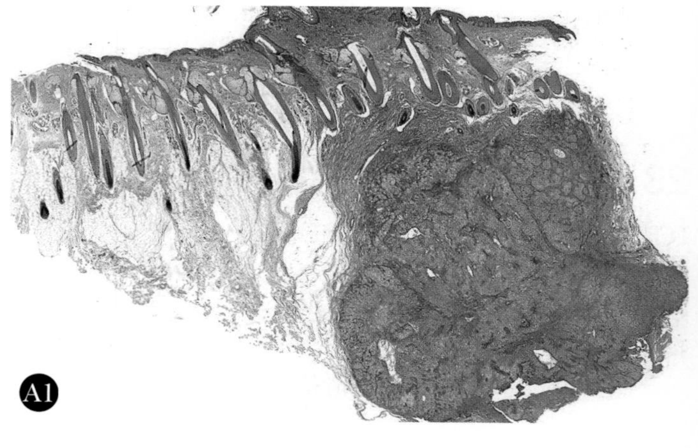

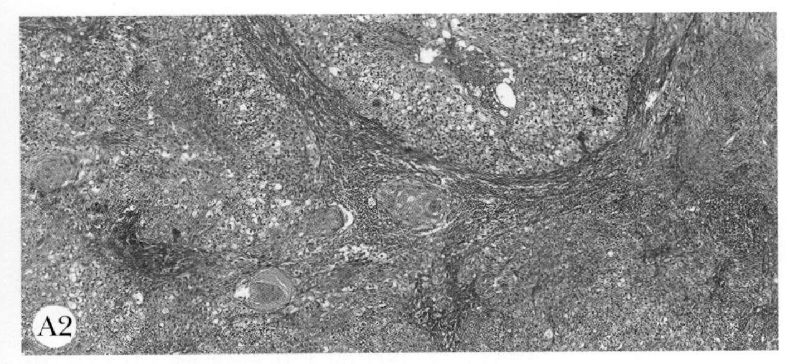

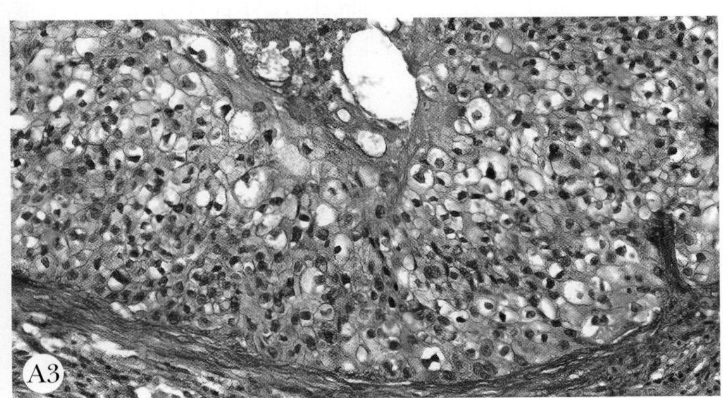

图 23.4.1A　外毛根鞘癌　男，23 岁，头皮肿块 1 年，表面有糜烂。病理示真皮中下部的肿瘤细胞团块，呈分叶状，肿瘤周边的细胞栅栏状排列，中央细胞胞浆丰富，胞质透明，细胞异型性明显，可见外毛根鞘式角化。

23.4.2　恶性增生性外毛根鞘瘤（malignant proliferating trichilemmal tumor）

病理改变

a 肿瘤呈囊性结构，浸润性生长。

b 和增生性外毛根鞘囊肿为谱系性改变。

c 具有外毛根鞘分化的特点：不规则的鳞状上皮团块，含有糖原的透明细胞，囊性结构，外毛根鞘式角化。

d 肿瘤细胞明显的异型性和明显的核分裂相，分化差的肿瘤类似鳞癌。

e 有明显的周围组织的侵犯。

f 可不同程度的 CD34 丢失。

病理鉴别诊断

鳞状细胞癌：表皮样角化，瘤细胞不呈栅栏状排列。

临床特点

a 中老年多发，女性多见。

b 好发于头皮。

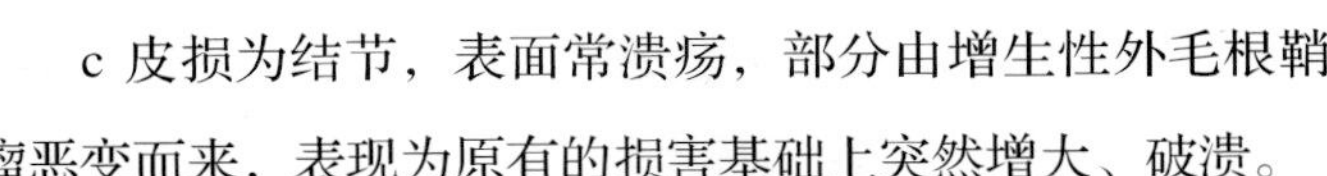

c 皮损为结节，表面常溃疡，部分由增生性外毛根鞘瘤恶变而来，表现为原有的损害基础上突然增大、破溃。

d 多局部转移，也有广泛转移和内脏转移者。

临床鉴别诊断

鳞状细胞癌

别名

增生性外毛根鞘囊肿癌（proliferating trichilemmal cystic carcinoma）

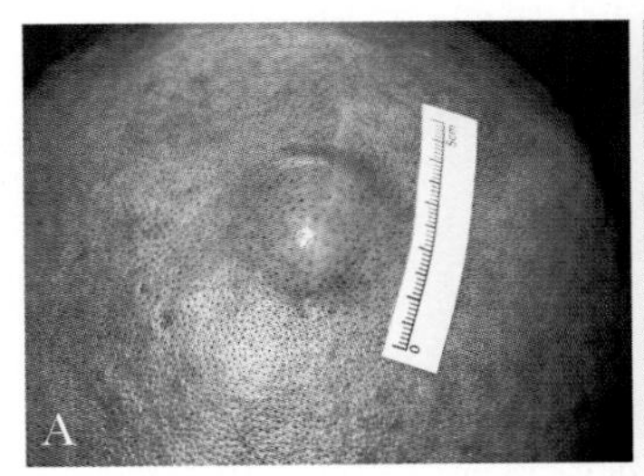

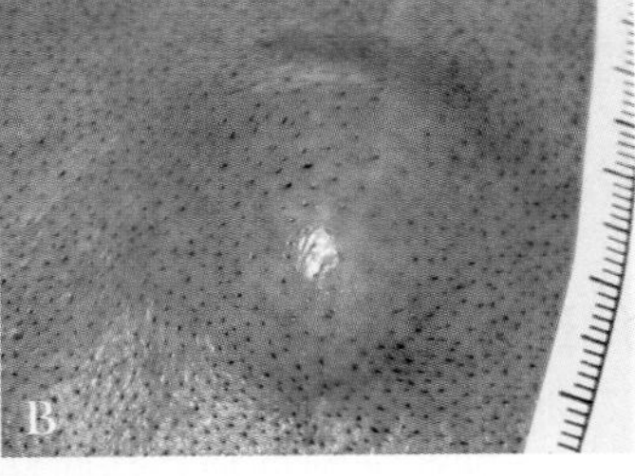

图 23.4.2　恶性增生性外毛根鞘瘤（malignant proliferating trichilemmal tumor）

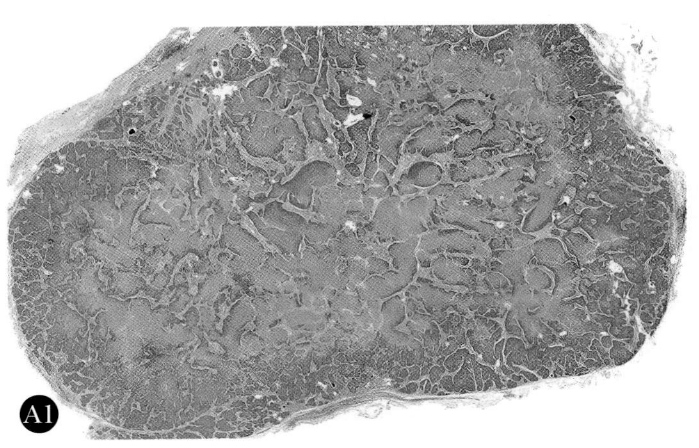

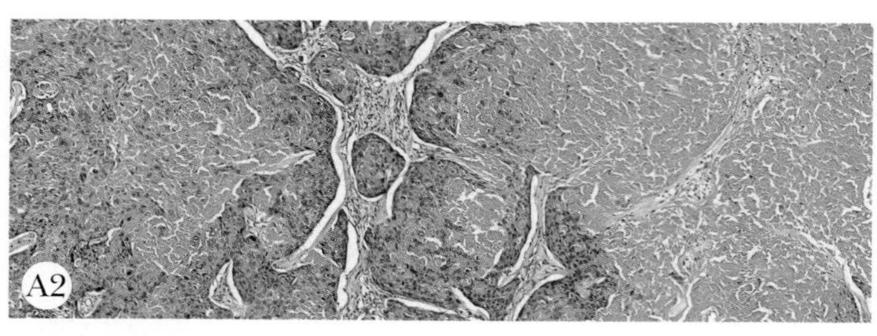

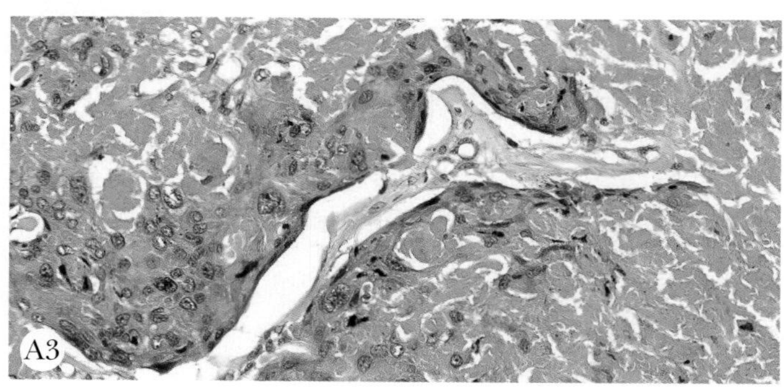

图 23.4.2A　恶性增生性外毛根鞘瘤　男，51 岁，头皮包块 2 年，手术切除术后复发 5 个月余。病理示上皮样细胞组成的肿瘤团块，瘤细胞向周围间质内浸润性生长，有大量核分裂相及明显的细胞异型性，瘤团中央片状坏死。

23.4.3　侵袭性毛母质瘤和毛母质癌（invasive pilomatricoma and pilomatrix carcinoma）

病理改变

a 肿瘤细胞特别是基底样细胞与表皮相连，可有溃疡。

b 肿瘤不对称，呈分叶状，瘤细胞团大小不等，形态不规则，边界不清，侵袭性生长。

c 可见毛母质分化：周边为嗜碱性基底样细胞，中心为影细胞。

d 肿瘤细胞特别是瘤团的周边可见大的、不典型细胞，核异型性明显，并有病理性核分裂。

e 小叶内常见灶状或片状坏死，或含有坏死碎片的囊性结构。

f 可见血管、淋巴管和神经浸润。

g 侵袭性毛母质瘤病理上与良性毛母质瘤的不同在于前者在肿瘤的周边有不规则的细胞索呈芽蕾状伸入到周围间质中。

病理鉴别诊断

皮肤淋巴上皮样癌：未分化的上皮样细胞，广泛的成熟的淋巴细胞并包绕上皮样细胞团，导管样分化，外毛根鞘式角化区。

临床特点

a 多见于老年人，男女比例 4 ∶ 1。

b 发病可能与 Wnt 信号转导通路及 β-连环蛋白的异常有关。

c 临床上侵袭性毛母质瘤与良性毛母质瘤相似，具有局部复发特点，但是不远处转移。

d 毛母质癌多见于颈后、背部、头皮和耳后。

e 皮损单发，直径 0.5 ~ 20cm，平均 4cm。

f 切除不彻底易复发，转移主要是引流淋巴结和肺部。

g 可为原发，发生于多发性良性毛母质瘤基础上或毛母质瘤治疗部位。

临床鉴别诊断

基底细胞癌

鳞状细胞癌

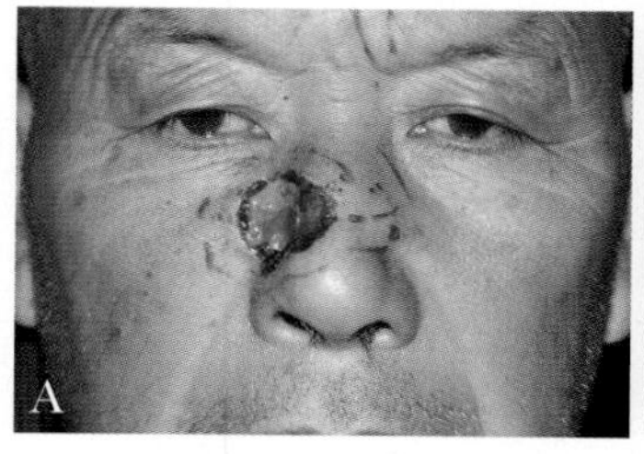

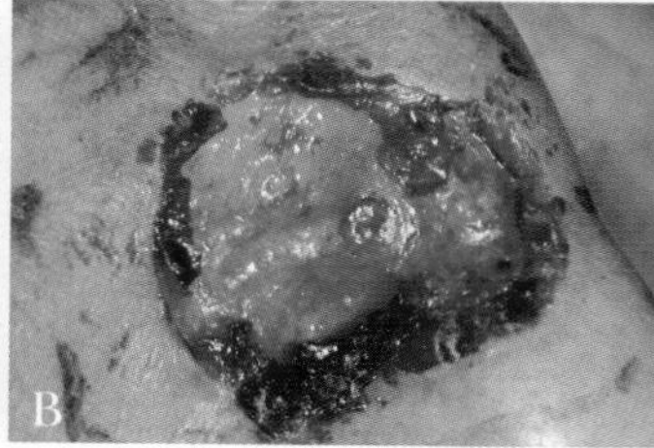

图 23.4.3　毛母质癌（pilomatrix carcinoma）

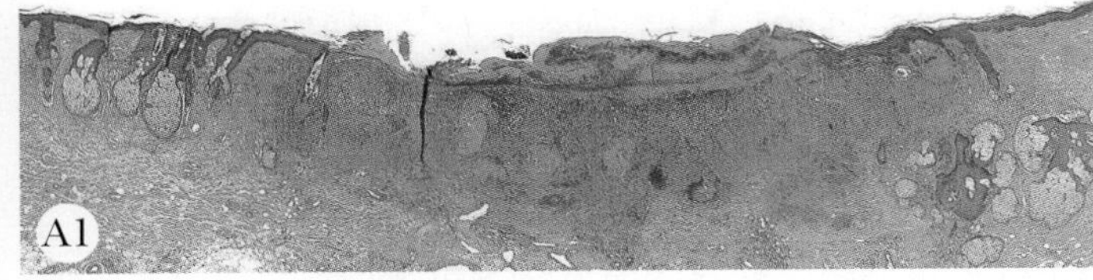

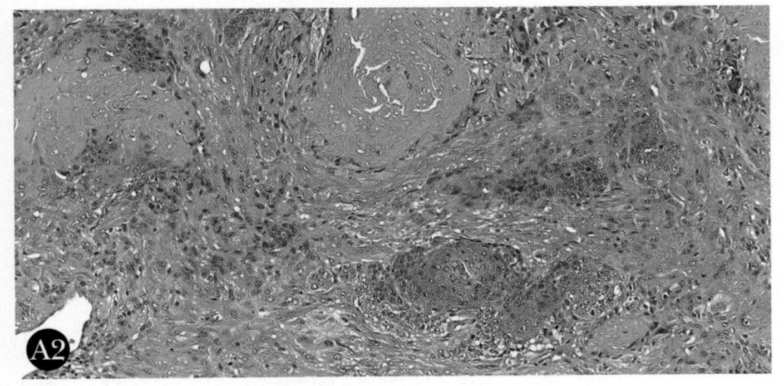

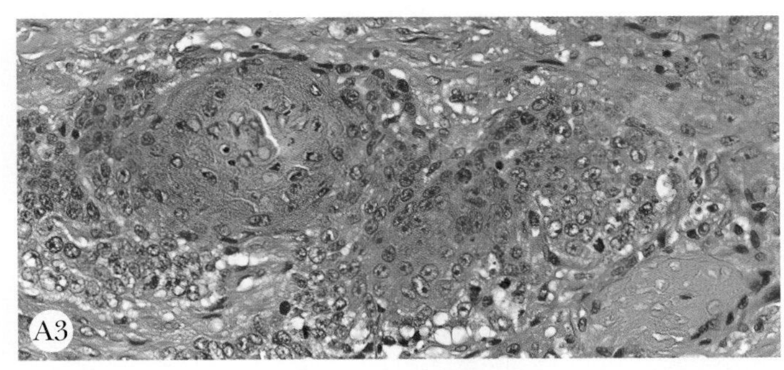

图 23.4.3A　毛母质癌　男，65 岁，右鼻部溃疡 6 年余。病理示与表皮相连的基底样细胞组成的肿瘤团块，瘤团内可见毛母质分化：周边为嗜碱性基底样细胞，中心为影细胞，细胞异型性明显，并有较多病理性核分裂相，可见片状坏死。

23.5　皮脂腺肿瘤及相关疾病（sebaceous neoplasms and related disorders）

23.5.1　皮脂腺异位症（ectopic sebaceous glands）

病理改变

a 表皮一般正常。

b 每个丘疹为真皮浅层成熟的皮脂腺小叶或小团块皮脂腺，有的小叶内可见皮脂腺导管，并开口于表皮。

病理鉴别诊断

唾液腺肿瘤：可见局限性皮脂腺分化伴明显的肿瘤形成。

临床特点

a 70% ~ 80% 见于成年人，青春期明显，成年后稳定。

b 认为是一种生理性变异。

c 好发于颊黏膜，尤其是咬合线处黏膜、上下唇红缘，舌、齿龈和硬腭也可发生，皮损多发，为 1 ~ 3mm 的淡黄白色或白色实性丘疹，撑开黏膜更明显。

d 也见于龟头、阴唇内侧黏膜。

e 发生于女性乳晕处的小结节称为 Montgomery 结节。

f 一般无自觉症状。

临床鉴别诊断

粟丘疹

Fox–Fordyce 病

Koplik 斑（麻疹黏膜斑）

黏膜扁平苔藓

别名

Fordyce 病（Fordyce disease）

Fordyce 点（Fordyce spots，Fordyce granules）

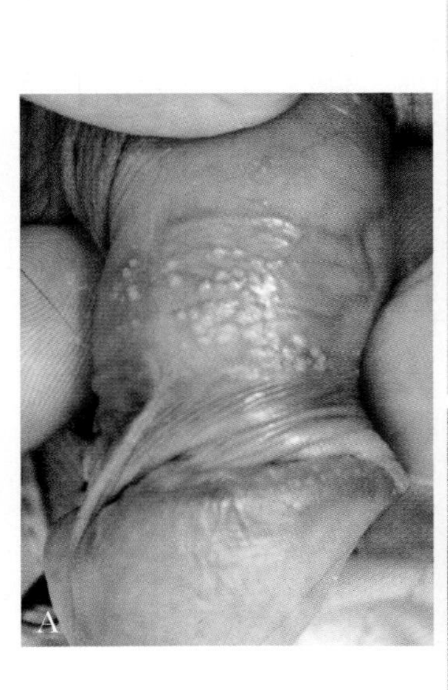

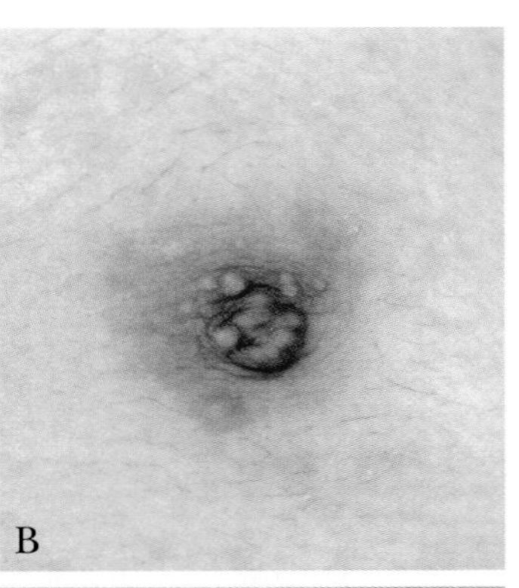

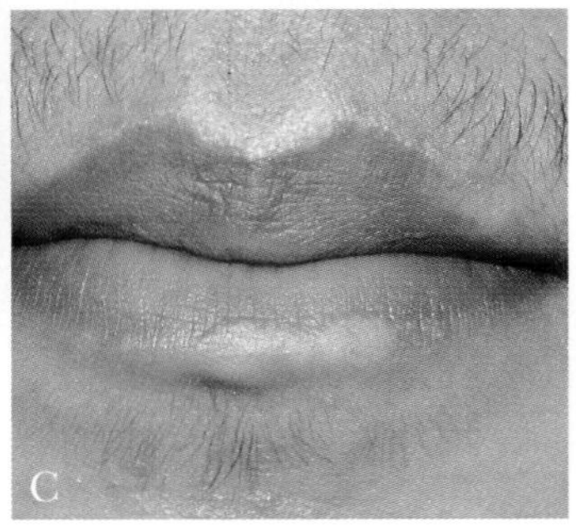

图 23.5.1 皮脂腺异位症（ectopic sebaceous glands）

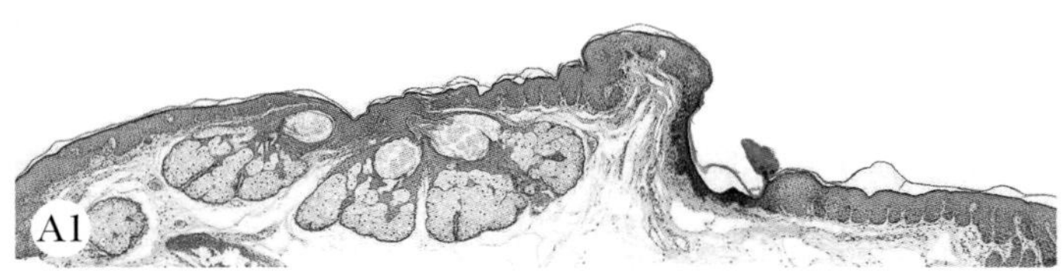

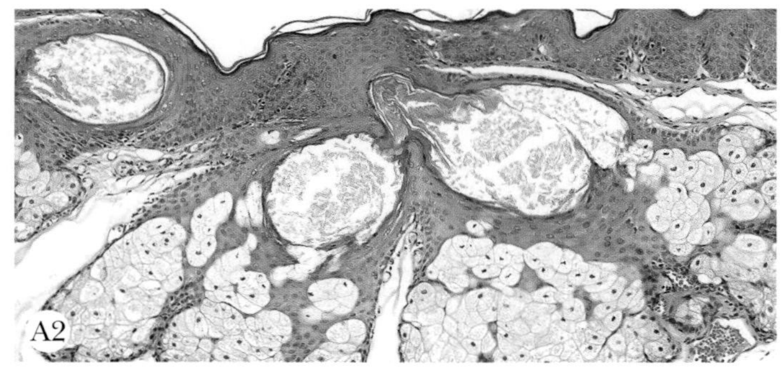

图 23.5.1A 外阴皮脂腺异位症 男，43 岁，阴茎右外侧米粒大小黄色丘疹 3 个月余。病理示真皮浅层成熟的皮脂腺小叶，小叶内可见皮脂腺导管，并开口于表皮。

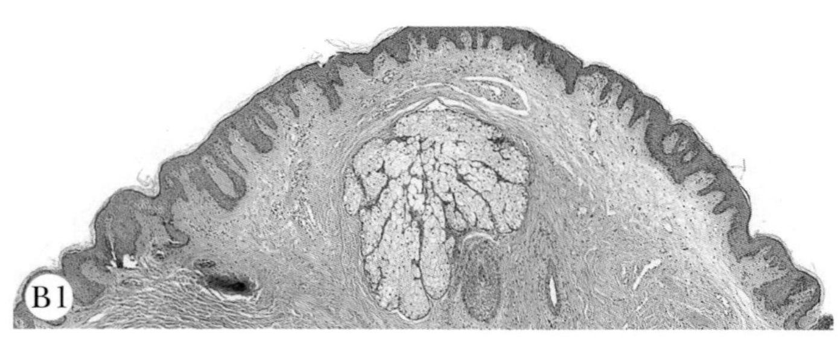

图 23.5.1B 乳晕皮脂腺异位症 男，21 岁，双乳晕可见浅褐色丘疹。病理示表皮大致正常，真皮内可见成熟的皮脂腺小叶。

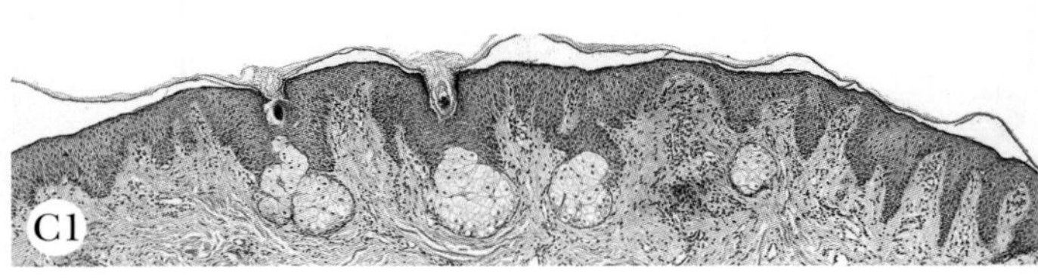

图 23.5.1C 口唇皮质腺异位症 男，14 岁，下唇缘白斑 2 年。病理示真皮内多个皮脂腺细胞组成的小团块，并开口于表皮。

23.5.2 皮脂腺增生（sebaceous hyperplasia）

病理改变

a 表皮一般萎缩。

b 真皮浅层有一个到数个增生的皮脂腺小叶围绕扩大的中央导管或毛囊漏斗，中央导管常开口于表皮，对应于临床上见到的凹陷性丘疹性改变。

c 皮脂腺小叶境界清楚，数目较多，中央为成熟的皮脂腺细胞，周边为一排小的基底样生发细胞。

d 有时在小叶周边可见少数未分化的生发细胞。

病理鉴别诊断

皮脂腺痣：导管要比皮脂腺增生小，增生的皮脂腺下方常有顶泌汗腺。

鼻赘：损害境界不清，无呈葡萄样簇集的皮脂腺小叶围绕中央导管，常见异物肉芽肿。

临床特点

a 老年男性多发。

b 与雄激素有关，可伴发于无汗性外胚叶发育不良，也有家族性发病以及应用免疫抑制剂后。

c 好发于面部、额部和颊部，乳晕和生殖器皮肤也可发生。

d 单个或多个成簇或成片分布的丘疹。

e 单个丘疹表现为淡黄色，圆形或半球形，直径为 1 ~ 3mm，中央常有脐凹，质地较软。

f 无自觉症状。

临床鉴别诊断

基底细胞癌

皮脂腺痣

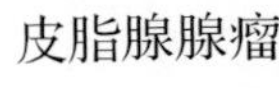

皮脂腺腺瘤

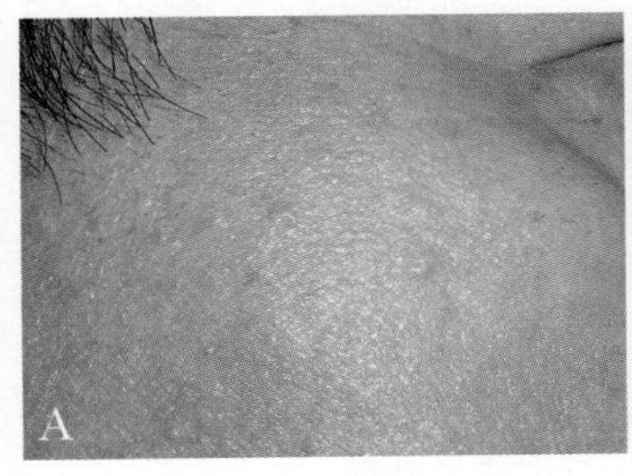

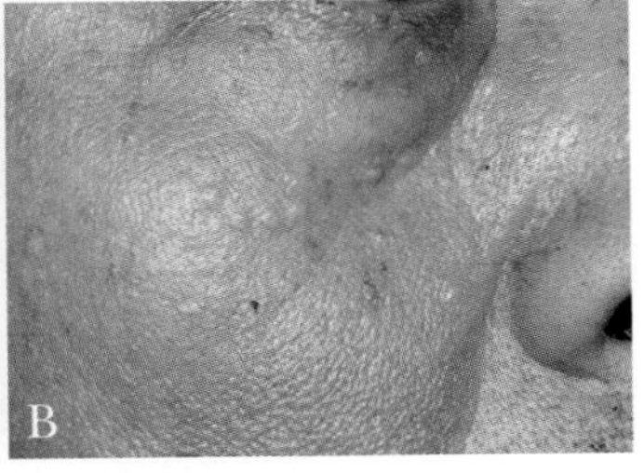

图 23.5.2 皮脂腺增生（sebaceous hyperplasia）

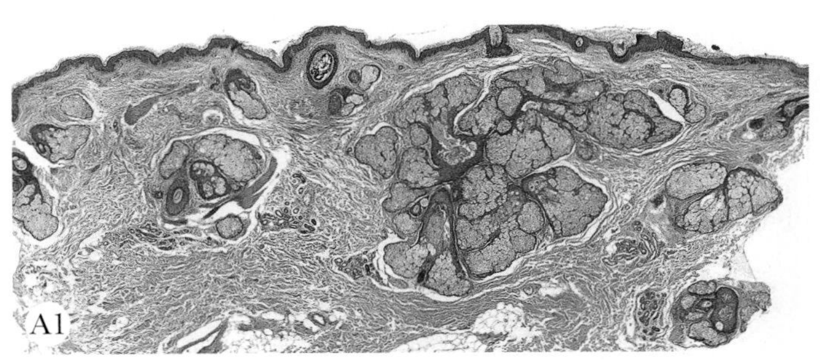

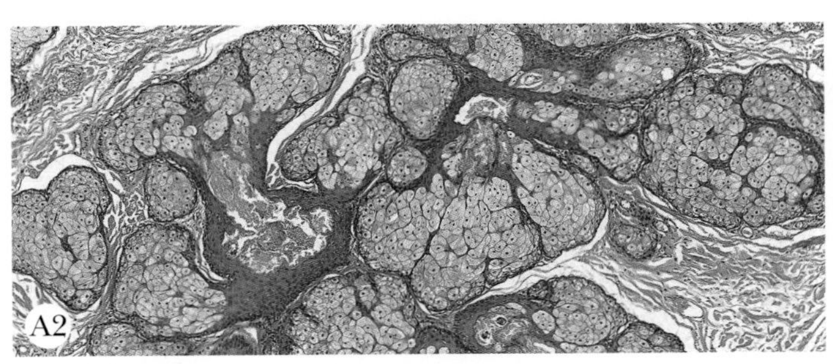

图 23.5.2A 皮脂腺增生 男，55 岁，面、颈部小丘疹半年余，渐增多。病理示真皮浅层皮脂腺增生，并围绕毛囊生长，皮脂腺小叶境界清楚，数目较多，中央为成熟的皮脂腺细胞，周边为一排小的基底样生发细胞。

图 23.5.2B 皮脂腺增生 男，65 岁，右面部黄色丘疹 2 年余，中央可见脐凹。

23.5.3 皮脂腺痣（nevus sebaceus）

病理改变

a 本病是错构瘤，常同时有表皮、皮脂腺、毛囊和大汗腺的异常。

b 表皮呈黑棘皮瘤样或乳头瘤样增生，也可正常或萎缩，有时可见向真皮内伸出的原始毛乳头样结构。

c 皮脂腺的改变根据取材的年龄有不同。婴儿期和儿童期：分化的细胞索，有的为含有角质的毛漏斗，周边为未分化的细胞形成的芽蕾。青春期：有许多成熟或接近成熟的皮脂腺，无皮脂腺导管，直接与毛囊漏斗相连。成年期后随年龄增长皮脂腺逐渐退化，偶见呈肿瘤样增生。

d 皮脂腺的形态和分布一般不规则，常位于接近表皮的位置。

e 成熟的毛囊通常减少或消失，多为小的毛囊，或畸形的毛胚芽。

f 半数病例在皮脂腺的下方有异常的大汗腺。

g 可伴发各种附属器肿瘤，包括乳头状汗管囊腺瘤、外毛根鞘瘤、皮脂腺瘤等。

病理鉴别诊断

皮脂腺增生：增生的皮脂腺位置表浅，宽度比皮脂腺痣小。

皮脂腺腺瘤：有较多嗜碱性细胞增生。

临床特点

a 出生即有，青春期明显，男女发病相当。

b 好发于头皮和颈部，也见于面部、额部、颞部、耳后，偶发于躯干、四肢、外耳道和肛周。

c 常单发，呈圆形、卵圆形、长条形的斑块，直径 1 ~ 6cm，境界清楚，淡黄色或棕黄色，表面粗糙或呈疣状、脑回状，常无毛发，多发者呈线状排列。

d 皮损在儿童期呈境界清楚稍高起的无毛的淡黄色斑块，青春期呈疣状斑块或结节，成年期易并发各种肿瘤。

e 可伴有其他异常和畸形，特别是神经系统，先天性皮脂腺痣、癫痫、智力低下称为线状皮脂腺痣综合征。

f 可并发多种肿瘤，特别是乳头状汗管囊腺瘤、毛母细胞瘤样增生、基底细胞癌。

临床鉴别诊断

表皮痣

皮脂腺增生

幼年黄色肉芽肿

乳头状汗管囊腺瘤

别名

器官样痣（organoid nevus）

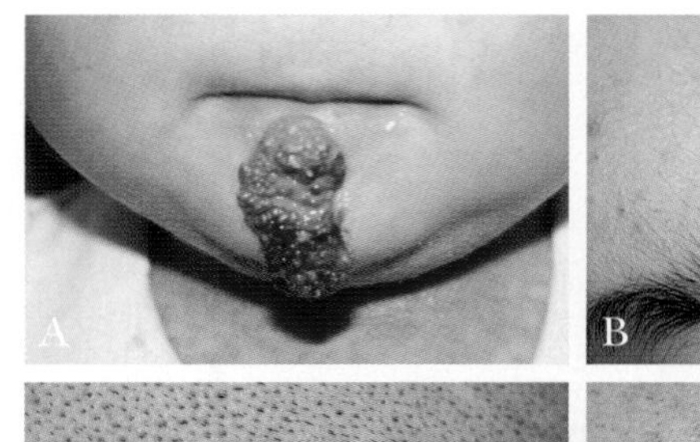

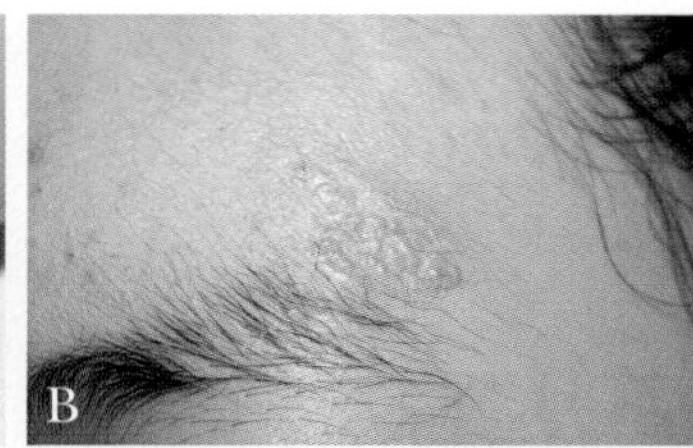

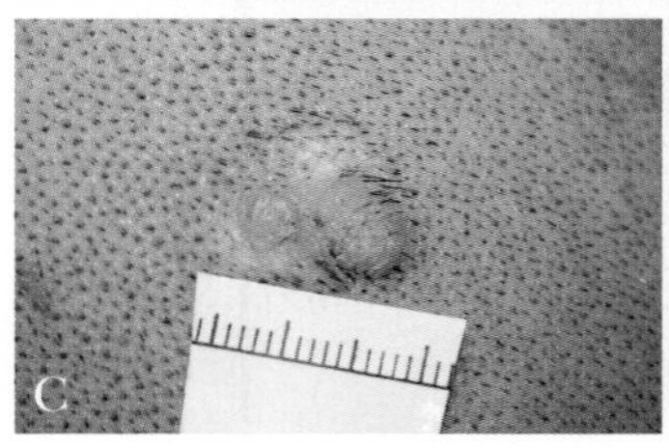

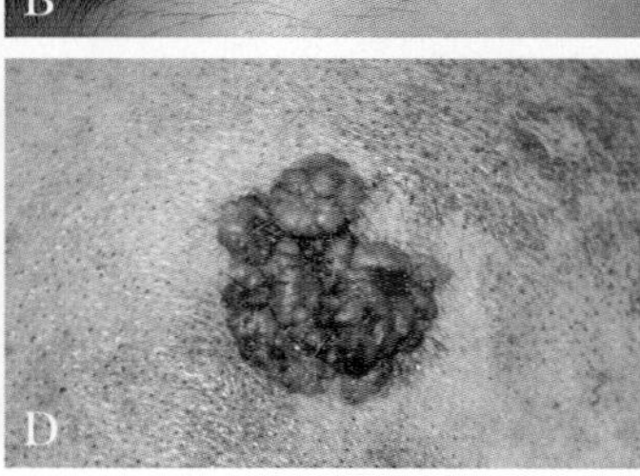

图 23.5.3　皮脂腺痣（nevus sebaceus）

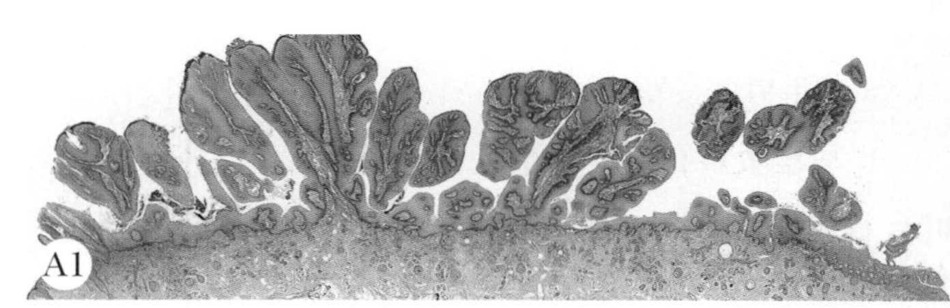

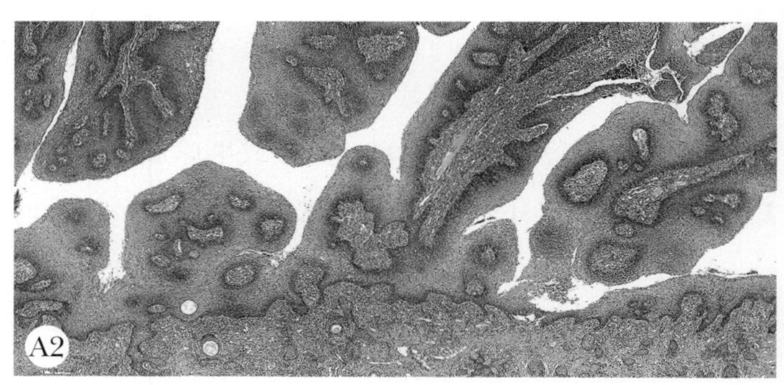

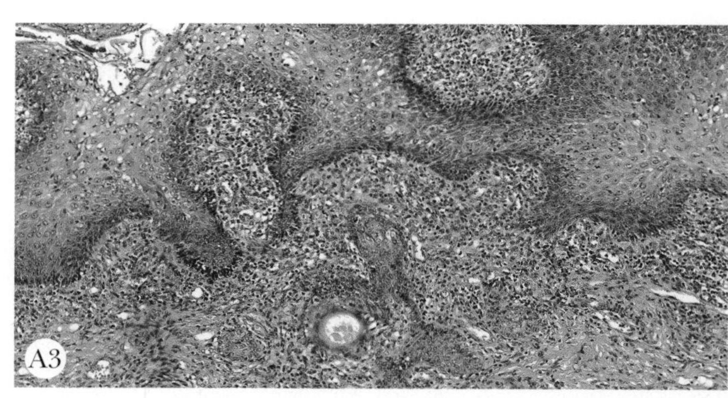

图 23.5.3A　皮脂腺痣（婴儿期）　女，1 岁，下颌疣状增生物 1 年。病理示表皮乳头瘤样增生，真皮内见分化的细胞索，有的为含有角质的毛漏斗，周边为未分化的细胞形成的芽蕾。

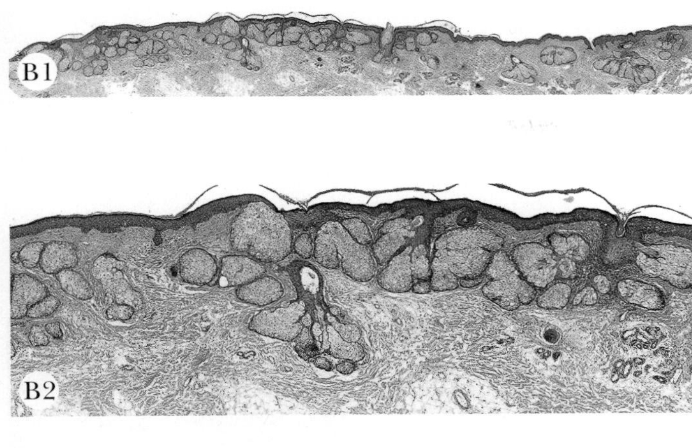

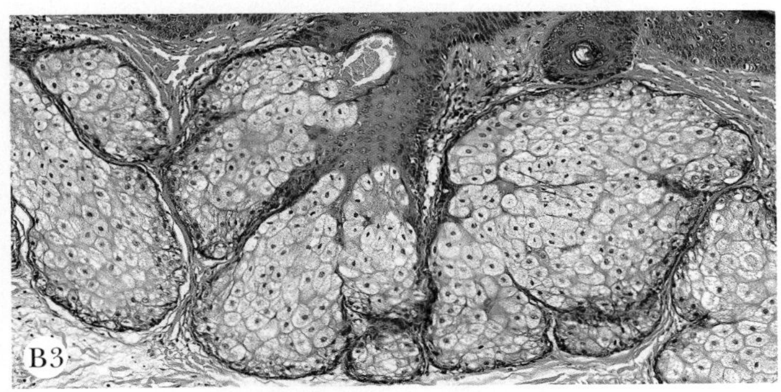

图 23. 5. 3B　皮脂腺痣（儿童期）　女，12 岁，额部淡红色斑块 12 年，渐增大。病理示真皮有许多成熟或接近成熟的皮脂腺，无皮脂腺导管，直接与毛漏斗相连。

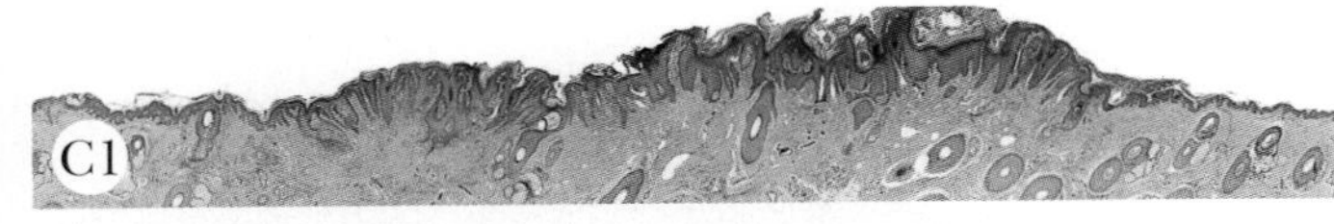

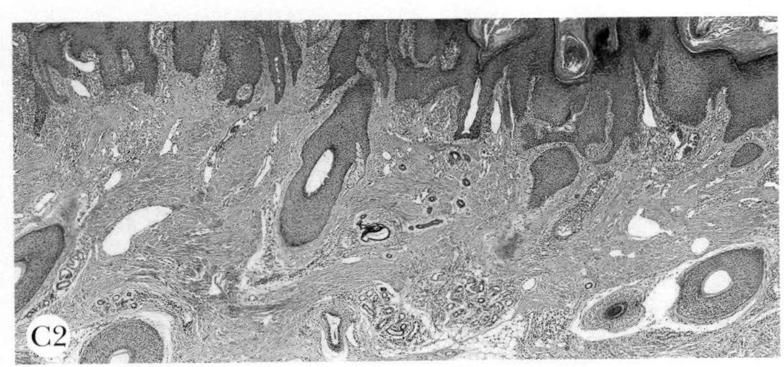

图 23. 5. 3C　皮脂腺痣　女，13 岁，头顶淡红色疣状增生物 13 年。病理示表皮乳头瘤样增生，真皮成熟的毛囊数量减少，可见小的毛囊，其下方有异常的大汗腺。

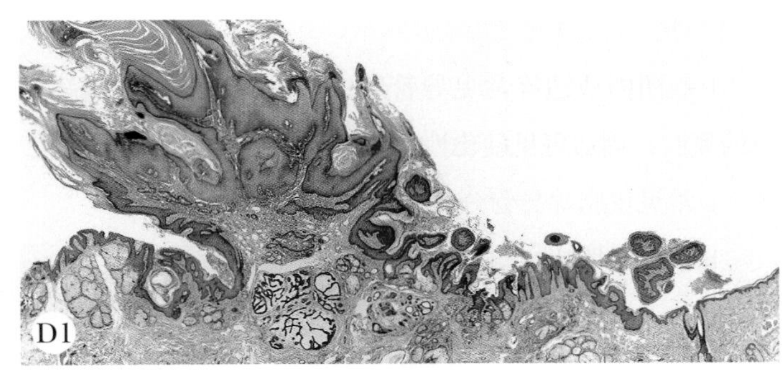

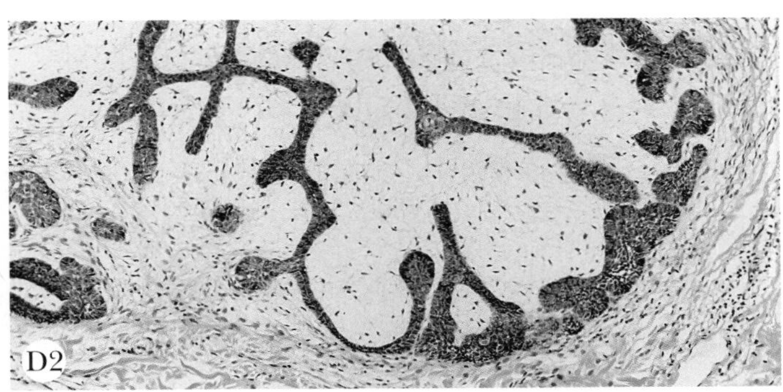

图 23. 5. 3D　皮脂腺痣合并毛母细胞瘤（成年期）　男，52 岁，头皮淡红色疣状斑块 52 年。病理示表皮乳头瘤样增生，真皮内可见嗜碱性的基底样细胞组成的肿瘤团块，周边的细胞呈栅栏状排列，周围间质疏松，真皮内成熟及不成熟的皮脂腺体数量增加，部分呈芽状细胞条索。

23.5.4　皮脂腺瘤（sebaceoma）

病理改变

a 表皮正常或萎缩。

b 真皮内有境界清楚、大小不等的肿瘤团块，无包膜，可与表皮相连。

c 肿瘤主要由未分化的基底样细胞和少量成熟的皮脂腺细胞以及介于二者之间的过渡细胞构成。

d 基底样细胞位于瘤团周边，细胞小，形态相似，核圆形或卵圆形，比较一致，无多形性，很少见到有丝分裂。

e 成熟的皮脂腺细胞一般位于瘤团中央，核呈扇贝状。

f 瘤团内或边缘常见导管结构或由皮脂腺细胞崩解形成的囊腔，周边可见硬化性胶原。

g 常见皮脂腺导管分化。

h 很少见坏死。

病理鉴别诊断

皮脂腺腺瘤：位于真皮浅部，皮脂腺小叶接近正常。

高分化的皮脂腺癌：浸润性生长，基底样细胞大而梭形，核分裂和异型明显，皮脂腺细胞常不成熟，坏死常见。

向皮脂腺分化的基底细胞癌：基底样细胞团周边的细胞栅栏状排列，有收缩间隙，偶见皮脂腺结构。

向皮脂腺分化的毛母细胞瘤：基底样细胞周边栅栏状排列，可见毛乳头，乳头间质体，丰富的间质。

临床特点

23.5.4

a 60 岁以上的老年人多发，男女比例 1 ∶ 4。

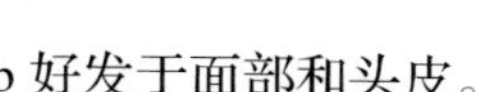

b 好发于面部和头皮。

c 皮损单发，为淡黄色或黄色结节，境界清楚，也可为界限不清的斑块，直径 1 ~ 3cm。

d 表面可破溃。

e 一般无自觉症状。

f 可与脂溢性角化病伴发，或发生于皮脂腺痣皮损中。

g 可为 Muir–Torre 综合征的表现。

临床鉴别诊断

皮脂腺腺瘤

皮脂腺癌

基底细胞癌

角化棘皮瘤

别名

皮脂腺上皮瘤（sebaceous epithelioma）

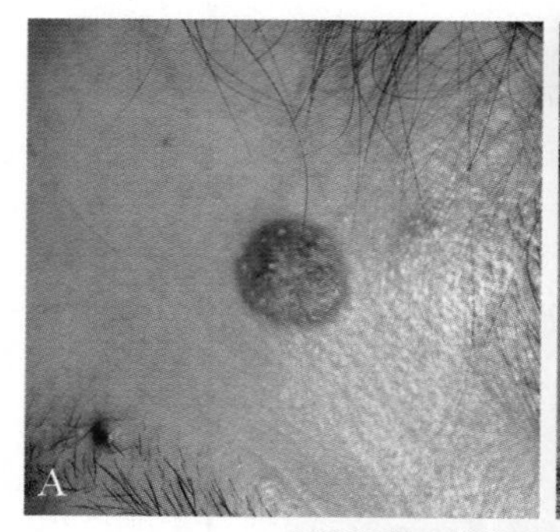

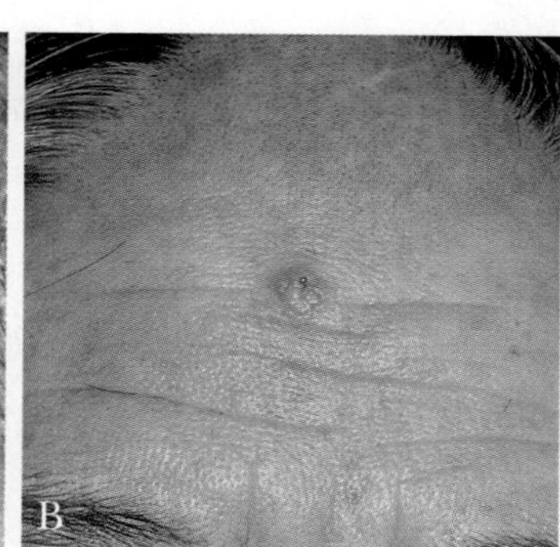

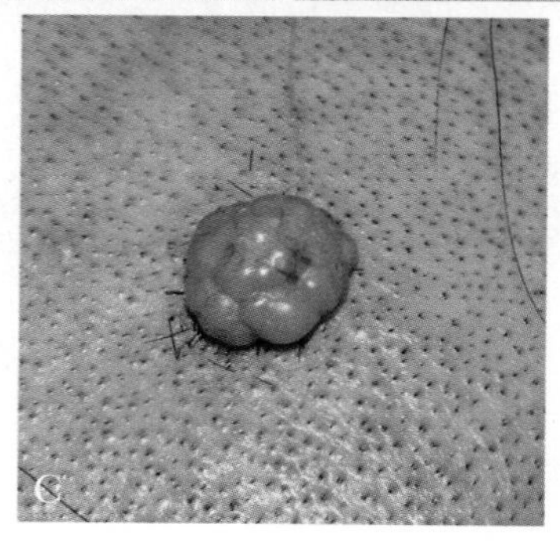

图 23.5.4 皮脂腺瘤（sebaceoma）

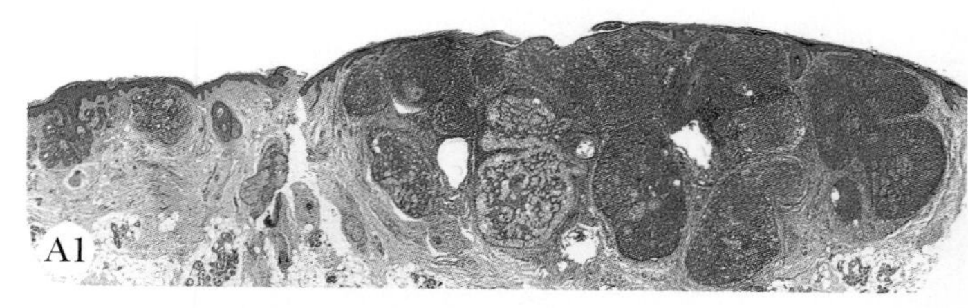

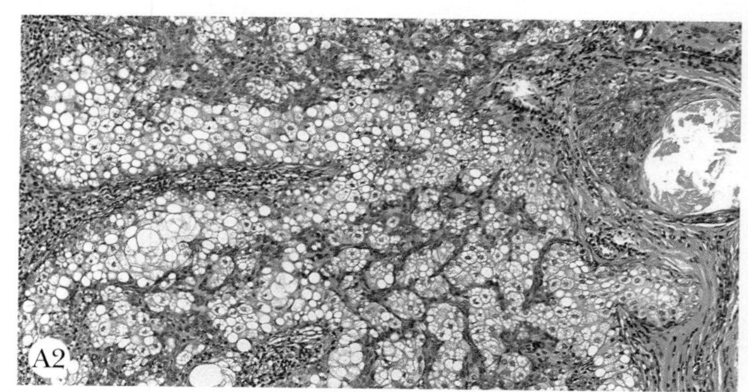

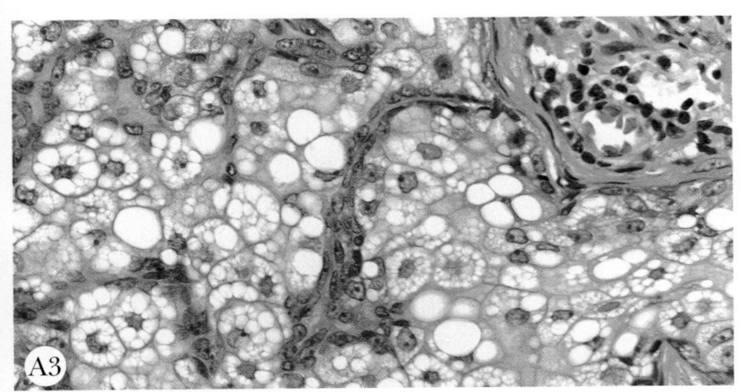

图 23.5.4A　皮脂腺瘤　女，67 岁，额部淡黄色丘疹 13 年。病理示真皮内有境界清楚、大小不等的肿瘤细胞团块，局部与表皮相连，肿瘤主要由未分化的基底样细胞和多量成熟的皮脂腺细胞以及介于二者之间的过渡细胞构成，成熟的皮脂腺细胞主要位于瘤团中央，核呈扇贝状。瘤团周有收缩间隙。

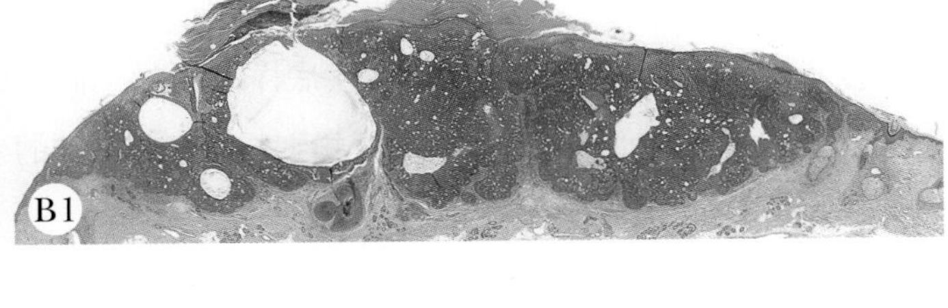

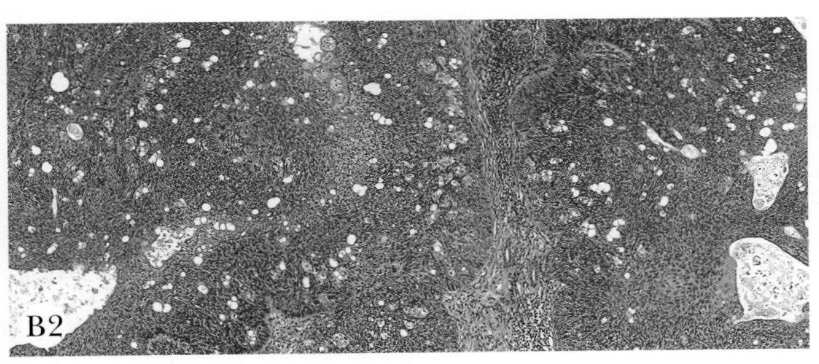

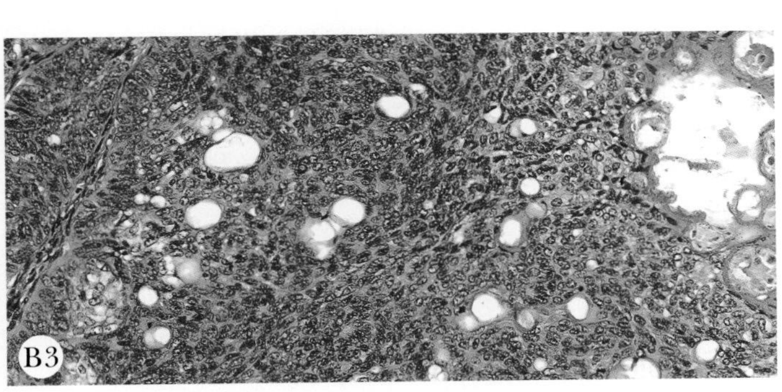

图 23.5.4B　皮脂腺瘤　女，47 岁，额部黄色丘疹 10 年余。病理示真皮内有境界清楚、大小不等的肿瘤细胞团块，与表皮相连，肿瘤主要由未分化的基底样细胞组成，成熟的皮脂腺细胞极少，较多皮脂腺导管分化结构，有囊腔形成。

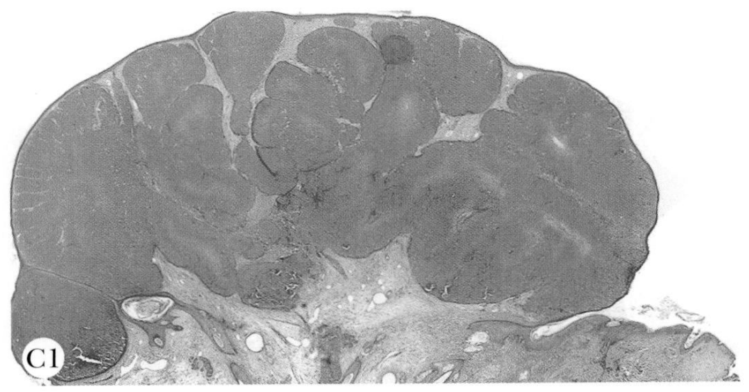

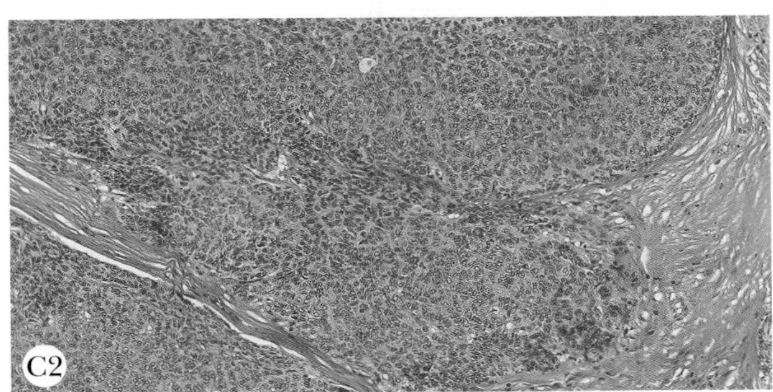

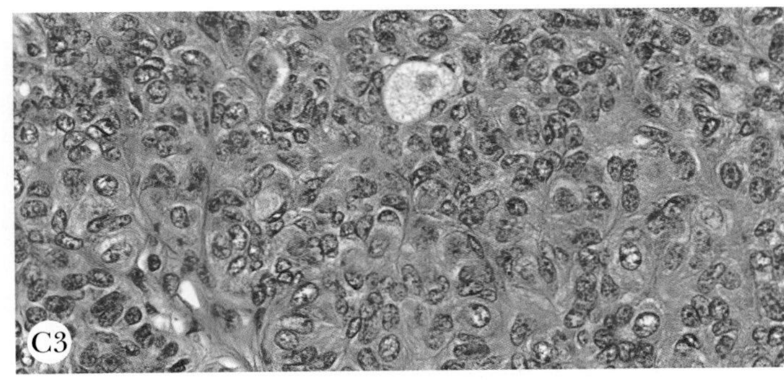

图 23.5.4C　皮脂腺瘤　女，60 岁，头顶部黄红色结节 2 年余。病理示真皮内界限清楚的肿瘤团块，瘤团主要由未分化的基底样细胞组成，偶见成熟的皮脂腺细胞。

23.5.5 蔓套瘤（mantleoma）

病理改变

a 肿瘤由毛囊漏斗呈放射状向真皮内伸出未分化的细胞索。

b 瘤体主要由大小和形态较一致的基底样细胞构成网状外观，其内有数量不等的成熟皮脂腺细胞。

c 瘤团与周围结缔组织间有收缩间隙。

d 有时可见皮脂腺导管结构。

病理鉴别诊断

毛囊瘤：有继发性毛囊。

纤维毛囊瘤：位于真皮内，扭曲扩大的毛囊周围伸出2～4排上皮细胞索，并交联成网格状，间质丰富。

毛盘瘤：稀疏的结缔组织及较多薄壁血管。

基底样毛囊错构瘤：无皮脂腺分化。

临床特点

a 面部多见。

b 皮损为单发小丘疹。

c 有报道多发性皮损发生于 Birt-Hogg-Dubé 综合征。

临床鉴别诊断

基底细胞癌

23.5.6 皮脂腺腺瘤（sebaceous adenoma）

病理改变

a 肿瘤与表皮相连，部分或全部取代其表面的表皮。

b 瘤体呈分叶状，表现为大小和形态不规则的小叶，每一个小叶类似正常的皮脂腺结构，周边为结缔组织形成的假性包膜。

c 每个小叶的周边为增生的未分化的基底样细胞，偶见栅栏状排列，中央为成熟的皮脂腺细胞。

d 有时可见过渡细胞以及伴有角化的鳞状上皮，小叶中可见囊腔样改变。

e 间质中有淋巴细胞、组织细胞和浆细胞浸润。

f 皮脂腺腺瘤的生物学行为介于皮脂腺瘤和皮脂腺癌之间。

病理鉴别诊断

皮脂腺增生：皮脂腺小叶成熟，基底样细胞为一排。

皮脂腺瘤：瘤团以未分化的基底样细胞为主，成熟的皮脂腺占少数。

皮脂腺癌：不对称，侵袭性生长，核分裂和核异型。

临床特点

a 老年人多发，平均年龄 60 岁，男性多见。

b 好发于面部和头皮，特别是鼻和颊部，也见于颈部、耳、内眦。

c 皮损单发，一般 <1cm，呈黄色、褐色、红色或粉红色丘疹或结节，表面光滑，偶见息肉样外观，质地硬。

23.5.6

d 多发者为 Muir-Torre 综合征的一种表现。

临床鉴别诊断

皮脂腺增生

皮脂腺瘤

皮脂腺癌

基底细胞癌

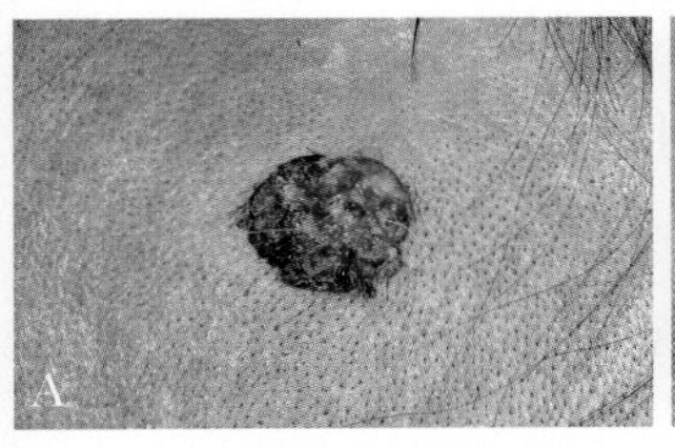
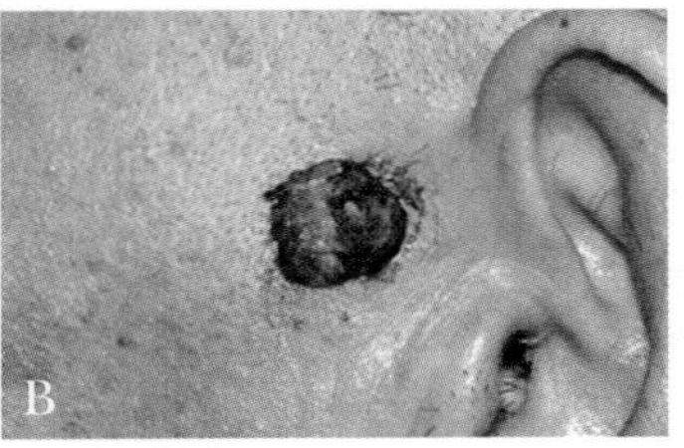

图 23.5.6 皮脂腺腺瘤（sebaceous adenoma）

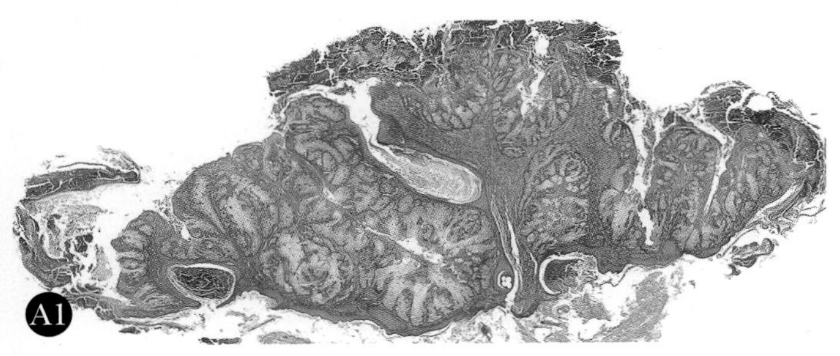
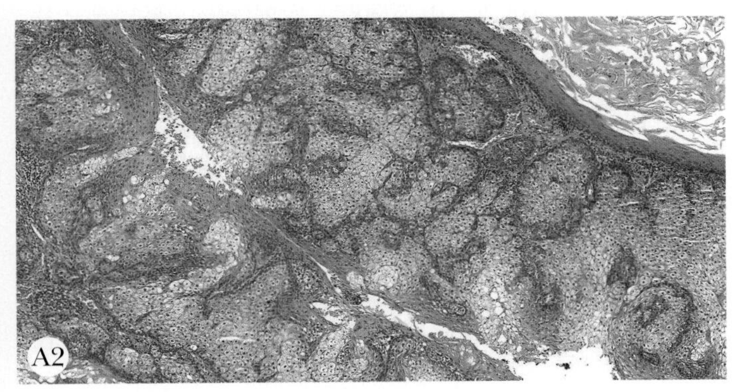
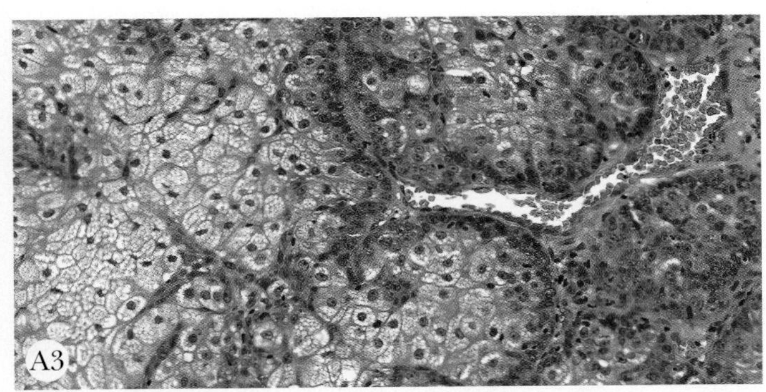

图 23.5.6A 皮脂腺腺瘤 女，72 岁，头顶部疣状增生物 1 年余。病理示瘤体呈分叶状，部分取代其上面的表皮，每一个小叶类似正常的皮脂腺结构，周边为结缔组织形成的假性包膜，每个小叶的周边为嗜碱性的生发细胞，中央为成熟的皮脂腺细胞。

图 23.5.6B 皮脂腺腺瘤 男，73 岁，左颧部结节 2 年余，表面有痂皮。

23.5.7 Muir-Torre 综合征（Muir-Torre syndrome）

病理改变

a 具有皮脂腺肿瘤的特征。

b 呈不同程度皮脂腺分化。

c 瘤团周边的基底样细胞增生明显，可有一定的非典型性。

d 皮脂腺肿瘤可表现为类似角化棘皮瘤样增生模式。

临床特点

a 以 40 ~ 60 岁多发，男性稍多。

b 有家族史者呈常染色体显性遗传，Muir-Torre 综合征是遗传性非息肉病性结直肠癌（HNPCC）的一个亚型，患者存在微卫星不稳定性，也可无家族史，免疫组化检测 hMHS2 或 hMLH1 缺失有助诊断。

c 具有至少一种皮脂腺肿瘤和一种内脏肿瘤，皮损常先于内脏恶性肿瘤，但二者可同时发生。

d 皮脂腺肿瘤包括皮脂腺腺瘤、皮脂腺瘤、眼周和眼外皮脂腺癌、角化棘皮瘤和鳞癌。

e 内脏肿瘤可为多发，常为低度恶性，仅轻微转移倾向，常见肿瘤包括胃肠道特别是结肠癌、泌尿生殖道、子宫内膜、乳腺和血液系统肿瘤。

f 皮损可为一个到上百个，呈皮脂腺腺瘤或角化棘皮瘤的外观。

23.5.8 皮脂腺癌（sebaceous carcinoma）

病理改变

a 肿瘤与表皮相连。

b 真皮内有大小不等和形态不规则的肿瘤团块，呈分叶状，小叶间为纤维血管性间质，侵袭性生长。

c 小叶由两种类型细胞构成：周围为未分化的嗜碱性的基底样生发细胞，核圆形或卵圆形，核仁清楚，但栅栏状排列不明显，肿瘤细胞的分化程度越差，则细胞核和胞质的异型性越明显，中央为皮脂腺细胞，胞质呈泡沫状，有大的核和核仁。

d 肿瘤中常见变形和坏死。

e 有的小叶中存在如鳞癌中不典型角化细胞区。

f 向神经、血管和淋巴管侵袭。

g 近半数的眼睑处皮脂腺癌的肿瘤上方的结膜上皮或表皮可见肿瘤细胞的 Paget 样扩散。

h 成熟皮脂腺组织 EMA 强阳性，非成熟组织雄激素受体阳性。CEA 阴性，脂肪染色阳性。

病理鉴别诊断

皮脂腺瘤：异型性不明显，坏死少见。

透明细胞鳞癌：鳞状细胞成分占主要，透明细胞内含糖原。

透明细胞汗腺癌：与表皮不相连，透明细胞内含糖原，胞质内导管分化，EMA 和 CEA 阳性。

透明细胞汗孔癌：与表皮相连，导管分化，EMA 和 CEA 阳性。

基底细胞癌伴皮脂腺分化：基底样细胞周边呈栅栏状排列，收缩间隙，侵袭性不明显，常无正常皮脂腺小叶结构。

透明细胞基底细胞癌：典型基底细胞癌特征，瘤巢周边细胞呈栅栏状排列。

气球状细胞黑素瘤：S100、HMB-45、MART-1 阳性。

外毛根鞘癌：外毛根鞘角化，透明细胞 PAS 阳性，肿瘤巢周边的细胞呈栅栏状排列，肿瘤表达高分子量角蛋白，而 CEA 及 EMA 常阴性。

转移性肾透明细胞癌：肿瘤细胞含糖原。

透明细胞肉瘤：细胞大小形态比较一致，呈纺锤形，60% 患者含有黑素，肿瘤细胞 S100、HMB-45、Melan-A 阳性。

临床特点

a 亚洲人多发。发生于眼周者占 75%，多见于老年人，平均 65 岁，女性稍多于男性。发生于眼外者占 25%。

b 紫外线照射、放疗、HPV 感染、P53 基因突变、c-erB-2 上调及 P21 缺乏与发病有一定相关性。

c 多位于上眼睑，起源于睑板腺，单发，表现为淡黄色或黄色结节或斑块，中等硬度，发展缓慢，易局部转移，内脏转移导致死亡可达 22%。

d 眼外者多见于躯干、股部、生殖器，表现为单发结节或结节囊肿性损害，淡红色、粉红色或黄红色，可形成溃疡，也可局部和远处转移，但因内脏转移引起死亡的较发生于眼周者少。

e 可发生于 Muir-Torre 综合征，这类患者发病年龄轻。

临床鉴别诊断

基底细胞癌

鳞状细胞癌

麦粒肿

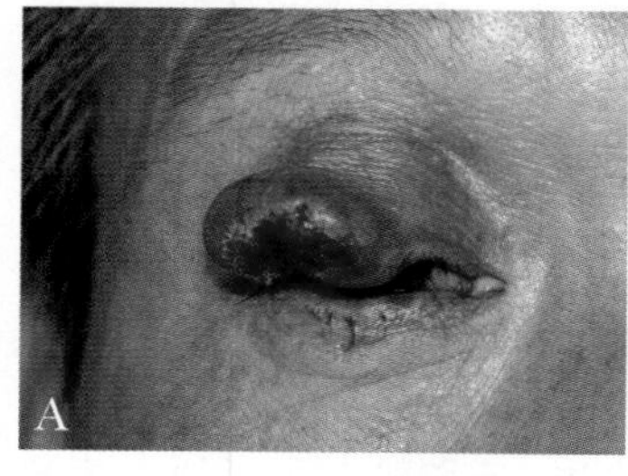

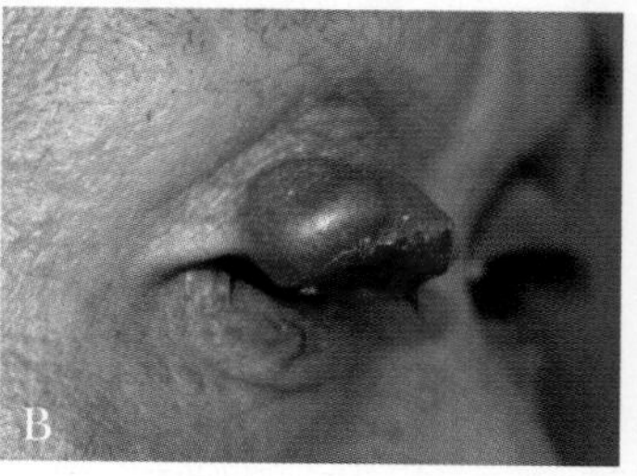

图 23.5.8 皮脂腺癌（sebaceous carcinoma）

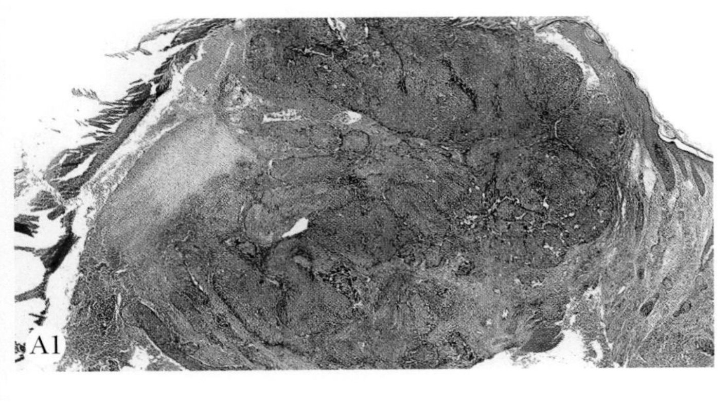

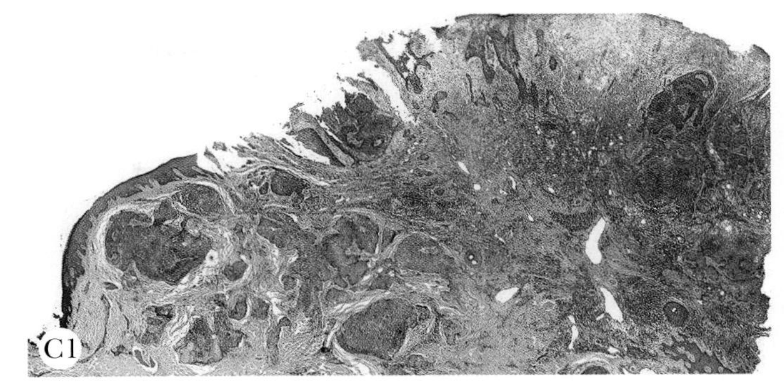

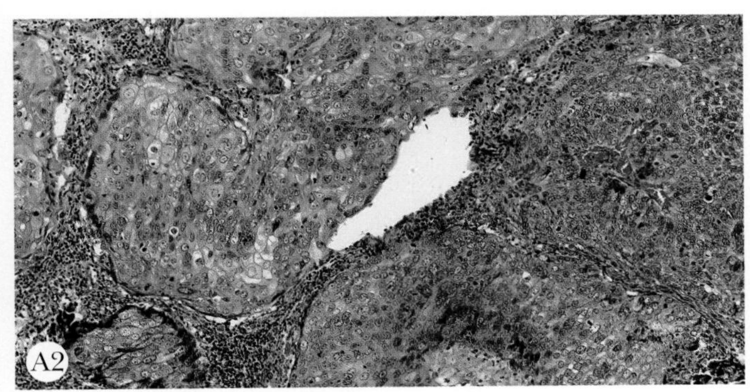

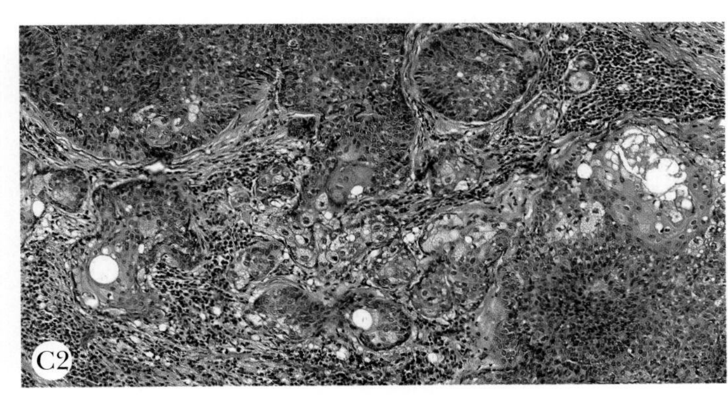

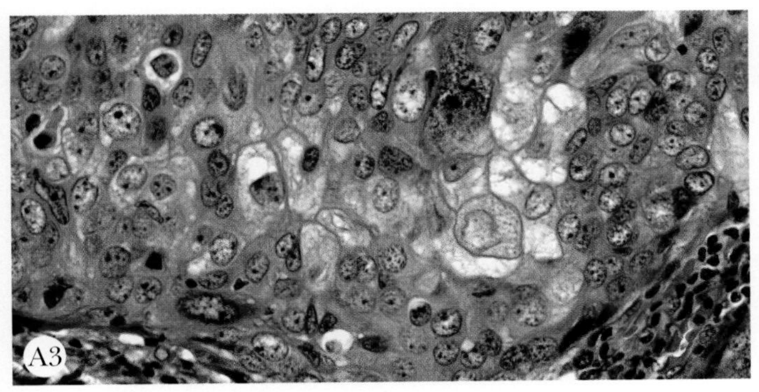

图 23.5.8A　皮脂腺癌　男，49 岁，右上睑外生性斑块 6 年余。病理示真皮内有大小不等和形态不规则的肿瘤团块，小叶间为纤维血管性间质，呈侵袭性生长，小叶由两种类型细胞构成：未分化的嗜碱性的基底样生发细胞，核圆形或卵圆形，核仁清楚，细胞异型性明显，中央为皮脂腺细胞，胞质呈泡沫状，有大的核和核仁。

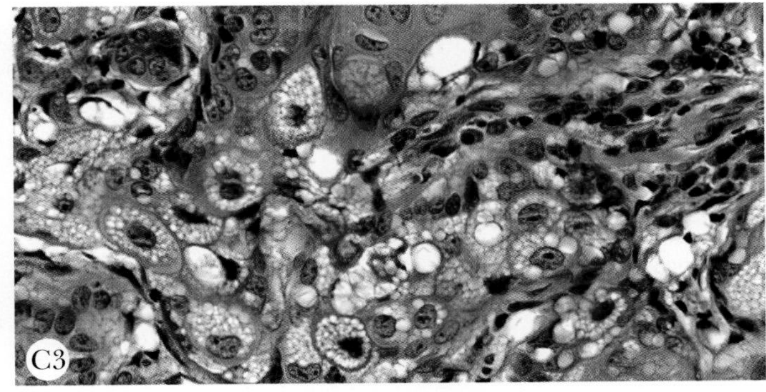

图 23.5.8C　皮脂腺癌　无临床资料。病理示表皮溃疡，真皮内有大小不等和形态不规则的肿瘤团块，瘤团主要由未分化的嗜碱性的基底样生发细胞及皮脂腺细胞组成，细胞异型性明显，可见明显的坏死。

24 汗腺肿瘤（neoplasms with sweat gland differentiation）

王 雷 高天文

24.1 汗腺良性肿瘤
24.1.1 小汗腺痣
24.1.2 大汗腺痣
24.1.3 小汗腺汗囊瘤
24.1.4 大汗腺汗囊瘤
24.1.5 汗孔角化性小汗腺痣
24.1.6 汗管瘤
24.1.7 汗孔瘤
24.1.8 透明细胞汗腺瘤
24.1.9 小汗腺汗管纤维腺瘤
24.1.10 黏液性汗管化生
24.1.11 乳头状汗管囊腺瘤
24.1.12 管状大汗腺腺瘤
24.1.13 乳头状汗腺腺瘤
24.1.14 圆柱瘤
24.1.15 螺旋腺瘤
24.1.16 皮肤混合瘤
24.1.17 皮肤肌上皮瘤
24.1.18 乳头糜烂性腺瘤病

24.2 汗腺恶性肿瘤
24.2.1 汗孔癌
24.2.2 透明细胞汗腺癌
24.2.3 微囊肿附属器癌
24.2.4 侵袭性肢端乳头状汗腺癌
24.2.5 圆柱癌 / 螺旋腺癌
24.2.6 乳头状汗管囊腺癌
24.2.7 原发眼睑印戒细胞癌
24.2.8 皮肤黏液癌
24.2.9 皮肤腺样囊腺癌
24.2.10 乳房 Paget 病
24.2.11 乳房外 Paget 病

汗腺肿瘤并非罕见，其命名和分类缺乏统一标准而且非常繁杂。汗腺肿瘤可区分为向大汗腺分化的肿瘤和向小汗腺分化的肿瘤，按照生物学行为可区分为良性肿瘤和恶性肿瘤。病理诊断时应首先把握其分化方向和良恶性特征。

大汗腺和小汗腺的区分主要在于其分泌部特征，大汗腺具有顶浆分泌现象而小汗腺无此现象。另外，大汗腺形成的腺腔直径往往较大。一些肿瘤可能兼具有大汗腺和小汗腺分化特征，如汗孔瘤多数为小汗腺分化，但少数病例可出现顶浆分泌，呈现大汗腺分化。与毛囊、皮脂腺合并生长的肿瘤常被判断为大汗腺分化，如螺旋腺瘤和圆柱瘤。有时候区分大汗腺和小汗腺分化仅仅是学术上的需要，对临床治疗和预后无实际意义。

24.1 汗腺良性肿瘤（benign sweat gland tumors）

24.1.1 小汗腺痣（eccrine nevus）

病理改变

a 表皮可无显著异常。

b 真皮深层及皮下可见明显增生和成熟的小汗腺腺体及其导管。

c 导管周围出现大量黏蛋白沉积称为黏液性小汗腺痣。

病理鉴别诊断

小汗腺汗囊瘤：真皮中见一个或数个扩大的囊肿，囊壁由两层细胞组成，内层为立方形，外层为柱状。

汗管瘤：细胞团块呈圆形或卵圆形，呈蝌蚪状或逗号状。

临床特点

a 本病罕见，常在儿童或青春期发病。

b 好发于四肢末端。

c 皮损为单个、小的结节、斑块或多发性坚实的丘疹，可伴有明显的多汗症。

d 无自觉症状，偶有疼痛。

e 为良性病损，预后好。

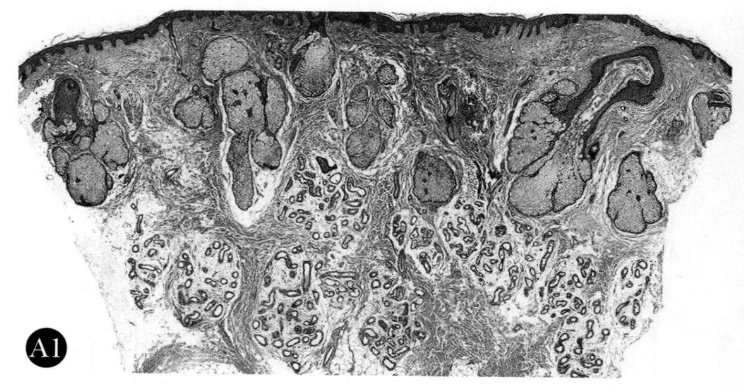

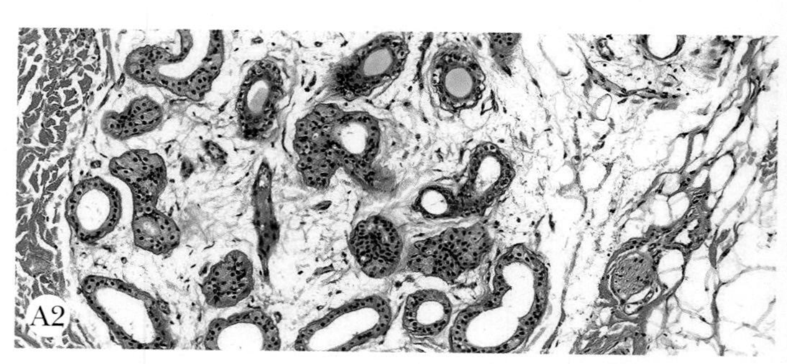

图 24.1.1A　小汗腺痣　无临床资料。病理示真皮深层及皮下脂肪小汗腺腺体及其导管数目增多，体积增大。

24.1.2 大汗腺痣（apocrine nevus）

病理改变

a 表皮大致正常或呈现皮脂腺痣特点。

b 真皮深层及皮下可见明显增生的大汗腺腺体及其导管。

c 增生的腺体可有顶浆分泌现象。

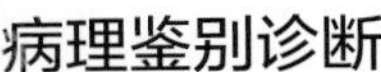

病理鉴别诊断

大汗腺汗囊瘤：真皮中见一个或数个扩大的囊肿，可见顶浆分泌。

汗管瘤：细胞团块呈圆形或卵圆形，呈蝌蚪状或逗号状。

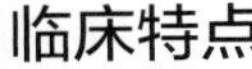

临床特点

a 本病罕见，出生时或成年后起病。部分病例为皮脂腺痣合并现象。

b 好发于头皮、腋窝和胸部。

c 皮损为单个、小的结节斑块或多发性坚实的丘疹。

d 无自觉症状，偶有疼痛。

e 为良性病损，预后好。

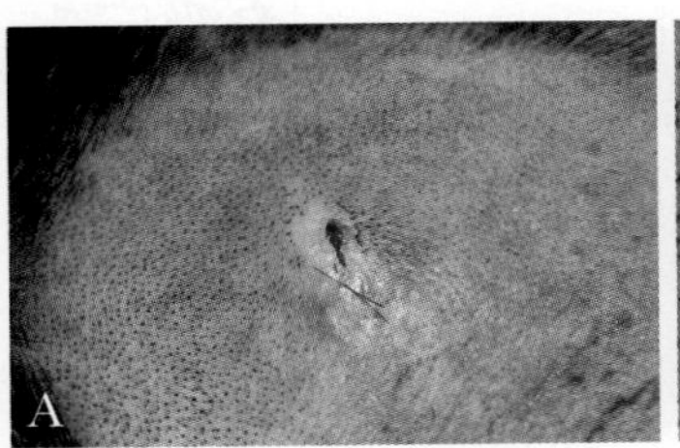

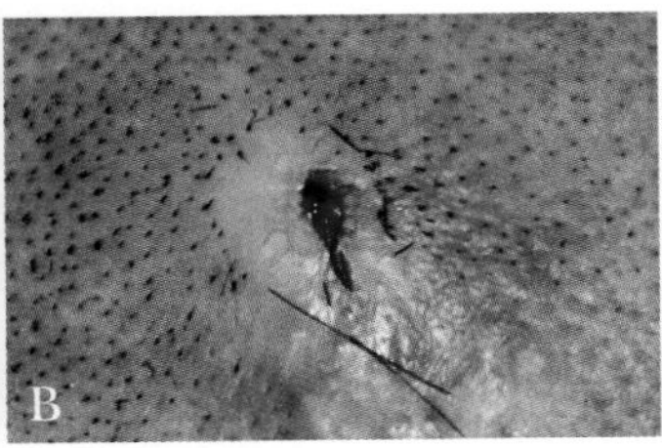

图 24.1.2 大汗腺痣（apocrine nevus）

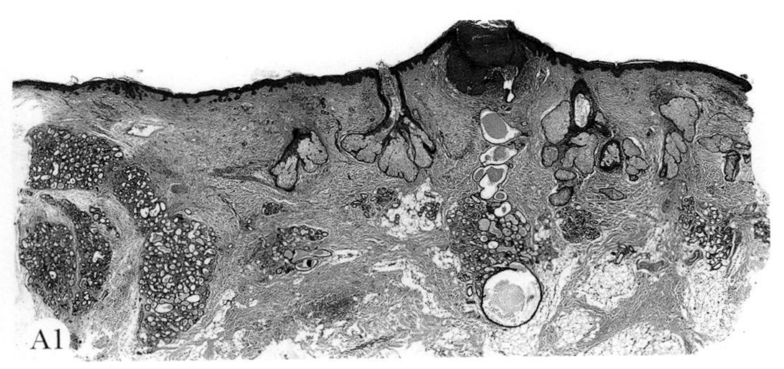

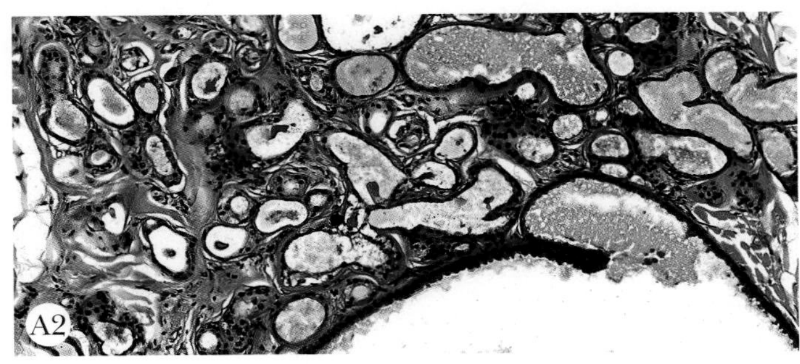

图 24.1.2A 大汗腺痣合并皮脂腺痣 男，52 岁，头部丘疹 53 年余，表面有破溃。病理示表皮增生，真皮深层及皮下脂肪大汗腺腺体及导管数量明显增加，可见顶浆分泌现象，真皮内皮脂腺腺体的数量增加。

24.1.3 小汗腺汗囊瘤（eccrine hidrocystoma）

病理改变

a 真皮中见一个或数个扩大的囊肿。

b 囊壁由两层细胞组成，内层为立方形，外层呈柱状，偶或萎缩仅有一层扁平细胞。

c 部分囊壁呈乳头状增生或鳞状化生。

d 囊内含淡红色无定形物质。

病理鉴别诊断

表皮样囊肿：囊壁为表皮样上皮，有颗粒细胞层，内含角质物。

临床特点

a 多发生于成年人，男女发病无差别，与受热，汗液分泌不畅有关。

b 真皮内直形导管因分泌物过多受压扩张所致。

c 好发于面部和躯干上部，多发。

d 皮损呈半透明囊性结节或丘疹，正常皮色或蓝褐色，直径为 1 ~ 2mm，表面光滑。

e 无自觉症状，可伴多汗症。

f 良性皮损，无恶变倾向。

别名

小汗腺囊腺瘤（eccrine cystadenoma）

汗管扩张症（syringiectasia）

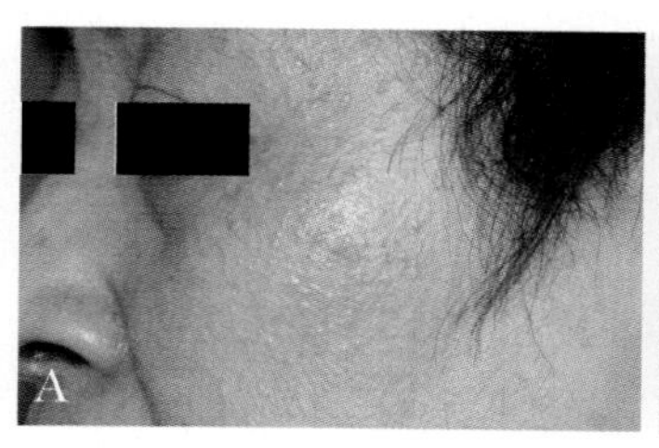
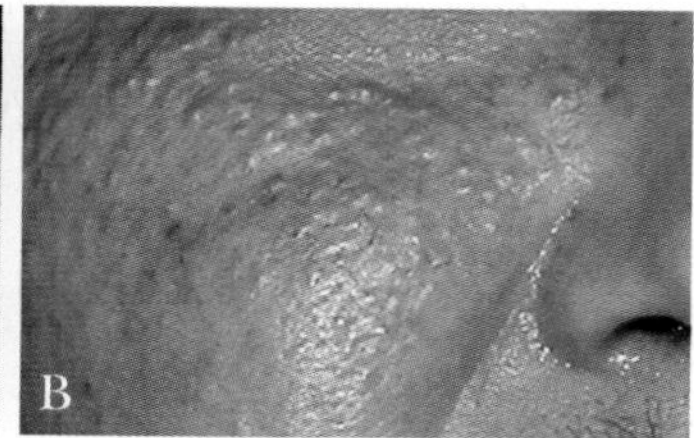

图 24.1.3　小汗腺汗囊瘤（eccrine hidrocystoma）

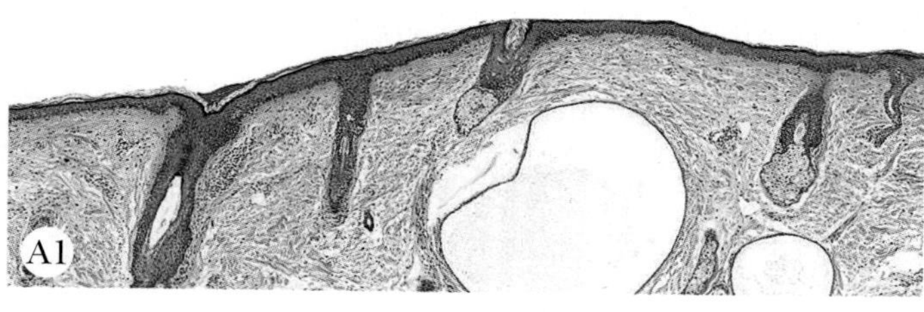
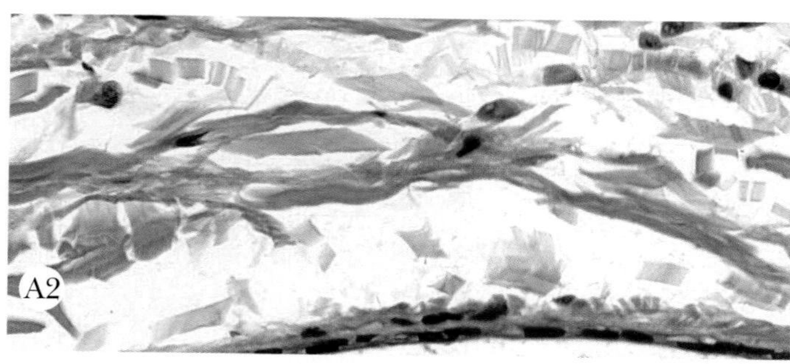

图 24.1.3A　小汗腺汗囊瘤　女，61 岁，面部密集肤色丘疹 10 年余，互不融合。病理示真皮中见两个扩大的囊腔样结构，囊壁由两层细胞组成，为扁平细胞。

图 24.1.3B　小汗腺汗囊瘤　男，37 岁，眼下部、颊部肤色丘疹 8 年，渐增多，部分为小水疱。

24.1.4　大汗腺汗囊瘤（apocrine hidrocystoma）

病理改变

a 真皮中见一个或数个扩大的囊肿。

b 囊壁由两层细胞组成：内层为高柱状，分泌细胞顶端示顶浆分泌，外层肌上皮细胞呈立方形或梭形，囊壁可有乳头状突起，囊肿周围由 PAS 染色阳性的基底膜包绕。

病理鉴别诊断

乳头状汗腺腺瘤：肿瘤内呈梁状或囊性结构，小梁在囊内交织，向内形成许多乳头状突起。

临床特点

a 多发生于成年人，男女发病无差别。

b 系大汗腺分泌部导管增生所致，眼睑周围的病例多来自于眼睑 Moll 腺。

c 好发于面部和躯干上部，常单发。

d 皮损呈半透明囊性结节或丘疹，正常皮色或蓝褐色，直径小于 1cm，表面光滑。

24.1.4

e 无自觉症状。

f 良性皮损，无恶变倾向。

别名

汗管扩张症（syringiectasia）

顶泌汗腺囊腺瘤（apocrine cystadenoma）

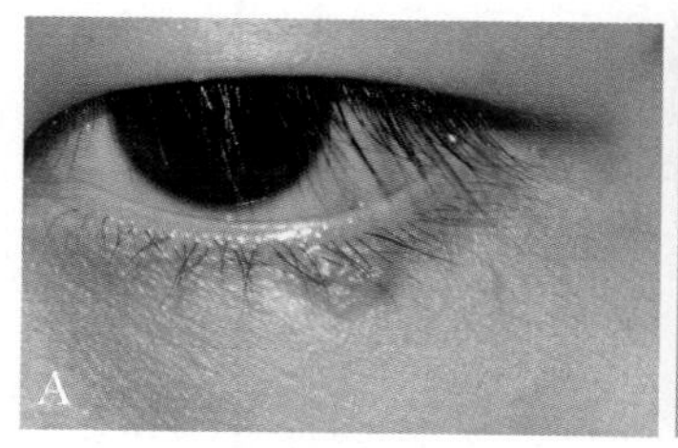
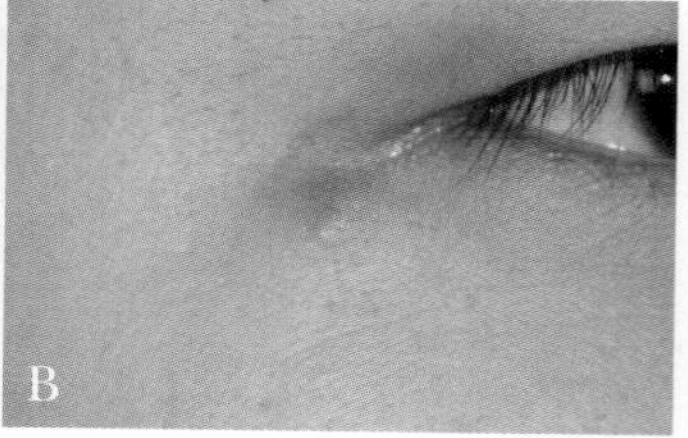

图 24.1.4　大汗腺汗囊瘤（apocrine hidrocystoma）

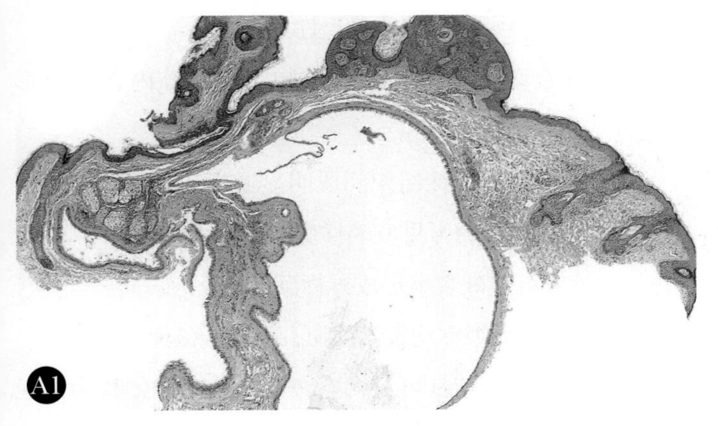

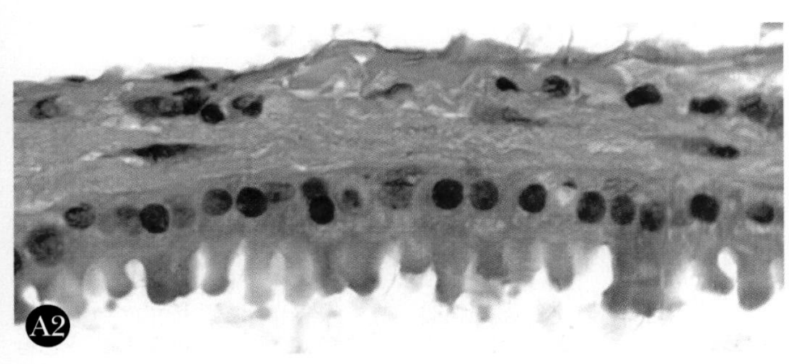

图 24.1.4A 大汗腺汗囊瘤 男，14 岁，左下眼睑丘疹 2 年。病理示真皮内可见多个扩状的囊腔样结构，囊壁由两层细胞组成，内层为高柱状，可见顶浆分泌，外层肌上皮细胞呈梭形。

图 24.1.4B 大汗腺汗囊瘤 男，29 岁，右外眦结节 2 年，渐增大。

24.1.5 汗孔角化性小汗腺痣（porokeratotic eccrine nevus）

病理改变

a 表皮有黑头粉刺样宽而深的内陷，内有明显的角化不全柱，角化不全柱与表皮内的小汗腺导管开口相连。

b 角化不全柱的底部，颗粒层变薄或消失，角质形成细胞空泡化，有时还可见角化不良细胞。

c 真皮的小汗腺导管扩张、增生，小汗腺可有鳞状上皮化生，部分可不伴小汗腺导管和腺体的异常。

病理鉴别诊断

小汗腺痣：真皮深层及皮下可见明显增生的外泌汗腺腺体及其导管。

小汗腺血管瘤样错构瘤：真皮深层及皮下可见明显增生的小汗腺腺体及其导管，周围有多数毛细血管。

小汗腺汗管纤维腺瘤：真皮有纤细的相互交织的上皮细胞条索，由末端汗管细胞组成，细胞索间质中有大量成纤维细胞和血管内皮细胞。

临床特点

a 多在出生时和儿童早期发病，男女发病率相似。

b 主要位于肢端，偶可累及颈部、躯干、双上肢、腋窝和臀部，少数可泛发全身。

c 皮损形态主要有两种：掌跖部位黑头粉刺样的角化性丘疹，直径 1 ~ 2mm 的点状小凹，有的丘疹中央有黑头粉刺样角栓，可融合成斑块，多为单侧线状分布，偶可为双侧；身体其他部位类似于疣状表皮痣的角化性丘疹和斑块。此外还可有丝状疣样皮损。

d 一般不伴有全身其他器官的先天性异常。

e 多无自觉症状，偶可有瘙痒。

f 治疗困难。

临床鉴别诊断

黑头粉刺痣

线状或点状汗孔角化症

带状分布的炎性线性疣状表皮痣

疣状痣

别名

汗孔角化样小汗腺孔和真皮导管痣（porokeratotic eccrine ostial and dermal duct nevus）

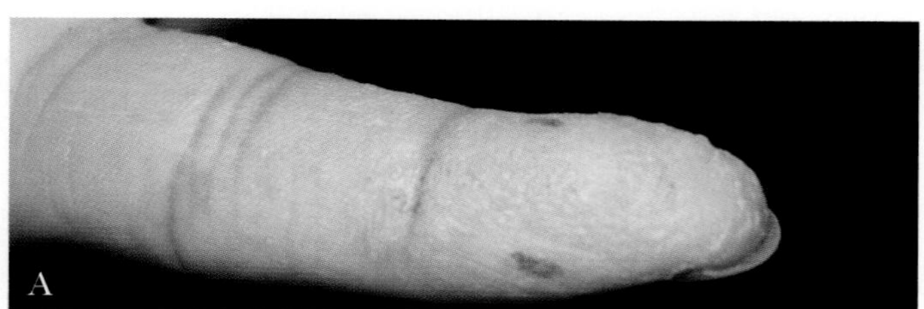

图 24.1.5 汗孔角化性小汗腺痣（porokeratotic eccrine nevus）

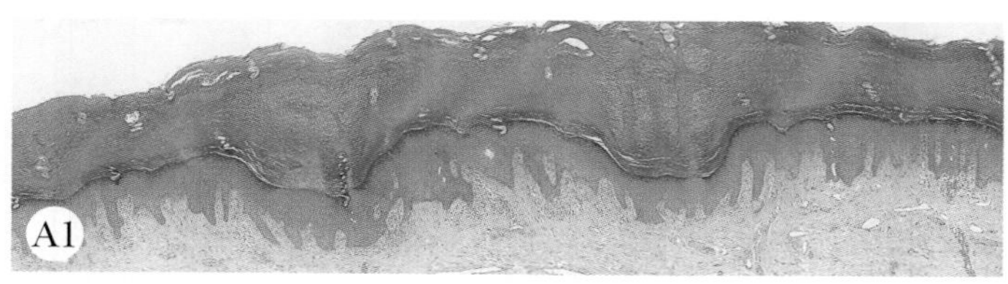

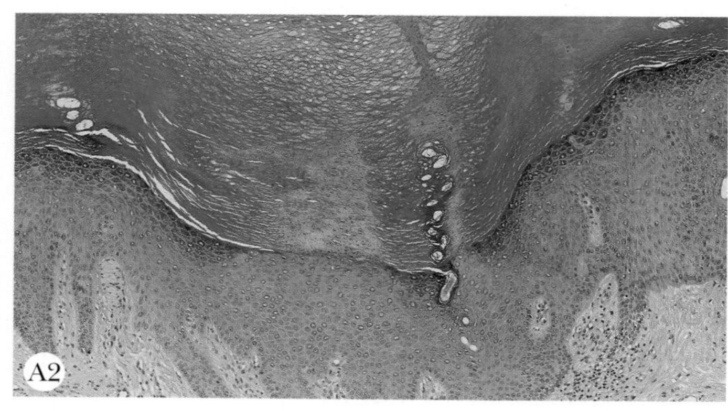

图 24.1.5A 汗孔角化性小汗腺痣 女，24 岁，左手远端自手掌线状分布的凹陷性角化性丘疹 10 年余。病理示角化过度，多处表皮向下凹陷，凹陷表皮上方可见角化不全柱，其下方颗粒层变薄，角化不全柱内可见扭曲的末端小汗腺导管穿过。

24.1.6 汗管瘤（syringoma）

病理改变

a 真皮内可见多数导管、小的囊腔及由上皮细胞组成的小细胞巢。上皮细胞团块常呈圆形、椭圆形及蝌蚪状。

b 瘤细胞呈多角形或扁平状，胞质嗜酸性或透明，胞核深染，无核分裂相及细胞异型性。

c 导管及囊壁由两层上皮细胞组成，腔内含无定形物质。

d 瘤团部位的结缔组织间质明显增生，成纤维细胞增多，胶原增粗，有的可见玻璃样变及硬化。

e 导管或囊壁破裂可形成异物巨细胞反应。

f 偶尔所有瘤细胞均富含糖原，为透明细胞汗管瘤。

g 外阴部位皮疹常可见含有角蛋白的囊肿，称为粟丘疹样汗管瘤（milia-like syringoma）。

病理鉴别诊断

结缔组织增生性毛发上皮瘤：有大量的角囊肿，以基底细胞形成的细胞条索增生为主。

微囊肿附属器癌：病变深，有浸润性生长的特点，可有细胞异型性。

临床特点

a 多发于青春期，偶发于老年人，女性多于男性。

b 有家族史者可能与内分泌有关。

c 多发于眼睑、外阴或播散于全身，对称分布。

d 皮损为针头至绿豆大小的丘疹，皮色或棕黄色，中等硬度，常密集而不融合。

e 一般无自觉症状，位于女阴者常伴剧痒。

f 皮疹多发，数个至数百个不等。

g 良性，不恶变。

临床鉴别诊断

扁平疣

粟丘疹

传染性软疣

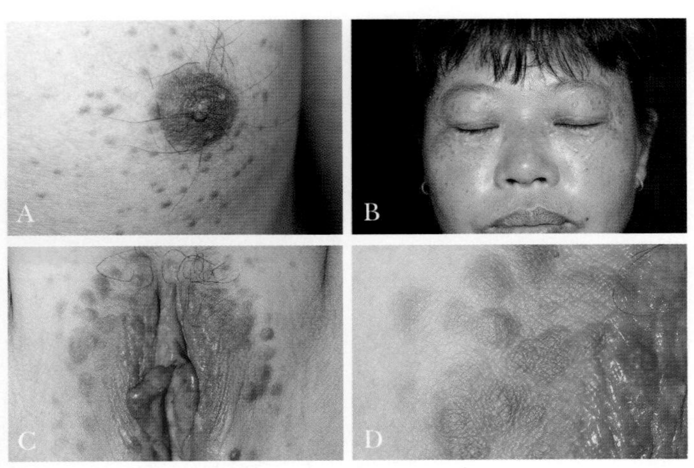

图 24.1.6 汗管瘤（syringoma）

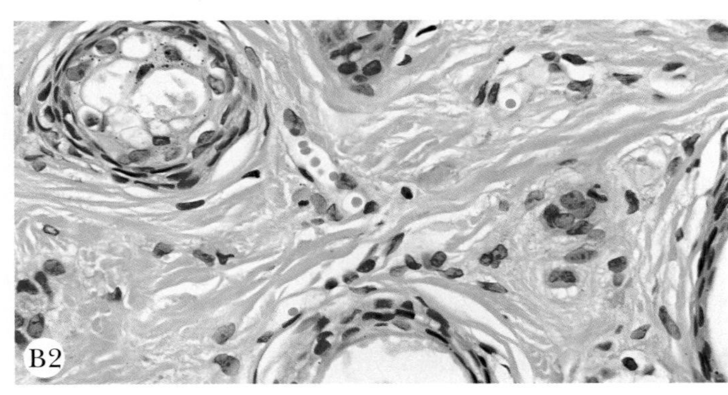

图 24.1.6B 汗管瘤 女，49 岁，眼周密集皮色丘疹 8 年，有光泽。病理示真皮内可见导管、小的囊腔及由上皮细胞组成的小细胞巢，上皮细胞团块呈圆形或蝌蚪状，导管和囊肿的壁由双层上皮细胞组成，周围纤维结缔组织间质明显增生。

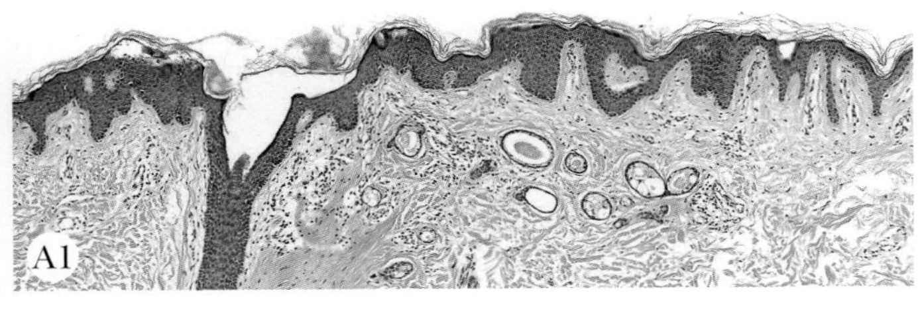

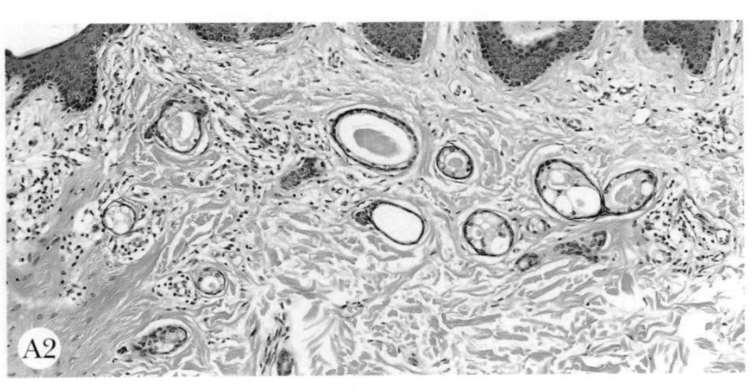

图 24.1.6A 汗管瘤 男，31 岁，胸部扁平丘疹 1 年。病理示真皮内可见多数导管、小的囊腔及由上皮细胞组成的小细胞巢，瘤细胞富含糖原。

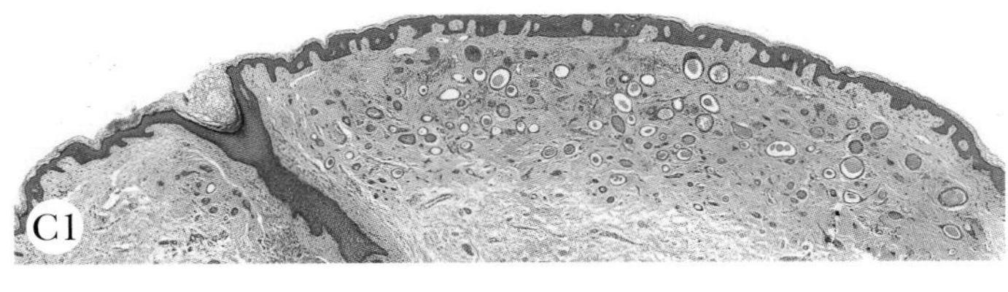

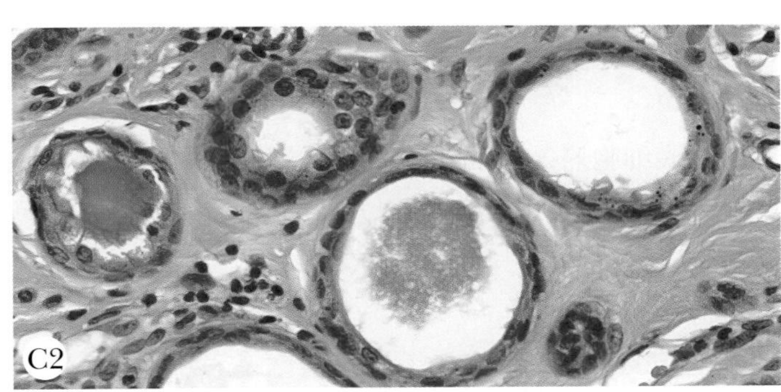

图 24.1.6C 汗管瘤 女，54 岁，双侧外阴暗红色丘疹、斑片，渐增多。病理示真皮内可见导管、小的囊腔及由上皮细胞组成的小细胞巢，导管和囊肿的壁由双层上皮细胞组成，腔内含无定形物质。

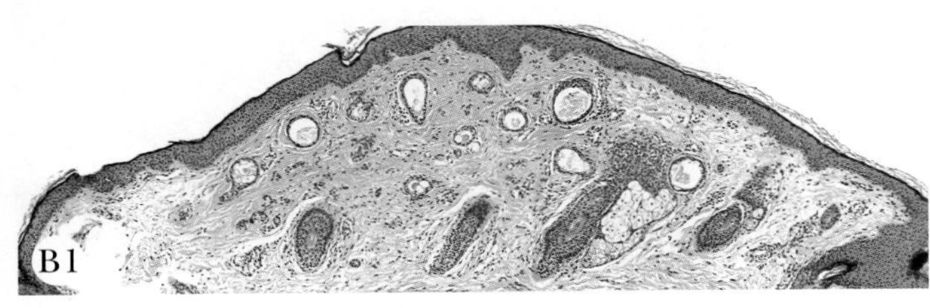

24.1.7 汗孔瘤（poroma）

病理改变

a 瘤细胞为小的汗孔细胞，较棘细胞小，形态一致，瘤团周边细胞不呈栅栏状排列，有细胞间桥。胞核圆而深染，胞质含大量糖原。

b 可出现导管分化现象，EMA、CEA、CK7 等可标记管腔。

c 瘤细胞可出现嗜酸性片状坏死现象，为诊断线索。

d 汗孔瘤表现为自表皮向下宽幅增生，在多个部位与表皮相接。

e 单纯性汗腺棘皮瘤瘤团仅位于表皮内，呈巢状排列，境界清楚，巢内可见汗管分化。

f 汗孔样汗腺瘤由两部分组成，一部分为类似汗孔瘤的实性增生区，另一部分为形成巨大腺腔的囊性增生区。

g 真皮导管瘤瘤细胞团主要位于真皮，不与表皮连接，为大小不等、形状不一的上皮样细胞团或索，瘤团内常有汗管贯穿。无囊状结构。

h 部分汗孔瘤病例出现显著色素，为色素性汗孔瘤。

病理鉴别诊断

肥厚型脂溢性角化病：基底样细胞增生，在真皮内大致向同一水平面扩展，仅达乳头层，有假角质囊肿，无核丝分裂相。

基底细胞癌：瘤细胞异型明显，无或极少糖原，细胞间桥不明显，瘤团周边的细胞呈栅栏状排列。

临床特点

a 多发生于 40 岁以上成人，男女发病率相等，原因不明。

b 好发于掌跖与小腿，而单纯性汗腺棘皮瘤以下肢为主，也可发生与其他部位。一般为单发。

c 皮损呈淡红色或蓝黑色结节，高出皮面，底部略有蒂，质地坚实，表面光滑，有时可呈分叶状，直径常小于 3cm，而单纯性汗腺棘皮瘤常表现为稍微隆起的斑块。

24.1.7

d 无压痛及自发痛。

e 属良性病变，极少恶变。

临床鉴别诊断

化脓性肉芽肿

无色素性黑素瘤

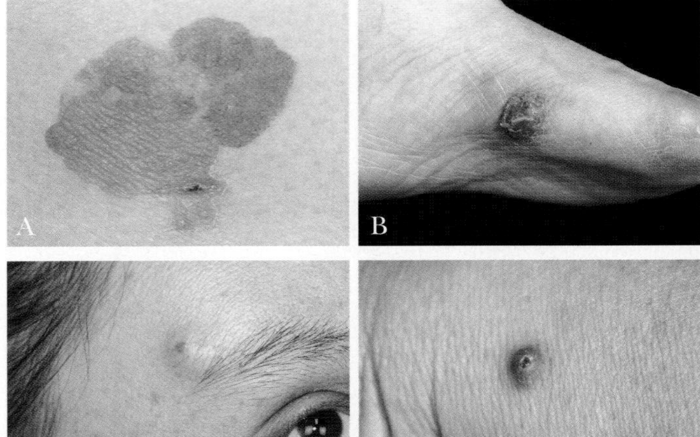

图 24.1.7 汗孔瘤（poroma）

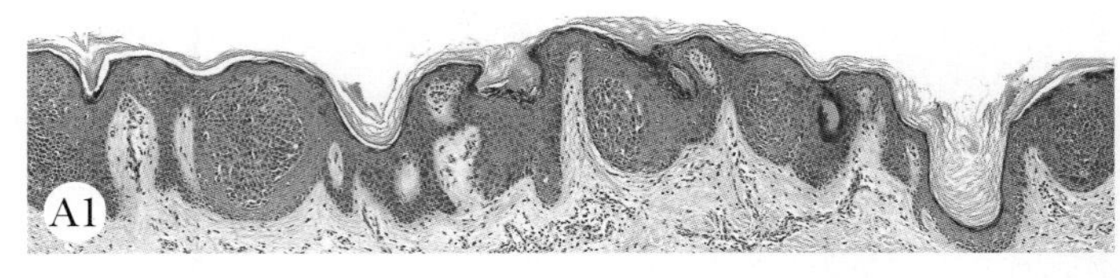

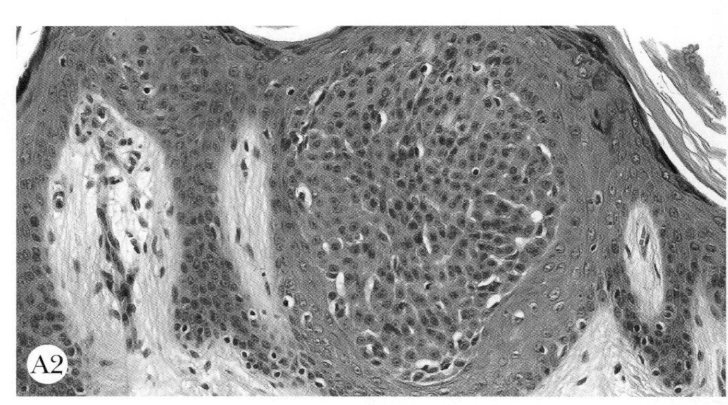

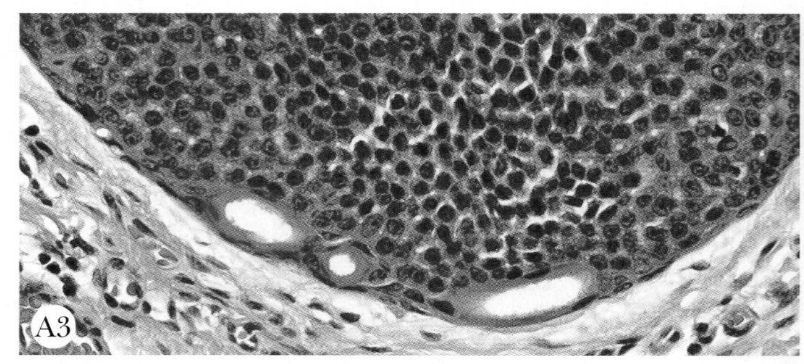

图 24.1.7A 单纯性汗腺棘皮瘤 女，24 岁，腹部红色斑块 2 年。病理示表皮内境界清楚的肿瘤细胞团块，瘤细胞为小的汗孔细胞，较棘细胞小，胞核圆而深染，细胞大小形态一致周边细胞栅栏状排列不明显，瘤团内可见由嗜伊红小皮围成的管腔。

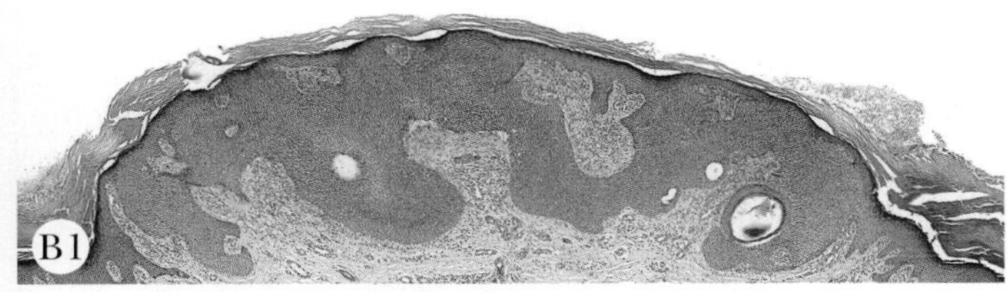

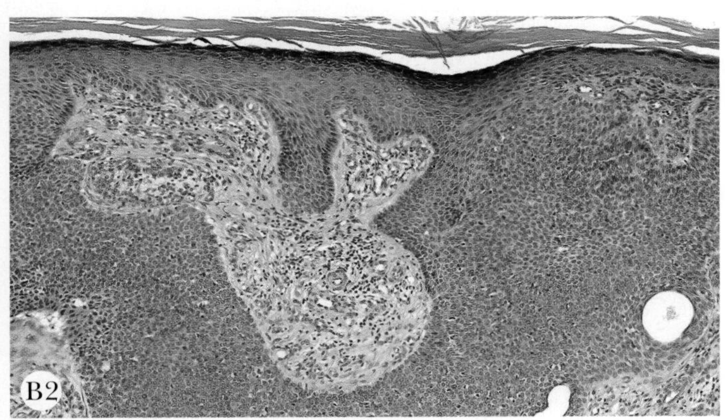

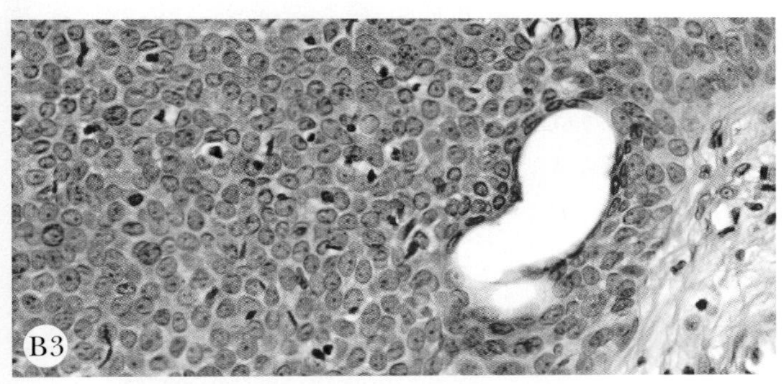

图 24.1.7B　汗孔瘤　女，67 岁，左足内侧缘红色结节 50 年。病理示自表皮宽幅向下增生的肿瘤细胞团块，瘤细胞较棘细胞小，胞核圆而深染，细胞大小形态一致，局部向导管分化。

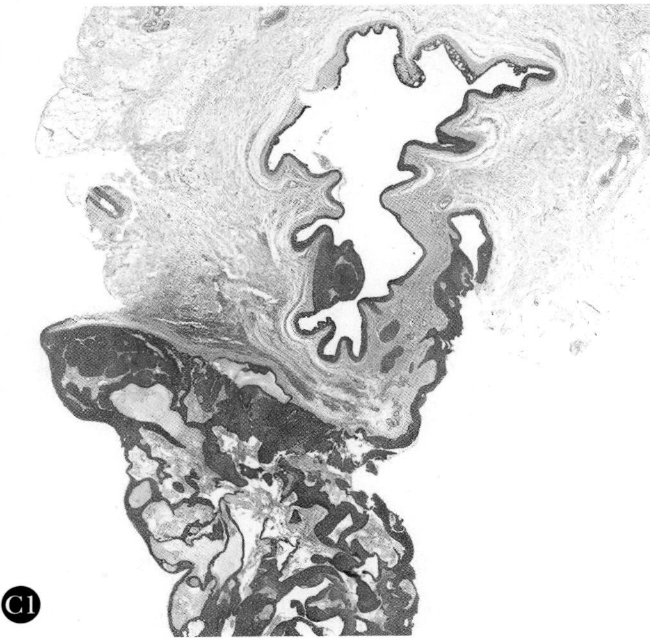

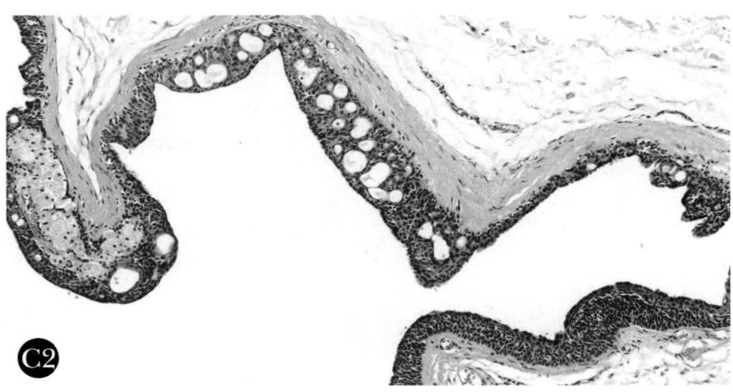

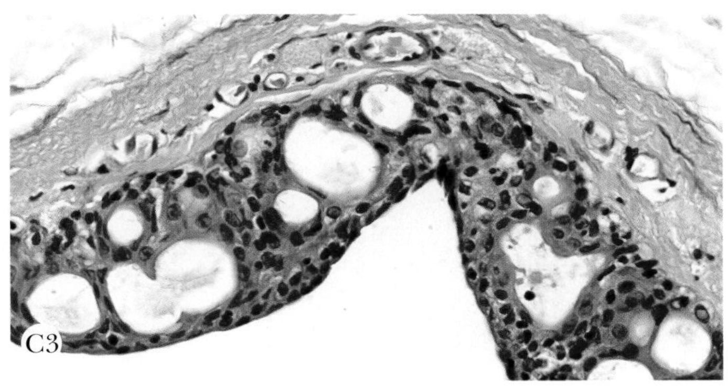

图 24.1.7C　汗孔样汗腺瘤　女，42 岁，右颞部皮下结节 30 年。病理示真皮内汗孔细胞组成的瘤团，由两部分组成，一部分为类似汗孔瘤的实性增生区，另一部分为形成巨大腺腔的囊性增生区，囊腔上皮局部向导管分化。

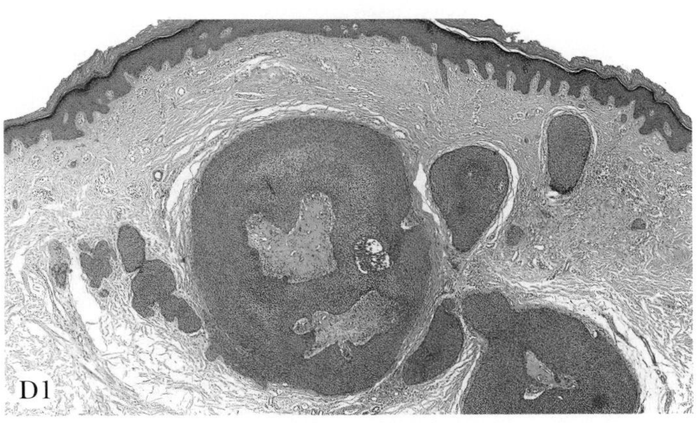

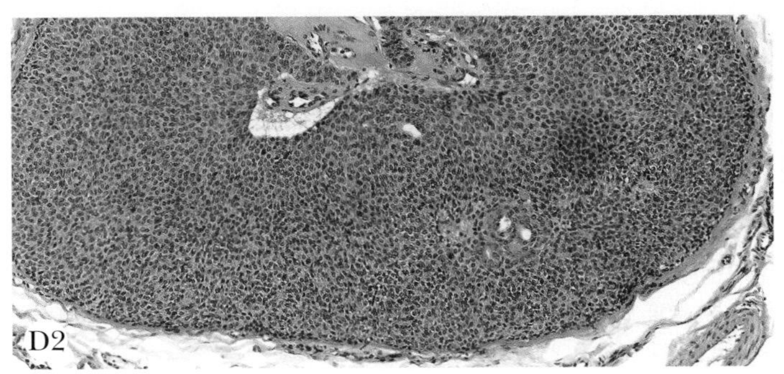

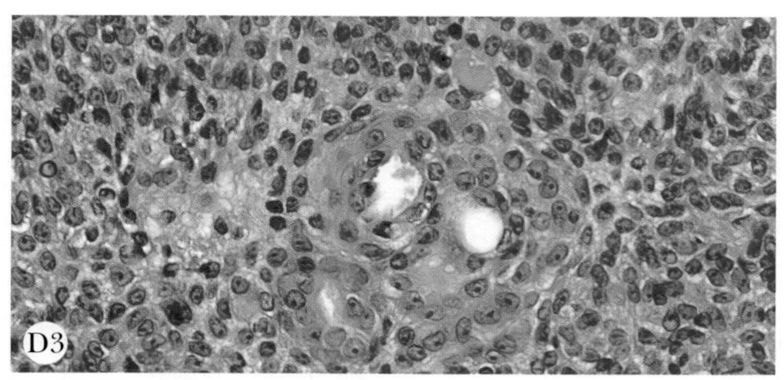

图 24.1.7D　真皮导管瘤　女，38 岁，左前臂红色丘疹 1 年余。病理示大小不一、形状不等的上皮样细胞团块，不与表皮相接，局部可见导管及坏死。

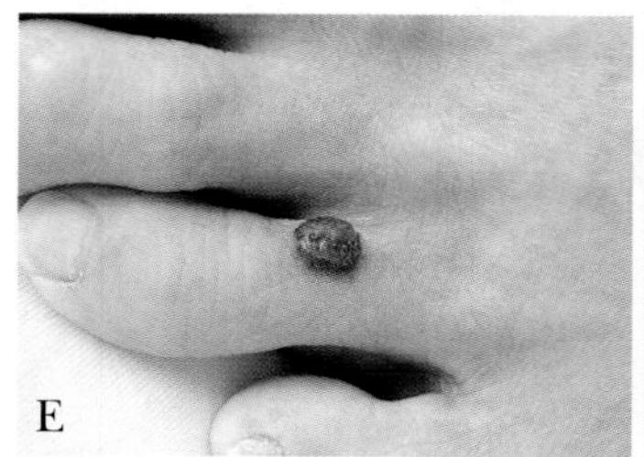

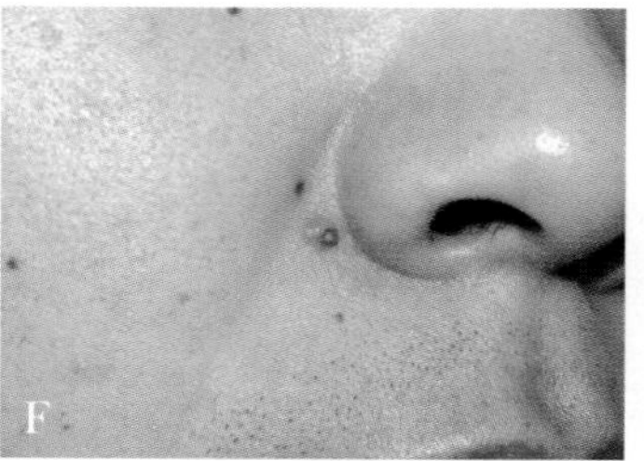

图 24.1.7　汗孔瘤（poroma）

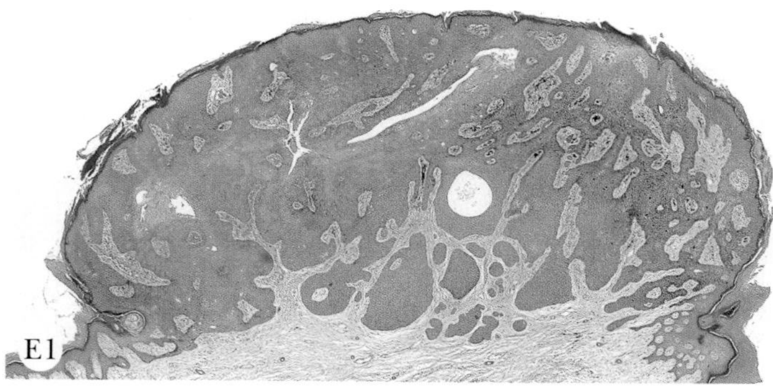
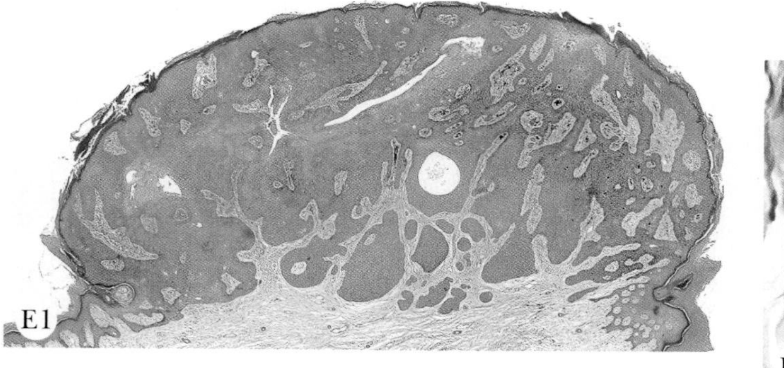

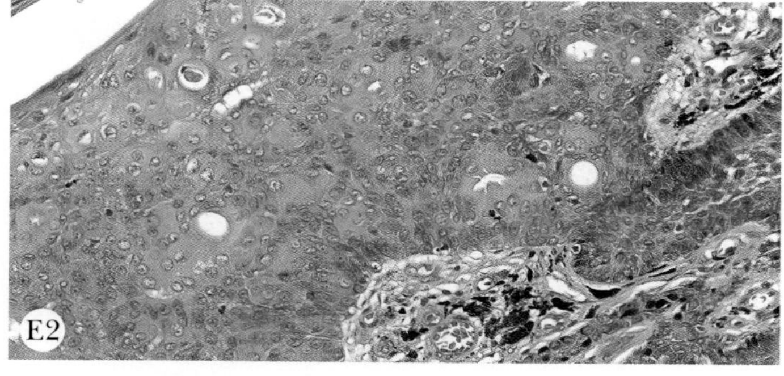

图 24.1.7E　色素性汗孔瘤　男，45 岁，左足第 4 趾黑色丘疹 5 年余。病理示与表皮相连的汗孔细胞组成的肿瘤细胞团块，局部向导管分化，瘤细胞色素明显，可见坏死现象。

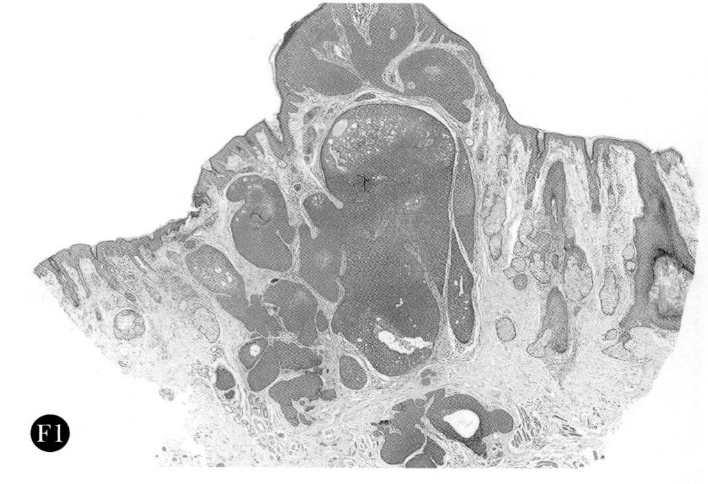

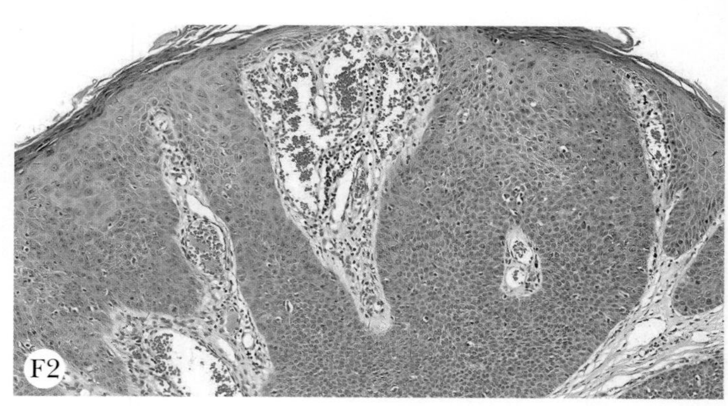

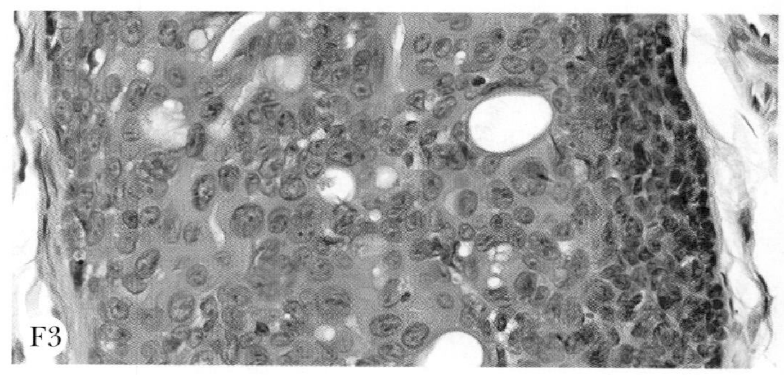

图 24.1.7F　色素性汗孔瘤合并真皮导管瘤　男，28 岁，右鼻唇沟内侧红色丘疹 4 年。病理示色素性汗孔瘤及真皮导管瘤特征。

24.1.8　透明细胞汗腺瘤（clear cell hidradenoma）

病理改变

a 位于真皮上中部，部分与表皮及毛囊相连。与周围组织界限清楚，无包膜，细胞团块呈分叶状或囊性增生。

b 在分叶状瘤团实质内可见较大囊腔和管腔，内含嗜伊红均质物，囊腔面衬以立方形细胞或柱状分泌细胞，可见灶性顶浆分泌。

c 瘤细胞有两型，一型为较大的空泡化透明细胞，圆形，核小、深染且偏于一侧，胞膜清楚，胞质内因含糖原而呈透明状，另一型为呈多角形或梭形的类似汗孔瘤细胞的小细胞，核圆或细长，位于细胞中央。两型细胞比例不一，可有中间过渡型。

d 小叶周围可见导管样腔隙，管腔衬以 PAS 染色阳性的护膜和栅栏状排列的瘤细胞。

e 瘤细胞部分可有灶性鳞状化生，中心可见角化灶。

f 间质内可见纤维血管增生，或胶原纤维透明变性。

病理鉴别诊断

汗孔瘤：仅见汗孔瘤样小细胞，无空泡化透明细胞。

透明细胞汗管瘤：真皮浅层可见多数导管、小的囊腔及由上皮细胞组成的小细胞巢，细胞富含糖原。

外毛根鞘瘤：无大的囊腔和管腔分化。

临床特点

a 可发生于任何年龄，女性多于男性。

b 可发生于任何部位，最常见于头颈和四肢。单发多见，偶可多发。

c 皮损呈直径 0.5 ~ 2cm 大小结节，正常皮色，质地坚实，位于浅表者可破溃。

24.1.8

d 无自觉症状。

e 可复发，偶可恶变。

别名

小汗腺汗腺瘤（eccrine hidradenoma）

小汗腺末端螺旋瘤（eccrine acrospiroma）

结节状汗腺瘤（nodular hidradenoma）

透明细胞肌上皮瘤（clear cell myoepithelioma）

实性囊性汗腺瘤（solid-cystic hidradenoma）

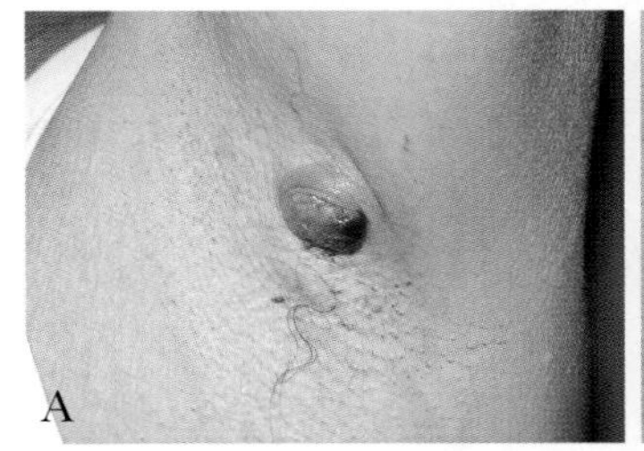

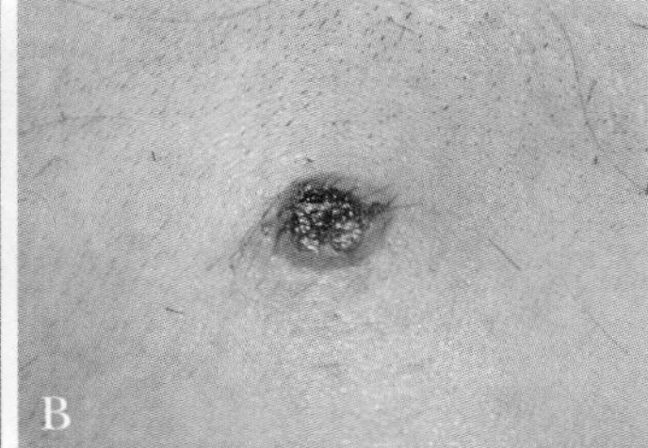

图 24.1.8　透明细胞汗腺瘤（clear cell hidradenoma）

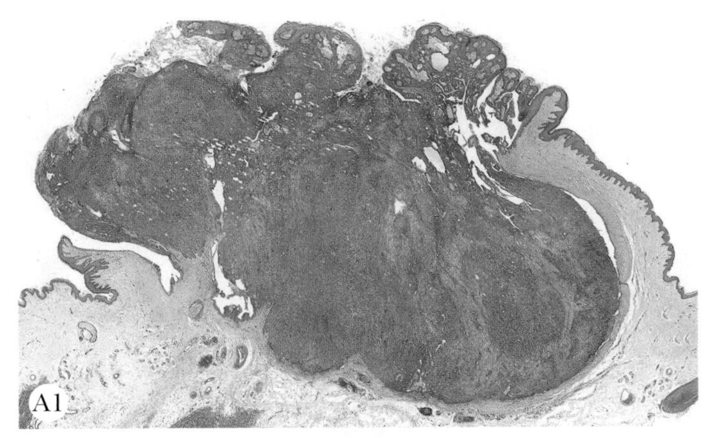

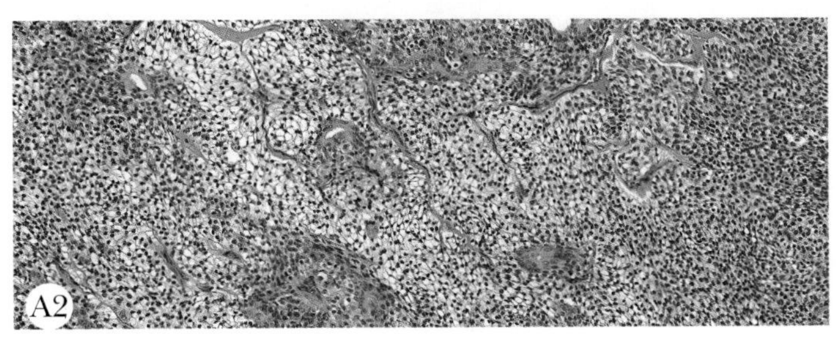

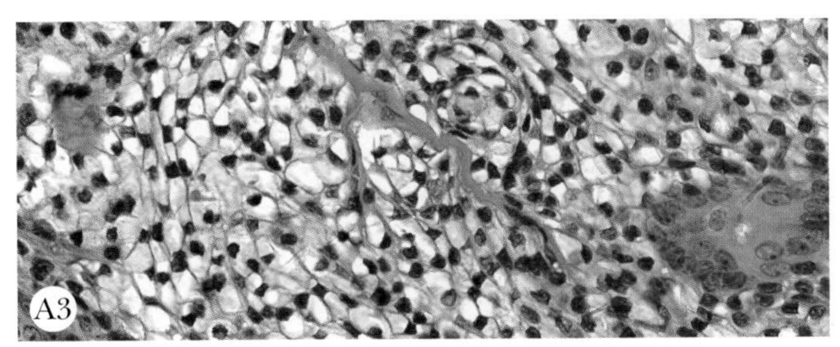

图 24.1.8A　透明细胞汗腺瘤　男，77 岁，左腋下红色结节 1 年，表面糜烂。病理示与表皮相连的境界清楚的肿瘤团块，瘤细胞有两型，一型为较大的空泡化透明细胞，圆形，核小、深染且偏于一侧，胞膜清楚，胞质内因含糖原而呈透明状，另一型为呈多角形或梭形的类似汗孔瘤细胞的小细胞，核圆或细长，位于细胞中央，小叶周围可见导管样腔隙。

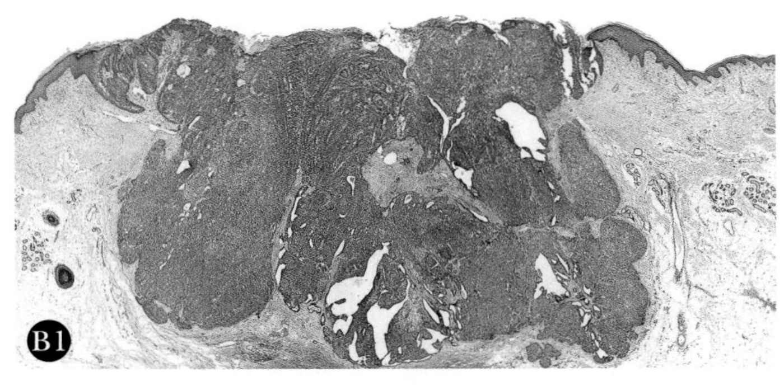

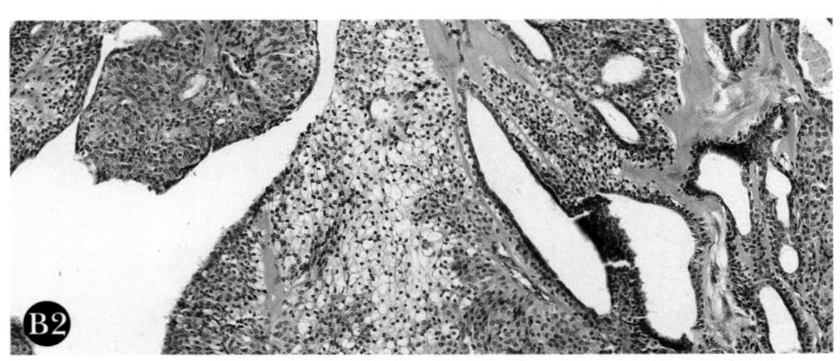

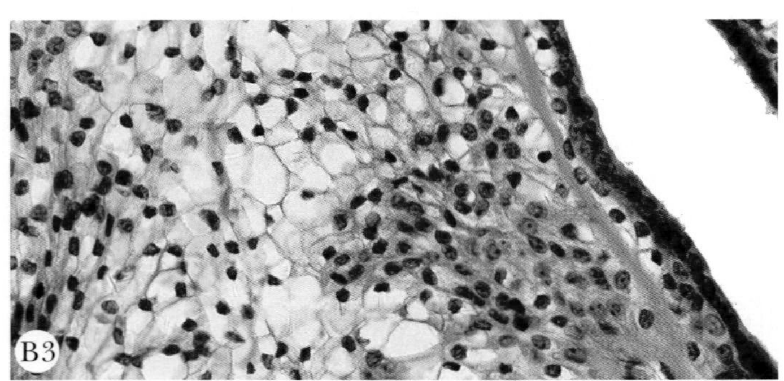

图 24. 1. 8B　透明细胞汗腺瘤　女，6 岁，额部红色丘疹 2 个月，表面糜烂、结痂。病理示与表皮相连的肿瘤团块，主要由空泡化透明细胞和类似汗孔瘤细胞的小细胞组成，可见明显的腺腔分化。

24.1.9　小汗腺汗管纤维腺瘤（eccrine syringofibroadenoma）

病理改变

a 表皮呈假上皮瘤样增生。

b 真皮内有纤细的相互交织的上皮细胞条索，由末端汗管细胞组成，上皮细胞条索内有或无管腔结构。

c 细胞索间质中有大量成纤维细胞和血管内皮细胞，常有丰富的酸性黏多糖，可见淋巴细胞和浆细胞浸润。

d 瘤细胞与汗孔瘤细胞相似，较棘细胞为小，深染，胞质内含有大量糖原，胞核圆，细胞大小一致。

e 无细胞异型性及核分裂相。

病理鉴别诊断

汗孔瘤：间质中无大量增生的成纤维细胞。

临床特点

a 多见于老年妇女，也可见于青少年。

b 好发于上唇、小腿及足踝。

c 皮损为单个或多发丘疹、结节，表面角质增厚，可增大成斑块，直径达数厘米。

d 无自觉症状，偶有瘙痒。

e 无恶变倾向。

别名

肢端汗管痣（acrosyringeal nevus）

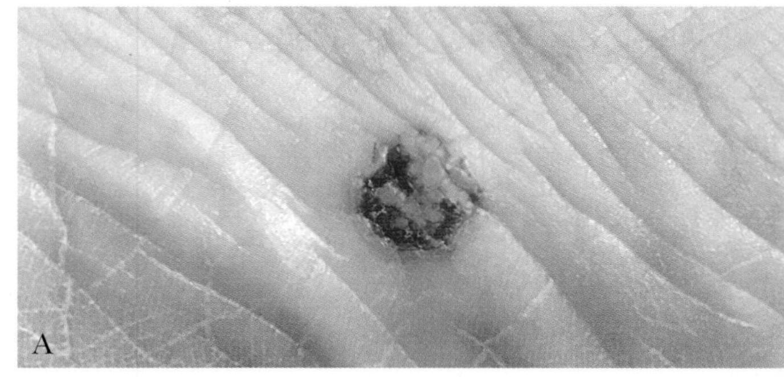

图 24.1.9　小汗腺汗管纤维腺瘤（eccrine syringofibroadenoma）

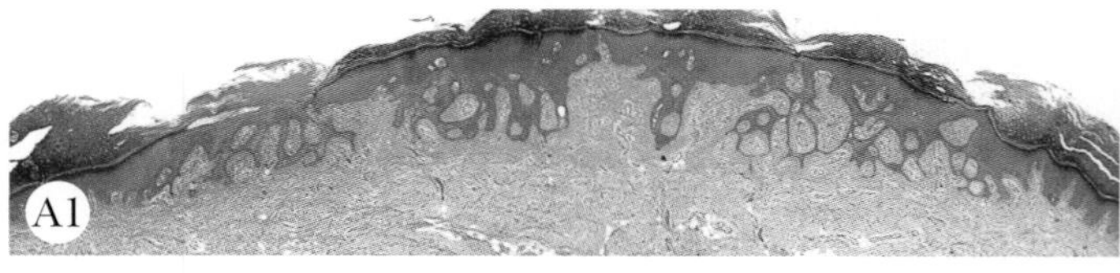

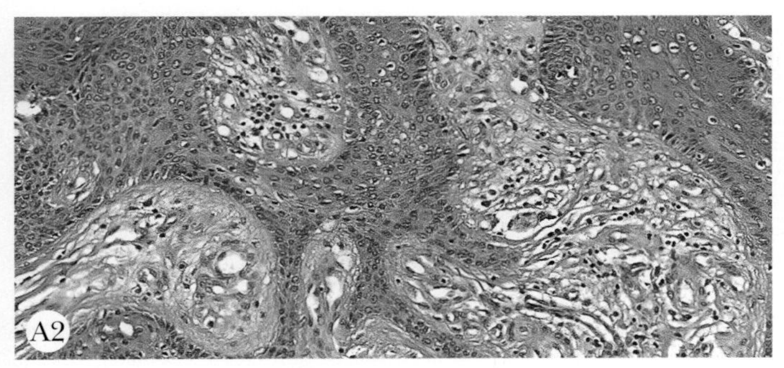

图 24.1.9A　小汗腺汗管纤维腺瘤　女，43 岁，右足外侧缘红色丘疹 3 年。病理示真皮内有纤细的相互交织的上皮细胞条索，由末端汗管细胞组成，上皮细胞条索内见管腔样结构，间质中有大量成纤维细胞和血管，伴散在淋巴细胞浸润。

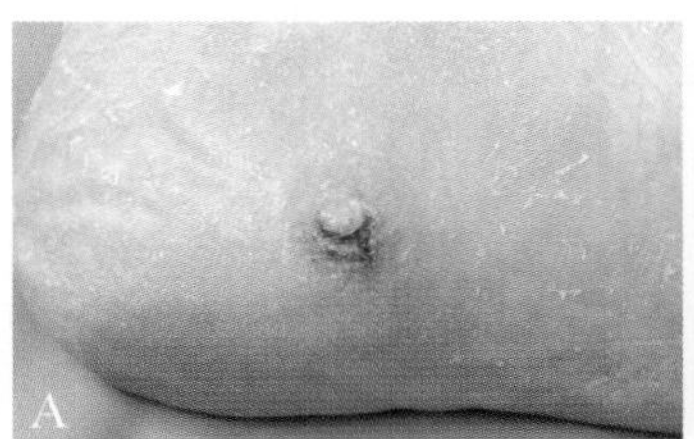

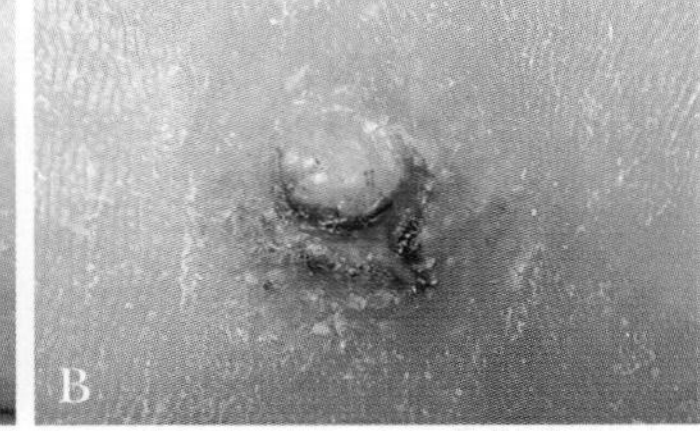

图 24.1.10　黏液性汗管化生（mucious syringometaplasia）

24.1.10　黏液性汗管化生（mucious syringometaplasia）

病理改变

a 与表皮相连的片状肿瘤细胞增生。

b 局部可见到明显的含黏液的杯状细胞。

c 杯状细胞黏液染色和 PAS 染色阳性。

病理鉴别诊断

汗孔瘤：无黏液细胞增生。

临床特点

a 发生于肢端，掌跖部位，也可发生于外阴等特殊部位。

b 表现为小的丘疹、结节性改变，可有黏液分泌。

临床鉴别诊断

汗孔瘤

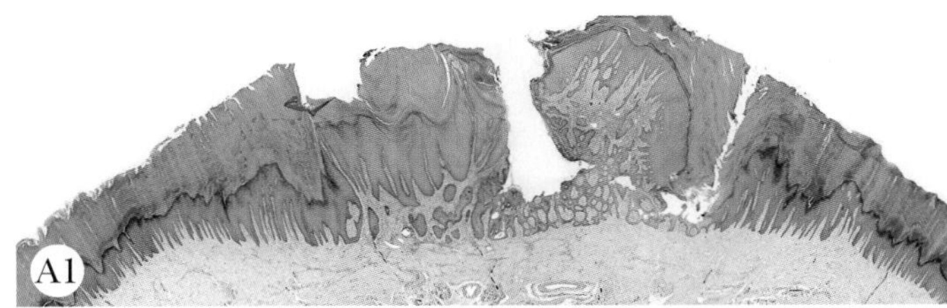

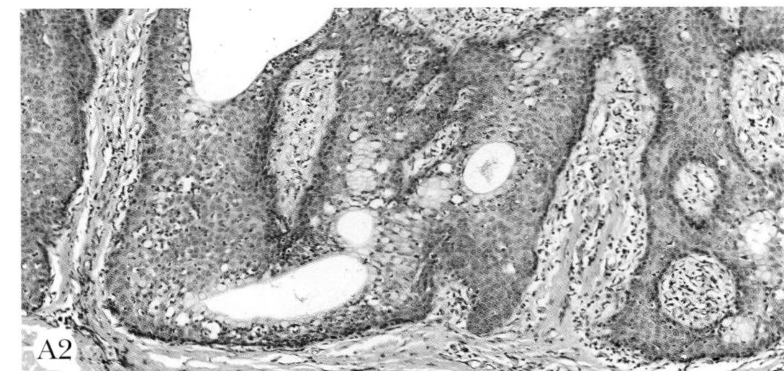

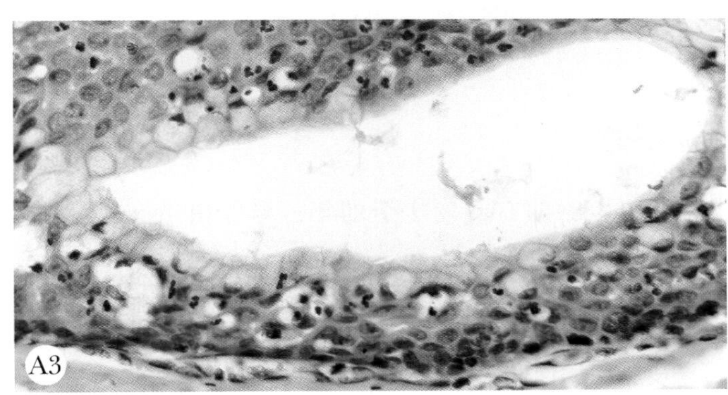

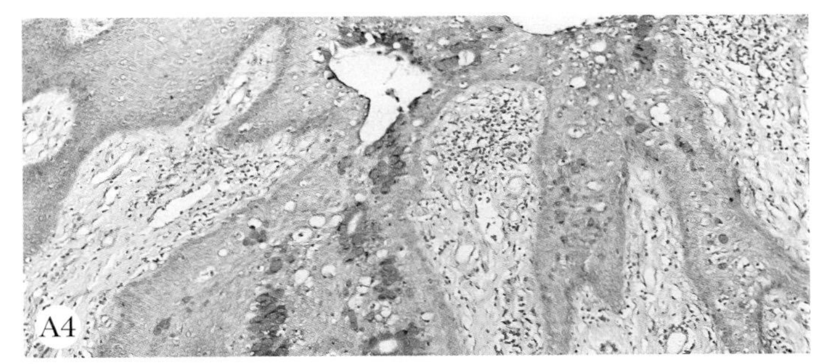

图 24.1.10A　黏液性汗管化生　男，52 岁，左足底内侧皮色结节 10 年余，表面有破溃。病理示与表皮相连的瘤细胞团块，主要由未角化的鳞状上皮及含黏液的上皮组成，局部可见到明显的含黏液的杯状细胞；杯状细胞阿辛蓝染色阳性。

24.1.11 乳头状汗管囊腺瘤（syringocystadenoma papilliferum）

病理改变

a 病变从表皮伸入真皮，有数个囊样凹陷，衬以复层鳞状上皮，囊样凹陷常开口于表皮，腺腔内可见绒毛状突起。

b 腔壁及绒毛状突起常由两层细胞组成，内层为高柱状细胞，核卵圆形，胞质弱嗜酸性，可见顶浆分泌，外层为小立方细胞，核圆，胞质少。

c 基质中有大量浆细胞浸润。

d 间质水肿，毛细血管扩张。

e 常合并皮脂腺痣。

病理鉴别诊断

管状大汗腺腺瘤：以管状腺体增生为主，与乳头状汗管囊腺瘤为谱系性疾病。

临床特点

a 出生时即有或发生于幼年，男性稍多。

b 好发于头皮及面、颈部，常为单发，可与皮脂腺痣伴发。

c 皮损初为角化性结节，青春期增大，呈疣状隆起，直径可达 2 ~ 3cm，表面无毛，红色至棕褐色。

d 可有血清样或黏液样物质渗出或干涸结痂。

e 极少恶变。

别名

乳头状汗管囊腺瘤样痣（nevus syringocystadenomatous papilliferus）

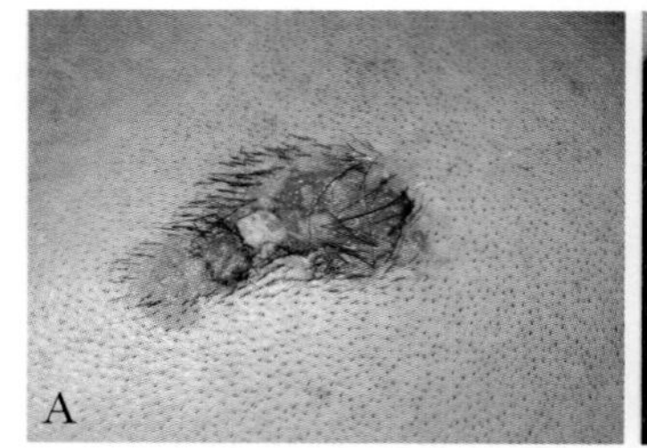

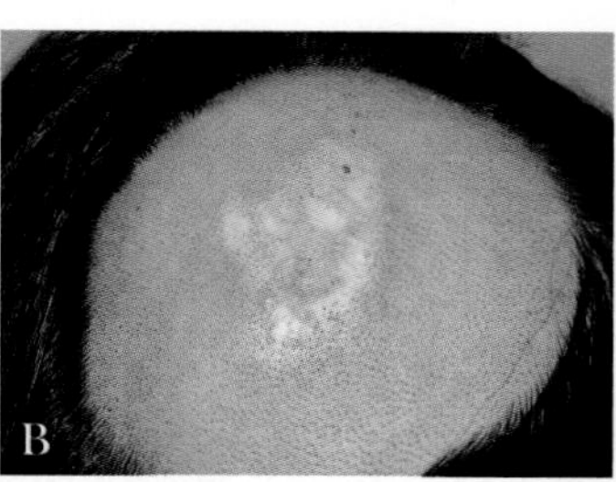

图 24.1.11 乳头状汗管囊腺瘤（syringocystadenoma papilliferum）

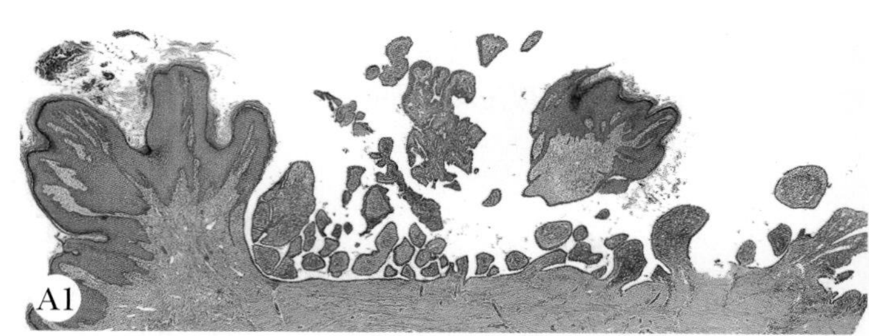

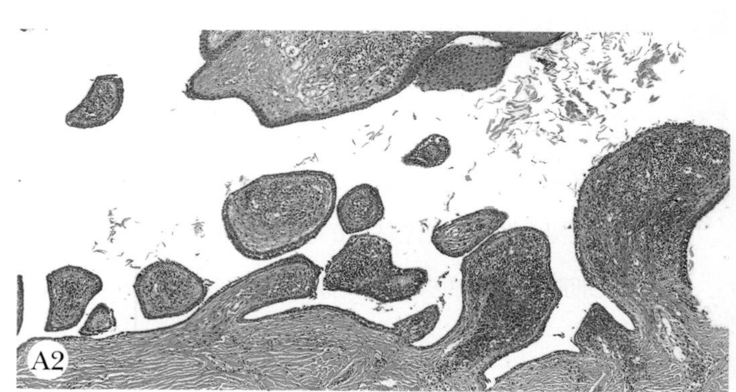

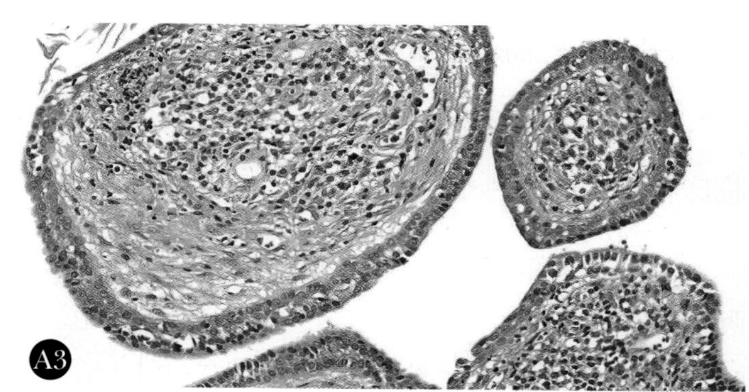

图 24.1.11A 乳头状汗管囊腺瘤合并皮脂腺痣 男，53 岁，头顶褐色疣状斑块 5 年余，局部可见糜烂。病理示表皮内陷形成乳头状结构，乳头上覆盖复层鳞状上皮，内层为高柱状细胞，核卵圆形，胞质弱嗜酸性，可见顶浆分泌，外层为小立方细胞，核圆，胞质少，基质中有大量浆细胞浸润，真皮胶原致密。

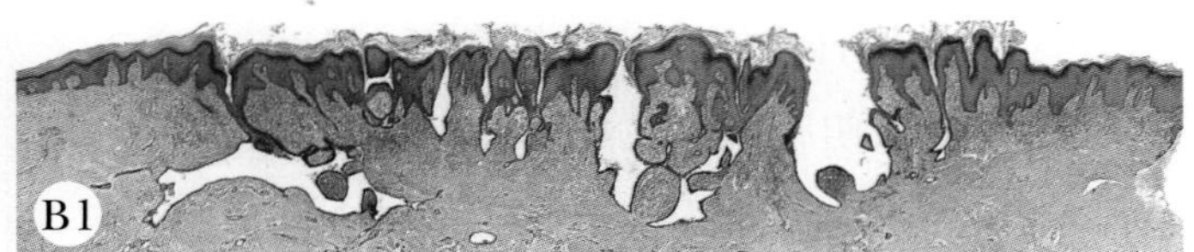

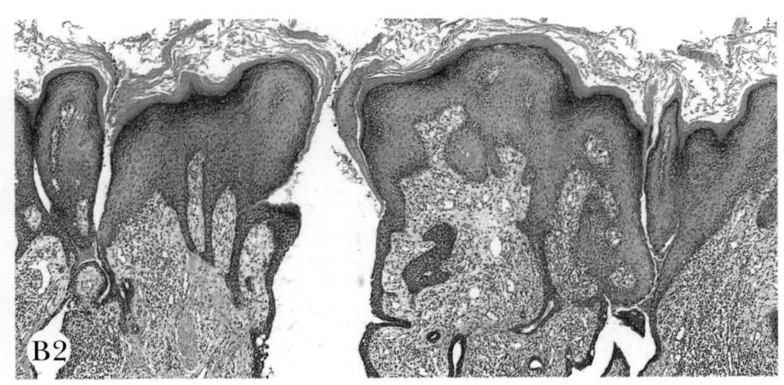

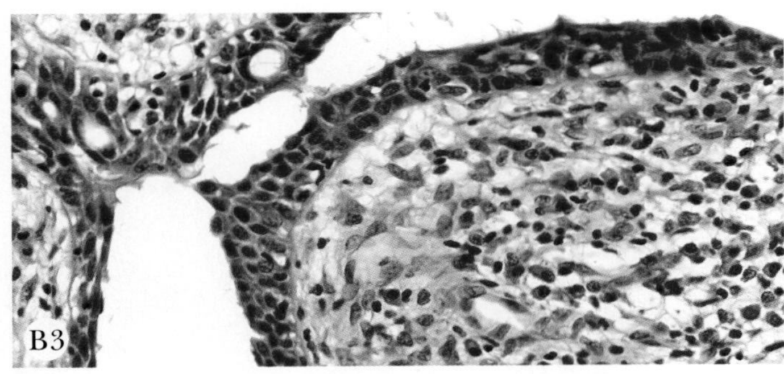

图 24.1.11B 乳头状汗管囊腺瘤 女，14 岁，头皮疣状斑块 13 年余，渐增大。病理示表皮内陷形成乳头状结构，乳头上覆盖复层上皮，基质中有浆细胞浸润。

e 间质中有淋巴细胞和浆细胞浸润。

f 瘤细胞团周围可见扩张的顶泌汗腺。

病理鉴别诊断

乳头状汗管囊腺瘤：和表皮相连，以乳头状增生模式为主，但实际上二者是谱系性改变。

临床特点

a 本病罕见。

b 常发于头皮。多为单发，常合并皮脂腺痣，也见于其他部位。

c 皮损边界清楚，呈结节状，大多表面光滑，直径大小不超过 2cm。

d 无自觉症状。

e 极少恶变。

24.1.12 管状大汗腺腺瘤（tubular apocrine adenoma）

病理改变

a 瘤团位于真皮及皮下，可与表皮相连，呈分叶状。

b 肿瘤内有很多扩张并分支的不规则形导管状结构。

c 导管壁衬以两层上皮细胞：内层的柱状细胞和外层的立方形或扁平细胞，可见顶浆分泌。

d 管壁增厚可有乳头状上皮突伸入腔内。

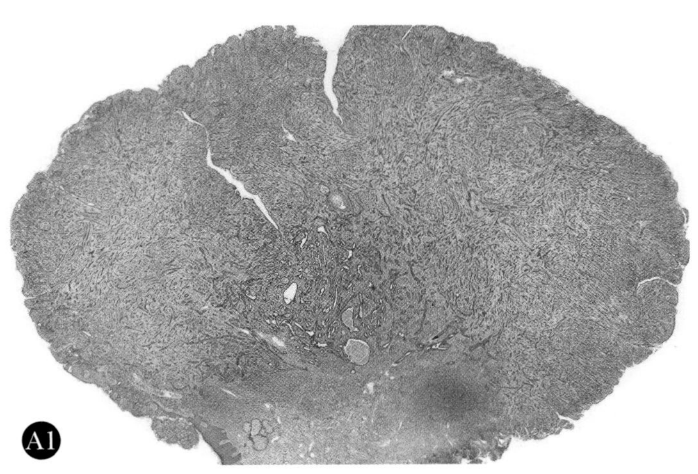

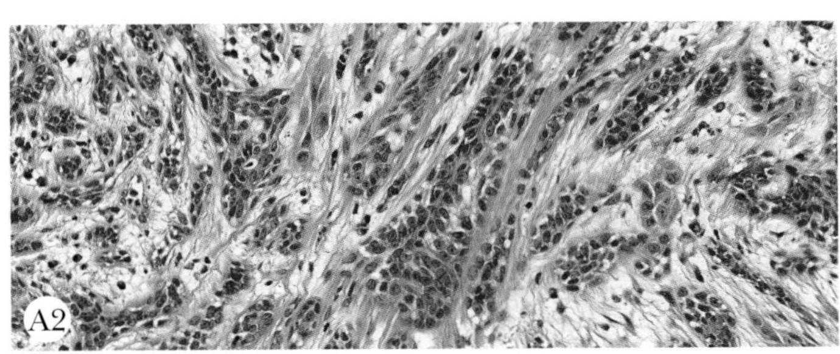

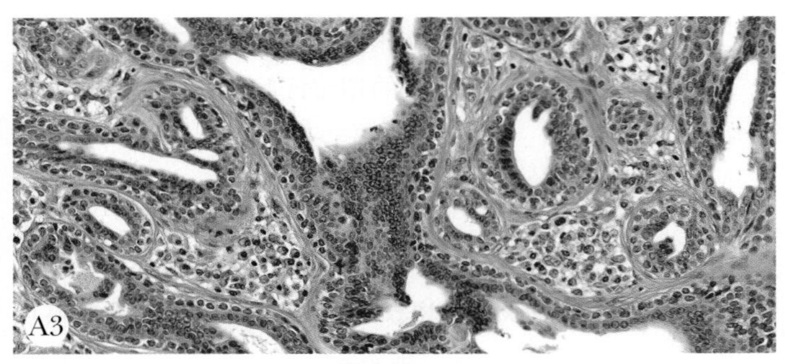

图 24.1.12A　管状大汗腺腺瘤　无临床资料。病理示真皮内可见很多扩张并分支的不规则形导管状结构，导管壁衬以两层上皮细胞：内层的柱状细胞和外层的立方形或扁平细胞，可见顶浆分泌（日本木村铁宣医师提供）。

24.1.13　乳头状汗腺腺瘤（hidradenoma papilliferum）

病理改变

a 瘤团位于真皮，与表皮常不相连，肿瘤界限清楚，外有包膜，肿瘤内呈管状或囊状结构，向内形成许多乳头状突起，乳头含有纤维性基质。

b 囊腔上皮通常衬以一层高柱状或立方形细胞，也可有两层细胞 内层为高柱状细胞，核卵圆形，胞质弱嗜伊红，可见顶浆分泌，外层为小立方细胞，核圆，胞质少。

c 周围基质中有少许淋巴细胞及浆细胞浸润。

d 偶有轻度核异型性、核丝分裂相。

病理鉴别诊断

乳头状汗管囊腺瘤：与表皮多处相连，腺腔内乳头瘤样增生，浆细胞浸润较明显，间质水肿。

临床特点

a 仅见于中年以上妇女。

b 多起源于外阴－肛周乳腺样腺体。

c 好发于大阴唇、肛周或会阴部，偶可见于乳头、眼睑和外耳道。多为单发。

d 皮损为半球形结节，直径 0.1 ~ 1.0cm，可推动，质地坚实，或柔软或呈囊样，表面皮肤光滑，偶有破溃，呈淡红褐色乳头状瘤样增生。

e 可有压痛，易出血。

f 可发生恶变。

24.1.13

临床鉴别诊断

毛鞘囊肿

前庭大腺囊肿

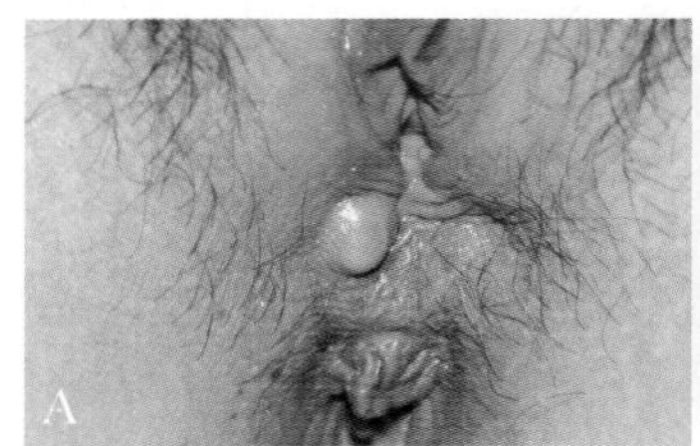

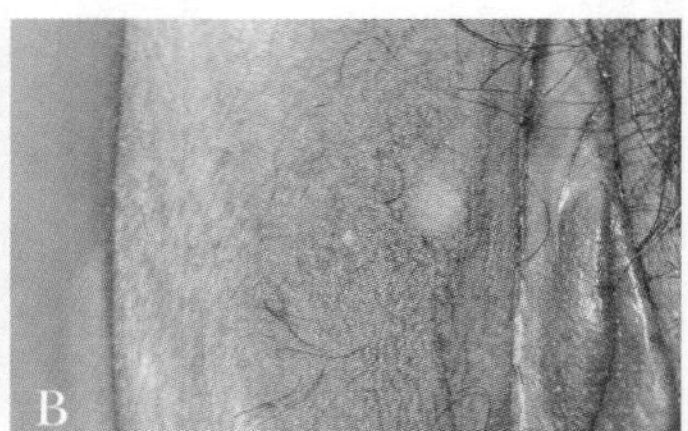

图 24.1.13　乳头状汗腺腺瘤（hidradenoma papilliferum）

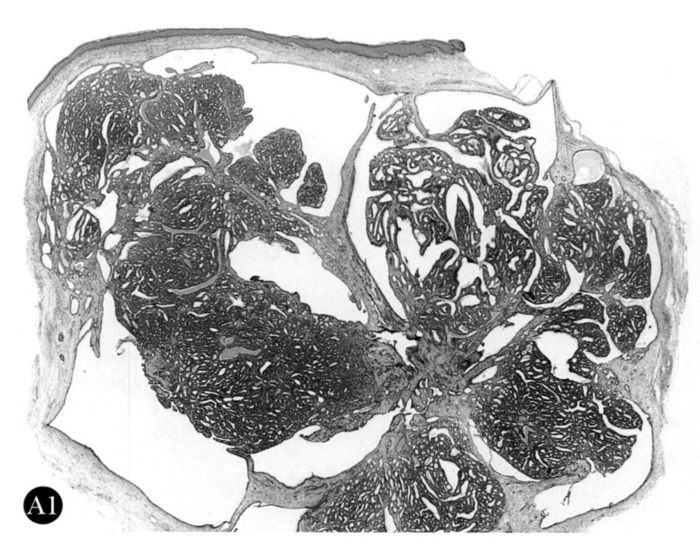

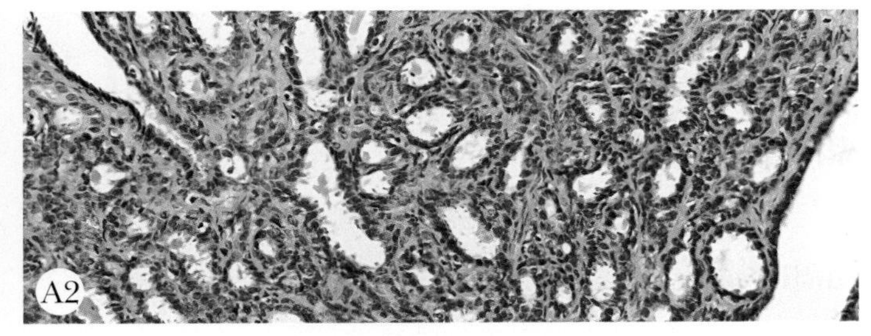

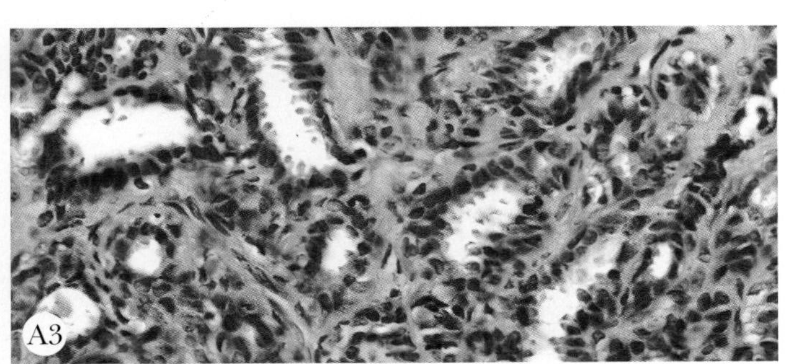

图 24.1.13A 乳头状汗腺腺瘤 女，35 岁，会阴肤色结节 4 年。病理示真皮内可见界限清楚的肿瘤团块，与表皮不相连，肿瘤呈囊状结构，向内形成许多乳头状突起，乳头含有纤维性基质，囊腔上皮内衬一层高柱状细胞，可见顶浆分泌。

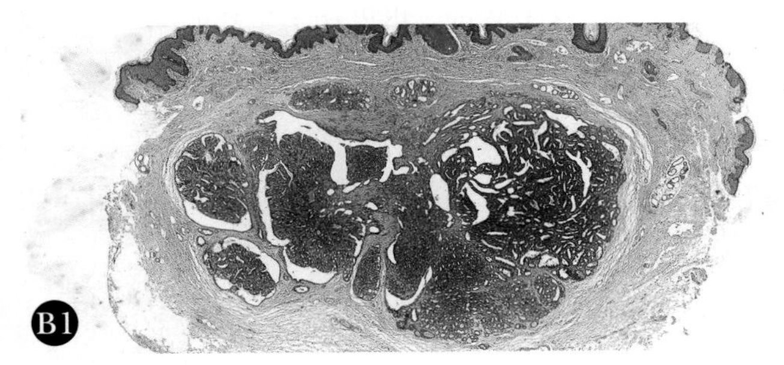

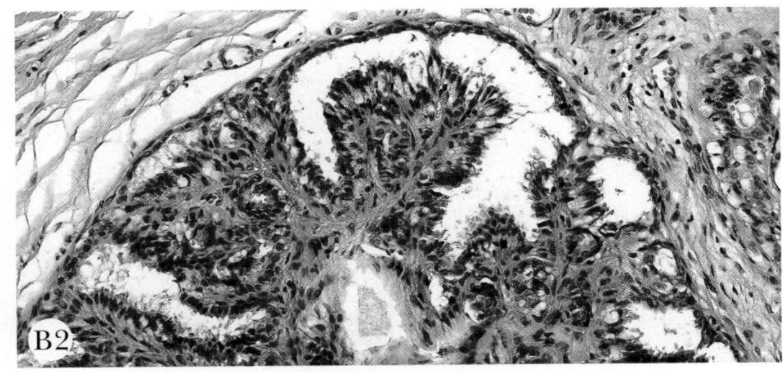

图 24.1.13B 乳头状汗腺腺瘤 女，50 岁，右侧大阴唇皮色结节 10 年余。病理示明显的顶浆分泌。

24.1.14 圆柱瘤（cylindroma）

圆柱瘤和螺旋腺瘤是谱系性疾病。现已知此两种肿瘤经常与毛发上皮瘤伴发，而与毛发肿瘤伴发的往往是大汗腺起源的肿瘤。

病理改变

a 肿瘤位于真皮内，与表皮不相连，肿瘤无包膜。瘤团常不规则的向周围组织外生性生长。

b 瘤团由多数形状大小不一的瘤细胞团块组成，形成七巧板样结构。

c 瘤细胞可分为两类：一类细胞核小、染色深，排列在瘤团周边；另一类细胞位于瘤团中央，染色较浅。少见情况下个别管腔细胞出现顶浆分泌。

d 瘤细胞核染色质分散，核仁不明显，核有丝分裂相常限于一定区域内。

病理鉴别诊断

螺旋腺瘤：瘤团由一个或数个小叶组成，有包膜，瘤细胞团有嗜酸性透明膜包绕。二者实际为谱系性改变。

临床特点

a 多发于 20 ～ 40 岁女性。

b 多发性损害者为“头巾状瘤”的表现之一，有家族遗传性。

c 好发于头皮、面、颈部，可单发或多发。

d 生长缓慢，逐渐增多。

e 肿瘤呈结节状，直径数毫米至数厘米不等，淡红色或红色，底部有蒂，圆顶，表面光滑，无毛发。

f 常无自觉症状，少数皮损疼痛。

g 为良性皮损，偶可恶变及转移。

临床鉴别诊断

螺旋腺瘤

基底细胞癌

别名

头巾状瘤（turban tumor）

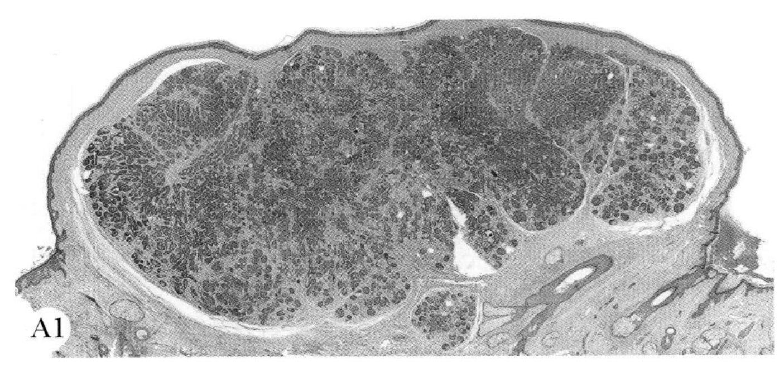

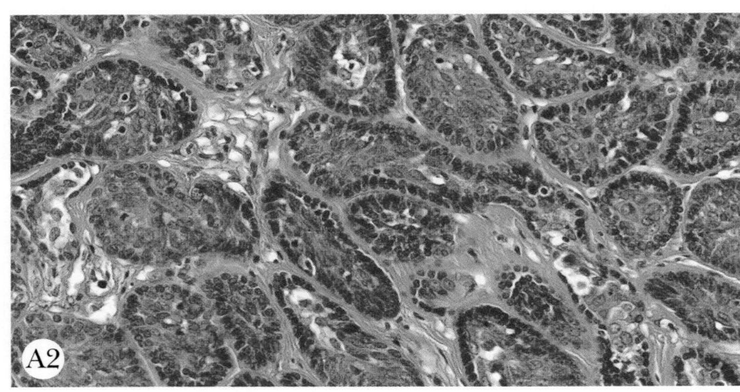

图 24. 1. 14A　圆柱瘤　无临床图片。病理示真皮内可见大量形状大小不一的瘤细胞团块，形成七巧板样结构，与表皮不相连，瘤团周围细胞核小，染色深，瘤团中央细胞染色浅（日本木村铁宣医师提供）。

24.1.15　螺旋腺瘤（spiradenoma）

病理改变

a 瘤团位于真皮深层，与表皮不相连。有嗜酸性透明膜包绕，境界清楚，由多发或单个小叶组成。

b 肿瘤小叶由两种细胞组成：一类核小、深染、圆形，多在小叶周边，不呈栅栏状排列，另一类核大、淡染，位于小叶中央。

c 常可见导管分化，瘤内可见外泌汗腺导管结构，管壁内衬嗜酸性上皮细胞。

d 富含血管，间质内毛细血管扩张明显，尤以瘤细胞团周边为重。

e 周围可有较多的淋巴细胞浸润。

病理鉴别诊断

基底细胞癌：常和表皮相连，核分裂相多见，有细胞异型性，可有明显坏死。

圆柱瘤：瘤团无包膜，由多数形状大小不一的瘤细胞团块组成，形成七巧板样结构。

临床特点

a 多发于 20 ～ 40 岁成人，无性别差异。

b 好发于躯干及上胸部，也可发生于其他部位。一般单发，偶或多发。

c 皮损为球形或卵圆形的皮下结节，直径 1 ～ 2cm，偶可达 5cm，正常皮色或淡蓝色，质软如海绵。也可呈弥漫性小丘疹。

d 大都有放射性疼痛或压痛。

e 极少发生恶变。

24.1.15

临床鉴别诊断

神经瘤

血管平滑肌瘤

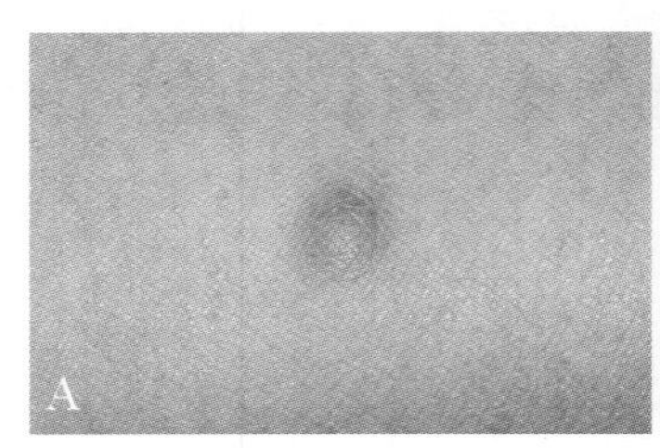

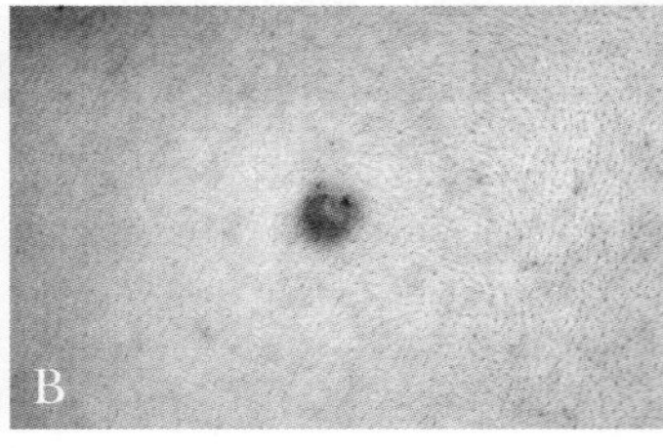

图 24.1.15　螺旋腺瘤（spiradenoma）

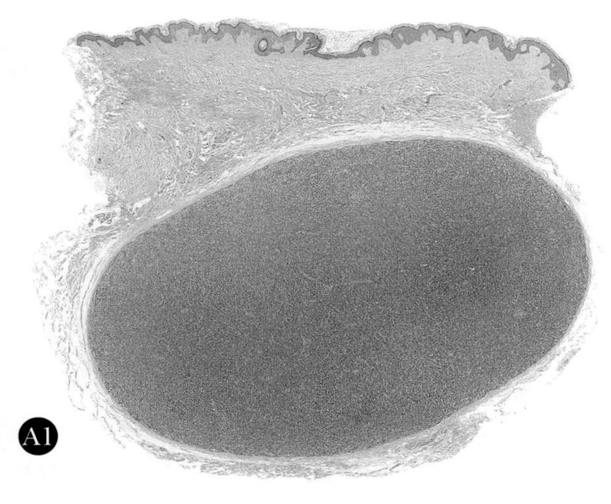

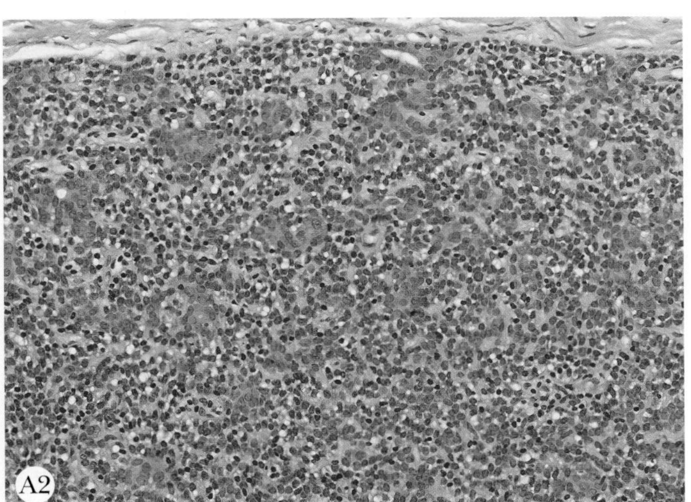

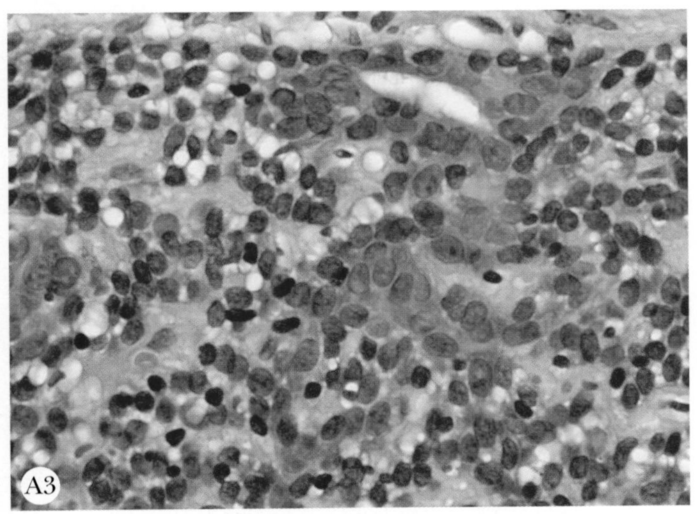

图 24.1.15A　螺旋腺瘤　女，38 岁，右前臂皮下结节 10 年余。病理示真皮深层界限清楚的肿瘤团块，与表皮不相连，境界清楚，肿瘤小叶由两种细胞组成：一类核小、深染、圆形，多在小叶周边，不呈栅栏状排列，另一类核大、淡染，位于小叶中央，局部向导管分化，伴散在淋巴细胞浸润。

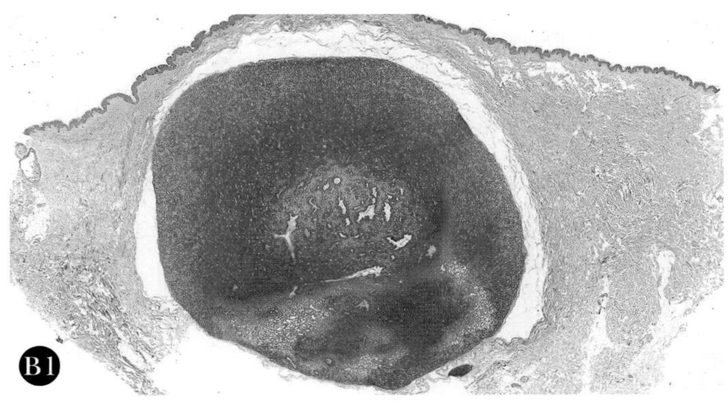

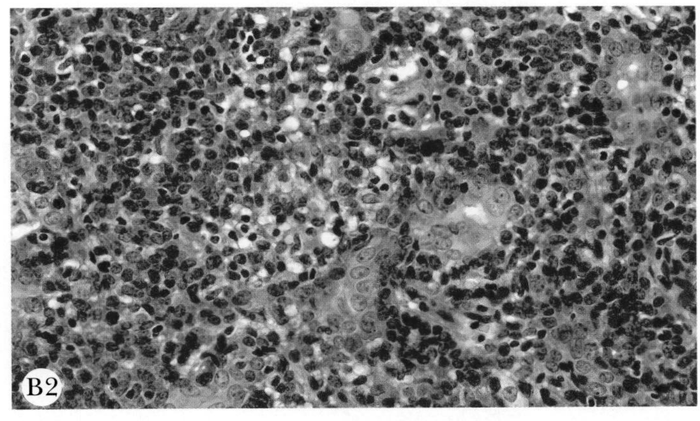

图 24.1.15B　螺旋腺瘤　女，30 岁，背部皮下结节 6 年，有触痛。病理示真皮深层界限清楚的肿瘤团块，瘤团周围细胞核小、深染，中央细胞核大、淡染。

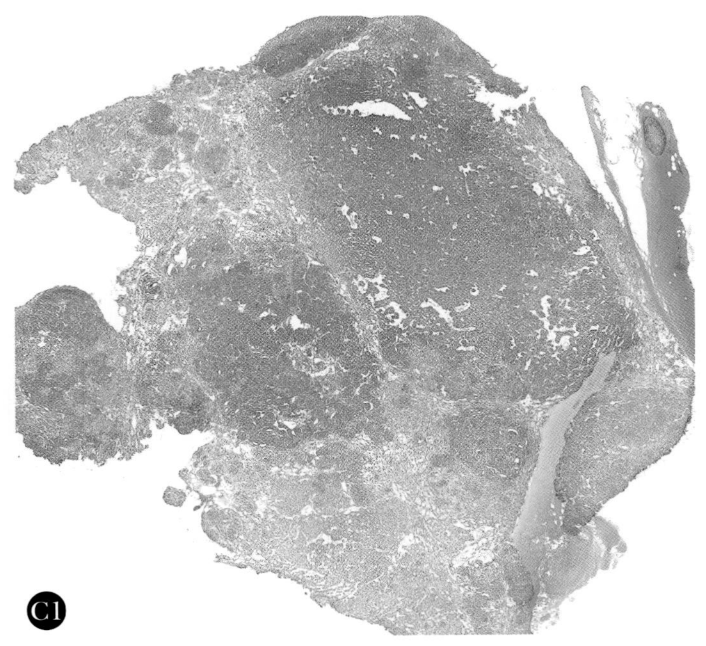

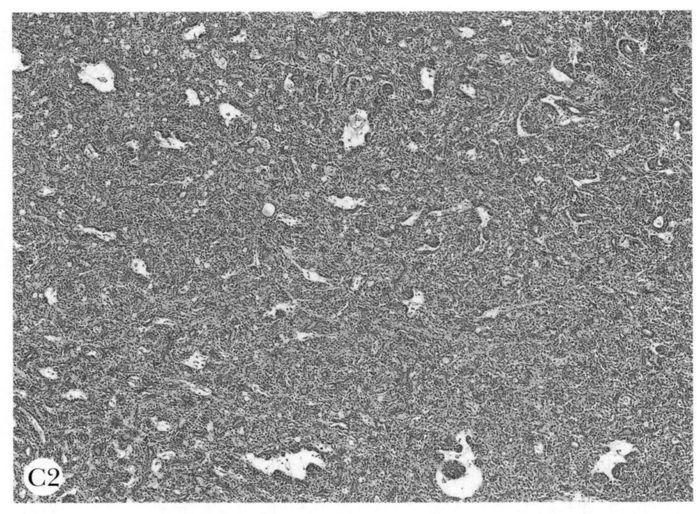

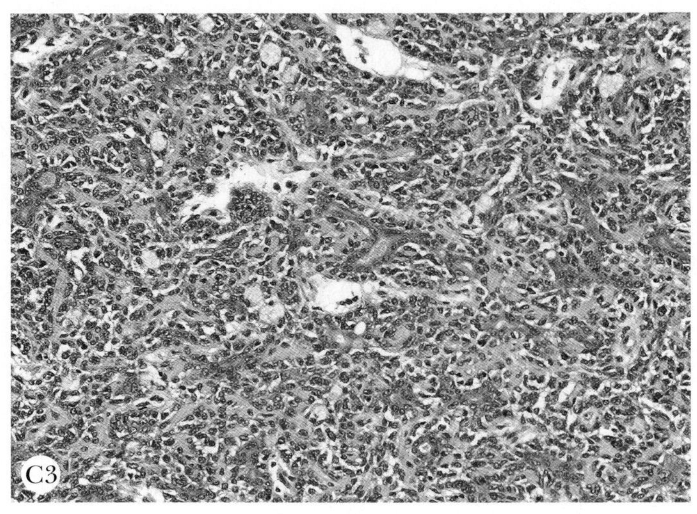

图 24.1.15C 螺旋腺瘤 无临床资料。病理示界限清楚的肿瘤团块，瘤团周围细胞核小、深染，瘤团中央细胞核大、淡染，可见明显的腺腔分化。

24.1.16 皮肤混合瘤（cutaneous mixed tumor）

病理改变

a 分为大汗腺皮肤混合瘤和小汗腺皮肤混合瘤，前者更常见。

b 位于真皮和（或）皮下脂肪，为界限清楚的团块。

c 肿瘤包括上皮和间质两种成分。

d 大汗腺皮肤混合瘤表现为大的分支状管腔，类似树枝样结构。

e 管腔可见明显顶浆分泌，局部可见毛囊、皮脂腺等成分，常见肌上皮细胞分化。

f 小汗腺皮肤混合瘤表现为均匀一致的小圆管腔，无顶浆分泌和毛囊、皮脂腺分化。

g 间质为纤维化、黏液、软骨样改变。

病理鉴别诊断

皮肤肌上皮瘤：未见腺体或导管分化，间质无软骨样改变。

皮肤软骨瘤：可有明显钙化而无导管样结构。

透明细胞汗腺瘤：间质成分单一，小叶内上皮增生显著。

临床特点

a 多发于 20 ~ 40 岁成人，20 岁以下者极少见，男性多于女性。

b 好发于头、颈及面部。通常为单发。

c 皮损为皮内或皮下坚实结节，直径 0.5 ~ 3cm，表面皮色正常、光滑、无破溃。

d 无自觉症状。

e 极少恶变。

24.1.16

临床鉴别诊断

透明细胞汗腺瘤

别名

汗腺混合瘤（mixed tumor of sweat gland）

软骨样汗管瘤（chondroid syringoma）

多形性汗腺腺瘤（pleomorphic sweat gland adenoma）

黏液性汗腺瘤（mucinous hidradenoma）

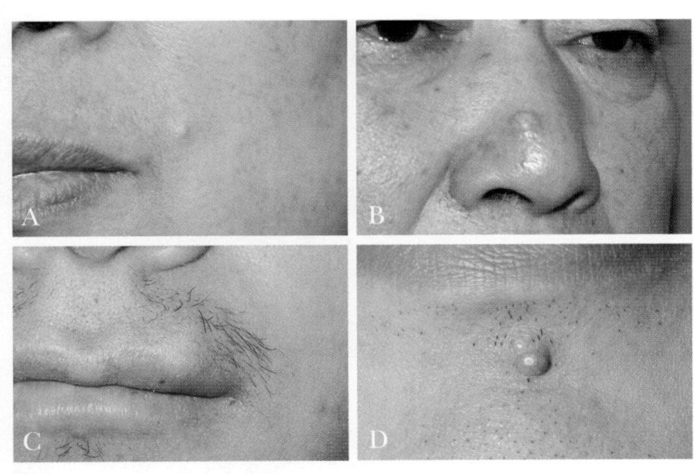

图 24.1.16　皮肤混合瘤（cutaneous mixed tumor）

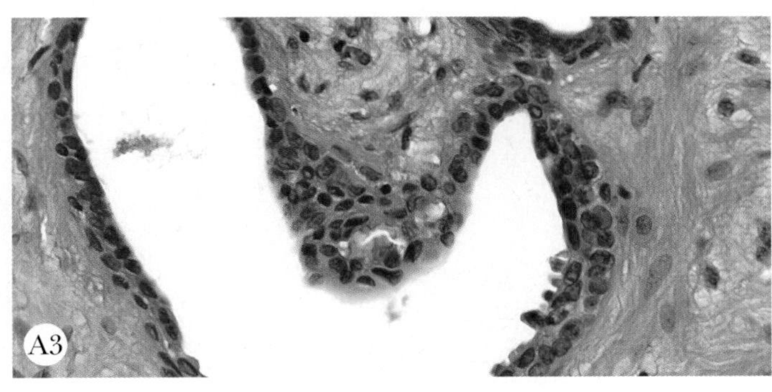

图 24.1.16A　皮肤混合瘤　女，46 岁，左鼻唇沟皮下结节 1 年余。病理示真皮内界限清楚的肿瘤团块，瘤团内可见类似树枝状结构的大的分支状管腔，管腔内可见顶浆分泌，局部向毛囊分化，周围为黏液样基质。

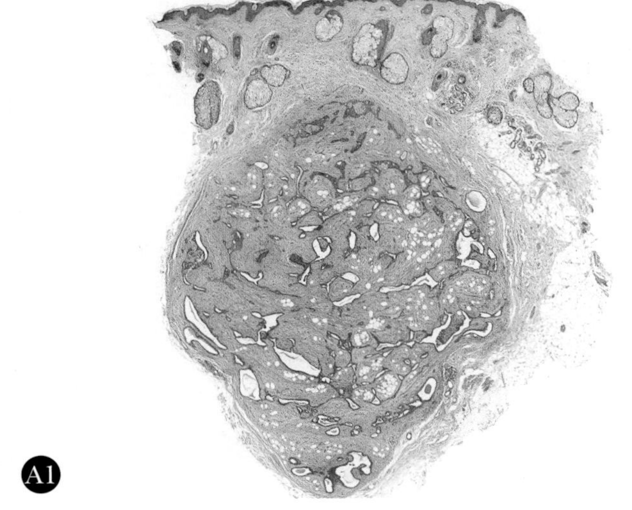

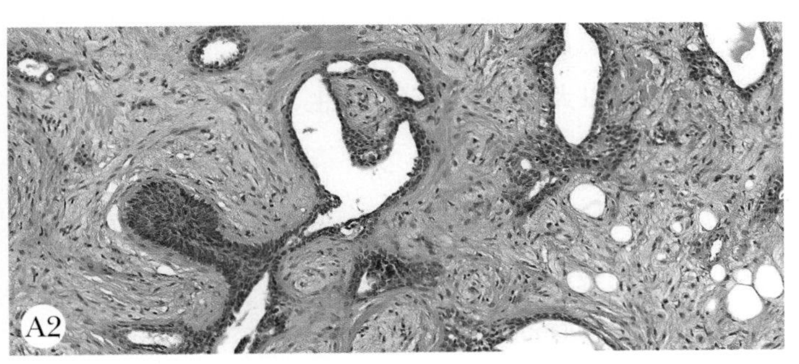

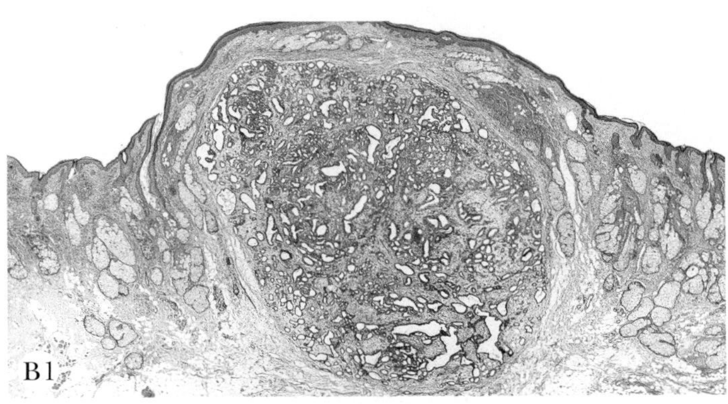

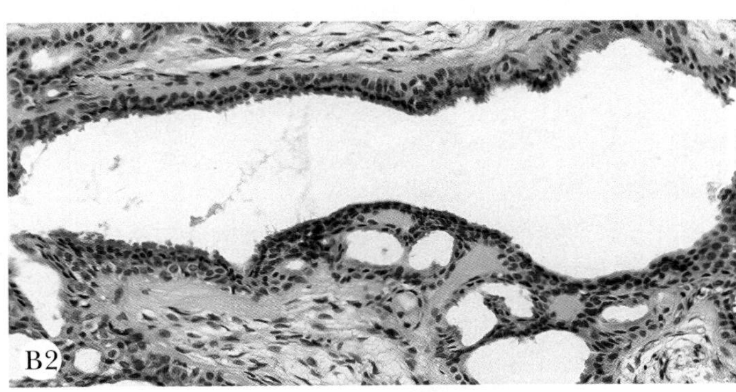

图 24.1.16B　皮肤混合瘤　男，68 岁，右鼻侧壁皮下结节 1 年。病理示明显的顶浆分泌。

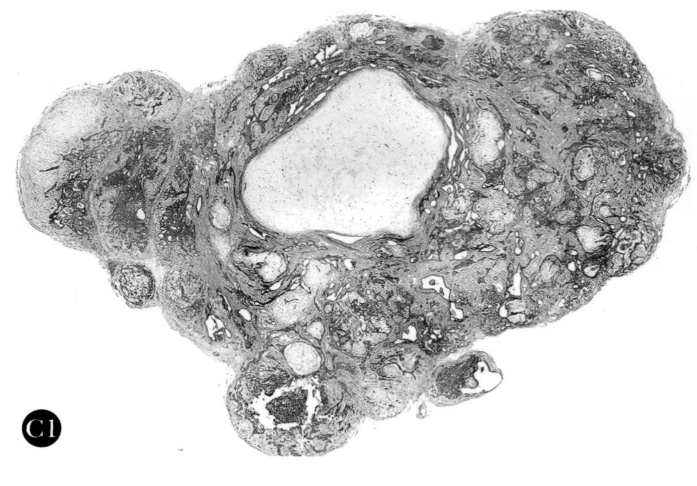

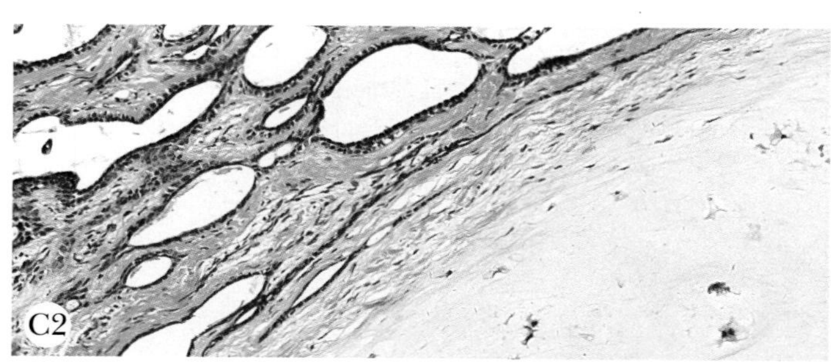

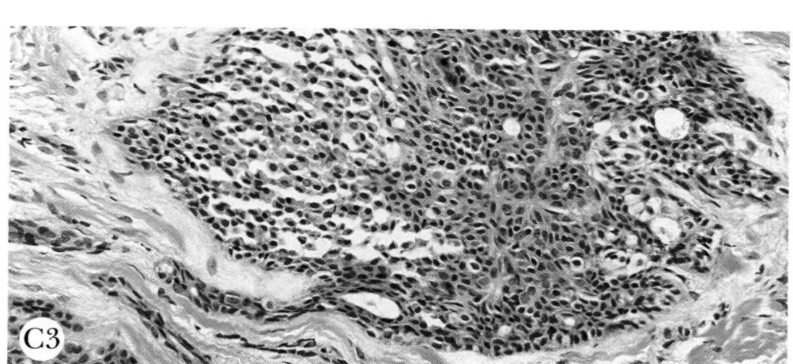

图 24.1.16C 皮肤混合瘤 男，25 岁，上唇部皮下结节 1 年余。病理示软骨样基质及肌上皮细胞。

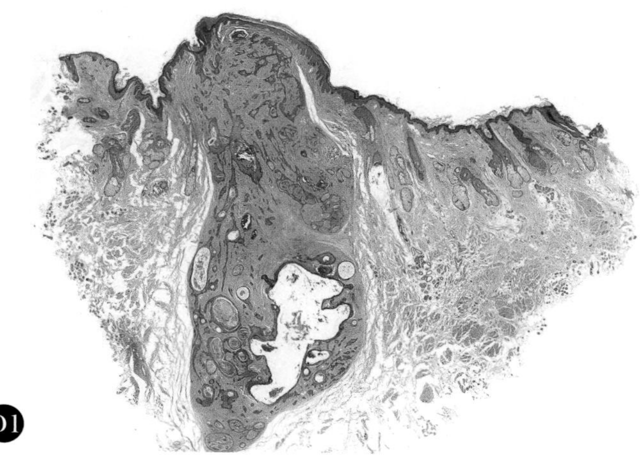

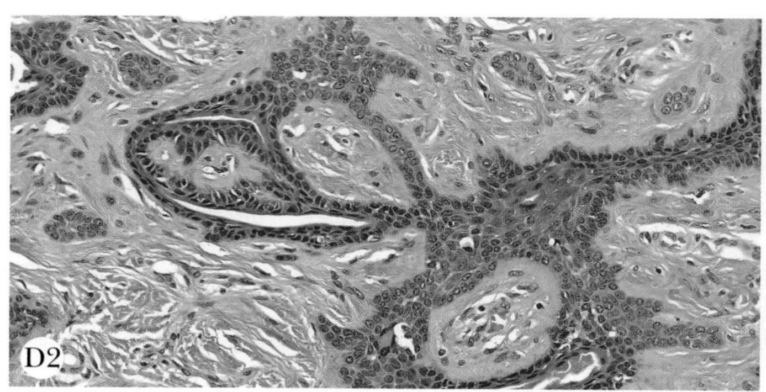

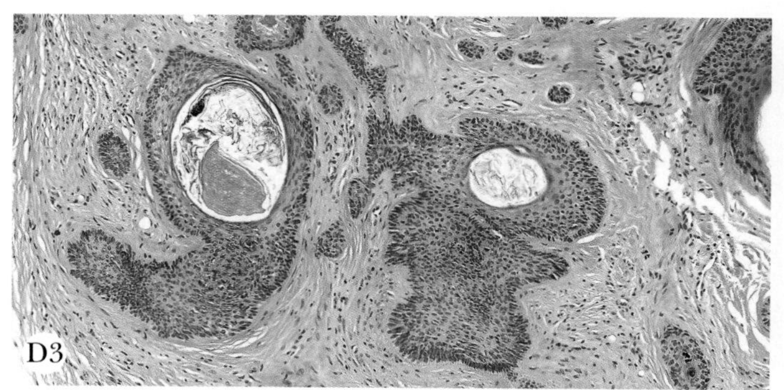

图 24.1.16D 皮肤混合瘤 男，35 岁，下颌部皮色丘疹 3 年余。病理示瘤团向毛囊分化。

24.1.17 皮肤肌上皮瘤（cutaneous myoepithelioma）

病理改变

a 表皮可以大致正常、轻度增生，也可为衣领状外观。

b 肌上皮瘤位于真皮，为境界清楚的半球形结节，无包膜，由单纯的肌上皮细胞组成，未见腺体或导管分化。瘤细胞呈上皮样、梭形或类似浆细胞的形态，偶尔为透明细胞。

c 基质呈典型的黏液样或硬化性改变。

d 免疫组化标记为角蛋白，波形纤维蛋白，S100 阳性，SMA 可为阳性。

病理鉴别诊断

皮肤混合瘤：瘤团内可见腺体或导管分化，基质可呈软骨样改变。

临床特点

a 罕见，发病年龄 19 ~ 93 岁，平均约 53 岁，男女比例 5 ： 1。

b 多见于面部，偶可见于四肢、躯干。

c 为坚实结节，边界清楚，直径 1 ~ 3cm，肉色、灰色或紫色。

d 一般不复发，有极少数恶性病例报道，即皮肤肌上皮癌。

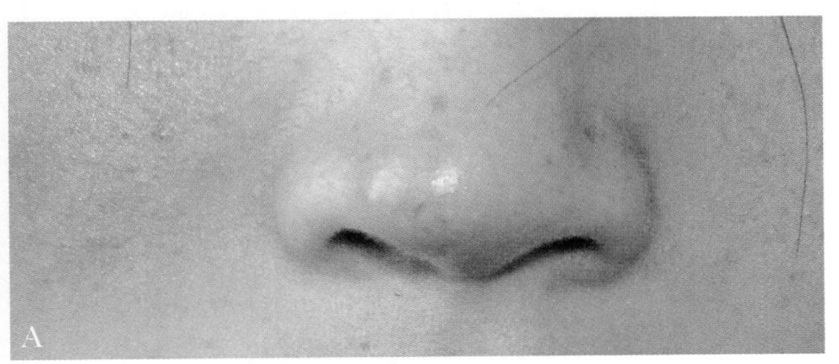

图 24.1.17　皮肤肌上皮瘤（cutaneous myoepithelioma）

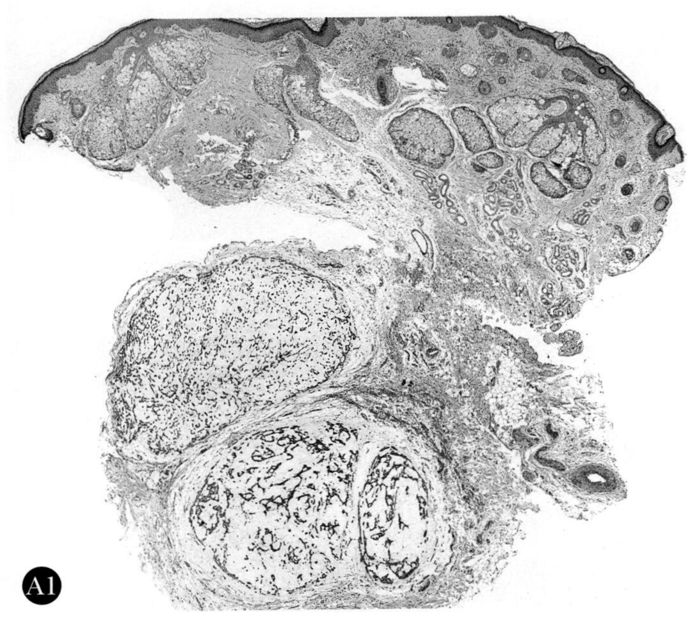

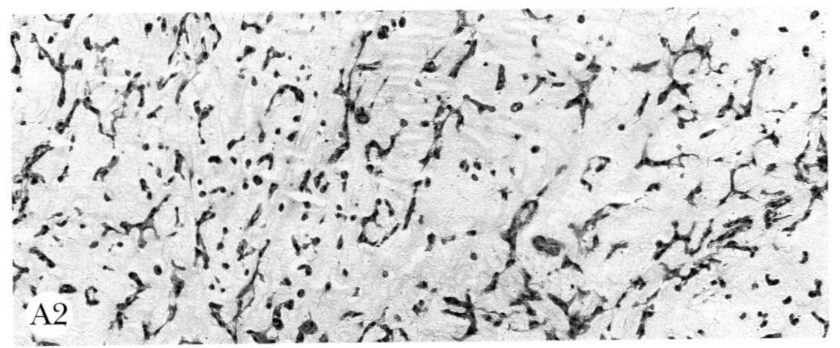

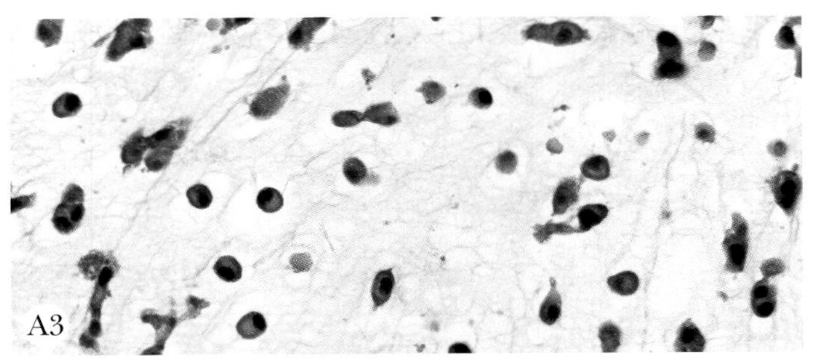

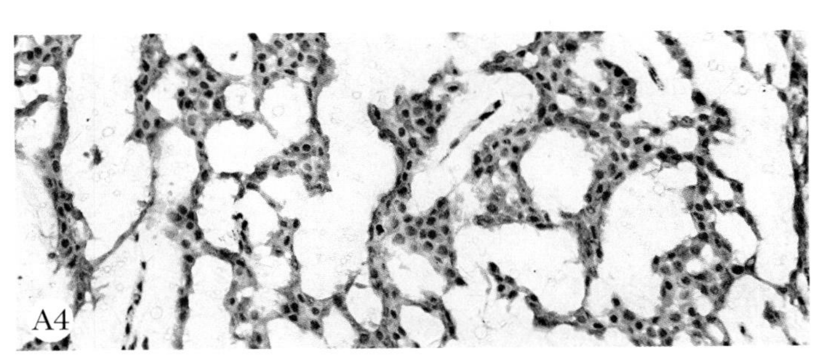

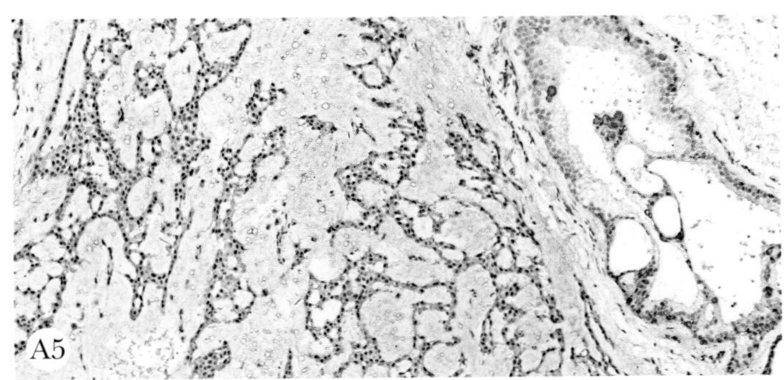

图 24.1.17A　皮肤肌上皮瘤　女，12 岁，鼻尖部皮下结节 2 年。病理示真皮内境界清楚的肿瘤团块，无包膜，由单纯的肌上皮细胞组成，瘤细胞类似浆细胞的形态，未见腺体或导管分化，基质呈典型的黏液样改变；免疫组化标记为角蛋白（A4）及 S100（A5）阳性。

24.1.18　乳头糜烂性腺瘤病（erosive adenomatosis of the nipple）

病理改变

a 瘤团位于真皮，与表皮相连。

b 以乳腺腺管为主的结节性增生，腺腔呈均一性改变，细胞无异型性。

c 瘤团由两层细胞组成：内层由嗜碱性细胞组成的细胞巢和细胞索，细胞核圆，细胞大小一致，无异型性，外层为肌上皮细胞。

d 嗜碱性细胞索中可见腺腔样结构，腺腔样结构中可见导管上皮细胞增生形成的乳头状突起，有时可见高柱状细胞，显示顶浆分泌。

e 增生的腺体排列成结节状，但瘤团间无真正乳房小叶间的基质。

f 瘤细胞团块间结缔组织明显增多，炎症细胞浸润不多，可见浆细胞。

病理鉴别诊断

乳腺导管癌：有肌肉特异性的肌动蛋白阳性的基底细胞。

临床特点

a 多发于 40 岁以上女性。

b 好发于乳头，尤其乳晕周围。

c 皮损为境界不清的团块，可形成湿疹样改变。

d 无自觉症状，偶有痒感。

e 皮损为良性，无恶变倾向。

临床鉴别诊断

乳房 Paget 病

别名

乳头导管菜花样乳头状瘤病（florid papillomatosis of the nipple ducts）

乳头腺瘤（nipple adenoma）

红色乳头瘤病（florid papillomatosis）

浅表乳头状腺瘤病（superficial papillary adenomatosis）

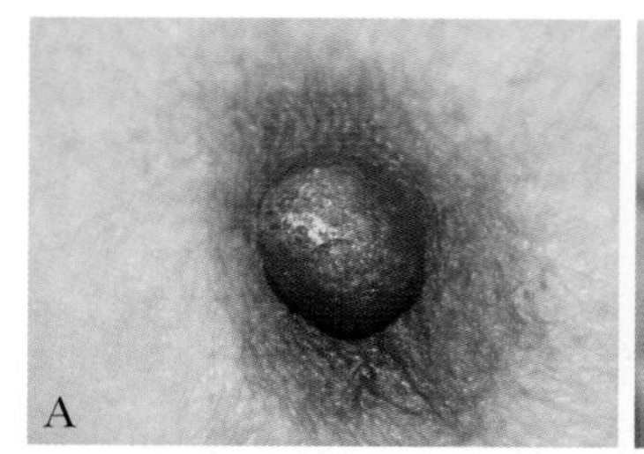

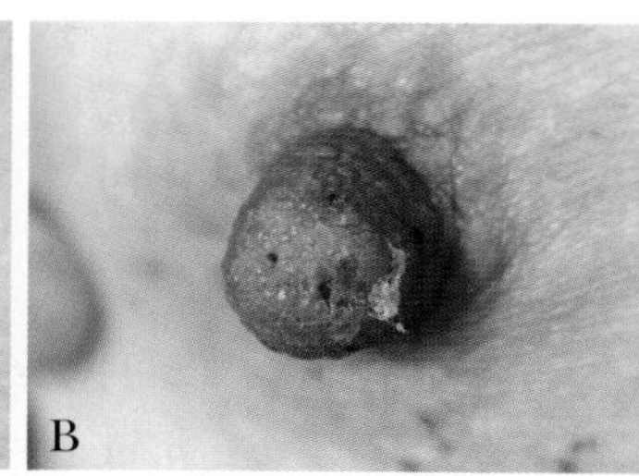

图 24.1.18　乳头糜烂性腺瘤病（erosive adenomatosis of the nipple）

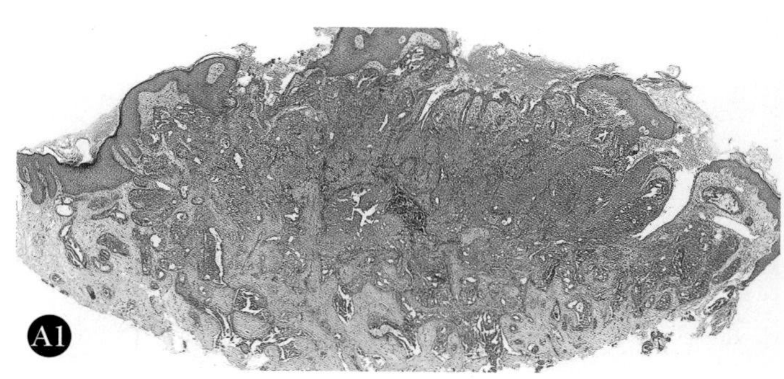

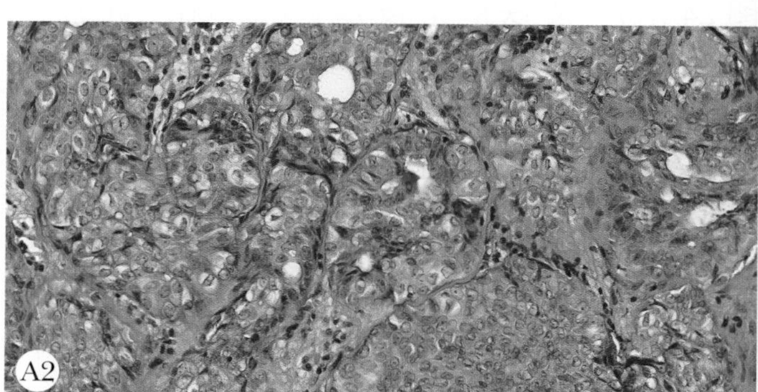

图 24.1.18A　乳头糜烂性腺瘤病　女，35 岁，左乳头糜烂 2 个月。病理示与表皮相连的嗜碱性细胞增生形成的肿瘤团块，嗜碱性细胞索中可见腺腔样结构，腺腔样结构中可见导管上皮细胞增生形成的乳头状突起。

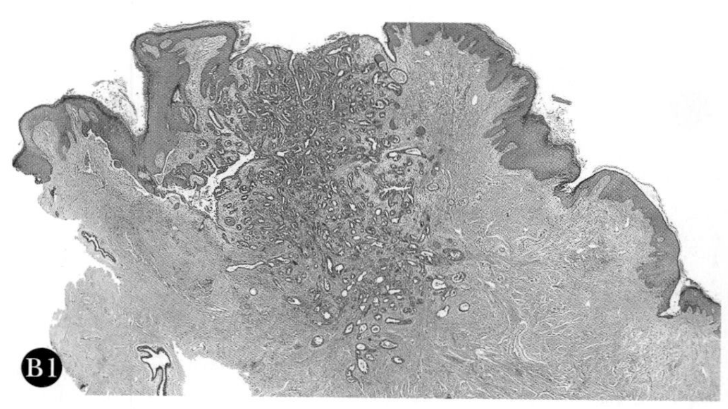

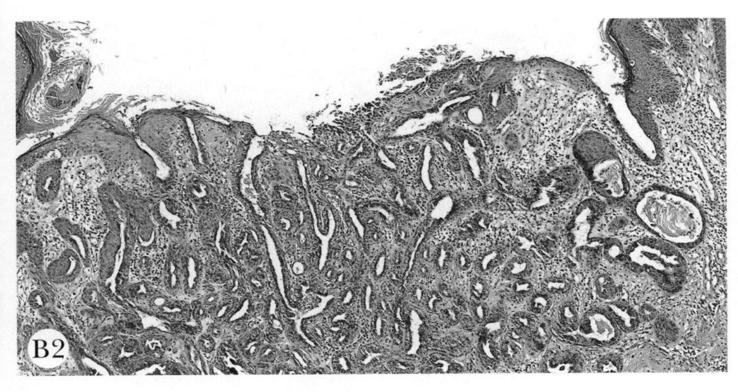

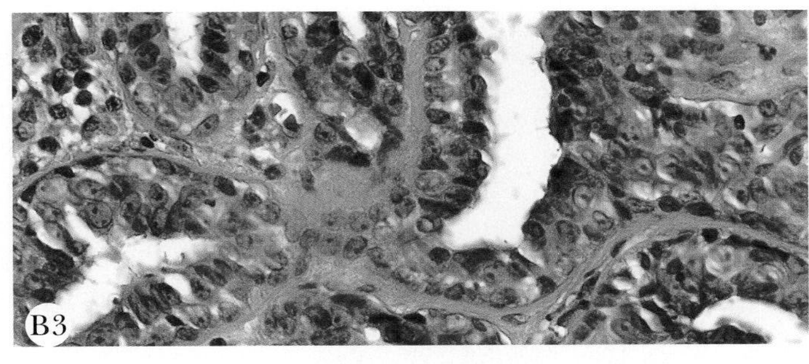

图 24.1.18B 乳头糜烂性腺瘤病 女，46 岁，右乳头轻度糜烂 1 年。病理示真皮内可见以乳腺腺体为主的结节状增生，与表皮相连，腺体腔面为高柱状嗜酸性细胞，可见明显的顶浆分泌，外层为肌上皮细胞。

24.2 汗腺恶性肿瘤（malignant sweat gland tumors）

24.2.1 汗孔癌（porocarcinoma）

病理改变

a 肿瘤细胞形态和增生模式与汗孔瘤类似。

b 瘤团局限于表皮或扩展至真皮。

c 瘤细胞由鳞状细胞和基底样细胞组成。

d 瘤细胞侵袭性生长，异型性明显，胞核大而深染、形状不规则，可形成瘤巨细胞。

e 瘤团内片状瘤细胞坏死，广泛的透明细胞改变。

f 瘤团内可见向汗腺分化的导管样结构。

g 伴有间质结缔组织增生。

病理鉴别诊断

鳞癌：瘤细胞大，核深染，胞质浅淡，无管状及囊样结构。

临床特点

a 多见于老年患者，尤以 70 岁以上者多见。

b 病因不明，可由汗孔瘤恶变而来，病史较长。

c 好发于下肢、头颈、上肢和躯干。

d 皮损为疣状斑块或结节，表面多有溃疡，直径约数厘米大小。

e 可出现局部淋巴结或其他部位转移。

临床鉴别诊断

汗孔瘤（poroma）

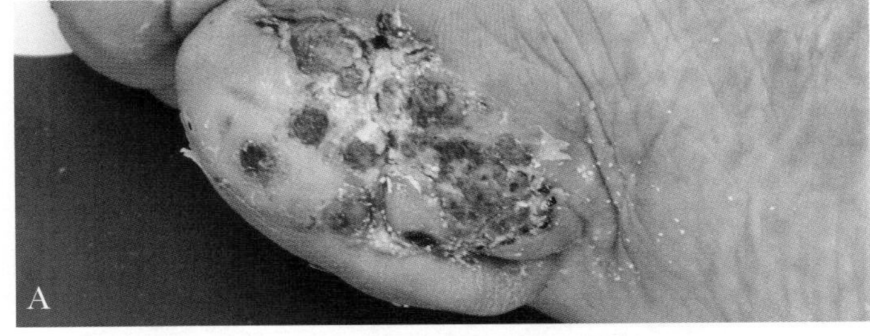

图 24.2.1 汗孔癌（porocarcinoma）

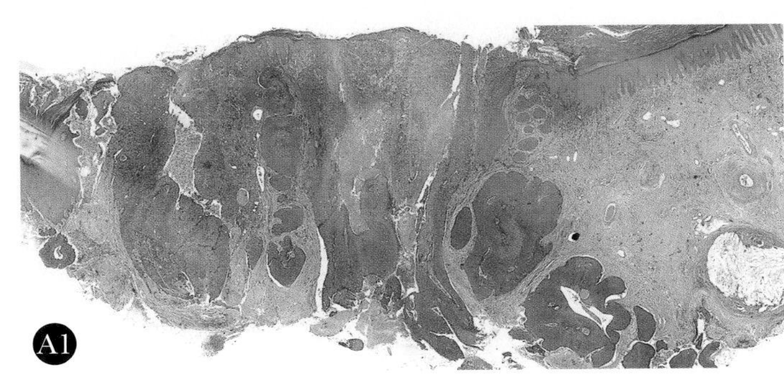

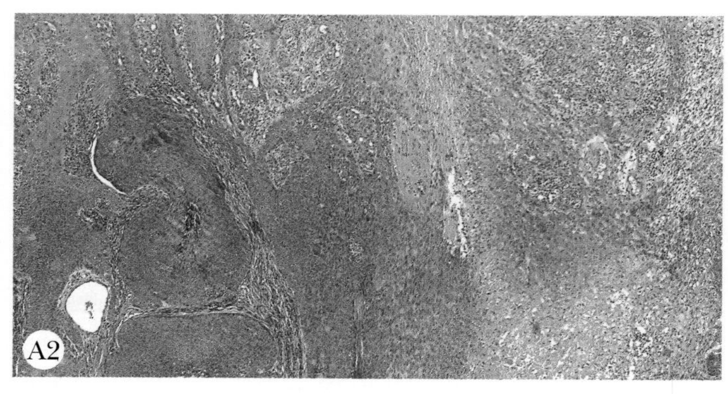

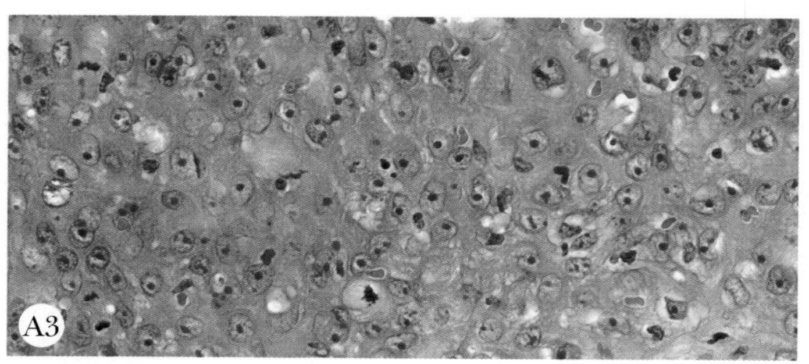

图 24.2.1A 汗孔癌 男，70 岁，右足底皮下结节 3 年余，可见糜烂及痂皮。病理示自表皮宽幅向下增生的肿瘤细胞团块，呈侵袭性生长，瘤细胞体积较棘细胞小，瘤细胞胞核大而深染、形状不规则，细胞异型性明显，瘤细胞内可见片状坏死。

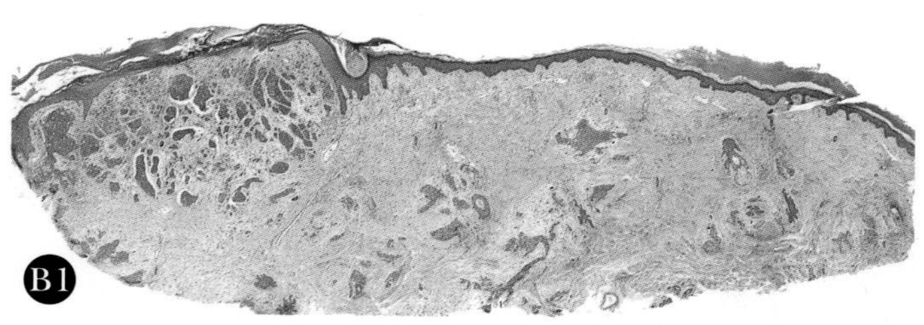

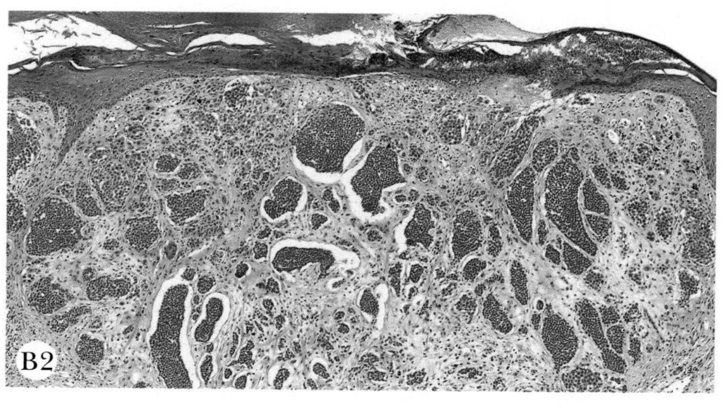

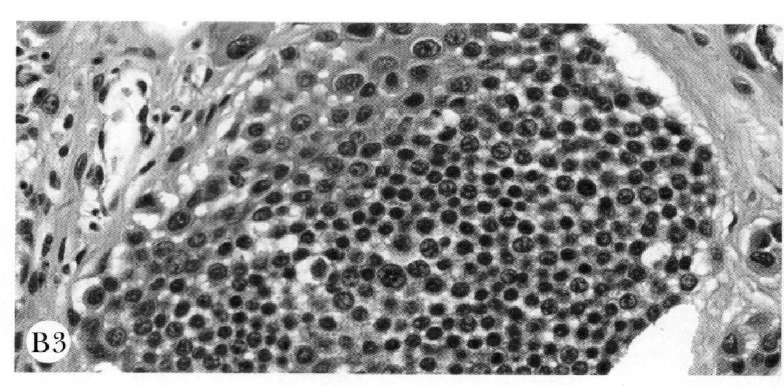

图 24.2.1B 汗孔癌皮肤转移 无临床资料。病理示表皮破溃，真皮内嗜碱性基底样细胞组成的瘤细胞团块，瘤细胞胞核大而深染、形状不规则，细胞异型性明显，周围栅栏状排列不明显，瘤细胞与周围间质有裂隙。

24.2.2 透明细胞汗腺癌（clear cell hidradenocarcinoma）

病理改变

a 瘤团位于真皮及皮下组织，被间质中增生的结缔组织分隔成岛状，与周围组织分界不清。

b 瘤内可见导管状、腺性或囊性结构。

c 瘤细胞由胞质苍白淡染的透明细胞及胞质轻度嗜碱性、核圆的细胞组成，以透明细胞为主。透明细胞空泡化，细胞呈多角形，PAS 染色阳性，胞核致密，染色质分散，核仁小。

d 细胞具有异型性，较多核丝分裂相。

e 间质结缔组织增生。

病理鉴别诊断

透明细胞鳞状细胞癌：除透明细胞区域外，可见典型鳞癌病变：鳞状上皮增生，与表皮相连，可见角囊肿及角珠。

毛鞘癌：肿瘤累及毛囊并与表皮相连，可见毛鞘角化，肿瘤小叶周边细胞呈栅栏状排列，瘤团外有结缔组织鞘包绕，细胞分化常良好，核轻度异型。

透明细胞黑素瘤：常无色素，可累及表皮，细胞呈巢状，S100、HMB-45 阳性。

转移性肾细胞癌：可见钉突细胞增生及细胞间血池，CA-125 蛋白呈阳性反应。

皮脂腺癌：部分区域可见成熟皮脂腺细胞，脂质染色阳性以及 PAS 染色、阿辛蓝染色和黏蛋白胭脂红染色阴性有助于鉴别。

临床特点

a 本病罕见，多发于成人，女性多于男性。

b 病因不明，常为原发恶性或由透明细胞汗腺瘤恶变而来。

c 好发于面部、头颈部。单发或多发。

d 皮损为表面光滑的丘疹或结节，有破溃倾向，病史较长。

e 可发生广泛转移。

别名

低分化的恶性末端螺旋瘤（low grade malignant acrospiroma）

恶性透明细胞汗腺瘤（malignant clear cell hidradenoma）

恶性透明细胞末端汗管瘤（malignant clear cell acrospiroma）

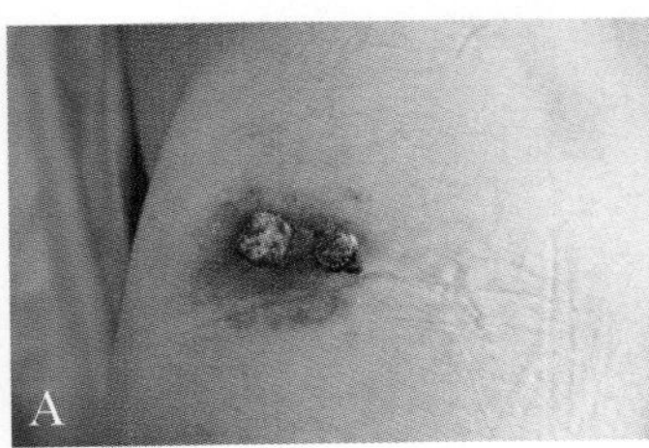

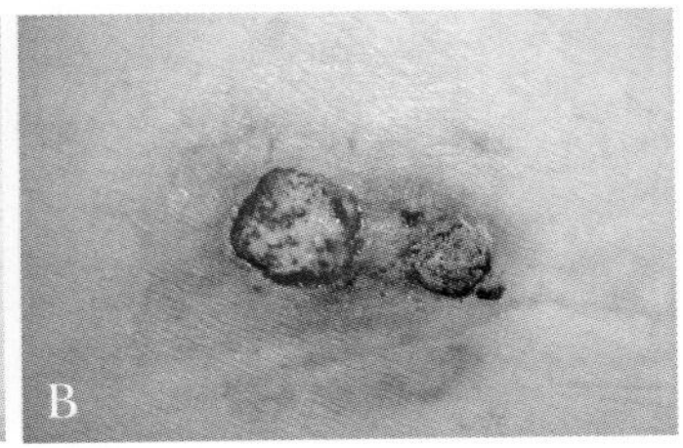

图 24.2.2 透明细胞汗腺癌（clear cell hidradenocarcinoma）

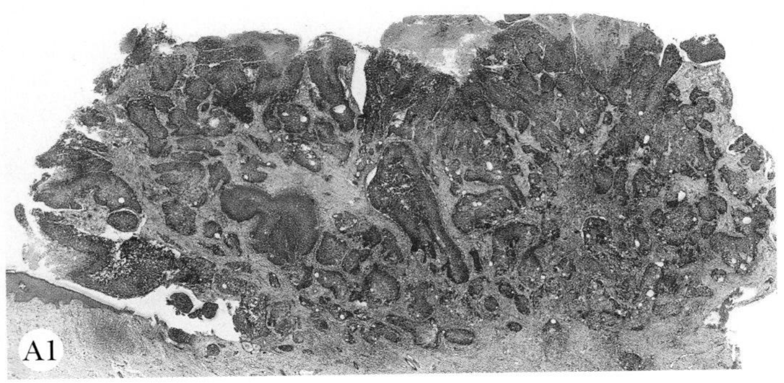

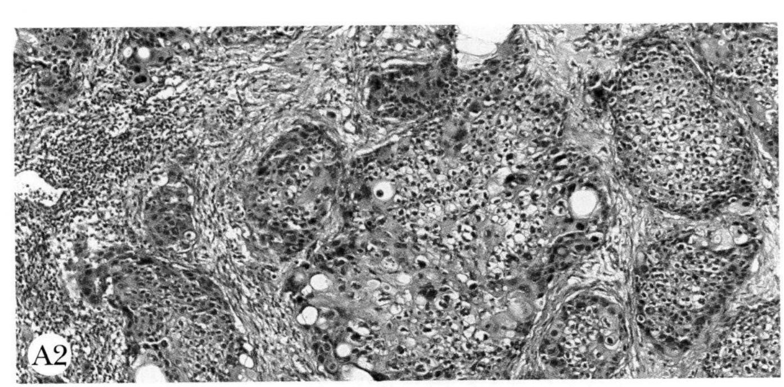

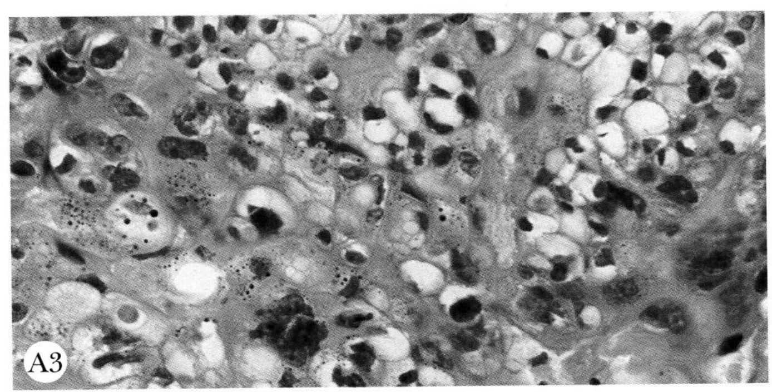

图 24.2.2A 透明细胞汗腺癌 女，77 岁，臂部红色斑块 10 年余，表面糜烂、渗出。病理示表皮溃疡，瘤团位于真皮，被间质中增生的结缔组织分隔成岛状，瘤细胞由胞质苍白淡染的透明细胞及胞质轻度嗜碱性、核圆的细胞组成，以透明细胞为主，细胞异型性明显，瘤团内可见导管状结构。

24.2.3 微囊肿附属器癌（microcystic adnexal carcinoma）

病理改变

a 肿瘤位于真皮或皮下组织，呈明显浸润性生长。

b 瘤细胞形成巢状或条索状团块，内有导管形成。

c 部分瘤团内可见角质囊肿或少量透明角质颗粒。

d 瘤细胞可侵犯神经周围间隙、血管外膜和肌肉。

e 细胞异型性不明显，少见核丝分裂相。

f 间质胶原纤维化。

病理鉴别诊断

汗管瘤：病变较浅，皮下或神经周隙无侵入，间质与瘤团之间有裂隙。

硬化性基底细胞癌：无汗腺分化的特点。

临床特点

a 多发于成年人，无性别差异。

b 好发于面部、腋窝和臂部，尤以鼻唇沟和腋窝常见。

c 皮损为局限性结节、斑块或囊样肿块，高出皮面，表面皮肤正常或萎缩，可有鳞屑附着，生长缓慢。

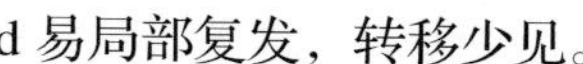

d 易局部复发，转移少见。

临床鉴别诊断

汗管瘤

结缔组织增生性毛发上皮瘤

别名

不典型增生性汗管瘤（anaplastic syringoma）

汗管样癌（syringoid carcinoma）

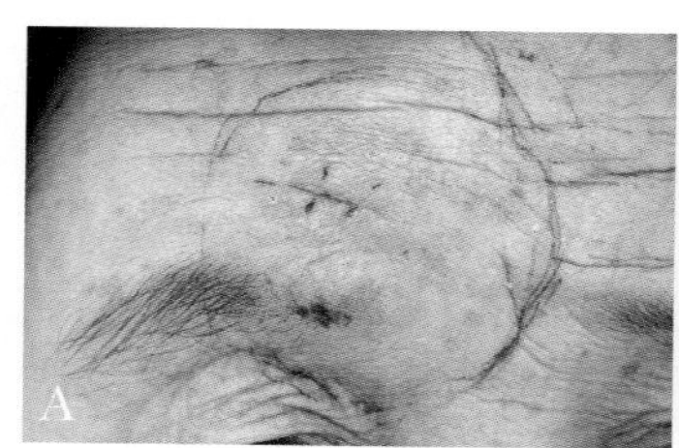

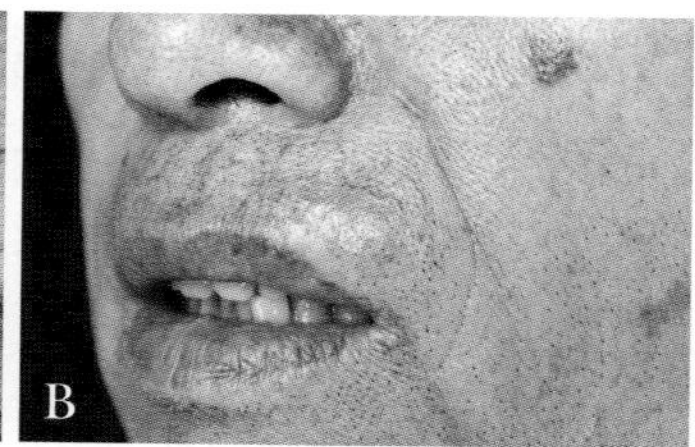

图 24.2.3　微囊肿附属器癌（microcystic adnexal carcinoma）

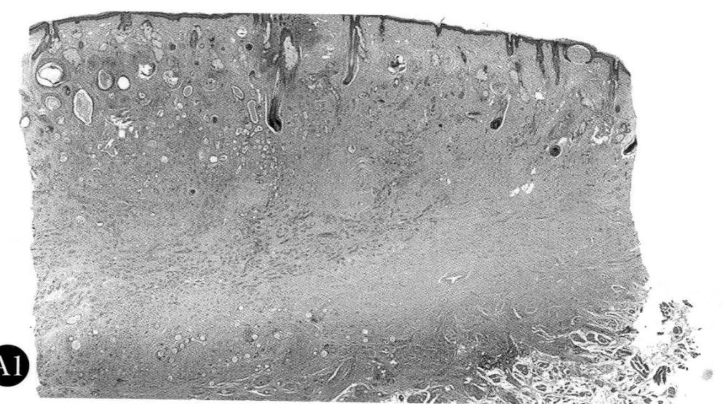

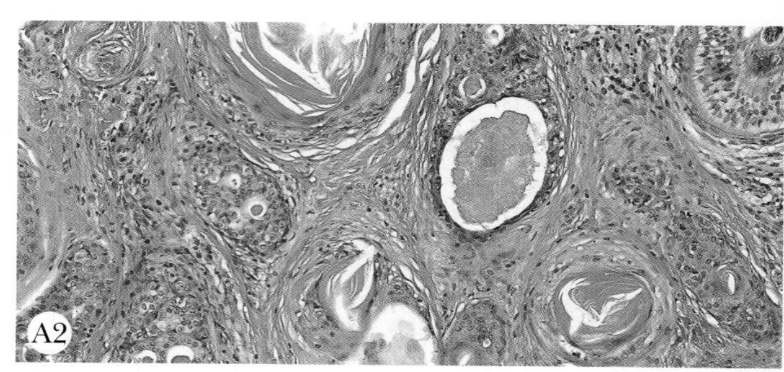

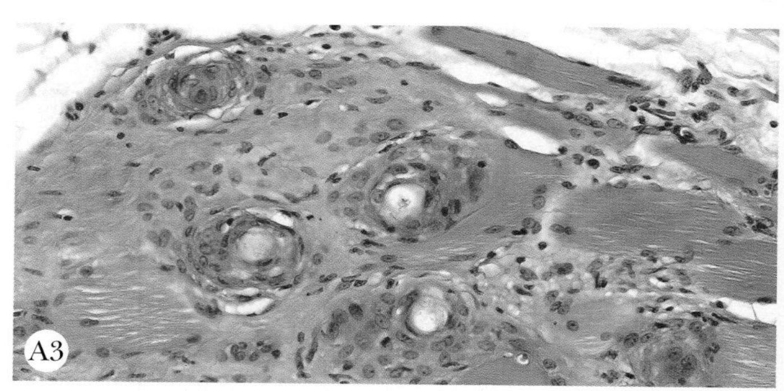

图 24.2.3A　微囊肿附属器癌　男，53 岁，额部浸润性红色斑块 30 年余。病理示肿瘤位于真皮，瘤细胞呈巢状或条索状，内有导管形成，部分瘤团内可见角质囊肿，瘤细胞浸润生长至肌肉，间质内胶原纤维化。

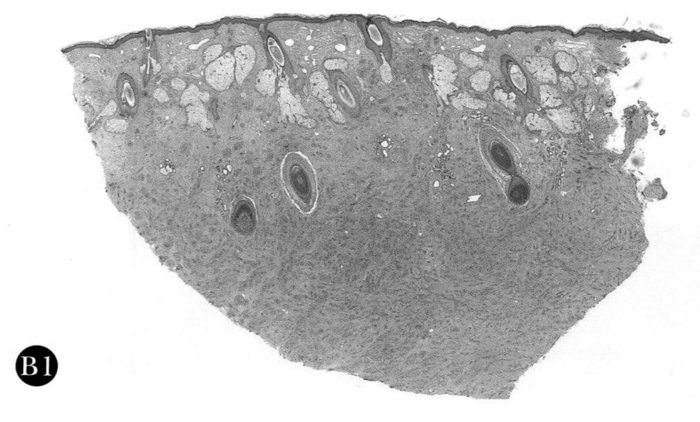

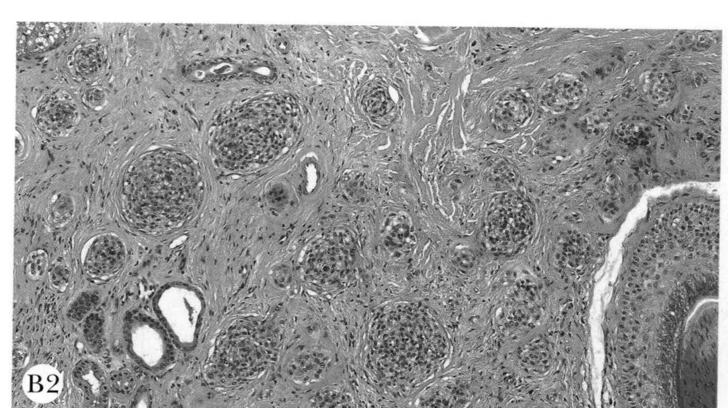

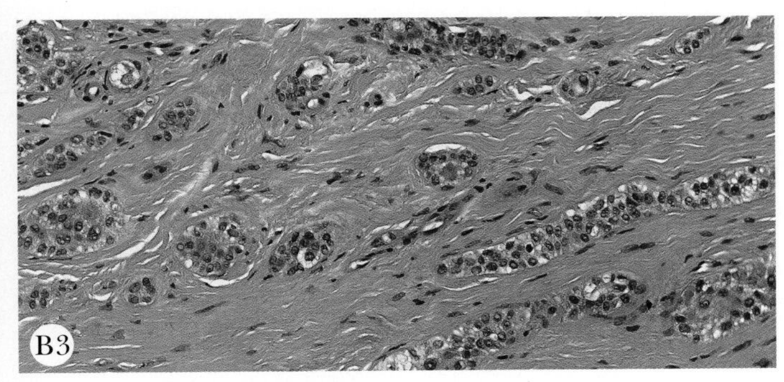

图 24.2.3B 微囊肿附属器癌 男，67 岁，左唇上皮色斑块 5 年余。病理示真皮内浸润性生长的肿瘤团块，呈巢状或条索状，可见导管。

24.2.4 侵袭性肢端乳头状汗腺癌（aggressive digital papillary adenocarcinoma）

病理改变

a 肿瘤位于真皮深部，偶与表皮相连，常累及皮下脂肪，并可能侵及肌肉、肌腱或骨骼。

b 肿瘤由多个腺样和乳头状囊性上皮结节组成，被致密的胶原纤维间质分割。

c 腺体壁由一层或两层立方形或柱状上皮组成，胞质嗜酸性，核圆形或卵圆形，呈空泡状，细胞有轻度至中度异型性和核分裂相。

d 乳头的成分不同，可以是单层上皮条索，也可由更多的结构组成，包括中央结缔组织，外覆一层或多层上皮。

e 有时可见顶浆分泌。

f 局部常见鳞状化生、透明细胞和梭形细胞分化。

病理鉴别诊断

乳头状外泌汗腺腺瘤：肿瘤位于真皮中下部，界限清楚，无包膜，由扩张的分支状管腔和囊腔组成。

乳腺、甲状腺或结肠来源的转移性乳头状腺癌。

临床特点

a 少见，好发于成人，男性较女性多见。欧美国家报道较多，国内未见报道。

b 好发于肢体远端，特别是手指、足趾和掌跖边缘皮肤。

c 为孤立性结节，直径约 2cm 或更大。

d 无自觉症状，可伴疼痛。

e 局部复发率可达 30%，远处转移率约为 14%，好转移至肺和淋巴结。

24.2.5 圆柱癌 / 螺旋腺癌（cylindrocarcinoma/spiradenocarcinoma）

病理改变

a 不典型增生的上皮细胞排列成巢状或片状，瘤团内可见良性圆柱瘤 / 螺旋腺瘤成分及部分恶变成分。

b 上皮样星形及纺锤形瘤细胞异型性明显。

c 瘤团病理可类似鳞癌、腺性鳞癌、腺癌、透明细胞腺癌和肉瘤样癌。

d 源于圆柱瘤的癌细胞团周边细胞失去栅栏状排列和周围透明膜，代之以淡染的细胞，呈不规则排列。

病理鉴别诊断

基底细胞癌：以基底样细胞增生为主，有栅栏状排列。

鳞癌：以鳞状细胞增生为主，缺乏栅栏状排列和基底膜带增厚。

临床特点

a 多发于 20 ~ 40 岁女性。

b 常由圆柱瘤及螺旋腺瘤恶变而来。

c 好发于躯干及面、颈部，也可位于其他部位。多发者常见。

d 结节状皮损长期存在，直径数毫米不等，底部有蒂，短期内突然增大，并有溃疡及疼痛。

e 偶可转移至局部淋巴结和内脏。

24.2.6 乳头状汗管囊腺癌（syringocystadenocarcinoma papilliferum）

病理改变

a 多数组织学表现类似乳头状汗管囊腺瘤。

b 局部出现侵袭性生长和细胞异型性，上皮有多层细胞，核有丝分裂相增加。

病理鉴别诊断

乳头状汗管囊腺瘤：不累及真皮，无细胞异型性及核有丝分裂相。

鳞癌：无顶浆分泌，无囊腔样结构。

临床特点

a 本病罕见，好发于中老年人，无性别差异。

b 好发于头皮，也可见于胸部、乳房、背部和肛周。

c 皮损为长期存在的疣状结节或大的斑块，短期迅速增大。

d 目前认为恶性程度较低，一般不发生转移。

临床鉴别诊断

鳞癌

血管肉瘤

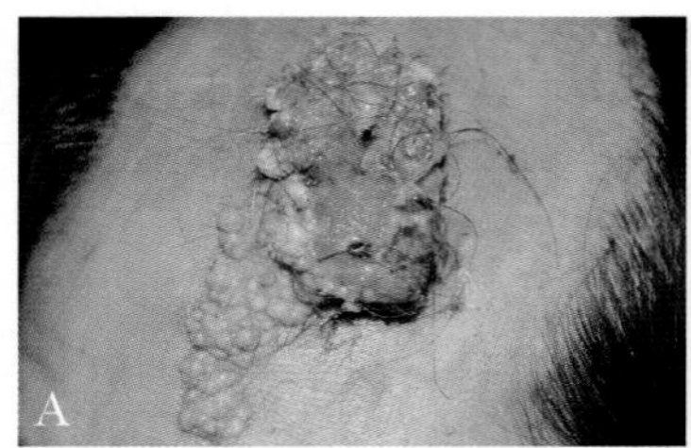

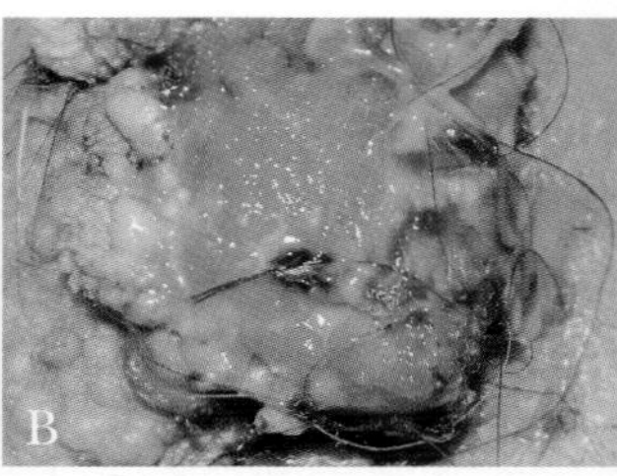

图 24.2.6 乳头状汗管囊腺癌（syringocystadenocarcinoma papilliferum）

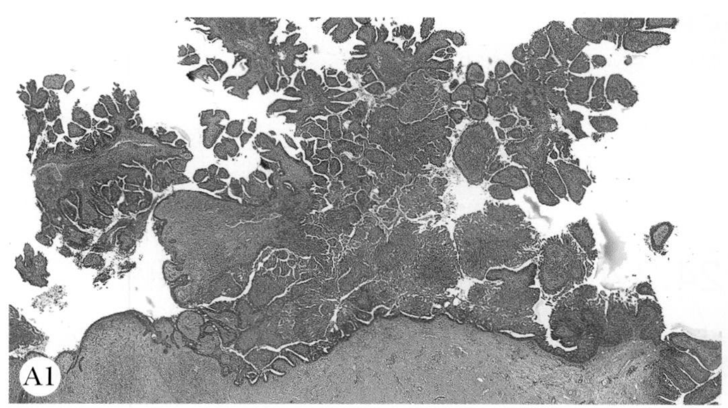

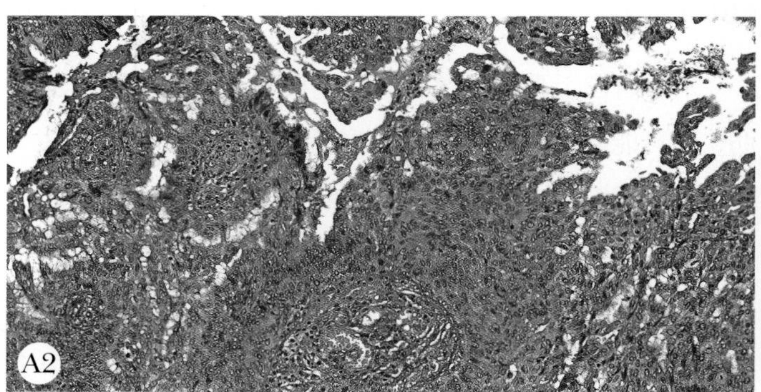

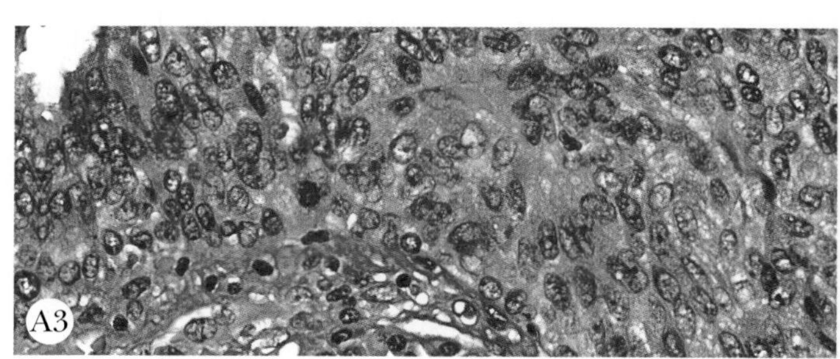

图 24.2.6A 乳头状汗管囊腺癌 女，52 岁，额部疣状斑块 52 年，10 年前其上出现一肿物，可见糜烂、渗出。病理示表皮外生性及内生性生长形成乳头状结构，乳头上覆盖多层细胞，细胞异型性明显，有丝分裂相增加。

24.2.7 原发眼睑印戒细胞癌（primary signet-ring cell carcinoma of the eyelid）

病理改变

a 瘤细胞团位于真皮及皮下，呈条状、索状或小巢状。

b 瘤细胞上皮样细胞，核圆，染色质分散、核仁小，黏液聚积在瘤细胞内，将核挤向一侧成印戒状。

c 印戒细胞可成管状结构，管内可见顶浆分泌物。

d 核有丝分裂相少见。

e 少数神经周围侵犯明显，对本病有很高的诊断价值。

f 可侵及血管。

病理鉴别诊断

皮肤转移癌：需结合临床特征判断，本病容易发生在眼眶。

临床特点

a 好发于眼睑。

b 皮损为结节或斑块状损害。

c 可发生转移。

别名

组织细胞样癌（histiocytoid carcinoma）

24.2.8 皮肤黏液癌（cutaneous mucinous carcinoma）

病理改变

a 瘤团位于真皮或皮下，为小巢状或腺样结构，可见导管和向腺腔分化的微小囊状结构。

b 瘤细胞为多角形基底样细胞，有不同程度的异型性。

c 间质有明显的黏液灶，彼此相互融合或由硬化的胶原隔开。

病理鉴别诊断

黏液样黑素瘤：间质区由梭形基质细胞组成，散在分布，黏膜黏液基质区对黏蛋白卡红及 PAS-D 染色阴性。

转移性黏液癌：多来自于胃肠道或乳腺的黏液癌转移。

临床特点

a 本病少见，多发于 50 ~ 70 岁老人，男性多于女性。

b 病因不明，为原发性恶性外泌汗腺肿瘤。

c 好发于头面部，尤其是眼睑。常为单发。

d 皮损为正常皮色或稍浅色的结节，直径可达 3cm，质地软。

e 易局部复发，但淋巴结转移少见。

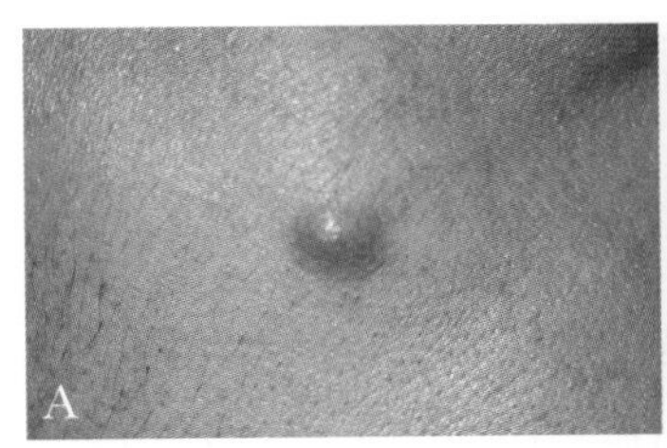

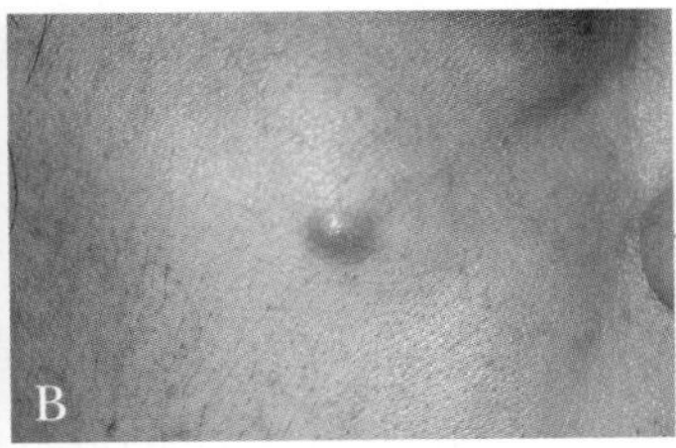

图 24.2.8 皮肤黏液癌（cutaneous mucinous carcinoma）

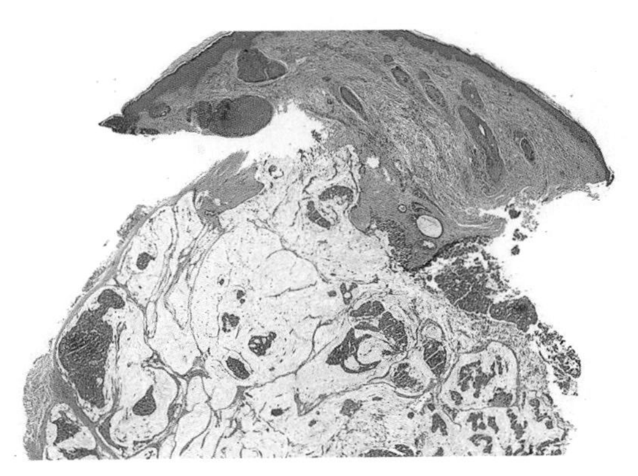

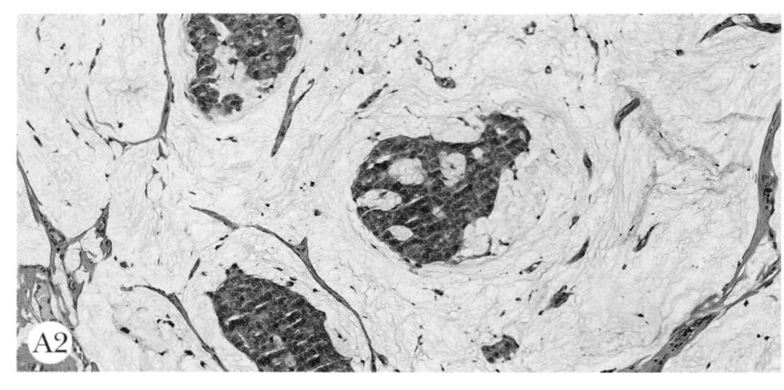

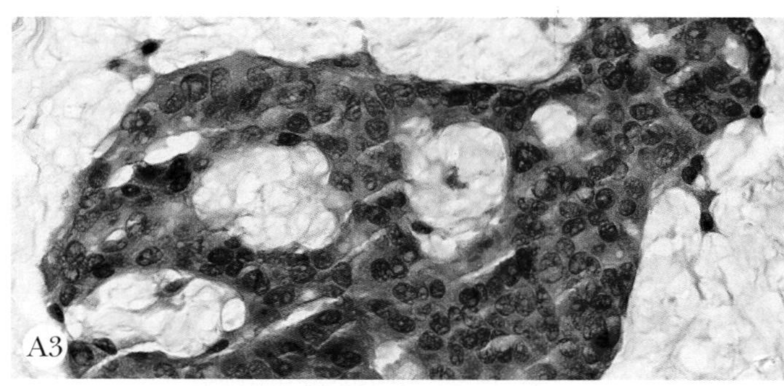

图 24.2.8A 皮肤黏液癌 男，35 岁，右面部皮下结节 1 个月。病理示瘤团位于真皮，为小巢或腺样结构，瘤细胞为多角形基底样细胞，细胞有异型性，间质有明显的黏液灶，彼此由硬化的胶原隔开。

24.2.9 皮肤腺样囊腺癌（cutaneous adenoid cystic carcinoma）

病理改变

a 瘤团主要位于真皮，呈浸润性生长，常累及周围神经。肿瘤由大小不一的细胞团块组成，团块散布于稀疏的纤维或黏液样间质之中。

b 瘤团呈管状、长巢状或索状，呈汗腺样分化。囊腔中常含有黏蛋白，形成特殊的筛状结构。

c 瘤细胞呈单一形态的小细胞形态。瘤细胞核致密，染色质分散、核仁不明显，胞质浅染，核分裂相少见。

d 瘤细胞间和小叶周围可见大量透明嗜酸性基底膜物质的沉积，该类物质耐淀粉酶 PAS 阳性。

病理鉴别诊断

腺样基底细胞癌：瘤巢紧邻的真皮间质可见纤维黏液性改变，瘤团周边有栅栏状排列。

临床特点

a 可在原有良性肿瘤基础上恶变，亦可原发为恶性。

b 可发生于除掌跖外的任何部位，尤以头面部常见。

c 皮损为实性结节或斑块，紫红色或暗红色，质硬。

d 肿瘤生长缓慢，晚期可发生局部转移。

e 无自觉症状。

临床鉴别诊断

转移性腺癌

别名

腺样囊性癌（adenoid cystic carcinoma）

24.2.10 乳房 Paget 病（mammary Paget disease）

病理改变

a 表皮轻度增生或糜烂。

b 表皮内大量肿瘤细胞增生，在表皮内散在分布。

c 细胞体积大，胞质丰富透明，异型性明显。

d 常累及深部导管或在深部发现浸润性乳腺癌改变。

e 免疫组化标记为 CK7、EMA 阳性。

f 少数病例可有色素，需要和黑素瘤鉴别。

病理鉴别诊断

黑素瘤：色素明显，免疫组化可鉴别。

临床特点

a 多见于中老年妇女。

b 表现为单侧长期不愈的糜烂、溃疡。

c 可有疼痛、渗液等表现。

d 绝大多数是乳腺导管癌或腺癌播散至皮肤所致，应当按乳腺癌治疗。

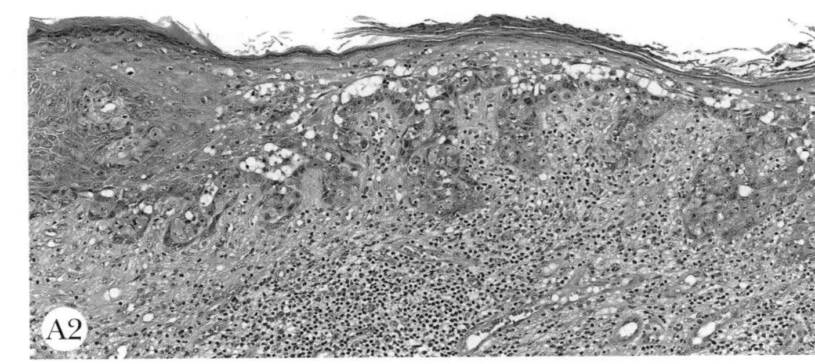

临床鉴别诊断

湿疹

乳头糜烂性腺瘤

乳头乳晕角化过度症

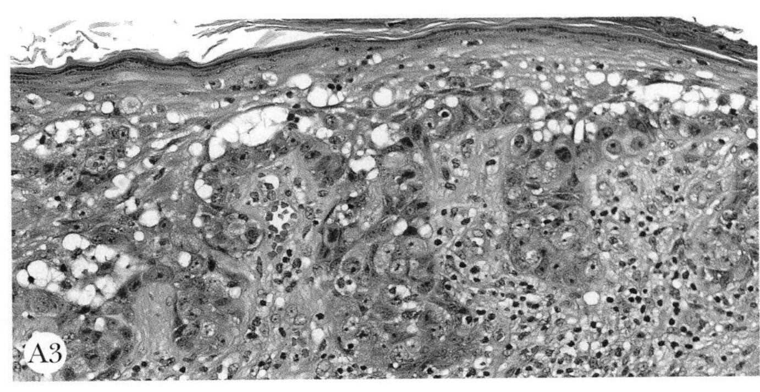

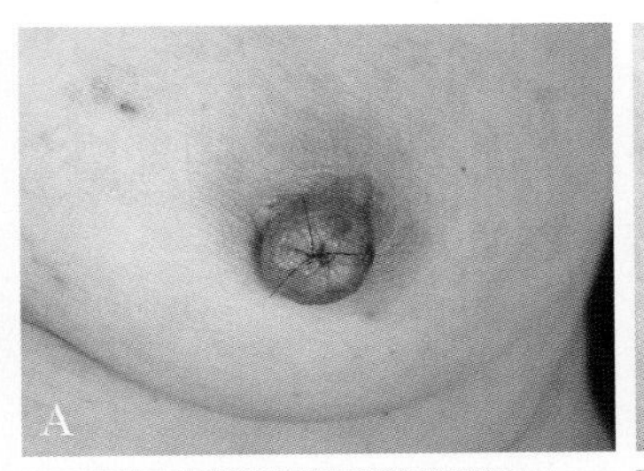

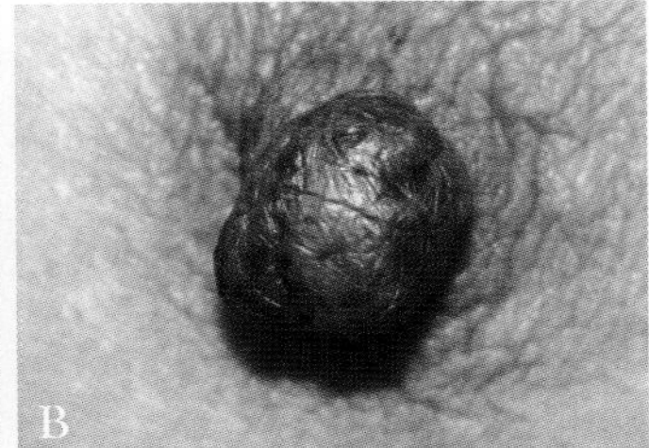

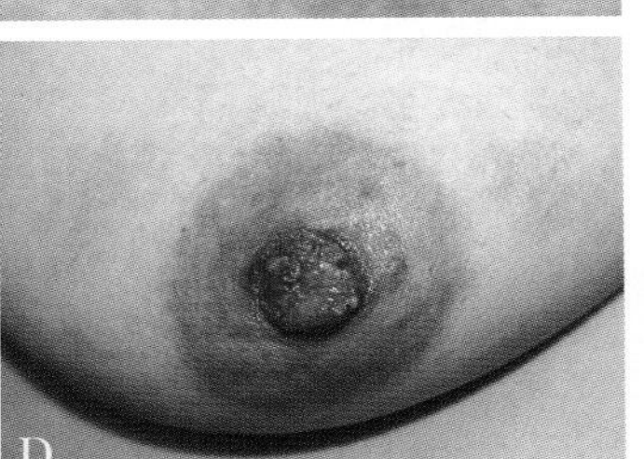

C

图 24.2.10 乳房 Paget 病（mammary Paget disease）

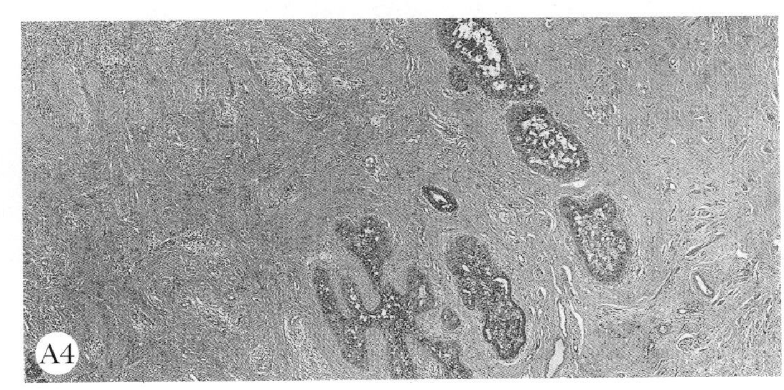

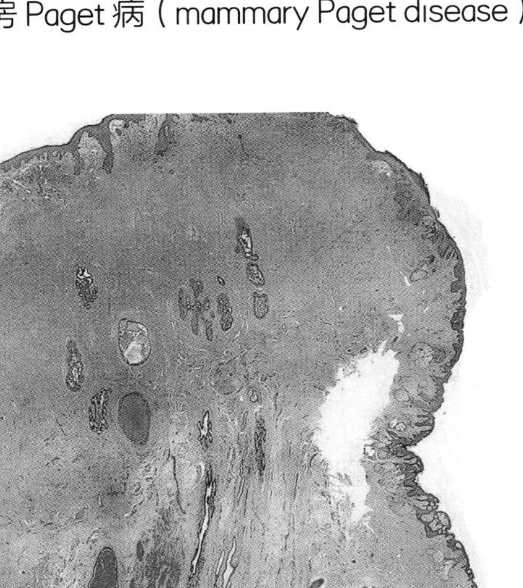

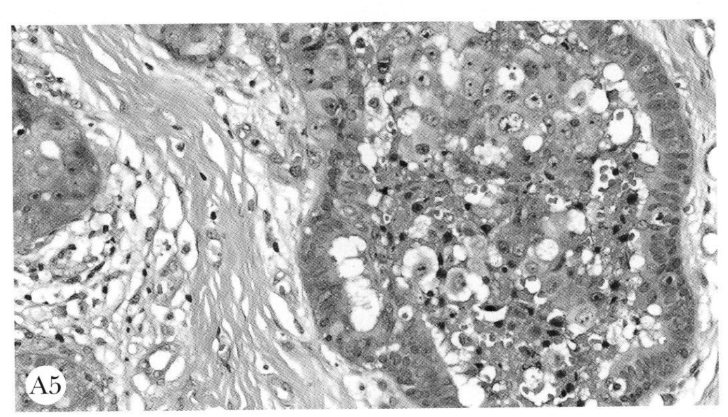

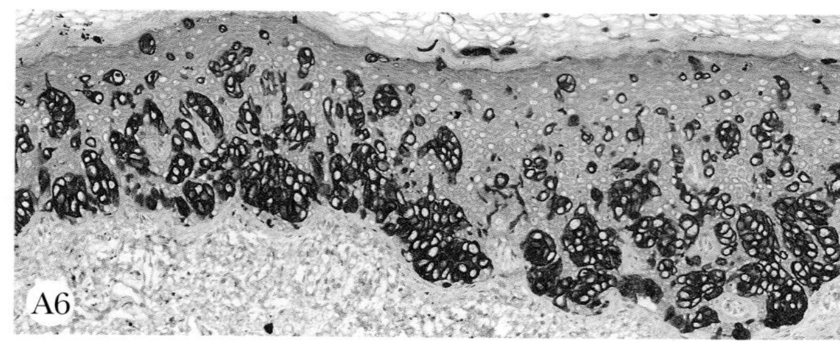

图 24.2.10A 乳房 Paget 病合并乳腺导管癌 女，53 岁，左乳红斑、糜烂 1 年。病理示表皮全层及真皮内的乳腺导管大量肿瘤细胞增生，细胞体积大，胞质丰富透明，异型性明显；免疫组化标记 CK7(A6) 阳性。

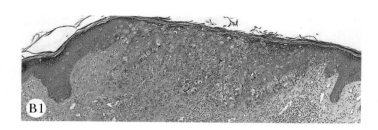

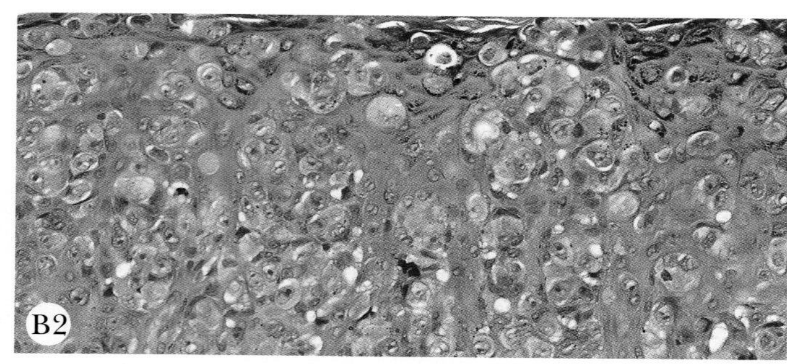

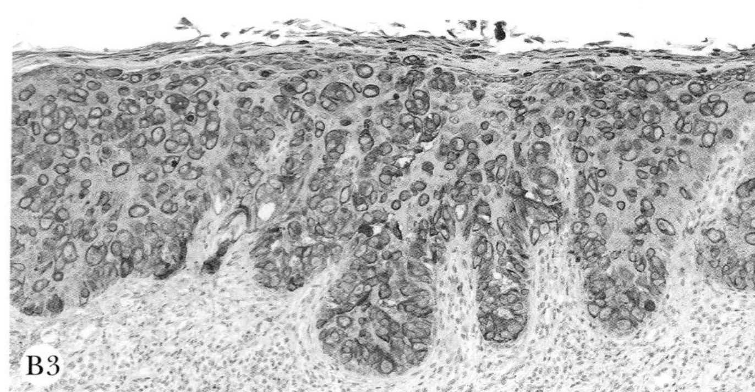

图 24.2.10B 色素性乳房 Paget 病 女，56 岁，左乳头糜烂、渗出 1 年，遗留色素沉着斑。病理示表皮全层可见 Paget 样细胞，细胞异型性明显，胞浆内可见色素颗粒，免疫组化标记 CK7(B3) 阳性。

图 24.2.10C 乳房 Paget 病 女，36 岁，右乳红斑、鳞屑、渗出 2 年余。

图 24.2.10D 乳房 Paget 病 女，57 岁，右乳红斑 3 个月，加重伴糜烂、渗出 1 周。

24.2.11 乳房外 Paget 病（extramammary Paget disease）

病理改变

a 与乳房 Paget 病类似。

b 表皮内大量肿瘤细胞增生，散在分布。

c 细胞体积大，胞质丰富透明，异型性明显。

d 免疫组化标记为 CK7、EMA 阳性。

e 少数病例可有色素需要和黑素瘤鉴别。

病理鉴别诊断

直肠癌、前列腺癌转移：需结合临床，可通过 CK7/CK20 染色及前列腺癌相关标记鉴别。

临床特点

a 老年男性多见，也见于女性。

b 好发于阴囊、肛周、阴唇部位，也可发生于腋下或其他部位皮肤。

c 表现为长期不愈的红斑、糜烂、溃疡。

临床鉴别诊断

湿疹

体、股癣

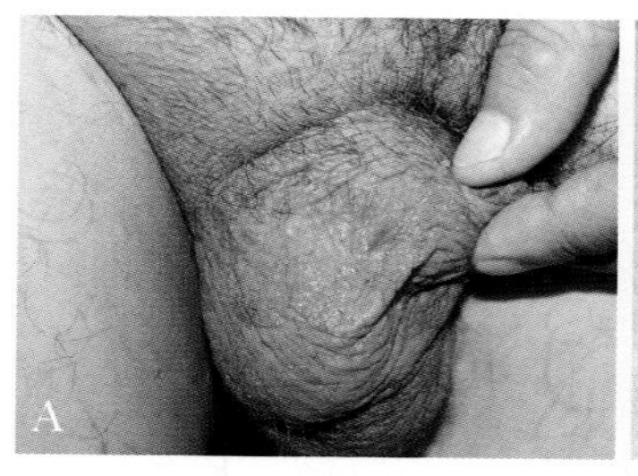

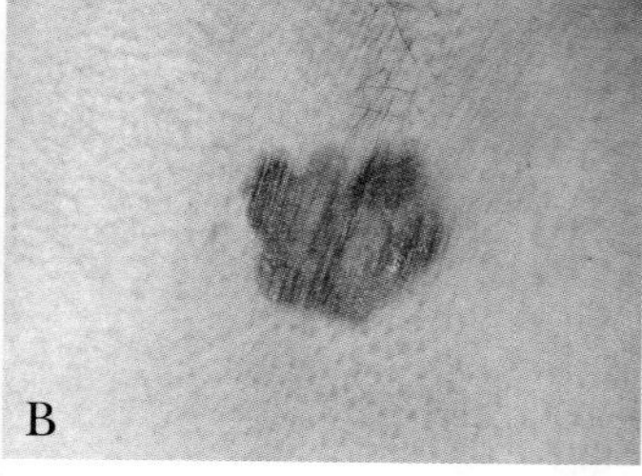

图 24.2.11 乳房外 Paget 病（extramammary Paget disease）

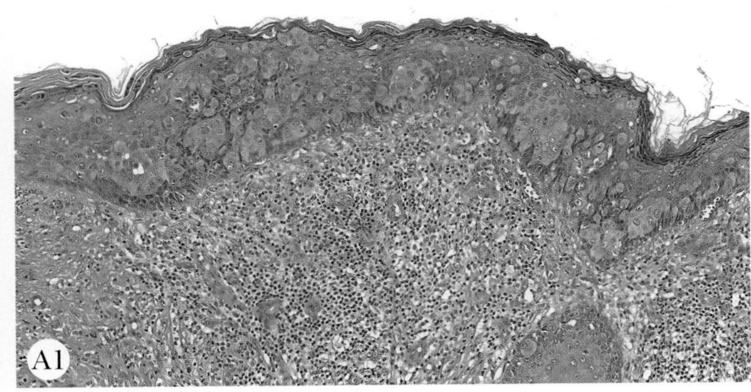

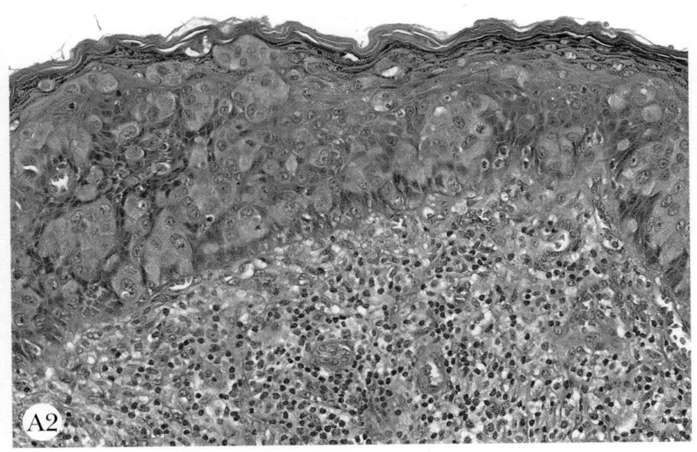

图 24.2.11A　阴囊乳房外 Paget 病　男，61 岁，右侧阴囊浸润性红斑 3 年，边界清楚，表面有糜烂、渗出。病理示表皮内全层及毛囊上皮大量 Paget 样细胞增生，在表皮内散在分布，细胞体积大，胞质丰富透明，异型性明显。

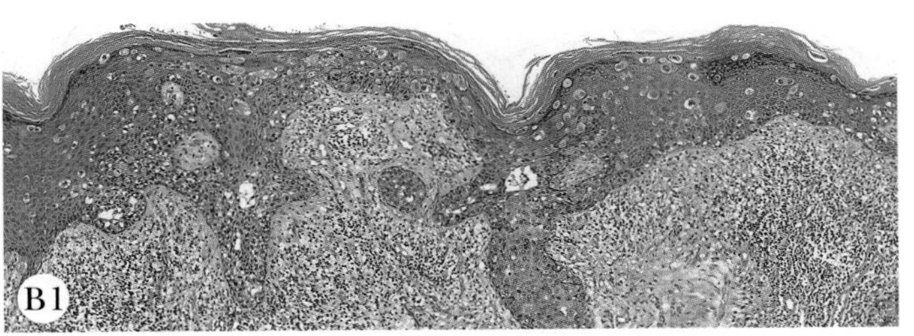

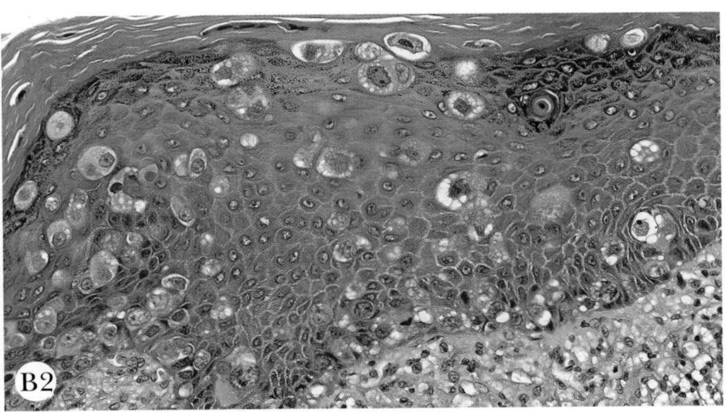

图 24.2.11B　腋窝乳房外 Paget 病　女，61 岁，右腋下暗红色斑块 2 年余，上覆鳞屑。病理示表皮全层散在分布的 Paget 样细胞。

25 皮肤囊肿及相关疾病（cutaneous cysts and related diseases）

李 冰 廖文俊 高天文

25.1 鳞状上皮囊肿
25.1.1 表皮囊肿
25.1.2 外毛根鞘囊肿
25.1.3 毳毛囊肿
25.1.4 粟丘疹
25.1.5 杂合囊肿
25.1.6 耳周瘘管
25.1.7 疣状囊肿
25.1.8 跖部表皮囊肿
25.1.9 脂囊瘤
25.1.10 皮样囊肿
25.1.11 结节性类弹力纤维病伴囊肿及粉刺

25.2 非鳞状上皮囊肿
25.2.1 支气管源性囊肿
25.2.2 胸腺囊肿
25.2.3 鳃裂囊肿
25.2.4 甲状舌骨导管囊肿
25.2.5 皮肤纤毛性囊肿
25.2.6 外阴纤毛性囊肿
25.2.7 中缝囊肿

25.3 假性囊肿
25.3.1 指（趾）黏液囊肿
25.3.2 黏膜黏液囊肿
25.3.3 腱鞘囊肿
25.3.4 化生性滑膜囊肿
25.3.5 耳廓假性囊肿
25.3.6 藏毛囊肿

皮肤囊肿是内衬有上皮组织的空腔，内含液体、细胞或细胞产物。绝大多数皮肤囊肿是毛囊性囊肿，其他依次是大汗腺囊肿、皮脂腺导管囊肿及小汗腺囊肿。假性囊肿指局部形成的含液体或其他成分的空腔，但没有上皮性囊壁。本章将囊性病变分为三个类型：鳞状上皮囊肿、非鳞状上皮囊肿和假性囊肿。

25.1　鳞状上皮囊肿（squamous epithelial cyst）

25.1.1　表皮囊肿（epidermal cyst）

病理改变

a 囊肿位于真皮内。

b 囊壁为复层鳞状上皮，有厚薄不一的颗粒层。

c 囊内有同心圆排列的角质物质。

d 连续切片示囊壁与毛囊漏斗部上皮相连。

e 囊肿破裂后可引起异物肉芽肿反应，有时因炎性反应明显而见不到囊壁组织，但可在多核巨细胞内找到吞噬的角质物。

f 偶有囊壁上皮异常增生，发展成基底细胞癌、表皮原位癌或鳞状细胞癌者。

病理鉴别诊断

外毛根鞘囊肿：囊壁基底细胞常呈栅栏状排列，无细胞间桥，无明显颗粒层，囊壁内缘细胞呈乳头状或波浪状，呈突然角化的特点。

临床特点

a 可发生于任何部位，以头面部及背部居多。

b 皮损为真皮内坚实有弹性的结节，直径 0.5 ~ 5cm，半球状隆起，多为肤色，有时在皮疹中心可见开放的毛囊口。一般单发，也可多发，如 Gardner 综合征（Gardner syndrome）出现的多发损害。

c 外伤引起的表皮囊肿多位于掌跖，可称为外伤性表皮囊肿（traumatic epidermal cyst），通常不与毛囊漏斗部相连。在 Gardner 综合征中，头面部可有多发表皮囊肿。

临床鉴别诊断

外毛根鞘囊肿

皮样囊肿

多发性脂囊瘤

脂肪瘤

神经纤维瘤

别名

表皮样囊肿（epidermoid cyst）

漏斗部囊肿（infundibular cyst）

角质囊肿（keratin cyst）

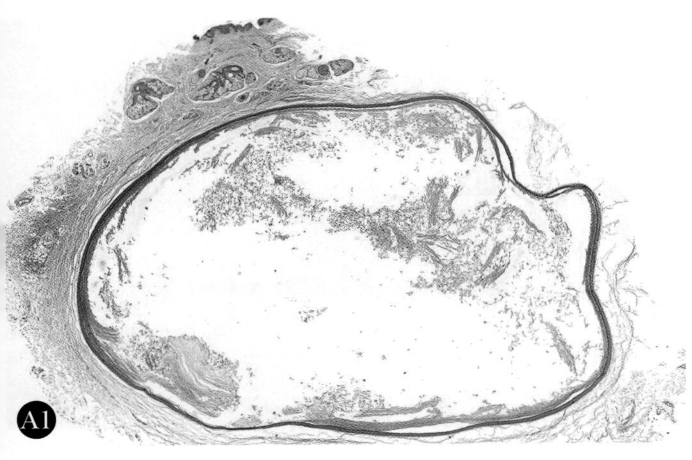

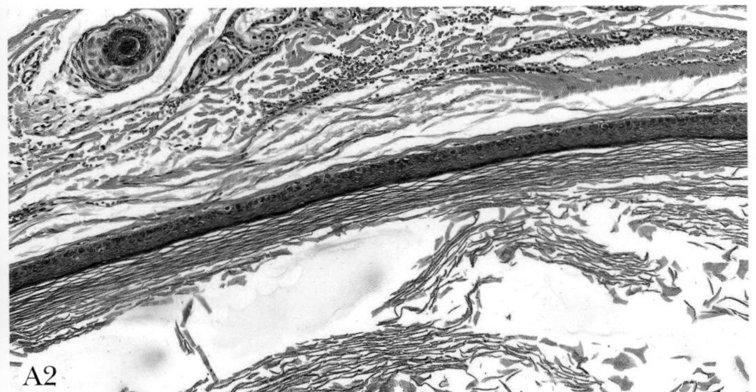

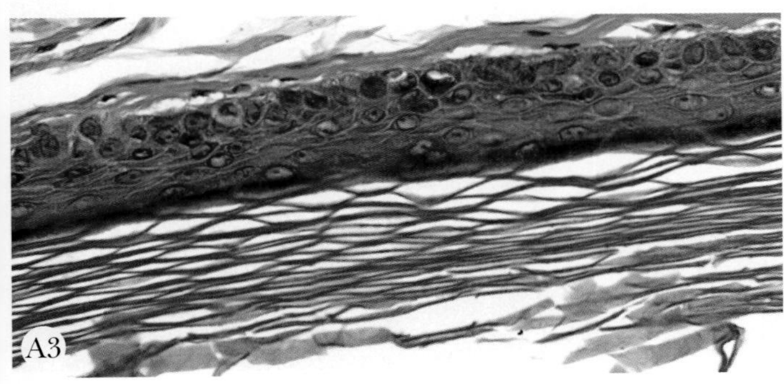

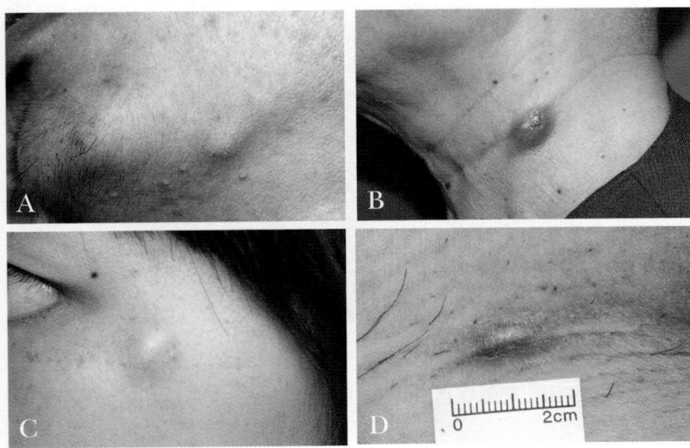

图 25.1.1　表皮囊肿（epidermal cyst）

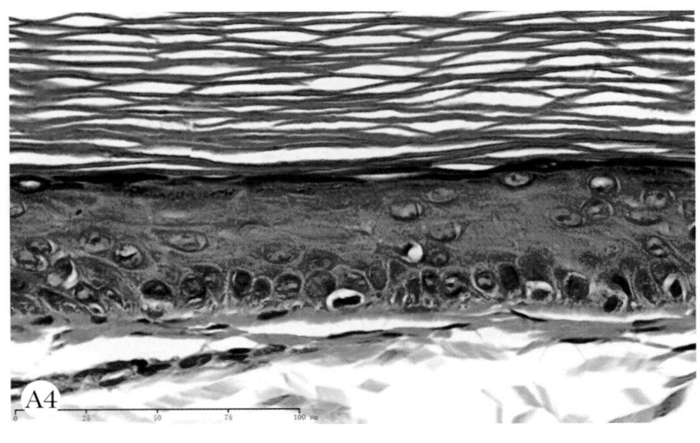

图 25.1.1A　表皮囊肿　男，20 岁，左下颌皮下结节半年。病理示一完整切除囊肿，囊内为角质物质，囊壁为被压缩的复层鳞状上皮。

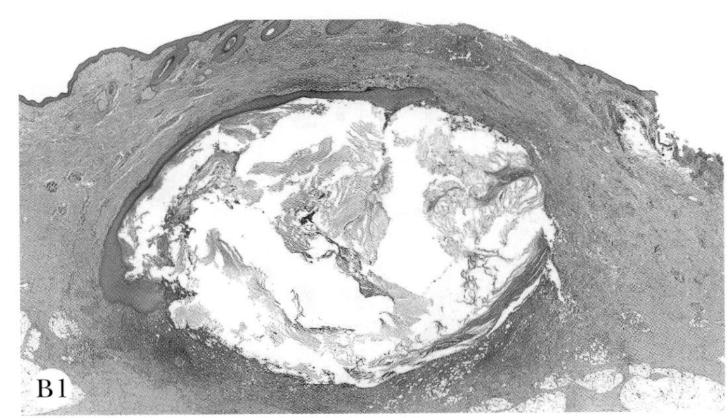

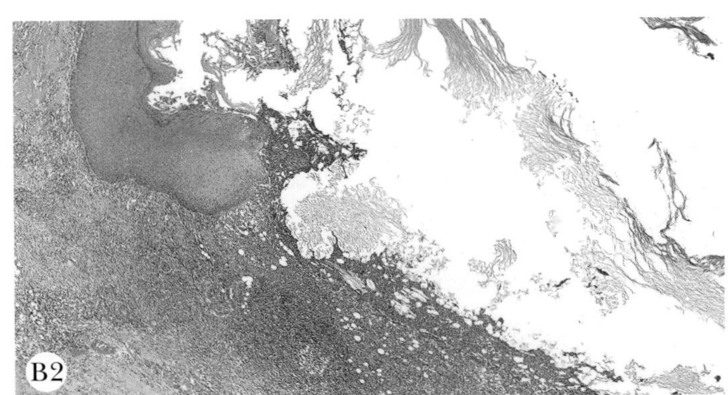

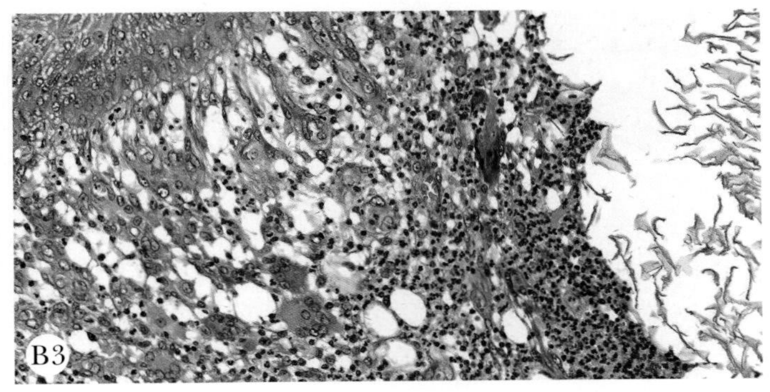

图 25.1.1B　表皮囊肿　男，76 岁，左颈部丘疹多年，红肿、痛 20 余天。病理示表皮囊肿，多数囊壁已被破坏，大量中性粒细胞、组织细胞及多核巨细胞。

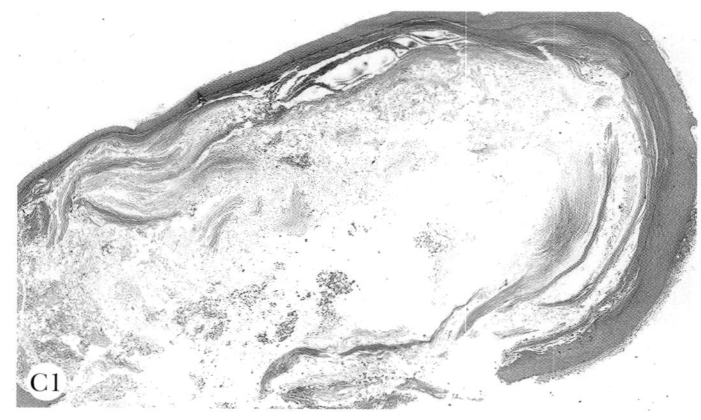

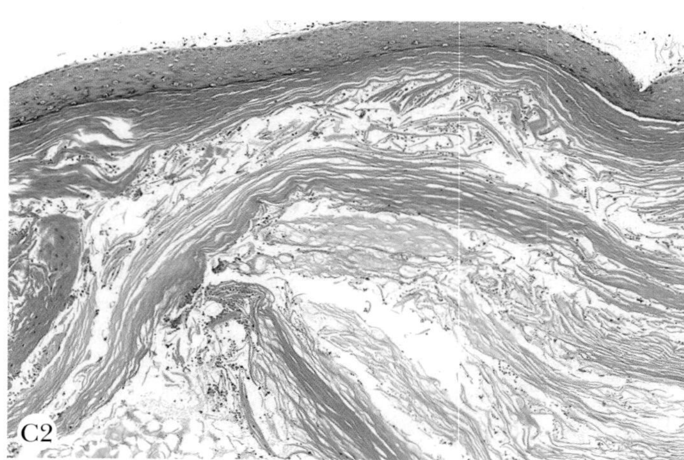

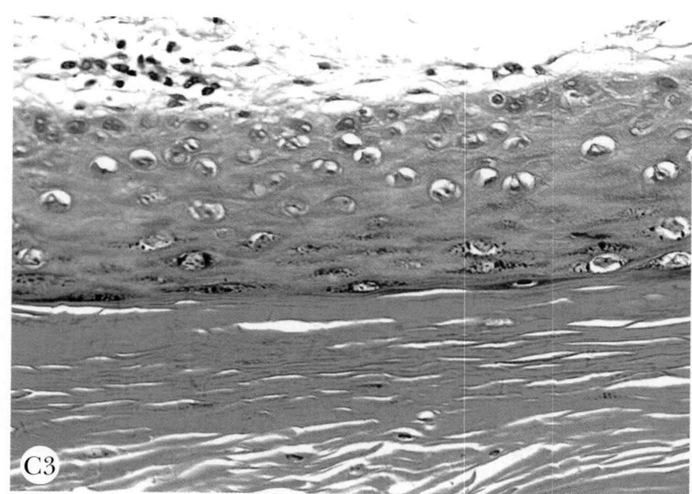

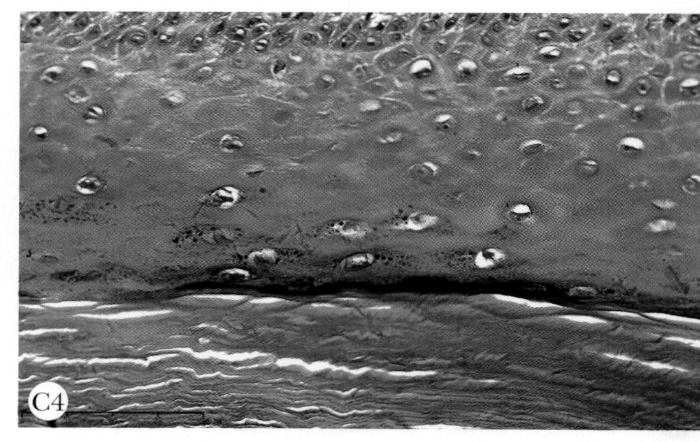

图 25.1.1C 表皮囊肿 女，22 岁，左眼外侧皮下结节 6 个月。病理示一完整囊肿，囊壁为表皮结构，见颗粒层。

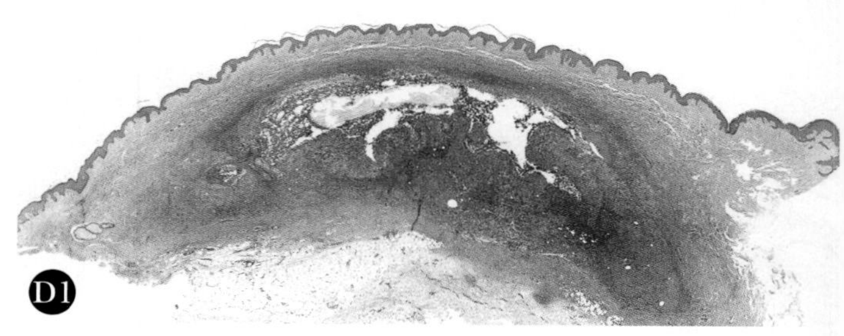

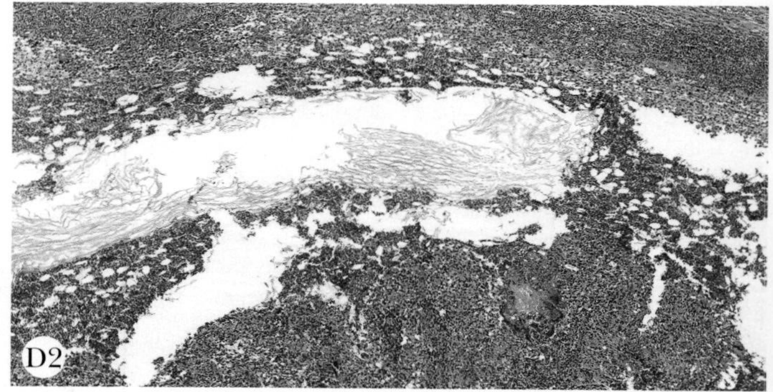

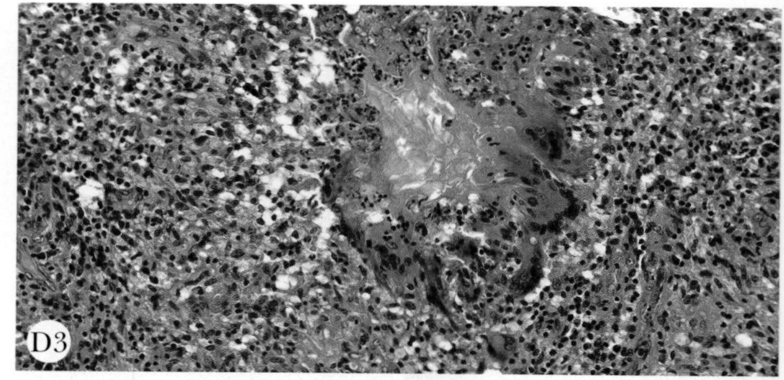

图 25.1.1D 表皮囊肿 男，34 岁，右腹股沟丘疹 2 周。病理示囊壁结构破坏，大量淋巴细胞、中性粒细胞、组织细胞及多核巨细胞。

25.1.2 外毛根鞘囊肿（trichilemmal cyst）

病理改变

a 囊肿位于真皮内。

b 囊壁基底细胞呈栅栏状排列，囊内容物为均质致密的角质物质。

c 无颗粒层，囊壁细胞可呈嗜碱性或出现空泡化改变，内层细胞呈乳头状或波浪状。

d 有突然的毛鞘角化改变，产生均质嗜伊红染色角化物质，可发生钙化。

e 近腔面的囊壁细胞肿胀，空泡化，细胞境界不清。

f 囊壁常有小的棘层肥厚灶，似毛鞘瘤，偶见两者并发。

g 囊壁破裂后可出现异物肉芽肿反应。

病理鉴别诊断

表皮囊肿：囊壁有颗粒层，内缘细胞平滑，囊内有层状排列的角质物。

增生性外毛根鞘囊肿：实性肿瘤，瘤细胞有异型，可形成鳞状涡，类似于鳞状细胞癌。

临床特点

25.1.2

a 本病少见，部分呈常染色体显性遗传。

b 女性多于男性。

c 大多数发生于头皮，为真皮内囊性坚实结节，直径一般不超过 2cm，有单发，也可多发，无自觉症状，若出现炎症则有疼痛。

临床鉴别诊断

表皮囊肿

增生性外毛根鞘囊肿

别名

毛发囊肿（pilar cyst）

毛根鞘囊肿

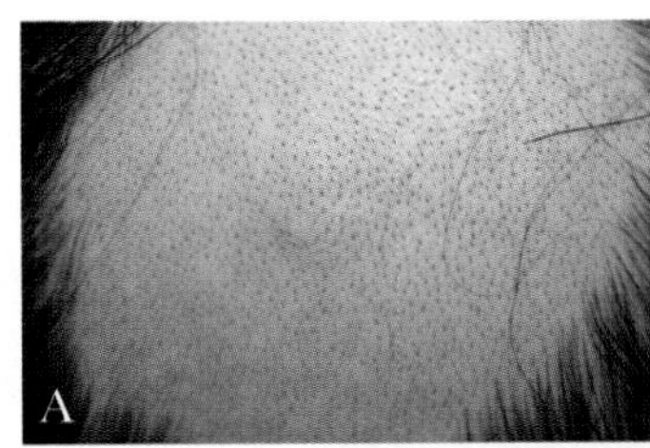

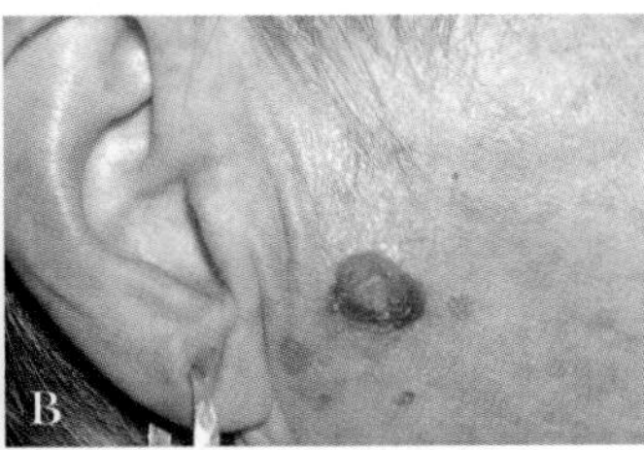

图 25.1.2 外毛根鞘囊肿（trichilemmal cyst）

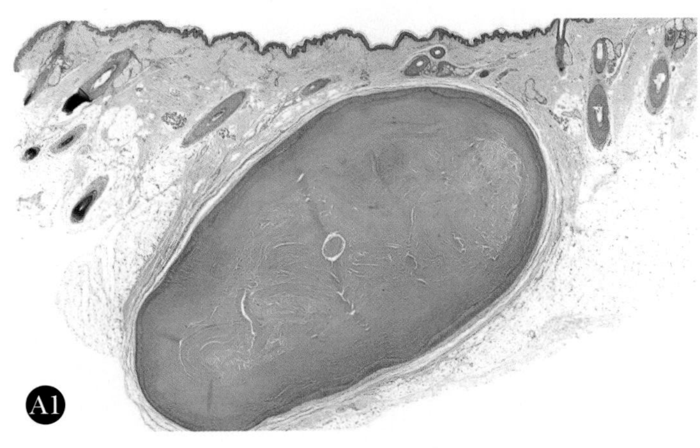

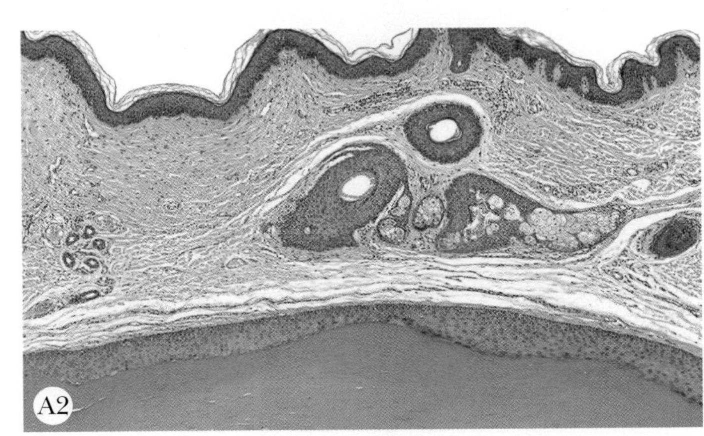

图 25.1.2A 外毛根鞘囊肿 男，56 岁，头部包块 7 年。病理示一完整囊肿，囊壁为复层鳞状上皮，无颗粒层，囊内可见嗜伊红角质物质。

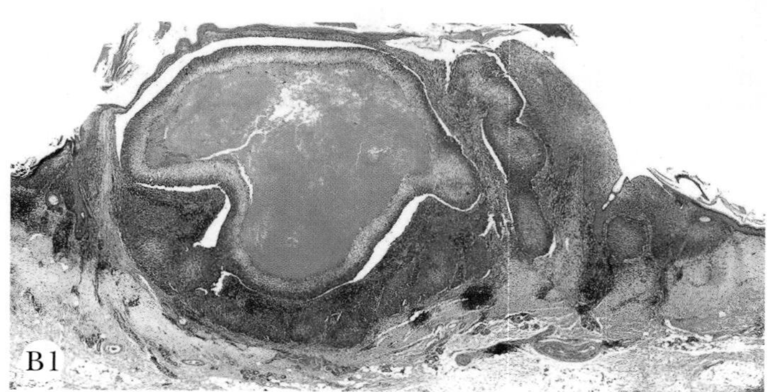

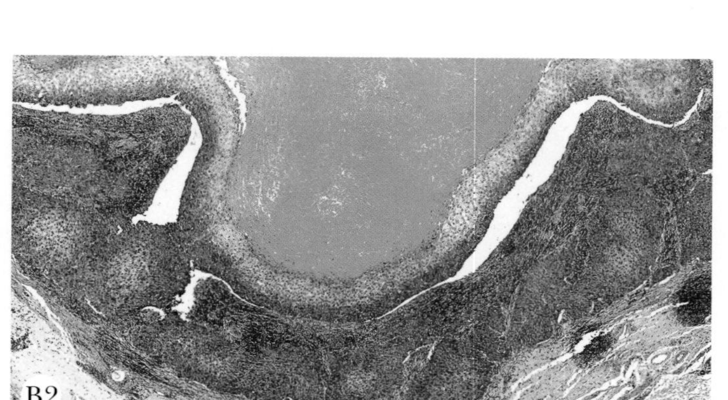

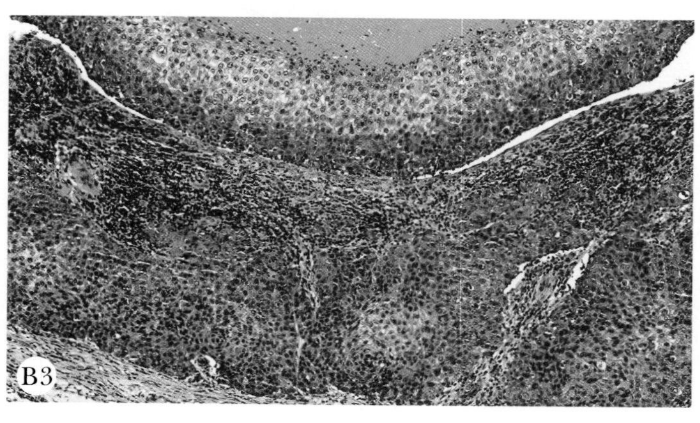

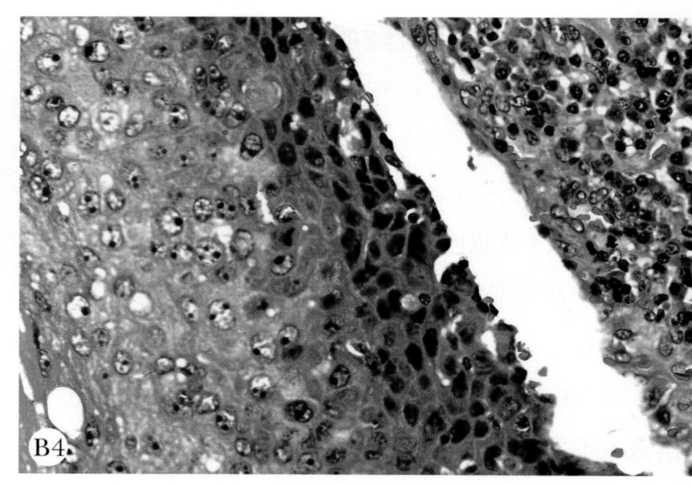

图 25.1.2B 外毛根鞘囊肿 女，62 岁，右面部结节 2 年，质硬，渐增大，伴瘙痒。病理示一完整囊肿，囊壁棘层肥厚，无颗粒层，囊壁细胞空泡化，与周围组织出现明显裂隙，细胞有异型性，为恶性外毛根鞘囊肿。

25.1.3 毳毛囊肿（vellus hair cyst）

病理改变

a 囊肿位于真皮中上部。

b 囊壁为复层鳞状上皮，囊壁较薄。

c 囊内有环状排列的角质物质及多少不一的毳毛。

d 连续切片可见部分囊腔与毛囊漏斗部相连，甚至可见毛囊结构附着于囊壁外侧的立毛肌。

e 囊壁破溃后可引起异物肉芽肿反应。

病理鉴别诊断

多发性脂囊瘤：囊肿不规则，囊壁易发生折返，囊壁内缘细胞呈小乳头状，可附有皮脂腺结构。

临床特点

a 好发于青少年，皮损多见于前胸、腹部及四肢，也可见于面、颈等处，无自觉症状。

b 皮损为直径 1 ~ 3cm 的毛囊性丘疹，呈皮色或灰褐色，部分表面有黑头。

c 如有多发性损害，称发疹性毳毛囊肿（eruptive vellus hair cysts），为常染色体显性遗传，易合并多发性脂囊瘤、小棘毛壅病及先天性厚甲等。

临床鉴别诊断

多发性脂囊瘤

别名

发疹性毳毛囊肿（eruptive vellus hair cysts）

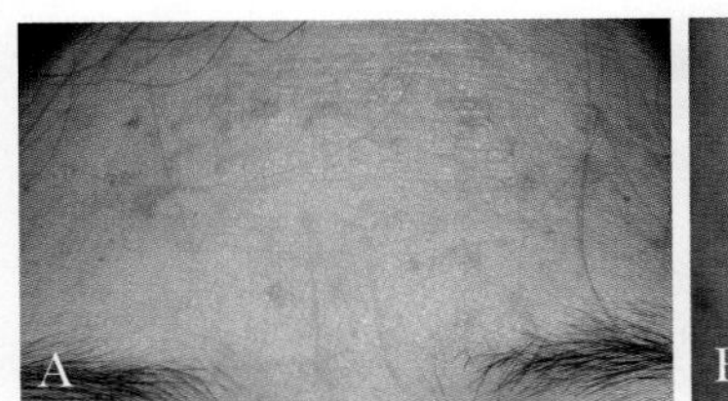

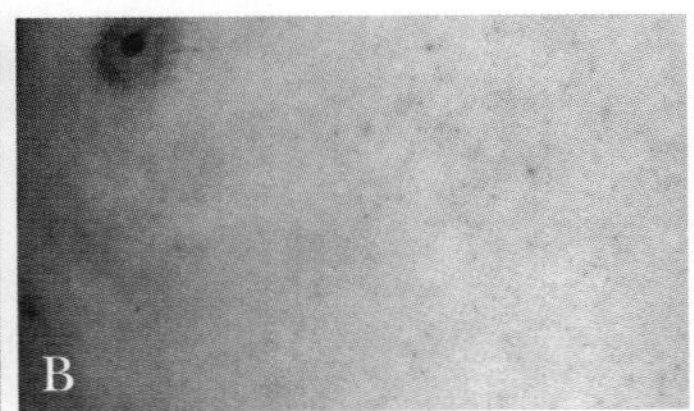

图 25.1.3　毳毛囊肿（vellus hair cyst）

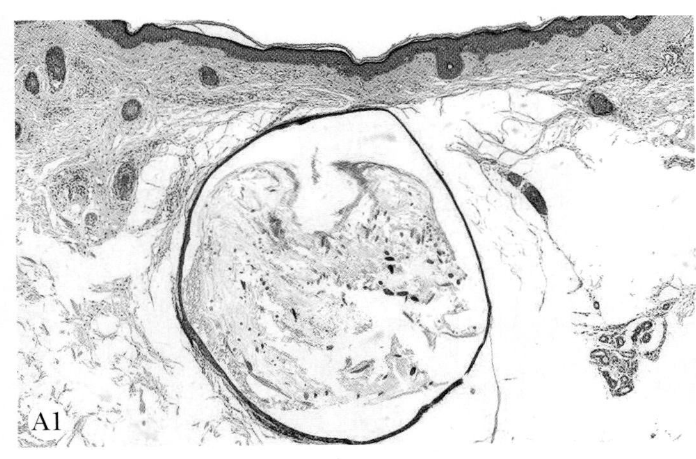

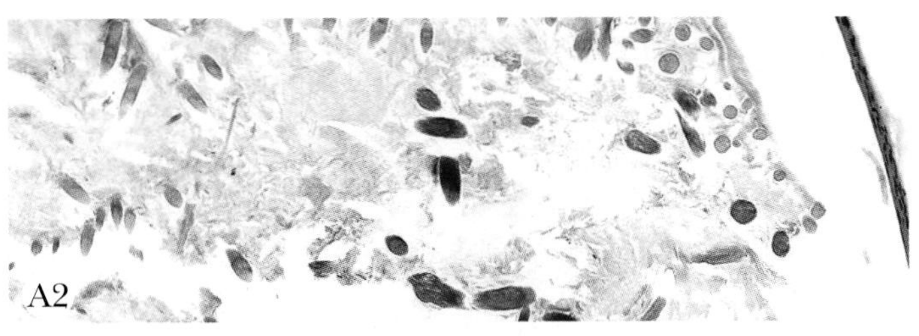

图 25.1.3A　毳毛囊肿　女，39 岁，面部丘疹 8 年，渐增多。病理示一完整囊肿，囊壁较薄，囊腔内可见毳毛。

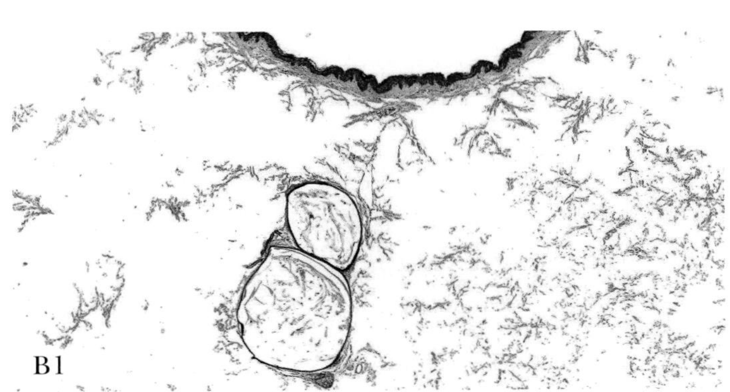

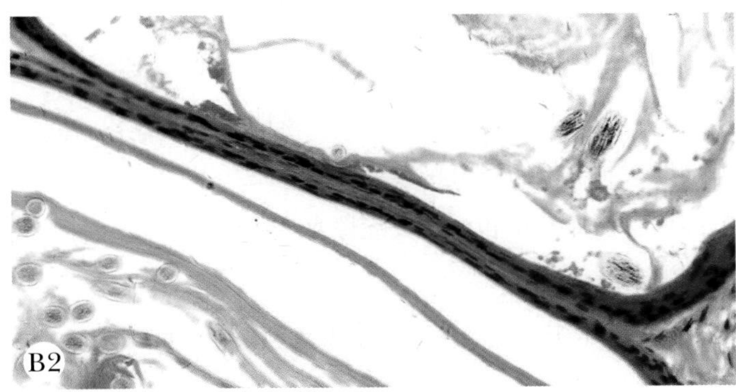

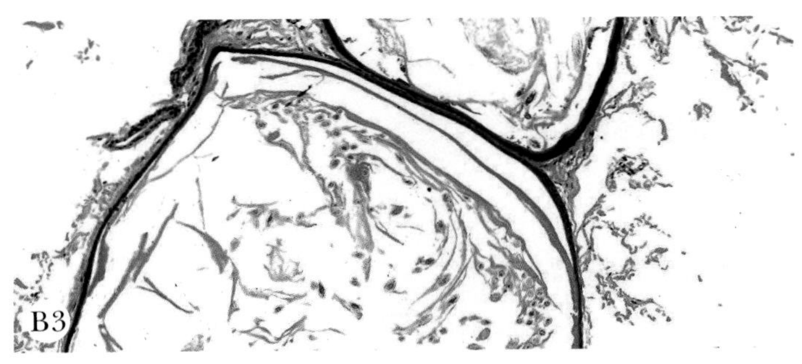

图 25.1.3B　毳毛囊肿　男，14 岁，前胸、腹部毛囊性黑色丘疹 5 个月余，渐增多。病理示一完整囊肿，可见两个独立的囊腔，囊内可见毳毛。

25.1.4 粟丘疹（milia）

病理改变

a 囊肿位于真皮。

b 囊壁为复层鳞状上皮，囊内为环状排列的角质物，类似于表皮囊肿，但囊肿较小。

c 囊腔内无毳毛断面。

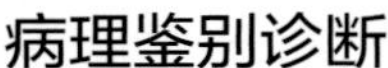

病理鉴别诊断

表皮囊肿：囊肿较大，认为粟丘疹是一种微小表皮囊肿。

毳毛囊肿：囊内有多发性毳毛断面。

多发性脂囊瘤：囊肿不规则，囊壁有折叠，常与皮脂腺相连。

临床特点

a 原发型多见于新生儿，无明确发病原因，有些患者有遗传倾向；继发型多伴发于大疱性疾病；外伤后引起的粟丘疹往往发生于擦伤、搔抓部位和面部炎症性发疹以后，也可发生于皮肤磨削术后。

b 可发生于各年龄组，原发者皮损好发于面部。

c 皮损为直径 1 ~ 3mm 的白色或淡黄色丘疹，触之硬，皮损数目多少不一。

临床鉴别诊断

毳毛囊肿

多发性脂囊瘤

汗管瘤

扁平疣

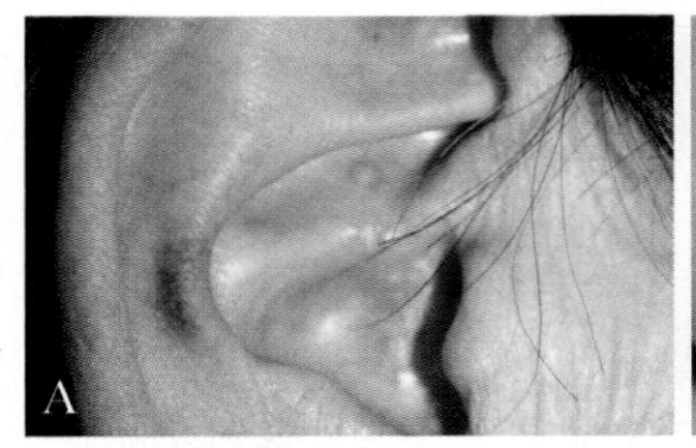

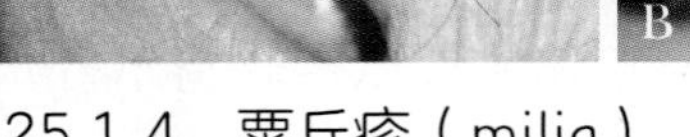
图 25.1.4 粟丘疹（milia）

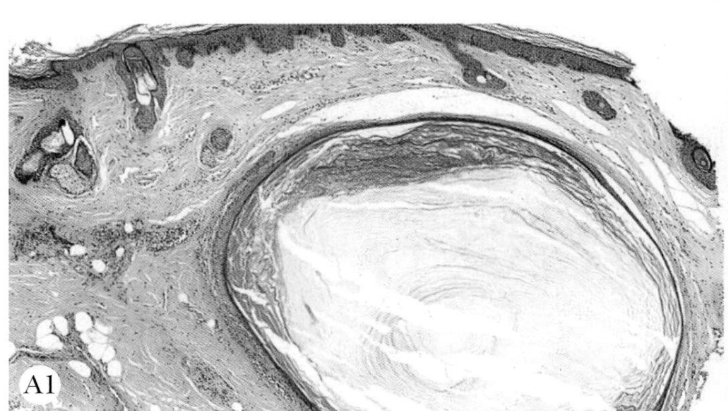

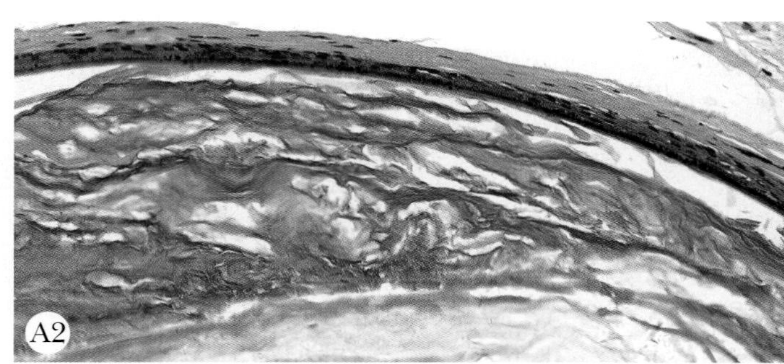

图 25.1.4A 粟丘疹 女，63 岁，右耳丘疹 7 个月余，伴疼痛。病理示一完整的囊肿，囊壁可见颗粒层。

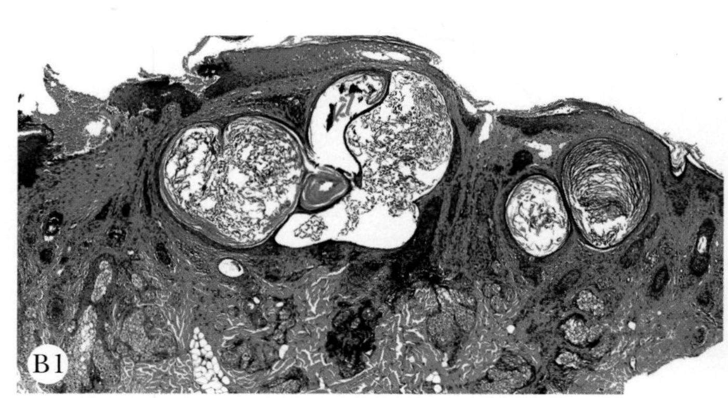

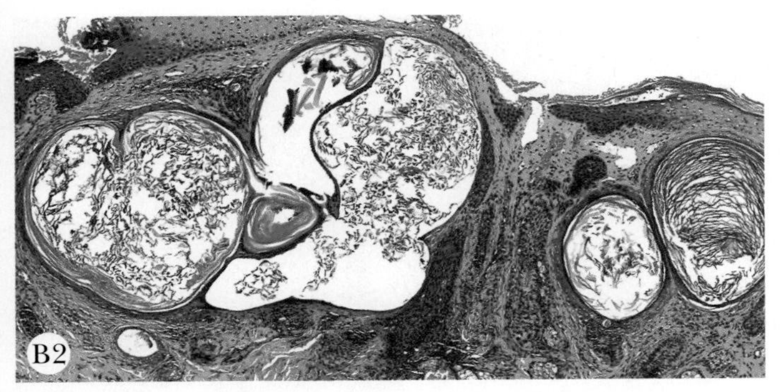

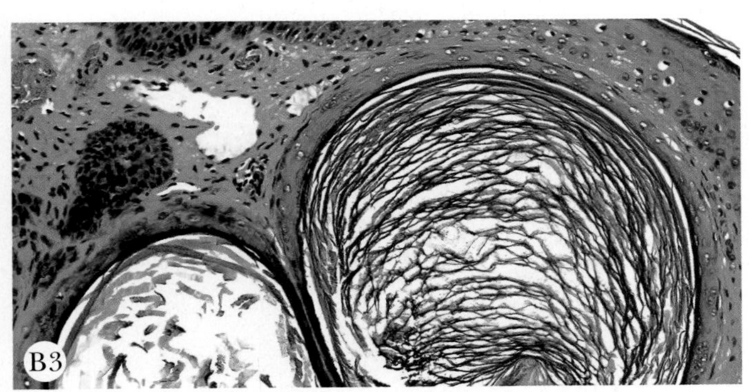

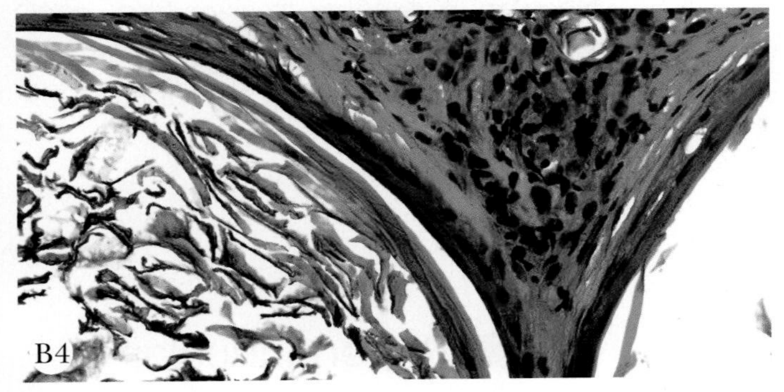

图 25. 1. 4B　粟丘疹　女，5 岁，左鼻翼丘疹 1 个月。病理示完整囊肿，可见多个囊腔，囊壁为压缩的表皮结构。

b 在囊腔的不同部位分别呈现表皮囊肿、外毛根鞘囊肿或毛母质瘤样特征，可见两种囊壁间的移行改变。

c 以表皮囊肿合并外毛根鞘囊肿或表皮囊肿合并毛母质瘤最为常见，也可见于发疹性毳毛囊肿合并脂囊瘤，以及发疹性毳毛囊肿合并外毛根鞘囊肿，也有报道表皮囊肿合并大汗腺囊肿，但是未见合并小汗腺囊肿的报道。

病理鉴别诊断

表皮囊肿：仅有表皮囊肿的特点。

毛鞘囊肿：仅有毛鞘囊肿的特点。

毛母质瘤：仅有毛母质瘤特点，由嗜碱性细胞、影细胞和过渡细胞组成。

临床特点

a 可见于任何年龄，头面部为好发部位。

b 皮损多为单发，与表皮囊肿表现类似。

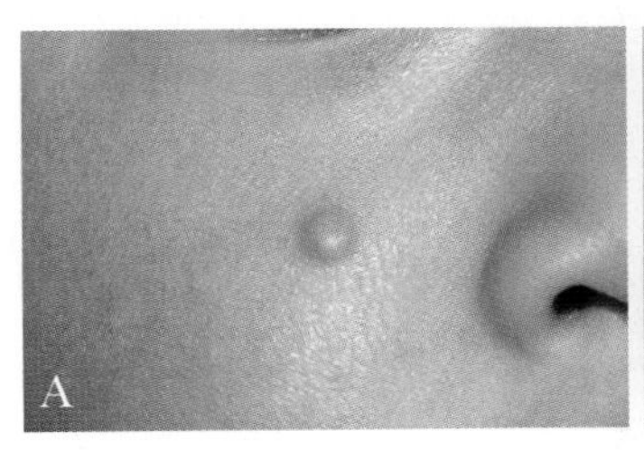

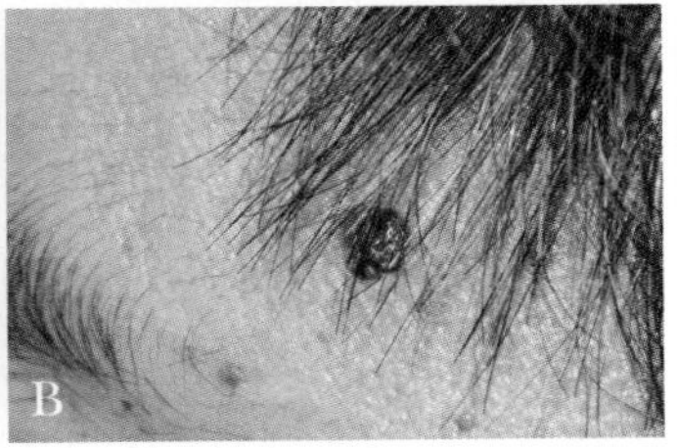

图 25.1.5　杂合囊肿（hybrid cyst）

25.1.5　杂合囊肿（hybrid cyst）

病理改变

a 至少包含“毛囊皮脂腺单位”中的两种成分，囊肿具有向鳞状表皮细胞、外毛根鞘细胞或毛母质细胞分化的特点。

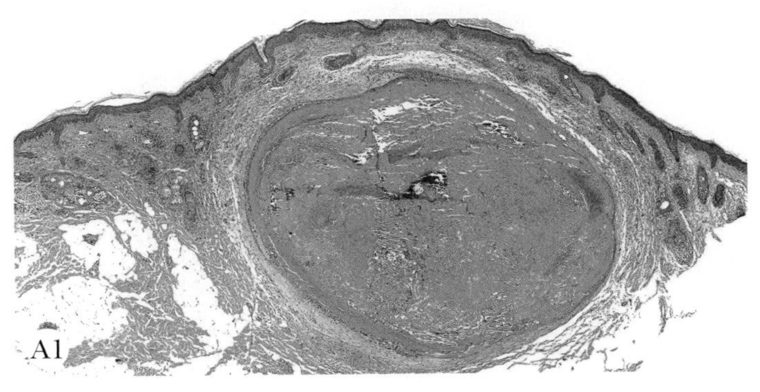

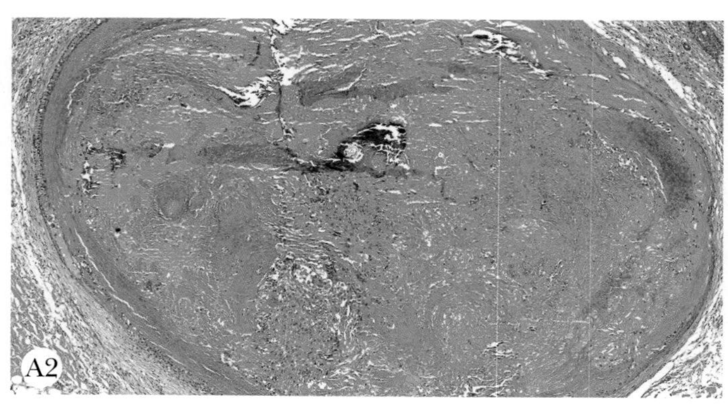

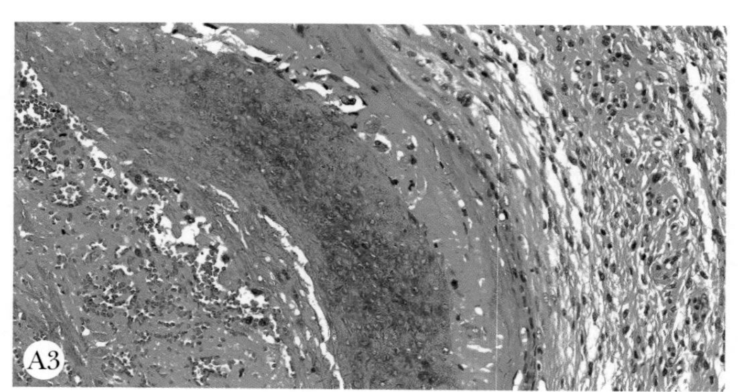

A4

图 25.1.5A 杂合囊肿 女，1.5 岁，右面部丘疹 7 个月，渐增大。病理示表皮囊肿与毛母质瘤杂合，囊壁有复层鳞状上皮成分，同时可见影细胞。有钙沉积，囊内和囊壁有轻度异物反应。

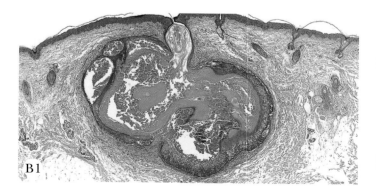

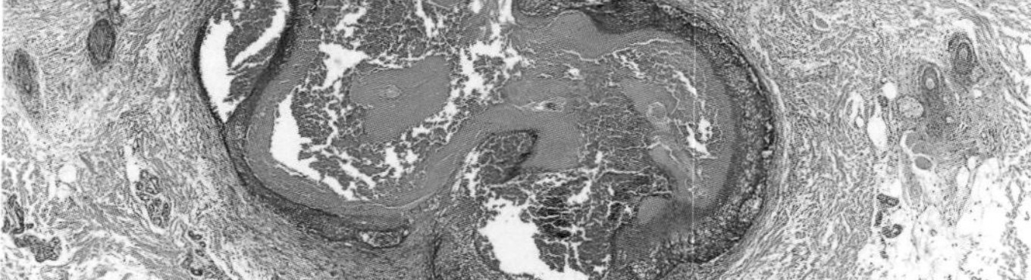

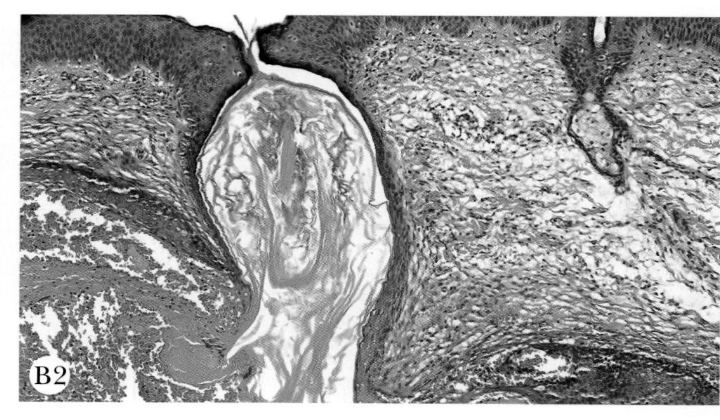

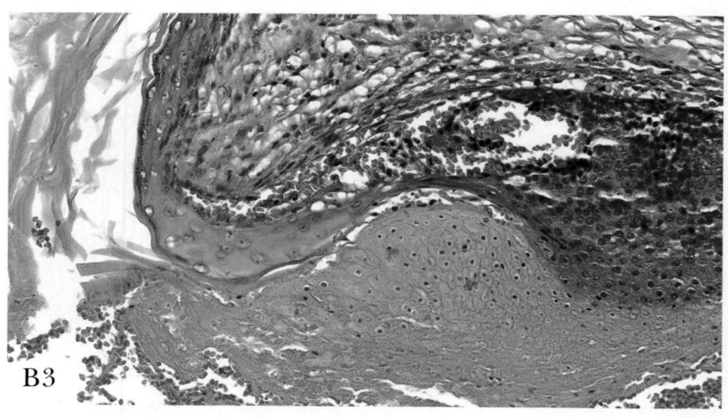

图 25.1.5B 杂合囊肿 男，63 岁，左颞部黑色丘疹 20 余年。病理示表皮囊肿与毛母质瘤杂合，囊壁有复层鳞状上皮，并可见影细胞。

25.1.6 耳周瘘管（periauricular fistula）

病理改变

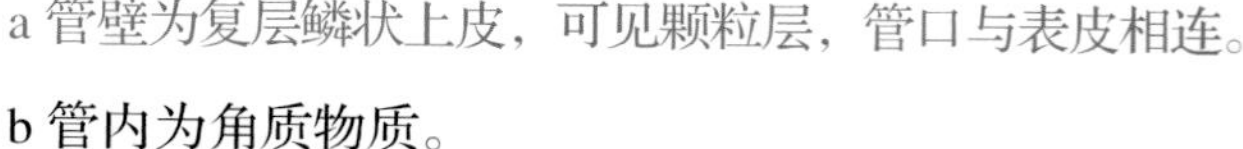
a 管壁为复层鳞状上皮，可见颗粒层，管口与表皮相连。

b 管内为角质物质。

病理鉴别诊断

表皮囊肿：连续切片示囊壁与毛囊漏斗部上皮相连。

临床特点

a 本病是先天发育缺陷，正常人群发生率约 0.5% ~ 1%，常染色体显性遗传。

b 耳周区域真性囊性结节或内陷，皮疹中央可见皮肤开口，可挤出角质物质。继发感染时可伴触痛及流脓。

c 可见于鳃耳综合征和鳃－耳－肾发育不良，伴发耳聋，或合并肾脏异常。

临床鉴别诊断

表皮囊肿

别名

耳孔（ear pit）

先天性耳瘘（congenital auricular fistula）

耳前囊肿（preauricular cyst）

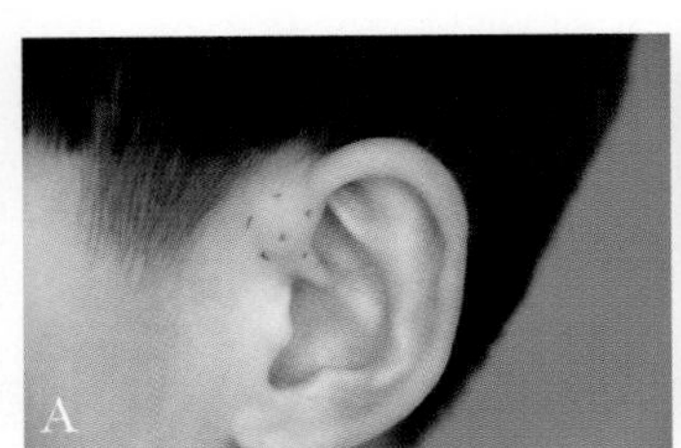

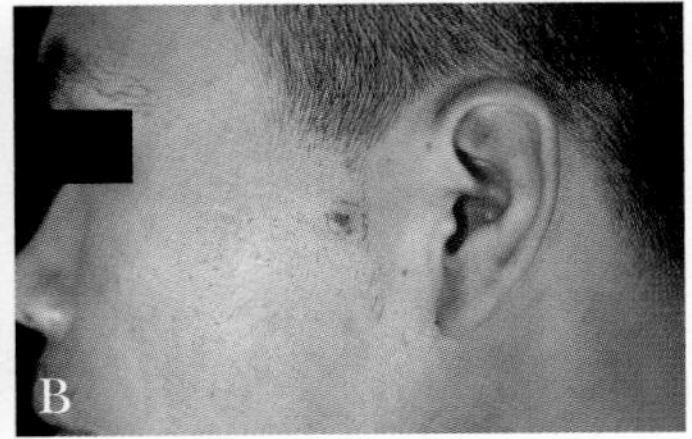

图 25.1.6　耳周瘘管（periauricular fistula）

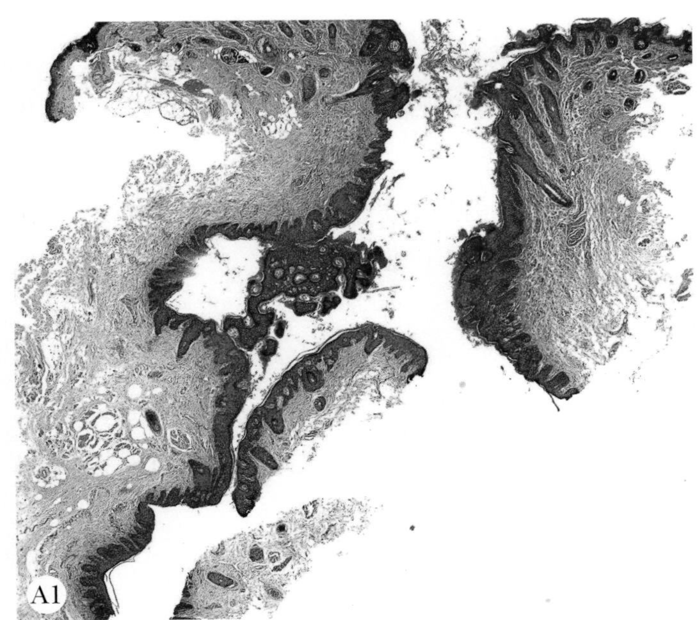

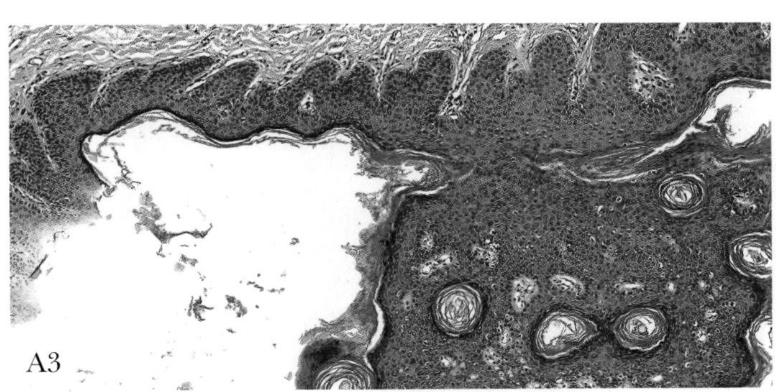

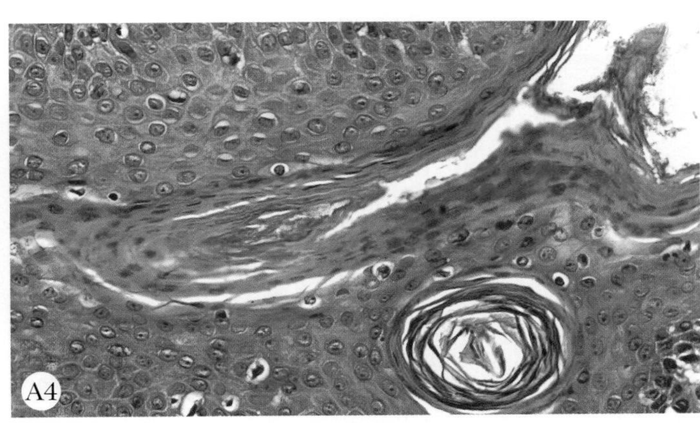

A4

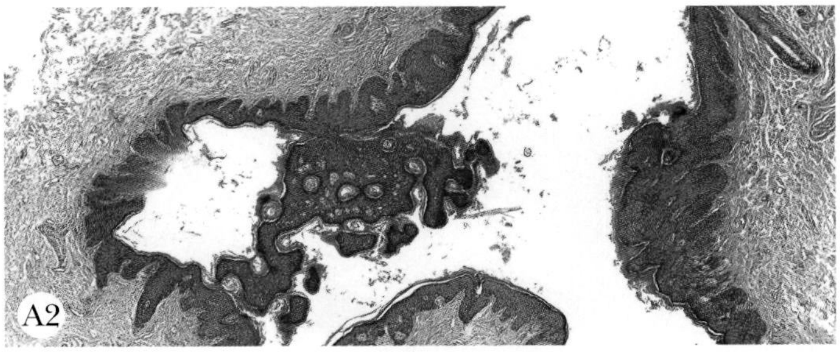

图 25.1.6A　耳周瘘管　男，7 岁，左耳前皮下结节，出生即有，有白色分泌物渗出。病理示瘘管开口于表皮，管壁为表皮结构，管内含角质物质。

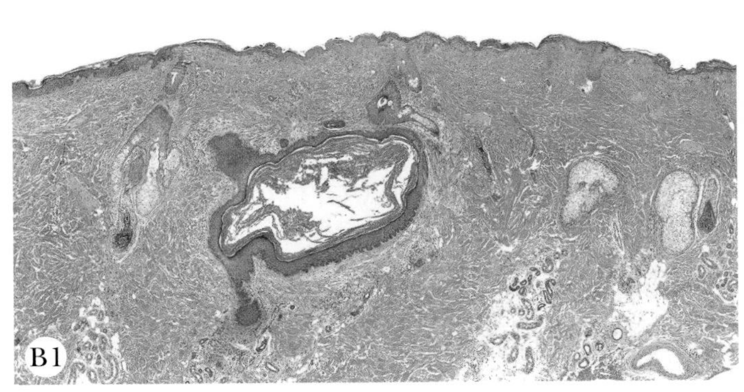

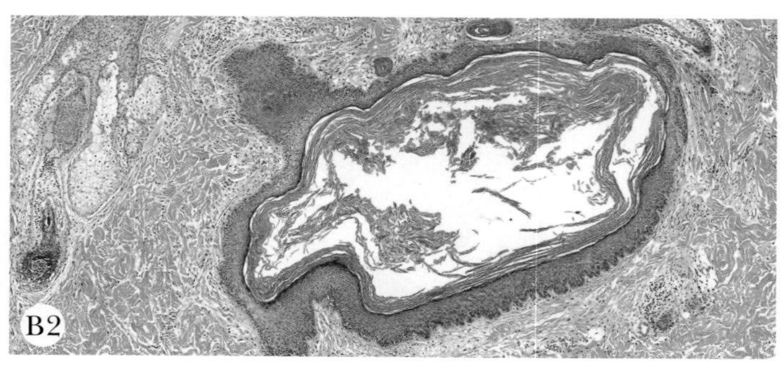

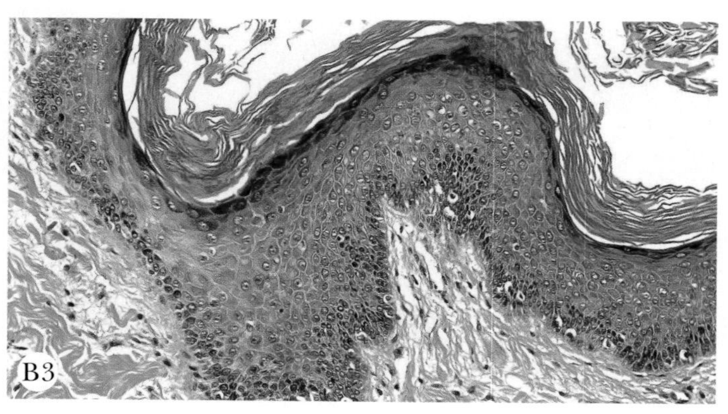

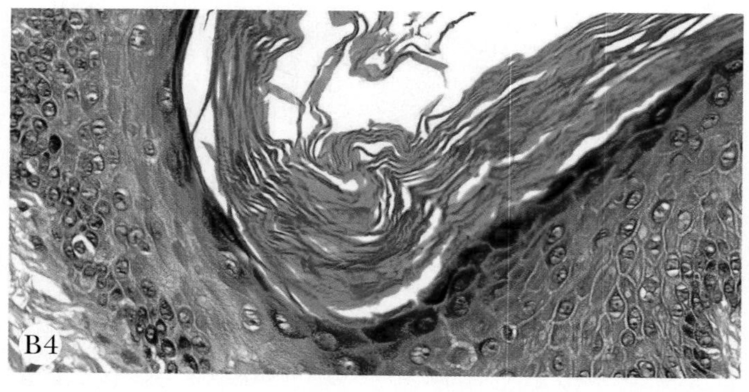

图 25.1.6B　耳周瘘管　男，22 岁，左耳前黑色丘疹，出生即有，加重 2 天，可挤出分泌物。病理示真皮内囊腔，囊壁为完整的表皮结构，腔内可见角质物质。

25.1.7　疣状囊肿（verrucous cyst）

病理改变

a 囊壁为鳞状上皮，类似表皮囊肿。

b 部分囊壁可表现为颗粒层增厚，出现挖空细胞等 HPV 感染所致寻常疣样改变。

c 部分病例囊壁局部可向外毛根鞘分化，甚至向基底样细胞分化的区域。

d 通过 PCR、原位杂交等方法可证实 HPV 感染。

病理鉴别诊断

表皮囊肿：不具有 HPV 感染的特点。

临床特点

a 与普通表皮囊肿无异，头部相对多发。

b 为孤立的丘疹或结节。

临床鉴别诊断

表皮囊肿

外毛根鞘囊肿

25.1.8　跖部表皮囊肿（plantar epidermal cyst）

病理改变

a 囊壁为鳞状上皮，类似表皮囊肿。

b 部分囊壁可出现颗粒层减少的现象，或出现角化不全。

c 通过 PCR、原位杂交等方法可证实 HPV 感染。

病理鉴别诊断

表皮囊肿：不具有 HPV 感染特点。

疣状囊肿：与 HPV 感染有关，部分囊壁可出现颗粒层增厚，并可见典型的挖空细胞。

临床特点

a 日本人报道较多，多发生在足底，但也可发生在手掌。

b 表现为丘疹或结节，可能与创伤相关。

临床鉴别诊断

表皮囊肿

25.1.9 脂囊瘤（steatocystoma）

病理改变

a 复层鳞状上皮囊肿，囊壁张力小，呈不规则折叠。

b 囊壁可附有皮脂腺结构。

c 近腔面细胞肿胀，轻度乳头状排列。

d 囊壁内面衬有一层红染的均一物质，无颗粒层。

e 囊内为淡红色均质浆液样物质，有时可见毛发断面，类似毳毛囊肿。

病理鉴别诊断

表皮囊肿：多发性脂囊瘤囊壁薄，有折叠，可衬有皮脂腺，囊内无角质物质，与表皮囊肿可资鉴别。

粟丘疹及毳毛囊肿：囊肿形态较规则，不与皮脂腺相连。

临床特点

a 单发性脂囊瘤无遗传性，成人发病；多发性脂囊瘤为常染色体显性遗传，合并先天性厚甲等症状，多在青春期发生，皮损可见于任何部位，但以胸、腹、颈、臀及阴囊多见。

b 真皮内囊性小结节，直径 1 ～ 4mm，略隆起，可活动，但与上方表皮有牵连，皮色或淡黄色，较小者质地略硬，数个至数百个，挤破后有油样或白垩样物质，甚至有小的毛发，有异味。

c 皮损生长慢，个别有自行消退倾向。

d 少数患者可出现显著的肉芽肿性反应，形成瘢痕或窦道，类似毛囊闭锁三联症。

临床鉴别诊断

表皮囊肿

播散性汗管瘤

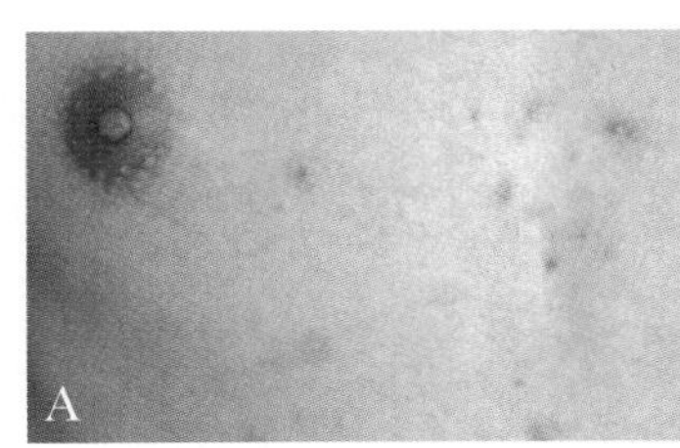

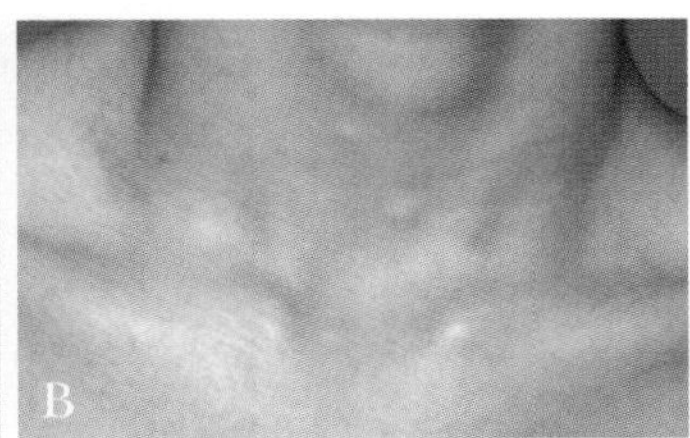

图 25.1.9 脂囊瘤（steatocystoma）

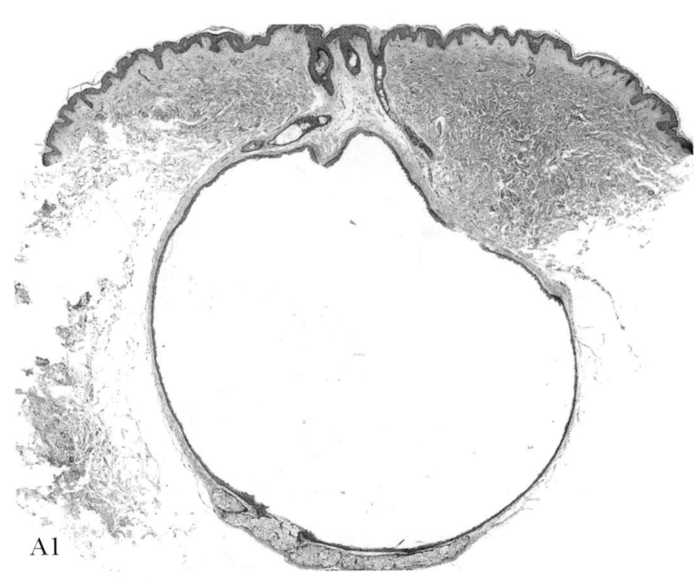

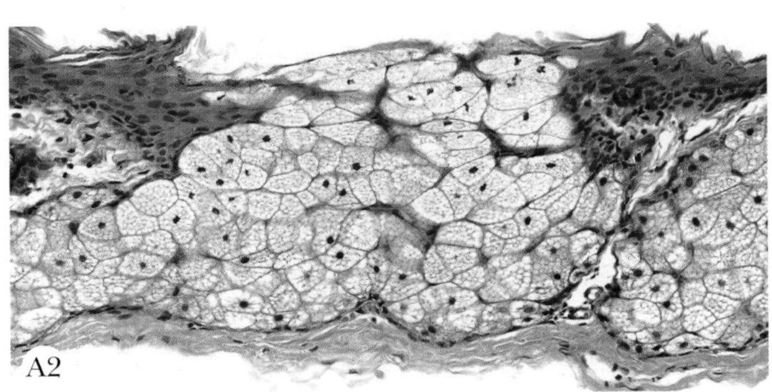

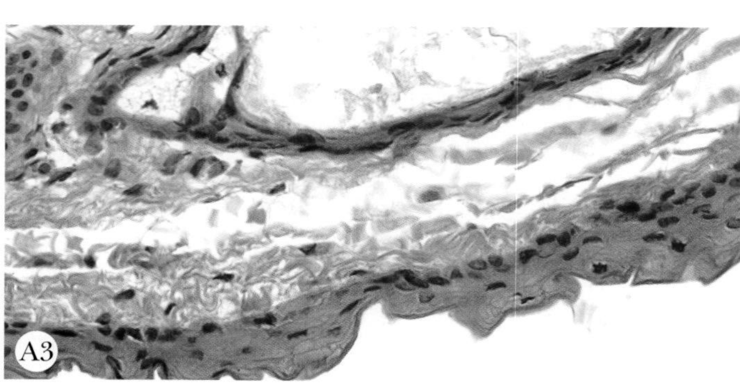

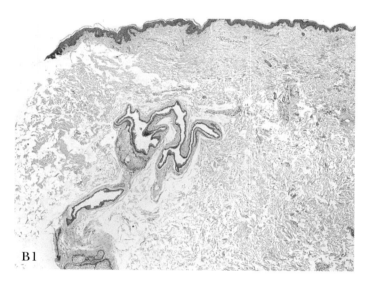

图 25.1.9A 脂囊瘤 男，24 岁，胸部散在丘疹 1 年余。病理示真皮内囊腔，囊壁为复层鳞状上皮，可见皮脂腺结构。

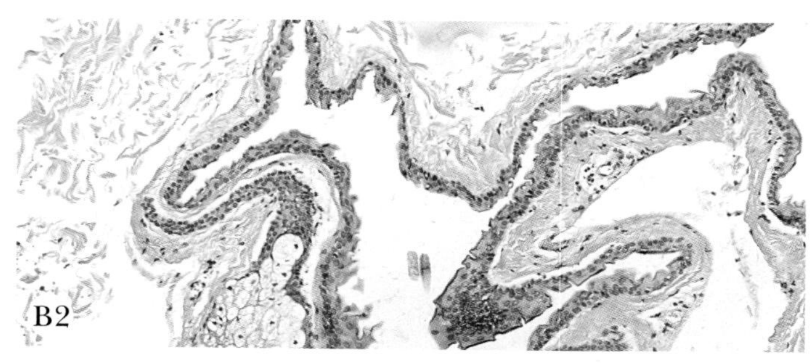

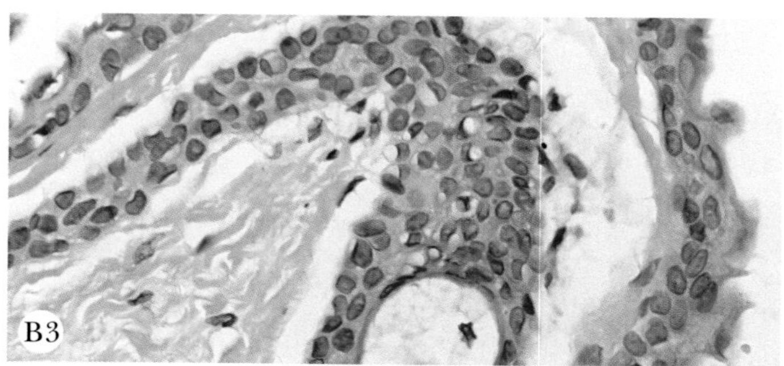

图 25.1.9B 脂囊瘤 男，28 岁，颈部散在丘疹 6 个月余。病理示真皮内多个形态不规则囊腔，囊壁为复层鳞状上皮，可见皮脂腺结构。

25.1.10 皮样囊肿（dermoid cyst）

病理改变

a 囊壁为复层鳞状上皮。

b 囊壁周围有毛囊附属器结构。

c 囊肿通常较大、深在。

d 囊壁内可见毛发结构。

e 囊肿周围的真皮内有小汗腺、皮脂腺、偶见大汗腺。

病理鉴别诊断

表皮囊肿：皮样囊肿内有附属器结构。

多发性脂囊瘤：皮样囊肿囊壁厚，含颗粒层鳞状上皮；脂囊瘤囊壁内面衬有一层红染均一物质，无颗粒层。

临床特点

a 常在出生后即有，或儿童期发生，好发于眼周、面中线部位或其他部位。

b 皮损为黄红色或肉色隆起的结节，直径 1 ~ 4 cm，边界清，质韧或硬，单发，与表皮不粘连，但与皮下组织粘连。

c 无自觉症状。

临床鉴别诊断

畸胎瘤

表皮囊肿

鼻外神经胶质瘤

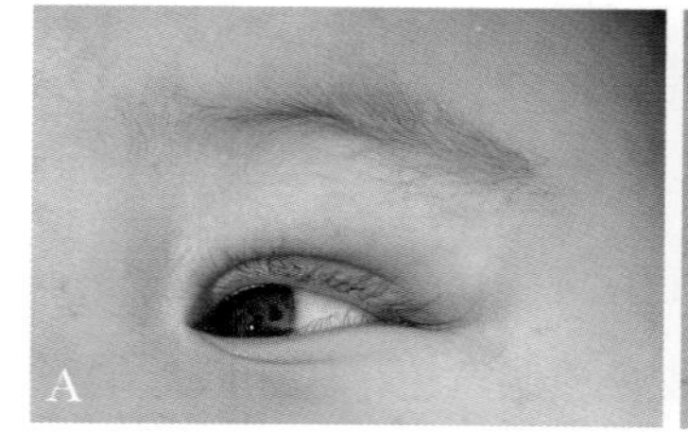

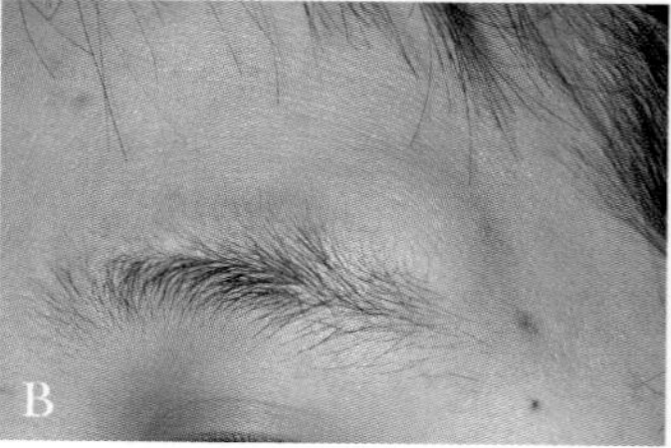

图 25.1.10 皮样囊肿（dermoid cyst）

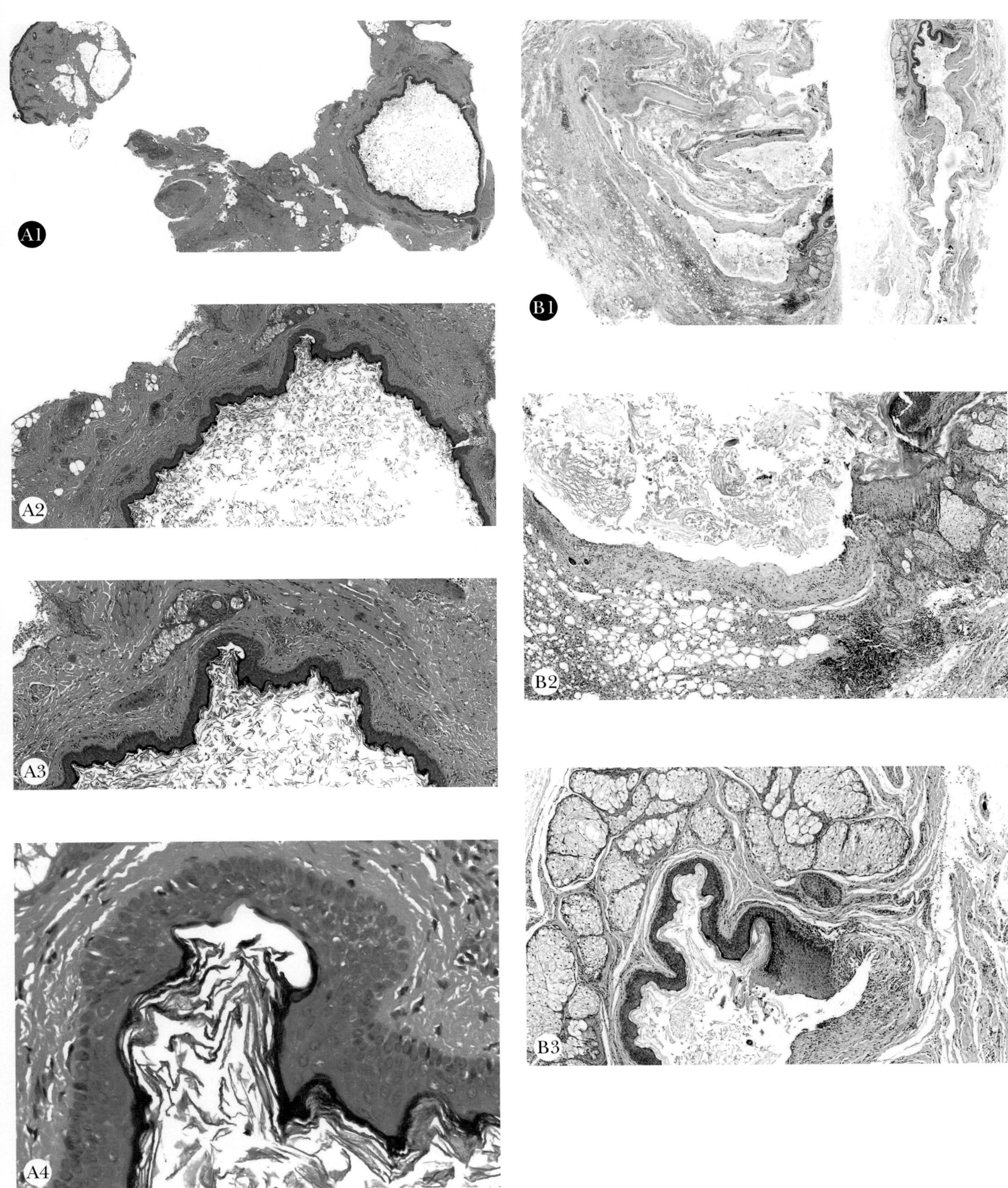

图 25.1.10A 皮样囊肿 女，7 个月，出生即可见左眼睑外侧皮下结节。病理示真皮深部可见一囊腔，囊壁为复层鳞状上皮，周围可见毛囊结构。

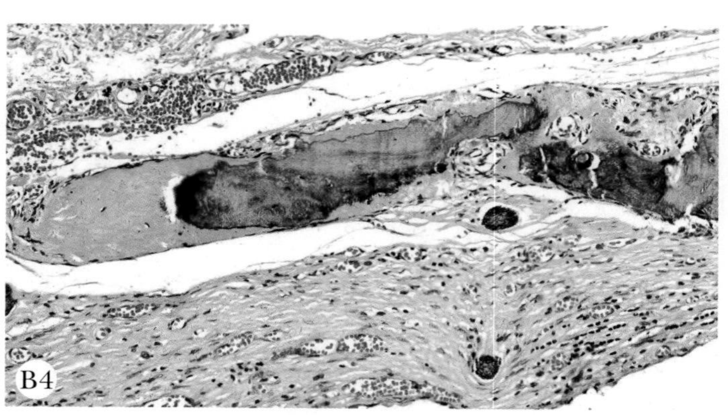

图 25.1.10B 皮样囊肿 男，25 岁，左眉皮下结节 10 余年。病理示真皮深部可见一囊腔，囊壁为复层鳞状上皮，周围可见大量的皮脂腺结构，囊腔内可见毳毛。

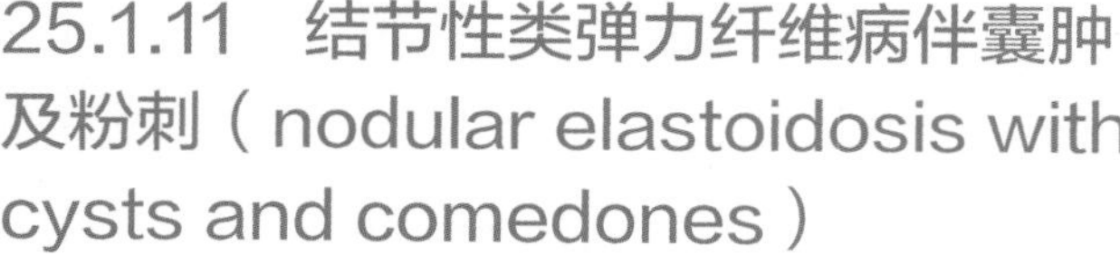

25.1.11 结节性类弹力纤维病伴囊肿及粉刺（nodular elastoidosis with cysts and comedones）

病理改变

a 真皮内显著胶原嗜碱性变。

b 毛囊口扩大，可见大量小角质囊肿。

病理鉴别诊断

表皮囊肿：无显著胶原嗜碱性变，多单发。

临床特点

a 与长期日光照射相关，见于户外工作者、司机等。

b 可单侧或双侧发生，多见于中老年人。

c 表现为颞部为主的群集性囊肿及黑头粉刺样损害。

别名

Favre-Racouchot 综合征

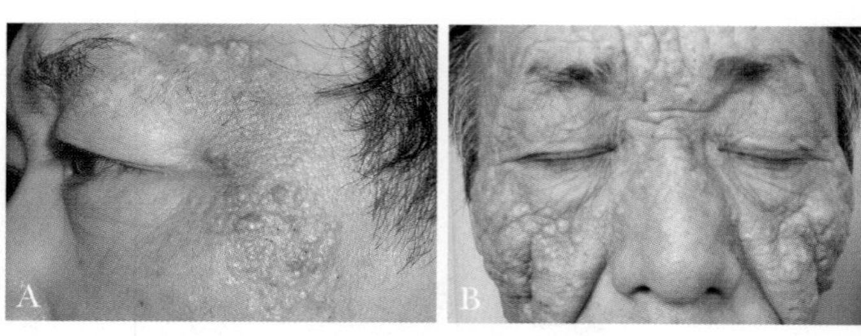

图 25.1.11 结节性类弹力纤维病伴囊肿及粉刺（nodular elastosis with cysts and comedones）

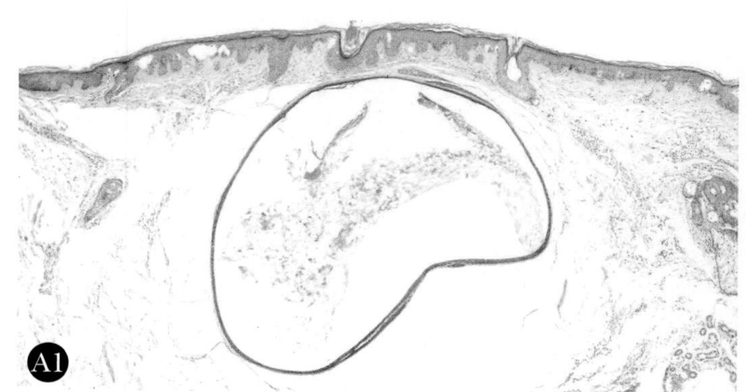

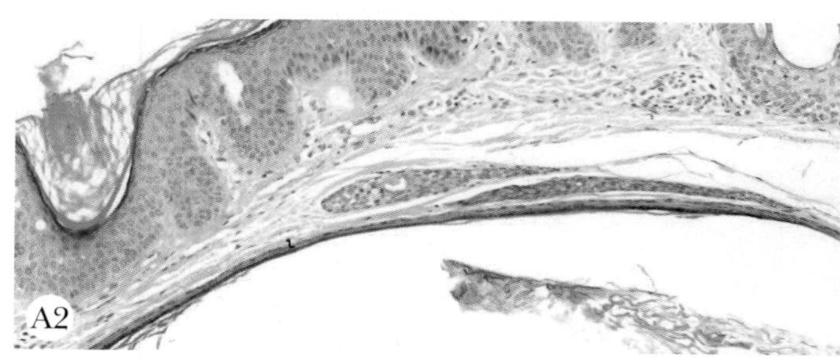

图 25.1.11A 结节性类弹力纤维病伴囊肿及粉刺 男，48 岁，左面部斑块、丘疹 3 年，渐加重。病理示真皮内囊肿，囊壁较薄，为复层鳞状上皮，可见毛囊口扩张。

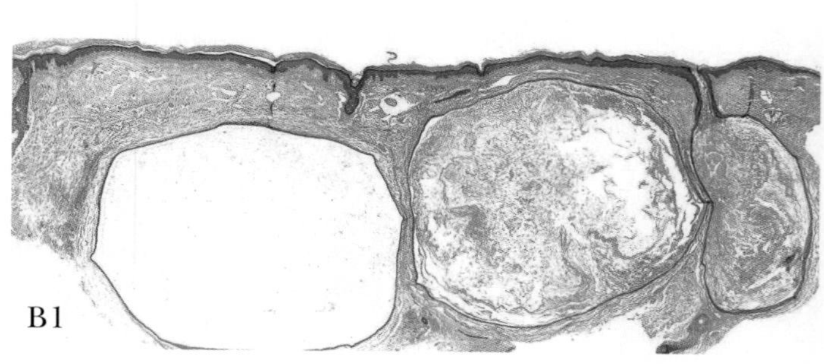

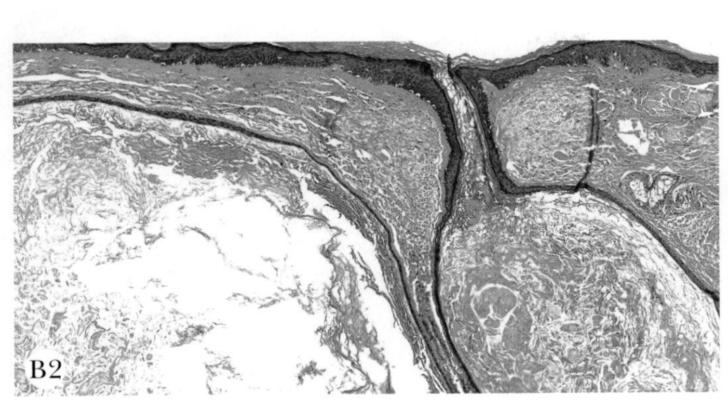

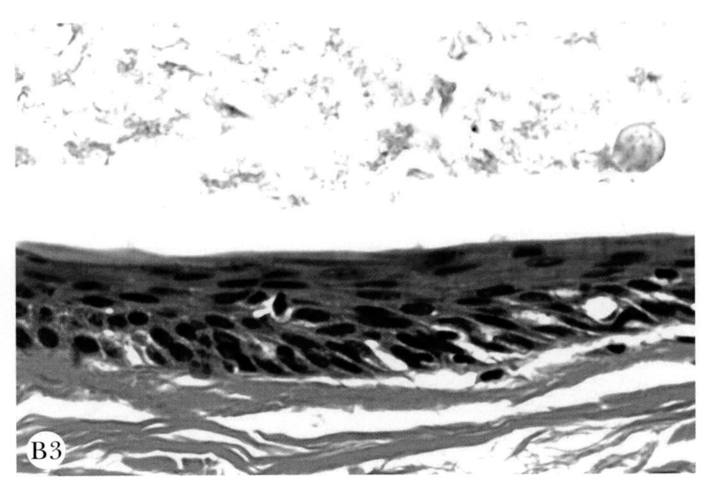

图 25.1.11B 结节性类弹力纤维病伴囊肿及粉刺 男，52 岁，面部丘疹、结节、斑块 8 年，伴瘙痒。病理示真皮内多个囊腔，囊壁较薄，为复层鳞状上皮，部分囊壁与毛囊相连，毛囊口扩张，并可见毛囊口角质栓，真皮胶原嗜碱性变。

25.2 非鳞状上皮囊肿（non- squamous epithelial cyst）

25.2.1 支气管源性囊肿（bronchogenic cyst）

病理改变

a 囊肿位于真皮或皮下，可与表皮相连。

b 囊壁由假复层柱状上皮组成。

c 上皮细胞有纤毛突入囊腔。

d 囊壁中散布多少不一的杯状细胞。

e 囊壁内可见平滑肌及黏液腺，偶见软骨。

f 囊壁可有鳞状上皮化生。

病理鉴别诊断

甲状舌骨导管囊肿：囊壁与支气管源性囊肿的囊壁相似，但不含平滑肌，常见甲状腺滤泡。

鳃裂囊肿：囊壁外可见淋巴滤泡结构。

临床特点

a 常在出生后不久发现，主要位于胸骨切迹上方，少见于颈、背、肩、腹及面部。

b 位于皮内或皮下的囊性结节，偶有瘘管。

临床鉴别诊断

甲状舌骨导管囊肿

鳃裂囊肿

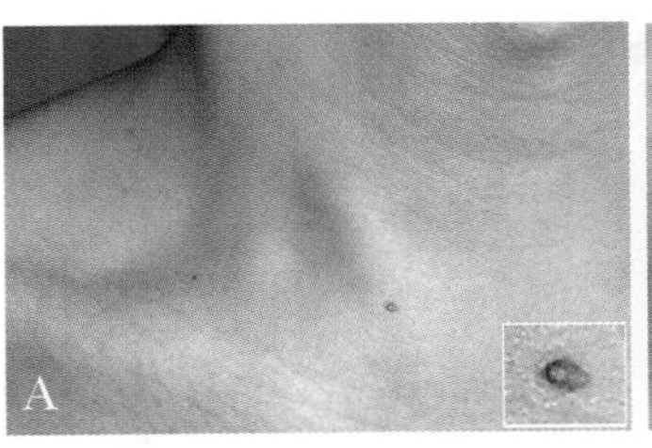

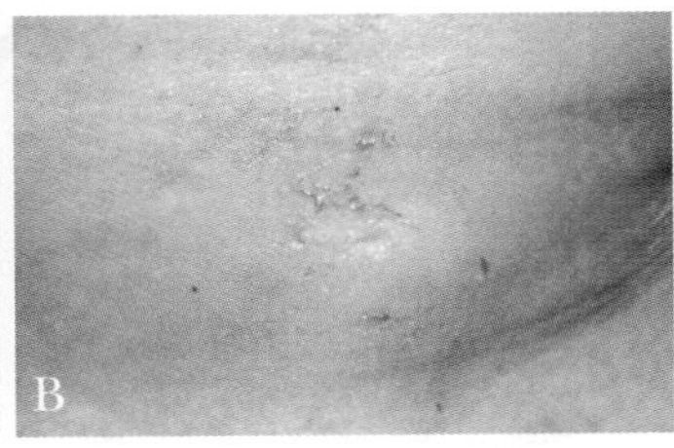

图 25.2.1 支气管源性囊肿（bronchogenic cyst）

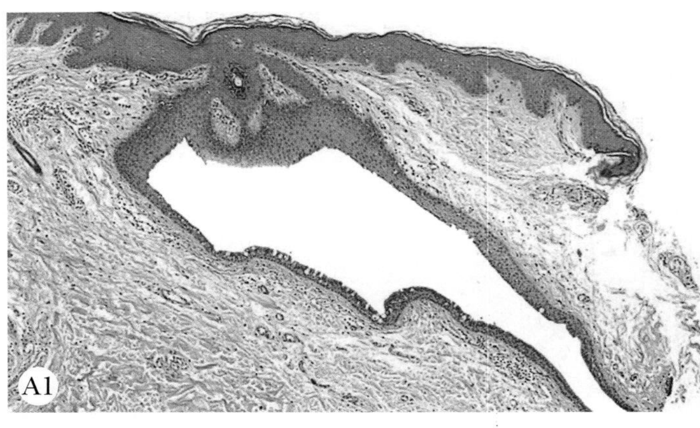

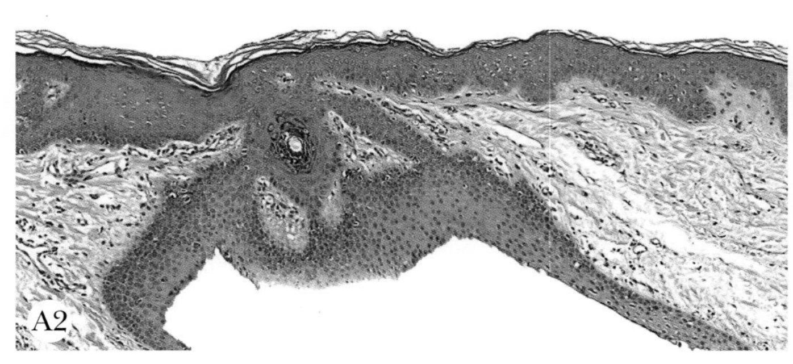

图 25. 2. 1A 支气管源性囊肿 男，36 岁，颈前窦道 30 余年，挤压后可出现透明黏液。病理示真皮内囊肿，囊壁与表皮相连，为假复层柱状上皮，并可见杯状细胞。

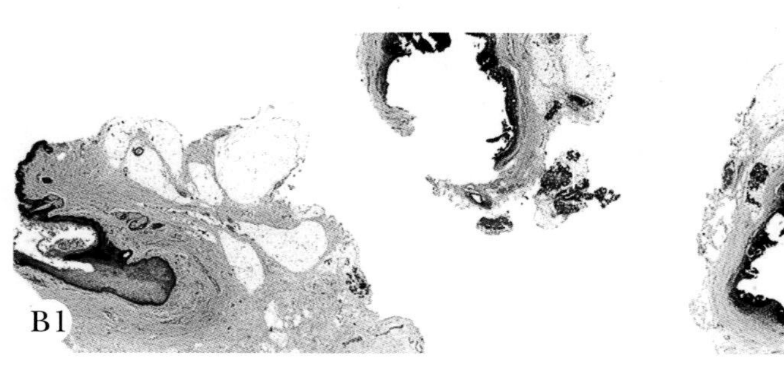

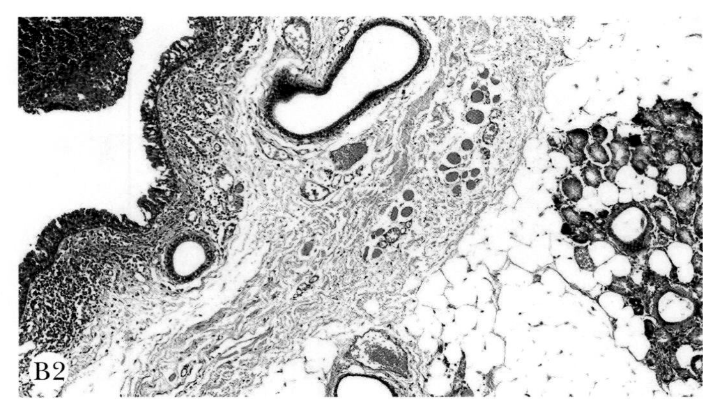

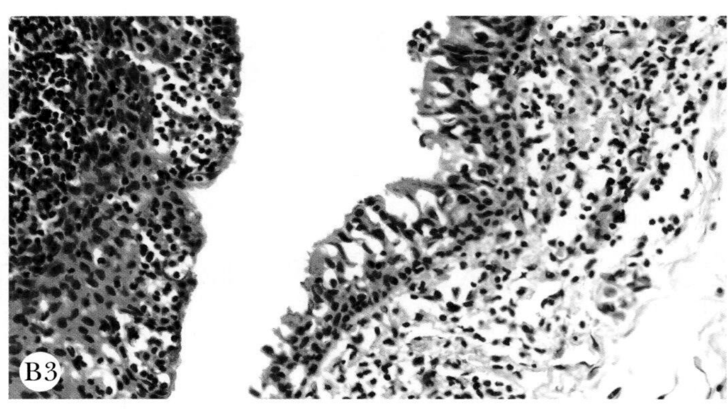

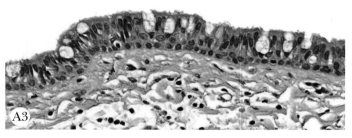

图 25. 2. 1B 支气管源性囊肿 男，8 岁，出生时即可见左侧颈部窦道、渗出，加重 2 年。病理示皮下组织多个囊肿，囊壁为假复层柱状上皮，并可见杯状细胞。

25.2.2 胸腺囊肿（thymic cyst）

病理改变

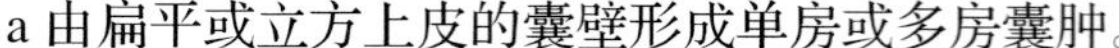

a 由扁平或立方上皮的囊壁形成单房或多房囊肿。

b 囊肿可伴有胸腺组织。

c 囊肿形态不规则，囊壁薄，偶见纤毛性囊壁细胞。

d 囊肿周围有大量淋巴细胞及 Hassle 小体等胸腺结构。

e 囊壁有时呈假上皮瘤样增生，有时囊壁完全缺乏。

f 可发生溃疡及炎性反应，囊内有黄棕色液体，可见胆固醇结晶。

g 偶有恶性转变。

病理鉴别诊断

因本病含有 Hassle 小体等胸腺组织，可与淋巴结、支气管源性囊肿及鳃裂囊肿相鉴别。

临床特点

a 常发生于儿童及青少年，见于颈部及纵隔前。

b 无痛性局部肿胀。

c 由于囊肿挤压咽部组织可致嗓音变哑、吞咽困难。

临床鉴别诊断

支气管源性囊肿

鳃裂囊肿

25.2.3 鳃裂囊肿（branchial cleft cyst）

病理改变

a 囊肿周围有大量的淋巴样组织，可形成淋巴滤泡。

b 复层鳞状上皮或假复层纤毛柱状上皮形成的囊壁。

病理鉴别诊断

支气管源性囊肿：囊壁周围可见平滑肌，偶见软骨，无淋巴组织围绕。

甲状舌骨导管囊肿：囊壁周围无淋巴组织，常见甲状腺滤泡。

临床特点

a 出生不久或在 2 ~ 3 岁时发病，主要位于胸锁乳突肌前缘。

b 表现为单发性囊肿或小结节，可有瘘管及窦道。

c 一般无症状。

临床鉴别诊断

甲状舌骨导管囊肿

支气管源性囊肿

25.2.4 甲状舌骨导管囊肿（thyroglossal duct cyst）

病理改变

a 囊肿位于真皮或皮下。

b 囊壁为假复层柱状上皮细胞。

c 可见纤毛性上皮细胞突入腔内。

d 邻近组织可见特征性的黏液腺或甲状腺滤泡结构。

病理鉴别诊断

支气管源性囊肿：无黏液腺及甲状腺滤泡。

鳃裂囊肿：无黏液腺及甲状腺滤泡。

临床特点

25.2.4

a 儿童或青春期多见，主要位于颈前中线处。

b 为单发性小囊肿。

c 可随吞咽上下移动是其特点。

临床鉴别诊断

支气管源性囊肿

鳃裂囊肿

别名

甲状腺舌管囊肿（thyroglossal duct cyst）

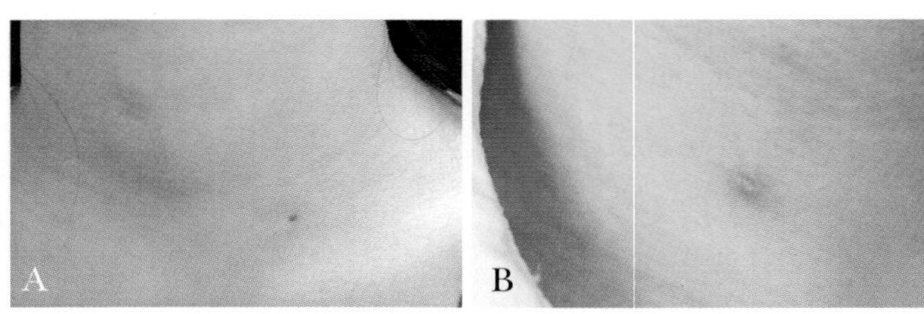

图 25.2.4 甲状舌骨导管囊肿（thyroglossal duct cyst）

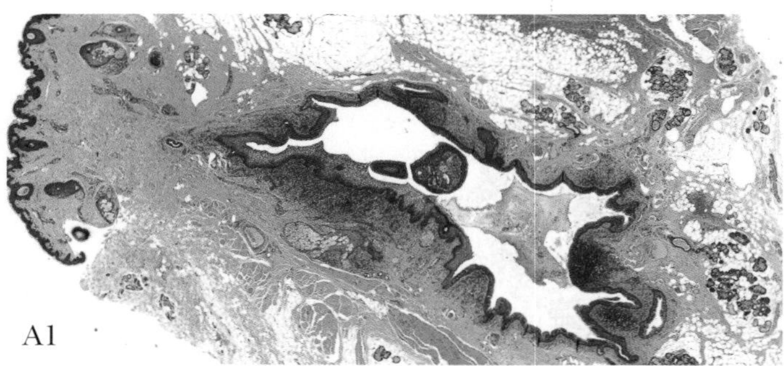

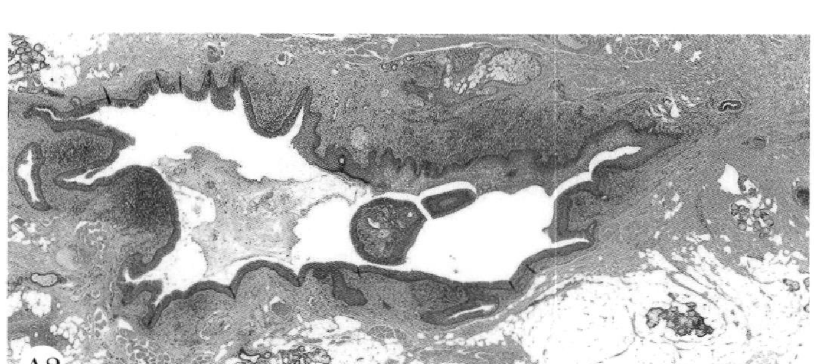

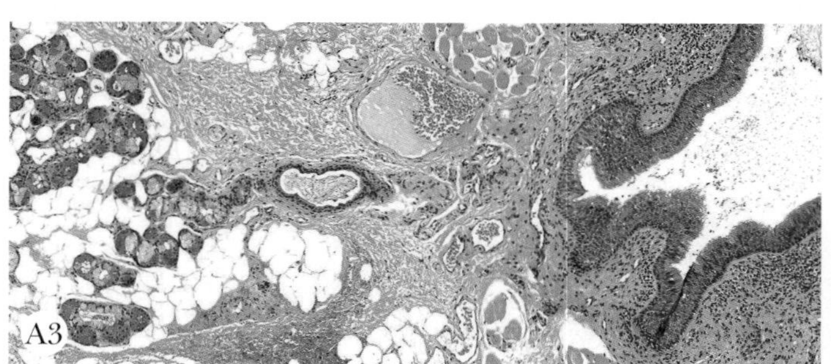

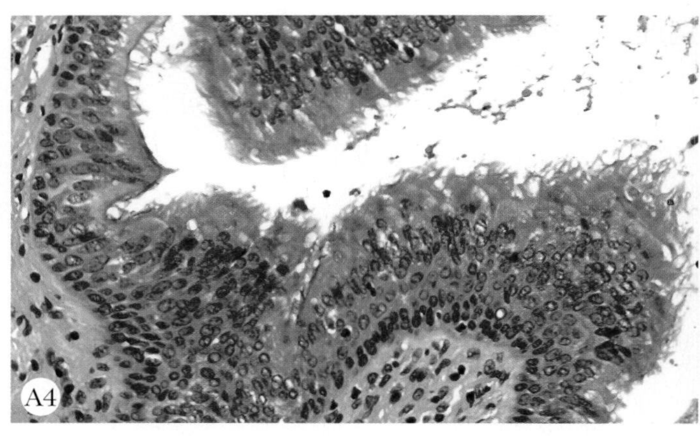

图 25. 2. 4A 甲状舌骨导管囊肿 女，20 岁，左颈点状窦道 20 年，可有清亮液体溢出。病理示一不规则的囊肿，囊壁为复层鳞状上皮，腔面为纤毛柱状上皮，囊周见较多甲状腺滤泡。

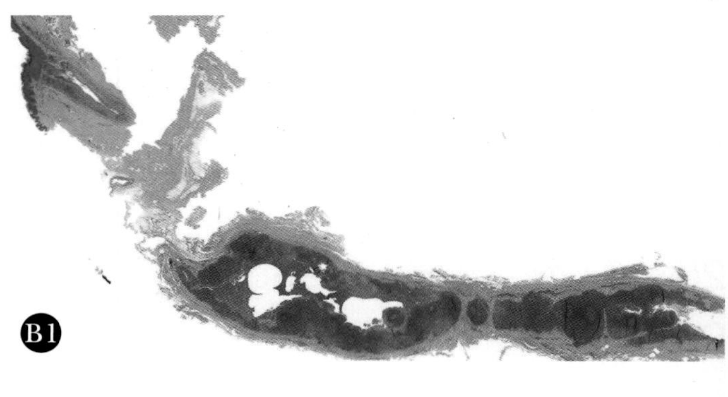

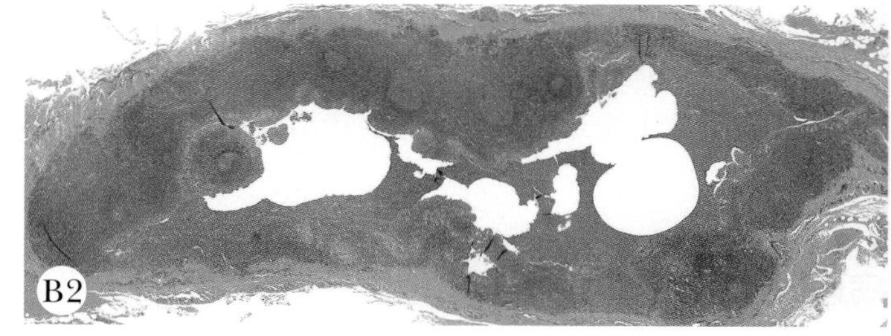

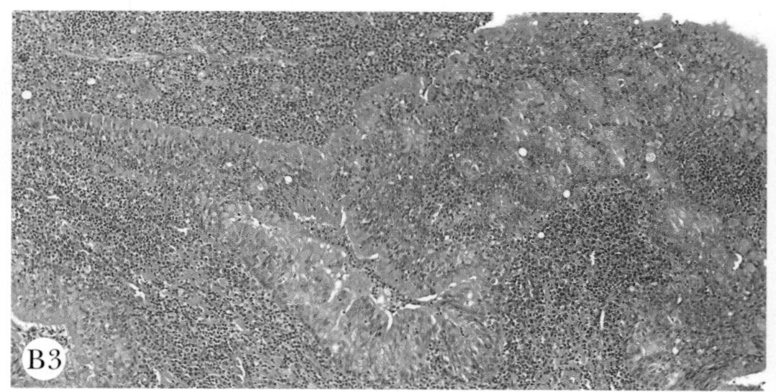

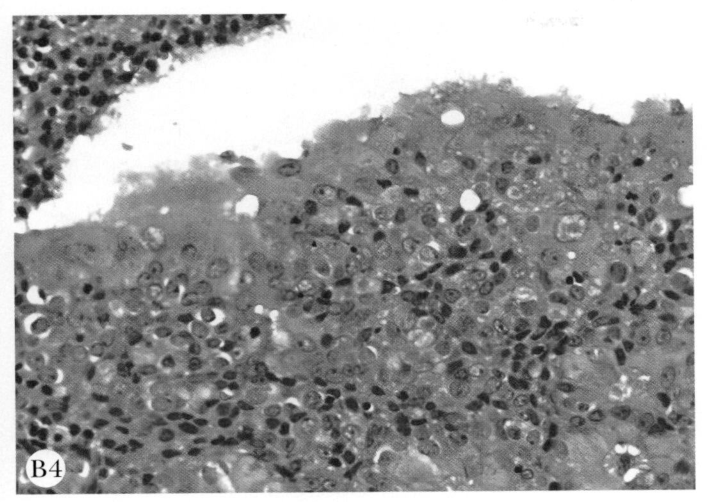

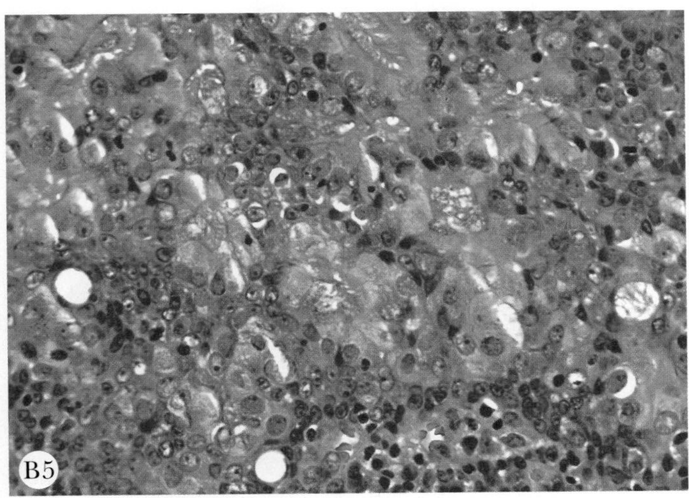

图 25.2.4B 甲状舌骨导管囊肿 女，25 岁，右颈丘疹 25 年，1 年前破溃溢脓。病理示囊肿分浅、深两部分，浅部囊壁为纤毛性复层鳞状上皮；深部囊壁见较多含黏液的甲状腺滤泡细胞，另见腔内外有大量中性粒细胞，淋巴细胞和浆细胞为主，并形成众多淋巴滤泡结构。

25.2.5 皮肤纤毛性囊肿（cutaneous ciliated cyst）

病理改变

a 囊壁为立方或柱状纤毛性上皮。

b 呈乳头瘤状突入管腔内。

c 囊肿位于真皮下方或皮下组织。

d 单房或多房囊肿。

e 可有假复层纤毛上皮或鳞状上皮化生。

f 囊肿周围无皮肤附属器组织、腺样成分及平滑肌。

病理鉴别诊断

支气管源性囊肿：囊壁类似，但多为假复层柱状纤毛上皮，囊肿周围可见平滑肌，偶见软骨。

甲状舌骨导管囊肿：可见甲状腺滤泡结构。

临床特点

a 儿童或青少年女性发病，偶见男性。

b 多位于臀部或下肢，少见于肩及头皮。

c 单发性皮损，直径可达数厘米。

25.2.6 外阴纤毛性囊肿（ciliated cyst of vulva）

病理改变

a 立方或柱状透明的纤毛性上皮细胞组成的囊壁。

b 透明细胞含有中性黏多糖，PAS 染色阳性。

c 囊壁可呈乳头状突入腔内。

病理鉴别诊断

中肾管囊肿：囊壁为矮柱状或扁平细胞，不含黏液。

临床特点

a 位于小阴唇上方。

b 皮损为 1 ~ 3cm 大小的单发性损害。

c 有疼痛感及溢液。

d 该病多见于孕产妇。

临床鉴别诊断

乳头状汗腺瘤

巴氏腺囊肿

别名

外阴副中肾黏液囊肿（paramesonephric mucinous cysts of the vulva）

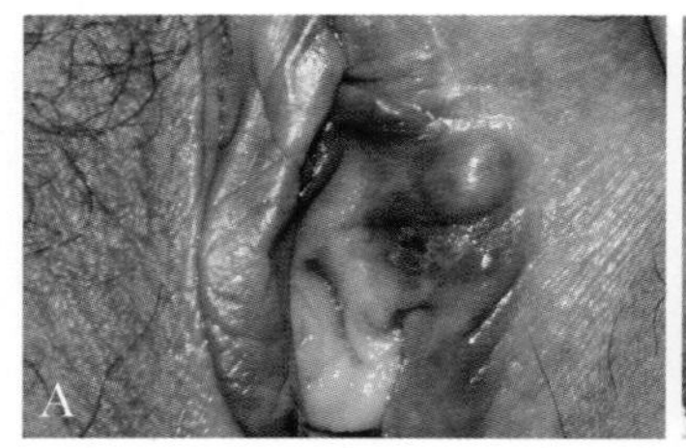

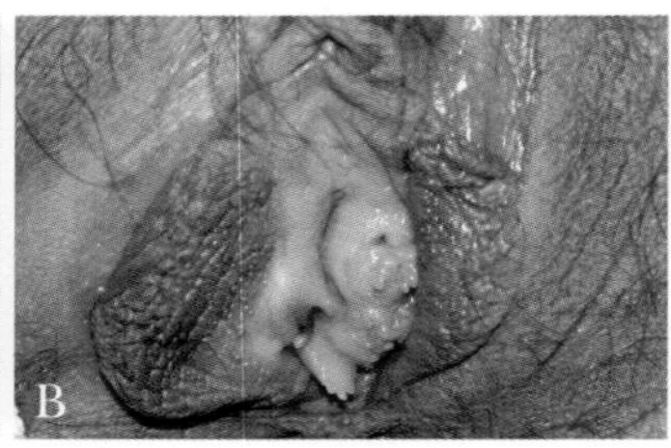

图 25.2.6 外阴纤毛性囊肿（ciliated cyst of vulva）

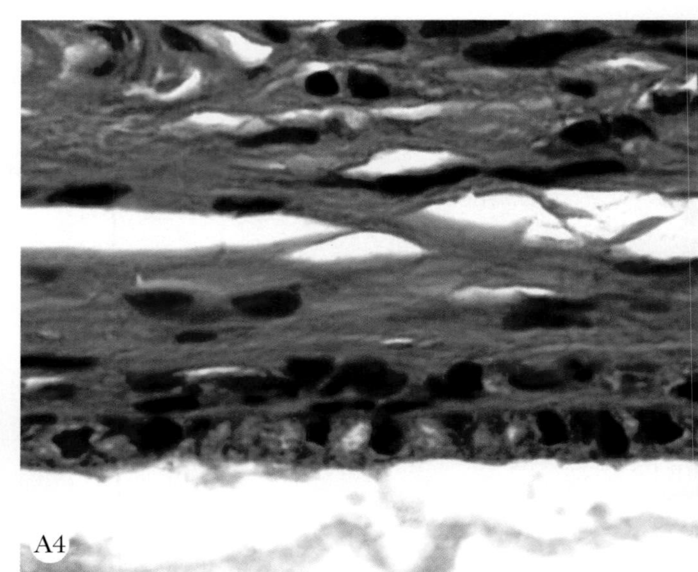

图 25.2.6A 外阴纤毛性囊肿 女，53 岁，左侧大阴唇皮下结节 2 个月余。病理示真皮内囊肿，囊壁为立方形纤毛性上皮。

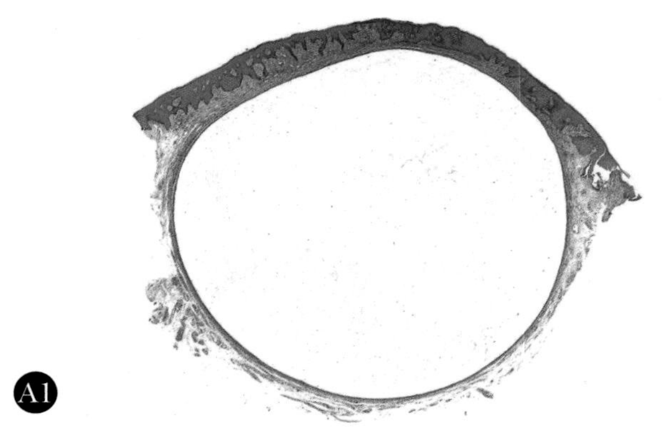

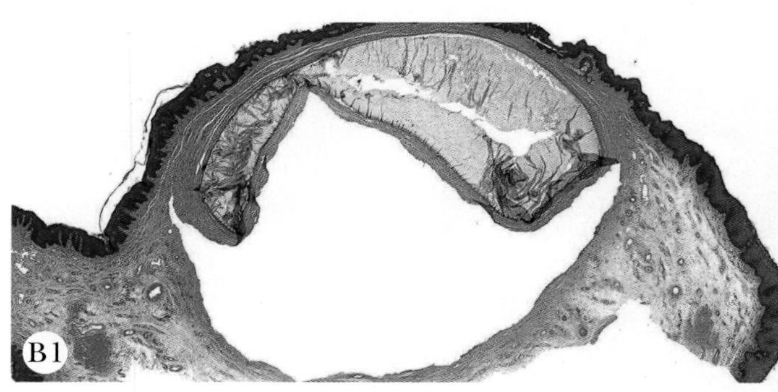

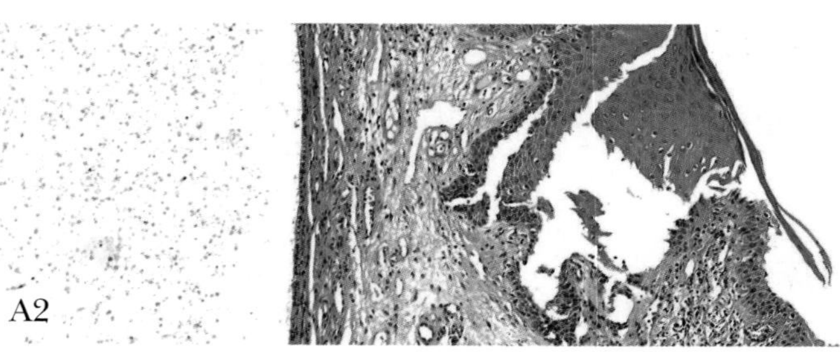

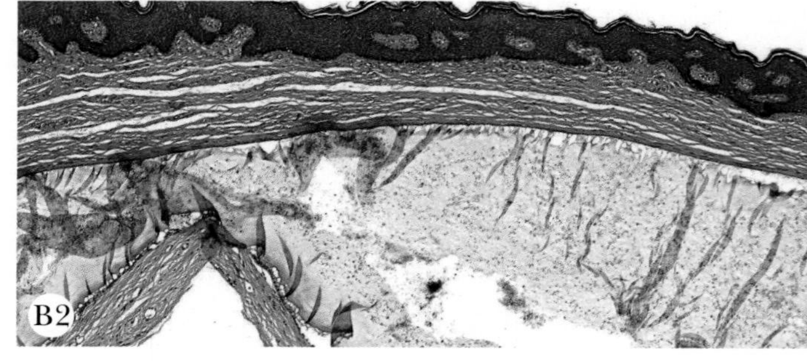

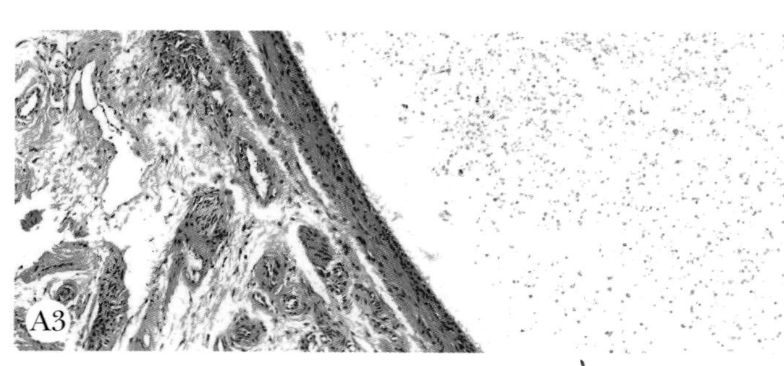

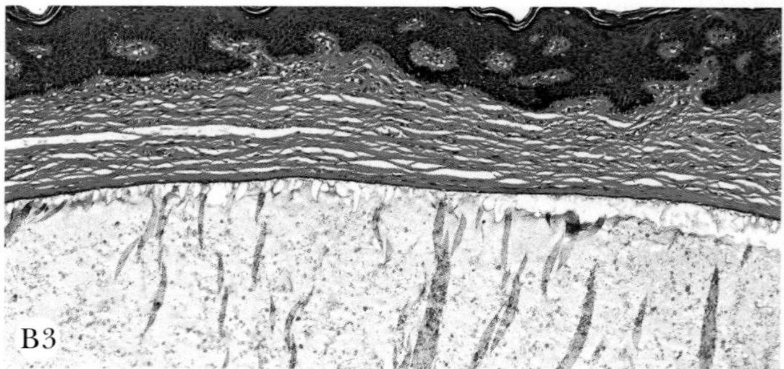

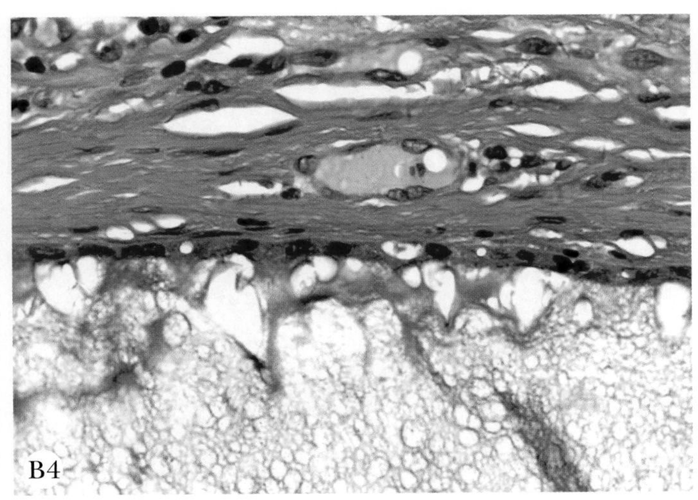

图 25.2.6B　外阴纤毛性囊肿　女，38 岁，双大阴唇皮下结节 7 年。病理示真皮内囊肿，囊壁为立方形纤毛性上皮，含黏液。

25.2.7　中缝囊肿（median raphe cyst）

病理改变

a 单房性不规则的囊肿，可与上方表皮相连。

b 有 1 ～ 5 层假复层柱状上皮形成的囊壁，也可为复层鳞状上皮。

c 有些上皮细胞胞质透明，少数细胞可含有黏液。

病理鉴别诊断

发病部位及病理特征易与其他囊肿鉴别。

临床特点

a 多见于青年男性，儿童也可发生。

b 皮损发生于阴茎腹侧至肛周区域，尤其多见于龟头。

c 为直径数毫米的单发性囊肿，也可多发。

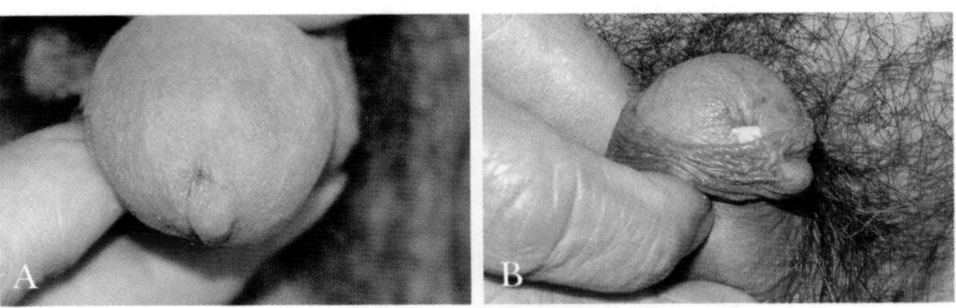

图 25.2.7　中缝囊肿（median raphe cyst）

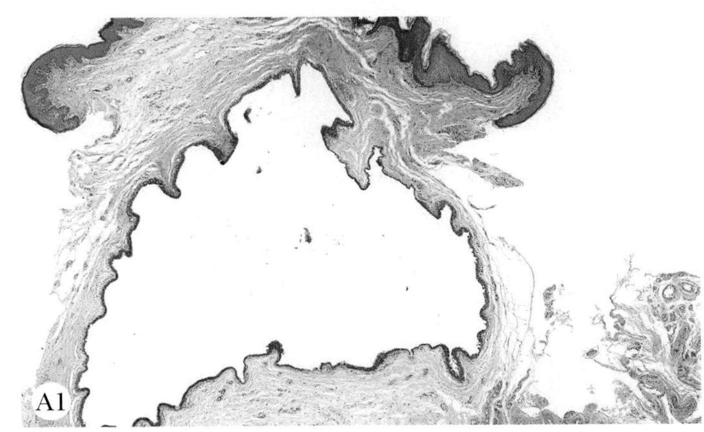

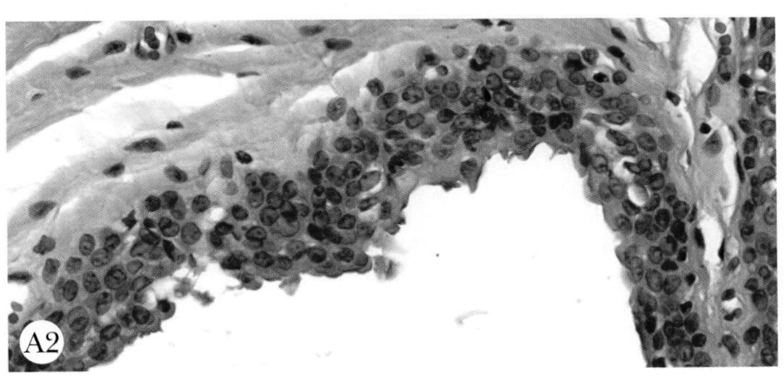

图 25.2.7A　中缝囊肿　男，42 岁，尿道口旁囊性皮疹 2 年余，破溃后流出淡红色液体。病理示真皮内囊肿，囊壁为假复层柱状上皮。

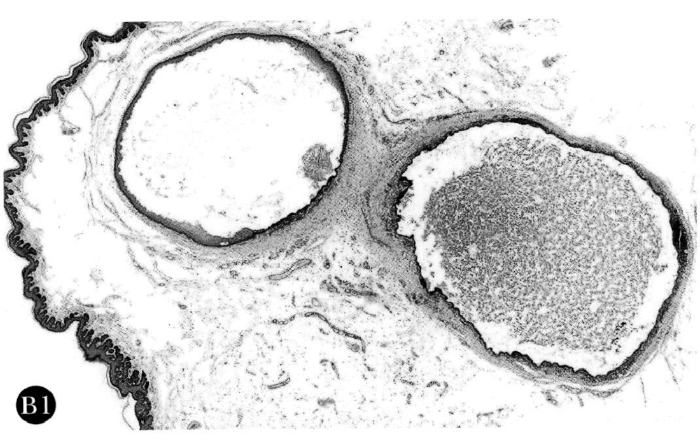

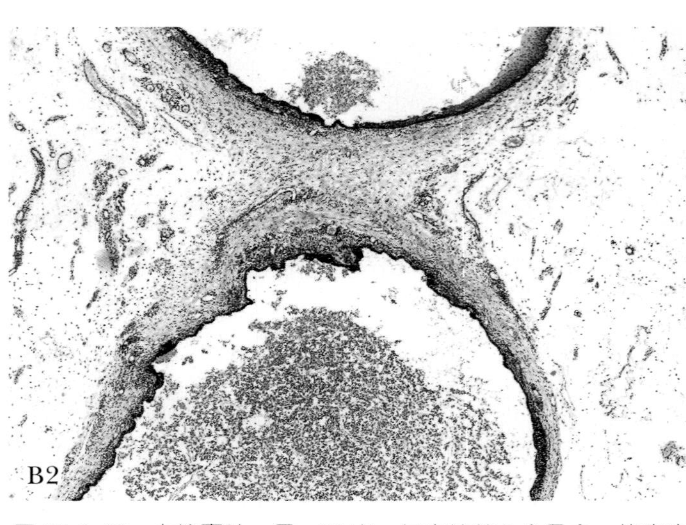

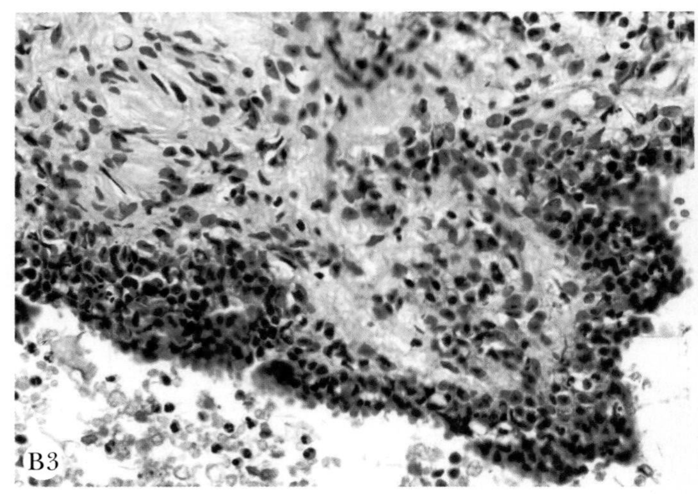

图 25.2.7B　中缝囊肿　男，79 岁，包皮结节 6 个月余，伴疼痛 10 天。病理示真皮内可见两个囊肿，囊壁为假复层柱状上皮，腔面的细胞内可见大量黏液。

25.3　假性囊肿（pseudocyst）

25.3.1　指（趾）黏液囊肿（digital mucous cyst）

病理改变

a 外生性丘疹损害，表皮萎缩变薄，囊壁为受压的胶原纤维。

b 真皮内胶原显著疏松，大量黏蛋白沉积，胶样铁染色阳性，边界较清楚。

c 无明显囊壁，仅可见压缩的胶原形成的假性囊壁。

病理鉴别诊断

该病特殊的好发部位及界线清楚的局限性黏液沉积可与丘疹性黏蛋白病及黏液水肿鉴别。

临床特点

a 位于甲皱襞近侧，为半球状囊性结节。

b 有触痛及自发痛，不能自行消退。

c 可穿刺出黏液物质。

临床鉴别诊断

指（趾）纤维瘤

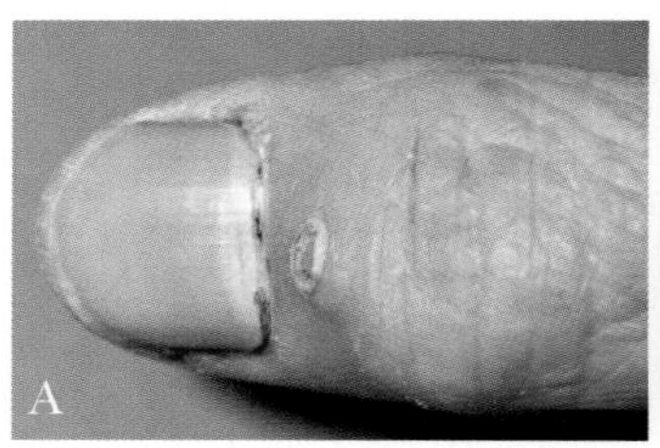

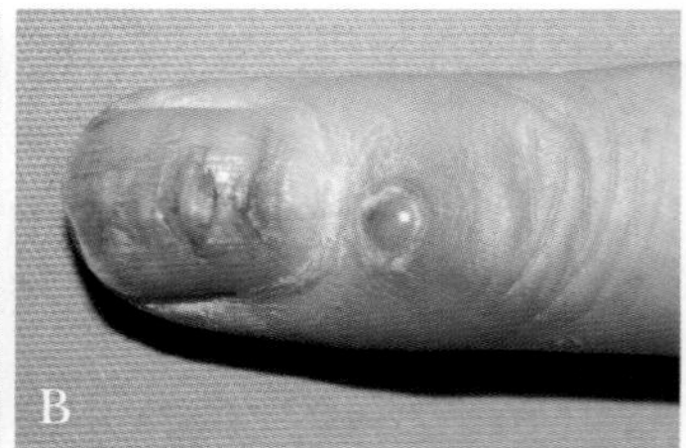

图 25.3.1　指趾黏液囊肿（digital mucous cyst）

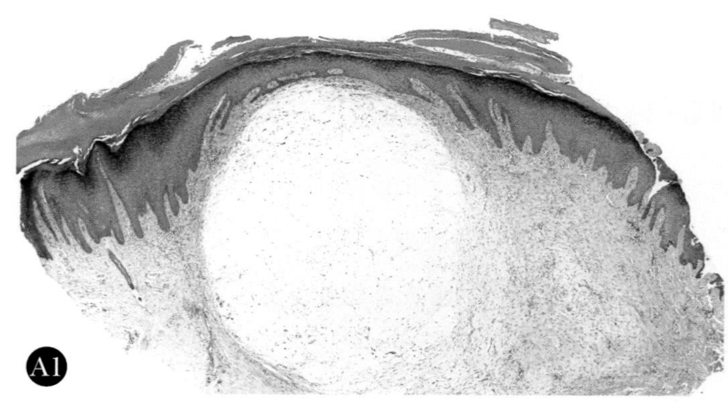

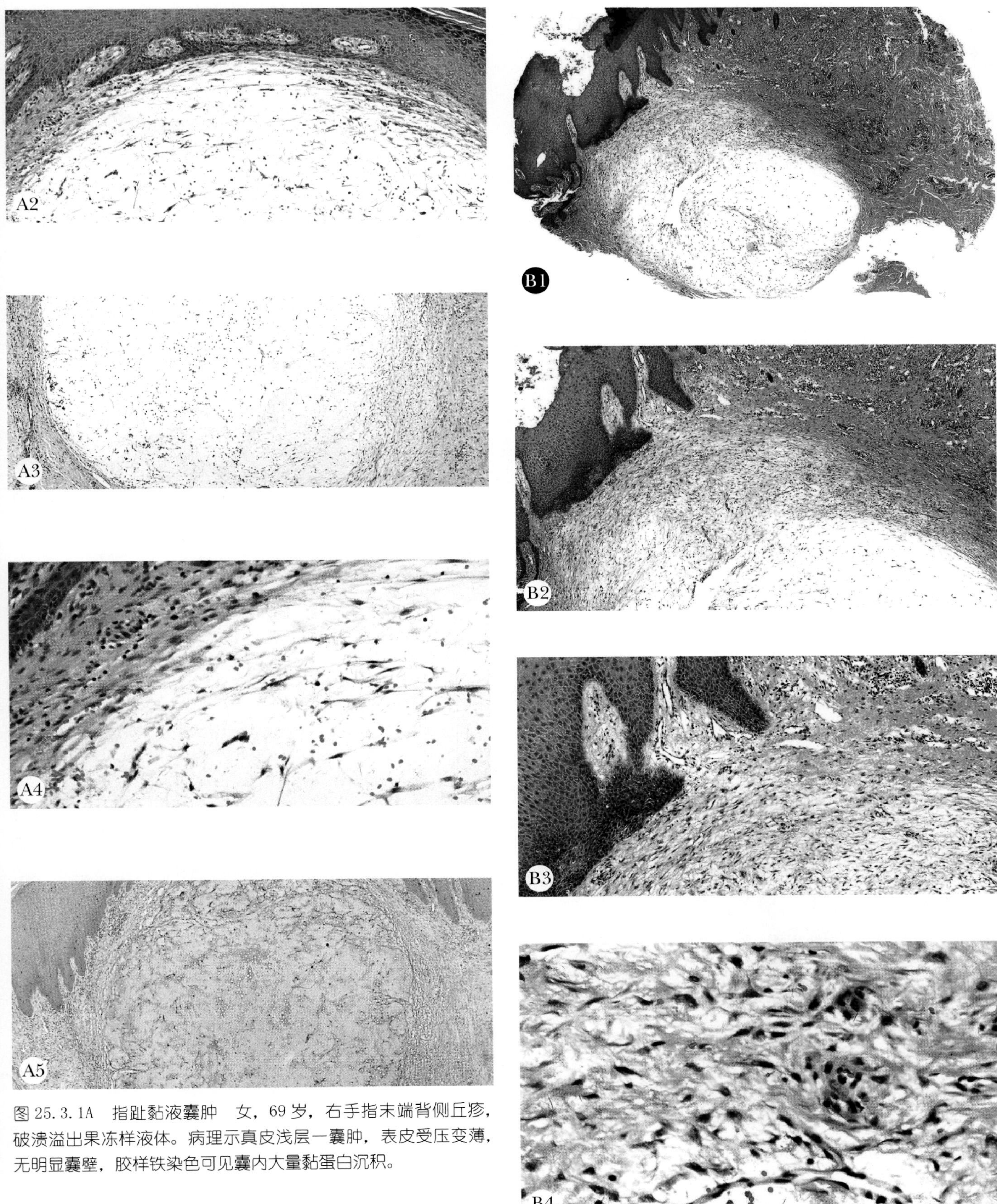

图 25.3.1A 指趾黏液囊肿 女，69 岁，右手指末端背侧丘疹，破溃溢出果冻样液体。病理示真皮浅层一囊肿，表皮受压变薄，无明显囊壁，胶样铁染色可见囊内大量黏蛋白沉积。

图 25.3.1B 指趾黏液囊肿 男，59 岁，右手中指包块 1 年，可吸出清亮液体。病理示真皮浅层一囊肿，无明显囊壁，胶原疏松。

25.3.2 黏膜黏液囊肿（mucous cyst of mucosa）

病理改变

a 与指（趾）黏液囊肿类似，表现为局灶性黏蛋白沉积，无真性囊壁。

b 表皮萎缩变薄，呈黏膜表皮特点。

病理鉴别诊断

发生在嘴唇部位的黏液囊肿需要和静脉湖鉴别。

临床特点

a 唇、舌部位的淡蓝色小丘疹，可能与局部唾液腺导管破裂相关。

b 可穿刺出黏液物质。

临床鉴别诊断

静脉湖

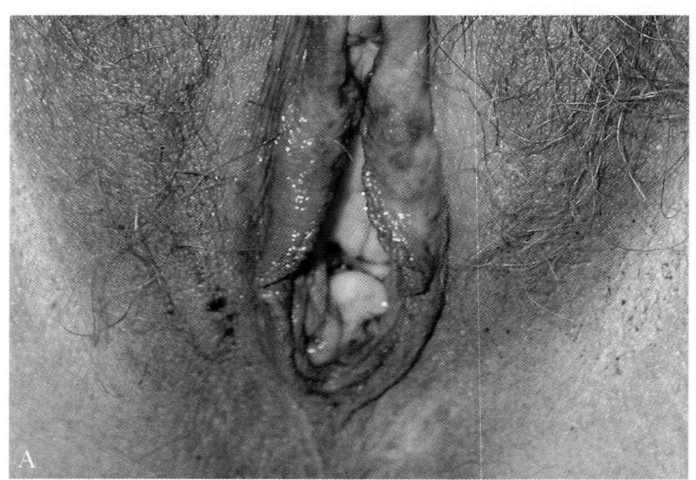

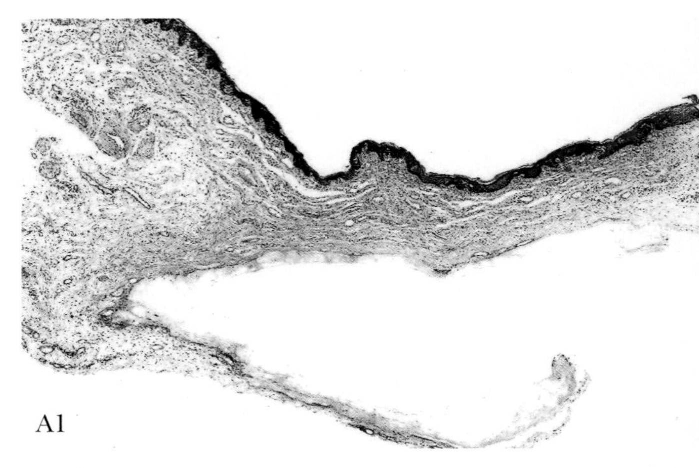

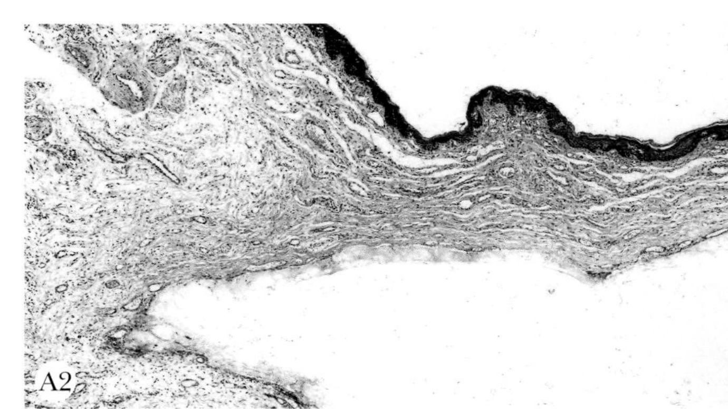

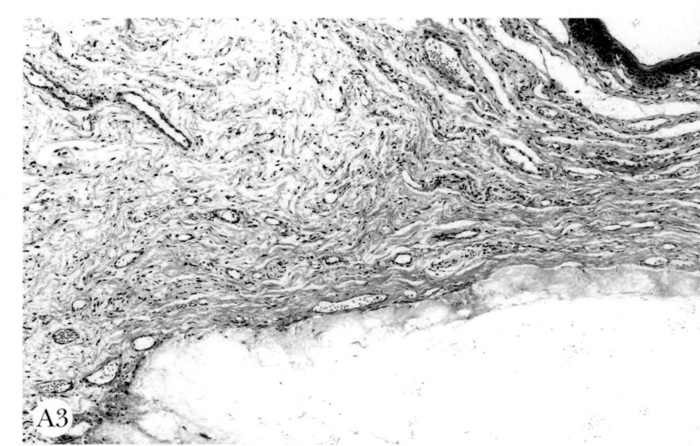

图 25.3.2 黏膜黏液囊肿（mucous cyst of mucosa）

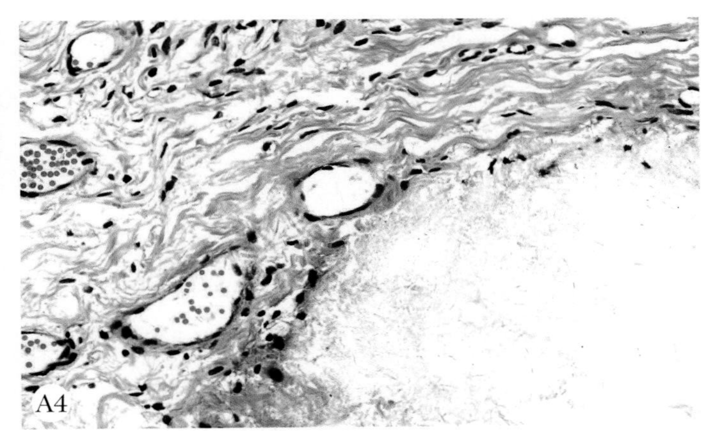

图 25.3.2A 黏膜黏液囊肿 女，45 岁，左小阴唇、阴蒂部疼痛 2 个月，反复溃疡 1 个月。病理示真皮内可见一囊腔，无明显囊壁。

25.3.3 腱鞘囊肿（ganglion cyst）

病理改变

a 皮下囊腔，囊内容物为黏液样物质。

b 囊壁不规则，由成纤维细胞和胶原纤维构成，为成纤维细胞的增生和纤维化。

病理鉴别诊断

腱鞘纤维瘤：不产生囊性结构。

临床特点

a 多见于中年和青年女性，好发于腕部背侧及足背，也可见于大关节附近的肌腱和腱膜。

b 表现为圆形光滑的皮下结节，活动性好，囊肿大时可有波动感。

c 压迫明显时可引起疼痛等不适症状。

临床鉴别诊断

脂肪瘤等良性软组织肿瘤

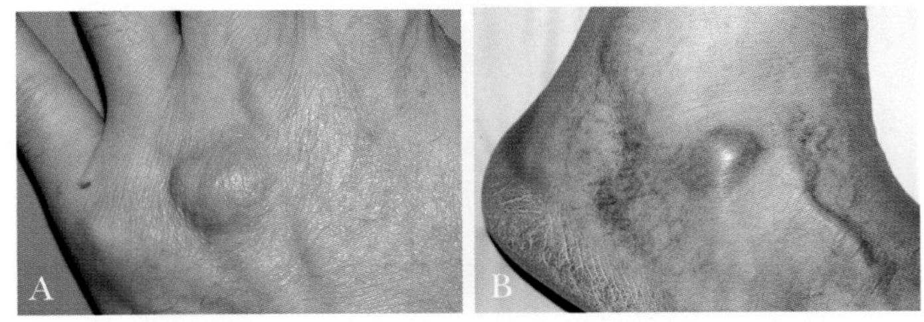

图 25.3.3 腱鞘囊肿（ganglion cyst）

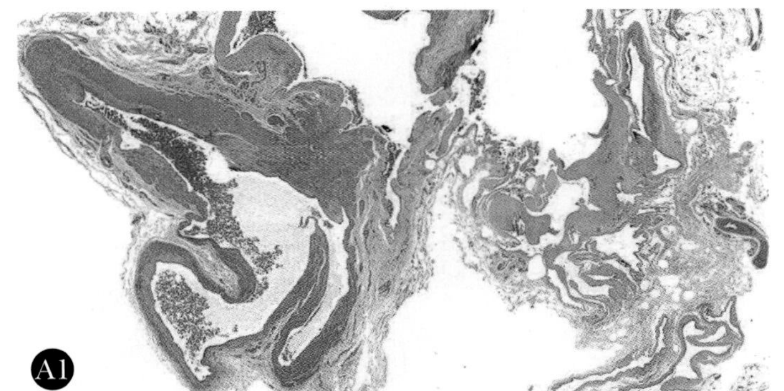

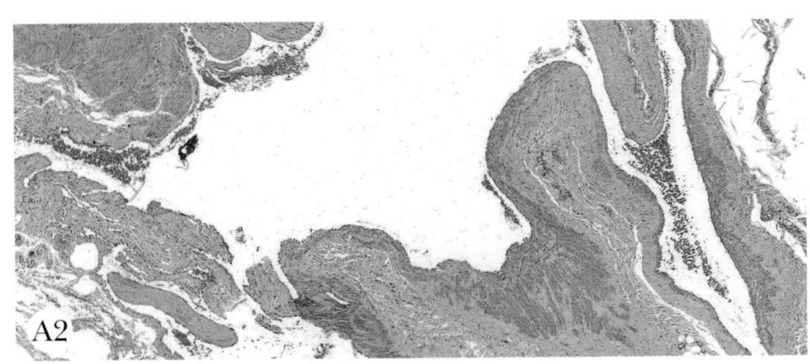

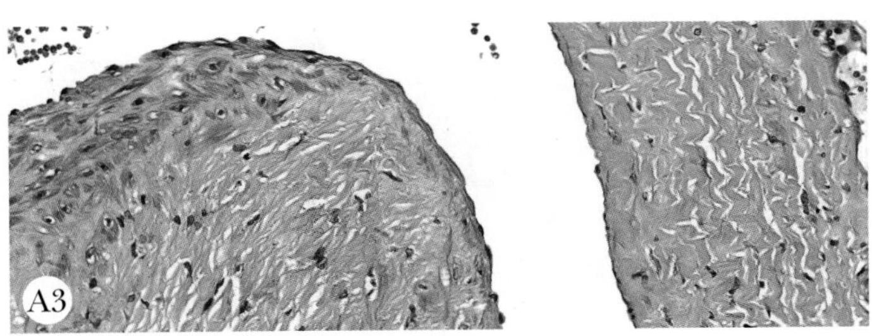

图 25.3.3A 腱鞘囊肿 女，63 岁，左手背皮下包块 30 年。病理示真皮内多个不规则囊腔，囊壁为成纤维细胞和胶原。

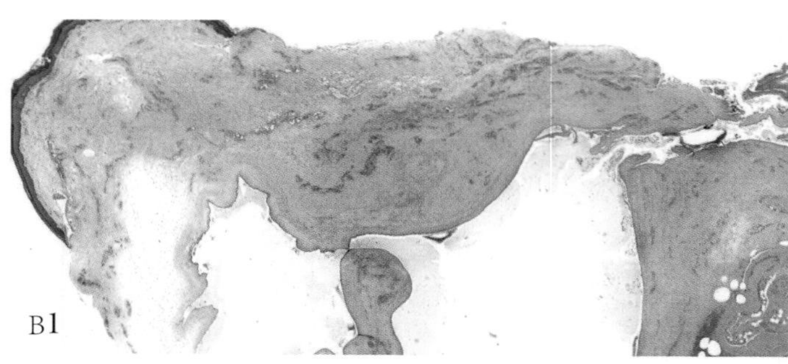

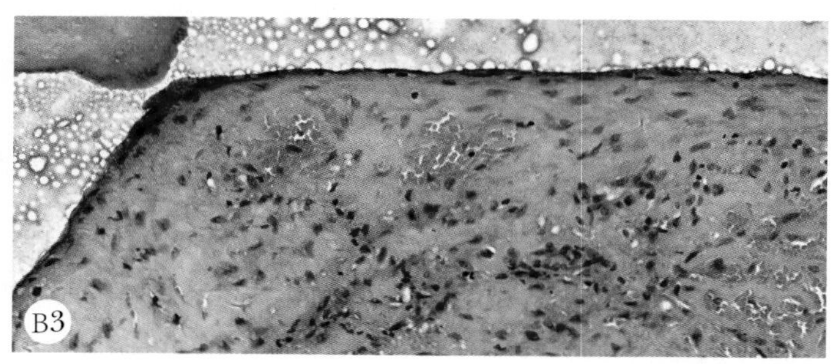

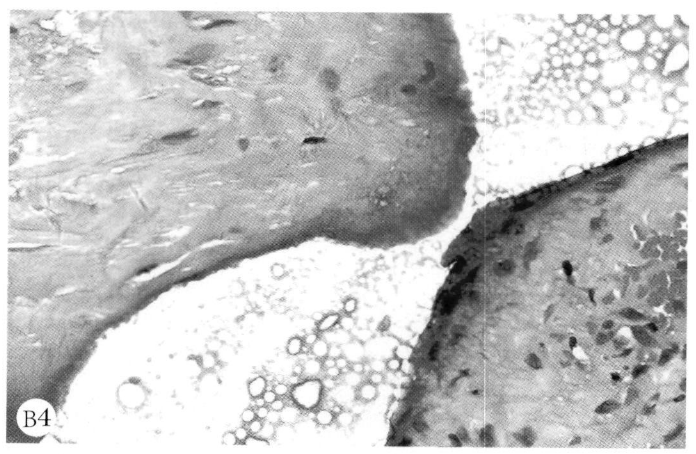

图25.3.3B　腱鞘囊肿　男，48岁，右足背部包块1年余，渐增大，可反复吸出清亮液体。病理示真皮内多个不规则囊腔，囊壁为成纤维细胞和胶原，囊内见黏液物质。

25.3.4　化生性滑膜囊肿（metaplastic synovial cyst）

病理改变

a 位于真皮内，表现为不规则裂隙样囊腔。

b 囊内有宽带状绒毛状突起及纤维素样物质附着。

c 囊壁由成纤维细胞及胶原纤维组成，形成乏细胞的透明区域和富于细胞的区域，有时可见多核巨细胞。

d 囊壁周围可形成慢性炎性肉芽肿和瘢痕组织。

病理鉴别诊断

指（趾）黏液囊肿：无裂隙样囊腔。

藏毛囊肿：囊中可见毛碎片，有密集的炎症细胞浸润。

临床特点

a 可发生于任何部位。

b 发病前多有创伤史，包括局部注射、瘢痕切除及针刺等。

临床鉴别诊断

缝线肉芽肿

基底细胞癌

平滑肌瘤

25.3.5　耳廓假性囊肿（pseudocyst of auricle）

病理改变

a 囊肿发生于软骨内。

b 无上皮性囊壁，局部无炎症反应。

c 囊内含有淡黄色无菌液体，富有白蛋白。

d 腔内可见纤维或变性组织。

e 可见软骨变性改变。

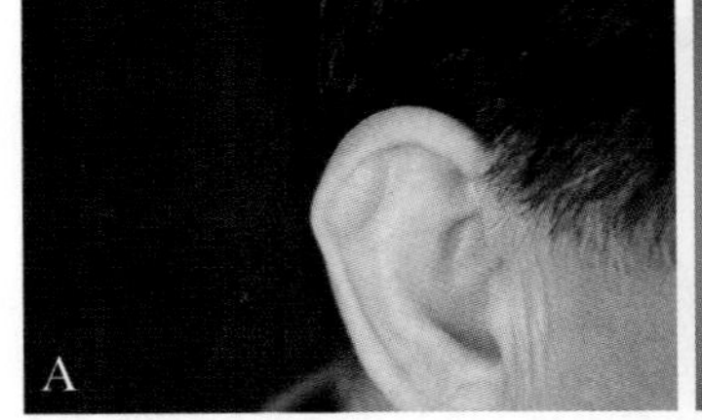

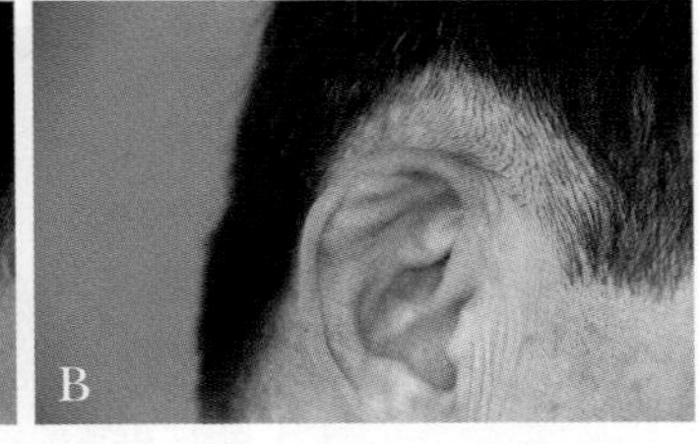

图 25.3.5　耳廓假性囊肿（pseudocyst of auricle）

病理鉴别诊断

皮下软骨周围血肿：发病前有外伤史，软骨内见大片出血区。

复发性多软骨炎：软骨周围可见大量炎症，可与耳廓假性囊肿鉴别。

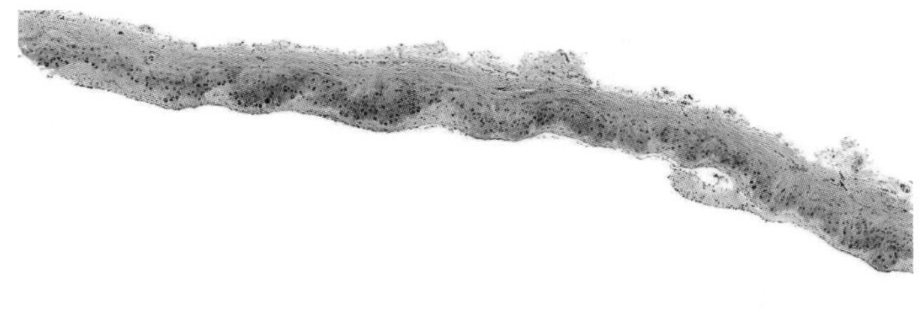

临床特点

a 绝大多数见于男性，任何年龄均可发病，但中年多见。

b 本病可能是耳廓的发育异常伴有缺血性坏死和外伤而引起。

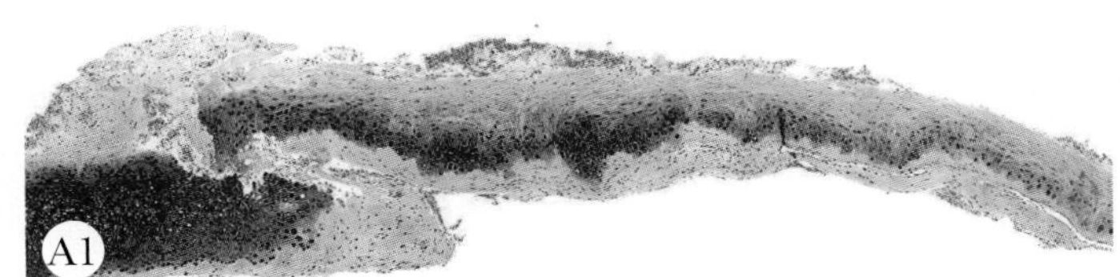

c 皮损位于耳廓的前上部，多为单侧，偶有双侧发病。

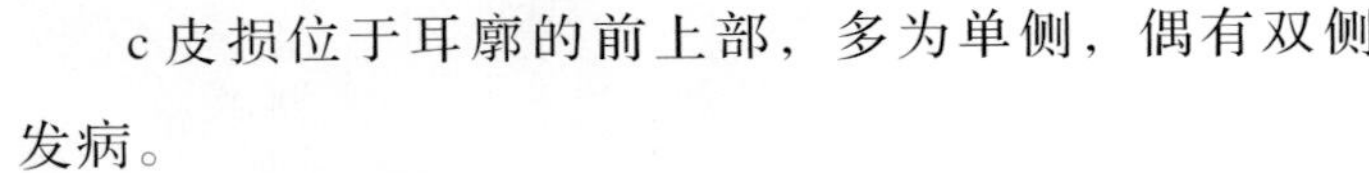

d 囊性耳廓肿胀，病程数周。

e 多无自觉症状。

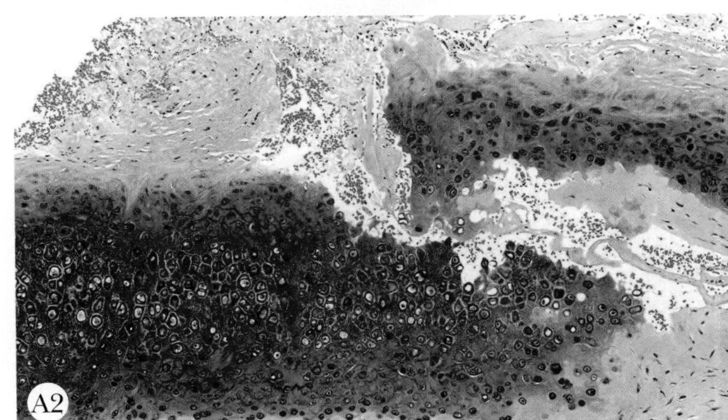

临床鉴别诊断

皮下软骨周围血肿

复发性多软骨炎

别名

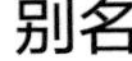

软骨内假性囊肿（endochondral pseudocyst）

囊性软骨软化（cystic chondromalacia）

软骨内囊肿（intracartilaginous cyst）

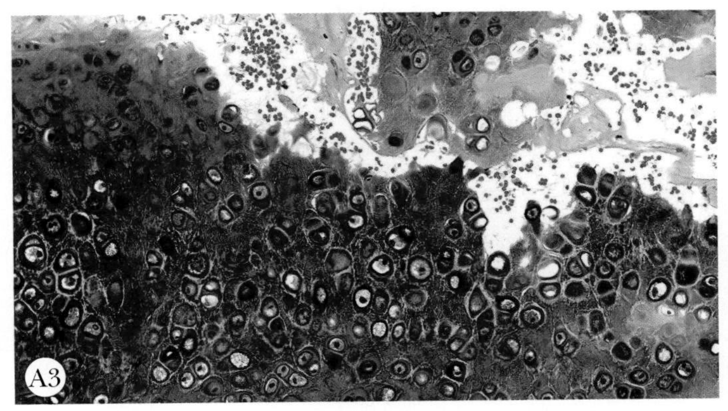

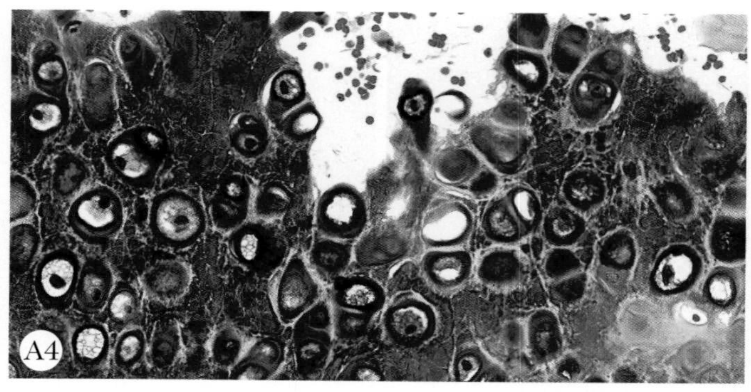

图 25.3.5A　耳廓假性囊肿　男，63 岁，右耳廓囊肿 2 个月，渐增大，有压痛。病理示囊肿发生在软骨内，仅显示部分囊壁，无内膜成分。无炎性反应。

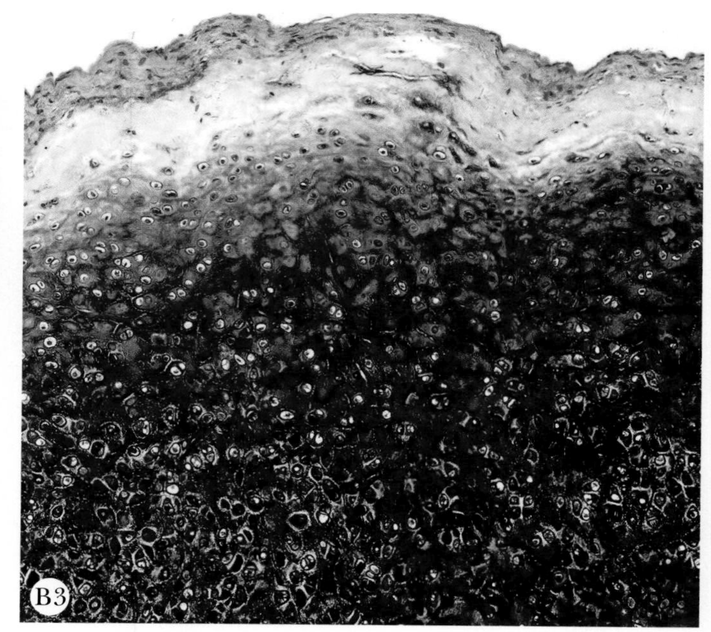

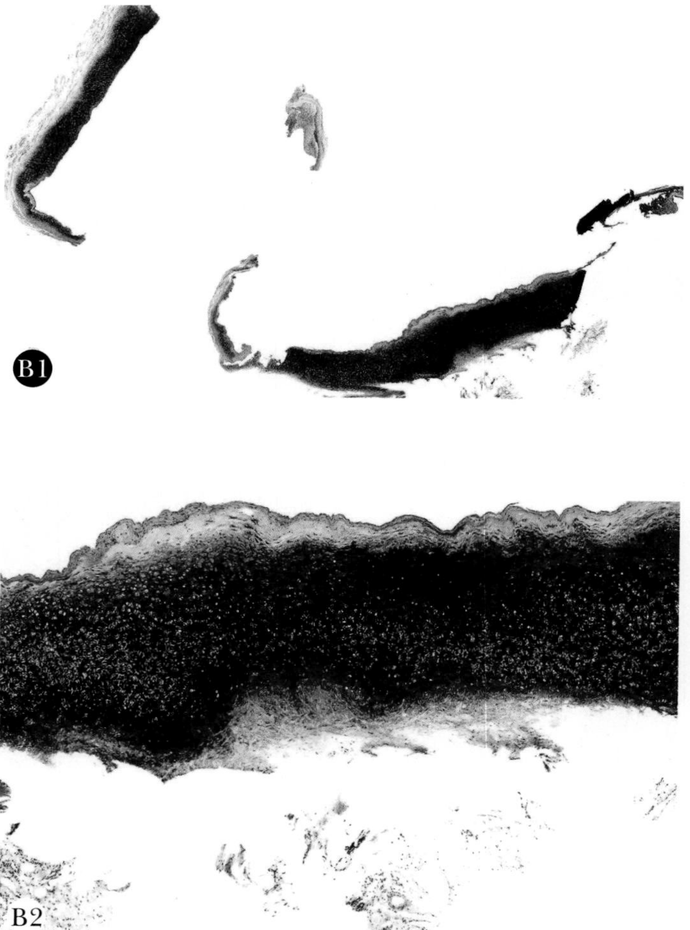

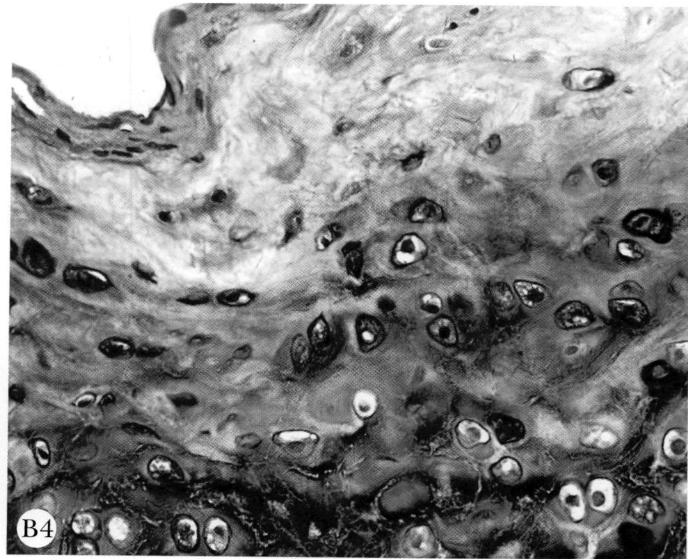

图 25.3.5B　耳廓假性囊肿　男，58 岁，右耳廓囊肿 2 个月余。病理示囊肿发生在软骨内，无炎症细胞，囊壁为软骨细胞，无内膜，囊肿缘细胞部分退化红染，尚可见部分囊液为血清样物质。

25.3.6 藏毛囊肿（pilonidal cyst）

病理改变

a 囊腔内可见毛干。

b 囊肿周围大量中性粒细胞及淋巴细胞、组织细胞浸润，使囊壁不易看清。

c 囊肿位于真皮下部或皮下组织。

d 囊壁为复层鳞状上皮，或为纤维性囊壁。

病理鉴别诊断

Crohn 病：该病因有炎性瘘管与藏毛囊肿相似，但缺乏囊壁及囊内的毛干。

真皮深部的其他感染性疾病：无囊壁及囊内毛干，可分离出致病菌，有助于鉴别诊断。

临床特点

a 先天或后天发生，男性多见，仅发生于骶尾部。

b 局部可有炎性反应。

c 偶可因长期慢性炎症发生侵袭性鳞癌。

别名

藏毛性窦道（pilonidal sinus）

26　成纤维细胞增生性疾病（proliferations of fiberblast cells）

高天文　高继鑫　廖文俊

26.1　纤维成分为主的成纤维细胞增生性疾病
26.1.1　皮赘
26.1.2　肥厚性瘢痕和瘢痕疙瘩
26.1.3　腱鞘纤维瘤
26.1.4　血管纤维瘤
26.1.5　细胞性血管纤维瘤
26.1.6　韧带样纤维瘤病
26.1.7　钙化性腱膜纤维瘤
26.1.8　肢端纤维角皮瘤
26.1.9　席纹状胶原瘤
26.1.10　多形性纤维瘤
26.1.11　项部纤维瘤
26.1.12　结缔组织增生性纤维母细胞瘤
26.1.13　指厚皮症
26.1.14　指节垫
26.1.15　婴儿纤维错构瘤
26.1.16　变形综合征

26.2　细胞成分为主的成纤维细胞增生性疾病
26.2.1　皮肤纤维瘤
26.2.2　结节性筋膜炎
26.2.3　增生性筋膜炎和增生性肌炎
26.2.4　缺血性筋膜炎
26.2.5　皮肤炎性假瘤
26.2.6　腱鞘巨细胞瘤
26.2.7　浅表肢端纤维黏液瘤
26.2.8　包涵体性纤维瘤病
26.2.9　幼年性透明纤维瘤病

26.3　弹力纤维瘤及肌纤维瘤
26.3.1　弹力纤维瘤
26.3.2　皮肤肌纤维瘤
26.3.3　肌纤维瘤和肌纤维瘤病
26.3.4　血管肌纤维母细胞瘤

26.4　低度恶性及局部侵袭的成纤维细胞肿瘤
26.4.1　隆突性皮肤纤维肉瘤
26.4.2　巨细胞纤维母细胞瘤
26.4.3　非典型纤维黄瘤
26.4.4　血管外皮瘤－孤立性纤维性肿瘤
26.4.5　丛状纤维组织细胞瘤
26.4.6　血管瘤样纤维组织细胞瘤
26.4.7　低度恶性软组织巨细胞肿瘤
26.4.8　黏液炎性成纤维细胞肉瘤
26.4.9　婴儿型纤维肉瘤
26.4.10　掌/跖纤维瘤病
26.4.11　阴茎纤维瘤病

26.5　恶性成纤维细胞肿瘤
26.5.1　纤维肉瘤
26.5.2　恶性纤维组织细胞瘤/多形性未分化肉瘤
26.5.3　上皮样肉瘤

成纤维细胞（fibroblast）是一个异质性细胞群，曾被译为纤维母细胞。静息状态下偶被称为纤维细胞（fibrocyte）。表达 α－平滑肌肌动蛋白（α－SMA）时称肌纤维细胞（myofibroblast）。具有组织细胞样吞噬能力时称纤维组织细胞（fibrohistiocyte）。由于成纤维细胞形态上、功能上的异质性，造成对此类增生性疾病的认知非常混乱，本章对分类的名称略加简化，如将“纤维细胞、成纤维细胞和纤维组织细胞增生性疾病”直接用成纤维细胞增生性疾病替代，但对疾病名称、分类只能依据以往的认识进行，期待着未来能将一些病名予以合并、删除。

26.1 纤维成分为主的成纤维细胞增生性疾病（proliferation of fibroblast cells with prominent collagen）

26.1.1 皮赘（skin tag）

病理改变

a 外生性损害，由表皮包绕疏松的纤维结缔组织形成。

b 结缔组织核心由疏松结缔组织、纤维细胞、胶原纤维和成熟脂肪细胞组成。

c 部分发生蒂扭转或损伤的病例不同程度地出现炎症、血管充血、结缔组织变性和坏死。

d 可分为三型，各型特点如下：

袋或蒂型：表皮萎缩、变薄，表皮突变平，真皮可变薄，脂肪细胞增生；

丝状型：表皮乳头瘤样增生，角化过度，棘层肥厚，真皮毛细血管扩张；

沟状小丘疹型：表皮乳头瘤样增生，角化过度，棘层肥厚，可见角质囊肿。

病理鉴别诊断

脂溢性角化病：基底部较平坦，以表皮增生为主。

血管纤维瘤：毛细血管增生及纤维化明显。

浅表脂肪瘤样痣：皮损大，不呈息肉状。

丝状疣：可见挖空细胞。

临床特点

a 好发于中老年，女性多见，常发生在绝经期。

b 部分病例与结肠息肉有关。

c 好发于颈部、腋下、腹股沟等多皱褶部位。

d 单发袋状者好发于躯干、四肢，为 1cm 左右柔软袋状隆起皮面的肿物，底部常有蒂。

e 多发丝状者好发于颈部、腋部，为丝状柔软、隆起皮面的肿物，皮色或淡褐色，表明平滑。

26.1.1

f 沟状小丘疹型为丝状突起，单个质软。

g 无自觉症状。

临床鉴别诊断

皮肤假肉瘤样息肉

皮内痣（昂纳痣）

脂溢性角化病

丝状疣

别名

软纤维瘤（soft fibroma）

纤维上皮息肉（fibroepithelial polyps）

软垂疣（acrochordon）

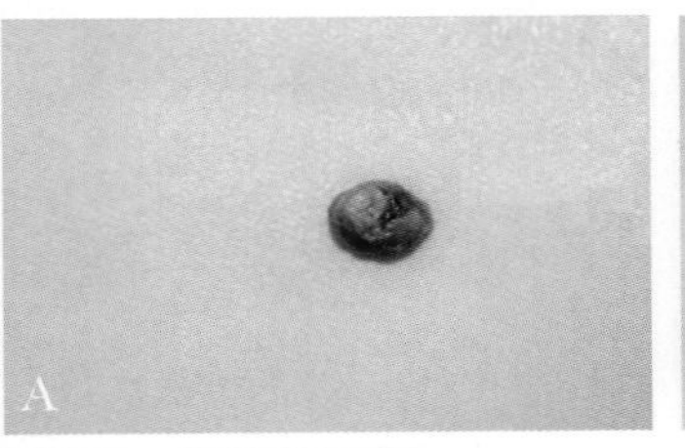

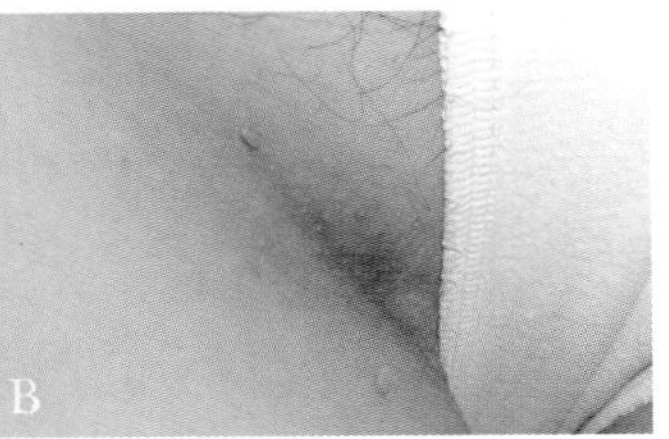

图 26.1.1 皮赘（skin tag）

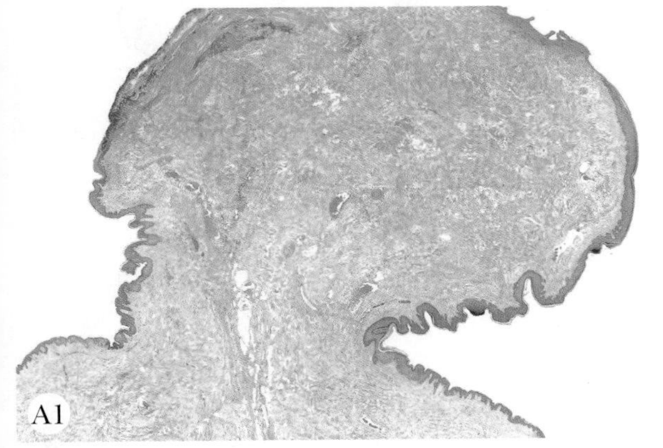

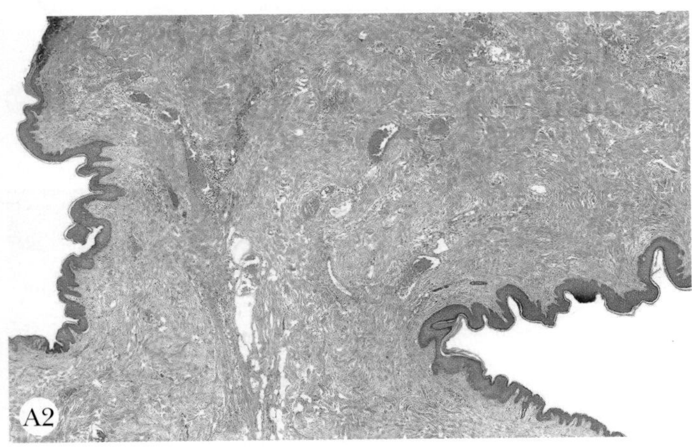

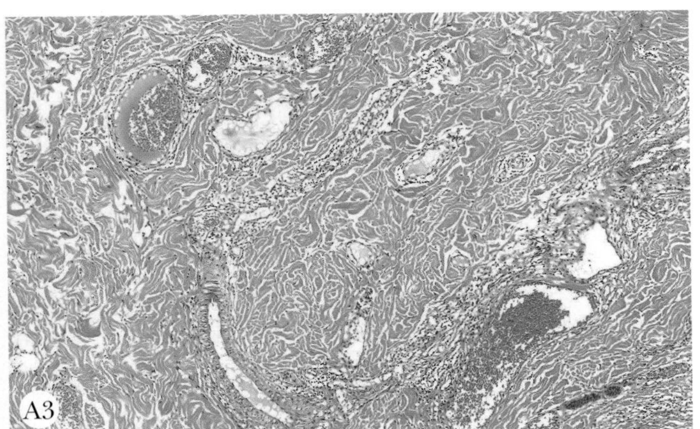

图 26.1.1A 皮赘 女，39 岁，左腰部丘疹 10 年。丘疹皮色，软，缓慢增大呈息肉状，近期磨破后变红、出血、疼痛。病理示皮损为有颈的外生性丘疹，皮损上部有磨破形成的溃疡，内部结构为正常结缔组织，有扩张、充血的小血管。

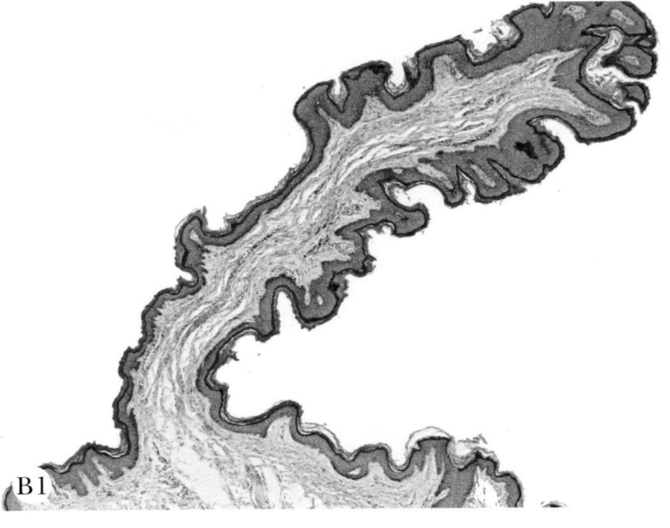

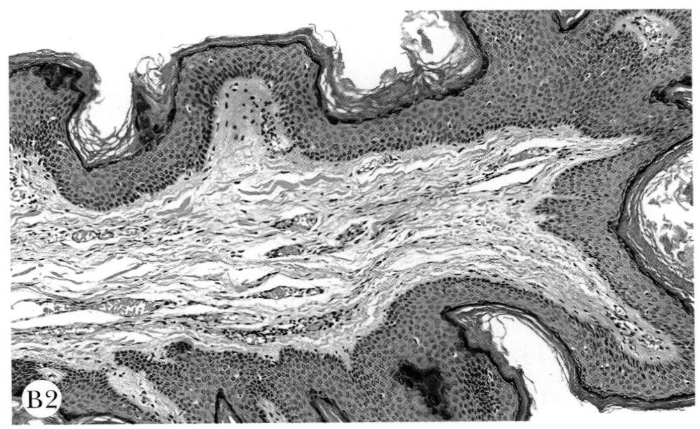

图 26.1.1B 皮赘 女，64 岁，右股根部赘生物 1 年。病理示条索状外生性结构，中度乳头瘤样增生，表皮明显增厚。结缔组织疏松，小血管扩张。

26.1.2 肥厚性瘢痕和瘢痕疙瘩（hypertrophic scar and keloid）

病理改变

a 病变主要位于真皮，无包膜。

b 二者均可见增生的纤维组织排列成旋涡状或结节状。

c 早期成纤维细胞多，胶原束较细，中期胶原纤维和胶原束均增粗，晚期硬化明显，细胞稀少，透明变性易见。

d 肥厚性瘢痕中易见垂直于皮肤的增生血管。

e 瘢痕疙瘩中易见均质、强嗜酸性粗大胶原束。

病理鉴别诊断

皮肤纤维瘤：真皮内成纤维细胞及胶原纤维编织状或车辐状排列，与表皮间有无浸润带。硬斑病及系统性硬化症：主要为胶原增多、硬化，成纤维细胞增生不明显。

临床特点

a 好发于儿童和青年。

b 有色人种易发病，患者常有瘢痕体质，偶有家族史。

c 好发于外伤和手术切口处，常累及胸骨区、颈、肩、耳部和下肢。

d 肥厚性瘢痕病变不超越原有的损伤区域；瘢痕疙瘩超越原有伤口界限且隆起。

e 早期呈红色隆起，质地坚硬，表面光滑；肥厚性瘢痕经数年后可变平，瘢痕疙瘩呈蟹足样伸展，持续存在甚至扩展。

f 一般无自觉症状，偶有痒疼。

g 瘢痕疙瘩较肥厚性瘢痕更易复发。

26.1.2

临床鉴别诊断

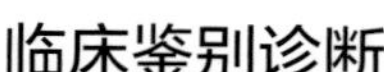

硬斑病

皮肤纤维瘤

硬化型泛发性黄色瘤

瘢痕疙瘩样芽生菌病

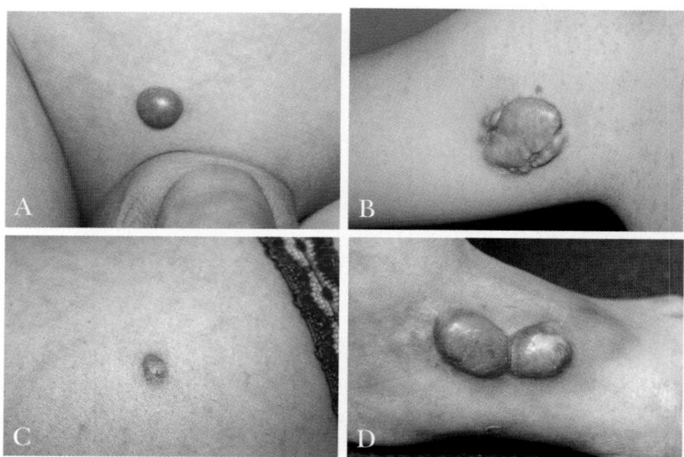

图 26.1.2A~D　瘢痕疙瘩（keloid）

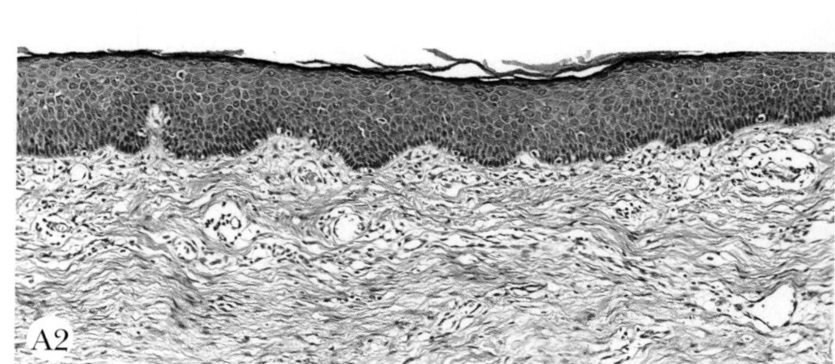

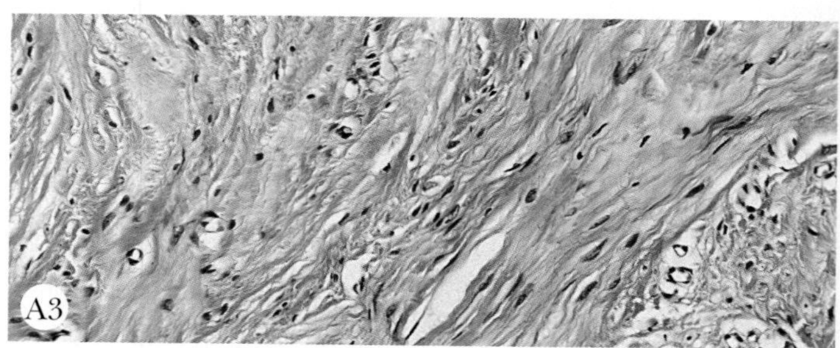

图 26.1.2A　瘢痕疙瘩　男，11 岁，下腹部结节 1 年余，偶感痛。于患水痘后出现。病理示一外生性结节，真皮全层胶原、成纤维细胞增生。近表皮部小血管增生、扩张，少至中等量淋巴细胞浸润，深部胶原均质化。

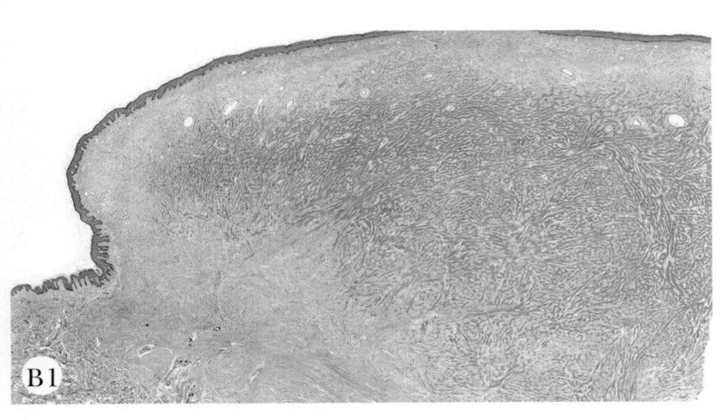

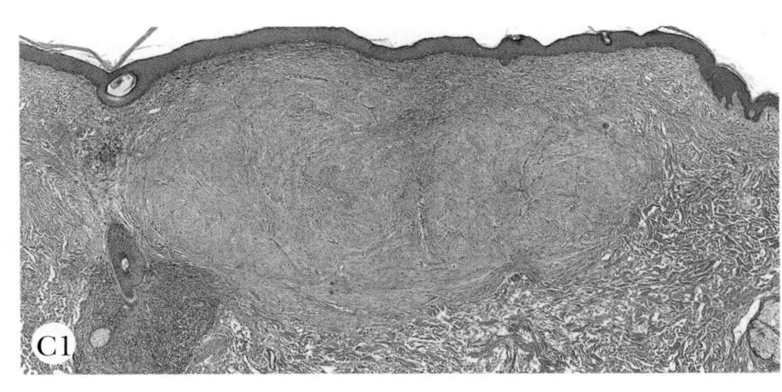

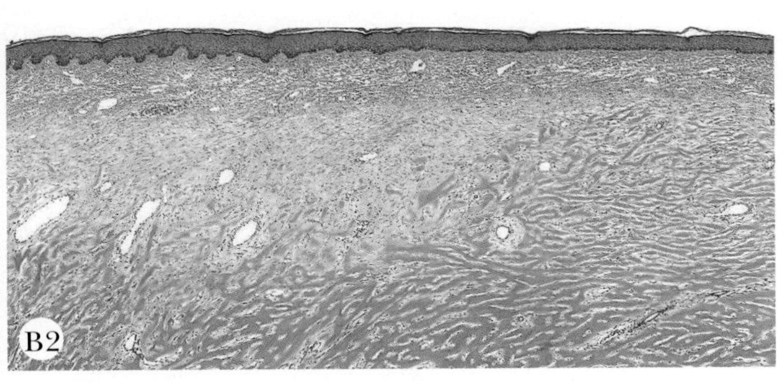

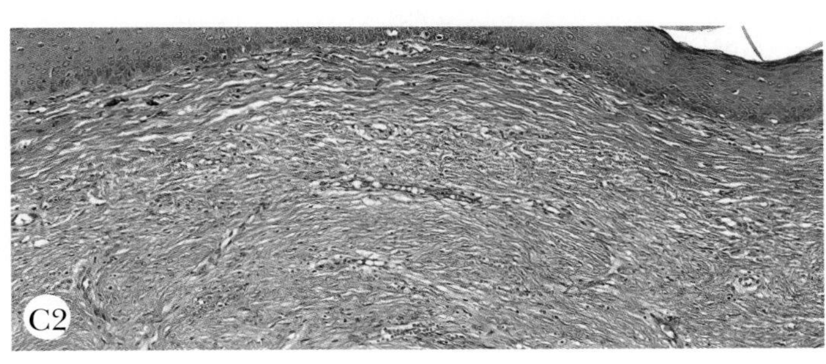

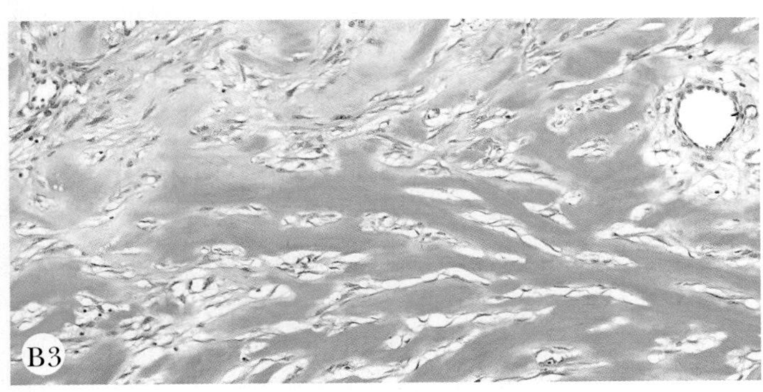

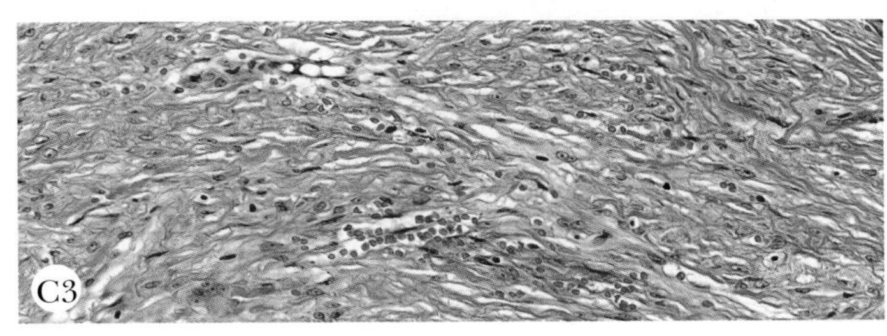

图 26.1.2C　瘢痕疙瘩　女，44 岁，左肩臂色素痣激光治疗后 4 个月，原皮损处增生，较前更大。病理示一小的真皮中部纤维团块，周围较多淋巴细胞浸润。团块成纤维细胞及胶原增生，细胞核仁明显。小血管增生、扩张、充血、出血，少至中等量淋巴细胞浸润。

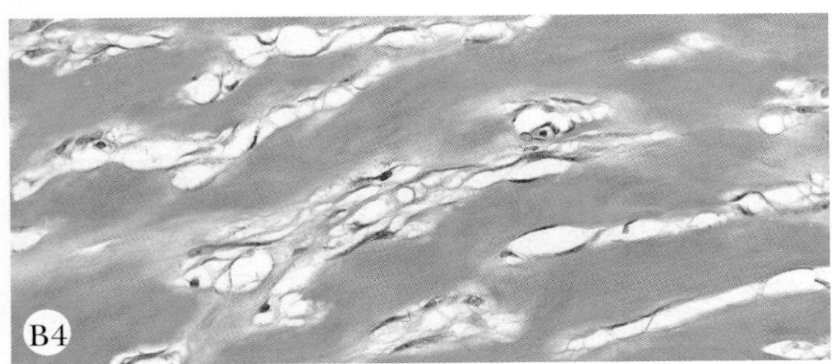

图 26.1.2B　瘢痕疙瘩　女，46 岁，右上臂结节 3 年，手术治疗后进一步增大。病理突出表现为胶原均质化，呈毛玻璃样，强嗜酸性。均质化的胶原间纤维细胞纤细。

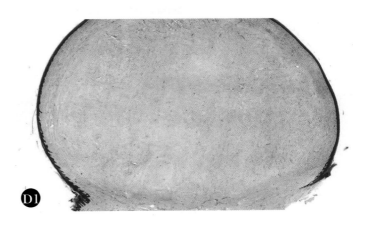

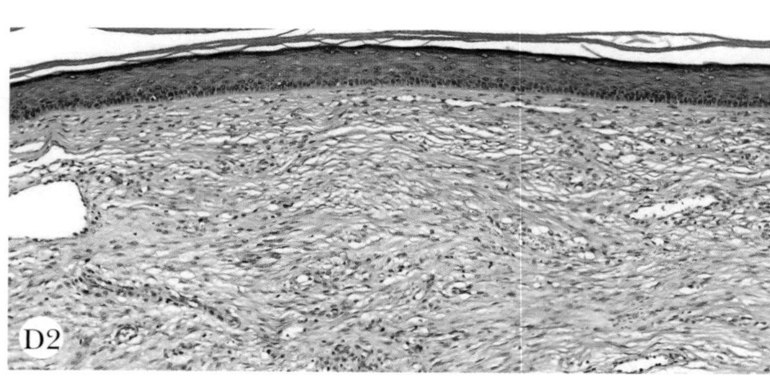

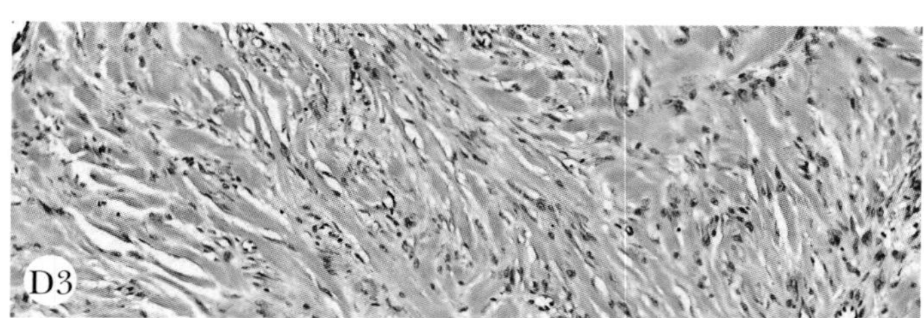

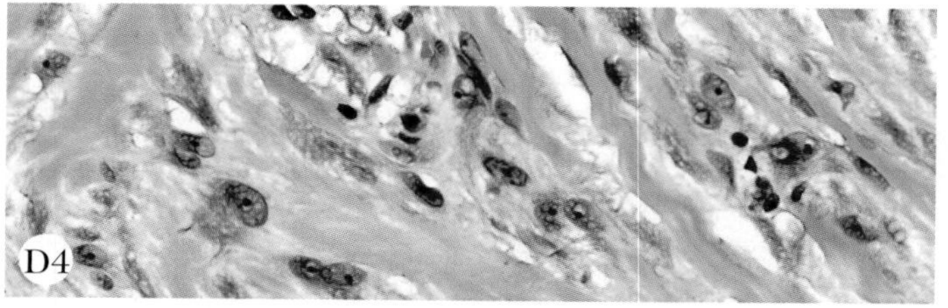

图 26.1.2D 瘢痕疙瘩 男，12 岁，左足结节 1 年。摔伤 2 个月后原损伤处隆起。病理改变与 26.1.2A 类似，但细胞成分更多，胞核及核仁更明显。

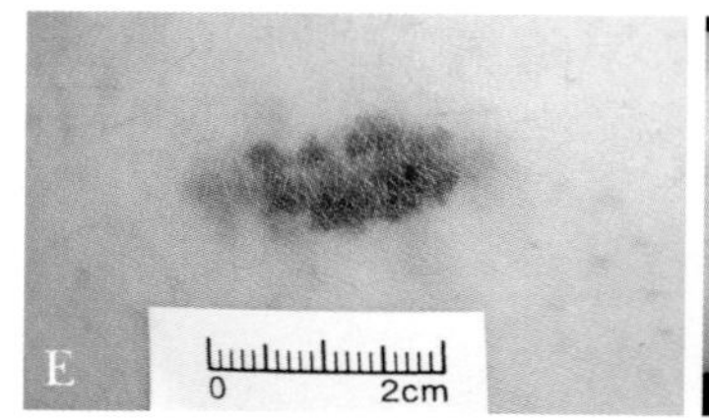

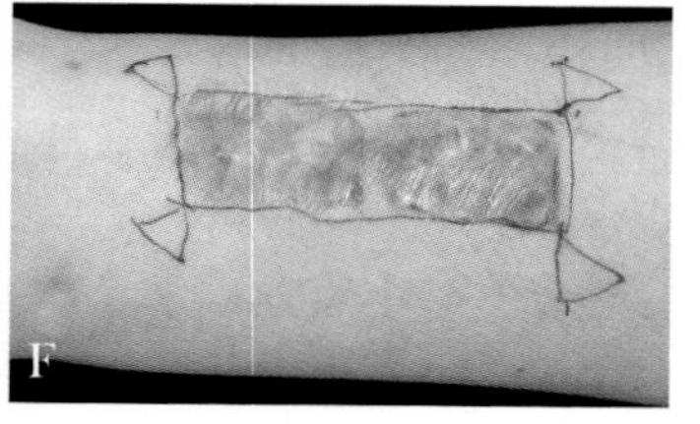

图 26.1.2EF 肥厚性瘢痕（hypertrophic scar）

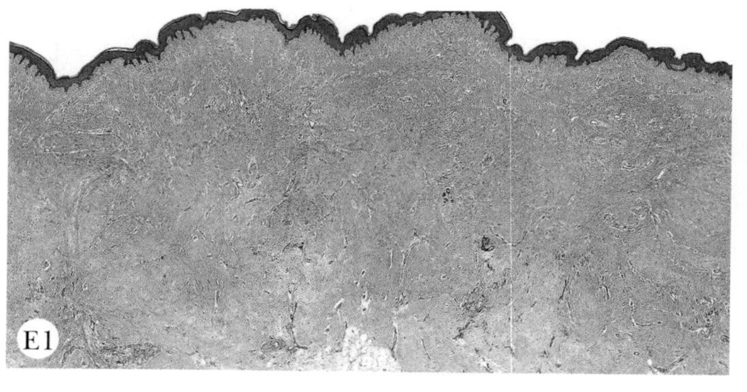

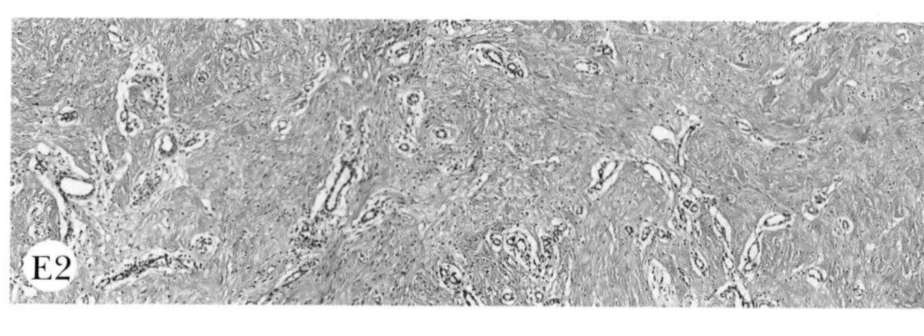

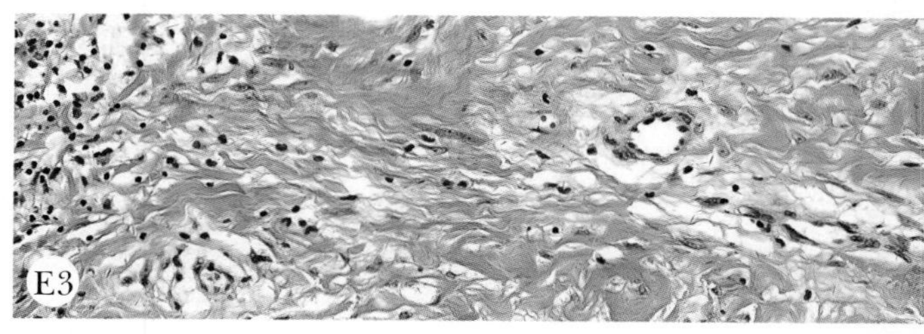

图 26.1.2E 肥厚性瘢痕 女，13 岁，左股皮内痣分次切除术后 6 个月，局部隆起，痒。病理示表皮色素略增多，真皮全层胶原、成纤维细胞及小血管增生，少至中等量淋巴细胞浸润。

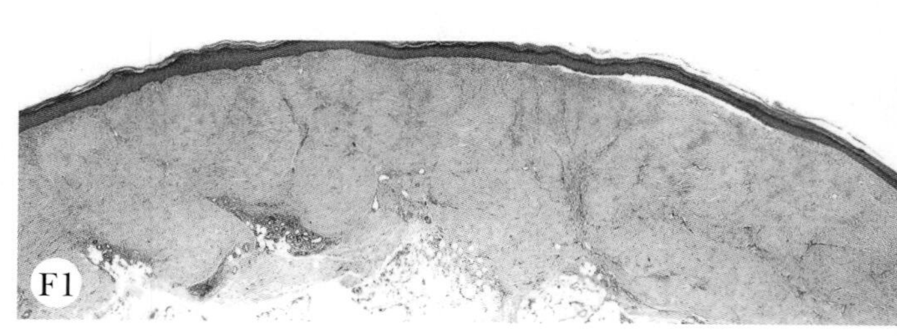

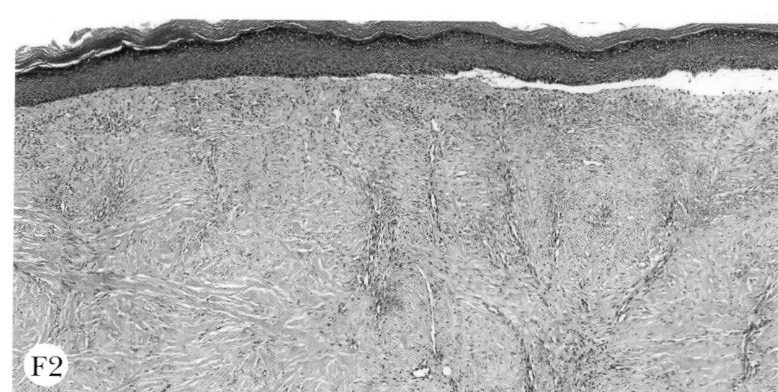

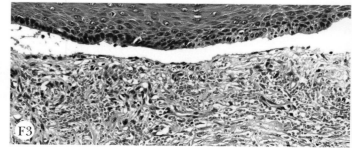

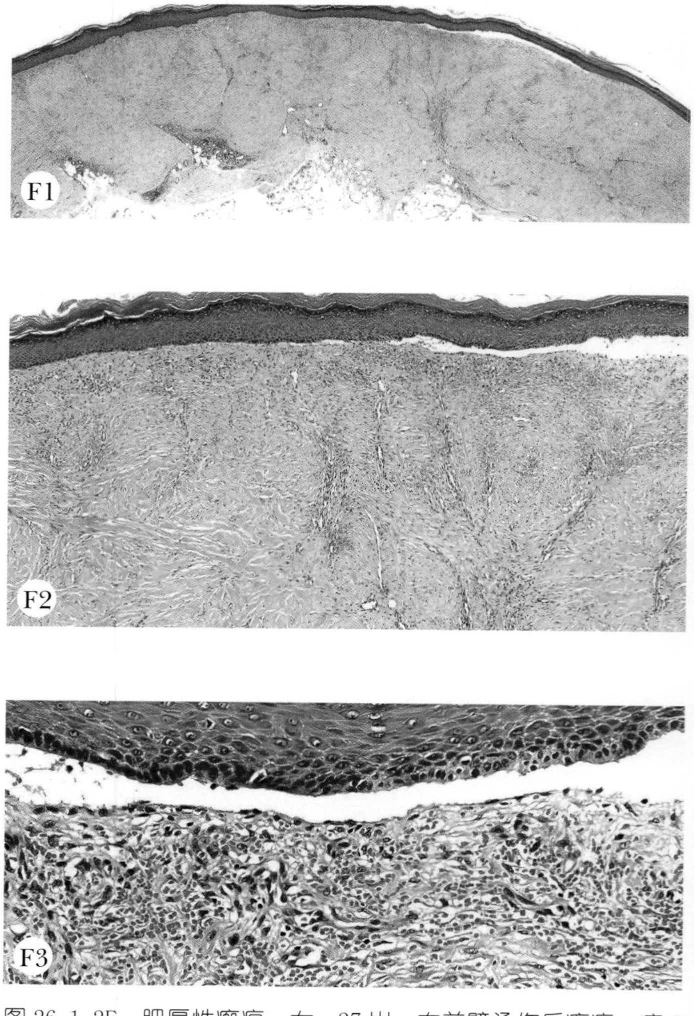

图 26.1.2F 肥厚性瘢痕 女，27 岁，右前臂烫伤后瘢痕，痒 2 个月余。病理示表皮下形成裂隙，真皮成纤维细胞、胶原增生，小血管增生非常活跃，充满红细胞。

26.1.3 腱鞘纤维瘤（fibroma of tendon sheath）

病理改变

a 低倍镜下瘤组织排列呈分叶状。

b 肿瘤主要由透明变性的致密纤维组织构成。

c 含散在梭形及星芒状成纤维细胞。

d 裂隙样血管腔具有一定特征性。

e 少数可出现多核巨细胞，伴细胞多形性，称为多形性腱鞘纤维瘤。

病理鉴别诊断

腱鞘巨细胞瘤：瘤组织内散在分布多核巨细胞，胞质丰富呈嗜酸性。

临床特点

a 好发于 20 ~ 50 岁的成年人，男性多于女性。

b 常发生于手和足。

c 境界清楚，生长缓慢。

d 除患部形成小结节外无明显症状。

临床鉴别诊断

腱鞘巨细胞瘤

别名

腱鞘滑膜纤维瘤（tenosynovial fibroma）

26.1.4 血管纤维瘤（angiofibroma）

结节性硬化症（tuberous sclerosis）的主要表现之一，是由单一的常染色体显性遗传所引起的复合性发育不良，其皮损特征为色素减退斑（出生时）、面部血管纤维瘤（幼儿期）、胶原瘤和甲周纤维瘤（学龄前期），全身多器官如脑、眼、心、肾受累，突出表现为癫痫、智力发育迟钝。

病理改变

a 外生性丘疹、结节状损害。

b 纤维性间质中有直径大小不等、形状不规则的薄壁血管腔。

c 血管腔隙内衬内皮细胞。

d 血管腔隙的周围可见数量不等的成纤维细胞。

e 致密的胶原增生，可见多形性成纤维细胞。

f 鼻纤维丘疹可有不同程度的畸形生长的毛囊。

病理鉴别诊断

肌纤维瘤：局部肌样分化细胞呈束状或丛状分布。

血管平滑肌瘤：血管外周平滑肌细胞增生。

临床特点

是组织学上相似，但临床表现及预后不同的一组疾病。

a 皮损多在儿童期出现，至青春期充分发展，可达数百个，好发于鼻唇沟、颊部及颏部。

26.1.4

b 皮损为 0.2 ~ 0.5cm 大小、黄红色的丘疹或结节，其上有扩张的毛细血管。

c 无自觉症状。

d 鼻纤维丘疹病（nasal fibrous papulosis）：单发的丘疹，直径一般在 5mm 以下，以鼻部最常见。

e 甲周和甲下纤维瘤（periungual and subungual fibroma）：多为结节性硬化症的肢端表现，学龄至青春期出现，常伴牙龈纤维瘤，表现为甲周肉红色丘疹。

f 胶原瘤（collagenoma）：见 15.1。

临床鉴别诊断

血管外皮瘤

肌纤维瘤

血管平滑肌瘤

别名

结节性硬化综合征（tuberous sclerosis complex，TSC）

结节性硬化病（epiloia）

Bourneville 病（Bourneville disease）

幼年性血管纤维瘤（juvenile angiofibroma）

纤维丘疹病（fibrous papule）

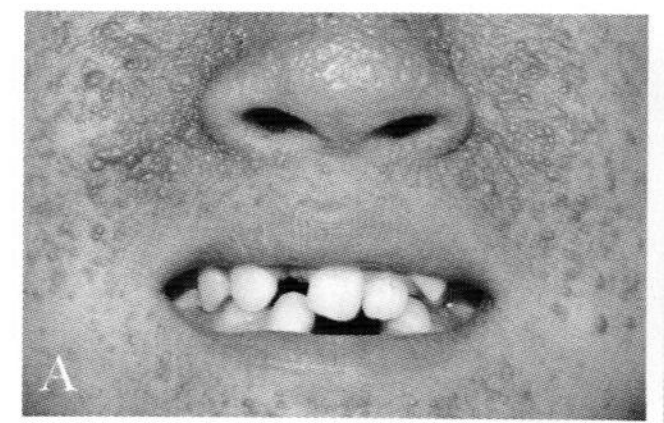

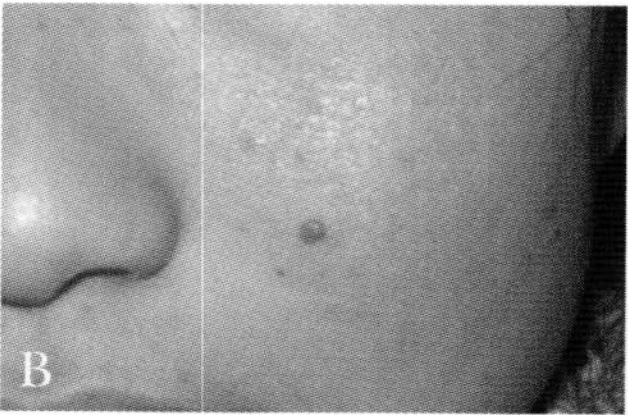

图 26.1.4 血管纤维瘤（angiofibroma）

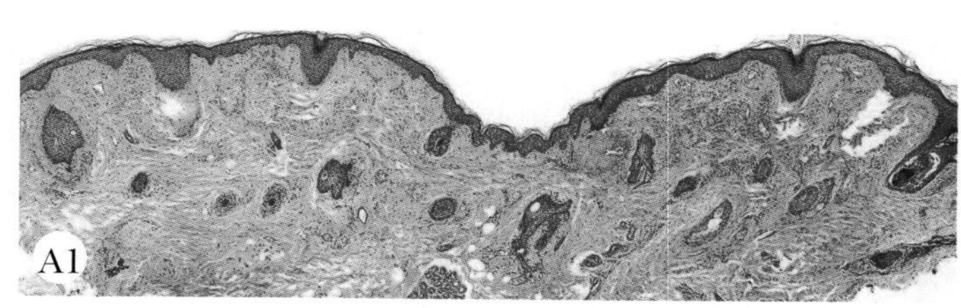

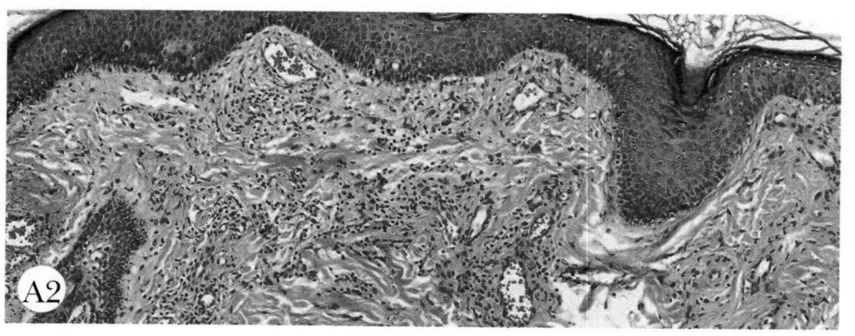

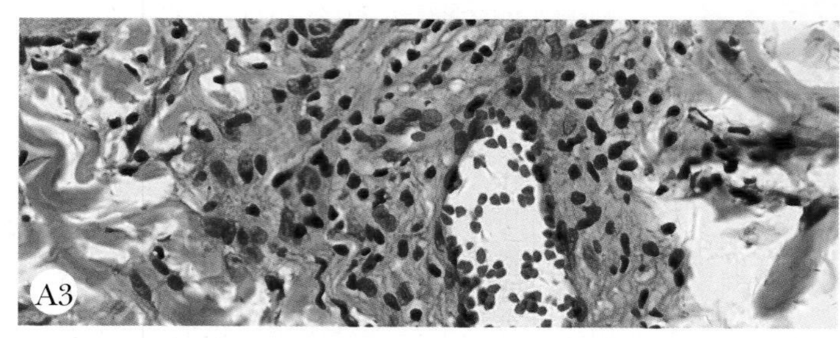

图 26.1.4A 面部血管纤维瘤 男，14 岁，面部丘疹 10 余年。躯干散在小片状淡白色斑片，手足指（趾）甲周见淡红色小结节，牙龈周围有淡红色增生物，腹部见一咖啡色斑片。病理示胶原及成纤维细胞增生，较多扩张的薄壁血管。散在淋巴细胞浸润。

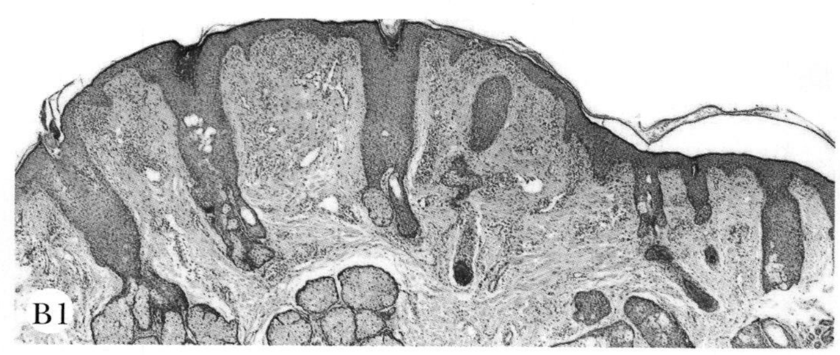

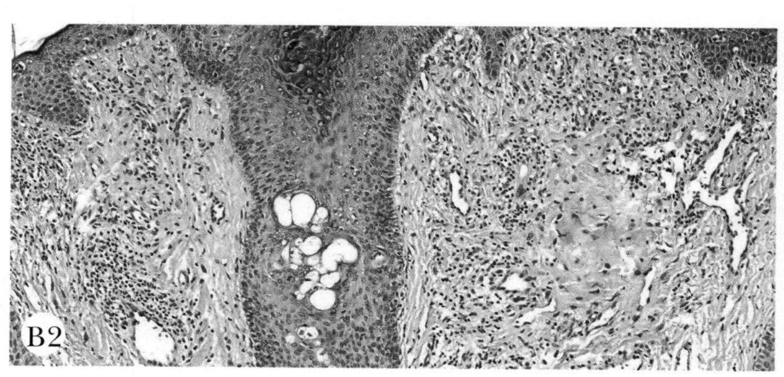

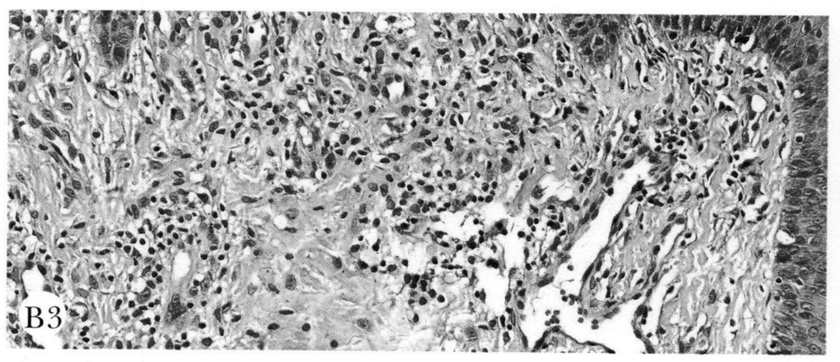

图 26.1.4B 面部血管纤维瘤 女，17 岁，左面颊部红色丘疹 5 年余。病理示扩张的薄壁血管及淋巴细胞浸润较上例更明显。

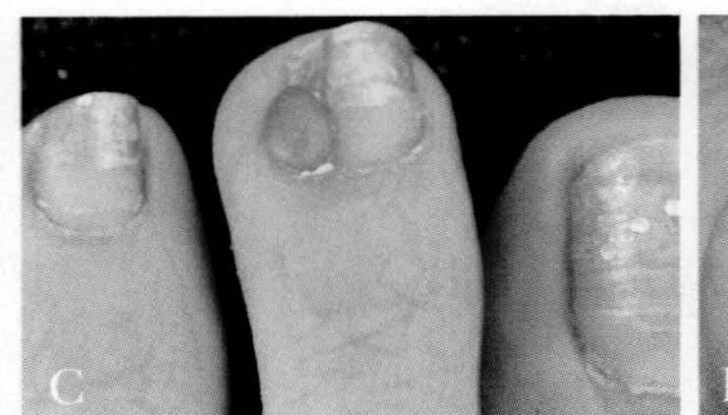

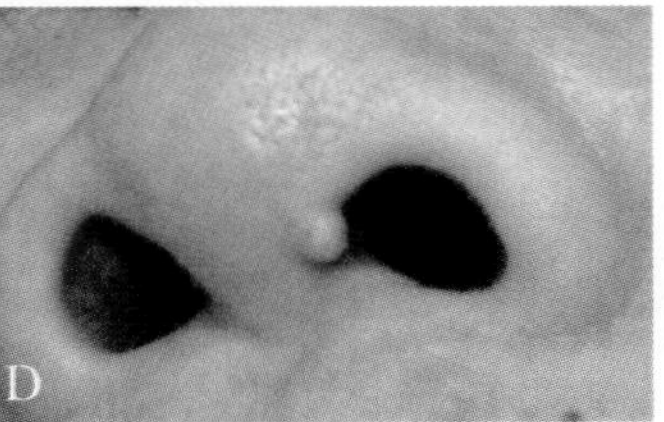

图 26.1.4　血管纤维瘤（angiofibroma）

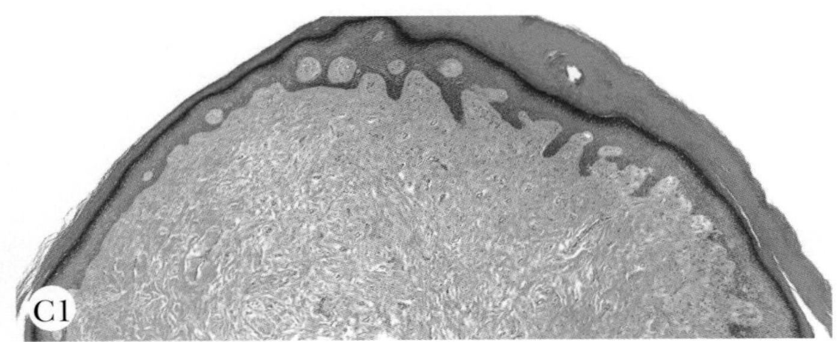

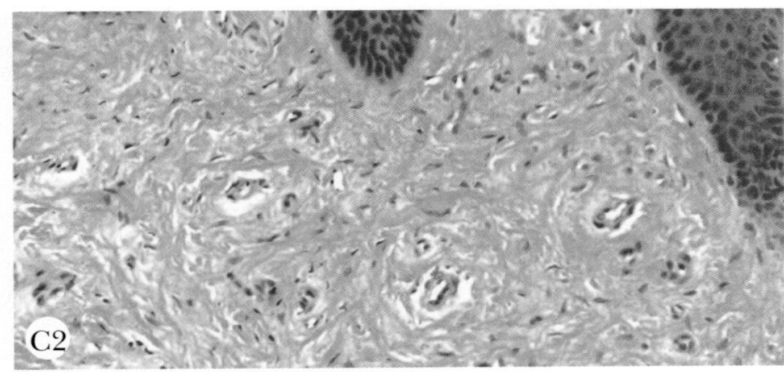

图 26.1.4C　甲周纤维瘤　女，38 岁，左第 2 趾甲周丘疹 5 年，无结节性硬化症的其他表现。病理示胶原显著增生，轻度均质化，小血管壁较厚。

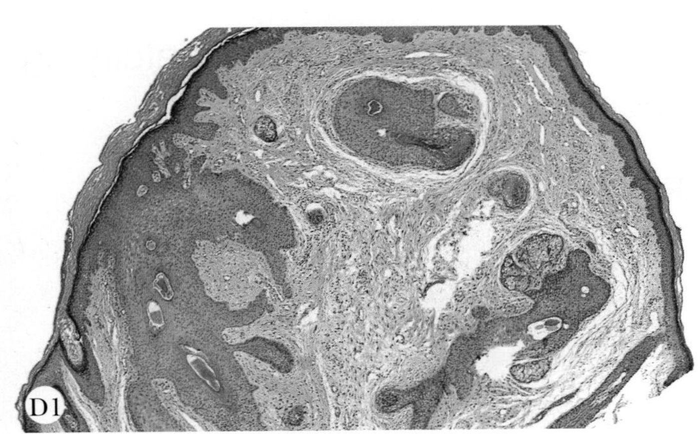

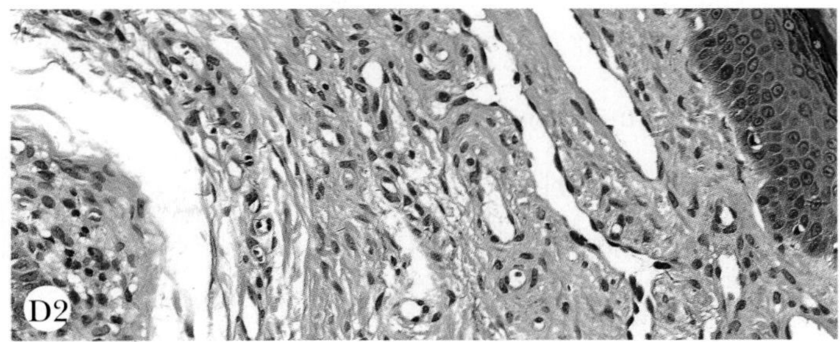

图 26.1.4D　鼻纤维丘疹病　女，52 岁，鼻小柱左侧增生物 6 个月，渐增大。病理示显著的胶原、成纤维细胞增生，薄壁血管多，扩张明显，可见多个畸形生长的毛囊。

26.1.5　细胞性血管纤维瘤（cellular angiofibroma）

病理改变

a 肿瘤界限清楚，可有纤维性假包膜。

b 细胞高度密集，血管丰富。

c 梭形细胞界限不清，胞质稀少。

d 大量非常一致的小至中等血管均匀分布在病变中，血管周围有硬化现象。

e 可出现局灶性淋巴细胞增生、脂肪组织增生、胶原硬化等现象。

f 免疫组化显示血管 CD34 阳性，梭形肿瘤细胞多数 CD34 阳性，Desmin、SMA 多为阴性，ER 和 PR 多数病例阳性。

g 恶性转化罕见，但也有报道。

h 本病与乳腺肌成纤维细胞瘤及梭形细胞脂肪瘤有重叠，都有 13q14 基因异常。

病理鉴别诊断

巨细胞血管纤维瘤：巨细胞分布于血管扩张性间隙。

孤立性纤维性肿瘤：一致性瘤细胞，血管外皮瘤样排列。

临床特点

a 好发于 40 ~ 70 岁，男女发病率相当。

b 典型部位为外阴和腹股沟区。

c 无痛性肿物，男性可伴有疝或积水。

d 完整切除可治愈，罕见复发。

临床鉴别诊断

血管平滑肌瘤

巨细胞血管纤维瘤

孤立性纤维性肿瘤

侵袭性血管黏液瘤

别名

男性血管肌成纤维细胞样肿瘤（male angiomyofibroblastoid tumor）

26.1.6 韧带样纤维瘤病（desmoid type fibromatosis）

病理改变

a 胶原性间质，病变界限不清，浸润至周围软组织。

b 形态一致的长梭形纤维细胞增生。

c 细胞核无异型性，核小，淡染，有 1 ~ 3 个小核仁。

d 血管增生明显，可伴水肿。

病理鉴别诊断

纤维瘤：界限清楚，无周围组织浸润

纤维肉瘤：细胞异型性明显，核分裂相易见

临床特点

a 各个年龄均可发病。

b 好发于腹壁，腹外纤维瘤病主要为肩部、胸壁、背部、大腿和头颈部，盆腔和肠系膜也可发生。

c 大部分表现为无症状的腹部肿物，部分伴有轻微腹疼痛。

d 腹外纤维瘤病为深在性界限不清的质硬肿物，微疼或无疼痛。

e 切除不充分易局部复发。

临床鉴别诊断

皮肤纤维瘤

纤维肉瘤

结节性筋膜炎

别名

侵袭性纤维瘤病（aggressive fibromatosis）

腹部（肠系膜）纤维瘤病（abdomen/mesentery fibromatosis）

肌肉腱膜纤维瘤病（muscle aponeurotic fibromatosis）

韧带样肿瘤（desmoid tumor）

26.1.7 钙化性腱膜纤维瘤（calcifying aponeurotic fibroma）

病理改变

a 片状梭形成纤维细胞和致密胶原纤维构成。

b 成纤维细胞呈轻度编织状排列，局部见散在钙化灶。

c 部分有软骨样小灶。

d 具有局部侵袭性，浸润邻近组织。

病理鉴别诊断

掌跖纤维瘤病：无钙化和软骨化生。

软组织软骨瘤：肿瘤呈分叶状，纤维成分少，钙化弥漫。

临床特点

a 好发于儿童，男性略多见。

b 主要位于手掌和足底。

c 孤立性缓慢生长，界限不清，无触痛。

d X 线平片显示软组织肿物伴点状钙化。

e 局部切除易复发。

临床鉴别诊断

纤维骨化假瘤

纤维瘤

焦磷酸钙沉积病（软骨钙质沉着病）

别名

幼年性腱膜纤维瘤（juvenile aponeurotic fibroma）

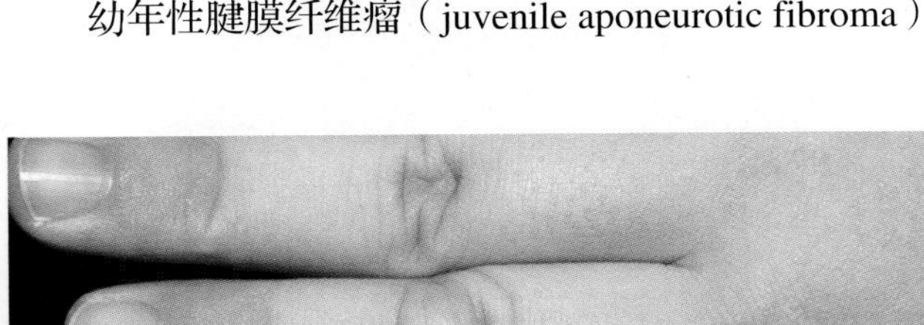

图 26.1.7 钙化性腱膜纤维瘤（calcifying aponeurotic fibroma）

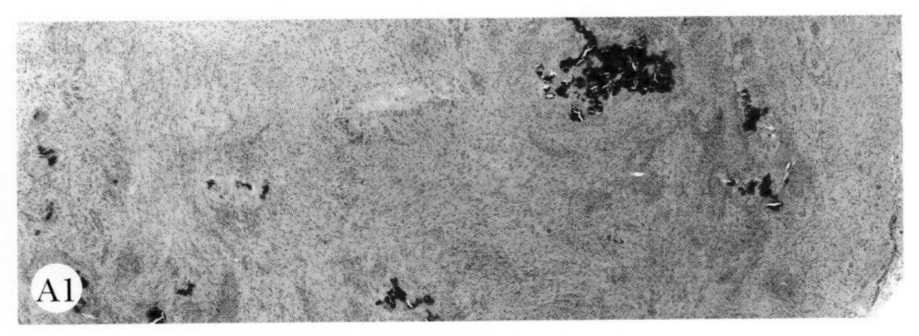

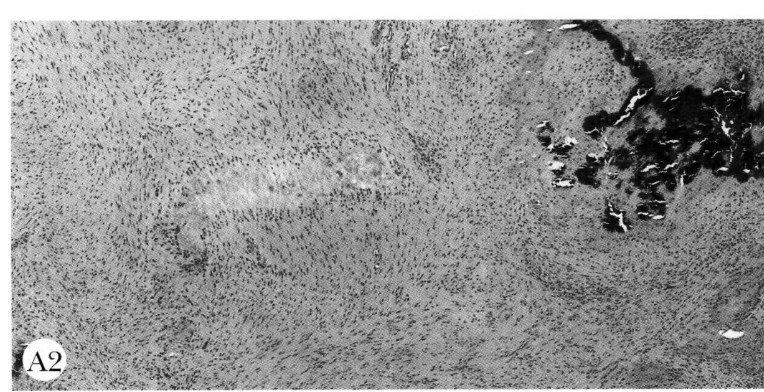

图 26.1.7A 钙化性腱膜纤维瘤 女，14 岁，右食指第 2 指关节背侧结节 1 年，无不适。病理示小结节无包膜，致密的成纤维细胞，部分呈编织状，片状钙化，钙化灶旁边可见多核巨细胞。

26.1.8 肢端纤维角皮瘤（acral fibrokeratoma）

病理改变

a 病变呈指状隆起皮肤表面。

b 表皮角化过度，棘层肥厚，表皮突增宽成分枝状。

c 真皮内致密纤维增生，真皮浅部胶原纤维与表皮成垂直排列。

d 可见少量炎症细胞。

病理鉴别诊断

指（趾）黏液样囊肿：囊性，黏液样间质和星芒状成纤维细胞。

临床特点

a 多发生于成人指（趾）小关节周围，也可见于大关节周围。

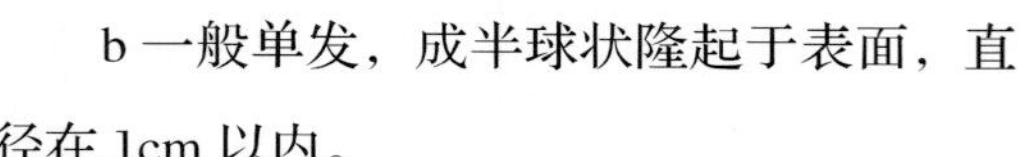

b 一般单发，成半球状隆起于表面，直径在 1cm 以内。

临床鉴别诊断

多指（趾）症

甲周纤维瘤

汗孔瘤

皮肤纤维瘤

化脓性肉芽肿

寻常疣

别名

指（趾）纤维角皮瘤（digit fibrokeratoma）

获得性肢端纤维角皮瘤（acquired digital fibrokeratoma）

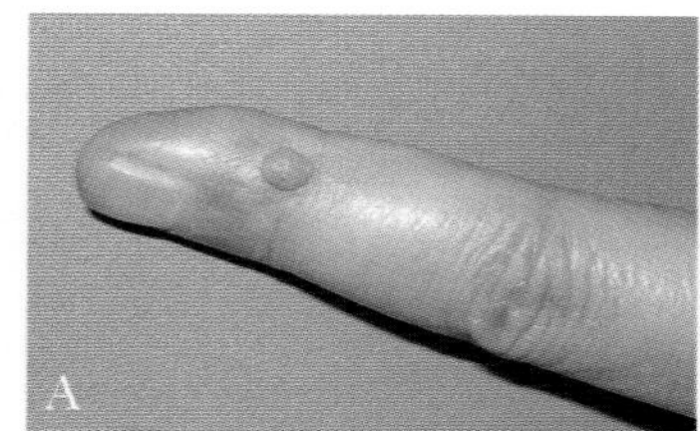

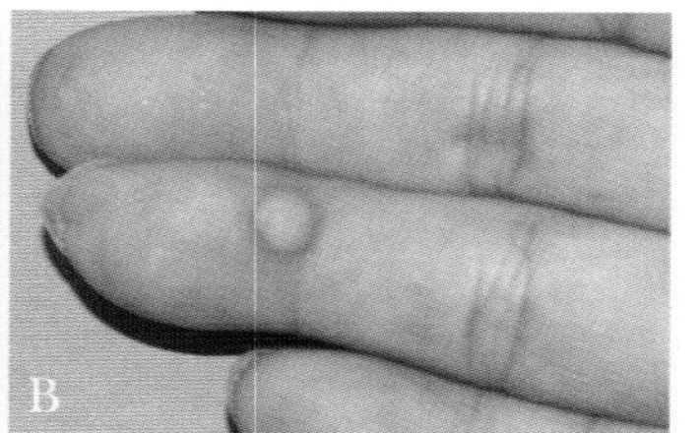

图 26.1.8　肢端纤维角皮瘤（acral fibrokeratoma）

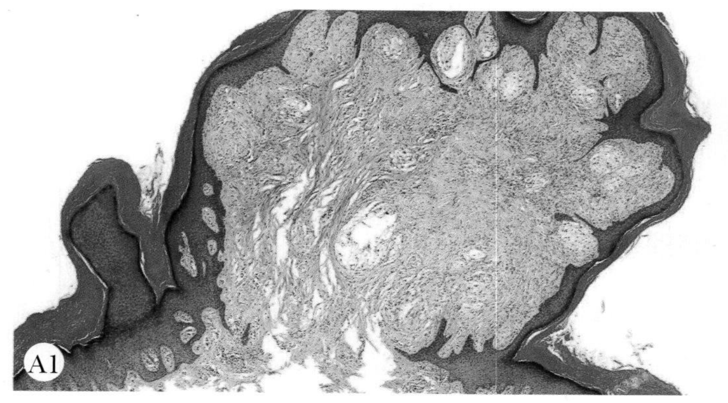

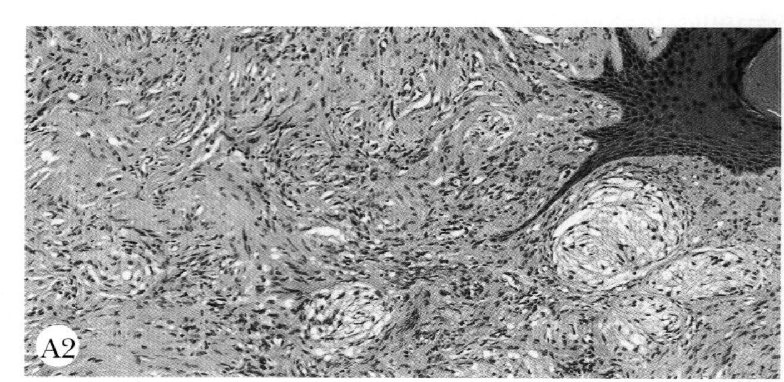

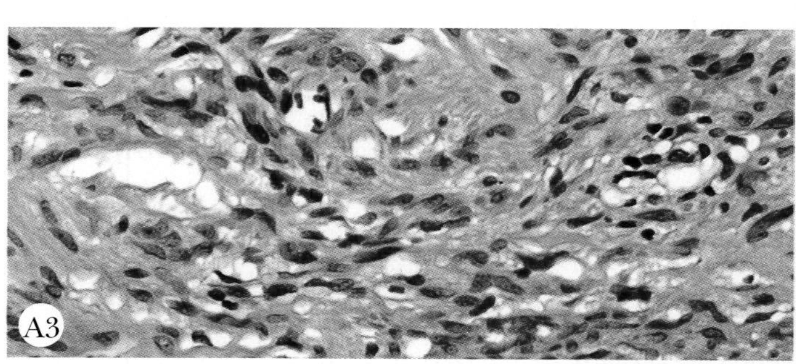

图 26.1.8A　肢端纤维角皮瘤　女，53 岁，左手食指丘疹 40 余年，近 1 个月增长快，伴疼痛。病理示指状外生性丘疹，角化过度，表皮突增宽成分枝状。肿瘤内成纤维细胞明显占优势，可见少许淋巴细胞浸润。

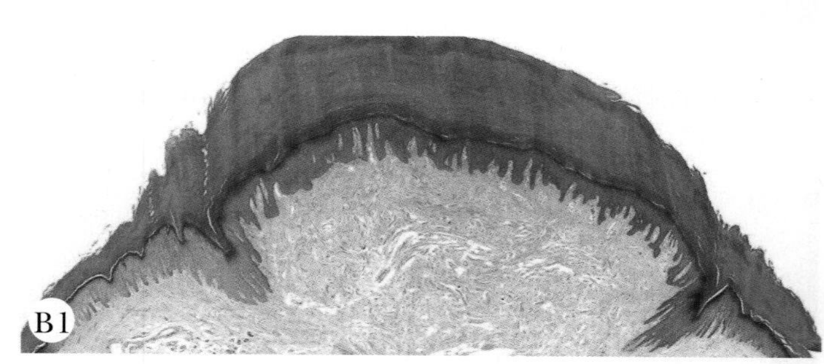

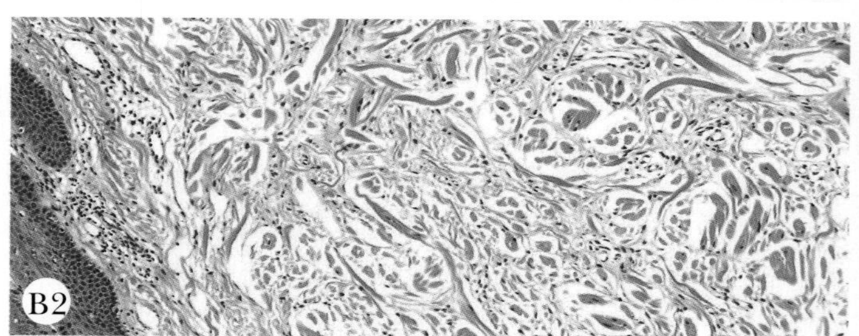

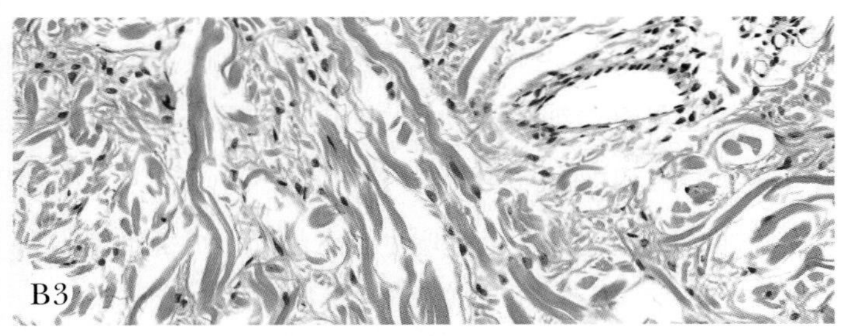

图 26.1.8B 肢端纤维角皮瘤 男，42 岁，右无名指末节掌侧丘疹 4 年余，于外伤缝合拆线后发现，渐增大，无不适。病理示显著角化过度，肿瘤内胶原及成纤维细胞均明显增生。

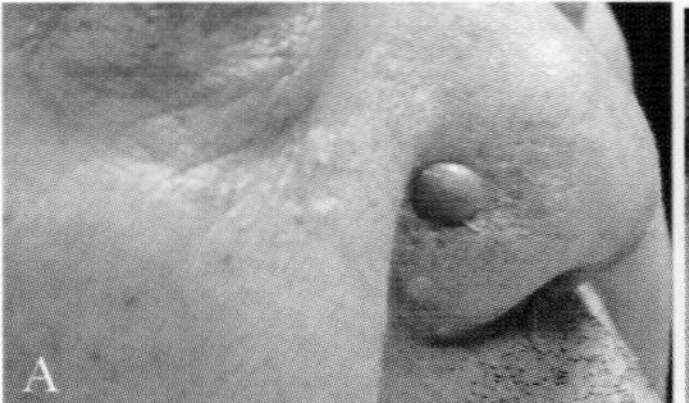

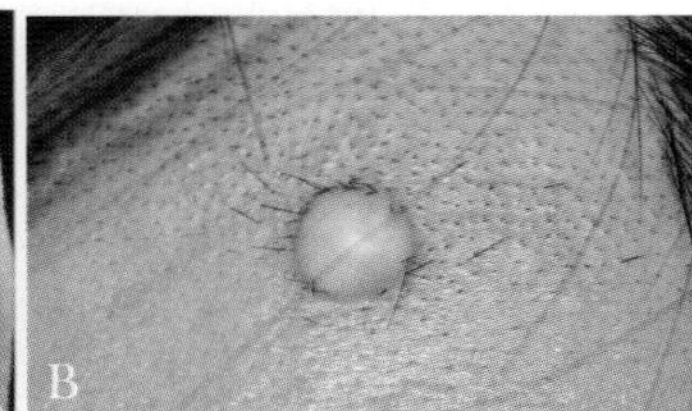

图 26.1.9 席纹状胶原瘤（storiform collagenoma）

26.1.9 席纹状胶原瘤（storiform collagenoma）

病理改变

a 局限于真皮内，形成圆顶形或息肉状增生。

b 胶原束透明样变，细胞成分少。

c 胶原束间有分隔，排列成席纹状。

d 少数肿瘤可见较多细胞成分。

e 巨细胞胶原瘤可能为一亚型。

病理鉴别诊断

青少年透明纤维瘤病：胶原透明样变，但不成束状排列。

腱鞘纤维瘤：有包膜，有独特的内皮细胞组成的裂隙状血管腔。

临床特点

a 主要发生在成人，男女患病率相同。

b 好发于面部、躯干。

c 无症状，生长缓慢。

d 孤立性的肉色圆顶丘疹，小于 1cm。

e 切除后不复发。

f Cowden 病中可见多发性皮损。

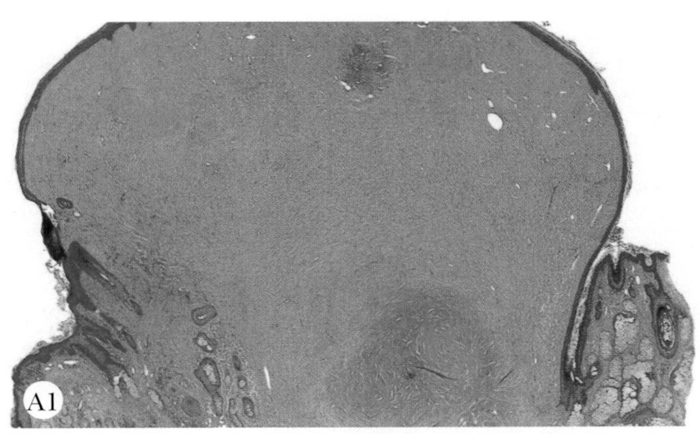

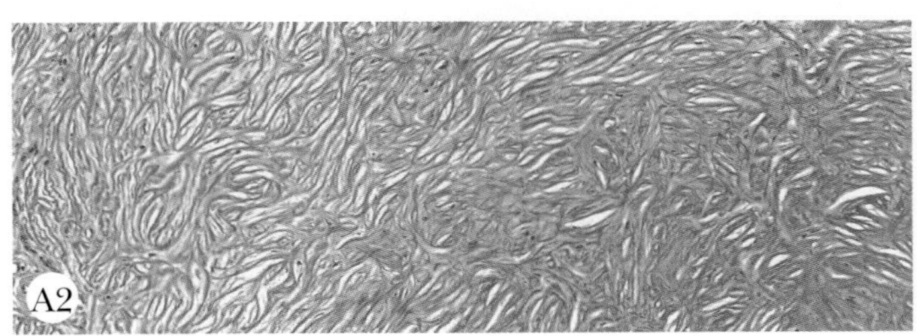

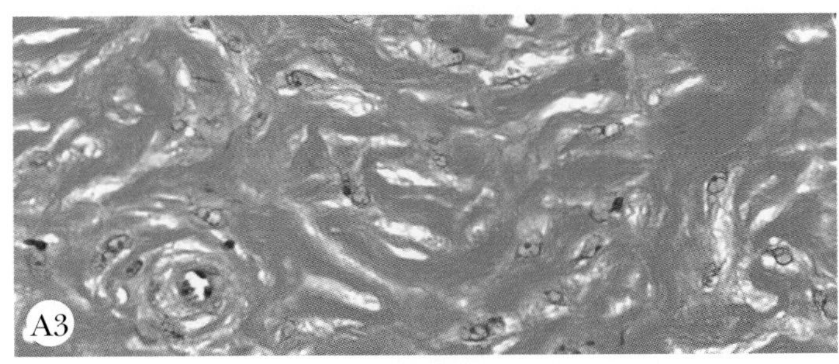

图 26.1.9A 席纹状胶原瘤 男，61 岁，右鼻翼丘疹 8 个月，偶痒。病理示真皮内圆顶形状外生性损害，胶原束间有分隔，排列成席纹状，透明样变，细胞成分较少。

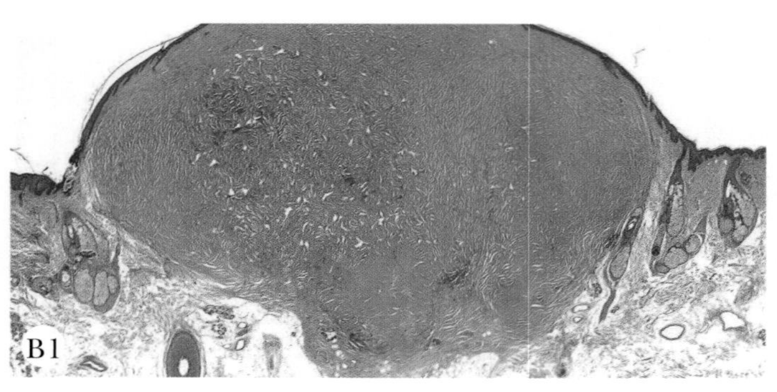

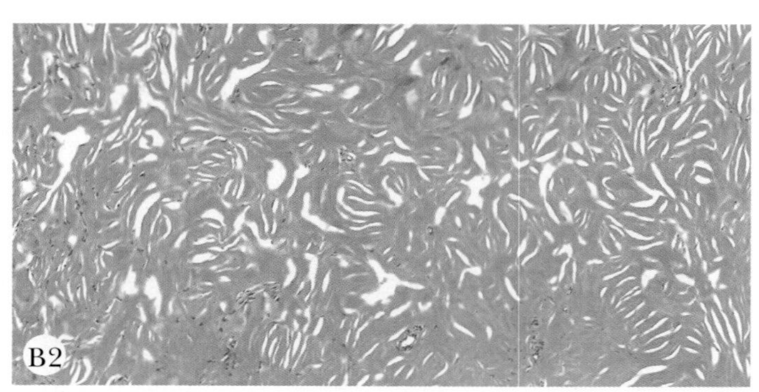

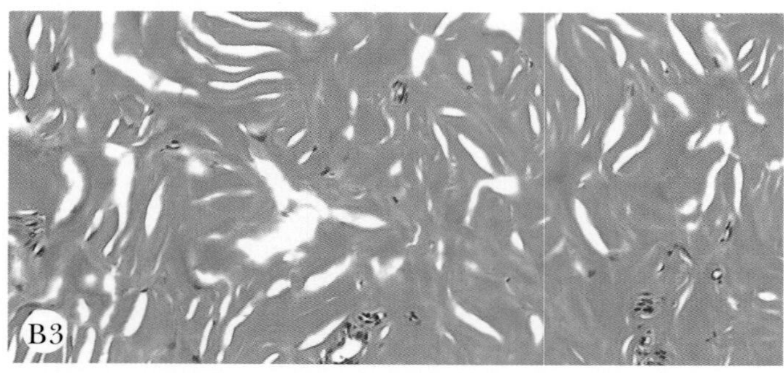

图 26.1.9B 席纹状胶原瘤 女，41 岁，额部丘疹 3 年，无不适。病理与上例类同。

病理鉴别诊断

巨细胞纤维母细胞瘤：多位于皮下，具有特征性脉管样不规则分枝状扩张的空隙。

非典型纤维黄瘤：大片增生活跃的幼稚成纤维细胞和多角形组织细胞。

纤维肉瘤：细胞密集，核分裂相活跃。

临床特点

a 主要发生在成人。

b 好发于四肢和头部，少数位于甲下。

c 无症状，生长缓慢。

d 孤立性的肉色圆顶形息肉状丘疹。

e 切除后不复发。

临床鉴别诊断

皮赘

神经纤维瘤

皮内痣

血管瘤

26.1.10 多形性纤维瘤（pleomorphic fibroma）

病理改变

a 局限于真皮内，形成圆顶形或息肉状增生。

b 厚的胶原束任意排列，其间仅散在少数瘤细胞。

c 细胞呈星芒状，或为多核巨细胞。胞质少，核大、多形、深染，分裂相少。

d 细胞间可出现不规则分布玻璃样变性的胶原或黏液，可出现少数脂肪细胞。

e 多核细胞 CD34 阳性。

26.1.11 项部纤维瘤（nuchal fibroma）

病理改变

a 真皮胶原层增厚，并包绕附属器及皮下脂肪。

b 粗大的胶原杂乱分布，形成模糊的小叶结构。

c 细胞成分很少。

d 病变无包膜，界限不清，病变可侵及下方骨骼肌。

e 病变内可有少量淋巴细胞，局部可出现神经纤维增生。

病理鉴别诊断

颈纤维瘤病：特定累及婴幼儿胸锁乳突肌，胶原丰富的背景中一致性肥胖的成纤维细胞和肌成纤维细胞增生。

硬化性纤维瘤病：有较多细胞成分，有明显的周围组织浸润。

临床特点

a 多见于中青年男性。

b 好发于项后部，也可位于面部、四肢。

c 直径小于 3cm，质硬。

d 一般无症状，经常复发，但不转移。

临床鉴别诊断

颈纤维瘤病

皮肤纤维瘤

硬肿病

别名

项型纤维瘤（nuchal type fibroma）

26.1.12　结缔组织增生性纤维母细胞瘤（desmoplastic fibroblastoma）

病理改变

a 肿瘤主要位于皮下、肌肉。

b 边界清楚，显著的胶原基质，细胞成分少。

c 细胞细长或星状，胞质淡染，有泡状核和小核仁，罕见核分裂相。

d 有时可见黏液。

e 电镜示瘤细胞为成纤维细胞。

f SMA 局灶阳性。

病理鉴别诊断

纤维瘤病：浸润性生长，细胞成分多。

陈旧性结节性筋膜炎：透明变性更明显，伴局部炎症和退化变性。

临床特点

a 主要发生在成人。

b 深在性结节，好发于四肢。

c 大部分小于 4cm。

d 生长缓慢，可有胀痛感。

e 切除后不复发。

临床鉴别诊断

结节性筋膜炎

转移性肿瘤

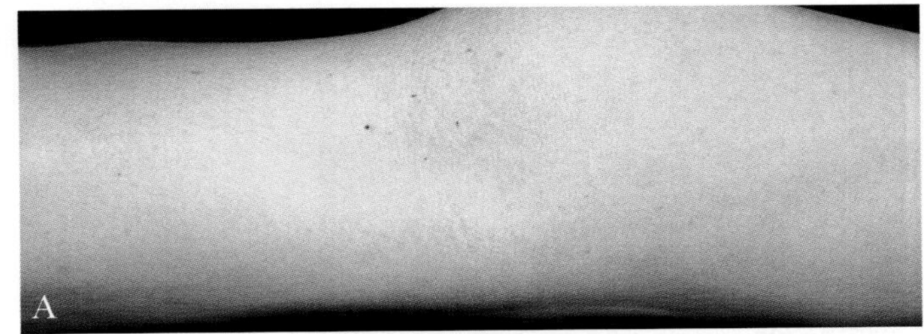

图 26.1.12　结缔组织增生性纤维母细胞瘤（desmoplastic fibroblastoma）

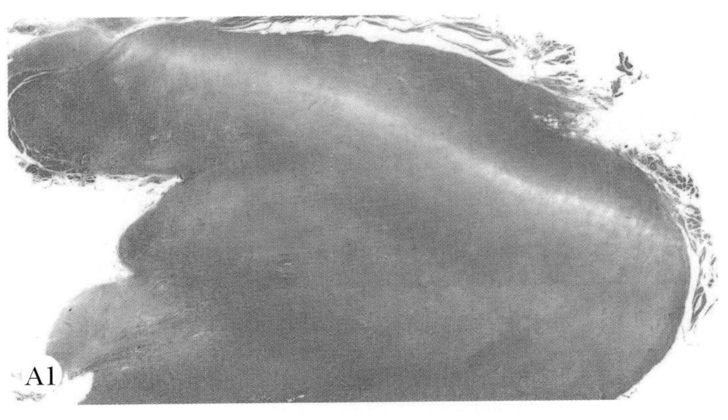

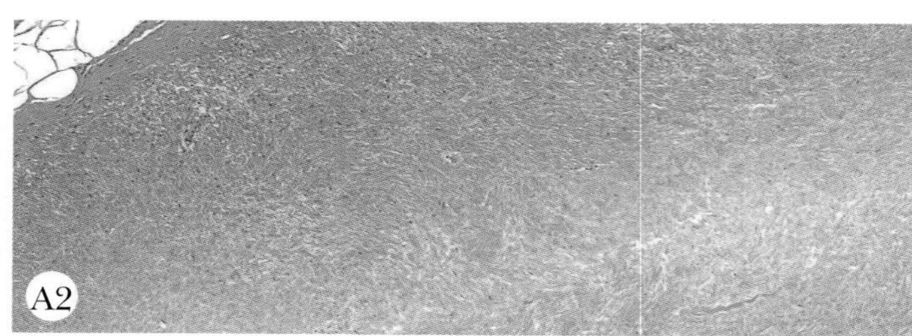

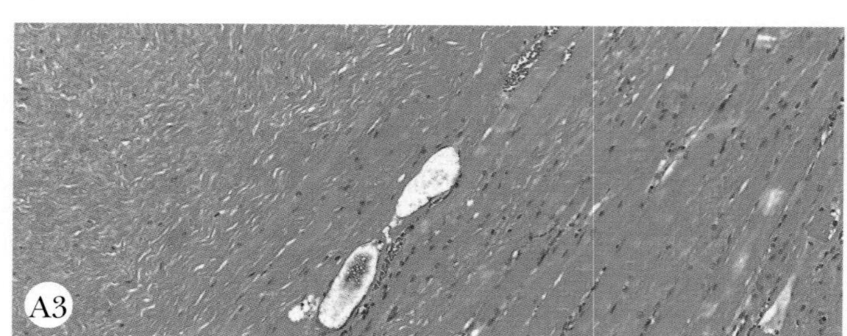

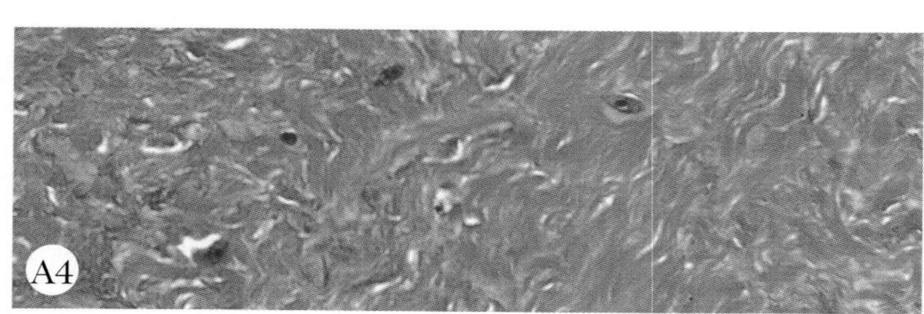

图 26.1.12A 结缔组织增生性纤维母细胞瘤 男，60 岁，左肘窝肿块 10 余天，无不适，约 4cm×4cm。病理示肿瘤位于皮下及肌肉内，界清，致密的胶原基质，细胞成分少，瘤内穿插有骨骼肌纤维。

临床鉴别诊断

指节垫

26.1.13 指厚皮症（pachydermodactyly）

病理改变

a 表皮角化过度，棘层肥厚。

b 真皮胶原纤维增多，成纤维细胞增生。

临床特点

a 好发于青少年，常无家族史，常与扳、握指关节习惯。

b 临床表现为双手近端指间关节和掌指关节周围软组织呈梭形肿胀，可发生于 1 至多个指。

c 以临床及 X 线诊断为主。

d 停止扳、握指关节后可自行好转。

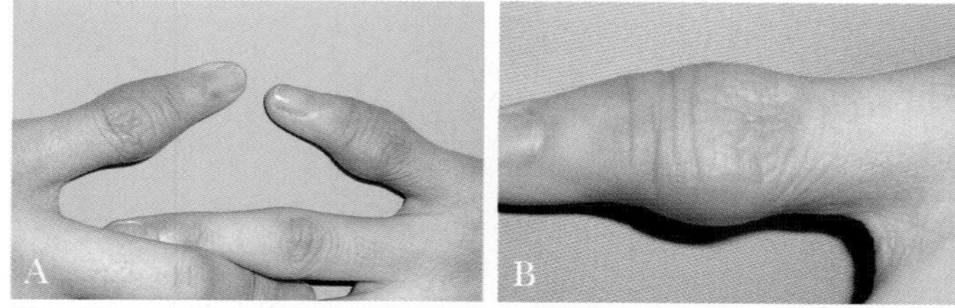

图 26.1.13 指厚皮症（pachydermodactyly）

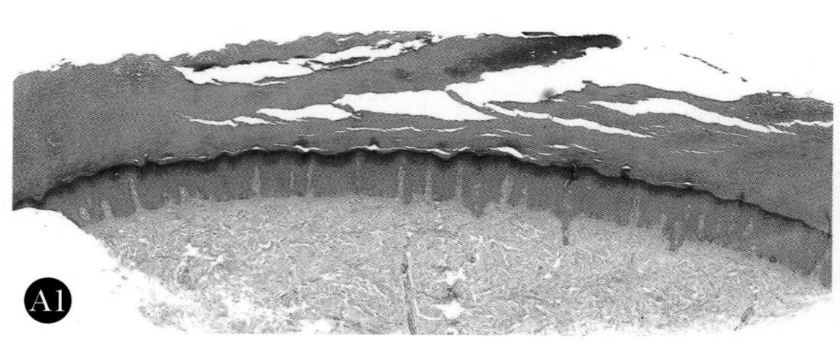

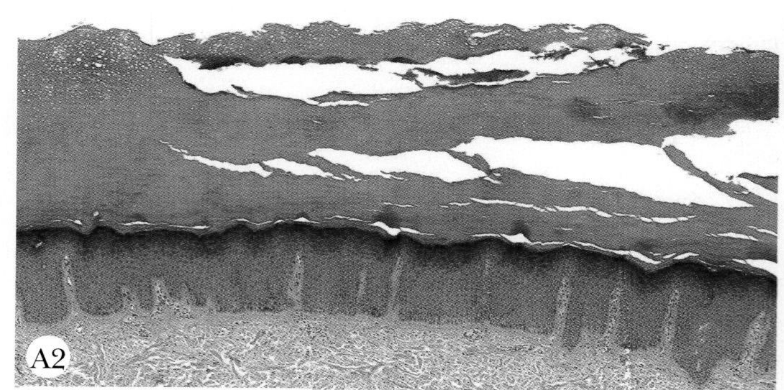

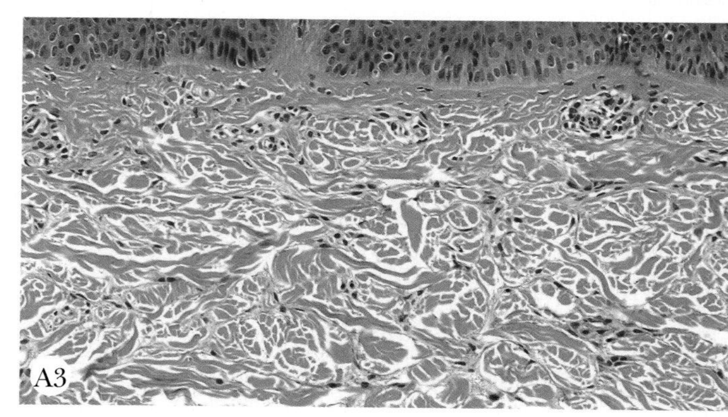

图 26.1.13A 指厚皮症 女，14 岁，双手小指关节变形 6 个月余。病理示显著角化过度，棘层肥厚。真皮胶原间有少许黏液。

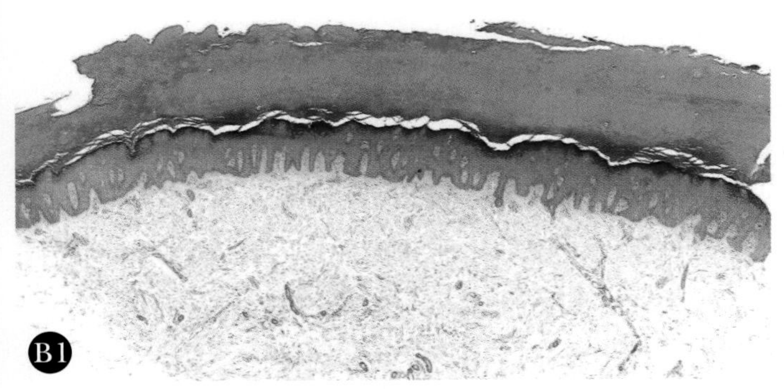

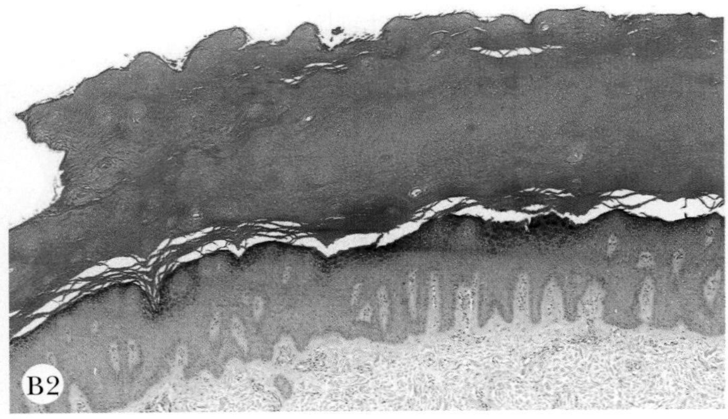

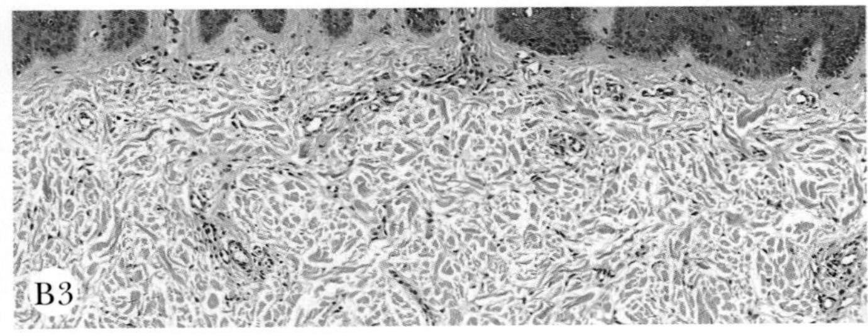

图 26.1.13B　指厚皮症　男，15 岁，右手小指第 2 关节处增生肥厚 2 年，无不适，无外伤史，X 线片示骨质正常。病理示显著角化过度，棘层肥厚。真皮胶原碎裂，长胶原束明显较少。

26.1.14　指节垫（knuckle pads）

病理改变

a 表皮显著角化过度，棘层肥厚。

b 真皮纤维组织增生，胶原纤维增多增厚。

临床特点

a 中年人多见，男性多于女性。

b 掌指关节或近端指间关节背侧隆起性病变，境界基本清楚，表面粗糙。

c 无自觉症状。

d 多与长期摩擦刺激有关。

临床鉴别诊断

指厚皮症

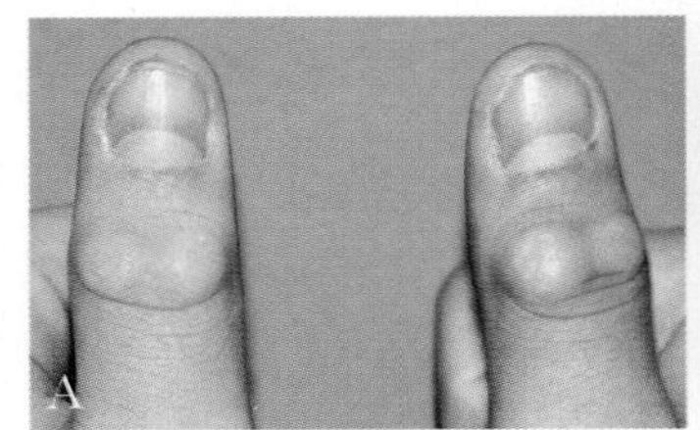

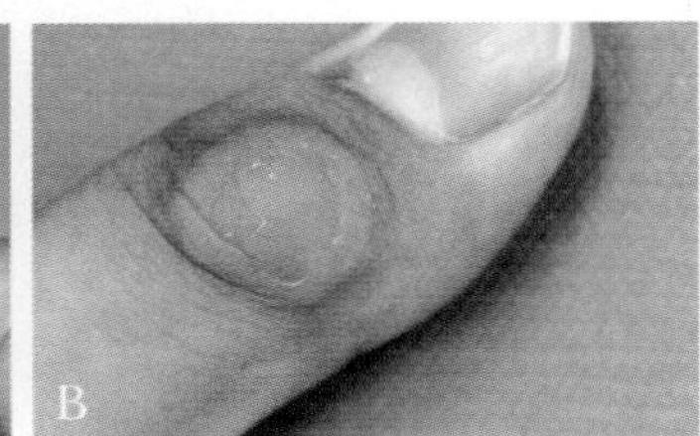

图 26.1.14　指节垫（knuckle pads）

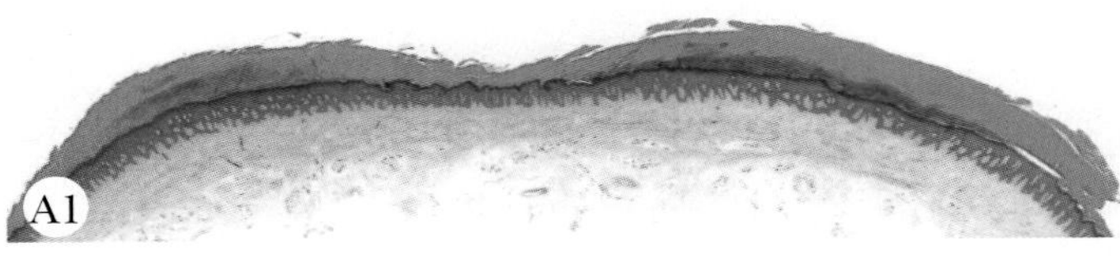

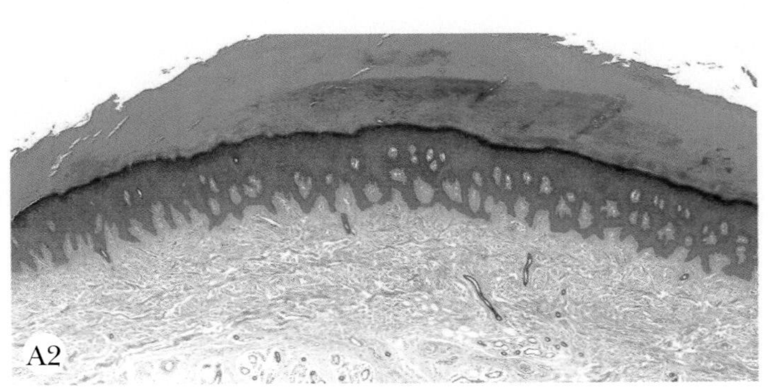

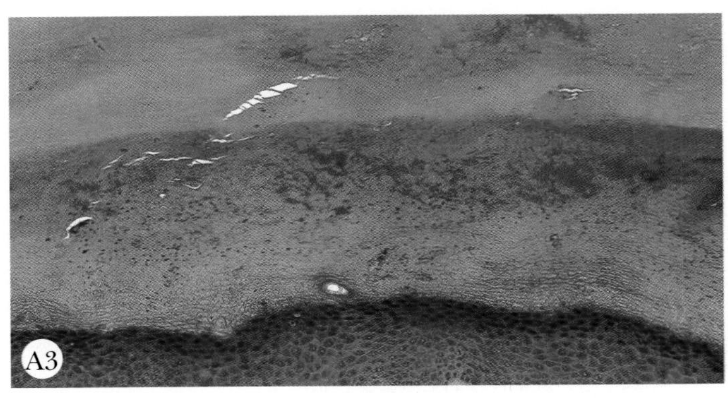

图 26.1.14A　指节垫　男，18 岁，双手指背皮肤增厚 4~5 年，常啃咬皮肤。病理主要表现为显著角化过度，灶性角化不全，棘层肥厚，表皮突呈网状增生。胶原未见明显变化。

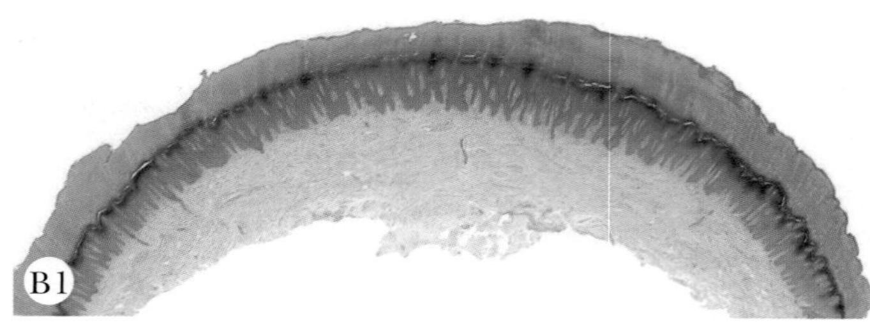

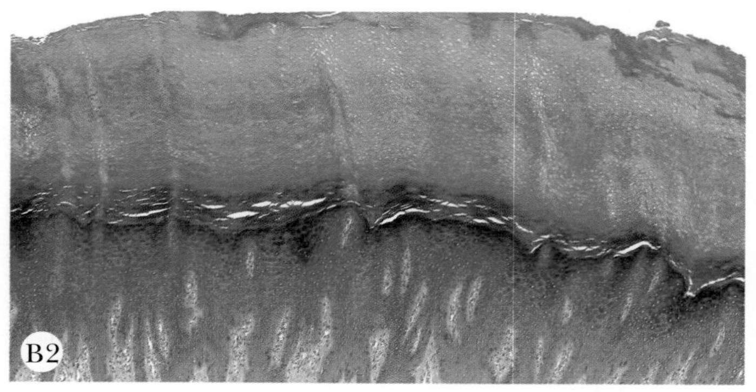

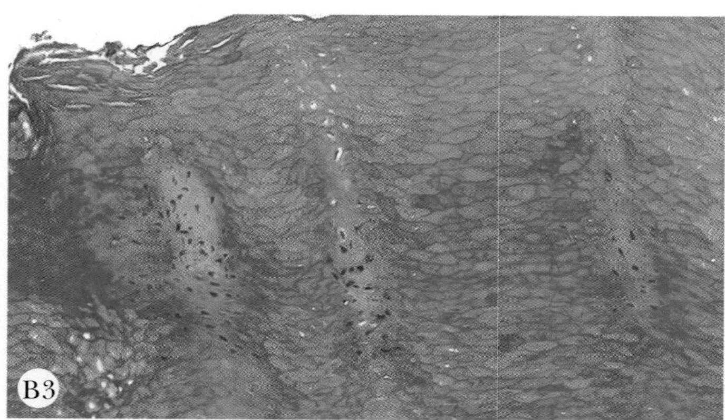

图 26. 1. 14B 指节垫 男，16 岁，右拇指斑块 4 年，4 年前打球擦伤后，常反复摩擦刺激伤口，渐增厚，无不适。病理改变与上例类同。

26.1.15 婴儿纤维错构瘤（fibrous hamartoma of infancy）

病理改变

a 由三种不同类型的组织构成器官样结构。

b 其一类型组织为梭形成纤维细胞和肌成纤维细胞。

c 其二类型组织为成熟脂肪组织。

d 其三类型组织为不成熟的排列成旋涡样结构的并类似于原始间叶的细胞丰富区域。

病理鉴别诊断

纤维瘤病：无原始间叶细胞成分，不形成器官样结构。

深部纤维组织细胞瘤：无原始间叶细胞成分。

胚胎性横纹肌肉瘤：细胞异型性大，具有横纹肌母细胞。

纤维脂肪瘤：无原始间叶细胞。

临床特点

a 好发于男孩，几乎均在 2 岁以内。

b 常见部位为肩部、腋窝和上臂。

c 境界清楚，单发结节。

d 临床过程基本为良性，局部可能复发。

临床鉴别诊断

胚胎性横纹肌肉瘤

纤维脂肪瘤

婴儿纤维瘤病

深部纤维组织细胞瘤

别名

婴儿皮下纤维样肿瘤（subdermal fibromatous tumors in infancy）

26.1.16 变形综合征（proteus syndrome）

病理改变

a 结缔组织呈错构瘤性增生。

b 常见淋巴血管畸形或血管瘤。

c 局部可为脂肪瘤样病变。

d 局部也可表现为皮脂腺痣。

病理鉴别诊断

皮肤血管瘤：以血管不规则增生为特点。

临床特点

a 罕见，无明显性别差异。

b 患者出生时正常，随年龄增长多部位出现不均匀不对称性的过度生长。

c 主要位于头部、脂肪组织、肌肉和骨组织。

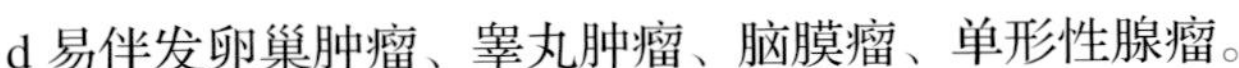

d 易伴发卵巢肿瘤、睾丸肿瘤、脑膜瘤、单形性腺瘤。

e 临床呈进行性进展，可致深静脉血栓和肺栓塞。

临床鉴别诊断

偏侧增生

别名

象面人（elephant man）

狮面人（lion man）

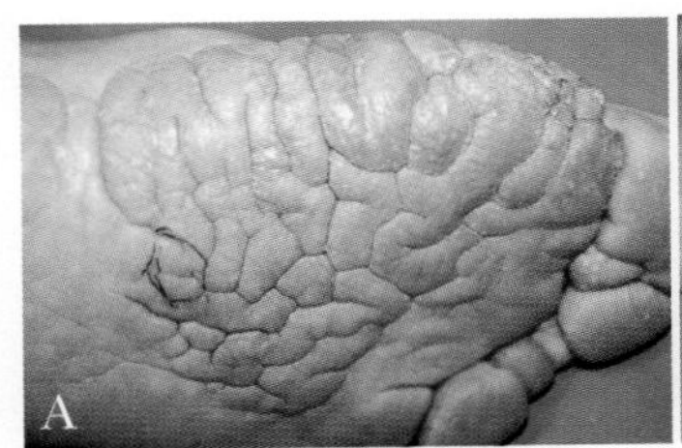

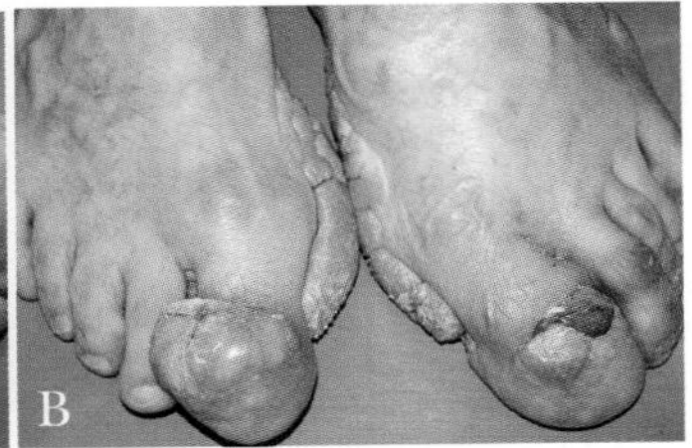

图 26.1.16 变形综合征（proteus syndrome）

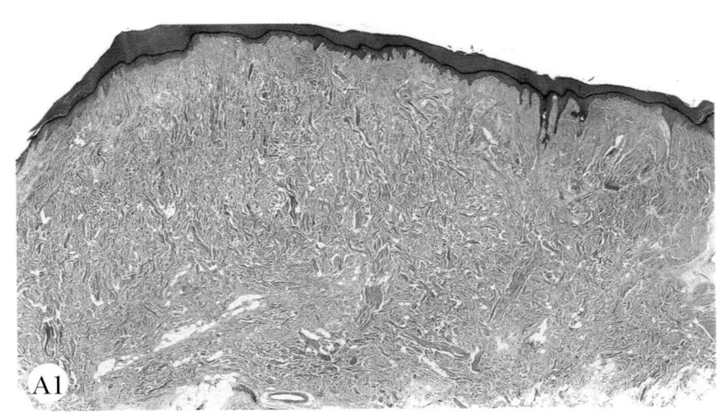

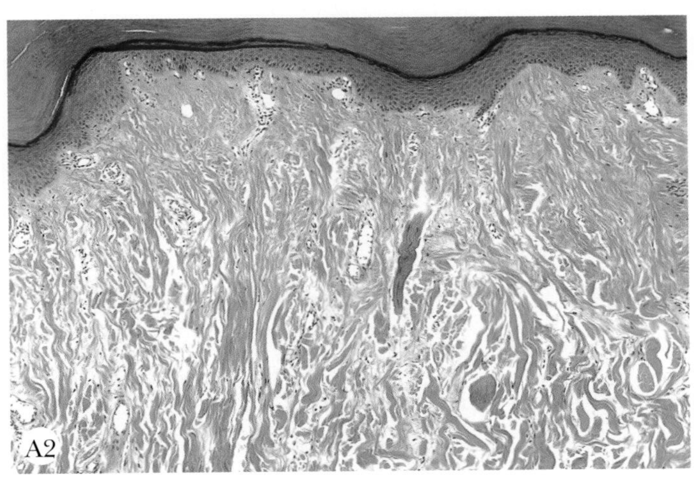

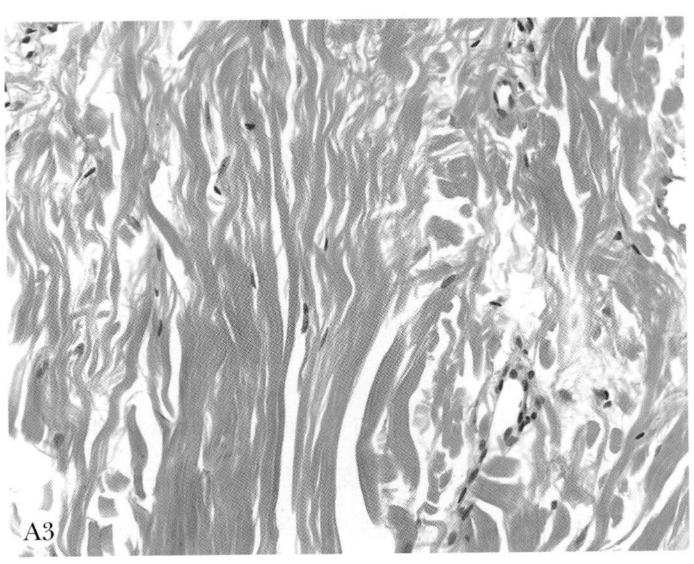

图 26.1.16A 变形综合征 男，50 岁，双足跖内侧、双足拇趾增生性结节，渐增大 35 年。病理示胶原粗大、致密、成熟，细胞少。

26.2 细胞成分为主的成纤维细胞增生性疾病（proliferations of fibroblast cells with prominent cellular component）

26.2.1 皮肤纤维瘤（dermatofibroma）

病理改变

a 真皮内结节，无包膜，境界不清。

b 结节由梭形成纤维细胞、幼稚或成熟的胶原呈平行、编织状或车轮状排列，间有组织细胞和少量毛细血管。

c 病变部位正上方表皮增生，表皮突常规则地向下延伸，伴基底层色素增加。

d 瘤体上方与表皮之间常有一狭窄的正常胶原带。

e 皮肤附属器减少乃至消失。

f 早期以纤维组织细胞增生为主，小血管较多。晚期以纤维化为主，血管壁发生明显的透明变性。

g 有时出现泡沫样组织细胞、含颗粒、含脂质及含铁血黄素的多核巨细胞及 Touton 巨细胞。

h 部分病变可累及皮下组织，称为深部穿通性皮肤纤维瘤，普通病理则常诊断为纤维组织细胞瘤。

i 组织学变异极大，至少有以下变异型：

j 动脉瘤样纤维组织细胞瘤（aneurysmal fibrous histocytoma）：可见红细胞外渗和含铁血黄素沉积，易与黑素瘤和 Kaposi 肉瘤混淆，梭形细胞缺少黑素细胞和血管标记物染色有助于鉴别。

k 上皮样细胞组织细胞瘤（epithelioid cell histocytoma）：病变局限在真皮乳头层，表皮明显增生，表皮样或扇贝样成纤维细胞呈片状浸润，细胞形态与 Spitz 痣类似，但不表达黑素细胞标记而表达 X Ⅲ a 因子。

l 细胞型皮肤纤维瘤（cellular dermatofibroma）：含大量增生的梭形细胞，但相比隆突性皮肤纤维肉瘤更为圆胖。

m 恶性纤维组织细胞瘤（malignant fibrous histiocytoma）：呈浸润性生长，细胞有异型性。

n 可局部表达 SMA 和 CD34。

病理鉴别诊断

隆突性皮肤纤维肉瘤：界限不清，通常更广泛，位置更深，具有波纹状核的细胞和细丝状胶原纤维束呈编织状排列，CD34 弥漫阳性。

Kaposi 肉瘤：红细胞外渗到梭形细胞束之间的裂隙，梭形内皮细胞中常见代表变性红细胞的粉红色玻璃样小球，表达 CD31 和 CD34 等血管标记物。

神经纤维瘤：具有施万细胞特征性的扭曲核，细胞排列更为均一和具有一定极向；具有神经组织器官样结构，如感觉的感受器和不清晰的栅栏状排列的核；一般无车辐轮状结构。

皮肤平滑肌瘤：细胞核两端较钝，胞质嗜酸性更强。

结节性筋膜炎：浸润较深在，呈细胞培养状态的成纤维细胞，核分裂活跃；红细胞外渗，含疏松的黏液带。

临床特点

a 多见于中青年。

b 可发生于身体的任何部位，但以四肢、躯干，尤其下肢多见。

c 病变多为光滑的小丘疹，棕、黑、暗红或正常肤色，界清，质硬，通常小于 1cm，偶见巨大损害。

d 大多单发，多发者可同时或先后出现。生长缓慢。无明显不适。

e 可自然发生或与轻微损伤、蚊虫叮咬有关。属反应性还是肿瘤尚有争议。

f 一般不能自行消退，良性病程，局部切除极少复发。

g 恶性病例可发生肿瘤转移。

26.2.1

临床鉴别诊断

获得性普通色素痣

黑素瘤

Kaposi 肉瘤

皮肤平滑肌瘤

隆突性皮肤纤维肉瘤

别名

组织细胞瘤（histocytoma）

纤维组织细胞瘤（fibrous histiocytoma）

真皮纤维瘤（dermis fibroma）

皮肤纤维病（dermatofibrosis）

结节性表皮下纤维化（nodular subepidermal fibrosis）

硬纤维瘤（desmoid tumor）

硬化性血管瘤（sclerosing hemangioma）

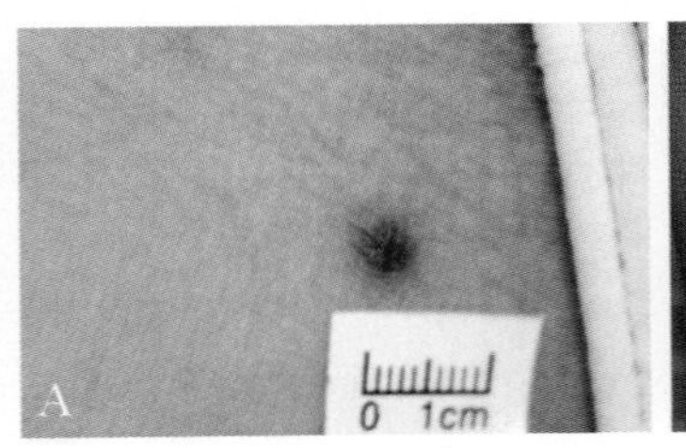

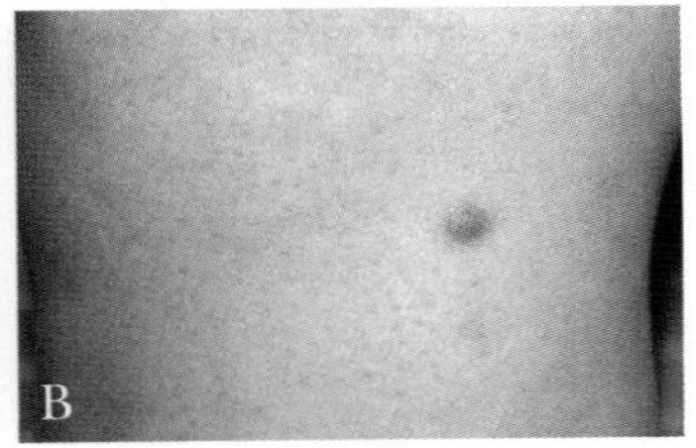

图 26.2.1 皮肤纤维瘤（dermatofibroma）

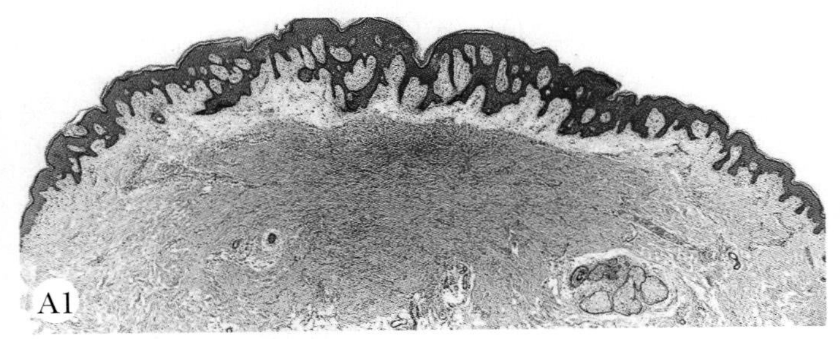

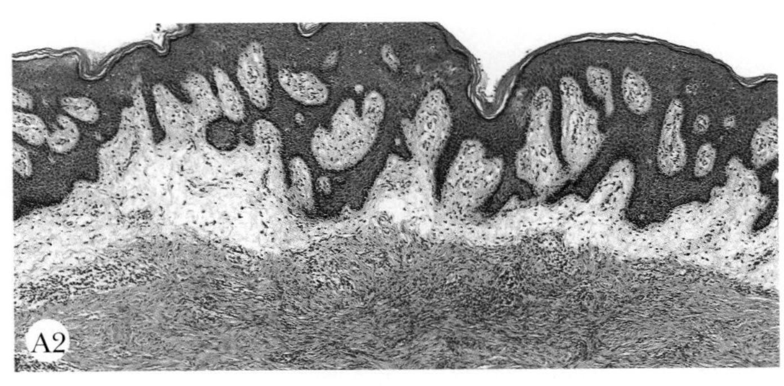

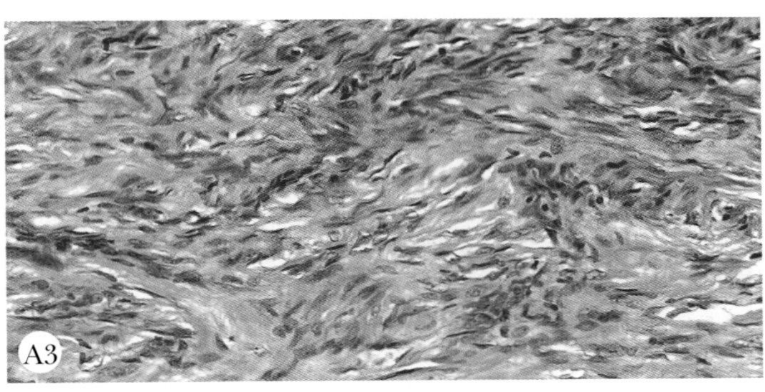

图 26.2.1A 皮肤纤维瘤 男，46 岁，右侧腹股沟褐色丘疹 10 个月。病理示表皮突显著延长，部分呈网状，色素增多，真皮乳头层形成一无浸润带，轻度水肿。真皮内结节性成纤维细胞增生，致密。

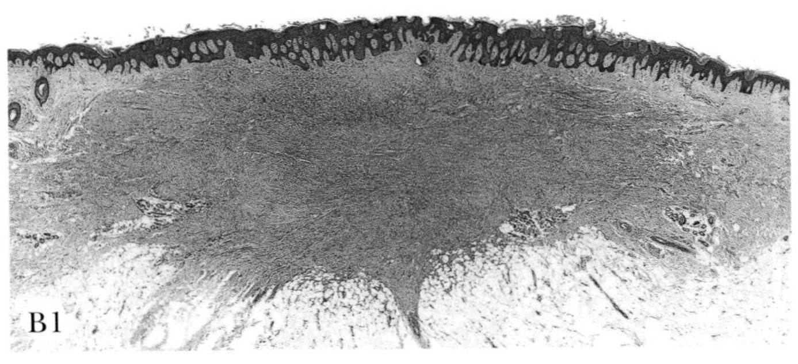

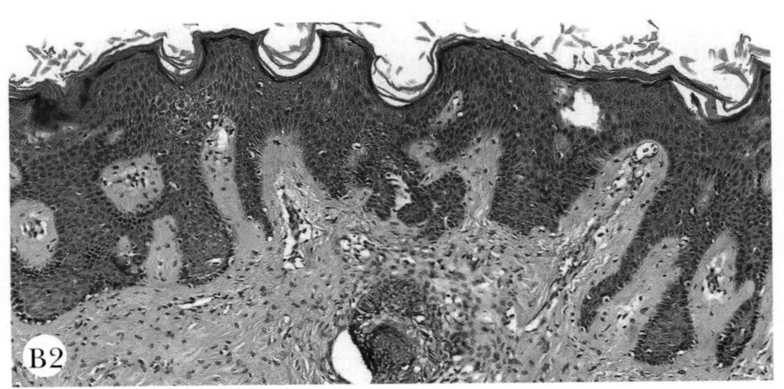

图26. 2. 1B 皮肤纤维瘤 女，33岁，右股部褐色丘疹伴瘙痒7年。病理示表皮突延长，基底平齐，色素增多。真皮全层成纤维细胞和胶原增生，部分延伸至皮下，瘤中央纤维化为主。

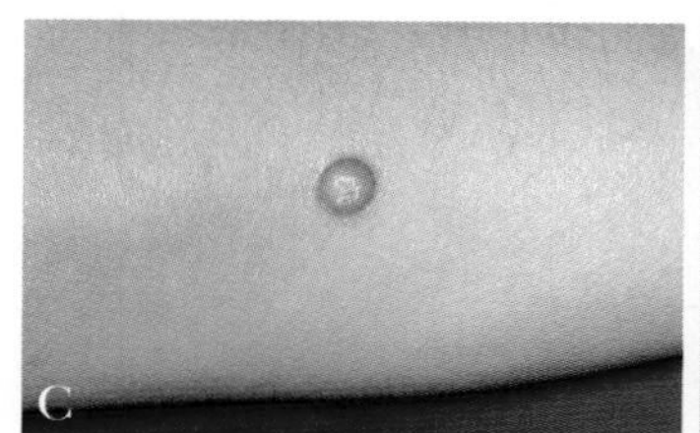

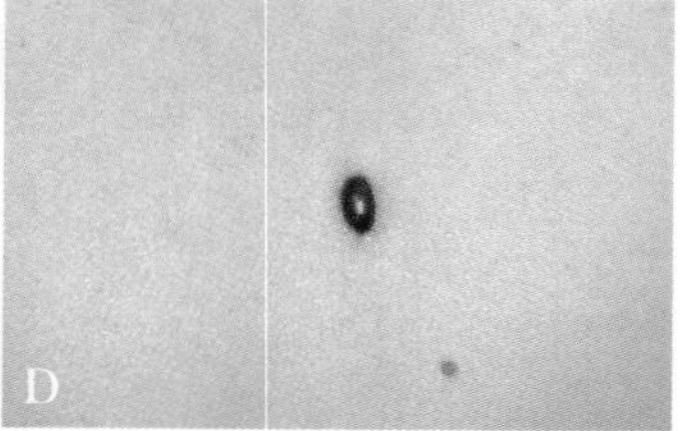

图 26.2.1 皮肤纤维瘤（dermatofibroma）

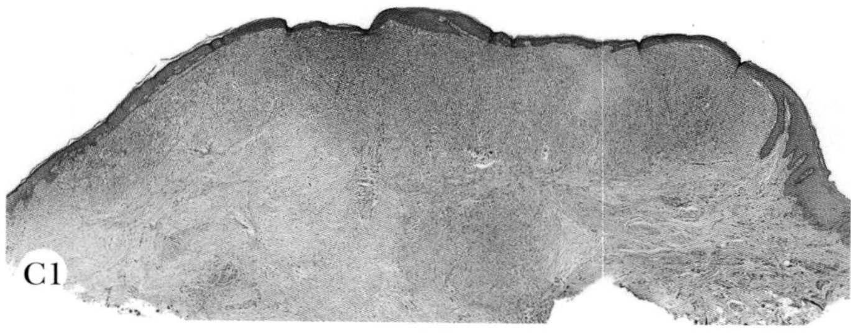

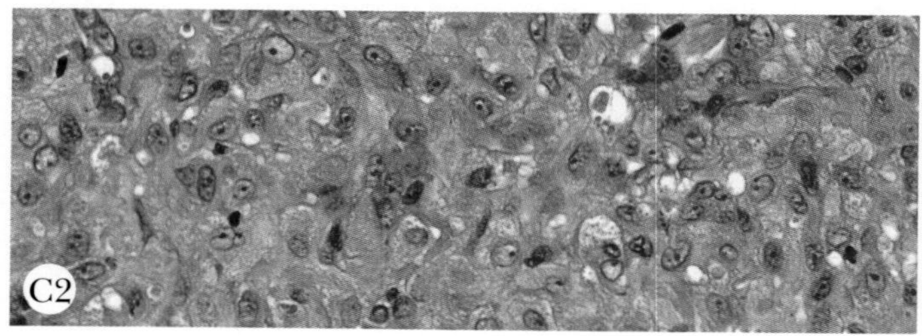

图 26. 2. 1C 皮肤纤维瘤 女，29 岁，右前臂伸侧丘疹 3 年，无不适。病理示界限不清，多数区域细胞成分为主，部分区域纤维成分为主。细胞胞质丰富、较空，核染色质稀疏。

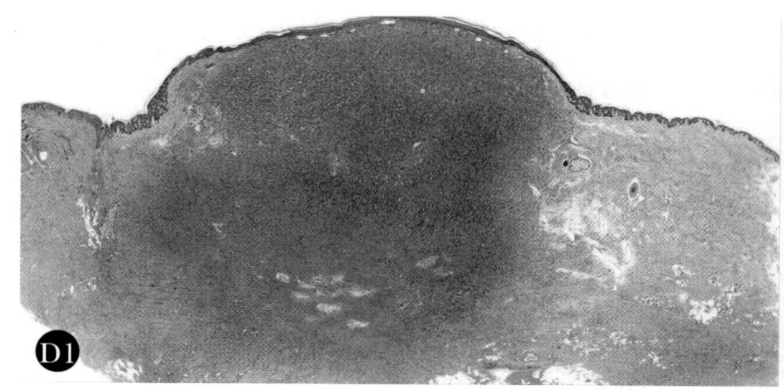

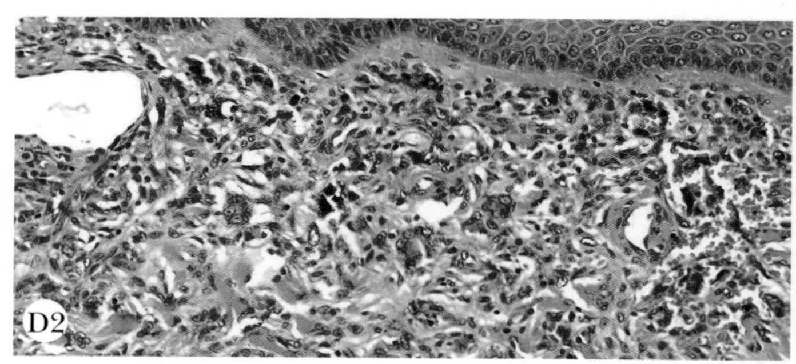

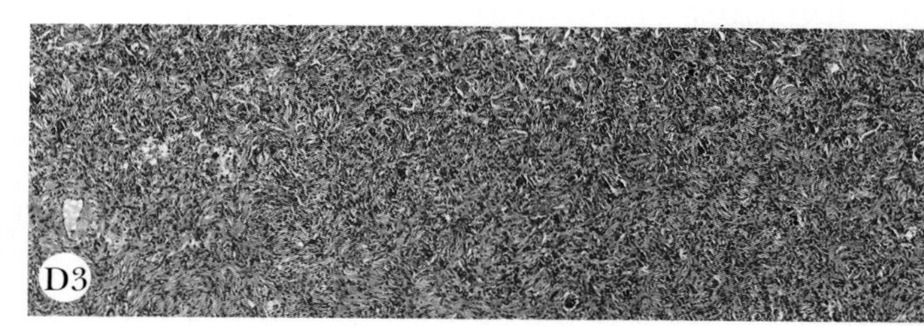

图 26. 2. 1D 皮肤纤维瘤 女，28 岁，背部黑色结节 8 年。真皮中上部大量红细胞及大量含铁血黄素。

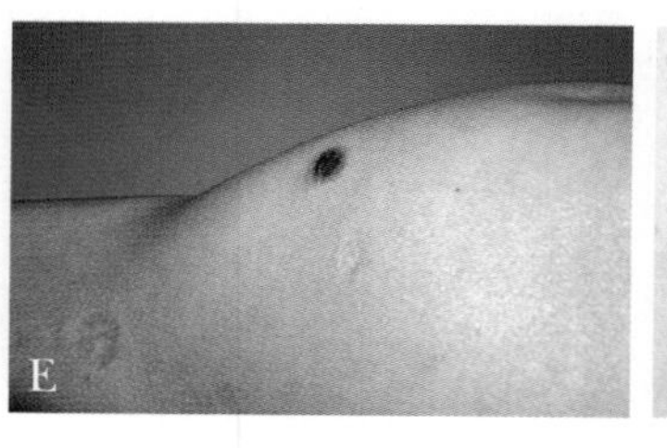

图 26.2.1 皮肤纤维瘤（dermatofibroma）

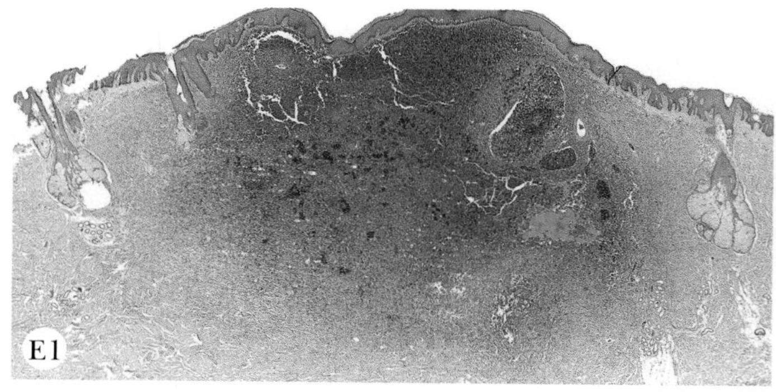

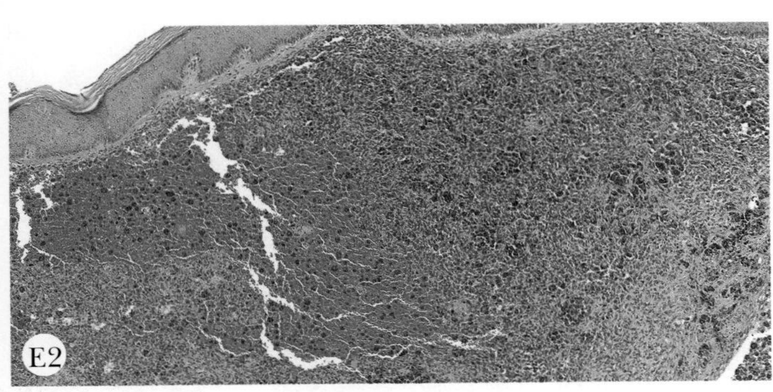
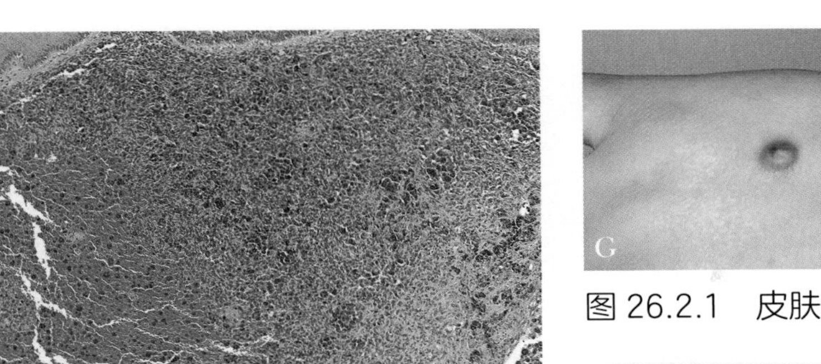
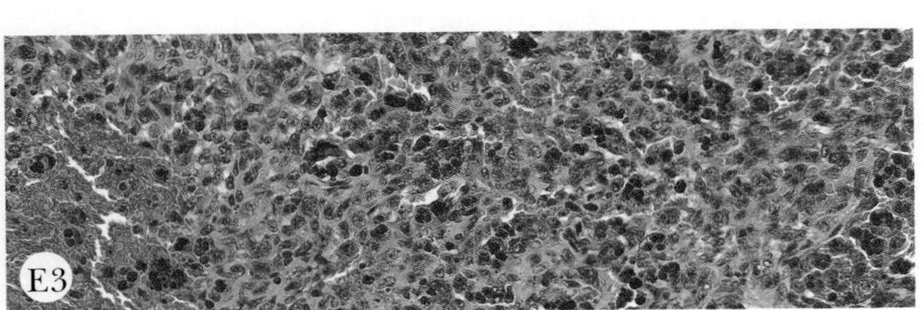

图 26.2.1E　皮肤纤维瘤　男，30 岁，左上肢黑色丘疹 1 年。出血及含铁血黄素特别明显。

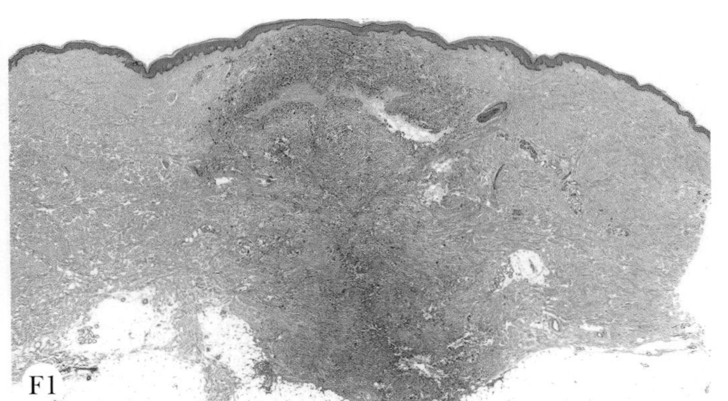
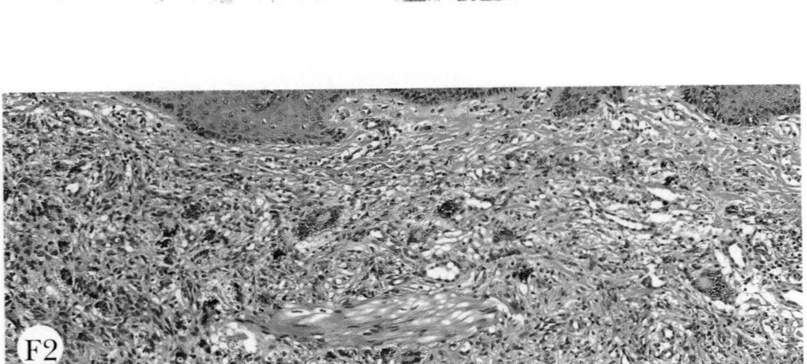
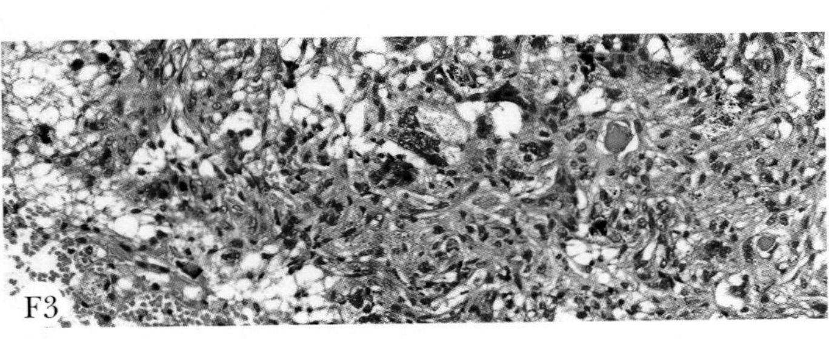

图 26.2.1F　皮肤纤维瘤　男，47 岁，左大腿丘疹 2 个月。中上部出血及含铁血黄素多，有大量多核巨细胞，深部仍可见含铁血黄素。

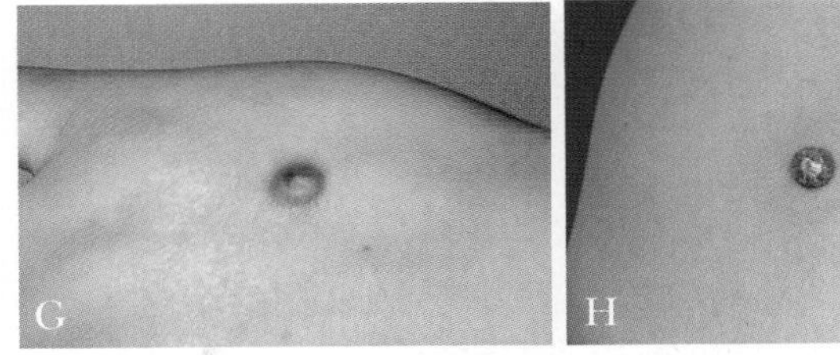

图 26.2.1　皮肤纤维瘤（dermatofibroma）

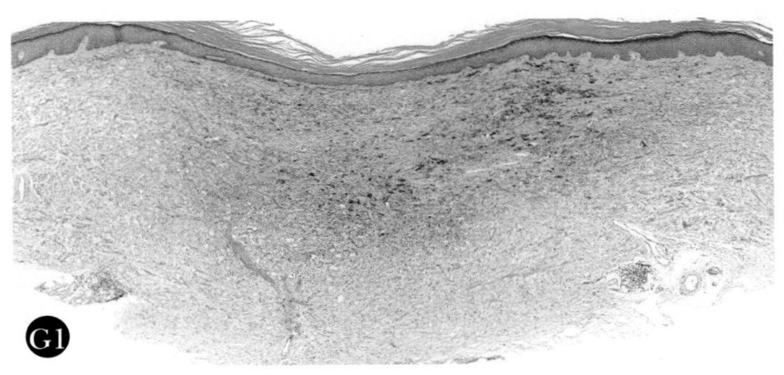
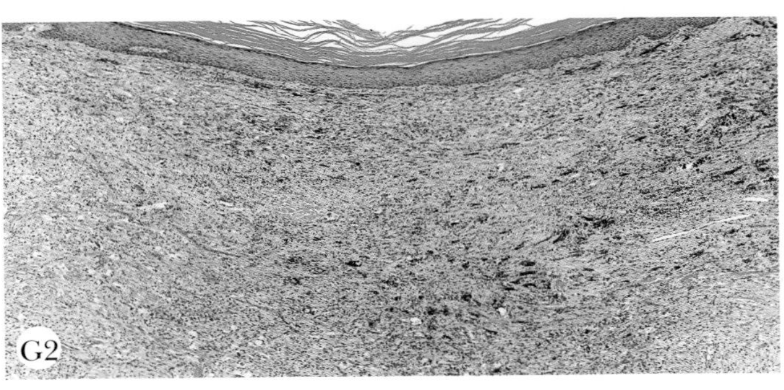
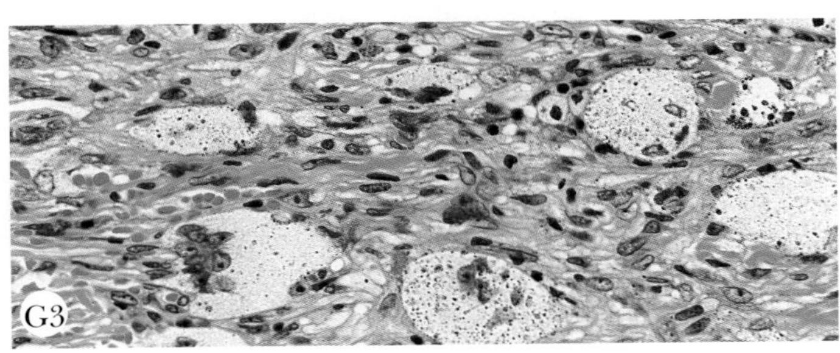

图 26.2.1G　皮肤纤维瘤　男，29 岁，右手背丘疹 4 年，于静脉注射药物后出现。突出特点为中部大而空的多核巨细胞。

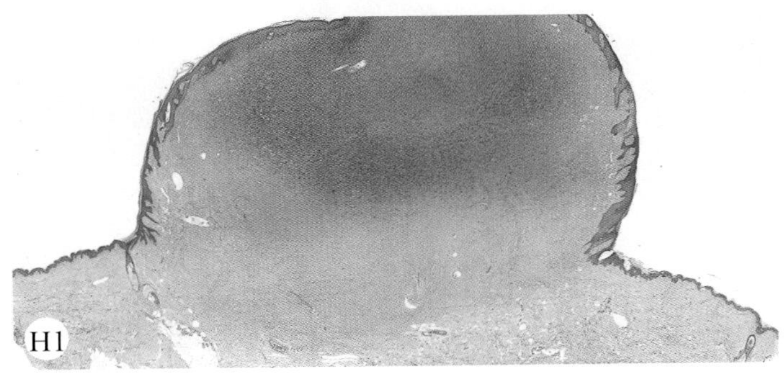

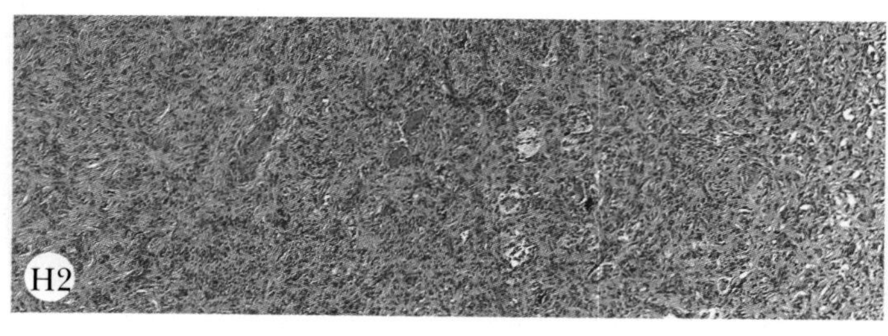

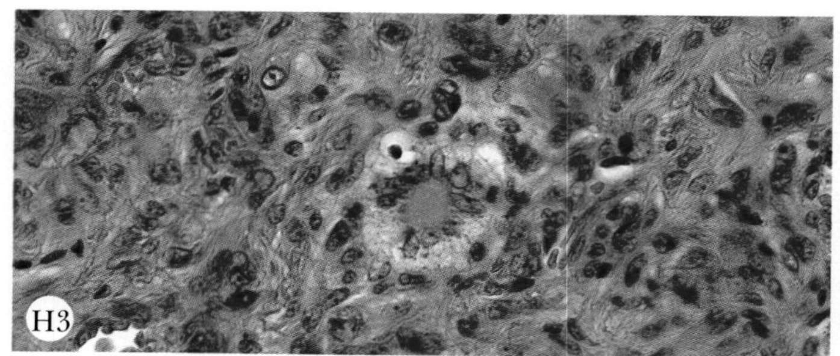

图 26.2.1H 皮肤纤维瘤 女，51 岁，右上臂结节 4 年。中上部细胞非常致密，有 Touton 巨细胞样多核巨细胞。

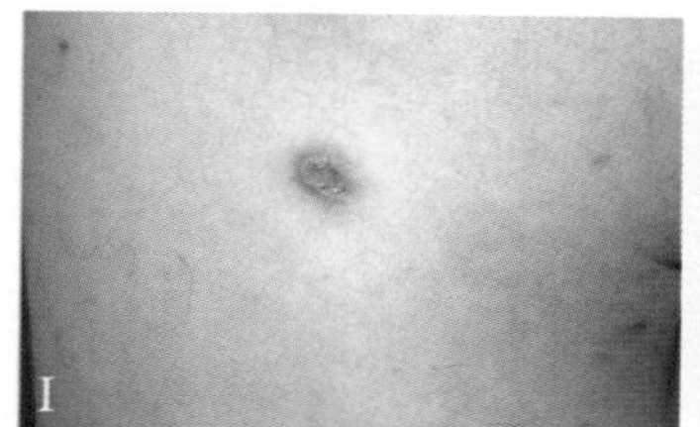

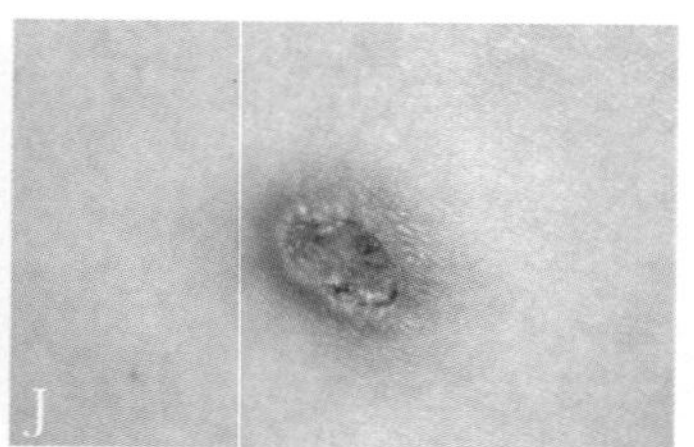

图 26.2.1 皮肤纤维瘤（dermatofibroma）

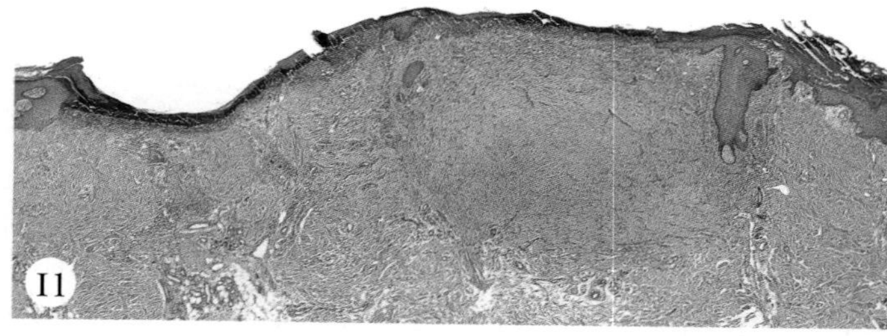

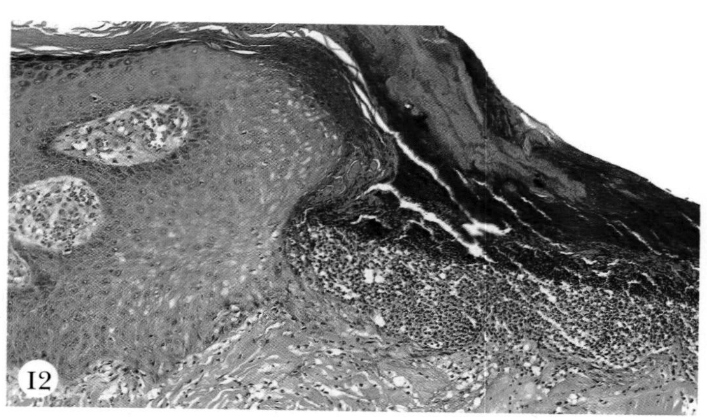

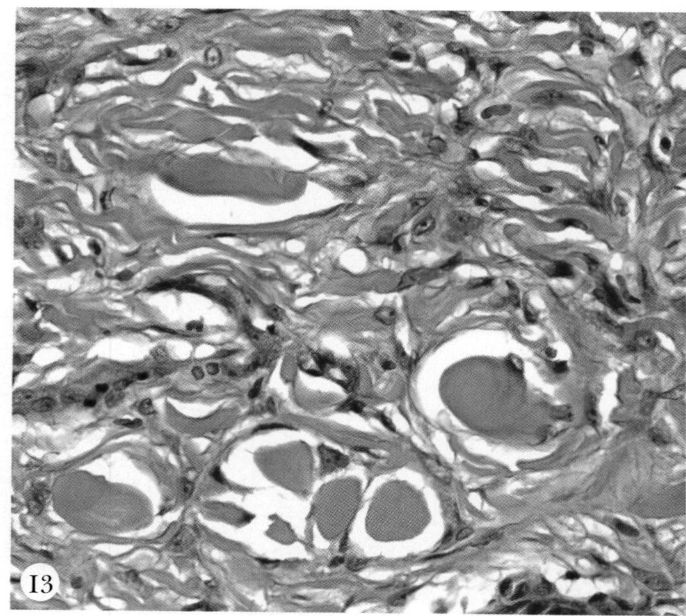

图 26.2.1I 皮肤纤维瘤 男，48 岁，左大腿丘疹，溃疡半月。表皮坏死形成浅溃疡，肿瘤团块旁的血管周有较多炎症细胞浸润。

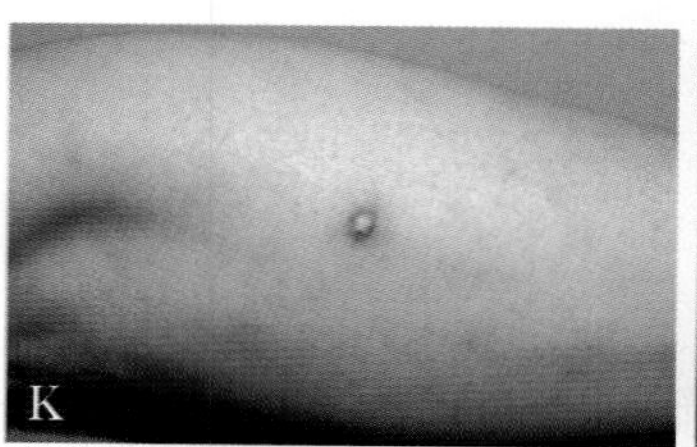

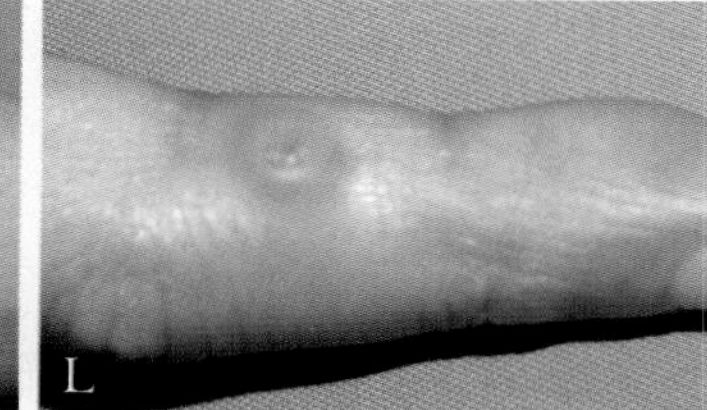

图 26.2.1 皮肤纤维瘤（dermatofibroma）

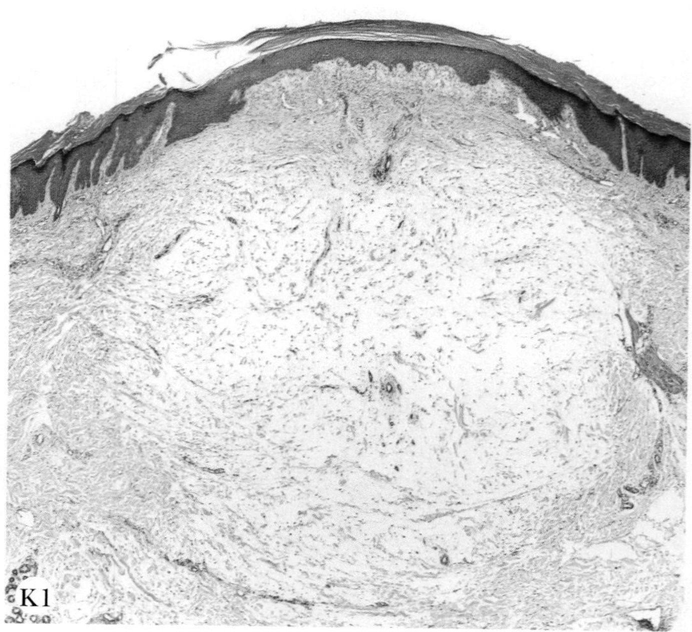

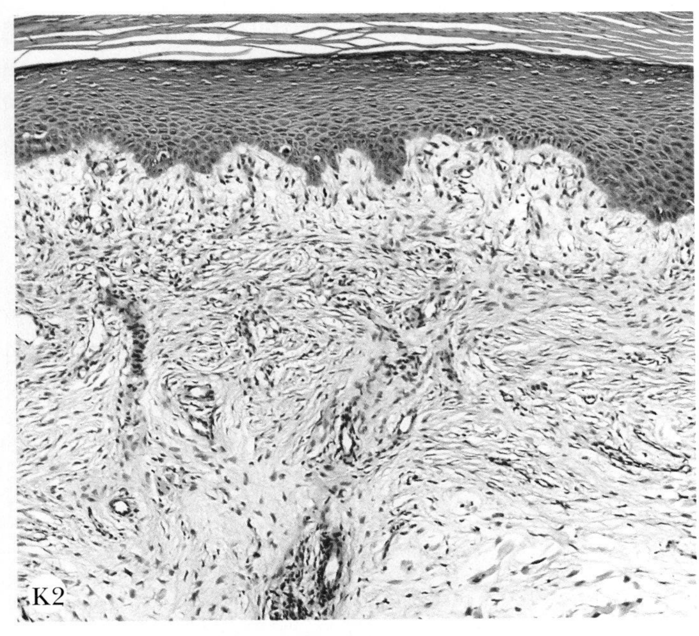

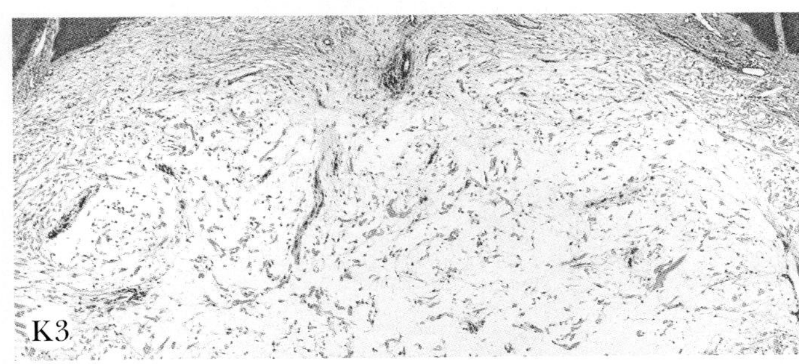

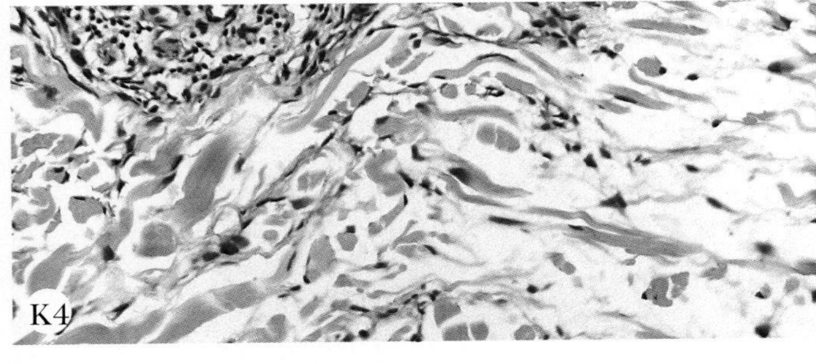

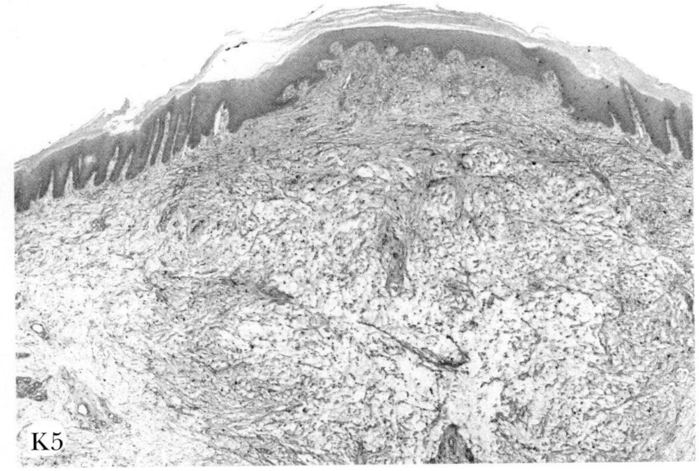

图 26.2.1K 皮肤纤维瘤 女，43 岁，右前臂豆粒大丘疹 2 周。成纤维细胞产生大量黏液。

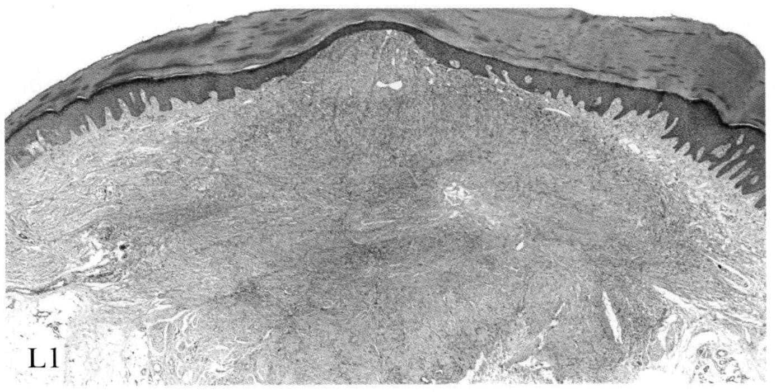

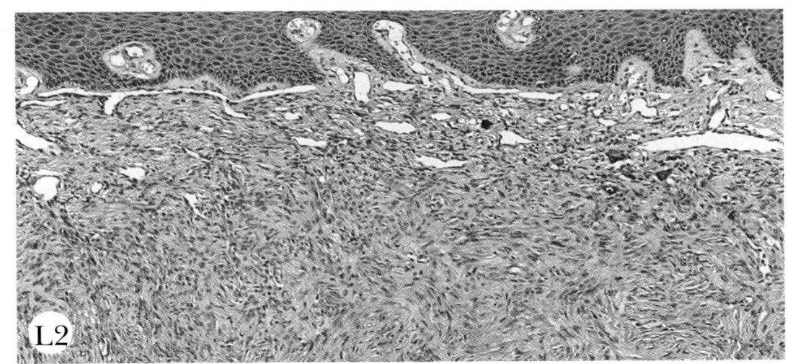

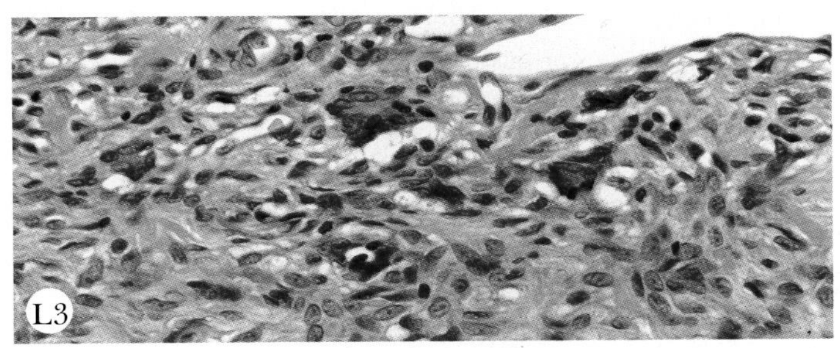

图 26.2.1L 皮肤纤维瘤 男，43 岁，右手小指丘疹 1 年，无不适。临床部位及形态不易辨认，病理结构无特殊。

26.2.2 结节性筋膜炎（nodular fasciitis）

病理改变

a 一般发生在皮下组织，边界不清，局部可呈轻度浸润生长，可蔓延至周围脂肪组织甚至肌肉内。

b 梭形成纤维细胞或肌成纤维细胞增生构成，早期组织疏松，类似于细胞体外培养后生长模式，充满黏蛋白，晚期纤维化。

c 胞核多形性，分裂相可以很多，但无病理性分裂相。

d 细胞丰富，伴部分区域疏松或黏液样，细胞丰富区常见 S 或 C 形束状结构，有时可见席纹状结构。

e 破骨样多核巨细胞、血管外红细胞和慢性炎症细胞浸润常见。

f 肌成纤维细胞常表达 SMA 和不同程度的 Actin，Desmin 多数为阴性。

g 血管内筋膜炎：常继发于血管栓塞或血管损伤，细胞形态学改变与普通结节性筋膜炎无显著差异，但常局限于扩张的血管腔内。

h 真皮筋膜炎：为表浅的发生于真皮浅部的结节性筋膜炎，有时与细胞型皮肤纤维瘤不容易鉴别，真皮筋膜炎表皮无显著增生，细胞增生更活跃。

i 尚有一些其他少见类型，如骨化型筋膜炎、骨周筋膜炎等。

病理鉴别诊断

纤维肉瘤：细胞排列紧密，间隙小；细胞和核异型性明显；瘤细胞形成短束状、编织状或人字形排列；可见病理性核分裂相。

临床特点

a 多见于 20 ～ 40 岁。

b 好发于上肢、躯干和颈部。

c 常表现为实性的皮下结节或筋膜结节，表面光滑，边界不清，稍可移动。

d 绝大多数为单发，可有疼痛、触麻或感觉异常。

e 生长迅速，1 ～ 2 个月内可达 1 ～ 5cm。

f 血管内筋膜炎常表现为皮下单发或多发结节，有时可呈条索状，可能为血栓继发。

g 有自限性，切除后复发率约 1%。

26.2.2

临床鉴别诊断

纤维肉瘤

别名

假肉瘤性筋膜炎（pseudosarcomatous fasciitis）

结节性假肉瘤性筋膜炎（nodular pseudosarcomatous fasciitis）

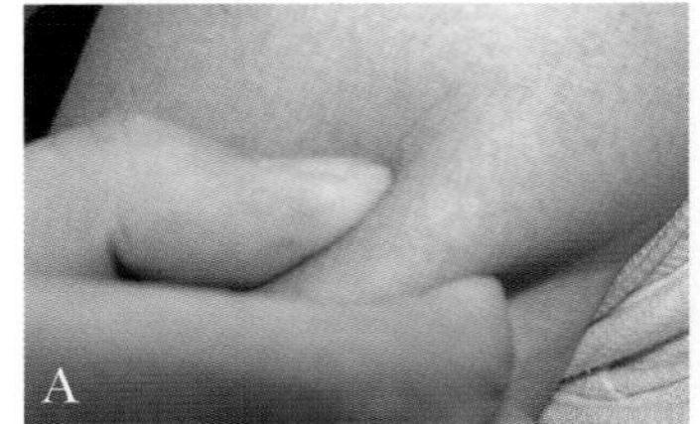

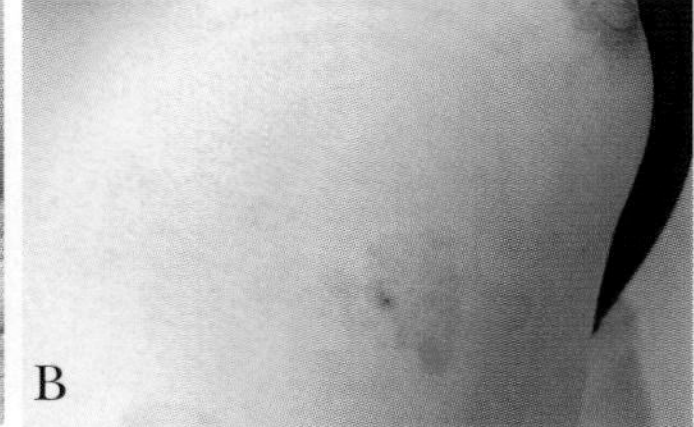

图 26.2.2　结节性筋膜炎（nodular fasciitis）

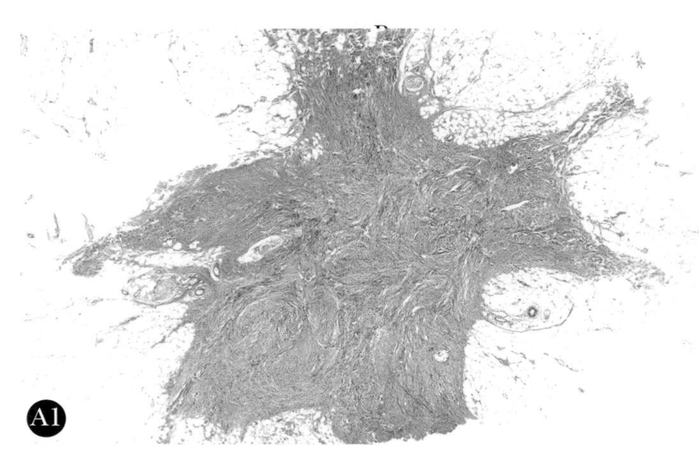

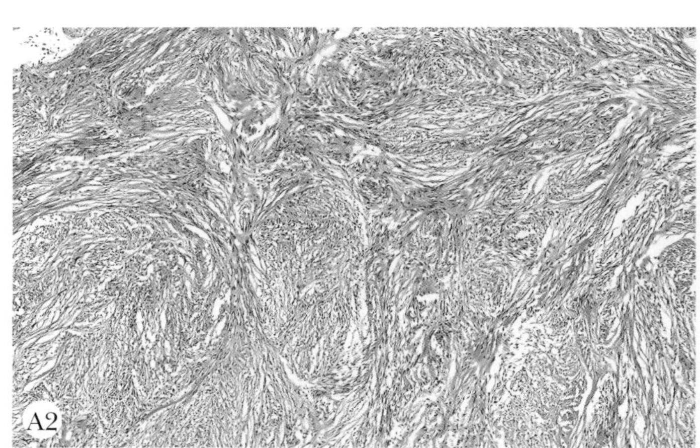

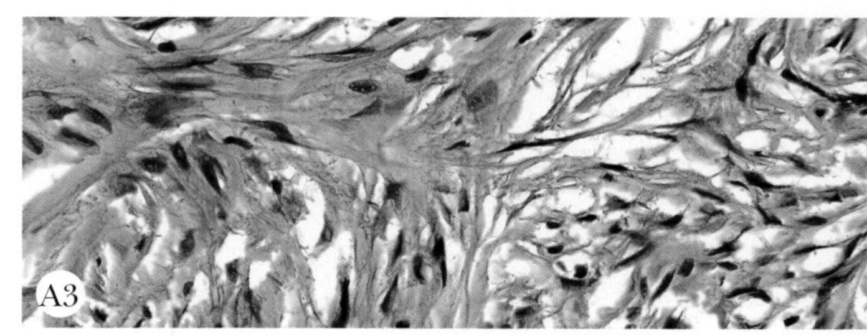

图 26.2.2A　结节性筋膜炎　男，23 岁，左肩部皮下结节 4 个月。病理示皮下一不规则的无包膜结节，由成束的胶原纤维、成纤维细胞构成。

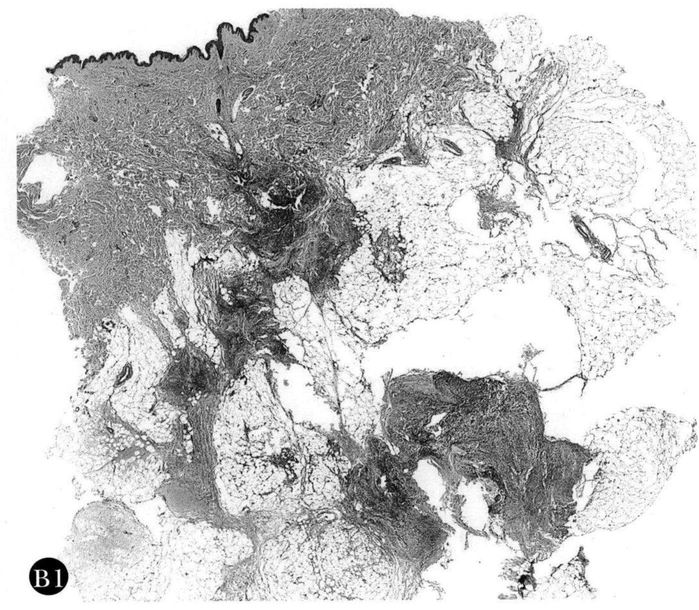

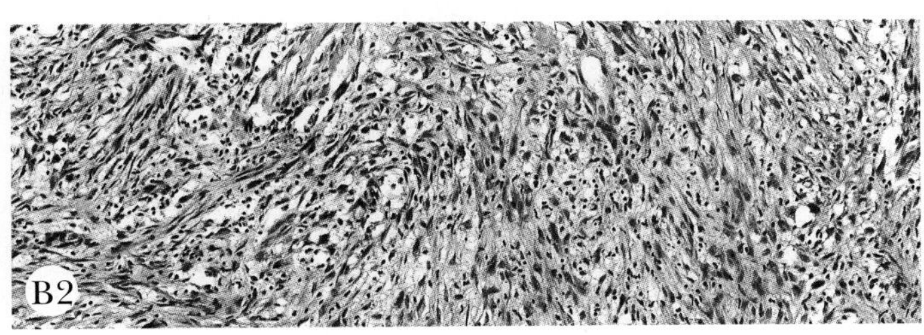

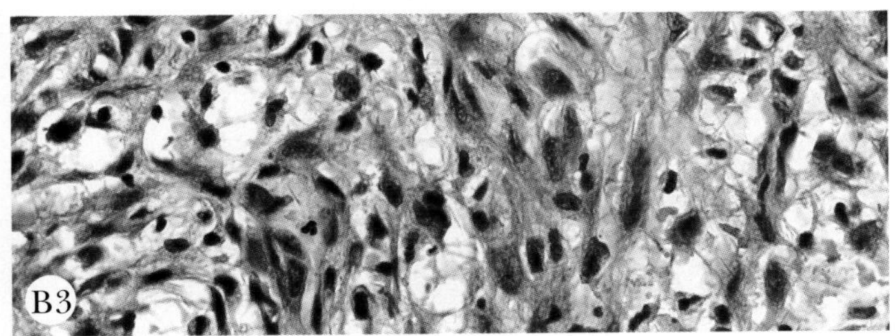

图 26.2.2B 结节性筋膜炎 女，39 岁，腹部单发小结节 2 个月，轻度压痛。病理示组织疏松，细胞丰富，含黏蛋白。

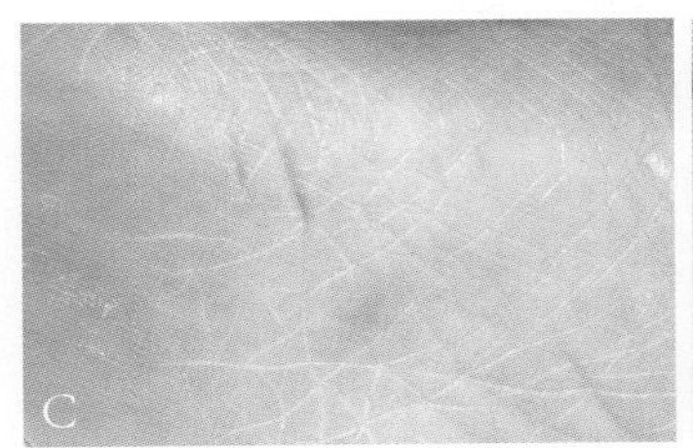

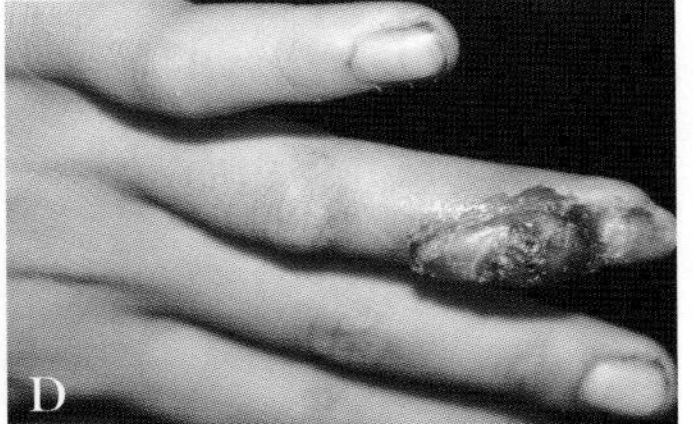

图 26.2.2 结节性筋膜炎（nodular fasciitis）

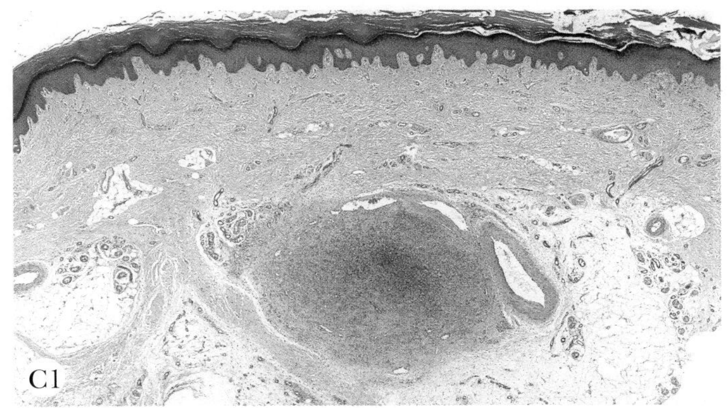

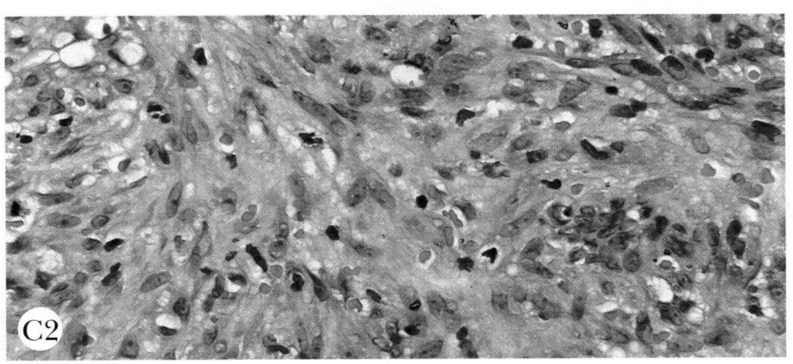

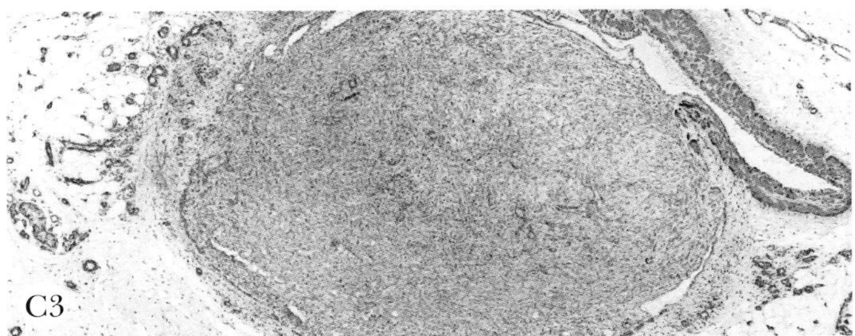

图 26.2.2C 血管内筋膜炎 女，63 岁，右足底皮下结节 1 个月，压痛。病理示皮下血管内结节，成纤维细胞和肌纤维母细胞增生，SMA 阳性（C3）。

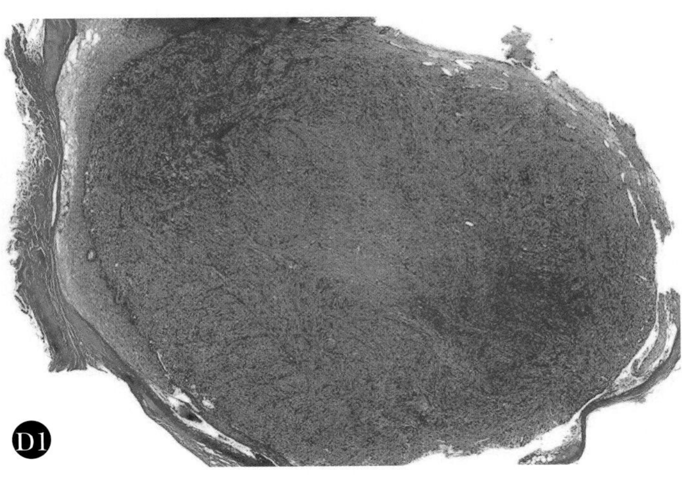

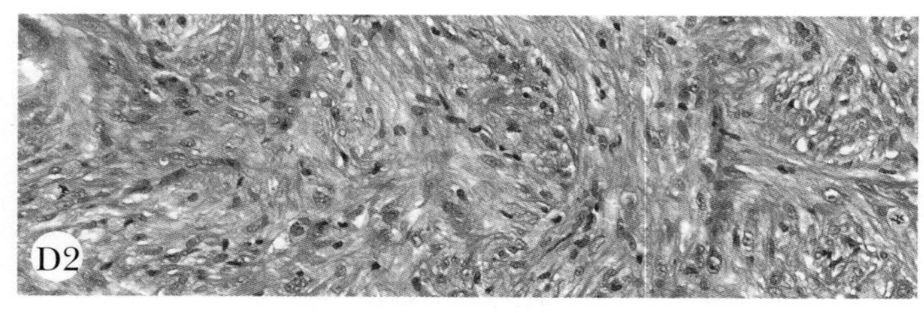

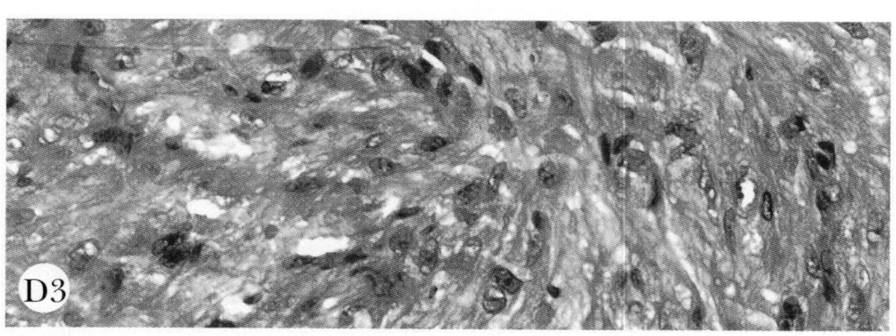

图 26.2.2D 真皮筋膜炎 男，9 岁，左无名指结节半年，激光治疗后形成溃疡。病理示真皮内结节，束状胶原和增生的成纤维细胞构成，无包膜。无皮肤纤维瘤中常见的表皮改变。

26.2.3 增生性筋膜炎和增生性肌炎（proliferative fasciitis and proliferative myositis）

病理改变

a 增生性筋膜炎为皮下组织的假肉瘤样肌成纤维细胞增生。

b 增生性筋膜炎背景为黏液性基质、成纤维细胞、胶原纤维和炎症细胞。

c 增生性肌炎是发生在肌肉组织的增生性筋膜炎，为肌外膜、肌内膜、肌束膜的成纤维细胞增生。

d 增生性肌炎因成纤维细胞将肌束分离，低倍镜呈棋盘状改变。

e 二者均出现散在的神经节细胞样巨细胞，呈丰富的嗜碱性胞质，空泡状核，显著的核仁。

病理鉴别诊断

结节性筋膜炎：无神经节细胞样巨细胞，毛细血管明显。

节细胞神经瘤：神经纤维瘤背景中出现神经节细胞，节细胞分化好，体积大，多角形，部分可见尼氏小体。

骨化性肌炎：病灶呈三层结构，且骨化明显。

横纹肌肉瘤：横纹肌母细胞胞质呈嗜酸性，而增生性筋膜炎和肌炎中的巨细胞呈嗜碱性。

临床特点

a 好发于成年人。

b 增生性筋膜炎四肢多见；增生性肌炎躯干肌肉、肩胛带区肌肉多见。

c 症状不明显，生长迅速，触诊发现结节或肿块。

d 良性病变，切除后罕见复发。

临床鉴别诊断

结节性筋膜炎

皮肤纤维瘤

神经纤维瘤

26.2.4 缺血性筋膜炎（ischemic fasciitis）

病理改变

a 多结节状纤维素样坏死带。

b 累及的脂肪组织纤维化及黏液变性。

c 外周为富于扩张的薄壁小血管的肉芽组织。

d 可见大的不典型的成纤维细胞，富含嗜碱性的胞质，核增大、深染，有明显的核仁。

病理鉴别诊断

脂肪肉瘤：含脂肪母细胞，无肉芽组织。

临床特点

a 常见于年老体弱卧床的患者，与长期压力、缺血有关。

b 女性略多于男性。

c 好发于关节突出部位的皮下组织，如肩部、骶尾部和股骨大转子附近等。

d 大多数患者局部切除可治愈。

临床鉴别诊断

隆突性皮肤纤维肉瘤

皮肤纤维瘤

别名

非典型性褥疮性纤维斑（atypical decubital fibroplasia）

临床特点

a 好发于颈部和肢体。

b 孤立性包块或结节。

c 切除可治愈。

临床鉴别诊断

结节性筋膜炎

增生性筋膜炎

增生性肌炎

皮肤纤维瘤

别名

浆细胞肉芽肿 （plasma cell granuloma）

纤维性假瘤（fibrous pseudotumor）

26.2.5 皮肤炎性假瘤（skin inflammatory pseudotumor）

病理改变

a 属于反应性增生性改变，低倍镜下境界相对清楚的病变。

b 由淋巴细胞、浆细胞、嗜酸性粒细胞、中性粒细胞等多种细胞浸润。

c 纤维细胞增生，可见核分裂相，但无不典型核分裂相，局部出现纤维化。

d 偶见多核巨细胞，可与 Reed–Sternberg 细胞相似。

病理鉴别诊断

促结缔组织增生性黑素瘤：梭形细胞异型性明显。

恶性纤维组织细胞瘤：出现不典型核分裂相，异型性更显著。

26.2.6 腱鞘巨细胞瘤（giant cell tumor of tendon sheath）

病理改变

a 分叶状、界限清楚的病变，局部有纤维性包膜。

b 含单个核细胞、多核巨细胞、泡沫样组织细胞，局部含铁血黄素沉积。

c 多核巨细胞细胞核位于周边，形成囊样结构，不形成 Touton 巨细胞，周围单个核细胞一般为圆形或椭圆形，梭形细胞少见。

d 核分裂相平均 3 ~ 5 个 /10 个高倍镜视野，罕见局灶坏死。

e 间质胶原纤维可有透明变性和骨化。

病理鉴别诊断

腱鞘滑膜瘤：致密的纤维细胞组成。

临床特点

a 多见于青壮年。女性与男性发病比为 2 ∶ 1，部分有外伤史。

b 主要发生于手部，约 85% 发生在手指。腱鞘滑囊部易见，也可位于非滑膜区。

c 单发或多发，圆形或椭圆形结节，质硬，无痛性肿胀，缓慢生长。

26.2.6

d 切除后可复发，但不转移。

临床鉴别诊断

皮肤纤维瘤

腱鞘纤维瘤

黄色瘤

血管瘤

别名

结节性腱鞘滑膜炎（nodular tenosynovitis）

局限性腱鞘滑膜巨细胞肿瘤（tenosynovial giant cell tumour, localized type）

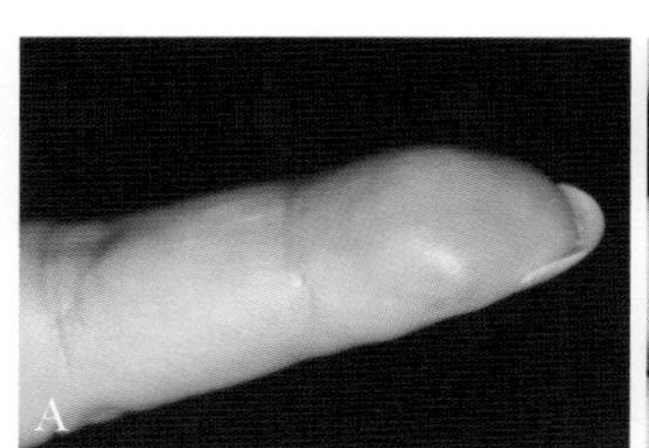

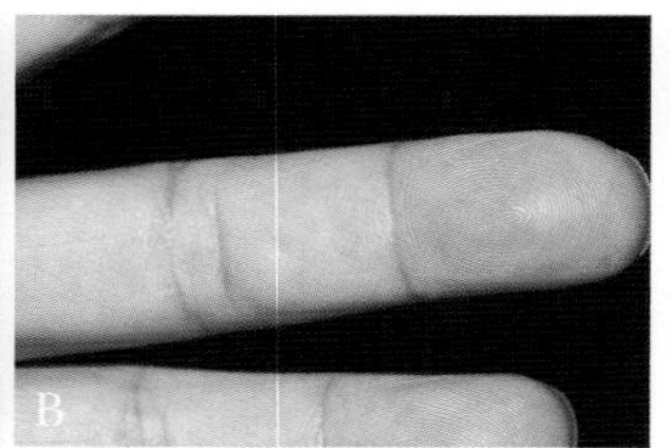

图 26.2.6　腱鞘巨细胞肿瘤（giant cell tumor of tendon sheath）

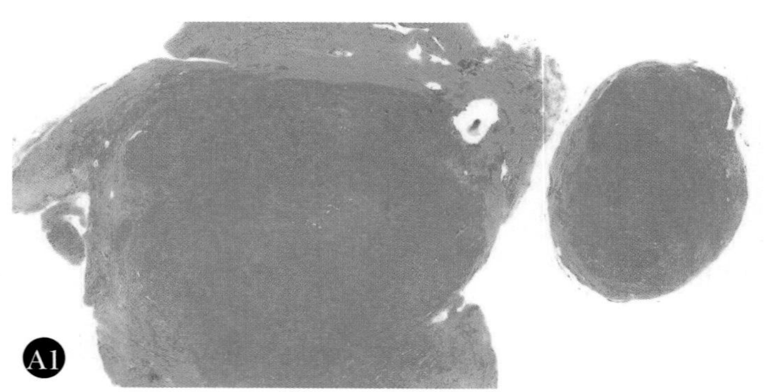

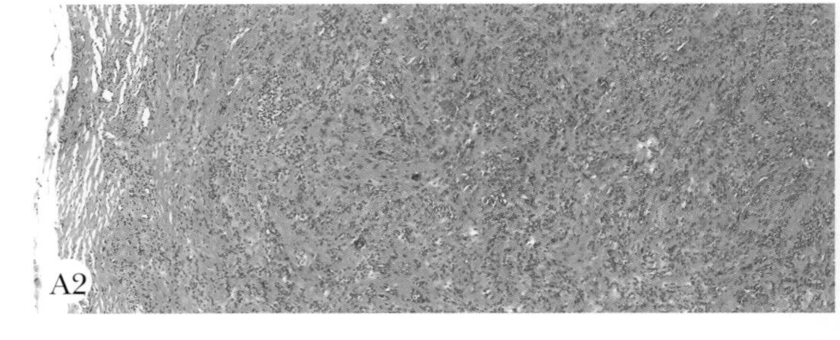

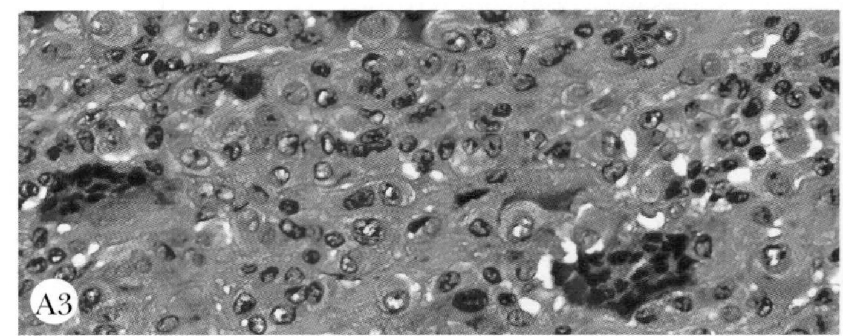

图 26.2.6A　腱鞘巨细胞肿瘤　女，29 岁，右中指指腹小结节 2 年，偶感疼痛。病理为多个分叶状、有纤维性包膜、界限清楚的瘤团，单个核细胞胞质泡沫样，多核巨细胞形态类似破骨细胞。

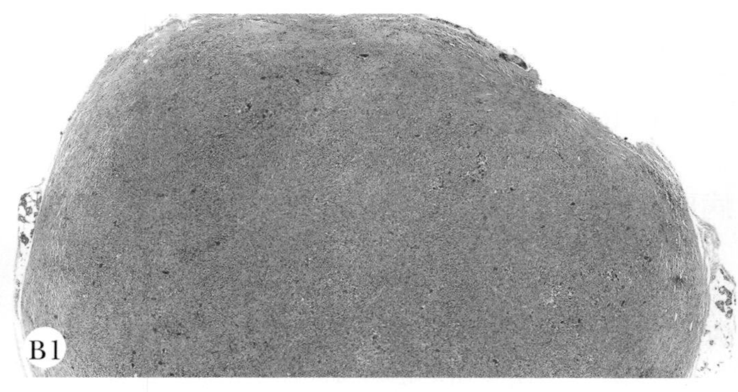

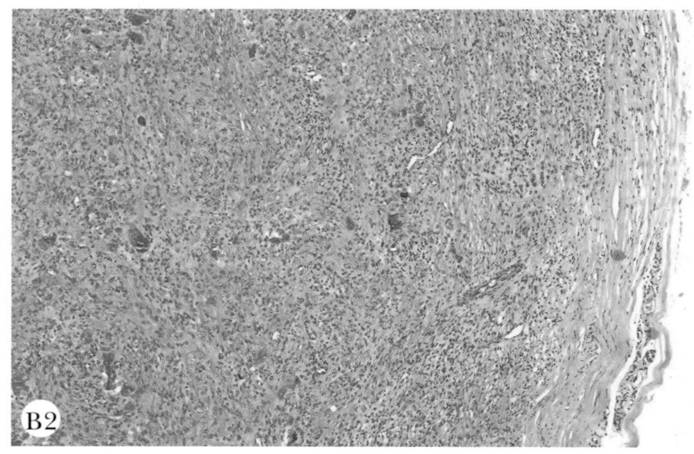

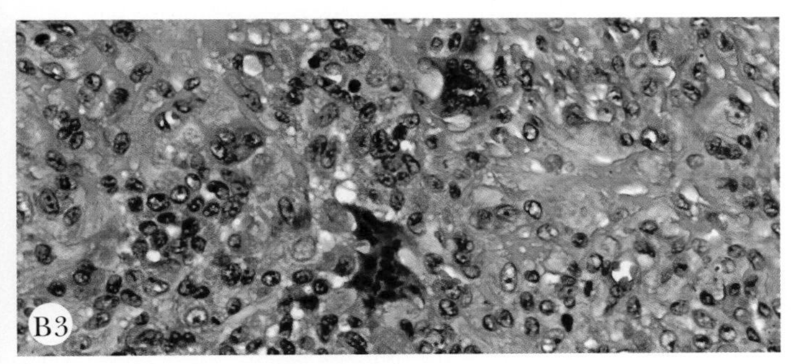

图 26.2.6B　腱鞘巨细胞肿瘤　男，51 岁，左中指中段腹侧小结节半年，无不适。病理与上例类同。

26.2.7　浅表肢端纤维黏液瘤（superficial acral fibromyxoma）

病理改变

a 梭形或星状瘤细胞疏松排列成束状，无包膜。

b 纤维性或黏液样基质，常伴肥大细胞。

c 瘤细胞无明显异型性，核分裂相不常见。

d 可见多核巨细胞。

e 细胞成分 CD34 阳性。

病理鉴别诊断

肢端纤维角皮瘤：较厚的纤维组织增生，局部细胞密集，血管显著，一般无黏液变性。

临床特点

a 发病年龄范围广，中位年龄约 50 岁，男性多见。

b 常见指、趾、掌等部位，指、趾甲区易受累，足跟部亦可累及。

c 表现为孤立性结节。

d 切除不全易复发。

临床鉴别诊断

纤维角质瘤

26.2.8　包涵体性纤维瘤病（inclusion body fibromatosis）

病理改变

a 病变主要位于真皮，由肌成纤维细胞组成。

b 含有特殊的嗜酸性的胞质内包涵体。

c 电镜下包涵体由无颗粒的、颗粒和微丝的致密团块所组成。

d 可通过 Masson 三色染色显示包涵体结构。

病理鉴别诊断

普通纤维瘤病：一般无胞质内包涵体。

临床特点

a 限于发生在儿童期，出生或 2 岁以内发病，少数成年人可出现类似改变。

b 好发部位是指（趾）末端的外侧面，口腔、乳腺也可发病。

c 病变常多发，易局部复发。

26.2.8

临床鉴别诊断

婴儿肌纤维瘤病

别名

婴儿指（趾）纤维瘤病（infantile digit fibromatosis）

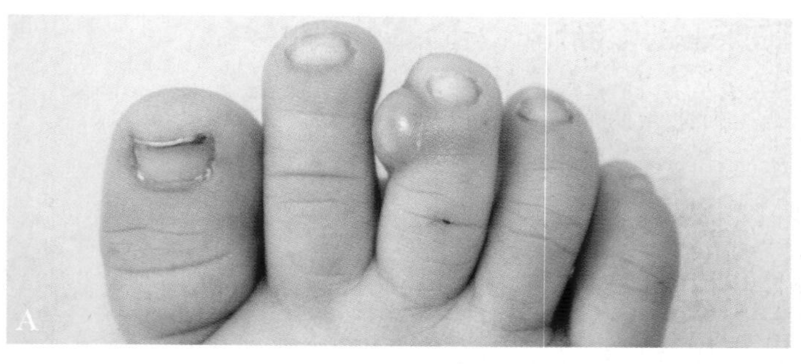

图 26.2.8 包涵体性纤维瘤病（inclusion body fibromatosis）

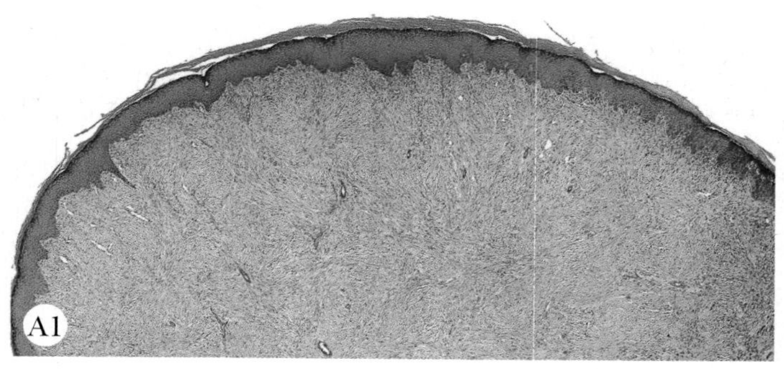

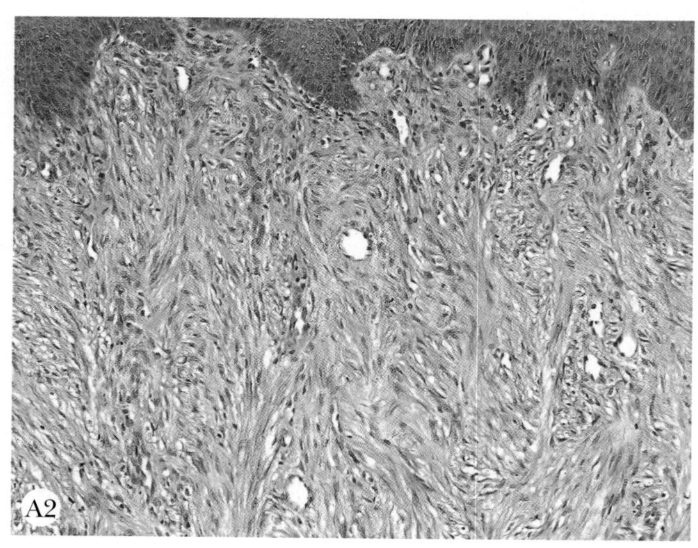

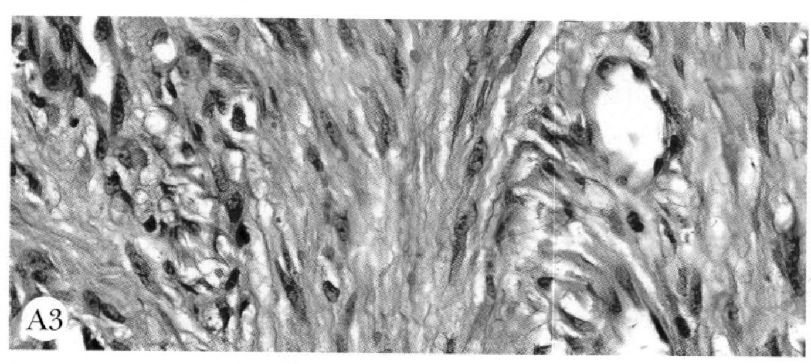

图 26.2.8A 包涵体性纤维瘤病 女，6 个月，右足第 3 趾结节 1 个月，渐增大。真皮全层受累，细胞成分与纤维成分均等，高倍镜下可见嗜酸性的胞浆内包涵体。

26.2.9 幼年性透明纤维瘤病（juvenile hyaline fibromatosis）

病理改变

a 损害境界不甚清楚。

b 大量梭形成纤维细胞包埋于透明变性的嗜酸性基质中。

c 早期细胞相对丰富，基质相对不明显，后期细胞少，基质明显。

病理鉴别诊断

Winchester 综合征：病理改变难于区别，临床上有特征性的色素沉着及皮肤、齿龈增厚。

婴儿肌纤维瘤病：境界相对清楚，肥胖的肌成纤维细胞构成。

瘢痕疙瘩：有时陈旧的瘢痕疙瘩透明变性很显著，仅根据病理难于区别。

临床特点

a 少见病，发生于青少年。

b 常染色体隐性遗传，系位于染色体 4q21 编码毛细血管形态生成蛋白 2（CMG2）突变。

c 累及皮肤、口腔、关节囊和骨。婴儿系统性透明变性则累及多个内脏，常致儿童期早亡。

d 皮损为头皮、面、颈、耳、肛周等部坚实丘疹或结节。

26.2.9

e 关节常挛缩致身体残疾。

临床鉴别诊断

皮肤纤维瘤

普通纤维瘤病

别名

系统性透明变性病（systemic hyaline degeneration disease）

婴儿系统性透明变性（infantile systemic hyalinosis）

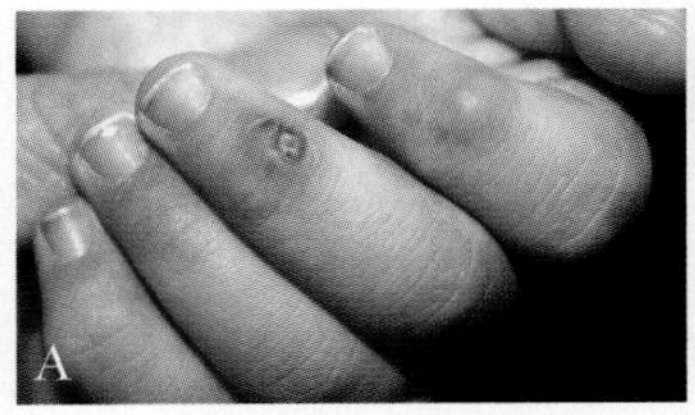
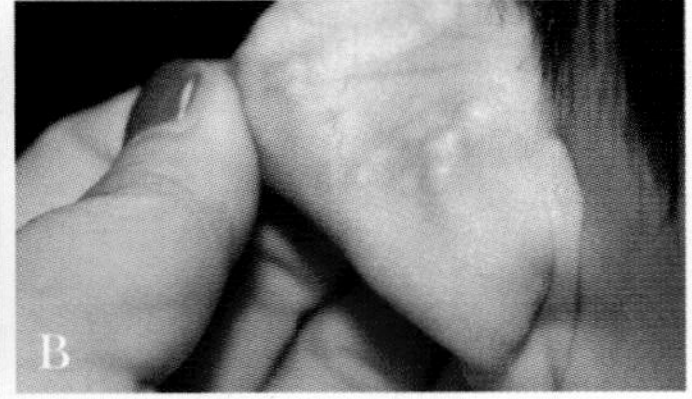

图 26.2.9 幼年性透明纤维瘤病（juvenile hyaline fibromatosis）

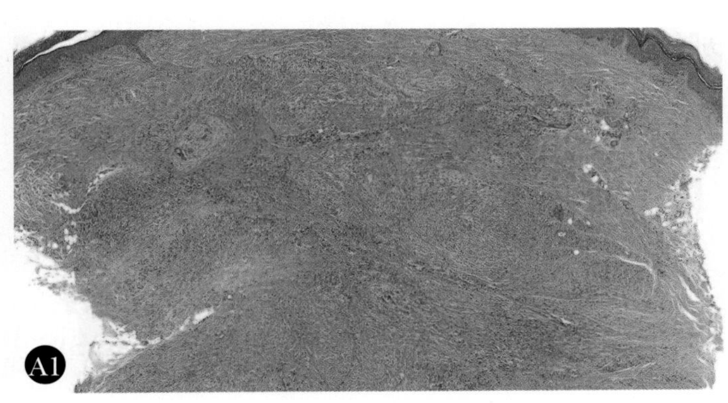
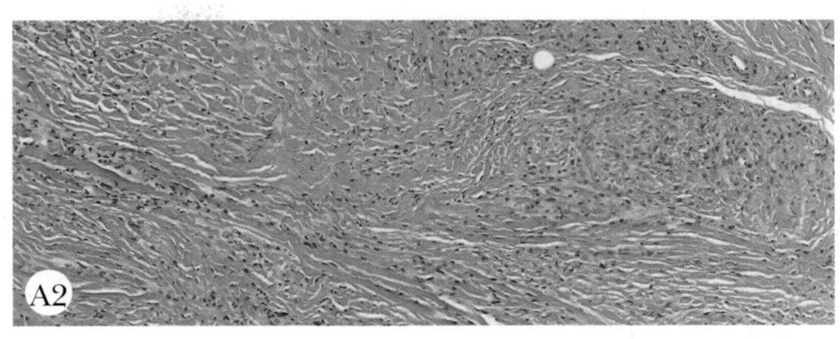
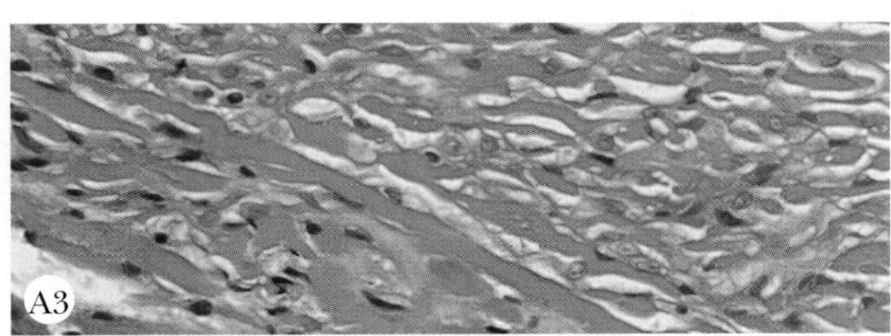
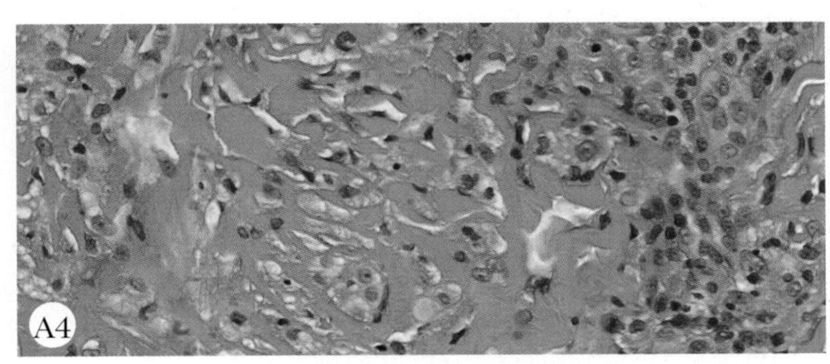

图 26.2.9A 幼年性透明纤维瘤病 男，2 岁，双手、足、耳结节 1 年余。整个真皮胶原均质化，中下部细胞成分较多，胞质较空。

26.3 弹力纤维瘤及肌纤维瘤（elastofibroma and myofibroma）

26.3.1 弹力纤维瘤（elastofibroma）

病理改变

a 细胞稀少的胶原组织和大量弹力纤维构成。

b 弹力纤维大、粗糙、强嗜酸性、呈串珠状线性排列，或锯齿状排列的圆盘形。

c 少量黏液样间质，内有成熟脂肪细胞，

d 弹力纤维染色可见大的分支或不分支的纤维，串珠状改变。

病理鉴别诊断

项部纤维瘤：主要为粗大的胶原束。

临床特点

a 主要为 50 岁以上老年人，女性多见。

b 深在性肩胛骨下部和胸壁之间的假性肿瘤，常固定于其下的肋骨。

c 罕见发生于胸壁、上肢、臀部、胃肠道和其他内脏器官。

d 生长缓慢，可很大，罕有疼痛。约 1/3 有家族史。

e 系弹性纤维退行性变和炎症反应。

f 单纯切除可治愈，罕有复发。

临床鉴别诊断

皮肤纤维瘤

肌纤维瘤

多形性纤维瘤

别名

背部弹力纤维瘤（bsck elastofibroma）

26.3.2 皮肤肌纤维瘤（dermatomyofibroma）

病理改变

a 表皮轻度棘细胞增生和局灶色素沉积。

b 梭形瘤细胞呈束状或丛状排列，与表皮平行。累及真皮网状层及浅部皮下脂肪间隔。

c 瘤细胞含有界限不清的淡染嗜酸性胞质，一致的梭形细胞核，染色质分布均匀，具有小核仁。

d 瘤细胞间胶原基质中有较多的断裂弹力纤维。

e 免疫组化为肌成纤维细胞标记，一般结蛋白阴性，肌动蛋白阴性，平滑肌肌动蛋白阳性。

病理鉴别诊断

肥厚性瘢痕和瘢痕疙瘩：断裂的弹力纤维少。

皮肤纤维瘤：多形性明显，表皮改变有一定特征性。

平滑肌瘤：有时不易鉴别，需借助临床及免疫组化。

临床特点

a 好发于年轻女性。

b 多数位于肩部和腋窝，其次为躯干、颈部和上臂。

c 缓慢生长的斑块、坚硬的红褐色病变，可以多发。

d 多数肿瘤为局限性病变，卵圆或环形。

e 肿瘤最大 2cm，需完全切除。

临床鉴别诊断

肥厚性瘢痕和瘢痕疙瘩

皮肤纤维瘤

表皮囊肿

环状肉芽肿

别名

斑块状皮肤纤维瘤病（plaque–like dermal fibromatosis）

26.3.3 肌纤维瘤和肌纤维瘤病（myofibroma and myofibromatosis）

病理改变

a 肿瘤边界清楚，但无包膜。位于真皮、皮下和肌肉。

b 瘤细胞可分为两群，形成独特的两相模式。

c 肌纤维母细胞群：成束、深染、嗜酸性，纤细泡状核。

d 小圆形细胞：圆或梭形，较原始，浆少，围绕血管并侵犯血管，核分裂相常见但无异型核。多发性肿瘤中此群细胞更明显。

e 小圆形细胞可出现出血、坏死、钙化和玻璃样变性。

f 两群细胞均表达肌动蛋白和 SMA。

病理鉴别诊断

皮肤平滑肌瘤：无两相模式。

纤维性组织细胞瘤：更多形性，无两相模式。

包涵体性纤维瘤病：含有特殊的嗜酸性的胞质内包涵体。

临床特点

a 少见，多发于 2 岁前，男多于女。

b 单发或多发，多见于头颈，次之躯干和四肢。

c 直径可达 4cm，坚硬、粗糙。成人可有痛感。

d 切除很少复发。

别名

孤立性皮肤肌纤维瘤（solitary cutaneous myofibroma）

婴儿肌纤维瘤和婴儿肌纤维瘤病（infantile myofibroma and infantile myofibromatosis）

26.3.4 血管肌纤维母细胞瘤（angiomyofibroblastoma）

病理改变

a 低倍镜下细胞疏密不等。

b 病变内有明显薄壁扩张的小血管。

c 瘤细胞圆形或上皮样，嗜酸性胞质，位于血管周围。

d 疏松区域的间质呈黏液性改变。

e 免疫组化 Desmin 多阳性，SMA 阴性。

病理鉴别诊断

侵袭性血管黏液瘤：相对一致的小的星形或梭形细胞构成。

细胞性血管纤维瘤：细胞高度密集。

临床特点

a 主要为成年女性患者，男性少见。

b 好发于会阴部，尤其外阴部位；男性位于阴囊或睾丸旁软组织。

c 生长缓慢，无疼痛。

d 肿物界限清楚。

e 切除后不复发。

临床鉴别诊断

侵袭性血管黏液瘤

血管平滑肌瘤

巨细胞血管纤维瘤

孤立性纤维性肿瘤

26.4 低度恶性及局部侵袭的成纤维细胞肿瘤（fibroblast tumour with low malignant and local invasion）

26.4.1 隆突性皮肤纤维肉瘤（dermatofibrosarcoma protuberans）

病理改变

a 病变主要位于真皮，可累及皮下，境界不清。

b 梭形细胞呈旋涡状排列，形成席纹状或车辐状结构。

c 肿瘤向皮下脂肪内穿插状生长，形成类似蜂窝煤样浸润模式，或包绕血管、神经、汗腺等结构。

d 细胞丰富，形态单一，核分裂相少见。

e 泡沫状或含铁血黄素组织细胞和（或）多核巨细胞缺如或不明显。

f 免疫组化显示瘤细胞 CD34 弥漫阳性。

g 黏液型隆突性皮肤纤维肉瘤表现为细胞间显著的黏液沉积。

h 萎缩型隆突性皮肤纤维肉瘤肿瘤层相对正常真皮较薄，浸润模式不明显，容易误诊为瘢痕或纤维组织细胞瘤。

i 色素型隆突性皮肤纤维肉瘤又称为 Bednor 肿瘤，含散在的有大量色素的细胞。

j 少数情况下可发生肉瘤样变，表现为细胞异型性明显，显著编织状排列，类似纤维肉瘤，肉瘤样区域 CD34 染色减弱或阴性。

病理鉴别诊断

皮肤纤维瘤：车辐状排列不均一，瘤周边界较清。

神经纤维瘤：瘤细胞呈波浪状，核弯曲，可形成触觉小体样结构。

黏液型脂肪肉瘤：有脂肪母细胞，有薄壁血管网。

纤维肉瘤：人字形排列方式，常有出血坏死。

恶性纤维组织细胞瘤：瘤细胞显著多形性和异型性。

临床特点

a 好发于成年人，也可见于婴儿和儿童。

b 缓慢生长的结节或息肉状病变。

c 小范围切除后极易复发。

26.4.1

d 萎缩型隆突性皮肤纤维肉瘤表现为萎缩性瘢痕样改变。

e 色素性隆突性皮肤纤维肉瘤表现为黑色或褐色斑块。

f 很少有局部淋巴结和（或）内脏转移报道。

临床鉴别诊断

皮肤纤维瘤

神经纤维瘤

黏液型脂肪肉瘤

纤维肉瘤

恶性纤维组织细胞瘤

别名

侵袭性和复发性皮肤纤维瘤（progressive and recurring dermatofibroma）

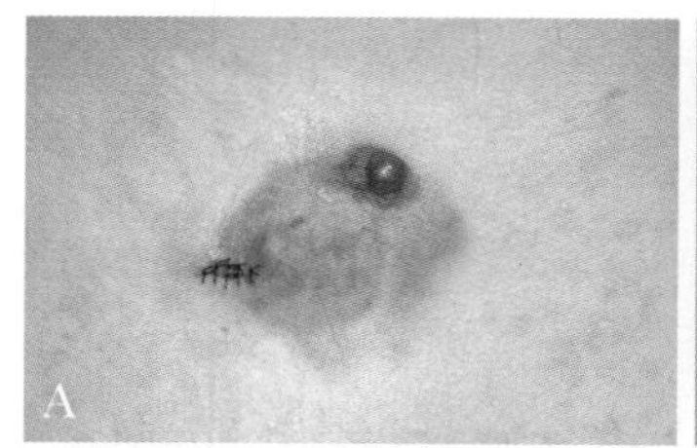

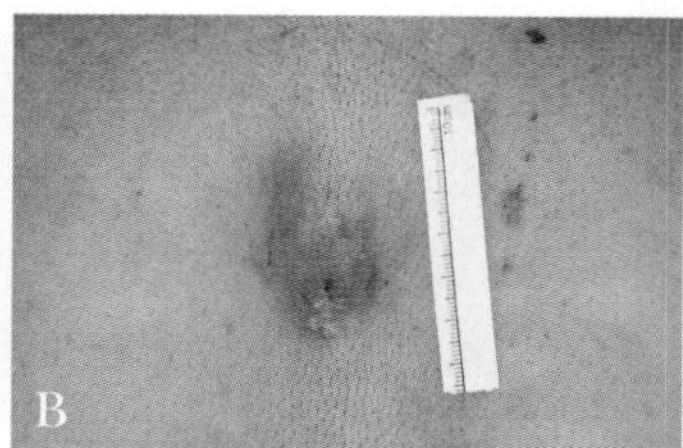

图 26.4.1　隆突性皮肤纤维肉瘤（dermatofibrosarcoma protuberans）

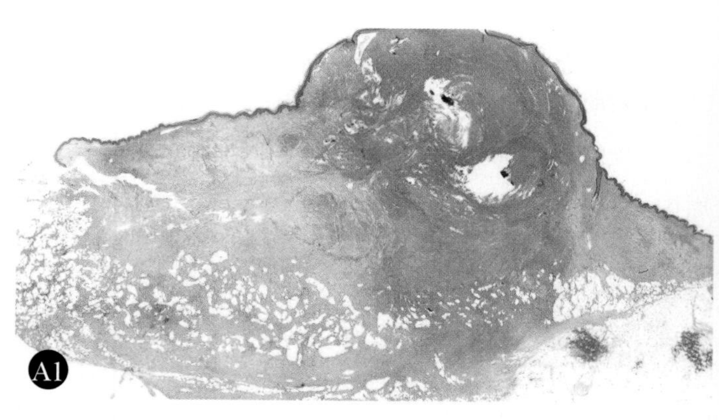

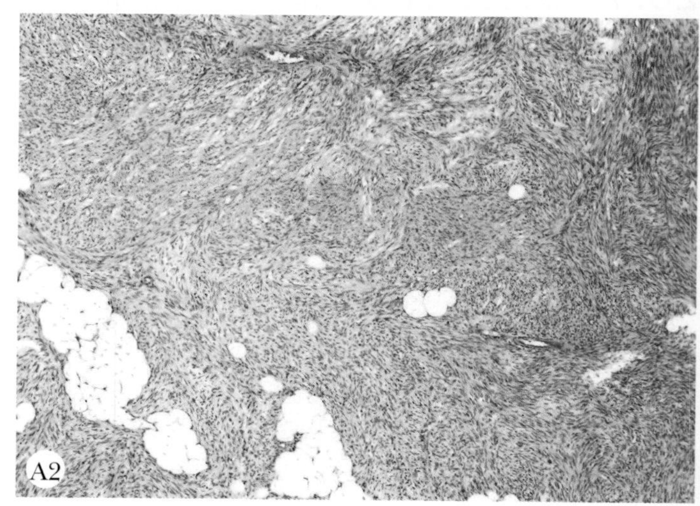

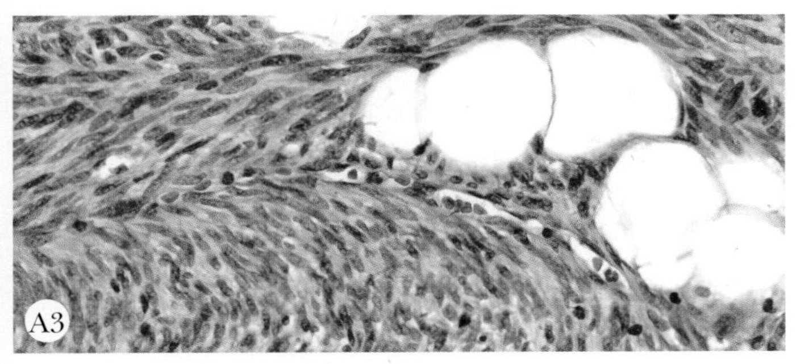

图 26. 4. 1A 隆突性皮肤纤维肉瘤 男，19 岁，胸前凹陷性萎缩斑伴硬结节 13 年，于木物刺伤后出现，缓慢增大。病理示肿瘤累及全层真皮至深部皮下组织，边界不清。瘤细胞致密，呈编织状，无明显异型性。

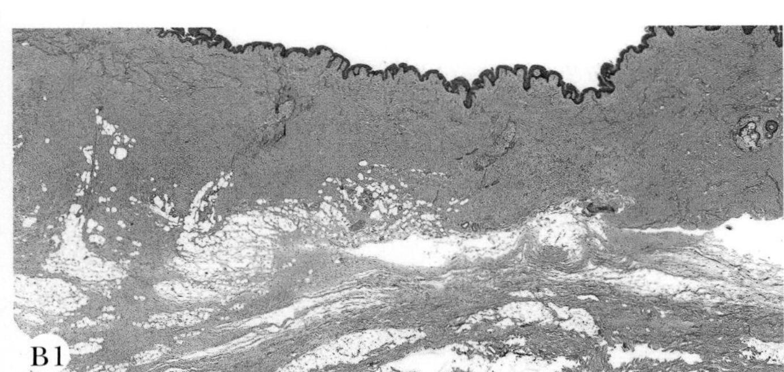

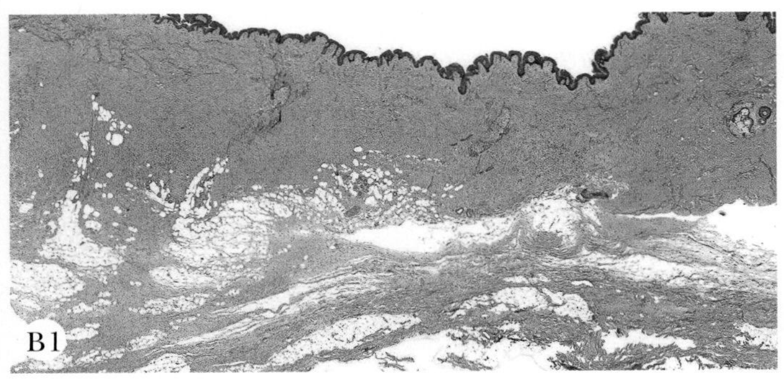

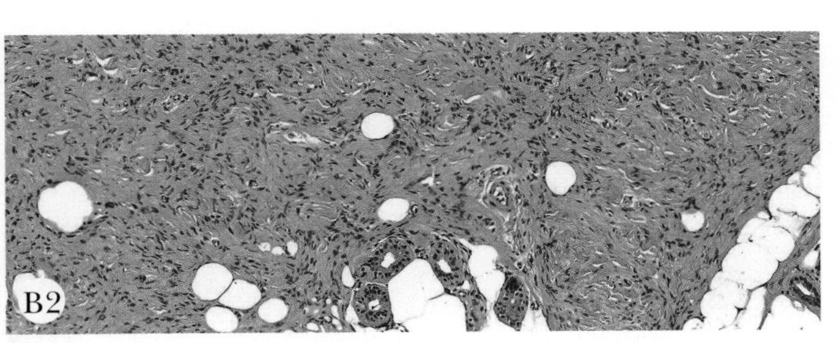

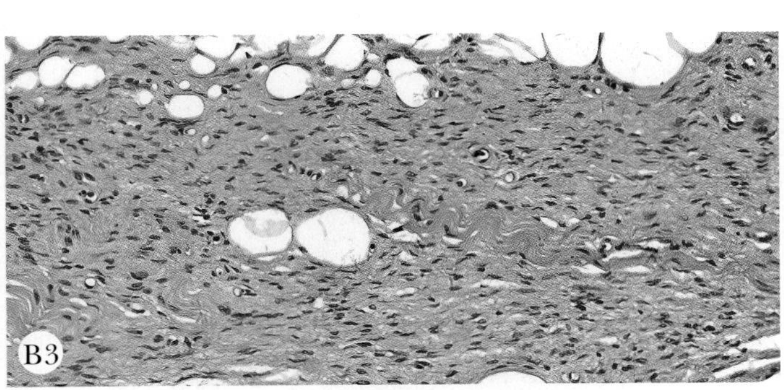

图 26. 4. 1B 隆突性皮肤纤维肉瘤，萎缩型 男，43 岁，背部萎缩斑 20 余年。病理示肿瘤位于真皮中部至皮下组织，瘤中央真皮萎缩，瘤细胞稀疏，无明显异型性。

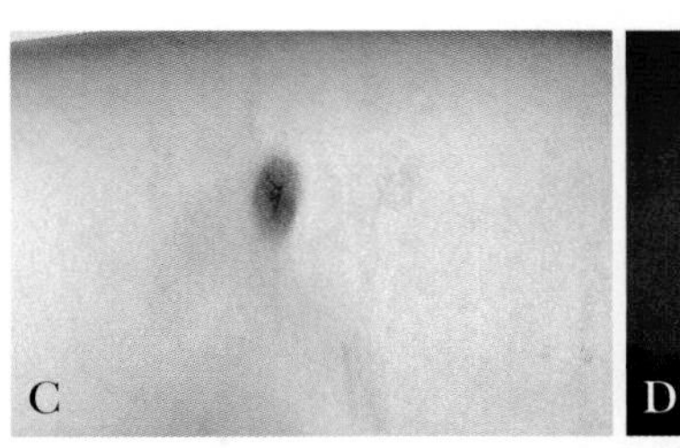

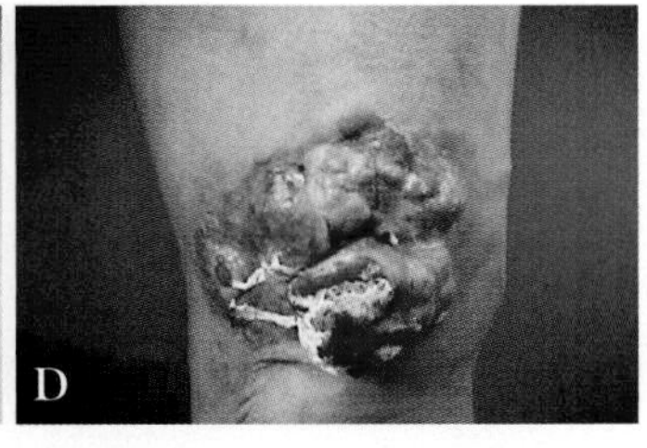

图 26.4.1 隆突性皮肤纤维肉瘤 (dermatofibrosarcoma protuberans)

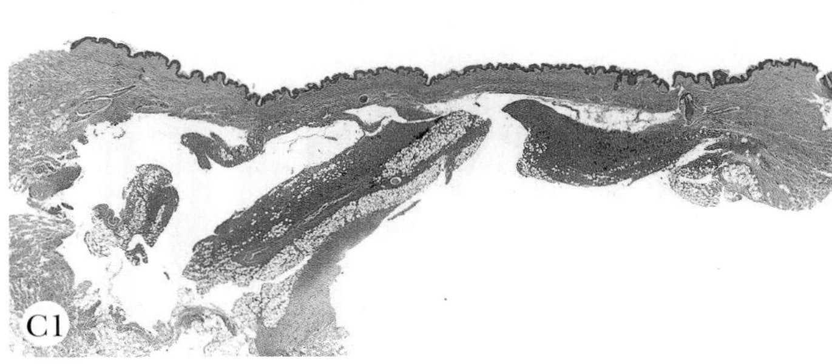

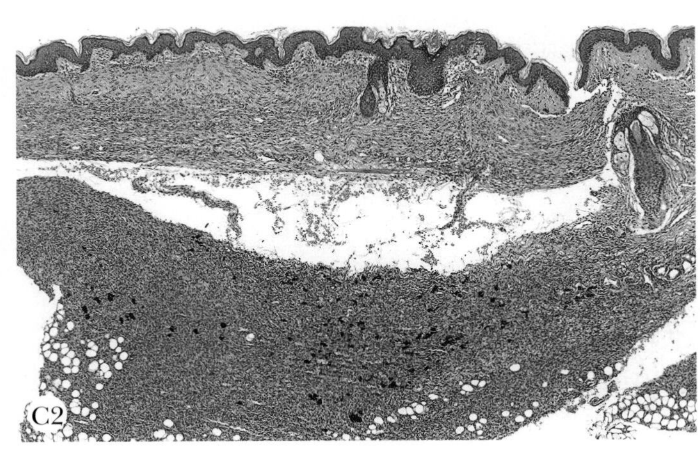

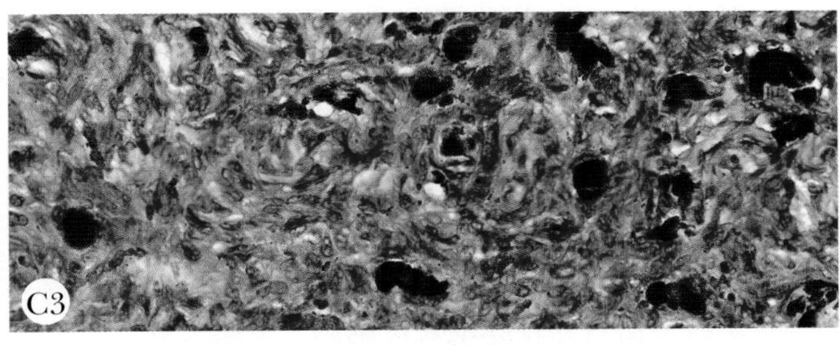

图 26. 4. 1C 隆突性皮肤纤维肉瘤 (色素型) 女，34 岁，右肩部青色斑 9 年。病理示深部肿瘤细胞产生色素，并形成大的色素团块，瘤体部真皮萎缩。

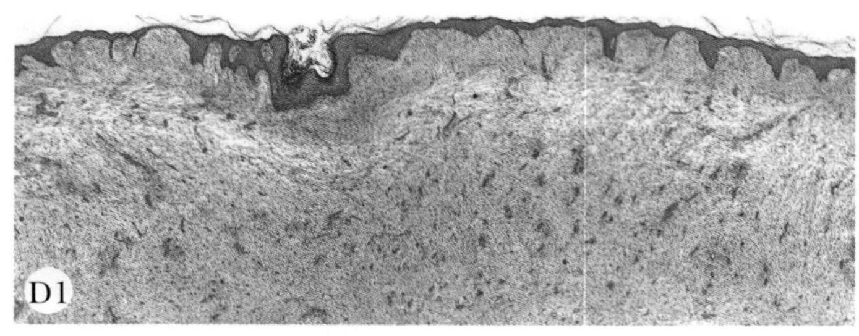

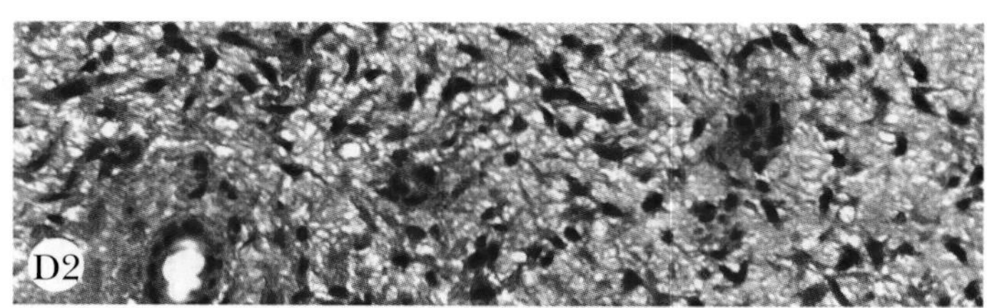

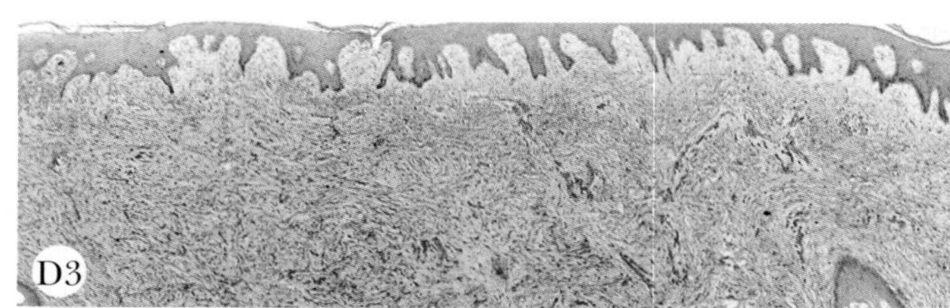

图 26.4.1D 隆突性皮肤纤维肉瘤（黏液型）男，64 岁，左股下段结节 30 余年。肿瘤细胞稀疏，产生大量黏液（D3 阿辛蓝染色）。

病理鉴别诊断

黏液型脂肪肉瘤：脂肪母细胞存在，血管形成错综复杂的网。

恶性纤维组织细胞瘤：细胞多形性和异型性更显著，病理性核分裂和坏死易见。

临床特点

a 发生于 10 岁以下儿童，也可见于成年人。

b 位于背部和大腿的表浅软组织，临床形态与隆突性皮肤纤维肉瘤相似。

c 局部易复发，无远处转移。

d 遗传学上与隆突性皮肤纤维肉瘤相同，染色体易位 t（17;22）（q22;q13）。

26.4.2

临床鉴别诊断

黏液型脂肪肉瘤

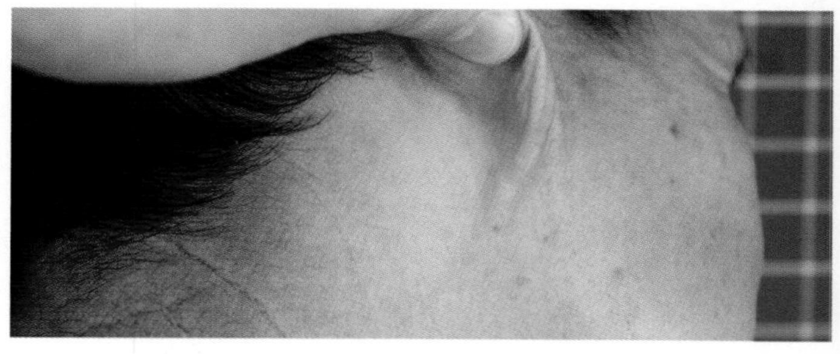

图 26.4.2 巨细胞纤维母细胞瘤（giant cell fibroblastoma）

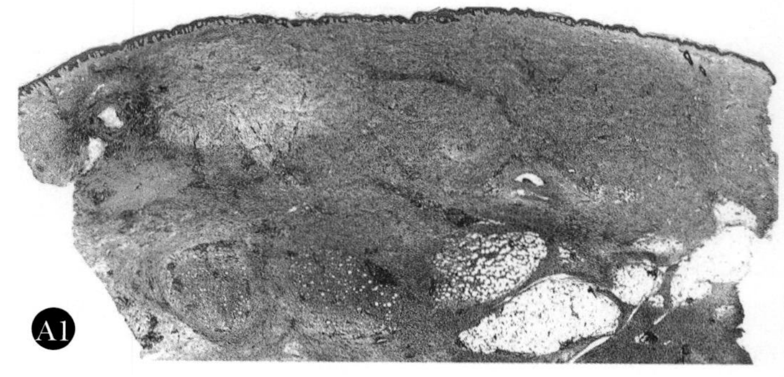

26.4.2 巨细胞纤维母细胞瘤（giant cell fibroblastoma）

病理改变

a 真皮及皮下成纤维细胞增生，境界不清。

b 伴有一定程度的多核巨细胞。

c 基质可发生程度不一的均质化、黏液化。

d 基质中扩张的假血管样腔、巨细胞及梭形细胞混合存在是本病的特征。

e 光镜下所见花环状多核巨细胞，电镜下显示为形态怪异的单个核细胞。

f 可与隆突性皮肤纤维肉瘤重叠发生。

g CD34 阳性。

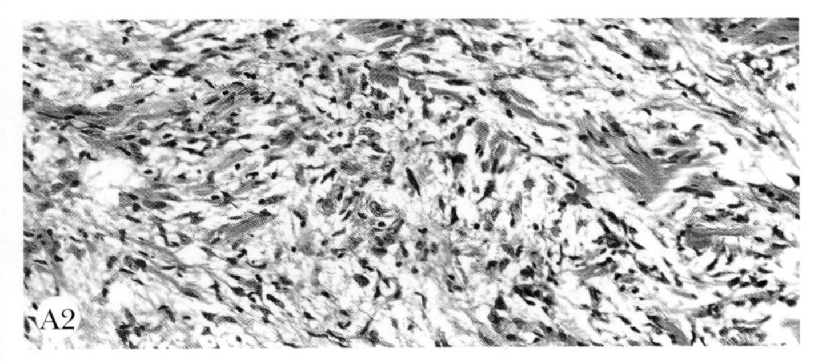

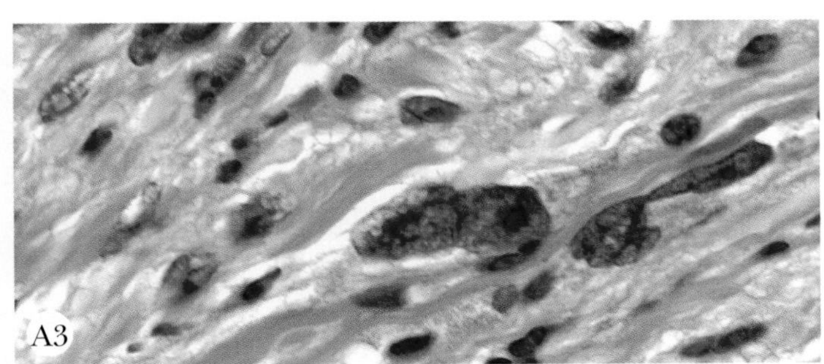

图 26.4.2A　巨细胞纤维母细胞瘤　男，54 岁，右耳下结节 10 余年，无压痛。病理示肿瘤侵及真皮全层及皮下深部，边界不清，偶见巨核细胞。

26.4.3　非典型纤维黄瘤（atypical fibroxanthoma）

病理改变

a 呈结节状或溃疡性改变，与表皮无直接联系。

b 真皮浅部至中部形状怪异的肿瘤细胞散在分布于梭形细胞间质中。

c 细胞核分裂相丰富，异型性明显。

d 伴轻重不等的炎症。

e 细胞可出现空泡化改变及色素性改变。

f 肿瘤基质可出现硬化性改变或黏液性改变。

g 免疫组化显示瘤细胞角蛋白阴性，波形纤维蛋白阳性，CD68 阳性，CD10 和 CD99 阳性，S100 阴性。

病理鉴别诊断

隆突性皮肤纤维肉瘤：均一的车辐状结构。

皮肤无色素性黑素瘤：细胞异型性较明显，核分裂更活跃。

皮肤梭形细胞鳞癌：上皮病变与梭形细胞有移行，角蛋白和波形纤维蛋白免疫组化有助于鉴别。

临床特点

a 见于老年人日光照射部位，也可见于年轻人躯体和四肢，或先前放疗的部位。

b 老年人则呈皮肤小结节，年轻人多呈大包块。

c 绝大多数局部切除后可治愈。

d 有少数伴有转移的报道。

临床鉴别诊断

隆突性皮肤纤维肉瘤

皮肤无色素性黑素瘤

皮肤梭形细胞鳞癌

恶性纤维组织细胞瘤

别名

皮肤假肉瘤（pseudosarcoma of the skin）

奇异的纤维肉瘤（paradoxical fibrosarcoma）

假肉瘤性真皮纤维瘤（pseudosarcomatous dermatofibroma）

假肉瘤性网织组织细胞瘤（pseudosarcomatous reticulohistiocytoma）

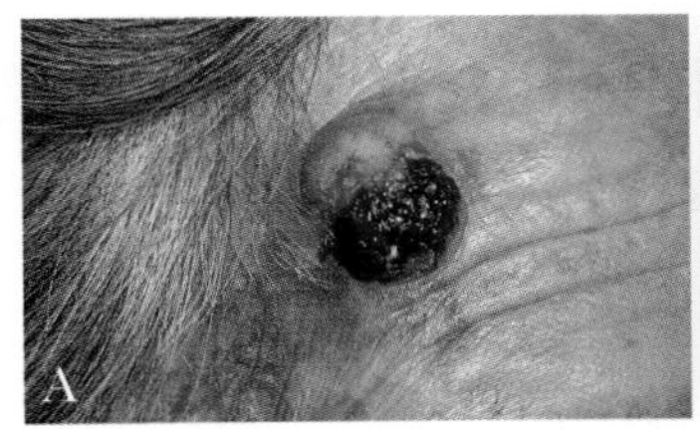

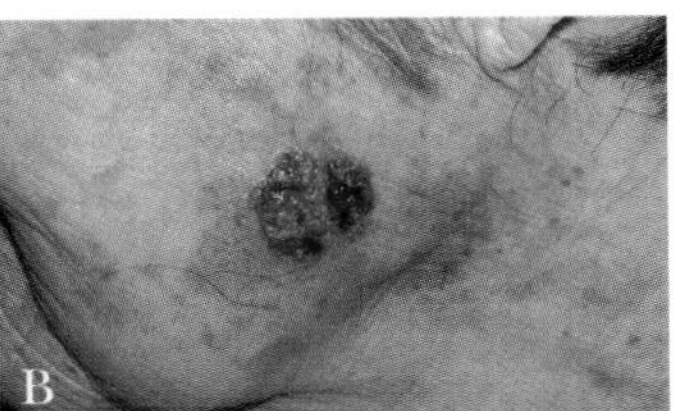

图 26.4.3　非典型纤维黄瘤（atypical fibroxanthoma）

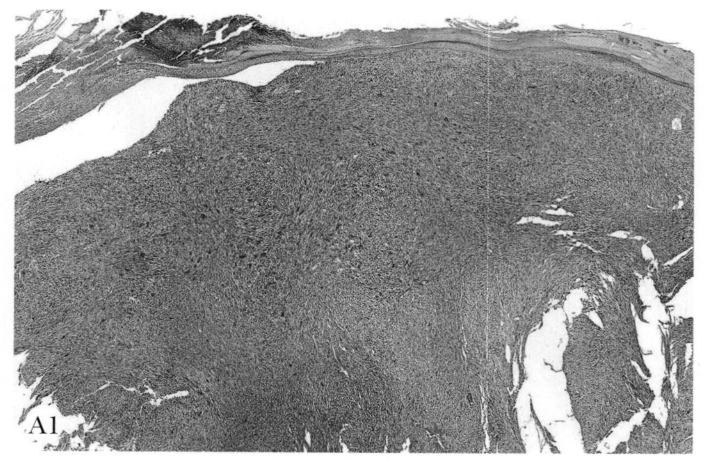

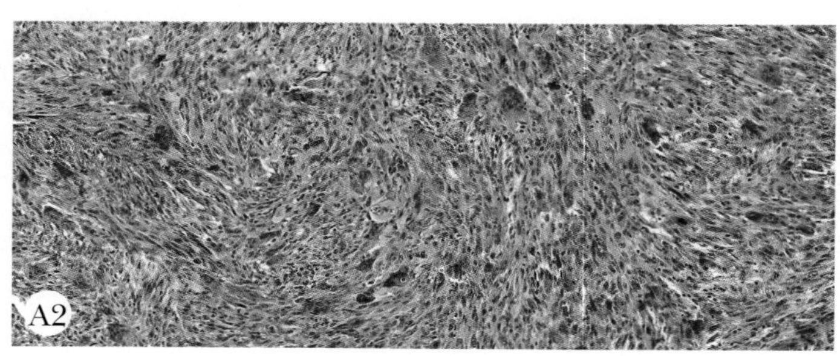

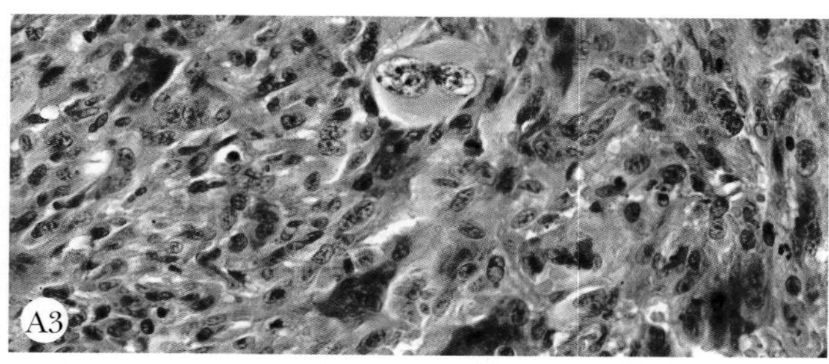

图 26.4.3A 非典型纤维黄瘤 女，89 岁，右额、左颊部结节，皮肤糜烂 2 余年。病理示真皮内弥漫性梭形细胞为主的浸润，细胞有明显的异型性，并可见巨核细胞、多核巨细胞。多核巨细胞形态与腱鞘巨细胞肿瘤中所见类似。

26.4.4 血管外皮瘤 - 孤立性纤维性肿瘤（hemangiopericytoma-solitary fibrous tumor）

病理改变

a 二者为谱系性疾病，病理上也互为谱系。

b 血管外皮瘤表现为在增生的梭形细胞之间存在分支状或鹿角状血管。

c 细胞周围基质可以出现纤维化，黏液沉积，软骨形成或骨化。

d 孤立性纤维性肿瘤表现为透明化纤维基质中出现梭形细胞增生，可有少数分支状血管。

e 细胞形态可无异型性或出现显著的异型性和核分裂相。核分裂相、坏死、出血、肿瘤大小等可以作为区分良恶性的依据。

f 免疫组化示波形蛋白、CD34、ⅩⅢ a 阳性，CD99 和 Bcl-2 常为阳性，其他血管内皮细胞标记阴性。

临床特点

a 可发生于成年人，也可以发生于婴儿。

b 可发生于肢端，也可以发生于腹腔。

c 发生于皮肤者通常位于肢端，表现为外生性结节性损害。

26.4.5 丛状纤维组织细胞瘤（plexiform fibrohistiocytic tumors）

病理改变

a 肿瘤位于真皮、皮下或侵及骨骼肌。

b 大多数情况下形成丛状结构的小结节，少数情况下可不明显。

c 三种类型细胞混合：单核组织细胞样细胞、成纤维细胞样细胞和多核巨细胞。

d 细胞异型性和多形性小，核分裂相少见，无坏死。

e 多核巨细胞和组织细胞样区域常 CD68 阳性，而纤维细胞区域 CD68 多阴性。

f Desmin/HMB-45/S100 和 CD34 阴性。

病理鉴别诊断

肉芽肿：不形成丛状结构。

纤维瘤病：纤维束较宽，常含更多的成纤维细胞。

临床特点

a 好发于儿童、青少年和年轻人的间叶性肿瘤，女性多于男性。

b 主要累及手部、腕部和下肢。

c 肿物一般位于真皮或皮下，较小，界限不清。

d 无疼痛，生长缓慢。

e 常见局部复发，但罕见转移。

临床鉴别诊断

肉芽肿

纤维瘤病

巨细胞肿瘤

纤维错构瘤

纤维组织细胞瘤

26.4.6 血管瘤样纤维组织细胞瘤（angiomatoid fibrous histiocytoma）

病理改变

a 肿瘤位于真皮深部或皮下。

b 整个病变有厚的纤维性假包膜。

c 包膜周围淋巴细胞、浆细胞浸润，低倍镜下类似位于淋巴结内的肿瘤。

d 瘤细胞呈嗜酸性、组织细胞样和肌样改变，形成多结节状增生。

e 肿瘤内有假血管瘤样腔隙，无内皮细胞衬附。

f免疫组化显示类似成纤维细胞标记，CD68 为阴性。

病理鉴别诊断

错构瘤：一般无厚的纤维性假包膜。

血管瘤：不规则增生血管腔为肿瘤主体。

纤维组织细胞瘤：周围一般无包膜及淋巴细胞、浆细胞浸润。

临床特点

a 好发于儿童和年轻人，0 ~ 20 岁人群多见，但其他年龄组也可发生。

b 常见部位是四肢、躯干和头颈部，多数位于有淋巴结存在的部位。

c 生长缓慢，类似于血管瘤。

d 无疼痛，偶有全身系统性症状如发热、贫血、体重减轻。

e 临床呈惰性过程，局部复发率 2% ~ 11%。

临床鉴别诊断

纤维组织细胞瘤

丛状纤维组织细胞瘤

恶性纤维组织细胞瘤

软组织巨细胞肿瘤

别名

血管瘤样恶性纤维组织细胞瘤（angiomatoid malignant fibrous histiocytoma）

26.4.7 低度恶性软组织巨细胞肿瘤（giant cell tumour of soft tissues）

病理改变

a 病变位于皮下或肌肉，少数皮损可发生于真皮。

b 多发结节性皮损，以破骨细胞样多核巨细胞、上皮样细胞及梭形细胞混合增生为特点。

c 低倍镜下增生模式类似巨细胞亚型恶性纤维组织细胞增生症。

d 高倍镜下细胞缺乏明显的异型性和核分裂相。

e 可出现侵犯血管等改变，局部可出现肉瘤样编织状增生。

病理鉴别诊断

腱鞘巨细胞瘤：显著的基质透明变性，多种细胞混合存在。

恶性纤维组织细胞瘤：细胞异型性显著。

临床特点

a 好发于年轻人，女性略多见，累及浅表皮肤者则多见于老年人。

b 主要位于关节附近或大腿、足。

c 常有疼痛、肿胀和活动受限，病程可长达数年。

d 影像学检查常显示肿物界限不清。

e 复发常见，并可多次复发，少见转移现象。

临床鉴别诊断

纤维组织细胞瘤

恶性纤维组织细胞瘤

丛状纤维组织细胞瘤

血管瘤样纤维组织细胞瘤

别名

低度恶性软组织巨细胞肿瘤（soft tissue giant cell tumors of low malignant potential）

26.4.8 黏液炎性成纤维细胞肉瘤（myxoinflammatory fibroblastic sarcoma）

病理改变

a 肿物见于真皮及皮下脂肪组织，常累及关节和肌腱。

b 以双相分布的玻璃样变区和黏液样变区为特点。

c 瘤细胞为梭形至上皮样，可出现具有包涵体样核仁的多角形，具有多空泡脂肪母细胞样细胞和神经节样细胞等多种形态。

d 间质中有高密度的急性和慢性炎症细胞浸润，组织细胞和单核细胞聚集，局部含铁血黄素沉积。

e 免疫组化显示多数病例 CD34、EGFR、CD163、CD68、EMA 阳性。

病理鉴别诊断

炎症性肌成纤维细胞性肿瘤：具有包涵体样核仁的多角形、具有多空泡脂肪母细胞样细胞和神经节样细胞不常见。

低度恶性肌成纤维细胞肉瘤：黏液样变性区域不明显。

临床特点

a 主要发生于成人，无男女差异。

b 好发部位为手部、腕部、足及踝部。

c 界限不清肿物，多结节状。

d 肿物生长缓慢，偶有疼痛和活动受限。

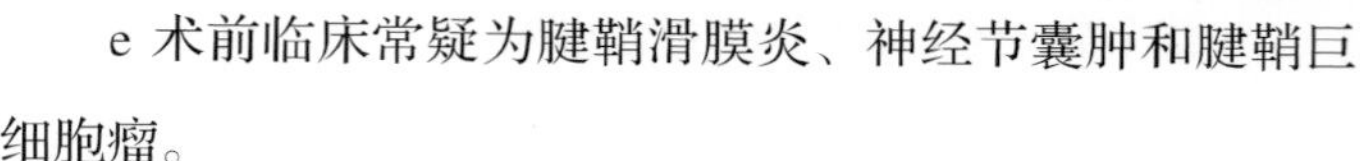

e 术前临床常疑为腱鞘滑膜炎、神经节囊肿和腱鞘巨细胞瘤。

f 局部易复发，罕见转移。

临床鉴别诊断

炎症性肌成纤维细胞性肿瘤

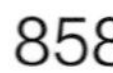

低度恶性肌成纤维细胞肉瘤

纤维肉瘤

纤维瘤病

恶性纤维组织细胞瘤

别名

伴有病毒样细胞和 Reed–Sternberg 样细胞的肢体末端炎症性黏液玻璃样肿瘤 （inflammatory myxohyaline tumour of the distal extremities with virocyte or Reed–Sternberg–like cells）

肢端黏液炎症性成纤维细胞性肉瘤（acral myxoinflammatory fibroblastic sarcoma）

伴有奇异型巨细胞的软组织炎症性黏液样肿瘤（acral myxoinflammatory fibroblastic sarcoma）

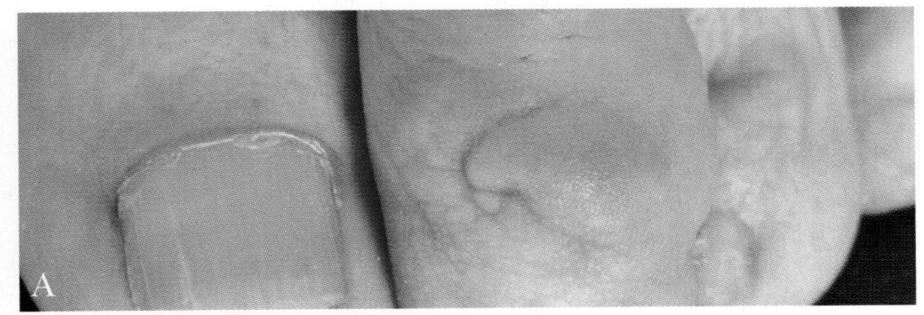

图 26.4.8 黏液炎性成纤维细胞肉瘤（myxoinflammatory fibroblastic sarcoma）

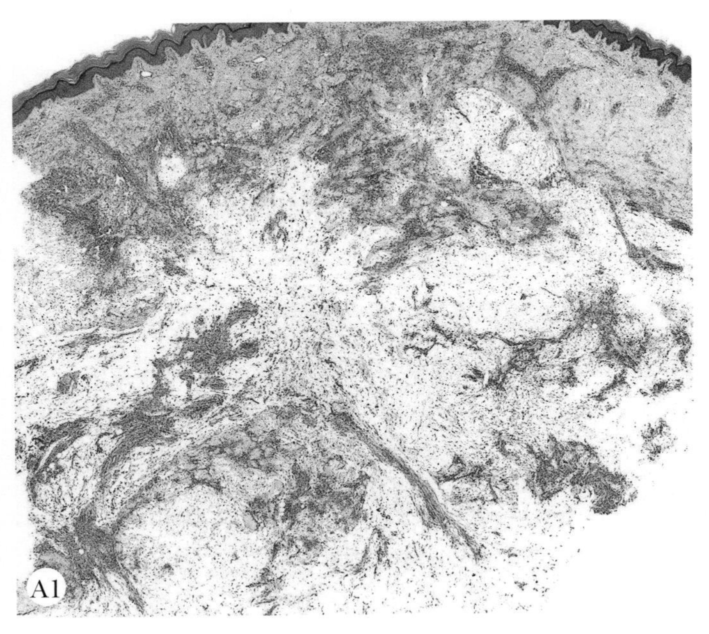

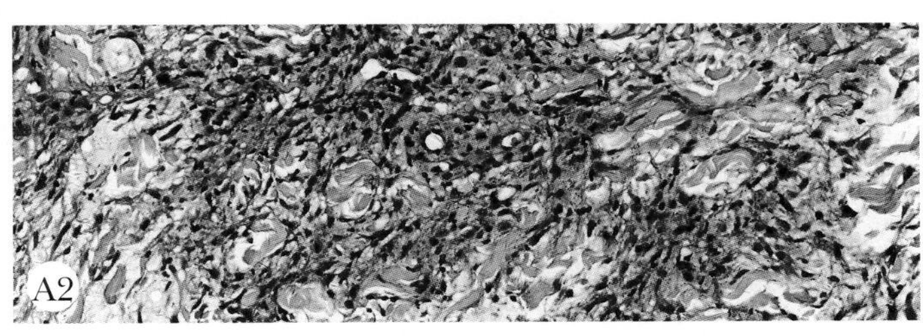

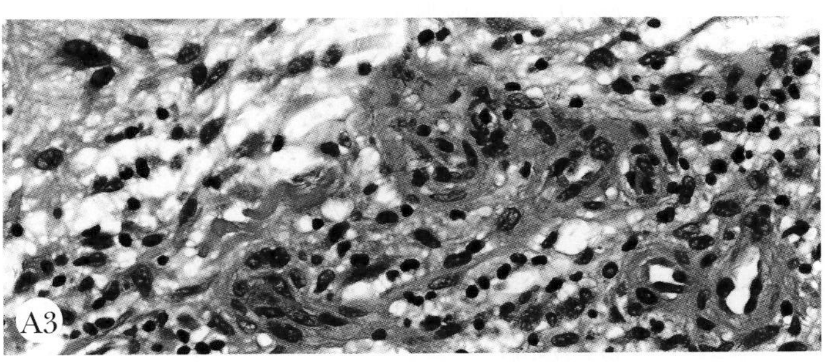

图 26.4.8A 黏液炎性成纤维细胞肉瘤 男，55 岁，左第 2 趾丘疹半年，无不适。瘤组织位于真皮中部至皮下深部，有明显的异型性，皮下的瘤组织产生大量黏液。

26.4.9 婴儿型纤维肉瘤（infantile fibrosarcoma）

病理改变

a 一致性原始卵圆形或梭形瘤细胞致密分布浸润生长。

b 细胞呈束状、交叉成鱼骨状、片状或带状排列。

c 细胞分裂活跃。

d 常见带状坏死和出血。

e 慢性炎症细胞散在分布，可有局灶性髓外造血。

f 免疫组化显示波形纤维蛋白阳性和不同程度的肌纤维分化标记表达。

病理鉴别诊断

胚胎性横纹肌肉瘤：含分化程度不等的横纹肌母细胞。

婴儿型血管内皮瘤：血管样分化区域分布相对一致，而婴儿型纤维肉瘤的血管丰富区是局部的。

临床特点

a 发生于婴儿和年幼儿童。

b 好发部位为四肢表浅和深部软组织，四肢末端最常见，其次见于躯干和头颈部。

c 肿物生长迅速，表面皮肤紧张、发红，甚至破溃。

d 孤立性无痛性肿物或肿胀。

e 自然病程类似于纤维瘤病，易复发，罕见转移。

临床鉴别诊断

胚胎性横纹肌肉瘤

婴儿型血管内皮瘤

婴儿纤维瘤病

别名

先天性纤维肉瘤（congenital fibrosarcoma）

先天性婴儿纤维肉瘤（congenital-infantile fibrosarcoma）

幼年性纤维肉瘤（juvenile fibrosarcoma）

侵袭性婴儿纤维瘤病（aggressive infantile fibromatosis）

先天性纤维肉瘤样纤维瘤病（congenital fibrosarcoma like fibromatosis）

婴儿结缔组织增生性纤维肉瘤（desmoplastic fibrosarcoma of infancy）

婴儿髓性纤维瘤病（medullary fibromatosis of infancy）

26.4.10 掌 / 跖纤维瘤病（palmar/plantar fibromatosis）

病理改变

a 肥胖的梭形成纤维细胞增生，细胞大小和形态差异小。

b 细胞核染色质淡，核仁小，核分裂相不常见。

c 增生期细胞丰富，陈旧病变细胞稀少。

d 病变中有胶原均质化和长形血管。

e 跖纤维瘤病偶尔含有多核巨细胞。

病理鉴别诊断

纤维肉瘤：细胞核异型较明显，核分裂相易见。

滑膜肉瘤：双向分化，常发生坏死。

临床特点

a 掌纤维瘤病易累及成年人，男性明显多于女性；跖纤维瘤病好发于儿童和青少年。

b 好发于手掌面和足底腱膜内，一般发生在不承重的部位。

c 掌纤维瘤病一般无症状，开始为孤立结节，逐渐形成多发结节。

d 跖纤维瘤病长期站立或行走后有轻微疼痛，表现为皮肤增厚或皮下硬结。

e 与创伤等多种因素有关。

f 局部侵袭，有复发倾向，但不转移。

26.4.10

临床鉴别诊断

恶性黑素瘤

纤维肉瘤

滑膜肉瘤

别名

表浅纤维瘤病（superficial fibromatosis）

Dupuytren 病（Dupuytren disease）

Dupuytren 挛缩（Dupuytren crispation）

Ledderhose 病（Ledderhose disease）

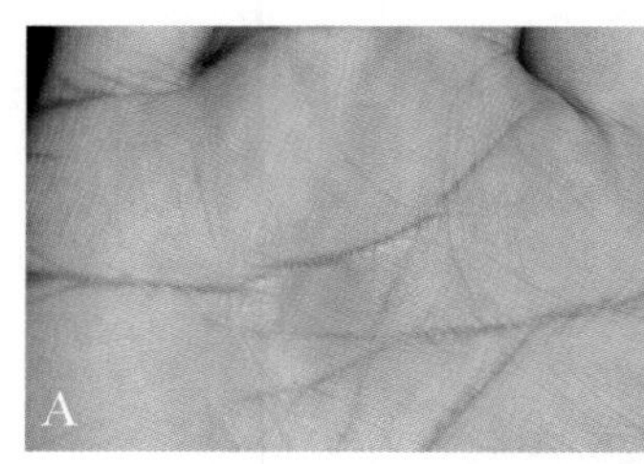

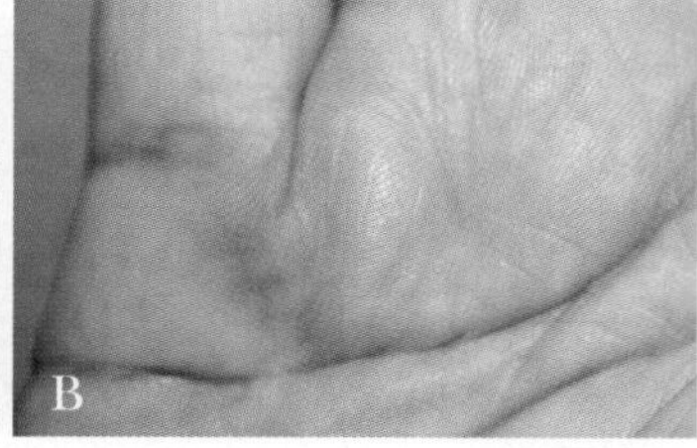

图 26.4.10 掌 / 跖纤维瘤病（palmar/plantar fibromatosis）

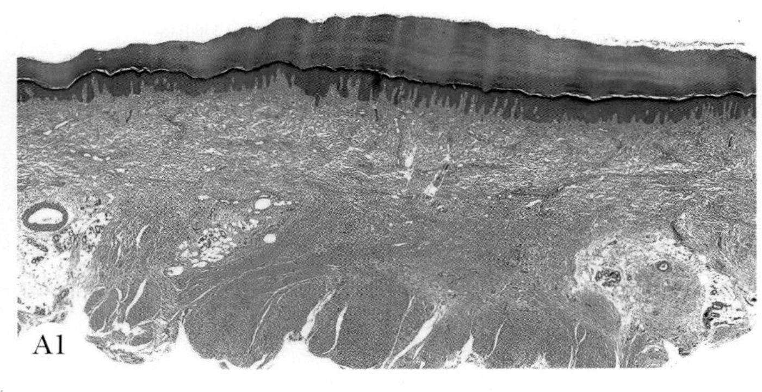

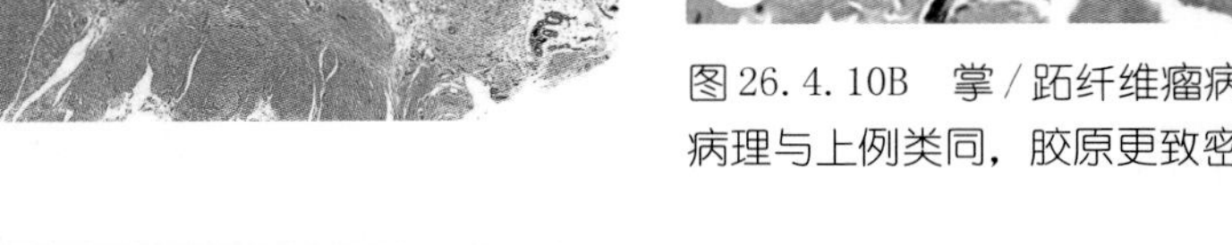

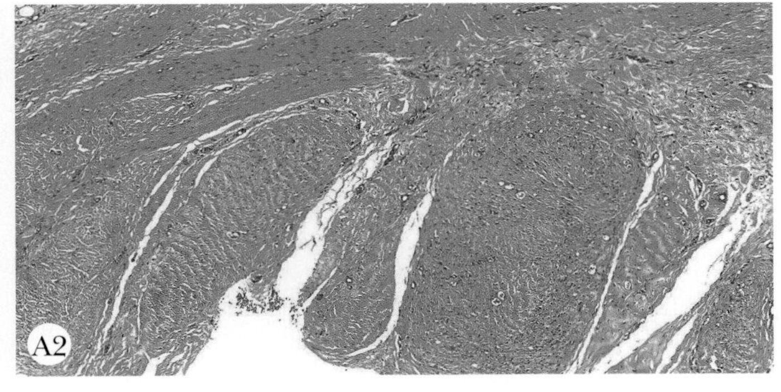

图 26.4.10A 掌/跖纤维瘤病 男，67岁，左手掌皮下结节6个月。肿瘤位于真皮下部及皮下，呈团块状。细胞少，多呈长梭形。

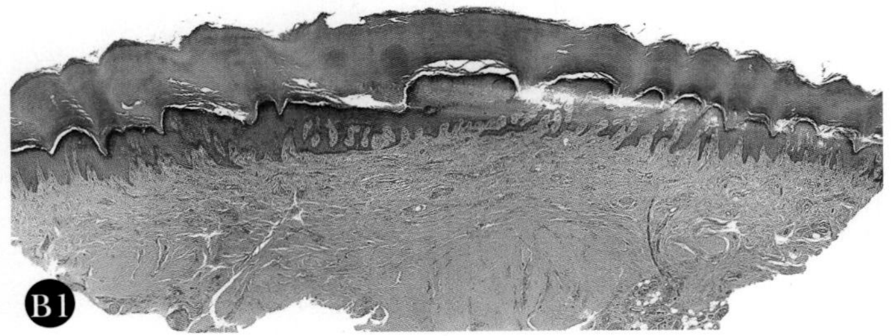

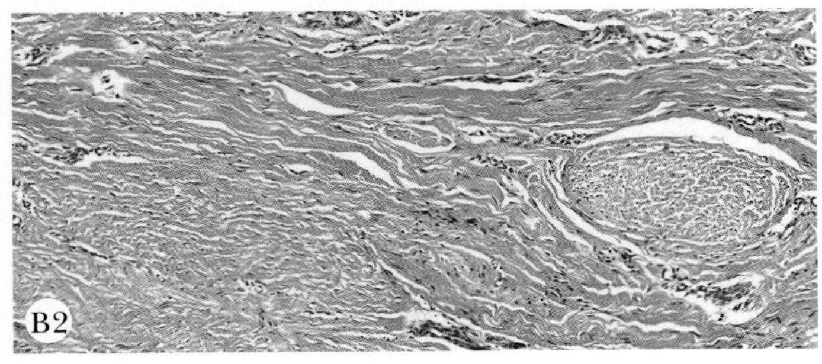

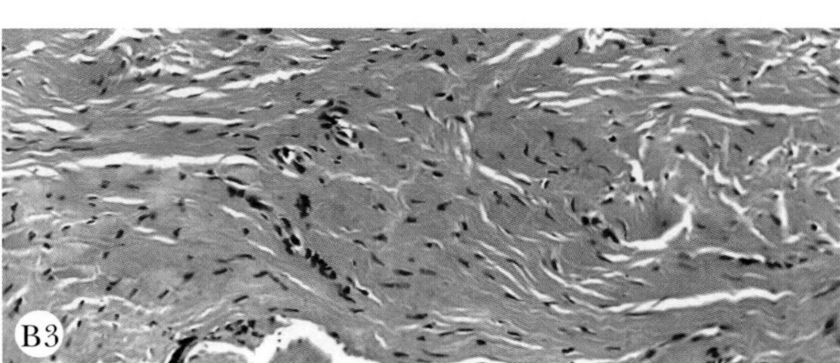

图 26.4.10B 掌/跖纤维瘤病 男，64岁，右手掌皮下结节3年。病理与上例类同，胶原更致密，梭形细胞更细长。

26.4.11 阴茎纤维瘤病（penile fibromatosis）

病理改变

a 白膜内极性不规则胶原及细胞增生。

b 纤维细胞及成纤维细胞数量增加，局部形成结节。

c 早期淋巴细胞、浆细胞等慢性炎症细胞浸润。

d 病程较长后炎症细胞减少。

e 局部可伴钙化和骨化。

病理鉴别诊断

阴茎癌：鳞状上皮异型增生伴浸润性生长。

临床特点

a 好发于 45 ~ 60 岁男性。

b 位于阴茎背侧或侧面。

c 形成斑块，使阴茎偏向患侧。

d 伴勃起或性交疼痛。

e 不转移，但局部侵袭，有复发倾向。

临床鉴别诊断

阴茎癌

别名

Peyronie 病（Peyronie disease）

阴茎硬结症（penis hardening disease）

阴茎纤维硬化（fibrous sclerosis of the penis）

阴茎纤维性海绵体炎（fibrous cavernositis of penis）

结节性阴茎海绵体炎（nodular corpora cavernosa inflammation）

26.5 恶性成纤维细胞肿瘤（malignant fibroblast cell tumour）

26.5.1 纤维肉瘤（fibrosarcoma）

病理改变

a 瘤细胞呈梭形，胞核两端渐细、深染，核仁明显或不明显，核分裂活跃。

b 细胞排列呈特征性连绵束状，细胞束排列成角，形成鱼骨样结构。

c 也可见编织状结构。

d 间质含有数量不等的胶原结构，局部可出现透明变性。

e 可发生黏液变性和骨及软骨化生。

病理鉴别诊断

恶性纤维组织细胞瘤：细胞多形性明显。

纤维瘤病：细胞没有纤维肉瘤丰富，核异型性小。

临床特点

a 常见于中年和老年人，偶发儿童者见于婴儿纤维肉瘤部分。

b 主要累及肢体、躯干、头颈部深部软组织。

c 伴有或不伴有疼痛。

d 肿物界限不清。

e 易转移至肺和骨。

临床鉴别诊断

皮肤纤维瘤

恶性纤维组织细胞瘤

婴儿型纤维肉瘤（infantile fibrosarcoma）

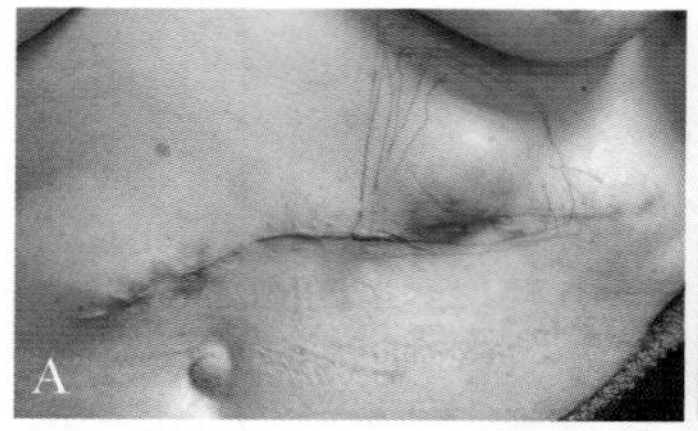

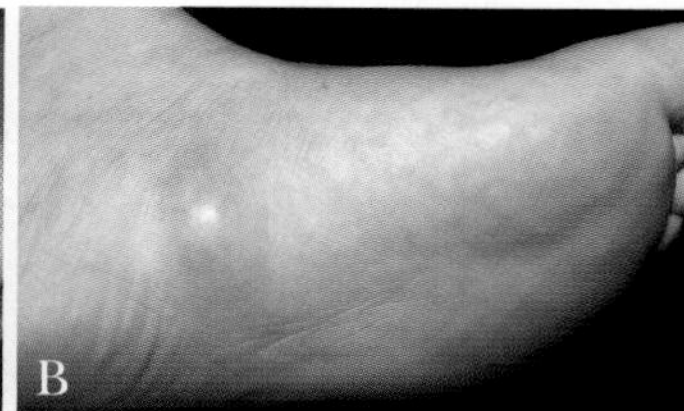

图 26.5.1 纤维肉瘤（fibrosarcoma）

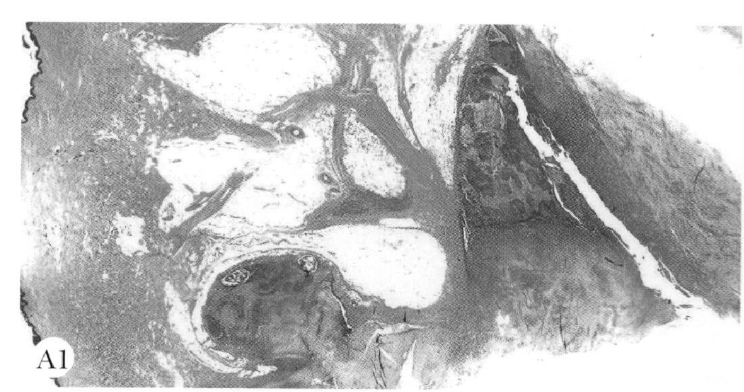

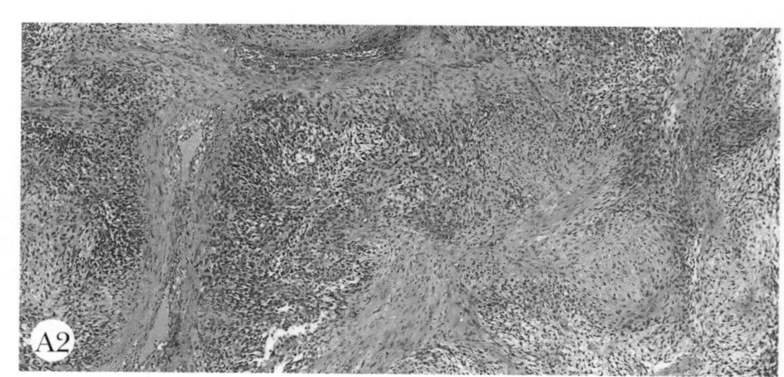

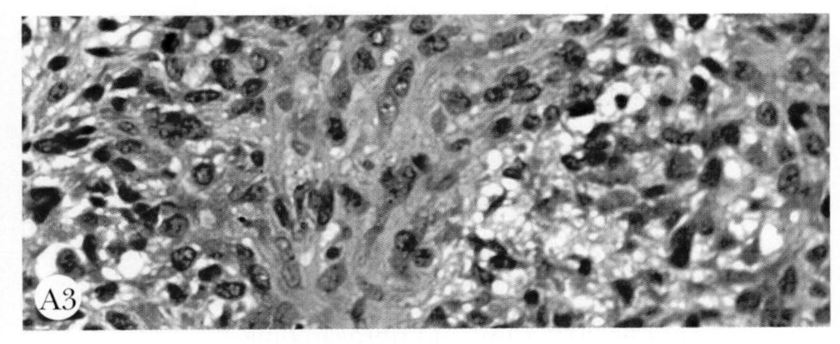

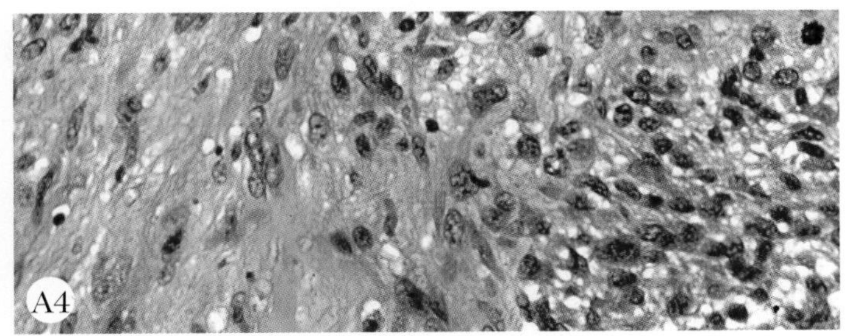

图 26.5.1A 纤维肉瘤 女，75 岁，腹部包块 67 年，手术切除 9 个月后复发。病理取自瘤边缘，完全位于皮下，界清。部分瘤细胞弥漫分布，部分呈结节状。瘤细胞较致密，产生大量黏液，核较大，染色质浓密。

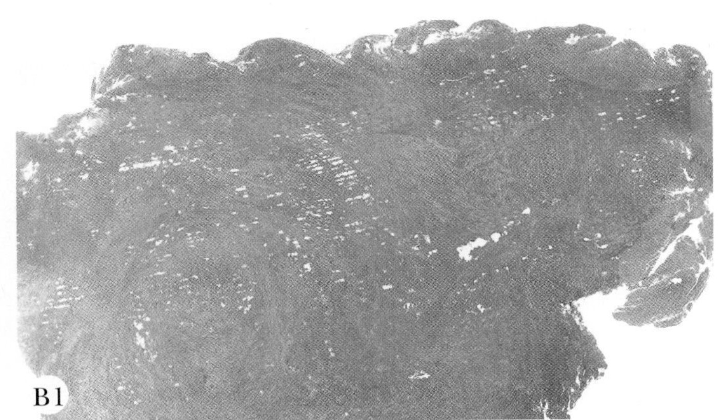

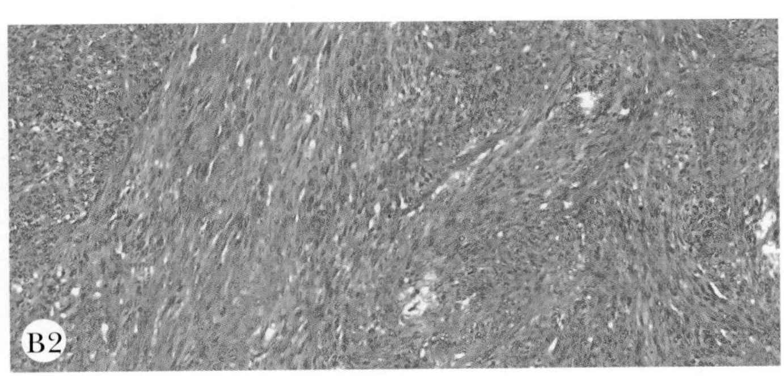

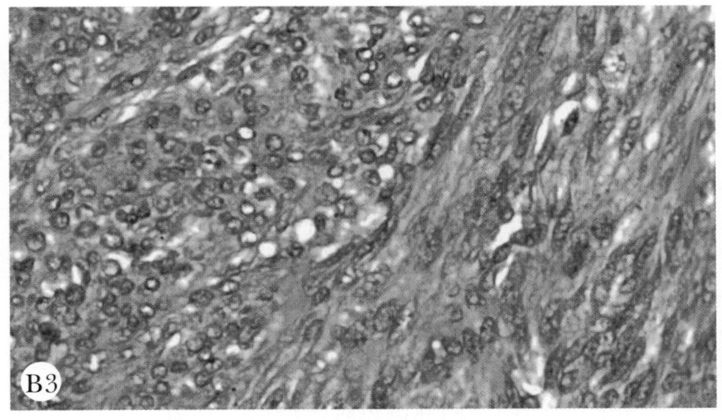

图 26.5.1B 纤维肉瘤 女，25 岁，左足弓疼痛 2 年，出现包块 4 个月。瘤细胞弥漫分布，致密，梭形，细胞体积小，含少许黏液。

26.5.2 恶性纤维组织细胞瘤 / 多形性未分化肉瘤（malignant fibrous histiocytoma/pleomorphic undifferentiated sarcoma）

病理改变

a 皮下或深部软组织浸润性结节。

b 细胞异型性明显，细胞及核具有明显异型性，常伴有圆胖的组织细胞样细胞、瘤巨细胞和梭形细胞。

c 梭形细胞表现为成纤维细胞、肌成纤维细胞或平滑肌样细胞。

d 间质有数量不等的炎症细胞浸润。

e 细胞排列呈编织状。

f 根据细胞组成的差异分为三种类型：

以细胞多形性为显著特点的称为多形性恶性纤维组织细胞瘤 / 高级别多形性未分化肉瘤。

间质有明显破骨细胞样巨细胞反应者称为巨细胞恶性纤维组织细胞瘤 / 伴有巨细胞的多形性未分化肉瘤。

含有片状组织细胞、中性粒细胞、嗜酸性粒细胞及少量淋巴细胞和浆细胞者称为炎症性恶性纤维组织细胞瘤 / 伴有明显炎症反应的多形性未分化肉瘤。

g 免疫组化为 Vimentin 阳性，上皮样或多核细胞可表达 CD68，偶尔可表达角蛋白、Desmin 等标记。

病理鉴别诊断

恶性纤维组织细胞瘤是一种排除性诊断，因此需要通过形态和免疫组织化学与多种低分化肿瘤鉴别。

平滑肌肉瘤：嗜酸性胞质明显，免疫表型有 SMA、Actin 表达。

横纹肌肉瘤：局部可见横纹肌母细胞，免疫表型有 MG、DES 等表达。

软组织骨肉瘤：局部可见肿瘤性成骨现象。

富于巨细胞的癌：部分细胞角蛋白明确阳性。

黑素瘤：可有黑色素颗粒存在，表达 HMB-45、Melan-A 等。

临床特点

a 常见于成人，主要发生在四肢尤其下肢，其次是躯干。

b 肿物主要位于皮下、深部软组织。

c 肿物侵袭性强，生长快。

d 炎症性恶性纤维组织细胞瘤可伴有发热、体重减轻、白细胞升高、嗜酸性粒细胞增多和白血病样反应。

临床鉴别诊断

纤维肉瘤

非典型纤维黄瘤

黏液炎性成纤维细胞肉瘤

低度恶性肌成纤维细胞肉瘤

炎性肌成纤维细胞肿瘤

别名

未分化肉瘤（undifferentiated sarcoma）

纤维黄色肉瘤（fibroxanthosarcoma）

恶性纤维黄色瘤（malignant fibrous xanthoma）

巨细胞肉瘤（giant cell sarcoma）

软组织恶性巨细胞肿瘤（malignant giant cell tumour of soft parts）

恶性破骨细胞瘤（malignant osteoclastoma）

黄色肉瘤（xanthosarcoma）

巨细胞恶性纤维组织细胞瘤（giant cell malignant fibrous histiocytoma）

黏液样纤维肉瘤（myxoid fibrosarcoma）

炎症性恶性纤维组织细胞瘤（inflammatory malignant fibrous histiocytoma）

26.5.3 上皮样肉瘤（epithelioid sarcoma）

病理改变

a 病变位于真皮或皮下，可累及肌腱和（或）筋膜。

b 包含梭形细胞区域和上皮样区域，结节性生长。

c 结节中央常有中心坏死，周围肿瘤细胞包绕，低倍镜下类似环状肉芽肿。

d 瘤细胞核轻度异型，核空泡状，有小核仁，核分裂相一般少见。

e 常见神经和血管周围浸润。

f 偶见假血管肉瘤样结构、骨化、钙化、慢性炎症细胞浸润。

g 免疫组化显示瘤细胞表达广谱和低分子量角蛋白 / 波形纤维蛋白 /，CD34 和 EMA，有时以上标记不全为阳性。

病理鉴别诊断

滑膜肉瘤：可出现乳头状、裂隙或腺样结构，而上皮样肉瘤中一般不出现。

恶性黑素瘤：细胞异型性明显，核内可见大的嗜酸性核仁，胞质内可出现黑色素。

临床特点

a 好发于青少年和年轻人。

b 病因不明，可能与创伤有关。

c 病变部位最常见于手指、掌、腕和前臂的曲面，其次为膝部、小腿、四肢近端、踝、足和足趾。

d 表现为质硬、生长缓慢的无痛性结节，孤立性或多发性，可有皮肤溃疡。

e 易复发，多次复发后可转移。

临床鉴别诊断

滑膜肉瘤

恶性黑素瘤

风湿结节

环状肉芽肿

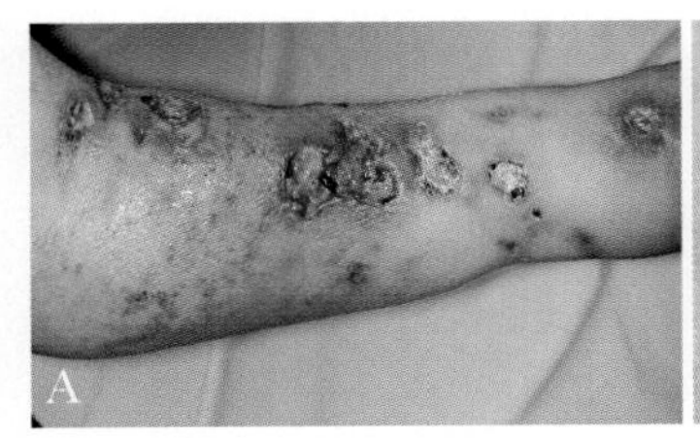

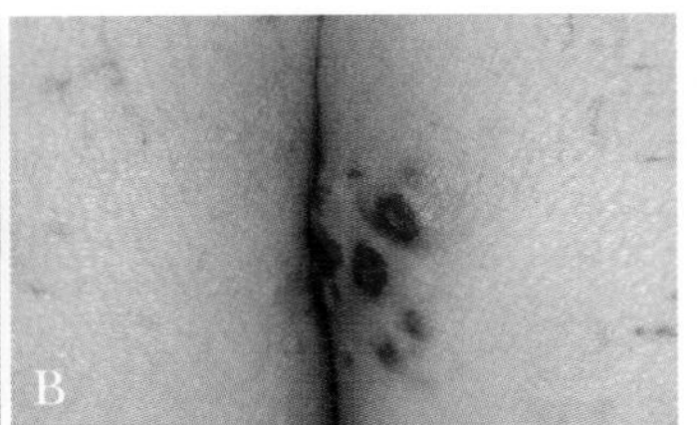
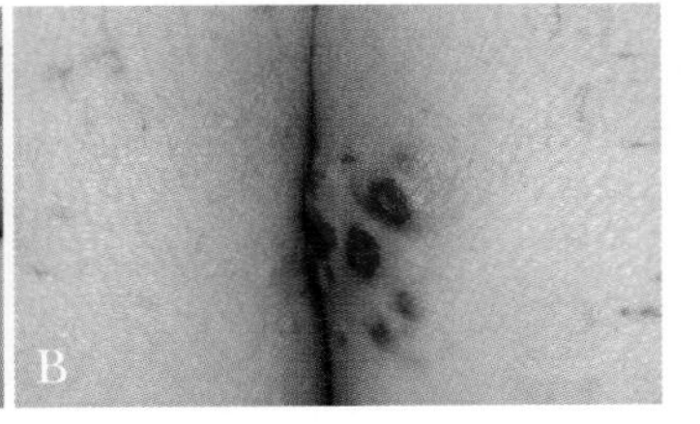

图 26.5.3　上皮样肉瘤（epithelioid sarcoma）

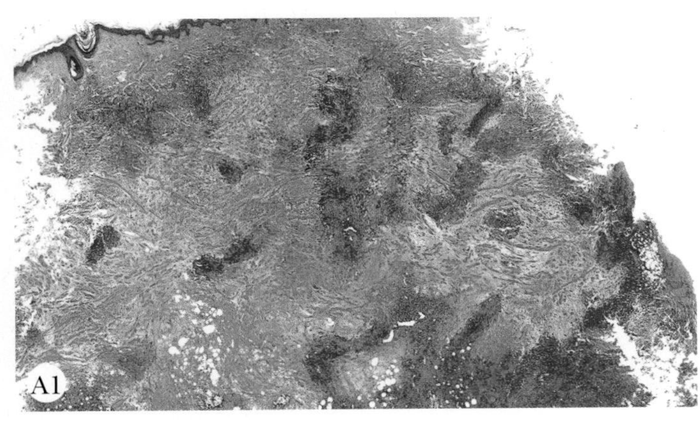

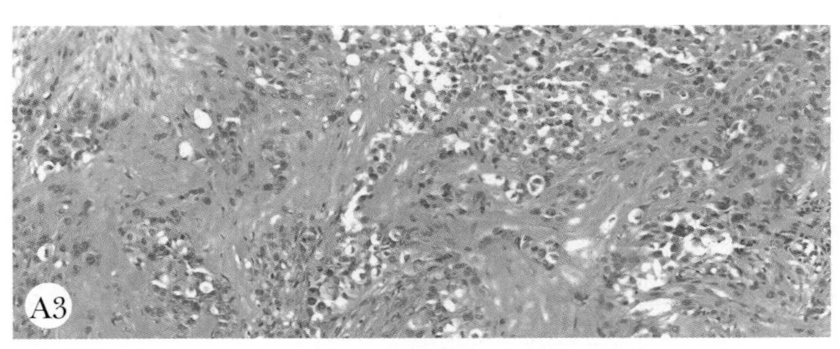

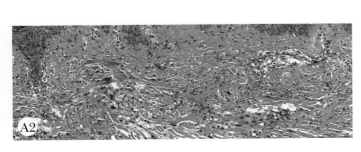

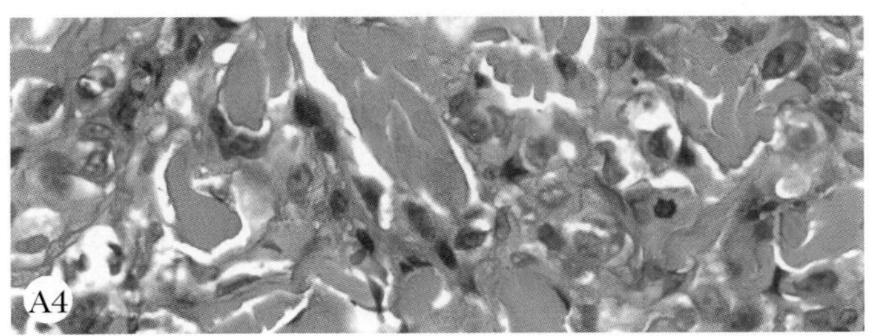

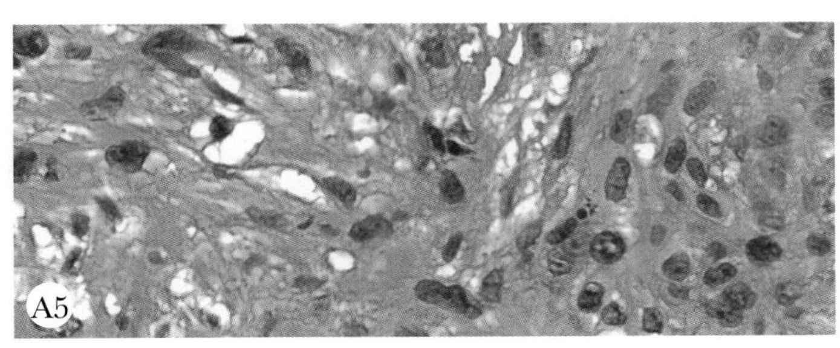

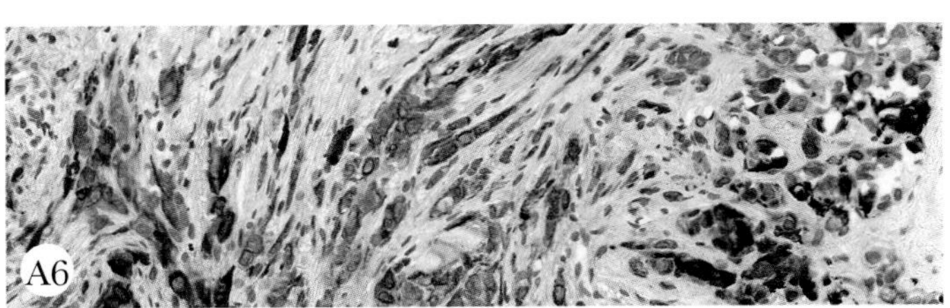

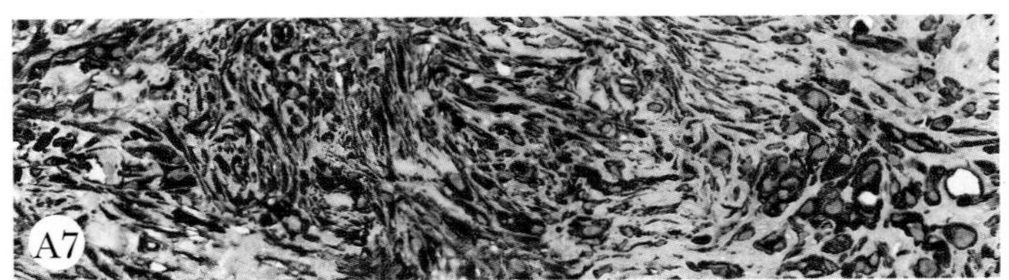

图 26.5.3A　上皮样肉瘤　男，26 岁，左臂丘疹、结节、溃疡 3 年余。病理取自一非溃疡性小结节，示片状瘤细胞，瘤团间胶原内黏液沉积。瘤细胞以上皮样细胞为主，另外的切片中则以梭形细胞为主。异型性明显。上皮样及梭形细胞角蛋白（A6）、波形纤维蛋白（A7）标记均阳性。

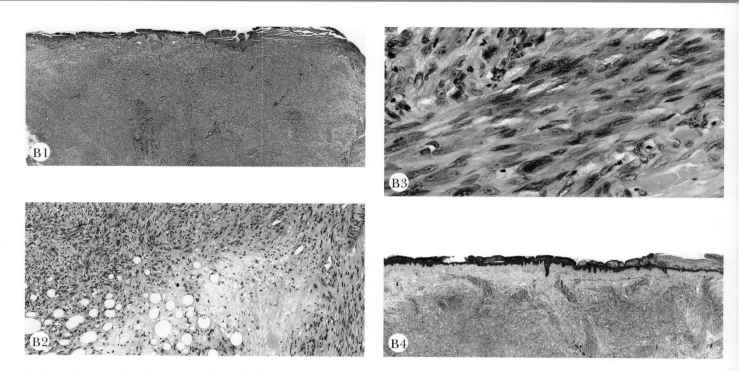

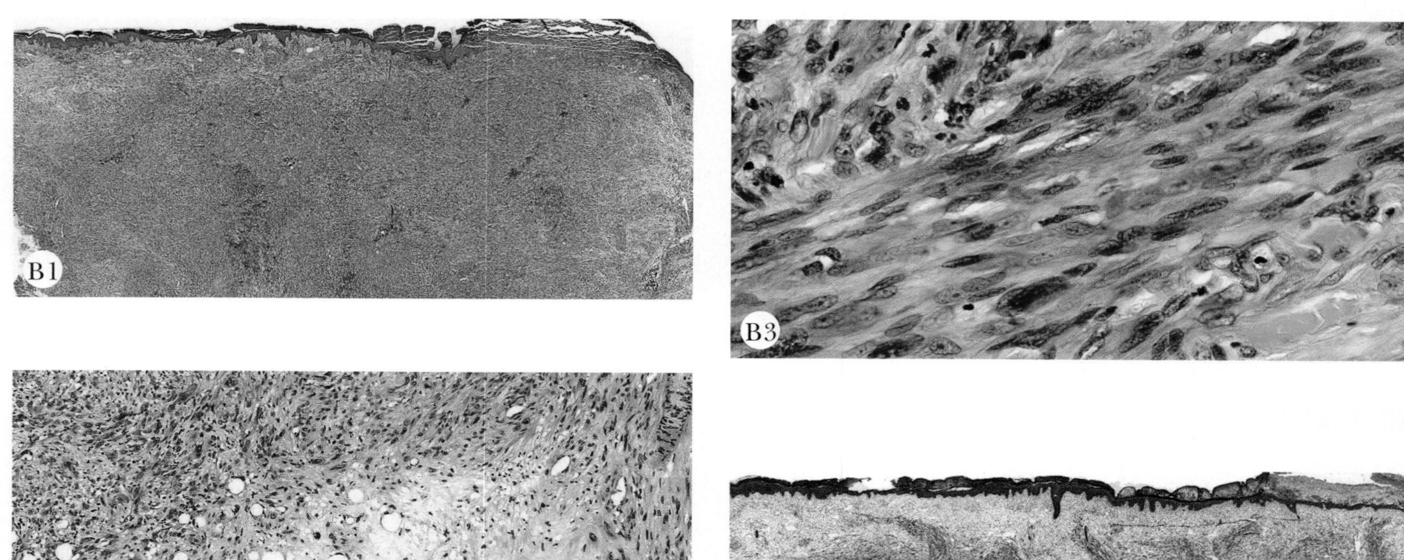

图 26.5.3B 上皮样肉瘤 女，64 岁，右臀多发结节 5 个月，疼痛。真皮、皮下弥漫、致密、梭形为主的瘤细胞浸润，瘤细胞有明显的异型性。角蛋白（B4）、波形纤维蛋白均阳性。

27　组织细胞及肥大细胞增生性疾病（histiocytosis and mastocytosis）

高天文　刘 玲　王 雷

27.1　朗格汉斯细胞组织细胞增生症

27.1.1　Letterer–Siwe 病

27.1.2　Hand–Schüller–Christian 病

27.1.3　嗜酸性肉芽肿

27.1.4　先天性自愈性组织细胞增生症

27.1.5　朗格汉斯细胞肉瘤

27.2　非朗格汉斯细胞组织细胞增生症

27.2.1　黄色肉芽肿

27.2.2　良性头部组织细胞瘤

27.2.3　泛发性发疹性组织细胞瘤

27.2.4　播散性黄瘤

27.2.5　丘疹性黄瘤

27.2.6　网状组织细胞瘤

27.2.7　多中心网状组织细胞增生症

27.2.8　皮肤 Rosai–Dorfman 病

27.2.9　进行性结节性组织细胞瘤

27.2.10　进行性黏液性组织细胞增生症

27.2.11　Erdheim–Chester 病

27.2.12　海蓝组织细胞综合征

27.2.13　H 综合征

27.2.14　血管内组织细胞增生

27.2.15　未定类组织细胞增生症

27.2.16　组织细胞肉瘤

27.3　黄瘤病及相似疾病

27.3.1　黄瘤病

27.3.2　睑黄瘤

27.3.3　疣状黄瘤

27.4　皮肤肥大细胞增生性疾病

27.4.1　色素性荨麻疹

27.4.2　肥大细胞瘤

27.4.3　持久性发疹性斑状毛细血管扩张

27.4.4　弥漫性肥大细胞增生症

27.4.5　系统性肥大细胞增生症

27.4.6　恶性肥大细胞增生症

组织细胞主要包括朗格汉斯细胞和单核巨噬细胞，二者均起源于骨髓，相关疾病也分为朗格汉斯细胞组织细胞增生症（LCH）和非朗格汉斯细胞组织细胞增生症（NLCH）进行讨论。LCH 病理上表现为朗格汉斯细胞增生，组化和电镜可明确诊断。而 NLCH 则包含一组临床和病理差异较大的疾病，因其发病机制尚不清楚，分类及命名也非常混乱，如丘疹性黄瘤、播散性黄瘤归类时很易与高脂血症导致的发疹性黄瘤、结节性黄瘤等相混淆。有多个不同名的疾病则可能是同一疾病的变异或在不同阶段的临床表现。近年来在此组疾病中一些新的病种和命名也不断出现，如血管内组织细胞增生、H 综合征等。

肥大细胞增生性疾病主要分为皮肤型和系统型两大类，本章主要介绍皮肤型肥大细胞增生性疾病。

27.1 朗格汉斯细胞组织细胞增生症（Langerhans cell histiocytosis）

朗格汉斯细胞组织细胞增生症（LCH）是一组系统性疾病，可累及皮肤及全身系统各个脏器。LCH 可自然消退，也可进展导致患者死亡。任何一种类型的 LCH 都应当排查是否有其他系统的累及，如全身查体、X 线检查、胸片检查、血液学检查，甚至骨髓穿刺等。常见的伴随皮肤症状的 LCH 包括 Letterer–Siwe 病、Hand–Schüller–Christian 病、嗜酸性肉芽肿及可能代表早期 LCH 的先天性自愈性网状组织细胞增生症四种类型。因很多病例会有不同类型的重叠，临床诊断时对前三类可不进行严格区分，取而代之的是分为急性泛发性 LCH、多灶性慢性 LCH 及局灶性慢性 LCH。朗格汉斯细胞肉瘤则是非常罕见的恶性肿瘤。鉴定朗格汉斯细胞的依据包括电镜下的 Birbeck 颗粒，免疫组化为 S100，CD1a 阳性，标记 Birbeck 颗粒的 CD207 更为特异。

27.1.1 Letterer–Siwe 病（Letterer–Siwe disease）

病理改变

a 低倍镜下表现为类似界面皮炎样改变。

b 真皮乳头层朗格汉斯细胞弥漫性浸润，可出现亲表皮现象。

c 朗格汉斯细胞核为椭圆形或肾形结构，有时可见核沟。

d 有时可见少量多核细胞浸润，但非主要特征。

e 常可见嗜酸性粒细胞浸润。

f 免疫组化 S100 和 CD1a 阳性，CD207 阳性，电镜下可见 Birbeck 颗粒。

病理鉴别诊断

黄色肉芽肿：常可见多核、泡沫样组织细胞或 Touton 巨细胞，不表达 S100 和 CD1a，无 Birbeck 颗粒。

临床特点

a 婴幼儿多见，中位发病年龄为 2 ~ 3 岁，偶有成年发病者。

b 临床表现为弥漫性的小丘疹性损害，少数患者可形成较大丘疹或结节、水疱、脓疱或荨麻疹样损害。

c 以头皮和皱褶部位最为常见，部分小儿皮损位于尿布区，形成脂溢性皮炎样损害。

d 患者多有系统性损害，如发热、寒战、肝脾和淋巴结肿大，部分患者可出现尿崩症等症状。

e 也可出现骨骼、牙床和指甲损害，骨性损害在扁骨最为常见。

临床鉴别诊断

脂溢性皮炎

尿布皮炎

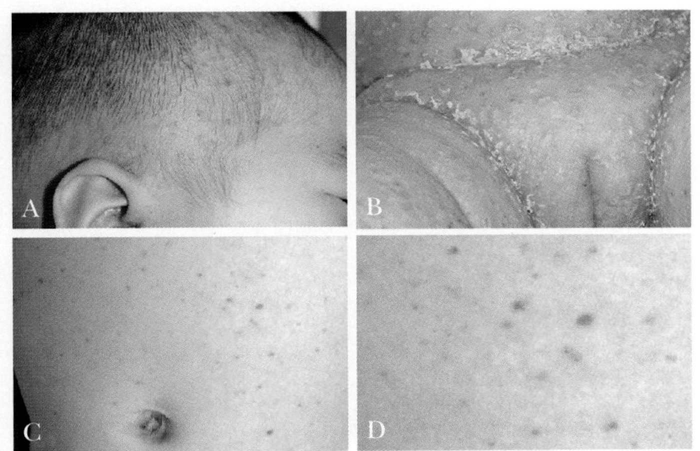

图 27.1.1 Letterer-Siwe 病（Letterer-Siwe disease）

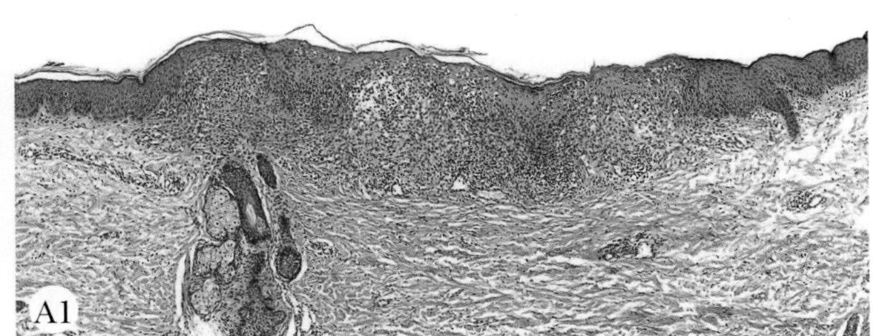

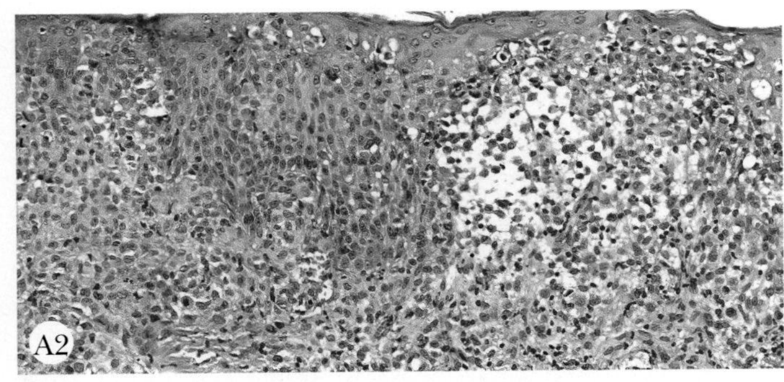

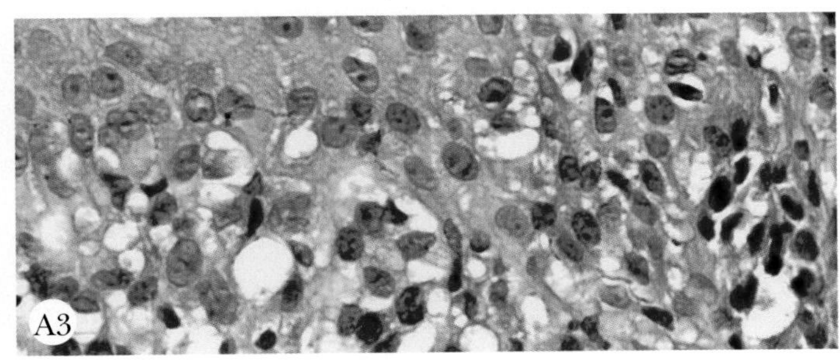

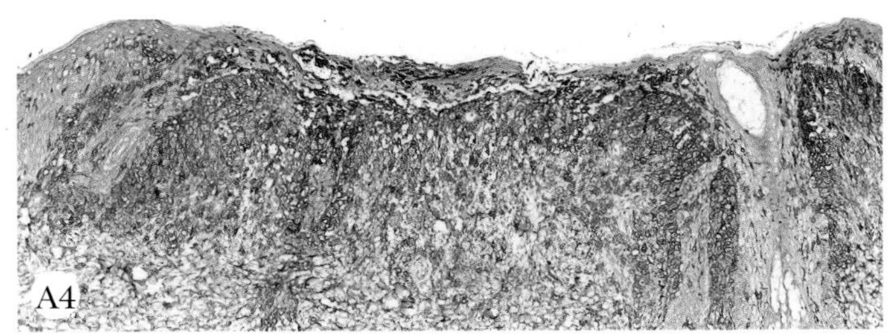

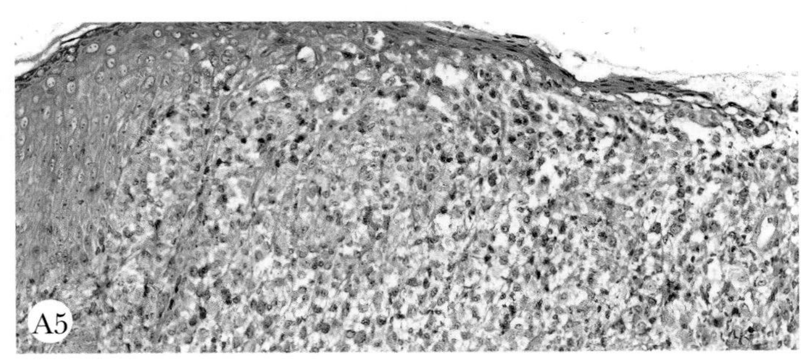

图 27.1.1A Letterer-Siwe 病 女，4 个月，全身丘疹 2 个月。头面部皮损呈湿疹样，下腹部皮损类似卡波西水痘样疹。病理示真皮乳头层朗格汉斯细胞弥漫性浸润，亲表皮明显。增生的细胞核主要为肾形结构，可见核沟。CD1a 及 S100 均阳性（A4、A5）

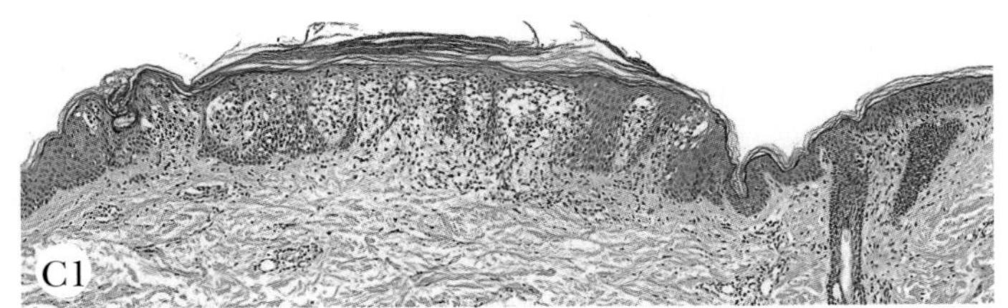

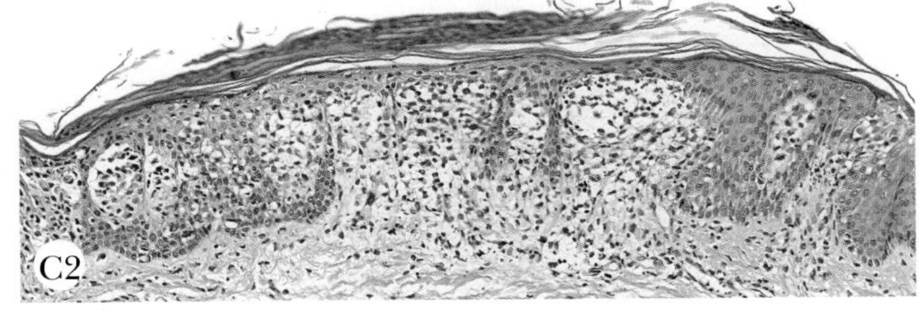

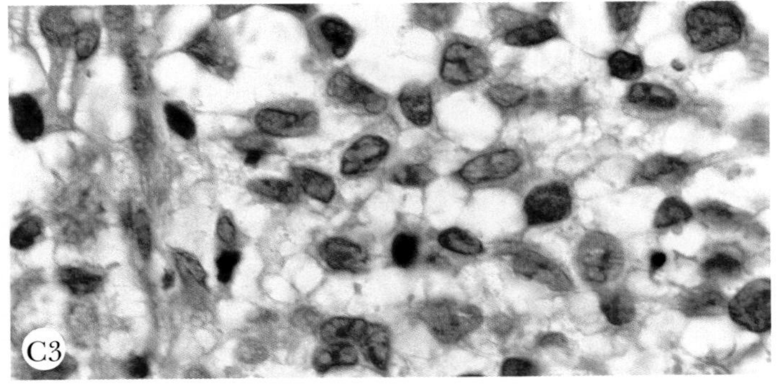

图 27.1.1C Letterer-Siwe 病 女，4 个月，全身丘疹 1 周。B 超示肝、脾肿大。病理与上例类似，朗格汉斯细胞核沟极为明显。

27.1.2 Hand-Schüller-Christian 病（Hand-Schüller-Christian disease）

病理改变

与 Letterer-Siwe 病相似，但亲表皮现象可不明显。

临床特点

a 多发生在 2 ~ 6 岁儿童，但也见于成年人。

b 常见的临床表现为骨骼缺损，隐匿性糖尿病以及突眼。

c 皮肤损害在约 30% 患者可见，可表现为脂溢性皮炎样损害，也可表现为结节或斑块性损害，尤其是在腋下和腹股沟部位。

27.1.2

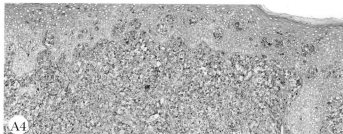

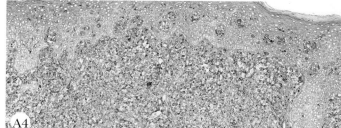

临床鉴别诊断

黄色肉芽肿

Spitz 痣

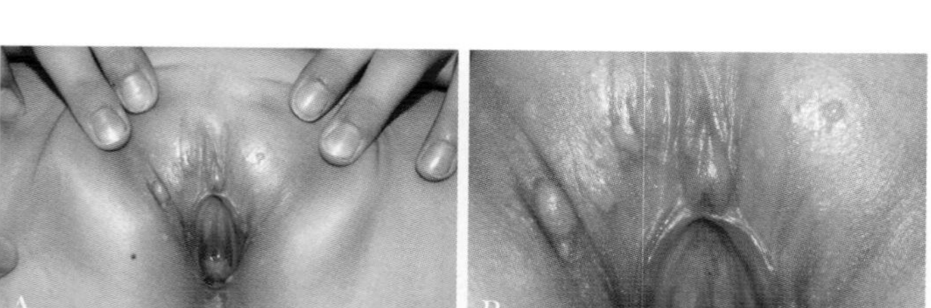

图 27.1.2 Hand-Schüller-Christian 病（Hand-Schüller-Christian disease）

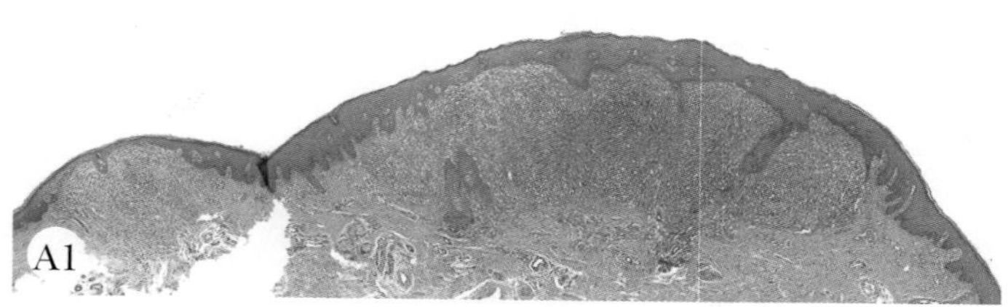

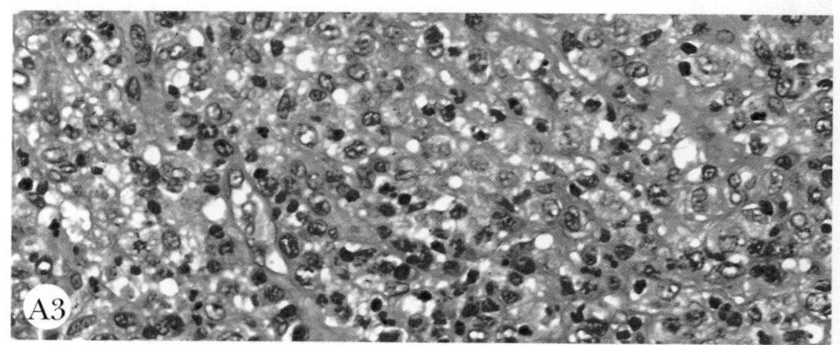

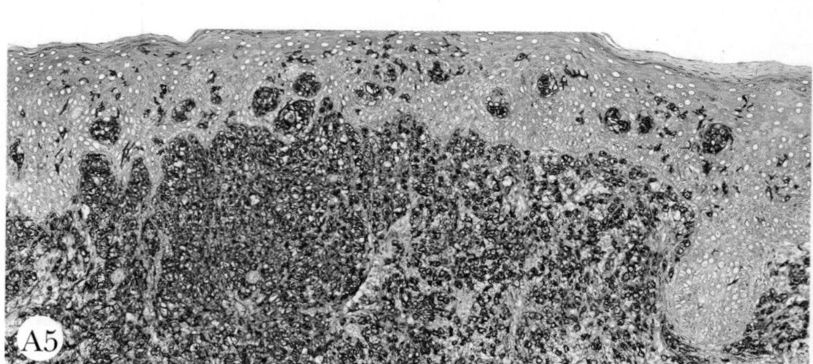

图 27.1.2A Hand-Schüller-Christian 病 女，5 岁，外阴发丘疹 2 个月。病理示真皮中上部大量朗格汉斯细胞浸润，并有较多嗜酸性粒细胞、淋巴细胞及少许中性粒细胞浸润。CD1a 及 S100 均阳性（A4、A5）

27.1.3 嗜酸性肉芽肿（eosinophilic granuloma）

病理改变

与前两型相似，但嗜酸性粒细胞比较丰富。

临床特点

a 多发生于 5 岁以上儿童及成人。

b 多表现为骨骼损害，如上下颌牙齿松动、骨折、隐匿性糖尿病等。

c 皮肤损害可表现为结节或溃疡性损害。

d 常自行消退，放疗效佳。

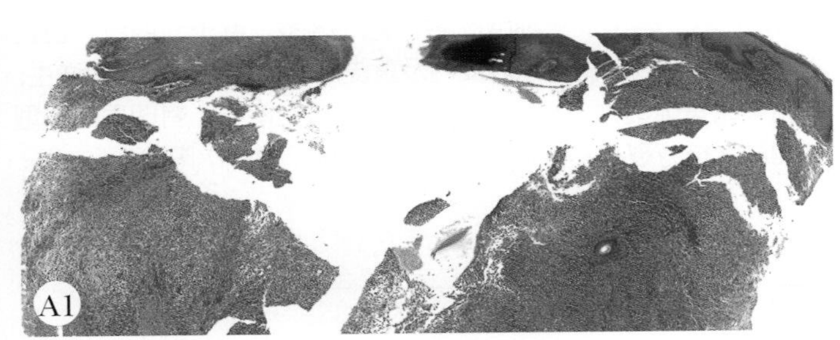

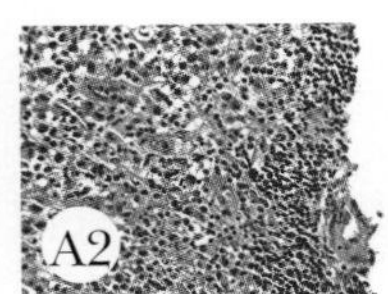

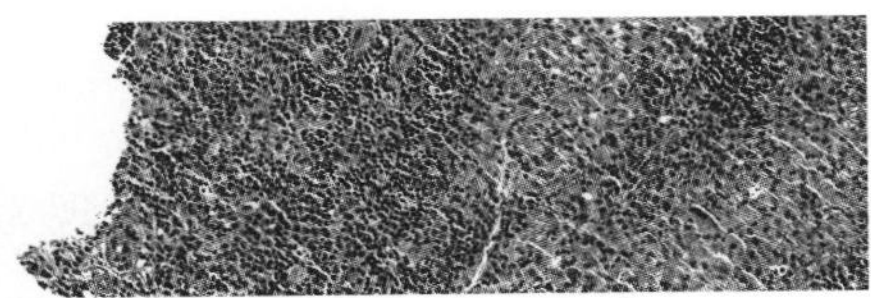

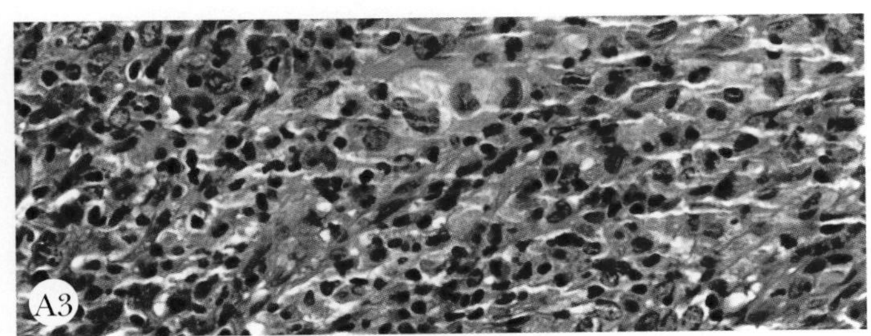

图 27. 1. 3A 嗜酸性肉芽肿 男，33 岁，腹股沟溃疡 10 年（无临床图片），多饮、多尿 22 年，伴锁骨、下颌骨等多处反复骨折。病理示真皮浅层至皮下大量朗格汉斯细胞、嗜酸性粒细胞及淋巴细胞浸润。

27.1.4 先天性自愈性组织细胞增生症（congenital self-healing reticulo histiocytosis）

病理改变

a 与常见的朗格汉斯细胞组织细胞增生症很难区别。

b 免疫组化标记与朗格汉斯细胞组织细胞增生症一致。

临床特点

a 先天发生或出生后不久即出现。

b 单发或多发红色、蓝色或棕色丘疹、斑块或结节。

c 部分患者皮损可形成溃疡。

d 多数患者自行缓解，但也可向以上三种朗格汉斯细胞增生性疾病转化。

临床鉴别诊断

皮肤白血病

肥大细胞瘤

别名

Hashimoto-Pritzker 病（Hashimoto-Pritzker disease）

27.1.5 朗格汉斯细胞肉瘤（Langerhans cell sarcoma）

病理改变

a 发生于皮肤者表现为真皮乃至皮下组织弥漫组织细胞浸润。

b 增生的朗格汉斯细胞体积大，胞质丰富，细胞核核沟不明显，但可见明显核仁。

c 增生的细胞有明显的异型性，可有较多核丝分裂相。

d 免疫组化染色示 S100 和 CD1a 阳性，CD207 阳性，电镜下可找到 Birbeck 颗粒。

临床特点

a 非常罕见，主要见于中老年人。

b 可发生在淋巴结、皮肤组织，也可为系统性改变，大部分患者在短期内死亡。

c 皮损可见于头部、躯干及四肢，表现为结节或肿瘤性损害。

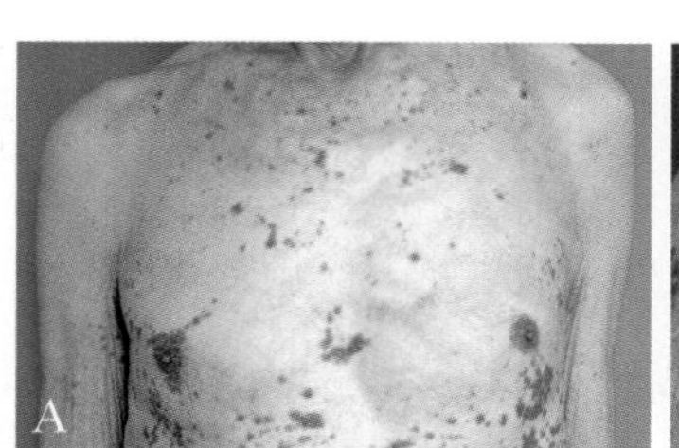

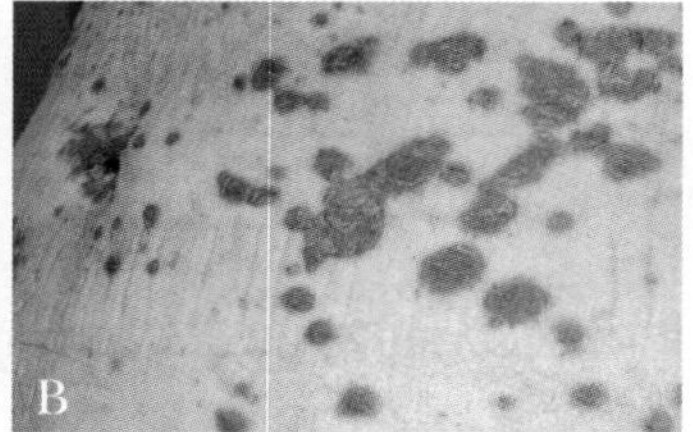

图 27.1.5 朗格汉斯细胞肉瘤（Langerhans cell sarcoma）

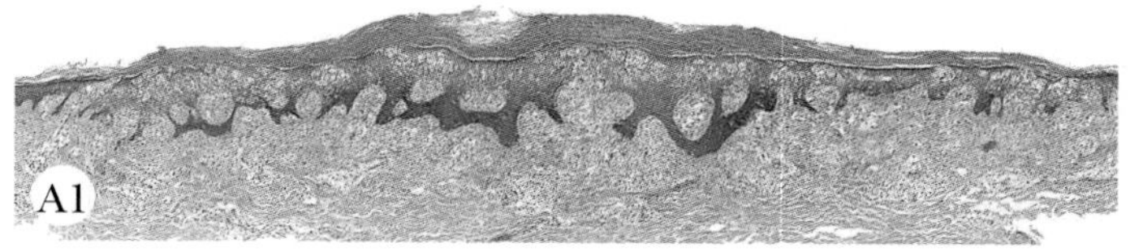

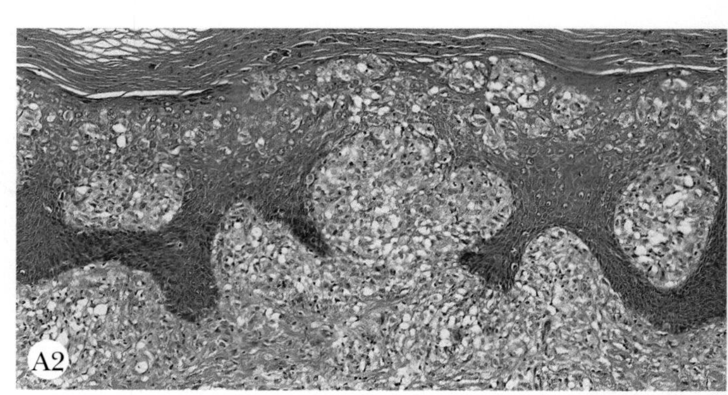

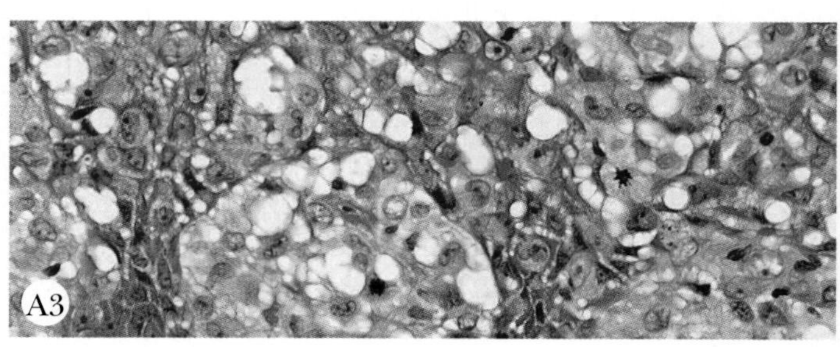

图 27.1.5A 朗格汉斯细胞肉瘤 男，78 岁，躯干、四肢红色丘疹、斑块 7 个月。病理示表皮内及真皮浅层大量上皮样细胞增生，胞质丰富呈嗜酸性，细胞核大、深染，核仁明显，有明显的异型性和异常核分裂相。免疫组化 S100、CD1a、CD207 阳性。

27.2 非朗格汉斯细胞组织细胞增生症（non-Langerhans cell histiocytosis）

本组疾病主要以黄色肉芽肿为典型代表，其免疫标记为 CD68 阳性，S100 和 CD1a 阴性。本组疾病非常复杂，少数病种之间可能有发病机制上的关联，而大部分病种从发病机制、临床表现和病理表现上差别较大，本节将一些常见的病种放在前面描述，而一些少见和新近报道的病种则在后面描述。

27.2.1 黄色肉芽肿（xanthogranuloma）

病理改变

a 真皮内结节性组织细胞增生。

b 组织细胞形态多样，可表现为空泡样组织细胞、泡沫样组织细胞、Touton 巨细胞、梭形组织细胞等。

c 可混合有淋巴细胞、嗜酸性粒细胞浸润。

d 早期皮损 Touton 巨细胞和泡沫细胞少见或缺如，晚期可出现纤维化。

e 组织细胞 CD68 阳性，S100 和 CD1a 阴性。

f 深部皮下和肌肉内病损程度较浅部皮肤病损轻，边界更清楚，Touton 巨细胞相对少，嗜酸性粒细胞较多。

g 罕见情况下可以梭形组织细胞增生为主，称为梭形细胞黄色肉芽肿（spindle cell xanthogranuloma）。

h 偶可见扇贝样组织细胞增生为主，称为扇贝样细胞黄色肉芽肿（scalloped cell xanthogranuloma）。

病理鉴别诊断

播散性黄瘤：病理基本上无法区别，需靠临床鉴别。

黄瘤病：单纯泡沫样组织细胞浸润。

Spitz 痣：有成巢和成熟现象，黑素细胞标记阳性。

临床特点

a 多见于小儿（幼年黄色肉芽肿），但成年人甚至老年人均可发病。

b 皮损分布于面、颈、躯干上部，可累及内脏及各器官。

c 常局限于皮肤，单发或多发的黄红色丘疹或结节。

d 也可表现为斑片、斑块或结节，可发生在皮下组织。

e 成人的病损与婴幼儿同，但一般为单发，持续存在，且完全局限于皮肤。

f 部分患者可自愈。

27.2.1

别名

幼年黄色肉芽肿（juvenile xanthogranuloma）

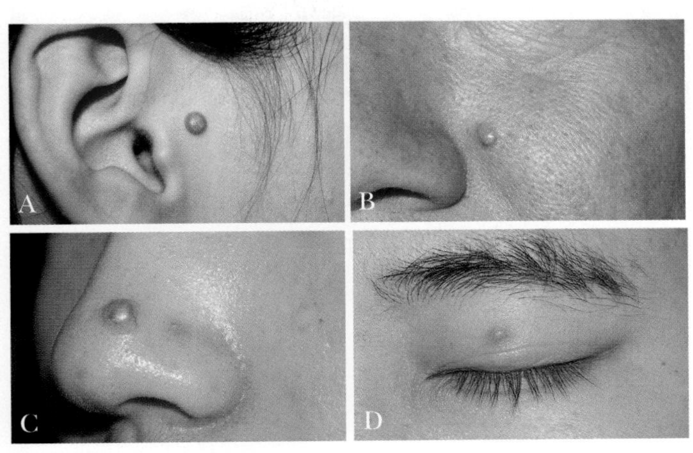

图 27.2.1 黄色肉芽肿（xanthogranuloma）

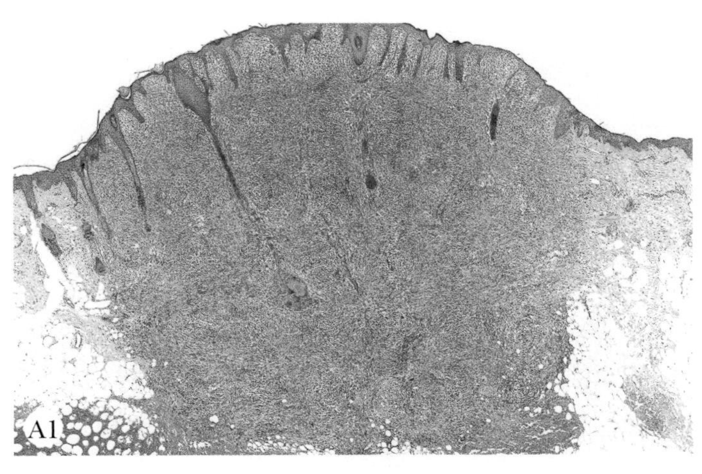

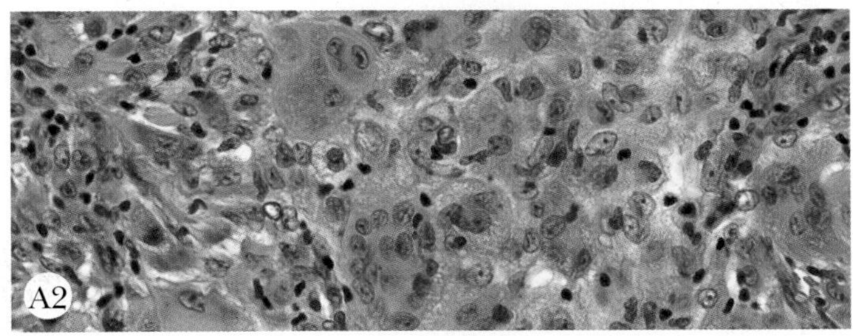

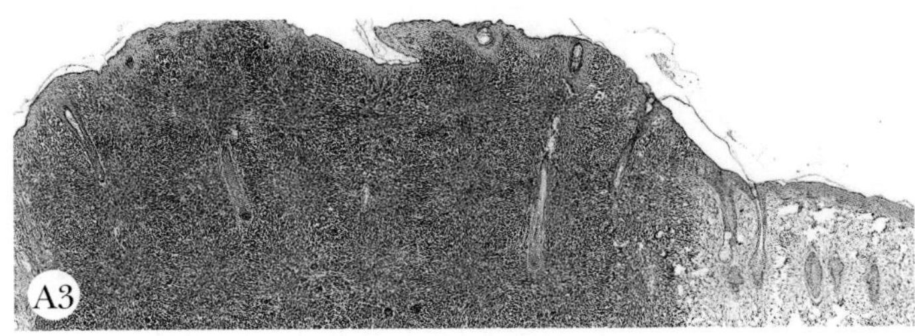

图 27.2.1A 黄色肉芽肿 女，10 岁，右耳前丘疹 4 个月余，自觉疼痛。病理示表皮突延长，真皮全层至皮下中部大量胞质呈毛玻璃样的组织细胞、多核巨细胞，部分为典型的 Touton 巨细胞，并有少量的淋巴细胞。CD68 阳性（A3）。

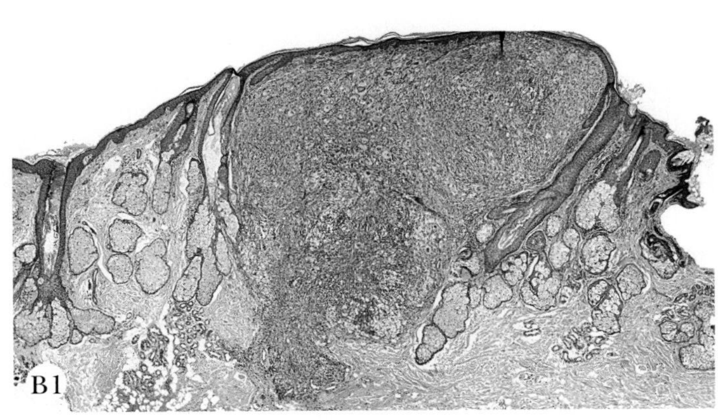

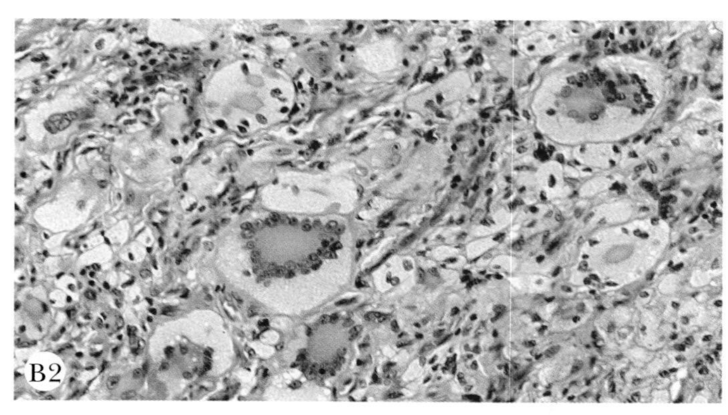

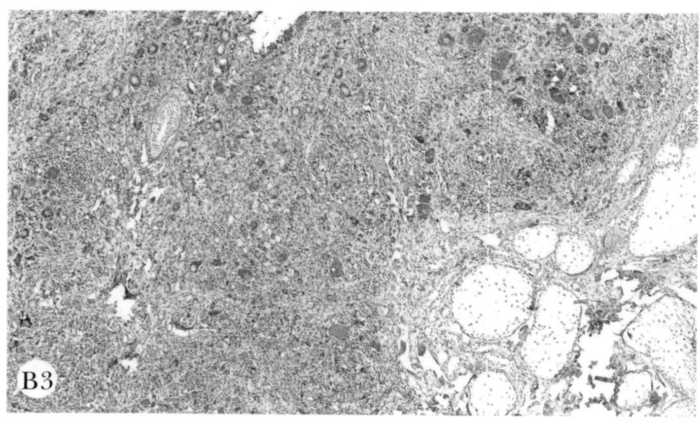

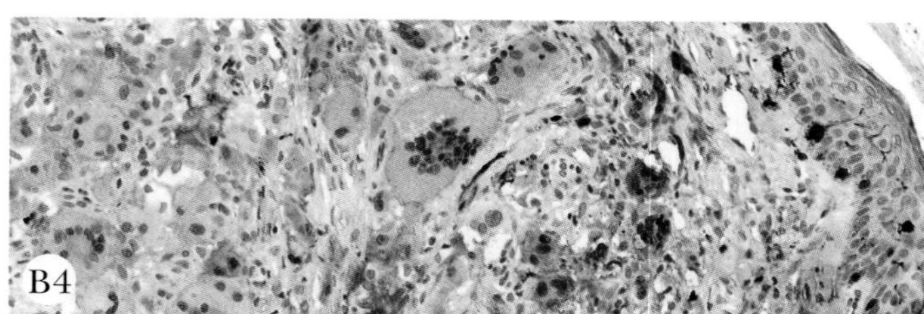

图 27.2.1B 黄色肉芽肿 男，47 岁，左面部绿豆大丘疹 6 个月，无不适。病理示皮损较小，位于真皮内，基本改变与上例类同，Touton 巨细胞更为典型。CD68 阳性（B3）。

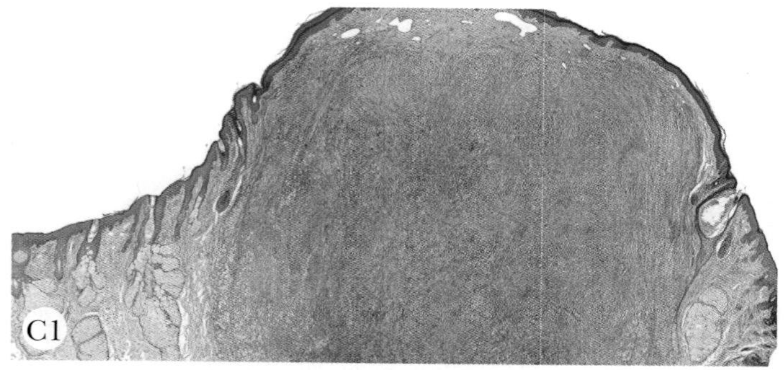

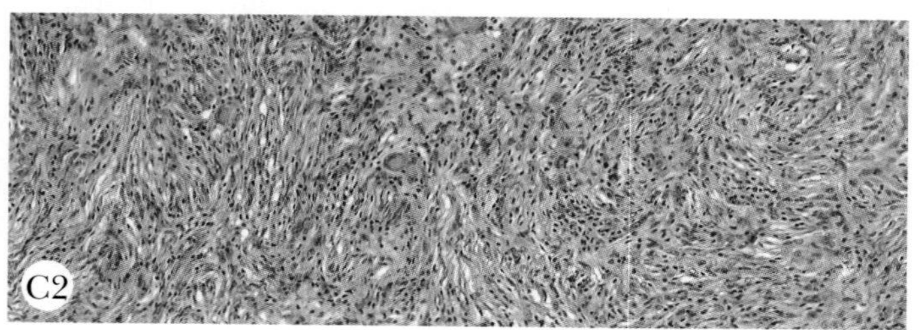

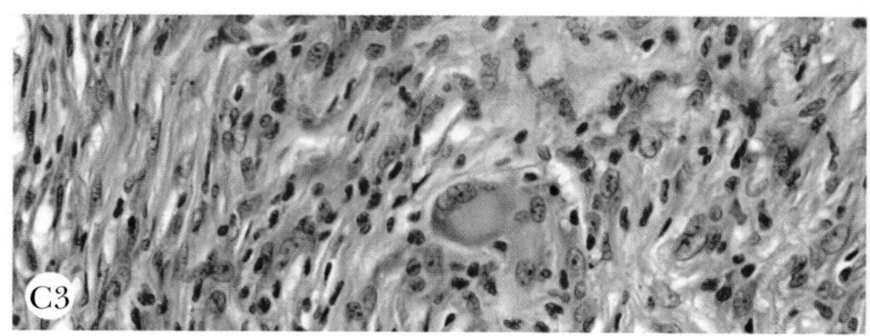

图 27.2.1C 梭形细胞黄色肉芽肿 男，16 岁，鼻部丘疹 1 年余。病理示细胞成分主要为梭形，间有少数多核巨细胞，无 Touton 巨细胞。

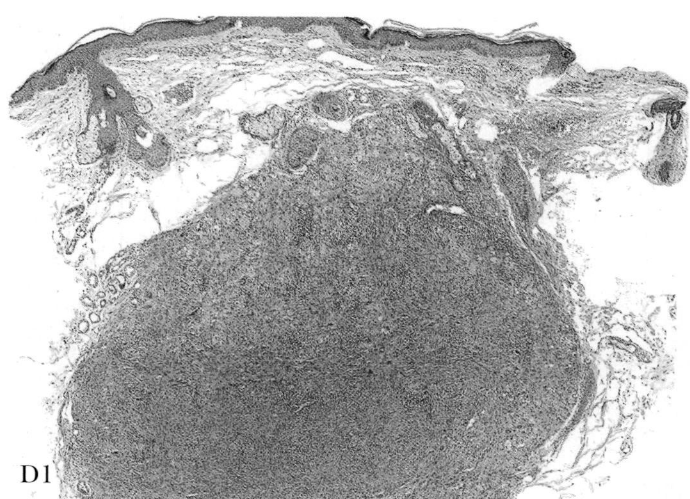

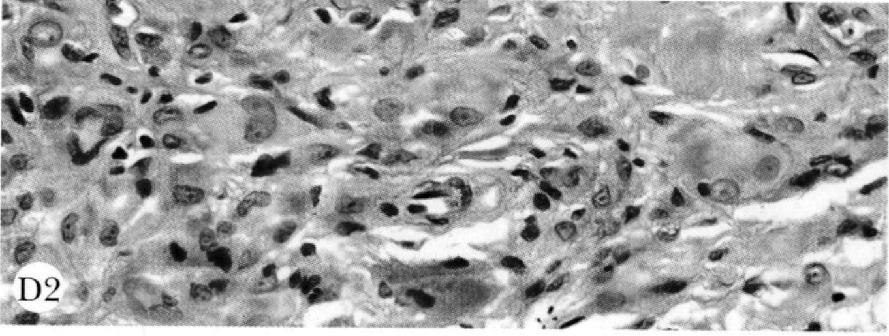

图 27.2.1D 扇贝样细胞黄色肉芽肿 男，25 岁，左上眼睑丘疹 3 个月余。病理示部分细胞边缘成角、锯齿样、扇贝样，部分细胞空泡状，无 Touton 巨细胞。

27.2.2 良性头部组织细胞瘤（benign cephalic histiocytosis）

病理改变

a 真皮浅部均一组织细胞浸润，无亲表皮性。

b 浸润细胞为椭圆或近梭形空泡样细胞，胞质轻度嗜酸性染色，但不形成泡沫细胞，体积比泡沫细胞小。

c 有时可混杂嗜酸性粒细胞和淋巴细胞浸润。

d 免疫组化示单核巨噬细胞标记如 CD68 等阳性而朗格汉斯细胞标记阴性。

e 本病被认为是黄色肉芽肿的早期表现。

临床特点

a 仅见于儿童，尤其是 1 ~ 2 岁幼儿。

b 表现为面部多发性红色或黄色丘疹。

c 颊部和前额最为好发部位，可扩散到躯干部位。

d 患者皮损多自然消退。

27.2.3 泛发性发疹性组织细胞瘤（generalized eruptive histiocytoma）

病理改变

a 早期可类似良性头部组织细胞瘤。

b 成熟期和晚期与黄色肉芽肿类似，但多核细胞相对少见，无明显的 Touton 细胞和泡沫细胞。

c 组织细胞多为空泡样细胞，胞质轻度嗜酸性。

d CD68 阳性，S100 及 CD1a 阴性。

病理鉴别诊断

播散性黄瘤：多为泡沫样组织细胞浸润。

网状组织细胞增生症：组织细胞有毛玻璃样外观，有多核巨细胞。

临床特点

a 多发于成人，也可见于婴儿及儿童。

b 突然出现的泛发性皮色至红色或深蓝色丘疹或小结节，对称分布于躯干和肢端。

c 皮疹数年后可消退，遗留色素性、松弛性斑疹，但可再发。

27.2.3

临床鉴别诊断

头部良性组织细胞增生症

播散性黄瘤

别名

发疹性组织细胞瘤（eruptive histiocytoma）

泛发性发疹性组织细胞增生症（generalized eruptive histiocytosis）

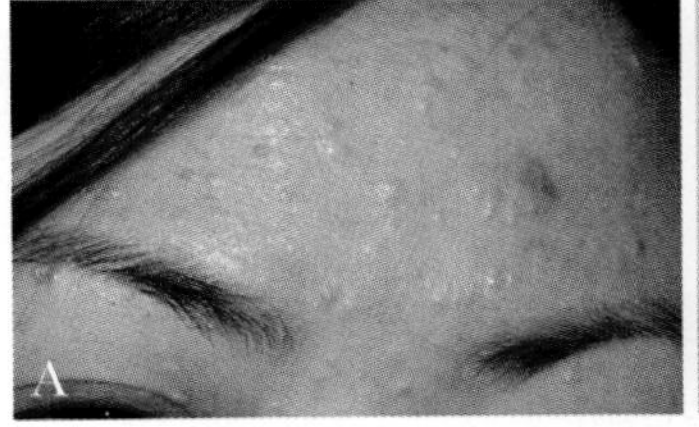

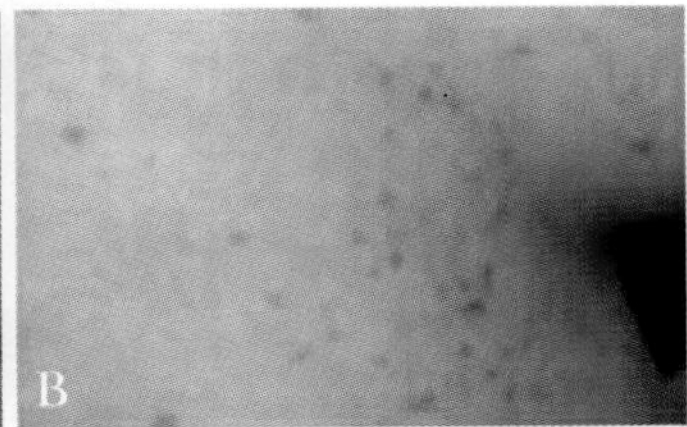

图 27.2.3 泛发性发疹性组织细胞瘤（generalized eruptive histiocytoma）

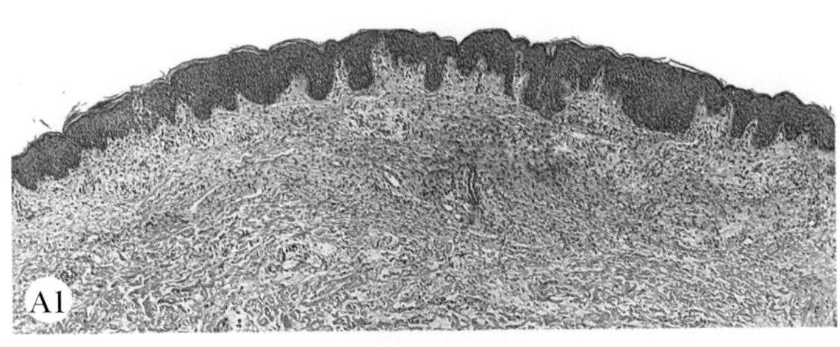

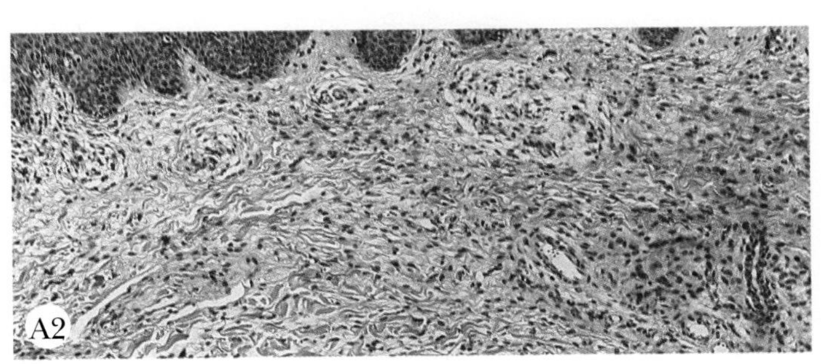

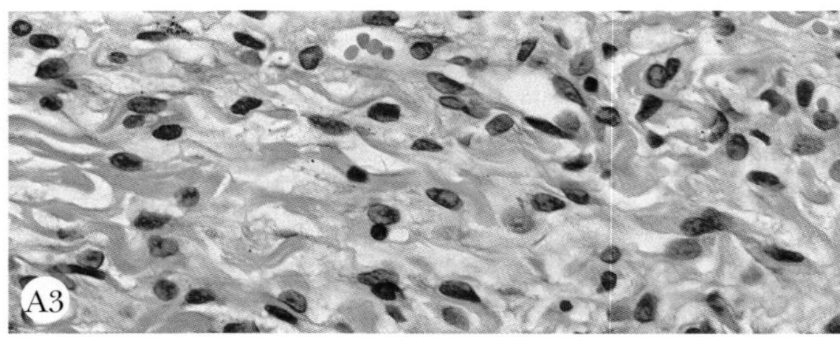

图 27.2.3A 泛发性发疹性组织细胞瘤 女，24 岁，面、颈、双上肢丘疹 10 个月，轻度瘙痒。病理示真皮中上部散在增生的组织细胞，胞质淡蓝色，空，但非泡沫样。

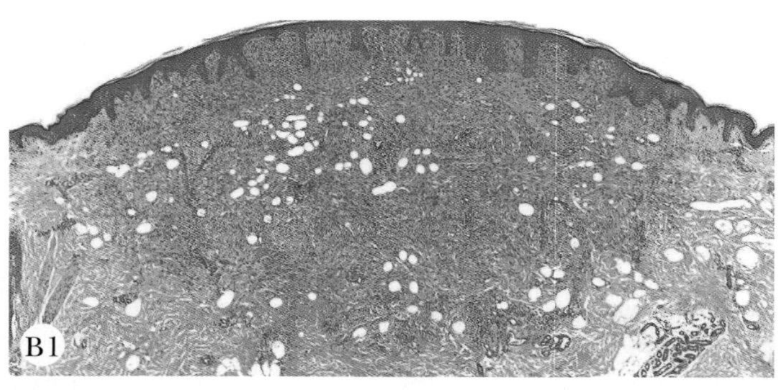

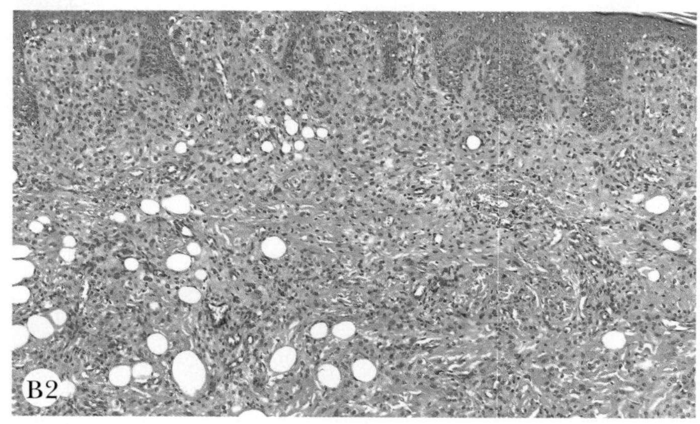

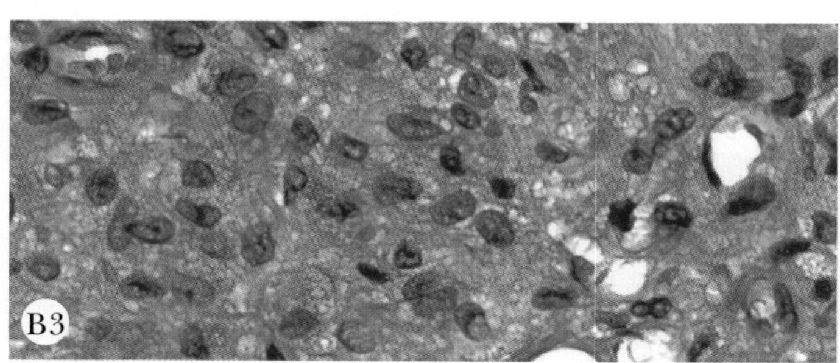

图 27.2.3B 泛发性发疹性组织细胞瘤 男，12 岁，面、颈、胸、臀、四肢丘疹 10 个月。真皮中上部较密集的组织细胞，胞质略呈泡沫状。

27.2.4 播散性黄瘤（xanthoma disseminatum）

病理改变

a 真皮内弥漫性多形性组织细胞包括 Touton 巨细胞浸润。

b 早期为扇贝样组织细胞为主的浸润，晚期可出现泡沫细胞或显著的纤维化，不出现典型的泡沫样细胞。

c CD68、XⅢ a 因子阳性，CD1a、S100 阴性。

病理鉴别诊断

黄色肉芽肿：病理基本上无法区别，需靠临床鉴别。

黄瘤病：单纯泡沫样组织细胞浸润。

临床特点

a 主要见于中青年男性，儿童也可发生。

b 初始表现为眼睑和皱褶部位多发的红褐色丘疹，并逐渐进展成为斑块或结节。

c 约一半患者出现口腔黏膜受累，喉头部位的病损可引起声音嘶哑和呼吸困难。

d 可出现系统性损害，导致尿崩症和隐匿性糖尿病。

e 少数可出现溶骨性损害，特别是长骨。

f 结膜和角膜也可受累。

g 可于多年后自愈，部分病例报道环孢素和激素治疗有效。

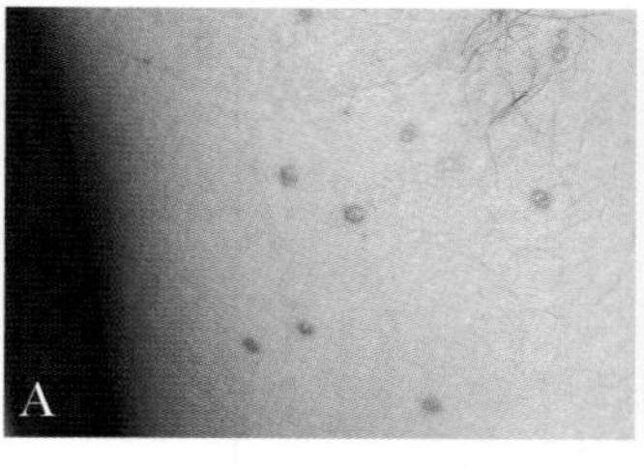

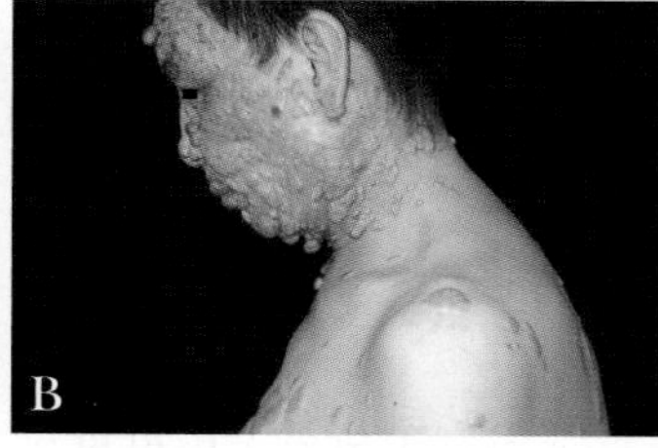

图 27.2.4 播散性黄瘤（xanthoma disseminatum）

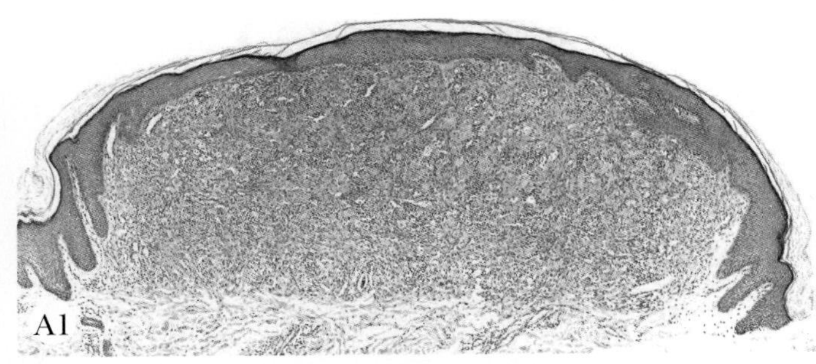

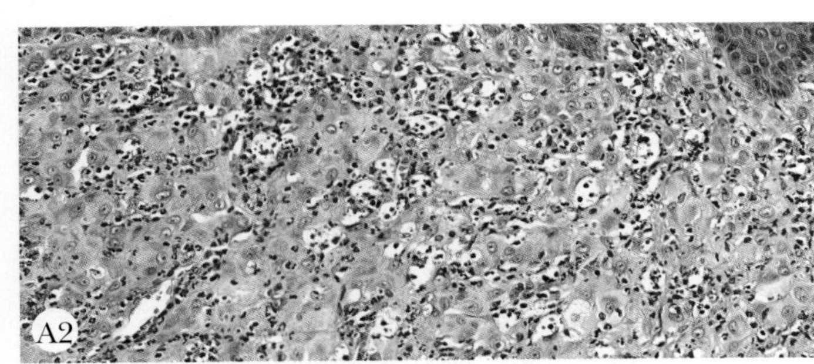

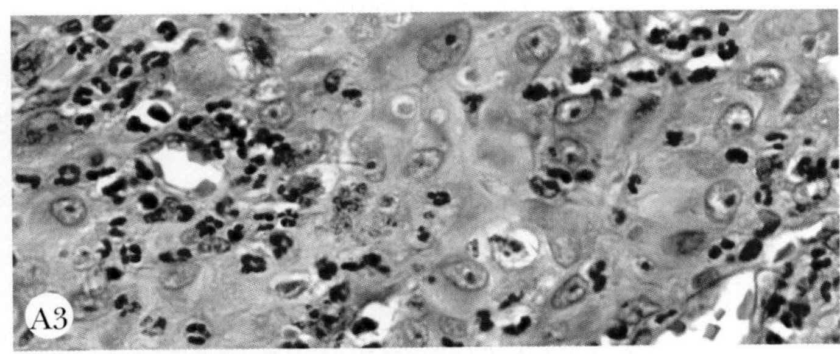

图 27.2.4A　播散性黄瘤　男，17 岁，面颈、腋下、腹部丘疹 8 个月，无不适，继续增多。病理示抱球样丘疹，大量组织细胞及多核巨细胞，胞质丰富，伴大量中性粒细胞及少数嗜酸性粒细胞。

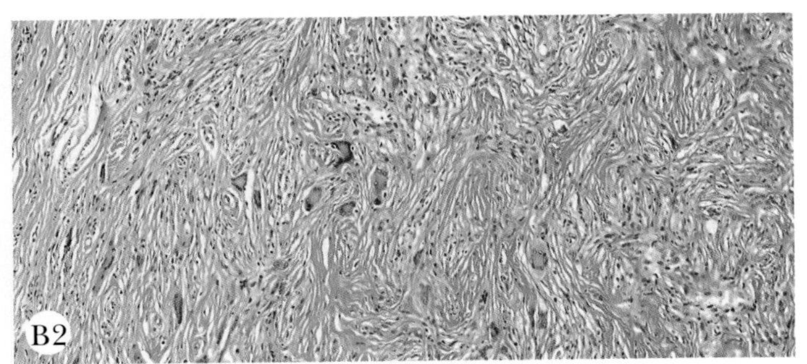

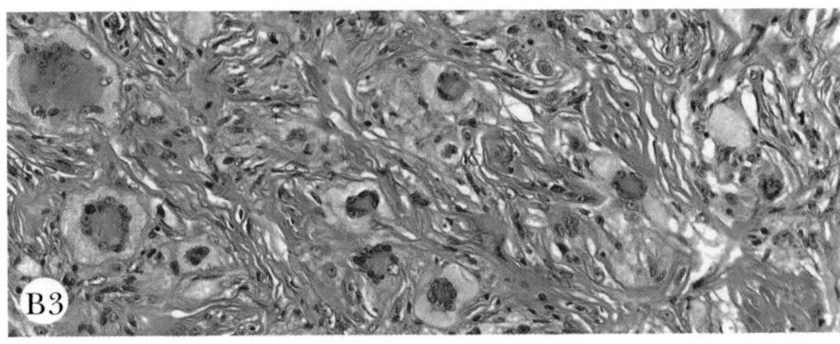

图 27.2.4B　播散性黄瘤　男，47 岁，面、躯干、四肢多发丘疹、结节 23 年，4 年前诊断尿崩症。近 20 年先后手术切除大量皮损，病理改变类同，大量泡沫样细胞、多核巨细胞及典型的 Touton 巨细胞。

27.2.5　丘疹性黄瘤（papular xanthoma）

病理改变

a 外生和内生性结节性损害，真皮内结节性单一形态的泡沫样组织细胞浸润。

b 缺乏类似黄色肉芽肿的多种形态的组织细胞浸润，或有非常少的其他多形性巨噬细胞浸润。

c CD68 阳性，CD1a、S100 阴性。

临床特点

a 可发生于成年人或儿童。非常罕见。

b 好发于躯干、四肢和头部，偶累及黏膜。

c 表现为播散性黄色或橙色丘疹、小结节。可单发。

d 血脂正常，偶有异常报道。

e 儿童可自愈。

临床鉴别诊断

播散性黄瘤

发疹性黄瘤

27.2.6 网状组织细胞瘤（reticulohistiocytoma）

病理改变

a 真皮内结节性组织细胞浸润，边界清楚，两侧表皮呈衣领状包绕。

b 组织细胞体积大，呈现上皮样或扇贝样细胞形态，胞质丰富，胞质均质嗜酸性，呈毛玻璃样改变，无明显核分裂相。

c 多核细胞胞核位置随机分布于周边或中央，无 Touton 巨细胞。

d 常有淋巴细胞浸润，偶伴浆细胞及嗜酸性粒细胞。

e CD68 标记阳性，S100 和 CD1a 阴性。

临床特点

a 成年人多见，但小儿及老年人均可发病，男女比例大致相当。

b 发病部位以躯干多见，其次为四肢、头面部，其他特殊部位包括口腔和外生殖器。

c 表现为单发、外生性丘疹，呈黄色或灰白色，直径多为数毫米。偶可多发。

d 多可自行消退。

27.2.6

别名

单发性网状组织细胞瘤（solitary reticulohistiocytosma）

单发性网状组织细胞增生症（solitary reticulohistiocytosis）

巨细胞网状组织细胞增生症（giant cell reticulohistiocytosis）

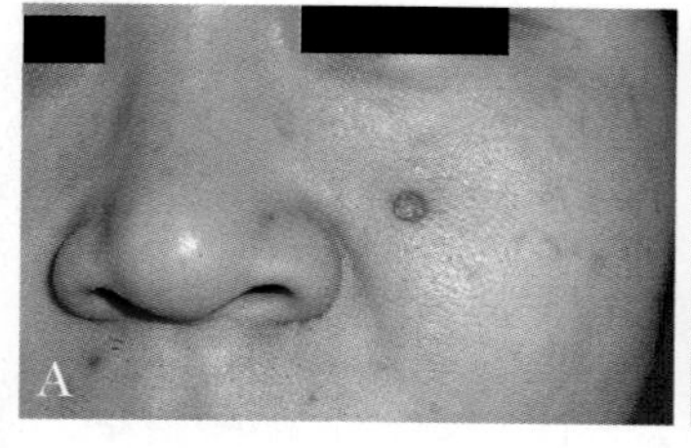

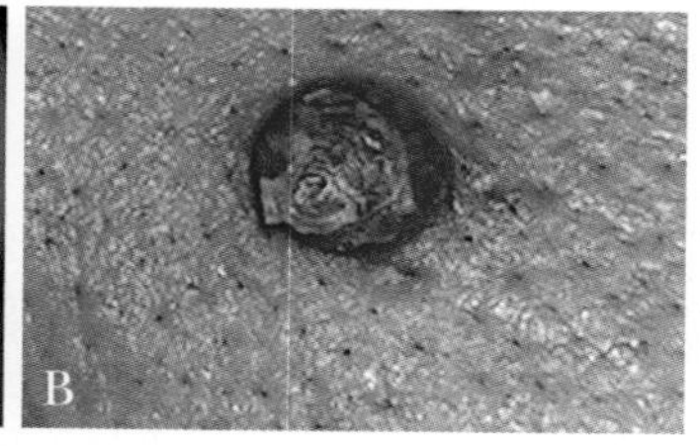

图 27.2.6 网状组织细胞瘤（reticulohistiocytoma）

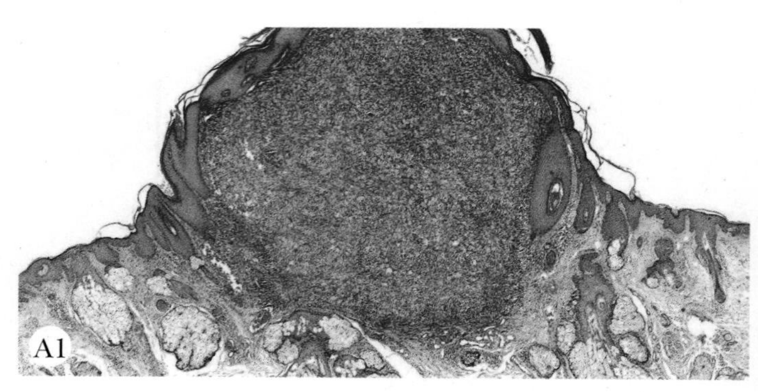

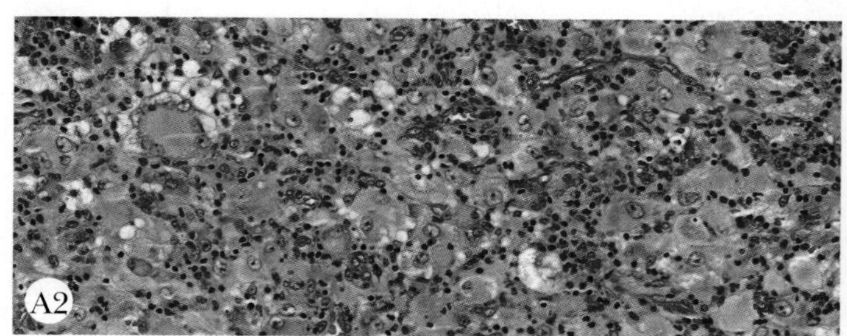

图 27.2.6A 网状组织细胞瘤 左面部丘疹 2 个月余。病理示边界清楚，两侧表皮呈衣领状包绕的外生性丘疹，大量密集的多核巨细胞，丰富的嗜酸性胞质，部分呈扇贝样。间有泡沫样细胞及淋巴细胞，少数嗜酸性粒细胞。

27.2.7 多中心网状组织细胞增生症（multicentric reticulohistiocytosis）

病理改变

a 真皮浅层或深部毛玻璃样组织细胞浸润，以多核细胞为主，细胞形态类似网状组织细胞瘤。

b 缺乏类似网状组织细胞瘤的结节性浸润。

c CD68 阳性，S100 和 CD1a 阴性。

临床特点

a 多见于中老年女性，好发部位为上肢肢端以及耳、唇和鼻孔。

b 表现为多发小结节性皮损，其中甲皱部多发小结节可形成珊瑚珠样损害。严重的面部损害可形成“狮面”。

c 常有数年的关节炎病史，渐发展为溶骨性损害，指关节为主，可累及大关节。

d 可并发自身免疫性疾病及恶性肿瘤，前者包括皮肌炎、干燥综合征、原发性胆汁性肝硬化等，后者包括消化道、女性生殖系统及其他组织恶性肿瘤。

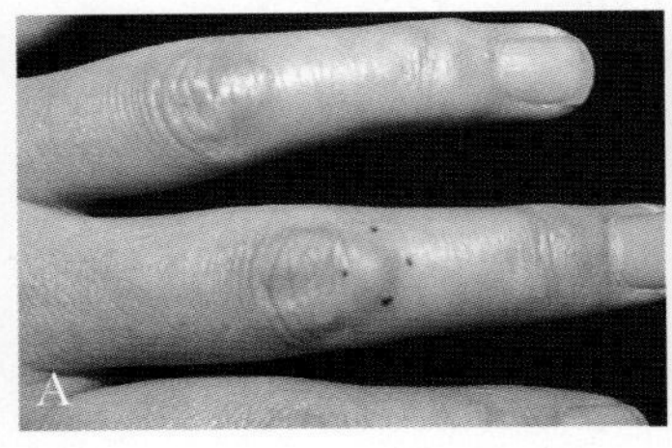

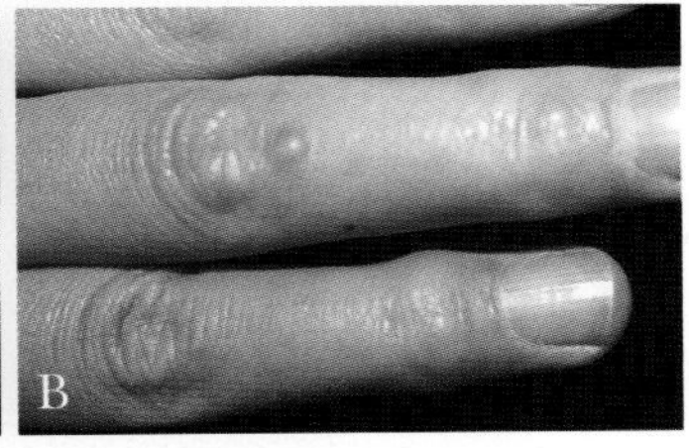

图 27.2.7 多中心网状组织细胞增生症（multicentric reticulohistiocytosis）

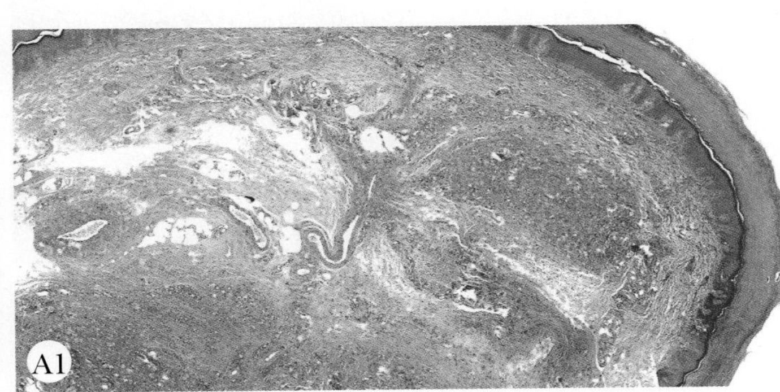

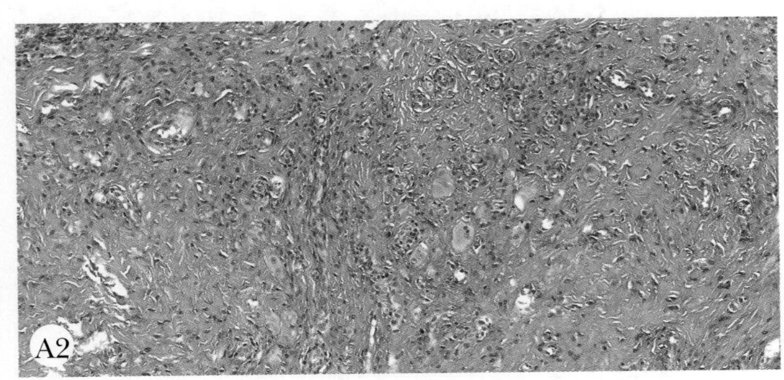

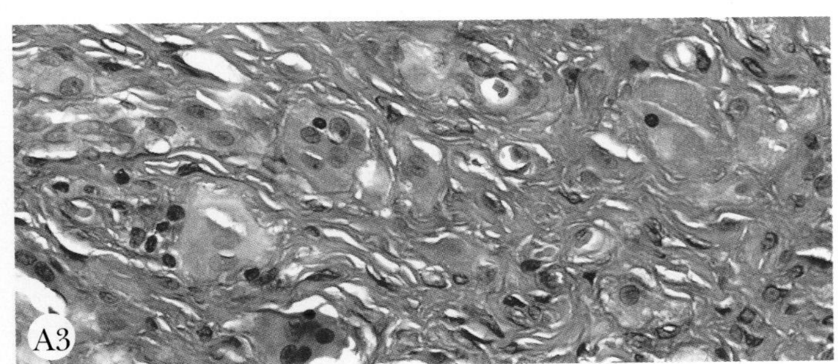

图 27.2.7A 多中心网状组织细胞增生症 女，34 岁，双手指皮下结节 2 年余，9 个指的指关节处均可触及 1~2 个结节。曾患“皮肌炎”。真皮中部至皮下团块状致密的毛玻璃样多核巨细胞为主的浸润，界清，伴散在淋巴细胞。

27.2.8 皮肤 Rosai-Dorfman 病（cutaneous Rosai-Dorfman disease）

病理改变

a 组织病理学改变主要位于真皮，但也有少量病例仅累及皮下脂肪。

b 通常表现为真皮或皮下脂肪以组织细胞为主的弥漫性细胞浸润，不形成栅栏状肉芽肿结构。

c 组织细胞体积大，呈多角形，点缀于淋巴细胞、浆细胞、中性粒细胞形成的炎症背景之中，似点缀于空中的星星（starry star phenomenon）。

d 组织细胞吞噬淋巴细胞，S100 染色时更为明显，称为伸入运动现象（emperipolesis）。

e 有时可出现血管内组织细胞浸润。

f 免疫组化示 S100 阳性，CD1a 阴性，CD68 阳性，电镜下无 Birbeck 颗粒。

临床特点

a 与系统性 Rosai-Dorfman 病有很大区别，一般不出现淋巴结和其他系统性损害。

b 多为成年人发病，好发年龄约 40 ~ 50 岁。主要由我国台湾地区和大陆报道。

c 少数患者可出现眼葡萄膜炎、声带或鼻黏膜炎。

d 皮肤损害多表现为丘疹、结节，可发生融合，部分患者可表现为斑块或肿瘤。

e 皮损多局限于皮肤局部，最大直径可达 10cm，颜色为红色或褐色。

f 皮损可出现瘙痒、紧张或疼痛症状。

g 激素治疗有效，维 A 酸类以及沙利度胺等治疗效果差，小的皮损可手术切除，部分皮损可自然消退。

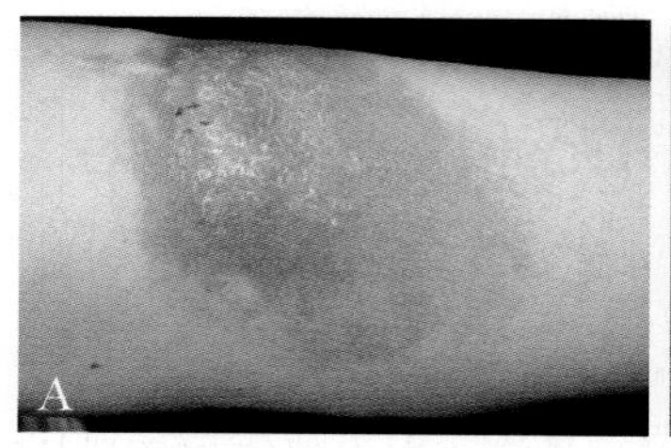
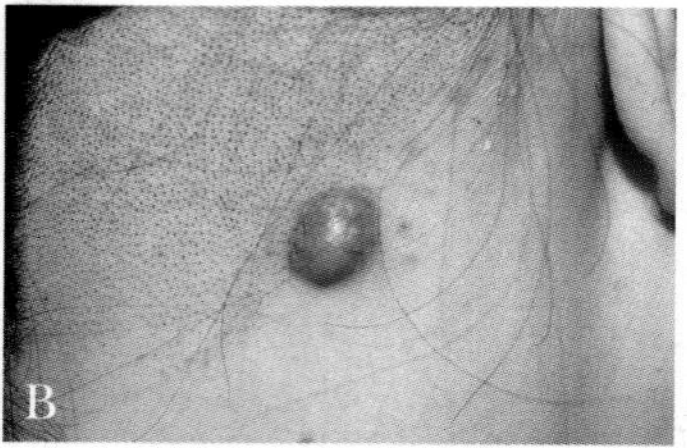

图 27.2.8 皮肤 Rosai-Dorfman 病（cutaneous Rosai-Dorfman disease）

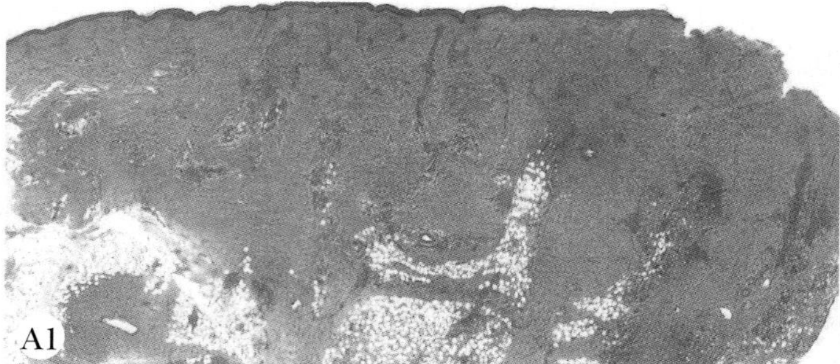
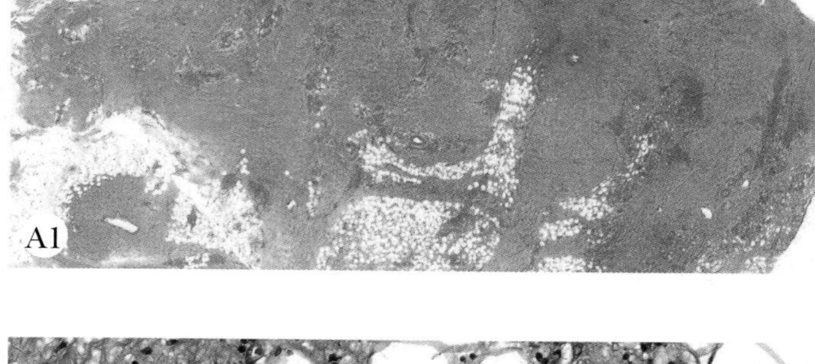
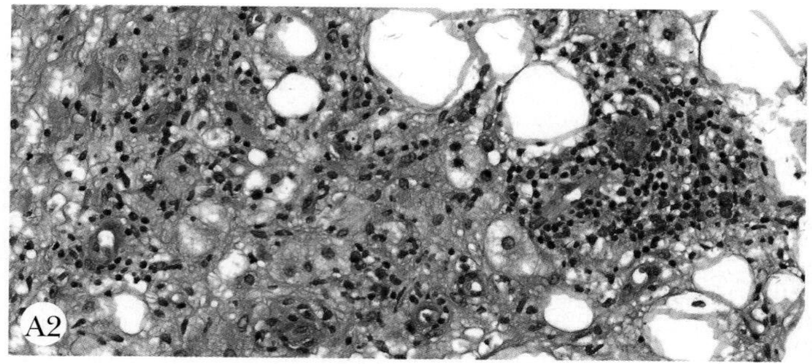
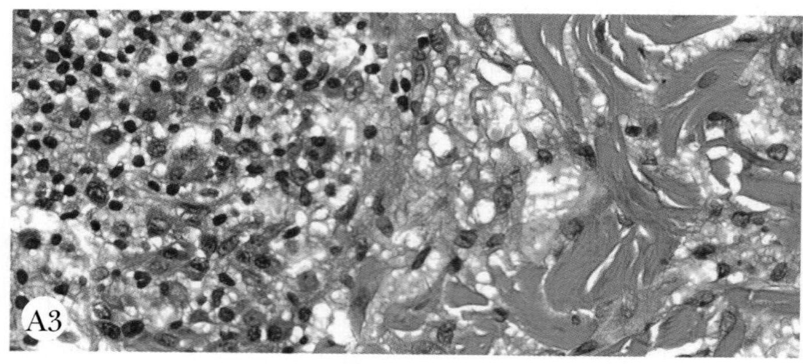
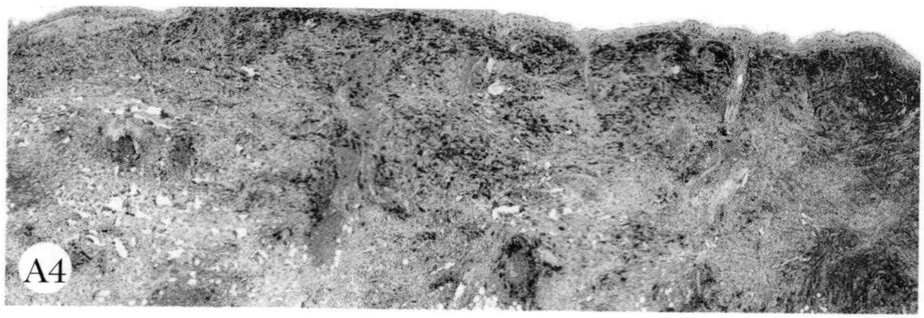

图 27.2.8A 皮肤 Rosai-Dorfman 病 女，72 岁，左上臂红斑、硬结 4 个月，无不适。病理示真皮全层以组织细胞为主的弥漫性浸润，间以小片状致密浸润。组织细胞点缀于淋巴细胞、浆细胞、中性粒细胞形成的炎症背景之中，其体积大，胞质略显泡沫状，部分形成多核巨细胞，有吞噬现象，S100（A4）及 CD68 阳性，CD1a 阴性。

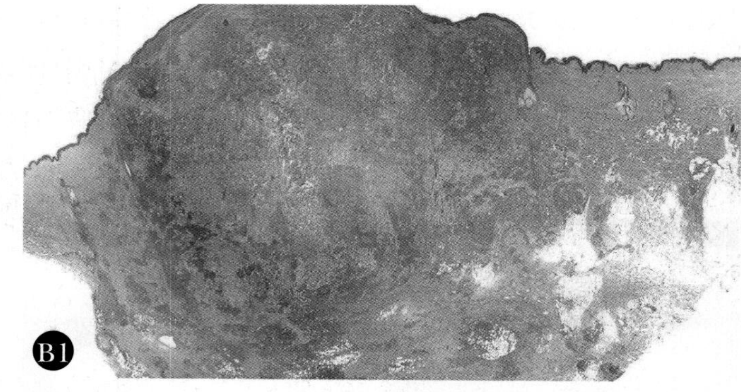
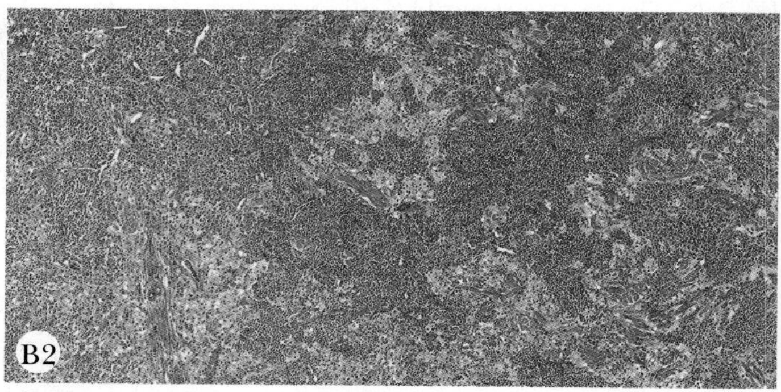
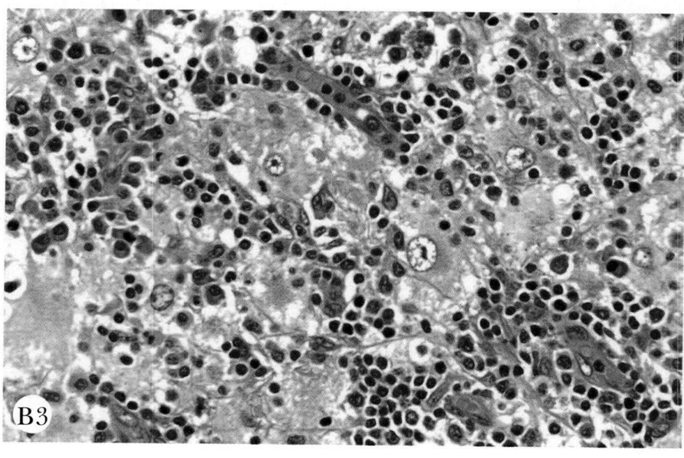
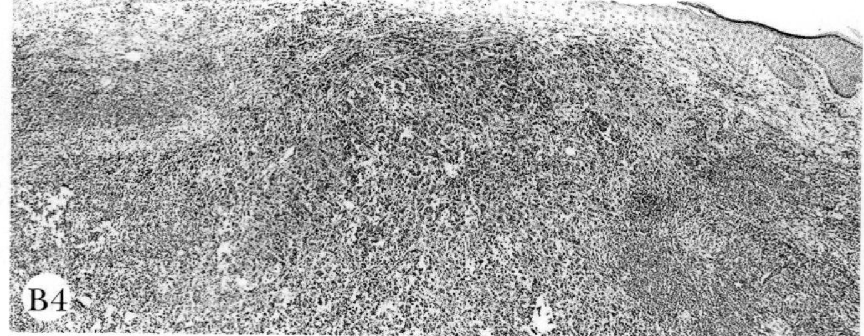

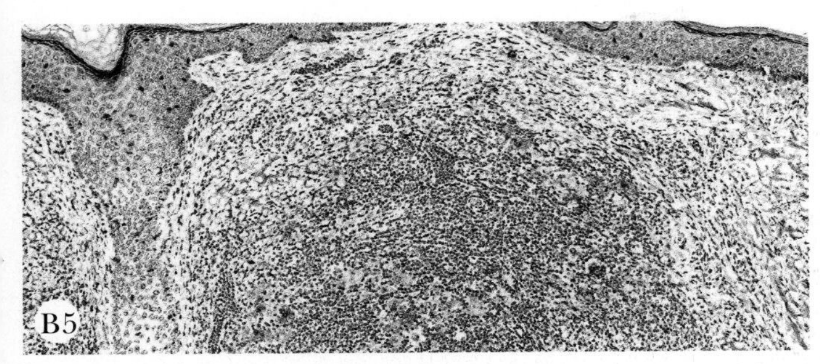

图 27.2.8B 皮肤 Rosai-Dorfman 病 女，47 岁，右颈后结节 1 年。病理改变与上例类同，浸润细胞更密集，中倍镜下淋巴细胞、浆细胞与组织细胞形成“星空现象”。CD68（B4）及 S100（B5）阳性，CD1a 阴性。

27.2.9 进行性结节性组织细胞瘤（progressive nodular histiocytosis）

病理改变

a 真皮内结节性组织细胞增生，以梭形组织细胞为主的浸润。

b 可见少量多核巨细胞。

c 组织细胞 HAM56 阳性，KP-1 弱阳性，XⅢa 阳性。

d 组织病理学特征与梭形细胞黄色肉芽肿非常相似。

临床特点

a 中老年人多发，血脂一般无异常。

b 表现为大小不一的黄色丘疹，部分可引起面部毁容性损害。

c 皮损与多发性黄色肉芽肿无明显区别，有作者认为二者可能代表同一疾病。

27.2.10 进行性黏液性组织细胞增生症（progressive mucinous histiocytosis）

病理改变

a 真皮内结节性梭形至轻度上皮样组织细胞浸润。肿瘤境界清楚，但无明显包膜。

b 肿瘤细胞穿插于胶原基质中，有丰富的黏液背景。

c 肥大细胞数量增多。

d CD68 阳性，S100 和 CD1a 阴性。

e 电镜显示斑马线样和髓样小体多见，提示溶酶体聚集，无 Birbeck 颗粒。

病理鉴别诊断

黏液性皮肤纤维瘤：多单发，有局灶性典型皮肤纤维瘤改变。

浅表肢端纤维黏液瘤：免疫组化 CD34 阳性。

局灶性黏蛋白沉积症：主要为成纤维细胞增生。

临床特点

a 具有遗传背景，女性多见，常发生于母女，有个案记录男性发病。

b 表现为头面部或四肢等部位多发小丘疹。

c 无自然消退现象。

临床鉴别诊断

局灶性黏蛋白沉积症

结节病

27.2.11 Erdheim-Chester 病（Erdheim-Chester disease）

病理改变

a 真皮全层弥漫性组织细胞浸润。

b 组织细胞为多形性，可出现多核细胞或类似 Touton 细胞形态。

c 有程度不等的纤维化现象

d CD68 阳性，S100 阴性或局灶阳性，CD1a 阴性。

病理鉴别诊断

黄色肉芽肿：皮损更为局限。

渐进性坏死性黄色肉芽肿：有胆固醇结晶，坏死改变。

临床特点

a 为系统性疾病，多见于 50 岁左右成年人。

b 常见症状为骨痛和长骨纤维化，另外可出现心脏、心肺及腹腔内改变。

c 皮肤表现为丘疹结节性损害，可单发或多发，眼结膜损害常见。

d 50% 患者在 1 年内死亡。

临床鉴别诊断

黄色肉芽肿

27.2.12 海蓝组织细胞综合征（sea-blue histiocyte syndrome）

海蓝组织细胞综合征是一种以异常组织细胞增生为主的系统性疾病，其特征是组织细胞在 HE 染色时可见胞质内黄褐色颗粒，在吉姆萨或甲苯胺蓝染色下呈蓝色。临床常累及器官包括骨髓、肝、脾。皮肤损害少见，文献报道病例临床为头面部丘疹、结节性损害，病理在真皮纤维化基质中有组织细胞肉芽肿，可见多核巨细胞，免疫组化为 CD68 阳性 ,S100 阴性。

27.2.13 H 综合征（H syndrome）

新近报道的一组以色素沉着（Hyperpigmentation）、多毛（Hypertrichosis）、肝脾肿大（Hepatosplenomegaly）、心脏异常（Heart anomalies）、听力丧失（Hearing loss）、性腺功能减退（Hypogonadism）、身材矮小（low Height）、高血糖（Hyperglycemia）等一系列 H 症状为特征的综合征，主要在阿拉伯国家报道。本病为常染色体隐性遗传，其致病基因为 SLC29A3。H 综合征组织病理表现为真皮及皮下脂肪的弥漫性纤维化。

27.2.13

病理改变

a 表皮轻度增生，棘层肥厚，基底层色素增加。

b真皮及皮下脂肪弥漫性纤维化，皮下脂肪小叶萎缩。

c 散在小至中等大小组织细胞浸润，少数情况下形成多核细胞。同时混合有树突状细胞浸润。

d 组织细胞表达 CD68 标记，电镜下溶酶体少。树突状细胞表达 CD34。

e 可出现轻微钙化及轻度吞噬弹力纤维现象。

f 出现血管周浆细胞浸润和含铁血黄素沉积。

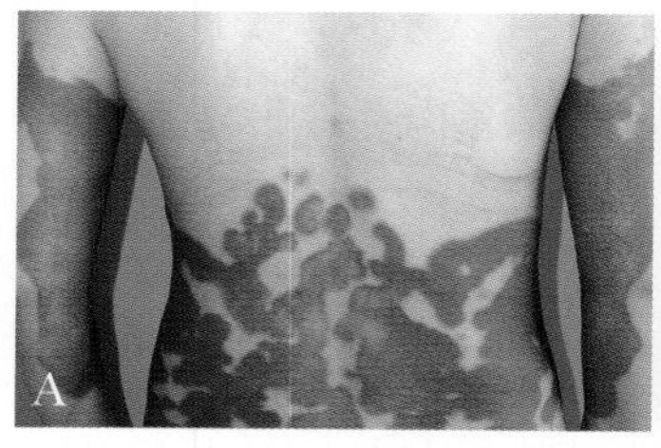

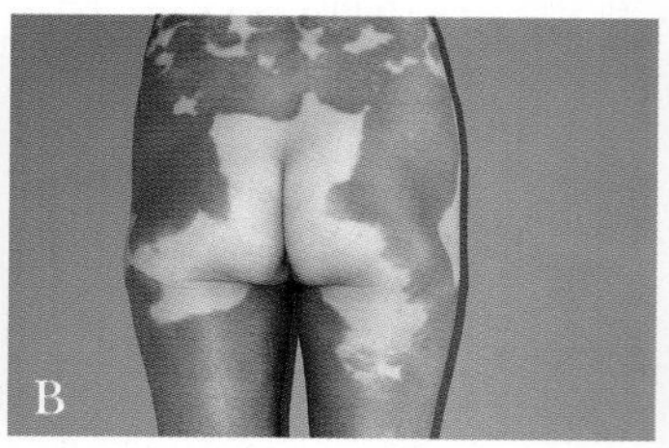

图 27.2.13 H 综合征（H syndrome）

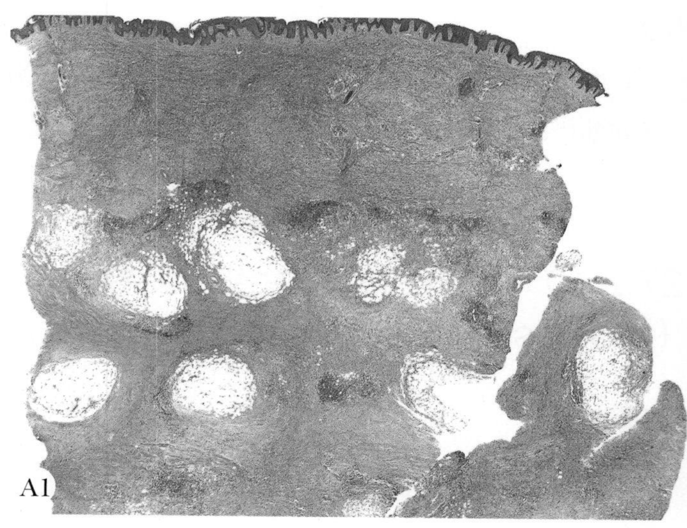

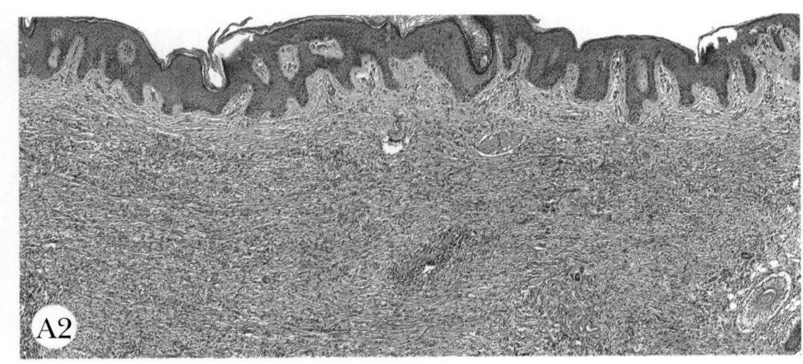

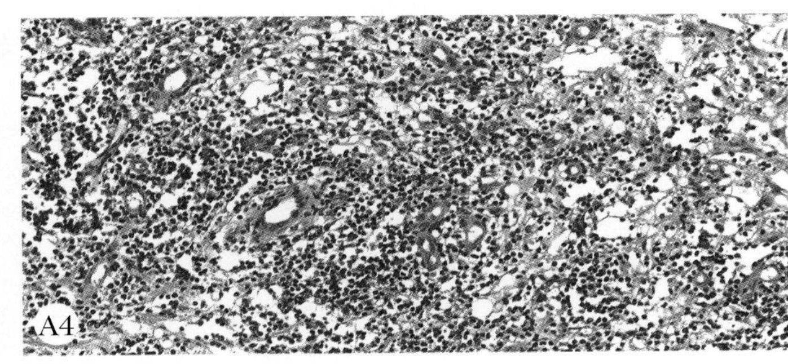

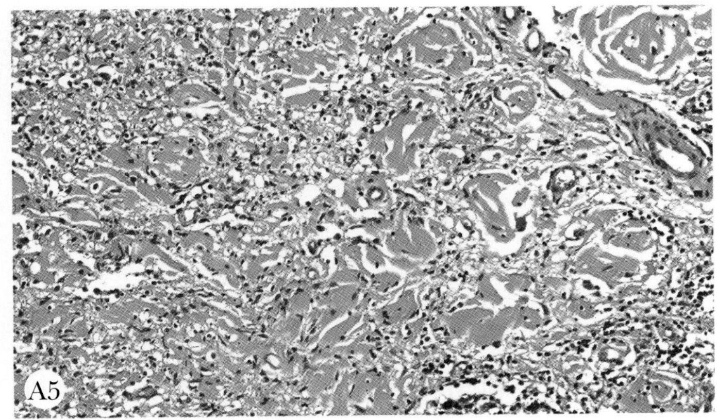

图 27.2.13A　H 综合征　女，37 岁，躯干、四肢暗紫色斑片，结节伴发热 25 年，斑块硬，有压痛，多处有粗长毛发。就诊至今已 18 年，长期用 10~20mg 糖皮质激素，病情稳定。病理示真皮、皮下胶原增生，脂肪小叶被胶原取代。取材至 8mm 所见仍为增生的胶原。弥漫性淋巴细胞、组织细胞浸润，血管周形成密集的小片状浸润（A4、A5）。本病例临床及病理基本符合该诊断，但基因检测未能证实。

27.2.14　血管内组织细胞增生（intravascular histiocytosis）

病理改变

a 真皮血管或淋巴管扩张。

b 血管或淋巴管内充满上皮样组织细胞。

c 细胞无明显异型性。

d 组织细胞标记如 CD68 等阳性。

e 扩张管腔表达血管或淋巴管标记。

病理鉴别诊断

血管内淋巴瘤：有明显细胞异型性，Ki-67 高增殖指数，表达 T 或 B 细胞标记。

临床特点

a 临床与三种情况有关，分别是与风湿性关节炎相关，与链球菌感染导致类风湿关节炎相关，或不合并系统改变，以合并风湿性关节炎症者最为常见。

b 临床常见为肢体大关节周围的浸润性红斑或斑块。

c 也可表现为其他丘疹、结节或溃疡性非特异损害。

27.2.15　未定类组织细胞增生症（indeterminate cell histiocytosis）

未定类组织细胞增生症可能是一组混合性疾病，以肿瘤细胞弱表达 S100 和 CD1a、电镜下缺乏 Birbeck 颗粒为特点。他们可能代表一组混合性疾病，主要包括黄色肉芽肿，少数情况下则可能是皮肤 Rosai-Dorfman 病和朗格汉斯细胞组织细胞增生症，在诊断此病时观察免疫组化着色的细胞定位和强度非常重要，随着新的免疫组化标记的不断出现，归于此类型的病例会逐渐减少。

病理改变

a 真皮内以组织细胞为主的增生，可呈局限或相对弥漫性增生。

b 增生的组织细胞通常表现为巨噬细胞形态，可呈嗜酸性、空泡样或梭形细胞形态。

c 组织细胞表达巨噬细胞标记如 CD68，同时表达 S100，CD1a 表达程度不等。S100 和 CD1a 的着色程度较浅。

d 电镜下组织细胞胞质中无网球拍样颗粒。

临床特点

a 本病少见，可见于各个年龄人群，可能是一组混合性疾病。

b 表现为单发皮损，少数患者可表现为多发皮损。

c 多为红色或褐色小丘疹，直径多在 1cm 以内，但也有患者形成直径达数厘米的斑块。

d 单发皮损通常在切除后治愈，多发皮损可持续存在，但也有自愈病例报道。

e 少数患者可有眼结膜或骨性损害。

临床鉴别诊断

黄色肉芽肿

发疹性组织细胞瘤

27.2.16 组织细胞肉瘤（histiocytic sarcoma）

病理改变

a 真皮至皮下组织片状组织细胞浸润，边界可较清楚。

b 增生的组织细胞彼此间连接紧密，似上皮来源结构。

c 增生的细胞体积大，呈嗜酸性胞质，细胞核大，染色质均质化，有显著核仁。

d 细胞可有明显异型性和核丝分裂相，局部可有坏死现象。

e 偶尔可形成向泡沫样细胞或梭形细胞分化。

f 少数病例可出现细胞吞噬现象。

g 免疫组化示 CD68 及溶酶体标记阳性，LCA 阳性，CD4 多为阳性，S100 可为阳性或阴性，CD1a 阴性。

病理鉴别诊断

间变性大细胞淋巴瘤：CD30 阳性。

大 B 细胞淋巴瘤：CD20 阳性。

临床特点

a 非常罕见，男女均可发病，各个年龄阶段均可累及。

b 结外肿瘤多见于四肢软组织以及胃肠道。

c 皮肤损害多表现为大的肿瘤结节，直径可达 10cm 以上。

d 肿瘤可呈惰性或侵袭性生长。

27.3 黄瘤病及相似疾病（xanthomatosis and similar entities）

本组疾病主要是以泡沫样组织细胞浸润为主，其典型代表是与脂代谢相关的黄瘤病。睑黄瘤和疣状黄瘤无明显脂代谢异常，但病理表现为单一泡沫细胞浸润，也归入此讨论。

27.3.1 黄瘤病（xanthomatosis）

病理改变

a 真皮内有多数黄瘤细胞、泡沫细胞集合成结节状或弥散分布。

b 早期瘤细胞可出现以血管为中心聚集的现象，无亲表皮改变。

c 成熟期在胶原之间集合成束状、结节状或片状分布。

d 血管周围稀疏淋巴细胞浸润。

e 发疹型黄瘤早期主要为组织细胞，可含淋巴细胞、中性粒细胞。胞外脂质主要见于该型黄瘤。

f 结节型黄瘤偶可见含胆固醇裂隙的异物巨细胞肉芽肿。

病理鉴别诊断

播散性黄瘤、黄色肉芽肿：真皮内弥漫性多形性组织细胞包括 Touton 巨细胞浸润，不出现典型的泡沫样细胞。

丘疹性黄瘤：赖于临床形态及无血脂异常，病理很难区别。

临床特点

a 与内分泌紊乱引起的脂肪代谢障碍有关，可分为不同的型。不同型黄瘤的好发部位不同，

b 发疹性黄瘤（eruptive xanthoma）：见于高脂血症Ⅰ、Ⅳ、Ⅴ型，由原发或继发高甘油三酯所致，后两型与糖尿病、肥胖相关。皮损为 1 ~ 4mm 红色至黄色小丘疹，好发于臀、四肢伸侧和手。降脂后皮疹可迅速消退。

c 结节性黄瘤（tuberous xanthoma）和结节发疹性黄瘤（tuberoeruptive xanthoma）：主要见于高脂血症Ⅱ、Ⅲ型，常与家族性高胆固醇血症相关，好发于肘和膝部，直径可达 3cm，治疗消退缓慢。

d 腱黄瘤（tendinous xanthoma）：发病机制同结节型，好发于手、足伸肌腱及跟腱，皮肤外观正常，B 超可显示结节或腱厚度增加。

e 扁平黄瘤（planar xanthoma）：发病机制同结节型，多发生于掌纹部位，呈黄色斑疹、斑片或斑块，局限或弥漫。

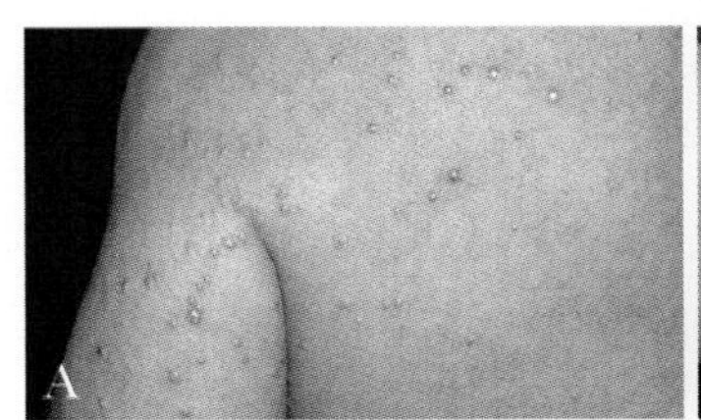

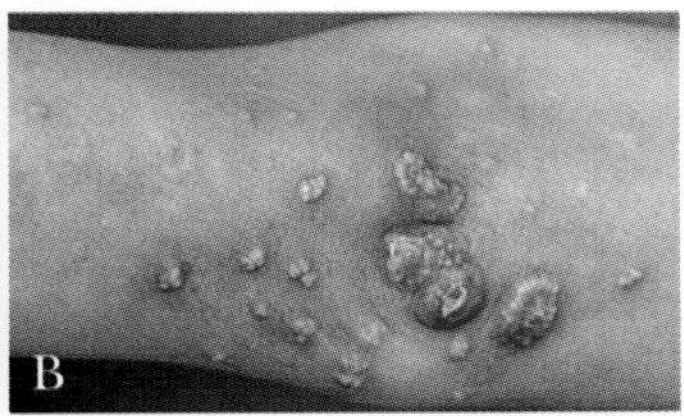

图 27.3.1AB　发疹性黄瘤（eruptive xanthoma）

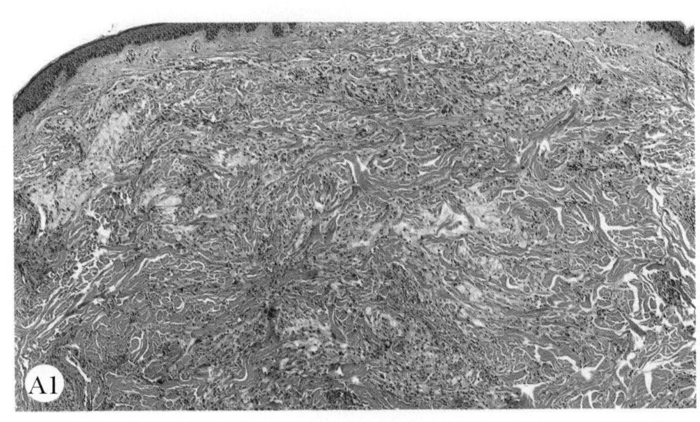

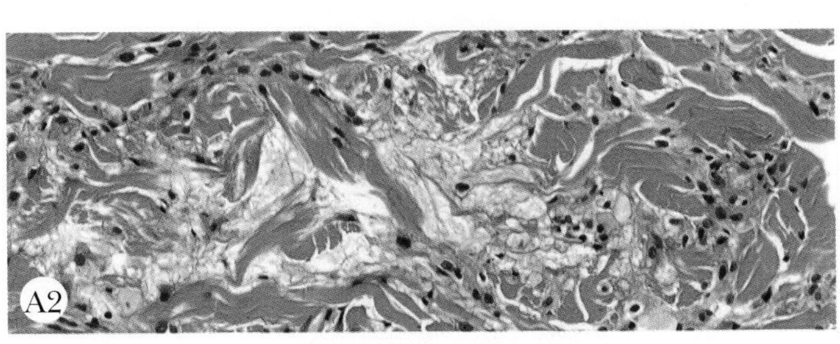

图 27.3.1A　发疹性黄瘤　男，37 岁，背部泛发黄色丘疹 1 个月。真皮中上部胶原间条索状、片状富含脂质的组织细胞浸润。具有该型特征性的胞外脂质。

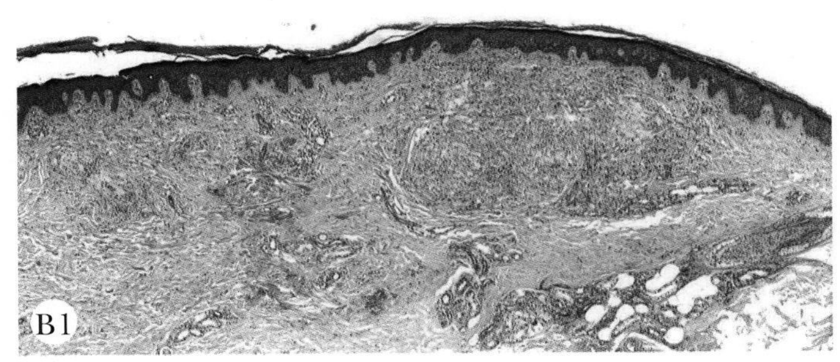

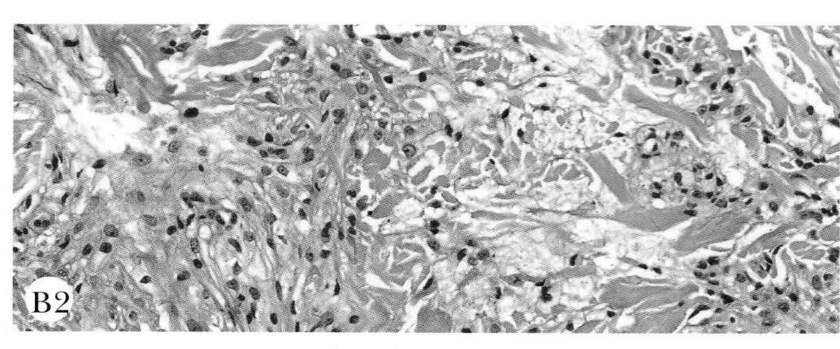

图 27.3.1B 发疹性黄瘤 女，24 岁，双手、肘关节多发丘疹 1 年。部分丘疹融合成斑块。病理改变与上例类似，胞外脂质甚明显。

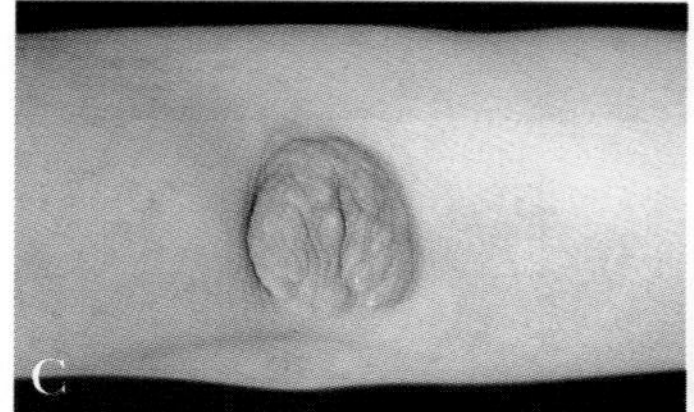

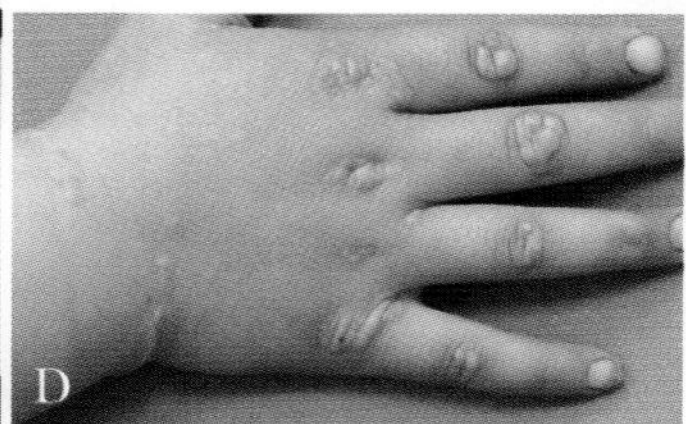

图 27.3.1CD 结节发疹性黄瘤（tuberoeruptive xanthoma）

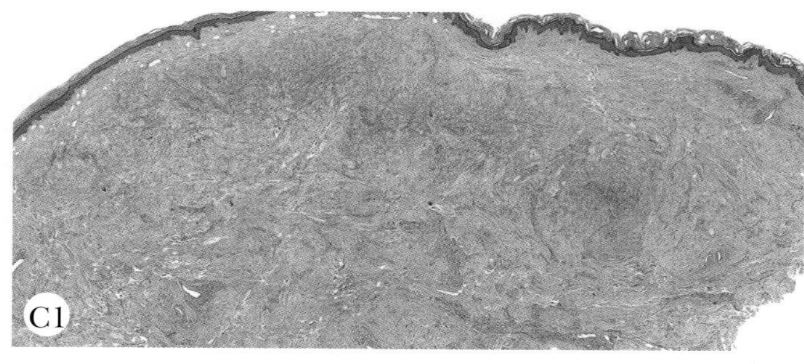

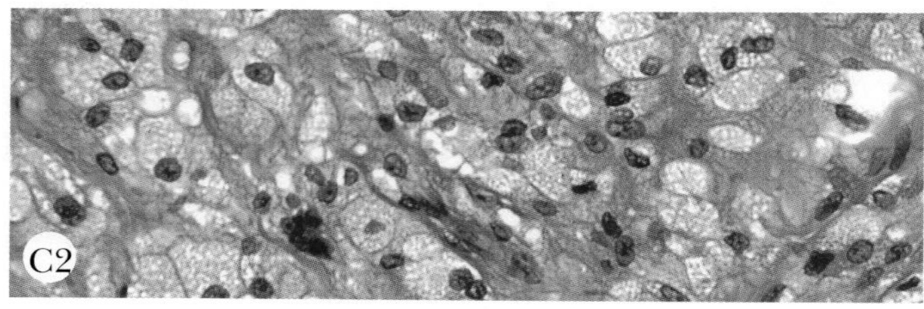

图 27.3.1C 结节性黄瘤 男，29 岁，双肘发黄红色结节 6 个月。真皮网状层至深部大量泡沫样组织细胞，中部呈弥漫性、深部为小片状浸润。

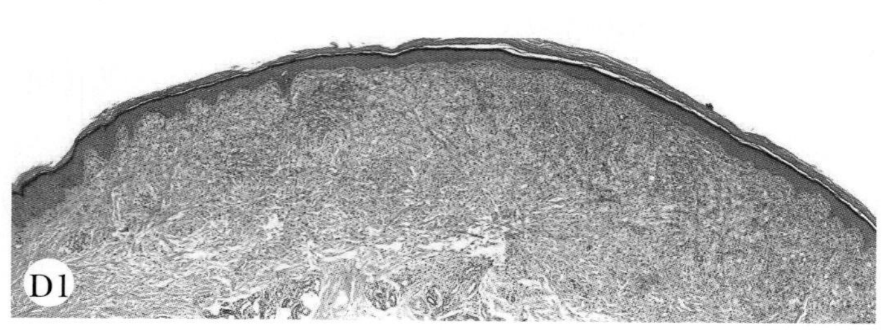

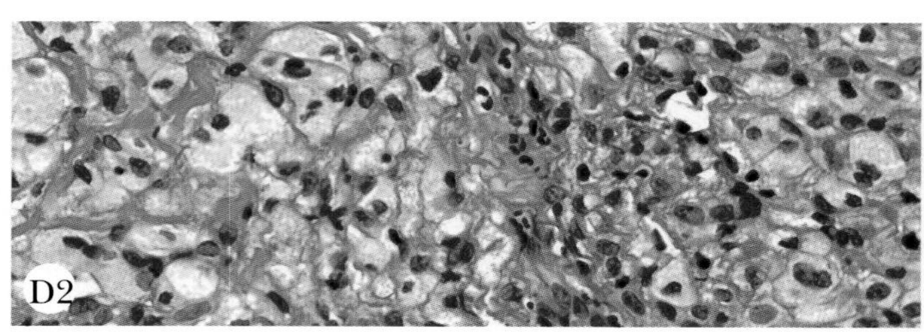

图 27.3.1D 结节发疹性黄瘤 女，3 岁，四肢关节、手足、骶、胸部散在黄色斑丘疹、斑块 1 年余。病理示真皮全层见密集的泡沫样组织细胞及少许中性粒细胞。

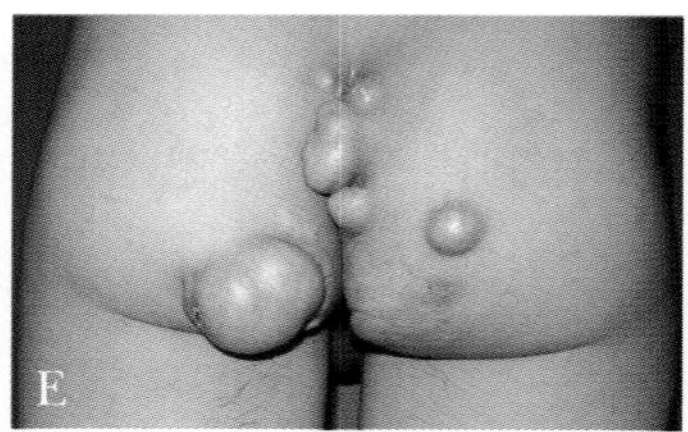

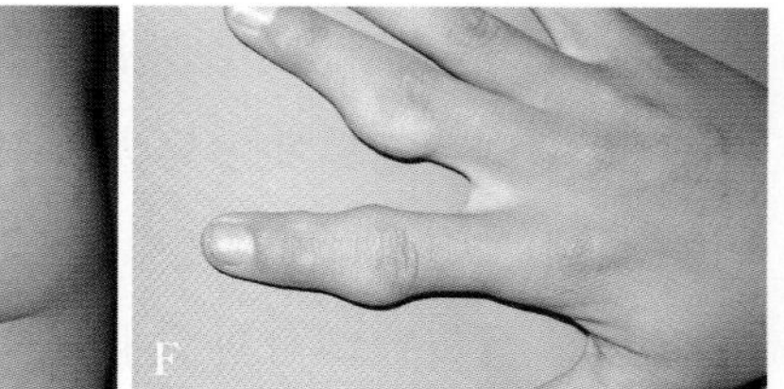

图 27.3.1EF 结节发疹性黄瘤（tuberoeruptive xanthoma）

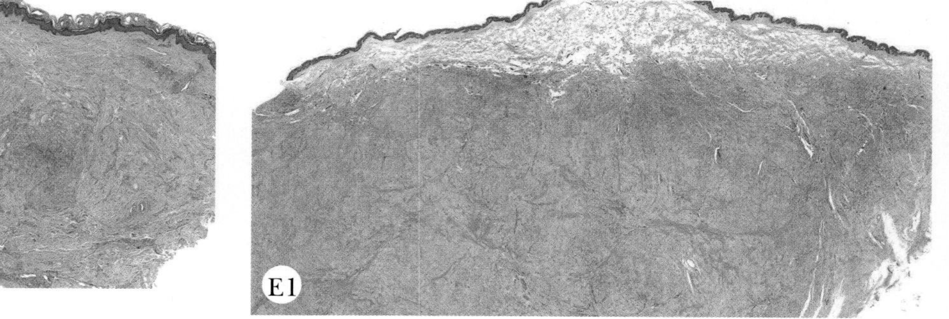

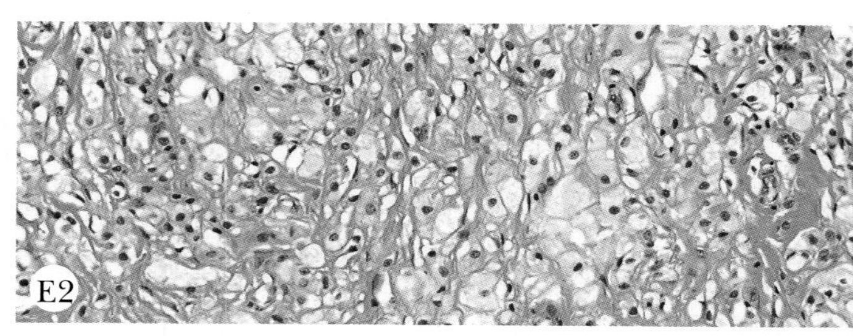

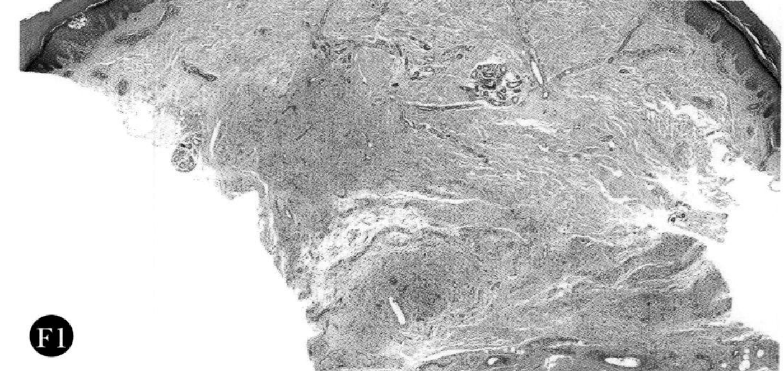

图 27.3.1EF　结节性黄瘤　男，24 岁，肘、膝关节伸侧，手腕、踝部及臀部结节 20 余年。臀部结节弥漫性单一的泡沫样细胞浸润（E）。手部组织见真皮中部至近肌腱处大量泡沫样细胞，可能伴腱黄瘤，病检应取至肌腱，并行 B 超检查以确认（F）。

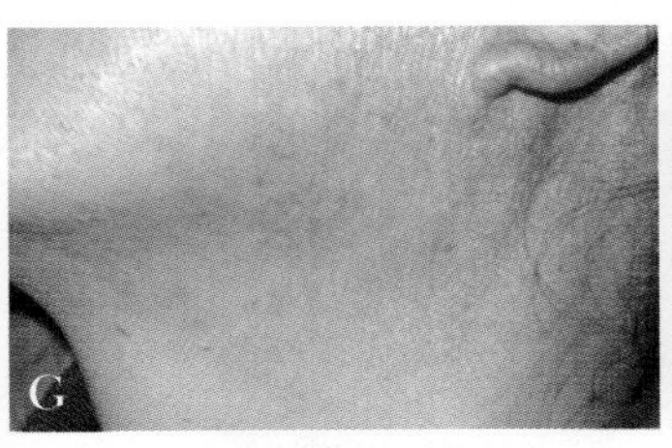
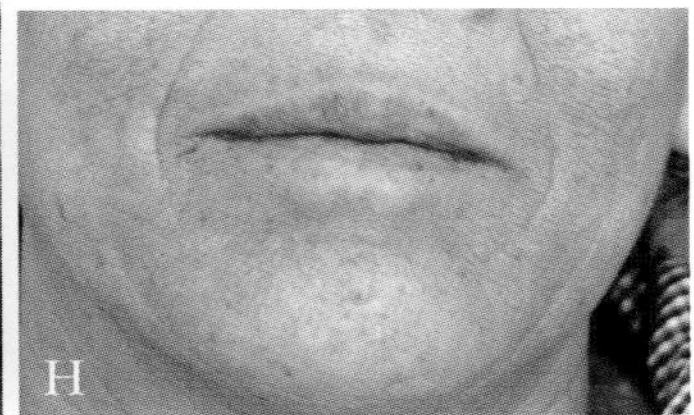

图 27.3.1GH　扁平黄瘤（planar xanthoma）

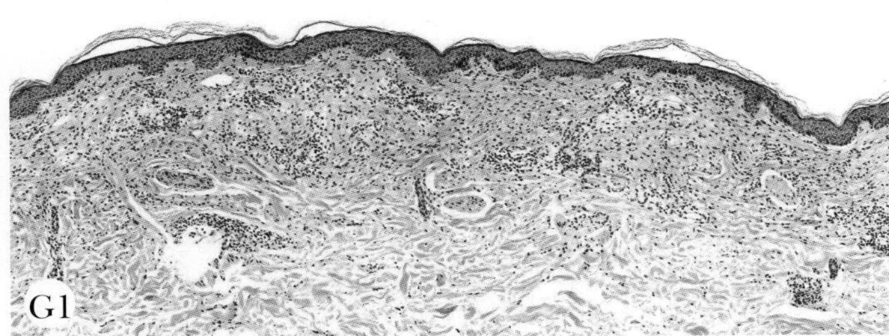

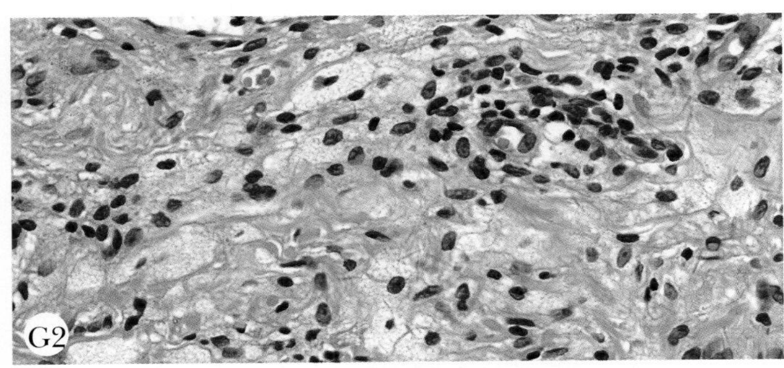

图 27.3.1G　扁平黄瘤　女，49 岁，面部黄色斑片 7 年，曾行子宫切除及胆囊切除。面部皱纹密集，眼周黄色斑疹，双侧颈部边界清楚的地图样黄色斑片。真皮中上部较多泡沫样组织细胞。

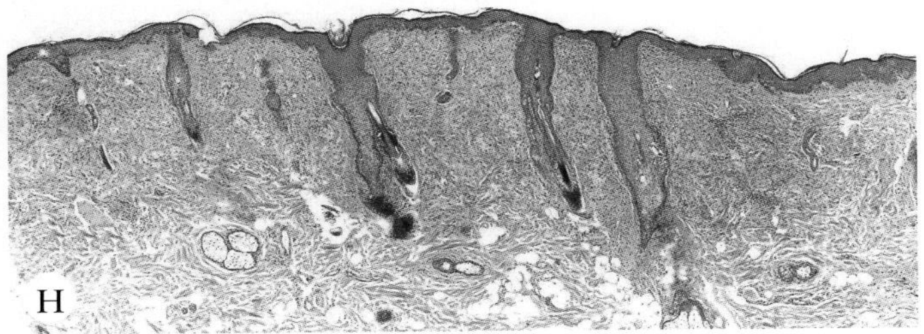

图 27.3.1H　扁平黄瘤　女，58 岁，面部黄色斑片 5 年。真皮内较多泡沫样组织细胞。

27.3.2　睑黄瘤（xanthelasma）

病理改变

a 表皮变薄。

b 真皮内片状泡沫细胞浸润，可见 Touton 巨细胞。

c 黄瘤细胞最初出现于血管周围，以后在胶原间集合呈结节状分布，也可弥散分布。

d 血管周围稀疏淋巴细胞浸润。

临床特点

a 好发于中年人，尤其是患有肝胆疾病的妇女。

b 多数患者血脂正常。部分有高脂血症或脂蛋白代谢性疾病。

c 皮损为黄色或橙黄色的斑丘疹、斑块或结节。

别名

睑黄疣（xanthelasma palpebrarum）

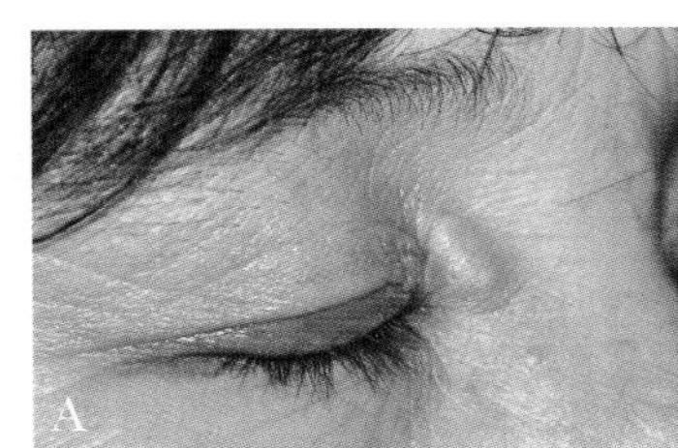
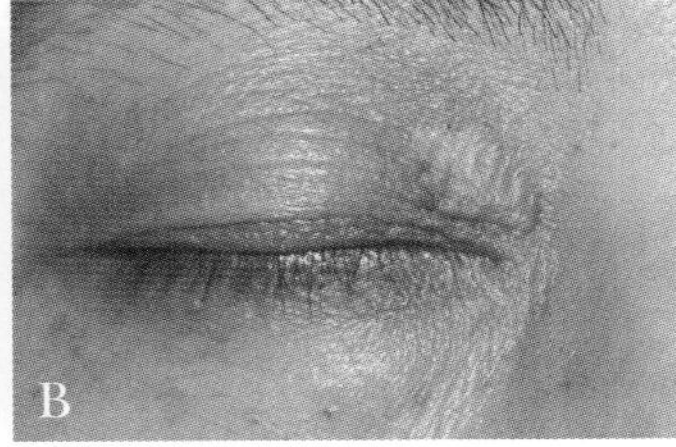

图 27.3.2　睑黄瘤（xanthelasma）

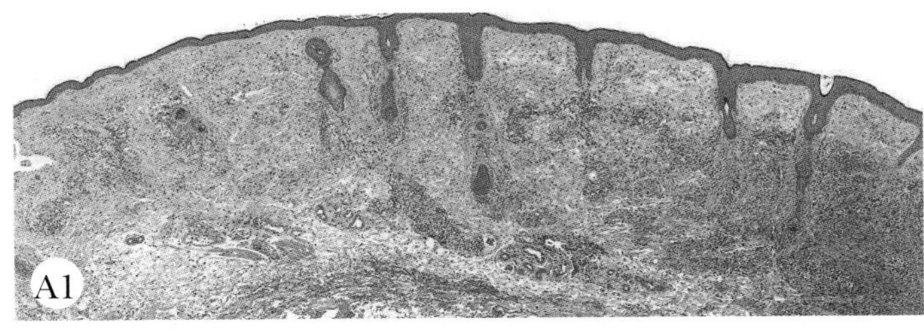

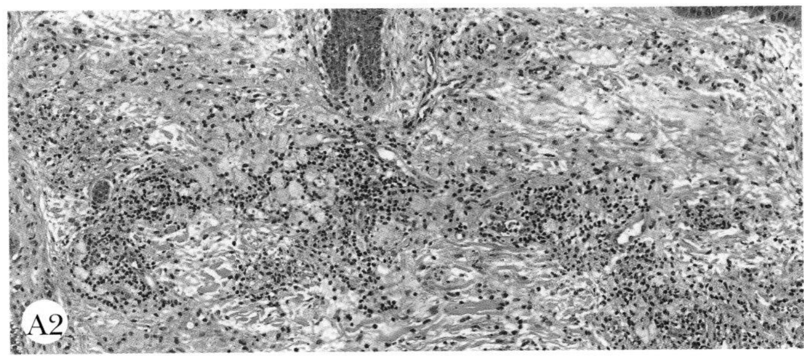

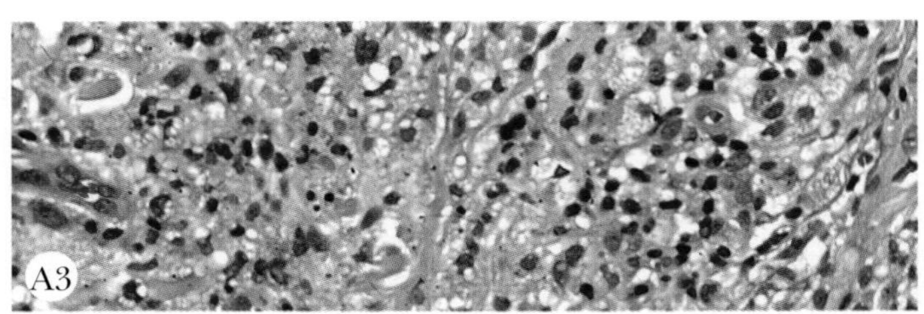

图 27.3.2A 睑黄瘤 女，47 岁，右眼角内侧黄色丘疹 10 年。病理示真皮全层见较多片状或散布泡沫样组织细胞、淋巴细胞，并有少许中性粒细胞及核尘。

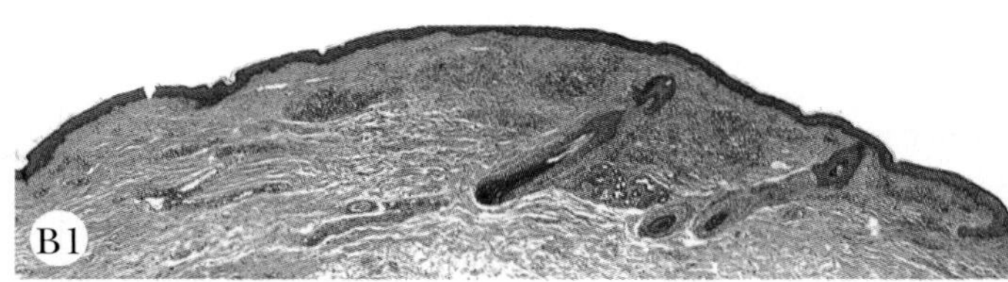

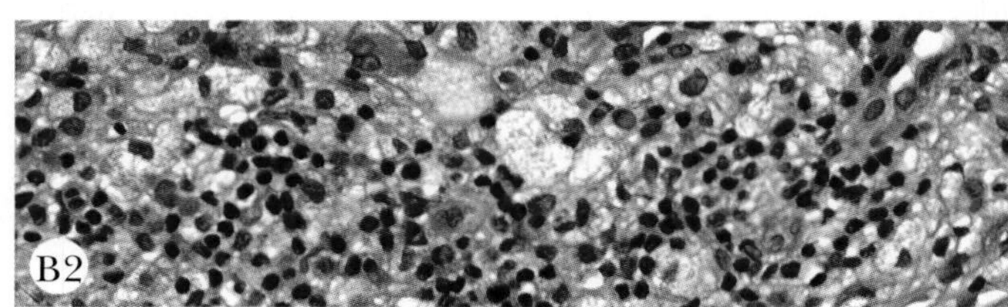

图 27.3.2B 睑黄瘤 男，49 岁，双上睑内侧黄色斑丘疹 3 年。真皮中上部小片状泡沫样组织细胞及淋巴细胞。

27.3.3 疣状黄瘤（verruciform xanthoma）

病理改变

a 呈疣状增生。

b 真皮乳头内可见泡沫细胞聚集，部分包绕表皮突。

临床特点

a 本病罕见，男女发病率相等，多见于成年人。

b 与糖尿病及高脂血症无关。

c 见于口腔黏膜任何部位，以牙龈和硬腭最常见。发生于口腔外者罕见，可发生于阴茎、外阴、阴囊、腹股沟、肛门和鼻孔。

d 单发，软、红、白或黄色丘疹、斑块，表面呈乳头状或菜花状，质略硬，约 2 ~ 20mm 大小，基底呈足状延伸。

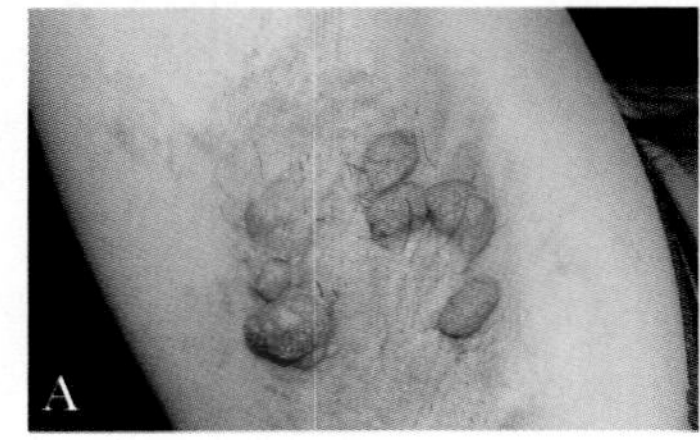

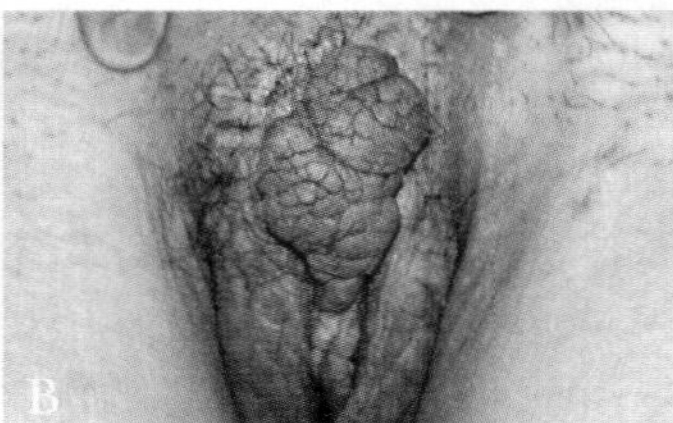

图 27.3.3 疣状黄瘤（verruciform xanthoma）

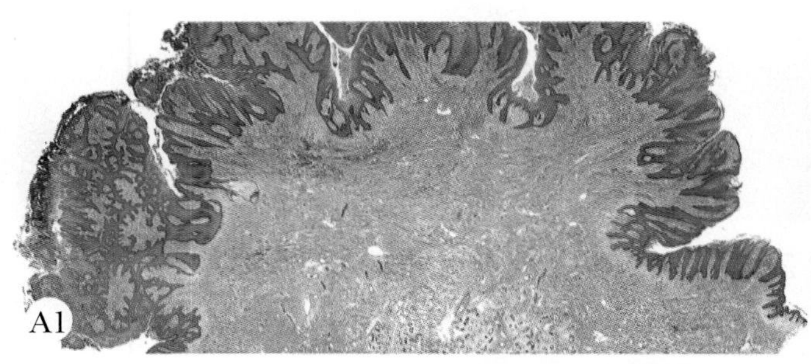

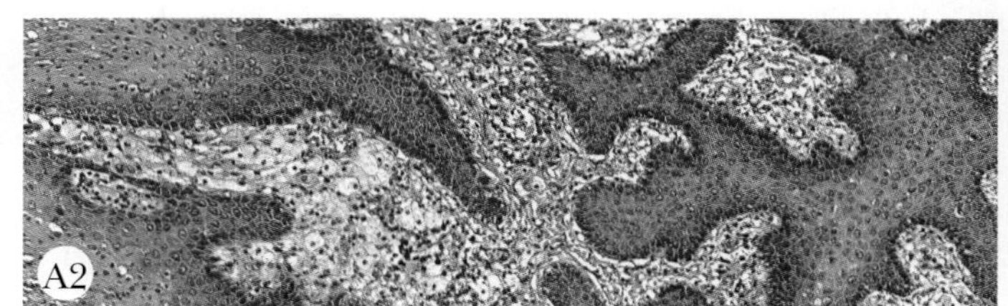

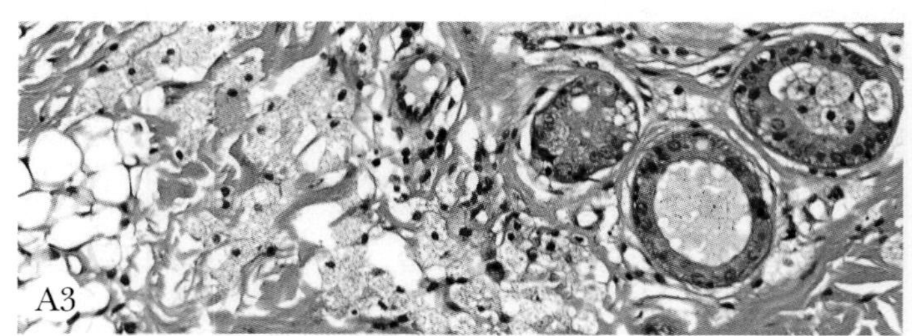

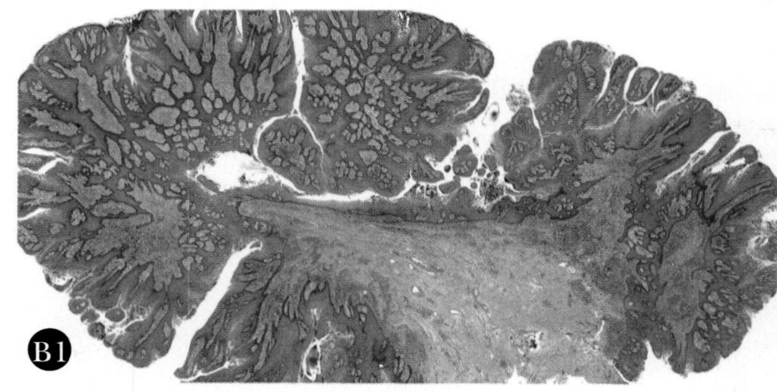

图 27.3.3 疣状黄瘤 AB 女，30 岁，右腋下及外阴黄色疣状斑块 3 年。外阴部（B）与腋下（A）皮损病理改变相似，疣状增生，泡沫样组织细胞主要在增生的真皮乳头内，近皮下的汗腺导管旁亦有泡沫样组织细胞。

27.4　皮肤肥大细胞增生性疾病（cutaneous mastocytosis）

27.4.1　色素性荨麻疹（urticaria pigmentosa）

病理改变

a 真皮浅层弥漫性肥大细胞增生。

b 肥大细胞多呈椭圆形，胞质丰富呈淡粉红色。

c 可合并有数量不等的嗜酸性粒细胞浸润。

d 肥大细胞浸润明显并伴脱颗粒时可形成真皮乳头水肿或大疱。

e 表皮基底层有一定程度的色素增加。

f 肥大细胞可用甲苯胺蓝、吉姆萨染色以及 CD117 抗体进行标记。

临床特点

a 多发生于小儿，尤其是 2 岁前幼儿，但成年人也可发生。

b 表现为全身多发的色素性斑疹或丘疹。

c 以躯干多发，头面和掌跖部位很少累及。

d 搔抓摩擦后可出现皮疹颜色发红并出现水肿，称为 Darier 征。

e 部分患者在成年后皮疹明显减轻或消失，但成年后发病者消退现象不明显，并可出现系统累及。

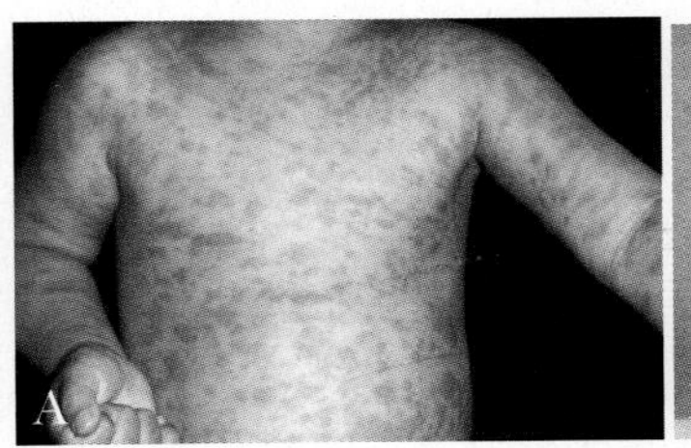

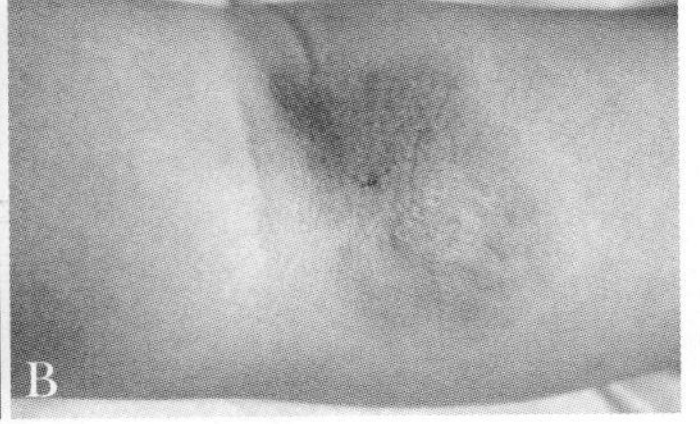

图 27.4.1　色素性荨麻疹（urticaria pigmentosa）

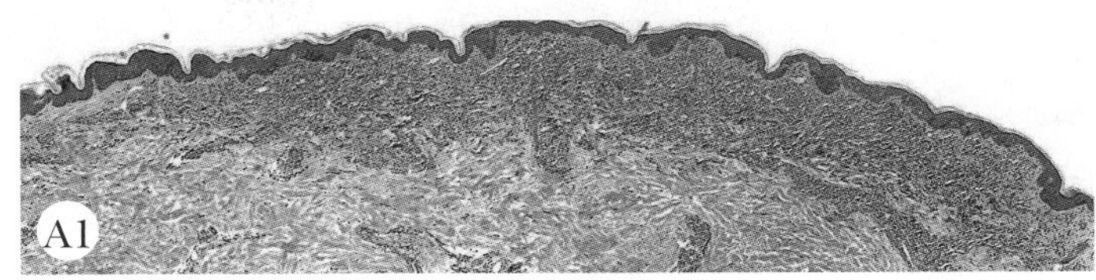

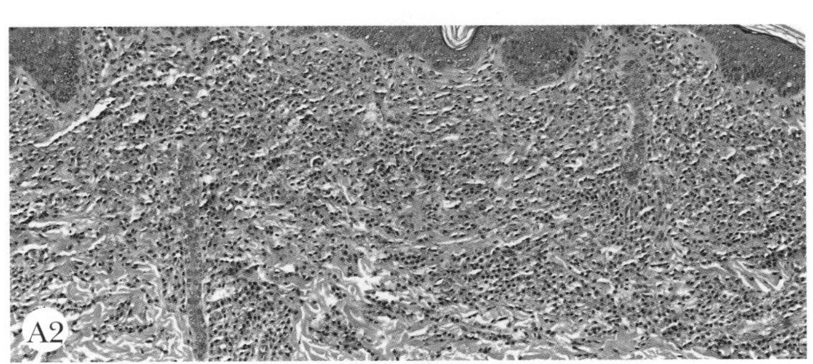

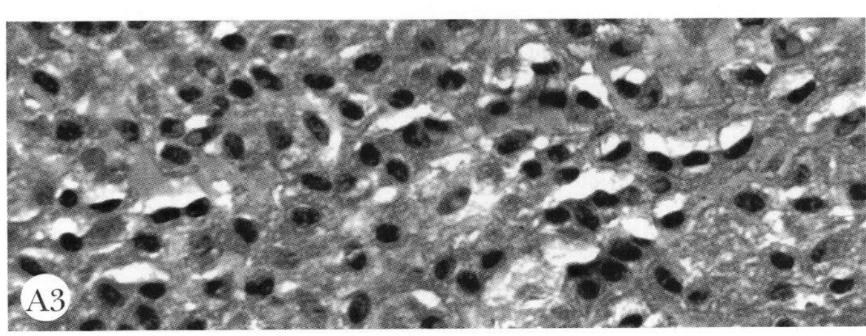

图 27.4.1A　色素性荨麻疹　男，2 岁，出生后即全身反复红斑、风团、色素沉着斑。真皮中上部密集的肥大细胞浸润，间有少许嗜酸性粒细胞。肥大细胞核呈均一的肾形，丰富的胞质使得胞核间形成一定的距离，胞质蓝染而不空，表明肥大细胞颗粒尚未充分释放。

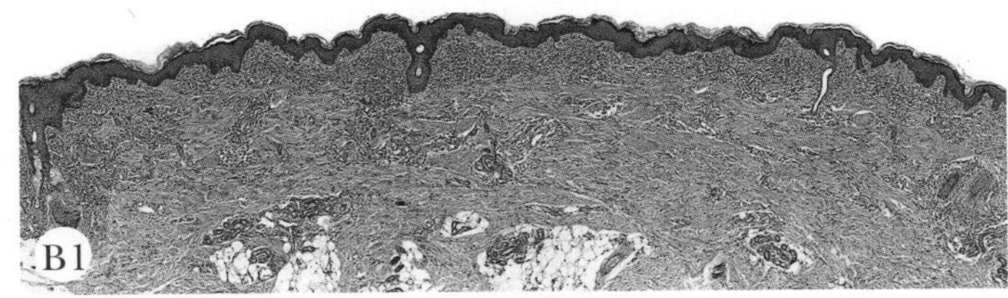

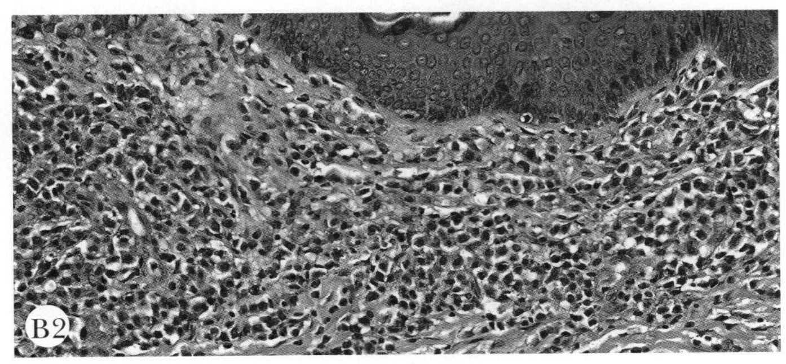

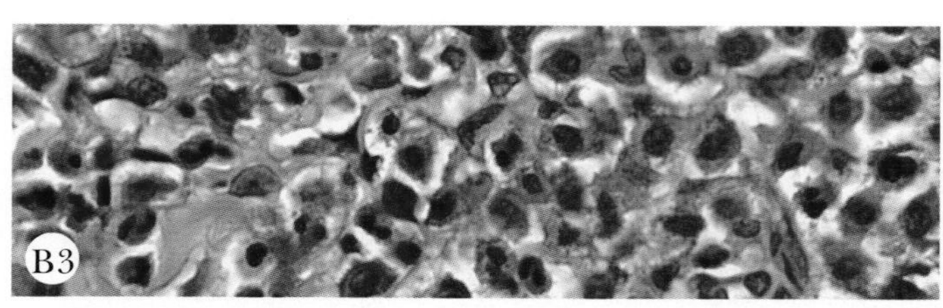

图 27.4.1B 色素性荨麻疹 男，9 个月，左肘部红斑 2 个月，开始为一水疱，渐变为硬结，可完全消退，皮肤划痕征阴性。病理与前一例类似，嗜酸性粒细胞更多，胞质空，提示肥大细胞颗粒已被释放。

27.4.2 肥大细胞瘤（mastocytoma）

病理改变

a 真皮全层致密的肥大细胞浸润，可累及皮下脂肪组织。

b 浸润的肥大细胞胞质丰富，细胞紧密排列，细胞核呈均匀散在分布。

c 可因肥大细胞大量脱颗粒形成大疱性损害。

d 其他特征类似色素性荨麻疹。

临床特点

a 见于小儿患者。

b 好发于躯干及四肢，头面部基本不累及，掌跖不累及。

c 表现为单发的粉红色或黄色丘疹或斑块。

d 一般不出现系统损害，可自然消退。

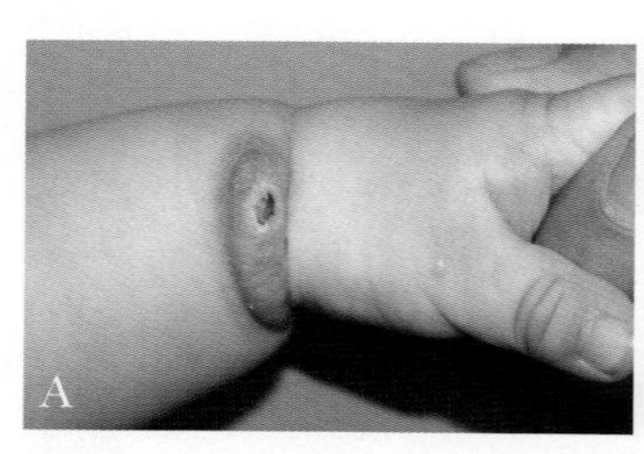

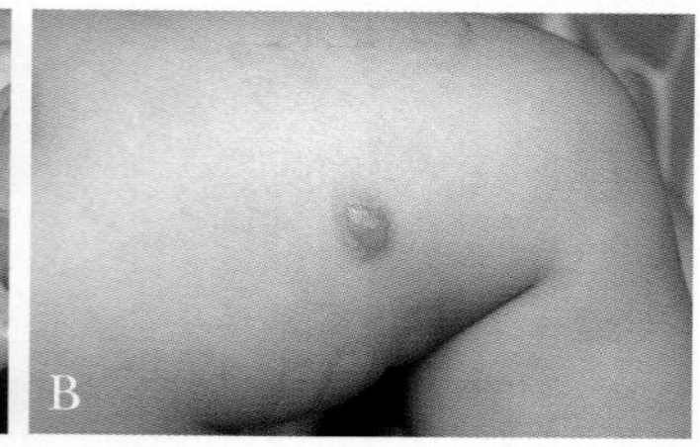

图 27.4.2 肥大细胞瘤（mastocytoma）

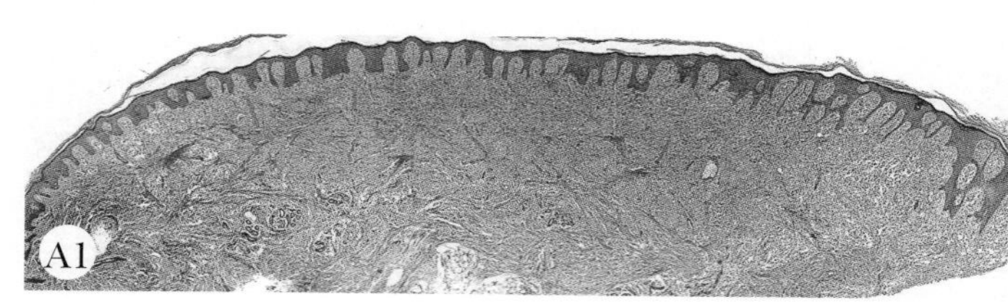

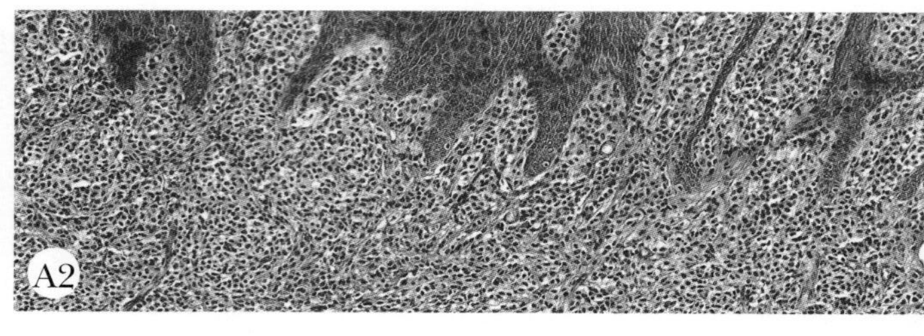

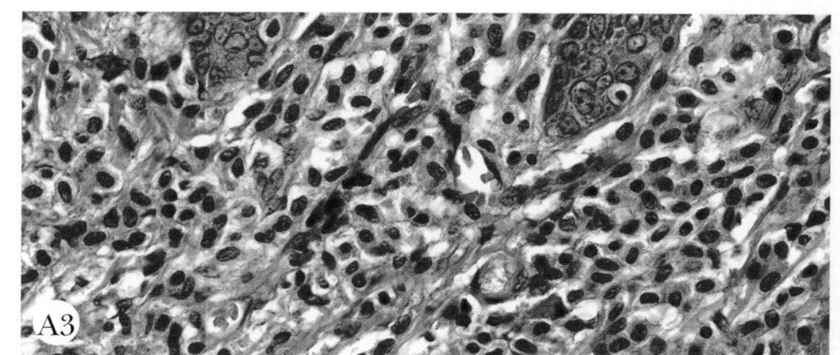

A4

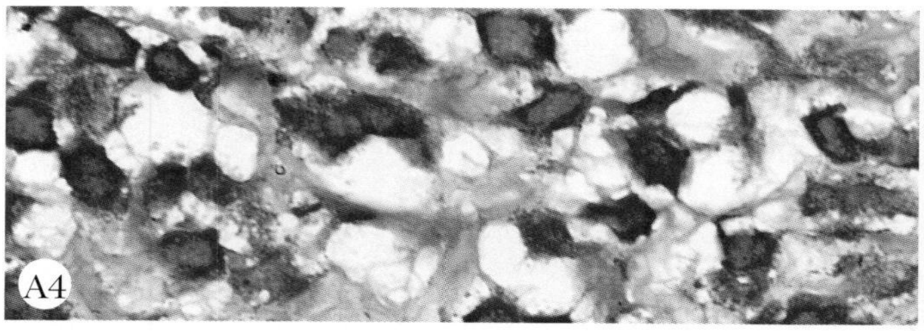

图 27.4.2A 肥大细胞瘤 女，5 个月，左腕部反复发斑块、大疱 3 个月余，曾破溃流出透明状分泌物。质硬。病理示真皮全层均有密集的肥大细胞浸润，胞核呈肾形，核间形成一定的距离。胞质内有偏蓝染的细小颗粒，吉姆萨染色阳性（A4）。

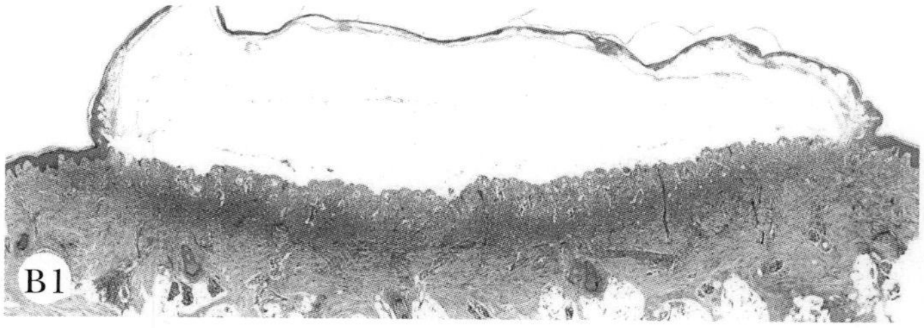

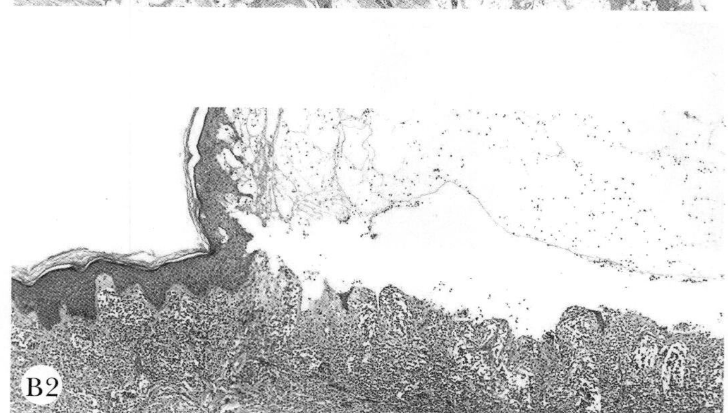

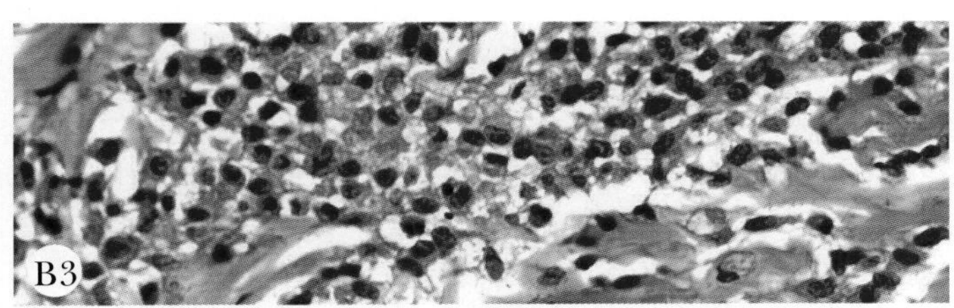

图 27.4.2B 肥大细胞瘤 女，9 个月，右大腿外侧反复发斑疹，水疱 6 个月。已在固定位置复发 6 次，3 天内可自愈。病理示一表皮下水疱，疱底部大量肥大细胞，吉姆萨染色阳性。

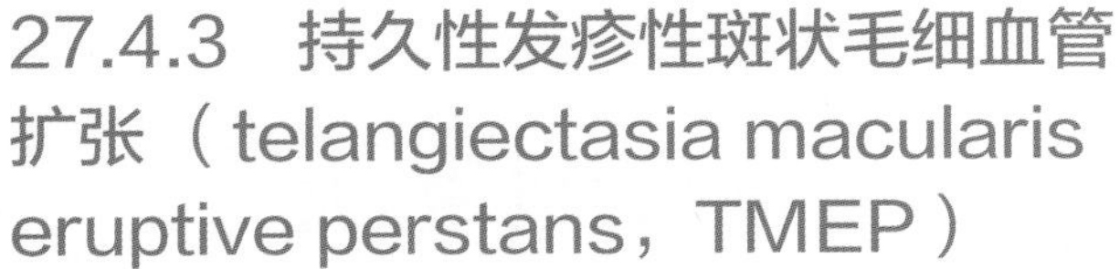

27.4.3 持久性发疹性斑状毛细血管扩张（telangiectasia macularis eruptive perstans，TMEP）

病理改变

a 真皮血管周围肥大细胞浸润。肥大细胞数量一般 >5 个 / 血管单位（≤ 55μm）或 >10 个 / 血管单位（>55μm）。

b 真皮浅层血管腔轻度扩张。

c 肥大细胞多呈梭形，分布在血管腔周围，胞质不明显，光镜下不易辨认。

d 肥大细胞可用甲苯胺蓝、吉姆萨染色以及 CD117 抗体进行标记。

临床特点

a 多见于成年患者，但儿童也可发病。

b 表现为躯干和上肢局部出现的红色或棕色斑疹，合并有明显毛细血管扩张。

c 少数患者可有系统性症状。

27.4.3

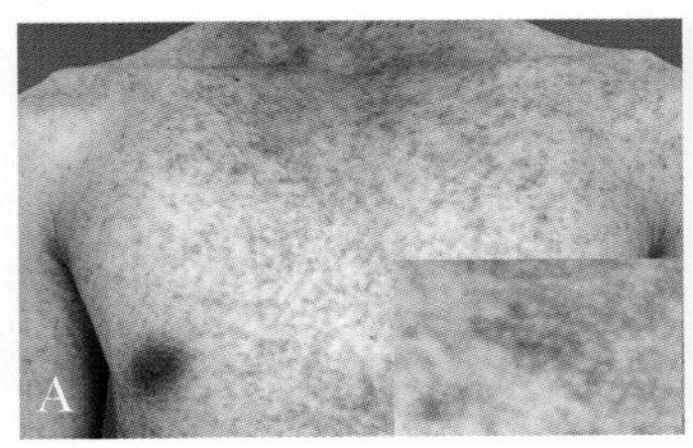

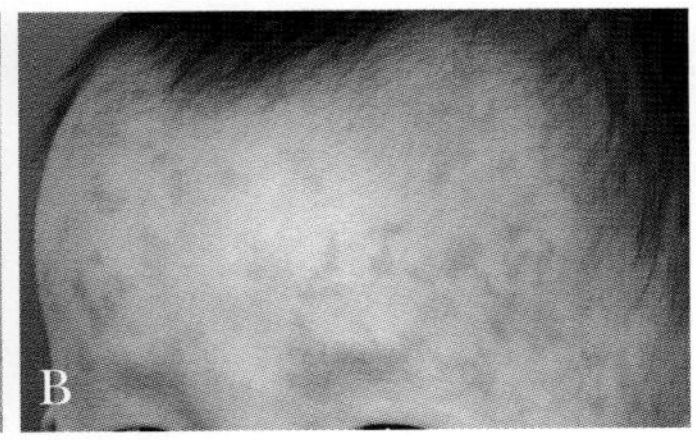

图 27.4.3 持久性发疹性斑状毛细血管扩张（telangiectasia macularis eruptive perstans）

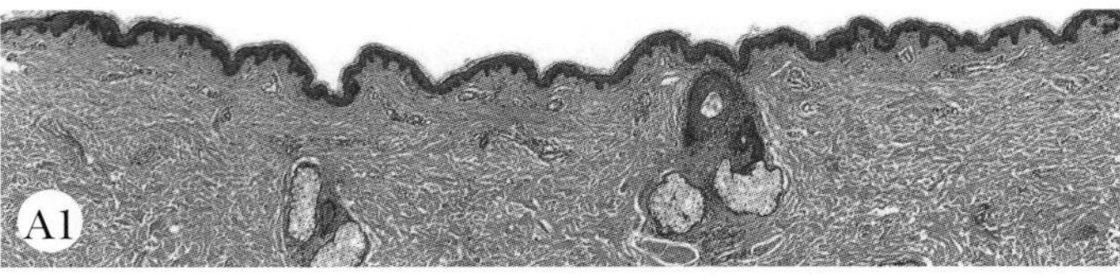

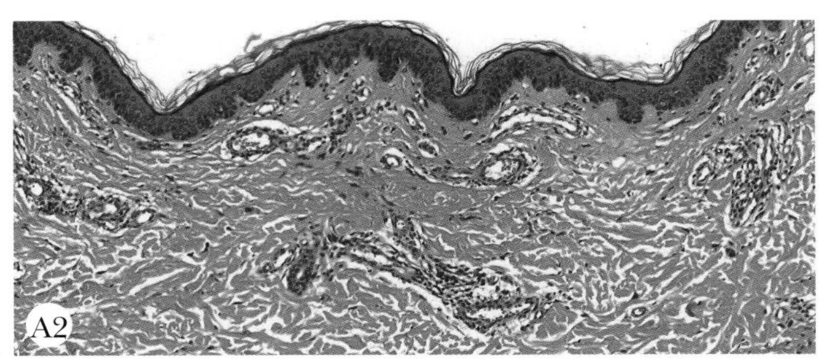

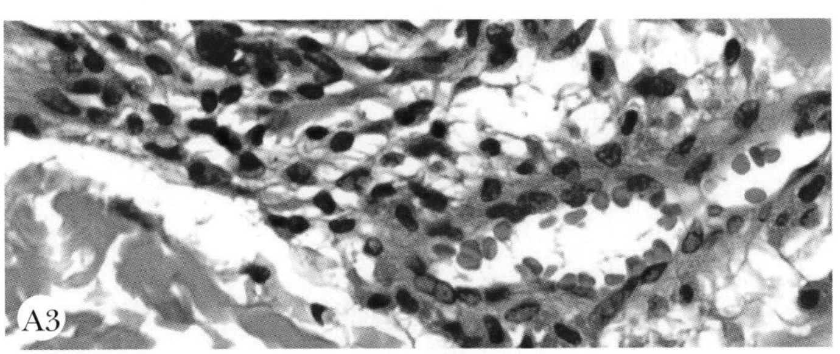

图 27.4.3A 持久性发疹性斑状毛细血管扩张 男，27 岁，生后 5 个月出现小水疱，破溃后遗留点片状褐色斑，瘙痒明显，皮肤划痕征（+）。真皮中上部小血管扩张充血，血管周较多肥大细胞。

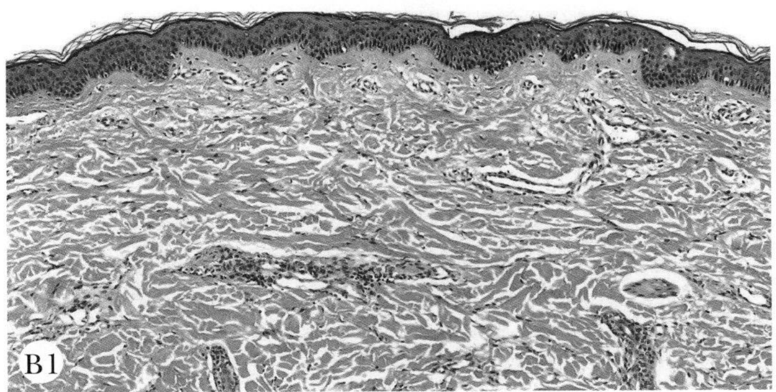

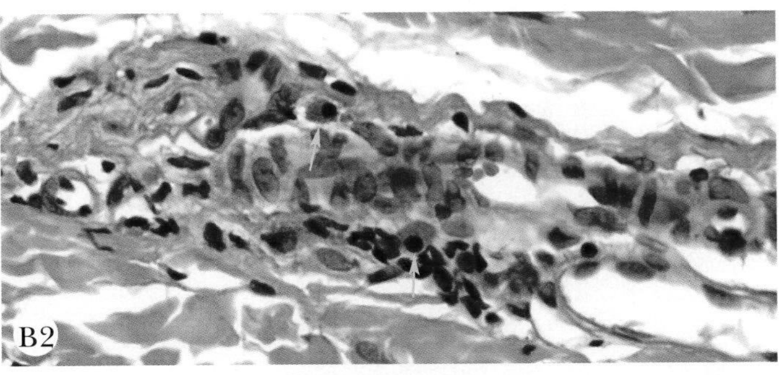

图 27.4.3B 持久性发疹性斑状毛细血管扩张 女，11 个月，额部褐色斑半年余，渐增多，偶可完全消退，皮肤划痕征（-）。病理与上例类同，HE 切片上肥大细胞数量较少，吉姆萨染色可见更多肥大细胞。

27.4.4 弥漫性肥大细胞增生症（diffuse mastocytosis）

病理改变

与色素性荨麻疹类似，但出现大疱性损害几率较高。

临床特点

a 儿童多发，成年人也可发生。

b 皮肤呈红皮病样改变，轻度肥厚苔藓化。

c Darier 征明显。

d 由于广泛的肥大细胞脱颗粒常导致潮红、低血压、休克、腹泻等症状。

e 皮损可自发消退。

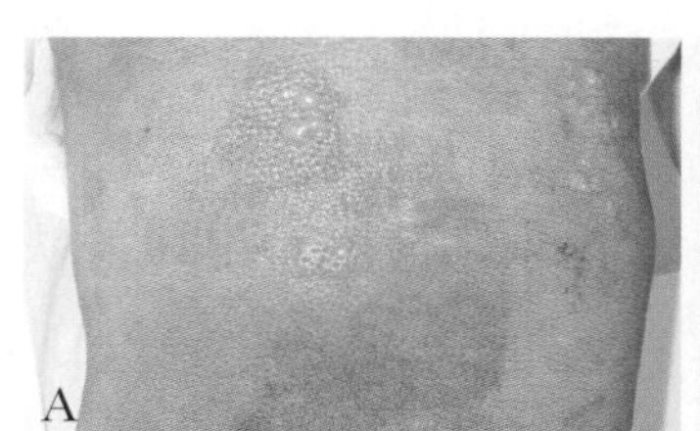

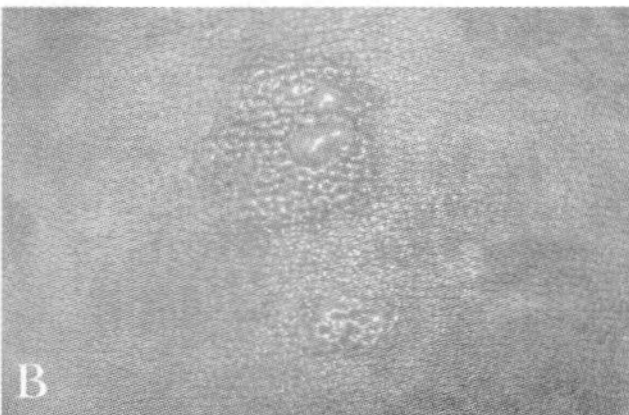

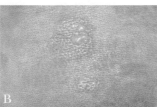

图 27.4.4 弥漫性肥大细胞增生症（diffuse mastocytosis）

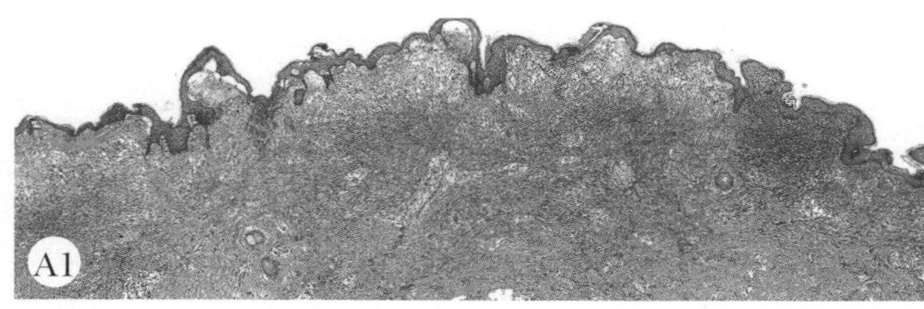

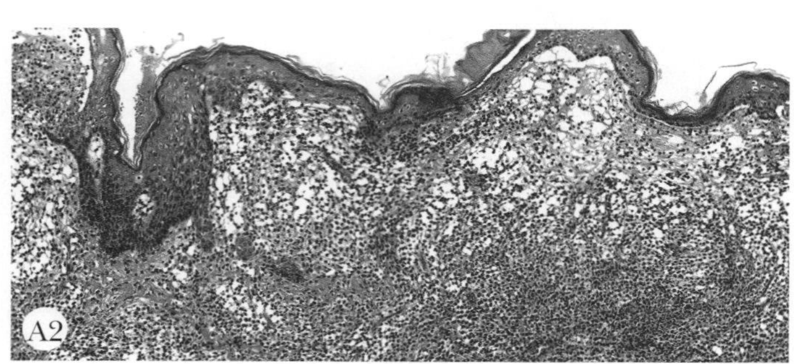

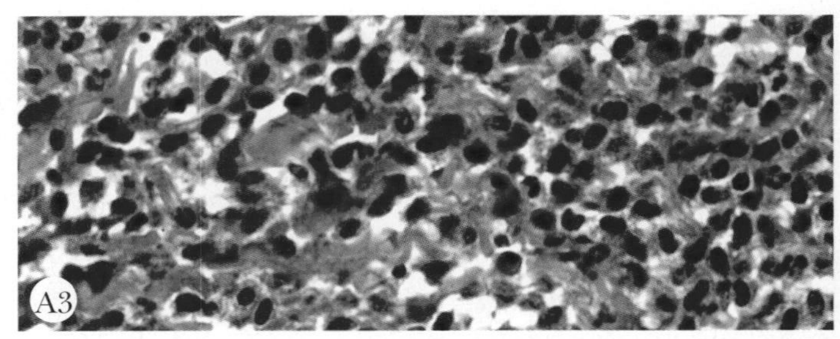

图 27.4.4A 弥漫性肥大细胞增生症 女，10 个月，头部、躯干部反复出现疱疹半年余。发皮疹时伴有发热，38.5℃，疱消热退。表皮基底层色素增多。真皮中上部大量肥大细胞及少量嗜酸性粒细胞，浅部水肿形成水疱。

27.4.5 系统性肥大细胞增生症（systemic mastocytosis）

病理改变

与色素性荨麻疹类似。

临床特点

a 常表现为色素性荨麻疹样改变。

b 系统受累的情况差异很大，损害可累及胃肠道、肝脾、骨骼、骨髓。

c 可出现 KIT 基因突变。

27.4.6 恶性肥大细胞增生症（malignant mast cell diseases）

病理改变

a 皮肤改变低倍镜下与色素性荨麻疹类似。

b 出现异型细胞及多系统累及。

临床特点

a 常继发于系统性肥大细胞增生症。

b 可表现为软组织肥大细胞肉瘤或系统性肥大细胞白血病。

28 血管增生性疾病（vascular proliferations）

王 雷 刘 宇 高天文

28.1 血管错构瘤和畸形
28.1.1 色素血管性斑痣性错构瘤病
28.1.2 鲜红斑痣
28.1.3 贫血痣
28.1.4 先天性皮肤大理石样毛细血管扩张
28.1.5 疣状血管畸形
28.1.6 静脉畸形
28.1.7 微囊性淋巴管畸形
28.1.8 巨囊性淋巴管畸形
28.1.9 淋巴管瘤病
28.1.10 良性淋巴管内皮瘤
28.1.11 小汗腺血管瘤样错构瘤

28.2 血管和淋巴管扩张
28.2.1 蜘蛛痣
28.2.2 毛细血管动脉瘤和静脉湖
28.2.3 血管角皮瘤
28.2.4 单侧痣样毛细血管扩张
28.2.5 泛发性特发性毛细血管扩张
28.2.6 遗传性良性毛细血管扩张
28.2.7 遗传性出血性毛细血管扩张
28.2.8 共济失调性毛细血管扩张
28.2.9 获得性淋巴管扩张

28.3 血管反应性增生
28.3.1 伴嗜酸性粒细胞增多的血管淋巴样增生
28.3.2 化脓性肉芽肿
28.3.3 动静脉血管瘤
28.3.4 杆菌性血管瘤病
28.3.5 血管内乳头状内皮细胞增生
28.3.6 假性 Kaposi 肉瘤
28.3.7 反应性血管内皮瘤病

28.4 良性血管肿瘤
28.4.1 婴幼儿血管瘤
28.4.2 樱桃状血管瘤
28.4.3 靶样含铁血黄素性血管瘤
28.4.4 微静脉血管瘤
28.4.5 匐行性血管瘤
28.4.6 肾小球样血管瘤
28.4.7 丛状血管瘤
28.4.8 Kaposi 样血管内皮瘤
28.4.9 窦状血管瘤
28.4.10 梭形细胞血管瘤
28.4.11 获得性弹力纤维变性血管瘤

28.5 恶性血管肿瘤
28.5.1 Kaposi 肉瘤
28.5.2 上皮样血管内皮瘤
28.5.3 上皮样肉瘤样血管内皮瘤
28.5.4 血管内乳头状内皮细胞瘤
28.5.5 网状血管内皮细胞瘤
28.5.6 混合性血管内皮瘤
28.5.7 头面部血管肉瘤
28.5.8 淋巴水肿相关血管肉瘤
28.5.9 放射相关血管肉瘤
28.5.10 上皮样血管肉瘤

28.6 血管周细胞瘤
28.6.1 血管球瘤
28.6.2 血管球肉瘤
28.6.3 肌周皮细胞瘤

血管增生性疾病的分类非常复杂。本章主要基于 Luis Requena 教授关于血管肿瘤的分类，将血管增生性疾病分为如下主要的类别：包括血管错构瘤和畸形、血管和淋巴管扩张、血管反应性增生、良性血管肿瘤、恶性血管肿瘤和血管周细胞瘤。

常用的血管内皮细胞的标记包括 CD31 和 CD34，以及 ERG。常用的淋巴管内皮标记包括 D2-40 和 Prox1。WT-1（克隆号 6F-H2）可用于鉴别良性血管瘤和血管畸形，前者 WT-1 阳性，而血管畸形为阴性。

28.1　血管错构瘤和畸形（cutaneous vascular hamartoma and malformation）

28.1.1　色素血管性斑痣性错构瘤病（phakomatosis pigmentovascularis）

病理改变

a 同时具有血管畸形和黑素细胞的异常增生。

b 根据组织病理学和临床特征分为四型：Ⅰ型：鲜红斑痣合并色素痣及疣状痣样损害；Ⅱ型：鲜红斑痣合并蒙古斑；Ⅲ型：鲜红斑痣合并斑痣；Ⅳ型：鲜红斑痣合并斑痣及不典型蒙古斑。每一型又分为 A（不合并系统损害）和 B（合并系统损害）两种亚型。

c Ⅱ型为最常见类型，在Ⅱ、Ⅲ和Ⅳ型患者可以出现贫血痣样损害。

d 最近有研究者报道在本病中可出现大理石样毛细血管扩张性红斑样皮损。

e 表现为真皮内扩张的毛细血管和小静脉，同时伴有黑素细胞增生。

f 增生的黑素细胞多为梭形或树突状，充满黑素颗粒。

病理鉴别诊断

鲜红斑痣：不具备色素性损害病理特点。

临床特点

a 先天发生，表现为同时具有血管畸形和黑素细胞增生性改变。

b 血管畸形主要为鲜红斑痣，黑素细胞增生性皮损包括色素痣、斑痣、蒙古斑等。

c 部分患者有脑、眼、骨骼等系统性损害。

临床鉴别诊断

鲜红斑痣

蒙古斑

斑痣

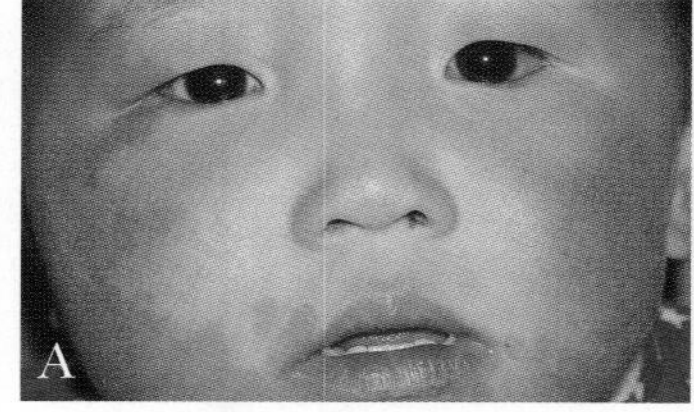

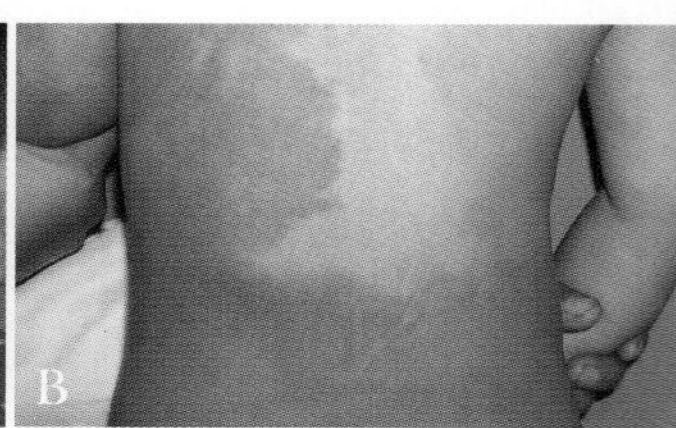

图 28.1.1　色素血管性斑痣性错构瘤病（phakomatosis pigmentovascularis）

图 28.1.1AB　色素血管性斑痣性错构瘤病　女，2 岁，自出生起面部、躯干、臀部泛发红色及青褐色斑片，巩膜受累。

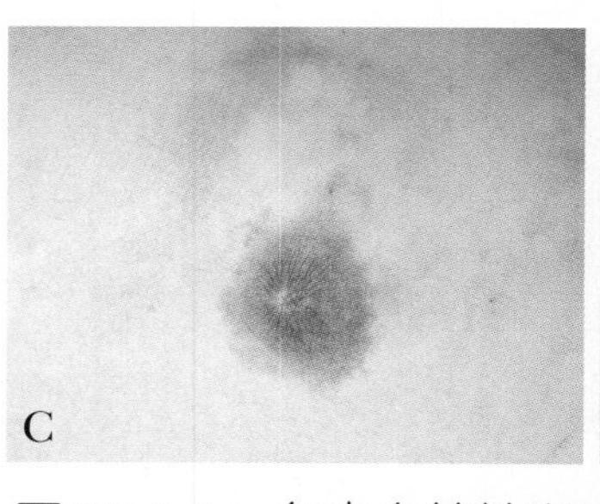

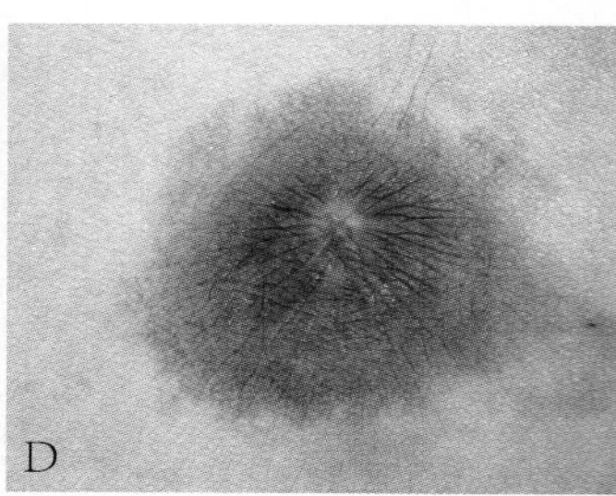

图 28.1.1　色素血管性斑痣性错构瘤病（phakomatosis pigmentovascnlaris）

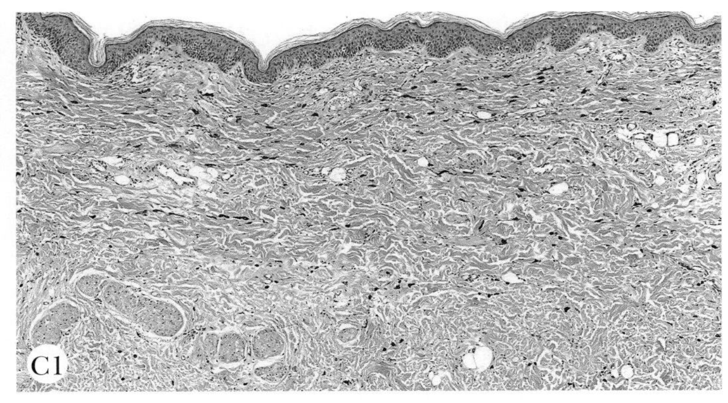

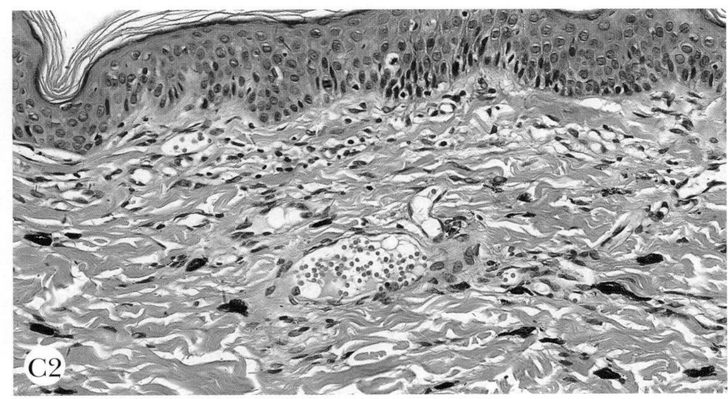

图 28.1.1C　色素血管性斑痣性错构瘤病　男，2 岁，背部红褐色斑片，出生时即发现。病理示真皮浅中层毛细血管扩张，全层梭形及树突状黑素细胞增生，含有大量色素颗粒。

28.1.2　鲜红斑痣（nevus flammeus）

病理改变

a 真皮全层毛细血管和小静脉扩张，管腔轻度不规则。

b 皮损可累及脂肪层。

c 瘤团样增生损害血管增大、管壁增厚。

临床特点

a 先天发生，好发于面、颈部，尤其是眉区，也可发生于全身其他部位。

b 皮损为粉红、鲜红至暗红色斑块，边界清楚。

c 部分患者皮损可消退，部分患者皮损持续存在。可合并多种系统性损害。

d 年龄增大后，皮损可变厚，出现瘤团样增生。

e 葡萄酒色痣：面积较大的位于单侧颜面部的暗红色鲜红斑痣，常持续存在并合并眼部等系统性损害。

f 混合性血管痣：葡萄酒色痣合并贫血痣样皮损。

g Sturge-Weber 综合征：又称为脑面血管瘤综合征，指在单侧三叉神经的眼支支配区域出现鲜红斑痣皮损，合并同侧软脑膜血管畸形，引起系统性症状如青光眼，癫痫，痴呆以及偏瘫等症状，皮损一般单侧分布，但少数情况下也可累及对侧甚至双侧同时发生。

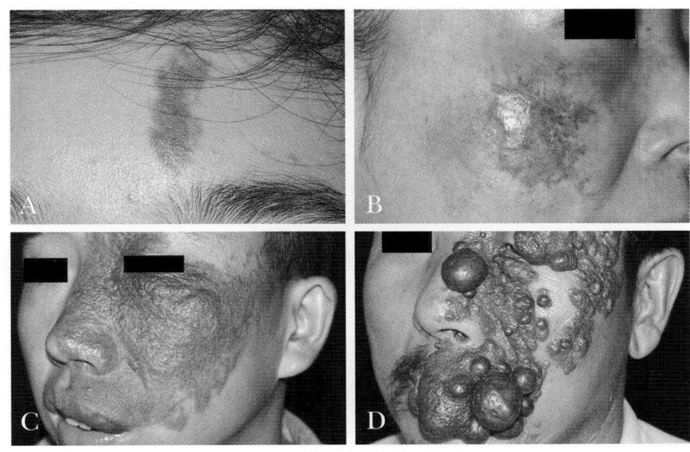

图 28.1.2　鲜红斑痣（nevus flammeus）

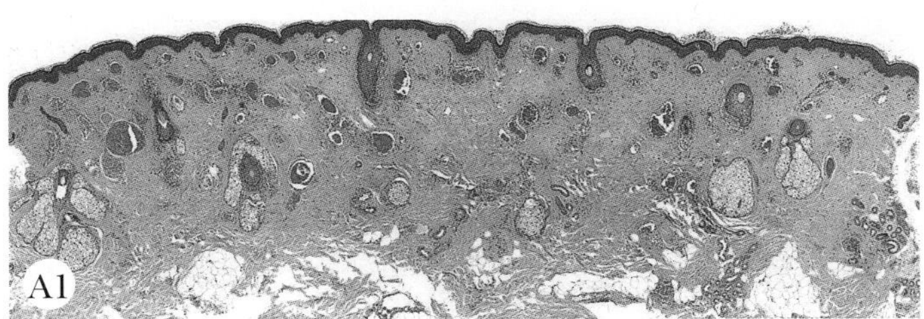

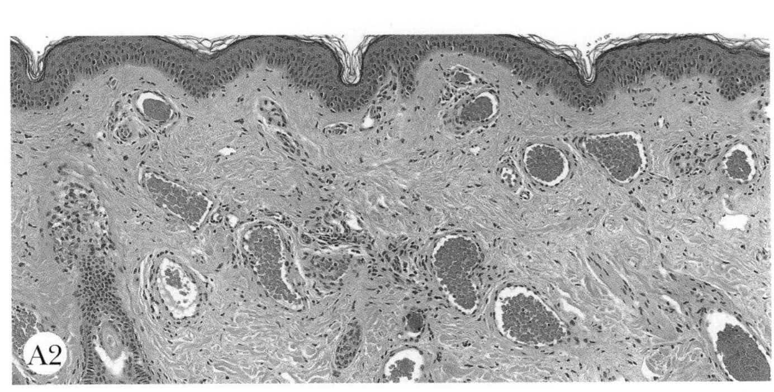

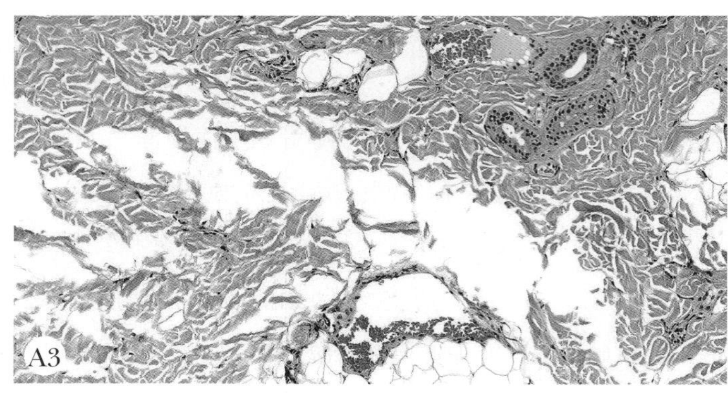

图 28.1.2A 鲜红斑痣 女，21 岁，额部红色斑片 19 年，颜色逐渐加深，大小变化不明显。病理示真皮全层及皮下脂肪层毛细血管和小静脉扩张，管腔轻度不规则。

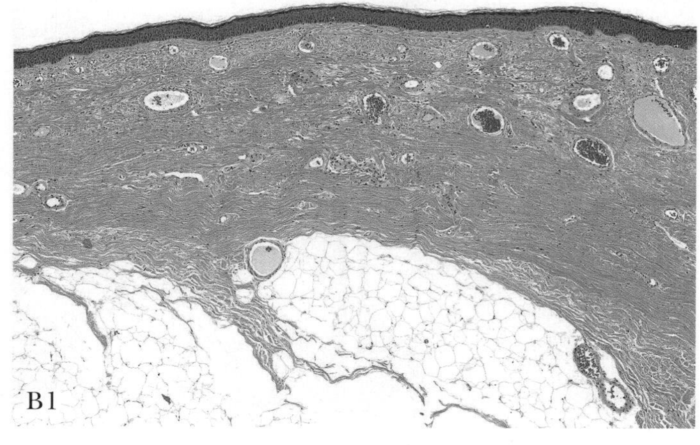

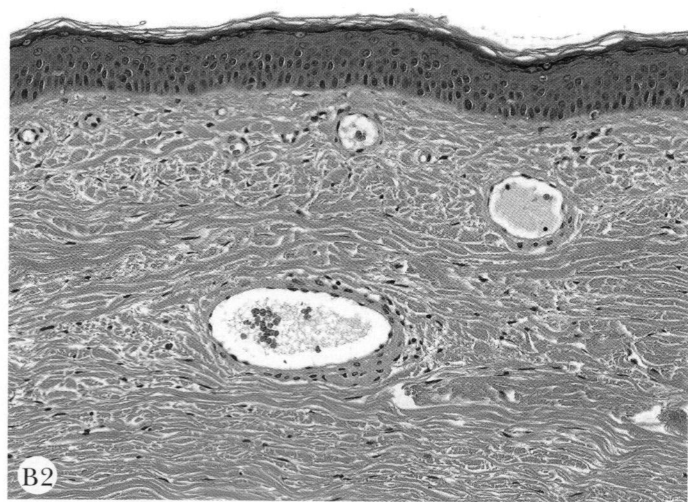

图 28.1.2B 鲜红斑痣 女，51 岁，右面部红斑 50 年，曾激光治疗。病理示真皮全层及皮下脂肪层毛细血管和小静脉扩张，管腔轻度不规则，真皮胶原增生。

图 28.1.2C 鲜红斑痣 男，27 岁，左面部红斑 27 年，面积逐渐扩大，皮损变厚，出现小结节。

图 28.1.2D 鲜红斑痣 男，51 岁，右面部红斑 51 年，结节、肿块形成 10 年。

28.1.3 贫血痣（nevus anemicus）

为血管功能性异常，常规组织病理学检查无明显异常（见 14.5.1）。

28.1.4 先天性皮肤大理石样毛细血管扩张（cutis marmorata telangiectatica congenita）

病理改变

a 从真皮浅层直到皮下脂肪层的小静脉和毛细血管扩张，管腔形态不规则。

b 有时出现表皮局部坏死等继发改变。

临床特点

a 为网状分布的呈血管方向走行的红斑或青紫色斑，类似大理石纹理，周围可见毛细血管扩张，表面皮肤可正常或萎缩，严重者可形成溃疡。

b 皮损可局限，也可泛发全身，其中局限性多位于下肢。

c 部分患者可合并肢体发育不对称、青光眼、智力低下、身材矮小、发育迟缓等症状。

28.1.4

临床鉴别诊断

网状青斑

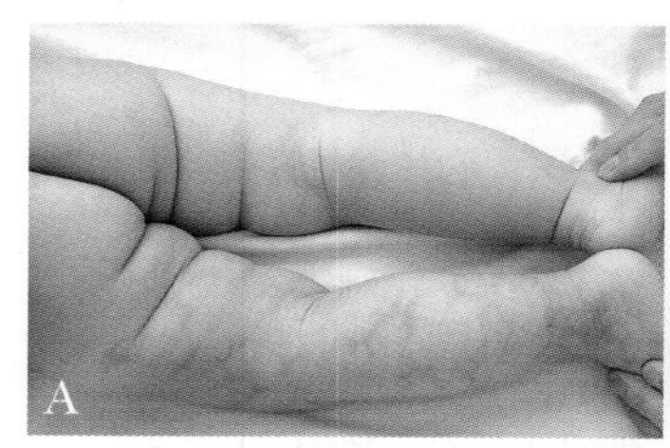

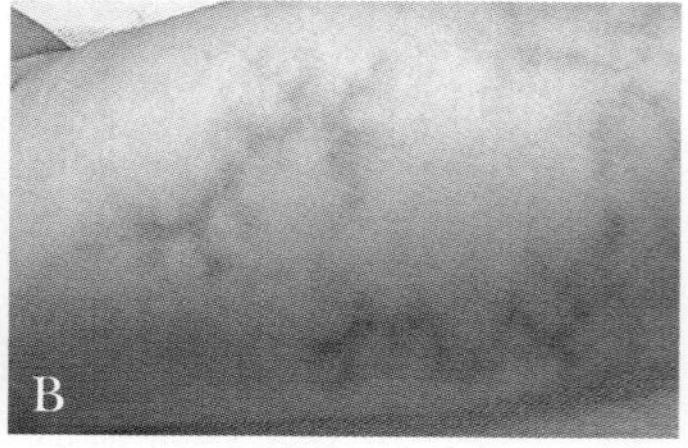

图 28.1.4 先天性皮肤大理石样毛细血管扩张（cutis marmorata telangiectatica congenita）

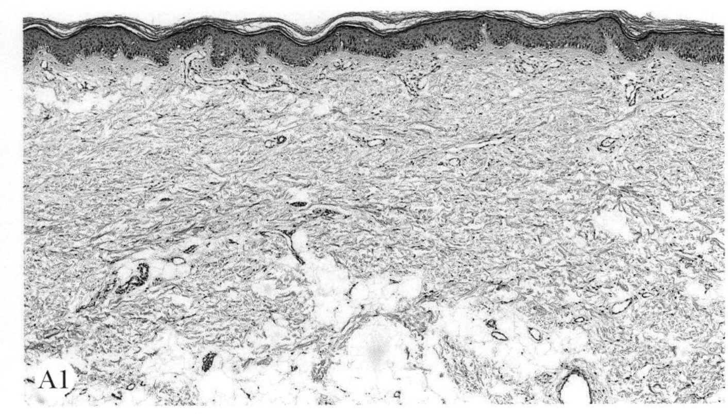

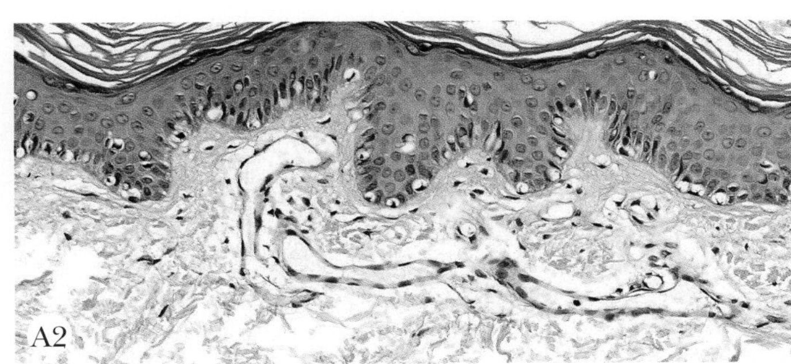

图 28.1.4A　先天性大理石样毛细血管扩张　女，9 个月，自出生起左下肢屈侧出现网状分布的呈血管方向走行的青紫色斑，压之褪色。病理示从真皮及皮下脂肪层的小静脉和毛细血管扩张，管腔形态不规则。

28.1.5　疣状血管畸形（verrucous vascular malformation）

病理改变

a 表皮疣状增生。

b 真皮全层及皮下脂肪小叶可见大量扩张的小静脉和毛细血管。

c 浅部血管多为毛细血管，类似血管角皮瘤。

d 深部血管管腔可较大，管壁可较厚，有时形成较大的畸形管腔。

病理鉴别诊断

血管角皮瘤：仅表现为真皮乳头血管扩张。

临床特点

28.1.5

a 先天发生或出生后不久即出现。

b 好发于下肢，单侧发病，极少数累及双侧，也可发生于其他部位。

c 逐渐增大的红褐色斑块，表面呈疣状。

d 少数情况下呈带状分布，并可出现卫星灶。

别名

疣状血管瘤（verrucous hemangioma）

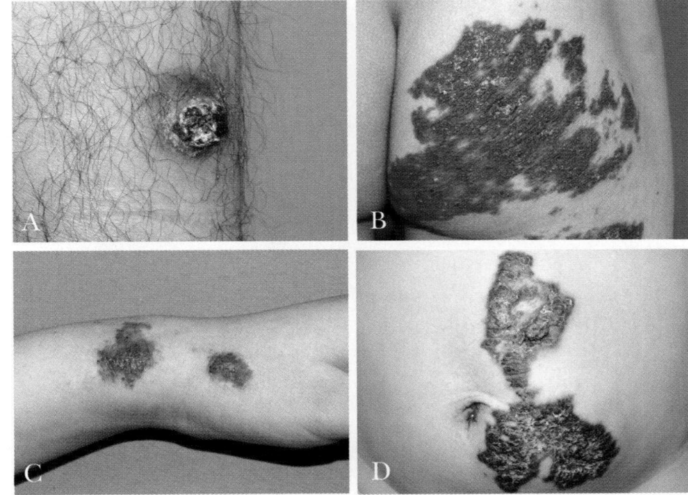

图 28.1.5　疣状血管畸形（verrucous vascular malformation）

图 28.1.5A　疣状血管畸形　男，26 岁，左胫前红褐色斑块 26 年，疣状凸起 3 年，压痛。

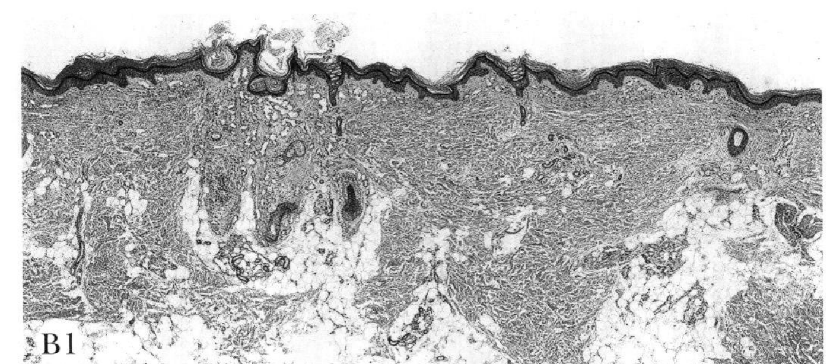

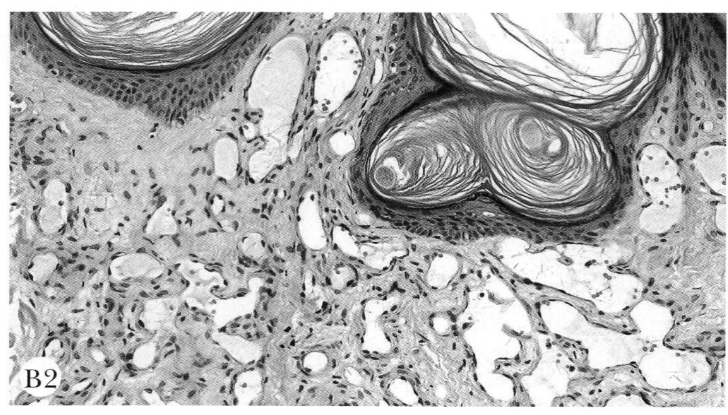

图 28. 1. 5B 疣状血管畸形 男，13 岁，右侧臀部红褐色斑块 13 年，局部疣状增生。病理示表皮疣状增生，真皮全层及皮下脂肪层血管扩张。

图 28. 1. 5C 疣状血管畸形 女，15 岁，左上肢红褐色斑块 15 年，局部疣状凸起。

图 28. 1. 5D 疣状血管畸形 男，1 岁，腹部红褐色斑块 1 年，表面疣状增生。

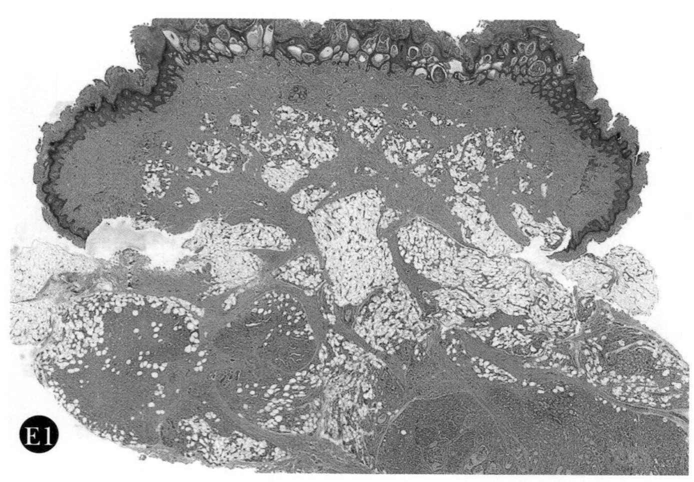

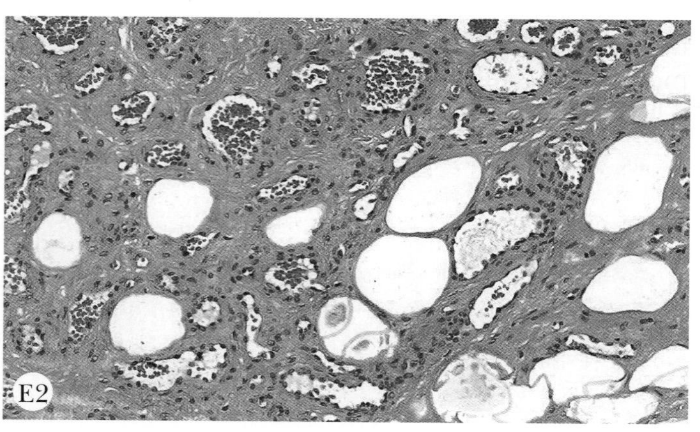

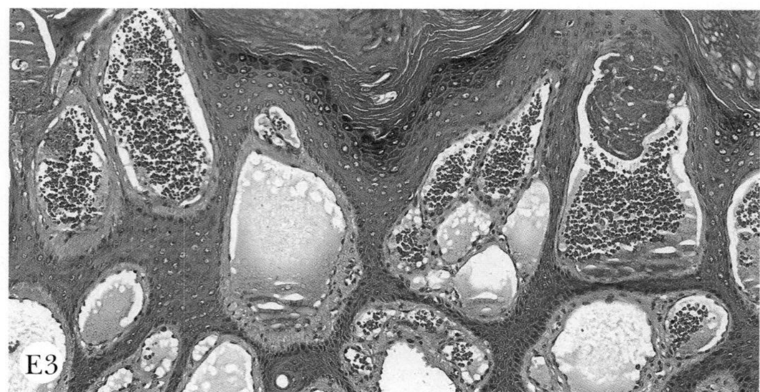

图 28. 1. 5E 疣状血管畸形 无临床图片；病理示表皮疣状增生，真皮全层及皮下脂肪层血管扩张。

28.1.6 静脉畸形（venous malformations）

病理改变

a 真皮内大量扩张的形态不规则管腔，管腔类似静脉结构。

b 常累及真皮深部和皮下脂肪层。

c 血栓、红细胞外溢、含铁血黄素沉积及钙化等现象常见。

临床特点

a 先天发生，多散发，但也有少数具有遗传倾向。

b 好发于身体各个部位，头面部皮损常导致毁容性改变。

c 表现为蓝色或紫蓝色的结节、斑块或肿瘤。

d 多无症状，但也可出现紧张、疼痛等不适。

e 常是很多综合征的皮肤表现。

f 蓝色橡皮疱样痣综合征（blue rubber bleb nevus syndrome）：皮肤和消化道多发的结节性海绵状皮损，按压后血流减少，表面皱缩，常合并消化道出血症状。

g Maffucci 综合征（Maffucci syndrome）：肢端软骨发育不全合并静脉畸形（有时为梭形细胞血管瘤）及骨骼和肌肉发育异常。

h 先天性静脉畸形骨肥大综合征（Klippel–Trenaunay

syndrome）：上肢或下肢出现静脉畸形或鲜红斑痣的同时合并软组织增生、骨肥大等症状。

28.1.6

别名

海绵状血管瘤（cavernous hemangioma）

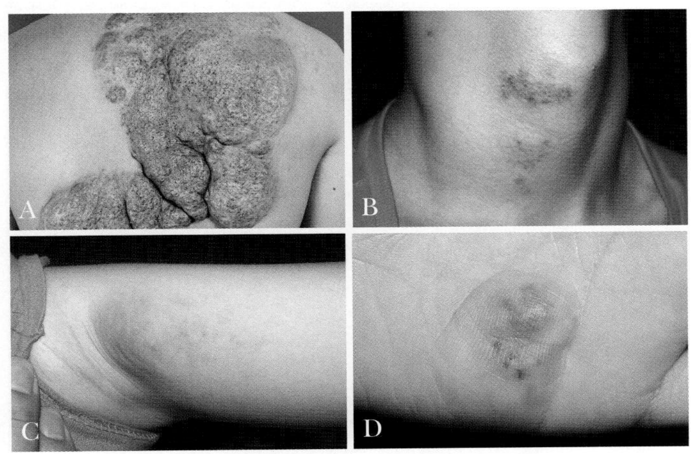

图 28.1.6 静脉畸形（venous malformations）

图 28.1.6A 静脉畸形 男，32 岁，背部蓝紫色斑块 32 年，面积渐增大。

图 28.1.6B 静脉畸形 男，16 岁，颈部紫蓝色斑块 16 年，渐增大。

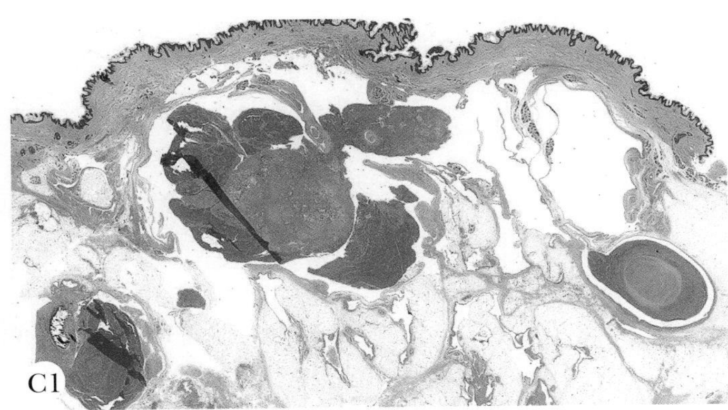

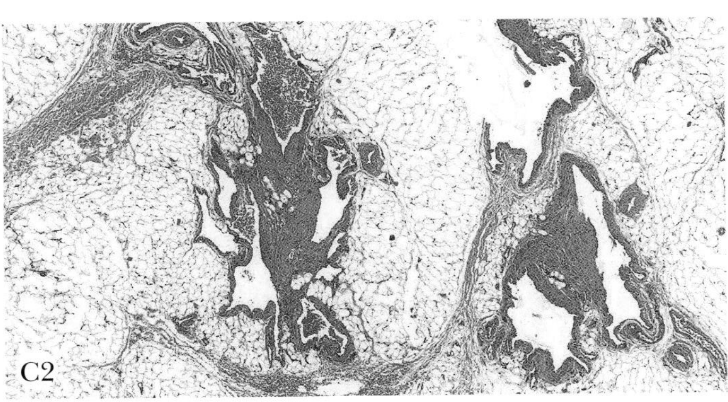

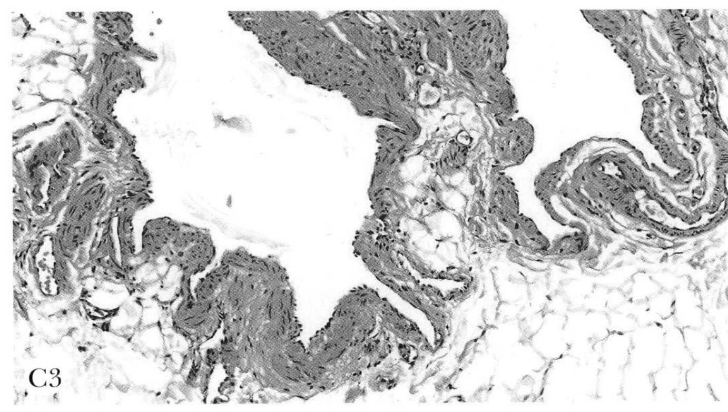

图 28.1.6C 静脉畸形 女，6 岁，左上臂屈侧近腋窝处蓝紫色色块 6 年，渐增大、隆起。病理示真皮及皮下脂肪层内大量扩张的形态不规则的管腔，腔内可见红细胞，部分腔内血栓形成。

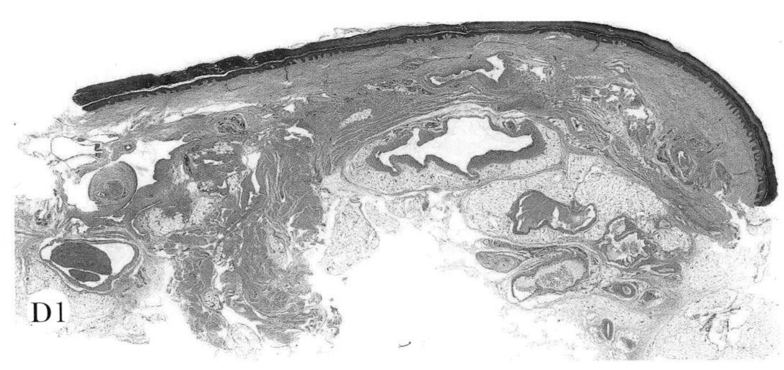

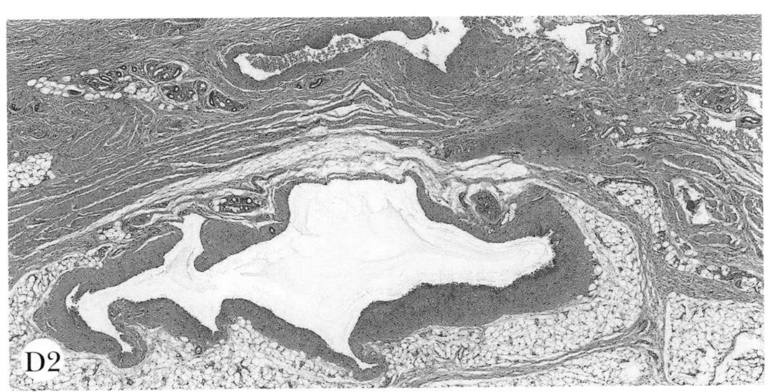

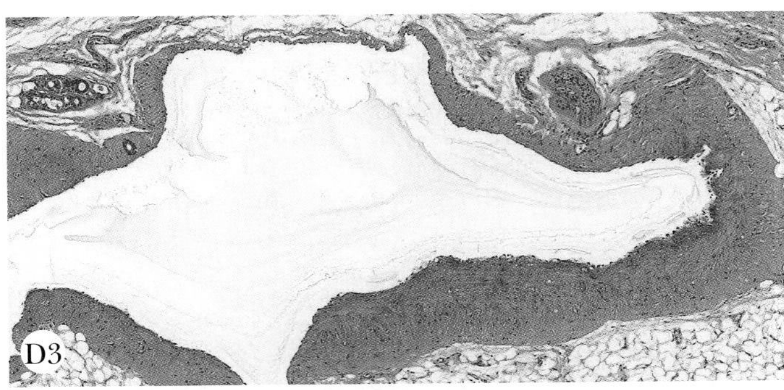

图 28.1.6D 静脉畸形 女，9 岁，左手掌蓝紫色色块 9 年，面积渐增大。病理示真皮全层及皮下脂肪层畸形扩张的管腔，部分管腔内可见血栓。

28.1.7　微囊性淋巴管畸形（microcystic lymphatic malformation）

病理改变

a 真皮乳头层为主的淋巴管扩张。

b 常累及真皮深部及皮下脂肪。

c 淋巴管内皮薄，呈间断状排列。

d 由于创伤等原因，部分管腔内可见红细胞。

e 免疫组化表达 D2-40、Prox1 等标记。

临床特点

a 先天或出生后不久出现。

b 好发于腋下、腹股沟、股、肩背及舌。

c 表现为群集的外生性丘疹性损害，呈白色，部分因出血可呈红色。

d 周围组织轻度肿胀。

28.1.7

别名

淋巴管瘤（lymphangioma）

浅表淋巴管瘤（superficial lymphangioma）

浅表淋巴管畸形（superficial lymphatic malformation）

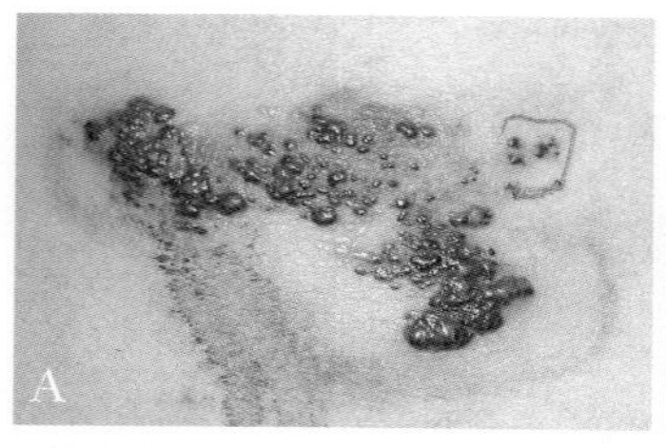

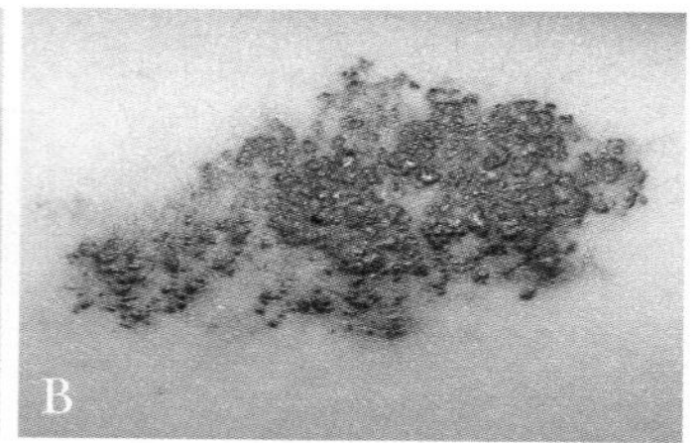

图 28.1.7　微囊性淋巴管畸形（microcystic lymphatic malformation）

图 28.1.7A　微囊性淋巴管畸形　男，16 岁，躯干暗红色簇集性丘疹 5 年，部分融合，渐增多，伴疼痛，易出血。

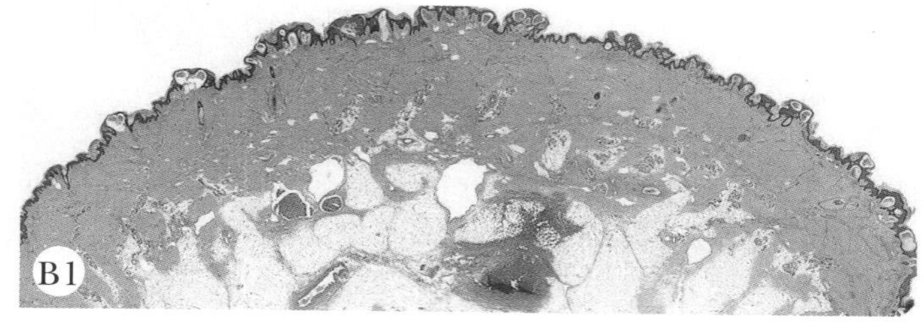

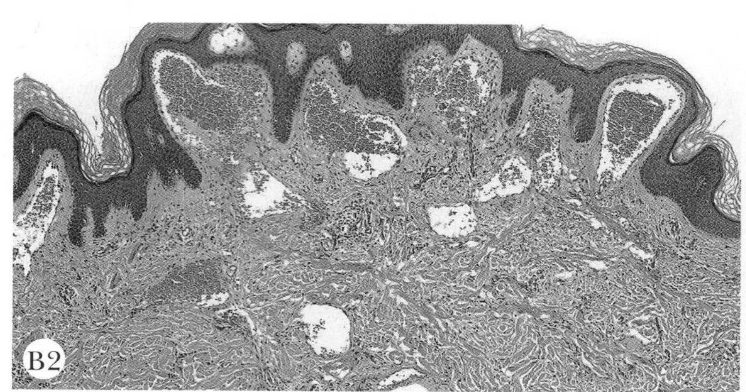

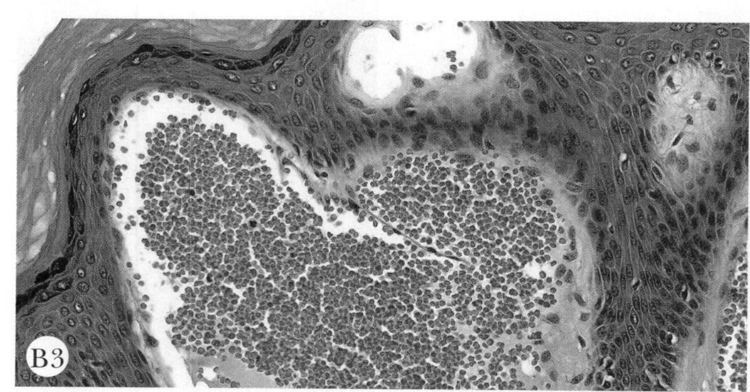

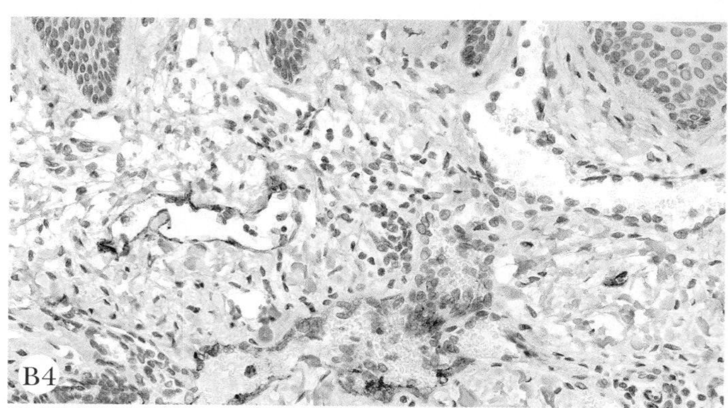

图 28.1.7B　微囊性淋巴管畸形　男，14 岁，左前臂簇集性红色丘疹 1 年，部分融合。病理示真皮乳头为主、全层可见扩张的管腔，管壁较薄，腔内可见红细胞及浆液，扩张的管腔免疫组化 D2-40 阳性。

28.1.8　巨囊性淋巴管畸形（macrocystic lymphatic malformation）

病理改变

a 真皮深部或累及皮下脂肪的不规则的相互交织的淋巴管。

b 淋巴管相对较大，有时可出现肌性成分。

c 有时可伴随周围淋巴细胞浸润及淋巴滤泡形成。

d 内皮细胞表达 D2-40 和 Prox1，较大的畸形管腔淋巴管标记可为阴性。

临床特点

a 先天或出生后不久出现。

b 好发于颈部、腋下和腹股沟。

c 可有紧张、疼痛等症状。

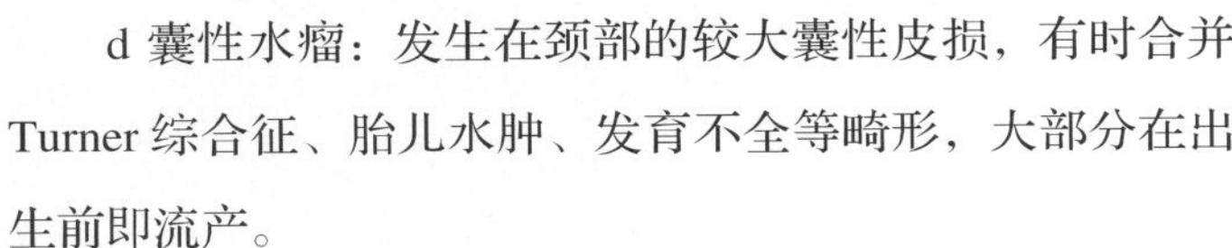

d 囊性水瘤：发生在颈部的较大囊性皮损，有时合并 Turner 综合征、胎儿水肿、发育不全等畸形，大部分在出生前即流产。

别名

海绵状淋巴管瘤（cavernous lymphangioma）

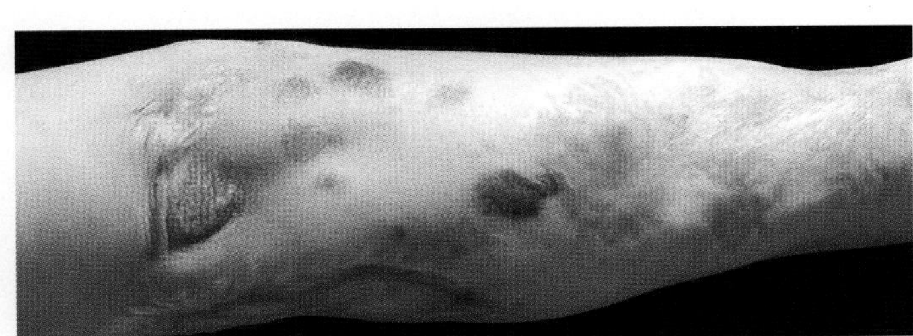

图 28.1.8 巨囊型淋巴管畸形（macrocystic lymphatic malformation）

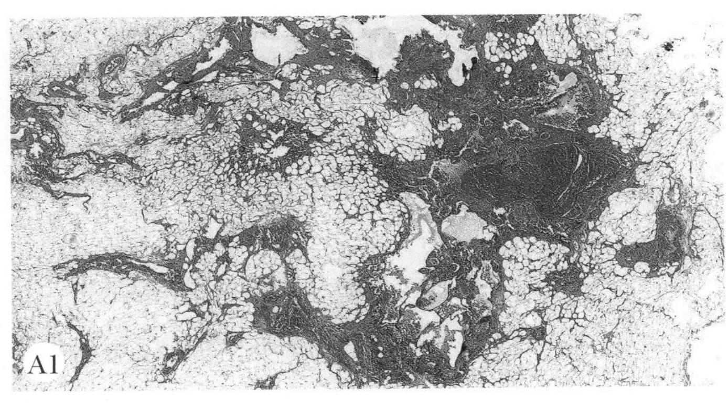

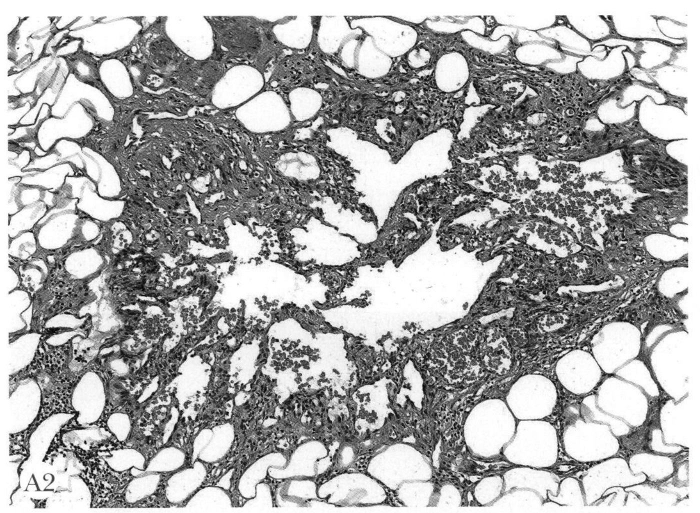

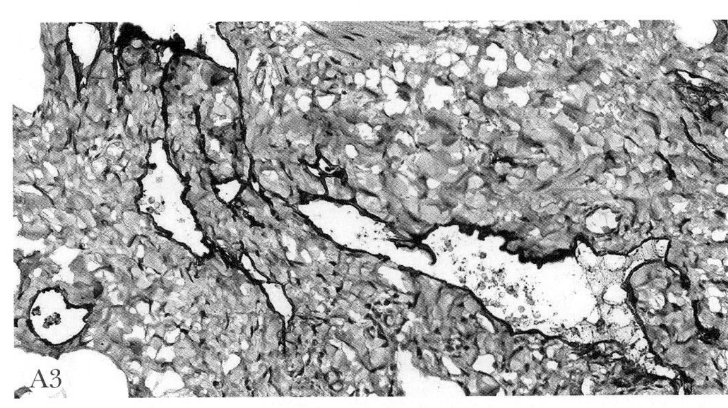

图 28.1.8A 巨囊性淋巴管畸形 女，35 岁，右上肢暗红色斑块 35 年。病理示皮下脂肪层内不规则的相互交织的管腔，腔内可见红细胞，周围少量淋巴细胞浸润；管腔免疫组化 D2-40 阳性。

28.1.9 淋巴管瘤病（lymphangiomatosis）

病理改变

a 真皮和皮下脂肪内散在的畸形淋巴管，管腔直径大小不一。

b 累及真皮、皮下脂肪、肌肉及骨骼等。

病理鉴别诊断

Kaposi 肉瘤：常有细胞异型性，红细胞外溢明显。

临床特点

a 弥漫性或多部位的淋巴管畸形。

b 先天或出生后不久发生。

c 可发生于软组织和实性脏器。

d 发生于四肢者表现为肢体的肿胀变形，预后相对较好。

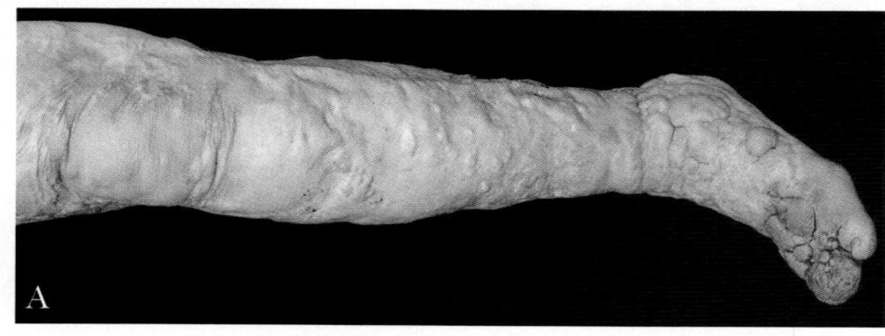

图 28.1.9　淋巴管瘤病（lymphangiomatosis）

图 28.1.9A　淋巴管瘤病　女，42 岁，右下肢、足多发斑块伴肿胀 42 年。

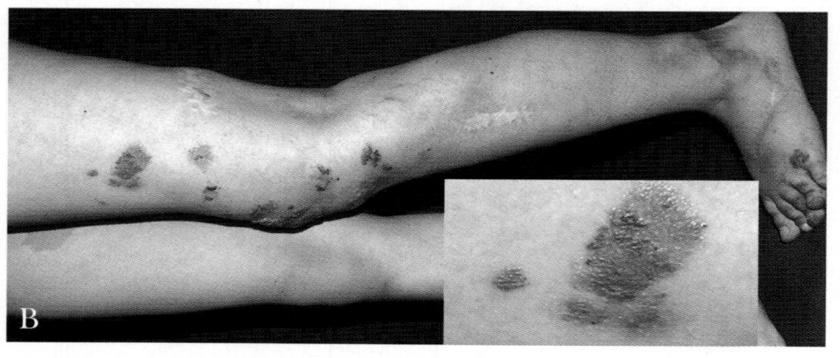

图 28.1.9　淋巴管瘤病（lymphangiomatosis）

图 28.1.9B　淋巴管瘤病　女，14 岁，左下肢、足部红斑 14 年，疣状增生 8 年，左下肢肿胀 8 年。

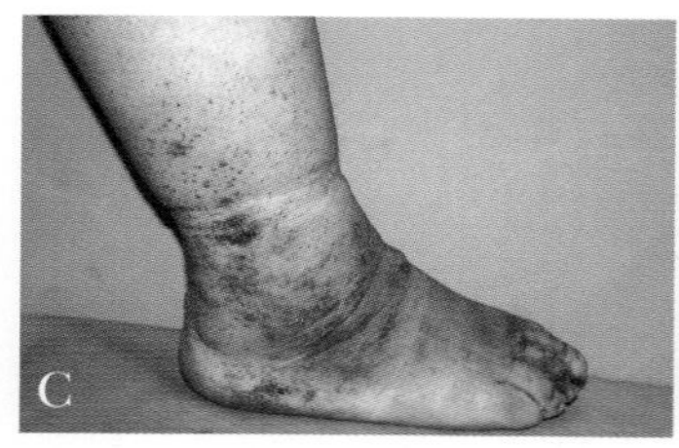

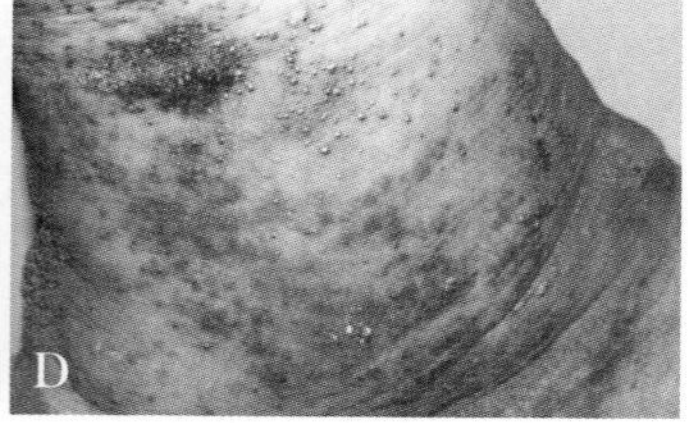

图 28.1.9　淋巴管瘤病（lymphangiomatosis）

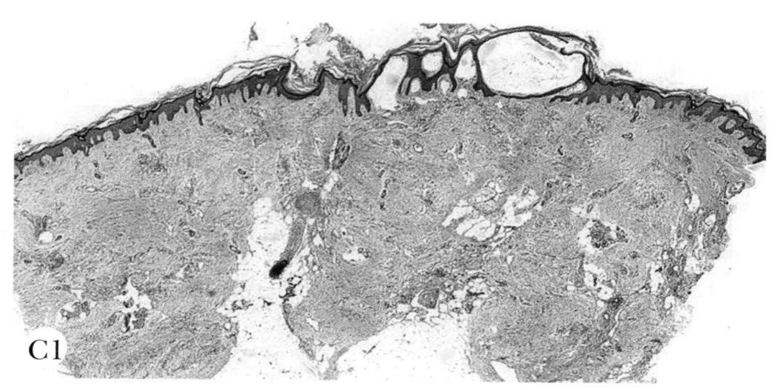

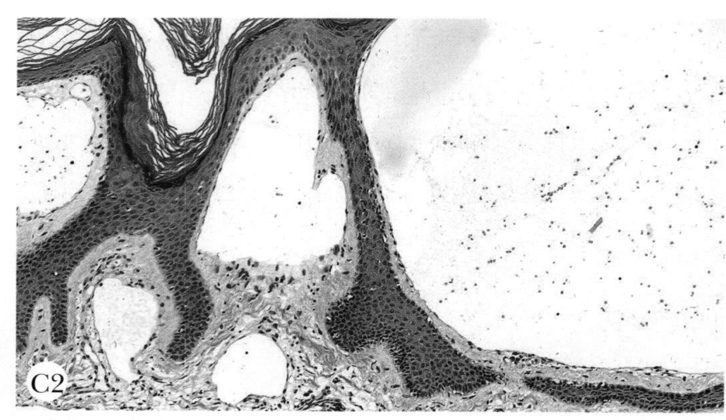

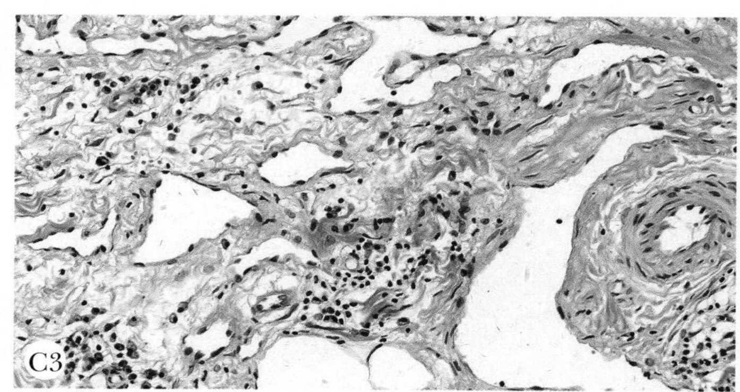

图 28.1.9C　淋巴管瘤病　女，42 岁，右下肢肿胀伴红斑、丘疹 40 年。病理示真皮和皮下脂肪内散在的畸形扩张的管腔，管壁较薄，管腔直径大小不一。

28.1.10　良性淋巴管内皮瘤（benign lymphangioendothelioma）

病理改变

a 真皮薄壁、不规则裂隙样腔隙，形成鱼网状分布，可累及皮下脂肪组织。

b 浅部管腔通常较大，呈水平方向分布。

c 管腔内皮细胞扁平，但偶尔也可向管腔内形成乳头样增生。

d 管腔内缺乏红细胞，无含铁血黄素沉积。

e 免疫组化结果显示 D2-40 和 Prox1 弥漫阳性，WT-1 阴性。

病理鉴别诊断

网状血管内皮瘤：细胞更丰富，浸润性生长，有细胞异型性。

血管肉瘤：细胞异型性明显，Ki-67 增殖指数高。

临床特点

青少年发病，可见于全身各个部位，多为单发皮损，可有外伤史。

表现为红色或铜色斑块，直径从数毫米至十余厘米。

临床鉴别诊断

鲜红斑痣

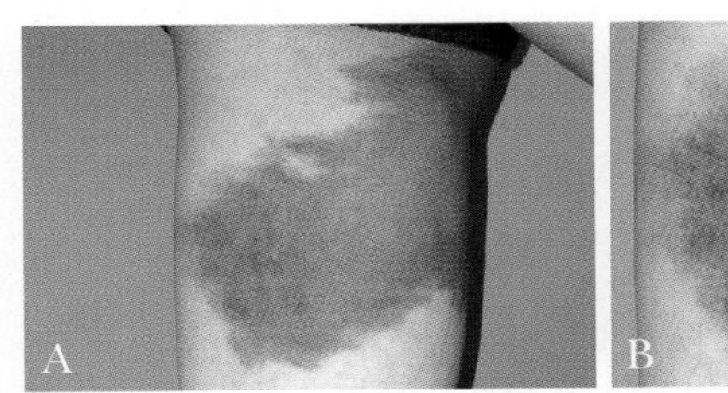

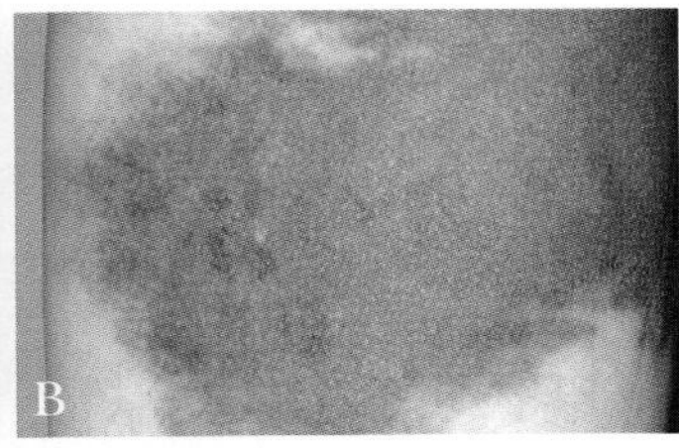

图 28.1.10 良性淋巴管内皮瘤（benign lymphangioendothelioma）

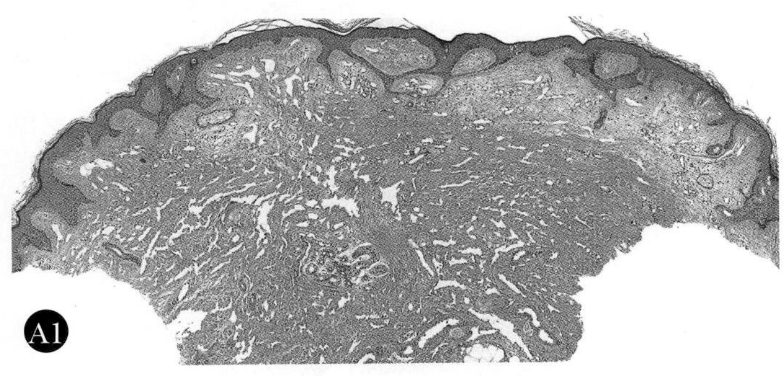

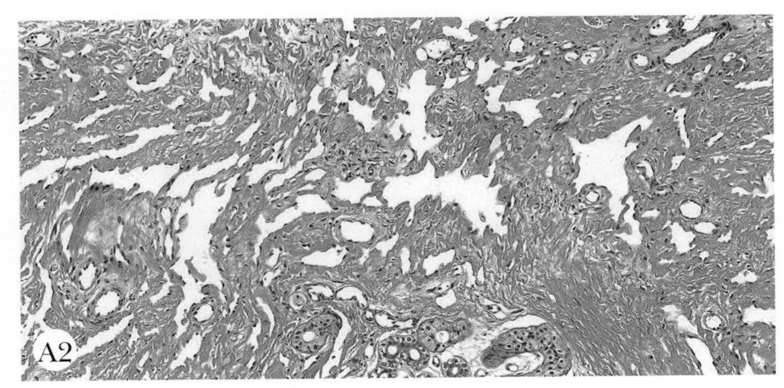

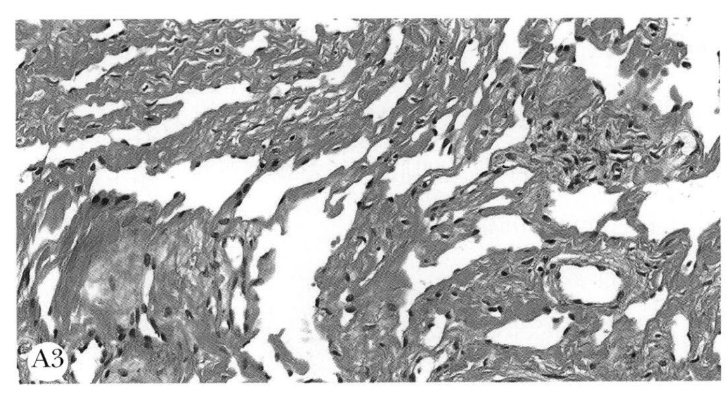

图 28.1.10A 良性淋巴管内皮瘤 女，19 岁，右大腿内侧暗红色斑片 19 年。病理示真皮及皮下脂肪层薄壁、不规则裂隙样腔隙，形成鱼网状分布，真皮浅部管腔较大，呈水平方向分布，管壁内皮细胞扁平，局部可见向管腔内形成乳头样增生，管腔内未见红细胞。

28.1.11 小汗腺血管瘤样错构瘤（eccrine angiomatous hamartoma）

病理改变

a 表皮可大致正常。

b 真皮及皮下脂肪可见畸形的血管结构，管腔大小和直径不一。

c 在血管周围可见增生的汗腺组织，其结构和正常汗腺类似，提示汗腺实际是反应性增生。

d 血管内皮表达 D2-40（常为局灶性表达）和 Prox1，提示为淋巴管起源。

e 本病实际上是淋巴管畸形伴汗腺反应性增生，而非错构瘤。

病理鉴别诊断

汗腺增生可在多种血管增生性疾病出现，包括婴幼儿血管瘤，丛状血管瘤，疣状血管畸形等。这些病例不应被误诊为小汗腺血管瘤样错构瘤。

临床特点

a 多先天发生，但也可在生后不久出现。

b 好发部位主要为四肢，多表现为斑块、结节，表面可有多毛及色素沉着。

c 局部多汗。

d 可出现局部紧张或疼痛。

临床鉴别诊断

血管球瘤

血管畸形

平滑肌瘤

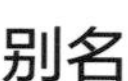

别名

出汗性血管瘤性错构瘤（sweeting angiomatous hamartoma）

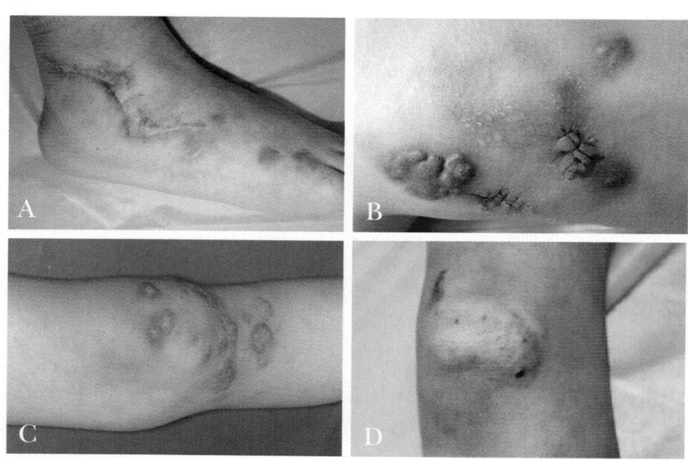

图 28.1.11 小汗腺血管瘤样错构瘤（eccrine angiomatous hamartoma）

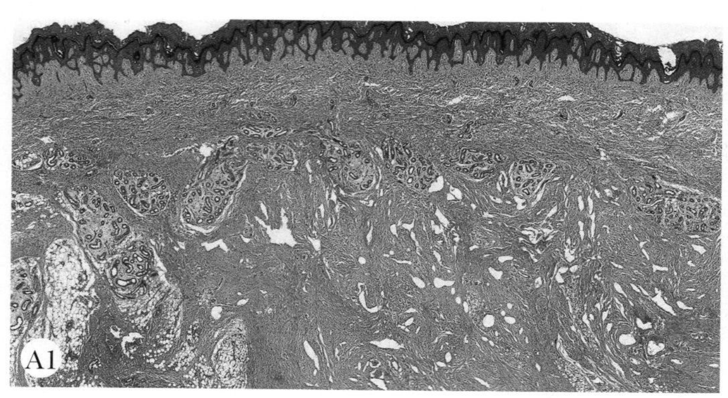

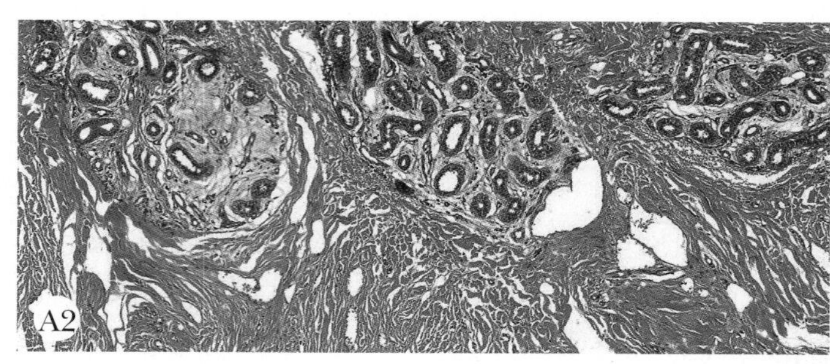

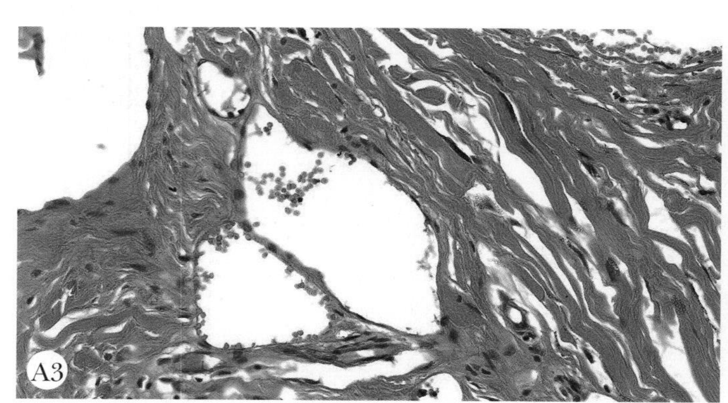

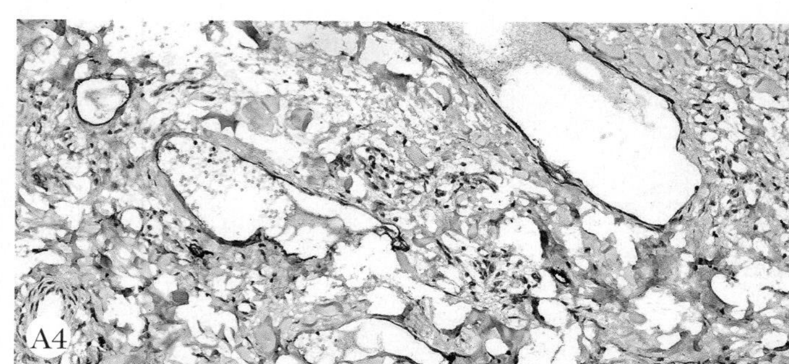

图 28.1.11A 小汗腺血管瘤样错构瘤 男，13 岁，右足背褐色结节 2 年，伴压痛。病理示真皮及皮下脂肪层畸形扩张的管腔样结构，管腔大小和直径不一，管腔周围可见增生的汗腺组织；免疫组化染色管腔 D2-40 阳性。

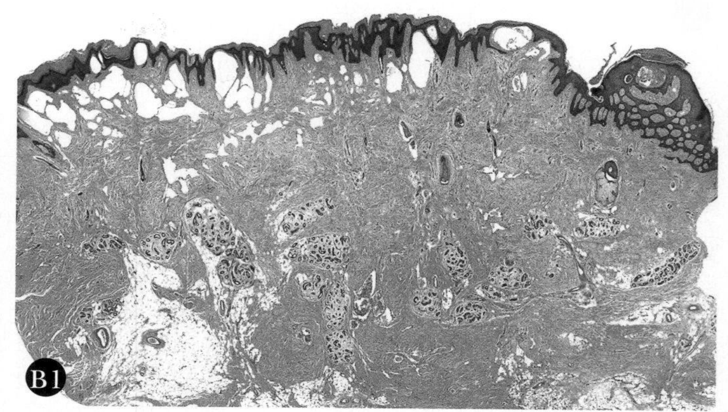

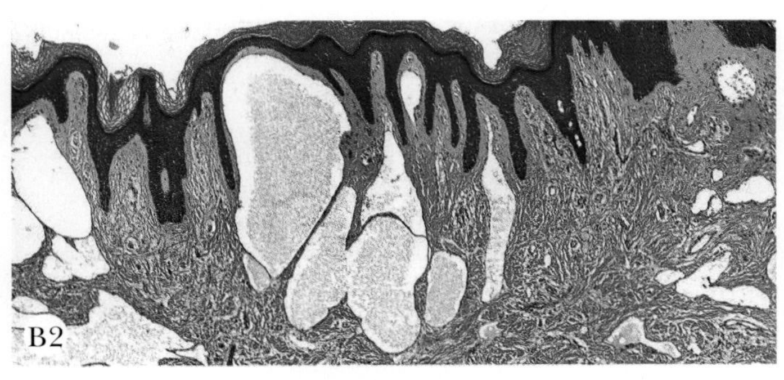

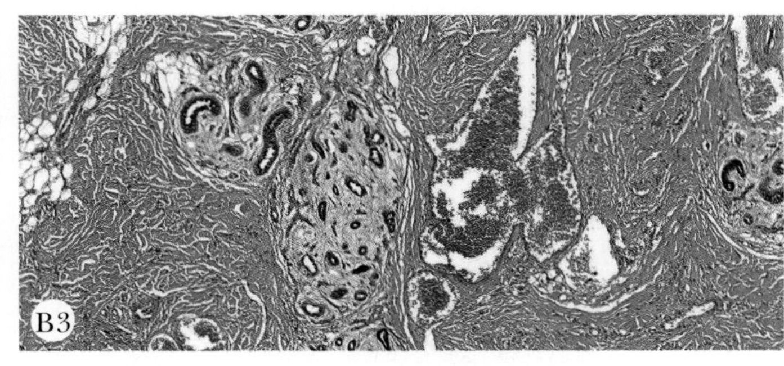

图 28.1.11B 小汗腺血管瘤样错构瘤 女，47 岁，右股部紫色丘疹、斑块 47 年，伴多汗，偶有破溃。病理示真皮全层可见畸形扩张的管腔样结构，管腔大小和直径不一，深部汗腺组织增生；免疫组化染色管腔 D2-40 阳性（未显示）。（河北沧州市中心医院王双医师提供）

图 28.1.11C 小汗腺血管瘤样错构瘤 女，7 岁，左膝伸侧暗红色斑块、丘疹 7 年，伴压痛。

图 28.1.11D 小汗腺血管瘤样错构瘤 女，5 岁，左膝紫黑色丘疹 5 年，逐渐增大，偶疼痛，局部多汗。

28.2 血管和淋巴管扩张（cutaneous dilation of blood vessels and lymphatic vessels）

28.2.1 蜘蛛痣（spider angioma）

病理改变

a 真皮内扩张的细动脉，向周围放射状分出细小分支到达周围真皮乳头。

临床特点

a 在部分幼儿和成年人患者均可见到，多发于面、颈部和躯干。

b 部分孕妇和慢性肝病患者也可出现。

c 表现为红斑或丘疹，周围有放射状毛细血管扩张。

临床鉴别诊断

遗传性出血性毛细血管扩张

别名

蜘蛛样毛细血管扩张（spider telangiectasis）

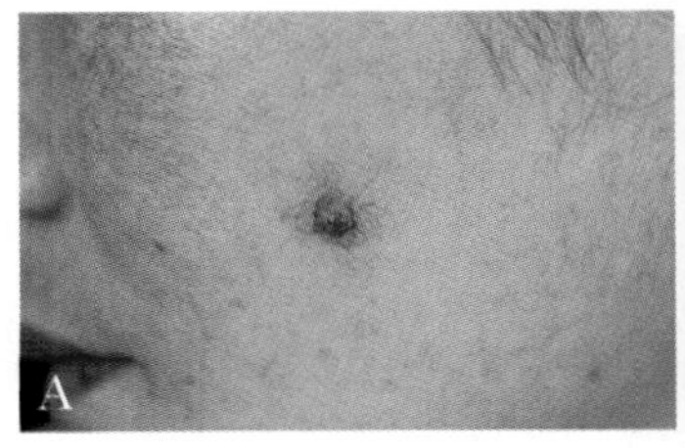

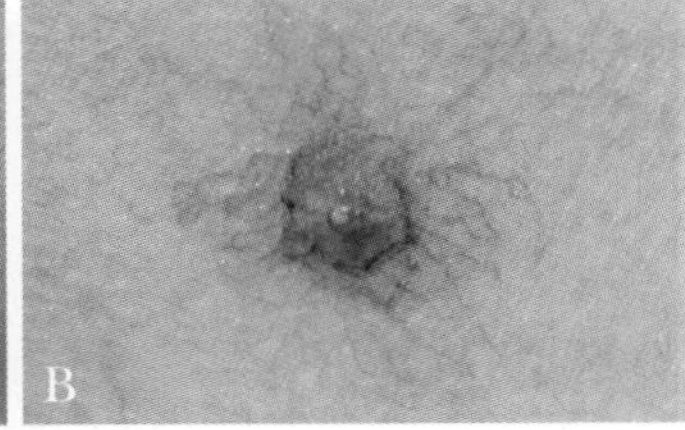

图 28.2.1 蜘蛛痣（spider angioma）

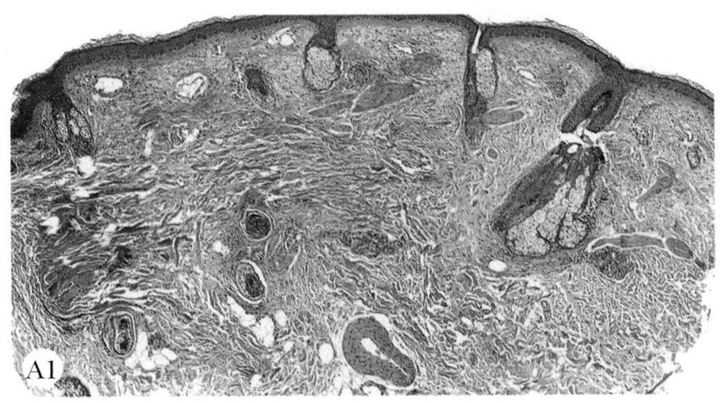

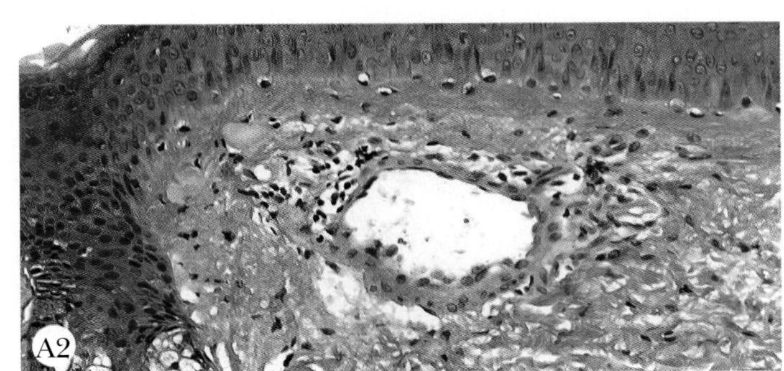

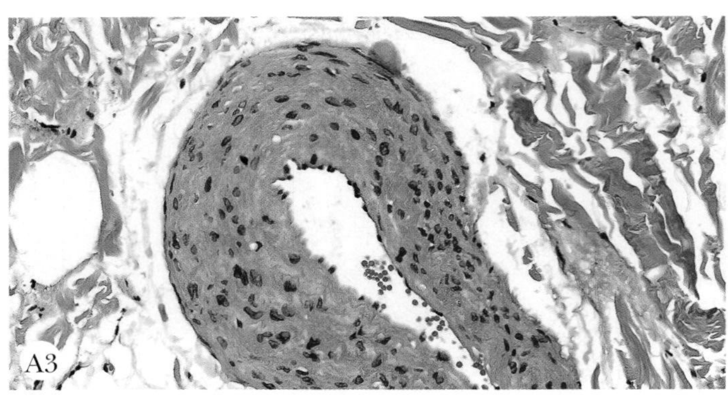

图 28.2.1A　蜘蛛痣　女，41 岁，左面部红斑 7 年，周围毛细血管扩张明显。病理示真皮深部内扩张的管腔，管壁较厚，向周围放射状分出细小分支至真皮乳头，表现为真皮乳头较多扩张的毛细血管。

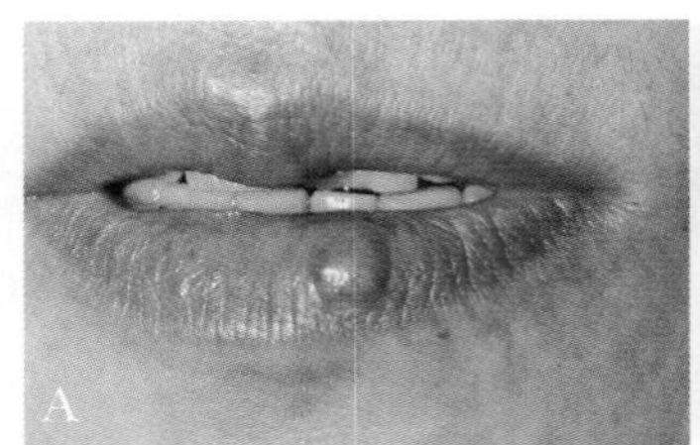

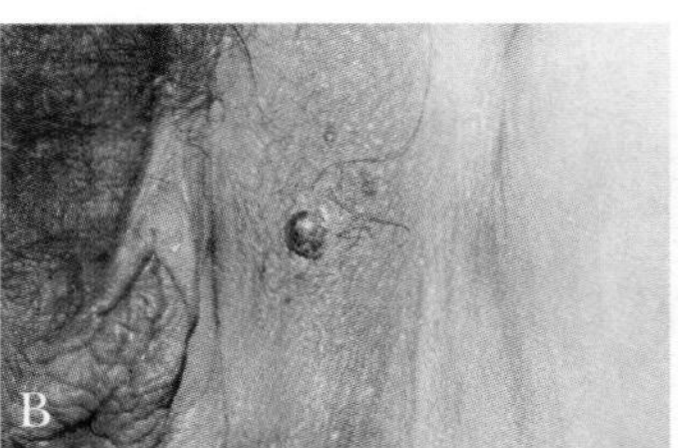

图 28.2.2　毛细血管动脉瘤和静脉湖（capillary aneurysm and venous lake）

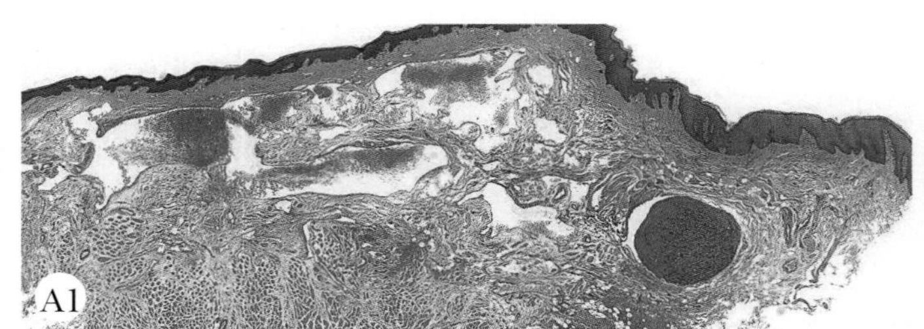

28.2.2　毛细血管动脉瘤和静脉湖（capillary aneurysm and venous lake）

病理改变

a 真皮浅层扩张的静脉管腔，可呈圆形扩张或呈不规则状。

b 管壁为单层内皮细胞。

c 可以伴有血栓形成（毛细血管动脉瘤）或不伴有血栓形成（静脉湖）。

临床特点

a 二者均见于老年人头面部。

b 毛细血管动脉瘤表现为面部单发或多发的结节。

c 静脉湖表现为面部、唇部等部位单发紫红色丘疹或结节，按压可褪色。

28.2.2

临床鉴别诊断

黑素细胞痣

黑素瘤

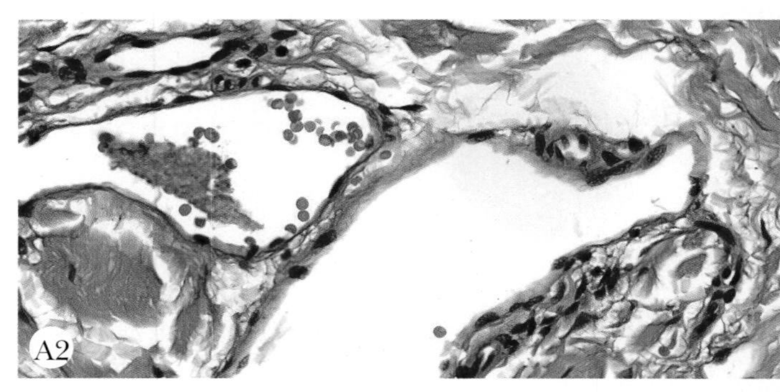

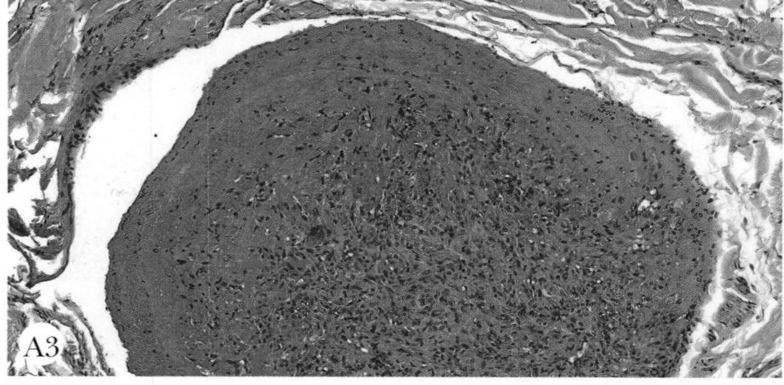

图 28.2.2A　毛细血管动脉瘤　女，57 岁，下唇部暗紫色丘疹 8 年。病理示真皮浅层扩张的管腔，呈不规则状，管壁为单层内皮细胞，腔内可见红细胞，局部血栓形成。

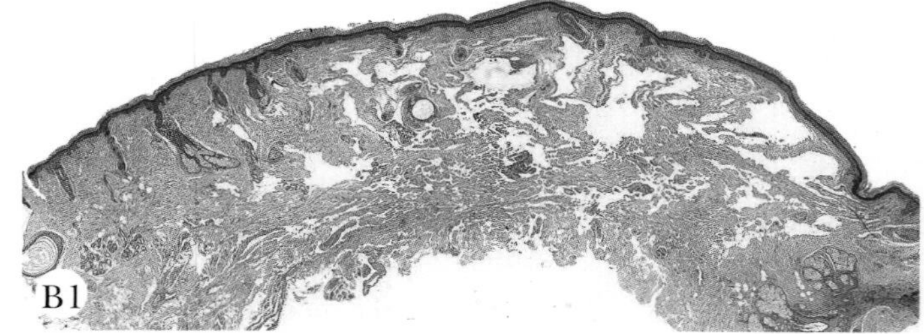

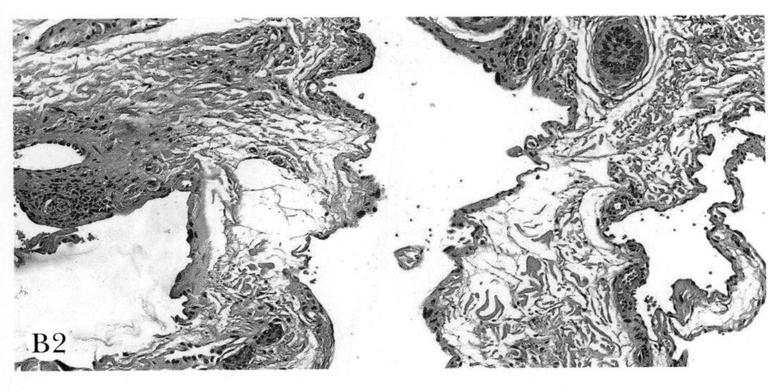

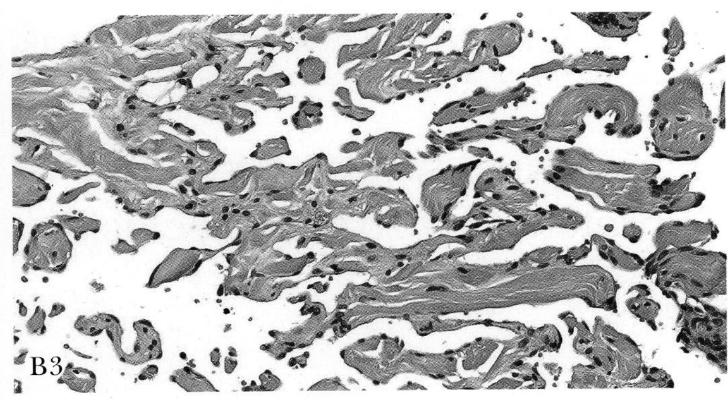

图 28.2.2B　静脉湖　女，45 岁，左侧大阴唇黑色丘疹 1 个月。病理示真皮全层扩张的管腔，呈不规则状，管壁为单层内皮细胞，腔内可见红细胞，未见血栓形成。

样突向腔内，中央较大管腔内可见血栓，周围可见出血及含铁血黄素沉积。

临床特点

a 孤立型血管角皮瘤：表现为小的黑褐色丘疹，可发生于任何部位，但以下肢最为多见。部分皮损可出现血栓和再通，形成乳头状血管内皮细胞增生样结构。

b 肢端型血管角皮瘤：常染色体显性遗传，儿童期发病，女性多见，表现为手、足肢端和指间多发黑褐色小丘疹，部分患者可出现肢端发绀，冻疮样或溃疡性损害。

c 阴囊型血管角皮瘤：多见于中老年患者，表现为阴囊或大阴唇部位多发的黑褐色丘疹。

d 弥漫性体部血管角皮瘤：多为 Fabry 病的皮肤表现，X 连锁隐性遗传，几乎只出现于男性。皮损通常出现于青春期之前，表现为小的针尖大小红褐色丘疹，呈片状分布于腰腹部及其周围。本病在其他溶酶体代谢性疾病中也可以见到，但也有患者仅有皮肤损害而无代谢性疾病基础。

28.2.3　血管角皮瘤（angiokeratoma）

病理改变

a 为一组异质性疾病，具有类似的组织病理学特点，但是临床表现差异很大。

b 真皮乳头血管扩张充血，同时伴有其上的表皮增生和角化过度。

c 弥漫性体部血管角皮瘤患者可以见到血管内皮细胞和立毛肌细胞内有空泡形成。

d 血管角皮瘤不同程度的表达淋巴管标记，包括 D2-40 和 Prox1。孤立性血管角皮瘤几乎 100% 阳性。

鉴别诊断

疣状血管畸形：累及真皮及皮下脂肪的血管畸形。

靶样含铁血黄素性血管瘤：部分管腔内皮细胞呈钉突样突向腔内，中央较大管腔内可见血栓，周围可见出血及含铁血黄素沉积。

临床鉴别诊断

孤立型血管角皮瘤需与黑素细胞痣、黑素瘤鉴别

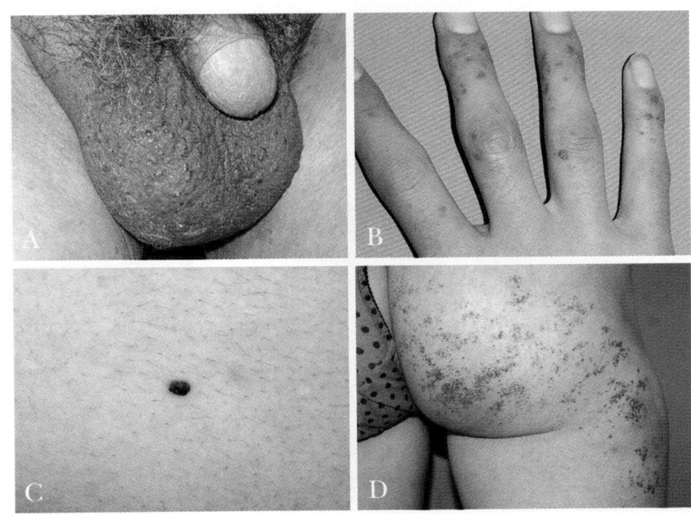

图 28.2.3　血管角皮瘤（angiokeratoma）

图 28.2.3A　血管角皮瘤　男，81 岁，阴囊多发丘疹 10 年。

图 28.2.3B　血管角皮瘤　男，17 岁，右手多发红色丘疹 10 年。

图 28.2.3C　血管角皮瘤　女，34 岁，下腹部单发暗红色丘疹 5 年。

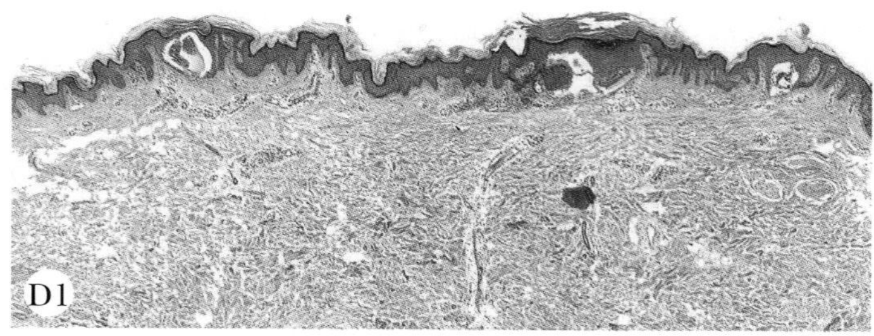

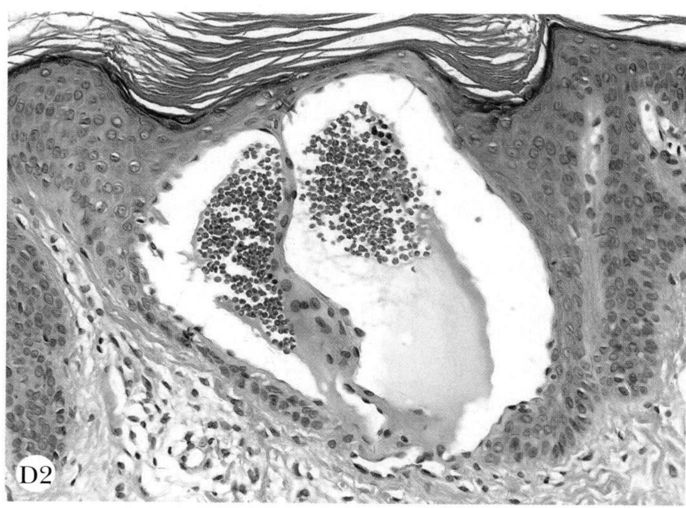

图 28.2.3D 血管角皮瘤 女，31 岁，右臀部及右大腿外侧多发红色丘疹 10 年。病理示真皮乳头血管扩张、充血，其对应上方表皮不规则增生及角化过度。

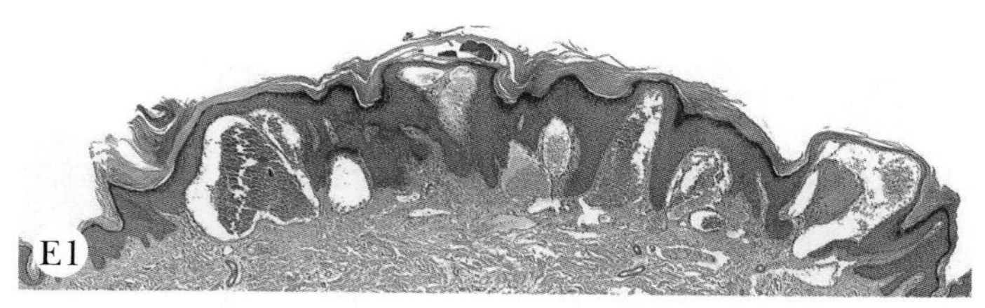

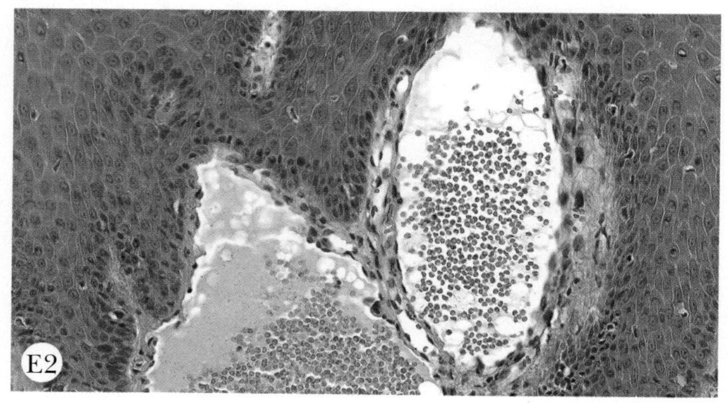

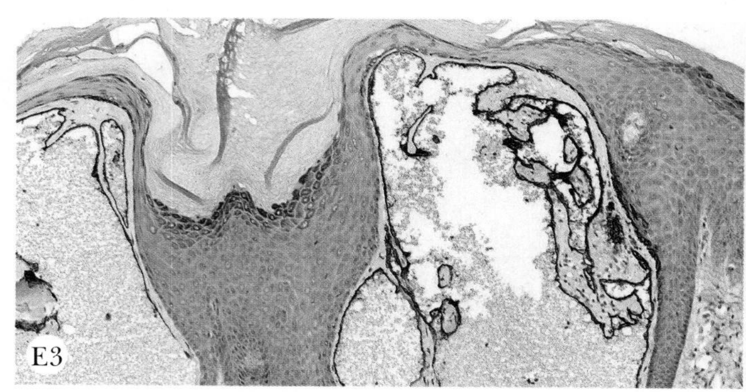

图 28.2.3E 孤立性血管角皮瘤 无临床图片。病理示真皮乳头血管扩张充血，其对应上方表皮不规则增生及角化过度；免疫组化示扩张的管腔管壁 D2-40 阳性。

28.2.4 单侧痣样毛细血管扩张（unilateral nevoid telangiectasia）

病理改变

真皮内毛细血管、小静脉为主的血管扩张。

病理鉴别诊断

匐行性血管瘤：有内皮增生，管壁基底膜增厚。

临床特点

a 可以先天性或后天发生，前者男性居多，后者女性居多。

b 女性多在青春期或怀孕后出现，慢性肝病患者也可出现本病。

c 常见好发部位为面、颈部、胸部和上肢。

d 表现为毛细血管扩张性红斑。

28.2.5 泛发性特发性毛细血管扩张（generalized essential telangiectasia）

病理改变

a 真皮乳头血管扩张，其内充满红细胞。

b 管壁仅由单层内皮细胞组成。

临床特点

a 女性多见，皮损于成年期逐渐出现。

b 表现为全身广泛的线状毛细血管扩张。

c 主要分布于下肢，其次是躯干、上肢、头颈部，有时结膜和口腔黏膜亦可受累，无内脏器官受累及系统性疾病。

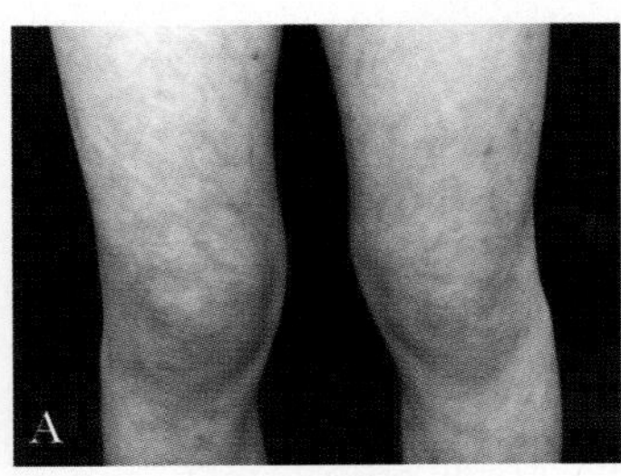
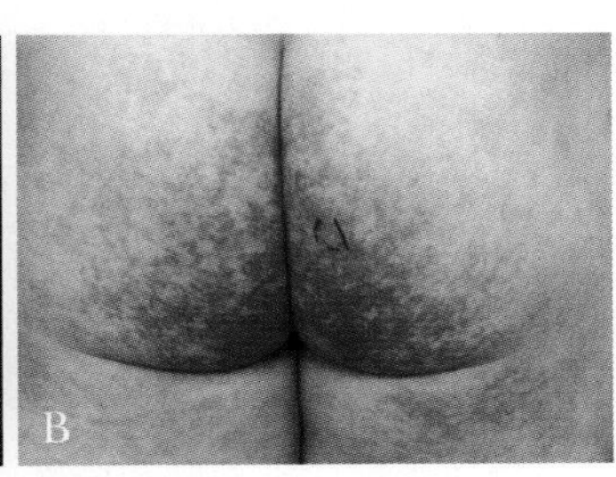

图 28.2.5 泛发性特发性毛细血管扩张（generalized essential telangiectasia）

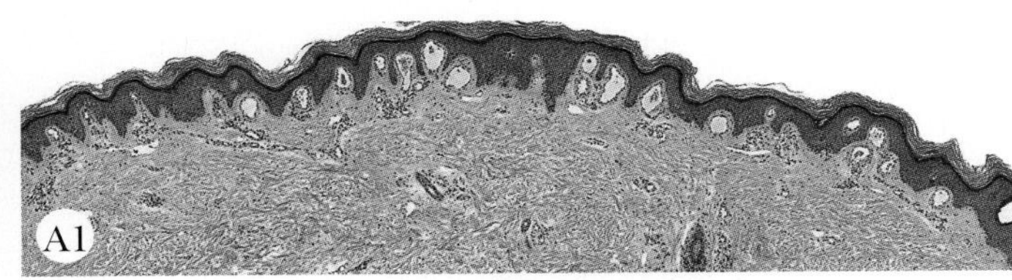
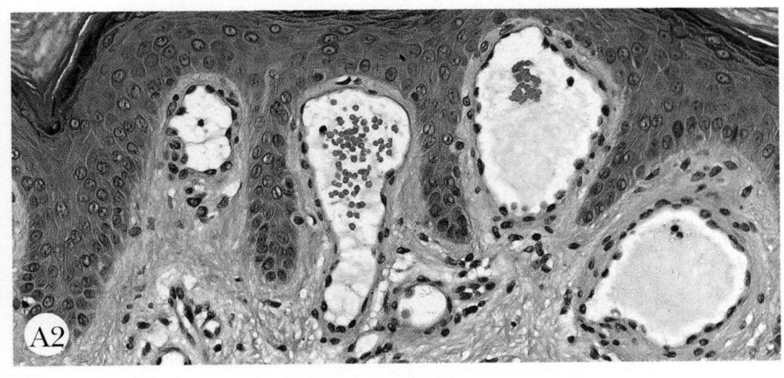

图 28.2.5A 泛发性特发性毛细血管扩张 女，7 岁，双上肢，臀部弥漫性红斑 7 年。病理示真皮乳头血管扩张，其内充满红细胞。

28.2.6 遗传性良性毛细血管扩张（hereditary benign telangiectasia）

病理改变

真皮乳头层大量扩张的毛细血管。

临床特点

a 皮损可累及面部、躯干及四肢。

b 以光暴露部位为主的毛细血管扩张，或有分支形态的斑片。

c 无系统性出血性改变。

28.2.7 遗传性出血性毛细血管扩张（hereditary hemorrhagic telangiectasia）

病理改变

真皮上部可见扩张的、不规则的薄壁毛细血管和静脉。

临床特点

a 系常染色体显性遗传所致。

b 大多数患者在 8 ~ 10 岁可反复发生鼻出血，青春期后皮损多见，以面、耳、唇、手指、甲床、掌跖等处明显，口、鼻、阴道、支气管、膀胱等处黏膜亦可出现特征性的毛细血管扩张。

c 部分患者在中年以后合并无症状性胃肠道出血。

d 皮损呈点状、星状或线性排列，压之褪色。

e 患者有肝大，尸检可见肝毛细血管扩张、动静脉吻合和灶性结节性增生。

f 可出现大血管畸形，如肺或脑的动静脉瘘等。

28.2.8 共济失调性毛细血管扩张（ataxia telangiectasia）

病理改变

浅表血管丛中见到扩张的小静脉。

临床特点

a 多从儿童时代开始发病。

b 患者有毛细血管扩张、皮肤萎缩，以及头颈部斑片状的色素增多和色素减退斑。

c 同时有结膜血管扩张和提早出现的白发。

d 可出现因小脑皮质萎缩引发的共济失调，伴细胞和体液免疫的复合免疫缺陷，复发性感染等。

e 对电离辐射很敏感，肿瘤的发生率明显增高，尤其是淋巴瘤和白血病等。

28.2.9 获得性淋巴管扩张（acquired lymphangiectases）

病理改变

a 真皮乳头层扩张的淋巴管，管壁薄，内可见轻度嗜酸性染色的淋巴液，内皮细胞呈不连续状排列。

b 真皮内可见纤维化或瘢痕样改变。

临床特点

a. 病因复杂多样，通常由于手术、肿瘤及炎症后继发的淋巴管堵塞所形成。

b. 全身均可出现，但外阴多见。

c. 表现为多发的半透明、白色丘疹，刺破后可有乳白色淋巴液流出。

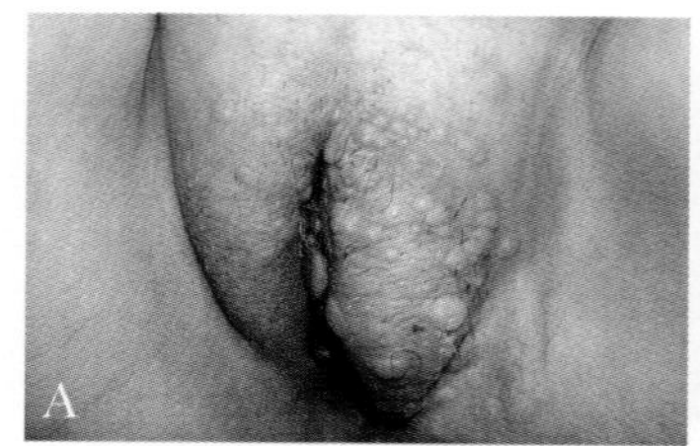

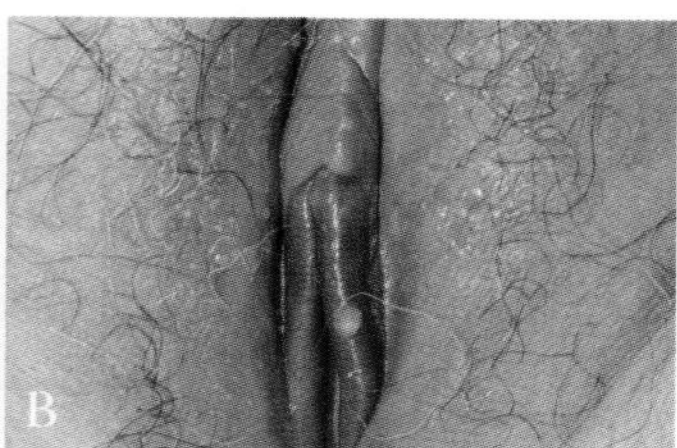

图 28.2.9 获得性淋巴管扩张（acquired lymphangiectases）

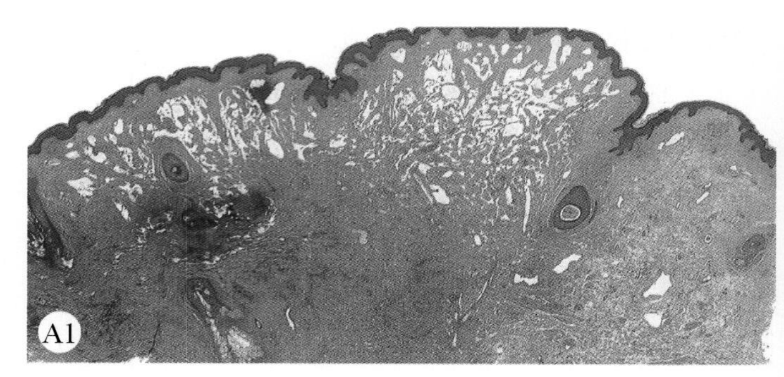

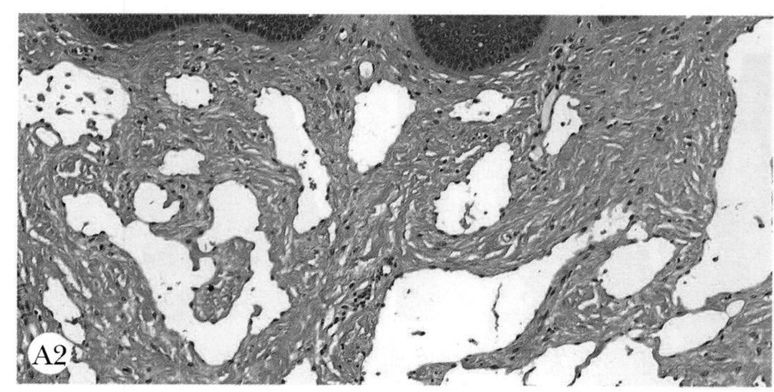

图 28.2.9A 获得性淋巴管扩张 女，67 岁，外阴水肿、丘疹 6 年，6 年前因“子宫内膜癌”行手术治疗。病理示真皮乳头层扩张的管腔，管壁薄，内可见轻度嗜酸性染色的液体，内皮细胞呈不连续状排列。

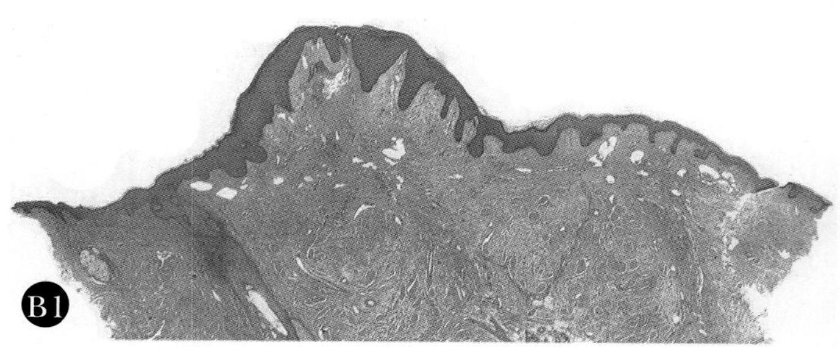

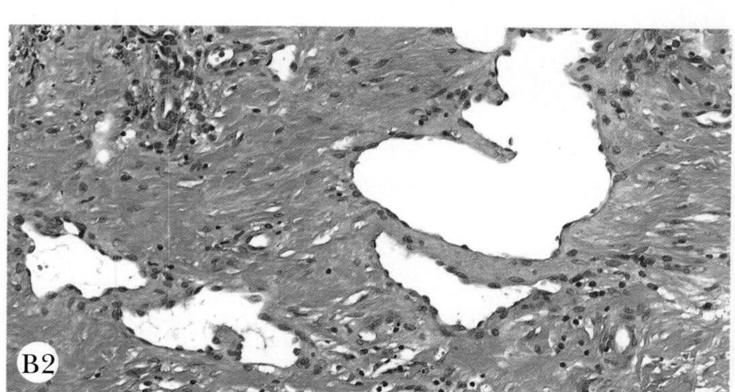

图 28.2.9B 获得性淋巴管扩张 女，64 岁，外阴部丘疹 1 年，10 年前因“子宫肌瘤”行子宫切除术。病理示真皮浅、中层扩张的管腔，管壁薄，内皮细胞呈不连续状排列。

28.3 血管反应性增生（cutaneous vascular hyperplasias）

28.3.1 伴嗜酸性粒细胞增多的血管淋巴样增生（angiolymphoid hyperplasia with eosinophilia, AHE）

病理改变

a 真皮内及皮下见较多不规则的血管增生。

b 内皮细胞肥大，突向管腔，呈钉突样分布，部分血管可有肌性血管壁。

c 血管周围较致密淋巴细胞浸润，可形成滤泡样结构。

d 伴有一定程度的嗜酸性粒细胞浸润。

e 部分患者在深部可发现动静脉瘘。

病理鉴别诊断

木村病：深在，无明显的血管增生，偶尔在局部可见到肥大的血管内皮细胞，通常形成明显的淋巴滤泡。

临床特点

a 成年人发病，女性多见。

b 好发于头面部，尤其是耳和前额，也可见于其他部位。

c 皮损为单发或多发，多表现为红色结节或肿瘤性损害，可发生融合，少数情况下出现全身泛发。

28.3.1

d 通常无明显自觉症状。

e 部分患者外周嗜酸性粒细胞比例增高。

临床鉴别诊断

木村病

化脓性肉芽肿

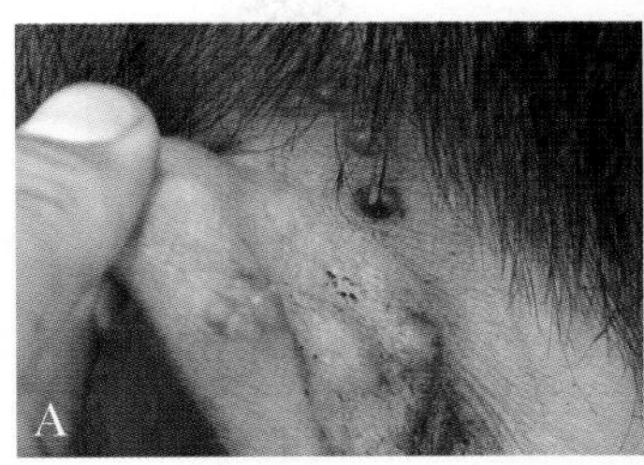

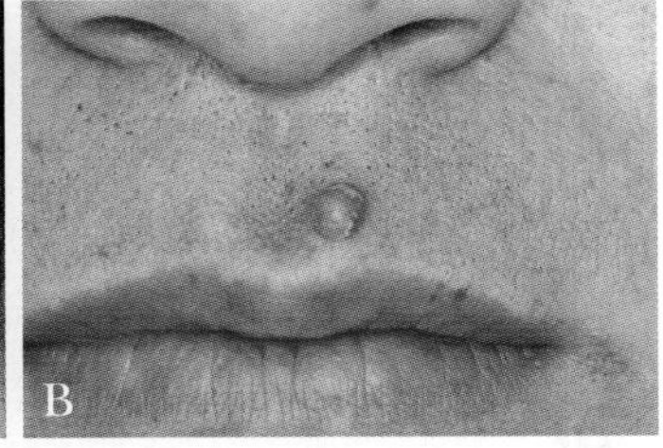

图 28.3.1 伴嗜酸性粒细胞增多的血管淋巴样增生（angiolymphoid hyperplasia with eosinophilia，AHE）

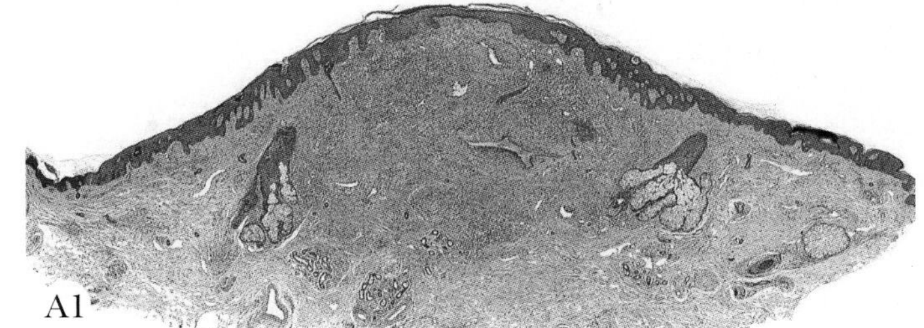

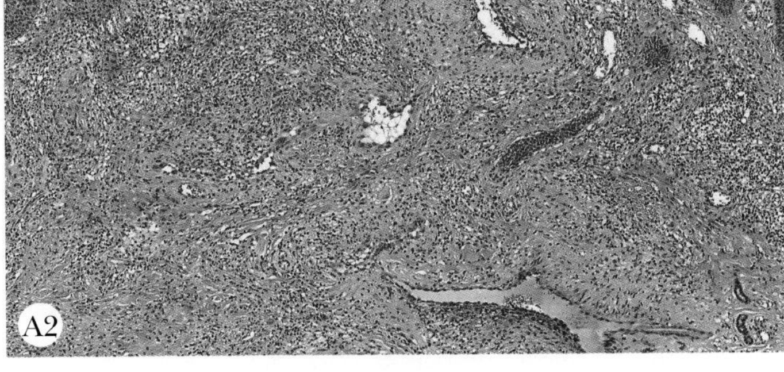

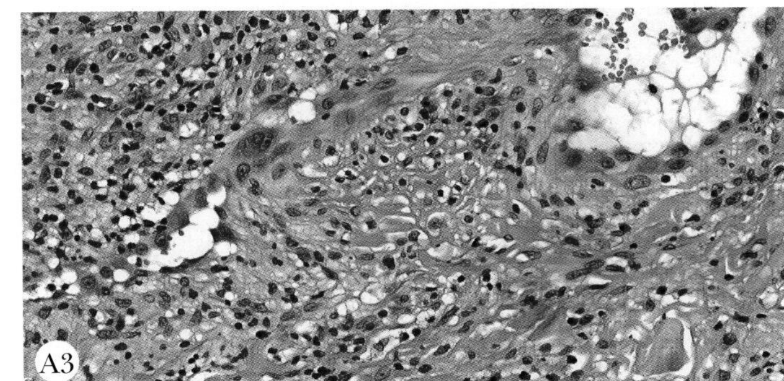

图 28.3.1A 伴嗜酸性粒细胞增多的血管淋巴样增生 男，39 岁，左耳红丘疹 2 年，部分融合呈斑块，伴痒，易破溃。病理示真皮内较多不规则的血管增生，内皮细胞肥大，突向管腔，呈钉突样分布，血管周围较致密淋巴细胞及少量嗜酸性粒细胞浸润。

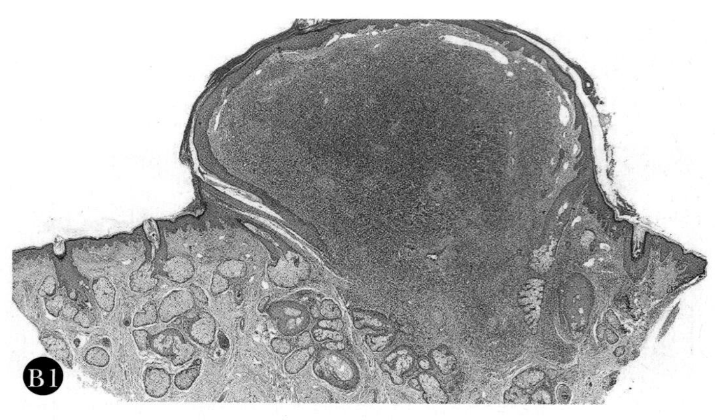

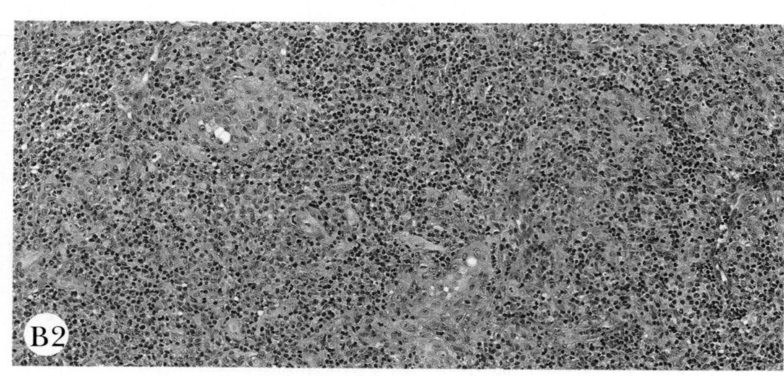

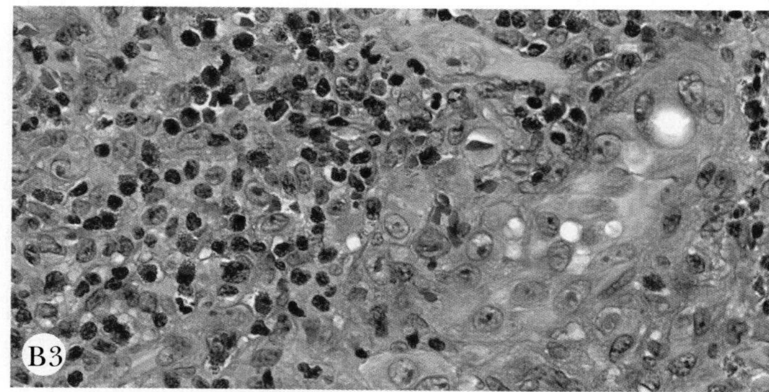

图 28. 3. 1B 伴嗜酸性粒细胞增多的血管淋巴样增生 男，27 岁，唇上方红色丘疹 6 个月。病理示外生性结节，真皮内大量不规则的血管增生，内皮细胞肥大，周围较致密淋巴细胞及较多嗜酸性粒细胞浸润。

28.3.2 化脓性肉芽肿（pyogenic granuloma）

病理改变

a 外生性息肉样结构，两侧表皮向内呈衣领状包绕肿瘤组织。

b 大量毛细血管及小静脉增生，可见明显的纤维化间隔。

c 可伴有或不伴有明显的炎症细胞浸润及水肿。

d 部分皮损可找到深部滋养血管。

e 早期改变为肉芽组织增生，纤维间隔不明显，晚期皮损血管成分减少，表现为纤维化。

f 部分皮损可位于皮下脂肪，但同样具有分叶状毛细血管增生结构。

g 血管内化脓性肉芽肿表现为附着于血管壁的蒂状增生物，仍具有分叶状毛细血管增生结构。

h 多发性播散性化脓性肉芽肿与单发不同，初期呈乳头瘤样增生，真皮中上部高度水肿，血管增生为肉芽组织模式，较多中性粒细胞为主的混合性炎症细胞浸润。

临床特点

a 青年人多发，多发生于暴露部位，也可发生于黏膜、皮下脂肪层及血管内。

b 多与创伤有关，部分与妊娠以及维 A 酸应用相关。

c 多表现为创伤部位出现的外生性红色结节，表面可有破溃。

28.3.2

d 也可发生于牙龈、外阴等黏膜部位。

e 多发性皮损通常在电凝或手术后。

f 发疹性播散性化脓性肉芽肿（eruptive disseminated pyogenic granuloma）：突发损害，数个至数百个，常伴有恶性疾病。

g 多发性播散性化脓性肉芽肿（multiple disseminated pyogenic granuloma）：继发于广泛的外伤如烧烫伤、爆震伤，应用维 A 酸等。数周逐渐消退。

临床鉴别诊断

血管瘤

伴嗜酸性粒细胞增多的血管淋巴样增生

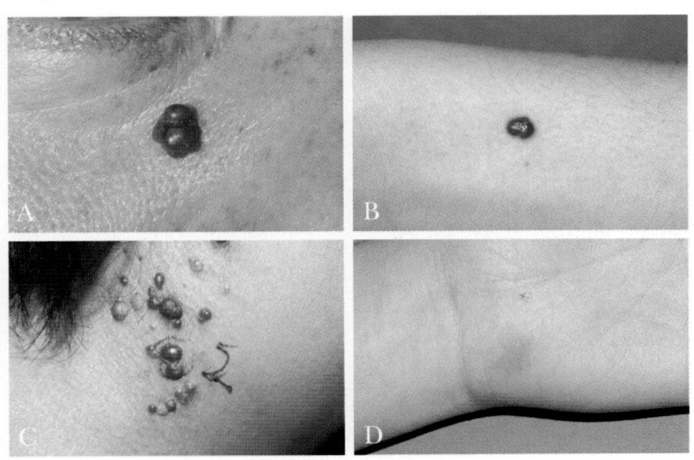

图 28.3.2A~D 化脓性肉芽肿（pyogenic granuloma）

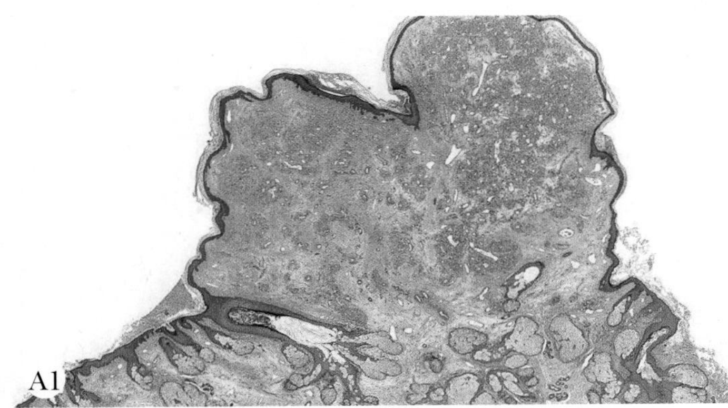

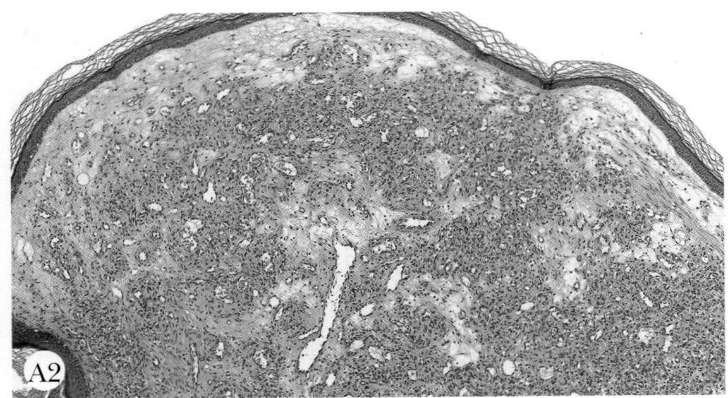

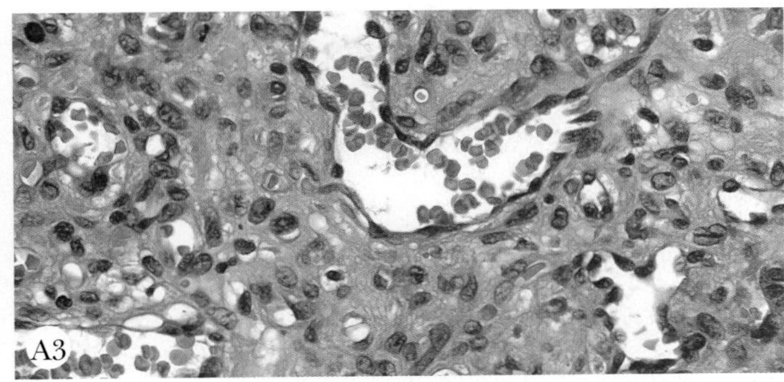

图 28.3.2A 化脓性肉芽肿 男，62 岁，右眶下部红色分叶状丘疹 1 个月。病理示外生性结节，两侧表皮向内呈衣领状，对应真皮内大量毛细血管及小静脉增生，可见明显的纤维化间隔。

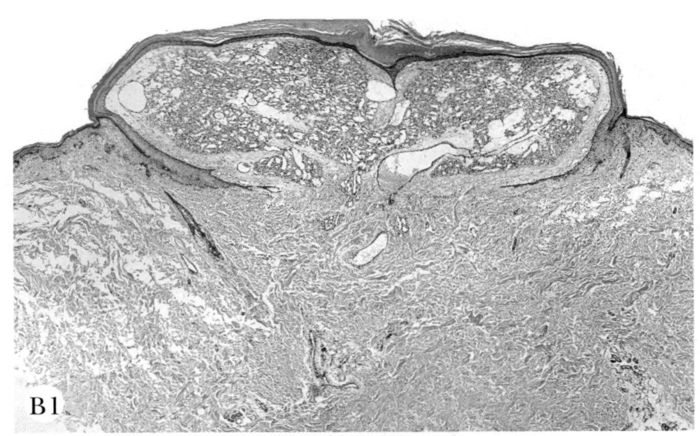

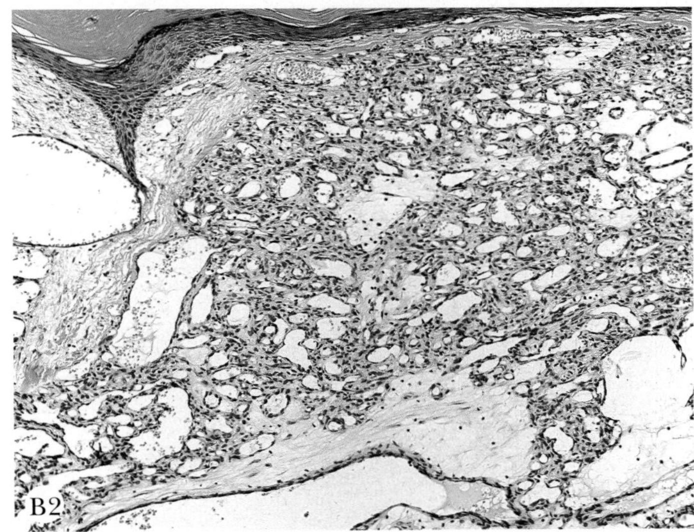

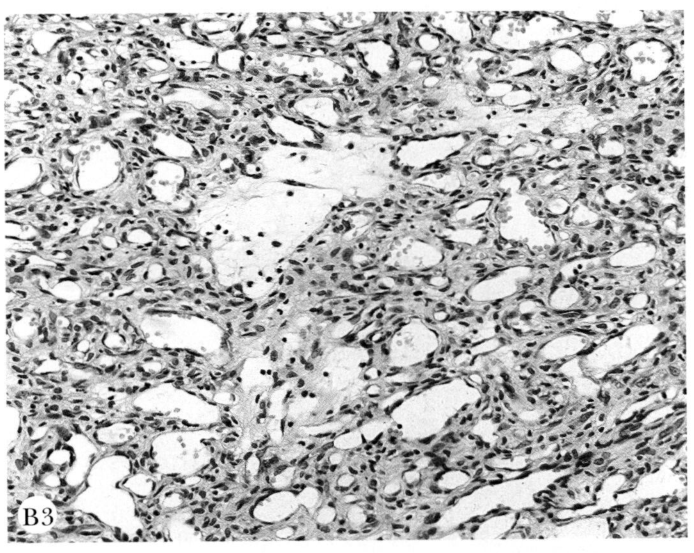

图 28.3.2B 化脓性肉芽肿 男，19 岁，右前臂内侧红色丘疹 2 个月。病理示外生性的结节，两侧表皮内收包绕肿瘤团块，瘤团内大量血管增生，可见纤维化间隔。

图 28.3.2C 化脓性肉芽肿 女，46 岁，面颈部多发红色丘疹 18 个月，伴瘙痒。

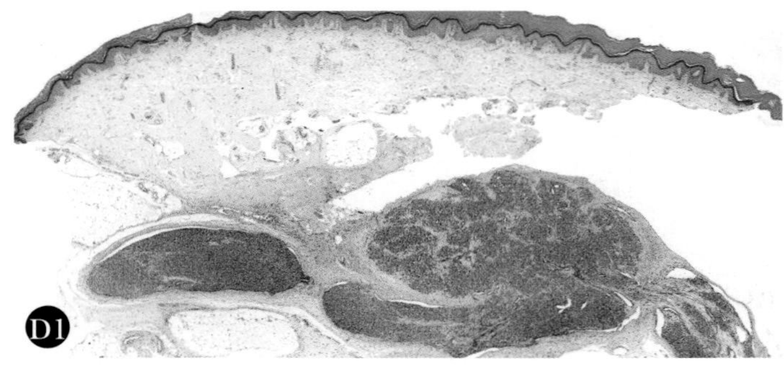

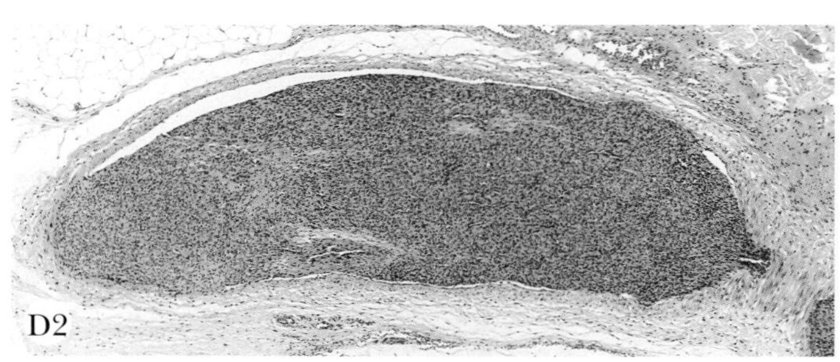

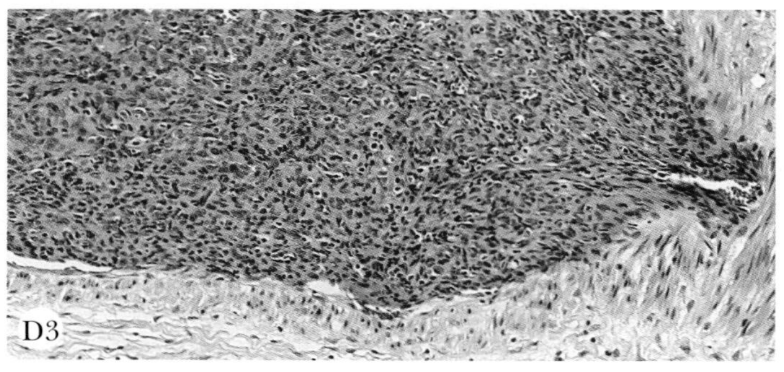

图 28.3.2D 血管内化脓性肉芽肿 女，47 岁，左手掌红色斑片 1 个月余，可触及皮下包块，伴疼痛。病理示真皮内附着于血管壁的带状增生物，增生物为大量血管，其间可见明显纤维化间隔。

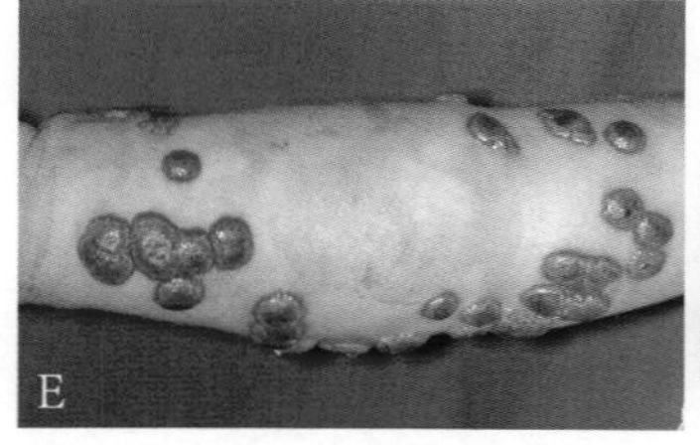

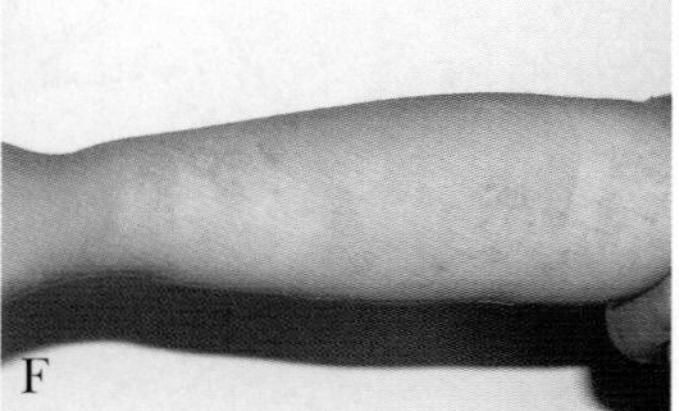

图 28.3.2EF 烫伤后化脓性肉芽肿（pyogenic granuloma）

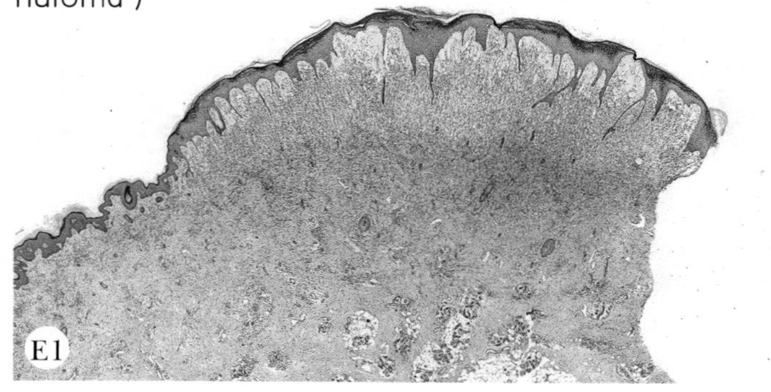

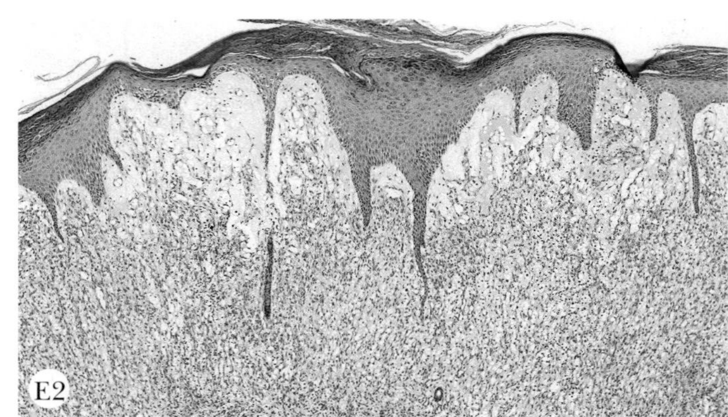

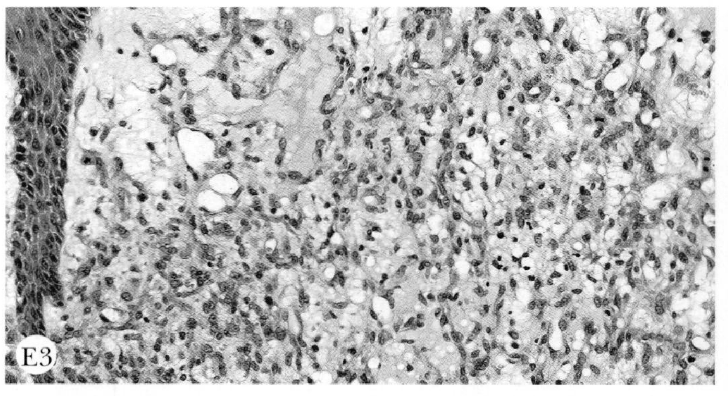

图 28.3.2E 烫伤后化脓性肉芽肿 女，2 岁，右上肢烫伤后 1 个月，红色结节 12 天，瘙痒明显。病理示外生性结节，两侧表皮稍内收，真皮乳头水肿明显，大量血管增生，纤维间隔不明显。

图 28.3.2F 多发性播散性化脓性肉芽肿 患者同图 E，图示 1 年后皮损恢复情况。

28.3.3 动静脉血管瘤（arteriovenous hemangioma）

病理改变

a 真皮中上部增生的厚壁和薄壁血管。

b 厚壁血管管壁切面厚薄不一，即管腔呈偏心性分布。

c 弹力纤维染色无内弹力膜。

d 免疫组化显示管壁细胞 Desmin 阴性，Actin 和 SMA 阳性，提示肌纤维母细胞分化。

e 大部分切片可找到深部滋养血管。

f 可出现合并化脓性肉芽肿性改变，提示发病机制和化脓性肉芽肿类似。

临床特点

a 中老年患者多见，男性多发。

b 单发皮损全身均可出现，但以面部多发，肢端也可见，病史常长达数年。

c 单发皮损可有瘙痒、疼痛等不适，直径一般不超过1cm。

d 多发皮损多表现为发生于鲜红斑痣的结节性损害。

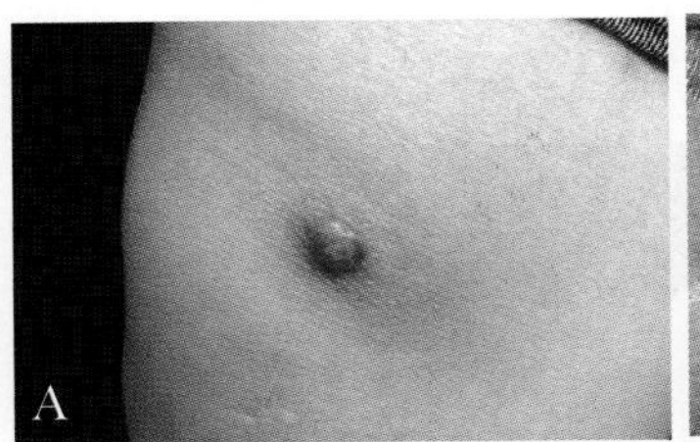

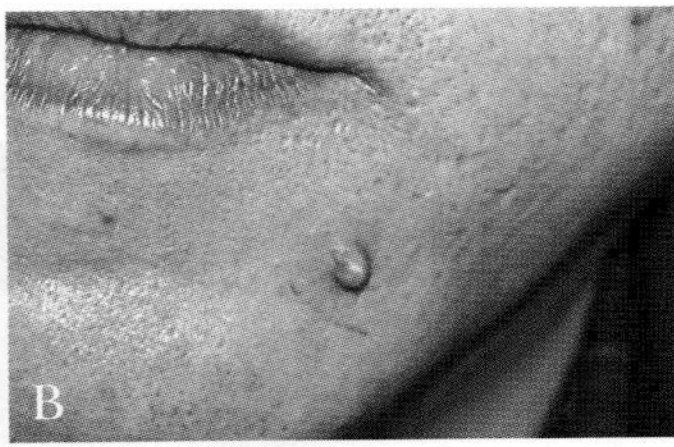

图 28.3.3　动静脉血管瘤（arteriovenous hemangioma）

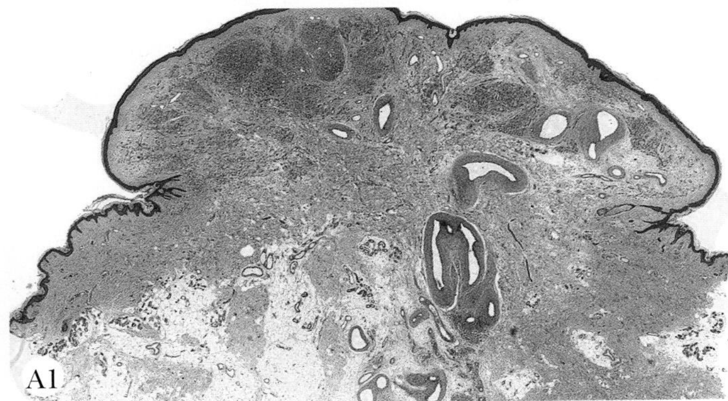

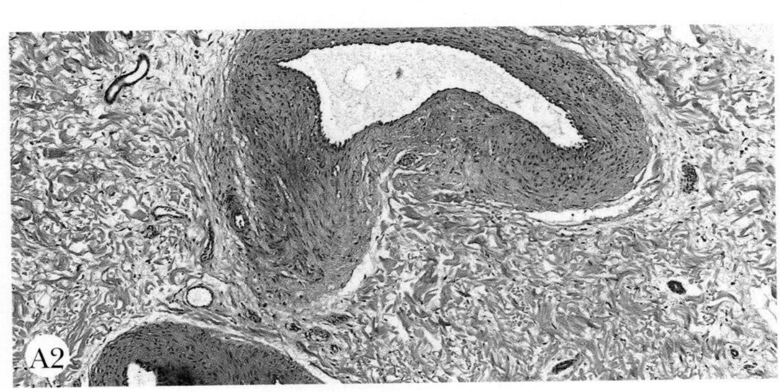

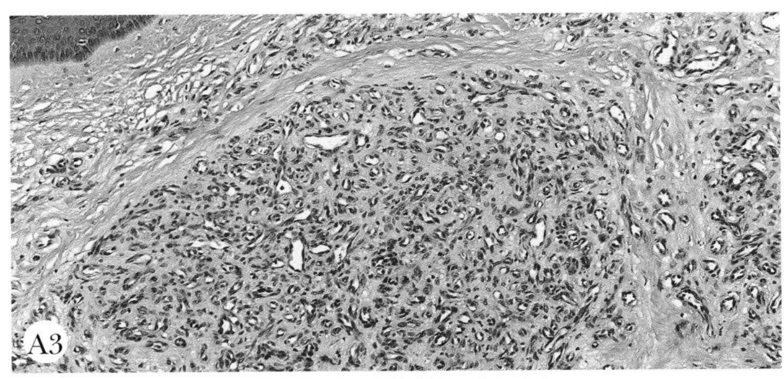

图 28.3.3A　动静脉血管瘤合并化脓性肉芽肿　女，24 岁，右膝红色丘疹 8 年。病理示外生性结节，对应下方真皮浅层可见大量增生的血管，可见纤维间隔；真皮全层浅中层可见增生的厚壁和薄壁血管，厚壁血管管壁切面厚薄不一，管腔呈偏心性分布。

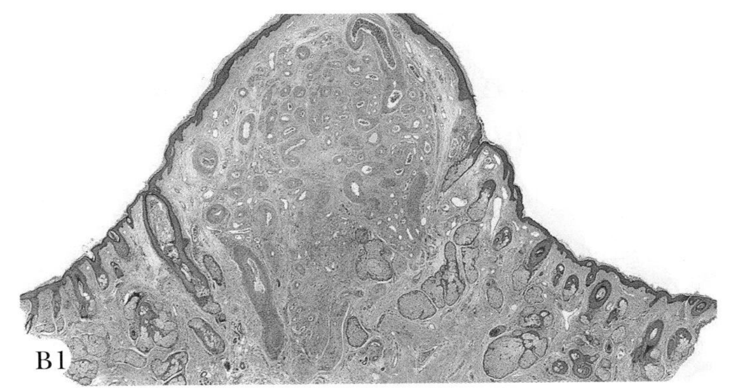

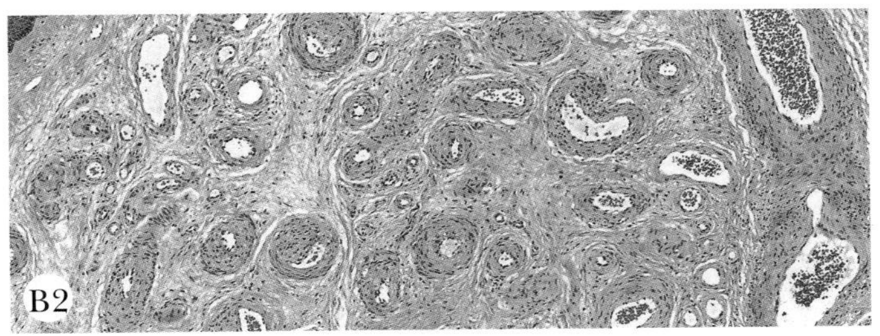

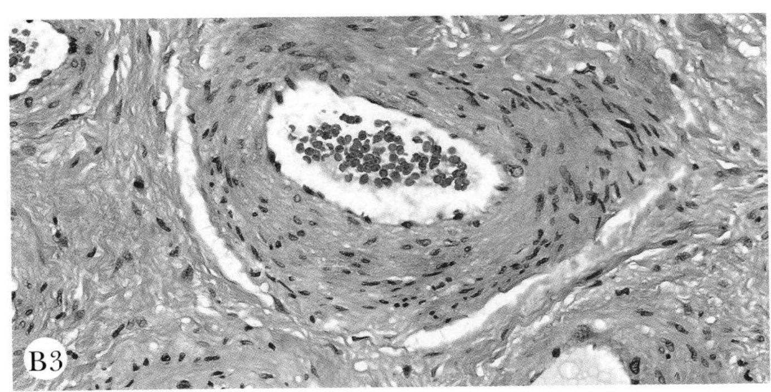

图28.3.3B　动静脉血管瘤　男，40 岁，下颌左侧暗红色丘疹8年，缓慢增大。病理示外生性结节，真皮浅中层可见增生的厚壁和薄壁血管，厚壁血管管壁切面厚薄不一，管腔呈偏心性分布。

28.3.4 杆菌性血管瘤病（bacillary angiomatosis）

病理改变

a 多为外生性分叶状毛细血管增生，但纤维间隔不太明显。

b 伴有显著的中性粒细胞浸润及核尘。

c 血管内皮细胞胞质内可见紫红色颗粒状物质，用 Warthin-Starry 银染可显示巴尔通体。

临床特点

a 多发生于免疫缺陷人群，尤其是 HIV 感染者。

b 病原体为巴尔通体。

c 表现为红色丘疹或结节，少数表现为皮下斑块，需要和 Kaposi 肉瘤鉴别。

d 可发生全身播散性感染。

e 在秘鲁及周边地区存在另一种形式的巴尔通体感染，即秘鲁疣，但在中国未见报道。

28.3.5 血管内乳头状内皮细胞增生（intravascular papillary endothelial hyperplasia）

病理改变

a 非独立病种，而是多种血管增生性疾病血栓后再通的一种表现。

b 表现为血管腔内的乳头状内皮细胞增生，同时伴有血栓形成。

c 血管内皮细胞增生，形成较多裂隙样结构。

d 增生的血管内皮包绕纤维基质，呈乳头状结构，切片上可与周围无连接，呈漂浮状。

e 血管内皮细胞无异型性。

鉴别诊断

血管肉瘤：呈明显的浸润性生长，异型性明显。

临床特点

a 继发于多种血管瘤性损害。

b 在肢端和口腔黏膜多发。

c 临床特征多与原发肿瘤一致。

别名

Masson 假性血管肉瘤

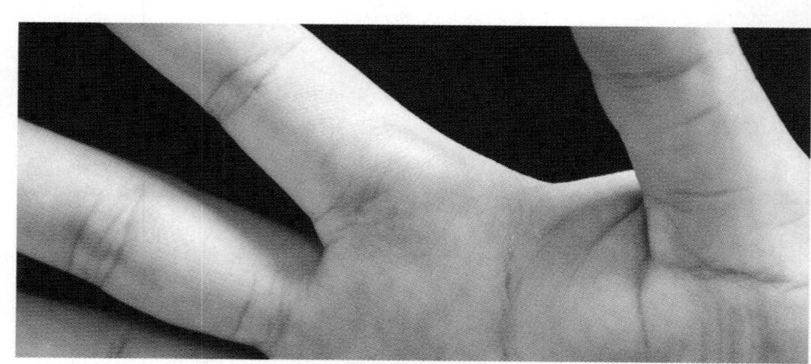

图 28.3.5 血管内乳头状内皮细胞增生（intravascular papillary endothelial hyperplasia）

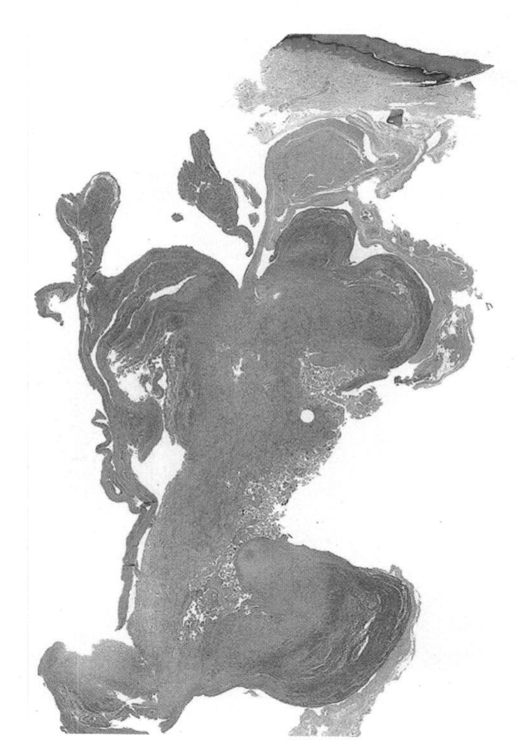

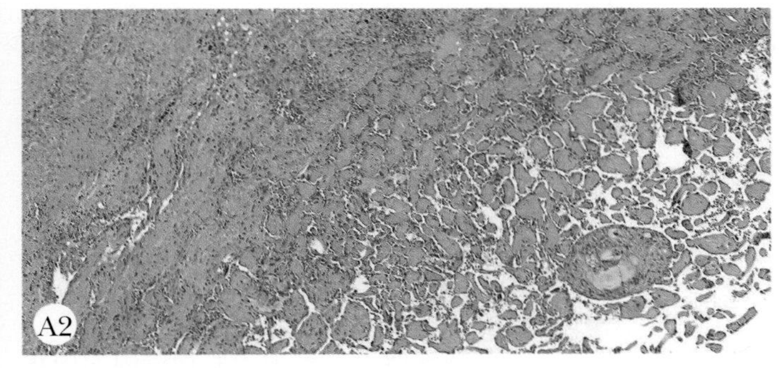

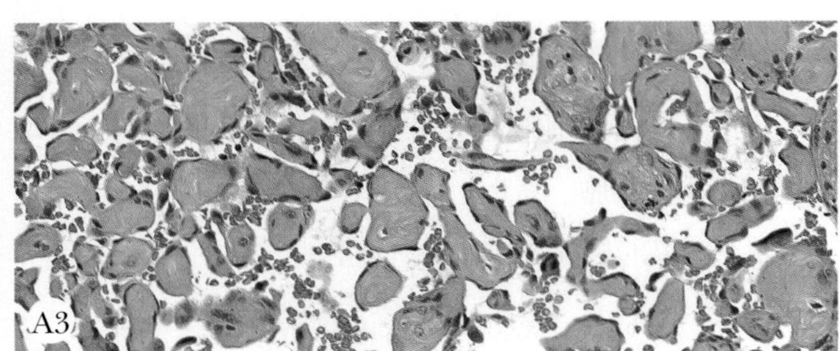

图 28.3.5A　血管内乳头状内皮细胞增生　男，22 岁，右手食指掌指关节屈侧结节 2 个月。病理示真皮内血管腔内乳头状内皮细胞增生，形成较多裂隙样结构 ，同时伴有血栓形成；增生的血管内皮包绕纤维基质，呈乳头状结构，切片上可与周围无连接，呈漂浮状。

28.3.6　假性 Kaposi 肉瘤（pseudo-Kaposi sarcoma）

病理改变

a 包含两种独立的疾病：Mali 肢端血管皮炎和 Stewart-Bluefarb 综合征，二者临床上都需要和 Kaposi 肉瘤鉴别。

b Mali 肢端血管皮炎表现为显著的淤滞性皮炎损害，包括真皮乳头增生的厚壁小血管，红细胞外溢等。

c Stewart-Bluefarb 综合征实际上为真皮内动静脉瘘管，常继发于长期透析患者，也可见于少数血管瘤。

鉴别诊断

Kaposi 肉瘤：内皮细胞扁平，有明显裂隙，细胞异型性明显。

临床特点

a Mali 肢端血管皮炎表现为在慢性静脉功能不全，淤滞性皮炎的基础上出现结节、斑块性损害，以足背和踝部好发。

b Stewart-Bluefarb 综合征为动静脉瘘，可有震颤音，常有长期透析病史。

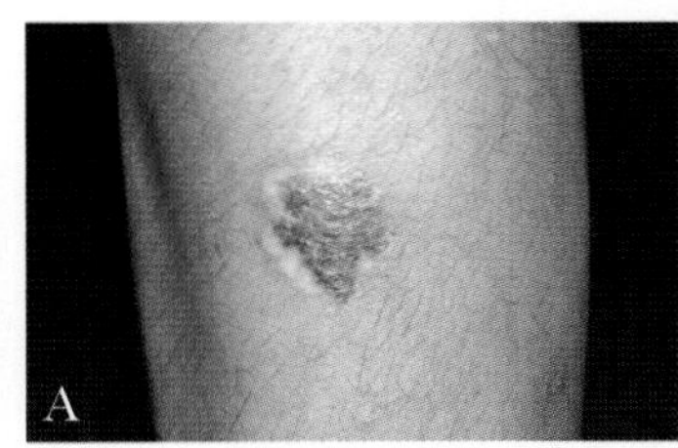

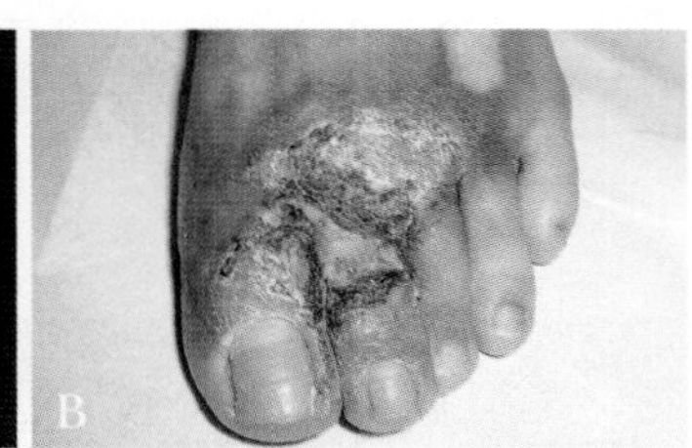

图 28.3.6　假性 Kaposi 肉瘤（pseudo-Kaposi sarcoma）

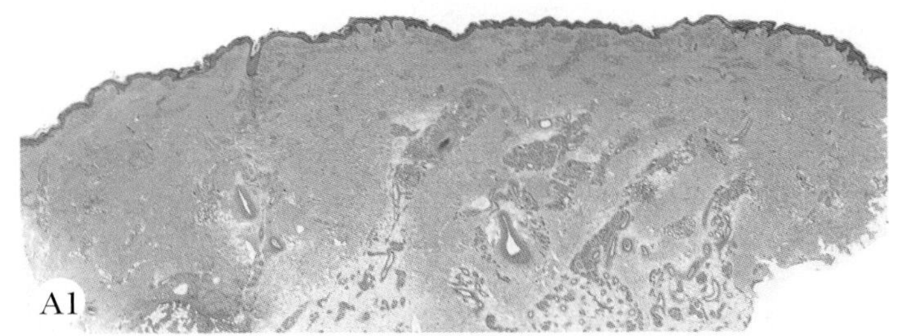

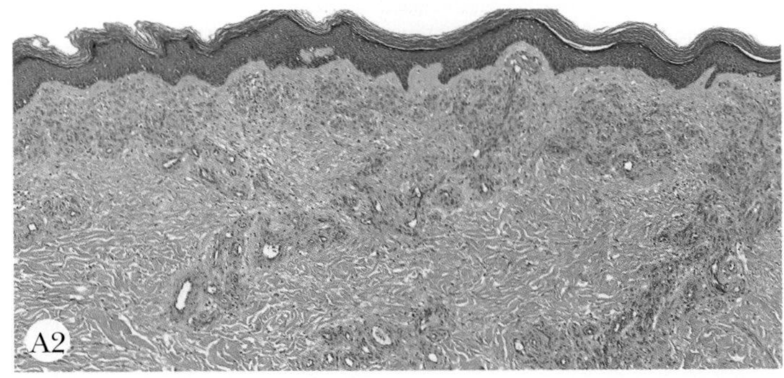

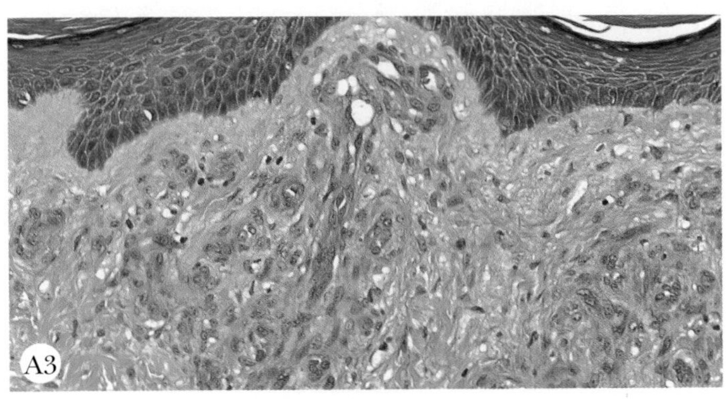

图 28.3.6A　假性 Kaposi 肉瘤　男，14 岁，左小腿伸侧紫红色斑块 10 年。病理示真皮浅层较多血管增生，管壁较厚，可见红细胞外溢。

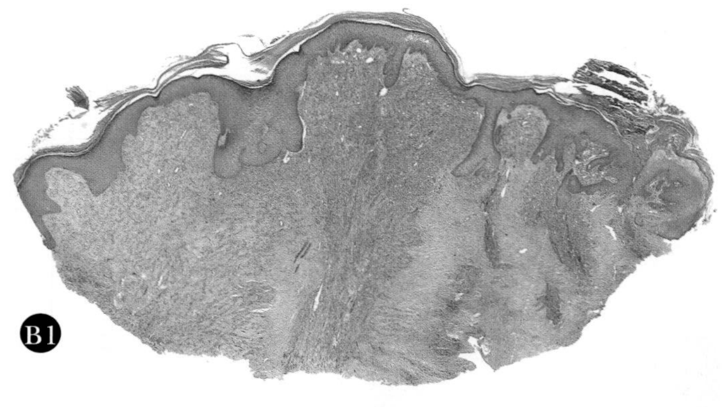

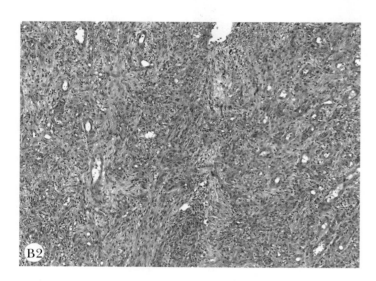

图 28.3.6B 假性 Kaposi 肉瘤 女，14 岁，左足、面部、躯干多发褐色斑块 9 年，足背部斑块可见糜烂及脓性渗出物。病理示真皮乳头大量增生的厚壁小血管，红细胞外溢明显。

28.3.7 反应性血管内皮瘤病（reactive angioendotheliomatosis）

病理改变

a 可表现为管腔内血管内皮细胞增生和管腔外血管内皮细胞增生。

b 管腔内血管内皮细胞增生可表现为血管壁内的内皮细胞增生，可合并血栓，堵塞管腔，甚至形成类似肾小球样结构。

c 血管外内皮细胞增生表现为真皮间质内相对弥漫增生的血管内皮细胞。

d 无明显的核分裂相和细胞异型性。

临床特点

a 为多种疾病的继发改变，如炎症、感染性疾病，冷球蛋白血症，类风湿关节炎，淀粉样变等。

b 好发于颜面、四肢，表现为红褐色或紫红色斑块、结节、瘀斑等。

c 原发疾病控制后可自然消退或部分消退。

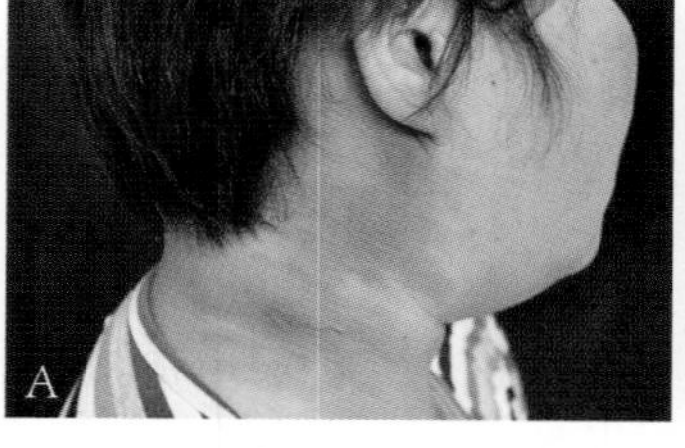

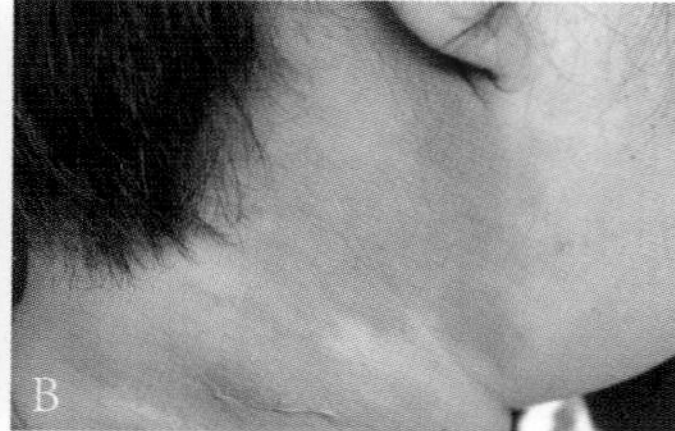

图 28.3.7 反应性血管内皮瘤病（reactive angioendotheliomatosis）

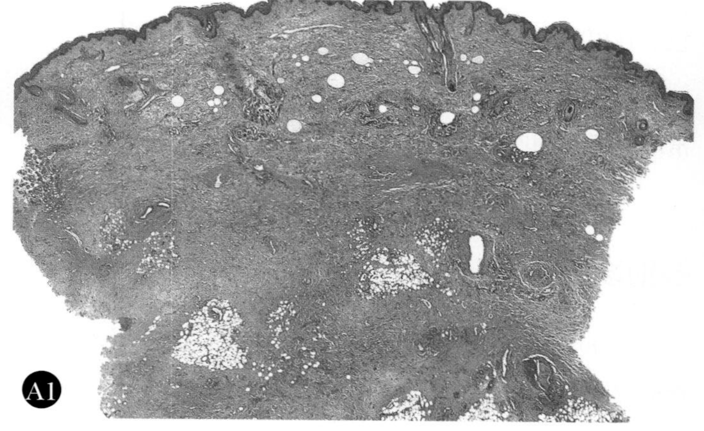

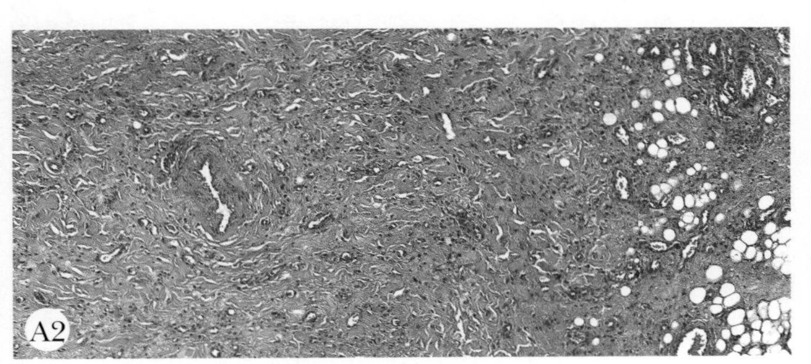

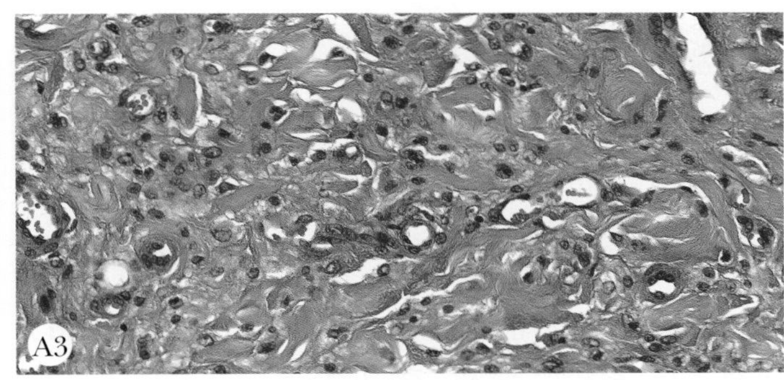

图 28.3.7A 反应性血管内皮瘤病 女，40 岁，颈部右侧肿胀伴红斑、皮下结节 1 个月。病理示真皮胶原间增生的血管内皮细胞浸润及血管管腔内血管内皮细胞增生。

28.4 良性血管肿瘤（benign vascular tumors）

28.4.1 婴幼儿血管瘤（infantile hemangioma）

病理改变

a 病变部位可表浅，也可深在。

b 早期表现为显著的片状肥大的血管内皮细胞增生和毛细血管形成，可累及真皮或皮下脂肪。可有散在核分裂相，有时管腔不明显，有时在神经周围可见毛细血管增生，但并非恶性依据。

c 大多数表现为弥漫性增生，但有少部分可以表现为分叶状增生，间质为成纤维细胞和增厚的胶原束。

d 增生的血管内皮团块之间可散布一些直径较大的静脉管腔。

e 成熟期血管内皮细胞成分减少，内皮细胞变扁平，但管腔明显增大，充满红细胞，似静脉畸形。

f 消退期血管内皮细胞和管腔成分进一步减少，周围逐渐发生纤维化。

g 免疫组化表达 CD31、CD34、Glut-1 等标记。

临床特点

a 多于出生后才出现，但也有先天性皮损出现。

b 可以发生于全身各个部位，头颈部好发，但也可见于其他部位，黏膜可累及，通常为单发皮损，但也可多发，甚至全身播散。

c 早期表现为粉红色斑疹，在数月内出现一个迅速增生的过程，表现为体积突然增大和颜色变得鲜红，表面可光滑或粗糙不平。

d 部分可自然消退。

e Kasabach-Merritt 综合征：由于巨大血管瘤、血管畸形引起血小板急剧减少，导致弥散性血管内凝血和皮肤紫癜，严重时可致命，其基础病变可以是婴幼儿血管瘤，但更常见的是丛状血管瘤和 Kaposi 样血管内皮瘤。

别名

草莓状血管瘤（strawberry hemangioma）

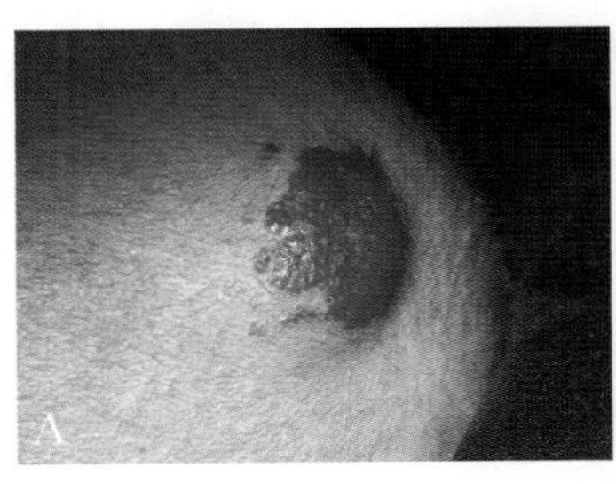

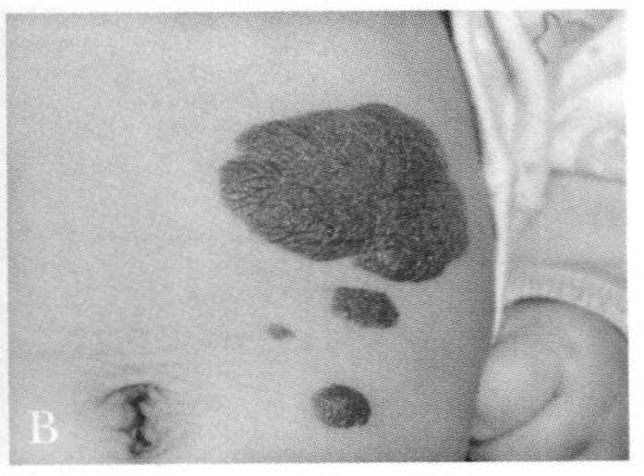

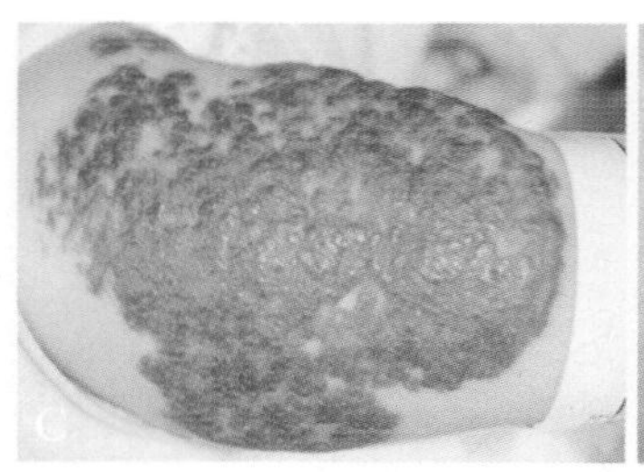

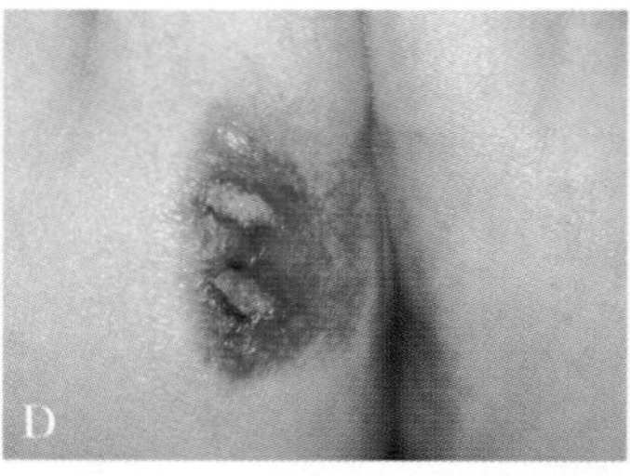

图 28.4.1　婴幼儿血管瘤（infantile hemangioma）

图 28.4.1A　婴幼儿血管瘤　男，1 岁，头部红色结节 10 个月，渐增大。

图 28.4.1B　婴幼儿血管瘤　女，1 岁，腹部红色斑块 11 个月，渐增大、增多。

图 28.4.1C　婴幼儿血管瘤　男，9 个月，左下肢红色斑块 9 个月，渐增大。

图 28.4.1D　婴幼儿血管瘤　女，11 个月，右侧会阴处红色斑片 10 个月，表面糜烂 1 个月。

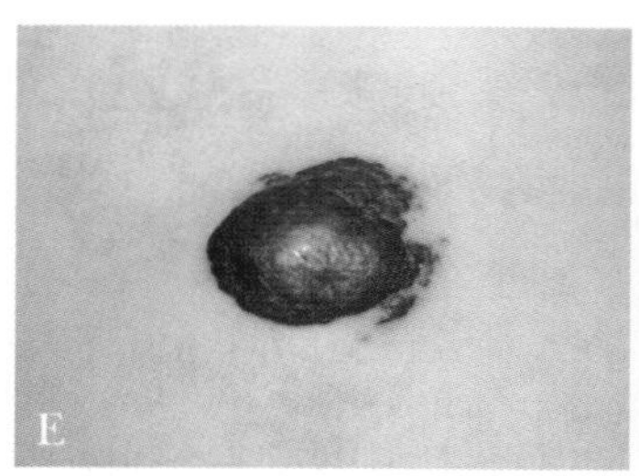

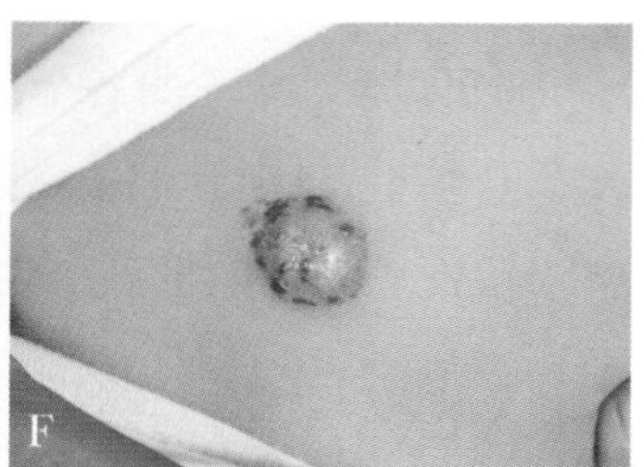

图 28.4.1　婴幼儿血管瘤（infantile hemangioma）

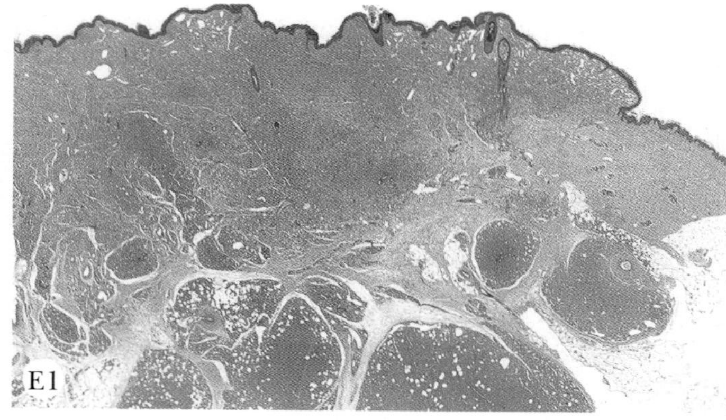

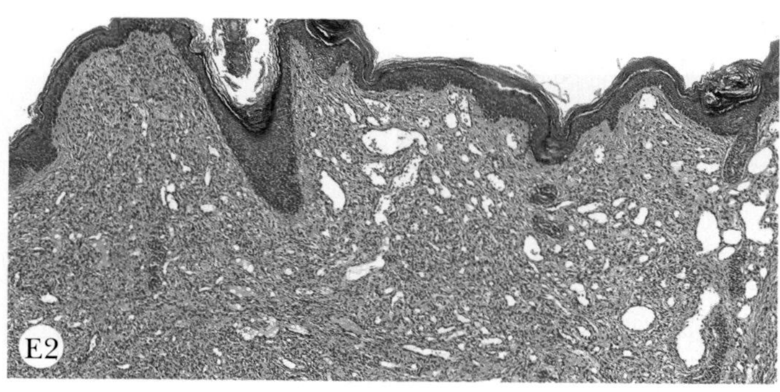

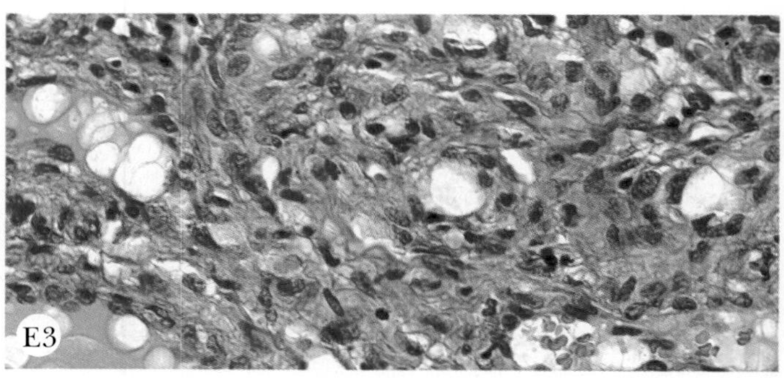

图 28.4.1E　婴幼儿血管瘤　男，5 个月，右侧胸腹部红色斑块、结节 4 个月余，渐增大。病理示真皮及皮下脂肪层片状肥大的血管内皮细胞增生及毛细血管增生，局部可见直径较粗大的静脉管腔。

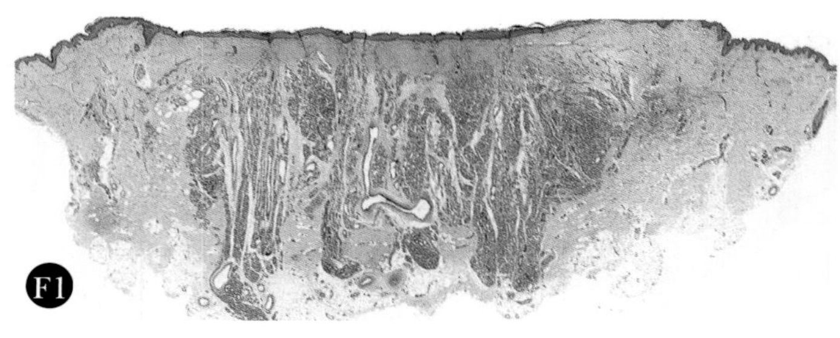

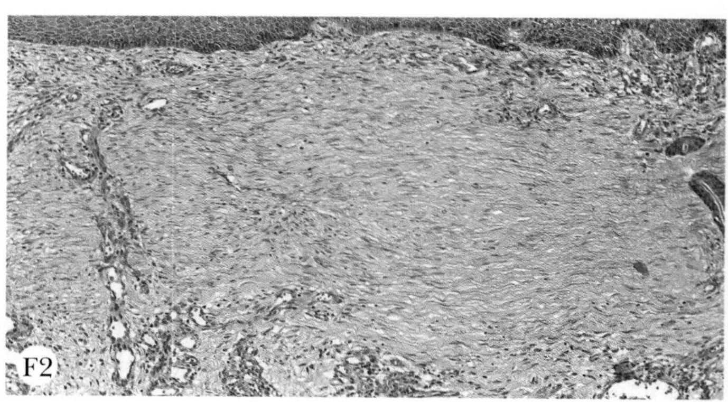

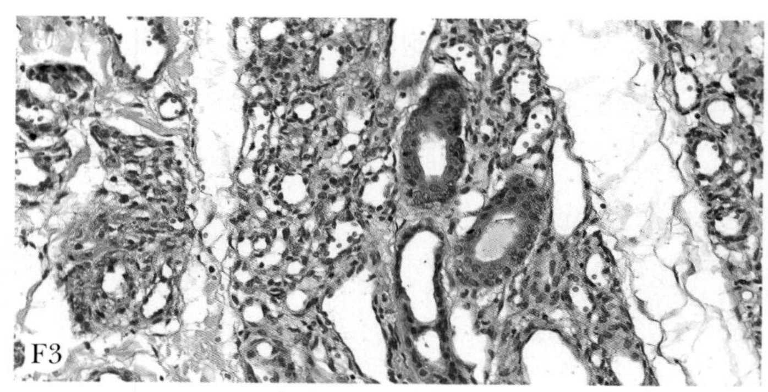

图 28.4.1F　婴幼儿血管瘤消退期　女，5 个月，右背部红色结节 5 个月，中央颜色变浅。病理示真皮全层及皮下脂肪层血管及血管内皮增生，周围纤维结缔组织增生明显。真皮瘢痕组织为激光治疗后改变。

28.4.2　樱桃状血管瘤（cherry hemangioma）

病理改变

a 息肉样损害，两侧表皮呈衣领状包绕真皮内血管瘤。

b 真皮内小静脉和毛细血管增生，毛细血管内皮较为扁平。

c 血管周围胶原轻度硬化，缺乏疏松性基质。

病理鉴别诊断

化脓性肉芽肿：疏松基质，分叶状结构明显，内皮细胞肥厚。

临床特点

a 老年人多发，有少数局部爆发流行病例报道，最近有研究认为和高血脂密切相关。

b 全身均可出现，但躯干部位好发。

c 单个或多个直径数毫米大小的红色丘疹，压之不完全褪色。

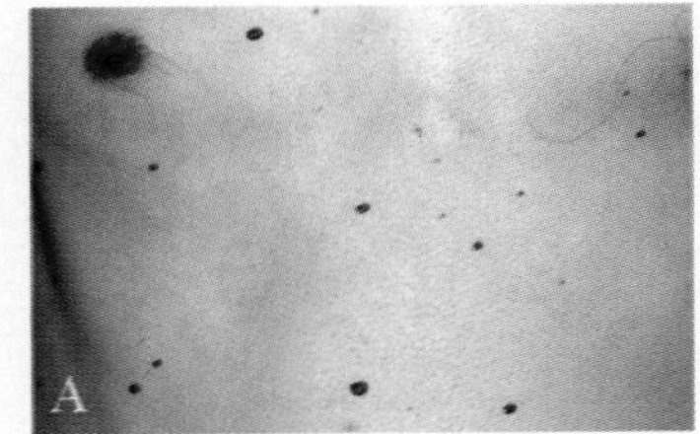

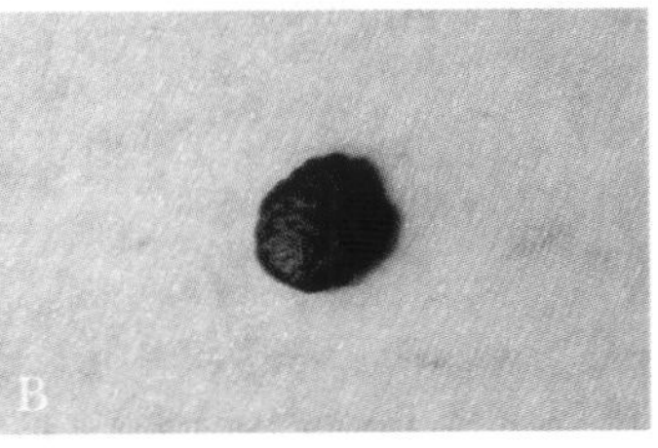

图 28.4.2　樱桃状血管瘤（cherry hemangioma）

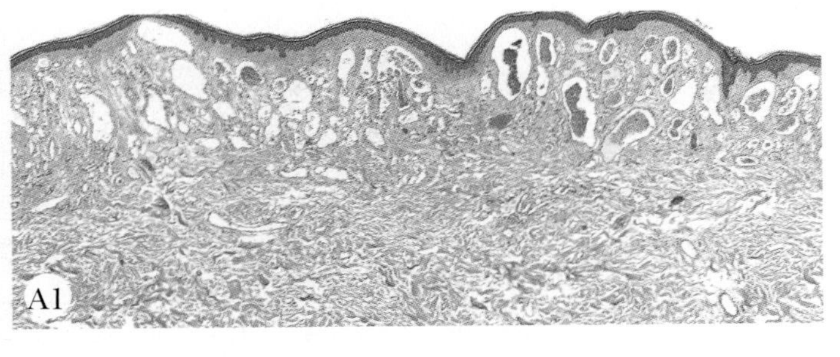

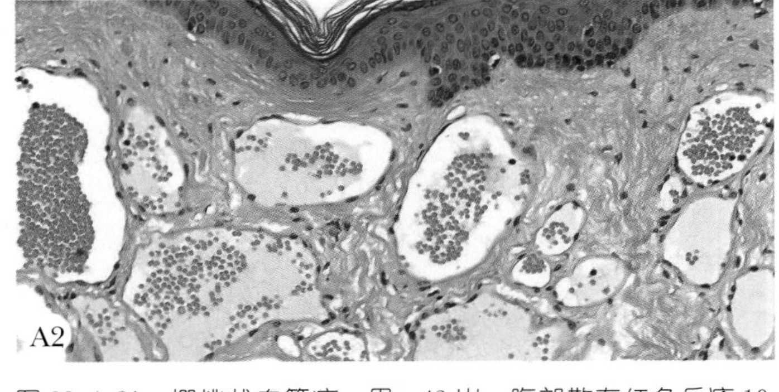

图 28.4.2A　樱桃状血管瘤　男，43 岁，腹部散在红色丘疹 10 余年。病理示外生性结节，两侧表皮呈衣领状包绕真皮内增生的血管，血管内皮较为扁平，周围胶原轻度硬化。

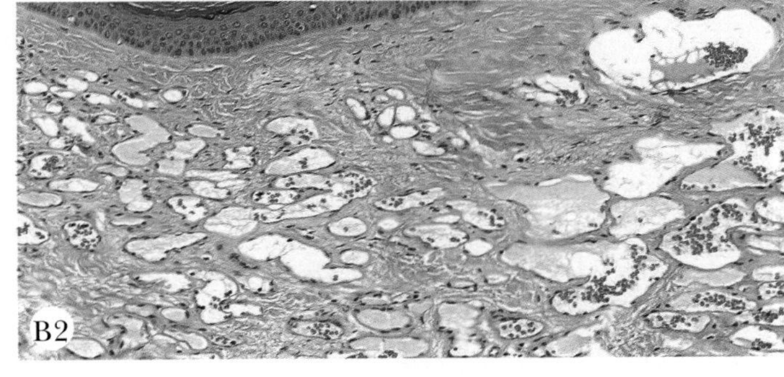

图 28.4.2B　樱桃状血管瘤　男，52 岁，左腋下红色丘疹 2 年。病理示外生性息肉样结节，两侧表皮内收，对应真皮内血管增生，血管较为扁平。

28.4.3　靶样含铁血黄素性血管瘤（targetoid hemosiderotic hemangioma）

病理改变

a 真皮浅部扩张的不规则管腔，周围有裂隙样管腔分布。

b 部分管腔内皮细胞突向腔内，呈钉突样分布。

c 在中央较大管腔内可见血栓，周围裂隙样管腔周围可见出血及含铁血黄素沉积。

d 免疫组化示 D2-40 阳性，提示为淋巴管分化。

鉴别诊断

孤立性血管角皮瘤：二者免疫组化结果一致，鉴别主要依赖于临床特征。作者认为二者可能属于谱系性改变。

临床特点：

a 好发于青年人，单发皮损。

b 孤立性丘疹，绕以苍白晕，最外侧出现瘀斑样环状结构，构成靶形特征。

c 部分晚期和不典型皮损无明显靶样损害。

别名

钉突样血管瘤（hobnail hemangioma）

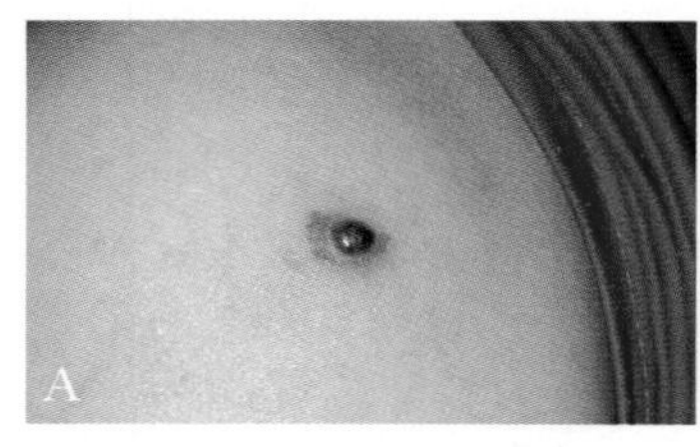

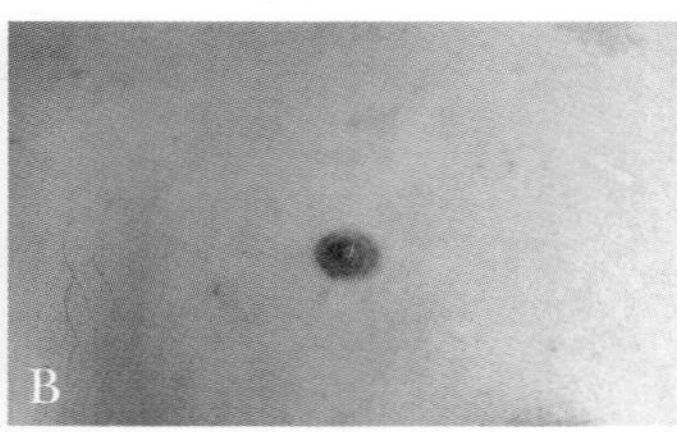

图 28.4.3 靶样含铁血黄素性血管瘤（targetoid hemosiderotic hemangioma）

图 28.4.3A 靶样含铁血黄素性血管瘤 男，21 岁，左肩部褐红色孤立性丘疹 10 天，周围瘀斑样环状结构。

图 28.4.3B 靶样含铁血黄素性血管瘤 男，23 岁，左前胸上暗红色丘疹 10 年，周围有环状瘀斑。

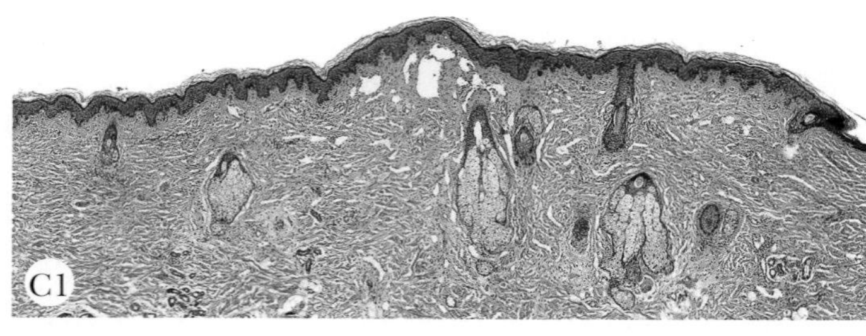

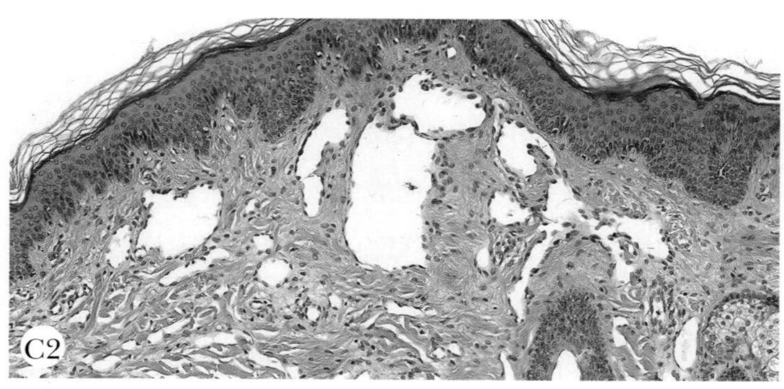

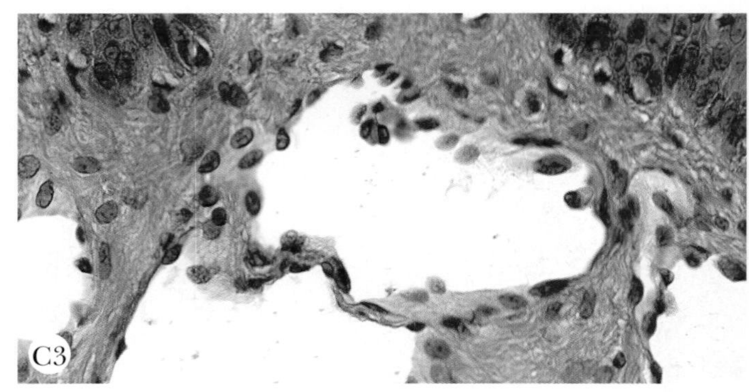

图 28.4.3C 靶样含铁血黄素性血管瘤 无临床图片。病理示真皮浅部扩张的不规则管腔，部分管腔内皮细胞突向腔内，呈钉突样分布，周围有裂隙样管腔分布。

28.4.4 微静脉血管瘤（microvenular hemangioma）

病理改变

a 真皮内裂隙样隐匿性血管腔形成，分布于真皮浅中层。

b 管腔内偶尔能见到红细胞，周围胶原轻度硬化。

c 免疫组化如 CD31、CD34 容易清晰的显示血管结构。

病理鉴别诊断

瘢痕组织：可出现血管增生，但无裂隙样血管特点。

临床特点

a 成年人多见，上肢多发。

b 多为单发皮损，表现为紫红色斑片或结节。

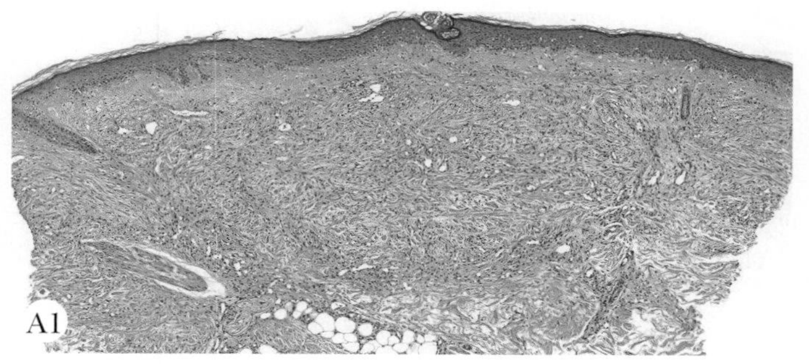

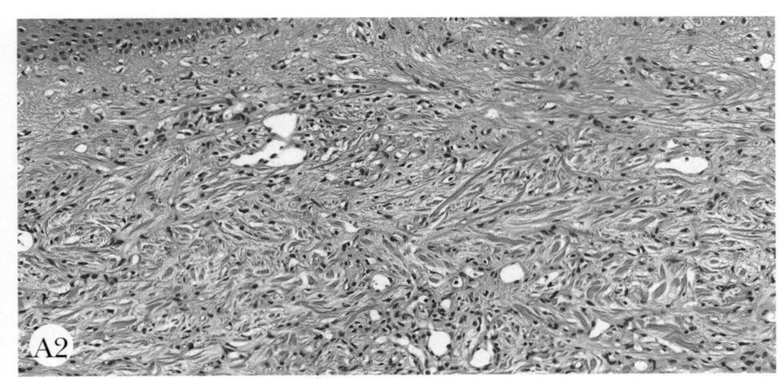

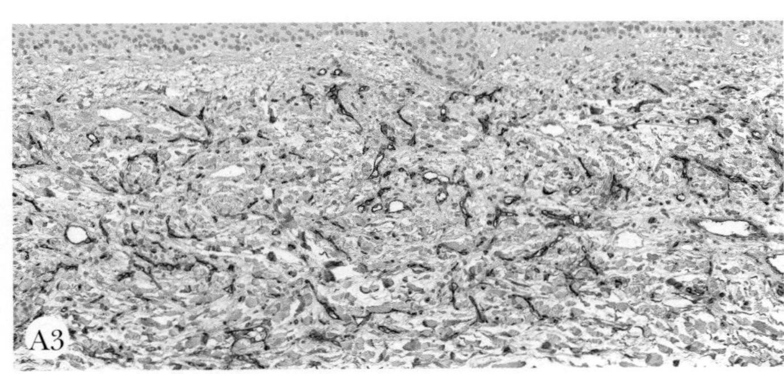

图 28.4.4A 微静脉血管瘤 无临床图片。病理示真皮浅中层裂隙样血管腔形成，红细胞不明显，周围胶原轻度硬化；免疫组化 CD34 示血管结构。（日本札幌皮肤病理研究所木村铁宣医师提供）

28.4.5 匐行性血管瘤（angioma serpiginosum）

病理改变

a 真皮乳头层轻度增生的小血管，无出血、炎症。

b 血管内皮轻度增生，周围可出现增厚的基底膜。

临床特点

a 青少年多发，尤其是儿童和女性患者。

b 通常散发，部分有家族聚集性。

c 四肢为好发部位，尤其是下肢，通常不对称，可沿 Blaschko 线发生。

d 表现为红斑基础上逐渐增多的针头大小红色丘疹，按压后颜色变淡。

e 无炎症、色素沉着以及紫癜等现象产生。

f 皮损相对稳定，也可以完全或部分自行消退。

g 偶尔有眼部和神经系统受到累及。

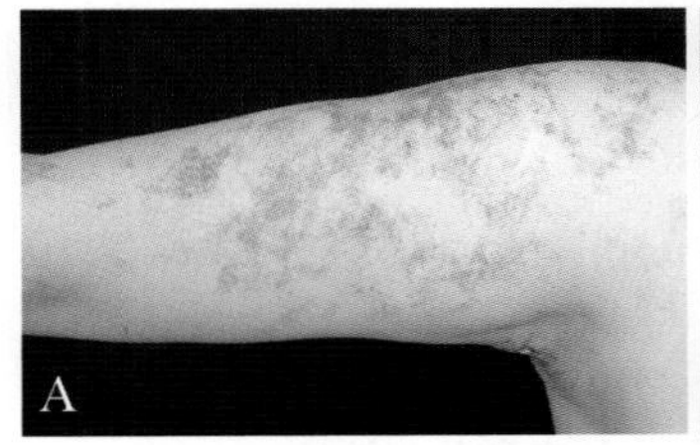

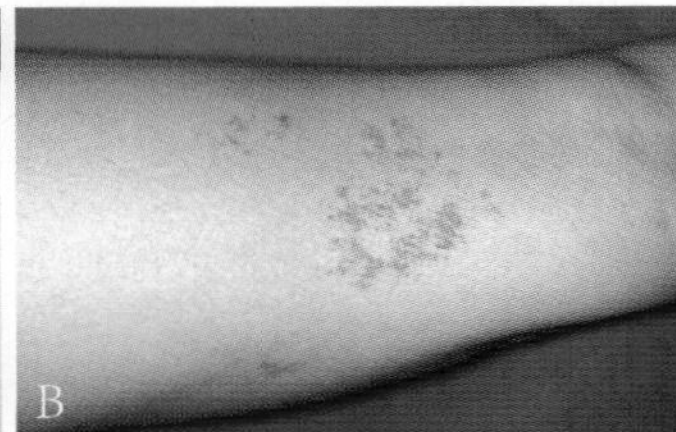

图 28.4.5 匐行性血管瘤（angioma scrpiginosum）

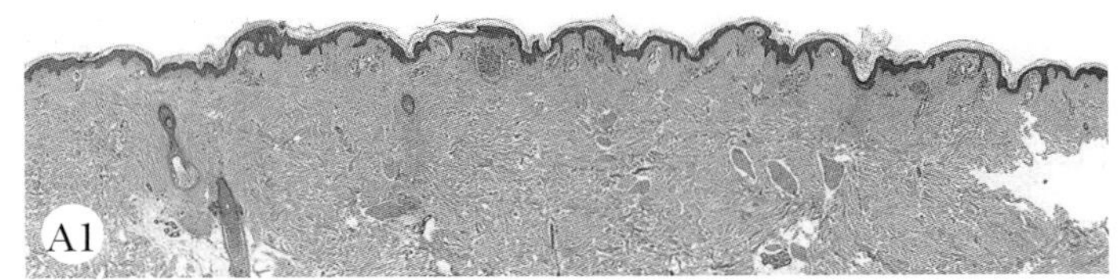

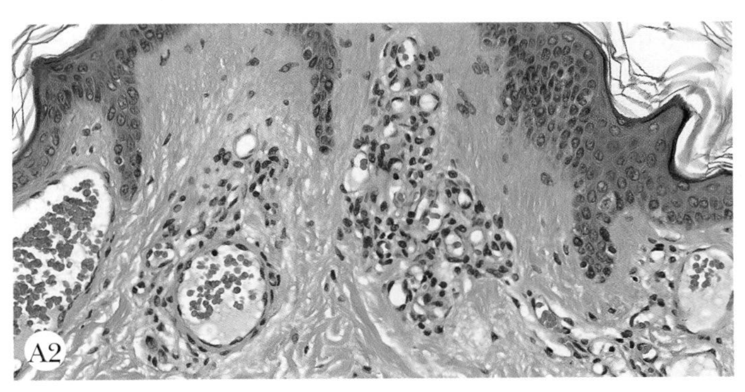

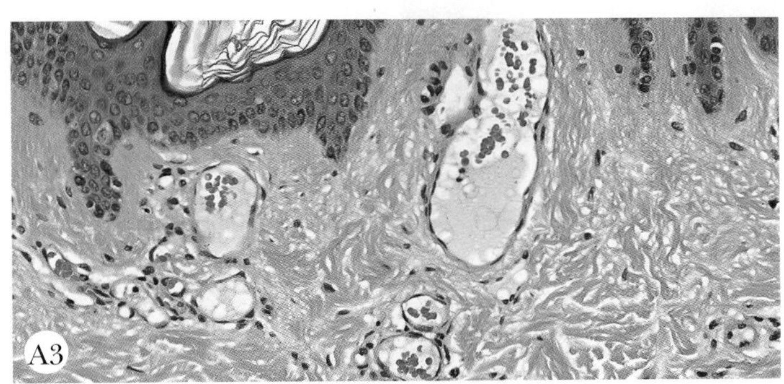

图 28.4.5A 匐行性血管瘤 女，32 岁，右上肢红色不规则斑片 32 年，其上可见小丘疹，伴痒及灼热感。病理示真皮乳头层轻度增生的血管，血管内皮细胞轻度增生，血管周围炎症细胞不明显周围，无红细胞外溢。

图 28.4.5B 匐行性血管瘤 男，15 岁，左上肢不规则红色斑片 14 年，其上可见小丘疹。

28.4.6 肾小球样血管瘤（glomeruloid hemangioma）

病理改变

a 血管腔内毛细血管呈袢状增生，似肾小球结构。

b 大量扁平或肥大的血管内皮细胞形成袢状毛细血管，细胞胞质可含有空泡。

c 部分病例 PAS 染色可显示出嗜酸性颗粒。

d 乳头状血管瘤是最近报道的与之病理改变相同或极其类似的疾病。

临床特点

a 多见于 POEMS 综合征，为 POEMS 综合征的特殊皮肤表现，也有少数文献报道不合并 POEMS 综合征。

b 中老年多发，中国人报道较少。

c 表现为躯干或四肢多发的红色小丘疹，直径约数毫米，严重时似发疹性组织细胞瘤。

28.4.6

别名

乳头状血管瘤（papillary hemangioma）

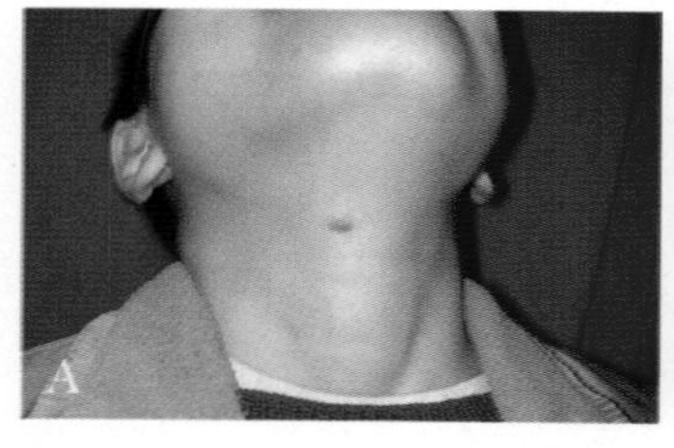

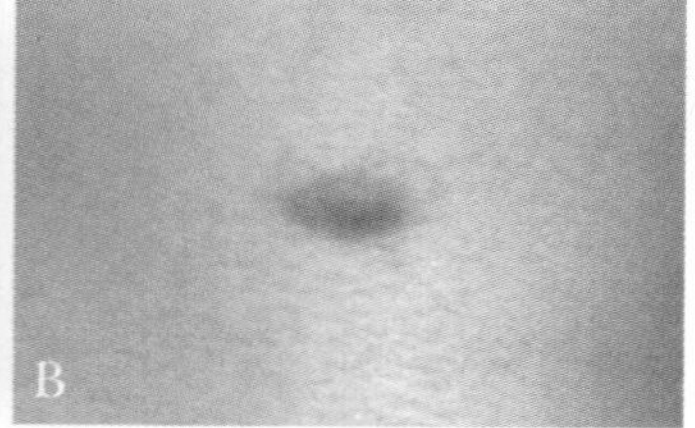

图 28.4.6 肾小球样血管瘤（glomeruloid hemangioma）

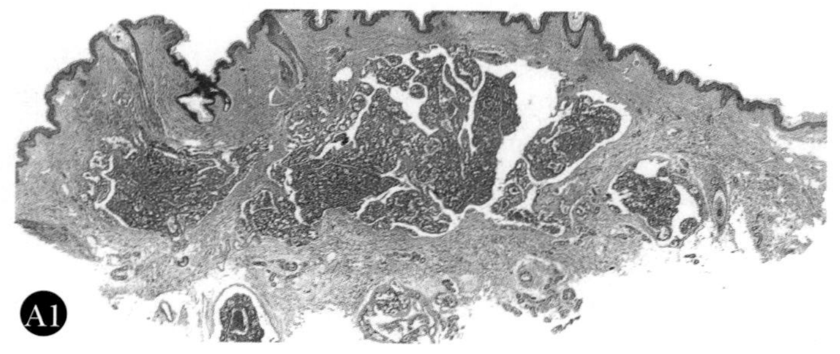

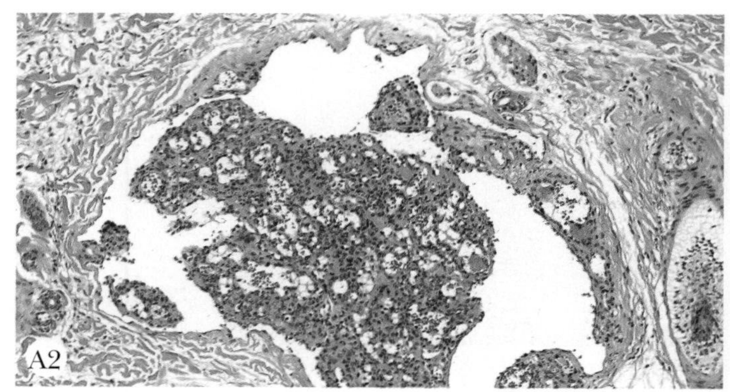

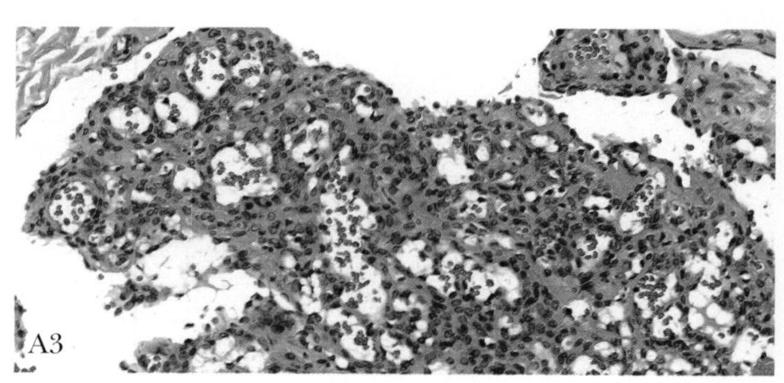

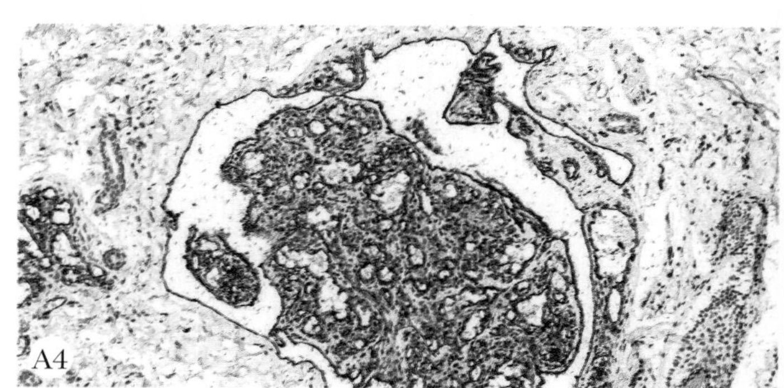

图 28.4.6A 肾小球样血管瘤 男，9 岁，颈部红色丘疹 6 年。病理示真皮可见增生血管，伴血管内皮增生，管周炎细胞浸润不明显，未见红细胞外溢；免疫组化 CD34 示血管结构。

28.4.7 丛状血管瘤（plexiform hemangioma）

丛状血管瘤和 Kaposi 样血管内皮瘤二者临床和病理类似，二者共性多于差别，均可合并 Kasabach-Merritt 综合征。获得性丛状血管瘤以散在炮弹坑样分布的血管丛为病理特点，Kaposi 样血管内皮瘤以伴随淋巴管样血管腔的片状毛细血管增生为病理特点。

病理改变

a 真皮内丛状毛细血管增生，分布范围与真皮内血管网方向一致，形成小叶状或炮弹坑样分布。

b 增生的内皮细胞呈同心圆样包绕排列，可见大量裂隙样血管腔及红细胞，有时在中央可见到较大的扩张血管。

c 有时可见增生的血管内皮细胞突入较大管腔，但并非恶性表现。

d 血管内皮细胞局灶性表达 D2-40 和 Prox1。

病理鉴别诊断

Kaposi 样血管内皮瘤：无炮弹坑样增生模式。

Kaposi 肉瘤：弥漫性增生模式，有细胞异型性。

临床特点

a 多见于小儿，但也有先天发生或晚发病例报道。

b 多为散发病例，但也有家族聚集性报道。

c 颈部、胸背部和肩部为好发部位。

d 可以表现为红褐色斑疹、大面积斑片、团块等损害，常呈缓慢生长，逐渐增大。

e 患者可感觉局部紧张、疼痛，可有多汗症状。

f 可发生于其他血管增生性疾病的基础上出现。

g 可并发 Kasabach-Merritt 综合征。

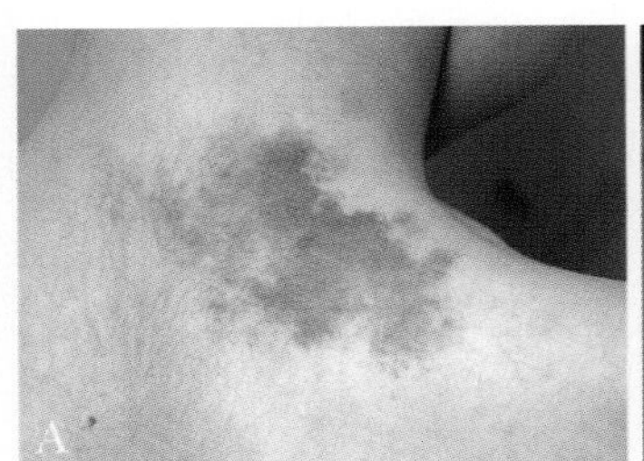

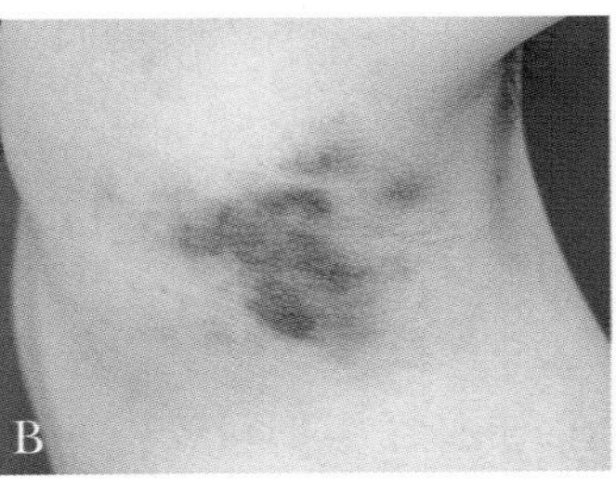

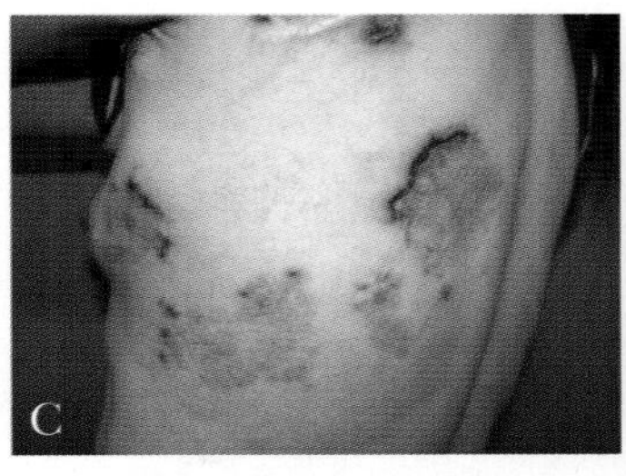

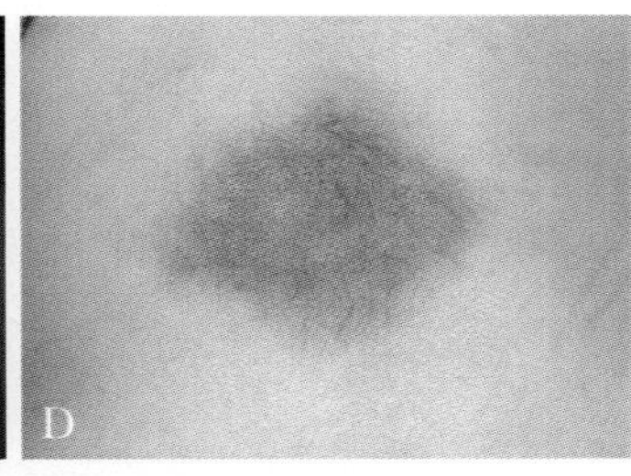

图 28.4.7　丛状血管瘤（plexiform hemangioma）

图 28.4.7A　丛状血管瘤　男，6 岁，肩背部红色斑片 6 年，渐增大。

图 28.4.7B　丛状血管瘤　女，26 岁，右侧胸壁、背部红色斑片 6 个月，渐增大。

图 28.4.7C　丛状血管瘤　女，31 岁，左侧胸壁及背部左侧多发红色斑块 30 年，边缘可见深紫色环形隆起、中央萎缩，渐增大、增多。

图 28.4.7D　丛状血管瘤　男，5 个月，后背部红色斑块 5 个月，其上毛发增生明显。

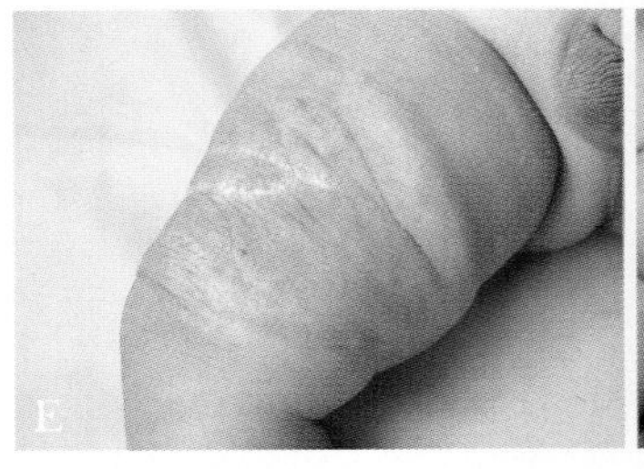

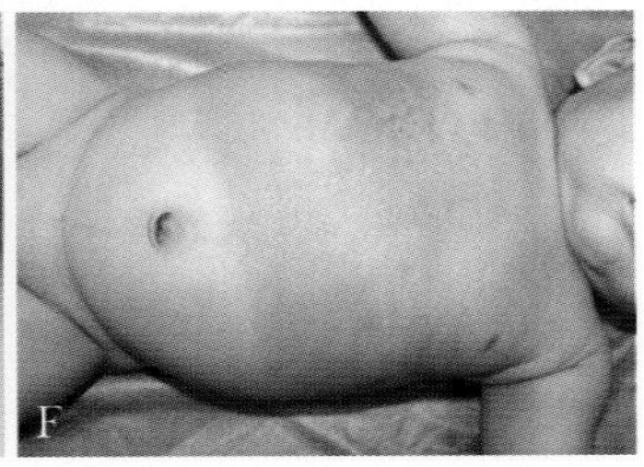

图 28.4.7　丛状血管瘤（plexiform hemangioma）

图 28.4.7E　丛状血管瘤（消退期）　男，6 个月，右股部红斑块 6 个月，局部治疗后颜色变淡 3 个月。

图 28.4.7F　丛状血管瘤（kasabach-Merritt 综合征）　男，2 个月，躯干红斑 40 天，质硬。

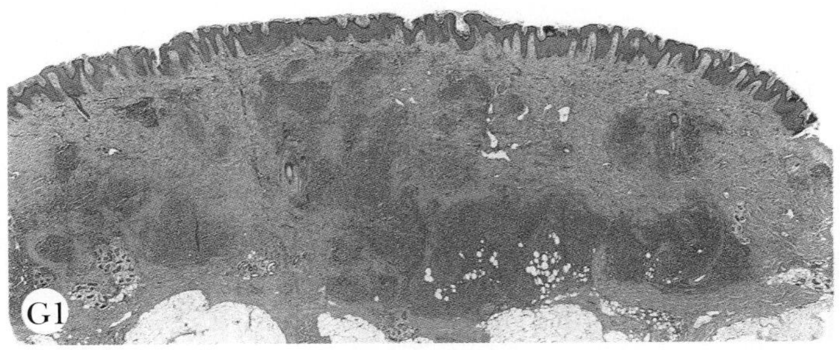

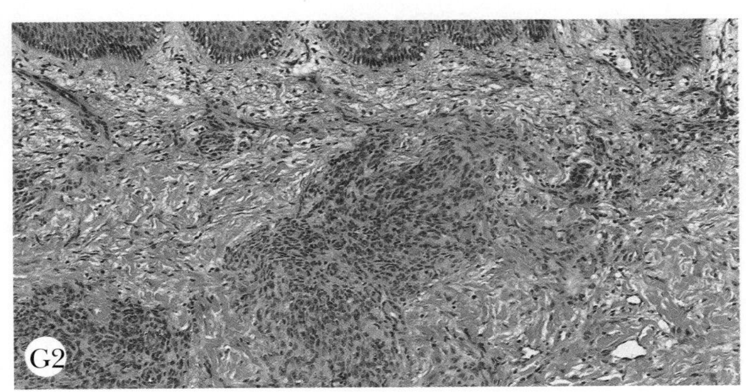

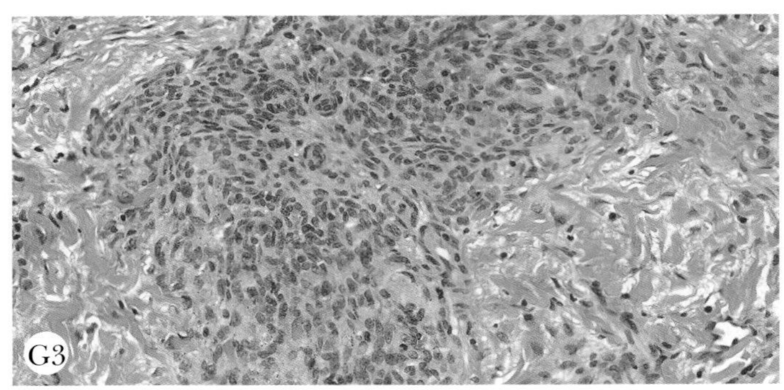

图 28.4.7G 丛状血管瘤 无临床图片。病理示真皮内丛状毛细血管增生，形成小叶状分布；增生的内皮细胞呈同心圆样包绕排列，可见大量裂隙样血管腔及红细胞。

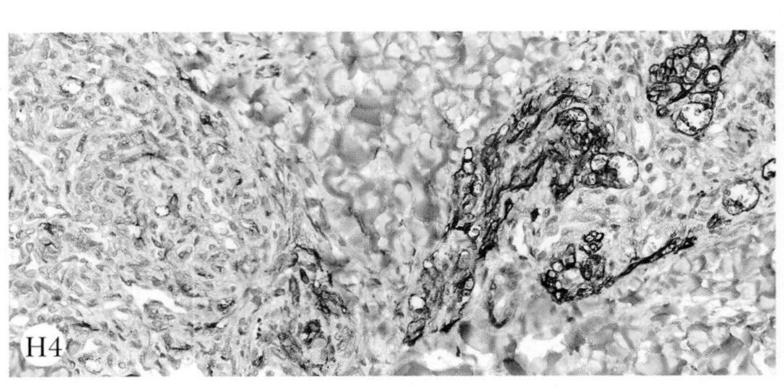

图 28.4.7H 丛状血管瘤（早期） 无临床图片。病理示真皮内丛状毛细血管增生，形成炮弹坑样分布，可见大量裂隙样血管腔及红细胞，局部可见到较大的扩张血管；血管内皮细胞局灶性表达 D2-40。

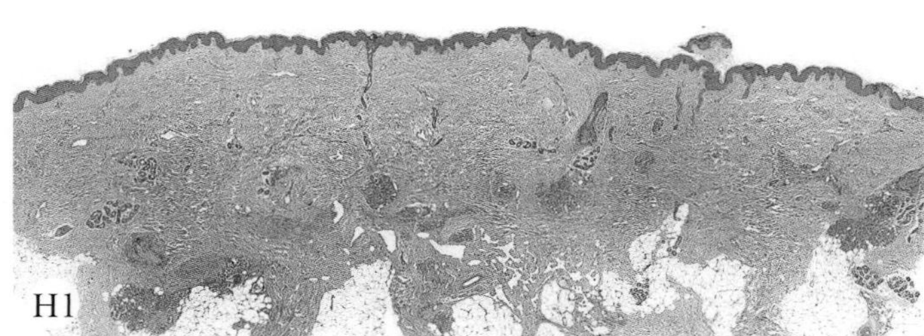

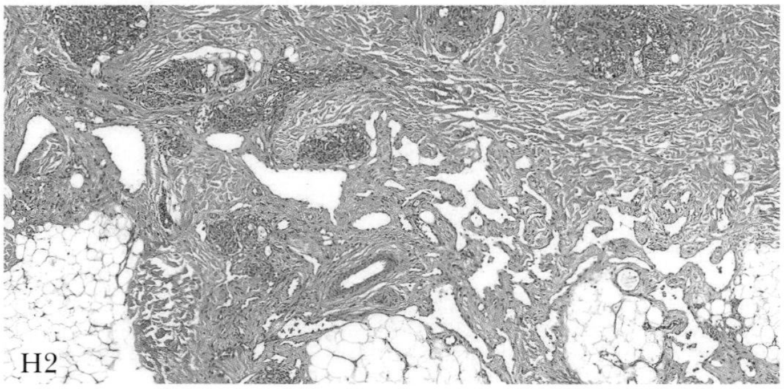

28.4.8 Kaposi 样血管内皮瘤（Kaposiform hemangioendothelioma）

病理改变

a 皮下、深部软组织或腹腔内结节性损害，结节周围为纤维组织间隔。

b 表现为大量的毛细血管增生，增生的内皮细胞为梭形或上皮样，可形成裂隙样或新月形腔隙，部分病例可合并淋巴管样血管增生。

c 血管内皮细胞可形成胞质内空泡，可形成透明小体或含有胞质内空泡。

d 缺乏浆细胞浸润，无细胞异型性和核丝分裂相。

e 血管内皮细胞局灶性表达 D2-40 和 Prox1。

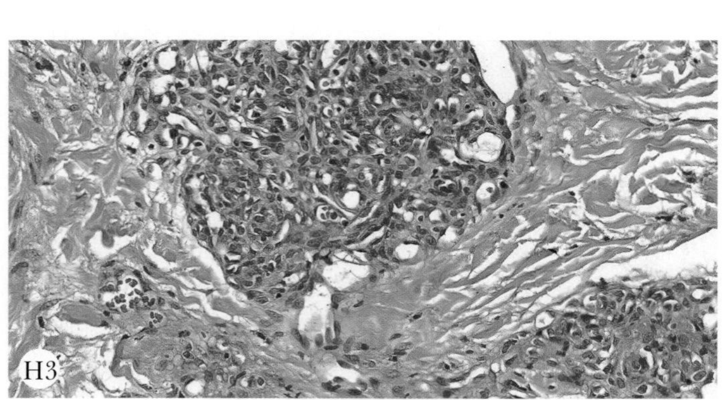

临床特点

a 小儿多发，无性别差异。

b 可见于四肢、深筋膜或腹腔，有皮肤表现者多表现为结节或包块性损害。

c 为良性肿瘤，无远处转移，合并严重 Kasabach-Merritt 综合征时可致死。

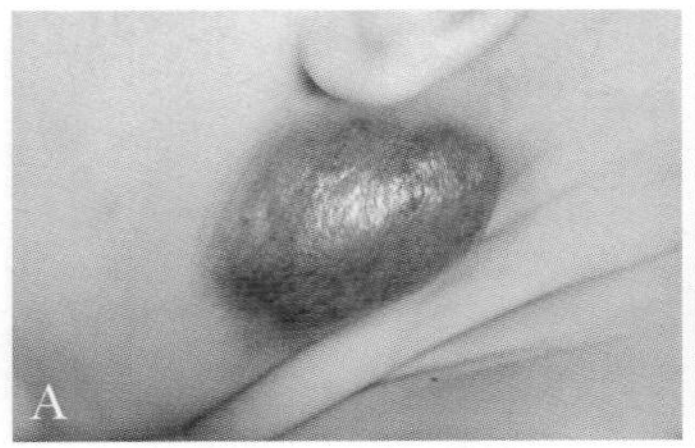
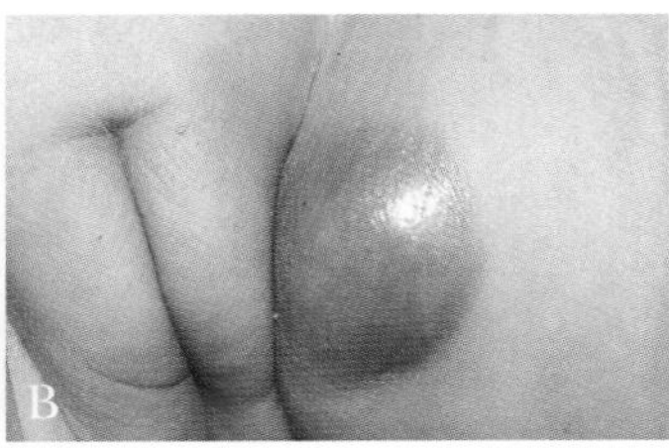

图 28.4.8 Kaposi 样 血 管 内 皮 瘤 (Kaposiform hemangioendothelioma)

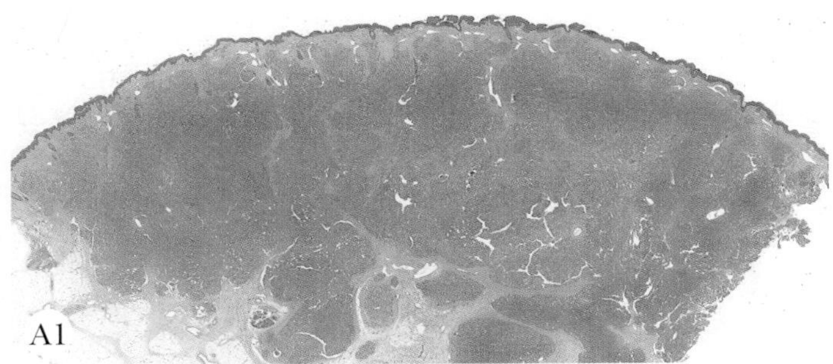

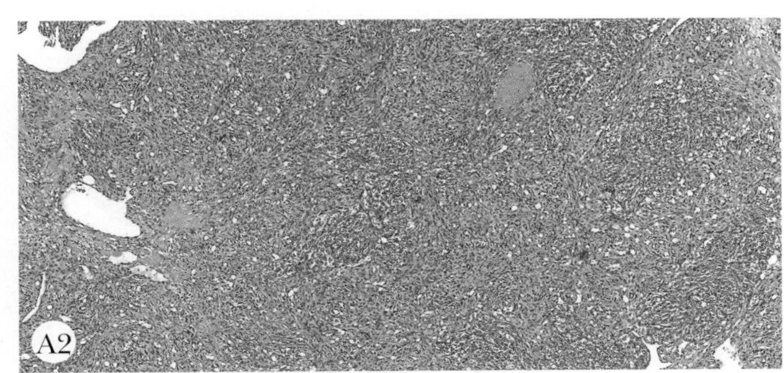

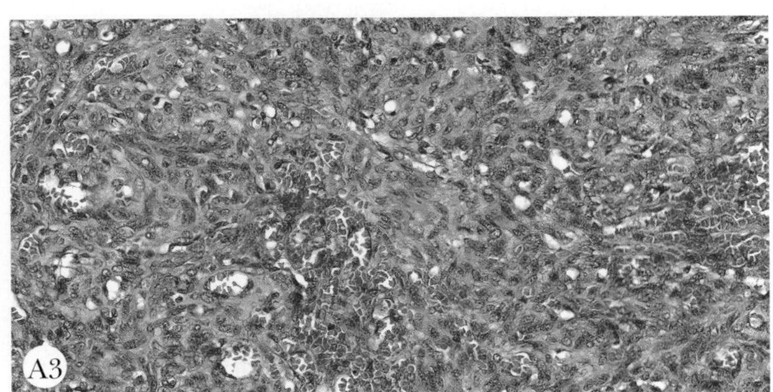

图 28.4.8A Kaposi 样血管内皮瘤 男，3 个月，左面颈部粉红色包块 3 个月，逐渐增大。病理示真皮全层及皮下脂肪层大量血管增生，增生的内皮细胞为梭形或上皮样，形成裂隙样或新月形腔隙，部分内皮细胞胞质内有空泡。

图 28.4.8B Kaposi 样血管内皮瘤 女，42 天，左大腿根部暗红色包块 42 天。

28.4.9 窦状血管瘤 (sinusoidal hemangioma)

病理改变

a 低倍镜下类似海绵状血管瘤样损害，但界限较清楚。

b 薄壁的血管腔形成较多分支并相互吻合，可形成窦样结构。

c 血管腔内皮细胞多为单层，可有轻度异型性，有时可形成乳头状突起突入管腔内。

临床特点

a 成年女性多发，也可见于其他人。

b 表现为后天发生的单发皮下结节，上肢多见。

c 本病不应作为静脉畸形（海绵状血管瘤）的亚型。

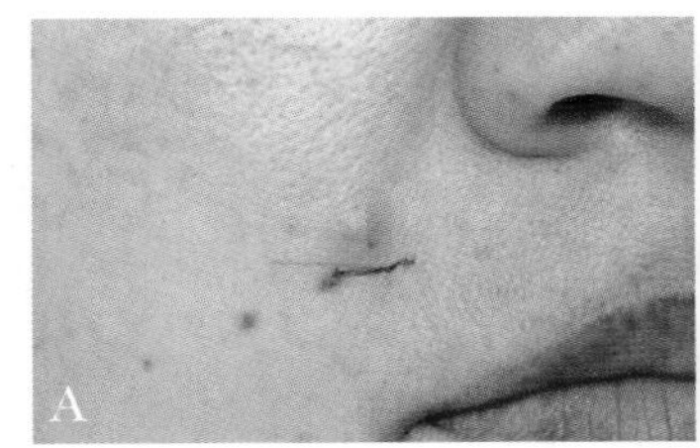
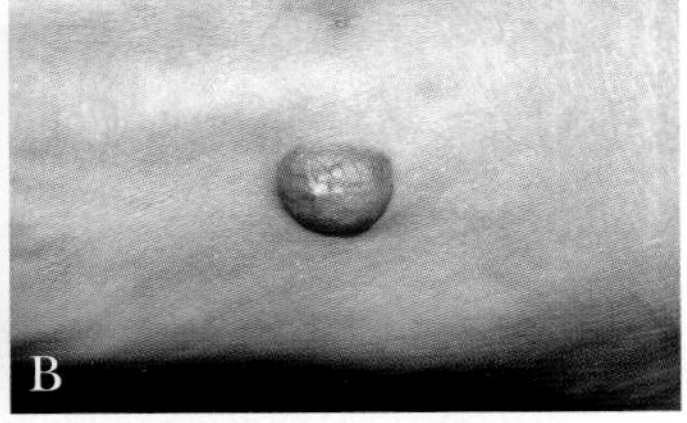

图 28.4.9 窦状血管瘤 (sinusoidal hemangioma)

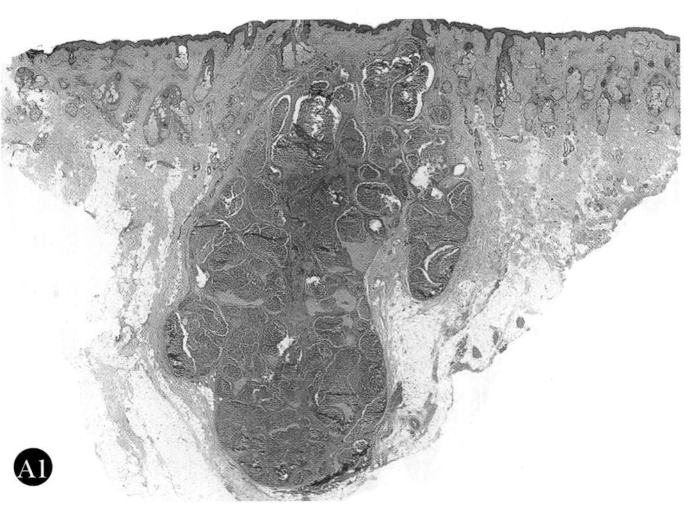

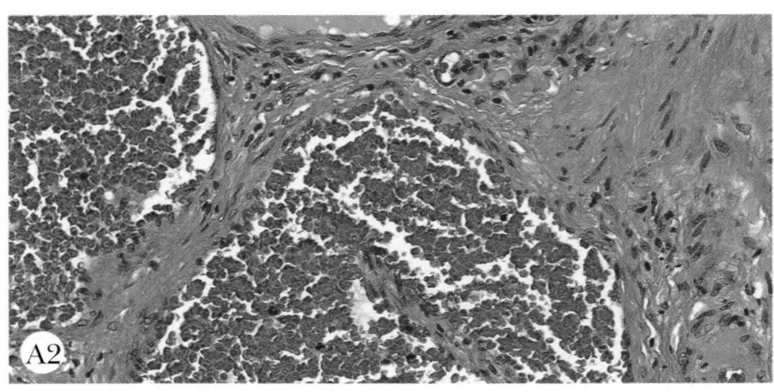

图 28.4.9A 窦状血管瘤 女，36 岁，右鼻唇沟暗紫色结节 10 年。病理示真皮团块状的血管增生，管腔较大，管腔形成较多分支并相互吻合的窦样结构，血管腔内细胞局部呈乳头状突入管腔内。

图 28.4.9B 窦状血管瘤 31 岁，男，右足紫红色结节 11 年。

28.4.10 梭形细胞血管瘤（spindle cell hemangioma）

病理改变

a 真皮内或皮下界限清楚的结节性损害，具有类似海绵状血管瘤和 Kaposi 肉瘤的特点。

b 海绵状血管瘤样增生区域由薄壁的血管内皮细胞增生所形成，形成扩张的管腔，可含有血栓或出现机化。

c Kaposi 肉瘤样增生区域由梭形血管内皮细胞形成，中间可形成较小的裂隙样管腔，并常出现胞质内空泡现象。

d 血管内皮细胞局灶性表达 D2-40 和 Prox1。

临床特点

a 多见于年轻患者，通常好发于上肢，尤其是肢端，表现为多发性的丘疹或结节性损害。

b 可合并 Maffucci 综合征，也可以合并其他静脉畸形。

c 由于大约有 60% 患者在外科切除后会复发，因此在最初的文献中本病被认为是交界性或低度恶性肿瘤，后来的研究表明本病为良性病变。

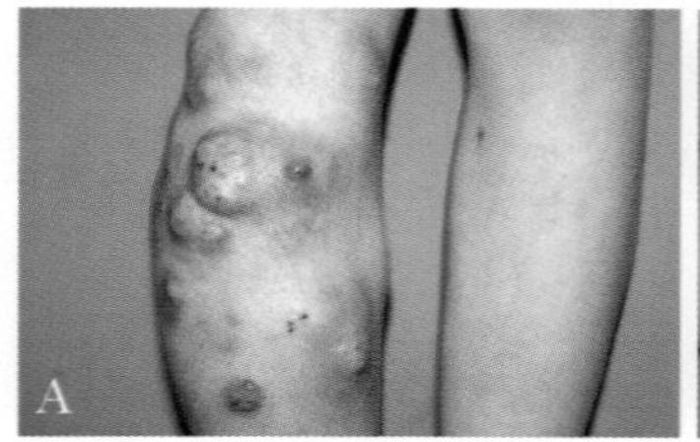

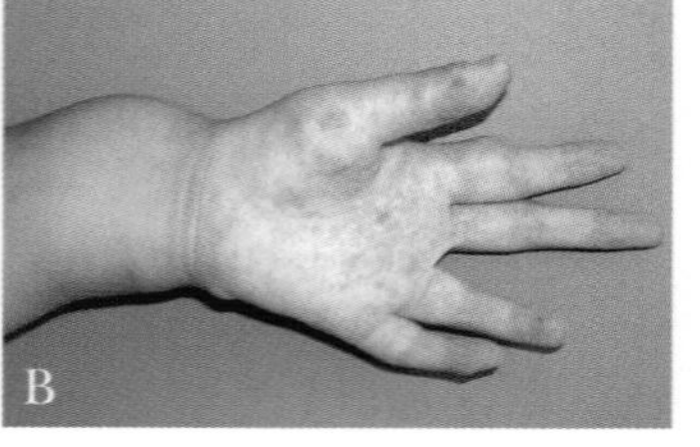

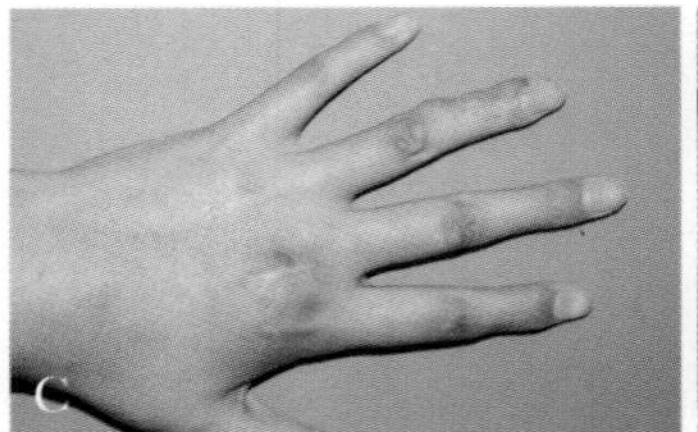

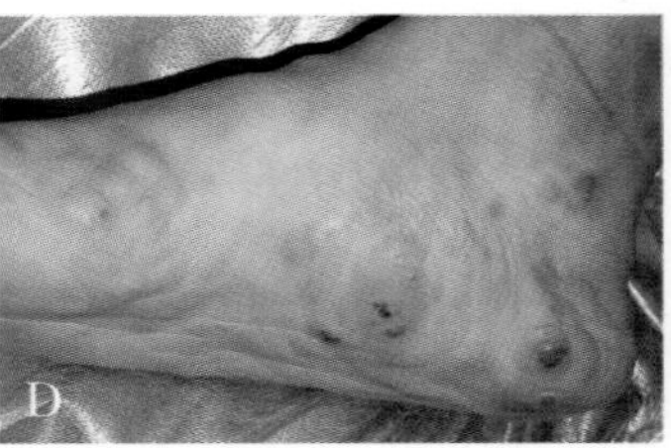

图 28.4.10 梭形细胞血管瘤（spindle cell hemangioma）

图 28.4.10A 梭形细胞血管瘤 女，13 岁，右下肢多发暗紫色结节 13 年，伴疼痛。

图 28.4.10B 梭形细胞血管瘤（Maffucci 综合征） 女，14 岁，全身骨关节不规则增大，左右肢体不对称，躯干及四肢多发紫红色包块 14 年。

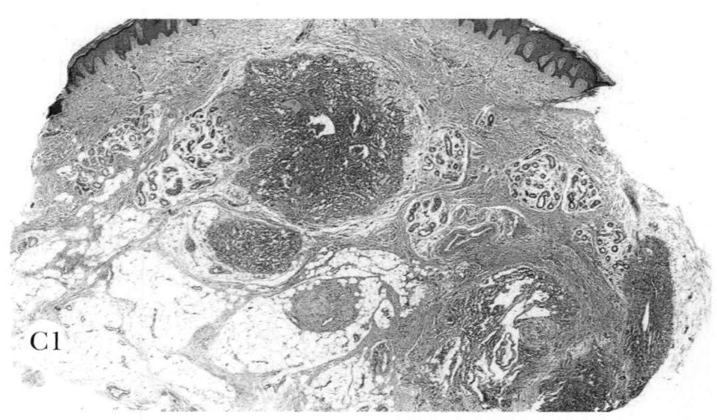

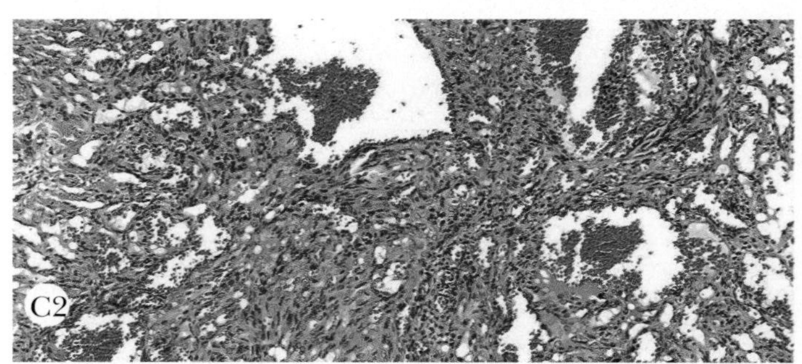

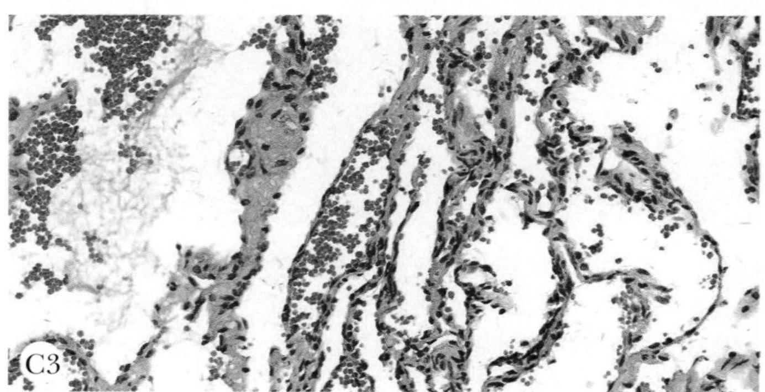

图 28.4.10C 梭形细胞血管瘤 女，22 岁，左手多发结节 8 年，伴疼痛。病理示真皮及皮下脂肪层界限清楚的瘤团，团内大量增生的血管，部分区域血管管壁较薄、管腔扩张，部分区域血管管腔较小，血管内皮细胞胞质内有空泡。

图 28.4.10D 梭形细胞血管瘤 女，21 岁，右足底、足背肤色及紫色结节 20 年，伴压痛。

28.4.11 获得性弹力纤维变性血管瘤（acquired elastotic hemangioma）

病理改变

a 真皮内水平状分布的血管增生。

b 增生的血管为裂隙样或小圆形血管腔。

c 真皮乳头多不累及，形成境界带。

d 血管腔周围有明显胶原嗜碱性变和日光性弹力纤维变性。

e CD31 和 CD34 阳性，SMA 可为阳性或阴性，D2-40 染色结果不一致，部分研究者认为本病是淋巴管来源肿瘤。

临床特点

a 中老年发生的获得性损害，欧洲白种人多见。

b 表现为前臂、颈部等部位的红色斑片或斑块。

28.5 恶性血管肿瘤（malignant vascular neoplasms）

血管肉瘤的分类比较混乱。血管内皮瘤从定义上代表低度恶性的血管肉瘤，部分原来被认为低度恶性的肿瘤梭形细胞血管内皮瘤现明确为良性，后者被重新命名为梭形细胞血管瘤。在高侵袭性血管肉瘤这一组病例中，存在以临床特征命名（如头面部血管肉瘤），病理特征命名（如上皮样血管肉瘤），病因命名（如放射后血管肉瘤）等混乱方式。

28.5.1 Kaposi 肉瘤（Kaposi sarcoma）

病理改变

a 含有大量增生的含红细胞的裂隙样血管。

b 表现为斑片、斑块、肿瘤期三种表现。

c 斑片期：真皮内轻度增生的血管内皮细胞，可分布于整个网状真皮层，形成胶原分割现象，也可位于附属器周围。内皮细胞为单层，异型性和核丝分裂相通常不明显，偶尔可见细胞内透明包涵体。血管周围淋巴细胞、浆细胞浸润，并可见血管外红细胞、含铁血黄素沉积。

d 斑块期：真皮内充满增生的血管并可侵及浅层的皮下组织。梭形内皮细胞分布于真皮胶原束之间，并围绕先前存在的真皮血管，称为岬样征。裂隙样的管腔内外均可见红细胞，血管外有含铁血黄素沉积，透明包涵体更加突出。

e 肿瘤期：成束和成片的广泛的梭形细胞浸润在筛网状的许多裂隙样管腔内，含有红细胞。核丝分裂相数量多变，可见明显细胞异型性，常可发现细胞内透明包涵体。

f 免疫组化示 CD34 阳性，血管标记如 CD31 常为阳性，淋巴管标记也常为阳性。

g 目前已经明确本病为 HSV-8 感染密切相关，有研究者认为其来源于淋巴管内皮细胞。

病理鉴别诊断

假性 Kaposi 肉瘤：肿瘤细胞无异型性。

良性淋巴管内皮瘤：细胞无异型性。

靶样含铁血黄素性血管瘤：范围局限，无异型性。

梭形细胞血管内皮瘤：有海绵状区和类似 Kaposi 肉瘤样区，细胞无异型性。

临床特点

a 本病分为四型。

b 经典型 Kaposi 肉瘤：见于地中海地区和犹太人。

c 非洲型 Kaposi 肉瘤：多见于非洲撒哈拉地区。

d 免疫抑制相关 Kaposi 肉瘤：多见于器官移植后长期

使用免疫抑制剂患者。

e AIDS 相关 Kaposi 肉瘤：多见于晚期 HIV 感染者，尤其是 CD4 细胞计数明显降低患者。

f 临床多见于下肢，口腔黏膜，但面部、躯干等部位均可出现。

g 初始皮损通常为暗红色或斑疹、斑块，较成熟皮损可以形成紫红色结节和肿瘤，甚至继发糜烂、溃疡等改变。

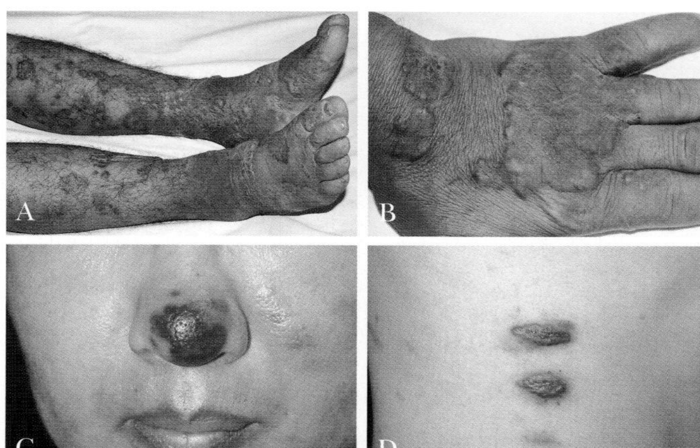

图 28.5.1　Kaposi 肉瘤（kaposi sarcoma）

图 28.5.1AB　Kaposi 肉瘤　男，54 岁，双手背、前臂、双下肢暗红色斑块 4 年，伴疼痛。

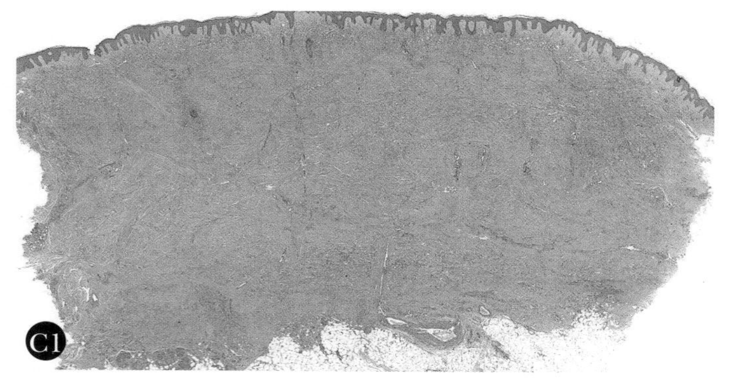

C2

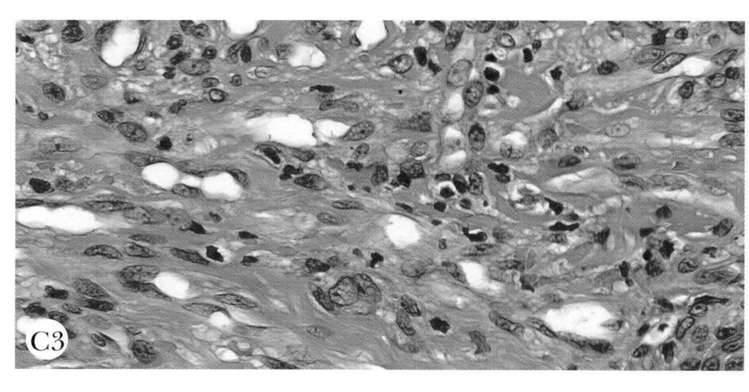

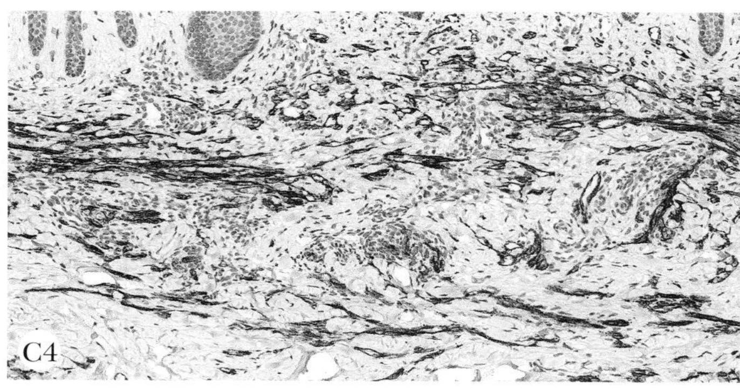

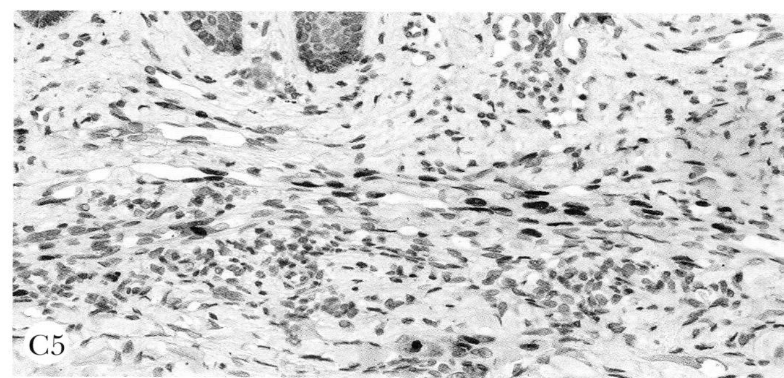

图 28.5.1C　Kaposi 肉瘤　男，33 岁，面部、躯干、四肢暗红色斑块 3 个月，伴痒及疼痛。病理示真皮内大量增生的裂隙样血管并向下侵袭皮下组织浅层，管腔内外可见红细胞及含铁血黄素沉积；梭形内皮细胞分布于真皮胶原束之间，并围绕先前存在的真皮血管；免疫组化示 D2-40 及 HHV8 阳性。（CD4 为免疫组化 D2-40 染色，CD5 为 HHV8 染色）

28.5.2　上皮样血管内皮瘤（epithelioid hemangioendothelioma）

病理改变

a 真皮或皮下结节性损害，偶尔在结节中央可以见到大的血管腔。

b 大量的血管内皮细胞增生，并形成较小的管腔。

c 血管内皮细胞多呈上皮样，具有显著的细胞内空泡。

d 可有轻到中度细胞异型性和核丝分裂相，可有红细胞外溢。

e 免疫组化表达血管内皮标记如 CD31 和 ERG，也可表达角蛋白、上皮膜抗原等标记。

病理鉴别诊断：

上皮样肉瘤：不表达 CD31 和 ERG 等血管性标记。

临床特点

a 成年人多见，表现为单发结节性损害，也有多发皮损患者。

b 部分皮损起源于静脉血管，因此会造成水肿和静脉血栓等症状。

c 部分患者可出现淋巴结及全身播散。

28.5.3　上皮样肉瘤样血管内皮瘤（epithelioid sarcoma-like hemangioendothelioma）

病理改变

a 真皮或皮下结节性损害，以致密的上皮样细胞或圆胖的梭形细胞增生为主。

b 较少出现显著的血管内皮细胞分化的现象。

c 细胞轻度致中度异型性，核分裂相较少。

d 免疫组化表达 CD31 和 ERG，INI1 阳性，同时表达角蛋白，上皮膜抗原等标记。

病理鉴别诊断

上皮样肉瘤：形态不易鉴别，上皮样肉瘤不表达 CD31 和 ERG，INI1 阴性。

临床特点

a 成年人多见，以肢端为主。

b 表现为单发或多发皮下结节、溃疡。

c 可出现淋巴结、肺脏等转移。

别名

假肌性血管内皮细胞瘤（pseudomyogenic hemangioendothelioma）

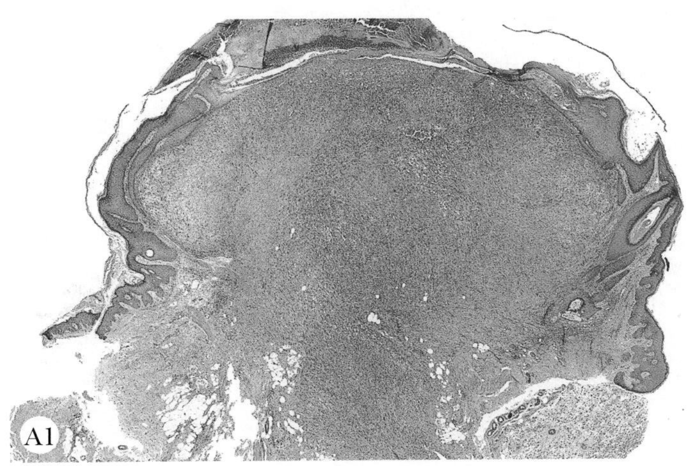
A1

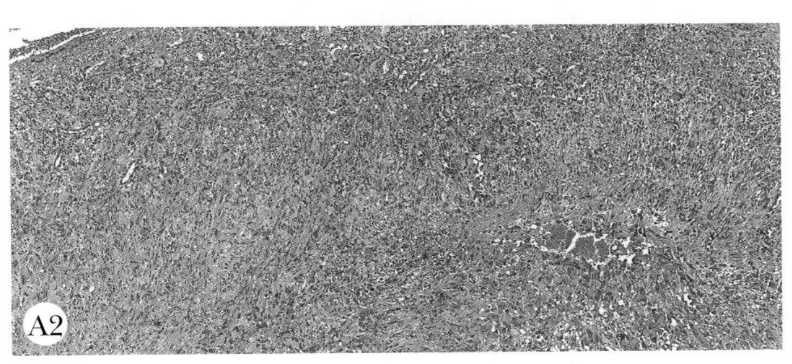
A2

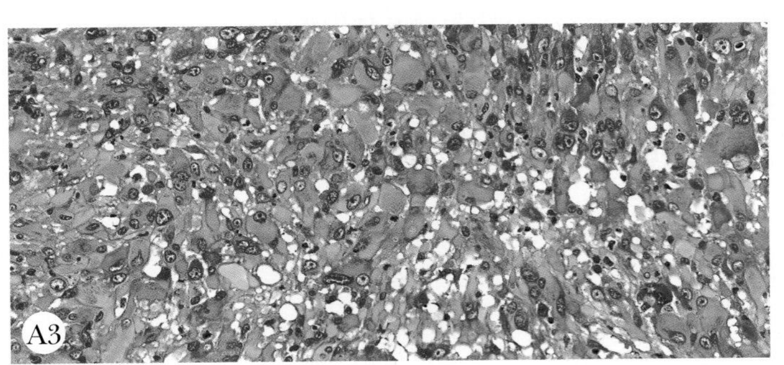
A3

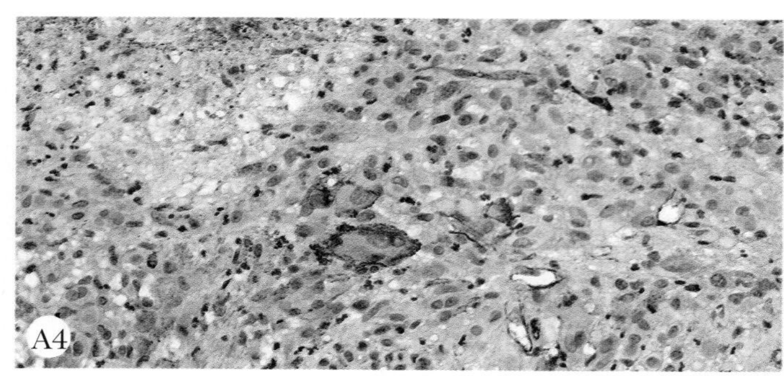

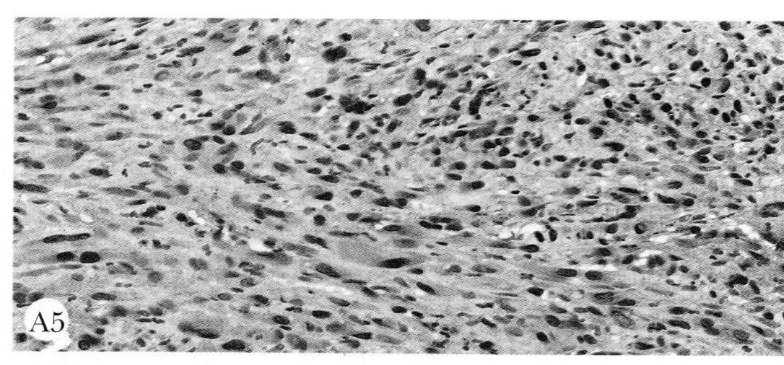

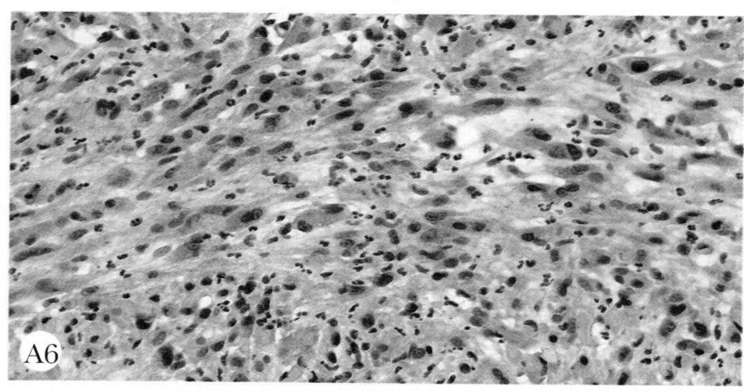

图 28.5.3A 上皮样肉瘤样血管内皮瘤 无临床图片。病理示真皮及皮下脂肪层致密的上皮样细胞及圆胖的梭形细胞增生，呈结节状浸润，细胞轻度异型性；免疫组化 CD31 和 ERG，INI1 阳性（A4 为免疫组化 CD31 染色，A5 为 ERG 染色，A6 为 INI 染色）。（上海市皮肤性病医院刘业强教授提供）

28.5.4 血管内乳头状内皮细胞瘤（endovascular papillary angioendothelioma）

病理改变

a 真皮内弥漫性血管内皮细胞增生，形成大小不一的管腔。

b 管腔内由间质细胞形成乳头状突起，其腔面为增生的血管内皮细胞，突向管腔内，形成钉突样结构。

c 增生的血管内皮细胞偶尔可形成胞质内空泡，细胞染色质深，有异型性。

d 异常的内皮细胞表达 D2-40 等标记。

临床特点

a 见于儿童，可发生于头、颈和四肢等部位。国内尚无病例报道。

b 表现为弥漫性肿胀或包块性损害。

c 部分患者在血管瘤或血管畸形的基础上发生。

28.5.5 网状血管内皮细胞瘤（retiform hemangioendothelioma）

病理改变

a 真皮内狭长的树杈样分支的血管网。

b 血管内皮细胞增生，内皮细胞突向管腔形成钉突样结构。

c 少数患者可出现管腔内乳头状增生，与血管内乳头状内皮细胞瘤相重叠。

d 局部肿瘤细胞可形成片状增生模式，细胞有异型性和核分裂相。

病理鉴别诊断

良性淋巴管内皮瘤：无片状肿瘤细胞增生，无细胞异型性和核分裂相。

临床特点

a 各年龄阶段均可发病，但成年后多见。

b 四肢多见，但其他部位也可发病。

c 表现为斑块或外生性肿瘤性损害，也可为皮下肿瘤。

28.5.6 混合性血管内皮瘤（composite hemangioepithelioma）

病理改变

a 为一组低度血管恶性肿瘤，该类肿瘤同时具有两种或以上血管肿瘤特点，其中至少一种具有低度恶性。

b 其成分包括上皮样血管内皮瘤、网状血管内皮瘤、血管肉瘤等。

临床特点

a 多见于成人，四肢多见，表现为结节、包块或斑块。

b 容易局部复发，远处转移少见。

28.5.7 头面部血管肉瘤（angiosarcoma of the scalp and face）

病理改变

a 高分化肿瘤表现为胶原束之间个别或广泛的血管吻合，产生裂隙样管腔，形成明显的胶原分割现象。

b 常有程度不同的红细胞外溢和含铁血黄素沉积，可伴有淋巴细胞、浆细胞浸润。

c 偶尔可见胞质内空泡及细胞异型性。

d 分化差者可表现为实体性内皮细胞增生，有细胞异型性和核分裂相，但血管腔不明显。

e 表达 CD31、CD34、D2-40、ERG 等血管内皮标志。

病理鉴别诊断

Kaposi 肉瘤：以裂隙状血管为主，细胞异型程度相对较小。

临床特点

a 好发于老年人的头皮、面部，男性患者多见。

b 临床表现为边界不清，从红色到青紫色的斑片、斑块和结节，呈挫伤样或血肿样损害。

c 可出现面部水肿或眼睑肿胀。

d 周围正常外观的皮肤常常被累及，严重时累及颈项部位。

e 可出现多发皮损，可出现卫星灶。

f 易出现局部复发和远距离转移，进展迅速，预后差。

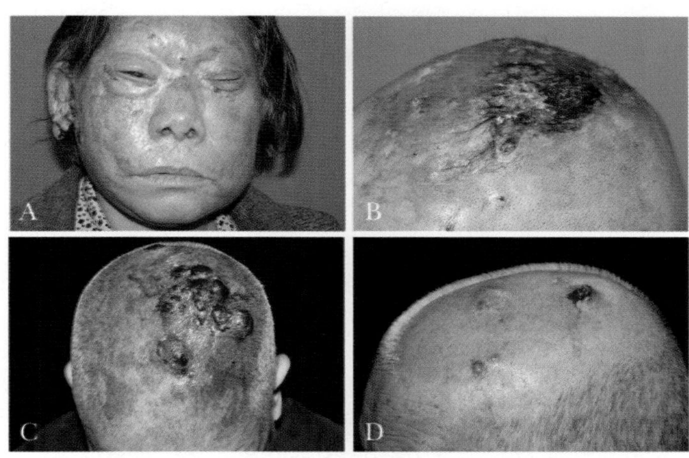

图 28.5.7 头面部血管肉瘤（angiosarcoma of the scalp and face）

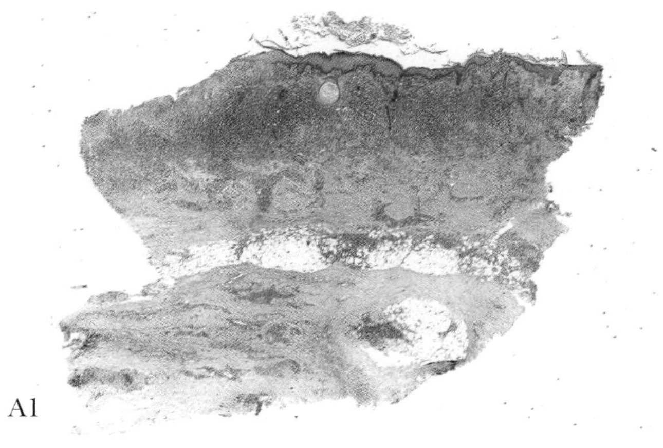

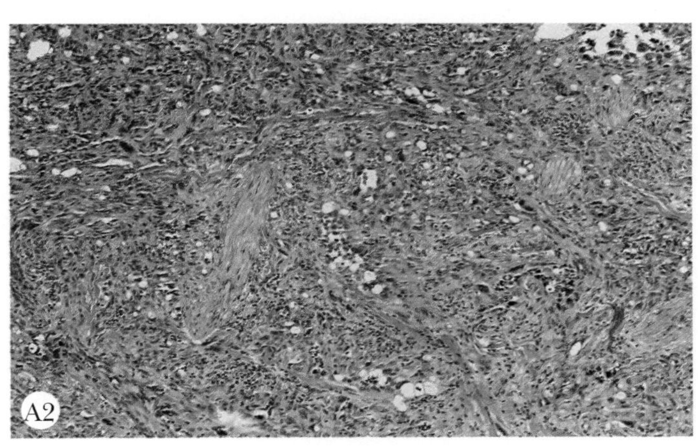

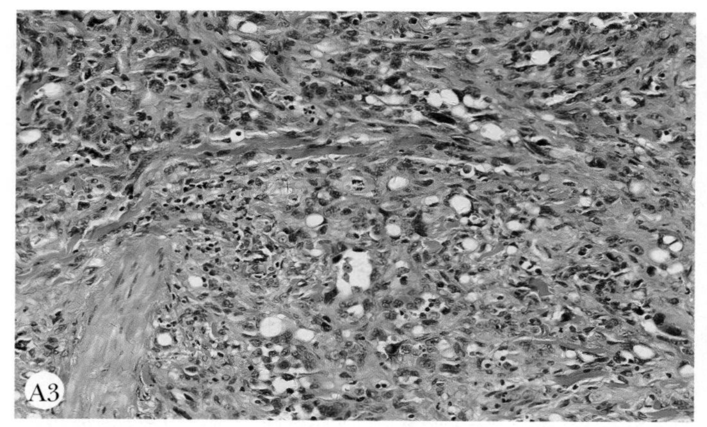

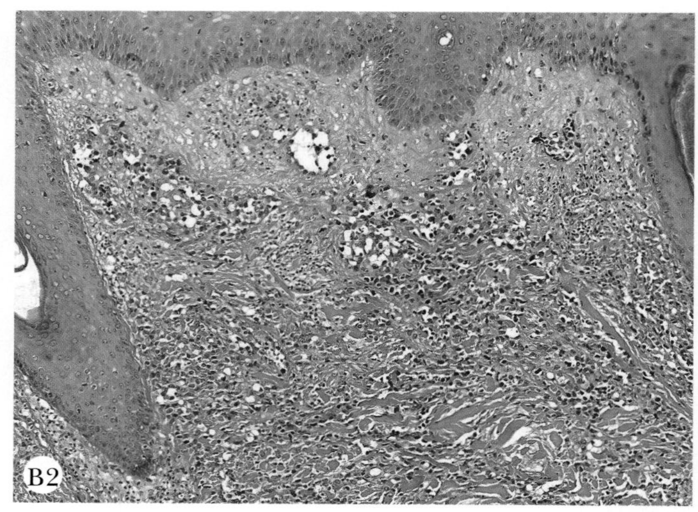

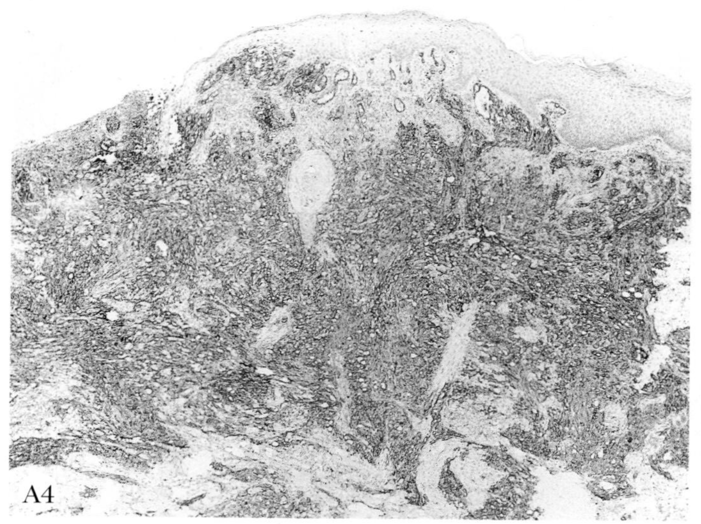

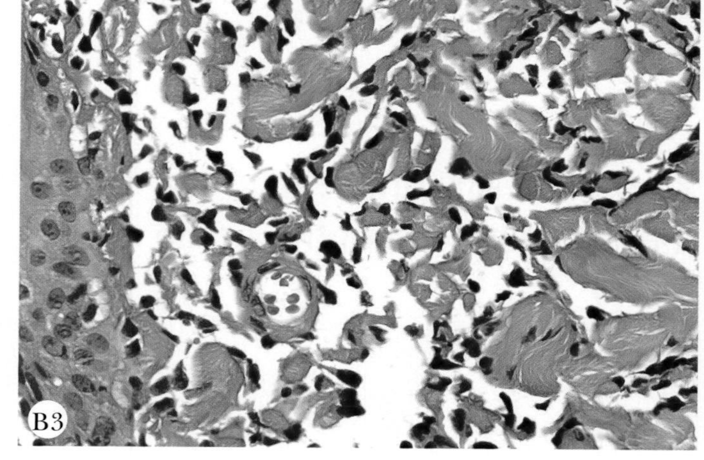

图 28.5.7A　头面部血管肉瘤　女，63 岁，面部红肿、僵硬 1 年，耳部糜烂缺如 4 个月，疼痛。病理示真皮浅、中层大量内皮样细胞增生，细胞异型性明显，有核分裂相，可见少量血管腔隙及红细胞外溢；免疫组化 CD31 弥漫阳性。

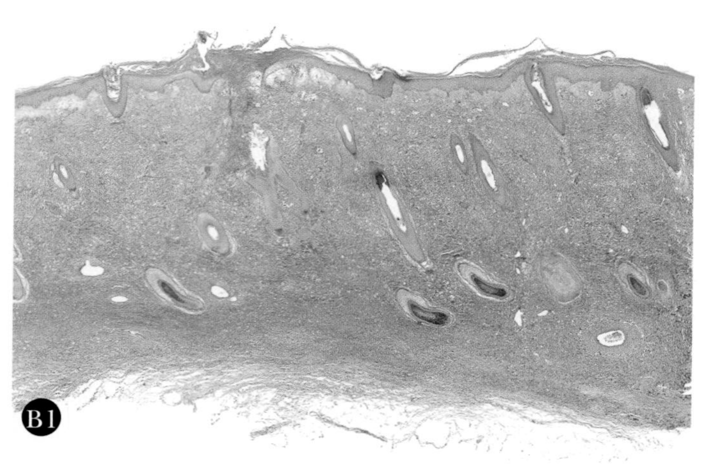

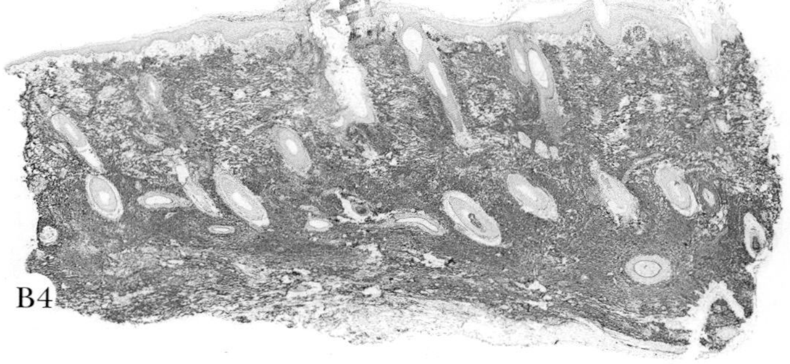

图 28.5.7B　头面部血管肉瘤　女，61 岁，头部红色斑块 2 年，表面结痂，偶有渗出，伴阵发性疼痛。病理示真皮胶原束之间广泛的血管吻合，产生裂隙样管腔，形成明显的胶原分割现象，可见红细胞外溢，伴有淋巴细胞、浆细胞浸润；免疫组化 CD31 弥漫阳性。

图 28.5.7C　头面部血管肉瘤　男，67 岁，头顶多发红色包块 4 个月，有渗出、结痂。

图 28.5.7D　头面部血管肉瘤　男，79 岁，头顶多发结节 6 个月，部分结节破溃、渗出，伴压痛。

28.5.8 淋巴水肿相关血管肉瘤（cutaneous angiosarcoma associated with lymphedema）

病理改变

a 与头面部血管肉瘤组织病理学特点类似。

b 表现为胶原束间呈网状分布的血管增生，血管内皮细胞可有异型性。

病理鉴别诊断

Kaposi 肉瘤：以裂隙状血管为主，细胞异型程度相对较小。

临床特点

a 多发生于乳腺癌根治术后继发慢性淋巴水肿患者。

b 其他原因造成的慢性淋巴水肿患者也可发生本病，如恶性肿瘤导致的淋巴管堵塞，丝虫病感染，先天性淋巴水肿等。

c 多见于上肢，表现为暗红色斑块或包块，进展迅速，预后差。

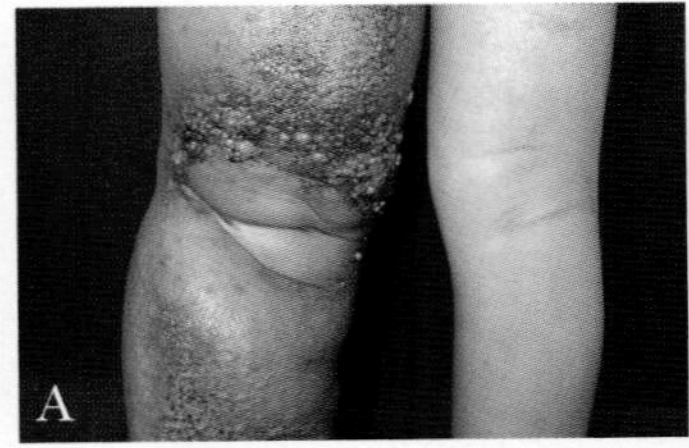

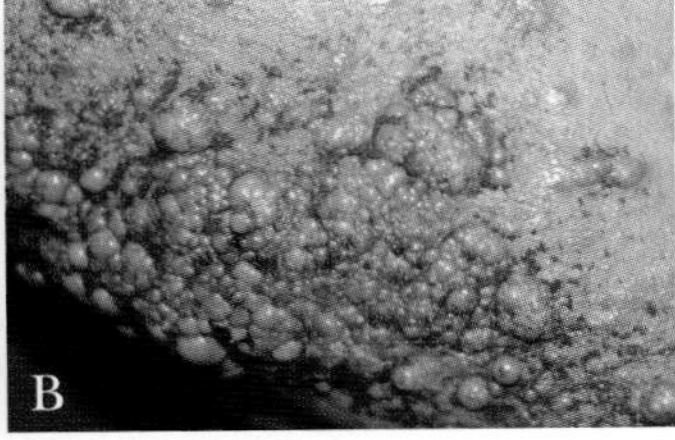

图 28.5.8 淋巴水肿相关血管肉瘤（cutaneous angiosarcoma associated with lymphedema）

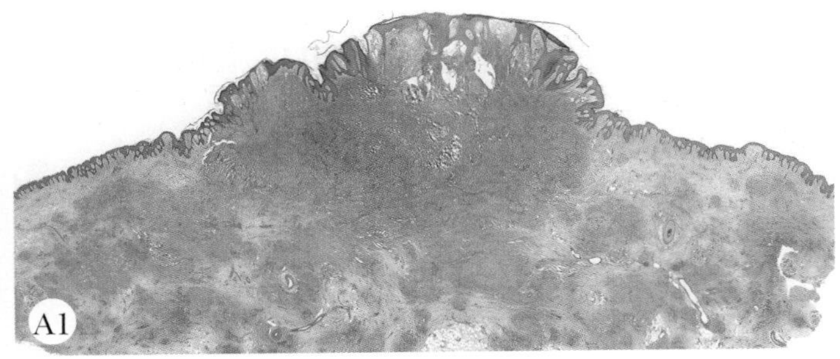

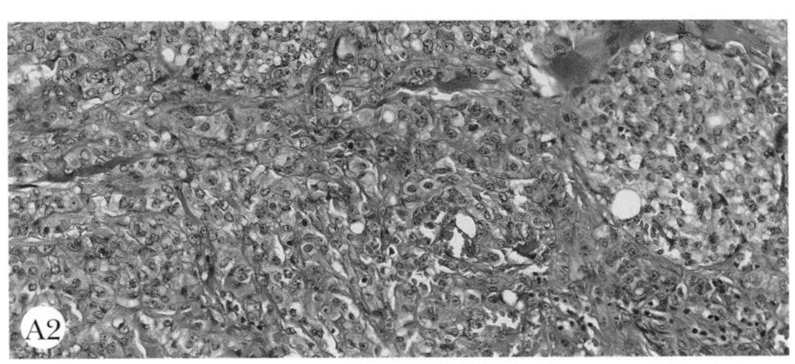

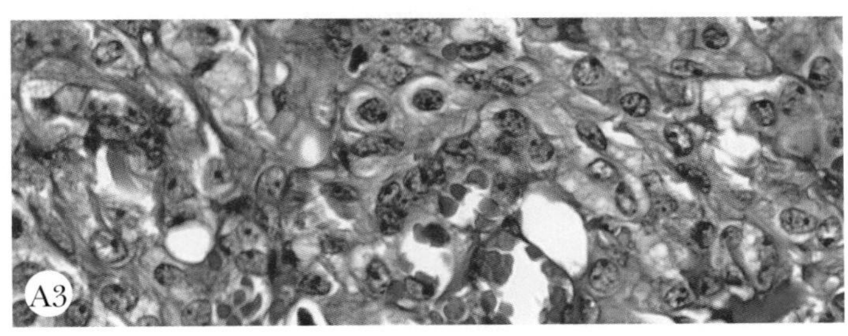

图 28.5.8A 淋巴水肿相关血管肉瘤 女，47 岁，左下肢肥大 40 余年，结节增生、疼痛 2 年。病理示真皮胶原束间增生的血管呈网状分布，血管内皮细胞有轻微异型性。

28.5.9 放射相关血管肉瘤（radiation associated angiosarcoma）

病理改变

a 与头面部血管肉瘤组织病理学特点类似。

b 常累及皮下脂肪层。

临床特点

a 通常继发于乳腺癌或女性生殖系统肿瘤放射治疗后。

b 多位于胸壁和下腹部。

c 表现为红斑、结节性或溃疡性损害。

28.5.10 上皮样血管肉瘤（epithelioid angiosarcoma）

病理改变

a 真皮至皮下上皮样细胞增生。

b 很少形成裂隙样血管及胶原分割现象。

c 细胞具有异型性和核分裂相，可产生胞质内空泡。

d 免疫组化示血管内皮细胞标记可为阴性，或出现角蛋白阳性，至少选择两个血管相关标记有助于确诊。

临床特点

a 与常见的头面部血管肉瘤的表现大致类，表现为红斑或挫伤样损害。

b 多见于下肢，也可见于头面部。

c 为组织病理学增生模式，病因复杂多样。

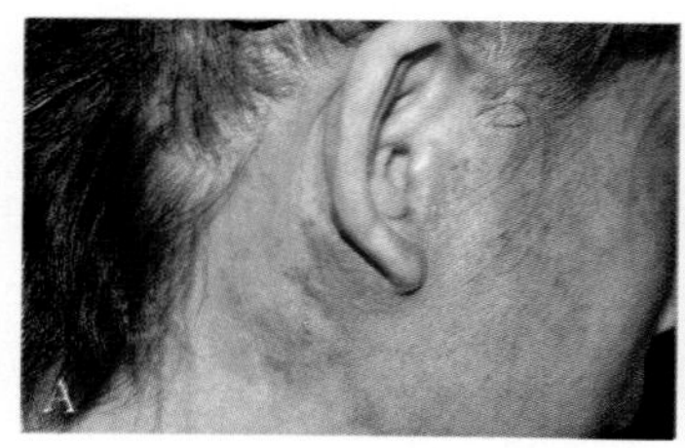

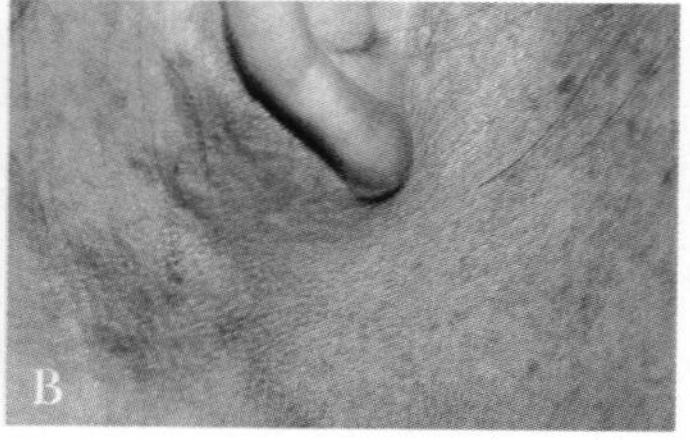

图 28.5.10 上皮样血管肉瘤（epithelioid angiosarcoma）

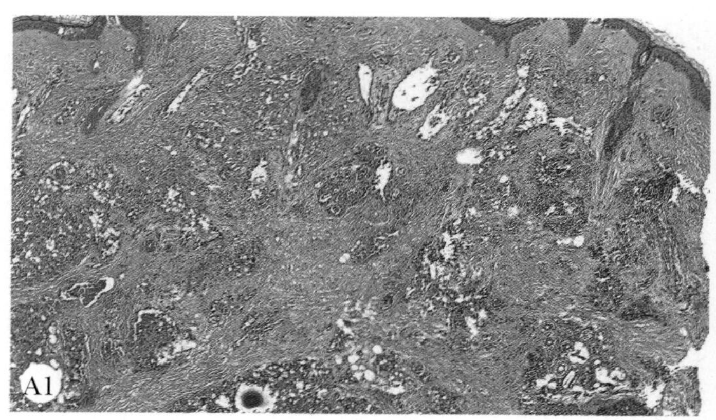

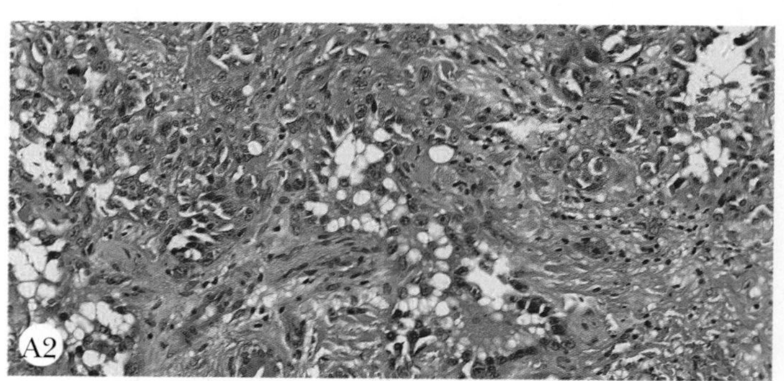

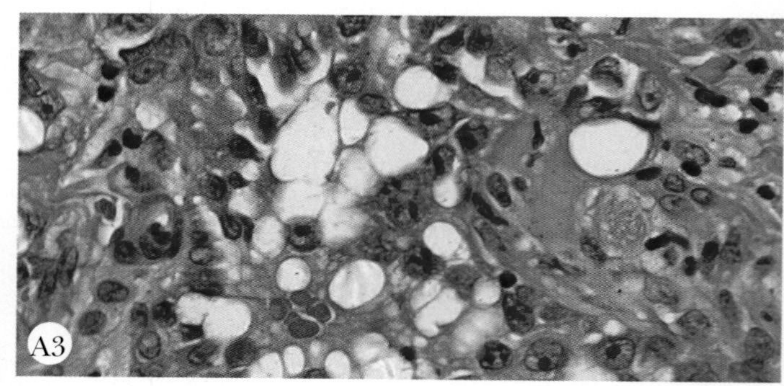

图 28.5.10A 上皮样血管肉瘤 女，60 岁，右侧面部、耳后及耳下红色斑片 3 个月。病理示真皮全层及皮下脂肪层上皮样细胞增生，细胞异型性明显，可见核分裂相及胞质内空泡。

28.6 血管周细胞瘤（neoplasms with pericyte differentiation）

主要包括血管球细胞和血管周皮细胞。血管球瘤相对多见，而肌周皮细胞瘤相对罕见，二者之间有一定程度的重叠。

28.6.1 血管球瘤（glomus tumors）

病理改变

a 所有肿瘤均有不同程度的血管球细胞分化。

b 血管球细胞大小均匀一致，圆形或多角形，核大、突出，胞质不明显。

c 少数情况下血管球细胞可以产生较丰富的嗜酸性胞质，或出现轻度细胞异型性。

d 可出现局部或显著的梭形细胞，为血管球细胞向平滑肌细胞分化。

e 免疫组化示 SMA 阳性，Desmin 阳性程度不一。

f 血管球瘤（glomus tumor）多见于甲下，表现为结节性血管球细胞增生，内含少量血管成分，其中甲下血管球瘤往往含有一定的黏液。

g 血管球血管瘤（glomus hemangioma）多见于非指甲部位，表现为显著扩张的血管腔，血管腔周围有两层左右的血管球细胞。

h 血管球肌瘤（glomangiomyoma）为血管球细胞出现显著的梭形细胞分化。

i 血管球畸形（glomuvenous malformation）为海绵状血管畸形同时合并有血管腔周围血管球细胞增生。

j 症状型血管球瘤（symplastic glomus tumor），或古老型血管球瘤（ancient glomus tumor）为血管球细胞具有细胞异型性，但低倍镜下为良性增生模式。

k 结缔组织增生性血管球瘤为肿瘤细胞周围有均质硬化的胶原。

病理鉴别诊断

汗腺肿瘤：有腺腔分化，免疫组化显示角蛋白阳性。

临床特点

a 成年人多见，可发生于身体各个部位，多为单发皮损，但也可为多发皮损。

b 血管球瘤好发于甲下，女性患者多见，表现为紫蓝色结节，寒冷或外力刺激后剧痛。

c 血管球血管瘤多为多发皮损，多见于儿童，一般不见于甲下，疼痛不明显。

d 血管球畸形表现为面部或肢端先天性肿胀性斑块，类似静脉畸形。

e 其他类型血管球瘤临床特点与普通血管球瘤或血管球血管瘤类似。

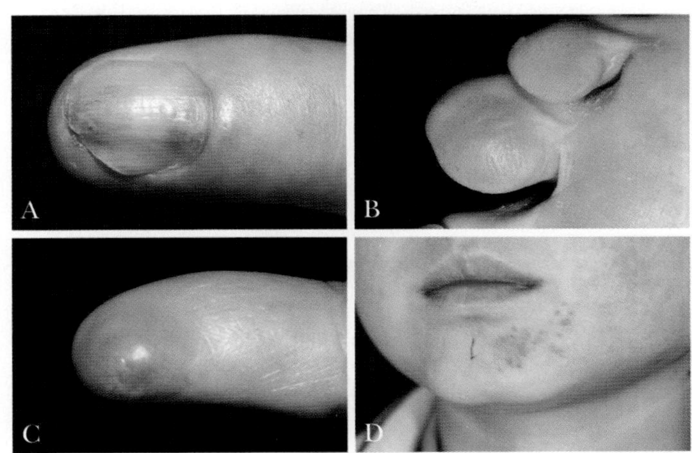

图 28.6.1 血管球细胞肿瘤（glomous tumors）

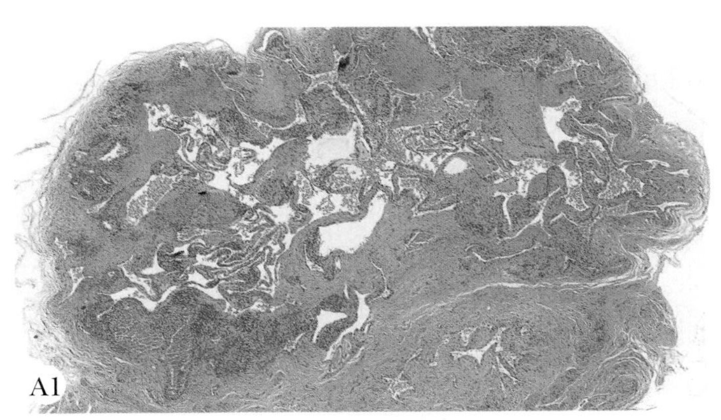

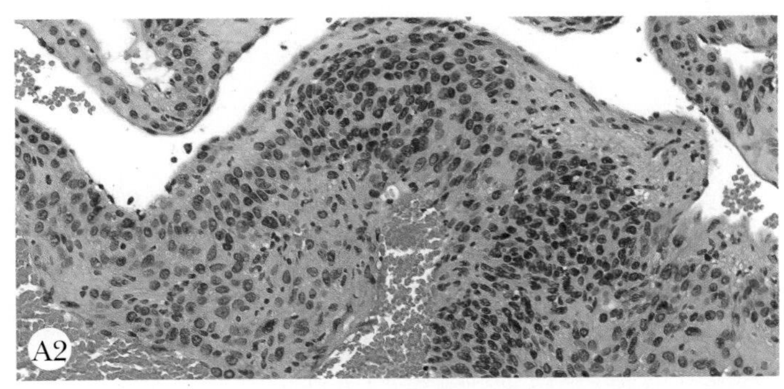

图28.6.1A 血管球瘤 男，64岁，右手第5指甲下紫红色斑4年，伴疼痛。病理示肿瘤团块内扩张的血管，周围血管球细胞呈结节状生长，伴黏液沉积。

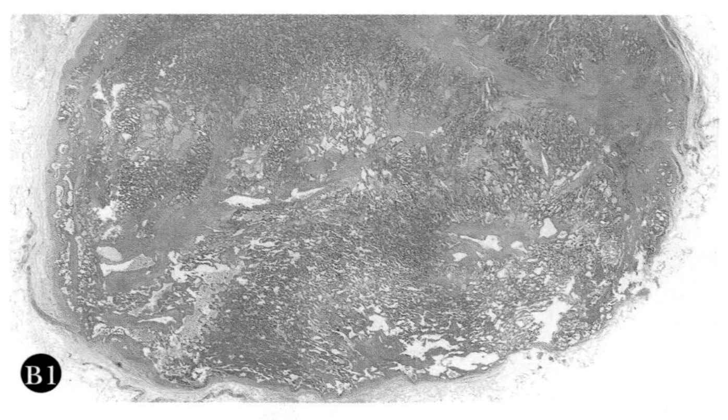

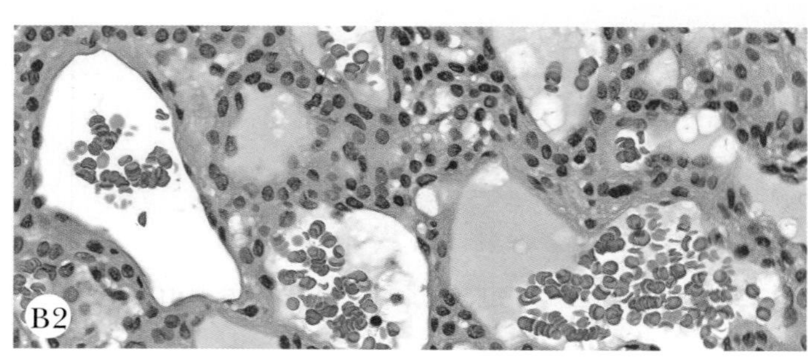

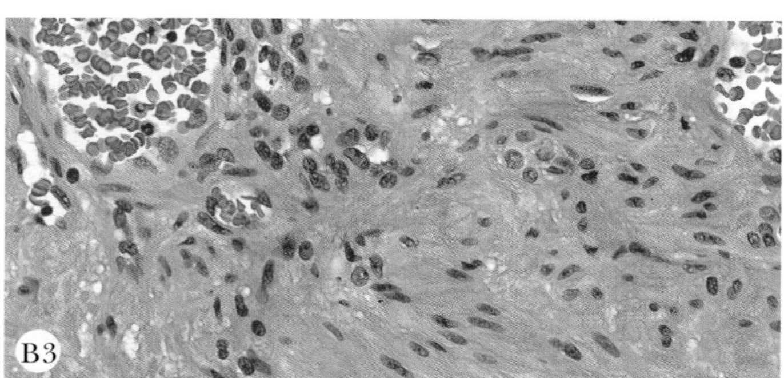

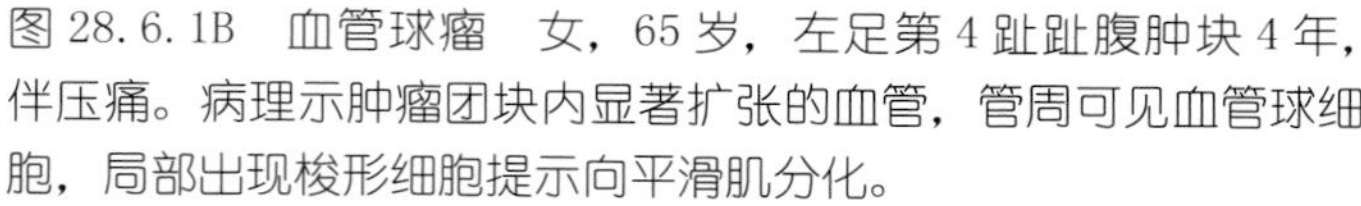

图 28.6.1B　血管球瘤　女，65 岁，左足第 4 趾趾腹肿块 4 年，伴压痛。病理示肿瘤团块内显著扩张的血管，管周可见血管球细胞，局部出现梭形细胞提示向平滑肌分化。

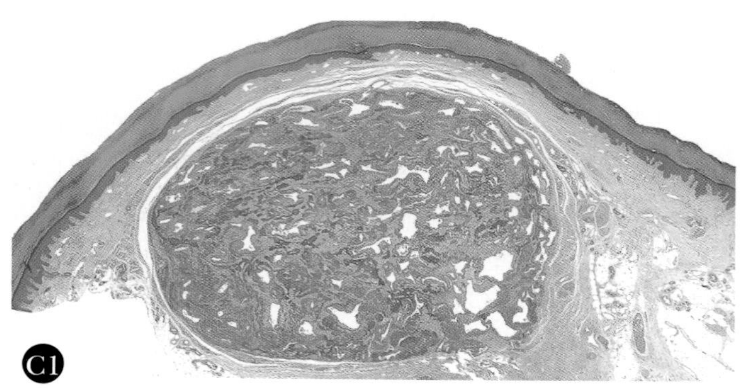

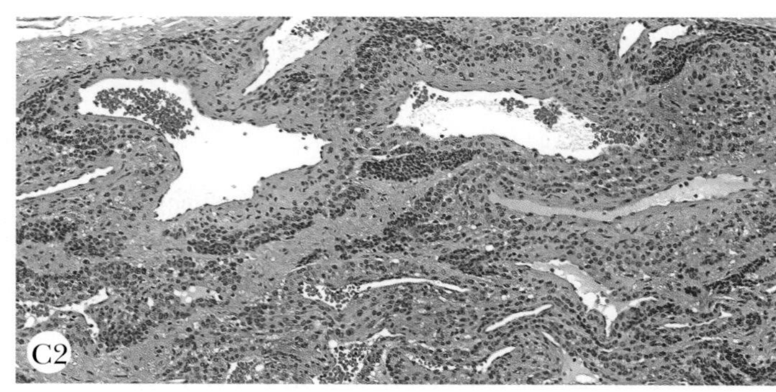

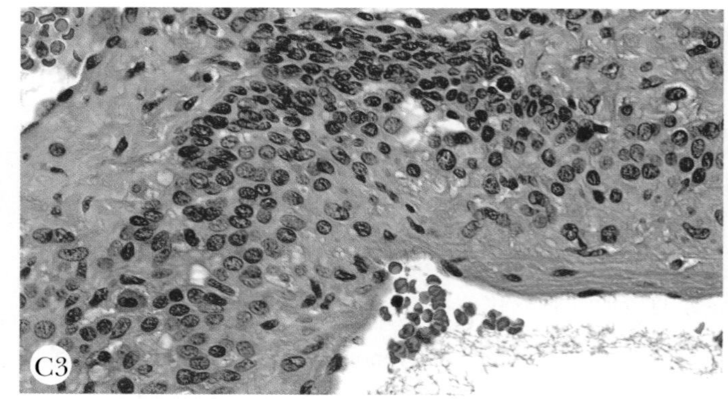

图 28.6.1C　血管球瘤　女，51 岁，右手第 5 指指端紫色丘疹 8 年，伴疼痛。病理示真皮一肿瘤团块，瘤团内可见扩张的血管，周围血管球细胞呈结节状生长，伴黏液沉积。

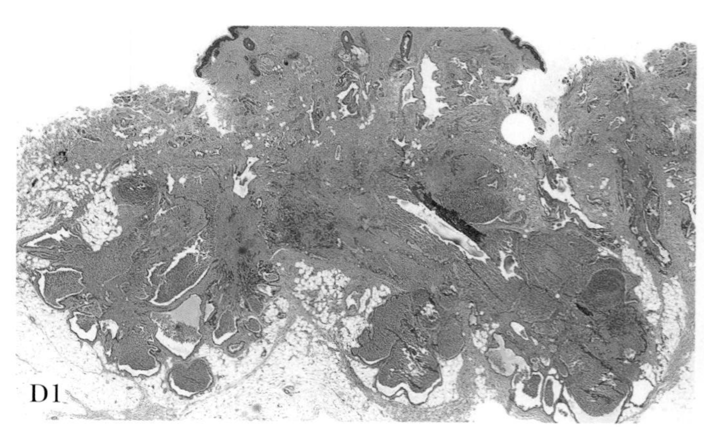

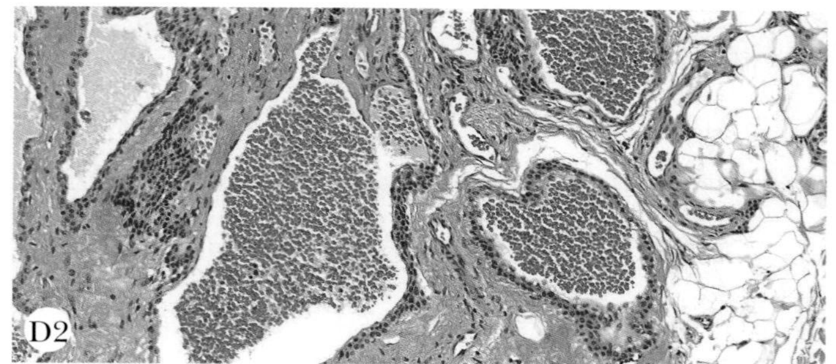

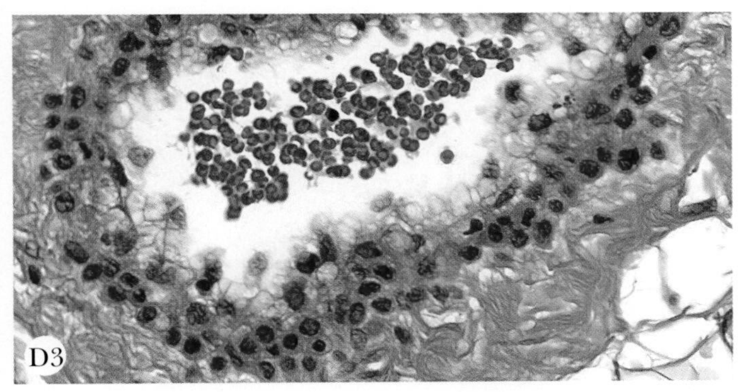

图 18.6.1D 血管球畸形 男，11 岁，左下颌及颏部蓝色斑片 11 年。病理示真皮全层畸形扩张的血管，管腔周围血管球细胞增生。

28.6.2 血管球肉瘤（glomangiosarcoma）

病理改变

a 具有血管球瘤血管球细胞分化的特点。

b 通常位置深在，呈浸润性生长模式，出现较多的核分裂相和异型性。

临床特点

a 通常体积较大，位置较深。

b 表现为深在结节或包块。

c 多发生于四肢，可发生转移。

28.6.3 肌周皮细胞瘤（myopericytoma）

病理改变

a 多发生于真皮内，也可累及皮下组织及深部软组织。

b 表现为以血管为中心的细胞增生，典型者呈洋葱皮样改变。

c 部分区域可出现扩张、成角的血管腔。

d 增生的细胞为梭形细胞或类似肌纤维细胞形态。

e 免疫组化结果显示瘤细胞为 SMA 阳性，Desmin 和 Actin 阴性。

f 部分肿瘤可出现类似血管平滑肌瘤，肌纤维瘤或血管周皮细胞瘤样特点。

g 少见肿瘤可出现细胞异型性和侵袭性。

h 有部分病例呈现血管内损害，表现为血管内肌周皮细胞瘤。

i 最近有文献显示部分发生于脏器的病例合并 EBV 感染，患者可有 HIV 感染或器官移植背景。

临床特点

a 老年人多见，但也可见于较年轻患者，女性患者略多。

b 四肢多发，尤其是下肢，但其他部位也可发生。

c 表现为单发红色丘疹或结节。

d 有少见病例可出现复发或转移。

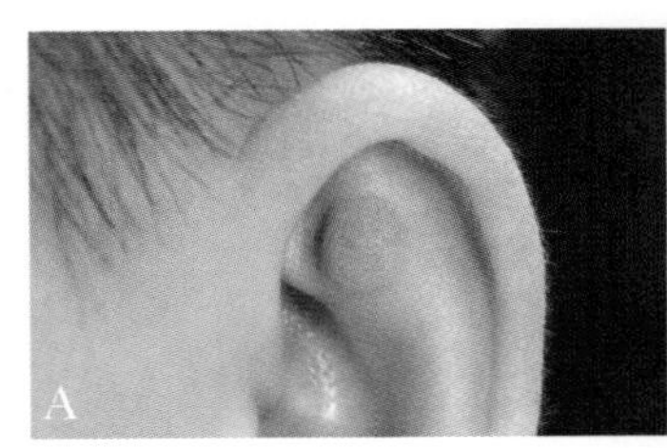

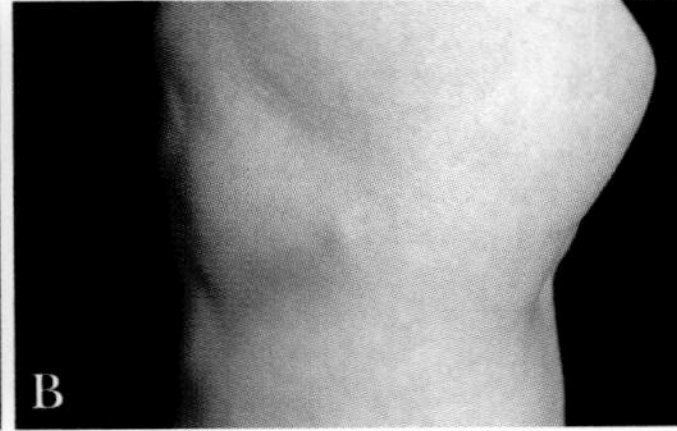

图 28.6.3 肌周皮细胞瘤（myopericytoma）

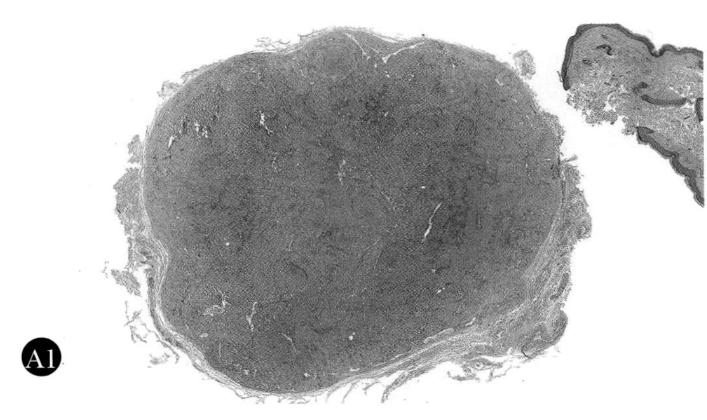

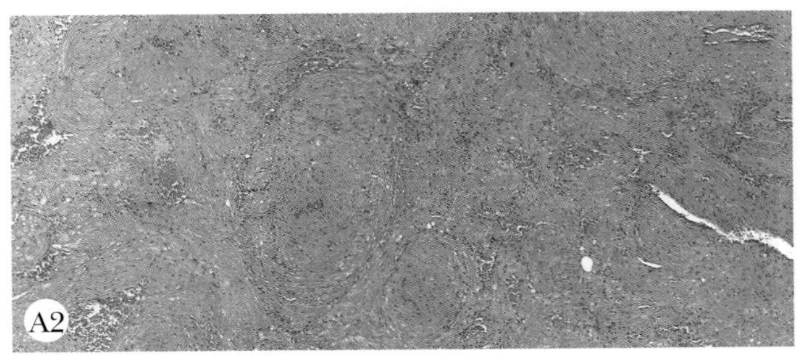

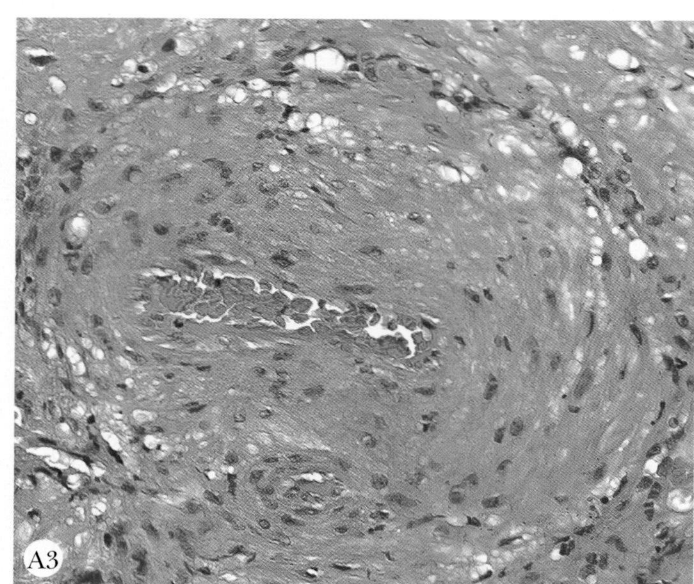

图 28.6.3A 肌周皮细胞瘤 男，15 岁，左耳廓蓝褐色丘疹 8 年。病理示真皮内界限清楚的瘤团，瘤团内血管增生，可见以血管为中心的细胞增生，呈洋葱皮样改变。

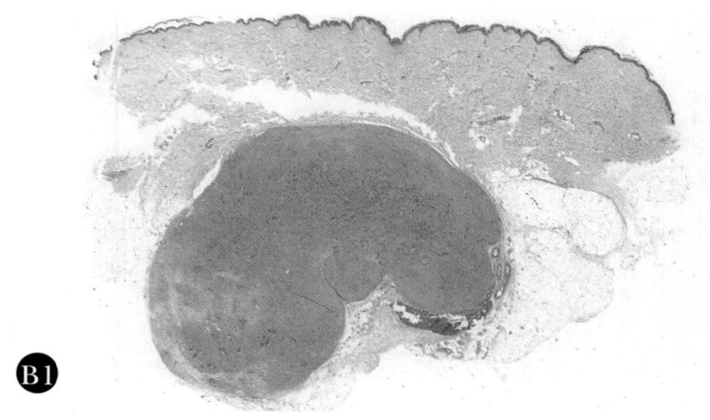

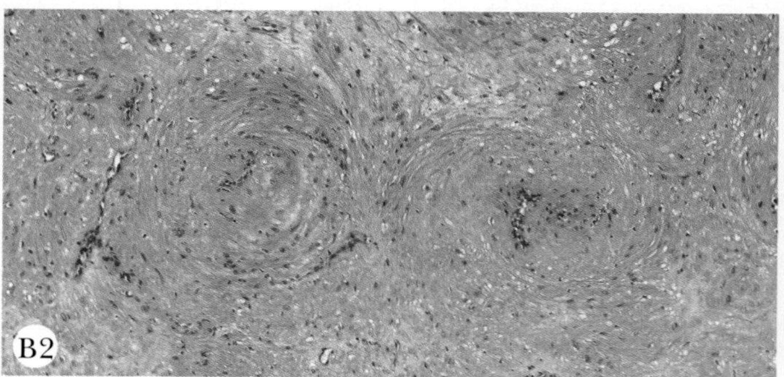

图 28.6.3B 肌周皮细胞瘤 女，56 岁，右膝结节伴痛 20 年。病理示真皮内界限清楚的瘤团，瘤团内可见以血管为中心的细胞增生，呈洋葱皮样改变。

29 神经及神经内分泌肿瘤（tumors of neural tissue and neuroendocrine phenotypes）

刘宇 王雷

29.1 外周神经肿瘤

29.1.1 创伤性神经瘤

29.1.2 环层小体神经瘤

29.1.3 栅栏状包膜性神经瘤

29.1.4 神经纤维瘤和神经纤维瘤病

丛状神经纤维瘤

29.1.5 神经鞘瘤

古老型神经鞘瘤

细胞型神经鞘瘤

丛状神经鞘瘤

29.1.6 神经束膜瘤

29.1.7 杂合性神经鞘瘤 / 神经束膜瘤

29.1.8 神经鞘黏液瘤

29.1.9 细胞性神经鞘黏液瘤

29.1.10 颗粒细胞瘤

29.2 恶性神经及神经内分泌肿瘤

29.2.1 恶性外周神经鞘肿瘤

29.2.2 透明细胞肉瘤

29.2.3 Merkel 细胞癌

在组织发生过程中，皮肤神经组织肿瘤不同程度地保留了正常外周神经的组织结构与细胞成分。因此，正常外周神经的组织学特点对正确诊断神经组织肿瘤十分重要。神经纤维是外周神经的基本单位。有髓神经纤维由轴突与包裹的神经鞘细胞（Schwann 细胞）组成，形成多层同心状膜结构；无髓神经纤维由内陷进入神经鞘细胞胞质的多个轴突构成。数条神经纤维组成神经束，外包神经束膜，神经束内包裹每条神经纤维的疏松结缔组织，称为神经内膜。神经内膜的组分包括成纤维细胞、肥大细胞、胶原、黏液样基质和毛细血管。神经束膜由神经衣细胞构成，是中枢神经系统蛛网膜颗粒的延续。大量的神经束一起组成神经，外侧包绕由成纤维细胞、胶原、脂肪构成的神经外膜。感觉神经与各种分化的感觉小体相连接，如触觉小体、环层小体等。皮肤神经组织肿瘤包括原发性外周神经肿瘤与来自于中枢神经系统或神经节的异位组织。

29.1 外周神经肿瘤（peripheral nerve tumor）

29.1.1 创伤性神经瘤（traumatic neuroma）

病理改变

a 皮损处可见表皮增厚，角化过度。

b 肿瘤为位于真皮或皮下组织的界限清楚的圆形或椭圆形结节，无被膜包裹。

c 瘤体内可见多数杂乱且形状不规则的神经束，伸展方向不同，其间有梭形细胞，胞质嗜酸性，胞核呈卵圆形或 S 形。

d 远侧端包膜可缺失，瘤体内可见广泛的纤维化，有炎症细胞浸润现象。

e Bodian 染色可见神经内的轴突，Luxol 固蓝或碘化锌–锇酸染色可见一些神经轴突由髓鞘包绕。

病理鉴别诊断

神经鞘瘤：Bodian 染色瘤体内缺少神经轴索，可见典型的 Verocay 小体。

临床特点

a 可发病于任何年龄，无明显性别差异。

b 常发生于外伤或截肢后，为单发性丘疹或结节，质地坚实，多与皮肤颜色相似，常有自觉疼痛、放射痛或压痛。

29.1.1

c 副指组织病理学常表现为创伤性神经瘤特点。

d 可发生于男性外生殖器部位，与局部外伤有关。

临床鉴别诊断

神经纤维瘤

神经纤维瘤病

别名

自发性神经瘤（spontaneous neuroma）

真性神经瘤（true neuroma）

截肢后神经瘤（amputation neuroma）

神经瘤（neuroma）

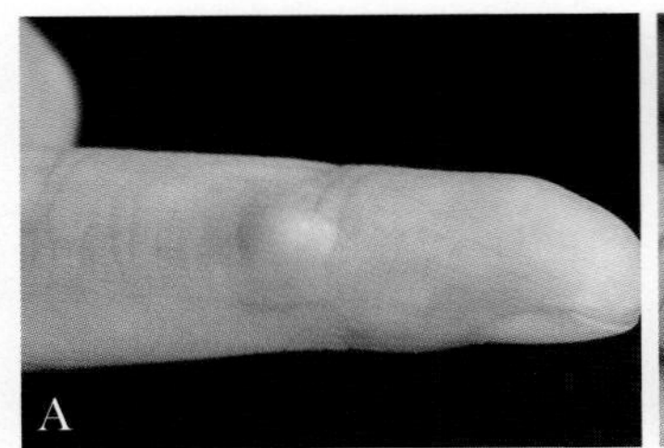

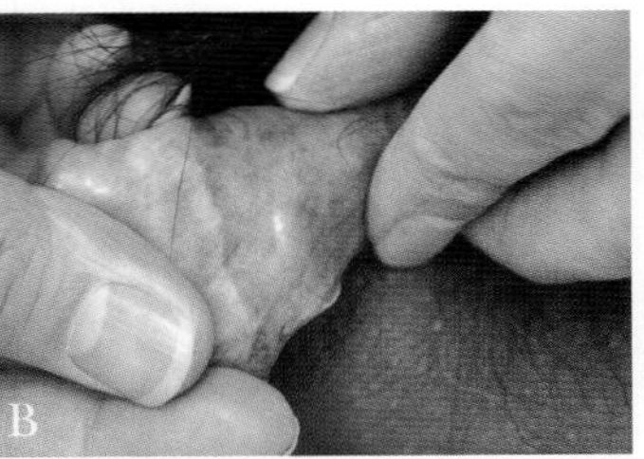

图 29.1.1　创伤性神经瘤（traumatic neuroma）

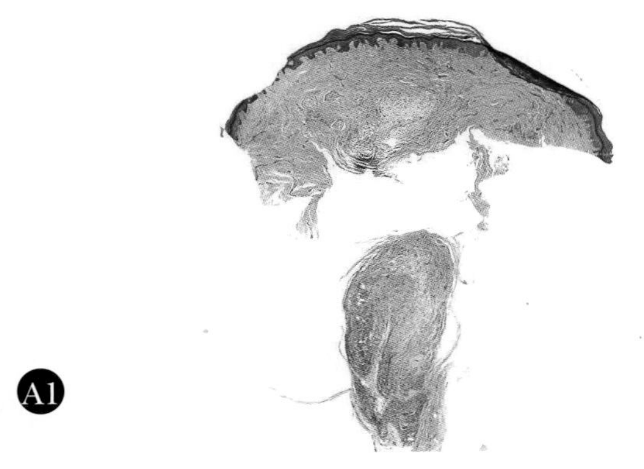

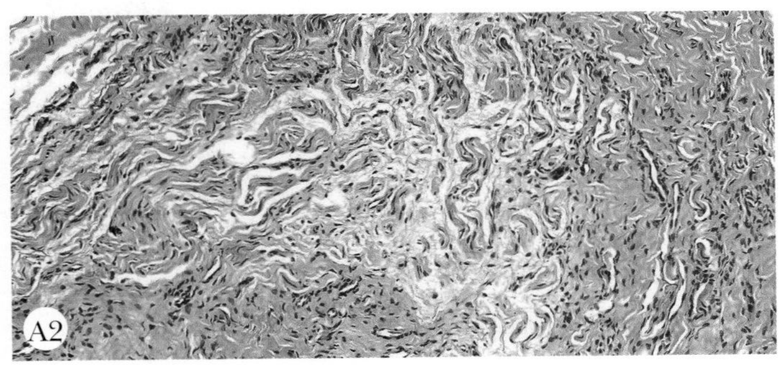

图 29. 1. 1A　创伤性神经瘤　女，8 岁，左手第 3 指丘疹 4 年。外伤后出现，有触痛。病理示真皮中下部界限清楚结节，为胶原之间增生的神经束，伸展方向不同，其间有梭形细胞，伴黏液沉积。

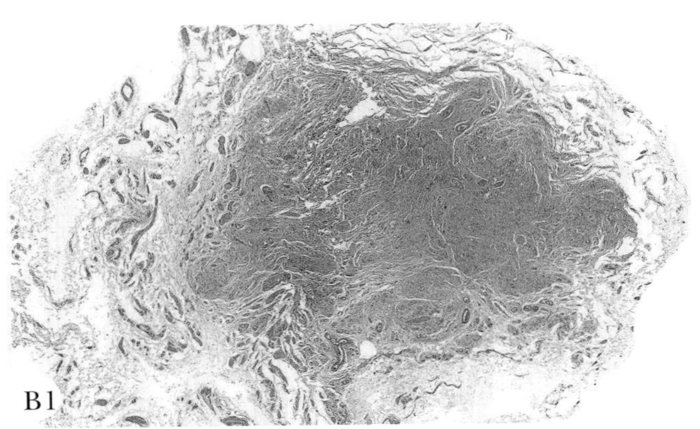

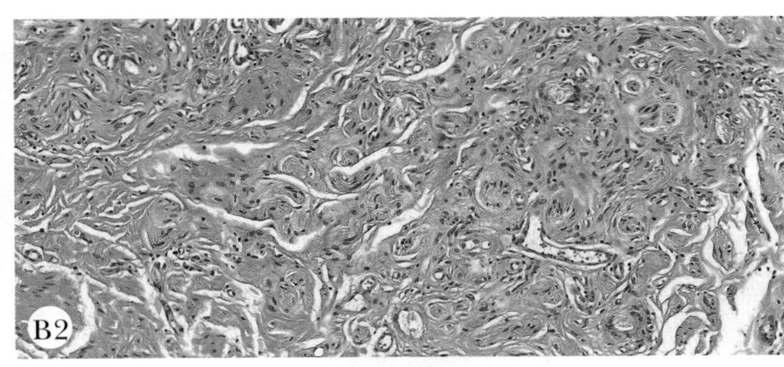

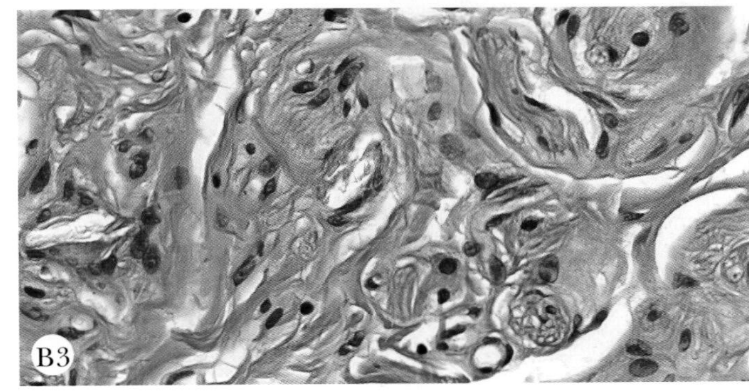

图 29. 1. 1B　创伤性神经瘤　男，35 岁，阴茎皮下结节 2 年。触痛，质稍硬。2 年前曾行包皮环切术。病理示结节状梭形细胞增生，杂乱无序的神经束增生，增生的施万细胞周围见折光性异物组织。此患者为发生于阴茎部位的神经瘤，与局部外伤有关。

29.1.2　环层小体神经瘤（pacinian neuroma）

病理改变

a 表皮大致正常。

b 真皮中可见环层小体增生或环层小体肥大，有时增生和（或）肥大并存。

临床特点

a 是一种罕见但独特的神经瘤。

b 多见于成年人手指外伤后。

c 损害小，疼痛剧烈。

临床鉴别诊断

创伤性神经瘤（traumatic neuroma）

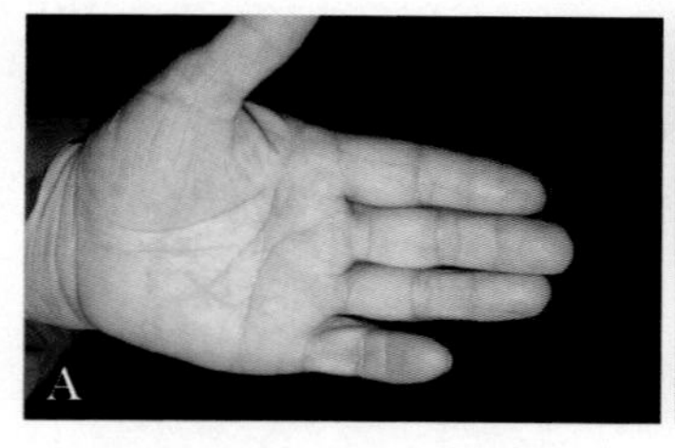
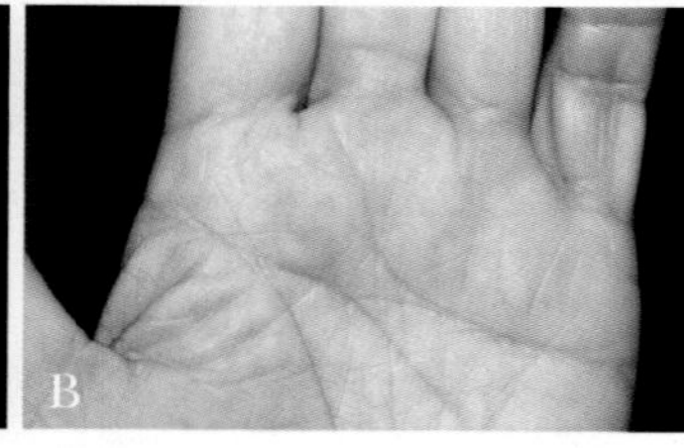

图 29.1.2 环层小体神经瘤（pacinian neuroma）

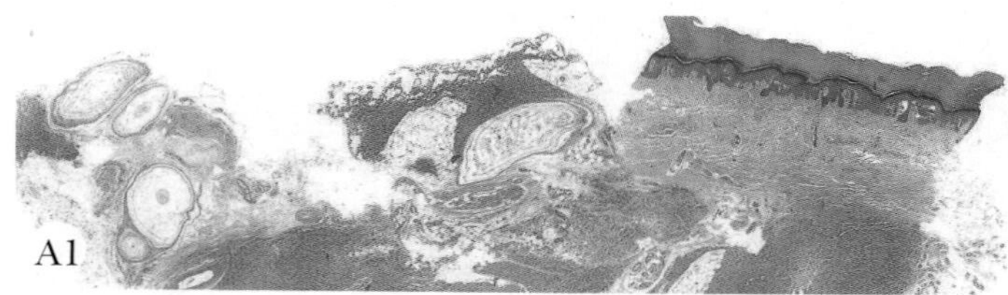
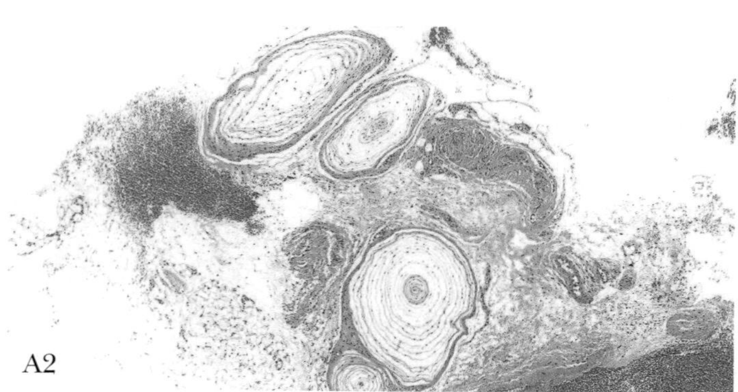

图29.1.2A 环层小体神经瘤 女，59岁，左手掌皮下结节1年余。渐增大，疼痛剧烈。病理示真皮增生及肥大的环层小体。真皮大量红细胞为局部麻醉所致出血。

29.1.3 栅栏状包膜性神经瘤（palisaded encapsulated neuroma）

病理改变

a 表皮大致正常，有时可见轻度增生。

b 真皮内可见境界清楚的结节，有时可呈多结节甚至呈丛状生长，包膜不完整，肿瘤细胞核深染呈波浪状，胞质嗜酸性淡染且边界不清，靠近肿瘤基底常可找到正常的神经结构，常进入肿瘤包膜或与肿瘤包膜相融合。

c 肿瘤细胞常被人工裂隙分隔成短束状。

d 免疫组化绝大多数细胞 S100 阳性，神经纤丝蛋白染色可见大量轴突，包膜细胞 EMA 染色阳性。

病理鉴别诊断

根据特征性的结构模式，并在肿瘤内见到大量的轴突，可与神经纤维瘤和神经鞘瘤鉴别。

临床特点

a 常发生于中老年人，女性多见。

b 为面部特别是鼻、鼻唇沟和双颊部的孤立无自觉症状的肤色丘疹，一般不超过 1cm。

29.1.3

c 有时也可见于口腔黏膜与阴茎部。

d 多发性皮损罕见。

临床鉴别诊断

单发性毛发上皮瘤

单发皮肤神经瘤

别名

孤立性限局性神经瘤（solitary circumscribed neuroma）

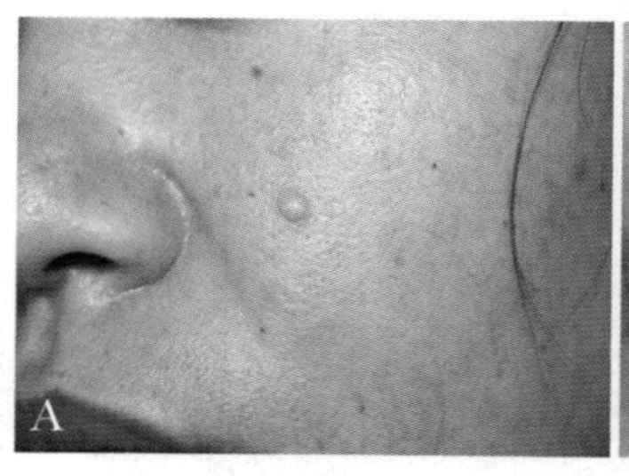
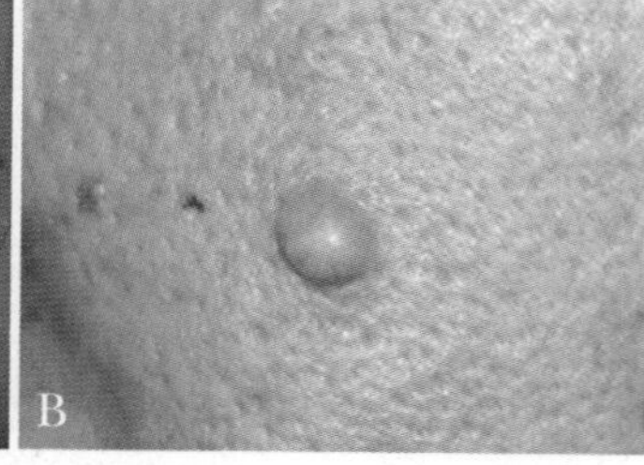

图 29.1.3 栅栏状包膜性神经瘤（palisaded encapsulated neuroma）

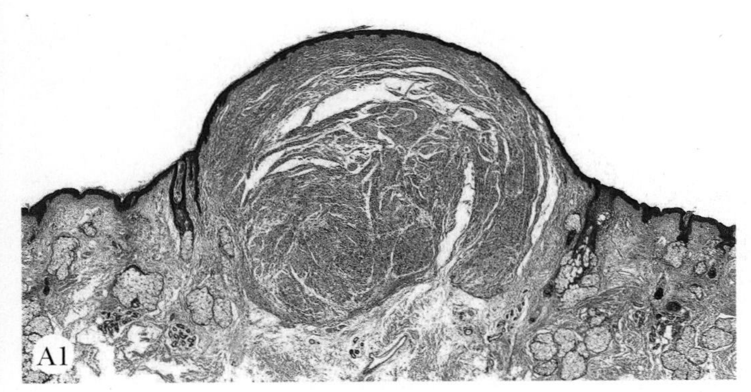

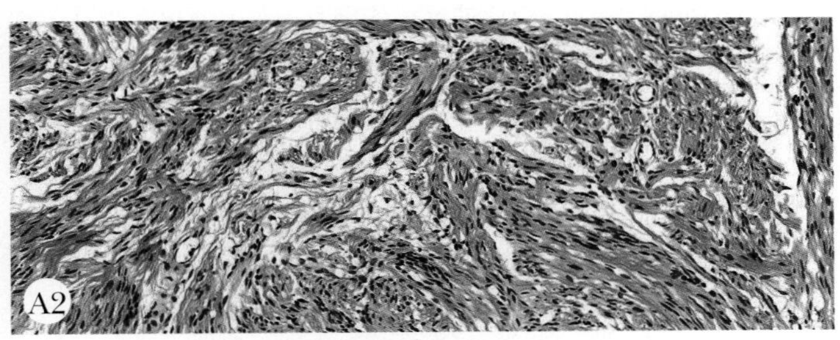

图 29.1.3A　栅栏状包膜性神经瘤　女，29 岁，左颊部皮色丘疹 5 年，0.3cm×0.3cm，无疼痛。病理示真皮界限清楚的结节，结节内见人工裂隙，束状分布的梭形细胞增生，核大小、形态一致，细长、深染，可见少量黏液。

29.1.4　神经纤维瘤和神经纤维瘤病（neurofibroma and neurofibromatosis）

病理改变

a 可见多数梭形瘤细胞杂乱分布在淡染的胶原基质内，胞核深染呈 S 形，胞质淡嗜酸性。

b 瘤体内常有明显纤维化现象，间质有水肿与黏液样变，可见丰富小血管，瘤体内散布有肥大细胞。

c 有的病变中可见被瘤组织包围的皮肤附属器。

d 恶性病变时有出血、坏死、细胞异型性及核分裂相。

e 部分病例可产生色素，称为色素性神经纤维瘤。

f 肿瘤由施万细胞、成纤维细胞、血管内皮细胞混合组成，S100 染色显示程度不等的阳性着色，但非弥漫阳性。

g 分为神经内神经纤维瘤及神经外神经纤维瘤。

临床特点

a 常于青春期发病，男女发病率无明显差别。

b 本病系常染色体遗传性疾病，但外显率不一。

c 好发于躯干，常为多发性。

d 皮损有两种：一种为大小不一的半球形或有蒂的疝样肿物，质软，皮色或淡褐色，可用指尖将瘤体压入皮内；另一种为大小不一的咖啡色斑。

e 一般无自觉症状。

f 少数病例可恶变。

丛状神经纤维瘤（plexiform neurofibroma）

病理改变

a 典型的神经纤维瘤背景内含有粗大的神经纤维束。

b 广泛的黏液样改变。

病理鉴别诊断

丛状神经鞘瘤：可见 Verocay 小体。

临床特点

a 常见于儿童，无性别差异。

b 常见于头部和颈部。

c 肿瘤表面皮肤常形成大而多的皱褶伴不同程度的色素沉着，其下方的骨骼可肥大。

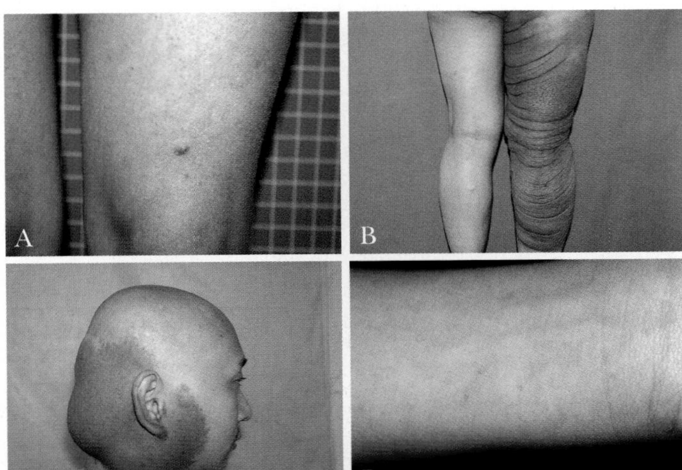

图 29.1.4A~D　神经纤维瘤（neurofibroma）

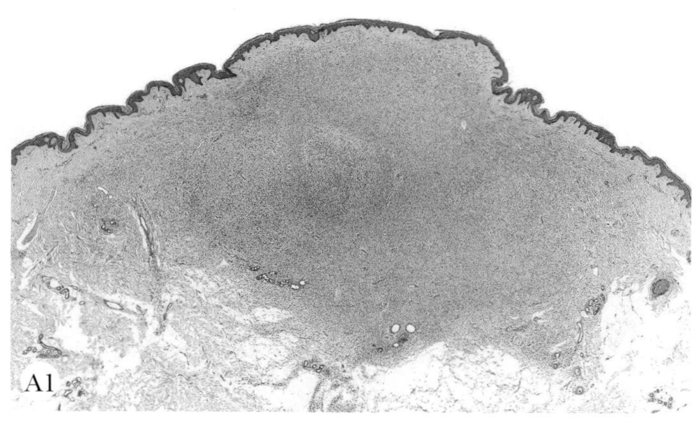

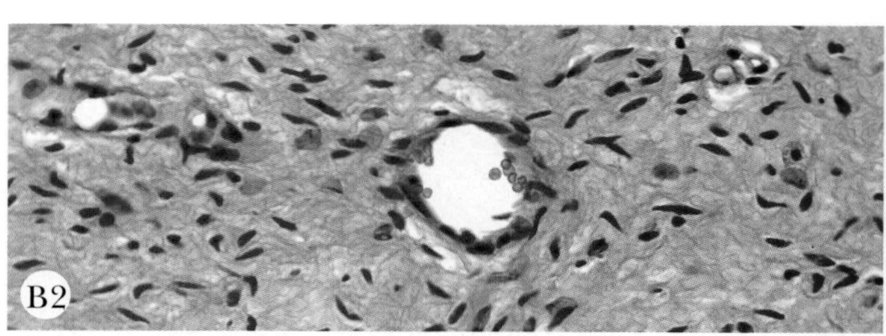

图 29. 1. 4B　神经纤维瘤病　女，30 岁，全身多发褐色斑片，结节 30 年，出生即有。右下肢弥漫性褐色斑块伴皮肤松弛，质地柔软。其母亲有类似病史。病理示多个外生性息肉样凸起，真皮至皮下弥漫瘤细胞增生，有扭曲状核的施万细胞，可见血管及个别肥大细胞。

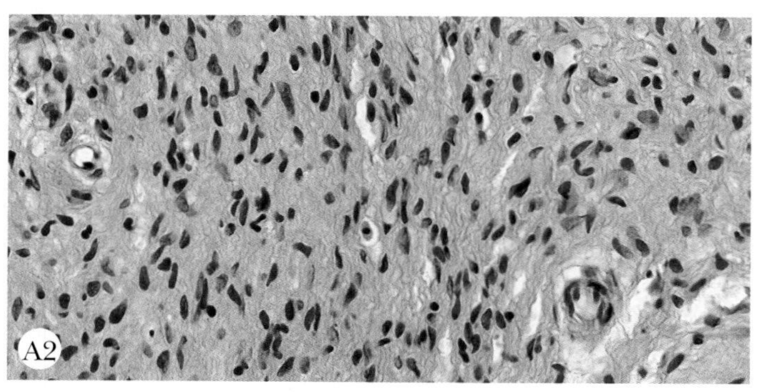

图29. 1. 4A　神经纤维瘤　女，42岁，左股部单发皮下结节10年。质软，无不适。周身无咖啡斑。病理示真皮浅部界限清楚的结节，肿瘤以梭形细胞增生为主，含有丰富的小血管。有扭曲状核的施万细胞，梭形成纤维细胞，个别肥大细胞及丰富的血管。此为神经外神经纤维瘤。

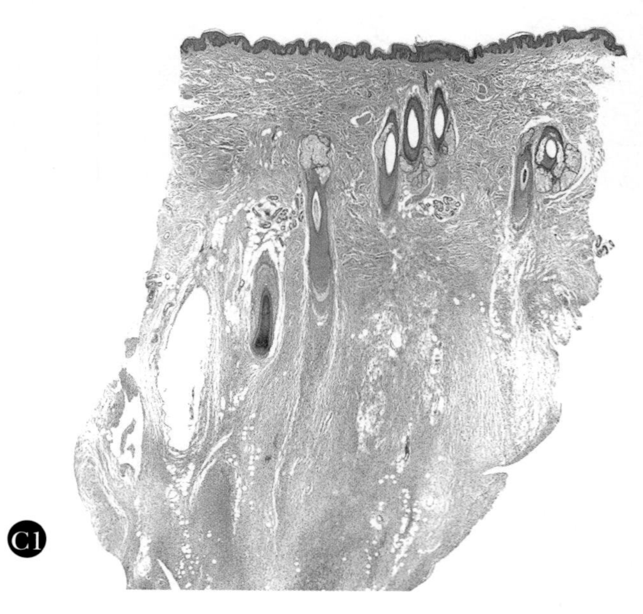

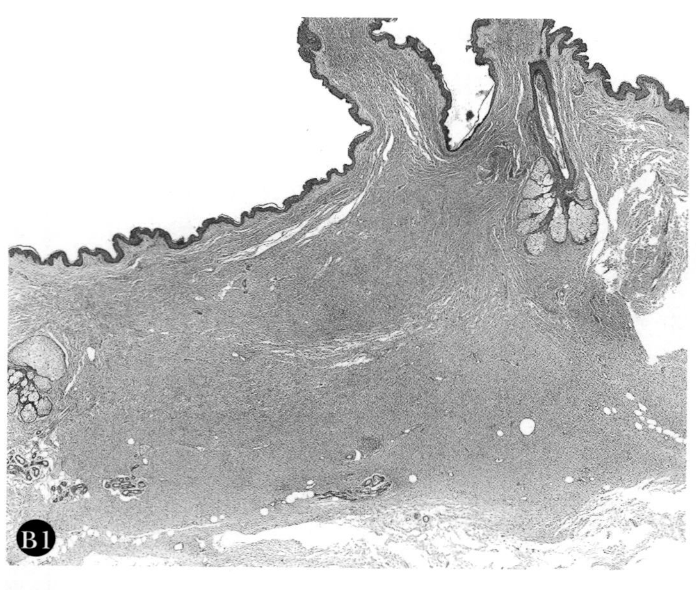

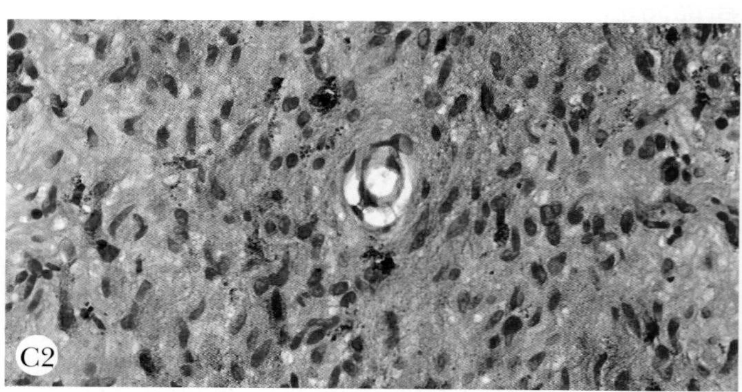

图 29. 1. 4C　色素性神经纤维瘤　男，24 岁，右侧面部、耳及枕部褐色斑片 24 年，其下包块 4 年。褐色斑片上见粗大毛发，其下可触及质软包块，界不清，无压痛。病理示累及真皮深部和皮下脂肪的肿瘤，肿瘤细胞以梭形细胞增生为主，含明显色素。

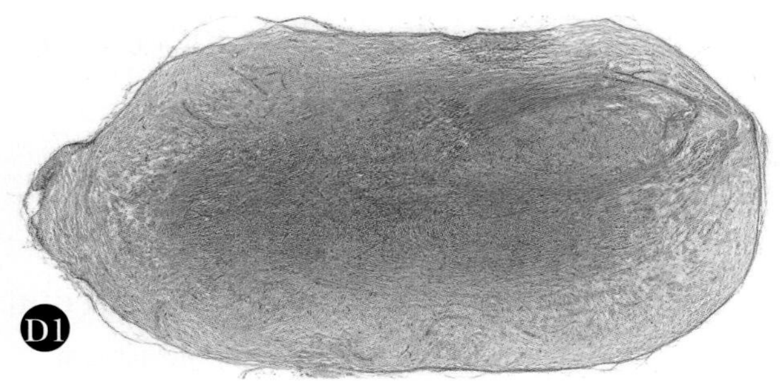

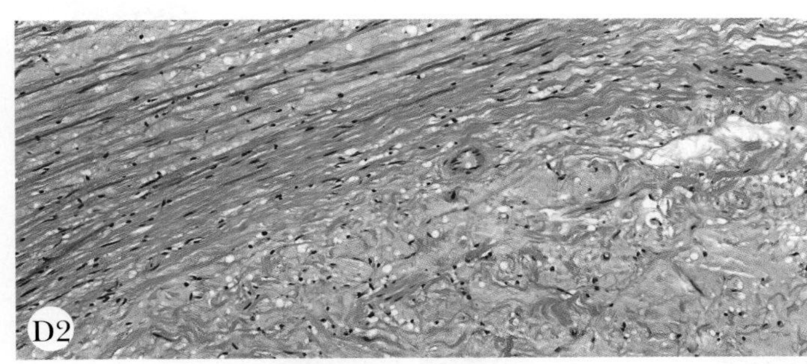

图 29.1.4D 黏液性神经纤维瘤 男，11 岁，全身多发褐色斑 11 年，左前臂皮下结节 1 年。左前臂皮损病理示有包膜结节，结节内见细长核的梭形细胞、S 形梭形细胞及胶原束，散布在黏液样基质中。此型为神经内神经纤维瘤，注意与神经鞘瘤鉴别。

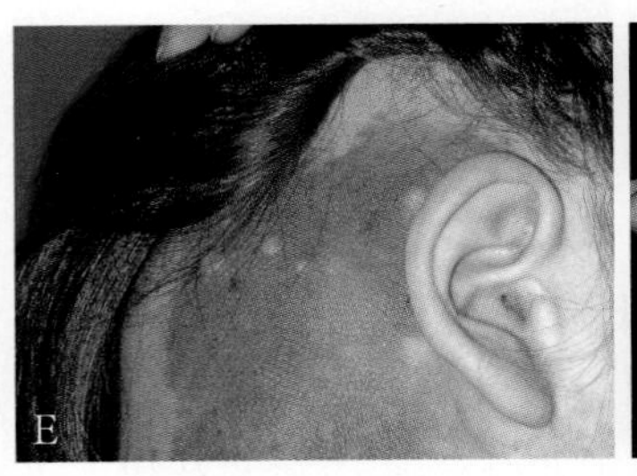

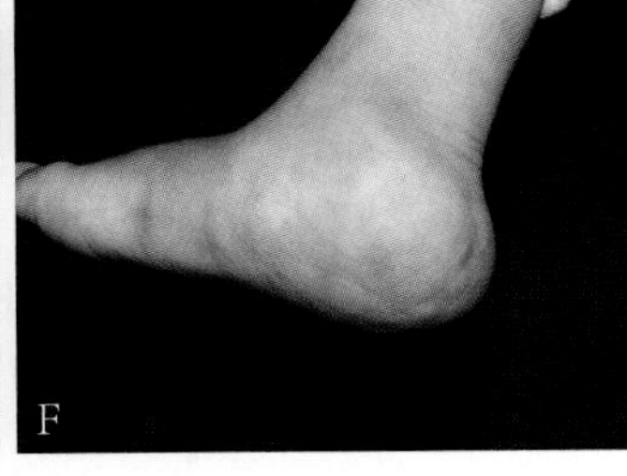

图 29.1.4EF 丛状神经纤维瘤（plexiform neurfibromas）

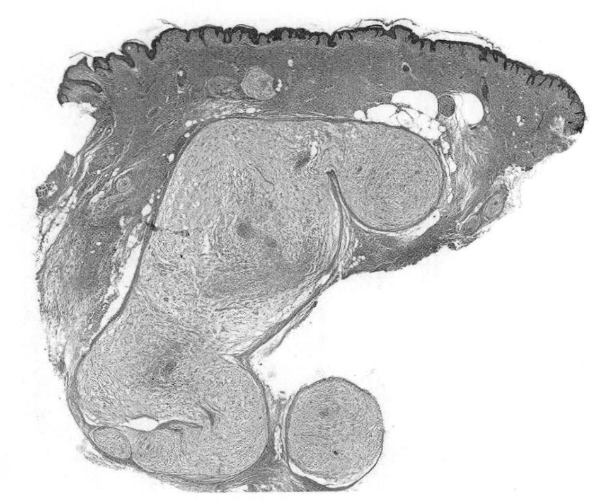

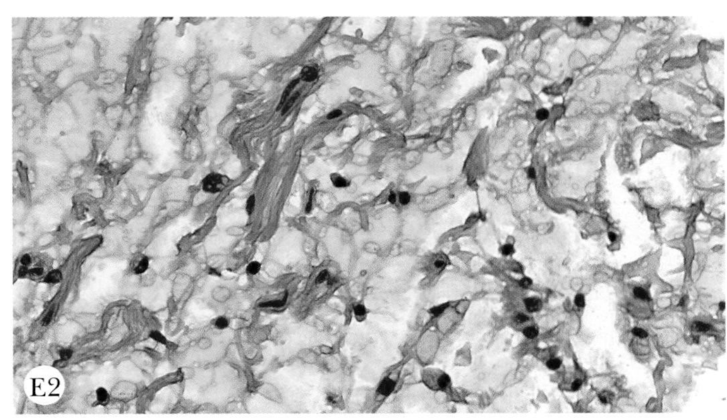

图 29.1.4E 丛状神经纤维瘤 女，9 岁，右侧头、颈部褐色斑 9 年，其上多发丘疹 5 年，压痛阳性。病理示真皮弥漫梭形细胞增生，同时伴随有纤维状包膜的条索增生，黏液性基质中扭曲的梭形细胞，胶原明显。

图 29.1.4F 丛状神经纤维瘤 女，8 岁，右足跟部包块 8 年，渐增大，无压痛。躯干部多发咖啡斑。其母有神经纤维瘤及多发咖啡斑。

29.1.5 神经鞘瘤（schwannoma）

病理改变

a 肿瘤位于真皮或皮下，境界清楚，有纤维包膜，与周围结缔组织间常有裂隙。

b 瘤体内可见成群排列成两排栅栏状结构的长形或 S 形的胞核，构成 Verocay 小体。

c 瘤组织主要有两种组织病理学形态的改变，常混合存在。

Antoni A 型：即致密型，瘤细胞之间胞质互相融合而成为无核均一的物质，淡伊红色，胞核排列构成 Verocay 小体。

Antoni B 型：即疏松型，瘤体内杂乱排列的多形性瘤细胞，间质水肿，有不同程度的黏液变性，形成小囊肿，瘤内血管丰富，有血管变性。

d 瘤体内常有核异型性与核丝分裂相出现，切不可误诊为恶变。

e 瘤组织内有不同程度的黏液变性，可形成小囊肿。

f 肿瘤几乎全部由施万细胞组成，S100 示瘤细胞弥漫阳性。

临床特点

a 多发于成年，男女发病率无明显差别。

b 病因不明，起源于施万细胞。

c 一般为单发，也可多发，肿瘤沿外周神经或脑神经走行分布，特别好发于四肢屈侧。

d 皮损为直径 3 ~ 4cm 的圆形或卵圆形结节，部分可移动。

e 一般无自觉症状，有时瘤体太大，压迫神经可出现阵发性疼痛与麻痹。

f 本病系良性肿瘤。

古老型神经鞘瘤（ancient schwannoma）

病理改变

a 显著的退行性变。

b 细胞核多形性伴广泛的囊肿形成、钙化、玻璃样变或出血。

c 有丝分裂相少见。

细胞型神经鞘瘤（cellular schwannoma）

病理改变

a 肿瘤富于细胞，呈束状结构，与平滑肌瘤很相似。

b 一般不能见到 Verocay 小体。

c 黄瘤细胞和淋巴细胞浸润有时很显著，S100 蛋白阳性。

病理鉴别诊断

平滑肌瘤：S100 阴性。

丛状神经鞘瘤（plexiform schwannoma）

病理改变

a 肿瘤位于真皮或皮下组织。

b 表现为多个有包膜的结节，主要由 Antoni A 区组织组成。

29.1.5

c 退行性变区域可见核异型性。

病理鉴别诊断

丛状神经纤维瘤

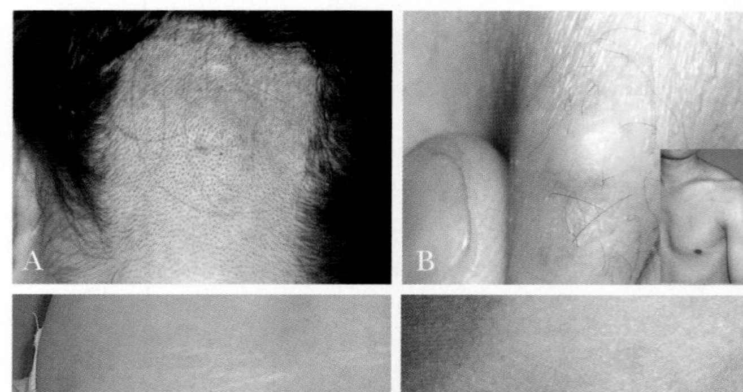

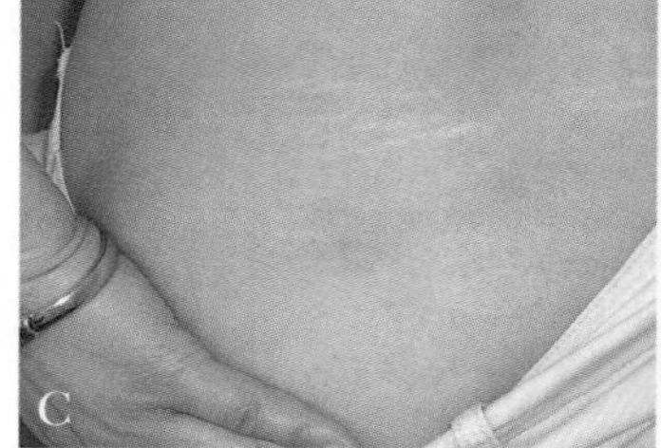

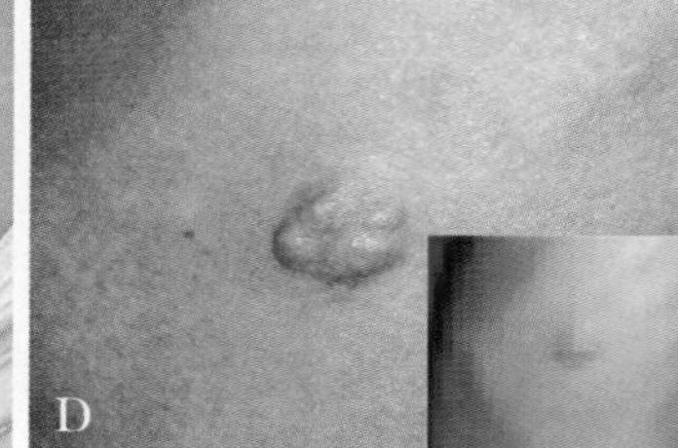

图 29.1.5　神经鞘瘤（Schwannoma）

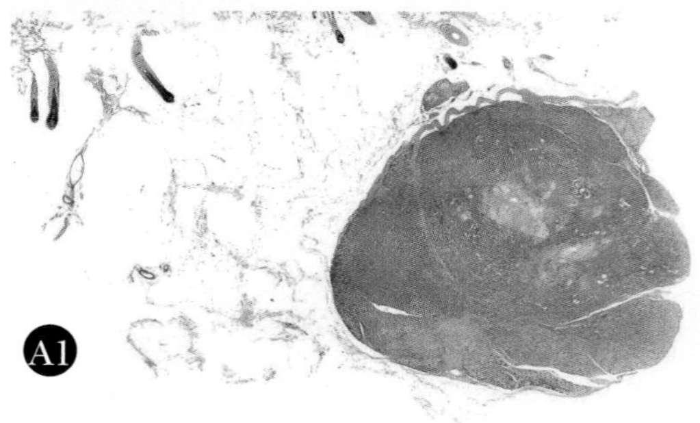

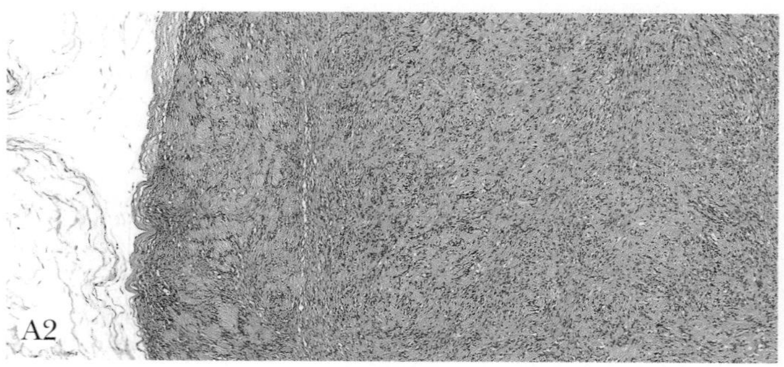

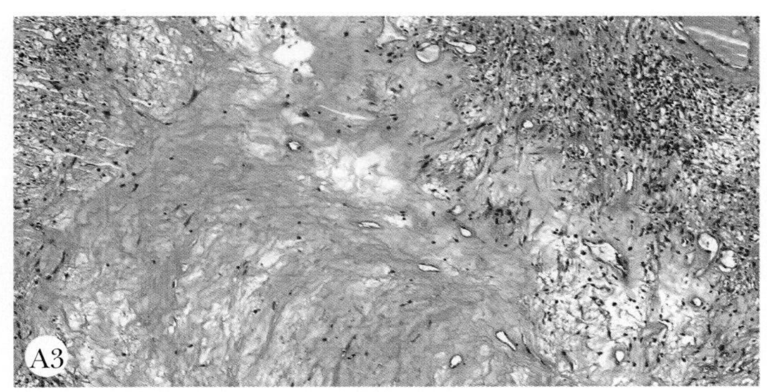

图 29.1.5A　神经鞘瘤　女，33 岁，枕部头皮皮下结节 7 年余，2cm×2cm。渐增大，质中，活动度好，无疼痛。病理示真皮有纤维包膜的肿瘤结节，可见多数区域富于细胞，少数区域为均质样变。富于细胞区域形成 Verocay 小体（Antoni A 区），乏细胞区域透明样变（Antoni B 区）。

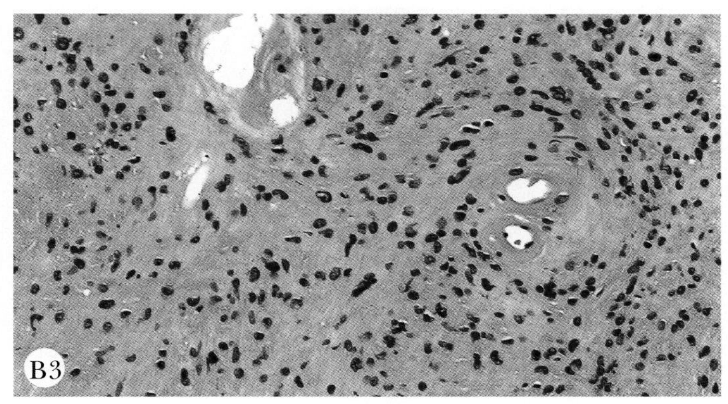

图 29.1.5B　古老型神经鞘瘤　女，52 岁，前胸皮色丘疹 7 年，0.5cm×0.5cm。偶感疼痛。病理示真皮内边界清楚的肿瘤，可见明显小血管，Verocay 小体及血管壁玻璃样变，均质化胶原间质中圆形或梭形肿瘤细胞，部分细胞核大，但无核分裂相。

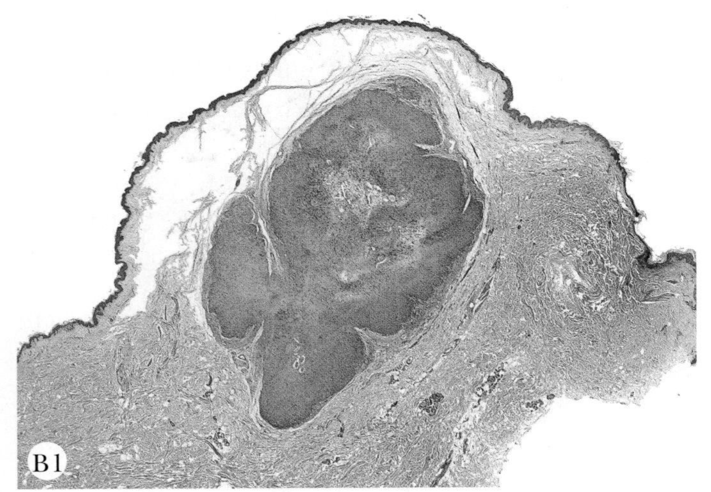

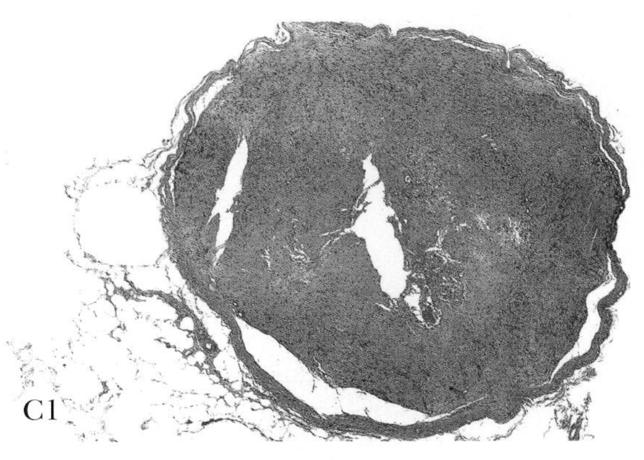

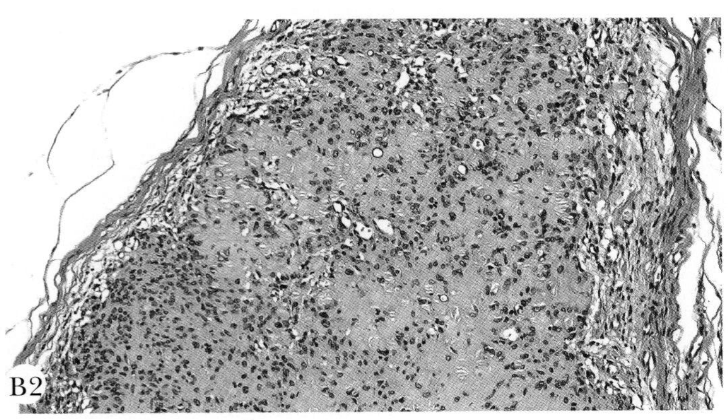

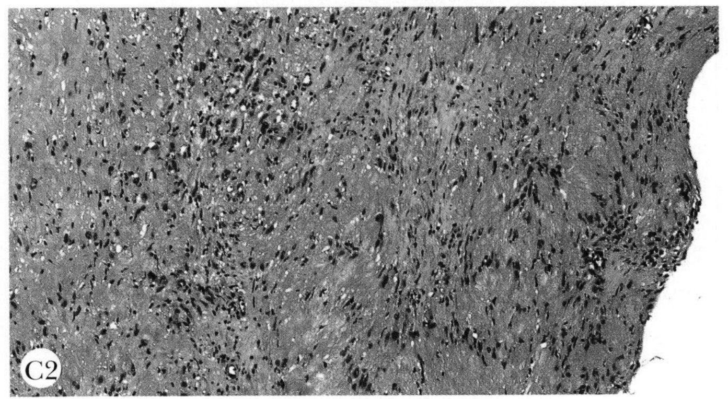

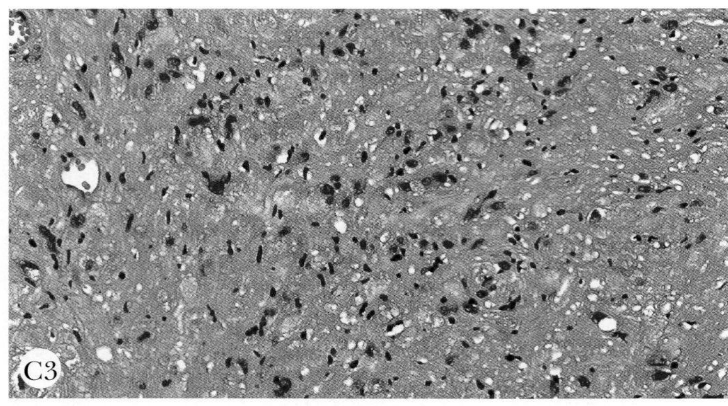

图 29.1.5C 古老型神经鞘瘤 女，30 岁，左腰部皮下结节 10 年，有压痛。病理示皮下脂肪层内边界清楚的肿瘤，周围有纤维组织包绕，可见 Verocay 小体，瘤细胞以上皮样形态为主，细胞质丰富但边界不清，可见个别核分裂相，此种病理改变容易误诊为恶性变。

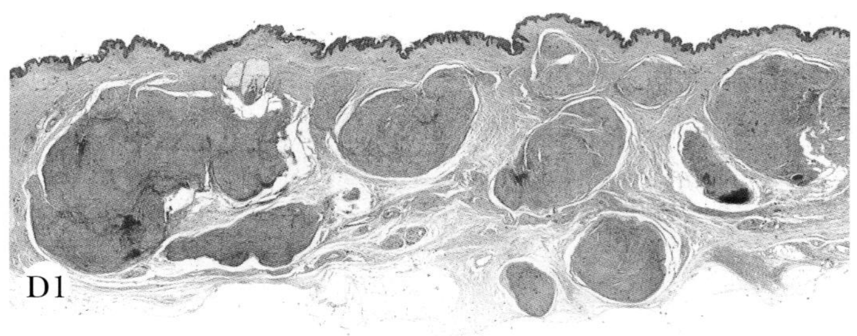

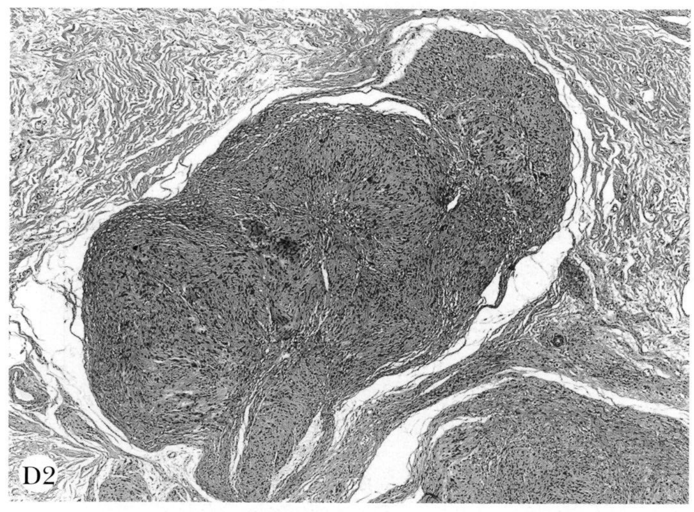

图 29.1.5D 丛状神经鞘瘤 男，17 岁，左侧胸壁粉红色结节 10 年。病理示真皮多个有包膜的结节，主要由 Antoni A 区组成，结节内梭形细胞形成 Verocay 小体。

29.1.6 神经束膜瘤（perineurioma）

病理改变

a 分为神经内神经束膜瘤，神经外（软组织）神经束膜瘤。其中，硬化型神经束膜瘤、网状神经束膜瘤为软组织神经束膜瘤的病理亚型。

b 神经内神经束膜瘤表现为横切面上以神经轴突为中心的呈洋葱皮样同心围绕的神经束膜细胞增生。免疫组化显示洋葱皮样的神经束膜细胞 EMA 阳性，而与之对应的中央施万细胞 S100 阳性。

c 软组织神经束膜瘤组织境界清楚，瘤细胞为类似成纤维细胞的梭形细胞，局部排列成涡纹状、条索状或席纹状结构。肿瘤细胞 EMA 弥漫阳性，S100 阴性。

d 硬化型神经束膜瘤表现为短的梭形细胞或近圆形细胞形态，周围胶原显著硬化，可表达肌特异性肌动蛋白（muscle-specific actin，MSA）

e 网状神经束膜瘤瘤细胞呈花边状排列，镜下见微囊肿形成。

f 约 20% 良性病例可见散在的不典型细胞，低水平核分裂相（<13/30HPF）。极少数病例可出现恶性变，表现为大量细胞排列紊乱，细胞异型性明显，可发生转移。

g 免疫组化可表达 Claudin-1、CD99 、GLUT-1 和 CD34 等。

病理鉴别诊断

隆突性皮肤纤维肉瘤：CD34 弥漫阳性，呈浸润性生长。

其他神经肿瘤：常无席纹状模式，S100 蛋白阳性。

临床特点

a 神经内神经束膜瘤：主要见于成年人，由于病变位于神经内，患者可出现局部神经系统症状和肌肉萎缩等改变。

b 软组织神经束膜瘤：表现为皮下结节，可位于浅层及深层软组织，内脏罕见，直径为 1 ~ 20cm，平均 4cm，好发于中年人的肢端及躯干，无性别差异。良性，复发少见。

c 硬化型神经束膜瘤：罕见，良性，多见于青年人，好发于手指和手掌。

d 恶性神经束膜瘤：很少见，可局部复发，但罕见转移。

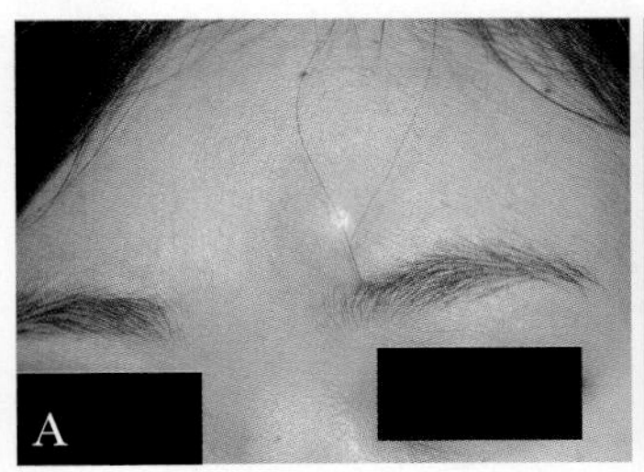

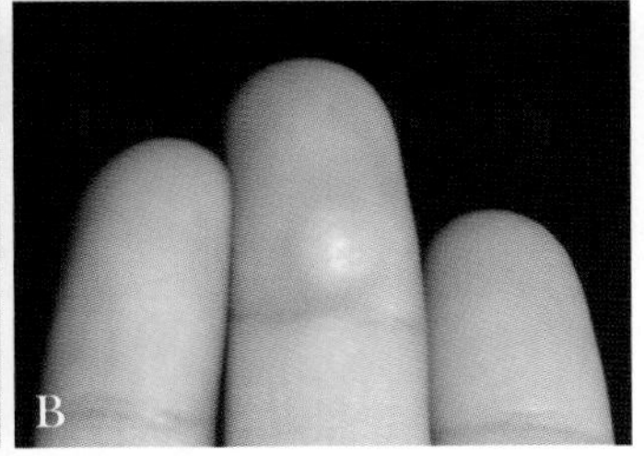

图 29.1.6　神经束膜瘤（perineurioma）

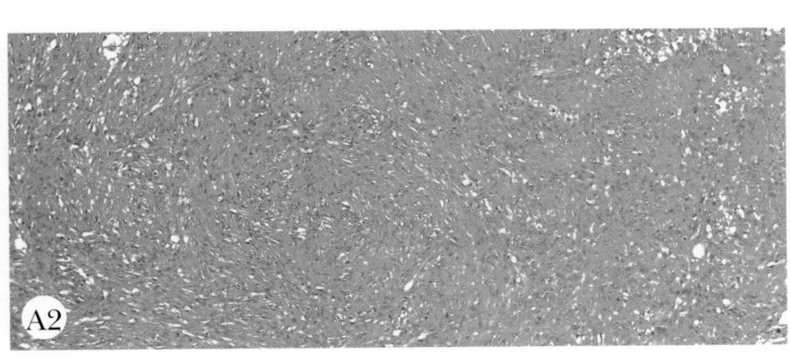

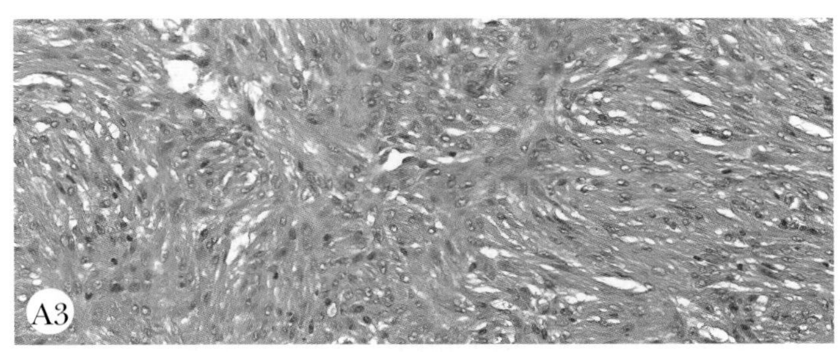

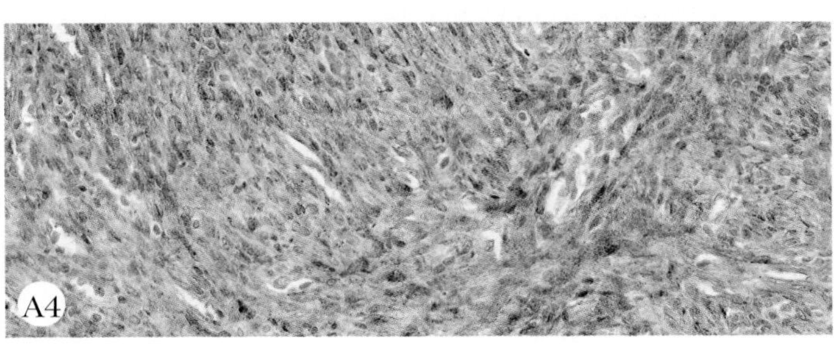

图 29.1.6A　软组织神经束膜瘤　女，28 岁，前额皮下结节 2 个月，1.2cm × 1.2cm，境界不清，质硬，活动度差。病理示肿瘤细胞团块，无包膜，瘤细胞排列成涡纹状或席纹状结构，瘤细胞呈梭形或椭圆形，无核分裂相。免疫组化 EMA 弥漫阳性，S100 阴性（未显示）。

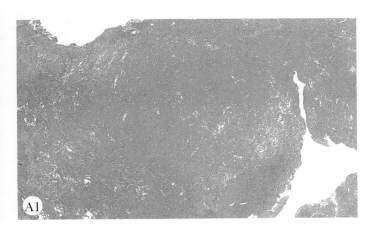

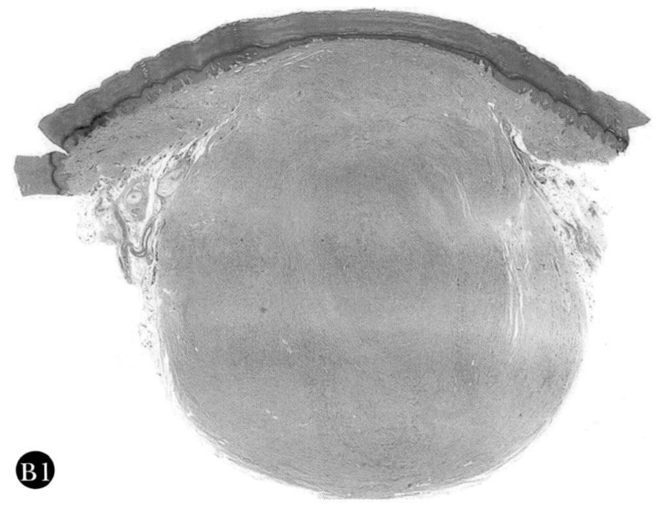

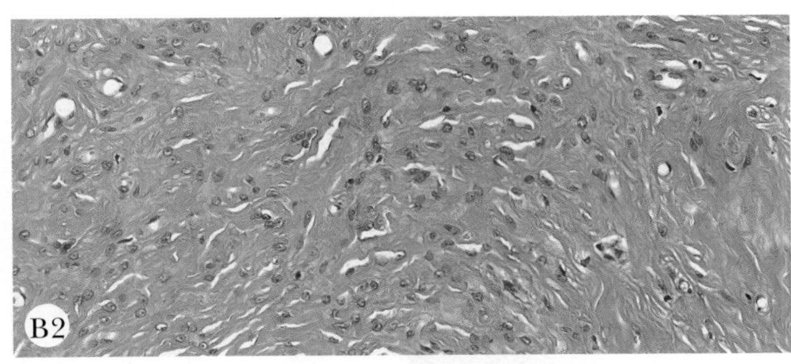

图 29.1.6B　硬化型神经束膜瘤　女，8 岁，右手第 3 指指腹皮下结节 2 年，0.5cm × 0.5cm，质略硬。病理为短的梭形细胞或近圆形细胞增生，胶原显著硬化。

29.1.7 杂合性神经鞘瘤 / 神经束膜瘤（hybrid schwannoma / perineurioma）

病理改变

a 肿瘤界限清楚，但无包膜，罕见浸润性生长。

b 瘤细胞由圆胖的梭形细胞组成，具有尖细的细胞核，淡染的嗜酸性胞质，细胞边界模糊，可排列成席纹状，旋涡状或层状。

c 可伴有黏液，退行性变的细胞核可表现为不典型性。

d 肿瘤细胞 S100 和 EMA 阳性，但同一细胞不同时表达 S100 和 EMA，CD34、GFAP、Claudin-1 也可阳性。

e 施万细胞数量往往较神经束膜细胞数量多。

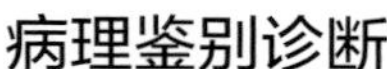

病理鉴别诊断

神经鞘瘤：EMA 染色瘤团周围阳性。

临床特点

a 表现为孤立性无痛性结节，可位于四肢、头颈或躯干。

b 不合并神经纤维瘤病，累及皮下脂肪，也可累及真皮，可位于肌肉内。

c 复发罕见。

临床鉴别诊断

神经鞘瘤

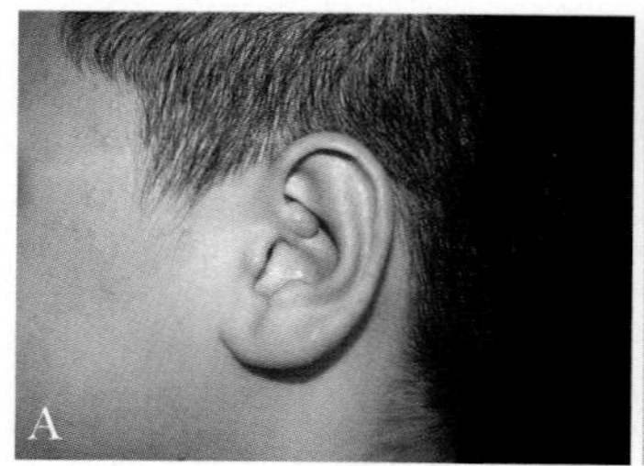

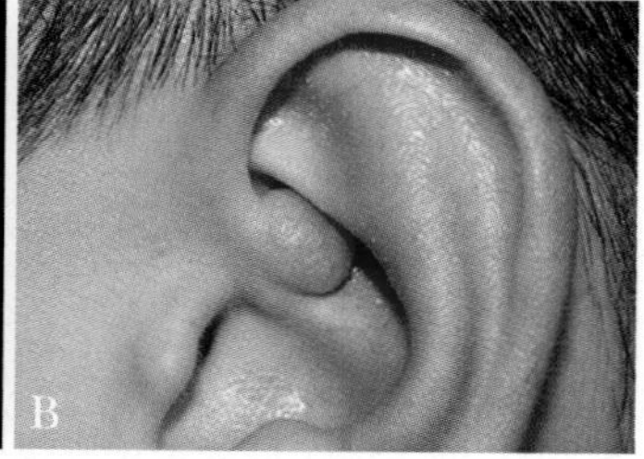

图 29.1.7 杂合性神经鞘瘤 / 神经束膜瘤（hybrid schwannoma /perineurioma）

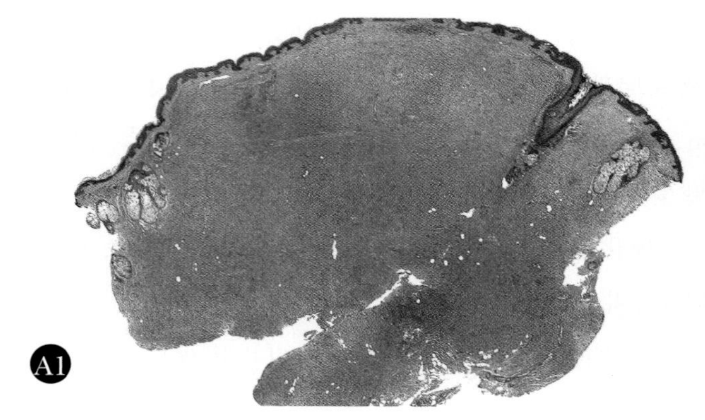

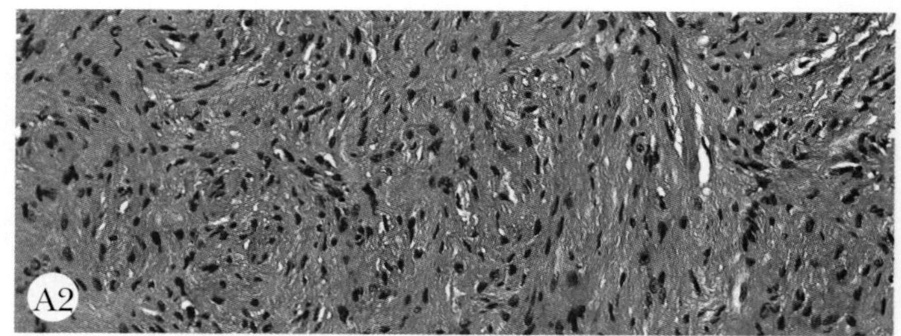

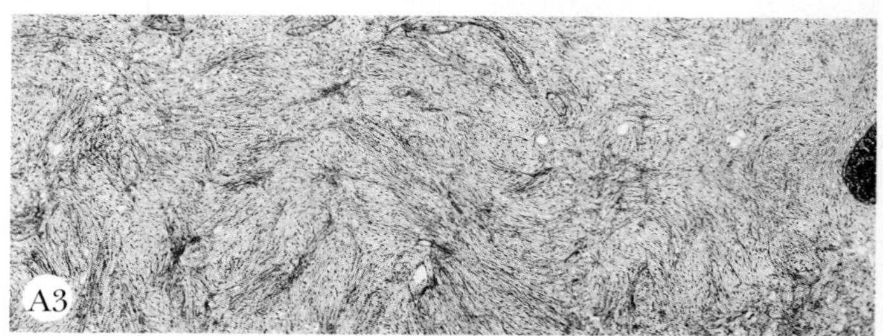

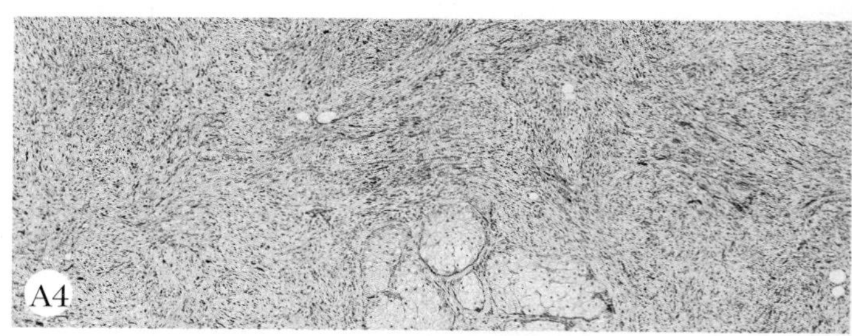

图 29. 1. 7A 杂合性神经鞘瘤 / 神经束膜瘤 男，15 岁，左耳甲艇丘疹 5 年，0. 6cm×0. 6cm，无不适，略增大。病理示真皮及皮下组织肿瘤细胞增生，肿瘤细胞呈编织状，席纹状排列，瘤细胞由圆胖的梭形细胞及 S 形细胞组成，细胞有嗜酸性胞质，边界模糊，伴有黏液。免疫组化 EMA（A3）和 S100（A4）显示部分细胞阳性。

29.1.8 神经鞘黏液瘤（nerve sheath myxoma）

在以往的文献中，神经鞘黏液瘤与下文所描述的细胞性神经鞘黏液瘤（cellular neurothekeoma）常被混淆在一起进行描述，最近的大样本文献则将其区分为两种不同的病种，它们无论在临床、病理和免疫表型上均存在很大不同。

病理改变

a 真皮或皮下脂肪内由纤维结缔组织分割形成的多个黏液性小叶结构。

b 可见大量黏液性物质，其中有条索状或束状聚集的上皮样或梭形施万细胞。

c 有时可见卫星状细胞或细胞内空泡。

d 部分肿瘤黏液小叶外周可见神经束膜细胞层。

e 免疫组化显示 S100 100% 阳性，GFAP90% 阳性，其他标记如 CD57 等不同程度阳性。

病理鉴别诊断

神经纤维瘤：特殊染色可见神经轴索，通常保持神经纤维瘤结构。

皮肤黏液瘤：细胞成分少，几乎没有血管，含有大量黏蛋白基质。

临床特点

a 发生于各个年龄人群，以 20 ~ 40 岁多见，男女发生几率相当。

b 多发于指端、四肢，头面部和躯干相对较少。

c 皮损为轻度隆起皮面的丘疹，质软，皮色或淡红色。

d 一般无自觉症状。

e 良性肿瘤，切除不完整可复发。

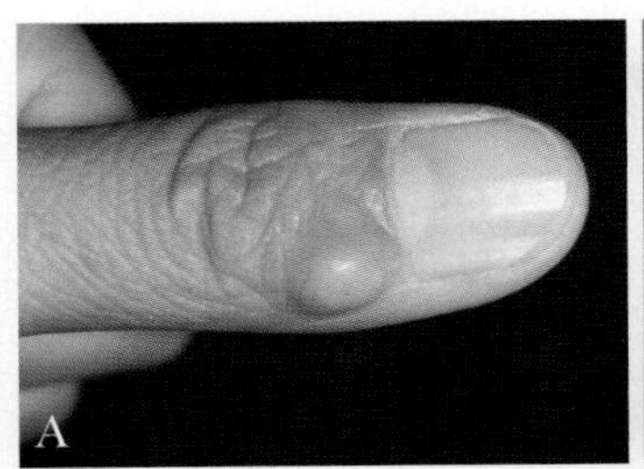

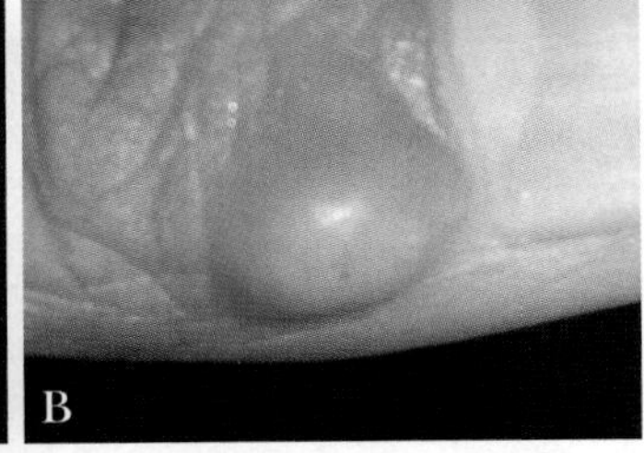

图 29.1.8 神经鞘黏液瘤（nerve sheath myxoma）

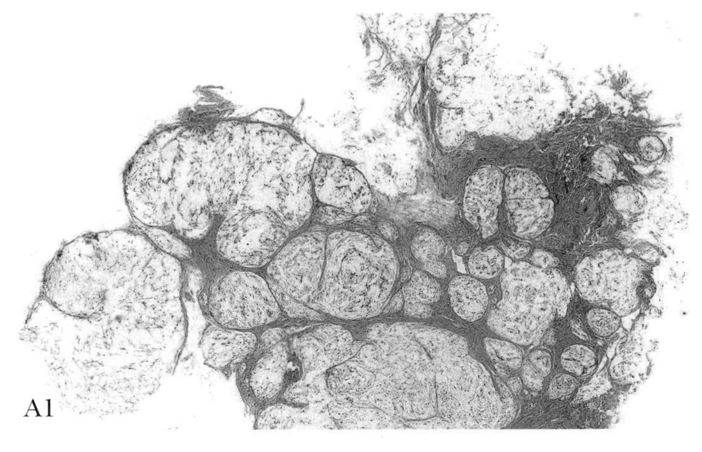

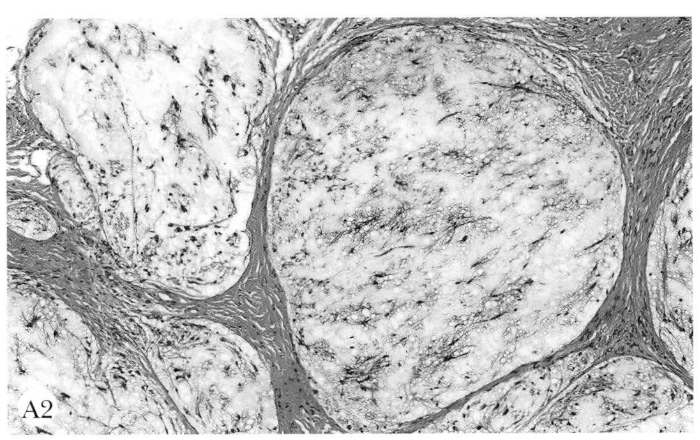

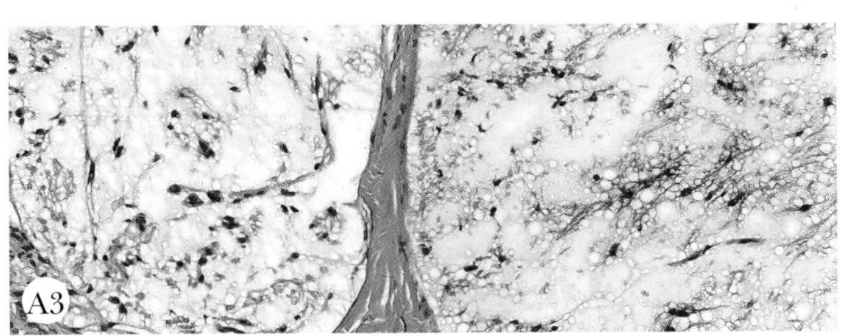

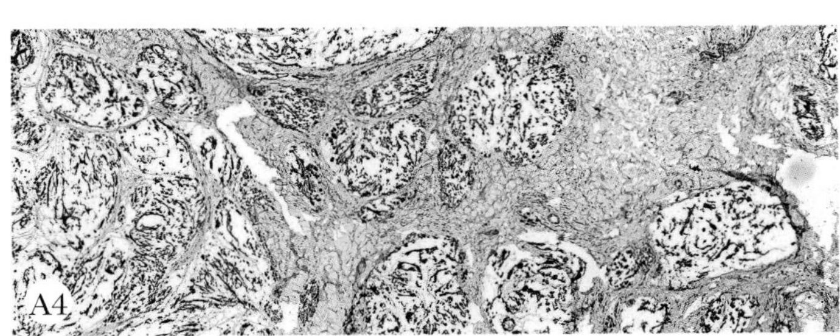

图 29.1.8A 神经鞘黏液瘤 女，43 岁，左拇指甲后襞丘疹 2 年，约 0.5cm×0.5cm，表面光滑，质中。病理示真皮内由纤维结缔组织分割形成的多个黏液性小叶结构，其内为条索状或束状聚集的上皮样或梭形细胞。免疫组化梭形细胞 S100 阳性。

29.1.9 细胞性神经鞘黏液瘤（cellular neurothekeoma）

病理改变

a 分为三种亚型：细胞型、黏液型和混合型。

b 典型改变为真皮内多分叶的结节性增生，由富于嗜酸性胞质的上皮样细胞呈洋葱皮样排列组成。

c 黏液型表现类似神经鞘黏液瘤，但细胞更丰富，有嗜酸性胞质，无神经束皮细胞层。

d 有时无明显小叶性增生，表现为片状瘤细胞增生或胶原之间穿插的瘤细胞增生。

e 可出现胶原硬化性改变，称为结缔组织增生性细胞性神经鞘黏液瘤。

f 约 20% ~ 40% 病例可出现多核细胞形态，类似破骨细胞。

g 可出现程度不等的细胞异型性，但和生物学行为无明确关系。

h 免疫组化显示 S100、GFAP 100% 阴性，Vimentin、NKI/C3、CD10、S100A6 100% 阳性，CD68、SMA、Actin 等不同程度阳性，提示此组肿瘤与神经无关。

病理鉴别诊断

神经纤维瘤：特殊染色可见神经轴索，通常保持神经纤维瘤结构。

皮肤黏液瘤：细胞成分少，几乎没有血管，含有大量黏蛋白基质。

神经鞘黏液瘤：黏液更丰富，细胞成分更少，无嗜酸性细胞质，免疫标记区别明显。

临床特点

a 发生于各个年龄人群，以 10 ~ 30 岁多见，女性发病率是男性两倍。

b 多发于头面部、四肢相对多发，但肢端不常见，患者病史多在数月至 4 年内。

c 皮损为丘疹、结节性改变。

d 一般无自觉症状。

e 良性肿瘤，切除不完整可复发。

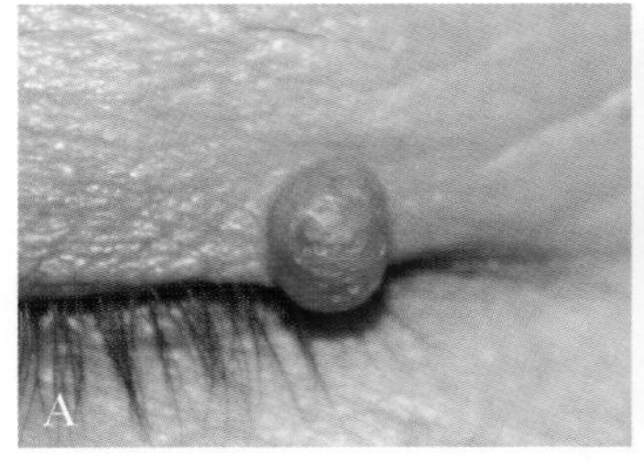

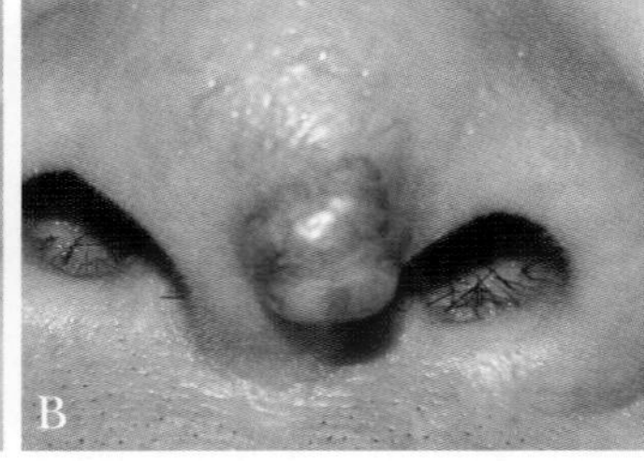

图 29.1.9 细胞性神经鞘黏液瘤（cellular neurothekeoma）

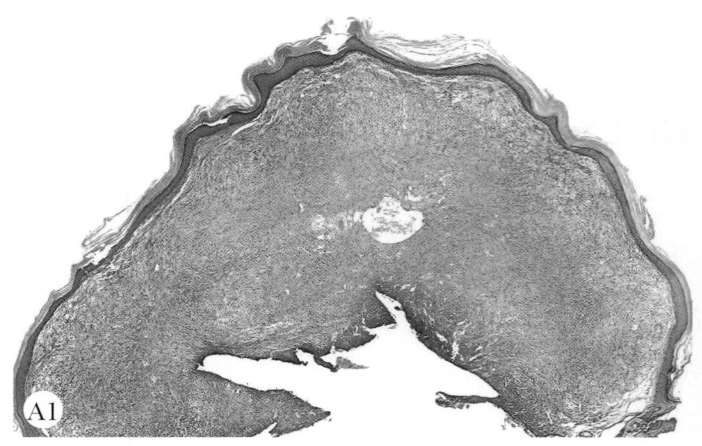

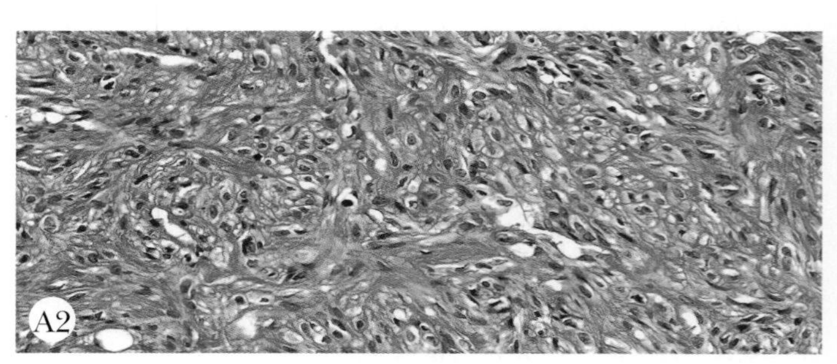

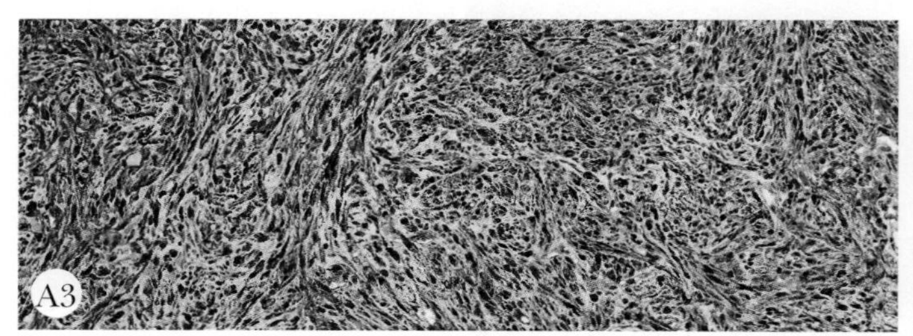

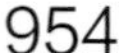

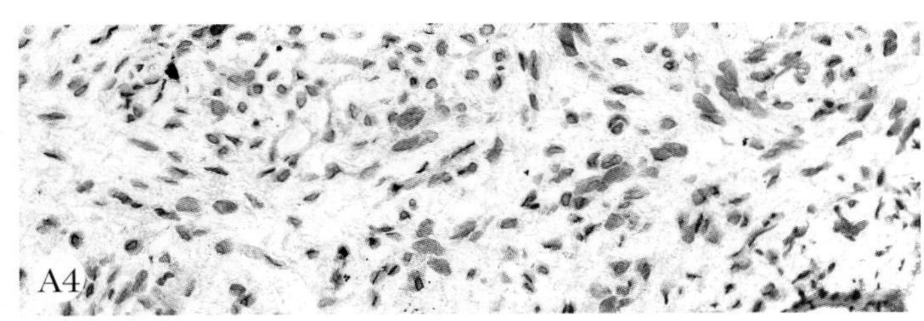

图 29.1.9A 细胞性神经鞘黏液瘤 女，47 岁，左上睑淡红色丘疹 6 个月余。0.6cm×0.6cm，质中，缓慢增大。病理示真皮胶原间弥漫分布的瘤细胞团，由均一的椭圆形瘤细胞组成，有轻度黏液沉积。免疫组化瘤细胞 S100A6（A3）弥漫阳性，S100 阴性（A4）。图 29.1.9B 细胞性神经鞘黏液瘤 男，42 岁，鼻小柱红色丘疹 9 个月，无不适。0.8cm×0.8cm，触之较硬。

e 为良性肿瘤，可出现恶变。

临床鉴别诊断

纤维瘤

神经瘤

脂肪肉瘤

别名

颗粒细胞神经鞘瘤（granular cell nerve sheath tumor）

颗粒细胞施万细胞瘤（granular cell schwannoma）

颗粒细胞肌母细胞瘤（granular cell myoblastoma）

29.1.10 颗粒细胞瘤（granular cell tumor）

病理改变

a 肿瘤境界不清，位于真皮内或皮下。

b 瘤细胞常呈索状或呈巢状排列，周围绕以胶原纤维束。瘤细胞可位于神经内。

c 瘤细胞大，呈多边形，胞质淡染，充满细小嗜酸性颗粒，故称颗粒细胞，颗粒 PAS 及 S100 染色阳性，瘤细胞通常为单一核，圆形或卵圆形，深染，位于胞质中央，可略呈泡沫状。

d 瘤体上方表皮往往呈显著假上皮瘤样增生。

病理鉴别诊断

黄瘤：瘤细胞胞质呈泡沫状，无特殊嗜酸性颗粒，PAS 染色阴性。

其他伴随颗粒细胞样变的肿瘤：往往 S100 阴性。

临床特点

29.1.10

a 好发于成人，男女比例为 1 ∶ 3。

b 最常见于舌部，其次好发于四肢。

c 皮损为淡红至黄色硬质结节，0.5 ~ 3.0 cm 大小。

d 一般无自觉症状，少数有阵发性钝痛。

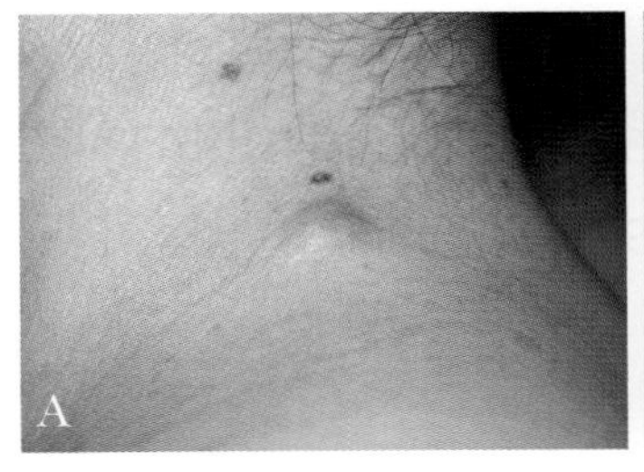

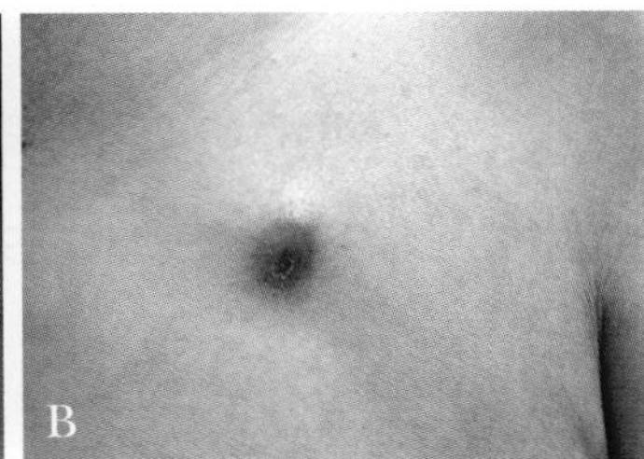

图 29.1.10 颗粒细胞瘤（granular cell tumor）

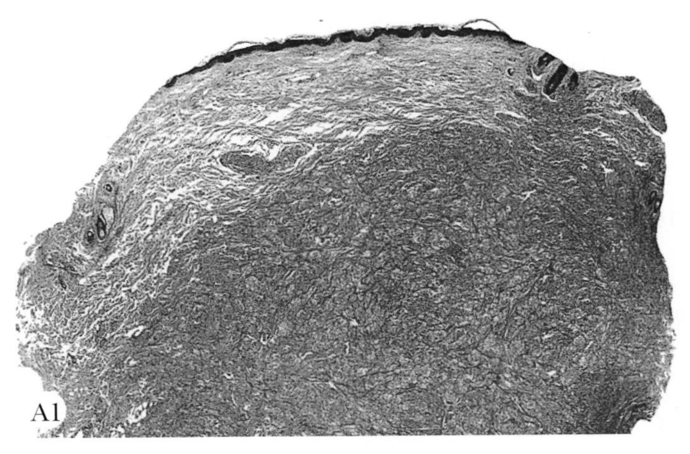

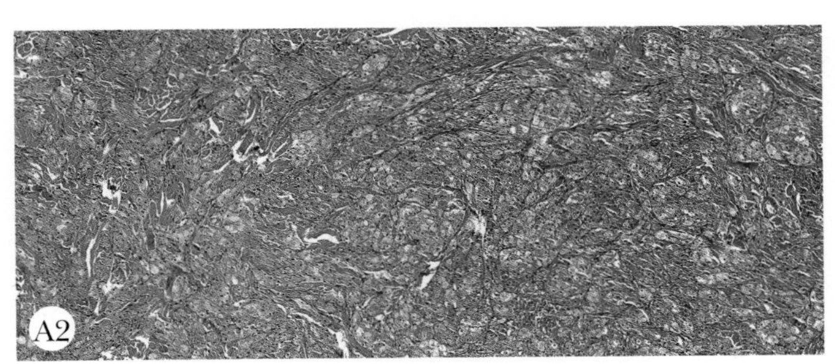

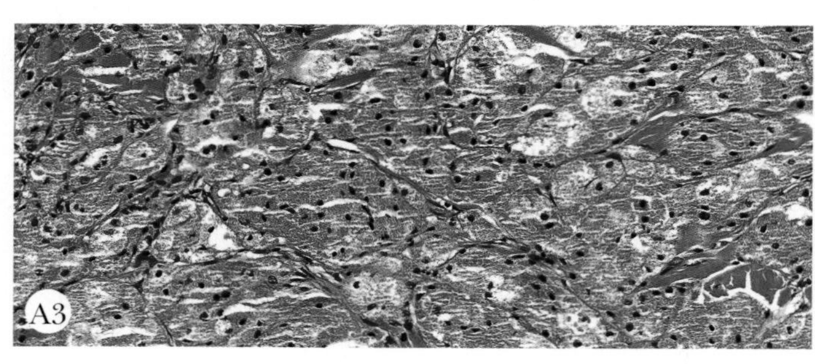
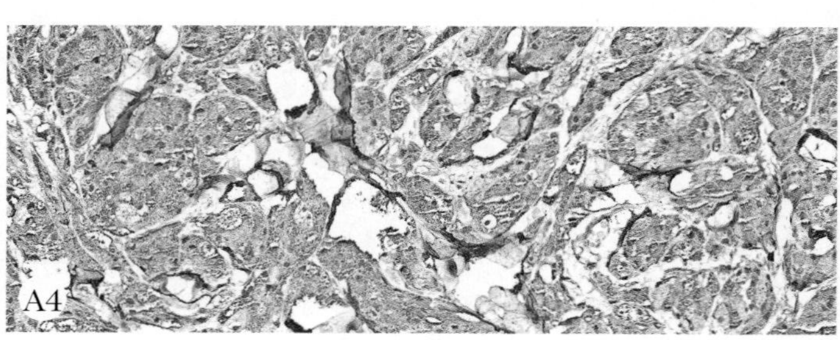

图 29.1.10A 颗粒细胞瘤 女，54 岁，颈部结节 1 年，渐扩大，质硬，活动度可，表面光滑。病理示真皮深部嗜伊红染色的均一瘤细胞浸润，成索或成巢排列，瘤细胞间有胶原纤维束，瘤细胞大，呈多边形，胞质淡染，充满细小嗜酸性颗粒，单一核位于胞质中央。
图 29.1.10B 颗粒细胞瘤 女，63 岁，左侧前胸结节 9 年，缓慢增大，无不适。

29.2 恶性神经及神经内分泌肿瘤（malignant neural and neuroendocrine tumors）

29.2.1 恶性外周神经鞘肿瘤（malignant peripheral nerve sheath tumors, MPNSTs）

病理改变

a 一组混合性肿瘤，发生于外周神经或外周良性神经肿瘤，或呈现不同的 Schwann 细胞分化。

b 肿瘤大，境界不清，呈浸润性生长，深达皮下组织。

c 满视野排列成束的梭形细胞，瘤细胞核呈 S 形，有明显异型性，核大小不等，深染，核丝分裂相多。

d 可出现黏液变、上皮样细胞分化、软骨或肌肉分化等改变。

e 免疫组化多为 S100 阳性，对于 S100 阴性病例，可结合其他组化特征如 Leu-7，OGP9.5 等，或结合电镜等诊断。

病理鉴别诊断

纤维肉瘤：常无包膜，瘤细胞核两端稍尖，胞质和间质内胶原纤维多。

平滑肌肉瘤：瘤细胞内含有肌原纤维，对 PTAH 染色成紫蓝色，Masson 三色染色着红色。

滑膜肉瘤：多为 EMA，CK7 阳性。

临床特点

a 多发生于成年男性，伴有 I 型神经纤维瘤病者常见于青年人。

b 散发病例男女发病相等，但男性常伴有神经纤维瘤病。

c 好发于肢体、头皮或颈部，为生长缓慢的软包块。

d 发展过程中可有疼痛、麻痹现象。

e 预后差。

别名

恶性神经鞘瘤（malignant schwannoma）

神经纤维肉瘤（neurofibrosarcoma）

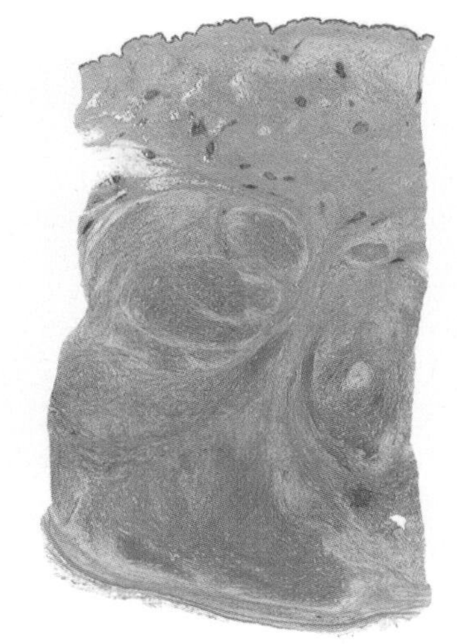

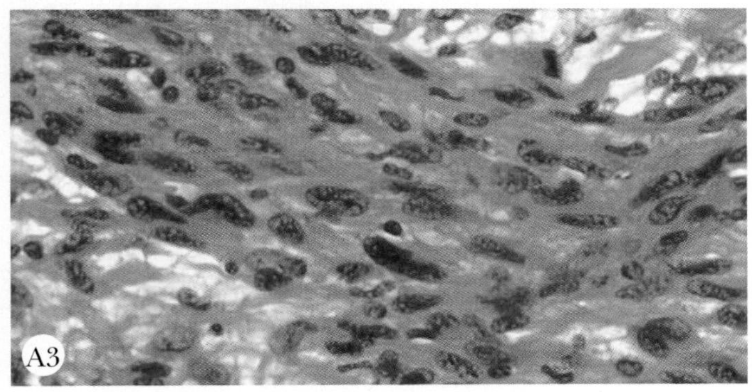

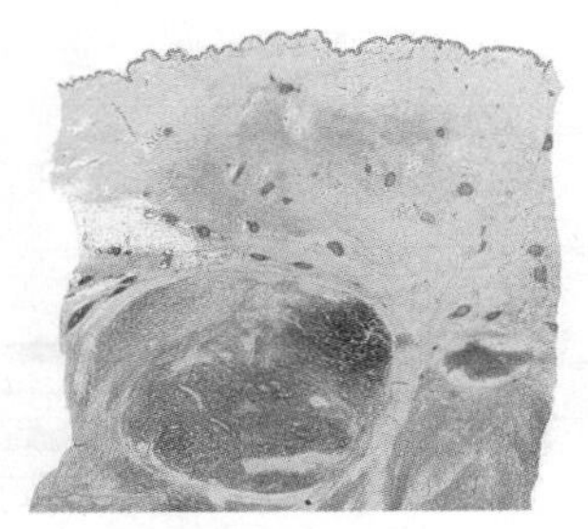

图 29.2.1A 恶性外周神经鞘肿瘤 无临床资料。病理示真皮深部多结节性大小不一的肿瘤团块，肿瘤细胞密度不均一，见致密的梭形细胞增生，核深染，有明显异型性。免疫组化显示瘤细胞 S100 阳性（日本木村铁宣博士提供）。

29.2.2 透明细胞肉瘤（clear cell sarcoma）

病理改变

a 多位于深部软组织，但也可发生于真皮内。

b 呈多小叶状增生，细胞成巢或成束，其间有显著的纤维组织形成的小梁。

c 细胞呈卵圆形或梭形，类似细胞型蓝痣细胞，但核更大，核仁明显，有细胞异型性。

d 呈现不同程度的透明细胞分化。

e 呈现不同程度的胞质内色素颗粒。

f 可出现多核巨细胞。

g S100、Melan-A、HMB-45 等黑素细胞标记染色阳性。

h 存在染色体易位 t（12；22）（q13；q12），导致嵌合基因 EWSR1/ATF1。

病理鉴别诊断

细胞型蓝痣：一般不发生于深部软组织，无恶性依据。

黑素瘤：免疫组化标记完全一致，需结合临床特点诊断，疑难病例需通过 FISH 检查是否存在嵌合基因 EWSR1/ATF1。

临床特点

a 年轻人多发，尤其是 20 ~ 40 岁人群，女性略多发。

b 好发于四肢远端，最易累及足部。

c 慢性增大的包块，位置深，肌腱或腱膜附近，有触痛。

别名

软组织恶性黑素瘤（malignant melanoma of soft parts）

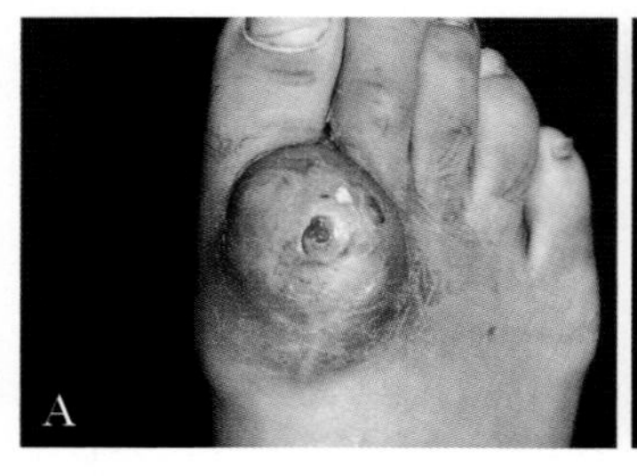

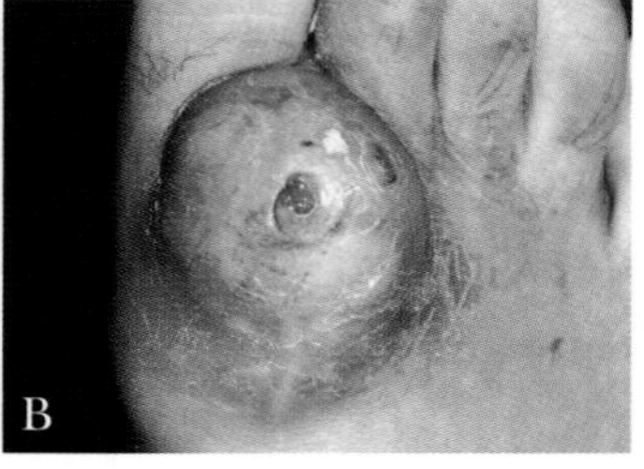

图 29.2.2 透明细胞肉瘤（clear cell sarcoma）

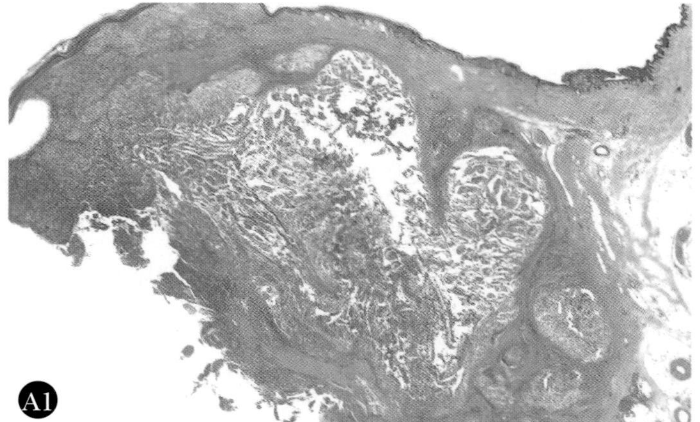

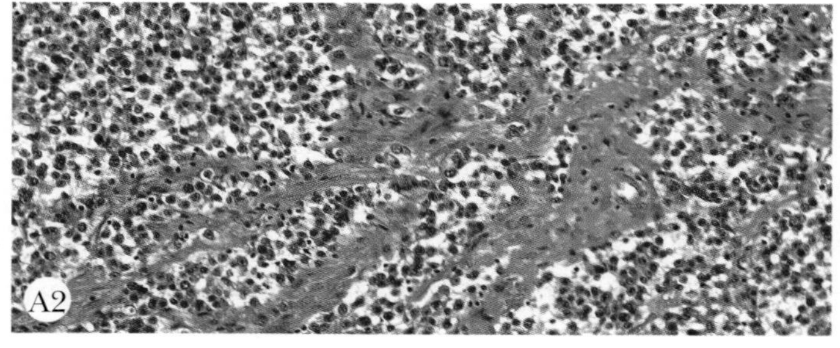

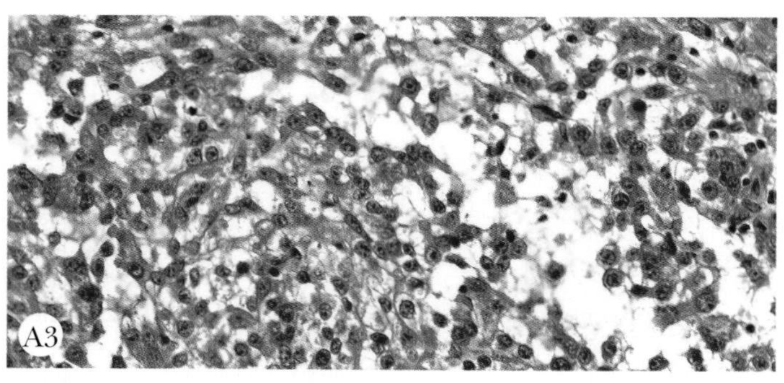

图29.2.2A 透明细胞肉瘤 男，54岁，右足背暗红色结节8个月，开始为 1cm×1cm，快速增大至 3.5cm×3.2cm，破溃。5 个月前在当地医院手术切除后复发。病理示真皮及皮下组织大量瘤团增生，浸润性生长，瘤细胞小叶状增生，细胞成巢或成束，其间有显著的纤维组织形成的小梁，瘤细胞呈卵圆形或梭形，核大，核仁明显，有明显异型性。瘤细胞呈现不同程度的透明细胞分化。血管内及血管周可见瘤细胞。

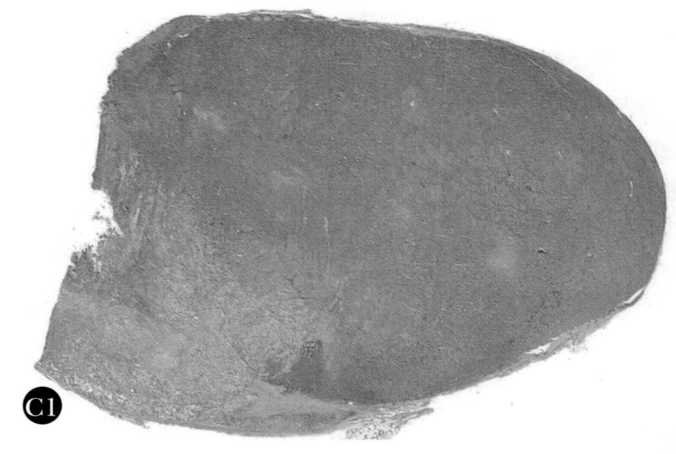

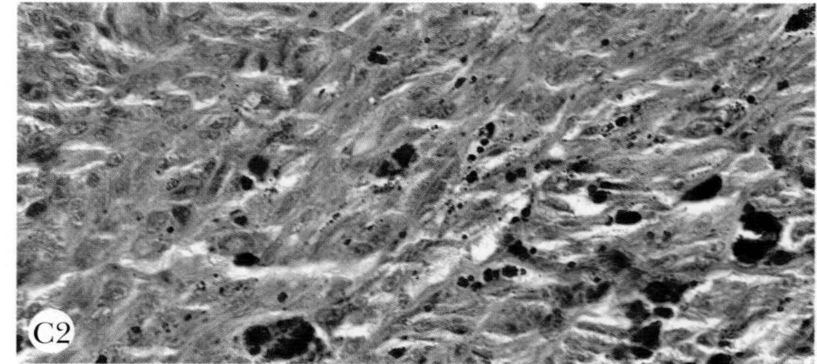

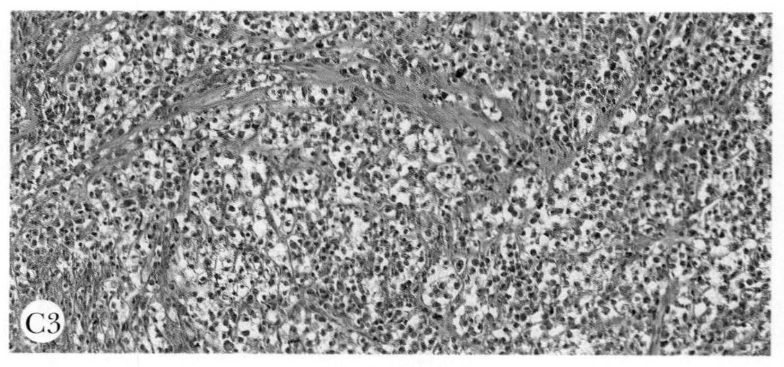

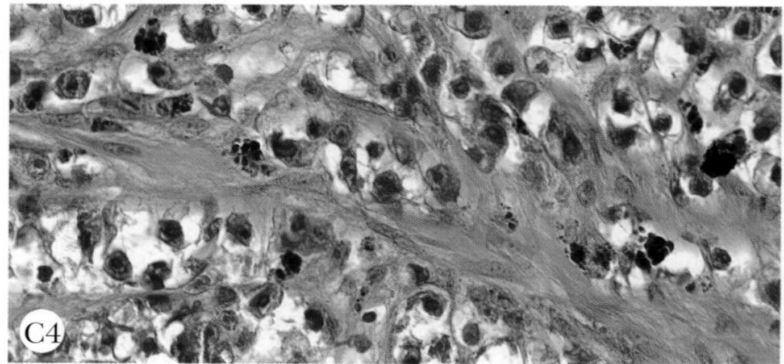

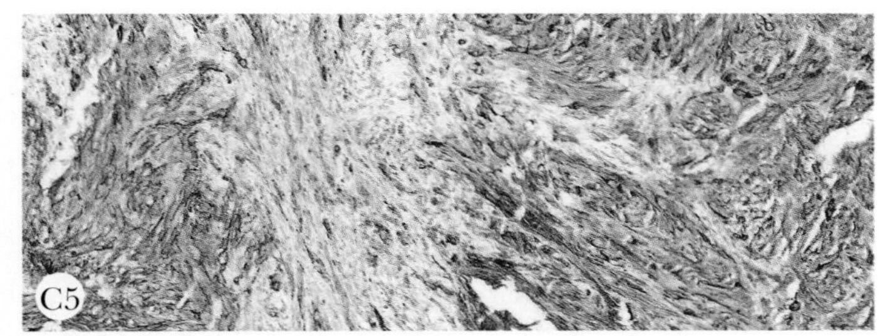

图 29.2.2C 透明细胞肉瘤 无临床资料。病理示呈膨胀性生长的肿瘤结节，存在色素区和透明样变区域，致密的瘤细胞增生，含有明显的色素，椭圆至上皮样含色素的瘤细胞核大深染，含有嗜酸至透明胞质，有明显异型性，可见显著的纤维间隔。免疫组化显示瘤细胞 HMB-45 弥漫阳性。

29.2.3 Merkel 细胞癌（Merkel cell carcinoma）

病理改变

a 多数肿瘤位于真皮或皮下，呈片状生长，边界不规则，有特征性的小梁状浸润生长结构，瘤体内有单细胞坏死和片状坏死。

b 部分肿瘤可与表皮相连或发生于表皮内，此种情况多见于 Merkel 细胞癌与表皮肿瘤伴发，如鳞状细胞癌，基底细胞癌。

c 瘤细胞呈片状或索状相互交织，胞核染色较淡，尤其和周围淋巴细胞核相比，呈现水洗样细胞核。细胞核大而圆，胞质甚少，胞核呈空泡状，可见明显核仁，有较多的核分裂相。

d 瘤细胞胞质内有时有嗜银性神经内分泌颗粒。

e 免疫组化 NSE、SYN、嗜铬颗粒蛋白阳性，可表达 MCPyV、CD56、Ber-EP4、CD57、EMA 等，最具特征性的是 CK20 和 Cam5.2 胞质点状阳性。

病理鉴别诊断

转移性肺小细胞癌：瘤细胞内也含有致密颗粒，需结合临床特征鉴别。Merkel 细胞癌 CK7 阴性，TTF-1 阴性，CK20 阳性，而肺小细胞癌则相反。

小细胞性皮肤淋巴瘤：免疫组化可鉴别。

临床特点

a 多发生于中老年人，女性略多，可能与 Merkel 细胞多瘤病毒（MCPyV）感染有关。

29.2.3

b 好发于头颈部及四肢，皮损常为单发坚实淡红色结节，生长迅速，也有在某一区域的多发现象，表面皮肤可有溃疡发生。

c 预后较差，手术切除复发率较高，易转移。

别名

皮肤小梁状癌（trabecular carcinoma of the skin）

皮肤原发性神经内分泌癌（primary neuroendocrine carcinoma of the skin）

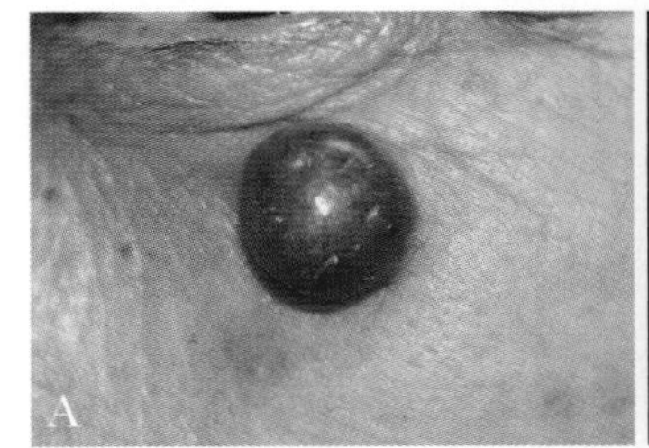

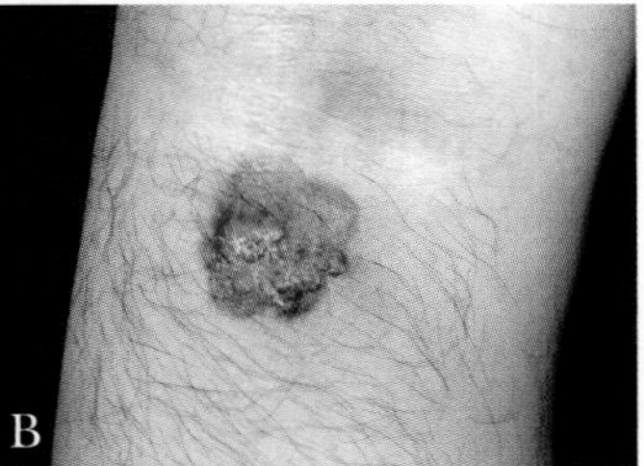

图 29.2.3 Merkel 细胞癌（Merkel cell carcinoma）

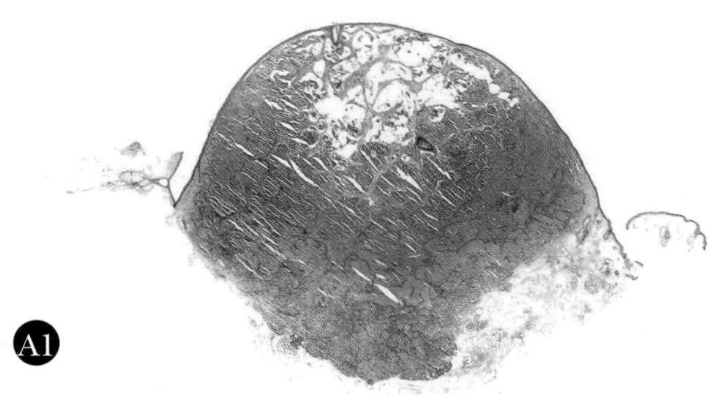

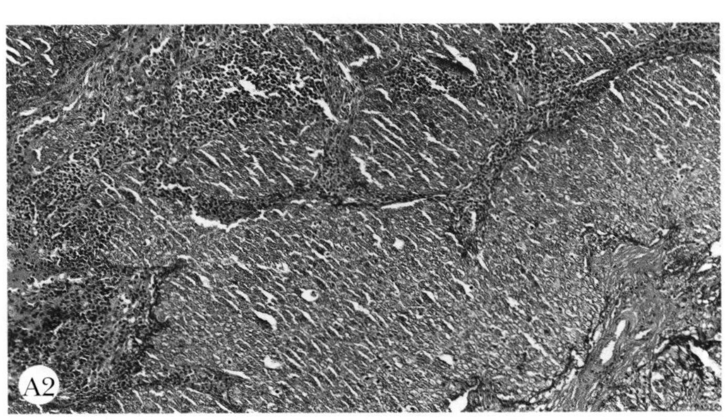

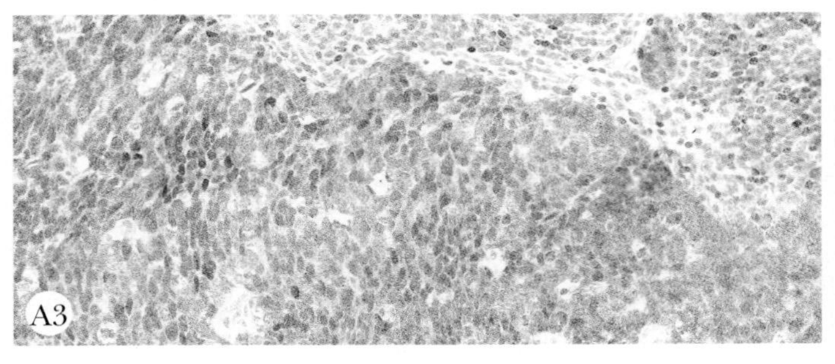

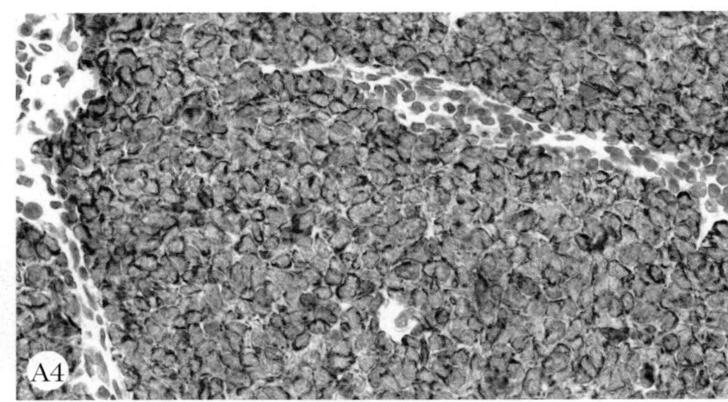

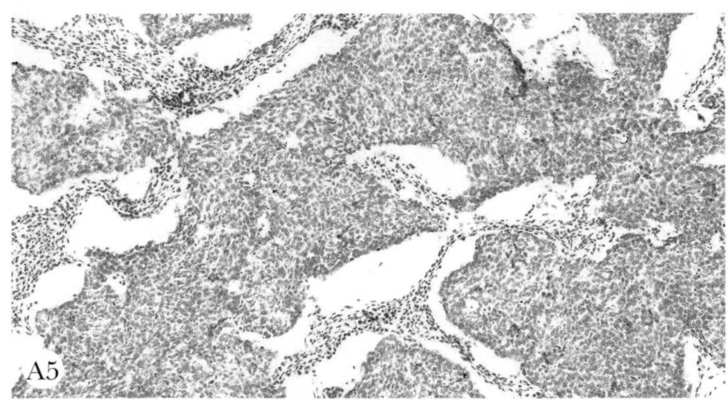

图 29.2.3A Merkel 细胞癌 女，67 岁，左下眼睑红色丘疹半年，约 0.8cm×0.8cm，缓慢增大，无破溃。病理示外生性结节，真皮及皮下脂肪致密嗜碱性瘤团浸润，片状生长，向深部侵袭，瘤细胞胞核染色较淡，呈现水洗样细胞核，细胞核大而圆，胞浆甚少，胞核呈空泡状，可见明显核仁，有较多的核分裂相。免疫组化 MCPyV 阳性（A3），CK20 胞质点状阳性（A4），TTF-1 阴性（A5）。

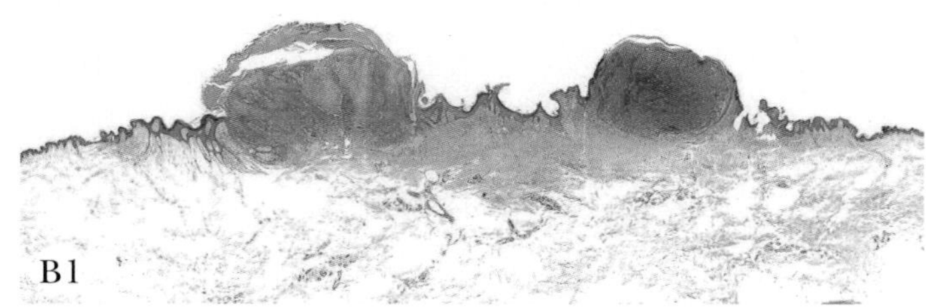

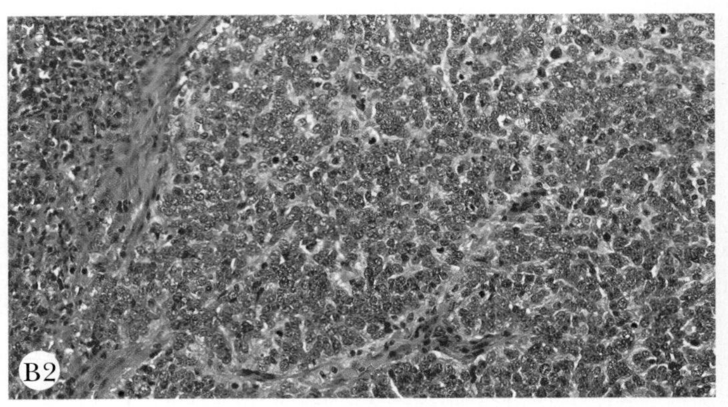

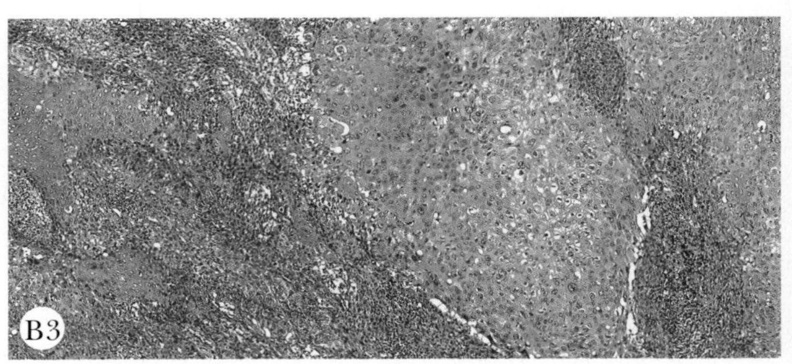

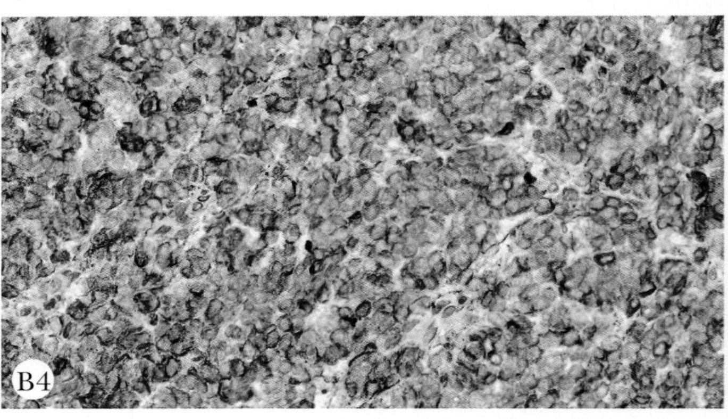

图 29.2.3B Merkel 细胞癌合并鳞状细胞癌 男，48 岁，左侧腘窝下方斑块 2 年，皮损缓慢增至 3.5cm×3cm，表面出现丘疹，结节。2 个月前左腹股沟淋巴结穿刺病检提示 Merkel 细胞癌。病理示表皮及真皮内两个肿瘤性结节，右侧结节嗜碱性染色，左侧结节嗜酸性染色为主。右侧结节（B2）高倍镜示真皮瘤细胞核淡染，可见细胞异型性。左侧结节（B3）高倍镜示角质形成细胞有明显异型性，并呈浸润性生长。免疫组化右侧嗜碱性结节 CD56 阳性（B4）。

30 脂肪、肌肉、软骨和骨肿瘤（tumors with fatty, muscular, cartilagenous, and osseous differentiation）

刘 宇　王 雷　廖文俊

30.1　脂肪组织肿瘤
30.1.1　浅表脂肪瘤样痣
30.1.2　脂肪瘤
30.1.3　血管脂肪瘤
30.1.4　梭形细胞脂肪瘤 / 多形性脂肪瘤
30.1.5　平滑肌脂肪瘤
30.1.6　冬眠瘤
30.1.7　脂肪母细胞瘤 / 脂肪母细胞瘤病
30.1.8　非典型脂肪性肿瘤 / 高分化脂肪肉瘤
30.1.9　脂肪肉瘤
黏液样脂肪肉瘤
圆形细胞脂肪肉瘤
多形性脂肪肉瘤

30.2　肌肉肿瘤
30.2.1　平滑肌错构瘤
30.2.2　平滑肌瘤
30.2.3　平滑肌肉瘤
30.2.4　横纹肌间质错构瘤
30.2.5　横纹肌瘤
胎儿型横纹肌瘤
成人型横纹肌瘤
30.2.6　横纹肌肉瘤
胚胎型横纹肌肉瘤
腺泡状横纹肌肉瘤
多形性横纹肌肉瘤

30.3　软骨肿瘤
30.3.1　软组织软骨瘤
30.3.2　骨外黏液样软骨肉瘤

30.4　骨肿瘤
30.4.1　皮肤骨瘤
30.4.2　甲下外生骨疣

脂肪、肌肉、软骨和骨肿瘤属于发生于皮肤与皮下组织的间叶来源肿瘤，有良性和恶性的分类。

30.1 脂肪组织肿瘤（tumors of adipose tissue）

脂肪瘤和血管脂肪瘤的发病率明显高于其他间叶性肿瘤，所以脂肪组织肿瘤构成了间叶性肿瘤中最大的一组。脂肪瘤是最常见的结缔组织肿瘤。

30.1.1 浅表脂肪瘤样痣（nevus lipomatosus superficialis）

病理改变

a 表皮可正常、棘层增厚或过度角化。

b 真皮胶原束间，可见成群或成索状分布的成熟脂肪细胞，位置表浅者，真皮乳头内亦可见各种成熟的脂肪组织，也可见脂肪组织包绕于真皮浅层增多的网状血管周围。

c 真皮内的脂肪细胞与皮下的脂肪细胞并不相连，当真皮内的脂肪细胞较多时，则与皮下组织的界限不明确。

d 真皮内的胶原纤维、成纤维细胞、血管数量可较正常增多。

病理鉴别诊断

伴发脂肪瘤样痣的皮内痣：有黑素细胞巢。

灶性真皮发育不全：脂肪细胞常接近表皮，胶原纤维稀少。

伴发脂肪瘤样痣的皱褶皮肤：真皮厚度正常，皮下脂肪组织过多，并有脂肪组织穿插于胶原纤维束之间。

皮赘：外生息肉样结构，真皮可出现大量成熟的脂肪细胞，其中部分病例被诊断为孤立型浅表脂肪瘤样痣，大多数学者认为诊断皮赘更合适。

临床特点

a 常发生于 20 岁左右，有时出生时或婴儿期出现。

b 真皮内的异位脂肪细胞被认为是来源于血管周围的间叶组织。

c 皮损为肤色或淡黄色丘疹或结节，可融合为斑块，表面呈脑回状，直径可达 10cm。

d 常常单侧分布于躯干下部或臀部，单发或多发，多发的皮损常见于年轻的患者，呈带状分布于单侧臀部。

e 极少复发。

30.1.1

临床鉴别诊断

结缔组织痣

皮赘

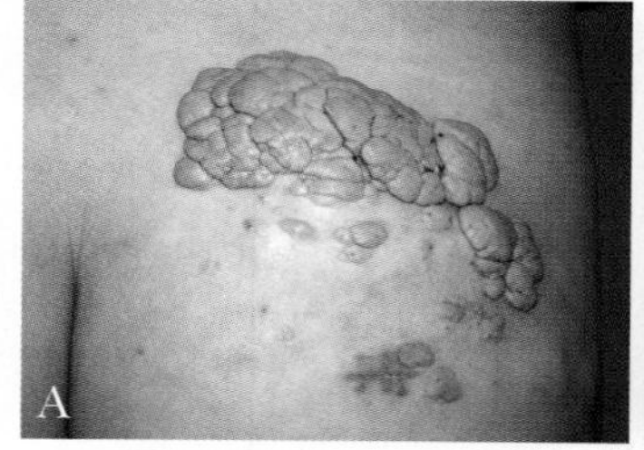

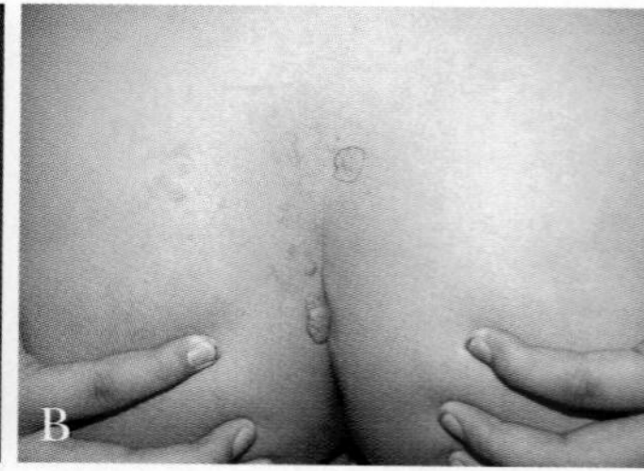

图 30.1.1 浅表脂肪瘤样痣（nevus lipomatosus superficialis）

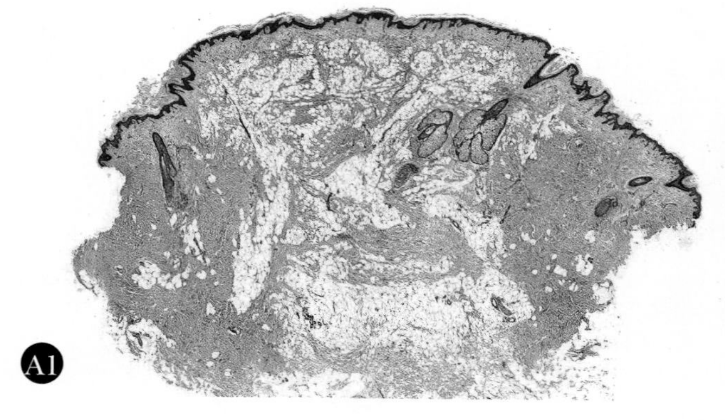

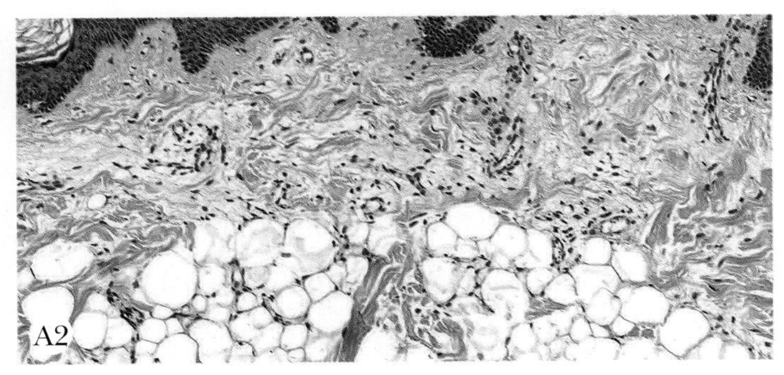

图 30.1.1A 浅表脂肪瘤样痣 女，16 岁，右臀部淡黄色丘疹、结节、斑块出生即有。皮损渐增大并融合成脑回状斑块，质软。病理示真皮内散在分布的成熟脂肪组织，穿插于结缔组织之间，部分达真皮浅层。

图 30.1.1B 浅表脂肪瘤样痣 男，11 岁，臀部、骶尾部淡黄色丘疹、结节 11 年，质软。

b 可发生于任何部位，好发于头、颈、上臂及上胸部的皮下，呈扁球形或圆球形，分叶状，可以移动，大小不等，大多数直径小于 5cm，无自觉症状。

c 单发或多发，多发者可能有家族遗传背景，约占 5%，更常见于青年男性；单发者没有性别差异。

d 从细胞遗传学的角度，此病与染色体 12q、6p 和 13q 的改变有关。

e 复发率小于 1%，如复发意味着切除不完全或异型性改变。

临床鉴别诊断

脂肪肉瘤

30.1.2 脂肪瘤（lipoma）

病理改变

a 位于皮下，境界清楚，结节状外观，周边可见纤维性包膜。

b 肿瘤由成熟的脂肪细胞群集而成小叶状，这些成熟的脂肪细胞与皮下组织中的正常脂肪细胞基本相同，大空泡胞质，细胞膜薄，核在周边。

c 瘤组织中可见少量纤维组织及毛细血管。

d 偶见骨（骨性脂肪瘤）、软骨（软骨脂肪瘤）、汗腺（汗腺脂肪瘤）或弥漫性黏液样变性（黏液脂肪瘤）。

e 脂肪细胞环状胞质 S100 阳性。

病理鉴别诊断

纤维脂肪瘤：纤维组织含量丰富。

脂肪组织增生肥大：缺少脂肪瘤界限，没有包膜。

脂肪肉瘤：可见异型性脂肪细胞或脂肪母细胞。

临床特点

a 发病年龄广，罕见于儿童，最多见于 40 ~ 60 岁。

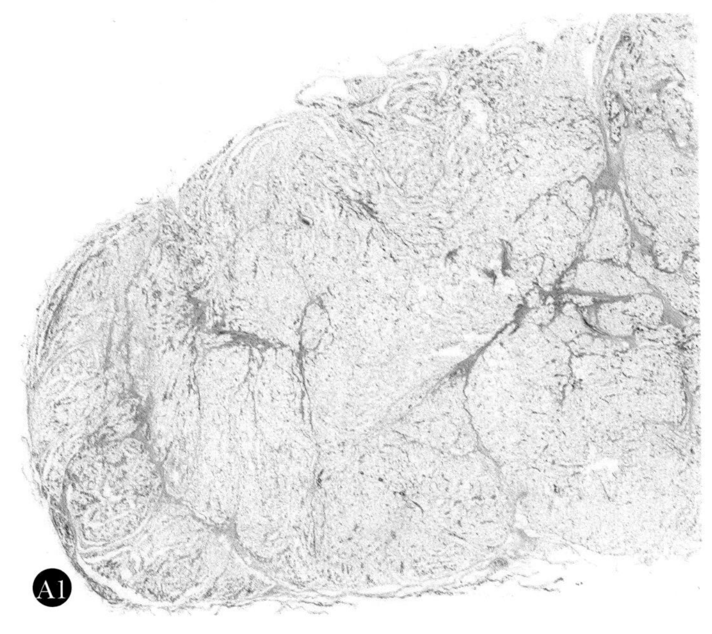

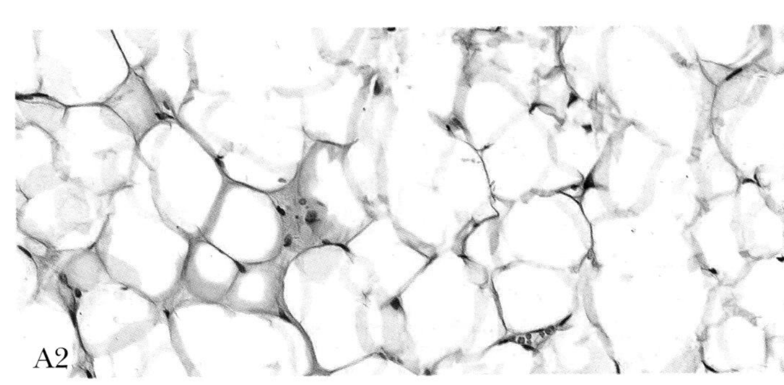

图 30.1.2A 脂肪瘤 无临床资料。病理示团块状成熟的脂肪细胞，周围有包膜。

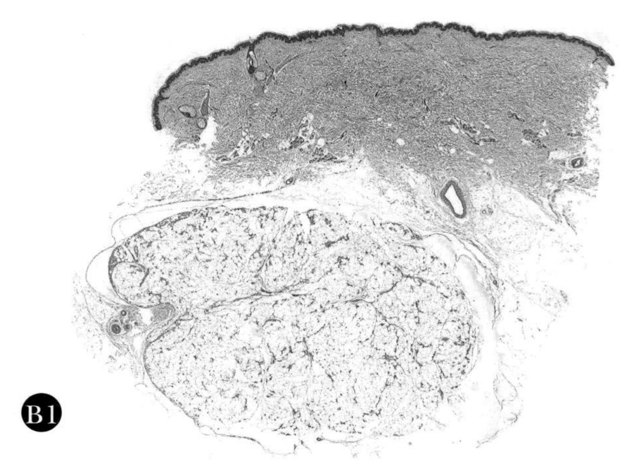

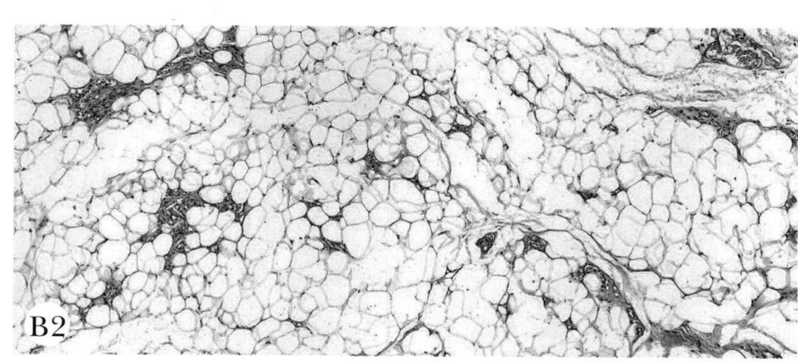

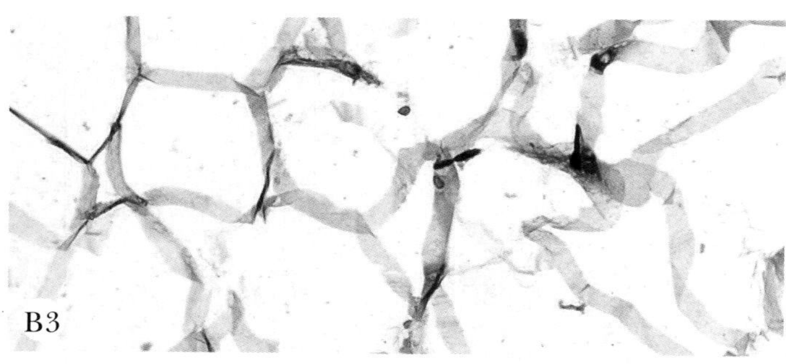

图 30.1.2B 脂肪瘤 无临床资料。病理示皮下界限清楚的脂肪性结节，为成熟脂肪组织，少数细胞可见细胞核，有少量血管。

病理鉴别诊断

脂肪瘤：瘤体内无明显的血管增生，没有纤维蛋白性血栓。

血管瘤：主要为血管性增生而无脂肪增生。

Kaposi 肉瘤：血管形态更差，梭形细胞呈实体状聚集，并有透明小体，肿瘤界限不清，细胞异型性明显。

临床特点

a 好发于 17 ~ 24 岁的青年男性。病因不清，有遗传倾向（5% 病例）。

b 前臂最易受累，其次为躯干和上臂。

c 皮下结节，直径小于 2cm。单发或多发，多发更常见。

30.1.3

d 常有触痛及自发痛。

e 良性病变，简单切除可治愈。

临床鉴别诊断

脂肪瘤

皮肤纤维组织细胞瘤

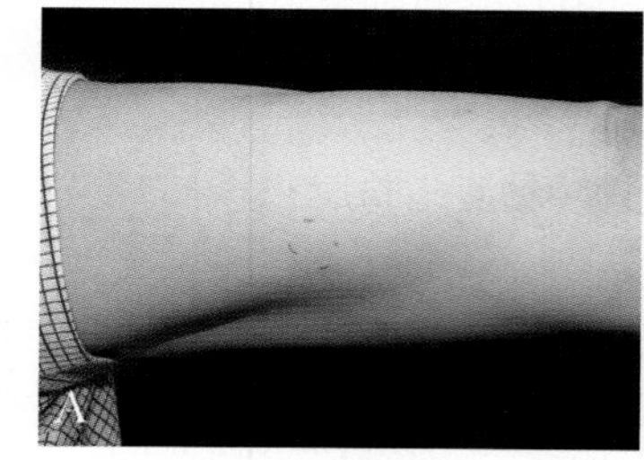

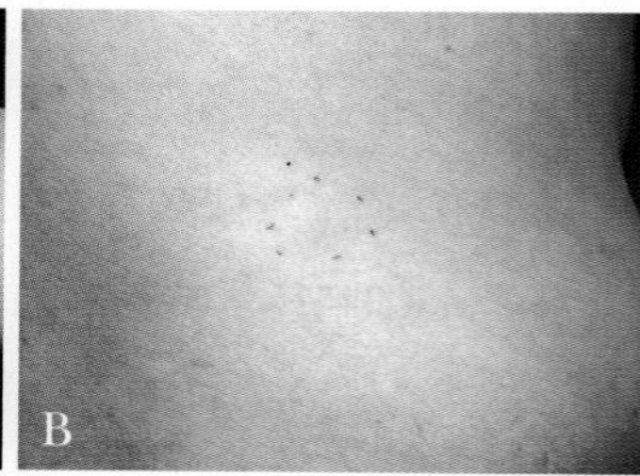

图 30.1.3 血管脂肪瘤（angiolipoma）

30.1.3 血管脂肪瘤（angiolipoma）

病理改变

a 由成熟的脂肪组织和增生的薄壁小血管组成的皮下结节，有包膜，血管在外周更密集。

b 小血管内常能见到纤维蛋白性血栓。

c 有时脂肪细胞可不明显。

d 常可见肥大细胞。

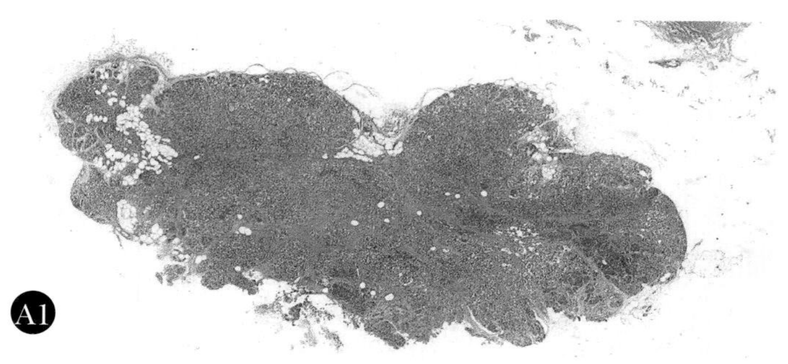

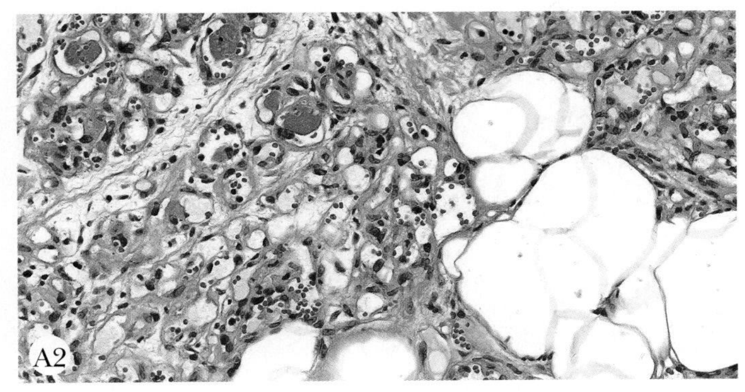

图 30. 1. 3A 血管脂肪瘤 男，31 岁，全身多发皮下结节 10 余年，伴压痛。病理示皮下界限清楚的结节，有包膜，含较多血管成分和少量脂肪成分，可见血管内微血栓。

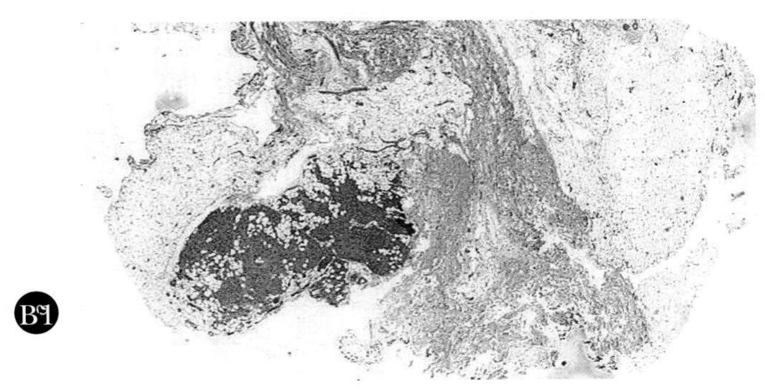

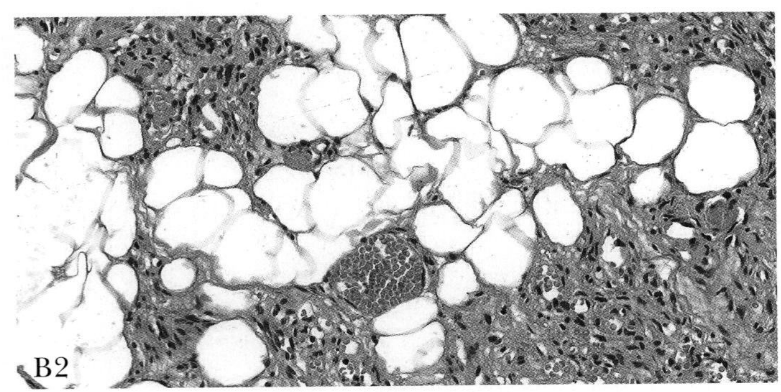

图 30. 1. 3B 血管脂肪瘤 男，40 岁，全身多发皮下结节 4 年余，轻压痛。病理示皮下脂肪层内界限清楚的小结节，含较少量脂肪成分，血管和脂肪穿插生长，可见微血栓及黏液。

30.1.4 梭形细胞脂肪瘤 / 多形性脂肪瘤（spindle cell lipoma/pleomorphic lipoma）

病理改变

a 是同一组织学类型的两种极端表现。

b 梭形细胞脂肪瘤由不定数量的成熟脂肪细胞、梭形细胞和胶原纤维束构成。多形性脂肪瘤由成熟脂肪细胞、核深染的圆形细胞、呈花环状排列的多核巨细胞组成。介于两者间的中间型病例最多见，少数病变可累及真皮。

c 肿瘤细胞之间常见黏液，较多的肥大细胞，也可有淋巴细胞、浆细胞。

d 通常无脂肪母细胞。

e 少数病例含骨组织或软骨组织，可见血管裂隙。

f 免疫表型梭形细胞 CD34 强阳性。

病理鉴别诊断

非典型脂肪性肿瘤 / 高分化脂肪肉瘤：部分脂肪细胞核深染有局灶异型；可见核深染的间质细胞和多核间质细胞；可见少量单泡或多泡脂肪母细胞。

神经纤维瘤：纤维束疏松平行排列成波浪形，胞核可呈“S”形。

黏液型脂肪肉瘤：具有分支状毛细血管网，瘤细胞以星形黏液细胞为主，可见少量脂肪母细胞。

临床特点

a 多见于中、老年男性，肩部、后颈部、背部好发，少数可发生于脸部，罕见于下肢、手、足。

b 与染色体 13q、16q 的变异有关。

c 皮下肿块，外被结缔组织膜，直径 1 ~ 14cm，平均 4cm，生长缓慢。

30.1.4

d 常为单发，无自觉症状。

e 极少有局部的复发。

临床鉴别诊断

脂肪瘤

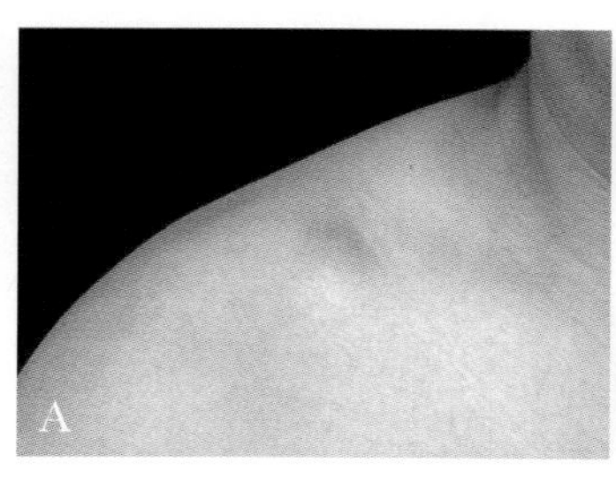

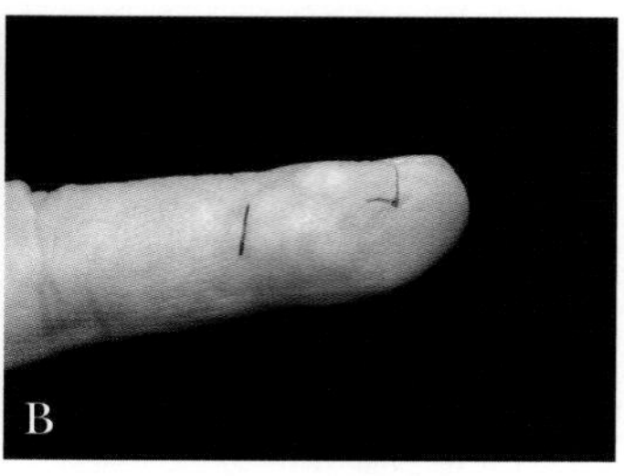

图 30.1.4 梭形细胞脂肪瘤（spindle cell lipoma）

图 30.1.4A 梭形细胞脂肪瘤 男，47 岁，右肩部皮下结节 5 年，无不适，渐增大，结节质硬，界清，活动度可，轻压痛。

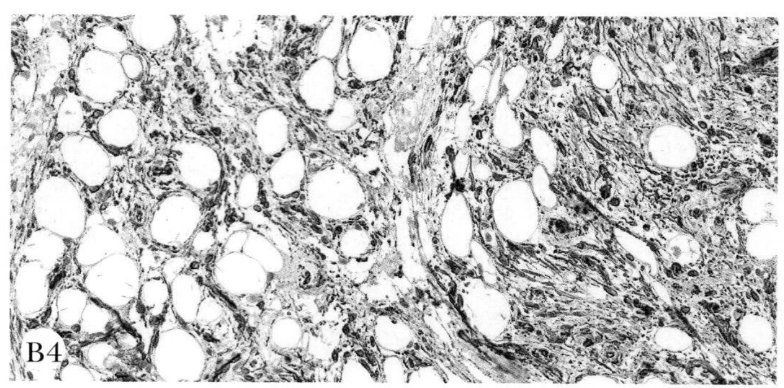

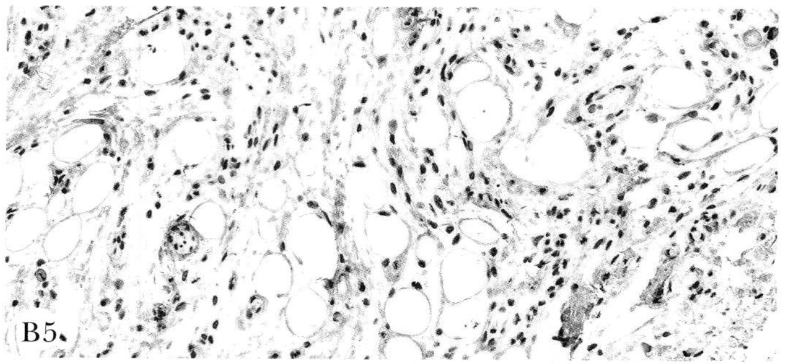

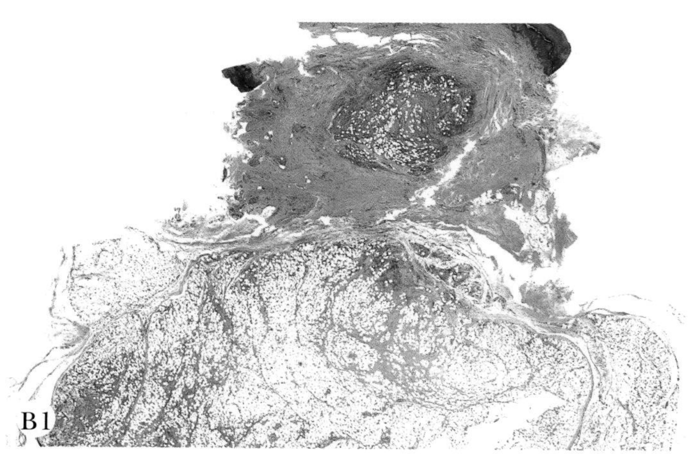

图 30.1.4B 梭形细胞脂肪瘤 男，56 岁，左手中指皮下结节 9 年，外院切除后复发 2 个月。病理示真皮及皮下边界清楚的结节，以脂肪增生为主，脂肪细胞、梭形细胞和胶原的穿插生长，可见较明显的胶原、黏液及散在的肥大细胞。免疫组化梭形细胞 CD34（B4）阳性，S100 阴性（B5），脂肪细胞 S100 阳性，CD34 阴性。

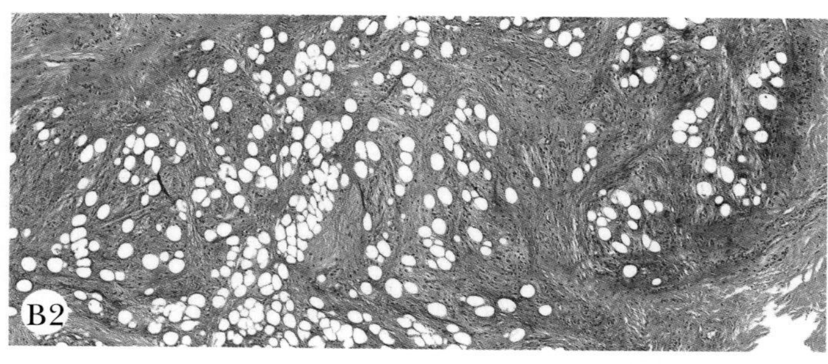

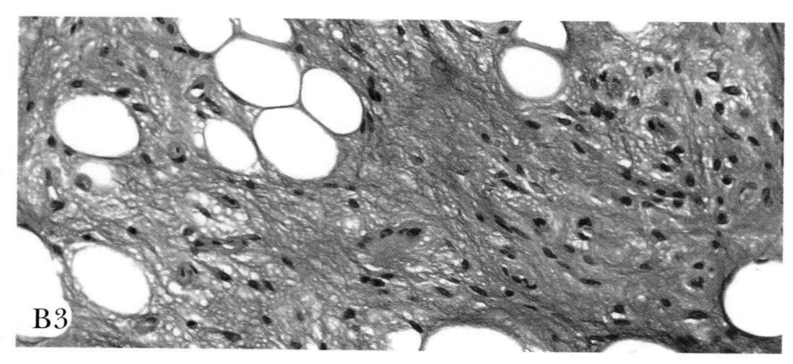

30.1.5 平滑肌脂肪瘤（myolipoma）

病理改变

a 位于皮下，有完整的包膜。

b 肿瘤由成熟平滑肌和成熟脂肪组织构成。

c 平滑肌成分常占优势。

d 平滑肌细胞形成短小的肌束，区别于平滑肌瘤中长的肌束。

e 肌动蛋白（SMA）和结蛋白（Desmin）反应阳性。

病理鉴别诊断

平滑肌瘤：具有长的规则的肌束，无脂肪组织增生。

梭形细胞脂肪瘤：梭形细胞胞质少，肌动蛋白及肌纤蛋白反应阴性。

脂肪肉瘤：分化良好的脂肪肉瘤也有平滑肌成分，但同时也有异型的脂肪细胞或脂肪母细胞。

临床特点

a 罕见，发生于成人，女性多见。

b 常发生于深部软组织，尽管深部病损直径可达25cm，但皮下病损较小，直径约5cm，界限清楚。

c 未见复发或转移。

临床鉴别诊断

软骨样脂肪瘤

梭形细胞脂肪瘤

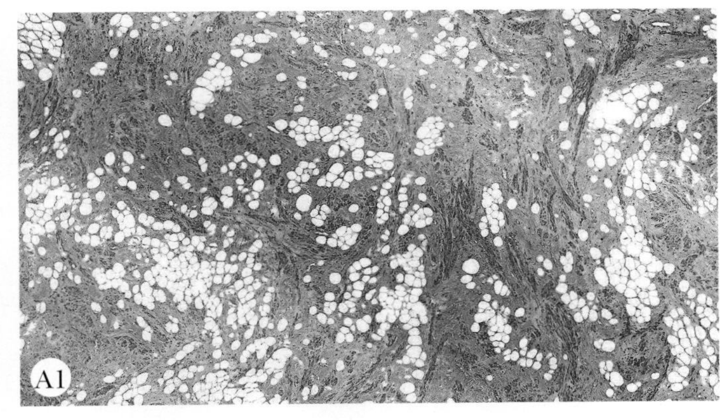

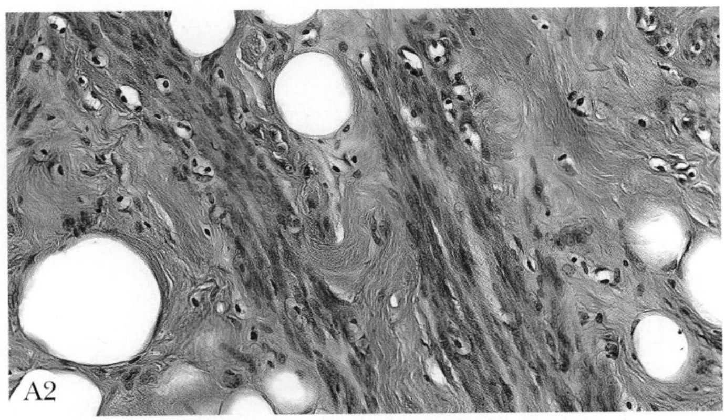

图 30.1.5A　平滑肌脂肪瘤（晏伟提供）　病理示脂肪细胞、纤维结缔组织和短束状细胞呈交织状生长，成熟脂肪细胞之间呈雪茄状细胞核的平滑肌细胞束。

30.1.6　冬眠瘤（hibernoma）

病理改变

a 肿瘤呈分叶状，境界清楚，边缘平滑，外有结缔组织包绕。

b 显著特点是细胞多角形，嗜酸性细胞胞质浅染至不同程度嗜酸性；胞质中具有大量的颗粒，稍大的细胞具有空泡，细胞核常居中。

c 有些细胞与成熟的脂肪细胞相似，具有单一的空泡，将核挤压到胞质的一边。

d 缺乏核分裂相。

e 可见黏液样基质型、梭形细胞型和脂肪瘤样三种亚型。

f 免疫表型 S100 强阳性，梭形细胞亚型 CD34 阳性。

病理鉴别诊断

颗粒细胞瘤：不含脂肪小泡。

脂肪肉瘤：可见异型性细胞及脂肪母细胞。

横纹肌瘤：不含脂肪细胞。

临床特点

a 罕见，常发生于青年到成年人，平均年龄 38 岁。

b 与未成熟脂肪细胞有关。

c 颜色从棕色到深红褐色，常位于从肩胛到腋窝的皮下，单发，圆球形，可隆起于皮肤，质中，界限清楚，直径 1 ~ 24cm，平均 9.3cm，10% 发生于肌肉间。

d 无自觉症状，良性，切除可痊愈。

临床鉴别诊断

脂肪肉瘤

别名

棕色脂肪瘤（brown fat tumor）

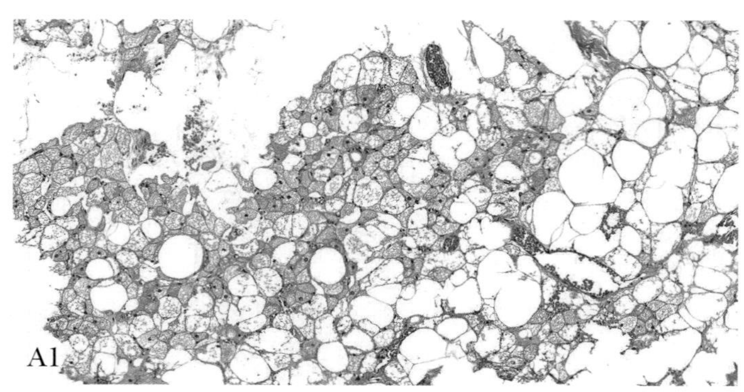

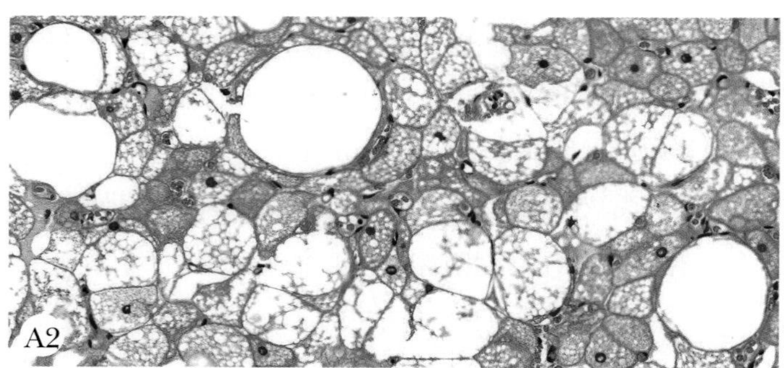

图 30.1.6A 冬眠瘤（王琳提供） 病理示含嗜酸性胞质的细胞及空泡状的脂肪组织，有颗粒状嗜酸性胞质的细胞和成熟的脂肪细胞混合存在，前者有居中的细胞核。

30.1.7 脂肪母细胞瘤 / 脂肪母细胞瘤病（lipoblastoma/ lipoblastomatosis）

病理改变

a 肿瘤呈分叶状或巢状，可见大量脂肪母细胞、丰富的丛状毛细血管网及黏液基质，与黏液型脂肪肉瘤相似。

b 可见在成熟的脂肪细胞中散布着脂肪母细胞、梭形或星状间质细胞，与分化良好的脂肪肉瘤相似。

c 通常无核异型性。

d 纤维间隔明显。

e 可见印戒样脂肪细胞和多空泡脂肪母细胞。

病理鉴别诊断

黏液型脂肪肉瘤：常发生于深部软组织，无分叶，常见核异型性。

临床特点

a 几乎都发生于小于 7 岁的儿童，特别是 3 岁以前占绝大部分。男女之比为 2 ∶ 1。

b 染色体 8q11-13 发生重排。

c 脂肪母细胞瘤局限于皮下组织。脂肪母细胞瘤病可散在分布或浸润深部肌肉。皮下局限的分叶状病损直径常常小于 5cm。

d 尽管 9% ~ 22% 的病例有复发（主要是脂肪母细胞瘤病），但无恶变和转移。

临床鉴别诊断

脂肪肉瘤：非常罕见于 10 岁以下儿童。

别名

胎儿性脂肪瘤（foetal lipoma）

胚胎性脂肪瘤（embryonic lipoma）

婴儿型脂肪瘤（infantile lipoma）

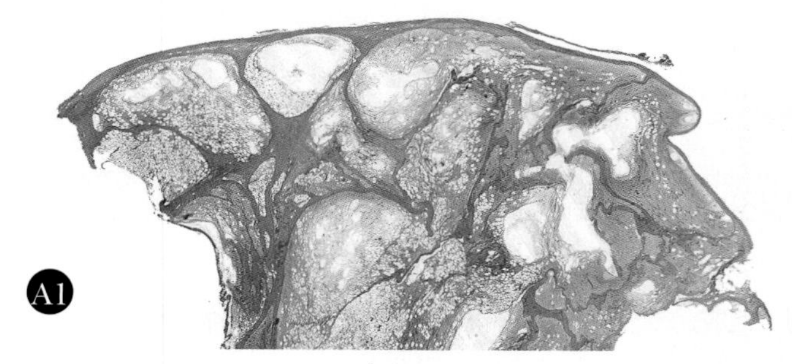

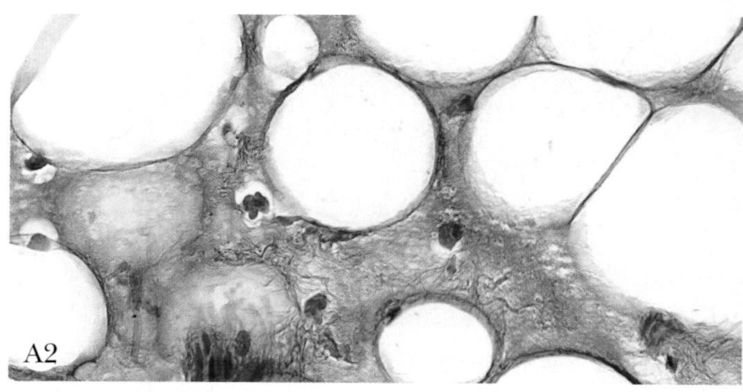

图 30.1.7 脂肪母细胞瘤（晏伟提供） 病理示含有明显纤维间隔的分叶状脂肪细胞增生，伴有黏液，在成熟的脂肪细胞间有明显的脂肪母细胞增生。

30.1.8 非典型脂肪性肿瘤 / 高分化脂肪肉瘤 （atypical lipomatous tumour/ Well differentiated liposarcoma）

病理改变

a 瘤体大、境界不清楚，起于深部肌肉间软组织，尤其是大腿，偶见于皮下，罕见于真皮。

b 由相对成熟的脂肪组织构成，但细胞大小有显著性差异；胞核有局灶异型性，核深染；常见散在分布的核深染间质细胞和多核间质细胞。

c 可见数量不等（很多至完全缺如）的单空泡或多空泡脂肪母细胞。脂肪母细胞并非诊断脂肪肉瘤的标志，脂肪肉瘤不一定有脂肪母细胞。

d 根据瘤细胞的类型，可分为四型：脂肪细胞型（脂肪瘤样）、硬化型（以核深染的奇异间质细胞和多量胶原纤维为特征）、梭形细胞型（增生的温和的神经样梭形细胞伴纤维 / 黏液样背景及非典型性脂肪瘤性成分为特点）、炎症型（伴有明显淋巴细胞，浆细胞浸润）。

病理鉴别诊断

脂肪瘤：无上述非典型细胞。

多形性脂肪瘤：有清晰的花瓣状细胞。

梭形细胞脂肪瘤：有明显成纤维细胞增生，缺少脂肪母细胞。

临床特点

a 常发生于中年人，男性稍多见，高峰年龄 50 ~ 60 岁。

b 表现为一肿块，边界不清，可以生长得很大，硬固，除非晚期，否则皮肤很少受累。

c 皮下者，很少复发，不发生转移；随访 10 ~ 20 年总体死亡率基本为零。

别名

脂肪细胞性脂肪肉瘤（adipocytic liposarcoma）

硬化性脂肪肉瘤（sclerosing liposarcoma）

梭形细胞脂肪肉瘤（spindle cell liposarcoma）

炎症性脂肪肉瘤（inflammatory liposarcoma）

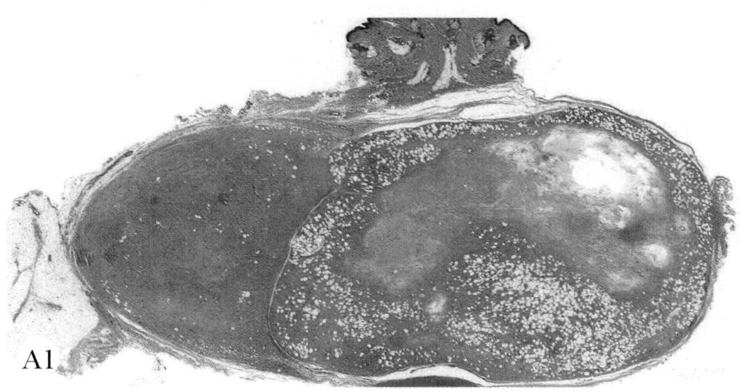
A1

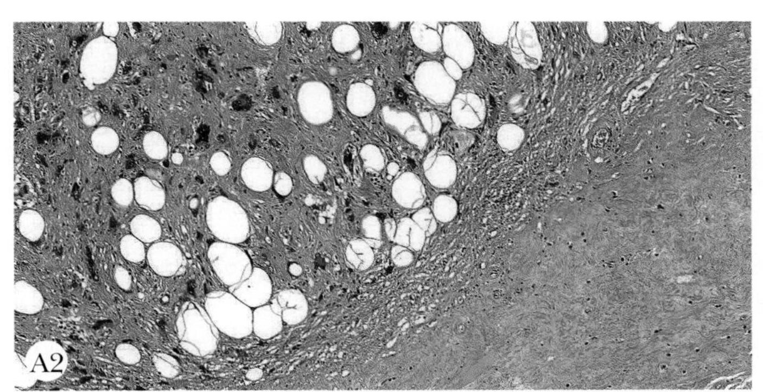
A2

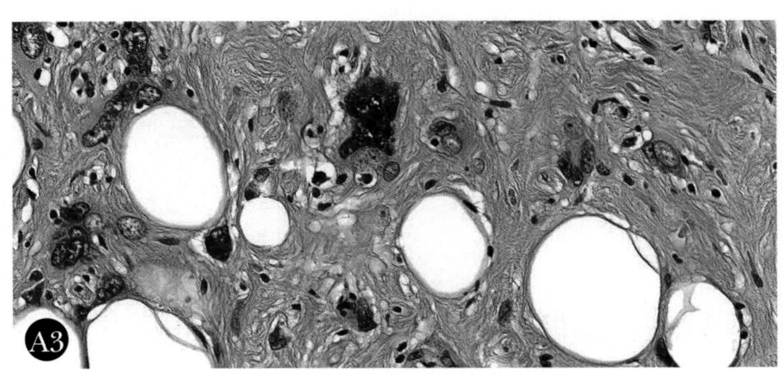
A3

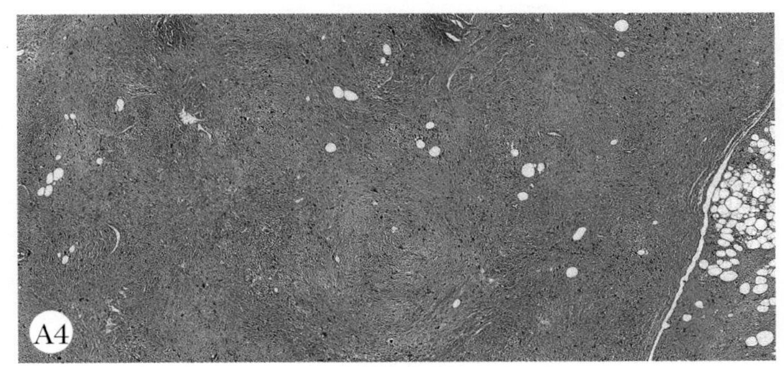
A4

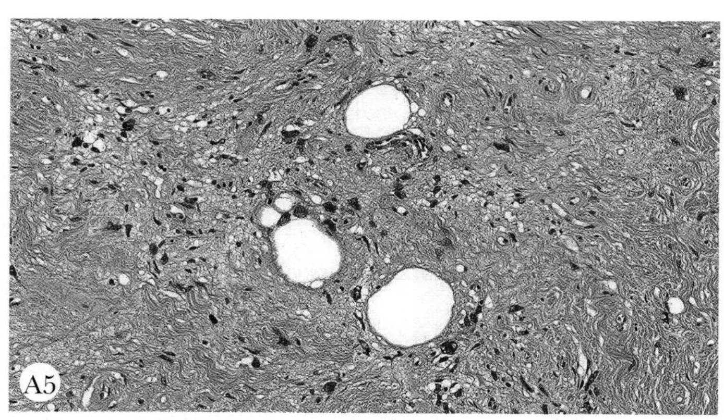

图 30.1.8A 非典型脂肪肿瘤 / 高分化脂肪肉瘤（木村铁宣提供）病理示皮下脂肪结节性肿瘤，边界光滑但缺乏对称性，切片右侧区域含有较多脂肪组织。脂肪小叶内较多异型细胞，可见坏死现象，脂肪细胞间显著异型的细胞，部分呈多核形态。局部示无明显成熟脂肪分化的区域，显著异型的不成熟细胞增生，中央见少数成熟脂肪细胞。

30.1.9 脂肪肉瘤（liposarcoma）

病理改变

黏液样脂肪肉瘤（myxoid liposarcoma）

a 丰富的黏液基质，芽枝状（鸡爪样）、网状毛细血管网，壁薄、腔大、微弯曲。

b 黏液基质偶尔形成无细胞池，产生“肺水肿样”结构。

c 一致性圆形或卵圆形非脂肪性间叶细胞和较小的印戒样脂母细胞混合存在，无细胞核多形性，无明显梭形细胞区域。

圆形细胞脂肪肉瘤（round-cell liposarcoma）

a 黏液样脂肪肉瘤的低分化型。

b 肿瘤由大量一致性致密的圆形细胞构成。

c 瘤细胞比脂肪细胞小，胞核大而深染，胞质少，有时呈嗜酸性或空泡化。

d 脂肪母细胞少见。

e 中等程度核分裂相，较黏液样脂肪肉瘤多见。

多形性脂肪肉瘤（pleomorphic liposarcoma）

a 多形性高度恶性肉瘤，无非典型性脂肪性肿瘤 / 高分化脂肪肉瘤和其他恶性间叶肿瘤分化区域。

b 含有数量不等的多形性脂肪母细胞，背景为高级别多形性肉瘤。

c 许多瘤细胞具有丰富的嗜酸性胞质，瘤细胞排列成簇状、旋涡状或弥漫成片状，瘤细胞表现为多形和核不典型。

d 肿瘤偶尔由上皮样瘤细胞构成。

去分化脂肪肉瘤（dedifferentiated liposarcoma）

a 主要特征是存在非典型性脂肪性肿瘤 / 高分化脂肪肉瘤向非脂肪性肉瘤的移行。

b 移行的过渡常非常突然。

c 去分化的区域类似于多形性恶性纤维组织细胞瘤、中 / 高级别黏液纤维肉瘤。

病理鉴别诊断

黏液样脂肪肉瘤和圆形脂肪肉瘤需要和皮下脂肪黏液变性，黏液瘤，血管黏液瘤，黏液性纤维肉瘤等鉴别，后者无毛细血管网和脂肪母细胞。

多形性脂肪肉瘤和去分化脂肪肉瘤需要和恶性纤维组织细胞瘤、多形性横纹肌肉瘤鉴别。恶性纤维组织细胞瘤有泡沫细胞和奇异形巨细胞，无脂肪母细胞。多形性横纹肌肉瘤 Desmin 和骨骼肌特异性标记物 MyoD1、Myogenin 阳性。

临床特点

a 发生于皮肤的脂肪肉瘤非常罕见。

b 多见于老年人，可发生于头皮或其他部位。

c 组织病理分型与深部软组织脂肪肉瘤类似。

d 可出现局部复发，转移少见，相对深部软组织脂肪肉瘤而言预后较好。

30.2 肌肉肿瘤（muscle tumors）

30.2.1 平滑肌错构瘤（smooth muscle hamartoma）

病理改变

a 真皮和皮下有规则但不附着于筋膜的平滑肌束，呈各种方向排列，无一定走向。

b 在真皮内可见多数成熟的长直平滑肌，具有两端钝圆，与肌纤维长轴一致，长形的核。

c 真皮上部偶见脂肪细胞。

d 在病损和正常组织之间有假的人工裂隙。

e 有时可伴有大的毛囊。

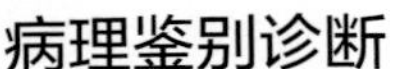

病理鉴别诊断

平滑肌瘤：平滑肌束形成单独的条索或团块。

临床特点

a 罕见，一般出生时即有，18 岁之前的少年均可发生。

b 常见发生于躯干，硬结性斑片或稍隆起的斑块，直径可达 10cm。

c 如果并发 Becker 痣，可见明显色素增加和多毛。

临床鉴别诊断

硬斑病

别名

先天性平滑肌错构瘤（congenital smooth muscle hamartoma）

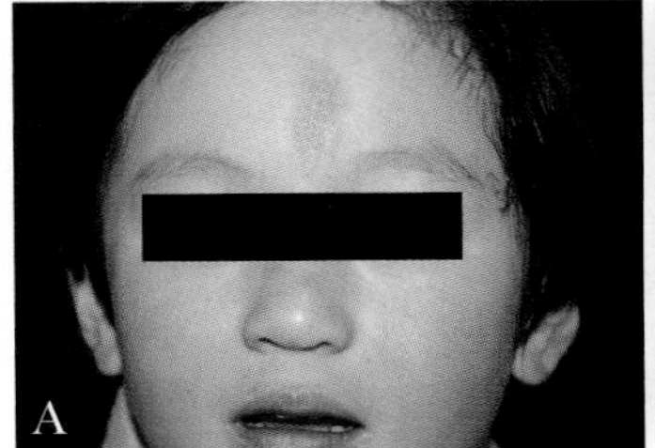

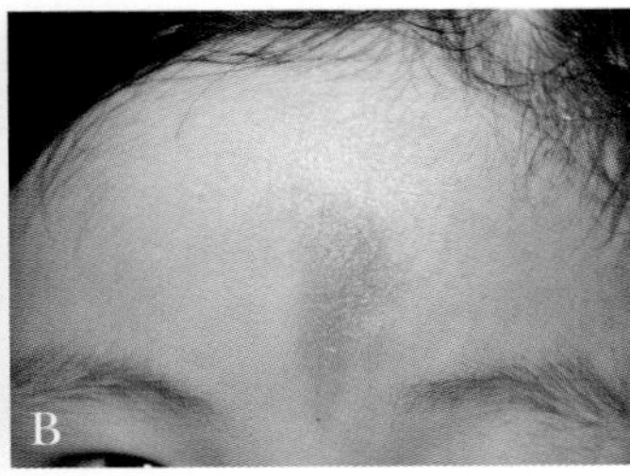

图 30.2.1 平滑肌错构瘤（smooth muscle hamartoma）

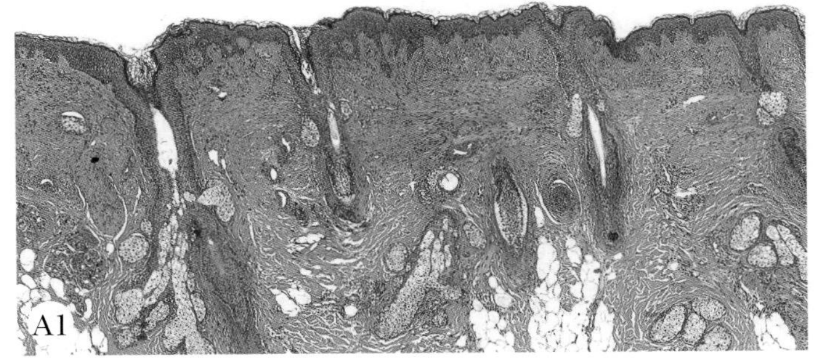

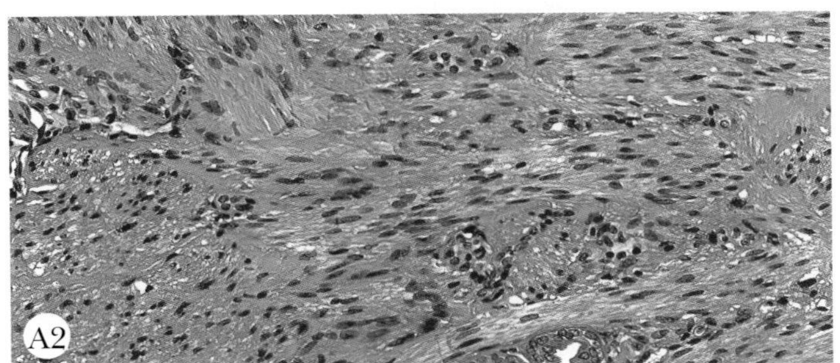

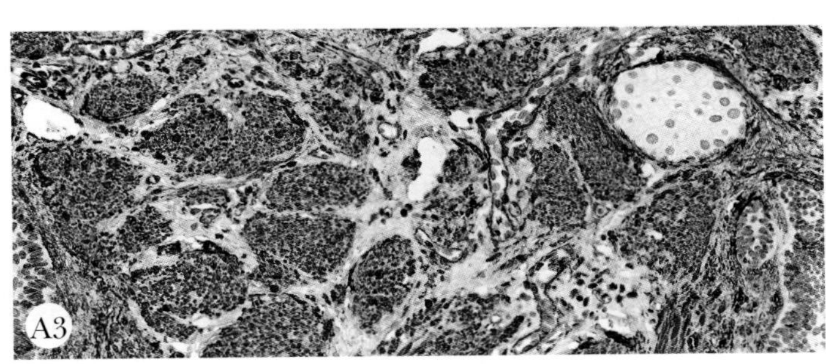

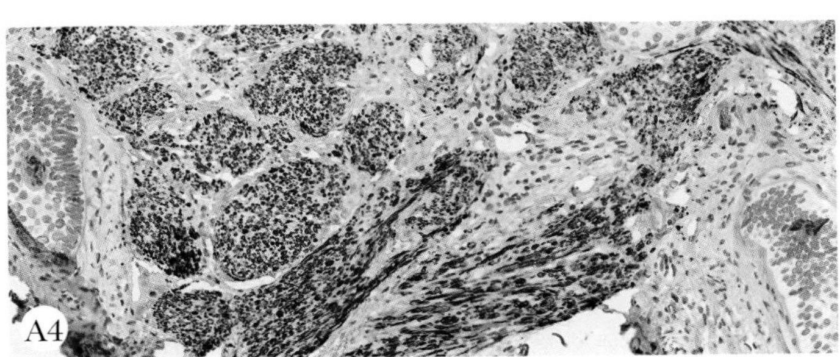

图 30.2.1A 平滑肌错构瘤 女，3 岁，额部黄红色斑片出生即有，渐增大。病理示真皮大量不同走向的束状分布的成熟平滑肌细胞束，免疫组化 SMA（A3）及 Desmin（A4）阳性。

30.2.2 平滑肌瘤（leiomyoma）

发生于皮肤的平滑肌瘤主要是立毛肌平滑肌瘤（piloleiomyoma）、血管平滑肌瘤（angioleiomyoma）和位于生殖器的生殖器平滑肌瘤（genital leiomyoma），前二者相对常见。

病理改变

a 皮肤立毛肌平滑肌瘤位于真皮浅部，片状分布，瘤体小，浅表，无包膜，边界不清，由大量平滑肌束组成。

b 血管平滑肌瘤界限清楚，边界光滑，由血管和平滑肌组成，血管管腔通常是扁缩的。但在海绵状血管平滑肌瘤，管腔可以扩大，分为三型：实体性、海绵状、静脉性，可见基质玻璃样变或黏液变性。

c 生殖器平滑肌瘤较大，边界较清楚，集中在皮下组织，可以出现假包膜，灶性钙化，基质黏液样变，灶性有丝分裂相。

d 免疫组化为平滑肌肌动蛋白和结蛋白阳性。

病理鉴别诊断

皮肤纤维瘤：以组织细胞、肌纤维母细胞、成纤维细胞增生为主。

隆突性皮肤纤维肉瘤：梭形细胞，排列成车轮状或旋涡状，轻度不典型改变，CD34 阳性。

神经纤维瘤：核呈“S”形，纤维较细，呈波纹状，S100 阳性。

临床特点

a 皮肤平滑肌瘤不常见，多见于 30 ~ 40 岁成人。

b 皮肤立毛肌平滑肌瘤常发生于肢体伸侧或躯干，多发，直径小于 2cm，疼痛；乳头平滑肌瘤来自乳晕平滑肌；外生殖器平滑肌瘤来自肉膜或女阴，单发，无疼痛，包膜完好，直径可达 15cm，可位于皮下，瘤体内肌束收缩时可出现较为剧烈的疼痛。

c 血管平滑肌瘤多见于下肢皮下组织，单发，常伴疼痛，罕见复发。疼痛可以自发或遇冷、压力、创伤或情绪引发。

d 单发皮肤平滑肌瘤切除后不易复发；多发的皮肤平滑肌瘤复发达 50%，常有继发病损；外生殖器平滑肌瘤治疗多年后可有复发。

30.2.2

临床鉴别诊断

皮肤纤维瘤

血管球瘤

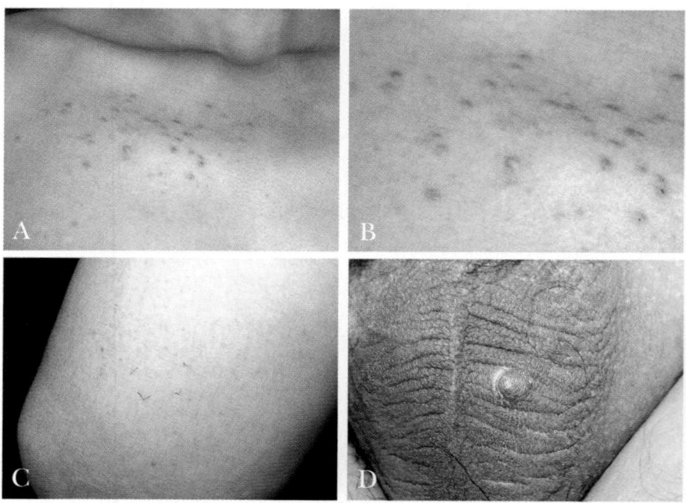

图 30.2.2 平滑肌瘤（leiomyoma）

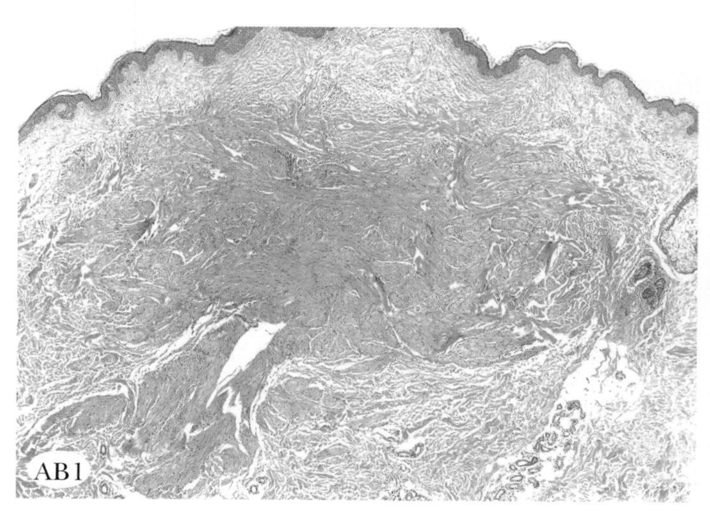

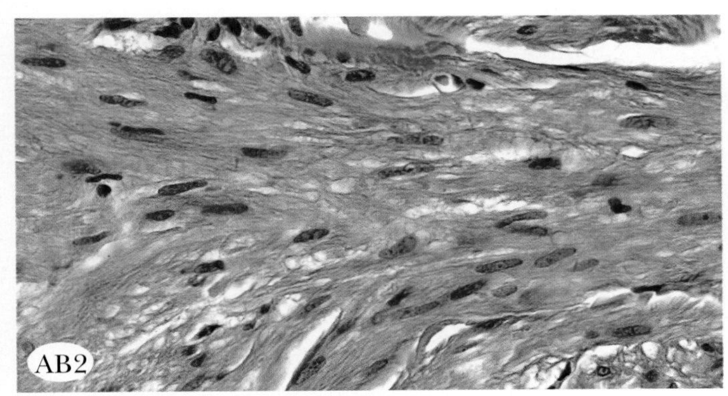

图 30.2.2AB 毛发平滑肌瘤 女，39 岁，右侧胸部多发褐色丘疹 3 年，疼痛，遇冷后疼痛加重。病理示真皮片状分布的嗜酸性梭形细胞增生，交织成宽束状，不规则排列。可见两端钝圆的杆状细胞核。

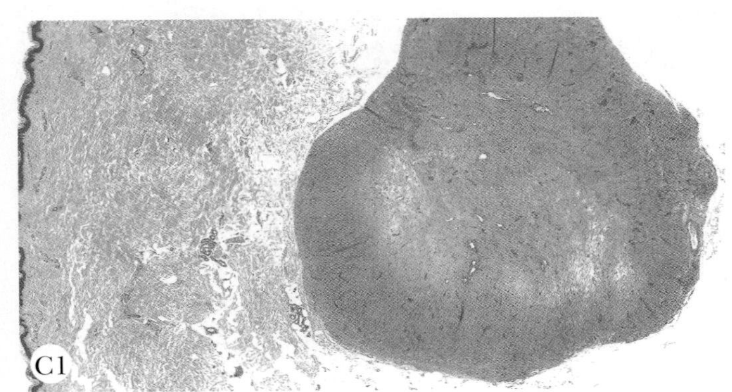

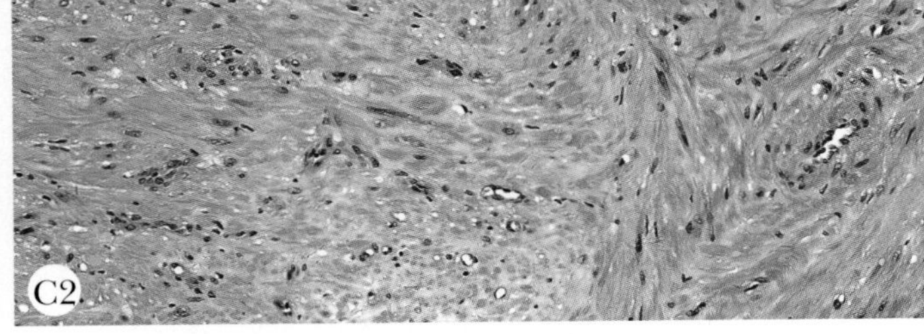

图 30.2.2C 血管平滑肌瘤 男，41 岁，右股内侧皮下结节 3 年，伴疼痛。病理示皮下脂肪层内边界光滑的嗜伊红染色的肿瘤，肿瘤内有丰富的小血管，厚壁血管及周围的平滑肌细胞束。

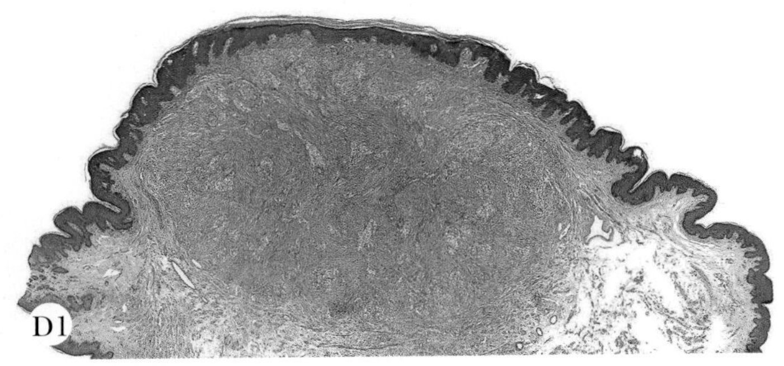

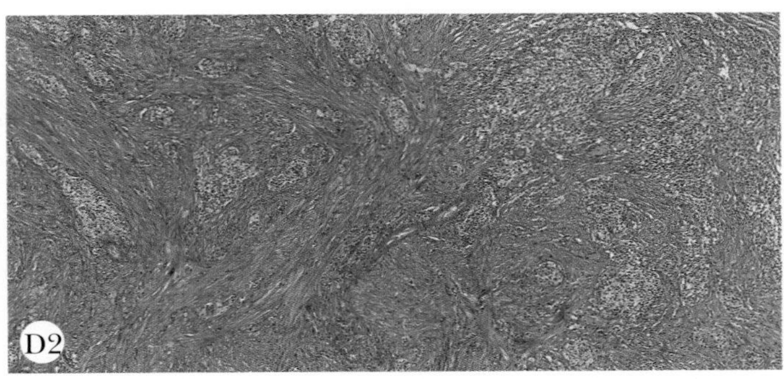

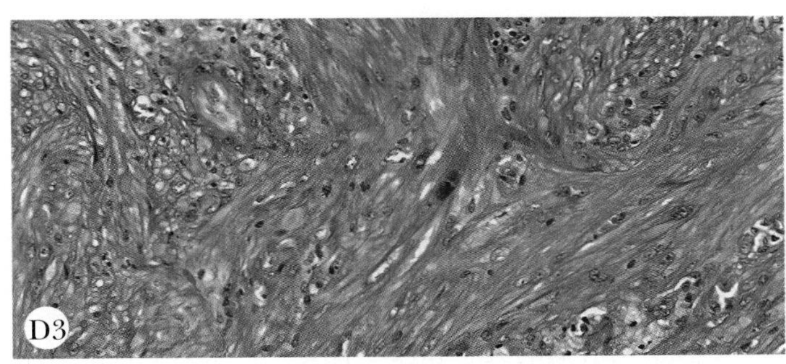

图 30.2.2D 生殖器平滑肌瘤 男，34 岁，阴囊红色丘疹 3 个月，0.3cm×0.3cm，偶痒。病理示真皮界限清楚结节，无包膜，片状分布的嗜酸性梭形细胞增生，不规则排列成宽束状，周围有淋巴细胞浸润，瘤细胞具有杆状细胞核，见个别异型细胞。

30.2.3 平滑肌肉瘤（leiomyosarcoma）

病理改变

a 肿瘤大而不对称，境界不清楚，向下深达皮下组织，其上表皮萎缩变薄。

b 丰富的梭形细胞交织排列，瘤细胞有丰富的嗜酸性胞质，两端钝圆的长胞核，有明显异型性。胞质内可见较多空泡，核丝分裂相多见，可有坏死现象。

c 部分区域见上皮样肿瘤细胞、多核破骨巨细胞，瘤细胞呈圆形，胞质透明，不排列成肌束，以上皮样细胞为主的平滑肌肉瘤变型多出现在头、颈部；有些有丰富的颗粒状胞质；有时有黏液基质。

d 平滑肌肌动蛋白反应阳性，结蛋白 Desmin 也可阳性。

e 少数病例（< 10%）表达角蛋白。

f 有时在瘤体内可见薄壁、形状各异的血管。

病理鉴别诊断

皮肤平滑肌瘤：表浅，直径常小于 2cm，坏死少见，核分裂相少见。

恶性纤维组织细胞瘤：缺乏平滑肌细胞特有的细长，两端钝圆的核。

临床特点

a 发生于皮肤及皮下的平滑肌肉瘤最常见于 40 ～ 80 岁。

b 皮肤平滑肌肉瘤来自立毛肌，皮下平滑肌肉瘤多来自血管平滑肌。

c 常发生于肢体近端，特别是下肢。

d 暗红色实性结节或斑块，稍隆起于皮面。

e 预后与肿瘤的大小和深度有关，直径小于 5cm 者的预后较好；皮下平滑肌肉瘤预后差；40% 的皮肤平滑肌肉瘤发生复发，但转移极其少见；约 1/3 的皮下平滑肌肉瘤发生转移（肺和肝），导致死亡。

30.2.3

临床鉴别诊断

皮肤平滑肌瘤

皮肤纤维瘤

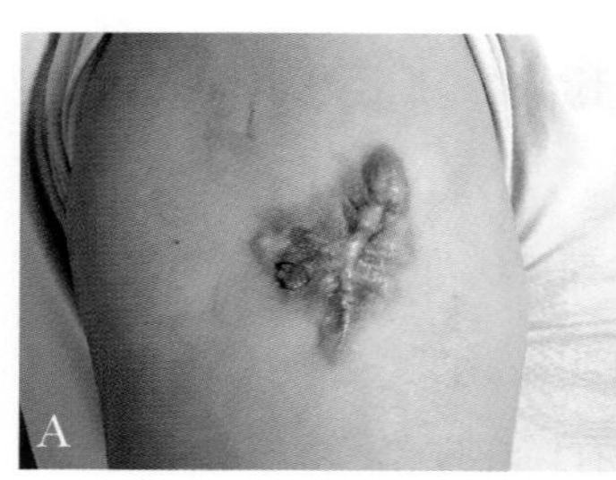

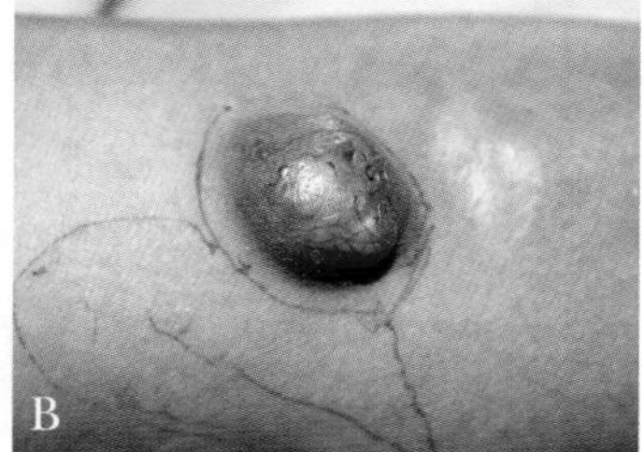

图 30.2.3　平滑肌肉瘤（leiomyosarcoma）

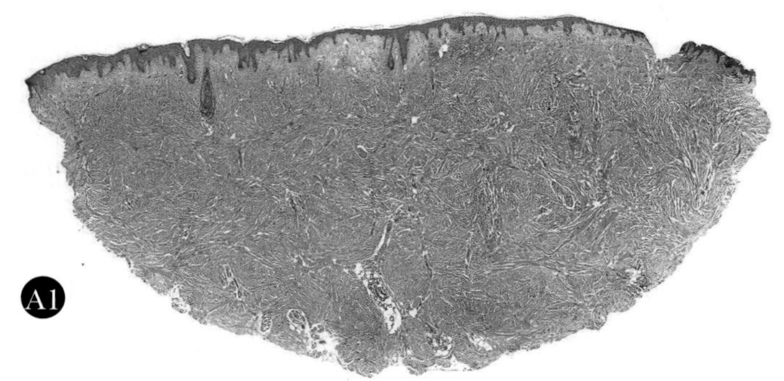

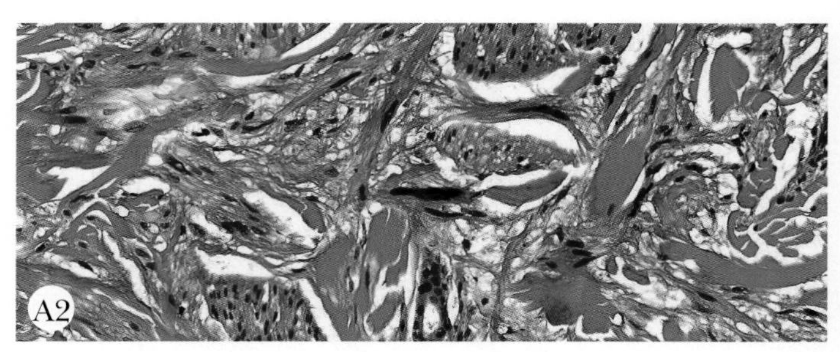

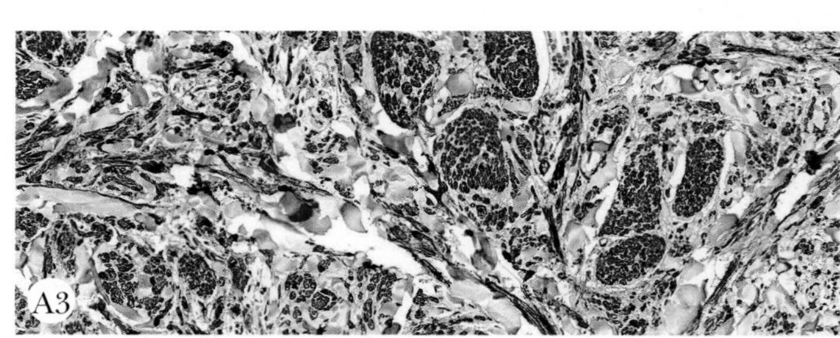

图 30.2.3A　平滑肌肉瘤　女，54 岁，右上臂斑块 8 年，开始为一约 0.8cm×0.8cm 暗红色丘疹，触之较硬，于当地医院手术切除后复发，近来皮损处触痛明显。病理示真皮及皮下脂肪肿瘤细胞弥漫性浸润，境界不清楚，丰富的梭形细胞交织排列，瘤细胞有丰富的嗜酸性胞质，两端钝圆的长胞核，局部瘤细胞排列成立毛肌样结构，瘤细胞有明显异型性，核丝分裂相多见并可见黏液性基质。免疫组化瘤细胞 SMA（A3）及 Desmin 阳性（未显示）。

图 30.2.3B　平滑肌肉瘤　女，49 岁，左胫前结节 3 年，增长较快。

30.2.4　横纹肌间质错构瘤（rhabdomyomatous mesenchymal hamartoma）

病理改变

a 真皮各层，可见成熟的有条纹的肌原纤维束，与毛囊和腺体交错在一起。

b 这些纤维形成中心性团块，但很少骨化。

c 可见肌纤维横纹。

病理鉴别诊断

浅表脂肪瘤样痣：脂肪组织异常定位于真皮内，无骨骼肌成分。

临床特点

a 先天性，罕见，多发于男孩。

b 可能与头颈部其他发育异常有关。

c 形成头颈部软组织息肉。

别名

先天性中线错构瘤（congenital midline hamartoma）

横纹肌错构瘤（striated muscle hamartoma）

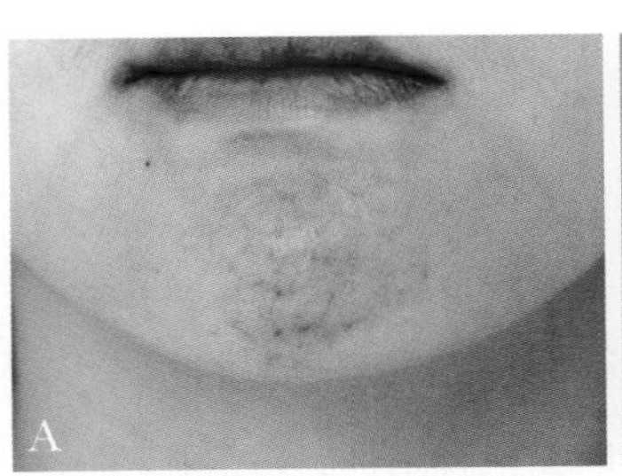
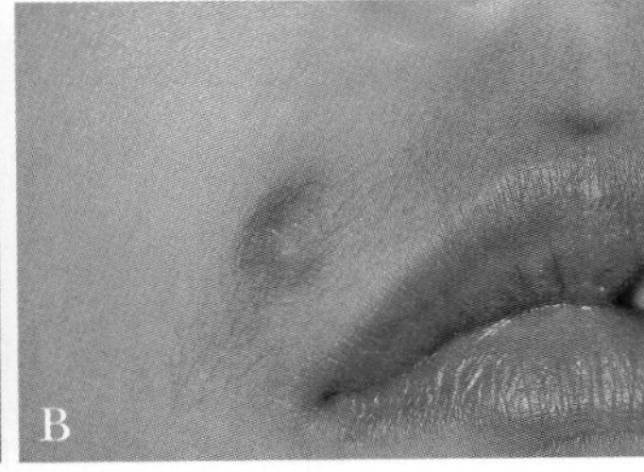

图 30.2.4 横纹肌间质错构瘤（rhabdomyomatous mesenchymal hamartoma）

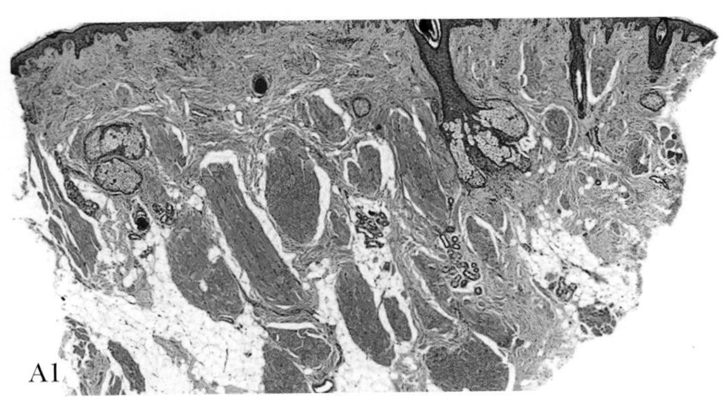
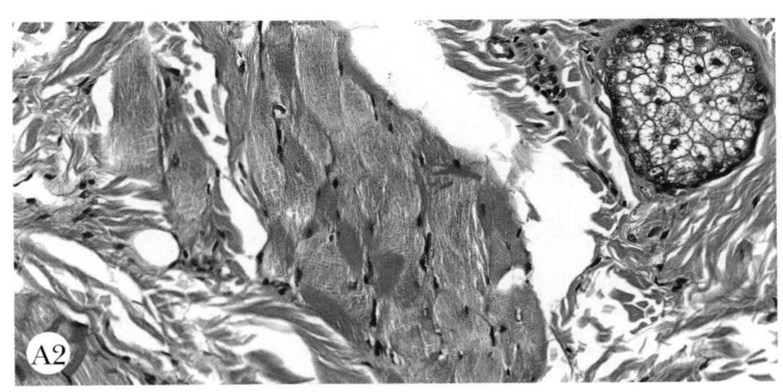

图 30.2.4A 横纹肌间质错构瘤 女，15 岁，下颌包块出生即有。病理示真皮及皮下脂肪多束成熟的横纹肌，见肌纤维横纹，细胞无异型性。

图 30.2.4B 横纹肌间质错构瘤 女，3 岁，右侧鼻唇沟淡褐色丘疹出生即有，皮损无变化。

30.2.5 横纹肌瘤（rhabdomyoma）

胎儿型横纹肌瘤（fetal rhabdomyoma）

病理改变

a 黏液基质中可见不成熟的圆形至梭形横纹肌母细胞，胞质嗜酸性，瘤细胞可见不同的分化程度，分化程度低的细胞位于中心，成熟的细胞位于外周，通常这种排列不是恒定的。

b 无核丝分裂相，无异型性及坏死。

c 免疫表型：Desmin、Myoglobin 强阳性，S100、SMA 可局灶阳性。

病理鉴别诊断

横纹肌肉瘤：核异型性明显并染色深，可有坏死，外周无成熟的细胞。

成人型横纹肌瘤：一致的大型多角形细胞，丰富的深嗜酸性胞质。

临床特点

a 典型发生于小于 5 岁的男孩头颈部；成年女性的外阴部有时可见类似皮损。

b 皮下，单发，平均大小 3cm，最大可达 12cm。

c 边界清晰，但无包膜。

成人型横纹肌瘤（adult rhabdomyoma）

病理改变

a 边界清晰。

b 圆形、多角形瘤细胞，丰富的嗜酸性胞质，胞核大，核仁明显，核偏位或多核。

c 偶见“蜘蛛”状细胞：胞质透明，细丝状物从核延伸到胞膜。

d 可在胞质中见到横纹、交错的细丝状物、透明颗粒。

e 核分裂相罕见。

f 免疫表型：Desmin、Myoglobin 阳性。

病理鉴别诊断

颗粒细胞肿瘤：细胞小，胞核及核仁小，胞质苍白，多颗粒，S100 反应阳性。

多形性横纹肌肉瘤：浸润性强，细胞异型性明显，核分裂相多见。

临床特点

a 常见于 60 岁以上男性头颈部（90%），好发于咽、口腔和喉的黏膜及颈部软组织。

b 多数单发（70%），也可多发。

c 复发可见，但未见转移。

30.2.6 横纹肌肉瘤（rhabdomyosarcoma）

胚胎型横纹肌肉瘤（embryonal rhabdomyosarcoma）

病理改变

a 黏液基质中可见非聚集性梭形到圆形细胞，细胞的一侧可见嗜酸性胞质，有的细胞可见横纹。

b 葡萄状亚型，肿瘤呈息肉状，黏膜上皮下有带状细胞浸润，称为“形成层”，是主要特征。

c 梭形细胞亚型，主要发生于附睾，梭形细胞呈束状或旋涡状排列，细胞核居中，两端钝，胞质可有横纹或明显嗜酸性提示横纹肌分化。

d 免疫表型：MyoD1、Myogenin（均胞核阳性）是高特异性诊断指标；Actin、Desmin 可在处于一定发育阶段的横纹肌母细胞中反应阳性。

e 超微结构下可见粗细丝交替，偶见 Z 带。

病理鉴别诊断

尤因肉瘤 / 原始神经外胚叶肿瘤：无嗜酸性胞质、古怪核，肌纤蛋白反应阴性，CD99 包膜阳性，PAS 阳性。

淋巴瘤：无嗜酸性胞质，LCA 阳性。

临床特点

a 常见于 10 岁以下男孩的头、颈、泌尿生殖区，5 岁以下儿童占 46%。

b 预后较好，局部淋巴结转移少见。

腺泡状横纹肌肉瘤（alveolar rhabdomyosarcoma）

病理改变

a 分三种组织亚型：典型的、实性型和胚胎 / 腺泡混合型。

b 瘤细胞均由圆形细胞构成，类似淋巴瘤，但具有原始肌母细胞性分化，更丰富的嗜酸性胞质。

c 可见具有特征性的胞核花环状排列的多核巨细胞（横纹肌母细胞分化）。

d 典型含纤维血管间隔将瘤细胞分隔成巢状；实性型缺乏纤维血管，圆形瘤细胞呈片状分布；胚胎 / 腺泡混合型除圆形细胞成分外，还含有黏液样间质和梭形细胞性肌母细胞。

e 免疫表型同胚胎型横纹肌肉瘤，Myogenin 常常弥漫强阳性。

病理鉴别诊断

胚胎型横纹肌肉瘤：含有梭形瘤细胞和黏液样间质，瘤细胞核小。

尤因肉瘤 /PNET：无嗜酸性胞质及怪异核，MyoD1、Myogenin 反应阴性。

淋巴瘤：无嗜酸性胞质，LCA 抗原反应阳性。

临床特点

a 多发于男性青少年，平均年龄 6 ~ 9 岁。

b 染色体易位 t（2；13）（q35；q14）。

c 多见于肢体肌肉组织内。

d 高度恶性肿瘤，预后较胚胎型差。混合型病例行为同腺泡型。

多形性横纹肌肉瘤（pleomorphic rhabdomyosarcoma）

病理改变

a 大而多角形细胞，胞质丰富，明显嗜酸性；也可见圆形和梭形瘤细胞。

b 形成不规则肌束。

病理鉴别诊断

多形性平滑肌肉瘤：缺乏骨骼肌特异性标记物 MyoD1、Myogenin；电镜下无 Z 带。

临床特点

a 几乎只发生于成人，儿童病例仍存在争议。

b 通常只发生在深部软组织。

c 预后差（74% 死亡率），随着年龄、阶段的发展，发生部位加深，预后更差。

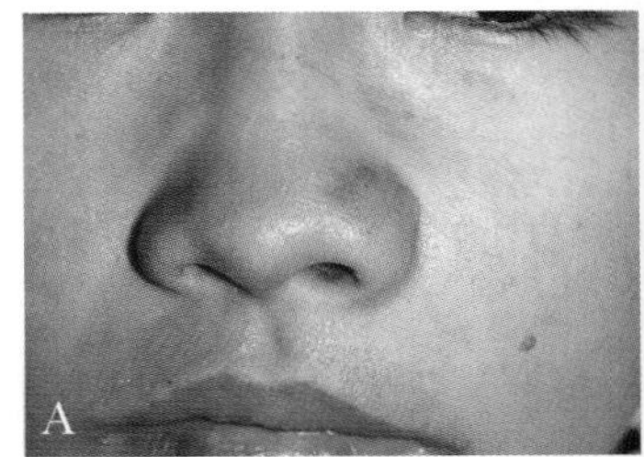

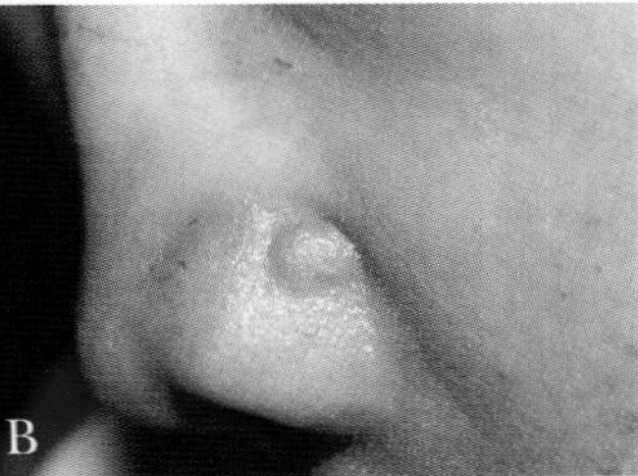

图 30.2.6　横纹肌肉瘤（rhabdomyosarcoma）

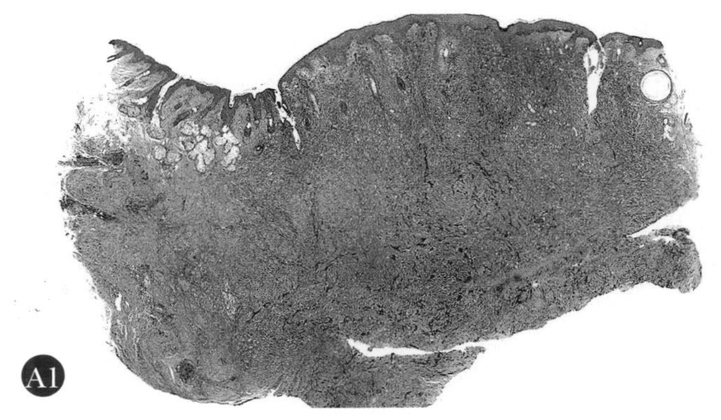

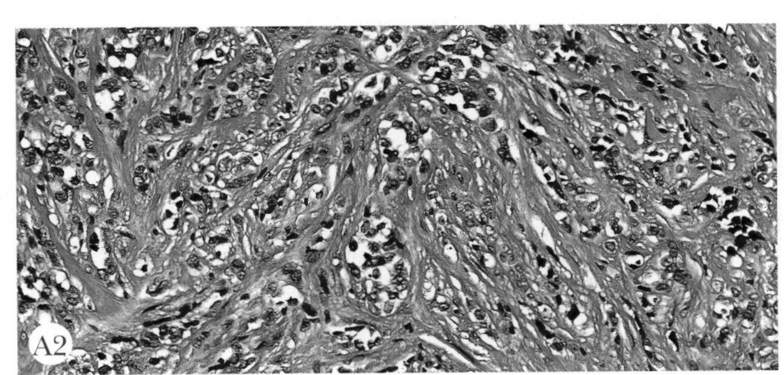

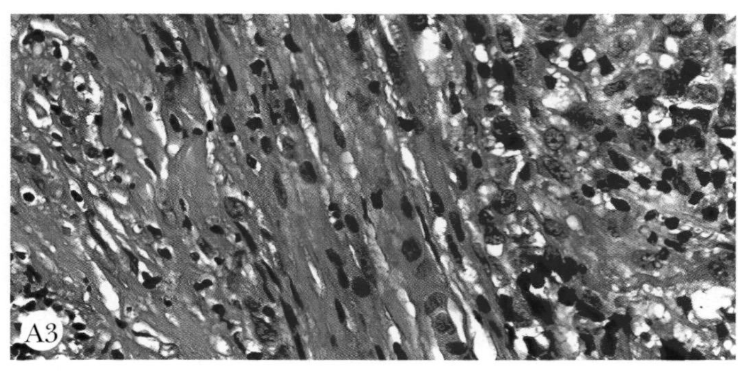

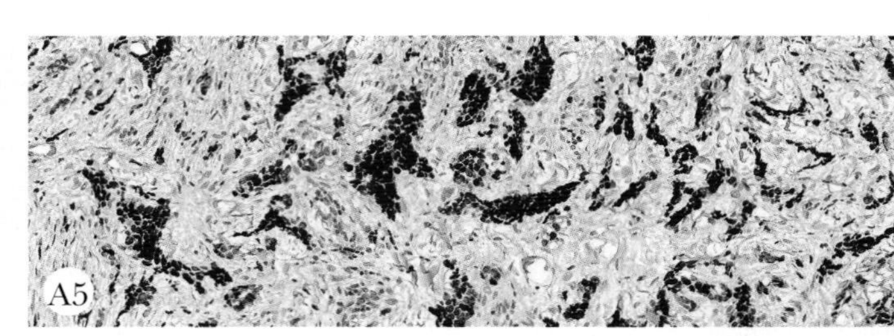

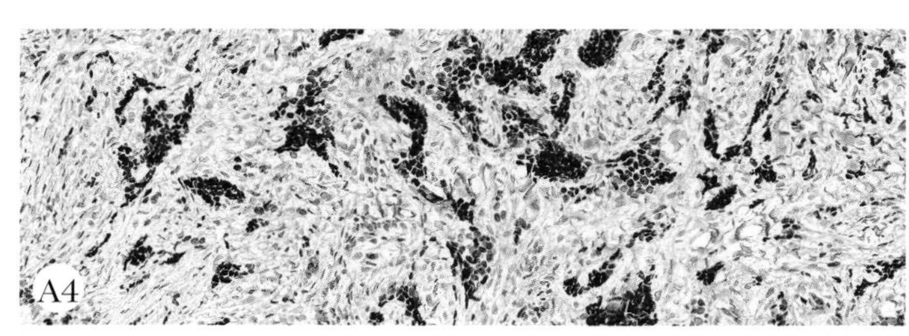

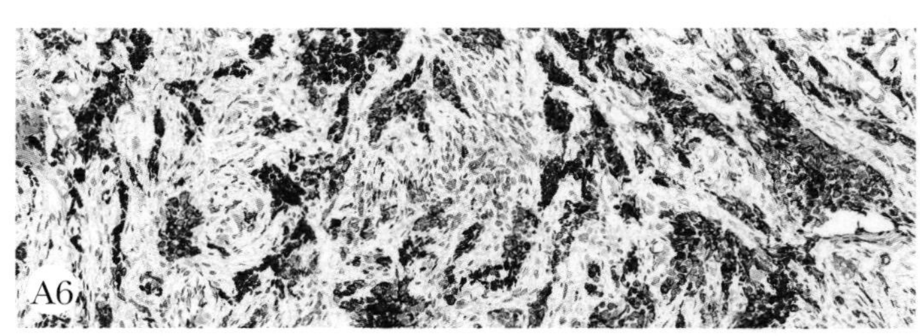

图 30.2.6A 腺泡状横纹肌肉瘤 男，12 岁，左鼻翼丘疹 2 个月，快速增大。病理示真皮嗜碱性细胞浸润性生长，边界不清。明显异型的圆形瘤细胞，细胞核染色质丰富，可见核分裂相，纤维间隔将瘤细胞分隔成巢状，有的细胞可见横纹。免疫组化 MyoD1(A4)、Myogenin (A5) 为胞核阳性，Desmin (A6) 为胞质阳性。

30.3 软骨肿瘤（cartilage tumor）

30.3.1 软组织软骨瘤（soft tissue chondroma）

病理改变

a 瘤细胞主要由成熟透明软骨细胞组成，这些细胞可钙化或骨化。

b 可见丰满的软骨母细胞和巨细胞。

c 可见黏液变性和纤维化。

病理鉴别诊断

骨软骨瘤：可见层次分明的纤维帽，软骨及骨结构。

临床特点

a 不常见，主要发生于 40 ~ 50 岁成人的手足。

b 单发，边界清楚，最大直径常小于 2cm。

c 可复发（15% ~ 20%），但未见转移。

别名

骨外软骨瘤（extraskeletal chondroma）

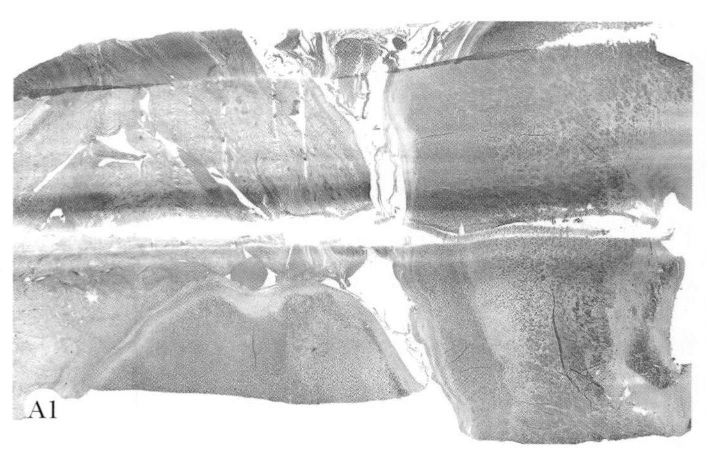

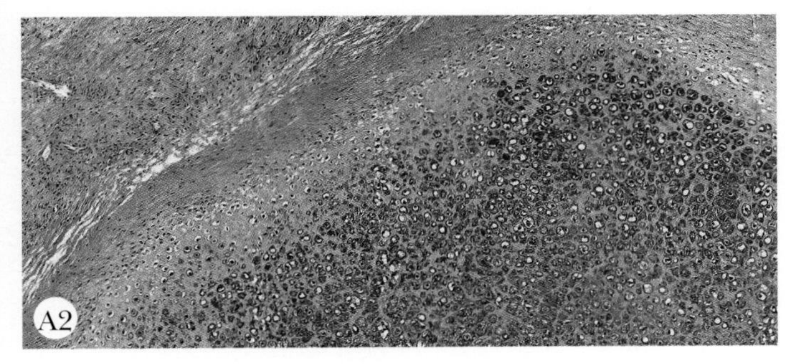

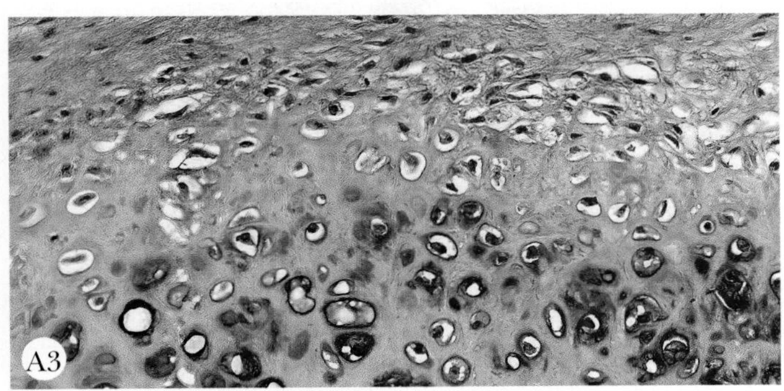

图 30.3.1A 软组织软骨瘤（晏伟提供） 病理示多分叶嗜碱性细胞增生，增生的嗜碱性软骨细胞，边缘光滑，顶端有纤维组织包绕，成熟软骨细胞分布于软骨陷窝。

30.3.2 骨外黏液样软骨肉瘤（extraskeletal myxoid chondrosarcoma）

病理改变

a 肿瘤呈分叶状，在黏液样间质中可见簇状、索状或纤细网状的恶性软骨母细胞样小细胞。

b 细胞椭圆形，较小，胞质嗜酸性，量少，核圆。偶见胞质空泡化，如软骨瘤中空泡细胞。

c 存在如骨黏液样间质，但缺乏软骨性分化的明确证据，故分类仍存在争议。

d 免疫表型：Vimentin 持续阳性，少部分肿瘤表达 S100、CK、EMA。

病理鉴别诊断

黏液瘤：细胞成分少。

黏液样型脂肪肉瘤：毛细血管网增生，肿瘤细胞异型性较明显。

软骨瘤：含有空泡细胞，角蛋白、上皮膜抗原阳性。

临床特点

a 罕见肿瘤，主要见于 50 岁左右成人，男女比例为 2 ∶ 1。

b 半数病例存在染色体倒置易位 t（9：22）（q22；q12）。

c 多见于下肢皮下。

d 5 年生存率为 85%，长期随访效果并不理想，肿瘤 > 10cm 预后差。

30.4 骨肿瘤（bone tumors）

皮肤骨肿瘤相对少见，包括良性的皮肤骨瘤和恶性的骨外骨肉瘤。皮肤骨形成可以是原发性或继发性的。如果是原发性的，则没有先前的皮肤病变，如果是继发性的，骨通过在预先存在的病变内化生形成。原发性皮肤骨化可发生在 Albright 遗传性骨营养不良和皮肤骨瘤中。继发性或化生性皮肤骨化可见于皮肤肿瘤，瘢痕或炎症过程等。

30.4.1 皮肤骨瘤（osteoma cutis）

病理改变

a 真皮或皮下见发育成熟的骨组织，同时可见骨髓成分和炎症。

b 软骨和无定形骨化罕见。

病理鉴别诊断

皮肤钙质沉着症：没有成熟骨组织。

临床特点

a 指原发性皮肤骨化，患者及家属无 Albright 遗传性骨营养不良（AHO）证据。

b 发生于任何年龄，任何部位，可与外伤有关。

c 分为单发大骨瘤、单发小骨瘤、泛发骨瘤、颜面多发粟粒性骨瘤。

d 多发性粟粒性骨瘤常伴发痤疮。

临床鉴别诊断

钙化上皮瘤

软骨瘤

钙化纤维瘤

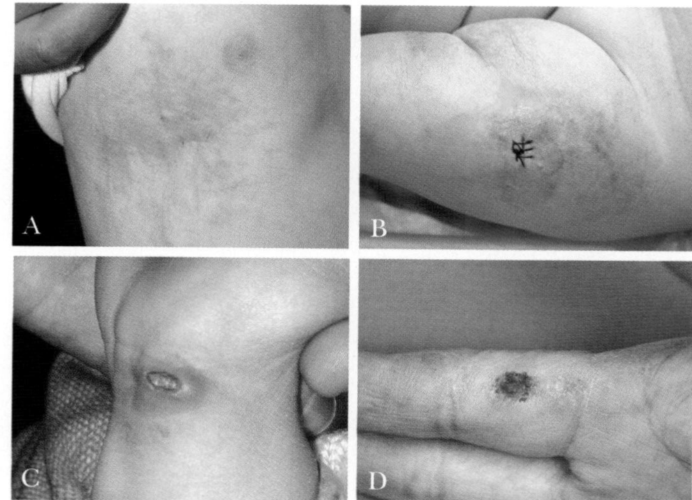

图 30.4.1　皮肤骨瘤（osteoma cutis）

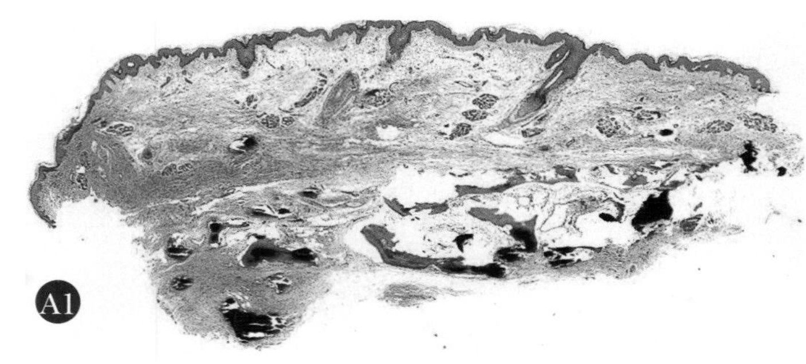

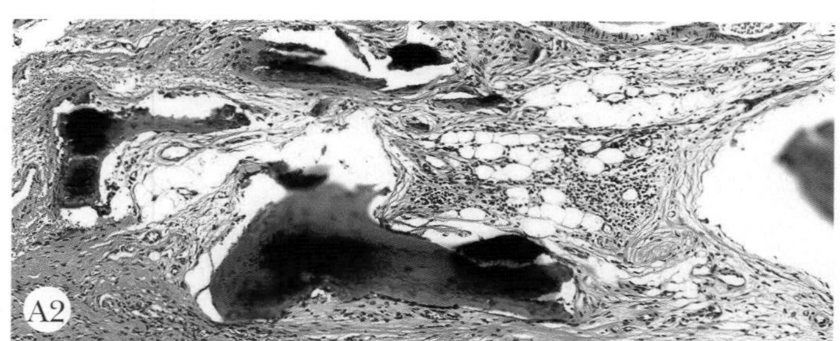

图 30.4.1A　皮肤骨瘤　男，11 个月，右侧胸腹部硬化性斑块 4 个月，渐增大并出现萎缩。家族史无特殊。病理示真皮及皮下脂肪多发骨组织，成熟的骨组织伴钙化，周围纤维化。

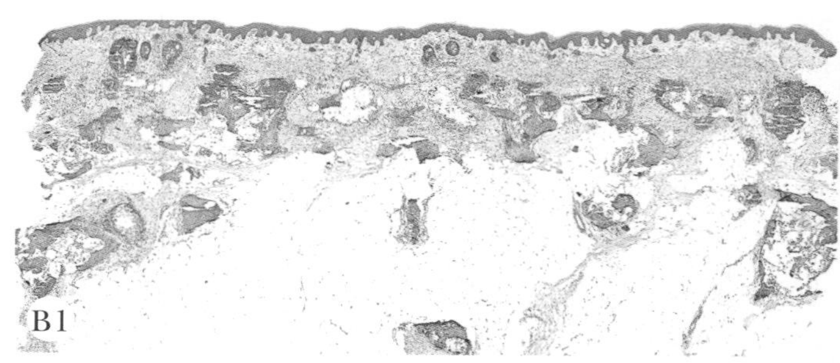

图 30.4.1B　皮肤骨瘤　女，8 个月，左股伸侧暗红色斑块，自幼发生，质硬，可触及皮下结节。病理示真皮及皮下脂肪多发骨组织。此幼儿自出生后发现腿部皮下红斑结节，推测骨化形成可能与产伤有关。

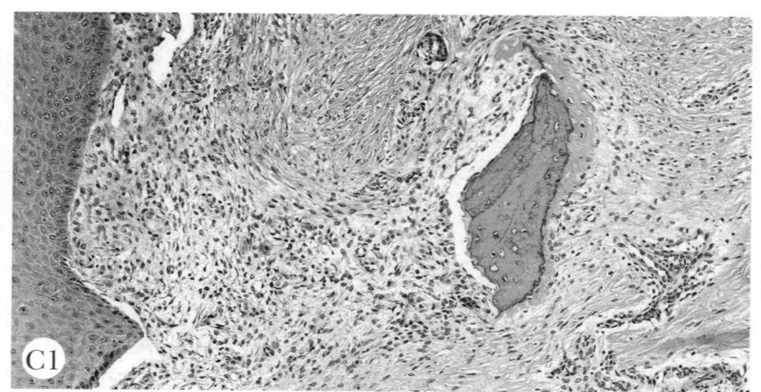

图 30.4.1C　皮肤骨瘤　女，4 岁，右手腕屈侧丘疹 4 年。生后 2 个月时出现 0.2cm×0.2cm 丘疹，缓慢增大，在当地行冷冻治疗后复发，皮损中央破溃。病理示真皮局部可见小骨痂，为成熟的骨组织，周围纤维结缔组织包绕。

图 30.4.1D　皮肤骨瘤　女，52 岁，右手食指外侧面丘疹 10 余年，伴破溃及疼痛 3 个月。

30.4.2 甲下外生骨疣（subungual exostosis）

病理改变

a 真皮内可见成熟骨组织。

b 骨组织上方为成纤维细胞及软骨样结构，可为透明软骨或纤维软骨。

临床特点

a 多见于儿童和青年，足大踇趾和第 2 趾多见。

b 表现为甲周或甲下结节性损害，可致局部甲破坏。

c X 线检查可见与指骨相连的外生性骨结构。

临床鉴别诊断

甲周纤维瘤

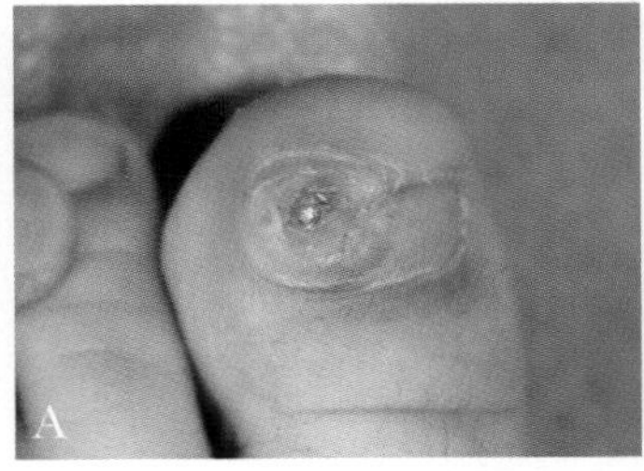
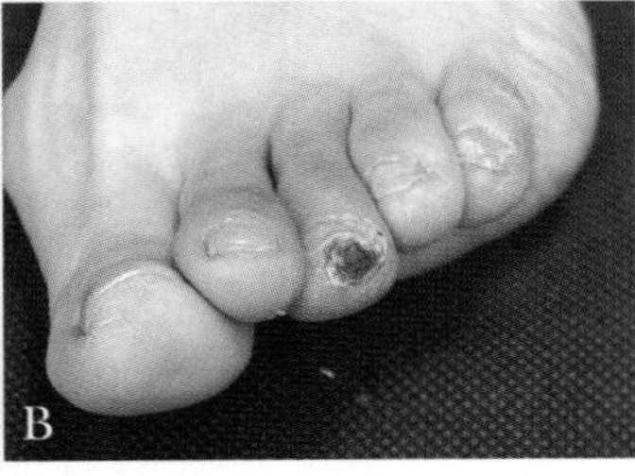

图 30.4.2　甲下外生骨疣（subungual exostosis）

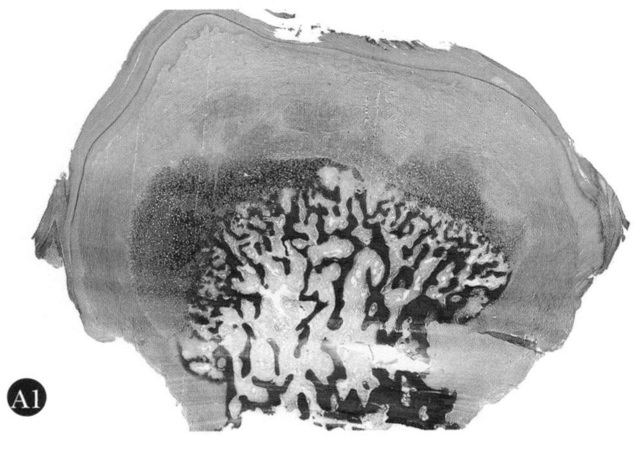

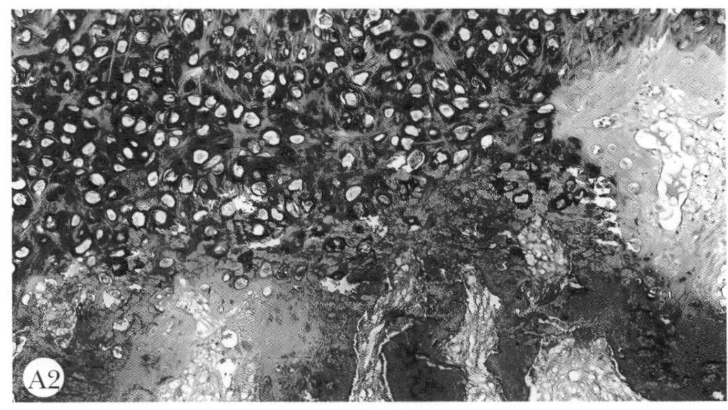

图 30.4.2A　甲下外生骨疣　男，9 岁，左足第 1 趾甲下丘疹 2 个月，外生性生长。其上方甲板破坏。病理示外生性结节，由浅及深依次为纤维组织，透明软骨组织和骨组织。

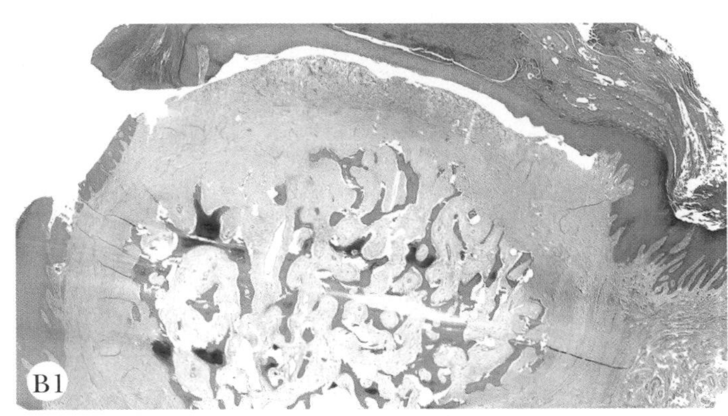

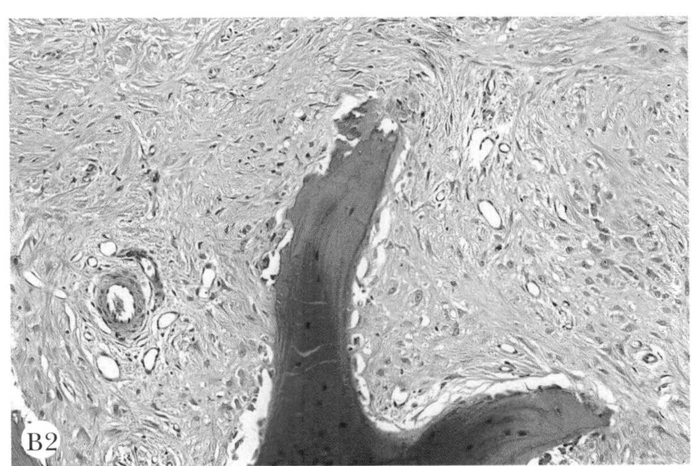

图 30.4.2B　甲下外生骨疣　女，33 岁，左足第 3 趾远端甲下红色丘疹伴出血 6 个月。曾在外院行冷冻治疗，疼痛明显。病理示外生性结节，由浅及深依次为纤维组织，纤维软骨组织和骨组织。

31　皮肤淋巴瘤和白血病（cutaneous lymphoma and leukemia）

王　雷　刘　宇　高天文

31.1　皮肤 T 细胞和 NK 细胞淋巴瘤
31.1.1　蕈样肉芽肿
31.1.2　蕈样肉芽肿亚型和变异
Paget 样网状细胞增生症
肉芽肿性皮肤松弛症
肉芽肿性蕈样肉芽肿
亲毛囊性蕈样肉芽肿
亲汗腺性蕈样肉芽肿
31.1.3　Sézary 综合征
31.1.4　淋巴瘤样丘疹病
31.1.5　原发皮肤间变性大细胞淋巴瘤
31.1.6　皮下脂膜炎样 T 细胞淋巴瘤
31.1.7　结外 NK/T 细胞淋巴瘤，鼻型
31.1.8　原发皮肤侵袭性亲表皮性 CD8 阳性细胞毒性 T 细胞淋巴瘤
31.1.9　皮肤 γ/δ T 细胞淋巴瘤
31.1.10　种痘样水疱病和种痘样水疱病样淋巴瘤
31.1.11　成人 T 细胞白血病 / 淋巴瘤
31.1.12　血管免疫母细胞性 T 细胞淋巴瘤
31.1.13　皮肤原发小至中等大小多形性 T 细胞淋巴瘤
31.1.14　皮肤外周 T 细胞淋巴瘤，非特定类型

31.2　皮肤 B 细胞淋巴瘤
31.2.1　皮肤边缘区 B 细胞淋巴瘤
31.2.2　皮肤滤泡中心淋巴瘤
31.2.3　皮肤弥漫大 B 细胞淋巴瘤，腿型
31.2.4　淋巴瘤样肉芽肿病
31.2.5　套细胞淋巴瘤
31.2.6　Burkitt 淋巴瘤

31.3　血管内淋巴瘤

31.4　母细胞性浆细胞样树突状细胞肿瘤

31.5　皮肤霍奇金淋巴瘤

31.6　皮肤白血病
31.6.1　前体淋巴母细胞白血病 / 淋巴瘤
31.6.2　慢性淋巴细胞白血病
31.6.3　髓系白血病

31.7　皮肤假性淋巴瘤
31.7.1　皮肤淋巴细胞瘤
31.7.2　Jessner–Kanof 皮肤淋巴细胞浸润症
31.7.3　皮肤浆细胞增生症

皮肤是仅次于胃肠道的结外淋巴瘤第二好发的器官。发生于皮肤的淋巴瘤种类繁多、分类复杂，可分为原发性皮肤淋巴瘤和继发性皮肤淋巴瘤。尽管部分原发性皮肤淋巴瘤在组织形态学上与系统性淋巴瘤相似，但其生物学行为和预后截然不同。根据肿瘤细胞的来源，皮肤淋巴细胞增生性疾病可以大致分为皮肤 T 细胞淋巴瘤（CTCL）和 NK 细胞淋巴瘤、皮肤 B 细胞淋巴瘤、母细胞性浆细胞样树突状细胞肿瘤、皮肤白血病等。淋巴瘤病种较多，每个疾病的预后差异颇大，目前 WHO/EORTC 只有 CTCL 分期可供临床预后和治疗参考（表 31.0.0.1）。

表 31.0.0.1　T 细胞淋巴瘤（CTCL）临床分期

分期	T	N	M
Ⅰ A 期	T1：局限性，皮损面积 <10%	N0：无肿大淋巴结，病理无 CTCL	M0：未累及内脏器官
Ⅰ B 期	T2：泛发性，皮损面积 >10%	N0	M0
Ⅱ A 期	T1 或 T2	N1：触及肿大淋巴结，病理无 CTCL	M0
Ⅱ B 期	T3：多个肿瘤	N0 或 N1	M0
Ⅲ期	T4：泛发性红皮病	N0 或 N1	M0
Ⅳ A 期	T1 ～ 4	N2：未触及淋巴结但病理有 CTCL 或 N3：触及淋巴结且病理有 CTCL	M0 M0
Ⅳ B 期	T1 ～ 4	N0 ～ N3	M0：累及内脏器官

31.1　皮肤 T 细胞和 NK 细胞淋巴瘤（cutaneous T-cell and NK-cell lymphoma）

皮肤 T 细胞淋巴瘤和 NK 细胞淋巴瘤系指皮肤淋巴瘤中以 T 细胞或 NK 样细胞增生的一类淋巴瘤，占皮肤淋巴瘤的绝大多数，种类繁多，组织形态学表现变化大，肿瘤常累及表皮，形成亲表皮现象。肿瘤可累及真皮和皮下脂肪组织，少数肿瘤如皮下脂膜炎样 T 细胞淋巴瘤则主要累及皮下脂肪组织。免疫组化显示肿瘤常表达 T 细胞相关抗原标记，不表达 B 细胞标记，部分类型表达细胞毒标记或 CD30 标记，多数病例可检测到 T 细胞受体（TCR）基因克隆性重排。

31.1.1　蕈样肉芽肿（mycosis fungoides, MF）

蕈样肉芽肿是最常见的皮肤淋巴瘤，病程多为惰性，患者病程长达数年至数十年，多数预后良好。斑片期蕈样肉芽肿皮疹形态多样，临床上可以模拟多种炎症性皮肤病，组织病理学特征也缺乏特异性。以往所指的副银屑病一词实际上包含多种疾病，包括慢性苔藓样糠疹、大斑片副银屑病、小斑片副银屑病（指状皮炎）等，因此不建议使用副银屑病这一病名。目前基本上公认大斑片副银屑病是早期的斑片期蕈样肉芽肿。对于小斑片副银屑病是否是蕈样肉芽肿尚存在不同意见，部分研究者认为是早期蕈样肉芽肿，而部分研究者认为和蕈样肉芽肿为性质不同的疾病。对于早期蕈样肉芽肿的诊断必须充分结合临床和组织病理学特点，多处取材有助于诊断，而免疫组化标记及基因重排检查对诊断也有很大帮助。

病理改变

a 表皮厚度大致正常或轻度增生。

b 斑片期皮损表皮内或基底层可见散在分布的淋巴细

胞，即亲表皮现象，周围表皮无海绵水肿或伴有非常轻微的海绵水肿，肿瘤细胞核较大、染色质深、核呈脑回状或扭曲，核周有空晕。

c 少数病例可观察到表皮内成簇的淋巴细胞聚集形成 Pautrier 微脓肿，但在多数病例无法找到此病理特征。

d 淋巴细胞在表皮基底膜带呈线状分布，即列队哨兵样排列模式，免疫组化染色此现象更为明显。

e 在表皮内浸润的肿瘤性淋巴细胞比真皮内淋巴细胞更大。

f 真皮乳头增宽、胶原纤维粗大、纤维化，伴有散在的淋巴细胞浸润。

g 斑块期真皮内肿瘤细胞数量增多，可形成带状分布模式，同时可伴随亲表皮现象，但也有个别病例亲表皮现象不明显。

h 肿瘤期亲表皮现象不明显，肿瘤细胞浸润至真皮深部甚至皮下脂肪，甚至可形成大细胞转化。

i 大多数病例的瘤细胞显示为成熟外周 T 细胞标记，即为 $CD3^+$、$CD4^+$、$CD8^-$，但也有 $CD4^-$，$CD8^+$ 的病例。有时可出现其他罕见免疫组化表型，但和生物学行为无直接关系。

j T 细胞受体基因重排阳性对确诊有帮助，但阴性患者不能完全除外诊断。

病理鉴别诊断

慢性湿疹、银屑病、慢性光化性皮炎等炎症性皮肤病：海绵水肿较明显，外渗入表皮的淋巴细胞和真皮内浸润的淋巴细胞均无明显的异型性。

其他实体性皮肤淋巴瘤：肿瘤期组织学特点与其他皮肤淋巴瘤（如皮肤间变性大细胞淋巴瘤、非特指类型的皮肤 T 细胞淋巴瘤等）鉴别困难，此时必须结合临床过程、皮损特点、免疫组化标记等结果才能确定诊断。

临床特点

a 各年龄阶段均可发生，多见于中老年人，男性多于女性。

b 常发生于躯干和四肢等非曝光部位。

c 常为多发性皮损，斑片期皮损形态多样，表现为长期浸润的红斑，表面可有轻度皱缩。斑块期的浸润性斑块边界清楚，暗红色或紫红色，有时斑块表面凹凸不平或破溃形成溃疡。肿瘤期的皮损为外生性结节、肿块，可出现溃疡。

d 多数病例有顽固性瘙痒，少数无自觉症状，肿瘤期皮损自觉症状不明显，但破溃后可疼痛。

e 临床呈慢性病程，从斑片期发展到肿瘤期从数年至数十年不等。

f 极少数病例一发生即迅速进展为肿瘤期。

g 少数病例晚期可累及淋巴结、血液系统和内脏。

临床鉴别诊断

慢性湿疹

银屑病

慢性光化性皮炎

别名

蕈样霉菌病

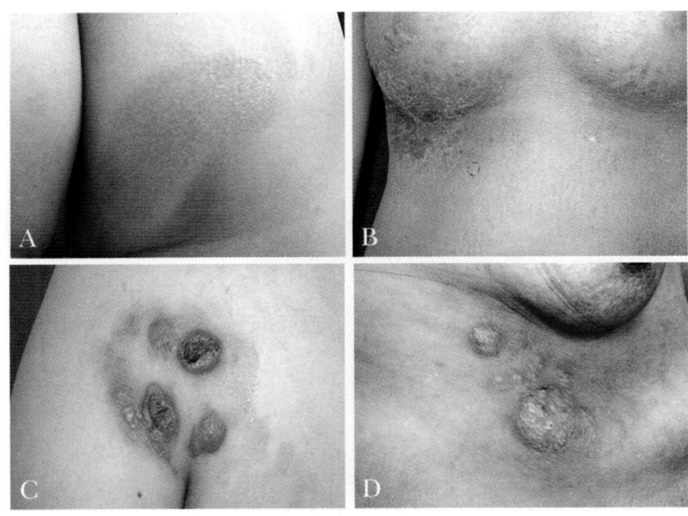

图 31.1.1 蕈样肉芽肿（mycosis fungoides， MF）

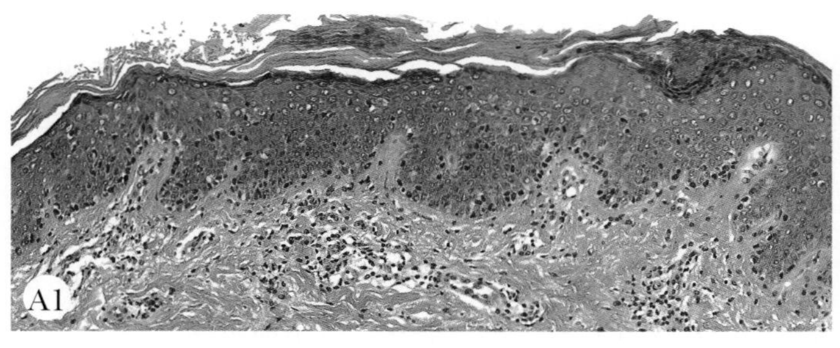

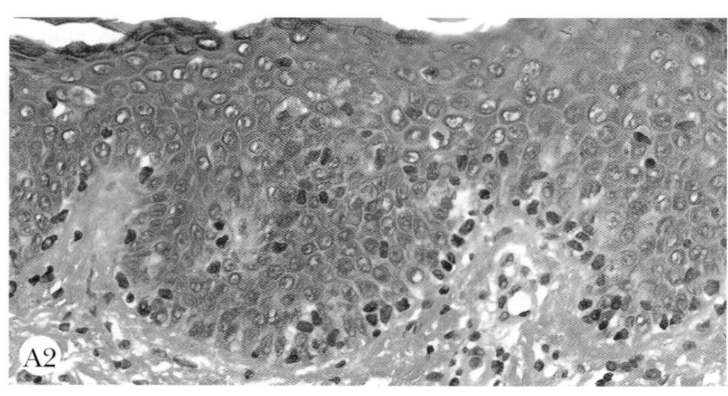

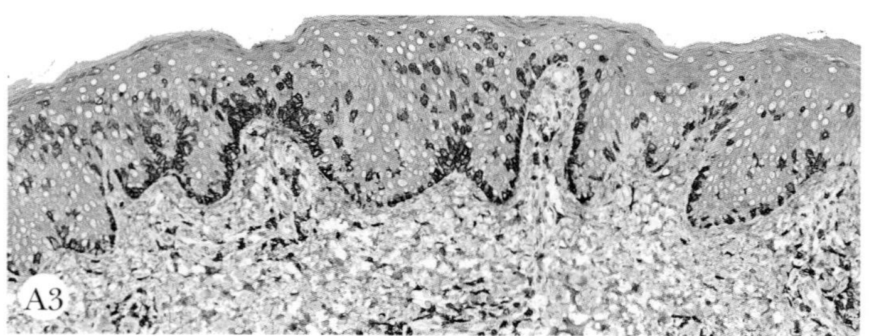

图 31.1.1A 蕈样肉芽肿（斑片期） 女，42 岁，臀部、双下肢淡红色浸润性斑片伴脱屑 3 年。病理示真皮浅层散在淋巴细胞浸润，淋巴细胞明显亲表皮，部分淋巴细胞核略大。表皮内细胞 CD3 阳性（A3）。

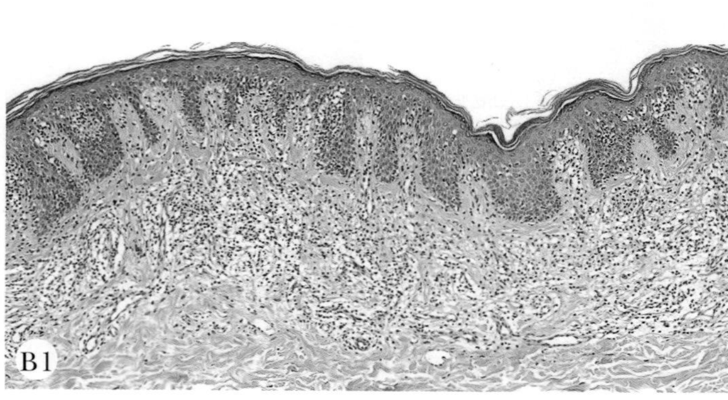

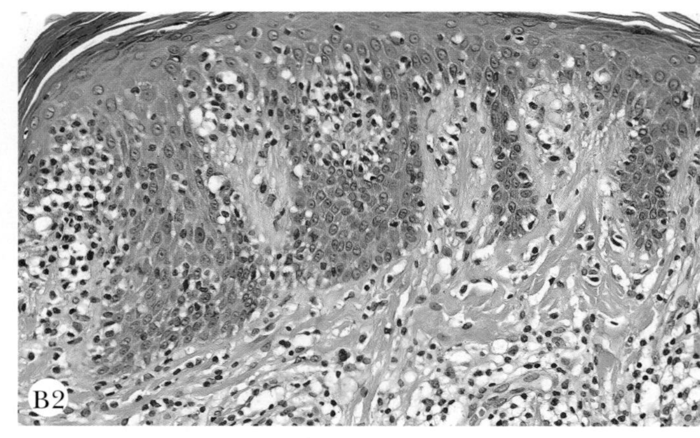

图 31.1.1B 蕈样肉芽肿（斑块期） 女，24 岁，双侧乳房下浸润性淡红斑伴脱屑 10 余年，皮损渐形成斑块，瘙痒，持续存在。病理示淋巴细胞明显亲表皮，真皮浅层淋巴细胞浸润，淋巴细胞体积较大。

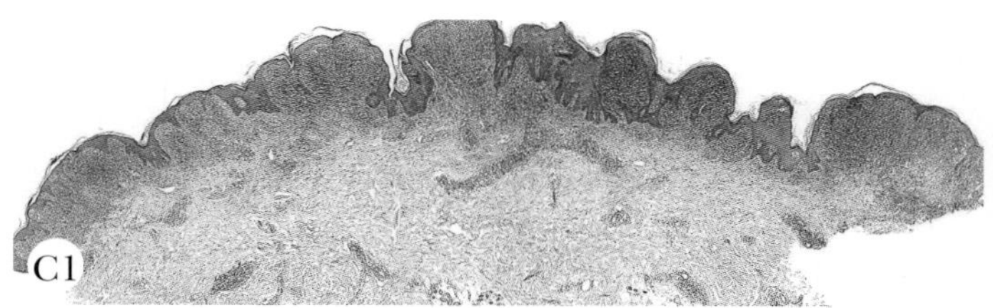

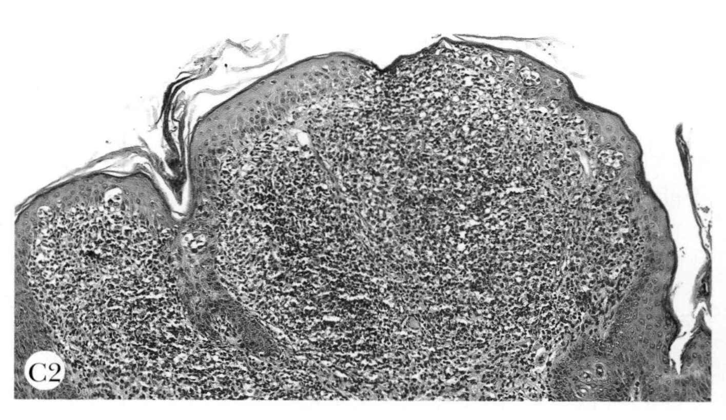

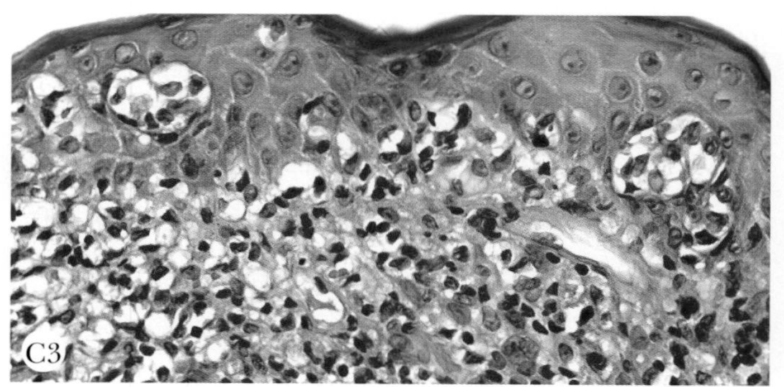

图 31.1.1C 蕈样肉芽肿（肿瘤期） 女，40 岁，躯干、四肢浸润性红斑 5 年，红斑上丘疹、结节 6 个月。病理示真皮内结节性淋巴细胞浸润，表皮局部形成 Pautrier 微脓肿，淋巴细胞体积明显增大，有异型性。

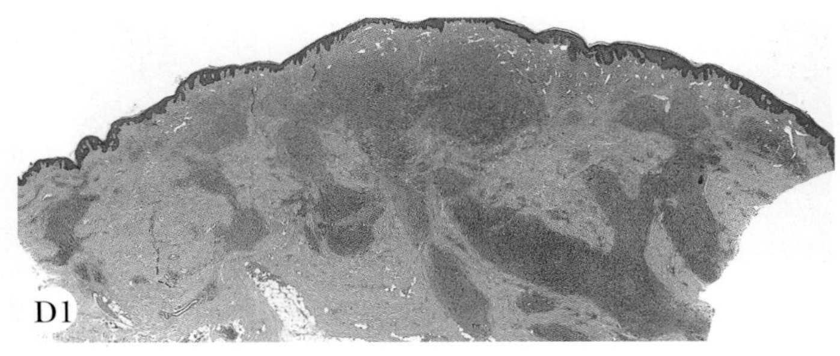

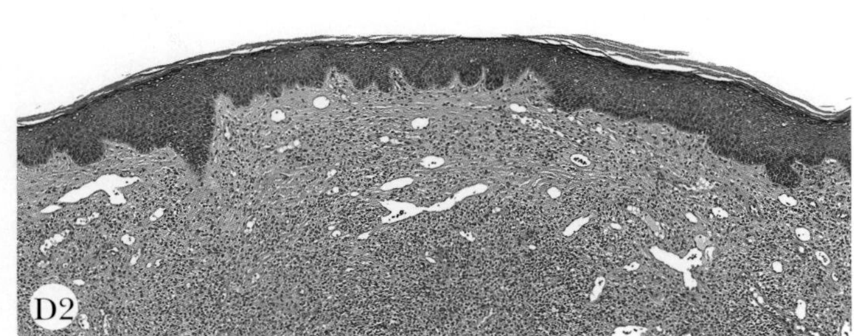

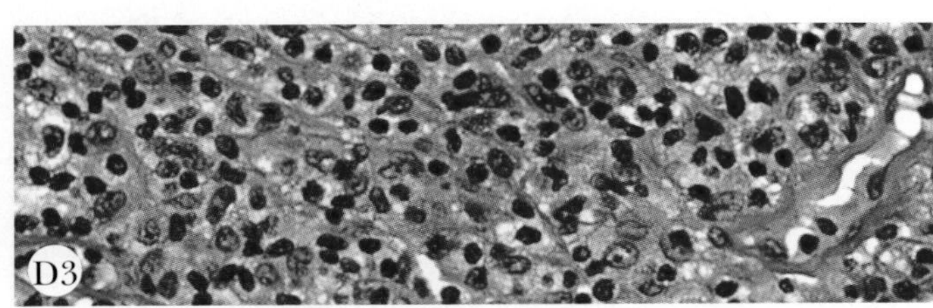

图 31.1.1D 蕈样肉芽肿（肿瘤期） 女，53岁，全身斑片、斑块20年，丘疹、结节10年，瘙痒。病理示真皮内弥漫淋巴细胞浸润，无亲表皮现象，瘤细胞异型性明显。

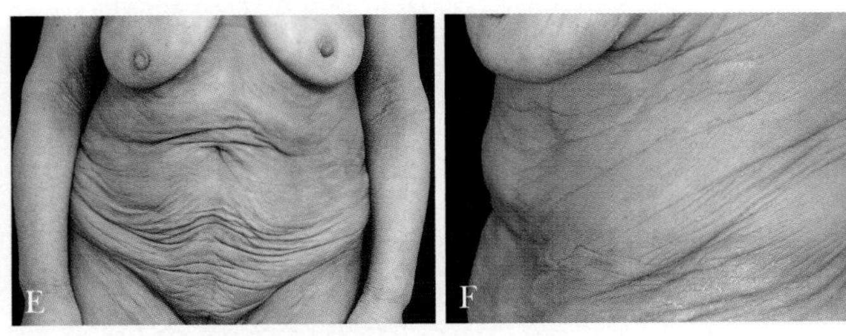

图 31.1.1EF 蕈样肉芽肿（mycosis fungoides, MF）

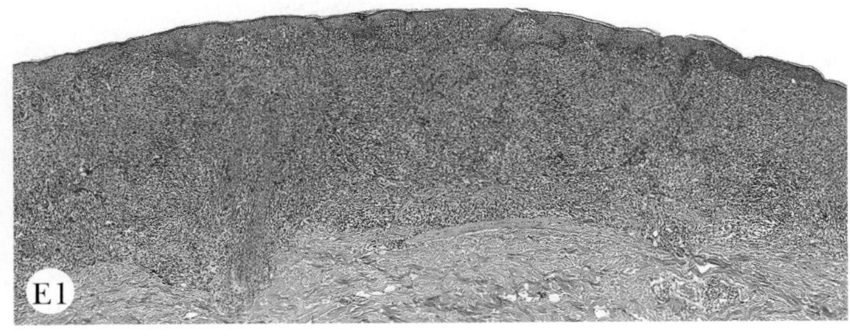

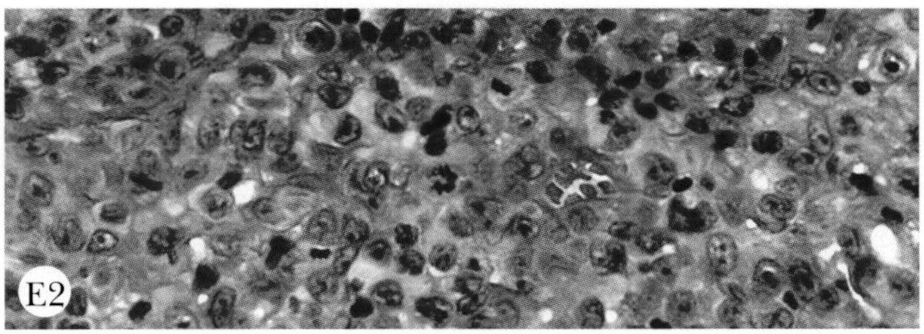

图 31.1.1E 蕈样肉芽肿斑块期伴大细胞转化 女，71岁，全身红斑、斑块伴皮肤松弛1年，双侧腹股沟及颈部淋巴结肿大3个月，瘙痒。病理示真皮浅中层弥漫性肿瘤细胞浸润，瘤细胞体积大，异型性明显。

31.1.2 蕈样肉芽肿亚型和变异（subtypes and variants of mycosis fungoides）

蕈样肉芽肿的几种亚型或者变异型具有特殊的临床和组织学特点，包括Paget样网状细胞增生症、肉芽肿性蕈样肉芽肿、肉芽肿性皮肤松弛症、亲毛囊性蕈样肉芽肿、亲汗腺性蕈样肉芽肿。除这些亚型和变异之外，蕈样肉芽肿在临床上还有大疱型、色素减少型、色素增加型、皮肤异色症型、色素性紫癜样型、掌跖型、角化过度型/疣状、菜花状/乳头状、鱼鳞病型、脓疱型等变异，这些病例的组织病理学改变和临床过程与经典型蕈样肉芽肿相似。

Paget样网状细胞增生症（Pagetoid reticulosis）

病理改变

a 表皮角化过度，可有角化不全，棘层肥厚伴海绵水肿。

b 表皮内有较多Paget样分布的淋巴细胞浸润，亲表皮性非常明显，将表皮细胞分割呈网眼样结构。

c 细胞为中等大小或大细胞，胞质丰富、空亮，核染色深，形态不规则，核仁明显。

d 真皮浅层为淋巴细胞和组织细胞等混合性细胞浸润。

e 多数病例表达 CD8，但也有病例表达 CD4，甚至 CD4 和 CD8 双阴性等罕见表型，也可出现 CD30 等标记的表达。

f TCR 基因重排通常为阳性。

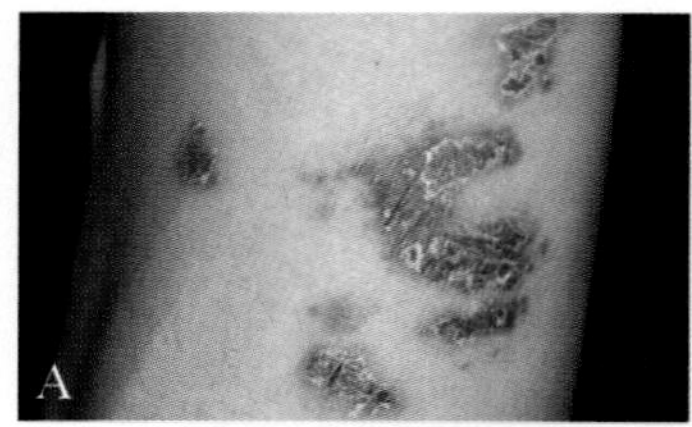

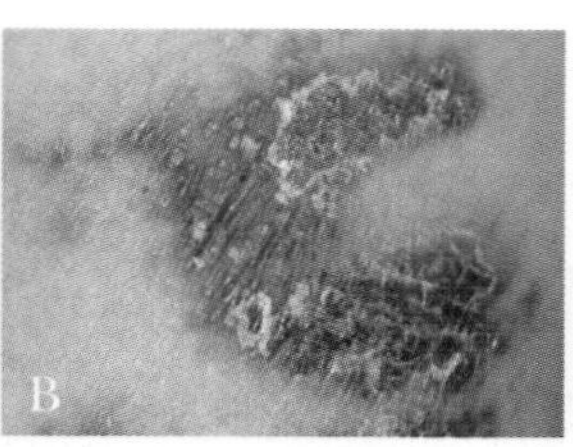

图 31.1.2.1 Paget 样网状细胞增生症（Pagetoid reticulosis）

病理鉴别诊断

浅表播散性恶性黑素瘤：部分可见黑色素，瘤细胞表达黑素细胞标记，不表达淋巴细胞相关标记。

Paget 病：肿瘤细胞核大、核仁明显，胞质丰富，有时可见印戒细胞，瘤细胞表达 CEA、EMA、CK7，不表达淋巴细胞相关标记。

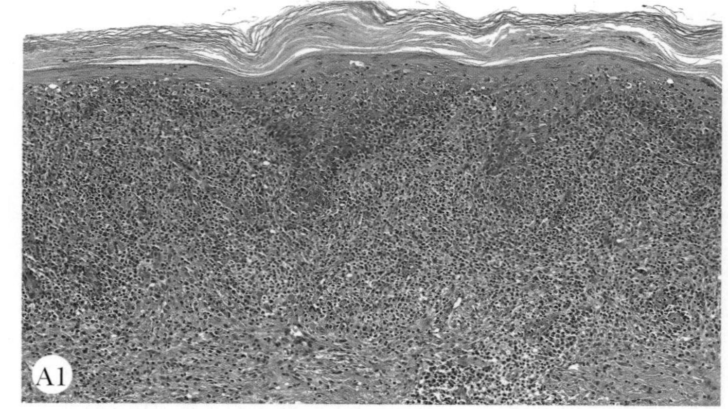

临床特点

31.1.2.1

a 多见于老年男性。

b 皮损多发生于肢体，特别是下肢。

c 表现为孤立的边界清楚的红色或棕红色斑片或斑块，形态不规则或呈多环状。其上附着有鳞屑，易合并溃疡和肿块形成。

d 皮损往往为局限性改变，缓慢发展，不累及皮肤外器官。

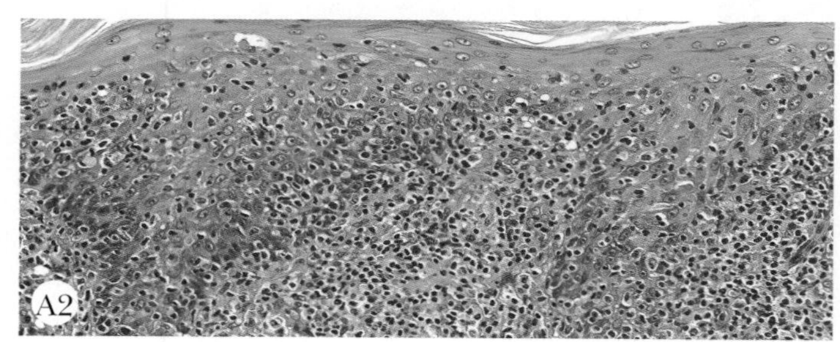

临床鉴别诊断

鲍温病

浅表型基底细胞癌

乳房外 Paget 病

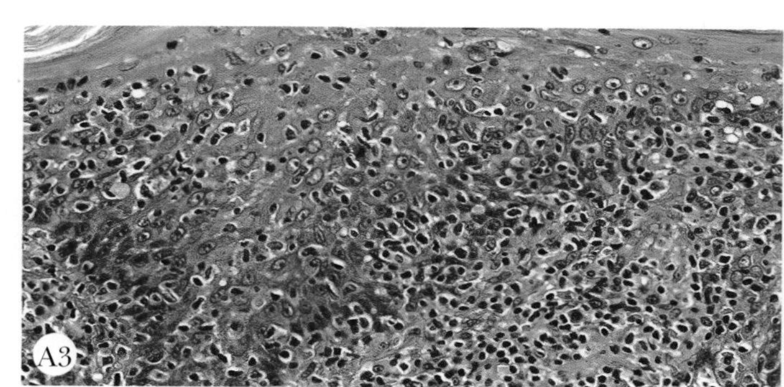

别名

Woringer-Kolopp 病（Woringer-Kolopp disease）

亲表皮性网状细胞增生症（epidermotropic reticulosis）

亲表皮性局限性蕈样肉芽肿（localized mycosis fungoides with epidermotropism）

Paget 病样蕈样肉芽肿（Pagetoid mycosis fungoides）

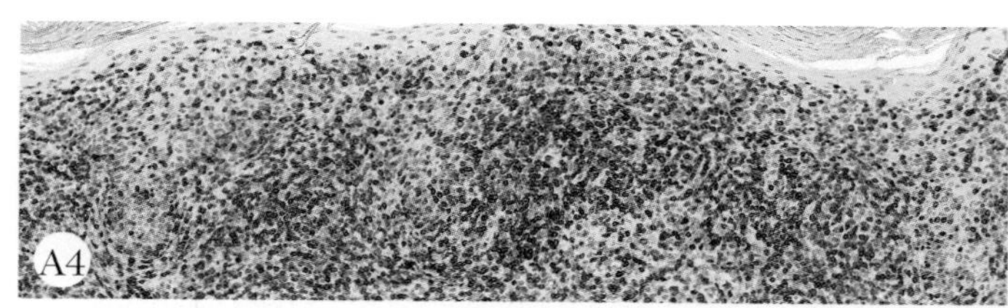

图 31.1.2.1A Paget 样网状细胞增生症 男，24 岁，左下肢暗红色斑块伴脱屑 5 年，无消退。病理示表皮内及真皮浅层大量淋巴细胞浸润，表皮内细胞呈 Paget 样分布，细胞体积大，核深染，核周有空晕。肿瘤细胞 CD3 阳性（A4）。

肉芽肿性皮肤松弛症（granulomatous slack skin）

病理改变

a 可有小的非典型淋巴细胞亲表皮现象。

b 致密淋巴细胞在真皮浅层呈带状浸润或者浸润真皮全层。

c 淋巴细胞异型性不明显，部分细胞核略呈脑回状。

d 大量多核巨细胞散在分布于密集的淋巴细胞背景中，多核巨细胞含有数十个细胞核，多数核位于细胞周边。

e 可见多核巨细胞吞噬弹力纤维和淋巴细胞现象。

f 弹力纤维染色示受累皮肤缺乏弹力纤维。

g 浸润的淋巴细胞 CD4 阳性、CD8 阴性，多核巨细胞 CD68 阳性。

h 多数病例有 TCR 基因克隆性重排。

病理鉴别诊断

肉芽肿性蕈样肉芽肿：浸润深度较浅，淋巴细胞较少，多核巨细胞体积小，细胞核数量也较少，弹性纤维破坏程度较轻。

皮肤结核：真皮内上皮样肉芽肿，多核巨细胞内的核数量较少、呈花环状或马蹄形排列，无异型淋巴细胞浸润，无淋巴细胞亲表皮现象。

临床特点

31.1.2.2

a 该病少见，中青年男性较多见。

b 好发于皮肤的皱褶部位，尤其是腋窝和腹股沟。

c 早期表现为轻微的界限较清楚的皮肤斑片和斑块，后逐渐发展成皮肤松弛下垂，严重者呈布袋样外观。

d 临床过程缓慢，预后相对较好。

e 部分病例数年或数十年后可伴发其他皮肤和淋巴结淋巴瘤，如霍奇金淋巴瘤、外周 T 细胞淋巴瘤等。

临床鉴别诊断

原发性皮肤松弛症

神经纤维瘤病

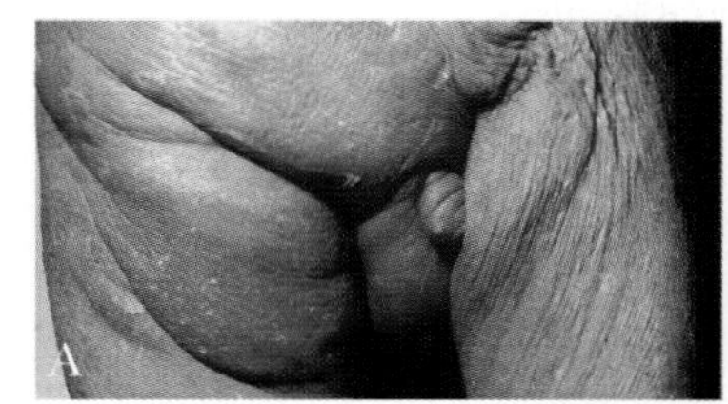

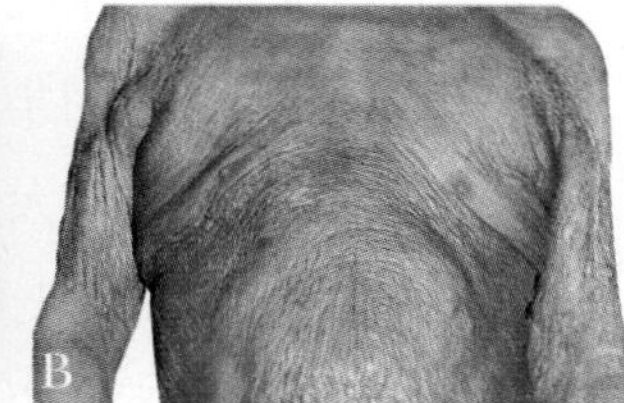

图 31.1.2.2　肉芽肿性皮肤松弛症（granulomatous slack skin）

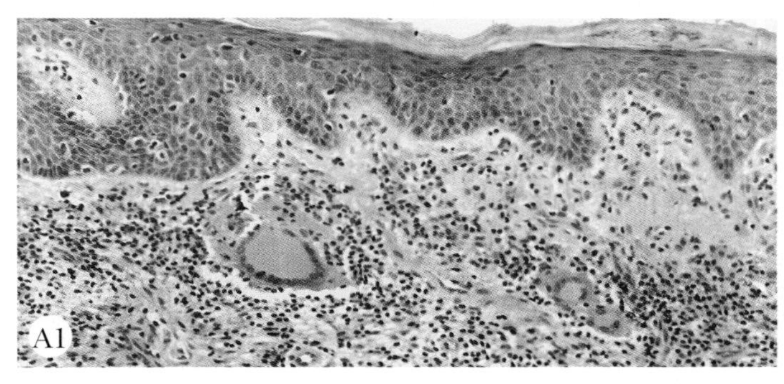

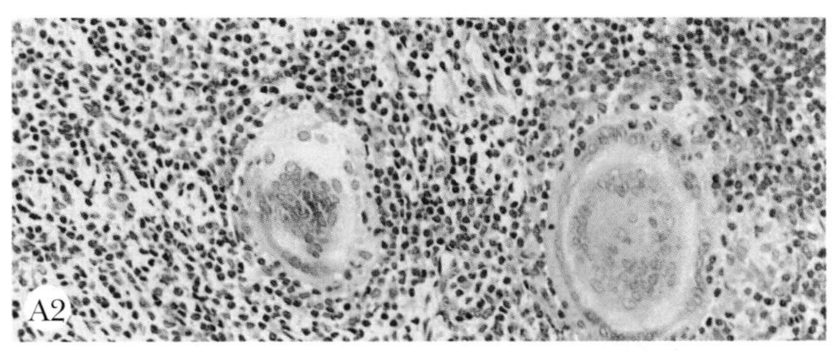

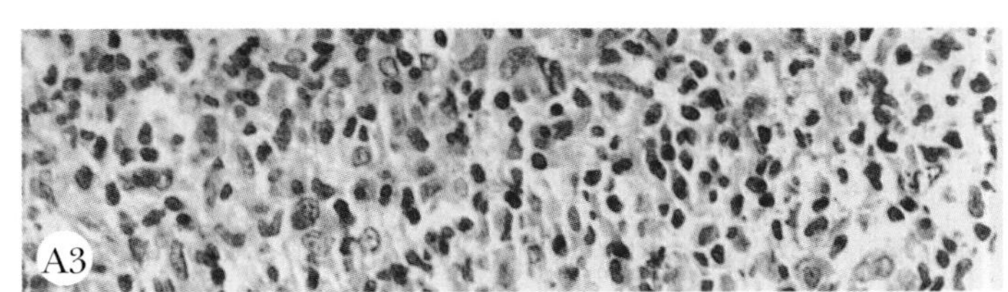

图 31.1.2.2A　肉芽肿性皮肤松弛症　男，15 岁，因躯干皮肤瘙痒 5 年，全身皮肤松弛性斑块 4 年，伴高热 1 个月入院，治疗 3 个月后死亡。病理示真皮淋巴细胞及多核巨细胞浸润，可见淋巴细胞亲表皮现象（A1），部分区域可见巨大的多核巨细胞（A2）及大量嗜酸性粒细胞（A3）。

肉芽肿性蕈样肉芽肿（granulomatous mycosis fungoides）

病理改变

a 表皮内可有淋巴细胞浸润，但不明显。

b 真皮内淋巴细胞密集浸润。

c 浸润的淋巴细胞稍大，形态不规则，核深染。

d 真皮内多少不等的上皮样肉芽肿和多核巨细胞浸润。

e 巨细胞内可有吞噬的淋巴细胞。

f 部分区域显示渐进性坏死的特征，胶原纤维肿胀，嗜酸性变，可见弹力纤维被吞噬现象。

g 浸润的淋巴细胞表达 CD3、CD4，不表达 CD8。

h TCR 基因重排阳性。

病理鉴别诊断

肉芽肿性皮肤松弛症：淋巴细胞浸润更密集、更深，弹力纤维几乎完全消失，多核巨细胞的核很多，常达 30 ～ 40 个。

皮肤霍奇金病：肿瘤细胞在真皮深部和皮下组织内沿血管或附属器周围呈结节状或弥漫性浸润，可形成肉芽肿，R-S 细胞有诊断价值，瘤细胞呈 $CD30^+$、$CD15^+$、$CD45^-$。

环状肉芽肿：浸润的淋巴细胞无异型性，为典型栅栏状肉芽肿，中央有黏液沉积。

结节病：上皮样肉芽肿显示为裸结节，浸润的少量淋巴细胞无异型性。

皮肤结核：浸润的淋巴细胞无异型性，抗酸染色有时能找到抗酸杆菌。

异物肉芽肿：浸润的淋巴细胞无异型性，偏振光显微镜下可找到异物。

临床特点

a 与经典蕈样肉芽肿相似，可出现斑疹、斑片、结节、斑块、肿块、溃疡、皮肤异色症样损害等。

b 部分病例预后很好，而另一些病例预后很差。

临床鉴别诊断

同经典蕈样肉芽肿。

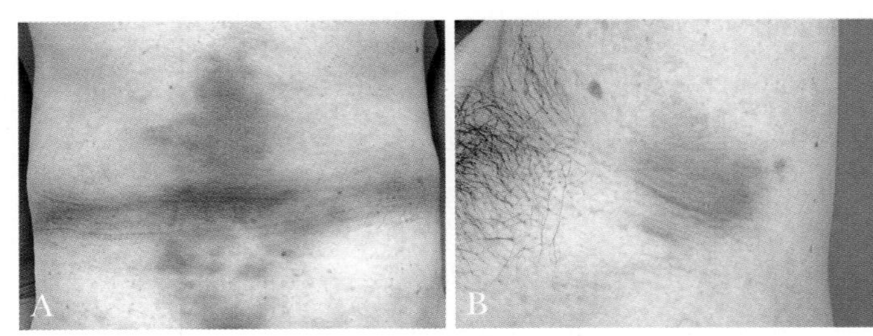

图 31.1.2.3　肉芽肿性蕈样肉芽肿（granulomatous mycosis fungoides）

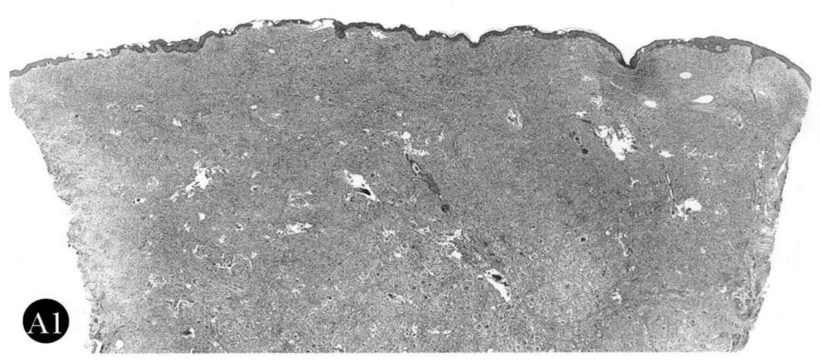

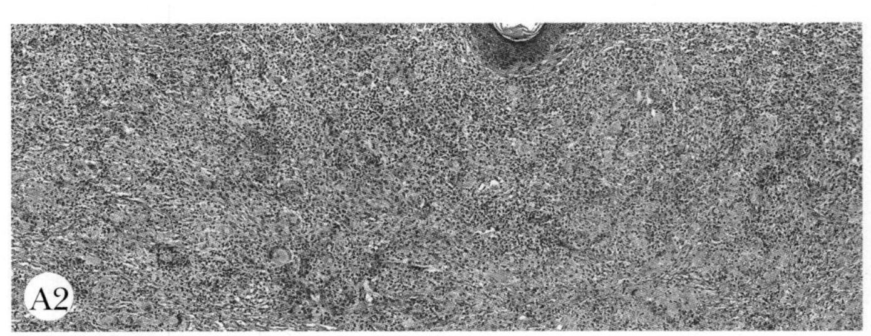

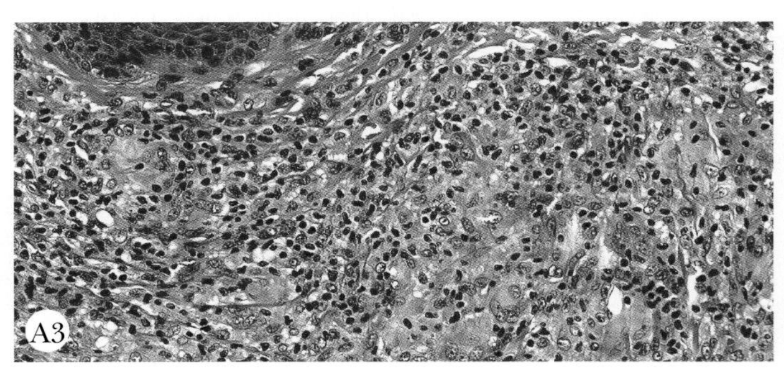

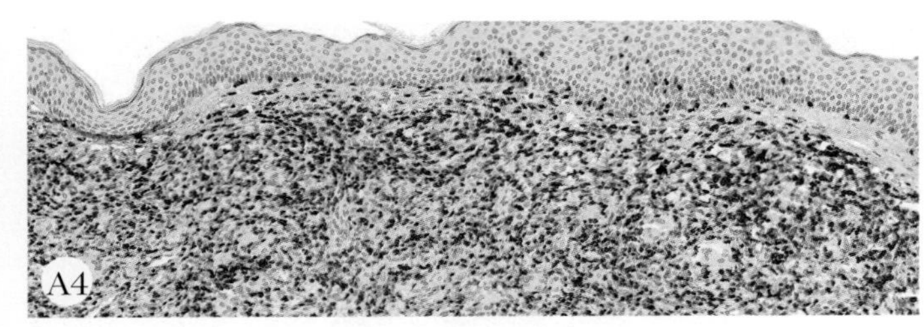

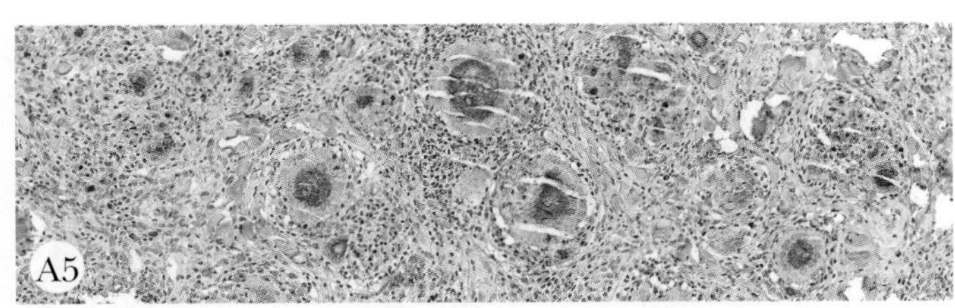

图 31.1.2.3A 肉芽肿性蕈样肉芽肿 男，58 岁，腰骶部、左股内侧、双腋下紫红色浸润性斑块 6 个月，无痛痒。病理示真皮全层至皮下脂肪大量淋巴细胞及多核巨细胞浸润，细胞有异型性（A1~A3）。免疫组化示淋巴细胞 CD3 阳性（A4），多核巨细胞 CD68 阳性（A5）。

亲毛囊性蕈样肉芽肿（folliculotropic mycosis fungoides）

病理改变

a 表皮一般不受累，亲表皮不明显。

b 可见毛囊扩张、毛囊角栓和毛囊内较多淋巴细胞浸润。

c 大多数病例毛囊漏斗部黏液沉积，黏液多少不等，偶可形成黏液湖，但也有病例仅出现毛囊漏斗部位淋巴细胞浸润而无黏蛋白产生现象。

d 部分病例形成多发粟丘疹样改变，在粟丘疹周围有较多致密的淋巴细胞浸润和淋巴细胞亲上皮现象。

e 瘤细胞以小至中等大为主，胞质丰富、空亮，核染色深、呈脑回状。

f 肿瘤中可有较多的嗜酸性粒细胞和浆细胞浸润，偶尔可以形成反应性淋巴滤泡。

g 瘤细胞通常呈 $CD3^+$、$CD4^+$、$CD8^-$。

h 以毛囊黏蛋白沉积为主的病例可见到黏蛋白染色阳性。

病理鉴别诊断

毛发扁平苔藓：毛囊皮脂腺周围有带状淋巴细胞、组织细胞浸润，可见毛囊漏斗部的基底层液化变性，浸润的细胞无异型性。

良性毛囊黏蛋白病：淋巴细胞浸润相对较少，黏蛋白沉积现象较轻微。必须结合临床进行诊断，部分病例在随访过程中发现转化为典型的亲毛囊性蕈样肉芽肿。

临床特点

a 包含临床表现为斑块的伴毛囊黏蛋白沉积的亲毛囊性蕈样肉芽肿和临床表现为毛囊性丘疹的亲毛囊性蕈样肉芽肿两种类型。

31.1.2.4

b 青壮年男性多见。皮损好发于头颈部和躯干上部，可单发或多发。

c 皮损表现为浸润性斑块，头皮局部脱发，有时为肿块，也可为群集性毛囊性丘疹、粉刺样丘疹，表面有蜡样光泽。

d 可伴有脱发，常合并眉毛脱落，具有一定的特征性。

e 偶合并黏液流出。

f 瘙痒剧烈。

g 由于浸润较深，预后比经典蕈样肉芽肿差。

临床鉴别诊断

麻风，斑秃，痤疮，良性毛囊黏蛋白病

别名

蕈样肉芽肿相关毛囊黏蛋白病（MF-associated follicular mucinosis）

毛囊中心性蕈样肉芽肿（folliculocentric mycosis fungoides）

毛囊性蕈样肉芽肿（follicular mycosis fungoides）

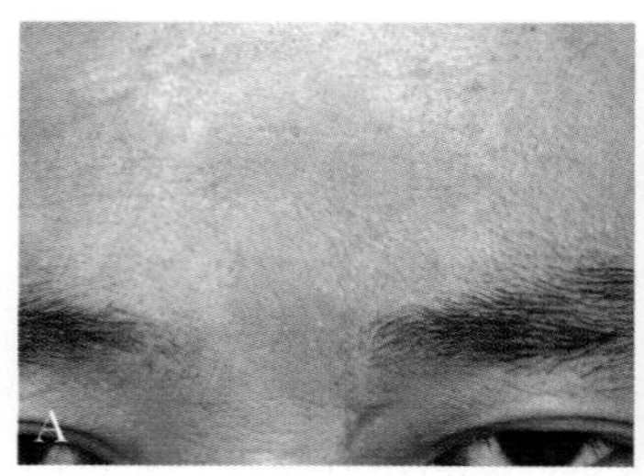

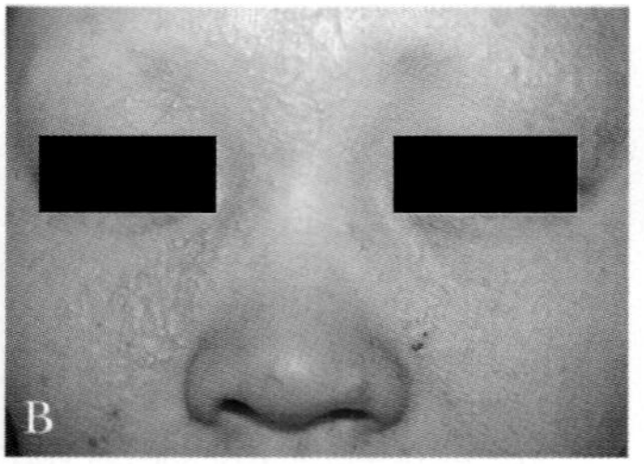

图 31.1.2.4 亲毛囊性蕈样肉芽肿（folliculotropic mycosis fungoides）

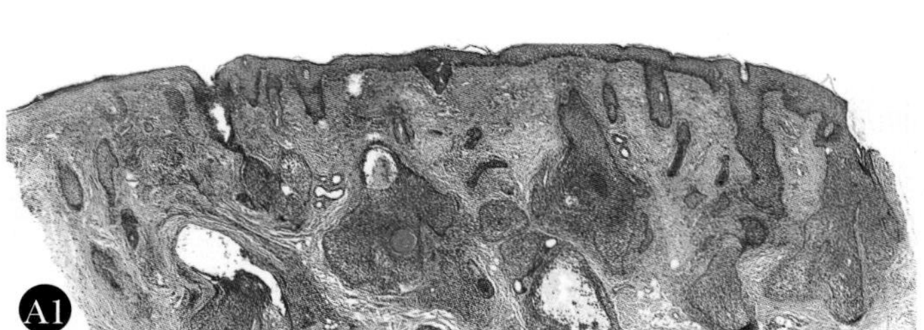

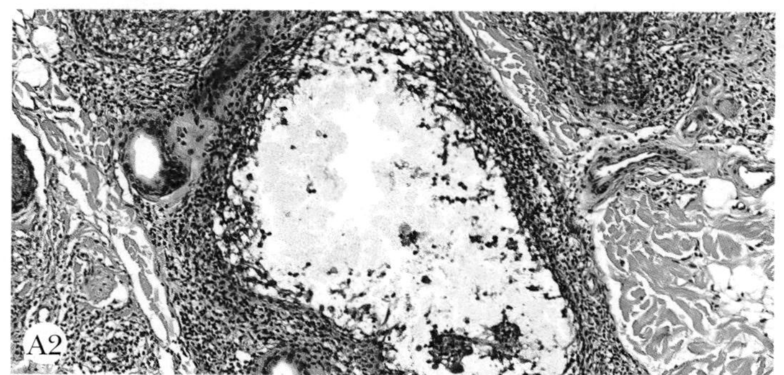

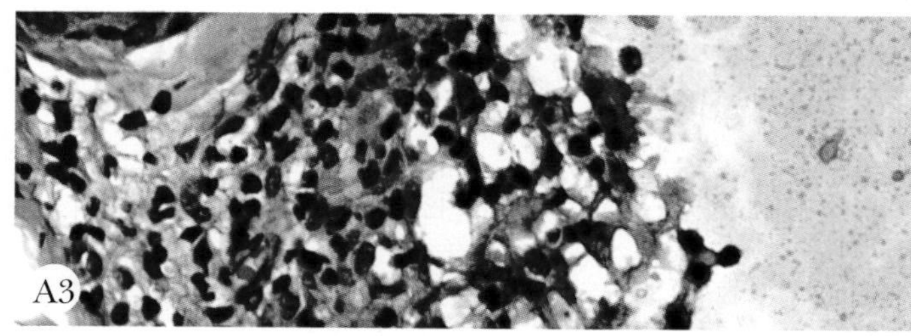

图 31.1.2.4A 亲毛囊性蕈样肉芽肿 男，39 岁，脱发，前额、背部浸润性红色斑片伴脱屑 4 个月。病理示毛囊显著黏液变性，毛囊周围大量淋巴细胞浸润，淋巴细胞移入毛囊上皮，细胞有异型性。

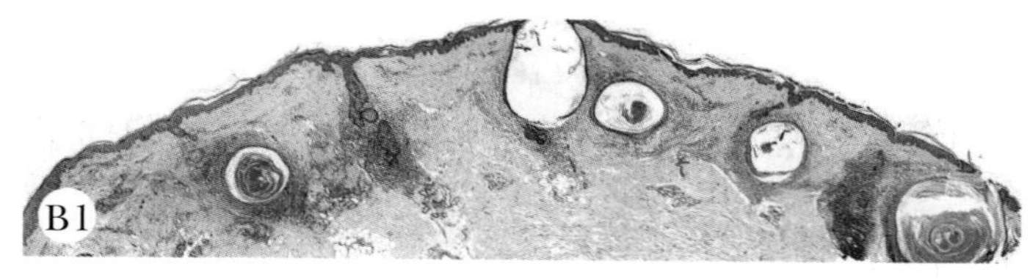

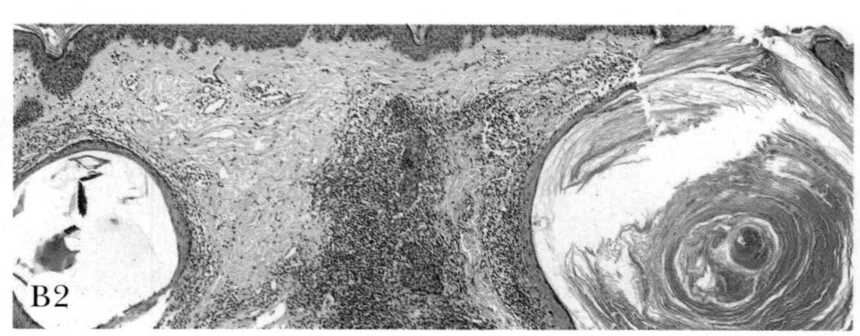

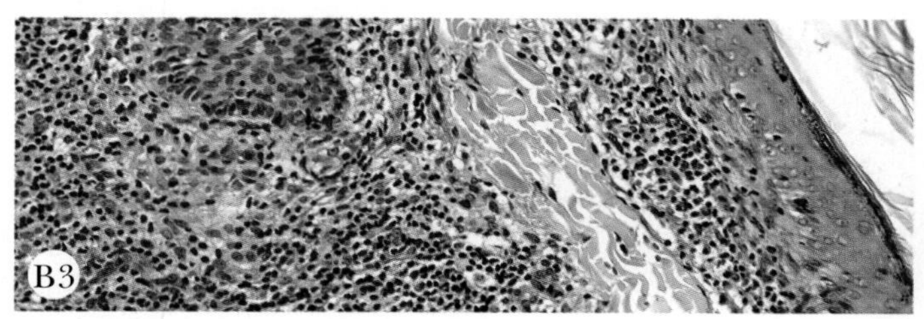

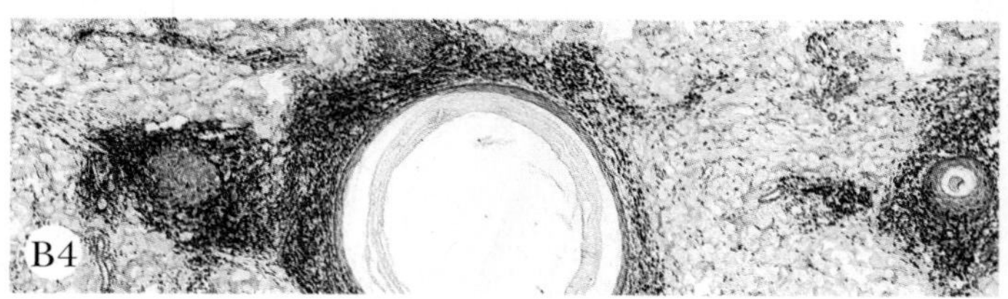

图 31.1.2.4B 亲毛囊性蕈样肉芽肿 女，33 岁，面部、双耳轮多发粟丘疹样皮损 6 年，密集分布，基底为淡红斑，眉毛脱落 5 年。病理示真皮内多个粟丘疹样结构及退行期毛囊，周围大量淋巴细胞浸润，并见淋巴细胞亲毛囊现象。毛囊周围浸润细胞 CD3 阳性（B4）。

亲汗腺性蕈样肉芽肿（syringotropic mycosis fungoides）

病理改变

a 表皮一般不受累，亲表皮现象不明显。

b 可见汗腺分泌部周围和汗腺上皮内致密的淋巴细胞浸润。

c 汗腺可出现不同程度的鳞状细胞间变，角蛋白染色显示更为明显。

d 可同时伴有亲毛囊现象或真皮浅层致密的淋巴细胞浸润。

e 少数病例可同时出现肉芽肿性反应。

f 瘤细胞通常呈 $CD3^+$、$CD4^+$、$CD8^-$。

病理鉴别诊断

线状苔藓：可出现汗腺周围淋巴细胞浸润，但一般无汗腺间变现象，或改变轻微。

临床特点

a 非常罕见，容易发生于成年人。

b 可表现为多发丘疹性改变，临床不易诊断。

c 部分病例可同时出现亲毛囊性蕈样肉芽肿的特点。

临床鉴别诊断

光泽苔藓

线状苔藓

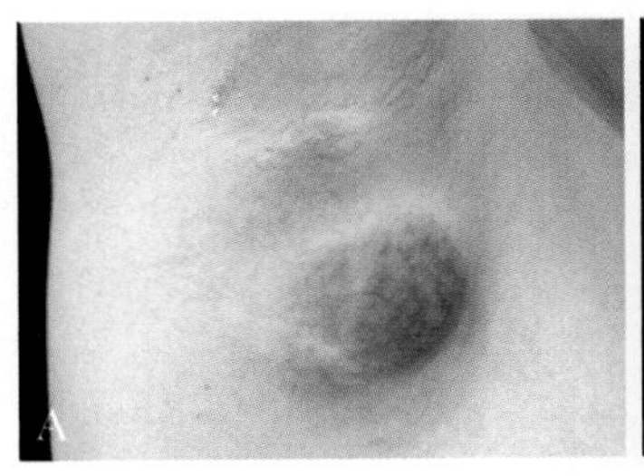

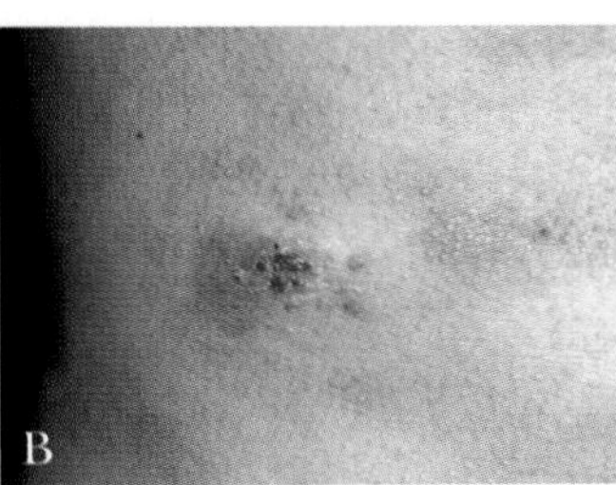

图 31.1.2.5 亲汗腺性蕈样肉芽肿（folliculotropic mycosis fungoides）

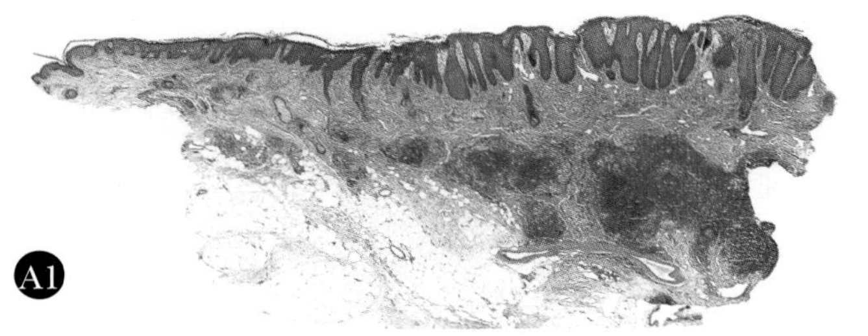

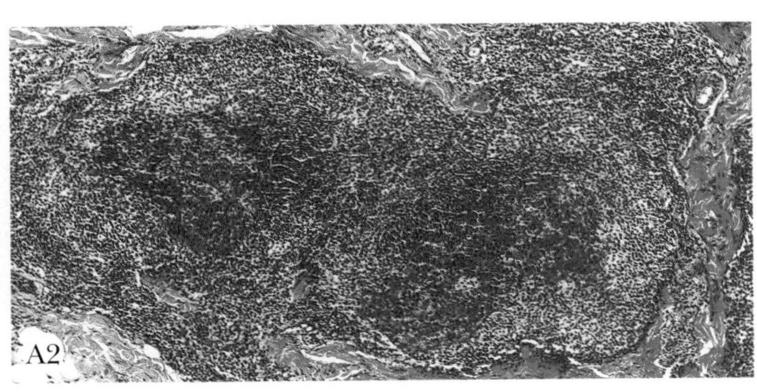

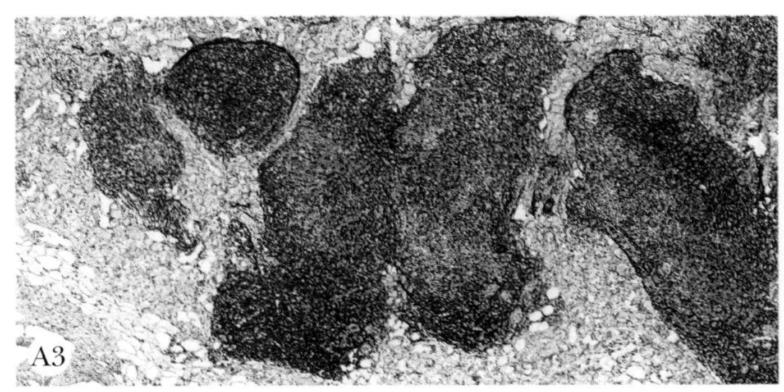

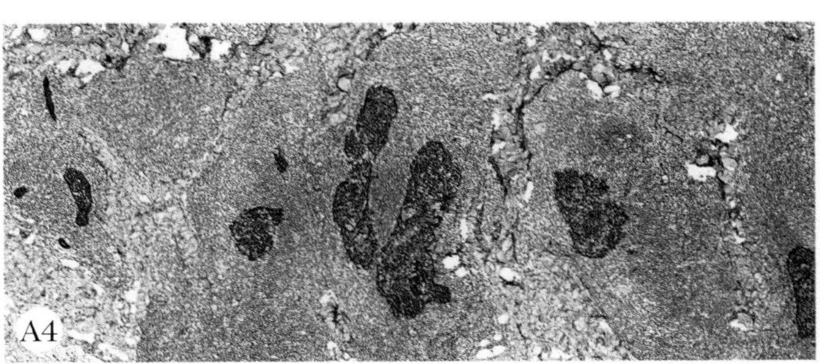

图 31.1.2.5A 亲汗腺性蕈样肉芽肿 女，21 岁，面部，腋下等多个部位结节性改变。病理示真皮内结节性淋巴细胞浸润，淋巴细胞围绕汗腺分泌部，汗腺出现鳞状上皮化生，不易辨认（A1、A2）。免疫组化显示汗腺周围浸润的淋巴细胞阳性（A3），角蛋白染色显示间变的汗腺分泌部（A4）。

图 31.1.2.5B 亲汗腺性蕈样肉芽肿 男 20 岁，头皮躯干丘疹、斑块 4 个月余。

31.1.3 Sézary 综合征（Sézary syndrome, SS）

病理改变

a 皮损病理改变类似于蕈样肉芽肿。

b 表皮常有明显的海绵水肿形成。

c 真皮内浸润的瘤细胞间可混有少量的嗜酸性粒细胞、反应性淋巴细胞、浆细胞。

d 肿瘤细胞的免疫表型为 CD3 阳性，CD4 阳性，CD8 阴性。

e 多数病例显示皮肤和外周血的克隆性 T 细胞受体基因重排。

病理鉴别诊断

同蕈样肉芽肿。

临床特点

a 好发于中老年男性，以弥漫性红皮病、全身淋巴结肿大和外周血中肿瘤性 T 细胞（Sézary 细胞）三联症为典型表现。

b 为血液播散性恶性肿瘤，与蕈样肉芽肿是完全独立的疾病。

c 除红皮病外，可形成狮面、掌跖角化、脱屑或皲裂、脱发，常剧烈瘙痒。

31.1.3

d 皮肤屏障功能削弱导致频繁感染。

e 骨髓受累相对少见。

f Sézary 细胞的绝对计数大于或等于 1000 细胞 /mm^3，或外周血中 Sézary 细胞大于 5%，流式细胞仪检测示 CD4/CD8 比例大于 10。

g 预后较差，5 年存活率在 10% ~ 30%。

临床鉴别诊断

各种不同病因导致的红皮病，如红皮病型银屑病，红皮病型药疹等。

别名

皮肤 T 细胞淋巴瘤性红皮病（erythrodermic cutaneous T cell lymphoma）

Sézary 网状细胞增生症（Sézary reticulosis）

Sézary 病（Sézary disease）

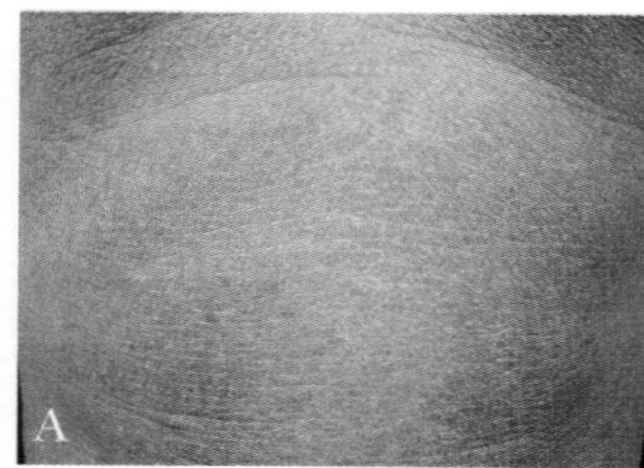

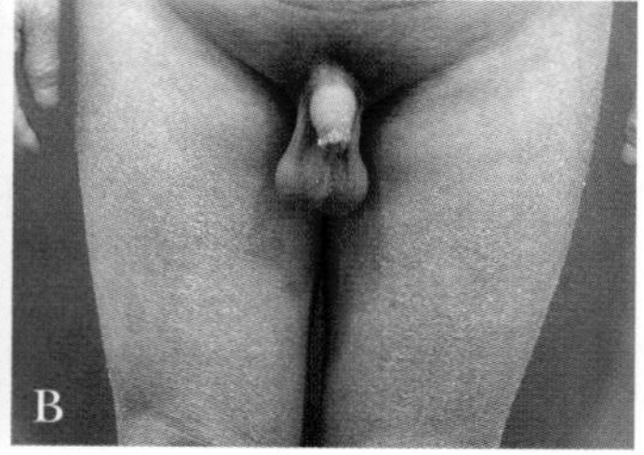

图 31.1.3 Sézary 综合征（Sézary syndrome，SS）

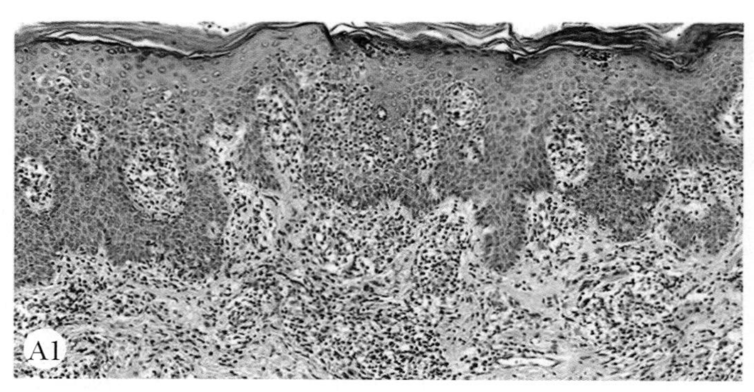

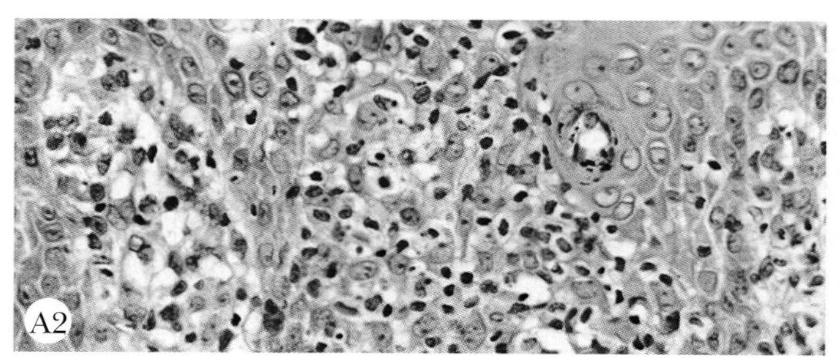

图 31.1.3A Sézary 综合征 男，41 岁，皮肤弥漫性红斑、脱屑伴瘙痒 2 年，双耳后、腋窝及腹股沟淋巴结肿大 3 个月。病理类似慢性炎症性改变，血管周围较多淋巴细胞浸润。表皮和真皮浅部淋巴细胞浸润，可见明显亲表皮现象。外周血涂片 Gimesa 染色示异型脑回状淋巴细胞，此患者流式检测示 CD4/CD8=20。

31.1.4 淋巴瘤样丘疹病（lymphomatoid papulosis，LyP）

病理改变

a 组织学改变分为 A、B、C、D、E 等亚型，目前认识到的亚型越来越多。

b A 型：又称组织细胞型，最常见。表现为楔形浸润的炎症细胞背景下，散在或成小团状多核的、类似 R-S 细胞的 CD30 阳性的瘤细胞。瘤细胞异型性明显，胞质丰富，胞核呈空泡状，核仁大，居中，核分裂相常见。

c B 型：又称蕈样肉芽肿样型，最为少见。表现为表皮内不典型脑回状核的瘤细胞呈带状浸润，成分较单一，其胞质少或缺乏，胞核较大而深染，核圆形、肾形、脑回状或扭曲，核分裂相不常见，病理形态类似斑片期蕈样肉芽肿。此型中 CD30 低表达或缺失。

d C型：又称界线型。表现为形态单一的大的不典型瘤细胞浸润，与A型相比，细胞排列成片状或呈大结节状，炎症细胞少见。

e D型：为CD8阳性亲表皮性LyP。表现为显著亲表皮的淋巴细胞浸润，表皮内淋巴细胞表达CD8、CD30以及细胞毒颗粒，偶尔也可表达CD56。

f E型：亲血管性LyP，通常表现为血管周围肿瘤细胞浸润，伴有小血管的破坏。肿瘤细胞表达CD8，CD30，有时表达CD56。

g 基因重排：约60% ~ 70%的LyP皮损中能检测出克隆性T细胞受体基因重排。

病理鉴别诊断

急性痘疮样苔藓样糠疹：病理改变显示急性炎症和坏死，界面破坏明显，真皮内可见淋巴细胞性血管炎，CD30阴性或散在少数细胞阳性。

坏死性血管炎：小血管及其周围有纤维蛋白样物质沉积，并有中性粒细胞浸润、红细胞外溢及核尘，无异型性细胞。

种痘样水疱病样淋巴瘤：肿瘤有亲表皮现象，在真皮内浸润，也可浸润至皮下脂肪，在炎症背景中有中等大的异型淋巴细胞，可有血管中心性浸润，可表达CD30标记。EBER原位杂交阳性。

临床特点

a 青壮年常见，但也可见于儿童，无明显性别差异。

b 好发于躯干和四肢近端，也可见于掌跖、头皮及外生殖器，偶发生于口腔黏膜。

c 皮疹有自发消退和复发的过程。典型的皮损是大量的直径2cm以内的丘疹和结节，成批出现，数个至数百个，常对称分布，少数为水疱和脓疱，皮损继而坏死、破溃、结痂或表面有鳞屑，最后形成色素沉着斑或浅表萎缩性瘢痕。

d 常常在同一患者身上可同时见到不同期的皮损。

e 一般无自觉症状，系统受累少见。

f E型LyP皮疹数目较少，坏死明显。

g 预后较好，5年生存率100%。

h 5% ~ 20%的病人可发展为其他类型的皮肤淋巴瘤，如蕈样肉芽肿、原发性皮肤间变性大细胞淋巴瘤和霍奇金淋巴瘤。

31.1.4

临床鉴别诊断

急性痘疮样苔藓样糠疹

丘疹坏死性结核疹

坏死性血管炎类疾病

种痘样水疱病样淋巴瘤

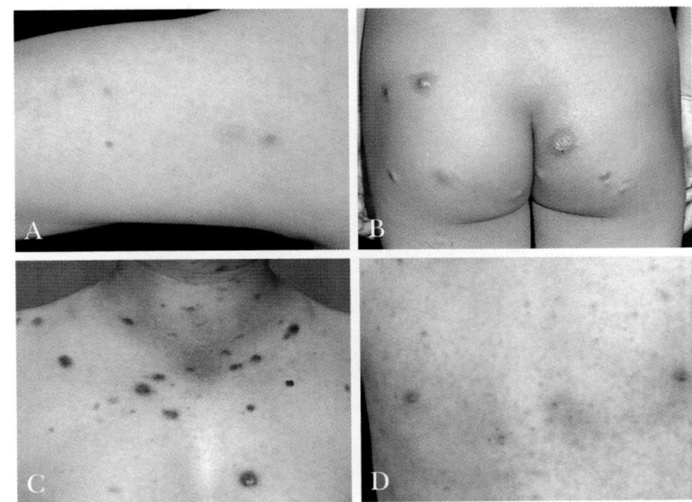

图31.1.4 淋巴瘤样丘疹病（lymphomatoid papulosis，LyP）

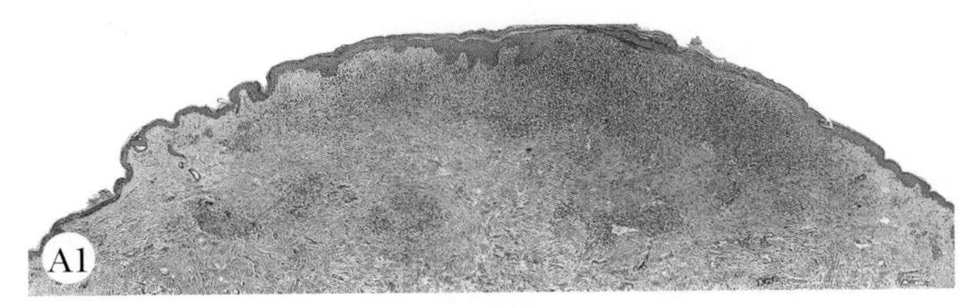

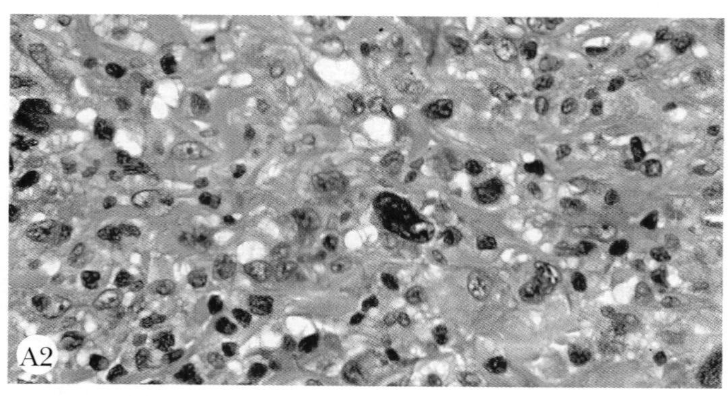

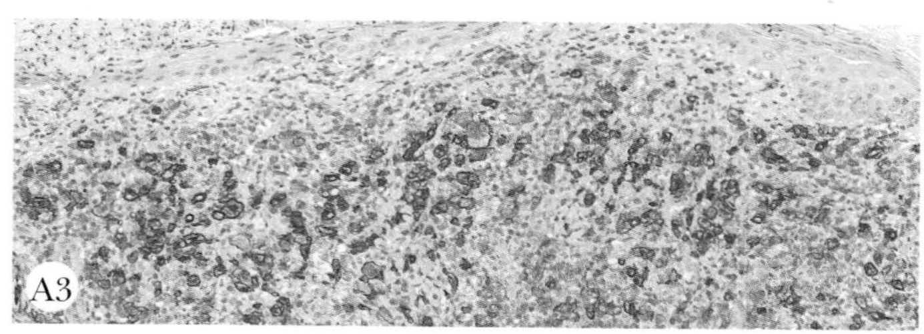

图 31.1.4A 淋巴瘤样丘疹病（A 型） 女，57 岁，躯干、四肢红色丘疹 10 年，皮损破溃后遗留凹陷性瘢痕。病理示楔形淋巴细胞浸润，淋巴细胞类似组织细胞形态或上皮样细胞形态，核深染，异型性明显。肿瘤细胞 CD30 阳性（A3）。

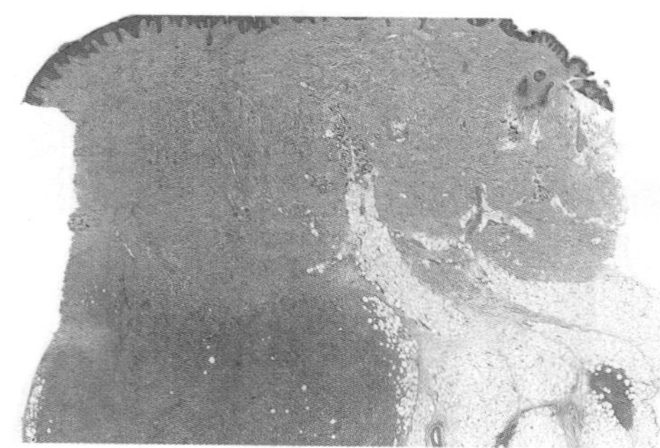

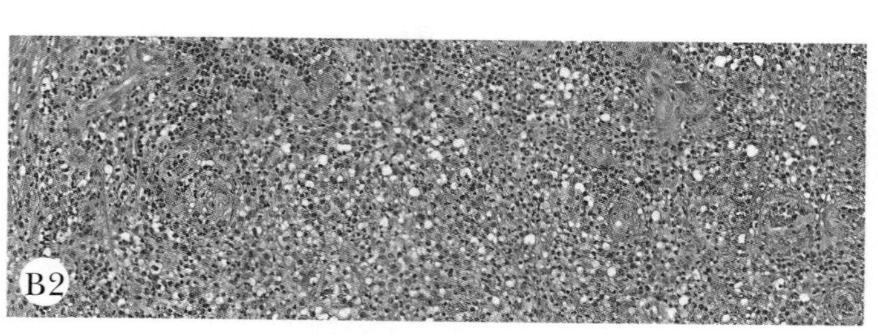

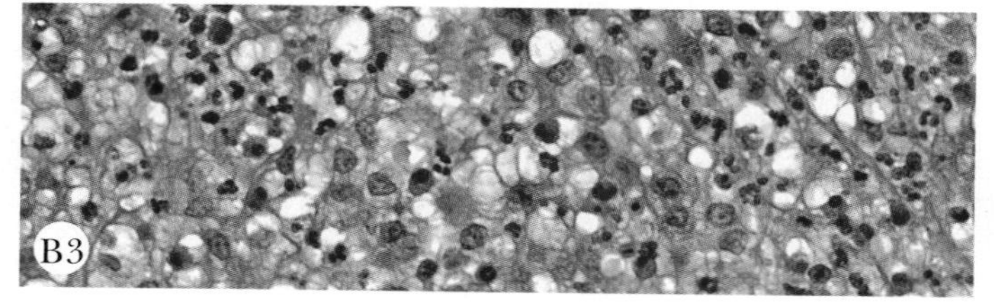

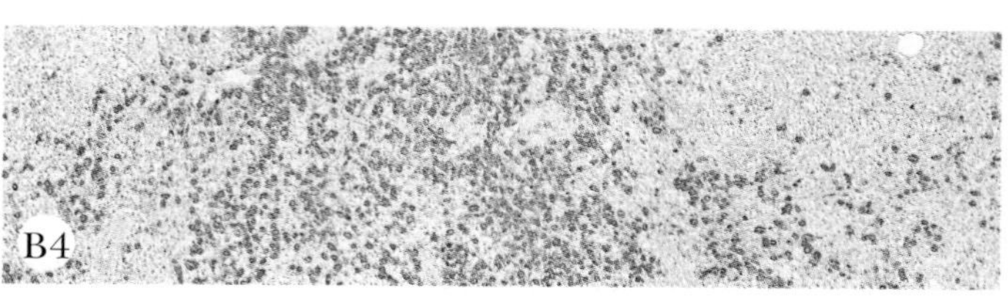

图 31.1.4B 淋巴瘤样丘疹病（A 型） 男，7 岁，颈部、臀部、四肢红色丘疹、结节 1 个月。病理示真皮及皮下脂肪淋巴细胞弥漫或结节性浸润，淋巴细胞有不典型脑回状核，其胞浆少，胞核较大而深染，其间可见中性粒细胞及嗜酸性粒细胞。肿瘤细胞 CD30 阳性（B4）。

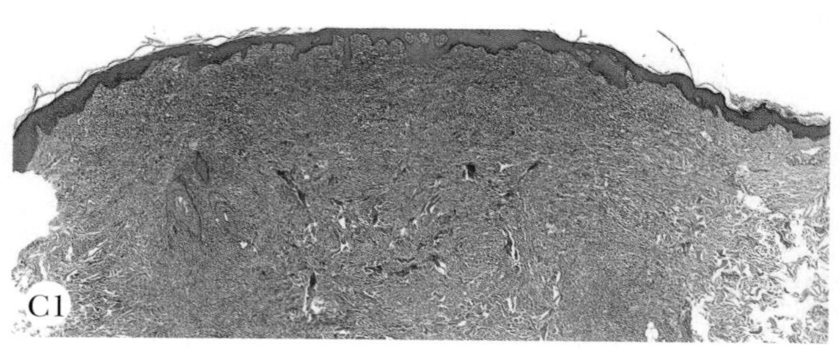

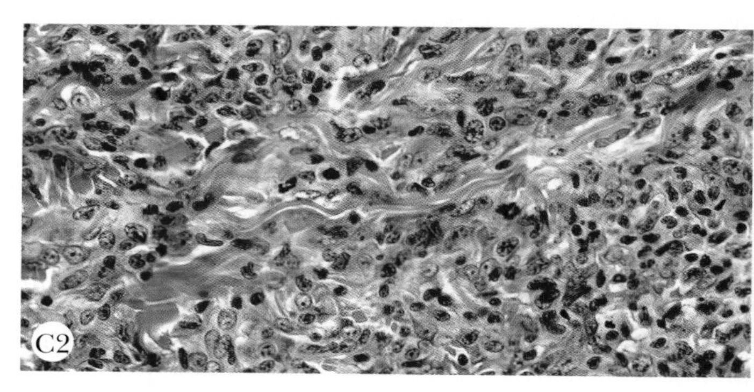

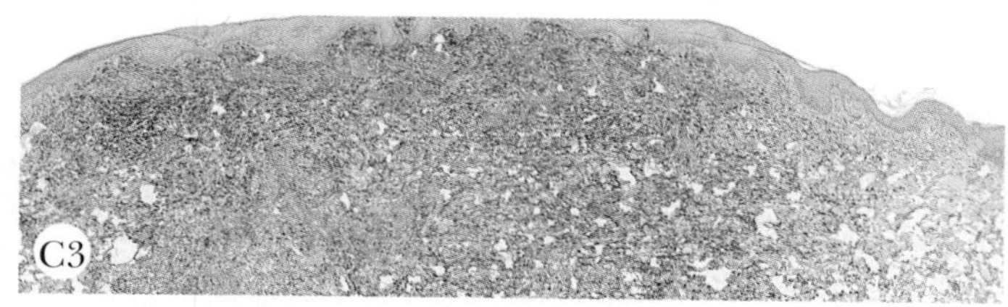

图 31.1.4C 淋巴瘤样丘疹病（C 型） 男，40 岁，全身丘疹、结节、脓疱 1 个月，无痛痒。病理示真皮内片状及结节性淋巴细胞浸润，瘤细胞呈梭形至上皮样，异型性和核分裂相明显。肿瘤细胞 CD30 阳性（C3）。

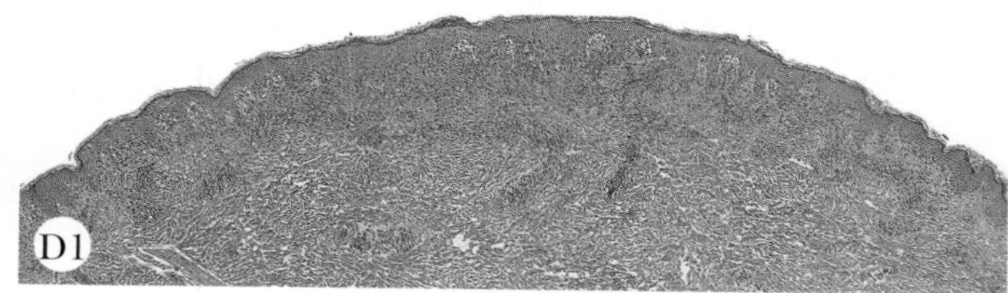

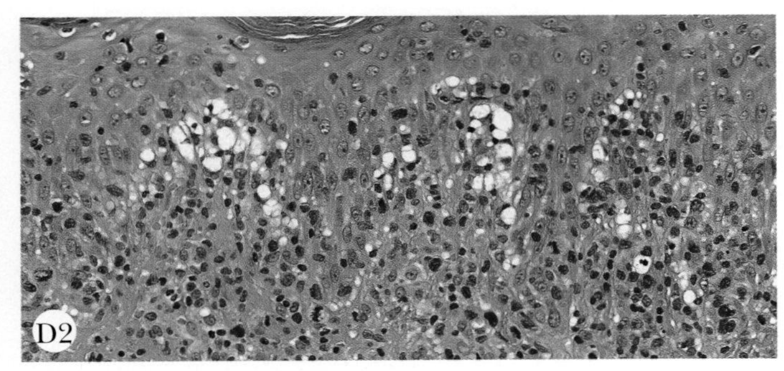

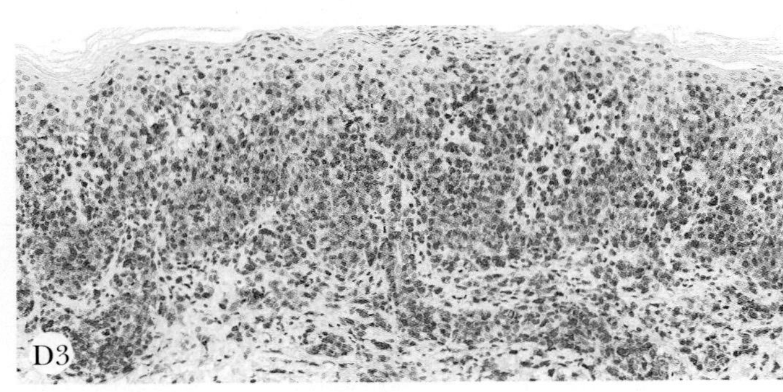

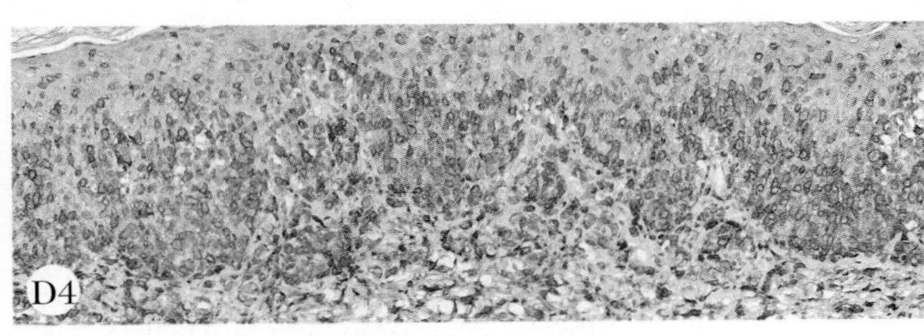

图 31.1.4D 淋巴瘤样丘疹病（D 型）男，8 岁，面、躯干、四肢红斑、丘疹、脱屑 3 个月余，不痒，皮损可自行缓解。病理示真皮血管周及胶原间淋巴细胞浸润，见显著亲表皮的淋巴细胞浸润，细胞有异型性。亲表皮的淋巴细胞表达 CD8（D3）及 CD30（D4）。

c 瘤细胞体积较大，异型性明显，胞质丰富，核大，呈圆形、卵圆形或肾形，空泡状，核膜清楚，嗜酸性核仁明显，也有少数细胞呈中等大小形态。

d 约 20% ~ 25% 病例不呈间变性改变，而呈多形性或免疫母细胞形态。

e 溃疡处皮损可表现为类似淋巴瘤样丘疹病 A 型的组织学特点，即大量炎症细胞背景下散在分布少数 CD30 阳性的细胞。

f 瘤细胞表达 T 细胞相关抗原 CD2、CD3，多数表达 CD4，也有表达 CD8 的病例。常表达细胞毒性相关蛋白，肿瘤细胞 CD30 阳性比例大于 75%，一般不表达 EMA、CD15，ALK 通常阴性。

g 多数病例有克隆性 T 细胞受体基因重排。

病理鉴别诊断

皮肤弥漫大 B 细胞淋巴瘤：肿瘤在真皮内呈弥漫性浸润，与表皮之间出现无浸润带，表达 B 细胞相关抗原 CD20 和 CD79α。

浆细胞样树突状细胞肿瘤：瘤细胞中等大小，单形性，染色质细，核仁不明显，类似淋巴母细胞或髓母细胞，胞质稀少，瘤细胞通常表达 CD123 和 TCL-1。

继发性皮肤间变性大细胞淋巴瘤：为系统性间变性大细胞淋巴瘤扩散至皮肤所致，常检测出 t（2；5）（p23；q35）基因易位，ALK 通常阳性。

淋巴瘤样丘疹病（LyP）：与 LyP C 型的组织病理学鉴别困难，需结合临床表现。

31.1.5 原发皮肤间变性大细胞淋巴瘤（primary cutaneous anaplastic large cell lymphoma）

病理改变

a 可有或没有亲表皮现象，部分病例表皮可有假上皮瘤样增生。

b 真皮和皮下脂肪组织内不典型间变性细胞呈大片状或结节状浸润，可有亲血管现象。

临床特点

a 成人多见，男性稍多。

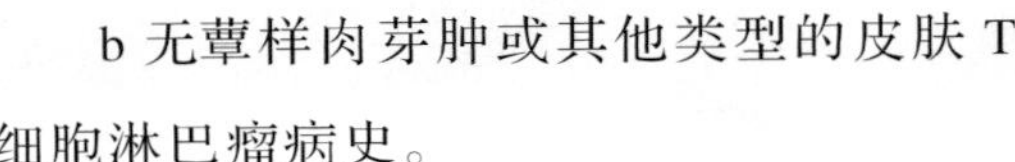

b 无蕈样肉芽肿或其他类型的皮肤 T 细胞淋巴瘤病史。

c 好发于四肢、头皮、躯干等部位，孤立或局限性的坚实的结节或肿块，呈淡红至紫红色，直径多大于 2cm，可达 8 ~ 12cm，常伴溃疡，20% 为多发皮损。

d 肿瘤多局限于皮肤，部分皮损可自发消退，10% 可播散到皮肤外器官，主要累及区域性的淋巴结。

e 病程数月至数年，预后较好，5 年生存率超过 90%。

临床鉴别诊断

皮肤弥漫大 B 细胞淋巴瘤，皮肤 T 细胞淋巴瘤，皮肤白血病，深部真菌病，孢子丝菌病，皮肤鳞状细胞癌，转移癌

别名

退行性不典型组织细胞增生症（regressive atypical histiocytosis）

间变性 CD30 阳性大细胞淋巴瘤（anaplastic large-cell lymphoma $CD30^+$）

原发性皮肤 CD30 阳性大 T 细胞淋巴瘤（primary cutaneous large-cell T-cell lymphoma $CD30^+$）

原发性皮肤 CD30 阳性大细胞淋巴瘤（primary cutaneous CD30-positive large-cell lymphoma）

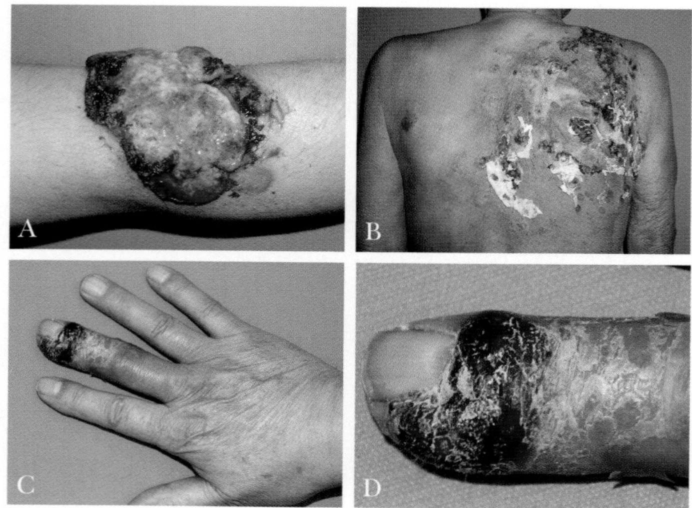

图 31.1.5 原发皮肤间变性大细胞淋巴瘤（primary cutaneous anaplastic large cell lymphoma）

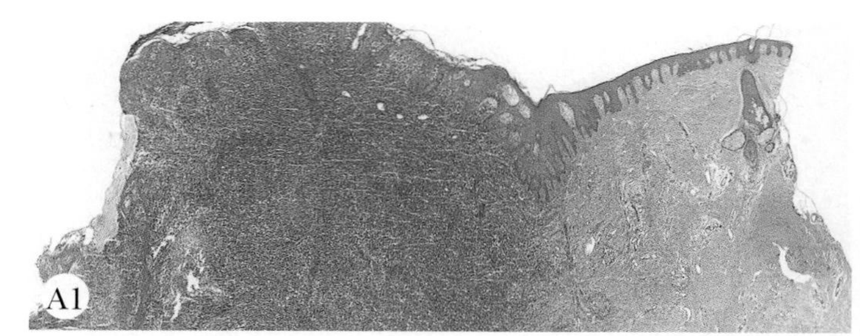

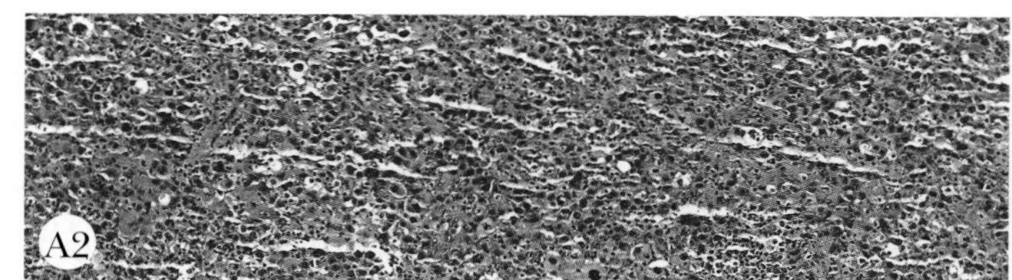

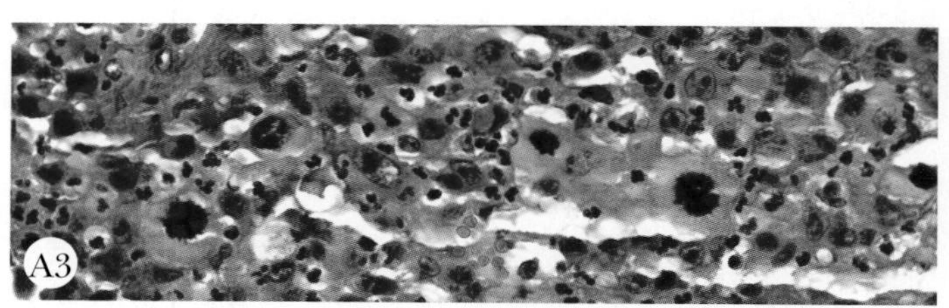

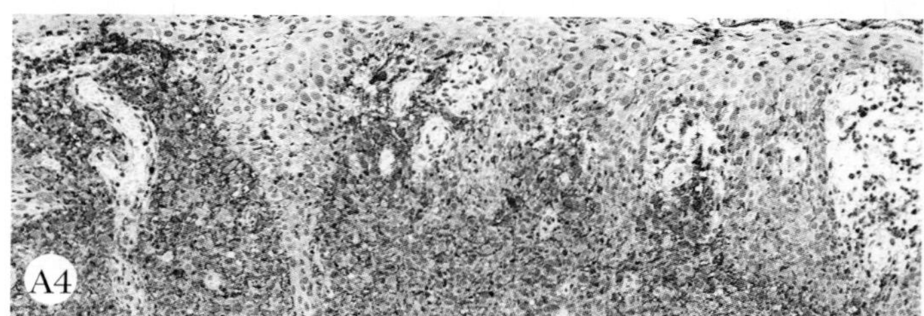

图 31.1.5A 原发皮肤间变性大细胞淋巴瘤 男，26 岁，左肘外侧肿块，溃烂 1 年，快速增大，无痛痒。病理示表皮溃疡，真皮内肿瘤结节，瘤细胞体积大，异型性明显，伴有中性粒细胞及嗜酸性粒细胞浸润。免疫组化示瘤细胞 CD30 阳性（A4）。

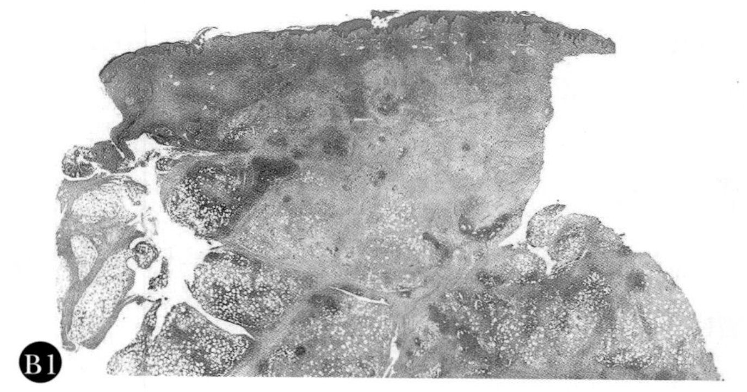

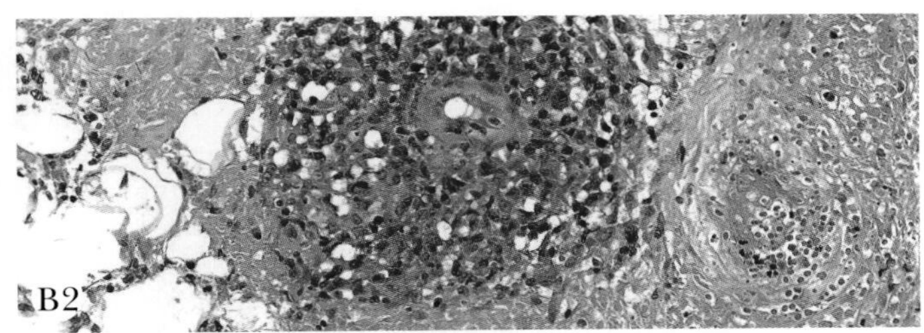

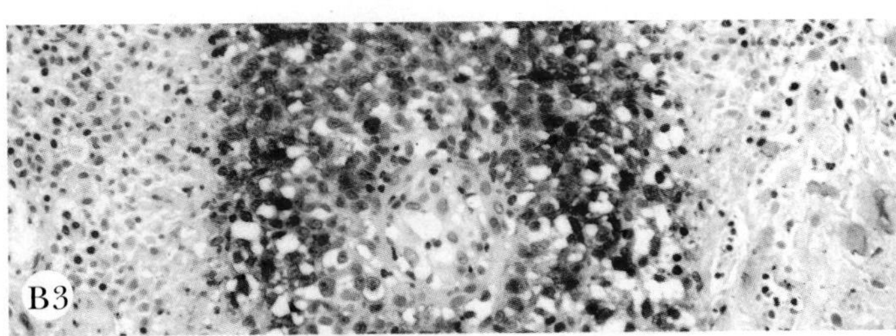

图 31.1.5B　原发皮肤间变性大细胞淋巴瘤　男，54 岁，背部、股部浸润性斑块，结节伴破溃 2 年。病理类似混合性脂膜炎样特点，显示亲血管的瘤细胞浸润。免疫组化示血管周围瘤细胞 CD30 阳性（B3）。

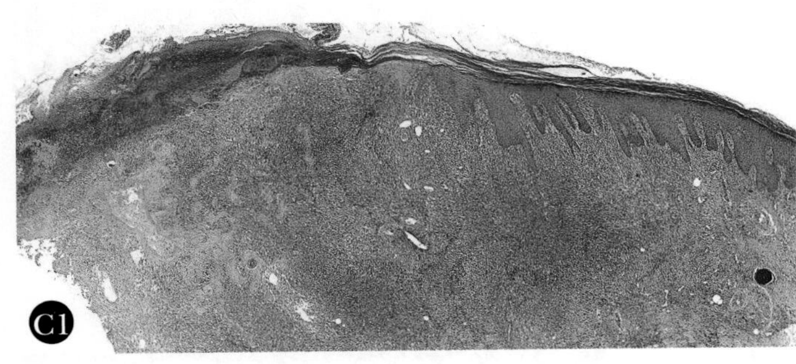

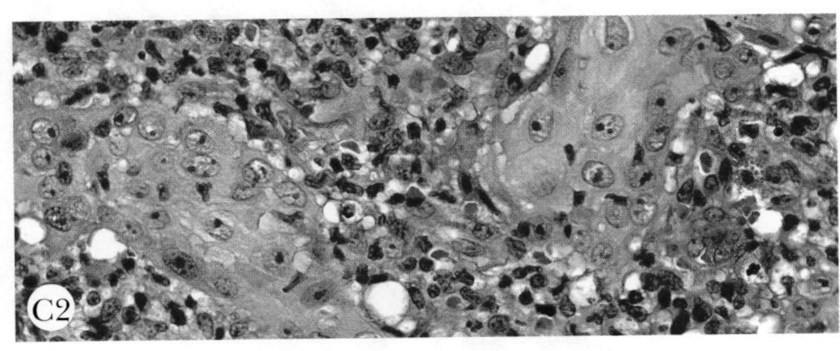

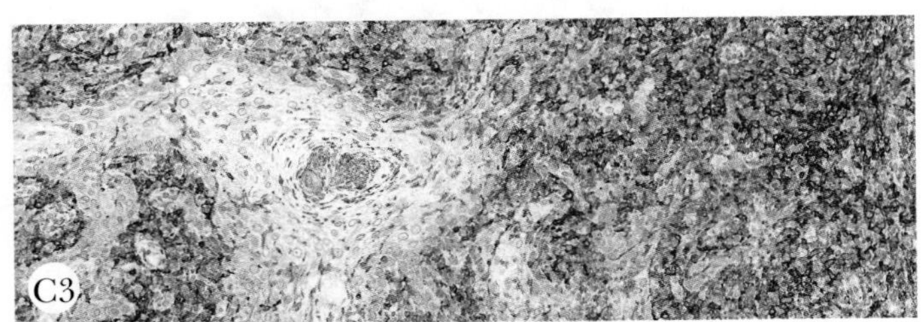

图 31.1.5C　原发皮肤间变性大细胞淋巴瘤　男，73 岁，左手第 3 指肿胀、破溃伴疼痛 1 个月余。抗生素治疗无效。病理示表皮破溃伴假上皮瘤样增生，真皮内弥漫淋巴细胞浸润，表皮细胞无异型性，但周围淋巴细胞有异型性。免疫组化示淋巴细胞 CD30 阳性（C3）。

31.1.6　皮下脂膜炎样 T 细胞淋巴瘤（subcutaneous panniculitis-like T-cell lymphoma）

病理改变

a 表皮和真皮基本不被累及。

b 皮下脂肪组织呈小叶性或弥漫性脂膜炎样改变。

c 肿瘤细胞在脂肪细胞边缘浸润呈花环状。

d 瘤细胞可为小细胞、中等大或大细胞，细胞有异型性。

e 有时可见吞噬红细胞和核碎屑的组织细胞即豆袋细胞（bean-bag cell）。

f 可有小淋巴细胞、浆细胞、嗜酸性粒细胞浸润。

g 瘤细胞表达 TCR α/β（βF1）、CD2、CD3、CD5、CD8 等 T 细胞相关抗原，不表达 TCR λ/δ，CD4。瘤细胞表达细胞毒颗粒相关蛋白 TIA-1、颗粒酶 B 和穿孔素。Ki-67 显示高增殖指数。EBER 原位杂交阴性。

h 克隆性 TCR 基因重排有助于诊断。

病理鉴别诊断

结节性血管炎：浸润的淋巴细胞无明显异型性，不表达细胞毒颗粒相关蛋白，无 TCR 克隆性重排的证据。

非典型性淋巴细胞性小叶性脂膜炎：指反应性或肿瘤性的淋巴样细胞浸润的小叶性脂膜炎，浸润的淋巴细胞主要为小至中等大小、有轻微的异型性，有时无论从形态学、免疫组化和分子遗传学分析等均不能判定其病变性质，密切的临床和病理随访是最终明确诊断的最有价值的手段。

结外 NK/T 细胞淋巴瘤，鼻型：病变的中心部位在真皮内，血管中心性浸润和血管破坏性病变伴凝固性坏死是其重要特点，EBER 原位杂交阳性。

皮肤 γ/δ T 细胞淋巴瘤：该肿瘤在侵犯皮下脂肪组织时，常同时累及真皮和表皮，常侵犯血管，易见坏死，瘤细胞表达 TCR γ/δ，细胞毒颗粒相关蛋白 TIA-1、颗粒酶 B 及穿孔素，不表达 βF1、CD4、CD8 及 CD5。

临床特点

a 青壮年居多。

b 好发于四肢，尤其是下肢，其次是躯干。

c 紫红色或皮色的单发或多发的斑块、肿块，部分皮损可形成溃疡。

d 可伴有噬血细胞综合征。

e 一般不发生淋巴结或皮肤外的播散。

f 预后相对较好，5 年生存率大于 80%。

临床鉴别诊断

狼疮性脂膜炎，其他类型的皮肤 T 细胞淋巴瘤，皮肤弥漫性大 B 细胞淋巴瘤，浆细胞样树突状细胞肿瘤，结节性红斑

别名

细胞吞噬性脂膜炎（cytophagic panniculitis）

噬血组织细胞增生症（cytophagocytic histiocytosis）

噬血组织细胞性脂膜炎（cytophagocytic histiocytic panniculitis）

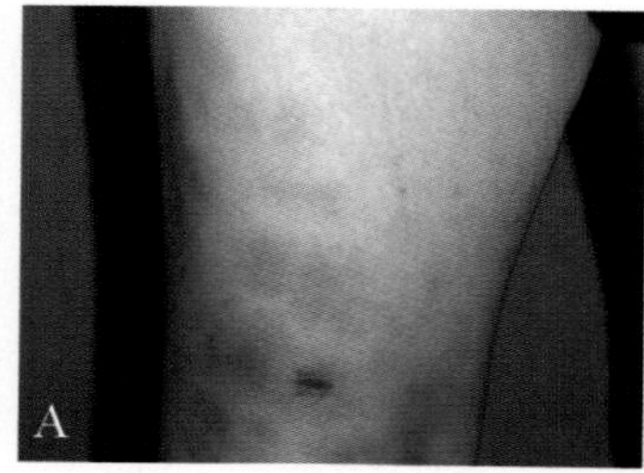

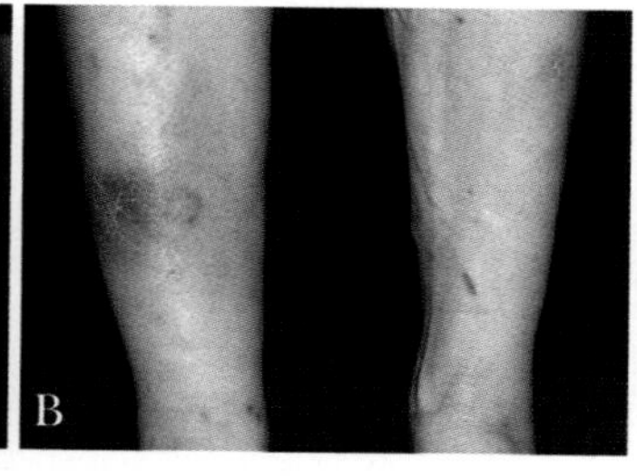

图 31.1.6　皮下脂膜炎样 T 细胞淋巴瘤（subcutaneous panniculitis-like T-cell lymphoma）

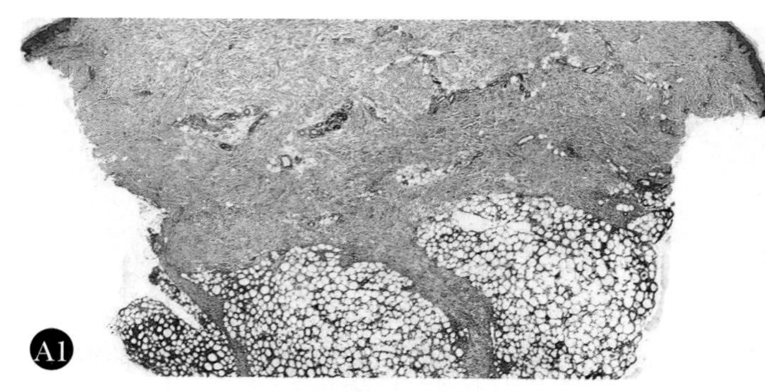

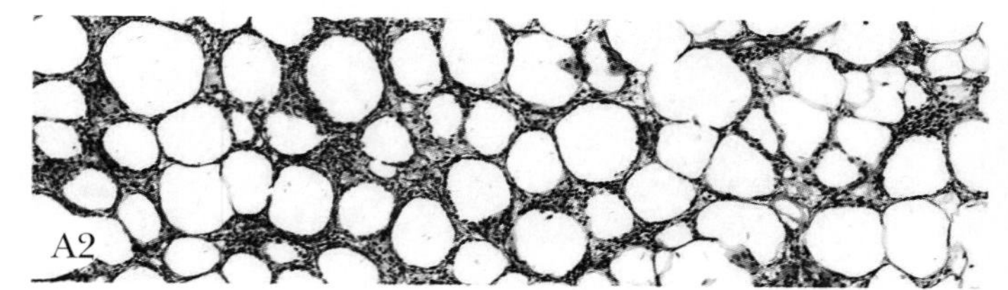

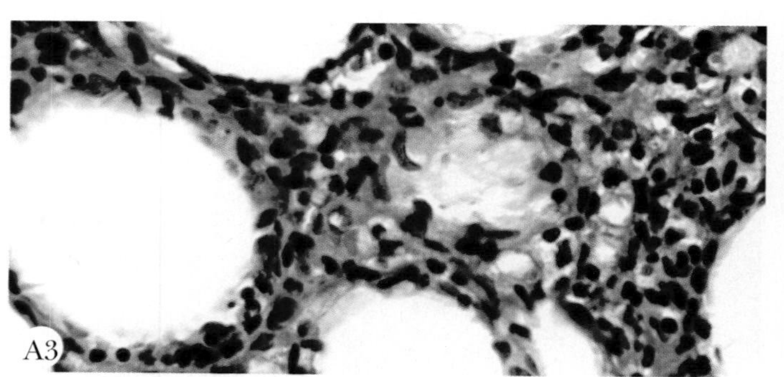

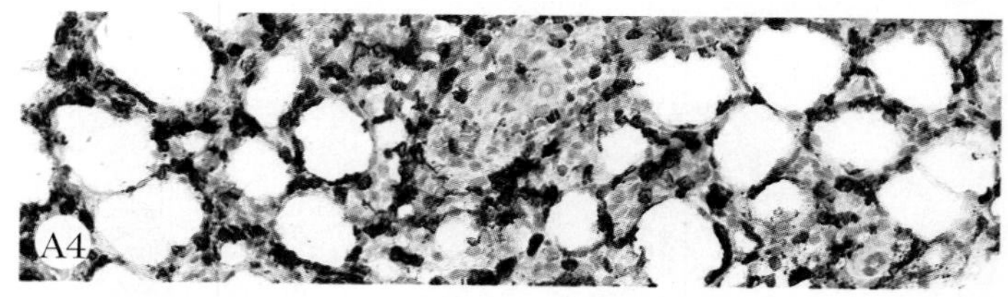

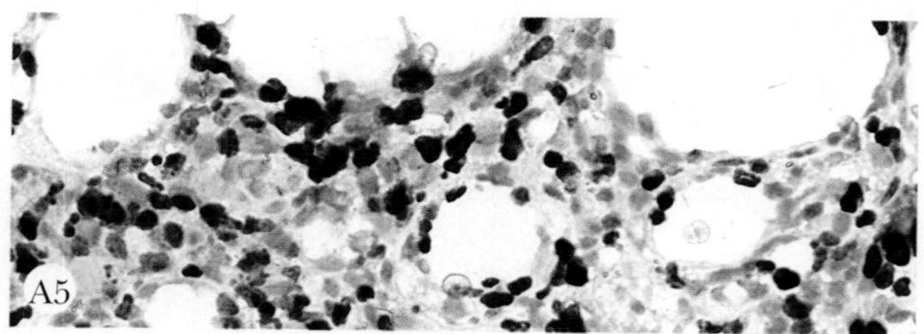

图 31.1.6A　皮下脂膜炎样 T 细胞淋巴瘤　男，51 岁，面部弥漫性水肿 1 年，躯干、四肢多发红斑、皮下结节 3 个月。病理示皮下脂肪小叶性脂膜炎样改变，脂肪细胞周围致密淋巴细胞浸润，细胞有异型性。免疫组化示浸润细胞 CD8 阳性（A4），Ki-67 染色示增殖指数约 40%（A5）。

图 31.1.6B　皮下脂膜炎样 T 细胞淋巴瘤　女，52 岁，躯干、四肢多发红斑及皮下结节 8 个月，疼痛。近 3 个月持续发热。

31.1.7 结外 NK/T 细胞淋巴瘤，鼻型（extranodal NK/T-cell lymphoma, nasal type）

病理改变

a 部分病例有亲表皮现象。

b 肿瘤呈以真皮为中心的弥漫性浸润，常累及皮下脂肪层。

c 瘤细胞易于在血管内膜下及管壁内浸润，导致管壁呈洋葱皮样增厚、管腔狭窄、闭塞和弹力膜破坏，即肿瘤细胞的血管中心性和血管破坏性（angiocentric and angiodestructive）浸润。

d 肿瘤易于出现小片或者大片坏死。

e 瘤细胞形态变化广泛，可为小细胞、中细胞或大细胞。

f 细胞核不规则，染色质呈细颗粒状，胞质中等量，淡染或透明，核分裂相易见。

g 肿瘤背景中常混杂小淋巴细胞、浆细胞、组织细胞和嗜酸性粒细胞。

h 瘤细胞常表达 NK 细胞相关抗原 CD56，选择性表达某些 T 细胞相关抗原如 CD2 和胞质 CD3ε，CD4 和 CD8 通常为阴性，同时还表达细胞毒颗粒相关蛋白。

i EBER 原位杂交阳性。

j 大多数病例的 TCR 基因重排通常呈阴性。

病理鉴别诊断

结节性血管炎：病变主要位于皮下脂肪组织，浸润的淋巴细胞无明显异型性，不表达细胞毒颗粒相关蛋白，EB 病毒检测阴性。

皮下脂膜炎样 T 细胞淋巴瘤：病变多局限于皮下脂肪组织，血管浸润常轻微，坏死常呈小片状，瘤细胞表达 CD3、CD5、CD8、βF1，EB 病毒常阴性，NK 细胞相关抗原 CD56 表达少见，TCR 基因重排示克隆性。

母细胞性浆细胞样树突状细胞肿瘤：肿瘤在真皮内呈弥漫性浸润，无亲表皮现象，瘤细胞中等大小、形态单一，一般不呈血管中心性浸润，坏死少见，瘤细胞表达 CD56、CD4 和 CD2，不表达 CD3ε、TIA-1，EBER 检测阴性。

临床特点

a 好发于中年男性，东亚人种好发。

b 与 EB 病毒感染密切相关。

c 皮损好发于面部、躯干和四肢。

d 紫红色或肤色的结节或肿块，易形成溃疡，皮损也可呈斑块、紫癜、大疱。

e 病程中易出现发热、体重下降等全身症状。

f 部分病例伴有噬血细胞综合征。

g 易发生皮肤外或内脏播散。

h 预后很差，5 年生存率几乎为零。

临床鉴别诊断

结节性脂膜炎，皮下脂膜炎样 T 细胞淋巴瘤，皮肤白血病，结节性红斑，变应性血管炎

别名

致死性中线肉芽肿（lethal midline granuloma）

中线恶性网状细胞增生症（midline malignant reticulosis）

血管中心性淋巴瘤（angiocentric lymphoma）

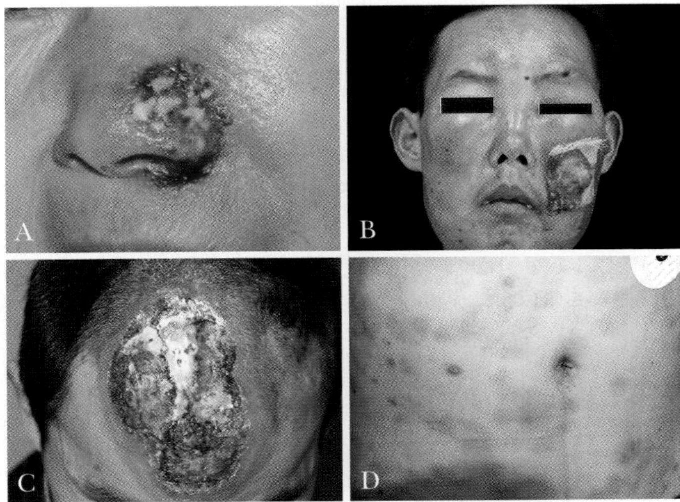

图 31.1.7 结外 NK/T 细胞淋巴瘤，鼻型（extranodal NK/T-cell lymphoma，nasal type）

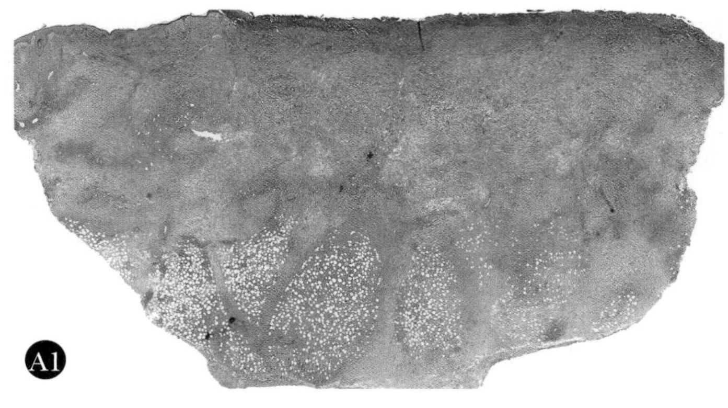

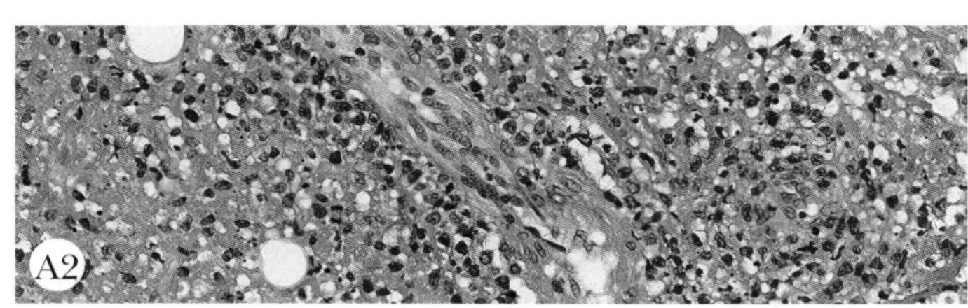

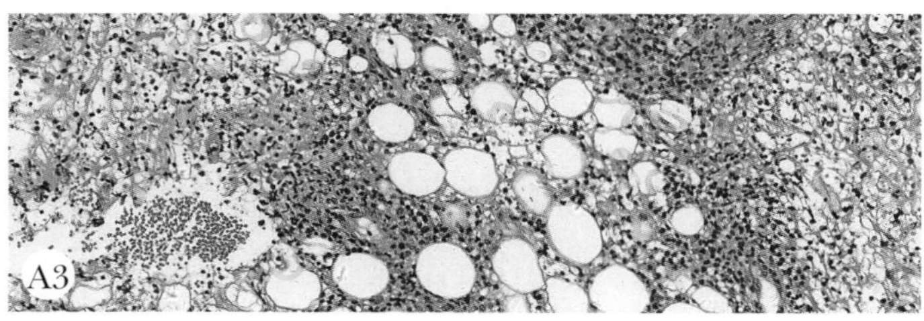

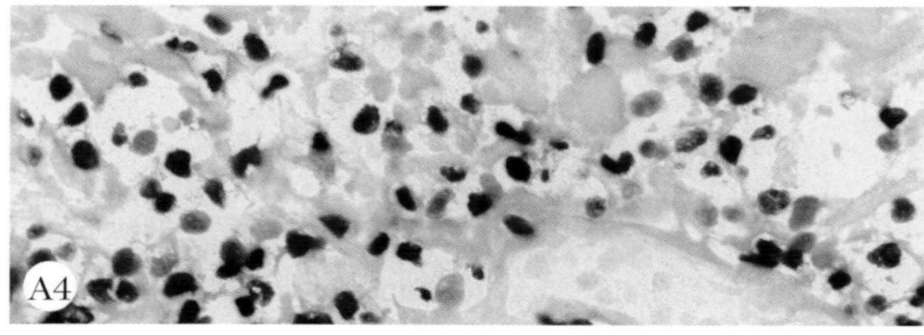

图 31.1.7A 结外 NK/T 细胞淋巴瘤，鼻型 女，49 岁，鼻左侧反复红斑、肿胀 7 年，破溃伴疼痛 2 个月。病理示表皮溃疡，侵及真皮全层及皮下脂肪的淋巴细胞浸润，可见坏死现象和血管周围致密淋巴细胞浸润，脂肪小叶间大量淋巴细胞浸润，有明显异型性和核分裂相。EBV 原位杂交阳性（A4）。

图 31.1.7B 结外 NK/T 细胞淋巴瘤，鼻型 男，39 岁，面部红肿 1 年，左面部肿块半年，破溃半月。无疼痛。

图 31.1.7C 结外 NK/T 细胞淋巴瘤，鼻型 男，30 岁，头皮肿块伴溃疡 2 个月余，无疼痛。

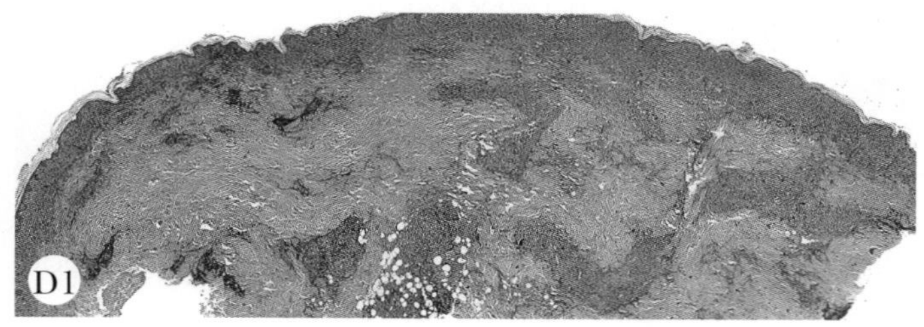

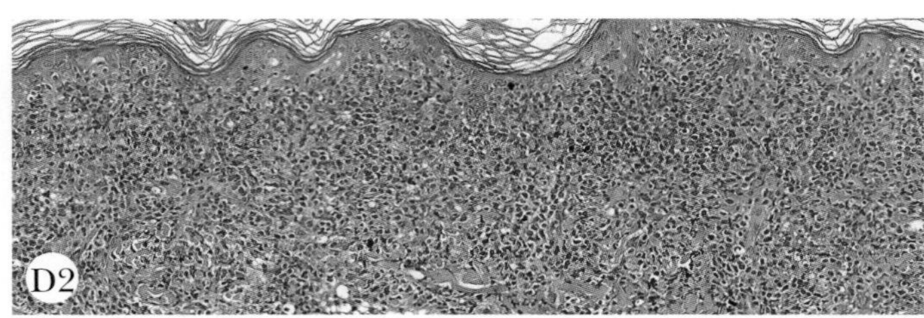

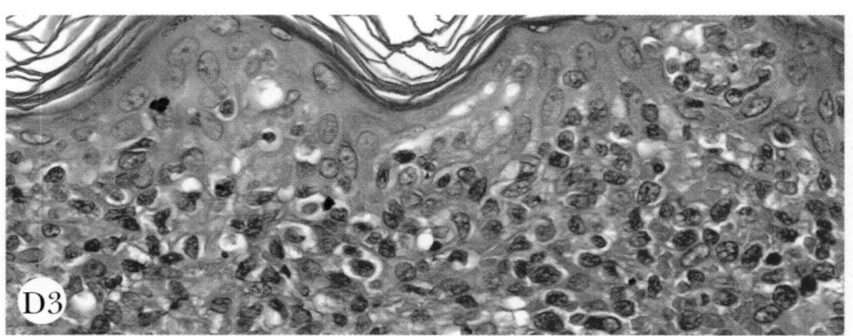

图 31.1.7D 结外 NK/T 细胞淋巴瘤，鼻型 男，58 岁，躯干、四肢浸润性红斑、斑块，瘀斑 2 周，发热 2 天。双手麻木感伴剧烈疼痛。病理示以真皮为中心的弥漫性浸润，累及皮下脂肪层，瘤细胞体积较大，异型性明显，有亲表皮现象。

31.1.8 原发皮肤侵袭性亲表皮性CD8 阳性细胞毒性 T 细胞淋巴瘤（primary cutaneous aggressive epidermotropic CD8$^+$ cytotoxic T-cell lymphoma）

病理改变

a 表皮萎缩或增生，常有坏死、海绵水肿甚至水疱形成。

b 亲表皮现象明显，瘤细胞在表皮基底层呈线样排列或在表皮内广泛浸润。

c 肿瘤在真皮浅层呈带状浸润或在真皮深层呈结节状浸润。

d 瘤细胞小至中等，或者为多形性的中至大细胞，有时瘤细胞核呈母细胞样。

e 皮肤附属器受累和破坏。

f 血管浸润和血管中心性浸润少见。

g 可见反应性组织细胞、嗜酸性粒细胞和浆细胞浸润。

h 瘤细胞表达 βF1、CD3、CD8、TIA-1、颗粒酶B、穿孔素，不表达CD4，EBER阴性。也有特殊病例可出现TCRγ的表达或CD8的丢失。

i 肿瘤TCR基因重排阳性。

病理鉴别诊断

蕈样肉芽肿：肿瘤细胞小至中等大，典型的蕈样肉芽肿细胞胞核呈脑回状，核周有空晕，瘤细胞呈$CD3^+$、$CD4^+$、$CD8^-$，少数病例表达CD8，一般不表达细胞毒性相关蛋白的标记。

Paget样网状细胞增生症：表皮内有单个或成巢的Paget样淋巴细胞浸润，细胞质丰富、空亮，核染色深，真皮内一般无瘤细胞浸润，瘤细胞可表达CD30。

原发皮肤间变性大细胞淋巴瘤：瘤细胞弥漫浸润于真皮及皮下组织内，瘤细胞较大，胞质丰富，异型性明显，常见多核瘤巨细胞，瘤细胞表达CD3、CD4、CD30。

结外NK/T细胞淋巴瘤，鼻型：部分病例瘤细胞有亲表皮现象，但肿瘤内血管中心性和血管破坏性浸润明显，易见小片或大片坏死。

成人T细胞白血病/淋巴瘤：瘤细胞在真皮内呈灶性浸润，细胞较大，核染色质致密，瘤细胞不表达CD8，对Ⅰ型人类T细胞白血病病毒检测呈阳性。

临床特点

a 临床少见，主要发生于成人及老年人。

b 起病突然，躯干及四肢均可累及。

c 皮损多为局限性或播散性丘疹、结节和肿块，常有坏死和溃疡，也可为表浅性的角化性斑片和斑块。

d 病变可累及内脏器官，如肺、睾丸、中枢神经系统、口腔黏膜，一般不累及淋巴结。

e 临床过程呈侵袭性，预后差。

临床鉴别诊断

淋巴瘤样丘疹病，成人T细胞淋巴瘤/白血病系统性间变性大细胞淋巴瘤，皮肤NK/T细胞淋巴瘤（鼻型），皮肤弥漫大B细胞淋巴瘤，结节性血管炎，皮肤深部真菌病

31.1.9 皮肤γ/δ T细胞淋巴瘤（cutaneous γ/δ T-cell lymphoma）

病理改变

a 亲表皮现象常见。

b 真皮内肿瘤细胞浸润，可累及皮下脂肪。

c 皮下脂肪呈脂膜炎样改变，可见肿瘤细胞在脂肪细胞边缘浸润呈花环状。

d 瘤细胞为中等到大细胞，核染色深、染色质呈团块状。

e 表皮坏死和血管浸润常见。

f 瘤细胞表达TCRγ、CD2、CD3、TIA-1、颗粒酶B和穿孔素，CD56常有表达，不表达βF1，CD4、CD5、CD7、CD8表达不定，EBER阴性。

g TCR基因重排阳性。

病理鉴别诊断

皮下脂膜炎样T细胞淋巴瘤：瘤细胞浸润局限于皮下组织，极少侵犯表皮及真皮，瘤细胞表达βF1、CD8，不表达CD56和TCRδ。

结外NK/T细胞淋巴瘤，鼻型：瘤细胞呈明显的血管中心性和血管破坏性浸润，常伴有广泛坏死，瘤细胞大小形态不一，核染色质细。

临床特点

a 本病临床罕见，主要发生于成人，男性稍多于女性。

b 肢端好发，也可累及其他部位。

c 皮损无特异性，可表现为斑片、斑块、结节、肿瘤，可形成溃疡。

d 病变可累及黏膜，较少累及淋巴结、脾、骨髓，可以发生噬血细胞综合征。

e 肿瘤侵袭性强，对化疗和放疗不敏感，预后差。

临床鉴别诊断

原发皮肤间变性大细胞淋巴瘤，皮下脂膜炎样 T 细胞淋巴瘤，结节性血管炎，孢子丝菌病，结外 NK/T 细胞淋巴瘤，鼻型。

别名

γ/δ 表型的皮下脂膜炎样T细胞淋巴瘤（subcutaneous panniculitis-like T-cell lymphoma with a γ/δ phenotype）

31.1.10 种痘样水疱病和种痘样水疱病样淋巴瘤（hydroa vacciniforme and hydroa vacciniforme-like lymphoma）

病理改变

a 二者为谱系性疾病，病理改变相似，前者病变相对轻微。

b 表皮病变多样，可有表皮角化不全、海绵形成、气球样变、表皮内水疱、表皮下水疱、亲表皮现象和溃疡坏死等。

c 增生的淋巴细胞主要在真皮内浸润，也常累及皮下脂肪组织。

d 淋巴细胞呈弥漫性浸润或在小血管、附属器周围和神经周围呈小片状浸润。

e 可有血管中心性浸润和血管破坏性浸润。

f 以中等大小细胞为主，核染色质粗，核仁不明显，核分裂相少。

g 肿瘤内可混有小淋巴细胞、中性粒细胞、嗜酸性粒细胞、浆细胞。

h 瘤细胞选择性表达某些 T 细胞相关抗原如 CD2、CD3、CD43、CD45RO、CD8，同时还表达细胞毒颗粒相关蛋白如 TIA-1、颗粒酶 B 和穿孔素，CD56 阳性率不恒定，不表达 CD20、CD79α。

i EBER 原位杂交阳性，通常为散在分布。

j 种痘样水疱病 TCR 基因重排可为阴性或阳性，种痘样水疱病样淋巴瘤 TCR 基因重排为阳性。

病理鉴别诊断

淋巴瘤样丘疹病：肿瘤在真皮内呈楔形浸润，常在混合性炎症细胞背景上有大的形态单一的淋巴样细胞，血管病变少见，瘤细胞表达 CD30。

皮肤 NK/T 细胞淋巴瘤，鼻型：表皮水肿少见，组织病理学鉴别困难，常需结合临床表现才能确诊。

皮下脂膜炎样 T 细胞淋巴瘤：病变多局限于皮下脂肪组织呈脂膜炎样改变，血管浸润常轻微。

急性痘疮样苔藓样糠疹：真皮浅层小血管周围淋巴细胞、组织细胞浸润，小血管扩张、充血，偶可见有一定异型性的淋巴细胞。

临床特点

a 二者为谱系疾病，前者一般无系统性损害，后者有系统性损害，可进展为高侵袭性淋巴瘤。

b 确切病因不明，与 EB 病毒相关。蚊虫叮咬常诱发及加重病情，出现高反应性皮损。

c 好发于东亚人群，累及儿童和青少年，无明显性别差异，但成年人可发生。

d 好发于日光暴露部位如面部、四肢，偶可见于躯干。

e 皮疹形态多样，有水疱、血疱、丘疹、坏死、溃疡、结痂，愈合后留下浅的痘样瘢痕，常伴面、四肢水肿。

f 皮疹长期反复发作。

g 严重病例可伴发热、消瘦、肝脾、淋巴结肿大等全身症状。

h 可伴噬血细胞综合征。

临床鉴别诊断

丘疹性荨麻疹

急性痘疮样苔藓样糠疹

淋巴瘤样丘疹病

丘疹坏死性结核疹

别名

水疱样皮肤 T 细胞淋巴瘤（hydroa –like cutaneous T–cell lymphoma）

种痘样水疱病样淋巴增生性疾病（hydroa vacciniforme–like lymphoproliferative disorder）

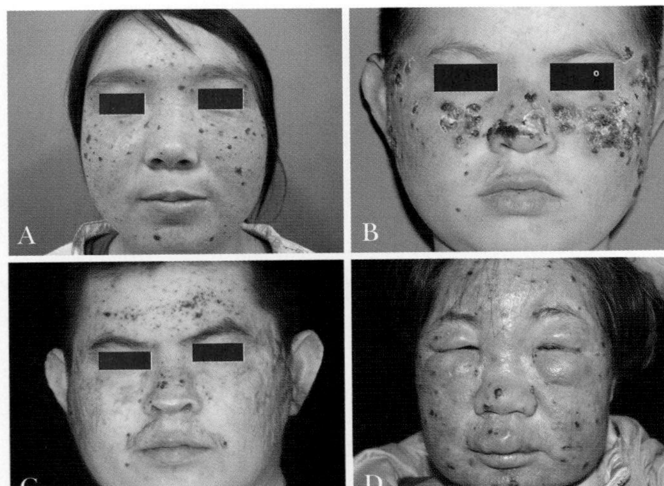

图 31.1.10 种痘样水疱病和种痘样水疱病样淋巴瘤（hydroa vacciniforme and hydroa vacciniforme-like lymphoma）

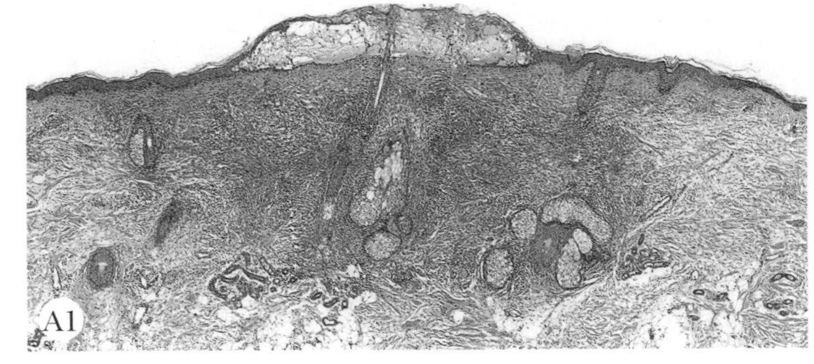

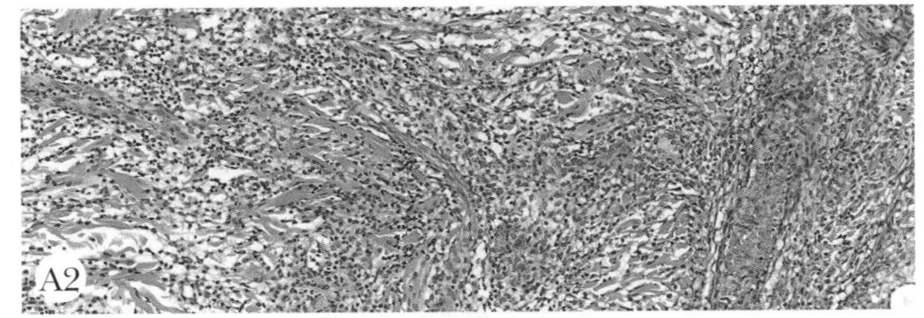

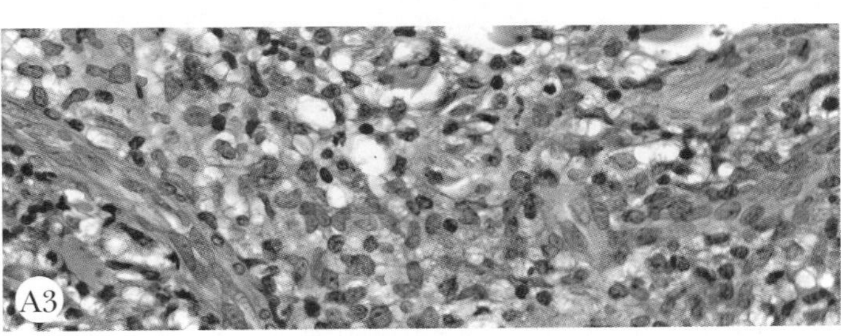

图 31. 1. 10A 种痘样水疱病 女，15 岁，面部、手背反复水疱 10 年，水疱愈合后形成痘样瘢痕。春夏季加重。病理示表皮内水疱，真皮浅中层淋巴细胞弥漫性浸润，细胞无明显异型性。

图 31. 1. 10B 种痘样水疱病 男，14 岁，面部、手背水疱，结痂反复 11 年。C 图为该患者 21 岁时皮损，可见水疱减轻，面部明显瘢痕形成。

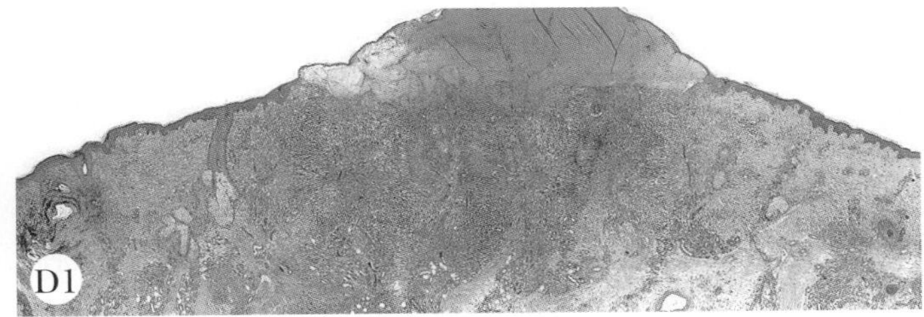

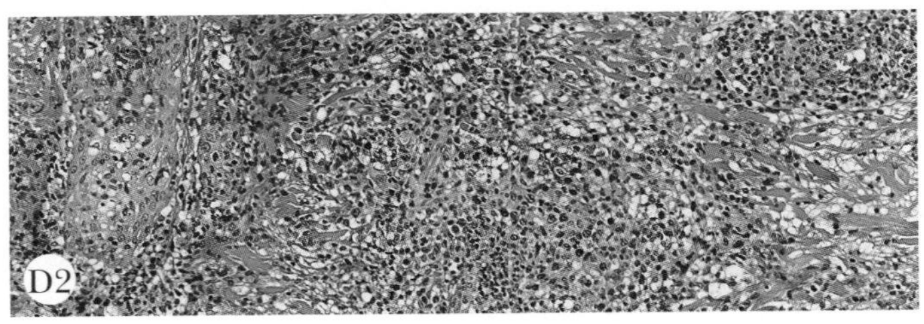

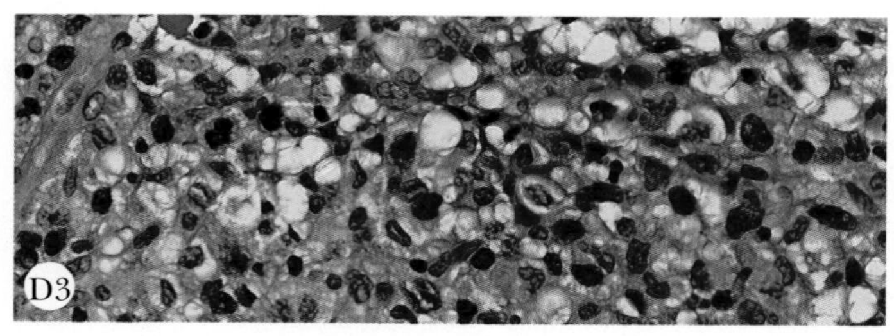

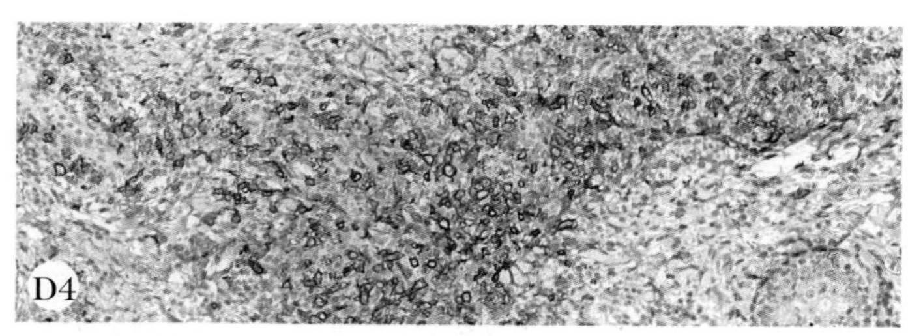

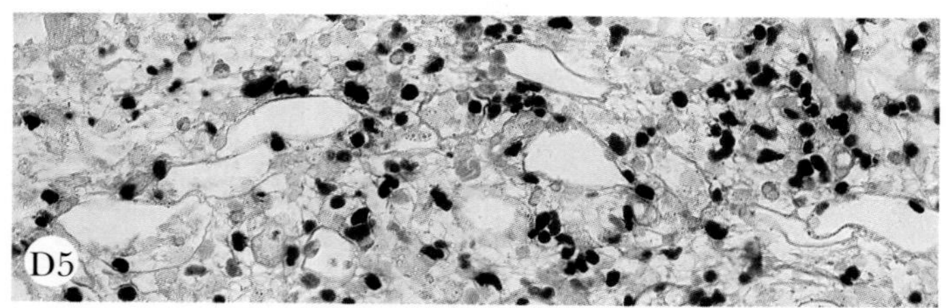

图 31.1.10D 种痘样水疱病样淋巴瘤 女，43 岁，面部红斑、肿胀、水疱、结痂 8 个月，伴高热。此患者死于肿瘤播散。病理示表皮内或表皮下疱，局部坏死，深达皮下脂肪的致密淋巴细胞浸润。为小淋巴细胞为主的浸润，有异型性，可见少数嗜酸性粒细胞。瘤细胞表达 CD30（D4），EBV 原位杂交阳性（D5）。

31.1.11 成人 T 细胞白血病 / 淋巴瘤（adult T-cell leukaemia/lymphoma）

病理改变

a 大多数病例具有亲表皮性，可出现 Pautrier 微脓肿，类似蕈样肉芽肿。

b 瘤细胞在真皮甚至皮下脂肪组织内浸润。

c 瘤细胞中等偏大，核形态不规则，染色质致密，胞质少，核分裂相偶见，有时瘤细胞核呈泡沫状，有多个核仁。

d 肿瘤中混有组织细胞、浆细胞和嗜酸性粒细胞。

e 瘤细胞表达 CD3、CD4、CD25，不表达 CD8，大的转化细胞可表达 CD30。

f 肿瘤有 TCR 基因克隆性重排。

g Southern 印迹杂交检查出 I 型人类 T 细胞白血病病毒（human T-cell leukaemia virus-1，HTLV-1）DNA。

病理鉴别诊断

蕈样肉芽肿：浸润细胞成分较单一，肿瘤细胞小至中等大，瘤细胞对逆转录病毒 HTLV-1 前病毒 DNA 呈阴性反应。

原发皮肤间变性大细胞淋巴瘤：肿瘤细胞弥漫浸润于真皮及皮下组织内，极少具有亲表皮性，瘤细胞间的炎症细胞少。

皮肤霍奇金淋巴瘤：肿瘤细胞在真皮深部和皮下组织内沿血管或附属器周围呈结节状或弥漫性浸润，不累及表皮，RS 细胞呈 $CD30^+$、$CD45^-$、$CD15^+$。

临床特点

a 多见于成年男性。

b 本病具有地域性，多出现于日本西南部、加勒比岛、南美及中非等地，与 HTLV-1 有明确的相关性。在中国罕见明确病例报道。

c 皮损表现为结节、肿块，也可为丘疹、斑块、斑疹，偶可为瘀点、瘀斑及鱼鳞病样改变等。

d 急性型起病急，病程短，预后差，常见肝脾淋巴结肿大、骨痛、高钙血症。

e 慢性型皮肤损害少，可持续多年演变为急性 T 细胞性淋巴瘤 / 白血病。

f 临床分为四型：隐匿型、慢性型、淋巴瘤型和急性型。

临床鉴别诊断

Sézary 综合征，蕈样肉芽肿，淋巴瘤样丘疹病，皮肤间变性大细胞淋巴瘤，皮肤白血病累及皮肤的血管免疫母细胞性 T 细胞淋巴瘤，慢性湿疹，扁平苔藓。

别名

成人 T 细胞白血病（adult T-cell leukaemia）

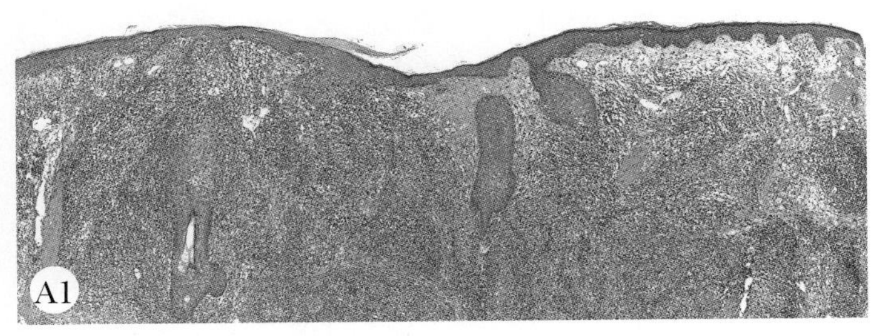

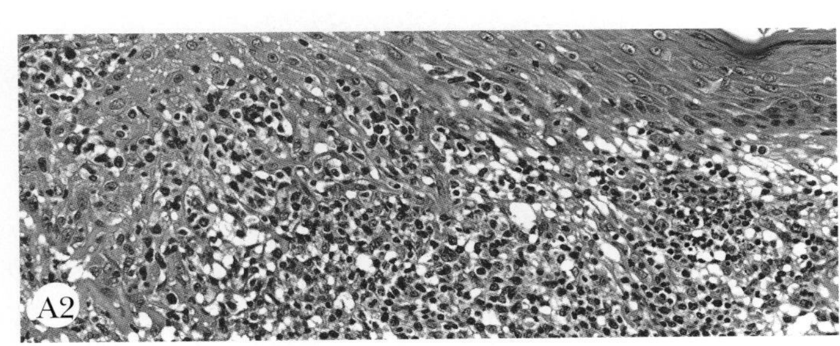

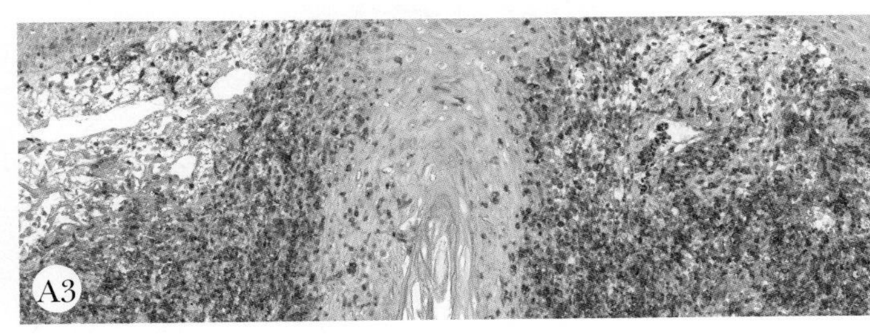

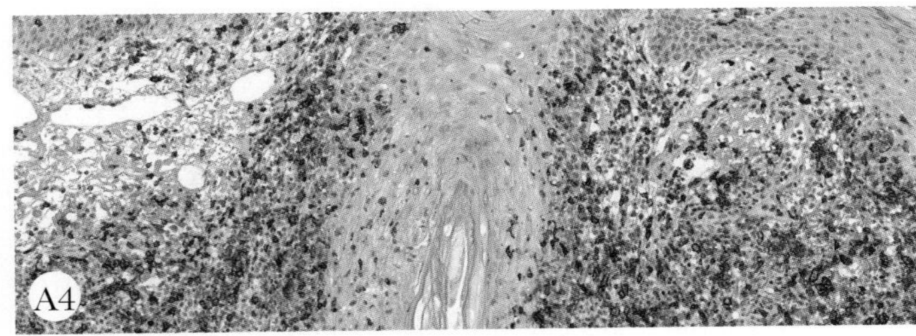

图 31.1.11A　成人 T 细胞白血病 / 淋巴瘤　病理示真皮弥漫性肿瘤细胞浸润，有亲表皮性，可见 Pautrier 微脓肿，类似蕈样肉芽肿。瘤细胞中等偏大，核分裂相偶见。肿瘤细胞表达 CD4（A3）和 CD25（A4）。日本木村铁宣提供。

31.1.12　血管免疫母细胞性 T 细胞淋巴瘤（angioimmunoblastic T-cell lymphoma）

病理改变

a 表皮一般不受累。

b 真皮小血管周围淋巴细胞浸润，偶可见小至中等大的不典型淋巴细胞浸润，部分病例的真皮小血管周围密集的异型淋巴细胞浸润。

c 小血管呈分枝状增生，内皮细胞肿胀，可见红细胞外溢。

d 偶见血管炎性改变。背景细胞中有较多反应性的小淋巴细胞、浆细胞、嗜酸性粒细胞和组织细胞浸润。

e 瘤细胞表达 CD2、CD3、CD4、CD5 和辅助性 T 细胞标记 CD10，Bcl-6，CXCL13，PD-1。

f 可有 TCR 基因克隆性重排。

g 皮肤活检标本中很少检测到 EBER 阳性，而绝大多数淋巴结标本能检测到散在 EBER 阳性的细胞。

病理鉴别诊断

淋巴瘤样丘疹病：肿瘤在真皮内呈楔形浸润，常在混合性炎症细胞背景上有大的形态单一的淋巴样细胞，无分枝状血管，瘤细胞表达 CD30。

伴嗜酸性粒细胞增多的血管淋巴样增生：分枝状的小血管和淋巴细胞、嗜酸性粒细胞增生，血管内皮细胞可突入血管腔内，浸润的淋巴细胞无异型性。

持久性隆起性红斑：真皮内大量的中性粒细胞、淋巴细胞、组织细胞浸润，有白细胞碎裂性血管炎和血管壁纤维素样变性，无异型的淋巴细胞浸润。

临床特点

a 好发于中老年人，男女发病率相似。

b 病因不明，少数有用药史，如青霉素、磺胺类药物、苯妥英钠、阿司匹林。

c 约半数患者有皮疹，主要累及躯干、四肢。皮疹形态多样，无特异性，大多数表现为躯干的斑疹、丘疹，也可呈泛发性紫癜、风团、浸润性斑块、丘疱疹、结节、红斑、肿块等。

d 部分病例皮疹瘙痒明显。

e 常有发热、盗汗，体重减轻，伴多系统症状，如全身淋巴结肿大、肝脾肿大、关节痛、神经系统症状、胸膜炎等。

f 可伴有多克隆性的高 γ 球蛋白血症，自身免疫性溶血性贫血。

g 病程发展快，预后差，常死于继发感染。

31.1.12

临床鉴别诊断

皮肤白血病，药疹，病毒疹，过敏性紫癜，银屑病，扁平苔藓，结外 NK/T 细胞淋巴瘤（鼻型）

别名

血管免疫母细胞性淋巴结病（angioimmunoblastic lymphadenopathy）

血管免疫母细胞性恶性淋巴瘤（angioimmunoblastic malignant lymphoma）

免疫母细胞性淋巴结病样 T 细胞淋巴瘤（immunoblastic lymphadenopathy like T-cell lymphoma）

免疫母细胞性淋巴结病（immunoblastic lymphadenopathy）

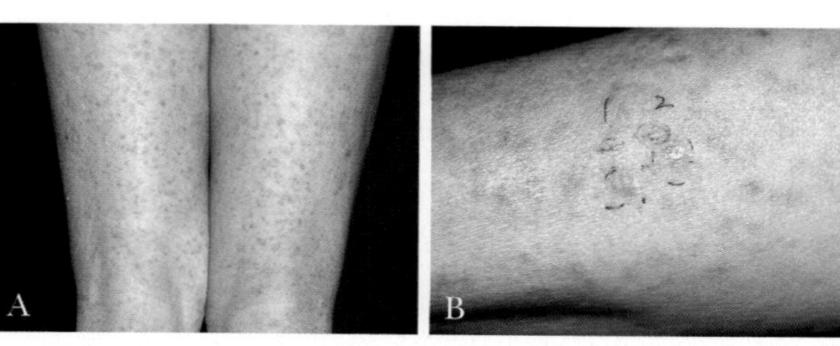

图 31.1.12 血管免疫母细胞性 T 细胞淋巴瘤（angioimmunoblastic T-cell lymphoma）

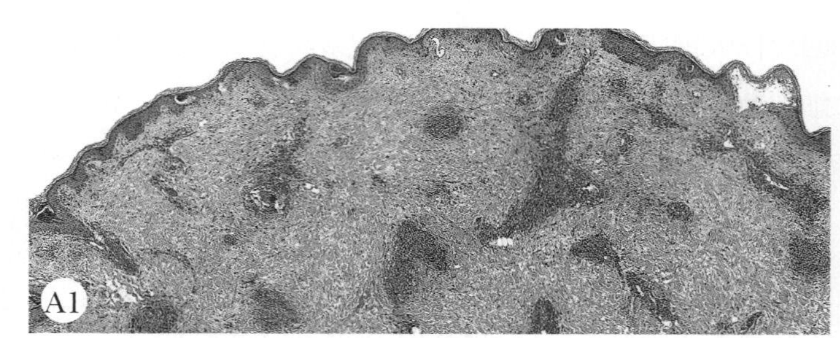

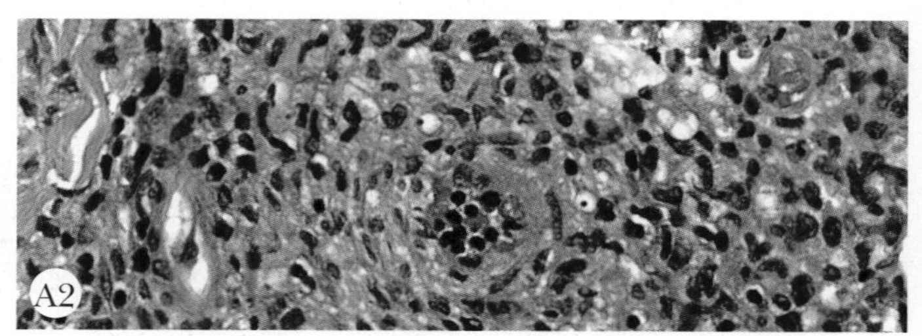

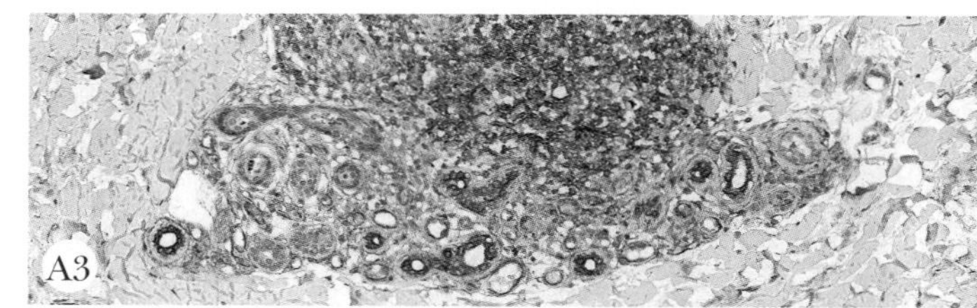

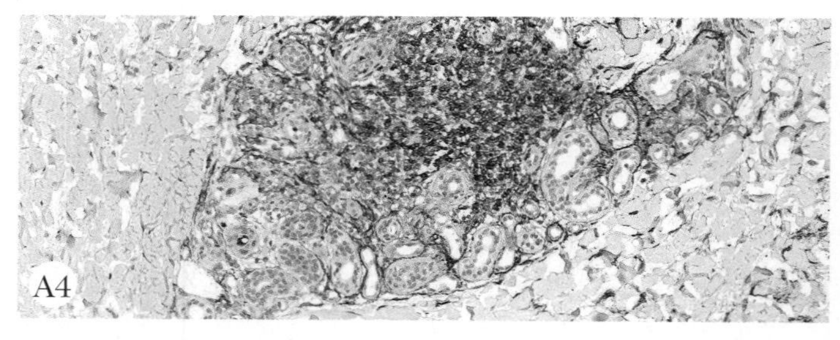

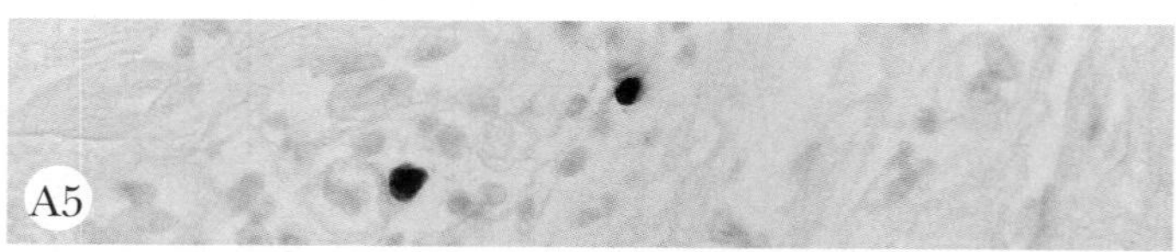

图 31.1.12A 血管免疫母细胞性 T 细胞淋巴瘤 男，58 岁，全身红斑，丘疹 1 个月。全身多发淋巴结肿大，无发热。病理示真皮小血管周围淋巴细胞浸润，细胞有明显异型性。免疫组化瘤细胞 PD-1 阳性（A3）、CD10 阳性（A4）。EBER 原位杂交个别细胞阳性（A5）。骨髓穿刺显示：增生性骨髓象，异型淋巴细胞明显增多。

31.1.13 皮肤原发小至中等大小多形性T细胞淋巴瘤（primary cutaneous small/medium-sized pleomorphic T-cell lymphoma）

病理改变

a 一般无亲表皮性，少数有局灶性亲表皮现象。

b 真皮内弥漫性或结节状浸润，小血管和皮肤附属器周围浸润明显。

c 可浸润至皮下脂肪组织。

d 多数瘤细胞小至中等大，多形性，胞质淡染，核深染，有少数大细胞。

e 肿瘤内可有小淋巴细胞、组织细胞、嗜酸性粒细胞、浆细胞。

f 瘤细胞表达CD3、CD4，不表达CD8、CD30，通常不表达细胞毒性蛋白。表达辅助T细胞标志，尤其是PD-1。

g TCR基因克隆性重排。

病理鉴别诊断

皮肤T细胞假性淋巴瘤：表皮水肿，可有亲表皮现象，真皮内密集浸润的淋巴细胞无异型性，有时可见肉芽肿，TCR基因重排阴性。

皮下脂膜炎样T细胞淋巴瘤：肿瘤浸润局限于皮下脂肪组织，极少侵犯表皮和真皮，瘤细胞表达CD8及细胞毒性相关蛋白，不表达CD4。

B细胞淋巴瘤：多表达B细胞标记。

临床特点

a 临床少见，多见于中老年人。

b 好发于面部、颈部及躯干上部。

c 大多数为单发皮损，少数为数个皮损。

d 皮损可为红色或紫色结节、斑块或肿块。

31.1.13

e 临床无侵袭性，预后好。

临床鉴别诊断

原发皮肤间变性大细胞淋巴瘤，皮肤边缘区B细胞淋巴瘤，木村病，深在型红斑狼疮，面部肉芽肿。

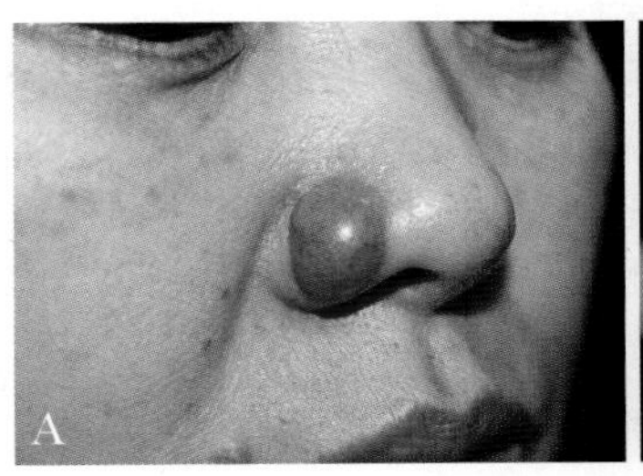

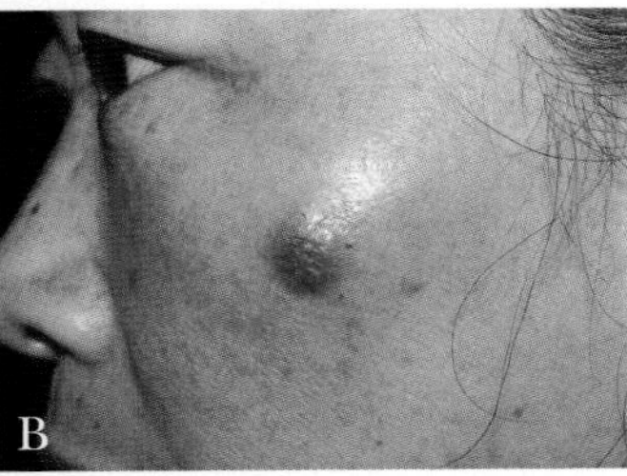

图31.1.13 皮肤原发小至中等大小多形性T细胞淋巴瘤（primary cutaneous $CD4^+$ small/medium-sized pleomorphic T-cell lymphoma）

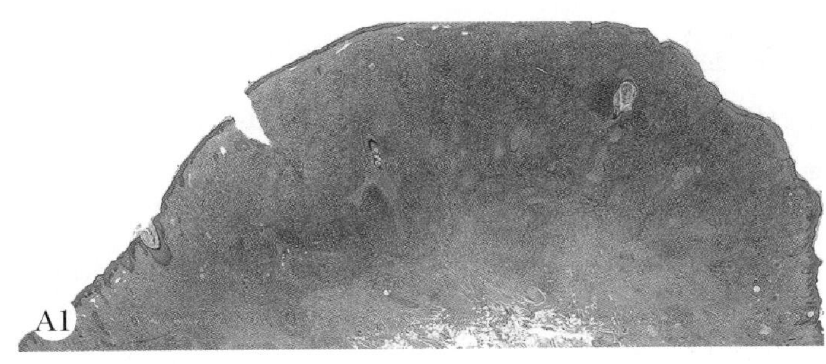

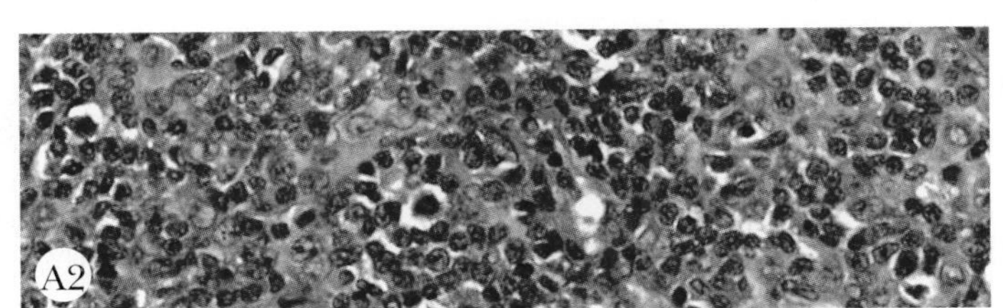

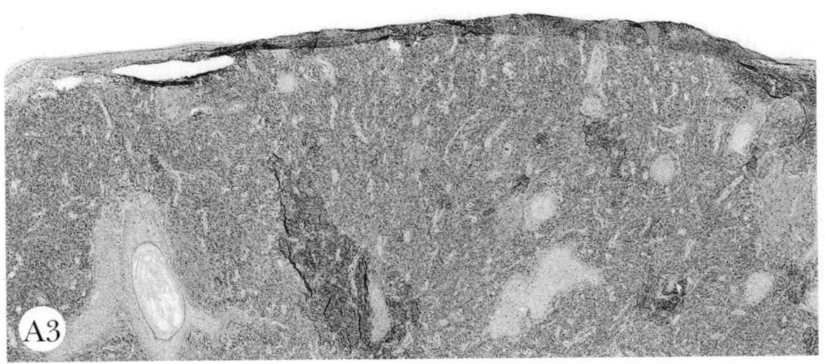

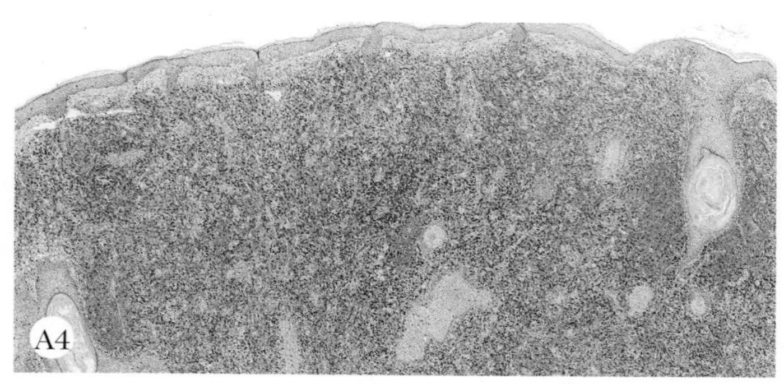

图 31.1.13A 皮肤原发小至中等大小多形性 T 细胞淋巴瘤 女，47 岁，右侧鼻翼红色丘疹 2 个月。无自觉症状，增长较快。病理示结节性淋巴细胞增生。为致密小淋巴细胞增生，有局灶性亲表皮性。细胞轻度异型性。免疫组化示瘤细胞 CD4 阳性（A3），CD8 少数细胞阳性（A4）。TCR 基因重排为单克隆性。

图 31.1.13B 皮肤原发小至中等大小多形性 T 细胞淋巴瘤 女，52 岁，左面颊红色丘疹伴痒 5 周。

31.1.14 皮肤外周 T 细胞淋巴瘤，非特定类型（cutaneous peripheral T-cell lymphoma, not otherwise specified）

在临床中，有少数确诊为皮肤 T 细胞淋巴瘤的病例在经过细致的临床和病理分析后仍无法进行精确分类。这类淋巴瘤被归于此病名之中。此组淋巴瘤涵盖了一些临床具有异质性的累及皮肤的 T 细胞淋巴瘤。对于单个病例而言，其临床预后不可预测，大多数病例可能属于高侵袭性淋巴瘤。

病理特征

a 表现为真皮内结节性、弥漫性肿瘤细胞浸润。

b 肿瘤细胞有明显异型性，表达 T 细胞标记，TCR 基因重排常阳性。

c 与目前已知的皮肤淋巴瘤形态和免疫表型有差异。

病理鉴别诊断

其他类型的皮肤淋巴瘤：本病的诊断需建立在排除其他类型淋巴瘤的基础上。

临床特点

a 见于成年人，无明显性别差异。

b 临床多形成结节、肿瘤性改变，可单发或多发。

c 多数呈侵袭性改变。

31.2 皮肤 B 细胞淋巴瘤（cutaneous B-cell lymphoma，CBCL）

皮肤 B 细胞淋巴瘤（CBCL）的特征是肿瘤性增生的 B 淋巴细胞浸润皮肤。大部分 CBCL 的皮损为单发或多发的红色或紫红色丘疹、结节、斑块或肿块，持续数月或数年。皮损好发于头颈部或躯干部。一般认为原发性 CBCL 预后良好，大部分 5 年生存率大于 90%。组织病理学特点为表皮通常不被累及，形成表皮下无浸润带，在病变较早期，肿瘤细胞主要在血管和附属器周围浸润，较晚期时肿瘤细胞呈弥漫性浸润，可达真皮全层并可扩展至皮下脂肪组织。

31.2.1 皮肤边缘区 B 细胞淋巴瘤（cutaneous marginal zone B-cell lymphoma）

病理改变

a 分为四个不同的亚型。

b 经典型：表现为真皮内结节性淋巴细胞浸润，增生的细胞小至中等大，有相对丰富的透明胞质，细胞异型性不明显。有时可见反应性的淋巴滤泡形成。免疫组化表达

CD20、CD79、Bcl-2，不表达 Bcl-6 和 CD10，κ 链和 λ 链呈单克隆表达。

c 淋巴浆细胞型：表现为真皮内结节性或弥漫性浸润，肿瘤细胞呈现淋巴 – 浆细胞样形态，可出现核内嗜酸性包涵体。免疫组化标记类似经典型。

d 浆细胞型：表现为结节或弥漫性浆细胞浸润，可形成明显的嗜酸性包涵体结构。免疫组化表达浆细胞标记，CD20 通常为阴性，κ 链和 λ 链呈单克隆表达。

e 母细胞型：最为罕见。表现为结节性或弥漫性浸润模式，增生的细胞为母细胞样形态，为中等至大细胞形态，核大有核仁，胞质丰富。免疫组化标记和经典型类似，MUM-1 可弥漫阳性，Ki-67 增殖指数相对较高。

病理鉴别诊断

皮肤滤泡中心淋巴瘤：常出现肿瘤性滤泡样结构，其滤泡中心由中心细胞和中心母细胞组成，瘤细胞 Bcl-6 阳性，不表达 Bcl-2。

弥漫大 B 细胞淋巴瘤：肿瘤在真皮内弥漫性浸润，瘤细胞主要由形态单一的中等和大 B 细胞组成，强表达 Bcl-2 和 MUM-1/IRF4 蛋白，常表达 Bcl-6。

骨髓瘤皮肤转移：有骨髓、外周血等系统性改变。

临床特点

a 相比欧美国家，中国人发生本病相对罕见。

b 经典型好发于成年人上肢和躯干。表现为单发或多发的红色至紫红色的丘疹、斑块或结节，一般不溃疡。

c 淋巴浆细胞型常见于老年人，表现为单发暗红色斑块或多发皮疹，下肢多见。

d 浆细胞型和母细胞型临床特征和经典型类似。

e 预后良好，5 年生存率接近 100%。母细胞型预后相对较差。

临床鉴别诊断

Kaposi 肉瘤

皮肤滤泡中心淋巴瘤

皮肤原发间变性大细胞淋巴瘤

别名

结外边缘区细胞淋巴瘤（MALT 型）（extranodal marginal zone lymphoma of MALT type）

结外边缘区 B 细胞淋巴瘤（extranodal marginal zone B-cell lymphoma）

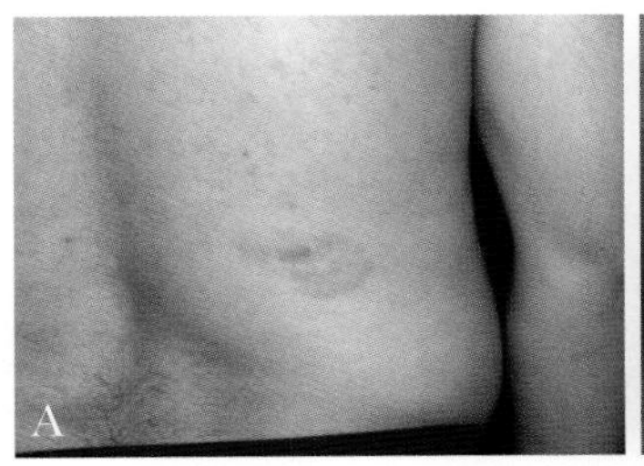

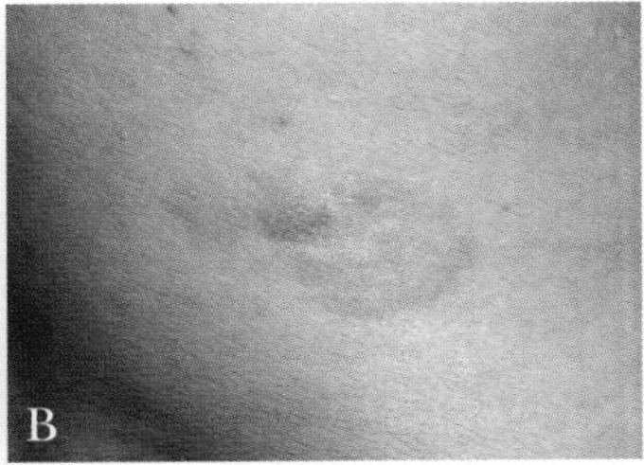

图 31.2.1　皮肤边缘区 B 细胞淋巴瘤（cutaneous marginal zone B cell lymphoma）

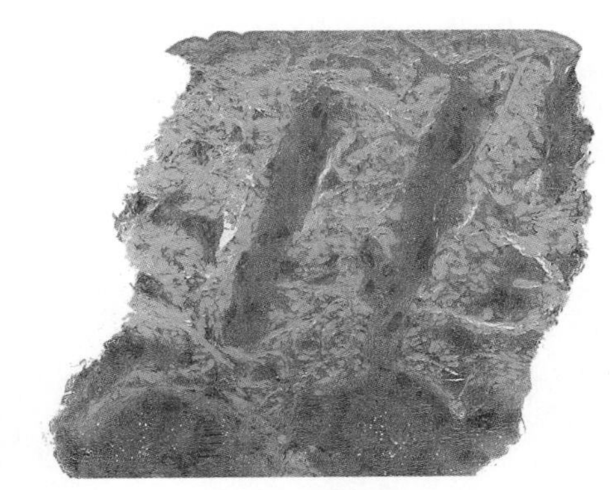

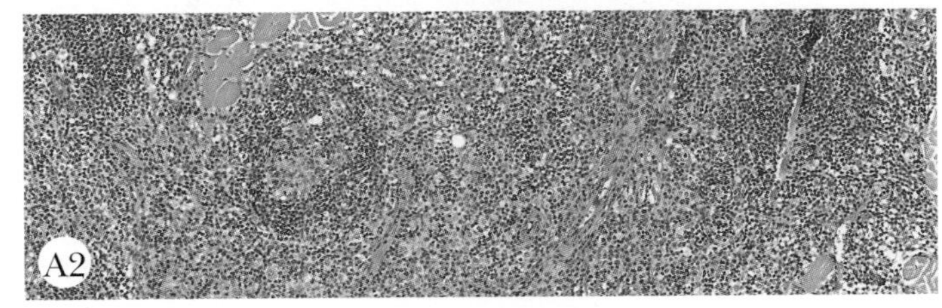

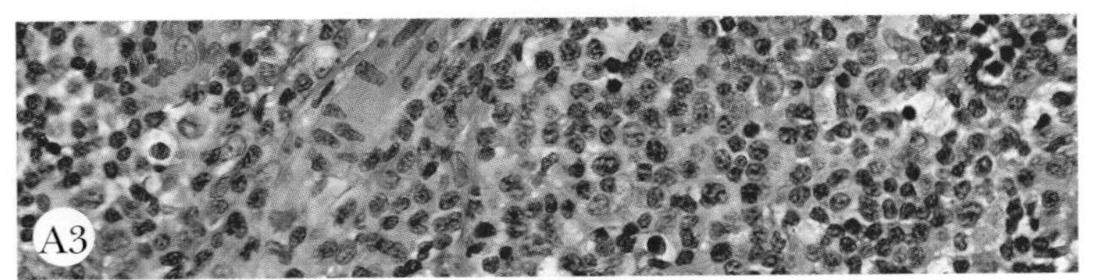

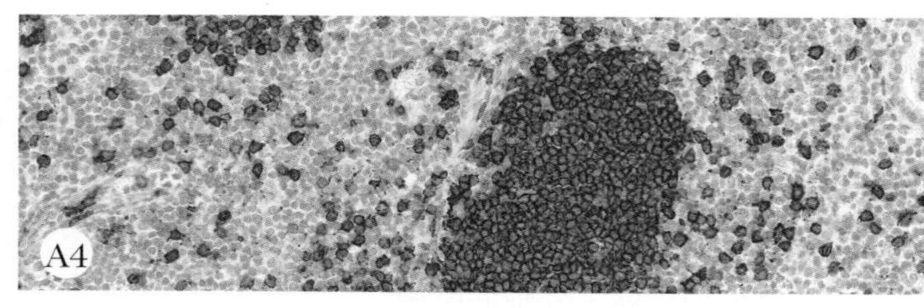

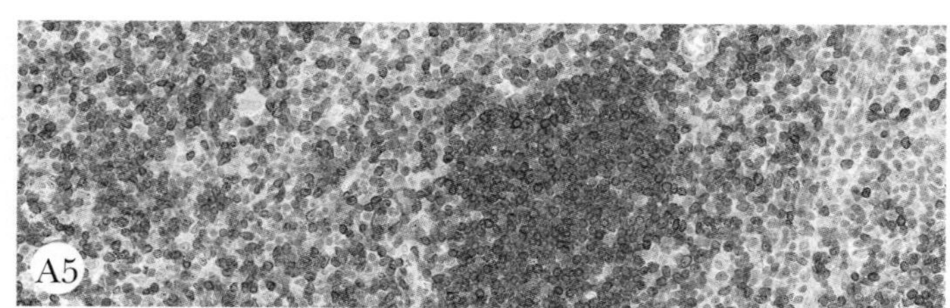

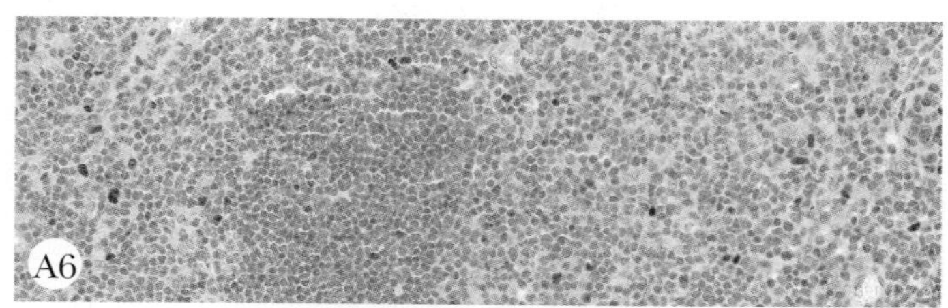

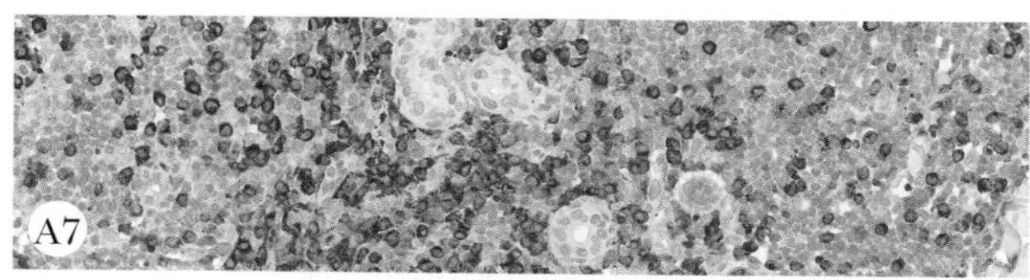

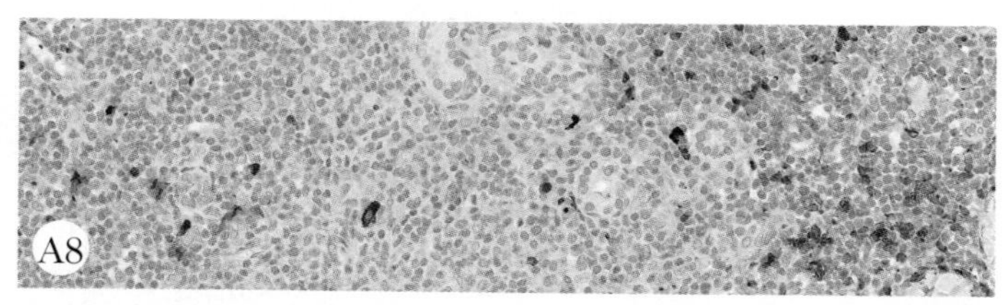

图 31.2.1A 皮肤边缘区 B 细胞淋巴瘤 男，30 岁，腰背部浸润性红色斑块，伴压痛 2 个月。一般状态良好，无发热。病理示真皮至皮下脂肪淋巴细胞增生性结节，中央见淋巴滤泡，见轻度异型的小淋巴细胞、浆细胞浸润。免疫组化示瘤细胞 CD20 部分阳性（A4）、Bcl-2 阳性（A5），Bcl-6 阴性，Kappa 阳性（A7），Lambda 阴性，提示为单克隆性增生。此患者免疫球蛋白基因重排阳性。

31.2.2 皮肤滤泡中心淋巴瘤（cutaneous follicle center lymphoma）

病理改变

a 表皮一般不受侵犯。

b 肿瘤主要在真皮内呈结节状或弥漫性浸润，常侵犯皮下组织。

c 常出现肿瘤性滤泡样结构，有时也可形成弥漫性增生模式。罕见情况下细胞可呈梭形改变。

d 肿瘤性滤泡由中心细胞和中心母细胞按不同比例组成，套区不完整、变薄或不清楚，核分裂相少，缺少星空样分布的巨噬细胞。

e 滤泡间区为小淋巴细胞、组织细胞，偶有嗜酸性粒细胞和浆细胞。

f 瘤细胞表达 B 细胞标记 CD20、CD79，表达 Bcl-6 和 CD10、不表达 Bcl-2。

g 肿瘤显示免疫球蛋白基因克隆性重排。

病理鉴别诊断

皮肤边缘区 B 细胞淋巴瘤：瘤细胞由不同比例的边缘区细胞、单核细胞样细胞、淋巴浆细胞样细胞和浆细胞组成，瘤细胞不表达 CD10、Bcl-6。

弥漫大 B 细胞淋巴瘤：肿瘤在真皮内弥漫性浸润，主要由形态单一的中等和大 B 细胞组成，强表达 Bcl-2 和 MUM-1/IRF4 蛋白。

皮肤 B 细胞性假性淋巴瘤：病变在真皮内形成底朝表皮的倒三角形分布，也可侵及皮下脂肪，反应性淋巴滤泡的套区完整，滤泡间细胞成分多样，免疫组化示浸润的淋巴细胞由 B 淋巴细胞和 T 淋巴细胞混合组成，没有 κ 轻链和 λ 轻链限制性，T 细胞受体基因重排和免疫球蛋白基因重排示多克隆性。

临床特点

a 多见于中老年人，无明显性别差异。

b 好发于头皮、前额、躯干，腿部罕见。

c 表现为孤立或群集性斑块或肿瘤，表面光滑发亮，极少破溃，周围绕以较小丘疹，轻度浸润感。

d 播散到皮肤外器官少见。

e 无自觉症状。

f 预后好，可在局部复发。

临床鉴别诊断

皮肤 T 细胞淋巴瘤

结节性脂膜炎

皮肤血管肉瘤

别名

皮肤滤泡中心淋巴瘤，滤泡型（cutaneous follicle center lymphoma, follicular）

原发性皮肤滤泡中心细胞性淋巴瘤（primary cutaneous follicle center cell lymphoma）

Crosti 淋巴瘤 （Crosti lymphoma）

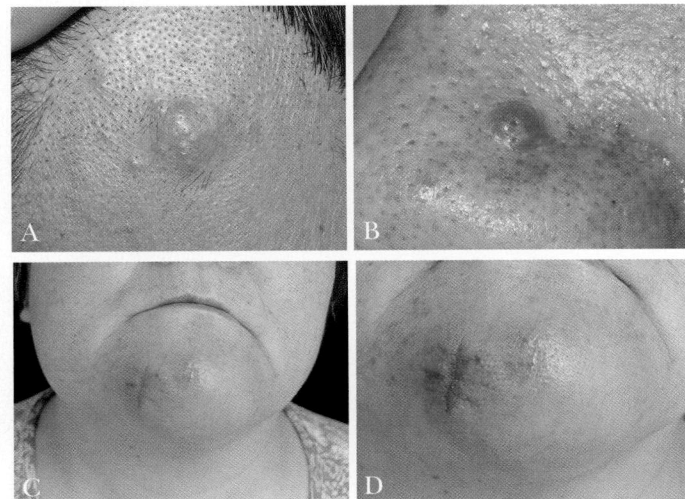

图 31.2.2 皮肤滤泡中心淋巴瘤（cutaneous follicle center lymphoma）

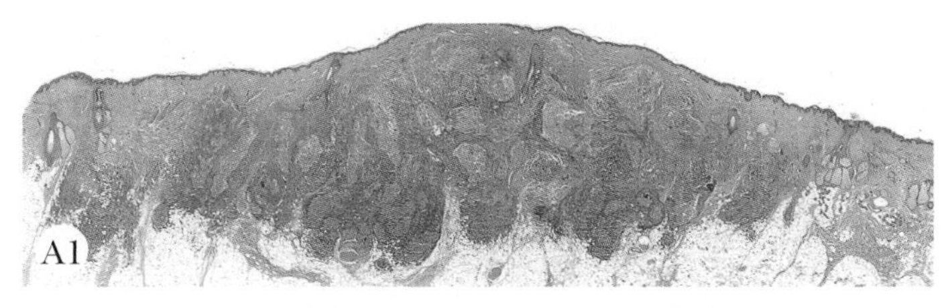

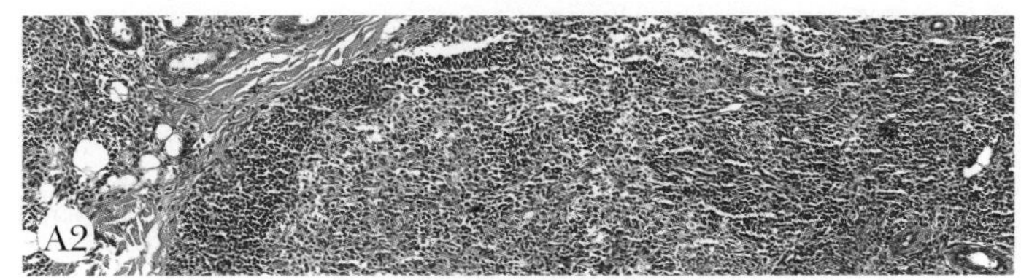

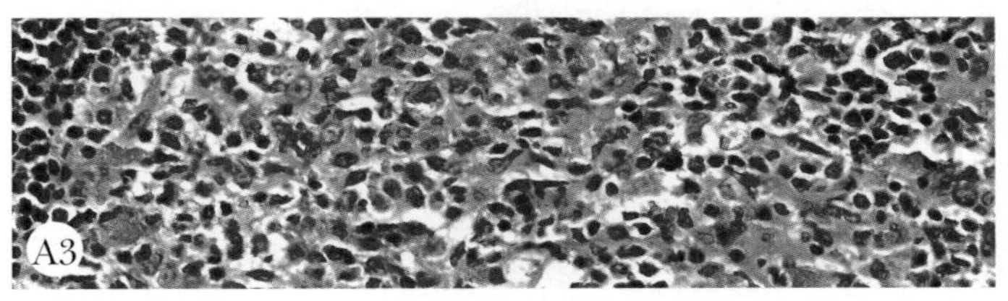

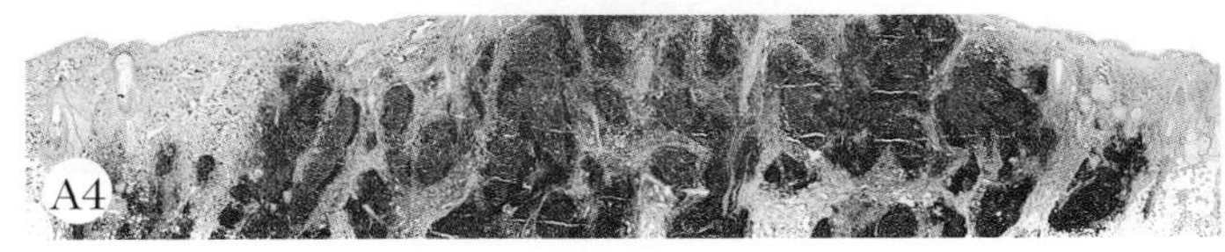

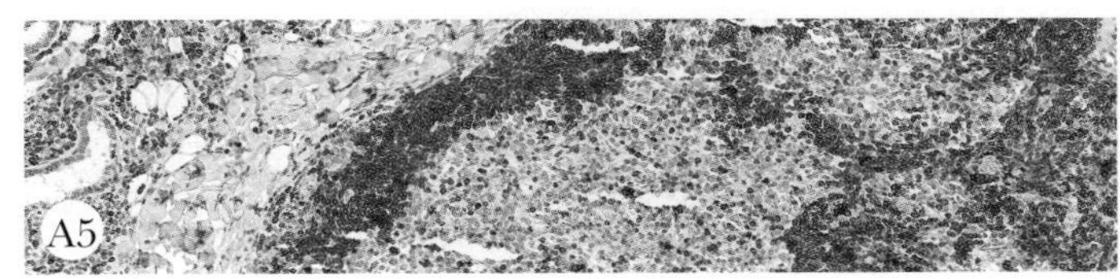

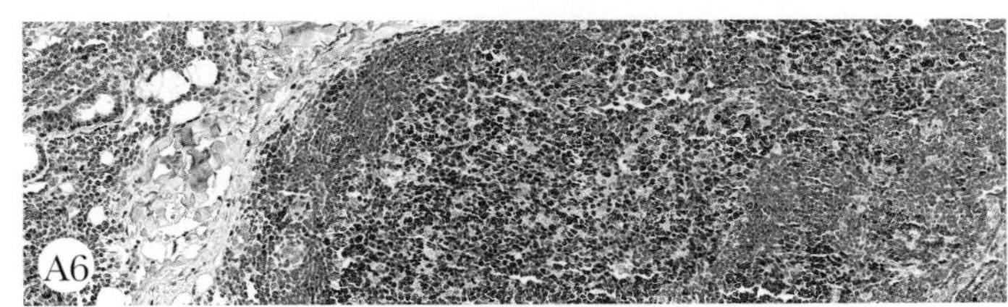

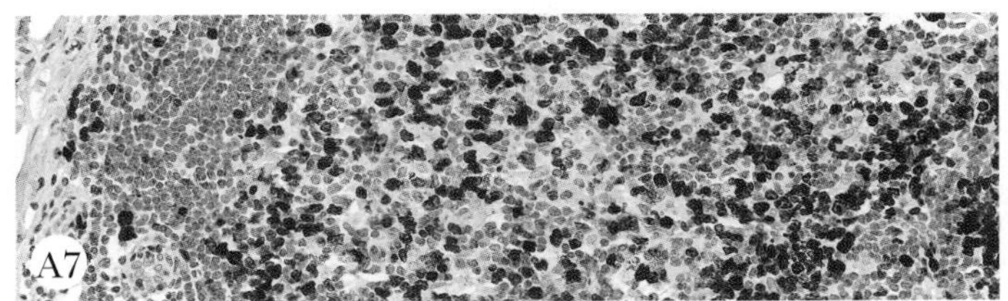

图 31.2.2A 皮肤滤泡中心淋巴瘤 女，48 岁，右侧发际线处红色丘疹 1 个月，无不适。病理示真皮、皮下脂肪的肿瘤团块形成淋巴滤泡样结构，无亲表皮性，有无浸润带，瘤细胞异型性和核分裂相明显。免疫组化示瘤细胞 CD20 阳性（A4），Bcl2 显示滤泡细胞阴性（A5），周围的小细胞阳性，Bcl-6 滤泡细胞阳性（A6），Ki-67 滤泡中心增殖指数约 40%（A7），提示为非反应性滤泡。

图 31.2.2B 皮肤滤泡中心淋巴瘤 女，33 岁，鼻部红色丘疹 3 个月，临床容易误诊为假性淋巴瘤。

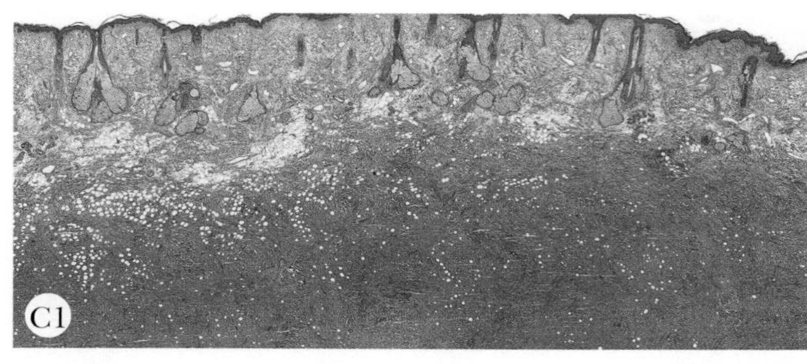

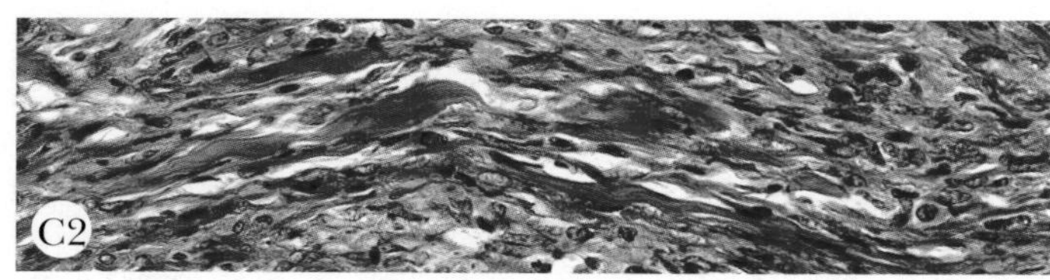

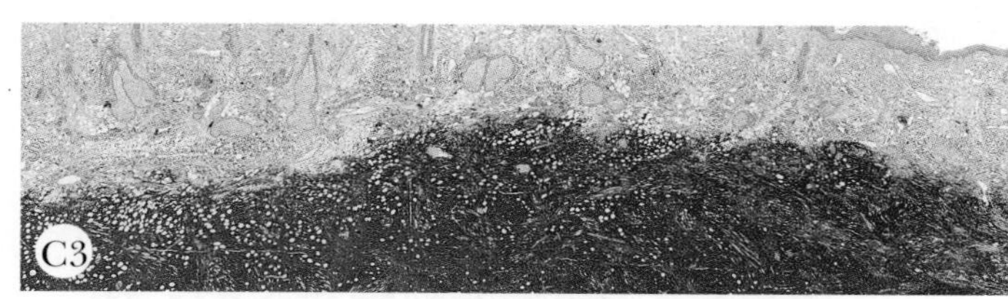

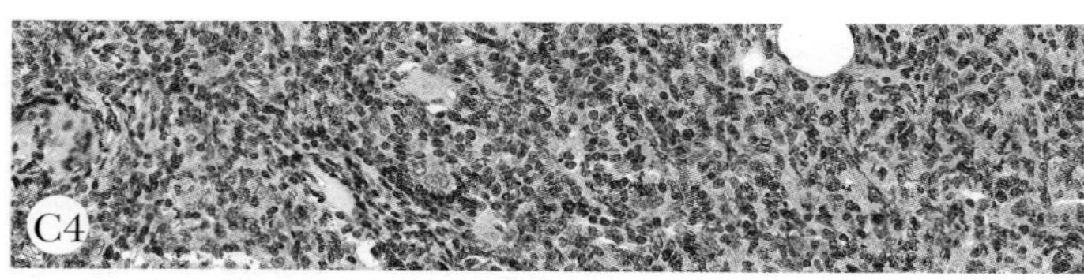

图 31.2.2C　皮肤滤泡中心淋巴瘤　女，65 岁，下颌肿块 6 个月余，质硬。病理示真皮致密梭形细胞浸润，有无浸润带，细胞异型性明显。免疫组化示梭形细胞 CD20（C3）及 Bcl6（C4）弥漫阳性。本例为梭形细胞皮肤滤泡中心淋巴瘤。

31.2.3　皮肤弥漫大 B 细胞淋巴瘤，腿型（cutaneous diffuse large B-cell lymphoma, leg type）

病理改变

a 表皮常不受累。

b 肿瘤细胞弥漫浸润于真皮，在真皮与表皮之间形成无浸润带（Grenz 带），病变常累及皮下脂肪组织。

c 皮肤附属器常遭到破坏。

d 肿瘤细胞主要由中等和大 B 细胞组成，形态单一，核分裂相常见。

e 反应性炎症成分少，常局限分布于血管周围。

f 肿瘤细胞表达 B 细胞相关抗原 CD20 和 CD79α，强表达 Bcl-2 和 MUM-1/IRF4 蛋白，常表达 Bcl-6，一般不表达 CD10、CD138。

g 免疫球蛋白基因重排阳性。

病理鉴别诊断

原发皮肤间变性大细胞淋巴瘤：瘤细胞表达 T 细胞标记。

浆细胞样树突状细胞肿瘤：瘤细胞中等大小，单形性，染色质细，核仁不明显，胞质稀少，类似淋巴母细胞或髓母细胞，不表达 B 细胞标记。

皮肤滤泡中心性淋巴瘤：常出现肿瘤性滤泡样结构，该滤泡由中心细胞和中心母细胞按不同比例组成，套区不完整或变薄或不清楚，核分裂相少，瘤细胞不表达 Bcl-2。

临床特点

a 常发生于老年人，女性多见。

b 好发于单侧或双侧下肢，特别是小腿。

c 常为多发性肿块。

d 肿块快速增大，呈红色或蓝红色，圆顶状，不易形成溃疡。

e 常播散到皮肤外器官。

f 病程数月至数年，预后不良。

临床鉴别诊断

Kaposi 肉瘤

皮肤深部真菌病

结节性血管炎

脂膜炎

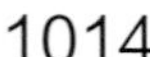

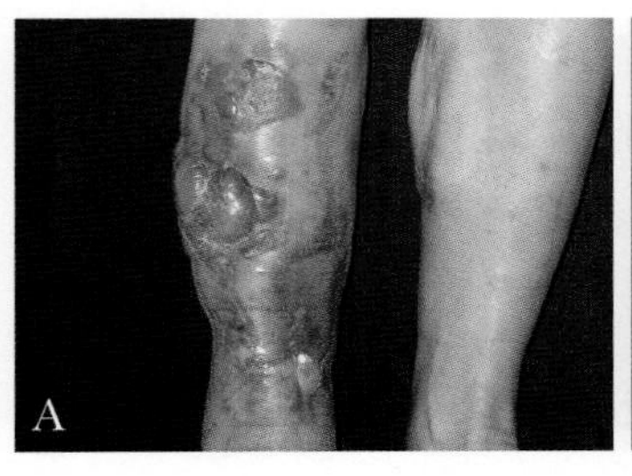

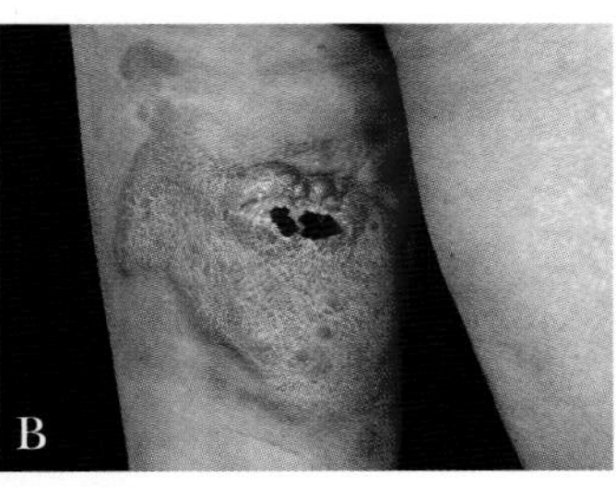

图 31.2.3　皮肤弥漫大 B 细胞淋巴瘤，腿型（cutaneous diffuse large B-cell lymphoma，leg type）

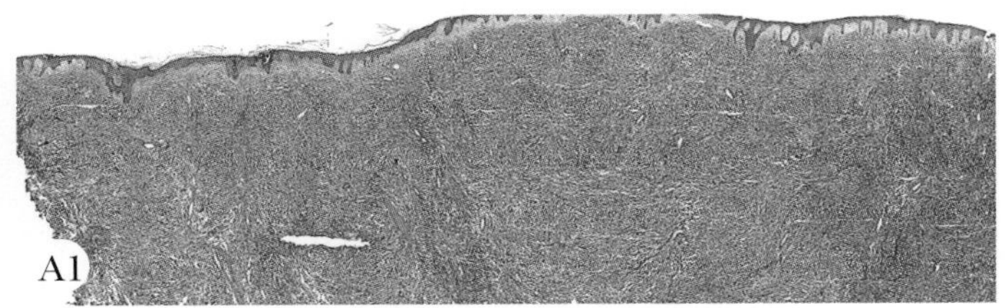

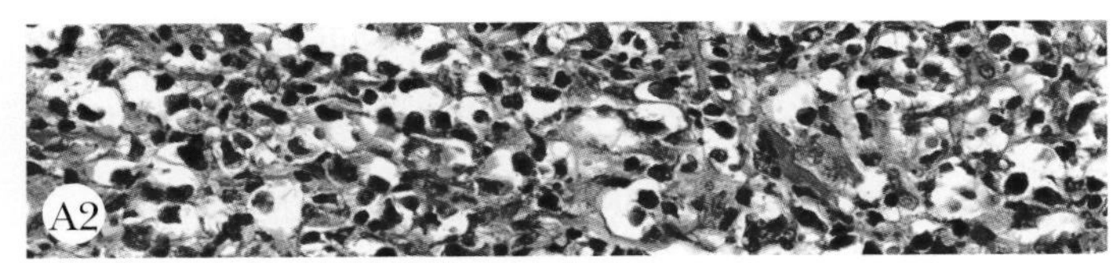

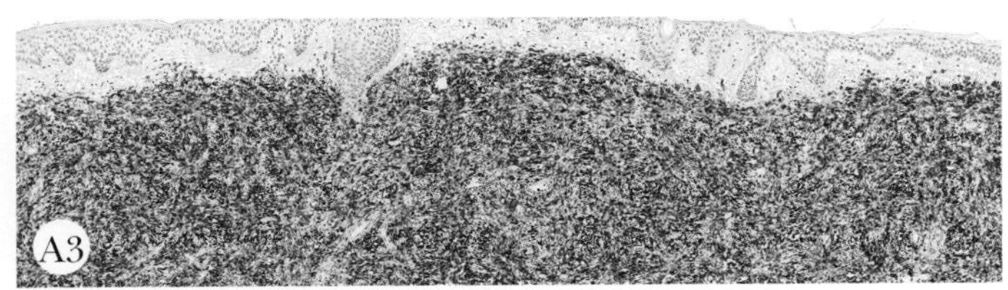

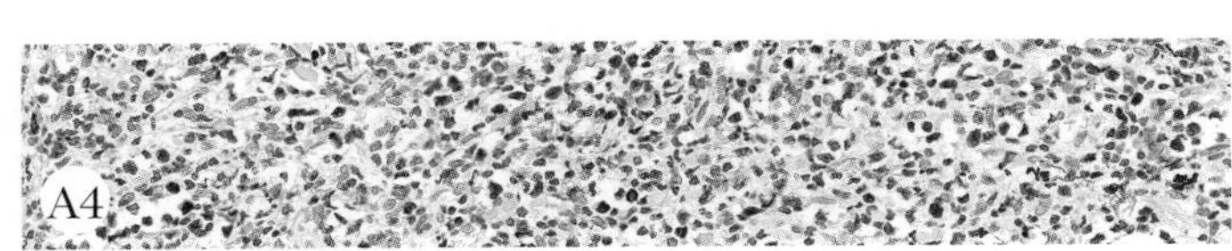

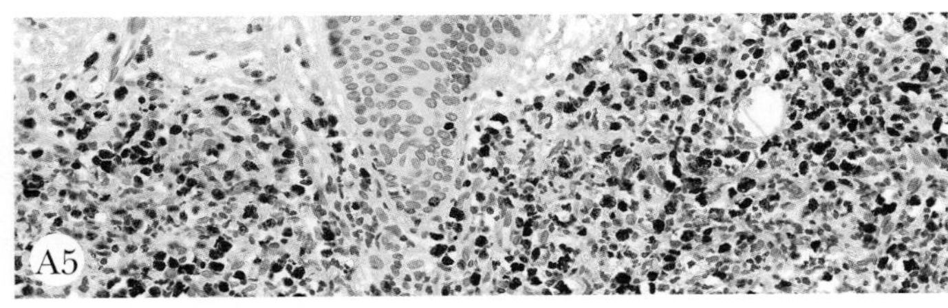

图 31.2.3A　皮肤弥漫大 B 细胞淋巴瘤，腿型　男，60 岁，右小腿多发肿块半年，肿块暗紫色，无破溃，表面光滑。病理示真皮内弥漫浸润的肿瘤团块，瘤细胞无亲表皮性，形成无浸润带。瘤细胞异型性明显，可见明显核分裂相。免疫组化示瘤细胞 CD20（A3）及 MUM-1（A4）阳性，Ki-67 增殖指数约 30%（A5）。

图 31.2.3B　皮肤弥漫大 B 细胞淋巴瘤，腿型　男，74 岁，左大腿内后侧红色浸润性斑块、结节 7 个月余，局部破溃、结痂，无压痛。

31.2.4　淋巴瘤样肉芽肿病（lymphomatoid granulomatosis）

病理改变

a 病变常在皮下脂肪组织内浸润，可累及真皮。

b 肿瘤由多少不等的 EB 病毒阳性的异型性 B 淋巴细胞及显著的炎性背景组成，异型的 B 细胞类似免疫母细胞，偶可呈霍奇金样细胞，核呈多个分叶状，有时可见核分裂相。

c 炎性背景细胞以多形性的淋巴细胞为主，混有浆细胞、免疫母细胞、组织细胞、中性粒细胞、嗜酸性粒细胞偶见。

d 多形性的淋巴细胞呈血管中心性和血管破坏性浸润，可见血管壁纤维素样坏死。

e 典型的肉芽肿少见，肉芽肿性反应常继发于脂肪坏死。

f 肿瘤细胞 EB 病毒原位杂交阳性，表达 CD20、CD79α、CD30，不表达 CD15、CD56，背景淋巴细胞 CD3 阳性、多数 CD4 阳性、少数 CD8 阳性。

g 免疫球蛋白基因重排阳性，TCR 基因重排阴性。

病理鉴别诊断

弥漫性大 B 细胞淋巴瘤：肿瘤在真皮和皮下脂肪内浸润，细胞大、形态单一，背景炎症细胞少，瘤细胞表达 B 细胞相关标记、Bcl-2 和 MUM-1 蛋白，EB 病毒检测阴性。

原发皮肤间变性大细胞淋巴瘤：肿瘤在真皮内浸润，有边界，可有亲表皮现象，瘤内少有其他炎症细胞浸润，表达 CD30，不表达 B 细胞标记。

结外NK/T细胞淋巴瘤，鼻型：肿瘤的浸润中心在真皮，常累及表皮，坏死常见，血管中心性和血管破坏性病变常见，瘤细胞表达 CD3ε、CD56、细胞毒性相关标记，EB 病毒阳性。

皮肤霍奇金淋巴瘤：在混合性炎症细胞的背景上出现 R-S 细胞和爆米花细胞，一般不出现血管病变，瘤细胞表达 CD15、CD30，多数不表达 CD79α。

临床特点

a 可发生于任何年龄，成人男性居多。

b 病因不清，属 EB 病毒刺激的 B 淋巴细胞增生性疾病，与免疫缺陷有关。

c 皮损好发于躯干和肢端，单发或少量皮损。

d 红色或紫红色皮肤结节，有时伴坏死和溃疡，可见斑丘疹、斑块，个别为水疱、鱼鳞病、斑秃和硬化萎缩性苔藓样皮损。

e 为多系统疾病，绝大多数病例累及肺，其次是皮肤，中枢神经系统、肾脏、肝也较易被累及，淋巴结和脾很少受累。

f 肺部损害常见咳嗽、胸痛和呼吸困难，胸片示双肺多发性结节，主要累及下肺。

g 可出现发热、体重减轻、全身无力等淋巴瘤相关症状。

h 多数病例临床过程呈侵袭性，平均生存时间少于 2 年，少数病例病情反复，甚至自愈。

临床鉴别诊断

深部真菌病，血管免疫母细胞性 T 细胞淋巴瘤，淋巴瘤样丘疹病，硬红斑，变应性血管炎，皮肤转移癌

31.2.5 套细胞淋巴瘤（mantle cell lymphoma）

病理改变

a 表皮一般不受累及，表皮下存在无浸润带。

b 肿瘤主要在真皮内浸润，可延及皮下脂肪层。

c 瘤细胞在血管和皮肤附件周围呈结节状浸润，或者弥漫性浸润。

d 瘤细胞为形态较单一的小至中等大小的淋巴样细胞构成，核不规则，类似于中心细胞，无中心母细胞、免疫母细胞，无假滤泡 / 增殖中心。

e 母细胞亚型的浸润细胞类似淋巴母细胞（染色质稀疏，核仁不明显）或弥漫大 B 细胞。

f 常见透明变性的小血管。

g 肿瘤细胞间有混合性炎症细胞浸润。

h 瘤细胞表达 CD5、CD20、cyclin D1，不表达 CD10、CD23、Bcl-6。

i 免疫球蛋白基因克隆性重排。

j 遗传学特征为 t（11；14）（q13；q32）易位。

病理鉴别诊断

淋巴母细胞淋巴瘤：瘤细胞核的不规则性较套细胞淋巴瘤小，染色质更细致，核分裂相多，散布在瘤细胞之间的组织细胞有明显吞噬活性，产生“星空”现象，多数病例表达 T 细胞标记 CD3、CD45RO 和 TdT，不表达 cyclin D1。

滤泡中心细胞淋巴瘤：由中心细胞和中心母细胞混合组成，瘤细胞表达 CD10，不表达 CD5、cyclinD1。中心母细胞的存在是与套细胞淋巴瘤的重要鉴别要点。

临床特点

a 中老年人好发，男女比例 4 ∶ 1。

b 皮肤病变为首发症状者少见，常同时伴有皮肤外病变。

c 皮损多表现为红斑，紫红色丘疹、结节、斑块少见。

d 淋巴结为最常累及的部位，脾、骨髓、胃肠道和咽淋巴环也较常受累，多发性淋巴瘤样肠黏膜息肉病变是该病的特殊表现。

e 可出现淋巴瘤的 B 症状（发热、体重减轻、盗汗）。

f 确诊时，绝大多数病例处于Ⅲ ~ Ⅳ期，预后差，平均生存时间 3 ~ 5 年。

临床鉴别诊断

血管免疫母细胞性 T 细胞淋巴瘤，药疹，血管内大 B

细胞淋巴瘤，深部真菌病，皮肤白血病

别名

中间淋巴细胞性淋巴瘤（intermediate lymphocytic lymphoma）

中心细胞性淋巴瘤（centrocytic lymphoma）

弥漫性小裂细胞型淋巴瘤（malignant lymphoma, diffuse, small cleaved cell type）

套区淋巴瘤（mantle zone lymphoma）

31.2.6 Burkitt淋巴瘤（Burkitt lymphoma）

病理改变

a 表皮不受累，表皮下出现无浸润带。

b 肿瘤在真皮和皮下脂肪内呈弥漫性或片状浸润。

c 瘤细胞中等大小、形态单一，核圆形，染色质粗，有2～5个嗜碱性中位核仁，胞质呈窄环状、嗜碱性，核分裂相多见。

d 凋亡易见，常见“星空”现象（即巨噬细胞吞噬凋亡的肿瘤细胞）。

e 肿瘤具有很高的核增殖指数，几乎所有的瘤细胞Ki-67阳性。

f 瘤细胞表达CD20、CD79a、CD10和Bcl-6，不表达CD5、CD23、Bcl-2、TdT，部分病例EB病毒检测阳性。

g 免疫球蛋白基因重排呈克隆性。

h 遗传学特征为c-myc基因易位t（8；14）。

病理鉴别诊断

淋巴母细胞性淋巴瘤/急性淋巴细胞白血病：瘤细胞的大小、形态较为可变，染色质细，胞质少，“星空”现象少见，瘤细胞表达TdT抗原。

弥漫大B细胞淋巴瘤：瘤细胞较大、大小有一定的差异，包括了中心母细胞和免疫母细胞，肿瘤细胞表达Bcl-2抗原，增殖指数较Burkitt淋巴瘤低。

髓系肉瘤：肿瘤主要在真皮和皮下脂肪组织内浸润，瘤细胞中等大小，形态单一，可有少数幼稚嗜酸性粒细胞散在分布，瘤细胞表达溶菌酶、髓过氧化物酶（MPO），不表达CD20。

母细胞性浆细胞样树突状细胞肿瘤：肿瘤主要在真皮和皮下脂肪组织内浸润，瘤细胞中等大小，形态单一，不表达B淋巴细胞标记。

临床特点

a 好发于儿童和青年，男性多见。

b 确切的病因不明，地方型与EB病毒关系密切，其他类型部分病例与EB病毒有关。

c 主要见于非洲地区，但在世界各地也可见到。

d 常表现为腹部、腹股沟的淋巴结外肿块，出现胃肠道的相关症状。

e 部分病例表现为面部的颌骨和眼眶骨的肿块，浸润皮肤后形成溃疡。

f 具有高度侵袭性，死亡率高，但部分病例可以治愈。

g 临床分为三型：地方型、散发型和免疫缺陷相关型。

临床鉴别诊断

木村病，腮腺炎，皮肤深部真菌病，蜂窝织炎，慢性粒细胞白血病，皮肤结外NK/T细胞淋巴瘤，鼻型

别名

未分化淋巴瘤，Burkitt型（undifferentiated lymphoma, Burkitt type）

小无裂滤泡中心细胞淋巴瘤（small non-cleaved follicle center cell lymphoma）

31.3 血管内淋巴瘤（intravascular lymphoma）

病理改变

a 表皮一般不被累及。

b 真皮和皮下脂肪内的毛细血管、小血管腔内大的淋巴样细胞聚集，细胞核深染，异型性明显。

c 有时可见血管壁坏死、血管栓塞。

d 血管内间变性大细胞淋巴瘤表现为管腔内充满片状肿瘤细胞，异型性明显。管腔 D2–40 阳性，实际代表淋巴管内肿瘤转移。

e 血管内大 B 细胞淋巴瘤相对常见，表达 CD20，CD79，Bcl–2 和 MUM–1，不表达 Bcl–6 和 CD10。受累血管 CD31 阳性，D2–40 阴性。

f 血管内 NK/T 淋巴瘤多表达细胞毒颗粒，与 EB 病毒感染有关，和 NK/T 细胞淋巴瘤一致。受累血管 CD31 阳性，D2–40 阴性。

病理鉴别诊断

转移癌：肿瘤细胞除在小血管和淋巴管内聚集外，也可见瘤细胞呈列兵样浸润于真皮胶原纤维之间和皮下脂肪组织内，瘤细胞表达上皮源性标记。

反应性血管内皮瘤病：真皮和皮下脂肪浅层大量排列紧密的毛细血管丛，内皮细胞明显，但细胞非典型性轻微或缺如，单层周细胞围绕新形成的小血管腔，红细胞外溢明显。

分化良好的皮肤血管肉瘤：肿瘤性小血管在胶原束间形成分枝状管腔，血管内皮细胞呈单一的平头鞋钉样排列，可向腔内形成乳头状增生，免疫组化标记瘤细胞 CD31、CD34、Ⅷ因子相关抗原阳性。

临床特点

a 罕见，多为中老年人患病，男女无明显差异。

b 皮损可见于头皮、面部、躯干、四肢。

c 皮损多形性，可为斑片、丘疹、斑块，可有坏死、溃疡形成，有时为蜂窝织炎样改变。

d 皮损可疼痛或者无症状。

e 早期可无系统症状，也可有发热、体重减轻、盗汗等症状。

f 较多病例以中枢神经系统症状为首要表现，如痴呆、癫痫发作、精神障碍等。

g 可见其他内脏器官（如肺，偶见肾、心、肝、胃肠道、泌尿生殖道）受累的相关症状。

h 血管内淋巴瘤多为系统性淋巴瘤的皮肤表现，90% 为 B 表型，10% 为 T 表型，少数为间变大 T 细胞淋巴瘤表型。

i 多数病例病情进行性发展，预后差。

31.3

临床鉴别诊断

皮肤白血病，皮肤血管内皮肉瘤，结节性血管炎，变应性血管炎，反应性血管内皮瘤病

别名

血管内淋巴瘤病（intravascular lymphomatosis）

血管内恶性淋巴瘤（intravascular malignant lymphoma）

恶性血管内皮瘤病（malignant angioendotheliomatosis）

亲血管内皮性淋巴瘤（angio–endotheliotropic lymphoma）

系统性增生性血管内皮细胞增生病（systemic proliferative hemangioendotheliosis）

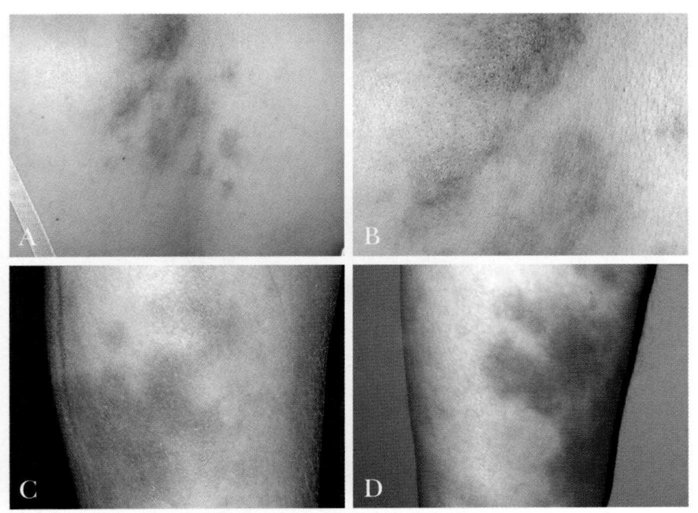

图 31.3 血管内淋巴瘤（intravascular lymphoma）

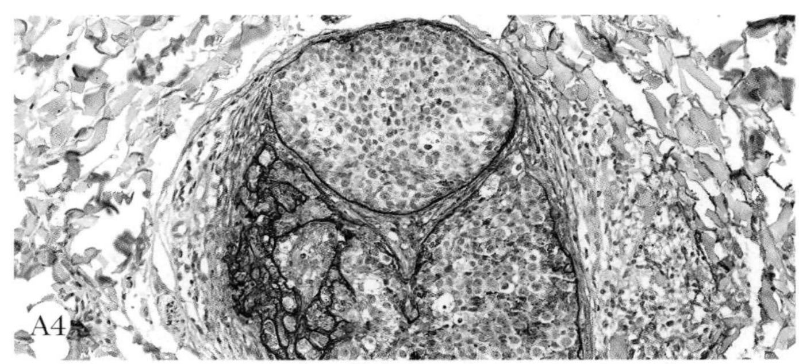

图 31.3A 血管内 CD30$^+$T 细胞淋巴瘤 女，31 岁，背部红色浸润性斑块 2 年，无发热及淋巴结肿大。病理示真皮结节性淋巴细胞增生，显著异型的淋巴细胞位于管腔内。免疫组化示瘤细胞 CD30 阳性（A3），管腔 D2-40 阳性（A4）。血管内 CD30$^+$T 细胞淋巴瘤的本质为淋巴管内间变性大细胞淋巴瘤。

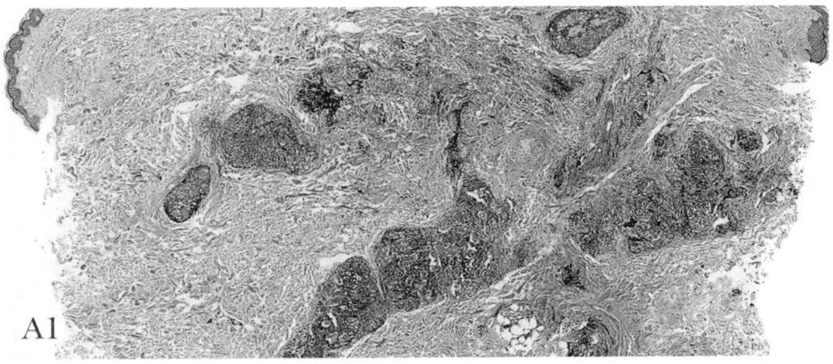

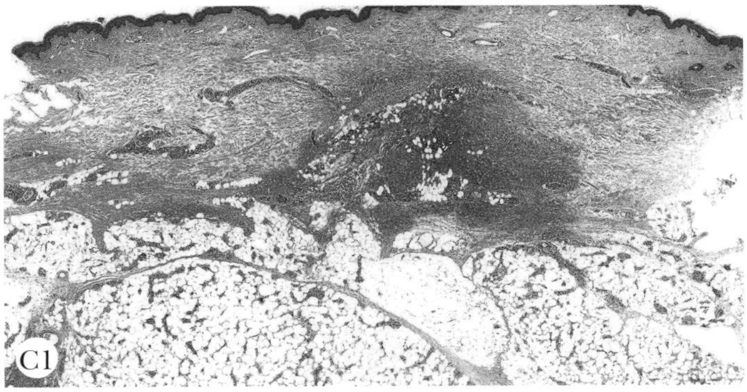

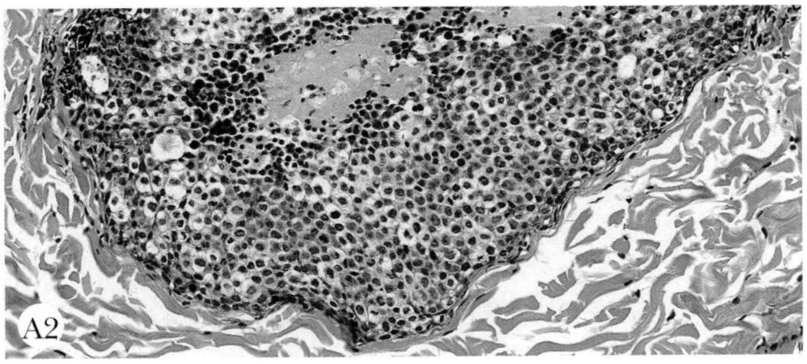

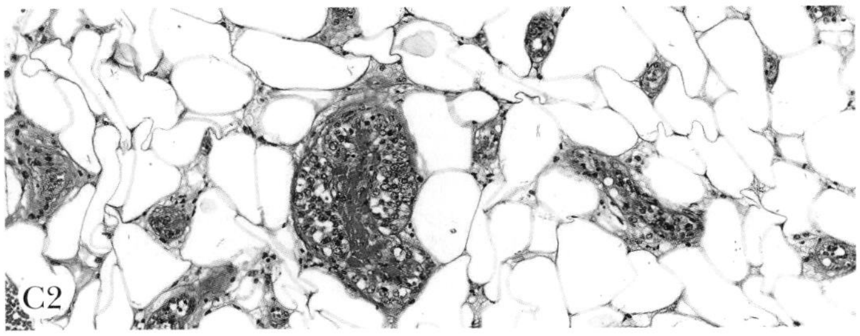

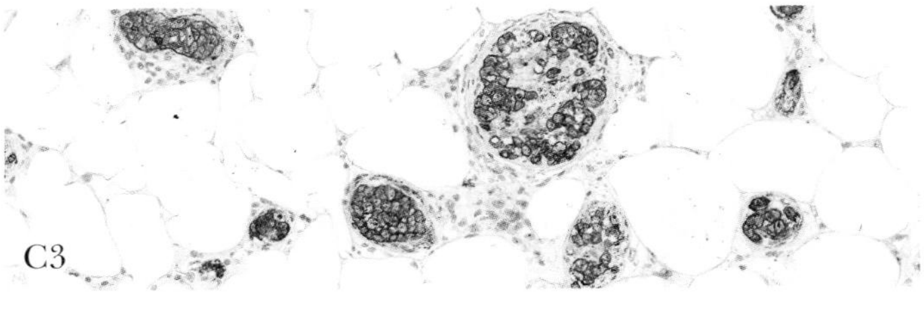

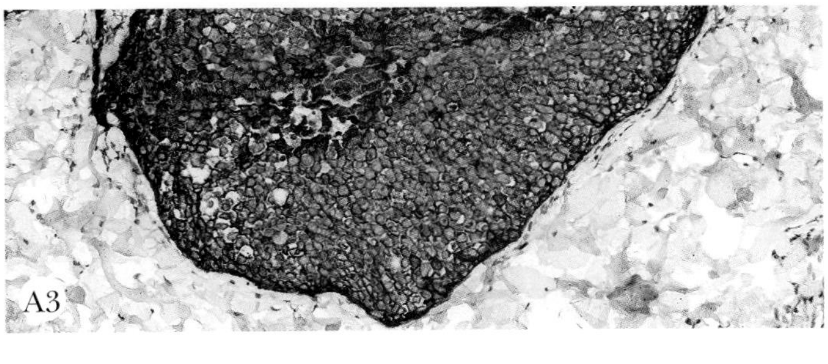

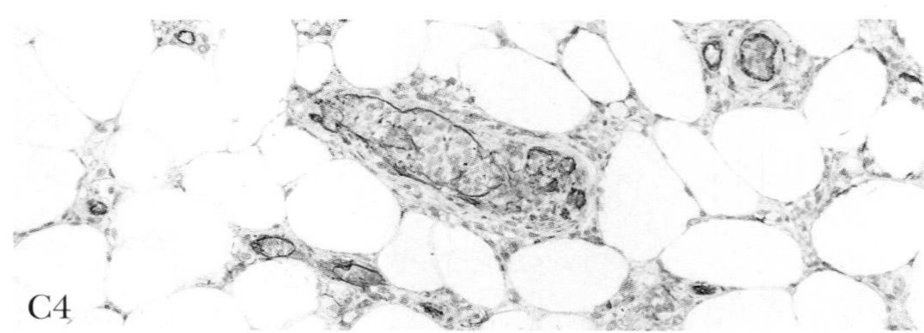

图 31.3C　血管内大 B 细胞淋巴瘤　患者，女，63 岁，双下肢多发红斑、皮下结节半年。病理示真皮及皮下脂肪小到中等大小血管内大量形态大小较为一致的体积较大的肿瘤细胞。免疫组化显示血管内肿瘤细胞 CD20 阳性（C3）。（C4 示 CD31）

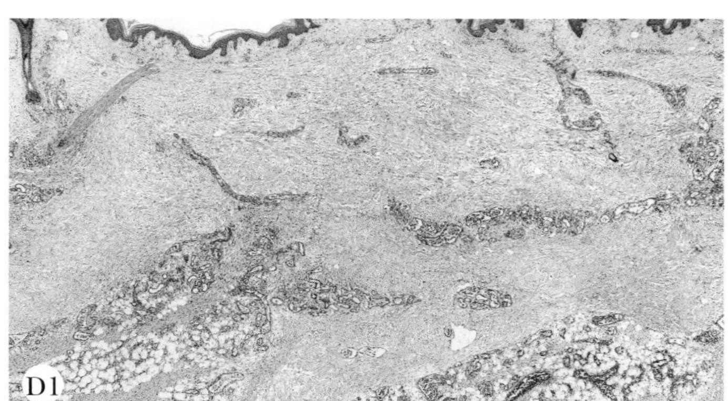

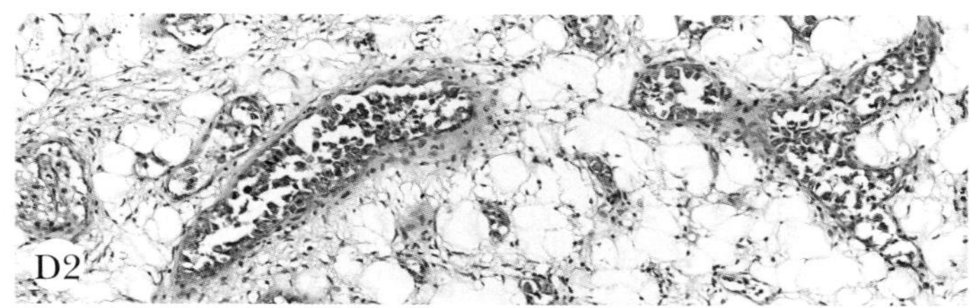

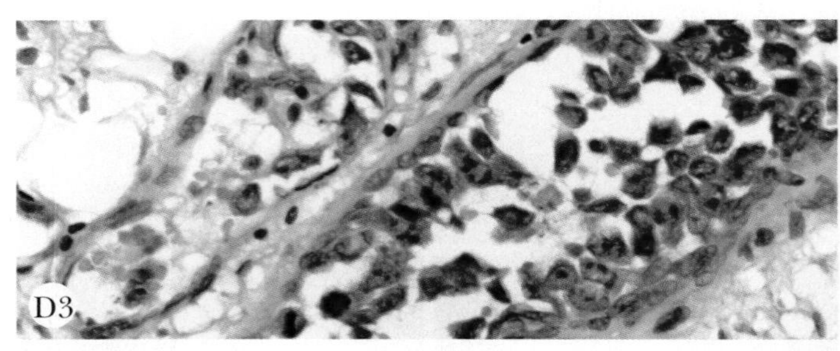

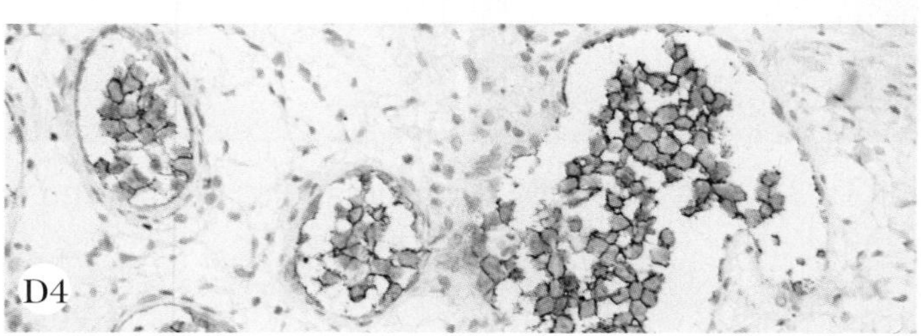

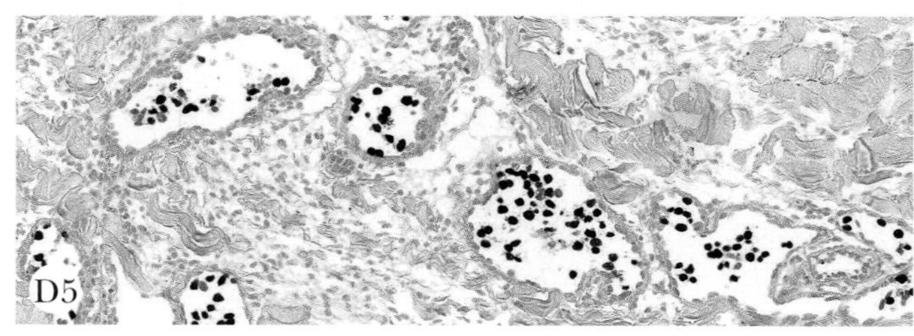

图 31.3D　血管内 NK/T 细胞淋巴瘤　男，45 岁，双下肢浸润性暗红斑 2 个月，间断发热 2 周。病理示真皮及皮下脂肪血管扩张，血管内瘤细胞体积大，点状核仁，细胞异型性明显。免疫组化示瘤细胞 CD56 阳性（D4），EBER 原位杂交阳性（D5）。

31.4　母细胞性浆细胞样树突状细胞肿瘤（blastic plasmacytoid dendritic cell neoplasm）

病理改变

a 表皮一般无受累。

b 肿瘤主要在真皮和皮下脂肪组织内呈弥漫性、结节状或者血管周围浸润，在表皮真皮之间有一明显的无肿瘤细胞浸润带（Grenz 带）。

c 皮肤附属器可被肿瘤浸润破坏。

d 瘤细胞中等大小，形态单一，细胞核圆形或略不规则，染色质呈细颗粒状，核仁不明显，细胞质少，核分裂相常见，类似于淋巴母细胞或髓造血母细胞。

e 肿瘤不易发生坏死，无血管中心性浸润。

f 肿瘤中无其他炎症细胞浸润。

g 瘤细胞表达 CD4、CD56、CD123、TCL1，不表达 CD3、B 淋巴细胞标记、髓过氧化物酶以及细胞毒性相关蛋白。

h EBER 原位杂交阴性。

i 无 TCR 基因克隆性重排。

病理鉴别诊断

结外 NK/T 细胞淋巴瘤，鼻型：可有亲表皮现象，血管中心性浸润和血管破坏性病变伴凝固性坏死是其重要特点，瘤细胞表达细胞毒性相关蛋白，EB 病毒检测阳性，不表达 CD4。

原发皮肤间变性大细胞淋巴瘤：肿瘤在真皮和皮下脂肪组织内浸润，瘤细胞大，异型性明显，胞质丰富，核呈空泡状，嗜酸性核仁明显，不表达 CD56。

皮肤弥漫大 B 细胞淋巴瘤：肿瘤在真皮内呈弥漫性浸润，瘤细胞大、形态单一，肿瘤表达 B 细胞相关抗原，不表达 T 细胞、NK 细胞相关抗原。

急、慢性髓单核细胞白血病：常累及皮肤，与母细胞性浆细胞样树突状肿瘤在细胞形态、免疫表型上非常相似，鉴别困难，有时二者无绝对区分。

临床特点

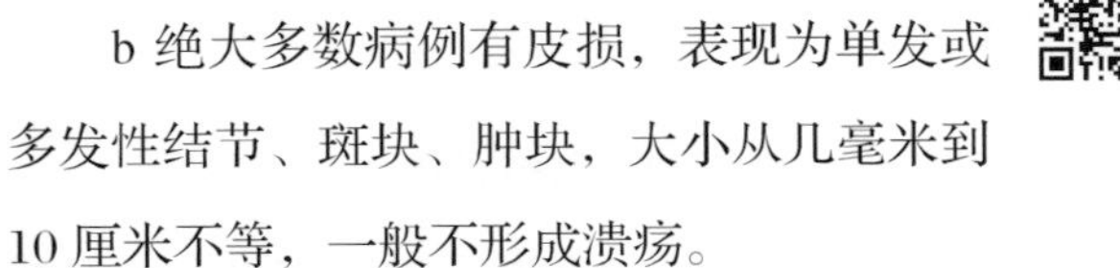

a 中老年人多见，但也可见于儿童。

b 绝大多数病例有皮损，表现为单发或多发性结节、斑块、肿块，大小从几毫米到 10 厘米不等，一般不形成溃疡。

c 可同时或相继伴有皮肤外累及，以淋巴结、骨髓、外周血、软组织、中枢神经系统受累常见。

d 皮损无症状。

e 临床过程凶险，预后差，中位生存时间 12 ~ 14 个月。

临床鉴别诊断

结节性脂膜炎，皮肤 T 细胞淋巴瘤，皮肤 B 细胞淋巴瘤，孢子丝菌病，结节性血管炎，持久性隆起性红斑

别名

$CD4^+/CD56^+$ 皮肤造血组织肿瘤（$CD4^+/CD56^+$ hematodermic neoplasm）

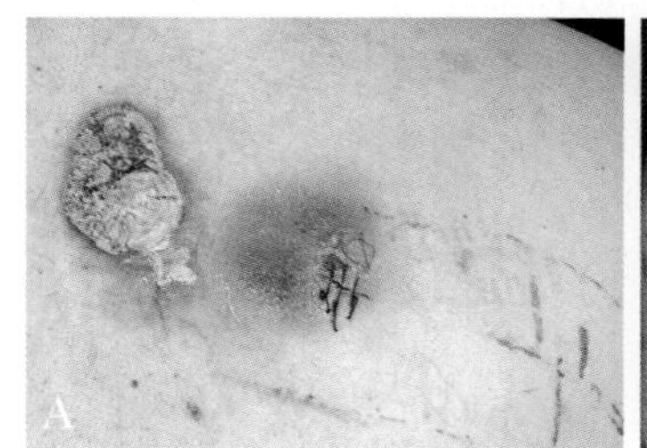

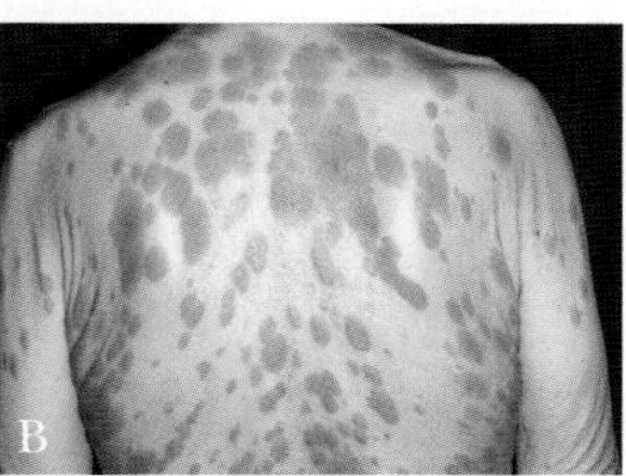

图 31.4 母细胞性浆细胞样树突状细胞肿瘤（blastic plasmacytoid dendritic cell neoplasm）

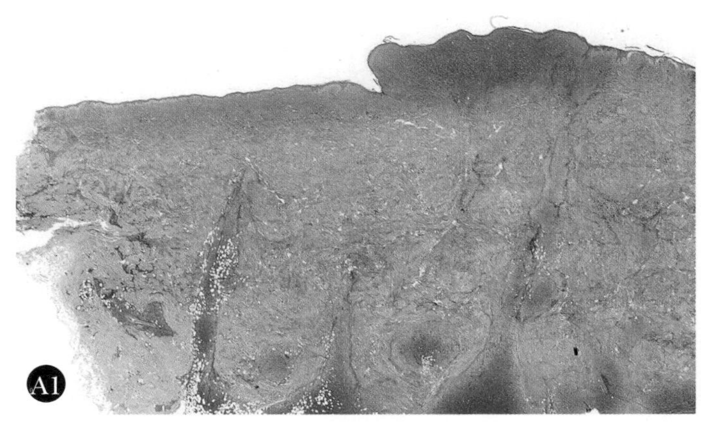

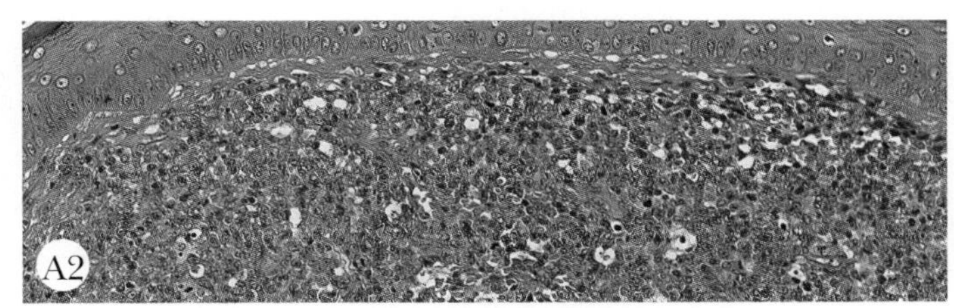

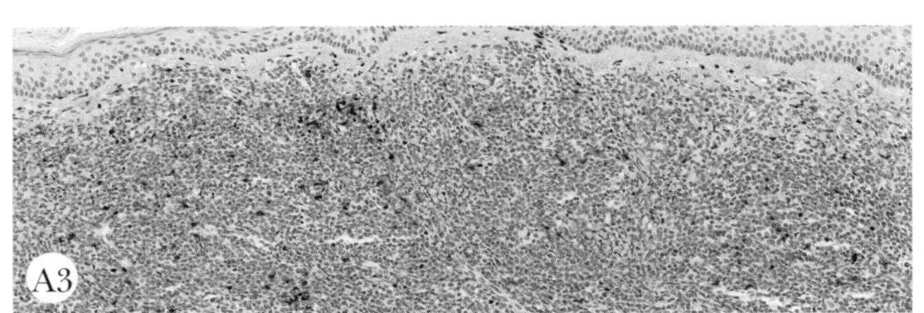

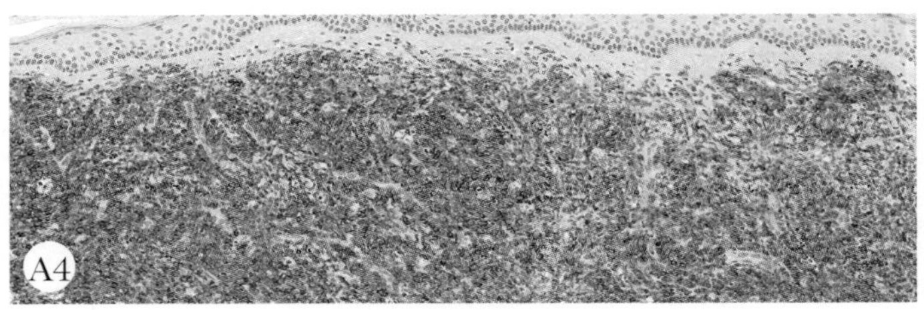

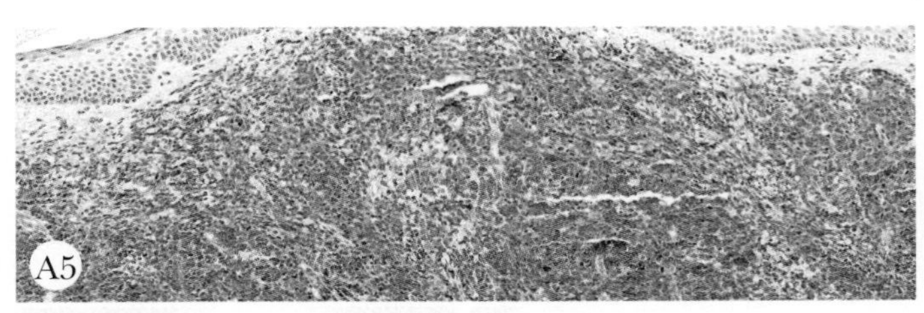

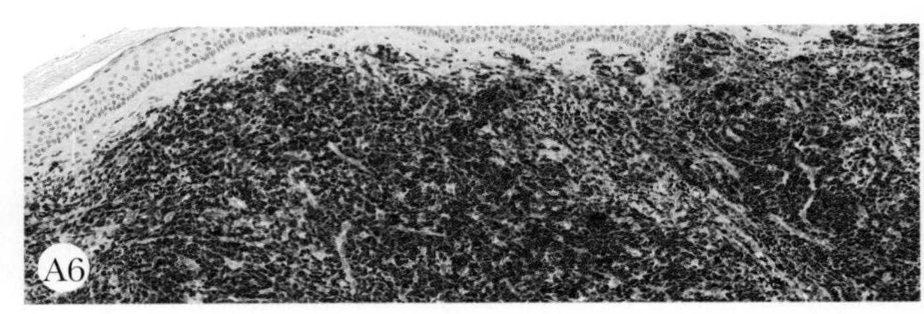

图 31.4A 母细胞性浆细胞样树突状细胞肿瘤 男，53 岁，背部浸润性斑块 6 个月，无不适。病理示真皮及皮下脂肪散在或密集分布的瘤细胞浸润，与表皮有无浸润带，瘤细胞体积大，点状核仁，细胞异型性明显。免疫组化示瘤细胞 CD3 阴性（A3），CD56（A4）、CD123（A5）及 TCL-1 阳性（A6）。

图 31.4B 母细胞性浆细胞样树突状细胞肿瘤 女，72 岁，躯干多发浸润性红斑 1 个月余，伴疼痛。

31.5 皮肤霍奇金淋巴瘤（cutaneous Hodgkin lymphoma）

病理改变

a 绝大多数病例为肿瘤转移至皮肤所形成的病变。

b 肿瘤在真皮深部和皮下脂肪组织内的血管或附属器周围呈结节状或弥漫性浸润。

c 在炎症细胞背景中有单核的霍奇金细胞和多核的 RS 细胞（Reed Sternberg 细胞）。

d RS 细胞是一种胞质丰富微嗜碱性的边界清楚的大细胞，至少有 2 个核或分叶状核，核大圆形，核膜清楚，染色质淡，单个嗜酸性核仁。

e 背景炎症细胞包括小淋巴细胞、浆细胞、中性粒细胞、嗜酸性粒细胞、组织细胞。

f 瘤细胞表达 CD30，绝大多数病例表达 CD15 和 B 细胞特异性转录因子蛋白（BSAP），部分病例表达 CD20，一般不表达 CD45、CD79α。

g 绝大多数病例免疫球蛋白基因克隆性重排。

h 组织病理学分为 4 个亚型：淋巴细胞丰富型、结节硬化型、混合细胞型、淋巴细胞消减型。

病理鉴别诊断

淋巴瘤样丘疹病：肿瘤在真皮内呈楔形浸润，很少累及皮下组织，瘤细胞表达 CD30 和表达数种 T 细胞相关标记，不表达 CD15 和 B 细胞标记。

间变型大细胞淋巴瘤：肿瘤在真皮和皮下脂肪组织内成片聚集，胞核呈肾形，肿瘤中炎症细胞很少，瘤细胞表达 CD30，不表达 CD15 和 B 细胞标记。

富于 T 细胞的 B 细胞淋巴瘤：大 B 瘤细胞（类似于大无裂细胞、中心母细胞、免疫母细胞、L&H 细胞、R-S 细胞）散在分布于反应性小 T 淋巴细胞背景中，占所有浸润细胞的 10% 以内，瘤细胞不表达 CD15。

临床特点

a 发病高峰年龄在 15 ~ 35 岁和老年两个年龄段。

b 确切病因不明，EB 病毒在发病过程中可能起重要作用。

c 最常累及颈部淋巴结，其次是纵隔、腋下、主动脉旁淋巴结，常表现为局部淋巴结肿大，常累及脾脏。

d 很少累及皮肤，皮损常为肿块直接浸润皮肤所致，最常出现在胸壁皮肤。

e 皮损为丘疹、结节、斑块，可形成溃疡。

f 部分患者有发热、盗汗、体重减轻（B 症状）。

g 大多数病例可治愈，临床分期、全身症状和组织学分型与预后有关。

临床鉴别诊断

皮肤 B 细胞淋巴瘤，皮肤鳞状细胞癌，血管免疫母细胞性 T 细胞淋巴瘤，隆突性皮肤纤维肉瘤，转移癌

别名

霍奇金病（Hodgkin disease）

31.6 皮肤白血病（leukemia cutis）

白血病系骨髓或其他造血组织中造血细胞呈进行性弥漫性恶性增生的疾病。白血病的特异性皮肤损害往往是由异常增生的造血细胞及其前体细胞累及皮肤所致，即皮肤白血病。约 15% 的白血病患者有特异性皮肤损害。常见的累及皮肤的白血病病种包括前体淋巴母细胞白血病 / 淋巴瘤，B 细胞慢性淋巴细胞白血病，髓系白血病。

31.6.1 前体淋巴母细胞白血病 / 淋巴瘤（precursor lymphoblastic leukemia/lymphoma）

前体淋巴母细胞白血病 / 淋巴瘤是指来自 B 细胞或 T 细胞系前体细胞的恶性肿瘤，B 和 T 原始淋巴细胞增殖的形态特征相似，常规组织病理形态学不能区分，鉴别依靠瘤细胞免疫表型的检测。如果临床只表现为肿块不伴或仅有轻微血液和骨髓受累时，应诊断为前体淋巴母细胞淋巴瘤；如果存在广泛骨髓、血液受累，应诊断为急性淋巴细胞白血病。

病理改变

a 表皮不受累，有无浸润带。

b 真皮中单形性细胞在胶原纤维束间散在或弥漫浸润，无炎症或间质反应。

c 瘤细胞小至中等大小，胞质少，核呈圆形或卵圆形，染色质细，核仁通常不明显，核分裂相多，呈淋巴母细胞特征。

d B 淋巴母细胞白血病 / 淋巴瘤的瘤细胞表达 TdT、HLA-DR、CD19、CD79α，多数表达 CD10 和 CD24，表面免疫球蛋白（sIg）阴性。

e T 淋巴母细胞白血病 / 淋巴瘤的瘤细胞表达 TdT，可表达 CD1a、CD2、CD3、CD4、CD5、CD7 和 CD8，部分病例表达 CD10。

病理鉴别诊断

母细胞性浆细胞样树突状细胞肿瘤：瘤细胞通常中等大小，形态单一，瘤细胞表达 CD4、CD56、CD123、TCL1，不表达 TdT、CD3 及 B 淋巴细胞标记。

髓系肉瘤：瘤细胞中等大小，形态单一，可有少数幼稚嗜酸性粒细胞散在分布，瘤细胞表达溶菌酶、髓过氧化物酶（MPO），不同程度表达 CD68，不表达 T 细胞和 B 细胞标记。

Burkitt 淋巴瘤：瘤细胞中等大小、形态单一，核染色质粗，有 2 ~ 5 个嗜碱性中位核仁，核分裂相多见，常见“星空”现象，肿瘤具有很高的核增殖指数。

临床特点

a 本病少见，好发于儿童和青年。

b 病因不明，部分病例可能有遗传因素。

c 皮损常见于头颈部，皮肤表现可以是首发症状。

d 皮损常为多个红色或紫红色的结节或肿块，不易形

成溃疡。

e 前体 B 淋巴母细胞淋巴瘤最常见于皮肤、骨和淋巴结，骨髓和血液也可受累。

f 多数前体 B 淋巴母细胞白血病有骨髓衰竭，全血细胞减少，白细胞计数可减少、正常或明显增高，淋巴结、肝、脾肿大常见，骨关节疼痛可以是主要症状。

g 前体 T 淋巴母细胞白血病典型表现为白细胞计数升高，常伴有纵隔肿块和胸水。

h 前体 B 淋巴母细胞白血病 / 淋巴瘤预后较好，而前体 T 淋巴母细胞白血病 / 淋巴瘤临床过程呈高度侵袭性，现代治疗方案已大大改善了其预后。

临床鉴别诊断

成人 T 细胞淋巴瘤 / 白血病

Burkitt 淋巴瘤

别名

急性淋巴母细胞白血病（acute lymphoblastic leukemia）

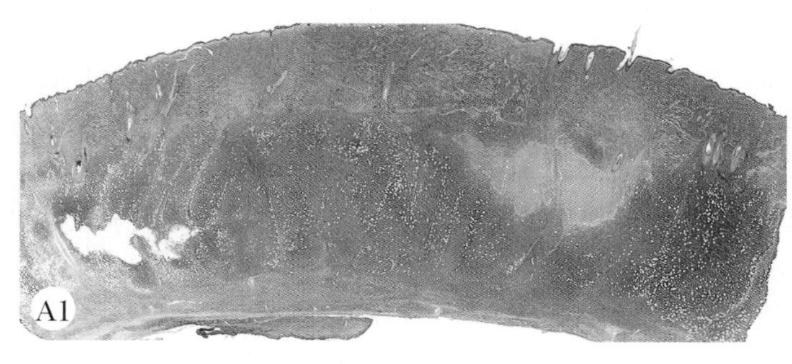

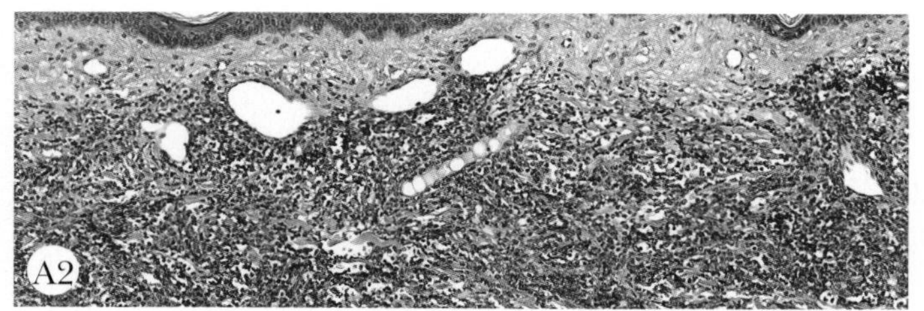

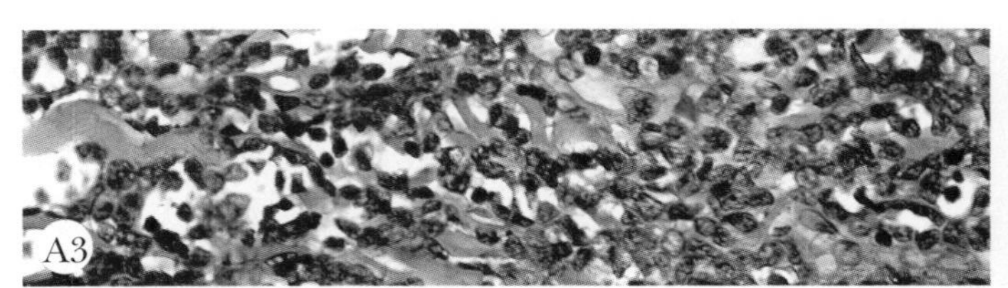

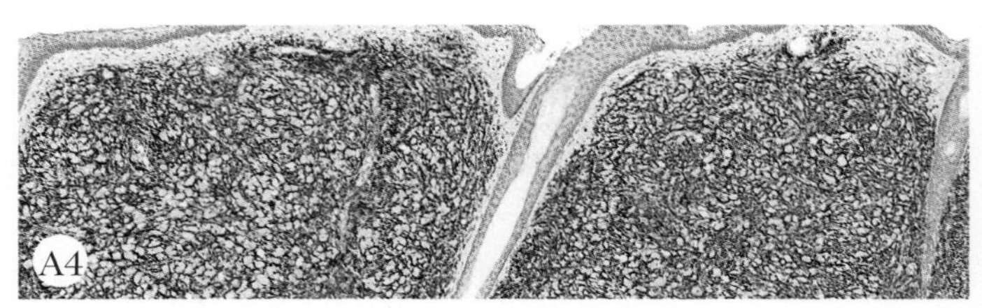

图 31.6.1A 淋巴母细胞白血病 / 淋巴瘤 女，1 岁，头部皮下结节 3 个月，质中（无临床图片）。病理示弥漫淋巴细胞增生，增生的淋巴细胞与表皮间有无浸润带，淋巴细胞为小至中等大小，有异型性。免疫组化示瘤细胞 CD79 阳性（A4）。骨髓活检示白血病，符合淋巴母细胞白血病 / 淋巴瘤。

31.6.2 慢性淋巴细胞白血病（chronic lymphocytic leukemia）

病理改变

a 表皮通常不受累，有无浸润带。

b 肿瘤在真皮内呈血管周围浸润、结节状或弥漫性浸润，瘤细胞常围绕血管和皮肤附属器，可累及皮下脂肪组织。

c 浸润细胞以小淋巴细胞为主，稍大于正常淋巴细胞，胞质少，核圆形，染色质呈块状，小核仁偶见，核分裂相少见。

d 皮肤肿瘤可发生大细胞转化。

e 瘤细胞弱表达表面 IgM、IgD、CD5、CD20、CD23、CD79α，不表达 CD10 和 CyclinD1。

f 存在免疫球蛋白基因克隆性重排。

病理鉴别诊断

结外 NK/T 细胞淋巴瘤，鼻型：血管中心性和血管破坏性浸润明显，常伴广泛坏死，肿瘤细胞大小形态不一，瘤细胞呈表达 CD56 和部分 T 细胞标记，不表达 CD20、CD23，EB 病毒检查通常阳性。

临床特点

a 常见于中老年人，男性多见。病因不明。

b 皮损主要见于面部、头皮，少数在躯干、四肢，呈局限性分布。

c 特异性皮损为单个或多个红色或紫红色斑疹、丘疹或结节，大的结节可出现溃疡和坏死，特异性浸润也可见于导管插入、外伤、烧伤或疱疹病毒感染后的瘢痕处。

d 非特异性皮疹常见痒疹样丘疹、紫癜、大疱、慢性甲沟炎等。

e 系统症状可有乏力，肝、脾、淋巴结肿大。

f 临床呈惰性过程，但不易治愈，皮肤受累常提示预后不良。

31.6.2

临床鉴别诊断

皮肤鳞状细胞癌，增生性外毛根鞘瘤，瘤型麻风，结节性痒疹，皮肤弥漫大 B 细胞淋巴瘤（其他型），NK/T 细胞淋巴瘤，鼻型

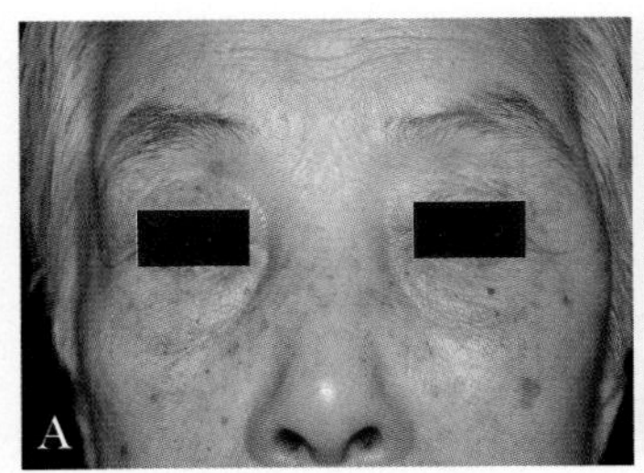

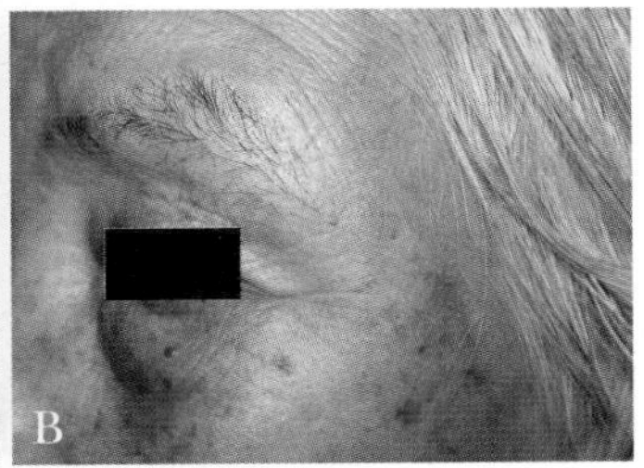

图 31.6.2 慢性淋巴细胞白血病（chronic lymphocytic leukaemia）

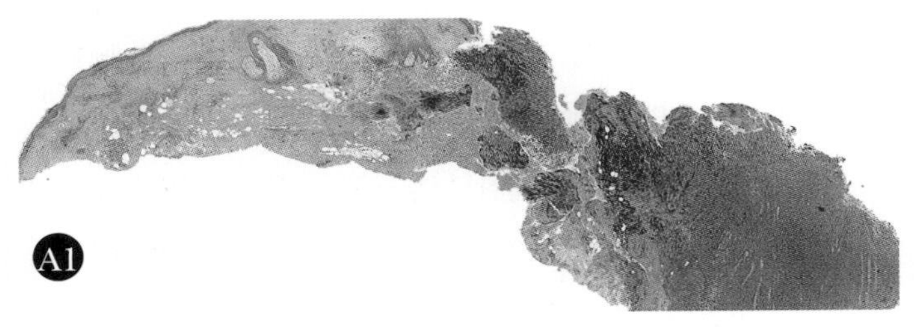

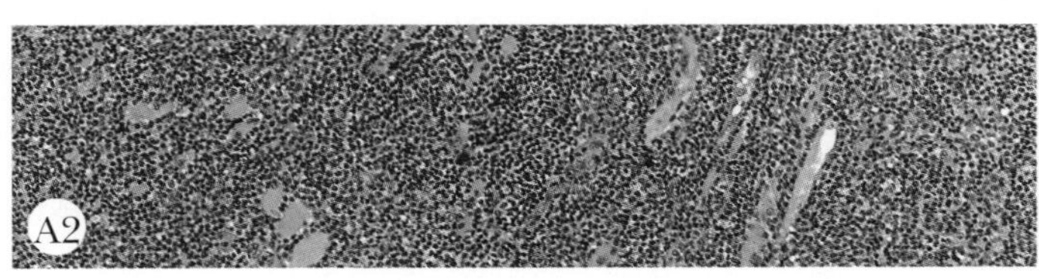

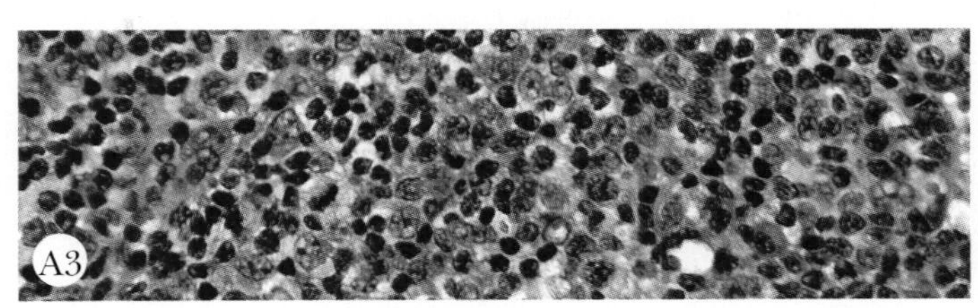

图 31.6.2A 慢性淋巴细胞白血病 女，84 岁，左眼眶上皮下结节半年，压痛，活动度差。病理示真皮至肌肉层弥漫性瘤细胞浸润，浸润细胞以小淋巴细胞为主，可见核分裂相。

31.6.3 髓系白血病（myelogenous leukemia）

病理改变

a 表皮通常不受累，有无浸润带。

b 肿瘤在真皮内呈弥漫性或结节状浸润，瘤细胞常围绕血管和皮肤附属器，可累及皮下脂肪组织。

c 胶原纤维束间可见成排的非典型细胞。

d 浸润细胞由中等或大细胞组成，核圆形、卵圆形、肾形或折叠，核分裂相易见，慢性髓系白血病较急性者浸润细胞更具多形性，主要由成熟及不成熟的粒系细胞组成。

e 免疫表型与其具体病理类型相关。常表达的标记包括溶菌酶、髓过氧化物酶（MPO）、CD43、CD68、CD56、CD123、CD163 等。

病理鉴别诊断

母细胞性浆细胞样树突状细胞肿瘤：瘤细胞中等大小，形态单一，核圆形，染色质细，细胞质少，瘤细胞表达 CD4、CD56，不表达髓过氧化物酶。

淋巴母细胞淋巴瘤：真皮中单一形态的细胞在胶原纤维束间散在或弥漫浸润，瘤细胞小至中等大小，核呈圆形或卵圆形，染色质细，瘤细胞表达 TdT，不表达髓过氧化物酶。

Burkitt 淋巴瘤：瘤细胞中等大小、形态单一，核圆形，染色质粗，有 2 ~ 5 个嗜碱性中位核仁，常见“星空”现象，肿瘤具有很高的核增殖指数，不表达溶菌酶、髓过氧化物酶。

临床特点

a 急性髓系白血病多见于儿童和大于 60 岁的老人，慢性髓系白血病多发生在老年人。

b 头皮、面部、躯干和肢端为皮肤常见受累部位。

c 皮损为紫红和棕红色丘疹、结节或斑块，出血性病变常见，可有溃疡形成。

d 白血病性齿龈增生是急性髓系和单核细胞白血病的显著特点。

e 皮肤病变多发生在明确的急性髓系和单核细胞白血病基础上，少数病例皮肤浸润可先于血液和骨髓受累，皮肤受累较少出现于慢性髓系和单核细胞白血病。

f 皮肤受累者通常病情进展快，预后差。

临床鉴别诊断

NK/T 细胞淋巴瘤，鼻型，成人 T 细胞淋巴瘤 / 白血病，药疹，朗格汉斯细胞组织细胞增生症，扁平苔藓，变应性血管炎。

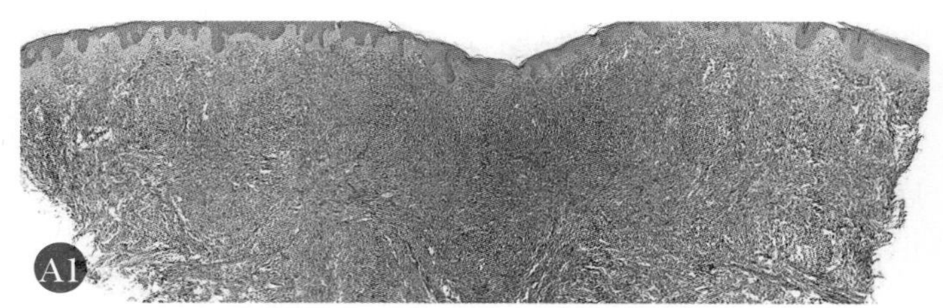

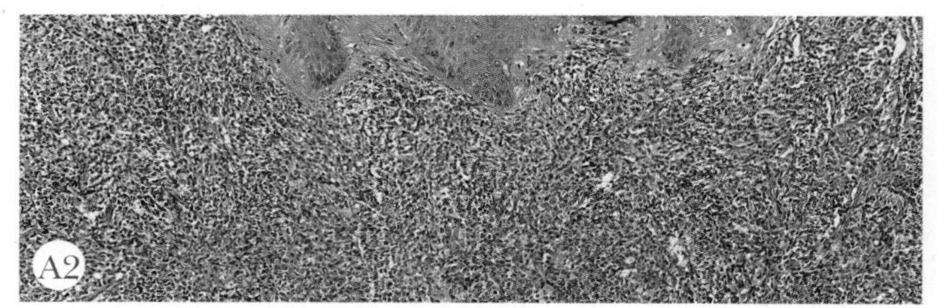

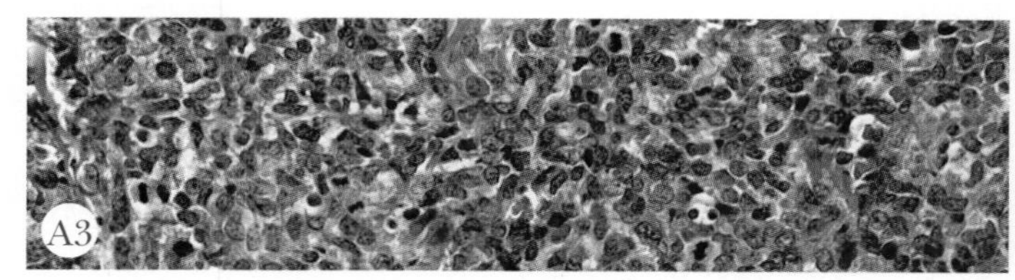

图 31.6.3A 髓系白血病 无临床资料。病理示弥漫性淋巴细胞增生，增生的淋巴细胞与表皮之间有无浸润带，淋巴细胞为小至中等大小，有异型性。武汉同济医院李慎秋提供。

31.7 皮肤假性淋巴瘤（cutaneous pseudolymphoma）

皮肤假性淋巴瘤是一种反应性多克隆性皮肤淋巴增生性病变，因病理特点类似真性皮肤淋巴瘤而容易造成诊断困难。过去常将皮肤假性淋巴瘤区分为 T 细胞假性淋巴瘤或 B 细胞假性淋巴瘤，现在多依据其模仿的淋巴瘤类型进行分类。特殊的假性淋巴瘤如淋巴细胞瘤，Jessner 淋巴细胞浸润症，皮肤浆细胞增生症具体描述如下。

31.7.1 皮肤淋巴细胞瘤（cutaneous lymphocytoma）

病理改变

a 表皮大致正常，部分病例可出现角化过度、颗粒层和棘层肥厚，可见细胞间水肿、海绵形成。

b 真皮浅中层淋巴细胞呈结节状浸润，少数呈弥漫性浸润，形成底朝表皮的倒三角形分布（“顶部严重”），也可侵及真皮深层及皮下脂肪。

c 部分病例具有反应性淋巴滤泡形成，套区很明显，生发中心内通常可见到吞噬核碎片的巨噬细胞，形成"星空现象"。

d 滤泡间细胞成分多样，有多少不等 T 细胞、组织细胞、浆细胞和嗜酸性粒细胞等，有时可见多核巨细胞，偶见明显的肉芽肿形成。

e 免疫组化示浸润的淋巴细胞由 B 淋巴细胞和 T 淋巴细胞混合组成，有时 T 细胞占优势，没有 κ 轻链和 λ 轻链限制性，存在界限清楚的 CD21 阳性树突状细胞网。

f TCR 基因重排和免疫球蛋白基因重排示多克隆性。

病理鉴别诊断

皮肤 B 细胞淋巴瘤：瘤细胞在真皮内呈圆锥形浸润，形成"底部严重"的趋势，浸润细胞形态单一，无或很少其他炎症细胞浸润，免疫球蛋白基因重排为克隆性。

皮肤 T 细胞假性淋巴瘤：淋巴细胞在真皮内呈带状、结节状或弥漫性浸润，有一定程度的不典型性，背景中有多少不等的小淋巴细胞、嗜酸性粒细胞、浆细胞浸润，免疫组化示多数为 T 淋巴细胞。

深在型红斑狼疮：基底细胞液化变性，浸润的淋巴细胞在真皮和皮下脂肪内呈脂膜炎样浸润，细胞无明显异型性。

临床特点

a 好发于儿童与青年，女性多见。

b 病因不明，部分病例与螺旋体感染有关，少数与昆虫叮咬、疫苗接种、药物以及金银饰物刺激等有关。

c 皮损好发于头面部，尤其是耳垂，乳头、腹股沟、阴囊也常见。

d 多数病例为单发性皮损，表现为红色或暗红色丘疹、结节、斑块，多发者皮疹可群集，罕见溃疡，斑块一般小于 5cm。

e 皮疹多无自觉症状，部分可有瘙痒。

f 通常无全身症状，外周血淋巴细胞可反应性增加。

g 病变常在数月或数年后消退，也可复发，少部分病例可发展为恶性淋巴瘤。

31.7.1

临床鉴别诊断

淋巴瘤，木村病，皮肤结核，孢子丝菌病，结节病，深在型红斑狼疮

别名

皮肤淋巴样增生（cutaneous lymphoid hyperplasia）

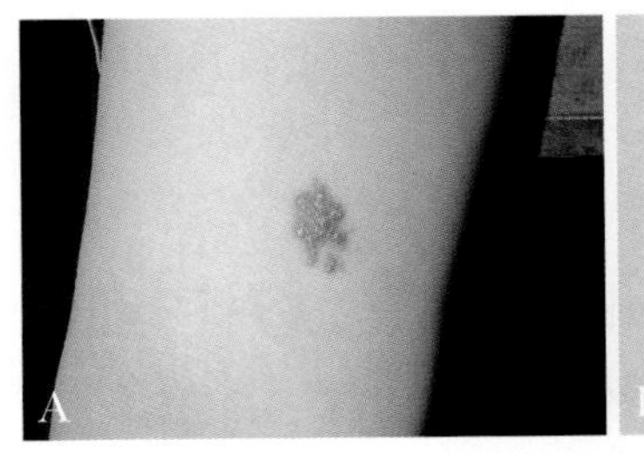

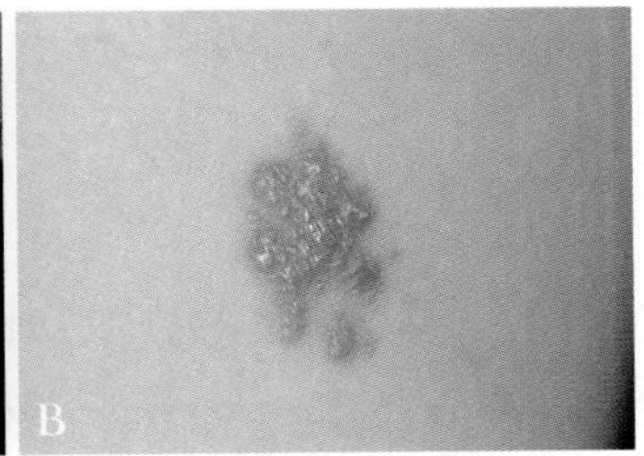

图 31.7.1　皮肤淋巴细胞瘤（cutaneous lymphocytoma）

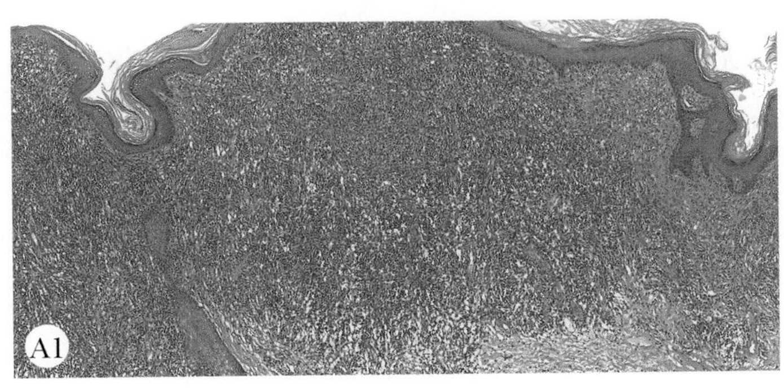

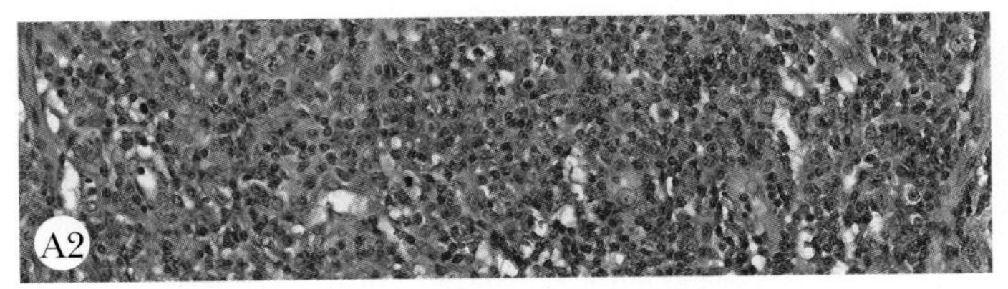

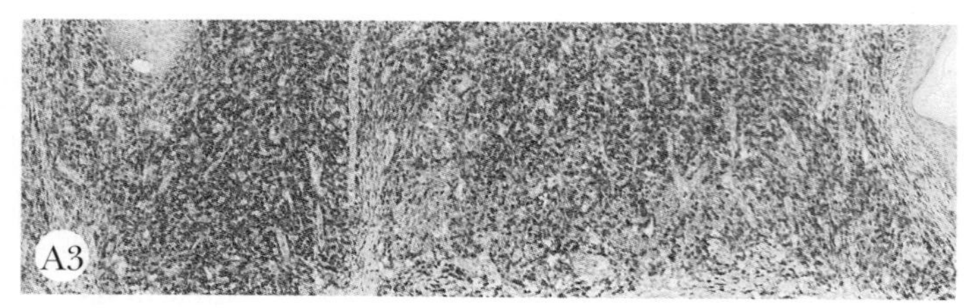

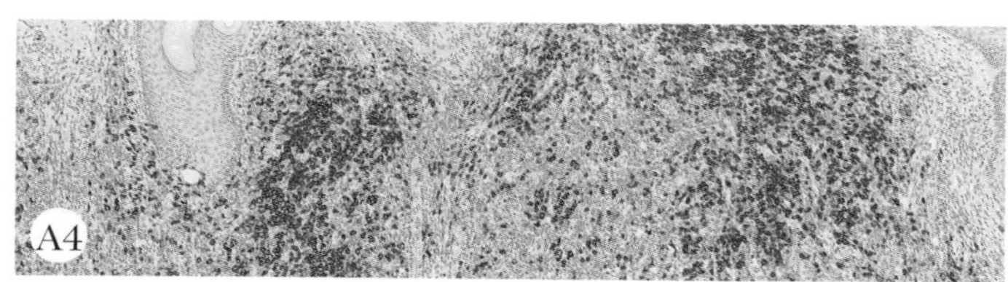

图 31.7.1A 皮肤淋巴细胞瘤 女，11 岁，右大腿内侧暗红色丘疹、斑块 2 年。缓慢增大，无自觉症状。病理示真皮浅中层致密淋巴细胞浸润，可见个别核分裂相。免疫组化 CD3 阳性（A3），CD20 阳性（A4），且 CD3 阳性细胞数量略多于 CD20 阳性细胞数。

31.7.2 Jessner-Kanof 皮肤淋巴细胞浸润症（Jessner-Kanof lymphocytic infiltration of skin）

Jessner-Kanof 皮肤淋巴细胞浸润症通常表现为头面部无症状的红色丘疹、斑块，少数患者可有瘙痒或烧灼感。皮损可持续数月，可自行消退或加重。日光照射通常使症状加重。目前主流观点多认为 Jessner-Kanof 皮肤淋巴细胞浸润症可能代表肿胀型红斑狼疮的一种早期皮肤表现。

31.7.3 皮肤浆细胞增生症（cutaneous plasmacytosis）

病理改变

a 真皮内以血管周围为主的淋巴细胞、浆细胞浸润。

b 有时增生的浆细胞可散布于胶原间隙。可形成反应性淋巴滤泡。

c 细胞无明显异型性。

d κ 和 λ 链为混合表达，但有时为单克隆表达，免疫球蛋白基因重排阴性。

病理鉴别诊断

皮肤浆细胞瘤：一般为结节性改变，κ 和 λ 链为单一表达，免疫球蛋白基因重排阳性。

临床特点

a 常见于东亚人种，以日本报道较多，我国也有散在病例报道。

b 成年人多发，表现为躯干部位散在褐色的斑疹、斑块。

c 治疗困难，但无恶性进展。

临床鉴别诊断

色素性荨麻疹

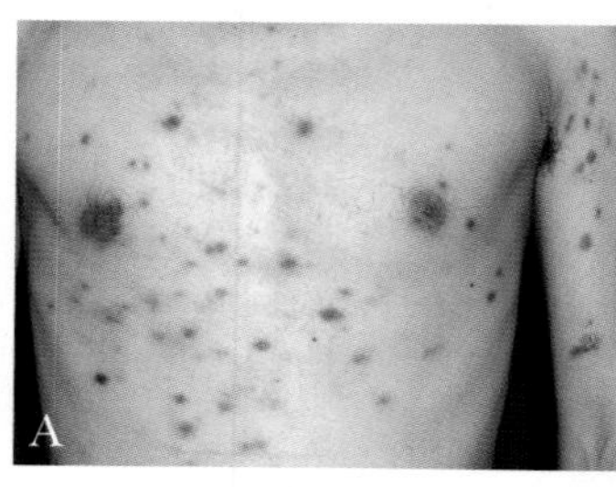

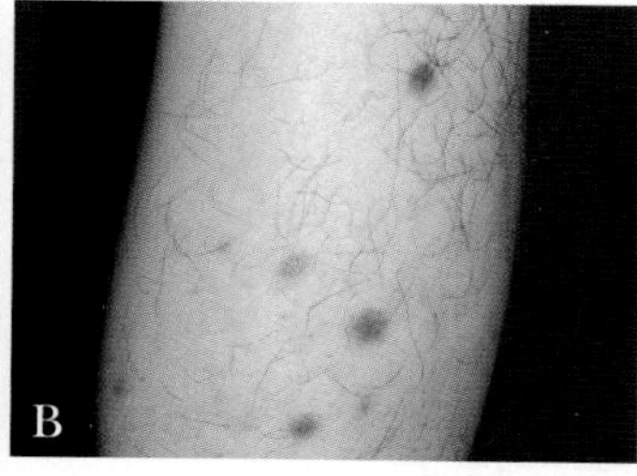

图 31.7.3 皮肤浆细胞增生症（cutaneous plasmacytosis）

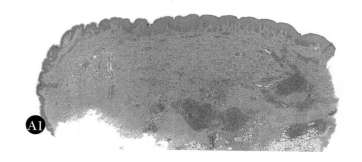

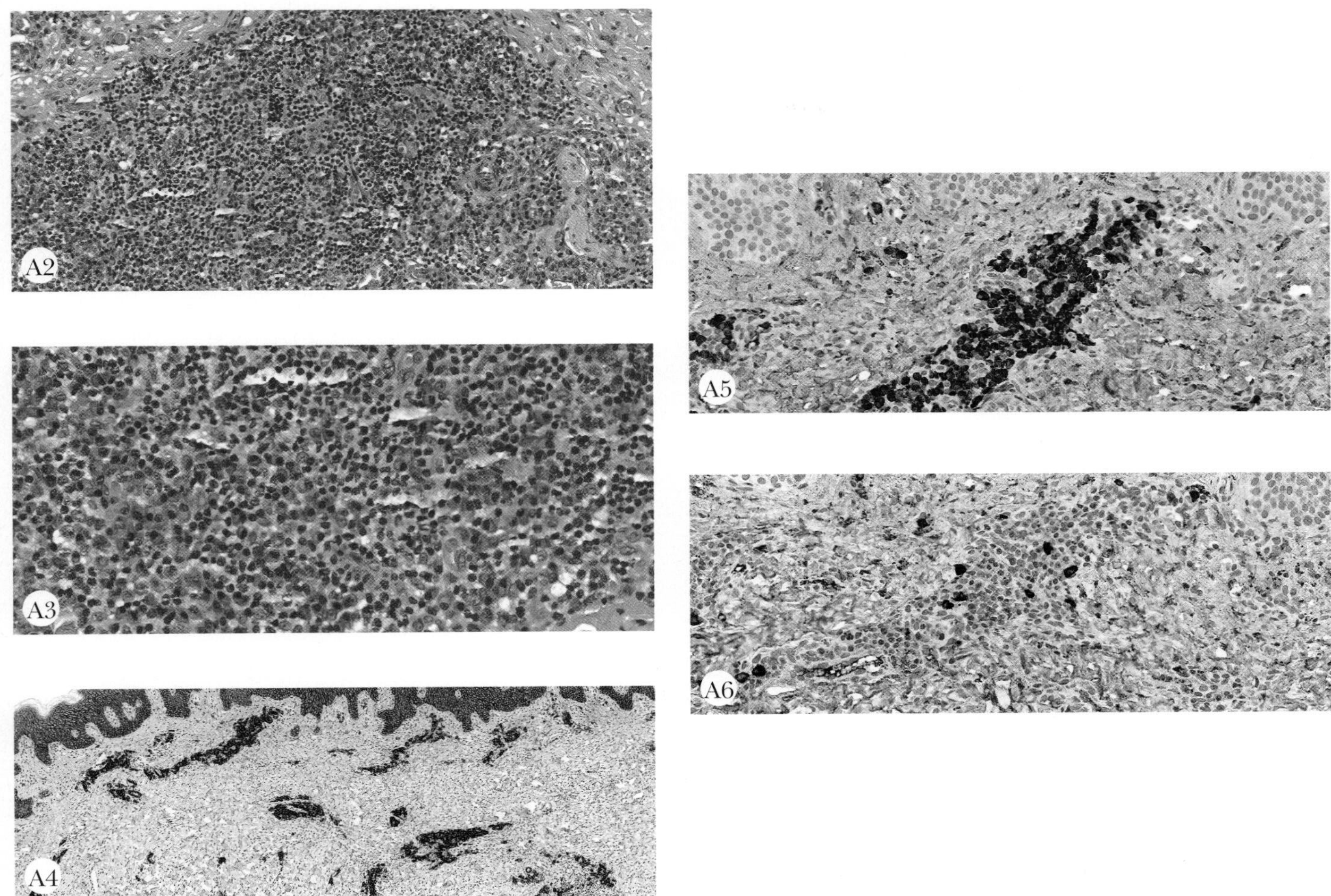

图 31.7.3A 皮肤浆细胞增生症 男，30 岁，全身多发暗褐色斑片 8 年，无不适。Kappa- 轻链为 4.35g/L（1.7~3.7g/L），Lambda-轻链为 2.37g/L(0.9~2.1g/L)。病理示真皮血管周围大量浆细胞、淋巴细胞浸润，局部形成淋巴滤泡样结构。免疫组化 CD138 阳性（A4）、Kappa 多数细胞阳性（A5）、Lambda 个别细胞阳性（A6）。此患者基因重排阴性。

32 皮肤转移性肿瘤（cutaneous metastases）

王 雷 李 凯 高天文

32.1 上皮来源的皮肤转移性肿瘤
32.1.1 乳腺癌皮肤转移
32.1.2 肺癌皮肤转移
32.1.3 胃肠癌皮肤转移
32.1.4 鳞癌皮肤转移
32.1.5 肾癌皮肤转移
32.1.6 胰腺癌皮肤转移
32.1.7 甲状腺癌皮肤转移
32.1.8 宫颈癌皮肤转移
32.1.9 卵巢癌皮肤转移
32.1.10 前列腺癌皮肤转移

32.2 非上皮来源的皮肤转移性肿瘤
32.2.1 肉瘤皮肤转移
32.2.2 神经母细胞瘤皮肤转移

皮肤转移性肿瘤是恶性肿瘤细胞通过血液系统或淋巴系统转移、组织间隙直接扩散或外科手术种植而继发于皮肤的病变。在女性患者最常见的皮肤转移性肿瘤是乳腺癌、卵巢癌、口腔癌、肺癌、大肠癌和黑素瘤。男性患者中主要是肺癌、胃癌、大肠癌、口腔癌、肾癌和黑素瘤。

从组织病理学分类来看，超过 60% 皮肤转移性肿瘤为腺癌，以来自大肠、肺脏和乳腺最多，肿瘤细胞可以是高分化或低分化。大约 15% 转移性肿瘤为鳞癌，主要来自口腔、肺脏和食管。黑素瘤皮肤转移较为常见，在中国人常为肢端黑素瘤引起的转移。肉瘤等转移至皮肤少见。

皮肤转移癌通常表现为真皮至皮下的浸润性结节，绝大多数情况下与表皮之间可见无浸润带。对于高分化肿瘤，相对容易辨别其起源。对于低分化肿瘤，光镜下有时很难判断起源，需要详细回顾患者既往病史、系统查体及进行影像学检查。

皮肤转移癌的组织病理学共性如下：多不累及表皮，可见无浸润带。肿瘤细胞形态与常见的皮肤来源的细胞成分明显不同。肿瘤细胞散在穿插在胶原束之间，有明显的细胞异型性和核分裂相。肿瘤细胞常堵塞小血管和淋巴管。

32.1 上皮来源的皮肤转移性肿瘤（cutaneous metastases from epithelial neoplasms）

32.1.1 乳腺癌皮肤转移（cutaneous metastases from breast carcinoma）

病理改变

a 结节状癌：真皮内可见大小不等的肿瘤细胞团块，周围纤维化。

b 铠甲癌：呈纤维化，仅含少数肿瘤细胞，细胞较大，不规则，可见肿瘤细胞在增厚的胶原纤维束间形成单行排列，称为列队哨兵样排列。

c 毛细血管扩张癌：癌细胞位于表浅的血管内，血管扩张充血，扩张的管腔表达 CD31，不表达 D2-40。

d 炎性癌：肿瘤细胞呈团状或条索状，广泛侵袭和阻塞淋巴管，淋巴管表达 D2-40 标记。

e 肿瘤性秃发：往往累及头皮，真皮内肿瘤细胞浸润导致局部毛囊和毛发缺失。

病理鉴别诊断

瘤细胞呈单行排列或片状深嗜碱性细胞可见于硬斑病样基底细胞癌、汗管癌。

腺管中含有黏蛋白可考虑来自胃肠道、肺的腺癌。

黏液型转移癌需除外来自汗腺、胃、大肠的黏液性癌。

临床特点

a 结节状癌主要表现为胸壁散在的浸润性结节、斑块，皮疹可发生融合或出现溃疡。

32.1.1

b 铠甲癌表现为浸润性斑块，有时可形成硬化性改变。

c 毛细血管扩张癌和炎性癌表现相对接近，为浸润性红斑性改变。炎性癌有时可呈现类似丹毒样局部红肿性改变或形成橘皮样外观。

d 绝大多数发生在乳癌术后，因此结合临床病史容易诊断。

临床鉴别诊断

丹毒

淋巴水肿

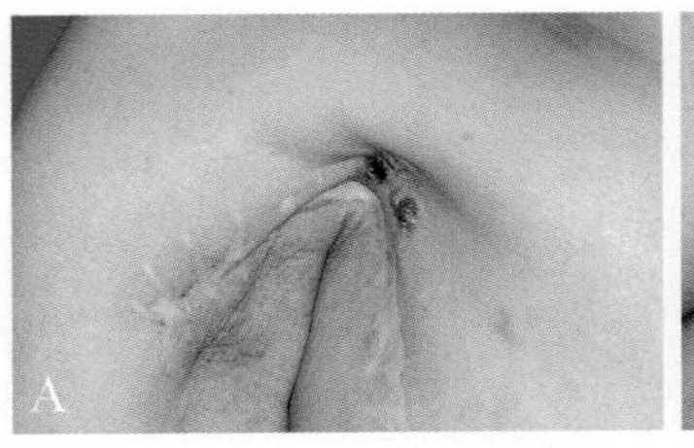

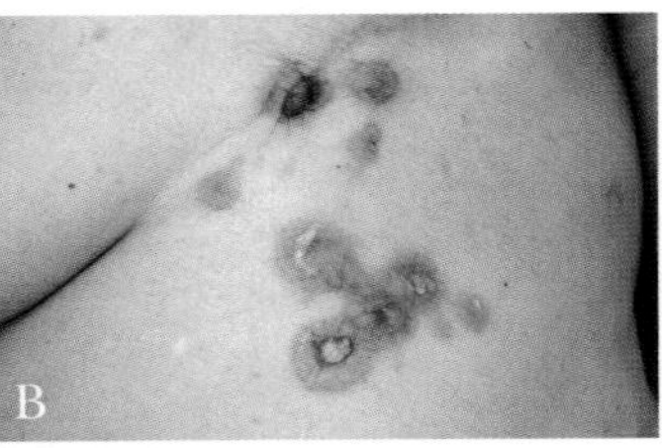

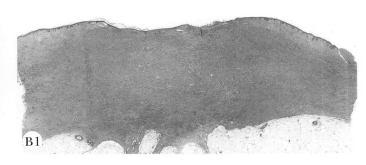

图 32.1.1 乳腺癌皮肤转移（cutaneous metastases from breast carcinoma）

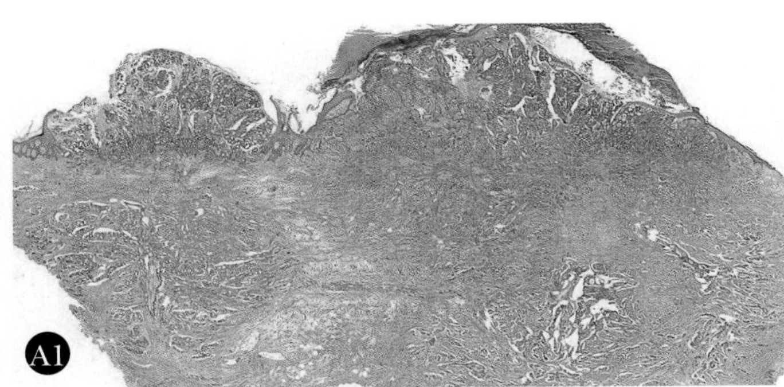

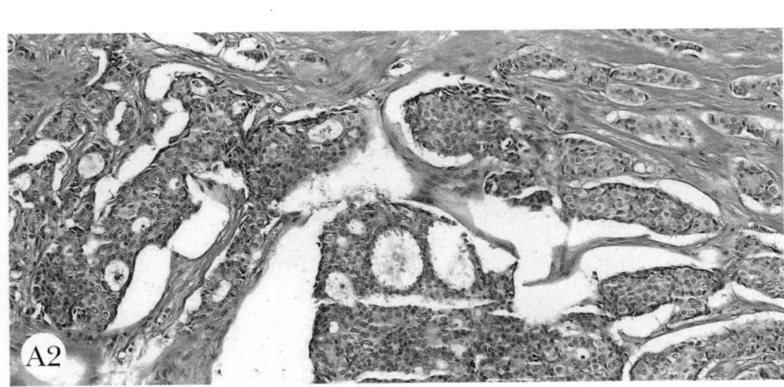

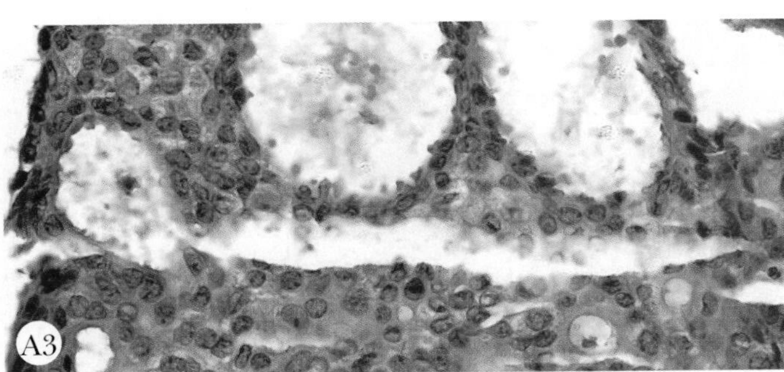

图 32.1.1A 乳腺癌皮肤转移，结节状癌 女，46 岁，右腋下结节、破溃 5 个月。8 年前患乳腺癌行“右侧乳房切除术”，现手术切缘发现两处黄豆大小结节。病理示真皮内大小不等的肿瘤细胞团块，周围纤维化，瘤团内可见腺腔样结构。

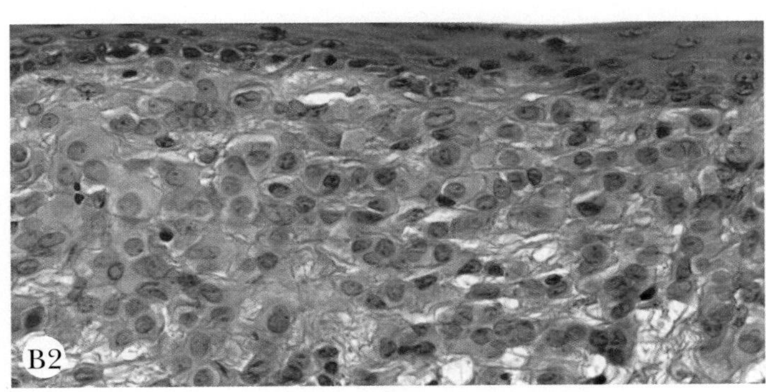

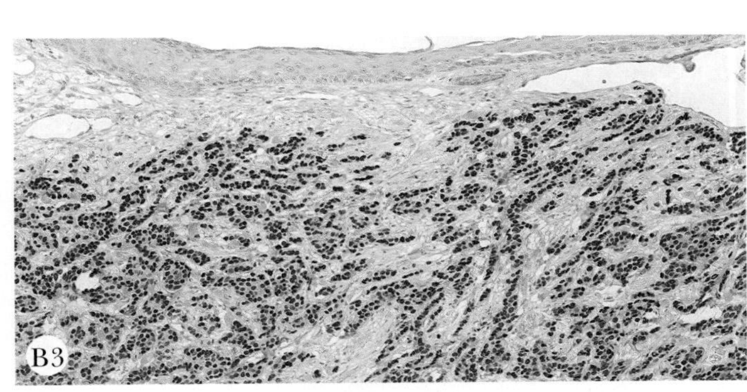

图 32.1.1B 乳腺癌皮肤转移，结节状癌 女，73 岁，左腹股沟结节伴破溃、疼痛 1 年余。3 年前患乳腺癌行“左乳腺肿瘤根治术”。病理示局部表皮破溃，真皮内弥漫瘤细胞浸润，呈条索状分布，周围纤维化，肿瘤细胞异型性明显，PR 染色（B3）阳性。

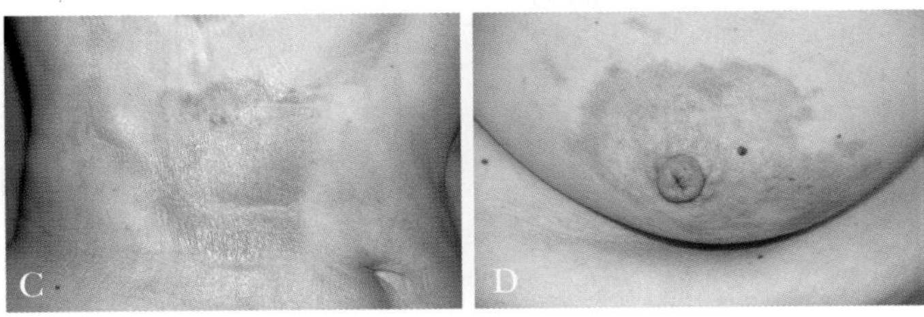

图 32.1.1 乳腺癌皮肤转移（cutaneous metastases from breast carcinoma）

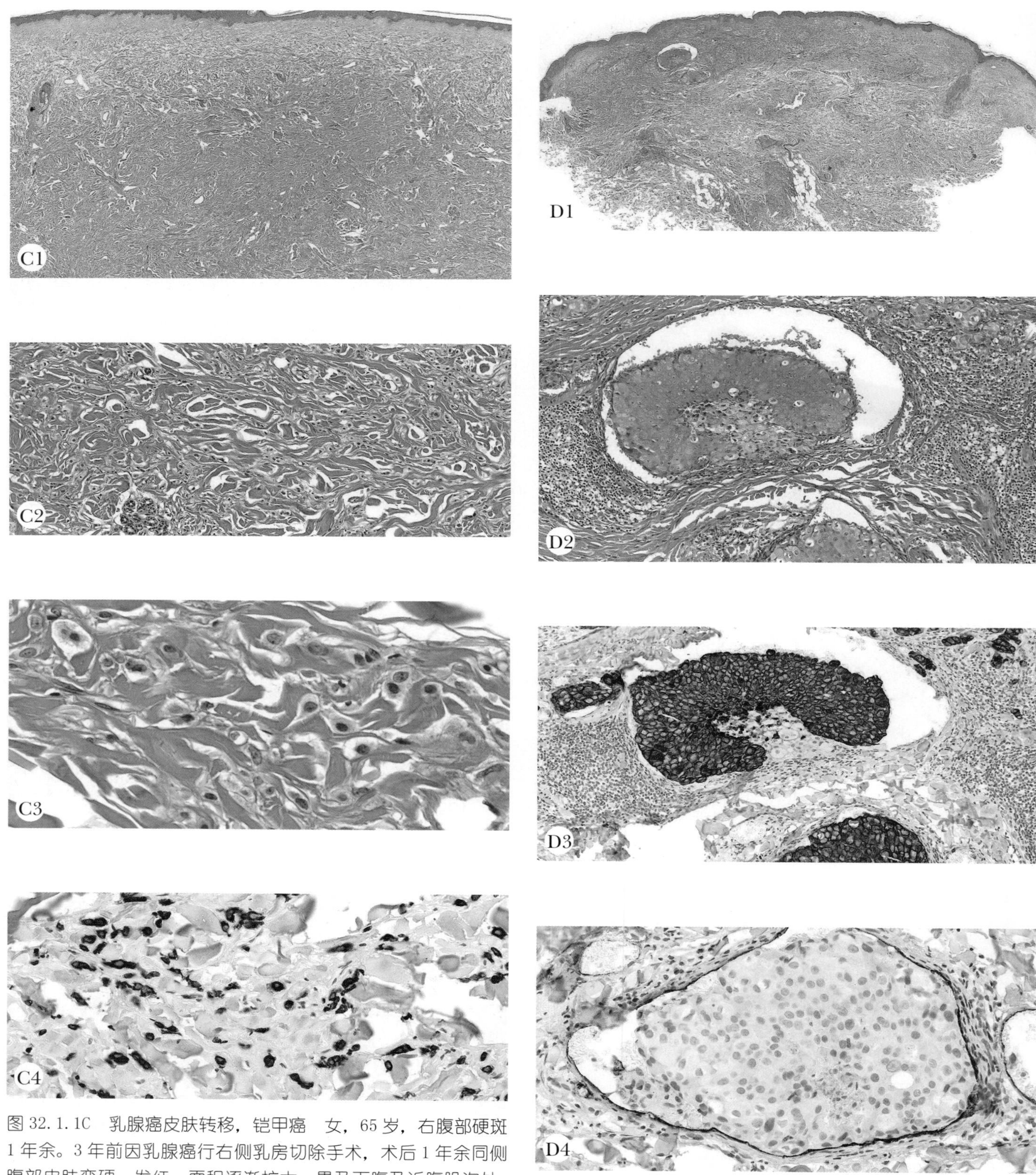

图 32.1.1C 乳腺癌皮肤转移，铠甲癌 女，65 岁，右腹部硬斑 1 年余。3 年前因乳腺癌行右侧乳房切除手术，术后 1 年余同侧腹部皮肤变硬、发红，面积逐渐扩大，累及下腹及近腹股沟处，偶有右下肢肿胀。病理示真皮显著纤维化，增厚的胶原纤维间可见单行排列的肿瘤细胞，体积较大，异型性明显，免疫组化 CK7 阳性（C4）。

图 32.1.1D 乳腺癌皮肤转移，炎性癌 女，72 岁，左乳房红斑伴轻度瘙痒 7 个月。病理示真皮管腔样结构内可见瘤团，免疫组化 CK7 阳性（D3），管腔 D2-40 阳性（D4）。

32.1.2　肺癌皮肤转移（cutaneous metastases from lung carcinoma）

病理改变

a 鳞癌：癌细胞簇集成片状，有明显嗜酸性胞质，上皮细胞岛中多有角珠形成，细胞间桥明显。免疫组化表达广谱角蛋白，但不表达 CK7、CK20、TTF–1。

b 腺癌：癌巢呈腺管样结构，可伴有黏液分泌，瘤细胞高度异型性，核深染，伴有核分裂相，常表达 CK7、TTF–1。

c 小细胞癌：表现为核小、深染，圆形或卵圆形，几乎看不到胞质，胞核倾向于簇团状。瘤细胞小而呈短梭形或淋巴细胞样，有些细胞呈梭形或多角形。常表达 Cam5.2、TTF–1，不表达 CK20。

d 大细胞癌：为低分化肿瘤，癌细胞形成较大团块，主要由胞质丰富的大细胞组成，核仁明显，核分裂相多见。

病理鉴别诊断

肺鳞状细胞癌和腺癌需和其他系统的鳞癌和腺癌转移到皮肤区别，结合临床病史和影像学检查易于诊断。

肺小细胞癌需和 Merkel 细胞癌鉴别，后者常呈核周点状表达 CK20，不表达 TTF–1。

临床特点

32.1.2

a 可发生于胸、背、腹、面等部位。

b 皮肤上单个或多个红色结节，无自觉症状。

c 皮肤转移灶可出现在肺部病灶确诊之前。

d 男性以鳞癌转移多见，女性以腺癌转移多见。

临床鉴别诊断

肺鳞癌：同来自口腔、食管的鳞状细胞癌鉴别。

肺腺癌：同来自大肠、乳腺的腺癌鉴别。

小细胞癌：同附属器肿瘤、转移性黑素瘤、原发或转移性神经内分泌肿瘤鉴别。

大细胞癌：同横纹肌肉瘤、恶性纤维组织细胞瘤、肾细胞癌鉴别。

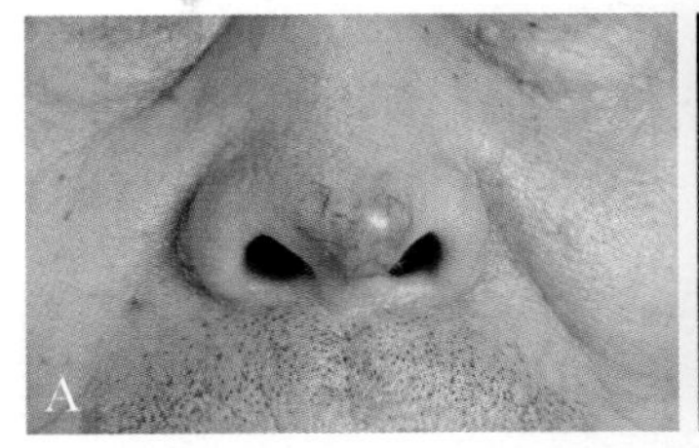

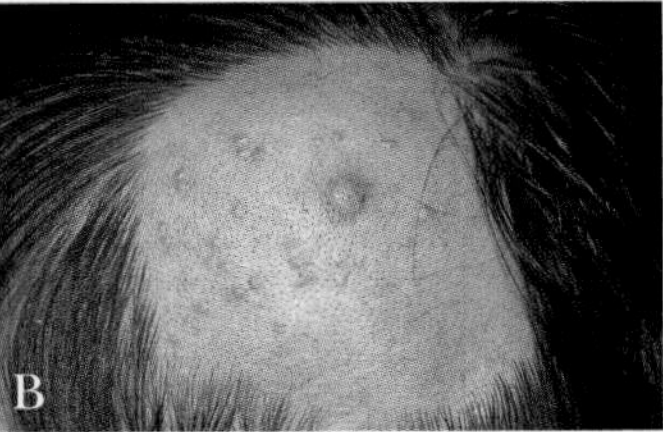

图 32.1.2　肺癌皮肤转移（cutaneous metastases from lung carcinoma）

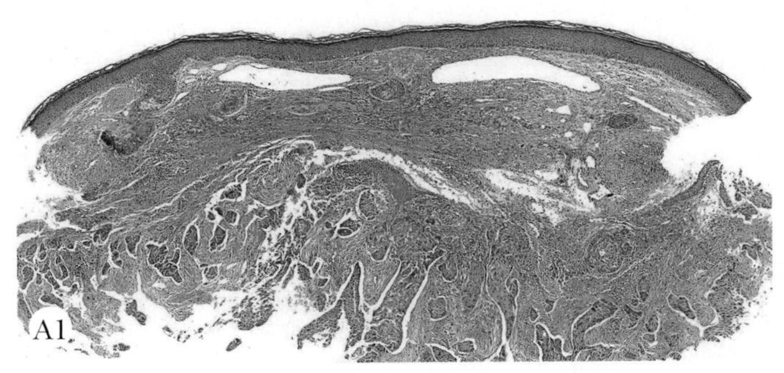

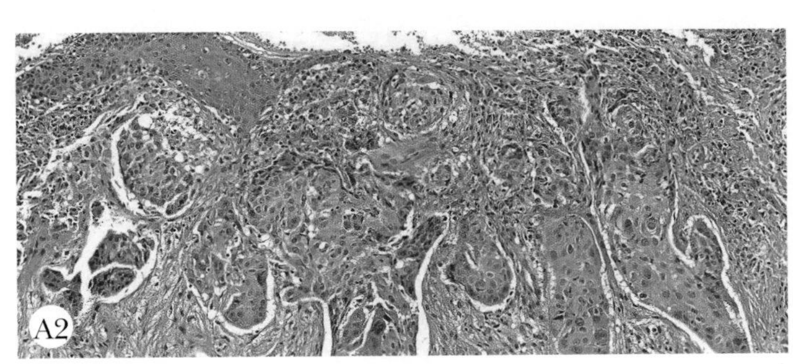

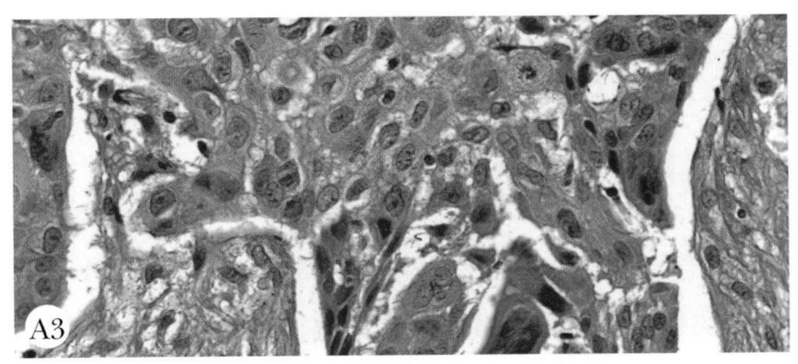

图 32.1.2A　肺鳞癌皮肤转移　男，73 岁，鼻尖结节 3 个月余。8 个月前患肺癌行手术治疗。病理示真皮内大量瘤细胞呈片状浸润，胞质嗜酸性，异型性明显，可见细胞间桥。

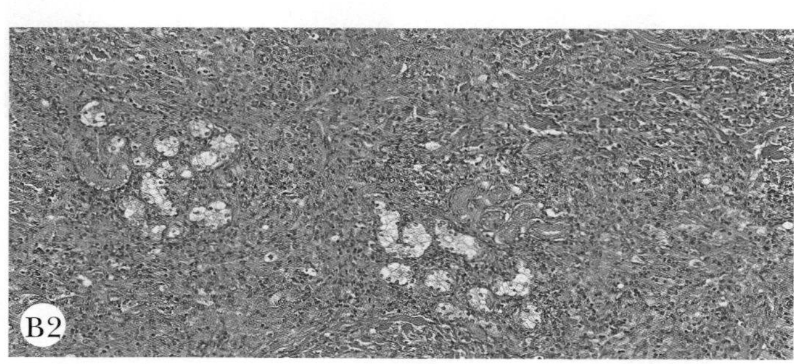

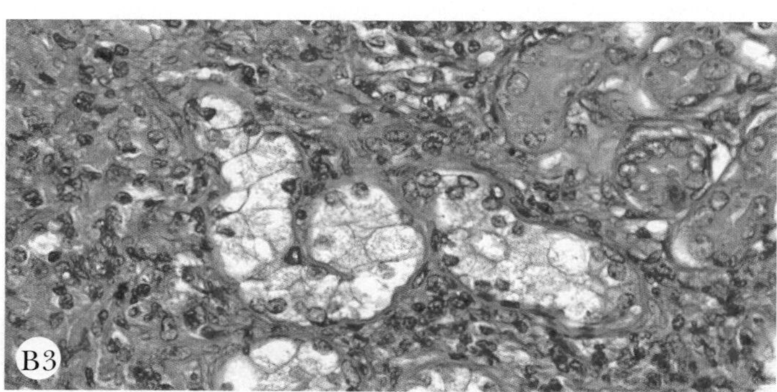

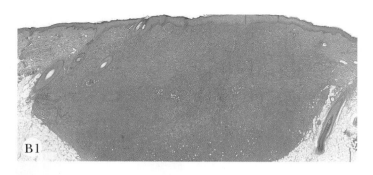

图 32. 1. 2B　肺腺癌皮肤转移　女，57 岁，头皮丘疹、结节 2 周。影像学检查提示“肺癌”。皮肤病理示真皮内大量癌巢，部分呈腺管样结构，细胞异型性明显。

32.1.3　胃肠癌皮肤转移（cutaneous metastases from gastrointestinal carcinoma）

病理改变

a 胃癌皮肤转移常表现为真皮内腺管增生或呈不规则的团块状，瘤细胞内常含有黏蛋白，免疫组化表达 CK7、CK20、CEA、EMA 等标志。

b 胃癌皮肤转移常形成印戒细胞癌形态。肿瘤细胞大而圆，由于黏蛋白将核挤压至一边而似印戒状，称为印戒细胞。

c 来自大肠部位的转移癌形成粗大的腺体，常出现显著的瘤细胞坏死现象，伴有破碎的细胞核尘。免疫组化表达 CK20，不表达 CK7。

病理鉴别诊断

黏液癌需与原发皮肤黏液癌鉴别。

临床特点

a 中国人出现胃癌和肠癌皮肤转移的情况相对多见。

b 好发于腹壁、会阴、脐部。发生在肚脐的皮损称为 Sister Joseph 结节。

c 表现为肉色的、不活动的或带蒂的结节，或成群的红色结节。

d 胃肠道其他系统肿瘤如肝癌、胆管癌等也可出现皮肤转移，但相对罕见。

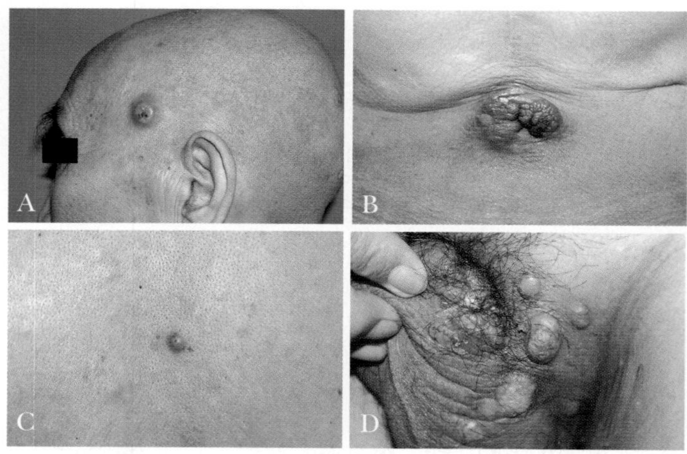

图 32.1.3　胃肠癌皮肤转移（cutaneous metastases from gastrointestinal carcinoma）

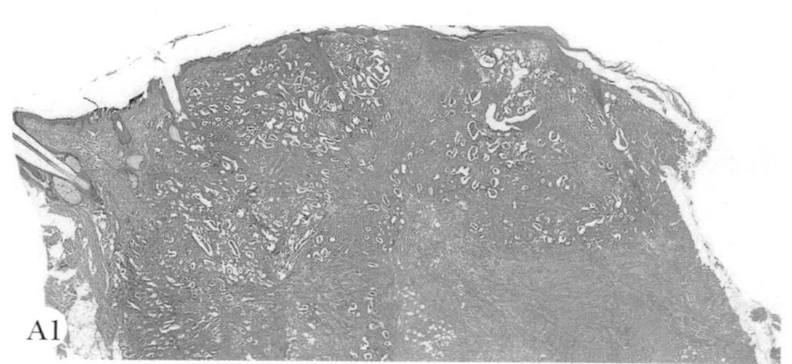

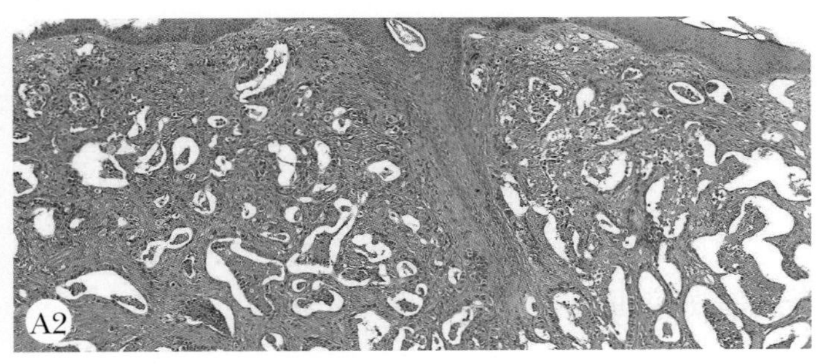

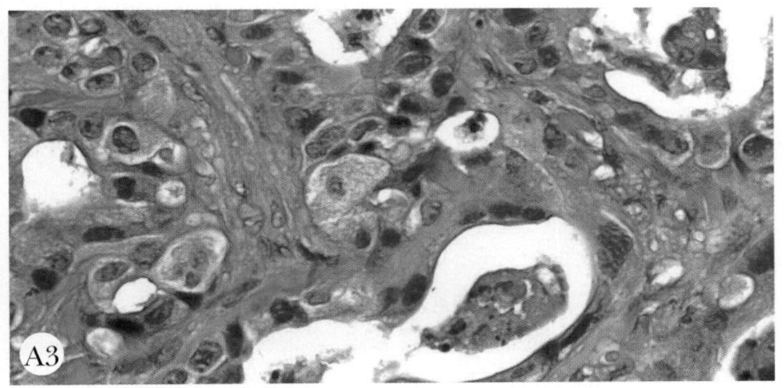

图 32.1.3A　胃癌皮肤转移　男，78 岁，头皮结节 2 个月。2 年前患胃癌（高分化型），手术治疗。病理示真皮内大量呈腺腔样结构增生的肿瘤团块，瘤团内可见黏液样物质。

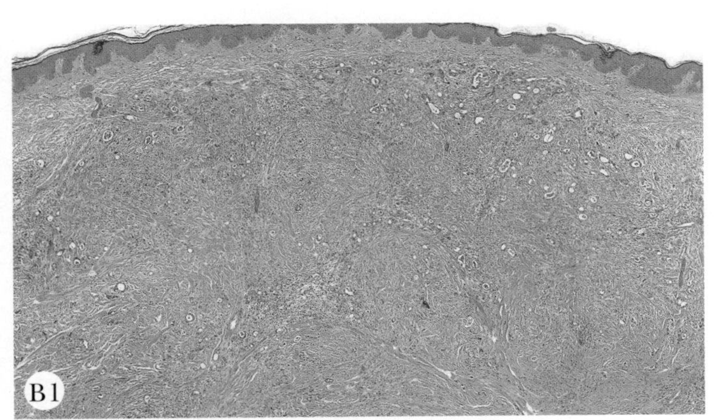

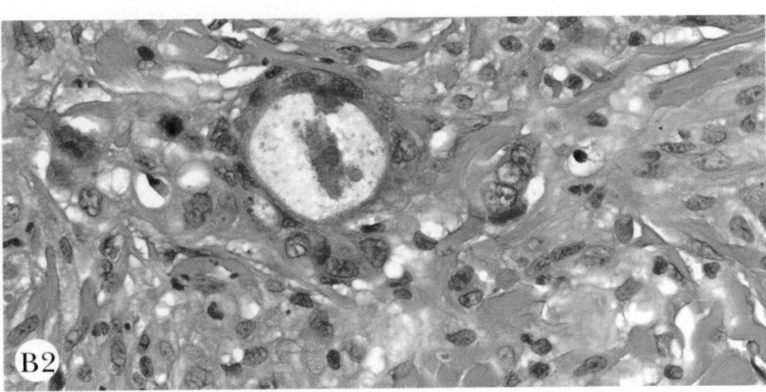

图 32.1.3B　胃癌皮肤转移　男，60 岁，脐部包块 4 年。6 年前因“胃部肿瘤”行“胃大部切除术”。病理示真皮内腺腔样结构和不规则肿瘤团块，细胞异型性明显。

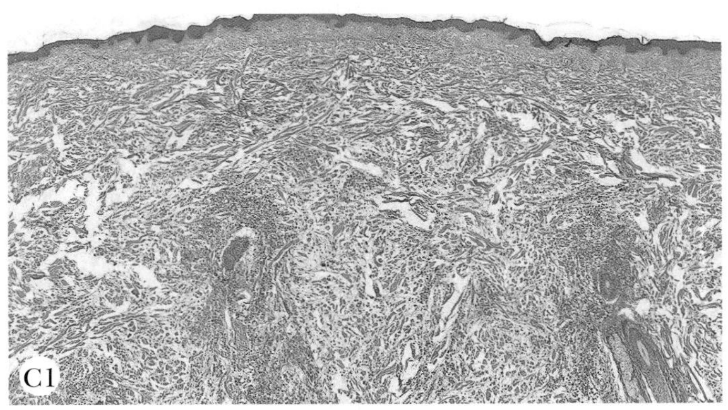

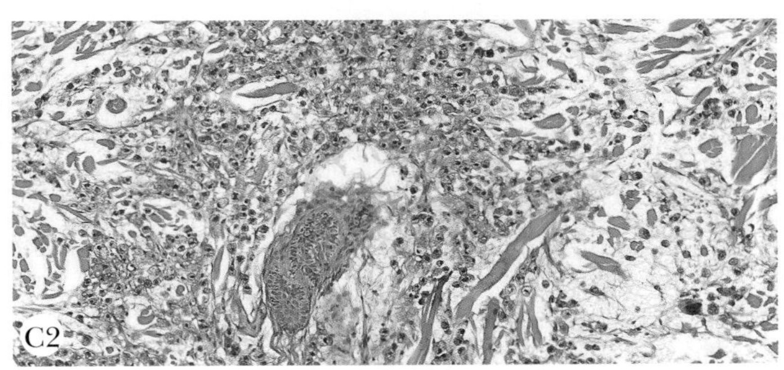

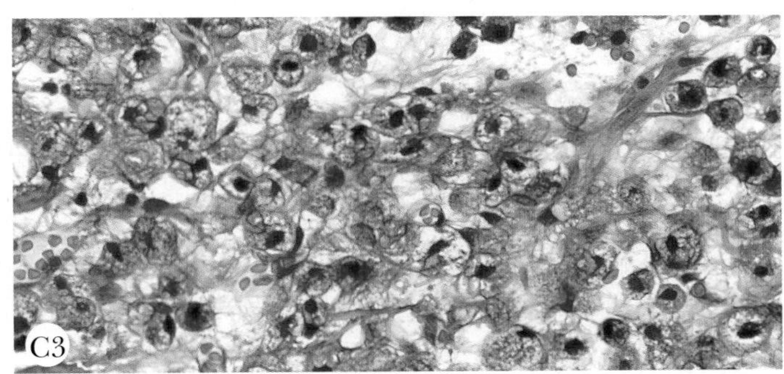

图 32.1.3C　胃癌皮肤转移　男，62 岁，面颈部、躯干多发丘疹、结节 1 个月余。2 年前患“胃癌”行手术治疗。病理示真皮内嗜碱性细胞组成的肿瘤团块，细胞体积较大，富含黏液样物质，细胞核偏向一侧，印戒状。

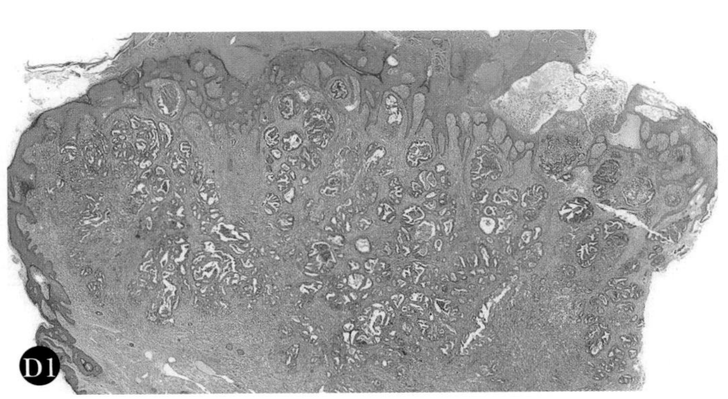

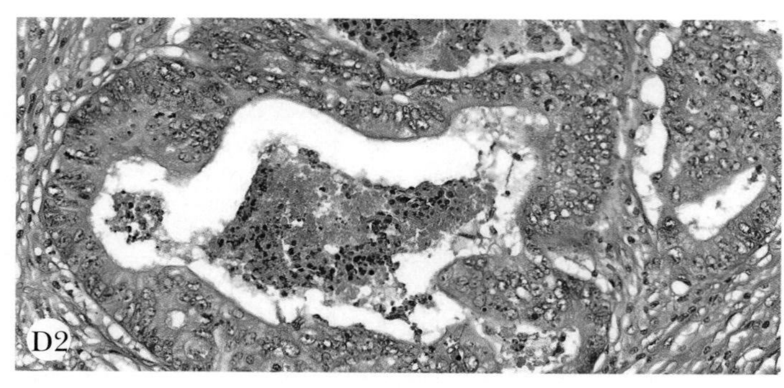

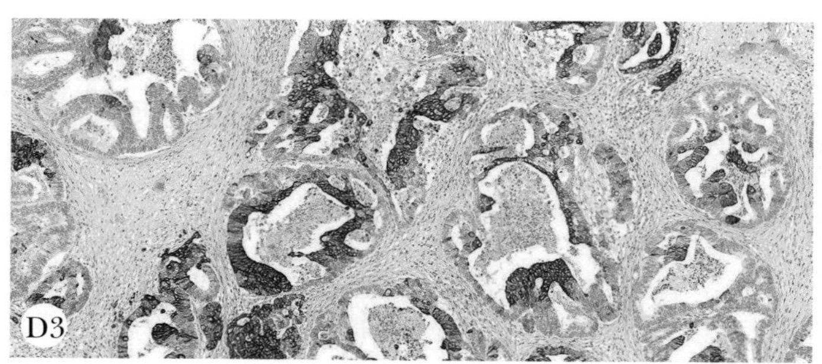

图 32.1.3D 结肠癌皮肤转移 男，64 岁，阴囊结节 2 个月余。2 年前行“结肠癌根治术”，术后复发，3 个月前再次手术治疗。病理示表皮破溃、浆液渗出，真皮内大量粗大的腺腔样结构，瘤细胞坏死明显，免疫组化 CK20 阳性（D3），可见核尘。

32.1.4 鳞癌皮肤转移（cutaneous metastases from squamous cell carcinoma）

病理改变

a 表现为累及真皮深层或皮下脂肪的鳞癌。

b 肿瘤细胞呈现明显的鳞状细胞分化，有嗜酸性胞质，出现角化现象。

病理鉴别诊断

原发皮肤鳞癌多与周围表皮相连。

临床特点

a 多为口腔来源的转移，也可发生于其他部位如食管、咽喉、皮肤、外阴等部位鳞状细胞癌转移。

b 好发于头颈部，表现为单个或多个结节，有时表面可出现溃疡。

32.1.4

临床鉴别诊断

同来自肺部的皮肤转移性鳞状细胞癌相鉴别。

若结节表面出现溃疡，同原位鳞状细胞癌相鉴别。

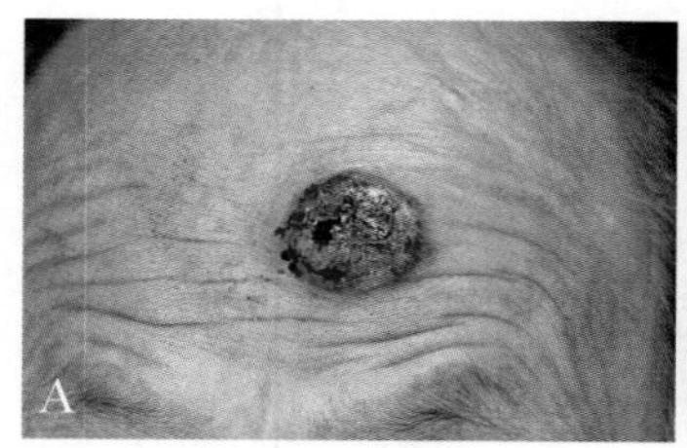

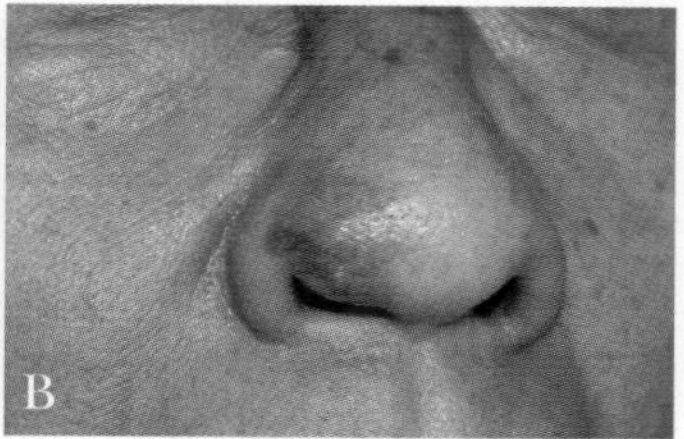

图 32.1.4 鳞癌皮肤转移（cutaneous metastases from squamous cell carclnoma）

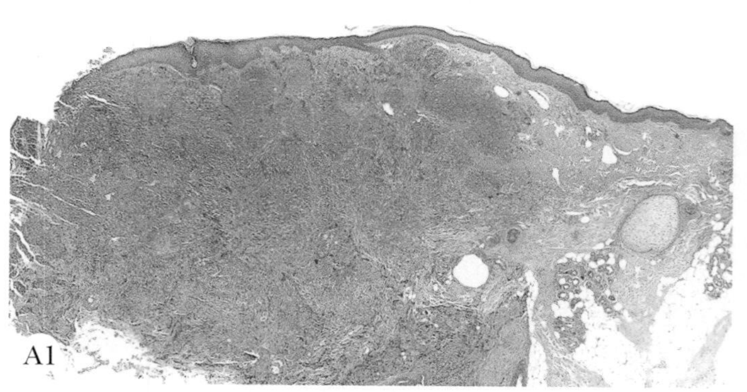

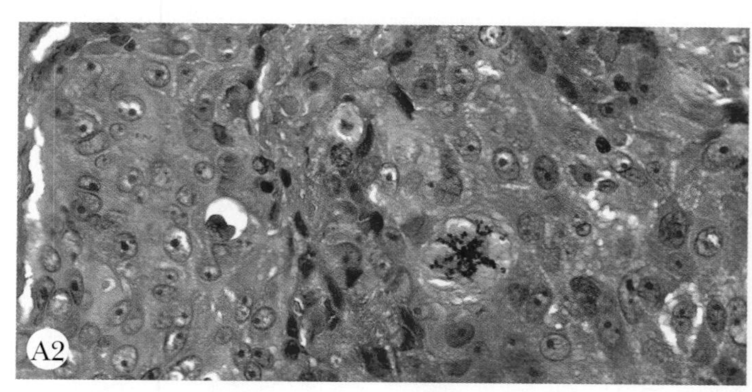

图 32.1.4A 食管癌皮肤转移 男，69 岁，额部红色斑块半年。“食管鳞状细胞癌”病史 1 个月。病理示真皮及皮下脂肪内团块状鳞状细胞浸润，胞质嗜酸性，细胞异型性明显，可见病理性核分裂相。

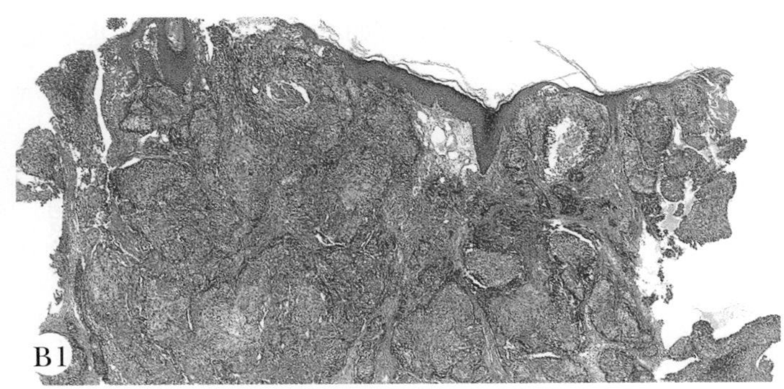

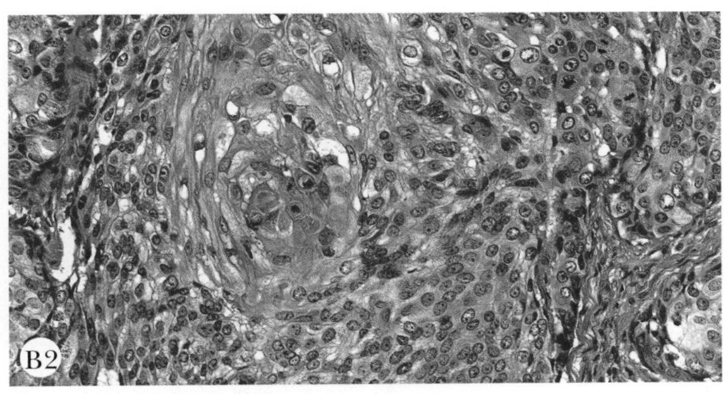

图 32.1.4B 喉癌皮肤转移 男，64 岁，鼻部红斑、肿胀 20 余天。1 年前患“喉癌”并肺部转移。病理示真皮内大量鳞状细胞组成的肿瘤团块，细胞异型性明显，可见角珠。

32.1.5 肾癌皮肤转移（cutaneous metastases from renal carcinoma）

病理改变

a 透明细胞癌表现为真皮内结节，由体积较大的癌细胞组成，细胞呈多角形，轮廓清楚，胞质清亮透明，细胞排列成片状或条索状。瘤细胞包埋在血管基质中，伴有红细胞和含铁血黄素外渗。

b 肾移行细胞癌组织学表现为大而卵圆形的细胞呈片状、结节性或条索样分布。病理形态类似膀胱移行细胞癌。肿瘤细胞常表达 CK7 和 CK20。

病理鉴别诊断

原发透明细胞汗腺瘤：多呈小叶状和导管结构，但无血管分布和含铁血黄素沉积。

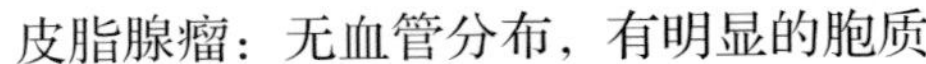

皮脂腺瘤：无血管分布，有明显的胞质空泡化。

临床特点

a 肾透明细胞癌易转移到头颈部，尤其是头皮。

b 肾透明细胞癌转移至皮肤表现为皮肤单发的肉色或紫红色结节。

c 肾脏移行细胞癌转移至皮肤表现为单个或多个肉色结节，也可有疣状丘疹或炎性斑块表现。

临床鉴别诊断

肾透明细胞癌皮肤转移需与来自肺、肝、卵巢的转移性透明细胞癌鉴别。

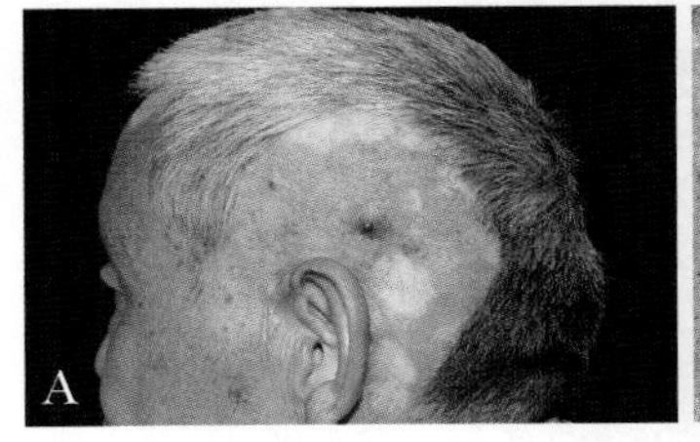

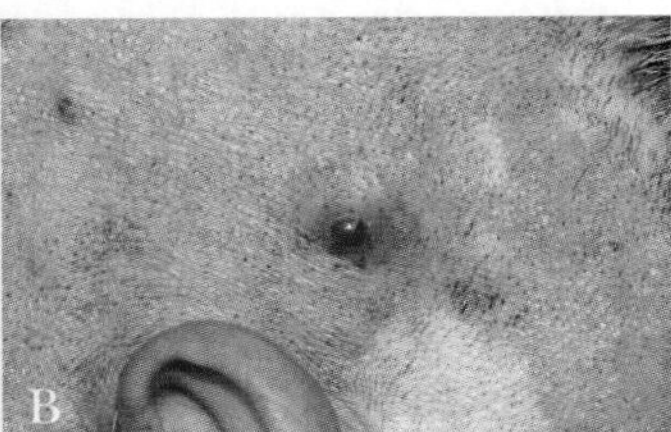

图 32.1.5 肾癌皮肤转移（cutaneous metastases from renal carcinoma）

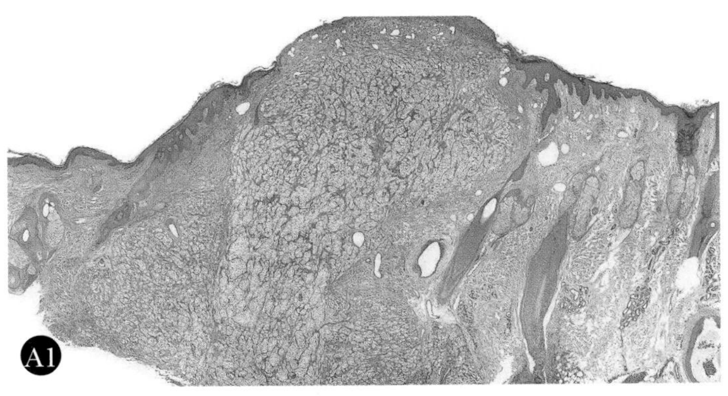

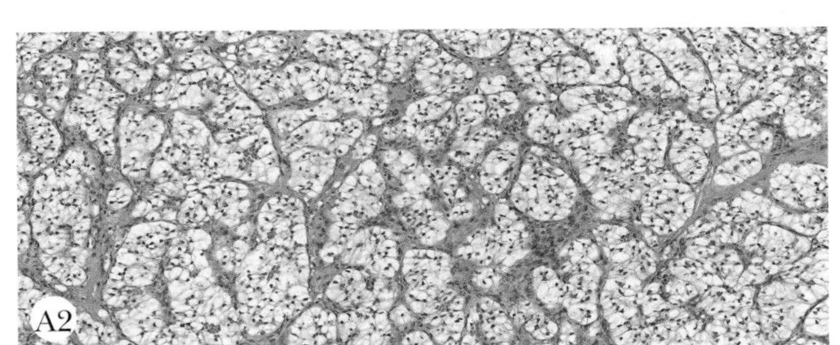

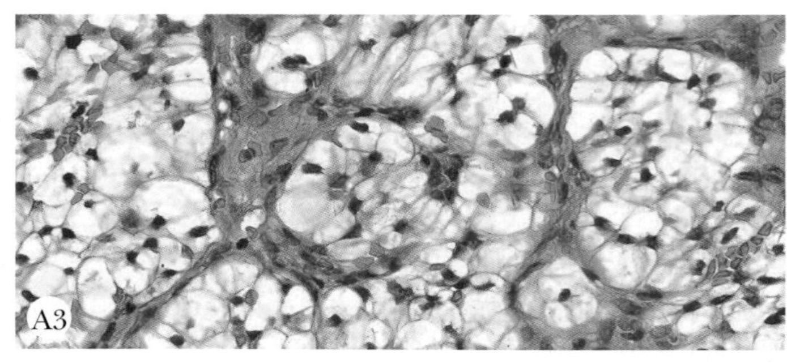

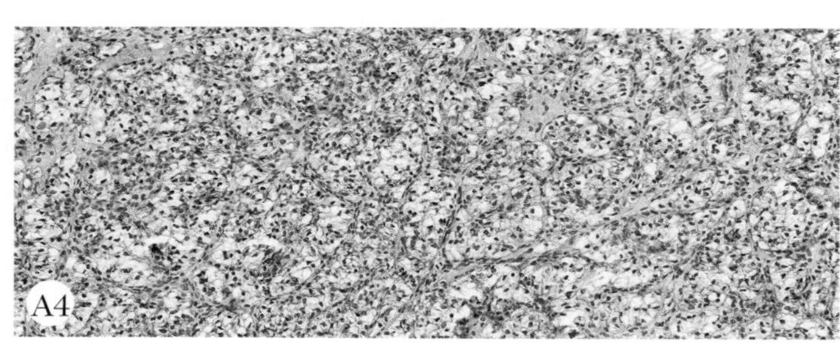

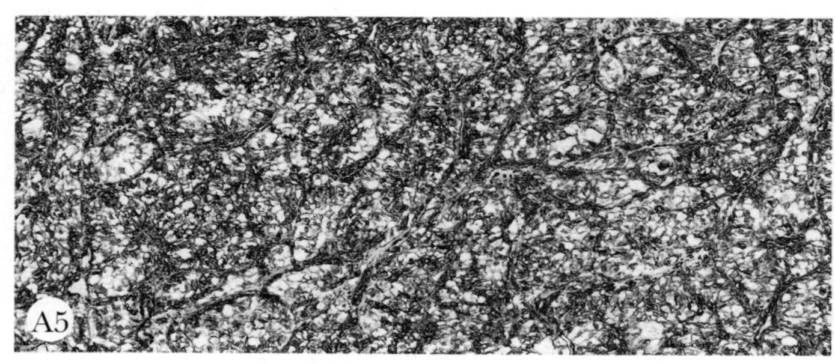

图 32.1.5A　肾癌皮肤转移　男，69 岁，头皮红色丘疹 1 个月。1 年前患“肾癌”，行手术治疗。病理示真皮内巢、索状肿瘤团块，境界清楚，瘤细胞体积较大，胞质透明，轮廓清楚，呈立方形、楔形、多角形，瘤团周围纤维间质内含有丰富毛细血管，免疫组化 AE1/3 阳性（A4），Vimentin 阳性（A5）。

32.1.6　胰腺癌皮肤转移（cutaneous metastases from pancreatic carcinoma）

病理改变

a 病理形态与原发胰腺癌的形态相关。

b 胰腺导管腺癌相对常见。肿瘤细胞为柱状单层排列，呈腺管腺样结构或乳头状突起，细胞异型性小，核分裂相少见，可见黏液分泌。有时可呈低分化状态，细胞异形性明显。导管腺癌表达角蛋白如 CK7、CK19 等，也表达 CA19.9。

c 胰腺癌皮肤转移的罕见类型包括腺泡细胞癌，胰腺神经内分泌癌等。

32.1.6

临床特点

a 皮肤转移罕见，表现为腹部或者全身的皮下结节，大小不一。

b 诊断通常需结合影像学检查。

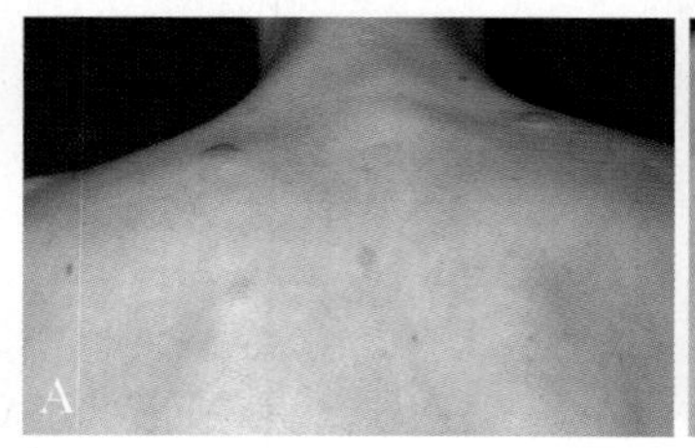

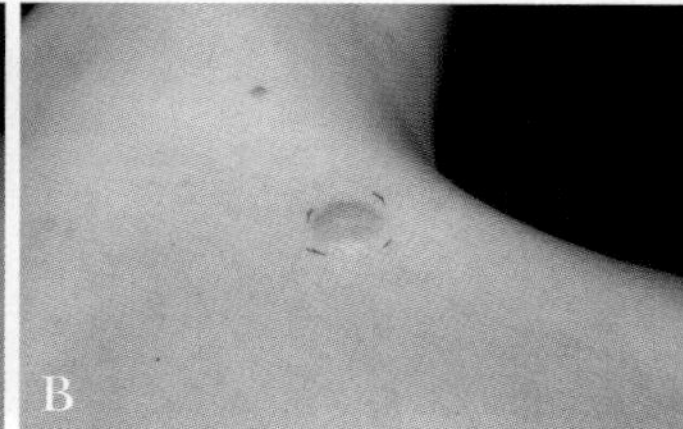

图 32.1.6　胰腺癌皮肤转移（cutaneous metastases from pancreatic carcinoma）

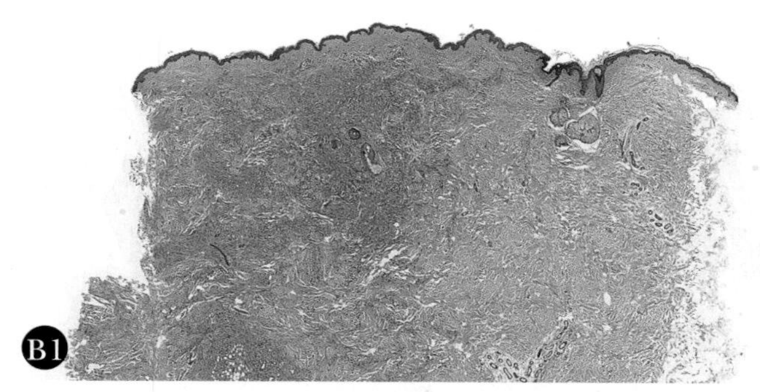

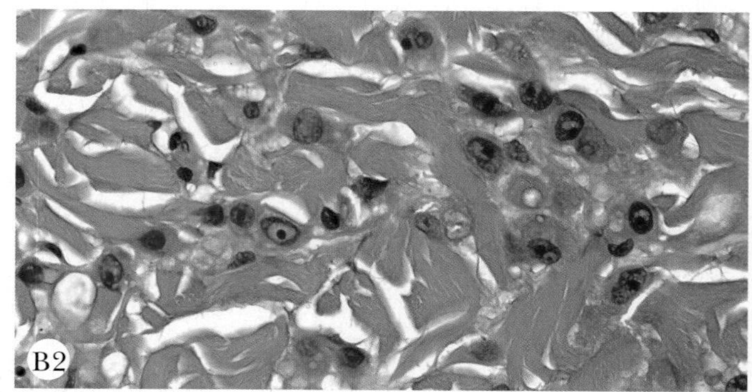

图 32.1.6B　胰腺癌皮肤转移　男，44 岁，躯干红色丘疹、斑块半年，渐增多。全身 PET/CT 扫描发现“胰腺癌”。病理示真皮胶原间散在瘤细胞浸润，瘤细胞胞质丰富，有均质状细胞核及点状核仁，细胞有异型性。影像学检查提示胰腺癌。

32.1.7 甲状腺癌皮肤转移（cutaneous metastases from thyroid carcinoma）

病理改变

a 皮肤甲状腺转移性癌的病理类型主要是乳头状癌和滤泡状癌，间变性癌和髓样癌少见。

b 乳头状癌往往表现为乳头状增生模式，增生的乳头含有纤维性基质。典型情况下可见到砂砾小体。肿瘤细胞有嗜酸性胞质，以及有切迹和核沟的毛玻璃样细胞核。

c 滤泡状癌表现为增生的小结节性改变，中央为嗜酸性胶样物质，周围为具有丰富嗜酸性胞质的肿瘤细胞。

d 肿瘤细胞多表达甲状腺球蛋白。

临床特点

临床相对罕见，多表现为胸腹部单发或多发结节性改变。

32.1.8 宫颈癌皮肤转移（cutaneous metastases from uterine cervix cancer）

病理改变

a 来自宫颈的皮肤转移癌为分化良好的鳞状细胞癌，腺癌或腺鳞状细胞癌。

b 腺癌可形成腺腔分化，表达 CK7，不表达 CK20。

c 鳞状细胞癌和其他部位转移的鳞状细胞癌类似，不表达 CK7 和 CK20。

临床特点

a 好发于育龄期妇女和绝经期女性。

b 转移癌常表现为腹部、下肢或其他部位的皮下结节性改变。

临床鉴别诊断

宫颈鳞癌皮肤转移同来自其他组织的鳞癌鉴别。

32.1.9 卵巢癌皮肤转移（cutaneous metastases from ovarian cancer）

病理改变

a 来自卵巢的皮肤转移癌多数为分化良好的腺癌，常具有乳头状结构和沙样瘤小体。

b 少见情况下表现为浆液性乳头状囊腺癌。

临床特点

a 在女性皮肤转移癌中，4% 来自卵巢。

b 表现为下腹部、外阴等部位的一个或多个结节。

临床鉴别诊断

同来自结肠、甲状腺、胃的乳头状肿瘤鉴别。

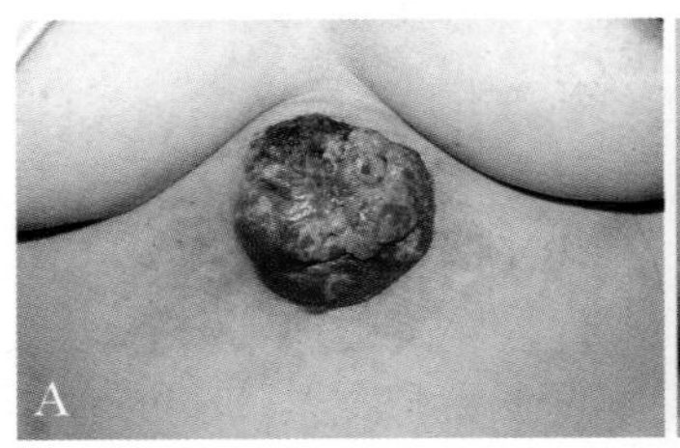

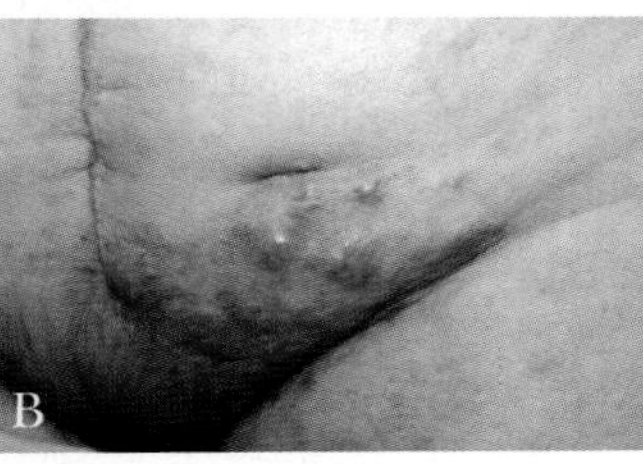

图 32.1.9 卵巢癌皮肤转移（cutaneous metastases from ovarian cancer）

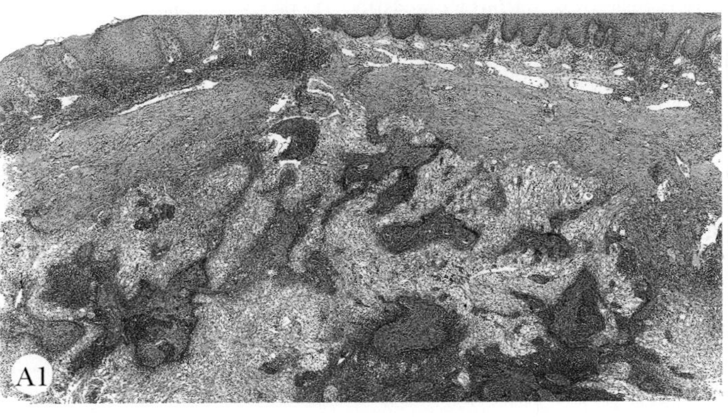

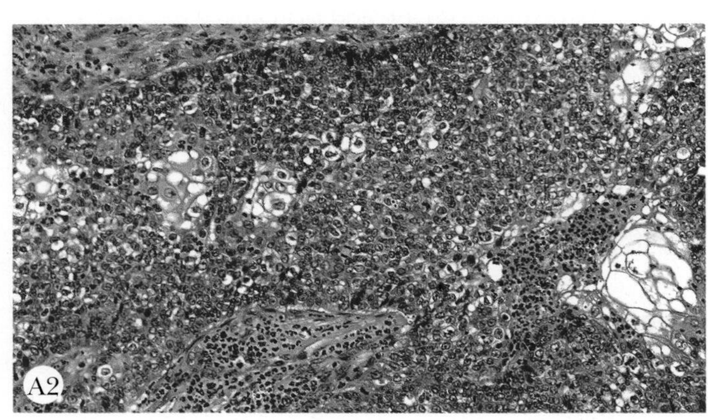

图 32. 1. 9A　卵巢癌皮肤转移　女，39 岁，剑突下、左侧腹股沟红色丘疹、斑块、肿块半年。患者 1 年前患“卵巢癌”，行手术及化疗。病理示真皮内片状嗜碱性细胞增生，部分细胞胞质呈空泡化改变。

32.1.10　前列腺癌皮肤转移（cutaneous metastases from prostatic carcinoma）

病理改变

a 前列腺癌转移至皮肤为分化不良的腺癌，细胞呈簇状或片状，腺样结构浸润到真皮的胶原束间。

b 肿瘤细胞表达前列腺特异性抗原 PSA 等标记。

临床特点

a 在男性的皮肤转移癌中，约 1% 来自前列腺，转移部位常见于骨盆区。

b 来自前列腺的皮肤转移癌表现为肉色或紫色结节，在某些病例中类似于脓皮病或带状疱疹表现。

32.2　非上皮来源的皮肤转移性肿瘤（cutaneous metastases from non-epithelial neoplasms）

32.2.1　肉瘤皮肤转移（cutaneous metastases from sarcomas）

病理改变

a 平滑肌肉瘤表现为真皮或皮下脂肪的界限清楚的浸润性结节，多由丛状的梭形细胞组成，胞质嗜酸性。

b 横纹肌肉瘤可由胞质嗜酸的大而不规则的细胞、多核巨细胞组成，也可以是小的、核淡染的细胞。

c 软骨肉瘤转移至皮肤由圆形或梭形的细胞组成，在黏液样基质中可见恶性的软骨细胞或成骨细胞。

d 骨肉瘤转移至皮肤表现为由恶性骨样物质和梭形细胞组成的混合性增生。

e 纤维肉瘤由束状梭形细胞组成，偶尔可见多角形细胞和巨大细胞。分化良好的肿瘤其梭形细胞和胶原产物较多，而分化较差的肿瘤则多见核分裂相和退行性发育细胞。

f 恶性纤维组织细胞瘤有多种异型，病理学上分为：黄瘤样型、炎症型、黏液样型、血管瘤样型、巨细胞型。

g 上皮样肉瘤：纤维组织内瘤细胞呈不规则聚集，中央明显坏死，周围瘤细胞排列成栅栏状。瘤细胞为上皮样至圆胖的梭形细胞形态。

病理鉴别诊断

隆突性皮肤纤维肉瘤：位于真皮网状层，具有均匀一致的梭形细胞和明显的席纹状结构，同来自纤维肉瘤的皮肤转移性肿瘤鉴别。

结节性筋膜炎：是位于皮下脂肪的良性皮损，来源于筋膜或皮下脂肪间隔，同纤维肉瘤性皮肤转移性肿瘤鉴别。

临床特点

a 好发于头皮、躯干、四肢。

b 表现为位于真皮或皮下脂肪的肉色或深红色的结节，质硬。

c 可因形成溃疡而疼痛。

临床鉴别诊断

环状肉芽肿

其他纤维性肿瘤

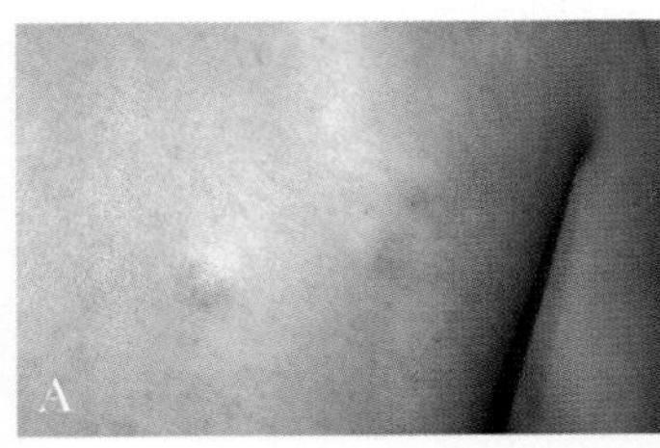

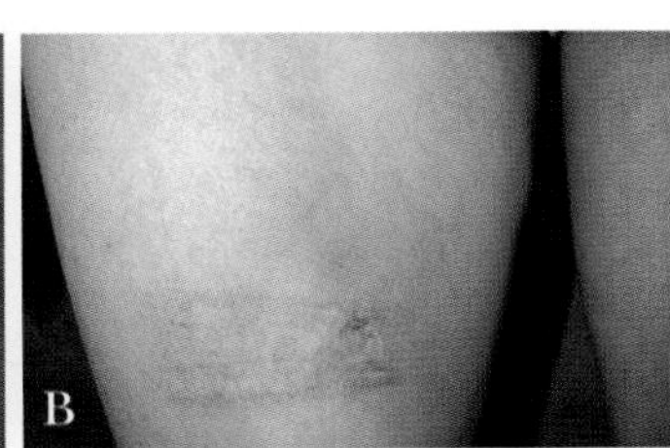

图 32.2.1 纤维肉瘤皮肤转移（cutaneous metastases from sarcomas）

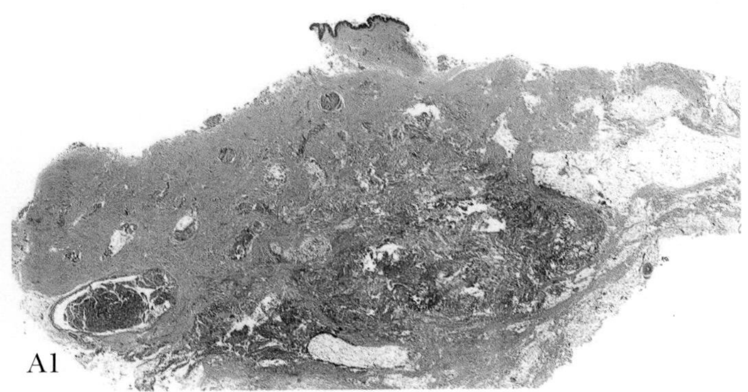

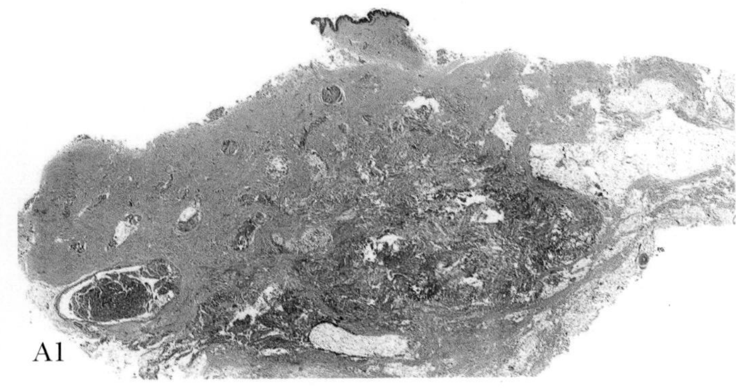
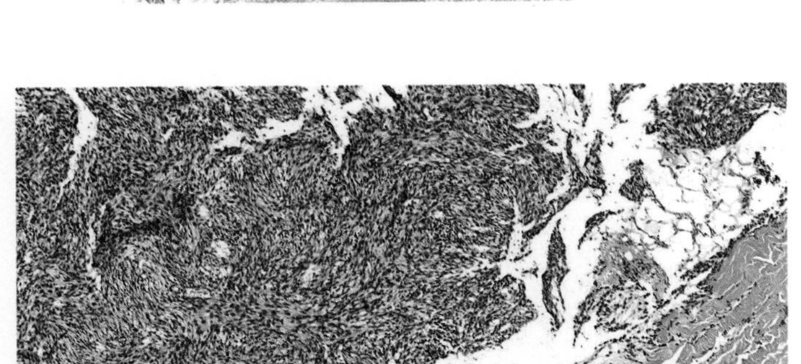

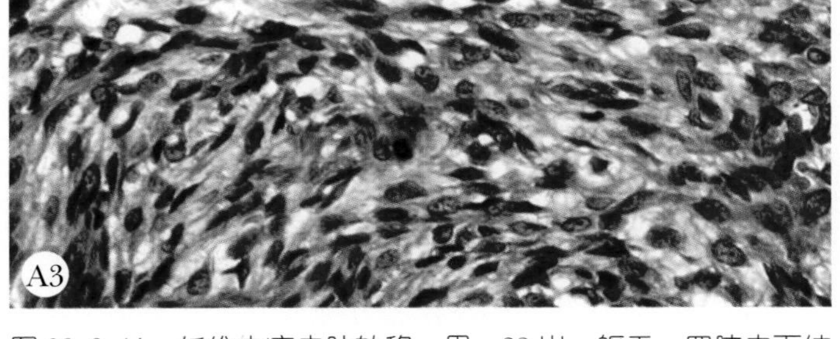

图 32.2.1A 纤维肉瘤皮肤转移 男，22 岁，躯干、四肢皮下结节 1 个月。患者 2 年前因面部肿物曾行手术治疗，病理提示为非典型低度恶性肿瘤。皮肤转移性病灶病理示真皮内梭形细胞组成的瘤团，细胞排列致密，细胞染色质深，有轻度异型性，核分裂相少见。

32.2.2 神经母细胞瘤皮肤转移（cutaneous metastases from neuroblastoma）

病理改变

a 可见瘤细胞成簇排列。

b 胞质嗜碱性，核分裂相多。

c 在纤维基质中可见玫瑰花结。

临床特点

a 神经母细胞瘤是最常见的先天性肿瘤，在新生儿患者发生的皮肤转移性肿瘤中占 32%。

b 神经母细胞瘤转移后广泛分布，表现为质硬、可活动、蓝色的皮下结节。

临床鉴别诊断

Merkel 细胞瘤

燕麦细胞癌

汗管癌

转移性黑素瘤

主要参考文献

（main references）

1. Phillip HM，Eduardo C，Scott RG. 皮肤病理学：与临床的联系 . 3 版 . 朱学骏，孙建方主译 . 北京：北京大学医学出版社，2007.
2. Bolognia JL，Jorizzo JL，Rapini R. 皮肤病学 . 2 版 . 朱学骏，王宝玺，孙建方，等主译 . 北京：北京大学医学出版社，2011.
3. 高天文，孙建方 . 现代皮肤组织病理学 . 北京：人民卫生出版社，2001.
4. Barnhill RL，Crowson AN，Busam KJ，et al. Textbook of DERMATOPATHOLOGY. New York： McGraw-Hill，Health Professions Devision，1998.
5. Burns T，Breathnach S，Cox N，et al. Rook's textbook of dermatology. 7th ed. Malden： Backwell Science，Inc. ，2004
6. Ackerman AB，Chongehitnant N，Sabcgez J，et al. Histologic Diagnonsis of Inflammatory Skin Diseases. An Algorithmic Method Based on Pattern Analysis. 2nd ed. Baltimore： Williams & Wilkins，1997.
7. Walter F. Histopathology of the Skin Lever// Rosalie Elenitsas. Lever's Histopathology of the Skin. 8th ed. Philadelphia：Lippincott Williams & Wilkins Publishers，1997.
8. Sharon WW，Goldboum JR. Soft tissue tumors. 5th ed. London：Mosby，Inc. ，2008.
9. Weedon D. Weedon's Skin Pathology. Edinburgh： Elsevier Limited，2002.
10. Rigel DS. Cancer of the skin. Philadelphia： Elsevier Inc. ，2005.
11. Patrício P，Ferreira C，Gomes MM，et al. Autoimmune bullous dermatoses： a review. Ann N Y Acad Sci，2009，1173：203–210.
12. Hammers CM，Stanley JR. Mechanisms of Disease： Pemphigus and Bullous Pemphigoid. Annual Review of Pathology，2016，11：175–197.
13. Ahmed AR，Blose DA. Pemphigus vegetans，Neumann type and Hallopeau type. Int J Dermatol，1984，23：135.
14. Robinson ND，Hashimoto T，Amagai M，et al. The new pemphigus variants. J Am Acad Dermatol，1999，40：649–671.
15. Ohata C，Koga H，Teye K，et al. Concurrence of bullous pemphigoid and herpetiform pemphigus with IgG antibodies to desmogleins 1/3 and desmocollins 1–3. Br J Dermatol，2013，168：879–881.
16. Prado R，Brice SL，Fukuda S，et al. Paraneoplastic pemphigus herpetiformis with IgG antibodies to desmoglein 3 and without mucosal lesions. Arch Dermatol，2011，147：67–71.
17. Durham A，Carlos CA，Gudjonsson JE，et al. Pemphigus herpetiformis： Report of a rare case. J Am Acad Dermatol，2012，67：e231–e233.
18. Hashimoto T. Recent advances in the study of the pathophysiology of pemphigus. Arch Dermatol Res，2003，295：S2–11.
19. Huhn KM，Tron VA，Nguyen N，et al. Neutrophilicspongiosis in pemphigus herpetiformis. J Cutan Pathol，1996，23：264–269.
20. Amagai M. Autoimmunity against desmosomal cadherins in pemphigus. J Dermatol Sci，1999，20：92–102.
21. Huff JC，Golitz LE，Kunke KS. Intraepidermalneutrophilic IgA dermatosis. N Engl J Med，1985，313：1643–1645.
22. Tagami H，Iwatsuki K，Iwase Y，et al. Subcornealpustularder matosis with vesiculo–bullous eruption： demonstration of subcorneal IgA deposits and a leukocyte chemotactic factor. Br J Dermatol，1983，109：581–587.
23. Hodak E，David M，Ingber A，et al. The clinical and histopath–ological spectrum of IgA– pemphigus： report of two cases. Clin Exp Dermatol，1990，15：433–437.
24. Tsuruta D，Ishii N，Hamada T，et al. IgA pemphigus. Clin Dermatol，2011，29：437–442.
25. Sneddon IB，Wilkinson DS. Subcornealpustulardermatosis. Br J Dermatol，1979，100：61–68.
26. Nguyen VT，Ndoye A，Bassler KD，et al. Classification，clinical manifestations，and immunopathological mechanisms of the epithelial variant of paraneoplastic autoimmune multiorgan syndrome： a reappraisal of paraneoplastic pemphigus. Arch Dermatol，2001，137：193–206.
27. Czernik A，Camilleri M，Pittelkow MR，et al. Paraneoplastic autoimmune multiorgan syndrome： 20 years after. Int J Dermatol，2011，50：905–914.
28. Zimmermann J，Bahmer F，Rose C，et al. Clinical and immunopathologicalspectrum of paraneoplastic pemphigus. J Dtsch Dermatol Ges，2010，8：598–606.
29. Wieczorek M，Czernik A. Paraneoplastic pemphigus： a short review. Clinical，Cosmetic and Investigational Dermatology，2016，9：291–295.
30. Ortolan DG，Souza DPG，Aoki V，et al. Analysis of the reactivity of indirect immunofluorescence in patients with pemphigus foliaceus and pemphigus vulgaris using rat bladder epithelium as a substrate. Clinics，2011，66（12）：2019–

2023.

31. Poziomczyk CS, Recuero JK, Bringhenti L, et al. Incontinent-iapigmenti . AnaisBrasileiros de Dermatologia, 2014, 89（1）: 26-36.

32. Fusco F, Paciolla M, Conte MI, et al. Incontinentiapigmenti: report on data from 2000 to 2013. Orphanet Journal of Rare Diseases, 2014, 9: 93.

33. Schmidt E, Zillikens D. Pemphigoid diseases. Lancet, 2013, 381: 320-332.

34. Schmidt E, Zillikens D. Modern diagnosis of autoimmune blistering skin diseases. Autoimmun Rev, 2010, 10: 84-89.

35. Schmidt E, Zillikens D. The diagnosis and treatment of autoimmune blistering skin diseases. Dtsch Arztebl Int, 2011, 108: 399-405.

36. Kárpáti S, Amagai M, Prussick R, et al. Pemphigus vulgarisanti-gen, a desmoglein type of cadherin, is localized within keratinocyte desmosomes. J Cell Biol, 1993, 122: 409-415.

37. Mutasim DF, Adams BB. Immunofluorescence in dermatology. J Am Acad Dermatol, 2001, 45: 803-822.

38. Kneisel A, Hertl M. Autoimmune bullous skin diseases. Part 2: Diagnosis and therapy. J Dtsch Dermatol Ges, 2011, 9: 927-947.

39. Ng PP, Thng ST, Mohamed K, et al. Comparison of desmoglein ELISA and indirect immunofluorescence using two substrates （monkey oesophagus and normal human skin） in the diagnosis of pemphigus. Australas J Dermatol, 2005, 46: 239-241.

40. Pohla-Gubo G, Hintner H. Direct and indirect immunofluoresce-nce for the diagnosis of bullous autoimmune diseases. Dermatol Clin, 2011, 29: 365-372.

41. vanBeek N, Rentzsch K, Probst C, et al. Serological diagnosis of autoimmune bullous skin diseases: Prospective comparison of the BIOCHIP mosaic-based indirect immunofluorescence technique with the conventional multi-step single test strategy. Orphanet J Rare Dis, 2012, 7: 49.

42. Schmidt E, della Torre R, Borradori L. Clinical features and practical diagnosis of bullous pemphigoid. Dermatol Clin, 2011, 29: 427-438.

43. Intong LR, Murrell DF. Pemphigoidgestationis: Pathogenesis and clinical features. Dermatol Clin, 2011, 29: 447-452.

44. Mintz EM, Morel KD. Clinical features, diagnosis, and pathogenesis of chronic bullous disease of childhood. Dermatol Clin, 2011, 29: 459-462.

45. Lai-Cheong JE, McGrath JA. Kindler syndrome. Dermatol Clin, 2010, , 28（1）: 119-124.

46. Chen M, Kim GH, Prakash L, et al. Epidermolysisbullosaacq-uisita: Autoimmunity to anchoring fibril collagen. Autoimmunity, 2012, 45: 91-101.

47. Gupta R, Woodley DT, Chen M. EpidermolysisBullosaAcqui-tsita. Clinics in Dermatology, 2012, 30（1）: 60-69.

48. Carlson JA. The histological assessment of cutaneous vasculitis. Histopathology, 2010 , 56（1）: 3-23.

49. Carlson JA, Chen KR. Cutaneous vasculitis update: small vessel neutrophilicvasculitissyndromes. Am J Dermatopathol, 2006, 28（6）: 486-506.

50. Carlson JA, Chen KR. Cutaneous vasculitis update: neutrophilic muscular vessel and eosinophilic, granulomatous, and lymphocytic vasculitis syndromes. Am J Dermatopathol, 2007, 29（1）: 32-43.

51. Requena L, Yus ES. Panniculitis. Part Ⅰ. Mostly septal panniculitis. J Am Acad Dermatol, 2001, 45（2）: 163-183.

52. Requena L, Yus ES. Panniculitis. Part Ⅱ. Mostly lobular panniculitis. J Am Acad Dermatol, 2001, 45（3）: 325-361.

53. Santos JB, Figueiredo AR, Ferraz CE , et al. Cutaneous tuberculosis: epidemiologic, etiopathogenic and clinical aspects - Part Ⅰ. An Bras Dermatol, 2014, 89（2）: 219-229.

54. Santos JB, Figueiredo AR, Ferraz CE, et al. Cutaneous tuberclosis: diagnosis, histopathology and treatment-part Ⅱ. An Bras Dermatol, 2014, 89（4）: 545-555.

55. Herath S, Navinan MR, Liyanage I, et al. Lucio's phenomenon, an uncommon occurrence among leprosy patients in Sri Lanka. BMC Res Notes, 2015, 8 （1）: 672.

56. Durga Misra, Jyoti Parida, Abhra Chowdhury, et al. Lepra Reaction with Lucio Phenomenon Mimicking Cutaneous Vasculitis. Case Reports Immunol, 2014: 641989.

57. Yu Ri Woo, Ji Hong Lim, Dae Ho Cho, et al. Rosacea: Molecular Mechanisms and Management of a Chronic Cutaneous Inflammatory Condition. Int J Mol Sci, 2016 , 17（9）: 1562.

58. William Critchlow, David Chang. Cheilitis Granulomatosa: A Review. Head Neck Pathol, 2014, 8（2）: 209-213.

59. Keimig EL . Granuloma Annulare. Dermatol Clin, 2015, 33（3）: 315-329.

60. 刘宇，王雷，李春英，等．深在型环状肉芽肿 20 例临床及组织病理分析．临床皮肤科杂志，2015，44（12）：835-837.

61. Ines D Coutinho, Leonor I C Ramos, Maria M Brites, et al. O' Brien Actinic Granuloma: A Case Report and Brief Review of Literature. Indian J Dermatol, 2015, 60（4）: 391-393.

62. Kota SK,Jammula S,Kota SK,et al.Necrobiosis lipoidicadiabeticor-um: A case-based review of literature. Indian J Endocrinol Metab, 2012, 16（4）: 614-620.

63. Yugal KS，Nandini SA，Garima Malik，et al. A Rare Report of Granuloma Multiforme. Indian J Dermatol，2016，61（1）：124.

64. Banavasi S Girisha，Anantha Prasad Holla，Michelle Fernandes，et al. Necrobiotic Xanthogranuloma. J Cutan Aesthet Surg，2012，5（1）：43–45.

65. Veys EM，De Keyser F. Rheumatoid nodules：differential diagnosis and immunohistological findings. Ann Rheum Dis，1993，52（9）：625–626.

66. Giner T，Benoit S，Kneitz H. Sarcoidosis：Dermatological view of a rare multisystem disease. Hautarzt，2017，68（7）：526–535.

67. Hirsh BC，Johnson WC. Pathology of granulomatous diseases：foreign body granulomata. Int J Dermatol，1984，23（8）：531–538.

68. Xu XL，Liu JY，Gao TW，et al. Pathogen characteristics and its sensitivity against antimicrobial agents in fatal bacterialgranuloma after eyelid trauma in vitro. Int J Ophthalmol，2011，4（4）：410–412.

69. Gai M，d' Onofrio G，di Vico MC. Cat–Scratch Disease：Case Report and Review of the Literature. Transplant Proc，2015，47（7）：2245–2247.

70. Li SL，Li C. Vulvar Swelling，Plaques，and Nodules in a young adult women. JAMA，2013，39（24）：2596–2597.

71. 李强，焦彬，高天文，等. 游泳池肉芽肿1例. 中国皮肤性病学杂志，2007，（01）：45–46.

72. Patterson JW. Weedon' s Skin Pathology，4th ed. Philadelphia：Churchill Livingstone Elsevier，2016

73. Goldsmith LA，Katz SI，Gilchrest BA，et al. Fitzpatrick' s Dermatologyin General Medicine. 8th ed. New York：McGraw–Hill，2012

74. Calonje JE，Brenn T，Lazar AJ，et al. McKee' s Pathology of the Skin. 4th ed. Philadelphia：Sauders Elsevier，2012.

75. Anaissie EJ，McGinnis MR，Pfaller MA. Clinical Mycology. 2th ed. Philadelphia：Churchill Livingstone Elsevier，2009.

76. 王端礼，李若瑜，王爱萍. 医学真菌学——实验室检验指南. 北京：人民卫生出版社，2005

77. Ibrahim O，Bunick CG，Srivastava B，et al. The role of infliximab in the treatment of superficial granulomatous pyoderma of the head and neck. J Am Acad Dermatol，2014，71（5）：e222–225.

78. Ouchi T，Tamura M，Nishimoto S，et al. A case of blastomycosis–like pyoderma caused by mixed infection of Staphylococcus epidermidis and Trichophytonrubrum. Am J Dermatopathol，2011，33（4）：397–399.

79. Shieh WJ，Guarner J，Paddock C，et al，Anthrax BioterrorismIn–vestigation Team. The critical role of pathology in the investigation of bioterrorism–related cutaneous anthrax. Am J Pathol. 2003，163（5）：1901–1910.

80. Rappold LC，Vogelgsang L，Klein S，et al. Primary cutaneous diphtheria：management，diagnostic workup，and treatment as exemplified by a rare case report. J Dtsch Dermatol Ges，2016，14（7）：734–736.

81. Salomon J，Bia ł ynicki–Birula R，Wo niak Z，et al. Pachyde–rmatous eosinophilic dermatitis. Acta Dermatovenerol Croat，2011，19（1）：31–35.

82. Fung MA. The clinical and histopathologic spectrum of "dermal hypersensitivity reactions，" a nonspecific histologic diagnosis that is not very useful in clinical practice，and the concept of a "dermal hypersensitivity reaction pattern". J Am Acad Dermatol，2002，47（6）：898–907.

83. Liersch J，Carlotti A，Theunis A，et al. Erythema Nodosum Leprosum–Like Lesions Are a Histopathologic Pattern in Whipple's Disease and a Sign of the Immune Reconstitution Inflammatory Syndrome：A Case Series and Review of the Literature. Am J Dermatopathol，2017，39（4）：259–266.

84. Fernandez–Flores A，Saeb–Lima M，Arenas–Guzman R. Morphological findings of deep cutaneous fungal infections. Am J Dermatopathol，2014，36（7）：531–553.

85. Sangoi AR，Rogers WM，Longacre TA，et al. Challenges and pitfalls of morphologic identification of fungal infections in histologic and cytologic specimens：a ten–year retrospective review at a single institution. Am J Clin Pathol，2009，131（3）：364–375.

86. Guarner J，Brandt ME. Histopathologic diagnosis of fungal infections in the 21st century. Clin Microbiol Rev，2011，24（2）：247–280.

87. Fan YM，Huang WM，Yang YP，et al. Primary cutaneous trichosporonosis caused by Trichosporondermatis in an immunocompetent man. J Am Acad Dermatol，2011，65（2）：434–436.

88. Lu XL，Liu ZH，Shen YN，et al. Primary cutaneous zygomycosis caused by rhizomucorvariabilis：a new endemic zygomycosis？A case report and review of 6 cases reported from China. Clin Infect Dis，2009，49（3）：e39–43.

89. Petrikkos G，Skiada A，Lortholary O，et al. Epidemiology and clinical manifestations of mucormycosis. Clin Infect Dis，2012，54 Suppl 1：S23–34.

90. Tang WY，Lo KK，Lam WY，et al. Cutaneous protothecosis：report of a case in Hong Kong. Br J Dermatol. 1995，133（3）：

479–482.

91. Barboza TC, Quaresma JA, de Brito AC, et al. Jorge Lobo' s disease: immunohistochemical characterization of dendritic cells in cutaneous lesions. Mycopathologia, 2015, 179 (3–4): 269–274.

92. Seyedmousavi S, Netea MG, Mouton JW, et al. Black yeasts and their filamentous relatives: principles of pathogenesis and host defense. Clin Microbiol Rev, 2014, 27 (3): 527–542.

93. Revankar SG, Sutton DA. Melanized fungi in human disease. Clin Microbiol Rev, 2010, 23 (4): 884–928.

94. Queiroz–Telles F, de Hoog S, Santos DW, et al. Chromoblastomycosis. Clin Microbiol Rev, 2017, 30 (1): 233–276.

95. Gerdsen R, Uerlich M, De Hoog GS, et al. Sporotrichoidphaeohyphomycosis due to Alternariainfectoria. Br J Dermatol, 2001, 145 (3): 484–486.

96. Dubois D, Pihet M, Clec' h CL, et al. Cutaneous phaeohyphomycosis due to Alternariainfectoria. Mycopathologia, 2005, 160 (2): 117–123.

97. Sfakianakis A, Krasagakis K, Stefanidou M, et al. Invasive cutaneous infection with Geotrichumcandidum: sequential treatment with amphotericin B and voriconazole. Med Mycol, 2007, 45 (1): 81–84.

98. Vázquez–González D, Perusquía–Ortiz AM, Hundeiker M, et al. Opportunistic yeast infections: candidiasis, cryptococcosis, trichosporonosis and geotrichosis. J Dtsch Dermatol Ges, 2013, 11 (5): 381–393.

99. 董青，范卫新. 3 种不同类型弥漫性脱发的鉴别诊断及治疗，临床皮肤科杂志，2016，2：146–149.

100. 吴园琴，范卫新. 前额纤维化性秃发的特征及治疗. 临床皮肤科杂志，2016，45（4）：312–315.

101. Jiang A, Ge L, You Y, et al. The diagnosis of cutaneous paragonimiasis after the external migration of the parasite from a punch biopsy site. JAAD Case Rep, 2015, 1 (5): 239–240.

102. Li DM, Chen XR, Zhou JS, et al. Short report: case of gnathostomiasis in Beijing, China. Am J Trop Med Hyg, 2009, 80 (2): 185–187.

103. Laga AC, Lezcano C, Ramos C, et al. Cutaneous gnathostomiasis: report of 6 cases with emphasis on histopathological demonstration of the larva. J Am Acad Dermatol, 2013, 68(2): 301–305.

104. Castelli E, Caputo V, Morello V, et al. Local reactions to tick bites. Am J Dermatopathol, 2008, 30 (3): 241–248.

105. Lupi O, Downing C, Lee M, et al. Mucocutaneous manifestations of helminth infections: Trematodes and cestodes. J Am Acad Dermatol, 2015, 73 (6): 947–957

106. Lupi O, Downing C, Lee M, et al. Mucocutaneous manifestations of helminth infections: Nematodes. J Am Acad Dermatol, 2015, 3 (6): 929–944

107. Smith MD, Procop GW. Typical histologic features of Tunga–penetrans in skin biopsies. Arch Pathol Lab Med, 2002, 126 (6): 714–716.

108. Lupi O, Bartlett BL, Haugen RN, et al. Tropical dermatology: Tropical diseases caused by protozoa. J Am Acad Dermatol, 2009, 60 (6): 897–925

109. Hemmige V, Tanowitz H, Sethi A. Trypanosomacruzi infection: a review with emphasis on cutaneous manifestations. Int J Dermatol, 2012, 51 (5): 501–508.

110. Walsh DS, Jongsakul K, Watt G. Hand rash in trichinosis. Clin Exp Dermatol, 2001, 26 (3): 272–273.

111. Pichard DC, Hensley JR, Williams E, et al. Rapid development of migratory, linear, and serpiginous lesions in association with immunosuppression. J Am Acad Dermatol, 2014, 70(6): 1130–1134.

112. Zhao YM, Zhang HC, Li ZR, et al. Scrotal sparganosis mimicking scrotal teratoma in an infant: a case report and literature review. Korean J Parasitol, 2014, 52 (5): 545–549.

113. Burgos LG, Ortiz BD, Canese A, et al. Reactivation of Chagas disease by immunosuppressive therapy in a patient with systemic lupus erythematosus: report of an exceptional case. Am J Dermatopathol, 2012, 34 (6): e84–89.

114. Rand AJ, Buck AB, Love PB, et al. Cutaneous acquired toxoplasmosis in a child: a case report and review of the literature. Am J Dermatopathol, 2015, 37 (4): 305–310.

115. Mitteldorf C, Tronnier M. Histologic features of granulomatous skin diseases. J Dtsch Dermatol Ges, 2016, 14 (4): 378–388.

116. Riaz F, Rashid RM, Khachemoune A. Onychoheterotopia: pathogenesis, presentation, and management of ectopic nail. J Am Acad Dermatol, 2011, 64 (1): 161–166.

117. Greywal T, Maroñas–Jiménez L, Friedlander SF. Onychoheterotopia Due to a Traumatically Transplanted Nail in a Child. Pediatr Dermatol, 2015, 32 (6): e305–306.

118. Farrugia MC, Calleja–Agius J. Polydactyly: A Review. Neonatal Netw, 2016, 35 (3): 135–142.

119. Faust KC, Kimbrough T, Oakes JE, et al. Polydactyly of the hand. Am J Orthop (Belle Mead NJ). 2015, 44 (5): E127–134.

120. Bahrani B, Khachemoune A. Review of accessory tragus with highlights of its associated syndromes. Int J Dermatol, 2014,

53（12）：1442–1446.

121. Jansen T，Romiti R，Altmeyer P. Accessory tragus：report of two cases and review of the literature. Pediatr Dermatol，2000，17（5）：391–394.

122. Tauchen AJ，Kueberuwa E，Schiffman K，et al. A Rare Case of a 15–Year–Old Boy with Two Accessory Nipples：One in the Forearm and One in the Milk Line. Case Rep Surg，2015，2015：752479.

123. Hiremath B，Subramaniam N，Chandrashekhar N. Giant accessory breast：a rare occurrence reported，with a review of the literature. BMJ Case Rep. 2015，2015. pii：bcr2015210918.

124. Gündüz K，Kurt RA，Erden E. Ectopic orbital meningioma：report of two cases and literature review. Surv Ophthalmol，2014，59（6）：643–648.

125. Bagade S，Khanna G. Imaging of omphalomesenteric duct remnants and related pathologies in children. Curr Probl Diagn Radiol，2015，44（3）：246–255.

126. Hegazy AA. Anatomy and embryology of umbilicus in newborns：a review and clinical correlations. Front Med，2016，10（3）：271–277.

127. Ichiki Y，Kitajima Y. Omphalith. Clin Exp Dermatol，2009，34（3）：420–421.

128. Perrin C. Tumors of the nail unit. A review. Part Ⅰ：acquired localized longitudinal melanonychia and erythronychia. Am J Dermatopathol，2013，35（6）：621–636.

129. Perrin C. Tumors of the nail unit. A review. Part Ⅱ：acquired localized longitudinal pachyonychia and masked nail tumors. Am J Dermatopathol，2013，35（7）：693–709

130. Perrin C. Expression of follicular sheath keratins in thenormal nail with special reference to the morphologicalanalysis of the distal nail unit. Am J Dermatopathol，2007，29：543–550.

131. Perrin C. Peculiar zone of the distal nail unit：the nailisthmus. Am J Dermatopathol，2007，29：108–109.

132. Perrin C. The 2 clinical subbands of the distal nail unitand the nail isthmus. Anatomical explanation and newphysiological observations in relation to the nail growth. Am J Dermatopathol，2008，30：216–221.

133. Nogita T，Yamashita H，Kawashima M，et al. Pterygiuminversum unguis. J Am Acad Dermatol，1991，24：787–788.

134. Vadmal M，Reyter I，Oshtory S，et al. Pterygiuminversumunguis associated with stroke. J Am Acad Dermatol，2005，53：501–503

135. Perrin C，Goettmann S，Baran R. Onychomatricoma：clinical and histopathologic findings in 12 cases. J Am Acad Dermatol，1998，39：560–564.

136. Perrin C，Baran R，Pisani A，et al. The onychomatricoma：additionalhistologic criteria and immunohistochemical study. Am J Dermatopathol，2002，24：199–203.

137. deBerker DA，Perrin C，Baran R. Localized longitudinal erythronychia：diagnostic significance and physical explanation. Arch Dermatol，2004，140：1253–1257.

138. Braun RP，Baran R，Le Gal A，et al. Diagnosis and management of nail pigmentation. J Am Acad Dermatol，2007，56：835–847.

139. Perrin C，Baran R. Onychomatricoma with dorsal pterygium：pathogenicmechanisms in 3 cases. J Am Acad Dermatol，2008，59：990–994.

140. Perrin C. Nail tumors. In Wechsler J. Pathology of Skin Tumors. Montpellier，France：Sauramps Medical，2009：500–510.

141. Perrin C，Baran R，Balaguer T，et al. Onychomatricoma：new clinical and histological features. A review of 19 tumors. Am J Dermatopathol，2010，32：1–8.

142. Jellineck NJ. Longitudinal erythronychia：suggestion for evaluation and management. J Am Acad Dermatol，2011，64：167.

143. Cohen PR. Metastatic tumors to the nail unit：subungual metastases. Dermatol Surg，2001，7（3）：280–293.

144. Birley HD，Walker MM，Luzzi GA，et al. Clinical features and management of recurrent balanitis; association with atopy and genital washing. Genitourin Med，1993，69（5）：400–403.

145. Parkash S，Ramakrishnan K，Ananthakrishnan N，et al. Amoebic ulcer of the penis. Postgrad Med J，1982，58（680）：375–377.

146. Kumar B，Narang T，Radotra BD，et al. Mondor's disease of penis：a forgotten disease. Sex Transm Infect，2005，81：480–482.

147. Babu AK，Krishnan P，Andezuth DD.. Sclerosinglymphangitis of penis–literature review and report of 2 cases. Dermatology Online Journal，2014，20（7）：pii：13030/qt7gq9h1v9.

148. Fernandez–Flores A，Sanchez–Velicia L，Manjon JA，et al. A hypothesis on the morphologic differences between Unna and Miescher nevi on the head and neck，based on embryologic bases. Am J Dermatopathol，2012，34（6）：602–606.

149. Ackerman AB，Magana–Garcia M. Naming acquired melanocytic nevi. Unna's，Miescher's，Spitz's Clark's. Am J Dermatopathol，1990，12（2）：193–209.

150. Ackerman AB，Milde P. Naming acquired melanocytic nevi. Common and dysplastic，normal and atypical，or Unna，

Miescher, Spitz, and Clark ? Am J Dermatopathol, 1992, 14(5): 447-453.

151. Rodriguez FJ, Folpe AL, Giannini C, et al. Pathology of Peripheral Nerve Sheath Tumors: Diagnostic Overview and Update on Selected Diagnostic Problems. Actaneuropathologica, 2012, 123(3): 295-319.

152. Allison KH, Patel RM, Goldblum JR, et al. Superficial malignant peripheral nerve sheath tumor: a rare and challenging diagnosis. Am J Clin Pathol, 2005, 124: 685-692.

153. Beert E, Brems H, Daniels B, et al. Atypical neurofibromas in neurofibromatosis type 1 are premalignant tumors. Genes Chromosomes Cancer, 2011, 50: 1021-1032.

154. Berg JC, Scheithauer BW, Spinner RJ, et al. Plexiform schwannoma: a clinicopathologic overview with emphasis on the head and neck region. Hum Pathol, 2008, 39: 633-640.

155. Christensen WN, Strong EW, Bains MS, et al. Neuroendocrine differentiation in the glandular peripheral nerve sheath tumor. Pathologic distinction from the biphasic synovial sarcoma with glands. Am J Surg Pathol, 1988, 12: 417-426.

156. Daimaru Y, Hashimoto H, Enjoji M. Malignant peripheral nerve-sheath tumors (malignant schwannomas). An immunohistochemical study of 29 cases. Am J Surg Pathol, 1985, 9: 434-444.

157. Emanuel P, Pertsemlidis DS, Gordon R, et al. Benign hybrid perineurioma-schwannoma in the colon. A case report. Ann Diagn Pathol, 2006, 10: 367-370.

158. Emory TS, Scheithauer BW, Hirose T, et al. Intraneuralperineurioma. A clonal neoplasm associated with abnormalities of chromosome 22. Am J Clin Pathol, 1995, 103: 696-704.

159. Feany MB, Anthony DC, Fletcher CD. Nerve sheath tumours with hybrid features of neurofibroma and schwannoma: a conceptual challenge. Histopathology, 1998, 32: 405-410.

160. Fetsch JF, Miettinen M. Sclerosingperineurioma: a clinicopathologic study of 19 cases of a distinctive soft tissue lesion with a predilection for the fingers and palms of young adults. Am J Surg Pathol, 1997, 21: 1433-1442.

161. Fine SW, McClain SA, Li M. Immunohistochemical staining for calretinin is useful for differentiating schwannomas from neurofibromas. Am J Clin Pathol, 2004, 122: 552-559.

162. Fletcher CD, Davies SE. Benign plexiform (multinodular) schwannoma: a rare tumour unassociated with neurofibromatosis. Histopathology, 1986, 10: 971-980.

163. Hornick JL, Fletcher CD. Soft tissue perineurioma: clinicopathologic analysis of 81 cases including those with atypical histologic features. Am J Surg Pathol, 2005, 29: 845-858.

164. Hornick JL, Bundock EA, Fletcher CD. Hybrid schwannoma/perineurioma: clinicopathologic analysis of 42 distinctive benign nerve sheath tumors. Am J Surg Pathol, 2009, 33: 1554-1561.

165. Zhou H, Coffin CM, Perkins SL, et al. Malignant peripheral nerve sheath tumor: a comparison of grade, immunophenotype, and cell cycle/growth activation marker expression in sporadic and neurofibromatosis 1-related lesions. Am J Surg Pathol, 2003, 27: 1337-1345.

166. Mavrogenis A, Bianchi G, Stavropoulos N, et al. Clinicopathological features, diagnosis and treatment of clear cell sarcoma/melanoma of soft parts. Hippokratia, 2013, 17(4): 298-302.

167. Erovic I, Erovic BM. Merkel Cell Carcinoma: The Past, the Present, and the Future. Journal of Skin Cancer, 2013, 2013: 929364.

168. Chang Y, Moore PS. Merkel Cell Carcinoma: A Virus-Induced Human Cancer. Annual Review of Pathology, 2012, 7: 123-144.

169. Stakaityt G, Wood JJ, Knight LM, et al. Merkel Cell Polyomavirus: Molecular Insights into the Most Recently Discovered Human Tumour Virus. Cancers, 2014, 6(3): 1267-1297.

170. Fletcher CDM. The evolving classification of soft tissue tumors: an update based on the new WHO classification. Histopathol, 2006, 48: 3-12.

171. Miettinen M. Modern Soft Tissue Pathology: Tumors and Non-Neoplastic Conditions. New York, NY: Cambridge University Press, 2010.

172. Jo VY, Fletcher CD. WHO classification of soft tissue tumours: an update based on the 2013 (4th) edition. Pathology, 2014, 46(2): 95-104.

173. Lau SK, Bishop JA, Thompson LD. Spindle Cell Lipoma of the Tongue: A Clinicopathologic Study of 8 Cases and Review of the Literature. Head Neck Pathol. 2015, 9(2): 253-259.

174. Malik K, Patel P, Chen J, et al. Leiomyoma cutis: a focused review on presentation, management, and association with malignancy. Am J Clin Dermatol, 2015, 16(1): 35-46.

175. Billings SD, Folpe AL. Diagnostically challenging spindle cell lipomas: a report of 34 "low-fat" and "fat-free" variants. Am J Dermatopathol, 2007, 11: 437-442.

176. Ghanadan A, Abbasi A, KamyabHesari K. Cutaneous leiomyoma: novel histologic findings for classification and diagnosis. Acta Med Iran, 2013, 51(1): 19-24.

177. Gavriilidis P, Panselinas G, Zafiriou G. Hibernoma of the thigh: a lipoma-like variant rare tumour mimicking soft tissue sarcoma. BMJ Case Rep, 2012, 2012.

178. Knebel C, Lenze U, Pohlig F, et al. Prognostic factors and outcome of Liposarcoma patients: a retrospective evaluation over 15 years. BMC Cancer, 2017, 17: 410.

179. Hein–Hall J, Yohe SL. Application of immunohistochemistry to soft tissue neoplasms. Arch Pathol Lab Med, 2008, 132: 476–489.

180. Nakayama R, Nemoto T, Takahashi H, et al. Gene expression analysis of soft tissue sarcomas: characterization and reclassification of malignant fibrous histiocytoma. Mod Pathol, 2007, 20: 749–759.

181. Orellana Diaz O, Hernandez Perez E. Leiomyoma cutis and leiomyosarcoma: a 10–year study and a short review. J Dermatol Surg Oncol, 1983, 9: 283–287.

182. Kilpatrick SE, Mentzel T, Fletcher CD. Leiomyoma of deep soft tissue. Clinicopathologic analysis of a series. Am J Surg Pathol, 1994, 18: 576–582.

183. Fletcher JA, Kozakewich HP, Hoffer FA, et al. Diagnostic relevance of clonal cytogenetic aberrations in malignant soft–tissue tumors. N Engl J Med, 1991, 324: 436–442.

184. Kashi VP, Hatley ME, Galindo RL. Galindo. Probing for a deeper understanding of rhabdomyosarcoma: insights from complementary model systems. Nat Rev Cancer, 2015 , 15(7): 426–439.

185. DaCambra MP, Gupta SK, Ferri–de–Barros F. Subungual Exostosis of the Toes: A Systematic Review. Clin Orthop Relat Res, 2014, 472 (4): 1251–1259.

186. Kazakov DV, McKee PH, Michal M, et al. Cutaneous Adnexal Tumors. Philadelphia: Wolters Kluwer Health/ Lippincott Williams & Wilkins, 2012: 1–814.

187. Requena L, Kutzner H. Cutaneous soft tissue tumors. Philadelphia: Wolters Kluwer, 2015: 1–963.

188. Argenyi Z, Jokinen CH. Cutaneous Neural Neoplasms. New York: Humana Press, 2011: 1–135.

189. Cerroni L. Skin Lymphoma. New York: Wiley & Sons, 2014: 1–425.

190. Alcaraz I, Cerroni L, Rütten A, et al. Cutaneous metastases from internal malignancies: a clinicopathologic and immunohistochemical review. Am J Dermatopathol, 2012, 34 (4): 347–393.

英文索引

(index by English)

α_1-antitrypsin deficiency-associated panniculitis 336

A

abdomen/mesentery fibromatosis 826
acanthocheilonemiasis 465
acantholytic acanthoma 678
acantholytic-like melanoma 663
acanthoma fissuratum 679
acanthosis nigricans 107，683
accessory auricle anomaly 527
accessory digit 525
accessory nipple 527
accessory tragus 526
achromia congenitalis 402
achromic nevus 403
acne 348
acne conglobata 348
acne fulminans 348
acne inversa 353
acne necrotica 348
acne necrotica miliaris 348
acne rosacea 193
acne vulgaris 348
acquired bilateral nevus of Ota-like macules 616
acquired dermal melanocytosis 619
acquired digital fibrokeratoma 828
acquired elastotic hemangioma 929
acquired ichthyosis 383
acquired keratoderma 392
acquired lymphangiectases 910
acral fibrokeratoma 827
acral lentiginous melanoma 636
acral lentigo 574
acral melanoma 636
acral myxoinflammatory fibroblastic sarcoma 859
acral nevus 588
acral persistent papular mucinosis 495
acrochordon 818
acrodermati-tis continua 143
acrodermatitis continua 86
acrodermatitis enteropathica 93
acrodermatitis perstans 86
acrogeria 449
acrokeratoelastoidosis 390,455
acrokeratoelastoidosis of Costa 390
acrokeratosis verruciformis of Hopf 112,389
acromelanosis 416
acroscleroderma 431
acrosyringeal nevus 760
actinic cheilitis 686
actinic elastosis 460
actinic keratosis 684
actinic lentigo 576
actinic purpura 311
actinic reticuloid 68
actinomycosis 271
acute febrile mucocutaneous lymph node syndrome 306
acute generalized exanthematous pustulosis，AGEP 141
acute generalized pustular bacterid 284
acute hemorrhagic edema of infancy 289
acute lymphoblastic leukemia 1024
acute military tuberculosis of the skin 181
Addison disease 420
adenoid cystic carcinoma 780

adenosquamous carcinoma 704
adipocytic liposarcoma 969
adult linear IgA bullous dermatosis 158
adult rhabdomyoma 976
adult T–cell leukaemia 1007
adult T–cell leukaemia/lymphoma 1006
African trypanosomiasis 476
aggressive digital papillary adenocarcinoma 777
aggressive fibromatosis 826
aggressive infantile fibromatosis 860
albinism 402
Albright hereditary osteodystrophy 518
Albright syndrome 422
allergic contact dermatitis 66
allergic cutaneous vasculitis 274
allergic granulomatosis，Churg–Strauss syndrome 296
alopecia areata 360
alternariosis 265
alveolar rhabdomyosarcoma 976
amelanotic/hypomelanotic blue nevus 625
American leishmaniasis 475
American mucocutaneous leishmaniasis 475
American trypanosomiasis 476
amoeba 473
amputation neuroma 942
anagen effluvium 361
anaphylactoid purpura，Henoch–Schonlein purpura 277
anaplastic large–cell lymphoma CD30+ 998
anaplastic syringoma 776
ANCA–positive leukocytoclastic angiitis 296
ancient glomus tumor 937
ancient schwannoma 948
androgenetic alopecia 361
anetoderma 451
aneurysmal fibrous histocytoma 836
angio–endotheliotropic lymphoma 1018
angiocentric lymphoma 1001
angiofibroma 439,823
angioimmunoblastic lymphadenopathy 1008
angioimmunoblastic malignant lymphoma 1008
angioimmunoblastic T–cell lymphoma 1007
angiokeratoma 907
angioleiomyoma 972
angiolipoma 964
angiolymphoid hyperplasia with eosinophilia，AHE 911
angioma serpiginosum 923
angiomatoid fibrous histiocytoma 857
angiomatoid malignant fibrous histiocytoma 857
angiomyofibroblastoma 851
angiosarcoma of the scalp and face 933
angular cheilitis 558
annular elastolytic giant cell granuloma 202
annular lipoatrophic panniculitis of the ankles 340
anthrax 239
anti–P200 pemphigoid 160
antineutrophil cytoplasmic antibody–associated vasculitis 294
antiphospholipid antibody syndrome 315
Aphthous fever 137
Aphthous stomatitis 556
aplasia cutis 440
aplasia cutis congenita 440
apocrine cystadenoma 752
apocrine hidrocystoma 752
apocrine miliaria 371
apocrine nevus 751
aquagenic acrokeratoderma 391
arachnodactyly syndrome 454
arsenical keratoses 688
arteriolitis allergica 275
arteriovenous hemangioma 914
ash leaf spots of tuberous sclerosis 410
ashy dermatosis 423,424
aspergillosis 262
asteatotic dermatitis 71
ataxia telangiectasia 909
atheroembolism 320
atopic dermatitis 64
atopic eczema 64

atrichia 360
atrophia cutis idiopathica diffusa 441
atrophic connective tissue panniculitis 340
atrophic polychondritis 447
atrophie blanche 313
atrophoderma of Pasini and Pierini 441
atrophoscleroderma superficialis circumscripta 440
atypical decubital fibroplasia 845
atypical facial necrobiosis lipoidica 205
atypical fibroxanthoma 855
atypical lipomatous tumour/Well differentiated liposarcoma 969
atypical pyoderma gangrenosum 227
atypical xanthoma 458
auto-sensitization dermatitis 65
autoeczematization 65
axillary granular parakeratosis 397

B

bacillary angiomatosis 916
balanites xerotica obliterans lichen sclerosus of the penis 443
balanoposthitis 561
balloon cell melanoma 658
balloon cell nevus 601
bancroftian filariasis 466
basal cell carcinoma 697
basal cell carcinoma of the nail apparatus 554
basal cell epithelioma 698
basal cell papilloma 672
basalioma 698
basidiobolomycosis 261
Bazex-Dupre-Christol syndrome 700
Becker nevus 413
Becker pigmented hairy nevus 413
bedbugs bites 483
Behcet disease 229
Behcet syndrome 230
benign cephalic histiocytosis 874
benign chronic bullous dermatosis of childhood 158
benign familial chronic pemphigus 128
benign juvenile melanoma 607
benign lymphangioendothelioma 902
benign lymphoreticulosis 218
benign melanocytic proliferations in dermis 614
benign mucosal pemphigoid 159
beryllium granuloma 211,484
blastic plasmacytoid dendritic cell neoplasm 1020
blastomycosis 252
blastomycosis brasiliensis 254
blastomycosis-like pyoderma 116,236
blister overlying scars 151
bloch-Sulzberger syndrome 137
blue nevus and variants 619
blue rubber bleb nevus syndrome 898
borderline lepromatous leprosy 187
borderline leprosy 186
borderline tuberculoid leprosy 186
botryomycosis 270
Bourneville disease 824
bowel-associated dermatosis-arthritis syndrome 229,285
Bowen disease 693
Bowen disease of the nail apparatus 549
Bowenoid papulosis 572,689
“bronze baby” syndrome 428
branchial cleft cyst 803
bromoderma 238
bronchogenic cyst 801
bronze diabetes 428
brown fat tumor 967
Brünauer-Fuhs-Siemens palmoplantar keratoderma 385
bsck elastofibroma 850
Buerger disease 304
bullosis diabeticorum 151
bullous congenital ichthyosiform erythroderma Brocq 378
bullous fungal infections 152
bullous ichthyosis 378
bullous pemphigoid 79,154
Burkitt lymphoma 1017
Buschke-Fischer-Brauer type 386

Buschke–Ollendorf syndrome 451

C

cactus spine injury 492
cafe–au–lait spots 411
calcific uremic arteriolopathy 319
calcifying aponeurotic fibroma 826
calcifying epithelioma 727
calcinosis cutis 515
calcinosis cutis，Raynaud phenomenon，esophageal dysfunction，sclerodactyly，telangiectasia 431
calciphylaxis 319
callus，callosity，tylosis 395,396
Candidal granuloma 251
canine dirofilariasis 466
canker sore 556
capillary aneurysm and venous lake 906
carcinoma in situ 693
carcinosarcoma of skin 705
cat scratch disease 217
$CD4^+/CD56^+$ hematodermic neoplasm 1021
cellular angiofibroma 825
cellular dermatofibroma 836
cellular neurothekeoma 954
cellular nevus 579
cellular schwannoma 948
cellulitis 232
centrocytic lymphoma 1017
cercarial dermatitis 470
cerebral chromomycosis 265
Chagas disease 477
chagoma 477
chancroid 242
Changjiang river edema 468
cheilitis glandularis 556
cheilitis granulomatosa 195
cherry hemangioma 921
Chicago disease 253
Chiclero ulcer 474
CHILD syndrome 380
chloracne 350
cholesterol embolization 320
chondrodermatitis nodularis helicis 114,446
chondroid syringoma 768
chromhidrosis 371
chromoblastomycosis 263
chromomycosis 263
chronic actinic dermatitis 68,449
chronic bullous dermatosis of childhood 158
chronic granulomatous disease 219
chronic lymphocytic leukemia 1024
chronic mucocutaneous candidiasis 250
Churg–Strauss syndrome 297
cicatricial pemphigoid 159
ciliated cyst of vulva 805
circumscribed acral hypokera–tosis，CAH 398
circumscribed palmar or plantar hypokeratosis，CPH 398
classic histoplasmosis 256
clavus，corns 395
clear cell acanthoma 677
clear cell hidradenocarcinoma 774
clear cell hidradenoma 758
clear cell sarcoma 658，957
clofazimine induced hyperpigmentation 248
Clonal nevus 602
coagulopathies 317
coccidioidal granuloma 253
coccidioidomycosis 253
Cogan disease 300
Cogan syndrome 299
collagenoma 433,823
colloid milium 507
coma induced blister 151
combined nevus 604
common acquired melanocytic nevus 578
composite hemangioepithelioma 933
compound blue nevus 623
compound nevus 578

confluent and reticulated papillomatosis 109
congenital auricular fistula 795
congenital curvilinear palpable hyperpigmentation 415
congenital diffuse melanosis 420
congenital erythropoietic protoporphyria 511
congenital fibrosarcoma 860
congenital fibrosarcoma like fibromatosis 860
congenital hemidysplasia with ichthyosiform erythroderma and limb defects 380
congenital ichthyosiform erythroderma 377
congenital leukokeratosis 682
congenital mesodermal dystrophy 454
congenital midline hamartoma 975
congenital poikiloderma with bullae 150,426
congenital self-healing reticulo histiocytosis 871
congenital skin defect 440
congenital smooth muscle hamartoma 971
congenital vellus hamartoma 733
congenital-infantile fibrosarcoma 860
conidiobolomycosis 261
connective tissue disease vasculitis 289
connective tissue nevus 433
contact dermatitis 97
corticosteroid atrophy 441
cowpox 134
creeping eruption 462
Crosti lymphoma 1013
cryoglobulinemia, monoclonal 315
cryoglobulinemic vasculitis 287
cryptococcosis 259
cutaneous adenoid cystic carcinoma 780
cutaneous alternariosis, alternariosis cutis 266
cutaneous amebiasis 473
cutaneous amyloidosis 426,502
cutaneous angiosarcoma associated with lymphedema 935
cutaneous B-cell lymphoma, CBCL 1010
cutaneous ciliated cyst 805
cutaneous Crohn disease 219
cutaneous diffuse large B-cell lymphoma, leg type 1014
cutaneous effect of chronic sun damage and chronological aging 459
cutaneous follicle center lymphoma 1012
cutaneous follicle center lymphoma, follicular 1013
cutaneous heterotopic meningeal nodules 531
cutaneous Hodgkin lymphoma 1022
cutaneous horn 681
cutaneous kala-azar 474
cutaneous larva migrans 462
cutaneous lichen amyloidosis 503
cutaneous lichen amyloidosis and macule amyloidosis 502
cutaneous lymphadenoma 725
cutaneous lymphocytoma 1026
cutaneous lymphoid hyperplasia 1027
cutaneous macule amyloidosis 503
cutaneous marginal zone B-cell lymphoma 1010
cutaneous meningioma 531
cutaneous mixed tumor 768
cutaneous mucinous carcinoma 779
cutaneous myiasis 480
cutaneous myoepithelioma 770
cutaneous nodular amyloidosis 504
cutaneous ossification 518
cutaneous oxalosis 320,328,515
cutaneous papillomatosis 109
cutaneous peripheral T-cell lymphoma, not otherwise specified 1010
cutaneous plasmacytosis 1028
cutaneous protothecosis 272
cutaneous pseudolymphoma 1026
cutaneous Rosai-Dorfman disease 879
cutaneous tuberculosis 178
cutaneous viral infection 169
cutaneous γ/δ T-cell lymphoma 1003
cutaneous- systemic angiitides 275
cutis hyperelastica 450
cutis laxa 452
cutis marmorata telangiectatica congenita 896
cutis verticis gyrata 436

cylindrocarcinoma/spiradenocarcinoma 777
cylindroma 765
cystic chondromalacia 813
cysticercosis 471
cysticercosis cellulosae cutis 471
cysticercosis cutis 471
cytophagic panniculitis 1000
cytophagocytic histiocytic panniculitis 1000
cytophagocytic histiocytosis 1000

D

Darier disease 127,128
Darier disease of the nail 545
Darling disease 256
dedifferentiated liposarcoma 970
deep impetigo 239
deep penetrating nevus 626
degenerative collagenous plaques of hands 389,460
Degos acanthoma 677
Degos disease 318
Degos syndrome 318
dermal hypersensitivity reaction 246
dermal nevus 578
dermatitis exfoliative neonatorum 140
dermatitis herpetiformis 157
dermatitis papillaris capillitis 356
dermatitis repens 86
dermatitis vegetans chronic 237
dermatofibroma 439,836
dermatofibrosarcoma protuberans 851
dermatofibrosis 837
dermatomyofibroma 850
dermatopathia pigmentosa reticularis 417
dermatosis papulosa nigra 676
dermis fibroma 837
dermoid cyst 798
desmoid tumor 826,837
desmoid type fibromatosis 826
desmoplastic fibroblastoma 831
desmoplastic fibrosarcoma of infancy 860
desmoplastic melanocytic nevus 611
desmoplastic melanoma 650
desmoplastic nevus 578,611
desmoplastic trichilemmoma 714
desmoplastic trichoepithelioma 722
diffuse cutaneous leishmaniasis 474
diffuse mastocytosis 892
diffuse xanthelasma 458
digit fibrokeratoma 828
digital mucous cyst 808
digital papular calcinosis 389
dilated pore 709
dilated pore of Winer 709
diphtheria 239
dirofilariasis 465
disabling pansclerotic morphea 431
discrete papular lichen myxedematosus 495
diseases with decreases elastic tissue 451
disorders of cornification Ⅰ，DOC1 374
dissecting cellulitis of the scalp 354
disseminate lenticular leucoderma 408
disseminated nevus elasticus 433
disseminated strongyloidiasis 464
Dohi dyschromatosis symmetrica 419
dominant inherited ichthyosis vulgaris 374
dorsal pterygium 541
Dowling–Degos disease 417
dracontiasis 464
dracunculiasis 464
drug depositions 428,520
drug eruption 247,290
drug–induced ANCA–associated vasculitis 298
Dupuytren crispation 860
Dupuytren disease 860
dyschromatosis symmetrica hereditaria 418
dyschromatosis universalis hereditaria 419
dyschromia in confetti 415
dysplastic nevus 613

dystrophiapapillaire et pigmentaire 108

dystrophic calcinosis cutis 515

dystrophic epidermolysis bullosa 148

E

ear pit 795

eccrine acrospiroma 759

eccrine angiomatous hamartoma 903

eccrine centered nevus 603

eccrine cystadenoma 752

eccrine hidradenoma 759

eccrine hidrocystoma 751

eccrine nevus 750

eccrine syringofibroadenoma 760

echinococcosis 471,472

ecthyma 238

ectopic meningothelialhamartoma 531

ectopic nail 524

ectopic sebaceous glands 529,737

ectopic sebaceous glands 572

eczema 62,96

eczema herpeticum 134

Ehlers–Danlos syndrome 450

elastic globles 450

elastofibroma 451,849

elastoma 449

elastosis atrophicans 458

elastosis dystrophica 458

elastosis perforans serpiginosa 456

elastotic nodules of the ears 460

elephant man 835

embryonal rhabdomyosarcoma 976

embryonic lipoma 968

endochondral pseudocyst 813

endometrioma 529

endometriosis 529

endosalpingiosis 530

endovascular papillary angioendothelioma 932

enterobiasis 463

entomophthoromycosis 261

eosinophilic cellulitis 243

eosinophilic fasciitis 326,439

eosinophilic granuloma 871

eosinophilic granulomatosis with polyangiitis 297

eosinophilic panniculitis 344

eosinophilic pustular folliculitis 357

epidermal cyst 786

epidermal nevus 668

epidermitis linearis migrans 462

epidermodysplasia verruciformis 105

epidermoid carcinoma 702

epidermoid cyst 786

epidermol–ysis bullosa 146

epidermolysis bullosa acquisita 160

epidermolysis bullosa simplex 131,146

epidermolytic acanthoma 678

epidermolytic hyperkeratosis 378

epidermolytic palmoplantar keratoderma 384

epidermotropic reticulosis 988

epiloia 824

epithelioid angiosarcoma 936

epithelioid blue nevus 622

epithelioid cell histocytoma 836

epithelioid hemangioendothelioma 930

epithelioid sarcoma–like hemangioendothelioma 931

epithelioid sarcoma 864

Erdheim–Chester disease 881

erosive adenomatosis of the nipple 771

eruptive disseminated pyogenic granuloma 912

eruptive histiocytoma 875

eruptive vellus hair cysts 791

eruptive xanthoma 885

erysipelas 161,231

erysipeloid 161,249

erythema ab igne 167

erythema annulare centrifugum 164

erythema dyschromicum perstans 424

erythema elevatum diutinum 240,280

erythema figuratum perstans 164
erythema gyratum perstans 164
erythema gyratum repens 165
erythema induratum 343
erythema infectiosum 169
erythema multiforme 292
erythema nodosum 292,322
erythema nodosum in Behcet disease 286
erythema nodosum: early stage 286
erythema streptogenes 75
erythema toxicum 79
erythema toxicum neonatorum 79,143
erythrasma 171
erythrodermic autosomal recessive lamellar ichthyosis 377
erythrodermic cutaneous T cell lymphoma 994
erythrokeratodermia figurate variabilis 382
erythrokeratodermia progressiva symmetrica 383
erythrokeratodermia variabilis 382
erythronychia 546
erythroplasia of queyrat 572,695
erythropoietic protoporphyria 511
erythrose peribuccale pigmentaire 558
eumycetoma 270
exanthema subitum 169
extracellular cholesterosis 280
extramammary Paget disease 782
extranodal marginal zone B–cell lymphoma 1011
extranodal marginal zone lymphoma of MALT type 1011
extraskeletal chondroma 978
extraskeletal myxoid chondrosarcoma 979

F

factitial panniculitis 330
familial benign pemphigus 128
familial dyskeratotic comedo 130
familial gigantic melanocytosis 421
familial white folded dystrophia of the mucous membranes 682
familial progressive hyperpigmentation 421
fatal bacterial granuloma after trauma 212
fatal granulomatous disease of childhood 219
favus 366
fetal rhabdomyoma 975
fibroepithelial polyps 818
fibroepithelioma of Pinkus 726
fibroma of tendon sheath 823
fibrosarcoma 862
fibrous cavernositis of penis 862
fibrous hamartoma of infancy 834
fibrous histiocytoma 837
fibrous papule 824
fibrous pseudotumor 845
fibrous sclerosis of the penis 862
fibroxanthosarcoma 864
filariasis 466
filariasis perstans 465
first–degree burn 131
fixed drug eruption 426
Flegel disease 382
florid papillomatosis 772
florid papillomatosis of the nipple ducts 772
fluoroderma 238
focal epidermolytic palmoplantar keratoderma 386
focal non–epidermolytic palmoplantar keratoderma 385
focal palmoplantar keratoderma，isolated 385
foetal lipoma 968
follicular dyskeratoma 680
follicular fibroma 732
follicular mycosis fungoides 991
follicular occlusion triad 348
folliculitis keloidalis nuchae 355
folliculitis nuchae sclerofisans 356
folliculocentric mycosis fungoides 991
folliculosebaceous cystic hamartoma 719
folliculotropic mycosis fungoides 991
foot and mouth disease 136
Fordyce disease 737
Fordyce spots，Fordyce granules 737
foreign body granuloma 196

Fournier gangrene 234
Fox–Fordyce disease 371
Frambesia tropica 240
freckles 411
friction blisters 130
friction melanosis 424
frontal fibrosing alopecia 366
furuncle and carbuncle 352
fusariosis 262

G

ganglion cyst 811
gangrenous cellulitis 235
Gardner syndrome 786
generalized and sclerodermoid lichen myxedematosus 494
generalized eruptive histiocytoma 875
generalized eruptive histiocytosis 875
generalized essential telangiectasia 908
generalized hair follicle hamartoma 730
generalized melanosis in metastatic melanoma 425
generalized myxedema 500
genital leiomyoma 972
genital lentigo 574
genital nevi 593
genital warts 101
Gianotti–Crosti syndrome 77
giant cell arteritis 307
giant cell arteritis of the elderly 307
giant cell fibroblastoma 854
giant cell malignant fibrous histiocytoma 864
giant cell reticulohistiocytosis 878
giant cell sarcoma 864
giant cell tumor of tendon sheath 845
giant cell tumour of soft tissues 857
giant congenital melanocytic nevus，large congenital melanocytic nevus 583
Gilchrist disease 253
glial heterotopias 532
glomangiomyoma 937
glomangiosarcoma 939
glomeruloid hemangioma 924
glomus hemangioma 937
glomus tumors 936
glomuvenous malformation 937
glucagonoma syndrome 94
gnathostomiasis cutis 467,468
Gottron syndrome 383
Gougerot–Blum syndrome 168
gout 513
granular cell myoblastoma 955
granular cell nerve sheath tumor 955
granular cell schwannoma 955
granular cell tumor 955
granular parakeratosis 397
granuloma annulare 197
granuloma faciale 240,281
granuloma faciale eosinophilicum 282
granuloma gluteale infantum 250
granuloma inguinale 116,272
granuloma multiforme 205
granulomatosis disciformis chronica et progressiva 205
granulomatosis with polyangiitis 295
granulomatous mycosis fungoides 990
granulomatous slack skin 989
granulosis rubra nasi 372
Gronblad strandberg syndrome 458
Grover disease 129
Guinea worm disease 464

H

H syndrome 882
haemochromatosis 428
Hailey–Hailey disease 128
hair follicle nevus 732
hair granuloma 370
halo nevus 597
halogen acne 351
halogenodermas 112,238

Hand–Schüller–Christian disease 870
harlequin fetus 377
harlequin fetus 377
harlequin ichthyosis 377
Hashimoto–Pritzker disease 871
hemangiopericytoma–solitary fibrous tumor 856
hemorrhagic pseudovasculitis 310
hemosiderin from other sources 428
Henoch–Schonlein purpura 277
hepatoerythropoietic porphyria 511
hereditary benign intraepithelial dyskeratosis 682
hereditary benign telangiectasia 909
hereditary coproporphyria 511
hereditary hemorrhagic telangiectasia 909
hereditary painful callosities 386
hereditary papulotranslucent acrokeratoderma 391
herpes gestationis 156
herpes simplex/herpes genitalis 131
hibernoma 967
hidradenitis suppurativa 353
hidradenoma papilliferum 764
histiocytic sarcoma 884
histiocytoid carcinoma 779
histiocytoid Sweet syndrome 222
histocytoma 837
histoplasmosis 255
histoplasmosis capsulatum 256
hobnail hemangioma 922
Hodgkin disease 1023
Horis nevus 616
Horton disease 307
human cowpox infection 134
Hutchinson–Gilford syndrome 448
hyalinizing spindle and epithelioid cell nevus 611
hyalinosis cutis et mucosae 509
hybrid cyst 793
hybrid schwannoma/perineurioma 952
hydatid cyst 472
hydroa–like cutaneous T–cell lymphoma 1005
hydroa vacciniforme 77
hydroa vacciniforme and hydroa vacciniforme–like lymphoma 1004
hydroa vacciniforme–like lymphoproliferative disorder 1005
hypereosinophilic syndrome 244
hyperimmu–noglobulinemia D syndrome 292
hyperkeratosis lenticularis perstans 381
hyperkeratosis of the nipple and areola 110
hypersensitivity angiitis 275
hypertrophic scar and keloid 439，489
hypocompleme–ntaemic vasculitis urticarial syndrome 279
hypocomplementaemic vasculitis 279
hypomelanosis of ito 409
hypotrichosis 360

I

ichthyosis and nervus syndrome 381
ichthyosis and trichorrhexis invaginata 379
ichthyosis bullosa of Siemens 131,378
ichthyosis congenita type 1 377
ichthyosis congenita type 2 376
ichthyosis follicularis with atrichia and photophobia syndrome 381
ichthyosis linearis circumflexa 379
ichthyosis nitida 374
ichthyosis simplex 374
ichthyosis vulgaris 374
idiopathic calcinosis cutis 516
idiopathic guttate hypomelanosis 408
idiopathic guttate leucoderma 408
idiopathic hemochromatosis 427
idiopathic hypertrophic osteo–arthropathy 434
IFAP syndrome 381
IgA pemphigoid 158
IgA pemphigus foliaceus 125
immunoblastic lymphadenopathy 1008
immunoblastic lymphadenopathy like T–cell lymphoma 1008
impetigo 139
inclusion body fibromatosis 847
incontinentia pigmenti 426

incontinentia pigmenti 79,137
incontinentia pigmenti achromians 409
indeterminate cell histiocytosis 883
infant with abnormal pigmentation 415
infantile acropustulosis 142
infantile congenital melanocytic nevus 586
infantile digit fibromatosis 847
infantile fibrosarcoma 859
infantile hemangioma 919
infantile lipoma 968
infantile myofibroma and infantile myofibromatosis 851
infantile systemic hyalinosis 849
infectious disorders reaction 65
infectious mononucleosis 170
infective panniculitis 330
inflammatory linear epidermal nevus 670
inflammatory linear verrucous epidermal nevus 669
inflammatory linear verrucous epidermal nevus 95
inflammatory liposarcoma 969
inflammatory malignant fibrous histiocytoma 864
inflammatory myxohyaline tumour of the distal extremities with virocyte or Reed–Sternberg–like cells 859
inflammatory verrucous nevus 670
infundibular cyst 786
infundibuloma 711
intercellular IgA dermatosis 125
intercellular IgA vesiculopustular dermatosis 125
intermediate lymphocytic lymphoma 1017
intestinal bypass syndrome 229
intracartilaginous cyst 813
intraepidermal IgA pustulosis 125
intravascular histiocytosis 883
intravascular lymphoma 1018
intravascular lymphomatosis 1018
intravascular malignant lymphoma 1018
intravascular papillary endothelial hyperplasia 916
inverted type A nevus 602
iododerma 238
irritant contact dermatitis 67
ischemic fasciitis 844
isolated dyskeratosisfollicularis 680

J

Jessner–Kanof lymphocytic infiltration of skin 1,731,028
junctional epidermolysis bullosa 147
junctional nevus 578
juvenile angiofibroma 824
juvenile aponeurotic fibroma 827
juvenile fibrosarcoma 860
juvenile hyaline fibromatosis 848
juvenile xanthogranuloma 873

K

kala–azar 476
Kaposi sarcoma 929
Kaposi varicelliform eruption 133
Kaposiform hemangioendothelioma 926
Kawasaki disease 306
keloid acne 356
keratin cyst 786
keratoacanthoma 691
keratolysis plantare sulcatum 399
keratoma hereditarium mutilans 389
keratosis follicularis squamosa 370,393
keratosis nigricans 108
keratosis palmoplantaris areata et striata 385
keratosis pilaris 368
keratosis pilaris atrophicans 368,442
keratosis punctata of the palmar creases 387
keratosis punctata palmaris et plantaris 386
kerion 364
Kindler syndrome 150
Klippel–Trenaunay syndrome 898
knuckle pads 439,833
kraurosis vulvae 443
Kyrle disease 370

L

labial melanotic macule and labial lentigo 574
lamellar ichthyosis 375
Langerhans cell histiocytosis 868
Langerhans cell sarcoma 871
large cell acanthoma 675
larva currens 464
larva migrans 462
larva migrans eruption 462
late onset focal dermal elastosis 459
Ledderhose disease 860
leiomyoma 972
leiomyosarcoma 973
leishmaniasis 473
leishmaniasis recidivans 474
leishmaniasis tropica 474
lentiginosis 574
lentiginous junctional melanocytic nevus 578
lentigo maligna 642
lentigo maligna melanoma 642
lentigo simplex 574
lentigo simplex and related diseases 574
lepra reaction 188
lepromatous leprosy 187
lethal intestine cutaneous syndrome 318
lethal midline granuloma 1001
Letterer–Siwe disease 868
leucocytoclastic vasculitis 275
leukemia cutis 1023
lichen myxedematosus 494
lichen nitidus 197
lichen nodularis 116
lichen planus 20
lichen planus of the nail 544
lichen planus pemphigoides 153
lichen rubra planus 21
lichen sclerosus 442
lichen sclerosus et atrophicus 443
lichen scrofulosorum 184
lichen simplex chronicus 90
lichen spinulosus 369
lichen striatus of the nail 546
linear and whorled nevoid hypermelanosis 415
linear epidermal nevus 668
linear focal elastolysis 459
linear IgA bullous dermatosis 158
linear scleroderma 431
linear unilateral basal cell nevus 730
lion man 835
lip–licker dermatitis 558
lipedematous alopecia 367
lipoatrophic panniculitis 340
lipoatrophic panniculitis of the ankles in childhood 340
lipoatrophy in HIV positive patients 343
lipoblastoma/ lipoblastomatosis 968
lipodermatosclerosis 331
lipodystrophia centrifugalis abdominalis infantilis 341
lipodystrophy/lipoatrophy 342
lipoid proteinosis 508
lipoma 963
lipomembranous or membranocystic panniculitis 344
lipophagic panniculitis 345
liposarcoma 970
livedo reticularis 167
livedo reticularis with summer ulcerations 313
livedo vasculitis 313
livedoid vasculitis 313
livedoid vasculopathy 312
loaiasis 466
lobomycosis 254
lobular panniculitis 328
local beryllium granuloma 212
local beryllium granuloma 484
localized cutaneous leishmaniasis 473
localized mucinosis 495
localized mycosis fungoides with epidermotropism 988
localized scleroderma 431

localized variants lichen myxedematosus 495
low grade malignant acrospiroma 775
Lucio phenomenon 190
lumpy jaw 272
lung fluke infection 469
lupoid leishmaniasis 474
lupus erythematosus profundus 333
lupus miliaris disseminatus faciei 191
lupus miliaris follicularis 192
lupus panniculitis 332
lupus vulgaris 178
lymphangioma 900
lymphangiomatosis 901
lymphangitis 305
lymphatic filariasis 466
lymphoepithelioma–like carcinoma of the skin 705
lymphomatoid granulomatosis 1015
lymphomatoid papulosis，LyP 994

M

macrocystic lymphatic malformation 900
Madura foot 270
Maduromycetoma 270
Maduromycosis 270
Maffucci syndrome 898
Majocchi disease 168
malakoplakia 247
Malassezia folliculitis 356
malayan filariasis 466
male angiomyofibroblastoid tumor 826
malignant angioendotheliomatosis 1018
malignant atrophic papulosis 318
malignant blue nevus 656
malignant clear cell acrospiroma 775
malignant clear cell hidradenoma 775
malignant cutaneous squamomelanocytic tumor 663
malignant fibrous histiocytoma 836
malignant fibrous histiocytoma/pleomorphic undifferentiated sarcoma 863
malignant fibrous xanthoma 864
malignant giant cell tumour of soft parts 864
malignant lymphoma，diffuse，small cleaved cell type 1017
malignant mast cell diseases 892
malignant melanoma 634
malignant melanoma of soft parts 957
malignant osteoclastoma 864
malignant peripheral nerve sheath tumors，MPNSTs 956
malignant proliferating onycholemmal cyst 552
malignant proliferating trichilemmal tumor 735
malignant pustule 239
malignant schwannoma 956
mammary Paget disease 780
mantle cell lymphoma 1016
mantle zone lymphoma 1017
mantleoma 744
Marfan syndrome 453
marginal papular acrokeratoderma 389
mastocytoma 890
McCune–Albright syndrome 422
measles 170
median raphe cyst 807
Medina worm disease 464
medullary fibromatosis of infancy 860
melanocytic nevus 579
melanoma 634
melanoma arising in congenital melanocytic nevus 652
melanoma arising in melanocytic nevus due to improper laser therapy or chemical peeling 655
melanoma in children 659
melanosis universalis hereditaria 421
melasma 412
mendes da coasta disease 382
meningeal heterotopias 531
mercury granuloma 491
Merkel cell carcinoma 959
metal depositions 428,520
metaplastic carcinoma of the skin 705
metaplastic synovial cyst 812

metastatic calcinosis cutis 515
metastatic melanoma 664
MF–associated follicular mucinosis 991
microcystic adnexal carcinoma 775
microcystic lymphatic malformation 900
microinvasivemelanoma 629
microscopic polyangiitis 296
microscopic polyarteritis nodosum 296
microvenular hemangioma 922
mid–dermal elastolysis 452
midline malignant reticulosis 1001
midline mucinosis 501
Mieschers nevus 579
milia 792
milia–like syringoma 754
miliaria 72
miliaria 72,138
milker’s node 135
miscellaneous panniculitis 343
mite bites 482
mixed tumor of sweat gland 768
mole 579
molluscum contagiosum 117
molluscum sebaceum 691
Mondor disease 304
Mongolian spots 618
Monsel solution reaction 249
morphea 431
morphea profunda 325
Mucha–Habermann disease 290
mucin–producing squamous cell carcinoma 704
mucinosis associated with inflammatory skin diseases 502
mucinous hidradenoma 768
mucious syringometaplasia 761
muco–cutaneous–ocular syndrome 88
mucocutaneous leishmaniasis 475
mucoepidermoid carcinoma of skin 704
mucopolysaccharidosis 518
mucormycosis 259
mucous cyst of mucosa 810
Muir–Torre syndrome 745
multicentric pigmented Bowen disease 689
multicentric reticulohistiocytosis 878
multifocal indolent pigmented penile papules 689
multiple disseminated pyogenic granuloma 912
muscle aponeurotic fibromatosis 826
mutilating palmoplantar keratoderma 389
Mycetoma 270
mycobacterium fortuitum infection 216
mycobacterium kansasii infection 217
mycobacterium marinum infection 215
mycobacterium ulcerans infection 216
mycosis fungoides, MF 984
myelogenous leukemia 1025
myofibroma and myofibromatosis 850
myolipoma 966
myopericytoma 939
myxoid fibrosarcoma 864
myxoid liposarcoma 970
myxoid pseudocyst 546
myxoinflammatory fibroblastic sarcoma 858

N

Naegeli–Franceschetti–Jadassohn syndrome 416
Nagashima–type palmoplantar keratosis 384
nail matrix nevus 591
nail psoriasis 543
nasal fibrous papulosis 823
nasal glioma 533
nasopharyngeal mucous membrane leishmaniasis 475
necrobiosis lipoidica 203,328
necrobiotic xant hogranuloma 328
necrobiotic xanthogranuloma 206
necrolytic migratory erythema 94
necrotizing fasciitis 234
Nelson syndrome 421
neoplasms with pericyte differentiation 936
nephrogenic fibrosing dermopathy 438

nerve sheath myxoma 952
Netherton syndrome 379
neuro follicular hamartoma 733
neurodermatitis 77,90
neurofibroma and neurofibromatosis 945
neurofibrosarcoma 956
neuroma 942
neurotized nevus 602
neutrophilic dermatosis of the dorsal hands 224
neutrophilic eccrine hidradenitis 372
neutrophilic lobular panniculitis associated with rheumatoid arthritis 335
neutrophilic panniculitis 338
nevocytic nevus 579
nevoid basal cell carcinoma syndrome 700
nevoid melanoma 647
nevus anemicus 426,896
nevus comedonicus 708
nevus depigmentosus 404
nevus elasticus of lewandowsky 433
nevus flammeus 895
nevus fuscoceruleus zygomaticus 616
nevus lipomatosus superficialis 962
nevus of Ito 617
nevus of Nanta 578
nevus of the nail unit 554,591
nevus sebaceus 739
nevus spilus 596
nevus syringocystadenomatous papilliferus 762
nipple adenoma 772
nocardiosis 271
nodular corpora cavernosa inflammation 862
nodular elastoidosis with cysts and comedones 800
nodular fasciitis 841
nodular hidradenoma 759
nodular lichen myxedematosus 495
nodular melanoma 643
nodular pseudosarcomatous fasciitis 842
nodular subepidermal fibrosis 837
nodular tenosynovitis 846
nodular vasculitis 298,343
non–bullous congenital ichthyosiform erythroderma 377
non–epidermolytic palmoplantar keratoderma 384
non–erythrodermic autosomal recessive lamellar ichthyosis 376
non–Langerhans cell histiocytosis 872
non–tuberculous mycobacterial granuloma 214
North American blastomycosis 253
Norwegian scabies 479
nuchal fibroma 830
nuchal type fibroma 831
nummular confluent cutaneous papillomatosis 109
nummular epidermolytic palmoplantar keratoderma 386
Nylon towel melanosis 425

O

obstruction pseudovasculitis 312
occupational neoplasm 112
ochronosis 428,519
Oculo–oral–genital syndrome 230
odontogenic cutaneous draining sinus tract 559
Ofuji disease 358
Olmsted syndrome 388
omphalith 535
omphalomesenteric duct remnants 533
onchocerciasis 467
onychocytic carcinoma 553
onychoheterotopia 524
onycholemmal carcinoma 553
onychomatricoma 548
onychomycosis 539
onychopapilloma 548
orf 134
oriental leishmaniasis 474
oriental sore 474
ornithosis 242
orofacial granulomatosis 196
osteoma cutis 518,979

P

pachydermatous eosinophilic dermatitis 246
pachydermodactyly 832
pachydermoperiostosis 434
pacinian neuroma 943
paederus dermatitis 156
Pagetoid mycosis fungoides 988
Pagetoid reticulosis 987
painful nodule of the ear 115
pale cell acanthoma 677
palisaded encapsulated neuroma 944
palmar/plantar fibromatosis 860
palmoplantar pustulosis 86,143
pancreatic panniculitis 337
panfolliculoma 729
panniculitis secondary to vasculitis 343
papilary dermal elastolysis 458
papular acrodermatitis of childhood 77
papular elastorrhexis 454
papular mucinosis 495
papular mucinosis of infancy 495
papular urticaria 483
papular xanthoma 877
papuloerosive dermatitis 250
papulonecrotic tuberculid 182
papulonecrotic tuberculosis 183
paracoccidioidal granuloma 254
paracoccidioidomycosis 253
paradoxical fibrosarcoma 855
paraffinoma 489
paragonimiasis 468,469
paramesonephric mucinous cysts of the vulva 806
paraneoplastic pemphigus 126
paronychia 540
patterned hypermelanosis 414
patterned leukoderma 407
paving–stone nevus 433
pearly penile papules 572
pellagra 92
pemphigoid Gestation 156
pemphigoid nodularis 154
pemphigus 120
pemphigus foliaceus 122
pemphigus herpetiformis 124
pemphigus vegetans 121
pemphigus vulgaris 120
penicilliosis marneffei 256
penile fibromatosis 861
penis hardening disease 862
perforating folliculitis 359
periarteritis nodosa 301
periauricular fistula 795
perifollicular elastolysis 452
perifollicular fibroma 732
perifolliculitis capitis abscedens et suffodiens 354
perineurioma 950
periodic fever syndrome 292
perioral dermatitis 194
periungual and subungual fibroma 823
perniosis 166,320
persistent light reaction 68
Peyronie disease 862
phaeomycotic cyst 265
phaeosportrichosis 265
phakomatosis pigmentovascularis 894
pharmacological nevus 427
photosensitive dermatitis 68
phototoxic dermatitis 69
phycomycosis 260
piebaldism 407
pigmentary demarcation 416
pigmentary mosaicism 409
pigmentary purpura dermatosis 168,312
pigmented hairy epidermal nevus，Becker nevus 413
pigmented spindle cell nevus of Reed 611
pigmented spindle cell tumor of Reed 612
pigmented spitz nevus 612

pilar cyst 789
pilar neurocristic hamartoma 626
pilar sheath acanthoma 712
piloleiomyoma 972
pilomatricoma 726
pilonidal cyst 815
pilonidal sinus 815
Pinta 240
pinworm infection 463
pityriasis alba 74,405
pityriasis circinata 394
pityriasis lichenoides chronica 173
pityriasis lichenoides et varioliformis acuta 290
pityriasis pilaris 89
pityriasis rosea 75
pityriasis rotunda 394
pityriasis sicca faciei 75
pityriasis simplex 75
pityriasis streptogenes 75
pityriasis versicolor 171
pityrosporum folliculitis 357
planar xanthoma 885
plantar epidermal cyst 796
planted melanoma 661
plaque like blue nevus 624
plaque–like dermal fibromatosis 850
plaque–like mucinosis 501
plasma cell cheilitis 557
plasma cell granuloma 845
plasma cell balanitis/vulvitis 563
plasma cell balanitis 563
plasmacytosis mucosae 240
pleomorphic fibroma 830
pleomorphic liposarcoma 970
pleomorphic rhabdomyosarcoma 977
pleomorphic sweat gland adenoma 768
plexiform fibrohistiocytic tumors 856
plexiform hemangioma 924
plexiform schwannoma 948
plexiform spindle cell nevus 626
plumber's itch 462
pneumocystosis 258
POEMS syndrome 421
poikiloderma of Civatte 426
polyarteritis nodosa 300,328
polydactylism 525
polydactyly 524
polymorphic eruption of pregnancy 78
polymorphous light eruption 69,154,173
polyotia 527
polythelia 528
pompholyx 70
porocarcinoma 773
porokeratosis 392
porokeratotic eccrine nevus 753
porokeratotic eccrine ostial and dermal duct nevus 753
poroma 755
porphyria 152
porphyria 510
porphyria cutanea tarda 510
Posada disease 253
post kala–azar dermal leishmaniasis 476
postinflammatory hypopigmentation 410
postinflammatory leukoderma 410
postinflammatory melanosis 425
postirradiation peudoscleroder–matous panniculitis 327
poststeroid panniculitis 340
preauricular cyst 795
preauricular tag 527
precursor lymphoblastic leukemia/lymphoma 1023
pregnancy prurigo 79
pretibial myxedema 499
prickle cell carcinoma 702
primary adrenocortical insufficiency 421
primary cutaneous aggressive epidermotropic $CD8^+$ cytotoxic T–cell lymphoma 1002
primary cutaneous anaplastic large cell lymphoma 997
primary cutaneous follicle center cell lymphoma 1013

primary cutaneous kala-azar 474
primary cutaneous large-cell T-cell lymphoma CD30^{+} 998
primary cutaneous CD30-positive large-cell lymphoma 998
primary cutaneous small/medium-sized pleomorphic T-cell lymphoma 1009
primary cutaneous tuberculosis 181
primary neuroendocrine carcinoma of the skin 959
primary signet-ring cell carcinoma of the eyelid 779
primary syphilis 564
progeria of child 448
progeria of the adult 447
progressive and recurring dermatofibroma 852
progressive cribriform and zosteriform hyperpigmentation 415
progressive idiopathic atrophoderma of Pasini and Pierini 441
progressive macular hypomelanosis PMH 404
progressive mucinous histiocytosis 881
progressive nodular histiocytosis 881
progressive symmetric erythrokeratodermia 383
progressive system sclerosis，PSS 431
progressive zosteriform macular pigmented lesions 415
proliferating trichilemmal cystic carcinoma 735
proliferation nodule within a congenital nevus 587
proliferative fasciitis and proliferative myositis 844
proteus syndrome 834
prurigo nodularis 115
prurigo pigmentosa 426
pruritic folliculitis of pregnancy 356
pruritic urticarial papules and plaques of pregnancy，PUPPP 78
pruritus in aged skin 71
pseudo-Kaposi sarcoma 917
pseudocyst of auricle 813
pseudoepitheliomatous dermatitis 113,683
pseudofolliculitis 359
pseudoichthyosis acquisita en taches circulares 394
pseudolepromatous leishmaniasis 475
pseudomelanoma 600
pseudomyogenic hemangioen-dothelioma 931
pseudopelade of Brocq 364
pseudoporphyria 152
pseudoporphyria 513
pseudosarcoma of the skin 855
pseudosarcomatous dermatofibroma 855
pseudosarcomatous fasciitis 842
pseudosarcomatous reticulohistiocytoma 855
pseudovasculitis 310
pseudoxanthoma elasticum 457
Psittacosis 241
psoriasis 82
psoriasis erythroderma 82
psoriasis pustulosa 82
pterygium inversum unguis 542
pulseless disease 309
punctate palmoplantar keratoderma 386
purpura factitia senilis 311
purpura fulminans 316
pustular vasculitis 283
pustular vasculitis of the dorsal hands 224
PUVA and sunbed lentigines 577
PUVA keratoses 687
pyoderma gangrenosum 226,285
pyoderma vegetans 237
pyogenic granuloma 547,912

R

radiation associated angiosarcoma 935
radiation dermatitis 445
reactions to aluminum 485
reactions to bovine collagen 490
reactions to hyaluronic acid 490
reactive angioendotheliomatosis 918
reactive perforating collagenosis 444
recurrent aphthous ulcer 556
recurrent cutaneous necrotizing eosinophilic vasculitis 293
recurrent melanocytic nevus 599
recurrent nevus 600
regressive atypical histiocytosis 998
regressive melanoma 658

Reiter syndrome 87,143
relapsing polychondritis 446
REM syndrome 501
restrictive dermopathy 447
reticular erythematous mucinosis 501
reticulate acropigmentation 418
reticulate acropigmentation of Kitamura 418
reticulate hyperpigmentation distributed in a zosteriform fashion 415
reticulate pigmented dermatosis of the flexures 417
reticulohistiocytoma 878
retiform hemangioendothelioma 932
rhabdomyoma 975
rhabdomyomatous mesenchymal hamartoma 974
rhabdomyosarcoma 976
rheumatic fever nodule 207,328
rheumatoid neutrophilic dermatosis 225
rheumatoid nodule 206,328
rhinoscleroma 242
rhinosporidiosis 255
Riehl melanosis 422
Ritter disease 140
river blindness 467
rodent ulcer 698
rosacea 192,359
round-cell liposarcoma 970
rubella german measles 169
rudimentary digit 525
rudimentary ear 527
rudimentary polydactyly 525

S

sandworm disease 462,468
sarcoidosis 208
scabies 478
scalloped cell xanthogranuloma 872
scarring alopecias 435
Schamberg disease 168
Schistosomiasis 470
schistosomiasis 470
schwannoma 947
scleredema 439,498
scleredema adultorum 498
scleredema of Buschke 498
sclerema neonatorum 340
scleroderma 430
scleromyxedema 494
sclerosing blue nevus 624
sclerosing epithelial hamartoma 722
sclerosing hemangioma 837
sclerosing lipogranuloma 489
sclerosing liposarcoma 969
sclerosing lymphangitis of the penis 560
sclerosing panniculitis 331
scrofuloderma tuberculosis 182
scurvy 312
scurvy of old age 311
sea urchin sting and sea urchin granuloma 220
sea-blue histiocyte syndrome 882
sebaceoma 741
sebaceous adenoma 744
sebaceous carcinoma 745
sebaceous epithelioma 742
sebaceous hyperplasia 738
sebaceous trichofolliculoma 718
seborrheic dermatitis 77,95
seborrheic keratosis 671
second-degree burn 150
secondary cutaneous amyloidosis 507
secondary syphilis 95,565
segmental hyalinizing vasculitis 292,313
self-healing juvenile cutaneous mucinosis 496
self-healing primary squamous carcinoma 691
senile elastosis 460
senile keratosis 684
senile lentigo 576
senile leukoderma 408
septic vasculitis 288
sequestrated meningocele 531

serum sickness 288
sex-linked ichthyosis 375
sex-linked recessive ichthyosis 375
silica granuloma 210,211,486,489
sinusoidal hemangioma 927
Sjgren-Larsson syndrome 380
skin inflammatory pseudotumor 845
skin tag 818
small congenital nevus 583
small non-cleaved follicle center cell lymphoma 1017
smooth muscle hamartoma 971
sodokosis 241
soft fibroma 818
soft tissue chondroma 978
soft tissue giant cell tumors of low malignant potential 858
solar cheilitis 686
solar elastosis 460
solar keratosis 684
solar lentigo 575,683
solar lentigo 576
solar purpura 310,311
solitary circumscribed neuroma 944
solitary cutaneous myofibroma 851
solitary dermal melanoma 663
solitary reticulohistiocytosis 878
solitary reticulohistiocytosma 878
solitary trichilemmoma 713
South American blastomycosis 254
sparganosis 472
speckled lentiginous nevus 596
spectacles frame acanthoma 679
spider angioma 905
spider stings 484
spider telangiectasis 905
spindle and epithelioid cell nevus 607
spindle cell hemangioma 928
spindle cell lipoma/pleomorphic lipoma 965
spindle cell liposarcoma 969
spindle cell nevus 607
spindle cell xanthogranuloma 872
spiny keratoderma 394
spiradenoma 766
spirillosis 241
Spitz nevus 606
Spitz tumor 607
spongiotic dermatitis with eosinophils infiltration 78
spongiotic dermatitis with mixed cell infiltration 80
spontaneous neuroma 942
sporotrichosis 267
squamous cell carcinoma 572,701
squamous cell carcinoma in situ 693
squamous cell carcinoma of the nail apparatus 551
squamous cell papilloma 683
squamous cell pseudoepithelioma 691
staphylococcal scalded-skin syndrome，SSSS 139
starch granuloma 487
stasis dermatitis 73
steatocystoma 797
steroid sulfatase deficiency 375
storiform collagenoma 829
Streptobacillosis 241
striae atrophicae 438
striae distensae 438
striae gravidarum 438
striated muscle hamartoma 975
strongyloidiasis 463
strongyloidiasis 464
stucco keratosis 674
subcorneal pustular dermatosis 140
subcutaneous fat necrosis of the newborn 339
subcutaneous filariasis 466
subcutaneous geotrichosis 262
subcutaneous granuloma annulare 326
subcutaneous panniculitic T-cell lymphoma 1000
subcutaneous panniculitis-like T-cell lymphoma 999
subcutaneous panniculitis-like T-cell lymphoma with a γ/δ phenotype 1004
subcutaneous phaeohyphomycosis 264

subcutaneous sarcoidosis 335
subcutaneous Sweet syndrome 222
subungual exostosis 554,981
subungual hemorrhage 542
subungual keratocanthoma 550
subungual melanoma 554,639
subungual metastases 554
subungual pterygium 542
subungual wart /periungual wart 540
Sulzberger–Garbe syndrome 62
superficial acral fibromyxoma 847
superficial cellulitis 232
superficial fibromatosis 860
superficial granulomatous pyoderma 227
superficial lymphangioma 900
superficial migratory thrombophlebitis 302,328
superficial papillary adenomatosis 772
superficial spreading melanoma 644
superficial thrombophlebitis 230
supernumerary digit 525
supernumerary nipples 528
supernumerary pinna 527
suture granuloma 490
Sweet disease 223
Sweet syndrome 223
sweeting angiomatous hamartoma 904
swimming pool granuloma 215
symplastic glomus tumor 937
syphilis 242,564
syphilis alopecia 366
syringiectasia 752
syringocystadenocarcinoma papilliferum 778
syringocystadenoma papilliferum 762
syringoid carcinoma 776
syringoma 754
syringotropic melanoma 662
syringotropic mycosis fungoides 992
systematized elastorrhexis 458
systemic allergic vasculitis 275
systemic amyloidosis 320,505
systemic berylliosis 212,484,485
systemic chondromalacia 447
systemic hyaline degeneration disease 849
systemic mastocytosis 892
systemic proliferative hemangioendotheliosis 1018
systemic scleroderma 431
Sézary disease 994
Sézary reticulosis 994
Sézary syndrome，SS 993

T

Takayasu arteritis 308
Takayasu disease 309
talc granuloma 486
tar keratosis 112
target blue nevus 625
targetoid hemosiderotic hemangioma 921
tattoo 428,521
tattoos 197,487
telangiectasia macularis eruptive perstans，TMEP 891
telogen effluvium 361
temporal arteritis 307
temporal triangular alopecia 362
tendinous xanthoma 885
tenosynovial fibroma 823
tenosynovial giant cell tumour，localized type 846
thoracoepigastric thrombophlebitis 304
thromboangiitis obliterans 303
thrombotic thrombocytopenic purpura 311
thymic cyst 802
thyroglossal duct cyst 803
ticks bite 481
tinea corporis 172
tinea cruris 172
Touraine–Solente–Gole syndrome 434
toxic epidermal necrolysis 152
toxic erythema 290
toxic erythema of pregnancy 78

toxic shock syndrome 76
toxoplasmosis 477,478
toxoplasmosis 478
Toyama 394
trabecular carcinoma of the skin 959
traction and pressure alopecia 363
transient acantholytic dermatosis 129
trauma induced dermatitis 80
traumatic epidermal cyst 786
traumatic neuroma 942,944
traumatic onychlysis 543
trichilemmal carcinoma 734
trichilemmal cyst 716,789
trichilemmoma 713
trichinosis 465
trichoadenoma 710
trichoblastic carcinoma 698
trichoblastoma 723
trichoepithelioma 720
trichostasis spinulosa 368
trichotillomania 362
true myxedema 501
true neuroma 942
trypanosomiasis 476
tuberculoid leprosy 185
tuberculosis chancre 181
tuberculosis cutis colliquativa 182
tuberculosis cutis lichenoides 184
tuberculosis luposa miliaris 192
tuberculosis miliaris disseminates faciei 192
tuberculosis verrucosa cutis 116,180
tuberoeruptive xanthoma 885
tuberous sclerosis 823
tuberous sclerosis complex，TSC 824
tuberous xanthoma 885
tubular apocrine adenoma 763
tumor of the follicular infundibulum 711
tungiasis 481
twenty-nail dystrophy 545
type Ⅰ lepra reaction 189
type Ⅱ lepra reaction 189

U

undifferentiated lymphoma，Burkitt type 1017
undifferentiated sarcoma 864
unilateral comedo nevus 708
unilateral nevoid telangiectasia 908
universal acquired melanosis 420
Unna nevus 579
Unna-Thost type 384
urachal remnants 534
Urbach-Wiethe disease 509
urticaria pigmentosa 426,889
urticarial dermatitis 246
urticarial vasculitis 278

V

valley fever 253
varicella/herpes zoster 132
variegate porphyria 511
vellus hair cyst 790
venereal warts 101
venous malformations 898
ventral pterygium 542
verruca planae 104
verruca plantaris 103
verruca senilis 672
verruca vulgaris 102
verruciform xanthoma 888
verrucous carcinoma of the nail apparatus 550
verrucous cyst 796
verrucous hemangioma 897
verrucous nevus 668
verrucous vascular malformation 897
visceral leishmaniasis 475
vitamin C deficiency 312
vitelline duct remnants 534
vitiligo 405

Vogt–Koyanagi syndrome 406
Vogt–Koyanagi–Harada disease 407
Vohwinkel syndrome 388
Von Meyenberg–Altherr syndrome 447
Vrner type 384
vulvar and mucosal melanoma 646
vulvitis/balanitis circumscripta plasma cellulitis 563
vulvovaginal atrophy 440

W

Wachters palmoplantar keratoderma 385
Waldenstrom macroglobulinaemia 291
Waldenstrom macroglobulinemia 510
warfarin necrosis 315
warty dyskeratoma 118,130,679
Wegener granulomatosis 294
Wells syndrome 243,294
Werner syndrome 448
Whipple disease 248
white fibrous papulosis 437
white lesions of the vulva 572
white sponge nevus 572
Witkop disease 683
Witkop–Von Sallmann disease 683
Woringer–Kolopp disease 988

X

xanthelasma 887
xanthelasma palpebrarum 887
xanthogranuloma 872
xanthoma disseminatum 876
xanthomatosis 885
xanthomatosis and similar entities 884
xanthosarcoma 864
xeroderma 374
xeroderma pigmentosa 690

Y

Yangtze river edema 468
Yaws 240

Z

Zebra–like hyperpigmentation 415
zinc–induced granuloma 491
zirconium granuloma 212
zirconium granuloma 485
Zoon balanitis/vulvitis 563
Zoon erythroplasia 563
zosteriform lentiginous nevus 596
zygomycosis 260

中文索引

(index by Chinese)

Ⅰ型麻风反应　189
Ⅱ型麻风反应　189
α_1-抗胰蛋白酶缺乏性脂膜炎　336
γ/δ 表型的皮下脂膜炎样 T 细胞淋巴瘤　1004
1 型先天性鱼鳞病　377
Wells 综合征　294
Albright 综合征　422
2 型先天性鱼鳞病　376

A

阿夫他热　137
阿弗他口炎　556
艾迪生病　420
Albright 遗传性骨营养不良　518
暗色孢子丝菌病　265
暗色真菌囊肿　265
ANCA 相关性血管炎　294
昂纳痣　579

B

巴西芽生菌病　254
拔毛癖　362
靶形蓝痣　625
靶样含铁血黄素性血管瘤　921
白癜风　405
白喉　239
白化病　402
白塞病　229
白塞病结节性红斑　286
白塞综合征　230
白色海绵状痣　572
白色糠疹　74,405
白色萎缩　313
白色纤维丘疹病　437
白细胞碎裂性血管炎　275
班氏丝虫病　466
斑驳病　407
斑点状黑子　596
斑块黏蛋白病　501
斑块状蓝痣　624
斑块状皮肤纤维瘤病　850
斑秃　360
斑疹型营养不良型大疱性表皮松解症　382
斑痣　596
瘢痕疙瘩性痤疮　356
瘢痕上水疱　151
瘢痕形成性秃发　435
瘢痕性类天疱疮　159
板层状鱼鳞病　375
伴大疱的先天性皮肤异色症　150,426
伴多血管炎的肉芽肿病　295
伴多血管炎的嗜酸性肉芽肿病　297
伴嗜酸性粒细胞浸润的海绵水肿性皮炎　78
伴嗜酸性粒细胞增多的血管淋巴样增生　911
伴脱发和畏光的毛囊性鱼鳞病综合征　381
伴夏季溃疡的网状青斑　313
伴有病毒样细胞和 Reed-Sternberg 样细胞的肢体末端炎症性黏液玻璃样肿瘤　859
伴有奇异型巨细胞的软组织炎症性黏液样肿瘤　859
包虫病　472
包虫囊肿　472
包涵体性纤维瘤病　847
包皮龟头炎　561
孢子丝菌病　267

鲍温病 693
鲍温样丘疹病 572,689
暴发性紫癜 316
爆发性痤疮 348
Bazex–Dupre–Christol 综合征 700
Becker 色素性毛痣 413
Becker 痣 413
北村网状肢端色素沉着症 418
北美芽生菌病 253
背部弹力纤维瘤 850
背侧胬肉 541
鼻孢子菌病 255
鼻红粒病 372
鼻神经胶质瘤 533
鼻纤维丘疹病 823
鼻咽黏膜利什曼病 475
鼻硬结病 242
闭塞性干燥性龟头炎 443
闭塞性血栓性脉管炎 303
边缘丘疹性肢端角皮病 389
扁平红色苔藓 21
扁平黄瘤 885
扁平苔藓 20
扁平苔藓类天疱疮 153
扁平疣 104
变形综合征 834
变异性卟啉病 511
变应性接触性皮炎 66
变应性皮肤血管炎 274
变应性肉芽肿病 296
变应性细小动脉炎 275
表皮囊肿 786
表皮内 IgA 脓疱病 125
表皮松解性棘皮瘤 678
表皮松解性角化过度 378
表皮松解性掌跖角皮病 384
表皮松解性掌跖角皮病 384
表皮样癌 702
表皮样囊肿 786
表皮痣 668
表浅纤维瘤病 860
并殖吸虫病 469
病毒疹 169
Bloch–Sulzberger 综合征 137
播散性弹力痣 433
播散性豆状白皮病 408
播散性黄瘤 876
播散性类圆线虫病 464
Bourneville 病 824
Brocq 假性斑秃 364
Brocq 先天性鱼鳞病样大疱性红皮病 378
Brünauer–Fuhs–Siemen 掌跖角化病 385
卟啉病 152,510
不典型坏疽性脓皮病 227
不典型增生性汗管瘤 776
Buerger 病 304
Burkitt 淋巴瘤 1017
Buschke–Fischer–Brauer 型 386
Buschke–Ollendorf 综合征 451
Buschke 硬肿病 498

C

采胶工溃疡 474
残毁性掌跖角皮病 389
残遗多指 525
残遗耳 527
残遗指 525
苍白细胞棘皮瘤 677
藏毛囊肿 815
藏毛性窦道 815
草莓状血管瘤 919
$CD4^+/CD56^+$ 皮肤造血组织肿瘤 1021
产生黏蛋白的鳞状细胞癌 704
长岛型掌跖角皮病 384
长江水肿 468
肠病性肢端皮炎 93
肠道疾病相关的皮肤病 – 关节炎综合征 229,285
肠吻合综合征 229

肠线虫病 463
常现棘唇线虫病 465
常现丝虫病 465
超敏性血管炎 275
成人 T 细胞白血病 1007
成人 T 细胞白血病 / 淋巴瘤 1006
成人线状 IgA 大疱性皮病 158
成人型横纹肌瘤 976
成人硬肿病 498
成人早老症 447
迟发性局限性皮肤弹力纤维变性 459
迟发性皮肤卟啉病 510
持久性豆状角化过度症 381
持久性发疹性斑状毛细血管扩张 891
持久性光反应 68
持久性回状红斑 164
持久性隆起性红斑 240,280
持久性色素异常性红斑 424
持久性图状红斑 164
CHILD 综合征 380
虫霉病 261
丑胎 377
丑胎鱼鳞病 377
臭虫叮咬 483
出汗性血管瘤性错构瘤 904
出血性假性血管炎 310
川崎病 306
穿通性毛囊炎 359
传染性单核细胞增多症 170
传染性红斑 169
传染性软疣 117
创伤性神经瘤 942,944
唇部黑斑和唇部黑子 574
Churg-Strauss 综合征 297
刺激性接触性皮炎 67
Civatte 皮肤异色症 426
Clonal 痣 602
丛状神经鞘瘤 948
丛状梭形细胞痣 626
丛状纤维组织细胞瘤 856
丛状血管瘤 924
Costa 肢端角化性类弹力纤维病 390
CREST 综合征 431
Crosti 淋巴瘤 1013
脆弱性骨硬化症 451
脆弱性骨硬化症 433
毳毛囊肿 790
痤疮 348

D

大汗腺汗囊瘤 752
大汗腺痒疹 371
大汗腺痣 751
大颌病 272
大疱性表皮松解症 146
大疱性类天疱疮 79,154
大疱性鱼鳞病 378
大疱性真菌感染 152
大细胞棘皮瘤 675
带状分布的网状色素沉积 415
带状黑子 596
带状色素沉积 415
丹毒 161,231
单侧性黑头粉刺痣 708
单侧鱼鳞病样红皮病伴同侧肢体发育不全 380
单侧痣样毛细血管扩张 908
单纯糠疹 75
单纯疱疹 / 生殖器疱疹 131
单纯型大疱性表皮松解症 131,146
单纯型鱼鳞病 374
单纯性雀斑样痣 574
单发性网状组织细胞瘤 878
单发性网状组织细胞增生症 878
胆固醇栓塞 320
弹力瘤 449
弹力纤维假黄瘤 457
弹力纤维瘤 451,849
弹力纤维球 450

弹力纤维溶解及减少性疾病　451
弹性假黄瘤样真皮乳头层纤维溶解症　458
倒置性 A 型痣　602
Darier 病　128
Darling 病　256
Degos 病　318
Degos 棘皮瘤　677
Degos 综合征　318
低补体血症性血管炎　279
低补体血症性血管炎荨麻疹综合征　279
低度恶性软组织巨细胞肿瘤　857,858
低分化的恶性末端螺旋瘤　775
点状掌跖角皮病　386
碘皮病　238
淀粉肉芽肿　487
钉突样血管瘤　922
顶泌汗腺囊腺瘤　752
Dohi 对称性肢端色素沉着　419
东方疖　474
东方利什曼病　474
冬眠瘤　967
动静脉血管瘤　914
动脉瘤样纤维组织细胞瘤　836
动脉栓塞　320
冻疮　166,320
窦状血管瘤　927
Dowling–Degos 病　417
毒浆体病　478
断肢性遗传性角皮病　389
多耳畸形　527
多发性播散性化脓性肉芽肿　912
多乳头　528
多形红斑　292
多形性汗腺腺瘤　768
多形性横纹肌肉瘤　977
多形性日光疹　69,154,173
多形性肉芽肿　205
多形性纤维瘤　830
多形性脂肪肉瘤　970
多余耳廓　527
多灶性无痛色素性阴茎丘疹　689
多指（趾）症　525
多指（趾）　524,525
多中心色素性 Bowen 病　689
多中心网状组织细胞增生症　878
Dupuytren 病　860
Dupuytren 挛缩　860

E

恶丝虫病　465
恶性肥大细胞增生症　892
恶性蓝痣　656
恶性黑素瘤　634
恶性鳞状黑素细胞瘤　663
恶性脓疱　239
恶性破骨细胞瘤　864
恶性雀斑样黑素瘤　642
恶性雀斑样痣　642
恶性神经鞘瘤　956
恶性透明细胞汗腺瘤　775
恶性外周神经鞘肿瘤　956
恶性萎缩性丘疹病　318
恶性纤维黄色瘤　864
恶性纤维组织细胞瘤　836
恶性纤维组织细胞瘤 / 多形性未分化肉瘤　863
恶性血管内皮瘤病　1018
恶性增生性甲外毛根鞘样囊肿　552
恶性增生性外毛根鞘瘤　735
Ehlers–Danlos 综合征　450
儿童黑素瘤　659
儿童踝部脂肪萎缩性脂膜炎　340
儿童良性慢性大疱性皮肤病　158
儿童慢性大疱性皮病　158
儿童丘疹性肢端皮炎　77
儿童早老症　448
儿童致死性肉芽肿病　219
耳部弹力纤维性结节　460
耳部痛性结节　115

耳孔　795
耳廓假性囊肿　813
耳轮结节性软骨皮炎　114
耳轮结节性软骨皮炎　446
耳霉病　261
耳前囊肿　795
耳前赘　527
耳周瘘管　795
二度烧伤　150
二期梅毒　95,565
二十甲营养不良　545
Erdheim–Chester 病　881

F

发生于色素痣的黑素瘤　652
发育不良痣　613
发疹性播散性化脓性肉芽肿　912
发疹性毳毛囊肿　791
发疹性黄瘤　885
发疹性组织细胞瘤　875
乏脂性皮炎　71
反常性痤疮　353
反应性穿通性胶原病　444
反应性血管内皮瘤病　918
泛发性发疹性组织细胞瘤　875
泛发性发疹性组织细胞增生症　875
泛发性和硬皮病样黏液水肿性苔藓　494
泛发性毛囊错构瘤　730
泛发性黏液性水肿　500
泛发性特发性毛细血管扩张　908
放射后假硬皮病样脂膜炎　327
放射相关血管肉瘤　935
放射性皮炎　445
放线菌病　271
Favre–Racouchot 综合征 800
非表皮松解性掌跖角皮病　384
非典型黄色瘤　458
非典型纤维黄瘤　855
非典型性褥疮性纤维斑　845
非典型脂肪性肿瘤 / 高分化脂肪肉瘤　969
非红皮病型常染色体隐性遗传性板层状鱼鳞病　376
非结核分枝杆菌肉芽肿　214
非朗格汉斯细胞组织细胞增生症　872
非洲锥虫病　476
肥大细胞瘤　890
肥厚性瘢痕和瘢痕疙瘩　439，819
肺孢子菌病　258
肺吸虫病　468
肺吸虫感染　469
痱　72
粉刺样痣　708
粪类圆线虫病　464
粪圆线虫病　464
风湿热结节　207
风湿热结节　328
风疹　169
蜂窝织炎　232
缝线肉芽肿　490
Flegel 病　382
Fordyce 点　737
Fordyce 病　737
Fournier 坏疽　234
Fox–Fordyce 病　371
伏格特 – 小柳 – 原田病　407
氟皮病　238
匐行性穿通性弹力纤维病　456
匐行性回状红斑　165
匐行性皮炎　86
匐行性血管瘤　923
匐行疹　462
复发性阿弗他溃疡　556
复发性多软骨炎　446
复发性利什曼病　474
复发性皮肤坏死性嗜酸性血管炎　293
复发性色素痣　599
复发痣　600
复合性蓝痣　623
复合痣　578

副耳 526
副球孢子菌病 253
副球孢子菌肉芽肿 254
副乳 527
副指（趾） 525
副肿瘤性天疱疮 126
腹部（肠系膜）纤维瘤病 826
腹侧贅肉 542
腹股沟肉芽肿 116,272

G

钙化防御 319
钙化上皮瘤 727
钙化性腱膜纤维瘤 826
钙性尿毒症性小动脉病 319
干皮病 374
杆菌性血管瘤病 916
肝性红细胞生成性卟啉病 511
感染性脂膜炎 330
高安动脉炎 308
高 IgD 综合征 292
锆肉芽肿 212,485
Gardner 综合征 786
Gianotti–Crosti 综合征 77
Gilchrist 病 253
弓浆虫病 478
弓浆体病 478
弓形虫病 477,478
汞肉芽肿 491
共济失调性毛细血管扩张 909
Gottron 综合征 383
沟状跖部角质松解症 399
Gougerot–Blum 综合征 168
Gronblad strandberg 综合征 458
Grover 病 129
孤立性毛囊角化不良病 680
孤立性皮肤肌纤维瘤 851
孤立性丘疹型黏液水肿性苔藓 495
孤立性外毛根鞘瘤 713
孤立性限局性神经瘤 944
孤立性真皮黑素瘤 663
古老型神经鞘瘤 948
古老型血管球瘤 937
股癣 172
骨膜增生厚皮症 434
骨外黏液样软骨肉瘤 979
骨外软骨瘤 978
固定性药疹 426
固定性肢端皮炎 86
管道工痒症 462
管状大汗腺腺瘤 763
光毒性皮炎 69
光化性弹力纤维病 460
光化性黑子 576
光化性紫癜 311
光敏性皮炎 68
光线性唇炎 686
光线性角化病 684
光线性类网织细胞增生症 68
光泽苔藓 197
光泽鱼鳞病 374
硅肉芽肿 211,486
硅石肉芽肿 211,486
硅树脂肉芽肿 489
硅酮肉芽肿 489
硅土肉芽肿 210,486
硅胶肉芽肿 489
过敏性接触性皮炎 66
过敏性紫癜 277

H

H 综合征 882
海胆刺伤及海胆肉芽肿 220
海蓝组织细胞综合征 882
海鱼分枝杆菌感染 215
Hailey–Hailey 病 128
含铁血黄素沉积 428
汗管扩张症 752

汗管瘤 754
汗管样癌 776
汗孔癌 773
汗孔角化性小汗腺痣 753
汗孔角化样小汗腺孔和真皮导管痣 753
汗孔角化症 392
汗孔瘤 755
汗疱疹 70
汗腺混合瘤 768
汗腺毛囊角化病 371
汗腺中心痣 603
Hand–Schüller–Christian 病 870
Hashimoto–Pritzker 病 871
河盲症 467
褐黄病 428,519
黑棘皮病 107,683
黑热病 476
黑热病后皮肤利什曼病 476
黑色角化病 108
黑色丘疹性皮病 676
黑色素瘤 634
黑素细胞痣 579
黑头粉刺痣 708
黑子病 574
黑子和相关疾病 574
黑子交界痣 578
横纹肌错构瘤 975
横纹肌间质错构瘤 974
横纹肌瘤 975
横纹肌肉瘤 976
Henoch–Schonlein 紫癜 277
HIV 阳性患者脂肪营养不良 343
红甲 546
红皮病型常染色体隐性遗传性板层状鱼鳞病 377
红皮病型银屑病 82
红色乳头瘤病 772
红细胞生成性原卟啉病 511
红癣 171
Horis 痣 616
Horton 病 307
厚皮嗜酸性皮炎 246
花斑糠疹 171
华法林坏死 315
滑石粉肉芽肿 486
化脓性汗腺炎 353
化脓性肉芽肿 547,912
化生性滑膜囊肿 812
化生性皮肤癌 705
踝部环状脂肪萎缩性脂膜炎 340
坏疽性蜂窝织炎 235
坏疽性脓皮病 226,285
坏死松解性游走性红斑 94
坏死性痤疮 348
坏死性筋膜炎 234
坏血病 312
环层小体神经瘤 943
环状弹性组织溶解性巨细胞肉芽肿 202
环状肉芽肿 197
黄褐斑 412
黄瘤病 885
黄瘤病及相似疾病 884
黄色肉瘤 864
黄色肉芽肿 872
黄癣 366
灰泥角化病 674
灰皮病 423
灰色皮炎 424
回状颅皮 436
混合性血管内皮瘤 933
混合性炎症细胞浸润的海绵水肿性皮炎 80
火激红斑 167
获得性大疱性表皮松解症 160
获得性弹力纤维变性血管瘤 929
获得性对称性太田痣样斑 616
获得性泛发性黑变病 420
获得性角皮症 392
获得性淋巴管扩张 910
获得性鱼鳞病 383

获得性真皮黑素细胞增生症　619
获得性肢端纤维角皮瘤　828
霍奇金病　1023
Hutchinson-Gilford 综合征　448

I

ID 反应　65
IFAP 综合征　381
IgA 类天疱疮　158
IgA 落叶型天疱疮　125

J

Jessner-Kanof 皮肤淋巴细胞浸润症　1,731,028
几内亚线虫病　464
肌肉腱膜纤维瘤病　826
肌纤维瘤和肌纤维瘤病　850
肌周皮细胞瘤　939
鸡眼　395
基底细胞癌　697
基底细胞乳头状瘤　672
基底细胞上皮瘤　698
基底细胞样瘤　698
激光或药物腐蚀治疗色素痣导致的黑素瘤　655
急性痘疮样苔藓样糠疹　290
急性发热性皮肤黏膜淋巴结综合征　306
急性泛发性发疹性脓疱病　141
急性泛发性脓疱性细菌疹　284
急性淋巴母细胞白血病　1024
急性粟粒性皮肤结核　181
棘层松解性棘皮瘤　678
棘层松解样黑素瘤　663
棘唇虫病　465
棘细胞癌　702
棘状角皮症　394
挤奶人结节　135
继发性皮肤淀粉样变　507
继发于血管炎的脂膜炎　343
家族性角化不良性粉刺　130
家族性进行性黑变病　421
家族性巨大黑素细胞症
家族性口腔黏膜的白色皱襞发育不良　682
家族性良性慢性天疱疮　128
家族性良性天疱疮　128
家族性弥漫性黑变病　421
荚膜组织胞浆菌病　256
甲鲍温病　549
甲扁平苔藓　544
甲反向胬肉　542
甲沟炎　540
甲基底细胞癌　554
甲鳞状细胞癌　551
甲毛囊角化病　545
甲母质癌　553
甲母质瘤　548
甲母痣　591
甲乳头状瘤　548
甲色素痣　554,591
甲外毛根鞘样癌　553
甲下出血　542
甲下黑素瘤　554,639
甲下角化棘皮瘤　550
甲下胬肉　542
甲下外生骨疣　554,981
甲下疣 / 甲周疣　540
甲下转移癌　554
甲线状苔藓　546
甲银屑病　543
甲疣状癌　550
甲真菌病　539
甲周和甲下纤维瘤　823
甲状舌骨导管囊肿　803
甲状腺舌管囊肿　803
假肌性血管内皮细胞瘤　931
假麻风瘤利什曼病　475
假肉瘤性筋膜炎　842
假肉瘤性网织组织细胞瘤　855
假肉瘤性真皮纤维瘤　855
假上皮瘤样皮炎　113,683

假性卟啉病　152,513
假性黑素瘤　600
假性 Kaposi 肉瘤　917
假性毛囊炎　359
假性血管炎　310
间变性 CD30 阳性大细胞淋巴瘤　998
睑黄瘤　887
睑黄疣　887
渐进性坏死性黄色肉芽肿　206,328
腱黄瘤　885
腱鞘滑膜纤维瘤　823
腱鞘巨细胞瘤　845
腱鞘囊肿　811
腱鞘纤维瘤　823
浆细胞肉芽肿　845
浆细胞性唇炎　557
浆细胞性龟头炎　563
浆细胞性龟头炎 / 外阴炎　563
交界型大疱性表皮松解症　147
交界痣　578
焦油角化病　112
角层下脓疱性皮病　140
角化棘皮瘤　691
角化性皮肤病 I 型　374
角质囊肿　786
接合菌病　260
接触性皮炎　97
疖、痈　352
节段性透明性血管炎　292,313
结缔组织病性血管炎　289
结缔组织增生性纤维母细胞瘤　831
结缔组织增生性黑素瘤　650
结缔组织增生性毛发上皮瘤　722
结缔组织增生性毛鞘瘤　714
结缔组织增生性色素痣　611
结缔组织增生痣　578,611
结缔组织痣　433
结核性下疳　181
结核样型麻风　185
结节病　208
结节发疹性黄瘤　885
结节型黏液水肿性苔藓　495
结节性表皮下纤维化　837
结节性动脉周围炎　301
结节性多动脉炎　300,328
结节性黑素瘤　643
结节性红斑（早期）　286
结节性红斑　292,322
结节性黄瘤　885
结节性假肉瘤性筋膜炎　842
结节性腱鞘滑膜炎　846
结节性筋膜炎　841
结节性类弹力纤维病伴囊肿及粉刺　800
结节性类天疱疮　154
结节性苔藓　116
结节性血管炎　298,343
结节性痒疹　115
结节性阴茎海绵体炎　862
结节性硬化病　824
结节性硬化症　823
结节性硬化症叶状白斑　410
结节性硬化综合征　824
结节状汗腺瘤　759
结外边缘区细胞淋巴瘤（MALT 型）　1011
结外边缘区 B 细胞淋巴瘤　1011
截肢后神经瘤　942
疥疮　478
界限类麻风　186
界限类偏结核样型麻风　186
界限类偏瘤型麻风　187
金属沉着　428,520
仅累及真皮的黑素细胞良性增生性疾病　614
进行型筛状和带状色素沉积　415
进行性斑状色素减退症　404
进行性带状分布斑状色素性皮损　415
进行性对称性红斑角化症　383
进行性结节性组织细胞瘤　881
进行性慢性盘状肉芽肿　205

进行性黏液性组织细胞增生症 881
进行性系统性硬化症 431
经典组织胞浆菌病 256
胫前黏液性水肿 499
静脉畸形 898
酒渣鼻 192,359
局限型皮肤利什曼病 473
局限性表皮松解性掌跖角化病 386
局限性非表皮松解性掌跖角化病 385
局限性腱鞘滑膜巨细胞肿瘤 846
局限性浆细胞性龟头炎及外阴炎 563
局限性黏蛋白沉积 495
局限性黏液水肿性苔藓 495
局限性铍肉芽肿 484
局限性掌跖角化病（孤立的） 385
局限性掌跖角化不足 398
局限性肢端角化减少症 398
巨囊性淋巴管畸形 900
巨细胞动脉炎 307
巨细胞恶性纤维组织细胞瘤 864
巨细胞肉瘤 864
巨细胞网状组织细胞增生症 878
巨细胞纤维母细胞瘤 854
聚合性痤疮 348

K

咖啡斑 411
堪萨斯分枝杆菌感染 217
糠秕孢子菌性毛囊炎 357
抗磷脂抗体综合征 315
抗 P200 类天疱疮 160
抗中性粒细胞质抗体阳性的白细胞碎裂性血管炎 296
Kaposi 肉瘤 929
Kaposi 水痘样疹 133
Kaposi 样血管内皮瘤 926
科根病 300
科根综合征 299
颗粒细胞肌母细胞瘤 955
颗粒细胞瘤 955
颗粒细胞神经鞘瘤 955
颗粒细胞施万细胞瘤 955
颗粒状角化不全 397
可变性红斑角化症 382
可变性红斑角皮症 382
可变性图形红斑角化性皮病 382
Kindler 综合征 150
口角唇炎 558
口溃疡 556
口面部肉芽肿病 196
口蹄病 136
口周皮炎 194
溃疡分枝杆菌感染 216
扩张孔 709
Kyrle 病 370

L

蓝色橡皮疱样痣综合征 898
蓝痣及变异 619
狼疮性脂膜炎 332
狼疮样利什曼病 474
朗格汉斯细胞肉瘤 871
朗格汉斯细胞组织细胞增生症 868
老年白斑病 408
老年性白斑 408
老年性弹力组织变性 460
老年性黑子 576
老年性坏血病 311
老年性角化病 684
老年性巨细胞动脉炎 307
老年性皮肤瘙痒症 71
老年性人工紫癜 311
老年疣 672
Ledderhose 病 860
类丹毒 161,249
类风湿关节炎相关的嗜中性小叶性脂膜炎 335
类风湿结节 206,328
类风湿性嗜中性皮病 225
类固醇硫酸酯酶缺乏症 375

类圆线虫病 463
类脂蛋白沉积症 508
类脂质渐进性坏死 203,328
冷球蛋白血症（单克隆性） 315
冷球蛋白血症性血管炎 287
Letterer-Siwe 病 868
Lewandowsky 弹力痣 433
离心性环状红斑 164
立毛肌平滑肌瘤 972
利什曼病 473
连圈状秕糠疹 394
连续性肢端皮炎 86,143
联合痣 604
臁疮 238
镰刀霉病 262
链杆菌病 241
链格孢霉病 265
链球菌性红斑 75
链球菌性糠疹 75
良性淋巴管内皮瘤 902
良性淋巴网状细胞增多症 218
良性黏膜类天疱疮 159
良性头部组织细胞瘤 874
良性幼年黑素瘤 607
裂体吸虫病 470
裂头蚴病 472
裂纹性棘皮瘤 679
淋巴管瘤 900
淋巴管瘤病 901
淋巴管炎 305
淋巴瘤样丘疹病 994
淋巴瘤样肉芽肿病 1015
淋巴上皮瘤样皮肤癌 705
淋巴水肿相关血管肉瘤 935
淋巴丝虫病 466
鳞状毛囊角化病 370,393
鳞状细胞癌 572,701
鳞状细胞假上皮瘤 691
鳞状细胞乳头状瘤 683
鳞状细胞原位癌 693
瘤型麻风 187
龙线虫病 464
隆突性皮肤纤维肉瘤 851
漏斗部囊肿 786
漏斗瘤 711
卤素痤疮 351
卤素皮炎 112,238
Lucio 现象 190
罗阿丝虫病 466
罗伯真菌病 254
螺旋腺瘤 766
瘰疬性皮肤结核 182
瘰疬性苔藓 184
落叶型天疱疮 122
铝反应 485
氯痤疮 350
氯法齐明引起的色素沉着 248

M

麻风反应 188
麻疹 170
马杜拉真菌病 270
马杜拉足 270
马杜拉足菌肿 270
马尔尼菲青霉病 256
马方综合征 453
马拉色菌毛囊炎 356
马来丝虫病 466
Maffucci 综合征 898
麦地那龙线虫病 464
麦地那线虫病 464
Majocchi 病 168
螨叮咬 482
慢性单纯性苔藓 90
慢性光化性皮炎 68,449
慢性淋巴细胞白血病 1024
慢性黏膜皮肤念珠菌病 250
慢性日光损伤及皮肤老化 459

慢性肉芽肿病 219
慢性湿疹 96
慢性苔藓样糠疹 173
慢性增殖性皮炎 237
蔓套瘤 744
猫抓病 217
毛发角化病 368
毛发糠疹 89
毛发囊肿 789
毛发肉芽肿 370
毛发上皮瘤 720
毛发神经错构瘤 626
毛发腺瘤 710
毛霉病 259
毛母细胞癌 698
毛母细胞瘤 723
毛母质瘤 726
毛囊闭锁三联症 348
毛囊角化病 127
毛囊角化不良瘤 680
毛囊漏斗部肿瘤 711
毛囊皮脂腺囊性错构瘤 719
毛囊纤维瘤 732
毛囊性粟粒性狼疮 192
毛囊性蕈样肉芽肿 991
毛囊痣 732
毛囊中心性蕈样肉芽肿 991
毛囊周围弹力纤维溶解 452
毛囊周围纤维瘤 732
毛鞘棘皮瘤 712
毛鞘瘤 713
毛细血管动脉瘤和静脉湖 906
McCune–Albright 综合征 422
玫瑰痤疮 193
玫瑰糠疹 75
梅毒 242,564
梅毒性脱发 366
美国（洲）利什曼病 475
美国（洲）皮肤黏膜利什曼病 475
美洲锥虫病 476
蒙古斑 618
Merkel 细胞癌 959
弥漫型皮肤利什曼病 474
弥漫性肥大细胞增生症 892
弥漫性黄色斑瘤 458
弥漫性特发性皮肤萎缩 441
弥漫性小裂细胞型淋巴瘤 1017
米舍痣 579
免疫母细胞性淋巴结病 1008
免疫母细胞性淋巴结病样 T 细胞淋巴瘤 1008
面部非典型性类脂质渐进性坏死 205
面部干性糠疹 75
面部肉芽肿 240,281
面部嗜酸性肉芽肿 282
摩擦黑变病 424
摩擦性水疱 130
模式黑变病 414
Mondor 病 304
Monsel 溶液反应 249
母细胞性浆细胞样树突状细胞肿瘤 1020
Mucha–Habermann 病 290
Muir–Torre 综合征 745

N

Naegeli–Franceschetti–Jadassohn 综合征 416
男性血管肌成纤维细胞样肿瘤 826
南美芽生菌病 254
囊尾蚴病 471
囊性软骨软化 813
Nanta 痣 578
脑（脊）膜异位 531
脑着色真菌病 265
内脏利什曼病 475
内脏游走性幼虫病 468
Nelson 综合征 421
Netherton 综合征 379
尼龙浴巾黑变病 425
黏多糖病 518

黏膜－皮肤－眼综合征 88
黏膜浆细胞增生 240
黏膜黏液囊肿 810
黏液水肿性苔藓 494
黏液性汗管化生 761
黏液性汗腺瘤 768
黏液炎性成纤维细胞肉瘤 858
黏液样假囊肿 546
黏液样纤维肉瘤 864
黏液样脂肪肉瘤 970
念珠菌性肉芽肿 251
鸟疫（饲鸟病） 242
颞部动脉炎 307
颞部三角型秃发 362
凝血病 317
牛痘 134
牛胶原反应 490
脓毒性血管炎 288
脓疱疮 139
脓疱型银屑病 82
脓疱性血管炎 283
脓癣 364
挪威疥 479
诺卡菌病 271
女阴干枯症 443
女阴萎缩 440

O

Ofuji 病 358
Olmsted 综合征 388
偶然分枝杆菌感染 216

P

Paget 病样蕈样肉芽肿 988
Paget 样网状细胞增生症 987
盘尾丝虫病 467
疱疹样皮炎 157
疱疹样湿疹 134
疱疹样天疱疮 124
Pasini–Pierini 进行性特发性皮肤萎缩 441
Pasini–Pierini 萎缩性皮病 441
胚胎型横纹肌肉瘤 976
胚胎性脂肪瘤 968
膨胀纹 438
Peyronie 病 862
铍肉芽肿 211,484
皮肤－系统性血管炎 275
皮肤阿米巴病 473
皮肤癌肉瘤 705
皮肤 B 细胞淋巴瘤 1010
皮肤白血病 1023
皮肤斑状淀粉样变 503
皮肤边缘区 B 细胞淋巴瘤 1010
皮肤变形虫病 473
皮肤草酸盐沉积症 320,328,515
皮肤弹性过度 450
皮肤淀粉样变 426,502
皮肤颚口线虫病 467
皮肤钙质沉积症 515
皮肤骨化 518
皮肤骨瘤 518,979
皮肤颌口虫病 468
皮肤黑热病 474
皮肤混合瘤 768
皮肤霍奇金淋巴瘤 1022
皮肤肌上皮瘤 770
皮肤肌纤维瘤 850
皮肤棘球蚴病 471
皮肤假肉瘤 855
皮肤假性淋巴瘤 1026
皮肤浆细胞增生症 1028
皮肤结核 178
皮肤结节性淀粉样变 504
皮肤克罗恩病 219
皮肤链互格菌病 266
皮肤淋巴细胞瘤 1026
皮肤淋巴腺瘤 725

皮肤淋巴样增生 1027
皮肤滤泡中心淋巴瘤，滤泡型 1013
皮肤滤泡中心淋巴瘤 1012
皮肤弥漫大 B 细胞淋巴瘤，腿型 1014
皮肤脑脊膜异位结节 531
皮肤脑膜瘤 531
皮肤黏膜黑热病 475
皮肤黏膜透明变性病 509
皮肤黏液癌 779
皮肤黏液表皮样癌 704
皮肤 Rosai–Dorfman 病 879
皮肤乳头状瘤病 109
皮肤松弛症 452
皮肤松垂症 451
皮肤 T 细胞淋巴瘤性红皮病 994
皮肤苔藓样和斑状淀粉样变 502
皮肤炭疽 239
皮肤外周 T 细胞淋巴瘤，非特定类型 1010
皮肤无绿藻病 272
皮肤纤毛性囊肿 805
皮肤纤维病 837
皮肤纤维瘤 439,836
皮肤腺样囊腺癌 780
皮肤小梁状癌 959
皮肤炎性假瘤 845
皮肤炎症相关黏蛋白沉积 502
皮肤蝇蛆病 480
皮肤游走性幼虫病 462
皮肤幼虫移行病 462
皮肤原发小至中等大小多形性 T 细胞淋巴瘤 1009
皮肤原发性神经内分泌癌 959
皮肤原位癌 693
皮肤原藻病 272
皮肤再生不良 440
皮肤脂肪硬化 331
皮肤猪囊虫病 471
皮肤猪囊尾蚴病 471
皮肤 γ/δ T 细胞淋巴瘤 1003
皮角 681
皮内痣 578
皮下丝虫病 466
皮下型环状肉芽肿 326
皮下型结节病 335
皮下型 Sweet 综合征 222
皮下脂膜炎样 T 细胞淋巴瘤 999,1000
皮下组织暗色丝孢霉病 264
皮下组织地霉病 262
皮样囊肿 798
皮脂腺癌 745
皮脂腺瘤 741
皮脂腺毛囊瘤 718
皮脂腺上皮瘤 742
皮脂腺腺瘤 744
皮脂腺异位症 529,572,737
皮脂腺增生 738
皮脂腺痣 739
皮脂性软疣 691
皮质类固醇激素后脂膜炎 340
皮质类固醇萎缩 441
皮赘 818
胼胝 395,396
蜱叮咬 481
贫血痣 426,896
品他病 240
平滑肌错构瘤 971
平滑肌瘤 972
平滑肌肉瘤 973
平滑肌脂肪瘤 966
Pinkus 纤维上皮瘤 726
POEMS 综合征 421
Posada 病 253
葡萄球菌性烫伤样皮肤综合征 139
葡萄状菌病 270
普通后天性色素痣 578
PUVA 和日光浴黑子 577
PUVA 角化病 687

Q

奇异的纤维肉瘤 855
脐肠系管残留 533
脐卵黄管残留 534
脐尿管残留 534
脐赘 535
气球状细胞黑素瘤 658
气球状细胞痣 601
恰加斯氏病 477
牵拉和压力性秃发 363
前额纤维化性秃发 366
前体淋巴母细胞白血病 / 淋巴瘤 1023
钱币状表皮松解性掌跖角化病 386
钱币状融合性乳头状瘤病 109
钳石痣 433
潜行疹 462
潜蚤病 481
浅表扩散性黑素瘤 644
浅表淋巴管瘤 900
浅表乳头状腺瘤病 772
浅表性蜂窝织炎 232
浅表性肉芽肿性脓皮病 227
浅表性血栓性静脉炎 230
浅表游走性血栓性静脉炎 302,328
浅表肢端纤维黏液瘤 847
浅表脂肪瘤样痣 962
亲表皮性局限性蕈样肉芽肿 988
亲表皮性网状细胞增生症 988
亲汗腺黑素瘤 662
亲汗腺性蕈样肉芽肿 992
亲毛囊性蕈样肉芽肿 991
侵蚀性溃疡 698
侵袭性和复发性皮肤纤维瘤 852
侵袭性毛母质瘤和毛母质癌 736
侵袭性纤维瘤病 826
侵袭性婴儿纤维瘤病 860
侵袭性肢端乳头状汗腺癌 777
亲血管内皮性淋巴瘤 1018
青斑样血管病 312
青斑样血管炎 313
青铜色糖尿病 428
青铜婴综合征 428
丘疹坏死性结核 183
丘疹坏死性结核疹 182
丘疹糜烂皮炎 250
丘疹性弹力纤维溶解 454
丘疹性黄瘤 877
丘疹性黏蛋白沉积 495
丘疹性荨麻疹 483
球孢子菌病 253
球孢子菌肉芽肿 253
曲霉病 262
屈侧网状色素异常 417
去分化脂肪肉瘤 970
全毛囊瘤 729
颧部褐青色痣 616
犬恶丝虫病 466
缺血性筋膜炎 844
雀斑 411
雀斑样痣 574
雀斑样痣病 574

R

蛲虫病 463
蛲虫感染 463
热带利什曼病 474
热带莓疮 240
Reed 色素性梭形细胞瘤 612
Reed 色素性梭形细胞痣 611
Reiter 综合征 87,143
REM 综合征 501
人工性脂膜炎 330
人类牛型痘感染 134
韧带样纤维瘤病 826
韧带样肿瘤 826
妊娠多形疹 78
妊娠疱疹 156

妊娠期类天疱疮　156
妊娠瘙痒性毛囊炎　356
妊娠瘙痒性荨麻疹样丘疹及红斑　78
妊娠纹　438
妊娠痒疹　79
妊娠中毒性红斑　78
日光性唇炎　686
日光性弹力纤维病　460
日光性黑子　575,683
日光性角化病　684
日光性雀斑样痣　576
日光性紫癜　310,311
Ritter 病　140
融合性网状乳头瘤病　109
肉芽肿性唇炎　195
肉芽肿性皮肤松弛症　989
肉芽肿性蕈样肉芽肿　990
乳房 Paget 病　780
乳房外 Paget 病　782
乳头导管菜花样乳头状瘤病　772
乳头糜烂性腺瘤病　771
乳头乳晕角化过度症　110
乳头腺瘤　772
乳头状汗管囊腺癌　778
乳头状汗管囊腺瘤　762
乳头状汗管囊腺瘤样痣　762
乳头状汗腺腺瘤　764
软垂疣　818
软骨内假性囊肿　813
软骨内囊肿　813
软骨样汗管瘤　768
软化斑　247
软下疳　242
软纤维瘤　818
软组织恶性黑素瘤　957
软组织恶性巨细胞肿瘤　864
软组织软骨瘤　978
瑞尔黑变病　422

S

鳃裂囊肿　803
三期梅毒　197
Schamberg 病　168
色汗症　371
色素膜－脑膜炎综合征　407
色素失禁症　79,137,426
色素镶嵌征　409
色素血管性斑痣性错构瘤病　894
色素性分界线　416
色素性口周红斑　558
色素性毛表皮痣　413
色素性乳头状营养不良　108
色素性 Spitz 痣　612
色素性荨麻疹　426
色素性荨麻疹　889
色素性痒疹　426
色素性紫癜性皮病　168,312
Sézary 病　994
Sézary 网状细胞增生症　994
Sézary 综合征　993
沙虫病　462
扇贝样细胞黄色肉芽肿　872
上皮样蓝痣　622
上皮样肉瘤样血管内皮瘤　931
上皮样肉瘤　864
上皮样细胞组织细胞瘤　836
上皮样血管内皮瘤　930
上皮样血管肉瘤　936
少毛症　360
舌舔皮炎　558
砷角化病　688
深部穿通痣　626
深脓疱疮　239
深在性红斑狼疮　333
深在性硬斑病　325
神经瘤　942
神经毛囊错构瘤　733

神经鞘瘤 947
神经鞘黏液瘤 952
神经束膜瘤 950
神经纤维瘤和神经纤维瘤病 945
神经纤维肉瘤 956
神经胶质异位 532
神经性皮炎 77,90
神经痣 602
肾小球样血管瘤 924
肾源性纤维组织增生性皮肤病 438
生长期脱发 361
生殖器黑子 574
生殖器平滑肌瘤 972
生殖器疣 101
狮面人 835
湿疹 62
石蜡瘤 489
嗜酸性蜂窝织炎 243
嗜酸性筋膜炎 326,439
嗜酸性粒细胞增多综合征 244
嗜酸性脓疱性毛囊炎 357
嗜酸性肉芽肿 871
嗜酸性脂膜炎 344
嗜中性小汗腺炎 372
嗜中性脂膜炎 338
噬血组织细胞性脂膜炎 1000
噬血组织细胞增生症 1000
噬脂性脂膜炎 345
手背部脓疱性血管炎 224
手背部嗜中性皮病 224
手部降解性胶原斑 389,460
输卵管内膜异位症 530
鼠咬热 241
水痘 / 带状疱疹 132
水疱样皮肤 T 细胞淋巴瘤 1005
水源性肢端角化症 391
丝虫病 466
Sjgren–Larsson 综合征 380
Spitz 痣 606
Spitz 肿瘤 607
粟粒狼疮样结核症 192
粟粒性坏死性痤疮 348
粟粒疹 72,138
粟丘疹 792
粟丘疹样汗管瘤 754
髓系白血病 1025
Sulzberger–Garbe 综合征 62
梭形上皮样细胞痣 607
梭形细胞黄色肉芽肿 872
梭形细胞血管瘤 928
梭形细胞脂肪瘤 / 多形性脂肪瘤 965
梭形细胞脂肪肉瘤 969
梭形细胞痣 607
Sweet 病 223
Sweet 综合征 223

T

胎儿型横纹肌瘤 975
胎儿性脂肪瘤 968
苔藓样皮肤淀粉样变 503
苔藓样皮肤结核 184
Takayasu 病 309
糖尿病性大疱病 151
套区淋巴瘤 1017
套细胞淋巴瘤 1016
特发性点状白斑 408
特发性点状色素减少症 408
特发性肥大性骨关节病 434
特发性皮肤钙质沉积症 516
特发性血色素沉着症 427
特应性皮炎 64
特应性湿疹 64
体癣 172
天疱疮 120
条纹状 / 斑状掌跖角化病 385
痛风 513
头部脓肿性穿掘性毛囊周围炎 354
头部乳头状皮炎 356

头面部血管肉瘤　933
头皮分割性蜂窝织炎　354
透明梭形和上皮样细胞痣　611
透明细胞汗腺癌　774
透明细胞汗腺瘤　758
透明细胞棘皮瘤　677
透明细胞肉瘤　658,957
透明质酸反应　490
Touraine–Solente–Gole 综合征　434
图案状白皮病　407
退行性不典型组织细胞增生症　998
退行性黑素瘤　658
脱色素痣　404

U

Unna–Thost 型　384
Urbach–Wiethe 病　509

V

Vogt– 小柳综合征　406
Vohwinkel 综合征　388
Von Meyenberg–Altherr 综合征　447
Vrner 型　384

W

蛙粪霉病　261
Wachters 掌跖角化病　385
外毛根鞘癌　734
外毛根鞘囊肿　716,789
外伤后细菌性致死性肉芽肿　212
外伤性表皮囊肿　786
外伤性甲剥离　543
外伤性皮炎　80
外生殖器色素痣　593
外阴白色病变　572
外阴副中肾黏液囊肿　806
外阴和黏膜黑素瘤　646
外阴纤毛性囊肿　805
Waldenstrom 巨球蛋白血症　291,510
网状红斑黏蛋白病　501
网状青斑　167
网状色素性皮病　417
网状血管内皮细胞瘤　932
网状肢端色素沉着症　418
网状组织细胞瘤　878
Wegener 肉芽肿病　294
微浸润黑素瘤　629
微静脉血管瘤　922
微囊性淋巴管畸形　900
微囊肿附属器癌　775
萎缩纹　438
萎缩性弹力纤维病　458
萎缩性多软骨炎　447
萎缩性结缔组织性脂膜炎　340
萎缩性毛发角化病　368,442
维生素 C 缺乏症　312
尾蚴皮炎　470
未定类组织细胞增生症　883
未分化淋巴瘤，Burkitt 型　1017
未分化肉瘤　864
Wells 综合征　243
文身　197,428,487,521
Werner 综合征　448
Whipple 病　248
Winer 扩张孔　709
Witkop–Von Sallmann 病　683
Witkop 病　683
Woringer–Kolopp 病　988
无黑素性 / 黑素减退性蓝痣　625
无脉症　309
无毛症　360
无色素性色素失禁症　409
无色素痣　403
五彩状皮肤异色症　415

X

X– 连锁的隐性遗传性鱼鳞病　375
西门大疱性鱼鳞病　131,378

溪谷热 253
席纹状胶原瘤 829
系统性变应性血管炎 275
系统性弹力纤维破裂 458
系统性淀粉样变 320,505
系统性肥大细胞增生症 892
系统性铍沉积症 212,484
系统性铍沉着症 485
系统性软骨软化症 447
系统性透明变性病 849
系统性硬皮病 431
系统性增生性血管内皮细胞增生病 1018
细胞间 IgA 皮病 125
细胞间 IgA 水疱脓疱性皮病 125
细胞吞噬性脂膜炎 1000
细胞外胆固醇沉着症 280
细胞型皮肤纤维瘤 836
细胞型神经鞘瘤 948
细胞性神经鞘黏液瘤 954
细胞性血管纤维瘤 825
细胞痣 579
矽肉芽肿 211,486
夏氏肿 477
仙人掌刺伤 492
先天性白色角化症 682
先天性毳毛错构瘤 733
先天性耳瘘 795
先天性非大疱性鱼鳞病样红皮病 377
先天性红细胞生成性卟啉病 511
先天性静脉畸形骨肥大综合征 898
先天性巨痣 583
先天性弥漫性黑变病 420
先天性皮肤大理石样毛细血管扩张 896
先天性皮肤发育不全 440
先天性皮肤缺陷 440
先天性平滑肌错构瘤 971
先天性曲状可触及色素沉积 415
先天性色素缺乏 402
先天性纤维肉瘤 860
先天性纤维肉瘤样纤维瘤病 860
先天性小痣 583
先天性婴儿纤维肉瘤 860
先天性鱼鳞病样红皮病 377
先天性痣内增生性结节 587
先天性中胚层发育不全 454
先天性中线错构瘤 975
先天性自愈性组织细胞增生症 871
纤维黄色肉瘤 864
纤维丘疹病 824
纤维肉瘤 862
纤维上皮息肉 818
纤维性假瘤 845
纤维组织细胞瘤 837
鲜红斑痣 895
显微结节性多动脉炎 296
显微镜下多血管炎 296
显性遗传寻常性鱼鳞病 374
线状表皮痣 668
线状单侧基底细胞痣 730
线状和涡旋状痣样色素沉积 415
线状 IgA 大疱性皮病 158
线状局限性弹力纤维病 459
线状硬皮病 431
线状迂回鱼鳞病 379
限局性铍肉芽肿 212
限局性浅表性萎缩性硬皮病 440
限局性硬皮病 431
限制性皮肤病 447
腺鳞癌 704
腺泡状横纹肌肉瘤 976
腺性唇炎 556
腺样囊性癌 780
项部瘢痕疙瘩性毛囊炎 355
项部纤维瘤 830
项型纤维瘤 831
象面人 835
胶样粟丘疹 507
胶原瘤 433,823

小汗腺汗管纤维腺瘤　760
小汗腺汗囊瘤　751
小汗腺汗腺瘤　759
小汗腺末端螺旋瘤　759
小汗腺囊腺瘤　752
小汗腺血管瘤样错构瘤　903
小汗腺痣　750
小棘毛壅病　368
小棘苔藓　369
小螺菌病　241
小无裂滤泡中心细胞淋巴瘤　1017
小叶性脂膜炎　328
血管肌纤维母细胞瘤　851
血管角皮瘤　907
血管瘤样恶性纤维组织细胞瘤　857
血管瘤样纤维组织细胞瘤　857
血管免疫母细胞性 T 细胞淋巴瘤　1007
血管免疫母细胞性恶性淋巴瘤　1008
血管免疫母细胞性淋巴结病　1008
血管内恶性淋巴瘤　1018
血管内淋巴瘤　1018
血管内淋巴瘤病　1018
血管内乳头状内皮细胞瘤　932
血管内乳头状内皮细胞增生　916
血管内组织细胞增生　883
血管平滑肌瘤　972
血管球肌瘤　937
血管球畸形　937
血管球瘤　936
血管球肉瘤　939
血管球血管瘤　937
血管外皮瘤 – 孤立性纤维性肿瘤　856
血管纤维瘤　439,823
血管脂肪瘤　964
血管中心性淋巴瘤　1001
血管周细胞瘤　936
血清病　288
血色素沉着症　428
血栓性血小板减少性紫癜　311
血吸虫病　470
锌肉芽肿　491
新生儿剥脱性皮炎　140
新生儿皮下脂肪坏死　339
新生儿硬肿病　340
新生儿中毒性红斑　79,143
性病疣　101
性连锁鱼鳞病　375
胸腹壁血栓性静脉炎　304
胸腺囊肿　802
雄激素源性秃发　361
休止期脱发　361
溴皮病　238
旋毛虫病　465
寻常痤疮　348
寻常狼疮　178
寻常型天疱疮　120
寻常性鱼鳞病　374
寻常疣　102
荨麻疹皮炎　246
荨麻疹性血管炎　278
蕈样肉芽肿　984
蕈样肉芽肿相关毛囊黏蛋白病　991

Y

压力 / 昏迷性大疱　151
牙源性窦道　559
芽生菌病　252
芽生菌病样脓皮病　116,236
雅司　240
烟酸缺乏病　92
炎性线性疣状表皮痣　95,669
炎性线状表皮痣　670
炎性疣状痣　670
炎症后白斑　410
炎症后色素沉着　425
炎症后色素减退　410

炎症性恶性纤维组织细胞瘤 864
炎症性脂肪肉瘤 969
颜面播散性粟粒性结核病 192
颜面播散性粟粒性狼疮 191
眼、口、生殖器综合征 230
眼镜架棘皮瘤 679
羊痘 134
扬子江浮肿 468
药理痣 427
药物性色素沉着 428,520
药物诱导的 ANCA 相关性血管炎 298
药疹 247,290
液化性皮肤结核 182
一度烧伤 131
一期梅毒 564
伊藤色素减少症 409
伊藤痣 617
胰高血糖素瘤综合征 94
胰腺病性脂膜炎 337
移行性幼虫疹 462
遗传过敏性皮炎 64
遗传性半透明丘疹性肢端角化症 391
遗传性出血性毛细血管扩张 909
遗传性对称性色素异常症 418
遗传性泛发性色素异常症 419
遗传性粪卟啉病 511
遗传性良性毛细血管扩张 909
遗传性良性上皮内角化不良 682
遗传性痛性胼胝 386
异常副耳 527
异位甲 524
异位脑（脊）膜错构瘤 531
异位性皮炎 64
异物肉芽肿 196
腋下颗粒性角化不全 397
阴茎纤维瘤病 861
阴茎纤维性海绵体炎 862
阴茎纤维硬化 862
阴茎硬化性淋巴管炎 560
阴茎硬结症 862
阴茎珍珠状丘疹 572
银屑病 82
隐翅虫皮炎 156
隐球菌病 259
婴儿肌纤维瘤和婴儿肌纤维瘤病 851
婴儿结缔组织增生性纤维肉瘤 860
婴儿丘疹型黏蛋白沉积 495
婴儿色素异常 415
婴儿髓性纤维瘤病 860
婴儿臀部肉芽肿 250
婴儿系统性透明变性 849
婴儿纤维错构瘤 834
婴儿型纤维肉瘤 859
婴儿型脂肪瘤 968
婴儿肢端脓疱病 142
婴儿指（趾）纤维瘤病 847
婴幼儿先天性色素痣 586
婴幼儿血管瘤 919
樱桃状血管瘤 921
鹦鹉热 241
营养不良型大疱性表皮松解症 148
营养不良性弹力纤维病 458
营养不良性皮肤钙质沉积症 515
硬斑病 431
硬红斑 343
硬化萎缩性苔藓 443
硬化性蓝痣 624
硬化性黏液水肿 494
硬化性上皮错构瘤 722
硬化性苔藓 442
硬化性血管瘤 837
硬化性脂肪肉瘤 969
硬化性脂肪肉芽肿 489
硬化性脂膜炎 331
硬皮病 430
硬纤维瘤 837

硬肿病 439,498
疣状表皮发育不良 105
疣状黄瘤 888
疣状角化不良瘤 118,130,679
疣状囊肿 796
疣状皮肤结核 116,180
疣状血管畸形 897
疣状血管瘤 897
疣状肢端角化病 112,389
疣状痣 668
游泳池肉芽肿 215
游走性线状表皮炎 462
幼虫流 464
幼虫移行疹 462
幼儿腹部离心性脂肪营养不良 341
幼儿急性出血性水肿 289
幼儿急疹 169
幼年黄色肉芽肿 873
幼年性腱膜纤维瘤 827
幼年性透明纤维瘤病 848
幼年性纤维肉瘤 860
幼年性血管纤维瘤 824
淤积性皮炎 73
淤滞性皮炎 73
鱼鳞病及套叠状脆发 379
鱼鳞病神经综合征 381
原发皮肤间变性大细胞淋巴瘤 997
原发皮肤侵袭性亲表皮性 CD8 阳性细胞毒性 T 细胞淋巴瘤 1002
原发性皮肤黑热病 474
原发性皮肤结核 181
原发性皮肤滤泡中心细胞性淋巴瘤 1013
原发性皮肤 CD30 阳性大 T 细胞淋巴瘤
原发性皮肤 CD30 阳性大细胞淋巴瘤 998
原发性肾上腺皮质功能不全 421
原发眼睑印戒细胞癌 779
圆形细胞脂肪肉瘤 970
圆柱癌 / 螺旋腺癌 777
圆柱瘤 765
远山 394
晕痣 597

Z

杂合囊肿 793
杂合性神经鞘瘤 / 神经束膜瘤 952
杂类脂膜炎 343
暂时性棘层松解性皮病 129
藻菌病 260
增生性筋膜炎和增生性肌炎 844
增生性外毛根鞘囊肿癌 735
增殖型天疱疮 121
增殖性红斑 572,695
增殖性脓皮病 237
栅栏状包膜性神经瘤 944
掌 / 跖纤维瘤病 860
掌褶点状角化病 387
掌跖点状角化病 386
掌跖脓疱病 86,143
着色性干皮病 690
着色芽生菌病 263
着色真菌病 263
真皮超敏反应 246
真皮纤维瘤 837
真皮中部弹力纤维溶解 452
真性黏液性水肿 501
真性神经瘤 942
真足菌肿 270
枕骨下硬结性毛囊炎 356
正圆形秕糠疹 394
正圆形后天性假性鱼鳞病 394
症状型血管球瘤 937
支气管源性囊肿 801
肢端持久型丘疹性黏蛋白沉积 495
肢端汗管痣 760
肢端黑变病 416
肢端黑素瘤 636

肢端黑子 574
肢端角化性类弹力纤维病 390,455
肢端黏液炎症性成纤维细胞性肉瘤 859
肢端雀斑样黑素瘤 636
肢端纤维角皮瘤 827
肢端硬皮病 431
肢端早老症 449
肢端痣 588
脂肪瘤 963
脂肪母细胞瘤 / 脂肪母细胞瘤病 968
脂肪肉瘤 970
脂肪萎缩性脂膜炎 340
脂肪细胞性脂肪肉瘤 969
脂肪营养不良 / 脂肪萎缩 342
芝加哥病 253
脂膜性或膜囊性脂膜炎 344
脂囊瘤 797
脂溢性角化病 671
脂溢性皮炎 77,95
脂肿性脱发 367
蜘蛛蜇伤 484
蜘蛛样毛细血管扩张 905
蜘蛛痣 905
蜘蛛状指（趾）综合征 454
职业性疣赘 112
跖部表皮囊肿 796
植入性黑素瘤 661
跖疣 103
指（趾）黏液囊肿 808
指（趾）纤维角皮瘤 828
指部丘疹性钙化 389
指厚皮症 832
指节垫 439,833
致残性全硬化性硬斑病 431
致死性小肠皮肤综合征 318
致死性中线肉芽肿 1001
痣 579
滞留性脑膜膨出 531
痣细胞痣 579
痣样黑素瘤 647
痣样基底细胞癌综合征 700
中毒性表皮坏死松解症 152
中毒性红斑 79,290
中毒性休克综合征 76
中缝囊肿 807
中间淋巴细胞性淋巴瘤 1017
中线恶性网状细胞增生症 1001
中线黏蛋白病 501
中心细胞性淋巴瘤 1017
种痘样水疱病 77
种痘样水疱病和种痘样水疱病样淋巴瘤 1004
种痘样水疱病样淋巴增生性疾病 1005
重症胶样婴儿 377
周期性发热综合征 292
转移性黑素瘤 664
转移性黑素瘤所致泛发性黑变病 425
转移性皮肤钙质沉积症 515
锥虫病 476
子宫内膜瘤 529
子宫内膜异位症 529
自发性神经瘤 942
自身敏感性皮炎 65
自体敏感性湿疹 65
自愈性青少年皮肤黏蛋白病 496
自愈性原发性鳞状细胞癌 691
棕色脂肪瘤 967
Zoon 龟头炎 / 外阴炎 563
Zoon 增殖性红斑 563
足分枝杆菌病 270
阻塞性假性血管炎 312
组织胞浆菌病 255
组织细胞瘤 837
组织细胞肉瘤 884
组织细胞样癌 779
组织细胞样 Sweet 综合征 222

获取图书配套增值内容步骤说明

1. 扫描封底圆形图标中的二维码或打开增值服务激活平台（jh.ipmph.com），注册并登录。
2. 刮开并输入激活码，获取数字资源阅读权限。
3. 在激活页面查看使用说明，下载对应客户端或通过 PC 端浏览。
4. 使用客户端“扫码”功能，扫描参考书中二维码即可直接浏览相应资源。

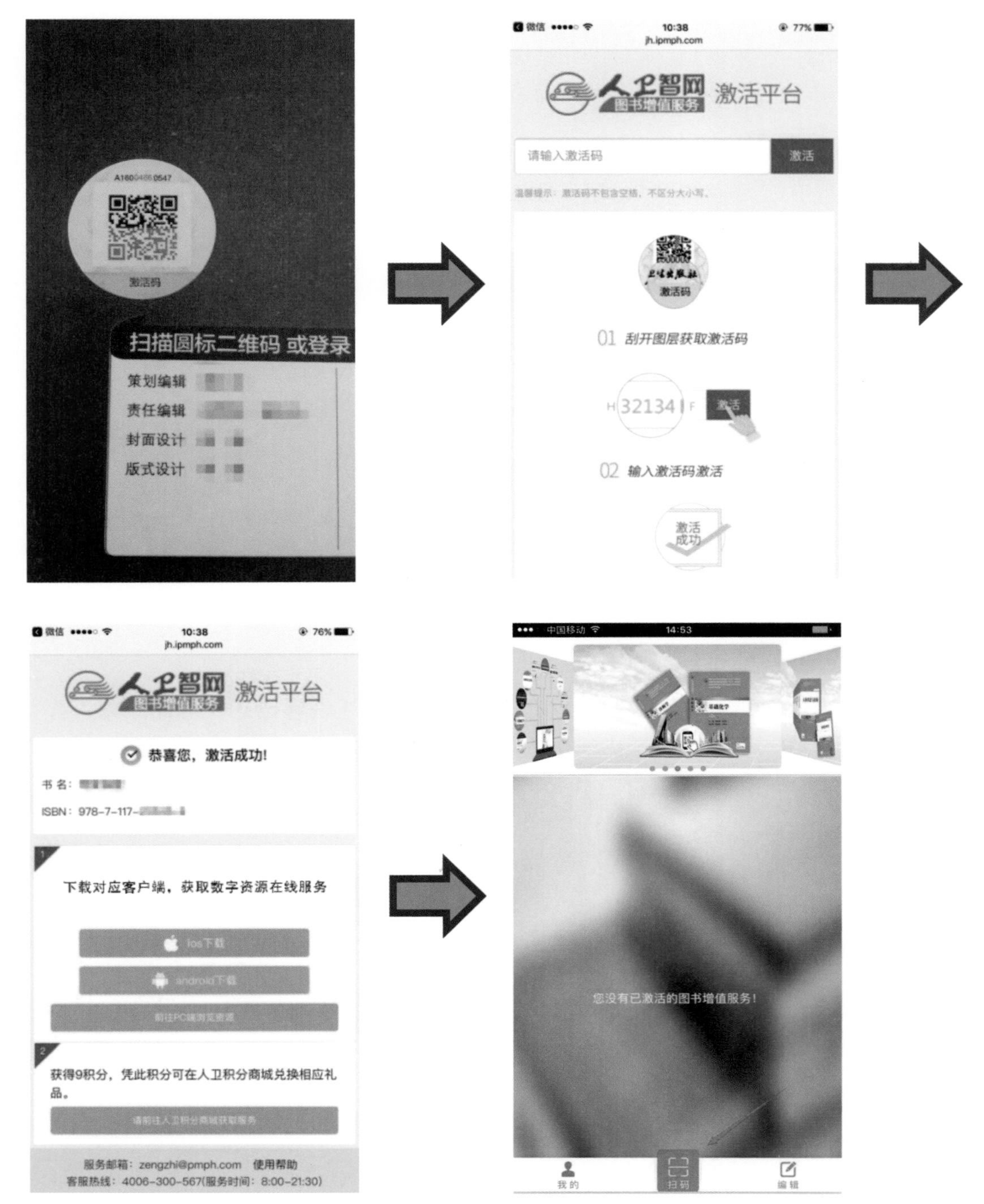